Chirurgenverzeichnis

Chirurgenverzeichnis

Chirurgenverzeichnis

Im Einvernehmen mit der
Deutschen Gesellschaft für Chirurgie
herausgegeben von

Prof. Dr. Dr. h. c. H. Bürkle de la Camp

Fünfte Auflage

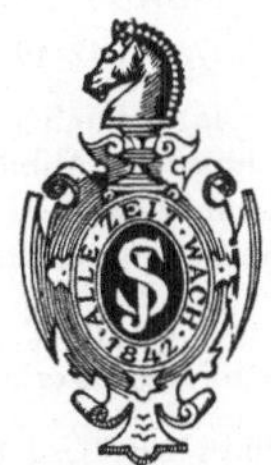

Springer-Verlag Berlin · Heidelberg · New York 1969

Die früheren Auflagen erschienen unter dem Titel

Deutscher Chirurgenkalender

1. Auflage (1920) herausgegeben von
August Borchard und Walter von Brunn

2. Auflage (1926) herausgegeben von
August Borchard und Walter von Brunn,
bearbeitet von F. Michelsson

Deutsches Chirurgen-Verzeichnis

3. Auflage (1938) herausgegeben von
August Borchard und Walter von Brunn,
bearbeitet von F. Michelsson

Chirurgen-Verzeichnis

4. Auflage (1958) herausgegeben von
Arthur Hübner

ISBN 978-3-642-49513-7 ISBN 978-3-642-49801-5 (eBook)
DOI 10.1007/978-3-642-49801-5

© by Springer-Verlag, Berlin/Heidelberg 1969,
Library of Congress Catalog Card Number 73-101371
Titel-Nr. 0127

Softcover reprint of the hardcover 5th edition 1969

Vorwort

Als „Deutscher Chirurgenkalender" wurde dieses Namenverzeichnis deutscher Chirurgen im Jahre 1920 erstmals von August Borchard und Walter von Brunn herausgegeben. Die zweite Auflage folgte 1926, geleitet von den gleichen Herausgebern, bearbeitet von F. Michelsson. Unter derselben Redaktion erschien 1938 die dritte Auflage; sie erhielt den Titel „Deutsches Chirurgen-Verzeichnis".

Im Jahre 1958 erweiterte Arthur Hübner die vierte Auflage auf einen größeren Kreis deutschsprachiger Chirurgen, — soweit diese der Aufforderung zur Ausfüllung der Fragebogen nachgekommen waren. Das Buch sollte kollegiale Verbindungen mit den Nachbarn enger knüpfen und erhielt daher den gekürzten Titel „Chirurgen-Verzeichnis".

Vieles hat sich in den darauf folgenden zehn Jahren geändert, junge Chirurgen sind nachgerückt, zahlreiche Ämter und Stellungen sind neu besetzt worden, die Schriftennachweise, denen wir eine besondere Bedeutung beimessen, mußten ergänzt werden. Daher hat das Präsidium der Deutschen Gesellschaft für Chirurgie mich mit der Herausgabe der fünften Auflage beauftragt.

Diese neue Auflage bringt neben Namen und Anschriften wieder einen Überblick über Werdegang und Weiterbildung sowie über die wissenschaftlichen Arbeiten der einzelnen Chirurgen. Dadurch erhält das alphabetisch geordnete Namenverzeichnis den Charakter eines wissenschaftlich und geschichtlich verwertbaren Nachschlagewerkes, dessen Angaben auf den von den Chirurgen persönlich vorgenommenen Eintragungen in die Fragebogen beruhen und daher für Zuverlässigkeit bürgen. Nach dem Mitglieder-Verzeichnis der Deutschen Gesellschaft für Chirurgie und den Listen der Landesärztekammern wurden an alle Chirurgen Fragebogen verschickt, — viele blieben leider unbeantwortet. Diese Chirurgen konnten nur nach den Eintragungen im Mitglieder-Verzeichnis aufgeführt werden.

Die jetzt vorliegende fünfte Auflage ist nach dem Stand vom Februar 1968 zusammengestellt. Anschriftenänderungen, soweit sie bekannt wurden, und Angaben über neue Mitglieder der Deutschen Gesellschaft für

Chirurgie (mit * gekennzeichnet) konnten bis zum Sommer 1969 berücksichtigt werden. Da die überwiegende Anzahl der Fragebogen infolge ungeordneter und mangelhafter, oft nicht entzifferbarer Eintragungen eine mühevolle und zeitraubende redaktionelle Bearbeitung erforderten, zog sich die Fertigstellung unvorhergesehen bis Ende 1969 hin.

Das Aufsuchen einzelner Personen wird erleichtert durch drei am Schluß angefügte Verzeichnisse: „Direktoren der Chirurgischen Universitätskliniken", „Leitende Ärzte der chirurgischen Abteilungen öffentlicher Krankenhäuser" und „Orts-Verzeichnis". Frau Charlotte Ansorge (Berlin), Frau Christa Helbich (Heiligkreuzsteinach) und Frau Susanne Wiesebaum (Berlin), die mich bei der Bearbeitung der Fragebogen und bei den Korrekturen in hervorragender Weise unterstützten, bin ich zu großem Dank verpflichtet.

Im Namen des Präsidiums der Deutschen Gesellschaft für Chirurgie danke ich dem Springer-Verlag für das Entgegenkommen bei der Herstellung, und für die vorbildliche Ausstattung des Buches, dem ich eine gute Aufnahme und nützliche Verwendung wünsche.

Dottingen über Freiburg i. Br.,

im Herbst 1969
H. Bürkle de la Camp

Inhaltsverzeichnis

Erklärung der Zeichen und Abkürzungen

Die Namen sind innerhalb der Abschnitte alphabetisch geordnet, wobei d
Umlaute als besondere Buchstaben (ae, oe, ue) gelten. Die fettgedruckte
Buchstaben bedeuten:

A = Approbationsjahr; **Prom** = Promotionsjahr; **Hab** = Habilitationsjah
F = Fach (Lehrgebiet); **FMH** = Foederation med. helv. (von der Schweiz. Ärzt
Ges. als Facharzt anerkannt); **Kl** = eigene Privatklinik; **RI** = anerkannte
Röntgeninstitut; **V** = Vor- (Aus-) bildung nach Abschluß des Studiums; **B** =
Veröffentlichungen in Buchform bzw. Beiträge zu Lehrbüchern, **P** = in Zei
schriften. Bei den Geburts- und Ausbildungsdaten sind bei den Jahreszahlen d
beiden ersten Ziffern fortgefallen und bei den Lehrern die Titel weggelassen.

A

Abderhalden, Klaus, Strebelstr. 3, CH-9000 St. Gallen (Schweiz). — Fragebogen 1968 nicht beantwortet.

Abeßer, Ernst-Wilhelm, Facharzt f. Chir., Orthop., Chefarzt d. Orthop. Klin. d. Marienstiftes, X 521 Arnstadt (Thür). — *17. 2. 21 Gotha. — **A:** 47 Marburg. — **Prom:** 47 ebd. — **F:** Chir. u. Orthop. — **V:** 47–49 Klin. Dr. Albrecht, Bernburg/Saale (Lauf), 49–54 Krskrhs. Aschersleben (Lange), 54–56 orthop. Abt. Rudolf-Elle-Krhs. Eisenberg (Thür.) (Langhagel), 57–59 Orthop. Univ.-Klin. Halle (Schnelle). — **B:** Dein behindertes Kind, Wartburg, Jena 1968.

Achenbach, Gerhard, Oberarzt d. Chir. Klin. d. Clemens-Hosp., 44 Münster, Duesbergweg 124. *

Achenbach, Siegfried, Facharzt f. Chir., 6145 Lindenfels (Odenw.), Ellenbacherweg 2. — *28. 3. 99 Freudenberg Krs. Siegen (Westf.). — **A:** 23 Karlsruhe. — **Prom:** 23 Freiburg i. Br. — **F:** Chir. —**V:** 23 Univ.-Kinderklin. Freiburg i. Br. (Noeggerath), Univ.-Hautklin. ebd. (Rost), 24 Staatl. Frauenklin. Dresden A (Kehrer), 24–25 inn. Abt. Diakonissenanst. Dresden-Neust. (Heyde), 25 chir. Abt. ebd. (Müller-Rhein), 25–28 Diakonissenanst. Braunschweig (Vermeil), 28–35 Ass.Arzt u. Oberarzt Diakonissenanst. Darmstadt (Zander), 35–45 Chefarzt d. Diakonissenanst. Dresden N, 39–45 Kriegsdienst, 45–67 Leit. Arzt d. chir. Abt. Luisenkrhs. Lindenfels (Odenw.).

Achilles, August, Chefarzt d. chir. Abt. d. St. Martinuskrhs., 4 Düsseldorf, Gladbacher Str. 26. — *16. 9. 00 Aachen. — **A:** 26 Stuttgart. — **Prom:** 27 Bonn. — **F:** Chir. — **V:** 24–25 med. Abt. Krhs. Aachen-Forst. (Hasenclever), 25–30 chir. Abt. ebd. (Krabbel), 30–37 Chir. Klin. Düsseldorf (Frey).

Ackeren, Hermann B. M. van, Oberarzt d. Chir. Klin., Marien-Krhs., 2 Hamburg 22, Alfredstr. 9. — *3. 6. 30 Dinslaken. — **A:** 56 Heidelberg. — **Prom:** 56 ebd. — **F:** Chir. — **V:** 56–61 Elisabeth-Krhs. Essen (Düttmann), 61–64 Bonn (Gütgemann), ab 65 Chir. Klin., Marienkrhs. Hamburg (Schreiber). — **P:** Erfahr. m. Presuren-Nark., Zbl. Chir. 1961. — Ist d. Anwendg. d. Periduralanästh. b. d. heut. Stand d. Anästh.verfahren noch berechtigt?, ebd. 1962. — Iatrogene perfor. Oesophagusverletzgn. Chirurg 1964. — Chemotherap. d. Krebses (mit Rohr, Kreutzberg u. Kersting) Med. Welt 1965. — Bhdlg. d. akut. schweren Blutg. aus Magen u. Zwölffingerdarm (mit Schreiber, Koch u. Bartsch), Dtsch. med. Wschr. 1965. — Akut. Blutg. aus Magen u. Darm (mit Schreiber), Med. Welt 1965. — Beidseit. selekt. gastrale Vagotomie u. Pyloroplast. (mit Schreiber), Dtsch. med. Wschr. 1967. — Chir.-op. Bhdlg. d. portal. Hypertens. (mit Schreiber u. Koch), Hamburger Ärztebl. 1967. — Portal. Hypertens. (mit Schreiber u. Koch), Image Roche 1967. — Chir. d. Milz u. ihre Begutachtg. (mit Schreiber), Bruns' Beitr. klin. Chir. 214/1967. —Techn. d. beidseit. selekt. gastral. Vagotomie (mit Schreiber), Langenbecks Arch. klin. Chir. 318/1967.

Adam, Erich, Facharzt f. Chir., 8 München 22, Königinstr. 72. — *8. 12. 98 Göttingen. — **A:** 24 Hamburg. — **Prom:** 24 ebd. — **F:** Chir. — **V:** 23–24 Univ.-Frauenklin. Hamburg-Eppendorf (Heynemann), 24 inn. Abt. Städt. Krhs. I Hannover (Reinhold), 24–25 Krhs. Henriettenstift ebd. (Oehler), 25–28 Oberlin-Kskrhs. Nowawes/Berlin (Rosenthal-Bonin), 28 Diakonissenanst. Leipzig-Lindenau (Sick), 28–29 Elisabeth-Krhs. Berlin (Landois), 29 Städt. Kr.anst. Elberfeld (Nehrkorn),

29–30 chir.-gynäk. Abt. Marien-Hosp. Köln (Hesse), 30 Krüppel-Heilanst. Annastift
Hannover (Valentin), 31 Krhs. Friederikenstift ebd. (Hoff). — **P:** Lungentbk. u.
Schwangerschaft, Diss.

Adam, Oswald, Facharzt f. Chir. u. Urol., Belegarzt d. Michaelis-Krhs., 2
Hamburg 19, Am Weiher 7. — *20. 6. 11 Hamburg. **A:** 36 Hamburg. — **Prom:**
35 ebd. — **F:** Chir. u. Urol. — **V:** 37 Pathol. Hamburg-Eppendorf (Fähr),
38 Neurol. Hamburg-Barmbek (Demme), 39–45 Hamburger Hafenkrhs. (Brütt),
46–53 Hamburg-St. Georg (Löweneck, Diebold). — **P:** Grundsätzl. Gesichtspunkte u. allg. Indikat. d. Salben- u. Trockenbhdlg. i. d. Dermatol., Diss. —
Bhdlg. d. Schweißdrüsenabszesse m. d. Eigenblutumspritzg. nach Läwen, Zbl.
Chir. 1936. — Erfahrgn. u. Erfolge b. d. verschied. Op.methoden d. habituellen Schulterluxat., Chirurg 1948. — E. m. Penicillin erfolgreich behand. Fall
v. kindl. Gelenksempyem, ebd. — Op. Bhdlg. d. traumat. Harnröhrenfisteln
d. Pars pendula, Z. Urol. 1949, Ref.: Excerpta Medica 4/1949. — Aneurysma
d. A. tibialis anterior, verursacht durch Küntscher-Nagelg., Mschr. Unfallheilk.
1950. — Magenlues, Chirurg. 1950. — Myom d. Harnblase, Z. Urol. 1952. — Gr.
facettiert. Nierenbeckensteine, ebd. — Sark. d. Harnblase, ebd. 1953. — Embryonal. Adenosark. d. Niere b. e. Erwachsenen, ebd. — Antithrombot. Bhdlg. m. Tro-
mexan i. d. Urol. (mit Fischbek), ebd.

Adams, Ferdinand, Facharzt f. Chir., 6 Frankfurt a. M., Am Tiergarten 18. —
*21. 5. 16 Saargemünd. — **A:** 40 Frankfurt a. M. — **Prom:** 40 ebd. — **F:** Chir.

Adams, Karl, Facharzt f. Chir., 605 Offenbach/Main, Frankfurter Str. 56. —
*19. 5. 16 Saargemünd. — **A:** 41 Frankfurt a. M. — **Prom:** 41 ebd. — **F:** Chir. —
V: 40 Univ.-Frauenklin. u. Chir. Univ.-Klin. Frankfurt a. M., 47–48 Pathol. Inst.
ebd., 48–54 Chir. Univ.-Klin. ebd. (Geissendörfer). — **P:** Antibiotica u. ihre therap.
Anwendg., Dtsch. dent. Z. 1951. — Ätiol. u. Pathol. d. Kieferosteomyelitis, ebd. —
Schweißdrüsen-Tumore, Bruns' Beitr, klin. Chir. 186/1953. — Retothelsark. d.
Milz, ebd. 188/1954. — Halscysten, Dtsch. zahnärztl. Z. 1960. — Langzeit-Bhdlg.
b. Nephrolithiasis, Ärztl. Forschg. 1962.

Adler, Herbert, Chefarzt d. Städt. Krhs., 3338 Schöningen, Salinenweg 7. —
*15. 8. 05 Bromberg. — **A:** 30 Berlin. — **Prom:** 30 ebd. — **Hab:** 38 ebd. — **F:** Chir. —
V: 31–32 Pathol. Städt. Krhs. Friedrichshain Berlin (Pick), 32 Charité ebd. (Sauerbruch). — **B:** Diss. bei Prof. Pick, Arbeiten in Deutsche Zeitschrift für Chirurgie u. Archiv für klin. Chirurgie (Vorträge auf Chirurgenkongressen). — **P:** Polyp. Bronchialca.,
Diss. — Physiol. u. Pathol. d. Thymus – E. klin.-exp. Studie-Habil.-Schr. — Thymus-
funkt. b. Myasthenie u. Morbus Basedow (Klärg. d. Entstehg. d. Exophthalmus), Arch.
klin. Chir. 1938. — Bhdlg. d. Trigeminusneuralgie m. d. Kirschner'schen Zielgerät,
Dtsch. Z. Chir. 1938. — Myasthenie u. Basedow, Arch. klin. Chir. 1939. — Thymus-
funkt. u. Nebennieren, Dtsch. Z. Chir. 1939. — Hypofunkt. d. Thymus als Ursache
v. Myotonie u. Darmvaginat., ebd. — Bhdlg. u. Entstehg. bösart. Geschwülste,
Dtsch. med. Wschr. 1947. — Mögl.kt. d. Heilg. d. akut. intermitt. Porphyrie, Dtsch.
Z. Chir. 1968. — Vermeidg. d. Dumpingsyndr. u. Verbesserg. d. Magenop.techn.,
Chirurg 1968. — Versuch d. Beseitigg. d. Trigeminusneuralgie durch Blutinjekt. i.
d. Ganglion Gasserie, ebd. — Neue Untersuchgn. üb. d. Entstehgs.mögl.kt. d.
Pseudarthrose, ebd. — Entstehg. u. Bhdlg. bösart. Geschwülste, ebd. — E. neue
optim. Bhdlg. v. Verbrenngn., ebd.

Ahlendorf, Walter, Med. Rat, Leiter des Instituts für Röntgenologie und Strahlenkunde der Universität, X 690 Jena, Beethovenstr. 26. — Fragebogen 1968 nicht
beantwortet.

Ahrens, Hans, Facharzt f. Chir. Belegarzt, 1 Berlin 44, Geygerstr. 17. — *17. 6. 93 Neukölln-Berlin 44. — **A:** 19 Berlin. — **Prom:** 19 ebd. — **F:** Chir. — **V:** 19–27 Städt. Krhs. Neukölln (Sultan).

Aichner, Hugo, Primarius d. traumatolog. Abt. d. Städt. Krhs., Bahnhofstr. 26, Brixen (Prov. Bozen-Italien). — Fragebogen 1968 nicht beantwortet.

Albert, Ernst, Chefarzt, Orthopäd.-chir. Heilstätte Heuberg, 7488 Stetten, am Kalten Markt. — *28. 4. 15 Temeschburg. — **A:** 39 München. — **Prom:** 39 ebd. — **F:** Facharzt f. Chir., Orthop. — **V:** 39–46 Schwabinger Krhs. München (Bronner), 47–55 Versorgungskrhs. Bad Tölz (Max Lange). — **P:** Referent d. Z. Orthop. f. ital. orthop. Z. — Röntgenstrahlenbhdlg. d. Mastitis puerperalis, Diss. — Wiederherstell. Op. a. versteiften Ellbogengelenk, Z. Orthop.1949. — Lumbal. Sympathekt. i. d. Orthop., ebd. — Direkte Sauerstoffzufuhr als Bhdlg. v. Geschwüren b. Kreislstörgn., ebd. — Arteriographie d. periph. Durchblutgsstörgn. m. Berücksicht. d. dadurch bedingten Knochenverändergn., Verh. Dtsch. Orthop. Ges. 1950. — Beziehg. d. Subluxat. z. Hüftarthr. (Ital.: Sulla sublussatione come causa di artrosi.) Archivio Putti, Florenz, 1/1952. — Dysplasie u. Hüftarthr. unt. bes. Berücksicht. d. Subluxat., Z. Orthop. 1952. — Bhdlg. periph. Kreisl.störgn. u. troph. Geschwüre m. Sauerstoff, Münch. med. Wschr. 1952. — Meniscusganglien, Z. Orthop. 1953. — E. seltene Mißbildg., ebd. 1954. — Verändergn. i. Röntgenbild durch Meniscusganglien, Fortschr. Röntgenstr. 82/1955. — Skoliose u. Spondylitis tbc., Z. Orthop. 1955. — Erfahrngn. m. d. Knochenkonserv. unt. bes. Berücksicht. d. versteif. Op. an d. Wirbelsäule, ebd. — Zwischenfälle b. kältekonserv. Knochenspänen, Verh. Dtsch. Orthop. Ges. 1955. — Bhdlg. d. Knochen- u. Gelenktbk. unt. bes. Berücksicht. d. op. Frühbhdlg., Münch. med. Wschr. 1956. — Spondylitis-Schieng. aus d. Blickwinkel d. op. Frühbhdlg. bzw. Herdausräumg. an d. WS., Z. Orthop. 1957. — Ischäm. Kontrakt., Verh. Dtsch. Orthop. Ges. 1957. — Op. Frühbhdlg. d. Spondylitis tuberculosa, ebd. — Accessoriuslähmg. u. Trapezius-Ersatzop. (Paralysis of the Accessory Nerve and Operation for Substitution of Trapezius Muscle.) J. Internat. Coll. Surgeons 130/1958. — Grundlagen d. Rehabilitat. i. d. Bundesrepublik Deutschland. Mitt. LVA Württ. 1959. — Doppelspan nach op. vorbhdelter Hüftgelenkstbc., Z. Orthop. 91/1959. — Begutachtg. d. Knochen- u. Gelenktbc., Taggsber. 9. Kongr. d. Südd. Tbc-Ges. Passau 1959. — Plattenepithel. Ca. nach Osteomyelitis u. ossifiz. Tropfmetastasen e. Osteoid-Sarkoms, Verh. Dtsch. Orthop. Ges. 1959. — Exp. u. klin. Erfahrgn. m. Cialit-Kalbsknochen, ebd.

Albert, F., Prof., Rue Bois l'Evêque 31, Lüttich (Belgien). 1957. — Fragebogen 1968 nicht beantwortet.

Alberts, Herbert, Facharzt f. Chir., Belegarzt d. Rolandklin. am Werdersee, 28 Bremen, Niedersachsendamm. — *17. 9. 01 Bremen. — **A:** 26 Dresden. — **Prom:** 27 Leipzig. — **F:** Chir. — **V:** 26 Tbk.-Fürsorge Bremen (Grass), 27 Stadtkrhs. Zittau (Moser), 28—29 Schiffsarzt a. „Schulschiff Deutschland" u. b. Nordd. Lloyd Bremen, 30–31 Chir. Klin. Bremen (Smidt), 32—34 Staatl. Frauenklin. Chemnitz (Schweitzer), 36–44 Oberarzt d. Chir. Klin. Bremen (Smidt).

Albrecht, Karl-Friedrich, Priv.-Doz., Stadtmedizinaldir. u. Chefarzt d. Urol. Klin. d. Städt. Kr.anst., 56 Wuppertal-Barmen, Heusnerstr. 40. — *13. 8. 22 Gumbinnen/Ostpr. — **A:** 51 Marburg. — **Prom:** 51 ebd. — **Hab:** 63 Köln. — **F:** Urol. — **V:** Bis 53 Chir. Univ.-Klin. in Marburg/Lahn (Zenker), 53–54 Med. Univ.-Klin. ebd. (Bock), 54–59 Chir. Klin. ebd. (Zenker, Heberer, Schwaiger), 58–59 Leiter d. Urol. Abt. 2. Chir. Lehrstuhl Köln (Heberer), 66 Leiter d. Urol. Abt. d. Chir. Univ.-Klin. Köln (Heberer). — **B:** Chir. Mögl.ktn. b. d. Behdlg. d. Hochdruckes (mit Heberer u.

1*

Eigler), Almanach f. d. ärztl. Fortbildg. 1963, Lehmann Verlag München 1963. — P: Rolle d. Paraffins i. d. Chir. u. s. Gefahren (anhand zweier Fälle), Diss. — Bhdlg. spast. Schmerzzustände d. ob. Harnwege m. Baralgin (mit E. Schmiedt), Med. Klinik 1956. — Seltene Komplik. nach Nagelg. e. Schenkelhalspseudarthrose, Chirurg 1956. — Praeop. Größenbestimmg. d. Prostataadenoms, Z. Urol. 1956. — Faustgr. Harnröhrendivertikel b. e. Querschnittsgelähmten, ebd. — Urographie m. trijodiert. Kontrastmitteln (mit E. Schmiedt u. a.), Münch. med. Wschr. 1957. — Ausweitg. z. Indik. d. Prostatektomie b. Prostataadenom, Langenbecks Arch. klin. Chir. 287/1957. — Derzeit. Stand d. op. Bhdlg. d. Prostataadenoms (mitE.Schmiedt u. Kootz), Erg. Chir. u. Orthop. 1958. — Bhdlg. v. Blasenentleerungsstörgn. b. Querschnittsgel., Dtsch. med. J. 1957. — Narb. Stenose d. Blasenhalses nach Prostatekt. (mit E. Schmiedt), Chirurg. 1958). — Klin. Erfahrgn. i. d. Chir. m. d. neuen i. v. injizierb. Breitspektrumantibiot. Reverin, ebd. — Röntgenulcus d. Blase u. s. Heilgsaussichten, Langenbecks Arch. klin. Chir. 289/1958. — Röntgenol. Studien a. d. ableit. Harnwegen nach Lungenangiographie m. gr. Kontrastmittelmengen b. Lungentbk. (mit Scholtze), Tbk.arzt 1958. — Tetanussimultanimpfg. (mit Scherer u. Dickgießer), Chirurg. 1959. — Bedtg. d. Urethrographie (Cystourethrographie i. d. Diagnostik d. männl. Urogenitaltbk. (mit H. Pfeiffer), Urol. Int. 1959. — Nierenfunkt.störgn. b. akuter Pankreatitis (mit Nieth), Langenbecks Arch. klin. Chir. 292/ 1959. — Elektrolytbilanz nach Dünndarm-Blasenbildg., Verh. Dtsch. Ges. Urol., 18. Tagg. — Erfahrgn. i. d. Bhdlg. unspez. Harnwegsinfekt. b. Tbkkrkn. (mit Behrend u. Diel), Med. Klin. 1960. — Klin. d. Prostatatbk. (mit H. Pfeiffer), Tbk.arzt 1961. — Teilentferng. d. Niere b. Tbk. (mit H. Pfeiffer), Langenbecks Arch. klin. Chir. 297/1961. — Bhdlg. d. Priapismus, Z. Urol. 1961. — Erg. nach op. Bhdlg. v. Harnröhrenstrikturen, Langenbecks Arch. klin. Chir. 298/1961. — Diagn. u. Therap. d. Urogenitaltbk., Fortschr. Med. 1961. — Seitengetrennte Harnuntersuchg. b. einseit. Nierenerkrkg. u. Nierenarterienstenosen (mit Eigler u. Heberer), Verh. Dtsch. Ges. Urol. 19. Tagg. — Diagnost. u. Klin. d. Urogenitaltbk., Urologe 1962. — Haemodynamik d. Niere b. tiefer Hypothermie, Langenbecks Arch. klin. Chir. 301/1962. — Seitengetrennte Nierenfunkt. b. Hochdruckkrkn. m. Nierenart.stenosen. (mit Eigler u. Heberer), Verh. Dtsch Ges. Kreislaufforschg. 28. Tagg. Bad Nauheim 1962, Steinkopf-Verlag Darmstadt 1963. — Exp. Untersuchgn. üb. d. Verh. d. Nierenfunkt. b. Thorakotomie u. extrakorp. Zirkulat. i. Normothermie a. Hund (mit Eigler u. a.), Langenbecks Arch. klin. Chir. 302/1963. — Diagn. u. chir. Möglktn. b. Hochdruckkrkn. m. Nierenart.stenosen (mit Heberer u. Eigler), ebd. — Stumpfes Hodentrauma u. Erkrkgn. i. Scrotalber., Urologe 1962. — Pathogen. u. Bhdlg. d. Urogenitaltbk., ebd. 1963. — Haemodynamik d. Niere b. extrakorp. Zirk. i. Normothermie u. Hypothermie um 10° C. I. u. II. Teil, Bruns' Beitr. klin. Chir. 206/1963. — Exp. Untersuchgn. üb. d. Verhalten d. Nierendurchblut. b. Änderg. d. Perfus.vol. i. extrakorp. Zirk. u. Hypothermie um 10°C., Langenbecks Arch. klin. Chir. 304/1963. — „Frühurogramm" u.„Rapaport-Test" zur Erkenng. v. Hochdruckkrkn. m. Nierenart.stenosen (mit Eigler u. Heberer), Verh. Dtsch. Ges. inn. Med. 1963. — Ber. üb. d. 9. Tagg. d. Nordrhein-Westf. Ges. f. Urol., Urologe 1963. — Durchblutg. d. Niere b. extrakorp. Zirk. u. tiefer Hypothermie, Fortschr. Med. 1963. — Erfahrgn. m. „Frühurogramm" u. „Rapaport-Test" b. d. Erfassg. v. Hochdruckkrkn. m. Nierenart.stenosen (mit Schmitz-Dräger u. Eigler), Verh. Dtsch. Ges. Urol. 20. Tagg. — Ersatz d. Harnleit. durch e. Dünndarmsegment, Geburtsh. u. Frauenhk. 1963. — Application of the new intraven. broad spectrum antibiotic reverin i. clin. Surgery, South African Practitioner 1963. — Urogenitaltbk.: Pathogenese, Diagnost. u. Therap., Urologe

1964. — Funkt. Untersuchgn. zur Progn. d. Hochdrucks b. „chir." Nierenerkrkgn. (mit Eigler), Langenbecks Arch. klin. Chir. 308/1964. — Hochdruck u. einseit. Nierenerkrkgn. (mit Eigler u. Lehmann), Urologe 1965. — Bhdlg. d. Harnleitersteines m. d. „Dauerschlinge", Langenbecks Arch. klin. Chir. 313/1965. — Bedtg. d. Angiotensin-Infus.tests f. d. Diagnostik d. renalen Hochdruckes (mit Albrecht u. Heinecke), Verh. Dtsch. Ges. Urol., 21. Tagg. — Neue Erg. d. Hochdruckforschg. Urologe 1966. — Frage u. Antwort: Überwachg. konservat. behandelter Nierentbk., Prax. Pneumolog. 1966. — Hochdruckkrkh. Neue Entwicklgn. i. Forschg. u. Klin., Urologe 1967. — Bhdlg. d. Blasenspaltbildg. m. cutaner Ureteroileostomie (Bricker-Blase). Kurzreferat: Langenbecks Arch. klin. Chir. 319/1967. — Reno-vascul. Hochdruck (Diagnost. u. op. Bhdlg.), Verh. d. Poln. Urol. Ges. Stettin (Szczecin) 1967. — Op.indikat. b. Hypertonikern m. einseit. Nierenerkrkg. (mit Eigler), Urologe 1968.

Albrecht, Klaus-Ottokar, Chefarzt d. chir. Abt. Krskrhs., 7880 Säckingen. — *7. 6. 20 Langenbielau Krs. Reichenbach/Eule. — A: 47 Düsseldorf. — Prom: 47 Erlangen. — F: Chir. u. Neurochir. — V: 46–58 Erlangen (Goetze, Denecke, Hegemann), Neurochir. ebd. (Dressler), 47 Med. Klin. ebd. (Matthes), 59–64 St. Josef-Hosp. Oberhausen/Rheinl. (Manseck). — P: Meniscusverletzgn. unt. bes. Berücksichtigg. ihrer röntgenol. Diagn. d. Kontrastdarstellg. d. Kniegelenks, Diss. — Endokrane Kalkablagergn. u. ihre Darstellg. i. Rö.bild (mit Dressler), Bruns' Beitr. klin. Chir. 178/1949. — Hämangiom d. Schädelknochens. Beitr. z. Deckg. v. Schädeldefekten m. d. neuen Kunststoff Supramid, ebd. 17/1950. — Kontrastdarstellg. d. Periduralraumes (mit Dressler), Fortschr. Röntgenstr. 1950. — Verwendg. v. Fibrinschaum (Fibrin-Form) z. Blutstillg. i. d. Neurochir. (mit Dressler), Zbl. Chir. 1950. — Darstellg. d. Hirngefäße m. viskös. Perabrodil (35%) (mit Dressler), Fortschr. Röntgenstr. 1951. — Nucleus-pulposus-Prolaps unt. bes. Berücksichtigg. d. Späterg., Langenbecks Arch. klin. Chir. 268/1951. — Wert d. mehrphas. Arteriograph. f. d. Darstellg. d. cerebr. Angiome. Neurochir. u. Neurol.-Kongr. Hamburg 1952, Zbl. Neurochir. 1953. — Bedeutg. d. Stellg. d. präsakr. Wirbels b. d. Diagn. d. Bandscheibenprolapses. 30. Tagg. Bay. Chir. Vereinig., Med. Klin. 1953. — Fehlstellg. d. präsakr. Wirbels u. ihre Bedeutg. b. d. Diagn. d. Bandscheibenprolapses, Fortschr. Röntgenstr. 1953. — Fehlstellg. d. präsakr. Wirbels – Kreuzschmerzen u. Ischias. Mschr. Unfallheilk. 1953. — Diagn., Diff. diagn. d. Bhdlgs.möglktn. d. Trigeminusneuralgie (mit Krump), Münch. med. Wschr. 1954. — Bedeutg. d. lumbosakr. Lordose b. d. Diff. diagn. d. Bandscheibenprolapses, ebd. — Herabsetzg. d. Gefahren b. d. cerebr. Angiograph. d. Trapanal-Kurznark., Fall v. tödl. verl. Karotisthromb. nach Arteriograph., Fortschr. Röntgenstr. 1955. — Serienangiograph. Besonderh. b. subdur. Hämatom (mit Dressler), ebd. — Klin. Betrachtgn. z. Pathogen. d. subdur. Hämatoms (mit Dressler), Acta neurochir. 1956. — Komplikat. b. lumb. Kontrastverfahren (mit Krump), ebd. — Darf d. suboccip. Encephalograph. b. Hirndruckzuständ. ausgeführt werden? (mit Dressler), Zbl. Neurochir. 1956. — Risiko b. neuro-chir. Untersuchgs.methoden, Zbl. Chir. 1956. — Medikament. Bhdlg. d. Trigeminusneuralgie, Medizinische 1956. — Häufigkt. v. Fehldiagn. infolge v. Wurzelschmerzen b. Tumoren b. Rückenmarkskompress. (mit Kubalek), Münch. mad. Wschr. 1957. — Trigeminusneuralgie, Med. Mschr. 1957. — Kreuzschmerzen u. Ischias aus d. Sicht d. Neuro-Chir. Vortr. ärztl. Fortbildgs.kurs Erlangen 1955, Landarzt 1958. — Anwendg. v. Nebacetin i. Bereich d. ZNS, Münch. med. Wschr. 1960. — Erkenng. u. Bhdlg. d. Komplikat. d. frischen Schädeltrauma, Med. Mschr. 1961. — Entzündl. Komplikat. d. Schädeltrauma, Zbl. Chir. 1961. — Ursache u. Bhdlg. d. zentr. Hyperthermie unt. Berücksichtigg. d. schweren Schädeltrauma, ebd. 1962.

— Deckg. v. Schädeldefekten m. tiefgekühlten Schädeldach-Fremdtransplantaten, ebd. 1964.

Aldinger, Georg, Chefarzt d. Krskrhs., X 321 Wolmirstedt. — Fragebogen 1968 nicht beantwortet.

Aleksic, Dejan, Oberarzt d. II. Chir. Klin. d. Stadtkrhs., 35 Kassel. — *14. 5. 21 Pancevo/Jugosl. — **A:** 48 Prag. — **Prom:** 48 ebd. — **F:** abdomino-thorakale Chir. — **V:** 53 Inst. f. Tbk. Golnik/Jugosl. (Bozidar Lavric), 55 Hosp. Broussais Paris (D'Allaines), 60 München (Zenker), 64–66 ebd. — **P:** Seltsamer Fall v. Mammaechinococcus, Medicinski Pregled 1949. — Korrekt. e. Anus vaginalis, ebd. — Ileus durch cyst. Tumoren, ebd. 1950. — Perforat. e. Ren mastique, ebd. — Analyse v. 2600 Appendicitiden, ebd. — Ileitis terminalis, ebd. — Ulkusperforat., ebd. 1951. — Entstehg. e. Magenulkus nach Vagotomie, ebd. — Leberechinococcus, ebd. — Splenect. b. Hypersplenism., ebd. — Fragmente aus d. Pankreaschir., ebd. 1952. — Vagotomie b. Ulkusperforat., ebd. — Ductus cysticus-Drainage, Kongr.buch d. I. Ärztekongr., Novi Sad 1952. — Gallenblasenerkrankgn., Wien. klin. Wschr. 34/1953. — Post-prandial Syndr., Liječnički Vjesnik 9–10/1953. — Ulkusblutgn., Srpski Arhiv 12/1953. — Vergleichg. zw. Magenresekt. u. Vagotomie, Archives of Sur. 6/1954. — Chir. Bhdlg. d. Ulkuskrkh., Medicinski Pregled 1954. — Efferent-loop stop nach Gastrojejunostomie, Acta chir. jugoslav. 4/1954. — Spätere Erg. n. Cysticus-Drainage, Wien. klin. Wschr. 7/1955. — Vor- u. Nachbhdlg. i. d. Chir., Acta chir. jugoslav. 1/1955. — Prakt. Arzt u. d. Ulkusperforat., Medicinski Pregled 1954. — Choledocholithiasis, Acta chir. jugoslav. 2–3/1955. — Akut. Ulkus, Medicinski Pregled 1955. — Magenresekt. m. Klappe, Bruns' Beitr. klin. Chir. 193/1956. — Kalkulose d. Gallenwege, Acta chir. jugoslav. 2/1957. — Thymom u. Myasthenia gravis, Medicinski Pregled 1957. — Ulcus postbulbaris duodeni, Acta chir. jugoslav. 3/1957. — Lungenaktinomykose, Medicinski Pregled 1957. — Vagotomie u. Gastrojejunostomie, Kongr.buch VIII. Chir.-Kongr. Belgrad 1957. — Hepat. Genese d. Gallensteine, Acta chir. jugoslav. 1/1958. — Lungencysten, Medicinski Pregled 1958. — Beschwerden nach Cholecystect., ebd. — Fibrinolyt. Blutg. nach Lobect., ebd. — Posttraumat. Zwerchfellhernie, ebd. 1959. — Lungenechinococcus, ebd. 1961. — Organisat. d. Unfalldienstes, ebd. — Wert d. cervikal. Sympathect., ebd. — La valeur de la ganglionectomie cervicale, Kongr.-buch XIX. Chir.-Kongr. Dublin 1961. — Herzverletzgn., ebd. 1962. — Klin. Analyse nach Commotio cerebri, ebd. — Prakt. Arzt u. d. Thoraxverletzg., ebd. — Vergleichg. d. EKG-Befunde nach Herzverletzg., ebd. — Chir. Gelbsucht, ebd. — Hyperinsulinism., ebd. — Art d. chir. Eingr. b. Ulkuskrkht., ebd. — Cholangiogr. Untersuchg. nach Cysticus-Drainage, ebd. 1963. — Le syndrome cerebrale, Kongr.-buch XX. Chir.-Kongr. Rom 1963. — Abscess Formation in The Pancreas, XIV. Kongr. Intern. Coll. Surg. Wien 1964. — Effets postoperatoires eloignes relatifs au syndrome postprandial, Intern. Kongr. Gastro-Enterolog. Brüssel 1964. — Elektr. Dauerstimulat. b. Herzblock, Langenbecks Arch. klin. Chir. 313/1965.

Alemany, Jose Antonio, Oberarzt d. chir.-angiol. Abt. Knappschafts-Krhs., 425 Bottrop. — *5. 5. 35 Gijon /Span. — **A:** 59 Madrid. — **Prom:** 60 ebd., 66 Düsseldorf. — **F:** Chir. — **V:** 59–60 Madrid (Martin-Lagos), 60–66 Knappschafts-Krhs. Bottrop (Blumensaat), 62–63 Düsseldorf (Derra), 66–68 Chir.-angiol. Klin. Knappschafts-Krhs. Bottrop (Mußgnug). — **P:** Isolierte arthrot. Verändergn. i. Daumensattelgelenk b. Kellner u. Serviererin, Diss. Düsseldorf. — Tratamiento del sindrome doloroso lumbar, Medicamenta 378/1962. — Cholesterolpolyposis d. Gallenblase Zbl. Chir. 1963. — Method. d. klin. Kreislaufmessg., Knappschafts-Arzt 1963. —

Wirksamkt. lok. Heparin-Injekt. b. A.D.S., Arzneimittelforsch. 1964. — Nachweis u. Bedeutg. unfallunabhäng. bestehend. arteriell. Durchblutgs.störgn. an d. unt. Extremität, Arch. orthop Unfallchir. 56/1964. — Begutacht. periph. arteriell. Durchblutgs.störg. innerhalb d. knappschaftl. Rentenversicherg., Knappschafts-Arzt 1964. — Fehlende Fußpulse b. Begutacht. v. Extremität.verletzgn., Mschr. Unfallheilk. 1964. — Obliterat. d. A. subclavia en su tercio interno, Angiologia 1965. — Einfl. d. Sympatikusblockade b. Anzapfssyndr. d. A. vertebralis, Z. Kreisl.forsch. 1965. — Frühdiagn. u. Sofortmaßnahmen b. akut. arteriell. Gefäßverschlüssen i. d. Prax., Knappschafts-Arzt 1965. — Früherkenng. u. Diff.diagn. organ. arteriell. Durchblutgs.störgn., ebd. — Mesenterialverschluß Angina intestinalis u. ihre Diff.diagn., ebd. — Metodos indirectos de Exploration en el diagnostico de las enfermedades vaculares perifericas, Angiologia 1965. — Heridas des esofago Diagnostico diferencial, Medicamenta 1966. — Sindrome del compartimento tibial posterior, Angiologia 1966. — Perop. angiograph. Erfolgsbeurteilg. b. Gefäßrekonstrukt., Aktuelle Chir. 1967. — Mondor'sche Krankh., Knappschafts-Arzt 1967.

Alfers, Josef, Leit. Arzt d. chir. Abt. St. Marien-Hosp., Chefarzt d. Krhs., 468 Wanne-Eickel, Marienstr. 2. — *2. 11. 05 Gescher. — **A:** 34 Berlin. — **Prom:** 35 Bonn. — **F:** Chir. — **V:** 33 Elisabeth-Hosp. Dorsten (Fröhling), 34 Bergmannsheil Gelsenkirchen-Buer (Koch), 35 Josefs-Krhs. Moers (Lossen), 37–46 Knappschafts-Krhs. Bochum-Langendreer (Friedemann). — **P:** Lebensbedrohende Blutg. aus d. schwieligen Zwölffingerdarmgeschwür, Münch. med. Wschr. 1938.

Alken, Carl-Erich, Prof., Dir. d. Urolog. Univ.-Klin., 665 Homburg (Saar), Landeskrhs. — Fragebogen 1968 nicht beantwortet.

Allende, Juan Martin, Prof., Sucre 151, Córdoba (Argentinien). 1962. — Fragebogen 1968 nicht beantwortet.

Allgöwer, Martin, Prof., Vorst. d. Chir. Univ.-Klin. CH-Basel, Bürgerspit. ebd. — *5. 5. 17 St. Gallen. — **A:** 42. — **Prom:** 45. — **Hab:** 54. — **F:** Allg. Chir. — **V:** Wiss. Laboratorien d. Ciba Basel (R. Meier), Plast. Chir. Galveston, Texas/USA (Blocker), Los Angeles, Calif./USA (Longmire), Brompton Hosp. London (Brock). — **B:** The Cellular Basis of Wound Repair, Thomas, Springfield/USA 1956. — Schock, in: Lehrb. d. Chir. (Hellner, Nissen, Vossschulte), Thieme, 1. Aufl. 1957 bis 5. verb. Aufl. 1967. — Verbrenngn. (mit Siegrist), Springer 1957. — Organhomotransplantat. (mit Hulliger), in: Immunol. d. Blut- u. Gewebezellen (Mieser u. Vorlaender), Thieme 1957/1961. — Therm. u. elektr. Verbrenn., in: Klin. Chir. f. d. Praxis Bd. 1 (Diebold, Junghanns, Zuckschwerdt), Thieme 1959. — Schock, ebd. — Hrsg. d. Serie: Progress in Surgery ab 1961. — Techn. d. op. Frakt.bhdlg. (mit M. E. Müller u. Willenegger), Springer 1963. — Technique of Internal Fixation of Fractures (mit M. E. Müller u. Willenegger), Springer 1965. — **P:** ca. 180 Einzelarb. aus d. Geb. d. Pathophysiol., Wundhlg., Gewebezüchtg., d. Schocks u. d. Schocktherap., d. Verbrenn., Verbrenn.toxine, d. plast. Chir., d. chir. Techn. d. Osteosynth., d. Abdominalchir.

Allmacher, Ernst Adolf, Assistent der chir. Abt. des Städt. Krhs., 6780 Pirmasens*.

Almering, Konrad, Chefarzt d. St. Josefs-Krhs., 4019 Monheim/Rhein. — *29. 3. 14 Klein Räschen/Calau. — **A:** 39 Freiburg i. Br. — **Prom:** 39 ebd. — **F:** Chir. — **V:** 39–40 Dreifaltigkeits-Krhs. Köln-Braunsfeld (Grüeter), 40–45 Kriegsdienst, 45–46 St. Elisabeth-Krhs. Köln-Hohenlind, 46–57 St. Antonius-Krhs. Köln-Bayenthal (Stüsser).

Alnor, Peter Christian, Prof., Facharzt f. Chir. u. Urol., Chefarzt d. Chir. Klin.,
33 Braunschweig, Salzdahlumer Str. 90. — *20. 9. 20 Tingleff–Tondern/Dänem. —
A: 46 Kiel. — **Prom:** 49 ebd. — **Hab:** 56 ebd. — **F:** Chir. u. Urol. — **V:** 44–45 Pathol-
Inst. Charité Berlin (Rössle), 45-47 Inn. Med., Landpraxis, 47–62 Chir. Univ.-Klin.
Kiel (Wanke). Studienaufenthalte in Schweden, Frankreich. — **B:** Sog. Cardiospasm.
Leistg. u. Erg. d. neuzeitl. Chir., Thieme 1958. — Späterg. nach Trichterbrustop.,
Kinderchir. Sympos. Rostock 1958, VEB Volk und Gesundheit Berlin 1959. —
Krankh.bild d. sog. Cardiospasm., Hüthig 1959. — Probeentnahme v. Gewebe, in:
Diagn. d. Geschwulsterkrankgn. (mit Wanke), Thieme 1962. — Schleimhautprolaps
d. Magens, Urban & Schwarzenberg 1962. — Morphogenese d. Achalasie (mit
Wanke), Karger 1963. — Drucklufterkrankgn., Barth 1964. — Endokrine Organe,
in: Lehrb. f. Chir. (Hellner-Vossschulte-Nissen), Thieme 1964. — Druckluftschäden,
in: Ärztl. Gutachten i. Versichergs.wesen (Fischer-Herget-Molineus), Barth Neu-
aufl. 1966. — **P:** Klin. d. Zylindrome, Diss. — Ulcus postoperativum jejuni recidi-
vum, Zbl. Chir. 1950. — Klin. u. Progn. d. prim. Magensark., Bruns' Beitr. klin.
Chir. 183/1951. — Beeinflussg. d. Sexualfunkt. durch Resekt. d. lumb. Grenzstranges, Langenbecks Arch. klin. Chir. 269/1951. — Kenntnis d. gastro-duodenal.
Invaginat., Zbl. Chir. 1951. — Posttraumat. Osteolyse d. lateral. Claviculaendes,
Fortschr. Röntgenstr. 75/1951. — Akut. profuse diagn. nicht faßbare Magenblutg.,
Zbl. Chir. 1951. — Entwickl. e. thrombosiert. Arterienabschnittes aus d. Kollateralkreisl., ebd. 1952. — Akut. profuse Magenblutg. ohne röntgenolog. od. palpator.
faßbaren Befund, Langenbecks Arch. klin. Chir. 272/1952. — Doppelseit. Nierentumoren, Beitr. z. Diff.diagn., Z. Urol. 1952. — Ulcusperforat. u. Perforat.gefährdg.,
Brun's Beitr. klin. Chir. 185/1952. — Exp. Untersuchgn. üb. d. Einfl. e. thrombosiert. Arterienabschnittes auf d. Kollateralkreisl., ebd. 187/1953. — Magenschleimhautprolaps d. Magens u. seine klin. Bedeutg., Langenbecks Arch. klin. Chir. 277/
1953. — Klin. d. Magenschleimhautprolapses, Zbl. Chir. 1953. — Funkt. Erg. nach
Krytporchism.op., Chirurg 1954. — Hepatojejunostomie b. Gallengangsdefekten,
Acta Hepatol. 1954. — Aorten-Bifurkat.-Syndr., Med. Klin. 1955. — Pathophysiol.
d. Cardiafunkt., Zbl. Chir. 1955. — Exp. Cardiospasm., ebd. 1956. — Massenblutgn. d. Oesophagus u. d. Magens, ebd. — Späterg. d. Oesophagus-Gastrotomie
b. sog. Cardiospasm., Dtsch. med. Wschr. 1956. — Pathogenese d. sog. Cardiospasm.,
Bruns' Beitr. klin. Chir. 193/1956. — Pathophysiol. d. Cardiafunkt., Zbl. Chir. 1956.
— Oesophagitis, Therap. Ber. 1957. — Sex.funkt.störgn. nach lumb. Grenzstrangresekt., Chirurg 1957. — Späterg. nach Trichterbrustop., Zbl. Chir. 1957. — Aorten-
syndr., ebd. — Einfl. d. vegetat. Nervensystems auf d. Cardiafunkt. unt. bes. Berücksichtigg. d. sympath. Innervat., Z. exper. Med. 1958. — Heut. Stand d. Chir. d.
Thymus, Thoraxchir. 1958. — On the pathogenesis of Cardiospasm., J. Thorac.
Surg. 36/1958. — Akut. Krankh.zustände d. Magens, Med. Klin. 1959. — Oeso-
phaguscysten, Ärztl. Wschr. 1959. — Akut. Magen, Therap. Ber. 1960. — Glomustumoren, Med. Klin. 1960. — Op. d. Trichterbrust nach Brunner, Zbl. Chir. 1960. —
Gutart. Erkrankgn. d. Cardia u. d. unt. Speiseröhrenendes, ebd. — Bedeutg. d.
Antrum pylori f. d. Entstehg. postop. Jejunalgeschwüre, ebd. — Schleimhautprolaps
d. Magens aus d. Sicht op. Späterg., ebd. 1961. — Funkt. Bhdlg. d. Beugesehnenverletzg., Chir.-Tagg. Weimar, ebd. — Leistgs.fähigk. d. klin. u. röntgenolog.
Diagn. b. Varikosis, Bruns' Beitr. klin. Chir. 203/1961. — Späterg. nach Trichterbrustop., ebd. — Ursachen u. Bhdlg. d. postop. Jejunalgeschwürs, Langenbecks
Arch. klin. Chir. 300/1962. — Morpholog. Grundlagen d. Achalasie, Ärztl. Praxis
1962. — Chron. Skelettverändgn. b. Tauchern, Bruns' Beitr. klin. Chir. 207/1963. —

Magenschleimhautprolaps, Suppl. Bd. Acta Chir. Scand., Studies in Surgery 1963.
— Morpholog. Grundlagen d. Achalasia oesophagei (mit Wanke), ebd. — Abdomin.
Verschluß d. Hiatus oesophagicus u. Rekonstrukt. e. spitzen Hiß'schen Winkels,
Zbl. Chir. 1964. — Abdomin. Op. d. Hiatushernie, Langenbecks Arch. klin. Chir.
308/1964. — Sekund.eingr. am Gallensystem, Zbl. Chir. 1964. — Zweiteingr. an d.
Gallenwegen, Langenbecks Arch. klin. Chir. 90/1965. — Klin. u. Pathol. d. gastro-
duodenal. Invaginat., Fortschr. Med. 1965. — Chir. d. chron. Pankreatitis, Langenbecks Arch. klin. Chir. 316/1966. — Probl. d. Papillotomie i. Rahmen d. Erkrankgn.
d. ableit. Gallenwege (mit Müller-Beissenhirtz u. Berger), ebd. 318/1967. — Reine
Papillensten. als Indikat. z. Zweiteingr. an d. abführenden Gallenwegen (mit Berger
u. Müller-Beissenhirtz), ebd. 1968.

Altenpohl, Ernst, Facharzt f. Chir., Leit. Arzt d. chir. Abt. Klin. Dr. Murken,
483 Gütersloh, Neuenkirchener Str. 12 .— *7. 10. 17 Remscheid. — **A:** 42 Heidelberg. — **Prom:** 42 ebd. — **F:** Chir. — **V:** 42 Heidelberg (Kirschner), 42–44 Kriegsdienst, 44–45 Städt. Krhs. Schopfheim (Jutzler), 48 Emmendingen (Kraske), Mannheim (Zenker), 53–57 Basel (Nissen), 58 Kantonsspit. Chur (Allgöwer), 59–62 Marien-
Krhs. Frankfurt a. M. (Karcher).

Altrichter, Franz, Oberarzt, Marienkrhs., 669 St. Wendel. — *7. 11. 20 Stecken/
Iglau. — **A:** 50 Erlangen. — **Prom:** 50 ebd. — **V:** 50 Med. Klin. Erlangen (Matthes),
50 Marienkrhs, St. Wendel (Scheerer), ab 51 ebd. (Siemes).

Amann, Alphons, Facharzt f. Chir., 8 München 23, Leopoldstr. 228. — *26. 12.
07 Ailingen/Bodensee. — **A:** 40 München. — **Prom:** 40 ebd. — **F:** Chir. — **V:** 40–50
Wien (L. Böhler), Schwabinger Krhs., München (Stier), Krhs. München-Oberföhring
(Scherer).

Amthor, Karl-Jürgen, Assistent der Chir. Univ.-Klinik, X 400 Halle (Saale),
Händelstr. 12. — Fragebogen 1968 nicht beantwortet.

Anders, Conrad, 48 Bielefeld, Niedernstr. 14. — Fragbogen 1968 nicht beantwortet.

Andersen, Diethard, Oberarzt d. chir. Abt. Städt. Krhs., 64 Fulda. — *15. 12. 28
Freising. — **A:** 53 München. — **Prom:** 53 ebd. — **F:** Chir. — **V:** 54–55 I. Med. Klin.
München (Bingold), 55 Path. Inst. ebd. (Hueck), 55–58 Chir. Priv.Klin. F. Rinecker
ebd., 58–63 Wiss. Ass. Düsseldorf (Derra), ab 63 Städt. Krhs. Fulda (Reitter).

Andina, Fritz, Prof., Chefarzt des Kantonspitales, CH-6601 Locarno (Schweiz).
— Fragebogen 1968 nicht beantwortet.

Andreadis, Paul, Oberarzt d. Abt. f. Exp. Chir. I. Chir. Univ.-Klin. Thessaloniki,
Praxis: Venizelou Str. 66. — *27. 7. 30 Thessaloniki/Griechenl. — **A:** 53 Genf. —
Prom: 54 ebd. — **F:** Chir. — **V:** 55–57 424. Militärlaz. Thessaloniki (Gialas), 57–62
Frankfurt a. M. (Geissendörfer), ab 64 Thessaloniki (Tountas). — **P:** La Disuccinyl-
bisoxyphénylisatine comme laxatif. Thèse, Genève 1954. — La pharmacodynamie
de l'ester nitré de choline (mit Frommel u. a.), J. Suisse de Méd. 33/1955. — Ta ek
koposeos katagmata metatarsion kai knemes (mit Gialas), Vortr. Ärztl. Ges. Saloniki
1958, Hellen. Iatrike 28/1959. — Ai synchronoi biochemikai kai neurogeneis theo-
riai peri nephrolithiaseos kai ta ex auton exagomena therapeutica symperasma ta
(mit Bromig), ebd. — Medikament. Bhdlg. d. Harnsteinleidens (mit Bromig), Med.
Welt 1960. — Harnsteinbildg. als Arzneimittelnebenwirkg. (mit Bromig), Urol. 1960.
— Diagnostikai dynatotetes res di'osphyikes parakenteseos aorto graphias, Hellen.
Iatrike 29/1960. — Bhdlg. u. Rezidivprophylaxe d. Harnsteinleidens (mit Bromig),
Arzneitherapie 1962. — Topike therapia ton egaumaton protou kai deuterou
vathmou, Hellen. Iatrike 32/1963. — E epidrasis tou Endoxan epi tinon kakoethon

onkon (mit Filis), Hellen. Iatrike 33/1964. — Exp. Untersuchgn. üb. d. Bildg. e. erythropoet. Faktors i. d. Niere (mit Bromig u. Scharz), Z. exper. Med. 1964. — E aortographia os systematike methodos ereunes ton patheseon ton arterion (mit Laurentiadis), Hellen. Iatrike 33/1964. — O erythropoietikos paragon ton nephron (mit Bromig u. Scharz), ebd. — Bedtg. d. ven. Systems d. Colontransplantates b. Ösophagus- u. Ösophagusmagenresekt. (mit Tountas u. Blatzas), 83. Tagg. Dtsch. Ges. Chir. München 1966. — Observations sur les auto- et homotransplantations du poumon (mit Tountas u. a.), Ann. Chir. Thor. et Cardio-Vasc. 2/1966. — Vasopressin in the Treatment of Acute Experimental Pancreatitis (mit Andreadis u. a.), Ann. of Surg. 166/1967. — Erzeugg. v. Harnsteinen b. Ratten durch komb. Verabreichung v. Kalcinose-Faktor u. Kalksalzen (mit Bromig), Z. Urol. (Leipzig) 1967. — Paratereseis kata ten metamoscheusin tes kardias (mit Tountas u. a.), Hellen. Iatrike 36/1968.

Andrée, Theodor, Oberarzt d. chir. Abt. a. ö. Krhs., A-2500 Baden b. Wien/Ö. — *7. 2. 10 Langenzersdorf/Niederösterr. — **Prom:** 35 Wien. — **F:** Chir. u. Unfallchir. — **V:** 35–39 Wiener-Neustadt (Linsmayer), 57–60 Unfallchir. UKH. Kalwang/Steiermark (Lederer).

Andreesen, Remmer, Chefarzt i. R., Dr. med. habil., 47 Hamm, Werlerstr. 109.— *6. 8. 01 Esens/Ostfriesl. — **A:** 28 Hamburg. — **Prom:** 29 ebd. — **Hab:** 39 Düsseldorf. — **F:** Chir. — **V:** 29–47 Bergmannsheil Bochum (Magnus, Bürkle de la Camp), 31 u. 33 Göttingen (Stich), 47–50 Chefarzt d. Städt. Krhs. Soest, 51–66 Chefarzt d. Städt. Krhs. Hamm. — **B:** Meniskusschäden b. Sport u. Arbeit, Erg. Chir. Orthop., Bd. 30, Springer 1937. — Meniskusschädigg. d. Kniegelenkes (mit Bürkle de la Camp), in: D. ärztl. Gutachten i. Versichergs.wesen, Barth 1939. — Erkenng. u. Bhdlg. d. Hirnschädelbr., Hefte Unfhlkd. 27, Springer 1939. — Mod. Bhdlg. d. Verbrenngn., Eigendruck Bergbau-Berufsgen. Bochum 1952. — Unfall u. Umwelt, in: Hdb. ges. Unfhlkd. (Bürkle de la Camp), Enke 1954, 1963. — Schienbeinkopfbr. u. Bhdlg. Vortr. prakt. Chir. 41, Enke 1955. — Meniskusschäden b. Bergleuten, in: Hdb. d. ges. Arbeitsmed. (Baader), Urban & Schwaizenberg 1961. — Begutachtg. unfallfremder Knochen- u. Gelenkkrankh., Chir. i. Fortschritt, Enke 1965. — **P:** Probl. d. Isthmussten. d. Aorta, Beitr. path. Anat. 1929. — Frakt. u. Luxat. d. Talus, Arch. orthop. Unfallchir. 1931. — Meniskusschädigg. nach Unfall, Mschr. Unfhlkd. 1932. — Schädigg. d. Knorpelzw.scheib. d. Kniegelenkes, Dtsch. Z. Chir. 237/1932. — Meniskusverletzg. u. Meniskusschädigg. Erfahrgn. üb. 550 Fälle, Dtsch. med. Wschr. 1933. — Stieda'scher Begleitschatten a. inn. Ob.schenkelknorren, Arch. klin. Chir. 147/1933. — Verkalkg. d. Knorpelzw.scheib. d. Kniegelenkes, Bruns' Beitr. klin. Chir. 158/1933. — Elektrolytstand i. asept. Wunden, ebd. — Reizempfindl. Kniegelenk unt. bes. Berücksicht. d. Meniskusschädigg. d. Bergleute, Arch. orthop. Unfallchir. 35/1934. — Meniskusschaden, Unfallfolge od. Berufserkrankg.?, Zbl. Chir. 1934. — Vorkommen u. Häufigkt. posttraumat. Embol., Arch. klin. Chir. 183/1935. — Knochenaktynomykose, 9 J. nach Weichteilverletzg., Zbl. Chir. 1935. — Bhdlg. d. Gelegenheitswunden, Ärztl. Rdsch. 1936. — Asept. Nekr. d. Os navikulare ulnaris manu, Zbl. Chir. 1937. — Gemeinsam. Anschaug. i. d. Beurteilg. v. Meniskusschäden, ebd. — Erfahrgn. b. Wiedereröffng. v. Kniegelenken, Arch. orthop. Unfallchir. 37/1937. — Beurteilg. d. histol. Befund. b. Meniskusschaden u. Meniskusverletzg., ebd. — Innenknöchelpseudarthr., Zbl. Chir. 1938. — Bhdlg. d. Schienbeinkopfbr., ebd. — Nichttraumat. Blutergüsse i. Gelenken, Mschr. Unfhlkd. 1939. — Begutachtg. d. Osteochondritis dissecans, Zbl. Chir. 1939. — Op. Bhdlg. frischer Querbr. langer Röhrenknochen, ebd. 1939. — Navikul. - Nekr. u. Pseud-

arthr., Fortschr. Röntgenstr. 1939. — Verschlimmerg. v. Pressluftschäden, Arch.
orthop. Unfallchir. 42/1942. — Plötzl. Todesfälle nach Tet. Serum-Einspritzg.,
Hefte Unfhlkd. 42/1950. — Prakt. Erfahr. b. d. Bhdlg. schwerer Körperverbrenn.
b. Explos.unglücken i. Bergbau (mit Krüger), Chirurg 1952. — Wundstarrkrampf-
Bhdlg. m. Curare (mit Krull), Mschr. Unfhlkd. 1952. — Zwischenfälle b. d. Hüftplast. nach Judet, Zbl. Chir. 1953. — Gipsbhdlg. b. frisch. Unt.schenkelbr. Spanverpflanzg. b. verzögert. Knochenneubildg., Langenbecks Arch. klin. Chir. 276/1953.
— Pagetsche Erkrankg., Spontanfrakt. u. Sarc.entwicklg., Bruns' Beitr. klin. Chir.
191/1955. — Prakt. Erfahrg. b. d. Begutacht. v. Meniskusschäden, Hefte Unfhlkd.
52/1956. — Häufigkt. u. Therap. d. Tetanuserkrankg. b. Bergbauverletzgn. untertage,
Langenbecks Arch. klin. Chir. 284/1956. — Tetanus, Mschr. Unfhlkd. 1957. — Heut.
Stand d. Tetanus-Prophyl., Dtsch. med. J. 1957 u. Therap.woche. 1958. — Bhdlg.
d. Schienbeinkopfbr., Chir. Praxis 1959. — Tetanus-Prophyl., Chir. Praxis 1957,
Med. Heute 1958, Med. Welt 1960. — Prof. Bürkle de la Camp z. 65. Geb., Zbl.
Chir. 1960. — Prakt. Erfahrgn. b. Verbrenn., Landarzt 1961. — Prakt. Maßnah-
men Beh. d. Verbrenn., Dtsch. med. J. 1961. — Neues u. Altes z. Probl. d. Menis-
kusbegutachtg., ebd. — Gesch. Entw. u. Grundlagen d. Berufskrankh. 42 (Berg-
mannsmeniskus), Mschr. Unfhlkd. 1963. — Entstehg., Begutachtg. u. Bhdlg. d.
Kahnbeinpseudarthr. d. Hand, Langenbecks Arch. klin. Chir. 309/1965. — Prof.
Bürkle de la Camp z. 3. 6. 65., Mschr. Unfhlkd. 1965. — Neuere Gesichtspunkte z.
Entstehg. u. Begutachtg. d. Meniskopathie, Aktuelle Chir. 1966.

Anger, Siegfried Günter, urol. Abt. Chir. Univ.-Klin. Halle/S., Leninallee 16. —
*10. 4. 32 Neustädtel/Erzgeb. — **A:** 56 Leipzig. — **Prom:** 56 Greifswald. — **F:** Chir.
u. Urol. — **V:** 58 Bergarbeiter-Poliklin. Auerbach/Vogtl. (Heintze), ab 59 Halle/S.
(Mörl, ab 66 Schober). — **P:** Geschichte d. Keratoplastik, e. Betrachtg. d. postop.
diffusen Transplantattrübg., Dis. — Klin. Untersuchgn. d. Nor-Sympathikomi-
metikum (β-para-oxy-phenyl-isopropylamin-Hydrobromid), Bruns' Beitr. klin.
Chir. 396/1959. — Häufigkt. d. Extremitätenverletzg. b. Straßenverkehrsunf.,
Beitr. Orthop. u. Traumatol. 1962. — Diffuse Peritonitis als Folge e. Apoplexia
uteri, Zbl. Chir. 1962. — Bhdlg. d. postop. Darmatonie m. Kalymin (Pyridostigmin),
Medicamentum 5/1964. — Späterg. nach plast. Op. an d. ableit. Harnwegen, Zbl.
Chir. 1964. — Bhdlg. schwerer Harnwegsinfekt. m. Schaukeldiät, Z. Urol. 1966. —
Beeinflussg. d. Hämaturie nach Prostatekt. durch d. p-Aminomethylbenzoesäure
(PAMBA), Langenbecks Arch. klin. Chir. 317/1967. — Gerinngs.physiolog. Grund-
lagen d. antifibrinolyt. Bhdlg. b. Prostatekt., Zbl. Chir. 1967.

Angerer, Albin, Chefarzt i. R., 87 Würzburg, Schönleinstr. 3. — *6. 12. 85 Regensburg. — **A:** 12 Würzburg. — **Prom:** 12 ebd. — **F:** Chir. — **V:** 12–21 München
(v. Angerer, v. Ach), 13–14 Anat. Würzburg (Schultze), 14–16 Kriegsdienst, 21-45
Chefarzt d. Krhs. d. Barmherz. Brüder Straubing u. d. Elisabethinen Krhs. ebd.,
46–56 Chefarzt d. Elisabethinen Krhs. ebd. — **P:** Rhodanausscheidg. i. Speichel
Syphilit., Dis. — Gasperitonitis, Zbl. Chir. 1932. — Invaginat. nach Gastroenterostomie, ebd. — Ersatz d. pars pendula penis d. Haut-Knorpel-Plast., ebd. 1952.
— Gedeckte, traumat. Rupt. d. Art. Meningea media, Münch. med. Wschr. 1953.
— Durch Naht geheilte Schußverletzg. d. Vena cava inf., ebd. 1955. — Erfahrgn.
u. Dauerresult. b. Brustkrebsop., Zbl. Chir. 1957.

Anthuber, Felix, Chefarzt d. Krhs., 8265 Simbach/Inn, Jakob-Groß-Str. 1. —
*6. 10. 20 Mahlgassing. — **A:** 47 Erlangen. — **Prom:** 47 Heidelberg. — **F:** Chir. —
V: 47–53 Josephinum München (Kielleuthner, Kurz), 53–54 Zürich (Brunner), 54–61
Berufsgen.schaftl. Kr.anst. „Bergmannsheil" Bochum (Bürkle de la Camp). —

P: Spondylolysis u. Spondylolisthesis i. ihrer Bedeutg. z. Unfall, Langenbecks Arch. klin. Chir. 294/1960. — Sehnenscheidentbk. d. Metzger, Mschr. Unfhlkd. 1961. — Traumat. Pankreascyste, Med. Welt 1965.

Appelt, Heinz H., Oberarzt d. chir. Abt. St. Elisabethen-Krhs., 798 Ravensburg. — *28. 7. 14 Wurzen/Sachsen. — **A:** 40 Leipzig. — **Prom:** 40 ebd. — **F:** Chir. — **V:** 40–42 u. 44–48 Krhs. St. Georg Leipzig (Heller), 42–44 Kriegsdienst. — **B:** Einführg. i. d. mikroskop. Untersuchgs.methoden, 1. Aufl. Athenaion Potsdam 1950, 2.–4. Aufl. Geest & Portig Leipzig 1953, 1955, 1959. — **P:** Arteriolal afferentes u. Gefäßkörperchen (Goormaghtigh-Bechersche Zellgruppen) i. d. Niere d. Menschen u. d. Maus, Z. mikrosk. anat. Forsch. 1939. — Bestimmg. d. Belichtgs.zeit b. mikrophotograph. Schwarzweißaufnahmen, Mikrokosmos 1960. — Mikrophotograph. m. d. Minox, ebd. 1961. — Ein Weg z. Vermeidg. verwackelter Bilder i. d. Mikrophotograph., ebd. — Verwendg. v. Mikrosk.objektiven als photograph. Objektive an Spiegelreflexkameras, ebd. 1962. — Mikrophotograph. m. d. einfachen Mikrosk., ebd. — Farbiges Licht m. Polarisat.filtern u. Kompensatoren, ebd. 1963. — Wirksamkt. e. peroral applizierbar. Penicillin-Fardamid-Kombinat. i. d. chir. Prax., Dtsch. med. Journal 1964. — Polarisat.filter u. Kompensatoren als Ersatz f. Farbfilter i. d. Mikroskop., Applied Optics (Washington) 4/1965. — Was d. Mikrophotograph wissen sollte, Mikrokosmos 1965. — Erfahrgn. m. d. neuen Spasmo-Analgeticum Benzilsäure (N, N-dimethyl-2-hydroxymethyl-piperidinum)-estermethylsulfat i. Verbind. m. d. Analgeticum Metamizol auf e. chir. Abt., Arzneimittelforsch., Editio Cantor, KG., Aullendorf, H. 8a/1966. — Köhlersche Beleuchtgs.verfahren i. d. Mikroskop., Mikrokosmos 1966. — Quecksilberjodlampe als Lichtquelle, ebd. 1967. — Ultrarotmikrophotograph. m. Halogenlampen. ebd.

Arens, Werner, Chefarzt Berufsgen.-Unfallklin., 67 Ludwigshafen (Rhein)-Oggersheim, Semmelweisstr. 4. — *11. 12. 22 Essen. — **A:** 47 Düsseldorf. — **Prom:** 46. ebd. — **F:** Chir., insb. Unfallchir. — **V:** 47–56 Chir. Klin. u. Poliklin. d. Berufsgen. Kr.anst. „Bergmannsheil" Bochum, Med. u. Neurolog. Klin. Bergmannsheil ebd. (Bürkle de la Camp, Zorn), 56–68 Berufsgen. Krhs. Duisburg-Buchholz (Jantke), ab 68 Chefarzt d. Berufsgenossenschaftl. Krhs. Ludwigshafen. — **B:** Verletzgn. d. unt. Extremität u. d. Beckens, Kap.: Verletzgn. d. Ob.schenkelschaftes u. d. Ob.-schenkelrolle, in: Hdb. d. ges. Unfhlkd. (Bürkle de la Camp), Bd. 3/1956. — **P:** Selten. Verletzg. durch Preßluft, Mschr. Unfhlkd. 1949. — Angebor. Synostose zw. d. Os lunatum u. d. Os triquetrum, Fortschr. Röntgenstr. 73/1950. — Lagebestimmg. v. abgesprengten Knochenstücken i. Kniegelenk durch Darstellg. d. Gelenkinneren. Mschr. Unfhlkd. 1951. — Doppelseit. Rückbildg. d. Kleinfingerstrahles b. zwei Brüdern, Fortschr. Röntgenstr. 74/1951. — Innenmeniskusverletzg. b. e. 9-j. Knaben. Mschr. Unfhlkd. 1951. — Selten. angebor. Mißbildg. d. Schultergelenkes, Fortschr. Röntgenstr. 75/1951. — Granatsplitterverschlepg. v. d. re. Leistenbeuge i. d. Lunge, ebd. — Bhdlg. d. Unt.schenkelbr. i. d. Chir. Klin. „Bergmannsheil" Bochum, Kompaß 1952. — Auswertg. e. Unfall-psycholog. Fragebogens, Hefte Unfhlkd. 48/1954. — Arthrosis b. Leistgs.sportlern, ebd. — Varixknoten an e. Unt.schenkel, d. v. e. Knochengefäß ausgeht, Fortschr. Röntgenstr. 82/1955. — Beurteilg. v. 500 Amputat.stümpfen d. Beines, Langenbecks Arch. klin. Chir. 282/ 1955. — Arthrosis deformans an d. Beingelenken u. Spondylosis deformans d. Lendenwirbelsäule b. Beinamputiert., Hefte Unfhlkd. 52/1955. — Arthrosis b. Leistgs.-sportlern i. Alter, ebd. — Chir. Begutachtg. v. Beinamputat.folgen, Med. Sachverst. 1957. — Chir. Begutachtg. v. Beinamputat.folgen (Erwiderung), ebd. — Gedanken z. Querschnittsgelähmtenprobl. m. Film: Wiederertüchtigg. nach Rückenmarksverletzgn. durch Wirbelbr., Hefte Unfhlkd. 56/1957. — Bhdlg. schwerer offener Unt.-schenkelbr., Mschr. Unfhlkd. 1957. — Einschätzg. d. MdE b. Amputiert., Hefte Unfhlkd. 60/1958. — Knochenbr.bhdlg., Mitt.blatt d. Maschinenbau- u. Kleineisenindustrie-BG Düsseldorf 1958, 1959, 1960. — Ob.schenkelamputat. u. Wirbelsäulenverändergn., Kriegsopferversorgg. 1959. — Hausarzt u. Amputiert.fragen, Med. Welt 1960. — Post-röm. Gedanken, Versehrtensportler 1961. — Wiederbelebg. durch Atemspende, Hefte Unfhlkd. 71/1962. — Sport i. Rahmen berufsgen.schaftl. Heilverfahren, Sportarzt 1962. — Stumpfsark., Hefte Unfhlkd. 75/1963. — Wohng. d. Querschnittsgelähmten, 414 Verh. Dtsch. Orthop. Ges., 50. Kongr., Beilageh. Z. Orthop. 97/1963. — Arthrose als mech. Üb.lastgs.probl., Sportarzt 1963. — Erfahrgn. u. Folgergn. aus 500 Knochenverpflanzgn., Langenbecks Arch. klin. Chir. 308/1964. — Arthrodese d. ob. u. unt. Sprunggelenkes, Hefte Unfhlkd. 81/1965. — Wesentl. richtg.gebende Verschlimmerg. e. Knochensark. durch unfallbedingten Bruch u. nachfolg. Marknagelg., Mschr. Unfhlkd. 1965. — Richtlinien f. Bhdlgs.-maßnahmen b. frischer Querschnittslähmg., Rehabilitat. 1965. — Versehrtenleibesübgn. f. Unfallverletzte, Unfallmed. Arbeitstagung in Baden-Baden, 1965. — Schienbeinbr. an alter Spanentnahmestelle als Arbeitsunfall anerkannt, Mschr. Unfhlkd. 1966. — Nachbhdlg. i. d. Sprechstunde d. Durchgangsarztes, Unfallmed. Tagg. Mainz 1966. — Bhdlg. chron. eitr. Osteomyelitiden m. e. neuart. Antibiotikum, Fortschr. Therap. 1966, Fortschr. Med. — Erstes Sportfest f. Querschnittsgelähmte d. Berufsgen.schaften i. unserem Krhs., Mitt.blatt d. Maschinenbau- u. Kleineisenindustrie-BG Düsseldorf 1966. — Häufigkt. d. Sportverletzgn. b. d. verschied. Sportarten, Hefte Unfhlkd. 91/1966. — Industrial Society and Rehabilitation-Problems and Solutions (ISRD-Proceedings of the Tenth World Congress). — Aus Unfallakten „Sudecksche Dystrophie d. Fußes nach leicht. Distors.", Mschr. Unfhlkd. 1967. — Feststellg. d. Sporttaugl.kt. b. Versehrten, Versehrten-Sportler 1967.

Arlt, Klaus, Oberarzt d. Chir. Klin. d. Med. Akad., X 500 Erfurt, Meineckestr. 14. — Fragebogen 1968 nicht beantwortet.

Arndt, Georg, Chefarzt d. Krskhs., 2420 Eutin (Holstein). — Fragebogen 1968 nicht beantwortet.

Arneth, Josef E., Chefarzt d. Herz-Jesukrhs., 64 Fulda, Buttlarstr. 74. — *30. 12. 19 Münster/Westf. — **A:** 44 Münster/Westf. — **Prom:** 44 ebd. — **F:** Chir. — **V:** 45–49 Städt. Krhs. Bamberg (Löffler), 49–51 Med. Univ.-Klin. Münster/Westf. (Schellong), 51–63 Marienkrhs. Hamburg (Loeweneck). — **P:** Thrombozyten b. Infekt.krkh., Münch. med. Wschr. 1951. — Diagn. u. Therap. d. periph. Durchblutgs.-störgn., Ärztl. Wschr. 1952. — Abscherfrakt. d. Achillessehnenansatzes u. Anat. d. Achillessehne, Mschr. Unfhlkd. 1953. — Topostasin e. neues physiolog. Coagulans, Chirurg 1955. — Divertikel d. Magens, ebd.

Arnold, Gottfried, Wiss. Ass. a. Inst. f. Anat., Med. Hochschule, 3 Hannover, Bischofsholer Damm 15. — *7. 9. 31 Armsfeld Kr. Waldeck/Eder. — **A:** 61 Wanne-Eickel. — **Prom:** 58 Marburg. — **F:** Chir. u. Anat. — **V:** 59–62 Chir., Gynäkol. u. Geburtsh., Inn. Med. St. Marien-Hosp. Wanne-Eickel (Alfers, Wantia, Bernhard), 62–66 Städt. Kr.anst. Ludwigshafen a. Rh. (Gelbke), ab 66 Inst. f. Anat., Med. Hochschule Hannover Abt. II (Lippert).

Arnold, Kurt, Assistent d. Unfallabtlg. d. Chir. Univ.-Klin., Charité, X 104 Berlin, Luisenstr. 11. — Fragebogen 1968 nicht beantwortet.

Arnsperger, Ludwig, Prof., Facharzt f. Chir., 75 Karlsruhe, Beiertheimer Allee 78. — *23. 10. 77 Karlsruhe. — **A:** 01 Karlsruhe. — **Prom:** 01 Heidelberg. — **Hab:**

06 ebd. — **F:** Chir. — **V:** 02–11 Chir. Klin. Heidelberg (Czerny, Narath, Wilms), 11–53 Chefarzt d. chir. Abt. Neues St. Vincentius Krhs. Karlsruhe. — **B:** Gegenwärtig. Stand d. Path. u. Ther. d. Gallensteinkrkh. Slg. Abh. Verdgskrkh. 3, Halle a. d. S.: Marhold 1911. — **P:** Rosescher Kopftetanus, Diss. — M. Gallensteinsympt. verlaufende chron. Pankreatitis, Bruns' Beitr. klin. Chir. 43/1904. — Günstig. Zeitpunkt d. Appendicitisop., Dtsch. med. Wschr. 1905. — Endem. Auftreten v. myeloider Leukämie, Münch. med. Wschr. 1905. — Erfahrgn. m. Bierscher Staug. b. akut. Eitergn., ebd. 1905. — Diff. diagn. d. Ikterus, Bruns' Beitr. klin. Chir. 52/1906. — Chir. Bedeutg. d. Ikterus, Habil.-Schr., ebd. 48. — Diagn. d. funkt. Ikterus, Verh. Ges. dtsch. Naturf. 1906. — Indikat. z. Gastroenterostomia posterior antecolica, Bruns' Beitr. klin. Chir. 56/1907. — Diagn. u. Ther. d. akut. Cholecystitis, Med. Klin. 1908. — Spätrezidive maligner Tumoren, Beitr. path. Anat., 7. Suppl., Festschr. f. Julius Arnold. — Entzündl. Tumoren d. F ex. sigm., Mitt. Grenzgeb. Med. u. Chir. 1910. — Beziehgn. zw. Typhus abdom. u. d. Gallenwegen, Med. Klin. 1910. — Entsthg. d. Pankreatitis b. Gallensteinen, Münch. med. Wschr. 1911. — Dauererfolge u. Rezidive n. Gallensteinop. (mit Kimura), ebd. 1912. — Exp. Versuche ü. künstl. Choledochusbildg. d. einfaches Drainrohr, Dtsch. Z. Chir. 119/1912. —Neurolyse u. Nervennaht, Zbl. Chir. 1916. — Resekt. d. Papilla Vateri, ebd. 1919. — Günstigster Zeitpunkt d. Gallensteinop., ebd. 1920. — Retrograd. Dünndarminvaginat. n. Gastroenterostom., ebd. 1922. — Ulcus duodeni, Fettnekr. u. Pankreatitis, ebd. — Op. Bhdlg. d. akut. u. subakut. Pankreatitis, ebd. 1923. — Essent. Nierenblutg., ebd. — Einseit. Pyonephr. b. Hufeisenniere, ebd. — Path. u. Chir. d. akut. Pankreatitis, Zbl. Chir. 1923, Klin. Wschr. 1924, Dtsch. Z. Chir. 189/1924. — Path. u. Chir. d. Pankreatitis, Zbl. Chir. 1924. — Gallensteinkrkh. u. akut. Pankreatitis, ebd. 1925. — Neue Wege d. Gallensteinchir., ebd. 1925. — Akute Pankreasnekr., ebd. 1926. — Trauma u. Tumorentwicklg., ebd. 1929, 1930. — Zehn J. ärztl. Fortbildg. i. Karlsruhe, Ärztl. Mitt. Baden. 1930. — Akut. Pankreatitis, Zbl. Chir. 1935. — Chylothorax infolge Verletzg. d. D. thoracicus, ebd. — Rezidiv. Pankreatitis, ebd. 1939.

Artmann, Emil Ferdinand, Reg. Med. Dir., Chefchir. d. Versorggs. Krhs., 824 Berchtesgaden. — *15. 1. 09 Reichenberg. — **Prom:** 34 Prag. — **F:** Chir., Lungenkrkh. — **V:** 35 Bauschowitz (Krondl), 36–37 Prag (Schloffer), 38 Charité Berlin (Sauerbruch), 39–40 Prag (Dick), 41–45 ebd. (Hohlbaum, v. Susani). — **P:** Subligament. Samenstrangverlagerg. z. Verminderg. d. later. Leistenbr.rezidive, Zbl. Chir. 1948. — Tbk. Restkavernen unt. intermitt. Brustwandbr., Tbk.arzt 1951. — Dekortikat.pneumolyse, Beitr. Klin. Tbk. 1952. — Thorax-chir. i. gesteuert. Hypotonus, Tbk.arzt 1952. — Spätresult. komb. Kav. tamponad. m. bes. Berücksichtg. d. Kav.semiresekt. u. Bronchusresekt., Beitr. Klin. Tbk. 1953. — Rezidive n. Resekt.bhdlg. d. Lung.Tbk., Med. Mschr. 1957. — Bronchusstumpfdeckg. b. act. Bronch.Tbk., Thoraxchir. 1962. — Probl. b. Dekortikat., ebd. 1966.

Asal, Walther, Generalstabsarzt a. D., 7530 Pforzheim, Goethestr. 16. — *14. 6. 91 Bruchsal. — **A:** 14 Berlin. — **Prom:** 19 ebd. — **F:** Chir. — **V:** 19–20 Charité Berlin (Krauss), 20–22 Klin. Elisabethenhs. Ulm (Syring), 22–25 Heidelberg (Enderlen), 26 Württ. Landeshebammenschule u. Frauenklin. Stuttgart (Fetzer), ab 26 Rö.-Inst. d. Siemenswerke Berlin (Frick), Inst. f. Strahlentherap. Heidelberg (Werner), Unfallkrhs. Bergmannsheil Bochum (Magnus), urol. Abt. Hedwigskrhs. Berlin (v .Lichtenberg), Neurochir. Würzburg (Tönnis).— **B:** Gelenkschäden, in: Hdb. d. Militärhyg. 1936. — **P:** Kasuistik d. Melanome, Diss. — Verwendg. d. Psikains i. d. Chir. u. Urol. (mit Lurz), Med. Klin. 1924. — Kasuistik d. Hautmyome,

Dtsch. med. Wschr. 1925. — Genese d. traum. Haematomyelie, Veröff. Mil. San.wes. 1930. — Neuzeitl. Kriegschir., Zbl. Landärzte 1935. — Meniscusverl. b. Soldaten, Veröff. Mil. San.wes. 1935. — Überlastgs.schäden am Knochensystem b. Soldaten, Kongr.ber., Arch. klin. Chir. 186/1936. — Schleich. Frakt., Veröff. Mil. San.wes. 1936. — Kriegschir. Erfahrgn., Sonderaufl. d. Heeres-San.-Inspekt. 1944.

Asal, Walther K. G., Facharzt f. Chir., D-Arzt, 753 Pforzheim, Goethestr. 16. — *10. 2. 18 Heidelberg. — **A:** 42 Berlin. — **Prom:** 43 Würzburg. — **F:** Chir. — **V:** 43 pathol. Abt. Hedwigskrhs. Berlin (Randerath), 44 Univ.-Hautklin. Breslau (Gottron), 46 Krhs. d. Grafschaft Rantzau Barmstedt (Elfeldt), 47–49 Würzburg (Wachsmuth), 49–56 Krhs. Siloah Pforzheim.

Asang, Ernst, 8000 München 61, Welterburger Str. 1. — Fragebogen 1968 nicht beantwortet.

Ashoff, Heinz, OMR, Vertrauensarzt d. LVA Speyer, 6719 Kirchheimbolanden, Dr. Oskar-Michel-Str. 19. — *18. 11. 19 Bückeburg. — **A:** 44 Berlin. — **Prom:** 44 Tübingen. — **F:** Chir. **V:** 44–45 Med. Univ.-Klin. Marburg (Kestermann), Chir. Univ.-Klin. ebd. (Wiedhopf), 45–47 Laz. f. Gesichts- u. Kieferverletzte ebd. (Wiedhopf, Stürzer, Lauber, Erb), 47–51 Chir. Univ.-Klin. ebd. (Wiedhopf), 51–53 Diakonissenanst. Bad Kreuznach (Stephan), 53–57 Ev. Krhs. Kusel/Pfalz (Littig), 57–60 Bergkrhs. Grünstadt/Pfalz (Pabst). — **P:** Ausgewählte Kapitel z. Wiederherstellgs.-chir. i. Gesichts-Kieferbereich (mit Lauber u. Stürzer), Bruns' Beitr. klin. Chir. 178/1949. — Deckg. v. Fersendefekten durch Rundstiellappen aus d. Wade, Z. Orthop. 1950.

Asmussen, Edwin E. G., Oberfeldarzt i. Bw-Laz., 2208 Glückstadt. — *18. 9. 18 Elmshorn/Holst. — **A:** 44 Kiel. — **Prom:** 44 ebd. — **F:** Chir. — **V.** Bis 45 Kriegsdienst, 45–56 Städt. Krhs. Elmshorn (Specht), ab 53 Oberarzt d. chir. Abt. ebd., ab 56 BW, ab 58 Laz.tätigkt.

Asp, Kari, Dozent, Oberarzt d. II. Chir. Univ.-Klin. i. Zentralkrhs., Haartmaninkatu, 4, Helsinki 29 (Finnland). — Fragebogen 1968 nicht beantwortet.

Aßmann, Wilhelm-Hans, Facharzt f. Chir., Belegarzt a. Krskrhs., 8455 Kastl/Opf., Hohenburger Str. 20. — *22. 4. 23 Amberg/Opf. — **A:** 51 Erlangen. — **Prom:** 53 ebd. — **F:** Chir. — **V:** 51 gynäkol. Abt. Städt. Krhs. Amberg (Brandl), Kinderabt. ebd. (Lengsfeld), 52–60 chir. Abt. ebd. (Felkel), 54. inn. Abt. ebd. (Barczyk).

Auen, Werner, Facharzt f. Chir., 1 Berlin 41, Bundesallee 79. — *10. 6. 93 Hamm/Sieg. — **A:** 22 Köln. — **Prom:** 22 ebd. — **F:** Chir. — **V:** 22–23 Krhs. Berlin-Britz (V. Schneider), 23–24 inn. Abt. ebd., 25–28 Auguste-Viktoria-Krhs. Berlin-Schöneberg (Kausch, Nordmann), 29 geb.-gynäk. Abt. ebd. (Ruge).

Auerbach, Edgar, Facharzt f. Chir., Oberarzt d. chir. Abt. Krskrhs. Obertaunus, 638 Bad Homburg v. d. H. — *21. 5. 31 Neuenhagen/Berlin. — **A:** 59 Kiel. — **Prom:** 57 ebd. — **F:** Chir. — **V:** 58–59 Med. Univ.-Klin. Kiel (Reinwein), Univ. Frauenklin. ebd (Philipp), Kiel-Wik (A. W. Fischer), Pathol. Inst. Kiel (Doerr), 60–62 Wiss. Ass. Kiel-Wik (A. W. Fischer), 62–66 Ass., ab 64 Oberarzt d. Johanniter Krhs. Rheinhausen (Mollowitz), ab 67 Oberarzt d. Krskrhs. Obertaunus Bad Homburg (Becher). — **P:** Untersuchgn. üb. d. Variat. d. Knochenstrukt., dargestellt an d. Tibia, Diss. — Ischäm. Muskelkontrakt., Med. Welt 1962. — Diskussion üb. d. gezielte Leberexcis. z. diagn. Zwecken, Zbl. Chir. 1962.

Aust, Wilhelm, 8500 Nürnberg, Scharrerstr. 36. — Fragebogen 1968 nicht beantwortet.

Avé Lallemant, Pieter Willem, Facharzt f. Chir., Oberarzt d. chir. Abt. Krskrhs. Charlottenstift, 3457 Stadtoldendorf, Krankenhausweg 2. — *1. 3. 18 Goenoeng

Malajoe/Sumatra. — **A:** 63. — **V:** 44–45 Krhs. Stettin-Frauendorf (Springborn), 46–52 Krskrhs. Schleswig-Hesterberg (Küntscher), 52–59 Indonesien: Djakarta, Balikpapan, Djember, 59–61 Krskrhs. Bad Oldesloe (Ondarza), ab 61 Krskrhs. Charlottenstift Stadtoldendorf (Langemeyer).

Awender, Herbert, 157 West Cedar Street, St. Akron, Ohio 44307 (USA). — Fragebogen 1968 nicht beantwortet.

Axhausen, Wolfgang, Prof., Chefarzt d. chir. Abt. Krhs. Mitte, 285 Bremerhaven 2, Bogenstr. — *1. 10. 19 Berlin. — **A:** 45 Berlin. — **Prom:** 45 ebd. — **Hab:** 60 Homburg/Saar. — **F:** Chir. — **V:** 45–46 Städt. Krhs. Moabit Berlin (Siebert), 46 gynäk. Abt. Polizei-Krhs. ebd. (Wollmann), 46–47 Kiefer-Klin. d. Charité ebd. (G. Axhausen), 47 Univ.-Kinderklin. ebd. (Stölzner), 47–58 Krhs. Moabit ebd. (Gohrbrandt), 58–59 kommissar. Leit. d. Abt., 59–65 Homburg/Saar (Lüdeke). — **B:** Hüftarthrosis nach Schenkelhalsnagelg., in: Jahrb. f. Wiederherstellgs.chir. u. Traumatol. (M. Lange), Vol. 1, Karger 1953. — Bedeutg. d. Individual- u. Artspezifität d. Gewebe f. d. freie Knochenüb.pflanzg., Hefte Unfhlkd. 72, Springer 1962. — Techn. d. Stiellappenplast. b. d. Bhdlg. chron. Strahlengeschwüre, Jahrb. d. Fortschr. f. Kiefer- u. Gesichtschir. Bd. 8, Thieme 1962. — **P:** Freie Hautüb.pflanzg. auf granul. Wunden, Zbl. Chir. 1950. — Nagelentferng. nach extraartikul. Schenkelhalsnagelg., ebd. — Stellg.nahme z. Art. „Bes. Kniebefund" (Erler), ebd. — Exp. Untersuch. z. Theorie d. induziert. Knochenneubildg. (mit Levander), Langenbecks Arch. klin. Chir. 266/1950. — Späterg. d. Schenkelhalsnagelg., Zbl. Chir. 1950. — Thermoelektr. Hauttemperat.messg. u. Priscoltest (mit Habelmann), ebd. 1951. — Ungewöhnl. schwere intercarp. Luxat.frakt., ebd. — Knochenneubild.g nach Injekt. alkohol. Knochenextrakte, ebd. — Erfahrgn. m. d. Excochleat. d. Spongiosa z. Bhdlg. d. Arthrosis deformans (mit Vogl), ebd. — Später Ermüdgs.br. d. Tibia nach Spanentnahme, ebd. — Arthrosis deformans d. Hüftgelenks nach genagelt. u. knöchern geheilt. Schenkelhalsfrakt., Chirurg 1951. — Rö.befunde i. Ablauf d. penicillinbehand. akut. hämatogen. Osteomyelitis, Zbl. Chir. 1951. — Gelenkmausbildg. b. penicillinbehand. akut. Osteomyelitis d. dist. Femurepiphyse, ebd. — Knochenbildgs.fähigkt. d. frei überpflanzt. Knochenhaut, ebd. 1952. — Knochenregenerat. — e. zweiphas. Geschehen!, ebd. 1953. — Bhdlg. extrasphinkt. Analfisteln, ebd. — Abschließende Bemerkg. z. Arbeit v. Schönbauer: Späterg. b. 2 Fällen v. perilun. Verrenkgs.br., ebd. — Ber. XV. Kongr. d. Soc. Internat. de Chir. Lissabon 1953, ebd. 1954. — Einseit. Trenng. d. Schließmuskels als Therap. d. Analfistel. Stellg.nahme z. gleichnam. Arb. v. Stelzner, Chirurg 1954. — Körpertemperat.messgn. b. Infus. kalter Blutkonserven, Zbl. Chir. 1954. — Sequesterresorpt. u. Sequestereinbau i. Tierexp., ebd. 1955. — The osteogenetic phases of regeneration of bone, J. Bone Surg. 38-A/1956. — Lok. Antibiotikatherap., Zbl. Chir. 1957. — Praeop. Darmkeimverminderg., ebd. 1958. — Bhdlg. d. Perforat.-peritonitis, ebd. 1959. — Bhdlg. d. Zertrümmergs.frakt. d. Patella, ebd. — Indikat. d. Hemipelvekt., Chirurg 1959. — Ileo-uretero-vesico-vagin. Fistel, Zbl. Chir. 1959. — Chir. Bhdlg. chron. Rö.-Ulcera, ebd. 1960. — Knochenbr.heilg., Dtsch. zahnärztl. Z. 1961. — Bedeutg. d. Individual- u. Artspezifität d. Gewebe f. d. freie Knochenüb.pflanzg. (Autorref. d. gleichnam. Habil.-Schr.), Fortschr. Med. 1961. — Antibiot. Plombierg. osteomyelit. Knochenherde, Zbl. Chir. 1961. — Hüftbeschwerden nach Schenkelhalsnagelg., Ärztl. Mitt. 1961. — Off. Bhdlg. chron.-osteomyelit. Knochenhöhlen, Chirurg 1962. — Noble'sche Op. b. akut. Adhäs.ileus, Langenbecks Arch. klin. Chir. 301/1962. — Versorgg. d. Weichteilwunde durch d. prakt. Arzt, Z. ärztl. Fortbild. 1963. — Wo stehen wir heute m. d. Bhdlg. d. akut. haematogen.

Osteomyelitis?, Med. Welt 1963. — Alloplast. Prothese b. d. op. Eingr. an d. Gallenwegen, Langenbecks Arch. klin. Chir. 305/1963. — Individual- u. Artspezifität d. transplant. Knochengewebes, ebd. 306/1964. — Op.techn. Gesichtspunkte b. rekonstrukt. Eingr. am gr. Gallengang, Langenbecks Arch. klin. Chir. 1965. — Chron. Subileus durch Kurzschlußanastomose, Chirurg 1966. — Chron. Osteomyelitis i. d. antibiot. Aera, Med. Welt 1966. — Narb. Gallengangssten., Dtsch. Ärztebl. 1966. — Erg. d. ‚off.' Bhdlg. chron.-osteomyelit. Knochenhöhlen, Zbl. Chir. 1966. — Antibiot. Plombierg. osteomyelit. Knochenhöhlen unt. zusätzl. Verwendg. d. Kieler Knochenspan-Spongiosa u. d. antibiot. Spüldrainage nach Willenegger, ebd. — Wundinfekt. nach Schenkelhalsnagelg., Chirurg 1966. — Schlußwort z. Bemerkgn. üb. ‚D. narb. Gallengangsten.', Dtsch. Ärztebl. 1966. — Biol. d. Knochentransplantat., Zbl. Chir. 1967, Sonderbd. Teil I. — Heut. Mögl.ktn. d. Pankreaschir., Dtsch. Ärztebl. 1968.

Axtmann, Rolf, Facharzt f. Chir., 75 Karlsruhe, Kaiserstr. 43 A. — *10. 4. 09 Karlsruhe. — A: 34 Heidelberg. — Prom: 34 ebd. — F: Chir. — V: 34 Krskrhs. Nauen b. Berlin (Krone), 35–38 Neues St. Vincentius-Krhs. Karlsruhe (Arnsperger), 38–39 Univ.-Frauenklin. Freiburg i. Br. (Siegert), 46–47 Städt. Krhs. Ludwigshafen (Jäger). — P: Wirbelveränd. nach Wundstarrkrampf (mit Zuckschwerdt), Dtsch. Z. Chir. 238/1933.

B

Baccaglini, Giovanni, Prof., Chefarzt des „Ospedale Civile", Este (Prov. Padua) Italien. — Fragebogen 1968 nicht beantwortet.

Bachor, Johann Wolfgang, Facharzt f. Chir., 7032 Sindelfingen, Gansackerweg 17. — *14. 1. 18 Posen. — A: 43 Königsberg/Pr. — Prom: 44 ebd. — F: Chir. — V: 43–45 Kriegsdienst, 46–53 chir.-urol.-geburtsh.-gynäk. Abt. Städt. Kr.anst. Ulm (Stoss), 53–55 Chir. ebd. (Niedner), 56–57 Chefarztvertr. u. Leit. d. Krhs. Neuenstadt, Friedrichshafen, Welzheim, Munderkingen. — P: Erfahrgn. m. (4,4'-Diacetoxydphenyl)-(pyridyl-2)-methan — e. neuen Kontakt-Laxans (mit Schaal), Med. Klin. 1953. — Emil v. Behring – e. berühmt. Schüler Hohensteins, Ostpr. Blatt 37/1959. — Sport aus ärztl. Sicht, Wandern u. Bergsteigen 1960.

Backhaus, Gerhard, Facharzt f. Chir., 1 Berlin 45, Margaretenstr. 39. — *23. 1. 02 Küstrin. — A: 27 Karlsruhe. — Prom: 31 Berlin. — F: Chir. — V: 26–31 Stubenrauchkrskrhs. Berlin-Lichterfelde (Riese, Dönitz). — B: Kenntnis d. Magenmyome, Diss.

Backmann, Leonhard Karl, Wiss. Ass. d. Chir. Univ.-Klin., 44 Münster, Jungeblodtplatz 1. — *21. 8. 33 Borken. — A: 61 Münster. — Prom: 60 ebd. — F: Chir. — V: 59 Med. Univ.-Klin. Münster (Hauss), Univ.-Frauenklin. ebd. (Göecke), 60 Path. Inst. ebd. (Giese), ab 61 Münster (Sunder-Plassmann). — P: Exp. Untersuchgn. z. Bhdlg. schwerer Schlafmittelvergift. m. d. künstl. Niere, Med. Welt 1961. — Indikat. z. Anwend. d. extrakorp. Hämodialyse, Landarzt 1963. — Exp. u. klin. Untersuchgn. b. d. Implantat. v. Herzschrittmachern, Thoraxchir. 1963. — Op. u. konservat. Bhdlg. d. akut. Anurie u. Urämie, Zbl. Chir. 1964. — Dünndarm-Zervix-Fistel, ebd. — Resorptstörg. infolge inn. Darmfistel u. Dünndarminterposit., Verh. Dtsch. Ges. inn. Med. 71/1965. — Beiderseit. spont. Spaltbild. d. Os naviculare carpi, Mschr. Unfallheilk. 1965. — Chir. Bhdlg. stark deformiert. Gichthände, Zbl. Chir. 1965, Münch. med. Wschr. 1965. — Hassal-Körper, Med. Klin.

1967. — Blasenuterusfistel m. Blasensteinbildg. u. hochgrad. Staugs.-niere beiderseits, Z. Urol. 1967. — Therap. u. Prophyl. v. Blindsackbildg. b. Enteroanastomosen, Zbl. Chir. 1967. — Subluxatio radii perianularis, Münch. med. Wschr. 1967.

Bader, Helmuth, Oberfeldarzt, Chef. d. Chir. Laz., 47 Hamm/Westf. (Bw-Laz.), Markerallee 76. — *16. 8. 21 Krumbach/Schw. — **A:** 48 München. — **Prom:** 48 ebd. — **F:** Chir. — **V:** 49 Med. Klin. Augsburg (Stötter), 53 Kinderklin. ebd. (Cremer), 54 Geburtsh. u. Gynäkol., Wöchnerinnenheim u. Frauenklin. ebd. (Hämmerle), 48–57 Chir. Klin. ebd. (Mack), 52 Unfallkrhs. Wien (Böhler). — **P:** Kongenit. Atresic d. Duodenum, Ärztl. Wschr. 1952. — Wiederbelebg. d. Herzens d. direkte Massage, Zbl. Chir. 1952. — Stumpfe Bauchverletzgn., Mschr. Unfallheilk. 1953. — Stumpfes Bauchtrauma, Landarzt 1953. — Therap. d. Altersappendic, Münch. med. Wschr. 1954. — Schädeltrauma u. Verkehrsunf. i. allg.-chir. Krhs., Ärztl. Fortbildg. 1956. — Sportverletzgn., Dtsch. med. Wschr. 1956. — Tödl. Unf. e. Großstadtklin., Mschr. Unfallheilk. 1956. — Diagn. d. Tubargrav., Landarzt 1957. — Unf. d. ersten Lebensj. ebd. 1958. — Chir. Bhdlg. d. Hyperthyreose, ebd.

Bader, Otto, Chefarzt d. Krskrhs., 8804 Dinkelsbühl, Crailsheimerstr. — *11. 2. 09 Sonthofen/Allg. — **A:** 36 München. — **Prom:** 36 ebd. — **F:** Chir. — **V:** Chir. Klin. Dr. Krecke München (Mack).

Bätzner, Karl, Prof. Leiter der orthop. Abt. d. Chir. Univ.-Klin., 7800 Freiburg (Breisgau), Stefanienstr. 54. — Fragebogen 1968 nicht beantwortet.

Baetzner, Karl H., Chir. Privatklin., 7547 Wildbad (Schwarzwald), Olgastr. 39. — Fragebogen 1968 nicht beantwortet.

Bäuml, Franz Josef, Medizinal-Dir., Chefarzt d. Krskrhs., 8483 Vohenstrauß/Opf. — *13. 5. 06 Thanhausen /Opf. — **A:** 34 München. — **Prom:** 37 ebd. — **F:** Chir. — **V:** 34 Städt. Krhs. Konstanz (Hermann u. Langendorff), Städt. Krhs. Singen (Andler), 35–39 St. Katharina-Krhs. Königsberg/Pr. (Wustmann), 39–40 Kriegslaz., 40–45 Chefarzt Krskrhs. Plonsk/Südopr., 48–51 Krskrhs. Tirschenreuth, ab 51 Chefarzt Krskrhs. Vohenstrauß/Opf. — **B:** Diss.: Die entwicklungsgeschichtliche Lehre v. d. Otosklerose 1937, München.

Bahls, Günther, Priv.-Doz. f. Chir., Leit. Arzt d. chir. Abt. Diakonissenhs., 78 Freiburg i. Br., Zasiusstr. 47. — *25. 12. 01 Greifswald. — **A:** 26 Greifswald. — **Prom:** 26 ebd. — **Hab:** 37 Würzburg. — **F:** Chir. — **V:** 26–27 Pathol. Inst. Greifswald (Leupold), 27–28 Krskrhs. Prenzlau (Uhlig), 28–35 Krhs. I Hannover (Kappis), 45–45 Würzburg, 48–53 Krskrhs. Volkbach. — **P:** Fermentnatur d. Thrombin, Diss. — Radiumbestrahlg. d. Gebärmutterkrebses b. Schwangerschaft, Fortschr. Röntgenstr. 1934. — Häufigk. d. klin. Fehldiagn. b. Krebs, Mschr. Krebsbekämpf. 1934. — Bhdlg. d. Schenkelhalsbr., Med. Welt 1936. — Solit. Xanthom i. Knochen, Zbl. Chir. 1936. — Periph. Radialislähmg. n. Verbrenn., Med. Welt 1937. — Schicksal d. Knochengewebes b. d. autopl. Knochentransplantat., Habil.-Schr., Bruns' Beitr. klin. Chir. 1937. — Exp. Untersuchgn. üb. d. Verhalten autopl. transpl. Spongiosa, ebd. — Bhdlg. d. Schenkelhalsbr. durch d. prakt. Arzt, Z.ärztl. Forschg. 1939. — Aussprache üb. d. Bhdlg. d. Venenthromb. b. drohend. Embolie, Med. Klin. 1940. — Neues Op.verfahren b. Ostit. fibr. cyst., Arch. klin. Chir. 200. — Hypcgastricaunterbindg. b. Gesäßbeckenverletzg., Militärarzt 1943. — Wertg. u. Anwendg. d. Sacralanästh. Schmerz, usw. 1943. — Bhdlg. d. frischen Frostschäden, Dtsch. med. Wschr. 1943. — Op. d. Varicocele m. Unterbindg. d. A. sper. int., Bruns' Beitr. klin. Chir. 1944. — Fragen d. Bhdlg. d. Querschnittslähmgn., Dtsch. Z. Chir. 1944. — Bewährg. d. Sympathicus-Chir., Dtsch. med. Wschr. 1944. — Ätiol. u. Pathogen. d. Epicondylitis, Arch. Orthop. usw. 1954. — Bedeutg. d. Fo-

ramina parietalia permagna, Zbl. Chir. 1955. — Akut. Abdomen aus d. Sicht d.
prakt. Arztes, Z. ärztl. Forschg. 1959.

Baitsch, Reinhard, Leit. Arzt d. Thermal- u. Mineralkurbades St. Marienhaus,
7880 Säckingen (Oberrhein), Waldshuter Str. 4. — Fragebogen 1968 nicht beantwortet.

Bakey, Michael de, Professor, Baylor University, Texas Medical Center, Houston, Texas (USA). 1961. — Fragebogen 1968 nicht beantwortet.

Baldauf, Heinrich, Chefarzt Chir. Abt. Städt. Krhs., 823 Bad Reichenhall. — *20.
4. 28 München. — **A:** 54 München. — **Prom:** 54 ebd. — **F:** Chir. — **V:** 54–55 Pathol.
Inst. München (Hueck), 55–56 Inn. Abt. Nymphenburger-Krhs. ebd. (W. C. Meyer),
56–67 Chir. Univ.-Klin. ebd. (Frey, Zenker). — **P:** Magnesiumgehalt d. Milz b. gutart. u. bösart. Erkr., Z. ärztl. Fortbild. 1954. — Klin. Wert d. Nachweises d. C-
reakt. Proteins i. Serum b. akut. u. chron. Erkrkgsvorgängen, bes. b. d. mit Dys-
proteinämie einhergeh. chron. Entzündg., Med. Mschr. 1957. — C-reakt. Protein i.
Serum als Indikat. f. d. Durchführg. einer antirheumat. Bhdlg., bes. f. d. Anwendg.
u. Dosierg. d. Hormonther. ebd. — Frühdiagn. postop. Komplikat. m. Hilfe d. C-
reakt. Proteins, Acta neurochir. 1959. — Anticholinerg. Bhdlg. b. Schädel- u. Hirntraumen, Med. Welt 1960. — Traumat. Hirnabszess m. 40j. Latenzzt., Mschr. Unfallheilk. 1962. — Anabole Ther. b. Prostataca., Med. Klin. 1962. — Subdur. Haematom, Pathogen. u. Symptomatol., Klin. Wschr. 1963.

Baldus, Wilhelm, Facharzt f. Chir., 44 Münster/Westf. Piusallee 27. — *17. 6.
18 Münster/Westf. — **A:** 42 Münster/Westf. — **Prom:** 43 ebd. — **F:** Chir. — **V:**
46–50 Elisabeth-Krhs. Essen (Düttmann), 50–52 Marien-Krhs. Osnabrück (Kortmann), 59 Innsbruck (Kux).

Balkhausen, Peter, Sanitätsrat, Chefarzt im Mutterhaus, 5500 Trier, Katharinen-
ufer 4. — Fragebogen 1968 nicht beantwortet.

Baltin, Wolfgang Helmut, Facharzt f. Chir., 658 Idar-Oberstein 2, Mainzerstr. 73.
*17. 8. 06 Berlin-Cöpenick. — **A:** 31 Kiel. — **Prom:** 32 ebd. — **F:** Chir. — **V:** 31
Kiel (Anschütz), 31–32 Oberarzt d. Krhs. Westend-Berlin (A. W. Meyer), 33–35
Städt. Krhs. Guben NL. (Stahnke), ab 34 Oberarzt ebd., 35–43 Krupp-Kr.anst.
Essen (Ostermann, Stör), ab 36 Oberarzt ebd., 43–45 Chefarzt d. Kruppkrhs.
Berthawerk-Markstädt b. Breslau. — **P:** Häufigkt. u. Bhdlg. d. Nieren- u. Harn-
leitersteine, Diss. — Diagn. u. Therap. d. Leberechinococcus, Zbl. Chir. — Perito-
nitis n. Dünndarmperforation durch e. Askaridenknäuel, ebd. — Sofortresekt. d.
Magengeschwürs b. freiem Durchbr. i. d. Bauchhöhle, ebd. — Tanninbhdlg. d. Ver-
brenn. aller Grade, Mschr. Unfallheilk.

Bandhauer, Erich, Obermed. Rat a. D., 3581 Rhünda (Bez. Kassel) — Fragebogen 1968 nicht beantwortet.

Bandmann, Fritz, Doz., Chefarzt d. chir. Abt., Krskrhs. Lichtenfels, 6451 Hoch-
stadt/Main. — *1. 2. 19 Falkenberg/Elster. — **A:** 44 Leipzig. — **Prom:** 44 ebd. — **Hab:**
60 Halle. — **F:** Chir. — **V:** 44–45 Kriegsdienst, 45–46 Univ.-Kind.klin. Gießen, 46–47
Städt. Krhs. Solingen (Riess), 47–55 Leipzig (Heller), 55–56 Univ.-Frauenklin. ebd.
(Schröder), 57–61 Oberarzt Halle (Mörl), 61–64 Oberarzt d. Bürgerhosp. Saarbrük-
ken (Hesse), 64–65 Oberarzt d. Marienhosp. Essen-Altenessen (H. Meyer). — **P:**
Erfahrgn. m. d. Sarafoff'schen Op. methode z. Beseitigg. d. Mastdarmvorfalles, Zbl.
Chir. 1948. — Beeinflussg. d. Hodenfunkt. durch Resekt. d. lumb. Grenzstranges, Chi-
rurg 1949. — Magenwandphlegmone, Zbl. Chir. 1950. — Weitere Beobachtgn. üb. d.
Hodenfunkt. nach lumb. Grenzstrangresekt., Bruns' Beitr. klin. Chir. 181/1950 —
Bhdlg. d. Ob.armkopffrakt., Zbl. Chir. 1951. — Lumb. Grenzstrangresekt. u. Hoden-

2*

funkt. (exp. Beitr.), Dtsch. Gesd.wes. 1951. — Frühdiagn. d. Lungenkrebses, ebd. — Synallaxe-Theorie u. paradoxe Reakt. i. d. Sympathikuschir., Zbl. Neurochir. 1951. — Postop. Regenerat. d. Sympathikus u. d. Resympathekt., Bruns'Beitr. klin. Chir. 185/1952. — Ka.bildg. am Gastroenterostomosenring, ebd. 1953. — Tetanusnachweis b. Ulkus- u. Ka.trägern, Z. Hyg. 1953. — Chron. Kohlenoxydvergiftg., Dtsch. Gesd.-wes. 1953. — Exp. Untersuchgn. m. neuen Sulfonamiden u. Antibiotika b. Anaerobier-infekt. (mit Sieber), Z. inn. Med. 1953. — Megacolon u. seine Bhdlg., Bruns'Beitr. klin. Chir. 187/1953. — Empfindlkt. d. Harninfekt.erreger gegenüb. Sulfonamiden u. Antibiotika, Z. inn. Med. 1954. — Histolog. Untersuchgn. an Hoden nach Sympa-thekt. weg. Megacolon i. Kindesalter, Zbl. Chir. 1954. — Bestimmg. d. CO-Gehaltes i. d. Luft i. Hinbl. auf d. chron. CO-Vergiftg., Z. inn. Med. 1955. — Gewerbl. hervorgeruf. Lungenkrebse b. Gaswerkarbeitern, Dtsch. Gesd.wes. 1956. — Kardiospasm. u. seine Bhdlg., insb. d. Op.methode nach Heller, Zbl. Chir. 1957. — Kardiospasm. u. Megakolon, zwei wesensverwandte Krankh.bilder, ebd. — Histolog. Untersuchgn. b. sog. Kardiospasm., Festschr. f. Prof. Heller, ebd. — Histolog. Untersuchgn. b. Pylorusspasm. u. Vergl. Blutgasuntersuchgn. aus Gefäßen d. unt. Extremität b. Krampfaderträgern, Festschr. 60. Geb. Prof. Mörl, Bruns'Beitr. klin. Chir. 199/1959. — Venenerkrgn. an d. unt. Extremitäten (Exp. u. klin. Studie an Krampf-adern sowie deren Bedeutg. i. soz.-med. Hinsicht, Habil.-Schr. — Chir. Erkrankgn. d. Venen, Ärztl. Fortbildg. 1961. — Varik. Symptomenkomplex u. region. Stoff-wechselstörgn., Zbl. Chir. 1961. — Klin. d. varik. Symptomenkomplexes u. d. postthrombot. Syndr., ebd. 1962.

Bange, Franz, Chefarzt i. R., 1 Berlin 46, Humperdinckstr. 8. — *14. 8. 87 N-Marsberg/Westf. — **A:** 13 Berlin. — **Prom:** 14 ebd. — **F:** Chir. — **V:** 13 inn. Abt. Weißensee (v. Domarus), Berlin (Bier), 14–17 Kriegsdienst (Fed. Krause), 18 Sofia (Goldhammer), 19–28 Berlin (Bier). — **B:** Chir. d. Gesichts (mit Klapp), in: Kirsch-ner-Nordmann, Die Chirurgie, Urban u. Schwarzenberg. — **P:** Akute gelbe Leberatrophie u. Ascites, Diss. — Techn. d. örtl. Betäubg. (russ.), Wratschebn. Obos-renije 1920. — Behdlg. d. typ. Radiusfrakturen, Arch. klin. Chir. 1918/1921. — Beeinflussg. d. Erysipels d. Injektionsmittel, ebd. 127/1923. — Drahtextension m. rostfr. Stahldraht (V 2 A. Krupp), Zbl. Chir. 1923. — Klappscher Miederverband, Med. Klin. 1928/I. — Klappsche Diszisionen b. Krampfadern, Zbl. Chir. 1925. — Gefahren d. Josephschen Anastomosenquetsche, ebd. 1927. — Harnröhre u. Penis, Übersichtsref., Jber. Urol. 1922, 1924, 1926. — Angeb. Kniescheibenverrenkg., Zbl. Chir. 1931. — Later. retroperit. Tumoren (Myome), Dtsch. Z. Chir. 234. — Lipoidgranulomatose i. Schenkelhals, Zbl. Chir. 1933. — Pankreascysten, ebd. 1935. — Teratom d. Steißbeins, ebd. — Sportverletzgn. d. Bauches, ebd. — Komplikat. n. Nierenop., ebd. 1936. — Prim. Plattenepithelkrebs d. Gallenbl., ebd. — Schnen-verletzgn., ebd. 1937. — Kniegelenkluxat., ebd. — Gefäßnaht i. infiz. Gebiet, ebd. — Beitr. z. Klin. u. path. Anatomie d. Riesenzellengeschwülste d. Knochens, ebd. 1941.

Bange, Wilhelm, Chefarzt d. chir. Abt. d. St. Hildegard-Krankenhauses, 1000 Berlin 19, Lietzensee-Ufer 7. — Fragebogen 1968 nicht beantwortet.

Banz, Walter, Chefarzt d. chir. Abt.Krskhs., 792 Heidenheim. — *11. 12. 19 Heiden-heim. — **A:** 46. — **Prom:** 46. — **F:** Chir. — **V:** 45 Kriegsdienst, 45–46 Krskrhs. Heidenheim (Clement), 47 Landpraxis Dischingen (Kloos), 47–60 Krskrhs. Heiden-heim (Clement, Pendl). — **P:** Bemühgn. um e. bessere Op.progn., Zbl. Chir. 1953. — Vorschl. z. Blutbankorganisat., Chirurg 1953.

Barber, Hans Eberhard, Facharzt f. Chir., Durchgangsarzt, 68 Mannheim 31, Untere Riedstr. 11. — *16. 9. 26 Mannheim. — **A:** 52 Heidelberg. — **Prom:** 52 ebd. —

F: Chir. — V: 52–62 Städt. Kr.anst. Mannheim (Oberdalhoff), 63 Arbeitsunfallkrhs.
Linz/Don. (J. Böhler), Nanterre/Paris (Iselin), Göteborg (Moberg).

Barber, Ursula, Fachärztin f. Chir., 68 Mannheim 51, Hauptstr. 164. — *31. 10.
31 Mannheim. — **A:** 57 Heidelberg. — **Prom:** 59 ebd. — **F:** Chir. — **V:** 58–65 Städt.
Kranst. Mannheim.

Barbier, Heinz Joachim Ferdinand, MR., Chefarzt d. Chir. Klin. d. Oskar-
Ziethen-Krhs., 1 Berlin-Lichtenberg, Hubertusstr. 4. — *29. 8. 09 Berlin-Köpenick. — **A:** 36 Berlin. — **Prom:** 36 ebd. — **F:** Chir. — **V:** 35–38 Städt. Krhs. Fried-
richshain Berlin (v. Domarus), 39–45 Vertrauensarzt d. LVA ebd., 45–48 eig. Praxis
ebd., 48–51 St. Antonius-Krhs. ebd. (Brack), 51–53 Oberarzt ebd., 53–54 komissar.
Chefarzt ebd., 54–56 Oberarzt d. Krskrhs. Rüdersdorf b. Berlin (Lappe), 56–59
Oberarzt d. Städt. Oskar-Ziethen-Krhs. Berlin (Krönke). — **P:** Kong. Sanduhrma-
gen, Arch. klin. Chir. 185/1936. — Vit. C u. Blut, Reticulocyten u. weißes Blutbild,
Klin. Wschr. 1938. — Schwankgn. d. Reticulocytenzahlen i. ström. Blut u. ihre
Ursachen, ebd. 1939. — Hepatitis epidem., Vertrauensarzt 1944. — Entzündl.
Dünndarmerkrankg., Zbl. Chir. 1958. — Ileitis terminal.ac., ebd. 1959. — Stumpfe
Duodenalverl. u. ihre Bhdlg., ebd. 1961. — Verbrenn. u. Verbrühgn., Z. ärztl.
Fortbild. (Jena) 1965.

Barlos, Konstantin, Kanari-Str. 74, Patras (Griechenland). — Fragebogen 1968
nicht beantwortet.

Baron, Heinz, Dr. phil. nat., Prof., Obermed.-Dir. u. Amtsarzt d. Landeshaupt-
stadt Düsseldorf, 4 Düsseldorf, Gesundheitsamt, Kasernenstr. 61. — *18. 9. 06
Freiburg i. Br. — **A:** 32 Berlin. — **Prom:** 32 Bonn, 34 Dr. phil. nat., ebd. — **Hab:**
44 Heidelberg Pharmakol., 52 Düsseldorf Chir. — **F:** Allg. Chir. — **V:** 32–34 Anat.
Inst. Bonn, 38 Kaiserslautern, 44 Pharmak. Inst. Heidelberg (Eichholz), 52 Düsseldorf
(Derra), 57 Akad. f. Staatsmed. ebd. — **B:** Standardisierg. v. Wundtextilien, Forsch.
Ber. Nr. 84, Wirtschafts- u. Verkehrsminister NRW, Köln u. Opladen 1954. — **P:** Nachweis d. rhythm. Wachstums v. sympath. Ganglienzell-Kernen, Diss. (Dr. med.). —
Vergl. Untersuchgn. üb. Fischinselzellkörper, Zoologie u. Vergl., Diss. (Dr. phil.
nat.). — Statist. Untersuchgn. an Nervenzellen menschl. sympath. Ganglien unt.
bes. Berücksichtigg. d. mehrkernigen, Z. mikrosk.anat. Forsch. 1932. — Insel- u.
Zymogengewebe i. ihren gegenseit. Beziehgn. b. Gasterosteus aculeatus u. einig.
anderen Teleosteern, Z. wiss. Zool. 1934. — Kreislaufbhdlg. vor u. nach Op., Chirurg
1939. — Kohlesenkg. i. Plasma, ihre Beziehgn. z. Blutkörperchensenkgs.geschwindigkt.
u. serös. Entzündg. sowie ihre Beeinflußbarkt. durch Digitalis, Z. exper. Med. 1940. —
Wert d. Kohlesenkg. i. Plasma (KS) f. d. Beurteilg. d. Op.risikos, Chirurg 1940. —
Digitalis als Wundbhdlgs.mittel, ebd. — Beziehgn. d. Digitalisglykoside z. Wundheilg., Hippokrates 1941. — Salbentestierg., Arch. exper. Path. Pharmak. 201/1943.
— Wundkapsel, Münch. med. Wschr. 1943. — Infiz. Aneurysma, Med. Klin. 1946. —
Techn. Wink: Gummitamponade, ebd. — Fistelzügelg., ebd. — Nachop. b. d.
traumat. Osteomyelitis, ebd. 1947. — Wundkinematik, Med. Mschr. 1947. —
Feuchte Verband i. Tierexp., ebd. 1948. — Bedeutg. d. Bindegewebes f. d. Wundheilg., Langenbecks Arch. klin. Chir. 261/1949. — Bhdlg. entzündl. sezernier. u.
nekrotisier. Brandwunden, unt. bes. Berücksichtigg. d. Wundgerbg. u. örtl. Digitalisierg., ebd. 262/1949. — Örtl. Digitalisierg. v. Wunden, Zbl. Chir. 1949. — Exp.
Wundallergie, ebd. — Tierexp. Erfahrgn. z. Wundkinematik, z. Bedeutg. d. Bindegewebes u. z. Wirkg. d. feuchten Verbandes, ebd. — Wundallergie, Klin. Wschr.
1949. — Toxizität d. Zellzerfalls, Langenbecks Arch. klin. Chir. 264/1950. — Allerg.
Zeichen b. d. Heilg. v. Brandwunden unt. bes. Berücksichtigg. d. örtl. Blutanschoppg.

u. Wundhypotonie, ebd. 265/1950. — Spezif. Effekt i. d. Wundbhdlg., Ärztl. Forschg. 1950. — Pharmakol. d. Verbandmulls, Ber., Erkenntnisse, Anreggn.; Festschr. d. Lohmann KG 1951. — Comparative Investigations concerning the Influence of Sterile Atolysates of Organs on the Frog's Heart, Exper. Med. 9/1951. — Untersuchgn. m. d. Oedem- u. Nekr.test i. Dienste d. Wundforschg, Zbl. Chir. 1951. — Äuß. u. inn. Wundtopik, Chirurg 1951. — Wirkgs.bereich periph. Kreislaufmittel unt. bes. Berücksichtigg. d. extrakard. Digitaliseinfl., Med. Welt 1951. — Exp. Untersuchgn. z. Gewebserhaltg., Zbl. Chir. 1952. — Voraussetzgn. u. Möglktn. d. äuß. Penicillinanwendg. i. d. Wundbhdlg., Arzneimittelforsch. 1952. — Wundheilmittel Verbandmull, Krk.hs.arzt 1952. — Bedeutg. d. Verbandstoffe f. d. Wundheilg., Therap.woche 1952. — Wundverband u. Wundheilg., Zbl. Chir. 1953. — Plane Kompress. u. Kapillardrainage als nachweisbare Effekte i. d. tierexp. Wundforschg., Langenbecks Arch. klin. Chir. 273/1953. — Kritik chir. Kreislaufbhdlg. (mit Koss), ebd. 275/1953. — Wundtextilien, ebd. 274/1953. — Einfl. d. physikal. u. chem. bedingt. Milieus auf d. Wundheilg., Arzneimittelforsch. 1955. — Wundtextilverklebg., ebd. — Beeinflußbark. d. Wundheilgs.vorganges durch Injekt. Ärztl. Forschg. 1955. — Standardization of Wound Textiles, Nature 175/1955. — Importancia de la Tipificacion de los Tejidos Vulnerarios para la Aplicación de la penicilin, Rev. med. Córdoba 43/1955. — La Gasa Hidrofila como Vulnerario, El Dia Medico 1953. — Sind Wundtextilien Heilmittel?, Arzneimittelforsch. 1955. — Wunde. Handlexikon d. Med. Praxis, Stuttgart u. Zürich 1955, 1958, 1964. — Abhängigkt. d. Wirkgs.weise äußerl. angewandten Penicillins v. Milieu, Bull. Soc. Int. Chir. 4/1956. — Wundtextilverklebg., ebd. — Bedeutg. d. opt. Aufheller f. d. Wundheilg., Berufsdermatosen 1956. — Wesen u. Wirkg. e. atraumat. Wundtextils, Arzneimittelforsch. 1956. — Wann hat e. örtl. antibiot. Therap. Sinn?, Zbl. Chir. 1956. — Wundheilg. i. Lichte atraumat. Wundtextilbhdlg., Ärztl. Kosmetik 1956, Med. Kosmetik 1956. — Wundheilg., J. med. Kosmetik H. 9/1956. — Wiss.-schaftl. Grundlagen d. Strahlenschutzes (Rajewsky), Diskuss. Erläut. S. 105–106. — Wiss.schaftl. Fragen d. zivil. Bevölkergs.schutzes (Riezler), Diskuss. Erläut. S. 18, 34 u. 104. — Gefahren opt. Aufheller i. Waschmitteln – chir. beleuchtet, Städtehygiene 1957. — Wundtoxikol. d. opt. Aufheller, Arch. Hyg. u. Bakt. 141/1957. — Aktuelle Aufheller-Probl. i. d. Waschmittel-Industrie. Fette, Seifen, Anstrichmittel, Ernähr. Ind. 1957. — Wundinfekt., Immunität u. antibiot. Resistenz, Langenbecks Arch. klin. Chir. 287/1957. — Wundschutz als Textilprobl., Ärztl. Praxis 1958. — Off. u. geschloss. Wundbhdlg., Langenbecks Arch. klin. Chir. 289/1958. — Eindrücke u. Tatsachen am Unfallkrhs. Wien XX, Münch. med. Wschr. 1958. — Hypertonie b. Jugendl., ebd. — Beeinflussg. v. Heilgs.vorgängen durch Rö.strahlen (mit Vieten), Strahlentherapie 1958. — Physikal. chem. u. med. Bewertg. v. Wundtextilien, Dtsch. Schw. Z. 1958. — Textilien als med. Probl., Melliand Textilber. 39/1958. — Wirkg. v. reinigend. u. kosmet. Mitteln auf d. Haut, Dtsch. Schw. Z. 1960. — Grundgesetze d. Wundheilg. u. Wundbhdlg., Wehrmed. Mitt. 1959, 1960. — Zellwolle i. d. Wundbhdlg., Fachz. Reyon Zellwolle u. and. Chemiefasern 1960. — Psychosomat. Krisen i. Jugendalter, Ärztl. Mitt. 1961. — Wundtextil, Z. ges. Textilind. 1961. — Bisher. Erfahrgn. z. Düsseldorfer Poliomyelitis-Situat. i. J. 1961 (mit H. Schulze), Krank. Vers. 1961. — Les Variations de la Température des Plaies sous Pansement comme Moyen d'Étude de l'Évolution de la Cicatrisation, Biol.-Path. 10/1962. — Tierexp. Untersuchgn. üb. Beziehgn. zw. Wundheilg. u. Tumorwachstum unt. bes. Berücksichtigg. klin. Konsequenzen, Langenbecks Arch. klin. Chir. 304/1963. — Wundheilgs.störgn., Z. Therap. 1963. — Gesundheitszustand unserer Jugendl. i. Lichte v. Med., Soziol. u. Psychohyg., Wien. med. Wschr. 114/1964. — Gesundheitsdienst i. Luftverkehr, Luftstraße 1964. — Erste Verband, Fortschr. Med. 1964. — Tierexp. Untersuchgn. z. körpereigen. Abwehr unt. Berücksichtigg. klin. Konsequenzen, Wien. med. Wschr. 115/1965. — Thermophysikal. Effekte f. Wunde u. Haut durch differente Bedeckgs.verfahren, Arzneimittelforsch. 1965. — Le problème de la résistance de l'organisme dans le cas de plaies pratiquées a différents moments du cycle nycthéméral, Cicatrisation 145/1965. — Bedeutg. d. örtl. Temperat. i. Wund- u. Hautbereich i. Lichte d. exp. Chir. unt. bes. Berücksichtigg. v. Kühlfarben, Langenbecks Arch. klin. Chir. 313/1965. — Schnell. od. langsam. Operieren?, ebd. 316/1966. — Tierexp. Untersuchgn. z. proteolyt. Effekt b. kurz- u. langphas. Frequenzen therm. Wundsetzgs.serien unt. bes. Berücksichtigg. tages- u. jahreszeitl. Schwankgn., Zbl. Chir. 1966. — Risiko d. mod. Zivilisat. i. hygien., toxikolog. u. soziolog. Perspekt., Öff. Ges. Wes. 1967. — Rhythm.probl. i. d. Wundheilg., Bull. Soc. Int. Chir. 1/1967. — Wundheilg. als method. u. biolog. Probl. i. Lichte körpereigen. Abwehr, insb. v. Impftumoren, Arzneimittelforsch. 1967.

Bart, Franz, Chefarzt Krskrhs. Saulgau/Württbg., 7968 Saulgau, Krskrhs. — *8. 7. 10 Münsingen/Wrttbg. — **A:** 35 Leipzig. — **Prom:** 41 Stuttgart-Tübingen. — **F:** 46 Facharzt f. Chir. — **V:** 35 Inn. Abt. St. Georg-Krhs. Leipzig (Seyfarth), Chir. Abt. ebd. (Heller), 35–36 Univ. Frauenklin. Leipzig, (Sellheim), 36–48 (mit Unterbrechg. v. 7¹/₂ J. Kriegsdienst u. Gefangenschaft) Chir. Abt. Marienhosp. Stuttgart (Reichle), 40–41 Chir. Abt. Standort -Laz. Stuttgart (Maierer). — **B:** Mitarbeit am Roten-Kreuz-Leitfaden „Erste Hilfe" 1948.

Barthels, Claus, Prof., 28 Bremen 17, Am See 1–2. — Fragebogen 1968 nicht beantwortet.

Barthold, Günter, Chefarzt d. Krskrhs., 6290 Weilburg/Lahn, Frankfurter Str. 24. — Fragebogen 1968 nicht beantwortet.

Bartholomé, Hans, Chefarzt d. Maria-Hilf Krhs., 5568 Daun/Eifel, Friedensstr. 1. — *30. 4. 07 Mönchengladbach-Hardt. — **A:** 32 Freiburg i. Br. — **Prom:** 32 ebd. — **F:** Chir. — **V:** 31–33 inn. u. chir. Abt. Maria-Hilf Krhs. M. Gladbach (Sons, Sickmann), 33–37 St. Josefshosp. Hagen/Westf. (Strater), 37–39 Maria-Hilf Krhs. Daun/Eifel, 39–47 Kriegsdienst, ab 48 Maria-Hilf Krhs. Daun/Eifel. — **P:** Gesichtsreflexe, Diss. — Erfahrgn. i. d. Bhdlg. d. pyogenen u. putr. Wund- u. Allg.infekt. b. Kriegswunden, Münch. med. Wschr. 1942. — Asekt. Op. m. Supramid-Extra-fäden, Zbl. Chir. 1950.

Bartsch, Friedrich Carl, Chefarzt d. chir. Abt. Hermann Josef Krhs., 514 Erkelenz. — *14. 5. 15 Ratiborhammer. — **A:** 39 Breslau. — **Prom:** 48 Berlin. — **F:** Chir. — **V:** bis 47 Kriegsdienst, 47–55 St. Hedwig Krhs., Berlin (Petermann, Schäferhoff), 55–56 urol. Abt. ebd. (Hüdepohl), 56–57 Oberarzt St. Marienhosp. Wesel (Roesgen), 58–60 Oberarzt d. Hermann Josef Krhs. Erkelenz (Meyer).

Bartsch, Werner M., Priv.-Doz., Oberarzt d. Chir. Univ.-Klin., 53 Bonn, Venusberg. — *5. 1. 32 Erfurt. — **A:** 57 Bonn. — **Prom:** 57 ebd. — **Hab:** 68 ebd. — **F:** Chir. — **V:** 57 Pathol. Inst. Bonn (Hamperl), 57–58 anaesth. Abt. d. Chir. Klin. ebd. (Gütgemann), 58 Frauenklin. ebd. (Siebke), Med. Klin. (Martini), ab 59 Chir. Klin. ebd. (Gütgemann). — **P:** Prim. bösart. Dünndarmgeschwülste. Karzinom-Sark.-Lymphogranulo, Diss. — Ätiol. d. sog. Kardiospasm. u. Probl. d. Begutachtg., Münch. med. Wschr. 1958. — Magenka. u. Blutgruppe, Bruns' Beitr. klin. Chir. 198/1959. — Magenca. u. Blutgruppe, Mitt. Ges. Bek. Krebsk. NRW 2/1960. — Selt. Tumoren d. Magen-Darm-Traktes, Hippokrates 1961. — Prim. maligne Melanome d. Ösophagus, Bruns' Beitr. klin. Chir. 202/1961. — Klin. exp. Untersuchgn. m. eiweißanabol-wirksam. 1-Methylandrostenolonen, Dtsch. med. Wschr. 1962, Medicina Alemana 1962. — Lymphozyten u. Magenkrebs. Katamnest.-statist. Untersuchg. ,Chirurg 1963. — Anamnesendauer u. Üb.lebenszeit b. Magenkrebskranken, Zbl. Chir. 1964. — Klin.-exp. Untersuchgn. z. makroskop. intraop. Tumordiagn., Langenbecks Arch. klin. Chir. 308/1964. — Diagn. Bedeutg. d. Lymphozyten b. Bronchialka., Bruns' Beitr. klin. Chir. 208/1964. — Neue Gesichtspunkte z. Krankh.bild d. prim. Magensark., Chirurg 1964. — Ka. i. Restmagen, Med. Klin. 1964. — Späterg. nach 150 direkt. portokaval. Anastomosen, Dtsch. med. Wschr. 1964, German Med. Monthly 1964, German Iatr. Epith. 1965. — Form u. Funkt. d. Ersatzmagens nach total. Magenresekt., Langenbecks Arch. klin. Chir. 307/1964. — Serumeiweiß u. Progn. b. Ka. u. Sark. d. Magens, ebd. — Chir. Aspekte z. Entwickl. d. Diagn. u. Therap. b. Magenka., Schweiz. med. Wschr. 1965. — Anamnesendauer u. Progn. b. Magenka., Chirurg 1965. — Gegenwärt. Situat. d. chir. Bhdlg. d. Magenka., Landarzt 1965. — Exp. Untersuchgn. z. pharmakodynam. Beeinflussg. d. Pfortaderkreislaufes, Langenbecks Arch. klin. Chir. 313/1965. — Op.dauer u. Op.risiko, ebd. 310/1965. — Bhdlg. d. akut. schweren Blutg. aus Magen u. Zwölffingerdarm, Dtsch. med. Wschr. 1965, German Med. Monthly 1965, Med. Ted. 1965, German Iatr. Epith. 1966. — Vortcstg. b. Kontrastmitteluntersuchgn. Radiologe 1965. — Ulcus i. op. Magen u. Duodenum, Zbl. Chir. 1965. — Form u. Funkt. d. Ersatzmagens n. Gastrekt., Med. Welt 1966. — Diagn. u. progn. Bedeutg. d. Verhaltens d. Magensäure b. Magenka., Langenbecks Arch. klin. Chir. 314/1966. — Infekt.gefährdg. durch Bhdlg. m. e. Dauerkatheter, Bruns' Beitr. klin. Chir. 213/1966. — Stoffwechsel u. Op.taktik b. d. Ulcusresekt., Langenbecks Arch. klin. Chir. 317/1967. — Magenresekt. u. Eiweißstoffwechsel. Erg. u. Folgergn. f. d. op. Taktik b. Ulcus, ebd. 319/1967. — Proteolyse u. Serumeiweiß nach total. Magenresekt., Gastroenterologia Suppl. 107/1967. — L'analyse fonctionelle du jéjunum interposé après résection totale de l'estomac, Ann. Radiol. 1967. — Verbindl.kt. hämatolog. Untersuchgs.erg. f. d. Diagn. d. Magenka., Zbl. Chir. 1964. — Neue pathophysiolog. Untersuchgn. z. Ulkusresekt. d. Magens, Zbl. Chir. 1967. — Akut. Appendizitis u. Granulozytose, ebd. — Pathophysiolog. Untersuchgn. z. chir. Ulkusbhdlg., Bull. Soc. Int. Chir. 22/1968. — Supradiaphragmat. Milztransposit. Exp. Beitr. z. Pathophysiol. u. Chir. d. Pfortader, Habil.-Schr.

Bastian, Will, Chefarzt d. St. Joseph-Klin., Wiltz/Luxemburg. — Fragebogen 1968 nicht beantwortet.

Bauch, Jürgen, Facharzt f. Chir., Leit. d. chir. Belegarztabt. d. Vahrenwalder Klin. GmbH, 3 Hannover, Omptedastr. 10. — *21. 10. 26 Altdamm. — A: 53 Heidelberg. — **Prom:** 53 ebd. — **F:** Chir — **V:** 53–54 pathol. u. bakteriol. Inst. Hannover (Nordmann), 54–56 Städt. Krhs. Lüdenscheid (Kingreen), 56–58 Krhs. Nordstadt Hannover (Knepper), 58–59 Med. Klin. ebd. (Tischendorf), 59–63 Chir. Klin. ebd. — **P:** Schlafstörg. b. cyclothymen Depressionen, Nervenarzt 1955

Bauchhenss, Gerhard Helmut, Facharzt f. Chir., 1. Oberarzt d. Chir. Klin. Städt. Kr.anst., 71 Heilbronn, Jägerhausstr. 26. — *16. 10. 28 Allenstein/Ostpr. — A: 53 München. — **Prom:** 53 ebd. — **F:** Chir. — **V:** 54–55 inn. Abt. Städt. Krhs. München-Oberföhring (Störmer), 55–56 Univ.-Nervenklin. München (Kolle), 56–58 neurochir. Abt. Univ.-Klin. Mainz (Schürmann), 58–61 Univ.-Klin. ebd. (Brandt), 61–67 Erlangen (Hegemann). — **B:** Mögl.ktn. u. Grenzen d. Sputumdiagn. i. d. Chir. d. Bronchialka. (mit Niemöller), Ber. Dtsch. Ges. f. angew. Zytol, Müller,

München 1964. — **P:** Bedeutg. bestimmt. Farbstoffe i. d. Diagn. d. Hirntumoren unt. Berücksichtigg. d. pathophysiolog. Besonderh. raumbeschränkend. intracraniell. Prozesse, Diss., Zbl. Neurochir. 1952. — Lumb. Wurzelkompress.synd. u. seine chir. Bhdlg., Z. Orthop. 1961. — Diagn. d. lumb. Wurzelkompress.syndr. (mit Schürmann), Münch. med. Wschr. 1961. — Intracraniell. Epidermoide. Artdiagn. u. op. Bhdlg. (mit Schürmann), Zbl. Neurochir. 1962. — Dermoide u. Epidermoide d. Schädelknochens, ihre Diff.diagn. u. Bhdlg. Unt. Auschluß d. intracran. Epidermoidgeschwülste (mit Schürmann), Langenbecks Arch. klin. Chir. 300/1962. — Techn. Hilfsmittel z. Verhütg. u. Bhdlg. d. Nahtinsuffiz. nach Kardia-Resekt. (mit Behrends), ebd. 301/1962. — Deutg. osteolyt. Herde am Schädeldach I/II (mit Schürmann), Radiologe 1963. — Sputumdiagn. b. Bronchialka. I/II, Dtsch. med. Wschr. 1964. — Bedeutg. d. Sputumuntersuchg. f. d. Frühdiagn. d. Bronchialkrebses, Chirurg 1964. — Diagn. d. Bronchuska. aus d. Nativsputum u. d. provoziert. Sputum, Thoraxchir. u. vask. Chir. 1965. — Bedeutg. d. Fettkörnchenzellen i. Sputum f. d. Diagn. d. Lungenka. (mit Niemöller), Z. Krebsforsch. 1965. — Haben Fettkörnchenzellen f. d. Früherkenng. d. Bronchialka. e. Wert ?, Ref., Dtsch. med. Wschr. 1965. — Kalkgalle, Pathol. u. Klin., Chir. Praxis 1966. — Rekonstrukt. chron. arter. Verschlüsse am Ob.schenkel durch Transplantat. d. Vena saphena magna. Ber. üb. 100 Fälle (mit Gall u. Hegemann), Dtsch. med. Wschr. 1967. — Anastomosierg. kl. Venen. Maschinelle u. Klebeanastomosen i. Tierexp., Chir. Praxis 1968. — Pseudotumor d. Niere als Blutgs.folge nach Aortograph., Thoraxchir. u. vask. Chir. 1968.

Baucks, Karl, Leit. Arzt d. chir. Abt. u. Chefarzt d. Krskrhs., 3078 Stolzenau. — *27. 2. 03 Heppen Kr. Soest/Westf. — **A:** 28 Leipzig. — **Prom:** 27 ebd. — **F:** Chir. — **V:** 27 Städt. Krhs. Hamm (Metten), 28 med. Abt. ebd. (Lethaus, Deusch), 29–32 Landesfrauenklin. Hannover (Rißmann), 32–36 Clementinenhaus ebd. (Lehmann, Beck). — **P:** Erfahrgn. m. d. Evipan-Natrium-Nark., Zbl. Chir. 1933.

Bauder, Klaus, Oberarzt d. 1. chir. Abt. d. Städt. Krhs. Schwabing, 8000 München 23, Kölner Platz 1. — Fragebogen 1968 nicht beantwortet.

Bauer, Adolf, Chefarzt d. Grunewald-Klin., 1 Berlin 33, Rich.-Strauss-Str. 1–3. — *11. 5. 13. — **A:** 39 München. — **Prom:** 38 ebd. — **F:** Chir. — **V:** 38–39 Städt. Krhs. Frankfurt/Oder (Schneider), 40–45 Kriegsdienst, 45–57 Jüdisches Krhs. Berlin (Pehlke). — **P:** Appendicitis acuta, Berliner Ärztebl. 1950. — Mod. Anaesth.verfahren, ebd. 1951. — Uretergranulome u. fixiert. Steine, Z. Urol. 1956.

Bauer, Albert, Facharzt f. Chir., Belegarzt, 1 Berlin 62-Schöneberg, Martin-Luther-Str. 103. — *1. 7. 03 Haspe/Hagen i. Westf. — **A:** 29 Berlin. — **Prom:** 29 Bonn. — **F:** Chir. — **V:** 29–30 St. Hedwigskrhs. Berlin (Martini, Petermann), 30 Pathol. Inst. Krhs. Westend ebd. (Koch), 30–35 St. Hedwigskrhs. ebd. (Petermann), 33 Bergmannsheil Bochum (Magnus), 35 Rö.-Abt. St. Hedwigs-Krhs. Berlin (Rave), 35–36 urol. Abt. ebd. (v. Lichtenberg). — **P:** Pathogenese d. Ca., Diss. — Pankreasfermentdiagn., Chirurg 1932. — Pankreasfermentdiagn. unt. bes. Berücksicht. d. Bedeutg. d. Diastase u. Lipase b. Erkrankgn. d. Gallenwege f. d. Chir. d. Bauchspeicheldrüse, Arch. klin. Chir. 172/1933.

Bauer, Gunnar, Prof., S. Promenaden 43, Malmö C/Schweden. — Fragebogen 1968 nicht beantwortet.

Bauer, Karl-Heinrich, o. ö. Prof. f. Chir. (em.), Dr. med. h. c., Dr. jur. h. c., Dr. med. h. c., Stiftgs.bevollm. Dtsch. Krebsforsch.zentr. Heidelberg, 69 Heidelberg, Gustav-

Kirchhoffstr. 16. — *26. 9. 90 Schwärzdorf/Obfr. — **A:** 14 Würzburg. — **Prom:** 18 ebd.
— **Hab.** 23 Göttingen. — **F:** Chir. — **V:** 18-19 Freiburg (Aschoff), 19-33 Göttingen
(Stich), 33-42 Breslau o. ö. Prof. f. Chir., Dir. Chir. Univ-Klin., 43-62 dass. Heidel-
berg, ab 62 Planung, Bau Dtsch. Krebsforsch.zentr. — **B:** Allg. Konstitut.lehre, in:
D. Chir., hrsg. v. Kirschner u. Nordmann, Bd. 2, Berlin 1924. — Rassenhygiene. Biol.
Grundl., Leipzig 1926. — Konstitut.- u. Individualpath. d. Stützgewebe, in Brugsch-
Levy: Biol. d. Person, Bd. 3, 1927. — Frakt. u. Luxat., Berlin 1927, Span. Übersetzg.
Barcelona 1929. — Mutat.theorie d. Geschwulstentstehg., Berlin 1928. — Chir. d. Gallenwege, Hdb. d. prakt. Chir. v. Garre-Küttner-Lexer, 6. Aufl., 3. Bd. 1929. — Wund-
infekt., Panaritium u. Phlegmone. Allg.infekt., Hdb. d. ärztl. Begutacht. v. Liniger,
Weichbrodt, Fischer, Bd. I, 1931. — Blut- u. Lymphgefäße, ebd. — Op. am Thorax,
in Stich-Makkas, Fehler u. Gefahren b. chir. Op., 2. Aufl. 1932. — Op. an Wirbelsäule
u. Rückenmark, Becken, ebd. — Praxis d. Sterilisiergs.op. (mit v. Mikulicz-Radecki),
Leipzig 1936. — Hdb. d. Erbbiol. d. Menschen (mit Hanhart, Lange u. Just),
7 Bde. Berlin 1939/40. — Chir. Vererbgs- u. Konstitut.lehre, in: D. Chir., 2. Aufl. v.
Kirschner-Nordmann, Bd. 1, 1940. — Erbpathol. d. Stützgewebe b. Menschen (mit
Bode), in: Hdb. d. Erbbiol. d. Menschen, hrsg. v. K. H. Bauer, Hanhart, Lange u. Just.
Bd. 3, Berlin 1940. — Erbbiol. d. Geschwülste d. Menschen, ebd. Bd. 4/II, Berlin
1940. — Lehrb. d. Chir. (mit Stich), 10./11. Aufl. Berlin 1941. — Vom neuen Geist
d. Universität, Schriften d. Univ. Heidelberg, H. 2, Berlin-Heidelberg 1947. — Chir.
Naturforsch. u. Med. i. Deutschland. Fiat-Review. Bd. 77, Wiesbaden 1948. —
Das Krebsproblem. Einführg. i. d. Allg. Geschwulstlehre. Berlin-Heidelberg 1949.
2. Aufl. 1963. — Fortschr. d. mod. Chir. u. and. akad. Reden, Berlin-Heidelberg
1954. — Fehler u. Gefahren b. chir. Op. (mit Stich), 3. Aufl. Jena 1954, 4. Aufl.
1957. — Op. am Thorax (mit Löhr), ebd. — Op. an Wirbelsäule u. Rückenmark,
Becken, ebd. — Geschwulst u. Trauma (mit R. Frey), in: Hdb. d. ges. Unf.hlk.
2. Bd., Stuttgart 1955. — Geschwülste d. Mediastinums (mit Stoffregen), in: Cra-
foord-Derra, Hdb. d. Thoraxchir., Bd. 3, 1957. — Wirbelsäule u. Rückenmark.
Becken (mit Karcher u. Klar), in: Stich-Bauer, Fehler u. Gefahren b. chir. Op.,
4. Aufl. Jena 1957. — Thoraxchir. (mit Spohn), ebd. — D. dtsch. Chirurgen-Kongr.
seit d. 50. Tagg. aus d. Sicht ihrer Vorsitzenden, Heidelberg 1958. — Errichtg. e.
Dtsch. Krebsforsch.zentrums. Denkschrift, Heidelberg 1961. — D. Krebsproblem,
2. völl. neubearb. Aufl. Berlin-Heidelberg 1963. — Geschwulst u. Trauma (neubearb.), in: Bürkle de la Camp u. Schwaiger (Hrsg.), Hdb. d. ges. Unf.hk. 3. Aufl.
2. Bd., Stuttgart 1966. — Lehrb. d. Chirurgie (Garrè-Stich-Bauer), 18./19. Aufl., hrsg.
v. K. H. Bauer, Berlin-Heidelberg-New York 1968. — **P:** Zentr. Leberrupt. u.
ihre Folgen. E. Beitr. z. Pathogen. u. Begutachtg. d. Leberabszesse. Vjschr. gerichtl. Med. 56/1919. — Lokalisat.gesetz d. Magengeschwüre u. daraus sich ergeb.
neue Fragestellgn. f. d. Ulcusprobl., Mitt. Grenzgeb. d. Med. u. Chir. 32/1920. —
Osteogenesis imperfecta. (Zugl. Beitr. z. Frage e. allg. Erkrankg. sämtl. Stützgewebe), Dtsch. Z. Chir. 154/1920. — Lokalisat. u. Entstehg. d. Magengeschwüre,
Dtsch. med. Wschr. 1920. — Identität u. Wesen d. sog. Osteopsathyrosis idiopat-
hica u. Osteogenesis imperfecta, Dtsch. Z. Chir. 160/1920. — Konstitut.pathol. u.
Chir., ebd. 162/1921. — Konstitut.begriff, Z. Konstitutlehre 8/1921. — Vererbgs.-
u. Konstitut.pathol. d. Hämophilie, Dtsch. Z. Chir. 176/1922. — Konstitut. Probl.
i. d. Chir., Dtsch. med. Wschr. 1922. — Vererbgs.- u. Konstitut.pathol. d. Hämophilie, Dtsch. Z. Chir. 181/1923. — Erbbiol. d. Hämophilie u. deren Bedeutg. f.
unsere Vorstellgn. v. d. Natur d. Gene, Verh. Dtsch. Ges. Vererb.wiss., Z. indukt.
Abstamm.- u. Vererb.lehre 30/1923. — Erbkonstitut. „Systemerkrankgn." u.

Mesenchym, Klin. Wschr. 1923. — Wesen d. Magenstraße, Arch. klin. Chir. 124/1923.
— Magenstraße, Dtsch. med. Wschr. 1923. — Gibt es e. Hämophilie b. Weibe?,
Arch. Gynäk. 121/1924. — Genpathol., Bruns' Beitr. klin. Chir. 135/1925. — Techn.
z. abdomino-sakr. Rektumexstirpat., ebd. — Magenstraße. u. Magenulcus. Zugl. e.
Beitr. z. Frage d. Exstirpat. d. Magenstraße, ebd. — Erbkonstitut. Veranlagg. z.
Struma nodosa colloides, ebd. — Konstitut.forsch. b. Menschen, Z. Züchtungsk.
1926. — Fehler u. Gefahren i. d. Chir., Kasuist. Mitt. üb. Fehler u. Gefahren b.
Magenop., Zbl. Chir. 1926. — Prophyl. u. Therap. postop. Tetanieanfälle, Arch.
klin. Chir. 142/1926. — Gibt es e. Hämophilie b. Weibe? (mit Wehefritz), Arch.
Gynäk. 129/1926. — Röntgenol. Darstellg. d. Samenwege v. d. Urethra aus, Zbl.
Chir. 1927. — Homoiotransplantat. v. Epidermis b. eineiigen Zwillingen, Bruns'
Beitr. klin. Chir. 141/1927. — Untersuchgn. üb. d. gleiche Gallensteingenerat.
zu zwei verschied. Zeitpktn., ebd. 142/1928. — Bau d. Gallensteine i. Lichte ihrer
Röntgenogramme (mit Habs), ebd. 143/1928. — Lösg. d. Probl. d. Blutgruppenver-
erbg., Klin. Wschr. 1928. — Fortschr. d. Vererbgs.lehre u. Geschwulstfrage, Arch.
klin. Chir. 152/1928. — Genet. d. menschl. Blutgruppen, Z. indukt. Abstamm.- u.
Vererb.lehre 50/1929. — Bildg. e. geschl. Gelenkhöhle b. d. Kniemobilisat., Chirurg
1929. — Erfahrgn. m. d. Kirschnerschen Aufsplitterungsverf. b. Pseudarthrosen,
ebd. — Frakt. u. Luxat. (Übersichtsref.), Jber. Chir. 1927. — Naturleza y tenicca
de la transfusion de la sangre, Revista Medica 10/1929. — Bekämpfg. d. lebensbedrohl. Mediastinalemphysems nach Preßnark., Zbl. Chir. 1929. — Gibt es e. lokalis.
Form d. Marmorknochenkrankh.?, ebd. — Zertrümmerg. v. Gallensteinen, Arch.
klin. Chir. 162/1930. — Exp. u. histol. Untersuchgn. üb. d. Blutstillg. m. Hochfre-
quenzstrom, ebd. — Schädelbre., Med. Welt 1931. — Elektr. Blutstillg., ihr Mechanismus u. dessen Erklärg., Arch. klin. Chir. 163/1931. — Selbstzertrümmerg. v.
Gallensteinen u. Neubildg. v. Steinen auf d. Grundl. v. Steintrümmern, ebd. 165/
1931. — Untersuchgsmethodik v. Konkrementen, Verh. Dtsch. Path. Ges. 26/1931.
— Bedeutg. d. Vererbgsbiol. f. d. Geschwulstprobl., Strahlentherapie 42/1931. —
Elektrochir. Bhdlg. bösart. Geschwülste, Fortschr. Therap. 7/1931. — Erfahrgn. m.
d. Knochennaht nach Magnus, Chirurg 1932. — Zirkul. Kraniotomie als Entlastungs-
trepanation b. droh. Turmschädelerblindg. u. b. nicht lokalisierb. Hirngeschwülsten,
Dtsch. Z. Chir. 237/1932. — Ber. üb. d. 45. Tagg. d. Vereinigg. nordwestdtsch.
Chirurgen, Bruns' Beitr. klin. Chir. 157/1933. — Erfahrgn. m. d. Kniegelenksresekt.
b. Tbk., Zbl. Chir. 1932. — Ist d. Henle-Albeesche Op. b. Spondylitis tuberculosa
noch erlaubt?, Bruns' Beitr. klin. Chir. 157/1933. — Bedeutg. d. Chir. f. d. Schulg.
d. Arztes, ebd. 158/1933. — Kurzvortr. u. Dekonstrat., Zbl. Chir. 1933. — Extraperiton. od. transperiton. Vorgehen b. Op. am lumbosakr. Tl. d. Grenzstranges d.
Sympathicus?, ebd. 1934. — Bedeutg. d. Gesetzes z. Verhütg. erbkranken Nachwuchses f. d. Chir., Chirurg 1934. — Angebor. chir. Erkrankgn. u. Mißbildgn. i.
Lichte erbbiol. Betrachtgsweise, Mschr. Kinderheilk. 62/1934. — Nachweis e.
Systemerkrankg. b. örtl. körperl. Mißbildgn. als Beweismittel f. deren erbgenet.
Bedingtht. (dargest. am Beisp. d. sog. kongenit. Patellarluxat), (mit Göttig), Z.
menschl. Vererb. Konstit.lehre 19/1935. — Techn. u. Meth. d. Sterilisat. b. Mann,
Arch. klin. Chir. 183/1935. — Brown-Pearce-Tumor d. Kaninchens als Testobjekt
exp. Geschwulstforsch. (mit Deckner), Bruns' Beitr. klin. Chir. 162/1935. — Bhdlg.
d. postop. Tetanie m. bes. Berücksicht. d. A. T., 10. Congr. Soc. Int. Chir. 1936. —
Wilhelm v. Gaza (Nachruf), Chirurg 1936. — Ber. üb. d. 29. Tagg. d. Südostdtsch.
Chirurgenvereinigg., Bruns' Beitr. klin. Chir. 165/1936. — Breslauer Chir. Ges.,
Zbl. Chir. 1936. — Fortschr. d. exp. Krebsforschg., Arch. klin. Chir. 189/1937. —

Mit Farbzeichngn. kombin. Op.film, Zbl. Chir. 1937. — Erbkrankhtn. u. Versicherg. v. Standp. d. Chir., Arch. orthop. Unfallchir. 37/1937. — Unsere Vorstellgn. v. d. Entstehg. d. Magengeschwürs u. d. daraus sich ergeb. Leitsätze f. dessen Bhdlg., Chirurg 1937. — Sympathicuschir., Med. klin. H. 41/1937. — Dauer d. Zeuggsfähigk. nach d. Vasektomie, Erwiderg. auf d. Arbt. v. H. Knaus, Zbl. Chir. 1937. — Berufsschäden u. Krebs, Verh. Dtsch. Pathol. Ges. 30. Tagg. 1937. — Mutat.theorie d. Geschwulstentstehg., Neuere Erg. a. d. Geb. d. Krebskrkh. 1937. — Weitere Erfahrgn. m. cancerogenen Stoffen (mit Rarei u. Gummel), Arch. klin. Chir. 193/1938. — Bruch d. Schädelbasis, ebd. 196/1939. — Krebs u. Vererbg., Münch. med. Wschr. 1940. — Albert Fromme z. 60. Gebtg., Zbl. Chir. 1941. — Otfried Foerster (Nachruf), Chirurg 1941. — Klin. d. sog. Prostatahypertrophie, Münch. med. Wschr. 1941. — Kurzer Beitr. z. Schenkelhalsprobl., bes. üb. Heilg. d. Schenkelhalspseudarthr. durch Doppelbolzg., Zbl. Chir. 1941. — Walter Sebening (Nachruf), Chirurg 1942. — Allg. Kriegschir. d. Gliedmaßen, Münch. med. Wschr. 1942. — Marknagelg. od. Drahtextens. ?, Zbl. Chir. 1943. — Einseit. Lungenlappenexstirpat. b. freiem Brustfellraum, Chirurg 1943. — Dietrich Schneider (Nachruf), ebd. — Georg Magnus (Nachruf), ebd. — Martin Kirschner. Gedächtnisrede, ebd. — Thorotrast u. Krebsgefahr, ebd. — Herzsteckschuß, dreif. Geschoßembolie, ebd. — Mutat.theorie d. Krebsentstehg. i. Lichte ihrer physikal. u. chem. Beweismittel, Münch. med. Wschr. 1943. — Verletzten- u. Krankensport v. Standpkt. d. Chir., Arch. orthop. u. Unfallchir. 42/1943. — Wesentl. Vereinfachg. d. „Perthesplastik" b. Radialislähmg., Chirurg 1946. — Weitere Vereinfachg. d. „Perthesplastik" b. Radialislähmg., ebd. — Probl. d. Ohnhänderversorgg. u. z. Frage d. op. Bhdlg., insbes. d. Krukenbergarmes, Verh. Dtsch. Orthop. Ges. 36. Kongr. 1947. — Nimmt d. Krebs zu ?, „Univers. Stunde". Karlsruhe 1948. — Otto Kleinschmidt (Nachruf), Chirurg 1948. — Ber. Krebstagg. Heidelberg 18. 7. 1948, Z. Krebsforsch. 56/1949. — Aus d. Arb. d. Univ. 1946/47. Rechenschaftsber. als Prorektor. 1945/46, Schr. Univ. Heidelberg. 3. H. 1948. — Grundsätzl. u. Techn. z. Greifarmplast. nach Krukenberg, Klin. Wschr. 1948. — Thorotrastschäden u. Thorotrastsarkomgefahr, Chirurg 1948. — Krebsprobl., Universitas 1948. — Syn- u. Anticarcinogenese, Klin. Wschr. 1949. — Chemotherap. d. Krebses m. mutat. Stoffen, insbes. üb. mutat. Syncarcinokolyse, ebd. — Erkenntn. u. Fortschr. i. d. Krebsforschg., Neue Zeitung 1949. — Chemotherap. mal. Tumoren, Verh. Dtsch. Ges. inn. Med. 55/1949. — Chemie u. Krebs - dargest. am „Anilinkrebs", Arch. klin. Chir. 264/1949. — Fortschr. i. d. Krebsforschg., Verh. Dtsch. Ophthal. Ges. 55/1949. — Friedrich Bernhard z. Gedächtnis, Chirurg 1950. — „Perkut. transfront. Elektrokoagulat." e. Hypophysentumors b. Akromegalie, Langenbecks Arch. klin. Chir. 267/1951. — Elektrokoagulat. als Bhdlgsmeth. b. Hypophysentumoren (mit Klar), Bruns' Beitr. klin. Chir. 180/1950. — Chemotherap. i. Kampf geg. d. Krebs, Umschau 1950. — v. Mikulicz z. 100. Geb., Dtsch. med. Wschr. 1950. — Probl. d. Krebsverhütg., Krebsarzt 1951. — Prostatahypertroph. u. Prostatakrebs, Langenbecks Arch. klin. Chir. 267/1951. — Bhdlg. v. Hypophysentumoren, ebd. — Heut. Stand d. Krebsproblems (Festvortrag), Wien. klin. Wschr. 1951. — Mediastinaltumoren u. ihre op. Bhdlg., Dtsch. med. Wschr. 1951. — Probl. d. Blutübertragg. u. d. Blutspendedienstes, ebd. 1952. — Chemotherap. krebsbed. Pleuraexsudate, Langenbecks Arch. klin. Chir. 271/1952. — Sacro-abdomin. Rectumexstirpat., Chirurg 1952. — Geist. Situat. unseres Faches. Eröffngsanspr. d. Vorsitzenden. Chir. Kongr. 1952, Langenbecks Arch. klin. Chir. 273/1953. — Neue Wege d. Unf.chir., Berufsgenossenschaftstag 1952. — Chir. d. Hypophyse u. d. Nebennieren, Langenbecks Arch. klin. Chir. 274/1953. —

Zus.hang zw. mal. Tumoren u. Unf. bzw. Berufsschäden. Verh. Dtsch. Ges. Unfhl-kd., 15. Tagg. 1951. — Grundsätzl. z. Fragen d. Unfhlkd., Dtsch. med. Wschr. 1953. — Hormone u. Krebs, ebd. — Grundsätzl. z. Fragen d. Unfhlkd., Langenbecks Arch. klin. Chir. 276/1953. — Fortschr. d. mod. Chir. Festvortrag Univ.-Ges. Heidelberg. Ruperto Carola 1954. u. Fortschr. d. mod. Chir. u. and. akad. Reden, Berlin-Heidelberg 1954. — Exogene Krebsursachen u. Grundlagen d. Krebsprophylaxe. In Heilmeier: 2. Freiburger Symposion. Berlin-Heidelberg 1954, S. 249. — Fortschritte d. Chir. i. ihrer Bedeutg. f. d. Unfhlkd. Unfalltagung Frankfurt. Bericht Landesverband Hessen-Mittelrhein gewerbl. Berufsgenossenschaften. 1954 — Bronchialkrebs – als Produkt inhalierter Carcinogene, Dtsch. med. Wschr. 1954. — Atom u. Medizin, in „V. Atom z. Weltsystem“, Stuttgart 1954. — Doppelseit. Adrenalekt. b. reaktiv. Metastasen nach Mammaca.(mit Ehlers), Langenbecks Arch. klin. Chir. 278/1954. — Vorläuf. Erfahrgn. m. d. doppelseit. Adrenalekt. b. generalis. Mammaca.-Metastasierg., ebd. 279/1954. — Verkehrsunf. aus d. Sicht d. Chirurgen, ebd. u. Ärztl. Mitt. 1954. — 200 Fälle sacro-abdomin. Rectumexstirpat., Langenbecks Arch. klin. Chir. 279/1954. — L'électrocoagulation de l'hypophyse, 6. Congr. Int. du Cancer. Sao Paulo 1954. — Mutation et Cancer, ebd. u. Acta Unio Int. contra cancer 1954. — Wandlgn. d. Anaesth. v. Standpkt. d. Operateurs, Langenbecks Arch. klin. Chir. 282/1955. — Verkehrsunf. i. Rahmen d. berufsgenossenschaftl. Heilverfahrens, Taggsber. Unfalltagg. Heidelberg 1955. — Spalthandplast. b. totalem Fingerverlust, ebd. — Besserg. d. Gebrauchsfähigkt. d. Hand b. irreparabler Radialislähmg., ebd. — Erg. d. Doppelbolzg. b. 58 Schenkelhalspseudarthr. m. bes. Berücksicht. d. Spätresultate (mit Georg), Bruns' Beitr. klin. Chir. 191/1955. — Bedeutg. d. Unf. i. heut. soz. Geschehen, Hefte Unfhlkd. 52/1956. — Op.risiko b. Krebskranken, Bull. Soc. Int. Chir. 3/1955. — El probleme del cancer. Estadistica, causa, prevencion. El Dia Medico 27/1955. — El atomo y la medicina, ebd. — Rudolf Stich z. 80. Geb., Bruns' Beitr. klin. Chir. 192/1956. — Pathol.-anat. Verändergn. a. d. Hypophyse nach Elektrokoagulat. ders. (mit Klar u. Soder), Langenbecks Arch. klin. Chir. 281/1956. — Hypophysenausschaltg. inkurabl. Krebsfälle m. Hilfe perkut. intrasell. Implantat. v. radioakt. Gold, ebd. 284/1956. — Bhdlg. v. Hypophysen-Tumoren u. üb. d. Hypophysenausschaltg. b. inkur. Krebskranken, Revue méd. de la Suisse Romande 76/1956. — Hormones et Cancer, Atti Soc. Lombarda di Scienze mediche e biologiche 1956. — Verkehr fordert Tote u. Verletzte, in: Bedrohg. uns. Gesundh., Stuttgart 1956. — Unf.geschehen i. heut. Zt., Hefte Unfhlkd. 55/1956. — Unf.folgen u. Geschwindigkeitsbegrenzg., in: Brandt, Schiene u. Straße, 1956. — Krebsverhütg., Oncologia 10/1957. — Le cancer de la mamelle en phase avancée. (Krebsliga Rom 1957), Boll. Oncologia 31/1957. — Erste chir. Hilfe am Unf.ort b. Verkehrsunf., Hefte Unfhlkd. 56/1957. — Verkehrsunf. - e. trag. Tribut an Triumphe d. Techn., CIBA-Symposium 5/1957 (engl., franz., ital., span., holl., portug.). — Aktuelle Krebsfragen. Langenbecks Arch. klin. Chir. 287/1957. — Mögl.ktn. d. ärztl. Einsatzes am Unf.ort z. Minderg. d. Unf.folgen. Schr.reihe d. Bundesministers f. Verkehr, 16/1957. — Techn. d. percut. Hypophysenausschaltg. durch radioakt. Gold, Chirurg 1958. — Radioactive Gold-implantation of the pituitary in the treatment of Breast Cancer(mit Schweitzer), in: A. R. Currie, Endocrine Aspects of Breast Cancer. Edinburgh u. London 1958. — Percut. Hypophysenausschaltg. durch Elektrokoagulat. bzw. durch Implantat. v. radioakt. Gold, Soc. Int.Chir. 1957. — Rückschau u. Ausschau.Eröffngsansprache als als Vorsitzender d. 75. Tgg. d. Dtsch. Ges. f. Chir., Langenbecks Arch. klin. Chir. 289/1958. — Verkehrsunf., M.kurse ärztl. Fortbild. 1958. — Fortschr. d. Naturwiss. u.

Techn. aus d. Sicht e. Klinikers. Universitas 13/1958 u. Klin. Wschr. 1958. — Verkehrsunf., M.kurse f. ärztl. Fortbild. 1958. — Hans v. Haberer. Worte des Gedenkens, Langenbecks Arch. klin. Chir. 290/1968. — Chir. Bhdlg. d. fortgeschr. Mammaca. i. Stadium ausgedehnter Metastasierg., Krebsarzt 1959. — Krebsentstehg. durch radioakt. Thorium, ebd. — Progress in the natural sciences and technology, as seen through the Eyes of a Physician, Universitas (Engl. Languages Ed.) 3/1959. — Verkehrsunf. u. Verkehrsmed., Unfallmed. Tagg. Freiburg, Verh. 1960. — Verkehrsunf. – e. trag. Tribut an Triumphe d. Techn., CIBA-Kagami, 1/1960 (japan.). — Fortschr. d. klin. Krebspathol., Langenbecks Arch. klin. Chir. 295/1960. — Terapia chirurgica radicale del carcinoma dell retto. Osped. d'Italia Chirurgica (mit Lagua u. de Rosa) 11/1960. — Krebs als ärztl. Probl., Ärztl. Mitt. 1960. — Kraftfahrzeugunf. u. seine Sonderstellg. i. d. Chir., Heidelberger Jb. 4/1960. — Aktuelle Rechtsfragen i. d. Chir., Langenbecks Arch. klin. Chir. 298/1961. — In memoriam Rudolf Stich, Bruns' Beitr. klin. Chir. 203/1961. — Verkehrsprobl. i. d. Sicht d. Chirurgen, in: Straßenverkehr – Probl. ohne Ausweg ?, Stuttgart 1961. — Krebsprobl., Universitas 16/1961. — The problem of Cancer, ebd. (engl. Ausg.). — Ärztl. Schweigepflicht u. Verkehrssicherht., in: Recht u. Med. i. Dienste d. Verkehrssicherht., 4. Hamburger Verkehrsjuristentagg., Hamburg 1962. — Idealismus u. Rettgsdienst, Mitt.bl. DRK Landesverband Bad.-Württ. u. Südbaden 1962. — R. Geissendörfer z. 60. Geb., Bruns' Beitr. klin. Chir. 204/1962. — Krebserkrankgn. als Schädiggsfolge, Hefte Unfhlkd. 1963. — In memoriam Robert Wanke, Langenbecks Arch. klin. Chir. 302/1963. — Ärztl. Aufklärgspflicht aus d. Erfahrgn. e. Chirurgen, in: Studien u. Ber. d. Kath. Akad. Bayern, 20/1963. — Krebstherap. als Rechtsfrage, Neue Jurist. Wschr. 1963. — Dankesrede anläßl. Promotion z. Dr. med. h. c. Graz, Festschr. 100-Jahrfeier d. Med. Fak. Graz 1963. — El problema del cancer, Universitas (span. Ausg.) 1963. — Curt Oehme. Nachruf. Jahrb. Heidelberger Akad. d. Wissensch. 1963/64. S. 53. Begrüßgsansprache Einweihgsfeier Betriebsstufe I d. Dtsch. Krebsforsch.zentrums, Ruperto Carola 36/1964. — Rechtsfragen i. d. Chir., in: Universitätstage 1964. Gesellschaftl. Wirklichkt. i. 20. Jh. u. Strafrechtsreform, Berlin 1964. — Ist es gerechtfertigt, Krebserkrankgn. i. Wege d. Härteausgleichs nach § 89 Abs. 2 BVG einzubeziehen. Grundsatzgutachten, Bundesversorgungsbl. 2/1964. — Ist d. Krebsprobl. lösbar ? Festschr. z. 60. Geb. d. Ministerpräsidenten Dr. Kurt Georg Kiesinger, Führg. u. Bildg. i. d. heut. Welt, 1964. — Krebsgefährdg. d. heut. Menschen. M. bes. Berücksicht. d. Bundesrepublik Deutschland, Materia Med. Nordmark 17/1965. — Einbeziehg. v. Krebserkrankgn. i. d. Kriegsopferversorgg. auf d. Wege d. Härteausgleichs, Hefte Unfhl kd. 81/1965. — Sachverständigen-Gutachten i. Issels-Prozeß, Bayer. Ärztebl. H 1965. — Krebsforsch. u. deren neue Erg., Z. Lebensversicherungswesen 1965. — Zeitkrit. Bemerkgn. üb. Hochschulfragen, Ruperto-Carola 38/1965. — La profilass del cancro vista da un clinico, Rif. med. 89/1965. — In memoriam Ferdinand Sprin ger – Worte des Gedenkens, Chirurg 1965. — Sarkomgenese, Langenbecks Arch klin. Chir. 313/1965. — H. Bürkle de la Camp z. 70. Geb., Chir. i. Fortschr., Stutt gart 1965. — Teerdämpfe, Zigarettenkonsum u. Bronchialkrebs als Berufskrankht. Soziale Sicherheit 15/1966. — „Krebstheorien" i. Wandel d. Zeit, SRW-Nachrict ten, H. 29/1966. — Anfänge e. zusätzl. Krebstherap., in: Doerr-Linder-Wagne (Hrsg.), Aktuelle Probl. aus d. Geb. d. Cancerol., Berlin-Heidelberg-New Yor 1966. — Krebs als gesundheitspolit. Probl., in: Wagner (Hrsg.), Krebs – Dokumer tat. u. Statist. mal. Tumoren, Stuttgart 1966. —K. Lindemann: Werden. Wirker Wesen. Ruperto Carola 39/1966 (Engl. Übersetzg. Int. Rehabilitat.kongr. 1966. –

Krebsprophyl. aus d. Sicht d. Klinikers, Proc. Europ. extra-europ. Seminar f.
Cancer-prophylaxis and prevention 1/1967. — Bronchialca. als Modell d. Krebs-
entstehg. b. Menschen, Mitt.dienst d. Ges. z. Bekämpfg. d. Krebskrankhtn. 4/1967.
— Vom Krebsproblem – heute u. morgen. Arbeitsgemeinschaft Forsch. Nordrhein-
Westfalen. H. 174/1967. — Rechtsfragen b. homol. Organtransplantat. aus d. Sicht
d. Klinikers (unt. bes. Berücksicht. d. Krebsübertragg.), Chirurg 1967. — Was ist
Krebs?, in: „Helft Krebs verhüten", München 1968. — Krebs i. Bewußtsein d.
Öffentlichkt., ebd. — Mensch – d. Maß aller Dinge?, in: Was ist das – der Mensch?,
München 1968. — Neue Wege b. d. Plang. u. Gründg. d. Dtsch. Krebsforsch.zen-
trums Heidelberg, in: Jahre d. Wende. Festsch. z. 65. Geb. v. Alex Möller, 1968. —
Organtransplantat. Rechtsfragen aus d. Sicht d. Chirurgen, Langenbecks Arch.
klin. Chir. 323/1968. — „Mutat.theorie d. Geschwulstentstehg". u. deren Fortent-
wicklg., Aktuelle Probl. a. d. Geb. d. Cancerol. II (2. Heidelberger Symposion),
Berlin-Heidelberg-New York 1968.

Bauereiß, Leonhard, Facharzt f. Chir., 85 Nürnberg, Juvenellstr. 37. — *31. 1.
08 Nürnberg. — **A:** 34 Würzburg. — **Prom:** 35 ebd. — **F:** Chir. — **V:** 35 Rö.abt.
Chir. Univ.-Klin. Würzburg (Dyes), 36 Pathol. Inst. ebd. (Groll), 37–46 Chir.
Univ.-Klin. ebd. (Kappis, Reimers, Seifert). — **P:** Steinstaublungenerkrkgn. d.
Main-Sandsteingebietes, Diss.

Bauermeister, Armin, Priv.-Doz., Facharzt f. Chir., Chefarzt d. chir. Abt. Städt.
Krhs., 22 Elmshorn, Amandastr. — *31. 3. 27 Kiel. — **A:** 55 Kiel. — **Prom:** 55 ebd. —
F: Chir. — **V:** ab 55 Kiel (Wanke, ab 63 Löhr), 60-61 radiol. Abt. ebd. (Diethelm),
63 Univ.-Kind.klin. (Wiedemann). — **B:** Exp. Grundl. f. d. Aufbau e. neuen Knochenbank, Hefte Unfhlkd. 1958. Springer 1958. Kieler Spanmaterial, Entwicklg., Eigen-
schaft.. klin. Erfahrgn., in:Gewebekonserven (Kettler u. Serfling), Volk u. Gesundheit
Berlin 1961. — Schädeldachplastiken, ebd. — Osteogener Faktor, ebd. — Spon-
giöse od. kompakte Transplantate?, ebd. — Kieler Knochenspan. Vertont. Farbfilm. Text u. Abbildg. ebd. — **P:** Erg. e. Macerat. u. Verpflanzg. v. Knochenspänen
u. ihre Bedeutg. f. d. Aufbau d. Knochenbank, Diss. — A Method Of Bone Maceration, Results In Animal Experiments (mit Maatz), J. Bone Surg. 39A/1957. —
Unterschiedl. Gewebefreundl.kt. verschied. Knochentransplantate, Langenbecks
Arch. klin. Chir. 282/1959. — Entwicklg., Herstellg., Leistg. d. Kieler eiweißarmen
Tierknochenspanes, Bull. Soc. Int. Chir. 19/1960. — Klin. Erfahrgn. m. d. Kieler
Span (mit Maatz), Langenbecks Arch. klin. Chir. 298/1961. — Wesen u. Anwendg.
d. Kieler Knochenspanes (mit Maatz), Med. Pharm. Mitt. Braun, Melsg. 1961. —
Einfaches Verfahren z. Anwendg. v. Rö.filmen unt. intraop.-asept. Verhältnissen.
Röntgen-Bl. 1962. — Bhdlg. v. Zysten, Tumoren u. entzündl. Prozessen d. Knochens
m. d. Kieler Knochenspan, Bruns' Beitr. klin. Chir. 203/1962. — Aplicationes clinicas
del injerto de Kiel (mit Gomez-Beltran), Rev. ortop. Traumat. 6/1962. — Therap. d.
prakt. Arztes b. Verbrenn., Tägl. Praxis 1964. — Anwendg. d. Kieler Knochenspanes z. Plast. nach Eden-Hybinette b. habit. Schulterluxat. (mit Friedrich), Zbl.
Chir. 1964. — Op. d. Trichterbrust (mit Löhr u. Friedrich), Zbl. Chir. 1967.

Bauers, Erwin A. R. Facharzt f. Chir., Unfallarzt, 1 Berlin 21, Stromstr. 7. — *23.
5. 11 Berlin. — **A:** 39 Berlin. — **Prom:** 51 ebd. — **F:** Chir. — **V:** 38–53 Krhs. Moabit
Berlin (Strauss, Gohrbandt), inn. Abt. (Dennig). — **P:** Tonschwinggs.bhdlg. chir.
Leiden, Zbl. Chir. 1953. — Erg. d. Tonschwinggs.bhdlg. i. d. Chir. (mit Hochmuth),
Arch. Phys. Therap. 1954. — Kurznark. m. Estil (mit Gohrbandt), Zbl. Chir. 1961.

Bauers, Hans Georg, Obermed.-Rat, Ärztl. Dir. u. Chefarzt d. chir. Abt. Krskrhs.
„Friedrich Wolf", 1422 Hennigsdorf b. Berlin. — *13. 11. 11 Hamburg. — **A:**

37 Schwerin. — **Prom:** 36 Rostock. — **F:** Chir. — **V:** Krhs. Luckenwalde (Heidbrink). — **P:** Klin. Erfahrgs.ber. üb. Serum nach Bogomoletz, Dtsch. Gesd.wes. 1958. — Op. Bhdlg. d. Colitis ulcerosa, Z. ärztl. Fortbild. 1959. — Isol. Gallenblasenrupt. durch stumpfes Bauchtrauma, Zbl. Chir. 1960. — Zwei Fälle v. gleichzeit. bilateral. Tubargravidität, Zbl. Gynäk. 1962. — Bicepssehnenrisse, Mschr. Unfhlkd. 1964. — Pigment. villonodul. Tenosynovitis, Zbl. Chir. 1964. — Tödl. Unfall durch Preßluft, Z. ärztl. Fortbild., 1966. — Vergl. d. Kontrakt.fähigkt. d. Sorbits u. Eigelbs an Hand v. 1000 Cholecystograph. Dtsch. Gesd.wes. 1966. — Erfahrgn. i. Betrieb e. neuen Krhs., Amb. u. stat. Gesd.wes. 1.

Baum, Albrecht, Chefarzt d. chir. Abt. Diakonissen-Krhs., 6 Frankfurt a. M., Holzhausenstr. 72–90. — *27. 4. 08 Kiel. — **A:** 33 Berlin. — **Prom:** 33 Frankfurt a. M. — **F:** Chir. — **V:** 33–38 Frankfurt a. M. (Schmieden), 38–39 Oberarzt d. Diakonissen-Krhs. ebd. (Bender), 39–45 Kriegsdienst, 45–56 Oberarzt d. Diakonissenanst. Flensburg (Wanke, Blümel). — **P:** Bhdlg. d. puls. Exophthalmus, Diss.

Baumann, Ernst, Prof., St. Urbanstr. 85, CH-4900 Langenthal (Schweiz). — Fragebogen 1968 nicht beantwortet.

Baumann, Follrich B. A. prakt. Arzt, Belegarzt, 4421 Legden/Westf. — *12. 9. 26 Stiekelkamperfehn/Leer. — **A:** 56 Köln. — **Prom:** 57 ebd. — **F:** Chir. — **V:** 56 Landhausklin. Burbach (Panthel), 57 Städt. Krhs. Schopfheim (Hagmaier), 57–58 Städt. Krhs. Lüdenscheid (Willms), 58–63 St. Antonius-Hosp. Eschweiler (Schwarzhoff), 63–64 inn. Abt. Bethlehem-Hosp. Stolberg (Viehöfer), 64–65 Marienhosp. Erwitte (Böckeler).

Baumann, Günter, Stadt.-Med. Rat, Chefarzt d. chir. Abt. d. Städt. Stiftungskrhs., 672 Speyer/Rh. — *17. 12. 20 Leipzig. — **A:** 46 Rostock. — **Prom:** 46 ebd. — **F:** Chir. — **V:** 48–52 Bez.krhs. Schwerin/M. (Schütze), 53–54 Kr.anst. Hubertusburg, 55–57 Bez.krhs. Mügeln/Leipzig, 58–65 Stadtkrhs. Hüttental (Köhne, Marggraf).–**P:** versch.

Baumann, Günter, Assistent der Chir. Univ.-Klinik, Zweigabtlg. am Städt. Khrs., 8000 München 15, Thalkirchner Str. 48.*

Baumann, Johannes, Prof., ehem. Dir. d. Stadtkrhs. Kassel, Leit. Arzt d. chir. Abt., 78 Freiburg i. Br., In der Röte 18. — *18. 4. 99 Lügde/Höxter. — **A:** 23. — **Prom:** 23. — **Hab:** 33 Marburg. — **F:** Chir. — **V:** 22–23 Krhs. Bethanien Iserlohn, 24–25 pathol. Abt. Stadtkrhs. Dresden Friedrichstadt (Schmorl), 25–31 Stadtkrhs. Mannheim (Rost), 31–42 Marburg (Klapp), 42–65 Leit. Arzt d. chir. Abt. u. Dir. d. Stadtkrhs. Kassel. — **P:** Katalept. Totenstarre, Dtsch. Z. Ger. Med. 1923. — Ergeb. d. Sammelforschg. üb. katalept. Totenstarre, ebd. 1924. — Katalept. Totenstarre, Arch. de Medicina legal 1923. — Erfahrgn. m. Topovaccinebhdlg., Zbl. Chir. 1927. — Appendicitis acuta od. Epididymitis, Med. Welt 1928. — Methodik d. Bestimmg. d. Pankreasdiastase i. Urin, Klin. Wschr. 1929 u. Dtsch. Z. Chir. 216/1929. — Blustillg. u. Blutsparg. b. d. Prostatekt., Zbl. Chir. 1929. — Method. z. Fibrinogenbestimmg., Z. exper. Med. 1929. — Zusammenhang zw. Leberschädigg. m. Einschluß schwerster allg. Lebernekr. b. akut. gelber Leberatrophie u. Fibrinogengehalt d. Blutes, Dtsch. Z. Chir. 222/1930. — Gebräuchlichste Methoden z. Nachweis v. Störgn. d. Säure-Basen-Haushaltes, I. – III. Mitt. Z. exper. Med. 1930. — Alkalose nach Op., Dtsch. Z. Chir. 226/1930. — Verhalten d. Harndiastase b. Pankreatitis, Chirurg 1931. — Blutalkalose b. d. Ca.krankh. d. Menschen, Dtsch. Z. Chir. 234/1931. — Untersuchgn. z. Bhdlg. d. ak. Pankreasnekr. m. trypsinhemmenden Mitteln, ebd. 238/1933. — Exp. Untersuchgn. z. Frage d. „Trypsinvergift." b. akut. Pankreasnekr., Z. exper. Med. 1933. — Physikal.-chem. Probl. i. d. Chir., Med. Welt 1933. — Trypsinbestimmg. b. akut. Pankreasnekr., Arch. klin. Chir. 177/1933. —

Chemotherap. b. d. akut. Pankreasnekr., Marburger Sitzungsber. 1933. — Luxationen, Med. Klin. 1934. — Varicen u. varikös. Symptomenkomplex, Med. Welt, 1934. — Chir. Bhdlg. akut. lebensbedrohl. Blutgn. b. Magen- u. Duodenal-Ulcus, Z. ärztl. Fortbildg. 1935. — Bhdlg. d. Gesichtsfurunkel, Therap. Gegenw. 1935. — Wirkg. postop. gebräuchl. Kreisl.mittel auf d. Leber, Arch. klin. Chir. 1936. — Pfannendachplastik b. Coxa valga luxans u. nicht einrenkbarer angebor. Hüftluxat., Med. Klin. 1936. — Erfahrgn. d. Marburger Klin. m. d. Klein-schen Krebsreakt. (mit Klapp), Zbl. Chir. 1936. — Weitere Untersuchgn. üb. d. Wirkg. v. Kreisl.mitteln auf d. Glykcgengehalt d. Leber b. intraven. Dauerdarreichg., Arch. klin. Chir. 189/1937. — Desinfekt. Kurzverfahren d. Hände, Med. Welt 1939. — Extraarticul. Spanversteifg., Zbl. Chir. 1939. — Op. Bhdlg. d. akut. Osteomylitis m. Erhaltg. d. subcutan. Charakters, ebd. — Bhdlg. d. Spondylolisthesis, ebd. — Diff.diagn. u. Bhdlg. d. Schmerzen i. d. Kniegegend, Z. ärztl. Fortbildg. 1940. — Röntgenolog. Nachweis d. Pneumoperitoneums, Arch. klin. Chir. 200/1940. — Neue Op.feldbeleuchtg. Nicht blend. Instrumente., Langenbecks Arch. klin. Chir. 284/1956. — Erfahrgn. u. Anreggn. z. Op.saal-Anlage, Med. Markt 1956. — Blendfreie Instrumente durch neue Ob.flächenbhdlg., ebd. 1957. — Neue Chir. Klin. d. Stadtkrhs. Kassel, Krankenhausarzt 1957. — Op. Korrektur d. völligen Verlustes d. extrahepat. Gallenwege, Langenbecks Arch. klin. Chir. 295/1960. — Op. Korrektur d. völligen postop. Verlustes d. Gallengänge, ebd. 298/1961. — Biliodigestive Anastomosen i. Leberhilus wegen Gallenwegsstrikturen. Op.methode u. Erg. v. 54 eig. Fällen, Chirurg 1967.

Baumann, Max, Facharzt f. Chir., 336 Osterode/Harz, Schwiegershäuser Str. 48. — *7. 7. 93 Esslingen a. N. — **A:** 20 Freiburg. — **Prom:** 20 ebd. — **F:** Chir. — **V:** 20–27 Henriettenstift Hannover (Oehler), 27–59 Chefarzt d. Städt. Krhs. Osterode. — **B:** Techn. d. örtl. Betäubg., Berl. Klin. 1925. — **P:** Künstl. Höhensonne u. weiße Blutzellen, Z. exper.Path. 51. — Filaria loa, Münch. med. Wschr. 1921. — Stumpfe Verletzgn. d. Bauch- u. Beckenorgane, Bruns' Beitr. klin. Chir. 125. — Tetanie n. G.-E., Zbl. Chir. 1922. — Acut. Perforat. e. Magen-Ca., ebd. — Op. Bhdlg. d. tbc. Spondyl., Münch. med. Wschr. 1923. — Subphren. Abscess, Bruns' Beitr. klin. Chir. 128. — Paranephr. Abscess, ebd. 129. — Cyst. Erweiterg. d. vesikal. Ureteendes, Münch. med. Wschr. 1923. — Ileus durch Mesenterialcyste, ebd. — Skopolamintodesfall, Zbl. Chir. 1924. — Peritonitis n. Billroth II, ebd. — Ileus durch Invaginat. b. Polyposis d. Dünndarms, Münch. med. Wschr. 1925. — Subakut. Pankreasentzündg., ebd.

Baumann, Werner, Oberarzt d. Urolog. Univ.-Klin., X 6990 Jena (Thür), Lessingstraße 1. — Fragebogen 1968 nicht beantwortet.

Baumgartl, Edgar, Oberarzt d. I. chir. Abt. d. Landeskrankenanstalten, Neutorstr. 7, A-5010 Salzburg (Österreich). — Fragebogen 1968 nicht beantwortet.

Baumgartl, Franz, Prof., II. Chir. Klin., 89 Augsburg, Krankenhausstr. 1. — *22. 11. 20 Untersekerschan. — **A:** 45 Prag. — **Prom:** 47 Düsseldorf. — **Hab:** 56 ebd. — **F:** Chir. u. Unfallheilk. — **V:** 46–66 Düsseldorf (Derra). — **B:** Kongenit. Entwicklgs.störgn. d. Lunge, in: Hdb. d. Thoraxchir. (Derra), Bd. III/I, Springer 1958. — Kopf u. Gesicht, in: Klin. Chir. f. d. Praxis (Diebold, Junghanns u. Zukschwerdt), Bd. I, Stuttgart 1961. — Mißbildgn .d. Atemapparates, in: Chir. Bhdlg. d. angebor. Fehlbildgn. (Kremer), Stuttgart 1961. — Fehlentwicklgn. d. Patella u. ihre klin. Bedeutg., ebd. — Kniegelenk, Erkrankgn., Verletzgn. ihre Bhdlg. m. Hinweisen f. d. Begutachtg., Springer 1964. — Ätiol. d. sog. prim. Kniegelenksarthr. Chir. i. Fortschritt, Gedächtnisb. Bürkle de la Camp 1965. — Stumpfe Verletzgn. d. Aorta thoracalis. Chir. i. Fortschritt, ebd. — Verletzgn. d. Herzens u. d. gr. herznahen Gefäße, in: Dringl. Chir. d. Thorax, Springer 1967. — Dringl. Thoraxchir. (mit Irmer, Grewe u. Zindler), Springer 1967. — Erkrankgn. u. Verletzgn. d. Schädeldaches, in: Klin. Chir. f. d. Praxis, span. Ausg. — **P:** Schaumkoagulat. u. ihre Ausnutzg. z. Messg. gering. Ultraschallstärken, Dtsch. med. Rdsch. 1949. — Biol. Wirkg. d. Ultraschalles, ebd. — Einfl. d. Ultraschalles auf d. Diffus., Ärztl. Forschg. 1949. — Verhalten d. osmot. Resistenz roter Blutkörperchen nach Einwirkg. v. Ultraschall, Klin. Schr. 1950. — Membranveränd. durch Ultraschall, Ärztl. Wschr. 1951. — Biol. Wirkg. d. Ultraschalles, Schlußwort, Ärztl. Forschg. 1952. — Veränd. d. Serumproteine durch Ultraschall, Ärztl. Wschr. 1952. — Nark.gerät Modell Düsseldorf, Med. Markt 1953. — Ändergn. d. Plasmawerte b. akut. Blutverlust, Langenbecks Arch. klin. Chir. 276/1953. — Exp. Untersuchgn. üb. d. Blutspeicher b. Menschen, ebd. 280/1955. — Einige Probl. d. akut. Blutverlustes u. d. Wiederauffüllg. d. Kreislaufes, Bibliotheca Haematol. 1955. — Hypothermiegerät d. Chir. Klin., Chirurg 1956. — Blutersatzmittel Tutofusin, Subsidal, Periston (4,5%) u. Macrodex, Habil.-Schr. — Akut. Blutverlust u. Wiederauffüllg. d. Kreislaufes, Langenbecks Arch. klin. Chir. 283/1956. — Blutersatzmittel, ebd. 285/1957. — Prüfg. v. Blutersatzmitteln u. d. physiol. Regenerat., Dtsch. med. Wschr. 1958. — Durchblutg. fraktur. Unt.schenkel während d. Heilg. an Hand v. arteriograph. Befunden, Zbl. Chir. 1958. — Oszillograph. u. d. Durchblutg. fraktur. Unt.schenkel während d. Heilg., ebd. 1959. — Ursachen u. Erg. d. Relaparotomie nach früheren Magenop., Bruns' Beitr. klin. Chir. 199/1959. — Lungensequestrat. u. ihre klin. Bedeutg., Thoraxchir. 1960. — Erste Hilfe am Unfallort u. Krankentransport unt. spez. Berücksicht. v. Verkehrsunfällen, Med. Welt 1961. — Rö.diagn. d. Femoropatellargelenkes u. ihre klin. Bedeutg., Radiologe 1961. — Entstehg. u. Bhdlg. v. Kahnbeinpseudarthr. d. Hand, Mschr. Unfallheilk. 1962. — Kniegelenksergüsse durch Verändergn. i. Femoropatellargelenk, Med. Welt 1962. — Nachuntersuchgn. d. Schenkelhalsnagelg. unt. bes. Berücksicht. d. Komplikat., Zbl. Chir. 1962. — Pathogenese d. Osteochondrosis dissecans, ebd. — Gefäßverletzgn. durch stumpfe Traumen, 20. Kongr. Soc. Int. Chir., Bruxelles 1963. — Op. Bhdlg. d. Dupuytrenschen Kontrakt. u. ihre Erg., Zbl. Chir. 1964. — Erg. unserer Schenkelhalsnagelgn., Mschr. Unfallheilk. u. Hefte Unfallhk. H. 78/1964. — Verletzgn. d. Herzens u. d. gr. Gefäße, Thoraxchir. 1964. — Frische Verletzgn. u. Verletzgs.folgen am Herzen u. an d. herznahen gr. Gefäßen, Langenbecks Arch. klin. Chir. 308/1964. — Krit. Bemerkgn. z. Begutachtg. habit. Schulterluxat., Mschr. Unfallheilk. 1964. — Unsere Techn. d. geschloss. Unt.schenkelnagelg., Chirurg 1964. — Herzbeutelzerreissgn. m. Luxat. d. Herzens, Hefte Unfallhk. 81/1965. — Traumat. Rupt. d. Herzbeutels m. Luxat. d. Herzens, Zbl. Chir. 1965. — Perforat. v. Zerfallsherden b. akut. Pankreasnekr., Langenbecks Arch. klin. Chir. 313/1965. — Anat. u. Bedeutg. d. Femoropatellargelenkes Zbl. Chir. 1966. — Dupuytrensche Kontrakt. u. ihre Bhdlg., Materia Med. Nordmark 1967.

Baumgartner, Georg, Facharzt f. Chir., Chefarzt Chir. Abt. Rotkreuz-Krhs., II, München 2, Lazarettstr. 60. — *3. 4. 11 Schweinfurt. — **A:** 38 München. — **Prom:** ebd. — **F:** Chir. — **V:** Bis 42 Krskrhs. München-Perlach (Müller), 42–44 Sophien-Krhs. Wien (Murath), 44–45 Chefarzt chir. Abt. Polizei-Krhs. Hamburg, ab 46 Chir. Facharztpraxis, ab 55 Chefarzt Chir. Abt. Rotkreuz-Krhs. II München. — **P:** Bhdlg. d. lumbosacralen Erkr.kgn. m. d. Histacoiontophorese, Med. Welt 1944.

Baumgartner, Wolfgang, Prof., Oberarzt d. Chir. Univ.-Klin., A-6010 Innsbruck. — *17. 7. 07 Meran/Südtir. — **Prom:** 33 Innsbruck. — **Hab:** 41 ebd. — **F:** Chir. —

V: 32–33 Pathol. Inst., Krhs. Wieden, Wien (Sternberg), 33–55 Innsbruck (Breitner), ab 56 ebd. (Huber). — **B:** Chir. d. Milz, in: Chir. Op.lehre (Breitner), Urban & Schwarzenberg 1955. — Appendix, in: Lehrb. d. Chir. (Hellner-Nissen-Vossschulte), Thieme 1956. — **P:** Ungewöhnl. isoliert. Lymphogranulomatose d. Magens u. Xantho matose d. Gekrösewurzel, Virchows Arch. 290/1933. — Entstehg. multipl. Primärtumoren, Wien, klin. Wschr. 30/1933. — Gemeinschaftl. Vorkommen v. Krebs u. Tbk. i. Magen, Bruns' Beitr. klin. Chir. 167/1938. — Invaginat. d. abführend. Jejunumschlinge i. d. Braun'sche Anastomose nach vordere B II-Resekt., Zbl. Chir. 1938. — Mehrfach. Wirbelbr., Arch. ital. chir. 50/1938. — Beugehemmg. i. Kniegelenk durch alte Seitenbandverletzg., Z. Orthop. 1938. — Prakt. Fragestellgn. b. d. Aktinomykose, Dtsch. med. Wschr. 1938. — Ursache u. Ablauf d. Osteomyelitis (mit Breitner), Med. Klin. 1938. — Kropf i. Tirol, Bruns' Beitr. klin. Chir. 169/1939. — Schädelbasisbr. (mit Breitner), Med. Klin. 1940. — Konservat. Bhdlg. d. Magen- u. Duodenalgeschw., Chirurg 1940. — Erwiderg., ebd. 1941. — Endokrinolog. u. Chir., Bruns' Beitr. klin. Chir. 173/1942. — Bhdlg. d. Ob.armschußbr., Zbl. Chir. 1943. — Chir. Komplikat. b. Fleckfieber, Chirurg 1943. — Spättetanus ohne Sekundärtrauma nach fieberhaft. Erkrankgn., Bruns' Beitr. klin. Chir. 176/1947. — Sekundärnaht, Wien. klin. Wschr. 60/1948. — Techn. d. Oesophagusresekt., Med. Klin. 1948. — Vagotomie od. Splanchnicotomie z. Bhdlg. d. sept. Geschwüres?, Gastroenderologia 74/1948/49. — Endoskop. Transpleurale Splanchnicotomie b. Magen- u. Zwölffingerdarmgeschwür (mit Job u. Kux), Schweiz. med. Wschr. 79/1949. — Splanchnicotomie, e. neues Verfahren z. Bhdlg. d. Magen- u. Zwölffingerdarmgeschwüres, Wien. med. Wschr. 99/1949. — Bhdlg. d. Magen- u. Zwölffingerdarmgeschwüres m. Sympathicotomie, Europ. Rd.schau 1949. — Anzeigestellg. b. d. Bhdlg. d. Emb. d. gr. Körperschlagadern, Klin. Med. 1951. — Frühbhdlg. d. Osteochondritis diss. d. Hüftgelenkes, Bruns' Beitr. klin. Chir. 199/1955. — Bemerkgn. z. antibiot. Bhdlg. chir. Erkrankgn., ebd. — Burghard Breitner z. Gedächtnis, Chirurg 1956. — Erfolge u. Grenzen d. Alterschir., Med. Klin. 1957. — Ecchirococcus alveolaris d. Leber, Klin. Med. 1959. — Erg. d. kons. Bhdlg. d. Skifrakt. d. Unt.schenkels, Sportarzt 1959. — Wandlgn. u. Bhdlg. v. Sportverletzgn., Krankengymnastik 1959. — Nachbhdlg. nach Op. am Magendarmtrakt, Landarzt 1959. — D. dzt. Aussichten d. chir. Bhdlg. d. Oesophagus- u. Cardiaca., ebd. 1960. — Sicherheit d· Skiabfahrt, Münch. med. Wschr. 1960. — Welche Erfahrgn. bestehen üb. Verletzgn. durch Seile, ebd. 1961. — Skilauf u. Wirbelsäule, ebd. — Deutg. v. Ob.bauchschmerzen, Landarzt 1961. — Konservat. od. op. Therap. d. ulc. ventr. et Duodeni. ebd. 1962. — Struma retroperitonealis, Wien. klin. Wschr. 15/1963. — Panaritium-Probl., Landarzt 1964. — Aus d. Allg.chir., ebd. — Erste Hilfe am Unfallort b. Skiunfällen, Med. Welt 1964. — Spätbeschwerden nach Ulcus- u. Hiatushernien op., Landarzt 1965.

Baur, Oskar, Oberstarzt, Chefarzt d. BW-Laz., 896 Kempten/Allg., Haubensteigweg 19. — *10.11.13 Reutlingen. — **A:** 39 Karlsruhe. — **Prom:** 39 Freiburg i. Br. — **F:** Chir. — **V:** 39–41 inn. Abt. d. Städt. Krhs. Karlsruhe (Starck), 45–57 Chir. Klin. ebd. (Laqua). — **P:** Chir. Eingr. b. Einnierigen m. Berücksichtigg. d. Erg. d. Freiburger Chir. Univ.-Klin., Diss. — Meningitis epidemica b. gleichzeit. Nachweis v. TBK-bazillen i. Liquor, Münch. med. Wschr. 1941. — Lungentbk.-Mitralsten., Beitr. Klin. Tbk. 97. — Circumcis. d. Ulcus cruris, Med. Klin. 1949. — Riesenblasendivertikel, Z. Urol. 1949. — Iliacaldrüsenentzündg., Dtsch. med. Wschr. 1949. — Gallig. Senkgs.abscess b. Steinverschluß d. Choledochus, Zbl. Chir. 1950. — Sulfonamide u. Antibiotica i. d. Vorbhdlg. z. Cholecystekt. (mit Linzenmaier),

Wien. med. Wschr. 38/1951. — Chir. Erfahrgn. m. Hirudoid, Zbl. Chir. 1953. — Frakt. d. Os naviculare i. Wehrdienst, Wehrdienst u. Gesundheit, 1959.

Bausback, Günter Wolfgang, Facharzt f. Chir., 875 Aschaffenburg, Goldbacher-Str. 68. — *6. 6. 28 Aschaffenburg. — **A:** 52 Würzburg. — **Prom:** 52 ebd. — **F:** Chir. — **V:** 52–60 Klin. Dr. Wahlig, Aschaffenburg. —

Bauspiess, Fritz H. R., Oberarzt d. chir. Abt. Ev. Krhs., 432 Hattingen/Ruhr. — *27. 4. 21 Seesen. — **A:** 45 Leipzig. — **Prom:** 49 Hamburg. — **F:** Chir. — **V:** 49 Allg. Krhs. Herdberg Hamburg (Prinz), 53 Berufsgen. Kr.anst. Bergmannsheil, Buer (Koch).

Bay, Volker, Priv.-Doz., Oberarzt d. Chir. Univ.-Klin., 2 Hamburg 20, Martini-str. 52. — *9. 3. 29 Stuttgart. — **A:** 55 Hamburg. — **Prom:** 55 ebd. — **Hab:** 63 ebd. — **F:** Chir. - Kinderchir. — **V:** 55–56 Allg. Krhs. St. Georg, Hamburg (Buchholz), 56 I. Med. Univ.-Klin. ebd. (Berg), 56–57 Pharmakol. Inst. ebd. (Soehring), ab 57 Chir. Univ.-Klin. ebd. (Zukschwerdt). — **B:** Probl. b. d. Bhdlg. d. Hyperthyreose (mit Zukschwerdt), in: Ungelöste Probl. d. Chir., Festschr. f. H. Krauss, Thieme 1964. — Schilddrüse, Epithelkörperchen, Thymus, endokrin. Pankreas, in: Kompendium d. prä- u. postop. Therap. (Lindenschmidt u. Carstensen), Thieme 1965. — Schilddrüse u. Epithelkörperchen (mit Zukschwerdt), in: Hdb. d. ges. Unfallheilk., (Bürkle de la Camp u. Schwaiger), 3. Aufl., Bd. 2, Enke 1966. — Knochen u. Gelenke, in: Kurzlehrb. d. Paediatrie (v. Harnack), Springer 1968. — **P:** Neuere Diuretica, I u. II: Wirkungsweise, Anwendg., Dosierg. u. Nebenerscheingn. (mit Soehring), Med. Klin. 1957. — Steroide als Narkotica (unt. Berücksichtigg. d. Verändergn. i. Mineralstoffwechsel) (mit Anter u. a.), Anaesthesist 1958. — Vergl. praeop. Schilddrüsen-Scintigramme m. d. Op.befund, Langenbecks Arch. klin. Chir. 301/1962. — Gezielt. Op.techn. i. Nichtendemiegebiet (mit bes. Berücksichtigg. d. Schilddrüsenadenoms) (mit Zukschwerdt), Wien. med. Wschr. 113/1963. — Anorect. Verändergn. b. Lymphogranuloma inguinale, Chirurg 1963. — Tox. Adenom d. Schilddrüse (mit Zukschwerdt u. Horst), Med. Klin. 1963. — Tox. Adenom d. Schilddrüse, Erg. Chir. u. Orthop. 47/1965. — Antrumschleimhaut i. Duodenalstumpf als Ursache d. Ulcus pepticum jejuni (mit Thiemann), Langenbecks Arch. klin. Chir. 308/1964. — Chir. Erfahrgn. b. tox. Adenom d. Schilddrüse, Verh. Dtsch. Ges. inn. Med., 70. Kongr. 1964. — Bedeutg. d. Isotopendiagn. v. Epithelkörperchentumoren f. d. Chir. (mit Zukschwerdt), Helvet. chir. acta 33/1966. — Leistenbr. i. Säugl.alter, Mschr. Kinderhk. 1966 u. Z. Kinderchir. 1966. — Schilddrüsenadenome u. Rezidivstruma, Langenbecks Arch. klin. Chir. 316/1967. — Entwicklg. atyp. Adenome i. d. Thyreoidea als Spätfolge d. Therap. m. J^{131} (mit Zukschwerdt u. Gusek), Med. Welt 1967. — Bronchussten. i. Kindesalter (mit Horatz u. Skvorc), Bruns' Beitr. klin. Chir. 214/1967. — Erfolge u. Mißerfolge b. d. Reanimat. (mit C. H. Fischer u. a.), ebd. — Duodenalsten. b. MARFAN-Syndr. (mit Stoeckenius). Z. Kinderchir. 1967. — Schilddrüsentumoren b. Kindern u. Jugendl. (mit Thiemann u. Jänicke), ebd. — Fehldiagn. b. d. szintigraph. Schilddrüsendiagn. (mit Thiemann), Dtsch. med. Wschr. 1967. — Neue diagn., pathophysiol. u. op.-techn. Probl. d. Chir. d. Epithelkörperchen (mit Kuhlenkordt u. a.), Langenbecks Arch. klin. Chir. 319/1967. — Op. Bhdlg. d. Hodendescensusstörgn. (mit Carstensen u. Matthaes), Chir. Praxis 1968. — Coecum mobile Syndr. (mit Bruns, Farthmann u. Matthaes), Z. Kinderchir. 1968. — Struma maligna (mit Zukschwerdt, Franke u. Schneider), Chirurg 1968.

Bayer, Elmar, Facharzt f. Chir., Oberarzt d. Krskrhs., 856 Lauf/Pegnitz, Luitpoldstr. 11. — *2. 10. 23 Viechtach/Ndb. — **A:** 50 München. — **Prom:** 51 ebd. —

F: Chir. — **V:** 50–53 Krskrhs. Viechtach (Thoma), 53–55 Nervenklin. Nürnberg (Ritter v. Baeyer) u. Pathol. Inst. ebd. (Rix), 55–58 Heilbronn (Usadel), 58–59 Passau (Schedel), 59–60 Urol. Klin. Brannenburg (Kellermann), ab 60 Krskrhs. Lauf/Pegnitz (Itmeier). — **P:** Fluphenazin als Antiemeticum b. Op., Münch. med. Wschr. 1967.

Bayer, Jakob M., Prof., Wissenschaftl. Rat., Chir. Univ.-Klin., 5300 Bonn, Lutfridstr. 4. — Fragebogen 1968 nicht beantwortet.

Bayer, Werner, Facharzt f. Chir., Belegarzt d. Krskrhs., 7907 Langenau, Lutherstr. 5. — *21. 8. 15 Ulm/Don. — **A:** 42 Freiburg i. Br. — **Prom:** 42 ebd. — F: Chir. — **V:** bis 49 Kriegsdienst u. Gef.schaft, 50 Städt. Krhs. Weißenhorn/Bay., 51–56 Ulm (Stoß, Niedner), 57–60 Oberarzt ebd. (Niedner). — **P:** Bhdlg. chir. Infekt., Ärztl. Fortbild. 1957. — Prophyl. d. Komplikat. b. d. Therap. m. d. Breitbandantibiotica, Medizinische 1957. — Klin. Erfahrgn. m. Kanamycin, Dtsch. med. Wschr. 1960. — Indikat. f. d. chir. Therap. d. Magenerkrankgn., Med. heute, 1960.

Bayer, Willy, Med.-Dir., Facharzt f. Chir., Leit. Arzt d. Krskrhs., 8412 Burglengenfeld. — *17. 3. 08 Abensberg/Ndb. — **A:** 34 München. — **Prom:** 37 Berlin. — F: Chir. — **V:** inn. Abt. Nymphenburger Krhs. München (Kämmerer), Univ.-Poliklin. ebd. (Lebsche, Ernst), 36–39 Chir. Heilanst. v. Roten Kreuz Hohenlychen (Gebhardt), ab 37 Oberarzt ebd., 39–43 Kriegsdienst, 43–44 Oberarzt d. Heilanst. v. Roten Kreuz Hohenlychen, 45 Chefarzt d. chir. Abt. Landeskrhs. Kärnten i. Klagenfurt, 45–47 Kriegsgef.schaft, 47–52 Krhs. Rottenburg/Laaber. Op.. — **B:** Bhdlg. d. Knochen- u. Gelenktbk., Barth 1939. — **P:** Radio-ulnare Synostose, Diss. — Wiederherstellg. v. ungünst. verheilt. Kniescheibenbr., Arch. klin. Chir. 193/ 1938. — Peronaeusschädigg. durch Außenbandverletzg. d. Kniegelenkes, Zbl. Chir. 1940. — Beidseit. verwendbare Behelfsabdukt.schiene, Z. Orthop. 75/1944. — Therap. schwerster off. Knochen- u. Gelenkverletzgn., 72. Tagg. Dtsch. Ges. Chir. 1955. — Bluttransfus. am kl. u. mittleren Krhs., ebd. 1956.

Becher, Helmut, Chefarzt d. chir. Abt. d. Krskrhs. Obertaunus, 6380 Bad Homburg v.d.H., Taunusstr. 3. — Fragebogen 1968 nicht beantwortet.

Becht, Heinz, Facharzt f. Chir., 753 Pforzheim, Hafnergasse 3. — *13. 4. 21 Pforzheim. — **A:** 49 Frankfurt a. M. — **Prom:** 53 ebd. — F: Chir. — **V:** 49–61 Städt. Krhs. Pforzheim, zuletzt als Oberarzt.

Beck, Alfred, Prof., Chefarzt i. R., 4 Düsseldorf, Hompeschstr. 8. — *30. 10. 89 Heilbronn. — **A:** 14 Stuttgart. — **Prom:** 14 Tübingen. — **Hab:** 24 Kiel. — **F:** Chir., Röntgenol., Orthop. — **V:** 19–33 Kiel, 33–36 Chefarzt d. Clementinenkrhs. Hannover, 37–57 Chefarzt d. chir. Abt. Ev. Krhs. Düsseldorf. — **P:** 66 wiss.schaftl. Arbeiten v. 1921–1941. Verschied. Art. üb. Knochenbr.bhdlg. (Becksche Bohrung), Drahtextens. u. vor allem üb. Bluttransfus. (Becksche Mühle), Zbl. Chir., Dtsch. Z. Chir., usw., Biochem. Z.: Physikochem. Arbeiten.

Beck, Heinz W., Prof., Dir. d. Kieferklin. d. Städt. Kr.anst. 28 Bremen, Zentralkrhs. St. Jürgenstr. — *27. 6. 10 Neukirchen/Erzgeb. — **A:** Med.: 45 Kiel, Zahnmed.: 35 Hamburg. — **Prom:** Med.: 57 Kiel, Zahnmed.: 39 ebd. — **Hab:** 60 ebd. — F: Zahn-, Mund- u. Kieferheilk. — 41–45 Leit. Arzt d. Gesichts- u. Kieferchir. Abt. Marinelaz. Kiel-Hassee, 46–47 Krhs. Malente, danach Oberarzt d. Klin. f. Zahn-, Mund- u. Kieferkrankh., Kiel (Hammer). — **P:** Klin. Bild, d. Symptome u. d. Diagn. d. Unterkiefergelenkfrakt., Dtsch. Zahnärztl. Wschr. 1939. — Mechanism. u. d. Diagn. d. Hirn- u. Schädelverletzgn. nach traumat. Einwirk. d. Unt.kiefergelenkes, ebd. — Kriegsverletz. d. Gesichtes u. d. Kiefer, ebd. 1940. — Frakt.geschehen d.

Kiefergelenkbr., Z. Stomat. 1940. — Tbk. d. Kaumuskulat., Dtsch. zahnärztl Z. 1951. — Kaumuskelhypertrophie, Zahnärztl. Rdsch. 1952. — Bhdlg. d. echten Diastemas, Zahnärztl. Welt 1952. — Klin. u. Pathogenese d. Kaumuskelverknö-cher., Dtsch. Zahn- Mund- Kieferhk. 1954. — Vorkommen multipler prim. Ca.bild. i. d. Mundhöhle, Dtsch. zahnärztl. Z 1955. — Myogene Kieferkontrakt. als Sympt. örtl. u. allg. Erkrankg., Appolonia, Studentenztg. (Malmö) 1956. — Weitere Mitt. z. Mehrfachca. i. Bereich d. Mundhöhle, Dtsch. zahnärztl. Z 1957. — Recidiv. Kie-fergelenkluxat. als Teilprobl. d. habituell. Kiefergelenkverrenk., Dtsch. Zahn-Mund- Kieferhk. 1958. — Klin. u. Therap. d. Kiefergelenkluxat., Fortschr. Kief.-u. Gesichtschir. 1960. — Prophylaxe i. Therap. b. Tetanus, ebd.

Beck, Rudolf, 74 Tübingen, Gottlieb-Olpp-Str. 7. — *14. 6. 21 Breslau. — A: 54 Bonn. —**Prom:**58 Tübingen. —**F:**Chir. —**V:**Tübingen. —**P:**Kongr.ber. i. Med. Welt.

Beck, Sigmund, Chefarzt d. Krskrhs. Oberviechtach, Leit. d. chir.-geburtsh., gynäk. Abt., 8474 Oberviechtach/Opf. — *6. 10. 08 Nürnberg. — A: 33 München. — **Prom:** 34 Erlangen. — **F:** Chir., gebh. Gynäk. — **V:** 32 Städt. Krhs. Nürnberg: I. Med. Klin. (Bingold), Chir. Klin (Kreuter), 33–39 u. 47–49 Städt. Krhs. Mem-mingen/Allg. (Mulzer).

Beck, Werner-Paul, Facharzt f. Chir., Belegarzt d. Bethesda-Krhs., 79 Ulm/Do., Zollernring 26. — *21. 9. 12 Stuttgart. — A: 38 München. — **Prom:** 37 Würzburg. — **F:** Chir. — **V:** 37 Med. Univ.-Klin. Würzburg (Grafe), 37–38 Path. Inst. Städt. Krhs. am Urban Berlin (Petry), 38 Marien-Hosp. Stuttgart (Reichle), 38–39 Allg. Krhs. Böblingen (Andrassy), 39–45 Kriegsdienst, 46–58 „Bergmannsheil" Bochum (Bürkle de la Camp), 50–51 Marienhosp. Stuttgart (Reichle). — **B:** Das Becken (mit H. Bürkle de la Camp), in: Hdb. d. Unfallheilk. (A. Bürkle de la Camp u. Rostock), Enke 1956. — Erg. vergl. Rö.untersuchg. d. HWS v. Preßluft- u. Nicht-preßl.arbeitern, Hefte Unfallheilk. 42/1951. — Op. Bhdlg. d. knöch. Verletzgn. i. Bereich d. Sprunggelenkgabel, ebd. — Röntgenol. sichtb. Heilg. v. Wirbelbr. u. Bandscheibenschäden, ebd. 48/1954. — Leistenbruch u. -rezid., in: Chir. i. Fortschr., Enke 1965. — **P:** Lux. Frakt. d. Oberschenkels n. hint. bes. b. Autounfällen; Diss. Würzburg 1937. — Bhdlg d. angeb. Daumenkontraktur, Arch. Ortoph. u. Unfallchir. 1940. — Bhdlg. unfallbed. Erkrkgn. a. Schultergürtel, Mschr. Unfallheilk. 1951. — Unfallbed. Exostose u. mögl. Folgen, ebd. — Schock- u. Kollapsbekämpfg. m. Dextran, Med. Welt 1951. — Neues z. Wundstarrkrampfverhütg., Med. Klin. 1951. — Nabelbruch m. selt. Befund, Zbl. Chir. 1952. — Fettgeschwülste i. Bauchraum u. ihre Bedeutg. f. d. Diagn., Ärztl. Wschr. 1952. — Isol. Abriß d. Bicepssehne v. d. Tub. radii, Mschr. Unfallheilk. 1952. — Serumkons. i. d. Unfallchir., Medizini-sche 1952. — Bhdlg. unfallbed. Erkrgn. a. Schultergürtel u. d. ob. Gliedm., Mschr. Unfallhk. 1952. — HWSspondylarthrose u. veget. Fehlsteuerungen, Medizinische 1952. — Syph.feststellg. i. klin. Labor. m. Hilfe ein. Lues-Schnelltestes, ebd. 1953. — Alumin.hydroxydgranulome n. Schutzimpf. g. d. Wundstarrkrampf, ebd. 1954. — Untersuchg. üb. d. Häufigk. d. Dupuytren. Kontrakt., Mschr. Unfallheilk. 1954. — D. rö.sichtb. Heilg. v. Wirbelbrüchen u. Bd.-Scheibenschäd., Mschr. Unfallhk. 1955. — Bhdlg. d. Periostosen u. nicht eitr. Schleimb.entzündg. d. d. prakt. Arzt, Medi-zinische 1955. — Wiederholt. Abbruch d. Oberarmköpfchens, Zbl. Chir. 1955. — Beitr. z. Entwicklgs.störg. a. Handgel., Fortschr. Röntgenstr. 1955. — Beitr. z. rad.-uln. Synostose, ebd. — Ber. üb. 75 Leberverletzte, Langenbecks Arch. klin. Chir. 282/1955. — D. Wirkdauer d. akt. Tetan. Impf., Dtsch. med. Wschr. 1956. — Ist d. Bewert. v. Kraftmessgn. b. d. Begutachtung sinnvoll? Mschr. Unfallhk. 1956. — D. Verl. d. Milz, ihre Versorg. u. ihr Endausg., Mschr. Unfallhk. 1956. — D.

Reaktionsfähigk. d. peripher. Gefäße als dispos. Faktor f. d. Entsteh. v. Gelenker-
krgn., Z. ang:w. Physiol. 1956. — D. schädl. Folg. d. Einwkg. mech. u. therm.
Wärme d. elektr. Strom d. Rö.- u. Radiumstr. u. d. Isotop. a. d. menschl. Körp.,
VDRI J. Buch 1956. — Üb. d. Dauer d. akt. Tet.immunität u. d. Rolle d. Impfinter-
valls, Chirurg 1957. — Bluters. b. d. Verbrenn. Krankh., Bibl. Haematolog. Sep.
Fasc. 5/1956. — Wiederertüchtigung, Kompass 67/1957. — Schäd. a. Stütz- u.
Bew.system d. Berufsarb., Zbl. Arb. wiss. 1959. — D. einf. Knoch.bruchbhdlg.
einschl. Drahtzugverb., Therap.woche 1961. — D. Reizknie, Med. Welt 1961. —
Erste Hilfe i. chir. Sicht, Heilkunst 1962.

Beckendorf, Fritz, Chefarzt d. chir. Abt. d. Krhs., 3352 Einbeck. — Fragebogen
1968 nicht beantwortrt.

Becker, Aloys, Facharzt f. Chir., Durchgangsarzt, 415 Krefeld, Westwall 118. —
*15. 4. 12 Mülheim-Ruhr. — **A:** 36 Münster. — **Prom:** 38 ebd. — **F:** Chir. — **V:** 37
Nervenklin. Münster(Kehrer), Frauenklin. d. Städt. Kr,anst. Osnabrück(Hellmuth),
38 Inn. Klin. d. Städt. Kr.anst. Bielefeld (Wichern), 38–39 Krhs. Maria-Hilf Habel-
schwerdt (Wodsack), 39–45 Münster (Coenen), 45–52 Chir. u. Urol. Klin. d. Städt.
Kr.anst. Wuppertal-Barmen (Hellner, Boshamer), 52–66 Chefarzt d. St. Josefskrhs.
Krefeld u. Leit. Arzt d. chir. u. Unfallabt. — **P:** Begutachtg. v. Fingerverlusten
nach Gewöhng., Diss. — Aktives Vorgehen b. granul. Wunden, Chirurg 1947. —
Echinokokkenerkrankg. d. Beckens, Dtsch. Z. Chir. 293/1948. — Cholecystitis u.
Peritonitis durch Ascariden, Zbl. Chir. 1948.

Becker, Franz, Prof.. Chefarzt i. R., 8 München 23. Osterwaldstr. 73. —
*2. 3. 02 Gießen. — **A:** 26 Frankfurt a. M. — **Prom:** 26 ebd. — **Hab:** 66
Erlangen-Nürnberg. — **F:** Orthop. — **V:** Hamburg-Barmbeck (Plate), 26 Schiffs-
arzt, 27 Städt. Krhs. Offenbach a. M. (Rebentisch), 28–30 Orthop. Univ.-Klin.
München (Lange), 30–32 Erlangen (Goetze), 32–33 Oberarzt d. Orthop. Univ.-Klin.
Gießen (Pitzen). — **B:** Hdb. Beitr.: Körperbehindertenfürsorge, in: D. öffentl. Ge-
sundheitswesen, Hdb. Thieme 1962. — Hdb. Beitr.: Op. Bhdlg. d. Geschwülste d.
Knochen, Gelenke u. Weichteile d. Stützgewebes, in: Therap. maligner Tumoren,
Bd. 2. Enke 1967. — **P:** Spanngs.verhältnisse d. Rückenmarks b. lordot. u. kyphot.
Einstellg. d. Wirbelsäule u. ihre Bedeutg. f. d. Bhdlg. d. akut. Stadiums d. Polio-
myelitis, Münch. med. Wschr. 1929. — Bhdlgs.resultat. u. d. Grenzen d. konserv.
Bhdlg. d. Knochen -u. Gelenktbc., Z. orthop. Chir. 1932. — Gipsliegeschale z.
Bhdlg. d. Kinderlähmg. i. akut. Stadium, Münch. med. Wschr. 1932. — Enderg.
d. unblutig behand. angebor. Hüftgelenksverrenkg., Dtsch. Z. Chir. 241/1933. —
Klin. d. Kreuzschmerzen, Z. orthop. Chir. 1934. — Tbk. d. Ileosacralgelenks,
Tuberkulose 1934. — Nachbhdlg. d. angebor. Hüftverrenk., Verh. Dtsch. Orthop.
Ges. 33/1938. — Einlage z. Nachbhdlg. v. Klumpfüßen, Z. Orthop. 1939. — Messg.
d. Stumpflängen, ebd. 1944. — Neue Form v. Schenkelnagel, Chirurg 1949. —
Nachuntersuchgn. an 200 Fällen v. Hüftverrenkg. aus d. Orthop. Klin. Altdorf m.
prim. Bhdlgs.ergeb., Verh. Dtsch. Orthop. Ges. 37/1949. — Herdförm. Knochener-
krankgn., Z. Orthop. 1950. — Prim. Arthrodese b. d. Bhdlg. v. Fersenbeinbr., Zbl.
Chir. 1951. — Ist d. Op. nach Hueter-Mayo e. brauchbare Methode i. d. Bhdlg. d.
Hallux valgus, Verh. Dtsch. Orthop. Ges. 39/1951. — Kleine techn. Neuergn. f. d.
Praxis, Z. Orthop. 1952. — Bedeutg. d. Außenrotat.kontrakt. b. poliomyelit.
Klumpfuß, Verh. Dtsch. Orthop. Ges. 40/1952. — Beschreibg. e. einfachen Klam-
mer z. Erleichterg. d. subtrochant. Osteotomie, insb. d. Detors.osteotomie, Z.
Orthop. 1957. — Orthop. u. Rehabilitat., Verh. Dtsch. Orthop. Ges. 45/1957. —
Entstehg. d. paralyt. Klumpfußes durch e. pathol. Drehfunkt. d. Unt.schenkels,

Verh. Dtsch. Orthop. Ges. 45/1957. — Gefahren d. Falzcerglage, ebd. 46/1958. — Eingliederg. v. jugendl. Körperbehindert. i. Erwerbsleben. — Rehabilitat. v. Wirbelsäulengeschädigten, Beihefte Zbl. Arbeitsmed. u. Arbeitsschutz 5/1959. — Soll d. angebor. Hüftgelenkverrenkg. schon i. Säuglgs.alter behand. werden?, Med. Welt 1960. — Op. i. Bereich d. Vorfußes, Verh. Dtsch. Orthop. Ges. 48/1960. — Zehnj. Erfahrgn. m. d. Spreizbhdlg. d. sog. kongenit. Hüftgelenksluxat. i. Säuglgs.- u. Kleinkindesalter, Z. Orthop. 1961. — Erfahrgn. m. d. Detors.osteotomie, Verh. Dtsch. Orthop. Ges. 49/1961. — Orthop. Probl. i. Rahmen d. Jugendarbeitsschutzgesetzes, Fortschr. Med. 1962. — Arthr. d. Hüftgelenkes, Dtsch. Schwesternzeitg. 1963. — Prophylaxe u. Frühbhdlg. d. kongenit. Dysplasie d. Hüftgelenkes, Arch. orthop. Unfallchir. 55/1963. — Luxat.frakt. zw. Atlas u. Epistropheus i. Kleinkindesalter, ebd. — Prophylaxe u. Therap. d. Alterserkrankgn. d. Beweggs.apparates, Ärztl. Praxis 1964. — Wandlgn. i. Auffassg. u. Bhdlg. d. kongenit. Hüftluxat., Med. Welt 1964. — Fußarthrodesen, Arch. orthop. Unfallchir. 58/1965. — Früherkenng. u. Frühbhdlg. d. Hüftgelenksdysplasie, Therap.woche 1965. — Orthop. d. Säuglgs.- u. frühen Kindesalters, M.kurse ärztl. Fortbildg. 1967. — Probl. u. Klin. gutart. Knochengeschwülste, Chirurg 1968.

Becker, Hans, Facharzt f. Chir., Chir. Klin. d. Krhs. Nordwest, 6 Frankfurt a. M.-Praunheim, Steinbacher-Hohl 2–26. — *9. 12. 36 Worms. — **A:** 65 Mainz. — **Prom:** 63 ebd. — **F:** Chir. — **V:** 63–64 Stadtkrhs. Worms (Weissenborn), 64 Med. Klin. Städt. Krhs. Ludwigshafen (Gillmann), 64–65 Gynäk. Klin. Stadtkrhs. Worms (Dörr), 65 Pathol. Inst. Giessen (Sandritter), ab 66 Krhs. Nordwest Frankfurt a. M.-Praunheim (Ungeheuer). — **P:** Tierexp. Untersuchgn. z. Wirkg. v. Hybridenweinen auf d. Serumproperdinspiegel, Wein-Wiss. 1962. — Retikulosarkomat., Med. Welt 1966. — Intestin. Lipodystrophie (Morbus Whipple), ebd. — Wachstum u. altersabhäng. Strukt.verändergn. d. menschl. Trachea, Virchows Arch. 341/1966. — Wachstum u. Degenerat. d. Trachealknorpels, ebd. — Seltene Befunde b. Hodentumoren, Med. Welt 1966. — Untersuchgn. z. arter. Versorgg. d. Trachea, ebd. 1967. — Restharnbestimmg. m. Radioisotopen, ebd. — Leiomyosark. d. Niere, ebd. — Klin. d. Dünndarmtumoren, Fortschr. Med. 1967. — Diff.diagn. d. stenos. Peridivertikulitis d. Dickdarms, ebd. — Diagn. u. Therap. stenos. entzündl. Dickdarmerkrankgn., Langenbecks Arch. klin. Chir., Kongr.ber. 1967.

Becker, Hans Martin, Assistent der Chir. Univ.-Klin., Zweigabtlg., am Städt. Krankenhaus, 8000 München 15, Thalkirchner Str. 48.*

Becker, Theo, Prof., Dir. d. Chir. Klin. d. Friedrich-Schiller-Univ. Jena, X 69 Jena, Bachstr. 18. — *24. 1. 16 Dortmund. — **A:** 43 Berlin. — **Prom:** 43 ebd. — **Hab:** 56 Leipzig. — **F:** Allg. u. Spez. Chir. — **V:** 45–49 Städt. Krhs. Magdeburg-Sudenburg (Lotsch), 49–50 Stadt- u. Krskrhs. Bernburg (Knobloch), 50–51 Inst. f. gerichtl. Med. u. Kriminalistik d. Martin-Luther-Univ. Halle (Koch), 51–60 Leipzig (Uebermuth), 60–61 Dir. d. Chir. Klin. d. Med. Akad. Erfurt. — **B:** Grenzen d. Krebsdiagn. m. fluoreszier. Farbstoffen, Habil.-Schr. — Kurzgefaßter Op.kurs, bisher 3 Aufl., Barth, Leipzig. 1956 — Krebs u. Unfall, Barth, Leipzig 1966. — Grundriß d. allg. Unfallchir., Barth, Leipzig 1967. — Grundriß d. spez. Unfallchir. Teil I, Barth, Leipzig 1968. — Planimetrie u. Stereometrie d. Hautplast. (Limberg, Leningrad), bearb. m. Morigerowsky, VEB Fischer, Jena 1968. — **P:** Chloratvergiftg., Diss. — Theorie d. Chloratvergiftg. (mit Dordoni u. Jung), Naunyn Schmiedebergs Arch. 201/1943. — Brüche d. Schienbeinkopfes u. ihre Versorgg., Zbl-Chir. 1949. — Drahtosteomyelitis d. Fersenbeines, Bruns' Beitr. klin. Chir. 179/1949. — Veränderg. a. sog. nichtrostenden u. vernickelten Stahlnagel b. d. Versorgg.

medial. Schenkelhalsbr., Mschr. Unfallheilk. 1949. — Techn. d. Versorgg. v. Unt.-schenkelquerbr., ebd. 1950. — Tors. e. epizoekal. Bindegewebsgeschwulst, Zbl. Chir. 1950. — Fremdkörper i. d. Gallenblase, ebd. — Okklusivverbände, Ärztl. Praxis 1950. — Tanninbhdlg. i. d. Chir., Z. ärztl. Fortbild. 1951. — Tanninbhdlg. i. d. Chir., Stellg.nahme z. Erwiderg. v. Voigt, ebd. — Schmerzausschaltg. b. d. Darstellg. u. Aufrichtg. v. Brüchen d. Wirbelsäule, Mschr. Unfallheilk. 1951. — Erwiderg. auf d. Aufsatz v. Klapp, ebd. — Krankh. als Mitursache v. tödl. Verkehrs-u. Betriebsunfällen, ebd. 1952. — Ektopia cordis, Zbl. Chir. 1952. — Funkt. Krebsdiagn. m. fluoresz. Farbstoffen, Dtsch. Gesd.wes. 1952. — Krebsbhdlg. m. Sexualhormonen, Z. ärztl. Fortbild. 1952. — Nachweis fluoresz. Farbstoffe i. menschl. Harn u. Serum (mit Stork), Zbl. Chir. 1952. — Subkut. Strangbildgn. d. seitl. Thoraxwand u. ihre unfallärztl. Beurteilg., Mschr. Unfallheilk. 1954. — Fehlbeurteilgn. v. Halswirbelsäulenverletzgn., ihre Ursachen u. Folgen, Dtsch. Gesd.wes. 1955. — Traumat. Serratuslähmg., Mschr. Unfallheilk. 1955. — Traumat. Aneurysma venosum, ebd. 1956. — Op.auswahl i. höheren Lebensalter, Ärztl. Fortbild. 1956. — Amputat.-fragen b. arteriosklerot. Durchblutgs.störgn., Chirurg 1956. — Bedeutg. d. Hypophysenausschaltg. f. d. Krebsdiagn., Zbl. Chir. 1956. — Bedeutg. d. Traumas f. d. Pathogenese d. Melanomalignome, Dtsch. Gesd.wes. 1956. — Anwendg. v. Redukt.-indikatoren z. Krebsnachweis, Arch. Geschwulstforsch. 10/1956. — Untersuchgn. üb. d. Wirkg. v. N-Oxyd-Lost auf Kranke m. inoperablen bösart. Geschwülsten, Zbl. Chir. 1957. — Mondorsche Krankh., Dtsch. med. Wschr. 1957. — Häufigk. v. Transfus.komplikat. unt. d. Einfl. modul. Faktoren, Z. ärztl. Fortbild. 1957. — Gesichtspunkte i. d. chir. Bhdlg. d. Angiopathia diabetica u. ihre Komplikat., Z. Alternsforsch. 1957. — Chron. Darminvaginat. b. Erwachsenen, Chir. Praxis 1957. — Techn. d. Unt.schenkelamputat. b. Durchblutgs.störgn. (mit Goldhahn), Chirurg 1957. — Akut. Verbrenn.trauma u. Geschwulstwachstum, Dtsch. Gesd. wes. 1957. — Indikat.breite d. N-Oxyd-Lost b. d. Bhdlg. maligner Tumoren, Strahlentherapie 1957. — Neue op. Bhdlgs.gesichtspunkte b. d. diabet. Gangraen, Zbl. Chir. 1958. — Indikat. z. Chemotherap. maligner Tumoren (mit Klimpel), Z. ärztl. Fortbild. 1958. — Op. Bhdlg. schleichend. Infekt. d. Fußes b. diabet. Durchblutgs.störgn. (mit Goldhahn), Zbl. Chir. 1958. — Amputat.techn. z. Absetzg. d. Unt.schenkels b. diabet. Gangrän, Med. Bild 1958. — Stützapparat als Gefahr f. d. Unfallverletzten b. unzutreffender Indikat. (Beitr. z. Begutachtg. u. Rehabilitat.), Münch. med. Wschr. 1958. — Schmerzensgeld i. d. Unfallbegutachtg., Dtsch. Gesd.wes. 1958. — Einfl. v. Hypophysenextrakt auf d. zystostat. Effekt d. Chemotherap. maligner Tumore, Acta Biol. et Med. Germanica 1958. — Lebensalter, Geschwulstwachstum u. Op.indikat. b. Rectumca., Z. Alternsforsch. 1958. — Prophylaxe tox. Reakt. i. d. Chemotherap. maligner Tumoren, Arch. Geschwulstforsch. 15/1959. — Bhdlg. inoperabler bösart. Geschwülste unt. Berücksicht. d. Hypophyse, Zbl. Chir. 1959. — Schwerarbeit u. degenarativer Wirbelumbau, Dtsch. Gesd.wes. 1959. — Kausalität d. bösart. Gallenwegsgeschwülste, Bruns' Beitr. klin. Chir. 198/1959. — Vorschläge z. Durchführg. d. klin. Berufspraktikums, Dtsch. Gesd.wes. 1959. — Was erwartet d. Arzt v. d. Dtsch. Versichergs.anst. ?, ebd. — Stumpfe Schädeltrauma als Sportverletzg., Mschr. Unfallheilk. 1959. — Erg. d. zytostat. Kombinat.bhdlg. inoperabler Malignome (mit Klimpel), Zbl. Chir. 1959. — Biomorphose u. Geschlecht als chir. Probl., Z. Alternsforsch. 1959. — Serumfibrinogen u. Geschwulstvolumen, Zbl. Chir. 1960. — Cholezystopathie b. Diabetes mellitus, Kongr.ber., Langenbecks Arch. klin. Chir. 295/1960. — Schädelbasisbr. i. höheren Lebensalter, Z. Alternsforsch. 1960. — Tumor als Unfallfolge, Zbl. Chir.

1960. — Prophylaxe d. Op.schocks b. Geschwulstkranken, ebd. 1961. — Stand d.
Chemotherap. maligner Tumoren, ebd. — Embolekt. b. d. fulminanten Lungenemb., ebd. — Chemotherap. m. Zytostatika i. d. Chir., Strahlentherapie 1961. —
Wiederbelebg. Starkstromverletzter (mit Endres u. E. Müller), Dtsch. Gesd.wes. 1962.
— Bhdlg. d. Schenkelhalsbr. (mit Schiewe), Medizintechnik 1962. — Bhdlg. d.
Lungenemb., Heilberufe 1962 — Diagn. u. Therap. d. Pericarditis constrictiva
(mit Fiehring u. a.), Dtsch. Gesd.wes. 1962. — Kombin. Laschennagel z. Versorgg.
v. Schenkelhalsbr., Medizintechnik 1962. — Ven. Durchblutgs.störgn. (mit Schröder), Mitt.blatt Med. wiss. Ges. Bez. Suhl 1962. — Anfall i. Ob.bauch, Beitr. mod.
Therap. 1963. — Dreilamellennagel m. Spannsegment, Medizintechnik 1963. —
Fixat.gerät z. op. Versorgg. v. Frakt. d. langen Röhrenknochen, ebd. — Ziele d.
Rekonstrukt. d. alten Krhs., Wiss. Z. d. Univ. Jena 1964. — Aufgaben u. Funkt. d.
ersten Hilfe, Heilberufe 1964. — Unt.brechg. d. Aortenbogens (mit Feist u. Fieh-
ring), Z. Kreislauf 1964. — Spontanfrakt. b. Knochengeschwülsten, Klin., Diagn.
u. Therap. (mit K. Schmidt u. Bartel), Jahreskongr. 1964 f. d. Fortbild. d. Ärzte,
VEB Volk u. Gesundheit Berlin 1964. — Therap. d. Hyperthyreosen aus chir.
Sicht (mit K. Schmidt), ebd. — Plast. Korrekt. d. Mastoptose, Med. Bild 1964. —
Magenca. u. Ulcuschir., Zbl. Chir. 1964. — Organkrebs u. Praecancerosen i. ihren
Beziehgn. z. Geschlecht u. Lebensalter (mit Bartel), Z. Alternsforsch. 1964. —
Korrekt. d. narb. Sten. i. d. oesophago-jejunal. Anastomose, Chirurg 1964. —
Praecancerosen i. Unfallzusammenhang, Scientia medica (Rom) 1965. — Präcan-
cerosen d. Intestinalorgane u. Op.indikat., Arch. Geschwulstforsch. 24/1965. —
Klammerbesteck z. tempor. od. definit. Verschluß v. Hohlorganen, Medizintechnik
1965. — Spezielle Funkt.diagn. u. Therap. d. malignen Struma (mit Correns u.
K. Schmidt), Sonderh. 26 a, Zbl. Chir. 1965. — Frühbelastg. b. genagelten Schen-
kelhalsfrakt. ebd. — Alternsappendicitis u. Op.indikat. (mit Scheibe u. Schyra),
Z. Alternsforsch. 1965. — Ulcusca. d. Magens (mit Mayland), Zbl. Chir. 1966. —
Bronchusschere, Medizintechnik 1966. — Spreizschraube z. Versorgg. v. Abrißfrakt.
ebd. — Diagn. u. Therap. v. Tumoren i. Alter, Z. ärztl. Fortbild. — Chir. i.
Alter, ebd. — Altern u. Op.indikat., Forsch. u. Fortschr. 1966. — Spindelzellsark.
nach Vorfußprellg., Mschr. Unfallheilk. 1966. — Bhdlg. e. Mammahypoplasie,
Münch. med. Wschr. 1967. — Hammer als Werkzeug d. Chir., Medizintechnik
1967. — Geschwulstkrankh. u. höheres Lebensalter, Landarzt 1967.

Becker, Werner Dietrich, Chefarzt d. chir. Abt. Diakonissenkrhs., 68 Mannheim,
Speyerer Str. 95–97. — *4. 11. 08 Iserlohn. — **A:** 34 Heidelberg. — **Prom:** 33 ebd. —
F: Chir. — **V:** Ev. Krhs. Bethanien Iserlohn (Becker), Johanniterkrhs. Bonn (Bun-
ge), Univ. Glasgow u. Edinbourgh, West-London Postgratuade Medical Shool
Hammersmith, German-Hosp. London-Dalston (Compton F. R. C. S., Rast M.
D.), 40–45 Kriegsdienst, Oberarzt d. Städt. Kr.anst. Mannheim (Zenker). — **B:**
Farbtonfilm: Erkrankgn. d. Gallenwege, BYK. — Farbtonfilm: Cutisplast. b.
Narbenbr., Ethicon. — **P:** Intraop. Cholangiograph. als Routinemethode i. d. Chir.
d. Gallenwege, Sonderdr. Ärztl. Mitt. - Dtsch. Ärztebl. — Mammograph. u. ihre
Grenzen i. d. Früherkenng. d. Mammaca., ebd. H. 31, 32/1964. — Steinbedingte
Gallenblasen-Ka. u. ihre Verhütg. durch Frühop., ebd. H. 35/1965. — Verschluß
gr. Bauchwandhernien m. freier Kutislappenplast. u. Kutislappen i. situ, Sonderdr.
Materia Med. Nordmark 17/1965. — Klin. Beobachtgn. üb. d. Funkt. biliodigestiv.
Anastomosen, Sonderdr. Ärztl. Forsch. H. 10/1965. — Zirkul. Hämorrhoidekt.,
Chir. Praxis 1965. — Rezidiv. Subileus als Alarmsympt. i. d. Früherkenng. d.
Dickdarm-Ka., Sonderdr. Dtsch. Ärztebl. - Ärztl. Mitt. H. 13/1966.

Becker, Wolfgang-Helmut, Prof., Chefarzt d. chir. Abt. Stadtkrhs., 633 Wetzlar.
— *7. 2. 22 Friedberg/Hess. — **A:** 45 Jena. — **Prom:** 45 ebd. — **Hab:** 56 Giessen. —
F: Chir. — **V:** 45–46 inn. Abt. Stadtkrhs. Bad-Nauheim (Martin). 46–47 Pathol.
Inst. Giessen (Herzog), 47–61 Chir. Univ.-Klin. ebd. (Bernhard, Voßschulte),
59 Stud.aufenthalt i. USA. — **B:** Pankreas (mit Voßschulte), in: Intra- u. postop.
Zwischenfälle, Thieme 1965. — Chir. exokriner u. endokriner Pankreaserkrankgn.,
in: Bauchspeicheldrüse (Meythaler u. Stötter), Enke i. Druck. — Lymphat. Apparat,
in: Chir. Diff.diagn. (Voßschulte u. Zukschwerdt), Thieme i. Druck. — **P:** Wirbel-
brbhdlg., Diss. — Pathol.-anat. Verändergn. b. Hyperinsulinism. u. ihre chir. Bedeutg., Langenbecks Arch. klin. Chir. 261/1948. — Entferng. e. Lungenlappens wegen Bronchiektasen u. gleichzeit. Tbk., Dtsch. med. Wschr. 1949. — Eiweißverlust
b. Op., Langenbecks Arch. klin. Chir. 262/1949. — Zellul. Aufbau d. Langerhanns'-
schen Inseln b. Hyperinsulinism., Bruns' Beitr. klin. Chir. 179/1949. —
Erfahrgn. m. Aminotrast b. chron. Thoraxeitergn., Med. Klin. 1950. — Klin.
d. Mediastinalcysten, ebd. 180/1950. — Bronchial-Ca. - Statistik d. Fehldiagn.
u. Diff.diagn., Chirurg 1950. — Aliment. Hypoglykämie, Langenbecks Arch.
klin. Chir. 267/1950. — Einige bemerkenswerte Beobachtgn. b. Hyperinsulinism.,
Dtsch. med. Wschr. 1952. — Abgrenzg. d. solit. Knochencysten v. d. Riesenzelltumoren, Münch. med. Wschr. 1952. — Indikat.stellg. z. Pankreatekt., Langenbecks Arch. klin. Chir. 273. — Probl. d. chir. Maßnahmen b. d. Hypoglykämie
durch Tumor od. sog. Hyperplasie d. Inselapparates, Dtsch. med. Wschr. 1952.
— Ausmauerg. beid. Nierenbecken u. Harnleiter m. Steinen, Z. Urol. 1952.
— Pathogenese u. Prophylaxe d. sog. Schambeinosteomyelitis nach d. retropub. Prostatekt. (Millin), Ärztl. Wschr. 1953. — Harnleiterausgußstein, Z. Urol.
1953. — Einwirkg. d. Hyperinsulinism. auf d. Langerhann'schen Inseln, Langenbecks Arch. klin. Chir. 275/1953. — Zunehmende op. Anfordergn. b. d. Bhdlg. frischer Unfallverletzter, ebd. 279/1954. — Nierensteinleiden i. d. Unfallbegutachtg.,
Münch. med. Wschr. 1954. — Subtotal Pankreasresekt. z. Bhdlg. e. nicht auffind-
bar. Inseladenoms, Dtsch. med. Wschr. 1955. — Schicksal d. inoperablen Bronchial-Ca. - Beitr. z. Beurteilg. konservat. Bhdlgs.methoden (mit Knothe), Thoraxchir. 1955. — Phasenkontrastverfahren als diff.diagn. Maßnahme b. Hyperinsulinism., Vortr. Dtsch. Ges. Chir. München 1955, Langenbecks Arch. klin. Chir. 282/
1955. — Wert d. Geschwulstanamnesendauer f. Operabilität u. Heilgs.aussichten
b. Bronchial-Ca., Ärztl. Wschr. 1955. — Beurtlg. konservat. Bhdlgs.methode b.
Bronchial-Ca., Münch. med. Wschr. 1955. — Myxochondrosark. d. Clavicula, Beitr.
z. Entwicklgs.geschichte d. Schlüsselbeins, Zbl. allg. Path. 1955. — Schirmbildver-
fahren b. d. Früherfassg. d. Bronchial-Ca. (mit Knothe), Thoraxchir. 1956. —
Blutzuckerwirkg. v. NADISAN (BZ 55) b. pankreasresez. Hund (mit Buddecke),
Klin. Wschr. 1956. — Chir. d. Greisenalters, Münch. med. Wschr. 1957. — Elektrokardiograph. Untersuchgn. b. Pneumonektomiert., Thoraxchir. 1957. — Tödl. postop. Lungenkomplikat. i. d. Allg. Chir. (mit Devens u. a.), Bruns' Beitr. klin. Chir.
194/1957. — Postop. tödl. Komplikat. i. d. Greisenchir., Langenbecks Arch. klin.
Chir. 287/1957. — Dissekt.ligat. d. Oesophagus i. Tierexp., ebd. 286/1957. —
Intraop. Fehldiagn.: Bronchialka. (mit Knothe), Thoraxchir. 1958. — Einfl. d.
exkretor. Pankreasfunkt. auf d. Blutzuckerregulat., Acta neuroveget. 1958. — Pathophysiol. d. Blutzuckerdysregulat. b. chron. Pankreatitis, Langenbecks Arch. klin.
Chir. 262/1959. — Klin. u. Bhdlg. d. Pankreolithiasis, Bruns' Beitr. klin. Chir. 199/
1959. — Bhdlg. d. Steinbildg. i. Pankreas u. d. akut. Pankreopath., Regensburger
Jahrb. ärztl. Fortbild. 1958/1959. — Pathophysiol. d. pankreopriven Diabetes. „Dia-

betes mellitus", 3. Kongr. int. Diabetes Federation, Thieme 1959. — Einfl. artifiziell. Pericardadhäs. auf d. akut. u. muskul. Herzversagen i. Ligat.test (mit Dörner, Haag u. Walther), Z. Kreisl.forsch. 1960. — Tierexp. Untersuchgn. z. Probl. d. Revaskularis. d. Herzmuskels (mit Dörner u. Haag), Bull. Soc. Int. Chirurg 1960. — Haemodynam. Verändergn. b. kombin. Anwendg. v. Herz-Lungen-Maschine u. Hypoermie (mit Schönbach u. a.), Thoraxchir. 1960. — Einfl. allg.-chir. Eingr. auf d. akt. Lungentbk. (mit Schoen), Langenbecks Arch. klin. Chir. 295/1960. — Pericarditis u. Infarktgröße i. Coronar-Ligat.test (mit Haag u. Dörner); Acta tertii Europ. de Cordis scientia conventus Rom 1960. — Wirkg. v. parenteral verabreicht. Jod auf d. Glykogengehalt v. Herzmuskel-, Gehirn- u. Lebergewebe (mit Voss), Klin. Wschr. 1960. — Einfl. d. Revascularis. d. Herzmuskels auf d. Infarkttod i. Tierexp. (mit Haag u. Dörner), Chirurg 1960. — Bhdlg. d. Pankreasrupt., Regensburger Jahrb. ärztl. Fortbild. 1961. — Erfahrgn. m. d. Dissekt.ligat. d. Oesophagus b. d. Pfortaderhypertonie, Gastroenterologica 1961. — Einfl. v. Jcdgaben auf d. Glykogenhaushalt u. d. Herzakt., Thoraxchir. 1961. — Chir. Maßnahmen b. chron.-rezidiv. Pankreaskrankh., Münch. med. Wschr. 1961. — Exp. Untersuchgn. üb. d. Glykogenhaushalt u. d. elektr. Herzakt. b. endokrin. Drosselg., Bull. Soc. Int. Chir. 1961. — Exp. Untersuchgn. üb. d. Einfl. d. Asphyxie auf d. Verhalten d. energet. Phosphate i. Herzmuskel u. Gehirn, Langenbecks Arch. klin. Chir. 301/1962. — Neuere diagn. u. therap. Gesichtspunkte b. Hyperinsulinism., Münch. med. Wschr. 104/1962. — Vergl. Untersuchgn. d. Glykogengehaltes v. Herz, Leber u. Gehirn vor u. nach Jodbhdlg. u. unt. Asphyxiebedinggn. (mit Bettge, Voss u. Schoen), Ärztl. Forschg. 1963. — Pharmakol. Möglktn. z. Verlängerg. d. Wiederbelebgs.zeit d. Herzens nach Kreislaufunt.brechg. i. Normothermie (mit Voss u. Schoen), Thoraxchir. 1963. — Elektronenmikroskop. u. cytochem. Befunde am Papillarmuskel d. Kaninchenherzens nach Sauerstoffentzug (mit Schoen u. Voss), Acta histochem. 1964. — Partielle u. komplette Wunddehiszenzen nach Laparotomie, Zbl. Chir. 1967. — Pathophysiol. u. Chir. d. Hyperinsulinism., ebd.

Bedacht, Rudolf, Stationsarzt d. Chir. Univ.-Klin., 8000 München 15, Nußbaumstr. 20. — Fragebogen 1968 nicht beantwortet.

Beer, Wolfram, Facharzt f. Chir., Durchgangsarzt, Unfallambulatorium Dr. Beer – Dr. Haasch, 1 Berlin 42, Alt Tempelhof 43. — *6. 4. 28 Leipzig. — A: 55 Berlin. — **Prom:** 57 ebd. — **F:** Chir. (Unfallchir.). — **V:** 55–57 Krskrhs. Rinteln (Schröder), 58–59 Nordseeklin. Westerland/Sylt (Matthiessen), 59 Schiffsarzt, 60 Kr.anst. Sarepta Bethel/Bielefeld (Mayr), Krskrhs. Rinteln (Schröder), 61–66 St. Gertrauden-Krhs. Berlin (Block, Bittner). — **P:** Erg. d. percutan. Drahtfixierg. b. Frakt. u. Lux., Diss. — Kreislaufwirkg. d. Reserpins unt. d. pot. Narkose, Dtsch. med. Journal 1959. — Fehler u. Gefahren b. d. Aortograph., Chirurg 1963.

Beger, Hans Günther, Assistent d. chir. Abt. d. II. Chir. Klin. d. Freien Univ. Berlin im Städt. Krhs. Westend, 1 Berlin 19, Spandauer Damm 130. *

Behrends, Walter, Prof., Ärztl. Dir. d. Chir. Klin. d. Katharinenhosp., 7000 Stuttgart 1, Kriegsbergstr. 60. — Fragebogen 1968 nicht beantwortet.

Behrens, Burkhard, Facharzt f. Chir., 7869 Schönau-Schwarzwald. — *3. 7. 09 Elbing. — A: 38 Berlin. — **Prom:** 38 ebd. — **F:** Chir. — **V:** 38–39 Berlin, 39–45 Ev. Krhs. Unna/Westf. (Kuhlmann).

Behrens, Karl-Heinz, Oberarzt d. chir. Abt. Städt. Kr.anst., 29 Oldenburg-Kreyenbrück, An den Voßbergen 79/99. — *13. 12. 21 Oldenburg i. O. — A: 49 Hamburg. — **Prom:** 55 ebd. — **F:** Chir. — **V:** 49–50 Frauenklin. Oldenburg (Ramsauer),

50–52 Landpraxis Burhave (Fischer), 52–60 Städt. Kr.anst. Oldenburg (Kiess. Feye, Lentz), 60 inn. Abt. ebd. (Brat), ab 61 chir. Abt. ebd. (Lentz).

Belessiotis, Konstantin, Oberarzt d. Chir. Klin. d. Städt. Krhs. „Sismanoglion", Omirou Str. 4, Kallithea, Athen/Griechenland. — Fragebogen 1968 nicht beantwortet.

Bellmann, Günther, Prof., Oberarzt d. Chir. Klin. d. Med. Akademie „Carl Gustav Carus", X 8080 Dresden, Sellner Str. 22. — Fragebogen 1968 nicht beantwortet.

Belz, Herbert, Facharzt f. Chir., 752 Bruchsal, Wilderichstr. 26. — *10. 12. 17 Stetten. — **A:** 43 Heidelberg. — **Prom:** 43 ebd. — **F:** Chir. — **V:** Krhs. Bruchsal (Kaeser).

Belz, Reinmar H., 737 Lowry Medical Arts Building, St. Paul 2, Minnesota USA. — Fragebogen 1968 nicht beantwortet.

Belz, Willy, Facharzt f. Chir., 3412 Nörten-Hardenberg, Burgstr. 4 a. — *30. 9. 06 Gembitz/Pos. — **A:** 31 Berlin. — **Prom:** 32 ebd. — **F:** Chir. — **V:** 30–31 IV. Univ.-Klin. Moabiter Krhs. Berlin (Zinn, Borchardt), 31–36 Krhs. Hubertus Berlin-Schlachtensee (Lipowski, Rautenberg, Spiller, Conrad, Plenz), ab 33 Oberarzt ebd., 37–45 Chefarzt d. Krskrhs. Regenwalde/Pommern, 39–45 Kriegsdienst, 46–49 Fachpraxis Osterhagen/Südharz. — **B:** Wir helfen d. Landbevölkerg., in: Festschr. z. 10j. Bestehen d. Ver. z. Errichtg. ev. Krhs., Buch- u. Zeitschr. Berlin 1939. — Humor i. Krhs., ebd. — Aus d. Krskrhs. Regenwalde, Heimatkalender d. Kreises Regenwalde 1941. — **P:** Malleolarfrakt., Diss. — Schmerzbekämpfg. m. Fineural, Dtsch. med. Wschr. 1932. — Kann auch ärztl.seits i. Krhs. gespart werden? Gesd. fürs. 1933. — Herz- u. Kreislaufbhdlg. b. Operierten, Zbl. Chir. 1936. — Vorbeug. Gesundh.führg. b. unseren Schwestern, Gesd. fürs. 1940. — Hexeneinmaleins – e. Brief, Dtsch. Tbk. Bl. 1940. — Lungentbk. u. Lungenca., ebd. 1940/41. — Ersparnis v. Jodtinkt. u. verwandten Mitteln b. d. Hautdesinfekt., Zbl. Chir. 1940. — Bhdlg. v. Furunkeln u. Karbunkeln, Fortschr. Therap. 1941. — Krankh.bild d. Pankreaslues, Zbl. Chir. 1941. — Soll man d. Appendekt. andeuten?, ebd. — Furunkel u. Karbunkel u. ihre Bhdlg., Gesd. Leben 1941. — Verkalkte Pankreasgummen i. Rö.-bild, Röntgenpraxis 1942. — Bhdlg. d. spitzen Condylome, Klin. u. Praxis 1946. — Äußerl. Anwendg. v. Digitalis, Med. Klin. 1950. — Furunkel u. Karbunkel, Welt d. Frau 1950. — Bhdlg. d. Fußmykose, Med. Klin. 1953. — Bandscheibenvorfall u. Unfall, Berufsgenossenschaft 1961. — Diskopath. i. Alltag d. Prakt. Arztes, Landarzt 1961. — Sozialrechtl.-med. Beurtlg. posttraum. Hirnverletzgs.folg., Med. Sachverständige 1961. — Bedeutg. v. Wirbelsäulenverändergn. b. Beinamputiert., Kriegsopferversorgung 1962. — Pathogenese, Diagn. u. Therap. d. Fersenbeinsporns, Landarzt 1962. — Grundlagen, Prophylaxe u. Therap. d. Diskopath., Prophyl. Therap. 1963. — Neue Methode d. Geh-Gipsverbandes, Schuhgehgipsverband, Mschr. Unfallheilk. 1964. — Haltgs.schwäche als Krankh. unserer Zeit, Heilkunst 1964. — Schuh-Gehgips-Verband, Landarzt 1965. — Möglkt., d. Fehlbeurteilgn. v. Arbeitsunfällen, ebd. — Dokumentat. i. d. Praxis, ebd. — Kleine Hilfen f. d. Praxis, ebd. — Leistenbr.entstehg. durch Unfall od. durch Mesenchymschwäche, ebd. — Therap. d. Induratio penis plastica, ebd. 1967.

Benary, Curt, Facharzt f. Chir. u. Gynäkol. i. R., X 682 Rudolstadt/Thür., Rich.-Wagner-Str. 14. — *6. 2. 94 Erfurt. — **A:** 23 Heidelberg. — **Prom:** 23 ebd. — **F:** Chir., Gynäkol., Geburtsh., **V:** 23–24 Pathol. Tübingen (Schmincke), inn. Med. ebd. (O. Müller), 24–26 Dortmund (Henle), 26–28 Gynäkol. u. Geburtsh. Hamburg-Barmbeck (Köhler), 28–30 Greifswald (Leusden), 30 Gynäkol. u. Geburtsh. Stettin (Stephan).

Benken, Heinz, Facharzt f. Chir. u. Urol., 2878 Wildeshausen, Westertor 2. — *8. 11. 23 Löningen. — **A:** 53 Bonn. — **Prom:** 53 ebd. — **F:** Chir. u. Urol. — **V:** geb.-gynäkol. Abt. St. Willehad-Hosp. Wilhelmshaven (Toedter), 53–57 Chir. Abt. ebd. (Neukirch), 57–58 urol. Abt. Städt. Kr.anst. Oldenburg (Becker), 58–60 Urol. Krhs. St. Liborius Bad Wildungen (Kraft), 60–61 inn. Abt. Krhs. Bethanien Quakenbrück (Tölle), 61–62 Dreifaltigkeits-Hosp. Lippstadt (Schröder).

Bennewitz, Walter, Priv.-Klin.-Leit., 56 Wuppertal-Barmen, Hünefeldstr. 57. — *20. 5. 95 Kassel. — **A:** 23 München. — **Prom:** 24 ebd. — **F:** Chir.

Benz, Hermann, Chefarzt d. chir. Abt. Städt. Krhs., 7238 Oberndorf/Neckar. — *10. 4. 21 Binswangen/Heilbronn. — **A:** 48 Karlsruhe. — **Prom:** 47 Heidelberg. — **F:** Chir. — **V:** 46–47 inn. Abt. Städt. Kr.anst. Heilbronn (Kühn), 47–54 Städt. Krhs. Neckarsulm (Geldmacher, Rudzewski), 54–55 Städt. Kr.anst. Mannheim (Oberdalhoff), 55 Städt. Frauenklin. Heilbronn (Kneer), 56–57 Städt. Krhs. Neckarsulm (Rudzewski), 57–63 Krskrhs. Backnang (Landfried).

Benz, Kurt, Oberarzt d. chir. Abt. d. Krskrhs., 7518 Bretten/Baden. — *12. 6. 32 Schwäbisch Gmünd. — **A:** 57 Heidelberg. — **Prom:** 57 ebd. — **F:** Chir. — **V:** 57–58 Geburtshilf.-Gynäk. Klin. Göppingen (Jesse), 58 inn. Abt. Krskrhs. Göppingen (Grögler), 58–59 Pathol. Inst. Katharinenhosp. Stuttgart (Maßhoff), 59 chir. Abt. Städt. Krhs. Schwäbisch Gmünd (Dorbath), 59–63 Chir. Univ.-Klin. Heidelberg (K. H. Bauer u. Linder), 63–67 1.Chir. Klin. Städt. Kr.anst. Nürnberg (Holder), 66 chir. Abt. Kantonsspit. Liestal/Schweiz (Willenegger), 67–68 Urol. Klin. Städt. Kr.anst. Nürnberg (Sachse). — **P:** Bronchialca. Krgut. d. J. 1943–1959 a. d. Chir. Univ.-Klin. Heidelberg. Langenbecks Arch. klin. Chir. 294/ 1960. — Knieanprall u. s. Verletzgn. b. Auto- u. Motorradfahrern, Arch. orthop. u. Unfallchir. 1960. — Doppelflintensyndr. a. Colon., Bruns' Beitr. klin. Chir. 206/1963. — Neurinome d. Magens, Langenbecks Arch. klin. Chir. 303/1963. — Pathogenese u. Bhdlg. d. Megaösophagus u. Kardiospasmus, Bruns' Beitr. klin. Chir. 210/1965. — Klin. u. Therap. v. Oesophagusmyomen, Langenbecks Arch. klin. Chir. 314/1966.

Berberich, Josef-Erwin, Chefarzt d. Vinzenz Pallotti Hosp., 506 Bensberg. — *5. 8. 19 Heidelberg. — **A:** 45 München, 46 Heidelberg. — **Prom:** 45 München. **F:** Chir. u. Urol. — **V:** Anat. Inst. Heidelberg (Hoepke), Mannheim (Zenker), Marienhosp. Düsseldorf (Bross), Kantonspital Zürich (Brunner).

Berberich, Paul, Chefarzt d. St. Josefs-Krhs., 668 Neunkirchen/Saar. — *11. 1. 13 Freiberg/Sachsen. — **A:** 37 Karlsruhe. — **Prom:** 39 Heidelberg. — **F:** Chir. — **V:** 37–38 Neues St. Vinzenzius-Krhs. Karlsruhe (Arnsperger), 38–54 St. Josefs-Krhs. Neunkirchen/Saar (Jung), zwztl. Kriegsdienst u. Gef.schaft.

Berchtold, Rudolf, Priv.doz., Chefarzt d. Chir. Klin. d. Bürgerhosp., CH-4500 Solothurn/Schweiz. — Fragebogen 1968 nicht beantwortet.

Berendes, Julius, Prof., Dir. d. Univ.-HNO Klin., 355 Marburg, Deutschhausstr. 3. — *2. 3. 07 W.-Elberfeld. — **Prom:** 31 Düsseldorf. — **Hab:** 38 Heidelberg. — **F:** HNO-Heilk. — **V:** 31–33 Freiburg: Inn. Med. (Thannhauser), Pathol. (Aschoff), 33–44 HNO-Klin. Heidelberg (K. Beck, Seiffert), 33 u. 34 München, Stimm- u. Sprachheilk. (Nadoleczny). — **B:** Anleitg. z. Funkt.prüfg. d. Ohres, Wiss. Verlag Stuttgart, 3. Aufl. 1957. — Funkt.störgn. d. Kehlkopfes, Hdb. Hals-Nasen-Ohrenheilk. Bd. II (hrsg. Berendes, Link, Zöllner), Thieme 1963. — Hör- u. Sprachstörgn., in: infant. Zerebralparesen (hrsg. v. Lindemann), Thieme 1963. — Einführg. i. d. Sprachheilk., Barth, 8. Aufl. 1967. — **P:** Neuere Erg. üb. Beweggs.störgn. d. Kehlkopfes, Arch. Ohr.-Nas.-Kehlk.h.k 1956. — Sowie etwa 140 Veröff. aus d. HNO-Gebiet.

Berg, Armin van de, Ass.-Arzt d. Chir. Univ.-Klin., 665 Homburg/Saarl. —
*26. 11. 34 Düren/Rhld. — **A:** 63 Homburg. — **Prom:** 61 ebd. — **F:** Chir. — **V:**
61–62 St. Josef-Hosp. Wuppertal-Elberfeld (Heesen), 62 Pathol. Inst. d. Univ. d.
Saarlandes (Rotter), 62–63 Med. Klin. Knappschaftskrhs. Sulzbach/Saarl. (Scharf),
63 geburtsh.- gynäk. Abt. Ev. Krhs. Saarbrücken (Timm), ab 63 Homburg (Lüdeke). — **P:** Rezidiv. Fibroadenome d. Vulva b. Mammahypertroph., Zbl. allg.
Path. 1962/63. — Corticosteroid Biosyntheseuntersuchgn. an drei Geschwistern m.
kongenit. adrenogenit. Syndr. (mit Steinacker u. Vecsei), Verh. Dtsch. Ges. inn.
Med., 73. Kongr. 1967, Bergmann 1967, Sonderdruck.

Bergenthal, Franz-Josef, Leit. Arzt u. Chefarzt d. chir. Abt. St. Elisabeth Hosp.,
586 Iserlohn, Hochstr. — *3. 8. 08 Fredeburg/Meschede. — **A:** 32 Düsseldorf. —
Prom: 32 ebd. — **F:** Chir. — **V:** 31 Städt. Kr.anst. Essen (Keppler), 32–33 Med.
Akad. Düsseldorf (Frey), 33–35 Johannes Hosp. Dortmund (Stegemann), 35–50
St. Franziskus Hosp. Münster (Schlief).

Berger, Alfred J., Oberarzt d. chir. Abt. Krskrhs., 714 Ludwigsburg. —
*11. 9. 32 Plauen/Vogtl. — **A:** 58 Leipzig. — **Prom:** 59 ebd. — **F:** Chir. — **V:** 57–58
inn. Abt. Bez. Krhs. Gera (Behr), chir. Abt. (Nöller), 58–59 Krhs. u. Poliklin.
Weida/Thür. (Sellentin), 60–61 Bez. Krhs. Gera (Nöller), 61–65 Krskrhs. Ludwigsburg (Rathcke), ab 65 Oberarzt ebd. — **P:** Fehldeutgn. d. Pyelogramms (Ber. e.
Vortr. Tagg. Med. Wiss. Ges. Chir. d. Univ. Jena i. Gera 1961), Zbl. Chir. 1961.

Berger, Alfred, Ass. d. I. Chir. Univ.-Klin., Facharzt f. Chir., I. Univ.-Klin.
Wien, Alserstr. 4, A 1090. — *31. 7. 34 Graz, Steiermark/Österreich. — **Prom:** 59
Graz. — **F:** Chir. — **V:** 59–60 Int. Abt. Barmherzige Brüder, Graz-Eggenberg
(Kainz), 60–61 Pathol. Inst. Univ. Graz (Ratzenhofer), 61–63 III. Chir. Landeskrhs.
Graz (Moser), ab 63 I. Chir. Univ.-Klin. Wien (Fuchsig). — **P:** Polytope enchondrale
Ossifikat.störg., Arch.orthop. Unfallchir. 53/1962. — Tbk. u. Pseudotbk. d. Schild-
drüse, Wien. med. Wschr. 115/1965. — Chir. Probl. i. d. Intensivpflegestat., Wien
klin. Wschr. 1965. — Erfahrgn. m. d. Mikrochir. periph. Nerven, Chir. Plast. et
Reconstr. 1967. — Interfasciculäre Nerventransplantat., Neurochir. Kongr. Madrid 1967, Kongr.bd. — Nervennaht m. Klebstoffen, Int. Symp. f. Klebstoffe Wien
1967, Kongr.bd. — Probl. d. Nerventransplantat., Plast. Kongr. Rom 1967, Kongr.-
bd. — Diagnost. d. Insellzelladenoms mittels viscer. Angiographie, Zbl. Chir. 1967.

Berger, Hans-Joachim, Facharzt f. Chir., Chir. Klin. Städt. Kr.anst., 33 Braunschweig, Salzdahlumer Str. 90. — *10. 3. 35 Landeshut/Schl. — **A:** 62 München. —
Prom: 60 Würzburg. — **F:** Chir. — **V:** 60 Univ.-Frauenklin. Göttingen (Kirchhoff),
61 Krhs. Neu-Maria-Hilf ebd. (Hölscher), 61–62 Krhs. Duderstadt (Hoffmann),
62 Med. Klin. Marienhosp. Mülheim/Ruhr (Butzengeiger), 62–63 Path. Inst. Göttingen (Linzbach), 63–64 Marburg (Schwaiger), ab 64 Chir. Klin. Braunschweig
(Alnor). — **P:** Chir. Bhdlg. d. Lungentbk., Diss. — Exp. Beitr. z. Mineralisations-
vorgang i. Abhängigkt. v. d. Mucopolysacchariden d. Grundsubstanz (mit Eger),
Acta histochem. 1965. — Mechanism. d. Strontiumeinlagerg. i. Knochengewebe
(mit Eger), ebd. — Zweiteingr. a. d. Gallenwegen (mit Alnor u. Wehrle), Langenbecks Arch. klin. Chir. 313/1965. — Indikat. u. Erg. d. Papillotomie b. d. Erkrkgn.
d. Gallenbl. u. d. Gallenwege unter bes. Berücksichtigg. d. chron.-rezidiv. Pankreatitis (mit Müller-Beissenhirtz), Zbl. Chir. 1966. — Gallenwegserkrkgn. u. chron.
Pankreatitis, Med. Welt 17/1966. — Lympho-Sarkom d. Prostata, Z. Urol. 1966. —
Probl. d. Papillotomie i. Rahmen d. Erkrkgn. d. ableit. Gallenwege, Langenbecks
Arch. klin. Chir. 318/1967. — Reine Papillensten. als Indikat. z. Zweiteingr. a. d.
ableit. Gallenwegen (mit Alnor u. Müller-Beissenhirtz), ebd. 320/1968.

Bernards, Bruno, St. Josefs-Krhs., 505 Porz-Wahn. — *22. 4. 15 Langenfeld/
Rhld. — **A:** 39 Berlin. — **Prom:** 44 Breslau. — **V:** 39 RK-Krhs. Wuppertal-
Elberfeld, 40–42 Krhs. Bergheim/Erft, 42–45 Kriegsdienst, 45–46 St. Petrus-Krhs.
Wuppertal-Barmen, 47–48 Med. Akad. Düsseldorf, 48–51 Johannes-Hosp. Dort-
mund. 51–59 Marien-Hosp. Essen-Altenessen, ab 59 niedergelass. Chir. u.
Belegarzt.

Berndt, Klaus, Chefarzt i. R., 4521 Gerden Nr. 10, über Melle. — *9. 8.
00 Kolberg/Pom. — **A:** 25 Berlin. — **Prom:** 25 ebd. — **F:** Chir. — **V:** 25–30
Lazarus-Kranken- u. Diakonissen-Mutterhaus Berlin (Seefisch), 30–31 Städt.
Frauenklin. Berlin-Charlottbg. (Schäfer), 31–34 Städt. Auguste-Viktoria-Krhs.
Berlin-Schöneberg (Nordmann), 34–37 Oberarzt d. Städt. Krhs. Berlin-Neukölln
(Dencks), 37–45 Ärztl. Dir. d. I. chir. Abt. Städt. Krhs. i. Friedrichshain Berlin,
49–51 Prakt. Arzt Polle/Weser. — **P:** Progn. u. Therap. d. Bauch-Tbc. m. Fistelbildg. i. Kindesalter, Diss. — Nasenplastiken, Zbl. Chir. 1926. — Multiple Bauchschußverletzgn. i. Frieden, ebd. — Zweizeit. Milzrupt., ebd. 1929. — Erfahrgn. m.
d. intraven. Dauertropfeinlauf, Chirurg 1929. — Fistelbildgn. i. Verlauf v. eitr.
Adnexprozessen, ebd. 1933. — Magenkorrekt.op., Zbl. Chir. 1933. — Mammillen-
plast. b. Mastitis chron. fistulans, Verh. Berliner Ges. Chir. 1937. — Cardiospasmus,
ebd.

Berndt, Rudolf, Chefarzt d. urol. Abt. Städt. Krhs., 1 Berlin-Neukölln, Ru-
dowerstr. 56. — *16. 12. 17 Leipzig. — **A:** 48 Berlin. — **Prom:** 48 ebd. — **F:** Chir. u.
Urol. — **V:** I. Med. Klin. Berlin (v. Kreß), Oberarzt d. Krhs. Westend ebd. (Hellenschmied), Oberarzt d. Urol. Klin. ebd. (Brosig). — **P:** Verschied. Veröffentl. auf
urol. Gebiet.

Berner, Johannes, 6507 Ingelheim-Nord, Rheinstr. 184. — Fragebogen 1968
nicht beantwortet.

Bernhard, Alexander, Privatdoz., Oberarzt der Chir. Univ.-Klin., 2300 Kiel,
Hospitalstr. 40.*

Bernhard, Joachim, Oberarzt d. unfallchir. Abt. Chir. Klin. d. Med. Akad.
„Carl Gustav Carus", X 8019 Dresden, Fetscherstr. 74. — *1. 1. 25 Dresden — **A:**
52 Rostock — **Prom:** 52 ebd. — **F:** Chir., Orthop., Unfallchir. — **V:** 54–58 Orthop.
Klin. Dresden (Büschelberger), 58–61 Chir. Klin. ebd. (Sprung), ab 61 med. Akad.
„Carl Gustav Carus" ebd. (Kirsch). — **P:** Deckel-Gipsschiene, Zbl. Chir. 1959. — Diff.-
diagn. d. Achsel-Venenstaues, ebd. 1962. — Aspirat. b. Schädel-Hirn-Trauma als vermeidbare tödl. Komplikat., Z. ärztl. Fortbild. 1963. — Fehlbildgn. am Atlasbogen u.
ihre Bedeutg. f. d. Traumatol., Zbl. Chir. 1963. — Sudeckbhdlg. i. d. chir. Ambulanz,
Beitr. Orthop. 1963. — Bhdlg. gelenknaher Frakt., ebd. — Partiell. Ersatz d. Fingergrundphalanx durch Knochenspan nach Enchondromentferng., Zbl. Chir. 1964. —
Op. Bhdlg. d. pertrochanteren Ob.schenkelfrakt. m. d. Rundnagel nach LEZIUS-
HERZER, Medizintechnik 1965. — Instrumentarium z. intramedull. Frakt.fixat.
m. hakenförmig. Marknägeln, ebd. — Hämangiom als Ursache e. subcutan. Achillessehnenrupt., Zbl. Chir. 1966. — Klin. Prüfg. v. Alpha-Chymotrypsin i. d. Traumatol., Medicamentum 1967. — Arztbrief, Dtsch. Gesd.wesen 1967.

Bernhardt-Schlötter, Gertrud, Fachärztin f. Chir., z. Zt. prakt. Ärztin, 8853
Wemding/Schwaben, Bahnhofstr. 6. — *9. 11. 11 Würzburg a. M. — **A:** 36/37
Würzburg. — **Prom:** 36 ebd. — **F:** Chir. — **V:** West-Krhs. Berlin (Schulze, Neu-
pert), Juliusspit. Würzburg (Bundschuh), Städt. Krhs. Ingolstadt, Vertretg. d.
Chefarztes d. chir. Abt. währ. d. Krieges einschl. Geburtsh. gynäk. u. Röntgenabt.,
Krhs. Monheim, ab 46 eigene Praxis.

Bernhuber, Karl, Facharzt f. Chir. am Versorggs.amt, 89 Augsburg, Morell-str. 30 a. — *17. 7. 10 Passau. — **A:** 36 München. — **Prom:** 36 Würzburg. — **F:** Chir. — **V:** 35 Krhs. München-Nymphenburg, 36–38 Bürgerhosp. Saarbrücken, 38–39 Krskrhs. Krumbach/Schwaben, 39 Allg. öff. Krhs. Kufstein/Tirol, 39–42 Städt. Krhs. Bayreuth, 42–45 Kriegsdienst, 46 Städt. Krhs. Bayreuth, 46–52 Chef-arzt d. Krhs. Auerbach/Opf., 52–56 Chefarzt d. Krhs. Wörth/Donau, 56–57 Chef-arzt d. Knappschafts-Krhs. Hausham/Obb.

Bernstein, Reinhold, Med.-Rat, Ärztl. Dir. u. Chefarzt d. chir. Abt. Johanniter-Krhs. d. Altmark, X 35 Stendal. — *28. 2. 18 Klinke/Stendal. — **A:** 48 Greifswald. — **Prom:** 52 Halle. — **F:** Chir. — **V:** 49–54 Krskrhs. Gardelegen (Mertens), 54–58 Oberarzt d. Med. Akad. Magdeburg (Lembcke), 58–61 Oberarzt d. Bez.krshs. Stralsund (Scholz). — **P:** Resekt.krankh., Zbl. Chir. 1957. — Ätherempfindl.kt. nach Magenresekt., ebd. 1959.

Bernt, Otto, Med.-Rat, Chefarzt d. chir. Abt. d. Krhs., X 9294 Renig (Sachsen), Karl-Marx-Stadt-Str. 99. — Fragebogen 1968 nicht beantwortet.

Bertele, Georg, Chir. Priv.-Klin., 7900 Ulm/Don., Mozartstr. 2. — Fragebogen 1968 nicht beantwortet.

Bertram, Arno, Facharzt f. Chir., 32 Hildesheim, Kaiserstr. 42. — *24. 3. 27 Schwerin/Meckl. — **A:** 54 Rostock. — **Prom:** 54 ebd. — **F:** Chir. — **V:** 54–57 Rostock (Karitzky), 57–60 Stadtkrhs. Remscheid (Schmidt), 60–62 Ev. Krhs. (Blanke), 62–66 Oberarzt d. Pius Hosp. Oldenburg (Crone-Münzebrock).

Bertram, Bernard Rudolf, Chefarzt i. R., 465 Gelsenkirchen, Wittekind-Str. 43. — *8. 5. 93 Olpe/Westf. — **A:** 22 Köln. — **Prom:** 22 ebd. — **F:** Chir. — **V:** 22 inn. Abt. Augusta-Hosp. Köln (Külbs), Bürger-Hosp. ebd. (Frangenheim), 22–26 chir.-gyn.-Abt. St. Josefs-Hosp. Elberfeld (Vorschütz, Bange), 26–28 chir.-gyn.- Abt. Marienkrhs. Hamburg (Vorschütz), 28–37 Oberarzt d. chir. Abt. ebd. (Vorschütz), 37–65 Chefarzt d. chir. Abt. St. Josefs-Hosp. Gelsenkirchen-Horst. — **P:** Frakt. u. Luxat. d. Handwurzelknochen m. bes. Berücksicht. ihrer Entstehgs.mecha-nismen, Diss. — Bhdlg. d. Peritonitis enterococciea, Zbl. Chir. 1931.

Besser, Erhard, Chefarzt d. Krskrhs., 7970 Leutkirch/Allg., Freiherr-v.-Stein-Str. 7. — Fragebogen 1968 nicht beantwortet.

Best, Franz, 5400 Koblenz-Moselweiß, Gülser Str. 77. — Fragebogen 1968 nicht beantwortet.

Bethge, Jörn F. J., Wiss. Rat u. Prof., Chir. Univ.-Klin., 2 Hamburg-Eppendorf. — *21. 6. 11 Hultschin. — **A:** 37 Hamburg. — **Prom:** 39 ebd. — **Hab:** 52 ebd. — **F:** Chir. — **V:** 37 Pathol. Inst. Univ.-Krhs. Hamburg-Eppendorf (Fahr), 37–38 I. Med.-Univ.-Klin. ebd. (Berg), 39 Physiol. Inst. Halle/Saale (Abderhalden), 39–43 Bak-teriol. Inst. Allg. Krhs. Hamburg-Altona (Zeissler), 43 Hamburg-Eppendorf (Konjetzny), 43–45 Kriegsdienst, ab 45 Hamburg-Eppendorf (Konjetzny, Lezius, Zukschwerdt). — **P:** Endem. Angina m. ungewöhnl. Verlauf (Magenphlegmone, Peritonitis) b. Geschwistern, Dtsch. Z. Verdauungskrkh. 1940. — Nachweis d. Eintrittspforte b. Tetanus, Chirurg 1941. — Versporg. d. Fraenkel'schen Gasbazil-lus (Bac. Welchii Typ A, Bac. perfringens), i. künstl. Kulturen, Z. Hyg. 1947. — Rolle d. Wasserstoff-Peroxydes b. d. Inhibit. nach Dold (mit Soehring u. Tschesche), Z. Naturforsch. 1947. — Rolle d. Wasserstoff-Peroxydes b. d. Inhibit. nach Dold. II. Anteil d. H_2O_2 an d. Hemmg. d. Bakterienwachstums durch menschl. Speichel (mit Soehring u. Tschesche), ebd. 1948. — Sulfonamidbhdlg. chir. Erkrankgn., Zbl. Chir. 1948. — Bhdlg. chir. Tbk.erkrankgn. m. TB I/698 (Conteben), ebd. 1949. — Ätiol. d. Jejunitis necroticans, ebd. — Bhdlg. chir. Tbk.erkrankgn. m. Thiosemicarbazon (TB I/698), Langenbecks Arch. klin. Chir. 264/1949, Zbl. Chir. 1950. — Pankreassteinbildgn., Zbl. Chir. 1951. — Rolle d. Wasserstoff-Peroxydes b. d. Inhibit. nach Dold. III. Anteil. Quantitat. Bestimmg. d. Wasserstoffperoxydes i Speichel; Wasserstoffperoxyd als Ursache d. Hemmg. d. Bakterienwachstums (mit Tschesche u. Korte), Z. Naturforsch. 1951. — Bösart. Riesenzelltumoren d. Knochens, Festschr. 70. Geb. Prof. Konjetzny. — Pankreassteinbildgn., Med. Welt 1951. — Ewingtumoren od. Omoblastome d. Knochens. Diff.diagn. u. krit. Erörtergn. Erg. Chir. 1955. — Ewingtumoren od. Omoblastome d. Knochens. II. Diff.diagn. gegenüb. d. Knochenmetastasen d. Neuroblastome d. Sympathicus, Bruns' Beitr. klin. Chir. 1953. — Sudeck'sche Erkrankg. u. ihre Bhdlg. m. Depot-Padutin (mit H. W. Meyer), Medizinische 1953. — Erfahrgn. m. Streptokinase u. Streptodornase (mit Horatz u. Stürtzbecher), Zbl. Chir. 1955. — Diff.diagn. d. bösart. Knochengeschwülste, Hamburger Ärztebl. 1955. — Endobronchiale Streptokinase-Streptodornase-Bhdlg. (mit Herzer), Bruns' Beitr. klin. Chir. 192/1956. — Intrapleurale Anwendg. v. Streptokinase-Streptodornase b. postop. Pleuraempyemen (mit Horatz u. Stürtzbecher), ebd. 193/1956. — Händeschnelldesinfekt. (mit Raßfeld-Sternberg), Zbl. Chir. 1956. — Gutart. Knochentumoren, Hamburger Ärztebl. 1957. — Krankh.bild d. Osteogenesis imperfecta, Zbl. Chir. 1957. — Traumat. Chondromalazie d. Patella, ebd. 1961. — Bhdlg. e. polytopen juvenil. Gelenkchondromatose, Dtsch. med. Wschr. 1961. — Ollier'sche Krankh. Pathogenet. Fragen u. therap. Mögl.ktn., ebd. 1962. — Chondromalacia patellae, ebd. — Pathogenet. Fragen b. d. Osteogenesis imperfecta, Klin. Wschr. 1962. — Blutuntersuchgn. b. Osteogenesis imperfecta, ebd. — Heredit., multiple Exostosen u. ihre pathogenet. Deutg., Arch. orthop. Unfallchir. 54/1963. — Benignes Osteoblastom, Chirurg 1963. — Neue Befunde b. Riesenzelltumor d. Knochens, Proc. 14. Biennal Int. Congr. of Int. Coll. Surg. Wien 2/1964. — Diagn. d. Osteogenesis imperfecta, Kongr.ber. 62. Tagg. Nordwestd. Ges. Inn. Med. 1964, Hamburg, Hansich. Verl.kontor Lübeck 1964. — Osteopoikilie u. d. neue Krankh.bild Hyperostose b. Osteopoikilie, (mit Ridderbusch), Erg. Chir. u. Orthop. 49/1967. — Biochem. Untersuchgn. b. Osteogenesis imperfecta, (mit Tölke u. Wiesinger), Bruns' Beitr. klin. Chir. 214/ 1967.

Bethke, Gerhard K. G., Chefarzt d. Klin. am Viktoriapark, 1 Berlin 61, Methfesselstr. 21. — *12. 10. 16 Schneidemühl. — **A:** 43 Berlin. **Prom:** 43 ebd. — **F:** Chir. — **V:** Wenckebach-Krhs. Berlin (Dunkel, Hummel, Wohlgemuth, Weiss).

Bettag, Winfried, Priv.-Doz., f. Neurochir., Oberarzt Neurochir. Klin. Univ. Bochum, 43 Essen-Holsterhausen, Pettenkoferstr. 30. — *22. 8. 25 Heiligenstein/Pfalz. — **A:** 52 München. — **Prom:** 51 ebd. — **Hab:** 63 Bonn. — **F:** Neurochir. — **V:** 51–53 Ass. St. Josefkrhs., Leverkusen (Borgmann), ab 53 Ass. Neurochir. Univ.-Klin. Bonn (Röttgen). — **P:** Chir. Bhdlg. d. Endangitis obliterans, Diss., München 1950. — Homoioplast. Deckgn. v. Schädellücken, Acta neurochir. 1955. — Anwendg. d. Urografins b. d. cerebr. Angiographie (mit Grote), Fortschr. Röntgenstr. 1955. — Chron. subdur. Haematome, Acta neurochir. 1956. — Multiple Hirnaneurysmen (mit Grote), Zbl. Neurochir. 1957. — Diagn. u. Bhdlg. multipl. Gefäßmißbildgn. d. Hirns, (mit Grote), ebd. 1958. — Niereninfarkte (mit Vahlensieck), Münch. med. Wschr. 1959. — Diencephal-autonome Epilepsie i. Kindesalter (mit Lang), Dtsch. Z. Nervenhk. 1959. — Stereotakt. Op. b. extrapyramid. Bewegungsstörgn. (mit Yoshida), Dtsch. med. Wschr. 1959. — Stereotakt. Eingr. b. Stumpf- u. Phantomschmerzen, Verh. Dtsch. Orthop. Ges. 1959. — Glioblastoma multiforme, Fortschr. Neurol. 1959. — Stereotakt. Schmerzop. (mit Yoshida), Acta neurochir. 1960.

— Ein als suprasellär raumford. Prozeß imponierend. Aneurysma (mit Wappen-schmidt), Neurochirurgica 1960. — Stereotakt. Eingr. i. verschied. thalam. Kern-gebieten z. Bhdlg. unbeeinflußbar. Schmerzzustände (mit Yoshida), Ärztl. Forsch. 1960. — Hemifacialspasmus (mit Kahl u. Yoshida), Fortschr. Neurol. 1961. — Möglichktn. u. Grenzen d. zentr. Eingr. a. thalam. System b. sonst unbeeinflußb. Schmerzen, Experta med. 36/1961. — Hemifacialspasmus u. s. therap. Beein-flussg. durch Ausschaltg. d. Centrum medianum thalami (mit Röttgen), ebd. — Erg. stereotakt. Eingr. b. extrapyramidalen Bewegungsstörgn., ebd. — Extrapyra-midal Motor Disorders, Results of Stereotactic Interventions, Confinia Neurol. 22/1962. — Klin. u. exper. Beobachtgn. a. Menschen b. stereotakt. Eingr. i. tha-lam. u. extrapyramid. System, Habil.schr., Bonn 1963. — Erg. d. zentr. Schmerz-bhdlg. nach Unterbrechg. d. medialen Schmerzbahn d. Hirnstamms, Experta med. 93/1965. — Langzeitbeobachtgn. nach Schmerzthalamotomien u. ihre Bedeutg. f. d. Indikat.stellg. sowie d. Wahl d. Destrukt.ortes, Conf. Neurol. 27/1966 u. Experta med. 94/1965. — Erg. stereotakt. Hirnop. b. extrapyramid. Beweggs.störgn., Beitr. z. Neurochir. 1966. — Results of treatment of pain by interruption of the medial pain tract of the brain-stem, Proc. III. Internat. Congr. Series 110, 1966. — Länger. Überlebenszt. b. Glioblastomen (mit Gullotta), Acta neurochir. 1967. — Bhdlg. cervikal. Luxat.frakt. durch ventr. Fusion (mit Grote u. Wüllenweber), Chirurg 1967.

Betz, Rudolf, Facharzt f. Chir., 8822 Wassertrüdingen, Eislerstr. 21. — *3. 9. 28 Wassertrüdingen. — **A:** 53 Würzburg. — **Prom:** 53 ebd. — **F:** Chir. — **V:** 53–54 Würzburg (Wachsmuth), 54–55 St. Elizabeth Hosp. Elizabeth, N. J./USA, 57–59 Stiftungskrhs. Nördlingen (Schwabe), 59–66 Stadtkrhs. Fürth/Bay (Denecke).

Betzel, Friedrich, Leit. Arzt u. Chefarzt d. chir. Abt. Krskrhs., 496 Stadthagen. — *25. 7. 19 Hassmersheim/Neckar — **A:** 46 Marburg. — **Prom:** 46 ebd. — **F:** Chir. — **V:** 45–46 Kriegsdienst., 46–64 Ass. u. Oberarzt Bergmannsheil Bochum (Bürkle de la Camp), ab 64 ebd. (Rehn), zwztl. Städt. Kr.anst. Mannheim (Zenker, Oberdahlhoff), Düsseldorf (Derra), Paris (Iselin). — **B:** Osteomyelitis u. Tbk, in: Ärztl. Beurteilg. Be-schädigter, Steinkopf Darmstadt 1952. — Verletzgn. u. Erkrankgn. am Hüftge-lenk u. ob. Ob.schenkeldrittel, in: Hdb. d. ges. Unfallhlk. (Bürkle de la Camp, Rostock), Bd. 3, Enke 1956. — Verletzgn. u. Erkrankgn. d. Kniegelenkes, ebd. — Op. am Unt.schenkel (mit Bürkle de la Camp), in: Chir. Op.lehre, (Bier-Braun-Kümmell), Barth 1958. — Tenotomien an d. unt. Extremität (mit Bürkle de la Camp), ebd. — Op. am Fuß (mit Bürkle de la Camp), ebd. — Absetzg. i. Breich d. Fußes (mit Bürkle de la Camp), ebd. — Bandscheibenleiden – Ursache, Vorbeug. u. Heilg., Umschau Frankfurt/M. 1960. — Chron. Erkrankgn. d. Schleimbeutel – Berufskrankh. Nr. 24, in: Hdb. d. ges. Arbeitsmed., Urban & Schwarzenberg 1961. — Wunde u. Wundinfekt. in: Hdb. d. ges. Unfallhk., Bd. 1, Enke 1963. — Verletzgn. u. Erkrankgn. d. Ob.arms u. Unfallschäden am Kniegelenk, ebd., Bd. 3, 1964. — **P:** Off. Kniegelenksverletzgn., ihre Bhdlg. u. Erg., Bruns' Beitr. klin. Chir. 183/1951. — Op. Bhdlg. v. Knochenbr., Kompass 1951. — Bhdlg. off. Knochenbr. durch Einstellg. mittels Drahtumschlingg., Mschr. Unfallheilk. 1952. — Erfahrgn. i. d. Bhdlg. v. Verbrenn. m. Aktiv-Puder, Medizinische 1953. — Heilgymnast. u. Arbeitsbhdlg. b. Schwerverletzten als Vorbereitg. z. Arbeitseinsatz, Dtsch. med. Journal 1954. — Prim. Anlagerg. v. kältekonserv. Knochenspänen b. off. Kno-chenbr., Hefte Unfallheilk. H. 48/1954. — Sudeck'sche Syndr., Medizinische 1956. — Ermüdgs.br. d. Schenkelhalses b. subtrochant. Ob.schenkelbr., Mschr. Unfallheilk. 1956. — Pankreasverletzgn., ebd. — Schicksal v. Knochen neugebor.

Hunde nach Verpflanzg. i. Weichteillager, Langenbecks Arch. klin. Chir. 283/1956.
— Transplant. v. Knochen, Dtsch. med. Wschr. 1956. — Ist d. Anregg. d. Kno-
chenneubildg. durch e. unspezifi. Reiz mögl.? (Tierversuche), Bruns' Beitr. klin.
Chir. 1957. — Hexenschuß – s. Ursache u. unfallmed. Bedeutg., Kompass 1957,
Chemiearbeit 1958. — Geschichtl. Entwicklg. u. heut. Stand d. Knochenkonser-
vierg., Kompass 1957. — Meniskusschaden als Berufskrankh. Nr. 26, ebd. 1958. —
Widerherstellgs.chir., ebd. — Ersatz v. Knochengeweben z. Wiederherstellg. v.
knöchernen Lücken, ebd. — Heut. Stand u. d. Möglktn. d. Knochenverpflanzgn.,
Umschau 1958. — Wundstarrkrampf – seine Ursache, Auswirkg. u. Vorbeugg.,
Grubenlampe 1959. — Biol., Konservierg. u. Verpflanzg. v. Knorpelgewebe, Zbl.
Chir. 1960. — Periarthrit. Schultersteife u. ihre Bhdlgn., Med. Welt 1960. — Chro-
nik d. „Bergmannsheil" Bochum, Märker 1961. — Preßluftwerkzeuge u. Preßluft-
erkrankgn., Kompass 1962. — Chron.-mech. bedingt. Berufskrankh., Ärztl. Mitt.
1963. — Kunststoffe i. d. Med., Kompass 1963. — Gelenkplast. u. ihre Bedeutg. i.
Wandel d. Zeit, Zbl. Chir. 1965. — Kahnbeinschäden am Handgelenk, Strahlen-
technik 1965. — Prellgn., Zerrgn., Hämatome, Pharmaber. Bayer 1967.

Betzler, Hans Jörg, Priv.-Doz., Chefarzt d. Krskrhs., 745 Hechingen. — *7. 4.
22 Stuttgart. — **A:** 45 Berlin. — **Prom:** 45 Leipzig. — **Hab:** 62 Tübingen. — **F:**
Chir. — **V:** Tübingen (Naegeli, Dick). — **B:** Weichteilsark. u. Trauma i. d. Unfallbegutachtg., in: Beitr. prakt. Chir., H. 66, Enke 1964. — Op. nach Sarafoff, in:
Anorektale Erkrankgn. (R. A. Lockwood), dtsch. Üb.setzg. u. Bearbeitg. v. Betzler, Schattauer 1965. — Folgen nach Op. an d. Analregion u. am Rektum, in: D.
operierte Kranke (Grewe u. Sachse), Barth 1968. — **P:** Frakt. beid. Hüftgelenks-
pfannen i. Krampfzustand nach Injekt. e. neuen Pyrazolonderivates b. Arthrosis
deformans, Mschr. Unfallheilk. 1951. — Geschlechtsprobl. b. Sark., Langenbecks
Arch. klin. Chir. 269/1951. — Klin. d. Sark., Medizinische 1952. — Diagn. u. therap. Erfahrgn. aus d. Chir. d. Gallenwege (mit Knoblauch), ebd. — Quere Durchtrenng. d. Peritoneums b. pararektal. Kulissenschnitt (mit Knoblauch), Chirurg
1952. — Erfahrgn. m. Colonresekt. b. reduz. Dickdarmflora, ebd. 1953. — Erfahrgn.
i. d. Bhdlg. d. Weichteilsark. d. Extremität., Langenbecks Arch. klin. Chir. 257/
1953. — Erkenng. u. Bhdlg. d. Kolonka., Dtsch. med. Wschr. 1954. — Bhdlg. d.
Erweiterg. d. Dickdarms. Hirschsprung'sche Krankh. u. idiopath. Megakolon (mit
Nägeli), Med. Klin. 1955. — Nichtepitheliale Tumoren d. Magens (mit Holzhausen
u. Lackner), Chirurg 1955. — Periostale u. kortikale Verändergn. an d. Extremi-
tätenknochen (mit Lackner), Medizinische 1956. — Bewertg. d. Lokalrecidivs i. d.
Bhdlg. d. Weichteilsark. d. Extremitäten u. d. Stammes, Langenbecks Arch. klin.
Chir. 284/1956. — Tiefe proktogene Abszesse u. d. Bedeutg. e. Trigonum fibrosum
diaphragmatis pelvis f. d. Entstehg. d. sekund. supralevator. Fistelabszesses (mit
Jerusalem u. Holzhausen), Chirurg 1956. — Fortschr. i. d. Beurteilg. u. d. Bhdlg.
d. Weichteilsark., Medizinische 1958. — Rö.untersuchg. d. galleableit. Systems
nach kombin. oral. u. intraven. Kontrastmittelgabe (mit Schmidt), ebd. — „Tri-
gonum fibrosum diaphragmatis pelvis" u. seine chir. Bedeutg. (mit Jerusalem),
Verh. Anat. Ges. 55. Vers. 1958. — Tabes dorsalis od. Blitzschlagfolgen? (mit
Roskamp u. Franke), Mschr. Unfallheilk. 1959. — Sark. i. e. Laparotomienarbe
(mit Leonhardt), Z. Krebsforsch. 1959. — Prim. Narbensark., Medizinische 1959. —
Systematik d. Weichteilsark. d. Extremitäten u. d. Stammes, Langenbecks Arch.
klin. Chir. 295/1960. — Quadricepsrisse b. jugendl. Fußballspielern (mit Müller),
Med. Welt 1961. — Wert verschied. Kontrastmittelverfahren z. radiol. Untersuchg.
d. galleableit. Systems aufgrund op. Kontrollen (mit Schmidt), Fortschr. Rönt-

genstr. 95/1961. — 80 J. Chir. d. Ulcus duodeni, Med. Welt 1962. — Beobachtgn. an subcutan u. intramusk. entstandenen Methycholanthrentumoren b. d. Ratte, Z. Krebsforsch. 1963. — Fistulograph. anorektal. Fisteln, Fortschr. Röntgenstr. 99/1963. — Bhdlg. d. Whitehead-Anus, Chir. Praxis 1964. — Umwandlg. d. Billroth II i. e. Billroth I-Magen b. d. Bhdlg. d. pept. Jejunalgeschwürs (mit Dortemann), Langenbecks Arch. klin. Chir. 308/1964. — Chir. u. seine Aufgaben, Festschr. z. Eröffng. d. Krskrhs. Hechingen 1966. — Ursachen vermeidbar. Gutachten, Med. Welt 1966. — Op. nach Sarafoff, ebd. 1967.

Beulshausen, Hans-Joachim, Facharzt f. Chir., Oberarzt d. Städt. Kr.anst., 332 Salzgitter-Lebenstedt, Kattowitzer Str. — *4. 2. 34 Göttingen. — **A:** 62 Hannover. — **Prom:** 59 Göttingen. — **F:** Chir. — **V:** 60 Krskrhs. Stolzenau (Baux), 60–61 inn. Abt. Charlottenstift Stadtoldendorf (Weber), 61 inn. Abt. Zweckverbands Krhs. Einbeck (Heckner), 61–62 gynäk. Abt. ebd. (Anton), ab 62 Städt. Kr.anst. Salzgitter-Lebenstedt (Trompke, ab 65 Ostapowicz). — **P:** Ca.vorkommen nach Magengeschwürsop., Langenbecks Arch. klin. Chir. 320/1968.

Beyer, Gerd, Priv.-Doz., Facharzt f. Chir., 65 Mainz, Heinrich-Heine-Str. 1. — *6. 4. 10 Quedlinburg. — **A:** 35. — **Prom:** 33. — **Hab:** 42 Berlin. — **F:** Chir. — **V:** 35–36 Pathol. Inst. Leipzig (Hueck), 36–48 Ass. u. Oberarzt Berlin (Magnus, Rostock, Domrich), 48–51 Oberarzt d. Waldkrhs. Berlin-Spandau, 51–56 Oberarzt Mainz (Brandt). — **B:** Anwendg. d. Glüheisens i. d. Wundbhdlg. Exp. u. klin. Untersuchgn., Barth Leipzig 1943. — Chir. Stationsarbeit (mit Schubert), Thieme Leipzig 1949. — **P:** Chron. Benzolvergiftg. b. Kaninchen. Beobachtgn. a. Blutbild, Z. exper. Med. 1933. — Histol. Untersuchgn. üb. d. Wirkg. v. metall. Kalium Argentum nitricum, Salpetersäure u. Hochfrequenzstichelg. a. d. Haut, Arch. klin. Chir. 197. — Gastritis phlegmosa, ebd. 198/1942. — Spontanheilg. e. malignen Myeloms, Zbl. Chir. 1942. — Biol. Untersuchgn. üb. chir. Nahtmaterial, ebd. 1947. — Physikal.- techn. Untersuchgn. üb. chir. Nahtmaterial, Chirurg 1949. — Abortive Tetanusfälle, Med. Mschr. 1949. — Lokale Sulfonamidtherap., Therap. Gegenw. 1950. — Praxis d. Synkarzinokolyse, Langenbecks Arch. klin. Chir. 266/1950. — Probl. d. protrah. Wirkg. v. Analgeticis, Ärztl. Wschr. 1952. — Entstehg. u. Bhdlg. d. Kniegelenkergusses, Krankengymnastik 1953. — Steingenese, Chirurg 1954. — Anwendg. d. Phenothiazinderivate i. d. Bhdlg. d. Wundstarrkrampfes, ebd. 1955. — Winterschlafbhdlg. i. ihrer Wirkg. a. d. entzündl. Reakt. d. Gewebe, ebd. 1956. — Op. Zugang i. Hüftgelenk, Bruns' Beitr. klin. Chir. 194/1957. — Grenzfälle d. Arbeitsunfalles, Mschr. Unfallheilk. 1958.

Beysiegel, Karl Wilhelm Lorenz, Facharzt f. Chir., Berufsgen.schaftl. Durchgangsarzt, 73 Esslingen, Küferstr. 7. — *22. 6. 07 Rüdesheim/Rhein. — **A:** 34 Würzburg. — **Prom:** 33 Würzburg. — **F:** Chir. — **V:** 33–34 Städt. Krhs. Potsdam, 34–45 Krhs. Marienstift Braunschweig, 35–39 chir., inn. u. Rö.-Abt. Städt. Krhs. Frankenthal/Pfalz, 39 Chefarzt-Vertr. Krhs. Bad Harzburg.

Biedermann, Freimut, Facharzt f. Chir., 7 Stuttgart, Kernerstr. 69. — *7. 2. 15 Saulgau. — **A:** 40 München. — **Prom:** 40 ebd. — **F:** Chirotherap. — **V:** 40–43 Charité Berlin (Sauerbruch), 49–51 Zentr.-Klin. Göppingen (Zukschwerdt), 51–53 Krskrhs. Waldsee (Haerle). — **B:** Neuherausgabe NAEGELI „Handgriffe". — Grundsätzl. z. Chiropraktik, Haug 1953. — Wirbelgelenk u. Bandscheibe (mit Zukschwerdt, Emminger u. Zettel), Hippokrates 1955. — Mithrsg. v. anderen chiroprakt. Arbeiten. — Bearbeiten d. Ref.bände d. Reihe: WS i. Forsch. u. Praxis (Junghanns), Hippokrates Stuttgart. — **P:** Erfahrgn. m. e. neuen Hauthyperämikum, Ärztl. Praxis 1952. — Prothrombinzeitbestimmg. u. d. Antikoagulantien-

Therap. i. kl. Krhs., Dtsch. med. Wschr. 78. — Chiropraktik, Med. heute 1953. — Mögl.k. u. Grenzen d. Chiroprakt. Bhdlg., Naturheilverfahren 1954. — Ganzheitbhdlg. wirbelsäulenbedingt. Krankh.zustände, Hippokrates 1954. — Verändergn. d. WS. als Krankh.faktor, Naturheilverfahren 1955. — Chiropraktik, Therap.-woche 1954/55.

Bier, Waldemar, Mediz.-Dir., 6000 Frankfurt/M. 1, Oberfeldstr. 51. — Fragebogen 1968 nicht beantwortet.

Biermann, F. Hermann, 1. Oberarzt d. Chir. Klin. Ev. Krhs., 42 Oberhausen/ Rhld. — *9. 11. 26 Bethel/Bielefeld. — **A:** 54 Würzburg. — **Prom:** 54 ebd. — **F:** Chir. — **V:** 54 Krhs. Gilead, Bethel/Bielefeld (v. Hasselbach), 56 Knappschaftskrhs. Bottrop (Blumensaat), 57 Städt. Kr.anst. Essen (Reischauer), 58 Allg. Krhs. Celle (Schmöe), 61 Ev. Krhs. Oberhausen (Christians).

Bierwag, Kurt, Oberarzt d. chir. Abt. d. Krskrhs., 7150 Backnang, Weissacher Str. 12. — Fragebogen 1968 nicht beantwortet.

Biesold, Wolfgang, Leit. Arzt d. chir. Abt. d. Krhs., X 9655 Schöneck (Vogtl.), Friedrich-Engels-Str. 58. — Fragebogen 1968 nicht beantwortet.

Bikfalvi, Andreas, Priv.-Doz., Chefarzt d. chir. Abt. Krskrhs., 6302 Lich. — *18.1. 16 Borband/Siebenbürgen. — **A:** 40 Klausenburg. — **Prom:** 40 ebd. — **F:** Chir. — **V:** 40–45 Med. Univ.-Klin. Klausenburg (Haynal), zwztl. C. Forlanin. Inst. Rom (Morelli), 45–47 Marosvasarhely/Siebenbürgen (Klimko), 47–54 I. Chir. Univ.-Klin. Budapest (Sebesteny), 54–57 Leit. d. thoraxchir. Abt. III. Chir. Univ.-Klin. ebd. (Kudasz), 57–67 Gießen (Vossschulte). — **B:** Histor. u. aktuell. Wandel i. d. op. Therap. d. Lungentbk, in: Ungelöste Probl. d. Chir., Thieme 1964. — **P:** Allg. Richtlinien z. Indikat.stellg. d. Cavernensaugdrainage i. d. Bhdlg. d. Lungentbk., EME Orvostudományi Szakostály Ertesitöje, Ungarn 55/1943. — Prakt. Probl. d. MONALDI'schen Cavernensaugdrainage, ebd. 57/1944. — Bhdlg. d. chron. Lungeneitergn. m. d. MONALDI'schen Methode, ebd. 60/1945. — Diagn. Schwierigktn. d. Lungenechinococcus, ebd. — Pseudotumorale Form d. Myocardtbk., Kiserletes Orsostudomany (Ungarn) 1/1949. — Indikat. d. Lobekt. u. Pneumonekt. b. Lungentbk, Magyar Sebészet 3/1949. — Intraop. u. postop. Komplikat. d. Lobekt. u. Pneumonekt. wegen Lungentbk, ebd. — Les résultats du procédé de MONALDI au cours du traitement des suppurations pulmonaires, Médicine francais 9/1949. — Rolle d. Kollapstherap. i. d. Bhdlg. d. Lungentbk., Orvosi Hetilap (Ungarn) 1949. — Röntgenol. Diff.diagn. d. pyogenen Streuherde, Magyar Belorvosi Archivum 11/1950. — Bedeutg. d. Resekt.verfahrens i. d. Bhdlg. d. Lungentbk., Schweiz. Z. Tbk. 7,4/1950. — Bhdlg. d. arteriellen Emb., Magyar Sebészet 3/1950. — Contribution a l'étude sur la patogénie de l'abscès et de la gangrène pulmonaire et la valeur de la méthode de MONALDI dans le traitement de ces affections, Arch. di Tisiologia 6/1951. — Techn. d. Angiocardiograph. u. ihre prakt. Bedeutg., Magyar Radiologia 1951. — Bronchograph., ihre diagn. Möglktn. u. prakt. Ausführg., ebd. 1952. — Tierexp. Untersuchgn. m. e. Gefäßnähapparat, Magyar Sebészet 4/1952. — Operabilitätskriterien d. Lungenca., Sebésznagygyülés Beszámolója (Ungarn) 1952. — Techn. Probl. i. d. chir. Bhdlg. d. Bronchiektasen, ebd. — Verlauf u. pathophysiol. Mechanism. d. Lungeneitergn., ebd. — Observations in animal experiments with mechanised vessel suture, J. Int. Chir. 135/1953. — Occlus.syndr. d. Vena cava superior, Magyar Sebészet 1/1955. — Symptomatol., Diff.diagn. u. Bhdlg. d. Zwerchfellhernien, Orovsi Hetilap (Ungarn) 51/1953. — Klin. u. chir. Bhdlg. d. Lungenechinococcus m. Berücksicht. atyp. Fälle, Thoraxchir. 1954. — Pathol. u. Klin. d. Hamartochondrome d. Lunge, ebd. — Sog. intra-

lob. Sequestrat., Magyar Sebészet 3/1955. — Resekt. u. End-zu-End-Anastomose
d. intrathoracal. Luftröhre wegen narb. Sten., Ful- Orr- Gegegyógyászat (Ungarn)
1/1955. — Intralob. Sequestrat. infolge anomal. Lungenarterie, Thoraxchir. 1955. —
Weitere 5 Fälle v. intralob. Sequestat. infolge e. anomal. Lungenarterie, ebd. —
Durch chron.-fibröse Mediastinitis verursacht. Occlus.-Syndr. i. d. Vena cava superior, Zbl. Chir. 1955. — Resections and anastomosis of the bronchus carried out in
a case of benigne tumor, J. Thorac. Surg. 29/1955. — Les adénoms bronchiques, Bull.
cancer 42/1955. — Bronchial-Adenome, Thoraxchir. 1955/56. — Resekt. u. Anastomose am thorakal. Teil d. Trachea wegen narb. Stenose, ebd. — Intrabronchial.
Fettgeschwülste, Zbl. Chir. 1956. — Intra- u. extrathorakale neurogene Cyste ver-
bunden m. Osteoarthropath., ebd. — Pathol. u. Klin. d. Bronchialadenome, Acta
Morphol. Hungarica 1956. — Hamartochondrom b. gleichzeit. Bronchialca.,
Schweiz. med. Wschr. 1957. — Op. u. postop. Komplikat. b. Eingr. wegen arterio-
ven. Aneurysmen, Orvosi Hetilap (Ungarn) 42/1957. — L'Aspirazione endocavi-
taria negli ascessi del polmone, Arch. Tisiol. 12/1957. — Arterioven. Aneurysma
zw. Arteria subclavia u. Vena anonyma, Thoraxchir. 1957/58. — Considérations sur
la chirurgie plastique du system trachéobronchique, Bronches 8/1958. — Wirkg.
hoher Dosen Isonikotinsäure-Hydrazid auf d. Bronchusschleimhaut d. Kaninchen,
Thoraxchir. 1960. — Exp. Osteomyelitis am Tier, Bruns' Beitr. klin. Chir. 200/
1960. — Bhdlg. d. chron. Osteomyelitis m. Eigenblut-Antibiotika-Plombe, ebd.
201/1960. — La respirazione arteficiale controllata coure trattamento delle insuf-
ficienze respiratorie ed in particolare di quelle postoperatorie, Chir. Toracica 13/
1960. — Haemodyn. Verändergn. b. kombin. Anwendg. v. Herz-Lungen-Masch. u.
Hypothermie, Thoraxchir. 1960. — Exp. Erg. m. e. künstl. Herzklappe, Langenbecks Arch. klin. Chir. 298/1961. — Erfahrgn. u. Späterg. b. 708 Lungenresekt.
wegen Tbk. aus d. J. 1951 bis 1960, Tuberkulosearzt 1962. — Tbk. Rundherde aus
d. Sicht d. Tbk.-fürsorge u. d. Thoraxchir., Beitr. Klin. Tbk. 1962. — Remarques
sur le comportement des vaisseaux cérébraux et du lit splanchnique sous circulation extracorporelle, Ann. Chir. Thor. Cardiovasc. 1962. — Bhdlg. d. chron. Osteomyelitis, Spektrum 1963. — Eigenblut-Antibiotika-Plombe i. d. Therap. d. chron.
Osteomyelitis. Erg. e. vierj. Bhdlgs.serie, Mschr. Unfallheilk. 1963. — Tierexp.
Untersuchgn. z. Wirkgs.mechanism. d. Eigenblut-Antibiotika-Plombe, ebd. —
La toracotomia antero-ascellare con scollamento della scapola, per le resezioni pol-
monari, Arch. Chir. Tor. 2/1963. — Anteroaxill. Zugang m. Schulterblattablösg. b.
Lungenresekt., Thoraxchir. u. cardiovasc. Chir. 1964. — Histol. Untersuchgn. ei-
niger m. Eigenblut-Antibiotika-Plomben behand. chron. Osteomyelitiden, Bruns'
Beitr. klin. Chir. 209/1964. — Intrathorakal.lateral. Meningocele, ebd. 208/1964. —
Stumpfe Bauchtrauma unt. bes. Berücksicht. d. extraabdomin. Begleitverletzgn.,
ebd. 209/1964. — Fluoreszenzmikrosk. Nachweis v. Krebszellen i. Blut, Med. Welt
1964. — Bronchusnaht u. Bronchusresekt. als organerhalt. Eingr., Dtsch. med.
Wschr. 1964. — Vorbereit. Thorakoplast. i. Rahmen d. Resekt.therap. b. Lungentbk., Langenbecks Arch. klin. Chir. 312/1965. — Mögl.ktn. u. Grenzen i. d. chir.
Bhdlg. schwerer Formen v. Lungentbk., Thoraxchir. u. vask. Chir. 1965. — Sobre
la sintomatologia y terapia de los tumores en „reloj de arena", Rev. Espan. Oto-
Neuro-Optal. 25/1966. — Bronchusfistel nach Lungenresekt. wegen Tbk. – Folge
fehlerhaft. Op.techn. ?, Thoraxchir. u. vask. Chir. 1967. — Rückenmarksschädiggn. nach intrathorakal. Eingr., ebd. — Untersuchgn. z. arteriell. Versorgg. d. Trachea, Med. Welt. 1967. — Lungen-Hypoplasie, Fortschr. Röntgenstr.
107/1967.

Bimler, Rudolf E., Facharzt f. Chir., 219 Cuxhaven, Deichstr. 9. — *18. 10 07 Beuthen/O.S. — **A:** 34 Berlin. — **Prom:** 35 Breslau. — **F:** Chir. — **V:** 33–39 Rudolf-Virchow-Krhs. Berlin (Sebening, Rütz, Fick), 39–40 Kriegsdienst, 40–45 Leit d. chir. Abt. Städt. Kr.anst. Brandenburg (Havel), 54–55 Krhs. Hamburg-Barmbek (Junker), 65–67 Unfallkrhs. Frankfurt a. M. (Junghanns). — **B:** Übersetzg u. Bearbeitg. d. 3. engl. Aufl. v. John Charnley: Konservat. Therap. d. Extremitätenfrakt., Springer 1968. — **P:** Ph-Bestimmgn. i. d. Sekreten d. ob. Luftwege u ihre Beeinflussg. d. Pufferlösgn., Zbl. Hals-Nas.-Ohr.-hk. 1934, Diss. — Residual beschwerden n. d. Gallenblasenop. Bhdlg. m. d. Hormon d. Gallenblasenwand Münch. med. Wschr. 1937. — Anz. u. Erfolgsaussichten b. d. chir. Bhdlg. d. Gallen leidens, Med. Klin. 1938. — Herstellg. d. Krukenberggreifzange unt. Verwendg. e Rundstiellappens (mit Schuchardt), Z. Orthop. 1948. — Gleichzeit. Darstellg. v Skelett u. Weichteiloberfl., Fortschr. Röntgenstr. 82/1955. — Combined Photo radiography, Year Book of Radiol. (Chicago) 1955. — Kombinat. v. Rö.- u. Licht bild, Langenbecks Arch. klin. Chir. 281/1956. — Lichtbildzusatz z. Rö.gerät, Fort schr. Röntgenstr. 1956. — Skelett-Weichteil-Darstellg: Komb. Rö.-Lichtbild, Mec Markt 1956. — Dokumentat. d. Unfallbefundes d. d. Lichtbildzusatz z. Rö.gerät Langenbecks Arch. klin. Chir. 1961. — Rundstiellappen b. Narbenulkus, Visur 1961. — Geheimrat Paul Friedrich z. Gedcnken, Ärztl. Praxis 1964. — Frühfunkt Frakt.bhdlg., Ber. Unfallmed. Tagg. Mainz 1/1966. — Bildverstärker b. d. „früh funkt." Bhdlg. d. off. Unt.schenkelbr. auf d. Teleskop-Gelenkschiene, Electrome dica 1967. — Frühfunkt. Bhdlg. d. off. Unt.schenkelbr. auf d. Teleskop-Gelenk schiene, Langenbecks Arch. klin. Chir. 1967.

Bir, Adil, Atatürk Caddesi No. 174, Izmir-Alsancak (Türkei). — Frageboge 1968 nicht beantwortet.

Bircher, Jost L., FMH Chir., Oberarzt d. Chir. Univ.-Klin., Bürgerspi CH-4 Basel/Schweiz. — *6. 3. 24 Aarau/Schweiz. — **A:** 50 Genf. — **Prom:** 53 Base — **F:** Allg. Chir. — **V:** 51–53 Chir. Klin. St. Gallen (Oberholzer), 53–54 Gyn.-Ge burtsh. Klin. ebd. (Käser), 54–55 Med. Klin. ebd. (Hegglin), 55–56 Chir. Klir ebd. (Oberholzer), 56–57 Univ. of Iowa Med. School Iowa/USA: Surgery (Tidrick Thorac. and Cardiovasc. Surg. (Ehrenhaft), Urol. (Flocks), Orthop. (Larson ab 57 Basel (Nissen), ab 67 ebd. (Allgöwer). — **B:** In: Spez. Frakt.lehre (v. Nigst Band 4: Frakt. u. Luxat. d. Knöchel, d. Fußwurzel- u. Mittelfußknochen u. d. Ze hen, Thieme 1967/68. — **P:** Resekt. d. Hoffa'schen Fettkörpers, Diss. — Bolzg langer Röhrenknochen, Schweiz. med. Wschr. 1952. — Haarausfall nach antikoe gul. Therap., ebd. 1953. — Erf. i. Chir. u. Gyn. m. Mestinon, ebd. — Gezielte Thromb Prophylaxe m. Marcoumar, Gynaec. Helvet. 137/1954. — Erf. i. d. Prophylax d. Thromboemb., ebd. 138/1954. — Chir. Korrekt. v. Vorhof- u. Kammerseptun defekten, Schweiz. med. Wschr. 1958. — Exp. Unters. z. Herztamponade, Helve chir. acta 1958. — Techn. Variat. d. Op. v. Isthm.sten., ebd. 1959. — Industr. Gies harze i. d. Knochenchir., Dtsch. med. Wschr. 1960. — Industrial Plastic Resins Bone Surg., German Med. Monthly 1960. — Chir. Händedesinfekt. m. Hexachlor phen, Pathol. et Microbiol. 1960. — Industr. Giessharze i. d. Knochenchir. I Dtsch. med. Wschr. 1961. — Chir. Händedesinfekt., Helvet. chir. acta 1962. - Eosinophiles Granulom e. Rippe, ebd. 1963. — Erf. m. Araldit i. Tierexp., Lange becks Arch. klin. Chir. 304/1963. — Bhdlg. v. Anastomosenulcera b. zurückgelas Magenantrum, Chir. Praxis 1964. — Frakt. u. Luxat. d. Talus, Helvet. chir. ac 1965. — Indikat. u. Techn. d. diagn. Knochenbiopsie, Med. et Hyg. 1965. - Ther. d. Zerreissg. d. tibio-fibul. Syndesmose, Hefte Unfallheilk. 92/1967. -

Obstrukt.ileus durch Speisereste nach Magenop., Helvet. chir. acta 1967. — Versuche z. exp. Erzeug. e. Sudeck'schen Dystrophie u. deren Prophylaxe, Langenbecks Arch. klin. Chir. 319/1967. — Akut. Abdomen durch traumat. Rupt. e. iatrogen. Fremdkörpercyste, Praxis (Bern), 56/1967.

Bircks, Wolfgang, Prof., Oberarzt d. Chir. Univ.-Klin., 4 Düsseldorf, Moorenstr. 5. — *7. 9. 27 Rommerskirchen. — **A:** 53 Düsseldorf. — **Prom:** 53 ebd. — **Hab:** 64 ebd. — **F:** Chir. — **V:** 53 Pathol. Inst. Düsseldorf (Meessen), 54 inn. Abt. Martinuskrhs., ebd. (Wirtz), 55–58 chir. Abt. ebd. (Achilles), 58–67 Düsseldorf (Derra). — **B:** 5 Beitr. z. Monograph. bzw. Lehrb. — **P:** 51 Arbeiten i. Zschr.

Birk, Arkadius Maximilian Ludwig, Chefarzt d. Krs.- u. Stadtkrhs., 805 Freising, Mainburger Str. 63. — *1. 5. 11 Rehling, Kr. Aichach/Obb. — **A:** 40 München. — **Prom:** 40 ebd. — **F:** Chir. — **V:** 40–45 Kriegsdienst, 45–52 Städt. Krhs. München-Oberföhring (Scherer, Störmer), 52–54 Diakonissenkrhs. Augsburg (Henning), Vinzentinum ebd. (Sixt). — **P:** Veröff. während d. Tätigkt. als Oberarzt i. Städt. Krhs. München-Oberföhring i. med. Zschr.

Birkenbach, Paul, Prakt. Arzt, 661 Lebach/Saar, Marktstr. 37. — *9. 10. 29 Leipzig. — **A:** 58 Saarbrücken. — **Prom:** 58 Homburg/Saar. — **V:** 56 Univ.-Kinderklin. Homburg/Saar (I. B. Mayer), 57 Orthop. Univ.-Klin. ebd. (Wilhelm), 57–58 II. Med. Univ.-Klin. Bürgerhosp. Saarbrücken (v. Boros), 58–59 Krskrhs. Saarburg (Gruss), 59–61 St. Michael-Krhs. Völklingen/Saar (Jost, Wiercinski), 58 Anästh. u. Wiederbelebg., Wiederbelebgs.zentr. Bürgerhosp. Saarbrücken, 59 Anästh. u. Wiederbelebg., Centre de Réanimation Univ. Nancy, 66 Kriegschir. Sanitätsakad. d. BW München, 65–67 ABC-Lehrg. BW - SE Schule Krettnich. — **P:** Prakt. Arzt-Truppenarzt; Mögl.ktn. e. mod. Erstversorgg. Schwerverletzter, Saarl. Ärztebl. 1967. — Erfahrgs.ber. üb. Pneumat. Schienen, ebd. — Geräte am Unfallort, Kraftfahrende Arzt 1967. — Pneumat. Schienen, Beil. Münch. med. Wschr. 1967.

Birkenfeldt, Werner, Sanitätsrat, X 550 Nordhausen, Thüringer Straße 21. — Fragebogen 1968 nicht beantwortet.

Birkner, Hans, Städt. Med.-Dir., Vorst. d. II. Chir. Klin., Städt. Kr.anst., 8500 Nürnberg, Flurstr. 17. — *20. 7. 21 Nürnberg. — **A:** 45 Berlin. — **Prom:** 45 Erlangen. — **F:** Chir.

Bischoff, Peter F., Prof. f. Urol., Elisabeth-Krhs., 2 Hamburg 20, Heilwigstr. 28. — *24. 3. 04 München. — **A:** 30 München. — **Prom:** 31 ebd. — **Hab:** 60 Hamburg, A. O. Prof.: 66 Hamburg. — **F:** Urol. — **V:** 30–38 Charité Berlin (Sauerbruch), u. Urol. Poliklin. Charité (Ringleb), 38–45 urol. Facharztpraxis, Belegarzt Landhausklin. u. Westsanatorium Berlin, gleichztg. Wiss. Ass. d. Chir. Univ.-Klin. d. Charité, 45 Hamburg, 48 Chefarzt d. urol. Abt. Elisabeth-Krhs., Hamburg, gleichztg. Kinderklin. Hochallee, Leit. Kinderurol. Abt. (Boehncke). — **B:** Int. Handb. d. Urol. Bd. XIII, Op. Urol., I. Teil, Springer 1961. — Encyclopédie Médico-Chirurgicale 18, Rue Seguier, Paris VIᵉ. — **P:** Ca. 80 Veröff. üb. organerhaltende Nierenop., Nierenbeckenplastiken, Op.verfahren b. Megaureter, vesico-ureter. Reflux, Blasenhalsobstrukt., Blasenextrophien, Arbeiten üb. d. Genese v. Harnwegsmißbildngn: Urol. Int. 1958, 1961, 3 Sonderbde. d. Int. Symp. f. Kinderurol. 1964, 1967. — Br. J. Urol. 29/1957. — Zbl. Chir.: 1957, 1958, 1961. — Acta Urol. Belg. 1962, XXI. Fas. II, 54, 1955, 1963. — Langenbecks Arch. klin. Chir. 276/1953, 299/1961, 306/1964. — Urologe 1963, 1966. — Päd. Praxis 1964. — Chir. Praxis 1965. — Schedario di pediatria 1965. — Therap. Gegenw. 1965. — Chir. plast. et reconst. 1966. — Riv. Chir. Ped. 1966. — Z. Urol. 1966, 1935, 1953, Sonderbd.

1951/53/55. — J. Urol. 1961. — Sonderbd. Wiener Kongr.bd. 1957. — XI. Congr. Soc. Intern. d. Urol. Stockholm Vol. II, 1958. — Trans. of the Am. Ass. of Genito-Urin. Surg. Vol. 52, 1960. — XII. Congr. Soc. Intern. d'Urol. Rio de Jan. 1961. — Revista Mexicana de Urol. Vol. XXII, 1963. — 58. Sess. Ass Franc. d'Urol. T II, 1964.

Bitter, Hermann, Facharzt f. Chir., St. Franziskus-Hosp., 2842 Lohne i. O. — *29. 7. 19 Wilhelmshaven. — **A:** 44 Kiel. — **Prom:** 45 ebd. — **F:** Chir. — **V:** 45–56 Knappschaftskrhs. Bottrop (Blumensaat).

Bitter, Wilhelm, Oberarzt der chir. Abt. des Clemens-Hosp., 4400 Münster (Westf.), Duesbergweg 124.*

Bittner, Waldemar, Chefarzt d. chir. Abt. St. Gertrauden-Krhs., 1 Berlin 31, Paretzer Str. 11/12. — *26. 12. 23 Machendorf/Reichenberg. — **A:** 50 Berlin. — **Prom:** 52 ebd. — **F:** Chir. — **V:** 50–55 St. Gertrauden-Krhs. Berlin (Block), 56 inn. Abt. ebd. (Epping), 58–63 Oberarzt d. chir. Abt. ebd. — **P:** Medikament. Therap. (Regitin u. Dilatol) i. Vergl. m. chir. (Blockade u. Sympathekt.), Bruns' Beitr. klin. Chir. 185/1952. — Mod. Sympathicolyticum (Hydergin) i. Vergl. z. Sympathekt. Dtsch. med. Journal 1954. — Unsere Indikat. z. Sympathekt. unt. Würdigg. d. Erfahrgn. d. letzten zehn J., Langenbecks Arch. klin. Chir. 288/1958. — Kombinat. op. u. konservat. Vorgehens i. d. Bhdlg. v. art. Durchblutgs.störgn., ebd. 292/1959. — Sympathekt. i. Therap.plan art. Durchblutgs.störgn., Verh. Dtsch. Ges. inn. Med. 67. Kongr. 1961. — Bedeutg. e. klaren Begriffsabgrenzg. zw. diabet. Angiopath. u. arteriosklerot. Durchblutgs.störgn. b. Diabetes f. d. Therap., Med. Klin. 1962. — Nikotinsäureinfus.therap. b. periph. Durchblutgs.störgn., Berliner Med. 1963. — Chir. Versorgg. akut. Gefäßverschlüsse, Langenbecks Arch. klin. Chir. 302/1963. — Erfolge u. Grenzen gefäßerweiternd. Therap. b. art. Durchblutgs.störgn. d. Gliedmaßen-Periph., ebd. 1968.

Björk, Viking Olov, Prof., Dir. d. Abt. Thorax- u. Herzgefäß-Chir. am Karolinska Sjukhuset, Stockholm 60 (Schweden).

Blaha, Herbert, Med.-Dir., Priv.-Doz., Chefarzt d. Zentralkrhs. Gauting d. LVA Oberbay.,8035 Gauting, Unterbrunner Str. 85. — Fragebogen 1968 nicht beantwortet.

Blanke, Karl, Privatdoz., Chefarzt d. chir. Abt. d. Diakonissenanst., 2800 Bremen 13, Gröpelinger Heerstr. 406/408. — Fragebogen 1968 nicht beantwortet.

Blanke, Siegfried H. H., Wiss. Büroleit., Boehringer & Söhne GmbH, 7 Stuttgart 1, Im Himmelsberg 18. — *9. 1. 15 Markkleeberg. — **A:** 47 Leipzig. — **Prom:** 48 ebd. — **F:** Chir. — **V:** 48–50 Stadtkrhs. Eilenburg (Heberle), 50 prakt. Arzt Zschortau, 50–51 St. Georg-Bezirkskrhs. Leipzig (Seyfarth), 51–55 St. Elisabeth-Krhs. ebd. (Hempel), 55 Landambulatorium Groitzsch, 55–57 Krskrhs. Zwenkau (Schmidt), 57–59 Stadtkrhs. Heilbronn (Usadel). — **P:** Zwischenfälle u. Komplikat. b. d. Periduralanästh., Zbl. Chir. 1955. — Extrem verlagerte Wandermilzen, unt. Mtt. e. eigenen Falles, b. d. e. Uterustumor vorgetäuscht worden war, ebd.

Blasche, Paul, Med.-Dir., Chefarzt d. urol. Abt. Städt. Stiftungskrhs. Speyer. — *31. 7. 11 Hohenstein. — **A:** 38 Heidelberg. — **Prom:** 39 Heidelberg. — **F:** Facharzt f. Chir. u. Urol. — **V:** 38–39 Mediz. Klin. Heidelberg (Stein), 39–42 Chir. Klin. Heidelberg (Kirschner), 42–45 Wehrdienst, 45–46 Chefarzt Versehrtenkrhs. Bruckberg, 46–47 Chir. Fachgutachter Vers.-ärztl. U-Stelle Heidelberg, 47–51 Oberarzt chir. Abt. Städt. Krhs. Mannheim (Zenker), 51–55 1. Oberarzt ebd. (Oberdalhoff), 55–65 Chefarzt chir. u. urol. Abt. Städt. Stiftungskrhs. Speyer, ab 65 Chefarzt urol. Abt. ebd. — **B:** Regenerat.fähigkt. i. roten Blutbild d. Graviden u. Wöchnerinnen einschl. ihrer Auswirkg. auf d. Wochenbettverlauf, Diss., Brausverlag Heidelberg 1939. — **P:** Indikat. u. Erg. b. d. Knochenmarknagelg. nach Küntscher,

Ber. Landesverb. d. gewerbl. Bg. Hessen-Mittelrhein Mainz 1951. — Homoio-
plast. Transplantat. b. verzögerter Heilg. v. Unterschenkelbrüchen, Langenbecks
Arch. klin. Chir. 276/1953. — Anzeigen u. Gegenanzeigen z. prim. Choledocho-
Duodenostomie, Chirurg 1954. — Erg. d. prim. u. sek. Choledocho-Duodenostomie,
Langenbecks Arch. klin. Chir. 282/1955. —

Blass, Eduard, Chefarzt d. Ev. Krhs., 5423 Braubach/Rhein, Im Jagenstiel 2 a.
— Fragebogen 1968 nicht beantwortet.

Blass, Robert, Chefarzt d. Krhs., Asylstr. 14, CH-8636 Wald b. Zürich/Schweiz.
— Fragebogen 1968 nicht beantwortet.

Blechschmidt, Karl, Facharzt f. Chir., 872 Schweinfurt, Stresemannstr. 11. —
*22. 12. 19 Gößnitz/Leipzig. — **A:** 44 Leipzig. — **Prom:** 45 Jena. — **F:** Chir. — **V:**
45 Kriegsdienst, 46 Hilfs- u. Landarzt Lüneburger Heide, 46–48 inn. Abt. Ev.-
luth. Diakonissenhs. Leipzig (Haase), 48–60 chir. Abt. ebd. (Maske, Runne),
60–67 Städt. Kr.anst. Bayreuth (Weber).

Bleckmann, Heinrich, Facharzt f. Chir. u. Durchgangsarzt, 28 Bremen 2, Bru-
nostr. 2. — *1. 10. 03 Menzelen. — **A:** 30 Berlin. **Prom:** 31 Münster. — **V:** Chir.:
Münster (Coenen), Essen (Keppler), Pathol. Dortmund (Schridde), Gynäk. Berlin
(Bracht), Chir. Hamburg (Reinecke).

Blees, Otto, Chefarzt d. chir. u. Unfall-Abt. d. St. Werner-Krhs., 6532 Oberwe-
sel/Rhein. — Fragebogen 1968 nicht beantwortet.

Bleicher, Hans, Ass. Arzt d. Chir. Klin. Univ. d. Saarlandes, 665 Homburg-
Saar. — *23. 5. 34 Lindach/Schwäb.-Gmünd. — **A:** 63 Homburg/Saar. — **Prom:**
63 ebd. — **F:** Chir. — **V:** 61–62 Homburg-Saar (Lüdeke), 62–63 inn. Abt. Elisabeth-
Krhs. Zweibrücken (Baum), Pathol. Inst. Homurg-Saar (Rotter), Univ.-Frauen-
klin. ebd. (Limburg), ab 64 Chir. Univ.-Klin. ebd. (Lüdeke). — **P:** Klin. u. tierexp.
Unters. m. e. neuen Antiphlogisticum, Z. Forsch., Praxis, Fortbild. 1967.

Block, Werner Heinrich, Prof., 1 Berlin 33, Thielallee 26. — *5. 3. 93 Bochum.
— **A:** 18 Straßburg. — **Prom:** 19 Berlin. — **Hab:** 36 Dr. med. habil. Berlin,
51 apl. Prof. Freie Universität Berlin. — **F:** Chir. — **V:** 19–24 Berlin (A. Bier),
24–30 Chefarzt d. chir. Abt. St. Marienhosp. Witten/Ruhr, 30–64 Chefarzt d.
chir. Abt. d. St. Gertrauden-Krhs. Berlin-Wilmersdorf, 43–45 Kriegsdienst, 50–58
Kassenführer, 59 Präsident, 60–65 Erster Schriftführer, 64 Ehrenmitglied
d. Dtsch. Ges. f. Chir., Ehrenmitglied auch verschied. and. Chirurgen-Vereiniggn. —
B: Knochenbruchbhdlg. m. Drahtzügen (mit Klapp), Urban u. Schwarzenberg
1930. — Normale u. gestörte Knochenbruchbhdlg., Enke 1940. — Durchblutgs.-
störgn. d. Gliedmaßen, W. de Gruyter 1951. — Periph. Gefäße, einschl. Thrombose
u. Embolie, in: Bürkle de la Camp-Rostock, Hdb. d. ges. Unflhkd., 2. Aufl.,
Bd. I, Enke 1954. – 3. Aufl. Bürkle de la Camp-Schwaiger, Bd. I 1963. — Mißerfolge u. Beschwerden n. Gallensteinop., Enke 1956. — Ausdehng. d. Grenzstrangresekt. b. Durchblutgs.störgn. d. unt. Gliedmaßen, in: Vossschulte, Leistgn. u.
Erg. d. neuzeitl. Chir., E. K. Frey z. 70. Geb., Thieme 1958. — Wundheilgs.probl.,
Springer 1959. — Durchblutgs.störgn. aus örtl. abgrenzbarer Ursache, Erg. Chir.
u. Orth., Bd. 42 1959. — Sympathicus-Chir. b. Durchblutgs.störgn., in: Ratschow,
Angiologie, Thieme 1959. — Ital. Ausg., Casa Editrice Ambrosiana, Milano 1962. —
Chirurgie, in: Festschrift 100 Jahre Berliner med. Gesellschaft, Medicus Verlag,
1960. — Der Arzt u. d. Tod i. Bildern aus sechs Jh., Enke 1966. — Eingr.
am sympath. Nervensystem, in: O. Kleinschmidt, Op. Chir., 4. Aufl. v. Linder-
Schwaiger, Bd. I, Springer 1968. — Schriftleitg. „Der Chirurg" ab 1961. — Redakt.
d. Kongr.ber. d. Dtsch. Ges. Chir. 1960–64 in Langenbecks Arch. klin. Chir.: Bd.

295, 298, 301, 304, 308. — Mithrsg. v. Langenbecks Arch. klin. Chir. ab Bd. 300 1962. — **P:** Arthrodesen i. Bereiche d. Fußes, Diss. — Arthrodese sämtl. Gelenke d. Fußes d. e. Eingr., Arch. klin. Chir. 113/1919. — Beitr. z. halbseit. Beckenluxat. nebst Vorschlägen z. Drahtextens. am Beckenkamm. Dtsch. Z. Chir. 160/1920. — D. Lokalisierg. d. Ulcus ventr. u. Ulcus duodeni m. Hilfe d. Blutamylasebestimmg., Arch. klin. Chir. 118/1921. — D. prakt. Verwertbark. d. Amylase-(Diastase-)Bestimmg. i. Blut u. Urin f. d. Diagn. d. versch. pathol. Zustände, Z. klin. Med. 93/ 1922. — Drahtextens. am Beckenkamm. Arch. klin. Chir. 120/1922. — Mehrsitz. Darmverschl. u. Scheineinklemmg. v. Brüchen. Selt. Ileusformen, Dtsch. Z. Chir. 169/1922, — Coxa valga luxans m. wechselnder Kopfeinstellg. D. „schlotternde Hüfte", Arch. klin. Chir. 123/1923. — Seltene Verletzg. als Beitr. z. Festigkt. d. Sehnen, Münch. med. Wschr. 1923. — Z. Pathogen. u. Therap. d. traumat. Epilepsie, Dtsch. Z. Chir. 180/1923. — Drahtextens. am Schultergürtel, Klin. Wschr. 2/1923. — Neuer Distrakt.app. u. Spannbügel f. d. Drahtextens., Zbl. Chir. 1923. — Beitr. z. Kap. d. Hydronephrose aus Entwicklgs.störgn. d. Ureteren, Z. urol. Chir. 14/1924. — Krit. Sammelref. ü. d. Wirkg. d. Rivanols. Dtsch. med. Wschr. 1924. — Harnröhre u. Penis, Übersichtsref. Jber. Urol. 1922/1924, 1924/1926. — Rettg. d. primär. Wundheilg. b. infizierten Nahtwunden d. Rivanol, Klin. Wschr. 3/1923. — Leistgn. d. Rivanols u. ihre Abhängigkt. v. d. Anwendgs.techn., Arch. klin. Chir. 136/1925. — Verhalten d. Knochens n. Bohren u. Nageln u. b. d. Drahtextens., ebd. 137/1925. — Techn. z. Drahtextens., D. neue Modell meines Distrakt.app., Zbl. Chir. 1926. — Drahtextens. z. Knochenbruchbhdlg., IV. Internat. Kongr. Unfallhlkd. u. Berufskrkh., Amsterdam 1925. — Spontanes Bauchdeckenhämatom in mehreren Schüben, Dtsch. Z. Chir. 195/1926. — Traumat. asept. Metaphysennekr. d. Radius u. ihre Beziehgn. z. anderen gelenknahen Knochenerkrankgn., Arch. klin. Chir. 142/1926. — Aponeurosensphinkterplastik – e. neues Leistenbruchop.verfahren, Zbl. Chir. 1927. — Profuse Magen- u. Darmblutgn. als Folge v. Milzvenen- u. Pfortaderthrombose, Dtsch. med. Wschr. 1927. — Chem. u. physiko-chem. Untersuchgn. z. Physiol. d. Knochen. Verh. 22. Orth. Kongr. 1927, Beil. Z. orthop. Chir. 49/1928. — Plastik, Cowpersche, Littrésche Drüsen, Samenhügel etc. Übersichtsref. Jber. Urol. 1926/1928. — Chem. Unters.-Erg. b. Epiphysennekr., Verh. 23. Orthop. Kongr. 1928, Beil. Z. orthop. Chir. 51/1929. — Bhdlg. d. Kniescheibenbr. m. Drahtextens., Zbl. Chir. 1929. — Anlegg. v. Drahtquergegenzügen am Knochen, ebd. — Fersenbeinbruchbhdlg. m. Drahtzügen, Verh. 24. Dtsch. Orthop. Kongr. 1929, Beil. Z. otrhop. Chir. 1930. — Schenkelhalsverbiegg. als Kompensat. b. Skoliose d. WS., Verh. 25. Orthop. Kongr. 1930, Beil. Z. orthop. Chir. 1931. — Erfahrgn. u. Erfolge m. meinem Distrakt.app. b. Unterschenkelbr., Bruns' Beitr. klin. Chir. 152/1931. — Kalk- u. Fettstoffwechsel i. ihren Beziehgn. zueinander u. z. Knochen, Dtsch. Z. Chir. 234 (Festschrift f. Bier) 1931. — Beitr. z. primär. u. subakut. Osteomyelitis d. WS, Arch. klin. Chir. 168/1931. — Traumat. Nierensteinbildg. u. ihr Zerfall, Z. Urol. 1931. — D. heutg. Stand d. Knochenbruchbhdlg. m. Drahtzügen, Med. Klin. 1932. — Perirenale Urinzyste n. Steinperforat. d. Nierenbeckens, Z. Urol. 1932. — Z. Pathogen. unspezif. Spongiosaerkrkgn. d. Knochens, insbes. d. n. Perthes-Calvé-Legg, König, Köhler, Kienböck, Osgood-Schlatter, Axhausen u. a. benannten u. verwandter Krankheitsbilder, Versuch e. einheitl. Deutg., Arch. klin. Chir. 174/1933. — Ber. ü. Sammlg. v. 20 199 Leistenbruchop. (Rezidive), ebd. 175/1933. — Bajonettförm. Drahtzüge z. Ausgl. v. Seitenverschiebgn. d. Bruchstücke, Zbl. Chir. 1934. — Proteusinfekt. b. Menschen, insbes. ihre chir. Erscheingn., Münch. med. Wschr. 1934. — Neue Methode f. Drahtquerzüge am Knochen, Arch.

klin. Chir. 180/1934. – Bhdlg. v. Organ- u. Sickerblutgn., ebd. 186/1936. – Neues Prinzip b. d. örtl. arzneil. Blutstillg. (Tuffon), Münch. med. Wschr. 1936. – Fehler u. Gefahren b. d. Zugbhdlg. d. Knochenbr., Arch. klin. Chir. 187/1937. – Gesichtsplastik, Chirurg 1937. – Klin. d. Aneurysma dissecans aortae, Arch. klin. Chir. 188/1937. – Callusbeeinflussg. durch Fraktur-Rekonvaleszentenserum (mit Plenge), ebd. 1937. – Bedeutg. mechan. Faktoren b. d. Knochenbruchbhdlg., ebd. 196/1939. – Schenkelhalsnagelg., ebd. – Häufigkt. u. Ursachen d. Pseudarthrosen, Verh. Dtsch. Orthop. Ges. 1941. – Folgergn. f. d. Praxis a. neueren Erkenntn. ü. d. Knochenbruchheilg., Münch. med. Wschr. 1941. – Heut. Standpunkt i. d. Frage d. Knochenregenerat., Zbl. Chir. 1941. – Bedeutg. d. vegetat. Nervensystems b. Zustandekommen örtl. Erfriergn., Arch. klin. Chir. 204/1942. – Carotissinusreflex als Ursache v. Zwischenfällen b. allg. u. örtl. Betäubgn., Zbl. Chir. 1943. – Eingr. am sympath. Nervensystem b. örtl. Erfriergn., Arch. klin. Chir. 205/1944. – Ausdehng. d. Erfrierungs.schäden u. Verändergn. a. d. sympath. Ganglien, ebd. – Blockierg. u. Ausrottg. d. Sympathicus-Grenzstranges b. Erfriergn., ebd. – „Rosettenplastik" zur Deckung kurzer Amputat.stümpfe, Chirurg 1944. – Verändergn. an d. Sympathicusganglien, Zbl. Chir. 1947. – Rolle d. sympath.-ganglien i. d. Pathogen. d. Durchblutgns.schäden, ebd. – Sympathicusblockade b. akut. Durchblutgs.störgn., Chirurg 1947. – Neurovegetat. Grundlagen u. d. chir. Beeinflussgs.mögl. d. Durchblutgs.schäden, Bruns' Beitr. klin. Chir. 177/1948. – Anaesthesie als Therap., Dtsch. Gesd.wes. 1949. – Op. d. Hallux valgus, Zbl. Chir. 1949. – August Bier z. Gedächtnis, Forschgn. u. Fortschr. 25/1949. – Konvexitätsplastik am Darm, Chirurg 1949. – Mißerfolge, Rückschläge, Verschlimmergn. u. widersinn. Reakt. nach Eingr. am Sympathicus, Langenbecks Arch. klin. Chir. 264/1950. – Mißerfolge n. Eingr. am Sympathicus b. Durchblutgs.schäden d. Gliedmaßen, Bruns 'Beitr. klin. Chir. 179/1950. – Stumpfplastiken a. d. Stumpfrand, Chirurg 1950. – Z. Pathogen. d. Durchblutgs.störgn., Verh. Dtsch. Path. Ges. 1950. – Reflexzonen u. vegetat. Nervensystem, Krankengymnastik 1950. – Operat. d. Gitterlunge mittels versenkter Hautplastik, Langenbecks Arch. klin. Chir. 267/1951. – Z. Pathogen. u. Therap. d. Durchblutgs.störgn., Beilageh. Z. Orthop. 81/1952. – Percutane Drahtfixierg. d. Ellbogenbr., Mschr. Unfallhlkd. 1952. – Begutachtg. periph. Durchblutgs.störgn., Dtsch. med. Wschr. 1952. – Beobachtgn. am vegetat. Nervensystem n. Eingr. am sympath. Partner, Acta neuroveget. 5/1952. – Kausalgie u. kausagiforme Zustände, ebd. 7/1953. – Labilitätsphase u. Stabilisat. d. vegetat. Nervensystems n. Eingr. am Sympathicus, Langenbecks Arch. klin. Chir. 273/1953. – Wandlgn. u. Fortschr. i. d. Sympathicuschir., ebd. 276/1953. – Ionometr. Untersuchgn. z. Metallose d. Gewebe (mit Beckstroem), ebd. 277/1953. – Paradoxe Reakt. i. vegetat. Bereich, Acta neuroveg. 8/1953. – Haut b. Durchblutgs.störgn., Dtsch. med. J. 1954. – Lymphstauung n. Ausräumg. d. Achselhöhle, Med. Klin. 1954. – Pathogen. u. Erkenng. d. Durchblutgs.störgn., Zeitfragen d. Augenhlkd., Thieme, Leipzig 1954. – Percut. Drahtfixierg. b. Frakt., Luxat., Resekt., Arch. orthop. Unfallchir. 46/1954. – Mißerfolge u. Beschwerden n. Gallensteinop. i. Blickwinkel d. Pathophysiol., Langenbecks Arch. klin. Chir. 282/1955. – Reimplantat. v. gänzl. losgelösten Gelenkteilen, Dtsch. Ges. Unfallhlkd. 1955, Hefte Unfallhlkd. 52/1956. – Op. d. Varizen durch multiple subcutane Discis. n. Klapp, Zbl. Chir. 1955. – Gallenwegsdyskinesien, Dtsch. med. J. 1955. – Heut. chir. Bhdlg. d. Gallensteinl., Umschau 1956. – Gutachtenerstattg. - e. staatsbürgerl. Pflicht, Med. Sachverst. 52/1956. – Chir. Bhdlgs.mögl. b. d. Arteriosklerose, Dtsch. med. J. 1957. – Vegetat. Reakt. n.

Sympathicus-Op., Langenbecks Arch. klin. Chir. 287/1957. — Haben Sympathicusop. b. Durchblutgs.störgn. noch ihre Berechtigg.?, Dtsch. med. Wschr. 82/ 1957. — Aktuelle Fragen b. Störgn. d. Wundheilg., Langenbecks Arch. klin. Chir. 289/1958. — Weitere Beobachtgn. am vegetat. Nervensystem n. Eingr. am sympath. Partner (mit Beyer, Stephan, Wandel), Acta neuroveget. 19/1958. — Herzchir. i. Deutschland. Gedanken a. d. Eröffngs.ansprache auf diesj. Kongr., Umschau 59/1959. — La maladie de Raynaud, Minerva cardioangiologica Europea 6/1958. — Ethos d. Chirurgen u. d. Stellg. d. Chir. in d. Öffentlichkt., Eröffnungsansprache Chir. Kongr. 1959., Langenbecks Arch. klin. Chir. 292/1959. — Akute u. chron. Pancreatitis (mit Bartelheimer, Köhn, Loeschke), Dtsch. med. J. 1960. — K. H. Bauer z. 70. Geb., Mitt. d. Vereing. d. Freunde d. Studsch. d. Univ. Heidelberg, XII. Jg., 28/1960. — Effekt d. Sympathekt., Ärztl. Tonbandztg. d. österr. Ärztekammer 1960. — Humanist. Gymnasium auch heute noch?, Festvortr. 100Jahr-Feier Staatl. Gymnasium Bochum 1960, Manuskriptverfielfältg. — Nebenwirkgn. u. Gegenindikat. b. Sympathekt., Med. Klin. 1960. — D. neue Siegel d. Dtsch. Ges. Chir, Langenbecks Arch. klin. Chir. 295/1960. — Diagnost. art. Gefäßerkrkgn., Verh. Dtsch. Orthop. Ges. 1960. — Ausfall u. Wiederkehr vegetat. Funkt. n. Sympathekt., Klin. Med. 1961. — Physiol. u. pathophysiol. Beobachtgn. am vegetat. Nervensystem n. klin. Erfahrgn. m. d. Sympathekt., Dtsch. med. J. 1961. — Prof. K. G. Ritter z. 90. Geb., Chirurg 1961. — A. Hübner †, ebd. — Gedächtnisrede a. A. Bier z. hundertsten Geb., Langenbecks Arch. klin. Chir. 298/1961. — u. Berlin. Med. 12, H. 22/1961. — August Bier, Z. Gedenken an s. 100. Geb., Landarzt 1961. — Cholezystitis u. Cholangitis (mit Bartelheimer u. a.), Dtsch. med. J. 1962. — Fortlauf. Knüpfnaht, Chirurg 1962. — Bhdlg. d. Calcaneus-Frakt. m. Doppeldrahtextens., ebd. — Pathophysiol. d. chir. Naht, Klin. Med. 1963. — Techn. d. End-zu-Seit Anastomose an Magen u. Darm, Dtsch. med. J. 1963. — Transthorak. u. lumb. Sympathekt., Farb-Ton-Film, Langenbecks Arch. klin. Chir. 304/1963. — Begutachtg. art. Durchblutgs.störgn. d. Beine, Klin. Med. 1963. — Bhdlg. d. Raynaud-Krankh., Med. Klin. 1964. — Wundverbände m. Pflastern, Chirurg 1965. — Aus d. Redaktionsstube, ebd. — Totenkult i. Mexiko, Z. ärztl. Fortbild. 1967.

Bloemertz, Carl Bruno, Facharzt f. Chir., Durchgangsarzt d. gewerbl. Berufsgen.schaften, 56 Wuppertal-Barmen, Westkotterstr. 110. — *21. 5. 19 Linnich/ Jülich. — **A:** 48 Bonn. — **Prom:** 45 Leipzig. — **F:** Chir. — **V:** 45 Physiol. Inst. Leipzig (Sulze), 45–47 inn. Abt. Städt. Krhs. Köln-Mülheim, Ausweichkrhs. Marialinden b. Köln (Hopmann, Bücken), 48–65 Ass. Arzt u. Oberarzt d. chir. u. Unfallabt. St. Josef-Krhs. Beuel-Bonn (Sträter, v. Scheidt). — **B:** Schmerzensgeldbegutachtg., de Gruyter Berlin, 1. Aufl. 1964, 2. Aufl. 1968. — **P:** Schwangerschaftserbrechen, Ärztl. Praxis 1951. — Nark.erbrechen, ebd. 1952. — Aludrin-Aerosole b. postop. Bronchitiden, Z. Aerosol-Forsch. 1952. — Prophylaxe u. Therap. d. Nark.erbrechens, Dtsch. med. Wschr. 1952. — Hirudoid i. d. Chir. d. prakt. Arztes. Landarzt 1953. — Heilanaesth. m. e. neuen Procain-Praep., Dtsch. med. Wschr. 1954. — Krit. z. Cystitisbhdlg., Hippokrates 1955. — Bhdlg. postcomm. Regulat.störgn., Medizinische 1955. — Narbenbhdlg. m. Hirudoid, Med. Klin. 1955. — Wert lok. Hydrocortison-Inj. i. d. Unfhlkd., ebd. 1956. — Chir. Ekzem u. s. Bhdlg., Therap. Gegenw. 1956. — Bhdlg. postcomm. Beschwerden m. i.v. B-Vit. Kompl.-Inj., Med. Klin. 1958. — Bhdlg. d. posttraumat. Oedems, Münch. med. Wschr. 1958. — Fortschr. Lokalanaesth. m. Mepivacain, Anaesthesist 1963.

Blome, Wolfgang, Facharzt f. Chir., Durchgangsarzt, 307 Nienburg/Weser, Wilhelmstr. 13. — *30. 5. 20 Bochum. — **A:** 50 Bonn. — **Prom:** 50 ebd. — **F:** Chir.

— **V:** Hoffmannstift Bad Salzuflen, Bergmannsheil Bochum, Städt. Kr.anst. Bielefeld, Hellmich Kr.anst. Kamen, Rochushosp. Castrop-Rauxel.

Blomquist, Harry E. E., Prof., II. Chir. Klin. Univ.-Zentr.krhs., Helsingfors 10, Tempelgatan 4 B 3, Finnland. — *3. 12. 07 Jakobstad/Finnland. — **A:** 33 Helsingfors. — **Prom:** 40 ebd. — **Hab:** 51 ebd. — **F:** Chir., Thoraxchir., allg. Chir. — **V:** 35–37 Kommune Hosp. Wasa (Lindström), 39–45 Allg. Krhs. Nyslott (Sandelin), 45–48 Maria Krhs. Helsingfors (Pelkonen), 48–55 Anat. Inst. ebd., 55 Chefarzt Kommune Hosp. Wasa, 55–65 Ass. Chefarzt II. Chir. Univ.-Klin. Helsingfors, ab 65 Ass. Prof. ebd. (Seiro). — **B:** Morphol.-anthropometr. Untersuchgn. üb. d. Hinterhauptbein d. Lappen Finnlands, Akad. Abhandlg. Helsingfors 1939. — Anthropometr. Untersuchgn. üb. d. Schädelbasis d. Lappen Finnlands, Ann. Acad. Scient. Fenniae 1945. — Op. Bhdlg. d. Magenkrebses, ihre Erfolge u. Endergeb., Acta chir. Scand. Suppl. 178/1953. — Hdb.beitr. (unt. anderem): Tumörer i ventrikeln u. Tumörer i tunntarm och appendix, in: Tumörsjukdomar (En nordisk lärobok), Almqvist & Wiksell Stockholm 1963. — **P:** Üb. 80 Publikat., hauptsächl. v. Geb. d. Bauchchir., Thoraxchir., Anat., Chir. Anat., Endokrinol., Anthropol., exp. Untersuchgn.

Blümel, Anton, Chefarzt d. Städt. Krhs., X 7962 Dahme (Mark), Wallstr. 19. — Fragebogen 1968 nicht beantwortet.

Blümel, Günther, Oberarzt d. Abt. f. Exp. Chir. d. I. Chir. Univ.-Klin., Alserstr. 4, A-1090 Wien/Österreich. — Fragebogen 1968 nicht beantwortet.

Blümel, J. A. Paul, Prof., Chefarzt d. ev.-luth. Diakonissenanst., Leit. d. chir.-urol. Abt. (bis 68) ebd., 239 Flensburg, Knuthstr. 1. — *23. 9. 01 Steinkirchen/Lübben. — **A:** 26 Berlin. — **Prom:** 26 ebd. — **Hab:** 37 Breslau. — **F:** Chir. u. Urol. — **V:** 26–28 Anat. Inst. Hamburg (Poll), 28–33 Göttingen (Stich), 33–45 Breslau (K. H. Bauer), ab 37 Oberarzt ebd. — **P:** Zange am nachfolgenden Kopf, Diss. — Fingerlinienmuster u. geist. Norm, (mit Poll) Med. Klin. 1928. — Kastrat. u. Erythrocytenzahl, ebd. — Akute Mediastinalemphysem. Weiterer Beitr. z. Klin. u. Bhdlg., Zbl. Chir. 1930. — Anwendg. wiss.schaftl. Statistik i. klin. Arbeiten, Münch. med. Wschr. 1931. — Statistik d. Gallensteinleidens, Bruns' Beitr. klin. Chir. 152/1931. — Habit. Luxat., Beitr. z. Zwillgs.pathol., Zbl. Chir. 1932. — Chem. u. morphol. Untersuchgn. üb. d. Stoffwechsel i. Transplantaten (mit Tammann u. Roese), Arch. klin. Chir. 172/1932. — Scharlach u. Menstruat. Bemerkg. z. Dienst u. Natur, Münch. med. Wschr. 1934. — Bhdlg. d. Seminome, Bruns' Beitr. klin. Chir. 159/1934. — Angeb. Harnleitererweitergn., ebd. 160/1934. — Op. Bhdlg. d. Stimmbandlähmgn., ebd. 161/1935. — Was leistet d. Rö.bestrahlg. i. d. Bhdlg. d. Prostatahypertroph., ebd. 162/1935. — Diagn. d. Hodengeschwülste, Med. Welt 1935. — Prolanausscheidg. b. Mann, Zbl. Chir. 1935. — Gesichtspunkte z. Erkenng. u. Bhdlg. d. Krebses d. Vorsteherdrüse, Med. Klin. 1936. — Bedeutg. d. mittelbaren Wirkg. d. Rö.strahlen f. d. Wachstum d. bösart. Geschwülste, Bruns' Beitr. klin. Chir. 167/1938. — Anzeigen z. transurethralen elektrochir. Resekt. d. sog. Prostatahypertroph., Med. Klin. 1938. — Prim. Strahlenpilzerkrankg. d. Penis, Zbl. Chir. 1941. — Fisteln zw. Darm u. Blase, Z. Urol. 1942. — Blasen-Darmfistel, ebd. — Wirbelbr. od. Adoleszentenkyphose?, Münch. med. Wschr. 1942. — Schußverletzgn. d. Bauches, Med. Klin. 1942. — Blutharnen b. Vergiftg. m. Sadobaumspitzen, Slg. Vergift.fälle, 1941/43. — Fremdkörpergranulom durch Wildlederhandschuhe, Dtsch. Militärarzt, 1943. — Was wissen wir üb. d. Entstehg. d. Aktinomykose?, Bruns' Beitr. klin. Chir. 175/1943. — Entstehg. d. Gelenkverändergn. b. Syringomyelie, ebd. — Riesengeschwülste d.

Wirbelsäule (mit Janzen), ebd. 180/1950. — Penicillinbhdlg. d. akut. haemotogenen Osteomyelitis d. Kinder u. Jugendl. (mit Schüler), Langenbecks Arch. klin. Chir. 268/1951. — Bhdlg. d pertrochanteren u. infratrochanteren Ob.schenkelbr. m. d. nicht sperrenden Laschenschraube, Bruns' Beitr. klin. Chir. 191/1955.

Blum, Emil-Oskar, Facharzt f. Chir., Oberarzt d. chir. Abt. Städt. Krhs., 4 Düsseldorf-Benrath, Urdenbacher Allee 83. — *19. 5. 20 Bochum. — **A:** 48 Düsseldorf. — **Prom:** 49 ebd. — **F:** Chir. — **V:** 49–50 Düsseldorf (Derra), 50–55 Städt. Kr.anst. Koblenz (Korth), 55–56 inn. Abt. Städt. Krhs. Düsseldorf-Benrath (Eitel), ab 56 chir. Abt. ebd. (Herbig).

Blume, Günther W. H., Facharzt f. Chir. u. Orthop., 1 Berlin 20, Klosterstr. 34/35. — *14. 3. 28 Kattowitz/Oberschles. — **A:** 53 Marburg. — **Prom:** 53 ebd. — **F:** Chir. u. Orthop. — **V:** 56–62 Städt. Krhs. Wilmersdorf (Regensburger), 62–68 Oskar-Helene-Heim Berlin (Witt).

Blume, Horst, MR., Oberarzt d. chir. Abt. Stadt-Krhs., 609 Rüsselsheim, August-Bebel-Str.59. — *30. 11. 19 Jena/Thür. — **A:** 45 Jena. — **Prom:** 53 Greifswald. — **F:** Chir. u. Anaesth. — **V:** 49–50 Univ.-Frauenklin. Greifswald (Mestwerdt), Med. Univ.-Klin. ebd (Katsch), 51–57 Chir. Univ.-Klin. ebd. (Schmitt), 57–61 Rostock (Schmitt). — **B:** Traumat. Epiphysenlösg. u. Femurkopfepiphysenlösg. Jugendlicher, im Handlexikon d. med. Praxis (H. Braun), Medica Stuttgart 1955. — Unerwartete Kreislaufstillstand, in: Chir. d. Traumas (Zetkin u. Kühtz), VEB Volk u. Gesundheit Berlin 1957. — Unerwarteter Kreislaufstillstand während chir. Eingr. u. seine Bhdlg., in: Wiederherstellgs.chir. an Herz u. Herzbeutel (W. Schmitt u. Kudasz), ebd. 1959. — Nark.komplikat. b. Säuglingen (techn. Teil), in: Kinderchir. Sympos. Rostock 1958 (W. Schmitt), ebd. — Schmerzausschaltgs.-verfahren in d. Chir., Mitarb. in: Allg. Chir. (W. Schmitt), Barth Leipzig u. München, 2. u. 3. Aufl. 1958/60. — **P:** Bhdlgs.erg. b. d. Femurkopfepiphysenlösg. Jugendl., Zugl. e. Beitr. z. Frage d. Epiphysenfugenschließg. b. Nagel., Diss. — Klin. u. Exp. z. Penicillinbhdlg. d. akut. eitr. Parotitis (mit Schmitt u. Ortel), Zbl. Chir. 1954. — Greifswalder Schiene, ebd. 1955. — A perlonháló plasztika (mit Schmitt), Magyar Sebészet 8/1955. — Säuglgs.anaesth., Münch. med. Wschr. 1956. — Anaesth.schwester, Zbl. Chir. 1961.

Blumensaat, Carl, Prof., Chefarzt d. chir. Abt., Dir. d. Knappsch.krhs. Bottrop i. R., 8992 Wasserburg/Bodensee, Nr. 18. — *13. 10. 00 Linnich. — **A:** 26 Würzburg. — **Prom:** 24 ebd. — **Hab:** 35 Münster/Westf. — **V:** Chir., Urol. u. Röntgenol. — **V:** Med. Univ.-Klin. Münster (Krause), bakt. Abt. Pathol. Inst. Berlin (Kuczynski), Path. Inst. ebd. (Lubarsch), Histol. Inst. Paris (Champy), Radium-Inst. ebd. (Lacassagne), Münster (Coenen). — **B:** Anat. u. Klin. d. lumbosakr. Üb.gangswirbel (Anat. Tl.: Blumensaat, Klin. Tl.: Clasing), Erg. Chir. u. Orthop. 25/1932, Springer. — Tumoren d. Kniescheibe, ebd. 29/1936. — Entzündl. Erkrankgn. d. Kniescheibe, ebd. — Lageabweichgn. u. Verrenkgn. d. Kniescheibe, ebd. 31/1938. — Heut. Stand d. Lehre v. Sudeck-Syndrom, H. 51 d. Beih. z. Mschr. Unfhlkd., Springer 1956. — Entzündl. Erkrankgn. d. Prostata., Vortr. a. d. Prakt. Chir., 60. H., Enke 1961. — Schipperkrankh. u. a. Ermüdgs.schäden am Skelett, Hdb. d. ges. Arbeitsmed., II. Bd., Urban & Schwarzenberg 1961. — **P:** Wirkg. v. Metaammoniumvanadat a. Katzen, Diss. — Intramurale Blutg. d. Speiseröhre n. Durchbr. e. Aortenaneurysmas, Virchows Arch. 268/1928. — Neuroblastome d. Sympathicus b. Erwachsenen, ebd. 269/1928. — Franz. Sozialversich.Gesetz, Aerztl. Mitt., Leipzig 1928. — Tumeur mammaire chez le cobaye, coincidant avec la présende de nématodes (mit Champy), Bull. cancer 1928. — Wiederholt. Vorkommen v. Sarcomen i. e. Hühnerstall (mit Champy), Virchows Arch. 272/1929. — Lipoid- u. Eisenablagergn. i. Nebennieren u. Hoden b. Knaben, ebd. 271/1929. — Neuer Befund i. Knabenhoden, ebd. 272/1929. — Nephrogene Skoliose (mit Nestmann), Bruns' Beitr. klin. Chir. 149/1930. — Ostéoarthropath. hypertroph. pneumique, Röntgenpraxis 1930. — Nephrogene Skoliose i. Tierversuch, Z. orthop. Chir. 1932. — Corticale Calcaneustbk., Dtsch. Z. Chir. 236/1932. — Craniopagus parieto-front. bilat., Virchows Arch. 285/1932. — Patella partita, Arch. orthop. Chir. 32/1932. — Strahlenbhdlg. d. Krebse d. Speiseröhre, Dtsch. Z. Chir. 241/1933. — Ausgleichfilter b. Rö.aufnahmen, Röntgenpraxis 1933. — Bauchdeckenreflex b. Darm-Bauchwandadhäs., Zbl. Chir. 1934. — Medikamentös. Magenulkus b. Luminal-Brombhdlg., Mschr. Unfhlkd. 1934. — Rö.-Darstellg. d. Brustbeins, Bruns' Beitr. klin. Chir. 1936. — Traumat. Entstehg. d. Hydronephr., Mschr. Unfhlkd. 1936. — Entstehg. d. Kniescheibenosteomyelitis, Chirurg 1936. — Spritzquetsche f. d. Lebertranwundbhdlg., ebd. — Sekund. Schenkelkopfnekr. n. traumat. Hüftgelenksverrenkg., Arch. klin. Chir. 185/1936. — Unspezif. Spongiosaherde d. Kniescheibe, Habil.schr. — Bhdlg. d. geschloss. Hautabscherg. (Décollement), Chirurg 1937. — Rauschgiftsucht u. Unf.-hlkd., Mschr. Unfhlkd. 1937. — Beitr. z. Ätiol. d. Perthes'schen Erkrankg., Zbl. Chir. 1942. — Indirekt. Stauchgs.br. d. Calcaneus d. Minenexplos., Chirurg 1943. — Bhdlg.-Anzeige d. stumpfen Pancreasverletzg., ebd. — Kontrastdarstellg. d. Gelenke i. d. dring. Feldchir., Mschr. Unfhlkd. 1943. — Myelograph. i. Dienst d. Schußverletzg. d. Rückenmarks, Röntgenpraxis 1944. — Frühop. d. Schußverletzgn. d. Rückenmarks, Arch. klin. Chir. 205/1944. — Rö.-bild d. Sudeckschen Krankh. u. d. Kalkstoffwechselstörgn. d. Kniescheibe, Fortschr. Röntgenstr. 70/1944. — Riesenharnleiter od. Harnleitercyste?, Z. urol. Chir. 1944. — Urachus u. Darmverschluß, ebd. — Bursitis calcarea patellaris u. Peritendinitis calc., Zbl. Chir. 1947. — Op. Darminvaginat. i. Tierversuch, Chirurg 1947. — Sagittale Längsbr. d. HWS., ebd. 1948. — Vagoton. gastr. Koliken unt. d. Bild d. Ulcus ventr.perfor., ebd. — Lungenkrampf u. Sympathekt., Zbl. Chir. 1948. — Alopecia, Dermat. Wschr. 1949. — Op. d. extrasphinkt. Analfisteln, Chirurg 1949. — Pankreatitis n. Op. am Gallensystem, Bruns' Beitr. klin. Chir. 181/1950. — Bhdlg. d. Folgen d. Commotio cerebri m. Halsgrenzstrangblockaden, Zbl. Chir. 1951. — Rückenmarkverletzg. u. motor. Innervat. d. ob. Harnwege (mit Menzel), Langenbecks Arch. klin. Chir. 269/1951. — Periduralanästh. u. Praxis, Zbl. Chir. 1952. — Gibt es Schädiggn. d. Fußgelenke d. Preßluftwerkzeuge?, Mschr. Unfhlkd. 1951. — Sudecksches Syndr., Unfallmed. Tagg. Köln 1952, VVA-Druck Oberhausen 1952. — Techn. d. Harnblasenausrottg., Chirurg 1952. — Phasendeutg. d. Sudeckschen Syndr., ebd. — Heroische Bhdlgs.methode z. Reaktivierg. total Querschnittsgelähmter, Nervenarzt 1953. — Probl. d. sagitt. Längsbr. d. Halswirbelkörper, Chirurg 1953. — Bandscheibenschäden v. chir. Standpunkt, Z. Rheumaforsch., 1953. — Bhdlg. u. Begutachtg. d. Sudeck-Syndr., Arch. orthop. Unfallchir. 45/1953. — Durchblutgs.störgn. b. Sudeck-Syndr., Z. Rheumaforsch. 1955. — Bhdlg. akut. Komplikat. d. Myelomeningocele b. Erwachsenen, Zbl. Chir. 1955. — Vorbeugg. u. Bhdlg. lumbal. Bandscheibenschäden, Medizinische 1955. — Therap. Grundl. u. Mögl.ktn. b. Sudeck-Syndr., Therap.woche 1955. — Osteomyelitis-Urteil d. OVA Münster v. 20. 7. 1950, e. rechtl. Bindg. f. d. ärztl. Sachverständigen?, Mschr. Unfhlkd. 1956. — Erwerbsminderg. b. traumat. Nierenverlust, ebd. 1957. — Lungenspätkomplikat. nach Schultergelenksplast. m. Eden-Span, Thoraxchir. 1958. — Meniskusregenerat. u. Berufskrankh. Nr. 26, Mschr. Unfhlkd. 1958. — Reflexdystrophien m. bes. Berücksicht. d. Sudeck-Syndr., Med. Welt 1960.

Blumenthal, Otto Ludwig, Ärztl. Dir., Chefarzt d. chir. Abt. Allg. Krhs. Hamburg-Rissen, 2 Hamburg-Rissen, Suurheid 20. — *22.9.14 Hamburg.— A:39 Hamburg. — **Prom:** 40 ebd. — **F:** Chir. — **V:** 39–41 A. K. Hamburg-Altona (Bessin), 41–43 Univ.-Krhs. Hamburg-Eppendorf – Pathol. Inst. (Fahr), 43–45 Klin. u. Militärabt. Tropeninst. Hamburg, (Menk, Mohr), A. K. Hamburg-Ochsenzoll (Hollenbach), 45–46 Univ.-Krhs. Hamburg-Eppendorf – Pathol. Inst. (Fahr), 46–47 I. Med. Univ.-Klin. U. K. Hamburg-Eppendorf (Berg, Prévot), 47–56 Oberarzt – Gesundh.-behörde Hamburg – d. A. K. Hamburg-Barmbeck (Roedelius), A. K. Hamburg-Heidberg (Loeweneck, Diebold), A. K. Hamburg-Rissen (Kemp), ab 57 Chefarzt d. chir. Abt. A. K. Hamburg-Rissen, zwztl. 57 u. 59 je 3 Mon. Kanton-Spital Zürich (Brunner), 47–59 Doz. Zahnärztl. Inst. Hamburg. — **P:** Oligodendrogliome, Diss. — Pylorusneurofibrom, 63. Tagg. Nordw.dtsch. Chir. Kiel 1949, Chirurg 1950. — Meniscuscysten, 64. Tagg. Nordw.dtsch. Chir. Hamburg 1949, Zbl. Chir. 1951. — Techn. d. ECK'schen Fistel, 66. Tagg. Nordw.dtsch. Chir. Hamburg 1950, ebd. 1952. — Neues Verfahren d. Kniepunkt., 67. Tagg. Nordw.dtsch. Chir. Oldenburg i. O. 1951, ebd. — Selbstamputat. d. Darmes, 68. Tagg. Nordw.dtsch. Chir. Hamburg 1951, ebd. — Ileus durch Dünndarmhaemangiom, 72. Tagg. Nordw.dtsch. Chir. 1953, ebd. 1954. — Mesenteriale u. retroperitoneale Tumoren, 74. Tagg. Nordw.dtsch. Chir. 1954, ebd. 1955. — Aktinomykose, Z. prakt. Zahnheilk. 1951. — Lachgasnark. i. d. Zahnheilk., ebd. 1952. — Symptomatol. u. Therap. d. durch Speichel üb.tragbar. Tollwut (Lyssa), ebd. — Demonstrat. Ärztl. Ver. Hamburg 1951: 1. Dünndarmhaemangiom, 2. Selbstamputat. d. Darmes, 3. Pylorusneurofibrom. Hamburger Ärztebl. 1952. — Zytostat. Stoffe i. d. Chir., Vortr. Ärztl. Ver. Hamburg 1962, ebd. 1962. — Kolondivertikel u. Folgezustände, ebd. 1963. — Vermeidg. d. Armödems nach Mamma-Amputat. durch Fettplast. d. Achselhöhle, 94. Tagg. Nordw.dtsch. Chir. Hamburg 1964, Zbl. Chir. 1965.

Bock, August, Chefarzt d. chir. Abt. d. St. Vincenzhosp. a. D., 41 Duisburg, Neckarstr. 21. — *7. 4. 86 Ölber am weißen Wege. — A: 13. — **Prom:** 12 Göttingen. — **V:** 12–16 inn. Abt. St. Vincenzhosp. Berlin (Wirsing), 13–22 chir. u. gynäk. Abt. ebd. (Rotter). — **P:** Fiebererscheingn. nach intraven. Injekt., vornehml. indifferenter Partikelchen, Diss., u. Münch. med. Wschr. 1921. — Retroperitoneale Ruptur d. Bauchaorta durch stumpfe Gewalt ohne unmittelb. Todeserfolg, Zbl. Chir. 1922.

Bockschat, Hermann, Facharzt f. Chir., Chefarzt d. Johanniter-Krhs., 3212 Gronau/Leine. — *24. 3. 07 Mainz. — A: 34 Kiel. — **Prom:** 34 ebd. — **F:** Chir. — **V** Sarepta-Krhs. Bethel/Bielefeld (Wilmanns), 39–49 Kriegsdienst u. Gef.schaft, 49–54 Oberarzt d. Sarepta-Kr.anst. Bethel/Bielefeld (v. Hasselbach).

Bodarwé, Alexander, Med.-Dir. a. D., 495 Minden/Westf., Friesenstr. 3. — *10. 2. 07 Cornelimünster. — A: 34 Berlin. — **Prom:** 33 Köln. — **F:** Chir. — **V** 33–44 Marienhosp. Aachen, ab 37 Oberarzt d. chir. Abt., ebd., 40 Chefarzt d. chir Abt. St. Nikolaus Hosp. Eupen, 44 Chefarzt d. chir. Abt. Stadtkrhs. Minden, 46 Chefarzt d. chir. Abt. Stadt- u. Krskrhs. ebd. — **P:** Spez. Rö.-Diagn., Röntgen praxis 1935. — Divertikelbdildg. d. Dünndarm, ebd. 1937. — Peridualanaesth. Zbl. Chir. 1948.

Bode, Erich, Facharzt f. Chir., 2942 Jever, Schlosserstr. 27. — *28. 8. 00 Goslar — A: 26 Berlin. — **Prom:** 28 Göttingen. — **F:** Chir. — **V:** 25–26 inn. Abt. Kasse (Müller), 26–28 chir. Abt. ebd. (Bertelsmann), 28–29 inn. u. chir.-gynäk. Abt Krskrhs. Bremen-Blumenthal (Vogel), 29–30 Priv. Ass. ebd. (Vogel), 30–36 II Abt. d. Chir. Univ.-Klin. Hamburg-Eppendorf (Roedelius). — **P:** Corpus luteum - Blutgn., Zbl. Chir. 1934. — Aerocele cerebri., ebd. 1935.

Bode, Friedrich-Franz, Oberarzt d. Chir. Klin. d. Med. Hochschule i. Krhs. Oststadt, 3 Hannover-Buchholz, Podbielskistr. 380. — *8. 9. 30 Beerbaum-Oberbarnium. — **A:** 56 Berlin. — **Prom:** 59 ebd. — **F:** Chir. — **V:** 56–63 St. Gertrauden-Krhs. Berlin-Wilmersdorf (Block), 63 Royal Infirmery Glasgow/Scotland (Mackey's Unit), 63–64 St. Gertrauden-Krhs. Berlin-Wilmersdorf (Bittner), 64–65 Chir.-Orthop. Klin. Mannheim (Zrubecky), ab 65 Krhs. Oststadt Hannover (Kirsch). — **P:** Unsere Erfahrgn. m. Sulfonamiden u. Antibiotika i. d. Chir. d. Kolon- u. Rektum-Ka., Bruns' Beitr. klin. Chir. 198/1959. — Therap. m. Saluretika, Ärztl. Praxis 1962. — Akut. Pankreatitis vor u. nach Eingr. an d. Gallenwegen, Chirurg 1963. — Acute pancreatitis, Scott. med. J. 9/1964, Med. Dig. 11/1965. — Ass.-Arzt i. Schottland, Med. Welt 1965.

Bode-Glöckner, Ursula, 6750 Kaiserslautern, Casimirring 2. — Fragebogen 1968 nicht beantwortet.

Bodewig, Hans Otto, Med.-Oberrat, Chefarzt d. Städt. Krhs., 334 Wolfenbüttel. — *5. 9. 15 Betzdorf/Sieg. — **A:** 42 Bremen. — **Prom:** 41 Berlin. — **F:** Chir. — **V:** 46–59 Chir. Klin. Bremen (H. Smidt, Rieder), ab 48 2. Oberarzt ebd., ab 54 1. Oberarzt ebd. — **P:** Perfor. Meckel'sches Divertikel b. e. Lymphogranulomatose, 71. Tagg. Ver. Nordw.dtsch. Chir. 1953, Langenbecks Arch. klin. Chir. 288/1958. — Ileus b. Endometriose, ebd. — Durchleuchtgs.cholangiograph. u. Choledochoskop., e. Beitr. z. per- u. postop. Gallengangsdiagn., 79. Tagg. Ver. Nordw.dtsch. Chir. Bremen 1957, Bruns' Beitr. klin. Chir. 196/1958. — Maligne Hodengeschwülste, Landarzt. — Diagn. d. Gallengänge während d. Op., Kongr. Dtsch. Ges. Chir. München 1958. — Durchleuchtgs.-Cholangiograph., Medicamundi (Holland) 1/129. — Chir. d. Ulcus cruris, Med. Heute 1962. — Was leistet d. Circumcis. b. d. Bhdlg. d. Ulcus cruris, Chirurg 34.

Böckeler, Hubert, Chefarzt d. chir.-gynäk. Abt. Marienhosp., 4782 Erwitte. — *2. 4. 09 Hirschberg/Westf. — **A:** 37 Münster. — **Prom:** 36 ebd. — **V:** 36–38 inn. u. chir. Abt. St. Josefshosp. Dortmund-Hörde (Rodewyk, Stallhamp), 39–42 Dreifaltigkeits-Hosp. Lippstadt (Schröder), 43–49 Gef.schaft, 50 Dreifaltigkeits-Hosp. Lippstadt.

Boecker, Peter, Chefarzt d. Josefs-Hosp., 463 Bochum-Linden, Axstr. 35. — *5. 1. 03 Düsseldorf. — **A:** 28 Düsseldorf. — **Prom:** 27 Köln. — **F:** Chir. — **V:** 27–28 Pathol. Inst. Düsseldorf (Huebschmann), 28 Med. Klin. Köln (Moritz), 28–29 Düsseldorf (v. Haberer), 29–30 Städt. Kr.anst. Koblenz (Hohmeier), 30–31 Marienkrhs. Hamburg (Vorschütz), 31–33 Charitè Berlin (Sauerbruch), 34–39 Marien-Hosp. Duisburg (Orator). — **P:** Untersuchgn. üb. d. Vorhandensein darstellbar. Eisens i. d. Leber u. Milz v. Foeten u. Neugebor., Zbl. Path. 1927. — Klin. Erfahrgn. m. „Pro Ossa" b. Knochenfrakt. u. Knochenerkrankgn., Münch. med. Wschr. 1931. — Hämorrhag. Milznekr. u. Milzrupt. m. Verblutg. i. d. Bauchhöhle infolge Thrombose e. Aneurysmas d. A. lienalis, Zbl. Chir. 1931. — Pathogenese, Klin. u. Therap. d. kongenit. Pylorospasm. d. Säugl., ebd. 1933. — Impfmetastase e. Ka. d. Flexura duodenojejunalis i. e. Gastro-Enteroanastomose, ebd. 1936. — Neue volare Handschiene, ebd. 1937. — Chir. Erfahrgn. m. Neospiran, Klin. Wschr. 1938. — Op. Bhdlg. d. kongenit. Trichterbrust, Zbl. Chir. 1949. — Erfolgreiche Penicillinbhdlg. b. Lungen-Aktinomykose, ebd. — Atyp. Marknagelg. d. subcapital. Ob.armfrakt., Z. Unfallchir. 1951.

Boeckh, August, Med.-Rat, leit. ärztl. Gutachter d. Krs. Stendal-Altmark, Stendal, Karl-Marx-Str. 30 b. — *24. 11. 93 Darmstadt. — **A:** 20 Frankfurt a. M. — **Prom:** 20 ebd. — **F:** Chir. u. Gynäkol. — **V:** 20–23 Krhs. Berlin-Neukölln (Sultan), 23–27 Oberarzt d. chir.-gynäkol. Abt. ebd (Dencks), 27–37 chir. Fachpraxis Ber-

lin-Neukölln, 38–48 Kriegsdienst u. Gef.schaft, 49–61 Chefarzt d. chir.-gynäkol.
Abt. Johanniter-Krhs. Altmark/Stendal, 61–65 leit. Chir. d. Poliklin. ebd.

Boeckl, Oskar, Doz., Oberarzt d. I. chir. Abt. d. Landeskrhs., A-5020 Salzburg/
Österreich. — Fragebogen 1968 nicht beantwortet.

Boedtker, Egon, Chefarzt d. chir.-gynäkol. Abt. Clinique St. Claire, CH-Sierre.
— *31. 12. 22 Colombo/Ceylon. — **A:** 48 Zürich (Fachexamen als Norweger),
58 Basel (als Schweizer). — **Prom:** 50 Zürich. — **F:** Chir. — **V:** 49 Gemeindespit.
Arnhem/Holland (Bax), 50–51 Bez.spit. Niederbipp (Ramser), 52 Anat. Inst.
Lausanne (Winkler), 53–55 Bez.spit. Interlaken (Bandi), 56 Oberarzt d. Kantonsspit. Schaffhausen (Neff), 57–58 Oberarzt d. Kantonsspit. Münsterlingen (Ritter),
59 Chefarztvertr. mehrerer schweiz. Spit., 60 Übernahme d. Priv.-Klin. „Beau
Site" Sierre, 62 Gründg. d. Priv.-Klin. „Ste Claire" ebd.

Böhlau, Eva H. L., Facharzt f. Chir., Oberarzt d. Allergentestabt. Taunus-
Sanat., Bad Soden/Ts., Taunus-Sanat. d. LVA Württemberg, 6232 Bad Soden am Taunus, Rossertstr. 11. — *4. 4. 21 Leipzig. — **A:** 45 Leipzig. — **Prom:**
46 ebd. — **F:** Chir. — **V:** 46 Univ.-Kinderklin. Leipzig (Catel), 46–51 Krskrhs.
Schkeuditz (Quensel, Volkmann), 51–53 Pathol. Inst. d. Univ. Leipzig (Bredt),
53–59 Chir. Poliklin. Inst. d. Univ. Leipzig (Wachs), ab 54 Oberarzt., Facharztanerkenng DDR: 54 Leipzig, Facharztanerkennung BRD: 59 Freiburg/Br. — **B:**
Inhalats.bhdlg. m. Aerosolen, Leipzig 1 58. — **P:** „ 3 Fälle d. Pfaundler-Hurler'
schen Krht.", Diss. 1946. — Glykogenspeicherkrht, Dtsch. Z. Verdauungskrkh.
1953. — Bhdlg. d. akut. Tendovaginitis (mit Nöcker), Materia Medica Nordmark
1957. — Versorgg. v. Hand- u. Fingerverletzgn. (mit Wachs), Z. ärztl. Fortbildg.
1958. — Erholungsquotient. i. d. Herzdiagn.. insbes. z. Objektivierg. d. Erfolgsbeurteilg. nach Herzoperat. (mit V. Böhlau, Herbst u. Haack), Med. Welt 1960. —
Objektivierg. gerontotherap. Maßnahmen (mit V. Böhlau u. Hammer), Z. f. Alternsforsch. 1965. — Poly-Energotest, Gerät z. Prüfg. d. körperl. Leistgs.fähigk. m. vollautomat. Rechner (mit V. Böhlau u. a.), Med. Klin. 1965. — Leistgs.prüfg. z. Begutachtg. i. d. Rentenversicherg. (mit V. Böhlau u. a.), Dtsch. Rentenversicherg.
1965. — Meth. z. Prüfg. d. Gasstoffwechsels während Chir. Eingriffe i. i. V. Nark.
u. Lokalanästh. (mit V. Böhlau), Zbl. Chir. 1956.

Böhler, Jörg, Prof., Leit. d. Unfallkrhs. Linz, A-4020 Linz, Blumauerplatz 1. —
*15. 12. 17 Gries b. Bozen. — **Prom:** 41 Wien. — **Hab:** 57 ebd. — **F:** Unfallchir. —
V: 41 Unfallkrhs. Wien (L. Böhler), Luftwaffenlaz. Wien, 43–44 Unfallkrhs. Wien
(L. Böhler), 44–45 I. Chir. Univ.-Klin. Wien (Schönbauer), 45–50 Unfallkrhs. Wien
(L. Böhler), 48 Orthop. Spital Wien (Erlacher), Okt. 48 Orthopäd. Paris (Ducro-
quet), Nov. 49 Neurochir. Zürich (Krayenbühl), Febr. 50 Unfallkrhs. Graz (Ehalt).
50 Studienreise USA, bes. Rehabilitat. (Rusk) u. Handchir. (Sterling Bunnell). —
B: Schenkelkopfnekr. nach traumat. Hüftverrenkgn., Jahrb. f. Traumatol. u.
Wiederherstell.chir. 1957. — Muskeln, Fascien, Sehnen, Sehnenscheiden, in:
Klin. Chir. f. d. Praxis 1962. — Bhdlg. traumat. Querschnittsgelähmter, in: L.
Böhler, Techn. d. Knochenbruchbhdlg. 1963. — Gefäßverletzgn., ebd. — Schä-
delverletzgn., ebd. — Marknagelg. d. Unt.schenkels, ebd. — Frische Verletzgn. d.
Art., Jahrb. f. Traumatol. u. Wiederherstell.chir. 1964. — Unfallschäden am Ob.-
schenkel, Hdb. d. Unfhlkd., Bd. 3, Enke 1965. — Zwischenfälle b. d. Osteosynthe-
se, in: Brand/Kunz/Nissen, Bd. 3, Intra- u. postop. Zwischenfälle, Thieme. —
P: Marknagelg. u. „Kugelkallus", Zbl. Chir. 1943. — Schleich. Epiphysenlösg. als
Ursache v. Fehlstellgn. nach Kniegelenkankylosen, Arch. orthop. Unfallchir. 43/
1944. — Röntgenol. Darstellg. v. Kreuzbandverletzgn., Chirurg 1945. — Bhdlg.

d. veralt. Brüche u. Pseudarthr. d. Schenkelhalses, Schweiz. med. Wschr. 1947. —
Verrenkg. d. Atlas nach hinten m. Abbruch d. Dens epistrophei , ebd. 1948. —
Freie Hauttransplantat. m. d. Dermatome v. Padgett-Hood, Wien. klin. Wschr.
1948. — Küntscher's medullary nailing (mit L. Böhler), J. Bone Surg. 31/1949. —
Knochenbank d. Wien. Unfallkrhs., Wien. klin. Wschr. 1950. — Pneumoradio-
graphie d. Kniegelenkes, Neue med. Welt 1950. — Bhdlg. d. frischen Akromokla-
vicularluxat. m. tempor. percut. Transfixat., Wien. med. Wschr. 15, 16/1950. —
Konservat. Bhdlg. v. Brüchen d. Radiushalses, Chirurg 1950. — Bhdlg. d. traumat.
Epiphysenlösg., am ob. Schienbeinende, ebd. 1951. — Gleitsichere Krückenkapseln,
Wien. klin. Wschr. 1951. — Results in Medullary Nailing of Ninety-five Fresh
Fractures of the Femur, J. Bone Surg. 33-A. 1951. — Weitere Erfahrgn. m. d.
Knochenbank (mit Rupp), Arch. orthop. Unfallchir. 45/1952. — Ein neues Extens.-
bett, Chirurg 1952. — Prim. u. sekund. Plast. b. Beugesehnendurchtrenngn. d.
Finger, ebd. — Diagn., Therap. u. Begutachtg. v. Meniskusverletzgn., Ärztl. Praxis 1953. — Bhdlg. d. Strecksehnenausrisse d. Fingerendglieder m. percut. Bohrdrähten, Mschr. Unfhlkd. 1953. — Ersatz d. Fingerkuppe durch gestielte Lappenplastiken, ebd. — Bhdlgs.erg. b. 151 Marknagelgn. d. Ob.schenkels, Hefte Unfhlkd.
46/1953. — Neues Prinzip z. Einrichten d. Verrenkgs.br. d. Ellbogens nach Monteggia, Hefte Unfhlkd. 46/1953. — Direkte gestielte Lappenplastiken, Wien. med.
Wschr. 1953. — Op. Bhdlg. d. frischen Seitenbandrisse d. Kniegelenkes, Arch.
orthop. Unfallchir. 1953. — Sozialmed. u. Berufsfürsorge i. Unfallkrhs. Linz,
Kongr.ber. d. 2. österr. Tagg. f. Arbeitsmed. 1952. — Trattamento delle Paralisi
del Plesso superiore con arthrodesi Scapulo-Omerale e Trapiante del Pettorale sul
Bicipite, 37. Kongr.ber. d. Ges. orthop. Traumatol. Genua 1952. — Bhdlg. d. ob.
Plexuslähmg., Langenbecks Arch. klin. Chir. 276/1953. — Exp. Untersuchgn. üb.
d. Ursache d. sog. Kopfnekr. nach Verrenkgn. u. Verrenkgs.br. d. Hüftgelenkes,
Chirurg 1953. — Bhdlg. traumat. Querschnittsgelähmter, Wien. klin. Wschr.
1953. — Verbandlose Bhdlg. v. Verbrenngn. (mit Rupp), Hefte Unfhlkd. 47/1954. —
Verhütg. v. Mißerfolgen b. Verkürzgs.osteotomien d. Ob.schenkels m. d. Marknagel,
Arch. orthop. Unfallchir. 46/1954. — Habit. Luxat. d. Lig. annulare radii, Zbl.
Chir. 1954. — Sollen Wirbelbr. m. Lähmgn. reponiert werden?, Langenbecks Arch.
klin. Chir. 279/1954. — Prim. Hautplastik b. drittgrad. Verbrenngn., Mschr. Un-
fhlkd. 1954. — Traumat. Entstehg. v. Nucleus pulposus Hernien, ebd. 1955. —
Sollen Ausrisse d. Tuberculum majus humeri op. behandelt werden?, ebd. —
Bankspanverpflanzg. b. frischen Schaftbr. d. langen Röhrenknochen, Chirurg 1955.
— Einfache u. billige Verstärkg. v. Gipsbinden, ebd. — Drehbett z. Bhdlg. v.
Querschnittsgelähmten u. schwer Verbrannten, ebd. — Bhdlg. d. off. Trümmerbr.
d. unt. Ob.schenkelendes, Verh. Dtsch. Orthop. Ges. 86/1955. — Bhdlg. d. subkut.
Risse d. langen Daumenstrecksehne, Klin. Med. 1954. — Gekreuzte Bohrdrähte, e.
einfaches Prinzip d. Osteosynthese, Arch. orthop. Unfallchir. 47/1955. — Bhdlg.
d. Epicondylitis humeri radialis (mit Aichner), ebd. — Gibt es e. Kümmellsche
Krkht?, Z. Orthop. 86/1955. — Bhdlg. d. frischen Sehnendurchtrenngn. an Hand
u. Fingern, 8. Österr. Ärztetagg., Springer, Wien 1955. — Örtl. Hydrocortisone-
anwendg. am Beweggs.apparat (mit Aichner), Münch. med. Wschr. 1955. —
Op. Diagnost. v. Meniskusrissen, Klin. Med. 1955. — Nachbhdlg. nach Extremitätenfrakt., Wien. klin. Wschr. 51/1955. — Neue Gesichtspunkte f. d. Versorgg.
v. Handverletzgn., Medizinische 1955. — Versorgg. frischer Handverletzgn. m.
bes. Berücksicht. d. Sehnenverletzgn., Bruns' Beitr. klin. Chir. 192/1956. —
Allg. u. örtl. Bhdlg. schwerer Verbrenngn., Langenbecks Arch. klin. Chir. 282/1956.

— Op. Bhdlg. d. Kahnbeinpseudarthr., Verh. Dtsch. Orthop. Ges. 87/1956. —
Blut- u. Flüssigkeitsersatz b. d. Bhdlg. d. Verbrenngs.krankh., Wien. med. Wschr.
1956. — Häufig übersehene Frakturen, Medizinische 1956. — Bhdlg. d. frischen
Distors. d. Kniegelenkes (mit Aichner), ebd. — Intraartikul. Zyste d. later. Menis-
kus, Z. Orthop. 88/1956. — Konserv. Bhdlg. d. Bruches d. Capitellum humeri,
Arch. orthop. Unfallchir. 48/223–235/1956. — Vollständ. Luxat. d. Talus, ebd. —
Handverletzgn., Taggs.ber. d. Unfallchir. Tagg. i. Ludwigshafen/Rh. 1956. —
Osteosynthese m. gekreuzten Bohrdrähten b. Bruch d. medial. Knöchels u. d.
Olecranons, Langenbecks Arch. klin. Chir. 284/1956. — Op. Bhdlg. d. Bruches d.
medial. Knöchels u. d. gr. hint. Schienbeinkeiles, Filmdemonstrat., Verh. Dtsch.
Orthop. Ges. 88/1957. — Bhdlg. d. Verrenkgn. u. d. Verrenkgs.br. d. Lisfranc'schen
Gelenkes, ebd. — Frakt. i. Kindesalter, Klin. Med. 1957. — Elektrotherm. Schädeldefekte, ebd. — Op. Bhdlg. d. frontobasalen Schädelfrakt., ebd. — Fingerpolster,
e. Sonderform d. Dupuytren'schen Kontraktur?, Z. Arbeit v. Hofmeister, Chirurg
1957. — Ausgedehnte Myositis ossificans d. Unt.schenkelmuskulat., Z. Arbeit
v. Gülstorff u. Nehrkorn, Mschr. Unfhkd. 1957. — Röntgenol. Lungenverändergn. b. d. Fettembolie (mit Streli) ebd. — Abrißbr. d. medial. Knöchelspitze, e.
typ. Skiverletzg., Arch. orthop. Unfallchir. 1957. — Tiefgekühlte homoioplast. Ar-
terientransplantate b. frischen Verletzgn., Langenbecks Arch. klin. Chir. 287/1957.
— Op. Daumenersatz durch Fingerauswechslung nach Hilgenfeldt, ebd. — Extra-
u. intradur. Duraverschluß b. frischer traumat. nas. Liquorrhoe, ebd. — Op.-
indikat. kindl. Frakt., Medizinische 1957. — Unfallchir., Ärztl. Praxis IX, No. 42. —
Techn. d. entfernb. Sehnennaht m. rostfreiem Stahldraht, Vorabdruck aus Sterling Bunnell, Chir. Praxis 1957. — Experiencias en las lesiones contusas del vientre.
Gaceta de Ortopedia y Traumatologia IV/1961. — Nachbhdlg., Therapiewoche 1957.
— Op. Bhdlg. d. traumat. nas. Liquorrhoe, Hefte Unfhlkd. 46/1958. — Frische Ellbogenverletzgn., Verh. Dtsch. Orthop. Ges. 90/1958. — Gig-Ausziehnaht f. Sehnen,
Vorabdruck aus Sterling Bunnell, Chir. Praxis 1958. — Solit. Myelom d. WS., Zbl.
Chir. 1958. — Sportverletzgn. d. Gefäße, Sportärztl. Praxis 1958. — Gleichzeit.
multiple Beugesehnentransplantat. (mit Streli), Wien. med. Wschr. 1958. —
Unfallchir. Eingr. b. frischen Thoraxverletzgn., Klin. Med. 1958. — Occipito-tem-
por. Nahtsprengg. u. ihre Komplikat. (mit Streli), Langenbecks Arch. klin. Chir.
289/1958. — Bhdlg. d. Nervenverletzgn. an Hand u. Fingern u. Sehnenverlagergn.
b. Binnenmuskellähmg. d. Hand, Acta Orthopedica Belgica Suppl. III, 1958. —
Arterial Homografts in Injuries of the Extremities, Proc. Royal Society of Medicine
1958, Section of Orthopaedics. — Kniegelenkresekt. weg. Riesenzelltumor d.
Schienbeinkopfes, Verh. Dtsch. Ges. 91/1959. — Off. od. gedeckte Marknagelg. d.
Oberschenkels, ebd. — Anomalie d. Extensor pollicis longus als Ursache e. hart-
näck. Peritenonitis crepitans, Mschr. Unfhlkd. 1959. — Il trapianto omoplastica
di arterie nella chirurgica d'urgenza, Atti del XLIII Congresso della Societa ita-
liana di Ortopedia e Traumatologia, Pozzi editore, Roma 1959. — Extra- u. intradur. Duraverschluß b. nasaler Liquorrhoe, Laryngologie 1959. — Primäre wiederherstell. Eingr. b. schweren Handverletzgn., Filmdemonstrat., Langenbecks Arch.
klin. Chir. 292/1959. — Ist d. op. Fixat. d. HWS-verletzg. notwendig?, ebd. —
Bhdlg. u. Progn. multipler Verletzgn., Klin. Med. 1959. — Sicherheitsvorkehrgn. i.
Pkw., ebd. — Marknagelarthrodese d. Kniegelenkes m. Umkipp-Plastik, Chir.
Praxis 1959. — Gleichztg. Bruch d. Ob.schenkelschaftes u. d. Schenkelhalses (mit
Aichner), Chirurg 1959. — Bhdlgs.erg. aus d. Arbeitsunfall-Krhs. Linz (mit Mon-
szpart), Hefte Unfhlkd. 65/1960. — Verletzgn. d. HWS., Beilagch. z. Orthop. 93/

1960. — Versteifg. d. HWS. v. vord. Zugang, ebd. — Gedeckte Bohrdrahtosteosynthese b. Br. a. dist. Speichenende, Chir. Praxis 1960. — Richtlinien z. Schockbekämpfg., ebd. — Gedeckte Bohrdrahtosteosynthese kindl. suprakondyl. Oberarmbr., ebd. — Erstversorgg. v. Schwerstverletzten, Magyar Traumatologia Orthopedia 1960. — Nicht beherrschb. Schock als Indikat. z. Laparot., Wien. med. Wschr. 1960. — Angeb. Pseudarthr. d. Dens epistrophei (Os odontodeum) u. ihre Bhdlg., Z. Orthop. 93/1960. — Primäre Ausschneidg. u. Deckg. tiefreich. Verbrenn.-gn., Vitalitätsbestimmg. m. intraven. Vitalfärbg., Aesthet. Med. 1960. — Med. Fotographie b. Unfallverletzten, Panorama 1960. — Spätrupt. d. Ext. pollicis longus nach 40 J., Mschr. Unfhlkd. 1961. — Bhdlg. d. Kniescheibenbr., Osteosynthese, Teilexstirpat., Exstirpat., Dtsch. med. Wschr. 1961, u. Medicina Alemana II/1961. — Frakt. u. Luxat. d. Mittelhand u. Fingerglieder, Verh. Dtsch. Orthop. Ges. 94/1961. — Deckg. v. Fingerkuppendefekten, ebd. — Diff.diagn. drittgrad. Verbrenngn. durch intraven. Vitalfärbg. (mit Streli), Langenbecks Arch. klin. Chir. 297/1961. — Krit. z. Bhdlg. schlecht verheilter Frakt., ebd. 298/1961. — Op. Versteifg. d. HWS. v. vord. Zugang, ebd. — Lähmgn. d. Binnenmuskeln d. Hand, Ersatzop. m. Superficialisverlagerg. u. Opponensplastik, ebd. 299/1961. — Grundsätzl. z. Reorganisat. d. Soforthilfe u. Wiederbelebg. i. Rettgs.wesen, Ärztl. Fortbildg. u. pharm. Dokumentat., Wien 1961. — Aufgaben u. Bedeutg. d. med. Photographie b. Unfallverletzten, I. Internat. Kongr. f. med. Photogr. u. Kinematogr., Thieme 1962. — Lappenplastiken an Arm u. Bein (mit Streli), Minerva Chirurgica 1961. — Gestielte Hautplastiken an d. Extremitäten, Aesthet. Med. 1962. — Stumpfe Verletzgn. d. Bauches, Internat. Coll. Surgeons 38/1962. — Lebensrettende Sofortmaßnahmen am Unfallort, Klin. Med. 1962. — Richtlinien z. Soforthilfe u. Wiederbelebg. am Unfallort, Tägl. Praxis 1962, Pädiatr. Praxis 1962 u. Österr. Ärztezeitung 1962. — Techn. d. Beatmg. m. d. Mund, Öffentl. Sicherheit 1962. — Soforthilfe am Unfallort, Autotouring Nr. 147, 1962. — Soforthilfe am Unfallort durch d. prakt. Arzt, Z. Ärztl. Fortbildg. 1962. — Op.indikat. u. -techn. b. frischen Br. d. Dens epistrophei, Zbl. Chir. 1962. — Ob.armbr. als Folge d. Reposit. e. Schulterluxat. ?, ebd. — Perkut. Osteosynthese m. d. Röntgenbildverstärker, Wien. klin. Wschr. 1962. — Bhdlg. off. Schaftbr. d. langen Röhrenknochen, Acta Orthopedica Belgica, Kongr.ber. 1962. — Nervennaht u. homoioplast. Nerventransplantat. m. Milliporeumscheidg., Langenbecks Arch. klin. Chir. 301/1962. — Homoioplast. Nerventransplantat. m. Milliporeumscheidg., ebd. — Auslese u. Sonderg. v. Schwerstverletzten, Österr. M.hefte f. Ärztl. Fortbildg. 1962. — Gewebeverpflanzgn. nach Handverletzgn., Hefte Unfhlkd. 75/1963. — Op. Versorgg. d. Sehnenverletzgn. d. Hand, Klin. Med. 1963. — Percutaneous Internal Fixation Utilizing the X-ray Image Amplifier, J. Trauma 5/1965. — Ätiol. d. Hüftkopfnekr., Verh. Dtsch. Orthop. Ges. 1963. — Organizat. and Management of Trauma Surgery in Austria, Bull. Amer. Coll. Surgeons 1–5 1963. — Frozen-Irradiated Homografts Shielded with Microfilter Sheaths in Peripheral Nerve Surgery (mit B. Campbell, C. Andrew, and L. Bassett), J. Trauma 3/1963. — Gedeckte Osteosynthese m. Bohrdrähten b. stark verschob. suprakondyl. kindl. Ob.armbr., Langenbecks Arch. klin. Chir. 304/1963. — Weitere Erfahrgn. m. d. Mikrofilterumscheidg. v. Nervennähten u. v. homoioplast. Nerventransplantaten, ebd. — Organisat. d. Unfallversorgg. u. Unfallkrhs. i. Österreich, Atti del I Congresso Internazionale di Medizina degli Infortuni del Traffico 1963. — Posttraumat. art. Durchblutgs.störgn., Klin. Med. 1963. — Brüche d. HWS., IX. Congr. de la Societe Internat. de Chirurgie, Orthopedique et de Traumatologie 1963. — Les fractures récentes de l'épaule. Acta Orthop. Belg.

30/1964. — Achillessehnennaht m. d. Plantarissehne (Filmdemonstrat.) Langenbecks Arch. klin. Chir. 309/1965. Möglichktn. d. op. Bhdlg. schwerer Luxat.frakt. d. ob. Sprunggelenkes, Hefte Unfhlkd. 81/1965. — Bhdlg. d. subkapit. Ob.armbr. Jugendl., Klin. Med. 1965. — Ulnarisschädigg. nach perkut. Bohrdrahtosteosynthese d. suprakondyl. Ob.armbr., Zbl. Chir. 1965. — Fractures of the Odontoid Process, J. Trauma 5/1965. — Therap. d. Schädelverletzgn., M.kurse ärztl. Fortbild. 1965. — Erg. d. Arterientransplantat. b. frischen Verletzgn., Langenbecks Arch. klin. Chir. 313/1965. — Frakt. i. Kniegelenk, ebd. — Treatment of Non-Union of the Tibia with Closed and Semi-closed Intramedullary Nailing, Clinical Orthopedics & related Research No. 43, J. B. Lippincott Comp. Philadelphia-Montreal 1965. — Die lange Bicepssehne als Reposit.hindernis b. Luxat.frakt. d. Ob.armes, Wien. klin. Wschr. 1965. — Organisat. d. Unfallchir. i. Österr., Chir. i. Fortschr., 1965. — Überwachg. u. Bhdlg. b. konserv. u. nach op. Versorgg. v. Frakt., Münch. med. Wschr. 1966. — Bhdlg. d. Vorderarmschaftbr. Erwachsener, Hefte Unfhlkd. 89/1966. — Gedeckte Marktdrahtg. d. Vorderarmschaftbr. Erwachsener, actuelle chir. 1966. — Op.-techn. u. Erg. d. subkut. Risse d. langen Daumenstrecksehne, ebd. — Verletzgn. d. WS., Münch. med. Wschr. 1967. — Konserv. Therap. d. Luxat.frakt. i. Hüftbereich, Langenbecks Arch. klin. Chir. 316/1966. — Op. d. habit. Schulterluxat., Verh. Dtsch. Orthop. Ges. 101/1966. — Triage u. Dringlichkt. b. Straßenverkehrsverletzgn. i. Krhs., Weltkongreß f. Kraftfahrmedizin, 1967, Österr. Ärztezeitg. 1967. — Reposit. u. Fixat. v. Luxat.frakt. d. Ob.armkopfes u. d. proximalen Epiphysenlösgn. d. Ob.armes, actuelle chir. 1967. — Sofort- u. Frühbhdlg. traumat. Querschnittslähmgn., Z. Orthop. 103/1967. — Fehldeutg. e. cervik. Spondylolisthese als Luxat.frakt., Z. Orthop. 1968. — Trattamento delle neoplasie maligne di ginocchio con resezeione osteoplastica e artrodesi mediante infibulo endomidollare (mit Vespasiani), Archivio di Ortopedia 80/1967.

Böhler, Lorenz, Prof. f. Unfallchir., Primararzt, Dir. d. Unfallkrhs. Wien XX Webergasse 2. — *15. 1. 85 Wolfurt/Vorarlberg. — **Prom:** 11. — **Hab:** 30 Wien, Doz. f. Unfallchir., 36 ebd. a. o. Prof., 54 ebd. o. Prof. — **F:** Unfallchir. — **V:** 11 Wien (v. Hochenegg), 11–12 Schiffsarzt (Triest–Buenos Aires), 12 Krhs. Bozen (Hepperger), 13 Tetschen a. E. (Genßing), 14 Mayo-Clin. Rochester, Minn./USA, 14–19 Kriegsdienst u. Gef.schaft, 19–20 Wien (v. Hochenegg), Orthop. (Lorenz), 20–24 Facharzt f. Chir. u. Orthop. Gries b. Bozen, 24–25 Dir. d. Krhs. Brixen, ab 25 Dir. d. Unfallkrhs. Wien, 38–45 Kriegsdienst. — **B:** Techn. d. Knochenbr.bhdlg., Maudrich, Wien, Dtsch. Aufl. 1. (1929), 2. (1930), 3. (1932), 4. (1933), 5. (1937), 6. (1938), 7. (1941), 8. (1942), 9.–11. (1943), 12.–13. Bd. I. (1951), Bd. II/1 (1954), Bd. II/2 1957. — Engl. Aufl. 1. (1929), 2. (1930), 4. (1935), 5. (1956). — Franz. Aufl. 1. (1934), 2. (1944). — Ital. Aufl. 1. (1940), 2. (1955). — Poln. Aufl. 1. (1933). — Russ. Aufl. 1. (1932), 2. (1937). — Span. Aufl. 1. (1930), 2. (1934), 3. (1940), 4. (1951). — Chin. Aufl. 1. (1956). — Ung. Aufl. 1. 5 Bände (1961–1966). Ergänzgs.bd. z. 12/13. dtsch. Aufl. 1. dtsch. Ausg. 1963, 1. eng. Ausg. 1966, 1. ital. Ausg. 1967. — Böhler–Jeschke, Op. Bhdlg. d. Schenkelhalspseudarthr. u. ihre Erg., Maudrich Wien, 1. dtsch. Aufl. (1938); 1. span. Aufl. (1940). — Marknagelg. n. Küntscher, Verl. ebd., Dtsch. Aufl. 1.–4. u. 5.–8. (1944), 9.–11. (1945); 1. engl. Aufl. (1948); 1. ital. Aufl. (1951); 1. span. Aufl. (1952). — Verbandlehre, Verl: ebd., 1. dtsch. Aufl. (1947); 1. chin. Aufl. (1949), 2. (1950), 3. (1951); 1. holl. Aufl. (1950); 1. ital. Aufl. (1951); 1. portug. Aufl. (1950); 1. serbo-kroat. Aufl. (1951); 1. span. Aufl. (1953); 1. türk. Aufl. (1948). — Unfallchir. in Therap. u. Praxis, Wien: Urban & Schwarzenberg, 1. Aufl. (1948). 2. (1952), 3. (1956). — Unfallchir. i. „Konsilium“,

Verl.: ebd., 1. Aufl. (1947), 2. (1949), 3. (1951), 4. (1953), 5. (1956). — **P:** Außerdem
etwa 355 Arb. i. verschied. Fachzeitschr., u. a.: Zwei Bauchschüsse m. extraperitoneal. Darmverletzg., Münch. med. Wschr. 1915. — Kehlkopfschüsse, ebd. —
Gunshat wounds of the larynx, Surg. Gyn. Obstetr. 1915. — Progn. d. Magendarm-
schüsse ist ohne Op. absolut schlecht, Med. Klin. 1915. — Selbstmord durch Resekt. d. Quercolons, Wien. klin. Wschr. 1916. — Bhdlg. v. Knochenbr. i. Felde u.
i. Hinterlande mittels Schienen, ebd. — Transportverbände f. Schußfrakt. u. Gelenkschüsse i. d. vordersten Linie, Med. Klin. 1916. — Doppelseit. habit. Patellarluxat., Mechanik u. Statik d. Kniegelenkes, Z. orthop. Chir. 1918. — Anat. Bemerkgn. ü. d. Versorgg. d. Ob.armschußbr., Wien klin. Wschr. 1917. — Einf.
Apparat f. Beweggn. während d. Bhdlg. d. Ob.schenkelschußbr., ebd. — Indir.
Schußfrakt. d. Schädelbasis, Dtsch. med. Wschr. 1917. — Starrkrampf b. Erfriergn.
zugl. Beitr. z. off. Wundbhdlg., Med. Klin. 1917. — Typ. Verletzg. d. Fingerringe,
Wien. klin. Wschr. 1917. — Erfriergn. u. Verbrenn. d. männl. Gliedes u. d. Hoden-
sackes, Münch. med. Wschr. 1917. — Darmschuß m. 6 Perforat. n. 5 Tagen op. u.
geheilt, Med. Klin. 1917. — Epidem. Auftreten v. Schleimbeutelentzündgn. am
Ellbogen u. Knie u. ihre Bhdlg., Wien. klin. Wschr. 1917. — Verhütg. d. Brücken-
callus, Zbl. Chir. 1917. — Bhdlg. d. Ob.schenkelschußbr., ebd. — Schlottergelenke
i. Knie n. Ob.schenkelschußbr., ebd. — Anbringen v. Hautmarken m. Lapisstift
u. Jodtinktur, Münch. med. Wschr. 1917. — Errichtg. v. Spez.abt. f. Knochenschußbr. u. Gelenkschüsse, ebd. — Spez.abt. f. Knochenschußbr., u. Gelenkschüsse nahe
an d. Front u. d. i. denselben erzielten Erfolge, Z. orthop. Chir. 1918. — Divergier.
Verrenkg. d. Mittelfußknochen, Zbl. Chir. 1917. — Einheitsbhdlg. d. Unt.schenkel-
br., Münch. med. Wschr. 1918. — Abrißbr. d. Wadenbeinköpfchens, Zbl. Chir. 1918.
— Anat. u. klin. Studien ü. d. Notwendigk. u. d. Wert frühzeit. akt. Beweggn. b.
Verletzgn. d. Gliedmaßen, ebd. — Kniegelenksteckschuß m. Frakt. d. Ob.schen-
kels i. 4 Wochen m. guter Funkt. geheilt, Spezialisierg. d. Frakt.bhdlg., Med. Klin.
1918. — Borsäure, e. Mittel z. Geruchlos- u. Trochenhalten v. Verbänden, Münch.
med. Wschr. 1917. — Schiene n. Volkmann od. n. Braun ?, Wien. klin. Wschr. 1917.
— Bhdlg. d. Schulterverrenkgn. ohne Verband u. sofort akt. Beweggn., Münch.
med. Wschr. 1918. — Linksseit. angebor. dauernder Patellarluxat., Z. orthop.
Chir. 1918. — Catgut sparende Op., Zbl. Chir. 1918. — Hat d. Arzt d. Recht b.
Knochenschußbr. d. Wunde radikal auszuschneiden ?, Münch. med. Wschr. 1918. —
Anat. u. pathol. Grundl. f. d. Beweggs.bhdlg. v. Verletzgn. i. Bereiche d. Sprung-
gelenkes, Zbl. Chir. 1918. — Schlottergelenke i. Knie n. Ob.schenkelschußbr., ebd.
— Ausgedehntes Pulvergasepmphysem n. Leuchtpistolenverletzg., Münch. med.
Wschr. 1918. — Spezialisierg. d. Frakt.bhdlg. f. d. Kriegszeit, Frage v. größter
volkswirtschaftl. Bedeutg., Zbl. Chir. 1918. — Bhdlg. v. gr. Wadenverletzgn. u.
Peronaeuslähmgn., ebd. 1919. — Verhütg. d. Krüppeltums, 14. Orthop.-Kongr.
1918, Zbl. Chir. 1919. — „Mittellage“ u. „Ruhelage“ d. Vorderarmes u. Bedeutg.
f. d. Bhdlg. d. Brüche am unt. Ende d. Ob.armes, ebd. — Funkt. Beweggs.bhdlg. d.
typ. Radiusbr. a. anat. u. physiol. Grundlage, Münch. med. Wschr. 1919. — Lagergs.- u. Streckapparate f. d. funkt. Beweggs.bhdlg. v. Knochenbr. u. Gelenksverletzgn. d. unt. Gliedmaßen, Münch. med. Wschr. 1921. — Stellg. d. Vorfußes b.
Plattfuß, Klumpfuß u. Hohlfuß, 17. Orthop.-Kongr. Breslau 1922, Verh. Dtsch.
orthop. Ges. 17. — Bhdlg. d. Arthr. deformans u. verschied. stat. Beschwerden m.
Leimverbänden, ebd. — Techn. d. ungepolsterten Gipsverbandes, ebd. — Bhdlg.
d. Hallux valgus, Südtiroler Ärztebl. 1922. — Funkt. Beweggsbhdlg. d. typ. Speichenbr., Münch. med. Wschr. 1923. — Anat. u. mechan. Grundl. f. d. Einrichtg. u.

Bhdlg. d. Knochenbr., 47. Chir. Kongr. 1923. — Wie schützen wir d. Verwundeten
v. Amputat. u. Krüppeltum ?, 18.Orthop.-Kongr. Magdeburg 1923, Z. orthop. Chir.
1924. — Beinschiene n. Braun u. d. Klammer n. Schmerz, Zbl. Chir. 1924. — Bhdlg.
d. Fersenbeinbr. u. d. Verhütg. d. traumat. Plattfußes f. Adolf Lorenz, Z. orthop.
Chir. 1924. — Begr. Heilg. u. d. Darstellg. d. Funkt. b. d. blutigen Bhdlg. v. Knochenbr. u. b. anderen Verletzgn., 48. Chir.-Kongr. 1924, Arch. klin. Chir. 1924. —
Op. Bhdlg. d. Knochenbr., Zbl. Chir. 1925. — Bhdlg. d. Fußdeformitäten, Etschl.
Ärztebl. 1925. — Bhdlg. d. rachit. Beinverkrümmgn., ebd., — Neue konservat.
Bhdlg. d. medialen Schenkelhalsbr., 4. Int. Unfallkongr. Amsterdam 1925 u. Wien.
klin. Wschr. 1927. — Welche Grundsätze sind i. Bez. auf erste Hilfe u. Bhdlg. b.
Knochenverletzgn. zu beachten ?, Wien. klin. Wschr. 1926. — Bhdlg. v. Brüchen
u. Verrenkgn. i. Ber. d. Sprunggelenkes, ebd. 1927. — Bhdlg. v. Brüchen u. Verrenk-
gn. d. Schlüsselbeines, ebd. — Erfahrgn. i. d. Wundbhdlg., Chir. Kongr. Innsbruck,
Zbl. Chir. 1928. — Bhdlg. d. Knochenbr. m. Ruhe u. Bewegg., Schweiz. med. Wschr.
10. — Splitterbr. d. Schlüsselbeines; Bruch d. Schulterblatthalses, Zbl. Chir.
1928. — Osteomyelitisbhdlg.; Spast. Hemiplegie, Wien. klin. Wschr. 1927. —
Bhdlg. d. Schlüsselbein-, Speichen- u. Knöchelbr. f. d. prakt. Arzt, ebd. 1928. —
Wie e. Arzt funkt. behandelt wurde, Med. Klin. 1928. — Ursachen d. Pseudarthr.-
bildg. u. ihre Bhdlg., Klin. Wschr. 1928. — Volkswirtschaftl. Bedeutg. d. Unfallkrhs., Mschr. ungar. Med. 1928. — Bhdlg. d. durch Massage u. pass. Beweggn. erzeugten Knochen- u. Muskelschwundes m. Gipsverbänden u. d. Verhütg. desselben.
Münch. med. Wschr. 1929. — Apparate z. Einrichten v. Knochenbr. unt. Schrau-
benzug, ebd. 1928. — Bhdlg. d. Schenkelhalspseudarthr. u. d. Coxa vara traum.
(russ.), Arch. orthop. Unfallchir. 1928. — Anstrich d. Op.saales, Zbl. Chir. 1928. —
Schraubenzugapparate, Wien. med. Wschr. 1928. — Bhdlg. d. Ob.schenkel-, Unt.-
schenkel- u. Knöchelbr., Dtsch. med. Filmwoche 1929. — Bhdlg. d. Schlüsselbein-,
Ob.arm-, Vorderarm-, Speichen- u. Fingerbr. ebd. — Wie soll d. prakt. Arzt Seh-
nenverletzgn. behandeln ?, Ars med. 1928. — Konservat. Bhdlg. v. Verrenkgsbr.
d. Sprungbeines, Chirurg 1929. — Bhdlg. frischer u. veralt. Mondbeinverrenkgn.,
Zbl. Chir. 1929. — Verrenkgsbr. d. Schulter, Wien. klin. Wschr. 1929. — Verrenkgs.-
br. d. Sprungbeines, d. Kahnbeines, d. Fußes u. alte Verrenkg. d. Mondbeines, ebd.
— Schmerzbetäubg. b. d. Bhdlg. v. Knochenbr. u. Verrenkgn., Ars med. 1929. —
Bhdlg. d. Verrenkgs.br. d. Schulter, Festschr. f. v. Hochenegg, Dtsch. Z. Chir. 219.
— Bhdlg. d. Fersenbeinbr., Chirurg 1929 u. Arch. klin. Chir. 157. — Bhdlg. v.
Knochenbr. u. Verrenkg., Med. Welt 1929. — Rö.diagn. i. Dienste d. Unfallchir.,
Röntgenpraxis 1929. — Entstehg., Erkenng., Bhdlg. u. Begutachtg. d. Fersenbein-
br., Mschr. Unfhlkd. Beih. 4/1930. — Erkenng. u. Bhdlg. v. Knochenbr. u. Ver-
renkgn., Maudrich Lexikon 1929. — Gipsverbände u. Op. b. chron. Arthritiden,
Münch. med. Wschr. 1930. — Verrenkgn. d. Handgelenke, Acta chir. Scand. 67/
1930. — Bhdlg. v. Distorsionen d. Sprunggelenkes d. Ellbogens u. d. Schulter,
Wien. klin. Wschr. 1930. — Wie soll d. prakt. u. wie d. Krhs.arzt Sehnenverletzgn.
behandeln ?, Med. Welt 1930. — Vorstellg. aller i. J. 1927 i. Unfallkrhs. behandelten
unfallversicherten Ob.schenkelbr., Wien. klin. Wschr. 1930. — Bruch d. Ob.arm-
köpfchens u. d. Ob.armrolle m. d. Köpfchen, typ. anat.-konstitut. bedingte Verletzgn., Arch. orthop. Unfallchir. 28/1930. — Bhdlg. v. Knöchelbr., Schweiz. Rdsch.
Med. 1930. — Bhdlg. schwerer Vorderarmbr., Chirurg 1930. — Pseudarthr.bhdlg.
m. Beckscher Bohrg., Zbl. Chir. 1930. — Osteochondr. diss. u. Unfall, Münch. med.
Wschr. 1930. — Volkswirtschaftl. Bedeutg. d. Unfallchir., ebd. — Indik. u. Techn.
d. Gehverbände, Fortschr. Therap. 1930. — Wirbelbr. u. Vorderarmbr., Unfall-

kongr. Breslau 1930, Mschr. Unfhlkd. 1931. — Neuere Verfahren z. Bhdlg. v,
Knochenbr., Wien. klin. Wschr. 1930. — Schulterzerrg., ihre Folgen u. Bhdlg.,
Mschr. Unfhlkd. 1930. — Erste Hilfe b. Knochenbr., Österr. Rettgs.wcs. 1931. --
Diagn., Pathol. and Treatment of Fract. of the os calcis, J. Bone Surg. 13/1931. —
Op. Bhdlg. d. medialen Schenkelhalsbr., Wien. klin. Wschr. 1931. — Nachbhdlg. v.
Knochenbr., ebd. — Mod. Bhdlg. v. Unglücksfällen (engl.), Practitioner 127/1931.
— Rö.verfahren b. Knochenbr., Münch. med. Wschr. 1931. — Bhdlgs.erg. v. 20
medialen intrakapsulären Schenkelhalsbr., Wien. klin. Wschr. 1931. — Bhdlg. v.
Wirbelbr., ebd. — Bhdlg. d. Wirbelbr., ebd. — Fixat. v. Unt.schenkelbr., Chir.
Vereinigg. 1931, Zbl. Chir. 1932. — Bedeutg. d. Wien. freiwill. Rettgs.ges. f. d.
Unfallchir., Wien. klin. Wschr. 1931. — Treatment of injuries end suppurat. of
the fingers, Ars med. 10/1932. — Bhdlg. d. Wirbelbr., Arch. klin. Chir. 173/1932. —
Bhdlg. d. medialen, subkapit., intrakapsulären Schenkelhalsbr., Chir. Kongr. 1932,
Arch. klin. Chir. 173/1932. — Op. Bhdlg. d. medialen subkapit. Schenkelhalsbr.,
Verh. Dtsch. orthop. Ges. 27. Kongr. Mannheim 1932. — Binnenverletzgn. d.
Kniegelenkes, ebd. — Ursache d. schlecht geheilt. Knochenbr. u. ihre Verhütg.,
ebd. — Wirbelbr. m. Spaltg. d. Dornfortsatzes, Chir. Vereinigg. Wien 1932, Zbl.
Chir. 1932. — Off. Kampfansage geg. Massage u. pass. Beweggn. b. frischen Kno-
chen- u. Gelenksverletzgn., Münch. med. Wschr. 1933. — Warng. v. d. Drahtextens. b. Ob.armbr., Zbl. Chir. 1933. — Vorderarmbr. m. Drähten, 3. Chir. Ver.
1932, Zbl. Chir. 1933. — Verhütg. d. Gasbrandes, Zbl. Chir. 1933. — Verhütg. d.
tödl. Allg.infekt. n. off. Zufallswunden d. chir. Bhdlg. u. d. vollkommene nie unterbr. Ruhigstellg. allein, ohne Verwendg. d. neueren chem., immunbiol., serol. u.
radiol. Bhdlgs.methoden, Münch. med. Wschr. 1933. — Weit. Erfahrgn. b. d. Bhdlg.
v. Wirbelbr., Arch. klin. Chir. 177/1933. Kongr. ber. — Warng. v. orthop. Stützmiedern
n. Wirbelbr., Wien. klin. Wschr. 1933. — Üb.wertg. v. Wirbelverletzgn. u. schädl.
Bhdlgs.methoden, Chir. Vereinigg. 1933, Zbl. Chir. 1933. — Einfache Methode z.
Bestimmg. d. Bewegl.kt. d. Wirbelsäule, Münch. med. Wschr. 1933. — Vorstellg.
v. seltenen Wirbelbr., Ges. d. Ärzte Wien 1934, Wien. klin. Wschr. 1934. — Spondylolisthesis traumat. vertebrae dorsalis 11, Chirurg 1934. — Vorstellg. e. Mannes
m. Spondylisthesis traumat., Wien. klin. Wschr. 1934. — Verzögerte Callusbildg.,
Vortr. Seminarabend d. Wien. med. Doktorenkollegiums 1934, ebd. — Bhdlg. d.
Schenkelhalsbr., ebd. — Typ. Verändergn. d. Wirbelkörper, Bögen-, Gelenk-,
Quer- u. Dornfortsätze b. Wirbelbr., Bd. II, IV. Int. Radiol.-kongr. Zürich 1934. —
Fixat.dauer b. d. Bhdlg. d. Wirbelbr., Bruns' Beitr. klin. Chir. 161/1935. — Réduct.
et traitment d. luxat. de la colonne cervicale, Presse méd. 1934. — Bhdlg. d. me-
dialen Schenkelhalsbr. u. Pseudarthr. m. d. extraartikul. Methode d. Nagelg. n.
Sven Johannsson, Ges. d. Ärzte 1934, Wien. Presse méd. 1934. — Bhdlg. d. me-
dialen Schenkelhalsbr. u. Pseudarthr. m. d. extraartikul. Meth. d. Nagelg. n. Sven
Johannsson, Ges. d. Ärzte 1934, Wien. klin. Wschr. 1934. — Op. Bhdlg. d.
Schenkelhalsbr. m. d. extraartikul. Methode v. Sven Johannsson, Zbl. Chir. 1935.
— Schädiggn. d. op. Bhdlg. d. Handwurzelverletzgn., Ver. d. Wien. Chir. 1934, Zbl.
Chir. 1935. — Bhdlg. v. schweren off. Subluxat. d. Sprungbeines, ebd. 1935. —
Bhdlg. v. Gehirnerschüttergn. u. Gehirnblutgn., Ver. d. Chir. Wiens 1936, Zbl.
Chir. 1935. — Bhdlg. v. Schenkelhalspseudarthr., Ges. d. Ärzte in Wien 1934, Wien.
klin. Wschr. 1935. — Bhdlg. d. Kniegelenksankylose, ebd. — Bhdlgs.erg. d. Ob.
schenkelbr., Arch. orthop. Unfallchir. 35/1935. — Welches Vorgehen empfiehlt sich
i. einzelnen b. frischen off. Knochenbr. ?, Chirurg 1935. — Ist. d. Gipsverband e.
Muskelschädiger ?, Ges. d. Ärzte in Wien 1935, Wien. klin. Wschr. 1935. — Wir-

belbr. u. Wirbelverrenkgn., Chirurg 1935 u. 1936. — Bhdlg. v. veralteten Schenkelhalsbr. u. v. Schenkelhalspseudarthr., Zbl. Chir. 1935. — Pathol. Anat. u. Bhdlg. d. Wirbelbr. u. Wirbelverrenkgn., Ges. d. Ärzte 1935, Wien. klin. Wschr. 1935. — Konservat. od. op. Therap. d. Frakt. d. os naviculare carpi?, Bemerkgn. z. gleichnam. Arb. v. M. Hirsch, ebd. — Bewegl.kt. u. Gebrauchsfähigkt. d. Fußes b. Verknöcherg. d. ob. Sprunggelenkes. — Ursachen d. Myositis ossificans traumat. n. Ellbogenverrenkgn., Fortschr. Röntgenstr. 53/1936. — Ist d. Myositis ossificans traumat. e. Unfallfolge od. e. Bhdlgs.folge?, Münch. med. Wschr. 1936. — Grundsätzl. z. Bhdlg. v. Schlüsselbeinbr. u. Wirbelbr., Mhefte Unfhlkd. 43/1936. — Bhdlg. u. Bhdlgs.erg. d. Wirbelbr., Wien. klin. Wschr. 1936. — Nagelg. v. Schenkelhalsbr., ebd. — Bhdlg. d. Schenkelhalsbr., J. internat. chir. 1936. — Ursachen d. Mißerfolge n. Schenkelhalsop., Zbl. Chir. 1936. — Entstehg., Verhütg. u. Bhdlg. d. Myositis oss. traumat., Chirurg 1936. — Dreifacher Wirbelbr. n. achtwöchiger Bhdlg. arbeitsfähig. Arch. Unfallchir. 37. — Soll man Pat. u. ihren behandelnden Ärzten Rö.bilder ausfolgen?, Demonstrat. Wien. Chir. Ges. 1936, Österr. Arzt 7, 8/1937. — Einfaches Führgs.instr. z. Nagelg. v. Schenkelhalsbr., Ges. d. Ärzte 1936, Wien. klin. Wschr. 1937. — Bhdlg. v. Wirbelbr. mit u. ohne Lähmg., Festsitzg. d. Wien. Chir. Ges. 1937, Zbl. Chir. 1937. — Kriegschir. i. Spanien, Vortr. d. Ges. d. Ärzte, Wien 1937, Wien. klin. Wschr. 1937. — Int. ärztl. Fortbildg. a. d. Geb. d. Unfallchir. u. d. damit erzielten Erfolge f. d. Staat u. d. Versichergs.träger, Vortr. III. int. Kongr. f. ärztl. Fortbildg. Berlin 1937, Chirurg 1937. — Derzeit. Stand d. Bhdlg. d. Wirbelbr., Vortr. 62. Chir. Kongr. Berlin 1938. Arch. klin. Chir. 193/1938. — Meniscusverletzgn., Wien. klin. Wschr. 1938. — Neuzeitl. Bhdlg. d. Wirbelbr., Umschau 1939. — Bhdlg. v. Schenkelhalspseudarthr. u. ihre Späterg., Vortr. Med. Ges. 1939, Wien. klin. Wschr. 1939. — Bhdlg. d. Knochenschußbr. u. Gelenkschüsse u. ihre Organisat., ebd. — Nagel, Klammer od. Draht f. d. unmittelbar a. Knochen angreifenden Dauerzug?, Münch. med. Wschr. 1940. — Entferng. d. Kniescheibe z. Bhdlg. v. Zertrümmergn. u. Erkrankgn. derselben, Wien. klin. Wschr. 1940. — Wiederherstellg. d. Drehfähigkt. b. knöchernen Verwachsgn. i. Ber. d. Vorderarmes, ebd. — Berufsgen.schaftl. Heilverfahren, ebd. — Wandlgn. i. d. Bhdlg. u. Begutachtg. v. Wirbelbr., 64. Chir. Kongr. 1940. — Gipsbinden, Münch. med. Wschr. 1940. — Welches ist d. beste Methode z. Einrichtg. veralteter irreponibler Humerusluxat.?, Chirurg 1940. — Kriegschir. u. Sonderlaz., Wien. klin. Wschr. 1941. — Sollen Wirbelbr. n. Böhler reponiert werden? Erwiderg. a. d. gleichnamige Arb. v. Straube, Chirurg 1941. — Techn. d. Bhdlg. v. Wirbelbr. m. u. ohne Lähmg. i. dors. Durchhang, ebd. — Meniscusverletzgn., Wien. klin. Wschr. 1940. — Bhdlg. d. Knochenbr. d. d. prakt. Arzt, Vortr. Sportärztekurs Innsbruck, ebd. 1941. — Wundversorgg., Med. Welt 1941. — Wundbhdlg., Z. ärztl. Fortbild. 1941. — Schädl. Einfl. d. Achsenknickgn. a. d. Gelenke d. Beines, Chirurg 1942. — Knochenkürzgn. b. Nervendefektschüssen, Dtsch. Militärarzt 1942. — Marknagelg. b. frischen Schußbr. d. Ob.schenkels, Wien. klin. Wschr. 1942. — Unfallkrhs., Unfallabt. u. Unfallklin., Arch. orthop. Unfallchir. 42/1942. — Marknagelg. n. Küntscher b. Ob.schenkelschußbr., Chirurg 1943. — Apparate f. d. Marknagelg. n. Küntscher, ebd. — Bhdlg. d. Pseudarthr. m. d. Marknagel, z. 90. Geb. v. Adolf Lorenz. — Ablehng. d. Marknagelg. v. Küntscher b. Pseudarthr. d. Schienbeines, Ob.- u. Vorderarmes, Z. orthop. Chir. 1944. — Küntschers Medullary nailing, J. Bone Surg. 31 A, 295/1949. — Infekt. b. größeren Wunden a. d. Fingern u. d. Hand, Med. Welt 1951. — Fehler b. d. Bhdlg. v. Unt.schenkelschaftbr., Unfallchir. Tgg. Stuttgart 1952, Hefte Unfhlkd. 45. — Im Wiener Unfallkrhs. i. 1. Vierteljahrh. v.

1926–1950 erzielten Bhdlgs.erg., ebd. 44/1952. — Erzeugen e. entsprechenden Verkürzg. als wichtigste Aufgabe d. Knochenbr.bhdlg., Langenbecks Arch. klin. Chir.
273/1953, Kongr.ber. — Evolucion de la traumatol. en los ultimos cien anos y
perspectivas para el futuro, Folia clin. internac. T. II, Barcelona 1952. — Hüftkopfnekr. n. d. Schenkelhalsnagelg., ihre Häufigkt. u. Versuche d. Verhütg., Wie-
derherstellgs.chir. u. Traumatol. 1953. — Bhdlg. d. Unt.schenkelschaftbr., Langenbecks Arch. klin. Chir. 276/1953. — Wundheilg. u. Wundbhdlg., Münch. med.
Wschr. 1954. — Bhdlg. u. Begutachtg. d. Gehirnerschütterg. Erfahrg. a. 3000 Fällen, Langenbecks Arch. klin. Chir. 279/1954. — Selbständige Unfallchir. z. Verhütg. d. Bhdlgs.schäden, Hefte Unfhlkd. 48/1955. — Bhdlgs.erg. v. 734 frischen
einf. Brüchen d. Kahnbeinkörpers d. Hand, Wiederherstellgs.chir. u. Traumatol.
1954. — Bhdlg., Nachbhdlg. u. Begutachtg. v. Meniscusverletzgn. Erfahrgn. v.
1000 op. Fällen, Langenbecks Arch. klin. Chir. 282/1955. — Erg. b. 120 000 Wund-
ausschneidgn., ebd. — Antibiotica, Wien. klin. Wschr. 67/1955. — Wundbhdlg. u.
Störgn. d. Wundheilg., Münch. med. Wschr. 1955. — Ist d. Sudeck-Syndr. n. geschloss. Verletzgn. e. unabwendbare Unfallfolge od. e. vermeidbare Bhdlgs.folge?,
Langenbecks Arch. klin. Chir. 284/1956. — Neues z. Bhdlg. d. Fersenbeinbbr., ebd.
287/1957. — Entwicklg. d. Unfallchir. med. u. volkswirtschaftl. gesehen, Ciba
Symposium 8/1958. — Einfache u. ungefährl. Methoden z. Bhdlg. v. Knochenbr. u. Verrenkgn., ärztl. Fortbildg. 1959. — Verstecken d. Fingernägel nach dem sofort.
Spalten d. Gipsverbände als sicherstes Mittel z. Verhütg. d. Sudeck-Syndr. nach
geschloss. Verletzgn. d. Arme, Münch. med. Wschr. 1959. — Unfallmed. i. Öster-
reich, Zbl. Chir. 1960. — Plenk u. d. Unfallchir., Wien. med. Wschr. 1960. — Un-
zweckmäßige u. gefährl. Methoden b. d. Bhdlg. v. Frakt., Langenbecks Arch. klin.
Chir. 295/1950. — Bhdlg. d. supracondyl. Ob.armbr. b. Kindern u. Jugendl.,
Mschr. Unfhlkd. 1961. — Unfallchir. i. Österreich, Schweiz u. England, Hefte
Unfhlkd. 71/1961. — Weg z. Erfolg i. d. Unfallchir., Münch. med. Wschr.
1961. — Neue Univ.-Klin. u. Ordinariate f. Unfallchir. i. Mexiko, Frankreich,
Schweiz, Italien u. China, Münch. med. Wschr. 1962. — Ischäm. Muskelkontrakt.,
unabwendbare Unfallfolge od. vermeidbare Bhdlgs.folge?, Langenbecks Arch.
klin. Chir. 301/1962. — Bhdlg. d. Verrenkgs.br. d. Hüfte, Verh. Dtsch. Orthop.
Ges., 50. Kongr. München, 243/1962. — E. Leben f. d. Unfallchir., Paracelsus-
Schriftenreihe d. Stadt Villach 1965. — Bhdlg. d. Unt.schenkeldrehbr., Hefte
Unfhlkd. 78/1964. — Zweckmäßigkt. d. fortlaufenden Seriennumerierg. v.
Rö.bildern, Chir. i. Fortschr., Enke 1965. — Gelenkplast. beider Ellbogen nach
20 J., Wien. klin. Wschr. 77/1965. — Gibt es kallusbild. Mittel?, Wien. med. Wschr.
115/1965. — Eröffngs.ansprache 1. Tagg. Österr. Ges. Unfallchir. Salzburg 1965,
Hefte Unfhlkd. 89/1965. — Akt. Übgs.bhdlg., Verh. Dtsch. Orthop. Ges. 52/
1966. — Eröffngs.ansprache 2. Tagg. Österr. Ges. Unfallchir., Hefte Unfhlkd.
92/1966. — Versuche z. Erzeugg. d. Sudeckschen Dystrophie u. deren medikament.
Prophylaxe, Langenbecks Arch. klin. Chir. 319/1967, Kongr.ber. — Rehabilitat.
i. d. Unfallchir., Österr. Ärztezeitg. 18/1967.

Böhm, Oswald, Facharzt f. Chir., Landesversichergs.anst. Württemberg, 7
Stuttgart-Bad Cannstatt, Wilhelmstr. 20. — *29. 12. 05 Goithain. — **A:**
31 Schwerin/Meckl. — **Prom:** 38 Köln. — **F:** Chir. — **V:** 31–36
Stadtkrhs. Borna/Leipzig (Pölzig), 36–37 Knappschafts-Krhs. Bardenberg/Aa-
chen (M. Schmitz).

Böhme, Diether, Facharzt f. Chir., 845 Amberg/Obpf., Herrnstr. 6–8. — *22.
12. 16 Leipzig. — **A:** 41 Leipzig. — **Prom:** 41 ebd. — **F:** Chir. — **V:** 46–47 Pathol.

Inst. Göttingen (Gruber), 47–56 Chir. Klin. Ost Lübeck (Rieder, Remé), 56–64 Oberarzt d. Krhs. d. Anst. Hephata Treysa/Kassel.

Böhme, K. Hans, Priv.-Doz., Oberarzt d. Chir. Klin., Klinikum, 43 Essen, Hufelandstr. 55. — *2. 4. 29 Sebnitz. — **A:** 54 Tübingen. — **Prom:** 54 ebd. — **Hab:** 67 Essen. — **F:** Chir. — **V:** 54–55 chir.-gynäk. Abt. Krskrhs. Freudenstadt (Burkhardt), 55–58 Krskrhs. Bad Hersfeld (Haedke), 58–59 inn. Abt. Krskrhs. Leonberg (Grieshaber), 59–64 Katharinen-Hosp. Stuttgart (Groß, Behrends), ab 64 Klinikum Essen (Kremer). — **P:** Technik röntgenol. Darstellg. art. Gefäßabschnitte, Zbl. Chir. 1963. — Mögl. Komplikat. b. Aorto-Arteriograph. unt. bes. Berücksicht. e. tox. Kapillar- u. Knochenmarkschädigg., ebd. — Pyodermia fistulans sinifica, Dtsch. med. Wschr. 1964. — Frühzeit. postop. Passagestörgn. b. Magenresekt., Bruns' Beitr. klin. Chir. 210/1965. — Bedeutg. d. Beckenstrombahn f. d. chir. Therap. chron. art. Verschlußkrankh., Chirurg 1965. — Komplikat.-mögl.ktn. b. direkt. Arterio- u. Aortograph., Med. Welt 1965. — Gesichert. u. Probl. d. Krampfaderbhdlg., Med. Klin. 1965. — Ätiol. Probl. b. Schlüsselbein-Achselvenenstau, Zbl. Phlebol. 1965. — Atraumat. Verbandstoff „Novalind" i. d. kleinen Chir., Münch. med. Wschr. 1966. — Diagn. u. Diff.diagn. ven. Zirkulat.störgn. d. ob. Gliedmaßen, Chir. Praxis 1966, Tägl. Praxis 1967, Internist.praxis 1967. — Diagnóstico diferencial de los trastornos de la circulación venosa en los miembros superiores, Práct. Quirúrgica 8/1967. — Chir. Bhdlg. d. Erkrankgn. d. varik. Sympt.komplexes (mit Kremer), Aesth. Med. 1967. — Diagn. u. Diff.diagn. d. geschwollenen Armes (mit Hamburger), Zbl. Chir. 1967.

Böhme, Peter Ernst, Priv.-Doz., Chefarzt d. chir. Abt. Ev. Krhs., 34 Göttingen-Weende, An der Lutter 24. — *25. 8. 25 Berlin. — **A:** 52 Göttingen. — **Prom:** 52 ebd. — **Hab:** 64 ebd. — **F:** Chir. — **V:** 52–61 chir. u. inn. Abt. Ev. Krhs. Göttingen-Weende (Herlyn, Ewig), 61–62 Berufsgen.schaftl. Kr.anst. Bergmannsheil Gelsenkirchen-Buer (Wolf), 62–67 Chir. Univ.-Klin. Göttingen, ab 67 Ev. Krhs. Göttingen-Weende (Hellner). — **B:** Parotischir. u. ihre morphol. Grundlagen, Thieme 1966. — **P:** Entwicklg. d. Vollblutaufbewahrg. u. vergleich. Untersuchgn. an 4 Konserviergs.flüssigktn., Diss. — Z. heut. Stande d. Parotischir., Bruns' Beitr. klin. Chir. 194/1957. — Ungewöhnl. Narbenhernie, Zbl. Chir. 1960. — Gesichtspunkte z. chir. Bhdlg. d. Parotisgeschwülste, Langenbecks Arch. klin. Chir. 296/ 1961. — Parotis u. N. facialis, ebd. 298/1961. — Rezidivop. b. Geschwülsten d. Speicheldrüse, Chir. Praxis 1962. — Chir. Anat. d. Ohrspeicheldrüse, Chirurg 1962. — Beurteilg. d. Radikalität b. d. Ausräumg. d. Halslymphsystems, ebd. 1963. — Fehlerquellen b. d. op. Ausräumg. d. Lymphsystems am Halse, Bruns' Beitr. klin. Chir. 207/1963. — Op.indikat. b. Gallensteinleiden (mit Nassr-Esfahani), Chirurg 1964. — Nehmen d. Gallenwegsca. zu? (mit Nassr-Esfahani), ebd. — Neuere Anschaugn. z. chir. Anat. d. Parotis, 14. Int. Bienn. Kongr. Int. Coll. Surg. Wien 1964, Bd. 3. — Morphol. Grundlagen d. Parotischir., Habil.-Schr. — Klin. u. therap. Probl. b. synovialen Sark., Zbl. Chir. 1967, Kongr.ber.

Böhmländer, Julius, Belegarzt, 8503 Altdorf, Willstr. 3. — *30. 6. 09 Nürnberg. — **A:** 35 Erlangen. — **Prom:** 35 ebd. — **F:** Chir. — **V:** 35 Stadtkrhs. Osnabrück (Bogendörfer), 36–47 Städt. Kr.anst. Erfurt (Schwarz).

Böhringer, Cornelius, 7500 Karlsruhe-Hagsfeld, Jägerhausstr. 4. — Fragebogen 1968 nicht beantwortet.

Böhringer, Konrad K. C., Facharzt f. Urol., Facharzt f. Chir., 48 Bielefeld, Friedrich Verlegerstr. 5. — *5. 3. 21 Dresden. — **A:** 46 Leipzig. — **Prom:** 47 ebd. — **F:** Chir., Urol. — **V:** 46–47 Pathol. Anat. Inst. Stadtkrhs. Dresden

Friedrichstadt (Kalbfleisch), 48–49 Med. Klin. ebd. (Rostoski), 50 Urol. Priv.-
Klin. Dr. Böhringer Dresden, 50–56 Med. Akad. Dresden (Sprung), 56–58 Urol.
Klin. ebd. (Graefe, Kirsch), 56–58 Urol. Klin. Dr. Böhringer Dresden, 58–60 Leit.
ebd. sowie Niederlassg. als Urologe i. Dresden, ab 61 Bielefeld. — **B:** Lehrbrief üb.
spez. Krankh.lehre 1955/60 Med. Fachschule Dresden. — Lehrbrief üb. Op.kunde
ebd. — Lehrbrief üb. Endoskopie-Op.kunde 1955 ebd. — **P:** Nierenenechinokok-
kus, Z. Urol. 1947. — Peritonismus b. Tetanus, Z. ärztl. Fortbild. 1956. — Lymphadenitis mesenterialis u. gekreuzte Dystopie, Z. Urol. 1957. — Hormontherap.
v. Ka., Dtsch. Gesd.wes. 1955. — Elektr. Therap. b. vegetat. Störgn. i. Harnleiter-
bereich, Kongr.ber. 1959 Berlin.

    Böke, M. Erkmen, Ass. d. Chir. Univ.-Klin., 69 Heidelberg, Kirschnerstr. 1.*

    Böltz, Wolfgang, Chefarzt d. Krhs., 5030 Hürth-Hermülheim. — Fragebogen
1968 nicht beantwortet.

    Boeminghaus, Friedrich-Wilhelm, Facharzt f. Chir., 325 Hameln, Kaiserstr.
21. — *16. 8. 07 Dortmund. — **A:** 34 Düsseldorf. — **Prom:** 36 ebd. — **F:** Chir.

    Boeminghaus, Hans, Prof., Klin. Golzheim, 4 Düsseldorf. — *4. 4. 93 Duisburg-
Ruhrort. — **A:** 19 Heidelberg. — **Prom:** 19 ebd. — **Hab:** 24 Halle/S. — **F:** Chir., Urol.
— **V:** 19–20 Path. Anat. Inst. Heidelberg (Ernst), 20–27 Halle/S. (Voelcker), 27–37
Marburg (Klapp), 38–45 Chefarzt d. Chir. u. Urol. Klin. Berlin-Westend Krhs.,
47–66 Leit. Arzt d. chir. u. urol. Abt. Klin. Golzheim-Düsseldorf. — **B:** Urol. Diagn.,
Fischer Jena. — Rö.atlas d. Urol. Erkrankgn. (mit Zeiß). — Urol., 4. Aufl., Banaschewski München 1968. — Mitarb. an mehreren Handb.: — Monograph.: Verletzgn. d. Harnorgane – Wiederherstellg. d. Harnwegs-Nierensteine – Harnleitersteine – Zystekt., alle Thieme. — **P:** Üb. 200 wiss. Arbeiten, Kongr.ber. u. Referate.

    Börger, Gisbert, Prof., Chefarzt d. chir. Abt. Elisabethkrhs., 43 Essen. — *21.
7. 20 Duisburg. — **A:** 46 Düsseldorf. — **Prom:** 49 München. — **Hab:** 55 Giessen. —
F: Chir. — **V:** 45–46 Path. Inst. Düsseldorf (Huebschmann), 46–47 inn. Abt. St.
Anna-Krhs. Duisburg-Huckingen (Ervenich), 47–51 München (Frey), 51–56 Giessen (Vossschulte), 56–61 Chefarzt d. chir. Abt. St. Anna-Krhs. Duisburg-Huk-
kingen. — **B:** Portaler Hochdruck, in: Lehrb. d. Chir. (Hellner, Nissen, Vossschulte),
1.–5. Aufl., Thieme. — **P:** Ändergn. v. Blutgerinngs.zeit u. Thrombozytenzahl nach
rotator. Reizg. d. Vestibularapparates, Diss. — Exp. Untersuchgn. üb. d. Spei-
cherg. v. Gallenfarbstoff i. d. Niere v. Salamandra maculosa, Frankf. Z. Path.
1947. — Aneurysma d. Aorta ascendens, Zbl. Path. 1949. — Anat. u. funkt. Untersuchgn. üb. d. Bandscheibenprolaps (mit Vossschulte), Langenbecks Arch.
klin. Chir. 265/1950. — Histol. Befunde an Grenzstrangganglien v. Hypertonie-
krankh., ebd. 270/1951. — Entzündl. Vorgänge b. d. Ischias durch Bandscheibenvorfall (mit Vossschulte), Med. Mschr. 1950. — Ätiol. u. Progn. d. schwieligen Perikarditis, Chirurg 1952. — Vereinfachg. d. Rö.messverfahrens z. Punkt. d. Ganglion
Gasseri durch e. verstellbar. Plattenrahmen, ebd. — Diagn. d. isoliert. mediastinal. Struma, Münch. med. Wschr. 1952. — Indikat. u. Wirkg. d. Milzentferng. m.
Ligatursperre d. kardial. Venen b. Hypertonie i. Pfortaderkreislauf (mit Vossschulte), Langenbecks Arch. klin. Chir. 275/1953. — Nachweis d. Entlastgs.funkt. erweitert. Speiseröhrenvenen b. Pfortaderhochdruck, ebd. 278/1954. — Ursachen
u. Bedeutg. d. rechtzeit. od. verspät. Diagn. d. Lungenkrebses (mit Müller), Ärztl.
Wschr. 1954. — Mögl.ktn. u. Grenzen d. intravesikal. Photograph., Münch. med.
Wschr. 1954. — Farbphotograph. i. d. menschl. Harnblase, Med. Bildd. Roche
1955. — Funkt. u. Morphol. i. periph. vegetat. NS unt. exp. Bedinggn. (Untersuchgn. am Ganglion coaliacum d. Kaninchens), Habil.-Schr., Acta Neuroveg.

1956. — 10 J. Chir. am mittl. Krhs. ohne medikamentöse Thromboseprophylaxe, Zbl. Chir. 1957, Chirurg 1959. — Diskontinuierl. Knorpelresekt. i. Bhdlgs.plan d. progress. Rippenknorpelnekr., Thoraxchir. 1960. — Klin. Erfahrgn. b. d. op. Bhdlg. d. Anastomosengeschwürs, Chirurg 1960. — Anaesth.probl. am Allg.krhs. (mit Möllerfeld), ebd. 1961. — Gallenchir. i. kl. Krhs., Zbl. Chir. 1961. — Progress. Nekr. d. Rippenknorpels u. ihre Bhdlg., Chir. Praxis 1962. — Thoraxchir. Erfahrgn. am mittl. Krhs., Chirurg 1963. — Indikat. u. Gefahren d. Duodenostomie nach gastroduodenal. Resekt., ebd. — Ursachen u. Aussichten d. unmittelbar. Relaparotomie, Münch. med. Wschr. 1963. — Chir. d. schweren art. Blutg. aus akut. Ulcerat. d. ob. Magenhälfte, Bruns' Beitr. klin. Chir. 207/1963. — Erfahrgn. m. d. Choledocho-Duodenostomie u. T-Drainage am mittl. Allg.krhs. (mit Witthaut), Zbl. Chir. 1966. — Plastikendothesen z. Palliativbhdlg. inoperabler maligner Gallengangsverschlüsse; Indikat. u. Techn., ebd. 1967.

Böse, Hubert, Facharzt f. Chir., Durchgangsarzt, 495 Minden/Westf., Brückenkopf 7 a. — *20. 7. 05 Berlin-Charlottenburg. — **A:** 31 Berlin. **Prom:** 31 Münster. — **F:** Chir. — **V:** verschied. Krhs., zuletzt Diakonissenhs. Eisenach (Harzbecker).

Bösmüller, Hans Christian, Doz., Primarius am Diakonissen-Krhs., Weißenwolffstr. 15, A-4020 Linz/Donau/Österreich. — Fragebogen 1968 nicht beantwortet.

Böttger, A. U. Gerhard, Priv. Doz., Wiss. Ass. d. Chir. Univ.-Klin., 87 Würzburg. — *12. 4. 27 Nienstedt Harz. — **A:** 54 Hamburg. — **Prom:** 55 ebd. — **Hab:** 64 Würzburg. — **F:** Chir. — **V:** 54 Pathol. Inst. Allg. Krhs. Barmbeck Hamburg (Selberg), 55 Allg. Krhs. Eilbek Hamburg (Scheider), 55 I. Med. Abt. ebd. (Happel), 59 chir. Abt. ebd. (Scheider), ab 59 Würzburg (Wachsmuth). — **B:** Traumatol. i. d. Chir. Praxis, Springer 1965. — Helferin d. Chir. (mit Fuchs), Thieme, i. Druck. — **P:** Schmerzausschaltg. u. Nark.verfahren am Städt. Krhs. Osterode/Harz i. d. J. 1927–1952, Diss. — Klin. u. Pathol. maligner Darmkarzinoide, Chirurg 1960. — Schwerer Tetanus nach Simultanprophylaxe, ebd. 1962. — Op. Bhdlg. d. per- u. subtrochanteren Ob.schenkelfrakt. m. d. nichtsperrenden Laschenschraube nach Pohl, ebd. 1963. — Bhdlg. d. Wundstarrkrampfes, Münch. med. Wschr. 1962. — Klin. d. enteral. Verlaufsform d. Pseudotbk. (Abscedier. reticulocyt. Lymphadenitis mesenterialis), ebd. — Tierexp. Untersuchgn. z. Durchzugsverfahren i. d. Rektumchir., Langenbecks Arch. klin. Chir. 301/1962. — Therap. u. versichergs.rechtl. Beurteilg. d. dist. Bicepssehnenrupt., Mschr. Unfhlkd. 1963. — Tierexp. Untersuchgn. z. Kontinuitätsresekt. b. kontinenzerhalt. Eingr. am Mastdarm, Habil.-Schr. — Homoio- u. autoplast. Knochenspäne b. d. Bhdlg. jugendl. Knochencysten, Langenbecks Arch. klin. Chir. 301/1964. — Op. Wiederherstellg. d. ob. Sprunggelenkes, Hefte Unfhlkd. 81/1964. — Osteosyntheseprobl. b. Unt.schenkelfrakt., Chir. Praxis 1965. — Tierexp. Untersuchgn. z. Reimplantat. v. Gelenkanteilen, Langenbecks Arch. klin. Chir. 313/1965. — Tierexp. Untersuchgn. z. Reimplantat. v. Gelenkflächen, ebd. — Kontinenzerhalt. Op.verfahren z. Bhdlg. d. Hirschsprg.schen Krankh., Z. Kinderchir. 1966. — Resekt.verfahren b. kontinenzerhalt. Eingr. am Mastdarm, Fortschr. Med. 1966. — Ersatz v. Femurschaftanteilen durch homol. Knochentransplantate (Tierexp. Untersuchgn.), Langenbecks Arch. klin. Chir. 316/1966.— Homol. Transplantat. v. durch Tiefkühlg. konserviert. Gelenkanteilen, ebd. 319/1967. — Kontinenzerhalt. Op.verfahren b. Mastdarmresekt. (suprasphinkt. Seit-zu-Seit-Anastomose), ebd. — Op. Versorg. disloziert. Unt.schenkelstückbr., Chirnrg1967. — Osteosynthesebedingte Achsenfehlstellgn. b. d. Versorg. v. Unt.schenkelbr. durch Küntschernagelg., Mschr. Unfhlkd. 1967, — Postop. Bauchwandrupt., Bruns' Beitr. klin.

Chir. 1968. — Patellatransplantat. b. Tibiekopfbr., Mschr. Unfhlkd. 1968. — As aplicacoẽs do inibidor de proteinases Trasylol em distúrbios e intervencoẽs cirúrgicas, O Hopital (Brasilien) 72/1967.

Böttke, Gerhard, MR., Chefarzt Krhs., X 836 Sebnitz. — *28. 8. 19 Leipzig. — A: 45 Leipzig. — **Prom:** 45 ebd. — **F:** Chir. — **V:** 45–51 Ass.-Arzt. Landesanst. Leipzig-Dösen (Petri), 52–59 Oberazt Krhs. Pirna (Krebs). — **P:** Beitr. z. Techn. d. extraartikul. Schenkelhalsnagelg., Zbl. Chir. 1951.

Böwering, Ferdinand, Chefarzt i. R., 624 Königstein/Ts., Amselweg 4. — *19. 9. 98 Dolberg Kr. Beckum/Westf. — **A:** 24 München. — **Prom:** 23 Würzburg. — **F:** Chir. — **V:** 24–25 inn. Abt. Marienhosp. Hamm (Meschede, Langkamp), 25–27 Chir. u. Gynäk. Franziskus-Hosp. Bielefeld (Hitzler), 27–28 Chir. u. Gynäk. Johannis-Hosp. Hamborn (Schöning), 28 Pathol. Städt. Kr.anst. Dortmund (Schridde), 28–29 Chir. ebd. (Henle), 29–30 Oberarzt d. Rochus-Hosp. Castrop-Rauxel (Oeken), 30–63 Chefarzt d. chir. Abt. ebd.

Bofinger, Herbert, Chefarzt d. chir. Abt. Krskrhs., X 432 Aschersleben, Eislebener Str. 7 a. — *31. 3. 21 Sonneberg/Thür. — **A:** 49 Jena. — **Prom:** 49 ebd. — **F:** Chir. — **V:** 49–51 Landprax.vertr. Dr. Gerth Pözig/Gera, Med. Univ.-Klin. Jena (Brednow), Frauenklin. Dr. Assman Zwickau, Städt. Krhs. Kirchberg/Sa. (Ziegler), Landambulanz Katzhütte/Thür., 51–56 Bez.krhs. Gera/Thür. (Nöller), Städt. Krhs. Kirchberg/Sa. (Ziegler), 56–66 Oberarzt d. Krskrhs. Staßfurt (Seyffarth). — **P:** Kasuistik zweifach prim. Ca., Zbl. Chir. 1952. — Sarkomat. Entartg. b. d. Neurofibromatose v. Recklinh., Arch. Geschwulstforsch. 1955. — Nacken-Hals-Schulter-Armsyndr., Beitr. z. zervik. osteochondrot. Zwerchfellrelax., Z. ärztl. Fortbild. 1955. — Wird d. postop. hepato-renale Syndr. unt. d. mod. Nark. an Gefährl.kt. verlieren?, Zbl. Chir. 1956. — Subcutan. Achillessehnenrupt., Mschr. Unfhlkd. 1956. — Fingerkuppendefekte – Bagatellverletzg. ohne Probl.?, Z. ärztl. Fortbild. (Jena) 1957. — Op. Bhdlg. d. Rupt. d. langen Daumenstrecksehne, Mschr. Unfhlkd. 1959. — Prolaps d. vesical. Harnleiters i. d. Blase u. Harnröhre, Z. Urol. 1962. — Korrekte Ruhigstellg. f. Hand u. Finger, Beitr. Orthop. Traum. 1964. — Praktol. Patient – e. Stiefkind?, Dtsch. Gesd.wesen 1967. — Zwei schwere kindl. Beckenquetschgn. m. gleichzeit. Läsion d. Schließmuskels v. After u. Harnblase, Zbl. Chir. 1967.

Bohmert, Heinrich, Assistent der Chir. Univ.-Klinik, 8000 München 15, Nußbaumstr. 20.*

Boldt, Hans, Chefarzt d. Krskrhs. Föhr/Amrum, 2270 Wyk auf Föhr, Starklef 50. — Fragebogen 1968 nicht beantwortet.

Bolz, Walther, Prof. d. Tierklin. d. Univ., 7 Stuttgart-Hohenheim. — *14. 9. 01 Schönau a. K. — **A:** 25 Berlin. — **Prom:** 25 ebd. — **Hab:** 32 ebd. — **F:** Vet.-Chir. — **V:** 25–34 Chir. Tierklin. Berlin. — **B:** Lehrb. d. Allg. Chir. f. Tierärzte, 3. Aufl. (auch jugoslaw.), Enke 1958. — Allg.nark. b. Tier unt. Berücksicht. d. Wild-, Zoo- u. Laboratoriumstiere, Enke 1961. — Seuchenfreie Ferkel, Gewinng. u. Aufzucht, Ulmer 1967. — Lehrb. d. spez. Veterinärchir. (Bolz, Dietz, Schleiter, Teuscher), 2 Bände, Fischer. — **P:** ca. 110 Stück, u. a.: Leitgs.anaesth., Vorderfuß Pferd, BTW 1928. — Leitgs.anaesth., Kopf Pferd, ebd. 1930 u. TR 1932. — Resekt. M. flex. hall. long. u. M. tib. post., Z. Veterinärkde. 1940. — Op. Bhdlg. d. Penislähmg., ebd. 1941, 1942 u. TR-DTW 1943. — Hufbeinfrakt., Arch. Tierheilk. 79/1944.

Bombeck, Josef, Leit. Chefarzt d. St. Elisabethenkrhs., Chefarzt d. chir. Abt. ebd., 785 Lörrach. — *26. 8. 07 Sehnde/Hannover. — **A:** 35 Berlin. — **Prom:**

35 Bonn. — **F:** Chir., Frauenkrankh. u. Geburtsh. — **V:** 34 Staatl. Frauenklin. Dresden (Warnekros), 34–35 inn. Abt. St. Josefskrhs. Freiburg i. Br. (Küpferle), 35–47 St. Elisabethenkrhs. Lörrach (Iselin), geburtsh.-gynäk. Abt. ebd. (Berger), 39–45 Kriegsdienst. — **P:** Schädiggn. d. ZNS durch techn. u. atmosph. Elektrizität, Diss.

Bombelka, Alois, OMR, Vertrauensarzt, 887 Günzburg, Hofgasse 7. — *18. 10. 20 Augsburg. — **A:** 51 München. — **Prom:** 51 ebd. — **F:** Chir. — **V:** 52 Städt. Kr.anst. Augsburg (Mack), 52–55 Walburga Krhs. Meschede (Donhuijsen), 55 Stade (v. Brandis), 55–60 Augsburg (Mack).

Bommert, Hans-Friedrich, Facharzt f. Chir., 1 Berlin 41, Albrechtstr. 34. — *25. 3. 22 Bochum. — **A:** 45 Tübingen. — **Prom:** 47 ebd. — **F:** Chir. — **V:** 45–46 Kriegsmarine, 46–47 Pathol. Inst. d. BG.-Kr.anst. „Bergmannsheil" Bochum (di Biasi), 47–52 chir. Klin. ebd. (Bürkle de la Camp), 52–53 Unfallstat. f. Betriebsverletzte Bremen (Schützeberg), 53–57 Marienhosp. Stuttgart (Reichle), 57–58 Oberarzt DRK-Hosp. Pusan/Korea (Friedrichs), 58–64 „Bergmannsheil" Bochum (Bürkle de la Camp, Rehm), ab 59 Oberarzt, 64–67 Chefchirurg u. Med. Dir. P. T.-Stanvac/Indonesia, 67–68 Fachchir. Vertretungen. — **P:** Tödl. Folgen d. Erweichg. Silikot. Lymphknoten, Ärztl. Wschr. 1948. — Erfahrgn. m. d. neuen Kurznakotikum Isopropylchlorid, Medizinische 1952. — Stumpfe Bauchverletzgn., Wehrmed. Mitt. 1963.

Bongartz, Joh. Georg, Chefarzt d. chir. Abt. d. St. Vinzenz-Hosp., 4220 Dinslaken. — Fragebogen 1968 nicht beantwortet.

Bongartz, Werner, Chefarzt d. Dreifaltigk.-Krhs., 5047 Wesseling. — *15. 7. 24 Siegburg. — **A:** 52 Bonn. — **Prom:** 52 ebd. — **F:** Chir. — **V:** 52–66 I. u. II. chir. Abt. Städt. Krhs. Siegburg (Möhlenbruch, Steber).

Boos, Otto, Prof., Chefarzt d. Rheumakrhs. II, 8403 Bad Abbach üb. Regensburg. — Fragebogen 1968 nicht beantwortet.

Borchers, K. Eduard, Prof. i. R., 817 Bad Tölz-Rosswies. — *26. 6. 85 Bremen-Vegesack. — **A:** 10 München. — **Prom:** 10 ebd. — **Hab:** 22 Tübingen. — **F:** Chir. — **V:** 09–10 Heilstätte Friedrichsheim/B. (Curschmann), 10 München (v. Angerer), 10–11 Vereinskrhs. Bremen (Lengemann-Mertens), 11–12 Stadtkrhs. Altona (Jenckel), 12–13 Path. Inst. Düsseldorf u. Kiel (Lubarsch), 18–29 Tübingen (Perthes, Kirschner), 29–55 Chefarzt Luisenhosp. Aachen. — **B:** Lehrb. d. allg. u. spez. Chir. d. Kopfes, Springer 1926. — Chir. Erkrankgn. u. Verletzgn. d. Kopfes, in: Hdb. d. ges. Therap., Fischer Jena 1926. — Verletzgn. u. Krankh. d. Kiefer (mit Perthes), N. Dtsch. Chir., Enke 1932. — Kriegsverletzgn. d. Gesichtes, in: Lehrb. d. Kriegschir., Barth 1937. — **P:** Tumoren d. Plex. chorioid. d. Gehirns, Diss. — Lokalis. d. Sprachzentrums i. Gehirn, Münch. med. Wschr. 1911. — Diagn. u. Therap. d. Kinnfisteln, ebd. 1912. — Total. Enukleat. d. Gaumenmandeln, ebd. — Techn. d. Chloraethylnark., ebd. — Supraclavicul. Anaesth. d. plexus brachial., Zbl. Chir. 1912. — Exp. Bauchfenster (mit Katsch), Z. exper. Path. 1913. — Physik. Beeinflussg. d. Darmbeweggn. (mit Katsch), ebd. — Exp. Bauchfenster, Verh. Physiol.-Kongr. Berlin 1913. — Rolle d. Fettphanerose b. d. krankhaft. Verfettg. d. Herzmuskels, Virchows Arch. 218/1914. — Rupt. d. Sehne d. langen Bizepskopfes, Bruns' Beitr. klin. Chir. 1914. — Beh. d. Ob.armschußbr. mittels „Extens.triangel", Münch. med. Wschr. 1915. — Vorsicht b. d. Sauerstoffbhdlg. d. Gasphlegmone!, ebd. — Amputat., Bruns' Beitr. klin. Chir. 1916. — Bhdlg. d. Schußfrakt. d. Ob.armes, ebd. — Mobilis. d. Muskelenden b. Bildg. Sauerbruchscher Amputat.-stümpfe, Zbl. Chir. 1917. — Dauerheilg. e. lebensbedroh. postop.

Tetanie d. homoiopl. Epithelkörper-Transplant., ebd. 1919. — Homoioplast. Epithelkörper-Transplant. b. postop. Tetanie, Münch. med. Wschr. 1919 u. Zbl. Chir. 1919/1920. — Postop. Tetanie u. Epithelkörp.-Verpflanzg., Zbl. Chir. 1920. — Epithelkörper-Verpflanzg. Wahl d. Transplantates, ebd. — Dilatat.bhdlg. narb. Oesophagus-Sten., ebd. — Motilitätsstörgn. d. Magens u. Vagusresekt. ebd. — Abdominale Lymphangiome, Bruns' Beitr. klin. Chir. 1920. — Aussichten d. Bhdlg. v. Motilitätsstörgn. d. Magens d. Vagus-Unt.brechg., Dtsch. Z. Chir. 1921. — Epithelkörper-Verpflanzg. b. postop. Tetanie, Anzeige, Aussichten u. Erfolge, Münch. med. Wschr. 1922. — Anteil d. Vagus an d. motor. Innervat. d. Magens u. op. Therap. v. Magenkrankh., Bruns' Beitr. klin. Chir. 122. — Resekt. d. klein. Kurvatur u. deren Folgen f. Magenform u. -motilität, ebd. 1922. — Diff.diagn. v. Geschwülsten d. Mundhöhle u. d. Kiefer, Dtsch. Mschr. Zahnhk. 1924. — Techn. z. Prostatekt.-Op., Schweiz. med. Wschr. 1924. — Erg. d. op. Bhdlg. v. Rückenmarkslähmg. b. tbc. Spondylitis, Münch. med. Wschr. 1924. — Schiene z. Bhdlg. d. Beugekontrakt. i. Hüftgelenk, ebd. 1925. — Erfolgreiche Resekt. d. ob. Magenhälfte, ebd. — Abdomin.-sakral. Op. hochsitz. Rektumca. m. Erhaltg. d. Schließmuskels, Arch. klin. Chir. 148. — Schong. d. Epithelkörperchen, ebd. 1927. — Op. hochsitz. Mastdarmkrebse, Med. Welt 1927. — Resekt. d. ob. Magenhälfte nach op.techn. Gesichtspunkten, Bruns' Beitr. klin. Chir. 143. — Op. Bhdlg. schwererer Hypospadieformen, Z. Urol. 22. — Distrakt.bhdlg. d. Ob.armbr., Arch. klin. Chir. 157. — Erweit. Anwendg. d. Suprarenin-Blutleere, Chirurg 1929. — Operieren i. Suprarenin-Blutleere, Med. Welt 1929. — Methodos y resultados del tratamiento quirurgico del cancer del estomago, Rev. Méd. (Span.) 1931. — Fortschr. i. d. Bhdlg. d. Brustfell-Eiterg., Fortschr. Therap. 1931. — Bhdlg. v. Ob.armbr. mittels ,,Distrakt.bügels", Chirurg 1931. — Porzellanperlen f. Op.kompressen, ebd. 1932. — Subcutan. Rupt. d. gr. Brustmuskels, Zbl. Chir. 1932. — Blutleeres Operieren, ebd. 1934. — Formalin-Vorbereitg. d. Op.feldes, ebd. 1935. — Entkeimg. d. Op.feldes durch Formalin-Alkohol, ebd. 1938. — Epidermis-Harnröhren-Plast. b. schweren Hypospadie-Formen, Chirurg 1939. — Wiederherstellg. d. Samenwege. b. sterilisiert. Männern, ebd. 1946. — Volvulus, Hernien-Inkarzerat., andere chir. Komplikat. u. Abmagerg., ebd. 1937. — Soll b. Darmbrand reseziert werden? (mit Koslowski), ebd. 1949. — Chir. d. angebor. Fehlbildgn. an Blase u. männl. Harnröhre, Z.Urol. 1949. — Nachruf f. Heinrich Schlössmann, Chirurg 1951. — Radioakt. Jod z. Bhdlg. chir. Erkrankgn. d. Schilddrüse, Langenbecks Arch. klin. Chir. 270/1951. — Op. nach Freyer od. Millin?, ebd. 273/1953. — Chir. Bhdlg. d. Geschwürs am Magenausgang, Dtsch. med. Wschr. 1953. — Eröff.rede 70. Kongr. Dtsch. Ges. Chir. München 1953, Langenbecks Arch. klin. Chir. 276/1953.

Bordasch, Fritz, Prof., Chefarzt d. Chir. Klin. d. Henriettenstiftes, 3 Hannover, Marienstr. 80, Henriettenstift. — *16. 9. 09 Pillau. — **A:** 34 Königsberg. — **Prom:** 34 ebd. — **Hab:** 39 ebd. — **F:** Chir. — **V:** 39 Doz. Königsberg, 50 A. pl. Prof. Hamburg-Eppendorf, 33–34 Ass. Anat. Königsberg, ab 34 Wiss. Ass. Chir. Univ.-Klin. ebd., ab 46 Oberarzt Hamburg-Eppendorf, ab 53 Chefarzt Chir. Klin. Henriettenstift Hannover. — **P:** Einfl. d. Stenoseatmund auf d. Gasstoffwechsel d. Menschen, Diss. — Klin. u. Pathol. d. thrombophlebit. Milztumoren, Arch. klin. Chir. 185/ 1936. — Krankhaft. Verändergn. an d. Lippen, ebd. — Tbk. u. Osteomyelitis d. Beckens, Bruns' Beitr. klin. Chir. 165/1937. — Chir. d. Rückenmarks, ebd. 167/ 1938. — Baktericidie d. Knochenmarks unt. verändert. äußeren Einfl., Dtsch. Z. Chir. 253/1940. — Chir. d. Rectum-Ca., Zbl. Chir. 1948. — Struma maligna, ebd. 1950. — Pathol. d. Cardia, Bruns' Beitr. klin. Chir. 1951. — Gynäkomastie, Zbl.

Chir. 1951. — Chir. d. Gallenwege, ebd. — Stumpfen Verletzgn. d. Brust- u. Bauchhöhle, Landarzt 1955. — Techn. d. Anastomose nach Kardiaresekt. u. Gastrekt.,
Zbl. Chir. 1959.

Borell, Ernst L., Facharzt f. Chir., Durchgangsarzt, 7560 Gaggenau, Bahnhofsplatz 7. — *29. 12. 19 Düsseldorf. — **A:** 51 Freiburg i. Br. — **Prom:** 51 ebd. —
F: Chir. — **V:** Diakonissenhs. Freiburg i. Br.(Hosemann, Bahls), Krskrhs. Göppingen (Fuchs), inn. Abt. Städt. Krhs. Baden-Baden (Delius), Rö.-Abt. Diakonissenhs. Freiburg i. Br. (Harnasch), 55–59 Oberarzt Krskrhs. Rastatt.

Borg, Per Ivar, Dozent, Oberarzt d. Chir. Univ.-Klin., Linnégatan 116, Malmö/
Schweden. — Fragebogen 1968 nicht beantwortet.

Borgel, Georg, Chefarzt d. chir. Abt., Leit. Arzt d. St. Josef-Krhs., 5657 Haan/
Rhld., Robert-Koch-Str. — *9. 12. 15 Weeze/Geldern. — **A:** 45 Arnsberg/Westf. —
Prom: 47 Düsseldorf. — **F:** Chir.

Borgström, Stig G., Doz., Oberarzt d. Chir. Univ.-Klin., Ynglingagatan 6,
Malmö/Schweden. — Fragebogen 1968 nicht beantwortet.

. **Borgström, Stig Johan H.,** Prof., Chefarzt d. chir. Abt. an den Kirurgiska
Klin., Medicinska Högskolan, Umea/Schweden. — Fragebogen 1968 nicht beantwortet.

Borm, Dietrich, Priv.-Doz., Oberarzt d. Chir. Univ.-Klin., 2300 Kiel, Hospitalstr. 40. — Fragebogen 1968 nicht beantwortet.

Borst, Hans Georg, Prof., Dir. d. Chir. Klin. d. Med. Hochschule,
Oststadtkrhs., 3000 Hannover, Podbielskistr. 380. — Fragebogen 1968 nicht
beantwortet.

Boshamer, Kurt, Prof., Chefarzt i. R., 6702 Bad Dürkheim, Hugo Bischoff-Str.
16. — *11. 5. 00 Witten-Ruhr. — **A:** 24 Greifswald. — **Prom:** 23 ebd. — **Hab:**
29 Jena. — **F:** Chir. u. Urol. — **V:** 23–24 Inn. Med. Diakonissen-Krhs. Witten
(Leick), 24–25 Pathol. Inst. Berlin (Lubarsch), 25 Physiol. Inst. ebd. (Hofmann),
25–34 Jena (Guleke), 34–36 Chefarzt d. Kwangsi-Armee-Hosp. u. Berater d. Pro-
vinzialregierg. v. Kwangsi i. Nanning/China, 36–45 Leit. Arzt d. chir. Abt. Ev.
Krhs. Gelsenkirchen, 45–47 Chefarzt d. Chir. Klin. Städt. Kr.anst. Wuppertal-
Elberfeld, 47–62 Chefarzt d. Chir. u. Urol. Klin. Städt. Kr.anst. Wuppertal-Bar-
men, 62–65 Chefarzt d. Urol. Klin. ebd. — **B:** Encephalomalacie a. d. Grundlage d.
Gefäßverschlusses u. d. Entzündg., in: Spez. Chir. d. Gehirnkrankh. (F. Krause),
Enke 1930. — Taschenb. d. Chir. f. d. chin. Truppenarzt, Nanning, Government-
Press 1935. — Lehrb. d. Urol., Fischer Jena 1939. — Postop. Bhdlg. chir. Kranker.
Wiss.schaftl. Verlagsanst. Stuttgart 1948. — Bisherige Erfahrgn. üb. d. Bhdlg,
urol. Tbk. m. Tb I 698, in: Chemotherap. d. Tbk. m. d. Thiosemikarbazonen (Do-
magk) Thieme Leipzig 1950. — Urol. Tbk. i. Klin. d. Gegenwart, Bd. I., Urban &
Schwarzenberg 1955. — Morphol. u. Genese d. Harnsteine, in: Hdb. d. Urol.,
Bd. 10, Springer 1961.

Bottermann, Eckart, Facharzt f. Chir., Belegarzt d. Klin. am Königssee, 1 Berlin 33, Winklerstr. 2. — *23. 5. 10 St. Georgsberg/Holst. — **A:** 35 Berlin. — **Prom:**
34 Kiel. — **F:** Chir. — **V:** Lazarus-Krhs. Berlin N. 65 (Seefisch).

Bourmer, Horst R., Chefarzt d. Städt. Krhs. u. Leit. Arzt d. chir. Abt.,
5 Köln-Worringen. — *17. 8. 20 Koblenz. — **A:** 44 Tübingen. — **Prom:** 44 ebd. —
F: Chir., Urol. u. Anaesth. — **V:** 44 Kriegsdienst, 46—47 II. Med. Univ.-Klin.
Hamburg-Eppendorf (Jores), 48–53 Oldenburg. Landeskrhs. Sanderbusch (Lob),
53–55 Köln-Lindenthal (Hoffmann), 56–59 II. Chir. Univ.-Klin. Städt. Kr.anst.
Köln-Merheim (Schwaiger), ab 57 Oberarzt ebd., 59 kommissar. Leit. ebd., 59–61

Oberarzt ebd. (Heberer). — **P:** Zwischenfälle b. d. konservat. Sympathicus-ausschaltg., Med. Klin. 1950. — Voll ausgebild. WSverletzg., Chirurg 1951. — Halsmarkschädigg. b. Hyperextens.verletzgn, Langenbecks Arch. klin. Chir. 4/1951, Hefte Unfhlkd. 42/1951. — Modifikat. d. intracutan. Tuberkulin-reakt. nach Mendel-Mantoux, Med. Klin. 1951. — Neues, verbessert. Amino-phenazonpräparat f. intraven. Schnellinjekt., ebd. 1952. — Bhdlg. d. chron. rezidiv. Cholecystitis, Dtsch. med. Wschr. 77. — Curare u. curarisier. Sub-stanzen i. d. Chir., Therap. Gegenw. 1954. — Dors. Halsmarkschädigg., Langen-becks Arch. klin. Chir. 279/1954. — Auswirkg. d. Unfalls auf d. WS, Hefte Unfhlkd. 48/1954. — Diff.diagn. Schwierigktn. endokrin. Korrelat.störgn., Zbl. Chir. 77.

Boxberg, Josef, Facharzt f. Chir., Leit. d. chir. Abt. St. Katharinen-Krhs., 405 M. Gladbach-Rheindahlen, Südwall. — *23. 2. 10 M. Gladbach. — **A:** 38 Düs-seldorf. — **Prom:** 38 ebd. — **F:** Chir. — **V:** 37–44 Augusta-Krhs. Düsseldorf-Rath (Backhaus, Kallfelz), 44–45 Kriegsdienst, 45–46 inn. Abt. Städt. Krhs. Wupper-tal-Barmen (Heilmeyer, Sturm), 46–48 Städt. Ferd. Sauerbruch-Kr.anst. Wupper-tal-Elberfeld (Boshammer, Reimers), 48–50 Oberarzt d. Krhs. „Maria Hilf" M.-Gladbach (Groß). —

Boxberg, Werner, Chefarzt chir. Abt. St. Petrus-Krhs. Wuppertal-Barmen. — *29. 3. 22 Niederengsfeld. — **A:** 53 Bonn. — **Prom:** 53 Bonn. — **F:** Chir. — **V:** 53-54 Med. Abt. Franziskus-Hosp. Bonn (Peters), 54–59 Städt. Ferd.-Sauerbruch-Kr.anst., W.-Elberfeld (Reimers), 59–61 Oberarzt St.-Elisabeth-Hosp. Herten (Fey), 62 Oberarzt Städt. Krhs. Wermelskirchen (Nabel), St. Petrus-Krhs. W.-Barmen (Verbeek). — **P:** Beiderseit. Kollapsther., Z. Tuber-kul. 1954. — Sauerstofftherap. b. periph. Durchblutgs.störgn. (mit Fey), Dtsch. med. Wschr. 1956.

Božin, Teodor, Prim. u. Chefarzt d. chir. Abt. Krhs. a. D., Šabac Jugoslavien, 775 Konstanz, Gartenstr. 25. — *10. 7. 95 Modos/Banat. — **A:** 24 Greifswald. — **Prom:** 25 ebd. — **F:** Allg. Chir. — **V:** 25–26 Petrovgrad/Banat (Matič), Path. München (Borst), 26–27 Chir. ebd (Sauerbruch), Orthop. (Lange), 27–29 Heidel-berg (Enderlen), 29–30 Chefarzt Krhs. Užice/Serbien, 30–37 Chefarzt Krhs. Val-jevo/ebd., 37–59 Chefarzt Šabac/ebd. — **P:** Gibt es natürl. Antitoxin b. gesunden Menschen geg. Tetanus, Diss. — Postop. Thromb. u. ihre Bhdlg. m. Blutegel (mit Sulger), Dtsch. Z. Chir. 216/1929. — Bluttransfus. i. Krieg 1944/45, Vojno San Pregled 1945 (serb). — Bhdlg. v. Schußverletzgn. m. geschloss. Gipsverband, ebd. — Bluttransfus. i. Krieg, Hauptref. Kongr. Kriegschir. Belgrad 1945, ebd. 1946. — Ascaridiasis i. Verbindg. m. Gallenblasen u. Blinddarmerkrankgn., S. Arch. 1948 (Serb.). — Steckschuß d. Schädels m. Durchbr. d. Orbita, erfolgreich operiert, San. Arch. 1948 (Serb.). — Varices et Ulcera cruris, Med. Pregled, Novi Sad 1951 (Serb.). — Selten. Divertikel am Dünndarm, ebd. — Übergr. Angiocavernom d. Gesichtes, San. Arch. 1951 (Serb.). — Subtotal. Abtrenng. d. Penis, ebd. 1952. — Echinoco-cusfälle i. Geb. v. Podrinje (Šabac), ebd. 1953. — Trauma u. Wiederherstellgs.-chir. Ref. f. d. Chir. Kongr. 1952 (Serb.). — Selten gr. Stein i. d. Urethra b. e. Mann, 35 J. bestehend, San. Arch. 1952.

Bracht, Franz, Facharzt f. Chir., 1 Berlin 42, Manfred-v.-Richthofen-Str. 10. — *17. 10. 07 Berlin. — **A:** 33 Berlin. — **Prom:** 32 Bonn. — **F:** Chir.

Brade, Horst H. O., Facharzt f. Chir., 338 Goslar, Zehntstr. 21. — *1. 1. 11 Breslau. — **A:** 36 Breslau. — **Prom:** 38 ebd. — **F:** Chir. — **V:** 35 Ev. Krhs. Bethania Schweidnitz/Schles. (Worthmann), 35–39 Augusta-Hosp. DRK-Mutterhs. Breslau (Renner), 40–44 Chefarzt d. chir. Abt. Krhs. Bethania Schweidnitz.

Brademann, Heinrich, Facharzt f. Chir., Oberarzt d. Krskrhs., 3040 Soltau/Hannover. — *30. 7. 18 Magdeburg. — **A:** 43 Freiburg i. Br. — **Prom:** 52 Berlin. — **F:** Chir. — **V:** 43 Lorettokrhs. Freiburg (Diemer), 44–47 Kriegsdienst u. Gef.schaft, 48 Orthop. Freiburg (Ihlenfeldt), Städt. Frauenklin. Magdeburg (Bauereisen), 49 inn. Abt. Städt. Hufelandkrhs. (Baumann), 50–52 chir. Abt. ebd. (Stompfe), 52–53 Pathol. ebd. (Lotz), 53–54 Vertr. prakt. Ärzte, 54–58 Vertragschir. d. Franz. Armee Milt.-Laz. Landau/Pfalz (Delrieu), 58–60 Oberarzt d. St. Nikolaus-Hosp. Rheinberg (Rosenfeldt), 60 Chefarztvertr. Bernkastel-Kues, Simmern, Dinslaken, Orsoy u. Traben-Trarbach, 60–63 Oberarzt d. Städt. Krhs. Frankenthal/Pfalz (Reich), 63–64 Priv.-Klin. Dr. Wolfarth München-Gräfelfing, ab 64 Oberarzt d. Krskrhs. Soltau/Hannover (Kellner). — **P:** Gangranöse Appendicitis e. Säugl. unt. d. Bilde e. incarceriert. rechtsseit. Inguinalhernie, Dtsch. med. Wschr. 1957. — Isoliert inkarceriert. Meckel'sches Divertikel i. e. rechtsseit. Hernia Cruralis, Zbl. Chir. 1960. — Op. nach Favre b. habituell. Schultergelenksluxat., Chir. Praxis 1965.

Bräuchle, Ernst, Facharzt f. Chir. u. Durchgangsarzt, 7418 Metzingen, Schönbeinstr. 2. — *18. 5. 19 Metzingen. — **A:** 43 Straßburg. — **Prom:** 43 ebd. — **F:** Chir. — **V:** bis 50 Kriegsdienst u. Gef.schaft, 50–58 Krskrhs. Reutlingen (Kübler).

Bräun, Hans, Assistent der Chir. Univ.-Klinik, 5300 Bonn-Venusberg.*

Bräutigam, Hans, Chefarzt d. Städt. Krhs., 759 Achern, Josef-Wurzler-Str. 12 a. — *11. 4. 12 Zell. a. H./Schwarzw. — **A:** 37 Freiburg i. Br. — **Prom:** 38 ebd. — **F:** Chir. — **V:** 37 physiol.-chem. Inst. Freiburg (Kapfhammer), Med. Poliklin. ebd. (Ziegler), 38–39 Städt. Krhs. Mannheim (Sebening), 40 Städt. Krhs. Baden-Baden (Roith), 40–45 chir.-gynäk. Abt. St. Josefskrhs. Hilden (Bürmann), 45–47 Düsseldorf (Derra), 47–48 Oberarzt d. Städt. Krhs. Emden/Sandhorst (Herzog), 48–53 Oberarzt Städt. Kr.anst. Aachen (Klostermeyer). — **P:** Verhalten d. Argininsäure i. phlorhizindiabet. Tier (mit Bräutigam u. Müller), Hoppe Seylers Z. physiol. chem. 1938. — Dünndarmeinklemmg. i. d. Harnbl. u. deren op. Bhdlg., Zbl. Chir. 1944. — Zentr. Atmgs.lähmg. nach Novocainisierg. d. sympath. Grenzstranges, Med. Rdsch. 1947. — Klin. d. Teratome, Zbl. Chir. 1947. — Posttraumat. allmähl. Zusammensinterg. d. Schenkelhalses, e. d. Kümmellschen Erkrkg. ähnl. Erscheings.form, ebd. 1948. — Komb. Bhdlg. d. akut. Osteomyelitis m. Penicillin u. Sulfonamiden, Dtsch. med. Wschr. 1949. — Klin. u. Ätiol. d. galligen Peritonitis, Zbl. Chir. 1949. — Bhdlg. d. schmerzhaften Arthrosis deformans d. Hüftgelenkes durch Gelenkkapselentnervg., Chirurg 1950. — Eigentüml. chron., entzündl.-schrumpf. Erkrankg. d. Fascia lata, Zbl. Chir. 1950. — Betrachtgn. üb. Diagnost. u. Therap. d. Magen-Jejunum-Colon-Fistel, Ärztl. Wschr. 1953. — Bhdlg. d. spast.-hypertroph. Pylorussten. (mit Servais), Münch. med. Wschr. 1953. — Art. Durchblutgs.störgn. nach Nitrosegasvergiftg., Zbl. Chir. 1953.

Bramann, Constantin C. F. von, Facharzt f. Chir., Durchgangsarzt, 1 Berlin 44, Hermannstr. 56. — *15. 6. 99 Halle/Saale. — **A:** 24 Berlin. — **Prom:** 24 ebd. — **F:** Chir. — **V:** 23 inn. Abt. Städt. Krhs. Berlin Wilmersdorf (von den Velden), 24–34 Berlin (Bier), 34–39 freiprakt. Chir. u. D-Arzt ebd., 39–45 Kriegsdienst, 45–64 Chefarzt d. chir. Abt. Städt. Krhs. Berlin Neukölln, ab 53 Ärztl. Dir. ebd. — **B:** Neubearbeitg. d. 3. Aufl.: Lehrb. d. spez. Chir. (Rostock), de Gruyter 1957. — **P:** Versuche z. Reizwirkg. intraven. verabfolgter Kochsalzgaben, Diss. — Allergie u. Leukocytensturz (mit Hahn), Klin. Wschr. 1925. — Lebensgefahr i.

Kampfsport, Münch. med. Wschr. 1926. — Bhdlg. d. Endocarditis lenta durch
Brennen am Orte d. Wahl, Med. Klin. 1929. — Isol. Vertikalbr. d. Kreuzbeines,
Mschr. Unfhlkd. 1930. — Frakt.-Stellg. m. Hilfe d. Zweiröhren-Durchleuchtg.,
Zbl. Chir. 1930. — Versorgg. frischer Frakt. m. bes. Berücksichtigg. d. Zweiröhren-
Durchleuchtg., Arch. klin. Chir. 167, Kongr.ber. — Techn. d. Rö.-aufnahmen b.
Knochenbr., Med. Welt 1933. — Lungenerkrankgn. durch Fremdkörper, Dtsch.
med. Journal 1956. — Intrathorakale Zysten (mit Plenge u. Zadek), ebd. 1957. —
Diagn. Schwierigktn. b. Lungen-Tumoren u. Lungen-Abszessen, ebd. 1960. —
Chir. Bhdlg. d. prim. u. sekund. Reflux-Oesophagitis, Festschr. z. 100-J.-Feier d.
Rudolf-Virchow-Medical-Society New York, Karger 1960. — Kaiser Friedrich
u. d. Dtsch. Ärzte, z. 75. Todestag Kaiser Friedrich III., Dtsch. med. Journal 1963.
— Intrathorakal. Magen-Ileus b. angebor. Zwerchfelldefekt, ebd. 1964.

Brand, Albert, Chefarzt d. Krskrhs., 8392 Waldkirchen. — *29. 12. 12 München.
— **A:** 39 München. — **Prom:** 40 ebd. — **F:** Chir. — **V:** Krhs. III. Orden, München-
Nymphenburg, Chir. Univ.-Klin. ebd. (Magnus), Städt. Krhs. r. d. Isar ebd.

Brandes, Karl, Leit. Arzt d. Städt. Krhs., 3420 Herzberg /Harz, Enzianstr. 7. —
Fragebogen 1968 nicht beantwortet.

Brandes, Max, Prof., Dir. d. Städt. Orthop. Klin. Dortmund i. R., 4773 Körbecke üb. Soest. — *27. 9. 81 Bad Salzuflen. — **A:** 06 München. — **Prom:** 06 ebd.
— **Hab:** 11 Kiel. — **F:** Chir. u. Orthop. — **V:** 07 Pathol. Inst. Braunschweig (Borr-
mann), 08–21 Chir. u. Orthop. Univ.-Klin. Kiel (Anschütz), 21–50 Dir. d. Städt.
Orthop. Klin. Dortmund, 45–50 Dir. aller Städt. Kr.anst. ebd. — **P:** Chir. u. orthop.
Arbeiten i. Zeitschr. u. Arch. — Ges. Bibliograph. aller Arbeiten: Dtsch. Z. Orthop.
96/1962.

Brandesky, Gernot, Oberarzt d. chir. Abt. Landes-Kinderkrhs., A-4010
Linz, Krhs.-Str. 26. — *26. 5. 31 Wien. — **Prom:** 56 Wien. — **F:** Chir.,
insbes. Kinderchir. — **V:** 56–57 I. Med. Abt. Wilhelminenspit. Wien (Siedek),
57–64 II. Chir. Univ.-Klin. ebd. (Kunz), 61 Alder Hey Children's Hosp. Liverpool/
England (Rickham), ab 65 Landes-Kinderkrhs. Linz (Hartl). — **P:** Erg. d. Prüfg.
e. reinen Theophyllins am Pulmotest u. d. klin. Erprobg. b. Asthma bronchiale,
Wien. med. Wschr. 107/1957. — Neuzeitl. Bhdlg. d. akut. Myokardinfarktes, ebd.
— Spirograph. Untersuchgn. üb. d. broncholyt. Wirkg. verschied. Theophylline,
Wien. klin. Wschr. 70/1958. — Blutgruppenverteilg. b. Bronchuska., Krebsarzt
1960. — Frakt. d. Tuberositas tibiae, Chirurg 1961. — Chron. Appendizitis i. Kin-
desalter, Z. Kinderhlkd. (N. Österr.) 1961. — Maligne epitheliale Nierentumoren i.
Kindesalter, ebd. — Bhdlg. fortgeschritt. Fälle angebor. Sten. d. unt. Harntraktes,
Langenbecks Arch. klin. Chir. 299/1962. — Verändergn. d. weißen Blutbildes nach
thoraxchir. Eingr., Thoraxchir. 1962. — Überbl. üb. 341 Todesfälle durch Verkehrsunfall, Klin. Med. 1962. — Fortschr. d. Kinderchir., Z. Kinderhlkd. (N. Österr.)
1962. — Späterg. d. Leistenbr.op. i. Kindesalter, Wien. med. Wschr. 113/1963. —
Späterg. nach kindl. Schädel-Hirntraumen, Bull. Soc. Int. Chir. 1963. — Erfahrgn.
m. d. Spitz-Holterventil b. d. Bhdlg. d. Hydrocephalus i. Kindesalter, Z. Kinder-
chir. 1964. — Retothelsarkomat. d. Rektosigmoids, Chirurg 1964. — Analyse v.
827 Unfalltodesfällen, Wien. klin. Wschr. 76/1964. — Severe Head Injuries in
Children, Clin. Pediatrics 4/1965. — Unfallsterblkt., Klin. Med. 1965. — Erg. d.
Op. weg. Spina bifida cystica u. Cranium bifidum, Wien. klin. Wschr. 77/1965. —
Megaösophagus als selt. Ursache v. Bronchiektasien, Wien. med. Wschr. 115/1965.
— Frühkindl. Pleuraempyem als Fehldiagn., Z. Kinderchir. 1966. — Colostomie i.
Säuglgs.- u. Kindesalter, Wien. med. Wschr. 117/1967. — Kindl. Schädelfrakt. aus

klin. u. radiol. Sicht, Radiol. Austr. 1967. — Pseudohermaphroditism., Wien. med. Wschr. 117/1967. — Ovarialtumoren i. Kindesalter, Mschr. Kinderhlkd. 1967.

Brandis, Hans-Joachim von, Prof., Ärztl. Dir. u. Chefarzt d. Chir. Klin. Städt. Kr.anst. Stade i. R., 51 Aachen, Pippinstr. 3. — *24. 8. 01 Berlin. — **A:** 26 Kiel. — **Prom:** 26 ebd. — **Hab:** 37 Freiburg i. Br. — **F:** Chir. — **V:** 25–26 Städt. Kr.anst. Aachen (Wehrsig), 26 inn. Abt. Städt. Kr.anst. Stade (Belz), 26–27 Schiffsarzt, 27–28 Städt. Kr.anst. Essen (Pfeiffer), 28 Jena (Guleke), 28–48 Freiburg i. Br. (Rehn), ab 43 2. Oberarzt ebd., ab 44 1. Oberarzt ebd., 48–51 Chefarzt d. chir. Abt. Martin-Luther-Krhs. Berlin-Grunewald, 51–66 Chefarzt d. Chir. Klin. Stade, ab 60 Ärztl. Dir. d. Städt. Kr.anst. ebd. — **B:** Allg. u. örtl. Kälteschäden i. Kriege, Vortr. prakt. Chir., Enke 1943. — Biol. Untersuchgs.methoden, in: Allg. Chir. (Lexer-Rehn), Bd. 1, 21. Aufl., Enke 1947. — Chem. Verletzgn., ebd., Bd. 2, 21. Aufl., Enke 1952. — Therm. Verletzgn., ebd. — Chir. Konstitut.lehre, ebd. — Gedanken z. med. Ber.erstattg. i. d. Tagespresse, Festschr. z. 70. Geb. v. Prof. Bürkle de la Camp, Enke 1965. — Anat. u. Physiol. f. Krankenschwestern, ärztl. Helfer u. Biologen, Fischer 1968. — **P:** Schonendste u. üb-sichtlichste Eröffng. d. Kniegelenkes, Diss. — Schlatter'schen Erkrankg., Z. orthop. Chir. 48. — Pantopon-Magnesiumsulfat, Skopolamin, Avertin, Zbl. Chir. 1929. — Pantopon-Magnesiumsulfat, ebd. — Zwerchfellplast., Dtsch. Z. Chir. 232. — Drainklammer nach Achelis, Zbl. Chir. 1930. — Versuche üb. d. Optimum d. Kohlensäurewirkg. b. normal. u. b. narkot. Tier (mit Killian), Dtsch. Z. Chir. 233. — Intraven. Dauertropfinfus., Zbl. Chir. 1931. — Langer'sche Muskelbogen als Ursache e. typ. Krankh.-bildes, Chirurg 1932. — Seltene Aponeuroseverletzgn., gleichzeit. Beitr. z. Cutisplast., ebd. 1933. — Latente Toxinspätschäden u. ihre Bedeutg. f. d. Op.gefährdg., Dtsch. Z. Chir. 239. — Einfl. d. Narkotica auf d. Wirkg. d. Kreislaufmittel, Chir. Kongr. 1933, Arch. klin. Chir. 117. — Mundwinkelplast. nach Rehn, Dtsch. Z. Chir. 241. — Schwere Skiunfälle, Bruns' Beitr. klin. Chir. 159. — Wärmehaushalt u. Nark., I. Mitt. Avertin, Arch. klin. Chir. 180. — Freie Fettgewebsverpflanzg. i. d. plast. Gesichts-Chir., Dtsch. Z. Chir. 244. — Nephralgia, cicatricea, Zbl. Chir. 1935. — Sterilisat. erbkranker Männer, Münch. med. Wschr. 1935. — Vergl. Untersuchgn. üb. d. Toxität d. Vinethens, Schmerz usw., 1935. — Syntophil. e. neues synthet. Nahtmaterial, Zbl. Chir. 1936. — Gefahren d. Bauchchir. einst u. jetzt, Arch. klin. Chir. 186/1936. — Beziehgn. zw. menschl. Wärmehaushalt u. chir. Eingr., ebd. 189. — Biol. Arbeit i. d. Chir., Z. Naturwiss.schaften 1938. — Beziehgn. zw. Wärmehaushalt u. chir. Eingr. b. Menschen, Arch. klin. Chir. 192. — Neuere Untersuchgn. üb. d. Wert d. Leberfunkt.prüfg. f. d. chir. Indikat.stellg., ebd. 193. — Leberfunkt.prüfg. u. chir. Anzeigestellg. unt. bes. Berücksicht. d. Reakt. nach Takata-Ara u. d. Cholesterinestersturzes, Bruns' Beitr. klin. Chir. 168. — Blut. Bhdlg. schlecht stehender Knöchelbr., Arch. orthop. Unfallchir. 39. — Chir. Vorgehen b. Gallenblasenerkrankgn., Med. Welt 1939. — Subkutane Muskelrisse, Dtsch. Z. Chir. 253. — Cutisplast. nach Rehn, Chirurg 1941. — Beurteilg. u. Bhdlg. d. Lungenschüsse, Münch. med. Wschr. 1944. — Bhdlg. d. chir. Infekt. m. Ilon-Abszess-Salbe, Zbl. Chir. 1948. — Latenter Spätkollaps b. kriegschir. Infekt., Dtsch. Z. Chir. 1944. — Nierenfunkt.störg. b. paranephrit. Abszeß, Z. Urol. 1947. — Bhdlg. d. Verrenkgs.br. i. Ob.armhalsgebiet, Langenbecks Arch. klin. Chir. 261/1948. — Neuzeitl. Konstitut.probl. i. d. Chir., Med. Mschr. 1948. — Op.anzeige b. Entzündg. d. Gallenblase u. d. ableit. Gallenwege, Therap. Gegenw. 1949. — Gezielte Penicillintherap. b. d. chir. Bhdlg. eitrig. Infekt., 66. Tagg. Dtsch. Ges. Chir. Frankfurt a. M. 1949, Dtsch. Z. Chir. 264. — Op.anzeige b. Ikterus, Beitr. z. Trau-

benzuckerbhdlg. m. Duodenaldauertropfinfus. vor u. nach Op., Dtsch. Z. Chir.
263. — Versorgg. übergr. Bauchnarbenbr. durch Cutisplast. nach Rehn, Berliner
med. Zschr. 1950. — Ölabszeß u. s. rechtl. Bedeutg., Mschr. Unfhlkd. 1951. —
Funkt. Bhdlg. d. posttraumat. Blutumlaufstörgn. u. anderer Staugs.schäden am
Unt.schenkel u. Fuß, Chirurg 1951. — Bißverletzgn., Mschr. Unfhlkd. 1952. —
Schnittverletzgn. durch Leuchtstoffröhren, Beitr. z. Berylliumschaden, ebd. —
Diff.diagn.: Kreuzschmerz als chir. Krankh.bild, Med. Klin. 1952. — Pass. Tetanusschutzimpfg., Langenbecks Arch. klin. Chir. 279/1954. — Diskuss. z. Vortr.
Mamma-Ca., ebd. — Neuzeitl. Kreislaufprobl. i. d. Chir., Agnes-Karll-Schwester
1954. — Prakt. u. rechtl. Richtlinien z. pass. Tetanusschutzimpfg., Medizinische
1954. — Seröse Kniegelenkserguß u. seine Bhdlg. m. intraartikul. Gaben v. Cortison, Med. Klin. 1955. — Intraartikul. Cortisonbhdlg. b. Kniegelenkserguß, Langenbecks Arch. klin. Chir. 282/1955. — Thromboembol.prophyl. m. Anticoagulantien, bes. Marcumar, Chirurg 1955. — Doppelseit. Retikulosark. d. Nieren, Z.
Urol. 1956. — Zentr. hypernephroides Nierenka., ebd. — Antikoagulantienprophyl.
d. Thromboemb. i. mittl. Krhs., Langenbecks Arch. klin. Chir. 284/1956. —
Diskuss.bemerkgn. z. Vortr.: Gr. Magenblutg. (Nissen), Dtsch. med. Wschr. 1957.
— Schäden d. Wasserhaushaltes b. Erkrankgn. v. Gallenblase u. -wegen u. ihre Beseitigg. vor d. Op., Langenbecks Arch. klin. Chir. 287/1957. — Chir. u. Organfunkt., Prakt. Erfahrgn. m. d. Prüfg. d. Operabilität i. e. mittl. Krhs.betrieb, ebd.
292/1959. — „Rheumatism.", e. gefährl. Fehldiagn., Medizinische 1959. — Chir. u.
Organfunkt., Med. Welt 1960. — Prof. E. Rehn z. achtzigsten Geb., Dtsch. med.
Wschr. 85. — Geleitwort, Mitt. Berufsverb. Dtsch. Chir. 1962, Chirurg 1962. —
Entbindg. v. d. ärztl. Schweigepflicht b. Auskünften an Versichergs.gesellschaften,
ebd. — Herausgabe v. Krankengeschichten u. anderer ärztl. Unt.lagen an Gerichte
u. Behörden, ebd. — Med. Presseber. v. Standpunkt e. Chir. gesehen, Zeitgs.- u.
Zschr.verlag 1963, Informat. Berufsverb. Dtsch. Chir. 1962. — Neujahrswünsche,
Mitt. Berufsverb. Dtsch. Chir. 1963, Chirurg 1963. — Alkoholgenuß u. ärztl.
Schweigepflicht, ebd. — Ärztl. Schweigepflicht, ebd. — Abrechngs.beschränkg. auf
4 Leistgn. b. Versorgg. v. Unfällen i. d. Ersatzkassen-Adgo, ebd. 1964. — Kurzber.
üb. d. Mitgliederversammlg. d. Berufsverb. Dtsch. Chir. 1964, ebd. — Arbeit d.
Berufsverb., ebd. — Chir. u. Gynäk., ebd. — Läßt sich d. Ausbildg. z. Facharzt f.
Chir. begrenzen?, ebd. — Leistgs.schlüssel f. d. Zahl d. einzustellenden Ass. e.
chir. Abt., ebd. — Kurzber. üb. d. Mitgliederversammlg. d. Berufsverb. Dtsch.
Chir. 1963, ebd., Chirurg 1963. — Schweigepflicht unt. Ärzten, Med. Klin. 1965. —
Z. 85. Geb. v. Prof. E. Rehn, Ärztl. Praxis 1965. — Tätigkts.ber. d. Berufsverb.
Dtsch. Chir. 1964–65, Mitt. Berufsverb. Dtsch. Chir. 1965, Chirurg 1965. — Kurz-
ber. üb. d. Mitgliederversammlg. d. Berufsverb. Dtsch. Chir. 1965, ebd. — Rö.bild
nach Radiusfrakt., ebd. — Histol. Untersuchgn. an Wurmfortsätzen, ebd. —
Chefarztverträge (mit Peschel), ebd. — Darf e. Krankenblatt als Photokopie i.
Unfallakten üb.nommen werden?, ebd. — Aus d. Arbeit d. Berufsverb., ebd. 1966.
— Urlaubsvertretgn., ebd. — Öffentlkts.arbeit f. d. Chir., ebd. — Tetanusprophyl.
i. Widerstreit ärztl. Verantwortg. u. rechtl. Beweisführg., Langenbecks Arch. klin.
Chir. 316/1966. — Warum Berufsverb. Dtsch. Chir.?, Berliner Ärztebl. 79. —
Kann man auf Öffentlkts.arbeit verzichten?, Mitt. Berufsverb. Dtsch. Chir. 1966,
Chirurg 1966. — Entwurf e. neuen Gebührenordng. (Argo II.), Ber. üb. d. der-
zeit. Stand d. Verh. m. d. Bundesärztekammer, ebd. — Eingehende Untersuchg.
nach GOÄ 25 ist b. berufsgen.schaftl. Gutachten neben d. Gutachtenhonorar be-
rechngsfähig, ebd. — Ärztl. Schweigepflicht b. Auskünften an Versichergs.gesell-

schaften, Hefte Unfhlkd. 91. Verh. Dtsch. Ges. Unfhlkd., Versichergs.-, Versorggs.- u. Verkehrsmed., 30. Tagg. Frankfurt 1966. — Rö.aufnahmen u. Rö.kontrollen i. d. Sprechstunde d. Durchgangsarztes, Schriftenreihe: Unfallmed. Tagg. Landesverb. d. gewerbl. Berufsgen.schaften (Hauptverb. gewerbl. Berufsgen.-schaften), H. 1/1966. — Derzeit. Stand d. Verh. üb. e. neue Gebührenordng. (Argo II), Mitt. Berufsverb. Dtsch. Chir. 1967, Chirurg 1967. — Meldgn. üb. Gründg. e. Ärztesyndikats, ebd. — Ärztl. Hilfeleistg.!, ebd. — Auszug aus d. Tätigkts.-ber. 1966/67, ebd. — Verlauf d. Mitgliederversammlg. d. Berufsverb. Dtsch. Chir. 1967, ebd. — Ausländ. Kollegen müssen vor Beginn ihrer Weiterbildgs.zeit z. Facharzt d. dtsch. Sprache i. Wort u. Schrift beherrschen!, ebd. — Ausbildgs.zeit d. Med.-Ass. i. Chir., ebd. — Aufgabe d. Chefarztes d. Zukunft, Informat. Berufsverb. Dtsch. Chir. 1967, Chirurg 1967. — Zutritt z. d. Op.räumen i. Krhs. außerhalb d. Dienststunden, ebd. 1968. — Rö.tätigkt. gehört z. Berufsbild d. Chir., ebd.

Brandstäter, Peter, Chefarzt d. urol. Abt. Krskrhs., 714 Ludwigsburg. — *23. 12. 19 Kemnitz/Pomm. — **A:** 44 Berlin. — **Prom:** 44 Heidelberg. — **F:** Urol. — **V:** 46–57 Krhs. Neumünster (Graf, Griessmann), 57–65 Oberarzt d. chir. Abt. Krskrhs. Ludwigsburg (Rathcke).

Brandstätter, Erich, Doz., A-8010 Graz, Bergmanng. 7. — *20. 1. 03 Kirchberg a. d. Raab, Steiermark/Österr. — **Prom:** 30 Graz. — **Hab:** 44 Prag. — **F:** Chir. — **V:** 30–41 Graz (Denk, Walzel, v. Wiesentreu, v. Seemen), 41–45 Oberarzt d. Chir. Klin. d. dtsch. Karlsuniv. Prag (Hohlbaum). — **P:** Perforat.folgen verschluckter Nadeln, Zbl. Chir. 37. — Angeb. Duodenalsten. u. -atresien u. ihre Bhdlg., ebd.43. — Klin. d. Erysipelas carcinomatosum, Med. Klin. 43. — Wachstumsstörgn. nach Hypophysenexstirpat., Langenbecks Arch. klin. Chir. 260.

Brandt, Georg, Prof. em., 65 Mainz, Hultschiner Str. 1. — *2. 10. 95 Neustrelitz. — **A:** 20 Rostock. — **Prom:** 21 ebd. — **Hab:** 28 Halle. — **F:** Chir. u. Orthop. — **V:** 20 Anat. Inst. Rostock (Barfurth), 21 Pathol. Inst. ebd. (Schwalbe), 21–35 Halle/S. (Voelcker), 36 Chefarzt d. Chir. Klin. Stadtkrhs. Mainz, ab 48 Dir. d. Chir. Univ.-Klin. ebd., 1963 em. — **B:** Verzögerte Knochenbr.heilg. u. Pseudarthr.bildg., ihre Ursachen u. Bhdlg., Thieme Leipzig 1937. — Op. a. d. Extremitäten, Becken u. Schultergürtel, in: Chir. Op.lehre (Breitner), Urban u. Schwarzenberg Wien 1956. — Intra- u. postop. Zwischenfälle (mit Nissen u. Kunz), Thieme 1965/67. — **P:** Antisepticum Yatren, Diss. — Bhdlg. d. akut. Osteomyelitis, Dtsch. med. Wschr. 1922. — Klin. u. Exp. z. Hodentransplant., Z. urol. Chir. 12. — Familäre Elephantiasis cruris, Mitt. Grenzgeb. Med. u. Chir. 1923. — Rö.spätulcus, Verh. Mitteldtsch. Chir. Tagg. Leipzig 1923. — Sark.verdächtige Granulat.geschwulst a. d. Boden e. Rö.ulcus, Dtsch. Z. Chir. 180. — Bisherige Erg. d. Rö.therap. bösart. Geschwülste, Münch. med. Wschr. 1924. — Branchiogene Ca., Dtsch. Z. Chir. 187. — Entstehg. d. Knickplattfußes, Zbl. Chir. 1924. — Entstehgs.mechanism. d. sog. isoliert. Mondbeinluxat., Dtsch. Z. Chir. 190. — Kreuzförm. Osteotomie b. rachit. Unt.schenkelverkrümmgn., Zbl. Chir. 1925. — D. Fuß u. s. Deformierg. d. d. Belastg., insb. d. Knickplattfußentstehg., Dtsch. Z. Chir. 191. — Funkt. Bhdlg. d. Säuglgs.klumpfußes, Zbl. Chir. 1927. — Akt., lordoseausgl. Rahmenstützapparat, Verh. Dtsch. Ges. Orthop. 1926. — Bedeutg. d. Tors. f. d. Deformitätenentstehg., ebd. — Entstehg. d. Beindeformitäten (Genu valgum u. varum), Arch. Orthop. usw. 25. — Schnappende Schulter, ebd. — Tors. d. unt. Extremitäten, Bedeutg. f. d. Deformitätenentstehg., Z. orthop. Chir. 49. — Oesophagusstrikt. n. Diphtherie. Techn. d. Strikturbhdlg. d. „Sondierg. ohne Ende", Arch. klin. Chir. 166. — Op. gr. Bauchnarbenbr. d. Linea alba, Zbl. Chir. 1931. — Biol. Bedeutg. d. Su-

deck'schen Knochenatroph., Bruns' Beitr. klin. Chir. 151. — Mucocele d. Wurmfortsatzes, Zbl. Chir. 1930. — Untersuchgn. ü. d. histol. Verändergn. b. Epiphy-
seonekr. (mit Klages), Arch. klin. Chir. 106. — Pseudarthr.frage, ebd. 1932. —
Cyst. Tumoren d. Beckengegend (mit Klages), ebd. 171. — Blutcysten d. Nebenniere. Struma supraren. cystica haemorrhagica (mit Henschen), ebd. — Op. Bhdlg.
d. häufig wiederkehrenden Kniescheibenverrenkgn., ebd. — Kardiaverschl. u. d.
op. Bhdlg. d. sog. Kardiospasm., ebd. 177. — Pseudarthr.entstehg. u. -bhdlg., ebd. —
Bedeutg. d. erbbiol. Bedingtheit f. Orthop., Med. Klin. 1933. — Entzündl. Pseudo-
fibrom d. Nebenhodens, Z. urol. Chir. 1934. — Chron. Gelenkverbildgn. als Folge
v. stat. Verändergn., Med. Klin. 1935. — Verletzgn. d. Gallen- u. Pankreasganges b.
d. Resekt. d. penetr. Duodenalgeschwürs, Chirurg 1935. — Neue Epispadieop.,
Arch. klin. Chir. 183. — Anat.-funkt. Abweichgn. als Ursache d. Pseudarthr., ebd.
189. — Ersatz d. Rectums durch Dünndarm, ebd. — Schwierigktn. i. d. Erkenng.
akut. Baucherkrankgn., d. e. sofort. Op. erfordern., Med. Klin. 1937. — Bhdlg.
hochgrad. Oesophagusstrikt., Zbl. Chir. 1929. — Verletzgn. d. Gallen- u. Pankreasganges b. Magenresekt., Arch. klin. Chir. 183. — Verhütg. u. Bhdlg. d. Pseudarthr., Teherap. Gegenw. 1938. — Prostatahypertroph. u. ihre Bhdlg., Med. Klin.
1938. — Off. Wundbhdlg. od. abschl. Salbengipsverband?, Zbl. Chir. 1942. — Bhdlg.
d. Harnröhrenverletzgn., Dtsch. med. Wschr. 1943. — Schleich. Frakt. (Umbauzonen, Üb.lastgs.schäden), Erg. Chir. u. Orthop. 33. — Op. Bhdlg. d. Trichterbrust, Verh. Dtsch. Ges. Orthop. 1950. — Intratracheale Nark., Zahnärztl. Rdsch.
1951. — Transthoracale Resekt. d. Kardia- u. Oesophagusca., Chirurg 1951. —
Knochenbr.bhdlg., Langenbecks Arch. klin. Chir. 276/1953. — Fokale Infekt. Statik u. Gelenkerkrankgn., Zahnärztl. Rdsch. 1953. — Fortschr. d. Chir. i. Hinbl. a.
d. Krebsbekämpfg., Ärztl. Mitt. Ges. Krebsbekämpfg. Rhld.-Pfalz 1954. — Verschied. Formen d. Trichterbrust u. ihre op. Bhdlg., Thoraxchir. 1. — Pathophysiol.
d. Sudeck'schen Syndr. (reakt. Gewebsumbau – Dystroph.), Med. Klin. 1954. —
Tumoren d. Leber- u. Gallenwege, Ärztl. Mitt. Ges. Krebsbekämpfg. Rhld.-Pfalz
1956. — Bhdlg. d. Verrenkgn. i. acromialen Schlüsselbeingelenk, Med. Klin. 1956. —
Wesentl. Gesichtspunkte b. d. Bhdlg. d. geschl. Frakt. v. Finger u. Hand, Langenbecks Arch. klin. Chir. 287/1957.

Brandt, Hermann H. F., Chefarzt d. chir. Abt. Krskrhs., 493 Detmold,
Lagesche Str. — *29. 5. 09 Frotheim/Lübbeke. — **A:** 35 Münster/Westf. — **Prom:**
34 ebd. — **Hab:** 45 ebd. — **F:** Chir. u. Urol. — **V:** 34–46 Münster (Coenen), 39–43
Kriegsdienst, 45–46 Oberarzt Münster (Sunder-Plassmann). — **P:** Encephalitis
congenita (Virchow), Virchows Arch. 293. — Krankh.bild d. Fischwirbel, Bruns'
Beitr. klin. Chir. 164/1936, 1937. — Angebor. Weichteilsark. d. re. Unt.schenkels,
Med. Klin. 1939. — Klin. u. Diagn. chron., traumat. Zwerchfellhernien, Münch.
med. Wschr. 1939. — Krankh.bild d. postop., fortschreit., synergist. Gangrän d.
Unt.hautfettgewebes (mit Hillenbrand), Bruns' Beitr. klin. Chir. 174/1943. —
Gesäßsteckschuß u. Gasbrand, Dtsch. Militärarzt 1943. — Heut. Stand d. Leber-
Milz-Darstellg. i. Rö.bild nach Einspritzg. v. Kontrastmitteln, Münch. med.
Wschr. 1944. — Thorotrast u. Lebercirrhose?, ebd. — Versuche üb. d. Depotan-
aesth. m. Periston, Zbl. Chir. 1945. — Einfaches Gestell z. Lagerg. v. Ob.armschuß-
br. b. Brustverletzgn. i. vorderen Sanitätseinrichtgn., Militärarzt 1945. — Akut.
Blähdarm infolge Fehlernährg., Med. Klin. 1947. — Achselvenenstau, Habil.-
Schr., Bruns' Beitr. klin. Chir. 177/1948. — Anurie durch Steineinklemmg. b. angebor. Einzelniere, Z. Urol. 1948. — Heilg. e. metastas. Aktinomykose, Chirurg
1950. — Bhdlg. d. Knochen-Gelenk-Tbk. m. Peteosthor. (Troch), Dtsch. med.

Wschr. 1950. — Chemotherap. maligner Tumoren, Bruns' Beitr. med. Chir. 181/ 1950. — Op. d. Lungenhernie, Zbl. Chir. 80.

Brandt, Karl-Adolf, 6733 Haßloch/Pfalz, Heinrich-Heine-Str. 7. — *4. 10. 35 Berlin. — **A:** 64 Düsseldorf. — **Prom:** 61 ebd. — **F:** Allg. Chir. — **V:** Städt. Krhs. Gummersbach (Herzog).

Brasche, Heinz, Leit. Arzt d. chir. Abt. Krskrhs., 734 Geislingen/Steige, Eyb-str. 16. — *3. 10. 20 Kiel. — **A:** 43 München. — **Prom:** 45 Rostock. — **F:** Chir. — **V:** 43–45 Kriegsdienst, 45–46 Senckenbergisches Inst. f. Pathol. Frankfurt a. M. (Lauche), 46–47 Bürgerhosp. ebd. (Lezius), 47–50 Städt. Krhs. Ost Lübeck (Le-zius), 50–51 ebd. (Rieder), 51–53 Berufsgen.schaftl. Kr.anst. Bergmannsheil II Gelsenkirchen-Buer (Koch), 53–63 Städt. Kr.anst. Ulm/Donau (Niedner). — **P:** Postop. Hautemphysem, Frankf. Z. Path. 1947. — Op.methodik d. Zungenstruma, Zbl. Chir. 1953. — Doppelballontubus, ebd. — Biol. Bhdlg. d. Wunde, Hefte Unf-hlkd. H. 48/1954. — Transportable Wasserschloß, Chirurg 1957. — Erfahrgn. i. d. Techn. d. Aortograph., Fortschr. Röntgenstr. 88/1958. — Aortograph. Befunde b. d. Sudeck'schen Dystroph. u. d. Konsequenz f. d. Therap., Acta neuroveget. 1960. — Bhdlg. d. Staphylococcen-Allg.infekt. m. Vancomycin, Med. Welt 1965.

Braun, Ernst, 62 Wiesbaden, Schöne Aussicht 37. — Fragebogen 1968 nicht beantwortet.

Braun, Fritz Bernhard, Facharzt f. Gynäk. u. Geburtsh., 3508 Melsungen, Haus Forstgarten. — *21. 3. 99 Melsungen. — **A:** 26 München. — **Prom:** 25 Würz-burg. — **F:** Gynäk. u. Geburtsh. — **V:** Rö.-Inst. Dr. Dahl Würzburg, Univ.-Frauen-Klin. Leipzig (Sellheim), Marburg (Klapp), Freiburg (Rehn), Städt. Krhs. Rathe-now (Schärfer), Chefarzt d. Krskrhs. Ochsenfurt, 47–68 Praxistätigkt. i. Melsungen.

Braun, Lutz, Priv.-Doz., wiss. Ass. d. Chir. Univ.-Klin., 44 Münster/Westf., Jungeblodtplatz 1. — *7. 10. 33 Lüdenscheid. — **A:** 62 Münster/Westf. — **Prom:** 60 ebd. — **Hab:** 68 ebd. — **F:** Chir. — **V:** 60 Med. Univ.-Klin. Münster (Hauss), 60–61 Chir. Univ.-Klin. ebd. (Sunder-Plassmann), 61 I. Univ.-Frauenklin. Wien (Antoine), Path. Inst. Münster (Giese), ab 62 Münster (Sunder-Plassmann). — **B:** Nephrolithiasis u. Pyelonephritis (mit Honkomp), in: Pyelonephritis (Lasse u. Kienitz), Thieme 1966. — **P:** Aktivität d. Milchsäuredehydrogenase, Glutamin-säure-Oxalessigsäure-Transaminase u. Fructose-1,6-Diphosphat-Aldolase i. Herz-muskel d. Menschen, Diss. — Periarteriitis nodosa als Begleit- od. Folgeerscheing. allerg. Erkrankgn., Med. Welt 1963. — Quantitat. Bestimmg. v. Aminosäuren unt. Anwendg. d. Hochspanngs.elektrophorese, Z. Biochem. 1963. — Indikat. z. An-wendg. d. extrakorp. Hämodialyse, d. sog. künstl. Niere (mit Backmann), Landarzt 1963. — Intraop. EKG-Verändergn. b. Op. am Herzen u. d. gr. Gefäßen, Med. Klin. 1964. — Elektrokardiogramm während d. op. Sprengg. d. Mitralsten., Z. Kreisl.forsch. 1964. — Einsatz v. künstl. Nieren b. Massenkatastrophen, Langen-becks Arch. klin. Chir. 308/1964. — Regenerat. d. Tubulusepithelien b. akut. Nie-renversagen, Z. Urol. 1964. — Einfl. v. intraop. Bluttransfus. auf d. Serumkalium-spiegel (mit Krasemann), Zbl. Chir. 1964. — Chron. Nierenerkrankg. u. künstl. Niere, Hippokrates 1965. — Einfl. v. Krankh. auf d. Enzymgehalt d. menschl. Herzmuskels, Z. Kreisl.forsch. 1965. — Urämie u. Bluteiweiß, Med. Klin. 1965. — Bluttransfus., Hyperkaliämie u. Herztätigkt., Langenbecks Arch. klin. Chir. 313/ 1965. — Akut. Nierenversagen als Komplikat. d. Pankreasnekr. (mit Borberg), Med. Welt 1965. — Störgn. d. Elektrolyt- u. Eiweißhaushaltes i. d. Chir. (mit Krasemann), Zbl. Chir. 1965. — Ungestört. Schwangerschaftsverlauf nach extra-korp. Hämodialyse, Zbl. Gynäk. 1966. — Auswirkg. d. akut. Nierenversagens auf d. Leber, Dtsch.-Engl. Med. Rdsch. 1966, Schattauer. — Extrakorp. Hämodialyse

u. Op.indikat. b. Einzelnieren u. vorgeschädigten Nieren (mit Krasemann), Med. Klin. 1966. — Bewußtseinsstörgn. b. akut. Niereninsuffizienz nach Op. u. Unfall (mit Krasemann), Langenbecks Arch. klin. Chir. 316/1967. — Komplikat. u. Todesursachen traumat. Organzerreißgn. (mit Albers), Chirurg 1968. — Niereninsuffizienz, Habil.-Schr.

Braun, Max, Med.-Dir., Chefarzt, Ärztl. Dir. d. Krskrhs., 877 Lohr a. M. — *19. 1. 08 Würzburg. — **A:** 34 Würzburg. — **Prom:** 33 ebd. — **F:** Chir. — **V:** 33–34 Med. Klin. Juliusspit. Würzburg (Förster), 34–41 Ass.-Arzt u. Oberarzt d. Krhs. St. Josef Schweinfurt (Brech), 41–45 Kriegsdienst, 45–49 Oberarzt d. Krhs. St. Josef Schweinfurt (Brech).

Braun, Peter, Facharzt f. Chir., Durchgangsarzt, Aachen, Jülicher Str. 14. — *31. 3. 24 Stolberg. — **A:** 50 Freiburg i. Br. — **Prom:** 53 ebd. — **F:** Chir. — **V:** 50–53 Freiburg i. Br. (Rehn, Krauss), 53–55 Städt. Krhs. Stade/Elbe (v. Brandis), 55–60 Städt. Kr.anst. Aachen (Klostermeyer).

Braune, Reinhard, Facharzt f. Chir., Oberarzt d. Chir. Univ.-Klin., X 22 Greifswald. — *23. 7. 33 Leipzig. — **A:** 57 Leipzig. — **Prom:** 57 ebd. — **F:** Chir. — **V:** 58 Krhs. Mittweida (Schröder), inn. Abt. ebd. (Altekrüger), 59 Poliklin. Außenstelle Mittweida (Recke), 60–62 Krskrhs. Mittweida (Schröder), 63 Krhs. Leninstr. Karl-Marx-Stadt (Unger), ab 64 gynäk.-geburtsh.-chir. Abt. Krhs. Rochlitz (Zahn), ab 64 Oberarzt d. chir. Abt. ebd. (Zahn, Bernt).

Braunschmidt, Heinz, Med.-Rat, Oberarzt d. chir. Abt. Krskrhs., 864 Kronach, Friesenerstr. 43 a. — *3. 2. 22 Sonneberg/Thür. — **A:** 45 Prag. — **Prom:** 45 ebd. — **F:** Allg. Chir. — **V:** 45–53 Krskrhs. Sonneberg/Thür. (Eichhorn, Hübner), 53–55 Krskrhs. Altenburg/Thür. (Engel), 55–60 Städt. Krhs. Gröditz/Riesa, Leit. d. Betr. Poliklin. d. Stahlwerkes ebd., ab 60 Krskrhs. Kronach (H. Müller).

Braunwarth, Hildegard Henriette, Facharzt f. Chir., 647 Büdingen, Mathildenhosp. — *17. 2. 13 Hamborn. — **A:** 39 Würzburg. — **Prom:** 39 ebd. — **F:** Chir. — **V:** Barbarahosp. Duisburg-Hamborn (Thom), Marienhosp. Hamburg (Koch), 39 Heilig Geist Hosp. (Seyderhelm, Willich).

Brawansky, Gerhard, Oberarzt d. chir. Abt. d. Julius-Spit., 87 Würzburg, Neutorstr. 11. — Fragebogen 1968 nicht beantwortet.

Brechmann, Werner, Ass. d. Chir. Univ.-Klin., 69 Heidelberg, Kirschnerstr. 1. *

Brehler, Berthold, Facharzt f. Chir., Durchgangsarzt, 575 Menden/Sauerl., Papenhausenstr. 2 a. — *22. 11. 15 Dortmund-Hörde. — **A:** 45 Berlin. — **Prom:** 45 ebd. — **F:** Chir. — **V:** Johannes-Hosp. Dortmund (Witteler), 56 Nanterre/Paris (Iselin).

Breithaupt, Joachim, X 46 Wittenberg Lutherstadt, Lutherstr. 29. — Fragebogen 1968 nicht beantwortet.

Breitkopf, Ernst, 587 Hemer/Westf., Bräuckerstr. 4. — Fragebogen 1968 nicht beantwortet.

Bremer, Bernhard Josef, Chefarzt d. St. Anna-Krhs., 6253 Hadamar, Kreuzweg 36. — *17. 12. 06 Dülmen/Westf. — **A:** 33 Karlsruhe. — **Prom:** 32 Freiburg i. Br. — **F:** Chir. u. Gynäk. — **V:** 32 inn. Abt. Städt. Clemens-Krhs. Münster/Westf. (Arneth), 33–39 chir.-gynäk. Abt. St. Vincenz-Hosp. Limburg (Tenckhoff), 39–49 Chefarzt d. chir.-gynäk. Abt. Hilfskrhs. ebd., ab 49 Chefarzt d. St. Anna-Krhs. Hadamar, Leit. d. chir.-gynäk. Abt. ebd. bis 64, ab 64 Leit. d. gynäk.-geburtsh. Abt. ebd. — **P:** Kürzere Art i. chir. Fachlit.

Bremer, Hermann, Chefarzt d. Dreikönigenhosp. Malteserkrhs., 5 Köln-Mülheim, Keupstr. 2–4. — *28. 7. 00 Garzweiler Krs. Grevenbroich/Düsseldorf. — **A:** 24 Köln. — **Prom:** 24 ebd. — **F:** Chir. — **V:** Path. Inst. Köln, Med. Univ.-Klin.

Köln, Chir. Univ.-Klin. ebd. Bürgerhosp. (Fraggenheim) u. Augustahosp. (v. Haberer). — **P:** Arteriosklerose b. sekund. Schrumpfniere, Diss. — Bekämpfg. d. Nark.schädlktn. f. Arzt u. Kranke, Münch. med. Wschr. 1927. — Kalziumprophylaxe d. postop. Lungenkomplikat., Zbl. Chir. 1929. — B.K.S.reakt. b. Frakt. (mit Madlener), Bruns' Beitr. klin. Chir. 149. — Ist d. Mineralogen. z. erfolgr. Durchfg. d. Tbk.diät notwendig? (mit Schüller), Münch. med. Wschr. 1930. — Erfahrgn. m. d. i.v. Pernoctonbasisnark., Fortschr. Therap. 1931. — Unvollst. Schenkelhalsfrakt. b. Erwachsenen (mit Madlener), Arch. Orthop. usw. 30. — Erfahrgn. b. d. Bhdlg. tbk. Spitzenprozesse m. d. Apikolyse n. Lauwers, Z. Tbk. 1931. — Magenchir., Zbl. Chir. 1932. — Klin. u. Röntgenol. d. resez. Magens, Dtsch. Z. Chir. 238. — Früh- u. Spätfolgen d. weg. Verletzg. ausgef. Milzexstirpat., ebd. 239. — Icoral, e. neues kombin. Kreislauf- u. Atemanalepticum, Zbl. Chir. 60. — Klin. d. Osteodystrophia fibrosa (mit Wienert), Dtsch. Z. Chir. 241/1933. — Gegenwärt. Stand d, Calcium-Anwendg. i. d. Chir. (mit Orator), Fortschr. Therap. 1934. — Unsere Erfahrgn. m. d. Pepsin-Therap. n. Glaeßner b. Ulcus ventriculi od. duodeni (mit Strauß), ebd.

Bremicker, Werner, Chefarzt d. chir. Abt. Ev. Krhs. i. R., 4307 Kettwig-Ruhr, Goethestr. 16. — *5. 5. 02 Elberfeld. — **A:** 27 Berlin. — **Prom:** 26 Kiel. — **V:** 26 Frauenklin. Kiel, Anscher Krhs. ebd., 27–28 Städt. Krhs. Saalfeld/Saale, 28–30 Krhs. Oberhausen/Rhld. (Schulze-Berge, Flaskamp), 30–34 Oberarzt Mülheim-Ruhr (Kleinschmidt). — **B:** Vergl. Biol. d. Vagina, Preisaufgabe d. Med. Fak. Kiel, 1926. — Vergl. Anat. u. Physiol. d. Genitalcyklus, in: Hdb. d. Gynäk. (Stöckel-Veit), Bd. 1, 1928. — **P:** Appendicitis-Sympt. b. Angina, Med. Klin. 1928.

Brendecke, Klaus, Oberarzt d. Chir. Klin. Bez. Krhs. St. Georg, X 7021 Leipzig. — *19. 4. 20 Görlitz. — **A:**49 Erfurt. — **Prom:** 54 Greifswald. — **F:** Chir. u. Urol. — **V:** 49–50 Univ.-Frauenklin. Jena (Döderlein), 50–51 Betr. Poliklin. 'Hescho' Hermsdorf/Thür. (Schmidt), 51 Univ.-Tbk.klin. Jena (Lommel), 51–55 Stadtkrhs. Nordhausen (Stamm), 54 Univ.-Frauenklin. Greifswald (Zinser), 55–56 Med. Klin. Krhs. 'St. Georg' Leipzig (Keller), ab 56 Chir. Klin. ebd. (Mörl, Rothe), ab 61 Oberarzt ebd. — **P:** Ursachen – Therap. – Erfolge b. gutart. Schleimhautveränder|gn. d. Corpus uteri i. d. Pubertät u. i. Klimakterium, Wiss. Z. Ernst-Moritz-Arndt-Univ. Greifswald, 4, 1954/55, mathem.-naturwiss. Reihe 3/4, Ref. Diss. — Hirudoid-Therap. b. Ulcus cruris, Landarzt 1955. — Klin. u. Späterg. b. d. traumat. Hüftluxat., Vortr. 23. Tagg. Wiss. Ges. Chir. Leipzig, Zbl. Chir. 1965. — Chir. Intervent. b. portal. Hochdruck, 109. Wiss. Fortbildgs.abend 'St. Georg' 1964, Ref.: Dtsch. Gesd.wes. 1966. — Magenka. u. Schwangerschaft (mit Mälzer u. Weise), Z. ärztl. Fortbild. 1967.

Brendel, Walter, a. o. Prof., Vorstand d. Inst. f. exp. Chir. a. d. Chir. Klin. d. Univ. München, 8 München 15, Nußbaumstr. 20. — *6. 11. 22 Karlsruhe. — **A:** 48 Heidelberg. — **Prom:** 49 ebd. — **Hab:** 59 Gießen. — **F:** Physiol., Exp. Chir. — **V:** 48 Heidelberg (K. H. Bauer), 49 Städt. Kr.anst. Karlsruhe (Volhard), ab 51 Ass., ab 60 Oberass. W. G. Kerckhoff-Inst. Bad Nauheim u. Physiol. Inst. d. Univ. Gießen, (Schäfer, Thauer), 62 Leit. d. Inst. f. exp. Chir. a. d. Chir. Univ.-Klin. München (Zenker). — **B:** Hypothermie (mit R. Thauer), in: Progress in Surgery, Vol. II, 1962. — **P:** Über 100 Veröff. üb. exp. Untersuchgn. auf d. Gebiet d. Physiol. u. exp. Chir.

Brenneke, Erwin, Facharzt f. Chir., Durchgangsarzt, 4 Düsseldorf-Unterrath, Kleinschmitthauser Weg 22. — *25. 11. 12 Oberhausen/Rhld. — **A:** 37 Düsseldorf. — **Prom:** 37 ebd. — **F:** Chir. — **V:** 36–37 Pathol. Inst. Düsseldorf (Hübsehmann),

37–38 inn. u. chir. Abt. Diakonissen-Krhs. Düsseldorf-Kaiserswerth (Bredl, Tromp), 38–39 Städt. Krhs. Velbert/Rhld. (Hermannsberg), 39–49 Kriegsdienst u. Gef.-schaft, 50–54 Krskrhs. Beeskow/Spree (Waas), 54–56 Brandenburg/Havel (Stober), 57 Berufsgen.schaftl. Krhs. Duisburg-Buschholz (Jantke), 58–60 Oststadt Klin. Mannheim (Warner).

Brenner, Heinrich, Doz., Oberarzt d. I. Chir. Univ.-Klin., Seidengasse 13/15, A-1070 Wien/Österr. — Fragebogen 1968 nicht beantwortet.

Bretschneider, Hans-Jürgen, Prof., Dir. d. Univ.-Inst. f. Klin. Physiol., 34 Göttingen, Humboldtallee 7. — Fragebogen 1968 nicht beantwortet.

Breuer, Gerhard, Leit. Chir. d. Theresienkrhs., 68 Mannheim. — *20. 7. 15 Mannheim. — **A:** 42 Heidelberg. — **Prom:** 42 Bonn. — **F:** Chir. — **V:** bis 46 Kriegsdienst u. Gef.schaft, Ass., Oberarzt, Chef d. Theresien-Krhs. Mannheim (Flick), Gastarzt an mehreren dtsch. u. amerik. Univ.-Klin.

Brinckmann, Ursula, 2091 Niedermarschacht/Holstein. — Fragebogen 1968 nicht beantwortet.

Bringmann, Ernst, Chefarzt d. Städt. Krhs., 889 Aichach, Martinstr. 6. — *21. 8. 12 Effelder/Eichsfeld. — **A:** 38 Bonn. — **Prom:** 38 ebd. — **F:** Chir. — **V:** 3 J. Unfallkrhs. „St. Petrus" Bonn (Brinck), 2 J. Chir.-Gynäk. Köln-Frechen (Tusch), 2 J. Chir. Univ.-Klin. Köln (v. Haberer), 1 J. Kriegsdienst.

Brinkmann, Erich, Facharzt f. Chir., Leit. Arzt u. Chefarzt d. chir. Abt. d. Ev. Krhs., 403 Ratingen, Rosenstr. 2. — *5. 1. 10 Oberhausen/Rhld. — **A:** 34 Rostock. — **Prom:** 33 ebd. — **F:** Chir. — **V:** 34 Städt. Krhs. Swinemünde (Pochat), 34–35 Med. Univ.- Klin. Rostock (Curschmann), 35 Neurol. Psychiatr. Klin. ebd. (Rosenfeld), 35–38 Luisenhosp. Aachen (Borchers), 38–39 Schiffsarzt, 39–47 Ev. Krhs. Mülheim/Ruhr (Kleinschmidt), ab 43 Oberarzt, ab 47 Chefarzt d. chir. Abt. d. Ev. Krhs. Ratingen.

Brinkmann, Ernst-Richard, Oberstabsarzt, Chir. i. BW.Laz., 2903 Bad Zwischenahn, Elmendorfer Str. 1. — *30. 4. 22 Odenkirchen/Rheydt. — **A:** 48 Marburg. — **Prom:** 48 ebd. — **F:** Chir. — **V:** 48 Landpraxis i. Meinerzhagen/Westf. (Weber), 49 Marburg (Wiedhopf), Med. Poliklin. ebd. (Hahs), Univ.-Frauenklin. ebd. (Kaufmann), 50 Med. Klin. ebd. (Bock), 50–54 Ev. Krhs. Remscheid-Lennep (Everts), 54–66 Oberarzt d. Ev. Krhs. Münster/Westf. (Graumann). — **P:** Schock u. s. Bhdlg. m. d. Plasmaexpander Haemaccel, Med. Klin. 1963.

Brinkmann, Wolf Harald, Prof., Chefarzt d. chir. Abt. Marienhosp., 469 Herne, Hölkeskampring. — *14. 8. 24 Bonn. — **A:** 50 Bonn. — **Prom:** 50 ebd. — **Hab:** 61 ebd. — **F:** Chir. — **V:** 51–56 Chir. Univ.-Klin. Bonn (Frhr. v. Redwitz, Gütgemann), 56–57 Med. Univ.-Poliklin. ebd. (Tiemann), 57–61 Chir. Univ.-Klin. ebd., ab 61 Chefarzt d. chir. Abt. u. ärztl. Dir. d. Marienhosp. Herne. — **B:** Prophylaxe d. postop. Harnsteinrezidivs, in: Wiss. f. d. Praxis (Neythaler), Banaschewski München 1957. — Mißbildgn. d. ableit. Harnwege, in: Progn. chron. Erkrankgn. (Linneweh), Springer 1960. — Harnsteine, ebd. — **P:** Indikat.stellg. kindl. Hydronephr., Z. Urol. 1954. — Konkrementbildgs.krise u. ihre Beeinflußbarkt. durch Hyaluronidase i. Tierexp., ebd. 1955. — Tierexp. Untersuchgn. z. Wirkg. d. Hyaluronidase b. d. Harnsteingenese, Langenbecks Arch. klin. Chir. 282/1955. — Erg. organerhalt. urol. Op. i. Kindesalter, Sonderbd. Z. Urol. 445/1955. — Harnverhaltg. b. Neugebor. (mit Bontke), Z. Urol. 1957. — Bhdlg. d. Nierentumoren (mit Flick). Erg.ber. üb. 168 Nieren-Geschwülste, Langenbecks Arch. klin. Chir. 285/1957. — Blasen- u. Harnleiter-Mißbildgn. (mit Schreiber), Zbl. Chir. 1957. — Prophylaxe d. postop. Harnsteinrezidivs unt. Berücksichtigg. medikament. Mögl.ktn., Medizinische 1957.

— Entstehg. u. Bhdlg. v. Riesenblasen u. Megaureteren, Sonderbd. Z. Urol. 66/ 1957. — Maligne Nierengeschwülste i. Kindesalter, ebd. 96/1957. — Prophylaxe d. postop. Harnsteinrezidivs, Landarzt 1958. — Embryonal. Mischgeschwülste d. Nieren i. Kindesalter, Langenbecks Arch. klin. Chir. 288/1958. — Klin. u. exp. Untersuchgn. üb. d. Wirksamkt. e. ,,Depot-Sulfonamides'' b. Infekt. d. Harnwege (mit Linzmeier), Medizinische 1958. — Diagn. d. Megaureteren u. Riesenblasen i. Kindesalter, Bruns' Beitr. klin. Chir. 198/1959. — Fluoreszenz mikroskop. Untersuchgn. b. d. Harnsteinkrise i. Tierexp., Sonderbd. Z. Urol. 1959. — Indikat. u. Techn. d. Ureteroneocystostomie, ebd. — Tumoren u. Zysten d. kindl. Thorax (mit Reifferscheid), Erg. Chir. u. Orthop. 43/1960. — Nierentransplantat. i. Tierexp. (mit Hennrich u. Raschke), Langenbecks Arch. klin. Chir. 298/1961. — Exp. Untersuchgn. z. Pathogenese d. Harnsteine, ebd. 300/1962. — Diagn. u. Therap. d. Nierenverletzgn., Urologe 1962. — Epiphysenlösgn. u. -ausrisse d. Schienbeinrauhigkeit u. d. Schienbeinkopfes, Mschr. Unfallheilk. 1966. — Pathogenese, Diagn. u. Therap. d. stumpfen Bauchverletzgn., Med. Welt 1966. — Hüftverrenkg. m. Bruch d. Hüftpfanne, Mschr. Unfhlkd. 1967. — Bedeutg. d. lokal. Leukozytose f. d. Diagn. d. Appendicitis, Chirurg 1968. — Osteosynthese d. Frakt. d. Volkmann'schen Dreiecks b. schweren Luxat.frakt. i. ob. Sprunggelenk, ebd.

Brinkop, Karl-Heinz, Prakt. Arzt, 675 Kaiserslautern, Rummelstr. 15. — *23. 7. 18 Neumünster/Holstein. — Fragebogen 1968 nicht beantwortet.

Brockhoff, Victoria, Dr. phil. et med., Oberarzt d. chir. Abt. Antonius-Hosp., 518 Eschweiler. — *25. 5. 25 Norderney. — **A:** 60 Münster/Westf. — **Prom:** 58 ebd. — **F:** Chir. — **V:** 60–66 chir. u. neurochir. Abt. Clemens-Hosp. Münster/Westf. (Tiwisina), 66–67 Neurochir. Univ.-Klin. Erlangen (Schiefer). — **P:** Elektronenmikroskop. Beitr. z. Duplizitätstheorie nach Untersuchgn. an d. Netzhaut d. Ratte, Anat. Anz. Suppl. 162/1958. — Intraspinal. Sympathoblastom i. Kleinkindesalter (mit Tiwisina), Z. Kinderchir. 1965. — Querschnittssyndr. i. Säuglgs.alter (mit Tiwisina), ebd. — Verschluß d. Art. cerebelli inf. post. (mit Tiwisina), Neurochirurgia 1965. — Rezidiv. prim. Hyperparathyreoidism. (mit Tiwisina), Chirurg 1965. — Fehldiagn. b. traumat. art. Aneurysmen d. ob. Extremität (mit Tiwisina), Fortschr. Röntgenstr. 103/1965. — Aneurysma d. A. primitiva trigem. persist. als seltene Ursache d. spontan. Subarachnoidalblutg. (mit Tiwisina), Zbl. Neurochir. 1965. — Dandy-Walker' Syndr. (mit Tiwisina), Acta neurochir. 1966. — Parasell. Hypophysengeschwülste m. Sinus cavernosus-Syndr. (mit Tiwisina), ebd. — Angiograph. Diagn. u. Erbbiol. d. Lindautumoren (mit Tiwisina), Ärztl. Forschg. 1966. — Traumat. Brustwandhernie m. Riß u. Prolaps d. Lunge (mit Tiwisina), Bruns' Beitr. klin. Chir. 212/1966. — Vertebralis-Angiograph. i. Kindesalter, Fortschr. Med. 1967.

Brockmann, Heinrich, 2846 Neuenkirchen/Oldb., Postfach 42. — Fragebogen 1968 nicht beantwortet.

Broese, O. Wolfdieter, Chefarzt d. chir. Abt. u. ärztl. Dir. d. Krskrhs., 284 Diepholz, Eschfeldstr. — *13. 11. 29 Insterburg/Ostpr. — **A:** 56. — **Prom:** 55 Heidelberg. — **F:** Chir. — **V:** 1 J. Newton-Wellesley-Hosp. Boston/USA, 57–61 Städt. Kr.anst. Bremen (Rieder), 61–62 Path. Inst. ebd. (Scriba), 62–64 Chir. Klin. ebd. (Schütz), 64–65 Oberarzt Krskrhs. Diepholz (Meins).

Broghammer, Herbert, wiss. Ass. d. Chir. Klin. Essen Ruhruniv., 463 Bochum. — *18. 3. 28 Triberg/Schwarzw. — **A:** 52 Freiburg i. Br. — **Prom:** 54 ebd. — **F:** Chir. u. Urol. — **V:** 53–54 Augen-, Frauen- u. Haut-Klin. Heidelberg, 54 Hygieneinst. Heidelberg (Habs), 54–56 Physiol. Inst. ebd. (Schaefer), 56–57 Inn. Med.

Freiburg (Heilmeyer), 57–64 Chir. Klin. Frankfurt a. M. (Geißendörfer), 64–66 Chir. Klin. Mainz (Kümmerle), 66–67 Kantonspit. Liestal (Willenegger), Elisabeth-Krhs. Frankfurt (Schmutte), Städt. Krhs. Wiesbaden (Keutner), ab 67 Klinikum Essen d. Ruhruniv. Bochum (Kremer). — **P:** Wirkgn. d. Gleichstroms auf d. Herz b. Spanngn. b. 600 V, Z. exper. Med. 1956. — Wirkgn. v. Lysergsäure-Diäthylamid u. Urethan auf d. Tätigkt. d. sympath. Ganglions (mit Takagi u. Schäfer), Arch. exper. Path. Pharmak. 230/1957. — Plötzl. Tod b. diffus. Rhabdomyom d. Herzens, Beitr. path. Anat. 1959. — Einfl. d. LSD-Rausches auf d. Erg. d. Intelligenzstrukt.testes nach Amthauer, Beitr. Psychol. 4/1960. — Spirograf. Untersuchgn. nach Micoren, Bruns' Beitr. klin. Chir. 203/1961. — Klin.-exp. Untersuchgn. m. fortlauf. Registriergn. während Hydroxydionnark., Anästhesist 1961. — Stoffwechselverhalten, Muskeltonus u. einige Kreislaufgrößen b. Menschen unt. LSD-Wirkg., Arch. Psychiatr. u. Z. Neurol. 202/1962. — Stenos. Parotismischtumor d. Trachea. Lungenphysiol. Untersuchgn. b. Trachealsten., Bruns' Beitr. klin. Chir. 204/1962. — Reakt. d. Kreislaufs b. i.v. Applikat. v. Bradykinin am Menschen, Z. Kreisl.forsch. 1962. — Wirkg. e. neuen Kombinat.präparates Micoren-Ephedrin auf d. Ruhespirogramm v. Lungenkranken, Anästhesist 1963. — Wirkg. v. Eledoisin am Menschen u. i. Tierversuch, Klin. Wschr. 1963. — Erg. fortl. physikal. Kreislaufanalysen u. Volumpulsmessgn. nach i.v. u. i.a. Injekt. v. Bradykinin an Gesunden u. periph. Durchblutgs.gestört. b. Anwendg. d. direkt. art. Druckmessg., Z. Kreisl.forsch. 1964. — Multiple Neurinome d. Nebennierenmarks, Bruns' Beitr. klin. Chir. 109/1964. — Korros. u. Metallose, ebd. 208/1964. — Erg. spirometr. u. Blutgasanalyt. Untersuchgn. an Lungenkranken b. symptomat. Therap. m. Micoren-Ephedrin i. Abhängigkt. v. definiert. Ventilat.störgn., Anästhesist 1965. — Möglktn. synopt. Registrierg. v. Atmgs.- u. Kreislaufgrößen, Medizinalmarkt 1965, Acta medicotechnica. — Erg. quantitat. Messgn. d. Wadenmuskulat. d. Menschen, Z. Kreisl.forsch. 1965. — Wirkg. v. Actihämyl am Menschen u. i. Tierversuch, Münch. med. Wschr. 1965. — Untersuchgn. z. Lage d. Sauerstoffbindgs.kurve i. konserv.Blut, Langenbecks Arch. klin. Chir. 313/1965. — Blutgasanalyt. Untersuchgn. v. Plastikbeutelkonservenblut b. Verwendg. v. ACD u. IAG-Stabilisator, Klin. Wschr. 1966. — Vergl. lungenfunkt. u. röntgenol. Untersuchgn. z. Bestimmg. d. Emphysemgrades b. Pat. m. Lungentumoren, Med. Welt 1966. — Wirkgn. v. Micoren i. auten. Versuch, Arzneimittel-Forsch. 1967. — Bradykininwirkgn. b. selten. Gefäß- u. Organerkrankgn., Z. Kreisl.forsch. 1967. — Früherg. quantitat. Messgn. d. Durchblutg. d. Unt.schenkelmuskulat. u. physikal. Kreislaufanalysen nach lumb. Sypathect. b. Durchblutgs.gestörten, Langenbecks Arch. klin. Chir. 317/1967. — Ruhespirograf. u. Blutgase nach Bronchograf. u. Bronchoskop., Thoraxchir. 1967. — Verkäs. Tbk. i. e. Prostataadenom, Z. Urol. 1967. — Diagn. u. Therap. periph. Durchblutgs.störgn. unt. Berücksicht. d. Wirkg. v. β-Pyridyl-carbinol, Med. Welt 1967.

Brokate, Hans, 2 Hamburg 13, Rothenbaumchaussee 52. — Fragebogen 1968 nicht beantwortet.

Brom, Albert, Prof., Chir. Univ.-Klin., Toestel 314, Leiden/Niederlande 1958. Fragebogen 1968 nicht beantwortet.

Bromeis, Heinz, Prof., Chefarzt d. chir. Abt. u. Ärztl. Dir. d. Ev. Krhs. e. V., 41 Duisburg-Hamborn, Im Birkenkamp 24/26. — *20. 9. 02 Königsberg. — **A:** 26 Königsberg. — **Prom:** 26 ebd. — **Hab:** 38 Tübingen. — **F:** Chir. — **V:** 28–33 Tübingen (Kirschner), 33–34 Oberarzt d. Rudolf-Virchow-Krhs. Berlin (Usadel), 34 Ass.-Arzt u. Oberarzt Tübingen, 34–45 Kriegsdienst.

Bromig, Georg, Facharzt f. Chir., Apotheker, Leit. d. klin. Lab. Chir. Univ.-Klin., 6 Frankfurt a. M., Ludwig-Rehn-Str. 14. — *14. 8. 28 Frankfurt a. M. — A: 53 Frankfurt a. M. — **Prom:** 53 ebd. — **F:** Chir, Laboratoriums-Med. — **V:** 52–53 Pharmak. Inst. Univ. Frankfurt a. M. (Laubender), 53 Chir. Univ.-Klin. ebd. (Geißendörfer), Hosp. Heilig. Geist ebd. (Heupke), 54–55 I. Med. Univ.-Klin. ebd. (Hoff). — **B:** Klin. Erfahrgn. m. Endoxan, in: Chemotherapie maligner Tumoren, 2. Bielefelder Symposion, Schattauer 1959. — **P:** Neue starkwirkende Analgetika u. ihre klin. Erprobg., Klin. Wschr. 1958. — Heut. biochem. u. neurogene Betrachtgs.weise d. Harnsteinleidens u. ihre Folgergn. f. d. medikament. Bhdlg., Helleniki Iatriki 1959. — Medikament. Bhdlg. d. Harnsteinleidens, Med. Welt 4/1960. — Harnsteinbildg. als Arzneimittelnebenwirkg., Z. Urol. 1960. — Klin. Erfahrgn. m. d. Tumorbhdlg. nach Leupold, Münch. med. Wschr. 1962. — Bhdlg. u. Rezidivprophylaxe d. Harnsteinleidens, Arzneitherapie 1962. — Exp. Untersuchgn. üb. d. Bildg. e. erythropoet. Faktors i. d. Niere, Z. exper. Med. 138/1964. — Rolle d. Niere i. d. Erythropoese, Helleniki Iatriki 1964. — Neue Möglichktn. d. medikament. Harnsteinprophyl. u. Therap., Med. Mschr. 1967. — Wirkungsweise d. Antibiotika, ihre therapeut. u. prophylakt. Anwendg., Z. Therap. 1967. — Postop. Thromboseprophyl. ohne Antikoagulantien, Zbl. Chir. 1967. — Erfahrgn. m. d. Anwendg. d. Farbfernsehens i. d. Chir. Audio-Video-Techn. 1967. — Exp. Erzeugg. v. Harnsteinen b. Ratten durch kombin. Verabreichg. v. Kalzinosefaktor u. Kalksalzen, Z. Urol. 1967.

Brosig, J. O. Wilhelm, o. Prof., Urol. Klin. Freie Universität Berlin im Klinikum Steglitz, 1 Berlin 45, Hindenburgdamm 30. — *27. 11. 13 St. Nikolaus. — A: 37 Prag. — **Prom:** 37 ebd. — **Hab:** 53 Frankfurt a. M. — **F:** Urol. — **V:** 37–39 Gerichtsmed. Inst. Prag (Marx), 39–40 Med. Univ.-Klin. Breslau (Gutzeit), 40–41 Med. Univ.-Klin. Prag (Rühl), 41–46 Kriegsdienst, 46—58 Frankfurt (Geißendörfer). — **B:** Nierentransplantat. (mit Nagel), de Gruyter 1965. — Harnsteinleiden (mit Kollwitz), Umschau 1965. — Aktuelle Probl. d. Nierentransplantat., in: Aktuelle Probl. d. Nephrol., 4. Sympos. Ges. Nephrol. (Krück), Springer 1966. — Pyelonephritis (Losse u. Kienitz), Thieme 1966. — Ungewöhnl. Verlaufsformen d. Pyelonephritis (mit Nagel), in: Pyelonephritis (Losse u. Kienitz), ebd. 1967. — **P:** Luteinisiert. Thecazelltumoren, Frankf. Z. Path. 1937. — Zuckerguß d. Pleura, Zbl. allg. Path. 1938. — Tbk. Erkrankg. d. Herzmuskels, ebd. 1939. — Bedeutg. d. Blutalkoholnachweises b. Verkehrsunfällen, Sudetendtsch. Ärztebl. 1938. — Diagn. d. Pankreasschwanzka. (mit Gebauer), Arch. klin. Med. 187/1941. — Teratom d. Ovariums m. Durchbr. i. d. Harnblase u. Ileum bzw. Rektum, Zbl. Chir. 1947. — Nach 29 J. i. d. Blase eingew. Granatsplitter, Z. Urol. 1948. — Chir. Bhdlg. d. festsitzend. Uretersteines, Bruns' Beitr. klin. Chir. 177/1948. — Spinktersklerose od. Spinkterhypertonus?, ebd. 178/1948. — Extraureteral. Abflußhindernisse am Ureterabgang. Vortr. Dtsch. Urol.kongr. Düsseldorf 1948, Z. Urol. Sonderh. 1949. — Sind Kippniere bzw. Ureterknick Indikat. z. e. chir. Eingr.?, Vortr. Dtsch. Urol.kongr. München 1949, ebd. 1950. — Wirkg. androgen. u. östrogen. Substanzen auf d. Blasentonus b. Prostatikern (mit Voit), Langenbecks Arch. klin. Chir. 265/1950. — Untersuchgn. üb. d. Wirkg. androgen. u. östrogen. Substanzen auf d. Spinktertonus (mit Voit), Klin. Wschr. 1951. — Bhdlg. d. Prostatahypertroph. m. östrogen. Substanzen, Z. Urol. 1951. — Medikament. Beeinflussg. d. Harninkontinenz (Tonhormon), Med. Mschr. 1951. — Prakt. Wert d. Blasen- u. Spinkterdruckmessg., ebd. 1952. — Anwendg. d. Evakuators b. d. Elektroresekt., Chirurg 1953, — Exp. Untersuchgn. üb. d. Blasentonus, Z. Urol. 1953. —

Verwendg. v. Antrenyl i. d. Urol., Dtsch. med. Wschr. 1954. — Ist d. Nierenschädigg. e. Kontraindikat. z. Harnleiter-Darm-Anastomose bzw. Cystekt., Langenbecks Arch. klin. Chir. 284/1956. — Wert d. konservat. u. chir. Maßnahmen b. d. Anurie, ebd. 287/1957. — Glukonsäure i. d. Steinprophylaxe (mit Hirsch), Z. Urol. 1957. — Störgn. i. Elektrolythaushalt nach Ureterosigmoidostom. (mit Wehner), ebd. — Einfl. d. Urinausschaltg. auf d. Wachstum d. Blasentumoren, Bruns' Beitr. klin. Chir. 194/1957. — Bhdlg. d. Cystennieren, ebd. 196/1958. — Prostatahypertroph., Berliner Med. 1959. — Heut. Stand d. Nierentransplantat., ebd. — Hochdruck b. einseit. Nierenerkrankgn., Bruns' Beitr. klin. Chir. 199/1959. — Periureteritis plastica, ebd. 200/1960. — Op. d. Varicocele, Z. Urol. 1960. — Bhdlg. d. Urogentialtbk., Internist 1960. — Heut. Stand d. Hormontherap. i. d. Urol. (mit Kollwitz), Med. Mitt. (Schering) 1960. — Diagn. u. op. Indikat.stellg. b. stumpfen Nierenverletzgn. (mit Kollwitz), Mschr. Unfhlkd. 1960. — Unsere Erfahrgn. m. d. Prostatadilatat. nach Deisting (mit Göpel), Z. Urol. 1961. — Erfahrgn. m. d. part. Nephrekt. (mit Kollwitz), Chirurg 1961. — Gefäßverlagerg. b. d. Hydronephr. m. aberrierend. Gefäß, Langenbecks Arch. klin. Chir. 299/1961. — Transposition of Lower Polar Vessels: An Operative Approach to Hydronephrosis (mit Kollwitz), J. Urol. 85/1961. — Steinauflösg. (mit Klosterhalfen u. Kaufmann), Z. Urol. 1961. — Therap. d. akut. u. chron. Prostatitis, Tägl. Praxis 1962. — Transperiton. Nephrekt. (mit Buchberger), Chirurg 1962. — Medikament. Bhdlg. d. Urolithiasis (mit Kollwitz), Urologe 1962. — Op. Bhdlg. d. Nierenarteriensten., Verh. Dtsch. Ges. Urol., 19. Tagg., Springer 1962. — Aktuelle Probl. i. d. Urol. Sitzg. Berliner Chir. u. Urol. Ges., Z. Urol. 1964. — Nierensteinleiden, Dtsch. med. J. 1964. — Unsere Einstellg. z. Bhdlg. d. Blasenka. (mit Nagel), Berliner Med. 1964. — Weitere Erfahrgn. m. d. Verlagerg. v. aberrier. Gefäßen b. d. Hydronephr. (mit Kollwitz), Urologe 1964. — Bhdlg. d. angebor. Hydronephr. (mit Kühnel u. Nagel), ebd. — Klin. Probl. d. Nierentransplantat. b. Menschen (mit Nagel), ebd. 1965. — Untersuchgn. z. normal. Harnsediment d. Menschen (mit Kollwitz, Münzer u. Reismann), ebd. — Erg. d. chir. Bhdlg. b. einseit. renal bedingt. Hochdruck (mit Hauge), Berliner Med. 1965. — Eigene Erfahrgn. m. d. Nierentransplantat. b. Menschen, Dtsch. med. J. 1965. — Erkrankgn. d. Vorsteherdrüse (mit Nagel), Z. ärztl. Fortbild. 54. — Op. e. Nierenart.aneurysmas, Langenbecks Arch. klin. Chir. 313/1965. — Welche therapeut. Mögl.ktn. bestehen b. Oxalaturie z. Prophylaxe e. Steinrezidivs?, Dtsch. med. Wschr. 1966. — Indikat. u. Techn. d. radikal. Prostatekt. (mit Kollwitz), Urologe 1966. — Nierentransplantat. (mit Nagel), Urol. int. 21/1966. — Unsere Erfahrg. m. d. instrument. Chemolitholyse d. Nierensteine (mit Kollwitz), Dtsch. med. Wschr. 1966. — Nierentransplantat., M.kurse ärztl. Fortbild. 1966. — Eigene Erg. d. Nierentransplantat., Verh. Dtsch. Ges. Urol. 1966, 21. Tagg. Düsseldorf 1965. — Nierentransplantat. (Film), Langenbecks Arch. klin. Chir. 316/1966. — Erg. d. Nierentransplantat. (mit Nagel), Urologe 1967. — Diagn. u. Therap. d. Prostataerkrankgn. i. höheren Mannesalter. Med. Welt 1967. — Bisherige Erg. d. Nierentransplantat. (mit Nagel), Wien. klin. Wschr. 79/1967. — Prakt. Probl. i. d. Urol., Z. ärztl. Fortbild. 1967.

Bross, Heinrich, Ärztl. Dir. u. Chefarzt d. chir. Abt. d. Marien-Hosp., 4 Düsseldorf, Tiergartenstr. 20. — Fragebogen 1968 nicht beantwortet.

Bruch, Helmuth, Chefarzt d. Krhs. u. Leit. d. chir. Abt., 8803 Rothenburg o. d. Tbr., Ansbacher Str. 131. — *30. 3. 20 München. — **A:** 45 Würzburg. — **Prom:** 45 ebd. — **F:** Chir. — **V:** 45–54 Erlangen (Goetze), 54–56 Oberarzt Städt. Krhs.

Amberg (Felkel). — **P:** Periduralanaesth. i. Kindesalter, Chirurg 1948. — Postop. Kreatinurie, Beitr. z. Kenntnis d. postop. Azoturie (mit Linke), Dtsch. med. Wschr. 1949. — Funkt. Verändergn. d. Atmg. u. d. Kreislaufs nach Bauchop. u. sakral. Eingr. i. ihrer Bedeutg. f. d. Entstehg. postop. Atemkomplikat., Langenbecks Arch. klin. Chir. 268/1951. — Leitsymptom „Rektale Blutg.", Münch. med. Wschr. 1952. — Ursache funkt. Beschwerden nach Resekt. weg. Magen- od. Zwölffingerdarmgeschwür, Bruns' Beitr. klin. Chir. 1953. — Sexualstörgn. nach Radikalop. am Mastdarm, ebd. 1955.

Brüchle, Hans O. P. G., Oberarzt Chir. Klin. d. Städt. Krhs. Köln-Merheim, II. Chir. Lehrstuhl d. Univ. Köln, 5 Köln-Merheim, Ostmerheimer Str. 200. — *18. 2. 23 München. — **A:** 53 München. — **Prom:** 52 München. — **F:** Chir. — **V:** 52–63 Chir. Klin. d. Univ. München (Frey, Zenker), ab 63 II. Chir. Lehrstuhl d. Univ. Köln (Schink). — **P:** Nachweis d. Sympathicolyt., d. Gefäßtonus herabsetzenden Wirkg. v. Padutin (mit Hartenbach u. Otto), Langenbecks Arch. klin. Chir. 275/1953. — Akut. Niereninsuff. i. d. Chir. (mit Hohmann u. Lensch), Münch. med. Wschr. 1958. — Traum. bedingte Sarkomentstehg. (mit Schink), Bruns Beitr. klin. Chir. 202/1961. — Aktinomykot. Bauchdeckenabszess nach Magenperforat., Zbl. Chir. 1962. — Analget. Therap. i. d. Chir., Med. Klin. 1962. — Bhdlg. d. Kahnbeinpseudarthrose d. Hand (mit Becker), Bruns' Beitr. klin. Chir. 206/1963. — Bhdlg. d. frischen u. veralt. Kahnbeinfrakt. d. Hand u. Späterg. (mit Becker), ebd. 207/1963. — Entnahmetechn. d. lang. Zehenstrecksehnen f. d. freie Transplantat., Chirurg 1964. — Physiko-chem. Untersuchgn. a. d. Kaninchensehne (mit Gehlen), Langenbecks Arch. klin. Chir. 313/1965. — Fünf J. Erfahrg. m. d. Ninhydrintest nach Moberg z. Nachweis v. Sensibilitätsstörgn. i. Bereich d. Hand (mit Meyer u. Schäfer), Chir. Praxis 1965. — Klin. Erfahrgn. m. Cura-Tuell b. Verletzgn., Mschr. Unfhlkd. 1966. — Umscheidg. d. Nerven m. Millipore, Med. Markt 1966. — Stellg.nahme z. Sehnenchir. u. z. therm. Kontrakt. v. Sehnengewebe (mit Schink u. Gehlen), Zbl. Chir. 1968.

Brücke, Hans Gottfried von, Prof., Leit. Primararzt d. Landeskrhs. Wagna/Steiermark, A-8010 Graz, Johann Fuxgasse 8. — *31. 12. 05 Leipzig. — **Prom:** 29 Innsbruck. — **Hab:** 47 Graz. — **F:** Chir. u. Anästh. — **V:** 29–30 Johns Hopkins Hosp. Baltimore, 30–34 Wien (v. Eiselsberg, Ranzi), 34 II. Univ.-Frauenklin. ebd. (Weibel), 35–37 Univ.-Frauenklin. Innsbruck u. Graz (Zacherl), 37–38 Chir. Univ.-Klin. Graz (Walzel), 39–45 Kriegsdienst, 47–50 Graz (Spath), 50–58 Landeskrhs. Mürzzuschlag/Steiermark. — **B:** Chir. d. Gallenwege. Versuch e. neuen Darstellg. Maudrich Wien 1956. — Dünndarm, Hernien u. Appendix, in: Chir. Op.lehre, Urban & Schwarzenberg Wien 1957. — Hernienop., in: Intra- u. postop. Zwischenfälle (Brandt, Kunz u. Nissen), Thieme 1965. — **P:** Etwa 120 Arbeiten aus d. verschied. Geb. d. Chir., Physiol. u. Pathol. In d. letzten J. insb. üb. Chir. d. Gallenwege.

Brücke, Peter, Ass. d. I. Chir. Univ.-Klin., Alserstr. 4, A-1090 Wien /Österr. — Fragebogen 1968 nicht beantwortet.

Brückner, Helmut, Prof., Oberarzt u. Leit. d. Abt. f. Traumatol. a. d. Chir. Univ.-Klin., X 250 Rostock, Leninallee 35. — *2. 9. 19 Mengersgereuth. — **A:** 46 Erlangen. — **Prom:** 46 ebd. — **Hab:** 59 Rostock. — **F:** Chir. — **V:** 46–51 Erlangen, 51–58 Jena. — **B:** Varic. Symptomenkomplex, in: Erkrankgn. während d. Schwangerschaft (Kyank u. Gülzow), Thieme Leipzig 1966. — Frakt. u. Luxat. - e. Kurzlehrb., Volk u. Gesundheit Berlin 1968. — Entzündl. Erkrankgn. d. Extre-

mitäten, d. WS, d. Schultergürtels u. d. Beckens, in: Chir. d. Infekt. (Schmitt),
Barth Leipzig 1968. — P: Techn. d. gezielten Bronchograph., Med. Klin. 1947. —
Extens.platte f. d. Lagerg. b. Schenkelhalsnagelg., Zbl. Chir. 1949. — Einfl. d.
normal. u. tox. Kropfes auf d. Blutbild unt. bes. Berücksicht. d. Histol. d.
Kropfes u. d. postop. Komplikat., Bruns' Beitr. klin. Chir. 178/1949. — Lage u.
Formveränderg. d. Luftröhre b. Kropf u. ihre postop. restitutio ad integrum, ebd.
179/1949. — Trachealsten. durch Struma b. Kinde, ebd. 181/1950. — Paraven.
Reizwirkg. d. Krampfaderverödgs.mittel, Therap. Gegenw. 1950. — Transkutan.
Bronchograph. mittels e. verbessert. Injekt.nadel, Zbl. Chir. 1950. — Stereoskop.
Rö.studie üb. d. Einfl. d. Kropfes auf d. Anat. u. Topograph. d. Tracheobronchial-
baumes, Fortschr. Röntgenstr. 74/1951. — Anat. d. Luftröhre b. lebenden Men-
schen (Untersuchg. mittels Stereoskop. d. Rö.bildes), Z. Anat. 1952. — Perity-
phlit. Symptomenkomplex b. re. Beckenschaufelosteomyelitis, Bruns' Beitr. klin.
Chir. 184/1952. — Fremdkörperlokalisat., Zbl. Chir. 1952. — Plesuxanästh. nach
Kulenkampff (K-A), Dtsch. Gesd.wes. 1952. — Sehnen-Skundärnaht, Mschr. Unfhlkd. 1952. — Wie gestalten sich d. Fernerg. d. op. behand. Krampfaderleidens,
Therap. Gegenw. 1953. — Unsere Erfahrgn. i. d. Hämorrhoidenbhdlg. u. Beurteilg. d. Fernerg., Z. ärztl. Fortbild. 1953. — Lymphgefäßsystem d. Mastdarmes u.
seine Bedeutg. f. d. Rektumchir., Dtsch. Gesd.wes. 1953. — Auswirkg. d. Bron-
chial-Ka. auf d. Atembeweglkt. d. Tracheobronchialbaumes, d. Zwerchfells u. d.
Brustkorbes, Fortschr. Röntgenstr. 80/1954. — Hinweis z. Vereinfachg. d. Schenkelhalsnagelg., Zbl. Chir. 1954. — Fersengeschwür u. s. Bhdlg. m. d. gestielt.
Hautlappen, ebd. — Allg. u. techn. Gesichtspunkte z. Hauttransplantat., Dtsch.
Gesd.wes. 1954. — Indikat.stellg. d. Stiellappen-Plast., Chirurg 1954. — Tierexp.
Untersuchg. üb. d. Auswirkg. d. steril. Op.weise auf d. Mastdarm- u. Dickdarmre-
sekt., Dtsch. Gesd.wes. 1956. — Perkut. Verödgs.therap. d. Krampfadern m. Va-
rico-Calorose, ebd. — Postop. Verändergn. am Tracheobronchialbaum, am Zwerchfell u. am Thorax nach lungenchir. Eingr., beobachtet am Veratmgs-Rö.nativbild,
Thoraxchir. 1956. — Krampfaderleiden u. s. Bedeutg. f. d. prakt, Arzt, Prakt.
Arzt 1957. — Verwendg. d. Rundstiellappens z. Deckg. schwer verschließbar.
Harnröhrenfisteln, Bruns' Beitr. klin. Chir. 194/1957. — Einfache Methode, um
nach d. Rekanalisat. Durchgängigkt. d. Samenleiters durch Kontrastfüllg. zu kon-
trollieren, ebd. 195/1957. — Krit. Betrachtg. z. Frage u. Art d. Korrekturop. b.
mediastinal. Deviat. nach Pneumonekt. unt. bes. Berücksicht. d. Phrenikuslähmg.,
ebd. 194/1957. — Erlaubt d. Veratmgs.-Oesophagogramm Rückschlüsse auf d.
Operabilität v. Ka. d. Thoraxorgane, Thoraxchir. 1958. — Prä- u. postop. Ver-
atmgs-Ösophagogramm b. krankhaft. Verändergn. i. Thoraxraum, Zbl. Chir. 1958. —
Lymphograf. Studien üb. d. Metastasiergs.wege d. Rektumka., ebd. 1961. —
Unt.schenkelgeschwür u. s. Bhdlg. m. d. Umkipplappen, Bruns' Beitr. klin. Chir.
202/1961. — Ulcus u. s. Bhdlg. m. d. gestielt. Hautlappen, Langenbecks Arch.
klin. Chir. 299/1961. — Verrenkg. d. 1. Handstrahles mitsamt d. gr. Vieleck- u.
Kahnbein, Mschr. Unfhlkd. 1962. — Perkutan. Kirschner-Draht-Fixat. i. d.
Frakt.- u. Luxat.bhdlg., Zbl. Chir. 1962. — Bhdlg. v. schweren Ob.schenkeltrüm-
merbr. durch autoplast. Fibulabolzg., Chirurg 1962. — Sakrale Dekubitus u. s.
Bhdlg. m. d. Rotat.lappen, Chir. Praxis 1962. — Luxat. d. gr. Fußgelenke, Mschr.
Unfhlkd. 1962. — Mehrfachfrakt. d. Gliedmaßen, ebd. — Diagn. u. Bhdlgs.-
probl. d. perilun. Luxat., Zbl. Chir. 1963. — Plast. b. Fettschürzenbildg. d. Bauches, ebd. — Erfahrgn. b. Hüftgelenksverrenkgn. u. -verrenkgs.br., Beitr. Orthop.
u. Traumatol. 33/1964. — Posttraumat. subkutan. Rupt. d. langen Daumenstrek-

kersehne, ebd. 18/1964. — Kreuzbandplast. nach Augustine, Mschr. Unfhlkd. 1964. — Neues op. Bhdlgs.prinzip f. d. Plast. v. Seitenband- u. Kniescheibenbandläs., Zbl. Chir. 1964. — Chir. Bhdlg. v. Verbrenngs.folgen an d. ob. Gliedmaßen, Chir. Praxis 1964. — Panaritium, Z. ärztl. Fortbild. 1964. — Rostocker Universal-Lagergs.schiene f. d. unt. Gliedmaßen, Med. Techn. 1965. — Plast. Korrekt. v. Verbrenngs.kontrakt., Zbl. Chir. 1965. — Op. Bhdlg. d. medial. Schenkelhalsfrakt., Z. ärztl. Fortbild. 1965. — Auswertg. v. 216 prim. u. 50 habit. Schultergelenksluxat., Mschr. Unfhlkd. 1966. — Örtl. Ausbreitgs.tendenz d. Mastdarmkrebses, Zbl. Chir. 1966. — Neue Methode d. Kreuzbandplast., Chirurg 1966. — Autoplast. Fibuladoppelbolzg. m. intramedull. Schieng. b. Schenkelhalsbr., Bruns' Beitr. klin. Chir. 213/1966. — Sympathekt. b. dystroph. Traumafolgen d. ob. Gliedmaßen, ebd. — 215/1967. — Aufbau schwerster Tibiakopfbr. m. autoplast. Patella, Chir. Praxis 1967. — Neue Op.methode f. d. Kniescheibenbandzerreißg., Zbl. Chir. 1968.

Brückner, Roselotte L., Oberärztin d. Unfallabt. Chir. Klin. Charité, X 104 Berlin, Ziegelstr. 5–9. — *6. 6. 21 Guben. — **A:** 51 Halle/Saale. — **Prom:** 52 ebd. — **F:** Chir. u. Orthop. — **V:** 52–56 Halle (Budde), 56–57 ebd. (Mörl), 57–62 Greifswald (Serfling), ab 62 Charité (Serfling). — **P:** Bhdlg. d. Säuglgs.intoxikat. u. d. Ruhr m. Periston N 6%ig, Diss. — Erfahrgn. i. d. Bhdlg. v. Unt.schenkelfrakt. (mit Weickardt u. Ruhland), Zbl. Chir. 1956. — Bhdlg. d. Sudeckschen Syndr. (mit Arnold), Z. ärztl. Fortbildg. 1960. — Plast. Versorgg. v. Fingerkuppendefekten (mit Arnold), Med. Bild 1962. — Nachunt.suchgs.erg. nach Wirbelfrakt. (mit Unger), Zbl. Chir. 1962. — Diagn. u. Therap. d. Bandverletzgn. d. Sprunggelenkes (mit Arnold), ebd. 1963. — Diagn. u. Therap. d. Fingerbandschäden (mit Arnold), ebd. 1964. — Konservat. u. op. Therap. d. Osteochondrose i. Bereiche d. Hals-WS (mit Serfling u. Unger), Beitr. Orthop. u. Traumatol. 11/1964. — Luxat. d. Fingergelenke (mit Arnold u. Henkert), Mschr. Unfhlkd. 1965. — Kniegelenksluxat. (mit Arnold), Zbl. Chir. 1965. — Verletzgn. d. Achillessehne (mit Arnold u. a.), ebd. — Verwendg. v. lyophilisiert. Knochen i. d. Extremitätenchir. (mit Arnold), Gewebekonserven II, Volk u. Gesundheit Berlin 1965. — Funkt.aufnahme d. Lenden-WS nach Bandscheibenop. (mit Serfling u. Unger), Zbl. Chir. 1966. — Histor. Studie z. Begriff d. Volkmannschen Dreiecks (mit Serfling u. Flemming), ebd. — Bhdlg. d. Kalcaneusfrakt. (mit Serfling), ebd. — Nachunt.suchgs.erg. nach Ellenbogengelenksluxat. (mit Arnold u. Schuhmacher), ebd. 1967. — Trochanterabmeißelg. als zusätzl. Maßnahme b. d. Schenkelhalsnagelg. (mit Serfling), ebd. — On the Treatment of Calcaneus Fractures (mit Serfling), Surgery Digest 1968.

Brünger, Hans, 2000 Hamburg 26, Borgfelder Str. 30. — Fragebogen 1968 nicht beantwortet.

Brüning, Klaus Anton Wilhelm Oskar, Leit. d. Unfallabt., Oberarzt d. chir. Abt. Städt. Krhs., 599 Altena. — *29. 6. 20 Rostock/Meckl. — **A:** 47 Rostock. — **Prom:** 43 ebd. — **F:** Chir. — **V:** 47–53 Rostock (Lehmann), 53–54 Charité Berlin (Felix), 54–57 Indonesien, 58 Städt. Krhs. Stade/Elbe (v. Brandis), 59–63 Ev. Krhs. Köln-Lindenthal (Steingräber).

Brünner, Hubertus, Facharzt f. Chir., Wiss. Ass. Chir. Univ.-Klin., 65 Mainz. — *19. 6. 32 Bad Mergentheim. — **A:** 60 Mainz. — **Prom:** 58 ebd. — **Hab:** 68 ebd. — **F:** Chir. — **V:** 60–62 Anat. Inst. Freiburg i. Br. (Goerttler), 62–63 Chir. Univ.Klin. ebd. (Krauss), 63–68 Mainz (Kümmerle). — **B:** In: Lehrb. f. Chir. von SunderPlassmann u. a., Lehmanns 1967. — **P:** Untersuchgn. üb. d. ein- od. zweilappige Strukt. d. Glandula parotis u. d. topograph. Lage d. Nervus facialis z. Drüsenkörper, Diss. — Makroskop. Strukt. d. Ohrspeicheldrüse (mit Becker), Z. Laryng. 1958. — Makroskop. Form d. Gland. parotis, Anat. Anz. 1962. — Embryonale Entwicklg. z. zweischicht. Form d. Gland. parotis, ebd. — Muscularis mucosae d. Dünndarmes d. Katze, Morph. Jahrb. 1962. — Übergangsstellen d. Purkinjeschen Fasern i. d. Arbeitsmuskulat. d. Herzens. Untersuchgn. an Schafherzen, Acta anat. 1963. — Zahlenverhältnis d. Herzmuskelfasern z. d. Purkinjeschen Fasern i. Moderatorband u. M. papillaris ant. i. re. Ventrikel d. Schafherzens, ebd. — Kongenit. u. erworb. Anomalien an d. herznahen Gefäßen, Med. Klin. 1964. — Anomalien d. Reizleitgs.systems i. li. Ventrikel. Untersuchgn. an e. Schafherzen, ebd. 1965. — Pseudomyxoma peritonei ex appendice u. seine chir. Bhdlg. (mit Mappes), Chirurg 1965. — Beeinflussg. d. port. Leberdurchblutg. durch exp. induz. Pfortaderdrucksenkg., (mit Mappes), Langenbecks Arch. klin. Chir. 316/1966. — Vergl. röntgenol. u. anat. Untersuchgn. am m. Pilocarpin vorbehand. Katzendünndarm. Beitr. z. Frage d. Entstehg. d. Schleimhautreliefs (mit Lenz), Fortschr. Röntgenstr. 1967. — Schmerzbekämpfg. i. d. Chir. (mit Schmitt-Köppler u. Ehlert), Therapiewoche 1967. — Appendicitis i. vorgeschritt. Lebensalter. Diagn., Therap., Komplikat. (mit Kümmerle), Chir. Praxis 1968.

Brütt, Hennig, Prof., 2000 Hamburg 55, Kuulsbarg 8. — Fragebogen 1968 nicht beantwortet.

Brunner, Alfred, Prof., CH-8044 Zürich, Keltenstr. 23. — *30. 8. 90 Diessenhofen/Schweiz. — **A:** 15 Zürich, **Prom:** 17 ebd. — **Hab:** 23 München. — **F:** Chir. — **V:** 15–18 Zürich (Sauerbruch), 18–26 München (Sauerbruch), 26–41 Chir. Chefarzt Kantonsspit. St. Gallen, 41–61 Dir. d. Chir. Univ.-Klin. Zürich. — **B:** Chir. Bhdlg. d. Lungentbk., Tub. Bibliothek, Barth Leipzig 1924. — Chir. d. Mittelfellraumes (mit Sauerbruch), in: Hdb. d. prakt. Chir., 5. Aufl. Enke 1924, 6. Aufl. (mit Nissen) 1929. — Op. Verkleinerg. d. Lunge (mit Sauerbruch), in: Hdb. d. norm. u. pathol. Physiol. 2, Springer Berlin 1925. — Chir. Bhdlg. d. Lungentbk. (mit Baer), ebd. 1926. — Chir. d. Lungen u. d. Brustfelles, Steinkopff Dresden 1938. Span. Aufl. Ediciones Morata Madrid 1943, 2. Aufl. Steinkopff 1964. — Speiseröhre, Thorax, in: Lehrb. d. Chir. 2, Schwabe & Co. 1950. — Oesophage, Thorax, in: Traité de Chirurgie, Delachaux & Niestlé 1952. — Chir. Klin., in: Zürcher Spitalgeschichte II Zürich 1951. — Rö.kontrolle nach Thoraxop., in: Lehrb. d. Rö.diagn. Bd. 3, 5. Aufl., Thieme 1952. — Indikat.stellg. b. d. op. Bhdlg. d. Bronchektasien, Festschr. Nissen, Thieme 1956. — Indikat. z. chir. Bhdlg. d. Lungenkrankht., in: Hdb. d. inn. Med. Bd. 4/1, 4. Aufl., Springer 1956. — Erg. d. Dekortikat., in: Leistgn. u. Erg. d. neuzeitl. Chir., Thieme 1958. — Chir. Bhdlg d. Tbk., in: Hundert J. Lungen-Kurort Davos, Huber 1966. — Eingr. an Lunge u. Pleura, in: Intra- u. postop. Zwischenfälle Bd. 1, Thieme 1967. — Eingr. a. d. Brust u. i. d. Brusthöhle, in: Op.-lehre (Kirschner) Bd. 4/1 2. Aufl., Springer 1967. — Erkrankgn. d. Zwerchfelles, Rö.bild nach Thoraxop., in: Lehrb. d. Rö.diagn. Bd. 4/2, 6. Aufl., Thieme 1968. — **P:** Pleurareflexe, Diss. — Unt.druckatmg. i. Dienste d. prakt. Chir., Dtsch. Z. Chir. 152/1920. — Lungenstützfunkt., Münch. med. Wschr. 1920. — Unt.druckapparat f. chir. Zwecke, Dtsch. med. Wschr. 1921. — Pathogen. u. Therap. d. spon. Pneumothorax, Mitt. Grenzgeb. Med. u. Chir. 1921. — Doppelniere u. Hydronephr. b. Hufeisenniere, Bruns' Beitr. klin. Chir. 122/1921. — Chir. Bhdlg. d. Lungentbk., Z. Tbk. 1921. — Chir. Bhdlg. d. Lungentbk., Naturwissenschaften 1922. — Progn. b. d. op. Bhdlg. d. Lungentbk., Arch. klin. Chir. 121/1922. — Prim. Naht d. off. Kniescheibenbr., Zbl. Chir. 1924. — Physik. Grundl. d. chir. Handelns, Münch. med. Wschr. 1924. — Erfolgr. op. Entferng. e. gr. Ganglioneuroms d. hint. Mittelfellraumes, Arch. klin. Chir. 129/1924. — Künstl. Zwerchfellähmg. b. d. op. Bhdlg. d. Lungentbk., Therap. Gegenw. 1924. — Op. Bhdlg. d. Lungentbk., Tuberkulose 1924. — Anzeigen u. Erg. d. op. Bhdlg. d. Lungentbk., Erg. inn. Med. 28/1925. — Erschwerg. d. Rö.diagn. d. Lungen n. op. Eingr. i. Bereich d. Brustwand, Münch. med. Wschr. 1926. — Neuer Üb.druckapparat (mit Jehn), Dtsch. Z. Chir. 201/1927. — Bhdlg. d. typ. Speichenbr., Schweiz. med. Wschr. 1927. — Bleibhdlg. d. Ca., ebd. 1929. — Brodiescher Knochenabszess, ebd. — Diathermie b. d. Op. v. Hirntumoren, ebd. 1930. — Verbesserte Rippenschere, Zbl. Chir. 1930. — Relaxatio diaphragmat. Nachdenkl. ü. d. künstl. Zwerchfellähmg., Schweiz. med. Wschr. 1931. — Plombe od. Spitzenplast. b. d. chir. Bhdlg. d. isol. Ob.lappenkavernen, ebd. 1933. — Neue Drahtspannzange, Zbl. Chir. 1933. — Diagn. d. Pleuraschwarten u. ihre Bedeutg. f. d. Chir., Helvet. med. acta 1934. — Resekt. b. d. Bhdlg. d. perf. Magengeschwürs, ebd. 1935. — Optikustumoren, ebd. 1936. — Chir. d. Lungen u. Pleura (mit Ausschluß d. Tbk.), ebd. — Stellg. d. Chir. i. Kampfe geg. d. Lungentbk., Schweiz. med. Wschr. 1936. — Schärfere Abgrenzg. u. trotzdem Erweiterg. d. Anzeigestellg. b. d. chir. Bhdlg. d. Lungentbk., Dtsch. Z. Chir. 247/1936. — Pneumothorax-Bhdlg. d. Bronchektasien, Schweiz. med. Wschr. 1937. — Progn. d. veraltet. Kahnbeinbr. a. d. Hand, ebd. 1938. — Extrapleural. Pneumothorax, ebd. — Sog. Pleura-Riesentumoren, Helvet. med. acta 1938. — Lobus accessorius inf. i. seiner Bedeutg. f. d. Chir., Dtsch. Z. Chir. 252/1939. — Erfahrgn. m. d. extrapleural. Pneumothorax, Z. Tbk. 1939. — Kriegsverletzgn. d. Brustkorbes, Helvet. med. acta 1941. — Extrapleural. Pneumothorax, Acta Soc. Med. Fenn. „Duodecim" 31/1941. — Erfolgr. op. Bhdlg. e. gr. zentr. geleg. Mittelfellgeschwulst, Dtsch. Z. Chir. 254/1941. — Bhdlg. d. sog. idiopath. Spontanpneumothorax, Schweiz. med. Wschr. 1941. — Chir. Bhdlg. d. gr. Kaverne, Beitr. Klin. Tbk. 97/1941. — Saugdrainage n. Monaldi i. Verbindg. m. d. op. Bhdlg. d. Lungentbk., Z. Tbk. 1941. — Neue Gesichtspunkte b. d. chir. Bhdlg. d. tbk. Kaverne, Dtsch. Z. Chir. 255/1942. — P. Clairmont 1875–1941, Schweiz. med. Wschr. 1942. — Heut. Stand d. Thoraxchir., ebd. 1942. — Saugbhdlg. n. Monaldi b. d. Bhdlg. v. Lungenabszess u. -gangrän, Zbl. Chir. 1942. — Chir. Kollapstherap. d. Lungentbk., Dtsch. Tbk.-Bl. H. 4/1943. — Megacolon als Ursache d. Verstopfg. Erwachsener, Schweiz. med. Wschr. 1943. — Op. d. Halsrippen, ebd. — Stellg. d. Saugdrainage n. Monaldi i. d. Kollapstherap. d. Lungentbk., ebd. — Herz- u. Kreislaufschäden b. art.-ven. Aneurysma u. ihre Bhdlg., ebd. 1944. — Erweiterg. d. Anzeigestellg. b. d. op. Bhdlg. d. Lungentbk., Schweiz. Z. Tbk. 1944. — Spondylolisthesis u. Unfall, Z. Unfallmed. 1944. — Chordotomie z. Schmerzbekämpfg. b. e. ungewöhnl. gutart. Beckengeschwulst, Schweiz. med. Wschr. 1944. — Kombinat. v. Saugdrainage u. Thorakoplast., Helvet. med. acta 1944. — Op. d. Hiatushernie, Helvet. chir. acta. 1945. — Chir. d. sympath. NS, ebd. — Lungeneitergn. u. ihre chir. Bhdlg., Schweiz. med. Jb. 1945. — Verlagergn. d. Mediastinums, prakt. Bedeutg., Schweiz. med. Wschr. 1946. — Extrapleurale Pneumolyse (Plombierg., extrapl. Pneumothorax u. Oleothorax), Helvet. chir. acta 1946. — Wie verhält man sich b. zufällig entdeckten, anscheinend gutart. intrathrakal. Tumoren?, Schweiz. med. Wschr. 1946. — Bhdlg. d. Lungenabszessresthöhlen m. Lobekt., ebd. 1947. — Beitr. d. Chir. z. Physiol. d. Atmg., Vjschr. Naturf. Ges. Zürich 92/1947. — Diagn. u. Therap. d. Bronchialca., Helvet. chir. acta 1947. — Cavete collegae!, Schweiz. med. Wschr. 1947. — Bronchustbk. v. Standpunkt d. Chir., Schweiz. Z. Tbk. 1947. — Bronchialca., Schweiz. med. Wschr. 1947. — Wie kann d. Bhdlg. d. Lungentbk. rationeller gestaltet werden?, Wien. klin. Wschr. 1947. — Carlo Forlanini come fondatore del trattamento attivo della tuberculosi polmonare, Giorn. ital. tbc. I nr. 6/1947. — Trakt.divertikel d. Speiseröhre, Pract. oto. rhino-laryng. 10/1948. — Erfahrgn. b. d. Op. d. Rectumca. m. Sphinkterhaltg., Helvet. chir. acta 1948. — Streptomycin i. d. Chir., Praxis 1948. — Heut. Stand d. Thoraxchir., Giorn. italo-svizz. chir. torac 1/1948. — Indikat. b. d. op. Bhdlg. d. Lungentbk., ebd. — La nostra esperienza sul pneumotorace extrapleurico, Arch. Maragliano pat. e clin. 3/1948. — „Mirin Dajo" (mit Hardmeier), Schweiz. med. Wschr. 1948. — Bronchialca., Bull. Schweiz. Akad. med. Wiss. 5/1949. — Erfahrgn. b. d. op. Bhdlg. d. Bronchialca., Schweiz. med. Wschr. 1949. — Derzeit. Stand d. Bhdlg. d. Lungentumoren, Langenbecks Arch. klin. Chir. 262/1949. — Chir. Bhdlg. d. Bronchektasien u. anderer Lungeneitergn., Ärztl. Forschg. 1949. — Chir. Bhdlg. d. Bronchustbk., Z. Tbk. 1949. — Lobekt. u. Pneumonekt. b. d. chir. Bhdlg. d. Lungentbk., Zbl. Chir. 1950. — Extrapleural. Pneumothorax, Z. Tbk. 1950. — Chir. d. Brustkorbes, Universitas 5/1950. — Lungenresekt. b. d. chir. Bhdlg. d. Lungentbk., Dtsch. med. Wschr. 1950. — Bronchustbk. u. ihre chir. Bhdlg., Beitr. Klin. Tbk. 104/1950. — Segmentresekt. b. d. op. Bhdlg. d. Bronchektasien, Langenbecks Arch. klin. Chir. 265/1950. — Chir. Bhdlg. d. tbk. Lungenkaverne, Verh. Dtsch. Ges. inn. Med. 56/1950. — Indikat. z. Lobekt. u. Pneumonekt., Bibl. tbc. Basel 4/1950. — Segmentresekt. b. d. Bhdlg. d. Bronchektas., Helvet. chir. acta 1950. — Chir. Bhdlg. d. Lungentbk., Therap.woche 1950/51. — Lungenkrebs, Schweiz. med. Wschr. 1951. — Chir. Bhdlg. d. Hochdruckkrankh., Langenbecks Arch. klin. Chir. 270/1951. — Op. d. Hiatushernie, Helvet. chir. acta 1951. — Inwiefern ist durch d. Einführg. d. Lungenresekt. b. d. Indikat. z. op. Bhdlg. d. Lungentbk. e. Änderg. eingetreten?, Ars med. Basel 41/1951. — Ferdinand Sauerbruch, Med. Klin. 1951. — Ferdinand Sauerbruch 1875–1951, Schweiz. med. Wschr. 1952. — Sog. Pleuraschwarten u. d. Bhdlg. d. chron. Pleuritis, ebd. — Resekt. b. d. op. Bhdlg. d. Lungentbk., Zbl. Chir. 1952. — Verschied. klin. Fälle, Helvet. chir. acta 1952. — Lungenresekt. b. Tbk., Schweiz. Z. Tbk. 1952. — Rapporti tra exeresi e collassoterapie nella cura della tubercolosi polmonare, Minerva med. 44/1953. — Mediastinalhernie, Bedeutg. f. d. Thoraxchir., Langenbecks Arch. klin. Chir. 273/1953. — Lungenresekt. b. d. op. Bhdlg. d. Lungentbk., Beitr. Klin. Tbk. 109/1953. — Tuberkulom i. seiner prakt. Bedeutg., Thoraxchir. 1953. — Lungenresekt. b. d. op. Bhdlg. d. Lungentbk., Medizinische 1953. — Resekt.bhdlg. d. Lungentbk., Beitr. Klin. Tbk. 111/1954. — Traitement chirurgical des bronchiectasies bilatérales, Helvet. chir. acta 1954. — Op. Bhdlg. d. Trichterbrust, Chirurg 1954. — Indikat. z. chir. Bhdlg. d. Kaverne, Schweiz. Z. Tbk. Suppl. Bibl. Tbk. Fasc. 8/1954. — Indications et résultats des traitements chirurg. des dilatations bronchiques, Bonches 4/1954. — Aktuell. Stand d. chir. Bhdlg. d. Lungentbk., Dtsch. med. J. 1954. — Rundherde i. d. Lunge i. ihrer prakt. Bedeutg., Dtsch. med. Wschr. 1955. — Ist d. Reprodukt. v. Rö.negativen als Fortschr. zu bewerten?, Münch. med. Wschr. 1955. — Spanngs.-pneumothorax i. Kindesalter, ebd. — Resekt.bhdlg. d. Bronchektasien, Langenbecks Arch. klin. Chir. 282/1955. — Therap. Richtlinien b. d. Bhdlg. d. Bronchektasienkrankht., Thoraxchir. 1955. — Hanns Alexander, Z. Tbk. 1955. — Bhdlg. d. Hämothorax, Münch. med. Wschr. 1956. — Unilocul. Echinococcus d. Brustwand, Rev. méd. Suisse rom. 76/1956. — Chir. d. Kardia, Zbl. Chir. 1956. — Eröff.ansprache 73. Tagg. Dtsch. Ges. Chir., Langenbecks Arch. klin. Chir. 284/1956. — Sog. traumat. Zwerchfellhernie, Schweiz. med. Wschr. 1956. — Indikat. f. lungenchir. Eingr., Regensb. Jb. ärztl. Fortb. 1956/57. — Eugen Bircher, Chirurg 1957. — Therap. d. Kardiospasm.: Hellersche Op. od. Dilatat.?, Méd. et Hyg. 15/1957. —

Willi Felix z. 65. Geb., Zbl. Chir. 1957. — Antibiotica i. d. Chir., Nova Acta Leopoldina N. F. 19, 131/1957. — Diagn. Bedeutg. d. Lungenblutg., Schweiz. Z. Tbk. 1957. — Klin. Bedeutg. d. Herdinfekt., Schweiz. med. Wschr. 1957. — Erg. d. op. Bhdlg. d. Lungenca., Paracelsus-Beih. 1957. — Wie verhält man sich b. e. zufällig entdeckten Verschattg. d. Lunge?, Wien. med. Wschr. 107/1957. — Carl Henschen z. Gedächtnis, Chirurg 1957. — Diagn. Bedeutg. d. Lungendurchblutg., Dtsch. med. Wschr. 1958. — Indikat. f. lungenchir. Eingr., Medizinische 1958. — Fistules oesophago-bronchiques et pulmonaires, Lyon chir. 54/1958. — Sog. Aspergillom, Schweiz. med. Wschr. 1958. — Z. 70. Geb. v. Prof. E. K. Frey, Münch. med. Wschr. 1958. — Progn. d. Bronchusca., Therap. Umschau 1958. — Neuzeitl. Bhdlg. d. Lungenabszesse, Münch. med. Wschr. 1958. — Bedeutg. d. Probethorakotomie b. ungeklärt. Thoraxbefund (Spindelzellsark. u. Silikotbk.), Schweiz. Z. Tbk. 1959. — Pathogenese d. sog. Aspergilloms, Thoraxchir. 1959. — Sog. intralob. Sequestrat. d. Lunge, Münch. med. Wschr. 1959. — Klin. Bedeutg. d. intrathorakal. Geschwulstbildgn., Helvet. chir. acta 1959. — Op. b. Lungenmetastasen, Klin. Med. 1959. — Stand d. Lungenchir., Schweiz. med. Wschr. 1959. — Blutg. als Symptom d. Hiatushernie, Bibl. gastroent. 1/1960. — Decorticat. als Eingr. z. Verbesserg. d. Lungenfunkt., Helvet. chir. acta 1960. — Thoraxchir. b. Schwangeren, Arch. Gynäk. 195/1960. — Stellg. d. Thoraxchir. i. Rahmen d. Allg.-chir., Praxis 1961. — Indikat. z. chir. Eingr. b. Lungenerkrankgn., Schweiz. med. Wschr. 1961. — Lungenblutg. i. d. Sicht d. Chir., ebd. — Lungenresekt. u. Schwangerschaft, ebd. — Spontan. Hämopneumothorax, Klin. Med. 1961. — Indicazioni e risultati d. resezioni polmon. nella tubercolosi, Lotta contro la tubercolosi 3–4/1961. — Oesophago-bronchiale Fisteln, Münch. med. Wschr. 1961. — Willi Felix z. 70. Geb., ebd. 1962. — 50 J. chir. Bhdlg. d. Lungentbk., Hippokrates 1962. — Schaffhauser Ärzteschule, Schaffhauser Nachr. 222/1962. — Intrathorakale Tumoren, Münch. med. Wschr. 1962. — Akute lebensbedrohl. intrathorak. Blutgn., Bruns' Beitr. klin. Chir. 207/1963. — Resekt.therap. b. d. Lungentbk., Wien. klin. Wschr. 75/1963. — Chir. Univ.-Klin. Zürich 1913–1963, Helvet. chir. acta 1964. — Lungenmykosen i. chir. Sicht, Chirurg 1964. — Tuberkulom: Resekt.indikat.-Späterg., Thoraxchir. 1965. — Chir. Bhdlg. d. Pleuraempyems, Münch. med. Wschr. 1965. — Rudolf Nissen z. 70. Geb., Thoraxchir. 1966. — Oesophago-aortale Hiatushernie, ebd. — Chir. Bhdlg. d. Echinococcus unilocularis cysticus, Praxis 1967. — Rundherd d. Histoplasmose, Thoraxchir. 1967. — Pilzerkrankgn., ebd. — Echinococcus alveolaris, Zbl. Chir. 1968. — Stand d. Lungenchir., Münch. med. Wschr. 1968.

Brunner, Gerald, Oberarzt, Leit. d. unfall-chir. Abt. Chir. Klin. a. Städt. Kr.-anst., 75 Karlsruhe. — *14. 3. 15 Aussig/Elbe. — **A:** 39 Prag. — **Prom:** 39 ebd. — **F:** Chir. — **V:** 39–41 Prag, 41–49 Kriegsdienst u. Gef.schaft.

Brunner, Lorenz, Privatdoz., Assistent der Abt. für Thorax- und Herz-Gefäß-chirurgie der Chir. Univ.-Klinik, 3400 Göttingen, Goßlerstr. 10.*

Brunner, Karl Friedrich, Facharzt f. Chir., Unfallamb. d. Bundesbahn, berat. Chir. d. Bundesbahn-Ausführgs.behörde u. Berufsgen.schaften, 8 München 19, Notburgastr. 10. — *8. 1. 08 München. — **A:** 35 München. — **Prom:** 36 ebd. — **F:** Chir. — **V:** 34–36 München (Lexer), 37 Städt. Krhs. r. d. Isar (Hoffmeister), 37–45 1. Oberarzt a. d. Heilanst. v. R. K. Hohenlychen (Gebhardt), 48–50 Abt.arzt d. Versorggs.krhs. Possenhofen (Rostock). — **P:** Einwirkg. d. Vit., endokr. Drüsen, d. autonom. NS u. d. Knochenautolysate a. d. Knochenregenerat., chem. Vorgänge b. d. Knochenregenerat., Diss. — Bhdlg. d. Osteomyelitis, Arch. klin. Chir. Kongr.-

bd. 196. — Enstehg. u. Diff.diagn. d. Osteochondromatose, Verh. Dtsch. Ges., 34. Kongr. Berlin 1940. — Beschränkt ruhigstellender Klebro-Verband, Dtsch. Militärarzt 1940. — Bhdlg. d. Ostitis fibr. localisata, Chirurg 1940. — Op. Versorgg. d. ulnar. Bandschadens am Ellenbogengelenk, Zbl. Chir. 1942. — Strangulat.ileus, Folge e. Mesenteriallücke b. e. Mesenterium ilio-coli commune, ebd. 1943. — Bhdlg. v. Unt.schenkelgeschwüren, Münch. med. Wschr. 1943. — Grenzen d. therap. Auswertg. i. Rö.bild kontrastdargestellt. periph. Nervenverletzgn., Z. Orthop. 1944. — Abänderg. d. Schnittführg. b. d. v. Perthes angegeb. op. Versorgg. irreparabler Radialislähmgn., Zbl. Chir. 1944. — Bhdlg. d. Schultergewohnheitsverrenkgn. n. hinten, ebd. — Der Versehrte – e. wertvoller Mitarbeiter, Flügelrad 1949. — Stumpfversorgg. v. Amputiert. u. ihre Ausrüstg. m. Prothesen, Minerva med. 1950. — Versorgg. v. Sehnenrissen m. Seidenfäden, Med. Klin. 1954. — Epicondylitis, Zbl. Chir. 1955. — Probl. frühgealterter u. vegetat. gestört. Menschen, Prophylaxe i. Arbeitseinsatz, Verh. Dtsch. Ges. Arbeitsschutz, Bd. 4.

Brunner, Werner, Prof., Chir. d. Züricher Heilstätten, Bergstr. 48, CH-8032 Zürich/Schweiz. — Fragebogen 1968 nicht beantwortet.

Bruns, Hugo, Facharzt f. Chir., Durchgangsarzt, 7261 Gechingen/Calw Bergwald. — *30. 7. 01 Bochum. — **A:** 29 Greifswald. — **Prom:** 28 Greifswald. — **F:** Chir. — **V:** 28–29 Inn. Bergmannsheil Bochum (Reichmann), 29–33 Chir. ebd. (Magnus).

Brust, Johann, Facharzt f. Chir. u. Belegarzt d. Sophienkrhs., 1 Berlin 41, Paulsenstr. 3–5. — *17. 8. 13 St. Vrbas. — **A:** 37 Wien. — **Prom:** 37 ebd. — **F:** Chir. — **V:** 37–38 Staatskrhs. Novi Sad (Jakovljic), 39 Nymphenburger Krhs. München (Schindler), 40–45 Berlin (Gohrbandt), 45 Staatskrhs. Berlin (Axhausen), 46–51 Chefarzt ebd. (jetzt Polizei-Krhs.). — **P:** U. a. Blutveränderg b. Bauchfellentzdg., Med. Pregled 1938. — Stumpfe Bauchverletzgn., Zbl. Chir. 1950.

Bsteh, Otto, Prof., Prim.arzt, Vorstand d. chir. Abt. d. Allg. öffentl. Bez.krhs. Mistelbach, Peterspl. 3, A-1010 Wien 1, (Österr.). — Fragebogen 1968 nicht beantwortet.

Bucerius, Heinz, Facharzt f. Chir., 8 München 2, Briennerstr. 1. — *22. 4. 09 Karlsruhe. — **A:** 36 München. — **Prom:** 36 ebd. — **F:** Chir. — **V:** Städt. Krhs. Karlsruhe (Drevermann).

Buch, Karl-Gotthard von, Wiss. Ass. d. I. Chir. Univ.-Klin., 5 Köln. — *2. 11. 31 Kassel. — **A:** 60 Wiesbaden. — **Prom:** 57 Marburg. — **F:** Chir. — **V:** 58–59 Muhlenberg Hosp. Plainfield, N. J./USA., 59 Med. Univ.-Klin. Marburg (Bock), 59–60 II. Chir. Univ.-Klin. Köln (Heberer), 60 Univ.-Frauenklin. ebd. (Kaufmann), 60–61 Inst. f. normal. u. pathol. Physiol. ebd. (Schneider), 61–62 tierexp. Abt. Univ. ebd. (Bretschneider, Heberer), 62–63 Herz- u. Gefäßchir. Baylor Univ. Houston Texas/USA, ab 63 I. Chir. Univ. -Klin. Köln (Heberer). — **B:** Anomalien d. Aorta u. d. Arteria pulmonalis, in: Aorta u. gr. Art. (Heberer, Rau u. Löhr), Springer 1966. — **P:** Spätere Schicksal d. Pleuraempyeme i. Säuglgs.- u. Kindesalter, Dtsch. med. Wschr. 1957. — Verhalten d. P-Zacke b. Mitralsten. nach op. Klappensprengg., Z. Kreisl.forsch. 1960. — Op. d. Aortenisthm.sten. i. höheren Lebensalter u. b. zusätzl. Herzerkrankgn., Dtsch. ges. Kreisl.forsch. 1962. — Erfahrgn. u. Erg. b. 57 op. Aortenisthm.sten., Zbl. Chir. 1962. — Einfl. v. Hexobarbitursäure auf d. Wiederbelebgs.zeit d. Gehirns, Pflügers Arch. Physiol. 275/ 1962. — Krampfpotentiale i. Hypotherm., ebd. 277/1963. — Paradoxe Hypertonie nach Op. e. Aortenisthm.sten., Thorxchir. 1963. — Chir. Bhdlg. d. Coarctatio aortae i. höheren Lebensalter u. b. zusätzl. Herz- u. Gefäßanomalien, Dtsch. med. Wschr. 1963. — Diagn. u. chir. Bhdlg. d. renovaskul. Hypertonie, Med. Klin. 1964. — Erweit. Indikat.stellg. z. op. Bhdlg. d. Aortenisthm.sten., Zbl. Chir. 1964. — Indikat. u. Techn. d. Arteriograph. u. Wiederherstellgs.chir. b. art.-sklerot. Gefäßeinenggn. i. Bereich d. Arteria carotis u. d. Arteria vertebralis, Thoraxchir. 1964. — Coarctatio aortae i. Säuglgs.- u. Kindesalter, Dtsch. med. Wschr. 1966.

Buchberger, Hans-Georg, Oberarzt d. Urol. Klin. d. Städt. Kr.anst., 4150 Krefeld, Marianne Rhodius-Str. 20. — Fragebogen 1968 nicht beantwortet.

Buchholz, Hans Wilhelm, Leit. d. II. chir. Abt. d. Allg. Krhs. St. Georg, 2000 Hamburg 1, Lohmühlenstr. 5. — Fragebogen 1968 nicht beantwortet.

Buck-Gramcko, Dieter, Leit. d. handchir. Abt. d. Berufsgen.schaftl. Unfallkrhs., 205 Hamburg 80, Bergedorfer Str. 10. — *28. 10. 27 Hamburg. — **A:** 52 Düsseldorf. — **Prom:** 53 Hamburg. — **F:** Chir. (Handchir., plast. u. wiederherstellende Chir., Chir. periph. Nerven). — **V:** 52 inn. Abt. Allg. Krhs. Hamburg-Wandsbek (Beleke), 53 Orthop. Univ.-Klin. Hamburg (Mau), 54 Unfallkrhs. Graz (Ehalt), 55–59 Allg. Krhs. St. Georg Hamburg (Buchholz). — **B:** Fortschr. i. d. Chir. d. Hand, in: Festschr. 70. Geb. Prof. Dr. Bürkle de la Camp, Enke 1965. — Chir. d. Hand, in: Chir. Op.lehre, hrsg. v. Zukschwerdt u. Kraus, Urban u. Schwarzenberg, Neuaufl. 1968. — **P:** Hat sich d. Krukenberg-Op. bewährt, u. ist sie i. Hinblick auf d. modernen Handprothesen noch indiziert ?, Z. Orthop. 1954. — Metall. Osteosynthese i. Bereiche d. ob. Sprunggelenkes, Arch. orthop. Unfallchir. 1955. — Bhdlg. d. Neurinome (Schwannome) periph. Nerven, Chirurg 1958. — Einf. Übungsgerät f. Handverletzte, ebd. 1959. — Hautplastiken b. Unfallverletzgn. u. Erkrankgn. an d. Extremitäten, Mschr. Agnes-Karll-Verbd. 1960. — Einrichtg. e. handchir. Abt. u. ihr Aufgabenbereich, Med. Markt 1960. — Wiederherstellg. d. Sensibilität b. Teilverlust d. Daumens, Langenbecks Arch. klin. Chir. 299/1961. — Wiederherstellg. d. Oppositionsfähigkt. d. Daumens, ebd. 302/1962. — Plast.-chir. Bhdlg. v. Narbenkontrakturen d. Hand, Münch. med. Wschr. 1962. — Daumenersatz aus d. zweiten Mittelhandknochen b. Verlust d. ersten u. zweiten Fingers, Langenbecks Arch. klin. Chir. 306/1964. — Op. Bhdlg. e. Spiegelbild-Deformität d. Hand („Mirror Hand" – doppelte Ulna m. Polydaktylie), Ann. chir. plast. 9/1964. — Bhdlg. v. Spalthaut-Entnahmestellen, Chirurg 1965. — Leitgs.anästh. i. d. Handchir. (mit Geldmacher), ebd. — Wichtige Gesichtspunkte z. prim. u. sekund. Versorgg. v. Knochen- u. Weichteilverletzgn. d. Hand, Zbl. Chir. 1965. — Daumenrekonstrukt. b. Aplasie u. Hypoplasie, Klin. Med. 1966. — Daumenrekonstrukt. b. traumat. Verlust u. Aplasie, Münch. med. Wschr. 1966. — Funkt. Anatomie d. Hand, Chir. Praxis 1967. — Besserg. d. Greiffähigkt. d. Hand b. Tetraplegikern, Chir. plast. 1967. — Untersuchg. e. erkrankten od. verletzten Hand, Chir. Praxis 1967. — Allg. Op.technik u. postop. Bhdlg., ebd. — Verbrenngn. d. Hand i. Verbindg. m. ausgedehnten Verbrenngn. d. Körperoberfläche, Klin. Med. 1967. — Op. Bhdlg. d. Kahnbeinpseudarthrose, Verh. Dtsch. Orthop. Ges., 53. Kongr. Hamburg 1966, Beil. Z. Orthop. 1967. — Probl. b. d. Bhdlg. d. Beugesehnenverletzgn., Chir. Praxis 1967. — Op.befunde b. Karpaltunnelsyndr., Orthop. Praxis 1967. — Op. Wundversorgg., Landarzt 1968. — Indikat. u. Technik d. Daumenbildg. b. Aplasie u. Hypoplasie, Chir. plast. 1968. — Deckg. v. Hautdefekten an d. Hand – Allg. Teil, Chir. Praxis 1968. — Deckg. v. Hautdefekten an d. Hand – Spez. Teil, ebd.

Budanow, Juri, Facharzt f. Chir., Oberarzt am Krs.- u. Stadtkrhs., 805 Freising, Mainburger Str. 29. — *15. 5. 24 Lvov. — A: 52 München. — Prom: 52 ebd. — F: Chir. — V: 55–59 US-Army Hosp. Munich, 2nd Field Hosp. (Draper), ab 60 Klinikum r. d. I. d. Techn. Hochschule München (Maurer).

Buderath, Franz, Chir. u. Durchgangsarzt, 516 Düren/Rhld., Hohenzollernstr. 2. — *23. 6. 21 Halle/S. — A: 48 Göttingen. — Prom: 50 ebd. — V: 49 Univ.-Frauenklin. Göttingen (Martius), 50 Chir. Univ.-Klin. ebd. (Hellner), 51 Marienhosp. Euskirchen (Vogels), 52–56 Städt. Kr.anst. Aachen (Klostermeyer), 56–57 inn. Abt. Städt. Kr.anst. Krefeld (Sack), inn. Abt. Krhs. Kempen/Ndrh. (Huenges), 57–60 chir. Abt. Krhs. Kempen/Ndrh. (Plass), 60–64 Leit. Arzt d. Lambertus-Hosp. Breyell/Ndrh.

Budisavljević, Julius, Prof., Svaćicev trg. 13, Zagreb I (Jugoslawien). — Fragebogen 1968 nicht beantwortet.

Budrass, Werner, Chefarzt d. Ev. Krhs., 422 Dinslaken. — *5. 1. 22 Bochum. — A: 44 Berlin. — Prom: 44 ebd. — F: Chir. — V: 44–45 Krhs. Berlin-Neukölln (Pschyrembel), 45 Kriegsdienst, 46 Landeskr.anst. Goslar, 47–53 Kr.anst. Bergmannsheil Bochum (Bürkle de la Camp), 54 Marienkrhs. Hamburg (Loeweneck), 55–64 Bergmannsheil Bochum (Bürkle de la Camp u. Rehn). — B: Gewebeverpflanzg. i. d. Unfallchir. (mit Bürkle de la Camp), in: Hdb. d. ges. Unfhlkd. Bd. 1, 1963. — P: Kälteverfahren u. Kältekonservierg. i. d. Chir., Kältetechnik 1953. — Mögl.ktn. d. Hautersatzes nach schweren Verletzgn. u. Verbrenngn., Kompaß 1958.

Bücherl, Emil Sebastian, Prof., Dir. d. II. Chir. Klin. d. F. U. Berlin im Städt. Krhs. Westend, 1 Berlin 19, Spandauer Damm 130. — *6. 11. 19 Furth i. W. — A: 44. — Prom: 44 Heidelberg. — Hab: 55 Göttingen. — F: Chir. — V: 44 Heidelberg (K. H. Bauer), 44–45 Kriegsdienst, 45–48 Städt. Krhs. Amberg (Wustmann), 48 Pathol. Inst. München (Burkhardt), 48–51 Physiol. Inst. Göttingen (Rein), 51–52 Sabbatsberg Sjukhuset Stockholm (Crafoord), 52–57 Göttingen (Hellner), 57–64 Berlin (Linder, Franke). — B: Methoden, Wert u. Erg. d. direkt. u. indirekt. Blutdruckmessg. i. kleinen Kreislauf. Lungen u. kleiner Kreislauf, Springer 1957. — Lungenfunkt.prüfgn., Methoden u. Beisp. klin. Anwendg. (mit Bartels u. a.), Springer 1959. — Wiss. u. Zukunft d. Menschen. Organersatz, Piper & Co. 1965. — Transplantat. v. Herz u. Lunge. Transplantat. v. Organen u. Gewebe. Sonderdr. Thieme 1967. — Exp. Erfahrgn. u. spez. Probl. b. Anwendg. e. Pumpe z. Umgehg. d. li. Ventrikels (mit Eisele, Nasseri u. Schaldach), Assist. Zirkulat. Sonderb. 108/1967. — P: Art.-ven. Anastomosen u. ihre Bedeutg., Diss. — Regulat.system „Milz-Leber" f. d. oxydat. Stoffwechsel d. Körpergewebe u. bes. d. Herzens (mit Rein u. Mertens), Naturwissenschaften 1949. — Intrapulmonal. Oxydat. (mit Schwab), Klin. Wschr. 1950. — Wirkgs.weise d. Anticoagulans Thrombocid (mit Koncz), ebd. 1951. — Einfl. d. Milz auf d. weiße Blutbild (mit Schwab), ebd. — Energetik d. hypertroph. Herzens (mit Frank), Verh. Dtsch. Ges. Kreisl.forsch. 17/1951. — Einfl. v. Strophantin auf Gefäßweite u. Sauerstoffverbrauch d. ruhenden Skelettmuskels. Beitr. z. extracardial. Wirkg. d. Digitaliskörper (mit Schwab), Klin. Wschr. 1952. — Tierexp. Untersuchgn. z. Kreislaufwirkg. d. synthet. Anticoagulans Thrombocid (mit Koncz), Langenbecks Arch. klin. Chir. 271/1952. — Untersuchgn. üb. d. Wirkgs.mechanism. d. kreislaufakt. Thrombocidkomponente (mit Koncz), ebd. — Einfl. d. Adrenalekt. auf d. weiße Blutbild (mit Koncz), Klin. Wschr. 1952. — Einfl. v. 1-Adrenalin u. 1-Arterenol auf d. Sauerstoffverbrauch d. Skelettmuskels (mit Schwab), Pflügers Arch. Physiol. 254/1952. — Sauerstoffverbrauch des ruhenden Skelettmuskels b. reflektorisch-nervöser Vasokonstrikt. (mit Schwab), ebd. — Einfluß d. Lungenblähg. auf den Sauerstoffverbrauch d. Herz-Lungen-Präparates (mit Bretschneider u. Frank), ebd. — Energetik d. normal. u. hypertroph. isol. Säugetierherzens (mit Bretschneider, Frank u. Husten), ebd. — Bronchialgefäße, Klin. Wschr. 1952. — Extramucous closure of the bronchial stump with clips (mit Pego-Busto), J. Thorac. Surg. 27/1954. — Exp. Untersuchgn. üb. Sauerstoffsättigg. u. Druck i. d. V. Portae nach Ligat. d. A. hepatica (mit Düben), Langenbecks Arch. klin. Chir. 278/1954. — Untersuchgn. üb. d. Beseitigg. v. Kammerflimmern durch Elektroschock (mit Kolde), Thoraxchir. 1954. — Erleichterg. d. Art.punkt. durch Kanülenfixierg., Chirurg 1955. — Künstl. Herz-Lungen-System, Habil.-Schr. — Vergl. spirometr. Untersuchgn. z. Beurteilg. d. Lungenfunkt. f. klin. Belange, Thoraxchir. 1955. — Extracorp. Kreislauf m. künstl. Herz-Lungensystem. 1. Mitt., ebd., 1956. — Einfl. v. Megaphen auf d. Atmg. (mit Ressel), Klin. Wschr. 1956. — Erweit. Herzdiagn. durch Druckmessg. i. li. Vorhof, Thoraxchir. 1956. — Bestimmg. d. via venae thebesii i. d. li. Ventrikel fließ. Blutmenge durch Messg. d. Sauerstoffdruckes i. Blut d. li. Vorhofes u. e. Art. b. Menschen (mit Bartels, Mochizuki u. Niemann), Pflügers Arch. Physiol. 262/1956. — Verbesserg. d. postop. art. Sauerstoffsättigg. m. Hilfe e. „Sauerstoffglocke", Chirurg 1956. — Kreislauf- u. Stoffwechselverändergn. am unt.kühlt. Hund während Herzmassage (mit Heimburg u. a.), Thoraxchir. 1956. — Erfolgreich behand. Herzstillstand trotz „verspätet" einsetzend. Herzmassage (mit Koch), ebd. — Vor- u. Nachteile d. Ob.flächen- u. intravasal. Unt.kühlg. (mit Koch u. Kolde), Langenbecks Arch. klin. Chir. 284/1956. — Bedeutg. d. intrapleural. bzw. intraalveol. Druckes f. d. Haemodynam., Anaesthesist 1957. — Schweres Thoraxtrauma nach Trachea- u. Bronchusverletzg. als Folge e. Reitunfalls. Zugl. Fall erfolgreich behand. Herzstillstandes b. Bronchograph. (mit Koch), Thoraxchir. 1957. — In vitro Unt.suchgn. z. Blutveränderg. b. Verwendg. e. künstl. Lunge nach d. Gasdispers.prinzip (bubble oxygenator), ebd. — How we shall regulate our perfusion volume during extracorporeal circulation, Minerva med. (Torino) 13/1958. — Dispers.oxygenator, Thoraxchir. 1958. — Eingr. am off. Herzen i. Hypotherm. bzw. unt. Anwendg. e. künstl. Herz-Lungen-Systems, Med. Klin. 1958. — Messg. d. Pfortaderdruckes m. Leber-venen-katheterisierg. u. intraop. Direktpunkt. (mit Koncz u. Bücherl), Chirurg 1958. — Tempor. Pulmonalart.blockade als klin. Funkt.unt.brechg. (mit Bücherl), Thoraxchir. 1958. — Einfl. v. Mepazin (Pacatal) auf d. Atmg., Anaesthesist 1958. — Intracard. Chir. m. künstl. Herz-Lungen-System, Ärztl. Wschr. 1958. — Probl. d. Gasaustausches während extracorp. Zirkulat., Thoraxchir. 1958. — Chir. i. eröff. Herzen m. Hilfe e. künstl. Herz-Lungen-Systems, Berliner Med. 1958. — Extracorp. Kreislauf, Langenbecks Arch. klin. Chir. 289/1958. — Milchsäurekonzentrat. i. Blut vor u. nach Lungenpassage (mit Bücherl, Heimburg u. Schwab), Klin. Wschr. 1958. — Ventrikelseptumdefekt m. künstl. Herz-Lungen-System (mit Gaca), Med. Bildd. 1958. — Einfl. physikal. u. chem. Faktoren auf d. Haemolysegrad menschl. Blutes b. Gasdispers. (Prinzip bubble oxygenator), Thoraxchir. 1959. — Sympos. üb. aktuelle Fragen d. Anaesthesiol., Akademie Berlin 1959. — Erste klin. Erfahrgn. m. d. Anwendg. e. künstl. Herz-Lungen-Systems (mit Hölscher u. a.), Chirurg 1959. — Haemodynam. während extracorp. Zirkulat., Thoraxchir. 1959. — Bhdlg. v. posthypercapn. Herzrhythm.-störgn. durch Natriumbicarbonat (mit Dohrmann u. Jagdschian), Anaesthesist 1959. — Säure-Basen-Haushaltes während extracorp. Zirkulat. (mit Horkenbach u. Schmutzer), Thoraxchir. 1959. — Welche Kriterien bestimmen d. Wert e. Herz-

Lungen-Maschine?, ebd. — Prakt. Bedeutg. d. Registrierg. u. Bestimmg. biol. Größen b. extracorp. Zirkulat., Langenbecks Arch. klin. Chir. 292/1959. — Beeinflussg. d. Atemsteigerg. b. Muskelarbeit durch part. neuromusk. Block (Tubercurarin) (mit Ochwadt, Kreuzer u. Loeschke), Pflügers Arch. Physiol. 269/1959. — Gaswechsel u. Säure-Basengleichgewicht b. Variat. v. Ventilat. u. Perfus. an m. e. Herz-Lungen-Maschine perfund. Hunden (mit Loeschke u. Gertz), ebd. 270/1959. — Klin. u. exp. Unt.suchgn. üb. d. Wirkg. v. Pretheamid (Micoren) als Atmgs.stimulans, Anaesthesist 1959. — Säure-, Basen- u. Elektrolytstoffwechsel, Kreislauf u. Ventilat. während „Kohlensäureatmg.", Anaesthesist 1960. — Komplikat. nach intracard. Eingr. m. extracorp. Kreislauf (mit Linder, Schmutzer u. Schütz), Chirurg 1960. — Intracard. Op. i. Hypotherm. u. m. extracorp. Kreislauf (mit Linder, Schmutzer u. Schütz), Med. Klin. 1960. — Exp. Unt.suchgn. z. Homoiotransplantat. d. Lunge, Thoraxchir. 1960. — Intracard. Chir. m. Hilfe d. extracorp. Kreislaufs (mit Linder, Rücker u. Schmutzer), Langenbecks Arch. klin. Chir. 294/1960. — Exp. Unt.suchgn. z. Homoiotransplantat. d. Lunge, ebd. 295/1960. — Pathol.-anat. u. funkt. Verändergn. an d. transplant. Lunge (mit Richter), Verh. Dtsch. Path. Ges. 178/1960. — Anat. Befunde, Elektrolythaushalt u. Gasspanng. i. Blut vor, während u. nach exp. Beatmg. m. extrem hohen Kohlensäurekonzentrat. b. Hunden (mit Kloos), ebd. 251/1960. — Op. Bhdlg. d. Ventrikelseptumdefektes m. Hilfe d. extracorp. Kreislaufs (mit Linder), Langenbecks Arch. klin. Chir. 295/1960. — Erg. exp. Unt.suchgn. nach normothermer u. hypothermer Homoiotransplantat. e. Lunge (mit Lesch, Nasseri u. Richter), ebd. 296/1961. — Pulmonale Funkt.unt.suchgn. nach Auto- u. Homotransplantat. e. Lunge, ebd. 298/1961. — Exp. Unt.suchgn. z. unt.schiedl. Gewebstemperat. b. tiefer Hypotherm. u. Wiedererwärmg. (mit Rücker u. Nasseri), ebd. — Komplikat. v. seiten d. Lunge nach extracorp. Kreislauf, Thoraxchir. 1961. — Lungentransplantat. (mit Nasseri), Bull. Soc. Int. Chir. 20/1961. — Spez. Probl. d. Schwesternarbeit i. Rahmen d. Herzchir., Agnes Karll Schwester 1962. — Peripheral circulatory regulation during deep hypothermia and rewarming, Ann. Chir. Thor. Cor. 1/1962. — Les modifications circulatoires pendant les acidoses légères et extrême et leur correction par le bicarbonate de soude, Lyon. Chir. 58/1962. — Intracard. Chir. m. d. Herz-Lungen-Maschine, Schering Berlin 1962. — Störgn. d. postop. Lungenfunkt., Wien. Med. Akad. ärztl. Fortbildg. 1962. — Druckmessg. b. Mitralsenoseop. (mit Kaspar), Thoraxchir. 1962. — Elektronenmikroskop. Befunde an d. Hundelunge unt. normal. Bedinggn. u. b. exp. Hyperkapnie (mit Kloos u. Wolff), Frankf. Z. Path. 1962. — Therapeut. Mögl.ktn. b. irreversibl. haemorrhag. Kreislaufkollaps (mit Nasseri u. v. Prondzynski), Langenbecks Arch. klin. Chir. 301/1962. — Säure-, Basenstoffwechsel u. Elektrolytverändergn. b. exp. respirator. Acidose u. ihre Kompensat. durch Infus. v. Natriumbicarbonatlösg., Thoraxchir. 1963. — Hepatitisfolgen (mit Bartelheimer u. a.), Dtsch. Med. J. 1963. — Organtransplantat. u. Organersatz: Grenzen unserer chir. Aufgaben?, Med. Klin. 1963. — Grundfragen d. Organtransplantat., Klin. Med. 18/1963. — Neue Gesichtspunkte z. chir. Bhdlg. unt. d. Bedinggn. d. Vita reducta, Verh. Dtsch. Ges. inn. Med. 69/1963. — Tierexp. Erg. i. tiefer Hypotherm. (mit Nasseri u. a.), Langenbecks Arch. klin. Chir. 303/1963. — Tierexp. Unt.suchgn. z. Beeinflussg. d. Transplantat.toleranz durch Methotrexate (mit Kaspar), Bruns' Beitr. klin. Chir. 207/1963. — Verändergn. d. Toleranz f. Lungentransplantat. durch Bhdlg. m. Methotrexate (Folinsäureantagonist) (mit Eisele u. a.), Langenbecks Arch. klin. Chir. 305/1964. — Spätcrg. nach Homotransplantat. e. Lunge (mit Maßhoff, Nasseri u. Richter), ebd. — Lungenfunkt.studien nach Homo- u. Autotransplantat. bzw. Denervat. d. li. Lunge u. anschließ. Unt.-bindg. d. re. Pulmonalart. (mit Lesch, Nasseri u. v. Prondzynski), Thoraxchir. 1964. — Haemodynam. Verändergn. b. exp. respirator. Acidose u. nach part. Kompensat. durch Infus. v. Natriumbicarbonatlösg. (mit v. Prondzynski), Klin. Wschr. 1964. — Mod. Diff.therap. d. Schocks, Regensb. Jb. ärztl. Fortb. 1964. — Lung function studies after homotransplantation, autotransplantation, denervation of the left lung and ligature of the right pulmonary artery (mit Nasseri u. v. Prondzynski), J. thorac. cardiovasc. Surg. 47/1964. — Anomalien d. unt. Hohlvene unt. bes. Berücksicht. d. op. Korrektur v. Mißbildgn. d. Herzens m. Hilfe d. extracorp. Kreislaufs (mit Nasseri u. a.), Thoraxchir. 1964. — Allg. Probl. u. derzeit. Stand d. Organtransplantat., Langenbecks Arch. klin. Chir. 306/1964. — Erfolgreiche Homotransplantat. v. Haut b. jungen Ratten (mit Kaspar), Bruns' Beitr. klin. Chir. 209/1964. — Elektr. Reizg. d. Herzens m. sog. Schrittmachern. (Techn., Klin. u. Probl.) (mit Lidgas), Berliner Med. 1964. — Aneurysma d. Arteria coeliaca u. ihrer Äste. (Kasuist. Beitr. z. Symptomatol., Therap. u. Probl. (mit Rücker), Chirurg 1964. — Blutgase, Haemodynam. u. Säure-Basenstoffwechsel i. e. Sauerstoffüb.druckkammer (mit Nasseri u. v. Prondzynski), Langenbecks Arch. klin. Chir. 308/1964. — Exp. Unt.suchgn. z. Totalersatz d. Herzens (mit Kirsch u. Nasseri), ebd. — Funkt. u. Morphol. transplant. Organe (Niere, Lunge, Herz) ohne u. m. Bhdlg., ebd. — Neue Gesichtspunkte z. Pathogenese u. Therap. verschied. Schockformen, Berliner Med. 1964. — Einfl. langdauernd erhöhter Kohlendioxydkonzentrat. auf d. Körper- u. Organwachstum u. d. Standardbicarbonat d. jugendl. Ratte (mit Nowacki), Pflügers Arch. Physiol. 281/1964. — Stand d. Bhdlg. in. c. Sauerstoffüb.druckkammer, Med. Markt 1965. — Tierexp. Unt.suchgn. z. Transplantat.toleranz nach Erst- u. Zweittransplantat. v. Haut (mit Kaspar), Bruns' Beitr. klin. Chir. 210/1965. — Wert verschied. therap. Maßnahmen b. fortgeschritt. haemorrhag. Schock (mit Nasseri u. v. Prondzynski), Bull. Soc. Int. Chir. 1965. — Intracorp. Pumpe z. Totalersatz d. Herzens, Umschau in Wiss. u. Technik 65/1965. — Akute Verändergn. i. Elektrolyt- u. Säure-Basen-Stoffwechsel als Ursache v. Arrhythmien u. Herzstillstand, Klin. Med. 1965. — Beeinflussg. d. Toleranz nach Lungentransplantat. durch Bhdlg. m. Trenimon (mit Eisele, Köhn u. Nasseri), Langenbecks Arch. klin. Chir. 310/1965. — Organersatz – Neue Wege heut. med. Forsch., Universitas 1965. — Mod. Schockbekämpfg. (mit Krüger), Dtsch. Zbl. Krankenpflege 1965. — Reanimat. – als exp. Basis v. heute, ihre klin. Anwendg. v. morgen, Med. Mitt. Melsungen 1965. — Wichtige physikal. Gesichtspunkte b. d. Implantat. e. elektr. Schrittmachers (mit Schaldach, Nasseri u. Paeprer), Langenbecks Arch. klin. Chir. 313/1965. — Haemodynam. Verändergn. nach akut. exp. Herzblock (mit Nasseri, Paeprer u. Schaldach), ebd. — Anwendgs.möglktn. d. Sauerstoff-Üb.druckbhdlg., ebd. — Einkammeriges „Kunststoffherz" z. Üb.brückg. e. Insuffiz. d. li. Ventrikels durch Blutumleitg. v. li. Vorhof i. d. Aorta (mit Kirsch u. Nasseri), ebd. — Exp. Unt.suchgn. z. Transplantat.toleranz (mit Eisele u. Nasseri), ebd. — Klin. Anwendg. sog. elektr. Herz-Schrittmacher (mit Nasseri u. Schaldach), Dtsch. med. J. 1966. — Methode z. postop. Üb.wachg. v. Pat. m. implant. Schrittmachern (mit Nasseri u. Schaldach), Klin. Wschr. 1966. — Neue Erkenntnisse d. Revitalisierg., Universitas 1966. — Antigene Wirksamkt. v. toleriert. Hauthomotransplantaten (mit Kaspar), Klin. Med. 1966. — Tierexp. Unt.suchgn. z. Bhdlg. d. fortgeschritt. haemorrhag. Schocks durch Blutreinfus. bzw. Infus. v. niedermolekular. Dextran (mit Krüger u. Nasseri), ebd. — Left ventricular bypass in experimental left heart failure (mit Kirsch u. Nasseri), Ancr. Soc. Art. Int. Organs 12/1966. — La greffe du poumon, Ann. Chir. Thor. Cor. 5/1966. — Exp. Unt.-suchgn. üb. d. Beeinflussg. d. Transplantat.toleranz b. jungen Ratten (mit Kaspar), Bruns' Beitr. klin. Chir. 213/1966. — Exp. Unt.suchgn. üb. d. Allg.verhalten u. d. morphol. Verändergn. unt. hohem Sauerstoffdruck (mit Nasseri u. Kirstaedter), Virchows. Arch. 341/1966. — Beeinflussg. d. Toleranz b. Lungentransplantat. durch Bhdlg. m. Imuran, Langenbecks Arch. klin. Chir. 315/1966. — Il trapianto polmonare. (Problemi e risultati perimentali), Minerva Pneumolog. 5/1966. — Elektr. Stimulierg. d. Herzens z. Beseitigg. e. Tachycardie (mit Schaldach, Nasseri u. Paeprer), Langenbecks Arch. klin. Chir. 316/1966. — Exp. Unt.suchgn. z. distop. u. orthotop. Herz- u. Herz-Lungentransplantat. (mit Nasseri u. Eisele), ebd. — Haemodynam. Auswirkgn. d. hyperbar. Sauerstoffs unt. bes. Berücksichtigg. d. Myocardinfarkttherap. (mit Nasseri), Thoraxchir. u. vask. Chir. 1966. — Unt.-suchgn. üb. d. Verhalten v. toleriert. Hauthomotransplantaten (mit Kaspar), Bruns' Beitr. klin. Chir. 213/1966. — Licht- u. elektronenmikroskop. Unt.suchgn. üb. d. Strukt.verändergn. d. Lunge nach Einwirkg. hohen Sauerstoffdruckes, Virchows Arch. 342/1967. — Methode z. physiol. Steuerg. e. einkammerig. Hilfs-pumpe z. Entlastg. d. li. Ventrikels (mit Schaldach), Z. exper. Med. 1967. — Anti-gene Wirksamkt. v. toleriert. Hauttransplantaten (mit Kaspar), ebd. — Implant.-bare elektr. Schrittmacher z. Langzeittherap. v. Reizleitgs.störgn. (I, II) (mit Schaldach u. Franke), Med. Markt 1967. — Elektr. Stimulierg. d. Herzens durch implant.bare Schrittmacher (mit Schaldach), Z. Elektromed. 1967. — An Electro-nically Controlled Implantable Auxiliary Ventricle (mit Schaldach u. Franke). Digest 7. Int. Conf. Med. and Biol. Engineering 1967. — Biol. d. Todes, Bild d. Wiss.schaft 1967. — Extra- u. intracorp. Substitut. d. Leber, Zbl. Chir. Sonderb. 1967. — Vorhofgesteuerte implant.bare Pumpe z. Entlastg. d. li. Ventrikels (mit Schaldach u. Nasseri), Langenbecks Arch. klin. Chir. 319/1967. — Haemodynam. d. suffizient. u. insuffizient. Herzens b. Funkt. e. intracorp. Pumpe (mit Nasseri, Schaldach u. Eisele), Verh. Dtsch. Ges. Kreisl.forsch. Sonderb. 1967. — Bioelektr. Energ.quellen f. Herz-Schrittmacher (mit Schaldach u. Nasseri), Thoraxchir. u. vask. Chir. 1967. — Voraussetzgn. f. d. klin. Transplantat. d. Herzens, Ärztl. Mitt. 1967.

Büchter, Leni D. F., Oberärztin d. Chir. Univ.-Klin., X 402 Halle/Saale, Lenin-Allee 16. — *12. 2. 16 Wertherbruch/Rees. — **A:** 48 Düsseldorf. — **Prom:** 48 ebd. — **F:** Chir. u. Handchir. — **V:** 49–51 inn., chir. u. gynäkol. Abt. Krskrhs. Schönebeck/Elbe (Wannagat, Homuth, Heseler), 51–53 chir. Abt. ebd. (Homuth), 53–66 Halle/S. (Budde, Mörl, Schober), ab 61 Oberärztin ebd. — **P:** Bhdlg. d. Epicondylitis (mit Huth u. Warnke), Zbl. Chir. 1956. — Erfahrgn. aus unserer handchir. Sprechstunde, Dtsch. Gesd.wes. 1958. — Leiomyome d. Oeso-phagus (mit Huth), Bruns' Beitr. klin. Chir. 199/1959. — Postop. Parotitis als Ausdrucksform d. Hospitalismus u. ihre Bhdlg., Zbl. Chir. 1961. — Röntgenol. Diff.diagn. u. konservat.-chir. Therap. d. Lungenabszesses (mit Zeitler), Bruns' Beitr. klin. Chir. 204/1962. — Bhdlg. d. handgelenksnahen beugeseit. Schnittver-letzgn. (mit Neef), Zbl. Chir. 1963. — Diagn. u. Therap. d. Duodenalatresie (mit Panzner), Med. Klin. 1964. — Prim. Deckg. frischer Defektwunden d. Hand (mit Neef), Zbl. Chir. 1964. — Einheit v. Erstversorgg. u. Nachbhdlg. b. Hand-Armver-letzgn., Beitr. Orthop. u. Traumatol. 1964. — Eitr. Entzündgn. d. Hand – Ätiol., Verlaufsformen u. funkt. Späterg. (mit Mörl), Zbl. Chir. 1964. — Eitr. Entzündgn. d. Hand – Bhdlgs.hinweise u. -erg. i. berufl. soz. Sicht (mit Neef), ebd. — Kon-servat. u. op. Bhdlg. d. Ausrisses d. Fingerstrecksehnen, ebd. So.heft 26/1965.

Bücker, Clemens, Chefarzt d. St. Markusstift, 532 Bad Godesberg, Burgstr. — *13. 8. 19 Gescher/Coesfeld. — **A:** 39 Berlin. — **Prom:** 39 Münster i. W. — **F:** Chir. — **V:** 38–40 inn. u. chir. Abt. Johannes-Hosp. Duisburg-Hamborn (Schwäppe, Schöning), 40–41 Univ.-Frauenklin. Berlin (Stoeckel), 41–45 Kriegsdienst, 46–53 Chir. u. Gynäk. Marienhosp. Bottrop (Zumhasch), 53–54 Chir. ebd. (Noll).

Bülck, Hartwig, Medical Center Bong Range, c/o Bong Mining Company, P.O.B. 538, Monrovia (Liberia-West Africa). — *13. 8. 27 Hamburg-Altona. — **A:** 52 Hamburg. — **Prom:** 52 ebd. — **F:** Chir. — **V:** 52–57 Allg. Krhs. Hamburg-Altona: inn. Abt. (Aschenbrenner), Rö.-Abt. (Lindemann), Frauenklin. (W. Schultz), 57–59 chir. Abt. ebd. (Küster), 59—62 Lübeck Ost (Remé), 62–63 Schiffsarzt d. „Anton Dohrn", 63–66 Allg. Krhs. Hamburg-Altona (Küster, Kirschner), ab 66 Hafenkrhs. Hamburg (Labs).

Bülhoff, Bernhard, Chefarzt d. St.-Sixtus-Hosp., 4358 Haltern/Westf. — *11. 4. 13 Werne /Lippe. — **A:** 39 Münster. — **Prom:** 39 ebd. — **V:** 39–40 Christopherus-Krhs. Werne/Lippe, 40–45 Kriegsdienst, 46–48 Christopherus-Krhs. Werne/Lippe, 49 Orthop. u. Urol. Dortmund (Brandes, Speckmann), 50–61 St. Franziskus-Hosp. Münster/Westf., 8. J. Oberarzt ebd.

Bülow, Karl-Heinz, Chefarzt d. chir. Abt. Jung-Stilling-Krhs., 59 Siegen/Westf. — *5. 12. 07 Lübeck. — **A:** 38 Berlin. — **Prom:** 38 Königsberg. — **F:** Chir. — **V:** Bis 40 Städt. Krhs. Frauendorf/Stettin (Behrendt), 50–56 Knappschaftskrhs. Bochum-Langendreer (Tönnis, Klug). — **P:** Retrograde Dünndarminvaginat. nach Magenresekt., Med. Welt 1961.

Bünnige, Otto Martin, Chefarzt d. chir. Abt. d. Krskrhs., 4993 Rahden i. W. — *25. 7. 27 Elbeu, Krs. Wolmirstedt. — **A:** 55 Berlin. — **Prom:** 56 ebd. — **F:** Chir. — **V:** 54–55 RK-Krhs. Berlin, Drontheimer Str., (Boening), 55–56 Städt. Krhs. Moabit Berlin (Gohrbandt), 56–57 West-Sanatorium, Privatklin. Prof. E. Gohrbandt, 57–61 Städt. Krhs. Moabit (Gohrbandt, Hellenschmied), 61–63 Priv.-Ass. b. Gohrbandt, ab 64 Oberarzt Krskrhs. Rahden, ab 65 Chefarzt ebd. — **P:** Kurze Mitt. üb. d. Wirkg. v. Operiertenserum auf d. weiße Maus, Zbl. Chir. 1959. — Parotistbk. u. ihre röntgenol. Darstellg. i. Kindesalter, Ärztl. Wschr. 1959. — Angeb. Zungen-Munddach-Verwachsg., Ann. Paed. 195/1960. — Erste Erfahrgn. m. e. Hämodialysator, Zbl. Chir. 1960. — Einfaches Hilfsgerät b. d. Fremdkörpersuche, ebd. — Meningocele sacralis anterior, ebd. 1961. — Bhdlg. d. Strecksehnenabrisse am Fingerendglied, ebd. 1964.

Bünte, Hermann, Priv.-Doz., Oberarzt d. Chir. Univ.-Klin., 852 Erlangen. — *8. 10. 30 Nürnberg. — **A:** 65 Erlangen, **Prom:** 57 ebd. — **Hab:** 64 ebd. — **F:** Chir. — **V:** bis 58 Med. Univ.-Klin. Erlangen, 65/67 Harvard Medical Scool (Peter Bent Brigham Hosp. Boston). — **B:** Entstehg. u. Bhdlg. d. Dumping-Frühsyndr., in: Prakt. Erg. neuer klin. Forsch. (Henning), Schattauer 1962. — **P:** Einfl. enteral. Antibiose auf d. Kohlenhydratresorpt., Z. exper. Med. 1954. — Verhalten d. roten Blutbildes d. Ratte unt. enteral. Antibiose, ebd. 1955. — Verändergn. d. Serumeiweißes d. Ratte unt. enteral. Antibiose, ebd. — Vit.-A-Resorpt. d. Ratte unt. enteral. Antibiose, ebd. — Entwicklgs.zeit u. Temperat.abhängigkt. einiger klin. chem. Farbreakt., Ärztl. Labor 1955. — Unt.suchgn. üb. d. Thymol- u. Zinksulfatreakt., Z. klin. Med. 1955. — Bestimmg. d. Ges.eiweißes aus d. Papierelektropherogramm, Klin. Wschr. 1955. — Unt.suchgn. üb. d. enteral. Antibiose b. d. Ratte: Einfl. auf d. Magen-Darm-Passagezeit, Z. exper. Med. 1955. — Reakt.-mech. d. Harnsäurebestimmg. n. Folin, Ärztl. Labor 1955. — Unt.suchgn. üb. enteral. Antibiose b. d. Ratte: Einfl. auf d. Blutgerinng., Z. exper. Med. 1956. —

Normalwerte d. Zellverteilg. i. Knochenmark d. Albinoratte, Naturwiss.schaften
1957. — Methode z. kontinuierl. Motilitäts- u. Druckmessg. i. Verdaugs.kanal m.
Hilfe v. Dehngs.meßstreifen, Klin. Wschr. 1957. — Pulsregistrierg. m. Hilfe v.
Dehngs.meßstreifen, Z. Kreisl.forsch. 1958. — Quantitat. Bestimmg. d. Serum-
peroxydaseaktivität, Hoppe-Seylers Z. physiol. chem. 1958. — Einfl. periph. Tem-
perat.reize auf d. Durchblutg. d. Nasen u. Zungenschleimhaut gesund. Versuchs-
personen, Z. Kreisl.forsch. 1959. — Flammenphotometr. Harnanalyse, Ärztl. Labor 1959. — Anwendg. e. neuen Neuroleptikums i. d. Chir., ebd. — Eiweißabbau u.
Fermentsubstitut. nach Magenresekt., Langenbecks Arch. klin. Chir. 1960. —
Dynam. d. normal. u. gestört. Flüssigkts.austausches. Vortr. Nürnberger Elektro-
lytsymp. 1960, Melsunger Med. Pharm. Mitt. H. 95. — Prophylakt. Bhdlg. d.
Stressulcera b. chir. Kranken, Mat. Med. Nordmark 1962. — Klärg. d. Wesens d.
Epithelkörperchen, ViHoFr. 12. — Anwendg. d. Ernährgs.sonde i. d. Chir., Chirurg
1961. — Unt.suchg. üb. d. Wirksamkt. antiarteriosklerot. Präparate, Med. Klin.
1962. — Erg. d. Sondenernährg. b. chir. Kranken, Med. u. Ernährg. 1962. —
Notwendigkt. u. Erfolge d. parenteral. u. Sondenernährg., Vortr. Therap.kongr.
Karlsruhe 1962, Therap.woche 1963. — Sondenernährg. Vortr. Tagg. Dtsch. Ges.
Ernährg. Mainz 1962, Wiss. Veröff. d. Dtsch. Ges. f. Ernährg. 1963. — Mögl.ktn.
u. Grenzen d. künstl. Ernährg., Mat. Med. Nordmark 1964. — Grundlagen d.
Schockbhdlg. b. Ileus, Langenbecks Arch. klin. Chir. 308/1964. — Enterale u. parente-
rale Resorpt. aus d. Sicht d. Chir., Gastroenterologia 104/1965. — Wandel d. Te-
tanus, Anästhesist 1965. — Placenta-Modell e. Homotransplantates: Nephritis
nach Injekt. v. Antikörpern geg. d. homologe Placenta, Z. exper. Med. 1965. —
Kohlenhydrat- Fett- u. Eiweißumsatz nach Chir. Op., Med. u. Ernährung 1966. —
Adenylsäuresystem i. postop. Stoffwechsel, Langenbecks Arch. klin. Chir. 314/1966.
— Funkt.gerechte Magenresekt. Vortr. Fortbild.kurs Gastroenterol. Erlangen 1966,
Selecta 12/1967. — Niere i. Kühlbad, Dtsch. Ärzteblatt 1967. — Postop. Verwertg.
v. Aminosäuren, Med. u. Ernährung 1968. — Kreislaufverändergn. nach portoca-
val. Anastomosen, Thoraxchir. 1968.

Bürkle de la Camp, Heinrich, Prof., Dr. Dr. h. c., em. Chefarzt Chir. Klin. u. Poliklin. Berufsgenossenschaftl. Kr.anst. „Bergmannsheil" Bochum/Westf., 7801 Dottingen üb. Freiburg i. Br. — *3. 6. 95 Bonndorf (Bad. Schwarzwald). — A: 22 Freiburg i.
Br. — **Prom:** 22 ebd. — **Hab:** 29 München. — **F:** Chir. — **V:** 22–24 Pathol. Inst.
Freiburg (Aschoff), 24–28 Chir. Univ.-Klin. ebd. (Lexer), 28–33 München (Lexer),
33–62 Chefarzt Chir. Klin. u. Poliklin. Berufsgenossenschaftl. Kr.anst. „Bergmannsheil" Bochum/Westf., Lehrauftrag „Unfallchir." Med. Akad. Düsseldorf, 39–45
Berat. Chir. Luftflotte 2 u. AOK-Süd, 55 Präs. d. Dtsch. Ges. f. Chir., 62 Ehrenmitglied
d. Dtsch. Ges. f. Chir. — **B:** D. prakt. Bedeutg. d. Blutgruppenforschg. f. d. ärztl.
Bhdlg., Hdb. d. Blutgruppenkunde, München 1932. — D. Op. an d. Kiefern, Chir.
Op.lehre, Bier-Braun-Kümmell, Bd. 1, Barth, Leipzig 1933. — D. Op. b. Nasen-
Rachen-Tumoren, ebd. — D. Op. a. d. Speicheldrüsen, ebd. — D. Op. an d. Neben-
höhlen d. Nase, ebd. — D. Op. am Ohr, ebd. — D. Op. an d. Gaumen- u. Rachen-
mandel, ebd. — Verletzgn. u. Erkrankgn. durch Selbstschädigg. auf chir. Gebiet
(mit C. L. Gross), Hdb. d. Artefakte, Jena 1937. — Allg. Knochen u. Gelenkschäden, einschl. Arthrosis deformans. — D. ärztl. Gutachten i. Versichergs.wesen,
Barth, Leipzig 1939 u. 1944, 2. Aufl. 1955, 3. Aufl. 1968. — Meniskusbeschädiggn. d.
Kniegelenkes (mit Andreesen). — D. ärztl. Gutacht. i. Versichergs.wesen, Barth, Leipzig 1939, 1944, 2. Aufl. 1955, 3. Aufl. 1968. — Ber. üb. d. ärztl. Taggn. d. Luftflotte

8*

II i. Brüssel u. Amsterdam 1941, Luftflotte II/1942. — Kriegschir. d. unt. Gliedmaßen. Kriegschirurg, Berlin-Leipzig 1944. — Kriegschir. d. Wirbelsäule u. d. Beckens, ebd. — Ber. üb. d. 14. Tagg. d. Dtsch. Ges. f. Unfhlkd., Versichergs.- u. Versorggs.med. 1950 Bochum, H. Unfhlkd., H. 42, Springer. — Ber. üb. d. 15. Tagg. d. Dtsch. Ges. f. Unfhlkd., Versichergs.- u. Versorggs.med. 1951, Bonn, H. Unfhlkd., H. 43. — Ber. üb. d. 16. Tagg. d. Dtsch. Ges. f. Unfhlkd., Versichergs.- u. Versorggs.med. 1952, Oldenburg, H. Unfhlkd., H. 44. — Ber. üb. d. 17. Tagg. d. Dtsch. Ges. f. Unfhlkd., Versichergs.- u. Versorggs.med. 1953, Bad Neuenahr, H. Unfhlkd., H. 47. — Ber. üb. d. 18. Tagg. d. Dtsch. Ges. f. Unfhlkd., Versichergs.- u. Versorggs.med. 1954, Stuttgart, H. Unfhlkd., H. 48. — D. Op. an Zunge u. Mundboden, Chir. Op.lehre, Bier-Braun-Kümmell, 7. Aufl., Bd. 2, Barth 1954. — D. Op. an d. Speicheldrüsen, ebd. — Unfallvortäuschg., Selbstbeschädigg., Simulat., Dissimulat., Hdb. d. ges. Unfhlkd., 2. Aufl. Bd. 1, Enke 1955, 3. Aufl. 1963. — Wunde u. Wundinfekt. (mit K. Hartmann), ebd. — Allg.chir. Grundsätze f. op. Eingr., Chir. Op.lehre, Bd. 1, Urban u. Schwarzenberg 1955. — Grundzüge d. op. Techn. u. d. plast. Chir., ebd. — Verletzgn. d. Beckens u. d. unt. Extremitäten (mit Arens, Balthasar, W. Beck, Betzel), Hdb. d. ges. Unfhlkd., 2. Aufl. Bd. 3 Enke 1956. — Mammaplastik, Chir. Op.lehre, Bd. 2, Urban u. Schwarzenberg 1956. — Hdb. d. ges. Unfhlkd. (mit Rostock), Bd. 1–3, 2. Aufl., Enke Stuttgart 1955 u. 1956 u. (mit Schwaiger), Bd. 1–3, 3. Aufl. 1963–1966. — Plastiken u. Transplantat., Lehrb. d. Chir., Thieme 1957, 2. Aufl. 1958 u. 3. Aufl. 1962. — Grundlagen d. chir. Begutachtg., Lehrb. d. Chir., Thieme 1957, 2. Aufl. 1958, 3. Aufl. 1962, 4. Aufl. 1965, 5. Aufl. 1967. — Cirurgía plástica e injertos. Tratado de Cirurgía. Edit. Labor. S. A. Barcelona 1962. — Nociones de peritación quirurgica, ebd. 1962. — Plastika i Transplantacije. Udžbenik Kirŭrgije, ebd. — Osnovi Kirŭrškog vještačenja, ebd. — Op. am Unt.schenkel, Tenotomien an d. unt. Extremität, Sehnenverpflanzgn. an d. unt. Extremität (mit F. Betzel), Chir. Op.lehre, 7. Aufl., Bd. 6, Leipzig 1958. — Op. am Fuß (mit Betzel), ebd. — Bandscheibenleiden (mit Betzel), Umschau-Verlag 1960, 2. Aufl. 1963, 3. Aufl. 1967. — Chron. Erkrankgn. d. Schleimbeutel d. Gelenke durch ständ. Druck od. ständ. Erschütterg. (mit Betzel), Hdb. d. ges. Arbeitsmed., II. Bd., Urban u. Schwarzenberg 1961. — Richtlinien f. d. Bhdlg. d. Verbrenngs.krankh., Dtsch. Ärztekalender, Urban u. Schwarzenberg 1958, 1959, 1960, 1961, 1962. — Wunde u. Wundinfekt. (mit Betzel), ebd. — Gewebeverpflanzgn. nach Verletzgn. (mit Budrass), ebd. — Entwicklgn. auf d. Gebiete d. Unfhlkd., Grundsatzfragen d. sozial. Unfallversicherg., Schmidt Vlg. Bielefeld 1962. — Gedanken z. Pseudarthrosenbhdlg., in: Festschrift „Leistgn. u. Erg. d. neuzeitl. Chir.", Thieme 1958. — Unfallschäden am Kniegelenk (mit Betzel), Hdb. d. ges. Unfhlkd., Bd. 3, 3. Aufl., Enke 1965. — Ansprache z. 75. Geb. v. K. H. Bauer. Aktuelle Probl. aus d. Gebiet d. Cancerologie, Springer 1966. — Erich Lexer, Vorwort zu „Eine biographische Skizze" v. H. May. Vortr. aus d. prakt. Chir., H. 78, Enke 1967. — Hrsg: Mschr. Unfhlkd., Springer (Schriftleiter). — Hefte Unfhlkd., ebd. — Vortr. aus d. prakt. Chir., Enke, Hdb. d. ges. Unfhlkd. (mit Schwaiger), ebd. — Kongreßberichte d. Dtsch. Ges. f. Chir. in Langenbecks Arch. seit 1965. — Chirurgenverzeichnis, 5. Aufl., Springer-Verl. Heidelberg-Berlin 1969. — P: Beeinflussg. d. Nierenfunkt. durch hochgrad. körperl. Anstrenggn., Diss. — Beeinflussg. d. Nierenfunkt., Verhalten v. Harnstickstoff nach hochgrad. körperl. Anstrenggn. b. Sport, Münch. med. Wschr. 1923. — Beitr. z. Kropffrage, Klin. Wschr. 1923. — Einteilg. d. strumösen Erkrankgn. d. Schilddrüse v. pathol. anat. Gesichtspunkten aus unt. Berücksichtigg. ihrer klin. Erscheingn., Arch. klin. Chir.

130/1924. — Strum. Erkrankgn. pathol.-anat. Bilder. u. ihre klin. Beziehgn., Foto-Archiv, Freiburg i. Br. 1924. — Erfahrgn. m. d. Rabl'schen Knochenerweichgs.-verfahren b. rachit. Verkrümmgn., Münch. med. Wschr. 1926. — Beitr. z. Frage d. schädl. Folgen d. Bluttransfus., Arch. klin. Chir. 146/1927. — Gefahren d. gewaltsamen Umformg. d. Klumpfußes, Münch. med. Wschr. 1927. — Verhalten d. Knochenhaut b. Bruch d. Röhrenknochen, Dtsch. Z. Chir. 203/1927. — Untersuchgs.befunde v. 2 homoioplast. verpflanzten Kniegelenken, ebd. 217/1929. — Z. Pathol. u. Chir. d. pept. Schädiggn. d. Magen-Darmkanals, ebd. 220/1929. — Üb. d. durchgebrochene Magen- u. Zwölffingerdarmgeschwür, Münch. med. Wschr. 1929. — Üb. d. durchgebrochene Magengeschwür, Zbl. Chir. 1929. — Chir. Bhdlg. v. Röntgenschäden, ebd. — Extremitätenchir. u. Unfallbegutachtg., Münch. med. Wschr. 1929. — Gefahren d. Klammer- u. Drahtzugbhdlg., Zbl. Chir. 1930. — Achtg. b. Klammer- u. Drahtzugverband, Dtsch. Z. Chir. 223/1930. — Abgeschnürter Pylorusteil b. gastrokol. Fistel infolge pept. Dünndarmgeschwürs, ebd. 225/1930. — Ber. üb. 15. Tagg. d. Vereinigg. Bayerischer Chirurgen, Chirurg 1930. — D. Struma, klin. Erscheingn. u. histol. Bild, Dtsch. Z. Chir. 230/1931. — Funkt. Frakt.bhdlg., Zbl. Chir. 1931. — Vereinfachte Bluttransfus.röhre aus Athrombit, ebd. — Techn. d. Lungenexstirpat., ebd., Dtsch. Z. Chir. 233/1931. — Ber. üb. 16. Tagg. d. Vereinigg. Bayerischer Chirurgen, Chirurg 1931. — Bluttransfus. b. Allg.infekt., Zbl. Chir. 1931. — Bhdlg. d. Allg.infekt. m. Bluttransfus., Dtsch. Z. Chir. 231/1931. — Bhdlg. d. eitr. Allg.infekt., Zbl. Chir. 1932. — Versorgg. d. Appendixstumpfes, ebd. — Blutgefäßdarstellg. b. gefäßverengenden Vorgängen, Arch. klin. Chir. 173/1932. — Erfahrgn. m. Athrombit u. Bernstein b. d. Bluttransfus., Dtsch. med. Wschr. 1932. — Ber. üb. 17. Tagg. d. Vereinigg. Bayerischer Chirurgen, Chirurg 1932. — Beitr. z. Elektrochir., Arch. klin. Chir. 167/1932. — Hyperthyreosen i. Kropfgebiet, ebd. — Knöcherne Deckg. b. Schädeldefekten, Zbl. Chir. 1932. — Op. Richtigstellg. d. Knöchelgabel nach Luxat.frakt., ebd. — Op. Bhdlg. d. Luxatio acromio-clavicularis, ebd. — Pigmentnaevi u. Neurofibromatosis, Arch. klin. Chir. 167/1932. — Embolektomie, Zbl. Chir. 1932. — Bluttransfus., ebd., Dtsch. Z. Chir. 239/1933. — Unzuverlässigkeit d. Testsera, ebd. 240/1933. — Evipan-Natrium-Nark., ebd. — Beitr. z. Resekt. z. Ausschaltg., Zbl. Chir. 1933, Dtsch. Z. Chir. 240/1933. — Intraven. Evipan-Natrium-Nark., Zbl. Chir. 1933. — Ber. üb. 18. Tagg. d. Vereinigg. Bayerischer Chirurgen, Chirurg 1933. — Bluttransfus., Arch. klin. Chir. 177/1933. — Intraven. Evipan-Natrium-Nark., Arch. klin. Chir. 177/1933. — El tratamiento de las infecciones generales por la transfusion de sangre. Revista medica 1934, H. 1/2. — Nachbhdlgs.fragen nach Unfallverletzgn., Med. Welt 1934. — D. reizempfindl. Kniegelenk, Arch. orthop. Unfallchir. 35/1934. — Op. Bhdlg. d. Schenkelhalsfrakt. u. -pseudarthrose, Zbl. Chir. 1934. — Fersenbeinbr. u. Einrichtg., ebd. — Op.tisch f. kosmet. Op. i. Sitzen, Chirurg 1935. — Sind d. Testsera z. Bestimmg. d. Blutgruppe immer zuverlässig?, Schweizer med. Wschr. 1935. — Schenkelhals- u. Schienbeinpseudarthrose, Zbl. Chir. 1935. — Bhdlg. u. Erg. b. Meniskusschaden, ebd. — Bluttransfus. b. inn. Krankh., Zschr. ärztl. Fortbild. 1935. — Bluttransfus.bhdlg. eitr. Erkrankgn. bes. eitr. Allg.infekt., Helvetica chirurgica Acta, 1935. — Bluttransfus., Sitzungsber. d. 1. internat. Bluttransfus.-kongr. Rom 1935. — Fersenbeinbr.bhdlg., Zbl. Chir. 1936. — Meniskusverletzg. u. -schaden, ebd. — Brustkorbverletzgn. u. Brustkorbquetschgn., Z. Tbk. 1936. — Serumprophylaxe d. Tetanus, Med. Welt 1937. — Meniskusschäden, Arch. orthop. Unfallchir. 37/1937. — Erkrankgn. d. Muskeln, Knochen u. Gelenke durch Arbeiten m. Preßluftwerkzeugen, Med. Welt 1937. — Verbesserg. d. Hochdruck-Reindampf-Instrumentensterilisators „Multicert‟ durch Einbau e. geschloss. Kühlvorrichtg., Zbl. Chir. 1937. — Erfahrgn. i. 13 Pflichtfortbildgs.kursen f. Landärzte, Ärzteblatt f. Westfalen-Lippe 1937 H. 21. — Bluttransfusion zur Bhdlg. v. Allgemeininfektionen, Med. Welt 1938. — Erich Lexer z. Gedächtnis, Dtsch. med. Wschr. 1938. — Plast. Deckg. v. Knochenlücken d. Schädels (m. kurzer Bemerkg., z. op. Bhdlg. d. traumat. Frühepilepsie), Zbl. Chir. 1938. — Isol. Abriß d. Trochanter minor i. d. Epiphysenlinie, e. typ. Sportverletzg. d. Jugendalters, ebd. — Kranken- u. Verletztengymnastik, ebd. — Drahtnaht d. Knochenbruchs, ebd. — Berufskrankh. Nr. 16: Erkrankgn. d. Muskeln, Knochen u. Gelenke durch Arbeiten m. Preßluftwerkzeugen, Zschr. ärztl. Fortbildg. 1938. — Händedesinfekt., Zbl. Chir. 1938. — Bhdlg. m. feuchten Verbänden, ebd. — Üb. d. Pflichtfortbildgs.kurse d. Landärzte, Ärzteblatt f. Westfalen-Lippe 1938. — Wirbelbruchbhdlg. Ber. üb. 8. Internat. Kongr. f. Unfallmed. u. Berufskrankh. 1938, Leipzig 1939. — Techn. d. Meniskusop., Zbl. Chir. 1939. — Bluttransfus. i. Kriegsfall unt. bes. Berücksicht. d. Verwendg. konserv. Blutes, Dtsch. Z. Chir. 252/1939. — Bhdlg. d. Dupuytren'schen Kontrakt. i. jugendl. Alter, Med. Welt 1939. — Bhdlg. d. Kalkaneusfrakt., ebd. — Bhdlg. d. Schenkelhalsbr., ebd. — Neuere Erkenntnisse i. d. Beurteilg. d. Gewebeschädiggn. durch Arbeiten m. Preßluftwerkzeugen, Arch. orthop. Unfallchir. 40/ 1939. — Absetzg. d. Gliedmaßen, Dtsch. med. Wschr. 1940. — Erg. d. funktion. Wirbelbruchbhdlg., Zbl. Chir. 1940. — Ermüdungsbr., ebd. — Bhdlg. d. Schienbeinkopfbr., ebd. — Techn. d. Bluttransfus., Verh. Dtsch. Ges. inn. Med., 52. Tagg., Wiesbaden 1940. — Funktion. Wirbelbruchbhdlg. od. Böhler'sche Aufrichtung?, Arch. klin. Chir. 200/1940. — Bluttransfus. i. d. Kriegschir., Festschr. f. Generaloberstarzt Prof. Dr. Franz, Luftflotte II, 1940. — Op. Wundversorgg., Med. Welt 1941. — Kriegschir. Wundbhdlg., Versorgg. u. Bhdlg. frischer Wunden i. Kriege, Ber. üb. d. ärztl. Taggn. d. Luftflotte II i. Brüssel u. Amsterdam 1941, Luftflotte II, 1942. — Verletzgn. d. Brustraumes, ebd. — Gelenkverletzgn., geschlossene u. offene, ebd. — Wirbelbruchbhdlg., ebd. — Bluttransfus. i. Kriege, ebd. — Schock u. Kollaps, ebd. — Kriegschir. Aufgaben u. Erfahrgn., ebd., Ref. in: „Deutsches Rotes Kreuz‟. — Anzeigestellg. u. Techn. d. kriegschir. Bhdlg. d. Eitergn. nach Schußverletzgn. d. Knochen u. Gelenke, Dtsch. Z. Chir. 260/1944. — Erfahrungsber. üb. meine Gesamttätigkeit als Beratender Chirurg, Meran 1945. — Wandlgn. u. neue Erkenntn. aus d. Erfahrgn. d. Kriegschir., ebd. — Bhdlg. d. Panaritium, Ärztl. Feldpostbrief 1/1945. — Bhdlg. Hirnverletzter, ebd. — Bauchschußverletzgn., ebd. — Dauerkatheter nach Rückenmarkschüssen, ebd. — Bhdlg. d. op. nicht verschließb. Pneumothorax, ebd. — Techn. d. Evipan-Natrium-Nark., ebd. — Sulfonamide i. d. Kriegschir., ebd. 3/1945. — Wunddiphtherie, ebd. 5/1945. — Bhdlg. d. Appendizitis, ebd. — Pulsier. Haematome u. Aneurysmen nach Gefäßverletzgn., Zbl. Chir. 1947. — Marknagelg. i. d. Wiederherstellgs.chir. Pseudarthr.bhdlg., ebd. — Gleitbolzg., ebd. 1948. — Marknagelg. b. Pseudarthr. u. Fehlstellgn., ebd. — Sandbhdlg. eiternd. Wunden, ebd. — Unfall i. Bergbau, Bergbau Archiv Essen 9/1948. — Rundstiellappenplastik, Zbl. Chir. 1949. — Ber. üb. d. Tätigkeit d. Bluttransfus.kommission, ebd. — Sulfonamid- u. Peniccilinbhdlg., ebd. — Tetanusprophyl. ebd. — Plast. Chir., ebd. — Bhdlg. d. chron.-eitr. Osteomyelitis m. Penicillin, Dtsch. med. Wschr. 1949. — Blutersatzfragen, Zbl. Chir. 1949. — Op. Knochenbr.bhdlg., Taggs.ber. d. Berufsgen.schaftstag 1949 i. München. — Bhdlg. d. geschloss. u. off. Kniegelenksverletzgn., Landarzt 1950. — Erfahrgn. m. d. Evipan-Natrium-Langnark., Zbl. Chir. 1950. — Frakt. u. Luxat. i. d. ärztl. Praxis, Therap.woche 1950/51. — Wiederherstellg. d. Beweglichkeit versteifter Gelenke, Langenbecks Arch. klin. Chir. 264/1950. — Bhdlg. d. Trigeminusneuralgie, Zbl. Chir. 1950. — Morbus Basedowii u. Hyperthyreosen, ebd. — Endangitis obliterans, ebd. — Begutachtg. d. Zus.hangs v. Unfall u. periph. Durchblutgs.störgn., Mschr. Unfhlkd. 1951. — Naviculare bipartitum – Kahnbeinfrakt., Zbl. Chir. 1951. — Z. Frage d. unfallbedingten Entstehg. d. Bandscheibenschadens, Langenbecks Arch. klin. Chir. 270/1951. — Eröffnungsansprache d. Vorsitz. d. 14. Tagg. d. Dtsch. Ges. f. Unfhlkd., Versichergs.- u. Versorggs.mediz., Bochum 1950, Hefte z. Unfhlkd., H. 42/1951. — Gedeckte traumat. Hirnschädigg., Unfallchir. Tagg. Landesverband Bayern d. gewerbl. Berufsgen.schaften, München 1951. — Örtl. Durchblutgs.störgn. u. Arbeiten m. Preßluftwerkzeugen, ebd. — Erfahrgn. b. frischen traumat. Hirnschädiggn., Langenbecks Arch. klin. Chir. 270/1951. — Extremitäten u. Wirbelsäule (mit Ritter), Med. Literaturber. 1951. — Derzeit. Stand d. Bhdlg. d. Gelegenheitswunde, Hefte Unfhlkd., H. 43/1952. — Akute Abdomen i. d. Unfallchir., Medizinische 1952. — Hüftgelenkplastik, Zbl. Chir. 1952. — Aus d. unfallchir. Praxis, Unfallmed. Tagg. i. Köln 1952, VVA-Druck, Oberhausen 1952. — Blutersatz, Langenbecks Arch. klin. Chir. 273/1953. — Blutbanken u. Blutspendewesen, Jahrestagg. d. Fachvereinigg. d. Verwaltungsleiter Dtsch. Krankenanst., Düsseldorf 1953. Vlg. Baumann Kulmbach. — Welche Voraussetzgn. hat e. Unfall-Krhs. zu erfüllen, Südwestdtsch. Ärzteblatt (Stuttgart) 1953. — Auswirkgn. d. Fortschr. d. Chir. auf d. Unfallchir., Hefte Unfhlkd., H. 45/1953. — Bhdlg. d. Gelegenheitswunde, Landarzt 1953. — Erfahrgn. m. d. Kältekonserv. v. Knochengewebe u. d. Verpflanzg. homoioplast. Knochentransplantate, Medizinische 1953. — Onkotin als Plasmaersatz, ebd. — Herrn Prof. Dr. E. K. Frey z. 65. Geb., Münch. med. Wschr. 1953. — Berufskrankh. unt. bes. Berücksichtigg. d. Sehnenscheidenentzündg. u. Gelenkveränderg., Unfallchir. Tagg., Landesverband Hessen-Mittelrhein d. gewerbl. Berufsgen.schaften, Frankfurt/M. 1953. — Tetanusvorbeugg., ebd. — Subperiost. Knochenanlagerg. b. Pseudarthr., ebd. — Gehgipsverband, Hefte Unfhlkd., H. 45/1953. — Hüftgelenksalloplastik, Zbl. Chir. 1953. — Wundbhdlg. einschl. Verbrenngn., Fortbild.tage f. Durchgangsärzte, Landesverband Rheinland-Westfalen d. gewerbl. Berufsgen.schaften, Bochum 1953. — Bedeutg. d. Berufskrankh. Nr. 20–26, ebd. — Nachbhdlgs.fragen, ebd. — Erste Hilfe b. Betriebsunfällen, Veröff. d. Akad. f. Staatsmed. Düsseldorf, Jahrb. 1953. — Wandlgn. u. Fortschr. i. d. Lehre v. d. Knochenbr., Langenbecks Arch. klin. Chir. 276/1953. — Pseudarthr.bhdlg. m. Knochenverpflanzgn., Helvet. chir. Acta 1953. — Hüftgelenkplastik (Aussprache), Zbl. Chir. 1953. — Knochenregenerat. b. d. Transplantat. kältekonserv. homoioplast. Knochens, Ber. üb. 15. Tagg. d. Internat. Ges. f. Chir. i. Lissabon 1953, Brüssel 1954. — Kältekonserv. v. Knochengewebe u. dessen Verwendg. z. homoioplast. Verpflanzg., Zbl. Chir. 1954. — Erste Hilfe b. drohendem Crush-Syndrom, Med. Klin 1954. — Bhdlg. d. Tendovaginitis, Dtsch. med. Wschr. 1954. — Bißverletzg., Münch. med. Wschr. 1954. — Commotio cerebri, ebd. — Knochenkonserv. u. Verwendg. konserv. Knochens, Langenbecks Arch. klin. Chir. 279/1954. — Preßluftwerkzeug-Arbeiten u. Dupuytren'sche Kontrakt., Zbl. Chir. 1954. — Eröffngs.ansprache d. Vorsitz. d. 72. Tagg. d. Dtsch. Ges. f. Chir., Langenbecks. Arch. klin. Chir. 282/1955. Brüche d. Lendenwirbelkörpers, Ärztl. Praxis 1955. — Orthostat. Kreisl.regulat.prüfg. b. Schädelverletzten, Hefte Unfhlkd., H. 52/1956. — Anwendg. antibiot. Mittel b. frischen Wunden u. asept. Op., Zbl. Chir. 1956. — Krit. Bemerkgn. z. 5. Verordng. üb. Berufskrankh. Unfallchir. Tagg. i. Ludwigshafen 1956. Verlegt v. Landesverband Südwestdeutschland d. gewerbl. Berufsgen.schaften i. Heidelberg 1956. — Verbrenngs.krankh., Gesundheitswesen i. ziv. Luftschutz, H. 5. Vlg. Gasschutz u. Luftschutz, Koblenz 1956. — Handchir., Ber. üb. d. unfallmed. Tagg. Düsseldorf 1955, Landesverband Rheinland-Westfalen d. gewerbl. Berufsgen.schaften i. Essen 1956. — Eröffnungsansprache b. d. 5. Dtsch. Bluttransfus.konf. i. Bochum 1955, Bibliotheca haematol., Basel 1956. — Alloarthroplastik, Langenbecks Arch. klin. Chir. 284/1956. — Bedeutg. d. Erstversorgg. Unfallverletzter, Hefte Unfhlkd., H. 55/1957. — Bhdlg. d. Verbrenngs.krankh., M.kurse ärztl. Fortb. 1957. — Schock u. Erste Hilfe a. Unfallort, Zbl. Verkehrsmed., Verkehrspsychol. 1957. — Bedeutg. d. Erste-Hilfe-Leistg. b. Verkehrsunfällen aus d. Sicht d. Krhs.arztes, Dtsch. Rotes Kreuz, 1957. — Tetanusprophyl. (Rundfrage), Dtsch. med. Wschr. 1957. — Rearthrotomie nach Meniskusentferng. (Aussprache), ebd. — Allg. u. örtl. Bhdlg. d. Verbrenngs.krankh., Dtsch. med. J. 1957. — Dauer d. akt. Tetanusimmunität u. d. Rolle d. Impfintervalls (mit W. Beck u. Haas), Chirurg 1957. — Frakt. d. Dens epistrophei, Münch. med. Wschr. 1957. — Anzeigestellg. z. Pseudarthr.bhdlg. u. Auswahl d. Bhdlgs.verfahrens, Zbl. Chir. 1957. — Bhdlg. d. frischen Rückenmarksverletzgn., ebd. — Sprunggelenkarthrodesen v. Gesichtspunkt d. Sozialversicherg. aus gesehen, Schweiz. Z. Unfallmed. 1957. — Stufenbildg. i. ob. Sprunggelenk nach Frakt. d. hint. unt. Schienbeindreiecks, ebd. — Lohnt sich d. Tetanusschutzimpfg. i. d. eisen- u. stahlerzeugenden Industrie ?, Moderne Unfallverhütung, Essen 1957. — Meniskusverletzg. u. Meniskusschaden, Wiener med. Wschr. 44/1957. — Neuzeitliche Fragen d. operativen Handchirurgie, Langenbecks Arch. klin. Chir. 287/1957. — Frakt. d. Dens epistrophei u. Luxat., Münch. med. Wschr. 1957. — Meniskusverletzgn. u. Meniskusschäden, ihre Erkenng. u. Bhdlg., Therap.woche 1957/58. — Stritt. Fragen d. akt. Immunisierg. geg. Tetanus, Hefte Unfhlkd., H. 56/1958. — Bluttransfus. i. Notfall, ebd. — Gedeckte Schädelverletzgn., ebd. — Welche Voraussetzgn. müssen Schutzhelme f. Motorradfahrer erfüllen ?, Dtsch. med. Wschr. 1958. — Meniskusverletzg. u. Meniskusschaden, Forsch. u. Praxis (Wien) 14/1958. — Querfortsatzbr. d. Lendenwirbel (Fragekasten), Münch. med. Wschr. 1958. — Verbrenn.krankh. u. ihre Bhdlg. M.-kurse ärztl. Fortbild. 1958. — Gedanken z. Pseudarthr.bhdlg., in: Festschrift „Leistgn. u. Erg. d. neuztl. Chir.", Thieme 1958. — Geleitwort z. Erscheinen d. Japan. Z. „Unfallmedizin", Tokio 1958. — Begrüßgs.ansprache d. Taggs.leiters d. 3. Kongr. „Dtsch. Ges. f. d. aesthet. Med. u. Grenzgebiete", Med. Kosmetik 1958. — Fehler u. Gefahren d. Alloplastik i. d. Knochen- u. Gelenkchir., Langenbecks Arch. klin. Chir. 289/1958. — Traitement Général et Local des Brulures, Lyon Chirurgical 55/1959. — Akute Allg.erscheingn. b. schweren Verletzgn., Zbl. Chir. 1959. — Bhdlg. d. Halswirbelluxat., Zbl. Chir. 1959. — Bhdlg. u. Wiedereingliederg. Wirbelverletzter, Berufsgenossenschaft – Berufsgenossenschaftl. Praxis 7/1959. — Knochentransplantat. (Sprachen: dtsch, engl., franz., span., ital., russ.) – Bulletin de la Société Internationale de Chirurgie, 18/1959. — Druckosteosynthese u. ihre Beziehgn. z. Kallusentwicklg., Medizinische 1959. — Erreurs et dangers des plasties allogènes dans la chirurgie des os et des articulations, Lyon Chirurgical 55/1959. — Klin. Erfahrgs.ber. üb. chron. Folgen traumat. Einwirkgn. an d. Stützgeweben. – Verh. Dtsch. Path. Ges., 43. Tagg. 1959. — Bhdlg. d. Halswirbelluxat., Langenbecks Arch. klin. Chir. 292/1959. — Beckenbrüche u. Harnröhrenverletzgn., Zbl. Chir. 25/1959. — Richtige Durchführg. d. Tetanusprophylaxe, Med. Klin. 1959. — Begrüßgs.ansprache b. 18. Kongr. d. Internat. Ges. f. Chir. 1959 i. München. Proces-verbaux de la Séance Inaugurale, du XVIII. Congrés de la Sociéte Internationale de Chirurgie, München 1959. — Bhdlg. u. Wiedereingliederg. Wirbelverletzter, Kompaß 1959. — Wirbelsäulenverletzgn. b. Kraftfahrer, Klin. Med. 1959. — Beobachtg., Beurteilg. u. Wiedereingliederg. Schädel-Hirn-Verletzter, Dtsch. med. Journal 1960. — Betrachtgn. üb. d. Knochenverpflanzg., Med. Welt 1960. — Darf e. Laienhelfer e. Abschnürbinde b. längerem Transport lockern?, Med. Klin. 1960. — Einfachste Frakt.bhdlg. einschl. Extens., Zbl. Chir. 1960. — Bhdlg. u. Wiedereingliederg. v. Kopfverletzten i. chir. Sicht. — Ber. üb. d. unfallmed. Tagg. i. Dortmund 1959. Landesverband Rheinland-Westfalen d. gewerbl. Berufsgen.schaften 1960. — Pflege d. Gelähmt., Mitt.bl. f. Schwestern d. DRK 1/1960. — Knochentransplantat., Imprimerie Médical et Scientifique Bruxelles 1960. — Kongr.ber. d. XVIII. Tagg. d. Société Internationale de Chirurgie i. München 1959, ebd. — Knorpelfugentransplantat., ebd. — 10j. Bestehen d. „Centre de Traumatologie et de Réadaptation", Le Maillon 1960. — Med. Folgeerscheing. d. Atombombenexplos. u. Anreggn. f. Vorsichtsmaßnahmen (mit Maurer), Münch. med. Wschr. 1961. — Einfachste Frakt.bhdlg. einschl. Extens., Langenbecks Arch. klin. Chir. 295/1960. — Resekt. u. Arthrodese d. ob. Sprunggelenkes, Zbl. Chir. 1961. — Experiences in the Rehabilitation of Paraplegists. — Proceedings of the 8th World Congress of the International Society for the Welfare of Cripples. New York 1960. — Fortschr. i. d. Bhdlg. d. Verbrenn.krankh., Wehrdienst u. Gesundheit (Darmstadt) 1960. — Beschäftiggs.therap. i. d. Unfallklin., Berufsgenossenschaft 1961. — Wie lange soll e. Pat. nach Commotio cerebri strenge Bettruhe einhalten?, Münch. med. Wschr. 1961. — Unfallchir. d. Wirbelsäule, Hefte Unfhlkd., H. 66/1961. — Nachruf auf Prof. Dr. Arthur Hübner, Mschr. Unfhlkd. 1961. — Z. Thema: Eitr. Osteomyelitis u. Unfall, Zbl. Chir. 1961. — Wird e. Unfallrente nach Reamputat. weg. diabet. Gangrän entzogen?, Dtsch. med. Wschr. 1961. — Dauer d. Bettruhe nach Commotio cerebri, Münch. med. Wschr. 1961. — Gekreuzte Lappenplastik, Langenbecks Arch. klin. Chir. 299. — Fehler u. Gefahren b. d. op. Bhdlg. frischer Frakt., ebd. 298/1961. — Bedeutg. d. Berufsgen.schaftl. Unfallkrhs. u. Sonderstationen, Berufsgenossenschaft 1962. — Kann e. Gravidität e. Knochentransplantat beeinflussen?, Med. Klin. 1962. — Fortschr. i. d. örtl. Bhdlg. d. Verbrenn.wunden u. i. d. allg. Bhdlg. d. Verbrenn.krankh., Fortschr. Med. 1962. — Tetanus-Prophylaxe, Immunbiol. Informat. d. Behring-Werke 1962. — Tetanusprobl., Zbl. Chir. 1962. — Verbrennungskrankh., Hefte Unfhlkd., H. 71/1962. — Probl. d. Tetanusprophyl., Langenbecks Arch. klin. Chir. 1962. — Therap. Erg. zweier Fälle m. Kunststoffbhdlg. v. Frakt. d. wachsend. Knochens nach Ablauf v. 5 J., Stellg.-nahme, Zbl. Chir. 1963. — Stellg.nahme z. d. „Chir." Berufskrankh. - Nr. 22, 23, 25, 42, 43 u. 45 – nach d. 6. Berufskrankh.-Verordng., Hefte Unfhlkd. H. 78/1964. — Op.tisch m. ortsfester Säule u. abhebbarer Liegefläche. Chirurg 1964. — Akt. od. pass. Immunisierg. geg. Wundstarrkrampf?, Wehrdienst u. Gesundheit (Darmstadt) 1964. — Betrachtgn. z. örtl. Bhdlg. d. Verbrenn.schäden, Langenbecks Arch. klin. Chir. 311/1965. — Ansprache b. d. 1. Tagg. d. Österr. Ges. f. Unfallchir. Salzburg 1965. Hefte Unfhlkd., H. 89/1966. — Empfehlgn. z. Tetanusprophyl., (hrsg. v. d. Dtsch. Ges. f. Chir.), Langenbecks Arch. klin. Chir. 316/1966. — Eröffngs.ansprache 2. Tagg. d. Dtsch. Ges. f. Plast. u. Wiederherstellgs.chir. 1964, ebd. 306/1964. — Ebenso 3. Tagg. 1964, ebd. 1965. — Ebenso 4. Tagg. 1965, Chir. plast. et reconstr. 1/1966. — Ebenso 5. Tagg., ebd. 3/1967. — Erich Lexer, z. 100. Wiederkehr s. Geb., Chir. plast. et reconstr. 4/1967. — Z. Vorbeugg. geg. d. Wundstarrkrampf, Mschr. Unfhlkd. 1968.

Büscher, Hans-Kaspar, Prof., Leit. Arzt d. urol. Abt. Friederikenstift, 3 Hannover, Humboldtstr. 5. — *7. 5. 20 Berlin. — **A:** 44 Berlin. — **Prom:** 44 Innsbruck. — **Hab:** 57 Homburg/S. — **F:** Urol. — **V:** 45–52 Göttingen (Hellner), 53–61 Oberarzt d. Urol. Univ.-

Klin. Homburg/Saar, 58–61 Extrapulmon. Heilstätte Sonnenberg Bad Dürkheim (Kastert). — **B:** Urol., in: Taschenb. d. prakt. Med., 4., 5. u. 6. Aufl., Stuttgart 1957, 1960 u. 1963. — Urol. (mit Alken), in: Therap. Techn., ebd. 1958. — Männl. Sex.-hormone, in: Klin. u. Therap. d. Nebenwirkgn., ebd. 1960, 2. Aufl. ebd. 1967 (i. Druck). — Therap. d. Nieren- u. Harnleitersteine, in: Hdb. Urol. 10, Heidelberg 1961. — Tumoren d. Harntraktes (mit Taupitz), in: Früherkenng. d. Krebses, Stuttgart 1962. — Urol. (mit Alken), in: Klin. Chir. f. d. Praxis, ebd. — Bhdlg. d. Prostata-Adenoms. Indikat. u. Nachbhdlg., in: Krebs, ebd. 1967. — Androgene, in: Lehrb. d. Klin. Pharmakol. u. Toxikol., ebd. 1968 (i. Druck). — **P:** Herdsyndr. b. Meningitis tuberkulosa, Bruns' Beitr. klin. Chir. 181/1950. — Verhalten v. Supramid b. Darminfekten i. Tierversuch, Chirurg 1950. — Erfahrgn. m. d. „Korkenmethode". Beitr. z. Techn. d. Whitehead-schen Op., ebd. — Freie Hautüb.tragg. auf infiz. Wundflächen, ebd. 1951. — Op. Eingr. b. chron. Osteomyelitis m. Penicillin, ebd. 1952. — Bhdlg. d. akut. haematogen. Osteomyelitis d. Kindesalters m. Penicillin, Med. Welt 1951. — Durchleuchtg. d. Harnwege, ihre Techn. u. Prax. (mit Alken), Z. Urol. 1953. — Bakteriol. Voraussetzgn. f. e. gezielte Chemotherap. v. Harnwegsinfekten (mit Fischer), ebd. 1954. — Horm. Bhdlg. d. Prostata-Adenoms u. Ka. (mit Alken), Münch. med. Nachr. 1955. — Rö.diagn. an d. freigelegt. Niere, Urologia 3/1955. — Konserv. u. op. Bhdlg. häufig. Mißbildgn. an d. unt. Harnwegen d. Kindes (mit Kamieth), Medizinische 1955. — Oestrogenwirkg. auf d. Symphyse alter Männer (mit Kamieth), Z. Urol. 1956. — Nephrekt. od. Ureteronephrekt. b. Tbk. (mit Kamieth), Urol. int. 2/1956. — Bougieren v. Harnröhrenstrikt. (mit Kamieth), Landarzt 1956. — Unfallurol. i. d. Praxis, ebd. — Mod. Bhdlg. d. chron. Prostatitis unt. Berücksichtigg. d. physik. Therap., Z. angew. Bäder-Klimak. 1957. — Prostata u. Oestrogene, Habil.-Schr. — Hausärztl. Versorgg. v. Nieren- u. Blasenfistelträgern, Landarzt 1957. — Konservat. Bhdlg. d. Prostataadenoms u. ihre Grenzen, ebd. — Erfahrgn. m. d. Urethroplast. nach Bengt Johanson, Z. Urol. 1957. — Mißbildgn. an d. ob. Harnwegen u. ihre Folgezustände, Med. Klin. 1958. — Psychose e. viril. Frau (mit Ott), Schweiz. Arch. Psych. Neur. 84/1959. — Mod. Therapy of Hypospadias, Shigitsu (Tokyo) 12/1959. — Plastic surgery of the Urethra, ebd. 12/1960. — Störgn. d. Harnleiterdynam. nach Ureterplast. m. Kontinuitätstrenng. (mit Gaca), Chirurg 1960. — Plast. Op. als organerhalt. Eingr. b. d. Bhdlg. v. Uretersten. (mit Gaca), Z. Urol. 1960. — Transurethrale Elektroresekt. b. Kind, Urologe 1962. — Urol. Versorgg. Querschnittsgelähmter (mit Federschmidt), ebd. 1963. — Diagn. u. Therap. d. akut. u. chron. Harnverhaltg. b. Erkrankgn. d. NS (mit Allert), Dtsch. Z. Nervenhk. 1964. — Steroidhorm.ausscheidg. b. Pat. m. Erkrankgn. d. Prostata unt. Bhdlg. m. natürl. u. synthet. Oestrogenen (mit Zimmermann, Taupitz u. Thewaldt), Acta endocrin. 90/1964. — Urogenitaltbk., Diagn. u. Verlaufskontrolle, Dtsch. med. J. 1965. — Prostata-Leiden i. Licht d. Enzymdiagn., Ärztl. Fortbild. 1965. — Wirkg. u. Wert d. Honvantherap. b. Prostataka., Fortschr. Med. 1966. — Bedeutg. d. vesico-uretral. Refluxes, ebd. — Urol. Indikat. b. Kind aus d. Sicht d. Erwachsenenalters, Mschr. Kinderhk. 1966. — Bhdlg. d. Prostata-Adenoms, Op. indikat., konserv. Bhdlg. u. Nachbhdlg., Landarzt 1967.

Büssemaker, Bernhard, Facharzt f. Chir., Durchgangsarzt, 315 Peine/Hann., Hopfenstr. 10. — *29. 11. 08 Rahden/Westf. — **A:** 35 Berlin. — **Prom:** 35 Göttingen, **F:** Chir. u. Unfhlkd. — **V:** 34–50 Stadtkrhs. Peine, ab 35 Ass.-Arzt u. Oberarzt ebd. (Meyeringh).

Büttner, Adalbert, Prof., Ärztl. Dir. d. Städt. Kr.anst. u. Chefarzt d. chir. Abt., 338 Goslar, Köslinerstr. — *31. 5. 07 Celle. — **A:** 32 Göttingen. — **Prom:** 32 ebd. —

Hab: 42 ebd. — **F:** Chir. — **V:** 32–33 Pathol. Inst. Landeskrhs. Braunschweig (W. H. Schultze), 33–50 Göttingen (Stich, Hellner). — **B:** Angebor. Verbieggn. u. Pseudarthr. d. Unt.schenkels (mit Eysholdt), in: Erg. d. Chir. u. Orthop., 36/1950. — Op. u. chir. Eingr. an d. unt. Extremität (mit Stich), in: Hdb. d. Fehler u. Gefahren b. chir. Eingr. (Stich u. Bauer), 3. u. 4. Aufl. Jena 1954/58. — **P:** Eierstockgeschwülste m. Vermännlichg., Diss., Virchows Arch. 287. — Verfahren u. Nachbhdlg. b. d. Unfruchtbarmachg. d. Mannes unt. Berücksichtigg. d. Doppelbildg. d. Samenleiter, Bruns' Beitr. klin. Chir. 164/1936. — Sark. d. Gallenblase, Z. Krebsforsch. 1936. — Hodenbefunde b. Verschluß d. Samenwege usw., Zbl. Chir. 1938. — Unt.suchg. z. Ausbildg. d. Kollateralkreislaufs nach Schlagaderausschneidg. usw. (mit Wille-Baumkauff), Bruns' Beitr. klin. Chir. 172/1941. — Zwerchfellbr. hinter d. Brustbein usw., Arch. klin. Chir. 202/1941. — Haemangiome periph. Nerven, Bruns' Beitr. klin. Chir. 175/1942. — Anat. u. exp. Grundlagen d. chir. Bhdlg. d. Zeuggs.unfähigkt., Habil.-Schr., ebd. 173/1942. — Ellenbogengelenknahe Ob.armbr. b. Kinde (mit Vorwerk), ebd. 177/1948. — Refrakt. i. Kindesalter, Chirurg 1948. — Anzeigestellg. op. Eingr. b. Hermaphroditism., Langenbecks Arch. klin. Chir. 261/1948. — Rückop. nach op. Samenwegssperre, Zbl. Chir. 1949. — Exp. Üb.-lastgs.schäden d. Röhrenknochens (mit Rehbein), Langenbecks Arch. klin. Chir. 263/1949. — Klin. u. Begutachtg. d. Quadricepssehnenrisse, Bruns' Beitr. klin. Chir. 179/1949. — Hypospadie u. Hermaphroditism., Chirurg 1950. — Bhdlg. örtl. Thorotrastschäden, ebd. 1950. — Unt.suchgn. z. Wirkg. v. Albumin u. Blutkonserve b. chir. Eingr. (mit Rost), Bruns' Beitr. klin. Chir. 184/1952. — Knochenbr.bhdlg. i. Kindesalter, Hefte Unfhlkd. 52/1955.

Bufe, Werner, Chefarzt d. chir. Abt. Ev. Krhs., 585 Hohenlimburg. — *3. 3. 07 Ohlau/Schles. — **A:** 34. — **Prom:** 33. — **F:** Chir. — **V:** 33–34 Univ.-Hautklin. Rostock (Brill), 34 Med. Univ.-Klin. ebd. (Curschmann), 34–35 Priv.-Frauenklin. ebd. (Büttner), 35–36 Pathol. Inst. ebd. (Fischer), 36–45 Chir. Univ.-Klin. ebd. (v. Gaza, Gissel u. Lehmann), zwztl. 40–45 Kriegsdienst. — **P:** Symptomatol.. Diagn. u. Therap. d. Lungenca.. Diss. — Nicht rupturierte, interstit. Schwangerschaft m. Ausgg. i. Blutmolenbildg., Zbl. Gynäk. 1935. — Fruchtwasseraspirat. u. ihre Auswertg. als Todesursache, Z. Geburtsh. 1936. — Häufigkt. d. Cysten i. Ovar als Zufallsbefd. b. Sekt., Zbl. Gynäk. 1937. — Ulcus duodeni m. Verblutg. b. e. 4 j. Kind, Chirurg 1937. — Isol. Verletzgn. d. Halsrückenmarkes m. bes. Berücksicht. d. Hämatomyelie, Mschr. Unfhlkd. 1937. — Diagn. d. Geschwülste d. Sympathicus, Dtsch. Z. Chir. 250/1938. — Bhdlgs.erg. d. Unt.armfrakt., ebd. 251/1939. — Exp. Grundl. d. Leichtmetallverletzgn., ebd. 252/1939. — Therap. d. Leichtmetallverletzgn., Mschr. Unfhlkd. 1940. — Organschädiggn. d. Vit.-D-Stoßbhdlg., Mschr. Kinderhk. 1941. — Haut- u. Schleimhautschäden b. d. Bearbeitg. d. Duralbleche, Med. Klin. 1942. — Klin. u. pathol.-anat. Bild d. Calcinosefaktorvergiftg., Dtsch. Z. Chir. 256/1942. — Diff.diagn. d. gasbild. Infekt., Med. Klin. 1943. — Druckdifferenzverfahren i. d. Feldchir. unt. Anwendg. d. Üb.druckzusatzgerätes z. Sauerstoffbhdlgs.gerät, Chirurg 1943. — Bedeutg. d. Rö.-spektrograph. f. d. med. Forschg., Strahlentherapie 1949. — Neues Rö.gerät, Chirurg 1949. — Probl. d. Lymphadenopathia mesenterialis, Bruns' Beitr. klin. Chir. 179/1950. — Bhdlg. d. Magen-Zwölffingerdarmgeschwürs m. Rö.str., Strahlentherapie 1952. — Heut. Stand d. Leichtmetallverletzgn., Aluminium 1952. — Metall u. Gewebe, Werkstoffe u. Korrosion 1953.

Buff, Hans-Ulrich, Prof., Dir. d. Chir. Univ.-Klin. B i. Kantonspit., Rämistr. 100, CH-8006 Zürich/Schweiz. — Fragebogen 1968 nicht beantwortet.

Buhl, Winfried, 1. Oberarzt d. chir. Abt. Krhs. Schleswig, 2380 Schleswig. — *8. 9. 21 Großschönau. — **A:** 47 Schwerin. — **Prom:** 45 Tübingen. — **F:** Chir.

Bumm, Hans-Walter, Facharzt f. Chir., Oberarzt St. Bernwardskrhs., 32 Hildesheim, Treibestr. 9. — *7. 1. 31 Berlin. — A: 56 Düsseldorf. — Prom: 56 ebd. — P: Lebervergrößerg. b. ven. Üb.druck (mit Henschel), Virchows Arch. 331/1958. — Akute autodigest.-trypt. Pankreatitis (mit Wolte), Chirurg 1961. — Erfassg. u. Bhdlg. d. akut., autodigest.-trypt. Pankreatitis (mit Wolte), Landarzt 1962. — Schnell-Methode z. Bestimmg. d. Harndiastase (mit Wolte), Chirurg 33. — Allenthesen z. op. Bhdlg. v. Frakt. i. Bereich d. Trochantermassivs (mit Dürr, R.Helms), ebd. 1965. — Akute Pankreatitis, Erscheings- u. Verlaufsform, Späterg., Ber. üb. e. Krankengut v. 144 Fällen (mit Dressler), ebd. — Schnelldiagn. u. Therap. d. akut. Pankreatitis. Vortr. Berliner Chir. Ges. 1965, Berliner Med. 1965. — Seltene Beobachtg. v. Unverträgl.kts.erscheingn. gegenüb. d. Fermentinaktivatorpräparat Trasylol (mit Hindermann, Dürr u. Dressler), Langenbecks Arch. klin. Chir. 1966.

Bungart, Heribert, Chefarzt d. Chir. Abt. d. St. Bernhard-Hosp., 4132 Kamp-Lintfort, Bürgermeister-Schmelzing-Str. — *21. 10. 24 Köln. — A: 52 Köln. — Prom: 54 Düsseldorf. — F: Chir. — V: 52–54 Inn. Klin. d. Städt. Kr.anst. Krefeld (Sack), 54–55 Pathol. Inst. Duisburg (Eickhoff), 55–64 Düsseldorf (Derra), 65–67 St. Franziskus-Hosp. Münster (Hoeltzenbein). — B: Duplikaturen d. Verdauungs.-traktes, Fehlentwicklgn. d. Ductus omphaloentericus, Urachusfisteln u. Urachuszysten, in: Kremer, Chir. Bhdlg. d. angeb. Fehlbildgn., Thieme 1961. — P: Untersuchgn. an Schilddrüsen v. Hirschen aus freier Wildbahn, Frankf. Z. Path. 1955. — Beitr. z. Frage d. Schilddrüsenregenerat., ebd. 1956. — Magendivertikel, Zbl. Chir. 1959. — Meckel'sche Divertikel u. ihre Komplikat., ebd. — Chir. Bhdlg. d. Oesophagusdivertikel, ebd. 1962. — Duplikaturen d. Verdauungstraktes, ebd.

Bunz, geb. Rudigkeit, Edith, Fachärztin f. Chir., prakt. Ärztin, 8052 Moosburg, Breitenbergstr. 3. — *5. 9. 12 Grotken/Ostpr. — A: 39 Königsberg. — Prom: 4C ebd. — F: Chir. — V: 39–45 Städt. Kr.anst. Königsberg (Hoffheinz).

Bunz, Max, Chefarzt d. Krskrhs., 8052 Moosburg. — *18. 10. 13 Regensburg. — A: 39 Tübingen. — Prom: 39 ebd. — F: Chir. — V: 39–45 Kriegsdienst, 45–51 Ass.-Arzt u. Oberarzt d. Krhs. d. Barmherzigen Brüder Regensburg (Ritter).

Burchard, Günter, Chefarzt d. chir. Abt. Ev. Krhs. Bethesda, 205 Hamburg 80, Glindersweg 80. — *21. 3. 20 Duisburg-Hamborn. — A: 48 Kiel. — Prom: 50 ebd. — F: Chir. — V: 48–49 Pathol. u. Bakt. Inst. Städt. Kr.anst. Wuppertal-Barmer (Miller), 49–50 Med. Klin. Städt. Ferdinand-Sauerbruch-Kr.anst. Wuppertal-Elberfeld (Klee), 51–64 Chir. Klin. ebd. (Reimers).

Burchhardt, Heinrich, Leit. Arzt d. chir. Abt. Krhs. ,,Maria-Trost'', 4433 Borghorst/Westf., Haselstiege 6. — *22. 3. 17 Wesel. — A: 44 Köln. — Prom: 44 ebd. — F: Chir. — V: 45–55 St. Elisabeth-Krhs. Köln-Hohenlind (Eichhoff), 51 inn. Abt. ebd. (Schürmeier).

Burckhart, Theodor, Prof., Chefarzt d. chir. Abt. u. Ärztl. Dir. d. Stadtkrhs., 609 Rüsselsheim, August-Bebel-Str. — *19. 1. 16 Bad Homburg. — A: 40 Frankfurt a. M. — Prom: 41 ebd. — Hab: 49 Mainz. — F: Chir. — V: Frankfurt a. M. (Schmieden), Mainz (Peiper), ebd. (Brandt).

Burkart, Werner, Chefarzt d. chir. Abt. Veronika-Klin., 7 Stuttgart-O, Hansheidestr. 49. — *21. 11. 06 Eislingen/Fils. — A: 31 Stuttgart. — Prom: 30 Tübingen. — F: Chir. — V: Pathol. Tübingen (Dietrich), Gynäk. Marienhosp. Stuttgar' (Stemmer), Inn. Med. Städt. Krhs. Ulm (Varel), 31–35 Marienhosp. Stuttgar' (Reichle), 35 Oberarzt d. Städt. Krhs. Augsburg (Haecker), 36–40 Oberarzt d. Marienhosp. Stuttgart (Reichle), 40–45 Chefarzt d. chir. Abt. Robert Bosch Krhs ebd., 46–58 Chefarzt d. chir. Abt. Versorggs.krhs. ebd. — P: Eine techn. Erweiterg d. Zielvorrichtgs.gerätes, Chirurg 1934. — Eunarcon, e. neues Nark.mittel, ebd. 1935

— Erfahrungn. i. d. konservat. u. op. Bhdlg. d. lumbal. Bandscheibenprolapses, ebd. 1959.

Burkert, Siegfried, Primar. am Wilhelminenspit., Floridsdorfer Hauptstr. 12/3, A-1210 Wien 21/Österr. — Fragebogen 1968 nicht beantwortet.

Burkhardt, Edith, Leit. Ärztin d. Rehabilitat.zentrums, X 901 Karl-Marx-Stadt 1, Johannes-R.-Becher-Str. 47. — *24. 5. 25 Erfurt. — **A:** 51 Jena. — **Prom:** 54 Halle. — **F:** Chir. u. Urol. — **V:** 53–60 Med. Akad. Erfurt (Schwarz), 60–61 ebd. (Becker), 62 ebd. (Usbeck). — **B:** Farbtonfilm: Rolle d. Arbeitstherap. b. d. Rehabilitat. v. Handgeschädigten. — **P:** Klin. Erfahrgn. m. Perlon als Nahtmaterial, Zbl. Chir. 1955. — Unsere Erfahrgn. i. d. Bhdlg. v. Verbrenngn., ebd. 1960.

Burkhardt, Gerhard, Prof., Chefarzt d. chir. Abt. d. Kr.anst., X 8250 Meißen, Hospitalstr. 2. — Fragebogen 1968 nicht beantwortet.

Burkhardt, Hans, OMR, Chefarzt d. chir. Abt. u. leit. Arzt d. Krskrhs., 729 Freudenstadt. — *19. 11. 11 Hopfau/Horb. — **A:** 36 Tübingen. — **Prom:** 36 ebd. — **F:** Chir. — **V:** 36 Tübingen, 37–40 Krskrhs. Freudenstadt (Bubenhofer), 40–49 Kriegsdienst u. Gef.schaft., 49–52 Krskrhs. Freudenstadt (Usadel).

Burkhardt, Volkmar, Chefarzt d. zentr. Anaesth.-Abt. Krhs. Leninstr., X 901 Karl-Marx-Stadt 1. — *1. 6. 25 Jena. — **A:** 52 Jena. — **Prom:** 52 ebd. — **F:** Anästh. u. Chir. — **V:** 58 Med. Akad. Erfurt (Schwarz), 61 ebd. (Endres). — **P:** Inactin u. Trapanal i. versch. Nark.anwendgn., Zbl. Chir. 1954. — Einige Erfahrgn. m. Hyaluronidase i. d. Chir., ebd. 1956. — Bhdlg. subcapit. Humerusfrakt., Dtsch. Gesd.-Wes. 1959. — Bhdlg. v. Frakt. m. Piacryl- u. Igamid B-Stiften, Zbl. Chir. 1960. — Erfahrgn. i. d. Bhdlg. v. Verbrenng., ebd. — Folgen e. versehentl. intraart. Injekt. v. Basinarkon an d. ob. Extremität, ebd. — Humerusschaftproth. aus Piacryl u. Igamid B als Knochenersatz i. Tierexp., ebd. 1961. — Zweiseit. dopp. Schipperfrakt., ebd. — Bhdlg. d. Luxat. frakt. d. ob. Sprunggelenkes, ebd. — Erfahrgn. m. Miramid B S 1 als Knochenbolzen, Langenbecks Arch. klin. Chir. 298/1961. — Aceotrope Gemisch i. d. Kinder - u. Säuglgs.Anaesth., Anaesthesia 717/1966.

Burmeister, Heinz K. A. H., Prof., OMR, Dir. d. Chir. Klin. Bez.krhs. Altstadt, X 301 Magdeburg. — *27. 5. 20 Wiek/Rügen. — **A:** 48 Greifswald. — **Prom:** 49 ebd. — **Hab:** 54 Berlin. — **F:** Chir. u. Neurochir. — **V:** 48–49 Greifswald (Felix), 49–50 Krskrhs. Hagenow (Neumann), 50–62 Charité Berlin (Felix). — **P:** Reflekt. ausgelöste Zwischenfälle b. Anästh. u. Eingr. am Hals unt. bes. Berücksicht. d. klin. Bedeutg. d. Karotissinus, Zbl. Chir. 1952. — Klin. u. Bhdlg. d. Riesenstrumen, Bruns' Beitr. klin. Chir. 185/1952. — Klin. Beitr. z. Struma maligna m. Knochenmetastasierg., Zbl. Chir. 1952. — Transitor. Diabetes mellitus- u. Insipidussyndr. nach Hypophysenop. weg. eosinophil. Adenoms, Ärztl. Wschr. 1953. — Unt.suchgn. üb. d. Resorpt. v. Eiweiß u. Fett nach total. Magenentferng. (mit Steingräber), Z. inn. Med. 1953. — Gr., nichtparasit. Milzcyste i. Kindesalter, Zbl. Chir. 1953. — Lipoblast. Sarkomatose, Bruns' Beitr. klin. Chir. 188/1954. — Exp. Unt.suchgn. z. chem. Bhdlg. d. Kammerflimmerns, Wiss. Z. Humboldt-Univ. Berlin 1954/55. — Turmschädel u. seine Bhdlg., Z. ärztl. Fortbild. 1955. — Geg.wartsfragen d. Neurochir., Dtsch. Gesd.wes. 1955. — Exp. Beitr. z. direkt. Massage d. Herzens, Langenbecks Arch. klin. Chir. 281/1955. — Exp. Beitr. z. Bhdlg. d. Kammerflimmerns d. Herzens b. Defibrillat. m. chem. Mitteln, ebd. — Tierexp. Unt.suchgn. z. Bhdlg. d. Kammerflimmerns d. Herzens m. elektr. Defibrillat., ebd. — Exp. Unt.suchgn. z. Bekämpfg. d. Asystolie d. Herzens nach Luftembolien, ebd. 283/1956. — Bhdlg. d. Kammerflimmerns d. Herzens, Zbl. Chir. 1956. — Mim. Gesichtskrampf. aus d. Blickfelde d. Chir., Ärztl. Wschr. 1956. — Unfallbegutachtg. v. Hirngeschwülsten, Dtsch. Gesd.wes. 1956. — Chir. d. Hirngeschwülste, ebd. — Chir. d. Rückenmarksgeschwülste, ebd. — Bhdlg. d. Schädel-Hirnverletzgn., Ärztl. Wschr. 1957. — Bhdlg. v. Herzstillstand u. Kammerflimmern, ebd. — Fehler u. Gefahren i. d. Bhdlg. v. Herzstillstand u. Kammerflimmern, Zbl. Chir. 1957. — Wirkgs.faktoren u. Wirksamkt. d. direkt. Herzmassage, Thoraxchir. 1957. — Geschloss. Hirnverletzgn., Dtsch. med. J. 1957. — Profuse „zentrogene" Magen-Darmblutgn., Ärztl. Wschr. 1957. — Chir. d. prim. retroperiton. Geschwülste, ebd. 1958. — Chir. Bhdlg. intracerebral. „apoplekt." Blutgn., Dtsch. Gesd.wes. 1958. — Chir. d. Magen-Darmblutgn., Z. ärztl. Fortbild. 1958. — Geschloss. Hirnverletzgn., ebd. — Chir. Unfallbegutachtg., Dtsch. Gesd.wes. 1959. — Erfahrgn. m. d. vertical. Craniotom. z. Bhdlg. prämatur. Synostos. d. Schädels, Chirurg 1959. — Ventricule-cysternostomia anterolateralis, e. modifiz. Ventrikeldrainage, Acta neurochir. 1959. — Frontobasale Schädelverletzgn., Dtsch. Gesd.wes. 1959. — Späterg. nach Turmschädelop. unt. bes. Berücksicht. mögl. Wiederverknöcherg. d. Craniotom., ebd. 1960. — Erfahrgn. üb. op. behand. Craniosynostos., Z. ärztl. Fortbild., Sonderh. 1960. — Trigeminusneuralg., Beobachtgn. u. Erfahrgn. anhand v. 730 chir. behand. Kranken, Langenbecks Arch. klin. Chir. 295/1960. — „Symptomat." Trigeminusneuralg. b. intracran. Geschwülsten, Zbl. Neurochir. 1960. — Einige Besonderh. b. intracran. Massenblutgn., Zbl. Chir. 1961. — Chir. d. Fehlbildgn. d. Schädels, ebd. 1962. — Intra- od. extradural. Duraverschluß b. frontobasal. Schädelverletzgn., ebd. — Typenwandel i. Recidivgeschwülsten nach Exstirpat. e. parasagittal. Meningeoms (mit Wendt), Zbl. Neurochir. 1962. — Erfahrgn. m. lyophilis. Dura mater, ebd. — Beurteilg. d. Commotie cerebri u. gedeckt. Schädel-Hirnverletzgn. v. chir. Standpunkt, Dtsch. Gesd.wes. 1963. — Trigeminusneuralg. u. Augenstörgn. nach chir. Bhdlg., Z. ärztl. Fortbild., Sonderh. 1963. — Erweiterg. d. Wirbelkanals i. lumbosakral. Bereich u. ihre Bedeutg. f. d. Chir., Zbl. Chir. 1963. — Aneurysmat. Knochencysten d. WS, Chirurg 1964. — Reoperat. an d. Gallenwegen, Dtsch. Gesd.wes. 1967.

Busch, Helmut, Abt.vorsteher d. Bluttransfus.dienstes d. Univ.-Klin., 2 Hamburg 20, Martinistr. 52. — *7. 7. 21 Wilster/Holst. — A: 45. — **Prom:** 45 Greifswald. — **V:** 45–49 Physiol.-chem. Inst. Greifswald, Mencke-Stift Wilster/Holstein, 49–64 Hamburg-Eppendorf. — **P:** Entwicklg. d. Bluttransfus.wesens i. Deutschland u. Erfahrgn. m. d. Üb.tragg. konserviert. Blutes, Zbl. Chir. 1950. — Blutkonservierg., ihre Entwicklg. u. ihre prakt. Bedeutg., Kältetechnik, Sonderh. — Statist. Unt.suchgn. z. Probl. d. Nachreakt., Bibl. haemat. 1955. — Erworb. tertiäre Knochensyphilis, Therap. Gegenw. 1955. — Gefährdet d. Therap. m. kolloidal. Plasmaersatzmitteln d. Pa⸱.?, ebd. — Drainage d. Thorax m. Kunststoffschläuchen, Chirurg 1956. — Sauerstoffanreicherg. v. Blutkonserven f. d. intraart. Transfus., ebd. — Intra- u. postop. Blut- u. Flüssigkts.therap., Fortschr. Kiefer- u. Ges. Chir. 1959. — Erfahrgn. m. d. Anwendg. d. tiefgekühlt. homolog. Corticalisspans, Chirurg 1960. — Mech. Erythrozytenresistenz u. Blutspende, Bibl. haemat. 1960. — Hämolyse u. Plasmaeiweißkörper unt. bes. Bedinggn. d. Chir. (mit Giebel), ebd. — Blutgerinngs.unt.suchgn. nach Transfus. v. konserviert. Blut (mit Thies), Österr. Mheft ärztl. Fortbild. 1962. — Vergebl. op. Analfisteln als soz. Probl., ebd. 1963. — Beobachtgn. an gewaschenen Erythrozytenkonzentraten (Kaliumdiffus. u. Hämolyse) (mit Hartmann), Ärztl. Labor 1964. — Neue Erkenntnisse üb. d. Pathogenese u. Prophylaxe d. Platzbauches (mit Thies, Koch u. Wendeburg), Med. Welt 1967. — Dokumentat. u. Identitätssicherg. vor d. Blutüb.-tragg., Münch. med. Wschr. 1967. — Mögl.ktn. e. Univ.-Bluttransfus.dienstes, Ärztl. Labor 1967. — Postop. Komplikat. durch erworb. Faktor-XIII-Mangel (mit Thies u. Koch), Fol. Haemat. 1967.

Busche, Albert, Facharzt f. Chir., Durchgangsarzt, 3203 Sarstedt, Weichstr. 1. —
*8. 7. 20 Schliekum/Hildesheim. — A: 50 Hannover. — Prom: 50 Göttingen. — F:
Chir. — V: 50 Städt. Krhs. Hildesheim (König), 51–53 Krskrhs. Springe (Meyer,
Schau), 54–58 Friederikenstift Hannover (Wollermann), 58–60 Kinderheilanst.
ebd. (Kastein), 60–66 Oberarzt d. DRK Krhs. Springe (Schau).

Buschey, Fritz, Chefarzt d. chir. Abt. Ev. Krhs., 463 Bochum-Linden. — *8. 8.
09 Bochum. — A: 34 Bochum. — Prom: 35 Münster. — F: Chir. — V: 34 inn. Abt.
Augusta Kr.anst. Bochum (Böhme), 35–46 Knappschaftskrhs. Bochum-Langendreer (Friedemann, Nestmann, Rahn).

Bushe, Karl-August, Prof., Leiter d. Neurochir. Univ.-Klin., 34 Göttingen. —
*16. 12. 21 Göttingen. — A: 45 Berlin. — Prom: 45 Göttingen. — Hab: 56 ebd. —F:
Neurochir. — V: 45–49 Chir. Univ.-Klin. Göttingen (Hellner), 54 Nervenklin. ebd.
(Ewald), Max-Planck-Inst. f. Hirnforschg. ebd. (Kornmüller), ab 49 neurochir. Abt.
Chir. Univ.-Klin. ebd. (Okoneck), 59 Neurosurg. Dept. Royal Inf. Edinburgh (Dott,
Gillingham), Neurosurg. Dept. Royal Salford Hosp. ebd. (Guthkelch). — B: Neurochir. (mit Deftereos u. a.), in: Chir. d. Gehirns u. Rückenmarks i. Kindes- u. Jugendalter (Bushe u. Glees), Hippokrates 1968. — P: Geschichte d. perniciös. Anämie, Diss.
1949. — Gesichtspunkte f. d. Bhdlg. d. Schienbeinkopfbr. (mit Rehbein), Chirurg
1949. — Beitr. z. Biol. d. Geschwülste, Bruns' Beitr. klin. Chir. 179/1949. — Verschraubg. d. Schienbeinkopfbr., (mit Rehbein), ebd. 180/1950. — Bandscheibenvorfall u. Halsmarkquetschg., (mit Trostdorf), Zbl. Neurochir. 1953. — Gasbrandinfekt. d. Kopfschwarte; Gasbrand d. Hirns u. seiner Häute, ebd. 1954. — Wert
d. Hirnstrombildes f. d. Diagn. d. epidur. Hämatoms, Chirurg 1954. — Techn. d.
vegetat. Blockade b. neurochir. Op., Acta Neurochir. (Wien), Suppt III, 1955. —
Subdur. Blutgn. u. Ergüsse i. Säuglingsalter, Dtsch. med. Wschr. 1956. — Beobachtgn. e. Diplomyelia cervicalis m. seitl. Aussprossg. e. Rückenmarkrudiments,
Bruns' Beitr. klin. Chir. 192/1956. — Cerebr. Simultan-Seiren-Angiograph. i.
70 x 70 mm Format (mit Poppe u. Gaca), Fortschr. Röntgenstr. 84/1956. — Subdural Haemorrhaga and 'Effusions in Infants, German Medical Monthly, Vol. II,
1957. — Krampferregend. Eigenschaften d. Penicillins b. unmittelb. Einwirkg. auf
d. nerv. Substanz (Auszug aus Habil. Arbeit), Acta Neurochirurgica 1957. —
Beitr. z. Frage ,,Meningeomentstehg. durch Trauma", Hefte Unfhlkd. 56/1958.
— Übersicht üb. d. Eigng. u. Wirkg. parenter. Penicillin-Gaben u. anderer Antibiotica b. bakter. Infekt. d. ZNS, Med. Klin. 1958. — Topostasinschaum z. örtl. Blutstillg. b. Hirnop., Chirurg 1959. — Diff.diagn. d. einseit. Exophthalmus, Klin.
Mbl. Augenheilk. 1959. — Wiss. Ber. üb. d. Forschgs.reise nach Manchester/Eng-
land u. Edinburgh/Schottland an d. Dtsch. Forschungsgemeinschaft Bad Godesberg, Kenn-Wort: ,,Kinder-Neurochir." u. ,,Stereotaxie", 1959. — Halothan-
Nark. unt. bes. Berücksicht. hirnchir. Eingr. (mit Stoffregen), Anaesthesist
1960. — D. einseit. Exophthalmus, Fortschr. Med. 78/1960. — Regenerat. ausgedehnt. traumat. u. op. Knochenlücken d. Schädels, Zbl. Neurochir. 1961. — Bhdlg.
d. vegetat. Störgn. b. schweren Schädelhirnverletzgn., Niders. Ärzteblatt 1961. —
Wandel in d. Diagnost. u. Therap. b. d. Subarachnoidalblutg. u. b. Apoplex, ebd. —
Schädel-Hirn-Verletzgn. durch verschied. Bolzenschußapparate, Chirurg 1961. —
Anwendg. d. Wärmeaustauschers v. Herz-Lungen-Maschinen z. Erzeugg. tief. Hypo-
thermie f. d. Versorgg. intrakran. Aneurysmen (mit Stoffregen u. Hoffmeister),
Langenbecks Arch. klin. Chir. 301/1962. — Chir. Bhdlg. v. Radialisschädiggn. b.
Oberarmfrakt. (mit Fuchs), ebd. — Diagn. u. Bhdlg. zerebr. Gefäßkrankhtn., Med.
Mitt. 1963. — Heut. Stand d. op. Bhdlg. zerebr. Gefäßprozesse, Hippokrates 1963.
— Erste Hilfe b. Schädelverletzgn., Landarzt 1963. — Fortschr. d. Neurochir. i.

Deutschland i. d. letzten Jahren, Anglo-German Medical Review 2/1964. — Rük kenmarksverletzgn. unt. bes. Berücksicht. d. Frühbhdlg., Langenbecks Arch klin. Chir. 313/1965. — Frühbhdlg. d. traumat. Paraplegie, Hefte Unfhlkd. 87/1965 — Nichtpathol. intrakran. Verkalkgn. (mit Bruch u. Gregl), Fortschr. Röntgenstr 1965. — Op. Freilegg. d. mittl. Schädelgrube u. d. Porus acusticus int. z. Bhdlg interlabyrinthärer Läsionen d. Nervus Facialis (mit Miehlke), Chir. plast. et re constr. 3/1967. — Umfang u. Aufgaben d. Faches Neurochir., Landarzt 1967. — Wiss. Film „Op. e. Subarachnoidalcyste b. e. 6 Monate alten Säugling" (mit Gaca) Ausgezeichnet m. d. Silbermedaille b. d. wiss.internat. Filmfestspielen in Cannes 1959.

Busse, Arthur W. R., Chefarzt u. Ärztl. Dir. a. D., 1 Berlin 19, Nehringstr. 19. — *13. 11. 94 Czarnikau/ehem. Posen. — **A:** 20 Berlin. — **Prom:** 20 ebd. — **F:** Chir. — **V:** 20–24 Krskrhs. Lichterfelde (Riese), 24–28 Jena (Guleke), 28–34 Oberarzt d Graf-Botho-Schwerin-Krhs. Lichterfelde (Keysser), 34–45 Ärztl. Dir. u. Chefarz d. chir. Abt. Erwin-Liek-Krhs. Berlin-Reinickendorf.

Busse, Ernst, Prof., Facharzt f. Chir. u. Urol., Chefarzt d. chir. Abt. Krs.- u Stadtkrhs., 446 Nordhorn. — *16. 7. 07 Probstzella/Thür. — **A:** 34 Weimar. — **Prom** 35 Jena. — **Hab:** 39 ebd. — **F:** Chir., Urol. u. Neurochir. — **V:** 34–50 Jena (Guleke) ab 39 Oberarzt ebd., 50–52 Ärztl. Dir. d. Städt. Kr.anst. Eisenach, Chefarzt d. chir u. neurochir. Abt. ebd.

Bussebaum, Günter, Facharzt f. Chir., Orthop., Chefarzt d. Krskrhs., 880 Schillingsfürst. — *29. 7. 10 Karlsruhe. — **A:** 34 Halle/Saale. — **Prom:** 34 ebd. — **F:** Chir. u. Orthop. — **V:** 34 Med. Univ.-Klin. Leipzig (Morawitz), Chir. Univ. Klin. ebd. (Payr), 35–39 Frankfurt a. M. (Schmieden), 39–45 Kriegsdienst, 45–4 Ass. u. Oberarzt d. Klin. f. Chir. u. Orthop. Prof. Dr. F. Loeffler Halle/Saale, at 49 Chefarzt d. Krskrhs. Schillingsfürst. — **P:** Beitr. z. Entstehg. u. Bhdlg. d. Gang lien d. fibularen Meniskus, Chirurg 1950. — Chron. unspezif. Synovitis d. Kniege lenks, Zbl. Chir. 1951.

Bussl, Otto, Med.-Dir., Chefarzt d. Krskrhs., 8595 Waldsassen. — *8. 8. 1 Straubing. — **A:** 41 München. — **Prom:** 41 ebd. — **F:** Chir. — **V:** 41–45 Kriegs· dienst, 45–54 Stadtkrhs. Landshut (Schwaiblmeir, Zschau), ab 48 Oberarzt ebd.

Bußmann, Johann Friedrich, Wiss. Ass. d. Chir. Klin. Klinikum Mannheim d Univ. Heidelberg, 68 Mannheim 1, Theodor-Kutzer-Ufer. — *21. 2. 33 Weener, Ems. — **A:** 62. — **Prom:** 60 Freiburg i. Br. — **F:** Chir. — **V:** 60 Med. Univ.-Klin Freiburg i. Br. (Heilmeyer), 60–61 Med. Univ.-Poliklin. ebd. (Sarre), 61–62 chir u. gynäk. Abt. Gemeindekrhs. Murnau/Obb. (Teschemacher), 62–66 Kr.anst. Kre feld (Schega), ab 66 Klinikum Mannheim (Oberdalhoff). — **P:** Unt.suchgn. üb. d Beziehgn. zw. Milz u. Knochenmark b. Ratten m. Hilfe e. Knochenmarksfunkt. prüfg. (mit Weinreich u. Mappes), Z. exper. Med. 1960. — Klin. Unt.suchgn. üb d. Verwertg. infundiert. Aminosäuren (mit Träbert), Langenbecks Arch. klin. Chir 316/1966. — Verhalten d. ß-Lipoproteide, d. verestert. Fettsäuren u. d. Ges.cho· lesterins i. Serum unt. parenteral. Zufuhr v. Lipofundin. Symp. Int. Soc. Parentera Nutrition 1966, Pallas Lochham/München 1967. — Parenteral. Ernährg. i. d. Chir (mit Schega u. Träbert), Dtsch. med. Wschr. 1967.

Buthner, Stefan, Leit. Arzt d. chir. Abt. Krhs. Silbersee Hannover-Langenha· gen, Praxis: 3000 Hannover, Volgersweg 40. — *25. 1. 13 Andrychow. — **A:** 4 Hannover. — **Prom:** 48 Göttingen. — **F:** Chir. — **V:** 47–50 Göttingen (Hellner) 51–55 Landhausklin.-Hannover (Martens).

Butzengeiger, Otto, Prof., em. Chefarzt d. Krhs. St. Marienheim, 56 Wuppertal Elberfeld, Derner Weg 28. — *20. 4. 85 Absberg/Franken. — **A:** 09. — **Prom:** 09. —

F: Chir. — V: 10 Med. Univ.-Klin. Erlangen (Penzoldt), 11–12 Landeshosp. Pader-
born (Flörcken), 12–15 Städt. Kr.anst. Wuppertal-Elberfeld (Nehrkorn). — P:
Genese d. Kiefercsyten, Diss. — Prim. Appendix-Ca., Zbl. Chir. 1911. — Stirn-
hirnabszeß, Münch. med. Wschr. 1911. — Exp. Ecksche Fistel am Hund, Z. exper.
Biol. 1912. — Unt.suchgn. ü. d. Dura mater, ebd. — Appendixca., Dtsch. Z. Chir.
118. — Luftfüllg. d. Nierenbeckens, Zbl. Chir. 1921. — Bhdlg. d. Thrombose m.
Blutegeln, Dtsch. med. Wschr. 1924. — Pyloromyotomie, Zbl. Chir. 1925. —
Arbeiten üb. Avertin-Nark., Dtsch. med. Wschr. 1927, Arch. klin. Chir. 148/1927 u.
152/1928, Med. Klin. 1928, Zbl. Chir. 1929, Chirurg 1949. — Ätiol. u. Therap. d.
Thrombose, Dtsch. med. Wschr. 1931. — Ausscheidgs.urograph. d. subcut. Abrodil-
Infus., Röntgenpraxis 1931. — Thromboembolie, Arch. klin. Chir. 1931. — Diagn.
u. Therap. d. weibl. Genitalca., Allgem. Zentralztg. 1932. — Praeop. Vorbhdlg. d.
hyperthyr. Strumen, Zbl. Chir. 1951.

C

Caglar, Ahmet Nejat, Oberarzt am Städt. Krhs., 5930 Hüttental-Weidenau. *
Calwer, Paul, Facharzt f. Chir., Reg. Med.-Dir., 8 München 90. St. Magnusstr.
21. — *26. 11. 03 Absberg/Mfr. — A: 30 München. — Prom: 32 ebd. — F: Chir. —
V: 30–32 I. Med. Klin. München (v. Romberg), 32–33 Pathol. Inst. ebd. (Borst),
33–36 Chir. Univ.-Poliklin. u. Maria-Theresia-Klin. ebd. (Lebsche), 36–38 Chir. Abt.
Heeres-Standort-Lazarett München (Wachsmuth), 39–50 Kriegsdienst u. Gef.-
schaft, 50–51 Wiederherstellgs.chir. Caritasspit. Schloß Fürstenried (Lebsche),
ab 51 Chir. Praxis München u. ärztl. Sachverständiger d. Soz.gerichtes u. Landes-
soz.gerichtes ebd., ab 59 Bay. Staatsministerium f. Arbeit u. soz. Fürsorge bzw.
unt. d. Bay. Staatsministerium d. Finanzen als ärztl. Sachverständiger abgeordnet
z. Bay. Landesentschädiggs.amt, zuletzt als Reg. Med.-Dir. — P: Plexus lumbosacralis e. Sympus monopus u. e. sireniformen Mißbildg., Diss. — Weckamine b. d.
Versorgg. v. Verwundeten u. Kampfstoff-Versehrten, Dtsch. Militärarzt 1938.

Carl, Helmut, Chefarzt d. Chir. Klin. d. Bez.-Krhs., X 4502 Dessau-Alten, Auenweg 38. — Fragebogen 1968 nicht beantwortet.

Carstensen, Erhard, Prof., Ärztl. Dir. d. Krhs. Mühlenberg d. LVA Schleswig-
Holst., 2427 Malente/Holst. — *16. 12. 21 Nordstrand. — A: 50 Kiel. — Prom: 50
ebd. — Hab: 60 Hamburg. — F: Chir. — V: 50–52 I. Med. Univ.-Klin.
Hamburg-Eppendorf, 52–63 Chir. Univ.-Klin. ebd., 58 Handchir. Zentrum
Göteborg/Schweden, 60 Kinderchir. Klin. Zürich. — B: Infus.therap. u.
parenterale Ernährung i. d. Chir., Schattauer 1964. — Kompendium d. prä-
u. postop. Therap. (mit Lindenschmidt), Thieme 1966. — P: Angebor. umschrieb. Riesenwuchs, Ärztl. Wschr. 1952. — Papierelektrophoret. Unt.suchgn. an
Organen u. Seren v. Ca.kranken, Ärztl. Forsch. 1955. — Unfallstatistik aus d.
Chir. Univ.-Klin. Hamburg-Eppendorf, Mschr. Unfhlkd. 1956. — Ärztl. Erfahrgn.
am Unfallort, Polizei, Techn. u. Verkehr 1957. — Erste Bhdlg. d. Verletzgs.folgen
b. Straßenverkehrsunfällen, Dtsch. med. Wschr. 1957. — Postop. Elektrolytbhdlg.,
Melsunger med. Mitt. 1958. — Bedeutg. d. Mineralstoffwechsels i. d. Chir., Chirurg
1958. — Steroide als Narkotica unt. Berücksichtigg. d. Verändergn. i. Mineralstoffwechsel, Anaesthesist 1958. — Intra- u. postop. Blut- u. Flüssigkts.therap. unt.
Berücksichtigg. d. Mineralstoffwechsels, Fortschr. d. Kiefer- u. Gesichtschir. 1959. —
Bedeutg. d. Elektrolyte i. d. postop. Ernährg., Langenbecks Arch. klin. Chir. 292/
1959. — Prakt. Handhabg. d. Über.wachg. d. postop. Wasser- u. Elektrolytstoff-
wechsels, Chirurg. 1960. — Exp. Unt.suchgn. üb. d. Elektrolythaushalt Operierter,

bes. hinsichtl. d. Kaliumstoffwechsels, Habil.-Schr. — Senkt akt. Beweggs.therap. d. Häufigkt. d. Sudeckschen Dystroph. nach Extremitätenfrakt.? (mit Giebel), Dtsch. med. Wschr. 1961. — Elektrolythaushalt Operierter, Dtsch. med. Wschr. 1962. — Gesicht. d. menschl. Hand - Chir. Aspekte, Tonfilm 1962. — Wiederherstellg. d. Ausdruckskraft d. Hand als chir. Probl., Med. Welt 1962. — Sondenernährg. m. Biosorbin, Med. u. Ernährg. 1962. — Ursachen d. Kahnbeinpseudarthr., Bruns' Beitr. klin. Chir. 204/1962. — Handchir. - e. Spez.gebiet d. Chir., Umschau i. Wiss. u. Techn. 8/1963. — Begutachtg. v. Handverletzgn. i. Hinbl. auf d. gnost. Fähigkt. d. menschl. Hand, Mschr. Unfhlkd. 1964. — Begutachtg. u. Wiederherstellg. v. Hand-Nervenverletzgn., Langenbecks Arch. klin. Chir. 306/1964. — Unt.suchgn. üb. d. Beziehg. zw. Stickstoff- u. Kaliumausscheidg. nach chir. Op., Chirurg 1964. — Prakt. Unt.armlagergs.schiene, ebd. — Verbesserte orthop. Versorgg. tbk. Wirbel- u. Gelenkerkrankgn. m. entlast. Stützapparaten aus e. neuen Kunststoff, Z. Orthop. 1965. — Pathogenese u. Klin. d. Nierentbk., Beitr. Klin. Tbk. 131/1965. — Diagn. u. Therap. d. Störgn. d. Wasseru. Elektrolythaushaltes b. akut. u. chron. Niereninsuffiz., Melsunger med. Mitt. 1966. — Proktol. Diagn. u. Therap. i. d. Praxis, Schlesw. Holst. Ärztebl. 1966. — Akut. Niereninsuffiz. i. d. Chir., Bruns' Beitr. klin. Chir. 214/1967.

Carstensen, Gert, Prof., Chefarzt d. chir. Abt. Ev. Krhs., 433 Mülheim a. d. Ruhr, Teinerstr. 62. — *11. 4. 22 Melle. — **A:** 49 Göttingen. — **Prom:** 51 ebd. — **Hab:** 60 Würzburg. — **F:** Chir. — **V:** 50–51 Chir. Univ.-Klin. Göttingen (Hellner), 51 Univ.-Frauenklin. ebd. (Martius), 52 I. Chir. Univ.-Klin. Madrid (Lagos), 52–53 Med. Univ.-Klin. Göttingen (Schoen), 53–62 Würzburg (Wachsmuth). — **B:** Nierenfunkt.störgn. b. Schädelhirntraumen u. intracran. raumfordernden Prozessen (mit Gerlach u. Jensen), in: Nierenfunkt. u. NS, Volk u. Gesundheit Berlin. — Erfahrgn. m. d. Herstellg. u. Anwendg. v. Gewebekonserven durch Einbettg. i. Kunststoffe (mit Jensen), in: Herstellg. u. Anwendg. v. Gewebekonserven (Kettler u. Serfling), ebd. 1961. — Erfahrgn. m. e. neuen Konserviergs.methode durch Kunststoffeinbettg. f. homol. Art.transplantat., in: Metabolismus parietis vasorum, 1962, Státnízdravotnické nakladatelstvií (Prag). — Neue Erkenntnisse an homol. Gefäßtransplantaten auf Grund histochem. u. fluoreszenzmikroskop. Untersuchgn., (mit Cain), ebd. — Traumat. Aortenrupt., in: Fortschr. d. Angiol. (Ratschow, Halpern u. Haan), Kreislauf-Bücherei 21/1963, Steinkopff. — Folgen n. Op. weg. periph. Durchblutgs.störgn., in: D. operierte Kranke (Grewe u. Sachsse), Barth, i. Druck. — **P:** Cholecystograph. b. chir. Erkrankgn. d. Gallenblase, Diss. — Phenolsulfonphthalein-Ausscheidg. als Nierenfunkt.prüfg. i. d. Chir., Ärztl. Wschr. 1955. — Exp.-klin. Unt.suchgn. üb. Hostacyclin. 1. Mitt.: Resorpt. u. Ausscheidg. nach oral. Verabreichg. (mit Dimmling u. Holle), Ärztl. Forschg. 1955. — Exp.klin. Unt.suchgn. üb. Hostacyclin. 2. Mitt.: Serumwerte u. Harnausscheidg. nach intraven. u. intramusk. Verabreichg. (mit Dimmling), ebd. 1956. — Kombinat.therap. b. obliterier. Gefäßerkrankgn., Therap. Woche 1956. — Renal damage and anesthesia, Curr. Res. Anesth. (Cleveland) 1956. — Nierenfunkt.störgn. nach Commotio cerebri (mit Stucke), Dtsch. med. Wschr. 1957. — Extrarenale Faktoren funkt. Nierenschädiggn., Z. Urol., Sonderbd. 1957. — Nierenfunkt. vor u. nach lumbal. Sympathekt., ebd. 1958. — Nierenfunkt. b. d. Endangiitis obliterans (mit Holle), Langenbecks Arch. klin. Chir. 285/1957. — Endangiitis d. inn. Organe unt. bes. Berücksicht. d. Endangiitis obliterans intestinalis, Chirurg 1958. — Klin. d. endangiit. Aortenthrombosen, Dtsch. med. Wschr. 1958. — Nierenfunkt.störgn. infolge cerebral. vegetat. Dysregulat. (mit Jensen), Ärztl. Wschr. 1958. — Cerveau et fonction rénale (mit Gerlach, Jensen u. Spuler), Neurochir. (Paris) 1958. —

Ändergn. d. intrarenal. Hämodynam. nach lumb. Sympathekt. (mit Holle),
Langenbecks Arch. klin. Chir. 290/1959. — Ist d. künstl. Blutdrucksenkg. b. Op.
am Colon u. Rectum angezeigt ? (mit F. Becker), Anaesthesist 1959. — Pathophysiol.
d. Wasserhaushaltes b. Eingr. am Colon u. Rectum, Chirurg 1959. — Exp. Unt.-
suchgn. z. freien Gefäß-Transplantat. Zugl. Beitr. f. d. Konservierg. homolog. Art.,
Habil.-Schr. — Sekund. Niereninsuffiz. b. Colon- u. Rectum-Ca., Langenbecks
Arch. klin. Chir. 293/1960. — Geg. sinnige Clearance-Umkehr nach lumb. Sympathekt.
(mit Holle), ebd. — Neue Methode d. Gefäßkonservierg. durch Einbettg. i. e.
schnellhärtenden Kunststoff, Chirurg 1960. — Aortenverpflanzgn. nach Konservierg. durch Einbettg. i. e. Kunststoff, Umschau in Wiss. u. Techn. 60/1960. —
Morphol. Grundlagen f. d. Verwendg. e. neuart. „Gefäßbank" i. Tierexp. (mit
Cain), Langenbecks Arch. klin. Chir. 296/1960. — Homol. Aortentransplantat.
nach Konservierg. durch Kunststoffeinbettg. i. Tierexp. (mit Baysal, Rahamefia-
risoa u. Schicker), ebd. 295/1960. — Klin. d. gedeckten traumat. Aortenrupt. (mit
Heinrichs u. Zillmer), Chirurg 1961. — Biol. Probl. d. allo- u. homoioplast. Art.-
transplantates (mit Cain), Thoraxchir. 1961. — Erkrankgn. d. Arteria renalis (mit
Lutzeyer), Z. Urol. 1961. — Kunststoffeinbettg. b. d. Duraplast. (mit Gerlach u.
Jensen), Acta neurochir. 1961. — Ersatz d. Arteria renalis i. Exp. (mit Lutzeyer),
Verh. Dtsch. Ges. Urol. 1961. — Bewertg. u. Bhdlg. art. Gefäßerkrankgn. i. Alter
(mit Franke), Internist 1962. — Anastomosen i. d. Mikrogefäßchir. (mit Cain),
Langenbecks Arch. klin. Chir. 301/1962. — Chir. Probl. d. Art.transplantat., Ber.
Phys.-Med. Ges. Würzburg, N. F. 70/1963. — Ber. Jahrestagg. d. Mittelrh. Chir.-
Ver., Chirurg 1963. — Unt.suchgn. z. Entwicklg. halbsynthet. Gefäßprothesen,
Langenbecks Arch. klin. Chir. 305/1963. — Wound healing in homologous and in
synthetic aortic implants in dogs (mit Cain u. Buddecke), J. cardiovasc. Surg. 4/
1963. — 66 traumat. Aortenrupt., e. klin. Analyse (mit Heinrichs), Thoraxchir.
1964. — Traumat. Aortenrupt. u. ihre Begleitverletzgn., Hefte Unfhlkd. 81/1964. —
Luxatio pedis cum talo (mit Zimmermann), ebd. — Traumat. Aortenrupt. (mit
Heinrichs), Langenbecks Arch. klin. Chir. 309/1965. — Indikat. u. Techn. z. Wiederherstellg. d. femoropopliteal. Abschnittes b. chron. Art.verschlüssen, ebd. 313/
1965. — Rekonstrukt. d. Arteria femoralis superficialis, Serie: Im Dienst d. Chir.,
Ethicon 1965. — Atraumat. Nierenstielklemme, Chirurg 1966. — Op. Vorgehen b.
d. Struma aberrata vera (mit Salzmann), Zbl. Chir. 1966. — Feingewebl. Späterg.
nach Quadricepssehnenriß (versorgt m. Entlastgs.naht) (mit Der), Hefte Unfhlkd.
91/1967.

Carstensen, Hans-Jürgen, Facharzt f. Chir., 22 Elmshorn, Vormstegen 18. —
*25. 3. 20 Rendsburg. — A: 45 Kiel. — Prom: 47 ebd. — F: Chir. — V: 45–57
Stadtkrhs. Rendsburg (Wahlberg, Heise, Lange).

Cassau, Dietrich, Facharzt f. Chir., Oberarzt d. Chir.-urol. Abt. Städt. Rudolf-
Virchow-Krhs., 1 Berlin 65, Augustenburger Platz 1. — *4. 12. 28 Danzig. — A:
54 Berlin. — Prom: 55 ebd. — F: Chir. — V: chir.-urol. Abt. Städt. Rudolf-Virchow-
Krhs. (Heim), II. inn. Abt. ebd. (Höring). — P: Nebenwirkg. d. Aureomycin b.
Meerschweinchen i. Beziehg. z. Allg. Adaptat.syndr. v. Selye, Diss. — Alterschir. m.
Auswertg. d. Krankenguts v. 10 J., Dtsch. med. J. 1959. — Antibiot. Therap. u.
Prophylaxe i. d. Chir., ebd. 1962. — Seltene Lokalisat. multipler sek. Ca. d. Ver-
daugs.traktes, Chirurg 1963. — Klin. Erfahrgn. m. Rondomycin, Dtsch. med. J. 1965.
— Erfahrgn. m. Vibramycin i. d. Chir., Med. Klin. 1967. — Vollständ. Wundrupt. i.
neuerer Sicht, Chirurg 1967. — Gallensteinileus, Berliner Ärztebl. 1967. — Vollständ.
Wundrupt. als postop. Komplikat., Melsunger med. Mitt. 1967. — Gallenblasenper-
forat. — Arbeitsber. üb. 117 Fälle a. d. J. 1952–67, Bruns' Beitr. klin. Chir.

Casterra, Heinz, E. H. H., Facharzt f. Chir., Durchgangsarzt, 1 Berlin 20, Markt 5. — *28. 9. 06 Berlin-Spandau. — **A:** 35 Berlin. — **Prom:** 36 ebd. — **F:** Chir., Skelett Rö. — **V:** Städt. Krhs. Westend Berlin-Charlottenburg.

Cattien, Edgar, Med.rat, Ärztl. Dir. d. Krs.krhs. Lübz, X 2864 Plau (Bez. Schwerin), Im Heidenholz. — Fragebogen 1968 nicht beantwortet.

Cellarius, Thoedor, Chefarzt d. Städt. Krhs., 6350 Bad Nauheim, Hochwaldstr. 50. — Fragebogen 1968 nicht beantwortet.

Cervantes, Vincente Castro, Apartado 162, San José (Costa Rica). — Fragebogen 1968 nicht beantwortet.

Cesnik, Harald, Univ.-Doz., Oberarzt d. Chir. Univ.-Klin., A-8036 Graz/Österr. — *24. 1. 30 Graz. — **Prom:** 54 Graz. — **Hab:** 65 ebd. — **F:** Chir. — **V:** 54–55 Arbeitsunfall-Krhs. Graz (Ehalt), 55–56 Landeskrhs. Leoben (Kreiner), 56 Kinderchir. u. Orthop. Graz (Demel), 56–57 inn. Abt. Landeskrhs. ebd. (Greif), 58–62 klin. H. A., 62–65 klin. Ass., ab 65 Oberarzt Chir. Univ.-Klin. ebd. (Spath). — **B:** Therap. maligner Tumoren. Hämoblastome u. Hämoblastosen. 2. Bd. Op. Bhdlg. d. Geschwülste (mit Späth), Hdb.-Beitr., Enke 1968. — **P:** Pathophysiol. d. Nebenniere unt. bes. Berücksicht. d. Cushing-Syndr., d. adrenogenital. Syndr. u. d. Nebennierenrindenka., Wien. med. Wschr. 108/1958. — Unt.suchg. d. Uropepsinausscheidg. z. Beurteilg. d. Belastgs.fähigkt. i. d. Chir., Wien. klin. Wschr. 70/1958. — Uropepsinbestimmg. als Beitr. z. Diff.diagn. zw. Magen-Zwölffingerdarmgeschwür u. Neoplasma d. Magens, Langenbecks Arch. klin. Chir. 293/1959. — Pepsin, Pepsinogen u. Uropepsinogen, e. tierexp. Studie, Wien. med. Wschr. 109/1959. — Aktuelle Azidität i. Vergl. z. Uropepsin-Ausscheidg. am Ulcus- u. Ca.-magen sowie nach Magenresekt. (mit Kronberger), Zbl. Chir. 1959. — Exp. Beitr. z. postop. Thromb.entstehg. (mit Kronberger). Medizinische 1959. — Anwendg. e. subcutan zu verabreich. Heparinkonzentrates als intramusk. Depot-Heparin (mit Kronberger), Med. Welt 1960. — Versuch e. qualitat. u. quantitat. Heparinbestimmg. i. Blut, ebd. 1961. — Unmittelbar. Elektrolytverändergn. nach e. Trauma (mit Buchner), Wien. klin. Wschr. 74/1962. — Erg. d. chir. Bhdlg. d. Magenkrebses (mit Spath), Langenbecks Arch. klin. Chir. 299/1962. — Späterg. nach palliativ op. Magenka., Wien. med. Wschr. 112/1962. — Erfahrgn. üb. parenteral. Fettzufuhr b. Schwerverletzten (mit Buchner), Med. Klin. 1962. — Schock, Wien. med. Wschr. 113/1963. — Gutart. Ösophagussten. (mit Spath), Wien. klin. Wschr. 75/1963. — Muskelphysiol. Unt.suchgn. z. Myasthenia gravis, Klin. Med. 1963. — Heilg. v. Ventrikulotomiewunden i. Tierexp. n. extrakorporal. Zirkulat., Zbl. Chir. 1963. — Ber. üb. d. erstn 20 m.d. Herz-Lungenmaschine op. Fehlbildgn. d. Herzens (mit Spath u. a.), Langenbecks Arch. klin. Chir. 303/1963. — Stichverletzungen d. Herzens m. Beteiligung d. Coronargefäßsystems, Chirurg 1964. — Kardia-Ka. (mit Spath), Med. Klin. 1964. — Klin. Untersuchungen e. neuen anabol. Steroids, ebd. — Prä.- u. postop. Blutdruckmessungen b. exper. Aortenisthm.-sten. (mit Kraft-Kinz), Cardiovasc. Surg. 1965, Kongr.ber. — Myasthenia gravis, Diagn. u. Therap., Klin. Med. 1965. — Erg. d. Hypertensinbestimmg. am Menschen (mit Prügger), Wien. klin. Wschr. 77/1965. — Erg. d. Angiotensinbestimmg. am Menschen, Habil.-Schr., Langenbecks Arch. klin. Chir. 309/1965. — Tierexp. Unt.suchgn. an künstl. Aortenisthm.sten. am Hund (mit Kraft-Kinz). Myasthenia gravis pseudoparalytica (mit Spath), ebd. 311/1965. — Serienkreislauf durch Verbindg. d. re. Vorhofes u. re. A. pulmonalis unt. Ausschaltg. d. re. Ventrikels i. Tierexp. (mit Kraft-Kinz u. a.). ebd. 312/1965. — Erg. u. Aussichten d. Herzchir. (mit Kraft-Kinz), Med. Klin. 1967. — Chir. Intervent. b. Nebennierenerkrankgn.,

Ges. inn. Med. Graz 1966. — Nebennierenverletzgn. (mit Becher u. Tscherne), Langenbecks Arch. klin. Chir. 319/1967. — Vasorenal. Hypertonie. Röntgenol. u. physiol. Aspekte (mit Kammerhuber), Radiologia Austriaca 1967, Kongr.bd. — Nebennierenblutgn.: Klin. u. Pathol. (mit Becher u. Tscherne), Münch. med. Wschr. 1967. — Hypokaliäm. Herzstillstand b. prim. Aldosteronism. (Conn-Syndr.), Med. Klin. 1967. — Thymekt. b. Colitis ulcerosa. Vorläuf. Mitt. üb. e. Bhdlgs.-versuch b. 7 Pat., Langenbecks Arch. klin. Chir. 1968. — Ärztl. Eingr. als Körperverletzg., Wien. med. Wschr. 1968. — Ureteranastomosen m. d. Gefäß-nahtmaschine, Urologe 1968.

Chapchal, Georg, Prof., Dir. d. Orthop. Univ.-Klin. i. Bürgerspit., Spitalgasse, CH-4000 Basel/Schweiz. — Fragebogen 1968 nicht beantwortet.

Christ, Franz, 8080 Fürstenfeldbruck/Bay., Emmeringer Str. 54. — Fragebogen 1968 nicht beantwortet.

Christ, Josef, Chefarzt d. chir. Abt. Männerkrhs. Barmherzige Brüder, 844 Straubing. — *26. 9. 13 Saarbrücken. — A: 39. — Prom: 39 Bonn. — F: Chir. — — V: 37–38 St. Johannes Hosp. Bonn (v. Redwitz), 38 ebd. (Stursberg), 39–43 Barmherzige Brüder Regensburg (Ritter), 43–45 Kriegsdienst.

Christians, Ewald, Chefarzt d. chir. Abt. Ev. Krhs., 42 Oberhausen/Rhld., Virchowstr. 20. — *3. 3. 08 Essen. — A: 33 Essen. — Prom: 41 Düsseldorf. — F: Chir. — V: 32 Düsseldorf (Hottinger), 32–33 Remscheid (Ahrens), 33–46 Essen (Keppler).

Christner, Siegwalt, Ärztl. Dir. d. Krskrhs. u. Chefarzt d. chir. Abt., 741 Reutlingen. — *8. 12. 14 Reutin. — A: 39 Tübingen. — Prom: 39 ebd. — F: Chir. — V: 39 Katharinenhosp. Stuttgart (Römer), 39–40 Krskrhs. Calw (Metzger), 41–45 Stadtkrhs. Gotenhafen (Pflomm), 45–64 Krskrhs. Reutlingen (Kübler).

Chrysikopulos, Charalambos, Chir.-gynäk. Klin., Donjelotstr. 9, Korfu/Griechenland. — Fragebogen 1968 nicht beantwortet.

Cire, Paul, Facharzt f. Orthop. u. Chir., 405 Mönchengladbach, Kaiserstr. 97. — *16. 4. 19 Fulda. — A: 43 Berlin. — Prom: 43 ebd. — F: Orthop. u. Chir. — V: 43–45 Kriegsdienst, 45–50 Städt. Krhs. Fulda (Mertel), 50–52 Oberarzt Köln-Hohenlind (Eichhoff), 52–54 Oberarzt d. St. Vincenz Hosp. Mainz (Winnen), 54–58 Orthop. Univ.-Klin. Friedrichsheim Frankfurt a. M. (Güntz).

Claaßen, Rolf, Facharzt f. Chir., Oberarzt d. chir. Abt. Landkrhs., 863 Coburg. — *3. 2. 23 Coburg. — A: 51 München. — Prom: 52 ebd. — F: Chir. — V: 51 Path. Inst. München (Hueck), ab 51 Landkrhs. Coburg (Diezel).

Clar, Fritz, MR, Leit. Chir. d. Poliklin. Nord, X 7022 Leipzig, Menkestr. 17. — *15. 11. 00 Herrnskretschen/CSSR. — A: 26 Prag. — Prom: 24 München, 26 Prag. — F: Chir. — V: 26–34 Prag (Schloffer), 35–45 Leit. Primararzt Städt. Krhs. Jägerndorf/CSSR, 65–66 Bez.krhs. St. Georg Leipzig (Mörl). — P: Ca. d. Papilla Vateri, Zbl. Chir. 1927. — Kavernom d. Leber, Med. Klin. 1928. — Maligne Nierentumoren, Z. Urol. 1931. — Riesenwuchs u. Elephanthiasis, Bruns' Beitr. klin. Chir. 154/1932. — Bhdlg. d. kompl. Kniescheibenbr., ebd. 156/1932. — Nierenfibrom, Z. Urol. 1933. — Irrtümer, Fehler u. Unt.lassgn. i. d. sept. Kleinchir., Beitr. ärztl. Praxis (Prag) 1934. — Diagn. Bedeutg. d. Haematurie, ebd. — Heterotope Darmschleimhaut i. Magen u. ihre Bedeutg. f. d. Ulcusgenese, Bruns' Beitr. klin. Chir. 160/1934. — Lymphosark. d. Magens, Med. Klin. 1935.

Cleemann, Walter, 2930 Varel/Oldenburg, Oldenburger Str. 61. — Fragebogen 1968 nicht beantwortet.

Clemens, Hans, Facharzt f. Chir., OMR am Versorggs.amt, 6740 Landau/Pfalz,

Godramsteinerstr. 55. — *13. 5. 12 Geistingen b. Hennef/Sieg. — **A:** 40 Berlin. — **Prom:** 40 Bonn. — **F:** Chir. — **V:** 39–40 Med. Univ.-Poliklin. Bonn (Tiemann), 40–43 unfallchir. Abt. St. Petrus-Krhs. ebd. (Brinck), 43–48 Chir. Univ.-Klin. ebd. (v. Redwitz), 48 Rö.-Abt. Med. Univ.-Poliklin. ebd. (Martini, Schuler), 48–49 Fachgutachter f. LVA (KOV) Bonn u. Köln, 49–50 St. Franziskus-Hosp. Bielefeld (Hitzler), 50–52 gynäk.-gebh. Abt. Johanniter Krhs. (Heubing), ab 53 Versorggs.amt Landau/Pfalz, ab 55 nebenamtl. Fachgutachter f. Berufsgen.schaften u. Soz.gerichte Speyer, Mainz·u. Mannheim, zwztl. Oberarzt -u. Chefarztvertretgn. an verschied. Krhs. u. Praxisvertretgn. — **P:** Einfl. d. Rhodanids auf d. Phosphatstoffwechsel d. quergestreift. Muskels, Diss. — Therap. d. Erkrankgn. d. Blase u. ableit. Harnwege m. Buccosperin, Prakt. Arzt 1943. — Prostatitis, Arch. klin. Chir. 260/1948. — Posttraumat. Ödem, Zbl. Chir. 1951. — Polypös. Schleimhautsark. d. Corpus uteri, Zbl. Gynäk. 1951. — Schmerzlinderg. i. d. ob. Körperregion durch Sympathikusausschaltg. vermittels d. Stellatumblockade, Zbl. Chir. 1953. — Klin. u. Therap. d. Obstipat., Landarzt 1954.

Clemens, Jakob, Prof., Dr. med. habil. Chefarzt i. R., 5342 Rheinbreitbach. — *2. 7. 92 Elsen b. Grevenbroich. — **A:** 20 Bonn. — **Prom:** 20 Bonn. — **Hab:** 45 Düsseldorf. — **F:** Chir. — **V:** 20/21 Krhs. Bethesda M.-Gladbach (Sellepckow), 21 Univ.-Frauenklin. Bonn (v. Franqué), 21–23 Bonn (Garrè), 23–26 Oberarzt St. Elis. Krhs. Essen (Crove), 26–27 Oberarzt Chir. Klin. Städt. Krhs. Krefeld (Els). Ab 27 Leit. d. Chir. Abt. St. Jos. Hosp. Oberhausen-Sterkrade. Chefarzt i. R. 1960. — **B:** Erg. d. Bluttransfus.forschg. Bd. II u. III, Karger 1956, 1957. — **P:** Einfaches Aspirationsverf. m. Drainage d. Pleurahöhle, Münch. med. Wschr. 1921. — Beitr. z. Verbesserg. d. Allgemeinbetäubg. m. einer neuen Narkosemaske, Zbl. Chir. 1923. — Neuer Narkoseapp. f. dosierb. u. mannigfache Betäubgsverfahren, Dtsch. med. Wschr. 1924. — Verfahren z. direkt. meßb. Bluttransfus., Zbl. Chir. 1925. — Flüssigkeitsausstreich- u. Aussaugeverfahren mittels Gummischlauch, Dtsch. med. Wschr. 1925. — Verf. z. Entferng. v. Fremdkörpern aus Hohlorganen, Münch. med. Wschr. 1925. — Vereinfachg. d. Bluttransfus. m. einem neuen Apparat, Zbl. Chir. 1926. — Eine neue Blutagglutinat.probe u. ein neuer Bluttransfusionsapp., Dtsch. med. Wschr. 1927. — Transfus. v. spezif. Blut, Med. Klin. 1929. — Op. Bhdlg. v. Scheiden- u. Gebärmuttervorfällen, Chirurg 1932. — Gefäßgestielte Ovarialtransplant. i. d. Bauchdecken, ebd. 1936. — Sterile gebrauchsfert. Infus.-flasche, Benutzg. u. Wert f. d. Bluttransfus., ebd. — Darmentleerg. d. Ausstreichen, Zbl. Chir. 1936 u. ebd. 1952. — Heparin, Verwendg. f. d. indirekte Blutübertragg., ebd. 1938. — Indirek. Blutübertragg. u. eine einfache Methode, ebd. — Über Heparin u. seine Verwendg. f. d. indirekte Blutübertragg., ebd. — Anwendg. d. Heparins zu Blutübertraggn., Dtsch. med. Wschr. 1938. — Praxis d. Blutübertragg., Dtsch. Z. Chir. 1938. — Blutübertragg. m. Verwendg. d. Vetrens u. Infusors, Fortschr. Therap. 1940. — Corticale Nagelg. v. Knochenbrüchen m. percut. eingef. Bohrdrähten, Arch. Orthop. Unfallchir. 1944 u. Zbl. Chir. 1954. — Blutstillg. gr. Gefäße d. Einstülpnaht, Chirurg 1946. — Plastische Muskelop. m. getrennten Funkt., ebd. 1947. — Einige Verf. i. d. op. Nachbhdlg. v. Wunden u. Maßnahmen z. Verbesserg. op. Erfolge, Bruns' Beitr. klin. Chir. 1947. — Magenatonien d. Lippenverschluß einer Magen- od. Darmtasche am Anastomosenrand, Chirurg 1949. — Thyreotoxikose-Op. bzw. einseit. Strumaresekt., Zbl. Chir. 1950. — Beseitigg. v. Fremdkörpereinlagerg. u. Tätowiergn. d. Haut d. tangent. Hautausschneidg. u. nachf. Thierschsche Transplantation, Chirurg 1954. — Gesicherter Verschluß v. Konservenflaschen für Blut- u. Infusionslösgn., Erg. d. Bluttransfus.forsch. III 1957.

Clevert, Hans-Dietmar, Ass. d. II. Chir. Klin. d. Freien Univ. Berlin im Städt. Krhs. Westend, 1 Berlin 19, Spandauer Damm 130. *

Coerdt, Ilse, Oberärztin d. chir.-orthop. Abt. d. Univ.-Kind.klin. 8000 München 15, Lindwurmstr. 4. — Fragebogen 1968 nicht beantwortet.

Coerper, Hans-Günther, Facharzt f. Chir., Oberarzt d. chir. Abt. Städt. Krhs., 753 Pforzheim. — *26. 2. 31 Meisenheim/Glan. — **A:** 59 Mainz. — **Prom:** 56 ebd. — **F:** Chir. — **V:** 57–59 Diakonissen-Anst. Bad Kreuznach, Krhs. Bruchsal, Krhs. St. Georg Hamburg, 60–66 Heidelberg (K. H. Bauer, Linder), ab 66 1. Oberarzt d. Städt. Krhs. Pforzheim (Georg). — **P:** Bhdlg. d. Polyzythämie m. radioakt. Phosphor, Diss. — Chron. Verschlußprozesse d. Kniekehlenschlagader (mit Vollmar u. Haubrich), Langenbecks Arch. klin. Chir. 307/1964. — Chron. Verschlußsyndr. d. Eingeweide-Schlagadern (A. coeliaca, A. mesenterica superior et inferior) (mit Vollmar u. a.), ebd. 305/1964. — Op. Bhdlg. d. Herzwandaneurysmas (wiss. Tonfilm) (mit Linder u. Schmitz), ebd. 308/1964. — Op. Bhdlg. d. Omphalozele (wiss. Tonfilm) (mit Daum u. Hecker), ebd. — Chir. Therap. d. akut. Art.verschlusses (mit Vollmar u. Laubach), Verh. Dtsch. Ges. Kreisl.forsch. 31/1965. — Klin. d. Mekoniumperitonitis (mit Daum u. Hecker), Bruns' Beitr. klin. Chir. 211/1965. — Op. Bhdlg. e. üb.gr. Rankenangiomes d. Kopfes (wiss. Film) (mit Vollmar u. Georg), Langenbecks Arch. klin. Chir. 309/1965. — Op. Bhdlg. d. Bifurkat.emb. durch indirekte Fernembolekt. (wiss. Tonfilm) (mit Vollmar), ebd. 313/1965. — Kombiniert. intercostal. Lungen- Eingeweidebr. (wiss. Tonfilm) (mit Kappey u. Wenz), ebd. — Art.-ven. Fistel d. Milzgefäße (wiss. Tonfilm) (mit Linder u. Wenz). — Op. Bhdlg. b. Verschlußprozessen d. supraaort. Äste (wiss. Tonfilm) (mit Vollmar), Langenbecks Arch. klin. Chir. 316/1966. — Klin. u. Bhdlg. d. Mekonium-Ileus (mit Daum u. Hecker), Bruns' Beitr. klin. Chir. 215/1967. — Aneurysma d. ascendier. Aorta m. Aorteninsuffiz. (Resekt., Klappenersatz) (wiss. Tonfilm) (mit Schmitz), Langenbecks Arch. klin. Chir. 319/1967. — Thrombendart.ekt., Korrekt. chron. Art.verschlüsse durch desobliterat. Eingr. (wiss. Tonfilm) (mit Vollmar), ebd. — Percutane, transhepat. Cholangiograf. (wiss. Tonfilm) (mit Wenz, Kolig u. Beduhn), ebd.

Coersmeier, Franz, Chefarzt d. chir. Abt. Marien-Hosp., 5 Köln. — *17. 10. 08 Burgsteinfurt. — **A:** 35 Münster/Westf. — **Prom:** 36 ebd. — **F:** Chir. — **V:** 35 Raffaels-Klin. Münster (Ramstedt), 36 Franziskus-Hosp. Ahlen (Ruf), 36–40 Marien-Hosp. Köln (Hesse), 40–48 Oberarzt ebd. (Paas), zwztl. München (Frey), berufsgen.schaftl. Kr.anst. Bergmannsheil Bochum (Bürkle de la Camp).

Coester, Fritz, Chefarzt am Marien-Hosp. 5100 Bad Aachen, Salierallee 44. — Fragebogen 1968 nicht beantwortet.

Colditz, Paul, MR, Facharzt f. Chir. u. Gynäk., Chefarzt d. chir. Abt. u. Ärztl. Dir. d. Krskrhs. Poliklin., X 821 Freital, Bürgerstr. 7. — *4. 1. 01 Hartha/Döbeln. — **A:** 26 Dresden. — **Prom:** 25 Leipzig. — **F:** Chir. u. Gynäk./Geburtsh. — **V:** 25–26 Krskrhs. Blumenthal-Bremen (Vogel), 26 Stadtkrhs. Ohligs-Solingen (Regenauer), Stadtkrhs. Guben (Hofmann), ab 26 Stadtkrhs. Freital (Meyer, Zilz), ab 30 Oberarzt ebd., ab 33 Chefarzt ebd., 52 Ärztl. Dir. Krskrhs.-Poliklin. ebd., 39 Leit. d. Krankenpflegeschule ebd., 56 Leit. d. poliklin. Außenstelle f. Chir. u. Frauenkrankh. ebd. — **P:** Lymphangioma cavernosum d. Radix mesenterii, Zbl. Chir. 1951. — Selt. Ka.lokalisat., Dtsch. Gesd.wes. 1957.

Colombo, Oskar, Primarius am Krhs., A-8280 Fürstenfeld, Steiermark/Österr. — Fragebogen 1968 nicht beantwortet.

Contzen, Heinz, Prof., Oberarzt d. Chir. Univ.-Klin., 6 Frankfurt a. Main, Ludwig-Rehn-Str. 14. — *7. 6. 25 Dortmund. — **A:** 48 Münster. — **Prom:** 48 ebd. —

Hab: 63 Frankfurt a. M. — **F:** Chir. — **V:** 48–49 Elisabeth-Krhs. Dortmund-Kur.
(Goller), 50–51 Pathol. Inst. Städt. Kr.anst. Dortmund (Boemke), 51–53 Krhs.
Bethanien Iserlohn (Kindler), 54–55 Elisabeth-Krhs. Dortmund-Kurl (Goller).
ab 55 Frankfurt a. M. (Geißendörfer), ab 63 Oberarzt ebd. — **B:** Chir. Leiden (mi·
Gerhart), in: Ärztl. Begutachtg. (Nixdorf, Bornemann), Fischer 1964. — Grund-
lagen d. Alloplast. m. Metallen u. Kunststoffen (mit Straumann u. Paschke), Thieme 1967. — Op.wunde (Normale Wundhlg., Wundhlgs.störgn., Wundbhdlg.), in
D. op. Kranke (Grewe, Sachse), Barth i. Druck. — Biol. Probl. b. d. Alloplast., in
Hdb. d. plast. Chir. (Gohrbrandt, Gabka), de Gruyter, i. Druck. — Lebensrett.
Sofortmaßnahmen am Unfallort (mit Kunz), Landesärztekammer Hessen, Schriftenreihe Ärztl. Fortbild. 4. — **P:** Bhdlg. entzündl. Adnextumoren mittels Douglas-
punkt. u. Kolpotom., Geburtsh. u. Frauenhk. 1948. — Neurofibromatose d. Meso-
colons, Bruns' Beitr. klin. Chir. 185/1952. — Bhdlg. d. manifesten Tetanus i
künstl. Winterschlaf, Langenbecks Arch. klin. Chir. 278/1954. — Bösart. Umwandlg. e. Riesenzellgeschwulst d. Knochens, Bruns' Beitr. klin. Chir. 190/1955. —
Hyperinsulinism. nach traumat. Pankreascyste (mit Kramann), ebd. 192/1956. —
Erg. d. Ka.-Rezidiv-Op., Langenbecks Arch. klin. Chir. 284/1956. — Navicular
epseudarthr. u. ihre Bhdlg., Chirurg 1957. — Praeop. tempor. Darmentkeimg. (mi·
Kunecke), ebd. — Späterg. nach epiphysennaher Osteomyelitis b. Jugendl. (mi·
Gasteyer), Langenbecks Arch. klin. Chir. 289/1958. — Lok.bhdlg. ob.flächl. Ver
brenn., Münch. med. Wschr. 1959. — Harnleiter – Darmanastomosen (mit Kindler)
Erg. Chir. u. Orthop. 42/1959. — Lok. Hydrocortisonbhdlg. (mit Seiffert), Zbl
Chir. 1960. — Osteomyelitis d. Neugebor. - Besonderh. u. Abgrenzg., Dtsch. med
Wschr. 1961. — Comparative clinical and experimental investigations concerninç
tissue and serum concentrations of 7-chloro-6-demethylchlortetracycline and pyr
rolidino-methyl-tetracycline under pathological conditions in man (mit Kuem
merle), Chemotherapia 1961. — Mögl.ktn. ärztl. Hilfeleistg. am Unfallort, Hess
Ärztebl. 1961, Westfäl. Ärztebl. 1961. — Materialtechn. Voraussetzgn. u. biol. Ge
webereakt. b. d. Implantat. v. Kunststoffen, Bruns' Beitr. klin. Chir. 204/1962. —
Fortschr. i. d. Lok.bhdlg. v. Verbrenn. (mit Ahnefeld, Allgöwer u. Roth), Mschr
Unfhlkd. 1962. — Venenschädigg. nach Dauerinfus., Langenbecks Arch. klin
Chir. 301/1962. — Exp. Studie z. Verteilgs.probl. d. Antibiotika (Tetracyclinderi
vate) u. neuerer Sulfonamide i. path. veränd. Gewebe d. Menschen (mit Kuem
merle), Chemotherapie 1962. — Erste Hilfe am Unfallort durch d. Arzt (mit Unge
heuer), Z. ärztl. Fortbild. 1962. — Exp. Studie z. Verteilgs.probl. d. Antibiotik;
unt. path. Bedinggn. b. Menschen m. 7-Chloro-6-demethylchlortetracyclin u
Pyrrolidino-methyltetracyclin (mit Kuemmerle u. Schülke), Chemotherapia 1962. —
Besteck f. lebensrett. Maßnahmen am Unfallort, „Arztkoffer'' (mit Ungeheuer`
Münch. med. Wschr. 1963. — Lok. Gewebereakt. auf implant. Kunststoffe i. Ab
hängigkt. v. deren Form, Langenbecks Arch. klin. Chir. 304/1963. — Korros. u
Metallose (mit Broghammer), Bruns' Beitr. klin. Chir. 208/1964. — „Arzt-Kof
fer''. Besteck z. ersten Hilfe am Unfallort u. auf d. Transport (mit Ungeheuer`
Hefte Unfhlkd. 78/1964. — Einhlgs.zeit b. auto-, homoio- u. heteroplast. Knochen
spänen (mit Schwemmer), Langenbecks Arch. klin. Chir. 308/1964. — Kunststoff
implantate als Gewebeersatz, Umschau in Wiss. u. Techn. 65/1965. — Grundlage
d. Alloplast., Fortschr. Med. 1965. — Voraussetzgn., Mögl.ktn. u. Grenzen f. c
alloplast. Gewebeersatz m. Kunststoffen, Chirurg 1965. — Biol. Grenzen d. allc
plast. Oesophagusersatzes, Langenbecks Arch. klin. Chir. 313/1965. — Therap.
bedingt. Maskierg. chir. Krankh.bilder, Chir. Praxis 1966. — Alloplast. Ersatz v

Geweben u. Organteilen m. Kunststofformen, Arbeitsmed., Soz.med.,⌐Arbeitshyg.
1966. — Begründete Anwendgs.möglkt. f. kleb. Autopolymerisate, Langenbecks
Arch. klin. Chir. 316/1966. — Ärztl. Gutachten i. d. gesetzl. Unfallversicherg.,
Hess. Ärztebl. 1967. — Tierexp. Erg. z. zusätzl. Sicherg. konventionell versorgt.
Bronchus -u. Lungenparenchymwunden durch Aufkleben autolog. Fascientrans-
plantate (mit Paulus u. Senger), Bruns' Beitr. klin. Chir. 215/1967. — Akut. haematogene Osteomyelitis i. Kindesalter, Pädiatr. Praxis 1967.

Cooley, Denton A., Baylor Univ. College of Medicine, Texas Medical Center,
Houston, Texas 77025 (USA). — Fragebogen 1968 nicht beantwortet.

Cordes, Eberhard, Prof., Chefarzt d. Elisabeth-Krhs., X 4000 Halle/Saale,
Kreuzvorwerk 3. — Fragebogen 1968 nicht beantwortet.

Cordua, Arne J., Facharzt f. Chir., Chefarzt i. eig. Priv.-Klin., 21 Hamburg 90,
Milchgrund 16. — *14. 11. 08 Hamburg. — A: 38 München. — Prom: 38 ebd. —
F: Chir. — V: Pathol. Inst. München (Borst), 2. Med. Klin. ebd. (Schittenhelm),
4 J. Rostock (Lehmann), 43–45 Kriegsdienst, ab 48 eig. Priv.-Klin. — B: Krebsstatistik 1932 i. Bayern i. Auftr. d. Bayr. Landesverbandes f. Krebsforschg.

Cornelius, Eduard, Facharzt f. Chir., 4618 Kamen/Westf., Am Markt 10 a. —
*9. 8. 12 Bochum. — A: 37 Berlin. — Prom: 36 Bonn. — F: Chir. — V: 36–38 St.
Josefs-Hosp. Duisburg-Hamborn (Schöning), 38–41 Hamburg-Eppendorf (Ko-
niezny), 41–44 Kriegsdienst, 43–46 Oberarzt Dr. Felsenreich Wien, 46–47 Oberarzt,
komm. Chef d. Knapp-Krhs. Gelsenkirchen-Ueckedorf.

Cornils, Ernst, Chefarzt am Städt. Krhs., 2240 Heide/Holstein, Hamburger
Str. 90. — Fragebogen 1968 nicht beantwortet.

Cotta, Horst, Prof., Dir. d. Orthop. Univ.-Klin. u. Poliklin., 6900 Heidelberg-
Schlierbach, Schlierbacher Landstr. 200 a. — Fragebogen 1968 nicht beantwortet.

Crafoord, Clarence, Prof., Dir. d. Karolinska Sjukhuset, Stockholm/Schweden.
— Fragebogen 1968 nicht beantwortet.

Cramer, Paul, Chefarzt d. chir. Abt. Städt. Krhs., 773 Villingen/Schwarzw. —
*15. 2. 11 Scharmede/Westf. — A: 41 Freiburg. — Prom: 41 ebd. — F: Chir. — V:
41–43 Freiburg (Rehn), 43–45 Breslau (Killian), 45–54 Freiburg (Rehn, Krauß),
55 Oberarzt u. Vertr. v. Prof. Rehn i. Ettenheim, Baden. — P: Endarteritis obliterans, Beitr. z. Ätiol., Diss. — Bakter. Infekt. d. Haut u. d. Unt.hautzellgewebes
u. ihre Bhdlg. m. ILON-Abszeß-Salbe, Ärztl. Sammelbl. 1950. — Bhdlg. v. 10 Knie-
gelenksempyemen m. Penicillin, Zbl. Chir. 1950. — Dünndarmfistel b. akut. postop.
Ileus, Chirurg 1950. — Darmverschluß, Krankendienst 1951. — Erfahrgn. üb. d.
Indikat. u. Heilwirkg. d. DERMILON-Salbe, Landarzt 1952. — Verbrenn. u. ihre
Bhdlg., Krankendienst 1952. — Bhdlg. d. postop. Lungeninfarktes, Dtsch. med.
Wschr. 1953.

Cramer, Werner, Dir. d. Chir. Klin. Zentr.krhs. „Links d. Weser", 28 Bremen,
Theodor-Billroth-Str.17. — *5. 7. 21 Lüneburg. — A: 46 Hamburg. — Prom: 46
ebd. — F: Chir. — V: 47 Landpraxis, 47–51 Inn. Med. Ev. Waldkrhs. Berlin-
Spandau (Lottan), Gynäk. ebd. (Schulz, Fleischhauer), 52–57 Chir. ebd. (Gudeley),
u. Chir. Univ.-Klin. u. Poliklin. FU Berlin (Linder), 58–61 Oberarzt chir.-urol.
Abt. Rudolf-Virchow-Krhs. Berlin-Wedding (Heim), 61–67 1. Oberarzt d. Allg.
Chir. Klin. Zentr.krhs. Bremen (Schütz). — P: Generalis. Kausalgien nach Ner-
venstammverletzgn., Psychiatrie, Neurol. u. med. Psych. 1946, Sonderdr. —
Spontangeburt b. Poliomyelitis anterior, Zbl. Gynäk. 1951. — Blutspende unmittelbar vor Auftreten e. Erkrankg. an Poliomyelitis acuta anterior m. letal. Ausgang, Münch. med. Wschr. 1952. — Epithelverändergn. an d. Portio u. ihre Bhdlg.,

ebd. — Bhdlg. d. abszedier. Mastitis m. Punkt. d. Abszesses u. nachfolgend. Penicillin-Injekt. i. d. Abszeßhöhle, Zbl. Gynäk. 1952. — Torsio uteri gravidi fixata als Ursache d. Querlage e. I.-Para Kaiserschnitt an d. Uterusrückwand, ebd. — Parenterale Anwendg. v. Vit. K 1 (Konakion) b. hypoprothrombinaem. Zuständen, Ärztl. Wschr. 1954. — Parenterale u. rectale Anwendg. v. 3-(1'Phenyl-propyl)- 4-oxy-cumarin (Marcumar) z. Einleitg. d. Thromb.-Prophylaxe, ebd. 1955. — Thrombo-Emb.-Erkrankg. unt. bes. Berücksichtigg. d. Berliner Verhältnisse, Berliner Gesd.bl. 1955. — Kasuistik d. Teratoma triphyllicum d. Sacralgegend, Geburtsh. u. Frauenhk. 1957. — Erfahrgn. b. e. generell. Thromb.-Prophylaxe — zugl. e. Erfahrgs.ber. üb. mehr als 3000 Bhdlgn. m. Marcumar, Bruns' Beitr. klin. Chir. 196/1958. — Vereinfachte op. Bhdlg. d. Schenkelhalsfrakt. unt. Sicht d. Bildwandlers, Chirurg 1959. — Strahlenschutz b. d. op. Bhdlg. d. Schenkelhals-frakt. unt. Benutzg. d. Bildverstärkerröhre, ebd. — Spontane Ileumfisteln, Vortr. Ges. Geburtsh. u. Gynäk. Berlin 1960, Zbl. Gynäk. 1960. — Invaginat. d. Sigma u. Prolaps per Rectum, Chirurg 1960. — Radiomanometrie m. Urografin, Röntgen-Bl. 1960. — Gallenblasenanastomosen, Chirurg 1960. — Beobachtgn. b. intra- u. postop. Radiomanometrien, ebd. u. Zbl. Chir. 1960. — Wege d. Erkenng. u. Bhdlg. d. Schilddrüsenleiden, insb. d. Morbus Basedow, Agnes Karll-Schwester 1961. — Therap. m. Kallikrein- u. Trypsin-Hemmkörper, e. Bestandteil d. mod. Bhdlg. d. akut. Pankreatitis, Zbl. Chir. 1961. — Tödl. Lungenart.emb. u. Antikoagulantien-prophylaxe, Bruns' Beitr. klin. Chir. 203/1961. — Einrichtg. u. Betrieb e. urol. Abt. i. Rahmen d. Chir. Klin., Med. Markt, Acta medicotechn. 1962. — Verlaufs-beobachtgn. nach radikal. Cystekt. u. Bildg. e. kurzen refluxlos. Rectumblase b. Ca.erkrankgn. d. Blase, Urologe 1966.

Cramer, Werner, Chefarzt d. chir. Abt. Josefshosp., 58 Hagen, Houbenstr. 7. — *3. 10. 13 Warstein. — **A:** 38 Kiel. — **Prom:** 38 ebd. — **F:** Chir. — **V:** 37–38 Cle-mens-Hosp. Münster (Lentze), 39–40 Marien-Hosp. Papenburg (Hillmann), 40–45 Kriegsdienst, 45–59 Marien-Hosp. Hamm/Westf. (Schroeder).

Cremer, Karl, Chefarzt d. Städt. Krhs. 5980 Werdohl/Westf., Mittelstr. — Fragebogen 1968 nicht beantwortet.

Crone-Münzebrock, Alfred-Adolf, Priv.-Doz., Chefarzt d. chir.-urol. Abt. Pius-Hosp., 29 Oldenburg, Georgstr. 12. — *16. 6. 18 Freiburg i. Br. — **A:** 44 Hamburg. — **Prom:** 44 Berlin. — **Hab:** 56 Göttingen. — **F:** Chir. — **V:** 44–46 Kriegsdienst, 46–48 Oldenburg i. O. (Crone-Münzebrock), Inn. Med. ebd. (Assmann), Path. ebd. (Neuhaus), 48–56 Göttingen (Hellner). — **P:** Narbenkontrakturen nach Verbrenn., Diss. — Phantomgefühl u. Phantomschmerz nach Mamma-Amputat., Langen-becks Arch. klin. Chir. 266/1950. — Phantomerlebnis nach Penisamputat., Z. Urol. 1951. — Exp. Unt.suchgn. z. Pankreasfermentinaktivierg. m. Penicillin, Klin. Wschr. 1951. — Exp. Unt.suchgn. z. Nervenregenerat. b. gleichzeit. Grenz-strangresekt., Langenbecks Arch. klin. Chir. 273/1952, Klin. Wschr. 1952. — Bhdlg. u. Erg. supracondyl. Ob.armfrakt. Erwachsener, Bruns' Beitr. klin. Chir. 184/1952. — Spontanabort nach Periduralanästhes., Medizinische 1953. — My 301, e. wert-volles Nark.hilfsmittel i. d. Chir., Chirurg 1953. — Grundsätzl. Vorbedinggn. f. f. antibakterielle Therap., Med. Klin. 1953. — Indikat. u. Dosierg. d. Chemothera-peutica u. Antibiotica b. chir. Infekt., Dtsch. med. Wschr. 1954. — Traumat. Ver-letzgn. Neugebor. u. ihre chir. Bhdlg., Chirurg 1954. — Vorteile u. Gefahren b. d. gastroduodenal. Darmsondierg. u. Dauerabsaugg. b. Ileus, Med. Klin. 1954. — Erkenng. u. Bhdlg. erkrankter Urachusreste, Bruns' Beitr. klin. Chir. 189/1954. — Schicksal unserer Sark.-Pat., Strahlentherapie 1954. — Bhdlgs.aussichten b. Kno-

chensark., Mod. Chir. 1954. — Fortschr. i. d. Bhdlg. chir. Infekt. durch streng lok.
gezielt. Antibiotica-Anwendg., Chirurg 1955. — Fortschr. i. d. Bhdlg. chir. Infekt.
durch gezielt. örtl. Antibiotica-Anwendg., Langenbecks Arch. klin. Chir. 282/1955.
— Tierexp. Unt.suchgn. z. Callusbildg. unt. d. Einfl. allg. Faktoren m. Berücksicht. d. Verhaltens v. Grundsubstanz u. Phosphatase, Habil.-Schr. — Lok Antibiotica-Therap. b. Infekt. i. d. kleinen Chir., Med. Klin. 1956. — Ileusprobl. i.
Lichte mod. Bhdlgs.verfahren, ebd. 1957. — Klin. Prüfg. d. Antibioticum „Neomycin", ebd. — Tierexp. Unt.suchgn. z. Callusbild. unt. hormonal. Einfl. m. Berücksichtigg. d. Verhaltens v. Grundsubstanz u. Phosphatase, 1. u. 2. Mitt., Bruns'
Beitr. klin. Chir. 195/1957. — Staphylokokkenresistenz u. ihre Bekämpfg., Langenbecks Arch. klin. Chir. 287/1957, Chirurg 1957. — Fehlerhafte Antibiotica-Bhdlg.,
Medizinische 1957. — Antibiotica-Therap. i. Theorie u. Praxis, Med. Klin. 1958. —
Fehlerhafte Anwendg. v. Antibioticis, Fortschr. Med. 1958. — Indikat.stellg. z.
op. Bhdlg. b. Cholelithiasis u. Cholezystopathien, Med. Klin. 1958. — Örtl. Antibiotica-Bhdlg. u. ihre Auswirkg. auf d. Wundhlg., Langenbecks Arch. klin. Chir.
289/1958. — Theoret. u. prakt. Gesichtspunkte z. Antibiotica-Therap., Therap.-
woche 1959. — Bhdlg. d. Claviculafrakt., Chirurg 1959. — Antibiotica-Therap.,
Med. Welt 1959. — Diff.diagn. b. postop. Verwachsgn. u. Pancreasca., Chirurg 1959.
— Konkrementbildgn. i. d. Prostataloge nach Prostatekt., ebd. — Kongenital.
Intersexe, ihre Diagn. u. Therap.mögl.ktn. I u. II, Med. Welt 1960. — Bhdlg. d.
verschied.art. Bißverletzgn., ebd. 1961. — Probl. d. Hospitalism., Chirurg 1961. —
Oral. Penicillin-Therap. i. Kombinat. m. Vit. C, Med. Welt 1961. — Fehlerhafte
Antibiotica-Anwendg. u. ihre Auswirkgn., Langenbecks Arch. klin. Chir.296/1961.
— Gewebsspiegelunt.suchgn. b. klin. Therap. m. hohen Gaben v. Penicillin G.
Med. Welt 1964. — Probl. d. Ulcus-Ca., Chirurg 1964.

Cuntz, Friedrich, Facharzt f. Chir., 6348 Herborn, Hauptstr. 40. — *13. 9. 93
Herborn/Dillkreis. — **A:** 20 Marburg. — **Prom:** 20 ebd. — **F:** Chir. — **V:** 20–25
Paulinenstift Krhs. Wiesbaden (Heile).

Czaika, Felix. K. F., Facharzt f. Urol. u. Kinderchir., Oberarzt d. urol. Abt.
St. Hedwig-Krhs., X 104 Berlin, Gr. Hamburger Str. 5–11. — *20. 11. 23 Lissa/
Posen. — **A:** 53 Leipzig. — **Prom:** 53 ebd. — **F:** Urol. u. Kinderchir. (Chir. u. An-
aesth.). — **V:** 53–54 Med. Univ.-Klin. Leipzig (Bürger), 54 Univ.-Frauenklin. ebd.
(Schröder), Univ.-Kinderklin. ebd. (Peiper), 55 Chir. Univ.-Poliklin. ebd. (Wachs),
55–56 Chir. Univ.-Klin. ebd. (Übermuth), 56–59 Univ.-Klin. f. Kinderchir. ebd.
(Sieber, Kothe, Meissner), 59–62 Chir. Univ.-Klin. ebd. (Übermuth), ab 62 St.
Hedwig-Krhs. Berlin (Rief). — **P:** Bhdlg. schwerer Hirnkontus., Zbl. Chir. 1959. —
Gastroenterogene Mediastinalcysten i. Säugl. - u. Kleinkindesalter, ebd. — Nach-
bhdlgn. v. Thorakotomien i. Säugl.- u. Kleinkindesalter, Chirurg 1959. — Sicher-
heitsmaßnahmen i. Op.trakt z. Schutz vor Explos.- u. Brandgefahren, Zbl. Chir.
1960. — Neugebor.- u. Säugl.-Tracheotomie, ihre Indikat. u. Techn., ebd. —
Anaesth.-Erfahrgn. b. Neugebor., Säugl. u. Kleinkind, ebd. 1961. — Komplikat.
b. d. Nachbhdlg. v. Säugl. m. op. Ösophagus-Atresie, Langenbecks Arch. klin.
Chir. 298/1961. — Op. Bhdlg. benigner Hauttumoren u. Naevi i. Säugl.- u. Kleinkindalter, Chir. Praxis, 1961. — Kongenitale Angiomatose i. Rectum-Sigma-Be-
reich, Bruns' Beitr. klin. Chir. 204/1962. — Op. Bhdlg. benigner Hauttumoren u.
Naevi i. Säugl.- u. Kleinkindalter, Pädiatr. Praxis, 1962. — Prä- u. postop. Wasser-
haushalt- u. Elektrolyttherap. b. Säugl. u. Kleinkind, ebd. 1964, Chir. Praxis 1965.
— Terapia pre e post-operatoria del ricambio idrico ed elettrolitico nel lattante e
nel bambino piccolo, Schedario di pediatria 7/1965, Schedario di chirurgia 9/1967. —

Diagn. u. op. Therap. d. Nephrourolithiasis i. Kindesalter, Pädiatr. Praxis, 1967. — Apoplexia Renis, Chir. Praxis 1967. — Flüssigkts.therap. renal. Komplikat., Pädiatr. Praxis.

Czaja, Gerhard, Chefarzt d. chir. Abt. Krskrhs. Norderdithmarschen, 224 Heide/ Holst. — *21. 3. 19 Troppau. — **A:** 42 Breslau. — **Prom:** 45 Köln. — **F:** Chir. — **V:** 42 inn. Abt. Krskrhs. Jägerndorf (Hauptfeld), 42–45 Kriegsdienst, 46 chir. Abt. Krhs. Norderdithmarschen (Klemke, Köster, Cornils), ab 51 Oberarzt ebd., zwztl. Gastarzt Krskrhs. Schleswig-Hesterberg (Küntscher), Zentralklin. Göppingen (Zukschwerdt), Chir. Univ.-Klin. München (Frey), Städt. Krhs. r. d. I. ebd. (Maurer), Unfallkrhs. Wien (Böhler).

Czapek, Heinz, Chefarzt d. Krskrhs., 783 Emmendingen. — *4. 10. 06 Berlin. — **A:** 33 Freiburg i. Br. — **Prom:** 34 ebd. — **F:** Chir. — **V:** 34–58 Diakonissenhs. Freiburg i. Br. (Hosemann).

Czygan, Arno, Abt.-Arzt d. Poliklin. Lübbenau, X 1502 Potsdam Babelsberg, Rosenstr. 16. — *10. 8. 12 Gembalken. — **A:** 39 Berlin. — **Prom:** 43 ebd. — **F:** Chir. u. Orthop. — **V:** 39 Gerichtsärztl. Inst. Berlin (Müller-Heß), 40–41 Rudolf-Virchow Krhs. ebd. (Schultze u. Stickel), 41–43 Krskrhs. Nauen (Kron), 50–52 Krhs. Finsterwalde (Gebauer), 52–53 Bez.krhs. Brandenburg (K. Müller u. Stober), 53–60 Orthop. Klin. Babelsberg (Schiele-Farber u. Weickardt), 60–65 Leit. Arzt d. Orthop.-Chir. Klin. Rothenburg/Lausitz. — **P:** Op. Bhdlg. d. Rectumprolapses unt. bes. Berücksichtigg. v. Recidiv u. Heilg., Diss. — Sozialhygien. Fordergn. i. Jugendsport, Theorie u. Praxis d. Körperkultur, Sonderh. 1957. — Conarthr.probl., Arch. orthop. Unfallchir. 59/1966.

D

Daehler, Paul Eric, Oberarzt d. chir. Abt. St. Elisabeth Krhs., 517 Jülich. — *10. 1. 30 München. — **A:** 58 Düsseldorf. — **Prom:** 59 ebd. — **F:** Chir. — **V:** 57–58 Düsseldorf (Derra), ab 58 St. Elisabeth Krhs. Jülich (Korff).

Dahl, Rudolf, Obermed.-Rat, Facharzt f. Chir., Vertrauensarzt d. Landesversichergs.anst. Württemberg, 715 Backnang, Sulzbacherstr. 29. — *6. 3. 20 Wuppertal. — **A:** 51 Köln. — **Prom:** 57 ebd. — **F:** Chir. — **V:** 50 Chir. Klin. Unterbarmen (Bennewitz), 50–54 Chir., Urol. u. Unfallklin. d. Städt. Kr.anst. Wuppertal-Barmen (Boshamer), 54 Schiffsarzt auf TSS. Columbia d. Greek Line zw. Bremerhaven u. Kanada, Lager- u. Kassenarzt b. German Service Organisation (engl. Dienststelle) Krefeld-Bockum, 54–56 chir.-gynäk.-geburtsh. Abt. Krskrhs. Barsinghausen/ Hannover (Dresen), 57–58 Städt. Kr.anst. Remscheid (Schmidt), 58 Landpraxis Dr. Schrimpf Waldniel/Niederrh., 58–59 chir.-urol. Abt. Städt. Stiftgs.krhs. Speyer (Blasche), 59 D-Arzt-Praxis, Vertr. Dr. Lenz Wesel/Niederrhein, D-Arzt-Praxis, Vertr. Dr. Wachsmuth Düsseldorf, Chefarztvertr. Krskrhs. Gunzenhausen/ Mittelfranken (Schneider), Chefarztvertr. chir.-gynäk.-geburtsh. Abt. Krhs. Langenberg/Rheinland (Höfermann), Chefarztvertr. Moselkrhs. Bernkastel-Kues/Mosel (Keuten), 59–62 Oberarzt d. chir.-gynäk.-geburtsh. Abt. Städt. Krhs. Werdohl/ Westf. (Cremer).

Dahlbäck, Olle, Chefarzt d. Thoraxchir. Univ.-Klin., Rektorsvägen 20, Lund 22367 (Schweden). — Fragebogen 1968 nicht beantwortet.

Daig, Erwin, Oberarzt d. chir. Abt. d. St. Gertrauden-Krhs., 1 Berlin 31, Paretzer Str. 11/12. — *31. 1. 15 Wologda. — **A:** 52 Tübingen. — **Prom:** 52 ebd. — **F:** Chir. — **V:** 52–53 Med. Klin. Univ. Tübingen (Bennhold), 53–54 Pathol. Inst. ebd. (Letterer), 54–59 chir. Abt. Maria-Hosp. Stuttgart (Reichle), 59–60 inn. Abt. ebd.

(Götz), 60–67 Gertrauden-Krhs. Berlin (Block). — **B:** Chir., in: Klin. Wörterbuch (Pschyrembel), de Gruyter. — **P:** Chir. Erkrankgn. d. Netzes i. Abhängigkt. v. d. Mech. d. Bauchraumes, Langenbecks Arch. klin. Chir. 302/1963.

Dalichau, G. J. Harald, Facharzt f. Chir., Chir. Klin. Krhs. Nordwest, 6 Frankfurt a. M.-Praunheim. — *19. 11. 34 Dresden. — **A:** 61 Wiesbaden. — **Prom:** 59 Frankfurt a, M. — **F:** Chir. — **V:** 61–63 Frankfurt a. M. (Geißendörfer), ab 63 Krhs. Nordwest Frankfurt a. M.-Praunheim (Ungeheuer). — **B:** Angebor. Mißbildgn. d. Atemwege u. ihre Operabilität (mit Ungeheuer), Vortr. prakt. Chir. H. 70, Enke 1965. — Probl. d. mod. Chir. d. Erkrankgn. d. Gallensystems (mit Ungeheuer), Alman. ärztl. Fortbild., Lehmanns 1967. — Diagn. u. Therap. gastrointest. Bltgn. (mit Ungeheuer), ebd. 1968. — **P:** Klin. u. Therap. v. angebor. Lungenverändergn. i. Kindesalter (mit Ungeheuer), Med. Klin. 1962. — Welche Kriterien rechtfertigen d. Cholecystekt. ohne Cholelithiasis (mit Ungeheuer), Chirurg 1965. — Beurteilbarkt. d. Papillenfunkt. durch intraop. Fernsehcholangiogr., Med. Klin. 1966. — „Postcholecystekt.syndr. i. Lichte d. intraop. Diagn. d. Gallensystems (mit Ungeheuer), Gastroenterologia, Suppl. 107/1967. — Probl. d. intraop. Diagn. m. d. Fernsehbildverstärker b. Eingr. am Gallensystem, Chirurg 1967. — Iatrogene arterioportale Fisteln (mit Schneider), Chir. Praxis 1968 (i. Druck). — Maschin. Verschl. d. Duct. art. persistens (mit Ungeheuer), Fortschr. Med. 1968 (i. Druck).

Dalquen, Fritz, 4967 Bückeburg, Dresdener Str. 2. — Fragebogen 1968 nicht beantwortet.

Dammann, Friedmar, Facharzt f. Chir., Leit. Arzt d. Berufsgen.schaftl. Unfallbhdlgs.stelle, 28 Bremen-Neustadt, Duckwitzstr. 46. — *4. 4. 24 Bremen. — **A:** 50 Kiel. — **Prom:** 48 ebd. — **F:** Chir. u. Unfallchir. — **V:** 49–52 Inst. f. Unfallchir. Bremen (Schaefer), 52–56 Städt. Krhs. Neumünster/Holst. (Grießmann), 56–58 Oberarzt d. Albert-Schweitzer-Krhs. Northeim/Han., 58–59 Chir. Univ.-Klin. Marburg (Heberer), Lehrer d. Rud.-Klapp-Schule f. Krankengymn. ebd., Univ. ebd., 59 Leit. d. Chir. Univ.-Poliklin. ebd. (Schwaiger), 60–63 Oberarzt d. Inst. f. Unfallchir. Bremen (Schaefer), 63–64 Oberarzt d. Unfallstat. f. Betr. Verl. ebd. (Schleifmühle). — **P:** Schäden b. Marknagelg. v. Knochenbr. i. Wachstumsalter, Diss. — Intravenale Novocainanwendg. (Causat) als Beisp. f. e. unspezif. Therap., Zbl. Chir. 1951. — Verbesserg. d. Infiltrat.- u. Leitgs.anaesth. durch Zusatz v. Hyaluronidase, Medizinische 1952. — Additive Reize u. ihre Bedeutg. f. Pathogenese u. Therap., Zbl. Chir. 1953. — Novocain – e. Allheilmittel?, Dtsch. med. Wschr. 1953. — Chir. Anwendgs.möglktn. d. Impletol u. Depot-Impletol, Ärztl. Wschr. 1953. — Schwierige Unt.bindgn. m. d. Roederschlinge, Zbl. Chir. 1954. — Nebenpankreas als Ursache f. e. mass. Darmblutg., ebd. 1955. — Antiphlogist. Perkutantherap. m. Cholinesterat (Chomelan), Medizinische 1955. — Stufengesetz v. Ricker – Wert u. Widerspruch, Neuralmed. 1955. — Indikat. u. Progn. d. Gallenop., Ber. u. Auswertg. v. 2065 Fällen (mit Grießmann), Bruns' Beitr. klin. Chir. 192/1956. — Ostitis pubis – Sudeck'sche Krankh.? (mit Grießmann), Z. Urol. 1956. — Intravenale Panthesin-Hydergin-Therap. b. Erfriergn., Zbl. Chir. 1957. — Pathogenese d. Thromboemb.-Krankh. u. Prophylaxe durch Panthesin-Hydergin, Medizinische 1959. — Klin. u. bakteriol. Erfahrgn. b. d. Bhdlg. v. infiz. Hautwunden m. e. Corticosteroid-Kanamycinsalbe, Med. Welt 1960. — Notwendigkt. d. Intracutantestes vor Anwendg. v. Tetanusantitoxin, Ber. u. Auswertg. v. üb. 2000 Seruminjekt., ebd. 1961. — Sudeck-Syndr., ebd. — Intraven. barbituratfreie Kurznark. m. Estil i. d. chir. Ambulanz, Therap. Gegenw. 1961. — Nahtlos. Wundverschluß m. e. Kunststoffkleber, Med. Welt 1966.

Dammermann, Hans-Jürgen, 2300 Kiel 1, Holtenauer Str. 124. — Fragebogen 1968 nicht beantwortet.

Daners, Günther, Facharzt f. Chir., 54 Koblenz, Südallee 16. — *21. 4. 23 Düsseldorf. — **A:** 52 Düsseldorf. — **Prom:** 51 ebd. — **F:** Orthop. u. Chir. — **V:** 52–54 Herz-Jesu-Krhs. Neuss (Bossmann), 54–58 Marienkrhs. Siegen (Laarmann), 58–59 Frauenklin. Düsseldorf (Bardenheuer), 59–62 Krhs. Lüdinghausen (Schulte).

Danger, Wilhelm, 4800 Bielefeld, Alter Markt 2. — Fragebogen 1968 nicht beantwortet.

Danne, Franz, Chefarzt d. chir. Abt. St. Vincenzstift, 3 Hannover, Scharnhorststr. 1. — *29. 4. 16 Nesselröden/Duderstadt. — **A:** 45 Würzburg. — **Prom:** 45 Göttingen. — **F:** Chir. — **V:** 46–49 chir. Abt. St. Bernwardskrhs. Hildesheim (Geisthövel), zwztl. 46 2 Mon. Göttingen (Herlyn), 6 Wochen Anaesth.abt. Chir. Univ.-Klin. Gießen (Vossschulte), 50 inn. Abt. ebd. (Krüskemper), 51–53 Ass. Arzt u. Oberarzt d. chir. Abt. ebd. (Geisthövel). — **P:** Progn. d. Schenkelblockes, **Diss.**

Danneberg, Karl Adolf, Allg.-Praxis, 337 Seesen/Harz, Poststr. 10. — *18. 8. 20 Braunschweig. — **A:** 51 Göttingen. — **Prom:** 51 ebd. — **F:** Chir. — **V:** 51–52 inn. Abt. Städt. Krhs. Seesen (Wiesner), 52–56 chir. Abt. ebd. (Hendriock), 56–58 Städt. Kr.anst. Itzehoe/Holst. (Loose), 58–60 Oberarzt d. Städt. Krhs. Seesen (Hendriock).

Dardujas, Ambrosios, Dir. d. Chir. Klin. „Athinaiki", A. Michalakopoulou Str. 93, Athen/Griechenland. — Fragebogen 1968 nicht beantwortet.

Darup, Albert, Chefarzt a. Städt. Krhs., 2190 Cuxhaven, Siedelhof 21. — Fragebogen 1968 nicht beantwortet.

Daser, Carl Maria, Chefarzt d. chir. Abt. d. Städt. Krhs., 8750 Aschaffenburg, Blücherstr. 14. — Fragebogen 1968 nicht beantwortet.

Daum, Roland, Priv.-Doz., Oberarzt d. Chir. Univ.-Klin., 69 Heidelberg, Kirschnerstr. — *3. 4. 29 Kaiserslautern. — **A:** 55 Heidelberg. — **Prom:** 55 ebd. — **Hab:** 67 ebd. — **F:** Chir. u. Kinderchir. — **V:** 55 Pathol. Inst. Heidelberg (Randerath), 56–62 Heidelberg (K. H. Bauer), ab 62 ebd. (Linder), zwztl. 64 Hosp. For Sick Children, Great Ormond Street, London (Waterston). — **P:** Mortalität an e. gr. chir. Klin. i. Wandel d. letzten 30 J., Chirurg 1959. — Bhdlg. extrasphinkt. komplett. Analfisteln m. d. Drahtzugverfahren, ebd. — Hämangiopericytome, Langenbecks Arch. klin. Chir. 294/1960. — Bronchialca., Krankengut d. J. 1943–1959 an d. Chir. Univ.-Klin. Heidelberg, ebd. — Bolzenschußverletzgn. i. Baugewerbe, Mschr. Unfhlkd. 1962. — Isol. Luxat. d. Os naviculare manus, Arch. orthop. Unfallchir. 53/1962. — Frakt. d. unt. Extremität. b. Fußballsport, Langenbecks Arch. klin. Chir. 300/1962. — Erg. d. konservat. Bhdlg. v. 105 Speichenköpfchenbr., ebd. — Bhdlg. maligner Strumen m. Jod 131, ebd. 301/1962. — Verrenkgn. i. Ellbogengelenk, Arch. orthop. Unfallchir. 55/1963. — Sog. inoperable Gallengangsatresien, Zbl. Chir. 1964. — Heut. Auffassg. üb. d. Bhdlg. d. Maldescensus testorum, Ann. paediat. 202/1964. — Sekund. Plast. üb.gr. Bauchwanddefekte b. ruptur. Omphalocele u. Gastrochisis, Langenbecks Arch. klin. Chir. 306/1964. — Angeb. Wandermilz. Beitr. z. Diff.diagn. d. Tumors i. abdomine b. Neugebor., Z. Kinderchir. 1964. — Ruptur. Omphalocele u. Gastrochisis, Bruns' Beitr. klin. Chir. 209/1964. — Op. Korrekt. d. total. Sternumspalte, Thoraxchir. u. vask. Chir. 1964. — Chir. Vorgehen b. kongenit. Brustwanddefekten, Chirurg 1964. — Bauchwandplast. b. üb.gr. Omphalocelen, Langenbecks Arch. klin. Chir. 308/1964. — Biopt. Befunde b. Kryptorchism. i. ihrer Bedeutg. f. Op.zeitpunkt u. spätere Fertilität, ebd. — Kryptorchism.probl. unt. bes. Berücksichtigg. d. Erg. v. Hoden-biopsien, Dtsch. med. Wschr. 1964. — The Problems of Cryptorchism with special reference to testicular biopsy, German Med. Monthly 1965. — Results of testicular Biosies in Cryptorchisme, concerning optimal time of treatment, Acta endocrin., Suppl. 101/1965. — Traitement chirurgical de l'omphalocèe, Gazette médicale de France 1965. — Lungenkrebs b. Frauen, Langenbecks Arch. klin. Chir. 310/1965. — Kongenit. oesophage-laryngo-tracheale Kommunikat., Beitr. z. Diff.diagn. d. ob. Oesophago-trachealfisteln, Z. Kinderchir. 1965. — Klin. d. Mekoniumperitonitis, Bruns' Beitr. klin. Chir. 211/1965. — Plast. Versorgg. üb.gr. kongenit. Zwerchfelldefekte, ebd. — Op.techn. b. sog. vasc. Ring (doppelt. Aortenbogen), Chirurg 1965. — Späterg. nach kindl. Leistenbr.op., Gegenüb.stellg. verschied. Op.verfahren, Langenbecks Arch. klin. Chir. 313/1965. — Tödl. verlauf. kindl. Peritonitiden; Analyse u. Folgergn. f. d. Therap., ebd. — Bedeutsame prognost. Faktoren i. d. Bhdlg. d. Oesophagusmißbildgn., Mschr. Kinderheilk. 1966. — Verschluckte Fremdkörper i. Kindesalter, Münch. med. Wschr. 1966. — Verschlucken u. Aspirieren v. Fremdkörpern i. Kindesalter, Behind. Kind 1966. — Distal. Humerusfrakt. i. Kindesalter unt. Berücksichtigg. v. Späterg., Mschr. Unfhlkd. 1966. — Bhdlgs.erg. v. Frakt. d. gelenknahen distal. Humerus b. Kindern, Chirurg 1966. — Spontan. Magenperforat. b. Neugebor. u. Säugl., Z. Kinderchir. 1966. — Erg. d. op. Therap. d. kindl. Hiatushernie, Zbl. Chir. 1967. — Fetale Perforat. e. Meckel'schen Divertikels als Ursache e. Neugebor.ileus, ebd. — Klin. zyst. Lymphangiome i. Mesenterium, Fortschr. Med. 1967. — Kryptorchism.probl., Vergl. morphol. u. statist. Unt.suchgn. an beid. Hoden b. ein- u. beidseit. Dystopie, Dtsch. med. Wschr. 1967. — The undescended testis. A morphological and statistical investigation of both testes in uni- and bilateral dystopia, German Med. Monthly 1967. — Op. Speiseröhre b. Atresia oesophagi unt. bes. Berücksicht. funkt. Unt.suchgn., Habil.-Schr.

Decker, Herbert, Facharzt f. Chir., Durchgangsarzt, 3 Hannover, Eichsfelderstr. 99. — *7. 8. 21 Hannover. — **A:** 50 Göttingen. — **Prom:** 51 ebd. — **F:** Chir. — **V:** 51–66 Städt. Krhs. I Hannover (Knepper).

Dege, Hans-Albert, Stadt-Med.-Ob.Rat, Chefarzt d. Chir. u. Urol. Klin. Städt. Kr.anst., 287 Delmenhorst. — *15. 1. 07 Berlin. — **A:** 31 München. — **Prom:** 31 ebd. — **Hab:** 37 Jena. — **F:** Chir. u. Urol. — **V:** 31 Pathol. Inst. Cambridge/Engl. (Dean), 32–45 Chir. Klin. Jena (Sülcke), 48–51 Chir. u. Urol. Klin. Wuppertal-Barmen (Boshamer).

Deichgräber, Hans, Facharzt f. Chir., Chefarzt i. R., 62 Wiesbaden, Fichtestr. 6. — *20. 5. 00 Plaue/Havel. — **A:** 24 Berlin. — **Prom:** 24 ebd. — **F:** Chir., Kosmet.-Plast. Chir. — **V:** 25–27 Krhs. am Urban Berlin (Brentano), 28–29 Berlin (Bier), 29–32 Oberarzt gyn.-geburtsh. Abt. Krhs. Berlin-Spandau (Zondek), 33–34 Oberarzt Krhs. Friedrichshain-Berlin (Wildegans), 34–47 Chefarzt u. Ärztl. Dir. chir. Abt. Krhs. Berlin-Weißensee, 49–66 Chefarzt d. Klin. f. Kosmet.-Plast. Chir. Wiesbaden. — **P:** Extrauterine Zwillings-Schwangerschaft, Zbl. Gyn. 1931. — Diff.-Diagn. Appendicitis u. Pyelitis gravidarum, Chirurg 1932. — Grundsätzl. z. Gesichtsplastik, J. Med. Kosmetik 1954. — Brustplast., ebd. 1955. — Notwend. Zusatzeingr. b. d. Gesichtsplast., ebd. — Op. d. Doppelkinns, ebd. 1964. — Scarless Method of Surgery for the Double Chin, Aesthetica (Los Angeles) 1965. — Schong. d. Mamille b. d. Brustplast., Aesthet. Med. 1965.

Deilmann, Friedrich Wilhelm, Chefarzt d. chir. u. urol. Abt. Krhs. d. Barmherzigen Brüder, 55 Trier, Nordallee 1. — *8. 4. 09 Dillingen-Saar. — **A:** 34 Heidelberg. — **Prom:** 34 ebd. — **F:** Chir. u. Urol. — **V:** 34 Univ.-H. N. O. Klin. u. Med. Klin. Heidelberg, 35 Pathol. Inst. Krhs. am Friedrichshain Berlin (Büchner), 36–45 chir. u. gynäk. Abt. St. Hedwigskrhs. ebd. (Petermann), 45–49 urol. Abt.

ebd. (Hüdepohl). — **P:** Eiweißstickstoff b. ac. u. chron. Nebenhöhlenentzündgn., Z. Hals-Nase-Ohrhk. 1935. — Magenrupt., Zbl. Chir. 1938. — Histol. Unt.suchgn. d. Medulla oblongata b. Hypertonie, Beitr. path. Anat. 102/1939. — Erfahrgn. m. d. Penicillinbhdlg. b. urol. Erkrankgn., Therap. Gegenw. 1949. — Seltene Fall e. Riesenharnleiters m. Zwergniere, Z. Urol. 1949.

Deininger, Manfred, Facharzt f. Chir., Oberarzt d. Krskrhs., 741 Reutlingen, Steinenbergstr. 25. — *29. 3. 24 Dietenheim/Ulm. — **A:** 50 München. — **Prom:** 51 ebd. — **F:** Chir. — **V:** 51–52 Krskrhs. Illertissen (Matt), inn. Abt. ebd. (Butter), 53–60 Städt. Krhs. Gengenbach/Ba. (Schäfer, Dinger), ab 60 Krskrhs. Reutlingen (Kübler, Christner).

Deisler, Hans, Facharzt f. Chir. u. Durchgangsarzt, 7505 Ettlingen, Albstr. 37. — *28. 12. 07 Karlsruhe. — **A:** 32 München. — **Prom:** 35 Berlin. — **F:** Chir. — **V:** 31 II. Med. Klin. München, 32 Hedwigskrhs. Berlin (Petermann), 32–35 Marienkrhs. Danzig (Neukirch), 35–37 Städt. Entbindgs.heim Hannover (Busalla), 37–39 Heilanst. Hohenlychen (Gebhardt), 39 Unfallkrhs. I Wien (Böhler).

Deister, Josef, Facharzt f. Chir. u. Orthop., Orthop. Univ.-Klin., 6 Frankfurt a. M. — *10. 1. 26 Gau-Algesheim/Rhein. — **A:** 51 Mainz. — **Prom:** 51 ebd. — **F:** Chir. u. Orthop. — **V:** 51–53 Mainz (Peiper), 53–54 inn. Abt. Vincenz Krhs. Limburg (Tenbaum), 54–64 Mainz (Brandt), 64–65 Oberarzt d. Marienkrhs. Witten (Schöttes), 65–67 Oberarzt d. Stadtkrhs. Rüsselsheim (Burckhart), ab 67 Orthop. Univ.-Klin. Frankfurt a. M. (Güntz). — **P:** Akut. Pankreasnekr. i. Lichte d. neueren Forschgs.erg., Diss. — Klin. Erfahrgn. üb. d. Desinfekt.mittel Peritonan, Pro Medico 1952. — Fußballverletzgn. u. ihre Vorbeugg., Sportarzt 1960. — Prakt. Arzt u. Sportmed., Ärztl. Praxis 1961. — Typ. Sportverletzgn. u. ihre Bhdlg., ebd. — Sportverletzgn. d. Gelenke u. Bänder i. d. ärztl. Praxis, ebd. — Bogenringfrakt. d. 2. HWK., e. seltene Verletzg. b. Wasserspringen, Sportarzt 1962. — Anwendg. v. Symphytum officinale Präparaten i. d. Chir., Landarzt 1963. — Intraop. Cholangioskop., e. Fortschr. f. d. Gallenwegsdiagn., Langenbecks Arch. klin. Chir. 302/1963. — Lok.bhdlg. m. wasserlösl. Prednisolon, Med. Welt 1964. — Thoraxverletzgn., ihre Komplikat. u. Bhdlg. (mit Kempf), Mschr. Unfhlkd. 1964. — Radikalop. d. chron. Osteomyelitis, Bruns' Beitr. klin. Chir. 3/1965.

Deiters, Hermann, Leit. Arzt d. Städt. Krhs., 516 Düren, Roonstr. 30. — *23. 1. 13 Düsseldorf. — **A:** 39 Berlin. — **Prom:** 38 Köln. — **F:** Chir. — **V:** Med. Univ.-Klin. Giessen (Reinwein), Frauenklin. ebd. (v. Jaschke), Kr.anst. Düren (Kraft), Krhs. Neustadt Harz.

Deml, Robert, Facharzt f. Chir., eigene Praxis u. Durchgangsarzt, 608 Gross-Gerau, Gernsheimerstr. 37. — *17. 6. 13 Wald-Michelbach. — **A:** 38 Giessen. — **Prom:** 45 Marburg. — **F:** Chir. — **V:** 38–39 Giessen (Bernhard), bis 45 Kriegsdienst, 46–51 Städt. Krhs. Bad-Nauheim (Cellarius), 51–65 Leit. d. chir. Abt. Städt. Krhs. Groß-Gerau. — **P:** Leyomyome, Diss. — WS i. Forschg. u. Praxis Bd. 13, Beitr. z. manuell. Therap.

Demmler, Martin, Sanitätsrat, eigene Praxis, X 701 Leipzig, Shakespearestr. 7. — *19. 6. 06 Zwickau. — **A:** 35 Dresden. — **Prom:** 35 Leipzig. — **F:** Poliklin. Chir. — **V:** 37–45 Chir.-Poliklin. Inst. Leipzig (Sonntag). — **P:** Bhdlg. d. Wasserbr. durch Verödg., Münch. med. Wschr. 1942. — Pneumatocele interna, ebd.

Denck, Helmuth, Primarius, Vorst. d. I. chir. Abt. Krhs. d. Stadt Wien-Lainz, A-1130 Wien, Wolkersbergenstr. 1. — *11. 2. 27 Wien. — **Prom:** 50 Wien. — **F:** Chir. — **V:** 50–53 Krhs. Zell am See (Dobritzberger), 53–57 II. Chir. Univ.-Klin. Wien (Denk u. Kunz), ab 57 I. chir. Abt. Lainz (Salzer). — **P:** Allg. Chir. u. Abdominalchir.: Klin. u. Therap. d. Hodentumoren, Klin. Med. 1955. — Bhdlg. d. Steinkolik v. Niere u. Harnleiter mittels Hautreiztherap., Paracelsus 1955. — Erg. d. Magenresekt. nach Billroth I-Haberer, Klin. Med. 1955. — Terramycin i. d. Urol., Wien. med. Wschr. 1955. — Klin., Therap. u. Progn. d. Pancreasverletzgn., Klin. Med. 1956. — Verwendg. resorbierb. Tampone i. d. Prostatachir., Chirurg 1956. — Funkt. Resultate nach Magenresekt. wegen Carcinom, Klin. Med. 1957. — Butazolidin b. d. Bhdlg. v. Thrombophlebitiden, ebd. — D. unkompliz. Ulcus (mit Salzer), Gastroenterologia 87/1957. — D. op. Magen aus d. Sicht d. Chir., ebd. — Ulcus postop., ebd. — Auswahl d. Op.verfahren u. ihre Erg., ebd. 88/1957. — Carcinomgefährdg. d. Ulcuskranken u. Magenresez., ebd. — Chron. unspezif. Prostatitis, Klin. Med. 1958. — Erg. d. chir. Bhdlg. d. Magencarcinoms an d. Klin. Denk i. Wien, Gastroenterologia 89/1958. — Progn. d. Magencarcinoms, Chirurg 1959. — Operabilität maligner Gallengangsgeschwülste, Klin. Med. 1962. — Vorteile d. Tacholiquin-Aerosolbhdlg. i. d. Chir., Wien. med. Wschr. 1962. — Therap. Anwendg. v. Sauerstoff u. seine Toxicität, Prakt. Arzt 1962. — Anwendg. resorbierb. Oxycellulose i. d. Chir., Chirurg 1962. — Bedeutg. d. mod. Langzeitsulfonamide f. d. Chir., Wien. klin. Wschr. 1963. — Indikat. u. Kontraindikat. d. medikament. Entzündgs.hemmg. i. d. Chir., Wien. med. Wschr. 1964. — Besonderheiten d. Gallenchir. i. Alter, Scriptum Geriatricum 1964. — Synchrone abdomino-perineale Rectumexstirpat., Klin. Med. 1966. — Thoraxchirurgie: Erworb. Oesophagotracheobronchialfisteln b. benignen Prozessen. Wien. klin. Wschr. 1956. — Häufigkeit okkulter Fernmetastasen b. klin. operablen Bronchusca., Thoraxchirurgie 4/1956. — Subphrenischer Abszeß u. Bronchusfistel, Klin. Med. 11/1956. — Die supraclavikulare Probeexcision d. Lymphdrüsen d. oberen Thoraxapertur zur Feststellg. d. Operabilität d. Bronchusca., Thoraxchir. 1957. — Gezielte blinde Probeexcision z. endoskop. Diagn. d. Bronchusca., ebd. 1959. — Ein langj. beobacht. Fall e. angeb. arterioven. Pulmonalisaneurysmas, ebd. 1960. — Todesursachen nach Lungenresekt., Klin. Med. 1960. — Diff.diagn. zw. kleinem zentr. Bronchusca. u. chron. Pneumonie durch Terramycintherap., ebd. 1961. — Bhdlg. d. chir. Komplikat. nach Lungenresekt., ebd. 1962. — Bronch. Carcinoid vergesellschaftet m. akt. Lungentbk. Beitr. z. Klin. d. Tbk. 126/1963. — Radikalop. v. Sternumtumoren (mit Bruck), Thoraxchir. u. vask. Chir. 11/1964. — Liposarkom d. Mediastinums (mit Wuketich), Oncologia 1964. — Gefäßchirurgie: Chir. Bhdlg. periph. Durchblutgs.störgn., Ästhet. Med. 1961. — Erfolgr. Embolekt. aus d. A. mesent. sup., Klin. Med. 1962. — Möglichkeiten d. mod. Arterienchir., Wien. med. Wschr. 1963. — Zweckmäß. Bhdlg. v. Oesophagusvarizen, Wien. klin. Wschr. 1963. — Fehler u. Gefahren d. mod. Arterienchir., Klin. Med. 1963, 1964. — Einheilg. alloplast. Gefäßprothesen, ebd. — Erfolgr. Gefäßrekonstrukt. trotz sept. Ulcus cruris art., Wien. klin. Wschr. 1963. — Chir. Bhdlg. d. Verschlusses d. A. femoralis, Klin. Med. 1964. — Unsere Erfahrgn. m. d. lumb. Aortograph. u. Extremitätenangiograph. (mit Olbert), Chirurg 1964. — Möglichkeiten u. Grenzen d. mod. Gefäßchir., Klin. Med. 1965. — Chir. d. Carotisinsuffiz., Wien. klin. Wschr. 1966. — Verbesserg. d. Durchblutg. d. unt. Extremität durch Profundaplast., actuelle Chir. 1966. — Chir. d. traumat. u. posttraumat. Gefäßverändergn., Klin. Med. 1966. — Kombin. angiolog. u. plast.-chir. Versorgg. d. fortgeschritt. Beingangrän (mit Bruck), actuelle chir. 1967. — Angiograph. i. chir. Alltag (mit Olbert), Med. Klin. 1967. — Zusammenhänge zw. art. u. ven. Durchblutgs.störgn., Zbl. Phlebol. 1967. — Unser Vorgehen b. Spätverschluß art. Gefäßplast., Thoraxchir. u. vask. Chir. 1967.

Denecke, Hans-Joachim, Prof., Facharzt f. H. N. O., Krhs. Speyererhof, 69 Heidelberg. — *2. 10. 11 Prenzlau. — **A:** 37. — **Prom:** 38. — **Hab:** 45 Heidelberg. — **F:** Hals-Nasen-Ohren-Heilk. — **V:** 37 Inn. Med. Prenzlau (Moog), 38–39 Pathol. Anat. Univ. Greifswald (Löeschcke), 39–41 Militärdienst (Chir.), 41–43 H.N.O.-

Klin. Univ. Marburg (Uffenorde), 43–54 Univ. H. N. O.-Klin. Heidelberg (Seiffert). — **B:** Oto-Rhino-Laryngol. Op., in: Allg. u. spez. Chir. Op.lehre (Kirschner), Bd. 5, 2. Aufl. 1953, Springer. — Operaciones Otorrinolaringológicas (Üb.setzg.), Labor 1962 (Barcelona, Madrid etc.). — Plast. Op. an Kopf u. Hals (mit R. Meyer), Bd. I: Korrig. u. rekonstrukt. Nasenplast., Springer 1964. — Plastic Surgery of Head and Neck (mit R. Meyer), Bd. 1: Corrective and Reconstructive Rhinoplasty (Üb.setzg.), Springer 1967. — **P:** Progn. d. Uvealsarkoms, Klin. Mbl. Augenhk. 1936. — Blutmengenbestimmg. i. Organen m. Hilfe d. Pulfrich'schen Stufenphotometer, Beitr. path. Anat. 105/1941. — Stirnhöhlencholesteatom, Hals-Nas.-Ohr.arzt 1. T. 1943. — Diff.diagn. d. Lues d. Kehlkopfes, ebd. — Solit. Larynxabsceß n. sept. Frühgeburt, ebd. — Thermoelektr. Messg. v. Gefäßwandstärken u. ihre diagn. Verwertbarkt. i. d. Otol., Klin. Wschr. 1946 u. Arch. Ohr- usw. Heilk. 155/1948. — Exp. Beitr. z. Probl. d. Kollapses u. d. serös. Entzündg. m. bes. Berücksichtigg. d. Leber, Beitr. path. Anat. 109/1947. — Einfl. d. Dibenamins a. Ohrgeräusche, Arch. Ohr.-Nas.-Kehlk.hk. 155/1948. — Selbst. wirk. Speichelsaugschlauch, e. techn. Erleicherg. b. Laryngofissur u. Larynxexstirpat., HNO, Beih. z. Z. Hals- usw. Heilk. 1948. — Genese v. Larynxpolypen, ebd. — Bhdlg. d. kongenit. Larynxcyste, ebd. — Stecksplitter i. d. Bronchialwand, ebd. — Wirkg. d. Dibenamin b. Beschwerden v. seiten d. Gleichgewichtsapparates, Arch. Ohr.-Nas.-Kehlk.hk. 155/1949. — Oesophagoskop. Bild b. Speiseröhrensten. infolge Ölschwartenmediastinum, ebd. — Maligne Zungengrundstruma, ebd. 157/1950. — Heilg. e. ausgedehnt. Mediastinalabscesses m. Fistel am Rücken d. endoskop. Oesophagusschlitzg., ebd. 160/1951. — Einfache Methode z. Nachweis d. Blutströmgs.richtg. i. d. Carotis int. u. ext. n. Verschl. d. Carotis communis, ebd. — Bhdlg. d. Oesophago-Trachealfisteln, ebd. — Einfach. Verfahren z. Fixat. d. Stimmbandes i. Lateral- bzw. Medianstellg., HNO, Beih. z. Z. Hals- usw. Heilk. 1954. — Erfahrgn. b. d. permaxill. Entferng. v. retrobulbär geleg. Orbitalcavernomen u. -cysten, Arch. Ohr.-Nas.-Kehlk.hk. 164/1954. — Carotis int. Verletzg. m. unstillb. Nasenbluten, geheilt d. intraart. Thrombininjekt., Exp. Beitr. (mit Hartert), Chirurg 1954. — Mediane Halsfistel v. tbk. Hiluslymphknoten ausgehend. Op. Heilg. v. Jugulum aus, HNO, Beih. z. Z. Hals- usw. Heilk. 1954. — Techn. d. endoskop. Oesophagotomia int. b. Narbensten. d. Speiseröhre., ebd. 1955. — Bhdlg. d. Oesophagussten. i. Säugl.alter n. erfolgr. op. kongenit. Oesophagusatresie, ebd. — Op. Bhdlg. e. hühnereigr. Chondroms d. Ringknorpelplatte m. anschl. Stimmbandplast., Z. Laryng. 1955. — Beseitigg. d. Rhinolalia aperta d. retropharyng. Implantat., HNO 1956. — Beseitig. d. Doppelsehens nach Eingr. a. d. Stirnhöhle, ebd. — Diagn. u. op. Bhdlg. v. Liquorfisteln i. Ber. v. Keilbeinhöhle u. Hypophyse etc., ebd. 1957. — Therap. d. traumat. extracran. Aneurysmas d. Carotis int. i. Säugl.alter, ebd. 1958. — Chir. d. Parotisinnenlappentumoren unt. Berücksichtigg. d. N. facialis, Fortschr. Kiefer-Gesichtschir. 1958. — Chir. d. Parotiserkrankg. unt. Berücksichtigg. d. N. facialis, Z. Laryng. 1958. — Schmerzbekämpfg. i. Kiefer-Gesichtsber., Fortschr. Kiefer-Gesichtschir. 1959. — Späte z. T. lebensgefährl. Komplikat. b. erschwert. Dekanülement nach Tracheotom., HNO 1960. — Chir. d. Ohrmißbildg. unt. Berücksichtigg. d. N. facialis, Z. Laryng. 1960. — Luftnot b. Trachealkompress. durch Etagenspasm. d. Speiseröhre, HNO 1960. — Op.techn. Probl. b. d. Entferng. gr. Neurinome etc., ebd. — Mitbeteiligg. d. Kiefergelenks b. otogen. Erkrankgn., Fortschr. Kiefer-Gesichtschir. 1960. — Versorgg. v. Mesopharynxdefekten nach Exstirpat. maligner Tumoren, Arch. Ohr.-Nas.-Kehlk.hk. 176/1960. — Präparat. u. reparat. Chir. d. N. facialis, Z. Laryng. 1961. — Trauma d. Larynx u. d. Trachea d. Halses sowie d. rekonstrukt. Versorgg., Mschr.

Ohrenhk. 1961. — Einfl. d. laryngoplast. Eingr. u. d. Antibiotica auf d. Indik. z.
Larynxexstirpat., Arch. Ohr.-Nas.-Kehlk.hk. 178/1961. — Divertikelop. nach
Strumekt., ebd. — Korrekt. d. Schluck- u. Stimmstörgn. b. part. Lähmg. d. Pha-
rynx- u. Larynxmuskulat., ebd. — Beurteilg. d. Unt.suchg. üb. d. m. versch. Methoden gemessene Blutströmgs.richt. i. d. Carotiden b. Menschen, HNO 1961. —
Korrekt. d. Schluckaktes b. einseit. Pharynx- u. Larynxlähmg., ebd. — Unt.suchg.
u. Bhdlg. d. durch Mittelohrcholesteatom verursacht. Facialislähmg., Z. Laryng.
1961. — Korrekt. d. zu stark i. d. seitl. Schädelprofil eingesunk. äuß. Ohres, Fort-
schr. Kiefer-Gesichtschir. 1961. — Folgen d. Radiotherap. benigner u. maligner
Tumoren d. Nase u. Bhdlgs.mögl.kt., ebd. 1962. — Chir. Bhdlg. v. Stenosen u.
Atresien d. ob. Luft- u. Speisewege, Arch. Ohr.-Nas.-Kehlk.hk. 180/1962. — La-
ryngo-Ösophagusmundfistel m. Trachealsten. nach Trauma, ebd. — Rekonstr. d.
Speisewegs i. Ber. d. Pharynx u. d. Halsösophagus b. postcricoiden Ca. durch Teile d.
Larynx u. d. Halstrachea, HNO 1963. — Indikat. u. Techn. b. d. Entfern. erkrankt.
Halslymphknoten m. e. Hinweis auf d. Bedeutg. d. plast. Versorgg. durch Transpo-
sit.lappen u. auch z. Protekt. d. Carotiden, Arch. Ohr.-Nas.-Kehlk.hk. 182/1963. —
Stimmverbesserg. b. einseit. Recurrenslähmg. m. larynxeig. Material, Z. Laryng.
1964. — Aushlg. u. plast. Wiederherstellg. nach Eingr. weg. otogen. u. rhinogen.
endocran. Komplikat., Arch. Ohr.-Nas.-Kehlk.hk 183/1964. — Korrekt. d.
Schrumpfnase, ebd. 185/1965. — Verhütg. v. Komplikat. b. d. Op. d. Zenker'schen
Divertikels, Z. Laryng. 1965. — Korrekt. d. Mundwinkels b. Facialislähmg. durch
Masseterplast. nach Lexer, Arch. Ohr.-Nas.-Kehlk.hk. 185/1965. — Chir. ausgedehnt. Glomustumoren, ebd. 187/1966. — Bhdlg. d. kindl. Larynxpapilloms i.
Stützautoskop. unt. Verwendg. d. Op.mikroskops, ebd. — Fistules cervivales
oesophago-trachéales, Bronches 15/1966. — Korrekt. nach Larynxtrauma. Ex-
cerpta Med., Int. Congr. Series 113/1966. — Teilresekt. b. ausgedehnt. Stimmband-
ca., HNO 1966. — Therap. b. lebensbedrohl. Blutgn. i. Gebiet d. ob. Luft- u. Speisewege, Therap.woche 1966. — Ca.therap. d. alternd. Antlitzes, Aesthet. Med.
1967. — Defektdeckg. nach Op. v. Nasentumoren, Chir. plast. et reconstr. 3/1967. —
Plast. Eingr. am Hals unt. Berücksicht. d. Larynx., Z. Laryng. 1967. — Chir. d.
Erkrankg. i. d. Felsenbeinpyramide unt. Berücksicht. d. A. carotis int., Arch.
Ohr.-Nas.-Kehlk.hk. 188/1967. — Op. Wiederherst. d. verengt. Luftwege i. d. Nase
nach Mittelgesichtsfrakt., Fortschr. Kiefer-Gesichtschir. 1967. — Mundwinkel-
korrekt. nach Lexer b. Facialislähmg., Aesthet. Med. 1967. — Unfallchir. d. Gesichtes u. Halses, Arch. Ohr.-Nas.-Kehlk.hk. 191/1968.

Denecke, Kurt, Prof., Ärztl. Dir. d. Stadtkrhs., Chefarzt d. chir. Klin., 851
Fürth. — *3. 2. 03 Helmstedt. — A: 28 München. — **Prom:** 29 Freiburg i. Br. —
Hab: 40 Erlangen. — **F:** Chir. — **V:** 28–30 Pathol. Inst. Freiburg i. Br. (Aschoff),
30–31 Frankfurt a. M. (Schmieden), 31–56 Erlangen (Goetze). — **B:** In: Therap. u.
Praxis, 3. Aufl., Urban & Schwarzenberg 1958. — **P:** Ca. 45 Arb. üb. verschied.
Gebiete d. pathol. Anat. u. Chir., u. a. üb. Dickdarmchir., Gefäßkrankh. usw.

Dengg, Hubert, Oberarzt d. I. Chir. Klin. Städt. Kr.anst., 89 Augsburg, Krankenhausstr. 1. — *22. 4. 28 Karlsruhe. — **A:** 53 München. — **Prom:** 53 ebd. — **V:**
Chir. Klin. Augsburg (Mack).

Dengler, Siegfried Johannes Otto, Ob. Reg. Med. Rat, Leit. d. Orthop. Ver-
sorggs.stelle, 7 Stuttgart 0, Teckstr. 39, Eingang Hackstr. 86. — *29. 5. 02 Deichs-
lau/Breslau. — **A:** 29 München. — **Prom:** 29 ebd. — **Hab:** 40 Tübingen. — **F:**
Unfall-Chir. u. Orthop. — **V:** 27–29 Univ.-Kinderklin. München (v. Pfaundler),
Med. Univ.-Poliklin. ebd. (May), neurol. Abt. ebd. (Levin), 29–34 Stadtkrhs. Ham-

burg-Altona (Jenckel), 34–38 Orthop. Univ.-Klin. u. Poliklin. München (Lange), 38–45 Chir. Univ.-Klin. Tübingen (Usadel), 45–47 Leit. d. Versorggs.krhs. ebd. u. Tailfingen. — **P:** Hernia Epigastrica, Diss. — Dauerresultate b. Leistenbr.op. nach Jaure, Dtsch. Z. Chir. 231. — Op. d. Hallux valgus, Arch. klin. Chir. 171. — „Dtsch.-ländersche Mittelfußerkrankg." nach Hallux valgus Op., Dtsch. Z. Chir. 237. — Folgenschwerer Spätzustand nach Spondylitis infectiosa, Z. orthop. Chir. 1934. — Histol. b. angebor. Plattfuß, ebd. 1935. — Bhdlg. d. chron. Osteomyelitis nach Orr u. Löhr, Arch. klin. Chir. 185. — Klin. u. Therap. d. Pedes adducti, Z. Orthop. 1936. — Konservat. Bhdlgs.methoden b. Meniscusverletzgn., Arch. orthop. Unfallchir. 37. — Erg. nach Meniscusop., Bruns' Beitr. klin. Chir. 167. — Üb.lastgs.-schäden an d. ob. Extremitäten, Zbl. Chir. 1938. — Begriff d. kompensiert. u. dekompensiert. Fußverbildg., Arch. klin. Chir. 196. — Exp. u. klin. Studien üb. Knochenregenerat. u. Callusbildg. m. bes. Berücksichtigg. d. Gewebsinterposit., Beitr. z. Pseudarthr.problem, ebd. 199. — Krit. Betrachtgn. z. op. Bhdlg. v. Gelenkfrakt., Zbl. Chir. 1943. — Verarbeitg. d. Werkstoffes Panplast b. Bau v. Behelfsprothesen, Militärarzt 1944. — Resekt. d. Fibula b. Unt.schenkelkurzstumpf, Z. Orthop. 1944.

Denk, Rudolf, Facharzt f. Chir., 4 Düsseldorf, Kölnerstr. 216 a. — *4. 2. 19 Nittenau/Regensburg. — **A:** 49 Erlangen. — **Prom:** 50 ebd. — **F:** Chir. — **V:** 49–50 Erlangen, 50–59 Marienhosp. Düsseldorf (Bross).

Denk, Wolfgang, Prof., Wickenburggasse 26, A-1080 Wien/Österr. — Fragebogen 1968 nicht beantwortet.

Dentler, Hans, Chefarzt u. Leit. Arzt d. chir. Abt. Krskrhs., 7930 Ehingen/Donau. — *5. 1. 11 Wangen/Allg. — **A:** 36 München. — **Prom:** 35 ebd. — **F:** Chir. — **V:** 35 inn. Abt. Bad-Cannstadt (Weiz), 36 chir. Abt. Marienhosp. Stuttgart (Reichle), 36 gynäk. Abt. ebd. (Stemmer), 37–39 chir. Abt. ebd. (Reichle), 39–45 Kriegsdienst, 48–53 chir. Abt. Marienhosp. Stuttgart (Reichle).

Der, Paul, 8585 Speichersdorf über Kemnath/Stadt, Goethestr. 15. — Fragebogen 1968 nicht beantwortet.

Dercken, Otto, Chefarzt d. chir. Abt. Marien-Hosp., 4628 Lünen, Altstadtstr. 23. — *24. 7. 24 Osterwick/Westf. — **A:** 51 Bonn. — **Prom:** 51 ebd. — **V:** 51–52 chir.-gynäk. Abt. St. Vincenz-Hosp. Coesfeld/Westf. (Löbken), 52 Landpraxis Dr. Dercken, inn. Abt. Franz-Hosp. Dülmen/Westf. (Niehoff), 53–61 chir. u. Unfall-Abt. St. Johannes-Hosp. Duisburg-Hamborn (Simons), 61–64 St. Bernwardskrhs. Hildesheim (Geisthövel).

Derra, Ernst, Prof., Dir. d. Chir. Univ.-Klin. u. Poliklin., 4 Düsseldorf, Moorenstr. 5. — *6. 3. 01 Passau. — **A:** 27 München. — **Prom:** 27 Leipzig. — **Hab:** 36 Bonn. — **F:** Chir. — **V:** 26 Med. Univ.-Klin. Innsbruck (Steyrer), 27–29 Med. Univ.-Klin. Leipzig (Morawitz), 29–46 Chir. Univ.-Klin. Bonn (v. Redwitz), 46–47 Chefchir. d. Marienhosp. ebd. — **B:** Osteomyelitis u. Trauma, Handwörterb. d. Gerichtl. Med. u. naturwiss. Kriminalistik, Springer 1940. — Absetzg. v. Gliedmaßen u. Op. an d. Gelenken, in: Chir. Op.lehre (Bier, Braun u. Kümmell), Bd. 6, 7. Aufl., Barth 1953. — Verletzgn. d. Mediastinums u. seiner Organe (ausschl. Oesophagus), in: Hdb. d. ges. Unfhlkd. (König u. Magnus), 2. Aufl., Bd. 2, Enke 1955. — Erkrankgn. d. Herzens u. seiner Gefäße, in: Lehrb. d. Chir. (Gohrbandt, Redwitz u. Sauerbruch), Fischer, Jena 1956. — Mediastinalerkrankgn. (mit Ganz), ebd. — Indikat. z. Op. erworb. Klappensten. (mit Bayer), in: Chir. Indikat., Thieme 1956. — Hrsg. d. Hdb. d. Thoraxchir., 3 Bde., Springer 1958/59. — Eitr. u. brand. Entzündgn. d. Lunge (mit Drewes), in: Hdb. d. Thoraxchir., Bd. 3, ebd. 1958. — Traumatol. d.

Herzens u. seines Beutels, ebd., Bd. 2, Springer 1959. — Op. d. Vorhofseptumde-
fektes unt. direkt. Sicht d. Auges m. Hilfe d. Hypotherm., ebd. — Valvulotom. d.
kongenit. Pulmonalsten. unt. direkt. Augensicht i. Hypotherm., ebd., Bd. 3,
Springer 1959. — Chir. d. Herzens u. seiner gr. Gefäße (mit Franke), in: Chir.
Op.lehre (Breitner), Bd. 3, Urban & Schwarzenberg 1957. — Konservat. u. chir.
Bhdlg. angebor. u. erworb. Herzfehler (mit Bayer u. Wolter), Thieme 1959. —
Aktuelle Bemerkgn. z. Herzchir., in: Konservat. u. chir. Bhdlg. angebor. u. erworb.
Herzfehler (mit Bayer u. Wolter), ebd. — Weitere Entwicklgn. i. d. Techn. d. Chir.
d. Herzens u. seiner gr. Gefäße (mit Irmer, Kremer u. Löhr), in: Chir. Op.lehre
(Breitner), Bd. 3, Urban & Schwarzenberg 1963. — Probl. i. d. Chir. d. Herzklap-
penerkrankgn. (mit Löhr), in: Ungelöste Probl. d. Chir., Thieme 1964. — Stumpfe
Verletzgn. d. Aorta thoracalis (mit Baumgartl, Gremmel u. Irmer), in: Chir. i.
Fortschr., Enke 1965. — Verletzgn. d. Mediastinums u. seiner Organe (ausschl.
Oesophagus) (mit Baumgartl), in: Hdb. d. ges. Unfhlkd., 3. Aufl., Bd. 2, ebd. 1966.
— Hrsg. (mit Huber u. Schmitt) d. Chir. Op.lehre (Bier, Braun u. Kümmell),
8. Aufl., 6 Bde., Barth Leipzig 1968. — **P:** Aminosäureausscheidg. b. Leberkranken,
vergl. m. Cholesterin-, Milchsäure- u. anderen Unt.suchgn., Diss., Z. exper. Med.
1927. — Statistik u. Transfus.bhdlg. d. pernic. Anämie (mit Wiemer), Med. Klin.
1928. — Zerebrale Angriffsorte d. α-Lobelins (mit Schoen), Arch. exper. Path.
Pharmak. 193/1928. — Sauerstoffzehrg. u. Vitalgranulat. b. pernic. Anämie nach
Leberdiät, Münch. med. Wschr. 1928. — Klin. u. exp. Beitr. z. Wismutintoxikat.
m. bes. Berücksicht. d. basophil. Tüpfelg. d. Erythrocyten, Fol. haemat. 1929. —
Unt.suchgn. üb. d. Bedeutg. d. Cyanose als klin. Symptom (I) (mit Schoen), Dtsch.
Arch. klin. Med. 168/1930. — Cyanose durch chron. Staug. i. Lungenkreislauf, bes.
b. Mitralsten. (II) (mit Schoen), ebd. — Verminderg. d. Oxydat.vorgänge b. d.
Aethernark. (mit Fuss), Klin. Wschr. 1930. — Störgn. d. Kohlehydrat- u. Säure-
basenhaushaltes, sowie d. Gasaustausches b. Avertinnark. (mit Fuss), ebd. 1932. —
Einfl. d. Narcylennark. auf Kohlehydratstoffwechsel, Säurebasenhaushalt u. Blutgasaustausch (mit Fuss), ebd. — Oxydat.verminderg. während d. Aethernark. (mit
Fuss), Arch. exper. Path. Pharmak. 156/1930. — Störgn. d. Kohlehydrat- u. Säure-
basenhaushaltes, sowie d. Gasaustausches b. Avertinnark. u. ihre Beeinflussg.
durch Sauerstoff- u. Kohlensäureinhalat. (mit Fuss), Mitt. 1: Verhalten d. Blutgase, Dtsch. Z. Chir. 235/1932, Mitt. 2: Blutmilchsäure- u. Blutzuckerspiegel, ebd.,
Mitt. 3: Einfl. d. Sauerstoffinhalat., ebd. 236/1932, Mitt. 4: Einfl. d. Kohlensäureatmg., ebd. — Einfl. d. Narcylennark. auf d. Kohlehydrat- u. Säurebasenhaushalt,
sowie auf d. Gasaustausch i. Blut (mit Fuss), 1: Mitt. Alkalireserve u. Blutgase,
Z. exper. Med. 1932, Mitt. 2: Blutmilchsäure u. Blutzucker, ebd. — Atmgs.regulat.
u. Säurebasengleichgewicht b. verschied. Nark.arten (mit Fuss), Dtsch. med.
Wschr. 1933. — Oxydat.störgn. b. verschied. Nark.arten (mit Fuss), Dtsch. Z.
Chir. 240/1933. — Methodik d. Blutgasanalyse i. Gegenwart v. Narcylen (mit
Korth), Klin. Wschr. 1934. — Auswirkgn. d. Pfortader- u. Milzvenenunt.bindg. auf
Blutgase u. Blutmenge (mit Naegeli), Schweiz. med. Wschr. 65/1935. — Irrtümer
i. d. Appendizitisdiagn. u. ihre Folgen, Chirurg 1935. — Op.trauma i. seiner Einwirkg. auf Lungenatmg., kapill. Gasaustausch u. zirkul. Blutmenge (Habil.-Schr.),
1: Mitt. Blutgase u. Nark., Dtsch. Z. Chir. 246/1936, 2: Mitt. Verhalten d. Blutgase
b. abdomin. Eingr. u. Schäden, ebd., 3: Mitt. Blutmenge u. Nark., ebd. 247/1936
4: Mitt. Blutmenge u. Bauchop., ebd. — Angebor. Enddarmverschluß, Zbl. Chir.
1936. — Späterg. nach Sehnenop. i. Bereich d. Hand, Mschr. Unfhlkd. 1938. —
Metastas. Aktinomykose, Chirurg 1938. — Beobachtgn. an Kranken m. akut.

Wurmfortsatzentzündg. innerhalb v. 7. J., Bruns' Beitr. klin. Chir. 170/1939. — Blutgasaustausch u. zirkul. Blutmenge b. d. intraven. Evipan- u. Eunarkonnark. (mit Korth), Dtsch. Z. Chir. 253/1940. — Ber. üb. d. Fälle v. Mamma-Ca. an d. Chir. Klin. u. d. Johannes Hosp. Bonn v. 1928–1935 (mit Blittersdorf), Arch. klin. Chir. 198/1940. — Einfl. v. CO_2-Atmg. auf d. Blutgasaustausch b. d. Avertinnark. (mit Korth), Bruns' Beitr. klin. Chir. 171/1940. — Gallenableitg. durch Hepato-Cholangio-Cholecystostom., Chirurg 1940. — Parossale Verkalkgn. an d. Beinen b. Paraplegien nach Wirbelbr., Zbl. Chir. 1942. — Indikat. u. Geg.indikat. z. op. Bhdlg. d. Appendizitis, Dtsch. med. Wschr. 1947. — Heut. Stand d. Milzchir., Arch. klin. Chir. 260/1948. — Spontanhypoglykämie u. Pankreasinseltumor, Dtsch. med. Wschr. 1948. — Erfahrgn. m. d. Coffey'schen Op., Chirurg 1948. — Prof. v. Redwitz z. 65. Geb., Zbl. Chir. 1948. — Diagn. u. Op.indikt. d. schwiel. Herzbeutelentzündg., Dtsch. Med. Rundschau 2, H. 9/1948. — Op. Bhdlg. d. essentiellen Hypertonie, Arch. f. klin. Chir. 262/225/1949. — Op. Bronchiektasenbhdlg. i. neueren Licht, Dtsch. med. Rdsch. 1949. — Off. Ductus Botalli u. seine op. Beseitigg., Dtsch. med. Wschr. 1949. — Blalock'sche Op. d. angebor. Pulmonalsten., ebd. 1950. — Klin. u. Op. d. angebor. Pulmonalsten., Langenbecks Arch. klin. Chir. 267/1951. — Heut. Stand d. Anaesth.verfahren i. d. Chir. Klin. Erfahrgn. u. Perspekt., ebd. — Fortschr. i. d. Chir. d. gr. Herzgefäße, Ärztl. Wschr. 1950. — Techn. d. Blalock'schen Op. b. angebor. Blausucht, Zbl. Chir. 1951. — Mediastinalgeschwülste (mit Ganz u. Herbig), Bruns' Beitr. klin. Chir. 183/1951. — Angebor. art.-ven. Pulmonalisfistel u. ihre Op.mögl.kt., Zbl. Chir. 1951. — Op. Klappensprengg. b. Mitralsten., Arch. klin. Chir. 270/1951. — Art u. Wirkg. v. d. Pulmonalkreislauf beeinfluss. Herz- u. Lungenop., Verh. Dtsch. Ges. Kreisl.forsch. 17/1951. — Op. d. Mitralsten. u. ihre Indikat.stellg. (mit Bayer), Dtsch. med. Wschr. 1951. — Op. Bhdlg. d. Mitralsten. u. ihre Indikat., J. internat. chir. 1951. — Mögl.ktn. u. Grenzen v. Lungenresekt., Med. Welt 1951. — Lungenresekt. i. d. Bhdlg. d. Tbk. (mit Koss), Zbl. Chir. 1951. — Gedanken z. Neuordng. d. Nark.wesens i. Dtschl., Krankenhaus 1952. — Lungenresekt. b. Tbk., Tbk.arzt 1952. — Chir. d. angebor. Vitien d. Herzens u. seiner gr. Gefäße, Mschr. Kinderheilk. 1952. — Behebg. d. angebor. Pulmonalklappen- u. Infundibulumsten. durch transventrikul. Eingr., Dtsch. med. Wschr. 1952. — Transventrikul. Op. d. angebor. Pulmonalklappen- bzw. Infundibulumsten., Arch. klin. Chir. 273/1953. — Erfahrgn. d. Düsseldorfer Chir. Klin. m. d. op. Bhdlg. d. verschied. Formen d. angebor. Blausucht, 8. Int. Chir.-Kongr. Madrid, Kongr.band. — Moderne Verfahren d. Herzchir., Dtsch. med. J. 1952. — Erfahrgn. m. d. Resekt.bhdlg. v. Bronchiektasen, Dtsch. med. Wschr. 1953. — Intrakard. Op., Arch. klin. Chir. 274/1953. — Chir. d. Herzens, Bd. 5 d. Reihe „Recht-Staat-Wirtschaft" 1953. — Bhdlg. d. kongenit. Oesophagusatresien durch d. direkte extrapleurale End- zu-End-Anastomose (mit Ganz), Thoraxchir. 1953. — Neuzeitl. Entwicklg. d. Herzchir., Universitas 1953. — Segmentresekt. b. Lungentbk. (mit Rink), Dtsch. med. Wschr. 1953. — Techn. u. Anwendg. d. segmental. Resekt. b. Lungentbk. (mit Franke u. Rink), Chirurg 1953. — Erich v. Redwitz z. 70. Geb., Dtsch. med. Wschr. 1953. — Prof. v. Redwitz z. 70. Geb., Münch. med. Wschr. 1953. — Erg. d. chir. Bhdlg. b. 55 Mitralsten. (mit Bayer u. Boden), Münch. med. Wschr. 1952. — Fernerg. nach d. Op. d. off. Ductus arteriosus, Arch. klin. Chir. 276/1953. — Erfahrgn. m. d. Segmentresekt. b. Lungentbk. (mit Rink), Wien. med. Wschr. 104/1954. — Op.indikat. u. -erg. b. Mediastinaltumoren (mit Ganz), Med. Klin. 1954. — Neueste Entwicklg. d. Herzchir., Arch. klin. Chir. 279/1954. — Chir. d. erworb. Klappenfehler, Verh.

Dtsch. Ges. Kreisl.forsch. 20/1954. — Erfolge d. Herzchir., Wien. med. Wschr. 104/1954. — Op.erg. b. 150 Mitralsten. (mit Bayer), Klin. Aylik Tip Dergisi 12/1954, Sayi: 12 (Türkei). — Spekulat. u. ration. Therap. d. Lungentbk. (mit Rink), Med. Klin. 1955. — Traumatol. d. Herzens i. Gesichtswinkel d. Chir., Arch. klin. Chir. 282/1955. — Segmentresekt. d. Lunge b. Tbk., Dtsch. med. Wschr. 1954. — Indikat. u. Erfolge v. Lungen-, bzw. Segmentresekt. b. Kleinkindern, ebd. 1955. — Kreisl.unt.suchgn. vor gr. Op., ebd. — Vorhofseptumdefekt u. sein op. Verschluß unt. Sicht d. Auges i. Unt.kühlgs.anaesth., ebd. — Klin. u. chir. Bhdlg. d. Aortenisthm.sten., ebd. 1956. — Gedanken u. Erwäggn. üb. d. Bedeutg. organ. Herzleiden i. d. allg. Chir., Chirurg 1956. — Clinica e Trattamento chirurgico dei difetti del setto interatriale, Rass. internaz. clin. terap. 36/1956. — Vorhofseptumdefekt u. sein Verschluß unt. Sicht d. Auges i. Unt.kühlgs.anaesth., Jap. J. Thorac. Surg. 8/1955. — Atrial Septal Defect and its Surgical Closure under Direct Vision during artificial hypothermia (mit Bayer u. Grosse-Brockhoff), German med. J. 1956. — Augenblickl. Leistgs.vermögen d. Herzchir., Landarzt 1956. — New Developments in Cardiac Surgery, Universitas 1956. — Klin. Betrachtgn. üb. d. Herzfehlerchir., Ärztl. Praxis 1957. — Η ΣΥΓΚΛΕΙΣΙΣ ΤΗΣ ΜΕΣΟΚΟΛΠΙΚΗΣ ΕΠΙΚΟΙΝΩΝΙΑΣ ΥΠΟ ΤΟΝ ΕΛΕΓΧΟΝ ΤΗΕ ΟΡΑΣΕΩΣ ΕΝ ΑΝΑΙΣΦΗΣΙΑ ΔΙʽ ΥΠΟΘΕΡΜΙΑΣ Acta chir. Helenica 4/1957. — Expériences avec l'occlusion de l'atrium septum defect «à coeur ouvert» sous Hypothermie (55 cas opérés), Poumon et le Coeur 1957. — Med. Versorgg. v. Unfallverletzten auf d. Autobahn (mit Irmer u. Wunsch), Zbl. Verkehrsmed. etc. 1957. — Op. Bhdlg. d. kongenit., valvul. Pulmonalsten. unt. Sicht d. Auges mittels Hypotherm. (mit Loogen), Dtsch. med. Wschr. 1957. — Moderne Entwicklg. d. Chir., Z. O. d. DRK d. BRD 1957. — The surgical treatment of Congenital Valvular Pulmonary Stenosis under direct vision during hypothermia (mit Loogen), Germ. Med. Monthly 1957. — Valvulotomie de la sténose pulmonaire congénitale «à coeur ouvert » sous hypothermie, Poumon et Coeur 1957. — Entwicklgs.stand d. Herzchir., Mitt.hefte Arb.gem.schaft f. Forsch. d. Landes Nordrhein-Westfalen 56/1957. — Erfahrgn. m. d. off. Korrekt.op. d. Vorhofseptumdefektes u. d. valvul. Pulmonalsten., Atti dele Giornale mediche Triestine 10/1957. — Eröffngs.ansprache 23. Tagg. Dtsch. Ges. Kreislaufforsch., Kongr.band 1957. — Beobachtgn. b. 2 op. Kranken m. Tricuspidalsten. (mit Grosse-Brockhoff u. Loogen), Langenbecks Arch. klin. Chir. 288/1958. — Klin. u. op. Bhdlg. d. Aortenklappensten. (mit Kaiser u. Loogen), Dtsch. med. Wschr. 1958. — Fermeture des défauts du septum atrial par l'opération » à coeur ouvert» sous hypothermie, Minerva cardio-angiol. Europea 1957. — Off. Op. d. Vorhofseptumdefektes u. d. valvul. Pulmonalsten. mittels Hypotherm., Langenbecks Arch. klin. Chir. 289/1958. — The clinical features and surgical treatment of aortic stenosis, German Med. Monthly 1958. — Krhs., Arzt u. Med., Krankenhaus 1958. — Neue Chir. Klin. d. Med. Akad. Düsseldorf, Dtsch. med. Wschr. 1958. — Gr.chir. Eingr. an Herz u. an d. Herzgefäßen, Therap.woche 1959. — Operatia «à coeur ouvert» a comunicatiei interauriculare si a stenozei pulmonare cu ajutorul Hipotermiei, Chirurgia (rumänisch) 8/1959. — Vorhofseptumdefekt m. Lungenvenentransposit. u. seine op. Beseitigg. (mit Loogen u. Rotthoff), Wien. med. Wschr. 109/1959. — Tumoren d. li. Herzvorhofes u. ihre Exstirpat. (mit Loogen u. Fahmy), Dtsch. med. Wschr. 1959. — Schwierigktn. d. Rö.diagn. raumfordernder Prozesse d. Vorhöfe d. Herzens (mit Loogen u. Vieten), Fortschr. Röntgenstr. 90/1959. — Hiatusbr. d. Zwerchfells u. ihre op. Bhdlg. (mit Reitter), Dtsch. med. Wschr. 1959. — Todesfälle, Versager u. Rezidive b. u. nach d. Op. v. Mitralsten. (mit Irmer u. Konrad), Med.

Klin. 1959. — Aufgaben d. Chir. Klin. i. Rahmen d. Städt. Kr.anst. u. d. Med. Akad. Düsseldorf, Rhein. Post 276/1959. — The open repair of pulmonary stenosis and trilogy of Fallot during hypothermia, Minerva cardio angiol. Europea 1959. — Herzkammeraneurysmen bzw. Herzkammerdivertikel u. ihre op. Bhdlg. (mit Loogen), Dtsch. med. Wschr. 1959. — Erfahrgn. m. Op. an d. aus d. Kreislauf ausgeschalt. Herzen unt. Verwendg. v. Hypotherm. u. d. extrakorp. Zirkulat., Wien. med. Wschr. 110/1960. — Vorwort 3. Tagg. Österr., Schweiz. u. Dtsch. Ges. Anaesth., Anaesthesist 1960. — Standpunkt d. Düsseldorfer Chir. Klin. hinsichtl. d. Indikat. zu off. Herzop. mittels d. Hypotherm. u. d. extrakorp. Zirkulat., Minerva cardio-angiol. Europea 1960. — First experiences with Extracorporeal Circulation in Heart Operations (mit Löhr), German Med. Monthly 1959. — Hiatus Hernias and their surgical treatment (mit Reitter), ebd. — Was soll d. prakt. Arzt üb. d. moderne Herzchir. wissen?, Ärztl. Tonbandztg. 1959. — Anwendg. d. Herz-Lungenmaschine aus ärztl. Sicht, Ortskrankenkasse 1959. — Op. Korrekt. v. Herzfehlern mittels d. Herz-Lungenmaschine, Schweiz. med. Wschr. 90/1960. — Herzop. i. Hypotherm. u. mittels d. Herz-Lungenmaschine, Ärztl. Praxis 1960, Ärztl. Forsch. 1960. — Surgical correction of ventricular septal defect (mit Ferbers, Löhr u. Sykosch), J. cardio-vascul. Surg. 1960. — Klin. u. op. Bhdlg. d. Ventrikelseptumdefektes (mit Ferbers u. a.), Dtsch. med. Wschr. 1960. — Foramen primum u. seine op. Behebg., Langenbecks Arch. klin. Chir. 295/1960. — Duplikatur (Doppelgs.mißbildg.) d. Duodenums (mit Reitter), Wien. klin. Wschr. 72/1960. — Ventricular Aneurysms or Diverticula and their surgical Treatment (mit Loogen), German Med. Monthly 1960. — Entwicklg. d. Herzchir., Rede gelegentl. d. Rektoratsüb.nahme 1960, Eingendr. Med. Akad. Düsseldorf. — Klin. u. Op. d. Vorhofseptumdefektes v. Typ d. Foramen primum (mit Loogen), Dtsch. med. Wschr. 1960. — Denkschrift üb. d. Ausbau d. Düsseldorfer Med. Akad. z. e. Vollfakultät, Eigendr. Stadt Düsseldorf 1960. — Leistgn. u. Zukunftsmögl.ktn. d. Herzchir. m. Hilfe d. extrakorp. Zirkulat. auf d. Gebiet kongenit. Zyanopath. (mit Löhr), 3. Europ. Kardiologenkongr. 1960, Kongr.ber. Bd. 4. — Klin. u. op. Erfahrgn. b. d. Aortensten. (mit Bircks u. a.), Münch. med. Wschr. 1961. — Mittelfellgeschwülste, ihre Klin. u. Therap. (mit Irmer), Dtsch. med. Wschr. 1961. — Op.indikat. b. Vitien i. Rückblick d. Op.erg. (mit Loogen), Verh. Dtsch. Ges. inn. Med. 67/1961. — Fehler u. Gefahren i. d. Herzchir. (mit Bircks), Langenbecks Arch. klin. Chir. 298/1961. — Erfahrgn. m. d. kausal. op. Bhdlg. d. Fallotschen Tetralogie (mit Löhr, Rotthoff u. El-Fiky), Dtsch. med. Wschr. 1962. — Experiencia recogida respecto al tratamiento operatorio causal de la Tetralogia de Fallot, Med. Alemana 1962. — Hypotherme Kardioplegie als Hilfsmethode off. Herzchir. mittels d. Herz-Lungenmaschine (mit Löhr), Mitt.bl. Arb.gem.schaft f. Forsch. d. Landes Nordrhein-Westf. 13/1963. — Pathophysiol. d. Fallot'schen Tetralogie während u. nach d. Radikalop. (mit Löhr), Zbl. Chir. 1964, Probl. act. Patol. cardio-vasc. (Bukarest) 1964. — Klin. u. therap. Probl. b. sog. Spontanpneumothorax (mit Reitter), Dtsch. med. Wschr. 1963. — Erfahrgn. m. d. Implantat. v. Schrittmachern b. Herzblock (mit Effert u. Sykosch), Zbl. Chir. 1963. — Standort d. Chir. unserer Zeit, Eröff.rede 80. Kongr. Dtsch. Ges. Chirurg., Krhs.arzt 1963, Langenbecks Arch. klin. Chir. 304/1963. — Informat. u. Aufklärg. i. d. Med., Rhein. Post 136/ 1963. — ΔΙΑΡΚΗΣ ΗΛΕΚΤΡΙΚΟΣ ΕΡΕΘΙΣΜΟΣ ΤΗΣ ΚΑΡΔΙΑΣ ΕΠΙ ΠΛΗΡΟΥΣ ΚΟΛΠΟΚΟΙΛΙΑΚΟΥ ΑΠΟΚΛΕΙΣΜΟΥ ΜΕΤΑ ΣΥΝΔΡΟΜΟΥ ADAMS-STOKES (mit Effert, Koufas u. Sykosch), Acta chir. Helenica 1963. — Spanngs.verhältnis zw. med. Wissensch., Arzttum u. Menschenbild, Beitr. Humboldt-Ges.

Wiss., Kunst u. Bildg. 2/1965, Westf. Ärztebl. 1964. — Beziehgn. zw. d.
österr. u. dtsch. Chir., Klin. Med. 1963. — Erg. d. op. Korrekt. erworb., multi-
valvul. Herzvitien (mit Bircks), Dtsch. med. Wschr. 1964. — Ist d. Herzchir. i.
Dtschl. rückständig ?, Rosenheimer Rdsch. 1964. — In memoriam Prof. v. Redwitz,
Zbl. Chir. 1964. — Vorhofseptumdefekt (mit Grosse-Brockhoff u. Loogen), Erg.
inn. Med. 22/1965. — Les variantes de 112 Communications interauriculaires du
type «Sinus venosus» et leur traitement opératoire (mit Irmer u. Tarbiat), Ann.
chir. thorac. et cardio-vasc. 1965. — Mögl.ktn. d. neuzeitl. Herzchir., Med. Prisma
1965. — Results of surgical correction of acquired defects of several Heart valves
(mit Bircks), German Med. Monthly 1964. — Herzchir. i. d. vier Lebensaltern (mit
Bircks), Med. Mschr. 1965, Mkurse ärztl. Fortbildg. 1965. — Anomalien d. unt.
Hohlvene (mit Loogen u. Satter), Dtsch. med. Wschr. 1965, Med. Alemana 1965. —
Modern cardiac surgery in congenital cardiac lesions (mit El Fiky), Med. J. of.
Cairo Univ. 33/1965, suppl. — Modern cardiac surgery in acquired cardiac lesions
(mit El Fiky), ebd. — Spontanregress. u. Wachstumsverlangsamg. v. histol. erwie-
senen malignen Tumoren ohne od. ohne ausreich. kausale Therap. (mit v. Elmen-
dorff), Langenbecks Arch. klin. Chir. 311/1965. — Chir. erworb. Herzfehler u. ihre
Erg., Wien. med. Wschr. 115/1965. — Resultate d. Korrekt. d. valvul. Pulmonalsten. unt. direkt. Sicht (mit Bircks), J. cardio-vascul. Surg., Sonderh. 1966. —
Einführg. i. d. Herzchir. d. Gegenw., Nova acta Leopoldina 31/1967. — Morphol.,
op. Bhdlg. u. deren Erg. b. 139 Sinusvenosus-defekten (mit Irmer u. Tarbiat),
Dtsch. med. Wschr. 1966. — Herz- u. Herzgefäßchir. i. derzeit. Stadium, Mitt.-
hefte Arb.gem.schaft f. Forsch. d. Landes Nordrhein-Westf. 167/1967. — Plast.
Umpflanzgn. d. ob. Hohlvene b. d. Korrekt. v. Vorhofseptumdefekten m. Lungenvenentransposit. (mit Gremmel u. Niemann), Zbl. Chir. 1967.

Detlefsen, Max, X 7500 Cottbus, Karl-Liebknecht-Str. 123. — Fragebogen 1968
nicht beantwortet.

Dettmar, Hermann, Prof., Dir. d. Urol. Univ.-Klin., 4000 Düsseldorf, Moorenstr. 5. — Fragebogen 1968 nicht beantwortet.

Deucher, Franz, Prof., Chefarzt d. Chir. Klin. d. Kantonsp., CH-5000 Aarau/
Schweiz. — Fragebogen 1968 nicht beantwortet.

Deutsch, Paul, Oberarzt d. II. Chir. Univ.-Klin. i. d. Städt. Kr.anst., 5000 Köln-
Merheim, Ostmerheimer Str. 200. — Fragebogen 1968 nicht beantwortet.

Deutschmann, Walther, Oberarzt f. plast. Chir., Ev. Krhs. Hubertus, 1 Berlin
38, Kurstr. 11. — *3. 4. 26 Limberg. — **Prom:** 53 Innsbruck. — **F:** Chir. — **V:**
53–55 Path.-Anat. Inst. Innsbruck (Lang), 55 inn. Abt. Städt. Kr.anst. Düren/
Rhld. (Meyer), 55–58 chir. Abt. ebd. (Kraft), 59–60 Graz (Spath), 60–65 Chir.
Univ.-Klin. Innsbruck (Huber): plast. u. wiederherstellgs.chir. Abt. (Wilflngseder),
65–67 Bethanien-Krhs. Berlin (Kussin).

Devens, Klaus, Priv.-Doz., Oberarzt d. chir. Abt. Kinderklin. d. Univ., 8 München 15, Lindwurmstr. 4. — *26. 5. 27 Düsseldorf. — **A:** 53 Giessen. — **Prom:**
53 ebd. — **Hab:** 66 München. — **F:** Chir. d. Kindesalters. — **V:** 53 Inn. Med. Balserische Stiftg. Giessen (Schliephake), 53–59 Univ.-Klin. ebd. (Vossschulte),
59–60 Oberarzt d. Alder Hey Children's Hosp. Liverpool (Johnston, Forshall,
Rickham), ab 60 kinderchir. Abt. Univ.-Kinderklin. München (Oberniedermayr),
ab 65 Oberarzt ebd. — **P:** Schmerzbekämpfg. durch Leukotom. u. Topektom.,
Diss. — Erg. d. Milzexstirpat. u. anderer chir. Maßnahmen b. Erkrankgn. d. Pfortaderkreislaufes i. Kindesalter, Z. Kinderhk. 1955. — Spez. Fragen z. Bewertg. d.
Splenektom. i. Kindesalter (mit Boerger), Chirurg 1956. — Anwendg. d. freien

Hauttransplantat. m. d. Dermatom (mit Weyer), Therap. Gegenw. 1956. — Erfolgsaussichten b. d. Bhdlg. d. schweren Tetanus (mit Schostok), Langenbecks Arch. klin. Chir. 284/1956. — Leistgs.fähigkt. u. Grenzen d. perkutan. Splenoportograph. (mit Anacker u. Linden), Fortschr. Röntgenstr. 886/1957. — Erfahrgn. m. d. Cytostaticum „BAYER E 39", Sonderb. Strahlentherap. 37/1957, Krebsforsch. u. Krebsbekämpfg. 2/1957. — Neuzeitl. Therap. d. Tetanus (mit Schostock), Chirurg 1957. — Bedeutg. d. Lungenfunkt.prüfg. f. d. Prophylaxe u. Therap. d. postop. Pneumopath. (mit Schoen), Anästhesist 1957. — Konservat. Therap. d. akut. Oesophagusvarizenblutg. m. Hilfe d. künstl. Blutdrucksenkg. (mit L'Allemand), Chirurg 1958. — Wert d. künstl. Bludrucksenkg. b. akut. Oesophagusvarizenblutgn. – Exp. Unt.suchgn. (mit Schoenbach, L'Allemand u. Thorban), ebd. — Pathogenese u. chir. Bhdlg. v. Erkrankgn. d. Pfortaderkreislaufs i. Kindesalter, VEB Volk u. Gesundheit Berlin 1959, Zbl. Chir. 1959. — Diagn. u. therap. Probl. b. Pfortaderhochdruck, Münch. med. Wschr. 1959. — Zwerchfellhernien u. Hiatushernien i. Kindesalter (mit Oberniedermayr), Langenbecks Arch. klin. Chir. 298/ 1961. — About the treatment of renal injuries in childhood and its late results (mit Singer u. Neuhaeuser), Acta urol. Belgica 30/1962. — Morphol. u. funkt. Verändergn. an d. Cardia d. Kindes, Kurzber. z. Tagg. Südd. Ges. Kinderhk. (Alete Pharmazeut. Produkte GmbH München 1962). — Verletzgn. d. Nieren u. ableit. Harnwege i. Kindesalter, Chirurg 1963. — Recurrent Intestinal Obstruction in the Neonatal Period, Arch. dis. childhocd 38/1963. — Postop. Ileus b. Neugebor., Münch. med. Wschr. 1963. — Chir. Erkrankgn. d. Nabels b. Kind. (Erkrankgn. u. Mißbildgn. d. Nabels aus d. Sicht d. Kinderchir.), Müller u. Steinicke 1964. — Konservat. od. op. Therap. v. Verletzgn. d. Nieren i. Kindesalter, Urol.ber. 20/1965. — Achalasie u. Megaoesophagus i. Kindesalter (mit Neuhäuser), Pädiatr. Praxis 1964, Chir. Praxis 1965. — Megaureter b. Kind (mit Johnston), Münch. med. Wschr. 1964. — Bisher unbekannte Form d. Oesophagusatresie (mit Ritz), Z. Kinderchir. 1964. — Atresie d. ductus deferens (mit G. Müller), ebd. 1966. — Druck-Stromstärkeverhalten d. Leberdurchblutg. (mit Messmer, Brendel u. Kraemer), Pflügers Arch. Physiol. 283/1965. — Wirkg. kreislaufakt. Substanzen auf d. Durchblutg. d. Leber (mit Messmer, Brendel u. Kraemer), Rev. internat. hepatol. 1965. — Druck-Stromstärkebeziehg. d. hepatal. Blutversorgg., Habil.-Schr. — Sur la régulation de la circulation hépatique (mit Messmer, Brendel u. Kraemer), ebd. 1966. — Druckabhängigkt. d. Leberdurchblutg. (mit Messmer u. a.), Pflügers Arch. Physiol. 289/1966. — Exp. Unt.suchgn. üb. d. Beeinflussg. d. Leberdurchblutg. (mit Messmer u. a.), Gastroenterologia, Suppl. ad 107/1967. — Cyst. intraperiton. Tumoren i. Kindesalter (mit Neuhäuser), Med. Klin. 1967. — Hodentumoren (mit Seidel), Urologe 1967. — Bochdalek'sche Hernie (mit Klein), Langenbecks Arch. klin. Chir. 319/1967. — Osmot. Beeinflussg. d. Leberdurchblutg. (mit Messmer u. Kraemer), Exper. Chir. 1/1967. — Duplikaturen d. Magen-Darmtraktes (mit Knorr u. Neuhäuser), Z. Kinderchir. 1968. — Experimental investigations in hepatic circulation (mit Messmer), ebd. — Wirkg. v. Catecholamin-, Hypertensin- u. Vasopressin-Injekt. auf d. Leberdurchblutg. d. Hundes (mit Messmer, Brendel u. Kraemer), Z. exper. Med. 1968. — Hermaphroditism. verus m. Chromosomenmosaik 46/ xx–47/xxy (mit Knorr, Gey u. Fendel), Münch. med. Wschr. 1968.

Dexelmann, Josef, Chefarzt d. Elisabeth-Krhs., 5420 Oberlahnstein, Ostallee 50. — Fragebogen 1968 nicht beantwortet.

Dichtl, Karl, Oberarzt II. Chir. Abt. Allg. Krhs. Linz, Donau, A-4020 Linz/ Donau. — *29. 10. 26 Linz/Donau. — **Prom:** 51 Wien. — **F:** Chir. — **V:** 51 Lungenheilst. Buchberg-Traunkirchen (Salfinger), 52 Allg. Krhs. Linz (Plenk), 53–54 Allg. Krhs. Linz.(Monauni, Halter, Müller, Pretl), 55 Allg. Krhs. Linz Chir. (Plenk), 56–57 Basel (Nissen), 58–60 Allg. Krhs. Linz Chir. (Plenk, Huber), 61 Unfallchir. Linz (Böhler), 62–66 Oberarzt Chir. Steyr (Mandl), ab 67 Oberarzt II. Chir. Allg. Krhs. Linz (Lenzenweger). — **P:** Aneurysma d. Arteria hepatica, Wien. med. Wschr. 1960. — Maligne Degeneration e. Mastdarmneurinoms, Krebsarzt 1962. — Gallenblasenruptur durch stumpfes Bauchtrauma, Wien. med. Wschr. 1964. — Volvulus b. Megasigma, Wien. med. Wschr. 1966. — D. Melanomproblem aus chir. Sicht, Wien. med. Wschr. 1967.

 Dick, Walter, Prof., em. Dir. d. Chir. Klin. u. Poliklin. Univ., 74 Tübingen. — *1. 6. 99 Dtsch.-Beneschau. — **A:** 25 Prag. — **Prom:** 25 ebd. — **Hab:** 36 ebd. — **F:** Chir. — **V:** 25 Path. Anat. Prag (Ghon), 25–38 Chir. Univ.-Klin. ebd. (Schloffer, Lieblein), 39 Stellv. Leit. ebd., 40–45 Chefarzt d. chir. Abt. Städt. Krhs. Prag-Bulovka, 46–50 Chefarzt d. chir. Abt. Landeskrhs. Klagenfurt, 50–55 Prof. f. Chir. Köln, ab 55 Prof. f. Chir. Tübingen. — **B:** Klin. Unt.suchgs.methoden, in: Hdb. d. Thoraxchir. (Derra), Bd. 1, Springer 1957. — Ca.recidivop. Vortr. aus d. prakt. Chir., H. 49/1958, Enke. — Wiederherstellg. durchtrennt. Fingersehnen, in: Leistgn. u. Erg. d. neuzeitl. Chir., Thieme 1958. — Urol. Komplikat. b. d. Bhdlg. d. malignen Tumoren i. kleinen Becken, in: Krebsforsch. u. Krebsbekämpfg., Bd. 5 (Gottron, Uehlinger u. Antoine), Urban & Schwarzenberg 1961. — Dünndarm u. Ileus, in: Klin. Chir. f. d. Praxis (Diebold, Junghanns u. Zukschwerdt, Bd. 3, Thieme 1961. — Frühdiagn. d. Mammaka., in: Früherkenng. d. Krebses (Linke), Schattauer 1962. — Sensor. Inkontinenz d. Mastdarmes, in: Ungelöste Probl. d. Chir., Thieme 1964. — Thromb. u. Emb., in: Intra- u. postop. Zwischenfälle (Brandt, Kunz u. Nissen), Bd. 1, Thieme 1967. — Allg. Geschwulstlehre, in: Lehrb. d. Chir. (Hellner, Nissen u. Vossschulte), Thieme, 1.–5. Aufl. 1957–1967. — Op. Bhdlg. d. Geschwülste d. Pleura parietalis, d. knöch. Brustkorbes u. seiner Weichteile sowie d. Brustdrüse, in: Therap. maligner Tumoren, Bd. 2 (Holder), Enke 1968. — **P:** Histol. Befunde b. e. Fall v. haemolyt. Ikterus, Med. Klin. 1925. — Hydrops congenitus, ebd. — Bhdlg. d. Dickdarmkrebses (mit König), Bruns' Beitr. klin. Chir. 153/1931. — Serumbhdlg d. Peritonitis, ebd. 154/1931. — Lymphadenoide Rektumpolypen, ebd. 156/1932. — Lokaldiagn. d. Extremitätenemb., ebd. 158/1933. — Mediastinalemphysem, ebd. — Bougiergs.verletzgn. d. Enddarmes, ebd. 159/1934. — Entzündl. Rektumstrikt., ebd. 160/1934. — Rupt. d. Cystikusstumpfes, Zbl. Chir. 1935. — Lymphgefäße d. menschl. Netzes, zugl. Beitr. z. Bhdlg. d. Elephantiasis, Bruns' Beitr. klin. Chir. 162/1935. — Pathogenese d. Elephantiasis genito-anorektalis, ebd. — Peritonitis nach Sekundärinfekt. v. Lymphogranuloma ing. Bubonen, ebd. 161/1935. — Ist d. Lymphogranuloma ing. auf d. Nachkommenschaft üb.tragbar?, Med. Klin. 1936. — Erfahrgn. m. d. Laparophoslampe, Bruns' Beitr. klin. Chir. 165/1937. — Hodenphysiol. u. Chir., Med. Klin. 1937. — Enthirngs.starre nach Lumbalanaesth., Bruns' Beitr. klin. Chir. 166/1937. — Hodenatroph. b. Störgn. d. skrotal. Wärmehaushaltes, ebd. 165/1937. — Unt.suchgn. z. Havlicek'schen Thromb.theorie, Zbl. Chir. 1938. — Wärmeschädigg. d. menschl. Hodens i. histol. Bild, Bruns' Beitr. klin. Chir. 1938. — Radikalop. d. Wirbelhaemangioms, ebd. 168/1938. — Ganglion menisci migrans, ebd. 169/1939. — Unt.suchgn. z. Havlicek'schen Thromb.theorie. Entgegng. auf d. Arb. v. Prima, Zbl. Chir. 1939. — Fixat. d. Humeruskopfes nach Totalexstirpat. d. Schulterblattes, ebd. — Wirkgs.weise chir. Eingr. b. hepatocellul. Ikterus, Klin. Wschr. 1941. — Tunnellierg. impermeabler Oesophagusstrikt. u. -obliterat. an

Stelle antethorakal. Oesophagusplast., Zbl. Chir. 1941. — Neue Bhdlgs.methode
d. hepatocellul. Ikterus, Dtsch. med. Wschr. 1942. — Einzeit. Lungenlappenex-
stirp. b. freiem Pleuraspalt, Zbl. Chir. 1943. — Embolekt. aus d. Aorta, ebd. 1947. —
Fingerloses Knüpfen, Chirurg 1948. — Embolekt. aus d. Aorta, Wien. klin. Wschr.
61/1949. — Ist d. Versuch d. Radikalop. d. Speiseröhrenkrebses gerechtfertigt?,
N. med. Welt 1950. — Radikalop. d. Oesophagusca., Chirurg 1950. — Hautreiz-
quaddel als Diagnostikum b. akut. abdomin. Erkrankgn., Dtsch. med. Wschr. 1952.
— Störgn. i. Descensus d. Hodens, ebd. — Traumat. Laes. d. Sehnen, Med. Klin.
1952. — Dermato-visc. Gallenblasenreflex (mit Skopal), Bruns' Beitr. klin. Chir.
185/1952. — Diff.diagn.: Erkenng. d. art. Emb., Med. Klin. 1952. — Begriff „Akut.
Abdomen", Dtsch. med. Wschr. 1952. — Ist d. Anastomosierg. d. Duodenums m.
d. Oesophagus nach Magenexstirpat. zweckmäßig?, Zbl. Chir. 1953. — Ventil-
cysten d. Lunge unt. d. Bilde d. Spanngs.pneumothorax, Tbk.arzt 1953. — In-
continentia alvi, Bruns' Beitr. klin. Chir. 190/1955. — Pectenosis u. ihre chir.
Bhdlg., Dtsch. med. Wschr. 1955. — Ausgewählte Kapitel d. Dünndarmchir., Dtsch.
med. J. 1955. — Operabilität u. Inoperabilität d. Bronchialkrebses v. Standpunkt
d. prakt. Arztes, ebd. — „Apfelsinenschalenhaut" b. Brustkrebs, Med. Klin. 1955. —
Sog. Impfmetastasen nach Brustkrebsop., Langenbecks Arch. klin. Chir. 280/1955.
— Emb. d. Extremitätenart., Medizinische 1956. — Fingersehnennähte, Dtsch.
med. Wschr. 1956. — Ca.recidivop., Langenbecks Arch. klin. Chir. 284/1956. —
Ozon z. Beseitigg. d. Geruchsbelästigg. b. Kunstafter, Chir. Praxis 1957. —
Diagn. d. Fingersehnenverletzgn., ebd. — Nachsorge f. op. Krebskranke, Medi-
zinische 1958. — Prophylaxe d. Thromb. u. Emb., ebd. — Heparin u. Embolekt.,
Wien. med. Wschr. 108/1958. — Art. Emb., ebd. — Results of Alternating Anti-
coagulant Prophylaxis in Surgery (mit Matis-Mayer), Thromb. Diath. haem. 1959.
— Thromb., Thrombophlebitis, Emb., Ärztl. Fortbild. 1959. — Magenresekt. u.
Alkoholism. (mit Fischer u. Sautter), Dtsch. med. Wschr. 1959. — Echinokokkus
alveolaris i. Württemberg (mit Kudlich), Med. Welt 1960. — Geschichte d. Tü-
binger Chir., Tübinger Bl. 1960. — Gezielte od. generelle Thromb.prophylaxe,
Dtsch. med. J. 1960. — Frühdiagn. d. Mammaca., Med. Welt 1960. Schlußwort,
ebd. — Erg. e. alternier. Anticoagulantien-Prophylaxe (mit Matis u. Mayer),
Chirurg 1961. — Wundhlg. u. Anticoagulantien, Verh. 8. Kongr. Europ. Ges. Haemat. Wien 1961. — Hepatoenterostom., Klin. Med. 1961. — Erg. e. alternier.
Thromboemb.prophylaxe m. Panthesin-Hydergin (mit Matis u. Mayer), Thromb.
Diath. haem. 1961. — Gegensätzl. Verhalten d. Blutgruppen A_1 u. A_2 (mit Schnei-
der u. Brockmüller), Dtsch. med. Wschr. 1962. — Grundlagen mod. Thromb.pro-
phylaxe (mit Matis u. Mayer), Med. Welt 1962. — Wahre Wert d. Anticoagulan-
tienprophylaxe, Chirurg 1962. — Klin. u. Therap. d. Venensperre am Confluens d.
beid. gemeinsam. Iliacalvenen, Langenbecks Arch. klin. Chir. 301/1962. — Typ.
Verletzgs.mechanismen durch Garten- u. Haushaltsgeräte (Rasenmäher, elektr.
Kaffeemühlen) (mit Henning), Beitr. Orthop. u. Traum. 1962. — Thromboemb.
Erkrankgn. u. Blutgruppenzugehörigkt. (mit Schneider, Brockmüller u. Mayer),
Med. Welt 1963. — Interrelations of Thrombo-Embolie Diseases and Blood-Group-
Distribution. (mit Schneider, Brockmüller u. Mayer), Thromb. Diath. haem. 1963. —
Thoraxverletzgn. i. Kindesalter, Langenbecks Arch. klin. Chir. 304/1963. — Naht-
verschluß umfangreich. Bauchwandbr. (mit Henning), Dtsch. med. Wschr. 1963. —
Sprengg. d. Kardia od. Kardiomyotom. b. sog. Kardiospasm., Zbl. Chir. 1964. —
Schmerz als chir. Problem, Mkurse ärztl. Fortbild. 1964. — Frühdiagn. u.
Bhdlg. malig. Tumoren d. Magendarmtraktes, Regensb. Jb. ärztl. Fortb. 1964.

— Beruf u. Krebskrankht., Aerztebl. Württ. 1964. — Bösart. Geschwulsterkrankgn. u. Blutgruppensubstanz „H" (mit Schneider u. Brockmüller), Med.
Welt 1965. — Ehrenrettg. d. Hepatoenterostom., Zbl. Chir. 1965. — Bhdlg.
hochsitz. maligner Gallengangssten. (mit Dortenmann), Langenbecks Arch.
klin. Chir. 311/1965. — Prof. Th. Naegeli z. 80. Geb., Med. Welt 1966. —
Verhängnisvolle Rolle d. Haemorrhoiden b. d. rechtzeit. Diagn. d. Rectumca.,
Dtsch. med. J. 1966. — Bedeutg. v. Proteinasen-Inhibitoren f. d. Throm-
boemb.prophylaxe (mit Matis u. a.), Med. Welt 1967. — Gr. Magenblutg. aus
chir. Sicht, Chir. Praxis 1967.

Diebold, Otto W., Prof. i. R., Praxis: 2 Hamburg 52, Elbchaussee 218 a. —
*25. 2. 99 Ellwangen/Wttbg. — **A:** 23 München. — **Prom:** 23 ebd. — **Hab:** 36 Berlin. — **F:** Chir. — **V:** 23 Univ.-Kinderklin. München (Drachter), inn. Abt. Städt.
Krhs. Ulm (Feiel), 24 Gynäk. Univ.-Poliklin. München (Polaco), 24–25 Univ.-
Kinder-Klin. ebd. (Drachter), 25–29 Allg. Krhs. Barmbek Hamburg (Oehlecker),
29–30 Pathol. Inst. Krhs. Moabit Berlin (Jaffé), 30 II. inn. Abt. ebd. (Zinn),
31–43 Charité ebd. (Sauerbruch), 43–45 Chefarzt d. chir. Abt. Städt. Krhs. Karls-
ruhe, 47–50 Chefarzt d. chir. Abt. Allg. Krhs. Heidberg, Hamburg, 50–67 Ärztl.
Dir. u. Chefarzt d. I. chir. Abt. Allg. Krhs. St. Georg ebd., 67 Belegarzt am
Diakonissenkrhs. Bethanien ebd. — **B:** Klin. Chir. f. d. Praxis (mit Junghans u.
Zukschwerdt), 1960–67 Thieme. — **P:** Kniescheibenbr. i. Kindesalter, Arch. klin.
Chir. 147/1927. — Bhdlg. d. sog. großzell. Hodentumoren u. deren Metastasen,
Chirurg 1929. — Lipoidnephr., Dtsch. med. Wschr. 1929. — Obdukt.befund b.
perniziös. Anaemie i. Stadium d. Heilg. (Remiss.) nach Leberbhdlg., Med. Welt
1930. — Pathogenese d. Ikterus, Z. ärztl. Fortbild. 1930. — Prim. Herzsark., Z.
Kreisl.forsch. 1930. — Bauchfellverwachsgn., Leichenbefunde b. 700 Sekt., Arch.
klin. Chir. 158/1930. — Krankh.bild d. postop. fortschreit. Hautnekr., Zbl. Chir.
1934. — Ochronose u. Unfall, Dtsch. Z. Chir. 245/1935. — Neurinome d. Halssym-
pathikus, ebd. — Zentr.-nerv. Regulierg. d. Herzminutenvolumens b. Einatmg.
kohlensäurehalt. Luft (mit Mertens), Pflügers Arch. Physiol. 237/1936. — Vasomotorik d. Lunge, üb. regulator. Vorgänge i. Lungenkreisl., Dtsch. Z. Chir. 284/1937.
— Ernährgs.bhdlg. b. Tbk., Hypokrates 1937. — Doppelseit. Plombierg. b. Lungentbk., Z. Tbk. 1939. — Doppelseit. op. Bhdlg. b. kavernös. Lungentbk., Arch.
klin. Chir. 200/1940. — Krankh.bild d. Lungencysten, Med. Klin. 1940. — Verschluß e. solit. Lungencyste durch Muskelplast., Dtsch. Z. Chir. 255/1942. —
Krankh.bild d. angebor. cyst. Erweiterg. d. Gallengänge, ebd. 256/1942. — Extra-
durale Spinalanaesth. b. intrathoracal. Eingr., ebd. 264/1950. — Genese d. Mediastinaltumoren m. bes. Berücksicht. d. v. Thymus ausgehenden Geschwülste,
ebd. 270/1951. — Heut. Stand d. Herzchir., Mod. Chir., I. Lieferg. 1954. — Mitralsten., Indikat. z. Valvulotom., ebd. — Bronchialca., Pathol. u. Klin., Bhdlg. u.
Erfolgsaussichten, ebd., II. Lieferg. 1954. — Chir. Bhdlg. d. Mitralsten., Erfahrgn.
u. Erg., Dtsch. Z. Chir. 279/1954. — Einige seltene Befunde am Mediastinum,
Arch. klin. Chir. 287/1957. — Op. Bhdlg. d. Mitralsten., Medizinische 1958. —
Geschichte d. Thoraxchir., Klin. Chir. f. d. Praxis, Bd. 2, Thieme 1961. — Lungentumoren, ebd. — Erkrankgn. d. Mediastinums (mit Bergmeyer), ebd.

Dieck, Erwin Leopold, 5000 Köln-Lindenthal, Liliencronstr. 2. — Fragebogen
1968 nicht beantwortet.

Diedrich, Heinrich, Facharzt f. Chir., Chefarzt i. R., 583 Schwelm, Römerstr.
17. — *15. 9. 97 Bischweiler/Elsaß. — **A:** 22 Frankfurt a. M. — **Prom:** 22 ebd. —
F: Chir. — **V:** 22 Inn. Med. Univ.-Klin. Frankfurt a. M., 23 Diakonissenhs. Frei-

burg i. Br. (Hosemann), 25 Städt. Krhs. Schwelm (Henrich), 28–31 Städt. Krhs. Wuppertal-Barmen (Röpke), ab 68 i. R.

Diemer, Otto, Facharzt f. Chir. u. Neurochir., Belegarzt, 28 Bremen 1, Bismarckstr. 2. — *21.1.21 München. — **A:** 46 Hamburg. — **Prom:** 45 Göttingen. — **F:** Chir., Neurochir. — **V:** 46–47 Inn. Med. Homöpath. Biol. Klin. Bremen, 47–50 Chir. Klin. ebd. (Suridt), 50 Pathol. ebd. (Giese), 51–54 Neurochir. ebd. (Strohmayer), 55–57 Chir. ebd. (Rieder).

Dietl, Hans, Chefarzt d. chir. Abt. Krskrhs., 6967 Buchen/Odenwald. — *2. 10 22 Saaz. — **A:** 51 Erlangen. — **Prom:** 52 ebd. — **F:** Chir. u. Urol. — **V:** 52–55 Erlangen (Goetze), 56–57 Berufsgen.schaftl. Kr.anst. Bergmannsheil Gelsenkirchen-Buer (Wolf), 57–60 Chir.-Urol. Klin. Städt. Kr.anst. Wuppertal-Barmen (Boshamer), 61 Oberarzt d. Krskrhs. Bad Hersfeld (Stengel), 61–68 Oberarzt Städt. Krhs. Offenburg/Baden (Gamstätter). — **P:** Erg. b. Radikalop. v. 143 Analfisteln (mit Stelzner), Chirurg 1956. — Sprengg. d. Knöchelgabel, ihre Erkenng. u. Bhdlg., Zbl. Chir. 1956. — Hämolyt. Bluttransfus.störg., Medizinische 1957. — Lageverändergn. d. re. Niere i. d. Diff.diagn. d. chron.-recidiv. Appendicitis, Langenbecks Arch. klin. Chir. 1961. — Klin. Erfahrgn. m. d. Kurznarkotikum Epontol, Med. Welt 1966.

Dietner, Wolfgang, Primarius, Facharzt f. Chir. Werksspit. Donawitz, A-8704 Leoben/Steiermark, Vordernbergerstr. 108. — *12. 10. 26 Graz. — **Prom:** 53 Graz. — **F:** Chir. — **V:** 53–54 Krhs. d. Elisabethinen Graz (Seidl), 54–55 Landeskrhs. Rottenmann (v. Ferstel), 55 Landeskrhs. Bruck/Mur (Frank), 55–57 Infekt. u. Med. Abt. Univ.-Kinderklin. Graz (Lorenz), 56 II. Med. Abt. Landeskrhs. ebd. (Greif), 57 Univ.-Klin. f. Haut u. Geschlechtskr. ebd. (Musger), Univ.-HNO-Klin. ebd. (Hofer), 57/64 Path.-Anat. Inst. ebd. (Ratzenhofer), 58–61 Chir. Univ.-Klin. ebd. (Spath), 61–66 Landeskrhs. ebd. (Köle). — **P:** Exp. Unt.suchgn. d. Resorpt.-tüchtigkt. d. Gallenblasenepithels m. e. oral. trijodiert. Kontrastmittel (mit Pirker), Fortschr. Röntgenstr. 95/1961. — Spontanperforat. b. Steinerkrankg. i. Bereich d. ableit. Harnwege (mit Bergmann), Z. Urol. 1962. — Erfahrgn. m. e. neuen Psychotonikum, Ärztl. Praxis 1963. — Bhdlg. v. Wundinfekt. m. Silbergaze (mit Lieb), Klin. Med. 1964.

Dietrich, Konrad Friedrich, Prof., Dr. med et dent., 8 München 12, Agnes-Bernauer-Str. 67. — *10. 10. 18 Breslau. — **A:** 47 Med., 50 Zahnmed. München. — **Prom:** 47 Med., 50 Zahnmed. ebd. — **Hab:** 59 ebd. — **F:** Chir. — **V:** Med. u. Chir. Poliklin. Univ. München (Seitz, Bronner, Struppler, Holle). — **B:** Chir. d. Rektum u. Anus, in: Lehrb. d. Chir. (Sunder-Plassmann), Lehmann 1968. — **P:** Indikat. b. Verwendg. d. Drahtnaht i. d. Kieferbr.bhdlg., D. Z. Z. 1950. — Op.schock u. d. Bhdlg. m. d. Adrianolabkömmling Effortil, Dtsch. med. Wschr. 1951. — Ca. u. d. biol. Rythm. i. d. Geburtenfolge, Med. Mschr. 1951. — Bedeutg. u. Beeinflussg. d. vegetat. Kreislaufinsuffiz. i. d. Chir., ebd. 1952. — Therap. u. Progn. d. Magenka., Zbl. Chir. 1953. — Gallige Perforat.peritonitis durch e. Dünndarmneurofibrom m. ungewöhnl. Verlauf, ebd. 1956. — Proteine d. Galle b. Cholelithiasis, Klin. Wschr. 1956. — Darstellg. d. Choledocho-Duodenostom. durch intraduodenale Kontrastmittelinjekt., Fortschr. Röntgenstr. 85/1956. — Kalium- u. Calciumverlust i. postop. Stadium u. b. äuß. Gallenfisteln, Klin. Wschr. 1957. — Neue Unt.-suchgn. an d. Steingallenblase, ebd. — Bedeutg. d. Kontrastdichte b. d. direkt. Cholangiograph., Fortschr. Röntgenstr. 86/1957. — Morphol. u. Histochem. d. Steingallenblase d. Menschen, Z. Zellforsch. 1957. — H-Ionenkonzentrat. u. CO_2-Gehalt d. Galle b. Cholelithiasis, Hoppe-Seylers Z. physiol. chem. 1957. — A propos des éléments protéiniques de la bile. Fonction biliaire Vol. I. Masson et Cie. Paris

1958. — Polysaccharid-Protein-Verbindgn. i. d. menschl. Galle, Z. Zellforsch. 1958.
— Strukt. u. Zus.setzg. denaturiert. Gallenproteine, Klin. Wschr. 1958. — Bhdlg.
d. Paratenonitis crepitans m. Polysaccharidschwefelsäureestern, Zbl. Chir. 1958. —
La protéinocholie. La semaine des Hôpitaux 36/1960. — Gallensteine i. Kindesalter, Med. Klin. 1962. — Endoskop. od. Fernsehradioskop. d. Gallenwege, Langenbecks Arch. klin. Chir. 301/1962. — Hepatikussten. b. Gallenblasenhals- u. Zysti-
kussteinen, Bruns' Beitr. klin. Chir. 206/1963. — Op.indikat. b. d. akut. Cholecystitis, Therap. Gegenw. 1963. — Tox. Megakolon b. d. akut. Colitis ulcerosa, Zbl.
Chir. 1963. — Gasbrand i. Anschluß an Gallenwegsop., Med. Klin. 1963. — Gutachtl. Beurteilg. d. Unt.schenkelgeschwüre, ebd. — Septierg. d. Choledochus od.
Zystikus-Spiralverlauf, Fortschr. Röntgenstr. 99/1963. — Komplikat. während u.
nach Tracheotom., Zbl. Chir. 1963. — Akut. Atemnot u. Dringl.kts.tracheotom.,
Therap. Gegenw. 1964. — Bedeutg. d. Zystikus-Hepatikuskonfluenz b. d. Cholelithiasis, Chir. praxis 1964. — Chir. u. laryngol. Op.indikat. b. Schilddrüsenerkrankgn., Med. Klin. 1964. — Arbeitsfähigkt. u. Residualerscheingn. nach Gallensteinop., Bruns' Beitr. klin. Chir. 209/1964. — Ulcus cruris u. Trauma i. d. Begutachtg., Zbl. Phlebol. 1965. — Alarmsymptome i. Ob.bauch, Fortschr. Med. 1965. —
Für u. Wider d. Tierexp. i. d. Chir., ebd. — Bedeutg. d. postop. Rö.kontrolle d.
Gallenwege, Langenbecks Arch. klin. Chir. 1965. — Grundfragen d. Versorgg. traumat. Frakt. u. Luxat. durch d. prakt. Arzt, Therap. Gegenw. 1965. — Probl. d.
sog. Marschödems, Wehrmed. Mschr. 1965. — Leistgs.fähigkt. u. Spätstörgn. nach
Magenresekt. weg. Gastro-Duodenalulkus, Langenbecks Arch. klin. Chir. 312/1965.
— Nachbhdlg. d. Schilddrüsenmalignome aus d. Sicht d. Chir. u. Laryngol., Med.
Klin. 1965. — Ersthilfe am Unfallort: Seitenlagerg., Therap. Gegenw. 1965. —
Komplikat. nach intraartikul. Kortikosteroidinjekt., ebd. — Probl. d. Gallen-
gangsvariat., Chirurg 1966. — Prim. Dünndarmka., Therap. Gegenw. 1966. —
Soforthilfe am Unfallort: Seitenlagerg., Brandschutz 1967. — Nahtlose Wundverschluß
durch Kleben, Med. Klin. 1967. — Akut. lebensbedrohl. Situat., Dtsch. Ärztekalen-
der 1967. — Diagn. u. therap. Probl. b. Rektumka., Therap.woche 1967. — Ärztl.
Soforthilfe am Unfallort, Dtsch. Ärztekalender 1968. — Proktol. i. d. tägl. Praxis,
Med. Klin. 1968. — 1962 bis 1968 i. d. Med. Klin. 42mal „D. kleine Examen".

Dietrich, Walter, Chefarzt d. chir. Abt. d. Krskrhs., 7090 Ellwangen/Jagst,
Karl-Stirner-Str. 1. — Fragebogen 1968 nicht beantwortet.

Dietrich, W. Wolfgang, Med.-Rat. Chefarzt d. Chir. Klin. Kr.anst., X 92 Frei-
berg, Unterhofstr. 2. — *29. 7. 17 Pirna/Elbe. — A: 44 Leipzig. — Prom: 49 ebd. —
F: Chir. — V: 45–46 Gesundhts.amt Pirna, 46–60 Ass.-Arzt u. Oberarzt d. Kr.anst.
Freiberg (Ladwig).

Diezel, Werner, Medizinaldir., Chefarzt der chir. Abt. und Direktor des Landkrhs., 8630 Coburg, Ketschendorfer Str. 33.*

Dinger, Hans, Leit. Arzt d. Krhs. St. Martin u. Chefarzt d. chir. Abt., 7614
Gengenbach/Baden. — *26. 3. 15 Karlsruhe. — A: 41 Heidelberg. — Prom: 41
ebd. — F: Chir. — V: 45–57 Ass.-Arzt u. Oberarzt d. Neuen St. Vinzentiuskrhs.
Karlsruhe (Arnsperger, Penitschka).

Dinstl, Karl, Ass. d. I. Chir. Univ.-Klin., Alserstr. 4, A-1090 Wien/Österr. —
Fragebogen 1968 nicht beantwortet.

Dirks, Jürgen, Facharzt f. Chir., Durchgangsarzt, Beratgs.arzt, Betriebsarzt,
Unfallambulanz, 2 Hamburg 1, Spitalerstr. 1. — *22. 6. 14 Hamburg. — A: 40
Danzig. — Prom: 40 ebd. — F: Chir. — V: inn. Abt. Allg. Krhs. Altona (Kroetz),
Allg. Krhs. Barmbeck (Oehlecker).

Dirr, Bruno, Facharzt f. Chir., Belegarzt d. Krhs. St. Elisabeth, 745 Hechingen. — *31. 5. 09 Rosenheim/Bay. — **A:** 34 München. — **Prom:** 35 ebd. — **F:** Chir. — **V:** Krhs. Ulm/Donau (Friedrich), Maria-Theresien-Klin. München (Lebschke), 45–50 Chefarzt d. Krhs. Pfaffenhofen/Ilm.

Ditscheid, Heinz, Chefarzt d. chir. Abt. Dreifaltigkts.krhs., 5 Köln-Braunsfeld. — *27. 2. 15 Waldbreitbach. — **A:** 43 München. — **Prom:** 41 ebd. — **F:** Chir. — **V:** 41–47 Kriegsdienst u. Gef.schaft, 47–49 Chir. u. Frauenklin. d. Univ. Bonn (v. Redwitz u. Siebke), 49–50 Krhs. d. Dominikanerinnen Arenberg/Koblenz (Klöckner), 50 Unfallkrhs. Bergmannsheil (Bürkle de la Camp), 50–52 Dreifaltigkts.krhs. Köln-Braunsfeld (Grueter), 52–53 Oberarzt d. Krskrhs. Schleiden/Mechernich (Terrahe), 54–55 Städt. Krhs. Ludwigshafen (Jaeger), 55 Bonn (Gütgemann), 56–59 selbst. Chir. Dreifaltigkts.krhs. Köln-Braunsfeld.

Dittmar, Friedrich Karl, Oberarzt f. Urol., Bauchchir., Sportverletzgn., Kinderchir., I. Chir. Klinikum d. Univ. Heidelberg, 68 Mannheim. — *21. 1. 28 Heidelberg. — **A:** 52 Heidelberg. — **Prom:** 52 ebd. — **V:** 52–53 Bethanienkrhs. Heidelberg (Bergk, Meurer), 54–59 Städt. Kr.anst. Mannheim (Oberdalhoff), 59–60 Krskrhs. Sinsheim (Helfferich), ab 60 Klinikum Mannheim (Oberdalhoff).

Dittrich, B. Herbert, Priv.-Doz., Chir. Univ.-Klin., 852 Erlangen. — *26. 2. 30 Klingenberg. — **A:** 56 Leipzig. — **Prom:** 56 ebd. — **Hab:** 66 Erlangen. — **F:** Chir. — **V:** 56–57 Chir. Univ.-Klin. Leipzig (Übermuth), 57–59 Pathol. Inst. St. Georg ebd. (Eck), 60–61 Kinderchir. Städt. Kinderklin. Regensburg (Schaudig), ab 61 Erlangen (Hegemann). — **B:** Phimose, Paraphimose, Hydrocele, Hodentors., in: Lehrb. d. Kinder-Urol., (Sigel) Thieme 1968. — Wunde u. ihre Versorgg., in: Chir. Op.lehre (Breitner), Urban & Schwarzenberg 1968 (in Vorb.). — **P:** Mittl. Hämoglobinkonzentrat. d. Erythrocyten, Med. Klin. 1953. — Best. d. Brenztraubensre. i. Stoffwechsel u. DPN/DPNH-Konz. d. verfettet. Leber, Hoppe-Seylers Z. physiol. chem. 1954. — Stoffwechsel d. verfettet. Leber, ebd. 1955. — Kalium-, Natrium- u. Wassergehalt i. Herzen b. Herzinsuffiz. u. Myocardinfarkt, Beitr. path. Anat. 121/1959. — Klin. Erfahr. m. Pyrazolpräp., Med. Welt 1961. — Klin. Prüfg. d. antiphlog. Eigensch. v. Tanderil n. Phimosenop., ebd. — Diagn. Meßgrößen i. d. Chir., Langenbecks Arch. klin. Chir. 302/1963. — Haemoglobingehalt u. Hämatokritwert, Med. Klin. 1963. — Nomogramm d. mittl. Hb-Konz. d. Erythrocyten, Ärztl. Labor 1963. — Portale Anastomosenop. u. Diabetes, Langenbecks Arch. klin. Chir. 308/1964. — Parenterale Wasser- u. Elektrolyttherap., Med. Welt 1965. — Leberzirrh., Diabetes u. porto-cavale Anastom.-Op., Z. ärztl. Fortbild. 1965. — Elektr. Reizschwelle d. Herzens während d. Anoxie, Langenbecks Arch. klin. Chir. 1967 (i. Druck). — Papierelektrophorese i. d. Chir., ebd. 1968 (i. Druck). — Verhalter v. Äthylenoxyd u. durch ionis. Strahlen sterilis. Nahtmaterial i. Gewebe, Bruns Beitr. klin. Chir. 1968 (i. Druck). — Transposit. d. gr. Gefäße, Thoraxchir. 1968 (i. Druck). — Tachykardien b. Herzop., ebd. (i. Druck). — Elektr. Erregbarkt. d. Hundeherzens b. norm. Schlagfolge, künstl. a.v.-Block u. i. d. Anoxie, Arch. Kreislaufforsch. 1968 (i. Druck).

Djawid, Ahmad Ave, Golabdareb Rue Kaweh Nr. 31, Teheran-Darband (Iran). — Fragebogen 1968 nicht beantwortet.

D'Javid, Ismail Faridoon, 160 East 89th Street, New York, N. Y. 10028 (USA). — Fragebogen 1968 nicht beantwortet.

Dobberstein, Horst, Chefarzt d. chir. Abt. Krhs. St. Josef-Stift, 287 Delmenhorst, Westerstr. 10. — *21. 7. 27 Aschersleben. — **A:** 53 FU Berlin. — **Prom:** 55 ebd. — **F:** Chir. — **V:** 55–59 Inst. f. Hygiene u. Med. Mikrobiol. FU Berlin (B. Schmidt).

59–66 Köln (Heberer). — **B:** Antibiot. u. chemother. Bhdlg. i. d. Unfallchir., in:
Hdb. d. ges. Unfhlkd., Enke 1963. — **P:** Bildg. heteromorpher Formen aus d. Keimen hochthermoresist. Erdsporen nach Autoklavierg., Zbl. Bakt. 1957. — Sterilisat.- u. Kulturversuche m. hochthermoresist. Sporenerde, ebd. — Wirkg. schneller Elektronen aus Beschleunigungsanlagen u. Radioisotopen auf Mikroorganismen
(Radiosterilisat.), ebd. — Änderg. d. biol. Eigenschaften v. Bakterien nach Trockng.
u. Gefriertrockng., ebd. 1958. — Transformat. b. Bakterien, ebd. — Gassterili-
sat. hitzeempfindl. Materials, Med. Markt 1959. — Empfindlichmachg. antibioti-
karesist. Bakterien, Zbl. Bakt. 1959. — Steigerg. relat. biol. Wirkg. ionisier.
Strahlen durch Elektronendonatoren, ebd. —

Doege, Hans-Joachim, Facharzt f. Chir., Durchgangsarzt, 316 Lehrte/Hann.,
Am Gehrkamp 6. — *27. 4. 21 Stettin. — **A:** 51 Kiel. — **Prom:** 51 ebd. — **F:** Chir. —
V: 51 Krskrhs. Eckernförde (Koch), 54 extrapulmonale chir. Tbc.-Abt. Diako-
nissenhs. Bremen (Ruthe), 55 Stadtkrhs. Lehrte (Gaffga), 59 Krhs. Nordstadt
Hannover (Knepper). — **P:** Therap. d. Agrypnie, Ärztl. Praxis 1955. — Erf. m. e.
Sedat., ebd. 1957. — Rö.-Darst. d. Gallenbl. ebd. — Anaesth. u. Nark. e. mittl.
Krhs., ebd. — Erf. m. d. neuen Phenothiaz.-Deriv. Verophen, Landarzt 1958. —
Therap. m. Endojodin, Medizinische 1959.

Döge, Ernst, Chefarzt d. urol. Abt. am Bez.-Krhs. Am Sund, X 2300 Stralsund,
Friedrich-Engels-Str. 18. — Fragebogen 1968 nicht beantwortet.

Doerfler, Hermann, Arzt i. R., 8832 Weißenburg i. Bay., Eichstätter Str. 19. —
*26. 1. 97 Weißenburg/Bay. — **A:** 22 Erlangen. — **Prom:** 22 ebd. — **F:** Chir.,
Gynäk. u. Röntgenol. — **V:** 22 I. Med. Klin. Nürnberg (Müller), 23–24 Chir. Univ.-
Klin. u. Johannishosp. Bonn (Garrè), 24–27 Chir. Klin. Nürnberg (Kreuter), 27–28
gynäk. Abt. Städt. Krhs. Altona (Hinselmann), 28–29 II. Gynäk. Univ.-Klin.
München (Weber), 29–36 Städt. Krhs. Weißenburg (H. Doerfler). — **B:** Erinnergn.
aus meinem Standesleben m. bes. Berücksicht. d. Geschichte d. Bayer. Ärztestan-
des i. d. Zeit v. 1903–1933 v. Hans Doerfler, bearb. v. Hermann Doerfler, hrsg. v.
d. Bayer. Landesärztekammer 1950. — **P:** Eingebild. Schwangerschaft, Mschr.
Geburtsh. 1925. — Plötzl. Todesfälle n. Strumekt. a. e. Material v. 1000 Kropfop.,
Bruns' Beitr. klin. Chir. 137/1926. — Schwierigktn. i. d. ätiol. Deutg. e. gallertbild.
Pseudomuzinkystoms n. vorher. Gallert-Ca. d. Colon ascend., ebd. 142/1927. —
Dicodid i. d. chir. Nachbhdlg., Arch. klin. Chir. 167/1932. — Beurteilg. d. Entwick-
lgs.zustandes d. Neugeb. i. Verhältnis z. gegeb. Schwangerschaftsdauer f. d. Va-
terschaftsfrage, Z. ärztl. Fortbild. 1932. — Ausbreitg. u. Bhdlg. d. Entzündgn. d.
Hand, Fortschr. Therap. 1932. — Kolposkopie, Mschr. Geburtsh. 1933. — Erfahrgn.
m. d. Evipan-Nark. b. gynäk. u. geburtsh. Fällen i. Kleinkrhs. u. Allg. Praxis, ebd.
u. Arch. klin. Chir. 177/1933. — Krebs i. versprengtem Brustdrüsengewebe, Mschr.
Geburtsh. 1937. — Mammafibr. i. Präpubertätsalter, Arch. klin. Chir. 193/1937. —
Brustdrüsenkrankh., Fortschr. Therap. 1941. — Schwangerschaftsunterbrech. u.
Unfruchtbarmachg., Bayr. Ärztbl. 1950. — Beziehgn. v. Landschaft u. Geschichte
i. Südfranken z. Arzttum, Weißenb. Heimatbl. 1952. — Wie kann d. Bayer. Ärzteschaft u. was d. einzelne Arzt z. Bekämpfg. d. Abtreibgs.seuche beitragen?, Münch.
med. Wschr. 1953.

Doernbach, Joachim, 1000 Berlin 49, Geibelstr. 6. — Fragebogen 1968 nicht
beantwortet.

Dörr, Dietrich, Oberarzt d. Chir. Klin. Karl-Olga-Krhs., 7. Stuttgart, Schwarenbergstr. 7. — *19. 7. 29 Heilbronn. — **A:** 55 Tübingen. — **Prom:** 55 ebd. — **F:** Chir —
V: 56 Krskrhs. Freudenstadt (Burkhardt), 56–58 inn. Abt. Piushosp. Oldenburg i. O.

(Thedering), 58–60 orthop. Abt. ebd. (Kreutzmann), 60–64 Heidelberg (K. H. Bauer, Linder), 64–66 Los Angeles, Calif./USA, UCLA (Longmire), ab 66 Heidelberg (Linder). — **P:** Kontrakt. Myosinfaden aus glatt. Muskul. (mit Portzehl), Z. Naturforsch. 1954. — Torticollisbhdlg. m. Hyaluronidase (mit Dunai), Landarzt 1959. — Maligne Tumoren i. Kindes- u. Jugendalter (mit Hecker), Vortr. 13. Kongr. ärztl. Fortbild. 1964, Dtsch. med. J. 1964. — Verkehrsunfälle b. Fußgängern u. Radfahrern, Langenbecks Arch. klin. Chir. 307/1964. — Body compartment changes in electrolyte stressed hypothyroid dogs, Vortr. 50. Tagg. Amerik. Ges. exp. Biol. 1966, Fed. Proceedings 25/1966. — Einfl. d. Schilddrüsenfunkt. auf d. Stressreakt. b. Hund, Langenbecks Arch. klin. Chir. 319/1967. — Rezidivprophylaxe nach Op. gutartiger Schilddrüsenerkrankgn. (mit Röher), Hippokrates (i. Druck). — Verteilg. d. Ges.körp.wassers i. osmot. Stress b. Schilddrüsenunt.funkt., Langenbecks Arch. klin. Chir. (i. Druck). — Reakt. d. Erythrozyten eu- u. hypothyreoter Hunde u. Kaninchen auf e. hyperton. Alkalistress in vitro, Langenbecks Arch. klin. Chir. (i. Druck).

Dohr, W. J. Johannes, Chefarzt d. chir. Abt. Krhs. d. Kreises Schleiden, 5353 Mechernich. — *28. 4. 19 Bonn. — **A:** 43 Würzburg. — **Prom:** 44 Berlin. — **V:** 45–46 Marienhosp. Bonn (Derra), 46–52 Chir. Univ.-Klin. ebd. (v. Redwitz), 52–57 Oberarzt d. Marienhosp. ebd. (Ollinger). — **P:** Radiusfrakt. m. Rupt. d. langen Daumenstreckersehne, Zbl. Chir. 1951. — Curare z. Reposit.erleichterg. b. Halswirbelluxat., ebd. 1952.

Dohrmann, Rolf, Prof., Ärztl. Dir. u. Chefarzt d. chir. Abt. Städt. Behring-Krhs., 1 Berlin 37. — *29. 12. 18 Oderberg/Mark. — **A:** 45 Göttingen. — **Prom:** 45 ebd. — **Hab:** 59 Berlin. — **F:** Chir. — **V:** 45–47 Chir., Inn. u. Gynäk. Krhs. Helmstedt (Büren), 48 Robert-Koch-Inst. Berlin (Lenz), 48–51 Chir. Univ.-Klin. d. Humboldt-Univ. ebd. (Hummel), 52–60 Chir. Klin. d. F. U. ebd. (Linder). — **B:** Einführg. i. d. prä- u. postop. Wasser- u. Elektrolyttherap., Springer 1959. — Wasser- u. Elektrolythaushalt, in: Taschenb. d. Med.-Klin. Diagn. (Müller-Seifert u. v. Kress), Bergmann 1966. — **P:** Doppelseit. spontane Schenkelhalsfrakt. b. renal. Osteopath., Chirurg 1953. — The influence of "intestinal lavage" on the EEG in case of preuremic disease, Abstr. World Surg. Obstetr. Gynaec. 38/1953. — Einseit. polyzyst. Nierenerkrankg. b. Neugebor., Bruns' Beitr. klin. Chir. 4/1955. — Chir. Erfahrgn. m. d. Miller-Abbot-Sonde, Zbl. Chir. 1955. — Beziehgn. zw. alkal. Serumphosphatase, Knochenbr.heilg. u. Sudeck-Syndr., Langenbecks Arch. klin. Chir. 283/1956. — Prä- u. postop. Kaliumsubstitut., Chirurg 1957. — Wert d. röntgenol. Mammadiagn., ebd. 1958. — Unt.suchgn. üb. d. rektale Kaliumresorpt. m. radioaktivem Kalium, Klin. Wschr. 1958. — Doppelseit. Ligatur d. Arteria mammaria interna z. Bhdlg. d. Angina pectoris, Chirurg 1958. — Stoffwechselvorgänge i. d. Blutkonserve, Bibl. haemat. 1959. — Rektale Elektrolytresorpt., Melsunger med. Mitt. 1958. — Neue Präzis.-Krankenwaage m. Sicherhts.druckwert, Acta medicotechn. 1959. — Radiojodbhdlg. d. op. Schilddrüsenca., Chirurg 1959. — Verhalten d. Serumlipide u. -lipoproteide frisch Op. während intraven. Fettinfus., Klin. Wschr. 1959. — Bhdlg. v. posthyperkapn. Herzrythm.störgn. durch Natriumbikarbonat, Anaesthesist 1959. — Prinzipien d. Pat.-Wägg. i. d. Klin., Acta medicotechn. 1959. — Therap. m. intraven. gegeb. Fetten, Langenbecks Arch. klin. Chir. 292/1959. — Chir. Bhdlgs.verfahren b. Angina pectoris, Berliner Med. 1960. — Op. Bhdlg. d. Coronarerkrankgn., Med. Klin. 1960. — Chir. Bhdlg. d. Durchblutgs.störgn. d. Herzmuskels, ebd. — Rö.diagn. v. Tumoren d. Brustdrüse, Agnes-Karll-Schwester 1961. — Verhalten d. Serumlipide u. lipoproteide frisch Op. während intraven. Fettinfus., Bull. Soc. Int. Chir. 2/1961. — Myositis ossificans trau-

matica, Chirurg 1961. — Elektrolyttherap. u. parenterale Ernährg. i. d. Chir.,
Melsunger med. Mitt. 1961. — Myositis ossificans traumatica, Tägl. Praxis 1962,
Chir. Praxis 1962, Pädiatr. Praxis 1962. — Klin. Erfahrgn. m. e. neuen Antibioti-
cum z. kurzfrist. präop. Darmsterilisierg., Dtsch. med. J. 1962. — Verwendg. v.
Fettemuls. b. d. parenteral. Ernährg., Wiss. Verh. Dtsch. Ges. Ernährung 11/1963.
— Neue Tendenzen klin. Bau- u. Einrichtgs.formen, Acta medicotechn. 1962. —
Le infusioni endovenose di emulsione di grasso dopo interventi chirurgici, Gaz. Int.
Med. Chir. 4/1963. — Chir. Möglktn. b. Coronarerkrankgn., Dtsch. med. J. 1962. —
Indikat. u. Kontraindikat. d. intraven. Fettzufuhr i. d. Chir., Med. u. Ernährg. 1963.
— Fetttransport u. Fettverwertg. nach oral. u. intraven. Fettzufuhr, Locham 1963.
— Proktol. i. d. Ambulanz, Mkurse ärztl. Fortbild. 1964. — Anorektale Erkrankgn.,
Alm. ärztl. Fortbild. 1964/65. — Verändergn. d. Säure-Basen-Gleichgewichtes b. chir.
Pat., Anaesthesist 1966. — Proktol. d. prakt. Arztes, Wien. med. Wschr. 7/1967.

Domanig, Erwin, Prof., Hofrat i. R., A-502 Salzburg, Schwarzstr. 32. — *31. 3.
98 Klosterneuburg. — **Prom:** 23 Wien. — **Hab:** 45 ebd. — **F:** Chir. — **V:** 23–24
inn. Abt. Rainerspit. Wien (Glaesser), 24–28 I. chir. Abt. Rudolfspit. ebd. (Ranzi,
Denk), 28–31 Graz (Denk), 31–34 Wien (Denk). — **P:** Ca. 80 Arb. i. verschied.
Zeitschr., d. sich vorwiegend befassen m.: Anaesth., Thorax-Chir., Magen-Chir.,
Struma, Bluttransfus., Elektrolyt-Probl., Osteomyelitis, Thrombo-Emb.

Domrich, Hermann, Prof., Chefarzt d. chir. Abt., Martin-Luther-Krhs., 1 Berlin 33, Caspar-Theyss-Str. 27–31. — *18. 6. 01 Sonneberg/Thür. — **A:** 26. — **Prom:**
26. — **Hab:** 38 Berlin. — **F:** Chir. u. Urol. — **V:** Anat. Univ.-Inst. Breslau, Med.
Univ.-Klin. Jena, Landeskrhs. Meiningen, 26–48 Chir. Univ.-Klin. Berlin (Bier,
Magnus, Rostock), 48–51 Chefarzt u. ärztl. Dir. d. Elisabeth-Krhs. u. -Diakonis-
senhs. ebd., ab 52 Chefarzt d. chir. Abt. Martin-Luther-Krhs. ebd. — **P:** Retent.
abgebroch. Zahnwurzeln, Anat. Anz. 1922. — Was fühlt man b. d. Unt.suchg. auf
Leistenbr.anlage?, ebd. 1926/27. — Exp. Versuche z. Regenerat. v. Nervenfasern
i. Rückenmark, Diss. — Wirkg. d. Avertins a. d. Kreislauf, Zbl. Chir. 1928. —
Häufg. d. tödl. Lungenemb., Dtsch. Z. Chir. 222/1930. — Lungenemb. u. Wetter,
ebd. 234/1931, 238/1932. — Dauererg. b. d. Bhdlg. v. Ob.armkopfbr., Chirurg 1931.
— Schwere Schweinerotlauferkrankgn. b. Menschen, Zbl. Chir. 1932. — Regenerat.
e. sequestriert. Fingergrundphalanx, Chirurg 1935. — Erkenng. u. Bhdlg. v. Nierenverletzgn., Med. Welt 1933. — Rö.diagn. v. Nierensolitärcysten, Z. Urol. 1934. —
Durchschneidgn. d. Achillessehne d. Betriebsunfall, Zbl. Chir. 1936. — Sind Männer, d. e. dopp. Leistenhoden haben od. hatten, ehetaugl.?, Med. Klin. 1937. —
Entstehg. e. Leistenbr. n. e. zentral. Hüftluxat., Zbl. Chir. 1937. — Leistenhoden,
Progn. u. Erg. seiner Bhdlg., Münch. med. Wschr. 1938. — Hodennekr., Med. Welt
1939. — Stumpfe Nierenverletzgn. u. ihre Folgezustände, Habil.-Schr. — Serum-
erkrankgn. n. Tetanusantitoxin-Injekt. (mit Hubert), Zbl. Chir. 1940. — 40 J.
Lumbalanästh., Arch. klin. Chir. 197/1940. — Transportfähigkt. frischop. Schwerverletzter, Zbl. Chir. 1941. — Krebs u. Milzgewebe i. d. Blase n. Schußverletzg.,
Z. Urol. 1944. — Bhdlg. d. Nieren- u. Harnleiterverletzgn., ebd. 1947. — Erfahrgn.
ü. d. Erg. v. Marknagelgn. i. ungünst. Stellg. od. pseudathrot. verheilt. Knochenbr.,
Vortr. Chir.-Kongr. Berlin 1947. — Wert d. Rö.bildes b. d. gasbild. Infekt., Zbl.
Chir. 1947. — Bhdlg. d. Schenkelhalsbr. u. seine Folgezustände, Krankengymnastik
1950, Sonderdr. — Sterbebett - e. schwere ärztl. Aufgabe, Ev. Krankenpflege
1957. — Ber. üb. mehr als 100 Pat. m. Nachop. d. Magens am Martin-Luther-Krhs.
i. d. J. 1934–1957, Zbl. Chir. 1958. — Stellg. d. lumb. Grenzstrangresekt. i. d.
Bhdlg. d. Durchblutgs.störgn. d. Unt. Extremitäten, Dtsch. med. J. 1960. —
Derzeit. Grenzen d. Operabilität d. Gallensteinleidens, ebd. 1961, Sonderdr. —

Fortschr. d. Dtsch. Chir. seit Beginn d. Jahrhunderts, Landarzt 1961. — D. Kranke u. s. Gemeinde, Ev. Krankenpflege 1961. — Prof. Arthur Israel 80 J. alt, Berliner Med. 1963, Sonderdr. — Vorbeugg. u. Bhdlg. d. Wundstarrkrampfes, Dtsch. med. J. 1963. — Bhdlg. d. akut. art. Extremitätenemb., Dtsch. med. J. 1965.

Donalies, Gerhard, Chefarzt d. Krskrhs., 7033 Herrenberg. — *4. 7. 12 Königsfelde/Ostpr. — **A:** 58 Königsberg. — **Prom:** 59 ebd. — **F:** Chir. — **V:** Med. Univ.-Klin. (Assmann), Frauenklin. Königsberg (Mikulicz-Radecki), Knappschaftskrhs. (Hartung), Anat. Inst. Berlin (Stieve), Städt. Krhs. Heilbronn (Bachlehner), Kriegsdienst, Städt. Krhs. Heilbronn (Usadel).

Dongen, R. J. A. M. van, Chefarzt d. chir. Abt. d. Krhs., Rijksweg Zuid 37, Sittard (Niederlande). — Fragebogen 1968 nicht beantwortet.

Donhuijsen, J. Paul, Chefarzt d. chir. Abt. St. Walburga-Krhs., 5778 Meschede, Friedenstr. 2. — *20. 12. 09 Köln. — **A:** 36 Köln. — **Prom:** 35 ebd. — **F:** Chir. — **V:** 36–39 St. Antoniushosp. Eschweiler (Jansen), 39 Knappschaftskrhs. Bardenberg (Schmitz), 40–44 Oberarzt d. chir. Abt. Knappschafts-Krhs. ebd. u. kommiss. Chefarztvertr. d. gynäk. Abt. ebd., 44–45 Werksarzt d. Sachtleben AG Meggen, Gastarzt b. Böhler Wien, M. Lange Bad Tölz, Bürkle de la Camp Bochum, Spath, Graz u. Gütgemann Bonn.

Donnerstag, Heinrich, Med.-Rat, Hauptamtl. Vertrauensarzt b. d. Landes-Versich.anst. Hessen, Frankfurt a. M., 6 Frankfurt a. M., Malapertstr. 3. — ,*31. 8. 06 Rodental i. Ostpreußen. — **A:** 36 Berlin. — **Prom:** 36 Königsberg/Pr. — **F:** Chir., Frauenhk. u. Geburtsh. — **V:** 35 Med. Univ.-Poliklin. Königsberg (Bruns), Landesfrauenklin. Gleiwitz (Scheffzek), 36 Univ.-Kinderklin. Königsberg (Stölzner), 36–38 Städt. Krhs. Frankfurt/Oder, Chir.-gynäk. Abt. (Ruge u. Boeminghaus), 42–45 Kriegslaz. (Partsch, v. Haberer u. a.), 59–61 Gynäk. Abt. St. Markus-Krhs. Frankfurt a. M. (E. Maier).

Dorbath, Eugen, Chefarzt d. chir. Abt. Städt. Krhs., 707 Schwäb. Gmünd, Oberbettringerstr. 44. — *8. 6. 09 Würzburg. — **A:** 36 Würzburg. — **Prom:** 36 ebd. — **F:** Chir. — **V:** 35–36 Med. Univ.-Klin. Würzburg (Grafe), 36 inn. Abt. Städt. Kr.anst. Osnabrück (Bogendörfer), 36–37 chir. Abt. ebd. (Fründ), 37–40 Städt. Krhs. Aalen (Werner), 40–42 Städt. Krhs. Schwäb. Gmünd (Finger), 42–46 Kriegsdienst, 47–56 Städt. Krhs. Schwäb. Gmünd (Finger).

Dorka, K. Günther, Facharzt f. Chir., Chefarzt d. chir. Abt. Central-Diakonissenkrhs. Bethanien, 1 Berlin 36, Mariannenplatz 1–3. — *17. 12. 18 Kulm/Westpr. — **A:** 48 Berlin. — **Prom:** 54 ebd. — **F:** Chir. — **V:** 48 inn. Abt. Rittberg Krhs. Berlin (Schumacher), 49 inn. Abt. Martin-Luther-Krhs. ebd. (Munk), 49–51 chir. Abt. ebd. (v. Brandis), 51 ebd. (W. E. Schmidt), 52–67 ebd. (Domrich), ab 59 Oberarzt ebd. — **P:** Akute Mesenterialvenenthromb. als Folge chron. Mesenterialdrüsen-Tbk. (mit Stein), Zbl. Chir. 1950. — Subphrene Luftsichel u. akut. Abdomen, Chirurg 1961. — Op. Bhdlg. d. Schenkelhals-Pseuparthr., Berliner Med. 1963. — Magenresekt. u. Treitz-Brösicke-Hernie, Zbl. Chir. 1966. — Bhdlg. d. Frischen Schenkelhalsbr. (mit Domrich u. Kirschke), Forsch., Praxis, Fortbild. 1966.

Dorn, Karl-Heinz, Facharzt f. Chir., Leit. Arzt d. II. chir. Abt. Städt. Krhs., 6252 Diez/Lahn. — *12. 2. 21 Bonn. — **A:** 47 Mainz. — **Prom:** 47 ebd. — **F:** Chir. — **V:** 47 Klingelbach (Schildwächter), 48 Ev. Krhs. Katzenelnbogen (Ziesing), 48–60 Städt. Krhs. Diez (Kleinschmidt).

Dornuf, Gisbert, Facharzt f. Chir., 5 Köln, Hohenzollernring 14. — *30.8.07 Köln. — **A:** 36 Köln. — **Prom:** 36 ebd. — **V:** Univ.-Kinderklin. Köln (Kleinschmidt), Path.

Inst. ebd. (Leupold), Chir. Univ.-Klin. ebd. (v. Haberer), Med. Univ.-Klin. ebd. (Knipping), Ev. Krhs. ebd. (Kroh), Univ.-Klin. ebd. (Dick).

Dortenmann, Joseph, Prof., Chefarzt d. Chir. Klin. Städt. Krhs., 77 Singen-Hohentwiel. — *29. 9. 19 Weingarten/Württ. — **A:** 48 Tübingen. — **Prom:** 48 ebd. — **Hab:** 61 ebd. — **F:** Chir. — **V:** 48 Med. Univ.-Klin. Tübingen (Bennhold), 49–54 Chir. Univ.-Klin. ebd. (Naegeli), 55–65 ebd. (Dick). — **B:** In: Chir. d. prakt. Arztes (Christopher), Medica 1957/1965. — In: Thromboemb. Erkrankgn. (Naegeli, Matis), Schattauer, 1. Aufl. 1955, 2. Aufl. 1960.

Dost, Klaus, Priv.-Doz., Oberarzt d. Chir. Univ.-Klin., 74 Tübingen. — *26. 2. 32 Lyck/Ostpr. — **A:** 59 München. — **Prom:** 56 Heidelberg. — **Hab:** 66 Freiburg. — **F:** Chir. — **V:** 57 Pathol. Inst. Tübingen (Letterer), 58–59 chir. Abt. Städt. Krhs. Schwenningen a. N. (Duschl), geburtsh.-gynäk. Abt. ebd. (Kürff), inn. Abt. Krhs. St. Adolfstift Reinbek/Hamburg (Hovestadt), I. Med. Univ.-Klin. Hamburg-Eppendorf (Berg), ab 59 Freiburg i. Br. (Krauss). — **P:** Traumat. Lösg. d. proximal. Tibiaepiphyse, Arch. orthop. Unfallchir. 53/1961. — Symptome u. diff.diagn. Üb.leggn. b. art. Verschlußkrankh., Med. Welt 1962. — Traumat. Fistel zw. Arteria vertebralis u. Vena jugularis interna (mit Kümmerle), Chirurg 1963. — Ersatz d. Vena cava abdominalis i. Tierexp., 1. Mitt. (mit Wittenburg u. Doerfler), Z. Kreisl.forsch. 1964. — Mykot. Aneurysmen u. ihre chir. Bhdlg., Thoraxchir. u. vask. Chir. 1964. — Hinweise z. Techn. d. op. Versorggn. v. Gefäßverletzgn., Verh. Dtsch. Ges. Unfhlkd. Würzburg 1964. — Bedeutg. d. Reposit. e. typ. Radiusfrakt. f. d. Späterg. (mit Weller), Verh. Ver. Mitt.rhein. Chir. Marburg 1964. — Aneurysma d. Milzart. unt. d. Bild d. akut. gastrointestinal. Blutg. (mit Klöss), Zbl. Chir. 1965. — Erg. unserer Art.op. (mit Lorenz), Med. Klin. 1965. — Methode z. plast. Ersatz größerer Venen, Verh. Dtsch. Ges. Chir. München 1965. — Chir. Freilegg. d. Arteria subclavia (mit Lorenz), Thoraxchir. u. vask. Chir. 1966. — Thromboemb. Komplikat. nach Frakt. (mit Weller u. Brück), Mschr. Unfhlkd. 1966. — Arteriosklerose u. Chir., Münch. med. Wschr. 1966. — Plast. Ersatz d. Vena cava inferior i. Tierexp., Arch. Kreislaufforsch. 51/1966. — Bhdlg. d. para- u. metapneumon. Pleuraempyems (mit Koslowski u. Veihelmann), Verh. Dtsch. Ges. Chir. München 1967. — Klin. Diagn. b. Varizen, Dtsch. med. Wschr. 1967. — Experimental replacement of inferior vena cava, Internat. Surg. 48/1967. — Druck u. Flußgeschwindigkt. i. d. Vene b. plast. Venenersatz, Angiologica 1968. — Bhdlg. b. prim. Varicosis d. Beins, Med. Welt 1968. — Art. Mangeldurchblutg. u. op. Bhdlg., Hippokrates 1968. — Diagn. b. Krampfadern: Strömgs.geräusch b. insuffiz. Vena perforans, Dtsch. med. Wschr. 1968. — Probl. d. Substitut. u. Ernährg. nach subtotal. Dünndarmresekt. (mit Beck u. a.), Chirurg 1968.

Draegert, Hans, Oberarzt der chir. Abt. am Kreiskrhs., X 2050 Teterow, v. Pentz-Allee 15.*

Dragojevic, Bogosav, Prof., Kralja Milutina 52, Belgrad (Jugoslawien). — Fragebogen 1968 nicht beantwortet.

Dragojevic, Dusan, Oberarzt der Chir. Klin. der Medizin. Hochschule im Oststadtkrhs., 3 Hannover, Podbielskistr. 380.*

Dragstedt, Lester R., Prof., Department of Surgery, Univ. of Florida, Gainesville, Florida (USA). — Fragebogen 1968 nicht beantwortet.

Dralle, Adolf Wilhelm Ludwig, Chefarzt d. Allg. chir. Abt. Allg. Krhs., 31 Celle, Siemensplatz 4. — *1. 10. 19 Kassel. — **A:** 46 Hannover. — **Prom:** 45 Göttingen. — **F:** Chir.

Drechsel, Rolf, Leit. d. chir. Abt. am Felege Heiwot Hospital in Bahar Dar/ Godjam, Ethiopia (im Rahmen d. Entwicklungshilfe mit GAWI-Vertrag), Felege

Heiwot Hospital, Bahra Dar/Godjam, Ethiopia. — *18. 12. 25 Stuttgart. —
Prom: 52 Heidelberg. — **F:** Chir. — **V:** 52–56 Inn. Abt. Katharinenhosp. Stuttgart (Spang), Gynäk. Abt. Städt. Krhs. Esslingen (Sänger), chir. Abt. Karl-Olga-Krhs. Stuttgart (Hohlweg), 56–58 Städt. Krhs. Ulm-Donau (Niedner), 58–60 King-Abdul-Aziz-Hospital Riyadh/Saudi-Arabien (Mühlig, Volkmann), 61 Städt. Krhs. Nürnberg (Franke), 62–63 Oberarzt Krskrhs. Münchberg/Ob.fr. (Glenk).

Drechsler, Rudi G., Med.-Rat, Ärztl. Dir. u. Leit. Arzt d. chir. Abt. Krhs., X 7113 Markkleeberg-West, Pfarrgasse 15. — *12. 8. 15 Hammerunterwiesenthal Krs. Annaberg/Erzgeb. — **A:** 44 Leipzig. — **Prom:** 44 ebd. — **F:** Chir. — **V:** 44–47 Kriegsdienst u. Gef.schaft, 47–48 Frauenklin. Chemnitz (Schweitzer), 48–49 Krskrhs. Rabenstein (Dehnert), 49–51 Bergbaukrhs. Stollberg/Erzgeb. (Barthel), 51–56 Krskrhs. Burgstädt/Sa. (G. Müller), 56–58 Leit. Arzt Bergbaupoliklin. u. Krhs. Oelsnitz/Erzgeb.

Drecker, Hubert, Facharzt f. Chir., 435 Recklinghausen, Erlbruch 29. — *19. 7. 06 Recklinghausen. — **A:** 35 Köln. — **Prom:** 35 ebd. — **F:** Chir. — **V:** Hufeland-Hosp. Berlin, Bergmannsheil Gelsenkirchen-Buer.

Dreckmann, J. H. Arno, Facharzt f. Chir., Durchgangsarzt, 2 Hamburg 33, Habichtstr. 62–64. — *15. 12. 20 Hamburg. — **A:** 45 Berlin. — **Prom:** 45 ebd. — **V:** 45 Allg. Krhs. St. Georg Hamburg (Reinhard), 46–51 Allg. Krhs. Heidberg ebd. (Löweneck, Diebold, Prinz).

Dreischulte, Bernhard J., Chefarzt d. chir. Abt. Marienhosp., 5868 Letmathe/Sauerl. — *2. 3. 27 Warendorf. — **A:** 55 Münster. — **Prom:** 55 ebd. — **F:** Chir. — **V:** 55–56 inn. Abt. Raphaelsklin. Münster (Rey), 56–58 Clemens-Hosp. ebd. (Lentze), 58–62 St. Josefs-Hosp. Troisdorf (Maintz), 62–64 St. Christophorus-Krhs. Werne a. d. L. (Krapp), 64–68 St. Marien-Krhs. Siegen (Laarmann). — **P:** Bhdlg. m. elast. Bandagen, Sportarzt 1961.

Drescher, Arthur, Ob.med.rat, Ärztl. Dir. d. Krskrhs., X 7930 Herzberg/Elster, Anhalter Str. 1–7. — Fragebogen 1968 nicht beantwortet.

Drescher, Christian, Doz., Chefarzt d. chir. Abt. d. Krskrhs., X 7930 Herzberg/Elster, Anhalter Str. 1–7. — Fragebogen 1968 nicht beantwortet.

Dressel, Ch. Friedrich H., San.-Rat, Facharzt f. Chir. u. fachärztl. Tätigkt. als Betriebsarzt d. Sächs. Kunstseidenwerk, X 83 Pirna, Maxim-Gorki-Str. 16. — *20. 8. 92 Streumen/Großenhain. — **A:** 20 Leipzig. — **Prom:** 27 ebd. — **P:** Seitl. Halsfisteln, Diss.

Dreßler, Gerhard, 5907 Burbach (Kr. Siegen/Westf.), Jägerstr. 2. — Fragebogen 1968 nicht beantwortet.

Dreßler, Willi, Prof., OMR., Chefarzt u. Dir. d. Stadtkrhs., 867 Hof/Saale, Eppenreutherstr. 9. — *27. 2. 13 Thaleischweiler. — **A:** 38 Würzburg. — **Prom:** 38 ebd. — **Hab:** 52 Erlangen. — **F:** Chir. u. Neurochir. — **V:** 38–39 inn. Abt. Städt. Krhs. Pirmasens, 39 Med. Akad. Düsseldorf, 39 Kinder-Abt. Städt. Krhs. Essen, 39–44 Kriegsdienst, 44–56 Erlangen (Goetze, Hegemann). — **P:** Entwicklg. u. d. Schicksal d. Kinder m. Adipositas i. d. Pubertätszeit, Diss. — Versorgg. d. Schüsse d. Schädelbasis, Chirurg 1944. — Op. d. intracran. Aneurysmas d. Carotis interna, Zbl. Chir. 1948. — Knochendefektplast. n. fronto-orbital. Verletzgn., Bruns' Beitr. klin. Chir. 177/1948. — Endocr. Kalkablagergn. u. ihre Darstellg. i. Rö.bild (mit Albrecht), ebd. 178/1949. — Wirkg. v. Penicillin a. intracerebrale Eiterherde, Dtsch. med. Wschr. 1949. — Sexualstörgn. n. lumbal. Grenzstrangresekt., ebd. — Pathol. Anat. d. Ventrikeleinbr., kurze Bemerkgn. z. Therap., Z. Laryng. 1949. — Kontrastdarstellg. d. Periduralraumes (Periduralgraph.) (mit Albrecht), Fortschr. Röntgenstr. 72/1950. — Op. Bhdlg. d. traumat. Spätabscesse d. Gehirns, Med. Klin.

1950. — Verwendg. v. Fibrinschaum (Fibrin-Foam) z. Blutstillg. i. d. Neurochir.
(mit Albrecht), Zbl. Chir. 1950. — Leistg. d. Plexus chorioideus b. posttraumat.
Hirnoedem, Verh. Dtsch. Ges. inn. Med. Wiesbaden 1950. — Hirnkammerformen
frischer Schädelverletzgn., Münch. med. Wschr. 1951. — Bedeutg. d. Hirnoedems
f. d. posttraumat. Hirnkammerveränderg. b. geschl. Schädelkalotte, Dtsch. Chir.-
Kongr. München 1951. — Chir. d. Schädelbasisbr., Langenbecks Arch. klin. Chir.
268/1951. — Bedeutg. d. Lagerg. z. Op. d. lumb. Bandscheibenvorfalls (mit Goetze),
Zbl. Chir. 1952. — Darstellg. d. Hirngefäße m. viskös. Per-Abrodil (M 35%),
Fortschr. Röntgenstr. 1951. — Wirkg. blutdrucksenkender Mittel a. d. frische gedeckte Hirn-Schädeltrauma, Langenbecks Arch. klin. Chir. 276/1953. — Intubat.-
nark. b. neurochir. Eingr. (mit Zettler), Medizinische 1954. — Therap. Erfahrg. i.
d. Bhdlg. fr. gedeckt. Hirnverletzgn. m. Phenothiazinen u. Ganglienblockern,
Hefte Unfhlkd. 48/1955. — Plasmoidale nervöse Terminalnetz i. d. Submucosa d.
menschl. Rectums (mit Greving), Acta neuroveget. Suppl. 6/1955. — Ätiol. d. subd.
Haematoms, Acta neurochir. 1956. — Chir. d. Trigeminusneuralgie, Münch. med.
Wschr. 1955. — Serumeiweißkörper u. Elektrolyte i. d. postop. Phase, Langenbecks
Arch. klin. Chir. 282/1955. — Serienangiogr. Besonderh. b. subd. Haematom (mit
Albrecht), Fortschr. Röntgenstr. 83/1955. — Darf d. suboccipitale Encephalo-
graph. b. Hirndruck angewandt werden ?, Zbl. Neurochir. 1956. — Krankh.bild d.
arthrogen. Ulnarislähmg. (Ulnaris-Spätlähmg.), Chirurg 1958. — Neuralg. Ge-
sichtsschmerz u. seine chir. Bhdlg., Dtsch. Zahnärztebl. 1958. — Was ist durch d.
Op. d. lumb. Bandscheibenprolaps zu erwarten ?, Münch. med. Wschr. 1958.

Drewes, Joseph, Wiss. Rat u. Prof. Chir. Univ.-Klin., 4 Düsseldorf, Moorenstr. 5.
— *14. 8. 17 Gelsenkirchen. — **A:** 41 Bonn. — **Prom:** 44 ebd. — **Hab:** 62 Düsseldorf.
— **F:** Chir. — **V:** 41 Städt. Kr.anst. Kaiserslautern (Bitrolf), 42–43 Elisabeth-Krhs.
Oberhausen (Schulte), 43 Hilfskassenarzt (Notdienstbeorderg.) ebd., 43–45 Johanniter-Krhs. Oberhausen-Sterkrade (Scheffler), ab 45 Düsseldorf (Derra), zwztl.
48–49 1. Med. Klin. ebd. (Boden). — **B:** Eitr. u. brand. Erkrankgn. d. Lunge (mit
Derra), in: Hdb. d. Thoraxchir., Bd. 3 (Derra), Springer 1958. — Pilzerkrankgn. d.
Lunge, ebd. — Lungenlues, ebd. — Angebor. Synostosen d. Fußwurzelknochen,
in: Chir. Bhdlg. d. angebor. Fehlbildgn. (Kremer), Thieme 1961. — Phlebograph. d.
ob. Körperhälfte unt. bes. Berücksicht. anat. Varietäten u. hämodynam. bedingt.
Phänomene i. Venenkontrastbild, Springer 1963. — Verletzgn. d. Thoraxwand, in:
Dringl. Thoraxchir. (Irmer u. a.), Springer 1967. — **P:** Postop. Lungenkomplikat.
an d. Chir. Univ.-Klin. Bonn während d. J. 1928–1941, Diss. — Klin., Pathogenese
u. Therap. d. Darmbrandes, Med. Mschr. 1948. — Elektrokardiograph. Verändergn.
b. d. Mitralsten.op., Z. Kreisl.forsch. 1951. — Katheterism. d. re. Herzens – Techn.,
Zwischenfälle, Indikat., Münch. med. Wschr. 1952. — Bedeutg. d. histol. Schnell-
präparates i. d. mod. Lungenchir., Chirurg 1952. — Prim. Lungensarkom, Langenbecks Arch. klin. Chir. 274/1953. — Retrograde Darstellg. d. thorakal. Aorta,
Chirurg 1953. — Cytodiagn. d. Bronchialca., Z. Laryng. 1953. — Elektrokardiograph. Beobachtgn. b. op. Eingr. am Herzen. — Transaurikul. Klappensprengg. b.
Mitralsten., Arch. Kreislaufforsch. 20/1953. — Elektrokardiograph. Beobachtgn.
b. op. Eingr. am Herzen. — Transventrikul. Klappensprengg. b. Pulmonalsten.,
Mitralsten. u. Aortensten., ebd. 21/1954. — Phlebograph. Befunde b. d. Venensperre
d. ob. Extremität (Paget- v. Schroetter-Syndr.), Fortschr. Röntgenstr. 80/1954. —
Prim. Tumoren d. Zwerchfells, Thoraxchir. 1955. — Chir. Erkrankgn. d. Venen,
Bruns' Beitr. klin. Chir. 191/1955. — Phlegmasia coerulea dolens, Dtsch. med.
Wschr. 1958. — Neurogene Tumoren d. Lunge, Thoraxchir. 1959. — Pflaster aus
Plastic-Folie, Dtsch. med. Wschr. 1960. — Entstehg. u. Bhdlg. v. Kahnbeinpseud-

arthr. d. Hand, Mschr. Unfhlkd. 1962. — Varietäten d. V. cephalica i. Phlebogramm, Fortschr. Röntgenstr. 100/1964. — Kurznark. m. Propanidid, Zbl. Chir. 1964. — Rehabilitat. b. chir. Erkrankgn. d. Brust- u. Bauchraumes, in: Rehabilitation, Schriftenreihe d. Med. Pharm. Studienges. E. V., H. 2/3, Umschau 1965. — Veneninseln i. Phlebogramm d. ob. Extremität, Fortschr. Röntgenstr. 102/1965. — Ampull. Halsvenenektasie, Zbl. Chir. 1965. — Brüche i. Ber. d. Unt.schenkels b. Kindern infolge v. Fahrradspeichenverletzgn., Chirurg 1965. — Angebor. Synostos. i. Handwurzelber., Radiologe 1966. — Angebor. Fußwurzelsynostos., ebd. — Echte u. scheinbare Sten. u. Verschlüsse i. Kontrastbild d. Vena subclavia, Chirurg 1966. — Persistieren d. li. ob. Hohlvene u. Doppelg. d. li. Vena subclavia, Fortschr. Röntgenstr. 40/1966. — Aetiol. d. Paget v. Schroetter-Syndr., ebd. 105/1966. — Wert d. Danielschen Biopsie f. d. Diagn. u. Beurteilg. d. Operabilität d. Bronchialka., Zbl. Chir. 1966. — Rippenserienfrakt. u. ihre Bhdlg., Mschr. Unfhlkd. 1967.

Driesen, Wilhelm, Prof., neurochir. Abt. Univ.-Klin., 74 Tübingen. — *22. 4. 21 Essen. — **A:** 45 Münster. — **Prom:** 46 Düsseldorf. — **Hab:** 59 Tübingen. — **F:** Neurochir. — **V:** 45–47 Med. Klin. II Düsseldorf (Bodechtel), 48–49 Pharmak. Inst. ebd. (Weese), 49–52 Neurochir. Klin. Köln (Tönnis), 52–55 Basel (Nissen), 56–66 neurochir. Abt. Chir. Univ.-Klin. Tübingen (Dick), ab 66 Abt.vorstand ebd. — **B:** In: Epilepsie u. ihre Randgebiete i. Klin. u. Praxis (Schulte), Lehmanns München. — In: Almanach f. Neurol. u. Psychiatr. (Schulte), ebd. 1967. — **P:** Verschied. Publikat. üb. Neuroradiol. i. Fortschr. Röntgenstr., Neurochirurgia, Dtsch. med. Wschr. — Üb. occipitale Dysplasien i. Acta neurochir. — Üb. Op.-techn. i. Dtsch. med. Wschr., Zbl. Neurochir., Z. Kinderchir. — Exp. Arb. üb. Neuropharmak. i. Arch. exper. Path. Pharmak., Dtsch. Z. Nervenhk., Dtsch. med. Wschr.

Drießen, Fritz, 5430 Montabaur (Westerwald), Peterstorstr. 22. — Fragebogen 1968 nicht beantwortet.

Drost, Erich, Chefarzt d. chir. Abt. Ev. Krhs., 402 Mettmann, Neanderstr. 22. — *7. 5. 03 Brunshempten/Meckl. — **A:** 27 Schwerin. — **Prom:** 27 Rostock. — **F:** Chir. — **V:** 27–28 Hyg. u. Pathol. Inst. Rostock, 28–34 Diakonenkrhs., Krhs. Bethesda Duisburg (Partsch), 34–35 Städt. Frauenklin. Dortmund (Engelmann). — **P:** Beziehgn. zw. inn. u. äuß. Sekret. d. Pankreas, Diss., Arch. Verdauungs-Krkh. 41/ 1927. — Mikrocolon congenitum, Dtsch. Z. Chir. 232/1931. — Symptomat. Bhdlg. d. Tetanus m. Avertin (mit Buzello), Bruns' Beitr. klin. Chir. 155/1932. — Beobachtgn. b. schweren intestinal. Vergiftgn. durch d. Verschlucken v. Treiböl, Militärarzt 1941. — Bhdlg. gr. Defektpseudarthr. d. Schienbeines m. d. Hahn-Brandesschen Op., Zbl. Chir. 1952. — Erfahrgn. m. Blockaden i. sympath. System b. d. akut. Pankreatitis, ebd. 1957. — Kriegschir. Erfahrgn. aus d. J. 1939–1945, Wehrmed. Mitt. 1963. — Gr. prim. retroperitoneal. Fibrosark., Zbl. Chir. 1968.

Drüner, Hans Walter, Leit. Arzt d. chir. Abt. d. Städt. Krhs., 6930 Eberbach (Neckar), Scheuerberg 17. — Fragebogen 1968 nicht beantwortet.

Dubost, Charles, Prof., 100, Boulevard Péreire, Paris XVII (Frankreich). — Fragebogen 1968 nicht beantwortet.

Duchardt, Bernhard, Oberarzt d. chir. Abt. d. Städt. Krhs., 6350 Bad Nauheim, Haagweg 8. — Fragebogen 1968 nicht beantwortet.

Ducrey, Eugen, Le Petit Lutry, CH-1095 Lutry (Schweiz). — Fragebogen nicht beantwortet.

Düben, Walter, Prof., Leit. Arzt d. unfallchir. Abt. Friederikenstift, 3 Hannover, Humboldtstr. 5. — *28. 8. 19 Kroppenstedt/Staßfurt. — **A:** 47 Göttingen. — **Prom:** 45 ebd. — **Hab:** 54 ebd. — **F:** Chir. u. Orthop. — **V:** Göttingen (Hellner). — **B:**

In: Lehrb. d. Chir. (Hellner, Nissen, Vossschulte), Thieme 1957, — In: Lehrb. d. Chir. u. Orthop. d. Kindesalters (Oberniedermayr), Springer 1959. — D. Arzt am Unfallort, Barth 1965. — **P:** Autoplast. Deckg. v. Schädeldachlücken, Chirurg 1949. — Diagn. d. spontan. Bauchdeckenhaematoms, N. med. Welt 1950. — Umbauzonen an d. kindl. Sitz-Schambeinverbindg. u. ihre diff.diagn. Bedeutg., Chirurg 1950. — Epidermoide d. Schädelknochens u. Wirbelkanals unt. bes. Berücksicht. d. Rö.befunde, Fortschr. Röntgenstr. 72/1950. — Tietzesyndr. u. seine diff.diagn. Bedeutg., Dtsch. med. Wschr. 1952. — Derzeit. Therap. d. verletzten Hand, Ärztl. Praxis 1952. — Konservat. Bhdlg. d. veralt. Kahnbeinbr. u. d. Kahnbeinpseudarthr., Arch. orthop. Unfallchir. 45/1952. — Erstversorgg. d. verletzten Hand, Mschr. Unfhlkd. 1953. — Bhdlg. veralt. Impress.br. d. Schädeldaches, Chirurg 1953. — Akut. Diverticulis d. Coecum, ebd. — Chir. d. Hand, ebd. — Tierversuche z. heterotop. Knochenbildg. beleuchtet am Probl. d. Callushütchenentstehg., Arch. orthop. Unfallchir. 45/1953. — Frische u. veralt. Kahnbeinbr. d. Hand, Med. Klin. 1953. — Bandscheibenvorfall u. Unfall, ebd. — Bhdlg. d. Unt.-schenkelschaftbr., ebd. — Exp. Unt.suchgn. üb. 0₂-Sättigg. u. Druck i. d. V. portae nach Ligatur d. A. hepatica, Langenbecks Arch. klin. Chir. 278/1954. — Op. u. konservat. Faustgipsbhdlg. d. veralt. Kahnbeinbr. u. d. -pseudarthr., Chirurg 1954. — Krit. Bemerkgn. z. Fremdkörperplast. d. Hüfte, ebd. 1955. — Tierversuche z. epiphysär. od. interstitiell. Knochenlängenwachstums, Acta orthop. Scand. 25/1955. — Epiphysendurchnagelgn., Z. Orthop. 1955. — Indikat. z. op. Frakt.bhdlg., Dtsch. med. Wschr. 1956. — The conservative Treatment of the pseudarthrosis of the Os naviculare of the hand, Act. orthop. Scand. 26/1956. — Tierexp. Unt.suchgn. nach Resekt. d. Radiusköpfchens, Z. Orthop. 1956. — Tierexp. Unt.suchgn. üb. d. weitere Verhalten temporär gebremster Wachstumsfugen, Bruns' Beitr. klin. Chir. 193/1956. — Einige bes. Gesichtspunkte b. d. Bhdlg. schwerer Handverletzgn., Hefte Unfhlkd. 55/1956. — Unsere Gesichtspunkte b. d. Bhdlg. d. Dupuytrenschen Kontrakt., Verh. Dtsch. Orthop. Ges., 43. Kongr. — Op. behand. ischaem. Kontrakt., ebd., 45. Kongr. 1957. — Op. Bhdlg. gutart. Knochentumoren, ebd., 47. Kongr. 1959. — Unser Vorgehen b. Dupuytren, Chirurg 1960. — Tumoren d. Hand, ebd. — Konservat. od. op. Bhdlg. veralt. Kahnbeinbr. u. -pseudarthr., Langenbecks Arch. klin. Chir. 295/1960. — Volkmannsche u. lok. ischaem. Kontrakt. d. Hand, ebd. 299/1961. — Bhdlg. d. Dupuytrenschen Kontrakt., Dtsch. med. Wschr. 1962. — Reimplantat. u. Transplantat. v. Gelenkanteilen, Langenbecks Arch. klin. Chir. 308/1964.

Dürig, Franz, Ehem. Chefarzt d. Werftkrhs., 294 Wilhelmshaven, Virchowstr. 8. — *25. 9. 80 Schwabach. — **A:** 08 München. — **Prom:** 08 Würzburg. — **F:** Chir. — **V:** 16–19 Chir. Univ.-Klin. Berlin (Bier).

Dürr, Adolf, Facharzt f. Chir., 6806 Viernheim, Seegartenstr. 26. — *9. 7. 12 Mannheim. — **A:** 37 Berlin. — **Prom:** 43 Heidelberg. — **F:** Chir. — **V:** 36–40 Städt. Krhs. Mannheim, ab 37 Pathol. Inst. ebd. (Teutschländer), 40–42 u. 44–46 chir. Abt. ebd. (Sevening, Zenker), 43–44 Kriegsdienst.

Dürr, Walter, Facharzt f. Chir., Wiss. Ass. d. I. Chir. Klin. d. Freien Univ. Berlin im Klinikum Steglitz, 1 Berlin 45, Hindenburgdamm 30. — *27. 1. 30 Schwäbisch Hall. — **A:** 54 Heidelberg. — **Prom:** 54 ebd. — **F:** Chir. — **V:** 55 Pathol. Inst. Stuttgart (Schmidtmann), 55–56 Paterson General Hosp. N.J./USA, 57–58 inn. Abt. Ev. Diakonissen-Anst. Schwäbisch Hall (Tiefensee), 58–62 Chir. Klin. Nürnberg (Franke), ab 62 FU Berlin (Franke). — **P:** Allenthesen z. op. Bhdlg. v. Frakt. i. Ber. d. Trochantermassivs, Chirurg 1965. — Lebensbedrohende Komplikat. nach Beckenfrakt., Hefte Unfhlkd. 91/1967. —

Probl. d. Bhdlg. pathol. Frakt., Zbl. Chir. 1967. — Probl. d. Bhdlg. off. Frakt., Med. Welt 1967. — Pseudarthr. nach Osteosynthesen, Hefte Unfhlkd. 93/1967 (i. Druck). — Kleinfläch. Verbrenn. i. d. Allg. Praxis, Z. ärztl. Fortbild. 1968 (i. Druck). — Pseudarthr.entstehg. infolge unzureich. Osteosynth., Chirurg 1968 (i. Druck).

Dürr, Wilhelm, Chefarzt i. R., 1923–1961 Chefarzt Diakonissenanst. Schwäbisch Hall, Crailsheimerstr. 1. — *3. 10. 87 Schwäb. Hall. — **A:** 13. — **Prom:** 13 Tübingen. — **F:** Chir. — **V:** 19–23 Karl-Olga-Krhs. (Hofmeister).

Dum, Werner, Chefarzt d. Ev. Krhs., 5418 Selters/Westerw. — *20. 4. 12 Koblenz-Moselweiss. — **A:** 39 Marburg. — **Prom:** 39 ebd. — **F:** Chir. — **V:** 39–45 Krhs. Marienhof Koblenz (Moelltgen).

Dumpert, Franz, Facharzt f. Chir., 753 Pforzheim, Leopoldstr. 20. — *24. 6. 10 Augsburg. — **A:** 37 Würzburg. — **Prom:** 35 ebd. — **F:** Chir. — **V:** 36 inn. Abt. Städt. Krhs. Osnabrück (Bogendörfer), Pathol. Friedrichstadt Krhs. Dresden (Letterer), 37 inn. Abt. Luitpold-Krhs. Würzburg (Schaltenbrand), Städt. Krhs. Pforzheim (Klug, Ebhardt).

Dunkel, Wilhelm, 5974 Herscheid (Westf.), Gut Wernecke. — Fragebogen 1968 nicht beantwortet.

Duswald, Karl, Chefarzt d. Chir.-Klin. Dr. Duswald, 83 Landshut, Brühfeldweg 18. — *19. 7. 01 Neumarkt. — **A:** 27 Innsbruck, 30 Leipzig. — **Prom:** 27 Innsbruck. — **F:** Chir. u. Orthop. — **V:** 27–30 II. Chir. Univ.-Klin. Wien (v. Hochenegg), 30–34 Leipzig (Payr), 34 Oberarzt i. Halle a. d. Saale (Löffler).

Duve, Wolfram, Med.-Rat, Chefarzt d. Städt. Krhs., 2807 Achim/Bremen. — *13. 3. 21 Stade. — **A:** 45 Münster. — **Prom:** 45 Göttingen. — **F:** Chir. — **V:** 45–46 inn. Abt. Städt. Kr.anst. Bremen (Stroebe), 46–55 chir. Abt. ebd. (Smidt. Rieder), 55–57 Frauenklin. ebd. (Bartels).

Dziadek, Jakob, Chefarzt d. Stadtkrhs., 8592 Wunsiedel. — *22. 10. 05 Sokal/ ehem. Österr. — **A:** 32 Lemberg, 51 München. — **Prom:** 51 Erlangen. — **F:** Chir. — **V:** 32–37 chir. u. gynäk. Abt. Staatl. Allg. Krhs. Lemberg (Ostrowski, Monczewski), 37–39 inn. Abt. Krhs. Lubawa (Czarnecki), 40–41 Krskrhs. Sokal (Pelech), 41–44 Chefarzt ebd., 44–46 Stadtkrhs. Marktredwitz (Kuckucz, Heinritz). — **P:** Total. Gastrekt., Zbl. Chir. 1926. — Exartikul. Nagelg. d. Schenkelhalsbr. ohne Hilfsapparate, ebd. 1948. — Mamma-Amputat., ebd. 1954. — Therap. d. perfor. Magens u. Duodenalgeschwür. Üb.nähg. od. prim. Resekt., ebd. — Erfahrgn. m. total. Gastrekt. u. Ersatzmagen, Chirurg 1954. — Kasuistik d. op. Bhdlg. d. Melanoblastoms-Metastasen d. Leber, Med. J. American-Ukrainian Med. Soc. 2/1954.

E

Ebbinghaus, Klaus-Dieter, Chefarzt d. urol. Abt. d. Krskrhs., 5880 Hellersen-Lüdenscheid. — *14. 12. 19 Hamm/Westf. — **A:** 45 Würzburg. — **Prom:** 45 ebd. — **F:** Urol. — **V:** 45–46 Univ.-Hautklin. Würzburg (Hoede), 46 Path. Inst. ebd. (Müller), 47–56 Chir. Univ.-Klin. ebd. (Wachsmuth), 57–61 urol. Abt. Diakonissenhs. Mannheim (Lurz). — **P:** Erg. d. Tripperbhdlg. m. Penicillin, Med. Klin. 1946. — Indikat. z. Streptomycinbhdlg., Berliner Med. Welt 1950. — Neue Krankenhebevorrichtg., Ärztl. Wschr. 1952. — Frühdiagn. d. Krebses, ebd. 1953. — Klin. u. Pathogenese d. malignen Synovialome, ebd. — Ist d. Kurzwellenbhdlg. b. i. Körper liegenden Fremdkörpern kontraindiz. ?, ebd. — Welche Faktoren beeinflussen d. Curareausscheidg. ?, Klin. Wschr. 1954. — Erfahrgn. m. d. Kurznarkotikum Isopropylchlorid, Ärztl. Wschr. 1954. — Biol. u. chem. Nachweis v. Curare, Anaesthe-

sist 1954. — Symptomatol. u. traumat. Entstehg. d. Aneurysmas d. Aorta abdominalis, Ärztl. Wschr. 1954. — Techn. Durchführg. d. intraven. Pyelograph.,
ebd. 1955. — Ist d. intraven. Pyelograph. b. Nierenschäden kontraindiz. ?, ebd. —
Ätiol. u. Therap. d. Morbus Mondor, ebd. 1957. — Notfälle d. Urol., Dtsch. Schw.Z.
1959. — Nierenfunkt.prüfgn., ebd. 1960. — Durch direkte Traumen verursachte
Meniskusschäden, Med. Sachverständ. 1960. — Gasbrand nach intramusk. Injekt., ebd. — Versorgg. v. Parenchymdefekten d. Niere nach Teilresekt. u. Teilamputat. (mit Lutzeyer u. Schautz), Langenbecks Arch. klin. Chir. 293/1960. —
Bhdlg. hoher Harnleitersteine (mit Prieber), Dtsch. med. Wschr. 1960. — Kon-
trastmittel-Darstellgn. u. Zwischenfälle b. urol. Unt.suchg., Dtsch. Schw.Z. 1961.
— Lokalbhdlg. d. Zystitis, Med. Welt 1961. — Hydergintest z. Beurteilg. d. Op.-
risikos, ebd. — Erfahrgn. i. d. Bhdlg. d. Harninfekt. m. e. pflanzl. Antibiotikum,
ebd. 1962. — Bhdlg. v. Harnwegsinfekt. m. Sulfuno, Mat. Med. Nordmark 1963. —
Schmerz u. Schmerzbekämpfg., Dtsch. Schw.Z. 1963. — Bhdlg. d. Harnwegsinfekt.
u. Prophylaxe b. instrument. Eingr., Ärztl. Praxis 1965. — Klin. Erfahrgn. m.
Sulfa-Beromycin i. d. Urol., Med. Welt 1966.

Eberlein, Hans Joachim, Prof., Dir. d. Univ.-Inst. f. Anaesthesiol. im Städt. Krhs.
Westend, 1 Berlin 19, Spandauer Damm 130. — Fragebogen 1968 nicht beantwortet.

Ebert, Georg, Prof., Oberarzt d. Chir. Univ.-Klin., 34 Göttingen. — *27. 9. 20
Eisenach. — **A:** 48 Hannover. — **Prom:** 49 Göttingen. — **Hab:** 61 ebd. — **F:**
Chir. — **V:** 49 Pathol. Inst. Göttingen (Randerath), 49–55 Chir. Univ.-Klin. ebd.
(Hellner), 55–56 Med. Univ.-Klin. ebd. (Schoen), ab 56 Chir. Univ.-Klin. ebd.
Hellner). — **P:** Unt.suchgn. üb. d. Folgen herabgesetz. art. Blutversorgg. d.
kurzen Röhrenknochen d. Fußes unt. bes. Berücksicht. d. Periostes, Diss. —
Tierexp. Stud. an d. verletzt. Epiphysenfuge (mit and.), Z. Orthop. 1953. —
Sarkomentstehg. nach Verwundg., Langenbecks Arch. klin. Chir. 278/1954. —
Trauma u. Geschwulstentstehg. u. ihre Beurteilg., Med. Klin. 1954. — Bakteriol.
Prüfg. u. Anwendung. hexachlorophanhalt. Seife (mit and.), Chirurg 1957. —
Mögl.kt. d. Hautersatzes b. Verlust d. Haut d. ganzen Hand, Mschr. Unfallhlkd.
1960. — Flücht. Synovitis d. Hüftgelenkes i. Kindesalter (mit and.), Dtsch. med.
Wschr. 1960. — Einfl. vermind. Durchblutg. auf d. Knochengewebe, auf d.
Heilg. e. umschrieb. Gewebsverlustes d. Knochens u. auf d. Callusbildg. d.
Frakt. m. bes. Berücksicht. d. Kollateralkreislaufbildg., Habil.-Schr. — Bhdlg.
d. Sudeck'schen Atroph. m. Dexametason, Chirurg 1962. — Erste Hilfe b. Bauchverletzgn., Landarzt 1962. — Einfl. vermind. Durchblutg. auf d. Knochengewebe u.
d. Heilgsvorgänge i. Knochen, Bruns' Beitr. klin. Chir. 209/1964. — Üb.lebenszeit
v. Hautexplantaten. Tierexp. Stud. (mit and.), Langenbecks Arch. klin. Chir.
315/1966. — Bhdlg. u. Spätfolgen traumat. Hüftluxat. (mit and.), Chirurg 1966. —
Erfahrgn. b. d. geschloss. Nagelg. v. Schenkelhalsfrakt. m. d. AO-Nagel (mit and).,
ebd. — Unsere Späterg. b. d. AO-Nagelg. medial. Schenkelhalsbr. (mit and.), ebd.
1967.

Ebert, Rolf, Leit. Chir. d. Bergbau-Poliklin. X–90 Siegmar. — *10. 1. 30 Schei-
benberg/Erzgeb. — **A:** 56 Leipzig. — **Prom:** 56 ebd. — **F:** Chir. — **V:** 56–59 Krskrhs.
Annaberg/Erzgeb., 59–64 Krhs. Küchwald Karl-Marx-Stadt (Löbel), 64 Jena
(Becker), 64–67 Oberarzt d. Krskrhs. Heidenau/Sa. (Korb).

Ebhardt, Klaus J. W., Prof., Stadt-OMR a. D., 753 Pforzheim, Humboldtstr. 51.
— *18. 11. 01 Berlin. — **A:** 25 Berlin. — **Prom:** 25 ebd. — **Hab:** 33 Greifswald. —
F: Chir. u. Urol. — **V:** 24–27 Berlin-Lichterfelde (Riese, Rautenberg, Walkhoff),
28 Schiffsarzt, 29 Berlin-Lichterfelde (Brüning), 30—40 Greifswald (Pels Leusden,
Konjetzny, Reschke), 41–66 Chefarzt d. chir. urol. Abt. Städt. Krhs. Pforzheim.

B: Festschr. d. Med. Ver. Greifswald. 100 J. Chir. i. Greifswald. — **P:** Krit. z. Anwendg. v. Thorotrast, Arch. klin. Chir. 174/1923. — Wirkg. d. weibl. Sex.hormons Menformon insb. auf d. Mamma, Mschr. Geburtsh. 1929. — Erfahrg. m. d. Avertinbasisnark. insb. auch i. d. Kinderchir. u. b. Krankentransport, Zbl. Chir. 1930. — Üb.gr. Nierencyste b. 4 Woch. alt. Säugl.; Nephrekt., Heilg., Dtsch. Z. Chir. 232/1931. — Nierenbeckenblutgn., Bruns' Beitr. klin. Chir. 54/1932. — Chyluscysten, ebd. 156/1932. — Syphilis d. Parotis, Zbl. Chir., 1932. — Unspezif. Entzündgs.bereitschaft b. chir. Erkrankgn. u. nach Op., Arch. klin. Chir. 179/1934. — Dünndarmperforat. b. Mesenterialdrüsentbc. Zbl. Chir. 1934. — Klin. u. Histol. d. Mammaca., Bruns' Beitr. klin. Chir. 161/1935. — Bedeutg. d. Entzündgs.reakt. b. Ca.kranken, Arch. klin. Chir. 184/1936. — Anzeigestellg. b. Bhdlg. d. kindl. Ob.schenkelfrakt., ebd. 187/1937. — Reakt.fähigkt. d. krebskranken Körpers, Mschr. Krebsbekämpf. 1937. — Enderg. fehlbehand. u. nichterkannt. Wirbelbr., Arch. klin. Chir. 187/ 1937. — Besonderh. d. landwirtschaftl. Unfalls, Med. Klin. 1937. — Enderg. d. nichterkannt. Wirbelbr., Arch. orthop. Unfallchir. 39/1938. — Verkehrs- u. landwirtschaftl. Unfall, Bruns' Beitr. klin. Chir. 169/1939. — Anzeigestellg. b. Knochenu. Gelenktbk., ebd. 170/1939. — Erkenntnis, Beurteilg. z. Bhdlg. d. Lymphogranulomat., Med. Klin., 1939. — Beteiligg. d. Art. u. ihre Bhdlg. durch periart. Sympathekt., Zbl. Chir. 1941. — Endangitisfrage (mit Koenecke), Bruns' Beitr. klin. Chir. 173/1942. — Pankreasinselzelladenom u. Ca., Arch. klin. Chir. 206. — Allg. Krhs. usw., Krk.hs.arzt 1949. — Änderg. d. Chir. Anzeigestellg. u. Techn. durch äuß. Einfl., Med. Klin. 1949. — Zeitbedingte Ändergn. d. Chir. Indikat.stellg. u. Therap., Chirurg 1949. — Dauererg. d. Chir. d. Durchblutgs.störgn. u. ihre Voraussetzgn., N. med. Welt 1950/51/52. — Gutart. Alterstbk. d. Knochen u. Gelenke, Wien. med. Wschr. 17/1950. — Hausarzt u. Kliniker, Krk.hs.arzt 1953. — Fortbildg. i. kleinen Kreis, ebd. 1955. — Probl. d. Verletzgs.- u. Wiederherstellgs.chir. i. mittl. Krhs., Medizinische 1956. — Wandlg. d. Krhs., Krh.hs.arzt 1957. — Auslese u. Nachwuchs f. d. Med., ebd. 1960. — 40 J. erlebte Chir., Ärztebl. Baden-Württ. 1967.

Eble, Hans, Facharzt f. Chir., Oberarzt d. Chir. Klin., 79 Ulm-Safranberg, Steinhövelstr. 9. — *17. 8. 29 Stuttgart. — **A:** 55 Tübingen. — **Prom:** 55 ebd. — **F:** Chir. — **V:** 56—59 Chir. Klin. Ulm, 59—60 Med. Klin. ebd. (Bock), ab 60 Chir. Klin. ebd. (Niedner).

Eckart, Alfred O. H., Facharzt f. Chir., chir. Abt. Städt. Rudolf-Virchow-Krhs.. 1 Berlin 65, Augustenburger Platz 1. — *5. 6. 23 Berlin. — **A:** 50 Berlin. — **Prom:** 48 ebd. — **F:** Chir. u. Gefäßchir. — **V:** 48–49 Univ.-Frauenklin. Berlin (Stoeckel), 49 chir. Abt. Städt. Krhs. Moabit ebd. (Gohrbandt), 49–50 inn. Abt. ebd. (Siebert), 50–51 Pathol. Inst. ebd. (Brandt), 51–52 chir. Abt. ebd. (Gohrbandt), 52–53 dermatol. Abt. ebd. (Höfer), 53 gynäk.-geburtsh. Abt. ebd. (Schubert), 53–59 Graf-Botho-Schwerin-Krhs. ebd. (Müller), ab 60 Städt. Rudolf-Virchow-Krhs. ebd. (Heim), zwztl. 62 5 Woch. Chir. Univ. Klin. Göttingen, Abt. f. Herz-, Gefäß-, Thoraxchir. (Koncz). **P:** Nervenbahn als Trägerin d. DDT-Vergiftg., Diss., Naunyn-Schmiedebergs Arch. 207/1949. — Klin. u. Pathol. e. Falles v. Transfus.lues, Ärztl. Wschr. 1951. — Diffuse Haemangiomat. d. Milz u. d. Haut, Zbl. Chir. 1952. — Ileocoecale Darminvaginat. Chirurg 1963. — Symptomatik u. Bhdlg. stumpfer Bauchverletzgn., Z. ärztl. Fortbild. 1964. — Polypen, Myome, Neurinome. Gutart. epitheliale u. bindegeweb. Tumoren d. Magens, Chirurg 1965. — Angioma racemosum d. ob. Extremität, ebd. 1966. — Chir. Bhdlg. d. periph. Durchblutsstörgn. durch Kombinat. v. Sympathekt. u. Desobliterat., ebd. 1967. Prim. Car. d. freien Dünndarmabschnittes, ebd. 1968.

Ecke, Hermann, Priv.-Doz., Oberarzt d. Chir. Univ.-Klin., 63 Gießen. —
*22. 1. 27 Bernburg/Anh. — A: 53 Göttingen. — Prom: 53 ebd. — Hab: 66 Gießen.
— F: Chir. u. Unfallmed. — V: 53—58 Städt. Krhs. Verden (v. Oeynhausen), zwztl.
4 Mon. Med. Univ.-Klin. Göttingen (Schoen), ab 58 Gießen, zwztl. 59 Bergmannsheil Bochum (Bürkle de la Camp) u. 61 Pathol. Inst. Gießen (Sandritter). **P:** Elektr. Ladg. d. Blutzellen u. ihre Beeinflußbarkt., Diss. — Beurteilg. u. Objektivierg.
d. Hirnerschütterg., Mschr. Unfhlkd. 1958. — Kompliz. Luxat. d. os multangulum minus u. e. Mögl.kt. ihrer Bhdlg., ebd. — Begutachtg. d. Hirnerschütterg., Münch. med. Wschr. 1959. — Tierexp. Unt.suchgn. üb. d. simultane Verabreichg. v. Hydrocortis.-Acetat u. Antibioticis i. frisch geschädigte Gelenke (mit
Jonas), Mschr. Unfhlkd. 1960. — Tierexp. Unt.suchgn. üb. d. Regenerat. hyalinen Knorpels nach schweren, asept. Kniegelenksentzündgen. (mit Jonas) ebd. —
Exp. Osteomyelitis am Tier (mit Rühl u. Bikfalvi), Bruns' Beitr. klin. Chir. 200/
1960. — Bhdlg. d. chron. Osteomyelitis m. d. Eigenblut-Antibiotika-Plombe (mit
Bikfalvi), ebd. 201/1960. — Tierexp. Unt.suchungn. üb. reparat. Vorgänge am Kapselgewebe traumat.verletzter Kniegelenke unt. Hydrocortis.gabe (mit Jonas), ebd.
— Prim. Knochensarkome d. Gießener Chir. Univ.-Klin. i. Zeitraum v. 1945 bis 1960
(mit Haering), ebd. 203/1961. — Bhdlg. d. chron. Osteomyelitis m. plast. Op.verfah-
ren, Chirurg 1962. — Transplantat. v. homol. u. heterol. Spänen d. Wachstumsfuge
i. Tierversuch, Langenbecks Arch. klin. Chir. 300/1962. — Doppelmißbildgn. i. Ber.
d. Finger, Bruns' Beitr. klin. Chir. 205/1962. — Bhdlg. d. chron. Osteomyelitis (mit
Bikfalvi), Spectrum 1963. — Entwicklgs.anomalien i. Ber. d. Autopodiums, Bruns'
Beitr. klin. Chir. 206/1963. — Eigenblut-Antibiotika-Plombe i. d. Therap. d.
chron. Osteomyelitis. Erg. e. vierj. Bhdlgs.serie (mit Bikfalvi u. Schleifer), Mschr.
Unfhlkd. 1963. — Tierexp. Unt.suchgn z. Wirkgs.mechanism. d. Eigenblut-
Antibiotika-Plombe (mit Heiss, Sasse u. Bikfalvi), ebd. — Beobachtgn. z. Regenerat.-
fähigkt. d. hyalinen Knorpelzelle, Bruns' Beitr. klin. Chir. 207/1963. — Mögl.ktn.
e. Intensivierg. d. Ersten Hilfe f. Unfallverletzte i. Städten m. ländl. Umgebg. (mit
Wassner), Mschr. Unfhlkd. 1964. — Tierexp. Unt.suchgn. z. Bestimmg. d. Qualität
v. Knochenspänen verschied. biol. Herkunft f. Transplantat.zwecke. — Austestg.
herkömml. Spanmaterials. Teil I u. II (mit Tompel u. Grabow), Langenbecks
Arch. klin. Chir. 307/1964. — Histol. Beobachtgn. z. Wesen d. prim. Knochenhlg.,
Arch. orthop. Unfallchir. 56/1964. — Bhdlgs.erg. b. akut. Pankreatitis (mit Sailer),
Med.Welt 1964. — Tierexp. Unt.suchgn. z. Qualitätsbestimmg. v. Knochentransplan-
taten, Spectrum 1964. — Histol. Unt.suchgn. einiger m. Eigenblut-Antibiotika-
Plomben behand. Osteomyelitiden (mit Beneke u. Bikfalvi), Bruns' Beitr. klin.
Chir. 209/1964. — Erg. op. Bhdlg. v. Knöchelfrakt. aus d. J. 1960—1964 (mit
Siadat pour), Langenbecks Arch. klin. Chir. 313/1965. — Tierexp. Untsuchgn. z.
Qualität v. Knochenspänen, Med. Welt 1965. — Transplantat. d. Epiphysenfuge,
Habil.-Schr., Vortr. prakt. Chir. 77/1967. — Techn. Vervollkommng. z. sicheren
Plazierg. v. Schenkelhalsnägeln, Hefte Unfhlkd. 91/1967. — Erg. nach konservat. u.
op. Bhdlg. v. Malleolarfrakt. 5-J.-Serie (mit Siadat pour), Bruns' Beitr. klin. Chir.
213/1966. — Bedeutg. d. simultan. Einsatzes zweier Fernsehbildverstärker f. d. trans-
trochantere Schenkelhalsosteosynthese (mit Spitzer), Wehrmed. Mschr. 1966. — Neue
Wege d. quantitat. Bestimmg. d. ossär. Regenerat. an Knochentransplantaten,
84. Tagg. Dtsch. Ges. Chir. München 1967. — Bhdlgs.probl. b. mehrfach. Knochenbr.
(mit Siadat pour), Wehrmed. Mschr. 1967 (i. Druck). — Knochenregenerat. u. ihre
Mechanismen ebd. — Verwendg. v. Intermediärknorpelspänen m. anhäng. Spongiosa b. jugendl. Pat., Zbl. Chir. 1967. — Quantitat. Bestimmgn. d. Knochenneubildg. u. ihre Erg. hinsichtl. d. Leistgsfähigkt. v. Knochenspänen unt.schiedl.

biol. Herkunft, 22. Kongr. Int. Ges. Chir. Wien 1967. — Knochenregenerat. u. ihre Mechanismen, Wehrmed. Mschr. 1967.

Eckert, Hans, Chefarzt d. Krskrhs., 833 Eggenfelden. — *18. 8. 17 Buffalo/USA. — **A:** 43 München. — **Prom:** 42 ebd. — **F:** Chir. — **V:** 42–45 Krhs. r. d. I. München (Hofmeister), 45–50 chir.-gynäkol. Abt. ebd. (Graßmann), 50–52 Oberarzt ebd., 49–50 Stud.aufenth. General Hosp. Univ. Toronto /Canada. — **P:** Als dtsch. Arzt i. Canada, Med. Klin. 1951.

Eckert, Hermann, Chefarzt d. Städt. Krhs., 7768 Stockach. — *15. 9. 12 Zell i. Wiesental. — **A:** 38 München. — **Prom:** 39 ebd. — **F:** Chir. — **V:** 38 I. Med. Klin. München (Stepp), 39–40 Städt. Klin. Singen/Htw. (Andler), 40 inn. Abt. Neues Vincentiushs. Karlsruhe (Stockert), 40–45 Kriegsdienst, 45–52 Städt. Klin. Singen/ Htw. (Ernst).

Eckhardt, Georg, Med. Dir., Dir. d. Stadtkrhs. u. Chefarzt d. Chir. Klin. i. R., 359 Bad Wildungen, Rich.-Kirchner-Str. 22. — *1. 10. 00 Bad Wildungen. **A:** 25 Göttingen. — **Prom:** 25 ebd. — **F:** Chir. u. Urol. — **V:** 24–26 Med. Poliklin. Göttingen (E. Meyer, Seyderhelm), 26 Chir. Klin. ebd. (Stich), 26–27 Allg. Praxis Lemwerder/Oldbg. (Pundt), 27–29 Krhs. Hartmanns-Stift Vegesack, Chir. (Müller), Inn. (Landwehr), 29–33 Landkrhs. Kassel (Mannel), ab 67 Beamter i. Ruhestand, weiter tätig als Urol. i. Praxis. — **P:** Chir. Bhdlg. d. Trigeminus — Neuralgie, Diss. — Steinbildg. i. Harnröhrendivertikel, Dtsch. Z. Chir. 224/1930. — Transplantat. b. totaler Scalpierg., Zbl.Chir. 1939.

Eckinger, Wilhelm, Unfallarzt d. berufsgen.schaftl. Unfallbhdlgs.stelle Jungfernheide, 1 Berlin 13, Popitzweg 1 u. 3. — *9. 4. 06 München. — **A:** 34 Würzburg. — **Prom:** 33 ebd. — **F:** Chir. u. Orthop. — **V:** Moabiter Krhs. Berlin (Borchert), 3. Chir. Univ.-Klin. ebd. (Bätzner), Orthop. Klin. Charité ebd. (Gocht) u. Königsberg (v. Danckelmann). — **P:** Radioulnare Synostose, s. auch Hdb. d. Orthop. Bd. 3/1938.

Eckmann, Leo, Prof., Chefarzt f. Chir. am Tiefenauspital, CH-3000 Bern (Schweiz). — Fragebogen 1968 nicht beantwortet.

Edelhoff, Julius, Med. Dir., Chefarzt d. Chir. Klin. Süd Med. Akad., 24 Lübeck, Kronsforder Allee. — *30. 4. 13 Lübeck. — **A:** 37 Freiburg i. Br. — **Prom:** 38 ebd. — **F:** Chir., Urol., Orthop. u. Kinderchir. — **V:** 37 Rudolf-Virchow-Krhs. Berlin (Wenckebach, Gantenberg), 37–41 Chir.-Klin. Süd. Lübeck (Meyer-Burgdorff), 41–45 Kriegsdienst, 46–56 Oberarzt d. Chir. Klin. Süd Lübeck (Meyer-Burgdorff). **P:** Vitalfärbg. während d. Metamorphose v. Amphibienlarven, Diss. — Darmbrand, Dtsch. med. Wschr. 1947. — Maligne Entartg. d. Gastroenterostom.ringes, Zbl. Chir. 74. — Erg. d. Hypospadiebhdlg., Bruns' Beitr. Klin. Chir. 182/1951. — Ca. u. d. Polyposis i. Gastroenterostom.ring, Langenbecks Arch. Klin. Chir. 271/ 1952. — Noteingr. am Ulcusmagen, Schlew.-Holst. Ärztebl. 1952. — Op. Vorgehen b. Knochen- u. Gelenktbk., Zbl. Chir. 77. — Tumorförm. Bronchialdrüsentbk., ebd. — Hypospadie u. Hermaphroditism., Bruns' Beitr. Klin. Chir. 187/1953. — Zwerchfellhernie als Scheinursache abdom. Beschwerden, Chirurg 1953. — Wahl d. Hypospadieop., Zbl. Chir. 1953. — Blut. Dünndarmneurinom, ebd. — Erg. d. Notchir. an Ulcusmagen — Zwerchfellhernie als Scheinursache abdomin. Beschwerden, ebd. 78. — Kindl. Ellenbogengelenkbr., ebd. 79. — Op. Stellg. d. Frakt. am distal. Humerusende i. Kindesalter, Bruns' Beitr. Klin. Chir. 188/1954. — Präputiumplast. b. Hypo- u. Epispadie, Z. Urol. 1954. — Bhdlg. d. M. Addison m. Im- u. Transplantaten, Ärztl. Wschr. 1954. — Korrekt. e. Hypospadie, Med.Klin. 1954. — Präputiumplast. b. Hypospadie u. Epispadie, Z. Urol. 1954. — Lunatummalacie u. Konstitut., Mschr. Unfhlkd. 1955. — Klin. u. Therap. d. Arteriitis temporalis (mit Lübbers), Chirurg 1955. — Lunatummalacie u. Konstitut., Zbl. Chir. 1955. — Diff.diagn. v. Schädeldachherden, ebd. 1956. — Probl. d. Revaskularisat. d. kindl. Niere nach Stielabriß, Z. Urol. 1957. — Wilms-Tumor, Fortschr. Med. 1959. — Therap. d. Ulcus perforatum, Schlesw.-Holst. Ärztebl. 1959. — Absced. reticul. appendicitiforme Lymphadenitis mesenterica (Masshoff), Kinderärztl. Praxis 1961. — Reticul. Lymphadenitis mesenterica, Langenbecks Arch. Klin. Chir. 298/1961. — Meningozelenop. b. Säugl. (periton. Liquordrainage), 89. Tagg. Nordw. Chir., Zbl. Chir. — Idiopath. Choledochuscyste, Klin. u. Histol., 94.Tagg.Nordw. Chir., ebd.

Elthymios, Tsoulis, M. D., Oberarzt d. I. Chir. Klin. d. Rot-Kreuz-Krhs., Neofytou Duka 6, Athen (I38). — *9. 10. 22 Thessalien-Griechenland. — **A:** 48 Athen. **Prom:** 56 ebd. **F:** Chir. — **V:** 48–59 I. Chir. Klin. Rot-Kreuz-Krhs. Athen (Kourias), 60–61 Städt. Kr.anst. Nürnberg (H. Franke), 2. Köln (Heberer), ab 61 Oberarzt Rot-Kreuz-Krhs. Athen (Kourias). — **P:** 26 Veröff., darunter: Spont. Inner. Gallenfisteln, Diss. — The Economic Consequences of Human Echinococcus infection in Greece, 6e Cong. d'Hydat. 14/1956. — Fist. biliaires intern. spont. d'origine lithiasique. J. Chir. 75/1958. — Formes graves d'Echinococcose, Ann. Chir. 1961. — Modifications apportées par les antibiotiques dans la Chirurg. biliaire, Rev. int. d'Hepat. 15/1965. — A report of two cases of accidental rupture of the radial and ulnar arteries of the forearm succesfully operated on, 15. Int. Cong. of Europ. Soc. of Cardiovasc. Surg. 1966. — Enormous Teratomas and rare Location of them, Acta Chir. Hellen. 13/1966.

Egerndorfer, Simon Nikolaus, Facharzt f. Chir., 8 München 15, Nußbaumstr. 14/3 — *1. 1. 12 Altötting/Obb. — **A:** 39 München. — **Prom:** 39 ebd. — **F:** Chir. — **V:** 39–50 Kr.anst. Nymphenburg München (Schindler, Scheicher, Kämmerer).

Eggermann, H. Otto, Facharzt f. Chir., 463 Bochum, Bahnhofsplatz 9. — *23. 7. 12 Bochum. — **A:** 37 Düsseldorf. — **Prom:** 41 Düsseldorf. — **V:** 36–52 Augusta-Kr.anst. Bochum (Schloessmann u. Hilgenfeldt).

Eggers, Hartwig K. R., Prof. em., em. Dir. d. Urol. Klin. d. Med. Akad. Magdeburg, 6369 Büdesheim, Bahnhofstr. 36. — *10. 12. 88 Berlin. — **A:** 14 Bonn. — **Prom:** 14 ebd. — **Hab:** 21 Rostock. — **F:** Chir., Urol., Gesch. d. Med. — **V:** 13–14 inn. u. chir. Abt. St. Joh. Hosp. Bonn (Bardenhewer, Garrè), Pathol. Anst. d. Sudenburger Krhs. Magdeburg (Ricker), 14–16 St. Joh. Hosp. Bonn (Garrè), 16–18 Kriegsdienst, 19 Krhs. Bethanien Berlin (Martens), 19–27 Rostock (Müller), 39–45 Kriegsdienst, 45–57 Leit. Arzt d. chir. Abt. Krhs.-Kahlenberg-Stiftg. Magdeburg, 54 Lehrauftrag f. Urol. a. d. Med. Akad. ebd., 57–58 Dir. d. Urol. Klin. ebd., 59–61 Lehrauftrag f. Gesch. d. Med. ebd. — **B:** Hernienlehre, in: Hdb. d. Chir. (Kirschner, Nordmann), Urban Schwarzenberg 1925. — Chir. a. d. Hauptverbandplatz, in: Kriegschir. Ratgeber, Lehmann 1940. — Falicain i. d. klin. Chir., Schriftenreihe d. Verl. d. Techn. 168/1953. — **P:** Exp. Beitr. z. Einwirkg. d. Rö.-strahlen a. d. Thymus u. d. Blut. d. Kaninchen, Diss., Z. Röntgenk. 1913. — Grenzen d. Chir. Tätigkt. a. d. Hauptverbandplatz i. Stell.krieg, Bruns' Beitr. klin. Chir. 114/1919. — Exp. Beitr. z. Kupferbhdlg. d. Tbk., Beitr. Klin. Tbk. 47/1921. — Stud. z. Entstehg. milzähnl. Neubildgn. nach Milzexstirpat. u. Einfl. a. Erythrocytenresistenz, Habil-Schr., Dtsch. Z. Chir. 174/1922. — Menschl. Blutbild i. Hochtal v. Mexico, Münch. med. Wschr. 1926. — Häufigkt. d. Magensenkg. i. Mexico u. i. Ursachen, Krankh.forsch. 1926. — Entstehg. d. Magengeschwürs u.d. Probl. d. Bhdlg., Würzb. Abhdlg. Med. 6/1929. — Organerhalt. Op. a. d. Nieren, Wiss. Ann. 1954. — Bhdlg. d. gestört. Blasenkapazität, Z. Urol. 1954. —

Sulfonamide u. Antibiotica b. d. unspezif. Entzündgn. i. d. Urol., Dtsch. Gesd.wes. 1956. — Chir. d. Hufeisenniere, Z. urol. Chir. 1948. — Op. d. männl. Epispadie, Z. Urol. 1961. — Genese u. Klin. d. intracapsul. Ergüsse d. fibr. Nierenkapsel, Ärztl. Forschg. 1964. — Gesch. d. med. Unterrichts u. d. ärztl. Fortbild. i. Magdeburg, Festsch. d. Med. Akad. 1964. — Üb. 30 J. Arzt, Therap. Gegenw. 1967.

Ehalt, Walther, Prof., Ärztl. Leit. d. Unfallkrhs., A — 8020 Graz, Schillerstr. 27a. — *8. 11. 02 Wien. — **Prom:** 27 Wien. — **Hab:** 39 ebd. — **F:** Unfallchir. u. Orthop. — **V:** 27–29 Unfallkrhs. Wien (L. Böhler), 29–30 Krhs. ebd. (Reiter, Kroiss), 30 Krhs. d. Wiener Kaufmannschaft (Lorenz), 30–40 Unfallkrhs. ebd. (L. Böhler), 37–38 USA, Errichtg. e. Priv.-Klin. f. Unfallchir. — **B:** Bhdlg. off. Brüche d. langen Röhrenknochen, Maudrich Wien 1938 (span. Üb.setzg.). — Unfallpraxis, de Gruyter, 1.–3. Aufl. 1943–1953 (span. Üb.-setzg.). — Unfallchir. i. Rö.bild, Maudrich Wien, 1. u. 2. Aufl. 1950/1952 (span. Üb.setzg.). — Wichtigkt. d. richt. Unfallbhdlg. f. d. weit. Ausübg. d. Berufes bzw. f. d. Berentg., Taschenb. Prophylakt. Med., Haug, Ulm. — Verletzgn. b. Kindern u. Jugendl., Enke, 1960 (span. Üb.setzg. 1965). — Muskeln, Sehnen, Sehnenscheiden, Faszien, Schleimbeutel, Binde- u. Gleitgewebe, in: Hdb. d. ges. Unfhlkd., 3. Aufl., 1. Bd., Enke 1963. — Becken u. unt. Gliedmaßen, in: Klin. Chir. Praxis, Bd. 4, Thieme 1963. — **P:** Brüche d. 1. Mittelhandknochens u. ihre Bhdlg., Arch. orthop. Unfallchir. 27/1929. — Zinkleim u. sein Verwendgs.gebiet, Ars. medici 1929. — Schulterversteifg., ihre Verhütg. u. Bhdlg., ebd. 28/1930. — Fall v. Mastdarmabreißg. u. Harnröhrenzerreißg. b. Beckenringfrakt., Brun's Beitr. klin. Chir. 151. — Pfählgs.verletzgn., ebd. 152. — Bhdlgs.erg. v. off. Frakt. d. langen Röhrenknochen, Arch. orthop. Unfallchir. 29/1931. — Bhdlg. d. Vorderarmbr., Chirurg 1931. — Gleichzeit. Stauchgs.br. am ob. u. unt. Speichenende u. Stellvertret. Verletzgn., Arch. orthop. Unfallchir. 31/1932. — Soll man kleine metall. Fremdkörper entfernen?, Zbl. Chir. 1932. — Nocheinmal Verzögerg. d. Frakt.hlg. b. Unt.schenkelschaftbr., ebd. — Todesfälle u. Amputat. d. Unfallkrhs. u. d. Arbeiter-Unfallversichergs.anst. Wien, Niederösterr. u. Burgenland i. d. J. 1928–1930 unt. bes. Berücksicht. d. Sepsis nach frisch. off. Verletzgn., Hefte Unfhlkd. 14/1932. — Zugkräfte i. d. Bhdlg. v. Extremitätenbr., Arch. orthop. Unfallchir. 32/1932. — Verrenkgs.br. i. Sprunggelenk, gleichzeit. Beitr. z. Fixat.dauer, ebd. — Verwertg. d. Tubergelenkswinkels i. d. Beurteilg. v. Verletzgn. u. Erkrankgn. d. Fersenbeines, Mschr. Unfhlkd. 1933. — Anomalie od. Verletzg.?, ebd. — Erhaltg. e. am Gefäßnervenbündel häng. Armes, Zbl. Chir. 1933. — Verhütg. d. fortschreit. Sehnenscheidenphlegmone nach Fingerverletzgn., Ärztl. Sammelbl. 1933. — Tanninbhdlg. d. Verbrenn., ebd. — Kombinat.quengel z. Bhdlg. v. Fingerversteifgn., Münch. med. Wschr. 1934. — Meniscusläs. u. Verordng. v. Krücken, ebd. — Luxatio acromioclavicularis m. gleichzeit. Abriß d. Processus coracoideus scapulae, Arch. orthop. Unfallchir. 34/1934. — Verhalten b. Bagatelleverletzgn., Freiw. Arbeitsdienst 1934. — Schneiderfinger, Zbl. Chir. 1934. — Seltener Fall v. Ostitis deformans Paget m. Vorderarmbr., Röntgenpraxis 1934. — Transfixat. b. schweren, off. infracondyl. u. diacondyl. Unt.schenkelbr., Zbl. Chir. 1935. — Defekt an e. Fingerknochen, Röntgenpraxis 1935. — Tibiafrakt. m. streif. Inaktivitätsatroph., d. Pagetsche Knochenkrankh. vortäusch., ebd. — Knochensplitter od. Epiphyse, ebd. — Angebor. Mißbildg. d. Füße i. tarsal. Abschnitt, ebd. — Bruchformen am unt. Ende d. Speiche u. Elle, Arch. f. orthop. Unfallchir. 35/1935 — Bhdlgs.erg. d. Brüche am unt. Speichenende, ebd. — Verwendgs.möglkt. d. Reverdinplast., Münsch. med. Wschr. 1935. — Erhaltg. e. am

Gefäßnervenbündel häng. Armes, Chirurg 1935. — Indikat. u. Kontraindikat. f. d. Doppeldrahtgipsverband b. schweren Brüchen am unt. Speichenende, ebd. — Bhdlg. supracondyl. Ob.armbr., ebd. 1936. — Op. Bhdlg. d. Ob.armschaftbr., ebd. — Doppeldrahtgipsverband b. Vorderarmbr. ebd., — Einheitl. Schema f. d. Befundg. v. Brüchen d. Röhrenknochen, Röntgenpraxis 1938. — Bruch d. Sitzbeines b. Paget'scher Erkrankg., ebd. — Bemerkg. z. Galm: Eigene Erfahrgn. b. d. Bildg. e. Clavicular-Pseudarthr., Arch. orthop. Unfallchir. 36/1936. — Bhdlg. d. Ob.armbr., Aerzt. Rdsch. 1936. — Erste Hilfe b. Unfällen, Wien. klin. Wschr. 45/1936. — Hautersatz b. gr. traumat. Hautverlusten, Zbl. Chir. 1937. — Trümmerbr. am ob. Schienbeinende m. gleichzeit. Zerreißg. d. Ligamentum patellare proprium als typ. Motorradverletzg. (Traversenverletzg.), Chirurg. 1937. — Modifiz. Verfahren nach Westhues z. Bhdlg. d. Fersenbeinbr., ebd. — Bhdlg. frisch. off. Brüche am ob. Sprunggelenk, ebd. — Kniebeugegestell, ebd. — Tetanusprophylaxe, Bemerkgn. z. d. gleichnam. Arb. v. Hübner, ebd. 1938. — Unfallchir. i. d. Vereinigten Staaten v. Nordamerika, Wien. klin. Wschr. 35/ 1938. — Wundbhdlg., ebd. 45/1938. — Können Infekt. nach frisch. Zufallswunden vermieden werden?, Wien. med. Wschr. 34/1938. — Zugbhdlg. d. Ob.armschaftbr., Zbl. Chir. 1938. — Bruch d. Kahnbeines d. Hand — Brüche am unt. Ende d. Speiche u. Elle (Typ. Speichenbr.), Therap. Registrat. 1939. — Typ. Reposit.hindernis b. Pronationsbr. d. inn. Knöchels, Chirurg 1939. — Bhdlg. d. Fersenbeinbr. m. Bhdlgs.erg., Wien. klin. Wschr. 52/1939. — Vorbeugg. geg. d. Wundstarrkrampf (Tetanusprophylaxe), Dtsch. Krankenpfleger 1940. — Verknöcherg. außen am Hüftgelenkpfannendach, Röntgenpraxis 1940. — Bhdlg. d. Fersenbeinbr., Zbl. Chir. 1940. — Drahtextens. am Schädel b. Verletzgn. d. HWS, ebd. — Fall v. reiner traumat. Hernie, Mschr. Unfhlkd. 47. — Richt. Anwendg. d. Wortes Osteomyelitis, ebd. — Verletzgn. b. Bergsteigen u. Skilaufen, Z. Dtsch. Alpenverein 1940. — Bhdlg. v. Knochenbr. i. d. Hand d. prakt. Arztes, Wien. klin. Wschr. 54/1941. — Wundausscheidg., Chirurg 1941. — Versorgg. frisch. Zufallswunden, Wien. klin. Wschr. 54/1941. — Schenkelhalsbr., ebd. 55/1942. — Wie werden Kriegs- u. Friedensverletzgn. nachbehand.?, Wien. med. Wschr. 92/1942. — Fall v. Erblindg. nach schwerem off. Vorderarmbr., Mschr. Unfhlkd. 49. — Techn. d. Schenkelhalsnagelg., Chirurg 1942. — Erfahrgn. m. d. Marknagelg. nach Küntscher, Zbl. Chir. 1942. — Angebor. Fehlen e. ob. Schambeinastes, Röntgenpraxis 1943. — Meniscusverletzg., Bhdlg. u. Begutachtg., Med. Welt 1944. — Typ. Sequesterbildg. nach Marknagelg. off. Knochenbr. (Kegelsequester), Zbl. Chir. 1944. — Versorgg. d. Zufallswunde (Anzeigestellg. u. Techn.), Msch. Unfhlkd. 50. — Erste Hilfe, Taschenkalender 1947 v. Österr. RK Graz. — Luxatio pedis cum talo, Klin. Med. 1947. — Spez.meißel f. Schenkelhalsnagelg., ebd. — Speichenhalsbr. d. Jugendl., e. typ. Bruchform, Z. Unfallmed. 1947. — Serumprophylaxe d. Wundstarrkrampfes, Prakt. Arzt 1949. — Sulfonamide u. Penicillin i. d. Hand d. prakt. Arztes b. d. Bhdlg. v. Zufallswunden, ebd. — Bhdlg. v. frisch. u. alt. Brüchen u. Verändergn. am ob. Ob.schenkelende, An. Servicio Traumatol. 4/1949. — Tamponade b. Leberrupt., Klin. Med. 1949. — Rehabilitat. i. England Soz. Sicherh. 1949. — Prof. L. Böhler z. 65. Geb., ebd. 1950. — Nagelg. pertrochant. Ob.schenkelbr., Wien. klin. Wschr. 62/1950. — Arthrodesen, ebd. — Prof. L. Böhler — 65 J., Wien. med. Wschr. 100/1950. — Hormonale Störg. d. Kniescheibe?, Fortschr. Röntgenstr. 73/1950. — Extens. u. Lagerg. b. kindl. Unt.-schenkel- u. Ob.schenkelbr., Chirurg 1950. — Örtl. Anwendg. v. Sulfonamiden b. frisch. Zufallswunden, Arch. orthop. Unfallchir. 44/1950. — Nagelg. pertrochant.

Ob.schenkelbr., Z. Orthop. 1950. — Arthroplast. u. Arthrodesen, Wien. med. Wschr. 101/1951. — Erste Hilfe i. Betrieb, Soz. Sicherh. 1951. — Erfahrgn. b. d. Marknagelg. off. Unt.schenkelbr., Arch. orthop. Unfallchir. 44/1951. — Arthrodese d. Arthr., Med. Klin. 1951. — Beschäftiggs.- u. Arbeitstherap., Wien. klin. Wschr. 63/1951, Arch. orthop. Unfallchir. 45/1952. — Neuer Drahtspanner, Chirurg 1951. — Schraubstock f. Knochenop., ebd. — Neue Wege i. d. Knochen- u. Gelenkschir., ebd. — Typ. Knieschmerz b. Mädchen, Z. Orthop. 1951. — Durchblutgsstörgn., Verh. Dtsch. Orthop. Ges. 1951. — Bhdlg. d. Wirbelbr. m. Querschnittslähmg., Hefte Unfhlkd. 43/1951. — Festschr. z. Eröffng. d. Sonderstation Tobelbad d. Allg. Unfallversichergs.anst. 1952. — Bösart. Knochengeschwülste u. pathol. Knochenbr., Wien. klin. Wschr. 64/1952. — Straßenverkehrsunfälle, Hefte Unfhlkd. 44/1952. — Balneotherap. u. Orthop., Verh. Dtsch. Orthop. Ges. 1952. — Gummigehwiege, Chirurg 1953. — Derzeit. Stand d. Bhdlg. d. Schenkelhalsbr., Acta orthop. traumatol. iberica 1/1953. — Sofort-, Früh- u. Spätarthrodesen, Langenbecks Arch. klin. Chir. 176/1953. — Pathol. Knochenbr., Hefte Unfhlkd. 47/1953. — Wiederherstellgs.therap. i. Heilbad, Wien. med. Wschr. 104/1954. — Trauma an d. WS u. seine Spätfolgen, ebd. — Periostalgie (Antwort auf Saager), Fortschr. Röntgenstr. 80/1954. — Vorteile d. op. Versteifg. d. Hüfte m. d. Dreilamellennagel, Wien. klin. Wschr. 66/1954. — Erg. b. d. Verwendg. konserv. Knochen, Langenbecks Arch. klin. Chir. 279/1954. — Hüftarthrodese, Wien. med. Wschr. 105/1955. — Lorenz Böhler 70 J. alt, Z. Orthop. 1955. — Sehnennaht, Wien. klin. Wschr. 67/1955. — Op. d. frisch. Risse d. medial. Seitenbandes am Kniegelenk u. ihre Erg., Arch. orthop. Unfallchir. 47/1955. — Osteosintesi Metallica, Arch. „Putti" 5/1954. — Bhdlgs.erg. b. d. Naht d. frisch. Risse d. inn. Knieseitenbandes, Verh. Dtsch. Orthop. Ges. 1954. — Hüftgelenkspfannenbr., Langenbecks Arch. klin. Chir. 282/1955. — Unsere Erfahrgn. m. d. Knochenbank, Verh. Dtsch. Orthop. Ges. 1955. — Bisher. Erfahrgn. m. d. plast. Ersatz v. Gelenksknorpel aus d. Knochenbank, ebd. — Funkt. Nachbhdlg., Wien. klin. Wschr. 68/1956. — Krankengymnast., Bäder- u. Arbeitstherap. i. Unfallheilverfahren, Medizinische 1956. — Bhdlgs.erg. frisch. op. Fersenbeinbr. (mit Zerlauth), Z. Orthop. 1956. — Knochenbr.bhdlg. i. Alter, Wien. klin. Wschr. 68/1956. Hüftgelenkspfannenbr., Arch. orthop. Unfallchir. 48/1956. — Bhdlg. d. frisch. Verletzgn. d. Fußwurzel, Verh. Dtsch. Orthop. Ges. 1956. — Bhdlg. u. Rehabilitat. e. teilweise Querschnittsgelähmt., ebd. — Arbeit als Weg u. Ziel Körperverletzt. u. Körperbehind., Wien. med. Wschr. 107/1957. — Zufallswunde u. ihre Bhdlg., Dtsch. med. J. 1957. — Bhdlg. v. Querschnittsgelähmt. (mit Titze), Chirurg 1957. — Unsere derzeit. Bhdlg. d. frisch. Fersenbeinbr., ebd. — Verhütg. v. Sportunfällen u. Sportschäden, Wien. klin. Wschr. 69/1957. — Rehabilitat. v. Körperbehind., ebd. u. Mitt. österr. San.verw. 1957. — Unsere derzeit. Bhdlg. d. frisch. Fersenbeinbr., Langenbecks Arch. klin. Chir. 287/1957. — Was sich d. Arzt v. d. Stationsschwester erwartet, Soz. Berufe 1958. — Zufallswunde u. ihre Bhdlg., Wien. klin. Wschr. 70/1958. — Verkürzte Bein, ebd. u. Anales 13/1958 (span.). — Wie unt.scheiden sich d. Knochenbr. b. Kindern v. denen d. Erwachs.?, Langenbecks Arch. klin. Chir. 289/1958. — Erfahrgn. m. d. Osteosynthese, Verh. Dtsch. Orthop. Ges. 1958. — Erste Hilfe b. schweren Unfällen, Österr. Ärzteztg. 1959. — The pressent position of rehabilitation in Austria, World Health Organisation 1959, auch franz. Ausg. — Zufallswunde u. ihre Bhdlg., Med. Mschr. 1959. — Erste Hilfe b. Erfriergn., Informat.dienst Österr. RK 1959. — Rehabilitat. v. Körperbehind., Therap. Ber. 1959. — Erste Hilfe, Klin. Med. 1959. — Verhütg. v. Haltgs.schäden,

Mitt. österr. San.verw. 1959. — Unfallchir. i. Alter, aus: Aktuelle Geriatrie (Doberauer), Vortr. 3. österr. Fortbildgs.kurs. f. Geriatrie, Bergland G.m.b.H. Wien 1959. — Wirbelbr. b. Kindern u. op. Bhdlg. d. Wirbelbr., Verh. Dtsch. Orthop. Ges. 1959. — Verkürzte Bein, ebd. — Arthrodese d. Sprunggelenke, Wien. klin. Wschr. 72/1960. — Penetrier. Gelenkverletzgn. u. traumat. Gelenkinfekt., ebd. — „Tempor. Hängehüfte" nach Voss, ebd. — Knochen-Knorpel-Plast. i. Ber. d. Kniegelenkes, Beitr. Orthop. Traum. 3/1960. — Frischbhdlg. v. Querschnittsgelähmt. nach Verrenkgs.br. d. WS, ebd. — Erfahrgn. m. Ostamer, Verh. Dtsch. Orthop. Ges. 1960. — Frische Kniegelenksfrakt. ebd. 1961. — Bhdlg. schlecht od. verzögert heil. Frakt., Therap.woche 1961. — Was kann d. Unfallchir. aus d. Obdukt. lernen?, Beitr. gerichtl. Med. 21/1961. — Probl. d. Rehabilitat. Unfallverletzt., Mitt. österr. San.verw. 1961. — Unfall u. WS, Paracelsus-Beih. 1961. — Plexuslähmgn., Klin. Med. 1961. — Op. d. Hallux Valgus, Chir. Praxis 1961. — Erfahrgn. m. Ostamer, Langenbecks Arch. klin. Chir. 298/1961. — Stellg. d. Kniegelenkes b. Verkürzgs.osteotom., Z. Orthop. 1962. — Gelenkknorpel-Plast., Langenbecks Arch. klin. Chir. 299/1962. — Dringl.kt. m. aufgeschob. Op., Hefte Unfhlkd. 71/1962. — Probl. d. Rehabilitat. Unfallverletzt., Ärztl. Fortbild., 1962. — Erfahrgn. i. Rettgs.dienst u. Unfallkrhs., Klin. Med. 1962. — (Revista de Ortopedia y traumatologia, Vol. 6, IB. — Fasc. 3, 1962). „Tempor. Hängehüfte" nach Voss, Rev. orthop. traumatol. 6, 1 B/1962. — Luxat.frakt. i. Ber. d. Sprunggelenkes, Klin. Med. 1963. — Eröffngs.ansprache, ebd. — Verkürzte Bein, Beitr. Orthop. Traum. 10/1963. — Erste Hilfe b. Knochenbr. u. Verrenkgn., Med. Welt 1964. — Coxarthr., Wien. klin. Wschr. 76/1964. — Coxarthr., Paracelsus-Beih. 1964. — Sportverletzgn. b. Jugendl., Wien. med. Wschr. 114/1964. — Op. m. verzög. Dringl.kt., Langenbecks Arch. klin. Chir. 308/1964. — Traumat. Hüftgelenksverrenkgn. u. Hüftverrenkgs.br. b. Kindern u. Jugendl., Beitr. Orthop. Traum. 12/1964. — Frakt. u. Luxat. d. Fußwurzelknochen, Hefte Unfhlkd. 81/1964. — Unsere derzeit. Bhdlg. d. frisch. Fersenbeinbr., Arch. orthop. Unfallchir. 57/1965. — Lorenz Böhler 80 J., ebd. — Rauchfußsche Schwebelagerg. als Mittel z. Aufrichtg. v. Wirbelbr., Mschr. Unfhlkd. 1965. — Prim. Hautplast. u. Op. m. verzög. Dringlkt., Selecta 1965. — Erfahrgn. b. d. prim. Bhdlg. v. frisch. traumat. Paraplegien i. 25 J., Chir. i. Fortschr., Festschr. 70. Geb. Prof. Bürkle de la Camp 1965. — Experiences on recent traumatic paraplegics in 25 years, Paraplegia 1965. — Zusammenarbeit d. UKH m. d. praktiz. Ärzten, 11. Außeer Symp., Kongr.bd. 1965. — Indikat. u. Wertg. d. Verfahren an d. unt. Extremität i. Metaphysenber. (ohne Schenkelhals), Verh. Dtsch. Orthop. Ges. 1965. — Bhdlg. u. Rehabilitat. schwer u. schwerst durch Straßenverkehrsunfälle Verletzt., Wien. klin. Wschr. 78/1966. — Haltgs.turnen, Österr. Ärzteztg. 1966, u. Wien. med. Wschr. 117/1967. — Anerkenng. e. Periarthritis humeroscapularis als Unfallfolge, Mschr. Unfhlkd. 1966. — Probl. d. prim. Versorgg. traumat. Querschnittslähmgn. Klin. Med. 1966. — Haltgs.fehler u. Haltgs.turnen i. Kindes- u. Jugendalter, Landarzt 1966. — Schlußbemerkg. z. krit. Äußerg. v. Eckinger z. Beitr. Anerkenng. e. Periarthritis humeroscapularis als Unfallfolge, Mschr. Unfhlkd. 1966. — Verletzgn. b. Verkehrsunfällen u. ihre Bhdlg., Österr. Hochschulztg. 1967. — Kasuistik d. gutart. Chondroblastoms (mit Ratzenhofer), Z. Orthop. 1967. — Konservat. Knochenbr.bhdlg. u. deren Erfolge, Dtsch. med. J. 1967. — Weichteilverletzgn. i. Gesicht (prim. Versorgg.), Chirurg 1967. — Aufgeschob. Prim.versorgg. d. frisch. Zufallswunden, Mschr. Unfhlkd. 1967. — Fersenbeinbr. Gr. 10, ebd.

Ehl, Paul, Facharzt f. Chir., Leit. Arzt d. chir. Abt. St. Antonius-Krhs., 5248 Wissen/Sieg. — *2. 11. 11. Zell/Mosel. — **A:** 36 Bonn. — **Prom:** 39 ebd. — **F:** Chir. — **V:** 36–39 St. Josefs-Hosp. Beuel/Rh. (Straeter), 39–45 Kriegsdienst, 46–55 St. Josefs-Hosp. Beuel/Rh. (Straeter).

Ehlers, Carl-Theo, Privatdozent, Akad. Rat an der Chir. Univ.-Klin., 7400 Tübingen, Calwer Straße 7. — Fragebogen 1968 nicht beantwortet.

Ehlers, Paul Nikolai, Prof., Dir. d. Chir. Klin. Städt. Kr.anst., 56 Wuppertal-Barmen, Richard-Strauß-Allee 22 c. — *20. 11. 20 Riga. — **A:** 47 Erlangen. — **Prom:** 47 ebd. — **Hab:** 59 Heidelberg. — **F:** Chir. — **V:** 47 Städt. Kr.anst. Berlin-Wannsee (Donner), 47–48 Landesfrauenklin. Karlsruhe (Linzenmeyr), 48–51 Anat. Inst. Heidelberg (Hoepke), 51–62 Chir. Univ.-Klin. ebd. (K. H. Bauer, Linder), 51–52 Mitarbeiter i. verschied. Klin. d. USA, u. a. 9 Mon. Chikago Univ., Ben May Laboratories for Cancer Research (Huggins). — **P:** Altersverändergn. an Grenzstrang-Ganglien v. Meerschweinchen, Anat. Anz. 1951. — Adrenalekt., Erg.Chir. u. Orthop. 40/1956. — Wie kann auch an kleinen Krhs. d. Op.gefährdg. alter u. schwerstkranker Pat. vermindert werden ?, Langenbecks Arch. klin. Chir. 284/1956. — Intraven. Hydrocortis.anwendg. i. d. Chir. (mit Heinzel), Chirurg 1956. — Erprobte Betäubgs.verfahren b. d. Chir. i. Greisenalter (mit Georg), Anaesthesist 1957. — ACTH u. d. Neb.nierenrindensteroide aus d. Sicht d. Anaesth., ebd. — Cortis. i. d. Chir., Ärztl. Fortbild. 1957. — Cortis. i. d. Alters-Chir., Langenbecks Arch. klin. Chir. 287/1957. — Zellkernmorphol. Geschlecht v. Mamma- u. Prostataca. (mit Hienz), Klin. Wschr. 1957. — Zellkernmorphol. Geschlecht u. horm. Beeinflußbark. d. Mamma-Ca. (mit Hienz), Langenbecks Arch. klin. Chir. 288/1958. — Wundhlg. am Magen u. Horm. (mit Hieronymi), ebd. 291/1959. — Durch Preßluft hergeruf. Gewebsemphysem, Arch. orthop. Unfallchir. 50/1959. — Retroperiton. Tumoren (mit Grimsehl), Langenbecks Arch. klin. Chir. 291/1959. — Wundhlg. an d. Leber nach elektr. gesetzt. Verletzg. (Exp. Unt.suchgn. an d. Ratte), ebd. — Rö.befund u. Op.befund b. fehldiagnostiz. Magenca. (mit Grimsehl u. Wenz), Chirurg 1959. — ACTH, Trijothyronin u. Cortis. Einfl. auf d. Wundhlg. an Magen u. Leber, Langenbecks Arch. klin. Chir. 293/1959. — Adhäs.verhütg. durch intraabdomin. Instillat. v. Prednisolon-Acetat. (Tierexp. Beitr.) (mit Grimsehl), ebd. 293/1960. — Rö.befund u. Op.befund b. präop. nicht erkannt. Magenca. (mit Grimsehl u. Wenz), Chirurg 1960. — Unt.scheidg. d. Mammaca. nach d. zellkernmophol. Geschlecht, Langenbecks Arch. klin. Chir. 295/1960. — Pathol. Frakt. unt. Auswertg. d. Krankengutes d. Chir. Univ.-Klin. Heidelberg (1943–59) (mit Grimsehl), ebd. 294/1960. — Hodentumoren unt. Auswertg. d. Klin.krankengutes d. J. 1943–1959 (mit Ott u. Soder), ebd. — Adhäs.verhütg. durch Tachostyptan (mit Grimsehl), Med. Welt 1961. — Stumpfe Verletzgn. d. retroperiton. Organe (mit Grimsehl), Langenbecks Arch. klin. Chir. 298/1961. — Krit. Betrachtgn. z. „Radikalop. od. Palliativeingr." b. Pankreasca. (mit Grimsehl u. Grözinger, ebd. 297/1961. — 57 beobacht. doppelseit. Mamma-Ca. (mit Ruef), ebd. 300/1962. — Pathol. Frakt. b. Mammaca. (mit Ruef), ebd. — Dürfen Cortis. i. d. Magen-Darm-Chir. ohne Vorbehalt angewandt werden ?, ebd. 301/1962. — Diagn. u. Progn. d. Mammaka., Zbl. Gynäk. 1962. — Angebor. Zwerchfelldefekt m. Totalprolaps d. Leber i. d. Thoraxhöhle (mit Winnewisser), Chirurg 1963. — Klin. u. Ätiol. d. Knochensark. (mit Ott), Med. Welt 1963. — Neurinom i. Schilddrüsenber. (mit Liebegott), Langenbecks Arch. klin. Chir. 303/1963. — Epiphysenfrakt. Klin. Beitr. z. Frage d. Spätfolgen (mit Eberlein), ebd. 305/1964. — Weitere Stud. üb. d. prakt. Konsequenzen d. Zellkernmorphol. Unt.suchgn. d. Mammaca.

(mit Hienz, Hochberg u. Nuri), Chirurg 1964. — An d. Chir. Univ.-Klin. Heidelberg
gesammelte Erfahrgn. i. d. Bhdlg. d. Mammaca. unt. bes. Berücksicht. d. zell-
kernmorphol. Geschlechts (mit Nuri u. Hochberg), Wien. klin. Wschr. 76/1964. —
Wilmstumoren (mit Ott u. Böll), Med. Welt 1964. — Bhdlg. d. Mammaca. unt.
Berücksicht. d. Barr'schen Körperchen (mit Hochberg u. Nuri), Langenbecks
Arch. klin. Chir. 313/1965. — Hormonbhdlg. v. Mamma-Ca. unt. Berücksicht. d.
Barr'schen Zellkernkörperchen-Bef. (mit Hochberg u. Nuri), Soc. Int. Chir. 1966. —
Probl. i. d. Beurteilg. u. Bhdlg. d. Mammaca., Mitt.dienst GBK 3, 1966. — Barr-
Körperchen i. Mamma-Ca., Klin. Z. Chir. (Japan) 28/1966. — Cortis.vorbhdlg. u.
Abdominalchir., Langenbecks Arch. klin. Chir. 319/1967.

Ehlert, Claus P. E., Facharzt f. Chir., Wiss. Ass. d. Chir. Univ.-Klin.,
65 Mainz, Langenbeckstr. 1. — *22. 9. 35 Berlin. — **A:** 62 Stuttgart. — **Prom:**
61 Freiburg i. Br. — **F:** Chir. — **V:** 60 Städt. Frauenklin. Darmstadt (Vöge), 60–61
Städt.Chir. ebd. (Ehlert), 61–62 inn. Abt. Elisabethenstift ebd. (Siede), 62 Städt.
Frauenklin. ebd. (Vöge), Städt. Chir. ebd. (Ehlert), 63–64 Gießen (Vossschulte),
ab 64 Mainz (Kümmerle). — **B:** Op. Bhdlg. d. Geschwülste d. Gallenblase, etc.
(mit Kümmerle, Nagel u. Proß), in: Therap. maligner Tumoren, Hämoblastome u.
Hämoblastosen, 2. Bd.: Op. Bhdlg. d. Geschwülste, Enke 1968. **P:** Chir. d. entzündl.
Dünndarmerkrankgn., Diss. — Bhdlgserg. nach Kniescheibenteilentferng., Mschr.
Unfhlkd. 1963. — Therap. d. Daumenverlustes, ebd. — Patellarluxat. u. ihre
op. Bhdlg. nach d. Verfahren ROUX-HEINEKE. Krit. Stellg.nahme z. d. einzelnen Op.verfahren, Chirurg 1964. — Diffuse Angiomatose am Magen, Dünndarm
u. Dickdarm, ebd. — Progn. d. op. Bronchialka., Zbl. Chir. 1964. — Bedeutg.
intraop. gefund. Lymphknotenmetastasen f. d. Progn. d. Bronchialka., ebd. —
Mammatumoren u. Mammograph. (mit Brünner u. Buchwald), Langenbecks
Arch. klin. Chir. 313/1965. — Intraperiton. Antibiotikainstillat. (mit Brünner),
ebd. — Erfahrgn. m. unserer Tumorkartei (mit Schultze), ebd. 316/1966. —
Schmerzbekämpfg. i. d. Chir. (mit Schmitt-Köppler u. Brünner), Therap.woche
1967. — Chir. d. nichtparasit. Leberzysten (mit Kümmerle), Med. Klin. 1967. —
Zwei Fälle v. Bronchialka.metastasen i. d. Schilddrüse — Struma maligna
vortäusch. (mit Schmitt-Köppler), Zbl. Chir. 1967. — Heterotop. Pankreasgewebe i. Antrum d. Magens (mit Schmitt-Köppler), Langenbecks Arch. klin.
Chir. 317/1967.

Ehlert, Hermann, Prof., OMR, Dir. d. Chir. Klin. d. Städt. Klin., 61 Darmstadt,
Bismarckstr. 28. — *16. 9. 07 Danzig. — **A:** 33. — **Prom:** 33. — **Hab:** 42 München. —
F: Chir. — **V:** 33 Krhs. Bethanien (Bonhoff), 33–34 Hamburg-Barmbek (Reye),
34—35 Berlin (Magnus), 36 Essen (Ostermann), 37–53 München (Magnus, Frey). —
B: Verbandlehre, Urban & Schwarzenberg 1951. — Physik. Therap. i. d. Chir., in:
Hdb. 4 d. Physik. Therap. Fischer 1967. — Schäden d. Brustorgane v. chir. Stand-
punkt, in: D. Ärztl. Gutachten, Barth München. — **P:** Einige seltene Fälle v.
Hodennekr., Diss. — Urobilinogenwerte i. Stuhl u. ihre diff.diagn. Bedeutg., Klin.
Wschr. 14. — Staphylokokkencastopyelitits u. Staphylokokkurie, Münch. med.
Wschr. 1937. — Vergl. Stud. z. Hautdesinfekt., Zbl. Chir. 62. — Baktericidie d.
Vetrens, Klin. Wschr. 18. — Luxat. i. Acromioclaviculargelenk, Zbl. Chir. 1939. —
Kasuistik d. seitl. Kniegelenksluxat., Arch. orthop. Unfallchir. 39. — Erg. d. Unt.-
armschaftbr.bhdlg., ebd. — Traumat. Verändergn. a. Radiusköpfchen, Arch. klin.
Chir. 197. — Postop. Durst u. seine Bhdlg., Habil-Schr. — Bhdlg. v. Sehnenschei-
deninfekt., Chirurg 19. — Entstehg. d. Thromb. u. ihre Erkenng., Krankengym-
nastik 1949. — Probl. d. Endangitis obliterans, ebd. — Funkt. path. Betrachtgn.

üb. d. Kniegelenkserguß, Zbl. Chir. 74. — Einfl. d. Op. a. d. Residualstickstoff, ebd. — Herzstillstand u. seine Bhdlg., Langenbecks Arch. klin. Chir. 265. — Praelimin. Schock i. d. Chir., Ärztl. Forschg. 4. — Prae- u. postop. Wasserverarmg. d. Körpers., Zbl. Chir. 75. — Tibiakopfbr., Med. Mschr. 3. — Pathophysiol. d. postop. Schocks, Ärztl. Forschg. 5. — Richtlin. z. Bhdlg. v. Verbrenn., Langenbecks Arch. klin. Chir. 270. — Unfall-Stress-Tbk., Mschr. Unfhlkd. 1953. — Chir. angeb. Herzfehler, Krankengymnastik 1953. — Probl. d. Luxat. an gr. Gelenken, Med. Klin. 1953. — Divertikel i. thorakal. Abschn. d. Oesophagus, Langenbecks Arch. klin. Chir. 341/1953. — Bhdlg. d. Wirbelbr., Mschr. Unfhlkd. 1966.

Ehlgen, Hans, Chefarzt d. Johanniter-Krhs., 42 Oberhausen-Sterkrade. — *15. 11. 11 Hamm/Westf. — **A:** 37 Berlin. — **Prom:** 39 Düsseldorf. — **F:** Chir. — **V:** 36 Krhs. Bergmannsheil II Gelsenkirchen-Buer (Kahl), inn. Abt. Krhs. Bergmannsheil I Bochum (Reichmann), inn. Abt. Knappschafts-Krhs. Eisleben (Harttung), 37–38 Med. Akad. Düsseldorf (Frey), 38–56 Ev. Krhs. Herne (Niklas), ab 50 Oberarzt ebd., 56–57 Oberarzt d. Johanniter-Krhs. Oberhausen-Sterkrade (Scheffler).

Ehls, Carl, Facharzt f. Chir., Unfallarzt, 1 Berlin 61, Mehringdamm 54. — *17. 1. 11 Friedberg/Hessen. — **A:** 36 Berlin. — **Prom:** 36 ebd. — **F:** Chir. u. Unfallhk. — **V:** Rudolf-Virchow-Krhs. Berlin (Rütz, Fick).

Ehrengut, Hubert Leopold, Chefarzt d. Krhs., 8031 Seefeld/Obb. — *10. 6. 11 München. — **A:** 37 München. — **Prom:** 37 ebd. — **F:** Chir. u. Röntgenol. — **V:** 35–46 Krhs. Nymphenburg München (Schindler, Schleicher).

Ehrlich, Werner, 8951 Thalhofen a. d. Wertach, Knollenweg 11. — Fragebogen 1968 nicht beantwortet.

Eichelter, German, Doz., Reichsratsstr. 11, A-1010 Wien 1 (Österr.). — Fragebogen 1968 nicht beantwortet.

Eicher, Werner, Chefarzt d. chir. Abt. u. Leit. Arzt d. Ev. Krhs., 6798 Kusel, Alte Str. 40. — *10. 9. 21 Duisburg-Hamborn. — **A:** 48 Heidelberg. — **Prom:** 48 ebd. — **Hab:** 48 ebd. — **F:** Chir. u. Urol. — **V:** inn. Abt. Städt. Krhs. Mannheim, chir. u. urol. Abt. ebd. (Zenker, Oberdalhoff). — **P:** Isol. Luxat. Os cuneiforme I, Mschr. Unfhlkd. 1958. — Probl. d. Cholangitis, Med. Welt 1966.

Eichler, Heinz W., Facharzt f. Chir., Durchgangsarzt, 63 Gießen, Frankfurter Str. 33. — * 30. 8. 16 Hochweitzschen. — **A:** 43 Leipzig. — **Prom:** 47 Marburg. — **F:** Chir. — **V:** 43–45 Staatl. Lungenheilstätte Hainberg (Gräf), 46–49 Chir. Klin. Darmstadt (Geißendörfer), 50–55 Krskrhs. Alsfeld (Hertel), 55–60 Beratgs.facharzt d. Land u. Forstwirtschaftl. Berufsgen.schaft Darmstadt, 60–62 Unfallchir. Abt. St.-Petruskrhs. Bonn (Gollasch).

Eichler, Karl, Facharzt f. Chir., 3 Hannover, Rathenaustr. 13/14. — *28. 4. 14 Aussig. — **A:** 39 Prag. — **Prom:** 39 ebd. — **F:** Chir. — **V:** 39–40 Geburtsh.-gynäk. Abt. Krskrhs. Aussig (Friedel), 40–45 Kriegsdienst, 45–47 chir. u. geburtsh.-gynäk, Abt. Krskrhs. Oldenburg/Grömitz (Grüner, Abderhalden, Blumers, Ruhnke, Paul), 47–50 Chir. u. Unfallchir. Friederikenstift Hannover (Edelmann), 50–53 Chir. u. Urol. Bertaklin ebd. (Kirchner, Gießelmann).

Eichler, Martin H., Oberarzt d. chir. Abt. Johanniter-Krhs., 414 Rheinhausen. — *9. 6. 32 Welzheim/Waiblingen. — **A:** 60 Stuttgart. — **Prom:** 58 Tübingen. — **F:** Chir. — **V:** 58–59 Krskrhs. Crailsheim/Württ. (Hartmann), 59 inn. Abt. Krhs. Ottobrunn/München (Woldrich), geburtsh.-gynäk. Abt. Diakonissen-Anst. Schwäb. Hall (Teichmann), 60–61 inn. Abt. Amtskrhs. Weidenau/Sieg (Burwitz), 61–67 Ev. Diakonissen-Anst. Bremen (Blanke), ab 67 Johanniter-Krhs. Rheinhausen (Weitz).

Eiden, Alfred, Facharzt f. Chir., Durchgangsarzt, 509 Leverkusen, Damaschkestr. 35. — *16. 10. 19 Leverkusen. — **A:** 46 Düsseldorf. — **Prom:** 55 Köln. — **F:** Chir. — **V:** II. Chir. Univ.-Klin. Köln-Merheim, Josef Krhs. Leverkusen.

Eidenmüller, Helmut, Chefarzt d. Städt. Krhs. u. Leit. d. chir. Abt., 6554 Meisenheim. — *9. 4. 22 Geinsheim/Groß-Gerau. — **A:** 48 Marburg. — **Prom:** 49 ebd. — **F:** Chir. — **V:** 48–50 Mathildenhosp. Büdingen, 50–51 Pathol. Inst. Gießen (Herzog), 51–55 Chir. Univ.-Klin. ebd. (Vossschulte), 56–60 Stadtkrhs. Kassel (Baumann), 60–62 Oberarzt d. Elisabethenstiftes Darmstadt (Rückert). — **P:** Leiomyome d. Magens, Diss. — Histol. Verändergn. autoplast. Venen- u. Pericardtransplantate i. d. li. Herzkammer, Thoraxchir. 1955. — Postop. Verhalten d. Nebennierenrinde nach Milzexstirpat., Klin. Wschr. 1955. — Polyäthylenprothese d. Ureters, Verh. Dtsch. Ges. Urol. 1955.

Eiermann, Helmut, Privatdozent, Chefarzt der chir. Abt. des Städt. Krhs., 7570 Baden-Baden, Markgrafenstr. 28. — Fragebogen 1968 nicht beantwortet.

Eigler, Friedrich-Wilhelm, Priv.-Doz., Oberarzt d. Chir. Univ.-Klin. 5 Köln-Lindenthal, Josef-Stelzmann-Str. 9. — *10. 5. 32 Sangerhausen/Sachsen. — **A:** 56 Gießen. — **Prom:** 56 ebd. — **Hab:** 67 Köln. — **F:** Chir. — **V:** 58–60 Physiol. Inst. Göttingen, Forschgs.aufenthalt i. Chapell Hill/North-Carolina, ab 60 Städt. Kr.anst. Köln-Merheim, (Heberer), ab 63 Köln-Lindenthal (Heberer). — **B:** In: Aorta u. gr. Art. (Heberer, Rau u. Löhr), Springer 1966. — Pathophysiol. d. Niere i. Rahmen chir. Erkrankgn., in: Vortr. aus d. prakt. Chir., Enke 1968. — **P:** Wirkg. v. Testosteron u. Desoxycorticosteron auf d. Hoden langfrist. hypophysektom. Ratten, Endokrinol. 1956. — Sekret. v. Wasserstoffionen i. d. Sammelrohren d. Säugetierniere (mit Ullrich), Pflügers Arch. Physiol. 267/1958. — Lokalisat. d. Spitze Ling-Gerardscher Capillarelektroden i. Nierentubuli z. Messg. d. akt. Ionentransportes, ebd. 269/1959. — Methoden z. Messg. v. Transportvorgängen i. einzelnen Nierentubuli, Nierensymp. 1959, Thieme 1960. — Meßanordng. z. Bestimmg. elektr. Größen an biol. Membranen m. akt. Ionentransport (mit Karger u. Hampel), Pflügers Arch. Physiol. 272/1960. — Short-circuit current measurements in proximal tubule of Necturus kidney, Amer. J. Physiol. 201/1961. — Bestimmg. d. Viscosität v. Rinderblut f. Hämatokritwerte v. 0–90% b. Temperat. v. 8–38° C (mit Bonhoeffer), Pflügers Arch. Physiol. 273/1961. — Exp. Unt.suchgn. z. Verhalten d. ges. Kreislaufwiderstandes b. tief. Hypotherm. i. extrakorp. Zirkulat. (mit Bonhoeffer, Gehl u. Peiper), Langenbecks Arch. klin. Chir. 298/1961. — Seitengetrennte Harnunt.suchg. b. einseit. Nierenerkrankg. u. Nierenart.sten. (mit Albrecht u. Heberer), Verh. Dtsch. Ges. Urol. 1961. — Physiol. Grundlagen d. Harnkonzentrierg., Z. Urol. 1962. — Filtrat. u. Rückresorpt. i. d. Niere b. Hypotherm. um 10° C (mit Bohle), Langenbecks Arch. klin. Chir. 301/1962. — Spez. Op. techn. b. gr. Aneurysma d. Aorta abdominalis (mit Heberer), Farbtonfilm, ebd. — Seitengetrennte Nierenfunkt.prüfg. b. Hochdruckkranken m. Nierenart.sten. (mit Albrecht u. Heberer), Verh. Dtsch. Ges. Kreisl.forsch.-Essent. Hyperton. 1962. — Viscosität verschied. Blutersatzmittel u. ihrer Mischg. m. heparinis. Rinderblut b. Temperat. v. 8, 21 u. 30° C (mit Bonhoeffer), Thoraxchir. u. vask. Chir. 1963. — Diagn. u. chir. Möglktn. b. Hochdruckkranken m. Nierenart.sten. (mit Heberer), Langenbecks Arch. klin. Chir. 302/1963. — Exp. Unt.such.gn. am Hund üb. d. Verhalten d. Nierenfunkt. b. Thorakotom. u. extrakorp. Zirkulat. i. Normotherm. (mit Immel, Albrecht u. Bonhoeffer), ebd. — Nierenart.sten. u. Hochdruck (mit Heberer), Münch. med. Wschr. 1963. — Chir. Mögl.ktn. b. d. Bhdlg. d. Hochdruckes (mit Heberer u. Albrecht), Alm. ärztl. Fortbild. 1963. —

Exp. Unt.suchgn. üb. d. Verhalten d. Nierendurchblutg. b. Änderg. d. Perfus.-
volumens i. extrakorp. Zirkulat. u. Hypotherm. um 10^0 C (mit Albrecht), Langenbecks Arch. klin. Chir. 304/1963. — Op. e. traumat. Aneurysmas d. Aorta thoracica descendens m. Hilfe e. Umgehgs.kreislaufes (mit Heberer), Farbtonfilm,
ebd. — „Frühurogramm" u. „Rapoport-Test" z. Erkenng. v. Hochdruckkranken
m. Nierenart.sten. (mit Albrecht u. Heberer), Verh. Dtsch. Ges. inn. Med. 1963. —
Erfahrgn. m. „Frühurogramm" u. Rapoport-Test" b. d. Erfassg. v. Hochdruckkranken m. Nierenart.sten. (mit Albrecht u. Schmitz-Dräger), Verh. Dtsch. Ges.
Urol. 1963. — Chir. Mögl.ktn. b. Hochdruckerkrankgn. (mit Heberer), Langenbecks Arch. klin. Chir. 308/1964. — Funkt. Unt.suchgn. z. Progn. d. Hochdrucks b.
„chir." Nierenerkrankgn. (mit Albrecht), ebd. — Hochdruck u. einseit. Nierenerkrankgn. (mit Albrecht u. Lohmann), Urologe 1965. — Widerstand u. Sauerstoffverbrauch v. isol. Hundenieren während d. Perfus. m. künstl. Lösgn. b. 10^0 C
(mit Lohr, Mittring u. Sachweh), Langenbecks Arch. klin. Chir. 313/1965. —
Exp. Untsuch.gn. z. Konservierg. b. Nieren durch Perfus. m. künstl. Lösgn. b.
10^0 C (mit Sachweh u. Lohr), Urol.ber. 21. Tagg. 1965. — Sauerstoffverbrauch d.
isol. Hundeniere i. Hypotherm. zw. 5 u. 30^0 C b. Perfus. m. künstl. Lösgn. (mit
Sachweh), Langenbecks Arch. klin. Chir. 316/1966. — Chir. Bhdlg. d. renovask.
Hochdrucks, Dtsch. med. Wschr. 1967. — Regulierg. v. Glomerulumfiltrat u.
art. Blutdruck durch d. Natriumgradienten an d. Macula densa-Zellen. — Hypothese üb. d. Stimulierg. d. Renin-Angiotensin-Systems. Zugl. Beitr. z. Genese
verschied. Hochdruckformen, Klin. Wschr. 1967. — Diagn. u. therap. Besonderh. b.
einigen Hochdruckkranken m. Nierenart.sten. (mit Heberer u. Engelking), Dtsch.
med. Wschr. 1967. — D. Kranke m. eingeschränkt. Nierenfunkt. b. allg.chir.
Eingr. — Diagn. u. therap. Üb.leggn. (mit J. Eigler), Münch. med. Wschr. 1967. —
Funkt.werte b. Nierenart.sten. als Hinweis auf e. Bedeutg. d. Natriumgradienten
d. Macula densa f. d. Hochdruckgenese (mit Albrecht u. Engelking), Verh. Dtsch.
Ges. Kreisl.forsch. 33/1967.

Eigler, Wilhelm, Facharzt f. Chir., 693 Eberbach, Goethestr. 12. — *25. 4. 92
Neumark/Pomm. — **A:** 24 München. — **Prom:** 24 ebd. — **F:** Chir. — **V:** Path. Inst.
München (Borst), 25/26 Chir. Klin. ebd. (Sauerbruch), 27/28 Chir. Heilanst. Krecke
ebd., 28–29 Ev. Krhs. Gelsenkirchen (Schütte), bis 49 Krhs. Sangerhausen, bis 59
Kuranst. u. Krhs. Gersfeld/Rhön. — **B:** Postop. Bestrahlg. d. Brustkrebses —
Postop. Magendilatat. u. d. art.mesenteriale Duodenalverschluß — Blutkörperchen
Senkgeschwindigkt., in: Beitr. z. prakt. Chir. (Krecke), Lehmann 1929. — **P:** Endo-
thorakale Zysten, Dtsch. Z. Chir. 199/1926. — Retroperiton. Massenblutgn.,
Münch. med. Wschr. 1928. — Dürfen Heilerfolge b. Unfallverl. d. Industrie u. d.
Landwirtschaft miteinander verglichen werden?, Zbl. Chir. 1933. — Anwends-
breite d. Peritonitisserums, Münch. med. Wschr. 1939. — Häufigkt. d. Os.acro-
miale, Zbl. Chir. 1940. — Vereinfachte Schenkelhalsnagelg. ebd., 1947. — Schenkelhalsnagelg. ohne Ziel- u. Führgs.gerät, Chirurg 1947. — Gegenwärt. Stand d. Penicillintherap. i. d. Chir., Zbl. Chir. 1948. — Tuberkulostatica n. Op. b. d. Urogenitaltbk., Chirurg 1959. — Lungenkrebs d. U-Boot-Fahrer, Münch. med. Wschr. 1960.

Eilert, Ludger, Chefarzt d. chir. Abt., Elisabeth-Hosp., 41 Duisburg-Meiderich.
— *13. 8. 08 Albersloh/Westf. — **A:** 34 Münster. — **Prom:** 36 ebd. — **V:** 35–36
Münster (Coenen, Haertel, Herzog), 37 Josef-Krhs. Bockum-Hövel (Struck,
Wilms), 38-51 St. Elisabeth-Hosp. Duisburg-Meiderich (Märzheuser).

Eisele, Roland, Assistent d. II. Chir. Klin. d. Freien Univ. Berlin im Städt. Krhs.
Westend, 1 Berlin 19, Spandauer Damm 130. *

Eisenbach, Joachim H. H., Priv.-Doz. Facharzt f. Chir., Ass.-Arzt d. Chir. Univ.-Klin. 6 Frankfurt a. M. 70, Ludwig-Rehn-Str. 14. — *25. 3. 29 Frankenholz/Saar. — A: 55 Mainz. — **Prom:** 55 ebd. — **Hab:** 68 Frankfurt a. M. — **F:** Chir. — **V:** 55–56 inn. Abt. Knappschaftskrhs. Sulzbach/Saar (Krauß), 57 Pathol. Inst. Knappschaftskrhs. Quierschied/Saar (Herzog), ab 57 Frankfurt a. M. (Geißendörfer). — **P:** Marknagelg. wachsend. Röhrenknochen, Diss. — Malignes Hämangiopericytom, Zbl. allg. Path. 1959. — Kondukt. Abkühlg. u. Erwärmg. d. Herzens, Zbl. Chir. 1960. — Bhdlg. d. Prostataka., Bruns' Beitr. klin. Chir. 203/1961. — Neutralisierg. v. Heparin b. extrakorp. Kreislauf, Anaesthesist 1961. — Röntg. Nachweis d. Fettemb. d. Lunge, Med. Welt 1961. — Verhalten einig. Metaboliten d. Herz- u. d. Hirnstoffwechsels b. tiefer Unt.kühlg., Bruns' Beitr. klin. Chir. 204 u. 205/1962. — Mesenterialart.verschlüsse, Int. Praxis 1963, Med. Welt 1963, Chir. Praxis 1964. — Zusatzbeleuchtg. d. Op.feldes, Zbl. Chir. 1964. — Ärztl. Haftpflicht b. d. Wiederbelebg., Langenbecks Arch. klin. Chir. 308/1964. — Konserv. homologe Cutis als Patchmaterial am Herzen, ebd. 313/1965. — Verhalten d. Lebergewebes nach tempor. Ischäm., Bruns' Beitr. klin. Chir. 212/1966. — Retrograde Invaginat. durch e. Braunsche Anastom., Zbl. Chir. 1966. — Komplikat. b. d. Schrittmacherimplantat., Thoraxchir. 1966. — Schrittmacherimplantat. b. Adams-Stokes-Anfällen ohne Dauerblock, Langenbecks Arch. klin. Chir. 316/1966. — Erg. d. Schrittmacherbhdlg., Minerva chir. 21/1966, Bruns' Beitr. klin. Chir. 215/1967. — Späterg. b. Tibiakopffrakt., Bruns Beitr. klin. Chir. 215/1967. — Übwachg. d. Pat. m. Herzschrittmacher, Landarzt 1967.

Eisenberg, Werner, Chefarzt d. Anst. Hephata, Leit. Arzt d. chir. Abt. ebd., Durchgangsarzt, 3578 Treysa. — *29. 5. 03 Kassel. — **A:** 28 Berlin. — **Prom:** 29 Marburg. — **F:** Chir. — **V:** 6 Mon. Entbindgs.klin. Kassel (Baumgart), 6 Mon. Inst. f. Tropenkrankh. Hamburg (Nocht), 5 Mon. Schiffsarzt b. d. Hapag, 30–33 Dtsch. Diakonissen-Hosp. Jerusalem (Gmelin), 33–34 Ev. Krhs. Oberhausen/Rhld. (Rohde), 34–46 Ass. u. Oberarzt d. Hephata Anst. Treysa (Siebold), zwztl. 40–44 Kriegsdienst. — **P:** Endokrine Störgn. b. Schwachsinnigen, Z. Kinderforsch. 1929. — Gr. Lipom am re. Unt.arm m. Druckschädigg. d. Nervenstämme u. Untarmknochen, Zbl. Chir. 1934.

Eisenreich, Franz, Prof., Oberarzt d. Chir. Univ. Klin., 63 Gießen, Klinikstr. 37. — *4. 3. 21 München. — **A:** 45 München. — **Prom:** 47 ebd. — **Hab:** 61 Gießen. — **F:** Chir. — **V:** 45 Chir. Univ.-Poliklin. München (Ernst), 45–47 Pathol. Inst. ebd. (Borst), 47–48 I. Med. Univ.-Klin. ebd. (Bingold), 48–51 Chir. Univ.-Klin. ebd. (Frey), ab 51 Gießen (Vossschulte). — **P:** Stabilität d. Urobilins i. Harn, Diss. — Bilifuscin u. Mesobilifuscin als natürl. Abbauprodukte d. Blutfarbstoffes; üb. Vorkommen u. Bildg. (mit Siedel u. v. Pöllnitz), Naturwissenschaften 1947. — Pro-mesobilifuscin (Meso-bilileukan), e. neues physiol. Abbauprodukt d. Blutfarbstoffes (mit Siedel u. Stich), ebd. — Differenzierg. d. Bilirubinderivate Urobilin u. Sterkobilin, Klin. Wschr. 1948. — Bilirubinumbau i. Galle u. Darm, Dtsch. med. Wschr. 1948. — Krit. Betrachtgn. unserer Kenntnisse üb. Bilirubinoide, Gallenfarbstoffe, Klin. Wschr. 1949. — Bhdlg. m. Aminosäuren, Ärztl. Praxis 1949. — Angebor. Herzfehler, ebd. — Unsere Erfahrgn. m. intraven. Aminosäureinfus. (mit Schedel), Münch. med. Wschr. 1950. — Erfahrgn. m. Depot-Padutin, Therap.-woche 1951. — Periph. Durchblutgs.störgn. u. ihre Bhdlg. m. Padutin (mit Schedel), Langenbecks Arch. klin. Chir. 269/1951. — Neue Methode z. Auswertg. v. Papierelektrophero-, Ionophero- u. Chromatogrammen (mit Eder), Klin.Wschr. 1951. — Eiweißmangel i. d. Chir. (mit Schedel), Ärztl. Forschg. 1951. — Postop. Verhalten d. Plasmaeiweißkörper (mit Deininger), Langenbecks Arch. klin. Chir. 269/1951. —

Unt.suchgn. üb. d. Entstehg. v. Lungenatelektasen b. Ausschaltg. d. Lungennerven u. unt. anderen Bedinggn., Thoraxchir. 1953. — Tödl. Lungenemb. an d. Chir. Klin. Gießen 1931–1953, Vortr. 1. internat. Tagg. üb. Thromb. u. Emb. Basel 1954. Kongr. Bericht: Schwabe 1955. — Exp. Unt.suchgn. üb. d. Kollateralventilat. d. Lunge (mit Haag), Bull. Soc. Int. Chir. 1956. — Exp. Unt.suchgn. z. pathophysiol. Bedeutg. d. Kollateralventilat. (mit Haag), Thoraxchir. 1956. — Prostatahypertroph. u. ihre Bhdlg., Med. Bildd. Roche 1956. — Exp. Unt.suchgn. z. Klärg. d. peri- u. postatelektat. Emphysems, Verh. Dtsch. Ges. inn. Med. 1956. — Plexiglasalloplast. nach Resekt. v. Knochentumoren, Chirurg. 1957. — Hypotherm. b. pharmakol. Drosselg. d. Schilddrüse (mit Voss u. L'Allemand), Langenbecks Arch. klin. Chir. 289/1958. — Tierexp. Unt.suchgn. am Herzen b. vollständ. Abklemmg. v. Aorta u. Arteria pulmonalis (mit Wagner u. a.), Thoraxchir. 1958. — Exp. u. klin. Erfahrgn. b. d. Hypotherm. nach vorher. Schilddrüsenblockade (mit L'Allemand u. Voss), ebd. — Exp. Unt.suchgn. z. Kreislaufunt.brechg. durch Abklemmg. v. Aorta u. Arteria pulmonalis (mit Wagner u. a.), ebd. 1959. — Auswirkgn. d. vollständ. Verschlusses d. Arteria pulmonalis auf d. Druck i. d. Herzkammern u. i. d. herznahen Aorta (mit Haag u. a.), Minerva cardioangiol. Europ. 1959. — Haemodynam. Folgen u. ihre Auswirkgn. auf d. Herz b. Lungenemb. (mit Wagner u. Haag), Bull. Soc. Int. Chir. 1960. — Bedeutg. d. Coronarperfus. f. d. Wiederbelebg. d. Herzens i. d. Hypotherm. (mit Stiller u. a.), ebd. — Bedeutg. d. endokrin. Systems f. d. künstl. Hypotherm. (mit Voss, L'Allemand u. Fetzer), Klin. Wschr. 1960. — Kreislaufunt.brechg. i. tief. Hypotherm. (mit Stiller u. a.), Minerva cardioangiol. Europ. 1960. — Resorpt. u. Retrakt. b. d. Entstehg. v. Lungenatelektasen, Habil.-Schr., Z. exper. Med. 1963. — Kreislaufunt.suchgn. b. exp. Lungenemb. (mit Becker u. a.), Langenbecks Arch. klin. Chir. 298/1961. — Isol. Emphysem einzelner Lungensegmente (mit Haag), Dtsch. med. Wschr. 1962. — Unt.suchgn. üb. pulmonale Reflexe b. Lungenemb., Thoraxchir. u. vask. Chir. 1964. — Hat d. transsternale Embolekt. d. Op.progn. b. fulminant. Lungenemb. gebessert? (mit Stiller), Langenbecks Arch. klin. Chir. 308/1964. — Erg. d. pulmonal. Embolekt. b. akut. Lungenemb. (mit Vossschulte u. Stiller), Zbl. Chir. 1964. — Emergency embolectomy by the trans sternal approach in acute pulmonary embolism. (mit Vossschulte u. Stiller), Surgery St. Louis 58/1965. — Lungenemb., Langenbecks Arch. klin. Chir. 313/1965. — Farbfernsehen i. Op.saal, Med. Markt u. Acta medicotechn. 1966. — Mod. Gesichtspunkte z. Taktik u. Techn. d. Gallenchir. (mit Sailer u. Knoop), Fortschr.Med. 1966. — Portale Hypertens., Langenbecks Arch. klin. Chir. 316/1966. — Op. Maßnahmen b. Pfortaderhypertonie i. Kindesalter m. bes. Berücksicht. d. Dissekt.ligat. (mit Vossschulte), Z. Kinderchir. 1967. — Erste Erfahrg. m. d. Embolekt.katheter nach Fogarty (mit Hehrlein), Thoraxchir. u. vask. Chir. 1967. — Automat. Schutz v. Luftemb. b. Anwendg. e. Plastikoxygenators (mit Hehrlein u. Wagner), ebd. — Subclavian Steal Syndrom (mit Bayindir, Hehrlein u. Schoen), ebd. — Idiopath. Choledochuscyste (mit Schleifer u. Noeske), Zbl. Chir. 1967.

Eisheuer, Peter, Facharzt f. Chir. u. Durchgangsarzt, fachärztl. Berater d. Tiefbauberufsgn.schaft Nordwest-Dtschl. Hannover, 3012 Langenhagen–Hannover, Stader Landstr. 47. — *5. 2. 20 Viersen/Niederrh. — **A:** 46 Münster. — **Prom:** 46 München. — **F:** Chir. — **V:** 46–54 St. Josephs Hosp. Bochum-Linden (Boecker), zwztl. 50–52 Intubat. nark. Med. Akad. Düsseldorf (Derra). 54–57 Unfallklin. d. nordwestl. Eisen- u. Stahl Berufsgen.schaft Hannover (Gerlach), 58–59 Unfallklin. ebd. d. unfallchir. Abt. Friederikenstift. ebd. (Düben).

Eisold, Gert, Chefarzt d. Krskrhs. 8562 Hersbruck/Mfr. — *23. 8. 21 Freital/Sa. —
A: 45 Leipzig. — **Prom:** 45 ebd. — **F:** Chir. — **V:** 46–57 Ass.Arzt u. Oberarzt d.
Stadtkrhs. Dresden-Friedrichstadt (Fromme), 58 Krskrhs. Wangen/Allgäu (Ferstl),
59–62 Oberarzt d. Städt. Kr.anst. Nürnberg (Franke). **P:** Bhdlg. d. Zenkerschen
Grenzdivertikel d. Oesoph., Zbl. Chir. 1954. — Bhdlg. d. Kardiospam., ebd. 1956. —
Blutgn. aus d. Gallenwegen, Chirurg 1961. — Angebor. Anomalien d. Gallenblase,
Zbl. Chir. 1961.

Eitel, Hermann, Facharzt f. Chir., 708 Aalen, Bahnhofstr. 51. — *10. 6. 02
Freiburg/i. Br. — A: 24 Freiburg/i. Br. — **Prom:** 23 ebd. — **Hab:** 33 ebd. — **F:** Chir.
— **V:** 23 Inn. Klin. Freiburg (Eppinger), Pathol. Inst. ebd. (Aschoff), Pharmakol.
Inst. München (Straub), Med. Akad. Düsseldorf (Rehn), 28–33 Freiburg (Rehn,
Möllendorf), bis 59 Krskrhs. Aalen. — **P:** Anat. Untersuchgn. z. ischäm. Muskelkon-
trakt. (mit W. Schulze), Bruns' Beitr. klin. Chir. 141/1927. — Wesen d. Toluylendia-
minikterus, Beitr. path. Anat. 1928. — Empfindl. Methode d. Urannachweises u. d.
Lokalisat. d. Urans i. tier. Organism. b. d. Uranvergiftg. Arch. exper. Path. Pharmak.
Bd. 135. — Klin. u. exp. Studie üb. d. Inhalat.nark. m. Rückatmg. (mit Fohl), Klin.
Wschr. 1929. — Glykäm. Kurve nach peroral. Glukosebelastg. b. entzündl. Erkrankgn.
d. Gallenblase u. d. Gallenwege, Dtsch. Z. Chir. 226/1930. — Ausscheidgskurve d.
Jodes aus d. Blute nach Zufuhr v. Tetrajodphenolphthaleinnatrium unt. normal. u.
pathol. Verhältnissen i. Tierexp. (mit Loeser), Klin. Wschr. 1931. — D. Bedeutg. d.
Ductus thoracicus f. d. Ausscheidg. d. Jods i. Blut (mit Loeser), Arch. exper.
Path. Pharmak. 1931. — Z. Entstehg. d. reinen Pigmentgallensteine, Klin. Wschr.
1931. — Zeitl. Beobachtgn. üb. d. Entstehgsdauer d. Magenkrebses auf d. Boden d.
Magenulcus (mit Schneider), Dtsch. Z. Chir. 230/1931. — Chir. Bhdlg. d. Knochen-
cysten ebd. 235/1932. — Bedeutg. d. Leber u. ihrer Funkt.störgn. f. d. Chir. (mit
Rehn), Klin. Wschr. 1932. — Hypophysenvorderlappen, Schilddr. u. Kohlehydratstoffwechsel d. Leber (mit Loeser), Arch. exper. Path. Pharmak. 167/1932. —
Beziehgn. zw. Hypophysenvorderlappen, Schilddrüse u. Kohlehydratstoffwechsel
d. Leber (mit Loeser), Klin. Wschr. 1932. — Hypophysenvorderlappen u. Schilddrüse (mit Löhr u. Loeser), Arch. exper. Path. Pharmak. 1933. — Schilddrüse u.
Nervensystem, Dtsch. Z. Chir. 242/1934. — Leberfunkt.prüfgn. b. chir. Erkrankgn.
(mit Rehn), Med. Welt 1934. — Einfl. d. Chlorverarmg. d. Organism. auf d. Tätigkt.
d. Darms (mit Loeser), Dtsch. Z. Chir. 243/1934. — Wertbestimmg. d. Thyreotropen
Hormons i. d. menschl. Hypophyse (mit Müller u. Loeser), Klin. Wschr. 1935. —
Thyreotrope Wirkstoffgehalt d. menschl. Hypophyse (mit Müller u. Loeser), Arch.
exper. Path. Pharmak. 1935. — Schilddrüse u. Nervensystem, Hab.-Schr., Dtsch.
Z. Chir. 247/1936. — Schilddrüsentätigkt. u. Wundhlg. (mit Riecker), Bruns'
Beitr. klin. Chir. 164/1936. — Einfl. v. thyreotropem Hormon auf d. Einhlg.
verpflanzten Schilddrüsengewebes i. Tierversuch Dtsch. Z. Chir. 247/1936. —
Schilddrüsentätigkt. u. Frakt.hlg. (mit Lexer), Arch. klin. Chir. 1936. — Einfl. v.
thyreotropem Hormon u. Schilddrüsenstoffen auf d. Heilg. exp. gesetzter Frakt.,
Klin. Wschr. 1936. — Bedeutg. d. antiskorbut. Vit. f. d. Bhdlg. chir. Erkrankgn.
(mit Trück), Arch. klin. Chir. 1937. — Schilddrüsentätigkt. u. Vit. C-Stoffwechsel,
Z. Vitaminforsch. 1938. — Wirkgsweise u. klin. Verwendbark. e. neuen Gruppe
zentr. Analeptika, Münch. med. Wschr. 1938.

Ekesparre, Werner v., Chefarzt der chir. Abt. des Kinder-Krhs. Walddörfer,
2000 Hamburg 66, Triftweg 70. — Fragebogen 1968 nicht beantwortet.

Ekman, Carl Axel, Dozent, Oberarzt d. Chir. Univ.-Klin., Per Henrik Lings
väg. 1, Lund (Schweden). — Fragebogen 1968 nicht beantwortet.

Elbracht, A. F. Günther, Oberarzt d. Johanniter Krhs., 3212 Gronau/Leine. — *8. 10. 21 Gütersloh. — **A:** 50 Düsseldorf. — **Prom:** 51 Münster. — **F:** Chir. — **V:** 50 Med. Univ.-Klin. Münster (Schellong), 50–51 chir.-gynäk. Abt. Städt. Krhs. Hamm (Senge, Andreesen), 51–52 chir.-gynäk. Abt. St. Christopherus-Krhs. Werne (Krapp), 52 Med. Univ-Klin. Münster (Schellong), 52–54 Städt. Krhs. Gütersloh (Opitz). — **B:** Intraoculare Druck i. Elektroschock, Diss.

El Fiky, Mohamed, Dozent, Oberarzt d. Chir. Klin. d. Univ. Ain Shams, Ramsis Str. 79, Kairo (U. a. R.) — Frageboren 1968 nicht beantwortet.

Elfving, Gustaf, Prof., Poliklin. d. II. Chirurg. Univ.-Klin. Haartmaninkatu 4, Helsinki 29. — Fragebogen 1968 nicht beantwortet.

Ellerau, Arthur, Leit. Arzt d. Krhs, X 6200 Bad Salzungen (Thür.), Karl-Marx-Str. 43. — Fragebogen 1968 nicht beantwortet.

Elmendorff, Harald Frhr. v., Prof., Oberarzt d. chir. Univ.-Klin., 4 Düsseldorf, Moorenstr. 5. — *17. 1. 28 Bonn. — **A:** 51 München. — **Prom:** 51 ebd. — **Hab:** 63 Düsseldorf. — **F:** Chir. u. Unfallhk. — **V:** 51–52 Physiol. Inst. Bern (v. Muralt), 52–53 Church Home and Hosp.-Johns Hopkins Univ. Baltimore, Md/USA (Morgan), ab 53 Düsseldorf (Derra).

Eloesser, Leo, Prof., Apto. Post. 39, Tacámbaro, Michoacan/Mexico. — *29. 7. 81. San Francisco/Calif. **A:** 16 Karlsruhe.— **Prom:** 07 Heidelberg. — **Hab:** 12 San Francisco. — **F:** Chir. — **V:** 06 Chir. Univ.-Klin. Heidelberg (Narath), 07 Samariterhs. ebd. (Czerny), 07 St. Mary's Hosp. London (Wright), 07–08 Kiel (Anschütz), 08 Augustaspit. Berlin (Krause). — **B:** An d. Heidelberger Chir. Klin. beobacht. Pankreaserkrankgn.; Cammidge'sche Urin-probe. I. D. Jena, G. Fischer, 1907. — Surgery of the Pleura, in: Christopher, Textbook of Surgery. Philadelphia, W. B. Saunders Co., 1st. Ed. 1936 to 5th. Ed. 1949. — Operation for Treatment of apical Cavities persisting in artificial Pneumothorax. Med./Surg. Tributes to Harold Brunn. (Festband). San Francisco, 1942. — (With Bigger and Churchill) Military surgical Manual, Thor. Surg. Vol. VI, Nat. Research Council, Philadelphia, W. B. Saunders Co., 1943. — (With Galt and Hemingway) El Embarazo, el Parto y el Recien Nacido; Manual para Parteras Rurales. Mexico. Insto. Indigenista Interamericano. Pp. 148. 1^a Ed. 1954; 2^a Ed. revisada, 1963. — Guia de Ensenanza para el libro, El Embarazo, el Parto y el Recien Nacido. Mexico. Insto. Indigenista Interamericano, Pp. 47. 1954. — (With Galt and Hemingway) Pregnancy, Childbirth and the Newborn. Mexico, Insto. Indigenista Interamer. Pp. 150 1st. Ed. 1955; 2d. Ed. revised, 1959. — Teacher's Guide for "Pregnancy, Childbirth and the Newborn". Mexico, Inst. Indigenista Interamer. Pp. 43. 1st. Ed. 1955; 2d. Ed. 1960. — (With Galt, and Hemingway). A Gravidez, o Parto e o Recem Nascido. Mexico, Inst. Indigenista Interamer. Pp. 146. 1956. — **P:** Typ. Gewerbedeformität d. re. Hand, Beitr. z. klin. Chir. 52/1906. — Pankreaserkrankgn., Mitt. a. d. Grenzgeb. Med. u. Chir. 18/1907. — Schienenhülsenapparat z. Streckg. d. Kniegelenkskontrakt., Zbl. Chir. 1909. — Implantation of Joints. California State J. Med. 11/1913. — Surgery of Peptic Ulcer. Calif. State J. Med. 12/1914. — Local Anesthesia in Major Operations on Head and Face. Dental Register 68/1914. — Amputations and their After-treatment. Calif. State J. Med. 13/1915. — Repair of Defects in Blood-vessels by free Grafts of Fatty Tissue. J. A. M. A. 64/1915. — Notes from a German Military Hospital with Observations on Gas Phlegmons, ebd. 65/1915. — Blutübertragung i. d. Kriegschir. Münch. med. Wschr. 1916. — Nature of Neuropathic Affections of the Joints. Ann. Surg. 66/1917. — Plastic Surgery of Jaws & Face. Bone Grafting in the Jaws, J. Nat. Dental Ass., 1917. — Pathology of War Surgery in Diseases of the Mouth, ebd. — Gunshot wounds & Lesions produced by Shell and Shrapnel in the Jaws and Face, ebd. — Fractures in War-time. Calif. State J. Med. 15/1917. — Wounds of Joints, Boston Med. & Surg. Jl. 178/1918. — Rib Grafting Operations for Repair of Bone Defects, Arch. Surg. 1/1920. — Sign occurring in Tabes complicated by Charcot Joints, J. A. M. A. 77/1921. — Nasopharyngeal Endothelioma (with J. M. Read), S. G. & O. 32/1921. — Severely but not totally Disabled in Industry with special Reference to the One-armed. Boston med. & Surg. J. 184/1921. — Leg Ulcer, Surg. Clin. N. Am. 2/1922. — Notes on Plastic Operations, S. G. & O. 34/1922. — Thoracoplastic Compression of the Lung in Pulm (with P. K. Brown), Tuberc. Arch. Int. Med. 31/1922. — Aneurysm of Common Iliac Artery, Surg. Clin. N. Am. 3/1923. — Local Anesthesia in Major Surgery, Calif State J. Med. 21/1923. — Obstruction to Lymoh-channels by Scar, J. A. M. A. 81/1923. — Surgical Intervention in Pulm (with P. K. Brown), Tuberc. Am. Rev. Tuberc. 8/1924. — Primary Tumours of the Lung, Arch. Surg. 10/1925. — Arteriosklerot. u. Thromboaterit. Brand, Dtsch. Z. Chir. 189/1925. — Intrapleural Pneumolysis, Surg. Clin. N. Am. 6/1926. — Exarticulation at the Knee-joint, ebd. — Pirate & Bucaneer Doctors, Ann. Med. History, 8/1926. — Congenital Cystic Disease of the Lung, Surg. Clin. N. Am. 8/1926. — Lung Compression & Surgery of the Lung for Pulm (with P. K. Brown), Tuberc. Calif. & Western Med. 26/1927. — Preliminary Pneumothorax in Operations on the open Chest. Clin. Observations on Sensibility & Reflexes of various Parts of the Lung. Various Methods of Anesthesia, Arch. Surg. 14, Part 2/1927. — Treatment of Compound Fractures, Calif. & West. Med. 28/1928. — Treatment of Bronchiectasis, Northwest Med. 28/1929. — Treatment of Pulmonary Abscess, ebd. — Treatment of Fractures: Use of Unna's Zinc-oxid Gelatin Mixture (with Rogers), Calif. & West. Med. 31/1929. — Closure of Bronchial Fistula, Surg. Clin. N. Am. 10/1930. — Congenital Cystic Disease of the Lung, Radiology 17/1930. — Oesophageal Spasm accompanying Arthritis of Spine, West. J. Surg. 39/1931. — Congenital Cystic Disease of Lung, S. G. & O. 52/1931. — Bronchial Stenosis, J. Thor. Surg. 1/1931–32. — Subcostal extrapleural Compression of Lung, Thor. Surg. 1/1932. — Bilateral Lobectomy, S. G. & O. 57/1933. — Sites & Types of Amputation & Exarticulation, Surg. Clin. N. Am. 13/1933. — Meningopleural Fistula following Extirpation of Ganglioneuroma of Upper Mediastinum; Ganglioneuroma of Adrenal Gland, ebd. — Treatment of Fractures of Upper End of Humerus; Experimental & Clin. Study (with Howard), J. Bone Jot Surg. 16/1934. — Bronchial Stenosis in Pulm. Tuberc., Am. Rev. Tuberc. 30/1934. — Chronic Bronchial Stenosis, Internat. Clinics, ii, Ser. 45/1935. — Operation for Tuberculous Empyema, S. G. & O. 60/1935. — Operation for Tuberculous Empyema, Dis. of Chest. 1/1935. — Pulmonary Surg. in America, Soviet. Khir. 1936. — Treatment of some abdominal Cancers by Irradiation through open Abdomen, combined with Cautery Excision, Ann. Surg. 106/1937. — Blocked Cavities in Pulm. Tuberculosis, J. Thor. Surg. 7/1937. — Model to illustrate Mechanics of Respiration & Movements of Mediastinum with various kinds of bronchial Stenosis (with Freeman) Surgery, 3/1938. — Sources of pulm. Haemorrhage & Attempts at its Control, J. Thor. Surg. 7/1938. — Emmet Rixford, 1865–1939, Ann. Surg. 110/1939. — Treatment of Cancer of Breast by combined Irradiation & Operation, Southwest. Med. 24/1940. — Norman Bethune, 1890-1939, J. Thor. Surg. 9/1940. — Treatment of Compound Fractures in War, J. A. M. A. 115/1940. — Transthoracic Bronchotomy for Removal of Benign Tumours of Bronchi, Ann. Surg. 112/1940. — Choice of Procedure in Treatment of Tuberc. Cavities; Considerations regarding intra-cavitary Pressure, J. Thor. Surg. 10/1941. — Osteoplastic Thoracoplasty, Am. Rev. Tuberc. 45/1942. — Our Doctor of the Month, Family Physician, 5/1942. — Treatment of Compound Fractures in War, ebd. — Amputación en Lesiones vasculares del Miembro Inf.; Anestesia por Refrigeración, Semana méd. 50/1943. — Treatment of insufflated Cavities (with Rogers and Shipman), Am. Rev. Tuberc. 51/1945. — In Appreciation of Dr. Harold Philips Hill, Calif. Med. 66/1947. — Treatment of spontaneous Pneumothorax (with Movitt and J. V. Smith), Dis. of Chest. 13/1947. — Editorial; Form & Colour in Med., Ann. Surg. 135/1952. — Assembly Line for Country Midwives, Pacific Spectator, 7/1953. — Organización Hospitalaria Anti-tuberc, Rev. Mex. de Tuberc. y Aparato respirat. 15/1954. — Simplified Obstetrical Phantom, Amer. J. Obst. & Gyn. 68/1954. — Reducing Cost of Care of Tuberculous in Countries of limited Means, Amer. Rev. Tuberc. & Pulmon. Dis., 73/1956. — Editorial (Edw. D. Churchill Number), Ann. Surg. 158/1963. — Editorial: Birth of modern Chest Surgery & v. Mikulicz's part in it, J. Thor. & Cardiovasc. Surg. 50/1965. — Early Anerican Chest Surgery, Stanford **MD.**, Ser. 5 No. 2/1966.

Elsasser, Walter Robert Heinrich, Leit. d. Anaesth.-Abt. Ev. Krhs. Huyssens-Stift.g., 43 Essen, Henricistr. 92. — *7. 12. 17 Dresden. — **A:** 44 München. — **Prom:** 44 ebd. — **F:** Lungenkrankh., Anaesth. u. Chir. — **V:** 48–50 Phthisiol. Stralsund (Fiechtner), 50–54 Phthisiol. Bad Berka (Tegtmeier), 54–61 Chir. u. Anaesth. Chir. Univ.-Klin. Leipzig (Übermuth, Kerrinnes). — **P:** Lungentbk. — Ikterus — Tb I, Dtsch. Gesd.wes. 1951. — Exp. um Probl. d. Pleuraempyems, Z. Tbk. 1953. — Muskelrelaxans „GGG", Dtsch. Gesd.wes. 1956. — Diff.diagn. u. Bhdlg. d. Nebenlungen, Zbl. Chir. 1956. — Diff.diagn. d. Mediastinaltumoren, ebd. 1958. — Rezidive b. Lungentbk., Z. Tbk. 1958. — Lungenchir. d. verschied. Lebensalter (mit Kerrinnes), Dtsch. Gesd.wes. 1959. — Gedeckte Hirntrauma u. neue Wege seiner Bhdlg. (mit Neudel), Bruns' Beitr. klin. Chir. 202/1961.

Elsholz, Gerhard A. E., Chefarzt d. chir.-gynäk. Abt. u. Ärztl. Dir. d. Rittberg-Krhs. v. DRK, 1 Berlin 45, Carstennstr. 58. — *19. 7. 03 Berlin-Charl.burg. — **A** 28 Berlin. — **Prom:** 29 ebd. — **F:** Chir. — **V:** 28–30 Königin-Elisabeth-Hosp. Berlin-Oberschöneweide (Dobbertin), 30 orthop. Abt. Kinderheilanst. Buch, ebd. (Simon), Berufsgen.schaft Unfallklin. Bülow-Sanatorium ebd. (Josef), 30–33 Städt. Krhs. Berlin-Westend (Neupert), 33–39 Ass. Arzt u. Oberarzt d. Frauenklin. Cecilienhs. Berlin-Charlottenburg (Bracht), 39–55 Chefarzt d. chir. Abt. Königin-Elisabeth-Hosp. Berlin-Oberschöneweide, — **B:** Versorgg. hoher Ureter-Verletzgn., 1920.

Elster, Arnold, Facharzt f. Chir., Durchgangsarzt, Belegarzt d. Georgenbad-Klin., 338 Goslar/Harz. — *24. 9. 27 Neuenwalde/Bremerhaven. — **A:** 53 Göttingen. — **Prom:** 53 ebd. — **F:** Chir. — **V:** 54-61 Vereins.-Krhs. u. städt. Kr.anst. Goslar (Büttner).

Emmermann, Helmut, Facharzt f. Chir., Wiss. Ass. d. Chir. Univ.-Klin., 34 Göttingen. — *7. 2. 31 Bockenem/Harz. — **A:** 59 Hannover. — **Prom:** 58 Göttingen. **F:** Chir. — **V:** 57–58 Pharmak. Inst. Göttingen (Lendle), 58 Ev. Krhs. Hagen/ Westf. (Schele), 59 Frauenklin. ebd. (Gerstein), 59–60 inn. Abt. Ev. Krhs. (Korte), 60–68 Göttingen (Hellner), 63–64 ebd., Abt. f. Thorax-, Herz- u. Gefäßchir. (Koncz). — **P:** Revascularisierg. d. Mesenterialart., Chirurg 1966. — Ven., renoportale Anastom. an Hunden m. Goldblattnieren, Langenbecks Arch. klin. Chir. 316/1966.

— Unt.schiedl. Blutdruckwirksamkt. v. Hypertensininfus. i. d. Pfortader u. Hohlvene b. Hunden, Gastroenterologia 1967.

Encke, Albrecht, Wiss. Ass. d. Chir. Univ.-Klin., 69 Heidelberg. — *24. 6. 35 Remscheid. — **A:** 64 Köln. — **Prom:** 61 ebd. — **F:** Chir. — **V:** 61–62 Muhlenberg Hosp. Plainfield, N. J./USA, 64–65 Blutgerinngslabor Med. Univ.-Klin. Heidelberg (Lasch). — **B:** Glukose u. Blutgerinng., in: D-Glukose u. verwandte Verbindgn. i. Med. u. Biol. (Bartelheimer, Heyde u. Thorn), Enke 1966. — **P:** Schädelnähte unt. normal. u. pathol. Verhältnissen, Diss. — Schock, Einfl. d. Fibrinolysetherap. auf d. Verbrauchskoagulopath., Reanimat. et Organes artefic. 2/1965, Langenbecks Arch. klin. Chir. 316/1966, J. cardiovasc. Surg. 1967. — Intravasc. Gerinng., Acta clin. Belg. 21/1966. — Exp. Pankreatitis, Klin. Wschr. 1966. — Postop. Blutgn., Langenbecks Arch. klin. Chir. 316/1966. — Tödl. fulminante Lungenemb., Chirurg 1966, Surg. Gyn. Obstetr. 125/1967.

Ender, Joseph, Prim. u. Leit. d. unfallchir. Abt. Landeskrhs., A-400 Steyr/O. Ö. — *23. 1. 15 Koblach/Vorarlb. — **A:** 39 Wien. — **Prom:** 39 ebd. — **F:** Unfallchir. — **V:** 40 Unfallkrhs. Wien (Böhler, Finsterer), 40–45 Kriegsdienst, 45–46 Univ.-Frauenklin. Innsbruck (Tapfer), 46 Univ.Ki.klin., ebd., 46–55 Unfallkrhs. Wien (Böhler), Orthop. Spit. ebd. (Erlacher), I. Chir. Klin. ebd. (Schönbauer). — **B:** Hüftkopfnekr. nach Schenkelhalsbr., ihre Häufigk. u. Versuche d. Verhütg. (mit L. Böhler), Jb. Wiederherstellgs.chir. u. Traumatol. Karger 1953. — Chir. d. Handverletzgn. (mit Krotscheck u. Simon-Weidner), Wien, Springer 1956. — **P:** Knochenspanunterfütterg. b. frischen Fersenbeinbrüchen, Wien. med. Wschr. 100. — Bhdlg. d. intraarticul. Schenkelhalsbr. u. i. Folgen m. Erg. d. Nachuntersuchg., Arch. orthop. Unfallchir. 45/1952. — Bhdlg. d. Schienbeinkopfbr., Langenbecks Arch. klin. Chir. 276. — Bhdlgserg. frischer, geschlossener Unterschenkelschaftbr. i. Unfallkrhs. Wien v. 1925–1950. Verh. d. Dtsch. Orthop. Ges. 1953. — Erfahrgn. m. d. Anlegespan b. d. Bhdlg. v. Pseudarthrosen u. v. Brüchen m. verzögerter Heilg., Chirurg. 1954. — Op. Fingerersatz u. Sehnenverpflanzg. a. d. Hand, Langenbecks Arch. klin. Chir. 279/1954. — Frühbhdlg. d. Kniegelenksfrakt., Verh. Dtsch. Orthop. Ges. 1954. — Bhdlg. u. Bhdlgs.erg. d. Schienbeinkopfbr., Arch. orthop. Unfallchir. 47/1955. — Konserv. behandelten Verrenkgsbr. d. Sprungbeinkörpers, Arch. orthop. Unfallchir. 48/1956. — Bhdlg. u. Bhdlgs.erg. v. 1130 frischen, geschlossenen Unterschenkel- u. Schienbeinschaftbr., Hefte Unfhlkd. 54/1957. — Bhdlg. d. Brüche d. Speiche a. periph. Ende, Chir. Praxis 7/1963. — Bhdlg. schwerer Schienbeinkopfbr., Arch. orthop. Unfallchir. — Ambulante Bhdlg. d. Unterarmfrakturen. Monatskurse ärztl. Fortbild. 1964. — Bhdlg. d. Syndaktylie, Langenbecks Arch. klin. Chir. 1964.

Enders, Fritz A. P., Chefarzt d. Krskrhs. Land Hadeln, 2178 Otterndorf-N. E. — *19. 7. 14 Rastenburg/Ostpr. — **A:** 39 Berlin. — **Prom:** 47 Hamburg. — **F:** Chir. — **V:** 39 u. 41–43 Krskrhs. Rastenburg/Ostpr. (Diehl), 39–45 Kriegsdienst, 45-47 Oberarzt d. Krskrhs. Otterndorf (Hahn), 56 2 Mon. Freiburg (Kraus), 57 2 Mon. Hafenkrhs. Hamburg (Küntscher), 58 1 Mon. ebd. u. Krhs. Barmbek (Junker).

Endler, Franz, Dozent, Primarius d. orthop. Abt. d. G. v. Preyerschen Kinderspits. Wiedner Hauptstr. 36, A-1040 Wien (Österreich). — Fragebogen 1968 nicht beantwortet.

Endres, Gerhard, Dozent, Leiter d. Anästhesieabt. d. Chir. Univ.-Klinik, X 9600 Jena, Bachstr. 18. — Fragebogen 1968 nicht beantwortet.

Endress, H. Helmut, Facharzt f. Chir., Durchgangsarzt, 7332 Eislingen, Hauptstr. 50. — *29. 12. 24 Lengenfeld u. St./Eichsfeld. — **A:** 51 Heidelberg.

— **Prom:** 51 ebd. — **F:** Chir. — **V:** 51–53 Zentralklin. Göppingen (Zukschwerdt), 53–57 chir. Abt. Karl-Olga-Krhs. Stuttgart (Hohlweg), 57–58 inn. Abt. ebd. (Dennig), 58–61 chir. Abt. ebd. (Hohlweg), zwztl. je 3 Mon. Kinderklin. Stuttgart-Berg (Gaupp), Landesfrauenklin. ebd. (Reichenmiller), Berufsgen.schaftl. Klin. Tübingen (Kreutz).

Engel, Alfons, Chefarzt d. chir. Abt. Städt. Krhs. 723 Schramberg, Sonnenberg 7. — *4. 7. 08 Obermarchtal/Do. — **A:** 34. — **Prom:** 34. — **F:** Chir. — **V:** 34 Erfurt (Hook), 35–36 Schwäb. Gmünd (Finger), 37 Gelsenkirchen (Hoffmann), 38–39 Sterkrade (Clemens), 40–41 Schramberg, Vertr. v. Dr. Blum, 42-43 kommissar. Leit. d. Städt. Krhs. Schramberg, 43–45 Kriegsdienst.

Engel, Gerhard, † 25. 7. 68. OMR., Kreisarzt, Ärztl. Dir. u. Chefarzt d. chir. Abt. Krskrhs., X 74 Altenburg, Leipziger Str. 5. — *7. 7. 07 Gleiwitz, — **A:** 32 Breslau. — **Prom:** 35 ebd. — **F:** Chir., Gynäk. u. Geburtsh. — **V:** 31–32 Städt. Krhs. Hirschberg (Haedtke), 32–33 Krhs. Burg/Magdeburg (Lotsch), 33–39 Klin. f. Frauenkrankh. u. Geburtsh. Breslau (Hannes, Geller), 39–45 Kriegsdienst. — **P:** Recidiv. üb.gr. Harnleiterstein, Z. Urol. 1951. — Tumoren d. Ligamentum rotundum uteri, Zbl. Gynäk. 1951. — Intraven. Dauertropfnark. m. Eunarcon, Zbl. Chir. 1951. — Unsere Erfahrgn. m. Frühaufstehen d. Pat. nach Bauchop., Dtsch. Gesd.wes. 1952. — Krukenberg-Tumoren, e. chir.-gynäk. Grenzgeb. m. kasuist. Beitr., Zbl. Gynäk. 1952. — Kasuist. Beitr. z. dreifach. prim. Ka. m. gleichzeit. doppelter, gutart. Tumorbildg., Arch. Geschwulstforsch. 5/1953. — Früh- u. Spätschäden nach Schwangerschaftsunt.brechgn., Dtsch. Gesd.wes. 1953. — Verwendg. v. Eunarcon i. Verbindg. m. Muskelrelaxantien, Riedel-Arch. 1954. — Sog. isol. Symphysensprengg., Zbl. Chir. 1954. — Anwendg. v. Curare u. d. endotracheal. Nark. i. d. Krhs.praxis, Fragen d. Vorbedinggn. u. Indikat., ebd. — Spielt e. üb. lange Zeit getrag. Scheidenpessar b. d. Synkarzinogenese e. Rolle?, Münch. med. Wschr. 1954. — Unsere Unt.suchgs.-erg. m. d. Blutgerinngs.muster nach Bolen, Dtsch. Gesd.wes. 1954. — Mod. Schmerzausschaltg. i. d. op. Krhs.praxis, Z. ärztl. Fortbild. 1956. — Früh- u. Fernerg. d. ersten 115 Prostatekt. nach Millin i. unserer chir. Abt., Z. Urol. 1956. — Wann soll d. Wöchnerin nach d. Entbindg. aufstehen, u. wann soll d. Neugebor. erstmalig angelegt werden?, Zbl. Gynäk. 1956. — Prostatikerbhdlg., Münch. med. Wschr. 1957. — Luftemb. nach manuell. Plazentalösg. b. wiederholt. Plazenta accreta, Zbl. Gynäk. 1958. — Hypoglykämie – Hyperinsulinism., Münch. med. Wschr. 1958. — Unsere Erfahrgn. m. d. Herstellg. u. Verwendg. v. Blutkonserven u. d. Transfus. v. Frischblut, Zbl. Chir. 1959. — Autoplast. Transfus. (Reinfus.) u. Blutbank, Münch. med. Wschr. 1959. — Verletzgn. d. knöch. Beckens b. Spontangeburt, Zbl. Gynäk. 1960. — Therap. d. Prostatahypertroph., Mentor med. Hausarzt 1960. — Verblutgs.-tod durch Perforat. e. intramural. Gravidität i. d. Dünndarm, Münch. med. Wschr. 1961. — Eigenart. Tumorbildg. aus lymphat. Gewebe i. d. Harnblase, Zbl. Chir. 1961. — Bhdlg. d. Nackenkarbunkels, Münch. med. Wschr. 1962. — Üb.gr., schnell wachsend. Lokal-Recidiv e. Mamma-Ka., Med. Bild 1962. — Erg. d. Bhdlg. d. Nackenkarbunkel durch Ausschneidg. m. d. Cutor, ebd. 1963. — Angebor. Weichteilsark. d. li. Unt.armes, Zbl. Chir. 1963. — Früh- u. Späterg. nach 344 Prostatekt. nach Millin, Z. Urol. 1964. — Plötzl., mütterl. Tod b. Spontangeburt, Münch. med. Wschr. 1964.

Engel, Werner, Facharzt f. Chir., Oberarzt d. Krskrhs. 6747 Kandel. — *7. 10. 30 Stettin. — **A:** 55. — **F:** Chir. — **V:** 56–57 Bezkrhs. am Sund Stralsund (Rauch), 58–63 Stadtkrhs. Lehrte (Gaffga), 63–64 Oststadtklin. Hannover (Kirsch), ab 64 Krskrhs. Kandel (Rothascher).

Engelbart, Hans Helmut, Med.-Dir., Berat. Arzt e. Berufsgen.schaft, 3 Hannover, Elkartallee 25. — *16. 7. 21 Lüneburg. — A: 46 Jena. — Prom: 53 Hamburg. — F: Chir. — V: 46 Allg.praxis Rudolstadt (Bauermeister), 47 inn. Abt. Nordstadtkrhs. Hannover (Westphal), 48 inn. Abt. Städt. Krhs. Lüneburg (Kahlstorf), chir. Abt. ebd. (Wagner), 66 Hannoversche landwirtschaftl. Berufsgen.schaft Hannover.

Engelen, Werner F., Oberarzt d. chir. Abt. St. Martinuskrhs., 4 Düsseldorf, Gladbacher Str. 22/32. — *21. 10. 11 Kleve/Niederrh. — A: 37 Berlin. — Prom: 38 ebd. — F: Chir. — V: 37 Neuköllner Krhs. Berlin (Dencks), 37–38 Krhs. am Friedrichshain ebd. (v. Domarus), 39–43 Städt. Kr.anst. Solingen (Rieß), 43–45 Kriegsdienst, ab 45 St. Martinuskrhs. Düsseldorf (Achilles).

Engelhardt, Gustav Heinz, Assistent der II. Chir. Univ.-Klin. in der Städt. Kr.anst., 5000 Köln-Merheim, Ostmerheimer Str. 200.*

Engelking, Rüdiger, Assistent d. I. Chir. Univ.-Klin., 5000 Köln-Lindenthal, Josef-Stelzmann-Str. 9. — Fragebogen 1968 nicht beantwortet.

Engelmann, Alfred Franz Robert, Facharzt f. Chir., Oberarzt d. Ev. Krhs., 5 Köln-Lindenthal. — *9. 9. 23 Naunhof/Grimma. — A: 49 Freiburg i. Br. — Prom: 50 ebd. — F: Chir. — V: ab 64 Oberarzt d. Ev. Krhs. Köln-Lindenthal (Steingräber).

Engels, Eugen, Chefarzt am St. Josephs-Hosp., 5779 Eslohe (Sauerland), Hauptstr. 52. — Fragebogen 1968 nicht beantwortet.

Engels, Josef, Facharzt f. Chir., Durchgangsarzt, 4060 Viersen, Lindenstr. 23–23a. — *25. 9. 08 Viersen. — A: 35 Bonn. — Prom: 35 ebd. — F: Chir. — V: 35–36 Allg. Krhs. Viersen (Elter), 36 Bergmannsheil Bochum (Bürkle de la Camp), 36–40 Marien-Hosp. Duisburg (Orator), 40–41 Städt. Chir. Klin. ebd. (Orator), 41 Arbeiter-Unfallkrhs. Wien (Böhler), 41–42 Städt. Chir. Klin. Duisburg (Orator), 44 Kiel (Fischer). — P: Klin. u. exp. Erg. m. Multival-Wundsalbe u. Multival-Wundlösg., Zbl. Chir. 1938.

Engelstädter, Alfred, Oberarzt d. Ev. Krhs., 433 Mülheim/Ruhr. — *9. 7. 22 Ingolstadt/Obb. — A: 54 Leipzig. — Prom: 53 ebd. — F: Chir. — V: 55–58 Städt. Kr.anst. Brandenburg/Havel (Stober), ab 58 Ev. Krhs. Mülheim/Ruhr (Kleinschmidt, Carstensen).

Engler, Heinz, Chefarzt d. Krskrhs., 214 Bremervörde. — *21. 11. 08 Elmshorn. — A: 37 Greifswald — Prom: 46 Hamburg. — F: Chir. — V: 37 St. Hedwigskrhs. Bad Warmbrunn (Cordes), 38 Krskrhs. Bunzlau (Künzel), 39 Univ.-Frauenklin. Greifswald, 40–43 Johanniter-Krhs. Bad Polzin (Duwe), 44–45 Städt. Kr.anst. Stettin (Vogeler), ab 45 Krskrhs. Bremervörde (Puls).

Englick, Erich, 7847 Badenweiler, Blauenstr. 14. — Fragebogen 1968 nicht beantwortet.

Enkelmann, Alfred Th., Facharzt f. Chir. u. Zahn-Mund- u. Kieferkrankh., 5407 Sankt Goar/Rhein, Hexenburg. — * 9. 1. 08 Lauban/Niederschles. — A: 31 Kiel (Zahnmed.), 34 ebd. (Med.). — Prom: 31 ebd. (Dr. med. dent.), 47 Leipzig (Dr. med.). — F: Chir. — V: 35–37 Leipzig (Sievers), 37–39 Hermannswerder Krhs. Potsdam (Stintzing), 39–40 Oberarzt d. Johanniter-Krhs. Dresden–Heidenau (Schümann), 40–44 Kriegsdienst, 45–49 Chefarzt d. Johanniter-Krhs. Dresden-Heidenau, zwztl. Chir. i. Kastellaun/Hunsrück. — P: Pathol. Anat. d. Fremdkörperwirkg. i. Oesophagus, Diss. Kiel. — Magenbeschwerden b. d. Tbk., Diss. Leipzig. — Zahnarzt u. Blutbild, Zahnärztl. Wschr. 1935. — Allgbhdlg. v. Frakt.-kranken, Med. Welt 1938. — Unt.suchgn. u. Beobachtgn. z. Calciumbhdlg. b.

Knochentbk., Chirurg 1939. — Magensaftverändergn. b. chir. Erkrankgn., Zbl. Chir. 1947. — D. Wunde — e. Probl. d. Ganzheit d. menschl. Körpers, Physiol. Therap. u. Reh. 1948. — Bestrahlt. Eigenblut z. diagn. u. therap. Zwecken, Dtsch. Gesd.wes. 1949. — Störgn. d. Magenfunkt. als Nebenbefund b. chir. Erkrankg., Dtsch. med. Wschr. 1950. — Klin. Unt.suchgn. z. Bhdlg. m. bestrahlt. Eigenblut, Hippokrates 1955.

Enzenauer, Herbert, Facharzt f. Chir., Durchgangsarzt, 465 Gelsenkirchen, Grenzstr. 66. — *1. 7. 11 Hombruch/Dortmund. — **A:** 38 Freiburg i. Br. — **Prom:** 37 ebd. — **F:** Chir. — **V:** 38–42 Elisabeth-Hosp. Dorsten i. W., 42–45 Kriegsdienst, 45–46 Oberarzt Dorsten i. W.

Enzler, Alfons, Chefarzt am Bezirkssp. d. March, CH-8853 Lachen a. See (Schweiz). — Fragebogen 1968 nicht beantwortet.

Eppinger, Sergio, Prof., Chefarzt d. chir. Abt. d. Ospedale Civile, Cles/Trento (Italien). — Fragebogen 1968 nicht beantwortet.

Erber, Martin, Chefarzt u. Leit. Arzt d. Krhs. Azlburg, 844 Straubing. — *2. 6. 17 Postau. — **A:** 44 Innsbruck. — **Prom:** 44 ebd. — **F:** Chir. — **V:** TBC-Krhs. Niederviehbach (Weber), Krskrhs. Landshut-Achdorf (Trepte).

Erlenbach, Fridericke, Dr. rer. nat., Fachärztin f. Chir., (Kinderchir.), 8 München 19, Nymphenburger Str. 167. — *21. 7. 13 Dessau/Anhalt. — **A:** 42 München. — **Prom:** 38 ebd. (Zoolog.) — **F:** Chir. (Kinderchir.). — **V:** 42–46 chir. Abt. Krhs. 3. Orden, Nymphenburg München (Schindler), gynäk. Abt. ebd. (Brunner), 46–51 kinderchir. Abt. Univ.-Kinderklin. ebd. (Gossmann, Lutz), 51 Orthop. Klin. Harlaching ebd. (Hohmann), 52 H.-N.-O.-Abt. Poliklin. ebd. (Michels), 53 2 Woch. kinderchir. Abt. Kinderklin. Zürich (Grob).

Erler, Hartmut, Medizinalrat, Ärztl. Direktor d. Kr.anst.. X 933 Olbernhau (Erzgebirge), Grünthaler Str. 46. — Fragebogen 1968 nicht beantwortet.

Ernst, Andreas, Chefarzt, Chir. Abt. Krskrhs., 8723 Gerolzhofen. — *26. 8. 19 Uffenheim. — **A:** 45 München. — **Prom:** 45 München. — **F:** Chir. — **V:** Städt. Krhs. Schweinfurt (Mussgnug).

Ernst, Helmut, Facharzt f. Chir., Oberarzt Privatklinik Dr. R. Hellge, 839 Passau. — *3. 1. 21 München. — **A:** 45 München. — **Prom:** 48 München. — **V:** 45–49 Krhs. r. d. Isar, München (Großmann), 52–64 Chir. Univ.-Klin. ebd. (Frey, Zenker).

Ernst, G. F. Max, Prof., Chefarzt i. R., 8 München 12, Wilhelm Riehlstr. 32. — *20. 11. 99 Mannheim. — **A:** 25 Karlsruhe. — **Prom:** 23 Heidelberg. — **Hab:** 30 München. — **F:** Chir. — **V:** 24–25 Städt. Kr.anst. Mannheim, 25–26 Anat. Inst. Heidelberg (Kallius), 26–28 Chir. Klin. München (Sauerbruch), 28–36 Chir. Polikl. ebd. (Lebsche), 36–45 Div. ebd., 46–64 Chefarzt d. chir. Abt. Städt. Krhs. Singen/Htwl. — **P:** Zw. 1925-43 ca. 50 Einzelarb. aus d. Geb. d. Anat., d. spez. u. allg. Chir.

Ertl, Johann v., 817 W 58th Street, Hinsdale, Ill. 60521 (USA). — Fragebogen 1968 nicht beantwortet.

Ertl. Wilhelm v., 644 W. 58th Street, Hinsdale, Ill. (USA). — Fragebogen 1968 nicht beantwortet.

Erttmann, Rudolf, Facharzt f. Chir. u. Urol., Durchgangsarzt, 239 Flensburg, Marienallee 51. — *5. 4. 18 Berlin. — **A:** 44 Leipzig. — **Prom:** 45 ebd. — **F:** Chir., Traumatol. u. Urol. — **V:** 45–46 Diakonissen-Anst. Flensburg (Wanke), 46–48 ebd. (Blümel), 48–49 inn. Abt. Städt. Krhs. Husum (Christiansen), 49–50 Rö.abt. Diakonissen-Anst. Flensburg (Schüle), 50–54 Unfall- u. Rö.-Ambulatorium ebd. (Blümel), 54–68 chir., urol. u. traumatol. Abt. ebd., ab 58 Oberarzt d. Chir. Abt. ebd. (Blümel). — **B:** Genese pathol. Uterusblutgn. b. Jugendl. bis z. 20 J., Diss.

Erxleben, Hans, Chefarzt d. chir. Abt. d. Krskrhs., 3392 Clausthal-Zellerfeld. — Fragebogen 1968 nicht beantwortet.

Escher, Ernst-Otto R., Facharzt f. Chir., 2 Hamburg 22, Barmbeker Markt 8/II. — * 28. 10. 24 Eisenberg/Thür. **A:** 51 Marburg. — **Prom:** 51 ebd. — **F:** Chir. — **V:** 51-52 Marburg (Zenker), 52–54 Oldenburg. Landeskrhs. Sanderbusch (Lob), 54–56 DRK-Hosp. Pusan/Korea (Daerr), 57 Med. Univ.-Klin. Heidelberg (Matthes), 58–62 Düsseldorf (Derra). — **B:** Funkt. Duodenalsten., in: Chir. Bhdlg. d. angebor. Fehlbild., Thieme 1961. — Meconium-Ileus, ebd. — **P:** Cholelithiasis u. chron. Cholecystitis als Praecanterosen, Diss. — Plang. u. ration. Organisat. e. chir.-unfallchir. Praxis, Med. Markt, Acta medicotechn. 1965. — Intraarticul. u. periarticul. Injekt.bhdlg. v. Verschleißerkrankgen. m. e. Mucopolysaccharidpolyschwefelsäureester, Therap.woche 1968.

Esser, Karl Th., Chefarzt d. chir. Abt. Marienhosp., 5609 Hückeswagen/Wupper. — *21. 12. 19 Warbeyen/Kleve. — **A:** 52 Bonn. — **Prom:** 52 ebd. — **F:** Chir. **V:** 52–58 Antonius Hosp. Kleve (Pfister), 58–61 Städt. Kr.anst. Koblenz (Korth) 61–66 1. Oberarzt d. Herz Jesu Krhs. Trier/Mosel.

Esser, Leonhard, Leit. Arzt d. traumatol. Abt. Bez.krhs. St. Georg, X 7021 Leipzig, Str. d. DSF 141. — *5. 9. 19 Leipzig. — **A:** 45 Leipzig. — **Prom:** 51 ebd. — **F:** Chir. u. Urol.

Eßer, Gregor, Priv.-Doz., Oberarzt d. Chir. Univ.-Klin. u. Poliklin., 53 Bonn, Venusberg. — **P:** Sofortbhdlg. d. katastrophal. Oesophagusvarizenblutg., Münch. med. Wschr. 1963. — Prä- u. postop. Bhdlg. d. Leberzirrhotikers b. planmäß. Op. u. Noteingr., Med. Welt 1963. — Methodik d. perkutan. Seriensplenoportograph., Bruns' Beitr. klin. Chir. 206/1963. — Magensaftsekret. u. d. Magen-Duodenalulcus b. Pfortaderhochdruck d. Leberzirrhose u. nach porto-caval. Shunt-Op., Langenbecks Arch. klin. Chir. 302/1963. — Seltenere porto-caval. Anastom.-formen — D. coronario-caval. Anastom. (dtsch., engl., span.), Dtsch. med. Wschr. 1963. — Bhdlg. d. dekompensiert., aszitesbild. Leberzirrhose, Langenbecks Arch. klin. Chir. 303/ 1963. — Probelaparotom. m. negativ. Op.befund b. Verdacht auf Magenka., Münch. med. Wschr. 1964. — Magenulcus- u. Lebererkrankgn., Med. Klin. 1964. — Späterg. nach 150 direkt. porto caval. Anastom. (dtsch., engl.), Dtsch. med. Wschr. 1964. — Ulcus b. d. Leberzirrhose, ebd. — Anwendg. d. Doppelballonsonde b. d. akut. Varizenblutg. d. Oesophagus u. Magens, Med. Welt 1964. — Techn. d. perkutan. hilär gericht. Milzpunkt. b. d. Splenoportograph., Fortschr. Röntgenstr. 101/1964. — Prim. Leberka., seine Beziehg. z. Leberzirrhose u. z. Pfortaderhochdruck, Bruns' Beitr. klin. Chir. 209/1964. — Anlegg. e. porto-caval. Anastom. b. Bilharziose m. Pfortaderhochdruck, Acta hepato-splenol. 1965. — Leberschäden nach Magenresekt. nach Billroth II, Gastroenterologia 1965. — Diabetes mellitus b. chron. Leberkranken, Dtsch. Z. Verdauungskrkh. 1965. — Bedeutg. d. Diabetes mellitus f. d. Indikat.-stellg. porto-caval. Anastom. b. Pfortaderhochdruck d. Leberzirrhose, Langenbecks Arch. klin. Chir. 312/1965. — Perkutan. Splenoportograph. u. ihre Bedeutg. f. d. Pfortaderchir., Dtsch. Ärztebl. 1965. — Bedeutg. paragastral. u. paraoesophageal. Varizen b. Pfortaderhochdruck f. Palliativeingr., Bruns' Beitr. klin. Chir. 213/1966. — Akut. Blutg. aus Oesophagusvarizen, Münch. med. Wschr. 1966. — Vergl. vasograph. u. scintigraph. Unt.suchgn. b. Lebertumoren, Fortschr. Röntgenstr. 106/ 1967. — Verhalten d. freien Aminosäuren i. Blutserum Leberzirrhosekranker vor u. nach Shuntop. sowie i. Belastgs.testen, Int. Symp. Therap. of Portal Hypertens., Bad Ragaz/Schweiz 1967 (Monograph.). — Pathogenese u. Therap. d. Ascites. — Roundtable-Gespräch, 24. Tagg. Dtsch. Ges. Verdaugs.- u. Stoffw.krankh., Ham-

burg 1967, Thieme 1968. — Roentgendiagnosis of portal hypertension, J. cardio-
vasc. Surg. 1967. — Die Oesophagusvarizenblutg., e. diagn. u. therap. Probl., Der
Kassenarzt, 1967. — Besonderheit. op. Techn. b. d. Anlegg. porto-caval. Anastom.,
Zbl. Chir. 92/1967.

Eufinger, Hartwig, Prof., Chefarzt d. 1. Chir. Klin. d. Städt. Krhs., 66 Saarbrük-
ken 1, Lohmeyerstr. 1. — *16. 9. 22 Sessenhausen/Rheinl.-Pfalz. — **A:** 45 Hamburg.
— **Prom:** 45 Kiel. — **Hab:** 53 Kiel, 65 Univ. Saarland. — **F:** Chir. u. Urol. — **V:** 45–46
Med. Klin. Städt. Krhs. Frankfurt a. M., 46–64 Kiel (Wanke), ab 56 Oberarzt ebd.,
62–63 komm. Dir. ebd. — **B:** Chir., ihre Klin. u. Lehrer an d. Christian-Albrechts-Univ.
Kiel. Beitr. z. Geschichte d. Chir. an d. dtsch. Hochschulen, Veröff. Schlesw.-Holst.
Univ.-Ges. 8/1954, Hirth Kiel. — Chir. d. gr. Körpervenen (mit Wanke, Junge u.
Kalk), Thieme 1956. — Wunde, Wundkrankh., Chir. Infekt., parasit. Erkrankgn.
in: Klin. Chir. f. d. Praxis (Diebold, Junghanns u. Zukschwerdt), ebd. 1959. —
Kleine Chir., Urban & Schwarzenberg, 1.–3. Aufl. 1961–1966, span. Ausg. 1963. —
Akute Chir. d. Art., Vortr. aus d. prakt. Chir., H. 62, Enke. — Schock u. Plasma-
expander, in: Schock u. Plasmaexpander (Frey u. Horatz), Springer 1963. — **P:** Spät-
schicksale v. Knöchelfrakt., Diss. — Scheinbare Doppelbildg. d. hint. Harnröhre,
verursacht durch endourethral entwickelt., sog. Prostata-Adenom, Z. Urol. 1948. —
Bakteriaemie b. Peritonitis, Bruns' Beitr. klin. Chir. 177/1948. — Unt.suchgn. üb. d.
Grundumsatzverhältnisse b. Commotio cerebri, Med. Klin. 1949. — Spätfolgen nach
Knöchelbr., Mschr. Unfhlkd. 1949. — Pathol. Urinbefunde b. akut. Darmverschluß
u. ihre diff.diagn. Bedeutg., Ärztl. Wschr. 1949. — Einfache, f. d. Klin. brauchbare
Methode z. Empfindl.kts.bestimmg. v. Bakterien gegenüb. Penicillin, Streptomycin
u. Sulfonamiden (mit Mollowitz). Chirurg 1951. — Gehäuft. Auftreten eosinophil.
Epididymitis nach d. Kriege u. seine Ursachen, Bruns' Beitr. klin. Chir. 181/1951. —
Nierenschädiggn. b. Ileus, Langenbecks Arch. klin. Chir. 268/1951. — Penicillin-
empfindl.kt. v. Coli- u. Colikokkenmischinfekt. d. Harnwege, Z. Urol. 1951. —
Resistenz v. Staphylokokken gegenüb. Penicillin u. Streptomycin (mit Mollowitz),
Zbl. Chir. 1951. — Therap. d. Enterokokkencystitis, Med. Klin. 1951. — Unt.suchgn.
üb. d. Einwirkg. v. Sulfonamiden auf Erreger d. Harninfekt. (mit Mollowitz u.
Meyer-Burgdorff), Z. Urol. 1951. — Notwendigkt. d. Empfindl.kts.bestimmg. v.
Bakterien gegenüb. Penicillin, Streptomycin u. Sulfonamiden b. d. Bhdlg. bakter.
Infekt. (mit Mollowitz), Zbl. Chir. 1951. — Klin. Bedeutg. v. Empfindl.kts.bestimmgn.
b. d. Penicillinbhdlg. chir. Infekt., Med. Welt 1951. — Schmerzhaft. Schulterblatt-
krachen nach Trauma, ebd. 1952. — Intravital. Lungenbeobachtg. i. Tierexp., Z.
exper. Med. 1952. — Harnröhrenindurat. nach Dauerkatheter, Z. Urol. 1952. —
Klin., Aetiol. u. Pathogenese d. Pseudospondylolisthesis (mit de Cuveland), Arch.
orthop. Unfallchir. 45/1952. — Essent. Haematurie (mit Grießmann), Z. Urol. 1952.
— Prim.cortical. Herd. b. d. Nierentbc., ebd. — Bhdlg. d. inkrust. Cystitis nach Op.
am Blasenhals, ebd. — Zunahme d. Streptomycinresistenz b. Coli-Erregern d. Harninfekt., ebd. — Gezielte antibakt. Therap. chir. Infekt., Wien. med. Wschr. 102/
1952. — Schock- u. Kollapssyndr., sein. Einfl. auf d. Funkt. d. ableit. Harnwege u.
dessen klin. Bedeutg., Habil.-Schr., gekürzt Z. Urol. 1955. — Endokrine Bhdlg. bös-
u. gutart. Prostataleiden, Münch. med. Wschr. 1953. — Bedeutg. d. Sex.horm. f. d.
Therap. d. Prostata-Adenoms, Schlesw.-Holst. Ärztebl. 1953. — Terramycin b.
Infekt. d. Harnwege, Z. Urol. 1954. — Akute Nebenhodentbc. (mit Schneider), Med.
Klin. 1954. — Intravitale Kreislaufbeobachtgn. b. exp. Schock- u. Kollapssyndr.
(mit Stelzner), Langenbecks Arch. klin. Chir. 278/1954. — Untsuchgn. z. Genese d.
Lungenkomplikat. b. Ileus, Bruns' Beitr. klin Chir. 189/1954. — Beginn u. d. Durch-

führg. poliklin. Unterrichts an d. Christian-Albrechts-Univ. Kiel, Beitr. z. Geschichte
d. Poliklin. d. 18. Jahrhunderts i. Dtschl., Dtsch. med. J. 1954. — Bedeutg. u. Erg.
e. gezielt. antibakt. Therap. b. unspezif. Infekt. d. Harnwege, Z. Urol. 1954. — Exp.
Unt.suchgn. üb. d. Einfl. v. Ganglienblockern auf d. erhöht. Harnblasentonus u.
dessen klin. Bedeutg., Z. Geburtsh. 1955. — Entstehg. d. Kieler Univ.Klin., d. ehem.
„Akad. Heilanst." u. Beginn e. klin. Lehrbetriebes an d. Christian-Albrechts-Univ.
Kiel, Schlesw.-Holst. Ärztebl. 1955. — Chir. d. portal. Hypertens. (mit Wanke),
Dtsch. med. Wschr. 1955. — Exp. Unt.suchgn. üb. d. Wirkg. v. Megaphen auf d.
Wiederbelebgs.zeit d. Rattentiere (mit Hilscher), Langenbecks Arch. klin. Chir. 280/
1955. — Beeinflussg. d. Hyaluronidasefermentsystems durch Oestrogene u. Stilbene.
Beitr. z. Aetiol. d. Körperschwellgn. u. -oedeme b. d. endokrin. Therap. d. Prostata-
ca. (mit Thurau), ebd. 281/1956. — Larv. u. verzög. Auftreten lok. entzündl. Komplikat. nach sept. Laparotom. b. postop. antibakt. Prophylaxe, Bruns' Beitr. klin.
Chir. 193/1956. — Gesichtsfurunkel u. seine Bhdlg., Med. Klin. 1956. — Unspezif.
Infekt. d. Haut u. d. Unt.hautgewebes, ebd. — Gelenkprellgn. u. -zerrgn. (Kontus.
u. Distors.), ebd. — Apophysenerkrankgn., ebd. — Chron. Erkrankgn. d. Sehnen,
d. Sehnenscheiden, d. Sehnengleitgewebes u. d. Sehnenansätze, ebd. 1957. — Beeinflussg. d. Lebercirrhose durch Verminderg. d. art. Blutzufuhr z. Leber (mit Wanke),
ebd. — Chir. Nagel- u. Nagelbetterkrankgn., ebd. — Sudeck-Syndr., ebd. — Techn.
d. Gelenkpunkt., ebd. — Tietze-Syndr., ebd. — Mastopath., ebd. — Schleimbeutel-
verletzgn. u. -erkrankgn., ebd. — Dupuytrensche Kontrakt., ebd. — Bhdlg. d.
Oesophagus-Varizenblutg. i. Kindesalter, Chirurg 1957. — Unt.suchgn. üb. d.
Brauchbarkt. d. Oszillograph. z. Diagn. obliter. Art.erkrankgn., Langenbecks Arch.
klin. Chir. 287/1957. — Legatura sperimentale dell'arteria celiaca, Anat. e Chir.
3/1958. — Frakt. i. Ber. d. Handgelenkes, d. Mittelhand u. d. Finger, Medizinische
1958. — Op. Bhdlg. v. Prostataleiden b. Diabetes mellitus (mit Borm), Bruns' Beitr.
klin. Chir. 197/1958. — Panaritium, Dtsch. med. Wschr. 1958. — Cortis.-Bhdlg. d.
Dupuytrenschen Kontrakt., Fortschr. Med. 1958. — D. Wunde, ihre Formen, Heilg.
u. deren Komplik., Med. Klin. 1958. — Bhdlg. d. Gelegenhts.wunde, ebd. — Frakt.-
bhdlg. i. Rahmen d. kleinen Chir., ebd. — Kleine Chir. d. äußeren männl. Genit., ebd.
— Luxat., ebd. — Verbrenn. u. Verätzgn. i. Rahmen d. kleinen Chir., ebd. — Bhdl.
d. therap.resist. Paronychie., Dtsch. med. Wschr. 1958. — Vorbeugg. d. Krebslei-
dens i. op. Blickfeld v. Standpunkt d. Chir., Schlesw.-Holst. Ärztebl. 1958. — Art.
Emb., Mkurse ärztl. Fortbild. 1958. — Spätbefunde nach Nebennierenop. (mit
Alslev), Bruns' Beitr. klin. Chir. 199/1959. — Bhdlg. d. Megacystitis (mit Werner),
Medizinische 1959. — Progn. d. Embolekt. b. periph. art. Emb. (mit Kricke), ebd. —
Techn. d. separat. Nierenclearance b. Kindern (mit Rohwedder), Z. Urol. 1959. —
Pyogene Infekt. i. d. chir. Praxis, Chir. Praxis 1959. — Exp. Unt.suchgn. z. Besserg.
d. Embolekt.erg. b. art. Emb. (mit Kricke), Langenbecks Arch. klin. Chir. 292/1959.
— Op. Harnsteinrezidivprophylaxe, ebd. 295/1960. — Anat. u. Chir. d. Vena iliaca
communis sinistra, zugl. Beitr. z. sog. Status varicosus congenitus (mit Wanke u.
Diethelm), Dtsch. med. Wschr. 1960. — Harnleiterostiensten. u. Harnleiter-
ostiendivertikel als Ursache chron.-rezidiv. Pyurie i. Kindesalter (mit Rohwedder),
Z. f. Kinderhk. 1960. — Chir. d. gr. Körpervenen (mit Wanke), Zbl. Chir. 1960. —
Röntgenol. u. Op.-Befunde b. chron. Beckenvenensperre u. ihre Bedeutg. f. d.
Op.indikat. (mit Diethelm u. May), Bruns' Beitr. klin. Chir. 203/1961. — Prof.
Wanke z. 65. Geb., ebd. — Akute Art.verschlüsse, Langenbecks Arch. klin. Chir.
298/1961. — I gas del tessuto interstiziale nell'occlusione intestinale sperimentale,
Atti Acad. Med. Lombarda 16/1961. — Schock- u. Kollaps, Langenbecks Arch. klin.

Chir. 301/1962. — Unt.suchgn. üb. d. Einfl. d. Hilusdenervat. auf d. exp. Leberzellschädigg. d. Ratte (mit Kricke), Bruns' Beitr. klin. Chir. 206/1963. — Postop. Staphylokokkenwundinfekt. u. Antibiotikaverbrauch, Chirurg 1963. — Bhdlg. d. Schocks i. d. Chir., Med. Welt 1963. — Op. behand. onkozytär. Karzinoid d. Trachea, Med. Klin. 1963. — Pyelolithotomia in situ, Chirurg 1963. — Prof. Robert Wanke z. Gedächtnis, Schlesw.-Holst. Ärztebl. 1963. — Robert Wanke, Z. Gastroenterol. 1963. — Unt.suchgn. z. Diagn. u. Diff.diagn. d. akut. Art.verschlusses, Med. Welt 1964. — Bhdlg. d. Ostitis deformans Paget, Tgl. Praxis 1964. — Pathophysiol. d. Schocks u. Kollapses v. Standpunkt d. Chir., Hippokrates 1964. — Unt.suchgn. üb. d. Einfl. d. Leberhilusdenervat. auf d. Regenerat.fähigkt. d. Leber i. Tierexp. (mit Kricke), Bruns' Beitr. klin. Chir. 207/1963. — Volumensubstitut. b. Schock i. d. Chir., Chir. Praxis 1965. — Plast. u. Wiederherstellgs.chir. an Venen, Langenbecks Arch. klin. Chir. 313/1965. — Einseit. Beckenvenenverschluß, Münch, med. Wschr. 1966. — Nutzen, Fehler u. Gefahren d. Antibiotikaanwendg. i. d. Chir., Med. Welt 1966. — 100 J. Chir., Med. Klin. 1966. — Chir. Gesichtspunkte z. Anaesth. b. ambulant. Eingr., Langenbecks Arch. klin. Chir. 319/1967. — Op. Ka.prophylaxe, Saarländ. Ärztebl. 1967. — Drainage u. Tamponade i. d. mod. Chir., Chir. Praxis 1968. — Furunkel, Karbunkel, Phlegmone, Panaritium, Therap.woche 1968.

Euler, Ernst, Med.-Rat, Chefarzt a. D. d. chir. Abt. Stadtkrhs., 354 Korbach, Enser Str. 19. — *16. 12. 98 Usseln/Waldeck. — **A:** 27 Berlin. — **Prom:** 30 Marburg. — **F:** Chir. — **V:** 26–27 Chir. Klin. Göttingen (Stich), 27 Dtsch. Hosp. London (Compton), 27–28 Krhs. Korbach (Hartwig), 28–31 Landeskrhs. Rinteln (Krahnepul), 31–33 Landeskrhs. Kassel (Mannel).

Euler, Hellmut, Facharzt f. Chir., Durchgangsarzt, 4690 Herne, Schaeferstr. 20. — *1. 5. 10 Hagen/Westf. — **A:** 34 München. — **Prom:** 34 Würzburg. — **F:** Chir. — **V:** Inn. Abt. Allg. Krhs. Celle (Schäffer), Thüring. Landeskrhs. Altenburg (Rüdel), Ass. u. Oberarzt Ev. Krhs. Herne (Niklas).

Everke, Hans-Joachim, Oberarzt d. chir. Abt. am Krhs. d. Barmherzigen Brüder, 84 Regensburg, Lohgrabenstr. 50. — *10. 3. 33 Celle. — **A:** 60 München. — **Prom:** 58 ebd. — **F:** Chir. — **V:** 60 Path. Inst. Göttingen (Linzbach), H.-N.-O.-Klin. ebd. (Frenzel), ab 61 Klinikum r. d. I. München d. T.H München (Maurer), zwztl. Orthop. Univ. Klin. ebd. (Lange), 65 neurochir. Abt. Krhs. r. d. I. ebd. (Kessel). — **P:** Myxochondrom – Chondromyxoid Fibrom – d. Schädelbasis m. Ausdehng. i. d. Canalis spinalis, Acta neurochir. 1966. — Postop. Verhalten d. Transaminasen nach Op. an d. Gallengängen u. d. Gallenblase, Chirurg 1967. — Op. bedingte Verletzgn. d. Gallengänge, ebd.

Evers, Helmut, Ärztl. Dir. d. Krskrhs. u. Chefarzt d. chir. Abt., 311 Uelzen, Waldstr. — *22. 2. 06 Berlin. — **A:** 30 Berlin. — **Prom:** 31 Tübingen. — **F:** Chir. — **V:** 31–33 Städt. Krhs. Pforzheim (Rupp), 33 Orthop. Univ.-Klin. Leipzig (Scheede), 33–36 Städt. Krhs. Berlin-Moabit (Baetzner), 36–39 Oberarzt d. chir. Abt. Henriettenstift Hannover (Oehler), 39 Chefarzt d. chir. Abt. Städt. Krhs. Uelzen, 45–54 Chefarzt ebd., Ärztl. Dir. d. Krhs.

Ewald, Hubert, Facharzt f. Chir., Durchgangsarzt, 605 Offenbach a. M., Kaiserstr. 75. — *11. 1. 21 Deutsch-Krone/Pom. — **A:** 45 Berlin. — **Prom:** 46 Marburg. — **F:** Chir. — **V:** 45 Univ.-Hautklin. Marburg, 46–47 Med. Klin. Städt. Krhs. Fulda (Schmitt-Ott, Hildebrand), 47–56 Chir. Klin. ebd. (Hertel), 56 chir.-gynäkol. Abt. Marienhosp. Schwerte/Ruhr (Schellmann), 56–65 Oberarzt d. Josefshosp. Wiesbaden (Oellers). — **B:** Seltene syphilit. Primäreffekte unt. bes. Berücksichtigg. d. Riesenschanker, Diss.

Ewald, Wilhelm, Facharzt f. Chir., 845 Amberg, Georgenstr. 63, Klin.: Schwaigerstr. 23. — *9. 5. 02 Bramberg/Unterfranken. — A: 26 München. — Prom: 26 ebd. — F: Chir. — V: 27 chir.-gynäk. Abt. Städt. Krhs. Coburg (L. Meier), 28 inn. Abt. Städt. Krhs. Stralsund (Albrecht), 29 Pathol. Inst. Freiburg i. Br. (Aschoff), 30–34 Bonn (v. Redwitz), 35–37 Oberarzt d. Städt. Krhs. Osnabrück (Fründ), 37—45 Chefarzt d. chir.-geburtsh. Abt. Städt. Krhs. Amberg. — P: Arcus aortae dexter m. Komplikat., Diss. — Ostitis deformans Paget, Mschr. Unfhlkd. 1931. — Bhdlgs.erg. b. Morbus Basedow, Dtsch. Z. Chir. 1933.

Ewerwahn, Werner Joachim, Priv.-Doz., Oberarzt d. Chir. Univ.- u. Poliklin., 2 Hamburg-Eppendorf, Martinistr. 52. — *21. 4. 23 Hamburg. — A: 51 Hamburg. — Prom: 52 ebd. — Hab: 67 ebd. — F: Chir. u. Unfallchir. — V: 51–53 Hamburg-Eppendorf (Lezius), 53–54 St. Francis Hosp. Wichita, Kansas/U.S.A., ab 54 Hamburg-Eppendorf (Zukschwerdt). — P: Nervenverbindgn. i. Sinus cavernosus d. Menschen (mikroskop.-anat. Untersuchgn. an Serienschnitten), Diss. — Bronchogenic Carcinoma (mit Lezius), J. Internat. Coll. Surgeons 1954. — Erste Bhdlg. d. Verletzgs.folgen b. Straßenverkehrsunfällen, Erfahrgn. am Unfallort (mit Carstensen), Dtsch. med. Wschr. 1957. — Ärztl. Erfahrgn. am Verkehrsunfallort (mit Carstensen), Polizei, Techn. u. Verkehr 1957. — Grenzen d. ersten ärztl. Hilfe am Unfallort, Hefte Unfhlkd. 56/1958. — Achsenknickg. b. Tragen v. Gehgipsverbänden, ihre Entstehgs.ursachen u. Verhütg. (mit Giebel), Arch. orthop. Unfallchir. 49/1958. — Verkehrsmed., e. neue aber notwend. Wissensch., Parlament 1958. — Verkehrsunfallprobl. aus d. Sicht d. Chir., Kongr.ber. ungar. Landesrettgs.dienst. 1958. — Auswirkgn. d. Alkohols auf d. Verkehr, Aufschlüsselg. d. durch Alkoholgenuß verursacht. Verkehrsunfälle i. Hamburg, ebd. — Erfaringer fra læ geudrykninger i Hamborg. De Danske Redningskorps Fællesforbunds Meddelelser 23/1958. — Neue, universell verwendbar. Beinlagergs.schiene, Chirurg 1959. — Neues, universell verwendbar. Krankenbett, Krankenhaus 1959. — Kinderop.-Lagergs.gerät, Chirurg 1960. — Konservat. Unt.schenkelbr.bhdlg., Bhdlgs.erg. v. 534 Unt.schenkelbr. i. 6 J., Zbl. Chir. 1962. — Techn. d. postop. röntgenol. Lungenkontrolle i. Krankenbett, Chirurg 1962. — Bhdlg. d. Schlüsselbeinbr., Mschr. Unfhlkd. 1963. — Wandel i. d. Bhdlg. v. Ob.armkopfbr., Zbl. Chir. 1964. — Sofortdiagn. u. Therap. b. Querschnittslähmgn., Hefte Unfhlkd. 87/1966. — Universal-Beinlagergs.schiene. Schwester 1965. — Suspens.gerüst, ebd. 1966. — Antiseptik i. Op.saal (mit Kalmar), Langenbecks Arch. klin. Chir. 316/1966. — Verwendg. längs- u. querelast. Kunstfasertextilien als Verbandmittel, Hefte Unfhlkd. 91/1967. — Neues zeitspar. Verfahren z. dauerhaft. Bespanng. v. Beinlagergs.schienen, Chirurg 1966. — Entwicklgs.geschichtl. Erkenntnisse als Grundlage z. Indikat.stellg. d. Osteosynthese (mit Pließ), Zbl. Chir. 1966. — Knöchelverrenkgs.br. m. Kniegelenk-Bandverletzg., Hefte Unfhlkd. 92/1967.

Exner, Gerhard, Prof., Dir. d. Orthop. Klin. u. Poliklin. d. Univ., 355 Marburg, Robert-Koch-Str. 8. — *27. 12. 15 Berlin. — A: 40 München. — Prom: 43 Rostock. — Hab: 52 München. — F: Orthop. — V: 40–46 Allg. Krhs. Lübeck (H. Meyer-Burgdorff), 46–53 Orthop. Klin. München (Hohmann). — B: Hals-WS, Thieme 1954. — Erkrankgn. d. Muskulat. u. d. Bindesgewebes, in: Hdb. d. Orthop., Bd .1, ebd. 1957. — Variat. u. Fehlbildgn. d. WS; Erkrankgn. u. Deformitäten d. Brustkorbes; Musk. Schiefhals, ebd., Bd. 2, Thieme 1958. — Kleine Orthop., 6. Aufl., ebd. 1967. — P: Ausheilgs.formen rippenresez. Pleuraemphyseme, Diss. — Pathol. u. Klin. d. Hals-WS, Habil.-Schr. -- Wie soll d. „Perthes" behand. werden?, Med. Klin. 1949. — Periduralanästh. i. d. Orthop., Z. Orthop. 78. — Pfannendachplastik, Verh. Dtsch.

Orthop. Ges. 1949. — Techn. d. Druckosteosynthese, Chirurg 1950. — Wie kann d. „Dupuytren" erfolgreich behand. werden ?, Münch. med. Wschr. 1950. — Sog. angebor. Crus varum u. seine Bhdlg., ebd. — Vergl. Unt.suchgn. üb. d. Verhalten d. proximal. Femurendes b. d. Coxa vara congenita u. angebor. Femurdefekt, Z. Orthop. 1950. — Chondromatose-Dyschondroplas.-Olliersche Wachstumsstörg., Fortschr. Röntgenstr. 1950. — Pathol. Anat. d. degenerat. Schultererkrankgn., Verh. Dtsch. Orthop. Ges. 38/1950. — Pathogenese d. Osteochondritis dissecans, Z. Orthop. 1951. — Klin. u. Pathogenese d. angebor. Verbieggn. u. Pseudarthr. d. Unt.schenkels, ebd. 1952. — Aufgaben d. Orthop. i. d. Bhdlg. d. spinal. Kinderlähmg., Münch. med. Wschr. 1953. — Probl. d. mod. Hüftluxat.bhdlg., Dtsch. med. Wschr. 1954. — Fußschwäche, Münch. med. Wschr. 1954. — Probl. d. Hüftgelenkplast., Chirurg 1956. — Pathol.-anat. u. röntgenol. Grundlagen d. WS-Erkrankgn., Verh. Dtsch. Orthop. Ges. 43/1956. — Pathogenese u. Therap. d. Sudeck'schen Syndr., Münch. med. Wschr. 1956. — Hüftluxat. b. Spastikern, Verh. Dtsch. Orthop. Ges. 44/1957. — Entwicklgs.störgn. d. WS, Münch. med. Wschr. 1957. — Erfahrgn. m. d. op. Bhdlg. b. Epiphysiolysis capitis femoris, Arch. orthop. Unfallchir. 51/1960. — Orthop. Apparat als Heilmittel u. Hilfe, Münch. med. Wschr. 1960. — Op. Bhdlg. d. Epiphyseolysis capitis femoris durch intraartikul. Keilosteotom. aus d. Schenkelhals, Verh. Dtsch. Orthop. Ges. 1961. — Op. Bhdlg. veralt. Kniegelenksfrakt., ebd. — Wiederherstellgs.op. am Kniegelenk, Klin. Wschr. 1962. — Pathol. Anat. d. A. vertebralis, Verh. Dtsch. Orthop. Ges. 1962. — Op. Bhdlg. d. Koxarthr., Orthop. u. Traumatol. 1964. — Genese d. Spondylolisthesis, Arch. orthop. Unfallchir. 58/1965. — Grundzüge d. Rehabilitat. b. Unfallverletzten, Hess. Ärztebl. 1966. — Probl. u. Erfahrgn. b. d. Bhdlg. angebor. Gliedmaßenmißbildgn., Jb. Philipps-Univ. 1966. — Kongr.ber. Nordw.dtsch. Orthop.verein. 19. Tagg. 1965 Marburg, Z. Orthop. 1966. — Störgn. i. d. Adoleszenz aus orthop. Sicht, Internist. 1967 (i. Druck). — Bhdlg. d. kongenital. Tibiadefektes durch d. Hahn'sche Plastik (Translokat. d. Fibula), Z. Orthop. 1967 (i. Druck). — Schwerbehind. i. Hochschulstudium, Rehabilitation 1967 (i. Druck).

Eylert, Ruleman, Facharzt f. Chir., Oberarzt d. Berufsgen.schaftl. Unfallkrhs., 6 Frankfurt a. M., Friedbergerlandstr. 430. — *11. 6. 09 Friedrichroda/Thür. — **A:** 36 Berlin. — **Prom:** 37 Düsseldorf. — **F:** Chir. — **V:** 39–40 Med. Akad. Düsseldorf (Frey), 40–45 Kriegsdienst, 45–48 Stadtkrhs. Waltershausen/Thür. (Heufelder), 48–51 Chefarzt d. Bez.krhs. Buttstädt/Thür., 51–57 Chefarzt d. Sophienkrhs. Weimar/Thür., Leit. d. chir. Abt. u. Leit. d. Krankenpflegeschule d. Schwesternschaft Sophienhaus ebd., 57–60 Krefeld (Herzog), 61 Städt. Kr.anst. ebd. (Schega), Gefäßchir. Leverkusen (Pässler), ab 61 Oberarzt d. Berufsgen.schaftl. Unfall-Krhs. Frankfurt a. M. (Junghanns). **P:** Mehrere Aufsätze i. d. Zschr. Agnes-Karll-Schwester u. Lebensversichergs.med.

Eymess, Georg, Chefarzt d. Krskrhs. u. Leit. Arzt d. chir. Abt. ebd., 3092 Hoya/ Weser. — *27. 5. 13 Westerengel/Thür. — **A:** 38 Weimar. — **Prom:** 38 Jena. — **F:** Chir. — **V:** 37–38 Krskrhs. Herzberg/Elster (Koch), 38–43 Johanniter-Krhs. Jüterbog (Schramm), 43–44 Leit. d. Johanniter-Krhs. Sonnenburg-Neumark, 44–45 Kriegsdienst, 46–47 Praxisvertr., 48–51 Ev. Krhs. Oldenburg (Junghanns).

Eysholdt, Karl-Günter, Prof., Chefarzt d. Ev. Johanneskrhs., 48 Bielefeld. — *28. 6. 18 Braunlage/Harz. — **A:** 45 Göttingen. — **Prom:** 45 ebd. — **Hab:** 55 ebd. — **F:** Chir. — **V:** 45 Kriegsdienst, 45–59 Ass. u. Oberarzt Göttingen (Hellner). — **B:** Angeb. Verbieggn. u. Pseudarthr. d. Unt.schenkels (mit Büttner), Erg. Chir. 36/1950. — Therap. d. Thromb. i. d. Chir., in: Thromb. u. Emb. (Beckermann, Jürgens u.

Schubert), Thieme 1954. — Intrauterinen Frakt. u. Pseudarthr., in: Hdb.: Morphol. d. Mißbildgn. d. Menschen u. d. Tiere (Schwalbe u. Gruber) Fischer, Jena 1958. — Erkrankgn. d. periph. Venensystems, in: Lehrb. d. Chir. (Hellner, Nissen u. Vossschulte), Thieme, 1.—5. Aufl. 1967. — Erkrankgn. d. periph. Lymphsystems, ebd. 1967. — **P:** Grundl. d. Thromb.bhdlg. i. d. mod. Chir., Bruns' Beitr. klin. Chir. 180/ 1950. — Verwendg. d. Heparinoids Thrombocid b. Bhdlg. thrombo-embol. Zustände, Med. Welt 1950. — Erfahrgn. m. Thrombocid b. Bhdlg. d. Thromboemb., Bruns' Beitr. klin. Chir. 184/1952. — Gefahren d. Thrombocidbhdlg., Medizinische 1952. — Exp. Thromb. i. Rö.kontrastbild. Langenbecks Arch. klin. Chir. 275/1953. — Krampfaderbhdlg. d. prakt. Arztes, Med. Klin. 1953. — Exp. Thromb. u. ihre Beeinflussg. d. Heparin u. Heparinoide, Langenbecks Arch. klin. Chir. 276/1953. — Hirudoid i. klin. Anwendg., Med. Klin. 1954. — Venenkontrastdarstellg. b. akut. Abflußstörgn. d. unt. Gliedmaßen, Fortschr. Röntgenstr. 80/1954. — Krampfaderbhdlg., Therap. Gegenw. 1954. — Klin. u. exp. Unt.suchgn. z. Beinvenenthromb., Habil.-Schr. — Zweckmäß. Kanüle z. intraspongiös. Infus. u. Phlebograph., Chirurg 1956. — Aetiol. u. Pathogenese d. Thromboemb. Krankh. u. d. Praxis ihrer Bekämpfg., Med. Klin. 1956. — Unfall-Varicen-Thromb.: Neuere Gesichtspunkte z. Pathogenese u. Bhdlg., Dtsch. med. Wschr. 1957. — Neue Methode d. Phlebograph., Chirurg 1957. — Chir. d. Beinvenen, ebd. 1958. — Phlebograph. u. ihre Bedeutg. i. d. Venendiagn., Fortschr. Röntgenstr. 89/1958. — Allg. Thromb.neigg. nach Verletzg. ?, Med. Klin. 1958. — Allg. Grundsätze d. Phlebograph., Medizinische 1959. — Diagn. u. Therap. chir. Venenerkrankgn., Ref.bl. Bielefelder ärztl. Fortbild.kurse 1960. — Grundsätze d. Bhdlg. u. Nachbhdlg. Unfallverletzter i. d. Praxis, ebd. 1965.

F

Fackert, Siegfried, Dir. d. II. chir. Abt. d. Städt. Kr.anst., 68 Mannheim 1, Belchenstr. 43. — Fragebogen 1968 nicht beantwortet.

Faltum, Johann, Oberarzt d. Krs.- u. Stadtkrhs., 805 Freising. — *9. 5. 17 Tompa/Ungarn. — **Prom:** 42 Szeged/Ungarn. — **F:** Chir. — **V:** 42–44 Städt. Krhs. Subotica (Révfy), 44–45 Kriegsdienst, 45–51 Städt. Krhs. Subotica, Maria Theresiopel/Jugosl. (Maluschew), 51 Stellvert. Chefarzt ebd., 51–58 Chefarzt ebd. — **P:** Doppelfache Magen-Zwölffingerdarmgeschwüre, Med. Pregled 1950. — Kombin. Durchschuß Harnblase-Dünndarm, ebd. 1952.

Fantu, Huberta, Prof., Facharzt f. Chir., Vertr. i. Fachambulatorium, A-1090 Wien. Ferstelgasse 4. — *14. 7. 20 Wien. — **A:** 43 Wien. — **Prom:** 43 ebd. — **F:** Chir. — **V:** 44–62 Wien (Schönbauer). — **P:** Intrakran. Aneurysmen, Wien. Arch. Psychol., Psychiatr. u. Neurol. 2/1952. — Hirndrucksteigerg. ohne Tumor, Zbl. Neurochir. 1953. — Retentio Testis u. ihre Bhdlg., Klin. Med. 1955. — Zeitpunkt d. Durchführg. typ. Op. i. Kindesalter, ebd. 1957. — Erfahrgn. m. d. Zytostaticum E 39 b. Tumorkranken, Wien. med. Wschr. 107/1957. — Knochensarkome i. Kindesalter, ebd. 108/1958. — Versorgg. gr. Bauchwanddefekte m. implant. Chromcatgutnetz, Bruns' Beitr. klin. Chir. 196/1958. — Erfahrgn. b. d. Appendizitis d. Kleinkindes, N. Österr. 2. Kinderhk. 1961.

Fargel, Heinrich, Facharzt f. Chir., 28 Bremen, Loignystr. 29. — *18. 3. 19 Vahlbruch. — **A:** 45 München. — **Prom:** 47 ebd. — **V:** 45 inn. Abt. Krhs. München-Schwabing (Baur), Krskrhs. Königshofen/Grabf. (Frohwein), 45–47 Allg. Praxis als Treuhänder ebd., 48 Kinderklin. Karlsruhe (Courtin), 48–56 Chir. Univ.-Poliklin. München (Bronner, Struppler), 56–60 Oberarzt d. Krhs. Bethanien Moers (Wiedmann), 60 Oberarzt d. St. Joseph-Stift Bremen (Barthels). — **P:** Klin. Unt.-suchgn. üb. d. Einfl. d. Peristons auf d. hämatopoet. System u. auf d. Blutdruck, Diss. — Thyrotricin, e. lok. angewandt. Antibiotikum u. seine Bedeutg. f. d. Chir., Medizinische 1952. — Bhdlg. sekund. Anämien i. d. Chir., Chirurg 1952. — Einführg. e. Invertseife als Wunddesinfekt.lösg., Medizinische 1953. — Farbstofffilmbhdlg. v. Brandwunden, Zbl. Chir. 1953. — Klin. d. Verbrenn., ebd. 1954. — Postop. Platzbauch u. seine Prophylaxe mittels Drahtnaht, Fortschr. Med. 1955. — Perforat. d. Rektums m. letal. Ausgang b. e. Kontrasteinlauf, Med. Mschr. 1956. — Organerhalt. Chir. d. Nieren, Anat. Sem. München 1956. — Diagn. d. Pankreaserkrankgn., Fortschr. Med. 1957.

Farthmann, Eduard, Ass. d. Chir. Univ.-Klin., 2000 Hamburg 20, Martinistr. 52. — Fragebogen 1968 nicht beantwortet.

Fasol, Paul, Assistent der II. Chir. Univ.-Klin., Spitalgasse 23, A-1090 Wien/Österreich.*

Fass, Helmut, Chefarzt d. chir. Abt. Krhs. Eichhof., 642 Lauterbach/Hessen. — *12. 4. 25 Würzburg. — **A:** 48 Göttingen. — **Prom:** 49 ebd. — **F:** Chir. — **V:** 49 Univ.-Frauenklin. Göttingen (Martius), 50–52 Univ.-Frauenklin. Gießen (Klees), 52–56 Gießen (Vossschulte), 56–57 BW Hannover, 57–58 Klin. Bad Rehburg (Fass), 59–65 Städt. Kr.anst. Düren/Rhld. (Deiters), 65–67 Städt. Kr.anst. Aachen (Klostermeyer). — **B:** Lehrb. d. Chir. f. Unt.richt u. Praxis i. d. Krankenpflege, Barth 1967. — **P:** Unt.schiede d. Wirkg. v. schnellen Elektronen u. Rö.strahlen auf $7^{1}/_{2}$-stünd. Drosophila-Eier, Diss. — Letalschädigg. v. Drosophila-Eiern durch Rö.strahlen u. schnelle Elektronen e. 6 Me V-Betratrons (mit Höhne, Paul u. Schubert) Naturwissenschaften 1949. — Wirkg. schneller Elektronen e. 6 Me V-Betratrons auf Eier v. Drosophila melanogaster (mit Dittrich, Höhne u. Schubert), Strahlentherap. 1950. — Wirkgn. schneller Elektronen e. 6 Me V-Betratrons auf d. Ehrlich-Ca. d. weißen Maus, (mit Bleek u. a.), ebd. — Strahlenbedingt. Allg.reakt. u. ihre Beziehgn. z. Nebennierenrinde, Ärztl. Forschg. 1952. — M. d. Plasmalreakt. nachweisbare Verändergn. i. d. Nebennierenrinde v. Ratten nach Histaminapplikat. (mit Stoklossa), Klin. Wschr. 1952. — Histochem. Stud. üb. d. Plasmalreakt. i. d. Leber (mit Schäfer), Z. inn. Med. 1953. — Klin. u. Bhdlg. solit. Lungencysten, Med. Mschr. 1954. — Exp. Unt.suchgn. üb. d. Einfl. d. Milz auf d. Corticotrope Partialfunkt. d. Hypophyse, Z. exper. Med. 1955. — Postop. Verhalten d. Nebennierenrinde nach Milzexstirpat. (mit Eidenmüller), Klin. Wschr. 1955. — Cystostat. Bhdlg. d. Plasmocytoms, Med. Mschr. 1962. — Vorgetäuscht. Inoperabilität b. Meigs-Syndr. (mit Schellenberger), ebd. —

Fassbender, Ludwig, Chefarzt d. Krhs. Maria Hilf, 5308 Rheinbach, Marienstr. — *26. 4. 13 Köln. — **A:** 38 Köln. — **Prom:** 37 ebd. — **F:** Chir. — **V:** 37 Köln, 38 Petrus-Krhs. Wuppertal-Barmen, 54 Bergmannsheil Bochum, 58 Rheinbach.

Faubel, Wolfgang C. E., Priv.-Doz., Prim. d. Berufsgen.schaftl. Unfallkrhs., 2050 Hamburg 80, Bergedorfer Str. 10. — *23. 2. 10 Groß Düngen/Hann. — **A:** 35 Berlin. — **Prom:** 35 ebd. — **Hab:** 55 ebd. — **F:** Orthop., Traumat. u. Rehabilitat.med., **V:** 35–39 Orthop. Univ.-Klin. u. Poliklin. Oskar-Helene-Heim Berlin (Gocht, Kreuz), 39–45 Oberarzt d. Orthop. Univ.-Klin. u. Poliklin. Charité ebd. (Kreuz), 45–50 Gef.schaft, 50–59 Oberarzt d. Orthop. Univ.-Klin. u. Poliklin. Oskar-Helene-Heim Berlin (Keyl, Witt). — **B:** Orthop. Therap., Therap. an d. Berl. Univ.-Klin., 12.–19. Aufl. 1940-1948. — Sport als Mittel d. Rehabilitat. i. d. Orthop., Sport als Mittel d. prävent. u. d. rehabilit. Med. 1958. — Rehabilitat. v.

Kranken m. spast. Lähmgn., Rehabilitat.med. 1958. — Apport de la réadaptation autraitement des fractures, Rev. Sémin. Belg. Readaptat. Bruxelles 1966. — P: Klin. u. Chir. d. intrathorak. Aneurysmen, Diss. — Grundbegriffe d. Pseudarthr.-bildg., Z. ärztl. Fortbildg. 1940. — Epi- u. Apophysenstörgn. als Systemerkrankg., Verh. Dtsch. Orthop. Ges. 1940. — Bhdlg. d. angebor. Klumpfußes, Hochschulfilm C 423/1944, Reichsanst. f. Film u. Bild i. Wiss. u. Unt.richt. — Konservat. Bhdlg. d. Knochen- u. Gelenktbk. (mit Keyl), Lehrfilm 1950. — Resozialisierg. v. Körperbehind., Soz. Arbeit 1952. — Körperbehind.fürsorge i. England, Inn. Mission 1952. — Wiedereingliederg. v. Körperbehind. i. d. Berufsleben (Resozialisierg.), Schulgesundh.fürsorge 1952. — Beschäftiggs.- u. Arbeitstherap. i. Orthop. Klin., Berliner Gesd.bl. 3. — Sportverletzg. d. Apophysen Jugendl., Sportmed. 1955. — Fortschr. i. d. op. u. prothet. Versorgg. nach Amputat. an d. ob. Gliedmaßen u. b. d. Wiedereingliederg. d. Amput. i. d. Berufsleben, Habil.-Schr. — Stand u. Mögl.kt. d. Rehabilitat. Körperbehind. i. Berlin, Jb. Krüppelfürsorge 1956. — Aetiol. u. Therap. d. Dupuytren'schen Fingerkontrakt., Z. Orthop. 1955. — Diagn. selten. Nebenbefunde b. Unfallverletzt., Berliner Med. 1956. — Entwicklg. u. geg.wärt. Stand d. Sehnen-Muskel-Transplantat., Dtsch. med. J. 7. — Fortschr. b. d. Bekämpfg. d. spin. Kinderlähmg. (Poliomyelitis), Fackel 1956. — Entwicklg., Leistgn. u. Bedeutg. d. Oskar-Helene-Heims f. d. Wiederherstellg. d. Arbeitsfähigkt. v. Körperbehind., Med. Technik 1956. — Diagn. u. Therap. d. neuropath. Gelenkerkrankgn., Verh. Dtsch. Orthop. Ges. 1956. — Begriff, Hergang u. Ziel d. Rehabilitat., Krankengymnastik 1957. — Sport als Mittel d. Rehabilitat. i. d. Orthop., Dtsch. med. J. 1957. — Indikat. u. Techn. d. Rotat.osteotom. am coxal. Femurende, Berliner Med. 1958. — Prophylaxe u. Therap. d. Kontrakt., Verh. Dtsch. Orthop. Ges. 1958. — Rehabilitat. v. Unfallverletzten i. ärztl. u. arbeitspaedagog. Sicht (mit Flach), Soz. Arbeit 1959. — Rehabilitat. d. Amput., Verh. Dtsch. Orthop. Ges. 1959. — Neurotroph. Gelenkverändergn. b. Querschnittsgelähmt., Verh. Dtsch. Orthop. Ges. 1961. — Falschgelenkbildg. i. Sprungbeinhals u. ihre op. Beseitigg., Z. Orthop. 1963. — Entwicklgs.stand u. Aufgaben d. Rehabilitat., Niedergelassene Arzt 1964. — Verkehrstüchtigkt. Gliedmaßenverletzt., Aktuelle Probl. Verkehrsmed. 1965. — Prothet. Frühversorgg. nach Amputat., Orthop. Techn. 1965. — Rö.diagn. v. Hüftgelenksverletzgn., Hefte Unfhlkd. 91/ 1967. — Arthr., Fehlstellg., Pseudarthr., ebd. 92/1967.

Faulwetter, Fritz-Wilhelm, Oberarzt d. Chir. Klin. Knappschaftskrhs., 5124 Bardenberg/Aachen, Burgweg 18. — *12. 10. 15 Münster/Westf. — A: 41 Münster. — **Prom:** 41 ebd. — **F:** Chir. u. Unfallchir. — **V:** 45–46 Unfallkrhs. Graz (Ehalt), Wiederherstellgs.laz. (Pfab), 46–53 Knappschafts-Krhs. Bochum-Langendreer (Tönnis, Klug), zwztl. Bergmannsheil Bochum (Bürkle de la Camp), ab 53 Knappschaftskrhs. Bardenberg/Aachen (Herink). — **P:** Diagn., Therap. u. Progn. d. traumat. Verletzgn. d. Schädelkonvexität b. Hippokrates „De Capitis vulneribus" u. i. d. Jetztzeit, Diss. — Tödl. Verblutg. nach subcut. Gefäßzerreißg., Mschr. Unfhlkd. 1949. — Subcutane Verletzgn. d. Arteria poplitea, ebd. — Üb.streckgs.br. d. WS m. Zerreißg. v. Aorta u. Vena cava, ebd. 1953. — Hämangiom d. Schädels, Zbl. Neurochir. 1953. — Op.risiko b. Silikosekranken, Hefte Unfhlkd. 56/1957. — Extracraniell wachs. Meningeom, Zbl. Neurochir. 1959. — Versorgg. d. Knöchelbr. m. d. Federkopfschraube n. Maatz, Zbl. Chir. 1964. — 13 J. Erfahrgn. m. d. Federkopfschraube nach Maatz b. Knöchelverschraubgn., Hefte Unfhlkd. 92/1966.

Fecher, Karl, Facharzt f. Chir., 7572 Steinbach/Bühl, Weinbergstr. 10. — *30. 11. 94 Erstein/Els. — A: 21 Frankfurt a. M. — **Prom:** 22 Berlin. — **F:** Chir. — **V:**

21–25 Städt. Krhs. Friedrichshain Berlin (Katzenstein), 51–59 Leit. Arzt d. chir. Abt. Behring-Krhs. Berlin-Zehlendorf. — **P:** Elastizität d. ligamenta collateralia u. d. Kapsel d. menschl. Kniegelenks, Diss., Arch. klin. Chir. — Instrument. Knotenbildg. m. d. Nadel n. Fecher, Münch. med. Wschr. 1922. — Elastizität d. Samenleiter, Med. Klin. 1924. — Bhdlg. v. Darmfisteln mittels Öltampons, ebd. 1925.

Feenders, Hans Helmut, Leit. d. Chir. Klin. Dr. Lüken, 297 Emden/Ostfriesl., Am Delft 28. — *11. 8. 08 Weener/Leer. — **A:** 35. — **Prom:** 34. — **F:** Chir. — **V:** 35–36 Göttingen (Stich), 36–37 Pathol. Inst. Staatl. Med. Akad. Danzig (Büngeler), 37–45 Göttingen (Stich), zwztl. Kriegsdienst, 45–47 Kr.anst. N.-Sa. Außenst. Göttingen, Chir. Univ.-Klin. ebd. u. Stift Neubethlehem (Herlyn), 47–49 Stift Neubethlehem, ab 49 Chir. Klin. Dr. Lüken Emden, ab 54 Leit. ebd. — **P:** Plattenepithelmetaplasie d. Ductus deferens, Zbl. Path. 1936. — Exp. Unt.suchgn. üb. spez. Cytolysine (mit Neumeyer), Frankf. Z. Path. 1936. — Hämatopoet. Wirkg. d. Blutserums b. sek. Anämie, ebd. — Blasenmole b. e. 55j. Frau, Zbl. Gynäk. 1936. — Heilgs.erg. weg. Krebs Radikaloperiert. 1912–1931 a. d. Chir. Univ.-Klin. Göttingen, Bruns' Beitr. klin. Chir. 167/1938. — Sarkomentstehg. b. Osteomyelitis d. Handwurzelknochen inf. Granatsplitterverletzgn., ebd. 176/1947. — Bhdlg. d. Speiseröhrenverätzgn., ebd. 179/1950. — Bhdlg. d. akut. Osteomyelitis, ebd. 180/1950.

Fehrmann, Gerhard, Facharzt f. Chir., 1 Berlin-Schlachtensee, Breisgauer Str. 7 — *8. 1. 19 Stettin. — **A:** 43 Berlin. — **Prom:** 43 Würzburg. — **F:** Chir. — **V:** 45–50 Krhs. Hubertus Berlin-Schlachtensee (Plenz), 52–53 Krhs. Moabit Berlin (Gohrbandt).

Feist, Georg, 5160 Düren Rheinland, Tivolistr. 2. — Fragebogen 1968 nicht beantwortet.

Feldhaus, Hans-Joachim, Facharzt f. Chir., Ges.schaftsarzt d. Victoria-Versichergs.-Ges., 4 Düsseldorf, Bahnstr. 2. — *3. 7. 20 Gelsenkirchen. — **A:** 48 Düsseldorf. — **Prom:** 48 ebd. — **F:** Chir., Unfhlkd. u. Versichergs.med. — **V:** 48–51 Düsseldorf (Derra), 51–52 Med. Klin. Städt. Kr.anst. Essen (Heymer), 52–54 Düsseldorf (Derra).

Feldmann, Ernst, 5870 Hemer (Westf.), Kantstr. 16. — Fragebogen 1968 nicht beantwortet.

Felkel, Rudolf, Chefarzt d. chir. Abt. d. Städt. Marien-Krhs., 8450 Amberg/Oberpfalz, Marienstr. 6. — Fragebogen 1968 nicht beantwortet.

Felkl, Kurt, Facharzt f. Urol. u. Chir., Leit. Arzt d. urol. Abt. Zentr.laz. d. BW, 54 Koblenz, Schubertstr. 7. — *7. 10. 18 Brüsau/Mähren. — **A:** 46 Berlin. — **Prom:** 44 Göttingen. — **F:** Chir. u. Urol. — **V:** 46–47 Landeskr.anst. Bad Pyrmont (Matthies), 48–49 Städt. Krhs. Berlin-Pankow (Lutz), 49–51 Eosanderklin. Berlin-Charlottenburg (Heim), 51–57 Städt. Rudolf Virchow Krhs. Berlin (Heim). — **P:** Prae u. postop. Bhdlg. i. Greisenalter, Berliner Gesd.bl. 1955. — Bhdlg. d. postop. Harninkontinenz d. Mannes, Z. Urol. 49. — Nierenteilresekt., Berliner Med. 1956/. — Blasenersatz d. Dünndarm, Chirurg 29. — Klin. Probl. d. Knochenechinokokose, ebd. — Nierendiagn. m. radioakt. Substanzen, Ärztl. Forsch. 18. — Fortschr. i. d. Nierendiagn. d. Anwendg. radioakt. Subst., Mat. Med. Nordmark 18. — Bedeutg. d. Radioisotop. i. d. Hydronephr. Diagn., Urologe 5. — Radioisotopes i. Diagnosis of Hydronephrosis, Urol. Digest 6. — Radioisotop. i. d. Nierendiagn., Nuclear-Med. 4. — Nachweis tubulusblock. Subst. m. Hilfe rad. Isotop, Med. Welt 1965. — Darstellg. d. Lymphsyst. d. Beckens, Wehrmed. Mschr. 1966. — Totale Zystekt. b. Bl. Ca., ebd. 1967.

Ferber, Christoph, Facharzt f. Chir. u. Urol., Leit. d. urol. Abt. Bez.-Krhs. St. Georg, X 7022 Leipzig, Str. d. DSF 141. — *11. 3. 20 Gera. — A: 45 Würzburg. — Prom: 47 Leipzig. — F: Chir. u. Urol. — V: 45–50 Städt. Krhs. Gera: Chir. (Hilgenfeldt), Gynäk. (Segschneider), Inn. Med. (Behr), Chir. Priv.-Klin. Dr. Plagge, ab 50 Bez.-Krhs. St. Georg Leipzig (Mörl, Rothe). — P: Dreigliedrigkt. d. Daumens, Z. Orthop. 1952. — Venendruckmessgn. i. d. Thoraxchir., Zbl. Chir. 1955. — Elephantiasis d. männl. äußeren Genit. b. chron. Harnröhrenfistel, ebd. 1957. — Gutartige Papillomen d. Nierenbeckens u. Harnleiters, Bruns' Beitr. klin. Chir. 199/1959. — Prostatasteinbildg., Z. Urol. 1961. — Klin. d. Pyeloureteritis cystica, ebd. 1962. — Klin. Bedeutg. d. Miß- u. Fehlbildgn. d. ob. Harnorgane, Teil I u. II, Zbl. Chir. 1963.

Ferbers, Eduard, Priv.-Doz., Oberarzt d. Chir. Univ.-Klin., 4 Düsseldorf, Moorenstr. 5. — *25. 5. 27 Düren. — A: 52 Düsseldorf. — Prom: 52 Bonn. — Hab: 66 Düsseldorf. — F: Chir. — V: 53 Princess Alice Hosp. Eastbourne/Engl. (Jenkins), 54 St. Elizabeth Hosp. Elizabeth, N. J./USA (Phelan), 54–55 Düsseldorf (Derra), 56–57 Mayo Clin. Rochester, Minn./USA (Kirklin), ab 58 Düsseldorf (Derra). — B: Prinzip u. Anwendg. d. extrakorp. Kreislaufs einschl. d. Kombinat. m. Hypotherm., in: Chir. Bhdlg. d. angeb. Fehlbildgn. (Kremer), Thieme 1961. — Akute Notfälle b. Cardiopath. i. Säugl.- u. Kleinkindalter, in: Dringl. Thoraxchir., Springer 1967. — P: Beziehg. d. Quellgs.optimums z. Verdaugs.optimum d. Eiweißkörper b. d. pept. Verdaug., Diss. — Studies of hemolysis with a plastic Sheet Bubble Oxygenator, J. Thorac. Surg. 36/1958. — Luftemb. d. Coronarart. b. Op. e. Vorhofseptumdefektes am off. Herzen i. Hypotherm., Thoraxchir. 1959. — Klin. u. op. Bhdlg. d. Ventrikelseptumdefektes, Dtsch. med. Wschr. 1960. — Report of the surgical correction of 48 ventricular septal defects with the aid of extracorporeal circulation with special regard to anatomy and function, J. cardiovasc. Surg 1/1960. — Clinica e Trattamento chirurgico della pervieta del setto interventricolare. Rass. mens. med. ted. 2/1960. — Komplett. atrioventricul. Block nach Verschluß e. Vorhofseptumdefektes, Thoraxchir. 1960. — Klin. Unt.-suchgn. z. Kombinat. d. extrakorp. Kreislaufes m. mittl. Hypotherm., ebd. — Traumat. Ventrikelseptumdefekte, Zbl. Chir. 1960. — Aortenringanomalien u. ihre op. Bhdlg., ebd. — Spez. patho-physiol. Probl. b. d. Radikalop. d. Fallot'schen Tetralog., Thoraxchir. 1961. — Carbondioxide exchange in the vertical screen oxygenator (Mayo-Gibbon Type) with addition of 3% carbondioxide in combination with moderate hypothermia, J. thorac. cardiovasc. Surg. 45/1963. — Was gibt es Neues auf d. Gebiet d. Herzchir. b. angebor. Herzfehlern?, Landarzt 1964. — Was gibt es Neues auf d. Gebiet d. Herzchir. b. erworb. Herzfehlern?, ebd. — Heut. Stand d. Herzchir., Umschau i. Wiss. u. Techn. 1964. — Exitus in tabula b. Op. m. d. Herz-Lungen-Maschine, Zbl. Chir. 1966. — Hämolyse u. Bluttrauma b. Op. m. extrakorp. Kreislauf, Habil.-Schr. — Einfl. d. Bluttraumas auf d. postop. Komplikat. b. Op. m. extrakorp. Kreislauf, Langenbecks Arch. klin. Chir. 316/1966.

Ferstl, Alfred, Chefarzt d. chir. Abt. u. Leit. Arzt d. Krskrhs., 7988 Wangen i. Allg. — *3. 1. 05 Landsberg/Lech. — A: 30 Würzburg. — Prom: 30 ebd. — F: Chir. u. Orthop. — V: 30–32 Orthop. Klin. München-Harrlaching (F. Lange), 32–33 Orthop. Univ.-Poliklin. München (Bragard), 34–37 Erlangen (Goeze), 38 Städt. Krhs. Ingolstadt (Emmerich). — P: Schicksal d. Frauen, b. denen e. Schwangerschaftsunt.brechg. abgelehnt wurde, Diss. — Op. Bhdlg. d. Plattfußes, Z. Orthop. 1932. — Bhdlg. d. Pseudarthr. durch Refrakturierg., Zbl. Chir. — Bhdlg. d. Coxa vara durch Schrägnagelg., Z. Orthop. 1948.

Festge, Otto, Leit. Arzt d. chir.-gynäk. Abt. d. Stadtkrhs., X 8250 Meissen/ Sachsen, Ratsweinberg 13. — Fragebogen 1968 nicht beantwortet.

Feucht, Gotthilf, Facharzt f. Chir. i. R. — *18. 11. 89 Korntal/Stuttgart. — **A:** 15 München. — **Prom:** 16 ebd. — **F:** Chir. — **V:** 19 Dermatol. Hamburg-Eppendorf (Unna), 20–22 Pathol. Inst. München (Borst), 22–31 Chir. Univ.-Klin. ebd. (Enderlen).

Fey, Wilhelm, Chefarzt d. chir. Abt. St.-Elisabeth-Hosp. u. Leit. Arzt d. Krhs., 4352 Herten. — *31. 10. 14 Duisburg. — **A:** 40 Freiburg. — **Prom:** 42 ebd. — **F:** Chir. — **V:** Städt. Kr.anst. Wuppertal-Elberfeld (Reimers), 49 Anästh. Univ.-Klin. Zürich (Mülly), Karolinska-Skykhuset Stockholm (Gordh). — **P:** Intraart. Sauerstoff-Therap. periph. Durchblutgs.störgn., Dtsch. med. Wschr. 1956.

Feye, Heinrich, Oberarzt d. chir. Abt. Städt. Kr.anst., 29 Oldenburg-Kreyenbrück, An d. Vossbergen 79–99. — *28. 10. 18 Wildeshausen i. O. — **A:** 44 Hamburg. — **Prom:** 44 ebd. — **F:** Chir. — **V:** Städt. Kr.anst. Oldenburg (Kiess), Staatl. Path. Inst. ebd. (Neuhaus), gynäk. Abt. Diakonissenhs. Bremen (Bosch), inn. Abt. Städt. Kr.anst. Oldenburg (Brat), chir. Abt. ebd. (Lentz). — **P:** Arthrogryposis multiplex congenita, Z. Kinderhk. 1952. — Neuzeitl. Therap. d. Verbrenn.krankh., Mat. Med. Nordmark 1956. — Erfahrg. m. d. encymat. Wundbhdlg. i. d. Chir., Med. Klin. 1961.

Fiala, Jiri, Neumannova 50, Brno (CSSR). — Fragebogen 1968 nicht beantwortet.

Fibich, Rudolf Wilhelm, ehem. Chefarzt, eigene Priv.-Klin., 233 Eckernförde, Windebyer Weg 39. — *14. 3. 00 Sobiesenki. — **A:** 27 Berlin. — **Prom:** 27 ebd. — **F:** Chir. — **V:** 27–34 Chir. Univ.-Klin. Berlin (Bier), Entbindgs.klin. Charlottenburg ebd. (Schäfer), I. äuß. Abt. Krhs. Friedrichshain ebd. (Braun), 34–45 Chefarzt d. Städt. Krhs. Swinemünde. — **P:** Sympath. Knochenerkrankgn., Diss. — Bhdlg. gangränös. Knochenerkrankgn., zweizeitl. Verfahren, Zbl. Chir. 1932. — Parasiten i. Gallensystem, ebd. 1935. — Dringl. Bauchchir. u. Rö.diagn., ebd.

Fick, Karl-Friedrich, Leit. Arzt d. chir. Abt. u. Chefarzt d. Krskrhs., 853 Neustadt (Aisch), Paracelsusstr. 30–34. — *10. 1. 20 Nürnberg. — **A:** 45 Prag. — **Prom:** 45 ebd. — **F:** Chir. — **V:** 45–58 Städt. Kr.anst. Nürnberg (Steichele, Franke). — **P:** Erg. v. 921 mittels Marknagelg. nach Küntscher versorgt. Unt.schenkelbr., Langenbecks Arch. klin. Chir. 287/1957.

Fick, Wilhelm Dietrich, Prof., Chefarzt d. Chir. Klin. Dr. Krecke, 8 München 19, Hubertusstr. 1. — *11. 9. 98 Leipzig. — **A:** 23 Berlin. — **Prom:** 23 ebd. — **Hab:** 32 ebd. — **F:** Chir. u. Anaesth. — **V:** 22–23 Innsbruck (v. Haberer), Univ.-Frauenklin. Bonn (v. Franqué), inn. Abt. Städt. Krhs. Nürnberg (J. Müller), 23 Pathol. Inst. ebd. (Thorel), Anat. Inst. Berlin (Fick), 24–29 München (Sauerbruch), 29–30 Würzburg (König), 29–37 Ass. u. Oberarzt d. Charité Berlin (Sauerbruch), 37 Ärztl. Dir. u. Leit. Arzt d. chir. Abt. Rudolf-Virchow-Krhs. ebd., 39–45 Kriegsdienst. — **B:** Neubearbeitg. d. Allg. Op.lehre (mit Nissen), 2. T. in: Hdb. v. Bier-Braun-Kümmell 1932/33. — Beeinflussg. d. Lungentbk. d. op. Brustkorbeinengg. u. Plombierg. (mit Sauerbruch), Erg. ges. Tbk.forsch. Bd. 6, Thieme Leipzig. — Chir. (mit Gohrbandt), in: Therap. d. Berliner Univ.-Klin., 13.–16. Aufl., Urban & Schwarzenberg 1938/39. — **P:** Blutverteilg. i. Körper d. Schwangeren, Diss., Mschr. Geburtsh. 1923. — Vagus-Sympathicusverbindgn. unt.halb d. Schädelbasis, Z. mikrosk. Forsch. 1925. — Exp. Beitr. z. rein musk. Schrumpfg., Dtsch. Z. Chir. 206. — Chir. d. epi- u. subdiaphragmal. Raumes, ebd. 217. — Knochenbr.hlg. b. Fremdkörpereinwirkg., Arch. orthop. Unfallchir. 28. — Kreisl. Wirkg. art.-ven.

Aneurysmen, Habil.-Schr., Dtsch. Z. Chir. 240 u. Arch. klin. Chir. 173/1933. — Op. Beseitigg. e. kongen. Cyste d. Speiseröhre (mit Sauerbruch), Zbl. Chir. 1931. — Abändergs.vorschläge d. Thoraxplast., ebd. 1935. — Chir. Anzeigestellg. b. Komplikat. d. Pneumothorax, Arch. klin. Chir. 183/1935. — Chir. Bhdlg. d. Lungentbk. (mit Sauerbruch), Süddtsch. Mhefte 1936. — Raumausgleich i. Brustkorb n. Entferng. v. Lungenteilen, Arch. klin. Chir. 186/1936. — Chir. Tbk., Med. Klin. 1937. — Chir. Bhdlg. d. Rectumca., neuere Erg. auf d. Geb. d. Krebskrankh., Hirzel Leipzig 1937. — Heut. Probl. d. Einenggs.bhdlg. b. Lungentbc., Med. Klin. 1938. — Unt.suchg. u. Bhdlg. d. Magenca. v. chir. Standpunkt, Dtsch. med. Wschr. 1938. — Erg. d. Klin. u. d. Bhdlg. d. Pleuraempyems, Med. Klin. 1939. — Fehler u. Gefahren d. d. Bhdlg. v. Lungenabszeß u. Lungengangrän, Zbl. Chir. 1939. — Erste Hilfe b. Verletzgn., Z. ärztl. Forsch. 1940. — Percostale Drainage i. d. Kriegschir., ebd. 1942. — Neuere klin. Erfahrgn. üb. Verlauf u. Bhdlg. d. Pleuraempyems, Med. Klin. 1939. — Techn. Fehler b. d. Bluttransfus., Münch. med. Wschr. 1943. — Klin. d. subak. Spanngspneumothorax, Arch. klin. Chir. 1943. — Drainage d. Pleuraempyems, Zbl. Chir. 1944. — Luftemb. b. Eingr. am Thorax, Ärztl. Wschr. 1947. — Verschleierg. akut. Krankh.verläufe d. Penicillin, Heilkunst 1951. — Wann soll d. Hausarzt b. Ulcus ventriculi z. Op. raten?, Med. Mschr. 1952. — Erfahrgn. üb. d. Pleuraempyem i. 2. Weltkrieg, Wehrmed. Mitt. 1959. — Erfahrgn. b. Wechsel d. Betäubgs.arten i. d. Bauchchir., Festschr. f. E. Frey 1958. — Fortschr. d. Alterschir., Heilkunst 1959. — Sterile Eiterg., Helvet. chir. acta 27/1960. — Einst jetzt, krit. Rückblick auf 120 J. Entwicklg. d. Betäubgs.verfahren, Münch. med. Wschr. 1960. — Herzstillstand nach LA, Zbl. Chir. 1965. — Spontanatmg. od. Beatmg. b. bauchchir. Eingr.?, Festschr. f. Kraus, Thieme 1964.

Fieber, geb. Scherer, Hildegard, Praxis: 3 Hannover, Linzerstr. 1. — *6. 3. 17 Aachen. — **A:** 41 Berlin. — **Prom:** 41 ebd. — **F:** Chir. u. Orthop. — **V:** 41–43 Städt. Krhs. Erfurt (Schwarz), 43–44 inn. Abt. Städt. Krhs. Berlin-Steglitz, 44–45 inn. Abt. Martin-Luther-Krhs. Berlin, 45–48 Göttingen (Herlyn, Hellner), 48–52 orthop. Abt. Annastift Hannover (Lindemann).

Fiedler, Bernard, Chefarzt, Leit. Arzt d. Martin-Luther-Krhs., 2148 Zeven. — *27. 5. 14 Genf. — **A:** 39 Heidelberg. — **Prom:** 47 ebd. — **F:** Chir. — **V:** 45–55 Henriettenstift Hannover (Oehler, Bordasch). — **P:** Struma Op., Zbl. Chir. 1949.

Fiedler, Ernst, Facharzt f. Chir., Leit. Arzt d. Marienkrhs., 24 Lübeck, Pferdemarkt 11. — *29. 8. 99 Cottbus. — **A:** 25 Kiel. — **Prom:** 23 ebd. — **F:** Chir.

Fiedler, Hans Heinrich, Chefarzt d. chir. Abt. Ev. Krhs., 475 Unna. — *4. 10. 20 Kulmbach/Bay. — **A:** 45 Jena. — **Prom:** 46 ebd. — **F:** Chir. u. Urol. — **V:** 45–54 Med. Klin. Städt. Kr.anst. Erfurt (Bock), Ass. u. 1. Oberarzt d. Chir. Klin. ebd. (Schwarz), 54–64 Städt. Kr.anst. Solingen (Riess u. Major). — **P:** Kasuist. Beitr. z. Osteogenesis imperfecta tarda, Zbl. Chir. 1948. — Erg. d. Bhdlg. v. periph. Nervenverletzgn., ebd. 1950. — Störgn. d. Kohlehydratstoffwechsels, Wasserhaushaltes u. d. Liquorzirkulat. sowie Verändergn. d. Grundumsatzes nach frisch., gedeckt. Hirnverletzgn., Zbl. Neurochir. 1951. — Diff.diagn. d. Lungentumoren, Med. Klin. 1953. — Chron. Appendicitis als 'Focus b. kryptogener Sepsis', Z. ärztl. Fortbild. 1953. — Bhdlg. d. akut., massiv. Magengeschwürsblutg., Med. Klin. 1953. — Bhdlg. d. perfor. Magen-Zwölffingerdarmgeschwürs unt. bes. Berücksichtg. d. prim. Resekt., Chirurg 1953. — Akut. Herzstillstand u. seine Bhdlg. durch Herzmassage, Zbl. Chir. 1953. — Diff.diagn. Beitr. z. Klin. maligner Lungenerkrankgn. (mit Köhler), ebd. — Subcutane, gleichzeit. Rupt. beider Quadricepssehnen, ebd. 1954. — Klin. Beitr. z. sog. Granuloblastom d. Magens, ebd. — Hat d.

Spanplast. nach Albée noch ihre Berechtigg. b. d. op. Bhdlg. d. Spondylitis-Tbc.?, ebd. — Einige Erfahrgn. b. d. Resekt.bhdlg. d. Lungentbk., Z. Tbk. 1955. — Erfahrgn. u. Erg. b. d. Bhdlg. v. inoperablen Bronchialca. m. Polymethylol-melaminen (Cilag 61) (mit Schmalz), Medizinische 1954. — Chemotherap. d. Lymphogranulomat. (mit Schmalz), Dtsch. med. J. 1955. — Prim. infrapapill. Duodenalca., Zbl. Chir. 1955. — Zus.hangsfrage zw. Trauma u. chron. Magengeschwür (mit Hahlweg), ebd. 1960. — Hypernephrom unt. d. klin.-röntgenol. Bild e. Solitärcyste, Z. Urol. 1963. — Erg. d. Bhdlg. recidiv. blut. Ösophagusvaricen m. d. Dissekt.ligat. nach Vossschulte, Zbl. Chir. 1963. — Posttraumat. akut. Pankreasnekr. i. Kindesalter, ebd.

Findeis, Karl, Chefarzt d. St. Josefs-Hosp., 529 Wipperfürth. — *18. 1. 21 Neosablitz. — **A:** 44 Würzburg. — **Prom:** 44 Berlin. — **F:** Chir. — **V:** 44–45 Kriegsdienst, 45–49 Fabricius-Klin. Remscheid (Feinen), 49–52 Marienkrhs. Wuppertal-Elberfeld (Butzengeiger), 52–55 Dreifaltigkeits-Krhs. Köln (Grueter), 55–58 Vinzenz-Krhs. Essen (Traeger), 58–59 Elisabeth-Krhs. ebd. (Düttmann), 59–64 Chefarzt d. Herz-Jesu-Krhs. Lindlar.

Fink, Max, Facharzt f. Chir., 62 Wiesbaden, Danziger Str. 83. — **A:** 25 Graz. — **Prom:** 25 ebd. — **F:** Chir. — **V:** 25–29 I. Med. Univ.-Klin. Hamburg-Eppendorf (Brauer), Städt. Krhs. Küstrin (Schemensky), Sanatorium f. Inn. u. Stoffwechselkrankh. Friedrichroda/Thür., 30–34 chir.-gynäk. Abt. Küchwaldkrhs. Chemnitz (Martini), III. Chir. Univ.-Klin. Berlin-Moabit (Bätzner), Univ.-Frauenklin. ebd. (Stöckel), 34 Chefarzt d. Städt. Krhs. Finsterwalde.

Finsterbusch, Walter, Oberarzt d. Chir. Univ.-Klin., Peinlichgasse 7, A-8010 Graz/Steiermark (Österr.). — Fragebogen 1968 nicht beantwortet.

Firsching, Hans-Werner, Chefarzt d. chir. Abt. St. Josef-Krhs., 525 Engelskirchen/Köln. — *9. 3. 18 Mainz. — **A:** 44 Göttingen. — **Prom:** 44 ebd. — **F:** Chir. — **V:** 44 Göttingen (Stich), 45–46 Kriegsdienst, 46–54 St. Josefs-Hosp. Bochum (Greinemann), 54–59 Oberarzt St. Elisabeth-Krhs. Oberhausen (Tilmann), 55 Marburg (Zenker), 56 Bergmannsheil Bochum (Bürkle de la Camp), 58 Neurochir. Univ.-Klin. Köln (Tönnis). — **P:** Erfahrgn. m. d. Wechselschnitt am re. Rippenbogen (Pribrams Kostalschnitt i. d. Modifikat. nach Orator), Zbl. Chir. 1957.

Fischer, Albert Wilhelm, Emer. o. Prof. f. Chir., 23 Kiel, Niemannsweg 137. — *10. 8. 92 Berlin-Steglitz. — **A:** 15 Berlin. — **Prom:** 15 Halle Dr. med., 65 Dr. med. h. c. ebd. — **Hab:** 23 Frankfurt a. M. — **F:** Chir. — **V:** 17–18 Path. Inst. Halle (Beneke), 18–20 Chir. Klin. ebd. (Schmieden, Voelcker), 20–33 Frankfurt (Schmieden), 33–38 Dir. chir. Klin. Giessen, 38–45 Dir. chir. Klin. Kiel, 50–62 Chir. Klin. Kiel-Wik, 52–57 Chefarzt DRK Anscharhaus Kiel-Wik. — **B:** Kap. Halsschüsse (mit Schmieden), in: Hdb. ärztl. Erfahrg. Weltkrieg Bd. I, Barth 1923. — Aufgaben u. Erfolge rö. Dickdarmdiagn., Erg. med. Strahlenforsch., Bd. 1, Thieme 1925. — Diabetes, Insulin u. Chir., Erg. Chir. u. Orthop. 19/1926. — Darm, in: Garrè, Küttner, Lexer, Hdb. prakt. Chir., Bd. III, Enke 1929. — Hdb. ärztl. Begutachtg., 2 Bde., (mit Liniger u. Weichbrodt), Barth 1929. — Bauchwand u. Bauchorgane, Osteomyelitis, Tbc, ebd. — Chir. Op.-Kurs (mit Schmieden) (engl., ital., span.), Barth 1930. — Kriegsverl. Wirbelsäule, Rückenmark, in: Borchard-Schmieden, Kriegschir., 3. Aufl., Barth 1937. — Nebenhoden, Samenwege, Prostata, in: Hdb. Inn. Sekret., Kabitzsch 1930. — Ausbildg. Unf. Med., Osteomyelitis, Verl. Magen-Darm, in: Hdb. ges. Unfhlkd., hrsg. v. Bürkle de la Camp u. Schwaiger, Enke 1966. — Das ärztl. Gutachten i. Versichergs.wesen, (mit Molineus; Herget u. Molineus; Herget u. Mollowitz), 1. 2. 3. Aufl. 1939, 1955, 1968, 2 Bde., Barth München. —

Osteomyelitis u. chir. Tbc, Bauchwand u. Bauchorgane, ebd. — Bier-Braun-Kümmell,
Op.lehre (hrsg. mit Gohrbandt u. Sauerbruch), 6 Bde., Barth-Leipzig 1952–55,
Allg. Techn. d. Bauchop., Mittelfell, Zwerchfell, Ösophagus, Mastdarm u. After,
ebd. — Mithrsg. d. Zbl. f. Chir., Chir. Praxis, Med. Welt, Ärztl. Sachverständigen-
ztg. — **P:** Behelfsmäßige Instrumente, Münch. med. Wschr. 1916. — Ektop. Cho-
rionepitheliom, Arch. Gyn. 110. — Path. Anat. d. epid. Grippe, Münch. med.
Wschr. 1918. — Warum sterben an d. Grippemischinfekt. gerade d. Kräftigsten?,
ebd. — Tödl. Suprarenindosis, ebd. 1920, Fisteln nach Knochenschuß u. Osteomye-
litis, Zbl. Chir. 1920. — Chir. d. Prostata, Voelckersche Op.techn., Z. urol. Chir. 5. —
Entrindg. d. Lunge, Münch. med. Wschr. 1921. — Lungenembolien b. Amp.infic.
Glieder, Bruns' Beitr. klin. Chir. 114. — Köhler Erkr. 2. Metatarsalk., Fortschr.
Röntgenstr. 28. — Prim. Wundschl. b. Empyem., Klin. Wschr. 1922. — Funkt.
Bedeutg. d. Levator ani, Arch. klin. Chir. 123. — Epicondylus u. Styloidesneural.
gie, ebd. — Frühdiagn. d. Dickdarm-Ca., Münch. med. Wschr. 1923. — Entzündl.
Rectumsten., ebd. — Neue rö. Unt.suchgs.meth. d. Dickdarms, Klin. Wschr. 1923.
— Geschl. Bhdlg. Gelenkeiterg., ebd. — Darmgrippe, Zbl. Chir. 1923. — Radik.
zweiztg. komb. Mastdarmexstirp., Arch. klin. Chir. 123. — Abd. sacr. Rectum-
exstirp., ebd. 132. — Rö. Untersuch. d. Dickdarms, ebd. 134. — Stierlin-Symptom,
Fortschr. Röntgenstr. 17. — Diagn. u: Diff.diagn. Polyposis coli, ebd. 34/1926. —
Länge u. Lagevariat. d. Dickdarms, Adhäsionsbeschw., ebd. 36. — Heilgs.- u. Ver-
narbgs.vorgänge i. Dickd., Arch. klin. Chir. 1927. — Lues recti u. Ca., Zbl. Chir. 1927.
— Fehlerh. Deutg. postop. Klagen-Adhäsionsbeschw., Verh. Dtsch. Ges. Verdauungs-
krankh. 1927. — Rectum Ca., Erfolge rad. u. pall. Op., Med. Welt 1927. — Fehler
d. übl. Schuhwerks u. Normalschuhe, Dtsch. med. Wschr. 1928. — Path. u. Chir.
d. Gaucherschen Krankht., Bruns' Beitr. klin. Chir. 141. — Rö.bild d. Knochen i.
d. Diagn. d. Gaucher-Krankht., Fortschr. Röntgenstr. 37. — Ablösg. d. Dickdarm-
fettbehangs, Sicherheit d. Darmnaht, Arch. klin. Chir. 152. — Abd. sacr. Op. d.
Rectumca., Bruns' Beitr. klin. Chir. 146. — Diagn. Bewertg. d. Reliefs d. Colon
i. Rö.bild, Chirurg 1929. — Palpat. Diagn. v. Lebermetastasen, Zbl. Chir. 1929. —
Op. Momentphotographie, ebd. — Lokales Amyloid d. Gehirns Folge v. Rö.bestr.,
Dtsch. Z. Chir. 227. — Gutachtl. Beurteilg. v. Schäden d. WS, Zbl. Chir. 1930. —
Anat. u. phys. Grundlagen d. Varicentherap., Arch. klin. Chir. 1930. — Ärztl. Vor-
u. Fortbildg. Unfallmed., Mschr. Unfhlkd. 1930. — Erzwingen d. Darstellg. v.
Stenosenkanälen u. üb. nicht erkannte Tumorinvaginat., Rö.praxis 1930. — Seit-zu
Seiteanastom. am Darm, Zbl. Chir. 1931. — Osteodystrophia Paget, Beziehg. zu
Unfällen, ebd. — Bakt.gifte als Knochenneubildgs.reiz, Arch. klin. Chir. 167/1931. —
Rectalstrict. u. Lymphogranuloma ing., Dtsch. med. Wschr. 1932. — Dauererfolge
d. Dickdarmresect. b. Hirschsprung, Zbl. Chir. 1932. — Wasser- u. Wärmehaushalt
b. Op., ebd. — Photograph. u. Kinematograph. i. d. Chir., Dtsch. med. Wschr. 1932.
— Zweizeit. Verf. Op. d. Rectumca., Zbl. Chir. 1932. — Schmerzensgeld i. Haft-
pflichtsachen, Med. Welt 1932. — Ca. u. Diverticulosis d. Dickdarms, Zbl. Chir.
1932. — Posttraumat. Oedem d. Handrückens, Arch. orthop. Unfallchir. 32/1933. —
Osteomyelitis, ein Sammelbegriff, ebd. — Kritik op. Mißerfolge, Med. Klin. 1933. —
Stenos. Entzündg. d. unt. Ileum, Ileitis, Arch. klin. Chir. 177. — Spätnachuntersuchg.
Unfallverl., Arch. orthop. Unfallchir. 34/1933. — Hyster. Zwangshaltg. i. Nark.,
ebd. — Hernia hiatus oesophagei, Arch. klin. Chir. 178. — Analkanalplast., Zbl.
Chir. 1934. — Locus minoris resistentiae, ebd. — Deutg. u. Bewertg. v. Adhäsionsbe-
schwerden, Chirurg 1934. — Bestrahlg. ström. Blutes m. UV-Strahlen (mit Becher
u. Hildebrandt), Münch. med. Wschr. 1935. — Knochen-Tbc u. Unfall, Zbl. Chir.

1935. — Vor.- u. Nachteile zweizeit. Operierens, Arch. klin. Chir. 183. — Res. e.
Pseudarthrose am Orte e. osteom. Frakt., Zbl. Chir. 1936. — Sucherscheinwerfer
als Op.Leuchte, ebd. 1936. — Krebs d. Speiseröhre-abd. collares Durchzugsverfahren, erfolgreiche Op., Arch. klin. Chir. 189. — Mitwirkg. vorbest. Krankht. b.
Entstehg. d. Invalidität, Arch. orthop. Unfallchir. 38/1937. — Rolle d. Zufalls b.
d. Vortäuschg. ursächl. Zus.hänge, Lungenca. u. Unfall, Mschr. Unfhlkd. 1938. —
Anzeig. z. chir. Bhdlg. Magen u. Duod. Ulcus, Chirurg 1937. — Prostatachir.,
Dtsch. Chir. Kongress 1939. — Untersuchgn. i. Nark. als Hilfsmittel, Zbl. Chir.
1939. — Bauchschüsse, Dtsch. med. Wschr. 1939. — Entschluß z. op. Eingr., ebd.
1940. — Marknagelg., Arch. klin. Chir. 200/1940. — Krebs d. Brustdrüse, Wien.
med. Wschr. 1941. — Nierenresekt., Zbl. Chir. 1942. — Weitere Erfahrgn. m. d. Marknagelg. nach Küntscher (mit Maatz), Arch. klin. Chir. 203. — Inop. Tumor, Med.
Welt 1943. — Wie steht es m. d. Gefahr d. Osteom. b. d. Nagelg. off. Frakt. (mit
Reich), Zbl. Chir. 1943. — Kann d. i. v. Kochsalz-Traubenzucker-Infus. schaden ?,
ebd. 1944. — Sulfonamidbhdlg. d. perf. App., Verh. Dtsch. Ges. Chir. 1943.,
Zbl. Chir. 1943. — Mobilisierg. versteifter Gelenke, Zbl. Chir. 1948. — Pseudarthr.
Bhdlg. m. Küntschernagel, ebd. — Gelenkplast., Kniesteife, Quadricepskontrakt.,
ebd. 1949. — Gefäßunterbindg. b. ak. blut. Magengeschwür, Zbl. Chir. 1950. —
Klin. exp. Untersuchg. z. Frage d. Chemotherap. b. appendicit. Peritonitis (mit
Herget), Langenbecks Arch. klin. Chir. 265/1950. — Bedeutet d. übl. Gesichtsmaske
ausreich. Schutz d. Op.wunde ? (mit Petrick), Zbl. Chir. 1950. — Ostitis b. Mark-
nagelg., ebd. 1951. — Osteomyelitis u. Trauma, Hefte Unfhlkd. 44/1952. — Staub-
sauger als Saugapparat, Chirurg 1952. — Kritik d. Mißerfolge nach Gallensteinop..
Medizinische 1953. — Op. b. akt. Tbc Pericarditis, ebd. 1954. — Op. d. Rectum-Ca.,
Langenbecks Arch. klin. Chir. 279/1954. — Steine i. d. Gallengängen, ebd. 282/
1955. — Claviculaersatz durch Fibula, Zbl. Chir. 1955. — Cholangitis, Dtsch. med.
J. 1955. — Fehlt d. ärztl. Nachwuchs ?, Ärztl. Mitt. 1957. — Schlechte Heilg. v.
Knochenbr., Therap.woche 1956. — Sozialreform Unfhlkd., Hefte Unfhlkd. 55/
1957. — Erreurs du traitement des fract. du membre sup., Scalpel (Brüssel) 1958. —
Schmerzensgeld ?, Hefte Unfhlkd. 60/1959. — Wieweit können Schwestern an d.
Nark. beteiligt werden ?, Chirurg 1959. — Krit. z. Bhdlg. v. Knochenbr. d. ob.
Extremität, Landarzt 1959. — Erste Hilfe am Unfallort, Ärztl. Dienst Bundes-
bahn 1960. — Anastomosenop. b. Stenosen d. Gallengänge, Proc. 12th Int. Coll.
Surg. 1960. — Stadieneinteilg. Mamma-Ca. TNM System, Zbl. Chir. 1960. — Ver-
antwortlichkt. d. Chirurgen f. s. Hilfskräfte, Langenbecks Arch. klin. Chir. 298/
1961. — Gesch. d. sphinctererhalt. Op. b. Rectum-Ca., Landarzt 1961. — Ischaem.
Kontrakt., Verschulden d. Arztes ?, Chirurg 1962. — Placeboprobl. i. d. Chir., Zbl.
Chir. 1962. — Eröffngs.anspr. Chir.-Kongr. München 1962, Langenbecks Arch.
klin. Chir. 301/1962. — Op. Indikat. z. Res. d. Duodeno-Pankreas, Zbl. Chir. 1963.
— Wandlgn. d. Bauchchir., Internist 1963. — Diagn. u. Ther. d. Diverticulitis
sigmae, Proc. 14th Int. Coll. Surg. Wien 1964. — Techn. d. Plombierg. osteomyel.
Höhlen, Zbl. Chir. 1964. — 70 J. Rö.strahlen, Angiographie, G. Thieme 1965. — For-
dergn. d. Klin. an Dokumentat. u. Statist., Langenbecks Arch. klin. Chir. 316/1966.
— Strahlentherap. Folgezustände, deren Op., Aesthet. Med. 1966. — L'histoire des
Operations du cancer du rectum, Scalpel (Brüssel) 1968.

Fischer, Hanns-Heinz, Chefarzt d. Krskrhs. u. Leit. Arzt d. chir. Abt., 646
Gelnhausen/Hessen. — *25. 4. 11 Saarbrücken. — **A:** 38 Düsseldorf. — **Prom:**
37 Köln. — **F:** Chir. — **V:** 38–45 Ass. u. Oberarzt d. Städt. Kr.anst. Düren (Kraft).
— **P:** Beobachtg. üb. d. Zusammenhang v. Megalureteren u. Cystennieren u. deren

Erblkt., Diss. — Doppelseit. Lunatummalacie b. ovariell. Störgn., Zbl. Chir. 1940. — Spättetanus, Chirurg 1947. — Indikat.stellg. z. Anwend. v. isoton. Blutsalzlösg. od. kolloidal. Blutersatzmitteln, Zbl. Chir. 1949. — Bemerkg. z. Aufsatz v. v. Haller, ebd. 1950.

Fischer, Hans, Facharzt f. Chir., Belegarzt, 6122 Erbach/Odenw., Mossauerstr. 10. — *5. 2. 12 Frankfurt a. M. — **A:** 35 Greifswald. — **Prom:** 36 ebd. — **F:** Chir. — **V:** 35–36 Stadtkrhs. Offenbach/Main, 36–39 Krskrhs. Bad Homburg, 39–46 Kriegsdienst, 46–49 Priv.Klin. Prof. Zander Bad König, ab 49 Belegarzt d. Krskrhs. Erbach/Odenw.

Fischer, Helmut, Chefarzt i. R., 1 Berlin 31, Am Volkspark 33. — *11. 1. 94 Glogau/Schles. — **A:** 19 Berlin. — **Prom:** 19 ebd. — **F:** Chir. — **V:** 19–20 Versorggs.-Krhs. Kiel (zur Verth), 25–28 Berlin (Bier), 28–29 Univ.-Frauenklin. Kiel (Schroeder), danach Chefarzt d. Unfall-Bhdlgs.stelle d. Berufsgen.schaften Berlin-Wilmersdorf.

Fischer, Hermann, Chir. am Vorstadt-Krhs. Wiblingen, 7900 Ulm/Don., Alpenstr. 42. — Fragebogen 1968 nicht beantwortet.

Fischer, Joachim, Facharzt f. Chir., Belegarzt i. Priv.-Klin. Dr. Zimmermann, 8 München 2, Sendlingertorplatz 7. — *19. 11. 24 München. — **A:** 49 München. — **Prom:** 49 ebd. — **F:** Chir. — **V:** Pathol. Krhs. München-Schwabing (Singer), 51 Tbc-Krhs. ebd. (Schnorrenberg), 51–56 Chir. Univ.-Klin. ebd. (Frey).

Fischer, Josef, Ärztl. Dir. d. Krskrhs., Chefarzt d. chir. Abt., 842 Kelheim/D. — *19. 6. 13 München. — **A:** 39 München. — **Prom:** 37 ebd. — **F:** Chir. — **V:** 38 Priv.-Klin. Neuwittelsbach München (Lampé), Univ.-Frauenklin. ebd. (Eymer), 38–51 Krhs. Dritter Orden Nymphenburg ebd. (Schindler, Scheicher), 38–39 Kriegsdienst, 51–58 Krskrhs. Kelheim.

Fischer, Josef, Chefarzt d. Krskrhs. Obernburg, 8765 Erlenbach a. M. — *13. 10. 15 Frankfurt a. M. — **A:** 44 Frankfurt a. M. — **Prom:** 44 ebd. — **F:** Chir. — **P:** Neue Schilddrüsenfunkt.prüfg., Med. Klin. 1950.

Fischer, Reiner, Prof., Ärztl. Dir. d. Chir. Klin. d. Städt. Krhs., 7 Stuttgart-Bad Cannstatt, Nürnberger Str. 145. — Fragebogen 1968 nicht beantwortet.

Fischer, Siegfried W., Oberarzt Hafenkrhs., Hamburg, II. Chir. Abt. — *2. 11. 15 Dresden. — **A:** 40 Leipzig. — **Prom:** 40 ebd. — **F:** Chir. — **V:** 40–41 Med. Klin. Stadtkrhs. Dresden-Friedrichstadt (Lange), 41–42 Chir. Klin. Heinr.-Braun-Krhs. Zwickau/Sa. (Kulenkampff), 42 Kriegslazarette, 45–57 Krs.-Stadtkrhs. Schleswig-Hesterberg (Küntscher), 57–65 I. Chir. Abt. Hafenkrhs. Hamburg (Küntscher). — **P:** Schädigg. durch Benzylrhodanid. Beitr. z. Frage Betriebsunfall o. Berufskrankheit, Diss. 1940. — Seltene Lokalisat. einer Endometriosis externa extraperitonealis, Z. Geburtsh. 1953. — Ircodenyl z. postop. Schmerzausschaltg., Medizinische 1955. — Bhdlg. d. schmerzhaften Coxarthrose durch perkut. Arthrodese, Münch. med. Wschr. 1955. — Schmerzbekämpfg. u. Nark. i. d. Unfhlkd., Z. Arzneimittelforsch. 1956. — Vereinfachte Sulfonamid-Bhdlg. m. d. Mischsulfonamid Dosulfin, Ther. Gegenw. 1956. — Aufweiten d. Markhöhle b. d. Marknagelg., Chirurg 1960. — Moderne Knochenbr.bhdlg., Hambg. Ärztebl. 1960. — Eine gebogene Dammstütze f. d. Maquet-Extensionsgerät 6080 u. 6090, Chirurg 1961. — Lokale Brandwundenbhdlg., Hefte Unfhlkd. H. 71, 1962. — Enzymat. Brandwundenbhdlg. (mit Thielmann), Chir. Praxis 1963. — Methodik u. Erg. d. Marknagelg. d. Unt.schenkelbr., Landesvbd. Südwestdtschl. d. gewerbl. Berufsgenoss., Kepner Eppingen 1963. — Marknagelg. d. habit. Schulterluxat., Zbl. Chir. 51/1965. — Traitement des fractures esquilleuses du tiers distal du fémur par l'enclouage fémorotibial (mit Simons),

Acta orthop. belg. 31/1965. — Marknagelg., Chirurg 1965. — Unfallgeschehen aus d. Sicht d. Unfallarztes, D. öffentl. Gesundheitswesen 1967. — Marknagelg. i. d. Knochenbr.bhdlg. u. Knochenchir., Materia medica Nordmark 1967.

Fischer, Walther, Facharzt f. Chir., Durchgangsarzt, Belegarzt d. Klin. Hallerwiese Nürnberg, Praxis: 8510 Fürth/Bay., Königswarterstr. 40. — *26. 2. 18 Samhof b. Ingolstadt/Obbay. — **A:** 43 Berlin. — **Prom:** 43 ebd. — **F:** Chir. — **V:** 44-45 Kriegsdienst, 46–52 Städt. Kr.anst. Nürnberg (Steichele), 52–58 Unfall-Klin. Dr. Erler ebd.

Flach, Andreas, Prof., Vorst. d. Kinderchir. Abt. Chir. Univ.-Klin. Tübingen u. komiss. Dir., 74 Tübingen, Calwerstr. 7. — *4. 7. 21 Beyharting/Obb. — **A:** 44 Tübingen. — **Prom:** 44 ebd. — **Hab:** 61 Tübingen. — **F:** Chir. u. Kinderchir. — **V:** 45–51 Chir. u. Med. Univ.-Klin. Kiel (Anschütz, Wanke, Reinwein, Diethelm), 51–56 Städt. Krhs. Neumünster (Grießmann), ab 56 Tübingen (Dick), 60 Univ.-Klin. Zürich (Grob). — **B:** Spätschicksal d. Kinder m. Harnwegsobstrukt. (mit Mildenberger u. Fendel), in: Pyelonephritis, hrsg. v. Losse u. Kienitz, Thieme 1967. — **P:** Ligamentum Iliolumbale u. seine klin. Bedeutg. (mit Schüttemeyer), Bruns' Beitr. klin. Chir. 177/1948. — Vergl. Untersuchgn. üb. d. Viscosität, Oberflächenspanng. u. Grenzflächenspanng. versch. Kontrastmittel, Röntgen-Bl. 2/1949. — Bhdlg. kindl. Frakturen d. unt. Extremitäten u. i. Heilerg. (mit Schüttemeyer), Mschr. Unfhlkd. 1950. — Neue Untersuchgs.methode z. Diagn. d. Fettemb. (mit Schüttemeyer), Chirurg 1950. — Lipase u. Nark., Med. Klin. 1951. — Periphere Atemlähmg. b. d. Periduralanaesth. (mit Brandstäter), Zbl. Chir. 1952. — Erfahrgn. m. Blutkonserven, Med. Klin. 1952. — Klin. u. exp. Beitr. z. „cutaneopulmonalen" Segmentreakt. d. Lunge (mit Heuck), Zbl. Chir. 1953. — Tierexp. u. klin. Studie z. Entstehg. plattenförm. Lungenatelektasen (mit Heuck), Z. exper. Med. 121/ 1953. — Mod. Nark. i. Krhs. (mit Voß), Schlesw.-Holst. Ärztebl. 7/1953. — Anwendg. d. Phenothiazin-Körper i. d. Chir. u. inn. Med. (mit Jörgensen u. Voß), Med. Klin. 1954. — Tubenhalter f. d. peror.-endotracheale Intubat., Chirurg 1954. — Unt.suchgn. üb. d. Wirkg. d. Phenothiazine (mit Voß u. Wendel), Anaesthesist 1954. — Künstl. Beatmg. i. halboff. System (mit Voß), ebd. — Curarisierg. i. höheren Alter (mit Voß), Chirurg 1954. — Anwendg. d. Phenothiazinkörper (mit Birker u. a.), ebd. 1955. — Vergl. Unt.suchgn. üb. d. Elektrophorese nach Turba u. Henning sow. Grassmann (mit Fuchs), Klin. Wschr. 1955. — Soorinfekt. als postop. Komplik. (mit Wendl), Zbl. Chir. 1955. — Heut. Stand d. klin. Verwendg. v. Muskelrelaxantien, Neuralmedizin 1956. — Unt.suchgn. z. Leberschädigg. nach Phenothiazinen, Anaesthesist 1956. — Pathogenese d. mass. total. Lungenkollapses, ebd. 1957. — Automat. Blasenspülg. (mit Franke), Medizinische 46/1967. — Elektronark., Anaesthesist 1958. — Werte d. Inulin- u. para-Amino-Hippursäure (PAH)-Clearance b. normal ernährtem Hund (mit Henning u. Hirschmann), Ärztl. Forsch. 1960. — Lok. Verändergn. a. e. exp. Aortenisthmussten., Prof. Dick z. 60. Geb. 1. 6. 1959. — Unt.suchgn. z. Pathogenese d. poststenot. Dilatat., Hab.-Schr. Tübingen 1960. — Schenkelkopfnekr. nach traumat. Hüftluxat. u. Schenkelhalsfrakt. Jugendl., Zbl. Chir. 1962. — Exp. Unt.suchgn. z. Pathogenese d. poststenot. Dilatat., Langenbecks Arch. klin. Chir. 301/1962. — Längenwachstum d. Röhrenknochens nach Schaftfrakt. a. d. unt. Extremit. b. Ki. u. Jugendl. (mit Kudlich), Zbl. Chir. 1962. — Therapeut. Fragen b. d. Bhdlg. d. genuinen Vitamin D-resist. Rachitis (mit Ruhrmann), Med. Welt 1963. — Chromosomenbefunde b. d. Kartagener'schen Trias (mit Siebner), Mschr. Kinderheilk. 1964. — Konservat. u. op. Bhdlg. d. Hiatushernie i. Säugl.alter (mit Fendel), Langenbecks Arch. klin.

Chir. 308/1964. — Diff.diagn. d. gr. Bauches i. d. Neugeb. Periode: Solitäre Leber-cyste (mit Goette), Mschr. Kinderheilk. 1965. — Klin. u. Therap. d. Duodenalver-letzgn. (mit Kudlich), Chir. Praxis 9/1965. — Pylorusatresie (mit Geisbe u. Fendel), Anales paediatricic 204/1965. — Laser-Effekte a. Zahnhartsubstanzen – Mikros-kop. Unt.suchgn. (mit Schulte, Klaus u. Geisbe), Dtsch. zahnärztl. Z. 20/1965. — Intravitalmikroskop. Beobachtgn. d. Kapillaren u. Arteriolen d. Lungenperipherie nach verschied. Reizgn. (mit Heuck), 3. Europ. Konf. f. Mikrozirkulat. Jerusalem 1964, Bibl. anat. 7/1965 – Karger Basel. — Unt.suchgn. m. Rubin-Laserstrahlen a. tier. u. menschl. Gewebe (mit Geisbe, Schulte u. Müller), Langenbecks Arch. klin. Chir. 313/1965. — Systemat. d. Megaureters i. Kindesalter (mit Mildenberger u. Fendel), Med. Welt 1966. — Mesenteriallücken (mit Geisbe), Z. Kinderchir. 1966. — Morphol. Unt.suchgn. a. resez. Rippenknorpel b. Trichterbrust (mit Müller u. Geisbe), Frankf. Z. Path. 76/1967. — Wachstumsverändergn. nach Frakt. d. Extremitäten i. Ki.alter (mit Geisbe u. Fendel), Z. Kinderchir. 1967. — Bhdlg. d. Ureterocele i. Ki.alter (mit Mildenberger u. Fendel), ebd. 1967. — Biochem., morphol. u. physik. sowie tierexp. Unt.suchgn. z. Pathogenese d. Trichterbrust (mit Geisbe u. a.), Bremer Ärzteblatt 20/1967. — Chron. Obstipat. b. Ki. m. u. ohne Me-gacolon-Krankh. — Katamnest. Unt.suchgn. (mit Fendel u. Krukenberg), Fortschr. Med. 1967. — Pathogenese d. traumat. Fettemb., I. Verhalten d. Plasmaenzyme, II. Serumproteinverändergn. (mit Durst u. a.), Med. Welt 1967. — Ureterocelen i. Kindesalter (mit Mildenberger u. Fendel), ebd.

Fleischer, Konrad, Prof. Chefarzt d. HNO-Abt. d. Allg. Krhs. Heidberg, 2 Ham-burg-Langenhorn 1, Tangstedter Landstr. 400. — Fragebogen 1968 nicht beant-wortet.

Fleischmann, Axel, Chefarzt u. Leit. Arzt d. chir. Abt. Ev. Krhs., 345 Holz-minden. — *28. 11. 04 Naugard/Pom. — **A:** 29 Berlin. — **Prom:** 31 ebd. — **F:** Chir. u. Gynäk. — **V:** 28–29 Pathol. Inst. d. Virchow Krhs. Berlin (Christeller), 29 1. Med. Univ.-Klin. Charité ebd. (His), 29–33 Auguste-Viktoria-Krhs. ebd. (Nord-mann), 33 Schiffsarzt, 34 gynäk. Abt. Städt. Krhs. Spandau Berlin, 34–36 gynäk.-geburtsh. Abt. Urban Krhs. ebd., Städt. Krhs. Berlin-Weissensee (Deichgräber), ab 37 Chefarzt d. Städt. Krhs. Sorau-Lausitz.

Flemming, Friedrich, Prof., 1. Oberarzt d. Chir. Univ.-Klin. d. Charité, X 104 Berlin 4, Schumannstr. 20/21. — *4. 7. 21 Halle/Saale. — **A:** 45 Halle/Saale. — **Prom:** 46 ebd. — **Hab:** 59 Greifswald. — **F:** Chir. — **V:** Chir. Univ.-Klin. Halle, Greifswald u. Berlin. — **B:** Eingr. am Penis u. an d. Harnröhre u. Mißbildgn. d. äußeren Genit.traktes, in: Urol. Op.lehre (Heise), Thieme Leipzig. — Chir. i. Greisenalter, in: Leitfaden d. Geriatrie (Brüschke u. Schulz), Volk u. Gesundheit Berlin. — Chir. i. d. letzten drei Jahrhunderten (mit Serfling), in: Geschichte d. Med. (Mette). — In: Chir. d. Mitralklappen (Serfling). — **P:** Sulfonamidpräparat Euvernil u. seine Erfolge i. d. Urol., Diss. — Prakt. Erfahrgn. m. Blutkonserven, Z. ärztl. Fortbild. 1952. — Globinal i. d. Chir., Dtsch. Gesd.wes. 1953. — Exp. Osteomyelitis u. ihre Penicillinbhdlg. (mit Rothe), Z. inn. Med. 1953. — Hämolyse v. Blutkonserven, ebd. — Magendivertikel b. Kleinkind, ebd. 1954. — Wachstum v. Hauttransplantat. b. jugendl. Tier (mit Rothe), Zbl. Chir. 1953. — Diagn. u. Op.indikat. b. Bronchialka. (mit Rothe), Dtsch. Gesd.wes. 1954. — Gerinngs.fak-toren u. neuro-vegetat. System (mit Perlick u. Disner), Z. inn. Med. 1955. — Dex-tran u. Blutkonserven, ebd. — Verändergn. d. Bluteiweißbildes nach Epinephrekt. i. Tierversuch (mit Rothe), ebd. 1956. — Bhdlg. d. Skalpiergs.verletzgn., Chirurg 1956. — Nichthämolyt. Transfus.zwischenfälle (mit Rohde), Zbl. Chir. 1956. —

Bedeutg. d. pH-Wertes f. d. Blutkonservierg. (mit Gedicke), Anästhesist 1957. — Verändergn. d. Bluteiweißbildes u. d. Kationen nach Hypophysekt. i. Tierversuch (mit Rothe), Z. inn. Med. 1957. — Heut. Stand d. Bhdlg. d. Prostataka. (mit Eggeling u. Heise), Münch. med. Wschr. 1957. — Genese v. Hypospadie u. Mißbildgn. an d. inn. Genit., Z. Urol. 1958. — Bronchialka. - mod. Diagn. u. Therap., Wiss. Z. Univ. Greifswald 1958. — Hydronephrot. Riesensackniere (mit Latotzki u. Thiemens), Ärztl. Wschr. 1959. — Pathogenese u. Klin. äußerer Gallenblasenfisteln, Chirurg 1959. — Blutunt.suchgn. z. postop. Krankh., Habil.-Schr. — Exarticulatio interileoabdominalis u. ihre prothet. Versorgg., Zbl. Chir. 1960. — Unsere derzeit. Einstellg. z. d. Probl. d. Krebses d. weibl. Brustdrüse (mit Serfling), ebd. — Chir. Probl. b. Diabetes (mit Serfling), Langenbecks Arch. klin. Chir. 295/1960. — Chir. d. Nebennieren, Dtsch. Gesd.wes. 1960. — Heut. Stand i. d. chir. Bhdlg. d. Endoangiitis obliterans, Z. ärztl. Fortbild. 1960. — Postop. Blutunt.suchgn. (I. Teil), Wiss. Z. Univ. Greifswald 1960. — Postop. Blutunt.suchgn. (Teil II), ebd. 1961. — Chir. Bhdlg. irreponibler subcapital. Humerusfrakt., Chirurg 1961. — Erfahrgn. m. d. Rundnagel nach Lezius-Herzer b. d. pertrochant. Ob.schenkelfrakt., Zbl. Chir. 1961. — Anwendg. lyophilis. Gewebes i. d. Chir. (mit Unger), ebd. — Unsere Indikat. z. Verwendg. lyophilis. Gewebes i. d. Wiederherstellgs.-chir., Gewebekonserven - Herstellg. u. Anwendg. (Kettler u. Serfling), 97–108/ 1961. — Vergl. Pfortader- u. Cubitalvenenblut-Unt.suchgn. (mit Schoeppner), Z. inn. Med. 1961. — Verhalten u. Bedeutg. d. postop. Magnesiumspiegels i. Blut i. Vergl. z. d. anderen Elektrolyten, Dtsch. Gesd.wes. 1961. — Unt.suchgn. z. Blutgruppenserol. nach homoioplast. Transplantat. (mit Arnold), Langenbecks Arch. klin. Chir. 299/1962. — Versorgg. kompliz. Mittelhandfrakt., mittels Pull-out-wire-Techn., Mschr. Unfhlkd. 1962. — Ursachen d. Spättodesfälle nach beiderseit. Adrenalekt. (mit Serfling), Zbl. Chir. 87/1962. — Erfahrgn. m. d. Kaltluftströmgs.hypotherm. b. spez. Eingr. i. d. Hirn- u. Herzchir. (mit Schädlich u. Serfling), Dtsch. Gesd.wes. 1962. — Magengeschwürsresekt. b. Diabetikern, Zbl. Chir. 1962. — Op.indikat. u. Genese d. Dupuytrenschen Kontrakt., Wiss. Z. Univ. Greifswald 1962. — Retrograde Rö.kontrastdarstellg. d. Ductus thoracicus b. thoraxchir. Kranken (mit Warnke), Chirurg 1963. — Frühzeit. Bolzgs.arthrodese b. Forsenbeinbr., Beitr. Orthop. Traum. 10/1963. — Chir. Bhdlg. d. portal. Hochdruckes (mit Serfling), Z. ärztl. Fortbild. 1963. — Plast. Versorgg. v. Bauchnarbenbr. m. homol. Dura, Bruns' Beitr. klin. Chir. 206/1963. — Chemotherap. b. chir. Geschwulstleiden (mit Serfling), Zbl. Chir. 1963. — Derzeit. Stand d. Milzchir., ebd. — Portal. Hochdruck i. Säugl.- u. Kleinkindesalter (mit Seer), Chirurg 1963. — Abdominale Krisen guteingestellt. Diabetiker als chir. Probl., Z. ärztl. Fortbild. 1964. — Derzeit. Stand d. homoio- u. heteroplast. Gewebeverpflanzg. i. d. Chir. (mit Serfling), Wiss. Z. Univ. Greifswald 1964. — Pankreaszysten i. Kindesalter (mit Neute), Zbl. Chir. 1964. — Analsphinkterinsuffiz. u. ihre Bhdlg., Chirurg 1964. — Ob.armamputat. als Folge e. ärztl. Unt.lassg., Dtsch. Gesd.wes. 1964. — Kahnbeinpseudarthr., Beitr. Orthop. 11/1964. — Chir. Bhdlg. d. Adams-Stokes-Anfalles (mit Geißler, Schädlich u. Serfling), Z. inn. Med. 1964. — Chir. Bhdlg. d. Mitralsten. (mit Serfling), Z. Therap. 1964. — Chir. Bhdlg. d. Pericarditis constrictiva (mit Serfling u. Warnke), Zbl. Chir. 1965. — Therap. d. geschloss. Armplexusläs., Bruns' Beitr. klin. Chir. 211/1965. — Anal sphincter Insufficiency and Its Treatment, Surg. Gyn. Obstetr. 120/1965. — Allg. Probl. d. Homoio- u. Heterotransplantat. v. Standpunkt d. Chir. (mit Serfling), Gewebekonserven, Herstellg. u. Anwendg. (Kettler u. Serfling) 1965. — Anwendgs.mögl.ktn. konserv.

Dura i. d. Wiederherstellgs.chir., ebd. — Brustkorbstabilisierg. nach Trichterbrustop. (mit Neute), Chirurg 1966. — Stumpfe Bauchtrauma, Beitr. Orthop.
Traum. 13/1966. — Rehabilitat. v. Pat. m. Anus praeter naturalis (mit Evers),
Dtsch. Gesd.wes. 1966. — Pankreasinselzelladenom m. d. Trias Diarrhoe, Hypokaliämie u. Hyperglykämie (mit Knappe, Stobbe u. Wendt), Dtsch. med. Wschr.
1966. — Ob.schenkelstumpfsarkom als späte Traumafolge, Mschr. Unfhlkd. 1966. —
Diabetes-Probl. aus chir. Sicht, Zbl. Chir. 1966. — Solit. Leberzyste b. e. Kleinkind (mit Weese), ebd. — Histor. Stud. z. Begriff d. Volkmannschen Dreiecks (mit
Serfling u. Brückner), ebd. — Extrakorp. Kreislauf kombin. m. Hypotherm. i.
Tierversuch (mit Erler u. a.), Dtsch. Gesd.wes. 1966. — Perikarditis konstriktiva
i. Kindesalter (mit Bartel), Zbl. Chir. 1967.

Flesch-Thebesius, Max, Prof., 6 Frankfurt a. M.-70, Franz-Lenbach Str. 11. —
*9. 7. 89 Frankfurt a. M. — **A:** 14 Heidelberg. — **Prom:** 13 ebd. — **Hab:** 48 Frankfurt a. M. — **F:** Chir. — **V:** 14–23 Chir. Univ.-Klin. Frankfurt a. M. (Rehn, Schmieden), 28–33 Leit. Arzt d. chir. Abt. Priv.krhs. ebd.-Sachsenhausen, 45–58 Dir. d.
Chir. Klin. Städt. Krhs. ebd.-Höchst, jetzt nur noch konsiliar. Tätigkt. ebd. — **B:**
Heliotherap. d. chir. Tbk., in: Lehrb. d. Strahlenther. (H. Meier), Urban & Schwarzenberg 1925. — Chir. Tbk., Med. Praxis 15/1933., Steinkopff, Dresden u. Leipzig. — **P:** Blutzuckergehalt b. M. Basedowii u. ü. thyreogene Hyperglykäm.,
Bruns' Beitr. klin. Chir. 82. — Kasuist. d. Freundschen Emphysemop., Fortschr.
Med. 1913. — Hodeneinklemmg., Bruns' Beitr. klin. Chir. 87. — Unt.suchg. d.
Liquor cerebrospinalis m. kolloidal. Goldlösg., Z. Neurol. 1914. — Exp. Thymus-
stud., Bruns' Beitr. klin. Chir. 95. — Luxat. d. Os lunatum m. Frakt. d. Os naviculare u. d. Os triquetum, Zbl. Chir. 1916. — Was lehren d. bish. Veröff. ü. d. dies-
jähr. Grippeepidem. ?, Fortschr. Med. 1918. — Wundbhdlg. d. Horm., insb. durch
Suprarenin, Zbl. Chir. 1918. — Längerdauernde Armlähmg. n. Kulenkampffscher
Plexusanaesth., ebd. 1919. — Invaginat.ileus, Arch. klin. Chir. 112. — Lebens-
bedr. op. gestillte Lungenblutgn. n. Probepunkt., Münch. med. Wschr. 1920. —
Hüftgelenksentzündg., Fortschr. Med. 1920. — Entzündl. Prozesse am Halse,
ebd. — Ileus durch Verwachsgn. u. Stränge, Dtsch. Z. Chir. 57. — Darmverschluß als Folge v. Verwachsgn., Fortschr. Med. 1920. — Projektilwanderg., Bruns'
Beitr. klin. Chir. 120. — Klärg. d. Todes b. Ileus, ebd. 121. — Op. Indikat.stellg.
b. Ileus, Zbl. Chir. 1920. — Chron. nicht spezif. Entzündg. d. Nebenhodens u. d.
Hodens, Bruns' Beitr. klin. Chir. 123. — Bearbeitg. versch. Kap. i. d. Jber. f. Chir.
(a–d) seit 1917. — Wurmfortsatz – Üb.sichtsref., Jber. Fortschr. Chir. 26/1920. —
Bhdlg. d. chir. Tbk. a. d. Frankfurter Chir. Klin., Strahlentherapie 1922. — Trauma
u. Spondylitis. — Impftbk. (mit Liniger), Mschr. Unfhlkd. 1922. — Gegenw. Stand
d. Therap. d. Knochen- u. Gelenktbk., Zbl. ges. Tbk.forsch. 18. — Treatmant and
Organizat. f. combating surg. tbc. at the surg. Univ. Clin. of Frankfurt a. M./Ger-
many, Amer. Rev. Tbc. 6/1922. — Erfahrgn. m. d. Weißschen Urochromogenreakt.
d. Harns b. d. chir. Tbk. (mit Lion), Arch. klin. Chir. 122/1922. — Neuere Gesichtspunkte z. Zus.hang zw. Trauma u. Tbk., Med. Klin. 1923. — Lungenunt.suchgn.
b. chir.-tbk. Kranken (mit Alwens), Beitr. Klin. Tbk. 54/1923. — Unt.schiede d.
exsudat. u. produkt. Knochentbk. i. Rö.bilde u. ihre Auswertg. f. d. chir. Indikat.,
Fortschr. Röntgenstr. 30/1923. — Op. a. Diabetikern seit Einführg. d. Insulins
(mit Grote), Zbl. Chir. 1930. — Op. d. Hängebauches (mit Weinsheimer), Chirurg
1931. — Verwendg. d. Duodenalsonde z. Bhdlg. d. akut. Magenlähmg. u. z. Ernährg. i. Anschl. a. Magenop., Arch. klin. Chir. 165/1931. — Nutrition by Means
of the Duodenal Tube after Operat. on the Stomach, Med. J. Rec. 1931. — Chir.

Bhdlg. v. Hauterkrankgn., Chirurg 1947. — Allerg. Fernwirkg. n. B.C.G.-Impfg. a. e. i. Entwicklg. begr. mesenteriell. Prim.effekt? (mit Lauche), Dtsch. med. Wschr. 1948. — Dauerheilg. e. Rectum-Ca. d. Röntgenstr., Therap. 80/1949. — Welche Folgergn. ergeben sich a. d. Kenntn. ü. d. homol. Serumhepatitis f. Klin. u. Praxis?, N. med. Welt 1950. — Ostitis def. Cranii Paget nach Ob.kiefersarkom (mit Wiegmink), Fortschr. Röntgenstr. 71/1949. — Engl. Soz.versicherg., Krk.hs.arzt 1950. — Psychosomatic u. Chir. Hippokrates 1951. — Versuch e. immunis. Krebsbhdlg. m. fraktion. Krebsblut-Injekt., Therap.woche 1953. — Arzt u. Krhs., Krk.hs.arzt 1955. — Zahlreiche kl. Veröff. ü. Themen a. verschied. Geb. d. Chir., ab 45 auch ü. standespol. Fragen.

Flex, Günter, Ass. d. Chir. Univ.-Klin., X 7030 Leipzig, Gustav-Freytag-Str. 20. — Fragebogen 1968 nicht beantwortet.

Flick, Karl, ehem. Chefarzt d. chir. Abt. Theresienkrhs., 68 Mannheim, Viktoriastr. 1–3. — *1. 9. 94 Ludwigshafen/Rh. — **A:** 21 Würzburg. — **Prom:** 21 ebd. — **F:** Chir. — **V:** 21 neurol. Abt. Versorggs.krhs. Würzburg (Knauer), 21–22 Kaiser-Wilh.-Inst. f. Hirnforschg. Berlin (Vogt), 22–34 Heidelberg (Enderlen, Kirschner). — **P:** Physiol. Grundl. d. n. Léri benannt. Handvorderarmzeichens, J. Psychol. 29. — Periostreflexe (mit Dumpert), ebd. — Elektrophysiol. d. Trousseauschen Phänomens nebst Bemerkgn. z. sog. Tonusfrage (mit Hansen), Dtsch. Z. Nervenhk. 84/1924. — Verlauf d. sensiblen Gefäßnerven i. d. Extremitäten (mit Dumpert), Dtsch. Z. Chir. 190/1925. — Elektrophysiol. sog. ton. Verkürzgs.zustände quergestreift. Skeletmuskeln (mit Hansen), Z. Biol. 1925. — Wirkgs.weise d. Heftpflasterverbandes b. d. Bhdlg. b. Knochenbr. (mit Dumpert), Dtsch. Z. Chir. 198/1926. — Stielgedrehte Lymphcyste d. Coecums, Med. Klin. 1926. — Einwirkg. d. Labyrinthreizg. auf d. Vorderhornapparat d. menschl. Rückenmarks (mit Hansen), Dtsch. Z. Nervenhk. 96/1927. — Analyse d. Baranyschen Zeigeversuches (mit Hansen), ebd. — Fremdkörperverletzg. d. Duodenums unt. d. Fehldiagn.: Cholecystitis operiert, Zbl. Chir. 1928. — Fehldiagn. b. multiplen Endotheliomen d. Dura, ebd. — Versuche ü. d. klin. Verwertbarkt. d. Blutagglutinat.probe nach J. Clemens (mit Traum), ebd. — Prim. Deckg. e. ausgedehnt. Armwunde durch dicke Thierschlappen, Dtsch. Z. Chir. 222/1930. — Verfahren z. Entnahme gr. Epidermislappen, ebd. — Versuche z. Fetteinschwemmg. i. Blut b. Knochenbr. (mit Traum), ebd. 213. — Einfl. op. Eingr. a. vegetat. NS u. a. d. Milzart. auf d. Blutkörperchen (mit Traum), ebd. — Versuche ü. d. Einfl. d. Fettemb. a. d. Funkt. d. gesund. Niere (mit Traum), ebd. 222. — Bedeutg. d. Eigenreflexe f. maximale Leistgn. unserer Skeletmuskeln (mit Traum), Nervenarzt 1930. — Diagn. Verwertbarkt. d. intraven. Cholecystograph. (mit Traum), Festschr. f. Bier, Dtsch. Z. Chir. 234/1931. — Deckg. traumat. entstand. Substanzverluste d. weich. Schädeldecken (mit Traum), Zbl. Chir. 1932.

Flimm, Werner, Facharzt f. Chir., Belegarzt d. Klin. Bensberg GmbH, Falltorstr. u. stellvertr. Chefarzt ebd., Praxis: 5 Köln-Dellbrück, Gemarkenstr. 128. — *18. 9. 10 Gießen. — **A:** 36 Gießen. — **Prom:** 37 ebd. — **V:** 37–45 Ass. u. Oberarzt d. Städt. Krhs. Köln-Mülheim (Kroh). — **B:** Leitfaden d. Priv. Krankenversicherg. (mit Balzer): Krankenversichergs.med., Versichergs.wirtschaft Karlsruhe 1948. — **P:** Funkt. Dauererg. d. Fingerkuppenverletzgn., Zbl. Chir. 1936. — Traumat. Milzrupt., ebd. 1947. — Verletzgn. d. Brust- u. Bauchhöhle, ebd. 1959. — Schulterschmerz b. Milzverletzgn., ebd. — Bursitis subdeltoidea, ebd. 1960. — Zweck u. Ziel d. Berufsverb. d. Dtsch. Chir., ebd. 1964. — Wie soll man Extremitäten b. Verletzgn. od. Op. ruhigstellen, ebd. 1966. — Neue Gebührenordng., ebd. — Üb.-lastgs.schäden u. Sehnenscheidensten. am Vorderarm, ebd.

Flintsch, Konrad G., Oberarzt d. 1. Chir. Klin. d. Städt. Kr.anst., 85 Nürn
berg, Flurstr. 17. — *12. 9. 34 Nürnberg. — **A:** 62 München. — **Prom:** 60 ebd. —
F: Chir. — **V:** 62–65 chir. u. urol. Abt. Städt. Krhs. Weißenburg/Bay. (Wasmuth),
ab 65 1. Chir. Klin. Nürnberg (Holder). — **P:** Erfahrgn. m. d. Nark.mittel Fluothane
an e. mittl. Krhs., Chirurg 1961. — Cotel-Keating-Pulsanzeiger, Münch. med.
Wschr. 1964. — Teratoide Nierengeschwülste i. Kindesalter, Z. Kinderchir. 1967.

Flora, Gerhard, Oberarzt d. Chir. Univ.-Klin., A-6020 Innsbruck (Österr.). —
Fragebogen 1968 nicht beantwortet.

Fock, Gustav Harald, Doz., Oberarzt d. II. Chir. Univ.-Klin. i. Zentralkrhs.,
Kapteeninkatu 10 E 21, Helsinki 14 (Finnland). — Fragebogen 1968 nicht beantwortet.

Förster, Georg, Leit. Chir. a. d. Urban-Klin., 68 Mannheim, Stresemannstr.
4. — Fragebogen 1968 nicht beantwortet.

Förster, Werner, Facharzt f. Chir., 858 Bayreuth, Kulmbacher Str. 103. —
*6. 9. 08 Zwickau/Sa. — **A:** 35 Berlin. — **Prom:** 35 Leipzig. — **F:** Chir. — **V:** 34
inn. Abt. Heinrich-Braun-Krhs. Zwickau (Grote), 34–36 Pathol. Inst. ebd. (Heil-
mann), 36–40 Krskrhs. Stollberg/Erzgeb. (Herrmann), 40–48 Kriegsdienst, 48–58
Chefarzt d. Krskrhs. Borna/Leipzig, 58–66 Oberarzt d. Städt. Krhs. Marktredwitz/
Ofr., 66 Gutachterarzt b. LVA-Ob.- u. Mittelfranken Bayreuth. — **P:** Anaesth. d.
Plexus brachialis, Zbl. Chir. 1939. — Seltene Fettemb. d. kleinen u. gr. Kreislaufes,
ebd. 1953. — Magenresekt. b. blut. Gastritis, ebd. — Meckel'sches Divertikel als
Ursache schwerer abdomin. Erkrankgn., Münch. med. Wschr. 1957. — Bhdlg. v.
Grundgliedfrakt. d. Finger m. inn. Schieng. durch Kirschnerdraht, Mschr. Unfhlkd.
1958.

Fohler, Wilhelm, Chefarzt d. chir. Abt. Clemens-Hosp., 417 Geldern, Südwall
35. — *5. 12. 07 Oberh.-Osterfeld. — **A:** 35 Berlin. — **Prom:** 35 Münster. — **F:**
Chir. — **V:** 35 Chir. Univ.-Klin. Münster (Coemen), Anat. Inst. ebd. (Heiderich),
Marien-Hosp. Oberh.-Osterfeld (Rohde), Med. Klin. Bremen (Heß), 36–39 Marien-
Hosp. Kevelaer (Berneisen), 39–45 Josefs-Hosp. Oberhausen-Sterkrade (Clemens).
— **P:** Tumoren d. Rückenmarks, Diss.

Fontaine, René, Prof., 9, Rue Goethe, Straßburg (Frankreich). — Fragebogen
1968 nicht beantwortet.

Forßmann, Werner Th. O., Prof., Chefarzt d. chir. Abt. Ev. Krhs., 4 Düsseldorf,
Fürstenwall 91. — *29. 8. 04 Berlin. — **A:** 29 Berlin. — **Prom:** 29 ebd. — **F:** Chir.
u. Urol. — **V:** 29–31 Auguste-Viktoria-Heim Eberswalde (R.Schneider), 31–32 Charité
Berlin (Sauerbruch), 32–33 Städt. Krhs. Mainz (Jehn), 33–36 urol. Abt. Städt.
Rudolf-Virchow-Krhs. Berlin (Heusch), 36–38 Stadtkrhs. Dresden-Friedrichstadt
(Fromme), 38–39 Städt. Robert-Koch-Krhs. Berlin, 39–45 Kriegsdienst, 45–50
Allg.praxis Wies-Wambach/Schopfheim, 50–57 Leit. Arzt d. urol. Abt. Diakonie-
Anst. Bad Kreuznach. — **B:** Selekt. Lungenangiograph. i. d. präop. Diagn. u. i.
d. inn. Klin. (mit Bolt u. Rink), Thieme 1957. — **P:** Wirkg. d. Leberfütterg. auf
d. rote Blutbild u. d. Cholesterinspiegel i. Serum d. gesund. Menschen, Diss. —
Sondierg. d. re. Herzens, Klin. Wschr. 1929. — Kontrastdarstellg. d. Höhlen d.
lebend. re. Herzens u. d. Lungenschlagader, Münch. med. Wschr. 1931. — Methodik d. Kontrastdarstellg. d. zentr. Kreislauforgane, Arch. klin. Chir. 167. — Appendicitis u. tiefsitz. Ureterstein, Chirurg 1934. — Techn. d. Prostataresekt., Z.
Urol. 1935. — Zwischenfälle b. d. Rückenmarksbetäubg. u. ihre Verhütg., ebd. —
Schmerzbetäubg. b. Eingr. an d. Harnorganen, ebd. — Heut. Bhdlgs.möglichktn.
d. Prostatahypertroph., Med. Welt 1935. — Grundsätzl. z. Versorgg. d. Prostata-

bettes, Z. Urol. 1936. — Harnverhaltg. u. Harnsperre, Med. Klin. 1936. — Klin. u. Techn. d. Elektroresekt., ebd. 1937. — Sectio alta lateralis, ebd. 1938. — Sulla resezione plastica della pelvi renale, Urologia 1938. — Prostatafrage, Z. ärztl. Fortbild. 1939. — Op. Bhdlg. d. puerperal. Mastitis, Geburtsh. u. Frauenhk. 1950. — Angebor. Erweiterg. d. li. unt. Harnleiters, Z. Urol. 1951. — Strahlendurchläss. tiefsitz. Harnleiterstein, ebd. — Späterg. nach total. Resekt. d. Nierenbeckens, ebd. — Fibromat. Ureterpolyp, ebd. — Pelottensystem durch solit. Lebercyste, ebd. — Cystekt., Z. Urol., Sonderh. 1951. — 21 J. Herzkatheterg., Rückblick u. Ausschau, Verh. Dtsch. Ges. Kreisl.forsch. 1951. — Ferdinand Sauerbruch z. Gedenken, Mitt.bl. Ärzteschaft Rheinl. Pfalz 10/1951. — Herzkatheterg., Mschr. Kinderhk. 1952. — Früherkenng. bösart. Geschwülste an d. Harnorganen, Mitt.bl. Ärtzeschaft Rheinl. Pfalz u. Wildunger Hefte. — Techn. u. prakt. Bedeutg. d. Herzkatheterg. f. d. funkt. Diagn. u. d. Therap. v. Herz- u. Lungenerkrankgn. (mit Bolt u. Rink), Med. Klin. 1953. — Heut. Stand d. transurethral. Techn. (mit Bolt u. Rink), Z. Urol. 1953. — Kalp de Akeiger Hastaliklarinin Funktionel Teshis ve Tedavisi icin Kalp Katetrisminin Teknik ve Praktik Manasi (mit Bolt u. Rink), Anadolu Klinigi 1954 (Türkei). — Geschichtl. Entwicklg. u. Methodik d. Herzkatheterg., ihr Anwendgs.geb. unt. Berücksicht. d. Lungenerkrankgn., Langenbecks Arch. klin. Chir. 279/1954. — Op. Bhdlg. blasennaher Harnleiterengen, Zbl. Chir. 1956. — D. Rolle d. Herzkatheterg. u. Angiograph. i. d. Entwicklg. d. mod. Med., Nobelvortr., Stockholm 1957. — William Harvey, Mensch u. Werk. Z. Gedächtnis seines 300. Todestages, Med. Klin. 1957. — Karl Heusch z. 65. Geb., Z. Urol. 1959. — Versorgg. v. Knochenbr. aus d. Sicht d. mittl. Krhs., Therap. Umschau 1962. — Willi Felix z. Gedenken, Zbl. Chir. 1962. — Frakt.bhdlg. i. Kindesalter, Langenbecks Arch. klin. Chir. 304/1963. — Stellg. v. Praxis u. Klin. i. d. Frakt.bhdlg., Mkurse ärztl. Fortbild. 1964. — Gedanken z. Todesstrafe, Universitas 1965. — Wandlg. d. Chir. während e. Menschenalters, ebd. 1966. — E. „schöner Tod" ist Menschenrecht, Puls internat. 7/1966.

Forst, Hans, Chefarzt d. chir. Abt. d. Krskrhs. Marienhöhe, 5102 Würselen (Krs. Aachen). — Fragebogen 1968 nicht beantwortet.

Fragstein, Barbara von, Oberärztin d. Rö.-Abt. Krupp-Kr.anst. 43 Essen. — *1. 1. 22 Warschau. — **A:** 49 Leipzig. — **Prom:** 49 ebd. — **F:** Chir., Röntgenol. u. Strahlenhk. — **V:** 49–50 Bez.-Poliklin. I Leipzig (Futtig), 50 Univ.-Frauenklin. ebd. (Schröder), Med. Univ.-Klin. ebd. (Bürger), 51 Univ.-Kinderklin. ebd. (Peiper), 51–56 Bez.krhs. St. Georg¹ ebd. (Mörl), 56–57 St. Johannesstift Homberg/Niederrh. (Lönne), 58–63 St. Vincenz-Krhs. Essen (Traeger), 63 Oberärztin ebd., ab 63 Krupp-Kr.anst. Essen (Rothe), ab 68 Oberärztin ebd. — **P:** Diagn. u. Therap. d. retrosternal. Schlüsselbeinverrenkgn., Mschr. Unfhlkd. 1954. — Diagn. Wert d. Venendruckmessg. i. d. Thoraxchir., Zbl. Chir. 1955.

Frahm, Günther, Chir. Priv.-Klin., 2070 Ahrensburg (Holst.), Manhagener Allee 56. — Fragebogen 1968 nicht beantwortet.

Frank, Edgar, Facharzt f. Chir. u. Durchgangsarzt, 356 Biedenkopf, Hainstr. 74. — *1. 3. 25 Bad Cannstatt. — **A:** 52 Würzburg. — **Prom:** 54 ebd. — **F:** Chir. — **V:** 53–55 Krskrhs. Göppingen, 55–59 Bergmannsheil Gelsenkirchen-Buer, 60 Sportkrhs. Stuttgart.

Frank, Jürgen, Facharzt f. Chir., Oberarzt d. St. Franziskus-Krhs., 51 Aachen, Morillenhang 27. — *26. 12. 31 Ruhla/Thür. — **A:** 59 München. — **Prom:** 56 ebd. — **F:** Chir. — **V:** 57–58 inn. Abt. Krhs. Buchen/Odw. (Brdiczka), 58 chir. Abt. Krskrhs. Brake/Unterweser (Petry), 59 gynäk. Abt. ebd. (Ohlenbusch), 59–63 chir. Abt.

ebd. (Petry), 63–68 Krhs. Nordwest Frankfurt a. M.-Praunheim (Ungeheuer),
ab 68 St. Franziskus-Krhs. Aachen (Jötten). — **B:** Diagn. u. Bhdlg. d. Rektumka.
(mit Ungeheuer), Alm. Ärztl. Fortbild. 1968, Lehmanns. — **P:** Akute Nierenschädigg. b. d. Peroral. Diabetes-Bhdlg. (mit Kleibel), Medizinische 1958. — Beeinflussg. d. postop. Darmmotilität, insb. durch Aldosteron-Antagonisten, Chirurg
1966.

Frank, Martin, MR, Prim., Leit. d. chir. Abt. Landeskrhs., A-86 Bruck a. d. Mur/
Österr., Kreckerstr. 26. — *18. 11. 06 Klingenbach/Burgenl. — **Prom:** 40 Wien. —
F: Chir. u. Unfallchir. — **V:** 40–41 Rudolfspit. Wien (Steindl), Kriegsdienst, 46
Univ.-Frauenklin. Graz (Navratil), 46–47 Univ.-Kinderklin. ebd. (Lorenz), 47–54
Chir. Univ.-Klin. ebd. (Winkelbauer, Spath). — **P:** Puls. Struma m. d. Symptomen
e. art.-ven. Aneurysma (mit Brücke), Klin. Med. 1948. — Klin. Erfahrgn. m. d.
Anwendg. v. Galle u. Gallensäure als Peristaltikum (mit Brücke u. Caithaml),
ebd. 1950. — Heilg. e. ileocoecal. Darmaktinomykose durch Radikalop. (mit Brük-
ke), Wien. klin. Wschr. 1950. — Versorgg. d. Bruchsackes u. dessen Verwendg. z.
plast. Verschl. d. Bruchpforte b. Leisten- u. Schenkelhernien, Langenbecks Arch.
klin. Chir. 271/1952. — Psychogen bedingte Fehlhaltg. d. Beckens u. d. Lenden-
WS u. psychogene Lähmg. d. re. unt. Extremität, Wien. med. Wschr. 1952. —
Verwendg. muskelerschlaff. Mittel b. d. Einrichtg. v. Frakt. u. Luxat. (mit Holzer u.
Moser), Anaesthesist 1952. — Bhdlg. v. Mineralstoffwechselstörgn. d. Knochens
unt. bes. Berücksicht. d. verzög. Frakt.hlg. (mit Heppner), Langenbecks Arch.
klin. Chir. 274/1953. — Isol. Neuritis u. Perineuritis d. Nervus cervicalis IV re.,
Wien. med. Wschr. 1952. — Fall v. Dünndarmca., ebd. 1954. — Gallertca. d. ob.
Jejunum (mit Burghardt), Zbl. Chir. 1956.

Frank, Paul Wilhelm, Facharzt f. Chir., Priv.-Klin., 6232 Bad Soden, Waldstr. 7. — *29. 9. 18 Stuttgart. — **A:** 44 Kiel. — **Prom:** 44 ebd. — **F:** Chir. — **V:**
44–45 Truppenarzt, 45–46 Militärlaz. Frankfurt (Denecke), 46 Orthop. Univ.-Klin.
ebd. (Denecke), 46–48 Path. Inst. ebd. (Lauche), 48 I. Med. Univ.-Klin. ebd. (Volhard), 48–55 Chir. Univ.-Klin. ebd. (Geissendörfer), ab 56 Vertrauensarzt d. BfA
Berlin, Durchgangsarzt, Bereitschaftsarzt d. DRK. — **B:** Brennersche Ovarialtumoren, Diss. 1943. — Asbestosis, in: Hdb. Asbest, Vlg. Becker u. Haak, Hamburg 1952.
— **P:** Enterocystome, Bruns' Beitr. klin. Chir. 184/1952. — Gewebsverträgl. d.
blutstill. resorbierb. Stoffe, ebd. 186/1953. — Bringt d. Metallbeschattg. v. Gewebsschnitten einen Fortschr. b. d. Diagn. histol. Bilder?, ebd. 191/1955. — Ein Fall
v. lipoblast. Sarkom d. Niere, Z. Urol. 1956. — Neue blutstill. resorbierb. Stoffe,
Med. Klin. 1965. — Anwendg. resorbierb. methyl. Mullbinden z. blutstill. Tamponade, Med. Welt 1967. — Erstversorgg. fr. Schußverletzgn., Med. Mschr. 1967. —
Neuer Kompress.verband z. Fix. v. Op.wunden am Stamm, Chir. Praxis 1968.

Franke, Dietrich, Priv.-Doz., Chefarzt am Krhs., 752 Bruchsal. — *29. 9. 21
Achern. — **A:** 49 München. — **Prom:** 49 ebd. — **Hab:** 63 Marburg. — **F:** Chir. — **V:**
49 Pathol. Inst. München (Hueck), 49–50 Med. Univ.-Klin. ebd. (Bembè), 50–51
inn. Abt. Krskrhs. Geislingen/St. (Vollmar), 51–52 Krhs. Achern (Franke), 53
Staatl. Frauenklin. Stuttgart (Reichenmiller), 53 Freiburg (Kraus), 54–55 Chir.
Klin. Dresden-Johannstadt (Sprung), 55–56 Krskrhs. Tuttlingen (Staus), 56–59
Tübingen (Dick), 59–65 Marburg (Schwaiger). — **B:** Sog. symptomat. Hernie u.
deren Bruchzufälle (mit Maurath), Prakt. Chir. 66/1964. — **P:** Automat. Blasenspülg. (mit Flach), Med. Welt 1957. — Verkalkg. u. Prolaps d. Nucleus pulposus
i. Kindesalter (mit Driesen), ebd. 1959. — Hydroxydionanaesth. (mit Friedel,
Peter u. Schütze), Anaesthesist 1959. — Tabes dorsalis od. Blitzschlagfolgen (mit

Roskamp u. Betzler), Mschr. Unfhlkd. 1959. — Neb.erscheingn. d. Phenothiazine
i. d. Chir. (mit Maurath u. Schlosser), Anaesthesist 1960. — Komplikat.mögl.kt. b.
d. Bhdlg. d. Tetanus m. hohen Antitoxindosen (mit Maurath u. Kirchner), Med.
Welt 1960. — Sauerstoffspanng. u. -sättigg. sowie Säure-Basen-Gleichgewicht b.
verschied. Formen kontroll. Beatmg. (mit Bark, u. Kronschwitz) Anaesthesist
1960. — Posttraumat. Rupt. d. Sehne d. Extenso pollicis longus – ihre Pathogenese
u. Therap. (mit Maurath), Mschr. Unfhlkd. 1960. — Cardio-respirat. Störgn. b.
hochgrad. Adipositas (mit Grote, Maurath u. Schlosser), Chirurg 1960. — Bhdlg.
d. Luxat.frakt. i. Lisfranc'schen Gelenk, Mschr. Unfhlkd. 1961. — Traumat. In-
farzierg. d. Schläfenhirns, ihre Diagn. u. op. Bhdlg. (mit Driesen), Zbl. Neurochir.
1961. — Indikat., Grenzen u. Methodik d. Sauerstofftherap. (mit Maurath), Münch.
med. Wschr. 1961. — Op. Bhdlg. d. Sternumstückfrakt. (mit Maurath), Mschr.
Unfhlkd. 1961. — Klin. Brauchbarkt. d. Platinelektrode nach Bartels u. Reinhardt z. Messg. d. PO_2 i. Blut, Klin. Wschr. 1961. — Verhalten d. Sauerstoffspanng.
sowie d. Säure-Basen-Gleichgewichts b. verschied. Formen d. kontroll. Beatmg.
(mit Grote, Oehmig u. Schlosser), Anaesthesist 1961. — Darmschäden nach lumb.
Grenzstrangresekt.? (mit Müller u. Gumrich), Chirurg 1962. — Epiphysäre Knochennekr. am Metacarpale IV, Mschr. Unfhlkd. 1962. — Beiderseit. Radialis-
Schlafdrucklähmg. nach Langzeitbewußtlosigkt., ebd. 1963. — Grundbegriffe u.
Beurteilg. d. Säure-Basen-Gleichgewichtes f. d. Anaesth. (mit Maurath), Anaesthesist 1963. — Symptomarme Frakt. d. Dens epostrophei (mit Jostes), Med. Welt
1963. — Rheumat. Monarthritis u. Trauma (mit Hupe u. Fricke), ebd. 1964. —
Pathophysiol. d. Infus.bhdlg. b. Bewußtlosen, Langenbecks Arch. klin. Chir. 305/
1964. — Bhdlgs.erg. kindl. Verbrenn. nach fast ausschließl. peroral. Flüssigkts.zu-
fuhr üb. d. Magensonde (mit Koch), ebd. 308/1964. — Mehrzweckbiopsienadel,
Chirurg 1964. — Pseudarthr.bhdlg. v. Radius, Ulna u. Clavicula, Mschr. Unfhlkd.
1964. — Frakt. d. ersten Rippe (mit Koch), ebd. — Sog. Zwangsfrakt. b. Gelenk-
versteifgn. (mit Roeper), Bruns' Beitr. klin. Chir. 210/1965. — Unt.suchgn. z.
Wiederherstellg. d. ven. Abflusses b. ausgedehnt. Weichteil- u. Gefäßverletzgn. d.
Ob.schenkels (mit Hartung u. Hettler), Langenbecks Arch. klin. Chir. 313/1965. —
Seltene Verrenkg. d. Langfingergrundgelenke (mit Nikolai), Mschr. Unfhlkd. 1965.
— Op. Bhdlg. gelenknaher Frakt. (mit Herfarth), Med. Welt 1965. — Symptomat.
Hernie u. ihre Bruchzufälle (mit Maurath), Chir. Praxis 1966. — Beiderseit. Frakt.
u. Pseudarthr. d. Kahnbeins d. Hand (mit Dolling), ebd. — Rezidiv. Invaginat. (mit
Koch), ebd. u. Pädiatr. Praxis 1967.

Franke, H. Heinz, OMR, Chefarzt d. chir. Abt. Krhs., X 233 Bergen/Rüg. u.
Ärztl. Dir. d. Vereinigten Gesundhts.einrichtgn., ebd. — *26. 6. 10 Dresden. —
A: 36 Dresden. — **Prom:** 38 Leipzig. — **F:** Chir. — **V:** 36 Chir. Klin. Rud. Heß
Krhs. Dresden (Jensen), 37 Pathol. Inst. ebd. (Böhm, Baniecki), 38 inn. Abt. Krhs.
Zschopauer Str. Chemnitz (Schuster), 39–44 Chir. Klin. ebd. (Kuntzen). — **P:** Plast.
Gallengangsersatz, Zbl. Chir. 1955.

Franke, Hermann, Prof., Dir. d. I. Chir. Klin. d. Freien Univ. Berlin i. Klinikum Steglitz, 1 Berlin 45, Hindenburgdamm 30. — Fragebogen 1968 nicht
beantwortet.

Franke, Kurt, Chefarzt d. Chir. u. Unf.klin. d. Städt. Krhs. Berlin-Pankow,
X 1110 Berlin-Niederschönhausen. — Fragebogen 1968 nicht beantwortet.

Franke, Otto R. W., Chefarzt d. Margarethen-Klin., 2340 Kappeln/Schlei
Konsul-Lorentzen-Str. 3. — *17. 4. 07 Berlin-Wilmersdorf. — **A:** 32 Berlin. —
Prom: 32 ebd. — **F:** Chir. — **V:** 32 Krhs. Moabit Berlin (Borchardt), 33–34 Städt,

Krhs. Friedrichshain ebd. (Wildegans), 34–37 Wehrdienst, 37–38 Krupp'sche Kr.anst. Essen (Ostermann), 38-40 Leipzig (Rieder). — P: Intraperiton. Anwendg. v. Sulfonamiden, Militärarzt 1942. — Langzeitnark. durch i. m. Anwendg. v. Evipan-Na., ebd. — Heilg. e. Dystroph. nach Verletzg. d. Arter. femoral. durch Resekt. d. vernarbt. Art.abschnittes, Chirurg 1942 od. 1943.

Frankenberg, Martin H., Facharzt f. Chir. u. Orthop., Chefarzt d. chir. u. Unf.abt. u. Leit. Arzt d. St. Elisabeth-Krhs., 4321 Niederwenigern. — *6. 1. 30 Elbing/Ostpr.— A: 58 Bonn. — **Prom:** 59 ebd. — **F:** Chir. u. Orthop. — **V:** Inst. f. Gerichtl. Med. Bonn (Elbel), Maria-Hilf-Krhs. Daun (Bartholomé), Landeskrhs. Neustadt/Holst. (Preißner), Marienhosp. Hamm/Westf. (Petermann), orthop. Abt. Klin. Anst. d. RWTH Aachen (Hopf), ab 68 Dreifaltigkeitskrhs. Wesseling (Bongartz). — **P:** Unt.suchgn. üb. d. Nachweis d. Geschlechtschromatins an d. Wurzelteilen isol. menschl. Haare m. e. bibliograph. Anhang, Diss.

Frankenberger, Josef, Chefarzt i. R., 834 Pfarrkirchen/Niederbay., Duschlstr. 20 a. — *25. 2. 97 Pocking/Ndbay. — A: 24 München. — **Prom:** 24 ebd. — **F:** Chir. — **V:** 23–24 II. Med. Univ.-Klin. München (v. Müller), 24–27 Krskrhs. Waiblingen/Württ. (Poehlmann), 27 Frankfurt a. M. (Schmieden), 27–31 Neues St. Vincentius-Krhs. Karlsruhe (Arnsberger), bis 62 Chefarzt d. Krskrhs. Pfarrkirchen/Niederbay.

Franzky, Hans, Facharzt f. Chir., Durchgangsarzt f. d. Berufsgen.schaften, Chir. Priv.-Klin.,5451 Oberbieber/Neuwied, Wallwiese 12–14. — *8. 2. 15 Filehne/Pos. — A: 43 Breslau. — **Prom:** 53 Greifswald. — **F:** Chir. — **V:** 49–50 Gesundh.amt Bautzen (Sachsen), 50–52 St. Benno-Krhs. u. Chir. Poli-Klin. ebd. (Fritzsch), 52–53 Greifswald (Volkmann), 53–59 Ass. u. Oberarzt Krskrhs. Bautzen (Kästner, Zerbes), 60 Leit. Arzt d. chir. Abt. Krhs. Lauchhammer, 60–63 Oberarzt d. Stadtkrhs. Neuwied (Strube), 63–64 Oberarzt d. Diakonissen-Krhs. Bad Ems (Schlosser).

Fraunhofer, Georg, Chefarzt d. chir. Abt. u. Ärztl. Leit. d. Krskrhs., 8223 Trostberg/Obb., Siegerthöhe 1. — *2. 3. 22 Trasham/Passau. — A: 50 München. — **Prom:** 50 ebd. — **F:** Chir. — **V:** 51 inn. Abt. Städt. Krhs. München r. d. I. (Baur), 51–53 chir. Abt. ebd. (Grasmann), 53–58 ebd. (Maurer), 55–56 neurochir. Abt. ebd. (Kessel), 58–60 Trostberg (Siegel).

Freesmeyer, Joseph, Leit. Arzt a. Krhs. St. Elisabeth, X 6222 Geisa (Rhön), Bahnhofstr. — Fragebogen 1968 nicht beantwortet.

Frei, Albert, Chefarzt d. urol. Abt. d. Städt. Krhs., 7700 Singen (Hohentwiel), Virchowstr. 22. — Fragebogen 1968 nicht beantwortet.

Freick, Hansjürgen, Oberarzt d. Chir. Klin. Städt. Kr.anst., 46 Dortmund, Beurhausstr. 40. — *26. 11. 34 Beierfeld/Erzgeb. — A: 62 Wiesbaden. — **Prom:** 59 Frankfurt a. M. — **F:** Chir. — **V:** 62–64 Hüttenhosp. Dortmund-Hörde (Mittemeyer), 64–65 Knappschaftskrhs. Dortmund-Brackel (Scherer), 65–67 Städt. Krhs. Schramberg (Engel), ab 67 Städt. Kr.anst. Dortmund (Thorban). — **P:** Erfolge m. d. Laschengleitnagel nach Pugh b. Frakt. am proximal. Femurende, Chirurg 1967. — Symptomat. Nabelhernie m. inkarzer. Meckelschen Divertikel b. stumpf. Bauchtrauma, Zbl. Chir. 1967.

Freisen, Herbert, Facharzt f. Chir., 4830 Gütersloh, Reckenberger Str. 8. — *9. 7. 09 Gütersloh. — A: 33 Düsseldorf. — **Prom:** 33 ebd. — **F:** Chir. — **V:** St. Josephs-Krhs. Berlin-Tempelhof (Bange).

Frère, Rudolf, Chefarzt Chir. u. Unfallklin. Dr. Frère, 62 Wiesbaden. — *28. 7. 12 Trier. — A: 39 Bonn. — **Prom:** 40 ebd. — **F:** Chir. — **V:** 39–50 Städt. Kr.anst. Wiesbaden (Kleinschmidt, Straaten). — **P:** Einzeit. Plexiglasplast. z. Deckg. gr.

Schädeldachdefekte, Chirurg 1949. — Bedeutg. u. Möglichkt. d. Periduralraumes f. d. Anaesth., Therap. u. Diagn., Zbl. Chir. 1950.

Frey, Emil Karl, Prof., em. Dir. d. Chir. Univ.-Klin., 8 München. — *27. 7. 88 Kaufbeuren. — **A:** 14 München. — **Prom:** 14 ebd. — **Hab:** 24 ebd. — **F:** Chir. — **V:** 13 Pathol. Inst. Städt. Kr.anst. Bremen (Bormann), 13–14 Med. Klin. ebd. (Stoevesandt), 14 Chir. Priv.-Klin. Krecke München, 14–18 Kriegsdienst, 18–27 München (Sauerbruch), 27–30 Oberarzt Charité Berlin (Sauerbruch), 31–43 Ordinarius f. Chir. i. Düsseldorf, 43–58 Ordinarius f. Chir. München. — **B:** Op. an d. Niere, am Nierenbecken u. am Harnleiter, in: Chir. Op.lehre (Bier-Braun-Kümmell), 1933. — Kardiospasm., Springer 1936. — Chir. d. Herzens, Enke 1939. — Kallikrein (Padutin) (mit Kraut u. Werle), ebd. 1950. — Chir. d. Herzens u. d. gr. Gefäße (mit Kuetgens), ebd. 1956. — Op. an d. Brustwand, Barth Leipzig 1957. — Op. an d. Lunge, ebd. — Entwicklg. d. Chir., in: Lehrb. d. Chir. (Hellner, Nissen, u. Voßschulte), Thieme 1957. — Bösart. Lungengeschwülste (mit Lüdeke), Springer 1958. — Kallikrein – Kininsystem u. seine Inhibitoren (mit Kraut u. Werle), Enke 1968. — **P:** Bhdlg. v. Gehirnprolapsen i. Felde, Münch. med. Wschr. 1916. — Entstehg. d. habit. Dorsalskoliose u. Mögl.ktn. ihrer chir. Bhdlg., Dtsch. Z. Chir. 169/1922. — Versuche üb. d. Art d. Herzschlages u. d. Herznervenwirkg., Habil.-Schr., ebd. 186/1924. — Herznervenwirkg. u. chir. Bhdlg. d. Asthma bronchiale, Münch. med. Wschr. 1924. — Mechanik d. Skoliose, Z. orthop. Chir. 1925. — Zus.hänge zw. Herzarbeit u. Nierentätigkt., Arch. klin. Chir. 142/1926. — Herzverletzgn., Zbl. Chir. 1926. — Ein v. d. Niere ausgeschied., d. Herztätigkt. anreg. Stoff, Hoppe-Seylers Z. physiol. Chem. 157/1926. — Kreislaufwirkg. e. neuen v. d. Niere ausgeschied. Stoffes, Arch. klin. Chir. 1927. — Nachweis u. Wirkg. e. Kreislaufhorm. (mit Kraut), Münch. med. Wschr. 1928. — Neues Kreislaufhorm. u. seine Wirkg., (mit Kraut) Arch. exper. Path. Pharmak. 133/1928. — Neue Funkt. v. Pankreas u. Lymphdrüsen, Naturwissenschaften 1929. — Therap. Verwendbarkt. d. Kreislaufhorm., Arch. klin. Chir. 157/1929. — Kreislaufhorm. u. inn. Sekret., Münch. med. Wschr. 1929. — Nachweis e. Kreislaufhorm. i. d. Pankreasdrüse (mit Kraut u. Werle), Hoppe-Seylers Z. physiol. Chem. 189/1930. — Inaktivierg. d. Kallikreins (mit Kraut u. Werle), ebd. 192/1930. — Neue inn.sekret. Funkt. d. Pankreas (mit Kraut u. Schultz), Arch. exper. Path. Pharmak. 158/1930. — Deutg. d. reakt. Hyperämie, Arch. klin. Chir. 162/1930. — Neues inn. Sekret d. Pankreas, d. Kreislaufhorm. Kallikrein, u. seine therap. Verwendg., Dtsch. Z. Chir. 233/1931. — Rückresorpt. aus d. abführ. Harnwegen b. Abflußstörg., Arch. klin. Chir. 167/1931. — D. Blutkreislauf beeinfluss. Substanz aus d. Pankreasdrüse (mit Kraut), Forsch. u. Fortschr. 1931. — Kallikrein (mit Kraut, Bauer u. Schultz), Hoppe-Seylers Z. physiol. Chem. 205/1932. — Blutzuckersenk. Wirkg. d. Kallikreins (Padutins), (mit Kraut u. Werle), Klin. Wschr. 1932. — Extremitätengangrän, Arch. klin. Chir. 173/1932. — Techn. d. Ösophagogastrostom., Zbl. Chir. 1932. — Kallikrein (Padutin) i. Blut, Münch. med. Wschr. 1933. — Kallikrein i. inn. u. äußeren Pankreassekret (mit Werle), Klin. Wschr. 1933. — Nachweis u. Vorkommen d. Kallikreins i. Blut (mit Kraut u. Werle), Hoppe-Seylers Z. physiol. Chem. 222/1933. — Op. d. Brüche am ob. Ende d. Ob.armes, Zbl. Chir. 1934. — Nachweis u. Vorkommen d. Kallikreins i. Harn. IX. Mitt. üb. Kallikrein (mit Kraut, Werle u. Schultz), Hoppe-Seylers Z. physiol. Chem. 230/1934. — Op. Skoliosenbhdlg., Zbl. Chir. 1935. — Gr. Geschwulstbildgn. i. unt. Brustraum, ebd. — Wirkg. intraven. u. intramusk. Kallikreininjekt. b. Menschen (mit Werle u. Sakkers), Z. exper. Med. 1935. — Schmerzverhütg. u. Basisnark., Arch. exper. Path.

Pharmak. 181/1936. — Chemie u. Chir., Münch. med. Wschr. 1936. — Kardiospasm. (mit Duschl), ebd. 1937. — Neuere Kallikreinforschg., Arch. klin. Chir. 189/1937. — Eitr. Erkrankgn. d. Lunge u. d. Pleura, Z. ärztl. Fortbild., 1938. — Kurznark. i. d. Praxis, Therap. d. Gegenw. 1938. — Lungenlappenexstirpat. u. Lungenresekt. (mit Lüdeke), Zbl. Chir. 1939. — Wundversorgg. i. Gefechtsber., Chirurg 1939. — Lungenflügelexstirpat., Arch. klin. Chir. 200/1940. — Lungenschüsse, Münch. med. Wschr. 1940. — Gefäßkrankh., Dtsch. Z. Chir. 254/1941. — Op. Bhdlg. d. Lungenkrebses, ebd. 257/1943. — Schwiel. Perikarditis, Chirurg H. 1/2. — Entferng. e. Granatsplitters aus d. re. Vorhof, Zbl. Chir. 72. — Doppelseit. Unt.lappenexstirpat. b. d. Bronchiektasenkrankh., ebd. — Phantomschmerz u. Stumpfhyperpath., Verh. Dtsch. Orthop. Ges. 1947. — Lungenkrebs, Dtsch. med. Wschr. 1950. — Lungenresekt., Langenbecks Arch. klin. Chir. 264/1950. — Prof. Sauerbruch z. 75. Geb., ebd. 265. — Lobekt. u. Pneumekt. b. Tbk., Beitr. Klin. Tbk. 104/1950. — Transdiaphragmale Laparatom., Langenbecks Arch. klin. Chir. 267/1951. — Neuzeitl. Entwicklg. d. Chir. d. Lunge u. d. Speiseröhre, Klin. Wschr. 1951. — Abdomino-thorak. Resekt. d. Kardia-Ka., Münch. med. Wschr. 1951. — Lungenca., Verh. Dtsch. Ges. inn. Med. 1951. — Chir. d. Herzens, Dtsch. med. Wschr. 1951. — Mod. chir. Bhdlg. d. Lungenerkrankgn. (mit Kugel), Therap.woche 1952/53. — Depot-Padutin u. seine therap. Verwendbarkt. (mit Hartenbach u. Schultz), Münch. med. Wschr. 1953. — Exp. Grundlagen d. Wirkg. v. Depot-Padutin (mit Hartenbach), Dtsch. med. Wschr. 1953. — Chir. Bhdlg. d. Bronchialcarcinoide u. d. Probl. ihrer Malignität (mit Lüdeke), J. internat. chir. 13/1953. — Intrathorak. od. antethorak. Oesophagoplast., Thoraxchir. 1953. — Resekt.bhdlg. d. Lungentbk. (mit Kugel), Med. Mschr. 1953. — Anaesthetika u. Hilfsmittel d. Nark. (mit Zürn), Münch. med. Wschr. 76. — Bedeutg. d. neuzeitl. Entwicklg. d. gr. Chir. f. d. Diagn. u. Indikat.stellg. d. prakt. Arztes, Therap.woche 1953/54. — Therap. d. Pankreatitis, ebd. 1954. — Op. Bhdlg. d. Speiseröhrenstrikt., Med. Klin. 1955. — Isthm.sten. d. Aorta (mit Kuetgens), Münch. med. Wschr. 1955. — Erfahrgn. i. d. chir. Bhdlg. d. Lungentbk., Med. Mschr. 1957. — Chir. d. Herzens u. d. gr. Gefäße, Münch. med. Wschr. 1957. — Sinn d. Wissensch. aus d. Sicht e. Chir., Springer 1958 u. Langenbecks Arch. klin. Chir. 1958. — Chir., Forschg. u. Leben, Münch. Univ. Reden Neue Folge H. 9. — Kampf m. d. Krebs, Urban & Schwarzenberg. — Kallikrein - Inaktivator u. seine klin. Anwendg., Med. Klin. 1962. — Wehrmed. Aufgaben d. Chir., Wehrmed. Mitt. 1962.

Frey, Horst R. Fr., Facharzt f. Chir., 338 Goslar, Breitestr. 15. — *8. 9. 19 Chemnitz. — **A:** 44 Berlin. — **Prom:** 44 Innsbruck. — **F:** Chir. — **V:** 45–50 Göttingen (Stich, Herlyn, Hellner), 50–55 Krhs. Goslar (Büttner). — **P:** Präparat. d. Carorissinus b. Katzen u. Kaninchen, Diss. — Speiseröhrensten. n. Diphterie, HNO 1949. — Rektopexie n. Ekehorn, Chirurg 1950. — Herstellg. u. Verwendg. v. Blutkonserven a. d. Chir. Univ.-Klin. Göttingen, ebd. — Speiseröhrendiphtherie, Med. Klin. 1952.

Frey, Rudolf, Prof., Dir. d. Inst. f. Anaesthesiol. d. Univ. Mainz, Schriftl. d. Zeitschr. „Der Anaesthesist", 65 Mainz, Langenbeckstr. 1. — *22. 8. 17 Heidelberg. — **A:** 43 Heidelberg. — **Prom:** 44 ebd. — **Hab:** 52 ebd. — **F:** Anaesth. u. Reanimat. — **V:** 44–45 Kriegsdienst, 45–60 Chir. Univ.-Klin. Heidelberg (K. H. Bauer), 50 Facharzt f. Chir., 50–60 Leit. d. Anaesth. Abt. d. Chir. Univ.-Klin. Heidelberg, 56 a. pl. Prof. f. Anaesthesieol., 60 Berufg. a. o. Lehrstuhl f. Anaesthesiol. Mainz, 67 o. Prof. — **B:** Gesundheits-Brockhaus (mit Mommsen u. a.), Brockhaus Vlg. 1953 u. 1964. — Lehrb. d. Anaesthesiol. (mit Hügin, Mayrhofer u. a.),

Springer 1955. — Geschwulst u. Trauma, in: Hdb. d. ges. Unfhlkd. (mit K. H. Bauer), Enke 1955. — Umstritt. Probl. d. Med., d. künstl. Winterschlaf (mit Schäfer, Jaspers u. a.), Medica Vlg. 1955. — Arzneiverordng. (im Rahmen d. Arzneimittelkommiss.), Hirzel 1956. — Anaesthesie, in: Lehrb. d. Chir. v. Garrè, R. Stich u. K. H. Bauer, 16/17 Aufl., Springer 1958. — Phenothiazinderivate in d. Anaesth. u. Chir., in: Phenothiazinderivate in d. Med. (v. Kleinsorge u. Rösner) Jena: Fischer 1958. — Anaesthesie, in: Fischer-Lexikon (v. Schäfer, Nissen u. a., üb. „Medizin" II), Frankfurt a. M.: Fischer 1959. — Anaesth., Vor- u. Nachbhdlg., in: Hdb. d. Urologie (v. Alken u. a.), Bd. XIII/1, Springer 1961. — Örtl. u. allg. Anaesth. i. d. Praxis (Almanach f. d. ärztl. Fortbild.), J. F. Lehmanns 1962. — Schock u. Plasmaexpander (Bd. 3 d. Schriftenreihe: Anaesth. u. Wiederbelebg., hrsg. v. Frey, Kern u. Mayrhofer) (mit Horatz), Springer 1964. — Hdb. d. plast. Chir., Bd. 1, Beitr. 5 (Anaesthesie), (mit Kolb u. Henneberg), Walter de Gruyter 1965. — Parenter. Ernährg. (mit Lang u. Halmagyi), Springer 1966. — D. heut. Stand d. Lokalanaesth. (mit v. Lutzki, Nolte, Pfeiffer), Vortr. aus d. prakt. Chir., H. 76, Enke 1966. — Catecholamines and their significance in anaesthesia (Third World Congr. of Anaesthesiol., Sao Paulo, Brasil Sept. 1964), in: Anaesthesiology and Resuscitation, Bd. 8, Springer 1966. — Infusionstherap. (mit Lang u. Halmagyi), Anaesth. u. Wiederbelebg., Bd. 13, Springer 1966. — Wiederbelebg. u. Anaesth. unt. Berücksicht. d. Feldverhältnisse u. d. Katastrophenmed.: Ein Symposium, veranst. v. Bundesminister. d. Verteidigg. unt. d. wiss. Gesamtleitg. v. Prof. R. Frey, Wehr u. Wissen 1967. — Narkose (mit K. H. Weis), in: Brandt, Kunz u. Nissen, Intra- u. postop. Zwischenfälle, Bd. 1, Thieme 1967. — **P:** Hautschäden b. Arsenvergiftg., Diss., Heidelberg 1943. — Bohrlochosteomyelitis n. Drahtextens., Chirurg 1947. — Injekt.bhdlg. d. Speichelfistel, ebd. — Endausgang b. multipl. Osteomyelitis, Dtsch. Z. Chir. 261/1948. — Wundbhdlg. m. Dibromsalicyl, Klin. Wschr. 1949. — Statist. Gesetzmäßigk. b. Auftreten d. Sarkome, Dtsch. Z. Chir. 263/1949. — Sarkome u. Trauma (mit Knauer), ebd. — Experim. Unt.suchg. üb. d. Ultraschallwirkg. auf d. Jensen-Sarkom d. Ratte (mit Hauser u. Doerr), Z. Krebsforsch. 1949 u. Dtsch. Z. Chir. 264/1950. — Z. Diff.diagn. d. Insulinome, ebd. 1951. — D. Rolle d. Kastrat. b. d. Therap. d. Mamma-Ca., Chirurg 1951. — Klin. u. hist. Beobachtg. b. d. Chemotherap. malign. Tumoren (mit Fischer-Wasels u. a.), Dtsch. Z. Chir. 268/1951. — Endschicksale b. 100 Knochensarkomen, ebd. 270/1951. — D. Erweiterg. d. Op.-indikat. durch d. mod. Nark.-verfahren (mit Just), Chirurg 1951. — D. Bronchospasmus als Nark.-komplikat., Dtsch. Z. Chir. 268/1951. — Subsidon als Plasmaersatzmittel (mit Lang), Ärztl. Wschr. 1951. — D. Dienst i. e. Anaesth.-Abt., Dtsch. med. Wschr. 1951. — Komplikat.-verhütg. b. Elektroschock durch muskelerschl. Mittel (mit Durst), Fortschr. Neurol. 1952. — Vergl. Unt.suchg. d. muskelerschl. Mittel, Anaesthesist 1952. — Vergl. Unt.suchgn. d. Wirkg. muskelerschl. Mittel auf d. Atemzentrum (mit Raule u. Göpfert), ebd. — D. Schmerzausschaltg. an d. Chir. Univ.-Klin. Heidelberg, ebd. — Beobachtg. üb. d. alv. CO_2-Konzentrat. u. d. respirat. Stoffwechsel nach Einwirkg. muskelerschl. Mittel (mit Göpfert u. Raule), ebd. 1953. — Üb. Herzmuskelverändg. b. Hunden nach coronar. Vergiftg. d. fermentat. Zellatmg., Arch. Kreisl-forsch. 19/1953. — Fortschr. u. Erfahrg. mit d. künstl. Blutdrucksenkg., Langenbecks Arch. klin. Chir. 276/1953. — Curare als Adjuvans b. d. Palpationsdiagn. (mit Holldack), Anaesthesist 1953. — Kontrolle d. Inhalat.-nark. durch fortlauf. elektr. Gasanalyse (mit Göpfert), ebd. — D. Wirkg. muskelerschl. Mittel auf d. Augenmuskel (mit Siebeck), ebd. — Vergl. Unt.suchg. d. muskelerschl. Mittel (Hab.-Schr.), Erg. Chir. 38/1953. —

Erfahrg. üb. künstl. Blutdrucksenkg. m. d. Ganglionblocker Pendiomid (mit
Kuwabara), Geka (Tokio) 15/1953. — Vergl. Unt.suchg. d. ultrakurzwirk. Barbiturate, Praxis 1953. — Methode z. Fixierg. d. endotrach. Tubus, Anaesthesist
1954. — Z. Klin. d. künstl. Blutdruck- u. Temperatursenkg., Verh. nat.-med. Ver.
Heidelberg, N. F. 20/1954. — Klin. Erfahrg. mit d. potenz. Nark. u. künstl. Winterschlaf, Abh. Dtsch. Akad. Wiss. Berlin, Klin. med. Wiss. 1953, Nr. 3/1954. —
Fortlauf. elektr. Kontr. d. Sauerstoffkonzentr. u. d. Körpertemperatur während
d. Nark., ebd. 66/1954. — Ein schnellanzeig. Meßgerät f. d. Kohlensäure in d. Aus-
atmgs.luft (mit Göpfert), Langenbecks Arch. klin. Chir. 279/1954. — Basedowkrise
u. Winterschlaftherap. (mit Kuwabara), Geka (Tokio) 16/1954 (Japanisch). —
Anaesth.-probl., Akademie-Verl. Berlin 3/1954. — Klin. Beobachtg. d. CO_2-Haus-
haltes während d. Nark. m. e. schnellanzeig. Meßgerät, Chirurg 1955. — La situat.
de l'anesthésiol. en Allemagne, Anesth. et Analg. 12/1955 (Französisch). — Vergl.
Unt.suchg. d. ultrakurzwirk. Barbiturate, Langenbecks Arch. klin. Chir. 282/1955.
— A new endotrach. catheter fixat., Brit. J. Anesth. 27/1955. — Op.risiko b.
Myasthenie, Dtsch. med. Wschr. 1955. — Mod. Anaesth. (mit K. H. Bauer), Ärztl.
Praxis 1955. — Wiederbelebg. d. Zirkulat. b. Kollaps u. Schock, Therap.woche
1955/56. — D. Anaesth. b. amb. Pat., Arzneimittel-Forsch. 1956. — Unfall u.
Versicherg., Wiederbelebg. u. Bhdlg. Unfallverletzter, Lebensvers.-Forsch. 1956. —
A short acting muscle relaxant: Prestonal (G 25178), World Congr. Anesth. Proc.
1955, S. 262, 1956. — D. Zukunft d. Anaesth., Anaesthesist 1957. — Ein neues i. v.
Kurznarkotikum, Tiervers., Selbstvers. u. erste klin. Erfahrg. (mit Herrmann),
ebd. — D. Rolle d. Anaesth. i. d. postop. Bhdlg., ebd. — D. Anaesth. i. Dienste d.
Notversorgg. Frischverletzter, Hefte Unfhlkd. 55/1957. — Läßt sich d. Anwendg. v.
Chloroform zu Nark.-zwecken noch heute vertreten?, Dtsch. med. Wschr. 1957. —
Atemstillstand (mit Stoffregen), ebd. u. Medizinkalender 1958. — Relazione psico-
logica tra anesthesista e malato. Estratto da anesthesia e persona umana. (Sym-
posion), An. Genet. 5/1958. — Arthur Läwen gestorben, Anaesthesist 1958. —
Mod. Anaesth.-verfahren, Chirurgija 8/1958 (Russisch). — Herzlungenmaschinen
f. d. Op. am eröff., bluttrock. Herzen, ihre wichtigsten, am Menschen bereits be-
währt. Typen (mit Spohn u. a.), Medizinal-Markt 1958. — Kreisl.-probl. in d.
Anaesth., Anaesthesist 1958. — D. gegenwärt. Stand d. Op. am bluttrock. Herzen
m. Hilfe v. Herzlungenmaschinen u. artif. Herzstillstand (mit Spohn, Kolb u.
Heinzel), Münch. med. Wschr. 1958. — Su uno nuovo narcotico endovenoso di
breve effetto, Minerva anest. 24/1958. — Anesth. et respirat. (mit Stoffregen),
Cah. Anesth. 6/1958. — Indicazione cliniche dei vari musculorilassanti, Atti XI.
Congr. Soc. ital. Anesth. Rom 1959. — Tetanus (mit Kirchner), Dtsch. med. Wschr.
1959. — In memoriam Ludwig Zürn (mit Enzenbach), Anaesthesist 1959. — In
memoriam Bernard Johnson, ebd. — Phenothiaz. i. Anaesth. u. Chir., Z. ärztl.
Fortbild. 1959. — Aufgaben d. Anaesth., Fortschr. Med. 77/1959. — Zirkulat.-un-
terbrechg. f. op. Eingr. am off. Herzen, Abh. Dtsch. Akad. Wiss. Berlin, Klasse f.
Med. 1959. — Ist die Unt.lassg. d. Atropingabe vor Anaesth. ein Kunstfehler?,
Dtsch. med. Wschr. 1959. — Wodurch ist d. Schwitzen b. Anaesth. bedingt u. wie
kann es verhindert werden?, Med. Klin. 1959. — Schmerzausschaltg. aus d. Sicht
d. Anaesth., Therap.woche 1959/1960. — Ist d. subkut. Verabreichg. v. Atropin v.
e. Barbiturat-(Evipan)-Kurznark. erforderlich?, Dtsch. med. Wschr. 1960. —
Trichloräthylenschäden, ebd. — Prämedikat. vor Nark. u. Lokalanaesth., ebd. —
In welchen Fällen soll man v. größeren Eingr. Herzglykoside geben? (mit Voit),
ebd. — Anesthesia e Respiracao, J. da Soc. Cienncias Médica de Lisboa 124/1960

(Portugiesisch). — Fortschr. d. Anaesth. b. thoraxchir. Eingr., Pamietnik II Zjaydu Torakochirurgów i Anestersologów Polskich. Wroclaw 1959/60. — Schmerzbekämpfg. aus d. Sicht d. Anaesth., Therap.woche 1960. — Ursachen u. Verhütg. d. Erstickg. durch äuß. Einfl. v. Standpkt. d. Anaesth. (mit Edlinger u. Hauenschild), Z. gerichtl. Med. 1961. — Essais Cliniques et Expérimentaux avec le nouvel Alcaloide Toxiférine et son Dérivé le Ro 4-3816 (mit Seeger), Anesth. Analg. Réanim. XVIII/1961. — Experim. and clin. experience with Toxiferine (Alkaloid of Calabash) (mit Seeger), Canad. Anaesth. Soc. J. 8/1961. — La Toxiférine (Alcaloide du curare de calabasse) (mit Seeger), Cah. Anesth. 8/1961. — Fortschr. d. Anaesth. u. Wiederbelebg., Ärzteblatt Rheinld.-Pfalz 1961. — Bedeutg. u. Beseitigg. v. Arrhythmien während chir. Eingr. (mit Weis), Regensburg. Jahrb. f. ärztl. Fortbild. IX/1961. — D. Bedeutg. d. Halothans i. d. allg. Anaesth. (mit Weis), Zbl. Chir. 1961. — Prämedikat. vor Chloräthylrausch, Dtsch. med. Wschr. 1961. — Nark. i. d. Allg.-praxis, ebd. — Darf eine Krankenschwester Spritzen f. i. v. Injekt. aufziehen?, ebd. — Leben in Gefahr, e. Farb-Tonfilm, Ruperto Carola 30/1961. — Bhdlg. u. Statistik d. Sarkome (mit Ott), Erg. Chir. Orthop. 43/1961. — Üb. d. Verkehrstüchtigk. e. Menschen nach Applik. v. Hypnot. u. Narkot. in. d amb. Praxis, Med. Klin. 1961. — Verkehrssicherh. u. prakt. Arzt, Maßnahmen b. Unfällen, ebd. — Bemerkg. z. Diskuss.-einleitg. durch Prof. H. v. Oyen zu d. Leitsätzen: „Ev. Verantwortg. f. gesund. Leben", Ev. Ethik 1962. — Definit. d. Begriffe „Kollaps u. Schock", Dtsch. med. Wschr. 1962. — Prämedikat. b. einer Barbituratnark., ebd. — Narkot. Wirkg. v. Stickstoff (mit Schriever u. Waldeck), ebd. — Neue Wege d. Schmerzbekämpfg., Anaesthesist 1962. — Nebenwirkg. d. Adrenalinzus. i. Lokalanaesth. (mit Kuschinsky), Dtsch. med. Wschr. 1962. — Mod. Verfahren d. Schmerzbekämpfg. u. d. Wiederbelebg. v. Atmg. u. Kreisl., Dtsch. zahnärztl. Z. 1962. — Leben in Gefahr, e. Film üb. d. Wiederbelebg. Verunglückt. b. Versagen v. Atmg. u. Kreisl. (mit Heydenreich, Lesse u. Raule), Anaesthesist 1962. — Üb. d. Verkehrstüchtigk. e. Menschen nach Applik. v. Hypnot. u. Narkot. in d. amb. ärztl. Praxis, Therap.-woche 1962. — Fortschr. i. d. Anaesth. u. Wiederbelebg. b. Unfallverletzt., Ber. Unfallchir. Tgg. Mainz 1962. — D. respir. Wiederbelebg., Ber. Anaesth. Ärzte-Tgg. Frankfurt 1962. — Genügt d. „unblut. Herzmassage" z. Wiederbelebg. ?, Med. Klin. 1962. — Ballistokardiogr. Unt.suchg. während i. v. Kurznark. mit e. Phenoxyessigsäureamidderivat (mit Eger, Kramer u. Weis), Anaesthesist 1962. — D. Entwicklg. d. Anaesth. in Deutschland, Therap.woche 1962. — Schmerzlinderg. u. Prämedik. am Unfallort (mit Kuschinsky), Dtsch. med. Wschr. 1962. — Anaesthesie u. Anaesthesist, ebd. — Erkenng., Verhütg. u. Bhdlg. d. Schocks i. d. op. Fächern (mit Ahnefeld u. Halmàgyi), Internist 1962. — Chir. Erfahrg. b. Hämophilen, Münch. med. Wschr. 1962. — D. postnark. Therap., Aesthet. Med. 1962. — Anaesth. b. amb. Krk., Therap-woche 1962. — Verkehrstüchtigk. unt. d. Wirkg. v. Anaesth., Analg. u. Ataract. (mit Kreuscher), Arzeimittel-Forsch. 1962. — Erste Hilfe am Unfallort, Z. ärztl. Fortbild. 1962. — Sollen dtsch. Krankenschwestern zu Anaesth. ausgebildet werd. ? (mit Bark), Agnes-Karll-Schwester 1962. — D. äuß. Herzwiederbelebg. (mit Jude u. Safar), Dtsch. med. Wschr. 1962. — Resuscit. card. ext. (mit Jude u. Safar), Medicina Alemana 3/1962 (Spanisch). — Nachruf auf W. Raule, Anaesthesist 1963. — Halothane in Gen. Surg., Atti III Congr. bienn. internat. d. Chir., Rom 1963. — D. Stellg. d. Anaesth. (mit Nissen, Hinderling u. Stratenwerth), Schweiz. Ärzteztg. 1963. — Prakt. Durchführg. d. parent. Ernährg. (mit Ahnefeld), Therap.woche 1963. — In memoriam Jochen Bark (mit Kronschwitz), Anaesthesist 1963. — Blutvolumenbestimmg. m. radio-

akt. Isotopen z. Verhütg. v. Irrtümern i. d. Anzeigestellg. z. Bluttransfus. u. Infus.
v. Blutersatzmitteln (mit Ahnefeld u. Halmágyi), Bibl. haemat. 16/1963. — Stellg.
d. Anaesth. zw. Chir. u. inn. Med., Anaesthesist 1963. — Parent. Ernährg. chir.
Pat. (mit Ahnefeld u. Kreuscher), Wiss. Veröff. d. Dtsch. Ges. Ernährg. Darmstadt:
Steinkopff 11/1963. — Fortschr. i. d. Anaesth. u. Wiederbelebg. b. Unfallverletzt.,
Arzt u. Auto 39/1963. — Ausbildgsgang i. Anaesth. an d. Univ. Mainz, Informat. d.
DGA u. d. Berufsverb. dtsch. Anaesth. 5/1963. — Klin. Unt.suchg. üb. Toxiferine
(mit Ahnefeld), Arzneimittel-Forsch. 1963. — Abschl. Stellungnahme zu d. Ar-
tikeln v. Reichel, Harrfeldt, G. Müller, Ulmer u. Hossli (mit Ahnefeld), Wehrme-
dizin 1964. — Gefahren d. äuß. Herzwiederbelebg. (mit Kolb u. Henneberg),
Dtsch. med. Wschr. 1964. — Mech. Maßnahmen z. Wiederbelebg. d. Herzens (Kli-
nik), Verh. dtsch. Ges. Kreisl-Forsch. 95/1964. — Diskuss.-bemerkg. z. Aufsatz:
D. Oberschenkel-Bauchkompress., e. neue Wiederbelebgs.meth. v. Hand (mit
Ahnefeld), Wehrmed. Mitt. 1964. — Les troubles psycho-moteurs consécutifs aux
anesthésiques et aux analgésiques (mit Kreuscher), Cah. Anesth. 11/1964. — D.
Entwicklg. d. Anaesth. i. Mitteleuropa, Fortschr. Med. 1964. — Intramusk. Injekt.
d. exam. Krankenschw.? (mit Wagner), Dtsch. med. Wschr. 1964. — The Train.
Programm in Anesth. at the Johannes-Gutenberg-University Mainz, West Germany, Curr. Res. Anesth. 43/1964. — Fortschr. d. Anaesth. (mit Kolb), Dtsch. med.
Wschr. 1964. — Aufgaben u. Stellg. d. Facharztes f. Anaesth. (mit Hennes, Pilot
u. Thürigen), Ärztebl. Rheinl.-Pfalz 1964. — Anaesth.-meth. f. d. amb. Praxis u.
i. kl. Krhs., Z. prakt. Med. 1964., Mkurse ärztl. Fortbild. 1964. — Infus.-therap. u.
parent. Ernährg. b. chir. Pat. (mit Ahnefeld, Halmágyj u. Kreuscher), Dtsch. med.
Wschr. 1964. — Halothan u. Leberschäd. (mit Oehmig), Bruns' Beitr. klin. Chir.
209/1964, Anaesthesist 1964. — Schockbekämpfg. u. Wiederbelebg. v. Atmg. u.
Kreisl. (mit Ahnefeldt), Wehrmed. Mh. 61/1964. — Goteos terapeuticos y alimen-
tacion parenterica en los pacientes quirurgicos (mit Ahnefeld, Halmágyi u. Kreuscher), Medicina Alemana V, 657/1964. — Unt.suchgn. üb. d. Plasma-Katechola-
minspiegel n. Op. u. Traumen (mit Ahnefeld), Anaesthesist 1965. — Sauerstofftherap. i. d. Überdruckkammer (mit Richter u. Wernitsch), Dtsch. med. Wschr. 1965.
— Nachteilige Einfl. wiederholter Frost- u. Hitzeeinwirkgn. auf Blutersatzmittel u.
Medikamente i. Ampullen? (mit Mutschler), ebd. — „Neuroleptanalgesie" (mit
Kreuscher u. Madjidi), ebd. — Recherches sur le taux des amines catéchiques post-
opératoires et post-traumatiques (mit Ahnefeld), Anaesthésie, Analgésie, Réanimation XXII 1965. — Wie soll d. Besetzg. v. Zentren z. Notfallsbhdlg. geregelt
werden? (mit Weissauer), Dtsch. med. Wschr. 1965. — Anaesthesierisiko bei Lapa-
ratomien, Anaesthesist 1965. — Welche einf. Beatmgs.methoden sind b. d. Reanimat. am Unfallort empfehlenswert? (mit Nolte), Münch. med. Wschr. 1965. —
Beatmg. am Unfallort durch Arzt u. Laien (mit Nolte), Therap.woche 1965. —
Inst. f. Anaesthesiol. i. Neubau d. Chir. u. Neurochir. Univ.-Klin. Mainz (mit
Lahmé, Tuczek u. Weis), Anaesthesist 1965. — Influencias adversas de las repetidas
heladas y del calor en los sustitutos de sangre y medicamentos envasados en am-
pollas (mit Mutschler), Medicina Alemana VI/1965. — Lebensrett. Maßnahmen b.
Verunglückten (Prakt. Ratschläge z. Ersten Hilfe aus d. Lehrfilm) (mit Lesse u.
Raule), D. kraftfahrende Arzt 41/1965. — In memoriam Ferdinand Springer (mit
Kern u. Mayrhofer), Anaesthesist 1965. — In memoriam Karl-Theodor Lesse (mit
Lassner), ebd. — Symposion üb. parent. Ernährg. (mit Lang), ebd. — Gefährdg.
d. Atmg. i. d. Bewußtlosigkeit, Regensburger ärztl. Fortbild. 1966. — D. „Audio
Analgesie" (mit Vandor), Umschau i. Wiss. u. Techn. 1966. — Training in Artifical

15*

Respiration (mit Nolte), Lancet 2/1966. — General Anesthesia for ambulatory Patients (mit Kreuscher u. Madjidi), Internat. Anesth. Clinics 1966. — Exp. u. klin. Unt.suchgn. üb. Alloferin e. Relaxans v. depolarisat.hemmenden Typ (mit Ahnefeld u. Halmágyi), Anaesthesist 1966. — Erfahrgn. m. d. parent. Ernährg. i. d. Op.- Vor- u. Nachbhdlg. (mit Halmágyi), Anaesthesiol. u. Wiederbelebg. 1966. — Wiederbelebg. (mit Ahnefeld), Pharmazeut. Ztg. 1966. — Neue Wege d. Schmerzbekämpfg. u. Anaesth., ebd. — Intra- u. postop. Infus.therap. m. xylithalt. Lösgn. (mit Lang u. Halmágyi), Münch. med. Wschr. 1966. — „D. Schmerzbekämpfg.“ – Bemühgn., Ziele u. Erfolge, Scinteia (Rumänien) XXXVI, 25. 3. 1967. — Anat. u. Physiol. d. Atmg. u. d. Kreislaufs, Zahnärztl. Mitt. 1967. — Ursachen u. Bhdlg. d. Herzstillstandes, ebd. — Erlernbarkeit u. phys. Belastg. d. Beatmgs.methoden ohne Hilfsgerät (mit Nolte), Wehrmedizin 1967. — Mod. Nark.verf. – Möglichk. u. Indikat. (mit Nolte), Therap. Ber. 39/1967. — Curare i. Biol. u. Med. (mit F. Fischer), Bull. d. Schweiz. Akad. Med. Wiss. 22/1967. — Practical and training aspects of teaching ventilatory resuscitation (mit Nolte), Amer. Heart J. 74/1967. — Wiederbelebg. am Unfallort u. auf d. Transport (mit Ahnefeld, Fritsche u. Nolte), Münch. med. Wschr. 1967. — Fortschr. u. Ziele d. Anaesth., Duodecim (Finnland) 83/1967.

Frey, Werner, Leit. Arzt d. orthop. Abt. d. Krskrhs., X 440 Bitterfeld, Friedrich-Ludwig-Jahn-Str. 2. — Fragebogen 1968 nicht beantwortet.

Freys, Otto, Chefarzt d. chir. Abt. d. Klin. Golzheim, 4000 Düsseldorf, Alt Pempelfort 4. — Fragebogen 1968 nicht beantwortet.

Freytag, Karl-August, Facharzt f. Chir., 2878 Wildeshausen, Heemstr. 30. — *29. 5. 13 Rodenkirchen/Wesermarsch. — A: 39 München. — Prom: 39 ebd. — F: Chir. — V: Krskrhs. München-Pasing, 39–45 Kriegsdienst, 46–49 Oberarzt d. chir.-gynäk. Abt. Städt. Kr.anst. Delmenhorst (Hohorst).

Fricke, Eckart E. A., Chefarzt d. chir. Abt. d. Martin-Luther-Krhs., 464 Wattenscheid, Baarestr. 23. — *23. 11. 25 Hermannsburg/Celle. — A: 52 Marburg. — Prom: 52 Frankfurt a. M. — F: Chir. — V: 52 Univ.-Frauenklin. Frankfurt a. M. (Naujoks), 53 Waldkrhs. Bremerhaven (Breuhaus), 53–54 neurol. Abt. Städt. Krhs. Nordstadt (Glettenberg), 54 Pathol. ebd. (Nordmann), 55 Huyssensstift Essen (Herget), Ev. Krhs. Düsseldorf (Beck), 55–59 chir. Abt. Städt. Krhs. Nordst. Hannover (Knepper), 59 inn. Abt. ebd. (Tischendorf), 59-60 chir. Abt. ebd. (Knepper), 61–62 Chief Surgeon Chir. Klin. Gondar/Äthiopien, 62–64 Oberarzt d. Krupp-Kr.anst. Essen (Weber). — P: Bißverletzgn. durch tollwüt. Hyänen u. ihre klin. Bhdlg., Z. Tropenmed. u. Parasitol. 1962. — Krankengut e. chir. Abt. i. Äthiopien u. seine strukt. Besonderh., ebd. 1963. — Unfallzus.hang v. Ileus u. stumpf. Bauchtrauma, Mschr. Unfhlkd. 1963. — Gelenkeitergn. nach Cortis.therap., Chirurg 1964. — Späterg. nach Op. d. Mamma-Ca. 1952–1962, Langenbecks Arch. klin. Chir. 307/1964. — Chir. Erfahrgn. i. Äthiopien, Dtsch. med. Wschr. 1965.

Fricke, Winfried, Chefarzt d. chir. Abt. d. Ev. Krhs., 4680 Wanne-Eickel, Heislerkamp 47. — Fragebogen 1968 nicht beantwortet.

Friedebold, Günter K. H., Prof., Dir. d. Orthop. Klin. d. FU Berlin i. Oskar-Helene-Heim, 1 Berlin 33, Clayallee 229. — *17. 9. 20 Magdeburg. — A: 45 Göttingen. — Prom: 45 Göttingen. — Hab: 60 Berlin (West). — F: Orthop. (Facharzt f. Chir. u. Orthop.). — V: 45–46 Braunlage (Klink, Knüsli), 46–60 Berlin (v. Schleyer, Marggraff, Madlener, Keyl, Witt), ab 60 Chefarzt chir.-orthop. Abt. Städt. Krhs. Britz Berlin (West). — B: Verletzgn. d. Knochen u. Gelenke (mit Witt), in: Diebold, Junghanns, Zukschwerdt: Klin. Chir. f. d. Praxis, Bd. IV, Thieme 1962. — Muscle and Bone as a functional unit, in: Fleur L. Strand, Modern Physiology,

Macmillan 1965. — **P:** Urol. Probl. i. d. Orthop., Arch. orth. Unfallchir. 1956. —
Indikat. z. Fremdknochentransplant., Chir. Prax. 1957. — Veränd. d. elektr.
Aktivität d. Skelettmusk. u. d. Beding. e. isometr. Trainings (mit Nüssgen u.
Stoboy), Z. exper. Med. 1957. — Aktivität norm. Rückenstrecker i. EMG u. versch.
Haltungsbeding., Z. Orth. 1958. — Isometr. Training u. elektr. Aktiv. b. d. Inak-
tivitätsatrophie d. Skelettmuskels (mit Stoboy u. Nüssgen), Z. Orthop. 1959. —
D. Verhalten d. motor. Einheiten unt. d. Beding. e. isometr. Trainings (mit Stoboy
u. Nüssgen), Internat. Z. angew. Physiol. einschl. Arbeitsphysiol. 1959. — D.
räuml. Anordng. d. Op.teams b. typ. Eingr. a. Beweg.-Apparat (mit Gastinger),
Z. Orth. 1959. — Beurteilg. d. Arbeitseinsatzfähigkt. b. orthop. Leiden, Med.
Sachverständige 1959. — Einfl. d. Willens b. gelähmt. Kranken, Berliner med. Z.
1960. — Üb. poliomyelit. paret. Verlaufsformen n. Echo-Virusinfekt. (mit Olders-
hausen u. Grützner), Klin. Wschr. 1960. — D. Traumatol. d. tibio-fibular. Bandver-
bindgn. (mit Hanslik), Mschr. Unfhlkd. 1961. — Electr. Charact. of norm. intact
Scelet. Muscle during Stimulation, (mit Stoboy u. Strand), Acta Physiol Pharm.
Neerland 1962. — Electr. Charact. of Rat Skelet. Muscle following Adrenalectomy,
(mit Strand u. Stoboy), ebd. — Arthrosis def. d. Hüftgelenkes u. ihre operat.
Probl., Chirurg 1963. — Krit. Unt.suchgn. üb. d. klin. Wert homoio- u. hetero-
plast. Knochentransplant. (mit Witt, Hanslik u. Jendryschik), Arch. Orthop.
Unfallchir. 1963. — Begutachtg. degenerat. Erkrank. d. Stützapparates, Med.
Sachverständige 1964. — Orthop. Fragen d. Jugendsports, Dtsch. Med. J. 1964. —
Fehler u. Schwierigkeiten d. Begutachtg. v. Kniegelenkschäden, Z. ärztl. Fortbild.
1964. — Frage e. Kritik an operat. Osteosyntheseverfahren im Hinblick a. etwaige
Haftpflichtansprüche, H. Unfhlkd. 78/1964. — D. ligamentären Verletzgn. d.
Fußes, ebd. 81/1965. — Verzögerte Knochenheilg. b. Unt.schenkelbr.: Phemister-
span od. Marknagel?, Beil. H. Z. Orthop. 100/1965. — D. Rückentwicklg. v. Mus-
keleigenschaften n. Abbruch e. isometr. Trainings (mit Stoboy), Z. Orthop. 100/
1965. — Wirbelsäulenform u. Aktivität d. Rückenstrecker i. extremen Körper-
stellgn. (mit Stoboy), Ergonomics 1964. — Chir. Bhdlg. d. Arthrosen, Z. ärztl.
Fortbild. 1966. — Grenzen d. heteroplast. Knochenspantransplant., H. Unfhlkd.
87/1966. — Arthrodese b. tabischer Arthropathie (mit Stegmann), Arch. orthop.
Unfallchir. 1966. — ,,Relativkraft'' u. ihre prakt. Verwendbarkeit i. d. Begutachtg.
(mit Stoboy), Proc. Internat. Congr. Occup. Health. AIV10/1966. — Indikation
z. op. Wiederherstellg. b. Springgelenksverletzgn., H. Unfhlkd. 89/1966. — Indikation z. primären Arthrodese d. ob. Sprunggelenkes n. Verletz., ebd. 92/1967. —
Sog. ,,Endkraft'' u. ihre prakt. Bedeutg. f. d. Beurteilg. d. Muskelkraft, Arbeitsmed.—Sozialmed.—Arbeitshyg. 2/1967. — Alloarthroplast. u. i. spez. Indikat., Chir.
Plast. Reconstruct. 1968.

 Friedel, Horst G., Kr.-Ober-Med.-Rat, Oberarzt d. chir. Abt., Krskrhs., 634 Dillen-
burg. — *12. 12. 20 Gotha. — **A:** 49 Karlsruhe. — **Prom:** 49 Marburg. — **F:** Chir. —
V: 48–52 Städt. Krhs. Dillenburg (Zopff, Nierhaus), ab 52 chir. Abt. Krskrhs.
Dillenburg (Zopff), 55 Marburg (Zenker), 64 u. 65 Kantonspital Chur (Allgöwer). —
P: D. offene Kniegelenk, Diss. 1949. — Trasylol-Bhdlg. d. Peritonitis, Med. Klin. 1965.

 Friedhoff, Engelbert, Chefarzt d. St. Antonius-Krhs., 5000 Köln-Bayenthal,
Schillerstr. 83. — Fragebogen 1968 nicht beantwortet.

 Friedrich, Burkhard, Assistent d. Chir. Univ.-Klin., 87 Würzburg, Josef-
Schneider-Str. 2. *

 Friedrich, Hans-Willi, Facharzt f. Chir., 7 Stuttgart, Eßlinger Str. 14. — *11.
8. 15 Hof/Saale. — **A:** 41 Würzburg. — **Prom:** 41 ebd. — **F:** Chir. — **V:** 46–47 Chir.

Univ.-Klin. Gießen (Bernhard), 47 Orthop. Univ.-Klin. ebd. (Sell), 47–49 Pathol. Inst. ebd. (Herzog), 49–58 Würzburg (Wachsmuth), 58–59 Karl-Olga-Krhs. Stuttgart (Hohlweg). — **P:** Tödl. Kohlenoxydvergiftg., Diss. — Exp. Beitr. z. Thrombocidbhdlg. d. Thromb., Ärztl. Wschr. 1950. — Niereninfarkt u. Blutdruck, ebd. — Diagn. d. chron. Darminvaginat. b. Erwachsenen, Chirurg 1950. — Exp. Unt.-suchgn. üb. Fibrinolyse d. Thrombocid, Ärztl. Wschr. 1951. — Wert d. cytol. Magensaftunt.suchg. f. d. Diagn. d. Magenca., ebd. — Komplikat. b. d. Thromb.-therap. u. Prophylaxe m. Antikoagulantien, ebd. — Subsidon als Plasmaersatzmittel (mit Lang u. Frey), ebd. — Beurteilg. d. Capillarpermeabilität i. postop. Kollaps u. b. dessen Bhdlg. m. Salzinfus. an Hand d. Hämatokrit-Proteindiagramms, Langenbecks Arch. klin. Chir. 269/1951. — Tierexp. Unt.suchgn. üb. d. Ursachen therap. erzielt. Durchblutgs.besserg. b. Thromb., Ärztl. Wschr. 1952. — Klin. u. exp. Unt.suchgn. üb. Dextran (mit Schautz u. du Mont), Anaesthesist 1952. — Hämatokrit-Proteindiagramm als Hilfsmittel b. d. postop. Bhdlg. (mit Otte), Ärztl. Wschr. 1953. — Statist u. klin. Unt.suchgn. üb. d. Einfl. d. Antibiotica a. d. Thrombembol.häufigkt., ebd. — Auswahl chir. Pat. z. Thromb.prophylaxe, Dtsch. med. J. 1953. — Klin. u. exp. Unt.suchgn. ü. Dextran, Langenbecks Arch. klin. Chir. 273/1953. — Wirkg. v. Heparin u. Thrombocid a. d. Gefäße, Ref. Bd. Thromb. u. Emb., Int. Tagg. Basel 1954. — Tierexp. Unt.suchgn. n. Dextranapplikat. (mit Schautz u. du Mont), Anaesthesist 1955. — Kalorimetr. Unt.suchgn. z. gefäßerweit. Wirkg. v. Thrombocid., Ärztl. Wschr. 1956. — Paget d. männl. Brust, Zbl. Chir. 1956. — Wachstumsstörgn. n. Epiphysenfrakt., Chirurg 1956. — Prophylaxe u. Therap. postop. Lungenkomplikat. durch Mucolyse, Ärztl. Wschr. 1957.

Friedrich, Karl, Ass.-Arzt Chir. Univ.-Klin., 23 Kiel, Hospitalstr. 40. — *24. 10. 27 Jena/Thür. — **A:** 55 Rostock. — **Prom:** 57 Rostock. — **F:** Chir. u. Urol. — **V:** 55–57 Pflichtass. Univ.-Klin. Rostock u. einige Mon. Schiffsarzt, 58 Salvatorkrhs. Halberstadt a. Harz (Przemeck), 59–61 Chir. Klin. d. Med. Akad. Magdeburg (W. Lembcke), ab 62 Chir. Univ.-Klin. Kiel (Wanke/Eufinger, Löhr). — **P:** Vaccineerkrkgn. d. Auges, zugl. e. Ber. üb. d. Krken.gut d. letzten 25. J. aus d. Univ.-Augenklin. Rostock, Diss. Rostock 1957. — Hormontherap. d. Mammaka., Z. ärztl. Fortbild. 1961. — Anwendg. d. Kieler Knochenspanes z. Plastik nach Eden-Hybinette b. habituell. Schulterluxat. (mit Bauermeister), Zbl. Chir. 1964. — Op. d. Trichterbrust – Erfahrgn. b. Stabilisierg. d. reponiert. Brustwand durch Kieler Knochenspan (mit Löhr u. Bauermeister), ebd. 1967. — Spontanrupt. d. Harnblase, ebd. 1968.

Friedrich, Kurt, Facharzt f. Chir. u. Orthop., eigene Priv.-Klin., 75 Karlsruhe, Reinhold Frank Str. 67. — *21. 8. 06 Lindau/Bay. — **A:** 30. — **Prom:** 31. — **F:** Chir. u. Orthop. — **V:** 31 Med. Klin. Erlangen, Pathol. Inst. Dresden-Friedrichstadt(Schmorl), 32 urol. Abt. Chir. Univ.-Klin. Erlangen (Pflaumer), 32–35 Orthop. Univ.-Klin. Gießen (Pitzen), 35–39 Städt. Krhs. Ulm/Donau (Friedrich), 39–45 Kriegsdienst, 46–50 Leit. d. chir. u. orthop. Abt. Städt. Kinderklin. Karlsruhe. — **P:** Versuche e. diätet. Umstimmg. b. Infekt.krankh., Münch. med. Wschr. 1931. — Bhdlg. v. Wirbelfrakt., Mschr. Unfhlkd. 1937. — Bhdlg. v. Fersenbeinbr., ebd.

Friedrich, Rudolf, Prof., Grillparzerstr. 11, A-1010 Wien (Österr.). — Fragebogen 1968 nicht beantwortet.

Friehs, Hellmuth, Primarius, Chefarzt i. R., Facharzt f. Chir., A-87 Leoben/Österr., Sauraugasse 1. — *1. 11. 07 St. Ruprecht a. d. Raab, Stmk. — **Prom:** 34 Graz. — **F:** Chir. — **V:** 34 Pathol.-Anat. Inst. Wien (Maresch), 34–37 inn. Abt.

Landeskrhs. Leoben (Eggerth), chir. Abt. ebd. (Helm), 37–39 Knappschafts-
Krhs. Eisenerz (Peters, Bresnig), danach Graz (v. Seemen, Winkelbauer, Droschl),
Allg. öff. Krhs. Wien (Finsterer), Elisabethspit. ebd. (Kaspar), 41–63 Chefarzt d.
Knappschafts-Krhs. Leoben-Seegraben, ab 63 freie Praxis u. Sachverständiger f.
Chir. u. Arb. Med. i. Bergbau am Krs.gericht Leoben. — **P:** Vorl. Erfahrgn. m.
Cardiazol-Chinin, Wien. med. Wschr. 1936. — Kombinat. v. Üb.raschgs.nark. u.
Örtl. Betäubg. b. Kropfop., Wien. klin. Wschr. 1946. — Bhdlg. m. Wundstreupul-
vern i. d. Chir., Wien. med. Wschr. 1947. — Postop. Epikrise d. Kreislauffunkt.,
Wien. klin. Wschr. 1947. — Kreuzgs.punkte d. Monocyten- u. Lymphocyten-kur-
ven i. erweit. Hämodiagramm, ebd. — Echinococcuscysten d. Pankreas, ebd. 1949.
— Arbeitsbedinggn. ob. u. unt. Tag, 1. österr. Tagg. Arbeitsmed., Tagg. Ber. 1950. —
Erkrankgn. d. Bergarbeiter, Wien. med. Wschr. 1951. — Organis. d. ärztl. Dienstes
i. Bergbau, Österr. Ges. Prophylakt. Med. Graz 1952. — Techn. d. Schilddrüsen-
implantat. b. rheumat. Erkrankgn., Mitt. österr. San.verw. 1952. — Op. Wundversorgg. b. Unfallverletzt. i. Bergbau, 2. österr. Tagg. Arbeitsmed., Tagg. Ber.
1952. — Erste Hilfe i. Bergbau, Österr. Bergmannkal. 1955.

Frings, Herbert, Facharzt f. Chir., prakt. Arzt, 5195 Zweifall-Aachen, Mittelstr. 7. — *25. 4. 28 Walheim/Aachen. — **A:** 52 Köln, — **Prom:** 53 ebd. — **F:** Chir.,
Sportmed., Sporttraumatol. — **V:** 52–53 Neurochir. Univ.-Klin. Köln (Tönnis),
53–56 Klin. Anst. d. T. H. Aachen (Klostermeyer), 56 Krhs. Werne/Lippe (Krapp),
56–59 „Krhs. f. Sportverletzte", Lüdenscheid-Hellersen (Dunkel, Hagedorn),
59–61 Inst. f. Sportmed. Univ. Münster/Westf. (Klaus), — **P:** Einlaufen – physiol.
gesehen; Dipl.-Arb. Dtsch. Sporthochschule Köln, Köln 50/51. — Lebenbedro-
hende art. Blutgn. i. d. Nasenrachenräume b. indirekten Schädelbasisverletzgn.,
Diss. — Ungenügende Trainingsvorbereitg. u. Unfallbereitschaft, Sportarzt (Köln)
1960. — Üb. e. tödl. Zusammenbr. b. Fußballspiel nach Balltreffer (mit Klaus). —
Intervall-Träining u. Über-Training, Sportärztl. Mitt. 1960. — Problem „Turn- u.
Sportbefreign.", Sportarzt 1960. — Sportärztl. Unfallambulanz d. Univ. Münster
1950–1960, ebd. 1961. — Üb. 88 subcut. Achillessehnenrupt. b. Sport, Mschr.
Unfhlkd. 1961. — Üb. d. subcut. Achillesehnenrupt. i. Frauensport, Verh. 21.
Dtsch. Sportärztekongr. Münster/W. 1963. — Sportärztl. v. d. VII. Leichtathletik-
Europameisterschaften 1962 i. Belgrad, Sportarzt 1963. — Subkut. Achillessehnen-
rupt. b. Frauensport, Z. Orthop. 1964.

Frisch, Liselotte, Fachärztin f. Chir., Oberärztin d. Unfallklin. Dr. Erler, 85
Nürnberg, Kontumazgarten 14–18. — *11. 2. 22 Münchberg/Obfr. — **A:** 47 Er-
langen. — **Prom:** 48 ebd. — **F:** Chir. u. Orthop. — **V:** 47–48 Stadtkrhs. Fürth/Bay.
(Fischer), 48–56 Städt. Krhs. Münchberg /Obfr. (Gollwitzer), 56–63 Unfallklin.
Dr. Erler Nürnberg, 63 Versorggs.ärztl. Dienststelle ebd. (Rieger).

Friton, Bruno Leo, Dr. med., VDI. Jatroinstrumentologie, kl. Chir., Geburtsh.,
8261 Hart an d. Alz, Eichenweg 1a, Priv.: 8229 Brechelbad/Oberheining, Post
Laufen a. d. Salzach. — *31. 5. 05 Köln/Rhein. — **A:** 31 München. — **Prom:** 31
Würzburg. — **V:** 27–29 Wien u. Würzburg, 30 Wien. Univ.-Poliklin., chir. Abt.
Krhs. d. Barmh. Brüder Wien, Stadtkrhs. Augsburg, 31–32 Eigenpraxis i. Günz-
burg/D., 32–33 Staatl. Frauenklin. Chemnitz, 33 Ass. Heilst. Dr. Jaenisch, Wöl-
felsgrund, 34 Ass.Sanat. Dr. Schorlemmer, Godesberg/Rh., 34 u. 54 u. 56–57 i.
chir. Schiffs-Offiziers-Mission b. HSDG, HAPAG u. NDL 8 Weltreisen i. 4. Welt-
teile, danach forsch. Eigenprax., 36–37 Chefarzt i. Gesundheitshaus Laufen/S.,
36–44 D.R.K.Arzt, 39–45 Chefarzt d. Mütterheims Abtsee/Laufen/S., 45 Leit. u.
Chefarzt d. B. R. K., 45 k. Amtsarzt d. Staatl. Gesundheitsamt. Laufen/S., 45 Leit.

Arzt i. Entbindungsheim Abtsee/Laufen/S., 51–68 Teil-Röntgenologe, 51 als „Inventions-Doktor" nach USA, 51 Aufnahm. i. d. „Verein Deutscher Ingenieure", 52 Präs. „Dtsch. Inst. f. Parac. Forsch." u. „Dtsch. Parac. Arch.", 53 Verleihg. d. Herig-Medaille, 54 Ehrenmitgl. d. Parac. Ges.; Herigmedaille. In 10 wiss. Lexika als Arztingenieur, Schriftsteller, Geburtsh., Jatroinstrumentologe u. Privatgelehrter ausgewiesen, Ständ. Mitarbeiter v. Med. Techn. (vorm. „Med. Mechan.") u. Cosmo Pharma International. — **Lit:** Vadem. Dtsch. Forsch. Stätten 54, Bruno Friton, Arzt m. d. geschickten Hand, Festschr. z. 50. Geb.tag 1955. — Gynäkol. Dtsch. Sprache, Biogr. u. Bibliogr. 1960. — Kürschners Gelehrten-Kal., 8.–11. Aufl. 1966. — Kürschners Literatur-Kal. 1963 u. 67. — Praxis cum Theoria, Festschr. z. 60. Geb.tag 1965, G.berger, A.Ö. (Arbeitsverzeichnis). — Ehrenbürger u. Ehrungen i. Vergangenh. u. Gegenw., Dokument z. mitteleurop. Gesch. 1967, K. H. Spielmann Dortmund. — **B:** Herig, Reformator d. Griffe, Ref. d. Jatroinstrumentolog., Ulrich'sche Buchdruckerei Riedlingen 1950. — Technik d. Versehrtenpflege, Almanach-Febena 1951. — „Geburtsmechanismus", Jatrophysikal. u. iatromath. Erkenntnisse e. Geburtshelfers üb. d. mechan. Gesetze d. Geburtsaktes, Deutschland-Eigenverlag 1951. — „Diskurs e. Geburtshelfers üb. d. Zangenproblem" nebst einigen techn. Vorschlägen f. d. prakt. Geburtshilfe, Deutschland-Eigenverlag 1951. — „Ärztl. Sammelblätter", 5/1952. — Moderne Arztpraxis, Wege zu ihrer Rationalisierg., Verlag f. Gesamtmedizin 1961. — **P:** Üb. 200 Reperta i. d. med. Lit. fixiert: Facialis-Eßbest., Münch. med. Wschr. 1942. — Gest. Hakennadel f. Unterbind., Landarzt 1943. — Röntgenrollbandmaß, Röntgenpraxis 1943. — Zickzackwundklammer, Ther. d. Gegenw. 1943. — Furunkelbohrer, Med. Mechanik 1944. — Liliput-Lazarett f. flieg. Ambul., ebd. (DRP). — Pendeltürtrage, ebd. — Schablöffel, Landarzt 1944. — Ampull. u. Spritzenfaßzange, Ärztl. Sammelbl. 1949. — Elevator, Röpa 1949. — Geburtszange „Heviana" (DRP), Ärztl. Sammelbl. 1949. — Riementriebverband b. Rippenfrakt., ebd. — Med. Scheren, Med. Techn. 1953/55, ebd. — Waschgarnitur f. Kranke (Geni-, Pedi-, Mani- u. Ventriluv.), Med. Techn. 1949. — Kompressionsring, Med. heute 1953. — Gipsscherenmodifik., Med. Techn. 1953. — Schallkopf-Handform, Ärztl. Sammelbl. 1953. — Anu-Ballista, Med. Klin. 1954. — Bandage-Scissors, Fortschr. Med. 1954. — Cardiotom, Med. Klin. 1954. — Frakt. Fusilgerät, Ärztl. Sammelbl. 1954. — Manipulus, Med. Klin. 1954. — Manifest-Maniplest, Ärztl. Sammelbl. 1954. — Röntgen-Durchl. Arm, Fortschr. Röntgenstr. 1954. — Ultraviolettlampe, Med. heute 1954. — Wendeschlinge, Med. Techn. 1954. — Wärmemesser, Med. heute 1961. — Exhaustor, Fortschr. Med. 1955. — Handgriff-Mod., Med. Techn. 1955. — Op. messerbänkchen, Med. heute 1955. — Röntgenleuchtschreiber, Z. Tbk. 1955. — Schalterknöpfe, Med. Techn. 1955. — Uteruslöffel m. Handformgriff, ebd. — Gynäkol. Untersuch. Stuhl, Ärztl. Mitteil. 1956. — Vinyltuben, Kosm. M. Z. 1956. — Kleinbildprojektor, Med. Techn. 1958. — International. Radiologenwoche, Cesrasäule 1959. — Schwenkgriffzange, Med. heute 1959. — Schneidegeräte (Kreiss., Stichs.), Med. Techn. 1959. — Geburtszangenmodifikat., ebd. 1960. — Iatroinstrumentol. auf neuen Wegen, Fortschr. Med. 1960. — Konstrukt. Gestaltg. i. d. med. Instrumentolog., Coll. Med. 1960. — International. Biennale, Med. Techn. 1961. — Kontinuierl. Blutdruckm., Med. heute 1961. — Metallassistent „Amigo", Selecta 1961. — Cardiotechn., Med. heute 1962. — Instrumentolog. Realis. schöpf. Gedanken, Coll. Med. 1962. — Med. Rationalis. u. ärztl. Ethos, Med. Techn. 1962. — Vorwärtsruder, Selfmademan 1962. — Baisse d. Schöpfer., Bay. Ärztebl. 1963. — Gitterwaschtisch, Med. heute 1963. — Op.lehne, ebd. — Gamma-

strahl. Sterilis., Erfahr. Heilkunde 1964. — Sanit. Technik i. Krhs., Bay. Ärztebl. 1965. — Automation, ebd. 1966. — Iatroinstrumentolog. zw. gestern u. morgen, Med. Klin. 1967. — Iatroinstrumentolog. Rückblick u. Ausblick, Asta Quart.
1967. — Cardiodiagn. u. Cardiotherap. 1968, Cosmo Pharm. Intern. — Ziselier-
instrumente-Arzthände, Ther. d. Gegenw. 1968.

Fritsch, Arnulf, Doz., Ass. d. I. Chir. Univ.-Klin., Schrutkagasse 29, A-1130
Wien (Österr.). — Fragebogen 1968 nicht beantwortet.

Fritz, Kurt Konrad, Facharzt f. Chir. m. Priv.-Klin., 71 Heilbronn, Pestalozzi-
str. 19/21. — *23. 1. 17 Innsbruck. — **A:** 40 Innsbruck. — **Prom:** 40 ebd. — **F:**
Chir. — **V:** 44–45 Heidelberg (Bauer), 47–66 Städt. Krhs. Heilbronn (Usadel). —
P: Klin. Erfahrgn. z. Verträgl.kt. u. z. Anwendgs.ber. d. antigenis. Tierserums b.
Eiweißmangelzuständen, Bruns' Beitr. klin. Chir. 189/1954. — Therap. Wirksamkt.
d. spezifiz. Tierserums, Chirurg 1956.

Fritz, Werner E. H., Stationsarzt d. Chir. Univ.-Klin., X 402 Halle, Leninallee
16. — *12. 2. 32 Dessau-Kleinkühnau. — **A:** 58 Halle. — **Prom:** 62 ebd. — **F:**
Kinderchir. — **V:** 58–59 Physiol. Inst. Halle (Lueken), 59–60 Pathol. Inst. ebd.
(Bruns), 60–61 I. Med. Univ.-Klin. ebd. (Mark), ab 61 Halle (Schober, Mörl). —
P: Gerät z. zweidimensional. Auswertg. v. Registrierkurven, Pflügers Arch. Physiol.
272/1960. — Magenneurinofibrom u. totale Gastrekt. i. Kindesalter, Zbl. Chir.
1964. — Steuerg. d. Blutgerinng. b. extrakorp. Kreislauf i. Hundesversuch, Tho-
raxchir. u. vask. Chir. 1964. — Nierensteinerkrankg. i. Kindesalter, Z. Urol. 1965.
— Einseit. Nierenaplasie als Ursache d. sog. stummen Niere i. Kindesalter, Z.
Kinderchir. 1968.

Fritzsch, Joachim, Chefarzt am St. Benno-Krhs., X 8600 Bautzen (Sachsen),
Tzschirner Str. 9. — Fragebogen 1968 nicht beantwortet.

Frobenius, Klaus Ferdinand U., Facharzt f. Chir., Oberarzt d. Krskrhs., 289
Nordenham. — *6. 12. 28 Frankfurt/Oder. — **A:** 56 Kiel. — **Prom:** 60 ebd. — **F:**
Chir. — **V:** 56–57 Univ.-Frauenklin. Marburg (Huber), Gynäk., Inn. u. Chir. Ev.
Bethesda-Krhs. Duisburg (Mannherz, Petrides, Stotz), 57–59 chir. Abt. Ev. Be-
thesda-Krhs. Duisburg (Stotz), 59–61 Städt. Kr.anst. Oldenburg/O. (Lentz), 61
Anaesth. Abt. Univ.-Klin. Göttingen (Stoffregen), 61–62 Kinderklin. Städt. Kr.-
anst. Oldenburg (Simon), 62 inn. Abt. ebd. (Brat), 63 Ev. Krhs. ebd. (Henne),
64–65 Oberarzt d. Ev. Krhs. Hohenlimburg (Bufe), ab 65 Oberarzt d. Krskrhs.
Nordenham (Heller).

Frohmüller, Hubert, Privatdozent, Assistent d. Chir. Univ.-Klin. im Staatl.
Luitpoldkrhs., 8700 Würzburg, Josef-Schneider-Str. 2.*

Frowein, Reinhold A., Prof., Oberarzt d. Neurochir. Klin. d. Univ., 5 Köln. —
*5. 10. 23 Bochum. — **A:** 48 Düsseldorf. — **Prom:** 49 ebd. — **Hab:** 61 Köln. — **F:**
Neurochir. — **V:** 49–50 Knappschafts-Krhs. Bochum-Langendreer (Tönnis),
50–51 Knappschafts-Krhs. Bardenberg (Herink), 51–52 Neurochir. Klin. Köln
(Tönnis), 52–53 Neurochir. Klin. Paris (Petit-Du-Taillis, David), 53–54 Physiol.
Inst. Köln (Schneider), ab 54 Neurochir. Klin. ebd. (Tönnis). — **B:** Pathophysiol.
u. Klin. d. intrakran. Drucksteigerg., in: Hdb. Neurochir. (Olivecrona u. Tönnis),
Springer 1959. — Klärg. v. Unfalltatbeständen, Techn. u. Volksw. Ber. Minist.
f. Wirtsch. NRW 58/1962. — Mitwirkg. d. Arztes i. d. Verkehrsunfall-Frühbhdlg.,
ebd. 60/1963. — Kreislaufstörgn. b. akut. traumat. Hirnschädiggn., in: Klin. u.
Therap. d. Kollapszustände (Duesberg u. Spitzbarth), Schattauer 1963. — Zentr.
Atemstörgn. b. Schädel-Hirnverletzgn. u. b. Hirntumoren, Monogr. Ges. Neurol.
u. Psych. 101/1963, Springer. — Therap. schwerer Schädel-Hirntraumen, in:

Kompend. d. prä- u. postop. Therap. (Lindenschmidt u. Carstensen), Thieme 1966. — Organisat. d. Bhdlg. schwerer Schädel-Hirn-Verletzgn., Arbeit u. Gesundh. N. F. 79/1967 ebd. 1967. — **P:** Trauma-Hirntumor, Diss. — Revue critique sur le traitement chirurgical de l'hématome intra-cérébral spontané (mit David u. Hecaen), Ann. Chir. 29/1953. — Beurteilg. u. Bhdlg. posttraumat. Kopfschmerzen (mit Marguth), Medizinische 1954. — Besonderh. v. potenz. Nark. u. kontroll. Hypotherm. i. d. Neurochir. (mit Loew), Zbl. Neurochir. 1954. — Sauerstoffverbrauch, Durchblutg. u. Vulnerabilität d. Warmblütergehirns unt. Megaphen (Chlorpromazin) (mit Hirsch, Kayser u. Krenkel), Arch. exper. Path. Pharmak. 226/1955. — Versorgg. frisch. Kopfverletzgn. (mit Tönnis), Wien. med. Wschr. 1956. — Bhdlg. d. Kreislaufs i. akut. Stadium schwerer Hirnverletzgn. (mit Brilmayer), Beitr. Neurochir. 1/1959. — Eiweiß- u. Elektrolytverändergn. i. Blut u. Urin während d. akut. Stadiums nach Schädel-Hirnverletzgn. u. nach Hirnop. (mit Brilmayer), Langenbecks Arch. klin. Chir. 294/1960. — Atlas v. Farbaufnahmen b. Hirngeschwulst-Op. (mit Tönnis), Agfa Leverkusen 1960. — Beurteilg. u. Bhdlg. d. Störgn. lebenswicht. Funkt. i. akut. Stadium schwerer Schädel-Hirnverletzgn., Acta neurochir. 9/1961. — Nebennieren- u. Sympathicus-Horm. i. Schock nach schweren Hirnschädiggn. (mit Brilmayer u. Euler), Langenbecks Arch. klin. Chir. 301/1962. — Hypoxydose nach schweren Schädel-Hirntraumen (mit Karimi u. Euler), Zbl. Neurochir. 1962. — Akute traumat. intrakran. Hämatome (mit Tönnis u. Euler), Chirurg 1963. — Wie lange ist Wiederbelebg. b. schweren Hirnverletzgn. mögl.? (mit Tönnis). Mschr. Unfhlkd. 1963. — Serienangiograph. Unt.-suchgn. d. Hirndurchblutg. b. körperl. begründbar. Psychosen infolge intrakran. Drucksteigerg. (mit Wieck, Friedmann u. Kinzel), Acta neurochir. 12/1964. — Ist d. Sauerstoffversorgg. d. Hirngeweb. nach schweren Hirntraumen ausreich.? Sauerstoff u. Kohlensäuredruck i. art. Blut u. ven. Hirnblut (mit Karimi-Nejad u. Euler), Zbl. Neurochir. 1964. — Meningosis leucaemica. Indikat. z. op. Entlastg. (mit Karimi-Nejad, Bachmann u. W. Müller), Dtsch. Z. Nervenhk. 191/1967. — Bedeutg. d. Schädelfrakt. f. d. klin. Bhdlg., Teil A (mit Friedmann), Dtsch. Rö.-kongr. 1965, Thieme 1966. — Temporale Meningeome (mit Richard), Zbl. Neurochir. 1968.

Fthenakis, Nikolaos, Rodou Str. 17, Athen (Griechenland). — Fragebogen 1968 nicht beantwortet.

Fuchs, Günter, Prof., Oberarzt d. Chir. Univ.-Klin., 34 Göttingen, Leuschnerweg 12. — *1. 8. 25 Demmin/Pomm. — **A:** 52 Göttingen. — **Prom:** 52 ebd. — **Hab:** 63 ebd. — **F:** Chir. — **V:** 52–54 inn. Abt. Krhs. Göttingen-Weende (Ewig), 53 Univ.-Frauenklin. Göttingen (Martius), ab 54 Chir. Univ.-Klin. ebd. (Hellner). — **B:** In: Lehrb. f. Kinderkrankenschwestern (Lüders), Chir. Teil, Bd. II, 7. Aufl., Enke 1968. — **P:** Bhdlg. d. Epilepsie m. Tridione u. Paradione, Diss. — Gelenkverändergn. b. Fußballspielern, Mschr. Unfhlkd. 1958. — Klin. Erfahrgn. m. d. neuen Tetracyclinabkömmlg. Reverin, Med. Klin. 1959. — Doppelbildgn. d. Verdaugs.kanals, Chirurg 1959. — Meckelsches Divertikel, ebd. — Konservat. u. op. Bhdlg. d. Inn.-knöchelbr., ebd. 1960. — Appendizit. Verlaufsform d. menschl. Infekt. m. Pasteurella pseudotuberculosis, ebd. — Bhdlg. gelenknaher Frakt. m. d. Rush-Pin, ebd. 1961. — Chir. Bhdlg. v. Radialisschädiggn. b. Ob.armfrakt., Langenbecks Arch. klin. Chir. 301/1962. — Dynam. Osteosynthese unstabil. Vorderarmfrakt., Chirurg 1963. — Erste Hilfe b. Wunden, Frakt. u. Luxat., Landarzt 1963. — Proteinmenge u. Ossifikat.tendenz verschied. Knochen f. Transplantat.zwecke, Naturwissenschaften 1963. — Knochenneubildg. u. Proteingehalt b. verschied. Knochentrans-

plantaten. Exp. Stud., Habil.-Schr. — Transplant. Knochenspan u. seine Qualität
nach part. u. vollständ. Entweißg. b. erhalt. anorgan. Substanz, Langenbecks
Arch. klin. Chir. 303/1963. — Klin. u. op. Bhdlg. d. Tuberculosis subcutanea fistu-
losa, Chirurg 1964. — Früh- od. Spätexplorat. b. prim. Radialislähmgn. nach Ob.-
armschaftfrakt., Hippokrates 1964. — Verhalten v. Knochentransplantaten, unt.-
sucht am Dünnschliff nach Tetracyclin-Markierg.. Langenbecks Arch. klin. Chir.
307/1964. — Musk. Makroglossic u. ihre chir. Bhdlg., Chir. Praxis 1965. — Entero-
colitis-Häufigkt. u. Antibiotica, Chirurg 1965. — Radikale chir. Bhdlg. d. Riesenzellgeschwulst am coxal. Femurende, ebd. — Komplikat. nach Endoprothesen b.
inoperabl. Oesophagusca., Langenbecks Arch. klin. Chir. 313/1965. — Resekt. d.
proximal. Ob.armes u. Ersatz durch e. Vitallium-Endoprothese, Chir. Praxis 1966. —
Klin. Wert e. heterol. Knochentransplantates, Chirurg 1966. — Neue Endoprothese
aus Vitallium z. Ersatz gr. Resekt.defekte am proximal. Femurende, ebd. — Kieler
Knochenspan i. d. Wiederherstellgs.chir., Med. Klin. 1966. — Bhdlg. d. Vorderarmschaftbr. nach Rush (12-J.ber.), Hefte Unfhlkd. 89/1966. — Endoprothese am
Hüftgelenk – Ersatz d. coxal. Femurendes. Farb-Tonfilm (LT) Nr. B. 944, Inst. f. d.
wiss. Film, Göttingen 1967.

Fuchs, Hugo-Karl, Prof., Chefarzt d. chir. Abt. d. Krskrhs., 7320 Göppingen
(Württ.), Wolfstr. 34. — Fragebogen 1968 nicht beantwortet.

Fuchs, Ludwig, Chefarzt d. chir. Abt. d. Rote Kreuz-Krhs., 3500 Kassel, Han-
steinstr. 29. — Fragebogen 1968 nicht beantwortet.

Fuchsig, Paul, Prof., Vorst. d. I. Chir. Univ.-Klin.. A-1090 Wien, Alserstr. 4. —
*3. 3. 08 Schärding/Inn. — **A:** 31 Innsbruck. — **Prom:** 31 ebd. — **Hab:** 47 Wien. —**F:**
Chir. — **V:** 31–32 Pathol. Anat. (Sternberg), 32–56 I. Chir. Univ.-Klin. Wien (Ranzi.
Schönbauer), 57–61 Prim. Arzt d. Kaiserin Elisabeth Spit. ebd. — **B:** Transfus. u.
Konservierg. v. Blut u. Plasma, in: Konsilium, Urban & Schwarzenberg, 6. Aufl.
1963. — Chir. d. Schilddrüse (mit Keminger), in: Krankh. d. Schilddrüse (Ober-
disse-Klein), Thieme 1967. — **P:** Fall v. Kachexia strumipriva m. 50j. Krankh.-
dauer, Virchows Arch. 290/1933. — Techn. d. Schenkelhalsnagelg., Zbl. Chir. 1937.
— Konservat. Bhdlg. v. Schenkelhalsbr., Chirurg 1937. — Symphysendiastase, Zbl.
Chir. 1938. — Intra- u. extracran. Pneumocephalus, ebd. — Fersenbeinbr., Chirurg 1938. — Thromb. u. Emb. n. i. v. Dauertropfinfus., ebd. 1939. — Schenkelhalsbolzg., Methode d. Wahl b. Bhdlg. d. med. Schenkelhalsfrakt., Wien. klin.
Wschr. 1939. — Gelenksantisepsis m. Phenolkampfer, ebd. 1940. — 48-Stun-
dengrenze b. d. acut. Appendicitis, Wien. med. Wschr. 1942. — Feldchir. Erfahrgn., Bruns' Beitr. klin. Chir. 174/1943. — Diagn. u. Progn. d. Colonca., Klin.
Med. 1943. — Chir. Bhdlg. d. Colonca., ebd. — Gedeckte Gefäßverletzg., Wien.
med. Wschr. 1944. — Endangitis u. Frostgangrän, Chirurg 1945. — Art.resekt. b.
Erkrankgn. d. periph. Gefäße, Wien. klin. Wschr. 1940. — Beurteilg. infiz. Kniegelenke, ebd. — Klin. u. Pathol. d. Ileus, ebd. — Bruchreposit. als Ursache e. bds.
Hodeninfarktes b. e. Säugl., Z. Kinderhk. 1947. — Techn. u. Resultate d. Unt.-
brechg. d. lumb. Grenzstranges, Wien. med. Wschr. 1948. — Erhaltg. d. Sphink-
terfunkt. b. Rectumca., Klin. Med. 1949. — Praxis d. Blutkonservierg., Wien. klin.
Wschr. 1949. — Kombinat. pharmak. u. chir. Methoden b. d. periph. Durchblutgs.-
störg. ebd. — Organisat. u. Erfahrg. m. d. Blutkonservierg., Langenbecks Arch.
klin. Chir. 267/1951. — Med. Unterricht u. Organisat. d. Spitäler i. d. Ver. Staaten,
Wien. med. Wschr. 1951. — Blut- u. Plasmatransfus. b. Neugebor. u. Kleinkind,
Z. Kinderhk. 1952. — Ambulante Bhdlg. art. Durchblutgs.störgn., Wien. med. Wschr.
1952. — Radikalop. d. Ca. i. Ber. d. Pap. Vateri, Bruns' Beitr. klin. Chir. 186/1953.

— Kontinuierl. endo-duoden. Saugg. z. Bhdlg. postop. Gallenfisteln, Wien. klin. Wschr. 1953. — Chron. recidiv. Pankreatitis, Wien. med. Wschr. 1953. — Kritik d. zweizeit. Sphinkterspaltg. b. d. Rad. Op. gewisser Rectumca., Klin. Med. 1954. — Entwicklg. d. Blutspendewes. in Wien, Mitt. österr. San.verw. 1954. — Techn. d. kontinuierl. Saugbhdlg., Klin. Med. 1954. — Periph. Gefäßerkrankgn. u. Frostschäden v. Standpunkt d. Klinikers, Acta neuroveget. 11/1955. — Vereinfachte chir. Techn. d. Verwendg. e. Sondenschere, Klin. Med. 1955. — Chron. Pankreopath. als Ursache v. Beschwerden n. Cholecystekt., Langenbecks Arch. klin. Chir. 282/ 1955. — Indikat. u. Dosierg. d. praeop. Transfus., Anaesthesist 1955. — Op.techn. b. Duodenadivertikel, Klin. Med. 1955. — Histol. Verändergn. a. vegetat. System d. Haut n. Erfriergn., Acta neuroveget. 14/1956. — Erythrozytentransfus. u. deren Dosierg., Wien. klin. Wschr. 1956. — Endoduoden. Druckschwankgn. u. Sphinkter Oddi, Bhdlg. äußerer Gallenfisteln, ebd. — Abhängigkt. d. Sphinkter Oddi v. Duodenal-Inn.druck (mit Härtting), Acta neuroveget. 16/1957. — Akute Pankreatitis (mit Stern), Wien. med. Wschr. 1957. — Pulssynchrone Fußpendeln, Symptom z. Beurteilg. d. periph. Durchblutg. (mit Ender), ebd. — Techn. u. Resultate d. i. op. Cholangiograph., Chir. Praxis 1958. — Verändergn. d. Gerinngs.potentials b. Transfus.empfängern (mit Benzer), Anaesthesist 1958. — Gutart. Sten. d. Papilla Vateri (mit Hartmann), Wien. med. Wschr. 1958. — Abgrenzg. benigner u. maligner Strumen (mit Huber), Wien. klin. Wschr. 1958. — Endoduodenale Saugg. b. Pankreatitis acuta, Langenbecks Arch. klin. Chir. 292/1959. — Op. recidiv. narb. Gallengangssten., Chirurg 1959. — Erkenng. u. Bhdlg. haemolyt. Transfus.-zwischenfälle, Bibl. haemat. 1959. — Klin. u. Pathol. d. narb. Trachealsten. nach Struma-Rezidivop., Langenbecks Arch. klin. Chir. 293/1960. — Probl. d. Struma-rezidivs (mit Keminger), Chirurg 1961. — Späterg. d. Resekt. gutart. Strumen (mit Kummer), Wien. klin. Wschr. 1961. — Pathogenesis of Tracheal Stenosis following Thyroidectomy "Advances in Thyroid Research", Pergamon Press Oxford 1961. — Struma, e. allg. med. Probl., Wien. klin. Wschr. 1962. — Schilddrüsenchir. auf Grund d. Isotopenunt.suchg. (mit Höfer), Langenbecks Arch. klin. Chir. 301/1962. — Bluttransfus. i. d. Vor- u. Nachbhdlg., Klin. Med. 1962. — Erfolge u. Lücken d. Kropf-Prophylaxe, Prophyl. Therap. 1962. — Papillenspaltg. i. d. Chir. d. Gallenwege, Therap. Umschau 1962. — Ursachen, Vorkommen u. Verhinderg. d. Bauchnarbenbr., Langenbecks Arch. klin. Chir. 304/1963. — Struma-Recidiv – e. Probl. d. Natur od. d. Op. ?, Chirurg 1963. — Nachruf auf L. Schönbauer, Klin. Med. 1963. — Strömgs.widerstand i. normal. u. pathol. Tracheen (mit Bruniak u. Schneyder), ebd. 1963. — Unt.suchgn. z. Probl. d. Schocks (m. bes. Berücksicht. d. Blutvolumens), Wien. med. Wschr. 1964. — Zirkulat.störgn. i. Ber. d. Mesenterialgefäße b. Ileus (mit Gottlob u. Blümel), Langenbecks Arch. klin. Chir. 308/1964. — Chondroplast. Erweiterg. d. Trachea, Zbl. Chir. 1965. — Intensiv-Pflegestation – e. mod. Forum interklin. Zus.arbeit (mit Mayrhofer), Wien. klin. Wschr. 1965. — Recurrensparese b. d. Op. v. Rez. Strumen (mit Keminger), ebd. — Mesoduodenum, e. f. Techn. u. Radikalität d. Duodenopankreatekt. wesentl. Strukt. (mit Priesching), Langenbecks Arch. klin. Chir. 313/1965. — Op.taktik d. Gallenwegsrevis. unt. bes. Berücksicht. d. transduodenal. Papillotom. (mit Fritsch), ebd. — Blutvolumen i. traumat. Schock (mit Vagacs), Wien. klin. Wschr. 1965. — Neue Erkenntnisse i. Pathogenese u. Therap. d. Fettemb., Langenbecks Arch. klin. Chir. 316/1966. — Intensivbhdlgs.station (mit Brücke, Kucher u. Steinbereithner), Münch. med. Wschr. 1966. — Haemodynam. u. Staseprobl. d. Blutverlustes, Bibl. haemat. 27/1967. — Schilddrüsenadenom i. Endemiegebiet (mit Keminger),

Bruns' Beitr. klin. Chir. 214/1967. — Aufgaben d. Schwestern auf Intensiv-Bhdlgs.-stationen, Dtsch. Zbl. Krankenpflege 1967. — Ca. d. Verdaugs.traktes, seine neuen u. alt. Probl., Österr. Ärzteztg. 22/1967. — A new Concept on Fat Embolism, New Engl. J. Med. 276/1967. — Selekt. Ulkuschir. auf Grund prä- u. postop. Sekret.-analysen m. d. Endoradiosonde (mit Dinstl u. Stacher), Wien. klin. Wschr. 1967.

Fuchslocher, Gerhard, Facharzt f. Chir., Durchgangsarzt, 7 Stuttgart-Untertürkheim, Augsburger Str. 340. — *23. 2. 12 Stuttgart. — **A:** 39 Stuttgart. — **Prom:** 38 Tübingen. — **F:** Chir. — **V:** Städt. Krhs. Stuttgart-Bad Cannstatt (Wölfle, Weil).

Fürstenberg, Heinz-Siegbert, Priv.-Doz., Oberarzt d. Chir. Univ.-Klin., Klinikum Mannheim d. Univ. Heidelberg, 68 Mannheim. Städt. Kr.anst. — *4. 3. 26 Berlin. — **A:** 54 Hamburg. — **Prom:** 56 ebd. — **Hab:** 68 Heidelberg. — **F:** Chir. u. Urol. — **V:** 57–62 Göttingen (Hellner), 62–64 Wiss. Ass. u. Oberarztvertr. Chir. Urol. Univ.-Klin. Basel/Schweiz (Heusser, Nissen), 64–65 Gastarzt in: Göteborg, London, Boston, Wien, Zürich, Bern, ab 65 Klinikum Mannheim (Oberdalhoff). — **P:** Versuche z. Konzept.verhinderg. durch Hemmg. d. Spermahyaloronidase, Diss. — Exp. u. klin. Unt.suchgn. üb. d. Einwirkg. proteolyt. Fermente auf menschl. Blutserum, Langenbecks Arch. klin. Chir. 293/1960. — Pathophysiol. i. d. Bhdlg. d. Hitzeschadens, Hefte Unfhlkd. 66/1960. — Notwendigkt. e. systemat. Prophylaxe d. Eisenmangelschäden b. Dauerblutspendern, Chirurg 1960. — Fibrinolyse i. d. Urol., 2. Internat. Europ. Chirurgen Kongreß Amsterdam, J. Internat. Coll. Surgeons 38/1962. — Blutverändergn. i. d. ersten Stunden d. traumat. Schocks, Langenbecks Arch. klin. Chir. 301/1962. — Bluttraumatisierg. b. Op. m. d. Herz-Lungen-Maschine, Bull. Soc. Int. Chir. 5/1962. — Üb.wachg. d. Blutgerinng. b. extrakorp. Kreislauf m. d. Herz-Lungen-Maschine (Melrose-System), Langenbecks Arch. klin. Chir. 299/1962. — Kombin. chir.-radiol. Bhdlg. ob.flächl. Blasentumoren, Med. Welt 1963. — Kanamycinbhdlg. b. urol. Fällen, Schweiz. Rdsch. Med. 52/1963. — Blasenka. u. Zytostatika – unspezif. Reiz u. körpereigene Abwehrkräfte, ebd. 52/1964. — Fistelkrankh. – e. geschichtl. Üb.blick, ebd. 32/1965. — Exp. Unt.suchgn. üb. d. Einfl. d. Ferment-Inhibitors Trasylol b. d. Blutkonservierg., Anästhesist 1965. — Prostatagewebe u. fibrinolyt.-proteolyt. Aktivität, Urol. internat. 19/1965. — Immunoelektrophoret. Unt.suchgn. vor u. nach Prostatekt., ebd. 20/1965. — Haemostyptika i. d. Prostatachir., Med. Welt 1966. — Immunoelektrophoret. Unt.suchgn. b. d. Verbrenn.krankh., Bruns' Beitr. klin. Chir. 212/1966. — Fibrinolyse u. Blutverlust nach Prostata-Op. u. deren Beeinflußbarkt. durch Antifibrinolytika, Dtsch. med. Wschr. 1966. — Histological Investigation of the Effect of Storage on Dog Kidney Tissue, Arzneimittelforsch. 1966. — Fibrinolysis Y Perdida De Sangre Consecutivas A Las Intervenciones Sobre La Prostata; Su Respuesta A Los Antifibrinoliticos, Med. Alemana 1966. — The Effect of ε-Aminocapric Acid and Trsylol on Fibrinolysis and Blood Loss after Operations on the Prostate, German Med. Monthly 11/1966. — Proteasenhemmer i. d. Urol., Acta chir. Scand. 1967.

Fuhlrott, Christa-Maria, Fachärztin f. Chir., Oberärztin d. Franziskus-Hosp., 4501 Harderberg/Osnabrück. — *17. 8. 27 Magdeburg. — **A:** 52. — **Prom:** 54. — **F:** Chir. — **V:** 52–60 Krskrhs. Schönebeck/Elbe (Reinhold), 60–62 Marienhosp. Osnabrück (Kortmann), 62–66 Waldkrhs. B. Rothenfelde (Thiele), ab 66 Franziskus-Hosp. Harderberg (Thiele).

Fular, Wilhelm, 7750 Konstanz, Bahnhofplatz 10. — Fragebogen 1968 nicht beantwortet.

Funke, Heinz, OMR, Prof., Ärztl. Dir. Bez.krhs. u. Chefarzt d. Chir. Klin., X 89 Görlitz. — *6. 5. 11 Waldenburg/Sa. — **A:** 30 Würzburg. — **Prom:** 31 Würzburg. — **F:** Chir. — **P:** Peritonitisbhdlg., Zbl. Chir. 1951. — Bhdlg. v. Halswirbelverrenkgn., ebd. 1957.

Funken, Leo, Chefarzt d. St. Brigida-Krhs., 5101 Simmerath/Aachen. — *25. 9. 11 Aachen. — **A:** 37 Düsseldorf. — **Prom:** 37 ebd. — **F:** Chir. ,Gynäk. u. Geburtsh. — **V:** 36–50 Chir. u. Gynäk. Luisenhosp. Aachen (Borchers, Zurhelle), ab 39 Oberarzt ebd., 43–45 Kriegsdienst. — **P:** Retothelsarkom d. Magens, Ärztl. Wschr. 1950.

Furtwaengler, Arnold, Facharzt f. Chir., FMH, CH-8001 Zürich/Schweiz, Rennweg 58. — *18. 3. 96 Zürich. — **A:** 20 Zürich. — **Prom:** 22 ebd. — **F:** Chir. — **V:** 22–23 Chir. Priv.-Klin. „Im Bergli" Luzern (Brun), 23–24 Prosektur Kantonsspit. Aarau (v. Werdt), 24 Innsbruck (v. Haberer), 24–25 Kantonsspit. Winterthur (Looser), 25–28 Zürich (Clairmont), 26 urol. Abt. Stadtspit. Wien (Kroiss), 28 Univ. Coll. Hosp. London, Chelsea Hosp. ebd., 29–34 Gen. Hosp. Yokohama u. Seibo Byoin Tokio. — **B:** Geschwülste d. Mundgebilde u. Aktinomykose d. Mundgebilde (mit Clairmont), in: Scheff-Pichler's Hdb. d. Zahnheilk., Hölder-Pichler-Tempsky 1927. — **P:** Spätperforat. d. Duodenum nach stumpfem Trauma, Dtsch. Z. Chir. 175/1922. — Diffuse Rindennekr. beider Nieren nach Leberrupt., Krankh.-forsch. 1927. — Aetiol. d. Gingivitis hypertrophicans, Dtsch. Mschr. Zahnhhkd. 1927. — Heredit. Osteo-Arthropathie m. rezess. Erbgang (mit Schinz), Dtsch. Z. Chir. 207/1928. — Einige rasch orientier. Funkt.prüfgn. b. chir. Nierenerkrankgn., Z. Urol. 1929.

Fuß, Hans, Prof., Chefarzt i. R., 777 Überlingen/Bodensee, Hitzlerstr. 5—7. — *3. 2. 97 Altdorf/Nürnberg. — **A:** 23 München. — **Prom:** 24 ebd. — **Hab:** 30 Bonn. — **F:** Chir. — **V:** 24 II. Med. Univ.-Klin. München (F. Müller), 24–28 Chir. Univ.-Poliklin. ebd. (v. Redwitz), 28–30 Chir. Klin. Bonn (v. Redwitz), 30–37 Oberarzt ebd., 38–62 Chefarzt d. Ev. Krhs. Duisburg/Hamborn. — **B:** Pathogenese d. pept. Geschwürs d. Magens u. d. ob. Darmabschnitte (mit v. Redwitz), Neue Dtsch. Chir. 42/1928. — Nicht diabet. Kohlehydratstoffwechselstörgn. u. i. ihrer Bedeutg. f. d. Chir., Erg. Chir. u. Orthop. 26/1933. — Mögl.ktn. u. Grenzen d. Wundproph., Vortr. prakt. Chir. 42/1955. — Milzverletzgn. b. Gesunden u. ihre Folgen, ebd. 43/1955. — Chir. d. Ikterus, ebd. 51/1958. — **P:** Blut. Ulcus i. Meckelschen Divertikel, Dtsch. Z. Chir. 199/1926. — Probl. d. nicht diabet. Azidose i. d. Chir. (mit Wymer), Knolls Mitt. f. Ärzte 1926. — Säurebasenverhältnisse b. d. Avertinnark. (mit Wymer), Dtsch. Z. Chir. 211/1928. — Säurebasenverhältnisse b. d. Äther-, Chloroform- u. Avertinnark. (mit Wymer), Nark. u. Anaesth. 1928. — Störgn. d. Kohlehydrathaushalts b. d. Äthernark., Klin. Wschr. 1930. — Störgn. d. Kohlehydrathaushaltes b. d. Nark. 1. Mitt.: Blutmilchsäurespiegel b. d. Äthernark. d. Hundes, Z. exper. Med. 72/1930; 2. Mitt.: Blutzuckerspiegel b. d. Äthernark. d. Hundes, ebd. 73/1930; 3. Mitt.: Blutazetonkörperspiegel b. d. Äthernark. d. Hundes, ebd.; 4. Mitt.: Bedeutg. d. b. d. Äthernark. d. Hundes auftret. Säuren f. d. Säurebasengleichgewicht, ebd.; 5. Mitt.: Nark.versuche am phlorrhizindiabet. (hungernd.) Hund, ebd. — Verminderg. d. Oxydat.vorgänge b. d. Äthernark. (mit Derra), Klin. Wschr. 1930 u. Arch. exper. Path. 156. — Bedeutg. d. Blutergusses b. d. Frakt.hlg. (mit Faber), Dtsch. Z. Chir. 232/1931. — Einfl. d. Darreichgsart d. Äthers a. d. Kohlehydratstoffwechsel, ebd. — Kohlehydrathaushalt b. d. Äthernark. m. Ombrédannescher Maske, Z. exper. Med. 76/1931. — Störgn. d. Kohlehydrat- u. Säurebasenhaushalts, sowie d. Gasaustausches b. Avertinnark. Beeinflussg. durch Sauerstoff- u. Kohlensäureinhalat. (mit Derra), Klin. Wschr. 1932 u.

1. Mitt.: Verhalten d. Blutgase, Dtsch. Z. Chir. 235/1932; 2.Mitt.: Blutmilchsäure-
u. Blutzuckerspiegel, ebd.; 3. Mitt.: Einfl. v. Sauerstoffinhalat., ebd. 236/1932;
4. Mitt.: Einfl. v. Kohlensäureatmg., ebd. — Einfl. d. Narcylennark. a. Kohle-
hydratstoffwechsel, Säurebasenhaushalt u. Blutgasaustausch (mit Derra), Klin.
Wschr. 1932. — Einfl. d. Narcylennark. auf Kohlehydrat- u. Säurebasenhaushalt
sowie a. d. Gasaustausch i. Blut (mit Derra). 1. Mitt.: Alkalireserve u. Blutgase,
Z. exper. Med. 83/1932; 2. Mitt.: Blutmilchsäure u. Blutzucker, ebd. 84/1932. —
Atemregulat. b. wicht. Nark.arten (mit Derra), Dtsch. med. Wschr. 1933. —
Oxydat.störgn. b. versch. Nark.arten (mit Derra), Dtsch. Z. Chir. 240/1933. —
Häusl. Nachbhdlg. n. Magenop., Ärztl. Rdsch. 1933. — Einfl. d. Blutverlustes a. d.
Blutmilchsäurespiegel, Klin. Wschr. 1934. — Prä- u. postop. Ketokörperbildg. b.
Menschen (mit Degen), Dtsch. Z. Chir. 243/1934. — Assimil. d. Lävulose während
d. Nark., Z. exper. Med. 94/1934. — Renale Peritonitis, Münch. med. Wschr. 1934.
— Op. u. Kohlehydratstoffwechsel, Dtsch. med. Wschr. 1934. — Invaginat. d.
Darmes, Bruns' Beitr. klin. Chir. 161/1935. — Bhdlg. d. Hasenscharten, Arch.
klin. Chir. 182/1935. — Techn. d. Hasenschartenop., Chirurg 1935. — Milzcysten,
Bruns' Beitr. klin. Chir. 162/1935. — Allg.nark. i. d. Chir., Fortschr. Therap. 1935.
— Erbl. Osteopsathyrose, Dtsch. Z. Chir. 245/1935. — Abnorme Knochenbrüchigkt.,
Arch. klin. Chir. 182/1935. — Begutachtg. d. Meniscusschäden, Mschr. Unfhlkd.
1936. — Tracheotom. u. Entferng. e. Rachengeschwulst b. e. Neugebor., Kinderärztl. Praxis 7. — Erblkt. d. Turmschädels, Med. Klin. 1936. — Morphol. d. deform. Hochschädels, I. Mitt.: Schädelkalotte, Arch. klin. Chir. 188/1937; II. Mitt.:
Schädelbasis, ebd. — Bedeutg. d. körpereigenen Traumas b. d. Entstehg. v. Me-
niscusrissen, Mschr. Unfhlkd. 1937. — Üb.lastgs.schäden a. d. Knochen (Schipperkrankh.), Med. Klin. 1941. — Spaltbildgn. i. Ber. d. Ellenbogengelenkes b. Preßluftschaden, Zbl. Chir. 1943. — Spontane u. traum. Meniscusschäden, Langenbecks
Arch. klin. Chir. 260/1948. — Enterocolitis necr., Bruns' Beitr. klin. Chir. 177;
Späterg. n. Meniscusop., Zbl. Chir. 1951. — Pathogenese d. mech. Ileus, Langenbecks Arch. klin. Chir. 269/1951. — Sulfonamid-Prophylaxe d. Gelegenhts.wunde,
Hefte Unfhlkd. 43/1952, Verh. Dtsch. Ges. Unfhlkd. 1951. — Nil nocere! Zwischenfälle b. Blockaden am Hals- u. Lendenteil d. Symp., Münch. med. Wschr. 1953. —
Bedeutg. d. exact. Stat. i. d. Frage d. Sulf.-Proph., Langenbecks Arch. klin. Chir.
274/1953. — Vegetat. Regulat. b. Commotio, ebd. — Prophylaxe Supracillin bzw.
Penicillinstößen b. d. Versorgg. d. Gelegenhts.wunde, Bruns' Beitr. klin. Chir.
187. — Kunststoff an Stelle v. Gipsverbänden, Dtsch. med. Wschr. 1954. — Häuf.
Fehler b. d. ersten Wundversorgg., ebd. — Wie lassen sich b. d. i. m. Injekt. Sprit-
zenschäden vermeiden?, ebd. — Verhalten d. Blutleucocyten b. Commotio cerebri
u. anderen Unfällen, Langenbecks Arch. klin. Chir. 278/1954. — Vegetat. Störgn.
b. Commotio, Ärztl. Wschr. 1954. — Verhalten v. asept. Störgn. u. Infekt. b. d.
Wundprophylaxe m. Sulfonamidpuder, Langenbecks Arch. klin. Chir. 280/1954. —
Bhdlg. d. recid. Erysipels, Dtsch. med. Wschr. 1954. — Mögl.ktn. u. Grenzen d.
Wundprophylaxe, Langenbecks Arch. klin. Chir. 282. — Milzverletzg., Hefte
Unfhlkd. 52. — Gesichtsverletzgn., Dtsch. med. Wschr. 1956. — Tetanus-Schutz-
impfg. nach Bagatellverletzgn., ebd. — Chir. d. Ikterus, Medizinische 1957. —
Phlegmone, Med. Kalender 1958. — Wundbhdlg., ebd. — Chir. Fragen b. Icterus,
Zbl. Chir. 57. — Verhalten v. asept. St. u. Inf. b. d. Proph. d. excid. Gelegenhts.-
wunde m. Suprond, Penic. u. Supracillinstoß., Langenbecks Arch. klin. Chir.
288/1958. — Bagatellwunde u. ihre Bhdlg. durch Sulfonamide u. Antibiotika,
Dtsch. med. J. 1959.

G

Gabka, Joachim, Priv.-Doz., Oberarzt d. Abt. f. Kiefer- u. Gesichts-chir. d. Städt. Rudolf-Virchow-Krhs., 1000 Berlin 65, Augustenburger Platz 1. — Fragebogen 1968 nicht beantwortet.

Gabler, Horst Heinrich, Facharzt f. Chir., 1. Oberarzt d. Chir. Klin. Städt. Krhs., 33 Braunschweig, Salzdahlumer Str. 90. — *5. 12. 32 Oberpullendorf/Österr. — A: 56 Wien. — Prom: 56 ebd. — F: Chir. — V: 56 Anat. Inst. d. Univ. Wien (Hayek), 57–64 II. Chir. Univ.-Klin. ebd. (Kunz), ab 64 Städt. Krhs. Braunschweig (Alnor), ab 65 Oberarzt, ab 66 1. Oberarzt. — P: Lokaltherap. m. Hydrocortisonazetat u. Prednisolonazetat b. Stütz- u. Gleitgewebsaffekt., Wien. med. Wschr. 1960. — Verhinderg. v. Nahtgranulomen, Klin. Med. 1963. — Vorkommen u. Gen. v. intrathorak. Serosacysten, Virchows Arch. 338/1965. — Bhdlg. pertrochant. Oberschenkelbr., Bruns' Beitr. klin. Chir. 213/1966.

Gaca, Adalbert, Doz., Leit. d. urol. Abt. d. Chir. Univ.-Klin., 78 Freiburg i. Br., Hugstetter Str. 55. — *21. 2. 25 Schneidemühl. — A: 52 Göttingen. — Prom: 52 ebd. — Hab: 63 Freiburg i. Br. — F: Chir. u. Urol. — V: 52 Pharmakol. Inst. Göttingen (Lendle), 53 Med. Klin. d. Städt. Kr.anst. Kassel (Kalk), 54–58 Chir. Univ.-Klin. Göttingen (Hellner), 59 Urol. Univ.-Klin. Homburg/Saar (Alken), ab 60 Freiburg i. Br. (Krauss). — B: In: Hdb. d. Urol., Bd. 10, Steinerkrankgn.: Klin. d. Nieren- u. Harnleitersteine, Springer 1961. — Blutstillg. b. d. Prostatekt., Ethikon Hamburg 1961. — Heutige Probl. i. d. Urol., in: Ungelöste Probl. d. Chir., Thieme 1964. — In: Lehrb. f. Nierenkrankh. (Sarre), Thieme 1967. — Pyelonephritis, Forschgs.erg. 1966 (mit Mössner, Peterson u. Thelen), Thieme 1967. — Bakteriol. Parallelunt.suchgn. v. Nierengewebe, Nierenbecken-, Katheter- u. Strahlurin b. 120 Patienten (mit Mössner, Thelen u. Schirmeister), in: Pyelonephritis-Forschgs.erg. 1966, Thieme 1966. — In: Lehrb. d. Inn. Med. (Heilmeyer), Springer, 3. Aufl. 1968. — Krankhtn. d. Harnwege u. d. männl. Geschlechtsorgane, in: Lehrb. d. Inn. Med. v. Heilmeyer, 3. Aufl. 1968. — P: Neue Wege z. Bhdlg. d. Prostata-Ca. (mit Hasche-Klünder), Med. Klin. 1955. — Zerebr. Simultan-Serien-Angiographie i. 70 x 70 mm Format (mit Bushe u. Poppe). Erfahrgn. m. d. Odelca-Kamera, Fortschr. Röntgenstr. u. Nuklearmed., Diagn., Physik, Biol., Therap. (Stuttgart) 84/1956. — Ventrikelseptumdefektverschl. m. künstl. Herz-Lungensystem (mit Bücherl), Med. Bilddienst Roche 1958. — Endovesik. fermentat. Beeinflussg. organ. Blaseninhaltsstoffe m. Trypure, Medizinische 1958. — Op. Verschluß e. angebor. isol. Herzvorhof-Scheidewanddefektes, Med. Bild 1958. — Entwicklg. d. Photoendoskopie unt. bes. Berücksichtigg. d. Farbphotogr. i. d. Bronchialwegen u. i. Thoraxraum (mit Wolfart), Bruns' Beitr. klin. Chir. 201/1960. — Exp. Unt.-suchgn. z. Serumproteinverändergn. durch Trypsin i. Rahmen d. Thrombo-Embolie-Bhdlg., Ärztl. Forsch. 1960. — Außergewöhnl. klin. Erscheings.bild b. einseit. doppelten Harnleiter m. e. blinden Ende, Urologia Internationalis 1960. — Störgn. d. Harnleiterdynamik nach Ureterplastik m. Kontinuitätstrenng. (mit Büscher), Chirurg 1960. — Trypsinwirkg. auf d. Serumproteine u. d. Uromukoid, d. organ. Gerüststoffe d. Harnsteinmatrix (mit Keutel), Z. Urol. 1960. — Plast. Op. als organerhalt. Eingr. b. d. Bhdlg. v. Uretersten. (mit Büscher), ebd. — Doppelseit. papill. Harnleiterka., ebd. — Kasuist. Beitr. z. Mamma-Ca., Med. Bild 1960. — Endovesic. Farbbilddokumentat. m. e. neuen Elektronenblitzapparat., wissenschaftl. Filmvorführg., Verh. Dtsch. Ges. Urol. Köln 1961. — Wirksamkt. d. Litholyse b. d. konservat. Bhdlg. v. Harnsteinen, ebd. — Fermentat. Konkrementauflösg. i. Nierenbecken (mit Keutel), Z. Urol. 1961. — Nierentransplantat., Dtsch. med. Wschr. 1961. — Probl. u. Erg. v. Nierentransplantat., Umschau i. Wissenschaft u. Techn. 1961. — Endovesic. Bild- u. Filmdokumentat. m. neuen Apparaturen, Revue Médicale Internationale de Photo, Cinéma, Télévision (Paris) 1/1962. — Elektronenblitz-Photographie i. Harnblase u. Urethra, Arzt a. d. Kamera, Medizinalmarkt/Acta Medicotechnica 5/1962. — Solit. Nierenzysten, Visum 1962. — Verkalkgn. d. Samenwege, Z. Urol. 1962. — Multiple Harnröhrensteine (mit Kiefer), ebd. — Klin. u. exp. Probl. b. d. örtl. Harnsteinauflösg., Dtsch. med. Wschr. 1962. — Exp. Unt.suchgn. z. Harnsteinauflösg., Langenbecks Arch. klin. Chir. 301/1962. — Dissolution of Renal Calculi by Local Measures, Clinical and Experimental Aspects, German Med. Monthly 7/1962. — Cowpersche Drüse i. Röntgenbild, Urol. int. 14/1962. — Zusammenhänge zw. Urolithiasis u. Citraturie (mit Taupitz), ebd. — Konservat. Bhdlg. b. Harnsäuresteinen d. Niere ?, Dtsch. med. Wschr. 1963. — Einseit. Nierenagenesie, Cystenniere u. Urolithiasis, Z. Urol. 1963. — Uretersteinextrakt. m. d. Dormia-Steinfänger, Urologe 1963. — Ein neues Universal-Cysto-Urethroskop, Verh. Dtsch. Ges. Urol., Wien 1963. — Beziehgn. d. Phosphatasen z. Nierensteinerkrankg., Dtsch. med. Wschr. 1964. — Ursachen v. Harngrieß- u. Uratsteinbildg. u. deren therap. Beeinflußbarkt., Med. Welt 1964. — Harnsteinbildg. als Arzneimittelnebenwirkg., ebd. — Fortschr. i. d. urol.-endoskop. Bild- u. Beleuchtgstechn., Prof. Krauss z. 65. Geb.tag. — Vitamine u. Harnsteinleiden, Übersichten, Dtsch. med. Wschr. 1965. — Rö.bildverstärker-Fernsehen b. d. Schlingenextrakt. v. Harnleitersteinen, Langenbecks Arch. klin. Chir. 313/1965. — Klin. Bilanz d. chem. Litholyse i. Freiburg, Verh. Dtsch. Ges. Urol., Düsseldorf 1965. — Ureterplastik b. retrokaval. Ureter, Sitzgs.ber. Dtsch. Ges. Plast. u. Wiederherstellgs.chir. 1965, Chirurgia plastica 1/1966. — El ureter retro-cava y su corrección plástica, Medicina illustrada, Boehringer Informa 30/1965. — Therap.-Probl. i. d. Urol., Z. Therap. 1965. — Fermente u. Harnsteine, Dtsch. med. Wschr. 1966. — Hormone u. Harnsteine, Übersichten, ebd. — Ü. Wirkgs.mechanism. d. lithogenet. Substanzen b. d. Entstehg. v. Harnsteinen, Z. Urol. 1966. — Vitamine e calcoli delle vie urinarie, Medicina Tedesca 2/1966. — Aufbau u. Strukt. v. Nierensteinen i. polarisat.-mikroskop. Bild, Informa-Z. (span.). — Polarisat.opt. Unt.-suchgn. v. Harnsteinen, Neues Verfahren z. Erkenng. d. Gefügebaus, Visum, Med. Bildj. 1966. — Op. Nierenbiopsie (mit Samimi u. Schrader), Z. Urol. 1966. — Zitronensäure u. ihre Bedeutg. b. d. Urolithiasis, Z. Urol. 1967. — Ormoni e calcoli urinari, Medicina tedesca Torino 3/1967. — Zusammenhänge zw. Osteopathien, Hypercalciurie u. Nierensteinbildg., Med. Welt 1967. — Haematurie i. d. Schwangerschaft u. ihre Bhdlg. aus urol. Sicht, Z. Therap. 1967. — Vesikouretherale Reflux, Helvet. chir. acta 1967. — Erfahrgn. m. d. Rö.bildverstärker-Fernsehen u. d. Magnetband-Speichertechn. i. d. Urol., ebd. — Künstl. Blasensteine, Selecta 42/1967. — Früherkenng. u. Frühbhdlg. d. Prostatageschwülste, Hippokrates 1967. — Licht- u. polarisat.mikroskop. Aufnahmen v. Harnsteinen z. Strukt.analyse, Informa 1967. — Bhdlg. d. Prostata-Ca. nach d. Freiburger Modell, Polskie dowarzystwo urologiczne 1967.

Gaeckel, Reinhard, Ass. d. Chir. Univ.-Klin., Charité, X 1080 Berlin, Mittelstr. 44. — Fragebogen 1968 nicht beantwortet.

Gaffga, August, Chefarzt u. Leit. d. chir. Abt. d. Stadtkrhs., 316 Lehrte, Grünstr. 44. — *24. 12. 10 Vorsfelde/Helmstedt. — **A:** 37 Würzburg. — **Prom:** 37 ebd. — **F:** Chir. — **V:** 37 inn. Abt. Krhs. Josephstift Hannover (Voges), 37–38 chir. Abt. ebd. (Rosenthal), Rö.-Abt. Univ.-Klin. Würzburg (Dyes), 38–39 St. Vinzenz-Krhs. Braunschweig (Waldvogel), 39–45 Krhs. Josephstift Hannover (Rosenthal).

Gali, Alexander, Durchgangsarzt u. Priv.-Sanatorium, 705 Waiblingen, Schellingweg 1. — *22. 10. 25 Pettau/Drau-Stmk. — **A:** 58 Zagreb. — **Prom:** 58 ebd. — **F:** Chir., Zellulartherap. u. Krebsbhdlg. — **V:** Wehrdienst, Krskrhs. Sombor/ Jugosl. (Cipak), Krskrhs. Waiblingen (Gerling).

Gall, Franz P., Priv.-Doz., Leit. Oberarzt d. Chir. Klin. mit Poliklin. d. Univ. Erlangen-Nürnberg, 8520 Erlangen, Sperlingstr. 59. — *8. 3. 26 Regensburg. — **A:** 54 Stuttgart. — **Prom:** 52 Heidelberg. — **Hab:** 63 Erlangen. — **F:** Chir. — **V:** 53–54 2. Med. Klin. Düsseldorf (Bodechtel), 54 Pathol. Inst. ebd. (Meessen), 54–55 Presbyterian Hosp. Newark, N. J., Rotating Intern, 55–56 Krhs. Barmherz. Brüder Regensburg (Ritter), 56 Chir. Univ.-Klin. Erlangen (Hegemann), 59–60 Houston, Texas, Cardiovascular Fellowship d. Baylor-University (De Bakey, Cooley), 63 Studienaufenthalt an d. herzchir. Abt. d. Baylor-Univ. in Houston, d. Mayo-Clin. in Rochester u. d. Chir. Klin. in Minneapolis, Minn. — **P:** Muskulat. d. Glandula vesiculosa, Z. mikrosk.-anat. Forsch. 57/1951. — Diagn. Bedeutg. d. Dorsaldislokat. f. d. Begutachtg. v. Wirbelbr., Mschr. Unfhlkd. 1958. — Nachunt.- suchgn. v. Epiphysenfugenbr., Langenbecks Arch. klin. Chir. 289/1958. — Ulcus pepticum jejuni, Med. Klin. 1958. — Indikat. z. chir. Bhdlg. d. Colitis ulcerosa, Dtsch. med. Wschr. 1960. — Isol. Kammerseptumdefekte (mit Cooley), Langenbecks Arch. klin. Chir. 297/1961. — Fehler u. Gefahren b. Verschl. d. isol. Kammerseptumdefekte, ebd. 298/1961. — Anat. Varianten als techn. Schwierigkt. f. d. Radikalop. d. Fallot'schen Tetralogie, Thoraxchir. 1961/62. — Indikat. z. chir. Bhdlg. d. isol. Ventrikelseptumdefekte, Therap. Gegenw. 1962. — Anastomosenulcus nach Magenop., Dtsch. med. Wschr. 1963. — Doppelte Aortenbogen u. vasc. Ringbildgn., Thoraxchir. 1963. — Funkt. d. Atrioventrikularklappen währ. d. Herzmassage, ebd. — Oesophagoskop. Kardiasprengg. b. kardioton. Oesophagusdilatat. (mit Behrends), ebd. — Diagn. u. Bhdlg. d. Dysphagia lusoria (mit Gutheil u. Hanssler), Arch. Kinderheilk. 168/1963. — Haemodynam. b. manueller Herzmassage, Thoraxchir. 1963/64. — Wiederbelebg. b. akzident. Herz- u. Kreisl.stillstand (mit Leutschaft), Med. Klin. 1963. — Extrakorp. Perfus. ohne Fremdblutfüllg. d. Oxygenators (mit Leutschaft u. Ulmer), Langenbecks Arch. klin. Chir. 304/1963. — Op. Bhdlg. v. Herzfehlern unt. Anwendg. e. Herz-Lungenmaschine z. Perfus. m. Eigenblut u. Rheomacrodex (mit Hegemann, Leutschaft u. Ulmer), Thoraxchir. 1964/65. — Einfache neue Bypasstechn. f. d. chir. Bhdlg. d. traumat. Aortenrupt. u. Aneurysmen d. Aorta thoracalis descendens, ebd. — Exp. u. klin. Erg. b. extrakorp. Perfus. m. d. Eigenblutverdünngs.meth. (mit Leutschaft), ebd. — Förderleistg., Gewebeschäden u. intrakard. Hämodynam. b. direkter Herzmassage, Langenbecks Arch. klin. Chir. 308/1964. — Hämolyseprobl. u. Hämostase b. extrakorp. Perfus. nach d. Eigenblutverdünngs.meth. (mit Leutschaft, Flesch u. Ulmer), ebd. — Mech. Maßnahmen z. Wiederbelebg. d. Herzens (Exp. Grundlagen), Verh. Dtsch. Ges. Kreislaufforsch. 30. Tagg. 1964. — Einfache neue Bypasstechn. f. d. chir. Bhdlg. d. traumat. Aortenrupt., Hefte Unfhlkd. 81/1965. — Incompetence of the atrioventricular valves during cardiac massage, J. Cardiovasc. Surg. 6/1965. — Op. Magen aus chir. Sicht (mit Hegemann), Aktuelle Kongr.ber. 1/1965; Ber. 16. Ärztl. Fortbild.kurs, Bad Kissingen. — Frühzeit. Relaparot. b. Peritonitis, intraabdomin. Abszessen u. Dünndarmfisteln, Langenbecks Arch. klin. Chir. 313/ 1965. — Erg. d. chir. Bhdlg. d. Lungentbk., Thoraxchir. 1965. — Indikat. u. Techn. d. radikal. Halsdissection, Chir. Praxis 1966. — Entwicklgs.geschichte, chir. Anat.

u. op. Bhdlg. d. Sinus venosus-Defekte, Langenbecks Arch. klin. Chir. 316/1966. —
Bhdlg. d. Oesophagusatresie (mit Köllermann), Z. Kinderchir. 1966. — Surgical
treatment of the funnel chest (mit Hegemann, Köllermann u. Leutschaft), Dis.
Chest 52/1967. — Chir. Bhdlg. d. idiopath. Choledochuscyste, Chirurg 1967. —
Gr. Blutgn. aus d. Magendarmkanal, Med. Klin. 1967. — Diagn. u. Bhdlg. instrument. Oesophagusverletzgn. (mit Hegemann), Thoraxchir. 1967. — Intraperikard.
Aortenverletzg., Herzstillstand u. erfolgreiche Wiederbelebg., ebd. — Tumorförm.
Hyperplasie d. Magenschleimhaut b. Zollinger-Ellison-Syndrom (mit Ottenjann
u. Elster), Dtsch. med. Wschr. 1967. — Instrument. Komissurotomie b. Mitralsten. u. ihre hämodynam. Erg. (mit Bachmann, Heynen u. Graf), Fortschr. Med.
1967. — Rekonstrukt. chron. art. Verschl. am Oberschenkel durch Transplantat.
d. Vena saphena magna. Ber. üb. 100 Fälle (mit Bauchhenss u. Hegemann), Dtsch.
med. Wschr. 1967. — Rekonstrukt. durch Veneninterposit. b. chron. Verschlußerkrankgn. d. Oberschenkelart. Film, Langenbecks Arch. klin. Chir. 319/1967.

Galle, Peter, Oberarzt d. II. Chir. Univ.-Klin., Spitalg. 23, A-1090 Wien (Österr.).*

Galm, Hubertus, Chir. am Städt. Krhs., 8760 Miltenberg (Main), Burgweg 29. —
Fragebogen 1968 nicht beantwortet.

Gamstätter, Heinrich, Chefarzt d. gynäk.-chir. Abt. d. Städt. Krhs., 7600 Offenburg (Baden), Gerwigstr. 1. — Fragebogen 1968 nicht beantwortet.

Gantz, Adolf, Facharzt f. Chir., 31 Celle, Hannoversche Str. 43 A. — *6. 9. 21
Oedesse Krs. Peine. — **A:** 48 Münster i. W. — **Prom:** 48 ebd. — **F:** Chir. — **V:**
48–49 Med. Univ.-Klin. Münster (Schellong), 49 Landarzt. i. Abbensen Krs.
Peine, 50 Inn. Abt. d. Allg. Krhs. Celle (Schäffer), 51–55 St. Josefstift Celle (Pe-
termöller, Stamm), 55–56 Städt. Krhs. Singen am Hohentwiel (Ernst), 56–65
Oberarzt St. Josefstift Celle (Stamm, Hillejan).

Ganz, Paul, Facharzt f. Chir., Chefarzt Marienkrhs., 5502 Ehrang/Trier. —
*17. 10. 22 Ehrang. — **A:** 48 Düsseldorf. — **Prom:** 48. — **F:** Chir. — **V:** 48 u.
51–55 Düsseldorf (Derra), 50 Med. Klin. Bonn (Martini), Röntgeninst. ebd. (Janker),
54 Lehrgang, plast. Chir. Viktoria-Hosp. Mc. Indoe London, ab 56 Chefarzt. — **B:**
Mediastinaltumoren u. ihre chir. Bedeutg., in: Erg. d. Chir. u. Orthop., Springer
1952. — Mediastinalerkrankgn., in: Lehrb. d. Chir., VEB Gustav Fischer Jena
1956. — **P:** Mediastinalgeschwülste, Bruns' Beitr. klin. Chir. 183/1951. — Diagn.
u. Therap. d. Struma endothoracica vera, Chirurg 1953. — Thymusgeschwülste u.
ihre chir. Bedeutg., ebd. — Chir. d. kongenit. Cysten d. Mediastinums, Langenbecks Arch. klin. Chir. 274/1953. — Bhdlg. d. kongenit. Oesophagusatresie durch
d. direkte extrapleur. End-zu-End-Anastomose, Thoraxchir. 1953. — Kongenit.
Cysten d. Mediastinum, Langenbecks Arch. klin. Chir. 276/1953. — Nervenge-
schwülste d. Thoraxinnenraumes, Chirurg 1954. — Atresien u. angebor. Sten. d.
Ösophagus, Fortschr. Röntgenstr. 80/1954. — Sintravitale Fremdkörperwanderg. i.
ven. Kreisl., Zbl. Chir. 1954. — Op.indikat. u. -erg. b. Mediastinaltumoren, Med.
Klin. 1954. — Antidot d. Opiate, Dtsch. med. Wschr. 1955. — Anwendg. e. neuart. Kontaktlaxativums vor u. nach chir. Eingr., Medizinische 1955. — Op. Bhdlg.
v. Erkrankgn. u. Verletzgn. d. Herzens u. d. gr. Gefäße, Chirurg 1958. — Fibro-
leiomyom d. Dünndarmes (Ileum), Zbl. Chir. 1959. — Op. Bhdlg. d. Asthma
bronchiale, Med. Klin. 1959. — Exstirpat. d. Paraganglion caroticum z. Bhdlg. d.
asthmat. Dyspnoe, Landarzt 1963. — Indikat. z. Glomekt. u. d. Erg. b. d. Bhdlg.
d. Asthma bronchiale, Zbl. Chir. 1964. — Exstirpat. d. Glomus caroticum z. Bhdlg.
d. Asthma bronchiale, Med. Welt 1965. — Erfolgr. op. Bhdlg. e. Stichverletzg. a.
li. Ventr. d. Herzens, Zbl. Chir. 1966.

16*

Garcia-Lojacono, Jose, Doz., Leit. d. Abt. f. Herz-Gefäß-Chir. am Sanat. „Venezuela", Apartado Nr. 75, Mérida, Estado Mérida (Venezuela). — Fragebogen 1968 nicht beantwortet.

Garkisch, Ernst-Heinrich, Facharzt f. Chir. u. Chefarzt d. Bez.krhs., 3525 Helmarshausen. — *8. 8. 11 Waldenburg. — **A:** 37 Breslau. — **Prom:** 36 ebd. — **F:** Chir. — **V:** Knappschaftskrhs. Senftenbrg (Grauhan), Knappschaftskrhs. Waldenburg (Tiegel, Kunicke), Wien. Unfallkrhs. (Böhler), Wien. II. chir. Klin. (Finsterer). — **P:** Verträgl.kt. u. Höchstdosierg. d. Prontosils, Münch. med. Wschr. 1939. — Meniscusverkalkgn., Röntgenpraxis 1941. — Diff.diagn. d. Dickdarmileus, ebd. 1942. — Techn. d. Mammaamputat., Chirurg 1943. — Erleicht. Punkt. gr. Körperhöhlen, Münch. med. Wschr. 1946. — Prax. d. Wundversorgg., Mschr. Unfhlkd. 1949. — Fixierg. freier Hauttransplant., ebd. 1959.

Gaßner, Alois, Chefarzt d. Krskrhs., 8313 Vilsbiburg (Niederbayern). — Fragebogen 1968 nicht beantwortet.

Gasteyer, Karl-Heinz, Oberarzt d. urol. Abt. am Städt. Nordwest-Krhs., 6000 Frankfurt (Main) 21, Steinbacher Hohl 2–26. — Fragebogen 1968 nicht beantwortet.

Gastreich, Eugen, 8000 München 27, Bad Brunnthal 1. — Fragebogen 1968 nicht beantwortet.

Gastreich, Fritz, Facharzt f. Chir., Chefarzt i. R., 8 München 13, Burgunderstr. 11. — *7. 9. 95 Fürth/Bay. — **A:** 22 Erlangen. — **Prom:** 22 ebd. — **F:** Chir. — **V:** Anat. Erlangen (Hasselwander), Bakteriol., ebd. (Weichardt), Inn. Med. Bamberg (Höpfner), 2 J. Pathol. Würzburg (M. B. Schmidt), 4 J. Chir. Frankfurt (Schmieden), 27 Chefarzt Charitat. Belegklin. Fürth, 33 Krhs. Fürth, 33–59 eig. Priv.-Klin. ebd., 39–44 Chefarzt chir. Kindersp. ebd. — **P:** Kontrastmittelfrage b. Pyelographie, Zbl. Urol. 1921. — Exp. Studien z. biol. Analyse d. Entzündgs.vorgänge, Arch. klin. Chir. 1921. — Anaem. Knocheninfarkt n. Frakt., ebd. 1924. — Zur Frage d. Nierenbeweglichkeit, ebd. 1925.

Gattermann, Erich, 4000 Düsseldorf, Charlottenstr. 32. — Fragebogen 1968 nicht beantwortet.

Gattig, Wolfgang, Doz., Chir. Priv.-Klin., 2000 Hamburg 22, Papenhuder Str. 2. — Fragebogen 1968 nicht beantwortet.

Gdanietz, Kurt, Facharzt f. Chir. u. Kinderchir., Oberarzt Kinderchir. Klin. i. Städt. Klinikum, X 1115 Berlin-Buch, Karower Str. 11. — *24. 1. 28 Danzig. — **A:** 55 Berlin. — **Prom:** 57 Berlin. — **V:** 55–61 Chir. Gynäk. Abt. Krskrhs. Lübben/ Spreew. (Hickisch), 57 Anaesth.-Abt. d. Thür. Univ.-Klin. Jena (Hutschenreuter), 62–63 Kinderchir. Klin. i. Städt. Klinikum Berlin-Buch (Krause). — **P:** Leptospirose im Spreewald, Z. ärztl. Fortbild. 1961. — Duplikatio genitale m. Systemdefekt b. Atresia ani et recti, Med. Bild 1962. — D. angeb. Duodenalsten., Dtsch. Gesd.wes. 1964. — Spontanperforat. d. Ductus choledochus i. Säuglingsalter, Chirurg 1964. — Hydronephr. i. Kindesalter inf. Harnobstrukt. durch Gartner'sche Gangzysten b. kombin. Urogenitalmißbildg., Zbl. Chir. 1964. — Therm. Verletzgn. d. Haut i. Kindesalter, Dtsch. Gesd.wes. 1965. — Wrodzone zwęzenie dwunastnicy, Pamietnik VII Konferencji Naukowej Sekcji Chirurgii Dziecięcej Tow, Chirurgów Polskich 1965. — Grenzen d. Isotopennephrograf. b. angeb. Mißbildgn. d. Harnwege i. Kindesalter, A Magyar Gyermeksebész Sectio II. Tudományos üleśsorozata 1965. — Retrocav. Ureter i. Kindesalter, Z. Kinderchir. 1966. — Erkrankgn. d. Ileocoecalregion i. Kindesalter, Zbl. Chir. 1966. — Nahrungsmittelileus, ebd. 1967.

Gebauer, Eberhard, 1. Oberarzt chir. Klin. d. Krhs. Nordstadt, 3 Hannover, Haltenhoffstr. 41. — *26. 8. 15 Neuzelle, Krs. Guben. — **A:** 39 Leipzig. — **Prom:** 39 ebd. — **F:** Chir. — **V:** 39–49 Ass. u. Oberarzt Knappschaftskrhs. Senftenberg/Niederlausitz (Grauhan), 49–55 Chefarzt d. städt. Krhs. Finsterwalde/Niederlausitz, ab 55 Krhs. Nordstadt Hannover (Knepper), ab 59 1. Oberarzt ebd.

Gediga, Bernhard Theodor Hermann, Oberarzt d. Chir. Klin. d. Städt. Krhs., 86 Bamberg. — *27. 11. 20 Reigersfeld/Oberschl. — **A:** 52 Erlangen. — **Prom:** 54 ebd. — **F:** Chir. — **V:** 52 Chefarzt d. Vinzenz-Krhs. Hanau/M., 52–53 Med. Univ.-Klin. Erlangen (Matthes), 53–55 Chir. Univ.-Klin. ebd. (Goetze), 55 Krhs. u. freie Praxis Neuenstadt a. Kocher/Wttb., Vertretg., ab 56 Städt. Krhs. Bamberg (Löffler).

Gehl, Hans, Priv.-Doz., Oberarzt d. I. Chir. Univ.-Klin., 5 Köln-Lindenthal, — *28. 1. 25 Alexanderhausen/Banat. — **A:** 52 Marburg. — **Prom:** 52 ebd. — **Hab:** 64 Köln. — **F:** Chir. — **V:** Physiol. Inst. Marburg (Kramer), Med. Univ.-Klin. ebd. (Bock), Marburg u. München (Zenker), ab 60 Köln-Mehrheim u. Lindenthal (Heberer). — **P:** Herzschallstudien b. Lagewechsel: Tonbild v. Mitralsten. u. kombin. Mitralfehlern i. Zus.hang m. e. orthostat. Änderg. d. Kreisl.regulat. (mit Schölmerich), Z. Kreisl.forsch. 1951. — The react. of surplus cardiac sounds when changing the posit. of the body (mit Schölmerich), Exper. Med. 9/1951. — Kreisl.zeitmessg. am Gehirn d. Hundes (mit Kramer u. a.), Ber. ges. Physiol. u. exp. Pharm. 154/1952. — Adrenalyt. u. zentrale Wirkgn. v. Extrakten aus Rauwolfia serpentina (mit Kramer u. a.), Klin. Wschr. 1953. — Druckvolumdiagramm d. Kaltblüterherzens (mit Graf u. Kramer), Pflügers Arch. Physiol. 1955. — Intraren. Vasomotorik b. osmot. Diurese (mit Graf, Overbeck u. Kramer), Ber. ges. Physiol. u. exp. Pharm. 180/1955. — Erg. exp. Unt.suchgn. üb. pathophysiol. Verändergn. u. ihre Ausgleichsmöglkt. b. Anwendg. e. extrakorp. Kreisl. (mit Meyer-Wegener u. a.), Verh. Dtsch. Ges. Kreisl.forsch. 23. Tagg. 1957. — Unt.suchgn. üb. pathophysiol. Verändergn. i. Gasstoffwechsel u. Säure-Basenhaushalt b. Anwendg. e. Pumpoxygenators (mit Beer u. a.), Anaesthesist 1957. — Aufrechterhaltg. d. Organfunkt. u. d. Stoffwechsels i. extrakorp. Kreisl. (mit Zenker u. a.), Langenbecks Arch. klin. Chir. 289/1958. — Eingr. am Herzen unt. Sicht (mit Zenker u. a.), Dtsch. med. Wschr. 1959. — Pathophysiol. Verändergn. b. Anwendg. e. extrakorp. Kreisl.: Gasstoffwechsel u. Säure-Basen-Haushalt, Haemodynam. (mit Beer, Borst u. a.), Langenbecks Arch. klin. Chir. 291/1959. — Open-Heart Operations (mit Zenker u. a.), German Med. Monthly 4/1959. — Klin. u. op. Korrekt. d. Ventrikelseptumdefektes (mit Zenker u. a.), Münch. med. Wschr. 1959. — Haemodynam. Veränderg. b. Anwendg. e. künstl. Herzstillstandes, Langenbecks Arch. klin. Chir. 292/1959. — Erfahrgn. i. d. Korrekt. v. Herzfehlern m. Hilfe e. Kombin. d. extrakorp. Kreisl. m. Hypothermie (mit Zenker u. a.), Minerva Cardioang. Europ. 8/1960. — Herzop. m. Hilfe e. Herzlungenmaschine (mit Zenker u. a.), Zbl. Chir. 1961. — Exp. Unt.suchgn. z. Verhalten d. ges. Kreisl.widerstandes b. tiefer Hypothermie i. extrakorp. Zirkulat. (mit Bonhoeffer u. a.), Langenbecks Arch. klin. Chir. 298/1961. — Retrostern. Colontransplantat. b. atyp. kongenit. Ösophagusatresie, Zbl. Chir. 1962. — Paradoxe Hypertonie nach Op. e. Aortenisthmussten. (mit Buch u. Eberlein), Thoraxchir. 1962. — Koronarwiderstand b. isol. Koronarperfus. am stillgelegten unterkühlten Herzen, ebd. 1963. — Chir. Bhdlg. d. Coarctatio aortae (Aortenisthmussten.) i. höheren Lebensalter u. b. zusätzl. Herz- od. Gefäßanomalien (mit Heberer, Rau u. v. Buch), Dtsch. med. Wschr. 1963. — Milchsäureprodukt. d. Herzens b. intermitt. Coronarperfus. i. tiefer Hypothermie u. während d. Wieder-

aufwärmgs.phase (mit Voss), Langenbecks Arch. klin. Chir. 308/1964. — Exp. Unt.-
suchgn. z. Bestimmg. d. Dauer e. gut reversiblen Herzstillstandes b. selekt. tiefer
Hypothermie durch intermitt. Coronarperfus., Z. exper. Med. 1965. — Klin. Demonstrat. z. Schrittmacherimplantat., Zbl. Chir. 1966. — Präop. angiograph. Darstellg. e. blutenden Dünndarmkavernoms (mit v. Brehm u. Hoeffken), Fortschr.
Med. 1967.

Gehlmann, Reinhold G., MR, Chefarzt d. chir. Abt. u. Ärztl. Dir. Krhs. u.
Poliklin., X 6506 Ronneburg/Thür. — *10. 5. 14 Ondjiva/Südwestafrika. — **A:**
40 Göttingen. — **Prom:** 50 Berlin. — **F:** Chir. — **V:** 40–48 Kriegsdienst u. Kriegsgefangenschaft, 49–54 Krskrhs. Burg/Mgdb. (Röse).

Gehrig, Dieter, 6800 Mannheim-Käfertal, Weinheimer Str. 8-10. — Fragebogen
1968 nicht beantwortet.

Gehrke, Helmut, Facharzt f. Chir., Chefarzt d. Ev. Fliedner Krhs., 668 Neun-
kirchen/Saar. — *5. 8. 08 Danzig. — **A:** 34 Berlin. — **Prom:** 34 ebd. — **F:** Chir. —
V: 34–36 Pathol. Inst. d. Charité Berlin (Rössle), 36 Charité (Sauerbruch, Chaoul),
36–39 Städt. Krhs. Berlin-Britz (Felix), 39–45 Kriegsdienst, 46–47 Bürgerhosp.
Saarbrücken (Hesse). — **P:** Nabeladenome, Virchows Arch. 1934.

Geisbe, Heinrich, Priv.-Doz., Oberarzt Chir. Univ.-Klin., 74 Tübingen. — *21.
2. 35 Eisleben. — **A:** 58 Erfurt. — **Prom:** 58 ebd. — **Hab:** 67 Tübingen. — **F:** Chir. —
V: 58–59 Krskrhs. Eisleben (Maiss), 60–61 Ev. Krhs. Wattenscheid (Wendt). —
P: Präparat. d. Zahnhartsubstanzen m. d. Laser-Strahl? (mit Schulte u. Flach),
Zahnärztl. Mitt. 1964. — Pylorusatresie (mit Flach u. Fendel), Ann. paediat. 204/
1965. — Laser-Effekte an Zahnhartsubstanzen – Mikroskop. Unt.suchgn. (mit
Schulte, Klaus u. Flach), Dtsch. zahnärztl. Z. 1965. — Unt.suchgn. m. Rubin-
Laserstrahlen an tier. u. menschl. Gewebe (mit Flach, Schulte u. G. Müller), Langen-
becks Arch. klin. Chir. 313/1965. — Nebenschilddrüsenca., Bruns' Beitr. klin. Chir.
213/1966. — Mesenteriallücken (mit Flach), Z. Kinderchir. 1966. — Wachstumsverändergn. nach Frakt. d. Extremit. i. Kindesalter (mit Flach u. Fendel), ebd.
1967. — Morphol. Unt.suchgn. a. resez. Rippenknorpel b. Trichterbrust (mit
G. Müller u. Flach), Frankf. Z. Path. 76/1967. — Biochem., morphol. u. physikal.
sowie tierexp. Unt.suchgn. z. Pathogen. d. Trichterbrust (mit Buddecke, u. a.),
Langenbecks Arch. klin. Chir. 319/1967.

Geiß, Friedrich, Leit. Krhs.arzt Conradty-Krhs., 8505 Röthenbach/Pegn.,
Bahnhofstr. 6. — *17. 1. 10 Nürnberg. — **A:** 36 Erlangen. — **Prom:** 37 ebd. — **F:**
Unfallchir. — **V:** Städt. Kr.anst. Nürnberg, inn. Med. (Bingold), Chir. (Kreuter),
Städt. Frauenklin. Nürnberg (Gänßbauer), Pathol. Inst. d. Städt. Kr.anst. Nürn-
berg (Lauche), Univ.-Frauenklin. Berlin (Stoeckel), Landkrhs. Coburg (Leo Meier),
Kriegseinsätze: Westfront, Balkan u. Rußland (Stalingrad) (Chirurgengruppe),
Luftwaffenlaz. Amsterdam. — **P:** Üb. d. entzündl. Hydrocephalus u. seine Bhdlg.,
Diss.

Geißendörfer, Rudolf, o. ö. Prof. f. Chir. a. d. Univ. Frankfurt a. M., Dir. d.
Chir. Univ.-Klin., 6 Frankfurt a. M., Ludwig-Rehn-Str. 14. — *2. 4. 02 München. —
A: 27 Kiel. — **Prom:** 26 ebd. — **Hab:** 39 Breslau. — **F:** Chir. — **V:** 27 chir. Abt.
Allg. Städt. Krhs. Nürnberg (Kreuter), inn. Abt. ebd. (Scheidemandel), 27–28
Pathol.-anat. Inst. Univ. Hamburg-Eppendorf (Fahr), Ass. Pathol. Inst. Univ.
Freiburg/Br. (L. Aschoff), 28–33 Göttingen (Stich), 33–43 Breslau (K. H. Bauer),
37 Austauschass. Chir. Univ.-Klin. Basel (Henschen), 43–46 Chir. Univ.-Klin.
Heidelberg (K. H. Bauer). — **B:** Thrombose u. Embolie. Krit. Betrachtgn. u. Unt.-
suchgn. z. Frage d. Thromb. u. Embol. auch b. Berücksicht. d. sog. „blanden Fern-

thrombose" u. tödl. Lungenembolie, Leipzig, Barth 1935. — Diagn.-therap. Techn.
f. d. Chirurgen, Leipzig, Barth 1937, 2. Aufl. 1943, 3. Aufl. u. 4. Aufl. 1945, u. völ-
lige Neubearbeitg. in Vorbereitg. — Prostata, Geschlechtshormone u. Genese d.
sog. Prostatahypertrophie, Leipzig, Barth 1940. — Op. a. Leber u. Gallenwegen,
in: Stich-Makkas, Fehler u. Gefahren b. chir. Op., VEB G. Fischer 3. Aufl. 1954. —
Chir. Tbk., in: König-Magnus, Hdb. d. ges. Unfhlkd., Bd. 1, Enke 1954 u. Neubearb. (mit Ungeheuer) Enke 1963. — Op. a. d. Prostata, in: Bier-Braun-Kümmell, Chir. Op.lehre, Kap. 23, Bd. 5, 7. Aufl., Barth 1956. — Op. a. Leber u.
Gallenwegen, in: Stich-Bauer, Fehler u. Gefahren b. chir. Op., 4. Aufl. 1958. —
Chir. d. Eingeweidebr. (Hernien) u. Chir. d. Bauchorgane, Neubearb. i. Lehrb.
Stich-Bauer, Springer 1966. — Transplantat. v. Organen u. Geweben (mit E. Seif-
fert), Thieme 1967. — P: Prognose d. Oesophagusverätzg., Diss. — Vorkommen,
Lokalisat. u. Ausbreitgs.weise d. Umbaugastritis in Ca.mägen, Arch. klin. Chir.
153/1928. — Postop. tödl. Lungenembolien d. Chir. Univ.-Klin. Göttingen i. d. J.
1919–1928, Klin. Wschr. 1930. — Thrombose u. Embolie, Arch. klin. Chir. 180/1934.
— Krankheitsbild d. Rippenosteomyelitis u. seine Diff.diagn. geg.üb. Brustwand-
tumoren, Bruns' Beitr. klin. Chir. 162/1935. — Übersichtsref. üb. Thrombose u.
Embolie, Zbl. inn. Med. 1935. — Rö.unt.suchg. i. 2 Ebenen i. d. Urolog., Bruns'
Beitr. klin. Chir. 165/1937. — Techn. d. farbigen Op.filmes, Arch. klin. Chir. 189/
1937. — Untersuchgn. üb. d. Blutstillgs.mittel „Tuffon", ebd. — Beziehgn. d.
Follikelhormons z. Prostatahypertrophie, ebd. 196/1939. — Ist. d. sog. Prostata-
hypertrophie d. Ausdruck e. physiol. Reakt. e. bisexuell angelegten Drüsenteils
auf e. veränd. Geschlechtshormon-Quotienten?, Habil.-Schr. Breslau 1940. —
Osteodystrophia fibrosa generalisata v. Recklinghausen, Zbl. Chir. 1941. — Wirkg.
d. Oestrogene a. d. Prostataca., Ärztl. Forsch. 1947. — Oestrogene u. d. Prostataca.,
Med. Mschr. 1947. — Bhdlg. v. Pseudarthr., Verh. Dtsch. Orthop. Ges. 36/1947.
— Erfahrgn. m. d. Oestrogenbhdlg. b. Prostataca., Chirurg 1948. — Sog. Prostatahypertrophie u. ihre Bhdlg., Med. Mschr. 1948. — Lungenlappen- u. Lungenflügelentferng., Erg. Chir. Orthop. 35/1949. — Ludwig Rehn z. Gedächtnis a. d. 100.
Geb. a. 13. 4. 1949, Langenbecks Arch. klin. Chir. 264/1950. — Techn. d. Prostata-
tekt., ebd. — Knochenspan-Plast. n. Phemister b. Pseudarthr., Bruns' Beitr. klin.
Chir. 180/1950. — Zum 75. Geb. v. Prof. R. Stich, ebd. — Lungenkrebs, seine Diagn.
u. seine Bhdlg., Med. Mschr. 1950. — Chir. Bhdlg. v. Schmerzzuständen b. Osteochondrose d. Halswirbelsäule, Langenbecks Arch. klin. Chir. 267/1951. — Beobachtgn. b. 4 op. Phaeochromocytomen, ebd. — Beitr. z. sog. arterio-mesenter.
Duodenalverschluß, Dtsch. med. Wschr. 1952. — Therap. b. ausgedehnter Fibro-
matosis mammae, Med. Klin. 1952. — Chir. i. Dienste d. Krebsverhütg. (Hauptref.), Langenbecks Arch. klin. Chir. 273/1953. — Kompression d. Halsnerven
i. d. Wirbellöchern u. ihre Bhdlg., (Hauptref.) ebd. 276/1954 Kongr.ber. — Harnblasenkrebs, seine Erkenng., Bhdlg. u. seine Heilaussichten, Med. Klin. 1954.
— Zum 80. Geb. v. Prof. R. Stich, Bruns' Beitr. klin. Chir. 191/1955. — Harninkontinenz b. Manne bzw. Knaben u. ihre Bhdlg., ebd. — Erfahrgn. b. d. Bhdlg. v.
500 Lungenca., Langenbecks Arch. klin. Chir. 282/1955. — Anurie als Komplikat.
b. chir. Erkrankgn., ebd. 287/1957. — Chir. i. d. Vorbeugg. d. Krebses, Imprimerie
Médicale et Scientifique 1957, S. 379. — Biolog. Denken i. d. Chir., (Rektorats-
Festvortr.), Frankf. Univ.reden 4/1958. — Les conditions de travail dans la chirurgie moderne, Annales de l' Université de Lyon, Fasc. spéc., Lyon, Imprimerie
Bose Frères 1960. — Rö.krebs i. Hinbl. auf seine chir. Prophyl., Langenbecks Arch.
klin. Chir. 294/1960. — Hat d. These v. d. hormon. Genese d. sog. Prostatahyper-

trophie heute noch Geltg. ?, Helvet. chir. acta Fasc. 3/4. 27/1960. — Hormon. Einwirkgn. b. Prostataerkrankgn., Chirurg 1964. — Colour Television Relays of Operations, Medica mundi 8/1963. — Heutiger Stand d. Lungenchir., Dtsch. Zbl. Krankenpflege 1965. — Prof. K. H. Bauer z. 75. Geb., Bruns' Beitr. klin. Chir. 211/1965. — Akut. massiv. Oesophagus-, Magen- u. Duodenalblutgn., Langenbecks Arch. klin. Chir. 320/1968.

Geisthövel, Werner, Dr. med. habil., Chefarzt d. chir. Abt. d. St. Bernwards-Krhs., 32 Hildesheim, Treibestr. 9. — *22. 1. 05 Soest/Westf. — **A:** 32 Berlin. — **Prom:** 31 Kiel. — **Hab:** 40 Frankfurt a. M. — **F:** Chir. — **V:** 31–35 St. Hedwigs-Krhs. Berlin (Petermann, Martini, Brogsitter), 35 St. Elisabeth-Krhs. Kassel (Bumm), 36–39 Marien-Krhs. Frankfurt a. M. (Flörcken), 40 Res. Laz. d. Chir. Univ.-Klin. ebd. (Schmieder), 41–45 Kriegslaz. (Seulberger). — **B:** Prakt. Bedeutg. d. Lokal-Anästh. i. d. modernen Chir., in: Kriegschir. Ratgeber, v. Dr. Hans Spatz, J. F. Lehmanns 1941. — Stumpf. Bauchverletzgn. u. a. wicht. Abschnitte aus d. prakt. Chir., Lax 1948. — Postop. Anurie (mit Kirchhoff), Lax 1950. — Krankhtn. d. Chir. i. höheren Lebensalter u. i. Greisenalter (mit Degenhard u. Kirchhoff), Enke 1957. — Chir. i. Greisenalter (mit Kirchhoff), Klin. Chir. f. d. Praxis, Thieme 1959. — Stumpfe Bauchverletzg. (mit Zimmermann), Springer 1960. — Beitr.: Alterschir. u. Tetanus, in: Hdb. d. Progn. u. Therap. f. Inn. Med., Editorial Cientifico Mé-dica, Barcelona 1966. — **P:** Klin. u. Chir. d. Ca. d. Papilla Vateri, Bruns' Beitr. klin. Chir. 165/1937. — Diagn. u. Bhdlg. v. Dickdarmkrebses (mit Flörcken), Med. Klin. 1937. — Meckelsche Divertikel, Med. Klin. 1938. — Klin. Beitr. z. serol. Krebsdiagn., Zbl. Chir. 1938. — Klin. Erfahrgn. mit „Narconumal Roche", ebd. — Ven. u. art. Embolie, Med. Klin. 1938. — Perforat.peritonitis d. Fremd-körper, Münch. med. Wschr. 1939. — Palliat. Resekt. b. Ulcus duodeni u. ventriculi (mit Flörcken), ebd. — Diagn. u. Bhdlg. d. durchgebr. Magen -u. Zwölf-fingerdarmgeschwürs, ebd. — Diff.diagn. d. akuten Eileiter- u. Wurmfortsatzent-zündg., ebd. — Kriegserfahrgn. a. d. chir. Abt. e. Res.-Laz., ebd. 1940. — Prakt. Bedeutg. d. Lokal- einschl. d. Lumbal-Anästh. i. d. mod. Chir., ebd. — Krebs d. freien Dünndarmabschnittes, Bruns' Beitr. klin. Chir. 171/1940. — I. v. Betäubgs.-mittel als Kurz-, Basis-, (Kombinations-) u. Langnark. i. d. Chir., Münch. med. Wschr. 1940. — Beurteilg. v. fr. Schädel- u. Hirnverletzten unt. Berücksichtigg. ihrer Transportfähigkt., Med. Klin. 1942. — Prakt. Wissenswertes a. d. Chir. d. männl. Leistenbruches, ebd. 1943. — Prakt. Winke z. Bhdlg. u. Nachbhdlg. fort-schreit. Eitergn., ebd. — Unfallverletzgn. i. Bereich d. Handwurzelknochen, ebd. — Bhdlg. d. isolierten, gr. retroperitonealen Schußverletzgn. d. Coecum, Colon ascendens u. descendens, Zbl. Chir. 1943. — Op. Bhdlg. d. gewohnheitsmäß. Schulterverrenkg., Langenbecks Arch. klin. Chir. 1944. — Prakt. Wissenswertes üb. Amputat. i. Kriege, Med. Welt 1944. — Krit. Betrachtgn. üb. d. negat. Seite d. Supronal- u. Penicillin -Bhdlg., Nieders. Ärztebl. 1949. — Verspätete Kranken-hauseinweisgn., ebd. 1950. — Krit. Bemerkgn. üb. Chirurgentaggn., Krankenhaus-arzt 1950. — Indikat. z. Nephrekt., Bruns Beitr. klin. Chir. 182/1951. — Z. 70. Geb. v. Prof. H. Flörcken, Münch. med. Wschr. 1951. — Appendicitis u. Schwangerschaft, ebd. — Zus.hang v. hämat. Osteomyelitis u. stumpf. Knochentrauma (mit Schwob), Zbl. Chir. 1953. — Prakt. wicht. Ausschnitte a. d. WS-pathol., Münch. med. Wschr. 1954. — Kasuist. Beitr. ü. stumpfe Leber- u. Pankreasrupt., Zbl. Chir. 1954. — Sudecksche Dystrophie (mit Busch), Ärztl. Forsch. 1955. — Alltägl. Fehler v. Ass. i. e. chir. Abteilgs.betrieb, Zbl. Chir. 1955. —Aufgaben u. Pflichten d. Oberarztes, ebd. 1956. — Schwere ausgedehnte Verbrenngn., Münch. med. Wschr. 1956. —

Krit. Stellg.nahme z. d. Ausführgn. G. Maurers auf d. 73. Tagg. d. Dtsch. Ges. f. Chir., Zbl. Chir. 1956. — Hat es Sinn, med. Arbeiten aus Provinz-Krhsn. zu veröffentlichen, Münch. med. Wschr. 1956. — Fortschr. d. Chir. i. d. letzten 2 Jahrzehnten, Zbl. Chir. 1957. — Heinrich Flörcken †, Chirurg 1958. — Wundstarrkrampf, Med. Klin. 1958. — Besonderheiten i. d. Säuglings- u. Kinderchir., Krankenhausarzt 1959. — Was sagt uns d. jährl. durchgeführte Op.-Statistik e. größeren chir. Abt., ebd. — Klin. Visite f. d. Praktiker auf d. Unfallstat., Landarzt 1960. — Urol. Krankengut auf e. allg. chir. Abt., ebd. — Stellg.nahme z. Indikat. d. intraop. Cholangiograph., Manometrie u. z. Wandlgn. d. op. Techn. b. Steinleiden, Chirurg 1960. — Strahlenschäden aus chir. Sicht, Landarzt 1961. — Welche Gewebe, Organe bzw. Organteile kann e. Leisten- u. Schenkelbr. beinhalten?, Münch. med. Wschr. 1961. — Verschied. Arten d. Emb., ihre Erkenng. u. Bhdlg., Landarzt 1962. — D. „zweite Krankheit" aus chir. Sicht. Sonderh. d. Dtsch. Med. J. z. Chir.kongr. 1962. — Magenkrebs i. diagnost. u. therapeut. Sicht, Landarzt 1962. — 2 bemerkenswerte Fälle v. Appendicitis, Chirurg 1963. — Akute Pankreatitis, insbes. i. d. Schwangerschaft, i. Geburtsabschnitt u. i. d. Stillzeit, Landarzt 1963. — Fremdkörper i. Magen-Darm-Bereich, ebd. — Grenzen i. d. Alterschir., Münch. med. Wschr. 1963. — Anreggn. aus d. Chir. f. d. prakt. Arzt, ebd. 1964. — Prakt.-chir. Ratschläge an überweisende u. nachbehandelnde Hausärzte, ebd. 1964. — Diagnost. Irrtümer i. d. chir. Praxis, ebd. — Peritonitis fibroplastica u. ähnl. Krankh.bilder (mit Kalfhaus), ebd. 1965. — Bedeutg. d. persönl. Kontaktes zw. Arzt u. Pat. f. d. Heilg. (mit Nebenbemerkgn.), Krankenhausarzt 1965. — Konserv. Bhdlg. d. akut. Appendicitis i. Greisenalter, Chirurg 1966. — Mehrf. Knochenbr., Med. Welt 1966. — Ratschläge f. d. chir. Nachwuchs, Mitt. d. Berufsverbandes d. dtsch. Chirurgen 1966. — Knochenmarksnagelungen, Landarzt 1966. — Erkrankgn. d. Vorsteherdrüse, Erkenng. u. derztg. Bhdlg., Dtsch. med. J. 1966. — Sog. symptomatische Hernie, Münch. med. Wschr. 1967. — Diagn. d. Gallensteinileus u. d. ihm nachfolg. bilio-enter. Fistel, Landarzt 1967. — Erkrankgn. d. re. Unterbauches aus chir. Sicht, ebd.

Gelbke, Heinz, Prof., Chefarzt d. Chir. Klin. d. Städt. Kr.anst., 6700 Ludwigshafen (Rhein). — Fragebogen 1968 nicht beantwortet.

Genius, Friedrich Karl, Leit. Oberarzt chir. Abt. Knappschafts-Krhs., 5124 Bardenberg b. Aachen. — *3. 2. 09 Vettweiß b. Düren. — A: 36 Bonn, 35 Approbation als Apotheker. — **Prom:** 37 Düsseldorf. — **F:** Chir. — **V:** 35–39 Knappschafts-Krhs. Bardenberg, 39–40 Marienhosp. Düsseldorf (Kudlek), 40–45 Chir. Feldlaz.

Genscher, Walter, Facharzt f. Chir. Praxis u. eig. Priv.-Klin. (Klinik Dr. Genscher), 33 Braunschweig, Wendentorwall 2. — *5. 10. 12 Zeitz. — A: 38 Leipzig. — **Prom:** 37 ebd. — **F:** Chir. — **V:** 37 Achenbach-Krskrhs. Königs Wusterhausen (Biernath), 38 u. 46 Inn. Klin. Städt.Krhs. Braunschweig (Rautmann), 38–40 Chir. Klin. Städt. Krhs. Stettin (Vogeler), 40–46 Militärdienst, 47–51 Chir. Klin. Städt. Krhs. I Braunschweig (Vermeil, Wollmann). — **P:** Bedeutg. d. Rh-Faktors b. Blutübertraggn., Med. Mschr. 1948. — Prim. Osteomyelitis purulenta akuta d. Wirbelsäule, Chirurg 1950. — Tumorartige Callusbildg. n. Schenkelhalsfrakt., Fortschr. Röntgenstr. 1950. — Rezidivbeschwerden n. d. Op. d. Gallensteinleidens, Med. Klin. 1951. — Techn. d. Gallenblasenop., Zbl. Chir. 1951. — Resekt.-verfahren b. Rectum-Ca., Chirurg 1964.

Genthoff, Hans, Facharzt f. Chir., 3042 Munster, Klappgarten 31, Praxis u. Priv.-Klin. — *2. 6. 23 Hamburg. — A: 58 Hamburg. — **Prom:** 57 ebd. — **F:**

Chir. — **V:** Allg. Krhs. Hamburg-Harburg (Lichtenauer). 2. Chir. u. angiol. Abt. ebd. (Schulze-Bergmann), 1. Med. Abt. ebd. (Budelmann), Gynäkol. Abt. ebd. (Kastendieck).

Georg, Heinz, Priv.-Doz., Chefarzt d. Chir. Klin. d. Städt. Kr.anst., 753 Pforzheim. — *14. 8. 20 Wiesbaden. — **A:** 46 Heidelberg. — **Prom:** 48 ebd. **Hab:** 63 ebd. — **F:** Chir. u. Urol. — **V:** 48 Med. Univ.-Klin. Heidelberg (Siebeck), 48–49 Anat. Inst. ebd. (Hoepke), 47/49–66 Chir. Univ.-Klin. ebd. (K. H. Bauer, Linder). — **B:** Chir. d. Gesichtes, in: Lehrb. d. Chir. (K. H. Bauer), 18./19. Aufl. Springer. — **P:** Neue Methode z. Beurteilg. d. Gerinnungsfähigkeit d. Blutes, Klin. Wschr. 1950. — Intubat. u. Anwendg. v. Curare b. 1841 Eingr. i. Bauchraum (mit v. Lüttichau u. Krabbe), Chirurg 1953. — Ber. üb. 74 i. d. J. 1949–1953 behandelte Tibia-Pseudarthrosen, Dtsch. Z. Chir. 280/1955. — Erg. u. Spätresultate d. Doppelbolzg. b. 58 Schenkelhals-Pseudarthr. (mit K. H. Bauer), Bruns' Beitr. klin. Chir. 191/1955. — 2000 Hand- u. Fingerverletzgn., Indikat. u. Techn. d. Erstversorgg., Dtsch. Z. Chir. 283/1956. — Unfall-Chir. d. Hand, Hefte Unfhlkd. 55/1956. — Betäubgs.verf. b. d. Chir. i. Greisenalter, Anästhesist 1957. — Indikat. u. Techn. b. d. Versorgg. schwerer Hand- u. Fingerverletzgn., Dtsch. Z. Chir. 287/1957. — Typ. Profundusplast. nach Fingerbeugesehnen-Verletzg., ebd. — Bhdlg. d. geschloss. Strecksehnenabrisses am Fingerendglied, ebd. 292/1959. — Üb. d. v. K. H. Bauer modifiz. Perthes-Plastik, Bruns' Beitr. klin. Chir. 201/1960. — Sehnenplast. b. Radialisparese. Dtsch. Z. Chir. 302/1962. — Op. Bhdlg. d. Elephantiasis, Aesthet. Med. 1962. — Aufgeschob. Primärversorgg., e. wesentl. Fortschr. d. op. Wundbhdlg., Dtsch. med. J. 1963. — Vorteile u. Indikat. d. „aufgeschobenen Primärversorgg.", Visum 1963. — Vorteile u. Spätresultate d. Doppelbolzg. b. Schenkelhals-Pseudarthrosen, Hefte Unfhlkd. 78/1963. — Weit. Erfahrgg. m. d. „aufgeschobenen Primärversorgg." ebd. — Krit. Betrachtgg. z. aufgesch. Primärversorgg., Indikat. u. Erg., Dtsch. Z. Chir. 306/1963. — Indikat. z. aufgesch. Primärversorgg., XX. Congrès de la Société Internationale de Chirurgie, Rome 1963. — Sog. Rankenangiom d. Kopfes (mit Vollmar u. Diezel), Dtsch. Z. Chir. 307/1964. — Bedeutg. d. Flächenspanng. b. d. freien Vollhaut-Transplantat., Aesthet. Med. 1965. — Techn. u. Zeitpunkt d. op. Bhdlg. angeb. Fingermißbildgg., Ann. Chir. Plast. 1964. — Mögl.ktn. d. prim. u. sek. Weichteildeckg. a. d. ob. Extremität, Z. Orthop. 100/1965. — Aufgeschob. Primärversorgg: klin., tierexp., bakteriol. u. histol. Unt.suchgs.erg., Dtsch. Z. Chir. 311/1965. — Unt.suchgn. üb. d. Bedeutg. d. Flächenspanng. b. d. freien autoplast. Vollhaut-Transplantat., ebd. — Off. Weichteilverletzg. d. Hand, Therapiewoche 1968.

Gerber, Kl. Günther, Facharzt f. Chir., Leit. Arzt d. Poliklin. Lortzingstr., X 90 Karl-Marx-Stadt. — *25. 3. 22 Pulsnitz/Sa. — **A:** 49 Marburg/Lahn. — **Prom:** 51 Leipzig. — **F:** Chir. — **V:** 49–52 Kuchwaldkrhs. Chemnitz (Löbel), 52–53 Inn. Klin. ebd. (Schierge), 53–62 Chir. Klin. ebd. (Löbel), ab 56 Oberarzt, 62–63 Oberarzt Greifswald (Kothe), 63 Schiffsarzt, Med. Dienst d. Verkehrswesens, Direktion Schifffahrt Rostock (Becker). — **P:** Späterg. nach Schenkelhalsfrakt. unt. bes. Berücksicht. soz. Gesichtspunkte, Zbl. Chir. 1953. — Bhdlg. d. Asthma bronch. durch Filatowsche Gewebstherap., Dtsch. Gesd.wes. 1954. — Bhdlg. d. Asthma bronch. m. d. Gewebetherap. nach Filatow, ebd. 1955. — Bhdlg. d. Asthma bronch. m. d. Gewebetherap. nach Filatow, Z. ärztl. Fortbild. 1955. — Bhdlg. d. Asthma m. d. Gewebetherap., Zbl. Chir. 1956. — Seitl. Techn. d. Lumbalpunkt., Münch. med. Wschr. 1957. — Fragekasten zu Fr. 10, ebd. 1960. — Erfahrgn. m. d. Gelatineschwamm Gelapson d. VEB Arzneimittelwerk Dresden z. Tamponade d. Leber-

bettes b. Cholecystekt., Pharmaka AWD 1959. — Stielgedrehte Milz u. ihre Sympt..
Med. Bilderdienst Rosche 1959. — Prostatasteine i. Kindesalter, ebd. 1960. —
Mekoniumperitonitis, ebd. 1961. — Phlegmon. Appendizitis b. eingeklemmtem
Leistenbruch e. Frühgeb., Zbl. Chir. 1960. — Spätnarbenverhältn. i. Bulbus duo-
deni nach Pyloromyot., ebd. 1961.

Gerbode, Frank, Prof., Presbyterian Medical Center, Depart. of Sugery, San
Francisco, Cal. (USA). — Fragebogen 1968 nicht beantwortet.

Gerhard, Ph. A. Erich, Facharzt f. Chir., Chefarzt i. R., 83 Landshut/Bayern,
Lenauweg 9. — *20. 5. 01 Würzburg. — **A:** 27 Würzburg. — **Prom;** 27 ebd. —
V: 27 Anat. Inst. Würzburg (Lubosch), 27–29 Kr.anst. d. Elisabethinerinnen u. d.
Barmherzigen Brüder Straubing (Angerer), 30–36 Juliusspit. Würzburg (Bund-
schuh), 36 Oberarzt Norbertkrhs. Berlin (Schulte im Rodde), 36–38 Oberarzt
Juliusspit. Würzburg (Bundschuh), 38–41 Chefarzt d. chir. Abt. d. Elisabethkrhs.
Eisenach/Thür., 42–45 Chefarzt d. chir. Abt. d. Thür. Landeskrhs. Gotha, 46–65
Chefarzt d. chir. Abt. d. Städt. Elisabethkrhs. Landshut.

Gerhards, Alfred, Facharzt f. Chir., niedergel. Chir. u. D-Arzt, Sportarzt/Borussia,
405 Mönchengladbach, Luisenstr. 176. — *14. 5. 20 Mönchengladbach. — **A:** 49
Düsseldorf. — **Prom:** 49 ebd. — **V:** 49–56 Krhs. Maria Hilf Mönchengladbach (Groß),
56–57 inn. Abt. ebd. (Sons, Welte), 57 Niederlassung, 57–64 Leit. d. chir. Abt. d.
Krhs. St. Maria Mönchengladbach-Hehn. — **P:** Klin. Erfahrgn. m. ACTH u.
Corticosteroiden i. d. Chir.. Chirurg 1957.

Gerhart, Arno, Dir. u. Chefarzt d. chir. Abt. d. Krskrhs.. 608 Groß-Gerau. —
*1. 7. 20 Würzburg. — **A:** 46 Heidelberg. — **Prom:** 46 ebd. — **F:** Chir. — **V:** 46–48
Univ.-Klin. Heidelberg. 48–51 Krskrhs. Leer/Ostfriesland, 51–65 Chir. Univ.-Klin.
Frankfurt a. M. — **B:** Chir. Leiden, in: Ärztl. Begutachtg.,hrsg. v. Bornemann u.
Nixdorf, Fischer 1964. — **P:** Erfahrgn. üb. d. postop. Beatmg. m. d. Elektrolunge,
Bruns' Beitr. klin. Chir. 187/1953. — Ursachen d. Ruptur fr. Laparotomiewunden,
Langenbecks Arch. klin. Chir., Kongr.bd. 1955. — Erfahrgn. m. lok. Hydrocorti-
sonbhdlg. b. Sudeck'schen Syndrom, ebd. 1956. — Bhdlg. d. postop. Darmverschl.,
ebd. 1957. — Wundrupt. i. Kindesalter, ebd. 1958. — Häufigkt. d. Ruptur v. La-
parotomiewunden, Zbl. Chir. 1958. — Entwicklg., Probl. u. Aufgabenbereich d.
Handchir., Agnes Karll Schwester 1961. — Klin. Beobachtgn. üb. Neubildgn. am
Zökum, Bruns' Beitr. klin. Chir. 204/1962. — Olecranonfrakt. u. ihre Bhdlg. (mit
Groß), Mschr. Unfhlkd. 1964. — Arbeitstagg. üb. Handchir. i. Frankfurt/M.,
Hess. Ärzteblatt 1964. — Op. Bhdlg. d. Dupuytren'schen Kontrakt. (mit Seiffert u.
Lennert), Bruns' Beitr. klin. Chir. 209/1964. —

Gerhartz, Josef-Wilhelm, Facharzt f. Chir., 64 Fulda, Elisabethenstr. 3. —
*9. 5. 83 Uerdingen/Rh. — **A:** 10 Marburg. — **Prom:** 10 ebd. — **F:** Chir. — **V:** 10–17
Landkrhs. Fulda (Gunkel), (11 u. 33), zwztl. Robert-Koch-Inst. Berlin, 17–35
Chefarzt d. chir. Abt. d. Marienhosp. Mülheim a. R., aktiver Militärdienst als Chef-
arzt d. Reserve-Laz. Insterburg/Ostpr. - Oberfeldarzt (37 bis Kriegsende), 44–48
Kriegsgefangenschaft. ab 48 Chir. Gutachter u. Sachverständ.-Tätigkeit.

Gerhartz, Wilhelm, Chefarzt d. chir. Abt. d. Krskrhs., 6114 Groß Umstadt
(Hessen). — Fragebogen 1968 nicht beantwortet.

Gericke, Werner, Leit. d. Chir. Poliklin. i. Städt. Krhs. Westend, 1000 Berlin 15,
Kurfürstendamm 51. — Fragebogen 1968 nicht beantwortet.

Gerke, Karl-Heinz, Facharzt f. Chir., 3 Hannover, Sallstr. 80. — *15. 12. 11
Rüstringen. — **A:** 40 Kiel. — **Prom:** 40 ebd. — **F:** Chir. (Chirotherap.).

Gerlach, J. G. E. Joachim, o. Prof. d. Neurochir., Dir. d. Neurochir. Klin. u.

Poliklin. d. Univ., 87 Würzburg, Luitpoldkrhs. — *30. 3. 08 Breslau. — **A:** 34 Breslau. — **Prom:** 34 ebd. — **Hab:** 50 Würzburg. — **F:** Neurochir. — **V:** 33 Wenzel-Hancke-Krhs. Breslau (Foerster), 33/34 Anat. Inst. d. Univ. Jena (Böker), 34–37 Diakonissenkrhs. Bethanien Liegnitz (Preuße), 38–45 Kaiser-Wilhelm-Inst. f. Hirnforsch. Berlin-Buch (Spatz, Tönnis), mit angeschl. neurochir. Sonderlaz. (Lemcke), ab 44 selbst. Tätigkt. als Neurochir., ab 48 Leit. d. Neurochir. Abt. d. Chir. Univ.-Klin. Würzburg, ab 59 persönl. Extraord. d. Neurochir., ab 61 ao.-Lehrstuhl f. Neurochir. ebd., ab 65 Dir. d. Neurochir. Univ.-Klin. u. Poliklin. ebd., ab 68 o. Prof. d. Neurochir. — **B:** Anat. Plastokop.-Modelle Tl. 1, Skelettsystem, Wendt 1949. — Entwicklgs.störgn. d. WS u. d. Rückenmarks, bes. deren abort. u. lat. Formen i. ihrer klin. Bedeutg. (einschl. ihrer Spätmanifestat.), Wirbelsäule i. Forsch. u. Praxis, Bd. 5/1958. — Variat. d. menschl. Schädels, in: Bailey u. Schaltenbrand, Einführg. i. d. stereotakt. Op. m. e. Atlas d. menschl. Gehirns, Thieme 1959. — Nierenfunkt. u. Nervensystem (mit Carstensen u. Jensen), VEB Verlag Volk u. Gesundheit 1959. — Mißbildgn. d. Rückenmarks, in: Hdb. d. Neurochir., Springer 1962. — Zur Diskussion, in: Schaltenbrand, Zt. i. nervenärztl. Sicht, Enke 1963. — Traumatol. i. d. chir. Prax. WS u. Rückenmarksverletzgn. (mit Jensen), Springer 1965. — Schädel-Hirnverletzgn. (mit Jensen), Springer 1965. —Grundriß d. Neurochir., Steinkopff 1967.—Pädiatr. Neurochir. Mit klin. Diagnost. u. Diff.diagnost. i. Pädiatrie u. Neurol. (hrsg. mit Jensen, Koos u. Kraus), Thieme 1967. — **P:** Menschl. Gehirn mit beiderseit. Verdoppelung d. Zentralfurche (mit Weber), Anat. Anz. 67/1929. — Gehirn v. Protopterus annectens, Morphol. d. Dipnoerhirns, Diss. u. Anat. Anz. 75/1933. — Verbleib natürlich-radioaktiver Stoffe im Organismus nach parentealer Zuführung, Naturwissensch. 1941. — Kriegsverletzungen der Armnerven, Med. Klin. 1942. — Methodik d. Kreisl.zeitbestimmg. b. Menschen (mit Wolf u. Born), Arch. exper. Path. Pharmak. 199/1942. — Indikatormeth. m. radioakt. Substanzen i. biol.-med. Anwendg., Dtsch. med. Wschr. 1944. — Vergl. Morphol. d. Selachierhirnes, Anat. Anz. 96/1947. — Subduralhaematom u. erniedr. Schädelinnendruck, Dtsch. Z. Nervenheilk. 160/1949. — Untersuchg. d. Liquorzirkulat. mittels d. Indikatormethode m. radioakt. Substanzen, Zbl. Neurochir. 1949. — Posttraumat. Hirncyste m. Ventrikeleinbr., Nervenarzt 1949. — Cerebr. Grenzdruck u. Hirnpuls, Habil.-Schr. u. Acta Neurochir. 2/1952. — Spätschicksal v. Silberclips i. menschl. Gewebe, Zbl. Neurochir. 1950. — Meth. d. Messg. d. intracran. Drucks, Nervenarzt 1950. — Diagnost. d. subdur. Hämatoms, Zbl. Neurochir. 1950. — Stichverletzgn. d. Rückenmarkes, Ärztl. Wschr. 1951. — Neurochir. Bhdlg. chron. Schmerzzustände, ebd. — Heut. Stand d. Lehre v. d. Reichardtschen Hirnschwellg., Nervenarzt 1951. — Zentr. Atemstörgn. i. d. Neurochir., ihre Beurteilg. u. Bhdlg., Acta Neurochir. 2/1952. — Bedeutg. d. Permeabilitätsstörg. f. d. Entstehg. d. Hirnvolumensvermehrg. (mit Becker), Z. exper. Med. 120/1952. — Körperl. Grundlagen d. Schmerzes, Naturwiss. Rdsch. 1952. — Chir. Schmerzbhdlg., ebd. — Früherkenng. d. Hirngeschwülste, Ärztl. Wschr. 1952. — Störgn. d. Bluthirnschranke b. gedeckt. stumpf. Schädel-Hirntraumen (mit Becker), Z. Naturforsch. 8 b/1953. — Reakt. d. Hirngewebes a. metall. Silber (mit Schautz), Zbl. Neurochir. 1953. — Mandrinkanülen z. Arteriograph. (mit Buchtala), ebd. 14/1954. — Diagn. u. Diff.diagn. d. chron. Sinusthromb., ebd. 1955. — Bolzenschußverletzgn. d. Gehirns, ebd. — Kombin. Angio-Pyelograph., ebd. — Neues Spezialmeßgerät u. seine klin. Brauchbarkt. (mit Holle), Dtsch. med. J. 1955. — Abhängigkeit d. Angiogrammes d. Hirngefäße v. d. Strahlen-Projekt. (mit Viehweger), Acta Neurochir. Suppl. 3/1955. — Neurochir. Eingr. b. Geistesstörgn., Fortschr. Med. 73/1955. — Präop. Rö.bestr. d. Hirngeschwülste, Radiologia Austriaca 8/1955. — Exp.-klin. Unt.suchgn. üb. „Hostacyclin" (Tetracyclin „Höchst"), 3. Mitt.: Serum- u. Liquorwerte n. oral. u. intraven. Verabreichg. (mit Dimmling, Simon u. Steger), Z. ärztl. Forsch. 1956. — Klin. u. Therap. d. Thrombophlebitis d. Sinus cavernosus (mit Haunfelder), Zbl. Neurochir. 16/1956. — Erg. d. Stehfeldbestr. b. Hirntumoren (mit Buchtala), Strahlentherap. 101/1956. — Nach Zahnexstirpat. entstand. Thrombophlebitis d. Sinus cavern. (mit Haunfelder), Zahnärztl. Rdsch. 1956. — Erkenng., Bhdlg. u. Progn. d. intracran. Blutgn. u. Hämatome, Med. Klin. 1957. — Nachruf f. Ernst Lemke, Zbl. Neurochir. 1957. — Recherches cliniques et physiologiques dans l'hypertensio intracranienne (mit Carstensen, Jensen, Spuler), Neurochir. 4/1958. — Klin. d. kapill. intracerebr. Angiome (mit Jensen), Ärztl. Wschr. 1958. — Intracran. Nähnadeln – e. ungewöhnl. Ursache v. Kopfschmerzen (mit Jensen), Zbl. Neurochir. 1958. — Metastasierg. v. Hirngeschwülsten i. d. Körper, Zbl. Neurochir. 1959. — Diff.diagn. d. Glioblastoma multiforme b. Jugendl. (mit Jensen), Acta neurochir., Suppl. VI/1959. — Balkenzerreißg. b. gedeckt. Hirnverletzg. (mit Jensen u. Jakob), Ärztl. Wschr. 1959. — Tetracyclinkonzentrat. i. Liquor unt. bes. Berücksichtigg. v. Pyrrolidin-methyl-tetracyclin (mit Dimmling), Dtsch. med. Wschr. 1959. — Diff.diagn. Erwäggn. b. Bewußtseinsstörgn. (mit Broser), Z. ärztl. Fortbild. 1960. — Mikroangiome d. Gehirns (mit Jensen), Langenbecks Arch. klin. Chir. 293/1960. — Organisat. d. Versorgg. fr. Hirnverletzgn., Zbl. Chir. 1960. — Aneurysmablutg. i. e. Cavum septi pellucidi (mit Kautzky), Zbl. Neurochir. 1960. — Operabil. d. Gefäßmißbildgn. i. Bereich d. 3. Ventrikels. Estratto da Atti del XII. Congresso biennale internazionale di Chirurgia dell'International Coll. of Surgeons Roma 1960. — Diagnost. u. Bhdlg. d. gedeckt. Hirnverletzgn. (mit Jensen), Ärztl. Praxis 1960. — Neuart. Verfahren d. chir. Blutstillg., ebd. — Diff.diagn. d. intracerebr. Massenblutgn., ebd. — Hirndurchblutgs.störgn. (mit Spuler), ebd. 1961. — Fortschr. i. d. Bhdlg. d. frühkindl. Hydrocephalus (mit Jensen u. Amador), ebd. — Fehler u. Gefahren b. d. Diagn. v. gedeckt. Hirnverletzgn. (mit Spuler), Z. ärztl. Fortbild. 1961. — Myograph. Analyse nach einseit. Exstirpat. d. Lobus anterior cerebelli (Astrocytom) (mit Hufschmidt), Dtsch. Z. Nervenhlkd. 192/1961. — Intracerebr. Hämatome b. Mikroangiomen (mit Jensen), Acta Neurochirurgica, Suppl. 7/1961. — Späterg. d. Torkildsendrainage. Auswertg. e. Sammelstatistik, ebd. 9/1961. — Ansprache anläßl. d. Übergabe d. Otfrid-Foerster-Medaille, ebd. — Ansprache anläßl. d. Übergabe d. Fedor-Krause-Medaille, ebd. — Cervic. Form d. Dermalsinus als dysrhaph. Entwicklgs.störg. d. Mittellinie (mit Spuler), Bruns' Beitr. klin. Chir. 204/1962. — Aneurysma d. Orbita (mit Spuler), Klin. Mbl. Augenhlkd. 140/ 1962. — Klin. Einteilg. u. Beurteilg. cerebr. Anfälle, Ärztl. Praxis 1962. — Ursache d. Spätschädigg. d. Rückenmarks b. Kyphoskoliose (mit Spuler), Med. Klin. 1962. — Persistenz d. A. primitiva hypoglossica (mit Jensen, Spuler u. Viehweger), Arch. Psychiatr. 203/1962. — Anat. Variat. d. Orbitalgefäße u. ihre klin. Bedeutg. (mit Spuler), Münch. med. Wschr. 1962. — Nihil nocere!: Gefahren d. Farbinjekt. i. d. Liquorraum (mit Jensen u. Spuler), ebd. — Neurochir., Universitas 1962. — Neurochir. Probl. d. Schädelhirntraumas, Z. kraftfahr. Arzt 1962. — Bhdlg. d. off. Schädelhirntraumas, Ärztl. Mitt. 1963. — Fachärztl. neurochir. Bhdlg. schwerer Kopfverletzgn., ebd. — Traumatic carotico-cavernous fistula combined with persisting primitive hypoglossal artery (mit Jensen, Spuler u. Viehweger), J. Neurosurg. 1963. — Verschied. Formen d. Verdoppelg. d. Rückenmarkes u. ihre klin. Bedeutg. (mit Müller u. Spuler), Arch. Psychiatr. 205/1964. — Verhalten v. Sulfhydrylgruppen i. Gehirnproteinen b. elektr. Reizg. (mit Freundl u. Turba), Biochem. Z. 341/1964. — Vergleich. Anat. d. Zentralnervensystems (mit Wallenberg), J. Hirnforsch. 7/1964. — Martin Reichardt 90 Jahre alt, Nervenarzt 1964. — Principles of cooling and ice-formation with freezing probes in aqueous solutions and tissues (mit Peschel u. Spuler), Cryobiology Rockville, Md./USA, II/ 1965. — Fronto-basal skull and brain injuries involving the sphenoid sinus (mit Kley), Proc. IIIrd Internat. Congr. Neurolog. Surgery, Copenhagen 1965. — Hals-Nasen-Ohren-ärztl. Erfahrgn. m. d. op. Kälteanwendg. (mit Wullstein u. a.), Dtsch. med. Wschr. 1966. — Kälteanwendg. i. d. op. Med., Dtsch. Ärztebl. - Ärztl. Mitt., 1966. — Isolierg. c. Transport-ATPase-halt. Membranfrakt. aus einz. Rattenhirnen (mit Turba u. a.), Z. exper. Med. 141/1966. — Grundlagen d. op. Anwendg. tief. Temperat. i. d. klin. Med. I. Mitt.: Abkühlg. u. Eisbildg. durch Kältesonden i. wäßr. Lösgn. (mit Meinhardt u. a.), ebd. 140/1966; II. Mitt.: Verhalten v. Geweben i. vitro b. lokalis. Abkühlg. u. Vereisg. (mit Peschel u. a.), ebd. ; III. Mitt.: Einfl. v. Durchblutgs.-ändergn. auf d. Kälteeffekt i. Tierexp. (mit Hansen, Segmiller u. Spuler), ebd. 144/1967. — Person u. Freiheit aus ärztl. Sicht, Arzt u. Christ 1967. — Intracerebral hemorrhage due to microangiomas, Progress in Neurolog. Surgery, Vol. 3/1968. (Traumatol. i. d. Chir. Praxis).

Gerlach, Walter, ehemal. Chefarzt d. Krhs. v. Roten Kreuz, 7 Stuttgart W., Reinburgstr. 201. — Fragebogen 1968 nicht beantwortet.

Germann, Friedrich, Facharzt f. Chir., 7070 Schwäbisch-Gmünd, Bocksgasse 32. — *27. 8. 13 Mainz/Rh. — **A:** 39 München. — **Prom:** 39 Halle-Wittenberg. — **F:** Chir. — **V:** 38 Bergmanns-Trost Halle/S. (Volkmann), 38–39 Kahlenberg-Stift Magdeburg (Gehrich, Tschmarke), 39 Chir. Univ.-Klin. Halle/S. (Völcker), 39–46 Kriegsdienst u. Gef.schaft, 46 Oberarzt d. Städt. Kr.anst. Oldenburg/Old. (Kiess), 55–58 Chefchir. Bengasi-Libya u. berat. Chir. d. Cyreneica, ab 60 niedergel. Chir. **P:** Bhdlg. d. Staatsoedems i. frontnahen Laz., Militärzeit 1943/44. — Op. Bhdlg. alter Bauchschüsse, ebd. 1944/45.

Gerritzen, Paul, Facharzt f. Chir., Leit. Arzt d. chir. Abt. d. Städt. Krhs. Marienhosp., 577 Arnsberg, Nordring; Praxis: Arnsberg, Twiete 5. — *24. 3. 07 Duisburg. — **A:** 32 Bonn. — **Prom:** 32 ebd. — **F:** Chir. — **V:** 31–32 Med. Univ.-Poliklin. Bonn (Bürger), 32–37 Frankfurt a. M. (Schmieden), 38–39 Oberarzt Marienhosp. Bonn, 39–45 Kriegsdienst, ab 46 Leit. Arzt d. chir. Abt. d. Städt. Krhs. Arnsberg/Westf. — **B:** Penicillin b. sept. Erkrankgn. u. chir. Infekt., Enke 1948. — **P:** Physiol. Chem. d. Alterns d. Gewebe. Unt.suchgn. an Rinderaorten, Z. exper. Med. 85/1932. — Melanom d. Rectums, Arch. klin. Chir. 178/1933. — Aussichten u. Indikat. z. Gallensteinop., Therap. Gegenw. 1935. — Ätiol. d. Dupuytrenschen Kontraktur u. Beziehg. z. Beruf u. Trauma, Mschr. Unfhlkd. 1935.

Gertkemper, Georg, Leit. Arzt d. chir.-gyn.-Klin., X 7031 Leipzig, Karl-Heine-Str. 4. — Fragebogen 1968 nicht beantwortet.

Gesche, Willy, Facharzt f. Chir., 1 Berlin-Wilmersdorf, Uhlandstr. 138/139. — *8. 3. 93 Dechsel/Krs. Landsberg a. W. — **A:** 23 Berlin. — **Prom:** 23 ebd. — **F:** Chir. — **V:** 23 Gynäkol. Klin. u. Poliklin. (v. Bardeleben), 24–29 Berlin (Bier), 29–38 Facharzt f. Chir. in Berlin, 38–Kriegsende Chefarzt chir. Abt. Heeres-Standort-Laz. Frankfurt a. O., 45–Kriegsende Chefchir. Heeresgruppe C, Oberstarzt.

Geser, Luis, Facharzt f. Chir., Chefarzt d. Krskrhs., 8958 Füssen. — *14. 11. 10 Simmerberg/Kr. Lindau. — **A:** 38 München. — **Prom:** 38 ebd. — **F:** Chir. — **V:** Med. Poliklin. München (Kurten), St. Antoniuskrhs. Berlin-Karlshorst (Herrmannsdorfer), Rudolf-Virchow-Krhs. Berlin (Fick), Militärdienst, Städt. Krhs. Stade, Elbe. — **P:** Wirkg. d. Magens u. best. Magenbestandteile auf d. Magensaftsekret.,

Z. exper. Med. 1938. — Klin. d. Magendilatat., Münch. med. Wschr. 1942. — Vagin. Rektumexstirpat., Chirurg. 1949.

Gessner, Johannes, H., Doz., Chefarzt d. Chir. Abt. Agricola-Krhs., X 68 Saalfeld (Saale). — *13. 1. 27 Langenwetzendorf. — **A:** 51 Jena. — **Prom:** 52 ebd.— **Hab:** 64 ebd. — **F:** Chir., Sportmed. — **V:** 52–54 Anat. Inst. Jena (Voss), 55–65 Chir. Univ.-Klin. ebd. (Kuntzen, Becker). — **B:** Mitarb. am Wörterbuch d. Med., Vlg. Volk u. Gesundheit 1956. — Atlas d. selekt. Lungenangiograph. (mit Semisch, Kölling, Wittig), VEB Gustav Fischer Jena 1958. — **P:** Erfahrgn. üb. Verlauf u. Heilungsaussichten b. Agranulocytose, Diss. — Unt.suchgn. üb. Porenöffng. d. Membrana elastica interna d. Armart., Wiss. Z. Univ. Jena 1/1954/55. — Gedeckt. Ulcus ventr. perf. b. e. Schimpansen, ebd. — Art. hepat. dextra b. Schimpansen, Anat. Anz. 102/1955. — Erfahrgn. m. Urografin i. d. selekt. Lungenangiograph., Thoraxchir. 1958. — Bhdlg. frisch. Nierenverletzgn., Zbl. Chir. 1958. — Jodkontrastmittel i. d. Lungenstrombahn, Radiologica diagnostica 1/1960. — Anwendg. d. Rauwolfiaalkaloids Ajmalin z. Prophyl. d. Herzrhytmusstörgn. b. Herzkatheterunt.suchgn., Z. Kreisl.forsch. 1960. — Leiomyom d. Oesophagus, Zbl. Chir. 1960. — Histol. Studie z. Probl. d. transparenchym. Nephropexie, Z. Urol. 1961. — Traumat. Perforat. d. Oesophaguswand, Zbl. Chir. 1962. — Bhdlg. d. Herzstillstandes, Heilberufe 14/1962. — Teratoide Cysten d. Mediastinums, Zbl. Chir. 1963. — Auswirkg. lungenverklein. Eingr. auf d. Blutdruck innerhalb d. kl. Kreisl., ebd. — Prim. Dreifachka., ebd. — Selt. Komplikat. b. d. Katheterisg. d. Herzens, Med. Bild 1964. — Mögl.ktn. u. Grenzen d. Arteriograph. unt. bes. Berücksicht. angiograph. Unt.suchgn. d. Magengefäße, Habil-Schr. — Op.betrieb während e. Klinikumbaues, Wiss. Z. Fr.-Schiller-Univ. Jena 1964. — Linksseit. Vena cava sup. i. Kombinat. m. and. Defekten, Med. Bild 1965. — Off.Thoraxverletzgn. als Kreisl.-probl., Zbl. Chir. 1965. — Pathophysiol. d. lungenverklein. Op., Langenbecks Arch. klin. Chir. 311/1965. — Unt.suchgn. üb. d. Funkt.größen d. Lungenkreisl., Z. Kreisl.forsch. 1965. — Blutdruck i. kl. Kreisl. v. Pneumonektomierten, ebd. — Hämodynam. Ändergn. i. kl. Kreisl. nach lungenverklein. Eingr., Z. inn. Med. 1965. — Kl. Kreisl. nach Lungenresekt., Ärztl. Forsch. 1965. — Belastbarkt. d. Kniegelenkes nach d. Meniskusentferng. b. älteren Sportler, Ber. Jahrestagg. Dtsch. Ges. Sportmed., J. A. Barth 1966. — Spiroergometr. Unt.suchgn. an Männern i. 6. Lebensjahrzehnt m. unterschiedl. sportl. u. berufl. Betätigung, Z. Alternsforsch. 1966. — Prae- u. postop. Lungenangiograph. b. Pneumoektomierten, Langenbecks Arch. klin. Chir. 315/1966. — Angiogramm d. Lunge vor u. nach d. Lappenresekt., Zbl. Chir. 1966. — Diagnost. u. Therap. d. akut. Magen-Darm-Blutg., Landarzt 1966. — Beitr. z. Lungenangiograph., Z. Tbk. 125/1966. — Paratendinosen b. d. berufstät. Frau, Wiss. Z. Fr.-Schiller-Univ. Jena 1967. — Nachweis v. Kortisonpräpar. b. lok. Anwendg., Zbl. Chir. 1967. — Dyspragia intestinalis angiosklerotica intermittens od. d. Angina abdominalis als akut. Krankh.bild, ebd. 1968.

Geßner, Helmut, Facharzt f. Chir., 89 Augsburg, Schaezlerstr. 36. — *17. 9. 27 Nürnberg. — **A:** 55 München. — **Prom:** 66 ebd. — **F:** Chir. — **V:** 54–57 II. Med. Klin. Nürnberg (Meythaler), 57 Pathol. Inst. d. Stadt Nürnberg (Rix), 57–67 Chir. Klin. Augsburg (Mack).

Ghiassi, Karim, Ave. Pahlavi Rue Bahrami No. 25, Teheran (Iran). — Fragebogen 1968 nicht beantwortet.

Giebel, Max Gerfried, Prof., Chefarzt d. I. Chir. Klin. d. Stadtkrhs., 3500 Kassel. — Fragebogen 1968 nicht beantwortet.

Giebel, Ortwin, Priv.-Doz., Chefarzt d. Anaesth.-Abt. Ev. Krhs. Bethesda, 4050 Mönchengladbach, Ludwig-Weber-Str. 15. — *21.2.26 Bremerhaven. — **A:** 55 Hamburg. — **Prom:** 56 ebd. — **Hab:** 68 ebd. — **F:** Anästhesiol. u. Wiederbelebg. — **V:** 55–56 Hamburg, II. Med. Univ.-Klin. (Jores), Univ.-Hautklin. (Kimmig), Univ.-Kinderklin. (Schäfer), Chir. Univ.-Klin. (Zukschwerdt), 57/60 Physiol. Inst. Hamburg (Mond), 60/61 II. Med. Univ.-Klin. ebd. (Jores), 61/63 Chir. Univ.-Klin. ebd. (Zukschwerdt), 63-68 Anästhesieabt. d. Chir. Univ.-Klin. (Horatz). — **B:** Unt.suchgn. üb. d. Kaliumaustauschgeschwindigkt. zw. intra- u. extravas. Raum d. Hinterextremitäten d. Frosches (mit Carstensen, Passow), in: Habil.schrift Carstensen, E., Hamburg 1960. — Fortlauf. Blut-pH-Messgn. i. art. Blut d. A. femoralis während Propanidid-Nark. (mit Horatz, Rittmeyer), in: Intraven. Kurznark. m. d. neuen Phenoxyessigsäurederivat Propanidid (Epontol®), hrsg. v. Horatz, Frey, Zindler, Springer 1965. — Krit. z. Blutvolumenbestimmg. m. Hilfe radioakt. Isotopen (mit Horatz), in: Probl. d. Intensivbhdlg., hrsg. v. Horatz, Frey. – Anaesthesiol. u. Wiederbelebg., Bd. 17, Springer 1966. — **P:** Wirkg. v. Vitamin-B_1-halt. Aesculus-Hippocastanum-Extrakten auf d. Masuginephritis d. Kaninchens unt. Berücksichtigg. d. Nebennierenrindenfunkt., Diss. — Permeabilität d. Erythrozytenmembran f. organ. Anionen. (Diffus. durch Poren) (mit Passow), Pflügers Arch. Physiol. 271/1960. — Wirkg. v. N-Äthylmaleinimid auf d. Kationenpermeabilität v. Menscherythrozyten (mit Passow), Naturw. 48/1961. — Bedeutg. d. Haptoglobinspiegels f. d. physiol. u. pathol. Blutabbau (Hämolyse), Langenbecks Arch. klin. Chir. 298/1961. — Einfl. künstl. Totraumvergrößerg. auf Ventilat. u. Blutgase, ebd. 301/1962. — Hämolyse u. Plasmaeiweißkörper unt. bes. Bedinggn. d. Chir. (mit Busch), Bibl. haemat. Basel 16/1963. — Ursachen u. Bhdlg. postop. art. Hypoxie, Langenbecks Arch. klin. Chir. 304/1963. — Verhalten d. alveolo-art. Sauerstoffdruckdiff. b. Spontanatmg. m. Totraumvergrößerg., Anaesth. 1964. — Intraven.-intrakard. Applikat. v. vorhofgesteuerten elektr. Schrittmachern. (Diskuss.beitr. z. Weiterentwicklg. elektr. Schrittmacher (mit Rodewald, Harms u. Scheppokat), Z. Kreisl.forsch. 1964. — Indikat.stellg. z. Anwendg. künstl. Herz-Schrittmacher (mit Scheppokat, Harms u. Rodewald), Med. Welt 1965. — Einfl. künstl. Schrittmacher auf d. Herzakt. 1. Mitt.: Systolen- u. Diastolen-Dauer. (mit Jungmann u. a.), Z. Kreisl.forsch. 1965. — Vorteile u. Probl. d. Anwendg. vorhofgesteuerter Schrittmacher (mit Rodewald, Harms u. Scheppokat), Langenbecks Arch. klin. Chir. 313/1965. — Verf. u. Erg. d. Schrittmacherbhdlg. d. Herzens (mit Scheppokat, Harms u. Rodewald), Verh. Dtsch. Ges. Kreisl.forsch., 31/1965. — Azidose-u. Alkalosebhdlg. in d. postop. Phase (mit Scheibe), Chirurg 1965. – Z. Probl. d. Blutvol.best. m. Hilfe v. Radioisotopen, Anaesthesist 15/1966. — 305 cases of permanent intravenous pacemaker treatment for Adams-Stokes syndrome (mit Lagergren u. a.), Surgery 59/1966. — Elektrostimul. d. Herzens b. Bedarf (mit Rodewald u. a.), Langenbecks Arch. klin. Chir. 316/1966. — Prolong. Anwend. gepaarter u. gekoppelter Herzstimulat. b. Menschen (mit Scheppokat u. a.), in: Verh. Dtsch. Ges. Kreisl.forsch. 1966. — Different. therapeutic approach to cardiac pacemaking (mit Rodewald u. a.), Circulation 33/34 1966 Suppl. III. — Atemgymn. unt. Anwendg. dosierter künstl. Totraumvergr. (mit Wörmcke), Krankengymn. 1967. — Klin. Anwendg. e. QRS-gesteuerten Schrittmachers (mit Harms u. a.), Z. Kreisl.forsch. 1967. — Anwendg. künstl. Totraumvergrößerg. z. Bhdlg. v. Atelektasen (mit Horatz), Bruns' Beitr. klin. Chir. 214/1967. — Blutvolumenbestimmg. m. Hilfe radioakt. Isotope (mit Horatz), ebd. — Präop. Atemgymnast. (mit Wörmcke u. a.), Z. prakt. Anästh. 1967. — Method. u. Erg. klin. Bhdlg. m. elektr. Schritt-

machern (mit Harms u. a.), Langenbecks Arch. klin. Chir. 319/1967. — Techn.
u. biol. Störgn. b. Dauerbhdlg. m. künstl. Herzschrittmachern (mit Kalmar u. a.),
Verh. Dtsch. Ges. Kreisl.forsch. 33/1967. — Therapeut. Erg. b. d. Verwendg. v.
Gelatine-Plasmaersatzlösgn. i. d. Anästhesiol., Chir., Gynäkol., Geburtshilfe,
Ophthalmol. u. Neurochir. (mit Horatz), Bibl. haemat. Basel 1967. — Verhalten
v. Ventilat., Gasaustausch u. Kreisl. b. Pat. m. norm. u. gestört. Gasaustausch unt.
künstl. Totraumvergrößerg. (Neues krankengymnast. Bhdlgs.verf.), Habil.schr. 1967.

Giehl, Hans-Joachim, Facharzt f. Chir., Oberarzt d. Chir. Klin., Bez.krhs.
Altstadt, X 301 Magdeburg, Max-Otten-Str. 11–15. — *2. 10. 34 Breslau. — **A:**
58 Rostock. — **Prom:** 66 ebd. — **F:** Chir. — **V:** 59–64 Krskrhs. Osterburg (Pommrich),
ab 64 Bez.krhs. Altstadt Magdeburg (Burmeister), ab 66 Oberarzt. — **P:** Lungenembolie – mit e. Ber. üb. erste Erfahrg. m. d. subcut. Heparinprophylaxe, Dtsch.
Gesd.wes. 1967.

Giensch, Walter, Facharzt f. Chir., 21 Hamburg 90, Wilstorferstr. 10. — *2. 2.
04 Burg/Magdeburg. — **A:** 31 Hamburg. — **Prom:** 36 ebd. — **F:** Chir. — **V:** 36 Unfallkrhs. Wien (Böhler).

Gierhake, Friedrich Wilhelm, Facharzt f. Chir., Wiss. Mitarb. an d. Chir. Univ.-
Klin., 63 Gießen, Klinikstr. 37. — *30. 8. 23 Gelsenkirchen. — **A:** 51 Bonn. —
Prom: 51 ebd. — **F:** Chir. — **V:** 51–52 Ev. Krhs. Gelsenkirchen (Erb), 52–53 Lan-
desfrauenklin. Karlsruhe (Rupp), 53–55 Städt. Kr.anst. Essen (Pathol. W. Müller),
(Bakteriol. Herrmann), ab 55 Chir. Univ.-Klin. Gießen (Vossschulte), zwztl. 59 als
Gastarzt Med. Univ.-Klin. Zürich (Rossier). — **B:** Histor. u. aktuell. Wandel i. d. op.
Therap. d. Lungentbk. (mit Vossschulte u. Bikfalvi), in: Ungelöste Probl. d. Chir.,
Thieme 1964. — **P:** Lebergeschwulst i. Säuglingsalter, Zbl. Path. 90/1953. — Meth.
z. selekt. Nachweis hämolyt. Streptokokken b. Scharlach, sowie üb. Beobachtgn. b.
gleichzt. anaerober Züchtg., Klin. Wschr. 1954. — Unt.suchgn. z. Fragen d. Virulenz
u. Resistenz v. Tbk.bakt.stämmen, gewonnen v. Pat. m. Lungentbk. nach längerer
Chemotherap., Beitr. Klin. Tbk. 112/1954. — Miliare Organ-Nekr. b. Neugebor.
(mit König), Zbl. Path. 92/1954. — Granulomatosis infantisepticum d. Neugebor.
(Listeria monocytogenes Pirie ?), ebd. 93/1955. — Verhalten INH-sensibl. u. resist.
Tbk.bakt. i. Kultur u. Tierversuch (mit Herrmann), Beitr. Klin. Tbk. 113/1955. —
Studien z. Method. u. z. Wert d. Resistenzbestimmg. v. Tbk.bakt. geg. Tuberku-
lostatica, ebd. — Dauerheilg. d. exp. Meerschweinchentbk. durch Isonikotins ure-
hydrazid, ebd. — Lungenunt.suchgn. nach Bronchograph., Zbl. Path. 94/1955. —
Method. u. Wert d. Virulenzbestimmg. v. Tbk.bakt. i. Tierversuch, Beitr. Klin.
Tbk. 114/1955. — Verträglkt. d. Bronchograph. m. wasserlösl. Kontrastmitteln b.
Lungentbk., (mit Maassen) Thoraxchir. 1955. — Entstehg. postop. Bronchusfisteln
b. Tbk., Zbl. Chir. 1956. — Histol. Befunde nach Hüftgelenksplast. mittels d. Ju-
det-Prothese, Langenbecks Arch. klin. Chir. 284/1956. — Bemerkgn. z. vorsteh.
Veröff. v. H. O. Schulte, Thoraxchir. 1956. — Entstehg. v. Pleurainfekt. nach Teilresekt. d. Lunge (mit Stiller u. L'Allemand), ebd. 1957. — Histol. Unt.suchgn. nach
Bronchograph. m. isotonen wasserlösl. Kontrastmitteln, ebd. — Tierexp. Virulenz-
schädigg. v. Tbk.bakt. unt. Isonikotins urehydrazid-Bhdlg. u. ihre Beziehgn. z.
d. klin. Bild d. menschl. Tbk., Beitr. Klin. Tbk. 117/1957. — Tuberkulostat. Therap.
i. d. Lungenchir., Tbk. Arzt 1957. — Postop. Lungenkomplikat. u. Staphylokokkenhospital. (mit L'Allemand), Langenbecks Arch. klin. Chir. 287/1957. — Bakteriol.
Befunde b. Wundinfekt. (mit Stiller), ebd. 289/1958. — Resekt.bhdlg. d. Lungentbk.
(mit Vossschulte), Beitr. Klin. Tbk. 119/1958. — Vergl. Unt.suchgn. d. sauren Blut-
u. Gewebsphosphatase b. Prostata-Ca. unt. bes. Berücksichtigg. d. Bhdlg. m. phos-

phoryl. Diäthylstilböstral (mit Rothauge), Urol. Int. 8/1959. — Rehabilitat. u. Arbeitsfähigkt. nach Lungenresekt., Beitr. Klin. Tbk. 120/1959. — Op. u. konserv. Späterg. d. Bhdlg. tbk. Rundherde d. Lunge (mit Neumann), Langenbecks Arch. klin. Chir. 292/1959. — Erg. d. Resekt.bhdlg. d. Lungentbk. b. Kindern u. Jugendl. (mit Marten), Beitr. Klin. Tbk. 121/1960. — Lungenfunkt. b. d. jugendl. Kyphoskoliose (mit Bühlmann), Schweiz. med. Wschr. 1960. — Rundherde u. Tbk. d. Lunge (mit Maassen u. Olischläger), Münch. med. Wschr. 1960. — Unt.suchgn. üb. d. Wirksamkt. praeop. Händedesinfekt.meth. (mit Schoen), Chirurg 1961. — Probl. d. Spirographen als Infekt.quelle (mit Wassner), Anaesthesist 1961. — Erfahrgn. u. Späterg. b. 708 Lungenresekt. weg. Tbk. aus d. J. 1951–1960 (mit Bikfalvi), Tbk.-Arzt 1962. — Tbk. Rundherde d. Lunge aus d. Sicht d. Tbk.fürsorge u. d. Thoraxchir. (mit Hoffmann u. a.), Beitr. Klin. Tbk. 124/1962. — Postop. Händedesinfekt. heute, Langenbecks Arch. klin. Chir. 304/1963. — Unt.suchgn. üb. d. praeop. Händedesinfekt. Grenzen d. Wirksamkt. v. Hexachlorophenpräparaten, Chirurg 1963. — Erwiderung z. d. Veröff. v. Thompson u. Beilby, Chirurg 1964. — Späterg. d. Resckt. b. cavern. Tbk.. Thoraxchir. u. vasc. Chir. 13/1965. — Vorbereit. Thorakoplast. i. Rahmen d. Resekt.therap. b. Lungentbk. (mit Vossschulte u. Bikfalvi), Langenbecks Arch. klin. Chir. 312/1965.

Gieseler, Horst J., Priv.-Doz., Leit. d. Chir. Abt. Diakon.-Anst., 239 Flensburg, Knuth-Str. 1. — *8. 2. 30 Eiserfeld/Siegen, Westf. — **A:** 56 Düsseldorf. — **Prom:** 56 ebd.— **Hab:** 63 ebd. — **F:** Chir. — **V:** 56 St. Josef-Krhs. Essen (Philipp), 57–58 Med. Univ.-Klin. Bonn (Martini), 58–59 St. Johannes-Hosp. ebd. (Lang), 59–68 Würzburg (Wachsmuth). — **B:** Beitr. Verletzgn. d. Zwerchfelles, Pfählungsverletzgn., in: Traumatol. i. d. chir. Praxis, Springer 1965. — **P:** Isodosen d. an d. Düsseldorfer Frauenklin. übl. Radiumkombinat., Diss. — Kasuist. Beitr. z. Acanthosis nigricans, Med. Welt 1961. — Bhdlg. d. Epicondylitis humeri radialis durch Denervat. (mit A. Wilhelm), Chirurg 1962. — Prae- u. postop. Bhdlg. m. Corticoiden unt. bes. Berücksichtigg. ihrer diabetogen. Wirkg., ebd. — Traumat. Milzrupt. (mit A. Wilhelm), Chir. Praxis 1962. — Klin. u. Pathol. d. Magenpolypen, Langenbecks Arch. klin. Chir. 229/1962. — Enterocolitis acuta als postop. Komplikat., ebd. 300/1962. — Tierexp. Unt.suchgn. z. Ätiol. d. postop. Enterocolitis, ebd. 301/1962. — Bhdlg. d. Epicondylitis humeri ulnaris durch Denervat. (mit A. Wilhelm), Chirurg 1963. — Kasuist. Beitr. z. d. Komplikat. e. Meckelschen Divertikels, ebd. — Exp. Unt.-suchgn. m. autol. u. homol. Transplantaten z. Ersatz d. extrahepat. Gallenwege (mit Cilingircglu), Langenbecks Arch. klin. Chir. 303/1963. — Bougierg. d. Papilla Vateri (mit Speckmann u. v. Babo), ebd. — Aneurysma d. A. glutaea caudalis als Komplikat. nach intraglutaealer Injekt. (mit Sperling), Münch. med. Wschr. 1964. — Klin. u. Therap. d. Hiatushernien (mit de Otto), Beih. Troisième Journées occitanes Franco-Espagnoles de Gastro-Antérologie, Perpignan 1964. — Tierexp. Unt.suchgn. z. plast. Rekonstrukt. d. extrahepat. Gallenwege, Langenbecks Arch. klin. Chir. 313/1965. — Prim. Ca. d. Gallenblase u. d. extrahepat. Gallenwege (mit Schilling), Münch. med. Wschr. 1965. — Plast. Rekonstrukt. d. extrahepat. Gallenwege nach resez. Pankreaskopfca. u. Ca. d. Papilla Vateri sowie nach Verletzgn. u. b. Atresien d. Gallenwege. - Ein neues op. Vorgehen, erarb. durch tierexp. Unt.suchgn., Bull. Soc. Internat. Chir. Philadelphia 1965. — Anat. u. exp. Unt.suchgn. z. Mechan. u. Symptomatol. d. traumat. Milzrupt., Habil.-Schr., Langenbecks Arch. klin. Chir. 309/1965. — Chir. d. Milz, J.ber. d. Anat. Seminare (München) 1966. — Gemeinschaftsprogramm z. Krebsnachsorge (mit Pichlmayr u. Schaudig), Langenbecks Arch.

klin. Chir. 316/1966. — Klin. d. Infekt. m. Gasbrandbakterien, Landarzt 1967. — Stumpfe Bauchverletzgn., ebd.

Giessler, Reinhard, Wiss. Ass. d. Chir. Univ.-Klin., 5 Köln-Lindenthal. — *31. 3. 28 Eschwege. — **A:** 58 Marburg. — **Prom:** 57 ebd. — **F:** Chir. — **V:** 58 Med. Univ.-Klin. Marburg (Bock), 59 Path. Inst. Univ. München (Büngeler), 60 Baylor Univ. Med. School, Houston/Texas (De Bakey u. Cooley), 61–63 Städt. Kr.anst. Köln-Merheim (Heberer), ab 63 Köln (Heberer). — **B:** Chir. Bhdlg. d. Arteriosklerose (mit Heberer), in: Hdb. Prakt. Geriatrie, Enke 1965. — Ureter. z. Wiederherstellg. d. Art.kontinuität; Chron. Verschl. d. ob. Körperhälfte; Chron. Verschl. d. unt. Körperhälfte; Chron. Verschl. d. Mesenterialart., in: Heberer-Rau-Löhr, Springer 1966. — **P:** Arterienbank (mit Heberer), Chirurg 1956. — Cor Eriatriatum (mit Schauer), Langenbecks Arch. klin. Chir. 293/1960. — Alloplast. Gefäßersatz (mit De Bakey), ebd. 298/1961. — Verschl.krankh. d. Aorta u. gr. Art. (mit De Bakey), Verh. Dtsch. Ges. inn. Med. 1961. — Probl. d. Art.rekonstrukt., Langenbecks Arch. klin. Chir. 302/1962. — Traumat. Aortenaneurysma (mit Heberer u. Rau), Wiss. Ausstellg. 79. Tgg. Dtsch. Ges. Chir. 1962. — Aorta-Hiaca-Rekonstrukt. (mit Heberer), Verh. Dtsch. Ges. Kreisl.forsch. 1963. — Synthet. Gefäßersatz (mit Heberer), Langenbecks Arch. klin. Chir. 304/1963. — Aortenruptur (mit Heberer u. Scheon), 28. Tagg. Dtsch. Ges. Unfhlkd. 1964. — Op.-Indikat. b. Verschl.leiden (mit Rau u. Heberer), Internist 1965. — Aneurysma dissecans aortae (mit Heberer), Film, 83. Tgg. Dtsch. Ges. Chir. 1966. — Aorto-bronch. Fistel nach Homoioplast. (mit Heberer u. a.), Langenbecks Arch. klin. Chir. 317/1967. — Rupt. Bauchaorten-aneurysmen (mit Heberer), Chirurg 1967. — Rekonstrukt. d. supraaort. Art. (mit Gehl), Langenbecks Arch. klin. Chir. 319/1967.

Giovannini, Aurel, Facharzt f. Chir., Oberarzt d. chir. Abt. d. Allg. Krhs. Eilbek, 2 Hamburg 22, Friedrichsberger Str. 60. — *31. 5. 34 Budapest/Ungarn. — **A:** 58 Budapest/Ungarn. — **Prom:** 58 ebd. — **F:** Chir. — **V:** 58–60 chir. Abt. Allg. Krhs. Sopron/Ungarn (Kiraly), 60–65 chir. Abt. Allg. Krhs. Budapest/Ungarn (Köves), ab 65 Allg. Krhs. Eilbek Hamburg (Scheider). — **P:** Primärkrebs d. Ductus cysticus, Zbl. Chir. 1962. — Primärkrebs d. Ductus cysticus (Ungarisch), Orvosi Hetilap 103/1962. — Multiplexes Dünndarmsarkom (Ungarisch), ebd. 104/1963. — Selt. Dickdarmverschl. (Ungarisch), ebd.

Gisbertz, Hermann, Chefarzt i. R., 413 Moers, Uerdinger Str. 7. — *23. 8. 98 Diepholz/Hann. — **A:** 23 Kiel. — **Prom:** 23 ebd. — **F:** Chir. — **V:** 23–26 Osnabrück (Lurz), 26–28 Charité Berlin (Lubarsch), 28–29 Frauenklin. Tübingen (A. Mayer), 29 Chir. Klin. Münster (Coenen), 29–32 Johanneshosp. Dortmund (Stegemann), 32–38 Oberarzt Josephstift Bremen (Groß). — **P:** Encephalitis n. Grippeinfekt., Diss. — Period. Verändergn. d. menschl. Scheidenschleimhaut-Epithels, Arch. Gynäk. 136/1929. — Morphol. d. Glykogenablagerg. i. Vaginalepithel, Mschr. Geburtsh. 1930. — Multiple Divertikelbildg., Arch. klin. Chir. 165/1931. — Hufeisenniere u. bösart. Wachstum, Mitt. Grenzgeb. med. Chir. 1936. — Krankh.bild d. unspezif., umschr., phlegmon. Entzündg. d. Ileumendes, Bruns' Beitr. klin. Chir. 1936.

Gläser, Albrecht, Prof., Oberarzt d. Chir. Univ.-Klin., X 7010 Leipzig, Liebigstr. 20. — Fragebogen 1968 nicht beantwortet.

Gläser, Christine, Oberärztin d. chir. Abt. Krskrhs.-Poliklin., X 825 Meißen. — *27. 12. 35 Dresden. — **A:** 61 Dresden. — **F:** Chir. — **V:** 65 Sportärztelehrg. II Magdeburg (Eckhardt), 67 Fortbildgs.lehrg. i. Kinderchir., Karl-Marx-Univ. Leipzig (Meißner)

Glahn, Anton, Chefarzt d. Ev. Schwesternh., 6300 Gießen (Lahn), Johannesstr. 7. — Fragebogen 1968 nicht beantwortet.

Glasewald, E. W. Hans, Ob. Reg. Med. Rat i. R., Sanitätsrat, ehemals Facharzt f. Orthop. in X 4800 Naumburg, 8013 Haar b. München, Egerlandstr. 8. — *8. 11. 84 Posen. — **A:** 10 Berlin. — **Prom:** 10 ebd. — **F:** Chir. u. Orthop. — **V:** 10–11 Garn.-Laz. Allenstein/Ostpr. (Filbry), 11–14 chir. Abt. d. Charité Berlin (Orth, Hildebrand, Bier, Biesalski u. a.), 18–19 Chefarzt d. orthop. Abt. Laz. Jakobsberg b. Allenstein, desgl. in Elbing, 20–35 Leit. Orthopaed. Versorgungsstellen Elbing. Insterburg, Königsberg, Allenstein, 35–45 Ob. Reg. Med. Rat in Oberschlesien (Gleiwitz), Leit. d. O. V. Stelle Oberschlesien, mit angr. Sudetengebiet, 45–65 frei prakt. Facharzt f. Orthop. in Naumburg (Saale) u. Krsorthopäde d. Krse. Naumburg, Querfurt, Nebra, Weißenfels, Kölleda. Sanitätsrat. — **B:** Zwei Aufsätze üb. „Tannenberg 1914" u. „Péronne 1918" in: Streiflichter a. d. Wirken d. San. Korps im 1. Weltkriege, hrsg. v. P. Musehold, Stalling 1927. — Der Weltkrieg u. ich, v. Erinnergs.täuschgn. u. Übertreibgn., freie Wiedergabe d. Erlebn. u. Gedanken e. Königl. Preuß. Sanit. Off. nach 10 Lehr- u. Wanderjahren nach d. großen Kriege, 5 Bde., Maschinenschrift. — **P:** Zeiten d. Verdoppelg. d. Körpergewichts neugeb. Tiere, Diss. — Ödem, Stauung u. Infekt., Zbl. Grenzgeb. Med. u. Chir. 1915. — Moxa, Haarseil u. Fontanelle, D. Schwester 1915. — Handkasten f. ärztl. Instrumente, Verband- u. Arzneimittel z. ersten Hilfeleistg., Charité-Ann. 1937. — Wasserdichte Fußbekleidg. u. Erfriergn., Dtsch. med. Wschr. 1915. — Maulschellenbewegg. d. Fußes, Arch. orthop. u. Unfallchir. 21/1922. — Stelzkunstbein, ebd. 22/1923 u. 23/1925. — Gemeins. Stätte f. Amt u. Werk, ebd. 23/1924. — Spondylolisthesis u. Präspondylolisthesis, ebd. 24/1927. — Regenschirmhalter f. Gummiband, ebd. 25/1927. — Neues Kunstknie, ebd. — Apparat z. „Lotaufbau" v. Oberschenkelkunstbeinen, ebd. u. 26/1928. — Leichtmetallkunstbein m. verbess. physiol. Kniegelenk, ebd. 25/1927. — Knemis, ebd. 26/1928. — Nachtr. z. Kunstkniefrage, ebd. 26/1928. — Wirksamkeit d. Desitinsalbe, Prakt. Arzt 1929. — Deformans d. Ellenbogengelenke e. Melkers, Z. Med.beamte 1931. — Der Absatz, kulturhistor.-med. Studie, Veröff. Volksgesdh.dienst 49/1937. — Das Kunstbein, ebd. 55/1941. — Beinstümpfe u. Kunstbeine, Med. Klin 1942.

Gleichmann, Hanns-Georg, 6300 Gießen (Lahn), Schubertstr. 60. — Fragebogen 1968 nicht beantwortet.

Glenk, Gottfried, Chefarzt d. chir. Abt. d. Krskrhs., 8660 Münchberg (Oberfranken.) — Fragebogen 1968 nicht beantwortet.

Glum, Hildebrand, Chefarzt u. ärztl. Dir. d. chir. Abt. d. Krhs. „Siloah", 753 Pforzheim, Wilferdingerstr. 67. — *18. 5. 22 Berlin. — **A:** 52 München. — **Prom:** 53 ebd. — **F:** Chir. — **V:** 52–53 Pathol. Inst. München (Hueck), 53–54 Inn. Med.: Missouri Baptist Hosp., St. Louis/USA, 54–63 München (Frey, Zenker). — **P:** Frühdiagn. d. Br.-Ca. als Teamwork, Mschr. ärztl. Fortbild. 1960. — Ist e. Verbess. d. Frühdiagn. d. Br.-Ca. möglich?, Münch. med. Wschr. 1962. — Erg. d. Resekt.bhdlg. d. Br.-Ca., Bruns' Beitr. klin. Chir. 204/1962. — Diff.diagn. d. Br.-Ca., ebd. 206/1963. — Erfahrgn. b. d. op. Entferng. v. Lungenstecksplittern, Thoraxchir. 1963. — Was kann d. Bronchoskop. üb. Operabil. od. Inop. d. Br.-Ca. aussagen?, Münch. med. Wschr. 1963.

Gluth, Johannes, Facharzt f. Chir., Chefarzt d. chir. Abt. d. Krhs. Mariahilf, 21 Hamburg 90 (Harburg), Stader Str. 203c. — *21. 3. 25 Glatz/Schlesien. — **A:** 50 Würzburg. — **Prom:** 51 ebd. — **F:** Chir. — **V:** 50 Juliusspit. Würzburg (Bundschuh), 51 Med. Univ.-Poliklin. Würzburg (Henning), 51/52 Krskrhs. Brückenau/Rhön, (Seiffert) 52–57 Juliusspit. Würzburg (Makowsky), 57–61 St. Bernwardskrhs. Hildesheim (Geisthövel), 61–64 Krhs. Mariahilf Hamburg (Schley).

Gneiting, Werner, Facharzt f. Chir., Leit. Arzt d. Chir. Abt. am Krskrhs., 7217 Trossingen. — *27. 7. 09 Tübingen. — A: 34 Karlsruhe. — Prom: 35 Freiburg i. Br. — F: Chir. — V: 33–34 Krskrhs. Tuttlingen (Klaus), 33–34 Inn. Abt. Städt. Ludwigspit. Stuttgart (Kohlhaas), 35–36 Med. Klin. Städt. Krhs. Danzig (Bohn), 36–45 Städt. Krhs. Danzig (Klose), 40–44 Kriegsdienst, 50–51 Krskrhs. Tuttlingen (Strauß), ab 51 Niederlassg. als prakt. Arzt m. Belegarzttätigkeit am Städt. Krhs. Trossingen, ab 54 Ohefarzt. — P: Intermed. Kohlehydrat-Eiweiß-Fettstoffwechsel i. Beziehg. z. Leberfunkt., Klin. Wschr. 1933. — Aminosäurebelastg. als Leberfunkt.prüfg., Z. exper. Med. 93/1934. — Fehldiagn. b. Pfortaderthromb., Zbl. inn. Med. 1936. — Klin. d. tox. Adenoms d. Schilddrüse, Bruns' Beitr. klin. Chir. 170/1939. — Typ. Minenverletzgn., Dtsch. Milit.-Arzt 1944. — Phäochromozytom, Med. Welt 1967.

Godt, Erhard U., Facharzt f. Chir., selbständ. Mitarb., Unfallchir. Poliklin. d. Berufsgenossenschaften i. d. Duckwitzstr. 46, 28 Bremen-Neustadt. — *25. 8. 27 Bredstedt/Kr. Husum. — A: 53 Freiburg i. Br. — Prom: 56 ebd. — F: Chir. — V: 53–55 Städt. Krhs. Bredstedt (Godt), 55–56 inn. Abt. Städt. Krhs. Husum (Christiansen), 56–62 Städt. Krhs. Neumünster (Griessmann), 62–66 Oberarzt Städt. Krhs. Baden-Baden (Eiermann), ab 66 Unfallchir. Poliklin. d. Berufsgenossenschaften Bremen (Dammann). — P: Akut. Rektusscheidenhämatom, Bruns' Beitr. klin. Chir., Bd. 198/1959. — Phlegmasia coerulea dolens (mit Griessmann), ebd. 200/1960. — Akut. Pankreaserkrankgn. u. ihre kaus. Bhdlg., ebd. 205/1962.

Godt, Ernst Ch., Ehem. Chefarzt d. Städt. Krhs. Bredstedt, 2257 Bredstedt (Schleswig), Krankenhausweg 4. — *10. 2. 92 Sörup/Kr. Flensburg. — A: 20 Rostock. — Prom: 20 Kiel. — F: Chir. — V: 21–26 Diakonissenanst. Flensburg (Baum).

Göbel, Friedolin Matthias, Facharzt f. Chir., Belegarzt an d. Urbanklin. Mannheim, 67 Ludwigshafen/Rhein, Bleichstr. 23. — *8. 3. 12 Mastershausen/Hunsrück. — A: 39 Bonn/Rh. — Prom: 38 ebd. — F: Chir. — V: 39–40 Städt. Oskar-Ziethen-Krhs. Berlin-Lichtenberg (v. Hösslin, Sommer), 40–41 Kiel (A. W. Fischer), Mar.-Laz. ebd. (Hansen), 41–43 Bergen (Grote), Gotenhafen (Koch), Mürwik-Flensburg (Steinbrück), 43 Unfallkrhs. Wien (L. Böhler), 44–45 Mar.-Laz. La Rochelle (Kübler), 45–48 Leit. d. chir. Abt. d. dtsch. Kriegsgefangenenhosp. La Rochelle, 49–50 Städt. Krhs. Kemperhof-Koblenz (Zander), 50–51 St. Maria- u. Josef-Krhs. Ahrweiler (Kreuzberg). — P: Lipasebestimmgn. i. Serum v. Diabetikern, Münch. med. Wschr. 1939. — Krankenrevier i. Kriegsgebiet, Dtsch. Militärarzt 7/1942. — Beeinflussg. d. Stoffwechsels d. Uricedin n. gynäkol. Op., N. med. Welt 1950. — Anwendg. v. „Nerolan-Tampons" b. weibl. Fluor, Zbl. Gynäk. 1951. — Chir. Handeln – biolog. Denken, Med. heute 1954. — Hydrocorin liquidum b. Prostatikern, Ringelheimer biol. Umschau 1953. — Dystrophie u. Wundheilg., Langenbecks Arch. klin. Chir. 282/1955. — Steuerg. d. Rekonvalescenz, Med. heute 1956. — Akut. rechtsseit. Abdomen, ebd. 1958. — Postop. Gallenstörgn., ebd. 1963. — † 1968.

Göcke, Kurt, Prof., Facharzt f. Orthop., 62 Wiesbaden, Kranzplatz 8/9. — *23. 12. 84 Dresden. — A: 11 Freiburg i. Br. — Prom: 11 ebd. — Hab: 25 Dresden. — F: Chir., Orthop. — V: 11–19 physiol. Inst. Freiburg (v. Kries), pathol. Inst. ebd. (Aschoff), Tübingen (Perthes), Kriegsdienst, 31–45 Chef orthop. Heilanst. Dresden, ab 66 i. R.

Gögler, Eberhard, Oberarzt, Priv.-Doz. Chir. Univ.-Klin., 69 Heidelberg 1. — *28. 09. 20 Stuttgart. — A: 49 Heidelberg. — Prom: 53 ebd. — Hab: 64 ebd. — F: Chir. — V: 50 Tbk.-Sanator. Davos-Wolfgang (Düggeli), 50 Heidelberg (K. H. Bauer), 50–52 Path. Inst. ebd. (Randerath), 55 Kantonspit. Winterthur (Fehr),

61-62 Bergmannsheil Bochum (Bürkle de la Camp), 63 St. Gallen (Müller), ab 52 Heidelberg (K. H. Bauer u. Linder). — **B:** Unfallchir. II, in: Therap. u. Praxis, Urban & Schwarzenberg, 3. Aufl. 1956. — Verkehrsmed. (mit K. H. Bauer), in: Fischerlexikon, Fischerbücherei Frankfurt/M. 1959. — Schleuderverletzgn. d. HWS, in: WS i. Diagnost. u. Therap., Hippokrates 1962. — Unfallopfer im Straßenverkehr, Series Chir. Geigh Nr. 5, Basel 1962 (dtsch), 1964 (jap), 1964 (franz.), 1965 (engl.). — Verkehrsmed. u. Chir., in: Hdb. d. Verkehrsmed., Springer 1968. — **P:** Morphol. Verändergn. an Tumoren nach chem.-physikal. Therapie, Diss. 1952. — Bedeutg. d. Unfallkrankengutes f. d. klin. Chir. (mit Laqua), Langenbecks Arch. klin. Chir. 275/1953. — Verletzgn. d. WS b. Arbeitsunfällen unt. bes. Berücksichtigg. d. Erg. d. Bhdlg. nach Magnus u. Böhler, Berufsgenossensch. Veröff. 1955. — Erfassg. d. Schwerverletzten durch Krhs.statistiken, Hefte Unfhlkd. 55/1956. — Auswirkg. d. Aufhebg. d. Geschwindigkts.begrenzg. auf Art u. Schwere d. Verletzgn. d. stat. behand. Verkehrsunfälle. Ber. üb. d. J. 1952–1955, in: Fahrgeschwindigkeit u. Verkehrssicherheit, Droste-Vlg. 1957. (Verkehrswiss. Veröff., H. 36). — Entwurf e. Schlüssels d. chir. u. neurochir. Op., Langenbecks Arch. klin. Chir. 292/1959. — Das dokumentat.gerechte Krankenbl. i. d. Chir., ebd. 295/1960. — E. dokumentat.gerechter Krankenbl.kopf f. stat. Pat. aller klin. Fächer (sog. allg. Krankenbl.kopf) (mit Hosemann, u. a.), Med. Dokumentat. 4/1961. — Dokumentat.gerechter chir. Arbeitsplan, Langenbecks Arch. klin. Chir. 298/1961. — Bemessg. d. MdE b. bösart. Geschwülsten i. d. Chir., Med. Sachverständige 1961. — Mehrfachverletzgn. u. Unfallmechan. i. Straßenverkehr, Hefte Unfhlkd. 66/1961. — Sicherheitsgurte f. Kraftfahrer aus unfallchir. Sicht, Z. Verk. Med. 1962. — Forumgespräch: Erste Hilfe am Unfallort, Z. ärztl. Fortbild. 1962. — Unfallopfer u. Unfallfahrzeug, Beitr. z. Traumatol. d. Verkehrsunfalles, Beih. z. Unfhlkd. 68/1963. — Erfahrgn. b. e. Gemeinschaftserhebung üb. Verkehrsunfälle, Langenbecks Arch., Kongr.ber. 1963. — Unfallfahrzeug u. Unfallopfer, Société Belge des Ingénieurs de l'Automobile, FISITA Brüssel 1963. — Erstversorgg. am Unfallort, Regensburger Jb. ärztl. Fortbild. 12/1964. — Traumatol. i. Wandel d. Zeit, Ruperto Carola (Heidelberg) 1964. — Dokumentat. d. Verkehrsunfälle, Aufgaben, Meth., Erg., Hefte Unfhlkd. 81/1964. — Unfallfahrzeug, Unfallopfer, Sichergs.einrichtgn., La tecnica per la circolazione, Stradale Roma 1964. — Chir. Erstversorgg. a. Unfallort, Hefte Unfhlkd. 78/1964. — Katastrophenschutz, Aufgaben u. Organisat., Therapiewoche 1965. — Gefahren u. Bewährg. i. Straßenverkehr, Frankf. Allg. Z. Ber., Dokumente d. Gegenwart 261/1965. — Unfallverletzgn. b. Kraftfahrzeugunfällen als Hinweis auf d. Unfallvorgang, Techn. Überwachung 7/1966. — Chir. Erstversorg. Verletzter am Unfallort. Aufgaben, Organisat., Erg., Materia Medica Nordmark 18/1966. — Chir. Entscheidgn. b. d. Erstbhdlg. Schwerverletzter am Unfallort, Hefte Unfhlkd. 87/1966. — Reanimat. u. erste ärztl. Hilfe b. Unfall, Mkurse. ärztl. Fortbild. 1966. — Gutachtl. Beurteilg. v. Bauchwandbr., Mschr. Unfhlkd. 1966. — Unfallmechan. u. Sicherht. i. Kraftfahrzeug, Senator f. Gesundh.wes. i. Berlin 1966, 2. H. — Chir. Entscheidgn. b. d. Erstversorgg. u. op. Indikat.stellg. Mehrfachverletzter, Gewerbl. Berufsgenossenschaften Hessen-Mittelrhein, Mainz 1966. — Klassifikat. d. Tumortherap. i. d. Chir. (mit Thurmayr, Ott), Langenbecks Arch. klin. Chir. 316/1966. — Ärztl. Fordergn. f. e. Notfallwagen, Wehrdienst und Gesundheit 15/1967. — Klassifiz. d. Geschwulstkrankh. D. gesicherte TNM-Schlüssel (mit anderen), Method. Inform. Med. 6/1967. — Ärztl. Fordergn. a. e. Notfallwagen – Organisat. d. Notfalldienstes, Hefte Unfhlkd. 91/1967. — Typ. Verletzgn. i. Straßenverkehr u. deren Verhütg. – Unfallkoffer, Hippokrates 1967. —

Premiers soins sur le lieu d'un accidente Organisation, équipement, expériences personnells, Acta chir. belg. 66/1967. — Präop. Diagnost. d. Mirizzi-Syndr. (mit Beduhn), Fortschr. Röntgenstr. 1968.

Göpfert, Hans, 8000 München, 23, Leopoldstr. 56 a. — Fragebogen 1968 nicht beantwortet.

Görg, Peter, Facharzt f. Chir., Chefarzt d. Städt. Krhs. Zülpich u. leit. Arzt d. chir. Abt., Praxis: 5352 Zülpich, Frankengraben 23. — *10 12 07 Neef/Mosel. — A: 34 Würzburg. — **Prom:** 33 ebd. — **F:** Chir. — **V:** 33/34 Univ. Würzburg (König), 34/35 Städt. Krhs. Landau/Pfalz (Müller), 35–38 Liebfrauenkrhs. Düsseldorf (Lang), ab 38/39 Wullstein'sche chir. orthop. Klin. Halle-Saale, (Vöckler), 40–45 Kriegsdienst (Klapp, Kingren, Hoffheinz).

Goerk, Liselotte, Oberärztin d. chir. Abt. d. Krskrhs., X 163 Zossen. — *11. 7. 13 Holoubkov/CSSR. — A: 38 Prag. — **Prom:** 38 ebd. — **F:** Chir., Anaesth. — **V:** 38–39 Chir. Univ.-Klin. Prag, 39–45 Bez.krhs. Teplitz-Schönau/CSSR, (Kerschner), 45–46 Bez.krhs. Oberwart i. Burgenland, 47–63 Oberärztin Krskrhs. Königswusterhausen, 63–64 Pathol. Inst. Potsdam (Richter), ab 64 Oberärztin d. Krskrhs. Zossen (Oberländer).

Goerlich, Otfried Ewald, Facharzt f. Chir., leit. Arzt d. Privatklin. Dr. Goerlich, 887 Günzburg. — *8. 7. 12 Reutlingen. — A: 38 München. — **Prom:** 38 Tübingen. — **F:** Chir. — **V:** 37 Pathol. Inst. d. Univ. Tübingen (Dietrich), 37–38 Med. Klin. d. Städt. Kr.anst. Augsburg (Lange), 38 Chir. Klin. ebd. (Haecker), 38 Prosektur ebd. (Finkeldey), 39–45 Chir. Klin. ebd. (Haecker).

Götte, Kurt H., Facharzt f. Chir., lt. Arzt d. chir. Abt., d. Priv.-Klin. Wigbertshöhe, 643 Bad Hersfeld, Wittastr. 4. — *11. 3. 15 Kruspis Kr. Hersfeld. — A: 39 Frankfurt a. M. — **Prom:** 39 ebd. — **V:** 39 Frankfurt a. M. (Schmieden), 39–48 Krskrhs. Bad Hersfeld.

Goetz, Josef, 8031 Stockdorf, Gautinger Str. 15. — Fragebogen 1968 nicht beantwortet.

Goetz, Otto, Facharzt f. Chir., Chefarzt d. Knappschaftskrhs., 8123 Peissenberg/ Obb. — *21. 2. 11 Aichach/Obb. — A: 38 München. — **Prom:** 42 ebd. — **F:** Chir. — **V:** 38–42 Priv.-Klin. Dr. Krecke München (Mack), 42–46 Kriegsdienst, ab 47 Leit. Arzt Knappschaftskrhs. Peissenberg.

Götze, Horst, Facharzt f. Chir., Oberarzt d. chir. Abt. d. St. Gertrauden-Krhs., 1 Berlin 31, Paretzer Str. 11–12. — *27. 5. 20 Berlin. — A: 51 Berlin. — **Prom:** 51 F. U. Berlin. — **F:** Chir. — **V:** 51–52 Frauenklin. F.U. Berlin (Schäfer), I. Med. Klin. ebd. (v. Kreß), Chir. Klin. ebd. (Linder), 53–58 Chir. Klin. d. F. U. Berlin (Linder) u. zwztl. 1 J. I. Med. Klin. d. F. U. (v. Kreß), 58–59 $1/_2$ J. Ass. in D-Arzt-Ambulanz, ab 59 chir. Abt. d. St. Gertrauden-Krhs. Berlin (Block, Bittner). — **P:** Penicillin-Nebenwirkgn., Diss. — Parent. Anwendg. v. Vitamin K 1 (Konakion) b. hypoprothrombinaem. Zuständen (mit Cramer), Ärztl. Wschr. 1954. — Präop. Darmsterilis. (mit Schliewen), ebd. 1959. — Steißfisteln u.-Abscesse, Berl. Med. 1963. — Urolithiasis i. Krankengut e. allg.chir. Abt., Dtsch. med. Wschr. 1963.

Götze, Joachim, 2850 Bremerhaven 1, Bülkenstr. 31. — Fragebogen 1968 nicht beantwortet.

Gohrbandt, Paul, Prof., 7770 Überlingen (Bodensee), Litscherweg 45. — Fragebogen 1968 nicht beantwortet.

Gokel, Willy, Facharzt f. Chir., Chefarzt d. chir. Abt. d. St. Hedwig-Klin. Mannheim, Praxis: 68 Mannheim, Viktoriastr. 26. — *26. 1. 14 Dielheim/Heidelberg. — A: 40 Heidelberg. — **Prom:** 40 ebd. — **V:** Heidelberg u. Breslau, mehrere

Reserve-Lazarette, Städt. Krhs. Stuttgart-Bad Cannstatt, Rö.Abt. Theresienkrhs. Mannheim.

Goldhahn, Wolfgang-Eberhard, ao. Doz., Facharzt f. Chir. u. Neurochir., Neurochir. Univ.-Klin. d. KMU, X 701 Leipzig, Johannisallee 34. — *12. 10. 31 Leipzig. — **A:** 54 Leipzig. — **Prom:** 54 ebd. — **Hab:** 67 ebd. — **F:** Neurochir. — **V:** 55–56 Med. Univ.-Klin. Leipzig (Bürger), 56–60 Chir. Univ.-Klin. ebd. (Uebermuth), 60–63 Chir. Klin. d. Med. Akad. Erfurt (Becker, Usbeck), ab 63 Neurochir. Univ.-Klin. Leipzig (Merrem), Stud.aufenth. i. Stockholm (Olivecrona), Heidelberg (Bauer), Hradec Králové (Petr). — **B:** Neurochir. Op.–Ein Atlas (mit Merrem), Barth 1966. — Op. i. d. Sprechstunde v. R. Goldhahn, 9. bearb. Aufl., Thieme Leipzig 1967. — Kleines med. Fremdwörterb., (mit I. Goldhahn) ebd. 1966. — 1x1 d. Krankenschwester (mit I. Goldhahn) ebd. 1968. — **P:** Techn. d. Unterschenkelamputat. b. Durchblutgs.störgn. (mit Becker), Chirurg 1957. — Amputat.techn.z. Absetzg. d. Unterschenkels b. diabet. Gangrän (mit Becker), Med. Bild 1958. — Op. Bhdlg. schleichend. Infekt. d. Fußes b. diabet. Durchblutgs.störgn. (mit Becker), Zbl. Chir. 1958. — Diagnost. d. Inselzelladenoms, Z. ärztl. Fortbild. 1959. — Gewebsatmg. d. Aortenwand b. Kälbern u. Rindern (mit Hevelke), Z. Alternsforsch. 12/1959. — Indikat. z. Anwendg. d. künstl. Niere, Dtsch. Gesd.wes. 1960. — Nierenversagen n. Verbrenngn. u. s. Bhdlg. m. d. extrakorp. Dialyse, Zbl. Chir. 1960. — Hämodialyse b. urämischen Kind, Z. ärztl. Fortbild. 1961. — Organisat. e. Nierenzentrums, Zbl. Chir. 1961. — Diff.diagn. d. Greisenappendizitis, ebd. — Nil nocere! Fehler u. Gefahren b. d. extrakorp. Dialyse (sog. künstl. Niere), Münch. med. Wschr. 1961. — Funkt. u. Anwendgs.weise d. künstl. Niere (extrakorp. Dialyse), Med. Bild 1961. — Angeb. Duodenalstenose, Dtsch. Gesd.wes. 1963. — Angeb. Duodenalstenose jens. d. Säugl.alters, ebd. — Fremdkörper i. d. Handchir., Z. ärztl. Fortbild. 1963. — Extrakorp. Hämodialyse v. Barbitursäuren (mit Otto), Arzneimittelforsch. 1963. — Op.-Indikat. b. intrakraniell. u. intrazerebral. Blutgn., Z. ärztl. Fortbild. 1964. — Tetrazyklin-Fluoreszenz-Test i. d. Hirnchir., Med. Bild 1964. — Extrakorp. Hämodialyse v. Salizylsäure u. Na-Salizylat (mit Rues), Arzneimittelforsch. 1964. — Durchlaßfähigkt. v. Zellglas-Membr. f. Arsenik (mit Schiller), ebd. — Plang., Bau u. Funkt. e. mod. chir. Poliklin., Wiss. Z. Univ. Jena 1964. — Röntgenol. Darstellg. inkorpor. Glassplitter b. Handverletzgn., Dtsch. Gesd.wes. 1965. — Stereotakt. Hirnop. – Wesen, Indikat., Techn., ebd. — Hirnödem – Wesen, Ursachen, mod. Bhdlg., Jahreskongr.ber. Dtsch. Akad. ärztl. Fortbild. 1965. — Modernisierg. e. chir. Poliklin., Chir. Praxis 10/1966. — Entstehg. v. Usuren d. Schädelknochens b. Meningeomen (osteolyt. epidurales Meningeom), Psychiat. Neurol. med. Psychol. 1966. — Methoden z. intraop. Abgrenzg. v. Hirngeschwülsten, unt. bes. Berücksichtigg. d. Rheometrie, des Tetrazyklin-Fluoreszenz-Testes u. d. Wärmeleitfähigkt., Hab.schr. Leipzig 1966. — La modernización de una policlínica quirúrgica, práctica quirúrgica 1967. — Echte u. scheinb. Abdominalssymptome b. Hirntumoren (mit Goldhahn), Psychiat. Neurol. med. Psychol. 1967. — Leitsymptom: Liquorfluß a. d. Nase (mit Goldhahn), Chirurg 1967. — Tetrazyklin-Fluoreszenz z. Abgrenzg. v. Hirntumoren, Arzneimittelforsch. 1967. — Elektr. Hirngewebswiderstandsmessg. (Rheometrie), Psychiat. Neurol. med. Psychol. 1967. — Wärmeleitfähigk.messgn. a. Hirntumoren, Acta biol. med. germ. 1967. — Tuberculum sellae-Meningeom, Langenbecks Arch. klin. Chir. 319/1968. — Klin. u. op. Therap. d. Zervikalsyndroms, Zbl. Neurochir. 1968.

Golla, Franz, Dr. med. habil., OMR., leit. Arzt d. Priv.-Klin. Dr. Zeitler, 84 Regensburg, Luitpoldstr. 11 b. — *7. 6. 02 Mistek/Mähren. — **A:** 27 Prag. — **Prom:** 27 ebd. —

Hab: 44 Dtsch. Univ. in Prag. — **F:** Chir. — **V:** 26–27 Psychiatr. D. Univ. Prag (Pötzl), 28 Pathol. ebd. (Ghon), 29 Physikatsprüfg. Prag, 38 Lungenchir. Coswig (Graf), 40 Wiederherstell.chir. Hohenlüchen (Gebhardt). — **B:** Beitr. Chir. u. Anat. in: Gesundheitsbrockhaus, F. A. Brockhaus, 2. Aufl. 1964. — **P:** Luxat. d. Fibulaköpfchens n. vorn, Zbl. Chir. 1932. — Doppelseit. Abriß d. Streckaponeurose, Bruns' Beitr. 1934. — Abriß d. Streckaponeurose d. Daumens, ebd. 1936. — Traumat. Ulcusperforat., Zbl. Chir. 1938. — Op. Bhdlg. veraltet. Verrenkgsbr. d. Sprunggelenkes nach hinten, Arch. orthop. Unfallchir. 39/1939. — Op. Bhdlg. v. Nervenverletzgn., Med. Klin. 1940. — Op. Bhdlg. d. Schädel-Hirnschüsse, Zbl. Chir. 1945. — Vers. e. op. Funkt.besserg. n. Verlust aller Finger b. erhalt. Daumen, Langenbecks Arch. klin. Chir. 263/1950. — Kollaps (Schock), Bergwacht 1952. — Krit. z. Frage d. Discusprolapses, Fortschr. Med. 1952. — Nachbhdlg. v. Distors., ebd. 1957. — Schweißdrüsenabszeß u. seine Bhdlg., ebd. — Bhdlg. d. Paronychie, ebd. 1958. — Begutachtg. d. Lunatummalacie, ebd. — D. prakt. Arzt als Unfallbegutachter, ebd. 1960.

Gollwitzer, Hans, 8940 Memmingen, Sedanstr. 5. — Fragebogen 1968 nicht beantwortet.

Golombiewski, Fritz H. W., Oberarzt, Chir. Abt. Städt. Krhs. Moabit, 1 Berlin 21, Turmstr. 21. — *14. 5. 29 Berlin. — **A:** 54 Berlin. — **Prom:** 57 ebd. — **F:** Chir. u. Anaesth. — **V:** 54–59 Städt. Krhs. Moabit Berlin (Gohrbandt), 60 Kinderabt. ebd. (Brugsch), 60 Inn. Abt. ebd. (O. Bayer), ab 61 chir. Abt. ebd. (Hellenschmied), ab 62 II. Oberarzt, ab 65 I. Oberarzt. — **P:** Postop. Verhalten d. Blutplasmaeiweiße u. -aminosäuren, Berl. Med. 1958. — Ileo-uretero-vesiko-vaginale Fistel (mit Axhausen), Zbl. Chir. 1959. — Bhdlg. urol. Infekt. m. e. neuen Depot-Sulfonamid (Sulfadimethoxin) (mit Stieve), ebd. 1960. — Traumat. Zwerchfellhernien, ebd. 1963. — Bhdlg. d. Harnblasenca., Berl. Med. 1963. — Krankh.bild d. intraduoden. Divertikels (mit Kollath), Dtsch. med. Wschr. 1964. — Infekt.prophyl. b. d. Küntschernagelg. (mit Behrendt), Med. Welt 1967.

Gombert, Gert, 6603 Sulzbach (Saar), Sulzbachtalstr. 87. — Fragebogen 1968 nicht beantwortet.

Gorgon, Walter Hans, Oberarzt d. chir. Abt. d. Städt. Krhs., 8720 Schweinfurt, Robert-Koch-Str. 1. — Fragebogen 1968 nicht beantwortet.

Gothe, Kurt Michael, Facharzt f. Chir., Oberarzt Augusta Kr.anst., 463 Bochum, Bergstr. 26. — *14. 9. 25 Königsgut/Ostpr. — **A:** 57 Freiburg i. Br. — **Prom:** 57 ebd. — **F:** Chir. — **V:** 57–59 Ev. Krhs. Kirchen/Sieg (Kröber), 59 Paul Lechler Krhs. Tübingen (Röllinghoff), 60 Diakonissen-Krhs. Düsseldorf-Kaiserswerth (Rieger), 61 Kr.anst. Sarepta Bethel/Bielefeld (Mayr), 61–65 Basel Mission Hosp. Agogo/Ghana (Meister), ab 65 Augusta Kr.anst. Bochum (Hilgenfeldt, Schmidt). — **P:** Beziehg. v. Stoffwechselgröße u. Rectaltemperatur, Diss. — Immunbiol. Zus.hänge d. Krebsprobl., Erfhlkd. 10/1961. — Senkg. d. Magensaftazidität durch gezielte Schädigg. d. Säurebild. Zellen, Med. Welt 1963. — Immunität b. Schistosomahaematobium-Infekt., Z. f. Tropenmed. u. Parasit. 14/1963.

Gottesleben, Anton J., Facharzt f. Chir. u. Orthop., Chefarzt i. R., 4 Düsseldorf, Feldstr. 32. — *28. 4. 90 Gelsenkirchen. — **A:** 19 Marburg. — **Prom:** 21 ebd. — **V:** Med. Akad. Düsseldorf (Witzel, Rehn, Haberer, Frey), 34–67 Chefarzt d. chir.-orthop. Abt. Marienkrhs. Düsseldorf-Kaiserswerth.

Gottesleben, Kurt, 2850 Bremerhaven, Vierhöfen 7. — Fragebogen 1968 nicht beantwortet.

Gottlob, Rainer, Prof., Kirchengasse 28, A-1070 Wien (Österreich). — Fragebogen 1968 nicht beantwortet.

Graeve, Rolf, 7000 Stuttgart-Bad Cannstatt, Daimlerstr. 21. — Fragebogen 1968 nicht beantwortet.

Graf, Hermann, Facharzt f. Chir., Durchgangsarzt, 707 Schwäb. Gmünd, Joh. Michael Kellerweg 7. — *15. 3. 24 Baden-Baden. — **A:** 54 Stuttgart. — **Prom:** 55 Freiburg. — **F:** Chir. — **V:** 54–55 Kinderklin. Städt. Kr.anst. Karlsruhe (Courtin), Chir. ebd. (Lagua), Gynäk. ebd. (Thiessen), Hautklin. ebd. (Geiger), 55–65 Krskrhs. Aalen/Württ., inn. Abt. (Häussler), Rö.-Abt. ebd. (Zugler), Chir. ebd. (Eitel, Holzamer).

Graf, Ruprecht, Priv.-Doz., Chefarzt, Ärztl. Dir., Städt. Krhs., 22 Elmshorn/Holstein. — *16. 11. 21 Neumünster. — **A:** 45 Berlin. — **Prom:** 45 Innsbruck. — **Hab:** 60 Kiel. — **F:** Chir. — **V:** 48 Rheuma-Heilst. Bad Bramstedt (Paulus), 49–50 Pathol. Inst. Kiel (Büngeler), 51–65 Kiel (Wanke, Löhr). — **P:** Verhalten d. peroxydat. Blutstuhlproben nach Eisen- u. Bariummedikat., Diss. — Knochenbildgs.fähigkeit konserv. Späne (mit Maatz u. Lentz), Zbl. Chir. 1952. — Exp. Grundlagen d. Transplantat. konserv. Knochen (mit Maatz u. Lentz), Langenbecks Arch. klin. Chir. 1952. — Malignes Neurinom nach Schußverletzg. (mit Dontenwill), Z. f. Krebsforsch. 1953. — Spongiosatest of bone grafts for transplantation, J. Bone Jt. Surg. 1954. — Spongiosatest (mit Maatz u. Lentz), Frankf. Z. Path. 1954. — Metastasierg. d. Brustkrebses i. d. Mamarialymphstrang, Bruns' Beitr. klin. Chir. 193/1956. — Progress. Exophthalmus u. mittl. Schädelgrube (mit Wanke), Dtsch. med. J. 1957. — Geschlechtunterschiedl. Kernmerkmale u. Hormontherap., Med. Klin. 1958. — Gefäßversorgg. autoplast. Spongiosatransplantate u. ihre Bedeutg., Bruns' Beitr. klin. Chir. 198/1959. — Phlebograph. d. Schenkelkopfes b. d. fr. med. Schenkelhalsfrakt. (mit Werner), Fortschr. Röntgenstr. 1960. — Spätschäden an d. Händen nach Erfrierg. i. Wachstumsalter, Mschr. Unfhlkd. 1960. — Wert d. Phlebograph. d. Schenkelkopfes b. d. Bhdlg. v. Schenkelhalspseudarthr., Chirurg 1960. — La Determinazione Del Sesso Basata Sulla Morfologia Del Nucleo Cellulare In Tumori Di Organi Sottoposti A Influsco Ormonico (mit Marzoli), Chir. & Patol. Sperimentale 1961. — Contributo Allo Studio E Alla Conoscenza, Dei Problemi Derivanti Della Determinazione Dei Corpi Cromatinici Di Barr Nei Carcinomi (mit Marzoli), Chir. Ital. 1961. — D. zellkernmorphol. Geschlecht v. Tumoren endokrin beeinflußbarer Organe, Bruns' Beitr. klin. Chir. 202/1961. — Prognost. Bedeutg. parastern. Metastasen b. Mamma-Ca. (mit Buchwald), ebd. 203/1961. — Probl. d. Bestimmg. d. Barrschen Chromatinkörper i. Ca. (mit Marzoli), Krebsarzt 1961. — Angebor. periost. Fibrom (mit Waskönig), Bruns' Beitr. klin. Chir. 207/1963. — Komplikat. d. erweit. Radikalop. weg. Mamma-Ca. (mit Hantschmann), ebd. — † 1968.

Graff, H. Ulrich, Prof., Chefarzt chir. Abt. Ev. Krhs., 469 Herne/W., Am Stadtgarten 17. — *6. 10. 11 Bonn/Rh. — **A:** 36 Bonn. — **Prom:** 36 ebd. — **Hab:** 42 Frankfurt a. M., 55 apl Prof. ebd. — **F:** Chir. — **V:** 2 Mon. Chir. Königsberg (v. Redwitz), 6 Mon. Pathol. ebd. (Krauspe), 4 Mon. Inn. Med. ebd. (Böttner), 37/38 Med. Univ.-Klin. Freiburg (Bohnenkamp), 36, 38–45 Frankfurt (Schmieden), 46 Urol. Priv.-Klin. Golzheim Düsseldorf (Janssen), 46/47 Tbk. Krhs. Tönsheide/ Holst. (Hein), 47–55 Frankfurt (Geißendörfer). — **P:** Fibrinoide Bdgw.-degenerat., Virchows Arch. 299/1937. — Lebernekr. b. essent. Thrombopenie, Frankf. Z. Path. 50/1937. — Organverkalkgn. b. lymphat. Leukämie, ebd. 52/1938. — Knochenverändergn. b. Leukämie, ebd. — Porphyrinausscheidg. nach Bädern, Dtsch.

Arch. klin. Med. 182/1938. — Restunverseifb. d. menschl. Serum, Biochem. Z. 298/1938. — Gallensäurespiegel i. Pfortaderblut (mit Jenke), Klin. Wschr. 1939. — Erkrankgn. d, Ileosakralgelenke, Bruns' Beitr. klin. Chir. 171/1940. — Entzündl. Erkrankgn. d. Ileosakralgelenke n. Rectumamputat. (mit Schmieden), Zbl. Chir. 1940. — Endometriose d. Darmes, Arch. klin. Chir. 198/1940. — Diff.diagn. d. Endometriose d. Darmes, Zbl. Gynäk. 1940. — Frühdiagn. u. Frühbhdlg. d. Dickdarmca., Münch. med. Wschr. 1940. — Pathol. Befund d. Sakroileitis n. Rectumamputat., Zbl. Chir. 1941. — Radikalop. d. Colonca. (mit Schmieden), Geburtsh. u. Frauenhlkd. 1942. — Retrop. Tumoren u. ihre Diff.diagn., Arch. klin. Chir. 204/1942. — Chir. d. Oesophagusdivertikels, Bruns' Beitr. klin. Chir. 174/1943. — Bauchschüsse, Arch. klin. Chir. 206/1944. — Bedeutg. d. Lymphgefäße f. d. Progn. u. Bhdlg. d. Colonca., Bruns' Beitr. klin. Chir. 178/1949. — Azotaemie n. Gallenop., ebd. 179/1950. — Penicillinbhdlg. d. akut. haematog. Osteomyelitis, ebd. 180/1950. — Kontus.folgen am Ellbogengelenk, ebd. — Empyemresthöhle, ebd. 182/1951. — Oberbauchsyndrome b. Zwerchfellschäden, ebd. — Beurteilg. u. Bhdlg. v. Hautpigmentiergn., Med. Mschr. 1951. — Penicillinbhdlg. b. Osteomyelitis (Erfahrgn.), Dtsch. med. Wschr. 1951. — Periarthr. humeroscapularis u. Osteochondrose d. H. W. S., Langenbecks Arch. klin. Chir. 270/1951. — Unfallzus.hänge b. sog. „Verheben", Mschr. Unfhlkd. 1952. — Exp. Studie üb. medikam. Beeinflußbarkeit v. fr. Darmanastomosen, Bruns' Beitr. klin. Chir. 184/1952. — Dickdarmanastomosen als Krankh., ebd. 186/1953. — Tierexp. Versuche z. Beeinflußbarkeit e. exp. Osteomyelitis b. Tier (mit Schmidt u. Diener), Langenbecks Arch. klin. Chir. 273/1953 u. Bruns' Beitr. klin. Chir. 189/1954. — Pseudarthrosenbhdlg. m. d. Spananlagerg. n. Phemister, ebd. 186/1953. — Chir. Indikat. b. Darmerkrankgn. n. Bestrahlg. v. Uterusca., Med. Mschr. 1954. — Prog. Knöchelbr. m. Abriß Volkmannsche Dreieck, Langenbecks Arch. klin. Chir. 279/1954. — Systemerkrankgn. d. Blutgefäße als Ursache v. Bauchsyndromen, ebd. 282/1955. — Fremdkörperschäden infolge Metallosteosysthese, Bruns' Beitr. klin. Chir. 193/1956. — Nierenkapsellipom, ebd., Zbl. Chir. 1956. — Zwerchfellchir., ebd., Zbl. Chir. 1959. — Aneurysma A. lienalis, ebd. 1967. —

Grahmann, F. Werner, Facharzt f. Chir. u. Orthop., Praxis: 8 München 23, Leopoldstr. 63, Klin.: Rotkreuzkrhs. I München. — *12. 4. 17 Chemnitz. — **A:** 45 Leipzig. — **Prom:** 45 ebd. — **F:** Chir. u. Orthop. — **V:** 45 Priv.-Frauenklin. Dr. Thiess Leipzig, 46–51 Krskrhs. Forst (L) (Hartmann, Eckey), 51–53 Chir. Univ.-Klin. Jena (Kuntzen), 53–56 Orthop. Landesklin. Cottbus (Steinhäuser), 56–60 Orthop. Klin. Aachen (Pauwels).

Gramse, Erwin, 1000 Berlin 33, Podbielski-Allee 31–33. — Fragebogen 1968 nicht beantwortet.

Grant, Manfred, Oberarzt am Krskrhs., X 2321 Bartmannshagen (Krs. Grimmen). — Fragebogen 1968 nicht beantwortet.

Grau, Eberhard G. Fr. A., Chefarzt d. chir. u. Unfallabt. Lazarus-Kr.- u. Diakonissenhs., D-Arzt d. gewerbl. Bgen., 1 Berlin 65, Bernauer Str. 115–118. — *8. 7. 05 Königsberg/Pr. — **A:** 31 Berlin. — **Prom:** 31 ebd. — **F:** Chir. — **V:** 30–35 Anat. Inst. Berlin (Fick), 3. Med. Univ.-Poliklin. ebd. (Goldscheider), Städt. Hautklin. Bln-Charlottenburg (Bruhns), chir.-gyn. Abt. Lazarus Krhs. (Seefisch), 36–49 Oberarzt ebd. — **B:** Biol. u. Klin. d. Askarisinfekt., Erg. ges. Med. 16/1931, Urban & Schwarzenberg. — **P:** Erkenng. u. Bhdlg. d. tertiären Knochensyphilis, Münch. med. Wschr. 1937. — Techn. d. Leistenbr.op. nach Kocher II, Chirurg 1939. — Erste Hilfe b. Verletzgn. u. Verbrenngn., Dtsch. zahnärztl. Wschr. 1940. —

Praktikum d. ersten Hilfe b. Verletzgn., ebd. — Inj.bhdlg. d. Hydrozele m. unverdünnter Karbolsäure, Münch. med. Wschr. 1941. — Chemotherap. m. Sulfonamiden i. d. Chir., Münch. med. Wschr. 1944. — Penicillinbhdlg. d. acut. u. chron. Osteomyelitis, Berliner med. Zschr. 1950. — Essent. Thrombopenie u. Milzexstirp., Dtsch. med. J. 1951. — Bhdlg. d. Luxat.frakt. d. ob. Sprunggelenks m. Längsabsprengg. aus d. Tibia (Volkmannsches Dreieck) m. Extens. u. percut. Fixierg. durch e. Kirschner-Draht, Mschr. Unfhlkd. 1955. — 75 J. Gallenwege-Chir., Dtsch. med. J. 1957.

Grau, Karl, Chefarzt d. chir. Abt. d. St. Nikolai-Krhs., 347 Höxter. — *14. 1. 14 Schmechten/Höxter. — **A:** 39 Gollnow. — **Prom:** 39 Münster. — **F:** Chir. — **V:** 39–45 Kriegsdienst, 45–55 St. Nikolai-Krhs. Höxter (Dams).

Graumann, Gerhard, Chefarzt u. Chir. d. Ev. Krhs., 44 Münster, Piusallee 44. — *20. 10. 05 Elvershausen/Hann. — **A:** 31 Berlin. — **Prom:** 31 Göttingen. — **F:** Chir. — **V:** 30 Inn. Abt. d. Städt. Krhs. Minden (Breidthardt), 30–31 chir. Abt. ebd. (Engel), 31–32 Chir. Klin. Städt. Kr.anst. Remscheid (Ahrens), 32–38 Chir. Klin. Städt. Kr.anst. Essen (Keppler). — **P:** Nachbhdlg. magenresez. Ulkuskranker, Münch. med. Wschr. 1935. — Notwendigkeit sofort. Untersuchg. d. Samenleiterstücke nach d. Sterilisat., Zbl. Chir. 1936. — Stumme Ulcusperforat., ebd. — Traumat. entstand. Cholesteatom d. hint. Schädelgrube, ebd. 1937. — Ösophagusdivertikel u. Divertikelka., ebd. 1942.

Graupner, Ernst, Chefarzt d. chir. Abt. d. Krhs. d. Volkspolizei, X 1040 Berlin, Kieler Str. 6–9. — Fragebogen 1968 nicht beantwortet.

Graute-Oppermann, Irmgard Christiane, Fachärztin f. Chir., D.-Ärztin, 588 Lüdenscheid, Hohfurstr. 30. — *9. 7. 14 Kriftel/Taunus. — **A:** 39 Frankfurt a. M. — **Prom:** 39 ebd. — **F:** Chir. — **V:** 38–39 Univ.-Frauenklin. Frankfurt a. M. (Guttmann), 39–49 Städt. Krhs. Lüdenscheid (Kingreen).

Gregora, Hanns, Primararzt i. R., A-8230 Hartberg/Stmk., Alter Stadtpark Nr. 2. — *12. 12. 95 Brünn. — **Prom:** 22 Prag. — **F:** Chir. — **V:** 22–28 Prag (Schloffer), 29–32 Leit. e. Chir. Privat.-Klin. Prag, 39–45 Konsiliarchir. am Dtsch. Krhs. Prag, 46–52 Wien (Böhler), 46–47 Primararzt d. Knappschaftskrhs. Eisenerz/Stmk., 47–61 Primararzt Landeskrhs. Hartberg/Stmk., ab 61 i. R. — **P:** Gefäßverletzgn. durch stumpfe Gewalt, Bruns' Beitr. klin. Chir. 1925. — Traumat. Zwerchfellhernie, Zbl. Chir. 1927. — Rezidive nach Prostatekt., 1927. — Mondbeinverrenkgn., 1928.

Gregory, Ralf v., Facharzt f. Chir., 5320 Bad Godesberg-Mehlem, Am Glückshaus 20. — *26. 6. 13 Düren. — **A:** 37 Halle. — **Prom:** 37 ebd. — **F:** Chir. — **V:** 45–48 Ev. Krhs. Düsseldorf (Beck), 49 Städt. Krhs. Einbeck (Friese), 50–52 Knappschaftskrhs. Bochum-Langendreer (Tönnis).

Greifensteiner, Hans, 4040 Neuß (Rhein), Hafenstr. 76. — Fragebogen 1968 nicht beantwortet.

Greiffenhagen, Walter, 2000 Hamburg-Großbottbek, Alexander-Zinn-Str. 18. — Fragebogen 1968 nicht beantwortet.

Gresser, Albert F., Chefarzt d. Krankenhäuser d. Barmherzigen Brüder, 84 Regensburg, Prüfeninger Str. 86. — *27. 2. 24 Regensburg. — **A:** 50 München. — **Prom:** 50 ebd. — **F:** Chir. — **V:** 51 Pathol. Abt. Krhs. r. d. I. München (v. Praun), 51–52 II. Med. Abt. ebd. (H. Baur), 52–53 Chir. Abt. ebd. (Grasmann), 53–57 (Maurer), 57 Bürgerspit. Basel (Nissen), 57–67 Krhs. r. d. I. bzw. Klinikum r. d. I. d. Techn.Hochschule München (Maurer). — **B:** Gefahren im Op.saal, Vortr. aus d. prakt. Chir., H. 61, Enke 1961. — Hernien u. Bauchfell (mit Maurer), in: Hdb. d. gesamten

Unfhlkd. v. Bürkle de la Camp u. Schwaiger, Bd. 2, Enke 1966. — **P:** Flugzeugunglück v. 6. Februar 1958 in München Riem. Chir. Erfahrgs.ber., Münch. med. Wschr. 1959. — Fixierg. d. Armes b. d. intraven. Infus., ebd. 1961. — Med. Dokumentat. an d. städt. Kr.anst. Münchens (mit Lang), Langenbecks Arch. 298. — Bißverletzgn. durch einheim. Giftschlangen. Bhdlgs.vorschläge, Med. Klin. 1961. — Bhdlg. v. Giftschlangenbissen, Münch. med. Wschr. 1961. — Neuart. Rettgs.wagen (mit Schäfer), Zbl. f. Verkehrsmed. 1962. — Münchner Vorlesungsstreit, Münchner Stadtanzeiger 19. 10. 1962. — Chirurgenkongr. 1963. Nicht stückweise in Spezialkliniken, Münch. Leben 1963 — Auszüge aus d. Referaten 76. Tgg. d. Dtsch. Ges. f. Chir. München 1959; 77., 1960; 78., 1961; 79., 1962; 80., 1963; 81., 1964; 82., 1965; 83., 1966; 84., 1967; Vlg. J. Maiß, München. — Bhdlg. d. sog. Kardiospasmus (mit Maurer), Chir. Praxis 1963. — Hernia bursae omentalis, Ärztl. Praxis 1963. — Neurome d. Magendarmtraktes (mit Schäfer), Roche-Bilderdienst 3/1963. — Gewebeschädigg. durch wiederholte Anwendg. v. Periston-N ?, Dtsch. med. Wschr. 1963. — Op. Bhdlg. d. Hiatusgleitbr., Krit. Betrachtg. z. Techn., Fehlern u. Gefahren (mit Waltenberger), Med. Klin. 1964. — Rettgs.maßnahmen b. Flugzeugkatastrophen (mit Schäfer), Therapiewoche 1964. — Tiefe intramusk. Injekt. m. Spritzampullen ?, Dtsch. med. Wschr. 1965. — Unfälle i. Op.saal, Krankenhausarzt 1965. — Probl. d. zentr. Hüftluxat., Bruns' Beitr. klin. Chir. 210/1965. — Klin. Bedeutg. v. Einwegartikeln. Krit. Betrachtg., Krankenhausarzt 1966. — Einmalartikel i. Klin. u. Praxis, Landarzt 1966. — Prakt. Bedeutg. v. Einwegartikeln, in: Dr. W. Zierhut, Rationalisierg. d. Arztpraxis, Vlg. A. Frühmorgen 1966. — Fehler b. d. Bhdlg. v. Hiatushernien, Chirurg 1967. — Op. bedingte Verletzgn. d. Gallengänge (mit Everke), ebd.

Greve, Horstfried, Facharzt f. Orthop., 614 Bensheim/Bergstr., Darmstädter Str. 63. — *11. 9. 09 Bensheim-Auerbach. — **A:** 34 Heidelberg. — **Prom:** 34 ebd. — **F:** Orthop. — **V:** Orthop. Klin. Leipzig (Schede), Unfallkrhs. Bergmannstrost Halle/S. (Volkmann), Orthop. Univ.-Klin. Friedrichsheim Frankfurt a. M. (Hohmann), ab 45 FA. f. Orthop. u. Belegarzt orthop. Abt. d. Krhs. Bensheim.

Greven, Karl, OMR, Facharzt f. Chir., Vertrauensarzt d. LVA Rheinprovinz, 51 Aachen, Burtscheiderstr. 19. — *21. 10. 19 Aachen. — **A:** 50 Düsseldorf. — **Prom:** 53 ebd. — **F:** Chir. — **V:** 50 Inn. Abt. Marienhosp. Aachen-Burtscheid (Schild), 50–52 Chir. Abt. ebd. (Coester), 52–54 Praxisvertretgn., 54–58 St. Josefs-Hosp. Gelsenkirchen-Horst (Bertram), 59 Bergmannsheil Gelsenkirchen-Buer (Wolf), 59–61 St. Elisabeth-Hosp. Beckum, Bez. Münster (Bäminghoff).

Grewe, Horst Eberhard, Prof., Dr. med., Dr. med. dent., Chefarzt d. Chir. Klin. Städt. Kr.anst., 45 Osnabrück. — *5. 1. 20 Berlin. — **A:** 45 u. 49 Berlin. — **Prom:** 45 Dr. med., u. 51 Dr. med. dent. — **Hab:** 58 Düsseldorf. — **F:** Chir. — **V:** 45–46, 47–48 1. Chir. Univ.-Klin. Berlin (Domrich), 46 Univ.-Frauenklin. ebd. (Stöckel), 48–49 Pathol. Inst. d. Charité (Rössle), 49–58 Chir. Klin. d. Städt. Krhs. Berlin-Moabit (Gohrbandt), 58–67 Chir. Univ.-Klin. Düsseldorf (Derra). — **B:** Chir. d. vegetat. Nervensystems (mit Gohrbandt), in: Lehrb. d. Chir., Wullstein-Wilms 1956. — Dringl. Chir. b. Säugling u. Kind, Thieme 1959. — Spast.-hypertroph. Pylorussten. i. Säuglingsalter (mit Bircks) u. Verschlußikterus infolge angebor. Gallengangsanomalie (mit G. Arius), in: D. chir. Bhdlg. d. angebor. Fehlbildgn., Thieme 1960. — Chir. Op. (Atlas in 2 Bdn.) (mit K. Kremer), Thieme 1963/1964. — Atlas de Technica quirurgica, Salvat Editores S. A., Barcelona 1965. — Atlante di Atti Chirurgici Largo Messico, Rom Editrice Internazionale 1966. — Dringl. Thoraxchir. (mit Irmer, Baumgartel u. Zindler), Springer 1967. — Der op. Kranke (mit

Sachsse), Barth 1968. — **P:** Verlauf d. Gasoedemerkrankg. anhand eig. Beobachtgn.
an d. Ostfront 1943, Diss. 1945. — Exp. Beitr. z. Frage d. Therap. u. d. Todesursache b. d. akut. hämorrhag. Pankreasnekr., Zbl. Chir. 1950. — Exp. Untersuchgn. ü.
d. Methionineinfl. a. d. Evipannark. b. Leberschäden, ebd. 1951. — Histol. Untersuchgn. d. Paradeniums b. anerg. Krankh.zuständen, Diss. 1951. — Intraperiton.
Nark. m. Barbitursäurederivaten b. Kleintieren, Berl. u. Münch. Tierärztl. Wschr.
1951. — Seltene Komplikat. b. Schenkelhalsnagelgn., Zbl. Chir. 1951. — Anwendg.
d. Fermentes Hyaluronidase i. d. Chir. (mit Beck), ebd. — Klin. Untersuchgn. z.
Frage d. Zusammenhanges v. Paradentopathien u. Durchblutgs.störgn., Zahnärztl.
Welt 1951. — Kasuist. Beitr. z. Abrißfraktur d. Spina iliaca vertralis, Ärztl. Wschr.
1952. — Wert u. klin. Brauchbarkeit e. Pankreasfunkt.probe, Zbl. Chir. 1952. —
Intraven. Tropfnark. m. Barbitursäurederivaten, 1951 u. Schlußwort (mit Kremer),
ebd. 1952. — Thromboseprophylaxe m. Inhaltsstoffen d. Roßkastanie, Therap.
Gegenw. 1952. — Spätfolgen d. Chylothorax u. Indikat. z. op. Eingr. am Ductus
thoracicus (mit Beck), Zbl. Chir. 1952. — Unspezif. Krebstherap. sowie Erfahrgn.
m. d. Präparat Polydyn, Ärztl. Wschr. 1953. — Chir. d. Magens u. Zwölffingerdarms,
Med. Klin. 1953. — Exp. Untersuchgn. d. geschlechtsverschied. Wirksamkeit v.
Barbitursäurederivaten z. Nark., Z. exper. Med. 1953. — Chir. d. Gallenblase u. d..
Gallenwege, Med. Klin. 1953. — Hormonale Einfl. a. d. Barbituratnark., Anaesthesist 1953. — Neue Wege i. d. Chir. (mit Gohrbandt), Berliner Gesd.bl. 1953.
— Bhdlg. d. Leistenhodens (mit Francke), Zbl. Chir. 1953. — Chir. d. Dünndarms
(mit Gohrbandt), Med. Klin. 1954. — Bluteosinophilie b. malignen Tumoren (mit
Schlitter), Klin. Wschr. 1954. — Weitere Erfahrgn. üb. d. Anwendg. v. Roßkastanien-
extrakten z. Thromboseprophylaxe (mit Kremer), Therap. Gegenw. 1954. — Stand
d. Dickdarmchir. (mit Gohrbandt), Med. Klin. 1954. — Erfahrgn. m. d. Alpha-Ami-
no-Iso-Buttersäure i. d. Wundbhdlg. (mit Francke), Zbl. Chir. 1954. — Erkrankgn.
d. Appendix (mit Gohrbandt), Med. Klin. 1954. — Schnittführg. f. d. Appendekt.
b. Frauen, Zbl. Chir. 1954. — Op. indikat. d. port. Hypertonie, Med. Klin. 1955. —
Chir. Bhdlg. d. Pfortaderhochdruckes, ebd. — Untersuchgn. üb. d. medikament.
Beeinflussg. der Darmperistaltik (mit Kremer), Ärztl. Wschr. 1955. — Chir.
Bhdlg. d. Colitis ulcerosa (mit Gohrbandt), Med. Klin. 1955. — Konservat.
Bhdlgs.methode d. Epikondylitis u. a. chron. Entzündgn., Zbl. Chir. 1955. —
Vergl. Untersuchgn. ü. d. Wirkg. d. gezielten Novocainblockade d. Grenzstranges
m. d. Ausschaltg. d. sympath. Nervenendiggn. d. Sympathicolytika, ebd. — Prakt.
Bedeutg. d. Bluteosinophilie b. malignen Tumoren, (mit Schlitter) Med. Klin. 1955.
— Untersuchgn. ü. d. hepato-renale Syndrom b. chir. Eingr. a. d. Gallenwegen,
Langenbecks Arch. 282/1955. — Klin. Betrachtgn. ü. d. Wirkg. v. Pankreassekret
a. d. Gallenwege, Bruns' Beitr. 191/1955. — Leberchir. (mit Gohrbandt), Med.
Klin. 1955. — Bauchchir: Milzchir. b. Blut- u. Infektionskrankh., ebd. 1956. —
Mondorsche Krankh., Dtsch. med. Wschr. 1956. — Beeinflussg. d. Cholecystopan-
kreatopathie durch Schweinegalle, Münch. med. Wschr. 1956. — Absolut. Pympho-
penie b. malignen Tumoren (mit Schlitter), Med. Klin. 1956. — Mondor's Disease,
German Med. Month. 1956. — Untersuchgn. üb. d. medikament. Gefäßerweiterg. b.
periph. Durchblutgs.störgn., Ärztl. Wschr. 1956. — Potenz. Nark. u. Hepato-re-
nales Syndrom, Langenbecks Arch. klin. Chir. 284/1956. — Erfahrgn. m. d. lokal.
Hydrocortisonazetat-Therap. b. Erkrankgn. am Bewegungsapp., Chirurg 1957. —
Bauchchir. b. Neugeborenen (mit Gohrbandt), Med. Klin. 1957. — Kreisl.bhdlg. b.
Transfus.zwischenfällen durch bakter. verunrein. Blutkonserven, Bibl. Haematol.
Fasc. 6/1957. — Klin. Untersuchgn. b. Steroidnark. (mit Piechowski u. Zuckert),

Zbl. Chir. 1957. — Prakt. Erfahrgn. m. d. Steroidnark. b. allg.-chir. Eingr. (mit Piechowski u. Zuckert), Chirurg 1958. — Bauchchir. i. Kindesalter (mit Gohrbandt), Med. Klin. 1958. — Chir. Bhdlg. periph. art. Durchblutgs.störgn. (mit Piechowski), ebd. — Diagnost. d. Ileus i. Neugebor.- u. Säuglingsalter, (mit Pauly u. R. D. Meyer), Zbl. Chir. 1958. — Frühkomplikat. b. Kontrastdarstellg. d. Magen- u. Darmtraktes m. Barium (mit R. D. Meyer u. Gremmel), Langenbecks Arch. klin. Chir. 291/1959. — Beschwerden nach Gallenop., Dtsch. med. Wschr. 1960. — Sequele degli interventi di colecistectomia, Rass. Mens. di Med. Ted. II/1960. — Trastornos Post-Colecistectomia, Med. Alem. 1/1960. — Narb. Striktn. d. Gallenwegs u. ihre chir. Bhdlg., Med. Klin. 1960. — Probl. palliat. Eingr. b. Magenca. (mit Kremer), Zbl. Chir. 1960. — Techn. d. Gallenwegsanastomose, Chirurg 1960. — Bauchchir., Med. Klin. 1960. — Chir. abdomin. Tumoren, ebd. — Diagnost. d. akut. Appendizitis, Ärztl. Mitt. 1961. — Divertikel d. Magen-Darmtraktes u. ihre Komplikat. (mit Düwell), Med. Klin. 1961. — Lungenzysten i. Kindesalter (mit Gremmel), ebd. — Hernien d. Bauchwand u. i. Bauchraum (mit Düwell), ebd. — Op. Verlegg. d. Darmausganges, Orthop.-Technik 1961. — Besonderh. b. d. Oesophagusatresie, Langenbecks Arch. klin. Chir. 298/1961. — Seudoquistes pulmonares en la infancia (mit Gremmel u. Rodriguez-Garcia), Cirurgia, Ginekologia y Urologia 1961. — Bedeutg. d. Bluteiweißbildes f. d. Diagnost. u. Progn. v. Gallensteinerkrankgn., Zbl. Chir. 1962. — Verändergn. d. Bluteiweißbildes nach Op. am Gallenwegsystem, ebd. — Wasser-Salzhaushalt u. Nierenfunkt. b. Gallensteinleiden u. Verschl.ikterus, ebd. — Chir. Diagnost. u. Therap. d. wichtigsten exokrinen Pankreaserkrankgn. (mit Bircks), Med. Klin. 1962. — Vollständ. aganglion. Colon (mit Reimold), Zbl. Chir. 1962. — Diff.diagn. u. Therap. d. Verschlußikterus i. Säuglingsalter (mit Pape), Mschr. Kinderh. 1962. — Einf. Palliativop. b. inop. Kardiaca. (mit Bircks), Langenbecks Arch. klin. Chir. 301/1962. — Klin. Beitr. z. Ätiol. u. Progn. v. Atresien d. Darmtraktes (mit Ringler), Zbl. Chir. 1962. — Des tumeurs neurogènes metastasiantes de la cavité abdominale, Ann. chir. infantile 1963. — Palliativbhdlg. d. inop. Oesophagus- u. Cardiaca. durch Endoprothese (mit Bircks), Thoraxchir. 1964. — Op. Bhdlg. d. Gallengangsatresie, Zbl. Chir. 1964. — Eitr. Mediastinitis i. frühen Säuglingsalter (mit Martini-Pape), Kinderärztl. Praxis 32/1964. — Inop. Gallengangsatresie u. Relaparot., Chirurg 1964. — Bhdlg. inop. Oesophagus-Cardia-Ca., Zbl. Chir. 1964. — Beurteilg. d. Lebenserwartg. i. d. Neugebor.chir. - aufgezeigt am Beisp. d. Anal- u. Rectumatresie (mit Ringler), Z. Kinderchir. 1964. — Chron. Obstipat., Laxantienabusus u. postop. Peristaltik (mit Schraa), Zbl. Chir. 1964. — Blutbild b. Bronchialca. (mit Gellermann), Langenbecks Arch. klin. Chir. 306/1964. — Intraduoden. Choledochuscyste, Chirurg 1964. — Benigne Oesophagussten. m. Magenschleimhaut (mit Delfino), Langenbecks Arch. klin. Chir. 307/1964. — Klin.-röntgenol. Diagnost. b. funkt. Ileus (mit Gremmel), ebd. 308/1964. — Zwerchfelldefekte b. Neugebor. u. Säuglingen (mit Ney), Zbl. Chir. 1965. — Späterg. op. Zwerchfelldefekte (mit Ney), Z. Kinderchir. 1965. — Späterg. op. Oesophagus-Cardiaca., Langenbecks Arch. klin. Chir. 313/1965. — Chylothorax, Chir. Praxis 1966. — El quilotórax, Práctica quirúrgica 1966. — Wachstumsstörgn. nach Frakt. i. Kindesalter (mit Niemann), Bruns' Beitr. klin. Chir. 212/1966. — Omphalozele - Klin., Therap. u. Progn. (mit Hupfauer), Arch. Kinderh. 173/1966. — Diagnost. u. Therap. d. gr. Magenblutg. (mit Delfino), Zbl. Chir. 1966. — Il chilotorace, Schedario di chirurgia 10/1967. — Sternumspalte, Chir. Praxis 1967 (mit Schnabelmeier u. Ringler) u. Päd. praxis 1967. — Stumpfes Bauchtrauma i. Kindesalter (mit Hupfauer), Zbl. Chir. 1967. — Steissteratom, Chir. praxis 1967.

Griep, Karl, 3500 Kassel, Reginastr. 20. — Fragebogen 1968 nicht beantwortet.

Griese, Manfred, 1. Oberarzt d. chir. Abt. St. Franziskus-Hosp., 239 Flensburg.
— *12. 3. 34 Goschütz. — **A:** 62 Fürth/Bayern. — **Prom:** 60 Erlangen. — **F:** Chir. —
V: 60–61 Erlangen (Henning), 61–64 Stadtkrhs. Fürth/Bayern (Denecke), 64–66
Hafenkrhs. Hamburg (Küntscher), 66 Allg. Krhs. Heidberg ebd. (Prinz), ab 66
St. Franziskus-Hosp. Flensburg (Wolfers). — **P:** Röntgenolog. Herzvolumenbe-
stimmg. u. Herzmodellierg. (mit Büchner), Arch. Kreislaufforsch. 32/1960. —
Periph. Farbstoffinjekt. u. ihre extrakard. Beeinfl. (mit Bachmann u. Heckel),
Arch. Kreislaufforsch. 50/1961. — Kardiovascul. Sympt. d. Hyperthyreose u. ihre
diagn. Bedeutg. (mit Bachmann), Med. Welt 1961.

Grießer, Gerd, Prof., Dir. d. Univ.-Inst. f. Medizin, Dokumentat. u. Stat.,
2300 Kiel, Brunswiker Str. 2 a. — Fragebogen 1968 nicht beantwortet.

Grießmann, Heinz, Prof., Ärztl. Dir. u. Chefarzt d. chir. Abt. Städt. Krhs., 235
Neumünster/Holst. — *17. 9. 09 Königswusterhausen. — **A:** 34 Magdeburg. —
Prom: 33 Leipzig. — **Hab:** 41 Kiel. — **F:** Chir., Urol. — **V:** 33/34 Städt. Kr.anst.
Magdeburg, 35–36 Pathol. Inst. (Hueck), Phys. Inst. (Gildemeister) Leipzig, 36
Gießen (Fischer), 39–50 Oberarzt Kiel (Fischer, Wanke). — **B:** Op. am Netz, Me-
senterium u. i. Retroperitoneum (m. Nebennieren), in: Bier-Braun-Kümmell, Chir.
Op.lehre, Bd. 5, 1955. — Prostatahypertrophie, Prostataca., in: Handlexikon d.
med. Praxis, Medico 1955. — Bhdlg. d. Pankreascysten. Loseblattlexikon Diebold.
Die mod. Chirurgie. I/6 1955. — Brustdrüse u. Brustwand (mit Hasselmann u.
Jacobsen), in: Klin. Chir. f. d. Praxis, 2. Thieme 1960. — Unvollständ. Harnblasen-
entleerg., Diagn. u. Therap., Enke 1961. — **P:** Pneumotachogramm b. Kreisl.in-
suff., Diss. — Ascorbinsäureverminderg. im Urin als Indikat. f. d. Verabfolgg. v.
Vitamin C b. chir. Erkrankgn., Arch. klin. Chir., Kongr.bd. 193. — Verhalten d.
inn. u. äuß. Sekret. d. Bauchspeicheldrüse b. Erkrankgn. d. Gallenwege u. ihre
Bedeutg. f. op. Bhdlg., Bruns' Beitr. klin. Chir. 168/1938. — Blutuntersuchgn. f. d.
Diagn. u. z. Progn. d. Ca. nach d. Op. sowie f. d. Bhdlg. recidivgefährdeter Kranker
(mit Köhle u. Söhnl), Chirurg 1938. — Erfahrgn. m. d. konservat. Bhdlg. akuter
Pankreaserkrankgn., Zbl. Chir. 1939. — Diagn. u. Therap. d. akuten Pankreaserkrankgn., Dtsch. Zschr. Chir. 252/1939. — Abnorm hohe Rest-N-Vermehrg. b. e.
Fall v. akuter Pankreasnekr. m. Fermentmangel, Zbl. Chir. 1939. — Allergie u.
Ulcusleiden (mit Henningsen), ebd. — Pankreassteine b. e. Dyskinesie d. Gallenwege, Bruns' Beitr. klin. Chir. 172/1941. — Besonderhtn. i. Heilverl. kindl. Knochenbr., Med. Klin. 1941. — Gasoedemerkrankgn., Militärarzt 1942. — Embol. Verschleppg. e. Granatsplitters i. d. re. Herz, ebd. 1943. — Pankreasfermentschädiggn.
am extrahepat. Gallensystem u. Leber, Dtsch. Zschr. Chir. 256/1942. — Pankreas-
saftuntersuchgn. b. e. Fall v. Pankreasfistel nach Magenresekt., Chirurg 1943. —
Gärungsileus, Dtsch. Med. Wschr. 1943. — Selt. Lokalisat. d. Ostitis deformans
paget (Calcaneus), Rö.-Praxis 1943. — Ascaridenileus, ebd. — Cholascos durch
Choledochusperforat., Zbl. Chir. 1943. — Cholecystograph. m. Biliselektan u.
Schnellcholecystograph., Dtsch. med. Wschr. 1943. — Cholecystograph. m. Bi-
liselektan u. d. Schnellcystograph., Rö.-Praxis 1943. — Vergl. Untersuchgn. üb. d.
Ablauf d. Knochenbr.heilg. b. d. Marknagelg. u. b. d. m. Gipsverband behand.
Frakt. (mit Reich), Arch. klin. Chir. 205/1944. — Drainage b. Hepaticusverletzg.,
Zbl. Chir. 1944. — Gasoedemerkrankg., Med. Welt 1945. — Techn. d. Schenkelhals-
nagelg., Zbl. Chir. 1947. — Hilfsintrumente f. d. Marknagelg. nach Küntscher,
Chirurg 1947. — Weit. Erfahrgn. m. d. Marknagelg. nach Küntscher an d. chir.
Univ.-Klin. Kiel (mit Schüttemeyer), ebd. — Gehalt u. d. Bestimmg. d. Gallen-

säuren i. Gallenflüssigktn. d. Menschen (mit Falck), Klin. Wschr. 1948. — Nekrotis. Enteritis, Pathol. Schriftenreihe 1948. — Chir. d. Blasenektopie, Zbl. Chir. 1948. — Op. Bhdlg. d. Pankreascysten, Chirurg 1948. — Entstehg. d. Gallenblasenentzündg., Langenbecks Arch. klin. Chir. 262/1949. — Emulgierfähigkt. d. Galle, Zbl. Chir. 1949. — Volvulus (mit Heuck), Chirurg 1949. — Leberpunkt., Zbl. Chir. 1949. — Darmbrand, Langenbecks Arch. klin. Chir. 265/1950. — Pankreastumoren, Zbl. Chir. 1950. — Marknagelg. b. Unterarmpseudarthr., Hefte Unfhlkd. 40/1951. — Keimgehalt d. Knochenmarkes, ebd. — Pankreasfermente u. Gallenblasenentzündg., Pro medico 1951. — Epicondylitis humeri lateralis, Chirurg 1951. — Chronaxie-messgn. b. Bandscheibenvorfällen, Bruns' Beitr. klin. Chir. 182/1951. — Chronaxie-messungn. b. chir. Erkrankgn., ebd. — Gasbrand. d. Leber, Zbl. Chir. 1951. — Nieren-geschwulst, d. e. Hypernephrom vortäuschte, Z. Urol. 1951. — Teratoide Cyste d. Zwerchfells, Zbl. Chir. 1952. — Essent. Haematurie (mit Eufinger), Z. Urol. 1952. — Phaeochromocystom u. Diabetes, Zbl. Chir. 1952. — Extrapleur. digit. Mitralklap-pensprengg., Chirurg 1953. — Erregbarkt. d. Skelettmuskels b. Durchblutgs.störgn., Langenbecks Arch. klin. Chir. 1953. — Einfl. d. Grenzstrangresekt. auf d. Skelett-muskulat. (mit Heuck), Bruns' Beitr. klin. Chir. 187/1953. — Neuer Urologen-untersuchgs.tisch, Z. Urol. 1953. — Wie soll d. prakt. Arzt d. beginn. Prostatahy-pertrophie behandeln?, Landarzt 1953. — Männl. od. weibl. Hormone b. d. Pro-statahypertrophie? (mit Drüke), Z. Urol. 1955. — Techn. d. Mitralklappensprengg., Chirurg 1955. — Erfahrgn. üb. d. Wert d. Emulgierprobe, Bruns' Beitr. klin. Chir. 192/1956. — Indikat. u. Progn. d. Gallenop. (mit Dammann), ebd. — Cardiospas-mus – Megaoesophagus, Thoraxchir. 1956. — Heut. Stand d. Anwendg. d. Muskel-relaxantien i. Klin. u. Praxis (mit Flach), Neuralmed. 1956. — Ostitis pubis – Sudeck'sche Erkrankung? (mit Damman), Z. Urol. 1956. — 20 Fälle v. Cardiaca., Bruns' Beitr. klin. Chir. 193/1956. — Erfahrgn. b. 100 Prostatekt. nach Millin (mit Jacobsen), Z. Urol. 1957. — Chir. Bhdlg. d. erworb. Erkrankgn. d. Herzens, Schleswig-Holst. Ärztebl. 1957. — Mitomen als Schutztherap. (mit Warlitz), Chirurg 1957. — Choledochoskopie, Bruns' Beitr. klin. Chir. 195/1957. — Pyeloskop., Z. Urol. 1958. — Prostataka., Med. Mschr. 1959. — Esophageal Surgery 1956, Int. Coll. Surg. 1959. — Intraoperative Choledochoskopie Study, J. Int. Coll. Surg. 3/1959. — Erfahrgn. m. d. intraop. Endoskopie d. Gallengänge, Fortschr. Med. 1959. — Phlegmasia coerulea dolens (mit Godt), Bruns' Beitr. klin. Chir. 260/1960. — 5 J. Mitomenbhdlg. (mit Warlitz), Chirurg 1960. — Endoskopie d. Gallenwege, Chir. Prax. 1960. — Endoskopy of the Biliary Ducts, Med. Proc. 6/1960. — Zu-satzgerät f. d. Endoskop., Zbl. Chir. 1961. — Mitomen u. Herzkatheter, Chemothe-rapy of Malignant Tumours, 2nd Bielefeld Symp. 1961. — Bhdlg. Mammaca., Dtsch. med. Wschr. 1961. — Therap. d. Pankreaserkrankgn., Med. Welt 1962. — Bhdlg. d. Spontanpneumothorax, Zbl. Chir. 1962. — Endoskop. d. Gallenwege, Z. Gastroenterol. 1963. — Trattamento delle affeziconi pancreatide, acute con inattivatore enzimatico, La Clinica Terapeutica, Colo 5 Vol. 26/1963. — Akute Pankreatitis, Europ. Pankreas-Symp. 1964. — Enzymuntersuchgn. b. Unfallver-letzten, Zbl. Chir. 1965.

Grill, Werner, Prof., Chefarzt d. chir. Abt. Krskrhs., 813 Starnberg, Oßwaldstr. 1. — * 4. 3. 20 Zell/Pfalz. — **A:** 45 Hamburg. — **Prom:** 45 ebd. — **Hab:** 58 Marburg/Lahn. — **F:** Chir. — **V:** 45–48 Pathol. Inst. d. Städt. Krhs. Ludwigshafen/Rhein (Hanser), 48 Neuropathol. Labor Univ.-Nervenklin. Tübingen (Ostertag, Kretsch-mer), 49 Pathol. Inst. Städt. Krhs. Ludwigshafen/Rh., 49–52 Chir. Klin., ebd. (Jaeger), 53–58 Marburg/Lahn (Zenker), 59–65 Oberarzt d. Chir. Univ.-Klin.

München, zuletzt I. Oberarzt. — **B:** Operaciones para la cura de las hernias abdominales, incluidas las hernias diafragmáticas (mit Zenker), Labor 1963. — Beitr. z. Angiograph. chir. Lungenerkrankgn. (mit Löhr, Scholtze u. Schölmerich), Springer 1964, — Geschloss. u. off. Verletzgn. d. Brustkorbes u. d. Brustorgane, 1966. — **P:** Eigenart. mult. Tumorbildgn. i. Becken u. i. d. Bauchdecken e. 22j. Frau, Frankf. Zschr. Path. 61/1949; u. Schlußbemerkg., ebd. 62/1951. — Großhirn-Spongioblastome, Arch. Psychiatr. 182/1949. — Sog. chron. traumat. subdur. Haematom (mit Jaeger), Med. Mschr. 1950. — Pathol. d. Ligamentum flavum i. ihrer klin. Bedeutg., ebd. — Pathol. d. Zwischenwirbelscheibe i. ihrer klin. Bedeutg., ebd. 1951. — Zus.hang zw. Nucleus-pulposus-Hernie u. Unfall (mit Jaeger), ebd. — Sarkom nach Bombensplitterverletzg., Mschr. Unfhlkd. 1951. — Weitere grundsätzl. Bemerkgn. üb. d. Zus.hang zw. Nucleus-pulposus-Hernie u. Unfall (mit Jaeger), Med. Mschr. 1951. — Toxikol. d. Dimethylsulfats (mit Roßmann), Zbl. Arbeitsmed. 1952. — Diff.diagn. d. sog. chron. traumat. subdur. Hämatoms (mit Jaeger), Med. Mschr. 1952. — Mikroskop. Befunde b. präop. bestr. Mammaca., Langenbecks Arch. klin. Chir. 281/1955. — Bhdlg. d. Oberschenkelschaftbr. b. Kleinkindern, Mschr. Unfhlkd. 1957. — Formen d. Zwerchfellbr., ihre Entstehg., spez. Symptomatol. u. Diagnost., Bruns' Beitr. klin. Chir. 194/1957. — Nebenlunge b. traumat. Zwerchfellhernie, Thoraxchir. 1957. — Klin. u. Therap. traumat. Zwerchfellhernien, Bruns' Beitr. klin. Chir. 195/1957. — Intramur. Ausbreitg. d. Magen-Ca., Langenbecks Arch. klin. Chir. 287/1957. — Klin. u. Therap. traumat. Zwerchfellhernien, Dtsch. Med. J. 1957. — Nebenverletzgn. b. Hüftgelenksverrenkgn., Ber. Unfallchir. Tagg., Marburg 1957. — Therap. subkut. Pankreasverletzgn. (mit Hamelmann), Bruns' Beitr. klin. Chir. 196/1958. — Morphol. Grundlagen d. angiograph. Befunde chir. Lungenerkrankgn. u. ihre klin. Auswertg., Habil.-Schr. — Morphol. Grundlagen angiograph. Lungenbefunde, Langenbecks Arch. klin. Chir. 289/1958 — Norm. u. pathol. Lungensegmente i. selekt. Angiogramm (mit Löhr u. Scholtze), Acta Radiol. 51/1959. — Bhdlg. d. Rundherde d. Lunge u. ihre Erg. (mit Scholtze), Langenbecks Arch. klin. Chir. 292/1959. — Bedeutg. d. Lungenangiograph. f. d. Erkenng. u. Bhdlg. d. Lungenerkrankgn., Münch. med. Wschr. 1960. — Frühdiagn. d. Bronchialca. als Teamwork v. Prax., Röntgenol., Bronchoskop. u. Zytol. (mit Zenker u. Glum), Mkurse ärztl. Fortbild. 1960. — Morphol. Grundlagen d. angiograph. Befunde chir. Lungenerkrankgn., Fortschr. Röntgenstr. 1960. — Schädigungsgrade d. Lungenparenchyms i. selekt. Angiogramm (mit Löhr), Langenbecks Arch. klin. Chir. 296/1960. — Sonderformen d. Lungeneitergn. u. ihre Bhdlg. (mit Zenker u. Kraemer), ebd. — Anwendg. e. extrakorp. Umgehgs.kreisl. f. Op. a. d. descend. thorak. Aorta (mit Heberer, Borst u. Eberlein), ebd. — Indikat. u. Techn. d. intraop. Gallengangsrevis., Chirurg 1961. — Untersuchgn. üb. d. instrum. Gallengangsexplorat. (mit Pichlmaier), Langenbecks Arch. klin. Chir. 296/1961. — Kl. u. mittl. Chir. i. d. Antibiotika- u. Cortisonära, Mkurse ärztl. Fortbild. 1961. — Schädiggs.folgen d. instrument. Gallengangsrevis. (mit Pichlmaier), Chir. Prax. 1961. — Perop. Gallengangsrevis., ebd. 1962. — Exp. Untersuchgn. üb. d. Durchblutgs.verhältn. am Duodenalstumpf (mit Lang u. Pichlmaier), Langenbecks Arch. klin. Chir. 299/1962. — Techn. d. Duodenalstumpfverschl. (mit Widok), Chirurg 1962. — Blutgn. d. Verdauungstraktes (mit Pichlmaier u. Bügler), Zbl. Chir. 1962. — Motilit. d. Gallenwege (mit Pichlmaier, Neff u. Stuhlfauth), Münch. med. Wschr. 1963. — Exp. Untersuchgn. üb. d. Verschl.mechan. d. dist. Gallenwege nach transduoden. Sphincterot. (mit Pichlmaier u. Hernandez), Langenbecks Arch. klin. Chir. 302/1963. — Notfallchir. i. d. Thoraxhöhle, Med. Klin. 1963. — Leitsympt.: Hämatemesis - Meläna

(mit Pichlmaier), Münch. med. Wschr. 1963. — Blutgefäßversorgg. d. Duodenums
u. ihre klin. Bedeutg. (mit Lang, u. Pichlmaier), Morph. Jb. 104/1963. — Fortschr.
i. d. Unfallchir. i. Thorax-Bauchbereich, Regensb. Kolleg. ärztl. Fortbild. 1963. —
Erkenng. u. Bhdlg. simult. Thorax- u. Abdominalverletzgn., Langenbecks Arch.
klin. Chir. 308/1964. — Fortschr. i. d. Unfallchir. i. Thorax- u. Bauchbereich,
Regensb. Jb. ärztl. Fortbild. 1964.

Grimsehl, Hans-Harald, Facharzt f. Chir., Oberarzt d. 1. Chir. Klin. d. Städt.
Kr.anst., 85 Nürnberg. — *19. 4. 26 Bremen. — **A:** 56 Heidelberg. — **Prom:** 54
ebd — **F:** Chir. — **V:** 55 Anaesthesieabt. d. Chir. Univ.-Klin. Heidelberg (Frey),
Pathol. Inst. ebd. (Randerath), 56–63 Heidelberg (K.H. Bauer, Linder), ab 63
Oberarzt d. 1. Chir. Klin. d. Städt. Kr.anst. Nürnberg (Holder). — **B:** Beitr. Kindl.
Tumoren; D. op. Bhdlg. d. Geschwülste d. Blut- u. Lymphgefäße, in: Op. Bhdlg.
d. Geschwülste, Enke 1968. — **P:** Röntgenbefund u. Op.befund b. fehldiagnost.
Magenca., Chirurg 1959. — Klin. d. gr. Mesenteriallipome, Langenbecks Arch.
klin. Chir. 291/1959. — Retroperiton. Tumoren, ebd. — Adhäsionsverhütg. durch
intraabdomin. Instillat. v. Prednisolon-Acetat, ebd. 293/1960. — Kardiospasmus u.
Megaoesophagus, ebd. — Rö.befund u. Op.befund b. präop. nicht erkannten Magenca., Chirurg 1960. — Chir. d. Magenkrebses unt. bes. Berücksichtigg. d. erweit. Eingr. i. d. J. 1943–1959, Langenbecks Arch. klin. Chir. 294/1960. — Pathol.
Frakt. unt. Auswertg. d. Krankengutes d. Chir. Univ.-Klin. Heidelberg (1943–
1959), ebd. — Adhäsionsverhütg. durch Tachostyptan, Med. Welt 1961. — Krit.
Betrachtgn. z. Frage „Radikalop. od. Palliativeingr." b. Pankreasca., Langenbecks
Arch. klin. Chir. 297/1961. — Stumpfe Verletzgn. d. retroperiton. Organe, ebd.
298/1961. — Dickdarmverlagergn. i. Rö.bild und ihre diff.diagn. Bedeutg., ebd.
299/1962. — Konkremente i. kindl. Gallenwegen, Kinderärztl. Praxis 1963. —
Selt. Perforat. an d. Gallenwegen, Langenbecks Arch. klin. Chir. 306/1964. —
Beitr. z. familiären Colonpolypose, ebd. 307/1964. — Probl. d. Pathogen. u. Bhdlg.
d. Megaoesophagus u. Kardiospasmus, Bruns' Beitr. klin. Chir. 210/1965. —
Multiplizität maligner Tumoren, ebd. 211/1965. — Knochentumoren i. angiograph.
Bild, Langenbecks Arch. klin. Chir. 311/1965. — Diff.diagn. u. op. Therap. media-
stin. Erkrankgn., ebd. — Lokalisat. d. Phäochromocytoms, Med. Klin. 1966. —
Klin. u. Therap. v. Oesophagusmyomen, Langenbecks Arch. klin. Chir. 314/1966. —
Pathogen., Klin. u. Therap. v. Leber- u. Milzzysten im Kindesalter, Z. Kinderchir.
1966. — Teratoide Nierengeschwülste i. Kindesalter, ebd. 1967. — Mediastin. Tera-
tome, ihre Diagn. u. Bhdlg., Langenbecks Arch. klin. Chir. 1967.

Grobert, Bruno A., 1 Berlin 65, Drontheimer Str. 7. — *8. 5. 14 Konitz/Westpr.
— **A:** 43 Berlin. — **Prom:** 44 ebd. — **F:** Chir. — **V:** 45–51 Chir. Univ.-Klin. u.
Poliklin. Berlin Ziegelstr. (Domrich), 52–54 Path.-Anat. Inst. d. Charité Berlin
(Anders u. Ketteler), 55–57 Chir. Univ.-Klin. d. Charité ebd. (Felix), 58–61 Praxis-
vertretgn., 62 Akad. f. Arbeitsmed., 63 Unfallarzt (Uhrich), 66 Unfallarzt in eigener
Praxis (Durchgangsarzt).

Grochol, Werner Peter Paul, Reg. Med. Dir. b. Land Nordrhein-Westfalen,
Facharzt f. Chir. u. Urol., Landespolizeischule f. Techn. u. Verkehr, 43 Essen, Nor-
bertstr. 165. — *27. 4. 10 Berlin. — **A:** 36 Berlin. — **Prom:** 36 ebd. — **F:** Chir. u.
Urol. — **V:** 35/36 inn. Abt. Hedwig-Krhs. Berlin (Brogsitter), 37 Pathol. Inst.
Berlin-Neukölln (Plenge), 38 Josef-Krhs. Berlin-Tempelhof (Bange), 40–45 Kriegs-
dienst, 45–49 Oberarzt Städt. Krhs. Dortmund (Speckmann).

Groddeck, August Wilhelm, Facharzt f. Chir., 4792 Bad Lippspringe/Westf.,
Langestr. 7. — *16. 8. 14 Sobbowitz/Westpr. — **A:** 39 Berlin. — **Prom:** 41 ebd.

— **F:** Chir. — **V:** Univ.-Frauenklin. Berlin, Gr. Kr.anst. Bremen, Krskrhs. Prenzlau, St. Vincenz-Krhs. Paderborn, Krskrhs. Gräfenthal/Thr.

Grölkinger, Helmut, Ass. d. Chir. Univ.-Klin., 4000 Düsseldorf, Moorenstr. 5. — Fragebogen 1968 nicht beantwortet.

Grözinger, Karl-Heinz, Priv.-Doz., Chir. Univ.-Klin., 69 Heidelberg 1, Kirschnerstr. 1. — *1. 9. 28 Mainz. — **A:** 55 Hanau. — **Prom:** 55 Frankfurt a. M. — **Hab:** 67 Heidelberg. — **F:** Chir. — **V:** 54 Univ.-Frauenklin. Frankfurt (Naujoks), 54 Hautklin. ebd. (Gans), 55–56 St. Krhs. Hanau (Westermann), 56–58 St. Krhs. Rüsselsheim (Balthasar, Jirzik), 58–59 BfA Inn. Klin. Bad Tölz (Engelmann), ab 59 Heidelberg (K. H. Bauer, Linder), zwztl. 62–63 Univ. of Mississippi Jackson, USA (Artz), 66 I. Chir. Univ.-Klin. Wien (Fuchsig). — **P:** Bhdlg. d. Hypertonie u. d. begleit. Herzinsuff., Hippokrates 1959. — Herzbhdlg. i. Verl. v. Jodbadekuren u. i. d. Prax., Med. Welt 1961. — Krit. Betrachtgn. z. Frage „Radikalop. od. Palliativeingr." b. Pankreasca. (mit Ehlers u. Grimsehl), Langenbecks Arch. klin. Chir. 297/1961. — Erg. d. konservat. Bhdlg. v. 105 Speichenköpfchenbr. (mit Daum u. Jungbluth), ebd. 300/1962. — Isol. Br. d. Würfelbeins, ebd. — Berufsverletzgn. d. Frau (m. bes. Berücksicht. d. Fingerverletzgn), Mschr. Unfhlkd. 1962. — Verrenkgn. i. Ellbogengelenk (mit Jungbluth u. Daum), Arch. orthop. Unfallchir. 55/1963. — Neurinome d. Magens (mit Benz), Langenbecks Arch. klin. Chir. 303/1963. — Improving tissue perfusion in experimental burns (mit Artz, Youmans u. Webb), C. R. XX Congr. Soc. Internat. Chir. 1963. — Beneficial effect of low viscous dextran on venous oxygen in burns (mit Artz u. Youmans), Surg. Forum 14/1963. — Flüssigkts- u. Elektrolytverändergn. b. exp. Verbrenngn. (mit Artz), Langenbecks Arch. klin. Chir. 303/1963. — Tierexp. Untersuchgn. z. Beeinfl. d. Pankreatitis m. d. Fermentinhibitor Trasylol (mit Artz), ebd. 305/1964. — Experimental studies on prevention of fatal pancreatitis (mit Hollis u. Artz), J. Amer. med. Ass. 187/1964. — Sofortmaßnahmen b. zirk. Verbrenngn., Mschr. Unfhlkd. 1964. — Evaluation of Trasylol in experimental acute pancreatitis (mit Artz, Hollis u. Wesson), Surgery (St. Louis) 56/1964. — Gegenwärt. Stand d. Verbrenngs.bhdlg. (mit Artz), Mschr. Unfhlkd. 1964. — Lok. Magenhypothermie. Ein neues therapeut. Prinzip (mit Hochberg u. Yolac), Chirurg 1964. — Eingeweideprolaps i. d. Brusthöhle b. Zwerchfellrupt. (mit Schmitz u. Wenz), Langenbecks Arch. klin. Chir. 306/1964. — Ref. üb. d. 7. Int. Gastroenterologenkongr. i. Brüssel 1964 u. Taggs.ber. üb. „Gastric Freezing", Z. Gastroenterol. 1964. — Klin. Sympt. u. Therap. d. akuten Pankreasanfalls (mit Bodem), Med. Klin. 1964. — Lok. u. allg. Verändergn. b. d. exp. Pankreatitis, Langenbecks Arch. klin. Chir. 308/1964. — Pathogen. d. exp. autodigest. Pankreatitis (mit Doerr u. a.), Klin. Wschr. 1965. — Organverändergn. b. exp. Pankreatitis. M. bes. Berücksicht. d. Leber- u. Pankreasbeziehg. (mit Wanke), Langenbecks Arch. klin. Chir. 310/1965. — Art. Perfus. d. Pankreas m. Trasylol b. akuter Pankreatitis (mit Wenz), Z. Gastroenterol. 1965. — Pathomorphol. Untersuchgs.erg. v. Therapieversuchen m. Fermenthemmkörpern b. d. exp. Pankreatitis d. Hundes (mit Wanke, Hochberg u. Welsh), Langenbecks Arch. klin. Chir. 310/1965. — Kollagenfolien als temp. Hautersatz (mit Wanke), Klin. Wschr. 1965. — 20 J. Chir. d. extrahepat. Gallenwege a. d. Chir. Univ.-Klin. Heidelberg (mit Krumhaar), Chirurg 1965. — Gutart. Geschwülste d. Magen-Darm-Traktes (mit Ott u. Reisert), Langenbecks Arch. klin. Chir. 311/1965. — Einfl. d. exp. Pankreatitis auf d. Serumelektrolytgehalt d. Hundes (mit Hochberg u. a.), Z. exper. Med. 139/1965. — Pathol. u. bakteriol. Untersuchgn. b. exp. Hautersatz durch Kunststoffe u. biol. Substanzen (mit Wysocki), Langenbecks Arch. klin. Chir.

313/1965. — Akute Pankreatitis: biol. u. exp. Enzymprobl. (mit Linder), C. R. XXI Congr. Soc. Internat. Chir. 1965. — Histochem. Darstellg. d. proteolyt. Aktivität b. d. akuten exp. Pankreatitis (mit Bleyl, Nagel u. Wanke), Klin. Wschr. 1966. — Verändergn. d. Blutgerinng. b. d. akuten exp. Pankreatitis d. Hundes (mit Encke u. a.), ebd. — Pancreatitis: progress in management, Surgery (St. Louis) 59/1966. — Serumenzymverändergn. b. d. exp. Pankreatitis d. Hundes (mit Wanke u. a.), Z. exper. Med. 140/1966. — Deckg. ausgedehnter flächenh. Hautdefekte m. e. neuen Dreischicht-Kollagenfolie (mit Wanke u. Hartmann), Langenbecks Arch. klin. Chir. 314/1966. — Kollagenfolien als tempor. Hautersatz (mit Wanke), Umschau in Wiss. u. Tech. 1966. — Exp. Untersuchgn. b. d. durch Fettemuls. ausgelösten Pankreatitis d. Katze (mit Blümel), Wien. klin. Wschr. 1966. — Problèmes enzymatiques, biologiques et experimentaux dans le traitement de la pancréatite aiguë (mit Linder), Montpellier Chir. 12/1966. — Magenulcus nach lok. Kälteschädigg. (mit Wenz), Radiologe 1966. — Erg. op. Bhdlg. d. Ileitis terminalis, Zbl. Chir. 1967. — Akute postop. Leberschäden unt. bes. Berücksicht. d. Halothan. Vergl. morphol. u. klin. Untersuchgn. (mit Jansen, Brehmer u. Stoeckel), Langenbecks Arch. klin. Chir. 317/1967. — Tempor. Hautersatz m. biol. Substanzen (mit Wanke), Wehrmed. Mschr. 1967. — Erg. exp. Untersuchgn. z. prim. Elektrolyt- u. Flüssigkts.ersatz, ebd. — Enzyme inhibitation: a modern clue to acute pancreatitis, Pakistan med. Forum 1967. — Histotopochemie akt. proteolyt. Enzyme b. d. exp. autodigest. Pankreatitis (mit Bleyl, Nagel u. Wanke), Virchows Arch. path. Anat. 342/1967. — Ileitis terminalis u. Colitis ulcerosa (mit Wenz u. Krupka), Münch. med. Wschr. 1967. — Chir. Bhdlg. v. Durchfallsleiden als Folge insul. Pankreashyperplasie, Zbl. Chir. 1967. — Klin. d. endokrinen Pankreasgeschwülste, Med. Welt 1967. — Gestationspankreatitis, Geburtsh. z. Frauenhlkd. 1967. — Möglktn. u. Grenzen d. Trasylolmed. b. akuter Pankreatitis aus morphol. Sicht (mit Wanke u. Nagel), Klin. Wschr. 1967. — Kollagenfolien z. Deckg. v. Hautdefekten i. Tierexp. (mit Wanke u. Sebening), Med. Mitt. (Melsungen) 1967. — Recent advantages in the treatment of acute pancreatitis by inhibitor therapy, Med. heute (Tokyo) 32/1967.

Groh, Herbert A., Prof., Leit. Arzt d. orthop. Abt. Hüttenkrhs. Saarbrücken-Burbach, 66 Saarbrücken 2, St. Johanner Str. 37. — *4. 9. 08 Bouzonville/Lothr. — A: 34 Frankfurt. — **Prom:** 34 ebd. — **Hab:** 42 Berlin. — **F:** Orthop. — **B:** Bandschad. d. Kniegelenk. als Unf.- u. Aufbrauchsfolge, Enke 1952. — Lehrb. d. Sportmed., Enke 1962.

Groh, Herbert, Facharzt f. Chir., 7012 Fellbach, Maicklerstr. 8. — *1. 3. 26 Stuttgart. — **A:** 52 Würzburg. — **Prom:** 52 ebd. — **F:** Chir. — **V:** 52–61 Krskrhs. Waiblingen, später Oberarzt d. chir. Abt. ebd., 62 Krskrhs. Heidenheim, 63 Chir. Univ.-Klin. Tübingen, 64–66 Oberarzt Chir. Abt. Waiblingen, ab 67 Niedergel. Chir. u. Durchgangsarzt.

Grohmann, Willy, Doz., Chefarzt d. chir. Abt. d. Krskrhs. Bernau, X 1292 Wandlitzsee (Post Wandlitz), Langer Grund 33. — Fragebogen 1968 nicht beantwortet.

Groll, Hans, Oberarzt d. chir. Abt. d. Krhs. St. Elisabeth, 888 Dillingen /Don.*

Gropp, Hans, Priv.-Doz., Oberarzt d. Chir. Univ.-Klin., 78 Freiburg i. Br., Chirurgische Universitätsklinik. — *20. 1. 27 Pforzheim. — **A:** 54 Heidelberg. — **Prom:** 53 ebd. — **Hab:** 66 Freiburg i. Br. — **F:** Chir. — **V:** 54–56 Inn. Abt. d. Städt. Krhs. Pforzheim (Stodtmeister), 3 Mon. Landpraxis (Dr. Alber, Mühringen/Kr. Horb), ab 56 Chir. Univ.-Klin. Freiburg (Krauß). — **P:** Einige cytol. Beobachtgn. an Tumorzellen unt. d. Wirkg. v. Mitosegiften, Z. Krebsforsch. 1954. — Stoß- od.

Dauerbhdlg. i. d. peror. Diabetestherap.? (mit Hohnloser, Fetzner, Nennstiel), Medizinische 1957. — ,,Kollege'' Friedrich v. Schiller. Z. 200. Geburtstag d. Dichters! Materia Medica Nordmark 1959. — Mammograph., Dtsch. med. Wschr. 1964. — Symptomat. Chylothorax, Thoraxchir. 1964. — Untersuchgn. üb. d. Geschlechtschromatin u. d. zugrundelieg. Chromosomenstatus b. Mammaca. (mit Wolf u. Pera), Wien. klin. Wschr. 1964. — Sex-Chromatin u. Chromosomenstatus b. Mammaka. (mit Wolf u. Pera), Dtsch. med. Wschr. 1965. — Probl. d. Hormonbhdlg. d. Mammaca. (mit Krauss), Langenbecks Arch. klin. Chir. 311/1965. — Cytogenet. Zus.hang zw. Sex-Chromatin u. Chromosomenstatus b. Mammaca., (mit Wolf) ebd. 313/1965.— Mucocele d. Appendix, Med. Bild Dienst Roche 1966.— Kerngröße u. Sex-Chromatinhäufigkeit b. Mammaca. (mit Hein u. Wolf), Z. Krebsforsch. 1966. — Anzahl d. X-Chromosomen b. Mammaca. (mit Pera, Lohmann u. Wolf), Z. Krebsforsch. 1967. — Indikat. z. Mammograph., Landarzt 1967. — Neue Wege z. Früherfassg. d. Mammaca. (Mammograph.) u. therapeut. Gesichtspunkte, Therapiewoche 1967.

Gros, Ernst, Facharzt f. Chir., Rotes Kreuz-Krhs., 62 Wiesbaden, Rheinstr. 74. — *1. 2. 07 Biebrich/Rh. — **A:** 31 Würzburg. — **Prom:** 31 ebd. — **F:** Chir. — **V:** 31–38 Landkrhs. Coburg (Meier), 38–44 Charité Berlin (Sauerbruch). — **P:** Kongen. extradur. Rückenmarkscyste, Dtsch. Z. Chir. 1941. — Scapulopexie b. Dystrophia muscul progressiva, Zbl. Chir. 1943.

Groß, Carl-Ludwig, Chefarzt d. chir. Abt. d. Krhs. Maria Hilf, 405 Mönchengladbach. — *29. 1. 05 Olpe/Westf. — **A:** 32. — **Prom:** 32 Bonn. — **F:** Chir. — **V:** 32 Anat. Inst. Bonn (Sobota, Stöhr), 32–45 Bergmannsheil Bochum (Magnus, Bürkle de la Camp), 34 urol. Abt. St. Hedwig-Krhs. Berlin (Lichtenberg).

Gross, Fritz, apl. Prof. d. Univ. Tübingen, Dir. d. Chir. Klin. d. Katherinenhosp. d. Stadt Stuttgart i. R., 7 Stuttgart-W., am Kräherwald 215. — *1. 6. 98 Schwäb. Hall. — **A:** 24 Tübingen. — **Prom:** 24 ebd. — **Hab:** 33 Leipzig. — **F:** Chir. — **V:** 23 Städt. Krhs. Augsburg, Chir. (Haecker), 24–25 I. Med. Univ.-Klin. München (v. Romberg), 25–26 Pathol. Inst. Freiburg/Brsg. (Aschoff), 26–34 Chir. Univ.-Klin. Leipzig (Payr). — **B:** Die Mastdarmfistel, Erg. Chir. 23/1930. — Klin. u. exp. Beitr. z. Frage d. sekundären Wachstumsstörungen, Edelmann Leipzig 1935. — Hand- u. Lehrb. d. Krankenpflege (mit Fischer), Franckh-Vlg., 6. Aufl. 1956. — **P:** Angebl. Vorkommen spont. partenogenet. Eientwicklg. i. Meerschweinchenovar i. Hinbl. auf die Genese d. Keimdrüsenteratome, Diss. — Endometrioide Heterotopie am Colon sigm. im Stad.klimakt. Rückbildg, Frankf. Z. Path. 33/1925. — Pankreasatrophien im Säuglings- u. Kindesalter, Jb. Kinderhlkd. 62/1926. — Alveoläre Reakt. d. Lunge gegenüb. Ruß, Quarzstaub u. Phthisebazillen u. d. hier herrsch. Lokalisat.-gesetze, Beitr. path. Anat. 76/1926. — Bedeutg. d. heterotopen Wuchergn. v. Bau d. Uterusschleimhaut f. d. Chir., Dtsch. Z. Chir. 1928. — Knochenaufsplitterg. n. Kirschner, Arch. klin. Chir. Kongr.bd. 1928. — Op. Korrekt. schwerer rachit. Knochenverändergn., Fortschr. Therap. 1929 u. Rev. med. 1929. — Geschwülste d. Nebennierenrinde m. morphogenet. Wirkgn.: Krankheitsbild d. interrenal-genit. Syndroms, Bruns' Beitr. klin. Chir. 146/1929. — Impfstoffbhdlg. n. Keysser b. malig. Geschwülsten, Zbl. Chir. 1929. — Häufigkeit d. tbc. Mastdarmfistel, Arch. klin. Chir. 157/1929. — Entstehg. u. Bhdlg. d. Mastdarmfistel, Klin. Wschr. 1931. — Was leistet d. Rö.untersuchg. b. d. Diagnost. d. Erkrankgn. d. Wurmfortsatzes?, Arch. klin. Chir. 164/1931.— Prim. Naht off. Kniescheibenbr., Zbl. Chir.1931. —Pfirsichgroßes verkalktes Fibrom d. Nierenkapsel, ebd. — Bedeutg. d. Rö.untersuchg. b. perfor. Magen - u. Zwöffingerdarmgeschwür, Zbl.Chir.1931, dsgl.im Magen-Darmkanal, Chirurg 1932 z. Zus.fassg. Acta Radiol. 13/1932. — Spont. Pneumoperito-

neum b. Ileus, Röntgenpraxis 1932. — 3 Geschwülste d. fibr. Nierenkapsel,
Diagn. u. Therapie, Arch. klin. Chir. 171/1932. — Beitr. z. Path. u. Klin. d. Speichel-
steinkrankh., Bruns' Beitr. klin. Chir. 155/1932. — Erg. d. Milzexstirpat. (mit
Brugsch), Mitt. Grenzgeb. Med. u. Chir. 43/1932. — Direkte Lux.frakt. d. Hüfte
nach hinten, e. typ. Autofahrerverletzg., Zbl. Chir. 1933. — Kalkablagergn. i. d.
Milch- u. Ausführgs.gängen bd. Brustdrüsen, Röntgenpraxis 1934. — Pneumatocele, entstanden durch Perforat. e. ethmoid. Osteoms, Arch. klin. Chir., Kongr.bd.
1938. — Wert e. Klimaanlage i. Op.sälen, Klin. Wschr. 1938. — Op. Bhdlg. d.
Kiefergelenksankylose, Dtsch. zahnärztl. Wschr. 1938. — Harnleitersteinextrakt.
m. d. Schlingenkatheter n. Zeiss, Zbl. Chir. 1941. — Spätfolgen b. Lungensteckschüssen, Arch. klin. Chir. 202/1941. — Geschwürsdurchbr. d. Magens u. Zwölffingerdarmes während e. Rö.kontrastuntersuchg., nebst kurzem Ber. üb. 130 perfor. pept. Geschwüre, ebd. — Bhdlgsfrage d. vollständ. traumat. Kniegelenksverrenkg., Chirurg 1941. — Derztg. Stand d. Bhdlg. d. Lymphogranuloma inguinale
recti, Dtsch. Z. Chir. 254/1941. — Hackenextens. als Hilfmittel z. Verhinderg. d.
Elev. d. aufsteig. Astes u. b. d. Schieng. zahnloser Fragmente (mit Witzel), Dtsch.
Zahn-Mund-Kieferhlkd. 1942. — Örtl. Amyloid d. Alveolarfortsatzes, ebd. — Sog.
Tietze'sche Krkh., Dtsch. med. Wschr. 1954. — Wundbhdlg. u. prakt. Arzt, Hippokrates 1955. — Erfahrgn. m. d. atraumat. Wundtextil n. Baron, Fortschr. Med.
1956. — 5 J. Blutzentrale Stuttgart (mit Kolb), Ärztebl. Baden-Württbg. 1957. —
Chir. Händedesinfekt., Erf. mit p-Hisohex u. Riseptin, Chirurg 1957. — Erste Hilfe
b. Schädelverletzgn., Mitt. bl. DRK Landesverbd. Baden-Württ. 1956 u. Dtsch.
med. Wschr. 1957. — Erste Hilfe u. Chir. am Unfallort, Bahnarzt 1957, s. a.
Ärztebl. Baden-Württ. 1957, Landarzt 1958. — Angeb. einseit. Nierenaplasie m.
verkalkt. cyst. Degenerat., Zbl. Chir. 1957. — Dupuytren. Kontrakt. an allen 4 Extr.,
Arch. orth. Unfallchir. 49/1957. — 5 Fälle aus d. Praxis, Wirbelsäule in Forschg.
u. Praxis 5/1958. — Doppels. Erblindg. nach Basedowop., Zbl. Chir. 1958. —
Disponiert d. Lymphogranuloma recti z. Krebsentwicklg?, Chirurg 1958. —
Röntgenol. Lungenverändergn. b. d. Fettembolie, Mschr. Unfhlkd. 1958. —
Neuere Gesichtspunkte i. d. Chir. d. Gallenwege, Med. Mschr. 1958. — Struma maligna, Landarzt 1958. — Rectumca, e. immer wieder zu spät erkannte Krankh.,
ebd. — Ileitis regionalis, ebd. 1958. — Urol. Kompl. b. d. Ileitis reg., Med. Klin.
1959. — Hochgrad. angeb. Duodenalsten. b. 18j. mongoloidem Idioten, Med. Mschr.
1959. — Erkenng. u. Bhdlg. d. Kahnbeinbr. d. Hand, Landarzt 1960. — Perilun.
Luxat., ebd. — Gedanken üb. d. Brustkrebs d. Frau, Cesrasäule 1961. — Mastopathie u. Brustkrebs (mit Mellin), Landarzt 1961. — Selt. Spätfolgen unt.blieb. Frühbhdlg. b. 2 angebor. Mißbildgn. d. Mastdarmes: Harnsteinbildg. i. Mastdarm b.
Atresia recti m. recto-urethr. Fistel, Megasigma u. Uterusprolaps nach recto-vagin.
Fistel, Zbl. Chir. 1962. — Malignes, i. d. Choledochus eingewachs., z. Verschlußikterus führendes Neurofibrosarkom b. Mischtumor am Leberhilus, Chirurg 1963.
— Früherkenng. d. Mammaca. i. d. Praxis, Mkurse ärztl. Fortbild. 1964. — Bedeutg. d. Barr'schen Zellkernkörper b. Brustkrebs d. Frau, Dtsch. med. Wschr.
1964 — Aristaplomb. z. Fistelbhdlg. i. d. Chir., Mat. Med. Nordmarck 1964.
— Kleine Chir. i. d. Sprechstunde, Fortschr. Med. 1966. — Schultersteife,
Mkurse ärztl. Fortbild. 1967.

Gross, G. Werner, Facharzt f. Chir., 636 Friedberg/H., Kaiserstr. 130. — *16.
8. 10 Wilhelmshaven. — **A:** 36 Karlsruhe, **Prom:** 34 Heidelberg. — **F:** Chir. u. Tropenmed. — **V:** 35 Krskrhs. Angermünde (Comolle), 36–37 Diakonissenhaus Freiburg
(Hosemann), 38–40 Krhs. Balige/Sumatra, 40–46 C. I. C. Hosp. (Thomsen, Thierfel-

der), 47–48 Städt. Krhs. Friedberg/H. (Kramer), 49–51 amerik. Hosp. Gießen (57th Field Hosp), 51–52 chir. Abt. americ. Hosp. Baitalpur, C. P. India. — 52–56 Chir. Univ.-Klin. Gießen (Vossschulte), 52 Städt. Krhs. Eßlingen (Bender), Tropenmed. Kurse i. Hamburg u. Amsterdam, 58 Tropenkr.häuser i. Sumatra/Balige, Indien u. Ostafrika, 59 Ärztl. Exp.leit. i. Saudi-Arabien, 61–63 Werkchir. u. Botschaftsarzt i. Kabul/Afghanistan. — **P:** Chir.: Aneurysma d. Ductus Botalli, Ärztl. Forsch. 13, 14/1948. — Krankh.bild d. persist. Ductus arteriosus, Dtsch. med. Wschr. 1950. — Meckel'sche Divertikel als klin. bedeuts. Gefahrenquelle, Bruns' Beitr. klin. Chir. 187/1953. — Chir. Bhdlg. parenchymatöser Magenblutgn., Chirurg 1954. — Klin. d. Mesenterial-Tumoren, Langenbecks Arch. klin. Chir. 278/1954. — Kenntnis d. symptomat. Rektusscheidenhämatoms, Med. Mschr. 1956. — Symptomat. Rektusscheidenhämatom, Visum 1961. — Aneurysma d. Ductus arteriosus, ebd. 1962. — Keloide, ebd. — Sudeck'sche Atrophie a. Fußgelenk, ebd. 1963. — Karpaltunnelsyndrom i d. Handchir., ebd. 1966. — Tropenchir.: Chir. u. Tropenkrankh. m. bes. Berücksichtigg. d. Lepra, Dtsch. med. Wschr. 1956. — Praxis d. Tropenchirurgen, Ärztl. Praxis 1960. — Tropenmed.: Erfassg. Leprakranker, Dtsch. med. Rdsch. 1949. — Geschichtl. u. gegenw. Bedeutg. d. Lepra, Ärztl. Praxis 1960. — Framboesie. — Unfälle durch Schlangen u. Skorpione, ebd. 1960. — Lepra, e. unbesiegte Weltseuche, ebd. 1961. — Kwashiorkor, Infantile Proteinmangeldystrophie, Visum 1961. — Lepra, e. weltweite Seuche, Visum 1961. — Amoebiasis, ebd. 1962. — Dracontiasis, Med. Bild. d. Roche 1962. — Ethnographie: Schwarz u. Weiß i. Afrika, Ärztl. Praxis 1960. — Med. u. Geisterglaube i. Sumatra, ebd. 1962. — Sinn u. Unsinn d. Ignipunktur, Euromed. — Wert u. Unwert med. Entwicklungshilfe, ebd. 1964. — Sprechstunde i. Kakira, ebd. 1966.

Groß, Philipp, Priv.-Doz., Oberarzt d. Chir. Univ.-Klin., 6 Frankfurt/Main 70, Ludwig Rehnstr. 14. — *21. 9. 25 Heidelberg. — **A:** 51 Heidelberg. — **Prom:** 51 ebd. — **Hab:** 68 Frankfurt a. M. — **F:** Chir. — **V:** 52–53 Pathol. Inst. Univ. Heidelberg (Randerath), 53–54 Med. Poliklin. ebd. (Plügge), ab 54 Frankfurt a. M. (Geißendörfer), ab 66 Oberarzt. — **P:** Serumkrankh. an Chir. Univ.-Klin. Heidelberg, Diss. — Lokalisat. d. Becherschen Zellen i. d. Niere d. Menschen (mit Bohle), Verh. Dtsch. Path. Ges. 1954. — Bedeutg. d. Lipoidelektrophoresediagramms (mit Weicker), Klin. Wschr. 1954. — Lungenverändergn. nach Bronchograph. (mit Hartleib), Bruns' Beitr. klin. Chir. 196/1958. — Erkenng. u. Bhdlg. d. subkut. Milzrupt., Zbl. Chir. 1961. — Jugendl. Knochencyste, Chirurg 1962. — Bedeutg. d. Ascariasis f. d. Chirurgen, Zbl. Chir. 1962. — Sol. Chondrom d. Knochens, Bruns' Beitr. klin. Chir. 206/1963. — Enteritis regionalis, Langenbecks Arch. klin. Chir. 303/1963. — Therap. d. Olekranonfrakt. (mit Gerhart), Mschr. Unfhlkd. 1964. — Kindl. traumat. Milzrupt., Bruns' Beitr. klin. Chir. 208/1964. — Diagnost. d. Rezidivstruma, Langenbecks Arch. klin. Chir. Kongr.bd. 1966. — Diagnost. Probl. b. Epithelkörperchentumoren, ebd. Kongr.bd. 1967. — Exp. Untersuchgn. z. Frakt.heilg., ebd. — Subkut. Milzverletzg. u. Zwerchfellrupt., Chirurg 1967. — Exp. Studien z. Frakt.heilg., durchgef. an unentkalktem m. Tetracyclinen mark. Knochen (Habil.-Schr.).

Große-Frie, Bernhard, 4832 Wiedenbrück (Westf.), Kirchstr. 5. — Fragebogen 1968 nicht beantwortet.

Grosse-Weischede, Franz, OMR, Ärztl. Dir. d. Städt. Krhs. Potsdam-Babelsberg u. d. Poliklin., Chefarzt d. chir. Abt., X 1502 Potsdam-Babelsberg, R.-Breitscheid-Str. 10. — *4. 3. 04 Bochum. — **A:** 31 Bonn. — **Prom:** 32 ebd. — **F:** Chir. — **V:** 30 Städt. Kr.anst. Düren (v. Meer), 30–31 Univ.-Frauenklin. Bonn (v. Franqué), 32–34 Med. Univ.-Klin. ebd. (Hirsch, Martini), 34–35 Path. Inst. ebd. (Ceelen),

35–37 Knappschaftskrhs. Bochum-Langendreer (Friedemann) u. Austauschass.
am Bergmannsheil Bochum (Bürkle de la Camp), 37–45 Knappschaftskrhs. Aachen-
Bardenberg (Schmitz).

Grote, Gustav A. H., Chefarzt d. chir. Abt. Städt. Krhs., 283 Bassum.
— *22. 4. 28 Berlin. — **A:** 54 Bonn. — **Prom:** 54 ebd. — **F:** Chir. — **V:**
54/55 Inn. Abt. Westf. Diakon.anst. Sarepta, Bethel b. Bielefeld (Hochheimer),
55–57 Knappschaftskrhs. Bardenberg b. Aachen (Herink), 57–59 Köln (Schwaiger),
59–60 Physiol. Inst. Univ. Köln (Schneider), 60–63 Marburg (Schwaiger), ab 63
Städt. Krhs. Hildesheim (Oestern). — **P:** Einfl. d. Halsmarkdurchtrenng. auf d.
cerebr. Sauerstoffverbrauch b. Hund i. Barbituratnark., Pflügers Arch. 271/1960. —
Kardiorespirator. Störgn. b. hochgrad. Adipositas, Chirurg 1960. — Elektrokardiogr. Untersuchgn. b. hypox. Kreisl.stillstand, Z. Kreisl.forsch. 1961. — Einfl. v.
Hexobarbitursäure auf Sauerstoffverbrauch u. Vulnerabilität d. Gehirns, Pflügers
Arch. 272/1961. — Ursachen u. Aussichten d. Bhdlg. d. akut. Kreisl.stillstandes,
Langenbecks Arch. klin. Chir. 296/1961. — Gasanalyt. Untersuchgn. b. induz.
Herzstillstand u. Koronarperfus., Thoraxchir. 1961. — Einfl. d. Thoraxeröffng. auf
d. Sauerstoffpartialdruck d. arter. Blutes, Chirurg 1961. — Verhalten d. Sauerstoff-
spanng. sowie d. Säure-Basen-Gleichgewichts b. verschied. Formen d. kontroll.
Beatmg., Anaesthesist 1961. — Untersuchgn. d. Blutgaswerte vor, während u.
nach intrathorak. Eingr., Thoraxchir. 1961. — Veränderungen d. Blutgase, des
Säure-Basen-Gleichgewichtes u. d. Kreisl.größen b. tiefer Hypothermie unt. 20⁰C i.
Tierversuch, ebd. — Untersuchgn. z. Wiederbeleb.zt. d. Herzens i. Tierexp., Langenbecks Arch. klin. Chir. 301/1962. — Blutgasanalyt. Vergl. d. durch Oberflächenkühlg. u. Blutstromkühlg. bedingten Veränderg. i. Exp., ebd. — Bestimmg. d.
Sofortsuff. d. Herzens nach kompl. Ischämie i. Normothermie, Pflügers Arch.
276/1963. — Beeinflussg. d. Blutgase u. d. Säure-Basen-Gleichgewichtes b. Blutstromkühlg. unt. 20⁰C Rektaltemperatur i. Exp., Thoraxchir. 1963. — Bestimmg.
d. Wiederbeleb.zt. d. Herzens m. Sofortsuff. i. Tierversuch, ebd. — Untersuchgn.
z. Wiederbeleb.zt. d. Warmblüterherzens nach induz. Anoxie, ebd. — Verwendg.
v. Blutersatzmitteln i. extrakorp. Kreisl., Langenbecks Arch. klin. Chir. 303/1963. —
Blood gases and acid-base metabolism with the use of blood and blood substitutes
in artificial circulation during hypothermia, Surgery 55/1964. — Untersuchgn. üb.
d. renale Phosphatexkret. b. Kranken m. verschied. Nephropathien unt. bes. Berücksicht. v. Kranken m. prim. Hyperparathyreoidismus, Klin. Wschr. 1964. —
Mögl.ktn. d. Unterbindg. d. Cava inf. unterhalb d. Lebervenen i. Tierexp., Bull.
soc. intern. chir. 23/1964.

Grote, Wilhelm, Prof., Dir. d. Neurochir. Klin., Klinikum Essen d. Univ. Bochum,
43 Essen-Holsterhausen, Hufelandstr. 55. — *27. 9. 23 Gummersbach. — **A:** 49 Düsseldorf. — **Prom:** 49 Bonn. — **Hab:** 60 Bonn. — **F:** Neurochir. — **V:** 49–50 Städt. Krhs.
Gummersbach inn. Abt. (Foerst), chir. Abt. ebd. (Holzapfel), gynäkol. Abt. ebd.
(Schellhaas), neurolog. Abt. ebd. (Gretzmacher), Kinderabt. ebd. (Holländer), 51
neurochir. Abt. d. Chir. Univ.-Klin. Bonn (v. Redwitz, Röttgen), 52–53 Univ.-Nerven-
klin. ebd. (Gruhle, Pohlisch), 53–54 Chir. Univ.-Klin. ebd. (Güttgemann), ab 55 Neurochir. Univ.-Klin. ebd. (Röttgen). — **B:** Gehirnpulsat. u. Liquordyn., Acta Neurochir., Suppl. XII, Wien 1964. — Organisat. u. Bhdlg. schwer. Schädelhirnverletzgn.,
Arbeit u. Gesundheit, H. 79, Thieme 1967. — Kinderneurochir., Hippokrates 1968.
— **P:** Deckg. v. Lücken d. knöch. Schädeldaches, Diss. — Anwendg. d. visc. Per-
Abrodil M 45% b. d. Arteriograph. d. Hirngefäße, Röntgenbl. 1954. — Artdiagn.
u. Lokalisat. d. Glioblastome i. Serienbild, Zbl. Neurochir. 1954. — Kollateralkreisl.

b. Carotisverschlüssen, Ärztl. Wschr. 1954. — Meningeome i. Serienbild, Zbl.
Neurochir. 1955. — Fünfj. Erfahrgn. üb. angiograph. Untersuchgn. b. Hirntumo-
ren, Acta Neurochirurg. Suppl. III/1955. — Anwendg. d. Urografins b. d. cerebr.
Angiograph., Rö.-Fortschr. 83/1955. — Thorotrastschädigg. nach Arteriograph. d.
Hirngefäße, Langenbecks Arch. klin. Chir. 281/1955. — Myelograph. unt. bes.
Berücksichtigg. d. Kontrastdarstellg. d. lumb. Spinalraumes, Ärztl. Wschr. 1955. —
Elektromyograph. u. klin. Befunde b. Boxern u. ihre Bedeutg. f. d. Pathophysiol.
d. traumat. Hirnschädigg., Arch. Neurol. Psychiatr. 194/1956. — Schwierigktn. i.
d. Diagnost. d. Caudatumoren, Nervenarzt 1957. — Pathogen. e. ungewöhnl.
intraspin. Epidermoids, Dtsch. Z. Nervenhlkd. 176/1957. — Mult. Hirnaneurysmen,
Zbl. Neurochir. 1957. — Bhdlg. d. tbk. Erkrankgn. i. Bereich d. Spinalkanals,
Langenbecks Arch. klin. Chir. 281/1957. — Diagnost. d. Sanduhrgeschwülste d.
Rückenmarkskanals, Zbl. Neurochir. 1957. — Chondrome d. WS, ebd. — Diagnost.
u. Bhdlg. mult. Gefäßmißbildgn. d. Hirns, ebd. 1958. — Klin. u. Bhdlg. fronto-
basal. Liquorfisteln, Chirurg 1958. — Klin. u. Bhdlg. d. traumat. art.ven. Aneurys-
men, Beitr. z. Neurochir. H. 1/1959. — Tumoren d. Balkenregion, Schweiz. Arch.
Neurol. Psychiatr. 84/1959. — Angiograph. Diagnost. d. Glioblastome, Acta neu-
rochir. Suppl. VI/1959. — Neurochir. Bhdlg. d. kindl. Hydrocephalus, Dtsch. med.
Wschr. 1959. — Neurochir. Möglktn. i. d. Bhdlg. d. kindl. Hydrocephalus, Z. Kinderhlkd. 83/1960. — Erfahrgn. m. Aneurysmen d. A. commun. ant., Neurochir.
VI/1960. — Einfl. d. Nark. auf d. Liquordruck b. Menschen, Anaesthesist 1960. —
Liquordruckmessgn. i. d. neurochir. Diagnost. u. Therap., Habil.-Schr. — Beeinflg.
d. intrakran. Drucks, Optisch registr. Liquordruckmessgn. b. medikament. Bhdlg.
Dtsch. med. Wschr. 1960. — Liquordruckkrisen – spontane Druckschwankgn. b.
intracran. Liquorpassagestörgn., Acta neurochir. IX/1960. — Untersuchgn. üb. d.
medikament. Bhdlg. d. intrakran. Drucksteigerg., ebd. Suppl. VII/1961. — Epidur.
Haematom i. Jugendalter, Arch. Kinderhlkd. 164/1961. — The Effect of Drugs on
Intracranial Pressure, Germ. Medical Monthly 1961. — Erfahrgn. m. Harnstoff als
hirndrucksenk. Substanz i. d. Neurochir., Langenbecks Arch. klin. Chir. 299/1962.
— Neurochirurgische Probleme im Kindesalter, Med. Welt 16/846–848/1962. —
Klin. u. Bhdlg. v. Mißbildgn. d. Rückenmarks u. seiner Häute, Med. Welt 1964. —
Gehirnpulsat. u. Liquordynam., Acta neurochir. Suppl. XII 1964. — Klin. u.
Behdlg. d. Tumoren d. Nervus opt. u. d. Chiasmas, Klin. Mbl. Augenhlkd. 1964. —
Pulssynchr. Schädelgeräusche (mit zwei eig. Fällen), Acta neurochir. XII/1964. —
Hirnabsceß i. Kindesalter, Arch. Kinderhlkd. 171/1964. — Erkenng. u. Bhdlg. v.
Mißbildgn. d. Rückenmarks u. seiner Hüllen, Südd. Hebammenztg. 62/1965. —
Großhirngeschwülste i. Kindesalter, Z. Kinderchir. 1965. — Traumat. fronto-bas.
Liquorfisteln, Chirurg 1966. — Frontobas. Liquorfisteln i. Kindes- u. Jugendalter,
Z. Kinderchir. 1966. — Traumat. frontobas. Liquorfisteln. Erfahrgn. an üb. 100
Fällen, Excerpta Medica 110/1966. — Ventr. Fus. i. Bereich d. HWS b. Bandschei-
benschäden, Különlenyomat AZ Idegg Yógyászati Szemle (Budapest) 10/1967. —
Bhdlg. cervik. Luxat.frakt. durch ventr. Fus., Chirurg 1967. — Indikat. u. Techn.
d. cervik. Discograph., Z. Röntgenol., 106/1967.

Groth, Carl Eric, Kammakaregatan 8, Stockholm (Schweden). — Fragebogen
1968 nicht beantwortet.

Gruber, Ulrich F., Oberarzt u. Konsiliararzt d. Chir. Univ.-Klin. Bürgerspital,
CH-4000 Basel. — *31. 7. 30 Zürich. — A: 55 Zürich. — **Prom:** 56 ebd. — **F:**
Allg. Chir. — **V:** 57 Hòpital de Bangwa, Mission protest. Paris, Kamerun, 58–59
Dpt. of Surg., Harvard Med. School Peter Bent Brigham Hosp., Boston, Mass./

USA (F. D. Moore), 60 Chir. Univ.-Klin. Kantonsspital Zürich (Brunner), 61–63
Chir. Klin. Kantonsspital Chur (Allgöwer), 64–65 Chir. Univ.-Klin. I, Sahlgrenska
Sjukhuset, Univ. Göteborg (L. E. Gelin), 66: Lab. f. Exp. Chir., Schweiz. Forschs.-
inst., Davos-Platz (Allgöwer), ab 67 Bürgerspital Basel (Allgöwer). — **B:** Pathogen.
d. Verbrenn.krankh. (mit Burri, Nagel u. Allgöwer), in: Schuchardt's Fortschr.
Kiefer- u. Gesichtschir., Bd. 9, Thieme 1964. — Indikat. f. Plasmaexpander (mit
Allgöwer), in: Horatz u. Frey, Schock u. Plasmaexpander, Springer 1964. — Post-
traumat. Entzündg. u. ihre Bhdlg. (mit Wilhelmi), Karger, Basel/New York 1965. —
Infus.probl. i. d. Chir. (mit Allgöwer), Springer 1965. — Therap. d. Mikrozirkulat.-
störgn., in: Just u. Lutz, Gen. u. Therap. d. hämorrhag. Schocks, Thieme 1966. —
Problemat. d. posttraumat. Katabolism. (mit Allgöwer, Burckhardt), in: Lang,
Frey u. Halmagyi, Parent. Ernährg., Springer 1966. — Grundlagen d. Infus.therap.
(mit Jeanneret, W. Müller u. Richterich), Laboratorien Hausmann AG. 1966. —
Infus.lösgn. u. Zusatzampullen (mit Jeanneret), ebd. — Praxis d. Infus.therap. (mit
Jeanneret), ebd. — Tierexp. Untersuchgn. m. Plasmaexpandern (mit Burri), in:
Lang, Frey u. Halmagyi, Infusionstherap., Springer 1966. — Beitr. in: O. H. Just,
Symposium üb. „Gen. u. Therap. d. hämorrhag. Schocks", Acta anaesth. scand.
suppl. 25/1966. — — Einfl. v. Indomethacin auf d. Wundheilg. (mit Zederfeldt),
n: Lindner u. Wilhelmi, D. posttraumat. Entzündg., Huber 1967. — Blutersatz,
Springer 1967. — Übersicht üb. d. heut. Stand d. Schocktherap., in: R. Hauf,
Beitr. z. ersten Hilfe u. Bhdlg. v. Unfällen durch elektr. Strom, H. 7/1968. — Wasser-
u. Elektrolythaushalt (mit Allgöwer), in: Wiss. Tabellen Geigy, 7. Aufl. 1968. —
P: Myoglobinstudien I, Vjschr. naturforsch. Ges. (Zürich) 100, Beih. 1, 1955. —
One-stage homotransplantation of the liver following total hepatectomy in dogs,
Transpl. Bull. 6/1959. — The effect of testosterone on corticosteroids in surgical
trauma: Studies in man., J. clin. Endocrin. 20/1960. — Hämaporrhometer, Helv.
chir. Acta 28/1961. — Volumeneffekt versch. Plasmaersatzstoffe, Langenbecks
Arch. klin. Chir. 301/1962. — Quant. Untersuch. d. Wirkg. entzündungshemm.
Substanzen b. Unterschenkelfrakt., Schweiz. med. Wschr. 1963. — The effect of
acute addition metabolic alkalosis on the cardiovascular response of the dog to
hemorrhage, J. surg. Res. 1963. — Toxicity of burned mouse skin in relation to
burn temperature, Surg. Forum 14/1963. — Use of the volemetron for blood volume
measurements, Bull. Soc. int. Chir. 23/1964. — Volume effects of new plasma ex-
panders, Bibl. haemat. 23/1965. — Volumeneffekt v. autol. u. homol. Frischplasma-
transfus., Langenbecks Arch. klin. Chir. 316/1966. — Schockprobl. u. Blutersatz
unt. bes. Berücksichtigg. d. Expanderfrage, Anaesthesist 1966. — Antithrombotic
effect of Dextran, J. surg. Res. 1966. — Autologous and Homologous Fresh Human
Plasma as a Volume Expander in Hypovolemic Subjects, Ann. Surg. 165/1967. —
Bhdlg. Schwerkranker, Actuelle Chir. 1967. — Schockpathogen., Chirurg 1967. —
Toxic Effects of Experimental Burns, Ann. Chir. expér. 1/1967. — Risks and dis-
advantages of blood transfusions, M. E. J. Anaesth. 1/1967. — Traumat. u. hypovoläm. Schock, Klin. Med. 1967. — Influence of temperature on the volume effect
of dextran 70, Z. exper. Med. 144/1967. — Wert d. Blutvolumenbestimmg. i.
Schock, 3. Int. Fortbldgs. Kurs für Klin. Anaesth., Wien 1967. — Darmtoxine,
Langenbecks Arch. klin. Chir. 1967.

    Grüber, Jörg Victor, 2000 Hamburg-Groß Flottbek, Waitzstr. 10. — Fragebogen
1968 nicht beantwortet.

    Gruenagel, Hans Helmut, Priv.-Doz., Oberarzt Chir. Univ.-Klin., 74 Tübingen.
— *26. 5. 28 Kaiserslautern. — **A:** 54 Heidelberg. — **Prom:** 54 Heidelberg. — **Hab:**

65 Freiburg/Br. — **F:** Chir. — **V:** 54–55 German Hosp. London, England (Rast), 55–56 Pathol. Inst. Univ. Heidelberg (Randerath), 56–58 Med. Univ.-Klin. Bonn (Martini), 58 Freiburg/Br. (Krauss), 58–59 Anat. Inst. Univ. Freiburg (Goerttler), ab 59 Chir. Univ.-Klin. ebd. (Krauss). — **B:** Op. Bhdlg. d. akut. Oesophagusvarizenblutg. (mit Kern), in: Leber u. Milz, Thieme 1965. — **P:** Prakt. Erfahrgn. m. d. Douglasskopie (mit Walch), Zbl. Gyn. 1954. — Plattenepithel-Cylinderepithelgrenze an d. Portio vag. ut., Frankf. Z. Path. 1957. — Lage u. Beschaffenheit d. Plattenepithel-Cylinderepithelgrenze d. portio vag. ut., ebd. 1958. — Klin.-serolog. Aktivitätsbeurteilg. u. Diff.diagn. rheumat. u. verwandt. Erkrankgn. (mit Vorlaender u. Ross), Allergie u. Asthma 1958. — Krankheitsbild. d. chron. Bleiintoxikat. (mit Niesel), Ärztl. Wschr. 1959. — Spätfolgen nach stumpfen Nierentraumen (mit Körner), Urol. internat. 1959. — Intrathorak. Verlagerg. u. Anastomosenbildg. d. Milz b. Hund, Z. exper. Med. 134/1961. — Exp. Beitr. z. Frage parenchymat. spleno-pulmon. Anastomosen b. Hund, Z. exper. Med. 136/1962. — Les anastomoses vasculaires de la rate du chien après transposition de thoracique et après suture spleno-pulmonaire, Lyon Chir. 58/1962. — Klin. d. Bronchialkarzinoids (mit Rehn u. M. Schmidt), Med. Welt 1962. — Kollagenasebhdlg. z. Nekrolyse b. therm. Verletzgn., Med. Klin. 1963. — Kollagenasewirkg. auf d. intakte Muskelfacie d. Ratte in vivo. (mit A. Gruenagel), Z. exper. Med. 136/1963. — Skiverletzgn. d. unt. Extremitäten i. Hinbl. auf Sicherheitsbindgn. u. Schuhwerk (mit Adloff), Dtsch. med. Wschr. 1963. — Doppelseit. Pleuraerguß b. Infus.therap. am Hals (mit Schweikert), Thoraxchir. 1964. — Unfallverhüt. Wert d. Skisicherheitsbindgn. b. d. Verletzgn. d. unt. Extremität., Mschr. Unfhlkd. 1964. — Umschau Wiss. u. Techn. 1964. — Intrathorak. Milzverlagerg. z. Beeinfl. d. Pfortaderhochdrucks b. Hund, Op.film m. Rö.kinematograph., Brüssel 1964. — Splenopulmon. Parenchymnaht b. Hund z. Beeinfl. d. Pfortaderhochdrucks, Op.film (mit Eyrich u. Schweikert), Langenbecks Arch. klin. Chir. 308/1964. — Beeinfl. d. Strahlenempfindlichkeit b. Hund (mit Ladner u. Schweikert), Film, Kiel 1964. — Rôle d. fixations de sécurité et d. chaussures dans les accidents d. membres inf. Prag 1964. — Therapeut. Beeinfl. d. Strahlenschäden d. Splenekt. b. Hund (mit Ladner u. Schweikert), Naturwiss. 52/1965. — Anastomosenbildg. zw. Milz u. Bauchwand b. d. Ratte nach u. v.-Bestrahlung (mit Domres), Z. exper. Med. 139/1965. — Strömungsmessgn. b. splenoren. u. splenopulmon. Anastomosen i. Tierexp. (mit Bernauer u. L. Schmidt), Langenbecks Arch. klin. Chir. 313/1965. — Autologer, homologer u. heterologer Trachealersatz b. Hund, Film (mit Schweikert, Ladner u. Heß), ebd. — Therap. Beeinfl. d. akut. Strahlenkrankht. d. Hundes d. Splenekt. (mit Ladner, Koslowski u. Schweikert), ebd. — Strömgs.messgn. b. splenoren. u. splenopulmon. Anastomosen b. Hund, Exper. Chir. 1966. — Wirkg. d. Splenekt. b. ganzkörperbestrahlten Hund (mit Ladner), ebd. — Unfälle i. Kindesalter (mit Junkat), Dtsch. med. Wschr. 1967. — Relat. Verteilg. d. Skiverletzgn. (mit Weller u. Grießhaber), Med. u. Sport 1967. — Metallsplitterverletzg. d. intrakard. Aorta (mit Overbeck), Thoraxchir. 1968. — Dissekt.ligat. nach Vossschulte z. Bhdlg. d. Oesophagusvaricenblutg. (mit Hanke), Chirurg 1968. — Medikament. Beeinfl. d. Hyperammoniämie (mit Beck, Meuret u. Keul), Dtsch. med. Wschr. 1968. — Thoracic transposition of the spleen and spleno-pneumorrhaphy in portal hypertension, experimental studies in dogs., Progr. in Surgery 1968. — Erfahrgn. m. d. subkard. Magendurchtrenng. nach Tanner z. Beeinfl. d. Ösophagusvarizenblutg. (mit M. Hanke), Bruns' Beitr. klin. Chir. 1968.

Gründler, Eberhard, Facharzt f. Chir., Oberarzt d. chir. Abt. Kr.anst. Sarepta, 4813 Bethel b. Bielefeld, Krhs. Gilead. — *24. 11. 16 Elsoff i. W. — **A:** 43 Frankfurt a. M. — **Prom:** 43 ebd. — **F:** Chir. — **V:** ab 51 Kr.anst. Sarepta Bethel, (v. Hasselbach).

Grünert, Rolf-Dieter, Oberarzt d. chir. Abt. Stadtkrhs., 623 Frankfurt a.M. 80. — *12. 2. 29 Hannover. — **A:** 54 Göttingen. — **Prom:** 54 ebd. — **F:** Chir. — **V:** 54–55 u. 57–60 Göttingen (Hellner), zwztl. internship u. residency i. USA, Dayton, Ohio u. Denver, Color., 60–65 Westend-Krhs. Berlin (Linder, Franke), 65–66 Hamburg-Eppendorf (Zukschwerdt), ab 66 Oberarzt d. chir. u. urol. Abt. Stadtkrhs. Hanau (Stiller). — **B:** Pathogen. u. Klassifikat. d. Erkrankgn. m. Pfortaderhochdruck, Dr. Alfred Huthig-Vlg. 1967. — **P:** Entstehg. u. Verschlimmerg. v. Arthrosis deformans durch Unfall, Diss. — Blutvolumenverändergn. nach Porta-Cava-Anastomose (mit Sanpradit), Acta Hepatosplenol. 1959. — Changes in blood volume after porto-caval anastomosis (mit Sanpradit), German Medical Monthly 1960. — Lebervenenkatheterg. u. Splenoportograph. i. d. Diagn. d. port. Hochdrucks, Chirurg 1960. — Herznaht i. Landkrhs. (mit Uptmoor), ebd. 1961. — Möglktn. d. Verwendg. v. niedermolekul. Dextran b. extrakorp. Kreisl. (mit Oeff), Thoraxchir. 1961. — Exp. Erzeugg. e. Pfortaderhochdrucks b. Kaninchen (mit Kirchhoff u. Apel), Z. exper. Med. 135/1962. — Portograph. u. Portomanometr. b. wachen Kaninchen (mit Kirchhoff, Apel u. Magiera), ebd. — Einfache Herz-Lungenmaschine m. eingebautem Wärmeaustauscher, Thoraxchir. u. vask. Chir. 1962. — Erweiterg. d. Portograph. durch Isotopenuntersuchgn. (mit Oeff), Langenbecks Arch. klin. Chir. 301/1962. — Eigenschaften u. Indikat. v. Rheomakrodex (mit Oeff u. H. Schulze), Anaesthesist 1962. — Precordial recording of albumin-J^{131} in estimation of cardiac output in the rabbit (mit Oeff u. H. Schmidt), Amer. J. Physiol. 204/1962. — Diagnost. Möglktn. u. Grenzen d. Radiohepatograph. (mit Oeff u. H. Schmidt), Fortschr. Röntgenstr., Beih. 44/1963. — Intravenous radioportography. Screening procedure for patients with portal hypertension (mit Oeff u. H. Schmidt), Arch. Surg. 90/1965. — Untersuchgn. üb. Blutverändergn. nach Hypotherm. u. extrakorp. Kreisl. (mit Kaspar u. Gillert), Thoraxchir. u. vask. Chir. 1965. — Pathogenetic classification of portal hypertension, Ann. Surg. 161/1965. — Diagnosis of isolated splenic vein occlusion by radioportography (mit Oeff, Gerstenberg u. H. Schmidt), Surgery 59/1966. — Erg. v. Radioisotopenuntersuchgn. b. Pfortaderhochdruck, Unveröff. MS. Gevaert-Preis d. Berliner Rö.-Ges. 1966. — Device for occlusion and release of natural or artificially constructed pathways in the human or animal body, Holländ. Patentblatt v. 11. 8. 67, Dtsch. Priorität v. 10. 2. 66.

Grüning, Werner, Prof., leit. Arzt am Krskrhs., 8640 Kronach (Oberfranken). — Fragebogen 1968 nicht beantwortet.

Grundies, Hans-Joachim, Facharzt f. Chir., niedergelass. Belegarzt, 7750 Konstanz a. B., Theatergasse 8. — *4. 6. 12 Radolfzell. — **A:** 37 Freiburg. — **Prom:** 36 ebd. — **V:** 38–45 Chir. Klin. Freiburg/Brsg. (Rehn) u. Militärdienst.

Grundmann, Gerhard, Städt. Ob.-Med.-Dir., Prof., Dir. d. Chir. Klin. d. Stadtkrhs., 605 Offenbach a. M. — *29. 3. 16 Berlin. — **A:** 40. — **Prom:** 41. — **Hab:** 53 Tübingen. — **F:** Chir., Zahnmed. — **V:** 40 II. Med. Univ.-Klin. Charité Berlin (v. Bergmann), 40–46 Militärdienst, 45–47 Hilfskrhs. Itzehoe (Blümel), 47–49 Krhs. Friedrichshain Berlin (Klose), 49 Bürger Hosp. Frankfurt/M. (Mahler), 50–57 Chir. Univ.-Klin. Tübingen (Naegeli, Dick). — **B:** Chir. d. Kopfes, hrsg. v. Prof. Klose, W. de Gruyter 1953. — Pathophysiol. d. chir. Eingriffes, seine Vor- u. Nachbhdlg., in: Lehrb. d. Chir., hrsg. v. Hellner-Nissen-Vossschulte, Thieme. — **P:** Besonderheiten d. Blutdruckverhaltens b. klin. Nebennniereninsuff. (mit Thaddea), Z. Kreisl.-forsch. 1941. — Allgem. Indikat. d. Chemotherap., Med. Klin. 1943. — Vorl. Mitt.

üb. d. Seesandbhdlg. d. chron. exogen. Osteomyelitis, Zbl. Chir. 1947. — Beiderseit. prim. Brustdrüsenkrebs b. Manne, ebd. — Nachop. Bhdlg. d. chron. exogen. Osteomyelitis m. Seesand, ebd. — Klin. u. Pathol. d. Kausalgie, ebd. — Spont. Massenblutg. i. d. Bauchhöhle, Bruns' Beitr. klin. Chir. 177/1948. — Pflege u. Bhdlg. d. Brüste (mit Klose), Z. ärztl. Fortbild. 1949. — Wirkg. kolloid. Kieselsäurepuder auf d. Wundheilg., Zbl. Chir. 1950. — Osteomyelitis u. Trauma, Mschr. Unfhlkd. 1951. — Eiweißmangel i. d. Chir., Langenbecks Arch. klin. Chir. 269/1951. — Bhdlg. postop. Verwachsgn. m. Thiosinamin, Med. Welt 1951. — Erfahrgn. m. d. i. v. Alkoholtherap., Helvet. chir. acta 20/1953. — Einfl. d. Traumas a. d. Haftg. v. Erregern im Knochenmark, Dtsch. med. Wschr. 1953. — Exper. Untersuchgn. z. Pathogen. d. Osteomyelitis, Langenbecks Arch. klin. Chir. 277/1953 (ausgezeichnet m. d. Bernhard-v.-Langenbeck-Preis 1954). — Beitr. z. Alterg. v. Blutkonserv. (mit R. Fischer), Bluttransfusion, Beil. Dtsch. med. Wschr. 1953. — Krit. z. Fraktbhdlg. (mit Naegeli), Medizinische 1953. — Quelques données récentes sur la pathogénie et le traitement de l'ostéomyélite hématogène aigué (mit Naegeli), Lyon Chir. 48/1953. — Untersuchgn. z. d. postop. Eiweißverändergn. (mit R. Fischer), Chirurg 1953. — Beobachtgn. b. traumat. Hirnschädiggn. (mit Naegeli), Med. Klin. 1954. — Diagn. Erfahrgn. b. fr. Schädel-Hirnverletzgn. (mit v. Ekesparre), Bruns' Beitr. klin. Chir. 189/1954. — Asept. Resorpt.fieber, Medizinische 1954. — Überempfindlichkeit auf Varizenverödgs.mittel, ebd. 1955. — Kongen. Herzbeutelcysten (mit R. Fischer u. Griesser), Thoraxchir. 1955. — Gesichtspkte. f. d. Bhdlg. d. Unterschenkelschaftbr. (mit Links), Arch. orthop. u. Unfallchir. 47/1955. — Bhdlg. d. Sudeck. Dystrophie n. Trauma, Medizinische 1955. — Drainagelos. Wundverschl. b. Appendicitis perforata (mit Hofmann), ebd. — Entstehg. u. Therap. d. „sekund. Infekt." d. Pankreas, ebd. — Knochen- u. Gelenkverletzgn. durch elektr. Strom, Chir. Praxis 1957. — Knochenbr. u. Verrenkgn. i. Krampfanfall, Erg. Chir. u. Orthop. 1958. — Dringl. Op. i. Alter, Med. Welt 1960. — Osteomyelitis – Bekanntes u. Problemat., Bruns' Beitr. klin. Chir. 203/1961. — Medicina illustrada, Boehringer, Ingelheim, H. 13, 1963.

Grunert, Hansheinrich, Oberarzt u. Priv.-Doz. d. II. Chir. Univ.-Klin. Berlin, seit 53 berufsunfähig, freier Schriftsteller, 5042 Liblar/Bez. Köln. — *17. 5. 14 Aue/Erzg. — **A:** 40 Berlin. — **Prom:** 39 ebd. — **Hab:** 50 ebd. — **F:** Chir. — **V:** 40–45 Kriegsdienst, 45–46 Krhs. I Berlin-Neukölln (Zadek), 46–53 II. Chir. Univ.-Klin. Berlin (Gohrbandt), 1 J. Gastarzt a. d. Chir. Univ.-Klin. Bonn (Gütgemann). — **B:** Beitr. Chir. d. vegetat. Systems d. Harnorgane, in: Wullstein-Wilms, G. Fischer, Jena 1949. — Bier-Braun-Kümmel, Barth 1951. — Der zerrissene Soldat, (Epischer Ber. üb. d. truppenärztl. Erfahrg. aus d. 2. Weltkrieg), Dr. G. Lüttke, Berlin 1962. — **P:** Schmerzbekämpfg. durch intraven. Novocaingabe, Zbl. Chir. 1948. — Folgezustände nach Magenresekt., kombin. m. Milzexstirpat., ebd. — Einfl. d. gr. Magenresekt. auf d. Säurebasenhaushalt, ebd. — Kasuist. Beitr. z. Ka. e. Nebenmamma, ebd. — Pathophysiol. Beziehgn. zw. Magengeschwürsleiden u. Nierensteinerkrankg., ebd. — Verlauf d. akut. hämatogen. eit. Osteomyelitis i. Säuglingsalter unt. d. Bhdlg. m. Penicillin, ebd. 1949. — Was kann v. d. Bhdlg. d. Osteomyelitis m. Penicillin erwartet werden ?, ebd. — Erfahrgn. m. intraven. Novocaingaben, ebd. — Frage d. mechan. Kropfherzens, ebd. 1950. — Postop. Stoffwechselstudien unt. bes. Brücksichtigg. d. Magenresezierten, ebd. u. 1951. — Üb. elektr. Erscheingn. b. d. Entzündg., Habil.-Schr. Berlin 1951. — Bemerkg. z. agastr. Anämie nach Magenresekt., ebd. — Lok. Novokainwirkg., ebd. — Neues üb. d. Entzündg., Umschau 1951. — Physikal.-energet. Probl. d. akut. Entzündg.,

Zbl. Chir. 1952. — Bhdlg. d. Commotio cerebri m. Causat., Münch. med. Wschr. 1952. — Stellungnahme z. d. Arbeit v. Schmölling: Intraven. Novocaininjekt. u. -infus. z. Schmerzbekämpfg., Zbl. Gynäk. 1952. — Prophyl. u. Therap. d. „Dumpingsyndroms" u. and. Störgn., d. d. Billroth II folgen, sowie z. Anaziditätsbhdlg. i. allg., Zbl. Chir. 1953. — Neue Gesichtspunkte z. Magensaftsubstitut., Ärztl. Wschr. 1953. — Pleuradrainage, Thoraxchir. 1954. — Whitehead oder Langenbeck? Chirurg 1954. — Pathophysiol. u. therapeut. Probl. d. op. Magens, ebd. — Hypochloräm. Zustandsbild b. op. Magen, Beitr. z. Frage unklarer Todesfälle d. Magenchir., Zbl. Chir. 1954. — Lagerg. d. Kranken als therapeut. Faktor, ebd. — Sechs J. Causat, Ärztl. Wschr. 1954. — Funkt. Störgn., d. d. Op. v. Whitehead u. Rhen-Delorme folgen können, Zbl. Chir. 1954. — Pleuradränage m. Hilfe d. Vakuumkapsel, ebd. — Alloplast. Substanzen, Chirurg 1954. — Pathophysiol. u. therapeut. Probl. d. op. Magens, ebd. — Verwendbarkt. v. Proteinpolymerisaten als resorb. alloplast. Substanzen, Zbl. Chir. 1955. — Pathogen. u. Therap. d. Störgn. nach Magenresekt. (Billroth II), Fortschr. Med. 1955. — E. resorb. alloplast. Material, Chirurg 1955. — Mögl.ktn. funkt. Besserg. nicht beschwerdefreier Magenresez. durch Ernährgs.lenkg. u. Substitut.therap., Münch. med. Wschr. 1957. — Causat z. Bhdlg. d. Sudeck. Krankht., theoret. Grundlagen u. prakt. Erfolge, Medizinische 1957. — Polyvinylchlorid f. stab. Verbände, Chirurg 1957. — Üb. physiko-chem. Gewebsvorgänge, Ärztl. Forsch. 1957. — Durch Fremdkörper bewirkte Gewebsvorgänge u. Schlußfolgergn. f. d. alloplast. Chir., Chirurg 1957. — E. neue Verbandsmeth. z. Immobilisierg. v. Gliedmaßenteilen, Münch. med. Wschr. 1958. — Fragen d. Magensaftsubstitut. durch Heloacid (comp.), ebd. 1959. — Gedanken üb. mögl. Verbessergn. d. Immobilis.methoden, Zbl. Chir. 1960. — E. neues Ruhigstellgs.verfahren unt. Verwendg. thermoplast. Kunststoffe, Arch. orthop. Unfallchir. 52/1961. — Auswirkgn. d. Magenresekt. auf d. Leber, Chirurg 1961. — Transplantat. vorwiegend physikal.-chem. betrachtet, Zbl. Chir. 1961. — 1949–1951 Mitarb. i. d. Schriftleitg. d. Zbl. Chir.

Gruß, Jörg-Dieter, Wiss. Ass. Chir. Univ.-Klin., 69 Heidelberg. — *20. 7. 36 Braunschweig. — **A:** 64 Berlin. — **Prom:** 62 ebd. — **F:** Chir. — **V:** 62 chir. Abt. Krskrhs. Saarburg (W. Gruß), 63 gynäk.-geburtshilfl. Abt. ebd. (Jans), 63–64 II. Med. Klin. u. Poliklin. d. Freien Univ. Berlin (Schettler), 64–65 Hygiene-Inst. Univ. Heidelberg (Braus), ab 65 Heidelberg (Linder). — **P:** Chir. Bhdlg. d. Varizen d. unt. Extremitäten, Diss. — Untersuchgn. üb. e. Sterilindikator, Ärztl. Praxis 1964. — Techn. u. Indikat. exp. Leberbiopsien am Kaninchen, Z. exper. Med. 139/ 1965. — Bakterien an Toilettengriffen, Arch. Hyg. Bakt. 149/1965. — Salmonellen u. ihre Stellg. i. Bundesseuchengesetz, Wiss. u. Prax. d. Komunalbiol., 2/1965/66. — Ätiol. u. Therap. d. prim. Varikose, Münch. med. Wschr. 1966. — Ponction Biopsie du foie chéz le lapin. Technique. Application: Etude de l'action hépatogéne de la Pyrazinamide, Montpellier-Chirurgical, 12/1966. — Antibiot. Prophylaxe i. d. op. Knochenbr.bhdlg., Arch. orthop. u. Unfallchir. 62/1967. — Ausscheidung v. 131 J in das Broncho-Trachealsekret v. Meerschweinchen. III. Analyse d. Sekretes, Arch. int. Pharmacodyn. 169/1967. — A propos de l'antibiothérapie préventive au cours des interventions chirurgicales osseuses. Montpellier Chirurgical, 13/1967.

Gruß, Walter, Facharzt f. Chir., Chefarzt d. chir. Abt. d. Krskrhs., 551 Saarburg. — *23. 12. 05 Braunschweig. — **A:** 31 Heidelberg. — **Prom:** 31 ebd. — **F:** Chir. — **V:** 31–32 Anat. Inst. d. Univ. Heidelberg (Kallius), 32–35 Bürgerhosp. Saarbrücken (Noetzel), 35–38 Landeskrhs. Braunschweig (Wrede). — **P:** Ganglien

i. Ramus communicaus, Z. Anat. u. Entwickl.gesch. 97/1932. — Ätiol. u. Therap. d. prim. Varikose, Münch. med. Wschr. 1966.

Gschnitzer, Franz, Doz., Oberarzt d. chir. Univ.-Klin., A-6020 Innsbruck/Österr. — *29. 11. 29 Innsbruck. — **A:** 53 Innsbruck. — **Prom:** 53 ebd. — **Hab:** 68 ebd. — **F:** Chir. — **V:** 53–55 Pathol. Inst. d. Univ. Innsbruck, 55–56 Med. Univ.-Klin. Innsbruck u. Landeskrhs. f. Tbc. in Natters, 56–57 Innsbruck, 57–62 Tübingen, 62–65 Düsseldorf. — **B:** Mitarb. in: Dringl. Thoraxchir., hrsg. v. Irmer, Baumgartl, Grewe, Zindler; Springer 1967. — Minimalperfus. d. Lungenstrombahn während d. kardiopulmon. Umgehgs.kreisl. - Beitr. z. Probl. d. postperfus. Lungensyndroms., Habil.-Schr. — Forsch.ber. d. Landes Nordrhein-Westfalen Nr. 1865, Westdtsch. Verlag 1967. — **P:** Osteoid-Osteom. Klin. Pathomorphol. u. Gedanken z. Ätiol. (mit de Gennaro), Z. Orthop. 86/1955. — Sog. Styloiditis radii – e. Tendopathie d. M. brachioradialis (mit H. Schneider), ebd. — Zentr. Fibrosarkom d. Knochens (mit Minervini), ebd 87/1956. — Kompaktatypus d. sog. Osteoid-Osteoms JAFFE bzw. d. Kortikalisosteoid MOBERG (mit Ravelli u. Berger), Bruns' Beitr. klin. Chir. 192/1956. — Federnde Dorsalsubluxat. d. Ellenköpfchens, Med. Welt 1959. — Sog. Kardiospasmus u. s. Bhdlg. (mit Grießer), ebd. 1962. — Modifikat. d. Hellerschen Kardiomyotomie (mit Dortenmann), Chir. Praxis 1962. — Kardiomyotomie nach Heller i. d. Bhdlg. d. sog. Kardiospasmus (mit Grießer), ebd. 1963. — Perforat. e. akut. postop. Duodenalgeschwürs d. Pars horizontalis inf., Ber. üb. 2 Beobachtgn., Zbl. Chir. 1964. — Kardiospasmus als Wegbereiter u. Sympt. e. Ka., ebd. — Indikat. u. Erg. d. chir. Bhdlg. d. Fallotschen Tetralogie, Klin. Med. 1965. — Bedeutg. assoziiert. Herzfehler i. d. Bhdlg. d. Pericarditis constrictiva, Chirurg 1965. — Gemmangiom nach Trauma. Ein kasuist. Beitr. z. Probl. d. traumat. Tumorentstehg., Mschr. Unfhlkd. 1965. — Dringl. Kommissurot. b. Mitralsten. m. akut. art. Embolie, Chirurg 1967. — Sog. Mekonium-Ileus-Äquivalent, Z. Kinderchir. 1967. — Fortschr. auf d. Geb. d. Chir. u. ihre prakt. Auswirkgn. Herzchir., Landarzt 1967. — Bedeutg. d. submuk. Oesophagustranssekt. i. d. Bhdlg. d. Oesophagusvarizenblutg., Med. Welt 1967.

Guderley, Herbert K., Chefarzt i. Ev. Waldkrhs., 1 Berlin 20 (Spandau). — *14. 12. 06 Beczkoi. — **A:** 34 Berlin. — **Prom:** 36 ebd. — **F:** Chir. — **V:** 33–35 Krhs. Friedrichshain Berlin (Wildegans, Kalk), 35–37 Bethanien Berlin (Wildegans), 37–39 Oberarzt ebd. — 39–45 Kriegsdienst, 46-50 Oberarzt Bethanien Berlin (Eschenbach), ab 50 Chefarzt d. chir. Abt. i. Ev. Waldkrhs. Berlin 20 (Spandau). — **B:** Blutstillg., Blutersatz, Bluttransfus. (mit Wildegans), de Gruyter 1955. — **P:** Hydrocele muliebris, m. Berücksichtigg. d. extraperitonealen Cysten d. runden Mutterbänder, Diss. 1936. — Cholangiograph., Chirurg 1939. — Diagn. Bedeutg. d. Arteriograph. peripherer Gefäße, Med. Klin. 1941. — Ausbildg. d. kollateralen Kreisl. n. Unterbindg. gr. Gefäße, Ärztl. Feldpostbr. 1941. — Schußverletzg. d. Gliedmaßen, ebd. 1942. — Stillg. v. Leberblutgn. d. Netztamponade, ebd. 1943. — Erstversorgg. v. Thoraxverletzgn. a. d. Hauptverbandsplatz, ebd. 1944. — Resorbierbare Blutstillgs.tampons, Zbl. Chir. 1954. — Therap. u. Prophylaxe d. Thrombosekrankheit i. d. Chir., Fortschr. Med. 1955. — Ergebn. konservat. u. chir. Bhdlg. d. Retentio testis, Fortschr. Med. 1957. — Erfahrgn. m. d. Endoskopie d. tiefen Gallenwege, Zbl. Chir. 1958. — Blutstillg. f. d. prakt. Arzt, Fortschr. Med. 1958. — Festschr. z. 70. Geburtstag v. Prof. Dr. H. Wildegans, Zbl. Chir. 1958. — Probl. d. Vor- u. Nachbhdlg. b. Operat. i. höheren Lebensalter, Zbl. Chir. 1960.

Gülsdorff, Eitel-Friedrich, Prakt. Arzt, 2409 Pansdorf, Kr. Eutin. — *7. 7. 21 Danzig. — **A:** 45 Göttingen. — **Prom:** 45 ebd. — **V:** 45–46 Pathol. Göttingen

(Gruber), 47–52 Städt. Krhs. Lübeck-Süd, (Meyer-Burgdorff), 52–54 Krhs. Olden-
burg-Holstein, Röntgenol., Gynäk. (Berg). — **P:** Wirkg. e. neuen lok. Chemothe-
rapeutikums b. Wundinfekt. (Furacinsalbe), Therap. Gegenw. 1954. — Ulcustherap.
i. d. Landpraxis, Landarzt 1956. — Ausgedehnte Myositis ossif. d. Unt.schenkel-
muskul., Mschr. Unfhlkd. 1956. — Erfahrgs.ber. üb. d. Bhdlg. d. Sudeck. Syndr.
m. „Implacen", Fortschr. Med. 1959.

Günther, Eckhard Ferdinand, Dr. med., Dr. phil., Facharzt f. Chir., D.-Arzt,
5 Köln-Ehrenfeld, Venloer Str. 389. — *27. 5. 17 Recklinghausen. — **A:** 45 Düssel-
dorf. — **Prom:** 43 Köln; 41 Würzburg. — **F:** Chir. — **V:** 44–45 Kriegsdienst, 45–52
Bergmannsheil II Gelsenkirchen-Buer (Koch), 52 Sonderstat. Hohenaschau (Kas-
par), 53–58 Unfallkrhs. Murnau (Kaspar, Lob). — **B:** Leitfaden f. d. Ausbildg. i. d.
Ersten Hilfe, Bonn 1952. — Richtig Helfen, Bonn 1967. — Unfallbegutachtg.,
Berlin 1968. — **P:** Das Sandbad, Mschr. Unfhlkd. 1949. — Schienenhalter, ebd. —
Pulposushernie u. Unfall, ebd. — Wirbelverletzte, Unfallwehr 1949. — Der elektr.
Tod, Unfallwehr 1949. — Wundstarrkrampf i. d. Unfallchir., Med. Mschr. 1950. —
Erste Hilfe b. Unfällen, Berufsgenoss. Vortragsdienst 2/1950. — 20 Jahre „Berg-
mannsheil II", Festschr. Bergbau AG Ewald-König-Ludwig 1949. — Bhdlg. v.
Querschnittsgelähmten, Med. Klin. 1951. — Akute eitr. Osteomyelitis u. Unfall,
Mschr. Unfhlkd. 1951. — Verrenkgn. d. Beckenringes geg. d. WS., Arch. orthop.
Unfallchir. 45. — Zweckmäßigkeit, bestimmte Gruppen v. Unfallverletzten u. v.
Berufskranken in Sonderheilstätten zusammenzulegen, Berufsgenossenschaft 1953.
— Elektr. Unfälle (Erste Hilfe u. Bhdlg.), BG Feinmechanik, Braunschweig 1953. —
Allg. Leistgn., e. Unfallkrhs. u. seine bes. Aufgaben auf d. Gebiet d. Wiederher-
stellg. u. Berufseingliederg. Unfallverletzter, Beiratsber. Bundesarbeitsminist.
1954. — Nachbhdlg. Querschnittsgelähmter, Berufsfürsorge u. Rehabilitat.,
Bonn 1955. — Wege u. Ziele d. Beschäftiggs.therap. b. Schwerunfallverletzten,
Kompaß 1955. — Nachbhdlg. Querschnittsgelähmter, Berufsgenossenschaft 1956.
— Beschäftiggs.therap. b. Schwerunfallverletzten, Tiefbau BG 1956. — Unfall-
krhs. in Murnau u. seine Sondereinrichtgn., Dtsch. Schwesternztg. 1956.

Günther, Ernst, Facharzt f. Chir., D-Arzt in eig. Praxis, 4 Düsseldorf, Corne-
liusstr. 81. — *20. 5. 18 Gilgenburg. — **A:** 46 Marburg/Lahn. — **Prom:** 47 Düsseldorf. — **F:** Chir. — **V:** 46–57 chir. Abt. Ev. Krhs. Düsseldorf (A. Beck).

Günther, Heinrich, 2213 Wilster (Holst.), Bahnhofstr. 8. — Fragebogen 1968
nicht beantwortet.

Günther, Walter, Med. Dir. Krskrhs., 8783 Hammelburg. — *12. 6. 04 Dux. —
Prom: 29 Prag. — **V:** 29–38 Chir. Univ.-Klin. Prag (Schloffer), 38–45 Chefarzt d.
städt. Krhs. Marienbad.

Günther, Walter, Oberarzt am Johanniter-Krhs., 414 Rheinhausen, Kreuzacker. *

Güntz, Eduard, Prof., emer. Dir. d. Orthop. Univ.-Klin., 6 Frankfurt/M.,
Grethenweg 98. — *27. 8. 03 Erfurt. — **A:** 28. — **Prom:** 28. — **Hab:** 38 Frankfurt.
— **F:** Orthop. — **V:** 27/31 inn. Abt. Johannstädter-Krhs. Dresden (Rostoski),
28 Chir. Klin. ebd. (Seidel), 28–30 Pathol. Anat. (Schmorl), 31–32 Oberarzt ebd.,
32–38 Orthop. Univ.-Klin. Frankfurt/M. (Hohmann), 38–50 Leit. d. Orthop. Poliklin. u. Abt. a. d. Chir. Univ.-Klin. Kiel (A. W. Fischer), 50–51 Planm. Extraordinarius f. Orthop. a. d. Univ. Kiel. — **B:** Schmerzen u. Leistgs.störgn. b. Erkrankgn.
d. WS. 1. Untersuchgn. WSkranker, 2. Erkrankg. d. Zwischenwirbelscheiben,
Habil.-Schr. Stuttgart: F. Enke 1937. — Elektrotherap., Therap. Techn. f. d.
ärztl. Praxis, 2. Aufl.; 3. Aufl. 1952. — Schäden d. WS. Das ärztl. Gutachten im

Versichergs.wesen, hrsg. v. A. W. Fischer, Herget, Molineus, 2. u. 3. Aufl. Barth. — Kyphose i. Jugendalter, in: WS i. Forsch. u. Praxis, Bd. 2, hersg v. Junghanns, Hippokrates 1957. — WS u. Becken i. Ruhe u. Bewegung; Norm. Haltg. u. ihre Abweichgn.; Klin. Untersuchg. d. WS; Nicht entzündl. WSerkrankungen; Begutachtgs.fragen d. WS, in: Hdb. d. Orthop., i. 4 Bänden, Bd. 2, hersg. v. Hohmann, Hackenbroch, Lindemann, Stuttgart Thieme 1958. — **P**: Op. Bhdlg. fr. Herzverletzgn., Diss. 1927. — Dercumsche Krankht. m. Gelenkverändergn. u. Glykosurie, Klin. Wschr. 1928. — Schrumpfnebennieren m. Hodenatrophie, Frankf. Z. Path. 40/1930. — Nitrobenzolvergiftg. m. allg. Blutgerinng. u. haemorrhag. Encephalitis, Z. gerichtl. Med. 1930. — Todesfall durch e. i. Haushalt gebräuchl. Putzpulver, ebd. — Versteifg. d. WS d. Fibrose d. Zwischenwirbelscheiben, Mitt. Grenzgeb. Med. Chir. 42/1931. — Alzheimersche Krankht. kombin. m. Simmondscher Erkrankg. (Hypophysärer Kachexie) (mit Schob), Allg. Z. Psychiatrie 97. — Abnorme Geradehaltg. d. BrustWS b. Verändergn. d. Zwischenwirbelscheiben, Z. orthop. Chir. 58/1933. — Pathol. Anat. d. Spondylarthritis ankylopoetica, Fortschr. Röntgenstr. 59/1933. — Erkrankgn. d. Zwischenwirbelgelenke, Arch. orthop. Unfallchir. 34/1934. — Selt. Mißbildg. d. Lendenkreuzbeinüberganges, Röntgenpraxis 1934. — Klin. Beobachtgn. e. selt. akzessor. Knochenkernes am Fußskelet, e. Os sustentaculi, Zbl. Chir. 1934. — Knöch. Verändergn. a. unt. Pol d. Patella, Röntgenpraxis 1934. — Traumat. Veränderg. oder akzessor. Knochenkern a. Fußrücken zw. Cuneiforme II u. Metatarsale II, ebd. — Eigenart. Schnappbewegg. i. d. Zehengrundgelenken (Beitr. z. Frage d. Entstehg. d. Krallenzehen), Z. orthop. Chir. 63. — Haltgs.verändergn. d. WS b. Erkrankgn. d. Zwischenwirbelscheiben u. ihre Beziehg. zu Rückenschmerzen, Röntgenpraxis 8. — Bhdlg. d Dornfortsatzbr., Münch. med. Wschr. 1936. — Einseit. entzündl. Knochenverändergn. a. einzelnen Gelenkfortsätzen d. LWS als Ursache schwerer Beweggs.störgn. (mit Hohmann), Z. Orthop. 66/1937. — Vorgetäuschte Frakt. d. 1. Lendenwirbels, Röntgenpraxis 1938. — Gerät f. sämtl. Rö.aufnahmen d. Füße mit u. ohne Belastg. i. genauer Einstellg., ebd. — Rö. Darstellg. d. Metatarsalköpfchen u. Sesambeine, Z. Orthop. 68. — Pathol. Anat. d. angeb. Plattfußes, ebd. 69/1939. — Rö.bild d. Fußes, ebd. — Ist d. Bechterew e. Spondylarthritis?, Dtsch. med. Wschr. 1940. — Entstehg. d. inkonstanten Skeletelemente d. Fußes, Beziehg. z. Pathol., Arch. Orthop. Unfallchir. 41/1941. — Bedeutg. d. Rückenstreckermuskulatur f. d. Entstehg. v. Wirbelkörperbr. d. Muskelzug im Starrkrampf (Tetanus-Cardiazolkrampf) einerseits u. v. Haltungskyphosen andererseits, ebd. — Gelbe u. braune Verfärbg. d. Zwischenwirbelscheiben, Dtsch. Z. Chir. 254. — Ist d. elektr. Bhdlg. Poliomyelitiskranker v. Nutzen u. wie soll sie gehandhabt werden?, Dtsch. med. Wschr. 1942. — Grundsätzl. i. d. Bhdlg. d. angeb. Klumpfußes (n. anat. Gesichtspktn.) Arch. Orthop. Unfallchir. 43. — Erfolge blut. Op. b. kontrakten Plattfuß d. Jugendl., ebd. — Anwendg. d. Marknagelg. n. Küntscher b. orthop. Knochenop., ebd. — Frühbhdlg. d. Metatarsalköpfchenerkrankg. d. Jugendl. (Köhler II). Z. 65. Geb. v. Prof. Hohmann am 28. 2. 1945, Z. Orthop. 77/1947. — Bhdlg. d. Poliomyelitis. Erlebnisbericht; „Herrn Prof. Dr. G. Hohmann z. 70. Geb. gewidmet", ebd. 79/1950. — Seitl. Gipsliegeschale z. Bhdlg. d. Skoliosen, Arch. Orthop. Unfallchir. 44/1950. — Alloplast. am Hüftgelenk (mit Maatz), Zbl. Chir. 1950. — Bhdlg. d. Hüftgelenkarthr. Metallprothesen b. Kopf-Hals-Schwund, Z. Orthop. 82/1952. — Myxomat. Herd im Calcaneus, Zbl. Chir. 1952. — Zwischenwirbelscheibenerkrankgn., Diskuss., Verh. Dtsch. Orthop. Ges. 27. Kongr. Mannheim. — Spondylosis deformans u. Unfall (Erwiderg. z. Gaugele), Z. Orthop. Unfallchir. 1933. —

Spondylosis deformans u. Unfall, Diskuss., Unfallkongr. 1933, Arch. Orthop. Unfallchir. 34/1933. — Frühdiagn. d. Spondylarthritis ankylopoetica, Verh. Dtsch. Orthop. Ges. 1933. — Spätbefunde b. behand. Klumpfüßen u. daraus sich f. d. Bhdlg. ergeb. Gesichtspunkte, ebd. 1934. — Schäden d. Arbeit, ebd. 1935. — Rö.diagn. d. WSerkrankgn., Chirurg 1935. — Traumat. Entstehg. d. Spondylosis deformans, Arch. Orthop. Unfallchir. 36/1935. — Rückenschmerzen i. ihren Beziehgn. z. Haltgs.verändergn. d. WS, Verh. Dtsch. Orthop. Ges. 1936. — Jugendl. Unf. als Ursache v. Körperbehindergn. u. ihre Verhütg., Z. Krüppelfürs. 30/1937 u. Arch. orthop. Unfallchir. 38/1937. — Inkonst. Skeletelemente u. ihre Bedeutg. f. d. Pathol. d. Fußes, Hab.vortr. Frankfurt/M. 1938. — Arbeitsschäden am Haltgs.- u. Beweggs.apparat, Verh. Dtsch. Orthop. Ges. 1938. — Vordere dreieck. Wirbelabtrenng., Bemerkgn. z. E. Friedl: Ausheilg. d. Wirbelverletzgn., Fortschr. Röntgenstr. 67. — Marknagelg. i. d. Orthop., 2. Korref. 2. Kriegsarbeitstagg. (35. Tagg.) Dtsch. Orthop. Ges. Wien 1944. — Wert d. statisch exakten Rö.bildes d. Fußes, ebd. — Pfannendachplastik, Zbl. Chir. 1949. — Einengg. d. Zwischenwirbellöcher d. HWS u. ihre klin. Bedeutg., Zbl. Chir. 1950. — Einwärtsrotierende Wirkg. d. Glutaeus maximus b. maximaler Hüftbeugg. in utero, Verh. Dtsch. Orthop. Ges. 1949. — Hüftluxat. b. angeb. Defekt i. Darmbein, ebd. — Entwicklg. d. Hüftkopfes an Hand e. Luxat.präparates u. daraus sich ergebende Gesichtspkt. f. d. Früh-Pfannendachplastik, ebd. — Bedeutg. d. lokalen Kreislaufstörgn. f. d. Erkrankgn. d. Knochens, Verh. Dtsch. Orthop. Ges. 1950. — Untersuchgn. d. gesunden u. kranken Rückens als Grundlage d. Bhdlg., Therap.woche 1952. — Orthop. Frühbhdlg. d. poliomyelit. Lähmgn., Verh. Dtsch. Orthop. Ges. 1952. — Einfache Meth. d. Knochenkonservierg., Chir.kongr. 1954. — Krüppeltum durch jugendl. Unf. u. seine Verhütg., Umschau 1937. — Fußschwäche im Kindesalter u. ihre Bekämpfg., Dtsch. med. Wschr. 1939. — Berufsschäden a. Beweggs.apparat, Verhütg. u. Bhdlg., Therap. d. Gegenw. 1939. — Gewerbl. Beurteilg. v. Gelenkschäden, Med. Klin. 1940. — Ziel u. Erfolg b. d. Bhdlg. v. Körperbehinderten unt. Berücksichtigg. ihres späteren Arbeitseinsatzes, Öff. Gesd.dienst 7/1941. — Nachbhdlg. n. Knöchelbrüchen, Med. Klin. 1942. — Fußleiden, Ursache u. Beseitgg., Öff. Gesd.dienst 1940. — Mißformen d. WS, Med. Klin. 1944. — Warum Versehrtensport?, Schriftr. Versehrtensport 1950. — Kreuzschmerz v. orthop. Standpunkt aus, Vortr. ü. Orthop., Vollversammlg. d. Kreisvereins Kiel 1951. — Entwickklg. d. Orthop. z. e. eig. Lehr- u. Forschgs.fach d. Med., Antrittsvorlesg., Medizinische 1952. — Therap. Fortschr. a. d. Geb. d. Orthop., Therap.woche 1952. — Klin. Untersuchg. d. WS m. bes. Berücksichtigg. ihrer a. d. Dauer zu erwart. Leistgs.-fähigkt, Tagg.ber. 1. Arbeitsmed. Kongr. Düsseldorf 1952. — Poliomyelitis, D. R. K. 1954. — Georg Schmorl – Nachruf, Z. orthop. Chir. 59/1933. — Georg Hohmann z. 70. Geb., Arch. Orthop. Unfallchir. 44/1950. — Krüppelfürsorge u. ihre Aufgaben, Dtsch. Parität. Wohlfahrtsverband-Nachr. 4/1954. — Gedanken z. Begutachtg. v. WSschäden n. orthop. Gesichtspunkten, Arch. orthop. Unfallchir. 47/1955. — Erfahrgn. m. d. Knochenbank, Verh. Dtsch. Ges. Orthop. 1955. — Kyphose, Verh. d. Dtsch. Orthop. Ges. 1957. — Experiences with the use of bones preserved in cialit in over 800 operations, 8. Kongr. Soc. Int. Chir. Orthop. et Traumatol. 1960.

Gürsching, Johannes, Chefarzt d. Chir. Abt. d. Krhs. Sachsenhausen, 6 Frankfurt a. M.-Süd, Schifferstr. 74–86. — *19. 2. 03 Fessenheim/Bay. — **A:** 28 München. — **Prom:** 28 ebd. — **F:** Chir. — **V:** 28/29 II. Med. Klin. München, 29–45 Charité Berlin (Sauerbruch). — **P:** Porphyrine d. Nahrungsmittel (mit Kämmerer), Münch.

med. Wschr. 1929. — Rolle d. Siliciums i. Mineralstoffwechsel, Arch. exper. Path.
167/1932.

Gütgemann, Alfred P. W., o. Prof., Dir. d. Chir. Univ.-Klin., 53 Bonn-Venusberg. — *14. 12. 07 Mehlem, Landkreis Bonn. — **A:** 34 Bonn. — **Prom:** 34 ebd. —
Hab: 41 ebd. — **F:** Allg. u. spez. Chir. — **V:** Chir. u. urol. Fachausbildg. Bonn (v.
Redwitz), 47 klin. Oberarzt, 48 apl. Prof. f. Chir., 52 apl. Prof. f. Urol., 54 o. Prof.
f. Chir. u. Dir. d. Chir. Univ.-Klin. Bonn. — **B:** Erkrankgn. d. Pharynx; Erkrankgn.
d. Speiseröhre, in: Wullstein-Wilms, Lehrb. d. Chir., Neuaufl. 1956. — Früher-
kenng. d. Geschwülste d. Verdauungskanals; Früherkenng. d. Zungenkrebses (mit
Schreiber); Früherkenng. d. Speiseröhrenkrebses (mit Schreiber); Früherkenng. d.
Magenkrebses (mit Schreiber), in: Fiebig, Vorbeug. Gesundhts.pflege i. d. tägl.
Praxis, Hippokrates 1960. — Chir. d. Magensarkoms (mit Schreiber), Stuttgart
Thieme 1960. — Magen- u. Kardiaka. (mit Schreiber), Enke 1964. — Eingr. an d.
Milz, in: Intra- u. postop. Zwischenfälle, ihre Verhütg. u. Bhdlg., Bd. II, Stuttgart:
Thieme 1965. — Chir. d. Magen-Karzinoms, in: Speiseröhre-Magen, 4. Bad Mer-
gentheimer Stoffwechseltagg., Stuttgart: Thieme 1967. — Postop. hämodynam.
Verändergn. d. Chir. d. port. Hypertens. (mit Schreiber), in: Leber u. Milz, 4. Le-
bertagg. d. Sozialmediziner Bad Mergentheim, Stuttgart: Thieme 1967. — **P:**
Farbenphotograph. d. menschl. Harnblase, Z. urol. Chir. 45/1940. — Farb. Cysto-
kinematograph. d. Harnblase, Z. Urol. 1940. — Zungenkrebs, Zbl. Chir. 1940. —
Urograph. Untersuchgn., b. ren. u. extraren. Geschwulstbildgn., Habil.-Schr. 1941.
— Pyelograph. b. eitr. Entzündgn. d. Nierenhüllen, Z. urol. Chir. 46/1942. — Kenntnis d. Nierenharnleiterverlagerg. b. extraren. Bauchgeschwülsten, Zbl. Chir. 1943. —
Thoraxchir. Notop., Hefte Unfhlkd. 43/1951. — Transstern. subtot. Perikardekt. b.
schrumpf. Perikarditis, Zbl. Chir. 1951. — Bedeutg. d. anaeroben Infekt. f. d. Bhdlg.
d. Gelegenheitswunde, Hefte Unfhlkd. 1951. — Resekt. b. Krebs d. Speiseröhre u.
d. Cardia, Ärztl. Wschr. 1951. — Hochdruck u. Herzmuskelinsuff. b. traumat.
Fistel zw. Art. renalis u. V. cava inferior u. ihre op. Beseitigg. (mit Große-Brock-
hoff u. Kaiser), Z. Kreisl.forsch. 1951. — Dringl. Thoraxchir., Chirurg 1951. —
Gutart. Oesophagusgeschwülste u. ihre op. Therap., ebd. — Subtotale Oesophag-
ekt. b. supraaort. Oesophagus-Ka., ebd. — Herzstillstand u. Herzwiederbelebg.,
Med. Klin. 1952. — Umgehgs.anastomose b. inop. Ösophagus- u. Kardia-Ka.,
Dtsch. med. Wschr. 1952. — Gutart. Geschwülste d. Brustspeiseröhre, Chirurg 1952.
— Totale Gastrekt. b. Magenka., ebd. — Herzstillstand u. Kammerflimmern (mit
Dietmann), Langenbecks Arch. klin. Chir. 274/1953. — Indikat. z. Splenekt. (mit
Karcher u. Hommelsheim), Dtsch. med. Wschr. 1953. — Klin. u. tierexp. Erg. üb.
Herzstillstand u. Herzwiederbelebg. (mit Dietmann), Langenbecks Arch. klin.
Chir. 1953. — Chir. Bhdlg. d. Pfortaderhochdruckes unt. d. Gesichtspkt. d. Va-
rizenblutg. (mit Hennrich u. Nagel), Dtsch. med. Wschr. 1955. — Op. Vorgehen b.
Aortenaneurysma (mit W. Richter), Chirurg 1957. — Diagn. u. Therap. d. Aorten-
aneurysmen, Med. Klin. 1957. — Intraop. Druckmessg. i. li. Herzvorhof als Kri-
terium z. Erfolgsbeurteilg. b. d. Sprengg. d. stenos. Mitralklappe (mit Hennrich),
Münch. med. Wschr. 1957. — Genese, Indikat. u. Progn. organerhalt. Eingr. b.
angeb. mechan. Hydronephr. (mit Karcher u. Linke), Langenbecks Arch. klin.
Chir. 285/1957. — Divertikulose-Divertikulitis-Sigmoiditis-Perisigmoiditis (mit
Oestern u. H. W. Schreiber), Dtsch. med. Wschr. 1957. — Klin. u. exp. Untersuchgn. m. Hilfe e. künstl. Niere (mit Karcher), Forsch.ber. d. Wirtschaft- u. Verkehrsministeriums Nordrhein-Westfalen 556/1958. — Chir. Bhdlg. d. Pfortaderhochdrucks u. ihre Späterg. (mit Hennrich u. H. W. Schreiber), Dtsch. med. Wschr.

1959. — Magensarkom (mit H. W. Schreiber), Bruns' Beitr. klin. Chir. 198/1959. — Lebercirrhose-Varicenblutg. u. chir. Therap. (mit H. W. Schreiber), Med. Klin. 1960. — Bhdlg. d. Pleuraempyems (mit Imdahl), Ärztl. Wschr. 1960. — Porto-kavale Anastom. u. sog. Enzephalopathie (mit H. W. Schreiber, Schriefers u. Penin), Dtsch. med. Wschr. 1961. — Die gr. Magenblutg. (mit H. W. Schreiber), Med. Klin. 1961. — Splenekt. b. Pfortaderhochdruck d. Leberzirrhose m. blut. Varizen (mit H. W. Schreiber u. Schriefers), Dtsch. med. Wschr. 1961. — Reana-stomosierg. b. Narbensten. d. Choledochus u. Hepaticus (mit Reifferscheid u. Philipp), Chirurg 1961. — Splenekt. b. d. port. Hypertens. d. Leberzirrhose (mit Hennrich u. H. W. Schreiber), Med. Welt 1961. — Indikat. u. Techn. d. direkten porto-cavalen Anastom. (mit H. W. Schreiber), Chirurg 1962. — Intracard. Eingr. b. völl. Kreisl.unterbrechg. i. tief. Perfus.hypothermie (mit Bernhard u. a.), Thorax-chir. u. vask. Chir. 10/1963. — Untere Magen-Teilresekt. (mit H. W. Schreiber u. Bernhard), Langenbecks Arch. klin. Chir. 303/1963. — Magen-Kardia-Fornix-Ka. - obere Magen-Teilresekt. - (mit H. W. Schreiber u. Bernhard), Zbl. Chir. 1963. — Erfahrgn. m. d. totalen Gastrekt. (mit H. W. Schreiber u. Bernhard), Langenbecks Arch. klin. Chir. 303/1963. — Seltenere porto-cavale Anastomoseformen (mit H. W. Schreiber u. Esser), Dtsch. med. Wschr. 1963. — Therap. d. Dickdarmdiver-tikulitis (mit H. W. Schreiber u. Wülfing), Langenbecks Arch. klin. Chir. 302/1963. — Dringl.-op. Versorgg. kombin. Verletzgn. mehrerer Körperhöhlen (mit Richter), Münch. med. Wschr. 1964. — Berechtigg. d. Thorakot. b. traumat. Hämothorax (mit Richter), Zbl. Chir. 1964. — Therap. u. Progn. d. einseit. renal bedingten Blut-hochdrucks (mit Vahlensieck), Med. Welt 1964. — Einseit. renal bedingter Blut-hochdruck (mit Vahlensieck), ebd. — Berechtigg. d. erweit. u. totalen Resekt. d. Krebsmagens, Zbl. Chir. 1965. — Erfahrgn. i. d. Bhdlg. d. Ösophaguska. (mit Im-dahl), Med. Klin. 1965. — Rekonstrukt. Chir. d. verletzten u. striktur. gr. Gallen-ganges (mit Schriefers, Philipp u. Wülfing), Bruns' Beitr. klin. Chir. 210/1965. Narb. Gallengangssten. (mit Schriefers), Dtsch. Ärztebl., Ärztl. Mitt. 1966. — Form u. Funkt. d. Ersatzmagens nach Gastrekt. (mit H. W. Schreiber u. Bartsch), Med. Welt 1966. — Stoffwechsel u. Op.taktik b. d. Ulcusresekt. (mit Bartsch, H. W. Schreiber u. Breuer), Langenbecks Arch. klin. Chir. 317/1967. — Ärztl. Verantwortg. i. d. Chir., Münch. med. Wschr. 1967. — Bewußtseinsstörgn. i. d. Chir., Langenbecks Arch. klin. Chir. 319/1967.

Gugel, Walter, Facharzt f. Chir., D-Arzt, 7 Stuttgart-Degerloch, Epplestr. 19 B. — *5. 5. 23 Schwabhausen/Obb. — **A:** 52 Mainz. — **Prom:** 52 ebd. — **F:** Chir. — **V:** 52–53 Rheumaklin. Bad Kreuznach (Voit), 53–54 Landesbad Baden-Baden (Fähndrich), 54 Olgahosp. Stuttgart (Raisch), 54–55 Krskrhs. Ellwangen (Goll), 55–56 Katharinenhosp. Stuttgart (Groß), 56–59 Städt. Krhs. S-Feuerbach (Schaaff), 59–60 inn. Abt. Bürgerhosp. Stuttgart (Nipperdey), 60–62 Städt. Krhs. S-Feuerbach (Schaaff).

Gummel, Hans, Prof., Dir. d. Inst. f. Med. u. Biolog. d. Dtsch. Akad. d. Wissen-schaften zu Berlin, X 1115 Berlin-Buch, Lindenberger Weg 80. — Fragebogen 1968 nicht beantwortet.

Gumpel, Fritz, OMR, Facharzt f. Chir., X 9302 Annaberg-Buchholz 2, Str. d. Befreiung 3. — *8. 9. 97 Koppel/Chemnitz. — **A:** 24 Leipzig. — **Prom:** 23 ebd. — **F:** Chir. — **V:** 24–26 München (Sauerbruch), 26–28 Landeskrhs. Altenburg/Th. (Nützenadel). — **P:** Bhdlg. d. Hirschsprung. Krankh., Zbl. Chir. 1936. — Nach-bhdlg. d. Pleuraempyeme, ebd. 1937. — Bhdlg. d. Megaduodenum, ebd. — Zwei Fälle v. Glomustumoren, ebd. 1939. — Bhdlg. d. posttraumat. Verknöcherg. d.

Kniescheibenbandes, ebd. — Diff.diagn. d. Glomustumoren, ebd. 1941. — Resect. gr. Dünndarmabschnitte, ebd. 1948. — Diff.diagn. Irrtümer b. Dickdarmca., Dtsch. Gesd.wes. 1951. — Mykot. Aneurysma d. Art. tib. post. als Restfokus nach Endocarditis lenta, Zbl. Chir. 1952. — Schädelmetastase e. malignen Struma, ebd. — Kasuist. d. Magentbk. kombin. m. Ca., ebd. — Hygrombildg. d. Bursa ilio-pectinea u. ihre Verwechslgs.möglkt. m. eingeklemmter Schenkelhernie, ebd. — Pathol. Mammasekret. als Präcancerose b. Mann, ebd. 1955. — Xeroderma pigmentosum im Licht d. Frommeschen Mesenchymtheorie d. Krebses, Dtsch. Gesd.wes. 1956. — Kasuist. d. Glomustumoren, Zbl. Chir. 1958. — Tödl. Darmblutg. als erstes Zeichen e. Bronchialka., ebd. 1961. — Zwei synchrone Primärka. in e. Brust, ebd. 1964.

Gumrich, Heinz, Doz., Chefarzt d. I. Chir. Klin. d. Städt. Krhs., 8900 Ausgburg, Krankenhausstr. 1. — Fragebogen 1968 nicht beantwortet.

Gusnar, Kurt M. W. v., Facharzt f. Chir., Chefarzt i. R., 4932 Bad Meinberg, Schulstr. 33. — *30. 10. 99 Bad Liebenstein II. — A: 23 Rostock. — **Prom:** 23 ebd. — F: Chir., Urol. — V: 23–34 Pathol. Univ.-Inst. Rostock (Fischer), Chir. Univ.-Klin. ebd. (Müller, v. Gaza), I. chir. Abt. Allg. Krhs. Hamburg-St. Georg (Ringel), gynäkol. Abt. Allg. Krhs. Hamburg-Barmbeck (Köhler), Hafenkrhs. Hamburg (Rothfuchs). — **P:** Fibrosis mammae diffusa b. Manne, Dtsch. Z. Chir. 199/1926. — Multipl. prim. Tumorbildg. i. Uterus u. Ovarien, Arch. Gynäk. 130/1927. — Amyoidbildg. b. Halsnackenlymphknotengewächsen, Virchows Arch. 1927. — Histolog. Untersuchgn. an männl. Brustdrüsen z. Erklärg. einig. pathol. Verändergn. d. Mamma, Arch. klin. Chir. 1928. — Bauchwandrupturen n. Laparotomien, ebd. 150/1928. — Venerisches Granulom (mit Fischer), Beitr. path. Anat. 1928. — Bes. Form d. Sepsis (mit Globig), Dtsch. Z. Chir. 221/1929. — Bhdlg. impermeabl. Urethrastrikturen, Chirurg 1932. — Bhdlg. d. Polyposis diff. d. Dickdarms m. starken Blutgn. ebd. 1932. — Op. Zwölffingerdarmdivertikelbhdlg., Zbl. Chir. 1937. — Z. Frage e. neuen Schwangerschaft nach Radikalop. e. Brustkrebses, Chirurg 1941. — Karbunkelbhdlg. d. Ausbrenng. m. d. Glüheisen, ebd. — Karbunkelbhdlg. m. d. Glüheisen, ebd. — Appendicitis u. Oberbauchbeschwerden m. Betrachtg. d. Lymphadenopathia mesenterialis, ebd. 1942. — Elektrochir. Bhdlg. oder Ausbrenng. d. Karbunkels m. d. Glüheisen?, Zbl. Chir. 1944. — Nierenbecken-Lymphcyste, Chirurg 1950.

Gutekunst, Franz, Facharzt f. Chir., Leit. Arzt d. Krhs., St. Josef, 8938 Buchloe, Peter-Dörfler-Str. 7. — *15. 6. 20 Höchstädt/Do. — A: 45 München. — **Prom:** 45 ebd. — F: Chir. — V: 45–47 Kriegsgefangenenlaz. St. Ottilien, Kriegsgefangenenlager Fürstenfeldbruck (Mayr), 47–60 Städt. Kr.anst. Augsburg (Mack).

Guter, Valentin, Facharzt f. Chir., Oberarzt Krskrhs., 806 Dachau. — *1. 6. 19 Erolzheim/Württ. — A: 47 München. — **Prom:** 47 ebd. — F: Chir. — V: 47–48 Pathol. u. Neuropathol. am Max-Planck-Inst. München (Scholz), 48–55 Krskrhs. München-Pasing (Hundemer, Kment, Hartmann), ab 55 Krskrhs. Dachau (Hiller).

Guth, Gerhard, Facharzt f. Chir., Chir. Priv.-Klin., 2 Hamburg-Klein Flottbek, Jürgensallee 46/48. — *15. 4. 28 Dresden. — A: 51 Kiel. — **Prom:** 52 ebd. — F: Chir. — V: 52 Pharmakol. Inst. d. Univ. Innsbruck, 52–58 I. Med. Klin. Charité Berlin (Brugsch), chir. Klin. ebd. (Felix), 58–59 Auguste Viktoria Krhs. Berlin (Maatz), 59–62 Hamburg-Eppendorf (Zukschwerdt, Stelzner), 63–65 selbständig i. eig. Praxis u. Belegarzt, ab 65 eigene chir. Priv.-Klin. — **P:** Schlaf u. Schlafstörgn. m. bes. Berücksichtigg. d. schlafördernden Wirkg. äußerl. angew. Wärme, Diss. — Ungewöhnl. symmetr. fortschreit. Kontrakt. d. Finger (mit Felix), Zbl. Chir. 1953. — Koproporphyrinchromogene (mit Brugsch), Z. inn. Med. 1955. — Diff.-

diagn. spont. Bauchdeckenhämatome (mit Wolf), Zbl. Gyn. 1956. — Exp. u. klin. Untersuchgn. üb. d. Bhdlg. postop. Hypotonien, Münch. med. Wschr. 1956. — Hygrom d. Bursa iliopectinea (mit Wolf), Chirurg 1956. — Diff.diagn. d. Dünndarmkrebses, Med. Klin. 1956. — Erfahrgn. m. kombin. Irgapyrin-Butazolidintherapie b. degenerat. WSveränderg., Z. inn. Med. 1956. — Chron. Osteomyelitis u. Fistelka., Dtsch. Gesd.wes. 1957. — Bedeutg. d. Plasma- u. Blutvolumenbestimmg. f. d. Op.vorbereitg. (mit Zorn), Zbl. Chir. 1957. — Veränderg. d. Magensekret. b. d. exp. Leberzirrhose, Langenbecks Arch. klin. Chir. 298/1961. — Bhdlg. d. Proktokolitis m. Prednisolon-Einläufen, Münch. med. Wschr. 1962. — Uropepsinogenausscheidg. u. P_h-Werte d. Magensaftes b. exp. erzeugter Leberzirrhose m. nachfolg. portocav. Shuntop., Bruns' Beitr. klin. Chir. 204/1962. — Indirekt. Methode z. unblut. Blutdruckmessg. am Hund, ebd.

Gutsmuths, Frank-Jörg, Ass. d. Univ.-Klin. f. Kinderchir., X 7010 Leipzig, Liebigstr. 20 a. — Fragebogen 1968 nicht beantwortet.

Guttenberg, Hans, leit. Arzt d. chir. Abt. d. Krhs., 7637 Ettenheim (Baden). — Fragebogen 1968 nicht beantwortet.

Gutzer, August, Facharzt f. Chir. u. Urol., Chefarzt d. Krhs. zum Guten Hirten, 67 Ludwigshafen-Oggersheim. — *3. 3. 15 Augsburg. — A: 41 München. — **Prom:** 41 ebd. — **F:** Chir., Urol. — **V:** 45–51 Augsburg (Hennig), 51–52 Oberarzt d. chir. Abt. d. Krhs. Pfronten (Christ) u. Neuburg/Donau (Bräuninger), 53–63 Oberarzt d. Städt. Kr.anst. Ludwigshafen a. Rh. (Jaeger). — **P:** Intracran. Eingr. b. Trigeminusneuralgie unt. bes. Berücksichtigg. ihrer op. Techn. u. Chir. Anat., Diss. — D. Hellige EKG Meter nach Dr. med. A. Gutzer, Dtsch. med. Wschr. 1951. — Fingerbeerenpanaritium, Münch. med. Wschr. 1951. — Nachweis u. Therap. d. nephrogen. Azidose d. Prostatikers durch Bestimmg. d. Alkalireserve, Z. Urol. 44/1951. — Dringl. Urol. d. prakt. Arztes, Therap.woche 1961.

Gwinner, Hugo A., Facharzt f. Chir., Oberarzt d. I. chir. Abt. Städt. Krhs., 8 München-Schwabing. — *24. 2. 12 Fellbach/Stuttgart. — A: 38 München. — **Prom:** 37 ebd. — **F:** Chir. — **V:** 38–43 Krhs. r. d. I. München (Hoffmeister), 43–48 Kriegsdienst u. Gef.schaft, 49 Chir. Krhs. München Nord (Seemen), 50–53 Oberarzt ebd., 53–63 Oberarzt u. Vertr. d. Chefarztes ebd., ab 63 Oberarzt u. Leit. d. Nothilfe-Station Krhs. München-Schwabing (Schmid), u. Vertr. d. Chefarztes i. s. Eig.sch. als Durchgangsarzt.

Gycha, Franz, Facharzt f. Chir., 858 Bayreuth, Carl-Schüller-Str. 27. — *19. 7. 20 München. — A: 46 Innsbruck, 47 München. — **Prom:** 47 ebd. — **V:** 7 J. München (Bronner), zwztl. Zürich, Chir. Klin. München, Frauenklin. ebd. (Brunner, Frey, Eymer), 3 J. Städt. Krhs. Bayreuth, 11 J. Chir. Praxis.

H

Haack, Kurt-J., Facharzt f. Chir., 7 Stuttgart, Schickhardtstr. 22. — *3. 2. 20. Ohmenhausen/Reutlingen. — A: 47 Erlangen. — **Prom:** 47 Würzburg. — **F:** Chir. — **V:** 47–52 Würzburg (Wachsmuth), 52–54 Krskrhs. Göppingen (Fuchs), 54–62 Chir. u. Orthop. Klin. Olgahosp. Stuttgart (Raisch). — **P:** Chron. Appendicitis, Ärztl. Wschr. 1951. — Klin. Erfahrgn. m. Myxal (mit Fuchs), Dtsch. med. Wschr. 1955.

Haag, Werner W. Ch., F.I.C.A., Facharzt f. Chir., 1. Oberarzt der Chir. Klin. d. Zentralkrhs. Bremen-Nord, 282 Bremen-Vegesack, Kuhstr. 1. — *6. 5. 23 Berlin-Charlottenburg. — A: 52 Mainz. — **Prom:** 53 ebd. — **F:** Chir. — **V:** 52–63 Gießen

(Vossschulte), ab 63 Chir. Klin. d. Zentralkrhs. Bremen-Nord (Wassner). — **P:** Erfahrgn. m. verschied. Regulat.prüfgn. b. gedeckt. Hirnverletzgn. unt. Berücksicht. v. Alkoholeinwirkg., Diss. — Mißbildgn. i. Bereich d. Nabels m. Eingeweidevorfall unt. bes. Berücksicht. d. Gastroschisis (mit Stiller u. G.-W. Schmidt), Chirurg 1954. — Spontanperforat. d. Speiseröhre b. Narbenstrikt. nach Verätzg. (mit Stiller), Thoraxchir. 1954. — Fehlbildgn. d. Rückenmarkshüllen i. Lumbosacralbereich m. Wurzelreizerscheingn. (mit Pia), Langenbecks Arch. klin. Chir. 281/1955. — Exp. Untersuchgn. üb. Kollateralventilat. d. Lunge (mit Eisenreich), Bull. Soc. Internat. Chir. 1956. — Exp. Untersuchgn. z. pathophysiol. Bedeutg. d. Kollateralventilat. (mit Eisenreich), Thoraxchir. 1956. — Membransten. d. Oesophagus, Thoraxchir. 1957. — Klin. Bedeutg. u. Pathogen. v. Caudaanomalien (mit Pia, u. Spaar), Langenbecks Arch. klin. Chir. 286/1958. — Klin. u. pathophysiol. Bedeutg. d. Gallenblasenagenesie (mit Wagner), Chirurg 1958. — Tierexp. Untersuchgn. am Herzen b. vollständ. Abklemmg. v. Aorta u. Pulmonalis (mit Wagner u. a.), Thoraxchir. 1958. — Auswirkgn. d. vollständ. Verschl. d. A. pulm. auf d. Druck i. d. Herzkammern u. i. d. herznahen Aorta (mit Eisenreich u. a.), Minerva Cardioangiol. Europ. 7/1959. — Exp. Untersuchgn. z. Kreisl.unterbrechg. durch Abklemmg. v. Aorta u. A. pulm. (mit Eisenreich u. a.), Thoraxchir. 1959. — Wiederherstell.chir. b. Erkrankgn. d. Harnleiters nach gynäkol. Op. u. Bestrahlgn. (mit Rothauge u. Stiller), Verh. Dtsch. Ges. Urol. 1959. — Tierexp. Untersuchgn. z. Probl. d. Revascularisierg. d. Herzmuskels (mit Becker u. Dörner), Bull. Soc. Internat. Chir. 1960. — Haemodynam. Folgen u. ihre Auswirkgn. auf d. Herz b. Lungenembolie (mit Wagner u. Eisenreich), ebd. — Einfl. artif. Pericardverklebgn. auf d. akute u. muskul. Herzversagen im Ligaturtest (mit Becker, Dörner u. Walther), Z. Kreisl.forsch. 1960. — Pericarditis u. Infarktgr. i. Coronar-Ligaturtest (mit Becker, Dörner u. Walther), Acta Tertii Europaei de Cordis Scientia Conventus, Romae 1960, Excerpta Medica. — Kreislaufuntersuchgn. b. exp. Lungenembolie (mit Eisenreich u. a.), Langenbecks Arch. klin. Chir. 298/1961. — Isol. Emphysem einzeln. Lungensegmente (mit Eisenreich), Dtsch. med. Wschr. 1962. — Formen u. Bhdlg. d. Abrikossoff-Tumors (synonym: Myoblastenmyom, granul. Neurom, nichtchromaffines Paragangliom) (mit Wichels), Langenbecks Arch. klin. Chir. 300/1962. — Forens. Bedeutg. v. Todesursachen u. Unf.zus.hang b. Verkehrsunf., Hefte Unfhlkd. 81/1965. — Lokalisat. u. Malignität d. sog. Abrikossoff-Tumors, Med. Welt 1965. — Fehlerquellen b. d. forens. Beurteilg. v. Todesursache u. Verkehrsunf.zus.hang i. med. Sicht, Dtsch. Autorecht 1965. — Anat. d. Caudasackes i. Röntgenbild unt. bes. Berücksicht. lumbosacraler Fehlbildgn. (mit Vogelsang, Schultheiß u. Linden), Zbl. Neurochir. 1965. — Angiograph. periph. Tumoren, Bremer Ärztebl. 1965. — Doppelinvaginat. b. Säugling, Kinderchir. 1967.

Haake, Heinz, Chefarzt d. chir. Abt. d. Städt. Krhs., 6980 Wertheim. — Fragebogen 1968 nicht beantwortet.

Haan, Rolf C., Chefarzt d. chir. Abt. d. Johanniter Krhs., 53 Bonn, Johanniterstr. 3–5. — *29. 7. 25 Koblenz. — **A:** 53 Bonn. — **Prom:** 53 ebd. — **F:** Chir. — **V:** 53–54 Pathol. Inst. Bonn (Ceclen, Hamperl), 54–55 Univ.-Frauenklin. ebd. (Siebke), 55–56 Med. Univ.-Poliklin. ebd. (Tiemann), 56–65 Chir. Univ.-Klin. u. Poliklin. ebd. (Gütgemann), ab 66 Med. Fakult. RWTH Aachen (Reifferscheid). **P:** Sog. Vorstufen d. Magenka., Landarzt 1957. — Erg. d. Krebskongr. 1959 Berlin, Med. Klin. 1959. — Cylostat. Therap. bösart. Geschwülste u. d. Mögl.kt. ihrer Beurteilg. i. chir. Sicht, Zbl. Chir. 1961. — Eitr. Knochen- u. Gelenkinfekt., Therap.woche 1961. — Chemotherap. maligner Tumoren, Krebsforsch. u. Krebsbekämpf. 1961. — Lungenwundherd, Bruns' Beitr. klin. Chir. 208/1964. — Heut. Aspekte i. d. Bhdlg. d. akut. haemologen. Osteomyelitis, Zbl. Chir. 1967. — Prakt. Diagn. b. Verdacht auf Bronchuska., Med. Klin. 1968.

Haar, Hugo, Facharzt f. Chir., Belegarzt am Marienhosp., 4423 Gescher, Fliederweg 2. — *28. 6. 14 Bottrop. — **A:** 43 Berlin. — **Prom:** 44 ebd. — **F:** Chir. — **V:** 44–46 Kriegsdienst, 46–57 Münster, 57–59 ständ. Chefarztvertr. i. Maria Hilf-Krhs. Krefeld. — **P:** Absorpt. v. Alkaloiden i. Arzneigemischen, Naunyn-Schmiedebergs Arch. 1944. — Priapismus, Med. Klin. 1949. — Flußsäureverätzg. d. äuß. Haut, Zbl. Chir. 1949. — Ätiol. u. Therap. d. Priapismus, Z. Urol., Sonderh., Verh. Dtsch. Ges. Urol. 1951. — Flußsäureverätzg. d. äuß. Haut u. ihre Bhdlg., Med. Klin. 1954. — Akute Osteomyelitis nach Pocken- u. Typhusimpfg., Münch. med. Wschr. 1954. — Geschwülste d. Chiasmagegend i. cerebr. Angiogramm, Nervenarzt 1953. — Angiograph. Diff.diagn. d. parasagitt. u. d. Falxmeningioms, Fortschr. Röntgenstr. 1952. — Untersuchg. am periph. sympath. Nervengewebe m. Hilfe d. Phasenkontrastverfahrens, Acta neuroveget. 87/1950. — Leistgs.fähigkt. d. Phasenkontrastverfahrens b. d. Darstellg. vegetat. Ganglienzellen d. sympath. Grenzstranges u. d. Auerbachschen Plexus d. Appendix, Bruns' Beitr. klin. Chir. 229/1950. — Tierexp. Untersuchgn. z. Frage d. Adhäs.bildg. i. Intraperitonealraum, Ärztl. Wschr. 1950. — Untersuchgn. m. e. neuen Talkumersatzpuder, Chirurg 1954.

Haarkamp, Kurt, Leiter d. chir. Abt. d. Diakonissen-Krhs., 5810 Witten/Ruhr, Pferdebachstr. 27. — Fragebogen 1968 nicht beantwortet.

Haas, Erich, Chefarzt d. Städt. Krhs., 7742 St. Georgen/Schwarzw., Friedrichstr. 17. — *6. 9. 07 Ichenheim/Baden. — **A:** 32 Heidelberg. — **Prom:** 31 ebd. — **F:** Chir. — **V:** 31–32 Städt. Krhs. Baden-Baden (L. Müller), 32–33 Frauenklin. Karlsruhe (Linzenmeier), 33–34 Städt. Krhs. Bietigheim/Enz (Schmid), 34–35 Lanz-Krhs. Mannheim (H. Haas), 35 prakt. Arzt m. Belegkrhs., in St. Georgen/Schwarzw., 51–52 Diakonissen-Krhs. Karlsruhe-Rüppurr. (Hueck).

Haas, Friedrich, Doz., Oberarzt d. Chir. Univ.Klin., Erzherzog Eugen-Str. 20, A-6010 Innsbruck Österreich. — Fragebogen 1968 nicht beantwortet.

Haas, Hans Georg, Assist. d. I. Chir. Klin. d. Städt. Kr.anst., 89 Augsburg, Krankenhausstr. 1. *

Haas, Walter, 777 Ueberlingen (Bodensee), St. Leonhardstr. 28. — Fragebogen 1968 nicht beantwortet.

Haasch, Konrad, Facharzt f. Chir., Durchgangsarzt, 1 Berlin 42, Alt-Tempelhof 43. — *21. 3. 26 Berlin. — **A:** 51 Berlin (FU). — **Prom:** 51 ebd. — **F:** Chir. — **V:** 51–52 Wyk/Föhr Tbc-Kinderheilstätte (Schulz), 52–67 Auguste-Viktoria-Krhs. Berlin (Kipnis, Maatz), ab 67 Durchgangsarzt i. Berlin-Tempelhof. — **B:** Skelett u. Weichteile (mit Maatz), in: Lehrb. d. Röntgendiagnostik v. Schinz-Baensch-Frommhold, Bd. II, 6. Aufl., Thieme 1968. — Bruchheilg. u. Pseudarthrosen-Entstehg.; Vorgänge b. d. Knochentransplantat. (mit R. Maatz), in: Hdb. d. med. Radiologie, Bd. IV/1, Springer 1968. — **P:** Konservat. Bhdlg. intertrochantärer Oberschenkelbrüche, Diss. — Nagelg. pertrochant. Frakturen m. einem geraden Küntschernagel (mit Maatz), Chirurg 1959. — Erg. d. Nagelg. pertrochant. Femurfrakturen, ebd. — Verkehrsgefährdg. d. alten Menschen, unt. bes. Berücksichtigg. d. Berliner Verhältnisse, H. Unfhlkd., H. 60, 1958. — Metaplast. Knochenneubildg. b. Menschen durch heterogene, eiweißarme Spongiosa, Chirurg 1961. — Klin. Erfahrgn. m. d. Kieler Span, ebd. 1963. — Fluorescenzmikroskop. Untersuchgn. an Venenblut b. traumat. Fettembolie (mit Bschor), Langenbecks Arch. klin. Chir. 302/1963. — Fluorescenzopt. Untersuchgn. z. Fettembolie, H. Unfhlkd., H. 78, 1964. — Verbrenngn. unt. d. Gipsverband, ebd.

Haase, Hans-Werner, Med.-Rat, Ärztl. Dir. d. Krskrhs., X 2090 Templin (Ucker-mark), Friedrich-Ebert-Str. 4. — Fragebogen 1968 nicht beantwortet.

Habben, Siebelt, Facharzt f. Chir., Leit. Arzt d. chir. Abt. u. Chefarzt d. Evang. Hosp., 2804 Lilienthal b. Bremen. — *16. 8. 05 Insenhausen/Krs. Wittmund. — A: 34 Kiel. — **Prom:** 35 ebd. — **F:** Chir. — **V:** 33 Kiel u. Städt. Krhs. Neumünster, 34 Kinderklin. d. Landeskrhs. Gotha, 35 Krskrhs. Rendsburg (Wahlberg), u. Schiffsarztreisen 36 Landesfrauenklin. Bochum (Bretz), 37–39 Kr.anst. Bremen (Smidt), 39–45 Kriegsdienst.

Hachez, Sophie, Fachärztin f. Chir., 242 Eutin i. H., Hochkamp 22. — *25. 8. 91 Eutin. — A: 21 Kiel. — **Prom:** 20 ebd. — **F:** Chir. u. Orthop. — **V:** 21–22 Köln, 22 Med. Klin. Kiel (Schittenhelm), 23–26 Josefsges. Bigge/W., 26–39 Fachärzt. f. Chir. u. Orthop. Schwerin/Mecklbg., 39–41 Chefärzt. d. Krskrhs. Neubrandenburg/Mecklbg., 42–43 Chefärzt. d. Stadtkrhs. Güstrow/Mecklbg., 43–45 Chefärzt. d. Krs.-krhs. Wolfratshausen/Bayern, 46–50 Eig. chir. Priv.-Klin. in Schwerin, 52–58 Theresien-Klin. Würzburg, ab 64 Vertretungen i. Eutin/Holst.

Hackethal, Karl Heinz, Prof., Chefarzt d. Städt. Krhs., 2058 Lauenburg/Elbe. — *6. 11. 21 Reinholterode/Eichsfeld. — A: 46 Göttingen. — **Prom:** 45 ebd. — **Hab:** 55 Orthop. Münster, 56 Chir. u. Orthop. Erlangen. — **F:** Chir. u. Orthop. — **V:** 46–52 Chir.-(gynäk.) Abt. Krskrhs. Eschwege (Rose, Kessler) Ass.-Arzt, 1. Ass.-Arzt, Ober-arzt, 52–56 Orthop. Univ.-Klin. Münster (Pitzen, Hepp) Wiss. Ass., Oberarzt, 56–64 Erlangen-Nürnberg (Hegemann) Oberarzt, 64 Vertretgs.tätigkt., ab 65 Chefarzt Städt. Krhs. Lauenburg/Elbe. — **B:** Sudeck-Syndrom, Hüthig 1958. — Thrombose u. Thrombus-Embolie (mit Hegemann), in: Hegemann, Allg. Op.lehre, Springer 1958. — Therap. Sudeck. Syndrom, in: Wiss. f. d. Praxis, Banaschewski 1958. — Durch Magenresekt. beh. Magen- u. Zwölffingerdarm-Geschwür, in: Linneweh, Progn. chron. Erkrankgn., Springer 1960. — Bündel-Nagelg., Springer 1961. — Verfahren z. genauen Bestimmg. d. WS-Bewegl.kt., in: Hackenbroch, WS i. Dia-gnost. u. Therap., Hippokrates 1962. — Filme: Magnesium-Wirkg. auf d. Entwicklg. artefiz. Thromb. i. Tierexp., 1955. — Bündel-Nagelung – Methode d. Marknagelg. langer Röhrenknochen, 1962. — Techn. d. geschl. vollapparat. Frakt.-Einrichtg. m. d. 4-Mast-Kran, 1962. — Bewegl.kts- u. Haltgs.-Messg. d. WS m. d. Elkameter (Lot-Kompaß-Arthrometer), 1963. — Daumenersatz durch d. Großzehe, 1963. — **P:** Chir. Bhdlg. Pleuraempyeme, Chirurg 1947. — Magnesium u. Fibrinolyse, Klin. Wschr. 1949. — Tbk. n. Verletzg., Dtsch. med. Wschr. 1949. — Eunarcon-Magne-sium-Nark., Chirurg 1949. — Magnesium-Prophyl. u. Bhdlg. v. Thromb. u. Embo-lien, Langenbecks Arch. klin. Chir. 270/1951. — Intraven. Novocain-Therap., Med. Mschr. 1952. — Nervenwurzelschwellg. u. HWI-Syndr., Langenbecks Arch. klin. Chir. 276/1953. — Pathogen. Sudecksches Syndr., Arch. orthop. Chir. 45/1953. — Cervicalperidur. Infiltrat.-Bhdlg. b. HWI-Syndrom, Z. Orthop. 84/1954. — Techn. cervical-peridur. Injekt., ebd. — Erfahrgn. m. tiefgekühlten homologen Knochen-bank-Transplant.n, Langenbecks Arch. klin. Chir. 279/1954. — Typ. Wirbel-verschiebg. b. Wirbelkörperbr.n. Hefte Unfhlkd. 48/1954. — Thrombot. Erkrankg. d. Venensyst., Krankengymnastik 1954. — Metathrombophlebit. Syndr., Z. Orthop. 86/1955. — Mechan. Nerven-Irritat. u. Sudeck. Syndr., Habil.-Schr. 1955; Erfahrgn. m. Knochenbank, Z. Orthop. 87/1956. — Mod. Sudeck-Bhdlg. = Kausaltherap. ?, Langenbecks Arch. klin. Chir. 284/1965. — Küntscher- od. Rush-Nagelg. ?, ebd. 287/1957. — Diagnost., Bhdlg. u. Begutachtg. Sudeck. Syndr., Tagg.-Ber. Unfall-chir. Tagg. Erlangen 1957. — Akuter Abdominal-Schmerz, Landarzt 1958. — „Er-langer Bett" – mod. chir. Mehrzweckbett, Mitt. 11/1958. — Erstversorgg. am Un-

fallort, Ärztl. Praxis 1959. — Messen i. d. Unf.begutachtg., Hefte Unfhlkd. 66/1961.
— Diagn. „Schulter-Arm-Syndrom", Forum Z. ärztl. Fortb. 1960. — Erstickgs.-
prophyl. b. Verkehrsunf., Ärztl. Mitt. 45/1960. — Techn. d. Einrichtg. v. Halswirbel-
Luxat., Chir. Praxis 1961. — Bildverstärker-Fernsehkontrolle b. Bündelnagelgn.,
SRW-Nachrichten 1961. — Verkehrs- u. Betriebs-Unf. in mod. Industrieges., Mkurse
ärztl. Fortbild. 1962. — Entstehgs.mechan. häuf. Verkehrsunf., Z. ärztl. Fortbild.
1962. — Bhdlgs.mögl.ktn. i. Unfallchir., ebd. 1963. — Erstversorgg. d. Verletzten
am Unfallort, Med. Klin. 1963. — Akt. Maßnahmen i. mod. Unf.chir. d. Extremitäten, Regensburger Jahrb. ärztl. Fortbild. 1964.

Hadjistamoff, Bojan, Prof., Dir. d. Orthop. Univ.-Klin., Weliko Tirnovo 18,
Plovdiv (Bulgarien). — Fragebogen 1968 nicht beantwortet.

Haefen, Klaus von, Facharzt f. Chir., 3406 Bovenden b. Göttingen, Grünberger
Str. 4. — *8. 7. 05 Tossens (Oldbg.). — **A:** 30 Göttingen. — **Prom:** 29 ebd. — **F:** Chir.
— **V:** 29–30 Med.Klin. Göttingen (Straub), 30–31 Pathol. Inst. Rostock (W. Fischer),
31–39 Göttingen (Stich), 39-45 Chefarzt u. Leit. Arzt d. Chir. u. Geburtsh.-Gynäkol.
Abt. Krhs. Bethesda d. Diakon.-Mutterhauses Grünberg/Schles., 45–67 Leit. Arzt
d. Chir. Abt. d. Krhs. d. evgl.-luth. Diakon.-Mutterhauses Rotenburg/Hann. —
P: Schicksal d. appendicit. Exsudate, Diss. — Axill. Lymphknoten b. Mammaca.,
Dtsch. Z. Chir. 232/1931. — Katgutresorption, Bruns' Beitr. klin. Chir. 158/1933. —
Schiefhalsstammbaum, Chirurg 1935. — Endausgänge d. tbk. Hüftgelenkentzdg.,
Bruns' Beitr. klin. Chir. 162/1935. — Vom Schaffen d. Chirurgen Göttingens i. ihren
Arbeitsstätten, ebd. 163/1936. — Carnofilfrage, Chirurg 1936. — August Gottlieb
Richter, d. Begründer d. dtsch. Chir., Münch. med. Wschr. 1937. — Geschichtl.
Betrachtgn. d. Bhdlgs.weise eingeklemmter Leistenbr. (1737–1937), Bruns' Beitr.
klin. Chir. 166/1937. — Bhdlg. d. Lymphogranulomatose, ebd. 169/1939.

Häfner, Horst-K., Facharzt f. Chir., 7 Stuttgart-Zuffenhausen, Markgröninger
Str. 41. — *18. 5. 25 Stuttgart. — **A:** 51 Würzburg. — **Prom:** 52 ebd. — **F:** Chir. —
V: 51–59 Krhs. Göppingen (Fuchs), 56–57 inn. Abt. ebd. (Lange), 59–64 Olgahosp.
Stuttgart (Raisch). — **P:** Bhdlg. d. Sudeck. Syndr. m. Adenosin-5-Monophosphor-
säure, Fortschr. Med. 1960.

Hähndel, Hartmut, Facharzt f. Chir., Chefarzt d. Krskrhs., 894 Memmingen. —
*18. 2. 24 Waldenburg. — **A:** 48. Würzburg — **Prom:** 50 Hamburg. — **F:** Chir. —
V: 48–49 Path. Inst. Stadtkrhs. Kassel (Krauspe), 49–50 Landeskrhs. Helmars-
hausen/Kassel (Garkisch), 50–51 Ev. Krhs. Lippstadt (Schlaaff), 52 Orthop. Klin.
Volmarstein/Ruhr (Bohne), 53–56 Krskrhs. Memmingen (Kraemer).

Haenisch, H. L. T. Günther, Facharzt f. Chir. u. Urol., Chefarzt d. I. Chir. Abt. d.
Allg. Krhs. Barmbek, 2 Hamburg 33, Rübenkamp 148. — *30. 3. 07 Hamburg. — **A:** 32
Hamburg. — **Prom:** 34 ebd. — **F:** Chir., Urol. — **V:** 1 J. med. Abt. Städt.Krhs. Altona
u. I. med. Abt. Städt. Rudolf-Virchow-Krhs. Berlin (Lichtwitz), 1½ J. Pathol.-anat.
Inst. Allg. Krhs. St. Georg Hamburg (Wohlwill), 1½ J. geburtsh.-gynäk. Abt. ebd.
(Seitz), 1 J. Univ.-Augenklin. Hamburg-Eppendorf (Behr), 2 J. Schiffsarzt Hamburg-
Amerika-Lin., Hamburg-Süd u. Dtsch. Afrika-Lin., 38 chir. Abt. Allg. Krhs. Altona
Hamburg (Bessin), 39-45 Militärdienst, 47 Chir. Vertr. Bremen-Hemelingen (Bleck-
mann), 48 Hamburg-Eppendorf (Konjetzny), 48–50 II. chir. Abt. Allg. Krhs. St. Ge-
org Hamburg (Reinhard), 50–55 chir. Abt. Allg. Krhs. Heidberg ebd. (Prinz), 55–60
I. chir. Abt. Allg. Krhs. St. Georg ebd. (Diebold). — **B:** Zwerchfell, in: Diebold-Junghanns-Zukschwerdt, Klin. Chir. f. d. Praxis, Thieme 1961. — **P:** Fall v. Hepatitis
interstit. acuta b. fr. Syphilis, Diss. — Angioendotheliom d. Magens, Zbl. Chir. 1953.
— Neues Instrument z. Extrakt. sehr fest sitz. Schenkelhalsnägel, Chirurg 1954. —

Mod. Gallenchir., Chirurg 1954. — Chir. d. Gallensystems, Hamb. Ärztebl. 1954. — Op. Cholangiograph., Langenbecks Arch. klin. Chir. 281/1955. — Erfolge d. intraop. Cholangiograph. (mit Weitz), ebd. 291/1959. — Bhdlg. d. suprakondyl. Humerusfrakt. im Kindesalter (mit Pahlow), ebd. — Chir. d. Gallensteinleidens, Med. Klin. 1960. — Bhdlg. d. jugendl. Knochenzysten, Chirurg 1960. — Op. Bhdlg. d. Gallensteinleidens, Hamb. Ärztebl. 1961. — Chir. Bhdlg. d. Hiatushernien, ebd. 1962. — Op.indikat. b. Krankh. d. Gallensystems, Münch. med. Wschr. 1963. — Selt. Komplikat. e. Hiatushernie, Thoraxchir. 1964. — Erg. op. Bhdlg. d. Gallensteinleidens (mit Weitz u. Frahm), Langenbecks Arch. klin. Chir. 307/1964.

Hänsch, Rudolf, Facharzt f. Chir., 465 Gelsenkirchen, Vohwinkelstr. 12/14. — *11. 10. 10 Gelsenkirchen. — **A:** 36 Berlin. — **Prom:** 37 Düsseldorf. — **F:** Chir. — **V:** Knappschafts-Krhs. Gelsenkirchen (Linde), Berufsgen. Kr.anst. „Bergmannsheil" Gelsenkirchen-Buer (Koch).

Härb, Hansjörg, Oberarzt der II. chir. Abt. d. Kr.anst. Rudolfstiftung, Boerhaavegasse 8, A-1030 Wien 3 Österreich. — Fragebogen 1968 nicht beantwortet.

Häring, Rudolf, Priv.-Doz., Oberarzt d. I. Chir. Klin. d. Freien Univ. Berlin im Klinikum Steglitz, 1 Berlin 45, Hindenburgdamm 30. — *3. 11. 28 Urmitz/Rhein. — **A:** 56 Bonn. — **Prom:** 56 ebd. — **Hab:** 66 Berlin. — **F:** Chir. — **V:** 56 Bonn (Gütgemann), 56–57 Med. Univ.-Klin. ebd. (Martini), 57–58 Pathol. Inst. d. Städt. Kr.anst. Nürnberg (Rix), 58–62 Chir. Klin. ebd. (H. Franke), ab 62 Chir. Klin. d. FU Berlin (H. Franke). — **P:** Hämolyse i. d. Herz-Lungen-Maschine u. b. d. mod. Hypothermie, Diss. — Folgeerscheingn. nach totaler Gastrekt., ihre Bhdlg. u. Verhütg., Chirurg 1960. — Klin. d. Mesenterialcysten, ebd. — Magenschleimhautprolaps i. d. Oesophagus als selt. Ursache e. Dysphagie, ebd. 1961. — Bronchusverschlußnaht: Beobachtg. v. Mykosen am Bronchusstumpf, Thoraxchir. 1961. — Diagn. u. Diff.diagn. d. akuten Appendicitis, Ärztl. Praxis 1962. — Heut. Stand d. chir. Bhdlg. d. Kardia-Ca., ebd. 1963. — Op.indikat. u. op. Meth. b. Hiatushernien, Med. Klin. 1963. — Hiatushernie u. Kardiaca., Chirurg 1963. — Chir. d. kardianahen Magenca., Erg. Chir. u. Orthop. 46/1964. — Erg. d. totalen Magenentferng. (Gastrekt.) b. Magenca., Chirurg 1964. — Kunststoffersatz i. d. Herz- u. Gefäßchir. durch freitransplant. Dünndarm, Langenbecks Arch. klin. Chir. 308/1964. — Gastrekt. als Ultima ratio b. Magenca., Zbl. Chir. 1964. — Freitransplant. Dünndarm i. d. Herz- u. Gefäßchir., Réanim. et Organes artif. 1/1964. — Neue Oesophagus-Endoproth. als Palliativmaßnahme b. inop. Oesophagus- u. Kardiaca., Chirurg 1964. — Ersatz d. Kunststoffe i. d. Herzchir. durch freitransplant. Dünndarm, Umschau in Wiss. u. Techn. 1964. — Rekonvaleszenz u. Rehabilitat. nach Magenop., Internist 1965. — Bronchusstumpfmykosen nach Lungenresekt., Beitr. klin. Tbk. 132/1965. — Chir. Bhdlg. d. chron. Pneumonie, ebd. — Langzeitbeobachtgn. u. histol. Untersuchgn. an Gefäß- u. Herzwandtransplantaten aus Dünndarm, Langenbecks Arch. klin. Chir. 313/1965. — Licht- u. elektronenmikroskop. Untersuchgn. z. Wirkg. d. Persantins auf d. Herz d. Ratte b. verschied. Schweregraden intermitt. Hypoxie, Anaesthesist 1966. — Tierexp. Untersuchgn. z. Ersatz d. chir. Naht durch Klebstoff, Habil.-Schr. 1966. — Tierexp. Untersuchgn. z. Durchführg. enter. Anastom. m. Klebstoff, Langenbecks Arch. klin. Chir. 316/1966. — Postop. Komplikat. am Pankreas nach Magenresekt., Med. Klin. 1967. — Laparoskop. entdeckte Lebermetastasen e. Appendix-Karzinoids, ebd. — Schilddrüsenka., Dtsch. med. J. 1967. — Verschl. v. Trachealdefekten m. Klebstoff, Zbl. Chir. 1967. — Palliat. Bhdlg. d. stenos. Oesophagus- u. Kardiaka. m. e. Oesophagus-Endoprothese, Med. Klin. 1967. — Bedeutg. d. Zeitfaktors i. d. Chir., Forsch. Prax. Fortb. 1967. — Palliat.

Intubat. mal. Oesophagussten. m. e. Spiraltubus, Internat. Surg. 48/1967. — Anwendg. v. Wundklebern im Gastrointestinaltrakt, Int. Symp. f. Klebstoffe i. d. Chir. Wien 1967. — Tierexp. Untersuchgn. z. Anwendg. v. Klebstoff an d. Trachea. ebd.

Häuptli, Othmar, Tellstr. 22, CH-5000 Aarau (Schweiz). — Fragebogen 1968 nicht beantwortet.

Häussler, Georg, Prof., 2 Hamburg 20, Haynstr. 9. — Fragebogen 1968 nicht beantwortet.

Haeutle, Christian, Facharzt f. Chir., Durchgangsarzt, 8 München 13, Riesenfeldstr. 86a. — *14. 1. 22 Trostberg. — **A:** 56 Erlangen. — **Prom:** 58 ebd. — **F:** Chir.

Haferland, Helmut, Chefarzt d. II. chir. Abt. Allg. Krhs. Heidberg, 2 Hamburg 62, Tangstedter Landstr. 400. — *5. 11. 13 Oldisleben. — **A:** 39 Dresden. — **Prom:** 42 Leipzig. — **F:** Chir., Urol. — **V:** 38–39 Geburtsh. u. Gynäkol. Allg. Krhs. Barmbeck-Hamburg (Köhler), 39–40 Inn. Klin. ebd. (Reye), 40–50 Univ.-Klin. u. Poliklin. Hamburg-Eppendorf (Konjetzny), 42–47 Kriegsdienst, 50–58 Oberarzt Allg. Krhs. Heidberg in Hamburg (Prinz). — **B:** Beobachtgn. üb. d. Ursachen d. ehel. Unfruchtbarkt., Leipzig Edelmann 1942. — **P:** Sulfonamidbhdlg. i. d. Chir., Med. Klin. 1942. — Bhdlg. infiz. u. infekt.gefährd. Wunden m. d. Sulfonamidgemisch Marfanil-Prontalbin, Arch. klin. Chir. 202/1941. — Chordom d. Kreuz-Steißbeingegend, Nordwestdtsch. Chir. Vereinigg., Kongreßber. — Brill-Symmerssche Erkrkg. d. weibl. Brustdr., ebd. u. Zbl. Chir. 1952. — Erfahrgn. u. Bhdlgs.erg. m. Sulfonamiden u. Penicillin b. schweren chir. Infekt., Langenbecks Arch. klin. Chir. 271/1952. — Harnstauungsniere, Zbl. Chir. 1954. — Probl. d. schwer od. nicht resezierb. Ulcus duodeni, Bruns' Beitr. klin. Chir. 190/1955. — Fehler u. Gefahren b. Endotrachealnark. m. Relaxantien u. Hinweise z. deren Vermeidg., Chirurg 1955. — Wesen u. Bhdlg. d. jugendl. Hüftkopfabrutsches, ebd. — Asept. Infarktnekr. jugendl. Hoden, Zbl. Chir. 1956. — Prakt. Sauggerät f. Op.raum u. Krkn.stationen, Chirurg 1956. — Diff.diagn. raumfordernder Processe im Renovasogramm, Z. Urol. 1956.

Hage, Walter, Leit. Arzt d. chir. Abt. Krskrhs., 5242 Kirchen/Sieg. — *22. 8. 08 Egeln. — **A:** 35 Hamburg. — **Prom:** 36 ebd. — **F:** Chir. — **V:** 35–38 Pathol. Inst. Hamburg-Eppendorf (Fahr), 38–39 Breslau (K. H. Bauer), 40–41 ebd., 39–45 Militärdienst, 46–54 Stadtkrhs. Schleswig (Küntscher). — **P:** Einwirkg. d. Schmierseifenlösg. a. d. Blut innerhalb d. Gefäßbahn, Diss. Hamburg 1936. — Pyelonephritis u. pyelonephrit. Schrumpfniere, Z. urol. Chir. 44/1938. — Klin. u. Pathol. d. Synovialome, Zbl. Chir. 1952. — Doppelseit. Oberarmkopfbr. b. Elektroschockbhdlg., Arch. Orthop. 45/1952. — Extens.gerät f. d. Marknagelg. (mit Küntscher), Chirurg 1953. — Marknagelg. b. d. Frakturbhdlg. unruh. Geisteskranker, Arch. Orthop. 46/1953. — Marknagelg. d. Br. am prox. Ende d. Oberarmes, Chirurg 1954. — Rö.untersuchgn. a. d. Moorleiche v. Windeby, Prähistor. Z. 1956. — Anat. Präparat. d. Moorleiche v. Windeby (mit Schlabow), ebd.

Hagemann, Erich, Oberarzt d. urolog. Abt. d. Chir. Uni.-Klinv., Charité, X 1040 Berlin, Schumannstr. 20–21. — Fragebogen 1968 nicht beantwortet.

Hagemann, Richard, Prof., 8220 Traunstein/Oberbayern, Haus Wartberghöhe. — Fragebogen 1968 nicht beantwortet.

Hagemeyer, Friedrich Wilhelm, Facharzt f. Chir. u. Durchgangsarzt, 42 Oberhausen-Sterkrade, Finanzstr. 14. — *30. 1. 12 Ennigloh, Kr. Herford. — **A:** 38 Rostock. — **Prom:** 38 ebd. — **F:** Chir. — **V:** 36–37 stellvertr. Prosektor Anat. Inst. Rostock (Hertwig), 37–38 int. Abt. Städt. Krhs. Bad Oeynhausen (Petersen), 38–39 Rostock (I. C. Lehmann), Pathol. Inst. ebd. (W. Fischer), 39–45 Militärdienst, 45–51 Städt. Krhs. Bielefeld (Lamprecht), 51–56 Oberarzt Johanniter Krhs. Oberhausen-

Sterkrade (H. Scheffler). — **P:** Stoffwechselvorgänge b. d. Wundhlg. i. d. Leber, insbes. üb. d. Beziehgn. zw. Atmg. u. Glutathion, Diss. — Invers. u. Dünndarmprolaps b. off. Ductus omphaloentericus u. gleichzeit. Vorkommen e. Nabelschnurbr., Zbl. Chir. 1954. — Äußere u. inn. spont. Pankreasfisteln, ebd. 1955. — Meniscusresekt. oder -exstirpat. ?, ebd. — Subkut. Abriß d. Achillessehne, ebd. — Gastroschisis, ebd. 1955. — Schnapp. Knie u. d. Subluxat. d. Innen- u. Außenmeniscus, ebd. 1956.

Hagemeyer, Gerhard, Oberfeldarzt, Facharzt f. Chir., Leit. Arzt d. chir. Abt., BW-Lazarett, 493 Detmold/Lippe, Heldmanstr. 24. — *12. 8. 19 Oberlübbe Krs. Minden/Westf. — **A:** 45 Breslau. — **Prom:** 51 Hamburg. — **F:** Chir. — **V:** 45–49 Gef.schaft, 50–53 Krhs. Groß-Sand Hamburg-Wilhelmsburg (Gebauer), 53–56 Zweckverband Stadt- u. Krskrhs. Minden/Westf. (Bodarwé), 56–59 Sanitätsoff. d. BW. — **P:** Transduodenale Traubenzuckertropfinfus. b. Hepatitis epidemica, Diss. — Bhdlg. schwerer akut. u. chron. Schmerzzustände i. d. Chir., Med. Welt 1951.

Hagen, Siegfried, Chefarzt d. chir. Abt. d. Krskrhs., X 2060 Waren/Müritz, Goethestr. 46. — Fragebogen 1968 nicht beantwortet.

Hager, Rudolf, Facharzt f. Chir., Chefarzt Städt. Krhs., 764 Kehl/Rhein. — *9. 4. 12 Philippsburg/Baden. — **A:** 36 Heidelberg. — **Prom:** 37 ebd. — **F:** Chir. — **V:** 36–49 Städt. Kr.anst. Karlsruhe (Drevermann, Laqua), 49–54 Oberarzt Städt. Krhs. Offenburg/Baden.

Hagmaier, Werner, 7888 Rheinfelden/Baden, Kirchplatz 1. — Fragebogen 1968 nicht beantwortet.

Hahn, Hans-Rudolf, Chefarzt d. chir. Abt. d. St. Joseph-Krhs., 1 Berlin 42, Bäumerplan 24. — Fragebogen 1968 nicht beantwortet.

Haike, Horst, Priv.-Doz., Oberarzt, Orthop. Univ.-Klin., 4 Düsseldorf. — *12. 5. 24 Berlin. — **A:** 52 Göttingen. — **Prom:** 52 ebd. — **Hab:** 64 Düsseldorf. — **F:** Chir. u. Orthop. Lehrgeb.: Orthop. — **V:** 53 Krskrhs. Osterholz-Scharmbeck (Willemer), 53–54 Lazarus Krhs. Berlin (Grau), 54–57 Virchow Krhs. ebd. (Heim), 57–58 Inn. ebd. (Höring), 58–59 Neurochir. Univ.-Klin. ebd. (Stender), 59 Krskrhs. Bad Hersfeld (Stengel), 59–60 Annastift Hannover Orthop. (Gardemin), 60–68 Orthop. Univ.-Klin. Düsseldorf (Idelberger). — **B:** Verwendgs.mögl.ktn. v. Psychopharmaka i. d. Orthop., in: Haase, Janssen, Neuroleptica, Tranquilizer u. Antidepressiva i. Klin. u. Prax., Düsseldorf 1968. — **P:** Wirksamkt. e. Trypsin-Antibioticum-Gemisches auf schlecht heil. Wunden, Zbl. Chir. 1956. — Prim. Spanplast. b. off. Trümmerfrakt., Chirurg 1957. — Isol. Luxat. d. Os naviculare pedis, Mschr. Unfhlkd. 1957. — Späterg. d. op. behand. lumb. Bandscheibenvorfälle, Chirurg 1959. — Erfahrgn. m. d. Knochenkonserv. i. Palacos, Langenbecks Arch. klin. Chir. 298/1961. — Bhdlg. d. sekund. Klumphände, Zbl. Chir. 1963. — u. a. insges. 64 Veröff.

Haim, Erich, I. Oberarzt d. II. chir. Abt. Landeskrhs., A-8036 Graz, Auenbruggerplatz 5. — *29. 11. 25 Graz. — **A:** 59 Graz. — **Prom:** 50 ebd. — **F:** Chir. — **V:** 51–54 Landeskrhs. Fürstenfeld, Voitsberg u. Graz, ab 55 Landeskrhs. Graz (Köle). — **P:** Erfahrgs.ber. üb. d. Kropfop. d. J. 1947–1956, Zbl. Chir. 1957. — Techn. d. Bruchop., ebd. 1959. — Fremdkörper i. Dünndarm, ebd. 1962. — Op. Bhdlg. d. Beinvarizen, Wien. med. Wschr. 1962. — „Ideale Cholecystekt.", ebd. 1963. — Akute Pankreatitis, Med. Klin. 1964. — Beobachtg. u. Bhdlg. Frischop., Wien. med. Wschr. 1964. — Chir. Probl. b. Diabetes mellitus, ebd. 1965. — Pankreatico-Ascaridiasis, Zbl. Chir. 1966. — Un Aporte al Tratamiento Quirurgico de las Varices con Ligadura de la Safena y Esclerosis, El Via Medico (Buenos-Aires) 38/1966.

Hainz, Georg, Chefarzt d. chir. Abt. Städt. Krhs., 82 Rosenheim. — *1. 7. 11 München. — **A:** 36 München. — **Prom:** 36 ebd. — **F:** Chir. — **V:** 35–38 München (Lexer), 39 pathol. Inst. ebd. (Borst), 43–45 Priv.-Klin. Dr. Rincker ebd.

Hallerstein, Carl Graf Haller v., 6 Frankfurt/Main-Eschersheim, Friedleben-str. 10. — Fragebogen 1968 nicht beantwortet.

Hallwachs, Otto, Assist. d. urolog. Abt. d. Chir. Univ.-Klin., 69 Heidelberg, Kirschnerstr. 1. — Fragebogen 1968 nicht beantwortet.

Hamann, Kurt Walter, Facharzt f. Chir., 7 Stuttgart-N, Lenzhalde 71. — *5. 10. 23 Stuttgart. — **A:** 49 Frankfurt/M. — **Prom:** 51 ebd. — **F:** Chir. — **V:** 49–50 Krskrhs. Brackenheim (Eck), 51–52 Inn. Klin. Städt. Krhs. Stuttgart-Bad Cannstatt (Beckmann), 52–53 Versorggs.krhs. Stuttgart (Burkart), ab 53 Veronikaklin. ebd. (Burkart).

Hamann, Rudi L. A., Facharzt f. Chir., 334 Wolfenbüttel, Am Herzogtor 12 A. — *8. 3. 13 Mühlhausen/Ostpr. — **A:** 38 Königsberg Pr. — **Prom:** 38 ebd. — **V:** 37–38 Hyg. Inst. d. Albertus-Univ. Königsberg (Bürgers), 38 Inn. Abt. d. Städt. Kr.anst. ebd. (Böttner), 38–39 Krs.-Johanniter-Krhs. Gerdauen/Ostpr. (Jacobsen), 39–45 Kriegsdienst, 45–46 Anstaltsarzt an d. Neuerkeröder Anst. Neuerkerode üb. Braunschweig, 46–52 Städt. Kr.anst. Braunschweig, Salzdahlumer Str. (Suren), 52–56 Städt. Kr.anst. Braunschweig, Celler Str. (Harms).

Hamelmann, Horst H., Prof., Dir. d. Chir. Univ. Klin., 355 Marburg/Lahn, Robert-Koch-Str. 8. — *26. 5. 24 Gütersloh/Westf. — **A:** 48 Münster. — **Prom:** 49 ebd. — **Hab:** 61 München. — **F:** Chir. — **V:** 49–51 Chir. Abt. Städt. Kr.anst. Bielefeld (Lamprecht), 51–52 inn. Abt. ebd. (Wolf), 52–53 chir. Abt. ebd. (Lamprecht), 53–58 Marburg (Zenker), ab 58 München (Zenker). — **B:** Indikat. z. Perikardresekt. b. konstrikt. Perikarditis (mit Zenker u. Schölmerich), in: Chir. Indikat., Rudolf Nissen z. 60. Geb., Thieme 1956. — Konstrikt. Perikarditis u. d. Erg. ihrer op. Bhdlg., Erg. Chir. u. Orthop. 44/1962. — Eingr. am Herzbeutel, in: Allg. u. spez. Op.lehre, hrsg. v. Zenker, 2. Aufl., Bd. 6, Springer 1967. — **P:** Akut-bedrohl. Erkrankgn. i. Bereich d. Bauchhöhle (akut. Abdomen) (mit Zenker), Langenbecks Arch klin. Chir. 279/1954. — Erfahrgn. m. d. neuen Lok.-Anaestheticum „Hostacain" (mit Scherer), Chirurg 1956. — Chir. Bhdlg. d. kongenit. Oesophagusatresie (mit Berchtold), Schweiz. med. Wschr. 86/1956. — Bhdlg. d. Blasenexstroph., Dtsch. med. J. 1957. — Therap. subkutan. Pankreasverletzgn. (mit Grill), Bruns' Beitr. klin. Chir. 196/1958. — Erkenng. u. Bhdlg. d. angebor. Zwerchfellhernie u. d. Relaxatio diaphragmatica, Dtsch. med. Wschr. 1958. — Op. Bhdlg. d. Blasenexstroph., Z. Urol. 1958. — Wiederherstellgs.op. an d. Gallengängen (mit Zenker), Chirurg 1958. — Späterg. d. Bhdlg. v. Hodenretent., Münch. med. Wschr. 1958. — Op. Bhdlg. d. Pericarditis, Fortschr. Med. 1958. — Indikat. u. Erfolgsbeurteilg. d. Perikardektom. auf Grund v. 100 Fällen (mit Schölmerich, Stein u. Schlitter), Verh. Dtsch. Ges. inn. Med. 64/1958. — Op. Bhdlg. d. Megakolons (mit Barthelmai), Bruns' Beitr. klin. Chir. 198/1959. — Diagnost. u. Bhdlg. d. periph. art. Emb., Münch. med. Wschr. 1959. — Welche Symptome sind charakterist. f. e. Kaliummangel?, ebd. 1960. — Op. d. Lippen-Kiefer- u. Gaumenspalten nach Schweckendiek, Langenbecks Arch. klin. Chir. 295/1960. — Rezidive nach Gallensteinop., Chirurg 1961. — Lok.bhdlg. schwerer Verbrenn. (mit Kraemer), Münch. med. Wschr. 1961. — Bedeutg. langer Darmsonden b. d. Ileusbhdlg. (mit Pichlmaier), Chirurg 1961. — Diagnost. u. Therap. d. konstrikt. Perikarditis, Fortschr. Med. 1962. — Chir. inn.sekret. Erkrankgn., Med. Klin. 1963. — Späterg. konservat. u. op. Bhdlg. d. Patellarfrakt. (mit Pichlmaier u. Besirsky), Arch. orthop. Unfallchir.

55/1963. — Diff.diagn. u. Fehldiagn. d. konstrikt. Perikarditis, Münch. med. Wschr.
1963. — Ursachen d. Gallengangstrikt. u. d. Erg. ihrer op. Bhdlg. (mit Grabiger).
ebd. — Gebrauch u. Mißbrauch d. Tracheotom.: Techn. u. Komplikat., Chirurg
1964. — Mögl.ktn. u. Grenzen ärztl. Hilfeleistgn. am Unfallort, Langenbecks Arch.
klin. Chir. 308/1964. — Pyrithioxin-Bhdlg. nach Schädeltraumen (mit Adam),
Münch. med. Wschr. 1964. — Nekr.bhdlg. auf fermentat. Grundlage (mit Hester-
berg), Zbl. Chir. 1965. — Indikat. u. Kontraindikat. z. Splenekt. (mit Grabiger u.
Erpenbeck), Münch. med. Wschr. 1965. — Späterg. nach Splenekt. (mit Grabiger).
ebd. — Indikat. z. Splenekt. b. portal. Hochdruck, Langenbecks Arch. klin. Chir.
313/1965. — Chir. Indikat. b. Hyperthyreosen (mit Grabiger), Münch. med. Wschr,
1965. — Erg. d. Strumaresekt. b. Hyperthyreose (mit Grabiger), ebd. — Auswirkg.
e. portocaval. Anastom. b. Lebercirrhose auf freie Plasmaaminosäuren u. Blut-
ammoniak nach oral. Proteinzufuhr (mit Knauff, Seybold u. Kanters), Klin. Wschr.
1966. — Indikat.stellg. u. Op.risiko b. portokaval. Anastom. (mit Nitschke), Münch.
med. Wschr. 1966. — Chir. Probl. b. adipös. Kranken (mit Grabiger), ebd. — Chir.
d. portal. Hochdruckes. Rundgespräch, Langenbecks Arch. klin. Chir. 316/1966. —
Probl. u. Erg. d. op. Bhdlg. v. Hiatushernien (mit Rueff), Chirurg 1967. — Indications and operative procedure for portocaval anastomosis (mit Zenker), J. cardiovasc. Surg. 8/1967. — Täuschgs.mögl.ktn. b. d. Rö.diagnost. d. Magenka. (mit
Wilhelm), Med. Klin. 1967. — Prae- u. intraop. Lokalisat. v. Nebenschilddrüsen-
adenomen (mit Haubold u. Pabst), Langenbecks Arch. klin. Chir. 319/1967. —
Radikale Eingr. b. ausgedehnt. malignen Tumoren d. Brustwand u. Bauchraumes,
Chirurg 1968.

Hamilton, Lindley, Ass. d. Bezirksspit., CH-2540 Grenchen/Schweiz. — Fragebogen 1968 nicht beantwortet.

Hammacher, Fritz-Karl, Chefarzt d. chir. Abt. d. Krhs. Maria-Hilf, 4424 Stadt-
lohn/Westf. *

Hammann, Hans-Joachim, Ass. d. Chir. Klin. Städt. Kr.anst., 75 Karlsruhe. —
*26. 11. 36 Karlsruhe. — A: 65 Stuttgart. — **Prom:** 62 Heidelberg. — **V:** 65 inn. Abt.
Krhs. Ebersteinburg, 65–66 Nikolai-Krhs. Höxter/Weser.

Hammel, Heinrich, Prof. emer., Chefarzt i. R., 673 Neustadt/Weinstr. —
*22. 3. 00 Kaiserslautern. — A: 25 Heidelberg. — **Prom:** 26 ebd. — **Hab:** 36 ebd. —
F: Chir. u. Urol. — **V:** Pathol. Inst. München (Borst), Med. Klin. Heidelberg (v.
Krehl), Chir. Univ.-Klin. ebd. (Enderlen, Kirschner). — **P:** Uretersteine, Diss. —
Nierenfunkt.prüfg. b. Prostatahyperthroph. (mit Lurz), Dtsch. Z. Chir. 101. —
Rupt. d. langen Bizepskopfes, Bruns' Beitr. klin. Chir. 147. — Freie Perforat. e.
Pyonephr. i. d. Bauchhöhle, Dtsch. Z. Chir. 236. — Erfahrgn. m. Uvalysat (mit
Schwarz), Z. Urol. 1923. — Absaugbhdlg. v. Blasengeschwülsten, ebd. 1925. —
Harnsteindurchbr., Z. urol. Chir. 41. — Subkut. Nierenverletzgn. u. Ausscheidgs.-
urograph., ebd. — Rö.diagn. d. Nierenverletzgn., Zbl. Chir. 1935. — Beobachtgn.
am Harnleiter, Z. Urol. 1936. — Einfl. d. Nephrekt. weg. Nierentbk. a. d. Lungen-
befund b. gleichzeit. Lungentbk., Zbl. Chir. 1936. — Bhdlg. frisch. Jochbeinfrakt.,
Chirurg 1936. — Fremdkörper d. unt. Harnwege, ebd. 1937. — Notabschnürbinde
z. Verhütg. d. Nachblutgs.gefahren b. Extremität.verletzgn. i. ruhigstell. Gipsverb.,
Dtsch. Militärarzt 1944. — Bougie d. Urethra z. Selbstbougierg., Chirurg 1950. —
Bhdlg. geschloss. Jochbeinfrakt., Zbl. Chir. 1953. — Diagn. u. Therap. prim. Harn-
leiterca., ebd. 1954. — Neues Instrument z. endovesikal. Steinextrakt. aus d. Harnwegen, Chirurg 1958. — Fortschr. d. diagn. u. spez. d. intraop. Durchleuchtg. d.
Harnwege m. Hilfe d. Rö.bildverstärkers, Z. Urol. 1960. — Prä- u. intraop. Rö.-

durchleuchtg. d. Harnwege mittels d. Bildverstärkers zwecks Sicherg. d. Steinlokalisat., ebd. — Fehler u. Gefahren d. Diagnost. v. Hydroureter u. Hydronephr. m. Steinen, ebd. — Endovesikal. Entferng. v. ob.flächenglatt. od. gläsernen Fremdkörpern insb. v. Fieberthermometern aus d. Harnblase, ebd. 1961.

Hammer, Alfred H., Chefarzt d. chir. Abt. Hosp. z. Hl. Geist, 58 Hagen-Haspe, Hl. Geiststr. — *12. 9. 20 Welterode/Eitorf. — **A:** 47 Heidelberg. — **Prom:** 47 ebd. — **F:** Chir. — **V:** 47 Univ.-Kinderklin. Heidelberg (Opitz), 47–50 Städt. Krhs. Oberlahnstein (Dexelmann), 50–52 Herz-Jesu-Krhs. Dernbach (Pöplau), 52 chir. Abt. Hosp. z. Hl. Geist Hagen-Haspe (Breuer), 52–53 inn. Abt. ebd. (Keitlingh), 53–57 chir. Abt. ebd. (Breuer), 57–64 St. Marienkrhs. Frankfurt a. M. (Flörcken, Karcher, Klös).

Hammer, Heinrich E. O., Prof., Dr. med. et dent., Dr. med. dent. h. c., Dr. odont. h. c., Kieferchirurgie, 23 Kiel, Moltkestr. 37. — *14. 12. 91 Altona. — **A:** 22 Berlin. — **Prom:** 22 ebd. — **Hab:** 31 ebd. — **F:** Gesichts- u. Kieferchirurgie, Zahn-, Mund- u. Kieferhk. — **V:** 22–46 Kieferklin. an d. Charité Berlin Ass., dann Oberarzt (Williger, Axhausen). — **B:** Follicul. Zahncysten, H. 10, Sammlung Meusser 1920. — Krit. Stellungnahme z. Bhdlg. d. Riesenzellengeschwülste d. Kiefer u. d. Adamantinome; Karzinom u. Karzinombhdlg., Urban & Schwarzenberg, Sonderbde. z. Strahlentherapie, Bd. 29. — Die biol. Replatat., Mondo Odontostomatologica, Rivista bimestrale die Scienza Industria-Mergeologia, Bolognia 1967. — **P:** ca. 100 Veröff. d. verschied. Art., davon die wichtigsten: Vom Zahnsystem ausgehende Oberkieferhöhleneitergn., Diss. — Exp. Haematoporphyrose d. Knochen, Virchows Arch. 1930. — Histol. d. Riesenzellengeschwülste d. Kiefer, Vjschr. Zahnheilk. 1930. — Pathogen., Diagnost. u. Therap. d. zentr. Riesenzellengeschwülste d. Kiefer, Festschr. f. Helferich, Dtsch. Z. Chir. 1931. — Exp. Untersuchgn. üb. d. Schicksal freitransplant. Knochenstücke b. künstl. gesetzter Infekt., Dtsch. Mschr. Zahnhk. 1932. — Nekrosen i. Anschluß an d. örtl. Betäubg., Dtsch. Zahn-Mund-Kieferhk. 2/1935. — Geschwülste d. Kieferknochen, Fortschr. Chir. 1936. — Bösart. Geschwülste d. Kiefers u. ihre Diff.diagn., Med. Welt 1938. — Techn. u. Indikat. d. freien Hautüberpflanzg., Dtsch. zahnärztl. Z. 1948. — Trigeminusneuralgie u. neuralgiformer Gesichtsschmerz, Dtsch. Zahn-Mund-Kieferhk. 15/1952. — Neuralgia del trigemino e dolore facciale nevralgiforme nel loro valore diagnostico-differenziale, Minerva Stomatol. 4/1955.

Hammerschlag, Karl, Chefarzt Chir. u. Unfallklin. u. Leit. Arzt d. Prosperhosp., 435 Recklinghausen, Hohenzollernstr. 13. — *22. 9. 15 Köln. — **A:** 39 Köln. — **Prom:** 39 ebd. — **F:** Chir. — **V:** 39–41 Städt. Krhs. Köln-Mülheim (Kroh), 41–46 Kriegsdienst, 47–51 Städt. Kr.anst. Köln-Merheim (Kroh, Dick), 51–57 Dreikönigenhosp. Köln-Mülheim (Bremer).

Hammes, Wilhelm, Facharzt f. Chir., Leit. Arzt a. Krhs., 7582 Bühlertal/Baden, Hauptstr. 93a. — *19. 7. 09 Freiburg/Brg. — **A:** 36 München. — **Prom:** 35 ebd. — **F:** Chir. — **V:** 35 II. Med. Univ.-Klin. München (Schittenhelm), 36–39 Juliusspit. Würzburg (Bundschuh), 39–45 Kriegsdienst, 45–46 Städt. Krhs. Baden-Baden (Roith), 46–48 Städt. Krhs. Achern (Franke).

Hanfstaengl, Ewald, Chefarzt d. chir. Abt. d. Krhs. Perlach, 8 München 56, Schmidbauerstr. 44. — Fragebogen 1968 nicht beantwortet.

Hannappel, Josef, OMR. Sozialärztl. Dienst LVA-Hessen, 6253 Hadamar, Nonnengasse 34. — *9. 6. 13 Nieder-Hadamar. — **A:** 39 Berlin. — **Prom:** 40 Marburg/L. — **F:** Chir. — **V:** 39–40 Marienkrhs. Frankfurt a. M. (Flörcken), 45–55 Krhs. Limburg u. Hadamar (Bremer). — **P:** Volumenschwankg. d. in seiner Eigenperiode tät. Muskels, Diss. u. Pflügers Arch. Physiol. 1940.

Hannig, Paul, 1. Oberarzt, chir. Abt. Krhs. Huyssens-Stiftung, 43 Essen. — *17. 1. 28 Wuppertal-Barmen. — **A:** 54 Münster/Westf. — **Prom:** 54 ebd. — **F:** Chir. — **V:** Huyssens-Stiftung (Herget).

Hanschke, Hanns Jürgen, Priv.-Doz., Oberarzt d. Urol. Univ.-Klin., 665 Homburg/Saar. — *20. 9. 27 Senftenberg/N. L. — **A:** 52 Berlin. — **Prom:** 52 ebd. — **Hab:** 65 Homburg/S. — **F:** Urol., Chir. — **V:** 52–53 inn. Abt. Krskrhs. Neustrelitz (Bacher), 53–55 chir. Abt. ebd. (Meißner), 55–57 Bertha-Krhs. Hüttenwerke Rheinhausen A.G. (Schamoni), 57–60 Pathol. Inst. Med. Akad. Düsseldorf (Meessen), 60–61 chir. Abt. u. Spez.klin. f. Knochen- u. Gelenkkranke Ev. Krhs. Lippstadt (Schlaaff), ab 61 Ass.-Arzt u. Oberarzt Urol. Univ.-Klin. Homflurg/Saar (Alken), zwztl. 65 Chir. Univ.-Klin. ebd. (Lüdeke). — **B:** Chemotherap. d. Tumoren d. Urogenit.syst. (mit Alken u. Taupitz), in: Meythaler, Therap. maligner Tumoren u. Hämoblastome, Bd. 1, Enke 1965. — Zytodiagnost. maligner Tumoren d. Nieren u. ableit. Harnwege, Ann. Univ. Saraviensis 12/1965. — **P:** Milieubedingte Ängstl.kt. d. Kindes, Diss. — Zytol. Befunde am Vaginalepithel b. Fixierg. m. Osmium, Geburtsh. u. Frauenhk. 1959. — Rheumatism. nodosus m. zyst. Entartg., Zbl. Path. 1959. — Erste submikroskop. Befunde an Zellen v. Vaginal- u. Portioabstrichen b. Menschen, ebd. — Chromosomale Geschlechtsbestimmg. b. Portioca. u. b. Bronchialca. d. Mannes, Z. Krebsforsch. 1960. — Elektronenmikroskop. Befunde an Zellen v. Vaginal- u. Portioabstrichen (mit H. Schulz), Arch. Gynäk. 192/1960. — Maligner Mischtumor d. Uterus (mit Hoffmeister), Geburtsh. u. Frauenhk. 1960. — Zellkernmorphol. Geschlechtsbestimmg. b. bronchialca. d. Frau (mit Hoffmeister), Zbl. Path. 1960. — Methode u. Erg. d. Cytodiagnost., Rhein. Ärztebl. 1960. — Therap. d. spondylogen. Syndr. (mit Strubelt), Med. Welt 1961. — Altersverteilg. u. frühe Sympt. b. malignen Geschwülsten d. Harnblase (mit Litos), Fortschr. Med. 1962. — Grundlagen u. Anwendgs.mögl.ktn. d. urol. Cytodiagnost. (mit Litos), Urologe 1962. — Cytol. Befunde an Abstrichen v. Geschwülsten d. Urogenit.traktes, ebd. 1963. — Symptomat. Hinweise auf maligne Nierengeschwülste b. Erwachsenen (mit Litos), Chir. Praxis 1964; Internat. Praxis 1965; Práctica internista 3/1966. — Zytol. Befunde an Harnsedimenten nach Fixierung m. Osmiumtetroxyd (mit Litos u. Hitschold), Urol. internat. 16/1963. — Cytodiagnost. z. Erkenng. v. Blasengeschwülsten (griech.) (mit Litos), Gedenkbd. f. Prof. Kairis, Athen 1963. — Cytol. Differenzierg. v. Geschwülsten d. Harnblase, Saarl. Ärztebl. 1963. — Früh- u. Schnelldiagnost. v. Blasengeschwülsten m. Hilfe d. Zytodiagnost., Z. Urol. 1963. — Techn. d. retrograd. Urethrograph., Urologe 1963. — Diskuss.beitr. z. Harnsäurestoffwechsel b. Männern u. Frauen (mit Taupitz), Verh. Dtsch. Ges. Urol. 270/1963. — Urol. Zytodiagnost. m. Hilfe d. Fluoreszenzmikroskop., Urol. internat. 18/1964. — Zyto-histol. Schnelldiagnost. b. Eingr. an Blasentumoren, Z. Urol. 1964. — Maligne Melanome i. Urogenit.system (mit Sökeland), ebd. 1965. — Cytol. u. histol. Unt.suchgn. b. op. Eingr. an Geschwülsten d. Harnblase, Urologe 1965. — Voraussetzgn. f. d. gutachtl. Anerkenng. v. Blasentumoren als Berufskrankh., ebd. — Zytodiagnost. maligner Tumoren d. Nieren u. ableit. Harnwege, Habil.-Schr. — Fluoreszenzmikroskop. Bestimmg. d. chromosomal. Geschlechtes m. Coriphosphin 0 (mit Hitschold), Urologe 1965. — Darstellg. ektop. Harnleiter durch d. Infus.-urogramm b. „Inkontinenz" (mit Wulff), Geburtsh. u. Frauenhk. 1967. — Adenom d. Prostata (sog. Prostatahypertroph.), Fortschr. Med. 1967. — Pathogenese d. Pyelitis cystica (mit Sökeland), Z. Urol. Nephrol. 1967. — Cytomorphol. Befunde b. Prostatitis (mit Müller-Marienburg), Urologe 1967. — Erg. zytol. Unt.suchgn. b. Geschwülsten d. Nieren u. ableit. Harnwege, Fortschr. Med. 1967.

Hansen, Gerd, Oberarzt d. chir. Abt. Ev. Krhs., 433 Mülheim-Ruhr, Teinerstr. —
*17. 9. 26 Libau/Lettland. — **A:** 52 Würzburg. — **Prom:** 52 ebd. — **F:** Chir. — **V:**
52 Med. Univ.-Klin. Würzburg (Wollheim), 53 Städt. Krhs. Lünen-Brambauer
(Lauf), 54 Pathol. Inst. Städt. Kr.anst. Dortmund (Boemke), 54–58 Ev. Krhs.
Iserlohn (Kindler), 58–62 Knappschafts-Krhs. Dortmund (Scherer), zwztl. 58–59
inn. Abt. ebd. (Frank), 61 Bergmannsheil Bochum (Bürkle de la Camp), ab 62 Ev.
Krhs. Mülheim-Ruhr (Carstensen). — **P:** Zbl. Path. 93/1955. — Bruns' Beitr. 194/
1957. — Ebd. 195/1957.

Hansen, Wilhelm, Facharzt f. Chir., X 453 Rosslau/Elbe, Kohlenstr. 8. — *29. 6.
98 Berlin. — **A:** 23 Berlin. — **Prom:** 23 ebd. — **F:** Chir. — **V:** 23 Krskrhs. Bergen/
Rügen (Schmidt), 26–28 Städt. Krhs. Berlin-Wilmersdorf (v. Rothe), 28–38 Stadt-
Krhs. Plauen i. V. (Breitung, Palmedo), 38–48 Chefarzt, Borna/Leipzig, 48–53
Praxis ebd., 54–64 Leit. Arzt d. chir. Abt. Krskrhs. Rosslau/Elbe, 64–68 Leit. Be-
triebsarzt d. Dtsch. Hydrierwerk Rodleben ebd.

Hantschmann, Norbert, Ass. d. Chir. Univ.-Klin., 23 Kiel, Hospitalstr. 40. —
Fragebogen 1968 nicht beantwortet.

Happich, Walther, San.-Rat, Prakt. Arzt, X 4303 Ballenstedt/Harz. — *26. 3. 90
Braunschwende/Hettstedt. — **A:** 14 Leipzig. — **Prom:** 17 Kiel. — **V:** 19–21 Städt.
Krhs. Aschersleben, 21 Leipzig (Payr), 22–47 Chefarzt d. Krskrhs. Ballenstedt/Harz.

Harbauer, Gottfried, Allg. Chir., Exp. Chir., Chir. Univ.-Klin., 665 Homburg/
Saar. — *18. 5. 27 Böhmisch-Petersdorf/CSR. — **A:** 54 München. — **Prom:** 54 ebd.
— F: Chir. — **V:** 54–55 I. Anat. Inst. München (v. Lanz), 55–56 Atlantic City Hosp.
N.J./USA, 56–57 Kardiol. d. II. Med. Univ.-Klin. München (Bodechtel, Blömer),
57–58 Würzburg (Wachsmuth). — **B:** Milchsäure-Azidose (mit Leppla u. Manne-
bach), in: Hydrodynamik, Säure-, Basen- u. Elektrolythaush. i. Liquor u. Nerven-
syst., Thieme 1967. — **P:** Statist. d. Armwinkels u. Mechan. d. Ellenbogengelenks,
Anat. Anz. 105/1958. — Transsept. Herzkath. (mit Bette u. Horbach), Verh. Dtsch.
Ges. Kreisl.forsch. 1962. — Kombin. Linksherzkath. (mit Bette u. a.), Ärztl. Praxis
1963. — Statist. Untersuchgn. v. Herzkath.druckkurven (mit Horbach, Bette u.
Blaise), Z. Kreisl.forsch. 1963. — Transsept. catheterization of the left heart, Japan.
Heart J. 5/1964. — Intracran. Anw. v. Zytostatika (mit Herrmann, Loew u. A.
Schmidt), Acta neurochir. 12/1964. — Anoxintoleranz unt. Neuroleptanalgesie (mit
A. Schmidt, Hutschenreuter u. Zeller), Anaesth. u. Wiederbelebg. 18/1966. — Einfl.
v. Dextrankombinat.präp. auf Kreisl., Atmg. u. Elektrolyte (mit Beerhalter u.
Hölzle), Langenbecks Arch. klin. Chir. 316/1966. — Traumat. Perikardrupt. m.
Herzluxat. (mit Hofmann u. Schmidt), Thoraxchir. 1966. — EKG-Zeichen b. Herz-
traumen (mit Consiglio), Arch. e. Atti Soc. Ital. Chir. 11/1966. — Elektr. Herz-
stimulat. (mit Hueck u. Bette), Saarl. Ärztebl. 1967. — Leberdurchblutg. nach exp.
Shuntop. (mit Matzander), Zbl. Chir. 1967. — Exp. z. Hyperlaktatämie b. Hyper-
ventilat. (mit Leppla, Mannebach u. Becker), Verh. Dtsch. Ges. Inn. Med. 1967.

Hardegen, Wolfgang W., Chefarzt d. chir. Abt. d. Krskrhs., 895 Kaufbeuren/Allg.
— *10. 4. 29 Königshain/Görlitz. — **A:** 62 Stuttgart. — **Prom:** 65 Freiburg i. Br. —
F: Chir. — **V:** 61–62 Diakonissenkrhs. Freiburg i. Br. (Bergfeld), 62 Univ.-Frauen-
klin. ebd. (Wimhöfer), 62–65 Diakonissenkrhs. ebd. (Bahls), 65–68 Dreifaltigkts.hosp.
Lippstadt (Schröder). — **P:** Verhalten d. fetal. Hämoglobins v. dritt. Lebensj. an
bis i. d. Alter, Diss. — Beobachtgn. üb. e. Verlaufsanomalie d. Vena portae b. Situs
inversus totalis, Zbl. Chir. 1966.

Hardenberg, Ernst-Henning Graf v., Chefarzt d. chir. Abt. d. Hubertus-Krhs.,
1 Berlin 38, Kurstr. 11. — *18. 10. 07 Demmin/Pommern. — **A:** 32 Freiburg i. B. —

Prom: 32 ebd. — **F:** Chir. — **V:** 31–35 I. inn. Abt. Krhs. Westend Berlin (Umber), 32 chir. Abt. ebd. (A. W. Meyer), 35–38 II. chir. Abt. ebd. (Peiper), 40–42 geburtsh.-gynäk. Abt. Oskar-Ziethen-Krhs. Berlin, 42–43 chir. Abt. ebd., 43–45 Ausweichkrhs. in Marienbad.

Harff, Joachim, Prof., Leit. Oberarzt d. Orthop. Univ.-Klin., 2 Hamburg 20, Martinistr. 52. — *27. 7. 10 Berlin. — **A:** 36 Berlin. — **Prom:** 37 ebd. — **Hab:** 56 Hamburg. — **F:** Orthop. — **V:** 36 inn. Abt. Allg. Krhs. Barmbek Hamburg, 36–37 Anat. Inst. Berlin (Stieve), 37–46 Chir. Univ.-Klin. ebd. (Magnus, Rostock), zwztl. Anat. Inst. ebd., 46–49 Oberarzt ebd., gleichzeit. Leit. d. Außenabt. d. Klin. i. d. Heilanst. Bad Liebenstein, ab 49 Oberarzt u. (bis 56) stellvertr. Leit. d. Krankengymnast.schule Hamburg (Mau), 51 Oberarzt d. Orthop. Univ.-Klin. u. Poliklin. ebd., 56–61 Kommiss. Dir. ebd., ab 65 Leit. Oberarzt ebd. (Gardemin). — **B:** Vegetat. Entgleisg., in: Hdb. f. Orthop., Stuttgart Thieme 1957. — Orthop. Krankengymnast., ebd. — Krankengymnast., Aufgaben, Anwendg., Ausbildg. (mit v. Mülmann), 1958. — Geschichte d. Krankengymnast. in: Lehrb. Krankengymnast., Stuttgart, Thieme 1959 u. 1965. — Allg. Krankengymnast. (Grundlagen d. Krankengymnast.), ebd. — Orthop. Krankh., in: Aktuelle Diagnost., Medica-Vlg. 1966/67. — Krankengymnast. Bhdlgs.mögl.ktn. (mit Dültgen u. a.), Zentr.verband Krankengymnast. 1967. — **P:** Tintenstiftverletzgn., Diss. — Ref. Tagg. Tbk.-Ges., Zbl. Chir. 1941. — Ansteig. Teilbad i. d. chir. Nachbhdlg., ebd. 1943. — Rezidiv. Ermüdgs.-frakt. an Wirbeldornfortsätzen, ebd. — Bhdlg. d. periph. Durchblutgs.störgn. m. balneolog. u. krankengymnast. Mitteln, ebd. 1948. — Grundsätze d. chir. Nachbhdlg., ebd. — Bhdlg. d. periph. Durchblutgs.störgn. unt. bes. Berücksicht. d. Balneotherapie, Dtsch. Gesd.wes. 1949. — Balneol. Bhdlg. periph. Durchblutgs.-störgn., Verh. Balneol., Rheumatol., Schriftenr. d. Dtsch. Bäderverb. 1950. — Sog. Bindegewebsmassage, Z. Orthop. 1950. — Betrachtgn. üb. d. Krankengymnast., Krankenhaus 1950. — Entwicklg. d. Krankengymnast. z. e. Therap.form orthop. Erkrankgn., Habil.-Schr. — Physik. Therap. art. Durchblutgs.störgn., Chirurg 1950. — Denkschrift üb. d. Krankengymnast., Z. Krankengymnast. 1951. — Wirkgs.-weise d. sog. Bindegewebsmassage, ebd. — Grundbegr. d. Krankengymnast. u. Abgrenzgs.mögl.ktn. gegenüb. angebl. verwandt. Berufen, ebd. — Heut. Stand unserer Erkenntnisse üb. d. Sudeck'sche Syndr., Z. Orthop. 84. — Sudeck'sche Syndr. (mit Stuth), ebd. — Physik. Therap. d. Sudeck'schen Syndr., Arch. orthop. Chir. 46/1954. — Aufgaben d. Krankengymnast. i. d. Fußgesundhts.woche, Z. Krankengymnast. 1954. — Tastbare Verändergn. – „Bindegewebsbefunde"– i. Unt.-hautgewebe b. orthop. Erkrankgn., Z. Orthop. 1955. — Ausgaben d. Krankengymnast. i. Unf.heilverf., Taggs.bd. Unfallchir. Tagg. Bd. Ems 1955. — Konserv. u. krankengymnast. Bhdlg. d. Subluxat. u. Bandscheibenschäden, Z. Orthop. 1955. — Übgs.bhdlg. d. Skoliosen, ebd. 1957. — Zus.treffen d. Sudeck'schen Syndr. m. Krankh. anderer Genese, Langenbecks Arch. klin. Chir. 284/1957. — Bedeutg. d. Massage i. Rahmen kosmet. Maßnahmen, Verh. Tagg. Dtsch. Ges. Fettwiss. 1957. — Krankengymnast. i. d. Bhdlg. Querschnittsgelähmt., Jb. Fürsorge f. Körperbehind. 1958. — Spast. gelähmte Kind u. d. Sport, Sportmed. 1958. — Eingliederg. d. spast. gelähmt. Kindes mittels beweggs.- u. arbeitstherap. Maßnahmen, Z. Orthop. 1958. — Aetiol. u. Pathogen. d. Sudeck'schen Syndr., ebd. — Bindegewebsmassagen u. Krankengymast., Fachzschr. Soz.vers. 1959. — Bedeutg. d. Krankengymnast. f. d. Wiedereingliederg. Körperbehind., Jb. Fürsorge. f. Körperbehind. 1960. — Probl. d. Sudeck'schen Syndr., Z. Krankengymnast. 1960. — Schultersteife, Arch. physik. Therap. 1960. — Massage d. Rückens, WS. i. Forsch. u. Praxis 1962. — Reizknie

(mit Wandschneider), Therap. Gegenw. 100. – Sudeck'sche Dystroph. u. ihre
Bhdlg., Beitr. mod. Therap., Fischer 1962. – Unsere Erfahrgn. m. Indikat. u.
Techn. b. d. Op. d. sog. tempor. Hängehüfte nach Voss-Brandes (mit Wandschneider),
Z. Orthop. 1961 u. Langenbecks Arch. klin. Chir. 62. – Gemisch physik.-kranken-
gymnast. u. sportl. Bhdlg. d. chron. Verschleißerkrankgn. d. WS, Therap.woche
1963. – Krankengymnast. Bhdlg. v. Schultererkrankgn., Z. Orthop. 1963. – Prof.
Gardemin z. 60. Geb., Z. Orthop. 1964. – Orthop. Probl. i. d. Verkehrsmed., Akt.
Probl. Verkehrsmed., Enke 1965. – Orthop. Gesichtspkt. i. d. ästhet. Med., Z. ästhet.
Med. 1965. – Weit. Erfahrgn. m. d. Op. d. sog. tempor. Hängehüfte nach Brandes-
Voss, Rheumaforsch. 1965. – Arbeitseinsatzfähigkt. v. Hüftarthrodesen, Chirurg
1965. – Schäden durch Beweggs.therap., Z. Orthop. 1965. – Krankengymnast., Med.
Klin. 1965. – Spez.meth. d. Beweggs.therap., Arch. physik. Therap. 1966. –
Sudeck ohne Trauma, H. Baden-Badener Reihe ärztl. Fortbild. 1966. – Physio-
therap. b. alternden Menschen, Abstracta 1966. – Funkt.störg. u. Funkt.diagn. d.
infantil. Cerebralparese, Z. Orthop. 1966.

Harms, Erich, Prof. Dr. med. habil., Städt. Med. Oberrat i. R., Chefarzt d. chir.
Abt. Herzogin-Elisabeth-Heim, 33 Braunschweig, Hochstr. 11. – *17. 7. 96
Schöningen/Helmstedt. – **A:** 23 Jena. – **Prom:** 23 ebd. – **Hab:** 35 ebd. – **F:** Chir.
– **V:** 22–39 Jena (Guleke), 27–28 Madison, Wisc./USA. – **B:** Nicht-otogen. u. nicht-
rhinogen. Sinusthromb., Neue Dtsch. Chir., Bd. 48. – Spez. Chir. d. Gehirnkrankh.,
red. v. F. Krause, Enke. – **P:** Aetiol. d. Adenomyositis tubae, Diss. – Erzeugg. e.
pass. Giftfestigkt. geg. d. Trypsinvergiftg. b. d. ac. Pankreasnekr., Bruns' Beitr.
klin. Chir. 138/1927. – Druckmessgn. i. Gallen- u. Pankreassyst., Arch. klin. Chir.
147. – Grundumsatz u. histol. Befund b. 200 nordamerik. Strumen, ebd. 159/1930.
– Späterg. b. d. chir. Bhdlg. d. Magen-Zwölffingerdarmgeschwüres u. d. Magenkrebses, ebd. 185/1936. – Schleimbeutelentzündgn., Z. ärztl. Fortbild. 1936. –
Merkwürd. Spangenbildg. am 3. u. 4. Lendenwirbel, Röntgenpraxis 1937. – Erg.
chir. Bhdlg. b. nicht mehr resez.bar. Magen- u. Speiseröhrenkrebs, Arch. klin. Chir.
191/1938. – Traumat. Achselven.thromb. bzw. Claudicatio venosa intermittens,
Zbl. Chir. 1938.

Harms, Harro, Oberarzt d. chir. u. Unfallabt. Krhs. ev. Stift, 54 Koblenz, Kur-
fürstenstr. 72–74. – *25. 4. 24 Hamburg. – **A:** 49 Kiel. – **Prom:** 49 ebd. – **F:**
Chir. – **V:** 49–50 Orthop. Klin. d. Oldb. Landeskrhs. (Schede), 50–52 AnscharKrhs.
Kiel (Kümmell), 52–53 „Bergmannsheil" Bochum (Bürkle de la Camp), 53–55 ev.
Krhs. Hagen-Haspe (Scheele), 56 Schiffsarzt d. „PAMIR", 56–63 Berufsgen.schaftl.
Krhs. Duisburg-Buchholz (Jantke), ab 63 Krhs. ev. Stift Koblenz (Leimbach).

Harms, Henry, Prof., Oberarzt d. II. Med. Univ.- u. Poliklin. – Kreislaufabt.
2 Hamburg 20, Martinistr. 52. – Fragebogen 1968 nicht beantwortet.

Harms, Jürgen, Leit. Arzt d. unfallchirurg. Abt. Städt. Kr.anst., 221 Itzehoe. –
*6. 8. 10 Eddelak. – **A:** 36 Hamburg. – **Prom:** 36 Kiel. – **F:** Chir. – **V:** Leipzig
(Rieder). – **B:** Schäden d. periph. Blut- u. Lymphgefäße, in: Das ärztl. Gutachten
i. Versichergs.wesen, Barth 1955. – **P:** Fortschrittl. Gefäßdiagnost. d. Beckens u.
d. Nieren, Chirurg 1954.

Harmstorf, Ernst, 2 Hamburg 19, Eppendorfer Weg 91. – Fragebogen 1968
nicht beantwortet.

Harrfeldt, Hans-Peter, Facharzt f. Chir. u. Anaesth., Chefarzt d. Anaesth.abt. d.
Berufsgenossenschaftl. Kr.anst. „Bergmannsheil", 463 Bochum, Hunscheidtstr. 1.
– *17. 6. 21 Kassel. – **A:** 50 München. – **Prom:** 50 ebd. – **V:** 51 Path. München
(Hueck), 51 Phthis. Davos (Dügelli), 52 Inn. München (Bingold), ab 53 „Bergmanns-

heil" Bochum (53–62 Bürkle de la Camp), 54 Anaesth. München (Zürn), ab 58 Leit. d. Anaesth.abt. d. chir. Klin. „Bergmannsheil", Bochum, ab 65 Chefarzt d. Anaesth.-abt. ebd. — **B:** Infus.lösg. i. d. Praxis, in: Erg. Bluttransfus.forsch. IV, Karger 1961. — Erste Hilfe b. Unfällen i. Bergbau (mit Ehrlich), hrsg. v. Bergbau-BG, Bochum 1961. — Allg. ärztl. Hilfe am Unfallort. Dtsch. Ärztekalender, Urban u. Schwarzenberg 1963, 1964, 1965. — Techn. u. Erfahrgn. b. 2700 Kurznark. m. Propanidid, in: Anaesth. u. Wiederbelebg. IV, Springer 1965. — **P:** Trauma u. Tbk., Med. Klin. 〈 〉. — Erwerbsfähigkt. während u. nach Pneumothoraxbhdlg., Tuberk.-Arzt 1954. — Selt. Ursache f. Bruch d. Dens Epistr., Mschr. Unfhlkd. 1957. — Welche Hilfe darf v. Arzt am Unfallort erwartet werden ?, Medizinische 1958. — Versch. Mund-zu-Mund-Beatmungsmethoden (mit Ulmer u. Reichel), Dtsch. med. Wschr. 1960. — D. Urinsediment Frischverletzter (mit Junghans), Zbl. Chir. 1960. — Oxypoli-Gelatine, ein neuer Plasmaexpander, Med. Welt 1960. — Zur Methodik künstl. Beatmg., Med. Klin. 1960. — Erfahrg. mit d. Atemspende i. atyp. Lage (mit Ulmer u. a.), Dtsch. med. Wschr. 1961. — Wiederbelebg. durch Atemspende, Übersicht, Med. Welt 1961. — Geschichtl. Überblick, Entwicklg. d. Schmerzbekämpfg., Kompaß, 1956. — Blut u. Blutersatz, ebd. 1958. — Gasaustauschstörg. d. Lunge durch Nark. (mit Reichel), Anaesthesist 1962. — Instrumente z. Mund-zu-Mund-Beatmg., Med. Klin. 1962. — Ausbildgs.hilfen z. Atemspende, Kompaß 1962. — Erste Hilfe am Unfallort, Forumgespräch, Z. ärztl. Fortbild. 1962. — Ärztl. Einsatz am Unfallort unter Tage, Kompaß 1962. — Todesfall nach akt. Tetanusimmunisierg., Mschr. Unfhlkd. 1963. — Eitr. Osteomyelitis nach Prell., ebd. — Psychogene Verhaltensweise nach Unfall, ebd. 1964. — Kurznark. im Rahm. stat. u. amb. Bhdlg., Zbl. Chir. 1964. — Mod. Stand d. Wundbhdlg. u. Schmerzbekämpfg. (mit Rehn), Ther. Gegenw. 1963. — Wiederbelebg. durch Beatmg. i. gasverseuchter Luft (mit Ulmer u. a.), Wehrmed. Mitteil. 1963, 1964. — Todesfall nach Lokalanaesthesie, Mschr. Unfhlkd. 1965. — Fingerverletzg.; – aktive u. passive Tetanusimmunisierg.; – Entgleisg. eines Diabetes mell., ebd. — Klin. intraven. Kurznark., Zbl. Chir. 1965. — Klin. u. techn. Erfahrg. nach 4000 Propanididnarkosen, Bremer Ärzteblatt 1965. — Probl. b. Schockpat. u. dessen Bhdlg. (mit Hierholzer), Med. Klin. 1965. — Notarztwagenerfahrg. im Raume Bochum, Kompaß 1965. — Propanidid-Nark., Münch. med. Wschr. 1965. — Rentenbewertg. v. Verbrenngs.folgen, Mschr. Unfhlkd. 1966. — Intraven. Kurznark., Landarzt 1966. — Kurznark., Dtsch. Zbl. f. Krk.-Pfl., 1967. — Hornhautschädigg. durch kleinste Trockeneisstücke – Ablehnung eines ursächlichen Zusammenhanges, Mschr. Unfhlkd. 1967. — Transportprobl. i. Rahmen Erster Hilfe i. Industrieballungsräumen, H. z. Unfhlkd., Heft 91/1966. — Untersuchgn. z. Frage d. Beeinflussg. d. Kohlenhydratstoffwechsels durch Dextrainfus., Langenbecks Arch. klin. Chir. 317/1967.

Hart, Walter, Priv.doz., Oberarzt d. Chir. Univ.-Poliklin., 8 München 9, Candidstr. 18. — Fragebogen 1968 nicht beantwortet.

Hartel, Wilhelm, Oberarzt d. Chir. Klin. Nordwest-Krhs., 6 Frankfurt a. M. 21, Steinbacher Hohl 2–26. — *29. 4. 30 Opladen. — **A:** 56 Düsseldorf. — **Prom:** 56 Bonn. — **F:** Chir. — **V:** 56–57 Harper Hosp. Detroit/U.S.A., 57–59 Augustinus-Krhs. Dormagen (Gilliam), 59–60 inn. Abt. Krskrhs. Wangen/Allgäu (Paal), 60–63 Chir. Univ.-Klin. Frankfurt a. M. (Geißendörfer), ab 63 Nordwest-Krhs. ebd. (Ungeheuer). — **B:** Op. Bhdlg. d. Geschwülste d. Lunge u. d. Mediastinums (mit Ungeheuer), in: Therap. maligner Tumoren, Bd. 2, Enke 1968. — **P:** Unfälle nach Alkoholgenuß i. e. Großstadt (mit Ungeheuer), Ärztl. Mitt. 1963. — Extra- od. intrathorakale Herzmassage b. akut. Kreisl.stillstand ? (mit Hirsch u. Ungeheuer),

Thoraxchir. u. vasc. Chir. 1963. — Therap. u. Progn. d. Spontanpneumothorax (mit
Ungeheuer), Langenbecks Arch. klin. Chir. 304/1963. — Pericarditis calcarea i.
Kindesalter (mit Ungeheuer), Fortschr. Med. 1965. — Spontanpneumothorax (mit
Ungeheuer), Chir. Praxis 1965; Internat. Praxis 1966. — Bedeutg. v. Zweiterkran-
kgn. b. ulc. pepticum, Med. Welt 1965. — Darf man d. Infus.menge b. schweren
Verbrenn. vermindern, wenn man hohe Dosen Calcistin zuführt? (mit Schülke),
Langenbecks Arch. klin. Chir. 313/1965. — Kreisl.volumenwirkg. v. Calcistin b.
schweren Verbrenn. (mit Schülke), Med. Klin. 1966. — Ätiol. d. ulcus pepticum b.
Hyperparathyreoidism., Gastroenterologie 1966. — Vergleich. Unt.suchgn. üb. d.
Verhalten d. Plasmaviskosität u. d. Blutvolumens nach Gabe v. hoch- u. nieder-
molekular. Dextranen (mit Schülke), Langenbecks Arch. klin. Chir. 316/1966. —
Chir. Bhdlg. maligner Bronchialtumoren (mit Ungeheuer), Alm. ärztl. Fortbild.
1967. — Unt.suchgn. üb. d. Einfl. verschied. viscös. Plasmaexpander auf d. Druck
i. d. Art. pulm. nach Pneumekt. (mit Schülke), Langenbecks Arch. klin. Chir. 319/
1967. — Tachykardien nach Eingr. an d. Lunge u. d. Mediastinum (mit Mausbach),
Thoraxchir. u. vasc. Chir. 1968. — Beeinflussg. d. Druckes i. Pulmonalstamm durch
Volumenersatzmittel verschied. Viskosität nach einseit. Lungenausschaltg. (mit
Schülke u. Kohlhepp), ebd. — Neue Wege i. d. Ulcus-Chir. (mit Schuster), Fortschr.
Med. 1968.

Hartenbach, Walter, Prof., Chefarzt d. Städt. Chir. Klin., 62 Wiesbaden, Schwalbacher Str. 62. — *12. 7. 14. Wiesbaden. — **A:** 30 München. — **Prom:** 39 ebd. —
Hab: 53 ebd., 59 Professur ebd. — **F:** Chir. u. Urol. — **V:** 39–40 Krhs. d. III. Ordens
München-Nymphenburg (Kämmerer, Schindler), 40 Orthop. Klin. München-Harlaching, 40–41 Pathol. Inst. München-Schwabing (Singer), 41–45 Kriegsdienst,
45–47 Krskrhs. Mallersdorf (Pickl), 47–63 München (E. K. Frey, Zenker). —
B: Entwicklg. u. prakt. Bedeutg. d. Penicilline, Müller & Steinicke 1949. — Eingr.
a. d. Kardia, Enke 1963. — Verbrenngs.-Fibel (mit Ahnefeld) Stuttgart: Thieme
1967. — **P:** Entstehg. u. Prophyl. d. Thrombo-Emb., Med. Klin. 1949. — Bhdlg. d.
Sudeckschen Syndroms m. Padutin, Dtsch. med. Wschr. 1950. — Einwirkg. v.
Dicumarol a. d. Leberfunkt. u. d. Kapillarsyst., ebd. — Einwirkg. v. Depot-Padutin
a. verschied. Zirkulat.störgn., ebd. — Therap. Wirksamk. v. Dicumarol-Supposito-
rien, ebd. — Exp. u. klin. Erfahrgn. m. Depot-Padutin, Langenbecks Arch. klin.
Chir. 270/1951. — Neues elektr. betr. Ziehgerät z. Erleichterg. d. Marknagelg. n.
Küntscher, Dtsch. med. Wschr. 1952. — Exp. Grundlagen d. Wirkg. v. Depot-
Padutin (mit Frey), ebd. 1953. — Depot-Padutin u. seine therap. Verwendbarkt.
(mit Frey u. F. Schultz), Münch. med. Wschr. 1953. — Nachweis d. sympathicolyt.,
d. Gefäßtonus herabsetz. Wirkg. v. Padutin u. seine Bedeutg. f. d. therap. Anwendg.
(mit Otte u. Bruechle), Langenbecks Arch. klin. Chir. 275/1953. — Vergl. Unt.-
suchgn. üb. d. Wirkg. d. gebräuchlichsten gefäßdilat. Stoffe, Dtsch. med. Wschr.
1953. — Erfahrgs.ber. üb. d. neue Haemostyptikum Tachostypt, Med. Klin. 1953.
— Erleichterg. d. Schenkelhalsnagelg., Münch. med. Wschr. 1953. — Heut. Stand
d. exp. u. klin. Unt.suchgn. d. Wirkg. u. Anwendgs.mögl.ktn. v. Padutin, ebd. 1954.
— Präop. Beeinfl. d. Darmflora m. e. neuen schwerlösl. Sulfonamid, Med. Klin. 1954.
— Prakt. Bedeutg. d. gebräuchlichsten Antikoagulantia i. d. Chir., Münch. med.
Wschr. 1955. — Unt.suchgn. ü. d. Reakt.vermögen d. Organism. vor u. nach e. op.
Belastg., I. Tl.: Op. Stress u. seine Auswirkg., ebd. 1956; II. Tl.: Präop. Stress z.
Beurteilg. d. Op.fähigkt. (mit Otto), ebd. — DRP (erteilt an Dr. Hartenbach u.
Dipl.-Ing. Bock). — Erfahrgn. üb. posttraumat. Knochenumbaustörgn. u. ihre Bhdlg.,
Langenbecks Arch. klin. Chir. 284/1956. — Erfahrgn. üb. d. prä- u. postop. Ver-

halten d. Nebennierenrindenfunkt., d. Elektrolyt- u. Eiweißhaushaltes, ebd. — Anwendg. v. Hypophysen- u. Nebennierenrindenhormonen sowie kreislaufaktiven Stoffen i. d. Chirurgie, Münch. med. Wschr. 1956. — Untersuchungen üb. d. Verhalten d. Serum-Eiweiß-Körper unt. d. Einwirkg. e. ACTH-Stress (mit Ritter), ebd. 1957. — Thrombo-Emb.-Prophylaxe ohne Bestimmg. d. Gerinngs.faktoren, ebd. — Berücksicht. d. Hormonhaushaltes b. Op. i. Alter, Langenbecks Arch. klin. Chir. 287/1957. — Diagn. u. therap. Bedeutg. d. ACTH-Stress i. d. Chir., Münch. med. Wschr. 1957. — Erkenng. e. prä- u. postop. Nebennierenrindeninsuff., deren Bedeutg. u. Bhdlg., Med. Klin. 1958. — Bedeutg. d. Nebennierenrindenfunkt. i. d. Chir. u. ihre Beziehg. z. anderen Organfunkt., Münch. med. Wschr. 1958. — Exp. u. klin. Erfahrgn. üb. d. Einfl. v. Hormonen auf d. Knochenbr.hlg., ebd. — Therap. d. Pankreatitis (mit Werle, Tauber u. Forell) ebd. — Indikat. z. prä- u. postop. Anwendg. v. Hormonen, ebd. — Ursache u. Bekämpfg. postop. Erschöpfgs.zustände, Med. Klin. 1959. — Diagnost. u. Bhdlg. d. Cushing-Syndr., Münch. med. Wschr. 1959. — Hormon- u. Eiweißhaushalt i. d. prä- u. postop. Phase, Ärztl. Praxis 1959. — Cushing-Syndr. u. seine Bhdlg., Langenbecks Arch. klin. Chir. 296/1960. — Ursache u. Bhdlg. e. Peritonitis u. e. Ileus, Münch. med. Wschr. 1960. — Bedeutg. d. Hormon-, Eiweiß- u. Elektrolytverändergn. z. Beurteilg. d. Op.belastbarkt. u. d. präop. Substitut., Langenbecks Arch. klin. Chir. 297/1961. — Hormon-, Eiweiß- u. Elektrolyt-Haushalt b. schwersten Verbrenngn., ebd. — Erste Hilfe u. Allg.bhdlg. b. schwersten Verbrenngn. (mit Borst), Münch. med. Wschr. 1961. — Op.technik, sowie prä- u. postop. Substitut. b. Cardia-Ka., Chirurg 1962. — Schäden u. Gefahren d. Cortis. i. d. Chir., Ärztl. Praxis 1962. — Diagnost. u. Therap. d. Cushing-Syndr., Internat. Praxis 1962. — Indikat.n. u. Kontraindikat.n. d. anabol. u. katabol. Hormone i. d. Chir., Münch. med. Wschr. 1962. — Prä- u. postop. Substitut. b. Cushing-Syndr., Chirurg 1962. — Erste Hilfe - mit od. ohne Cortis.derivate, Anaesthesist 1962. — Gefahren d. Nebennierenrindenchir. u. deren Vermeidg., Münch. med. Wschr. 1963.

Harter, Hans-Heinrich, Facharzt f. Chir., Belegarzt in Elisabethenklin., 79 Ulm, Neue Str. 103. — *18. 4. 17 Kolberg. — **A:** 42 Berlin. — **Prom:** 42 München. — **F:** Chir. — **V:** 42–46 Kriegsdienst, 46–55 Chir. Priv.-Klin. Elisabethenhaus (Syring).

Hartig, Wolfgang, Oberarzt d. Chir. Univ.-Klin., X 7010 Leipzig, Liebigstr. 20. — Fragebogen 1968 nicht beantwortet.

Hartjen, Adolf, Chefarzt d. chir. Abt. d. Allg. Krhs., Wandsbek, 2 Hamburg 70, Schimmelmannstr. 46. — Fragebogen 1968 nicht beantwortet.

Hartkamp, Heinrich, Chefarzt d. Johanniter Krhs., 6309 Nieder Weisel b. Butzbach/Oberhessen. — *13. 11. 19 Dortmund. — **A:** 45 Würzburg. — **Prom:** 45 ebd. — **F:** Chir., Gynäk. u. Geburtsh. — **V:** 45–48 Huyssens-Stiftung Essen (Scheele), 48–55 Oberarzt Ev. Krhs., Essen-Borbeck (Moser). — **P:** Luxat. d. Schlüsselbeingelenke, Diss. u. Z. Urol. 1947. — Harnblase mit Divertikelsteinen, ebd. 1961.

Hartkopf, Walfrid, Chefarzt d. chir. Abt. d. Städt. Humboldt-Krhs., 1 Berlin 51, Emmentaler Str. 45. — *5. 3. 12 Kothlow/Köslin i. Pom. — **A:** 39 Schwerin/Mecklbg. — **Prom:** 40 Rostock. — **F:** Chir. — **V:** 38 Anat. Inst. d. Univ. Rostock, 38–40 Med. Univ. Pol.-Klin. ebd. (Schulten), 40–41 Städt. Kr.anst. Brandenburg/Havel (Sturm, Bimler), 41 Landesfrauenklin. Stettin (Stephan), 41–42 Städt. Krhs. Bad Freienwalde (Beer), 46–52 Städt. Krhs. Heerstr. Berlin-Charlottenburg (Hübner), 53 Städt. Krhs. Westend ebd. (Linder), Ev. Krhs. Schwerte/Ruhr (Schwartz), ab 53 Humboldt-Krhs. (Stapf, Zuschneid). — **P:** Einfl. d. Röntgenstr. a. d. Vitamin-A-Haushalt (mit Thiele), Klin. Wschr. 1940. — Klin. d. „Megacolon" unt. bes. Berücksicht.

d. Megasigmavolvulus inf. Unterernährg., Chirurg 1948. — Spätblutgn. als Komplikat. b. Appendicitis, ebd. 1950. — Komplikat. b. d. Drahtextens. mit bes. Hinweis a. d. Bohrlochosteomyelitis (mit Bock), Mschr. Unfhlkd. 1950. — Morbus Paget d. Brustdrüse (mit Seiler), Chirurg 1951.

Hartl, Hermann, Univ.-Doz. (Wien), Primarius, Vorstand d. Chir. Abt., Landeskinderkrhs., A-4020 Linz, Museumstr. 18. — *25. 2. 21 Linz, Ob.-Österr. — **A:** 45 Wien. — **Prom:** 45 ebd. — **Hab:** 65 ebd. — **F:** Allg. Chir. unt. bes. Berücksicht. d. Kinderchir. — **V:** 45 Sonderlaz. f. Hirnverletzte Wien (Schönbauer), 45–56 Allg. Krhs. Linz, Int. Abt. (Renn), chir. Klin. (Plenk), 50 Anaesth. Univ.-Klin. Wien (Denk). — **B:** Proktol., in: Breitners Op.lehre, Urban-Schwarzenberg 1956. — Bhdlg. d. Pleuraempyems u. Lungenabs. im Sgl.alter, in: Schmitt, Kinderchir. Symposion, VEB Volk u. Gesundheit 1959. — Plast. Op. d. Haut; Ersatzop. b. Nervenlähmgn., in: Gerlach-Jensen-Koos-Kraus, Paediatr. Neurochir., Thieme 1967. — **P:** Ulcusblutgn., Diss. 1944. — Probeexzis. a. Mammatumoren, Krebsarzt 1946. — Pseudoappendicitis b. Coecumca., ebd. 1947. — Blindanastomose d. Oesophagus m. d. Magen, ebd. 1948. — Pneumokokkenperitonitis, Wien. med. Wschr. 1948. — Perikardekt., Klin. Med. 1948. — Supraduoden. Choledocho-Duodenost. als Routineop. b. Choledochusstein u. seinen Folgen (mit Plenk), J. Internat. Chir. 1949. — Physiol. Amputat. d. Unterkühlg., Wien. med. Wschr. 1949. — Kasuistik d. Nebennierenrindentumoren, Krebsarzt 1949. — Akut. Riß im Mesocolon transversum, Klin. Med. 1949. — Chir. d. Rectumca., Krebsarzt 1950. — Geschwür u. Krebs d. Magens, ebd. — Pneumokokkenperitonitis u. d. Wandel ihrer Therap., Klin. Med. 1950. — Postop. Peritonitis u. Entleergs.störgn. n. Magenresekt. wegen Ulcus, Wien. med. Wschr. 1950. — Erwiesene u. unwahrscheinl. Ursachen d. Ulcus pept. jejuni, Wien. klin. Wschr. 1951. — Vagotomiefrage, ebd. — Erfahrgn. m. d. supraduoden. Choledocho-Duodenost. (mit Raindl), Wien. med. Wschr. 1951. — Colonphlegmone b. Sigmaca., Krebsarzt 1951. — Inkompl. Verschl. d. Papille d. toten Askaris, Wien. med. Wschr. 1951. — Duplikation d. Dünndarmes, Wien. klin. Wschr. 1951. — Chir. d. Bhdlgs.schäden d. weibl. Genitalca., Krebsarzt 1952. — Gallenblasenanastomose b. Steinleiden, Wien. med. Wschr. 1952. — Lungenzyste mit anorm. Arterienversorgg., ebd. — Diagn. u. Therap. d. Phaeochromocytome, Langenbecks Arch. klin. Chir. 1953. — Anastomosenop. b. Steinleiden d. Gallenwege, ebd. — Wie kann d. Heilgs.ziffer d. Magenca. verbessert werden ? (mit Plenk), Krebsarzt 1953. — Phaeochromocytom u. Hochdruck, Wien. med. Wschr. 1953. — Massive hypertroph. Gastritis u. Ca., Krebsarzt 1953. — Kontaktanastomose b. Rectumca., Wien. klin. Wschr. 1953. — Muskel-Plast. b. Defekt d. Zwerchfelles, Thoraxchir. 1954. — Wert d. Rö.untersuchg. d. Magens b. d. Diagn. d. Colon- u. Rectumca. ?, Langenbecks Arch. klin. Chir. 1954, Kongr.ber. — Kompl. Oesophagussten. n. Paraffinplombe, Wien. med. Wschr. 1954. — Prim. Herzstillstand (mit Bergmann u. Walker), Wien. klin. Wschr. 1955. — Pall. Op. b. Ka. d. Pankreas u. Choledochus, Wien. med. Wschr. 1955. — Diagn., Prophyl. u. Therap. d. Kolon.- u. Rektum-Ca., Krebsarzt 1955. — Extraperiost. Polystanplombe b. Lungentbk., Wien. klin. Wschr. 1955. — Angeb. Stenose u. Atresie d. Duodenums, Wien. med. Wschr. 1956. — Spätkompl. n. Ulkusresekt., Wien. klin. Wschr. 1956. — Diagnost. u. Therap. d. Bronchus-Ca., Forsch. u. Praxis, Hollinek, Wien 1956. — Verantwortl.kt. u. Fehldiagn. b. gastro-intest. Ca. (mit Plenk), Fol. clinica intest. 6/1956. — Therap. d. Nabelschnurbr., Wien. med. Wschr. 1957. — Ileus d. Neugeb., Klin. Med. 1957. — Chir. Bhdlg. d. Pleuraemp. u. Lungenabsz. d. Kleinstkindesalters, Öster. Z. Kinderhk. 1958. — Expans. d. Empyemlunge i. Sgl.- u. Kleinstkindesalter, Thoraxchir. 1958. — Kongen. ano-rekt.

Mißbildgn., Wien. med. Wschr. 1958. — Chir. Bhdlg. d. Lungentbk. b. Kindern unt. 10. Lj., Thoraxchir. 1959. — Lokalbhdlg. d. Peritonitis i. Kindesalter, Wien. klin. Wschr. 1959. — Chir. Bhdlg. d. Megakolon congen., Öster. Z. Kinderhk. 1959. — Relaparot. i. Sgl.alter, Dtsch. Z. Chir. 1959. — Neue Gesichtspunkte d. Bhdlg. d. kindl. Peritonitis, ebd. 1960. — Kompl. d. Magen- u. Zwölffingerdarmgeschw. i. Sgl.alter, Wien. med. Wschr. 1960. — Permeabilitätsverminderg. d. Peritoneums durch Hyaluronidase-Hemmstoffe, ebd. — Op. d. hohen Anal- u. Rektumatresie, ebd. — Pulmonary surg. in infants: Arg. Congr. pa d. chir. Bohemio-Slov, Prag 1960. — Omphalozele u. Zwerchfellücke, Dtsch. Z. Chir. 1961. — D. Noblesche Plikat. i. Kindesalter, Wien. med. Wschr. 1961. — Intrathoracalni duplikatura zaludka a jeji Komplkace, Rohzl. chir. (Prag) 1962. — Bakteriol. d. haematog. Osteomyelitis, Klin. Med. 1963. — Duplikaturen d. Magen-Darmtr. u. ihre Kompl., Wien. med. Wschr. 1963. — Eingr. am Magen d. Sgl. u. Kleinkindes, Klin. Med. 1964. — Muskelplast. b. Defekt u. Relaxat. d. Neugeb., Z. Kinderchir. 1964. — Pleuraempyem d. Sgl. u. Kleinkindes, Klin. Med. 1964. — Chir. Therap. d. Darmverschl. b. Neugeb., Wien. klin. Wschr. 1965. — Plikation n. Noble im Kindesalter als Therap. u. Prophylaxe, Z. Kinderchir. 1965. — Intrathorak. Duplikaturen d. Verdaugs.traktes, Z. Kinderchir. 1965. — Therap. b. chron. Ileus i. Kindesalter, Chir. Praxis 1965 u. Paediatr. Praxis 1966. — Rektumchir. i. Kindesalter, Klin. Med. 1966. — Akute haematog. Osteomyelitis, Bakt. u. Therap. i. Kindesalter. Chir. Praxis 1966, Paed. Praxis 1967. — Pleuro.pulm. Eitergn. d. Sgl. u. Kleinstkindes, Mschr. Kinderhk. 1966. — Ileus b. Neugeb., Münch. med. Wschr. 1966. — Gastro-intest. Geschw. d. Sgl.alters als chir. Erkrankg., Z. Kinderchir. 1966 Suppl. — Atresien u. Sten. d. Verdaugs.traktes, Österr. Ärzteztg. 1967. — Chir. d. Trichterbrust, Klin. Med. 1967. — Akute Op.indikat. b. Neugeb. u. Sgl., Z. Österr. San. Verw. 1967. — Stabilisierg. d. vord. Brustwand b. Trichterbrustop., Wien. med. Wschr. 1967. — Haemangiokavernom u. Blutgerinngs.störg., ebd. — Chir. Neonatol., Z. ärztl. Fortbild. 1967.

Hartl, Rudolf, Chefarzt d. Krskrhs., 835 Plattling/Isar. — *12. 4. 21 Donawitz. — **A:** 48 München. — **Prom:** 48 ebd. — **F:** Chir. — **V:** 48–54 Maria-Theresiaklin. München (Lebsche), 54–55 RK-Krhs. ebd. (Lang), 55–57 Städt. Kr.anst. Kemperhof Koblenz (Korth), 57–60 Städt. Krhs. Deggendorf (Heller).

Hartl, Walter, Facharzt f. Chir., Ass. Chir. Klin. am Klinikum re. d. Isar d. Techn. Hochschule, 8 München 80, Ismaninger Str. 22. — *15. 4. 33 München. — **A:** 58 München. — **Prom:** 56 ebd. — **F:** Chir. — **V:** 57 Krskrhs. Landshut-Achdorf (Trepte), 58 med. Abt. Krskrhs. Landshut-Achdorf (Schwaiger), 58–59 Monmouth Medical Center, Long Branch, N.J./USA, ab 59 Chir. Klin. rechts d. Isar München. — **P:** Abhängigkt. akuter Magenblutgn. v. Wetterphasen, Med. Klin. 1967.

Hartleib, Jakob, Priv.-Doz., Chir. Univ.-Klin., 6 Frankfurt a. M. — *8. 1. 24 Frankfurt a. M.-Höchst. — **A:** 51 Frankfurt a. M. — **Prom:** 51 ebd. — **Hab:** 67 ebd. — **F:** Chir. — **V:** 51–52 Inst. f. vegetab. Physiol. Frankfurt a. M. (Felix), 52–55 Senckenberg. Path. Inst. ebd. (Lauche), 55–56 Chir. Univ.-Klin. ebd. (Geißendörfer), 56–57 II. med. Univ.-Klin. ebd. (Gänßlen), 57–60 Leit. d. Abt. f. pathol. Anat. Central Hosp. San Cristóbal/Venezuela, ab 60 Frankfurt a. M. (Geißendörfer). — **P:** Nucleoprotamin, Hoppe Seylers Arch. Physiol. Chem. 1952. — Anwendg. d. Gefriertrockng. i. d. histol. Techn., Acta histochem. 1954. — Lungengewebsreakt. nach Bronchograph. m. wasserlösl. Kontrastmitteln, Frankf. Z. Path. — Ungewöhnl. Fall v. Gicht b. e. 18-j., Zbl. Path. 1954. — Quantitat. Unt.suchgn. z. Nucleinsäure- u. Eiweißkörperverlust. b. d. histol. Bearbeitg. d. Gewebes, Acta histochem. 1955/56. — Luftemb. b. Laparoskop., Dtsch. med. Wschr. 1955. — Quantitat. Unt.-

suchgn. üb. d. Nucleinsäureverlust d. Gewebes b. Fixierg. u. Einbettg., Experientia 1955. — Lungenverändergn. nach Bronchograph., Bruns' Beitr. klin. Chir. 196/1958. — Biol. Umbau v. frisch. u. i. Cialit konserv. Sehnengewebe i. funkt.tücht. Sehne, ebd. 209/1964. — Intraop. Streuung od. präop. Metastasierg.? Unt.suchgn. z. Tumorrezidiv u. d. regional. Metastasierg., Langenbecks Arch. klin. Chir. 313/1965. — Unt.suchgn. üb. d. Verhalten d. Leberparenchyms nach tempor. Ischäm., Bruns' Beitr. klin. Chir. 212/1966. — Zyst. Bildgn. d. Thymus, Zbl. Chir. 1967. — Klin. u. anat. Beobachtgn. an 5 selt. Lungenerkrankgn., Thoraxchir. u. vasc. Chir. 1967.

Hartmann, Franz, Chefarzt d. chir. Abt. u. Ärztl. Dir. d. Krskrhs., 8 München-Pasing, Steinerweg 5. — *22. 7. 08 Bayreuth. — A: 35 München. — Prom: 39 Münster. — F: Chir., Gynäkol. u. Urol. — V: Med. Univ.-Klin. München, Städt. Krhs. Fulda, Kriegsdienst, Kommissar. Chefarzt d. chir. Abt. Fulda, Oberarzt Krhs. r. d. Isar München, Chefarzt i. Pfronten, ab 54 Chefarzt München-Pasing.

Hartmann, Gerhard, Prof., Chefarzt d. chir. Abt. d. Krskrhs., X 66 Greiz, Wichmannstr. 12. — *16. 10. 23 Quedlinburg. — A: 48 Jena. — Prom: 48 ebd. — Hab: 60 ebd. — F: Chir., Kinderchir. — V: 49 Pathol. Inst. Jena (Fischer), 49–50 Med. Univ. Poliklin. ebd. (Lommel), ab 50 Chir. Univ.-Klin. ebd. (Guleke, Kuntzen, Becker). — B: Angiograph. d. einseit. funkt.losen Niere, Klin. u. Exp., G. Fischer 1962. — P: Käs. Pneumonie, Diss. — Klin. u. Diff.diagn. d. als Rundtumor erschein. Bronchialka., Zbl. Chir. 1952. — Als Rundtumor erschein. Bronchialka., Langenbecks Arch. klin. Chir. 274/1953. — Synoviale Kniegelenktbk. unt. d. Bild e. paraartikul. Rundschattens i. Rö.bild, Fortschr. Röntgenstr. 80/1954. — Diagn. Irrtümer b. Bronchialka., zugl. Beitr. z. Klin. u. Pathol. d. Lungengummas (mit Schaudig). Thoraxchir. 1954. — Doppelseit. Hüftgelenkzerstörg. b. alter Tabes dorsalis, Zbl. Chir. 1954. — Fibromyom d. Samenblase, zugl. Beitr. z. Diff.diagn. d. Rektumka., Z. Urol. 1955. — 16-j. Üb.lebensdauer nach Nephrekt. weg. e. embryonal. Nierentumors, zugl. Beitr. z. Klin. u. Progn. d. kindl. Nierentumoren, ebd. — Klin. u. Pathol. d. Mycosis fungoides (mit Kühl), Bruns' Beitr. klin. Chir. 192/1956. — Tbk. Verkalkgs.ringschatten i. e. Bronchialka., Thoraxchir. 1956. — Reine Lunatumluxat. nach volar b. gleichzeit. Sehnenscheidenphlegmone, Zbl. Chir. 1958. — Habit. volare Luxat. d. distal. Ulnaendes, Z. Orthop. 1959. — Angiograph. d. sog. einseit. funkt.losen Niere, Z. Urol. 1959. — Bedeutg. d. Angiograph. f. Diagnost. u. Therap. d. sog. funkt.losen Niere, Münch. med. Wschr. 1959. — Diagnost. u. Therap. d. Atresien u. Sten. d. Dünndarms, ebd. — Diagnost. u. Therap. d. angebor. Atresien u. Sten. d. Oesophagus u. Dünndarms, Zbl. Chir. 1959. — Appendicitis perforata m. tiefsitz. Dünndarmverschluß b. Neugebor. (mit Klimt), Chir. Praxis 1959. — Diagnost. u. Therap. d. angebor. Oesophagusatresie (mit Hienzsch), ebd. 1960. — Klin. u. exp. Erfahrgn. m. d. Angiograph. b. d. einseit. sog. funkt.losen Niere, Langenbecks Arch. klin. Chir. 295/1960. — Leiomyom d. Oesophagus, zugl. Beitr. z. Diff.diagn. mediastinal. Verschattgn. (mit Gessner), Zbl. Chir. 1960. — Bedeutg. d. Angiograph., Diagn. u. Therap. d. sog. funkt.losen Niere, Dtsch. Gesd.wes. 1960. — Angiograph. d. einseit. sog. funkt.losen Niere. Klin. u. exp. Stud., Habil.-Schr. — Erfahrgn. b. d. Bhdlg. d. Blasenka. m. d. Kobaltbestrahlg. (mit Ahlendorf u. Hienzsch), Zbl. Chir. 1961. — Angiograph. d. sog. einseit. funkt.-losen Niere, Z. Urol., Sonderbd. 1961. — Diagn. u. Therap. d. retroperiton. Lipoms, Langenbecks Arch. klin. Chir. 298/1961. — Indikat., Techn. u. Erg. d. Gastrekt. m. Dünndarmzw.schaltg. nach Longmire, Zbl. Chir. 1961. — Sarkom d. Beckenzellgewebes i. d. Schwangerschaft, Zbl. Gynäk. 1961. — Angiograph. u. morphol. Gefäßverändergn. nach einseit. Ureterligat. i. Tierexp., Z. Urol., Sonderbd. 1962. —

Indikat., Techn. u. Erg. d. Gastrekt. m. Dünndarmzw.schaltg. nach Longmire—
Nakayama b. Magenka., Chirurg 1962. — Appendizitis perforata m. tiefsitz. Dünndarmverschluß b. Neugebor. (mit Klimt), Pädiatr. Praxis 1962. — Duodenalsten.
b. Kindern, Tägl. Praxis 1962, Pädiatr. Praxis 1963, Internist. Praxis 1964. —
Op.indikat. b. Magenka., Heilberufe 1962. — Frühkomplikat. d. Gastrekt., Chirurg
1962. — Techn. d. total. Gastrekt. m. Zw.schaltg. e. Dünndarmschleife nach Nakayama, Med. Bild 1962. — Beitr. z. Vortr.: Gutart. Lungengeschwülste, 20. Tagg.
Med.-wiss. Ges. Chir. Leipzig, Zbl. Chir. 1962. — Beitr. z. Vortr.: Retroperiton.
Tumoren, ebd. — Melkorsson-Rosenthal-Syndr. u. idiopath. Megacolon (mit Schröder), Bruns' Beitr. klin. Chir. 205/1962. — Bhdlg. d. schweren Colitis ulcerosa, Zbl.
Chir. 1962. — Chir. Bhdlg. d. schweren Colitis ulcerosa, ebd. 1963. — Organisat. d.
„Schnellen Hilfe" i. Moskau, ebd. — Magen- u. Zwölffingerdarmgeschwür i. Kindes-
alter, ebd. — Zwerchfellhernien i. Säugl.- u. Kindesalter, ebd. — Postop. Komplikat.
nach total. Colekt., ebd. — Chir. Zentren i. Moskau, Dtsch. Gesd.wes. 1963. — Erg.
b. d. Bhdlg. d. Cardia-Oesophagus-Ka., Zbl. Chir. 1963. — Quere Durchtrenng. d.
Magens b. akut. Oesophagusvarizenblutg., ebd. — Magen- u. Zwölffingerdarmge-
schwür i. Kindesalter u. b. Jugendl., Bruns' Beitr. klin. Chir. 206/1963. — Diagnost.
Therap. u. Späterg. b. Cardia-Oesophagus-Ca. (mit Klinger), Chirurg 1964. —
Rö.bild nach Cardiaresekt. weg. e. Ca. (mit Baudisch), Zbl. Chir. 1964. — Späterg.
nach Gastrekt. b. Magenka. (mit Gerhardt), Bruns' Beitr. klin. Chir. 208/1964. —
Postop. Rö.befunde nach Cardiaresekt. weg. e. Ka. (mit Baudisch), ebd. 209/1964.
— Konservat. od. chir. Bhdlg. d. Colitis ulcerosa, Dtsch. med.Wschr. 1964. — Diagnost. u. Therap. d. akut. Oesophagusvarizenblutg. Zugl. Beitr. z. queren Durchtrenng. d. Magens nach Tanner, ebd. — Pyoderma gangränosum b. schwerer Colitis
ulcerosa, zugl. Beitr. z. Schwangerschaft nach Proktokolekt. m. terminal. Ileostom.,
ebd. 1965. — Bedeutg. d. postop. Cholangiograph. (mit Steinberg u. Baudisch),
Langenbecks Arch. klin. Chir. 310/1965. — Fehldiagn. b. Bronchialka., Zbl. Chir.1965.
— Pathophysiol. d. Stoffwechsels nach Kolekt. (mit Wilde u. Baudisch), ebd. — Erg.
nach konservat. u. op. Bhdlg. d. sog. Kardiospasm., Bruns' Beitr. klin. Chir. 211/
1965. — Krankh.bild d. akut. haemorrhag. Pankreatitis nach Ornithose-Infekt. i.
Kindesalter (mit Kirmse, Stelzner u. Urbach), Dtsch. Gesd.wes. 1965. — Indikat. u.
Erg. nach Proktokolekt. weg. schwerer Colitis ulcerosa, Dtsch. Z. Verdauungskrkh.
1965. — Notmaßnahmen b. Oesophagusatresien, Zbl. Chir. 1966. — Erste Hilfe b.
Verletzgn. d. Brustkorbes u. d. Bauches, Heilberufe 1966. — Erg. nach Bhdlg. d.
Colonka. (mit Hauschild), Langenbecks Arch. klin. Chir. 314/1966. — Indikat. u.
Op.methoden b. d. Colitis ulcerosa, Zbl. Chir. 1966; Dtsch. Gesd.wes. 1966. —
Diagnost. u. Therap. d. Hiatushernie b. Kindern (mit Rogner), Zbl. Chir. 1966. —
Chir. u. anästhesiol. Probl. b. Myasthenia gravis (mit Müller), ebd. — Oesophagus-
sten. infolge Refluxoesophagitis nach Oesophago-Gastrostom. weg. Cardiospasm.,
ebd. 1967. — Röntgenol. Diagn. u. chir. Therap. d. Enteritis necroticans b. Neu-
gebor. (mit Dietel), Z. Kinderchir. 1967. — Chir. Bhdlg. d. Colitis ulcerosa, Chir.
Praxis 1967. — Stand u. Entwicklgs.tendenzen d. Kinderchir., Wiss. Z. Univ. Jena
1967. — Ursachen v. Reop. am Gallenwegssystem, Zbl. Chir. 1968.

Hartmann, Hans-Georg, OMR, Landesvers.anst. Oldenburg-Bremen,
28 Bremen, Schwachhauser Heerstr. 32. — *24. 5. 14 Posen. — A: 48 Hamburg. — **Prom:** 49 ebd. — **F:** Chir. — **V:** 49–52 Krskrhs. Husum, 51–58
Allg. Krhs. Celle.

Hartmann, Heinrich, Chefbelegarzt am Zweckverbandkrhs. Oberaudorf, 8203
Oberaudorf, Schützenstr. 4a. — *31. 3. 08 Oberviechtach/Opf. — A: 34 München. —

Prom: 35 ebd. — **F:** Chir. — **V:** 32–39 III. Ordenskrhs. München-Nymphenburg (Schindler, Chir.), (Brunner, Frauenheilk.).

Hartmann, Heinz, Chefarzt am Johanniter-Krhs., 5608 Radevormwald. — *4. 1. 19 Paulsdorf/Ob.schles. — **A:** 43 Berlin. — **Prom:** 58 Freiburg i. Br. — **F:** Chir. — **V:** 43–45 Kriegsdienst, 45–52 Städt. Krhs. Berlin-Westend (Hellenschmied), 52–55 Oberarzt u. stellvertr. Chefarzt Städt. Krhs. Neu-Ulm/Donau (Hinrichsen), 55–56 Neurochir. Univ.-Klin. Freiburg (Richert), 56–63 Oberarzt d. Krskrhs. Kirchheimbolanden/Pfalz (Stich), 63–66 Oberarzt Städt. Krhs. Schwelm (Killmer), 66–67 Oberarzt Johanniter-Krhs. Radevormwald (Ebel).

Hartmann, Herbert, Prof., Chefarzt d. Chir. u. Urol. Klin. d. Städt. Kr.anst., 563 Remscheid, Burger Str. 211a. — *18. 6. 23 Stuttgart. — **A:** 48 Heidelberg. — **Prom:** 48 ebd. — **Hab:** 60 Marburg. — **F:** Chir. u. Urol. — **V:** 48–49 Med. Univ.-Klin. Heidelberg (Siebeck), 49–56 Chir. Univ.-Klin. ebd. (K. H. Bauer), 56–59 Köln-Merheim (Schwaiger), 59–60 Marburg (Schwaiger). — **P:** Collifixur nach Bumm u. Antefixatio nach Doleris, Diss. — Malariaähnl. Fieberparoxysmen b. Magenca., Dtsch. med. Wschr. 1950. — Magenkrebs u. Temperatur, Z. Krebsforsch. 57/1950. — Op. Bhdlg. d. Genitalprolapses, Zbl. Gyn. 1952. — Bemerkensw. Fälle v. Hodentumoren, Langenbecks Arch. klin. Chir. 281/1955. — Einseit. Nierenerkrankgn. u. Hochdruck, ebd. — Schicksal v. 1000 verunglückten u. stat. beh. Motorradfahrern, ebd. 282/1955. — Mehrfachbr. u. ihre chir. Bhdlg., Tagg.ber. Dtsch. Ges. Unfhlkd. 1955. — Chir. Bhdlg. einseit. Nierenerkrankgn., Chirurg 1956. — Chir. Bhdlg. d. cyst. Nierenerkrankgn., Zbl. Chir. 1957. — Erfahrgn. m. e. neuen lumb. Schnittführg. b. d. Nierenfreilegg., ebd. — Techn. d. Nephrolithot., ebd. 1958. — Doppelseit. Nierenausguß-Steine, Z. Urol. 1958. — Blasenausguß-Steine, ebd. — Tumoren d. Dünndarms u. ihre Bhdlg., Zbl. Chir. 1959. — Meconium-Peritonitis, Kinderärztl. Praxis 1959. — Chir. d. Gallenwegs-Verschl. Klin. u. exp. Unt.suchgn., Langenbecks Arch. klin. Chir. 296/1960. — Chir.anat. Erkenntn. b. intra- u. extrahepat. Gallengangsverschl., Klin. Wschr. 1960. — Klin. u. Therap. d. Dünndarm-Ca., Bruns' Beitr. klin. Chir. 200/1960. — Leberstoffwechsel nach Gallengangsunterbindg. u. Anlage e. hepatogastr. Anastomose (mit Thorn u. Isselhard), Naunyn-Schmiedebergs Arch. exp. Path. u. Pharm. 238/1960. — Dokumentat. chir.-anat. Präparate d. Leber (mit Orbach), Z. Photogr. u. Wiss. 1960. — Unt.suchgn. üb. interlob. Gallengangs-Anastomosen u. ihre Bedeutg. f. hepato-digest. Verbindgn., Langenbecks Arch. klin. Chir. 295/1960. — Anat. u. chir. Probl. d. menschl. Leber, Umschau Wiss. u. Techn. 1961. — Panaritium, Therap.woche 1961. — Interlob. Gallengangs-Verbindgn. d. Leber, Dtsch. med. Wschr. 1961. — Interlobär Bile-Duct Connections in the Liver, Germ. med. Monthly 1961. — RNS- u. Metabolitgehalte i. Warmblüterorganen nach unterschiedl. akuter od. chron. Belastg., Biochem. Z. 339/1963. — Subtotal. Dünndarmresekt. Indikat.stellg. u. Heilgs.erg., Bruns' Beitr. klin. Chir. 211/1965. — Therap. d. Mamma-Ca. Heilgs.erg. d. Radikal-Op. nach Vor- u. Nach-Bestrahlg., ebd. — Darmverschl. Ursache, Häufigkt. u. Heilgs.erg. am Krankengut v. 1942–1962., Langenbecks Arch. klin. Chir. 315/1966. — Therap. d. Leber-Echinococcus, Ärztl. Praxis 1966. — Probl. d. freien Transplantat., Med. Welt 1966. — Chir. nephrogen. Hochdruckformen, Ärztl. Praxis 1966. — Aktuelle Fragen z. Bhdlg. d. Mamma-Ca., ebd. — Therap. d. Ductus-thoracicus-Verletzgn., Chirurg 1967. — Erg. d. Suspensionsplast. b. d. absoluten Harninkontinenz, Zbl. Chir. 1967.

Hartmann, Josef, OMR, Chir. Gutachter Gesundheitsbehörde, 8 München, Dachauer Str. 90. — *8. 6. 22 München. — **A:** 49 München. — **Prom:** 49 ebd. —

F: Chir. — **V:** 49–50 Priv.-Klin. Dr. Stickler Garching, 50–58 Krskrhs. Vilsbiburg (Ach), 58–63 Städt. Krhs. München-Nord bzw. Städt. Krhs. München-Schwabing (v. Seemen), 63–64 Städt. Krhs. München-Schwabing (Hofmeister).

Hartmann, Jürgen, 24 Lübeck, Musterbahn 15. — Fragebogen 1968 nicht beantwortet.

Hartmann, Karl Wilhelm, Chefarzt in eig. Priv.-Klin., 221 Itzehoe, Berliner Platz 6a. — *30. 5. 09 Göttingen. — **A:** 35 Göttingen. — **Prom:** 35 ebd. — **F:** Chir. u. Urol. — **V:** 36–48 Pharmakol. Inst. d. Univ. Göttingen, med. Klin. ebd., pathol. Inst. ebd., Rostock. — **P:** Einfl. d. Innendruckerhöhg. d. isol. Uterus auf d. Wirkg. d. Wehenmittel, Diss. — Ileus als Spätfolge nach Sterilisationsop. (Madlener-Walthard), Zbl. Gynäk. 1936. — Tubenveränergn. nach Madlenerscher Sterilisat.-Op., Arch. Gynäk. 1936. — Pathol. d. bilater. Wirbelkörperfehlbildgn. u. norm. Entwicklg. d. Wirbelkörper, Fortschr. Röntgenstr. 1937. — Nagelg. d. Oberarmkopfbr. (mit Voß), Zbl. Chir. 1953.

Hartmann, Kurt, Chefarzt d. chir. Abt. d. Krskrhs., 718 Crailsheim. — *26.11. 12. Oberhausen/Rhld. — **A:** 38 Düsseldorf. — **Prom:** 38 ebd. — **F:** Chir. — **V:** 37–38 geburtsh. gynäk. Abt. Ev. Krhs. Düsseldorf (Zoeppritz), inn. Abt. Krhs. „Bergmannsheil" (Reichmann), 39–56 Chir. Klin. u. Poliklin., ebd. (Bürkle de la Camp), 39–45 Militärdienst, 47 chir. Abt. Knappschafts-Krhs. Bochum-Langendreer (Tönnis), 55 chir. u. urol. Abt. Elisabeth-Hosp. Trier/Mosel (Herfarth). — **B:** Erste Hilfe, Unterrichtsb. d. DRK, Haug-Vlg. 1952. — Erste Hilfe Fibel d. DRK., Dr. Hüthig 1953. — Erste Hilfe – Der San.dienst b. d. Feuerwehr, Stuttgart: Thebal-Vlg. 1955. — Wunde u. Wundinfektion, in: Hdb. f. d. ges. Unfhlkd. v. Bürkle de la Camp u. Rostock, 2. Aufl., Enke 1955. — **P:** Fall v. Knochenchondromatose, Fortschr. Röntgenstr. 1951. — Erste Hilfe b. Verbrenngn., Kompaß 1952. — Posttraumat. Verknöcherg. i. Kniescheibenband, Mschr. Unfhlkd. 1953. — Erste Hilfe b. Verbrenngn. Berufsgenossenschaft, 1953. — Gedeckte u. offene Schädel- bzw. Hirnverletzgn., H. Unfhlkd. 42/1950. — Unfallbedingte Verknöcherg. d. Kniescheibensehne, ebd. 43/1951. — Entwicklg. d. Brandwundenverbandpäckchens. – Blasen- u. Harnröhrenverletzngn. b. Beckenbrüchen, Langenbecks Arch. 282/1955. — Preßluftverletzgn., H. Unfhlkd. 1955. — Ausbildgs.beilagen i. d. DRK-Zeitung 1955/56. — Ärztl. Hilfe u. Versorgg. am Unfallort, Med. Welt, 1965.

Hartmann, Walter, Chefarzt d. Krskrhs., X 757 Forst (Lausitz), Robert-Koch-Str. 35. — *25. 10. 05 Leipzig. — **A:** 31 Berlin. — **Prom:** 32 ebd. — **F:** Chir. — **V:** 30–31 Paulinenhaus Berlin-Charlottenburg (v. d. Velden), 31–33 Pathol. Inst. Dresden-Friedrichstadt u. Berlin-Friedrichshain (Schmorl, Pick), 34–36 Krhs. Berlin-Lankwitz (Lex), 36–37 Krhs. Berlin-Rüdersdorf (Lamprecht, Bock), 37–45 Chir. Univ.-Klin. i. Krhs. St. Jakob Leipzig (Rieder), davon 40–45 Kriegsdienst. — **P:** Wirkg. d. Adenosinphosphorsäure i. EKG, Dtsch. Arch. klin. Med. 121/1932. — Peritonitis fibroplastica, Dtsch. Z. Chir. 255/1942. — Hermaphroditismus, ebd. 256/1943. — Marknagelg. b. Schußbr., Zbl. Chir. 1944. — Tumorbild. i. li. Ob.- u. Mittelbauch, Z. ärztl. Fortbild. 1965. — Indikat. d. Mastdarmresekt. weg. Rect.-Ca., Zbl. Chir. 1966.

Harttung, Heinrich, Facharzt f. Chir., ehem. Chefarzt d. Knappschaftskrhs. zu Lutherstadt Eisleben, seit 1950 i. R., 3 Hannover-Kirchrode, Kaiser-Wilhelm-Str. 22. — *31. 7. 83 Frankfurt (Oder). — **A:** 09 Breslau. — **Prom:** 11 ebd. — **F:** Chir. u. Gynäkol. — **V:** 08–18 pathol. Anat. Düsseldorf (Lubarsch), Freiburg/Brsg. (Aschoff), Chir. Breslau (Tietze), Erlangen (Graser), Gynäkol. u. Geburtsh. Breslau (Baum). — **P:** Ileus, Diss. Breslau 1910. — Hyster. Kontrakt. n. Unfall, Arch. Orthop. 12. —

Extrarenal. Nebennierentumor, Bruns' Beitr. klin. Chir. 83/1913. — Hypernephrome
d. Niere, Dtsch. Z. Chir. 121. — Wirbelmetastasen n. Hypernephrom, Dtsch. med.
Wschr. 1913. — Spontangangrän d. Zeigefinger u. symmetr. Gangrän. Berl. klin.
Wschr. 1913. — Chir. d. Brustbeins, Dtsch. Z. Chir. 123. — Lokalanaesth. b. Op. am
Brustbein, Dtsch. med. Wschr. 1913. — Einfl. d. Harnstauung a. d. pyogene Nieren-
infekt., Zbl. Chir. 1914 u. Berl. klin. Wschr. 1914. — Naht d. A. brachialis, ebd. —
Isol. Schenkelcyste, ebd. 1913. — Frei transplant. Fascien- u. Peritonealstreifen i. d.
Bhdlg. d. Mastdarmvorfalls, ebd. 1914. — Hämorrhoidalknoten b. Neugebor., Dtsch.
Z. Chir. 131. — Absetzg. u. Auslösg. v. Arm u. Bein, Bruns' Beitr. klin. Chir. 1916. —
Bhdlg. schwerster Kniegelenksempyeme, Zbl. Chir. 1917. — Pseudoaneurysmen,
Med. Klin. 1917. — Absteig. u. aufsteig. Niereninfekt., Bruns' Beitr. klin. Chir.
104. — Frühzeit. Sekundärnaht n. Schußverletzg. u. Gasphlegmone, Dtsch. Z. Chir.
146/1918. — Perityphlitis u. Pyelitis, Med. Klin. 1919. — Gefäßverschl. durch
indir. Verletzg., ebd. 1919. — Trauma u. Peritonitis, Dtsch. Z. Chir. 160. — Klinik
d. Hernia duodenojejunalis, ebd. 157. — Op. d. gangrän. Zwerchfellbr., Arch. klin.
Chir. 113. — Prakt. wichtige Kapitel d. chir. Tbc., Therap. Gegenw. 1920. — Verbrenngn. u. deren Bhdlg., Therap. Halbmh. 1921. — Wiederbelebg. d. Herzens,
Bruns' Beitr. klin. Chir. 129. — Wundversorgg. n. Gallenblasenexstirpat., Arch.
klin. Chir. 121. — Postop. Tetanie u. Unglücksfälle b. Anaesthesien, Zbl. Chir. 1922.
— Scheidenbildg. nach Schubert, Zbl. Gynäk. 1922. — Bhdlg. pyogener Nierenprozesse m. intraven. Urotropininjekt., Zbl. Chir. 1922. — Schwerste Verwachsgn.
n. Cholezystekt. ohne Drainage, ebd. — Eigenart. Rippenknorpelerkrankg., ebd. —
Volvulus d. Coecums, Bruns' Beitr. klin. Chir. 127. — Antethorak. Oesophagusplast.
b. Carcinomsten. (Saier), Dtsch. Z. Chir. 183. — Peritonitis adhaesiva i. Oberbauch.
ebd. 184. — Bhdlg. inop. Geschwülste, Bruns' Beitr. klin. Chir. 131. — Carotis-
drüsentumor, ebd. — Anzeigestellg. f. op. Bhdlg. d. Cystenniere, Z. urol. Chir. 15. —
Doppelseit. Os trigonum, Dtsch. Z. Chir. 184; Sympathicusresekt. b. Asthma bronch.
u. Muskelatropie, Zbl. Chir. 1924. — Homiotransplantat. d. Ovarien, Mschr. Geburtsh. 69. — Milzexstirpat. b. Purpura thrombopen. i. akuten Stadium, Dtsch. Z.
Chir. 191. — Blutungszt. b. Magengeschwür u. Krebs, Zbl. Chir. 1925 u. Bruns'
Beitr. klin. Chir. 134. — Oesophagusdilatat. u. epiphren. Divertikel, ebd. — Bhdlg.
d. postop. Lungenerkrankgn. m. intramuskul. Injekt. v. Eigenblut, Dtsch. Z. Chir.
193. — Bhdlg. d. Mastitis m. Eigenblut, Bardenheuerschem Schnitt u. Sekundärnaht, Mschr. Geburtsh. 1927. — Dünndarmdivertikel m. eigenart. klin. Erscheingn.,
Arch. klin. Chir. 143. — Chron. Unterschenkelgeschwüre, ebd. 149. — Traumat.
Ödeme, ebd. 150. — Magenresekt. (Ulcus), Kochsalzinfus., Gasbrand-Heilg., Zbl.
Chir. 1928. — Cholecystitis, Med. Welt 1928. — Pernoctondämmerschlaf, Schmerz
usw. 1929. — Aderlaß u. Blutuntersuchg., Zbl. Chir. 1928. — Thrombose, Embolie
u. Aderlaß, ebd. 1929. — Pernoctondämmerschlaf, Arch. klin. Chir. 153. — Ver-
ändergn. im Lendenkreuzbeinwinkel, Bruns' Beitr. klin. Chir. 150/1930. u. 152/1931.
— Verhütg. d. Thrombose u. Embolie, Dtsch. Z. Chir. 229. — Eingeklemmt. Nabel-
schnurbr., ebd. 229. — Netztors., ebd. 229. — Ulcus jejuni pepticum, Arch. klin.
Chir. 165. — Rö.aufnahme d. Lendenkreuzbeinwinkels, Bruns' Beitr. klin. Chir. 150.
— Nark. m. d. Ombrédanne-Maske, Schmerz usw. 1932. — Dopp. Unterbindg. d. A.
hypogastricae, Zbl. Gynäk. 1931. — Angeb. Cystenniere b. Neugebor., ebd. 168. —
Bhdlg. d. Parametritis posterior, ebd. 1933. — Wert d. Blutkörperchen-Senkgs.-
geschwindigkt. i. d. Chir., Z. ärztl. Fortbildg. 1933. — Chromodiagnost. d. Magens,
Zbl. Chir. 1934. — Diagn. d. subphren. Abscesses b. ungewöhnl. hohem Zwerchfell-
stand, ebd. — Zwischenfälle n. Bluttransfus., ebd. — Gravidität u. Peritonitis, ebd.

1936. — Cystost. u. sekund. Ekt. d. Gallenblase, ebd. — Techn. d. Op. d. Blasenscheidenfistel, Zbl. Gynäk. 1936. — Relaxat. diaphragmat., Zbl. Chir. 1936. — Chron. Entzündg. e. Intervertebralganglioms unt. d. Bilde e. extradur. Tumors, ebd. 1937. — Strangulat.ileus als Folge d. Op. n. Dörffler-Franke (Doléris), ebd. — Nabelschnurmißbildg., Mitteldtsch. Gynäkol.-Ges. Halle 1937. — Sinuspericanii, Zbl. Chir. 1937. — Techn. d. Op. übergr. Ovarialcystome, Chirurg 1938. — Totale Thorakoplast. u. Geburt, Zbl. Gynäk. 1938. — Techn. d. Op. d. Blasenscheidenfistel, ebd. — Bhdlg. ausgedehnt. Ekzeme d. Umstimmg. mit Bluttransfus., Med. Welt 1941. — Contralater. Geschwüre nach Granatsplitterverletzgn., Festschr. z. 70. Geb. v. Geh.-Rat Payr 1941. — Kriegschir. i. d. Heimatlaz., Zbl. Chir. 1943. — Nekrotis. eitr. Arteriitis als Ursache e. Verblutgs.todes, ebd.

Hartung, Hans G., Wiss. Ass. d. Chir. Univ.-Klin., 78 Freiburg i. Br. — *17. 12. 30 Bad Nauheim. — **A:** 59 Wiesbaden. — **Prom:** 58 Frankfurt a. M. — **F:** Chir. — **V:** 59–61 Pathol. Inst. Mainz (Bredt), ab 61 Marburg (Schwaiger). — **P:** Unt.suchgn. z. leberregenerat.förd. Substanzen i. Serum teilhepatekt. Ratten (mit Busanny-Caspari), Klin. Wschr. 1961. — Blutgasanalyt. Vergl. d. durch Ob.flächenkühlg. u. Blutstromkühlg. bedingt. Verändergn. i. Exp. (mit Schlosser, Streicher u. Grote), Langenbecks Arch. klin. Chir. 301/1962. — Katamnest. Unt.suchgn. v. Ulkuskranken nach Magenresekt. (mit Schlosser), Fortschr. Med. 1963. — Verwendg. v. Blutersatzmitteln i. extrakorp. Kreisl. (mit Schlosser, Grote u. Körner), Langenbecks Arch. klin. Chir. 303/1963. — Beeinflussg. d. Blutgase u. d. Säure-Basen-Gleichgewicht. b. Blutstromkühlg. unt. 20⁰ Rektaltemperat. i. Exp. (mit Schlosser, Streicher u. Grote), Thoraxchir. 1963. — Unt.suchgn. z. Wiederbelebgs.zeit d. Warmblüterherzens nach induz. Anoxie (mit Schlosser, Grote u. Körner), ebd. — Verhalten autoplast. verpflanzt. Knorpels an regener. Knochen (mit Nikolai), Langenbecks Arch. klin. Chir. 308/1964. — Intrathorak. Rundherde (mit Körner u. Streicher), Bruns' Beitr. klin. Chir. 211/1965. — Unt.suchgn. z. Wiederherstellg. d. ven. Abfluss. b. ausgedehnt. Weichteil- u. Gefäßverletzgn. d. Ob.schenkels (mit Franke u. Hettler), Langenbecks Arch. klin. Chir. 31/1965. — Ist d. sog. „Postresekt. Syndr." nach Ulkusresekt. d. Magens vermeidbar ? (mit Streicher u. Schlosser), Med. Welt 1966. — Therap. d. Tetanus (mit Bartsch), Bruns' Beitr. klin. Chir. 213/1966. — Wirkg. d. Splenekt. auf d. Thioacetamidzirrhose d. Rattenleber (mit Streicher u. Diamantopoulou), Langenbecks Arch. klin. Chir. 316/1966. — Bedeutg. d. Milz b. d. Entwicklg. d. exp. Leberzirrhose (mit Streicher), Acta hepato-splenol. 1967. — Reakt. d. Leukozyten i. traumat. Schock (I. Mitt.) (mit Streicher u. Albach), Bruns' Beitr. klin. Chir. 215/1967.

Hartwich, Wolfgang, Oberarzt d. Chir. Abt. Johanniter Krhs. Bonn, Facharzt f. Chir., 53 Bonn/Rh., Johanniter Krankenhaus. — *23. 2. 31 Dresden. — **A:** 59 Düsseldorf. — **Prom:** 57 Bonn. — **F:** Chir. — **V:** 59–61 Johanniter Krhs. Bonn (Matthiolius), 61–63 Städt. Krhs. München r. d. Isar (Maurer), 63–65 Krhs. München-Schwabing (Hofmeister), ab 65 Oberarzt Johanniter Krhs. Bonn (Matthiolius).

Hartwig, G. K. A. Johannes, Oberregierungsmedizinalrat Leit. Chirurg d. Versorggs.amtes, 71 Heilbronn a. N., Nürnberger Str. 35. — *22. 12. 18 Elsterwerda. — **A:** 44 Leipzig. — **Prom:** 44 ebd. — **F:** Chir. — **V:** 44–46 Militärdienst, 46 Landesfrauenklin. Erfurt u. Beratungsärztl. Dienst ebd. als Vertrauensarzt, 47–50 Städt. Krhs. Berlin-Kaulsdorf, 51 inn. Abt. ebd., 51–52 Röntgenabt. ebd., 52–54 Städt. Krhs. Berlin-Köpenick als Oberarzt, 54–59 Städt. Hufeland-Krhs. Berlin-Buch als Oberarzt, 60 Städt. Krhs. Berlin-Buch als Oberarzt, 60–63 Krskrhs. Naila/Ofr. als Oberarzt. — **P:** Exp. Untersuchgn. üb. d. zentralnerv. Blutregulat. unt. bes. Berück-

sicht. d. Urobilinogenausscheidg., Diss. — Erfahrungsber. üb. d. Bluttransfus.app.
System Dr. J. Clemens, modif. nach Dr. W. Koch, Marineärztl. Arch. 1945. —
Erfahrgn, m. d. Antiemetikum „Rodavan" b. d. Prophyl. u. Therap. d. postnarkot.
Erbrechens, Zbl. Chir. 1958. — Klin. Erfahrgn. m. d. Präparat „Analgetikum-
Holzinger" i. d. Chir., ebd. 1959. — Thrombose-Prophyl. u. -Therap. m. Poly-
carbonsäuren, Hippokrates 1959. — Therap. m. e. Lokalantibiotikum, ebd. 1962.

Hasche, Eberhard, Prof., Chefarzt d. thoraxchir. Abt. d. Tbc.-Klin., X 5302 Bad
Berka (Thüringen), Robert Koch Allee. — Fragebogen 1968 nicht beantwortet.

Hase, Werner, I. Ass. Städt. Krhs. Am Urban, 1 Berlin 61, Am Urban 12–18. —
*5. 8. 27 Potsdam. — **A:** 54 Berlin. — **Prom:** 55 ebd. — **F:** Chir. — **V:** 54–55 Ass. u.
Vertreter in D.Arzt-Praxis, Berlin, 56 Inn. Abt. Krhs. Berlin-Steglitz, Leonoren-
str. (Rössing), 57–67 Krhs. Am Urban, Berlin (Madlener, Stephani).

Hasenbach, Josef, Facharzt f. Chir., 8474 Oberviechtach/Bayern, Rathausplatz 1.
— *24. 4. 06 Bonn/Rh. — **A:** 32 Berlin. — **Prom:** 33 Bonn. — **F:** Chir. — **V:** 31–32
Kaiser-Wilhelm-Krhs. Duisburg-Meiderich (Kähler, Genner), 32–33 Hygien. Bak-
teriolog. Untersuchgs.amt Berlin-Westend (Elkeles), 33–34 Inn. Abt. Augusta-Vik-
toria-Krhs. Berlin-Schöneberg (Fleischmann), ab 35 Graf-Botho-Schwerin Krhs.
(Keysser), ab 39 Chefarzt d. Krskrhs. Schwetz/Westpr., 43 Kriegsdienst, 45–49
russ. Kriegsgefangenschaft (als Chefchirurg), 50–54 Praxis in Nabburg-Oberpfalz.
— **P:** Os acetabuli unt. bes. Berücksicht. d. Unfallchir., Mschr. Unfhlkd. u. Arch.
orthop. Unf.chir. 1932. — Bhdlg. d. rheumat. Erkrankgn. m. Pystianschlamm,
Dtsch. med. Wschr. 1933. — Welche Vorteile bietet d. Clauberg-Tellur Platte i. d.
bakteriol. Diphtherie Diagnose?, Zbl. Hyg. u. Bakteriol. 1934. — Entwicklg. e.
Hautka. durch chem.-therm. Einwirkg., Zbl. Chir. 1941. — Elektro-chir. Bhdlg. d.
Karbunkels, ebd. 1944. — Johann Andreas Eisenbarth, Arzt od. Scharlatan,
Organorama 1965. — Standespolit. Probl. d. Ärzte i. 17. Jht., Berl. Med. 1965. —
Ärztl. Kunstfehler m. Todesfolge, Dtsch. Ärztebl. 1965. — Klass. chir. Instrumente,
Organorama 1967. — Entwicklg. d. Injekt.spritze, ebd. 1968.

Hasper, Bodo, Assist. d. Chir. Univ.-Klin., 69 Heidelberg, Kirschnerstr. 1. —
Fragebogen 1968 nicht beantwortet.

Hass, Horst, Oberarzt d. chir. Abt. d. Krskr.anst., X 970 Auerbach (Vogtl.),
Goethestr. 9. — Fragebogen 1968 nicht beanwortet.

Hasse, Gerherd F., Chefarzt d. Diakonissen-Krhs., X 59 Eisenach/Thür. —
*7. 4. 25 Kirchmöser. — **A:** 48. — **Prom:** 48. — **F:** Chir. — **V:** 48–50 Krskrhs. Gerb-
stedt (Krull), 50–51 Pathol. Inst. Quedlinburg (Bosselmann), 51–52 inn. Abt.
Stadtkrhs. Leninstr. Karl-Marx-Stadt (Heilemann), 53–57 Jena (Kuntzen), 57–60
Oberarzt chir.-gynäk. Abt. Krskrhs. Heiligenstadt/Eichsfeld (Stauffenbiehl), 60
Oberarzt St.-Elisabeth-Krhs. Halle/Saale (Cordes). — **P:** Fall v. pept. Oesophagitis,
Frankf. Z. Path. 1949. — Punkt.ventil, Med. Technik 1950. — Bluttransfus.gerät
auf Ventilgrundlage, ebd. 1951. — Techn. d. praeop. Keimredukt. d. Dickdarmes
(mit Schabinski), Zbl. Chir. 1955. — Prophylaxe d. Nark.erbrechens (mit Könnecke),
Münch. med. Wschr. 1955. — Diskuss. z. Ziegler, Kirchberg, Zbl. Chir. 1955. —
Problemat. d. Antikoagulantientherap., Therap.woche 1956, 1957. — Bakt. Resistenz unt. Xanthozillintherap. (mit Schabinski), Z. ärztl. Fortbild. 1957. — Diskuss. z. Thies, Dtsch. med. Wschr. 1957. — Unf. u. Thrombose, Münch. med. Wschr.
1957. — Sterilis.bare Op.handleuchte, Chirurg 1957. — Diskuss. z. Thies, Langenbecks. Arch. klin. Chir. 287/1957. — Op.feldbeleuchtg., Zbl. Chir. 1958. — Thromb.
bhdlg. m. Antikoagulantien, ebd. — Prophylaxe u. Therap. thrombemb. Erkrankgn., N. Z. ärztl. Fortbild. 1959. — Erfahrgn. m. d. Wirksamkt. e. neuen Thipen-

dylverbindg., Münch. med. Wschr. 1959. — Erfahrgn. b. d. Thromb.bhdlg. m. kurzwirksam. Antikoagulantien, Medizinische 1959. — Begutachtg. unfallbedingt. Thromb., Zbl. Chir. 1960. — Hindernisse i. d. gr. Gallengängen, ebd. 1962. — Gallenchir., ebd. 1963. — Rekonstrukt. e. mittl. Chir. Klin., ebd. 1964; Wiss. Z. Univ. Jena 1964. — Erg. b. Palliativop. inoperabl. Tumoren, Zbl. Chir. 1964. — Schwierigktn. b. Diagn. u. Therap. v. Gallenwegserkrankgn., ebd. 1965. — 10 J. Brevicid-Therap. (mit Schabinski), Dtsch. Gesd.wes. 1965. — Beobachtgn. aus Übgs.kursen i. d. Atemspende u. Herzmassage, Kongr.ber. Anaesth. 1966. — Erste-Hilfe-Patent v. Sachsen-Weimar, Münch. med. Wschr. 1966. — Klin. Betrachtg. v. Nachunt.suchgs.erg. nach Varizenop. (mit Schiffers), Zbl. Chir. 1967. — Palliativresekt. inoperabl. Dickdarmtumoren, ebd. — Klin. d. Leiomyosarkome d. Blase, ebd.

Haße, Wolfgang H. F., Priv.-Doz., Oberarzt d. I. Chir. Klin. d. F. U. im Klinikum Steglitz, 1 Berlin 45, Hindenburgdamm 30. — *21. 11. 26 Berlin. — **A:** 54 Berlin. — **Prom:** 54 ebd. — **Hab:** 65 ebd. — **F:** Chir., Kinderchir. — **V:** 54–57 Städt. Krhs. Am Urban Berlin (v. Schleyer), 58 Allg. Krhs. St. Georg Hamburg (Diebold), 58–62 Rudolf-Virchow-Krhs. Berlin (Heim), 60–61 Kinderchir. Kinderkrhs. Walddörfer Hamburg (v. Ekesparre), ab 62 F.U. Berlin (Franke). — **B:** Üb.setzg.:Gallenblase u. Gallenwege aus Scientific Foundations of Surgery, Schattauer 1968; ebenso: D. lymphat. System. — **P:** Intravagin. Zytolyse, Diss. — Prophylaxe posttransfus. Störgn. m. e. Antihistaminikum, Dtsch. med. J. 1955. — Unt.suchgn. üb. d. Wirkg. v. Hydrocortis. b. intraabdomin. Adhäs. (mit Speth), Bruns' Beitr. klin. Chir. 193/1956. — Weit. klin. u. exp. Unt.suchgn. üb. d. Wirkg. v. Hydrocortis. b. intraabdomin. Adhäs., ebd. 196/ 1958. — Beitr. z. Alters-Chir. u. Auswertg. unseres Krankengutes aus d. J. 1948- 1957 (mit Cassau), Dtsch. med. J. 1959. — Corticosteroidbhdlg. b. Verschlußikterus, Chirurg 1960. — Stielgedrehte Ovarialcyste b. Neugebor., ebd. 1962. — Kindl. Appendicitis b. Infekt.krankh., Dtsch. med. J. 1962. — Angebor. Bauchwandlücken (Gastrochisis) (mit Stück), Chirurg. 1963. — Prä- u. postop. therap. Maßnahmen b. kindl. Verschlußikterus unt. bes. Berücksicht. d. Elektrolyt- u. Eiweißstoffwechsels, Melsunger med. Mitt. 101. — Inoperable Gallengangsatresie u. Relaparotom., Chirurg 1963. — Op. Bhdlg. d. Retentio testis, ebd. 1964. — Posttraumat. Pankreaspseudocysten i. Kindesalter, Mschr. Kinderhlkd. 1964. — Dringl. Bauchchir. b. Frisch- u. Neugebor., Zbl. Gynäk. 1964. — Kongenit. Mesenterialdefekt als e. Ursache d. Dünndarmatresie, Chirurg 1964. — Gefäßtopograph. Stud. an d. Säugl.leber als Grundlage f. d. Chir. d. scg. inoperablen extrahepat. Gallengangsatresie, Langenbecks Arch. klin. Chir. 308/1964. — Segmenteinteilg. d. Neugebor.- u. Säugl.leber, Z. Kinderchir. 1964. — Intrahepatic vascular and bile-duct systems as related to operative treatment of bile-duct atresis, Arch. dis. childhood 40/1965. — Gefäßtopograph. Stud. als Grundlage z. Chir. d. Säugl.leber, Klin. Med. 1965. — Chir. am kindl. Oesophagus, Zbl. Chir. 1965. — Dringl. Frischgebor.-Chir., Berliner Med. 1965. — Erg. d. Invaginat.bhdlg.,Mschr.Kinderhlkd. 1966. — Unt.suchgn.üb.d. Gefäßtopograph. d. Neugebor.- u. Säugl.leber als Grundlage f. d. Op. d. Gallengangsatresie, Fortschr. Med. 1966. — Anus praeternaturalis b. Neugebor. u. Säugl. (mit Waldschmidt), Zbl. Chir. 1966. — Heut. Stand d. Invaginat.bhdlg., Z. Kinderchir. 1966. — Stud. üb. d. intrahepat. Gefäßtopograph. d. Frischgebor. u. Säugl. als Grundlage z. Chir. d. sog. inoperablen Gallengangsatresie, Erg. Chir. u. Orthop. 48/1966. — Akute Stuhlverhaltg., Selecta 1967. — Mediastinaltumoren i. Kindesalter (mit Waldschmidt), Zbl. Chir. 1967. — Oberflächl. mediane Halsspalte (mit Waldschmidt), Bremer Ärztebl. 1967. — Kongenit. Hypoplasie d. Ductus choledochus als Ursache e. Verschlußikterus i. Säugl.alter (mit Waldschmidt), Chirurg

1967. — Palliativ-Op. b. Oesophagusvarizen-Blutgn. i. Kindesalter, Z. Kinderchir. 1967. — Akute chir. Erkrankgn. d. Neugebor., Mschr. Agnes Karll Schwester 1967.

Hasselbach, Hanskarl von, Prof., Dr. med. habil., leit. Arzt der Kr.anst. Sarepta, 4813 Bethel/Bielefeld. — *2. 11. 03 Berlin. — **A:** 27 Freiburg/Br. — **Prom:** 27 ebd. — **Hab:** 39 München. — **F:** Chir. — **V:** 27–28 Anat. Inst. Freiburg i. Br. (von Möllendorff), 28–30 Pathol. Inst. ebd. (Aschoff), 30–33 Bonn (von Redwitz), 33 Krhs. Bergmannsheil Bochum (Magnus), 33–36 Berlin (Magnus), 36–45 München (Magnus). — **B:** Endangitis obliterans, Thieme 1939. — **P:** Halsfibrome, Diss. — Bestehen Beziehgn. zw. Verändergn. am Sinus caroticus u. d. Hyperton.?, Zieglers Beitr. 86/1931. — Ependymäres Gliom d. 4. Ventrikels, ebd. — Einfl. d. NS auf d. Verfettg. d. Leber b. Phosphor- bzw. Phloridzinvergiftg. (mit Erben), Z. exper. Med. 1931. — Geschoßwanderg., Zbl. Chir. 1935. — Brandnarbenkrebs b. 16j. Mädchen, Bruns' Beitr. klin. Chir. 164/1936. — Diagn. d. Echinococcus alveolaris (mit Bühler), Münch. med. Wschr. 1938. — Progn. d. intermitt. Hinkens, Dtsch. med. Wschr. 1941. — Erkenng. u. Bhdlg. d. gutart. gestielt. Tumoren d. ob. Oesophagus (mit Baumann), Langenbecks Arch. klin. Chir. 274/1953. — Wie ist d. Progn. d. hypertroph. Pylorussten. heute? (mit H. Müller), Dtsch. med. Wschr. 1954. — Aufgaben u. Mögl.ktn. d. Oesophaguschir., Dtsch. med. J. 1956.

Haßelbacher, W. Kurt, Doz., Dr. med. habil., Oberarzt Chir. Univ.-Klin., X 402 Halle/Saale. — *18. 4. 27 Leipzig. — **A:** 52 Leipzig. — **Prom:** 52 ebd. — **Hab:** 63 Halle. — **F:** Chir., Urol. — **V:** 52–54 Stralsund (Gülzow, Rauch, Volk), 54–56 Bez.-Krhs. St. Georg Leipzig (Mörl), ab 56 Halle/S. (Mörl, Schober, Heise), als Gastarzt: 58 Städt. Kr.anst. Wuppertal (Boshamer), 66 Urol. Univ.-Klin. Brünn (Uhlir). — **B:** Das urol. Gutachten (mit Heise), Thieme Leipzig 1959. — Niereninsuff.-Dialyse, in: Heise, Spez. Urol., Thieme Leipzig 1964. — Harnsteinleiden i. seiner Bedeutg. f. d. prakt. ärztl. Tätigkt., Steinkopff 1965. — Bhdlg. m. d. künstl. Niere (mit Rockstroh), Wiss. Film, DEFA-Studio Med.film 1960. — **P:** Bes. Verlaufsform d. Meningomyelitis syphilitica, Diss. — Einfl. d. Krisenzt. auf d. Op.gefährdg. alter Menschen, Z. Alternsf. 10/1957. — Spätschäden durch Harnröhrenstrikt., Bruns' Beitr. klin. Chir. 195/1957. — Lokalbhdlg. d. chron. Blasenentzündg., Dtsch. Gesd.wes. 1958. — Diagnost. u. Therap. d. Prostataka. (mit Rockstroh), Bruns' Beitr. klin. Chir. 197/1958. — Zystometr. Unt.suchgn. b. Avacan-Anwendg., Ärztl. Forsch. 1959. — Nephrolithotomia transversa u. part. Nierenresekt., Zbl. Chir. 1959. — Kombinat.-bhdlg. Krebskranker i. d. Chir. (mit Rockstroh u. Barth), Bruns' Beitr. klin. Chir. 199/1959. — Late Consequences subsequent to Burns, Excerpta med. 29/1960. — Klin. Beobachtgn. b. Harnsteinkranken, Münch. med. Wschr. 1960. — Vermehrg. d. Mukoproteide i. Serum u. ihrer erhöhten Ausscheidg. i. Harn b. Pat. m. prim. Steinbildg. (mit Amthor u. Kretschmer), Clin. Chim. Acta 6/1961. — Nierenkomplikat. nach Verbrenngn., Med. Welt 1961. — Monstr. Hydronephr. d. Einzelniere, zugl. e. Beitr. z. präop. Hämodialyse (mit Rockstroh), Zbl. Chir. 1961. — Hämolyt. Transfus.zwi.fall u. akut. Nierenversagen, Med. Klin. 1961. — Beurteilg. d. Harnsteingefährdg. (mit Amthor u. Kretschmer), Zbl. Chir. 1962. — Ruh. Harnleiterstein, Habil.-Schr. — Anteil gynäkol. bedingt. Harnleiterverändergn. i. Krankengut e. chir. Klin. (mit Amthor), Zbl. Chir. 1964. — Diagnost. u. therapeut. Probl. b. ruh. Harnleiterstein, Fortschr. Med. 1964. — Magnesiumausscheidg. i. Harn d. Steinkranken u. d. Gesunden (mit Amthor), Zbl. Chir. 1964. — Divertikelka. d. Harnblase (mit Mörl), Z. Urol. 58/1965. — Chir. Bhdlg. d. ren. Hochdrucks, Dtsch. Gesd.wes. 1966. — Bhdlg. d. Harnröhrenrupt., Bruns' Beitr. klin Chir. 214/1967.

Hasselmann, Robert, Chefarzt d. chir. Abt. St. Anna-Krhs., 41 Duisburg-Huckingen, Albertus-Magnus-Str. 33. — *1. 11. 17 Bochum-Querenburg. — **A:** 46 Münster/Westf. — **Prom:** 46 Marburg/Lahn. — **F:** Chir. — **V:** Neuss (Schulz), ebd. (Kranz), Duisburg-Huckingen (H. Börger, G. Börger).

Hasselmann, Werner, Oberarzt d. chir. Abt. d. Friedrich Ebert-Krhs., 2350 Neumünster (Holst.), Koldingstr. 12. — Fragebogen 1968 nicht beantwortet.

Haßlinger-Diethert, Ingeborg, Fachärztin f. Chir., Oberärztin Chir. Klin. d. Bez.-kr.anst., X 15 Potsdam, Berliner Str. 155. — *10. 10. 30 Regenwalde. — **A:** 56 Rostock. — **Prom:** 56 ebd. — **F:** Chir. — **V:** 57–58 Krhs. Wismar (Krohn), ab 58 Chir. Klin. d. Bez.kr.anst. Potsdam (Haßlinger). — **P:** Erfahrgn. u. Erg. b. op. Bhdlg. d. perfor. Magen- u. Duodenalulcus, Zbl. Chir. 89. Jg. — Chir. Bhdlg. d. Gallensteinleidens, ebd. 90. Jg.

Haßlinger, Willi Mathias, Prof., Dr. med. habil (Lehrauftrag Humboldt Univ. Berlin), Ärztl. Dir. d. Bez.kr.anst., X 15 Potsdam, Berliner Str. 53. — *31. 1. 05 Amberg/Obpf. — **A:** 31 Würzburg. — **Prom:** 30 ebd. — **Hab:** 42 ebd. — **F:** Chir. u. Urol. — **V:** 31–33 inn. Abt. St. Josefs-Stift. Bremen (Jacob), 33–34 Pathol. Inst. Würzburg (M. B. Schmidt), 34–46 Univ.-Klin. Würzburg (König, Kappis), ab 37 Oberarzt, 47–49 Chefarzt d. Krskrhs. Nauen. — **P:** Diagn. u. Therap. postop. Lungenstörgn., Klin. Fortbild. 1938. — Bhdlg. kompl. extraspinkt. Mastdarmfisteln nach d. Witehead'schen Prinzip, Zbl. Chir. 1939. — Chir. Krankh.bilder u. VNS, Arch. klin. Chir. 1942. — Fortschr. d. Pankreaschir. (Prim. Pancreatozystanastom.), Z. ärztl. Fortbild. 1949. — Magenresekt. i. d. Jetztzeit, ebd. 1950. — Darmbrand (Enteritis necroticans), ebd. — Ursachen u. Bhdlg. d. Epicondylitis humeri, Heilberufe 1951. — Bhdlg. d. Pseudarthr. mittels d. Spongiosaplast. n. Matti, Zbl. Chir. 1952. — Einfl. d. Schwangerschaft auf d. tbk. Krankh.geschehen, Beitr. Klin. Tbk. 1953. — Penicillinanwendg. i. d. Magenchir., Zbl. Chir. 1956. — Antibiotikatherap. u. ihre Probl., insb. auf d. Gebiet d. Chir., Dtsch. Gesd.wes. 1960. — Psychohygiene auf d. Gebiet d. Chir., ebd. 1962. — Postop. Peritonitis fibroplastica lokalisata, Zbl. Chir. 1965.

Hatzmann, Erich, Facharzt f. Chir., 4572 Essen/Oldbg. — *8. 4. 10 Dortmund. — **A:** 36 Münster/Westf. — **Prom:** 36 ebd.

Hauck, Gustav-Joseph, Facharzt f. Chir., 1 Berlin 31, Paulsbornerstr. 76. — *11. 3. 93 Maikammer a. d. Weinstr. — **A:** 19 Würzburg. — **Prom:** 19 ebd. — **F:** Chir. — **V:** 20–25, Chir. Univ.-Klin. der Charité Berlin (Hildebrand), 26–28 II. chir. Abt. Krhs. am Friedrichshain Berlin (Katzenstein). — **B:** Knochen, in: Bier-Braun-Kümmell, Chir. Op.lehre, 7. Aufl. Bd. 1 1952. — **P:** Kenntnis d. Lymphogranulomatose, Zbl. Path. 1917. — Künstl. Epithelisg. d. Witzelfistel nach Narath, Dtsch. Z. Chir. 171/1922. — Rupt. d. Dorsalaponeurose am Fingermittelgelenk zugl. e. Beitr. z. Anat. u. Physiol. d. Dorsalaponeurose, Arch. klin. Chir. 1923. — Tendovaginitis stenosans d. Beugesehnenscheide m. d. Phänomen d. schnellenden Fingers, ebd. — Rupt. d. Extensor pollicis longus-Sehne nach typ. Radiusbr. u. ihre op. Bhdlg., ebd. 124. — Zur Pathogenese d. Lymphogranuloms (mit Kuczinski), Z. klin. Med. 1923. — Sog. Tendovaginitis crepitans, Arch. klin. Chir. 123/1924. — Daumenkontrakt. b. kl. Kindern i. Anschl. a. d. Krankhts.bild d. schnellenden Fingers, Med. Klin. 1924. — Sehnenverletzgn., Sehnenregenerat. u. Sehnennaht, Arch. klin. Chir. 128/1924. — Anat. u. Physiol d. Finger- u. Handgelenksehnenscheiden, ebd. 136/1925. — Subkut. Fibrome an d. Dorsalseite d. Fingermittelgelenke, Med. Klin. 1924. — Suprakondyl. Humerusfrakt., ebd. 1925. — Akute u. chron. Tendovaginitus u. ihre Bhdlg., Arch. klin. Chir. 1925. — Strecksehnenabriß am Fingerendgelenk u. seine

Naht, Med. Welt 1929. — Blut. Unfallverletzgn. an d. Fingern u. Zehen u. ihre
Bhdlg., ebd. 1930. — Bhdlg. d. Sehnenverletzgn., ebd. 1931. — Genuine Pseud-
arthr., Ursache u. kaus. Bhdlg., Chir. Kongr. Dresden 1943. — Individ. Frakt.-
Bhdlg., Arch. orthop. u. Unfallchir. 43/1944. — Individ. Bhdlg. d. Schußfrakt., ebd.
— Pseudarthr., Scheinpseudarthr. u. Scheinheilg., ebd. — Steckkontaktfixat. d.
Schenkelhalsbr., Dtsch. Gesd.wes. 1946. — Blutsenkgs.kurve b. Knochenbr., Zbl.
Chir. 1947. — Schlechte Bruchheilg. u. d. gestörte Bruchheilg., ebd. — Fortschr. i.
d. Erkenntn. d. Heilgs.vorgänge u. i. d. Bhdlg. d. Knochenbr., ebd. — Weitere Ein-
schränkg. d. Amputat. b. schweren off. Frakt. u. e. einf. Meth. z. Beseitigg. d. sog.
Defektpseudarthr., Chirurg 1948. — Verletzg. d. Dorsalaponeur., am 1. Inter-
phalangealgelenk u. d. Probl. d. Fingerstreckg., ebd. 1949. — Perkut. Fixierg.
gelenknaher Frakt. durch Kirschner-Drähte, Zbl. Chir. 1949. — Scheinheilg.,
Knochenschwund u. Nearthrosenbildg. b. medial. Schenkelhalsbr., Langenbecks
Arch. klin. Chir. 264/1950. — Dynam. u. stat. Irretat. d. Knochens, Umbauzone,
asept. Nekr. u. Osteochondritis dissecans, Arch. orthop. u. Unfallchir. 45/1952. —
Individ. Bhdlg. d. Drehbr., Chirurg 1956.

Haug, Walter, 332 Salzgitter-Lebenstedt, Berliner Str. 72. — Fragebogen 1968
nicht beantwortet.

Hauselt, Friedrich, Chefarzt d. chir. Abt. Krskrhs., 7417 Urach. — *21. 2. 21
Georgensgmünd/Mfr. — **A:** 52 Erlangen. — **Prom:** 55 ebd. — **F:** Chir. — **V:** 52–55
Allg. Städt. Kr.anst. Nürnberg (Steichele), 55–66 Krskrhs. Reutlingen (Kübler,
Christner).

Hauser, Karl Jakob, Turmstr. 34, CH-8400 Winterthur (Schweiz). — Fragebogen
1968 nicht beantwortet.

Hauser, Paul, Prof., Dr. med., Dr. med. dent. f. Zahn-, Mund- u. Kieferhk.,
Leiter d. kieferchir. Abt. Univ.-Zahnklin. Carolinum, 6 Frankfurt a. M. 70, Ludwig-
Rehn-Str. 14. — *28. 10. 09 Elzach/Baden. — **A:** 32 München (Zahnmed.), 38 Er-
langen (Med.). — **Prom:** 33 München (Dr. med. dent.), 52 Frankfurt a. M. (Dr. med.).
— **Hab:** 53 ebd. — **F:** Zahn-, Mund- u. Kieferhk. (Kieferchir.). — **V:** Kieferklin.
Charité Berlin, Kriegsdienst. 45–48 Westendkrhs. Berlin. — **B:** Ausgedehnt. Vor-
wort z. Neu-Hrsg.: Proskauer, Iconographia odonotologica, Olms 1967. — **P:** Ca.
55 Veröff. i. Zahnärztl. Z. üb. Kieferchir., Zahnärztl. Chir., Geschichte d. Zahnhk.

Hausmann, Hugo, Facharzt f. Chir., Leit. Arzt d. Marienhosp., 61 Darmstadt,
Wilhelminenstr. 49. — *20. 11. 99 Freiensteinau/Lauterbach. — **A:** 23 Darmstadt.
— **Prom:** 23 Gießen. — **F:** Chir. — **V:** 23–27 Kiel (Anschütz), 27–32 Chemnitz u.
Dortmund (Konjetzny).

Hausner, Wilhelm, Facharzt f. Chir., z. Z. prakt. Arzt, 8572 Auerbach/Opf.,
Pfarrstr. 10. — *5. 1. 21 Karlsbad/Böhmen. — **A:** 51 Erlangen. — **Prom:** 51 ebd. —
F: Chir. — **V:** 51–53 Kr.anst. Dr. May Kreuth/Obb. (May), 53–59 Städt. Krhs.
Bremerhaven-M. (Willing), 59 Städt. Krhs. Weiden/Opf. (Weis). — **P:** Zoster
generalisatus, Med. Klin. 1952.

Hauswaldt, Johann Hermann, Facharzt f. Chir. m. eig. Priv.-Klin., Klin. Dr.
Hauswaldt, 33 Braunschweig, Pawelstr. 4. — *8. 4. 21 Lockstedter Lager/Schlesw.-
Holst. — **A:** 45 Marburg. — **Prom:** 45 ebd. — **F:** Chir. — **V:** 46–52 Hafenkrhs. Ham-
burg (Brütt).

Haußer, Rudolf, Obermed. Dir., leit. Arzt d. Sanator., 7101 Löwenstein über
Heilbronn. — Fragebogen 1968 nicht beantwortet.

Heberer, Georg, Prof., Dir. d. Chir. Univ.-Klin., 5 Köln-Lindenthal, Joseph-
Stelzmann-Str. 9. — *9. 6. 20 Dietzenbach b. Frankfurt/M. — **A:** 45 Tübingen. —

Prom: 45 ebd. — **Hab:** 53 Marburg. — **F:** Chir. — **V:** 45–51 Städt. Krhs. Mannheim (Zenker), 51–53 Marburg (Zenker), 53–58 Priv.-Doz. u. Oberarzt ebd., 58–59 Kommiss. Dir. d. Univ.-Klin. ebd., 59–63 Dir. am II. Chir. Lehrstuhl Köln-Merheim. — **B:** Lungenresekt., Anat., Indikat., Techn. (mit Zenker u. Löhr), Springer 1954. — Aneurysmen d. Aorta u. d. gr. Schlagadern (mit Schlegel) u. Erkenng. u. Bhdlg. v. Erkrankgn. d. Mediastinums, in: Klin. d. Gegenwart, Hdb. d. prakt. Med., Urban & Schwarzenberg 1958. — Grundlagen, Indikat. u. Erg. d. Arterienhomoioplastik, Leistgn. u. Erg. d. neuzeitl. Chir., Thieme 1958. — Wiederherstellgs.chir. am art. Gefäßsystem, in: Angiologie: Ein Leitfaden d. periph. Durchblutgs.störgn., hrsg. v. Ratschow, Thieme 1959. — Antibiot. u. chemotherapeut. Bhdlg. i. d. Unf.chir., in: Hdb. d. ges. Unfhlkd. (mit Dobberstein u. Reichmann), Enke 1963. — Arteriosklerose, in: Hdb. d. prakt. Geriatrie (mit Giessler), ebd. — Aorta u. gr. Arterien. Pathophysiol., Klin., Röntgenol. u. Chir. (mit Rau u. Löhr), Springer 1966. — **P:** Chron. subdur. Haematom (mit Meurer), Dtsch. med. Wschr. 70/1949. — Gegenwärtige Bedeutg. d. Knochensyphilis, Bruns' Beitr. klin. Chir. 179/1950. — Krankheitsbild d. Pneumoperikards, Chirurg 1950. — Anwendg. mod. Chemotherapeutica u. Antibiotica i. d. op. Urol., ebd. — Mißerfolge u. Rückfälle n. Perikardektomie, Langenbecks Arch. klin. Chir. 266/1951. — Komplikat. während u. n. Lobektomien, Chirurg 1951. — Elektrokardiograph. u. kreislaufdynam. Untersuchgn. v. u. n. d. Perikardekt. (mit Schölmerich), Verh. Dtsch. Ges. Kreislauff. 18/1952. — Diagn. u. chir. Bhdlg. d. Lungeneitergn., Langenbecks Arch. klin. Chir. 272/1952. — Erfahrgn. b. d. röntgenol. Diagn. d. verschwielten u. verkalkten Perikards (mit Schlegel), ebd. 274/1953. — Bedeutg. d. bronchovaskul. Segmente f. d. Lungenchir., ebd. 273/1953. — Phonokardiograph. Untersuchgn. b. Pericardiograph. Untersuchgn. b. Pericarditis constrictiva (mit Schölmerich u. v. Wallenstern), Medizinische 1953. — Anat. d. bronchovaskul. Lungensegmente u. ihre chir. Bedeutg., Hab.schr., Marburg 1953. — Röntgenol. Erfahrgn. v. u. n. d. Perikardekt., Chirurg 1953. — Bhdlg. d. akt. tbk. Perikarditis d. Perikardekt., Langenbecks Arch. klin. Chir. 276/1953. — Erkenng. u. op. Bhdlg. v. Zwerchfellhernien, ebd. 278/1954. — Techn. u. Indikat. z. Segmentresekt. i. d. Lungenchir., ebd. — Fortschr. i. d. chir. Bhdlg. d. Lungentbk., Chirurg 1954. — Op. d. schwielig-schrumpfenden Perikarditis b. Herzklappenerkrankgn., Langenbecks Arch. klin. Chir. 282/1955. — Abgrenzg. d. Indikat. z. Segmentresekt. b. d. Lungentbk. (mit Zenker u. Scholtze), Thoraxchir. 1955. — Pathogen., Klin. u. Therap. d. Hämangiome d. Mediastinum (mit Malkmus), Langenbecks Arch. klin. Chir. 281/1956. — Pleuro-pulmon. Eitergn. d. Kindes- u. Erwachsenenalters, ebd. — Bedeutg. u. Aufbau e. Arterienbank (mit Gießler), Chirurg 1956 u. Langenbecks Arch. klin. Chir. 284/1956. — Tierexp. Beobachtgn. z. Herzchir. i. Unterkühlg., ebd. — Tierexp. Unterkühlgs.studien, Zbl. Chir. 1956. — Erg. d. Mitralklappensprengg., ebd. — Schicksal d. Pleuraempyem. i. Säuglings- u. Kindesalter (mit Schermuly u. v. Buch), Dtsch. med. Wschr. 1957 u. German Med. Monthly 1957. — Tierexp. Beobachtgn. z. Herzchir. i. intravas. Unterkühlg. (mit Kootz, Meyer-Wegener u. Weiss), Langenbecks Arch. klin. Chir. 283/1957. — Exp. Untersuchgn. m. d. Pumpoxygenator nach Lillehei u. DeWall (mit Zenker u. a.), Thoraxchir. 1957. — Diagn. u. Bhdlg. v. Fremdkörpern i. Thorax (mit Peiper u. Löhr), Erg. Chir. Orthop. 41/1958. — Diagn. u. chir. Bhdlg. d. abdomin. Aortenaneurysmas, Dtsch. med. Wschr. 1957 u. German Med. Monthly 2/1957. — Chir. Bhdlg. d. Colitis ulcerosa, Dtsch. med. J. 1957. — Fortschr. u. Probl. d. Wiederherstell.chir. gr. Arterien, Langenbecks Arch. klin. Chir. 287/1957. — Neubildg. d. Gefäßwand auf d. Grundl. synthet. Arterienprothesen, ebd. 286/1957. — Elektrokardiograph. u. kreisdynam. Beobachtgn. b. extrakorp. Kreisl. (mit Stein u. a.), Verh. Dtsch. Ges. Kreislauff. 23. Tagg. 1957. — Erg. exp. Untersuchgn. üb. pathophysiol. Verändergn. u. ihre Ausgleichsmögl.kt. b. Anwendg. e. extrakorp. Kreisl. (mit Meyer-Wegener u. a.), ebd. — Blutdruck- u. Gefäßregulat. b. d. Aortenisthmusstenosenop. (mit Schlitter), Thoraxchir. 1957. — Untersuchgn. üb. pathophysiol. Verändergn. i. Gasstoffwechsel u. Säuren-Basen-Haushalt b. Anwendg. e. Pumpoxygenators (mit Beer u. a.), Anaesthesist 1957. — Erg. exp. Untersuchgn. während d. extrakorp. Kreisl. (mit Zenker, Meyer-Wegener u. Beer), Langenbecks Arch. klin. Chir. 287/1957. — Diagnost. Probl. b. chron. Fremdkörpern d. Thorax (mit Löhr u. Peiper), Bruns' Beitr. klin. Chir. 196/1958. — Aortenisthmusstenose-Symptomatol., op. Bhdlg. u. Erfolgsbeurteilg. (mit Zenker u. Schlitter), Med. Klin. 1958. — Intrathorak. Aneurysmen. Klin. u. exp. Erfahrgn., Langenbecks Arch. klin. Chir. 289/1958. — Arteriohomoioplast. od. alloplast. Arterienersatz ?, ebd. — Aufrechterhaltg. d. Organfunkt. u. d. Stoffwechsels b. Anwendg. v. Herz-Lungen-Masch. (mit Zenker u. a.), ebd. — Chir. v. Aneurysmen d. Bauchaorta, d. Milz- u. Leberarterien, Chirurg 1959. — Klin. Erfahrgn. m. synthet. Arterienersatz, Langenbecks Arch. klin. Chir. 292/1959. — Herzop. m. Hilfe e. Herz-Lungen-Masch. (mit Zenker), ebd. — Eingr. am Herzen unt. Sicht (mit Zenker u. a.), Dtsch. med. Wschr. 1959. — Chir. Bhdlg. traumat. Herzerkrankgn. (mit Engelking), Medizinische 1959. — Op. Bhdlg. v. Kammerseptumdefekten unt. Anwendg. d. extrakorp. Kreisl., Thoraxchir. 1960. — Rekonstrukt. chir. Bhdlg. d. chron. Aorta-Iliaca-Verschl. Teil I u. II (mit Bonhoeffer, Rau u. Eberlein), Langenbecks Arch. klin. Chir. 294/1960. — Erg. d. Gefäßchir. b. homoio- u. alloplast. Arterienersatz, Mkurse ärztl. Fortbild. 1960. — Mögl.ktn. u. Grenzen d. Wiederherstell.chir. an d. Aorta u. ihren gr. Stammgefäßen, Wien. med. Wschr. 1960. — Bypass-Op. am Aorta-Aa. iliacae u. femorales-Abschnitt b. chron. Verschl.krankhtn., Langenbecks Arch. klin. Chir. 295/1960. — Anwendg. e. extrakorp. Umgehgs.kreisl. f. Op. an d. dessend. thorak. Aorta (mit Borst, Grill u. Eberlein), ebd. 296/1960. — Gefäßchir. (mit Rau), Almanach ärztl. Fortbild. 1960/61, Lehmann 1960. — Indikat. u. Erg. d. synthet. Ersatzes d. Aorta u. ihrer gr. Äste, Thoraxchir. 1961. — Probl. d. Spätop. traumat. arterio-ven. Fisteln, Langenbecks Arch. klin. Chir. 298/1961. — Vaskulär u. kardial dekompens. Form d. arterio-ven. Fistel traumat. Genese. Pathophysiol. u. Sympt. Teil I (mit Rau), Langenbecks Arch. klin. Chir. 297/1961. — Vaskulär u. kardial dekompens. Form d. art.-ven. Fistel traumat. Genese.Diagn., chir. Bhdlg. u. Kasuist. Teil II (mit Rau). ebd. 299/1962. — Indikat. u. Erg. d. Wiederherstell.chir. b. chron. Aorta-Iliaca-Verschl., Verh. Dtsch. Ges. inn. Med., 67. Kongr. 1961. — Fortschr. i. d. Bauchchir. (mit Peiper). Almanach ärztl. Fortbild. 1962. — Hepatocholangiojejunost. b. Verlust d. extrahepat. Gallenwege (mit Peiper), Chirurg 1962. — Seitengetrennte Harnuntersuchg. b. einseit. Nierenerkrankg. u. Nierenarteriensten. (mit Albrecht u. Eigler) Verh. Dtsch. Ges. Urol. 19. Tagg. 1961. — Op. Bhdlg. traumat. Rupt. u. Aneurysmen d. thorak. Aorta, Langenbecks Arch. klin. Chir. 301/1962. — Op. d. Aortenisthmussten. i. höheren Lebensalter u. b. zusätzl. Herzerkrankgn. (mit Buch), Verh. Dtsch. Ges. Kreisl.forsch. 1962. — Seitengetrennte Nierenfunkt.prüfg. b. Hochdruckkranken m. Nierenarteriensten. (mit Eigler u. Albrecht), ebd. — Mögl.ktn. u. Grenzen d. Chir. i. Alter. Der Mensch im Alter. Schr.reihe d. Med. Pharmazeut. Studienges. e.V. 1962. — Gefäßersatz b. traumat. art.-ven. Fisteln m. vaskul. Dekompensat. (mit Rau), Langenbecks Arch. klin. Chir. 300/1962. — Diagnost. u. chir. Mögl.ktn. b. Hochdruckkranken m. Nierenarteriensten. (mit Eigler u. Albrecht), ebd. 302/1963. — Nierenarteriensten. u. Hochdruck (mit Eigler), Münch. med. Wschr. (Farb. Med.)

1963. — Klin. u. Bhdlg. v. jugendl. Pseudozysten u. Riesenzellentumoren d. Knochens (mit Reichmann), Langenbecks Arch. klin. Chir. 302/1963. — Erfahrgn. m. synthet. Arterienersatz (mit Giessler), ebd. (Kongr.ber.) 1963. — Frühurogramm u. d. Rapoport-Test z. Erkenng. v. Hochdruckkranken m. Nierenarteriensten. (mit Eigler u. Albrecht), Verh. Dtsch. Ges. inn. Med. 1963. — Chir. Bhdlg. d. Coarctatio aortae (Aortenisthmussten.) i. höheren Lebensalter u. b. zusätzl. Herz- und Gefäßanomalien (mit Rau, v. Buch u. Gehl), Dtsch. med. Wschr. 1963. — Chir. Mögl.ktn. b. Hochdruckerkrankgn. (mit Eigler), Langenbecks Arch. klin. Chir. 308/1964. — Tödl. pulmon. Insuff. nach Op. e. ruptur. Aneurysmas d. Aorta ascendens i. extrakorp. Zirkulat. u. tiefer Hypothermie (mit Bonhoeffer u. Rau), in: Ungelöste Probleme d. Chir., Prof. M. Krauss zum 65. Geb., Thieme 1964. — Anzapf-Syndrom d. A. vertebralis b. Obliterat. d. A. subclavia i. Abschnitt I (Subclavian Steal Syndrome) (mt Kersten, Rau u. Höffken), Med. Welt 1964. — Bhdlg. v. Aortenrupt. nach stumpf. Körpertrauma (mit Giessler u. Simon), Hefte Unfhlkd. 81/1964. — Indikat., Methoden u. Erg. chir. Eingr. b. art. Embolien (mit Kristen), Therap.woche 1965. — Heut. Stand d. Herzchir. (mit Rau u. Reidemeister), Almanach ärztl. Fortbild. 1964/65. — Mögl.ktn. d. Hochdruckchir., Schr.reihe d. Bayer. Landesärztekammer 2/1965. — Oesophago-Trachealfistel nach stumpfem Thoraxtrauma (mit Kastrup), Thoraxchir. 1965. — Plast. u. Wiederherstell.chir. an Arterien, Langenbecks Arch. klin. Chir. 313/1965. — Techn. Mögl.ktn., Indikat. u. Erg. b. embol. Arterienverschl. (mit Kristen), Z. Kreisl.forsch. 1965. — Erfahrgn. u. Erg. b. d. chir. Bhdlg. v. 163 art. Embolien (mit Kristen), Internat. Chir. Kongr., Sept. 1965, Philadelphia (Kongreßztschr.). — Op.indikat. u. chir. Bhdlg. chron. art. Durchblutgs.störgn. (mit Rau u. Giessler), Internist 1965. — Chir. Bhdlg. d. zerebr. Gefäßverschl.-krankhtn. u. d. Schlaganfalles (mit Rau), Dtsch. med. J. 1965. — Retrostern. Quercolon-Transplantat. weg. gutart. Oesophagusstrikt. (mit v. Brehm), Chirurg 1966. — Aorto-bronch. Fistel 6 J. nach Op. e. Coarctatio aortae unt. Verwendg. e. homoioplast. Aortentransplant. Erfolgr. Ersatz d. Transplant. durch Gefäßprothese (mit Giessler, Rau u. Eberlein), Langenbecks Arch. klin. Chir. 317/1967. — Coarctatio aortae (Aorten-Isthmussten.) i. Säuglings- u. Kindesalt. (mit v. Buch u. Engelking), Dtsch. med. Wschr. 1966. — Pathogen., Klin. u. Therap. d. Oesophagusrupt. (mit Lauschke u. Rau), Chirurg 1966. — Notwendigkt. u. Mögl.kt. chir. Bhdlg. angeb. Herzfehler i. Säuglingsalter (mit Rau), Almanach ärztl. Fortbild. 1967. — Induced Cardiac Arrest by Sodium and Calcium Depletion and Application of Procain (mit Reidemeister u. Bretschneider), Bull. Int. Coll. Surg. 47/1967. — Makromolekul. Stoffe als Blut- u. Gewebeersatz, Klin. Wschr. 1967. — Diagnost. u. therap. Besonderheit. b. einig. Hochdruckkranken m. Nierenarteriensten., Dtsch. med. Wschr. 581/1967. — Erg. d. Chir. d. thorak. u. abdomin. Abschnittes d. Aorta (mit Peiper), VI. wiss. Chir. Tagg. d. DDR 1966, Kongr.ber. 1967. — Chron. art. Verschl.krankhtn.: Kriterien z. Indikat.stellg. u. Erfolgsbeurteilg. op. Maßnahmen. Einleitgs.ref. aus klin. Sicht. Langenbecks Arch. klin. Chir. 319/1967. — Klin. Erg. m. d. Kardioplegie durch extrazellul. Natrium- u. Kalziumentzug u. Procaingabe (mit Reidemeister, Gehl u. Thiele), ebd. — Op. e. Aneurysma d. Aorta aszendens m. Hilfe e. neuen Herzstillstandes (mit Reidemeister), Op.-Film, ebd. — Herzwandaneurysma nach Herzinfarkt. Farb-Tonfilm (mit Rau), ebd. — Mögl.ktn. chir. Therap. b. nephrogenen Hochdruckerkrankgn., Verh. Dtsch. Ges. Kreisl.forsch. 1967. — Diagn. u. Therap. d. rupt. Aneurysmas d. Bauchaorta (mit Giessler), Chirurg 1967. — Traumat. intraperikard. Zwerchfellrisse m. Baucheingeweideprolaps (mit Senno u. Lauf), ebd. — Op.indikat. u. Op.erg. b. renovaskul. Hochdruck (mit Eigler), Verh.

int. kardiovasc. Ges. 1967. — Intra- u. postpo. Komplikat. d. konvent. Ulcuschir. (mit Posth), 23. Kongr. Soc. Int. Chir., Kongr.ber. 1967. — Heut. Stand d. chir. Mögl.ktn. b. renovaskul. Hochdruck, Regensb. ärztl. Fortbildg. 1967, Bayer. Ärztebl. 1967. — Op. Bhdlg. v. Herzwandaneurysmen (mit Thiele), Verh. Dtsch. Ges. Kreisl.forsch. 1967. — Aorta-A.-renalis-Plast. z. Beseitigg. aortennaher Nieren- arteriensten. b. Hochdruckerkrankgn. (mit Eigler u. Gehl), Chirurg 1968. — Intra- u. postop. Zwischenfälle b. Op. am Magen u. Duodenum u. d. Erg. d. Korrektur- eingr. (mit Stücker, Fuchs u. Kallenberg), Langenbecks Arch. klin. Chir. 1968.

Hechelmann, Heinrich, Facharzt f. Chir., Durchgangsarzt, 43 Essen-Borbeck, Vinckestr. 12. — *6. 10. 12 Greven/Westf. — **A:** 40 Münster. — **Prom:** 45 ebd. **F:** Chir. — **V:** Marienhosp. Mülheim-Ruhr, Maria-Hilf Krefeld, Neurochir. Pützchen Bonn (Röttgen), Ludmillenstift Meppen (Fischer), Philippusstift Essen-Borbeck (Kampshoff), (49–61 als Oberarzt).

Hecker, Franz, Facharzt f. Chir. u. Durchgangsarzt, 42 Oberhausen, Marktstr. 41. — *13. 7. 06 Salzbergen. — **A:** 35 Münster. — **Prom:** 37 Oberhausen. — **F:** Chir. — **V:** Johanniter Krhs. Oberhausen-Sterkrade (Scheffler), St. Josef-Stift Bremen (Jakobs), Chir.-Orthop. Univ.-Klin. Münster (Koenen, Walter).

Hecker, Waldemar Ch. G., apl. Prof., Vorstand d. Kinderchir. Abt. a. d. Chir. Univ.-Klin., 69 Heidelberg. — *15. 2. 22 Potsdam. — **A:** 50 Hamburg. — **Prom:** 51 ebd. — **Hab:** 62 Berlin. — **F:** Kinderchir. — **V:** 51 I. Med. Univ.-Klin. Hamburg- Eppendorf (Berg), 51–53 Chir. Univ.-Klin. ebd. (Lezius), 53 Gynäkol. Abt. Städt. Kr.anst. Elmshorn (Lucas), 53–57 Pädiatr. Abt. u. Chir. Abt. d. Altonaer Kinder- krhs. Hamburg-Altona (M. Schmidt, Knuth), 57–62 FU Berlin (Linder), 62–66 als Oberarzt u. Leiter der Kinderchirurg. Abt., Chir. Univ.-Klin. Heidelberg (Linder), — **B:** Osteomyelitis (mit Vollmar), in: Praxis d. Antibiotikatherap. i. Kindesalter. Hrsg. v. Marget u. Kienitz, Thieme 1964; 2. Aufl. 1966 (mit Vollmar u. Schuster). — Leistenhernie, in: Hdb. d. Kinderhk. Bd. 4, hrsg. v. Opitz u. Schmid, Springer 1965. — Invaginat., in: Hdb. d. Kinderhk. Bd. 4, hrsg. v. Opitz u. Schmid, Springer 1965. — Kinderchir., in: Prae- u. postop. Therap., hrsg. v. Lindenschmidt u. Carstensen, Thieme 1966. — **P:** Einweisungsdiagn.: Appendicitis i. Kindesalter, Ärztl. Wschr. 1954. — Anaesth. i. Kindesalter, Zbl. Chir. 1954. — Harnsteine i. frühesten Kindes- alter (mit Berg), Ärztl. Wschr. 1955. — Allg. Op.vorbereitg. u. Nachbhdlg. i. Kin- desalter (mit Berg), Chirurg 1955. — Phenotiazine i. d. Kinderchir., Z. Kinderhk. 77/1955. — Diff.diagn. u. Progn. schwerster sept. Osteomyelitiden, Kinderärztl. Praxis 1955. — Progn. u. Therap. d. Schläfenbeinbr., Münch. med. Wschr. 1955. — Komplex. Bhdlg. d. diffusen Perforat.peritonitis i. Kindesalter (mit Berg), Chirurg 1956. — Phenotiazin- u. Winterschlafbhdlg. i. d. Kinderhk. (mit Willers u. H- Berg), Münch. med. Wschr. 1956. — Op. Bhdlg. d. angeb. Bauchmuskeldefektes, Zbl. Chir. 1956. — Perfor., m. Pasteurellapseudotbc. infiz. Enterokystom (mit H. Berg), ebd. — Zeitpkt. d. Kryptorchismusbhdlg., Kongr.ber. d. Nordwestdeutsch. Ges. f. Kinderhk. 1957. — Op. Vorgehen b. Anal- u. Rectumatresie m. hoher Vaginalfistel, Zbl. Chir. 1957. — Seltenere Ileusformen i. Neugebor.- u. frühesten Kindesalter (mit H.Berg), Arch. Kinderhk. 154/1957. — Medikament. Op.vorbereitg. unt. bes. Berück- sicht. d. 5,5-Phenyl-aethyl-3-8-diäthyl-amiäthyl-2,46-trioxo-hexahydropyrimidin- hydrochlorid i. Kinderchir. (mit H.Berg), Ärztl. Wschr. 1957. — Verschl. v. Fisteln m. Dondren nach d. Harnröhrenplast. v. Denis Browne, Z. Urol. 1957. — Pasteurella- pseudotbc.-Erkrankg., Arch. Kinderhk. 156/1957. — Steroidnark. i. Säuglings- u. Kindesalter, Zbl. Chir. 1957. — Perkutan. Drahtfixierg. supracondyl. Humerus- frakt. i. Kindesalter, Mschr. Unfhlkd. 1957. — Diff.diagn. v. Verschl. d. Digest.-

traktes i. Neugebor.alter, Ärztl. Wschr. 1957. — Therap. d. Hodenretent. unt. bes. Berücksicht. d. Zeitfaktors, ebd. 1958. — Ovarialblutgn., insbes. aus Corpus-Luteum-Cysten i. Kindesalter, unt. d. Bilde e. akuten Abdomens, Mschr. Kinderhk. 1958. — Chir. d. Verschlußikterus i. Neugebor.- u. frühen Kindesalter, Chirurg 1958. — Op.indikat. d. hypertroph. Pylorus i. bes. Fällen, Chir. Praxis 1958. — Hirschsprung'sche Erkrankg., Ärztl. Fortbild. 1959. — Diagnost. akut bedrohl. Komplikat. angebor. Zwerchfellhernien, Langenbecks Arch. klin. Chir. 292/1959. — Klin. d. unilater. multicyst. Nierenfehlbildg., Dtsch. Med. J. 1959. — Doppelseit. Morgagnische Hernie, Chirurg 1959. — Nierenblasencysten, Diff.diagnost. abdomin. Tumoren d. Neugeborenen, Mschr. Kinderhk. 1960. — Postop. Hyperthermie i. Kindesalter (mit Henschel), Langenbecks Arch. klin. Chir. 296/1960. — Neuere Mögl.ktn. d. Kinderchir. (mit Linder), Ärztl. Wschr. 1960. — Peutz-Jeghers'sche Erkrankg., Mschr. prakt. Med. 1960. — Zwerchfellhernien, ebd. — Postop. Todesursachen (mit Schütz), Bruns' Beitr. klin. Chir. 201/1960. — Op. od. konserv. Bhdlg. d. Hirschsprung'schen Erkrankg. i. Neugebor.alter, Kinderärztl. Praxis 1960. — Congenit. Colonatresie, e. klin. Beitr. z. Ileus i. d. Neugebor.periode, Chirurg 1960. — Diff.-diagn. u. Erg. op. Bhdlg. kindl. Mediastinaltumoren, Mschr. Kinderhk. 1960. — Chir. bedeuts. Fehlbildgn. d. Vorderdarmes, Langenbecks Arch. klin. Chir. 206/1960. — Chir. d. Anal- u. Rectumatresie m. Fistelbildg., Chir. Praxis 1961. — Pigmentfleckenpolypose od. Peutz-Jeghers-Syndrom, ebd. — Postop. Komplikat. i. d. Säuglingschir. u. deren Vermeidg., Chirurg 1961. — Speiseröhrenersatz b. langstreck. Oesophagusatresie (mit Linder), Langenbecks Arch. klin. Chir. 298/1961. — Oesophagusersatz durch Colon (mit Linder), Chirurg 1962. — Klin. selt. abdomin. Tumoren i. Säuglings- u. Kleinkindesalter (mit Hollmann), Mschr. Kinderhk. 1962. — Abdomino-perineale Durchzugsop. m. submuc. Rectumschleimhautaushülsg. b. atresia ani et recti (mit Stolowsky) (Filmvortrag), Langenbecks Arch. klin. Chir. 301/1962. — Chir. bedeuts. Erkrankgn. u. Fehlbildgn. d. Speiseröhre i. Kindesalter, Berl. Med. 13/1962. — Formen d. Verschlußikterus i. Neugebor.alter, Diagnost. u. Therap., Med. Klin. 1962. — Klin. u. Probl. d. congenit. Atresien d. Digest.traktes, Erg. Chir. Orthop. 44/1962. — Bedeuts. Gesichtspkt. i. d. Bhdlg. d. Anal- u. Rectumatresie, Münch. med. Wschr. 1963. — Persist. Canalis neurentericus u. seine Beziehg. z. Entwicklg. v. Steißbeinteratomen, prae- u. postvertebr. enterogen. Cysten u. Spaltwirbeln (mit Hollmann u. Stück), Langenbecks Arch. klin. Chir. 302/1963. — Prakt. Gesichtspkt. z. Klin. d. Invaginat. i. Kindesalter, Paediat. Praxis 1963. — Konkremente i. kindl. Gallenwegen (mit Grimsehl), Kinderärztl. Praxis 1963. — Formen d. Megacolons, Diagnost. u. Therap., Med. Welt 1963. — Heut. Auffassg. d. Meldeszensus testiculorum (mit Daum), Ann. Paediat. 202/1964. — Sog. inop. Gallengangsatresien (mit Daum), Zbl. Chir. 1964. — Op. Korrekt. d. totalen Sternumspalte (mit Daum), Thoraxchir. 1964. — Oesophagusersatz durch Colon (mit Linder) (Filmvortrag), Langenbecks Arch. klin. Chir. 301/1962. — Sekundär. Plast. übergr. Bauchwanddefekte b. ruptur. Omphalocele u. Gastrochisis (mit Daum), ebd. 306/1963. — Haemangiom, Therap.woche 1964. — Wann soll d. kindl. Leistenbr. op. werden ? (mit Schüler), Med. Klin. 1964. — Angebor. Wandermilz (mit Daum), Z. Kinderchir. 1964. — Maligne Tumoren i. Kindes- u. Jugendalter. Klin. u. Progn. (mit Dörr), Dtsch. Med. J. 1964. — Chir. Komplikat. d. Säuglingsenteritis (mit Klüwer), Bruns' Beitr. klin. Chir. 209/1964. — Ruptur. Omphalocele nach Gastrochisis (mit Daum), ebd. — Appendicitis i. Neugebor.alter (mit Nuri u. Duckert), Z. Kinderhk. 91/1964. — Chir. Vorgehen b. congenit. Brustwanddefekten (mit Daum), Chirurg 1964. — Bauchwandplast. b. übergr. Omphalocelen (mit Daum u.

Coerper) (Film), Langenbecks Arch. klin. Chir. 308/1964. — Biopt. Befunde b. Kryptorchismus i. ihrer Bedeutg. f. Op.ztpkt. u. spätere Fertilität (mit Daum u. Hienz), ebd. — Kryptorchismusprobl. unt. bes. Berücksicht. d. Erg. v. Hoden-biopsien (mit Daum, Haiderer u. Hienz), Dtsch. med. Wschr. 1964. — Results of testicular biopsies in kryptorchism. Concerning optimal time of treatment. Acta endocrin. (Kbh) Suppl. 101/1965. — Op.termine b. Mißbildgn. u. Erkrankgn. i. Kindesalter (mit Schüler u. Wolf), Fortschr. Med. 1965. — Neugebor.- u. Säuglings-chir., Mkurse ärztl. Fortbild. 1965. — Kongenit. oesophago-laryngo-tracheale Kommunikat., Beitr. z. Diff.diagn. d. ob. Oesophago-Trachealfisteln (mit Daum, Rossner u. Wenz), Z. Kinderchir. 1965. — Späterg. nach retrostern. Colon-Oesopha-gusplast. (mit Linder u. Wenz), Langenbecks Arch. klin. Chir. 310/1965. — Akute Atemnot i. Kindesalter aus chir. Sicht, Münch. med. Wschr. 1965. — Klin. d. Meconiumperitonitis (mit Coerper u. Daum), Bruns' Beitr. klin. Chir. 211/1965. — Plast. Versorgg. übergr. kongenit. Zwerchfelldefekte (mit Krumhaar, Daum u. Luetic), ebd. — Op.techn. b. sog. vascul. Ring (dopp. Aortenbogen)(mit Daum), Chirurg 1965. — Tödl. verlauf. kindl. Peritonitiden. Analyse u. Folgergn. f. d. Therap. (mit Wawersik u. a.), Langenbecks Arch. klin. Chir. 313/1965. — Späterg. nach kindl. Leistenbr.op. (mit Daum), ebd. — Späterg. nach Pyloromyot. weg. spast.-hypertroph. Pylorussten. (mit Wenz u. Brückner), Mschr. Kinderhk. 1966. — Bedeuts. prognost. Faktoren i. d. Bhdlg. v. Oesophagusmißbildgn. (mit Daum u. Rüter), ebd. — Tödl. verlauf. kindl. Ileusfälle. Analyse u. Folgergn. f. d. Therap. (mit Joppich u. Bünte), ebd. — Kongenit. cyst. Lungenkrankhtn. (mit Vogt-Moykopf u. Krumhaar), Münch. med. Wschr. 1966. — Chir. Bhdlg. d. Speiseröhren-krebses. Radik. Oesophagusexstirpat. u. Coloninterposit. (mit Linder), Thoraxchir. 1966. — Klin. u. Patholog. d. konnatal. lobär. Emphysems (mit Jansen, Hollmann, Helwig, Karte u. Beck), Langenbecks Arch. klin. Chir. 315/1966. — Dist. Humerus-frakt. i. Kindesalter unt. bes. Berücksicht. v. Späterg. (mit Daum, Rüter u. Otto), Mschr. Unfhlkd. 1966. — Teratome d. Bauchraumes i. Säuglings- u. Kindesalter (mit Haiderer, W. Müller u. Graf), Zbl. Chir. 1966. — Untersuchgn. z. Charakterist. d. Appendicitis i. d. 4 verschied. Lebensabschnitten (mit Ruef, u. a.), Erg. Chir. Orthop. 48/1966. — Fistelverschl. nach Hypospadieop. (mit Mothes), Z. Kinderchir. 1966. — Chir. Neonatol. (Atresien u. Sten. d. Digest.traktes, Zwerchfelldefekte), Mkurse ärztl. Fortbild. 1966 .— Erhaltg. u. Schaffg. d. anal. Kontinenz b. Kindern. Podiumsgespräch Dtsch. Chir.-Kongr. 1966, Langenbecks Arch. klin. Chir. 316/1966. — Hoden b. einseit. Maldeszensus testis (mit Hienz). — Maligne Tumoren d. kindl. Digest.traktes. Ätiol., Statist. u. Klin. (mit Ott u. Hollmann), Z. Kinderchir. 1967. — Analyse u. Bhdlgs.erg. d. Pleuraempyeme i. Säuglings- u. Kindesalter (mit Jop-pich, Schmid u. Eppel), Arch. Kinderhk. 176/1967. — Kontinenz, Operat. u. funkt. Erg. b. Atresia ani et recti, Langenbecks Arch. klin. Chir. 317/1967. — Vergl. morphol. u. statist. Untersuchgn. an beiden Hoden b. ein- u. beidseit. Dystopie (mit Hienz, Daum u. Hollmann), Dtsch. med. Wschr. 1967. — Klin. kindl. Mediastinal-tumoren. Analyse v. 59 Fällen (mit Rüter u. Vogt-Moykopf), Thoraxchir. vasc. Chir. 1967. — Bhdlgs.erg. d. Dünndarmileus i. Neugebor.- u. Kindesalter (mit Jop-pich), Chirurg 1967. — Bhdlg. d. Kryptorchismus, Mkurse ärztl. Fortbild. 1967. — Iatogene Perforat. d. Verdauungstraktes b. Kindern (mit Mothes), Münch. med. Wschr. 1967. — Atemstörgn. b. Fehlbildgn. d. Zwerchfells, chir. Bhdlg. u. Späterg. (mit Krumhaar), Pädiatr. u. Pädol. 1967. — Atemstörgn. d. Neugebor. b. vascul. Ring u. b. d. Oesophagusatresie, ebd. — Klin. cyst. Lymphangiome i. Mesenterium (mit Drüner u. Daum), Fortschr. Med. 1967. — Erg. d. Therap. kindl. Pleuraempyeme, Langenbecks Arch. klin. Chir. 319/1967. — Späterg. nach op. Bhdlg. v. Zwerchfellbr. (mit Krumhaar), ebd. — Klin. d. Lymphangiome (mit Younis), Bremer Ärztebl. 1967. — Analyse u. Bhdlgs.erg. v. 1594 kindl. Leistenhernien (mit Drüner, Friz u. Schweikardt), Fortschr. Med. 1967.

Hedding, Richard, Chefarzt d. chir. Abt. Krhs. St. Matthäus, 452 Melle, Schürenkamp 6. — *1. 8. 14 Linnich/Rhld. — **A:** 38 Bonn. — **Prom:** 39 ebd. — **F:** Chir. — **V:** 38–41 inn. Abt. (Brogsitter) u. chir. Abt. (Petermann) St. Hedwigkrhs. Berlin, 41–49 Kriegsdienst u. Gefangenschaft, 50–51 chir. Abt. (Schäferhoff) u. urol. Abt. (Hüdepohl) St. Hedwigkrhs. Berlin, 52–55 Oberarzt d. Marienhosp. Osnabrück (Kortmann).

Hedfeld, A. Albert, ehem. Direktor d. Strahleninst. u. d. strahlentherap. Klin. Magdeburg, Chefarzt i. R., 5892 Meinerzhagen, Erlenweg 12. — *13. 8. 93 Meinerzhagen/Westf. — **A:** 21 Gießen. — **Prom:** 22 Marburg. — **F:** Röntgenol., Strahlentherap. — **V:** Med. Poliklin. d. Univ. Marburg/L. (Müller), Patholog. Inst. ebd. (Löhlein), Magdeburg-Lüdenburg (Wendel), Landesfrauenklin. Bochum (Bretz), Chir. Klin. d. Stadt Osnabrück (Früna), Frankfurt a. M. (Schmieden) u. Röntgenabt. (Holfelder), ab 27 Chefarzt a. d. Strahleninst. d. AOK Magdeburg, ab 60 i. R.

Heder, Heinz, Facharzt f. Chir., Durchgangsarzt, 614 Bensheim, Ernst-Ludwig-Str. 13. — *26. 8. 22 Hof/S. — **A:** 48 München. — **Prom:** 48 ebd. — **F:** Chir., Orthop. — **V:** 48–52 Stadtkrhs. Hof/S., 52–58 Staatl. Frauenklin. u. Hebammenschule Bamberg.

Heep, Rudolf, Facharzt f. Orthop. u. Chir., Klinik: Orthop. Abt. Bethanien Krhs., 6 Frankfurt a. M., Prüfling 12. — *19. 10. 04 Siegen. — **A:** 30 Karlsruhe. — **Prom:** 29 Freiburg. — **F:** Chir., Orthop. — **V:** 29–30 Chir. Duisburg Ruhrort-Lahr (Solbach), Recklinghausen-Herten (Stadtmann), 30–34 M.-Gladbach (Sickmann), Elberfeld (Simon), 34–38 Orthop. Univ.-Klin. Köln (Hackenbroch).— **P:** Postop. Lungenkomplikat. u. ihre Bhdlg., Z. Nark. Anaesthes. 1930. — Hämorrhoidenverödg. d. Varicocid, Zbl. Chir. 1934. — Coxa vara congenita, Münch. med. Wschr. 1935. — Kongr. Dtsch. Orthop. Ges. Köln, Sitzgs.ber. Zbl. Chir. 1935. — Sportschäden am Beweggs.apparat, Münch. med. Wschr. 1935. — Osteochondromatose d. Talocruralgelenkes, Z. Orthop. 65/1936. — Dysostosis cléidocranialis, ebd. — Arthrosis bzw. Arthr. d. Hüftgelenke u. ihre op. Bhdlg. mit Berücksicht. d. Pathol., Arch. orthop. Unfallchir. 37/1937. — Op. Bhdlg. d. habit. Schulterluxat., ebd. 38/1938 — Mod. Hallux valgus-Bhdlg., Vortr. Hess. Ärztebl. 1954. — Bhdlg. d. WS-Tbk., ebd. 1956.

Heesen, Hanns, Chefarzt d. chir. Abt. d. St. Joseph-Hosp., 56 Wuppertal-Elberfeld, Bergstr. 6–12. — *25. 3. 08 Duisburg. — **A:** 36 Düsseldorf. — **Prom:** 37 ebd. — **F:** Chir. — **V:** 37 inn. Abt. i. Bez.krhs. Düsseldorf, 38 Allg. Krhs. Viersen/Rhld. (Elter), 39 Geburtshilf. gyn. Abt. St. Joseph-Hosp. Wuppertal-E. (Spickhoff), 40 chir. Abt. ebd. (Simon), 41–45 Kriegsdienst, 46–53 Oberarzt d. chir. Abt. St. Joseph-Hosp. Wuppertal-E. (Simon), 53–54 Gastass. i. Bergmannsheil in Bochum (Bürkle de la Camp), Erlangen (Götze), Köln (Hoffmann), Düsseldorf (Derra).

Hefler, Horst, Facharzt f. Chir. (Ästhet. Chir.), 2 Hamburg 13, Klosterstern 6. — *1. 2. 27 Hamburg. — **A:** 52 München. — **Prom:** 54 Hamburg. — **F:** Chir. — **V:** 52 Allg. Krhs. Wandsbek-Hamburg (Hartjen), 54 Krskrhs. Biberach/Riß (Schneiderhan), 57 Univ.-Hautklin. Wien (Widmann), Chir. Univ.-Klin. ebd. (Schönbauer), 58 Priv.-Klin. Dr. Wegener München, Praxis Dr. Müller-Osten Hamburg, 65 Krhs. Bethanien Hamburg (Lund). — **P:** Absteh. Ohren, Aesthet. Med. 1961. — Erzeugg.

kosmet. befried. Narben u. ihre Abhängigkt. v. d. Hautspaltlinien, Mat. Med.
Nordmark 1962.

Hegemann, Gerd, o. Prof. f. Chir., Dir. d. Chir. Univ.-Klin., 8520 Erlangen,
Maximiliansplatz. — *5. 9. 12 Warstein/Sauerland. — **A:** 37 Münster. — **Prom:**
36 ebd. — **Hab:** 48 Marburg. — **F:** Chir. — **V:** 38 Hyg. Inst. Münster (Jötten),
39 Path. Inst. ebd. (Klinger), 45–54 Marburg (Wiedhopf, Zenker). — **B:** Allg. Op.-
Lehre, in: Kirschner-Guleke-Zenker: Allg. u. spez. Op.-Lehre, 2. Aufl., Bd. I/1 u.
I/2, Springer 1957. — Individ. Reakt.weise b. chir. Infekt.prozessen, Springer 1949.
— Wundheilg. u. Wundbhdlg.; Blutg. u. Blutersatz, in: Hellner-Nissen-Vossschulte:
Lehrb. Chir., Thieme 1957, 3. Aufl. 1962., 4. Aufl. 1964, 5. Aufl. 1967. — Erkrankgn.
d. venösen Strombahn (mit Flesch), Hdb. Geriatrie, Bd. I, Enke 1965. — Zwischenfälle b. Eingr. a. Dickdarm, in: Brandt-Kunz-Nissen: Intra- u. postop. Zwischenfälle, Bd. II, Thieme 1965. — Cytostatica i. d. Chir. (mit Schaudig), in: Meythaler:
Therap. malign. Tumoren, Bd. I: Path. u. Chemotherap., Enke 1965. — Tumorchir.,
in: Käser-Frieberg-Ober-Thomsen-Zander: Gynäk. u. Geburtsh., Bd. III, Thieme
1968. — **P:** Typendifferenziergn. d. Staphylokokken, Zbl. Bakt. 140/1937. — Herz
u. Lungenblutgefäße b. exp. Silicose, Arch. Gewerbepath. 9/1938. — Mischinfekt.
b. Gelenktbc., Beitr. Klin. Tbk 93/1939. — Extrapulmon. Tbc (mit Berard), Dtsch.
med. Wschr. 1938. — Wirkg. v. Harnstoff a. kollag. Gewebe (mit Tischler u.
Truernit), Z. exper. Med. 115/1949. — Örtl. Probeentzündg. Haut u. Gesamtorganismus, Langenbecks Arch. klin. Chir. 262/1949. — Allg.einfl. a. Wundheilgs.-
prozeß, Klin. Wschr. 1950. — Standardmeth. z. Beurteilg. d. Wundheilgs.verlaufes,
Langenbecks Arch. klin. Chir. 264/1950. — Kollag. Fasern b. Altern u. Narben-
gewebe (mit Nickel u. Tischler), Klin. Wschr. 1950. — Bedeutg. u. Ursachen d.
Wundkontrakt. b. Wundheilg., Bruns' Beitr. klin. Chir. 82/1950. — Tierische Wund-
hormone (mit Traut u. v. Wallenstern), Langenbecks Arch. klin. Chir. 266/1950. —
Knochenneubildg. d. zellfreien, spezif.-osteog. Faktor, Chirurg 1951. — Op. Bhdlg.
d. Trapeziuslähmg., Zbl. Chir. 1951. — „Spontane" asept. Knochennekrosen d.
Ellenbogengelenkes, Fortschr. Röntgenstr. 75/1951. — Rö.-spektrograph. Untersuchgn. u. Kollagenstrukt. b. Wundheilg. (mit Leutschaft), Klin. Wschr. 1951. —
Ätiol. u. Therap. d. traum. Schocks, Mitt. Tagg. Unfallchir., Marburg 1951. — Neue
Erg. u. Probl. d. Wundheilg., Unfhlkd. 43/1951. — Permeabilitätsprobl. b. Prophyl.
u. Therap. d. traum. Schocks, Langenbecks Arch. klin. Chir. 273/1953. — Techn.
d. Dermatomlappens, ebd. 276/1953. — Örtl. Bhdlg. v. Verbrenngn., Unfhlkd.
47/1953. — Regenerat. d. Bindegewebes, Proc. Soc. Int. Chir. 15/1953. — Bhdlg.
d. Verbrenngs.krankht., Langenbecks Arch. klin. Chir. 282/1955. — Prä- u. postop.
Untersuchg. u. Bhdlg., Erg. Chir. u. Orth. 39/1955. — Portale Hypertens. (mit
Zenker), Med. Klin. 1956. — Magenperforat., Diagn. u. Therap., Dtsch. med. Wschr.
1956. — Portocav. Anastomosen (mit Zenker u. Peiper), Schweiz. med. Wschr. 1956.
— Greisenchir., Med. Klin. 1957. — Op. Bhdlg. d. Trichterbrust (mit Schoberth),
Dtsch. med. Wschr. 1958. — desgl. engl., Germ. med. monthly 1958. — Resekt.-
bhdlg. d. Lungentbc., Med. Klin. 1958. — Notversorgg. v. Unfallverletzten, Ärztl.
Praxis 1958. — Chir. d. Speiseröhre, Münch. med. Wschr. 1959. — Resekt. u.
Rekonstrukt. d. Speiseröhre, Chirurg 1959. — Operabilität uns. Kranken, Langenbecks Arch. klin. Chir. 292/1959. — Wundversorgg. i. Praxis, Ärztl. Fortbild. 1960.
— Indikat. op. Bhdlg. v. Krankhtn. d. Gallenwege, Therap.woche 1960. — Diagnost.
u. Op.-Indikat. d. Bronchialka. (mit Hoferichter), Dtsch. med. Wschr. 1960. —
desgl. span., Med. Alemana 1960. — Chir. d. Speiseröhre, Zbl. Chir. 1961. — Klin.
u. Therap. d. Ileus (mit Grimm), Int. Praxis 1961. — Postthromb. Syndrom, Ärztl.

Fortbild. 1961. — Erfahrgn. b. 100 Trichterbrustop. (mit Leutschaft u. Schoberth), Dtsch. med. Wschr. 1962. — Op.-Techn. b. Dickdarmkrebs, Chir. Praxis 1962. — Chir. Bhdlg. v. Oesophagusvarizenblutgn. u. Ascites (mit Behrends), Regensburg, Jahrb. ärztl. Fortbild. 1962. — Diagn., Indikat. u. Bhdlg. d. Oesophaguska. (mit Geldmacher), Zbl. Chir. 1962. — Nuestra exp. an la cirugia a corazón abierto y von perfusión extracorpórea (mit Pardo-Zubiri), Acta IV, Jornades Med. A (A.E.M.A.) 12/13/1963, span. — Fortschr. i. d. prakt. Chir., Dtsch. med. Wschr. 1963. — Par-enter. u. Sondenernährg. (mit Bünte), Therap.woche 1963. — Ernährungsprobl. chir. Kranker, Dtsch. Ges. Ernährg. 11/1963. — Wandel d. Infekt. i. d. Chir., Langenbecks Arch. klin. Chir. 304/1963. — Problemat. u. d. Chir. d. Magen-Duo-denalgeschwürs, Chirurg 1964. — Op. Bhdlg. v. Herzfehlern unt. Anwendg. e. HLM z. Perfus. m. Eigenblut (mit Gall, Leutschaft u. Ulmer), Thoraxchir. 1964. — Kom-plikat. n. Magenresekt. (mit Schaudig u. Schnabelmeier), Chirurg 1965. — Op. Bhdlg. d. Trichterbrust (mit Leutschaft), Thoraxchir. 1965. — D. op. Magen a. chir. Sicht (mit Gall), Ärztl. Fortbild. Kissingen, 16, Medicus, 1965. — Chir. Bhdlg. d. Oesophagusca. (mit Schaudig), Langenbecks Arch. klin. Chir. 313/1965. — desgl. engl., Germ. med. monthly 1966. — Mögl.ktn. u. Grenzen d. Homoiotranspl., Langenbecks Arch. klin. Chir. 316/1966. — Metastasenprobl. i. d. Chir., Wien. med. Wschr. 1967, u. Krebsforsch. u. Krebsbekämpfg. 6/1967. — Op. a. d. Speiseröhre, in: Kalk-Boecker, Speiseröhre-Magen, Mergenth. Stoffw.Tgg., Thieme 1967. — Instrument. Oesophagusverletzgn. (mit Gall), Thoraxchir. 1967. — Chir. Therap. periph. art. Durchbl.störungn., Ärztl. Praxis 1967. — Rekonstrukt. chron. art. Verschl. am Oberschenkel durch Transplant. d. V. saph. magna (mit Gall u. Bauch-henss), Dtsch. med. Wschr. 1967. — Kosmet. u. funkt. Erg. d. Trichterbrust-Op., Med. Klin. 1968. — Pankreaskopfka., Bruns' Beitr. klin. Chir. 1968. — Bhdlg. d. Magenca. d. totale Magenentfernung (mit Gall), Dtsch. med. Wschr. 1968. — Therap.erfolge d. Herzchir., Ärztl. Praxis 1968. — Chir. Bhdlg. d. Ductus Botalli (mit Gall u. a.), Thoraxchir. 1968. — 4 verschied. Techn. b. d. Trichterbrust-Op. (mit 5 Mitarb.), Med. Klin. 1968. — Verschleppg. d. Krebsdiagn. (mit Hoferichter), Münch. med. Wschr. 1968.

Hehrlein, Fritz, Wiss. Ass., chir. Univ.-Klin., 63 Gießen, Klinikstr. 37. — *26. 8. 33 Kaiserslautern. — **A:** 62 Stuttgart. — **Prom:** 59 Heidelberg. — **F:** Chir. — **V:** 59–63 Theresienkrhs. Mannheim (Flick), 63–64 Dtsch. Chir. Klin. Anaba/ Algerien (Rückert). — **P:** Verändergn. d. indir. registr. Druckabl. i. li. Vorhof durch elektr. Defibrillat. (mit Knothe u. Schlepper), Thoraxchir. 1966. — Ligaturtechn. z. Beseitigg. d. off. Ductus arteriosus (mit Vossschulte u. Knothe), ebd. — Erste Erfahrgn. m. d. Emboliekatheter nach Fogarty (mit Eisenreich), ebd. 1967. — Komplikat. nach Einpflanzg. e. Herzschrittmachers, Münch. med. Wschr. 109. — Automat. Schutz vor Luftembolie b. Anwendg. e. Plastikoxygenators, Thoraxchir. 1967. — Herstellg. homol. u. heterol. Herzklappentransplant. m. e. verbesserten Gefriertrockngs.anlage, Langenbecks Arch. klin. Chir. 318/1967.

Heidecker, Hanns, Chefarzt d. chir. Abt. Heilig-Geist-Hosp., 653 Bingen/Rh., Kapuziner Str. — *12. 5. 99 Oberglogau, Kr. Neustadt/Schl. — **A:** 24 Berlin. — **Prom:** 25 Breslau. — **F:** Chir. — **V:** Pathol. Inst. Breslau (Henke, Ercklenz), Med. Klin. Städt. Allerheiligen-Hosp. ebd., Chir. Klin. ebd. (Tietze, Simon), Orthop. ebd. (Legal), Rö.-Inst. d. Virchow-Krhs. (Levi-Dorn). — **P:** Extrauteringravidität, Diss. — Mult. Dünndarmdivertikel, Bruns' Beitr. klin. Chir. — Sog. idiopath. Choledo-chuscyste, ebd. — Postop. Acidose, Zbl. Chir. — Priapism. ebd. — Erkrankgn. d. Fußes., ebd.

Heidecker, Karl-Maria, Oberarzt, chir. Abt. Heilig-Geist-Hosp., 653 Bingen/Rh.
— *7. 10. 27 Breslau. — **A:** 52 Mainz. — **Prom:** 53 ebd. — **F:** Chir. — **V:** 52–53
Heilig-Geist-Hosp. Bingen, 53–54 Path. Inst. Univ.-Klin. Heidelberg (Randerath),
54–55 Med. Poliklin. Univ.-Klin. Mainz (Duesberg), 56–59 Marburg (Zenker), 59–60
Arbeitsunfallkrhs. Graz (Ehalt), 60 Neurochir. Univ.-Klin. Köln (Tönnis), 61–65
St.-Josefs-Hosp. Bochum (Rosenthal), ab 65 Heilig-Geist-Hosp. Bingen (Heidecker).

Heil, Wilhelm, Leit. d. Krskrhs. Sinsheim u. Chefarzt d. chir. Abt., 692 Sinsheim/
Elsenz, Alte Waibstadter Str. — *21. 11. 13 Friedrichstal b. Karlsruhe. — **A:** 39
Heidelberg. — **Prom:** 39 ebd. — **F:** Chir. — **V:** 39–40 Heidelberg (Kirschner), 49–57
Städt. Kr.anst. Mannheim (Zenker, Oberdalhoff).

Heilmann, Horst, Chefarzt d. chir. Abt. d. Betriebs-Poliklin. u. Industriekrhs.,
X 4440 Wolfen/Krs. Bitterfeld, Freiherr v. Stein-Str. 7. — Fragebogen 1968 nicht
beantwortet.

Heilmann, Ottokar, Facharzt f. Chir., Oberarzt d. chir. Abt. St. Joseph-Stift,
28 Bremen. — *26. 4. 21 Rostock. — **A:** 52 Göttingen. — **Prom:** 52 ebd. — **F:** Chir.
— **V:** 52–53 gynäk. Abt. Stadt-Krhs. Bassum/Bremen (Weise), 53–54 chir. Abt. ebd.
(Johannsen), 54–56 chir.-gynäk. Krskrhs. Rahden/Westf. (Huchzermeyer), 56–60
St. Joseph-Stift Bremen (Barthels), 60. inn. Abt. ebd. (Goldeck), ab 61 Oberarzt
chir. Abt. ebd. (Barthels).

Heim, Hellmut, Obermedizinalrat, Doz., 3 Stuttgart, Wildermuthweg 9. — Fragebogen 1968 nicht beantwortet.

Heim, Wilhelm, Prof., Ärztl. Dir. u. Chefarzt d. chir.-urol. Abt. Städt. Rudolf-
Virchow-Krhs., 1 Berlin 65, Augustenburger Platz 1. — *2. 11. 06 Berlin. — **A:** 31
Berlin. — **Prom:** 31 ebd. — **Hab:** 41 ebd. — **F:** Chir. — **V:** 31–40 Städt. Krhs. am
Urban Berlin (Gohrbandt), 40–46 Städt. Robert Koch-Krhs. ebd. (Gohrbandt). —
B: Einrichtg. u. Arbeitsweise e. Blutbank, Springer 1954. — Op. an d. Brustdrüse,
in: Bier-Braun-Kümmel, Chir. Op.lehre, Leipzig Barth 1954. — Ätiol., Klin. u.
Prophyl. d. antibiot. Schäden i. d. Chir., Karter 1956. — Radioakt. Isotope i. d.
Chir., de Gruyter 1961. — **P:** Insg. 90 Veröff.

Hein, Friedrich, Facharzt f. Chir. u. Urol., 35 Kassel, Zwehrener Weg 70. —
*30. 9. 08 Kassel. — **A:** 34 Berlin. — **Prom:** 34 Marburg/L. — **F:** Chir. (38 Breslau),
Urol. (57 Bremen). — **V:** 33–37 Stadtkrhs. Erfurt (Schwarz), 37–39 Krhs. Bethesda
Breslau (Rahm), 39–40 Kriegsdienst, 40–46 chir. Abt. Krhs. Bethesda Breslau
(Rahm), 49–52 chir.-gynäk. Abt. Städt. Kr.anst. Delmenhorst (Hohorst, Dege),
52–60 St. Josephstift Bremen (Barthels), 60–65 Chefarzt d. chir. Abt. Rotes Kreuz
Krhs. Kassel. — **P:** Intraven. Kurznark. m. e. neuen Derivat d. Phenoxyessigsäure,
Chirurg 1966.

Heine, Rolf, Oberarzt d. Chir. Klin. d. Bürgerspit., 6 Frankfurt a. M. Nibelungenallee 37–41. — Fragebogen 1968 nicht beantwortet.

Heinemann, Ernst-August, Facharzt f. Chir., Kassenarzt, Belegkrhs., 3 Hannover, Georgstr. 42. — *10. 6. 12 Königsberg/Pr. — **A:** 38 Königsberg — **Prom:**
38 ebd. — **F:** Chir. — **V:** 37 Krskrhs. Lauenburg/Pommern (Nagorsen), 37 Städt.
Kr.anst. Wuppertal-Barmen (Röpke), 38–39 Krhs. St. Marienberg Helmstedt
(Sommer), 39–46 Kriegsdienst, 47–53 Friederikenstift Hannover (Wollermann),
ab 51 als Oberarzt.

Heinemann, Günther, Prof., Chefarzt d. chir. Abt. d. Stadt- u. Krskrhs., 495
Minden/Westf. — Fragebogen 1968 nicht beantwortet.

Heiner, Harry, Prof., Dr. Dr. med. habil., Dir. d. Abt. f. Kiefer-, Gesichtschir.,
X-69 Jena, Bachstr. 18. — *7. 12. 28 Klinga. — **A:** 53 Leipzig. — **Prom:** 53 ebd. —

Hab: 62 ebd. — **F:** Kiefer-Gesichtschir. — **V:** inn. Abt. Krhs. St. Georg Leipzig (Keller), chir. Abt. ebd. (Mörl), Kinderabt. ebd. (Arnold), 56–63 Klin. f. Plast. u. Wiederherst. Kiefer-Gesichtschir. Thallwitz (Rosenthal), 63–66 Klin. f. Kiefer-Gesichtschir. Charité Berlin (Nasteff). — **P:** 26 Veröff.

Heinicke, Erich, Chefarzt i. R., 8032 Gräfelfing, Jahnstr. 7. — *10. 9. 00 Berlin — **A:** 25 Berlin. — **Prom:** 25 ebd. — **F:** Chir. — **V:** 25–26 Pathol. Inst. d. Charité Berlin (Lubarsch), 26–28 Berlin (Bier), 28–31 Würzburg (König), 28–37 Oberarzt d. Städt. Katharinenhosp. Stuttgart (Jüngling, Groß), 37–38 Chefarzt Städt. Krhs. Stuttgart-Feuerbach, 38–45 Chefarzt Krskrhs. München-Pasing, 39–49 Kriegsdienst u. Gefangenschaft, 50–51 IRO Krhs. München, 51–53 Oberarzt Krskrhs. München-Pasing, 53–66 Chefarzt Krskrhs. München-Perlach. — **P:** Abgesprengtes Nieren-beckendivertikel, Dtsch. Z. Chir. 221. — Avertin u. Leberschädigg., Zbl. Chir. 1929. — Nachunt.suchgn. an wegen Jugendstruma Operiert., Arch. klin. Chir. 158. — Gelenknahe akute Osteomyelitis Jugendl. u. ihre Folgezustände, Arch. orthop. Chir. 28. — Funkt. Leberdiagn., Klin. Wschr. 1930. — Funkt. Diagn. d. Leber, Verh. Phys. med. Ges. Würzburg N.F. 55. — Klin. Meth. d. Leberfunkt.prüfg., Z. exper. Med. 77. — Kryptorchism.probl., Dtsch. Z. Chir. 235. — Adrenalinüb.empfindl.kt. u. Gewebsschädigg. d. örtl. Betäubg., Zbl. Chir. 1932. — Intraabdomin. Hoden-verlagerg. u. mal. Degenerat., Dtsch. Z. Chir. 245. — Postop. mass. Lungenkollaps, Dtsch. med. Wschr. 1936. — Korrekt.op. d. Gastro-Ileost., Zbl. Chir. 1963.

Heinrich, Gerhard, Prof., Chefarzt d. chir. Abt. Ev. Krhs., 465 Gelsenkirchen, Robert-Koch-Str. 40. — *1. 2. 14 Lissa. — **A:** 39 München. — **Prom:** 39 ebd. — **Hab:** 57 Würzburg. — **F:** Chir. — **V:** 48–51 I. Ass. u. Oberarzt Chir. Priv.-Klin. Aschaffenburg (Wahlig), 51–52 Karl-Olga-Krhs. Stuttgart (Hohlweg), 52–60 Würz-burg (Wachsmuth). — **P:** Ätiol. d. akut. Osteomyelitis, Diss. — Hypovitaminose u. Osteomyelitis (mit Wachsmuth), Klin. Wschr. 1938. — Beobachtgn. u. Erg. b. d. Vaccinebhdlg. d. chron.-eitr. Osteomyelitis n. Schußbr. (mit Struppler), Dtsch. Militärarzt 1942. — Pathol. Verändergn. d. Blutbildes unt. Berücksichtigg. d. Myelogramms u. ihre Verwertbarkt. z. Anzeigestellg. b. d. Bhdlg. v. Schußbr., ebd. 1943. — Drahtextens. u. komb. Drahtzuggipsverband i. Felde, ebd. — Schlußwort a. d. Erwiderg. v. Schick z. d. Abhdlg.: Beobachtgn. u. Erg. (mit Struppler), ebd. — Bhdlg. d. chron.-eitr. Osteomyelitis n. Schußbr. m. Schick-Osteovakz. (mit Struppler), Münch. med. Wschr. 1943. — Bedeutg. d. Blutbildes u. d. Blutsenkgs.-reakt. b. d. chron.-eitr. Osteomyelitis n. Schßbr., ebd. 1944. — Blutbild u. Myelo-gramm b. d. Sulfonamid-Stoßbhdlg., Ärztl. Wschr. 1947. — Bedeutg. d. Eisenstoff-wechsels f. d. Magenchir., ebd. 1953. — Blutspenderschädigg. d. larv. Eisenmangel, ebd. — Gefärdg. d. Spenders als aktuell. Probl. d. Blutspenders (mit Wachsmuth u. Lutzeyer), ebd. — Eisenstoffwechsel b. Magenresez., Dtsch. med. J. 1954. — Eisenstoffwechsellage b. d. Lungentbk. (mit Muth), Ärztl. Wschr. 1954. — Wirkg. d. Folsäure a. d. Eisenresorpt.störg. n. Magenresekt., ebd. — Enterale Eisenresorpt.-störg. n. Magenresekt., Chirurg 1954. — Bedeutg. d. präpylor. Magenrestes u. seine Erhaltg. d. e. subdiaphragmat. Fundekt. (mit Holle), Langenbecks Arch. klin. Chir. 280/1955. — Indikat. u. Techn. d. subdiaphragm. Fundekt. (mit Holle), Chirurg 1955. — Nachunt.suchgn. ü. d. Eisenresorpt. u. Proteolyse d. fundektom. Magens (mit Holle, Heinrich u. Sykosch), Ärztl. Wschr. 1955. — Subdiaphragmatic Fundus-ectomy in Gastric Surg. (mit Holle), Surgery 101/1955. — Bhdlg., Nachunt.suchg. u. Begriffsbestimmg. d. akut. Herzstillstandes (mit Holle u. Becker), Schweiz. med. Wschr. 85/1955. — Unt.suchg. üb. d. klin.-chir. Bedeutg. d. Erythrocyten-Infus. (mit Lutzeyer), Ärztl. Wschr. 1956. — Diagn. u. Bhdlg. d. Dünn- u. Dickdarmatresie

b. Neugebor. (mit Holle), Dtsch. med. J. 1956. — Unt.suchg. üb. d. klin.-chir.
Bedeutg. d. Erythrocyten-Infus. (mit Lutzeyer), Bibl. haemat. Suppl. Acta haemat.
5/1956. — Erweit. Indikat.stellg. i. d. Alterschir. d. Magens, Ärztl. Wschr. 1956. —
Bedeutg. d. Billroth Inf. d. postop. Magenfunkt., Chirurg 1956. — Beobachtg. e.
groben Handmißbildg. i. d. 1. Generat. u. e. doppelseit. radio-ulnaren Synostose i.
d. 2. Generat. (mit Weishaar), Fortschr. Röntgenstr. 87/1957. — Postop. funkt.
Leistgs.fähigkt. verschied. Typen v. partiell. u. total. Magenresekt. (mit Holle u.
Pickarski), Langenbecks Arch. klin. Chir. 285/1957. — Spurenelemente Eisen u.
Kupfer b. Dauerblutspender u. nach d. Bluttransfus. b. Pat. (mit Lutzeyer). Erg. d.
Bluttransfus.forschg. III. Bibl. haemat. 6/1957. — Spurenelemente Eisen u. Kupfer
b. Dauerblutspender u. nach d. Bluttransfus. b. Pat. (mit Lutzeyer), Med. Klin.
1957. — Techn. u. Funkt. d. Totalresekt. d. Magens m. Dünndarmzw.schaltg. nach
Longmire (mit Holle), Chir. Praxis 1957. — Tierexp. Unt.suchg. üb. d. pathol.
Verändergn. am Herzmuskel u. i. EKG nach Kreisl.unt.brechg. i. Hypotherm.,
Langenbecks Arch. klin. Chir. 287/1957. — Toleranzgrenze b. Kreisl.unt.brechg. i.
potenz. Nark. u. i. kontroll. Hypotherm., Habil.-Schr., ebd. 286/1958. — Exp. Erg. b.
Kreisl.unt.brechg. i. kontroll. Hypotherm. u. künstl. Herzstillstand, ebd. 289/1958.
— Diff.diagn. gastro-intestinal. Blutgn. nach stumpf. Bauchtraumen, Ärztl. Wschr.
1958. — Cardioplegie durch Acetylcholin u. deren sofort. wirksame Aufhebg. durch
künstl. Acetylcholinesterase (mit Holle u. a.), Thoraxchir. 1959. — Extracorp.
Zirkulat. m. künstl. Herz-Lungen-System, Ärztl. Wschr. 1959. — Indikat. z. partiell.
u. total. Resekt. d. Magens b. Ca. (mit Holle), Chirurg 1960. — Subdiaphragmat.
Fundekt. (mit Holle), Langenbecks Arch. klin. Chir. 293/1960. — Einfl. d. kontroll.
Hypotherm. auf d. Herz u. d. parenchymatös. Organe (mit Holle, Schautz u. Helbig), ebd. — Probl. u. Wandlg. i. d. Magenchir., Fortschr. Med. 1960. — Pleuritis
fibroplastica, Langenbecks Arch. klin. Chir. 295/1960. — Früh- u. Spätileus nach
Appendekt., Z. ärztl. Fortbild. 1961. — Blutgerinng. nach extrakorp. Zirkulat.,
Anaesthesist 1961. — Duodenaldivertikel u. Pankreatitis, Chirurg 1963. — Appen-
dicitis i. höheren Lebensalter, ebd. — Traumat. Blasenrupt., Zbl. Chir. 1963. —
Diagn. d. Vertebralsyndr. (mit Jensen), Fortschr. Med. 1964. — Therap. u. Pro-
phylaxe d. Vertebralsyndr. (mit Jensen), ebd. — Chir. u. internist. Diff.diagn. d.
akut. Abdomens (mit Heinrich), I. u. II. Teil, Med. Klin. 1964. — Leitsympt.:
Pyurie (mit Heinrich), ebd. — Hämaturie (mit Heinrich), ebd. 1965. — Sog.
Chassaignacsche Armlähmg. d. Kleinkinder (mit Mordeja), Langenbecks Arch. klin.
Chir. 309/1965. — Darmblutgn. (mit Heinrich), I. u. II. Teil, Med. Klin. 1965. —
Diff.diagn. d. Ikterus (mit Heinrich), ebd. 1966. — Gicht, e. altes, aber wieder
aktuell. Probl. (mit Heinrich), ebd. 1967.

Heinrich, Peter, Oberarzt Chir. Univ.Klin., X-25 Rostock. — *26. 12. 27 Bunz-
lau. — **A:** 54 Leipzig. — **Prom:** 54. ebd. — **V:** 54–55 Krskrhs. Lichtenstein/Sa.,
55–61 Bezkrhs. Görlitz (Funke), 62 Rostock (Schmitt). — **P:** Zwischenfall i. d.
Heparinbhdlg., Zbl. Chir. 1958. — Ahypnonbhdlg. b. Leuchtgasvergiftg., Z. ärztl.
Fortbild. 1959. — Bhdlg. b. akut. Rechtsinsuff. d. Herzens, Anaesthesist 1959. —
Erfahrgn. m. „Magnesium Tabl. Scharffenberg" (Versuchspräparat S 120 d in der
Thrombose-Beratgs.stelle), Dtsch. Gesd.wes. 1959. — Antibiot. Lokalbhdlg. d.
schlechtheil. Ulkus cruris, ebd. 1960. — Ber. üb. e. 3-(alpha-Phenylpropyl)-4-hydro-
xycumarin, ebd. 1961. — Aufbau, Arbeitsweise u. Erg. e. Stat. f. lebensbedrohl.
Zustände, Anaesthesist 1961. — Blutzellindex b. d. Diff.diagn. d. chir. u. int.
Ikterusformen, Dtsch. Gesd.wes. 1961. — Mißerfolge i. d. Thromboembolieprophyl.,
Z. ärztl. Fortbild. 1961. — Erstversorgg. d. Unf. u. Bagatellverletzgn. auf d. Lande,

Hygiene a. d. Lande 1963. — Therapiechema f. Procainzw.fälle, medicamentum 1963. — Chir. Bhdlg. d. unstillb. Oesophagusvarizenblutg., Chirurg 1963. — Akute Blutg. d. ob. Magen-Darm-Traktes, Dtsch. Gesd.wes. 1964. — Neue Op.leuchte 100 aus d. VEB Carl-Zeiß Jena, Medizintechn. 1965. — Postop. Thromboembolie, Z. ärztl. Fortbild. 1965. — Bronchusstumpfdeckg. ohne Pleuradeckg., Zbl. Chir. 1965. — Versorgg. traumat. Leberwunden m. Acrylklebstoff, Chirurg 1965. — Verwendg. v. Klebstoffen i. d. organerhalt. Nierenchir., Chirurg 1966. — Unser dokumentat.gerechtes Kr.bl. als Ausgangspunkt f. mod. Datenverarbeitg., Dtsch. Gesd.wes. 1966. — Perforat. d. Ulcus oesophagei als selt. Begleitkomplikat. d. chron. Ulcus duodeni, Zbl. Chir. 1966. — Nierensteinbildg. nach Versorgg. v. Nierenresekt.-wunden m. Akrylklebstoffen, Z. Urol. 1967.

Heins, Ernst, Facharzt f. Chir., Belegarzt, 35 Kassel, Wilhelmshöher Allee 262. — *24. 3. 13 Kassel. — **A:** 39 Kassel. — **Prom:** 39 Marburg. — **F:** Chir. — **V:** 38–40 Stadtkrhs. Kassel (Puhl), 40–46 Kriegsdienst, 46–50 Kassel (Baumann, Stephan, Griep). — **P:** Ascorbinsäuregehalt d. Frauenmilch im Sommer u. Winter, Z. Geburtsh. 1938.

Heintze, Walter, 703 Böblingen (Württ.), Haydnweg 10. — Fragebogen 1968 nicht beantwortet.

Heinze, Rolf E. U., a. o. Doz. Dr. med. habil., Facharzt f. Chir., 4 Düsseldorf, Kavalleriestr. 20. — *13. 12. 13 Berlin. — **A:** 39 Berlin. — **Prom:** 39 ebd. — **Hab:** 58 Leipzig. — **F:** Chir., Knochen- u. Gelenkplast. — **V:** 39 Urbankrhs. Berlin (Gohrbandt), III. Med. Univ.Klin. ebd. (Unvericht), 45 Städt. Krhs. Freiberg (Ladwig), 50 Oberarzt d. Chir. Klin. Ziegelstr. Berlin (Sauerbruch), 51 Chefarzt d. Chir. Krhs. Leninstr. Chemnitz, 59 Doz. Leipzig. — **B:** Kunststoffe i. d. Med., Leipzig Barth 1955; russ. Üb.setzg. Medgis 1957 (Moskau). — 1. Hilfe, in: Lehrb.: Chir. d. Traumas, Bd. 1, Volk u. Gesundheit 1959. — Kunststoffe i. d. Wiederherstellgs.chir., ebd. Bd. 3, 1958. — Techn. u. biol. Probl. d. Anwendg. v. Plasten i. d. Med., Vlg. Die Technik Berlin 1959, nicht ausgelief. — **P:** Invers.gipsbhdlg. d. Perthes-Calvé-Leggschen-Krankh., Zbl. Chir. 1951. — Aktiv. Schutzimpfg. geg. Tetanus, Dtsch. Gesd.wes. 1953. — Endoprothesen a. Plasten, ebd. — Anwendg. d. Perlonfäden i. d. Chir., ebd. — Anwendg. v. Kunststoffen i. d. Chir., ebd. — Aus d. Praxis d. Karl-Marx-Städter Blutkonservendepots, Ärztl. Fortbild. 1953. — Alloplast. d. Knochens m. organ. Glas b. d. chron. Osteomyelitis, Zbl. Chir. 1954. — Frühreakt. b. d. tbk. Gelenkerkrankg., Z. Tbk. 1954. — Plastenanwendg. i. d. Med., Plaste u. Kautschuk 1955. — Mensch aus organ. Glas, ebd. — Kunststoffanwendg. i. d. Med., Wirtschaft 1955. — Witzelfistel aus organ. Glas, Zbl. Chir. 1956. — Erg. d. Osteomyelitisbhdlg. i. d. antibiot. Aera, ebd. — Verschließbare Blasenfistel, Langenbecks Arch. klin. Chir. 1956. — Verträgl.kt. d. Kunststoffe b. d. Alloplast., ebd. — Op. Bhdlg. d. Trigeminusneuralg., Dtsch. Gesd.wes. 1956. — Schicksal gr. Endoprothesenplast., Langenbecks Arch. klin. Chir. 1958. — Wirksamk. v. Pepsin-Präparaten auf synthet. Polyamide, Z. Biochem. 1958. — Plaste u. Chemiefasern i. d. Med., Dtsch. Gesd.wes. 1958. — Plaste u. Chemiefasern i. d. Chir., ebd. 1959. — Hyperton. u. Chir., Ärztl. Fortbild. 1959. — Plast. arthot. veränd. Hüft- u. Kniegelenke m. Ganzhaut (Kallio), Langenbecks Arch. klin. Chir. 1959. — Cancerogenität d. Plaste, Plaste u. Kautschuk 1959. — u. a.

Heinzel, Joachim J., Chefarzt d. chir. Abt. u. Ärztl. Dir. d. Krskrhs., 6972 Tauberbischofsheim. — *9. 1. 22 Wittgendorf/Schles. — **A** :48 Heidelberg. — **Prom:** 49 ebd. — **F:** Chir. — **V:** 48–62 Heidelberg (Bauer), 57 Homburg/Saar (Spohn), 62–63 Mainz (Brandt), 63–66 Heidelberg (Linder). — **B:** Die Bhdlg. periph. Durch-

blutgs.störgn. m. Hydergin (mit Eichler), Arzneimittelforsch. 4. Beih. Editio Cantor
KG Aulendorf i. Württ. 1954. — P: Anwendg. dihydr. Mutterkornalkaloide (CCK
179-Hydergin) b. Durchblutgs.störgn. u. anderen sympathicotonen Krkhts.bildern,
Diss. — Anwendg. dihydr. Mutterkornalkaloide b. periph. Durchblutgs.störgn. u.
anderen sympathicotonen Krkhts.bildern. Versuch e. Analyse (mit Eichler u. Linder), Klin. Wschr. 1950. — Ref. üb. unfallchir. Tagg. i. Marburg 1951 (mit Spohn) —
Mschr. Unfhlkd. 1951. — Erfahrgn. m. Hydergin u. Vergl. m. anderen gefäßerwei-
ternden Mitteln, Verh. Dtsch. Orthop. Ges. 1951. — Erg. d. op. u. konservat. Bhdlg.
b. Bürger'scher Erkrkg., Langenbecks Arch. klin. Chir. 276/1953. — Erfahrgn. m.
ACTH b. schweren Verbrenngn., ebd. — Magenca. nach früherer Resekt. wegen
Ulcus ventriculi bzw. duodeni (mit Laqua), Langenbecks Arch. klin. Chir. 278/
1954. — Langfrist. Erfahrgn. m. Hydergin b. periph. Durchblutgs.störgn. (mit
Eichler), Medizinische 1954. — Erg. langj. konserv. Therap. periph. Durchblutgs.-
störgn. m. Hydergin (mit Eichler), Langenbecks Arch. klin. Chir. 278/1954. —
Erfahrgn. m. e. neuen sympathicomimet. wirkenden Mittel (mit Hess), Klin. Wschr.
1955. — ACTH Bhdlg. bei schweren Verbrenngn., Chirurg 1955. — Intraven. Hy-
drocortison-Anwendg. i. d. Chir. (mit Ehlers), ebd. 1956. — Bhdlgs.erg. d. Sudeck'-
schen Syndr. i. d. J. 45–55 a. d. Heidelb. Klin., Vortr. 73. Tagg. d. Dtsch. Ges. f.
Chir. München 1956. — Beitr. z. Endangitis obliterans bei d. Frau (mit Lau),
Chirurg 1958. — Klin. Beitr. z. Bhdlg. d. Thrombophlebitis (mit Gehrig), Langenbecks Arch. klin. Chir. 288/1958. — Herzlungenmasch. f. d. Op. a. eröffn. bluttrok-
kenen Herzen (mit Spohn, u. a.), Medizinalmarkt 1958. — Gegenwärtige Stand d.
Op. a. bluttrockenen Herzen m. Hilfe v. Herzlungenmasch. u. art. Herzstillstand
(mit Spohn u. a.), Münch. med. Wschr. 1958. — Erg. v. Tiervers. m. d. Herzlungen-
masch. nach Crafoord Senning (mit Spohn u. a.), 75. Tagg. d. Dtsch. Ges. f. Chir.
München 1958. — Tiefe Hypothermie unter 20 Grad (mit Spohn, Kolb u. Kratzert),
Langenbecks Arch. klin. Chir. 290/1959. — Anaesthesie bei Hypothermie unter
20 Grad i. Tiervers. (Anaesthesia in Hypothermie below 20^0 C in the dog, mit 6 Text-
Abb.) (mit Kolb, Spohn u. Kratzert), Anaesthesist 1959. — Elektrokardiograph.
Beobachtgn. vor, während u. nach tiefer Hypothermie unter 20^0 C., langdauernder
Kreisl.unt.brechg. u. intracard. Eingriffen. Versuche a. Hund (mit Friese u. a.),
Chirurg 1959. — Blutgerinng. b. tiefer Hypothermie, langdauerndem Herz-Kreisl.-
stillstand u. b. Wiederbelebg. (mit Lasch u. a.), Klin. Wschr. 1959. — Neue Erg. m.
tiefer Hypotonie u. langdauerndem artifiz. Kreisl.stillstand unter bes. Berücksich-
tigg. d. Toleranz d. ZNS (mit Spohn u. a.), 76. Tagg. d. Dtsch. Ges. f. Chir. 1959. —
Spätschicksal d. Bürger'schen Erkrkg., ebd. — Stoffwechselunt.suchgn. i. tiefer
Hypothermie unter 20^0 u. bei langdauerndem artifiz. Kreisl.stillstand (mit Kuhn
u. a.), Klin. Wschr. 1959. — Pathol. Verändergn. nach tiefer Hypothermie, langdauerndem Kreisl.stillstand u. gr. Op. a. eröffn. Herz-Tiervers. (mit Wenz u. a.),
Langenbecks Arch. klin. Chir. 291/1959. — Posibilidad de cirurgia a corazon abierto en hipotermia acentudda (mit Kolb, Spohn u. Kratzert), XXII. Chil. Chir.-
Kongr., Oserno-Ryehne (Chile), 'Aveduros de la Sociedad de Cirojanus de Chile'
1959. — Exp. Untersuchgn. u. erste klin. Erfahrgn. b. Anwendg. tiefer künstl.
Hypothermie (mit Spohn, Kolb u. Kratzert), Thoraxchir. 8/1960. — Tier-Versuche
m. tiefer Hypothermie unt. 20 Grad unt. langdauerndem Kreisl.stop (mit Spohn,
Kolb u. Kratzert), ebd. 7/1960. — Anaesthesia entipothermin bajo 20^0 C. Trabacho
exp. en 50 perros (mit Kolb, Spohn u. Kratzert), 4. Lateinamerik. Anaesthesie-
Kongr., Santiago de Chile, Kongr.ber. 2/1960. —Resultados alejados de la chir.
a corazon a corazón abiertocon circulación extracorp. (mit Kolb, Spohn u. Kratzert),

4. Lateinamerik. Angiologie-Kongr., Santiago de Chile, Kongr.ber. 1960. — Bhdlgs.-
erg. d. kindl. Oberschenkelfrakt. der letzten 10 J., 77. Tagg. d. Dtsch. Ges. f. Chir.
München 1960. — Ca.bildg. i. Mägen, d. wegen Ulcus ventriculi bzw. duodeni reseziert wurden (mit Hess u. Laqua), Bruns' Beitr. klin. Chir. 201/1960. — Tiefe
Hypothermie unter 28⁰ C ohne extracorp. Kreisl. zur langdauernden Op. a. eröffn.
Herzen, m. 20 Abb. (mit Spohn u. a.), Zbl. Chir. 1961. — Tetanus-Eintrittswege,
Frühsymptomatik u. Prophylaxe, Fortschr. Med. 1964. — Calcinosis circumscripta
als Folge e. umschrieb. Durchblutgs.störg. (mit I. Brehm), Dermat. Wschr. 149/
1964. — 144 Fälle v. Wundstarrkr. a. d. Heidelb. Chir. Univ.-Klin. v. 35–64. Forderg. d. akt. Impfg. (mit Chryssikopulos u. Stoeckel), Bruns' Beitr. klin. Chir.
211/1965.

Heinzelmann, Karl-Gerhard, Oberarzt d. chir. Abt. d. Ev. Diakonissenanst.,
717 Schwäbisch Hall, Emil-Kost-Weg 34. — Fragebogen 1968 nicht beantwortet.

Heinzmann, Franz, Primarius d. II. chir. Abt. d. Krhs. Lainz, Schrutkagasse 4,
A-1130 Wien (Österreich). — Fragebogen 1968 nicht beantwortet.

Heipertz, Wolfgang, Priv.-Doz., Chefarzt d. Berufsgen.schaftl. Klin., 74 Tübingen, Rosenauer Weg 95. — *20. 5. 22 Neustrelitz. — **A:** 45 Berlin. — **Prom:** 45 ebd.
— **Hab:** 62 Heidelberg. — **F:** Chir. u. Orthop. — **V:** 45–49 Stadtkrhs. u. Chir. Priv.-
Klin. Homberg/Kassel sowie Med. Univ.-Klin. Frankfurt (Volhard), 49–52 Unfallabt. Friederikenstift Hannover (Edelmann), 52–54 Krskrhs. Ülzen u. Nordstadt-
krhs. Hannover (Knepper), 54–58 Annastift Hannover u. Orthop. Univ.-Klin.
Heidelberg (Lindemann), 58–61 Chefarzt d. orthop. Abt. Diakonieanst. Bad Kreuznach, 61–65 Orthop. Univ.-Klin. Heidelberg (Lindemann). — **B:** Krankengymnastik
i. d. Unfhlkd., in: Lehrb. d. Krankengymnastik. — Erste Hilfe u. Verbandslehre,
ebd. — Allg. Krankh.lehre, ebd. — Sportmed. - Einführg. f. Lehrer, Trainer u.
Studenten, Stuttgart Thieme 1967. 2. Aufl. Span. Ausg., Barcelona: Editorial Labor
1967. — Wirkg. physiotherap. Maßnahmen auf d. Durchblutg. v. Haut u. Muskulat.
d. Menschen, Hüthig 1967. — **P:** Schädeltrauma u. Wasserhaushalt, Mschr. Unfhlkd.
1951. — Konservat. u. op. Bhdlg. b. lumbal. Bandscheibensyndr., Z. Orthop. 1956.
— Grundsätze f. d. Bhdlg. u. Eingliederg. Querschnittsgelähmt., Arch. orthop.
Unfallchir. 48/1957. — Früh- u. Späterg. d. sog. angebor. Hüftverrenkg., Z. Orthop.
1957. — Coxarthr.-Op., Ärztl. Praxis 1962. — Diff.diagnost. u. Op.indikat. d.
Knochencysten, Dtsch. med. Wschr. 1963. — Nachweis konsensuell. Reakt. b.
physiotherap. Maßnahmen, Dtsch. med. Forsch. 1963. — Chron. Gelenkrheumatism.,
Agnes-Karll-Schwester 1964. — Physiotherap. unt. d. Gesichtspunkt d. Hyper-
aemie, Arch. orthop. Unfallchir. 57/1965. — Reakt. d. Gelenke auf direkte Schäden,
Verh. Dtsch. Orthop. Ges. 1965. — Krankengymn. Bhdlg. d. Skoliose, ebd. —
Orthop. Bhdlg. d. Gaucher'schen Krankh., Z. Orthop. 1966. — WS-Schäden b.
Beinamputierten, Verh. Dtsch. Orthop. Ges. 1966.

Heise, Gerhard Wilhelm, Prof., Dir. d. Urolog. Klin. d. Medizin.
Akademie, X 3000 Magdeburg, Leipziger Str. 44. — Fragebogen 1968 nicht
beantwortet.

Heise, Wilhelm, Facharzt f. Chir., eig. Priv.-Klin., Rendsburg, Moltkestr. 12. —
*4. 10. 99 Berlin-Charlottenburg. — **A:** 24 Berlin. — **Prom:** 24 ebd. — **F:** Chir. —
V: 23 Inn. Abt. Krhs. Berlin-Westend (Umber), 24 Hautklin. Berlin-Charlottenburg
(Bruhns), 24–26 Krskrhs. Sensburg (Ostpr.) (Ankermann), 26–29 Krhs. Berlin-
Westend (Neupert), 29–33 Kaiser-Wilhelm-Krhs. Köslin (Rohleder). — **P:** Ileus
durch Braunsche Enteroanastomose, Chirurg 1934. — Volvulus d. ges. Dünndarms
u. d. Colon ascendens, Zbl. Chir. 1934. — † 1968.

Heiß, Frohwalt, Prof., Facharzt f. Chir., 7 Stuttgart-Bad Cannstatt, Waiblinger Str. 90. — *28. 9. 01 Heidelberg. — **A:** 25. — **Prom:** 25 Freiburg i. Br. — **Hab:** 38 Berlin. — **F:** Chir. u. Sportmed. — **V:** 26–33 Berlin (Bier, Baetzner), ab 28 Doz. Dtsch. Hochschule f. Leibesübgn. ebd. (Bier, Sauerbruch), ab 44 Prof. ebd., 54–59 Leit. Arzt d. Krhs. f. Sportverletzte Stuttgart-Bad-Cannstatt. — **B:** Ausgl. v. Zivilisat.schäden durch Leibesübgn., in: Zeiß-Pinschovius, Zivilisat.schäden, Lehmann 1934. — Gelenkschädigg., Konstitut. u. Funkt.schäden b. Sport, in: Jaensch, Barth 1936. — Vermeidg. v. Sportschäden am Beweggs.apparat, Barth 1938. — Leibesübgn. als mod. Heilfaktoren, Hoffman 1949. — Verletzg. am Beweggs.apparat. in: Training, Leistg., Gesundht., Limpert 1953. — Nothilfe u. Vorbeugg. v. Schäden b. Sport, Limpert 1954. — Prakt. Sportmed., Enke 1963. — Der vorzeit. verbrauchte Mensch: Verhütg. v. Zivilisat.schäden, ebd. Enke 1964. — **P:** Sport u. innersekret. Drüsen, Ferment 12. — Entstehg. v. Knochenneubildgn. am Ellbogengelenk, Dtsch. Z. Chir. — Sportärztl. Erfahrgn. z. Leistungssteigerg. i. Betriebssport, Verh. Dtsch. Orthop. Ges. 32/37. — Muskelverletzgn. u. ihre Bhdlg., Therap. Gegenw. 1942. — Straffg. v. Gelenkkapsel u. Sehnengewebe durch Eigenblut-Claudeninjekt., Dtsch. Z. Chir. 1942. — Therap. Wirkg. d. Leibesübg., Dtsch. med. Wschr. 1953. — Sportmed., chir. Tl., Klin. Gegenw. 1957. — Ärztl. Probl. b. Autofahren, Heilkunst 1961. — Schwinggs.beschwerden an d. WS b. Autofahrern, ebd. 1967.

Heiss, Heinz-Dieter, Chefarzt d. chir. Abt. Krskrhs. Schwäbisch Gmünd, 7075 Mutlangen. — *18. 7. 27 Essen. — **A:** 50 München. — **Prom:** 51 ebd. — **F:** Chir. — **V:** Med. Klin. Städt. Kr.anst. Ulm (Bock), Chir. Klin. ebd. (Niedner).

Heiss, Walther, Ass. d. Kinderchir. Abt. d. Chir. Univ.-Klin., 69 Heidelberg, Kirschnerstr. 1. — *1. 7. 32 Schwandorf/Opf. — **A:** 58 München. — **Prom:** 55 ebd. — **F:** Kinderchir. — **V:** 56 Path. Inst. Krhs. München-Schwabing (Singer), 56–57 Med. Univ.-Klin. Bonn (Martini), 57 1. Univ.-Frauenklin. München (Bickenbach), 58 Chir. Univ.-Klin. Marburg (Zenker), 58–65 Chir. Univ.-Klin. München (Zenker), 65–67 kinderchir. Abt. Univ.-Kinderklin. ebd. (Oberniedermayr), ab 67 kinderchir. Abt. (Hecker) Chir. Univ.-Klin. Heidelberg (Linder). — **P:** Reakt. v. Hauttemp. u. Hautdurchblutg. auf e. Kaltreiz u. deren Verändergn. i. Verlauf d. Kneippkur, Diss. — Period. Verändergn. d. Gebärmutterschleimhaut (mit Krone), Südd. Hebammen Ztg. 1958. — Hormon. Regulierg. d. ovariell. Zyklus (mit Krone), ebd. — Gedanken z. Aufbau e. med. Photolabors, Med. Markt 1960. — Neuart. Scheinwerfertyp z. Op.-Kinematograph., ebd. — Erfahrgn. b. Film- u. Fernsehaufnahmen i. Op.-Saal, Kino-Technik 1960. — Ventrikel-Septum Defekt m. Sinus valsalvae-Aneurysma (mit Zenker), Langenbecks Arch. klin. Chir. 295/1960. — A new spotlight for surgical cinematography, Med. Ill. 1961. — Clinical applications of TV in german universities, Symposium: Television in the Medical School London 1961. — Neues Kaltsterilisat.gerät (mit Schmidt-Mende), Chirurg 1962. — Spontanrupt. d. Oesophagus (mit Kernbaum), Med. Bild Dienst 1962. — Klin. u. Therap. d. Speiseröhrendivertikel (mit Rueff), Münch. med. Wschr. 1962. — Erfahrgn. m. e. neuen Kaltsterilisat.gerät (mit Schmidt-Mende), ebd. — Klin. u. Therap. d. Duodenaldivertikel, ebd. 1963. — Anreggn. z. Gestaltg. wiss. Ausstellgn., Acta medicotechn. 8/1963. — Erfahrgn. m. Fernsehanlagen i. klin. Betrieb, Mitt. Inst. f. wiss. Film 17/1964. — Exp. Unt.suchgn. z. nahtlos. Bronchusstumpfversorgg. (mit Sanguinetti u. Messmer), Thoraxchir. 1964. — Totalersatz d. Mitralklappe (mit Borst), Langenbecks Arch. klin. Chir. 308/1964. — Closed circuit TV in a teaching hospital, Med. Ill. 1964. — Exp. Unt.suchgn. z. Ersatz d. chir. Naht durch Klebstoff, Langenbecks

Arch. klin. Chir. 308/1964. — Sehnen- u. Nerventransplantat. n. Starkstromver-
brenn. beid. Hände (mit Schink), ebd. 309/1965. — „Nervennaht" m. Klebstoff
(mit Faul), ebd. 313/1965. — Aneurysma d. musk. Ventrikelseptums (mit Klinner
u. a.), ebd. 310/1965. — Nahtlose Testhautverpflanzg. m. e. neuart. Gewebeklebstoff (mit Faul u. Pichlmaier), Z. Immunit.- u. Allergieforsch. 1965. — Ersatz d. chir.
Nervennaht d. Klebstoff (mit Faul, Struppler u. Brendel), Zbl. Neurochir. 1965. —
Aneurysma d. Septum interventriculare (mit Klinner, Bühlmeier u. Sebening),
Langenbecks Arch. klin. Chir. 313/1965. — Estudio exp. en torno al reemplazo de
las suturas quirurgicas (mit Sanguinetti u. Messmer), Rev. Argent. Cirurg 9/1965. —
Totalersatz d. Aortenklappe durch Starr-Edwards Prothese (mit Borst), Langen-
becks Arch. klin. Chir. 313/1965. — Estudio exp. sobre el cierre sin sutura del munon
bronquial (mit Sanguinetti u. Messmer), Rev. Argent. Cirurg 9/1965. — Nahtlos.
Wundverschluß u. Gewebeklebg., Acta medicotechn. 14/1966. — Erfahrgn. m. d.
Klebstoffanwendg. i. d. Chir., Symp. Wundhlg. u. Wundnaht, Urban & Schwarzenberg 1967.

Heiting, Hans, Chefarzt d. chir. Abt. Krskr.anst. St. Elisabeth, 4048 Greven-
broich. — *13. 4. 12 Grevenbroich. — **A:** 37 München. — **Prom:** 37 ebd. — **F:** Chir.
— **V:** 37 St. Anna-Krhs. Duisburg-Huckingen (Börger), 38 Med. Univ.-Klin. Köln
(Külbs), 39 Path. Inst. ebd. (Leupold), 40–45 Militärdienst, 45–52 Oberarzt d. chir.
Abt. St. Marien-Hosp. Lünen i. Westf. (Winkler), 53–54 Leit. Chirurg d. staatl.
Krhs. „Kardinah" in Tegal, Java/Indonesien. — **P:** Hemmg. d. Milchsäurebildg.
i. d. Zelle durch Sauerstoff, Z. Biol. 97/1936. — Als Arzt u. Chirurg heute i. Java,
Med. Klin. 48.

Heitmann, Heinrich, Facharzt f. Chir. u. Urol., 28 Bremen, Osterstr. 73. — *11.
7. 21 Schmalförden/Han. — **A:** 45 Hamburg. — **Prom:** 45 Kiel. — **F:** Chir. u. Urol.
— **V:** 45–46 Versorggs.krhs. Lüneburg (Jortzig), 46–47 Landesfrauenklin. Neustadt/
Holst. (Giesecke), 47–54 RK-Krhs. Bremen (Schüssler), 54–56 Urol. Klin. Hamburg-
Barmbek (Junker), ab 56 Belegarzt Rolandklin. Bremen. — **P:** Jugendl. Epiphysen-
lösg. als Ursache späterer Leistgs.störgn. d. Hüftgelenks, Diss. 1944.

Heitz, Norbert, Primarius, Chefarzt d. chir. Abt. d. Städt. Krhs., Spitalgasse 13,
A-6700 Bludenz (Österreich). — Fragebogen 1968 nicht beantwortet.

Heizer, Heinrich, Chefarzt d. Kr.anst. d. Mutterhauses d. Borromäerinnen,
55 Trier, A.-Kolping-Str. 77. — Fragebogen 1968 nicht beantwortet-

Helbig, Dieter, Prof. f. Chir. insb. Kinderchir., Chefarzt d. Kinderchir. Klin.,
5 Köln-Riehl, Amsterdamer Str. 59. — *17. 6. 24 Braunschweig. — **A:** 47 Hamburg.
— **Prom:** 47 ebd. — **Hab:** 61 Würzburg. — **F:** Chir., insb. Kinderchir. — **V:** Kinderklin. St. Georg (Thieling), Univ.-Kinderklin. Erlangen (Adam), Würzburg (Wachsmuth), (51–62), Chir. Abt. d. Univ.-Kinderklin. München (Oberniedermayr), Chir.
Abt. d. Univ. Kinderklin. (Grob). — **B:** Syndaktylie, in: Morphol. d. Mißbildg. d.
Menschen u. d. Tiere (mit Stücke), hrsg. v. Schwalbe & Gruber, III. Teil, Einzel-
mißbildgn., XIX. Liefg., 1. Abt., 7. Kap. 2. H., Fischer Jena 1958. — Das chir.
kranke Neugebor. (mit G. Helbig), in: Ströder, Pädiatr. Fortbildg., Lehmann 1961. —
Ganglioplegica, in: Hdb. f. Kinderhk. Bd. II/2, Springer 1965. — u. Kap.: Anaesthesie. Periph. Nervensyst. (sensible u. motor. Nerven). Diagnost.-therap. Technik: Notfallsmaßnahmen. Kleine chir. Maßnahmen i. d. Pädiatrie, ebd. — **P:** Sul-
fonamid-Therap. i. Kindesalter u. ihre Nebenwirkgn., Ärztl. Wschr. 1948. — Allerg.
bedingte Sulfonamid-Schäden i. Kindesalter, Wschr. Kinderheilk. 1949. — Wetter
u. Mensch, Ärztl. Praxis 1949. — Grundl. f. e. med.-bioklimat. Vorhersage, ebd.
1950. — Krampfmagen (Gastrospasmus), Mschr. Kinderheilk. 1950. — Beeinfl. d.

Peristaltik d. kindl. Dünndarmes durch Ultraschall, ebd. 1951. — Beeinfl. d.
Wasserausscheidg. durch veget. Reize, ebd. — Bedeutg. e. med.-meteorol. Beobachtg. f. Krankhtn. i. Säuglingsalter (mit Trendtel), Münch. med. Wschr. 1951. —
Reizg. veget. Zentren b. Ultraschallbhdlg. d. Gehirns debiler Kinder, Arch. Kinderheilk. 142/1951. — Gehalt an reduz. Glutathion i. d. Blutkonserve, Ärztl. Wschr.
1952. — Ber. üb. e. Familie m. heridit. haemolyt. Ikterus (mit Holle), ebd. — Verhalten d. Sh-Glutathions i. Blut b. Magenulcus u. Magenca., ebd. 1953. — SH-Glut-
athion u. Nark., Anaesthesist 1954. — Retentio testis u. ihre Bhdlg. (mit Lutzeyer),
Langenbecks Arch. klin. Chir. 288/1958. — Syndaktylie i. Kindesalter (mit Mülke),
Arch. Kinderheilk. 158/1958. — Mediane Unterlippenspalte, zugl. e. Beitr. z.
Dysplasia lingue-facialis Grob, Chirurg 1958. — Einfl. d. kontroll. Hypotherm. auf
d. Herz u. d. parenchymat. Organe, Langenbecks Arch. klin. Chir. 293/1960. —
Energiestoffwechsel d. Herzens (mit Hockerts u. Lamprecht), Thoraxchir. 1961. —
Reposit. d. extrem prominenten Prämaxilla doppelseit. Lippen-Kiefer-Gaumen-
spalten mittels horizont. Osteotomie nach Herrmann, Chirurg 1961. — Gastrochisis,
ebd. — Energiestoffwechsel d. Herzens b. Kreisl.unterbrechg. u. Herzstillstand i.
Hypothermie u. seine Beziehgn. z. Chir., Arch. Kreisl.forsch. 36/1961. — Stoffwechsel d. Herzens i. Hypothermie u. b. Cardioplegie, Fortschr. Med. 80/1962. —
Ileus d. Säuglings, Med. Welt 1962. — Prae- u. postop. Infus.bhdlg. i. d. Kinderchir.
(mit Stadler), Langenbecks Arch. klin. Chir. 300/1962. — Neue Op.tischplatte f.
Säuglinge u. Kleinkinder, Acta medicotechnica 1962. — Mediane Bauchspalte,
kombin. m. e. unt. Sternallücke, Chirurg 1963. — Op.tischplatte f. Säuglinge u.
Kleinkinder, ebd. — Das chir. kranke Kind i. Krhs., Med. Welt 1963. — Bedeutg.
d. Akzelerat. f. Sportunf. bzw. Sportschäden i. Kindesalter, Therap. Ber. 35/1963. —
Anastomosentechn. b. Dünndarmatresien, Chirurg 1963. — Bhdlg. d. Darmparalyse
i. Kindesalter, ebd. 1964. — Korrigierb. Fehlbildgn. d. Verdauungstraktes, Pädiatr.
u. Grenzgeb. 1964. — Klin. Beitr. z. Ektopia cordia, Arch. Kinderheilk. 171/1964. —
Mißbildgn. d. vord. Bauchwand u. ihre Bhdlg., Münch. med. Wschr. 1964. — Therap.
schwerster Verbrenngn. i. Kindesalter, Z. Kinderchir. 1965. — Ernährgs.- u. Stoff-
wechselprobl. b. chir. kranken Säugling, Langenbecks Arch. klin. Chir. 309/1965. —
Erbrechen i. Kindesalter als Sympt. e. chir. Erkrankg. - Teil I u. II (mit G. Helbig),
Med. Welt 1965. — Nierenvenenthromb. b. Neugebor. u. jungen Säugling (mit
Teixidor), Dtsch. med. Wschr. 1966. — Akute Abdomen i. d. Neugebor.periode,
Mschr. Kinderheilk. 1966. — Dringl. Abdominalchir. b. Neugebor., Med. Welt 1966.
— Op.termine f. nicht akute chir. Erkrankgn., ebd. — Spez. Probl. d. Verbrenngs.-
krankh. i. Kindesalter, Dtsch. med. Wschr. 1966. — Probl. d. Ausmaßes u. d.
Schwere d. Verbrenngn. bei m. Nylon bekleideten Kindern, Vortr. prakt. Chir. 1966.
— Das unfallkranke Kind, Landarzt 1966. — Nierenhämangiom i. Kindesalter (mit
Teixidor), Med. Welt 1967. — Los Problemas particulares que Presentan las
Quemaduras en la infancia, Medicina Alemana VII/1966. — Trastornos nutritivos
y metabólicos en la cirugia del lactante, Medicina Espanola, VI/1966. — Akute
Abdomen d. Säuglings, Internist 1967. — Oesophaguschir. i. Kindesalter (mit
Heiming), Med. Welt 1967.

Helfers, Heinz, Oberarzt am Krskrhs., X 2040 Malchin/Meckl., Breite Str. 37.
— Fragebogen 1968 nicht beantwortet.

Hell, Emanuel, Ass. d. I. chir. Abt. d. Landeskr.anst., Otto-Nußbaumer-Str. 12,
A-5020 Salzburg/Österreich. — Fragebogen 1968 nicht beantwortet.

Hellenschmied, Rudolf, Ärztl. Dir. Städt. Krhs. Moabit u. Chefarzt d. chir.
Abt. i. R., 1 Berlin 33, Pacelli-Allee 41. — *4. 11. 03 Reichartshausen/

Heidelberg. — **A:** 28. — **Prom:** 27 Freiburg. — **F:** Chir., Urol., Unfallchir.
— **V:** Halle/S. (Voelcker), Hyg.-bakt. Inst. Freiburg, inn. Abt. Kr.anst. Elberfeld,
Chir.-Gynäk. Klin. Diakonissenh. Mannheim, Med. Klin. Univ. Greifswald, inn.
Abt. u. Röntgenol. Dtsch. Hosp. London, inn. Abt. u. Röntgenol. Ev. Diakonissen-
hs. Halle/S., 35–45 Wehrdienst u. Kriegsdienst, 45–46 Chir. Allg.praxis Minden/
Westf., 46–59 Chefarzt d. I. chir. u. urol. Abt. Städt. Krhs. Westend Berlin.

Hellenthal, Elmar, Facharzt f. Chir., Durchgangsarzt, 83 Landshut, Papiererstr. 1.
— *25. 4. 06 Bamberg. — **A:** 34 München. **Prom:** 34 ebd. — **F:** Chir. — **V:** 33–34
Krhs. d. III. Ordens in München (Schindler, Brunner, Kämmerer), 34–38 Städt. Krhs.
Landshut (Schwaiblmair), 39 Krhs. Singen (Andler), 40–44 Chir. Sonderlaz. d.
Heeres (Wachsmuth), 45–48 Gefangenenlaz. in England. — **P:** Zustandekommen,
Häufigkt. u. d. Lokalisat. d. Contrecoupverletzgn. d. Groß- u. Kleinhirns, Z.
gerichtl. Med. 1933. — Therap. d. Simmondschen Kachexie, Münch. med. Wschr.
1936. — Plast. Ersatz d. Nasenspitze, Chirurg 1938. — Neuere Erfahrgn. an Schußverletzgn. im jetz. Kriege, Militärarzt 1942. — Op. d. habit. Schulterluxat., Chirurg
1950. — Tetanol u. serogenet. Begleitschädigg.?, Münch. med. Wschr. 1965.

Heller, Eitel-Fritz, Facharzt f. Chir., 7055 Stetten (Remstal), Hindenburg-
str. 42. — *11. 7. 22 Leipzig. — **A:** 45 Leipzig. — **Prom:** 45 ebd. — **F:**
Chir. — **V:** 45–46 Leipzig (Rieder), 46 inn. Abt. Stadt- u. Krskrhs. Quedlinburg
(Spencker), 46–48 neurochir. Abt. Städt. Krhs. Westend Berlin-Charlottenburg
(Stender), 48–49 Pathol. Inst. Städt. Krhs. Berlin-Spandau (Froboese), 49–52
Städt. Krhs. Berlin-Wilmersdorf (Regensburger), 53–55 Städt. Krhs. Westend
Berlin (Linder), 55–57 Frankfurt a. M. (Geißendörfer), 57 Städt. Krhs. Berlin-
Wilmersdorf (Regensburger), 58–62 Göttingen (Hellner), 62–64 Friedrich-List-
Heim Stuttgart-Bad Cannstatt (R. Fischer), 65 Städt. Kr.anst. Braunschweig
(Alnor). — **B:** Pathophysiol. d. postcoenal. Beschwerden (Dumping-Syndr.) b.
magenresez. Geschwürkranken, Erg. Chir. u. Orthop. 40/1956. — **P:** Ursprünge d.
Krankh.anschaugn. b. Novalis u. seine persönl. Beziehgn. z. romant. Med., Diss. —
Klin. d. Hypophysen-Zwischenhirnsyst., Ärztl. Wschr. 1949. — Kavernöse Häm-
angiome d. Gehirns (mit Bodin), Z. klin. Med. 1950. — Verknöch. Hämatom d.
Cauda equina, Mschr. Unfhlkd. 1951. — Kopfschmerz n. Punkt. u. Luftfüllgn.
d. Liquorraumes, Berliner med. Zschr. 1951. — Beobachtg. b. Infiltrat. d. Hals-
grenzstranges bzw. d. Ggl. stellare m. physiol. Kochsalzlösg., Ärztl. Wschr. 1953. —
Besteck z. Periduralanästh., Chirurg 1953. — Injekt.spritze – techn.-histor. Werde-
gang, Med. Markt 1954. — Bhdlg. schmerzhaft. Zustände m. perineural. Injekt. v.
physiol. Kochsalzlösg., Medizinische 1954. — Spontane Rectusscheidenhämatom,
Bruns' Beitr. klin. Chir. 1956. — Injekt.spritzen: Erfordernisse, Leistgn., Typen,
Med. Markt 1956. — Simultanappendekt. anläßl. v. Laparotom. aus anderweit.
Indikat., Bruns' Beitr. klin. Chir. 1959. — Erg. intrakard. Eingr. m. Hilfe d. Herz-
Lungen-Maschine (mit Stapenhorst u. a.), Med. Klin. 1963.

Heller, Hans, Facharzt f. Chir., Chefarzt d. Städt. Krhs., 836 Deggendorf. —
*1. 5. 09 Passau. — **A:** 36 München. — **Prom:** 35 ebd. — **F:** Chir. — **V:** 35–38 Städt.
Krhs. Bayreuth (Deubzer), 38–42 Bonn (v. Redwitz), 43–44 Res.Laz. Köln-Hohenlind, Lüdenscheid-Hellersen, 47–56 Chefarzt d. Krskrhs. Osterhofen.

Heller, Joachim, Chefarzt d. chir. Abt. d. Krskrhs. Nordenham, 289 Nordenham,
Lutherstr. 12. — *18. 8. 10 Dramburg/Pom. — **A:** 38 Greifswald. — **Prom:** 38 ebd.
— **F:** Chir. — **V:** 37–38 Städt. Krhs. Stargard/Pom. (Naumann), 38–42 u. 45–47
Ev. Krskrhs. Bad Gandersheim (Fudickar), 42–45 Militärdienst, 47–52 Städt.
Kr.anst. Bielefeld (Lamprecht).

Hellge, Rudolf, Facharzt f. Chir., 839 Passau/Don., Hochstr. 6. — *5. 10. 00 Weikersheim. — **A:** 25. — **Prom:** 26 Tübingen. — **F:** Chir. u. Frauenkrankh. — **V:** 24–29 Chir. u. Gynäkol. Plochingen (Bosch), 29–33 Chir. Aachen (Borchers), Gynäkol. ebd. (Zurhelle). — **P:** Stielgedrchtes Lymphangioma cystic. d. Netzes bei 3jähr. Kind, Diss. — Bhdlg. v. Oberarmbr. mittels „Distractionsbügel" u. deren Erfolge (mit Borchers), Chirurg 1931.

Helling, Hans, Facharzt f. Chir., 4972 Löhne 1, Friedrichstr. 4. — *26. 4. 14 Tengern, Kr. Lübbecke/Westf. — **A:** 39 Münster. — **Prom:** 39 ebd. — **F:** Chir. — **V:** Städt. Krhs. Bielefeld (Sprengell, Lamprecht). — **P:** Entstehg. eines Aneurysma d. Schultergelenks nach Mobilisierg. i. Narkose, Mschr. Unfhlkd. 1955.

Hellmann, Johanna, Fachärztin f. Chir., Lidingö-Stockholm, Fylgiavägen 1. — *14. 6. 90 Nürnberg. — **A:** 14 Kiel. — **Prom:** 19 ebd. — **F:** Chir., Urol. — **V:** 14–29 Kiel (Anschütz), 29–34 Berlin (Sauerbruch), 44 Eskilstuna (Henriksson), 32–38 Chefärztin d. Krhs. d. Heilsarmee Berlin, ab 44 Privatpraxis in Stockholm u. Lidingö. — **P:** Ulcus pepticum Oesophagi, Bruns' Beitr. klin. Chir. 115/1919. — Dauerresultate b. postop. Röntgenbestrahlg. d. Mamma-Ca., Verh. Dtsch. Röntgen-Ges. 12/1920. — Röntgenspätschädiggn. d. Haut u. ihre Ursachen (mit O.H.Petersen), Strahlentherapie 1920. — Erfolge d. Nachbestrahlg. radikalop. Mamma-Ca. (mit Anschütz), Münch. med. Wschr. 1921. — Erfolge d. Röntgenbhdlg. d. Knochen- u. Gelentbk. (mit O. H. Petersen), Dtsch. Z. Chir. 185/1924. — Postop. Bestrahlg. d. Mamma-Ca. (mit Anschütz), Fortschr. Röntgenstr. 1926 u. Dtsch. Z. Chir. 197/1926.

Hellmann, Klaus, 4 Düsseldorf, Rosenstr. 34. — Fragebogen 1968 nicht beantwortet.

Hellner, Hans, o. Prof., Dir. d. Chir. Univ.-Klin. Göttingen, 34 Göttingen, Gosslerstr. 10. — *24. 10. 00 Berlin. — **A:** 24. — **Prom:** 24. — **Hab:** 32 Münster. — **F:** Chir. **V:** 24–25 chir. gynäkol. Abt. Elisabeth-Krhs. Berlin (Landois), 25–26 Pathol. Inst. Virchow-Krhs. ebd. (Christeller), 26–39 Münster (Coenen), 39 apl. Prof. Chir, 43 pl. a. o. Prof. ebd., 39–45 Berat. Chir. im Feld, 45–46 Chefarzt chir. Abt. Städt. Krhs. Wuppertal-Barmen, 46 o. Prof. Chir. Göttingen. — **B:** Knochenmetastasen bösart. Geschwülste, Ergebn. Chir. 28/1935. — Knochengeschwülste. Springer 1938, 2. Aufl. 1950. — Knochengeschwülste u. Unfall, Beih. Mschr. Unfhlkd. Berlin-Göttingen-Heidelberg: Springer 1955. — Chir. d. Haut u. Chir. d. Knochen, in: „Die Chirurgie" v. Kirschner u. Nordmann. Urban & Schwarzenberg 1939. — Ostitis deformans Paget, N. Dtsch. Klin. 1942. — Schmerz u. Schmerzbekämpfg. Thieme 1948. — Praktikum d. Chir. (mit Nordmann), Urban & Schwarzenberg 1952. — Lehrb. d. Chir. (mit Nissen u. Vossschulte). Thieme 5. Aufl. 1967 (auch span. u. jugosl. Ausg.). — Röntgenol. Diff.diagn. d. Knochenerkrankgn. (mit Poppe), Thieme 1956. — Kunstfehler, Gutachten u. kein Ende. Hefte Unfhlkd. 60/1958. — Diagnosé differenziale delle Malatte delle Ossa. (mit Poppe), Abbruzzini Editore Roma 1959. — Allg. Erkrankgn., Entzündgn. u. Geschwülste d. Knochen u. Gelenke, Hdb. d. Chir. f. d. Prax. Bd. 4, Thieme 1961. — **P:** Blutsenkg. u. Hämogramm, Diss.: Ca. d. Ductus cysticus, Bruns' Beitr. klin. Chir. 134/1925. — Vergl. Path. d. Osteodystrophia fibrosa d. Affen, Virchows Arch. 264/1927. — Juvenile monostot. tumorbild. Osteodystrophia fibrosa usw., Bruns' Beitr. klin. Chir. 140/1927. — Einfl. d. Vigantols auf d. Frakturcallus b. gesunden Versuchstier, Dtsch. Z. Chir. 209/1928. — Lokalis. Osteodystrophie d. WS, Bruns' Beitr. klin. Chir. 144/1928. — Verändergn. d. Granulat.gewebes n. Ätzg. m. d. Silberstift, Dtsch. Z. Chir. 211/1928. — Diff.-diagn. d. akut. auftret. Anschwellgn. i. Bereich d. äuß. Leistenringes, Dtsch. med. Wschr. 1928. — Verändergn. d. quergestreift. Muskulatur n. Röntgenbestrahlgn.,

Strahlentherap. 1928. — Milzfieber u. Milzfunkt., Arch. klin. Chir. 154/1929. — Eisenharte Struma, Zbl. Chir. 1929. — Spondylolisthesis, traum. Sub- bzw. Totalluxat. i. d. Lumbosakralreg., Fortschr. Röntgenstr. 41/1929. — Erg. d. Übertragg. menschl. Geschwülste auf Mäuse, Arch. klin. Chir. 161/1930. — Sequesterbildg. b. Knochentbk., Bruns' Beitr. klin. Chir. 151/1931. — Wirbelfrakt. u. Spondylitis deformans, Arch. orthop. Unfallchir. 29/1931. — Ostitis fibrosa d. Kiefers, Arch. klin. Chir. 165/1931. — Bewertg. d. einzelnen Wirbelverändergn. f. d. Diagnose, Münch. med. Wschr. 1931. — Wirkgn. d. Phosphors auf Knochengewebe, Arch. klin. Chir. 169/1932. — Irrtümer d. Diagn. b. Knochensarkomen u. Probeexzis., ebd. — Amniogene Entstehg. d. Gliedmaßenmißbildgn., ebd. 172/1932 u. Z. Geburtsh. 95/1933. — Klin. Einteilg. u. Abgrenzg. d. Sarkoms u. d. Riesenzelltumoren d. Knochens, Fortschr. Röntgenstr. 47/1933. — Knochengeschwülste, Zbl. Chir. 1933. — Unfall u. Krebsmetastase, Mschr. Unfhlkd. 1933. — Örtl. Kreislaufstörgn. d. Hodens, Bruns' Beitr. klin. Chir. 158/1933. — Fingerkontrakt. b. Melkerinnen, Münch. med. Wschr. 1933. — Neurome u. Karzinoide d. Wurmfortsatzes, Zbl. Chir. 1933. — Berechtigg. zu Op. b. Lageabweichgn. d. Hodens, Arch. klin. Chir. 178/1934. — Fistelca. auf d. Boden chron. Osteomyelitis, Fortschr. Röntgenstr. 49/1934. — Umschrieb. Druckusur d. Scheitelbeines b. Kleinhirntumor, Zbl. Chir. 1934. — Primärtumoren vortäusch. Knochenmetastasen, ebd. — Halswirbelkörperfrakt. b. Schwimmen u. gymnast. Bodenübgn., Münch. med. Wschr. 1934. — Wirbelbogenbr., Arch. orthop. Unfallchir. 35/1934. — Ewingsches Knochensarkom, Arch. klin. Chir. 183/1935. — Erkenng. u. Begutachtg. v. Schädelgrundbr., Hefte Unfhlkd. 19/1935. — Multipl. Chondrome u. Hämangiome in Skelet u. Weichteilen m. d. Bilde e. Ollierschen Wachstumsstörg., Bruns' Beitr. klin. Chir. 163/1936. — Fistelkrebse, Münch. med. Wschr. 1936. — Unmittelb. Zeichen d. Hirntumoren i. gewöhnl. Rö.-bild d. Schädels, Bruns' Beitr. klin. Chir. 164/1936. — Mittelbare Zeichen, ebd. — Pubertas praecox, i. bes. d. hypothalam. Form, Med. Klin. 1936. — Tbk. Kniegelenkserkrankg., Arch. klin. Chir. 188/1936. — Nichttbk. chron.-unspezif. Kniegelenksentzündg. u. ihre Folgen, ebd. — Verknöcherg. d. Ligamentum iliosacrale, Röntgenprax. 1937. — Nichterkennen v. tbk. Senkungsabscessen, Münch. med. Wschr. 1937. — Exper. Gelenktbk. unter verschied. allerg. Bedinggn., Arch. klin. Chir. 189/1937. — Strahlengeschwülste (exper. erzeugtes Knochensarkom), Münch. med. Wschr. 1937 u. Arch. klin. Chir. 189/1937. — Knochengeschwülste d. Beckens, Röntgenprax. 1937. — Duodenaldivertikel, Zbl. Chir. 1939. — Skeletsystemerkrankgn., Arch. klin. Chir. 198/1940. — Ursachen d. allg. Skeletentkalkg., Münch. med. Wschr. 1940. — Heut. Stand d. op. Frakturbhdlg., Med. Welt 1941. — Friedrichsches Exp. unt. erschwerten Bedinggn., Arch. klin. Chir. 201/1941. — Bhdlg. infiz. Gelenkschüsse, ebd. 204/1943. — Extraartikul. Schenkelhalsbolzg. m. körpereig. Material, Chirurg 1946. — Marknagel u. freie Spanplast., ebd. — Begrenzg. d. Ostitis fibrosa, ebd. 1947. — Skeleterkrankg. u. Mineralstoffwechselstörg., Dtsch. med. Wschr. 1947. — Chir. Wundinfekt. u. ihre Bhdlg., Chirurg 1947. — Indikat. u. Techn. d. Knochengeschwulstop., ebd. 1948. — Nichttbk. Spondylitis, Arch. klin. Chir. 261/1948. — Echte u. unechte Oberkiefergeschwülste, HNO 1949. — Wirbelsynostosen, Arch. orthop. Unfallchir. 1949. — Sulfonamide u. Penicillin i. d. Chir., Dtsch. med. Wschr. 1950. — Exstirpat. d. Kehlkopfca., Chirurg 1950. — Reakt. od. neoplasmat. Verändergn. d. Skelets, Bruns' Beitr. klin. Chir. 181/1950. — Erfahrgn. an sog. Kunstfehlergutachten, Verh. Dtsch. Ges. Unfhlkd. 1951. — Techn. d. Hemipelvekt., Chirurg 1952. — Bhdlg. d. Rectumca., Dtsch. med. Wschr. 1953. — Oesophaguschir., Med. Klin. 1953. — Kleine Chir. d. Praktikers, ebd. — Das akute

Abdomen, ebd. 1954. — Posttraumat., entzündl. degenerat. Gelenkerkrankgn., ebd.
1955. — Zwerchfellücken u. Zwerchfellhernien, Dtsch. med. Wschr. 1955. — Bhdlg.
d. gr. Axillaris-Subclavia-Aneurysmen, Chirurg 1955. — Chir. Bhdlg. d. soliden u.
cyst. Riesenzellengeschwulst, Chirurg 1958. — Chir. Bhdlg. der jugendl. Knochencysten mit Spongiosaplombe, ebd. — Entzündgn. d. Ileosacralgelenkes, Med. Klin.
1959. — Indikat. z. Suche nach e. Epithelkörperchentumor, Dtsch. med. Wschr.
1959. — Parotisgeschwülste u. d. Frage d. Rezidivs, Med. Klin. 1960. — Hyperparathyreoidismus, Chirurg 1961. — Bhdlg. d. Parotisgeschwülste, Chirurg 1962. —
Entkalkgn. aus chir. Sicht, Internist 1962. — Biopsie, Notwendigkt., Fehler u.
Grenzen, Chirurg 1963. — Osteomyelitis od. Sarkom, Bruns' Beitr. klin. Chir. 213/
1966. — Hämatogene Osteomyelitis, Landarzt 1967. — Geschwulstähnl. örtl. Fehlbildgn. d. Skeletts, Chir. Praxis 1967.

Hellpap, Waldemar K. M., Facharzt f. Chir., Durchgangsarzt d. Berufsgen.-
schaften, Unfallambulatorium am Savigny-Platz, 1 Berlin 12, Carmerstr. 10. —
*29. 9. 07 Bromberg. — **A:** 35. — **Prom:** 36. — **F:** Chir. — **V:** 35–36 I. Med. Klin.
Charité Berlin (Siebeck), 36–42 Chir. Univ.-Klin. ebd. (Magnus, Rostock), 44–45
Stellv. Chefarzt d. chir. Abt. Städt. Krhs. Küstrin, 45–46 Chefarzt d. Dtsch. Chir.
Klin. Kopenhagen/Dänemark, Hellerup-Scole, Charité Berlin (Sauerbruch), 47 Krhs.
Berlin-Moabit (Gohrbandt). — **B:** Üb.setzg. aus d. Franz.: Osteopath. (Lavezzari),
Urban & Schwarzenberg 1957. — **P:** Bemühgn. um e. einwandfreie Hautnaht, Arch.
klin. Chir. 191/1938. — Kniegelenkspalt i. Rö.bild, Fortschr. Röntgenstr. 58/1938.
— Cartilaginäre Exostose u. ihr Zus.hang m. d. Preßluftwerkzeugarbeit, Zbl. Chir.
1941. — Vermeidg. d. Serumkrankh. d. Tetanus-Fermo-Serum, ebd. 1943. —
Geschichte u. Entwicklg. d. manipulat. Heilmethoden, WS i. Forsch. u. Praxis 1959.
— Knöch. Verletzgn. am Processus anterior calcanei, Arch. orthop. Unfallchir. 54/
1962. — Vernachlässigte unt. Sprunggelenk, ebd. 1963. — Wesentl. Bedeutg. d.
unt. Sprunggelenkes b. d. Distors. d. Fußes, Kongr.ber.: I. Congr. Int. Med. degli
Infortuno del Traffico Rom 1963.

Hellström, John, Prof., 6, Nybrogatan, Stockholm/Schweden. — Fragebogen
1968 nicht beantwortet.

Helm, Wolfgang, Facharzt f. Chirurgie, Durchgangsarzt der Deutschen Bundesbahn, 8 München 82, v. Erckertstr. 12. — *2. 6. 07 Augsburg. — **A:** 32. — **Prom:** 32.
— **F:** Chir. — **V:** 10 J. München (Lebsche u. Ernst).

Helmer, Fritz, Doz., II. Chir. Univ.-Klin., A-1090 Wien, Spitalgasse 23. —
*21. 3. 21 Wien. — **A:** 45 Wien. — **Prom:** 45 ebd. — **Hab:** 65 ebd. — **F:** Chir. —
V: Ausbildg. an d. II. Chir. Univ.-Klin. Wien, 61–62 Edvard A. Graham Memorial
Travelling Fellow am Johns Hopkins Hosp. (Blalock, Bahnson), (Fellow of Surg.,
Johns Hopkins Hosp.) u. Harvard Univ., Boston (R. E. Gross), 66 British Council
Cardiac Kurs London (Cleland). — **B:** Allerg. Reakt. i. Darm nach chir. Eingr., in:
Holler, Das akute allerg. Phänomen, Maudrich 1958. — **P:** Händedesinfekt. m.
Bradosol (mit Schnabl), Wien. klin. Wschr. 1950. — Akute postop. Enterocolitis,
ebd. 1954. — Neuroma reticulare b. e. 13-j. Mädchen. Gl.ztg. e. Beitr. z. Frage d.
Erkrankgs.alters b. neurogenen Tumor d. menschl. Magendarmschlauches (mit
Rosenkranz), Helvet. paed. acta 9/1954. — Aetiol. d. akuten postop. Enterocolitis,
Wien. klin. Wschr. 1955. — Klin. u. Therap. d. akuten postop. Enterocolitis,
Chirurg 1956. — Funkt. Result. nach Magenresekt. weg. Ka. (mit Denck), Klin.
Med. 1957. — Akute postop. Enterocolitis, Anaesthesist 1957. — Späterg. d. chir.
Bhdlg. d. Magenka. an d. Klin. Denk in Wien (mit Denck), Gastroenterologia 89/
1958. — Sakrokokzygeales Teratom, Klin. Med. 1958. — Progn. d. Magenka. (mit

Denck), Chirurg 1958. — Treatment of pulmonary abscesses and chronic pulmonary suppurations with oxytetracycline, Antibiotics Annual 1958–1959, Med. Encyclop. Inc. New York. — VI. Antibiotike Sympos. i. Washington, Klin. Med. 1959. — Klin. u. Therap. d. Analatresien, N.österr. Z. Kinderhk. 1959. — Staphylokokken-Erkrankgn. i. d. Chir. (mit H. Kunz), Österr. Kolloquium üb. therapieresist. Staphylokokken, Koll.ber. d. I. Med. Univ.-Klin. 1959. — Mikrobiol. Verhältn. i. Tracheobronchialbaum (mit Ch. Kunz u. Flamm). Thoraxchir. 1959. — Histol. d. angebor. hypertroph. Pylorussten. (mit Obiditsch-Mayer), Wien. klin. Wschr. 1959. — Verletzgn. d. Zwerchfells (mit Salem), Chir. Praxis 1959. — Nialamide in Surgery, J. Soc. cienc. Lisboe suppl. 73/1959 — Angebor. lob. Emphysem (mit Thalhammer, Wolf u. Zeitlhofer), N.österr. Z. Kinderkh. 1960. — Bes. selt. Form v. Malrotat. Invers beginn. Nabelschleifdrehg. m. Wechsel d. Drehrichtg. — $90^0 + 90^0 + 90^0$ (mit Krepler), Helvet. paed. acta 1960. — Späterg. d. Lungenresekt. i. Kindesalter, (mit Denk), Wien. klin. Wschr. 1960. — Folgen e. verspätet erkannten Analatresie (mit Stur u. Zweymüller), N. österr. Z. Kinderhk. 1961. — Recidiv. Oesophagotrachealfistel nach Oesophagusatresie (mit Krejci), Klin. Med. 1962. — Klin. u. Therap. d. angebor. lob. Emphysems, Langenbecks Arch. klin. Chir. 300/1962. — Angebor. lob. Emphysem u. cyst. Mißbildg. d. Bronchien (mit Krepler, Pollauf u. Zeitlhofer), Z. Kinderhk. 87/1962. — Erfahrgn. m. d. Blutverdünng. b. extrakorp. Kreisl. (mit Domanig jr., Lorbek u. Simandl), Wien. klin. Wschr. 1964. — Bhdlg. d. Kammerflimmern m. sympathikomimet. Aminen (mit Domanig jr. u. a.), ebd. — Erfahrgn. m. d. Spitz-Holter-Ventil b. d. Bhdlg. d. Hydrozephalus i. Kindesalter (mit Brandesky u. a.), Z. Kinderchir. 1964. — Erweit. Indikat. z. Implantat. e. elektr. Schrittmachers (mit Weissel), Wien. klin. Wschr. 1964. — Erfahrgn. b. Eingr. am off. Herzen (mit Lorbek, Simandl u. Staudacher), Klin. Med. 1964. — Op. nach Senning b. d. Fallot. Tetralogie (mit Lorbek), ebd. 1965. — Erfolgr. op. Treitz'sche Hernie b. e. Neugebor. (zugl. e. Beitr. z. diagnost. Bedeutg. d. Elektrolyte in Serum u. Harn) (mit Stur u. Zweymüller), Z. Kinderchir. 1965. — Aortenisthmussten. i. Alter (mit Lorbek), Wien. klin. Wschr. 1965. — Untersuchgn. z. Frage d. Hypotonie i. d. Initialphase d. extracorp. Zirkulat., ebd. — Kardiogene Bronchussten. b. Fibroelastosis endocardica (mit Kotscher u. a.), Z. Kinderhk. 94/ 1965. — Postop. Rhythmusstörgn. d. Herzens u. deren Bhdlg. m. Alupent (mit Staudacher u. Lorbek), Wien. klin. Wschr. 1965. — Verhalten d. Blutvolumens b. Eingr. am off. Herzen (mit Staudacher), Thoraxchir. u. vask. Chir. 1965. — Erg. d. Op. weg. Spina bifida u. Cranium bifidum (mit Brandesky), Wien. klin. Wschr. 1965. — Diff.diagn. u. Therap. d. Blutgn. nach Herzop. (mit M. Fischer), Taggs.ber. d. 19. Österr. Ärztetagg., Springer. — Klin. u. Therap. d. Trikuspidalatresie (mit Capek-Schachner), Klin. Med. 1965. — Therap. postop. Herzstillstände nach Herzop. (mit Lorbek), ebd. 1966. — Erfahrgn. m. d. op. Bhdlg. d. Trichterbrust (mit H. Kunz u. Howanietz), Thoraxchir. u. vask. Chir. 1966. — Frühthrombose nach Implantat. e. künstl. Aortenklappe, Langenbecks Arch. klin. Chir. 316/1966. — Blutgerinngs.störngn. nach Herzop. m. Hilfe d. extracorp. Zirkulat. (mit M. Fischer u. a.), Thoraxchir. u. vask. Chir. 1967. — Klin. u. Therap. d. thorak. Aortenaneurysmen, Klin. Med. 1967. — Probl. u. Erg. b. Schrittmacherimplantat. (mit Domanig jr., Elkadi u. Wolner), Wien. klin. Wschr. 1967. — Geheilte Leberrupt. b. Neugebor. (mit Rosenkranz), ebd. — Paediatr.-chir. Probl. d. subtotalen Dünndarmresekt. i. Neugebor.alter, Paediatr. u. Paeditol. 1967. — Verhalten d. Blutvolumens b. einigen angebor. u. erworb. Herzfehlern (mit Domanig jr., Elkadi u. Wolner), Wien. klin. Wschr. 1967. — Elektromagnet. Blutstrommessg. i. d. Herzchir. (mit

Domanig jr., Elkadi u. Wolner), ebd. — Iatrogene Fremdkörper i. Herz u. Lunge, Thoraxchir. u. vask. Chir. 1967.

Helmig, Hermann, Chefarzt f. Chir. am Spital, CH-8494 Bauma/ZH (Schweiz).*

Hemmer, Robert, Prof. u. Oberarzt d. Neurochir. Univ.-Klin., 78 Freiburg i. Br., Hugstetterstr. 55. — *18. 12. 20 Breisach a. Rh. — **A:** 45 Berlin. — **Prom:** 45 ebd. — **Hab:** 59 Freiburg i. Br. — **F:** Neurochir. — **V:** 45–48 Psychiatr.: Neurol. Krhs. Haar b. München (v. Braunmühl), 49–51 Neurol.: Univ.Nervenklin. Freiburg (Behringer, Jung), 51–53 Neurochir.: Neurochir. Univ.-Klin. ebd. (Riechert), 54 Chir. Univ.-Klin. ebd. (Krauss), ab 55 Neurochir. Univ.-Klin. ebd. (Riechert). — **B:** Liquordruck. Untersuchgn. z. Physiol., Pathophysiol. u. medikament. Beeinfl. d. Liquordynamik, Thieme 1960. — Erfahrgn. m. d. mod. op. Hydrocephalus-Bhdlg., Enke 1964. — Organisat. d. Bhdlg. schwerer Schädel-Hirnverletzgn. (mit Tönnis, Frowein, Loew, Grote, Klug, Finkemeyer), in: Arbeit u. Gesundheit, H. 79, Thieme 1967. — **P:** Beitr. üb.: Schädeltraumen, Neurochir. i. Kindesalter, Hypophysentumoren u. cerebr. Gefäßmißbildgn. sowie medikament. Beeinfl. d. gestörten Liquordynamik, in: Münch. med. Wschr, Mschr. Unfhlkd., Med. Welt, Med. Klin., Dtsch. med. Wschr., Chirurg, Arch. Psychiatr., Acta neurochir., Z. Kinderchir., Dev. Med. Child. Neurology, Suppl. 11 u. 13, Hippokrates, Chir. Praxis, Umschau, Arzneimittel-Forsch., Nervenarzt.

Hemmerich, Kurt, Dr. dent., Dr. med., Facharzt f. Mund- u. Kieferkrankh., Leit. Arzt d. Abt. f. Kiefer- u. Gesichtschir. am Krhs. d. Barmherzigen Brüder München-Nymphenburg, 8 München 22, Maximilianstr. 10. — *3. 11. 12 Augsburg. — **A:** 35 München Zahnmed., 41 Kiel Med. — **Prom:** 35 München Dr. dent., 41 Kiel Dr. med. — **F:** Kiefer- u. Gesichtschir. — **V:** 37–40 Rudolf-Virchow-Krhs. Berlin, 45–50 Nordwestdtsch. Kieferklin. Hamburg als Oberarzt.

Hempel, C. Erich, OMR., Prof., emer. Chefarzt d. chirurg. Abt. d. St. Elisabethkrhs., X 703 Leipzig, Prinz Eugenstr. 29. — *27. 4. 91 Laubegast/Dresden. — **A:** 19 Leipzig. — **Prom:** 21 ebd. — **F:** Chir. u. Gynäk. — **V:** 19–24 chir. Abt. d. städt. Krhs. St. Georg Leipzig (Heller), 24–26 staatl. Kr.stift Zwickau (Braun), 26–32 Chefarzt u. leit. Arzt, Städt. Krhs. Werdau/Sa., 32–45 Chefarzt d. chir. Abt. d. Bez.krhs. Annaberg/Erzgeb., 45–66 Chefarzt d. chir. Abt. d. St. Elisabethkrhs. Leipzig. — **P:** Op.mortal. u. Dauerresultate d. Gastroenterost. u. Resekt. b. Ulcus ventriculi, Diss. — Verbandtechn. b. Laparotomierten, Zbl. Chir. 1921. — Retrograde Darminkarzerat. d. ganzen Dünndarms m. Lauensteinscher Zugarkade, Dtsch. Z. Chir. 163/1921. — Bluttransfus. n. Oehlecker, Dtsch. med. Wschr. 1922. — Bluttransfus. i. d. Chir., Bruns' Beitr. klin. Chir. 132. — Geplatzte Tubargravidität u. Eigenblutinfus., Zbl. Gynäk. 1925 u. Bruns' Beitr. klin. Chir. 133. — Bedinggn. d. Entstehg. d. Bluttransfus.schädigg., Münch. med. Wschr. 1925. — Prostataabscesse, ebd. 1926. — Exohysteropexie b. völlig. Scheidenvorfall älterer Frauen, Dtsch. med. Wschr. 1927. — Gallenblasenreflexe u. Duodenalsondiergn. (mit Trommer), Klin. Wschr. 1927. — Milzruptur infolge akuter Hefeerkrankg. (mit Reinhardt), Arch. klin. Chir. 164/1931. — Dem Gedenken Heinrich Brauns, Dtsch. med. Wschr. 1934. — Resekt. z. Ausschaltg. b. schwer resecierb. Ulcus duodeni, Zbl. Chir. 1951. — Versorgung übergr. Bauchwandbr. durch Kutisplastik, ebd. 1952. — Nierenbeckenplast. b. Harnstaugs.niere, kombin. m. Lithiasis, ebd. 1953. — Hyperfunkt.zustände d. Nebenniere (mit K. J. Hempel), ebd. 1957.

Hendriock, Alfred H. W., Städt. Medizinaloberrat u. Chefarzt a. D., 3201 Barienrode, Lindenkamp 6. — *6. 9. 00 Schmalkalden. — **A:** 26. — **Prom:** 24. — **F:** Chir. — **V:** 24 Med. Klin. Würzburg (Morawitz), 25–26 Pathol. Anat. ebd. (M. B. Schmidt)

u. Barmen (J. W. Miller), 26–30 Marburg (Läwen, Klapp), 30–34 Oberarzt Chir.
Klin. Altstadt Magdeburg (Habs, Löhr), 34–35 Chefarzt Krhs. Ehringshausen, 35–45
Dir. u. Chefarzt in Aschersleben, unterbr. d. Militärdienst, 46–65 Chefarzt Städt.
Krhs. u. leit. Arzt d. chir. Abt. in Seesen. — **P:** Narcylen-Narkose, Diss. Würzburg
1924. — Parastruma zweier Epithelkörperchen, Zbl. Path. 38/1926. — Abgekaps.
Askarisreste unt. d. Bilde subser. Uterusmyome, Zbl. Gynäk. 1926. — Prävent. u.
lokaltherap. Wirksamkt. feuchter Verbände, insbes. spezif. Verbände Besredkas,
Zbl. Chir. 1927. — Gewebsbiol. Typen d. Streptokokken u. ihre klin. Bedeutg. (mit
Dold), Bruns' Beitr. klin. Chir. 141/1927. — Pelviren. u. sog. pyeloven. Übertritt
(mit Boeminghaus), Arch. klin. Chir. 155/1929. — Echte blutende Mamma, Chirurg
1931. — Pelviren. Übertritt v. Thorotrast b. d. Pyelograph. (mit Löhr), Zbl. Chir.
1932. — Urethroven. Übertritt d. Kontrastmittels b. d. Urethrograph., ebd. —
Gefahren d. Harnröhrenanaesth. u. Urethrograph., Dtsch. med. Wschr. 1933. —
Intraven. Urograph. u. pelviren. Übertritt, Zbl. Chir. 1934. — Pelviren. Übertritt
v. Uroselektan B b. intraven. Urograph. u. v. Thorotrast b. instrument. Füllgs.-
pyelographie, Z. Urol. 1935. — Quarantänezeit n. Sterilisat. erbkranker Männer,
ebd. — Zur Osteomyelitisfrage, Zbl. Chir. 1939. — † 23. 8. 1968.

Hendus, Lothar, leit. Arzt d. chir. Abt. d. Krskrhs., X 3700 Wernigerode,
Fockestr. 18. — Fragebogen 1968 nicht beantwortet.

Henkels, Paul L., Prof. emer. d. Tierärztl. Hochschule, 3 Hannover-Kirchrode,
Elisabethstr. 4. — *31. 10. 92 Wuppertal. — **A:** 20 Hannover. — **Prom:** 21 ebd. —
Hab: 25 ebd. — **F:** Chir. — **V:** 21 Tierärztl. Hochschule Hannover (Frick), Rö.-Inst.
Dresden (Kraft), 23 Oberass., 25 Priv.-Doz. f. Chir., 28 Ordinarius f. Chir. a. d.
Tierärztl. Hochschule Hannover, 50–52 Rektor ebd. — **B:** Lehrb. d. veterinärmed.
Rö.kunde, Parey 1926. — Lehrb.: Chir. d. Tierarztes. Syst. Anleitg. z. selbständ.
chir. Denken u. Handeln, Parey 1928. — Periostitis u. Ostitis. Beitr. z. Enzyklop. d.
prakt. Nutztierkde., in: Stang-Wirth, Tierheilkde. u. Tierzucht 1930. — Leitfaden
d. Kriegsveterinärchir. (Hrsg. mit anderen), Schaper 1942. — **P:** Zahlr. Veröff., u. a.:
Perneoplast. i. d. Veterinärchir., ihr Wert u. ihre Technik, Dtsch. tierärztl. Wschr.
31. — Störgn. i. Atemzentrum unmittelbar nach Kehlkopfpfeiferop., ebd. 32. —
Radikalop. gr. Bauchhernien unt. Verwendg. e. neuen Instrumentariums z. Retent.
d. Darmes, ebd. 34. — Beziehgn. zw. d. humanmed. u. veterinärmed. Röntgenol. u.
ihre gemeinsamen Ziele, ebd. — Lichttherap. i. d. Veterinärmed., Strahlentherap.
28. — Exp. Beitr. z. Voronoffschen Verfahren d. Transplantat. männl. Keimdrüsen,
Z. Tierzüchtg. u. Züchtgs.biol. 16. — Fraktion. Kauterisat. gr. Narbenkeloide,
Dtsch. tierärztl. Wschr. 38. — Fünfj. Erfahrgn. i. elektr. Op., ebd. 41. — Zwei neue
Nark.apparate f. alle Haustiere, ebd. — Kritik u. Vorschlag z. Abschluß d. Probl.
d. Sehnenstelzfußbhdlg., ebd. 56. — Neuart. Bhdlg. pyogen. u. putrider Wundinfekt. m. Weichteilnekr. durch proteolytisch wirk. Enzyme (mit Eggers), Festschr.
f. O. Röder, Hirzel Leipzig 52. — Chir. Verschluß d. Gelenkkapsel b. Großtier,
Tierärztl. Umschau 53. — Bhdlg. v. Arthritiden u. Tendovaginitiden m. Hydrocortis. (mit Eggers), Berl.-Münch. tierärztl. Wschr. 1956.

Henkert, Klaus, Ass. Chir. Univ.-Klin. Berlin (Charité), X 104 Berlin, Schumann-
str. 20/21. — *24. 7. 34 Berlin. — **A:** 57 Berlin. — **Prom:** 61 ebd. — **F:** Chir. —
V: 58–61 Krskrhs. Rüdersdorf b. Berlin (Lappe, Bumiller), 61–62 Städt. Krhs.
Berlin-Pankow (Weber), ab 62 Charité Berlin (Serfling). — **P:** Luxat. d. Finger-
gelenke, Mschr. Unfhlkd. 1965. — Erfahrgn. m. d. Bhdlg. v. 81 Kardiaca.,
Chirurg 1967. — Nachweis v. Lebermetastasen durch Ultraschalluntersuchg.,
Dtsch. Gesd.wes. 1967.

Henle, Konrad, 89 Augsburg, Ludwig-Thoma-Str. 34. — Fragebogen 1968 nicht beantwortet.

Henne, Herbert F., Prof., Chefarzt d. chir. Abt. Ev. Krhs., 29 Oldenburg. — *19. 4. 25 Hofgeismar. — **A:** 51 Göttingen. — **Prom:** 51 ebd. — **Hab:** 59 ebd. — **F:** Chir. — **V:** 52 Pharmak. Inst. Göttingen (Lendle), Med.Univ.-Klin. ebd. (Schoen), 55–62 Chir. Univ.-Klin. ebd., 1. Oberarzt. — **P:** Wirkg. v. Decholin u. Novokain auf d. Sphinkter Oddi (mit Erdmann), Klin. Wschr. 1953. — Spasmolyt. Wirkgn. am Sphinkter Oddi (mit Erdmann), Arch. exper. Path. Pharmak. 218/1953. — Choleret. Wirkgn. v. membrandicht. Stoffen, Klin. Wschr. 1953. — Wirkg. ganglienblock. Stoffe unt. bes. Berücksicht. v. Magnesiumsulfat (mit Erdmann), Arch. exper. Path. Pharmak. 220/1953. — Einfluß v. Genußgiften auf d. Gallenentleerg. (mit Erdmann), Klin. Wschr. 1953. — Wirkg. v. Hisatmin auf d. Sphinkter Oddi. Beitr. z. physiol. Bedeutg. d. Magensaftes f. d. Gallenentleerg. (mit Erdmann), Z. exper. Med. 123/1954. — Spasmolyt. Wirkgn. v. Gallensäuren auf glattmuskel. Organe (mit Erdmann), Arch. intern. Pharmacodyn. 98/1954. — Bhdlgs.erg. b. d. Sudeckschen Erkrankg. m. Prednisolon, Chirurg 1957. — Klin. Erfahrgn. u. exp. Unt.-suchgn. m. d. Cytostaticum N-Oxyd-Lost (mit Marggraf), Strahlentherap. 1957. — Chemotherap. Schutz b. Op. weg. maligner Tumoren, Langenbecks Arch. klin. Chir. 286/1957. — Klin. Erfahrgn. m. d. Doppelspektrum-Antibiotikum Sigmamycin, Med. Klin. 1958. — Bhdlg. d. Sudeck' Syndr. m. Prednisolon b. Diabetes mellitus, ebd. — Zweij.erg. cytostat. Nachbhdlg. b. Bronchialca., ebd. 1960. — Glucocorticoidwirkg. auf d. postop. Verändergn. d. Serum-Eisenspiegels, Langenbecks Arch. klin. Chir. 294/1960. — Verändergn. d. Eisenspiegels u. d. Serumeiweißfrakt. nach cytostat. Bhdlg. m. N-Oxyd-Lost u. e. N-Lost-Phosphamidester, ebd. 297/1961. — Postop. Ileus aus dritter Ursache. Beitr. z. Diff.diagn. d. postop. Darmunwegsamkeit, Chirurg 1962. — Bhdlgs.erg. d. zusätzl. Chemotherap. b. op. Bronchial-, Magen- u. Dickdarmca., Strahlentherap. 1962. — Geg.wärt. Bild d. Osteomyelitis (mit Hendriock), Chirurg 1964. — Vorzüge u. Grenzen d. Rush-Pin, ebd. 1965. — Frühdiagn. d. Dickdarmca., Med. Klin. 1967.

Henneberg, Hermann, Obermed.-Rat, Chefarzt d. chir. Abt. d. Kr.anst., X 2910 Perleberg, Bergstr. 1. — Fragebogen 1968 nicht beantwortet.

Hennecke, Ulrich, leit. Arzt d. chir. Abt. d. St. Barbara-Krhs., X 4000 Halle/Saale, Schleiermacherstr. 13. — Fragebogen 1968 nicht beantwortet.

Hennig, Otto, Professor, 89 Augsburg, Burgkmairstr. 20. — Fragebogen 1968 nicht beantwortet.

Henniges, Werner, OMR, Chefarzt d. chir. Abt. Städt. Krhs., 88 Ansbach/Mfr., Feuchtwangerstr. 28. — *16. 2. 13 Drenke/Westf. — **A:** 40 München. — **Prom:** 40 ebd. — **F:** Chir. — **V:** 40 II. Med. Univ.-Klin. München (Schnittenhelm), 41 II. Univ.-Frauenklin. Wien (Weibel), Prof. Finsterer ebd., 41–45 Unfall-Krhs. ebd. (Böhler), 45–53 chir.-gynäk. Abt. Städt. Krhs. München r. d. I. (Grasmann), 53–56 chir. Abt. ebd. (Maurer).

Hennings, Kurt, Facharzt f. Chir., 24 Lübeck, Sandstr. 8–12. — *1. 1. 99 Lübeck. — **A:** 23 Berlin. — **Prom:** 23 ebd. — **F:** Chir. — **V:** 23 Charité Berlin, 23–25 Pathol. Inst. Friedrichshain, Berlin (Pick), 26–32 2. chir. Abt. ebd. (Katzenstein), 32–45 Chefarzt Krskrhs. Schlochau/Ostpommern.

Henningsen, Otto, Prof., Via Trionfale 228, Rom (Italien). — Fragebogen 1968 nicht beantwortet.

Hennrich, Gerhard, Chefarzt d. chir. Abt. d. Marien-Hosp., 425 Bottrop, Randebrockstr. 70. *

Henrich, Franz-Adolf, Oberarzt d. Chir. Klin. d. Berufsgen. Kr.anst. Bergmanns-heil Buer, 466 Gelsenkirchen-Buer. *

Henschel, Walter F., leit. Arzt d. allg. Anaesthesieabt. d. Städt. Kr.anst., 28 Bremen, St. Jürgen-Str. — Fragebogen 1968 nicht beantwortet.

Henschke, Heinz, Chefarzt d. chir. Abt. d. Städt. Krhs. Wannsee, 1 Berlin 37, Sophie-Charlotte-Str. 47. — Fragebogen 1968 nicht beantwortet.

Hense, Gerhard, Chefarzt d. Bergarbeiter-Krhs. Rabenstein, X 9000 Karl-Marx-Stadt/Sachsen. — Fragebogen 1968 nicht beantwortet.

Hensel, Werner O. K. G., Facharzt f. Chir., 2 Hamburg 71, Bramfelder Chaussee 424. — *1. 12. 19 Berlin. — A: 47 Hamburg. — Prom: 48 ebd. — F: Chir. — V: 47–50 Städt. Krhs. Buxtehude (Schilling), 50–53 u. 54-55 Diakon.-Anst. u. Ev. Krhs. „Alten Eichen", Hamburg-Stellingen (Röbbelen), 53–54 AK Altona (Aschenbrenner), 55–59 Chir. Fachpraxis Hamburg (K. Krömer).

Hensell, Volker, Priv.-Doz., Oberarzt d. Neurochir. Univ.-Klin., 4 Düsseldorf, Moorenstr. 5. — Fragebogen 1968 nicht beantwortet.

Hentschel, Manfred, Priv.-Doz., Oberarzt d. I. Chir. Klin.d. F.U. Berlin im Klinikum Steglitz, 1 Berlin 45, Hindenburgdamm 30. — *18. 6. 26 Berlin. — A: 51 Berlin. — Prom: 51 ebd. — Hab: 67 ebd. — F: Chir. — V: 50 Univ.-Frauenklin. Berlin (Stoeckel), 52 Charité ebd. (Felix), 52–53 inn. Abt. Krhs. Berlin-Neukölln (Zadek), Pathol. ebd. (Plenge), 53–61 Charité Berlin (Felix), 61–62 Rudolf-Virchow-Krhs. ebd., ab 62 F.U. ebd. (Franke), 64 Studienaufenth. Paris. — B: Trigeminusneuralg. (mit Felix), in: Mod. Chir., Borgmeyer 1955. — Neubearb. d. Kap.: Chir. (mit Franke), in: Taschenbuch d. prakt. Med. (Kottmaier u. Schettler), 7. Aufl. (i. Druck), Thieme. — Dtsch. Üb.setzg. u. Üb.arbeitg. d. Kap.: The Pancreas u. The Reticulo-Endothelial or Macrophage System and the Spleen, in: Scientific Foundations of Surgery, Schattauer (i. Druck). — P: Ausfüllg. d. re. Phrenico-Cardialwinkels, Diss. — Sicher-hts.bindgn. z. Vorbeugg. d. Ski-Unfälle b. Abfahrtslauf, Münch. med. Wschr. 97. — Antidot-Therap. d. Schlafmittelvergiftg., ebd. 1956. — Endotracheal-Tubus-Be-festigg. b. hirnchir. Eingr., Anaesthesist 1956. — Avertin b. Status epilepticus, auf-getreten nach Op. am Halsmark, Zbl. Neurochir. 1956. — Off. od. geschloss. Blut-transfus. i. chir. Betrieb?, Chirurg 1956. — Querschnittslähmgn., insb. akute For-men, Dtsch. Gesd.wes. 1957. — Skiunfallverhütg. durch Sicherhts.bindgn., Sport-ärztl. Praxis 1958. — Verhütg. d. Achillessehnenrisse b. Skilauf durch Sicherhts.-bindgn., Münch. med. Wschr. 1959. — Spez.messer f. d. Bischofsche Op., Zbl. Neurochir. 1959. — Maßnahmen z. Skiunfallverhütg., Wiss. Ref. u. Mitt. 4. Kongr. Internat. Ges. Skitraumatol. Garmisch-Partenkirchen 1960, Verlag d. BRK-Berg-wacht München. — Ber. üb. d. IV. Internat. Kongr. f. Skitraumatol., Dtsch. med. J. 1961. — Gangrän nach Injekt. i. d. A. cubitalis (mit Weese), Münch. med. Wschr. 1961. — Schwangerschafts-Appendicitis (mit Hemsendorf), Langenbecks Arch. klin. Chir. 298/1961. — Gefahren d. Corticoid-Therap. aus chir. Sicht, Verh. Dtsch. Ges. inn. Med. 1961. — Anzeigen u. Gefahren d. Corticoid-Bhdlg. i. d. Chir., Chir. Praxis 1962. — Prof. Dr. Karl Plenge z. 70. Geb., Dtsch. med. J. 1962. — 75 J. Begriff „Appendicitis" – E. 1000-Fall-Rapport, Chirurg 1962. — Vena cava-Katheter via Vena jugularis externa b. schweren chir. Erkrankgn. z. i.v.-Substitut. u. Blut-diagnost. Anzeige, Techn. u. Gefahren, Langenbecks Arch. klin. Chir. 308/1964. — Spalthautplast. unt. Verwendg. v. Kunststoff-Folien, Ber. üb. d. Unfallmed. Tagg. Köln 1964. — Neue Methode d. Spalthautlappenplast. (Kunststoff-Folien-Spalt-hautplast.), Chirurg 1965. — Defektdeckg. d. Entnahmestelle b. Rundstiellappen-bildg. m. Folienspalthautlappen (mit Frenkel), Dtsch. Zahnärztebl. 1965. —

Pankreasanat. – Stud. aus chir. u. röntgenol. Sicht, Langenbecks Arch. klin. Chir. 313/1965. — Ber. üb. d. handchir. Arbeitstagg. Frankfurt a. M. 1964 u. bes. handchir. Probl., Dtsch. med. J. 1965. — Prim. Hyperparathyreoidism. (mit Loddenkemper), Zbl. Chir. 1966. — Gesichtspunkte d. mod. Handchir., Med. Welt 1967. — Gänge, Venen u. Art. d. Pankreas – Anat. Stud. aus chir. u. röntgenol. Sicht, Habil.-Schr. — Postop. Komplikat. am Pankreas nach Magenresekt. (mit Häring u. Dressler), Med. Klin. 1967. — Handchir. u. Instrumentarium (mit Vaubel), Acta medicotechn. 15/1967. — Ob.bauchchir. i. Lichte neuerer anat. Unt.suchgn., Forsch., Praxis, Fortbild. 1967.

Herbig, Herbert, a.o. Prof., Chefarzt d. Chir. Klin. u. ärztl. Dir. d. Städt. Kr.anst. Krhs. Benrath, 4 Düsseldorf. — *31. 10. 05 Düsseldorf. — **A:** 30 Berlin. — **Prom:** 31 Düsseldorf. — **Hab:** 49 ebd. — **F:** Chir. — **V:** 31 II. Med. Klin. München (Romberg), 31–32 St. Georg-Krhs. Hamburg (Hegeler), 32–33 Pathol., Univ. Basel (Gerlach), 33–39 Düsseldorf (Frey), 39–47 Kriegsdienst, 47–51 Düsseldorf (Derra). — **B:** Mediastinaltumoren u. ihre chir. Bedeutg. (mit Vieten u. Gans), Erg. Chir. u. Orthop. 37/1952. — **P:** Blutzuckersenk. Wirkung d. Kallikreins, Naunyn-Schmiedebergs Arch. 1932. — Lungenfunkt. nach Mittellappenexstirpat. weg. Lungentumor (mit Zaeper), Chirurg 1939. — Bhdlg. v. Duodenal- u. Choledochus-Fisteln, Zbl. Chir. 1939. — Wirbelfrakt. durch Insulinkrämpfe, ebd. — Bewertg. d. Lungenfunkt. b. eineng. thorakal. Eingr. (mit Zaeper), Arch. klin. Chir. 1939. — Ist d. Nikotin e. Gefäßgift ?, Beitr. z. Pharm. d. Nikotins unt. bes. Berücksicht. d. Wechselwirkg. v. Nikotin u. Nebennierenfunkt. auf d. Gefäßphysiol., Dtsch. Z. Chir. 257/1942. — Beobachtgn. u. Erfahrgn. b. Sehnenplast. z. Verbesserg. d. Funkt. d. Fallhand, Chirurg 1948. — Frühzeit. Ersatzop. b. d. Radialis-Lähmg., Zbl. Chir. 1949. — Üb.empfindl.kts.reakt. d. mesenchymal. Gewebes nach Inj. v. eigen. u. arteigen. Blut, Bruns' Beitr. klin. Chir. 179/1949. — Medistinalgeschwülste (mit Derra u. Pans), ebd. 183/1951. — Mediastinaltumoren u. ihre Bhdlg., Zbl. Chir. 1951. — Lappentraining u. Zeitersparnis b. gr. gestielt. Hauttransplantaten, Chirurg 1951. — Isol. Talus-Luxat. u. ihre op. Bhdlg. (mit van Look), Mschr. Unfallheilk. 1952. — Antibiot. Bhdlg. d. Osteomyelitis u. d. Gelenkempyeme i. Kombinat. m. chir. Maßnahmen, Zbl. Chir. 1952. — Neuere Gesichtspunkte b. d. Gewebsüb.tragg., Bruns' Beitr. klin. Chir. 185/1952. — Ungewöhnl. gr. appendikul. Kotstein, Chirurg 24.

Herbrand, Jakob, Facharzt f. Chir., Chefarzt d. St. Josefs-Krhs., 622 Rüdesheim/ Rhein. — *14. 5. 07 Wegberg/Rhld. — **A:** 32 Bonn. — **Prom:** 31 ebd. — **F:** Chir. — **V:** 32–33 Chir., orth., geburtsh. Abt. Herz-Jesu-Krhs. Trier (Balkhausen), 33–34 St. Josefs-Krhs. Berlin-Tempelhof (Bange), 34 Gertrauden-Krhs. Berlin-Wilmersdorf (Block), 34–37 Rostock (v. Gaza), 37–38 Oberarzt Chir. Abt. Marienhosp. Bonn-Venusberg (Els). — **P:** Nachuntersuchg.üb. op. u. nichtop. Meniscuserkrankg., Diss. — Avertin u. Tetanus, Münch. med. Wschr. 1932. — Posttraumat. Oedem d. Armes, Bruns' Beitr. klin. Chir. 1935. — Darmlähmg. b. Peritonitis, ebd. 1936.

Herbrand, Willi, 7614 Gengenbach/Baden. — Fragebogen 1968 nicht beantwortet.

Herbst, Martin, Prof., Dir. d. Klin. f. Herz- u. Gefäßchir. d. Univ., X 7010 Leipzig, Philipp-Rosenthal-Str. 27. — Fragebogen 1968 nicht beantwortet.

Herdan, Hans, Ärztl. Dir. u. Chefarzt d. chir. Abt. d. Sophienkrhs., X 5300 Weimar, Zum wilden Graben 8. — Fragebogen 1968 nicht beantwortet.

Herfarth, Christian, Priv.-Doz., Oberarzt d. Chir. Univ.-Klin., 78 Freiburg/Br. — *12. 8. 33 Breslau. — **A:** 59 Heidelberg. — **Prom:** 57 ebd. — **Hab:** 66 Marburg. —

F: Chir. — V: 57 Elisabeth-Krhs. Trier (Herfarth), 57–59 Pathol. Inst. Heidelberg (Randerath), 59 Med. Univ.-Poliklin. ebd. (Plügge), 59 Univ.-Frauenklin. ebd. (Runge), ab 60 Chir. Univ.-Klin. Marburg (Schwaiger). — **B:** Zellschädigg. u. Enzymaustritt (mit E. u. F. W. Schmidt), in: Leber u. Milz, Thieme 1967. — Erkrankgn. d. Brustdrüse (mit Schwaiger), in: Klin. d. Frauenhk. u. Geburtsh., Bd. 5, Urban & Schwarzenberg 1968. — Stoffwechsel d. chir. Pat. (mit Sommerkamp); u.: Allg. chir. Therap., in: Allg. Chirurgie, Thieme 1968. — **P:** Interkapill. Bindegewebes i. Glomerulum d. Niere d. Menschen (mit Bohle), Diss. 1957 u. Virchows Arch. path. Anat. 331/1958. — Interkapill. Bindegewebes i. Glomerulum d. Niere d. Menschen (mit Bohle), Verh. dtsch. Ges. Path. 42/1959. — Morphol. d. Niere b. akuten Nierenversagen (mit Bohle u. Krecke), Klin. Wschr. 1960. — Mondorsche Krankh. (mit Wagner), Münch. med. Wschr. 1960. — Periph. art. Embolekt. (mit Hupe u. K. H. Müller), Bruns' Beitr. klin. Chir. 204/1962. — Für u. Wider e. Antikoagulantienbhdlg. nach Embolekt. m. bes. Berücksicht. d. Thrombolyse durch Streptokinase (mit K. H. Müller u. Hupe), Langenbecks Arch. klin. Chir. 300/1962. — Kombin. instrument., transventrikul. Mitralklappensprengg.: Untersuchgn. z. Frage e. postop. elektrokardiograph. nachweisb. umschrieb. Myokardschädigg. (mit Schölmerich), Verh. dtsch. Ges. Kreisl.forsch. 28/1962. — Isozyme i. d. menschl. Leber u. ihre intrazellul. Lokalisat. (mit E. u. F. W. Schmidt), Klin. Wschr. 1962. — Elektrokardiograph. Vergleichsuntersuchgn. b. Commissurotomie m. u. ohne Dilatator (mit Schölmerich), Thoraxchir. 1963. — Histolog. Befunde b. d. Thrombolyse art. Embolie durch Streptokinase (mit Hupe u. K. H. Müller), ebd. 303/1963. — Verhalten v. Enzymen d. energielief. Stoffwechsels b. unterschiedl. Oxygenierg. i. Normo- u. Hypothermie b. d. isol. Perfus. d. Leber (Ratte) (mit E. u. F. W. Schmidt), Langenbecks Arch. klin. Chir. 304/1963. — Therap. d. periph. art. Embolie (mit K. H. Müller), Ärztl. Mitt. 1963. — Probl. d. postop. Ikterus. I. Mitt. Sonderformen d. postop. Ikterus (mit K. Körner), Chirurg 1964. — Exp. u. klin. Untersuchgn. einzelner Fermente u. Substrate b. Ileus: Bedeutg. f. Diagn. u. Progn., Langenbecks Arch. klin. Chir. 308/1964. — Einfl. d. Hypothermie auf d. tox. geschäd. Leber i. Tierexp. (mit E. u. F. W. Schmidt), ebd. — Probl. d. postop. Ikterus. II. Mitt. (mit Körner), Chirurg 1965. — Späterg. nach Leistenbr.op. (nach Gross) b. Säugling u. Kleinkind (mit Streicher u. Kohl), Langenbecks Arch. klin. Chir. 313/1965. — Gefahren d. Plattenosteosynthese b. Gelenku. gelenknahen Frakt. d. dist. Tibia (mit Franke), ebd. — Lebertrauma u. Enzymverhalten i. Serum: Beitr. z. Diagn. d. Leberrupt. (mit W. Börner), ebd. — Kindl. Leistenbr.: Erfahrgn. m. d. Op. nach Gross-Ferguson (mit Kohl u. Streicher), Bruns' Beitr. klin. Chir. 211/1965. — Op. Bhdlg. gelenknaher Frakt. (mit Franke), Med. Welt 1965. — Beitr. z. Pathophysiol. d. Leber i. d. Chir., Habil.-Schr., 1966. — Verschl. d. Vena subclavia u. Vena brachiocephalica b. retrostern. Strumen (mit Hettler u. H. van Lessen), Langenbecks Arch. klin. Chir. 316/1966. — Pathophysiol. d. mechan. Ileus. Exp. Untersuchgn. üb. d. Verhalten einzelner Substrate u. Enzyme (mit Staib), Bruns' Beitr. klin. Chir. 213/1966. — Verhalten einzelner Substrate u. Enzyme b. Ileus (mit Staib), Bull. Soc. int. Chir. 1966. — Studien z. Austritt v. Zellenzymen am Modell d. isol.perfund. Rattenleber, 1.–3.Mitt. Enzymol. biol. clin. 1966. — Beurteilg. d. Lebertraumas– Beitr. z. Diff.diagn. d. stumpfen Bauchverletzg., Unfhlkd. 93/1967. — Chir. endokriner Organe, 1. u. 2. Mitt., Ärztl. Mitt. 1967. — Elektrolytkonzentrat. i. d. Leber u. Muskulatur unt. Endotoxineinwirkg. (mit Staib u. Mikosch), Langenbecks Arch. klin. Chir. 1968. — Intrazellul. Elektrolytändergn. nach intraperiton. Endotoxingabe (mit Staib u. Mikosch),

Bull. Soc. int. Chir. 1968. — Enzym- u. Substratverhalten unt. Endotoxineinwirkg. (mit Brobmann u. Staib), Langenbecks Arch. klin. Chir. 1968; u. Bull. Soc. int. Chir. 1968.

Herfarth, Heinrich, Früher Chefarzt d. Städt. Krhs. Glogau/Schlesien, d. Städt. Krhs. Plauen u. d. Ev. Elis.-Krhs. Trier/Mosel, 6238 Hofheim a. T., Drosselweg 20. — *17. 8. 93 Glogau. — **A:** 20 Breslau. — **Prom:** 20 ebd. — **F:** Chir., Urol. — **V:** 20–28 Hyg. Inst. Breslau (Pfeiffer), Path. Inst. ebd. (Henke), Chir. Univ.-Klin. ebd. (Küttner), urol. Abt. ebd. (Renner). — **B:** Neuergn. u. Wandlgn. d. Milzchir. i. d. letzten 10 J., in: Erg. Chir. u. Orthop., Bd. 19. — **P:** Entkeimg. v. Obst u. Gemüse d. Chlorkalk, Zbl. Bakt. 86. — Kongenit. Hypertrophie d. Portio, Mschr. Geburtsh. 55. — Therap. d. habit. Schulterluxat., Zbl. Chir. 1932. — Chir. d. Milz, Bruns' Beitr. klin. Chir. 128. — Neues Anaestheticum, ebd. 132. — Tierexp. Versuche m. Schlangengiften, ebd. 129. — Sudecksche Knochenatrophie, ebd. 132. — Seltene gutart. Form d. Knochentbk., ebd. — Epiphysenbau b. Kniekontraktur, Fortschr. Röntgenstr. 33. — Eigentüml. Phänomen b. Amputat.stümpfen, ebd. — Prälimin. Unterbindg. d. Art. carotis externa, Zbl. Chir. 1926. — Kropffrage i. Hinbl. a. d. Kropf i. Schlesien, Bruns' Beitr. klin. Chir. 134. — Röntgenol. Beitr. z. Gefäßversorgg. d. Haut, Fortschr. Röntgenstr. 35. — Splenektomie b. d. Blutkrkhtn., d. sog. Splenomegalien u. d. infekt. Milztumoren, Bruns' Beitr. klin. Chir. 137. — Prolaps d. Choledochus, Zbl. Chir. 1928. — Symptomenkomplex d. Gallensteinerkrkg., ausgelöst d. Tors. d. Gallenblasenkörpers, ebd. 1932. — Zentr. Myxom d. Tibia, Langenbecks Arch. klin. Chir. 170/1932. — Bhdlg. penetr. Verletzgn. gr. Gelenke m. Unguentolan, Zbl. Chir. 1935. — Herzchir. unt. Berücksichtgg. d. EKG, ebd. 1940. — Flüss. Verbandmittel (Mullersparnis), ebd. 1943. — Herzchir., Chirurg 1947. — „Perkut. Immunisierg." geg. Staphylokokkeninfekt. b. Kaninchen, Zbl. Bakt. 1928.

Herget, Robert, Prof., Dr. med. habil., Facharzt f. Chir. u. Urol., Chefarzt d. chir. Abt. Krhs. Huyssens-Stiftung, 43 Essen, Henricistr. 92. — *21. 12. 10 Wohnbach/ Hessen. — **A:** 36 Gießen. — **Prom:** 39 Heidelberg. — **Hab:** 44 Kiel. — **F:** Chir. u. Urol. — **V:** 35–36 Univ. Kinderklin. Gießen (Duken), 36 Pathol. Inst. ebd. (Herzog), 37 Landviertelj. Alsfeld (Kröck), 37–38 Gießen (A. W. Fischer), 38–39 Med. Univ.-Klin. ebd. (Reinwein), 39 Kiel (A. W. Fischer), 39–42 Kriegsdienst, 42–53 Kiel (A. W. Fischer, Wanke), 45 Ernenng. z. Doz. f. Chir., 51 Ernenng. z. apl. Prof. — **B:** Op. an d. männl. Harnröhre, in: Bier-Braun-Kümmell, Chir. Op.lehre, Bd. 5, Barth, Leipzig 1957. — Drucklufterkrankgn. (mit Alnor u. Seusing), Barth, München 1964. — Wunde, Wundinfekt., mechan., therm., elektr. Verletzgn., u. Tafeln v. Normalrentensätzen, in: Ärztl. Gutachten i. Versichergs,wes., Bd. I, 3. Aufl., Barth, München 1968. — **P:** Makrodystrophia fibromatosa progressiva, Bruns' Beitr. klin. Chir. 168/1938. — Lymphat. Reakt. i. Kindesalter, Arch. Kinderhk. 117/ 1939. — Entstehg. u. Verhütg. d. Coma basedowicum, Chirurg 1940. — Diff.diagn. lymphat. Systemerkrankgn. i. d. Chir., ebd. 1943. — Einf. Techn. z. zeitweil. Ausschaltg. d. Ganglion stellatum, ebd. — Klin. Bedeutg. d. Novocain- u. Alkoholausschaltg. d. Ganglion stellatum, Dtsch. med. Wschr. 1944. — Resorpt.verhältn. d. menschl. u. tier. Peritonaeums, Langenbecks Arch. klin. Chir. 261/1948. — Neuere Beobachtgn. üb. chron. Gelenkverändergn. b. Tauchern durch Drucklufteinwirkg., ebd. — Durchwandergs.peritonitis b. akuter Breslau-Gastroenteritis (mit Maassen), Dtsch. med. Rundsch. 1949. — Die Permeabilitätsverhältn. d. Peritonaeums u. ihre Bedeutg. f. d. Chemotherap., Langenbecks Arch. klin. Chir. 264/ 1950. — Klin. exp. Untersuchgn. z. Frage d. Chemotherap. b. appendiculärer Peritonitis (mit A. W. Fischer), ebd. 265/1950. — Konstitut.pathol. d. mult. kartilagin. Exostosen, Z. Orthop. 80/1951. — Interpositio hepatodiaphragmatica (Chilaiditi), Bruns' Beitr. klin. Chir. 183/1951. — Einfl. d. Resekt. e. thrombos. Art.abschnittes auf periph. Durchblutgs.störgn., Langenbecks Arch. klin. Chir. 268/1951. — Früh- u. Späterg. nach Grenzstrangresekt. b. Endangitis obliterans u. Arteriosklerose, ebd. — Prim. Infarkte d. langen Röhrenknochen durch lok. Kreisl.störgn., Zbl. Chir. 1952. — Kl. Chir. unt. bes. Berücksicht. d. Chemotherapeutica u. Antibiotica, Schl.-Holst. Ärztebl. 1953. — Pathophysiol. d. Peritonaeums, Langenbecks Arch. klin. Chir. 273/1952/53. — Bhdlg. d. Nieren-, Blasen- u. Prostatakrebse, Strahlentherapie 1953. — Exp. u. klin. Lungenbefunde nach Op. am Halsgrenzstrang, Langenbecks Arch. klin. Chir. 276/1953. — Exp. Untersuchgn. üb. d. Einfl. e. thrombos. Art.abschnittes auf d. Kollateralkreisl. (mit Alnor), Bruns' Beitr. klin. Chir. 187/1953. — Beckenvenensperre u. Unfall, Hefte Unfallhk. 47/1954. — Exp. Untersuchgn. z. Verhütg. v. Komplikat. b. Grenzstrangblockaden, Bruns' Beitr. klin. Chir. 193/1956. — Knochen- u. Gelenkverändergn. b. Tauchern, Hefte Unf.hlkd. 62/1959. — Bhdlg. hüftnaher Oberschenkelfrakt. m. d. Federkopfschraube, ebd. 78/1964.

Herink, Alfons, Ärztl. Dir. u. Chefarzt d. chir. Abt. d. Krhs. d. Aachener Knappschaft, 5124 Bardenberg üb. Herzogenrath. Krs. Aachen, Mühlenhaus 7. — *4. 12. 09 Lasswitz/Oberschl. — A: 36 Berlin. — Prom: 37 ebd. — F: Chir. — V: 36 u. 38 inn. Abt. Städt. Krhs. Friedrichshain Berlin (Kalk u. v. Domarus), Pathol. Inst. ebd. (Hückel), 38–42 chir. u. gynäk. Abt. ebd. (Männel), 42–45 Militärdienst, 46–50 Oberarzt a. Knappschafts-Krhs. Bochum-Langendreer (Tönnis). — B: Op. Revis. d. Dura b. gedeckten Hirnverletzgn., Meningitisprobl., in: Kirschner-Nordmann, hrsg. v. W. Tönnis. 1948. — P: Vorkommen u. diagn. Bedeutg. d. Schweninger Venenkranzes, Diss. — Nachuntersuchgs.ergn. b. op. Megacolonfällen (mit Tönnis), Dtsch. med. Wschr. 1951. — Enterocysten b. Meckelschem Divertikel, Zbl. Chir. 1950. — Akute spin. Epiduralabsceß b. bakt. Allg. infekt., ebd. 1954. — Nicht heilende Frakt. i. Kindesalter, H. Unfhlkd., 52. — Atyp. Verlauf e. epidur. Hämatoms, Zbl. Chir. 1956. — Besonderhtn. b. e. art.-ven. Fistel zw. A. u. Vena fem. m. Ameurysma d. A. fem., H. Unfhlkd., 56. — Beckenbr. m. Harnblasenabriß, Harnröhrenrupt. u. Zerreißg. d. Sakralplexus b. e. 3j. Jungen, Zbl. Chir. 1957. — Pseudoperitonitis diabetica, ebd. 1964.

Herlyn, Karl Ewald, Prof., 34 Göttingen, Georg-Dehio-Weg 9. — Fragebogen 1968 nicht beantwortet.

Herlyn, Gerrit, Facharzt f. Chir., 34 Göttingen, Hanssenstr. 17. — *30. 6. 32 Göttingen. — A: 59 Hannover. — Prom: 59 Göttingen. — F: Chir. — V: 57–58 Ev. Krhs. Weende Göttingen (Herlyn), 58 Med. Univ.-Klin. ebd. (Schoen), 58–59 Univ.-Kinderklin. ebd. (Joppich), 59 geburtsh.-gynäk. Abt. Krhs. Einbeck (Anton), 60 Krskrhs. Aurich (Kochs), 60–67 Ev. Krhs. Weende Göttingen (Herlyn), ab 67 Berufsgen.schaftl. Anst. Bergmannsheil II Gelsenkirchen-Buer (Wolf). — P: Einfl. versch. Pharmaka auf d. Verteilg. e. markiert. Endotoxins i. Organism. (mit Fritze u. Doering), Z. exper. Med. 132/1959.

Hermann, Kurt, Facharzt f. Chir., Oberarzt d. Knappschaftskrhs., 463 Bochum-Langendreer. — *28. 2. 30 Eschwege/Werra. — A: 55 Frankfurt a. M. — Prom: 55 ebd. — F: Chir. — V: 55–56 chir.-gynäk. Abt. Marienhosp. Erwitte/Westf. (Böckeler), 56–57 chir.-gynäk. Abt. St. Josefkrhs. Salzkotten/Westf. (Allhoff), ab 57 chir. u. neurochir. Abt. Knappschaftskrhs. Bochum-Langendreer (Klug).

Hermann, Walther, San.-Rat, Ärztl. Krhsdir. i. R., Facharzt f. Chir., 775 Konstanz, Mainaustr- 80. — *27. 9. 92 Karlsruhe. — A: 21 Berlin. —

Prom: 22 Marburg. — **F:** Chir. — **V:** Ass.-Arzt u. Oberarzt d. Städt. Krhs. Konstanz (Meisel). — † 1969.

Hernández-Richter, H. José, Priv.-Doz., Leit. Oberarzt d. II. Chir. Univ.-Klin., 5 Köln-Merheim, Ostmerheimer Str. 200, Haus 41. — *4. 2. 25 Murcia/Spanien. — **A:** 50 Erlangen-Nürnberg. — **Prom:** 50 ebd. — **Hab:** 64 Köln. — **F:** Chir. u. Urol. — **V:** 50 I. Med. Klin. d. Kr.anst. Nürnberg (Jahn), 51–63 München (Frey, Zenker), ab 63 II. Chir. Univ.-Klin. Köln-Merheim (Schink). — **B:** Schußverletzgn. d. Brust- u. Bauchraumes, in: Erg. d. Chir., Bd. 45, Springer 1963. — Klin. u. exper. Untersuchgn. üb. d. postop. Wundruptur, Habil.-Schr., Köln 1964. — Plast. u. Transplantat., in: Lb. d. Chir., Lehmann 1968. — **P:** Paramyeloblastenleukose nach Typhusschutzimpfg., Diss., Erlangen 1950. — Anaesth. u. Muskelerschlaffg. b. diagn. u. therap. Maßnahmen (mit J. Fischer), Anaesthesist 1953. — Exp. Studie üb. Aortentransplantat. Estudio experimental de las trasplantaciones en la Aorta, Diss., Salamanca 1955. — Vgl. exp. Untersuchgn. üb. d. Bestimmg. d. Nierendurchblutg. m. d. bubble flow meter u. m. d. Clearance d. p-Aminohippursäure (mit Schwalb, Gress u. Kotsianos), Z. exper. Med. 1958. — Akutes Abdomen b. viscer. Erythematodes (mit Englert), Münch. med. Wschr. 1959. — Exp. Untersuchgn. üb. d. Änderg. d. Nierenfunkt. b. künstl. Hypotens. durch Ganglienblocker, Langenbecks Arch. klin Chir. 291/1959. — Hemorragia aguda interna por contusion renal (Diagnostico diferencial entre ruptura del bazo y del rinon) (mit Tamames), Cirurg., Ginecol. y Urol. 1960. — Carcinoma de uroaco (mit Meyer), ebd. — Kontroll. Hypotens. i. d. urol. Chir. (mit Hohmann), Z. Urol. 1961. — Entstehg. d. Platzbauches (mit Hohmann), Münch. med. Wschr. 1961. — Klin. Verdacht auf Colontumor b. Kompressionseffekt durch Steinsackniere, Z. Urol. 1961. — Hypotens. y Urol. (mit Tamames), Cirurg. Ginecol. y Urol. 15/1961. — Segmentresekt. d. Harnleiters b. gutart. Tumoren (mit de la Pená u. Tamames), Z. Urol. 1961. — Diff.diagn. Harnleiterstein-Drüsenverkalkg., ebd. 1962. — Erste Hilfe b. Unfällen i. Gebirge, Münch. med. Wschr. 1962. — Plast.Deckg. gr. Hautdefekte a. Schädel (mit Jakoby), Langenbecks Arch. klin. Chir. 302/1962. — Op. Entferng. von Lungenstecksplittern (mit Schink u. Glum), Thoraxchir. 1963. — Kombin. Schwenklappenplastik u. freie Spalthauttransplantat. b. d. Deckg. gr. Weichteil- u. Knochendefekte a. Schädel (mit Jakoby), Chir. Praxis 1963. — Kompressions- u. Pelotteneffekte b. d. Rö.darstellg. d. Colon, Bruns' Beitr. klin. Chir. 206/1963. — Ovarektomie b. Mamma-Ca. (mit Hohmann), Münch. med. Wschr. 1963. — Exp. Untersuchgn. üb. d. Beeinflussg. d. Wundheilg. durch lösl. Kollagen, ebd. 1964. — Exp. Untersuchgn. üb. postop. Wundruptur nach Implantat. v. Walker-Ca. a. d. Ratte (mit Ranz u. Latsch), Z. exper. Med. 1964. — Untersuchgn. üb. d. Einfl. v. lösl. arteigen. Kollagen auf d. exper. Wundheilg., Langenbecks Arch. klin. Chir. 308/1964. — Bhdlg. u. Progn. d. Totalscalpierg. (mit Jakoby), Acta neurochir. 12/1964. — Heilg. u. Beeinflussg. exper. gesetzter Wunden durch lösl. Kollagen (mit Struck u. Sixt), Virchows Arch. 339/1965. — D. Einfl. v. artfremd. Kollagen auf d. Wundheilg. i. Tierexp. (mit Struck u. Engelhardt), Langenbecks Arch. klin. Chir. 313/1965. — Beeinflussg. d. Wundheilg. durch Kollagen, serol. Aspekte u. ihre Bedeutg. f. d. Klin. (mit Struck u. Engelhardt), ebd. 316/1966. — Plast. Hautersatz nach Resekt. malign. Tumoren, Chirurg. Plast. et reconstr. 3/1967. — Apparatur z. Bestimmg. d. Wundfestigkt. in vivo (mit Struck, Schink u. Moll), Z. exper. Med. 1967. — Klin. u. exper. Erfahrgn. z. Wundheilg. nach Corticoidverabreichg. (mit Struck), Langenbecks Arch. klin. Chir. 319/1967. — Tierexper. Untersuchgn. üb. d. Belastg. d. Knochens in vivo – Eine neue Meßmethode (mit Struck), ebd. — Einfluß e. Antiphlogisticum auf d. Wundheilg. i. Tierversuch (mit Struck), Chirurg 1967. — Neuere Probl. d. Wundheilg. (mit Struck), Internat. Surg. 48/1967.

Herrmann, Alexander, Prof., Dir. d. Univ.-Klin. f. Hals-, Nasen- u. Ohrenkranke, 8 München 71, Voltzweg 5. — Fragebogen 1968 nicht beantwortet.

Herrmann, Helmut, Facharzt f. Chir., 4812 Brackwede, Lönkert 16. — *5. 2. 24 Rodt, Kreis Trier. — **A:** 53 Bonn. — **Prom:** 53 ebd. — **F:** Chir. — **V:** 53–65 St. Franziskushosp. Bielefeld (Hitzler, Koss), ab 58 als Oberarzt.

Herrmann, Karl Oskar, Facharzt f. Chir., z. Z. Prakt. Arzt, 6302 Lich/Gießen, Gießener Str. 1. — *5. 3. 07 Frankfurt a. M. — **A:** 37. — **Prom:** 37. — **F:** Chir. — **V:** 38–39 Pathol. Inst. Gießen (Herzog), 39 chir. Univ.-Klin. ebd. (Bernhard), 2 J. Kriegsdienst, — 45–49 Chir. Univ.-Klin. Gießen, 49—68 Chefarzt d. Stadtkrhs. Lich. — **B:** Entleerg. d. menschl. Gallenblase i. Rö.bild, in: Lehrb. Schinz, Baensch u. Friedel, Kap.: Gallenblase. — **P:** Exp. u. klin. Unt.suchgn. üb. d. Stippchen-Gallenblase, Diss. — Exp. Unt.suchgn. üb. d. Zustandekommen d. Stippchen-Gallenblase (mit Fenster), Dtsch. Z. Chir. 249/1937. — Wert d. Rö.diagn. d. spontan. inn. Gallenfisteln f. d. op. Vorgehen, Röntgenpraxis 1943. — Röntgenol. festgestellte Ursache v. schwerem hepatogenem Ikterus, ebd. 1948. — Entleerg. d. menschl. Gallenblase i, Rö.bild., Fortschr. Röntgenstr. 74/1951. — Sperrmechanism. d. Gallenwege, ebd. 75/1951. — Schutzvorrichtgn. d. Leberzellen an d. Gallenwegen, ebd. 1951. — Röntgenol. Nachweis d. aktiven Entleergs.tätigk. d. Muskulus Sphinkter Oddi, ebd. — Druckmessgn. i. d. menschl. Gallenwegen z. Bestimmg. d. aktiven Entleergs.funkt. d. Muskulus Sphinkter Oddi, Ärztl. Forschg. 1952. — Druckmessgn. i. Choledochus d. Menschen, ebd. — Diagn. u. op. Bhdlg. d. Erkrankg. d. Muskulus Sphinkter Oddi, Zbl. Chir. 1952. — Manometr. Druckmessgn. d. physiol. Arbeitsber. d. Muskulus Sphinkter Oddi b. Menschen u. d. Einfl. d. Atmg. auf d. Tätigkt. dieses Muskels, Z. inn. Med. 1952. — Zusätzl. biol. Bhdlgs.methode b. Leber u. Gallenwegserkrankgn. u. b. postop. Zuständen (mit Irrgang), Brauwiss.-schaft 1952. — Aktiv. Entleergs.phasen d. Muskulus Sphinkter Oddi b. Ascaris d. Gallenwege i. Rö.-Serienbild, Fortschr. Röntgenstr. 76/1952. — Einfache Methode z. manometr. u. cholangiograph. Diagn. d. Gallenwegserkrankgn., Chirurg 1953. — Leberzellsekr., manometr. gemessen u. ihre Beziehg. z. weiteren Partialdrucken d. Gallengangsystems, Erfahrgs.heilk. 1954. — Unt.suchgn. üb. d. Druckverändergn. i. d. menschl. Gallenblase auf physiol. u. nicht physiol. Reize hin, ebd. 1955. — Choledochusstein, Zbl. Chir. 1955. — Toxaemie, Erfahrgs.heilk. 1956. — Verhalten d. Cholesterins i. Blut b. d. HOT-Bhdlg. (Therap.), Therap.woche 1958. — Heilwirkg. d. Bieres u. d. Trubes i. intermediär. Stoffwechsel, Inn. Med. u. Bier 1960.

Herrmann, Ludwig, Inst. f. Pharmakol. u. Toxikol. d. Univ., X 2200 Greifswald, Friedrich-Loeffler-Str. 23d. — Fragebogen 1968 nicht beantwortet.

Herrmannsdorfer, Adolf, Prof., Dr. med. et phil., 1 Berlin 19, Reichsstr. 30. — *8. 5. 89 Dortmund. — **A:** 14 München. — **Prom:** 11 Münster (Dr. phil.), 16 München (Dr. med.). — **Hab:** 24 München. — **F:** Chir. u. Urol. — **V:** 18–30 München (Sauerbruch), 30–45 Chefarzt d. chir. Abt. St. Antonius-Krhs. Berlin-Karlshorst, 50–57 Versorggs.amt Berlin. Danach freie Gutachtertätigkt. — **B:** Kochb. f. Tuberkulöse, Leipzig, Barth. — **P:** Zahlr. diätet., chir., urol. u. gutachtl. Veröff. — † 17. 1. 1969.

Hertel, Engelhard, Prof., Chefarzt am Städt. Krhs., 64 Fulda, Görresstr. 16. — Fragebogen 1968 nicht beantwortet.

Herwig, Hermann, Assist. d. Chir. Klin. d. Med. Akademie „Carl Gustav Carus", X 8053 Dresden, Goetheallee 2. — Fragebogen 1968 nicht beantwortet.

Herzog, K. Heinz, Doz., Dr. med. habil., Oberarzt d. Chir. Univ.-Klin., X 25 Rostock, Leninallee 35. — *13. 10. 27 Suhl/Thür. — A: 54 Jena. — **Prom:** 56 ebd. — **Hab:** 62 ebd. — **F:** Chir. — **V:** 55–64 Jena (Kuntzen, Becker), ab 64 Rostock (Schmitt). — **B:** Sehnenkonserv. u. -transplantat., Fischer, Jena 1965. — Immunolog. Fragen d. Gewebstransplantat., Bd. 2, VEB Volk u. Gesundheit 1965. — Überarb. d. chir. Teils: Op.kunde f. Schwestern u. Pfleger, Seyfarth-Jäger, 3. Aufl., Fischer, Jena 1966. — Chirurgie, in: Diagn. u. therap. Techn. i. d. Med., hrsg. v. Kleinsorge-Rösner, Fischer, Jena 1968. — Akutes Abdomen, in: Dutz: Diff.diagn. inn. Erkrankgn., Fischer, Jena 1968. — D. op. Kranke. Folgen nach Op. am Dünn- u. Dickdarm, v. Grewe-Sachse, Barth, München 1968. — Sept. Chir., v. Schmitt, Barth, Leipzig 1968. — Poliklin. Chir., Lehrb., Fischer, Jena 1968. — **P:** Techn. d. Mammaplast. unt. bes. Berücksicht. d. Gefäßversorgg. d. Mamille u. Erörterg. e. Mögl.kt. praeop. selekt. Angiograph., Diss. Jena 1957. — Agenesie d. Processus vermiformis, Zbl. Chir. 1958. — Techn. d. Mammaplast., ebd. — Fingerbandschäden, Klin. u. Therap., Chir. Praxis 1958. — Streckausfall am Fingerendglied ohne Strecksehnenläs., Zbl. Chir. 1959. — Gesichtspkte. b. Fingerstrecksehnenverletzgn., ebd. — Thromboembolie i. klin. Sicht, Med. Wschr. 1959. — Morphol. d. Handgelenks, Bruns' Beitr. klin. Chir. 200/1960. — Versorgg. d. Fingerstrecksehnenverletzgn., Langenbecks Arch. klin. Chir. 293/1960. — Handgelenksmorphol. b. Handwurzelaffekt., Bruns' Beitr. klin. Chir. 200/1960. — Schädiggn. d. vol. Bandapparates d. Fingergelenke, Mschr. Unfhlkd. 1960. — Arthrodese d. Fingermittelgelenke, Chirurg 1960. — Chir. Erfahrgn. b. Haemophilen, Münch. med. Wschr. 1960. — Metatraumat. Fingergelenksschäden — Diagnost. u. Therap., Beitr. Orthop. 7/1960. — Bhdlgs.erg. v. Naviculare-frakt., -pseudarthrosen u. -zysten, Zbl. Chir. 1961. — Op. b. Haemophilen, ebd. — Indikat. u. Techn. d. Fingerarthrodese, ebd. — Indikat. u. Techn. d. Fingerarthrodese, Langenbecks Arch. klin. Chir. 297/1961. — Thromboembol. Komplikat. b. Infus.therap. (mit E. Müller), Med. Klin. 1961. — Verwendg. v. konserv. Sehnengewebe i. Exp., Z. Orthop. (Beilageh.) 96/1962. — Konserv. v. Sehnengewebe u. seine Verwendg. z. Transplantat. – Exp.studie. Habil.-Schr., Jena 1961. — Fingerbandschäden, Tägl. Praxis 1962. — Schmerzzustände i. Bereich d. ob. Extremität, Zbl. Chir. 1962. — Perforat. d. postop. Ulcus pepticum jejuni, Zbl. Chir. 1963. — Grundlagen u. Mögl.ktn. d. Gewebstransplantat., ebd. — Dünndarmatresien u. -sten., ebd. — Konserv. v. Sehnengewebe, Langenbecks Arch. klin. Chir. 302/1963. — Entwicklgs.stand d. Gewebe- u. Organtransplantat., Med. Klin. 1963. — Lokalbhdlg. v. Verbrenngn. (mit Schneider), Mschr. Unfhlkd. 1963. — Anat. Bedingtht. chron. Handgelenksschäden (mit Schiewe), Z. Orthop. 97/1963. — Kenntnis congenit. Zystenbildgn. (unt. Mitt. e. angebor. Magenzyste), Chirurg 1963. — Epicondylopathie, Mschr. Unfhlkd. 1963. — Maligne Primärtumoren d. Dünndarmes, Chirurg 1963. — Exp. Grundlagen d. Transplantat. v. konserv. Sehnengewebe, Langenbecks Arch. klin. Chir. 303/1963. — Organisat. d. Blutbank, Heilberufe, Kunstdruckbeil. 1963. — Durchblutgs.störgn. an d. unt. Extremität, Beitr. Orthop. 1963. — Sehnennaht od. Sehnenersatz?, ebd. 1964. — Angebor. Lungenzysten, Chirurg 1964. — Verschorfgs.- od. Koagulat.therap. b. Verbrenngn. (mit Schneider), Med. Bild 7/1964. — Diagnost. Schwierigktn. b. postop. Ileus (mit Bartel), Zbl. Chir. 1964. — Techn. d. Sehnen-Reinsert., insbes. d. dist. Bicepssehne, Chirurg 1964. — Radiogene Schenkelhalsfrakt. (mit Bartel), Mschr. Unfhlkd. 1964. — Bhdlg. v. Omphalocelen, Langenbecks Arch. klin. Chir. 306/1964. — Erg. d. Bhdlg. v. 170 Knochen- u. Weichteilsarkomen (mit Buchda), ebd. 312/1965. — Chir. d. Nabelschnurbr., Z. ärztl. Fortbild. 1966. — Späterg. d. Magenresekt. weg. Ulcus ventriculi u. duodeni (mit Fiege), Chirurg 1966. — Indikat. u. Techn. d. Decholedochoduodenost., ebd. — Erg. v. Op. an d. Gallenwegen (mit Smolinski u. Kiene), Bruns' Beitr. klin. Chir. 214/1967.

Herzog, M. Kurt, Prof., Dr. med. habil., Chefarzt i. R., apl. Prof. f. Chir. u. Sportmed. an d. Univ. Düsseldorf, Lehrbeauftr. f. plast. Anat. u. Beweggs.lehre an d. Staatl. Kunstakad. Düsseldorf, 415 Krefeld, Sollbrüggenstr. 52. — *1. 6. 05 Dresden. — **A:** 31 Berlin. — **Prom:** 31 ebd. — **Hab:** 40 Düsseldorf. — **F:** Chir., Orthop., Sportmed., Verkehrsmed. — **V:** (außer d. Studium d. Med. noch Teil-Studium d. Technik a. d. Techn. Hochsch. Dresden u. München, ferner Vollstudium d. Leibesübgn. mit Abschluß als „Diplom-Turn- u. Sportlehrer''.) 30 Pathol.-anat. Inst. Univ. Rostock (W. Fischer), 30–31 Inn. Klin. d. Städt. Krhs. Dresden-Johann-stadt (Rostoski), 31–32 Inn. Poliklin. Charité Berlin (His, v. Bergmann), ab 32 Chir. u. Orthop. Klin. d. Med. Akad. Düsseldorf (Frey), 43 komm. Leitg. d. Chir. Klin. u. Wahrnehmg. d. Lehstuhls f. Chir. ebd., 48 Chefarzt d. Chir. Klin. d. Städt. Kr.anst. Krefeld, 58–61 Chefarzt d. BG-Unfallkrhs. Frankfurt a. M., ferner 35–37 im Neben-amt Leit. d. Staatl. Hochschulinst. f. Leibesübgn. Düsseldorf, ab 63 Forschgs.-aufträge d. Ministeriums f. Wirtschaft, Mittelstand u. Verkehr d. Landes Nordrhein-Westf. — **B:** Beweggs.physiol. Ausnutzg. d. gr. Gliedmaßengelenke d. Menschen i. Beruf u. Alltag u. ihre prakt. Bedeutg., Thieme Leipzig 1940. — Beweggs.bedarf d. menschl. Gliedmaßengelenke b. d. Arbeit, Westdeutscher Vlg. 1948. — Bedeutg. d. Kraftbegriffes i. d. allg. Frakt.lehre u. b. d. Auswahl v. Bhdlgs.verfahren, in: Leistgn. u. Erg. d. neuzeitl. Chir. E. K. Frey z. 70. Geb., Thieme 1958. — Vernünft. Verhalten b. Verkehrsunfällen, Scherpe 1961. — Techn. d. fortlauf. graf. Registrierg. v. Beweggn. d. Gliedmaßengelenke d. Menschen, Westdeutscher Vlg. 1961. — Be-merkgn. zu e. Bewegungslehre f. Künstler, 1961, Arch. d. Verf. — Medicomobil-karten. Straßenkarten m. Verzeichnis u. Standorten d. Unf.krhs. d. Bundesrepublik. 6 Kartenblätter Maßstab 1 : 525000. IRO-Verlag 1963. — Mögl.ktn. d. Beeinflussg. ungünst. Umweltveränderungn. i. d. mod. Industrieges. durch Formgestalter u. Architekten. Semestereröffngs.rede, Scherpe 1963. — Ber. üb. d. derzeit. Leistgs.-stand v. Einrichtgn. d. Ersten Hilfe. Forschgs.arbeit i. Auftr. d. nordrh.-westfäl. Verkehrsministeriums, Düsseldorf 1963. Textbd. u. Bildbd. Arch. d. Ministeriums. — Niedergelass. Ärzte u. ärztl. Erste Hilfe b. Verkehrsunf. Forschgs.arbeit i. Auftr. d. nordrh.-westf. Verkehrsmin. Düsseldorf 1963. Arch. d. Min. — Verhalten d. Arztes an d. Verkehrsunf.stelle, u. Op.techn. u. klin. Unterschiede b. d. Meth. d. Marknagelg., in: Regensb. Jahrb. ärztl. Fortbildg. Bd. 20, Schattauer 1964. — Illu-sion u. Wirkl.kt. i. d. Ersten Hilfe, in: Aktuelle Probl. d. Verkehrsmed. Enke 1965. — Unf.med. u. verkehrsmed. Befund- u. Verhaltenserhebgn. b. 632 Unf.verletzten. Forschgs.arbeit i. Auftr. d. nordrh.-westf. Min. f. Verkehr. Düsseldorf 1965. Arch. d. Min. — Erhebgn. üb. d. Folgen v. Straßenverkehrsunf. m. med. u. polizeil. Fragestellg. z. Unf.folgenbekämpfg. Forschgs.arbeit i. Auftr. d. nordrh.-westf. Min. f. Verkehr. Düsseldorf 1966. Arch. d. Min. — Unf.schwerpunkte, ihre Häufigkt. u. Verteilg. sowie Mögl.ktn. zu ihrer Bekämpfg. Forschgs.arbeit i. Auftr. d. nordrh.-westf. Verkehrsmin. Düsseldorf 1967. Arch. d. Min. — Untersuchgn. z. inn. Sicherh. d. Personenkraftwagens. Forschgs.arbeit i. Auftr. d. nordrh.-westf. Ver-kehrsmin. Düsseldorf 1967. Arch. d. Min. — Übersicht üb. Transport- u. Einsatzmög-l.ktn. b. Verkehrsunf. u. Verkehrskatastr., in: Hdb. d. Verkehrsmed. Springer 1968. — **P:** Wirkgs.weise sportl. Beweggs.abläufe i. d. Gelenken. Beitr. z. Ätiol. d. Sport-schäden. Diss. 1930. — Stellg. d. Rekordes u. d. persönl. Höchstleistg. i. Vereins-betrieb, Diplomarbeit d. Dtsch. Hochschule f. Leibesübgn. Berlin 1932. — Untersuchgn. üb. d. norm. Wendebewegl.kt. d. Hand u. üb. d. unfallmed. Beurteilg. ihrer Einschränkg., Arch. orthop. Unfallchir. 38/1937. — Untersuchgn. z. Lehre d. synhapt. Gliedermechan., Arbeitsphysiol. 10/1938. — Geräte z. Absaugg. v. Flüssigk. (z. B. Blut) aus Leitgs.bahnen i. Untersuchgs.gefäße m. regulierb. Geschwindigkt. u. i. sehr kurzen Zeitabständen, Z. exper. Med. 1938. — Grenzwerte (Maximal- u. Minimalwerte) b. Alltags- u. Berufsbeweggn. menschl. Gliedmaßengelenke u. ihre Bedeutg. f. d. Praxis, Arch. klin. Chir. 200/1940. — Schaukelgerät z. Nachbhdlg. Wirbelsäulenverletzter, Münch. med. Wschr. 1941. — Verbess. eig. Hebelgerät z. Ausgl. d. Seitenverschiebg. b. Br. d. langen Röhrenknochen z. Anwendg. b. d. Marknagelg., Zbl. Chir. 1943. — Op. Bhdlg. v. Darmfisteln durch Ausschaltg. d. fisteltrag. Darmschlinge, ebd. 1944. — Techn. d. Oberschenkelmarknagelg. nach Küntscher, ebd. — Gleitbolzg., e. Meth. z. Osteosynthese, Chirurg 1947. — Meth. z. op. Bhdlg. d. gewohnheitsmäß. Kniescheibenverrenkg., Zbl. Chir. 1947. — Beweggs.- bedarf d. gr. Gliedmaßengelenke b. d. Arbeit u. seine Bedeutg. i. d. Unfhlkd., ebd. 1949. — Nagelg. v. Oberarmbr. m. geradem, starrem Nagel, Hefte Unfhlkd. 42/ 1950. — Verlängergs.osteot. unt. Verwendg. e. percutan gezielt verriegelten Marknagels, ebd. — Geborgte Kraft als Bhdlgs.prinzip d. Knochenbr., ebd. 43/1951. — Nagelg. d. Tibiaschaftbr. m. e. starren Nagel, Langenbecks Arch. Klin. Chir. 276/ 1953. — Percutan gezielte Spongiosaplombe als Bhdlgs.meth. b. Pseudarthrosen, ebd. 279/1954. — Techn. u. Erg. v. Nagelgn. schwier. Tibiabr.- u. -pseudarthrosen, ebd. 287/1957. — Rollmeßbild, e. Röntgenverf. z. Längenbestimmg. z. B. v. Knochen, Chirurg 1958. — Techn. d. geschl. Marknagelg. fr. Tibiafrakt. m. d. Rohrschlitznagel, ebd. — Fehler, Gefahren u. Vorteile d. geschl. Osteosynthese d. Tibia m. d. Marknagel, Verh. Dtsch. orthop. Ges. 1958. — Techn. d. geschl. Marknagelg. d. Oberschenkels m. d. Rohrschlitznagel, Chirurg 1960. — Indikat. u. Techn. d. Extrakt. intakt. u. gebroch. Marknägel aus d. Tibia, ebd. 1962. — Bhdlg. v. m. mult. Fissuren verges. Torsionsbr. am ob. Femurende m. spiralförm. Markschienen, Zbl. Chir. 1962. — Begriff d. stabilen Osteosynthese, Arch. orthop. Unfallchir. 1963. — Fortschr. i. d. Pseudarthrosenbhdlg. durch Marknagelg. (Prof. E. K. Frey z. 75. Geb.) Bruns' Beitr. klin. Chir. 207/1963. — Untersuchgn. üb. d. Erstversorgg. v. Verunfallten u. d. z. Klinikeinweisg. benutzten Transportmittel, Kongr.ber. Dtsch. Ges. f. Unfhk. 1964. — Extraarticul. Plast. d. hint. Kniegelenkkreuzbandes, Congr. Internat. Coll. Surg. 1964. — Verletztentransport heute u. i. d. Zukunft, Hefte Unfhlkd. H. 91/1966.

Herzog, Wolfgang, Prof., Chefarzt Städt. Krhs., 5272 Gummersbach, Brückenstr. — *20. 4. 22 Kiel. — **A:** 45 Berlin. — **Prom:** 45 ebd. — **Hab:** 55 Köln. — **F:** Chir. — **V:** 45 Luftwaffenlaz. Eutin/Holstein (Reich), 46–47 Kiel (Anschütz, Wanke), 47–48 Pathol. Inst. ebd. (Büngeler), 48–49 Med. Univ.-Klin. Marburg (Schwenkenbecher), 49–60 Köln (V. Hoffmann). — **B:** Notfälle i. d. Lungenklin. u. Thoraxverletzgn., in: Knipping u. Rink, Klinik d. Lungenkrkhtn., F. K. Schattauer 1964. — **P:** Herz-Gefäßmißbldg.: Fehlen d. Aortenbogens, Frankf. Z. Path. 59/1948. — Ca.-Metastasiergn. i. d. quergestr. Muskulatur, Zbl. allg. Path. 85/1949. — Morphol. u. Pathol. d. Lig. flavum, Frankf. Z. Path. 61/1949. — Klippel-Feilsches Syndrom, Med. Klin. 1949. — Gefäßhist. d. Magens u. Zwölffingerdarmes b. Ulc. ventr. u. duod., Bruns' Beitr. klin. Chir. 184/1952. — Akutes tiefes Zwölffingerdarmgeschwür — e. Durchblutungsstörg., Münch. med. Wschr. 1952. — Makro- u. mikroradiograph. Gefäßbefunde d. Magenresekt.präp., Zbl. Chir. 1953. — Pathogen. d. Priapismus, Langenbecks Arch. klin. Chir. 277/1953. — Sur la pathogénie vasculaire de l'ulcère gastro-duodénal, Arch. malad. l'app. dig. 42/1953. — Gefäßveränderg. b. Ulc.

ventr. u. duod., Bruns' Beitr. klin. Chir. 188/1954. — Considérations anat. et chir. sur le problème vascul., Maroc-Medical 346/1954. — Erg. d. Whiteheadschen Haemorrhoidenop., Zbl. Chir. 1956. — Anat. u. chir. Betrachtgn. üb. Gefäßprobl,. Konstit. Med. 1955. — Probl. d. Nierentbk., Landarzt 1956. — Blutersatz-Blutbank, M.kurse f. ärztl. Fortbildg. 1957. — Zur Mikroangiographie, Fortschr. Röntgenstr. 1957. — Autonomie d. Magens, Acta Neuroveget. 16/1957. — Theorie d. funkt. Durchblutgs.störgn. b. Magengeschwür, Ärztl. Forsch. 1957. — Transoss. Venograph. d. Hüftgelenkes, Medizinische 1959. — Kunstfehlergutachten, Hefte Unfhlkd. 60/1959. — Küntscher-Nagel u. Rush-Pin, Zbl. Chir. 1960. — Knochenbr.-bhdlg. i. Wandel d. Zeiten, Landarzt 1960. — Diagn. Wert d. Splenoportograph., Zbl. Chir. 1961. — Splenoportograph. b. Leber- u. Pancreastumoren, Münch. med. Wschr. 1961. — Probl. d. med. Schenkelhalsfrakt., Langenbecks Arch. klin. Chir. 299/1962. — 2 benigne Gallengangstumoren u. d. Bedeutg. d. Radioscopie, Chirurg 1962. — Wert d. transoss. Venograph. b. d. Schenkelhalsfrakt., Chir. Praxis 1963. — Künstl. Beatmg., Z. Tbk. u. Erkrankg. d. Thoraxorg. 121/1964. — Postop. Galensteinileus-Recidiv, Chirurg 1963. — Akute art. Thromb. n. stumpfem Bauchtrauma, Mschr. Unfhlkd. 1964.

Hess, Herbert, Leit. Arzt d. urol. Abt., Oberarzt d. chir. Abt. Städt. Krhs., 694 Weinheim a. d. B. — *4. 4. 23 Heidelberg. — **A:** 49 Heidelberg. — **Prom:** 53 ebd. — **F:** Chir. u. Urol. — **V:** 48–62 Heidelberg (K. H. Bauer) u. 62–63 ebd. (Linder), u. a. Anästh. (Frey), Urol. (Holder) u. Neurochir. (Klar), 54 zwztl. anästh. Vertr. op. Lungenheilstätte Wehrawald Todtmoos/Schwarzwald (Good), ab 63 Oberarzt d. chir. Abt. Städt. Krhs. Weinheim (Graf), ab 66 Leit. Arzt d. urol. Abt. ebd. u. d. urol. Ambulanz. — **P:** Bhdlg. d. Schilddrüsen-Ca. m. Radio-Jod, Dtsch. Z. Chir. 269/1951. — Verhütg. u. Bhdlg. d. postop. Spätatonie d. Magens u. Darmes, Anaesthesist 1954. — Erfahrgn. m. e. neuen sympathicomimet. wirk. Mittel, Klin. Wschr. 1955. — Arseninhalat. u. Bronchialkrebs b. Winzern, Langenbecks Arch. klin. Chir. 283/1956. — Bhdlg. extrasphinct., komplett. Analfisteln m. d. Drahtzugverfahren, Chirurg 1959. — Haemangiopericytome, Langenbecks Arch. klin. Chir. 294/1960. — Ca.bildg. i. Mägen, d. weg. Ulcus ventriculi bzw. duodeni resez. wurden, Bruns' Beitr. klin. Chir. 201/1960. — Frakt. d. unt. Extremität b. Fußballsport, Langenbecks Arch. klin. Chir. 300/1962. — Bhdlg. d. Schilddrüsen-Ca. m. Radio-Jod, Dtsch. Ges. Chir. München 131/1962.

Hess, Walter, a.o. Prof. d. Chir. an der Univ. Basel, Limmatquai 122, Ch-8001 Zürich. — *26. 7. 18 Zürich. — **A:** 44 Zürich. — **Prom:** 45 ebd. — **Hab:** 54 Basel. — **F:** Chir. — **V:** 45–46 Schweiz. Forschungsinst. Davos (Berblinger), 46–49 Basel (Henschen, Schürch), 49–50 Heidelberg (K. H. Bauer), 50–57 Basel (Nissen), 57–59 Prof. of Clin. Surgery, Univ. of Alexandria (VAR), Chief Inst. of Medic. Research Alexandria. — **B:** Chir. d. Pankreas, Schwabe 1950. — Cholangiograph. intra operationem, in: Röntgendiagnostik Erg. 1952–1956, Thieme 1958. — Chir. Bhdlg. d. akuten u. chron. Pankreatitis, Enke 1954. — Op. am Halse, in: Fehler u. Gefahren b. chir. Op., Fischer Jena 1954 u. 1958. — Op. Cholangiographie, Thieme 1955. — Indikat. z. Reop. a. d. Gallenw., in: Chir. Indikat., Thieme 1956. — Dick- u. Dünndarm, in: Lehrb. d. Chir., Thieme 1957 u. 1960. — Pankreas, in: Lehrb. d. Chir., Thieme 1957, 1960, 1962. — Op. am Magen u. Duodenum (mit Nissen), in: Breitner, Op.lehre. Bd. 4, Urban u. Schwarzenberg 1958. — Gallengangsplast. u. Gallengangsersatz, in: Leistgn. u. Erg. d. neuztl. Chir., Thieme 1958. — Nachbhdlg. Bauchoperierter, in: Chir. in. d. tägl. Praxis, Hippokrates 1959, 1965. — Pankreas u. Milz, in: Klin. Chir. f. d. Praxis, 3. Bd., Thieme 1960. — Endokrin. Pankreas, in: Klin.

Chir. f. d. Praxis, Thieme 1960. — Erkrankgn. d. Gallenwege u. d. Pankreas, Thieme 1961. — Bauchschmerzen (mit Nissen), in: Vom Symptom z. Diagn., Karger 1961, 1963, 1065, 1967. — Enfermedades de las vias biliares y del pancreas, Cientifico Médico Barcelona 1963. — Fortschr. d. Gallenchir., in: Leber- u. Gallealmanach, Banatschewsky 1963. — Le malattie delle vie biliari e del pancreas, Piccin Padova 1965. — Diseases of the pancreas and of the biliary passages, Nostrand, Philadelphia 1965. — Chron. Pankreatitis, Huber 1968. — Op. am Pankreas, in: Breitner, Op.-lehre, Urban u. Schwarzenberg 1968. — **P:** Histol. Diabetesdiagn., Schweiz. Z. Path. Bakt. 9/1945. — Lordosierg. als Entstehgs.mechan. d. atyp. Aortenrupt., Schweiz. med. Wschr. 1946. — Endokr. inakt. Ka. d. Langerhans'schen Inseln, ebd. — Verändergn. am Fibrin b. tuberk. Verkäsg., Schweiz. Z. Path. Bakt. 10/1947. — Krankhts. bild d. Vertrebra plana Calvé. als Syndrom, Schweiz. med. Wschr. 1947. — Aktivität d. Lipase u. Cholinesterase b. fettfr. Diät u. b. E-Avitaminose, Helv. chim. acta 31/1948. — Verhalten d. Lungen- u. Plasmalipasen nach intraven. Injekt. v. Olivenöl, Helvet. Physiol. Acta 6/1948. — Fettembolie u. Lipasen, Helvet. chir. acta 1948. — Milkman'sche Syndr., Schweiz. Orthop. 1949. — Intermitt. u. perfor. Pankreascyste, Schweiz. med. Wschr. 1950. — Kohlenhydratstoffw., Helvet. physiol. acta 9/1951. — Fragen u. Erg. d. Pankreaschir., Gastroenterologia 78/1952. — Fortschr. d. Pankreaschir. 16. Tagg. Dtsch. Ges. f. Verd. u. Stoffw.krankh. Lübeck, Dtsch. Verlagskontor 1952. — Heut. Stand d. Pankreaschir., Zbl. Chir. 1953. — Chron.-rezid-Pankreatitis u. ihre chir. Indik., Med. Klin. 1953. — Prakt. Bedeutg. d. Ulkuska., Helv. chir. acta 1953. — Fortschr. i. d. Chir. d. Gallenw., Schweiz. med. Wschr. 1954. — Ther. d. Pankreaserkr., Therap.woche 1954. — Prim. stenos. Papillitis, Helvet. chir. acta 1954. — Risiko abdomin. Eingr. b. alten Pat., Gastroenterologia 84/1955. — Les ictères dans les pancréatites, Rev. Intern. Hépatol. 1955. — Les possibilités chirurgicales dans le traitement des pancréatites chroniques, ebd. — Cholangiogr. Befunde b. Beschw. n. Cholecystekt., Dtsch. Z. Chir. 282/1955. — Klin. Pathol. d. Papilla Vateri, Schweiz. med. Wschr. 1955. — Techn. Ausrüstg. f. d. op. Cholangiogr., Med. Tech. 1955. — Aneurysma d. Art. hepatica, Helvet. chir. acta 1955. — Neuere Gesichtsp. i. d. Gallenwegschir., Ärztl. Praxis 1956. — Indikat. z. Eingr. an d. Gallenw., Dtsch. med. Wschr. 1956. — Diagnost. u. chir. Ther. d. Gallenwegserkr., Ciba Symp. 3/1956. — Op.wahl b. präkanzer. Erkr. d. Dick-d., Gastroenterologia 86/1956. — Klin. u. röntgenol. Unters. üb. funkt. Beschw. nach Magenresekt., Helvet. chir. Acta 1956. — Fortschr. i. d. Chir. Ther. d. akuten u. chron. Pankreatitis, Dtsch. med. J. 1956. — Resorpt.studien nach part., total. u. erweit. Gastrekt., Dtsch. Z. Chir. 287/1957. — Stenos. Papillitis, Chir. Praxis 1957. — La papillite sténosante dans la pathologie biliaire, Gastroenterologia 88/1957. — Cholelithiasis u. Cholecystitis, Dtsch. med. Wschr. 1957. — Diff.diagn. u. Ther. d. Papillensyndr., Méd. Hyg. 15/1957. — Résultats des examens cholangiographiques lors de troubles après cholécystectomie, Acta chir. Belg. 5/1957. — Chir. Beh. d. Erkr. d. Oesophagus, Therap.woche 1957. — Choledochoduodenost., Chir. Praxis 1958. — Adreno-lien. Shunt b. metastas. Mammaca., Dtsch. med. Wschr. 1958. — Epidemiologic and clinical aspects of peptic ulcer in Switzerland, Proc. World Congr. Gastroent., Williams & Wilkins Baltimore 1958. — Oesophagoplast. unt. Verwendg. d. re. Colonhälfte z. Ersatz d. totalstenot. Oesophagus b. Kindern, Chirurg 1959. — Les opérations palliatives dans les cancers du canal digestif., Méd. Egypte 1959. — Weitere Erfahrgn. m. d. Gastropexie u. Fundoplicatio b. Hiatushernien m. Refluxoesophagitis, Thoraxchir. 1959. — Pneumonekt. b. asbzed. Friedländer-Pneumonie, Schweiz. med. Wschr. 1959. — Fortschr. i. d. Chir. d. Gallenwege, Therap.woche 1960. — Quelques observations sur l'hépatosplénomégalie bilharzienne, Rev. Mal. Foie 36/1961. — Syndr. d. Hepaticusgabel, Gastroenterologia 96/1961. — Indik. z. op. Ther. b. Gallenwegserkr., Therap. Rundschau 1962. — Pankreatolithiasis, Dtsch. med. Wschr. 1962. — Chir. Ulkusther., Mkurse. ärztl. Fortbild. 1962. — Drei Sonderprobl. i. d. Bhdlg. d. chron. Pankreatitis, Helvet. chir. acta 1963. — Diagnostic de la pancréatite chronique pré- et peropératoire, Actualité hépatogastroent. Hôtel-Dieu 1963. — Chir. Bhdlg. d. Gallenwegserkr., Regensb. Jahrb. f. ärztl. Fortb. 11/1963. — Primäre Pylorushypertrophie d. Erwachsenen, Schweiz. med. Wschr. 93/1963. — Die chir. Bhdlg. d. chron. Pankreatitis, Z. Gastroent. 1963. — Cuando deben operarse las enfermedades de las vias biliares?, El Dia Medico 79/1963. — Fisiopatologia post-operatoria del coledoco y del esfinter de Oddi, ebd. — Esfinterotomia por via transduodenal, ebd. — El diagnostico de la pancreatitis cronica antesy durante la intervencion, ebd. — El sindrome de la horqueta del hepatico, ebd. — Diagnost. u. Therap. d. chron. Pankreatitis, Balneologia 1963. — Chir. Maßn. i. d. Bhdlg. d. chron. Pankreatitis, Therap.woche 1964. — Schlecht funktion. Choledochoduodenost., Congr. Int. Coll. Surg. Wien 1964. — Klin. u. Therap. d. chron. Pankreopathien, Mkurse. ärztl. Fortbild. 1964. — Gastrointest. Blutgn. b. chron. Papillitis, Gastroenterologia 103/1964. — Anzeigestellg. z. op. Eingr. an Gallenw. u. Pankreas, Internist 1964. — Postcholezystektomiesyndr., Akt. Kongreßber. 1/1965. — Intraop. Untersuchungsmeth. b. Pankreaserkrankgn., Radiologe 1965. — Diagn. d. Papillitis u. Papillensten., Dtsch. med. Wschr. 1965. Fortschr. d. Gallenchir., Almanach d. Leber-, Galle- und Pankreaskrankh., München 1965. — Tratamiento actual de la pancreatitis cronica, Prensa med. Arg. 52/1965. — Cistico residual, ebd. — Reintervenciones en las vias biliares, ebd. — Cirugia del hepatico, ebd. — Actualisacion y tratamiento de los tumores de la papila, ebd. — Palliat. Präliminäreingr. b. schwerem Verschlußikterus, Helvet. chir. acta 1966. — Sbagli ed errori nel trattamento della pancreatite cronica, Festschrift P. Mirizzi, Cordoba 1966. — Ther. d. Papillensten., Dtsch. med. Wschr. 1966. — Part. u. total. Pankreatekt. b. chron. Pankreatitis, Helvet. chir. acta 1966. — Indik., Tech. u. Result. d. kaud. Pankreaticojejunost., Festschr. K. Herfort, Cs. gastroent. 20/1966. — Sind Pleuraergüsse häufig b. Pankreascysten?, Dtsch. med. Wschr. 1966. — Dyskinesien d. Gallenbl., Landarzt 1966. — Chir. d. affections non lithiasiques de la vésicule biliaire, Sem. Hôp. Paris 43/1967. — Les displasies vésiculaires et les adénomes. Actualités gastroent. Hôtel Dieu 2/1967. — Op. Gallenbl., Paracelsus Beih., Wien 1967. — Indikat. z. Cholecystect. b. Gallenblasenerkr., Therap. Rundschau 1967. — Los tumores de la region duodenopanc., Quinto Curso Cir. bil. Buenos Aires 1967. — Fisiopatologia post-colecistectomia, ebd. — La ictericia en cirugia biliar, ebd. — Las afecciones no litiasicas de la vesicula, ebd. — La reseccion del pancreas en la pancreatitis cron, ebd. — Hepaticolithiasis, Balneologia 1967. — Probl. d. Op.wahl i. d. Gallenchir., Chirurg 1967. — Dauermedikat. n. Cholecystect.?, Selekta 1967. — Chron. Durchfälle, Hypokaliämie, Prädiabetes u. Anazidität, e. neues Syndr. b. Überfunkt. d. Inselapp., Helvet. chir. acta 1968.

Hessdörfer, Eduard, OMR, Facharzt f. Chir., Vertrauensarzt, 87 Würzburg, Friedenstr. 36. — *30. 4. 17 München. — **A:** 44 Würzburg. — **Prom:** 44 ebd. — **V:** 45 Kriegsdienst, 48–56 Stationsarzt i. Krskrhs. Ochsenfurt, 56–60 Stationsarzt i. Juliusspit. Würzburg, ab 61 Vertrauensarzt bei der LVA Unterfranken.

Hesse, Friedrich, Prof., Dir. d. Chir. Klin. d. Städt. Krhs. Saarbrücken (Bürgerhosp.) u. Ärztl. Dir. i. R., 66 Saarbrücken I, Reppersbergstr. 43, T. 24113. — *19. 7. 97 Leipzig. — **A:** 22 Leipzig. — **Prom:** 22 ebd. — **Hab:** 31 ebd. — **F:** Chir. —

V: 22 Inn. Med. Hamburg-Barmbeck (Lutze), 23 Path. Anat. Dresden (Schmorl), 24–34 Leipzig (Payr), 34–40 Leit. Arzt d. chir. Abt. d. Ev. Krhs. Bethania Schweid-nitz/Schlesien, 36 umhabilitiert nach Breslau, ab 40 Chefarzt chir. Abt. Städt. Krhs. (Bürgerhosp. Saarbrücken), 40 umhabilitiert nach Heidelberg, ab 64 im Ruhestand. — **B:** Bhdlg. d. fr. Sehnenverletzgn., Ergeb. Chir. u. Orthop. 1933. — Allg. Nark. u. örtl. Betäubg. (mit Lendle u. Schoen) 1934. — Kleines Nark.buch, Joh. Ambr. Barth 1935, 10. Aufl. 1967. — **P:** Pankreasfettgewebsnekr., Diss. — Nichteinheilg. e. autoplast. transplant. Tibiaspans, Zbl. Chir. 1923. — Path. Anat. d. Schenkelhals-frakt., Arch. klin. Chir. 134. — Verschluß d. A.fem. nach Magenresekt., Dtsch. Z. Chir. 193. — Anat. u. Therap. d. Schenkelhalsbr., ebd. 199. — Anzeigestellg. chir. Eingr. b. Coma diabet., Münch. med. Wschr. 1926. — Erfahrgn. m. d. Lachgasnark., Arch. klin. Chir. 140 u. Schmerz 1928. — Diagn. d. osteomyelit. Nadelsequesters, Zbl. Chir. 1929. — Medialer S-Schnitt, Bruns' Beitr. klin. Chir. 148. — Einfl. d. Kost a. chron. entzündl. Erkrankgn., ebd. 151. — Bhdlg. u. Endausgänge d. unspez. eitr. Entzündgn. d. gr. Gelenke (mit Kortzeborn), Festschr. f. Payr, Arch. klin. Chir. 164. — Heilungsvorgänge an synov. eingescheid. Sehnen, ebd. 197. — Mod. Nark.-bestrebgn. m. bes. Berücksichtigg. d. Kombinationsnarkose, Münch. med. Wschr. 1931. — Heilungsvorgänge b. Sehnennähten innerh. synov. Scheiden, Hab.schr., Arch. klin. Chir. 169. — Bhdlg. v. Sehnenverletzgn. innerh. synovialer Scheiden. Verwendg. v. Schaltmaterial b. Substanzverlust d. Sehne, ebd. 170. — Anus praeter-Verschlußplastik nach Haecker-Kurtzahn, Chirurg 1932. — Wirkg. d. Phenolkamp-fers a. norm. Gelenke z. Zwecke d. prophylakt. Bhdlg. drohender Gelenkinfekt., Dtsch. Z. Chir. 1932. — Anwendungsgeb. d. Anus praeter, Z. Krebsbekämpfg. 1933. — Bolzg. medialer Schenkelhalsbrüche, Münch. med. Wschr. 1933. — Operat. Schmerzbekämpfg. im Kriege (z. Payrs 70. Geburtstag), Arch. klin. Chir. 1941.

Hesse, Fritz H. S., Facharzt f. Chir. u. Urol., Chefarzt Städt. Krhs., 7828 Neu-stadt/Schwarzwald. — *31. 12. 22 Celle. — **A:** 47 Göttingen. **Prom:** 47 ebd. — **F:** Chir., Urol. — **V:** 47–48 Inn. Abt. Städt. Krhs. Nordhausen/Harz (Weidemann), 48–52 Göttingen (Hellner), 53 Univ. Frauenklin. ebd. (Martius) 54–60 Tübingen (Rick). — **P:** Kenntn. d. Mastitis tuberculosa, Diss. — Endokrin bedingte klimakt. Reizblase u. ihre Bhdlg., Medizinische 1955. — Kongen. Hydronephr., Kinderärztl. Praxis 1955. — Erg. d. Hypospadie-Op. n. Denis Brown, Chirurg 1955. — Op. Indikat.stellg. b. Bhdlg. v. Uretersten., ebd. 1956. — Op. Bhdlg. u. Indikat.stellg. b. Uretersten. weg. Gebärmutter-Ca., Arch. Gyn. 187/1956. — Neue Gesichtspunkte z. op. Bhdlg. v. Uretersten. b. Gebärmutter-Ca., Fortschr. Med. 1956. — Isol. Hyper-nephrommetastasen i. weibl. Genitale, Z. Geburtsh. u. Frauenheilk. 1957. — Harn-steine i. Kindesalter, Z. Urol. 1957. — Hodenatrophie n. Leistenbr.op., Ärztl. Wschr. 1957. — Indikat. z. Bulbo-cavernosus-Fettlappenplast. n. Martius als Zusatzop. b. d. weibl. Harninkontinenz, Fortschr. Med. 1957. — Maligne Hodentumore, Z. Urol. 1958. — Bösart. Nierentumore, Münch. med. Wschr. 1959. — Indikat. u. Erg. b. Teilresekt. d. Blase weg. Ca., Med. Welt 1961.

Hesse, Wolfram, Facharzt f. Chir., Durchgangsarzt, 4902 Bad Salzuflen, Marien-str. 1. — *27. 1. 20 Pschow/Rybnik. — **A:** 46 Münster. — **Prom:** 46 München. — **F:** Chir. — **V:** 51 u. 53 Med. Akad. Düsseldorf (Derra), 56 u. 67 Chir. Univ.-Klin. Göteborg/ Schweden (Moberg), 63 Handchir. u. plast. Chir. Paris (Iselin), 66 Kantonspit. Chur/Schweiz (Allgöwer). — **P:** Sella turcica und Hypophyse, Klin. Wschr. 1947. — Erfahrgn. b. d. Verwendg. v. männl. Teichfröschen z. Schwangerschaftsschnelltest i. Herbst u. Winter, ebd. 1950.

Hesselle, Pascal de, Lievelderweg 107a, Lichtenvoorde (Niederlande). — Fragebogen 1968 nicht beantwortet.

Heuer, Eckart, Oberarzt d. chir. Abt. Krskrhs., 8562 Hersbruck, Großviehbergerstr. 8. — *1. 3. 24 Dresden. — **A:** 52 Leipzig. — **Prom:** 59 Dresden. — **F:** Chir. — **V:** 54–60 Chir. Klin., Med. Akad. Dresden (Sprung).— **P:** Bhdlg. periph. Durchblutgs.störgn. m. intraart. Sauerstoff-Insufflat. (mit Müsebeck), Dtsch. Gesd.wes. 1957. — Therap. m. Ganglienblocker b. arteriosklerot. Durchblutgs.störg. d. unt. Gliedmaßen (mit Müsebeck), ebd. 1958. — Blutchem. Regulat.ändergn. b. d. intraart. Sauerstoff-Insufflat. (mit Müsebeck), Z. inn. Med. 1959. — Kontrastdarstellg. d. Gefäße (mit Bellmann u. Beger), Dtsch. Gesd.wes. 1959, Kunstdruckbeil.

Heuer, Helmut Hermann Heinrich, Facharzt f. Chir., Chefarzt Krhs. Bethesda, 209 Winsen/Luhe, Wallstr. 9–11. — *27. 5. 16. Lüneburg — **A:** 44 Königsberg. — **Prom:** 44 ebd. — **F:** Chir. — **V:** 44–46 Kriegsdienst, 46–55 Städt. Krhs. Lüneburg (Wagner), 55–57 Krhs. Bethesda Winsen/Luhe (Hensel).

Heufelder, Wilhelm, OMR, ärztl. Dir. d. Städt. Krhs., Chefarzt d. chir.-gynäk. Abt. i. R., Fachpraxis f. Chir. u. Frauenkr., X 5812 Waltershausen/Thür., Ausfeldstr. 49. — *26. 1. 96 Kulmbach/Obfr. — **A:** 22 München. — **Prom:** 22 ebd. — **F:** Chir. u. Gynäk. — **V:** 22–23 Med. Univ.-Klin. Erlangen (L. R. Müller), 23–30 Ass. u. Oberarzt d. Städt. Krhs. Berlin-Lichtenberg (Boetticher), ab 30 Chefarzt d. chir.-gynäk. Abt. Städt. Krhs. Waltershausen/Thür., bis 65 ärztl. Dir. — **P:** Op. Bhdlg. d. Schilddrüsenerkrankgn., Beitr. mod. Therap. 2/1960. — Erfahrgn. i. d. Bhdlg. d. Strumarezidive, Zbl. Chir. 1966.

Heuß, Heinrich, 6 Frankfurt (Main)-Ginnheim, Kurhessenstr. 133. — Fragebogen 1968 nicht beantwortet.

Heydemann, Ernst-Robert, Prof., 34 Göttingen-Geismar, Mittelberg 39. — Fragebogen 1968 nicht beantwortet.

Heymann, Horst, Ass. d. Chir.-Univ.-Poliklin., 8 München 25, Kössener Str. 31. — Fragebogen 1968 nicht beantwortet.

Heymann, Joachim, Oberfeldarzt u. Chirurg i. Bundeswehrlaz., 63 Gießen/Lahn, Schubertstr. 60. — *7. 7. 19 Luckenwalde b. Berlin. — **A:** 44 Breslau. — **Prom:** 44 ebd. — **F:** Chir. — **V:** 44–46 Kriegsdienst, 46 Neurol. Abt. Krhs. Bad Bramstedt/Holst. (Cohnen), 46–49 Chir. Abt. ebd. (Zehrer), 50–56 Oberarzt Krhs. Groß Sand Hamburg-Wilhelmsburg (Gebauer), ab 56 San.-Off. i. d. Bundeswehr, — Fortbildg. auf d. Gebiet d. Handchirurgie: 60 3 Mon. München (Zenker, Schink), 62 1 Mon. Sahlgrenzka Sjukhuset Göteborg/Schweden (Moberg), 64 6 Wo. Derbyshire Royal Infirmary, Derby/England (R. G. Pulvertaft). — **P:** Tempor. Sympathicusausschaltg., Ärztl. Wschr. 1950. — Bhdlg. chron. Unterleibsentzündgn., Ärztl. Praxis 1951. — Heut. Stand d. Bhdlg. v. Verbrenngn., Bruns' Beitr. klin. Chir. 1952. — Gallensteinpenetrat. i. d. Bauchdecke, Med. Klin. 1953. — Neuzeitl. Bhdlg. v. Verbrenngn., Umschau 1953. — Lokalanaesth. m. Hyaluronidasezusatz, Dtsch. med. Wschr. 1954. — Lok. Schmerzbekämpfg. b. Verbrenngn., Med. Klin. 1954. — Neuer Weg z. schmerzfreien Verbandwechsel, Anstalt Umschau 1955. — Neuer Weg z. Wundbhdlg., Ärztl. Praxis 1955. — Klin. Erfahrgn. m. e. neuen barbitursäurefreien Einschlafmittel, Münch. med. Wschr. 1956. — Erfahrgn. m. e. neuen Depotpenicillin v. verlängert. Wirkgs.dauer (Tardocillin-Bayer), Therap. d. Gegenw. 1956. — Neuzeitl. Handchir. u. ihre Bedeutg. f. d. San.Wesen d. Bundeswehr, Wehrmed. Mitt. 1958. — Versorgg. v. Handverletzgn., ebd. 1964. — Traumatol. d. Handgelenks,

Wehrdienst u. Gesundheit, Bd. XIV. — Diagn. u. therap. Maßnahmen b. d. off. u. geschl. Handverletzg., Wehrmedizin 1967.

Heyn, Werner, Facharzt f. Chir., 1 Berlin 51, Residenzstr. 126. — *11. 3. 11 Amorbach/Ufr. — **A:** 38 Berlin. — **Prom:** 38 Kiel. — **F:** Chir. — **V:** 37 Univ.-Augenklin. Kiel (Meesmann), 37–43 Urbankrhs. Berlin (Teitge, Gohrbandt, Krauss), 43–45 Erwin Lickkrhs. (Kleinschmidt).

Hickisch, Hans, Chefarzt d. chir. Abt. u. Ärztl. Dir. d. Krskrhs., X 7550 Lübben (Spreewald), Karl-Marx-Str. 16. — Fragebogen 1968 nicht beantwortet.

Hienert, Georg, Primarius, Vorst. d. chir. Abt. d. Kaiserin-Elisabeth-Spitals, Grünetorgasse 34, A-1090 Wien (Österreich). — Fragebogen 1968 nicht beantwortet.

Hienzsch, Emil, Prof., Dir. d. Urolog. Univ.-Klin., X 6000 Jena (Thür.), Reichardtstieg 5. — Fragebogen 1968 nicht beantwortet.

Hierholzer, Günther, Ass. Chir. Klin. u. Poliklin. Berufsgen.schaftl. Kr.anst. Bergmannsheil, 463 Bochum, Hunscheidtstr. 1. — *24. 4. 33 Engen/Baden. — **A:** 61 Freiburg. — **Prom:** 61 ebd. — **F:** Chir. — **V:** 59–60 Med. Univ.-Klin. Freiburg (Heilmeyer), 60–61 Krhs. Gengenbach/Baden (Dinger), 61–63 Physiol.-Chem. Inst. Freiburg (Holzer), ab 63 Bergmannsheil Bochum (Rehn). — **P:** Gehalt d. Mäuseniere an energiereich. Phosphaten; Beeinflussg. dieser durch Harnstoffbelastg., Diss. — Unt.suchgn. z. Anpassg. d. Wintersportlers an 2000–3000 m Höhe (mit Halhuber, Jungmann u. Kraus), Med. Klin. 1958. — Energiereich. Phosphate i. d. Mäuseniere unt. Einwirkg. v. Inulin u. Harnstoff (mit Göggel, Kraus u. Frey), Pflügers Arch. 272/1960. — Säurelösl. Phosphorverbindgn. i. d. Mäuseniere b. verschied. method. Aufarbeitg. u. unt. Einfl. v. Harnstoff (mit Göggel u. Frey), Z. exper. Med. 1961. — L.-Ketoglutaratoxydase d. Hefe (mit Holzer u. Witt), Z. Biochem. 1963. — Hemmg. d. Synthese v. DPN-abhäng. Glutamatdehydrogenase i. Hefe durch Actinomycin C (mit Holzer), Acta biochem. 77/1963. — Repress. d. DPN-abhäng. Glutaminsäuredehydrogenase i. Saccharom. cerev. durch Ammoniumionen (mit Holzer), Z. Biochem. 1963. — Perirenale Riesenzyste nach stumpf. Nierentrauma (mit Rehn), Mschr. Unfhlkd. 1964. — Verschied. Verfahren z. Bhdlg. d. Schienbeinbr. u. ihre Indikat. (mit Rehn), Bruns' Beitr. klin. Chir. 211/1965. — Schockpat. u. dessen Bhdlg. (mit Harrfeldt), Med. Klin. 1965. — NH4-Bestimmg. m. e. enzymat. Mikrosmeth. b. chir. Krankh.bildern, Langenbecks Arch. klin. Chir. 316/1966. — Hypophlogistie als bes. Form d. Allophlogistie n. Heilmeyer (mit Koch u. Rehn), Klin. Wschr. 1966. — Fusidinsäure-Konzentrat. i. chron. entzündl. Gewebe (mit Knothe, Rehn u. Koch), Arzneimittelforsch. 1966. — Klin. exp. Unt.suchgn. z. chron. chir. Infekt., Hefte Unfhlkd. 91/1967. — Bhdlg. d. posttraumat. Osteomyelitis (mit Volk), Langenbecks Arch. klin. Chir. 319/1967. — Unt.suchgn. z. Beeinflussg. d. Kohlenhydratstoffw. durch Dextraninfus., 1. Mitt. (mit Rehn u. Harrfeldt), ebd. 317/1967. — Antibiot. Therap. d. chron. Knocheninfekt. (mit Rehn), 5. Int. Kongr. Chemother. Wien 1967. Kongr.bd. 1967. — Notwendigkt. verschied. Bhdlgs.verfahr. i. d. Unfhlkd. (mit Rehn), Berufsgen.schaftl. Praxis 1967. — Unt.suchgn. z. chron. posttraumat. Osteomyelitis, 1. Mitt. Beeinflussg. d. Keimwachstums i. chron. entz. Knochengewebe durch Antibiotika (mit Rehn, Koch u. Gatos), Bruns' Beitr. klin. Chir. 215/1967. — Pathophysiol. u. klin. Bedeutg. d. Fermentaustrittes aus Zellen, Hefte Unfhlkd. 94/1968.

Hild, Hansoswald, Facharzt f. Chir., Belegarzt, Krhs. d. Barmherzigen Brüder. 6 Frankfurt a. M., — *15. 1. 22 Camberg/Taunus. — **A:** 49 Frankfurt a. M. — **Prom:** 53 ebd. — **F:** Chir.

Hild, A. Josef, Facharzt f. Chir. u. Urol., Leit. Arzt d. chir. Abt. d. RK-Krhs., 6 Frankfurt/M., Königswarther Str. — *18. 8. 13 Frankfurt/M. — **A:** 38 Frankfurt/M. — **Prom:** 39 ebd. — **F:** Chir., Urol. — **V:** 38 St. Marien-Krhs. Frankfurt/M. (Flörcken), inn. Abt. Städt. Krhs. Frankfurt-Höchst (Auer), 39 Path. Inst. Frankfurt/M. (Fischer-Wasels), 40 Med. Univ.-Klin. ebd. (Nonnenbruch), Städt. Abt. f. Inn. Kranke ebd. (Alwens), 41–45 Chir. Univ.-Klin. ebd. (Schmieden). — **P:** Kryptorchism. u. seine op. Bhdlg. m. gestielt. Läppchen v. Ob.schenkel, Diss. — Op. Bhdlg. d. Kryptorchismus m. gestielt. Läppchen v. Ob.schenkel, Bruns' Beitr. klin. Chir. 170/1939. — Bhdlg. m. Vit. B 1, Fortschr. Therap. 1941. — Diff.diagn. d. perfor. Ulcus an Hand einig. typ. Beisp., Arch. klin. Chir. 205/1944. — Techn. d. Cholangiograph. während d. Op. i. kleineren Krhs., Chirurg 1965.

Hildebrandt, Günter, Assist. d. Chir. Univ.-Klin., X 4020 Halle (Saale), Leninallee 16. — Fragebogen 1968 nicht beantwortet.

Hilge, Hermann, Chefarzt d. chir. Abt. Krskrhs., 315 Peine, Sundernstr. 45. — *18. 9. 10 Fladderlohausen, Krs. Vechta/Oldbg. — **A:** 37 Göttingen. — **Prom:** 37 ebd. — **F:** Chir. — **V:** 45–56 Stadtkrhs. Peine (Meyeringh).

Hilgenfeldt, Otto, Prof., Dr. med. habil., emer. leit. Arzt d. chir. Abt. Augusta-Krhs., 463 Bochum, Parkstr. 17. — *9.10. 00 Wittenberge/Potsdam. — **A:** 25 Leipzig. — **Prom:** 25 ebd. — **Hab:** 36 Köln. — **F:** Chir. — **V:** 24–25 Krhs. Wittenberge (Klose-Quodbach), 25–28 Krhs. Salzwedel (Sudhoff), 29–30 Düsseldorf (v. Haberer), 30–41 Köln (v. Haberer), 41–45 Dir. Arzt Krskrhs. Gera-Milbitz, 45–50 Dir. Arzt Städt. Krhs. Gera, 51–66 Dir. Arzt Augusta-Kr.anst. Bochum. — **B:** Bhdlg. u. d. pathogenet. Grundlagen d. Verbrenngn., Erg. Chir. u. Orthop. 1936. — Op. Daumenersatz u. Beseitigg. v. Greifstörgn. b. Fingerverlusten, Enke 1950. — **P:** Zungengeschwülste, Diss. — Sammlg. u. Abgabe v. Frauenmilch durch d. Säuglgs.fürsorgestellen, Dtsch. med. Wschr. 1923. — Magenresekt., Kochsalzinfus., Gasbrand, Zbl. Chir. 1928. — Ohne äußeres Trauma entsteh. Darmrupt. b. Hernieträgern, Arch. klin. Chir. 1931. — Vereinfachg. d. Rö.op., Zbl. Chir. 1932. — Bhdlg. v. Verbrenngn., Med. Klin. 1933. — Idiopath. abnorme Knochenbrüchigkt., Dtsch. Z. Chir. 238/1933. — Genese d. Leisten-Endometriome, Klin. Wschr. 1934. — Verwendg. rostfreier Bildernägel i. d. Knochenbr.bhdlg., Dtsch. Z. Chir. 244/1935. — Menschl. u. techn. Fragen z. gesetzl. Sterilisierg., Zbl. Chir. 1935. — Nochmals z. Sterilisierg. v. Männern, ebd. — Veratmgs.pyelogramm, Dtsch. Z. Chir. 247/1936. — Veratmgs.pyelogramm, Zbl. Chir. 1937. — Zweizeit. Lungenplombierg., ebd. — Weitere Erfahrgn. m. d. Veratmgs.pyelogramm b. d. Diagn. d. paranephrit. Abscesses, ebd. 1938. — Sympathicusdurchschneidg. b. chron. hartem Ödem d. Hand, ebd. — Keimfreiheit d. Flaschenrandes, ebd. 1941. — Muskelpflug f. d. Pyloromyotomie b. Säugl., Chirurg 1941. — Brauchbarmachg. ungünst. Chopartstümpfe d. e. neuart., bewegl. Fußstumpf, Zbl. Chir. 1947. — Ist d. Cholecystostomie noch e. Notop. ?, ebd. 1948. — Fremdkörperop. mittels e. neuen Kryptoskops, ebd. — Wiederherstellg. d. Greiffähigkt. n. Fingerverlusten. m. bes. Berücksichtigg. d. Daumenersatzes, ebd. — Op. Bhdlg. d. Ca. d. unt. Speiseröhre u. d. ob. Magenabschnittes, ebd. — Op. Bhdlg. d. Kardiaca., Arch. Geschwulstforsch. 1949. — Vereinfachg. d. Rö.op. durch e. neuart. Kryptoskop, Chirurg 1949. — Anwendg. d. T-förm. Entlastgs.anastomose n. Enderlen-v. Haberer b. Dickdarmca. (mit K. Schmidt), Zbl. Chir. 1950. — Vorschläge z. Bhdlg. d. typ. Speichenbr., ebd. — Hartsche Blasen-Mastdarmanastomose z. Bhdlg. d. weibl. Harnröhrenca., Z. Urol., Sonderh. 1951 – Friedrich Pauwels z. 70. Geb.

Hill, Rolf, Facharzt f. Chir., Durchgangsarzt, 757 Baden-Baden, Lichtentaler Str. 67b. — *18. 1. 17. Wuppertal-Elberfeld. — **A:** 42 Tübingen. — **Prom:** 42 ebd. —

F: Chir., Orthop. — **V:** Frauenklin. Tübingen (Mayer), Krskrhs. Freudenstadt (Bubenhofer, Usedel), Krskrhs. Wangen/Allgäu (Ferstl), Versorggs.krhs. Bad Tölz (Lange), Städt. Krhs. Baden-Baden (Sigmann, Eiermann).

Hill, Werner, Obermed. Rat, leit. Arzt d. Wald-(Krs.)Krhs., X 3240 Haldensleben, Kiefholzstr. 29. — Fragebogen 1968 nicht beantwortet.

Hillebrand, Hubert, Chefarzt i. R., 654 Simmern, Felkestr. 1. — *7. 6. 95 Jülich. — **A:** 21 Bonn. — **Prom:** 21 ebd. — **F:** Chir. — **V:** 21 Hautklinik Bonn (Hoffmann), 21–23 inn. Abt. Mariahilfkrhs. M.-Gladbach (Bonn), 23–33 Städt. Kr.anst. Aachen (Füth, Krabbel), 33–64 Chefarzt u. Chir. d. St. Josefs-Krhs. Simmern. **P:** Insg. 60 Publikat. üb. Schenkelhalsbr., Anaesth., Lumbalanaesth., Nahttechn. u. Basalmessgn.

Hillejan, Walter, Chefarzt d. chir. Abt. Krhs. St. Josefstift, 31 Celle, Kanonenstr. 8/9. — *2. 10. 22 Berlin-Schöneberg. — **A:** 46 Münster/Westf. — **Prom:** 46 ebd. — **F:** Chir. — **V:** 46/47 Pathol. Inst. Münster (Siegmund), 47–48 chir.-gynäk. Abt. St. Antonius-Hosp. Gronau/Westf. (A. Hillejan), 48–54 Städt. Ferdinand-Sauerbruch-Kr.anst. Wuppertal-Elberfeld (Reimers), zwztl. 51–52 inn. Abt. St. Petrus-Krhs. Wuppertal-Barmen (Horster), 52 Rö.inst. Univ. Bern/Schweiz (Zuppinger), 53 Bürgerspit. Basel/Schweiz (Nissen), 54–55 St. Elisabethkrhs. Bochum (Schüttemeyer), 55–56 Oberarzt d. Städt. Kr.anst. Oldenburg (Kiess), 56 Oberarzt d. Marienhosp. Arnsberg/Westf. (Gerritzen), 56–59 Oberarzt d. St. Vinzensstift Hannover (Danne). — **P:** Massenblutg. aus e. Meckelschen Divertikel, Münch. med. Wschr. 1959.

Hillenbrand, Hans-Joachim, Prof., Chefarzt d. St. Elisabeth-Krhs., 5 Köln-Hohenlind. — *25. 10. 14 Bad Wimpfen/Neckar. — **A:** 39 Gießen. — **Prom:** 39 ebd. — **Hab:** 51 Münster/Westf. — **F:** Chir. — **V:** Med. Univ.-Klin. Münster/Westf., Univ.-Frauenklin. ebd., Chir. Univ.-Klin. ebd. (Coenen, Sunder-Plassmann). — **P:** 24 Aufs. aus d. Geb. d. allg. Chir. i. d. wicht. chir. Fachzschr.; 24 Aufs. üb. chir. Probl. d. Durchblutgs.störgn.: Z. exper. Med., Dtsch. Z. Chir., Mschr. Unfhlkd. u. a.; 16 Aufs. üb. Bauchchir. (Magen, Gallenblase u. Leber), sowie extrakorp. Kreisl. (Haemodialyse).

Hilpoltsteiner, Hans, Facharzt f. Chir., 8 München 22, Widenmayerstr. 25. — *11. 1. 27 München. — **A:** 50 München. — **Prom:** 50 ebd. — **F:** Allg. Chir. — **V:** Pathol., inn. Med. u. Chir. in verschied. Inst. u. Klin. — **P:** Bolen-Test, Med. Klinik 1952. — Kropfop.vorbreitg. m. Endojodin, Therap. Ber. 1958. — Techn. d. Choledochoduodenost., Chirurg 1960. — Vorbereitg. b. Kropfop., Münch. med. Wschr. 1960. — Ber. üb. d. Kropfkonferenz i. London, Ärztl. Mitt. 1960. — Vorbereitg. b. Kropfop., Verh. Bayr. Chir.-Vereinigg. 1961.

Hilsmann, Josef, Chefarzt d. chir. Abt. d. Vincentius-Krhs., 672 Speyer a. Rh. — *21. 9. 06 Neheim-Hüsten I. — **A:** 32 Marburg. — **Prom:** 32 ebd. — **F:** Chir. — **V:** Marienkrhs. Ludwigshafen (Stahnke), Stadtkrhs. Osnabrück (Bogendörfer), Landeskrhs. Eschwege (Stück), Städt. Krhs. Kitzingen (Wunderlich).

Hinrichs, Carl, Med.-Dir., Priv.-Doz., Chefarzt d. Städt. Kr.anst., 294 Wilhelmshaven. Fr.-Paffrath-Str. 100. — *11. 9. 11 Wilhelmshaven. — **A:** 39 Göttingen. — **Prom:** 39 ebd. — **Hab:** 52 Göttingen. — **F:** Chir. — **V:** 38–39 Göttingen (Stich), 38 Med. Klin. Städt.-Kr.anst. Bremen (Stroebe), 39–46 Kriegsdienst, 46–54 Göttingen (Hellner). — **P:** Bhdlg. d. Colitis, Langenbecks Arch. klin. Chir. 264/1950. — Bhdlg. chir. Infekt. m. Supronal, Bruns' Beitr. klin. Chir. 180/1950. — Tierexp. Beitr. z. Fr. d. örtl. Bhdlg. chir. Infekt. m. Sulfonamiden u. Penicillin, Med. Welt 20/1951. — Sulfonamidtherap. durch Sulfa-Addition, Dtsch. med. Wschr. 1951. —

Aneurysma d. Aorta abdominalis, Bruns' Beitr. klin. Chir. 183/1951. — Generali-
siertes subcut. Emphysem n. Laparotomie, Zbl. Chir. 1951. — Exp. u. klin. Erfahrgn. m. Protocid, ebd. 1952. — Physiol. Reakt. n. d. Blutentnahme (mit Rost),
Langenbecks Arch. klin. Chir. 264/1949. — Bhdlg. d. Mikrogenie (mit Utecht),
Bruns' Beitr. klin. Chir. 183/1951. — Thrombinabbaureakt. n. Lenggenhager v. u.
n. Op. (mit Marggraf), ebd. — Gefahren u. Mängel b. d. Anwendg. v. Chemotherapeutica u. Antibiotica (mit Truß), ebd. 184/1952. — Bluteiweißkörperverän-
dergn. n. Op. (mit Marggraf), ebd. — Verhalten verschied. Gerinnungsanteile d.
Blutes v. u. n. Op. (mit Marggraf), ebd. — Elektrophoret. Untersuchgn. n. Frakt.
(mit Marggraf), Langenbecks Arch. klin. Chir. 272/1952. — Verteilg., Resorpt. u.
Ausscheidg. v. etikettiertem Conteben, 1. Mitt. (mit Poppe u. Steyer), Arch. exper.
Path. Pharmak. 218/1953. — 2. Mitt. ebd. 221/1954. — 3. Mitt. ebd. 222/1954. —
Wirkg. verschiedenart. Transfus. a. Bluteiweißkörperregulat. u. Blutgerinnungs-
faktoren b. Menschen (mit Marggraf), Bruns' Beitr. klin. Chir. 188/1954. — Rolle d.
Nebenniere b. d. Medikat. v. Conteben, Arch. exper. Path. Pharmak. 218/1953. —
Papierchromatographischer Nachweis v. Conteben (mit Poppe, Steyer u. Weidemann), ebd. 223/1954. — Affinität v. Thiosemicarbazonderivaten u. deren Spalt-
produkten z. Nebenniere (mit Poppe u. a.), ebd. 224/1955. — Bhdlgs.erg. d. Göttinger Klin. v. 1569 Mammaca. v. 1940–1953, Langenbecks Arch. klin. Chir. 279/
1954.

Hinrichsen, Hans Martin, Facharzt f. Chir., 791 Neu-Ulm, Insel 13 Ost II. —
*29. 12. 92 Güstrow/Meckl. — **A:** 22 Schwerin/Meckl. — **Prom:** 22 Rostock/Meckl. —
F: Chir. — **V:** 22–24 Auguste-Viktoria Krhs. Berlin-Schöneberg (Norden, Chir.;
Prosector Steinbiß; F. Glaser, Inn. Med.), 25–32 Halle/S. (Voelcker). — **P:** Obstipat.
u. Hypothyreoidism., Diss. — Intraven. Novoprotininjekt. b. Gallenblasenerkrankgn.,
Dtsch. med. Wschr. 1925. — Zus.hänge zw. Appendicitis, Cholecystitis u. Ulcus
ventr. bzw. duodeni, Bruns' Beitr. klin. Chir. 140. — Intraven. Pilokarpininjekt.
geg. postop. Harnverhaltg., Dtsch. med. Wschr. 1927. — Subcut. Bauchwandbr.
als Haematom imponierend, Zbl. Chir. 1927. — Verkalkte Zystizerken in d. Muskulat., Fortschr. Röntgenstr. 39. — Gastro-Colische Fisteln n. Gastroenterostomie,
Arch. klin. Chir. 171. — Peritonitis serosa acuta u. Urachus-Entzündg., ebd.

Hinrichsmeyer, Carl, OMR, Chefarzt i. R., 2083 Halstenbek. — *29. 1. 93 Osna-
brück. — **A:** 19 Marburg. — **Prom:** 20 ebd. — **F:** Chir. — **V:** Allg. Krhs. Barmbeck/
Hamburg (Oehlecker), 25 Chefarzt u. Chir. d. Städt. Krhs. Uetersen/Holstein,
46–59 Ärztl. Dir. u. Chefarzt d. chir. Abt. Krskrhs. Pinneberg. — **P:** Resekt. d.
Plexus chorioid. b. Hydrocephalus intern., Arch. klin. Chir. 122. — Schnellende
Hand, Zbl. Chir. 1931.

Hinstorff, Detloff, Facharzt f. Chir., 6 Frankfurt/M. 70, Paul-Ehrlich-Str. 45. —
*5. 10. 02 Frankfurt/.M — **A:** 29 Frankfurt/M. — **Prom:** 29 ebd. — **Hab:** 29 ebd. —
F: Chir.

Hintze, Gerhard, Facharzt f. Chir., 345 Holzminden, Böntalstr. 14. — *13. 1. 21.
Deutsch-Krone/Westpr. — **A:** 47 Göttingen. — **Prom:** 52 Münster. — **F:** Chir. —
V: 47 Path. Inst. Bremen (Giese), 48–57 Ev. Krhs. Holzminden (Fleischmann),
58 inn. Abt. ebd. (Köbberling).

Hintzen, Richard, Facharzt f. Chir., 509 Leverkusen 1, Heideweg 1. — *25. 7. 23
Prüm/Eifel. — **A:** 50 Bonn. — **Prom:** 50 ebd. — **F:** Chir. — **V:** 50–59 Städt. Krhs.
Leverkusen (Pässler), 59–61 Köln-Merheim (Schwaiger, Heberer).

Hinze, Richard, Oberarzt am Krskrhs., 2980 Norden (Ostfriesl.), Osterstr. 105.
— Fragebogen 1968 nicht beantwortet.

Hirayama, Paulo T., Dr. Dr. med., Facharzt f. Chir. u. Orthop., Oberarzt d. chir. Abt. d. Krhs. Bruchsal, 752 Bruchsal. — *25. 2. 20 in Japan. — **A:** 47 Tokyo, 55 München. — **Prom:** 55 München, 61 Tokyo. — **F:** Chir., Orthop. — **V:** 47–48 I. Staatl. Kr.anst. Tokyo (ehem. Militärakad.), 49–51 Chir. Klin. d. Nippon-Med.-Univ. Tokyo (K. Saito), 51–53 leit. Arzt d. Misono-Hosp. (Missionskrhs.) in Akita, 53 Ernenng. z. Chefarzt d. St. Johannes-Hosp. (Krhs. d. Barmh. Brüder) in Kobe, 53 u. 55–56 Krhs. d. Barmh. Brüder Regensburg, 53–55 München (E. K. Frey), 56 Med. Akad. Düsseldorf (Derra), 56–58 Städt. Krhs. Weingarten/Württ., 58–60 Städt. Krhs. Schwenningen a. N. (Duschel), 59 Ev. Krhs. Oldenburg (Junghanns), 60 Rhein. orthopäd. Landeskinderklin. Süchteln (Reinhardt), 60–66 Orthop. Klin. d. Städt. Kr.anst. Dortmund (Imhäuser), 63 Orthopäd. Univ.-Klin. Marburg (Exner), 66–67 Orthop, Univ.-Klin. Köln (Imhäuser). — **P:** Überblick d. dtsch. Med. nach d. 2. Weltkrieg als 1. jap. Beobachter, Jap. med. J. 1519/1953. — Prof. E. K. Frey u. Entwicklg. d. Thoraxchir., ebd. 1563/1954. — Probl. d. Brust-Ca., ebd. 1572/1954. — Zunehm. Verkehrsunf. u. schwere Gehirnerschütterg., ebd. 1573/1954. — Herzchir. u. Nark.probl. i. Dtschl., ebd. 1574/1954. — Verkehrsunf. i. Dtschl, ebd. 1579/1954. — Med. Studium i. Dtschl. ebd. 1594/1954. — Krhs.system i. Dtschl., ebd. 1596/1954. — Dtsch. med. Staatsexamen, ebd. 1640/1955. — Ein neues Gesicht d. Mediastinalchir., ebd. — Bluttransfus. m. sauerstoffgesätt. Blut, Ärztl. Praxis 1956. — Mein chir. Lehrer Prof. K. Saito, Jap. med. J. 1664/1956. — Prof. Derra u. Entwicklg. d. Herzchir. i. Dtschl., ebd. 1686/1956. — Sudeck'sches Syndr. u. d. Äthiol., ebd. 1688/1956. — Lungenchir. u. Luftembolie, ebd. 1693/1956. — Gallenchir. u. deren neuerer Gesichtspunkt, ebd. 1697/1956. — Thoraxchir. Prof. E. Derra in Düsseldorf u. jap. Thoraxchirurgen, Jap. Thoraxsurg. 1956. — Prof. W. Kikuth als Erfinder Atebrin u. sein 60. Geb., Jap. med. J. 1710/1957. — Hämatogene Oxydat.-therap., ebd. 1724/1957. — Staphylokokken-Hospitalismus, ebd. 1727/1957. — Gerontolog. Chir., ebd. 1737/1957. — Gefäßchir., ebd. 1780/1958. — Mod. Herzchir. u. d. Nark., ebd. 1784/1958. — Schenkelhalsfrakt. u. Bhdlg., ebd. 1795/1958. — Prof. Hugo Braun z. seinem 75. Geb., ebd. — Bhdlg. d. Sudeck-Syndr. m. lok. Förderg. d. Durchblutg., Zbl. Chir. 1958. — Prä- u. postop. Bhdlg. d. gr. Eingriffe, Jap. med. J. 1868/1960. — Bandscheibenerkrankg. u. Prof. H. Junghanns, ebd. 1884/1960. — Gut- u. bösart. Tumoren i. Retroperitonealraum, ebd. 1954/1961. — Einst u. Jetzt d. Chir. Klin. d. Univ. München, ebd. 1965/1961. — Diagn. d. Epiphysenlösg. d. Femurkopfes u. ihre Bhdlg., ebd. 1981/1962. — Osteoradionekr. d. cox. Femurendes n. Bestrahlg. v. Genitalka., Z. Orthop. 96/1962. — Pathophysiol. d. Talonav. Gelenkes, Verh. Dtsch. Orthop. Ges. 53. Kongr. 1967.

Hirsch, Hans Hellmuth, apl. Prof. f. Chir., Oberarzt d. Chir. Univ.-Klin., 6 Frankfurt/M., Paul-Ehrlich-Str. 54. — *17. 3. 23 Lübeck. — **A:** 48 Kiel. — **Prom:** 49 ebd. — **Hab:** 62 Frankfurt/M. — **F:** Chir. — **V:** 48–51 Physiol.-Chem. Inst. d. Univ. Freiburg (Kapfhammer), 51 Inst. f. exp. Therap. ebd. (Marquardt), 51–53 Inst. f. exp. Krebsforschg. d. Univ. Heidelberg (Lettrè), ab 53 Chir. Univ.-Klin. Frankfurt/M. (Geißendörfer), ab 61 als Oberarzt ebd. — **P:** Acetylcholin i. Säugetierblut (mit Marquardt), Z. physiol. Chem. 289/1952. — Angriffspkt. d. Berberins i. d. Zelle, Z. Krebsforsch. 58/1952. — Tumorstoffwechsel, ebd. — Besteht e. Hemmg. d. Pasteur-Reakt. durch element. Schwefel?, Naturwissensch. 1952. — Untersuchgn. üb. d. „labilen" Schwefel i. Gewebe u. seine Wirkg. auf Hefe (mit I. Hirsch), Z. Krebsforsch. 59/1953. — Katalasehemmstoff i. Ascitestumoren (mit Pfützer), ebd. — Versuche z. Stabilisierg. d. Harnes m. körperfremden harnfäh. Schutzkolloiden (mit Voit), Z. Urol. 1954. — Exp. Untersuchgn. üb. d. Verhinderg. d. Harnsteinbildg. durch Schutz-

kolloidvermehrg. i. Harn (mit Voit), Klin. Wschr. 1954. — Versuche z. Vermehrg. d.
Schutzkolloidgehaltes i. Harn u. ihr Einfl. auf d. exp. Erzeugg. v. Harnkonkremen-
ten b. d. Ratte (mit Voit), Arch. exper. Path. Pharmakol. 225/1954. — Untersuchgn.
m. Hyaluronsäure, Hyaluronidase u. Dextran z. Stabilisierg. d. Urins (mit Voit),
Klin. Wschr. 1955. — Nachweis u. einige Eigensch. d. Katalasehemmstoffes aus
Tumoren i. Ascites v. exp. Impftumoren, Langenbecks Arch. klin. Chir. 282/1955. —
Ultrafiltrierbark. d. Katalasehemmfaktors aus d. Ehrlich'schen Mäuseascitestumor
(mit Pfützer), Z. Krebsforsch. 60/1955. — Glukonsäure z. Steinprophylaxe (mit
Brosig), Z. Urol. 1957. — Ber. üb. zwei Fälle v. prim. Chondrosarkom b. Vettern
2. Grades i. ähnl. Lebensalter (mit März), Bruns' Beitr. klin. Chir. 196/1958. —
Restitut. d. Herzakt. b. akutem Kreisl.stillstand (mit Ungeheuer u. Winter), Zbl.
Chir. 1960. — Priapismus b. Harnröhrenka. (mit Schülke), ebd. — Bhdlg. d. Ostitis
pubis (mit Ungeheuer), ebd. — Exp. Untersuchgn. üb. d. kondukt. Abkühlg. u.
Erwärmg. d. Herzens (mit Ungeheuer u. a.), ebd. — Exakte Neutralis. v. Heparin
b. extrakorp. Kreisl. (mit Ungeheuer u. a.), Anaesthesist 1961. — Welche Aussichten
auf e. erfolgr. Wiederbelebg. bestehen b. akuten Kreisl.stillstand (mit Ungeheuer
u. Walter), Bruns' Beitr. klin. Chir. 204/1962. — Verhalten einiger Metaboliten d.
Herzstoffwechsels b. tiefer Unterkühlg., während d. Kreisl.stillstandes b. tiefer
Temperat. u. nach erfolgter Aufwärmg. (mit Eisenbach u. Wernitsch), ebd. — Wie
soll man sich b. akuten Herzstillstand verhalten? (mit Ungeheuer u. Walter), Med.
Welt 1962. — Sog. „hepatoren. Syndr." i. d. Chir. (mit Ludewig), Münch. med.
Wschr. 1962. — Exp. Untersuchgn. z. Frage d. Hämolyse während d. extrakorp.
Perfus. nach Drew i. Kombinat. m. tiefer Hypothermie unt. Verwendg. homol. u.
autol. Spenderblut. (mit Wernitsch), Chirurg 1962. — Hyperoxygenierg. b. tief. Un-
terkülg., Langenbecks Arch. klin. Chir. 301/1962. — Verhalt. einig. Metaboliten d.
Hirnstoffwechs. b. tief. Unterkühlg. währ. d. Kreisl.stillstand. b. tief. Temperat. u.
nach erfolgt. Aufwärmg. (mit Jötten u. Eisenbach), Bruns' Beitr. klin. Chir. 205/1962.
— Untersuchgn. üb. d. Verhalteneinig. Metaboliten d. Energiestoffwechs. i. tief. Unterkühlg. u. b. Kreisl.stillstand i. tief. Unterkühlg. Exp. Untersuchgn. m. d. Blut-
kühlgs.meth. nach Drew, Habil.-Schr 1962. — Oxydat. Energieerzeugg. i. tief. Unterkühlg., Langenbecks Arch. klin. Chir. 304/1963. — Extra- od. intrathorak.
Herzmassage b. akuten Kreisl.stillstand (mit Ungeheuer u. Hartel), Thoraxchir. 1963. — Pericardiotomia inf. longitudinalis (Sauerbruch) als Zugang z. Herzen
f. d. Schrittmacherimplantat. b. Morgagni-Adams-Stokes-Syndr. (mit Scior u. Zipf),
Bruns' Beitr. klin. Chir. 208/1964. — Verhalten v. äthylenoxyd-sterilis., homol.
Aortenklappengewebe i. d. Blutbahn (mit Hanke), Langenbecks Arch. klin. Chir.
308/1964. — Probl. d. ärztl. Haftpflicht b. akuten Kreisl.stillstand u. b. d. Wieder-
belebg. (mit Eisenbach), ebd. — Stützgewebstransplantat. als Methode z. Über-
mittlg. d. strukt. Inform. b. Regenerat.prozessen, Mat. Med. Nordmark 17/1965. —
Chir. Bhdlg. d. Mitralsten., Hess. Ärztebl. 1965. — Entwicklg. d. Blutübertragg. i.
d. Chir., Mitt. d. Blutspendedienstes Hessen des DRK 1965. — Untersuchgn. üb. d.
Durchblutg. d. menschl. Nierenrinde unt. d. Einwirkg. v. vasopress. Substanzen m.
Hilfe d. Hensel-Sonde (mit Galow), Z. Kreisl.forsch. 1965. — Hat d. medikam.
Bhdlg. d. a. v. Blockes u. d. Adams-Stokes-Syndroms noch Existenzberechtigg?,
Hess. Ärztebl. 1965. — Konserv. homol. Cutis als Patchmaterial f. d. re. Ausfluß-
bahn (mit Eisenbach u. Storm), Langenbecks Arch. klin. Chir. 313/1965. — Wiederbelebg. b. akuten Kreisl.stillstand: e. med. u. e. rechtl. Probl., Dtsch. Ärztebl.
1966. — Untersuchgn. üb. d. Verhalten d. Lebergewebes nach tempor. Ischämie
(mit Eisenbach u. Hartleib), Bruns' Beitr. klin. Chir. 212/1966. — Untersuchgn.

üb. d. Durchblutg. d. menschl. Niere nach Op. i. d. Bauchhöhle, Z. Kreisl.forsch. 1966. — Lebensdauer d. menschl. Thrombozyten nach d. Bhdlg. m. d. extrakorp. Kreisl. (mit Seidl u. Bredin), Langenbecks Arch. klin. Chir. 316/1966. — Indikat. u. Gefahren d. Schrittmacherimplantat. b. Pat. m. Adams-Stokes-Anfällen ohne Dauerblock (mit Eisenbach u. Scior), ebd. — Komplikat. b. d. Schrittmacher-implantat. (mit Eisenbach), Thoraxchir. 1966. — Einfl. verschied. Stabilisatoren auf d. Entstehg. v. Aggregaten i. konserv. Blut u. deren Bedeutg. f. d. Bluttransfus. (mit Seidl, Bredin u. Wenzel), Klin. Wschr. 1966. — Wann werden Pat. m. e. Vor-hofseptumdefekt f. e. Op. zu alt? (mit Pocai), Hess. Ärztebl. 1966. — Dickdarm als Speiseröhre. E. neue erfolgversprech. Op.meth., ebd. — Untersuchgn. z. Röntgen-sterilisät. v. gefriergetrockn. Aortensegmenten (mit Flemming u. Unnewehr), Lan-genbecks Arch. klin. Chir. 1966. — Welche Aufgaben hat d. Hauarzt b. d. Über-wachg. u. Nachbhdlg. d. Pat. m. e. Herz-Schrittmacher? (mit Pocai, Eisenbach u. Scior), Landarzt 1967. — Bhdlg. m. Schrittmachern i. d. Chir. Univ.-Klin. Frank-furt a. M. (mit Pocai, Eisenbach u. Scior), Minerva Chir. 1967. — Gerät z. Messg. d. Siebgs.druckes v. Blut nach d. Methode v. Swank (mit Seidl), Ärztl. Laborat. 1967. — Wiederbelebg. b. akuten Kreisl.stillstand, Lexikon d, prakt. Therap., Hrsg. Dr. Braun. Ergänzungsbl. 1967. — Untersuchgn. üb. d. Verhalten d. sog. Siebgs.-druckes nach Verletzgn. u. Op. (mit Seidl u. Vujović), Praxis Anaesth. 1967. — Chir. Bhdlg. d. Aortenisthmus-Sten. (mit Pocai), Hess. Ärztebl. 1967. — Persistens of Aortic-valve Homografts, Lancet I/1967. — The couse of transplanted heart valve homograft persistance (mit Hanke), Am. Heart J. 1967 — Erfahrgn. m. d. Herz-schrittmacherbhdlg. Klin. Erg. u. morphol. Befunde b. 50 Pat. (mit Röttger u. a.), Bruns' Beitr. klin. Chir. 1967. — Elektrophysiol. Voraussetzgn. d. R-Wellengesteu-erten Schrittmachers (mit Strauch), Thoraxchir. 1967.

Hirsch, Otto Adolf, Oberarzt d. chir. Abt. d. Theresienkrhs., 68 Mannheim. — *13. 10. 30 Mannheim. — **A:** 58 Stuttgart. — **Prom:** 55 Heidelberg. — **F:** Chir. — **V:** 56–57 Theresienkrhs. Mannheim, 57–58 Rotating Internship Dayton/Ohio USA, 58–62 Theresienkrhs. Mannheim (Flick), ab 63 Oberarzt ebd. (Breuer). — **P:** Ver-gleichende Untersuchg. d. Kreisl.wirkg. v. Sympatol, POPC u. Veritol b. gesunden Menschen, Diss.

Hirschfeld, Siegfried, MR, Chefarzt d. chir. Abt. u. Ärztl. Dir. d. Krskrhs. Klara-Zetkin, X 485 Weißenfels/S., Naumburger Str. 76. — *9. 10. 15 Halle/ S. — **A:** 44 Leipzig. — **Prom:** 45 ebd. — **F:** Chir. u. Urol. — **V:** 45–46 Halle (Budde), 47–54 Merseburg (Kuhne), 55 Oberarzt d. Krskrhs. Klara-Zet-kin Weißenfels (Schräder), ab 59 Chefarzt d. chir. Abt. ebd., ab 66 Ärztl. Dir. ebd. — **P:** Biol. Vorzüge d. Spongiosaplast. nach Matti b. d. Pseudarthr.-bhdlg., Zbl. Chir. 1959.

Hirschmann, Johann, Facharzt f. Chir., Chefarzt d. Städt. Krhs., 8492 Furth i. Wald. — *3. 2. 20 Essenbach/Niederbayern. — **A:** 49 München. — **Prom:** 49 ebd. — **F:** Chir. — **V:** 49–52 Geburtshilfl.-gynäkol. Priv.Klin. Dr. Seißer, Würzburg, 52–58 Juliusspit. ebd. (Makowsky). — **P:** Blutbild. Wirkg. v. Propent diopent,¦Diss. — Begutachtg. u. ärztl. Prax., Med. Mschr. 1955.

Hirth, Klaus D., Facharzt f. Chir., Durchgangsarzt, 56 Wuppertal-Cronenberg, Hauptstr. 48. — *3. 9. 16 Wuppertal-E. — **A:** 42 Innsbruck. — **Prom:** 44 ebd. — **F:** Chir. — **V:** 45–47 Kellner, 47–48 Reimers, 48–50 Somclaf, 50–51 E. K. Frey, 51–52 Junghanns, 53–59 Schiffsarzt, 59–61 Reimers.

Hochberg, Klaus, Assist. d. Chir. Univ.-Klin., 69 Heidelberg, Kirschnerstr. 1. — Fragebogen 1968 nicht beantwortet.

Hockerts, Theodor, apl. Prof. Chir. Univ.-Klin., 87 Würzburg. — *15. 7. 18
Wanne-Eickel. — **A:** 44 Köln. — **Prom:** 44 ebd. — **Hab:** 52 Würzburg. — **F:** Kinderchir. — **V:** 46–48 Kinderhlkd., Med. Akad. Düsseldorf (Goebel), 48–62 Kinderhlkd. Würzburg (Streicher), ab 62 Chir. Univ.-Klin. ebd. (Wachsmuth). — **B:**
Analeptica, Herz u. Kreisl., Herzwirksame Glykoside sowie arrhythmiebeeinfluss.
Medikamente, in: Hdb. Kinderhk. Bd. II: Therapie, Springer. — Schock, in:
Traumatol. i. d. Chir. Praxis, Springer 1965. — **P:** Arbeiten üb. Herz u. Kreisl.-
erkrankgn. d. Kindesalters; üb. Pathophysiol. d. Herz-Kreisl.systems; üb. Herz-
stoffwechseluntersuchgn. — In d. Chir. üb. Schockbhdlg. u. Pathophysiol. — In
d. Kinderchir. üb. prä- u. postop. Bhdlg.

Höffken, Hans-Ewald, Facharzt f. Chir., Ev. Krhs., 423 Wesel. — *28. 12. 20
Essen — **A:** 46 Düsseldorf. — **Prom:** 47 ebd. — **F:** Chir. — **V:** 47 II. Med. Klin.
Düsseldorf, (Bodechtel), Chir. Klin. ebd. (Derra), 49–50 Med. Klin. Ludwigshafen
(Hochrein), Ev. Krhs. Mülheim (Kleinschmidt.)

Höfler, Hans Joachim, Oberarzt d. Chir. Klin., Stadtkrhs., 851 Fürth/Bay. —
*28. 10. 23 Fürth Bay. — **A:** 52 Erlangen. — **Prom:** 53 Würzburg. — **F:** Chir. —
V: 52 Inst. f. gerichtl. Med. Univ. Würzburg (Saar), 53 Kinderspit. Fürth (Hederich),
ab 53 Stadtkrhs. Fürth (Fischer, Denecke). zwztl. 61–63 Urol. Abt. Krhs. Fürth
(Meixner).

Höhle, Paul-Günther, Chefarzt d. chir. Abt. d. Krskrhs., X 6300 Ilmenau/Thür.,
Langewiesener Str. 6a — Fragebogen 1968 nicht beantwortet.

Hölscher, Bernhard, Prof., I. Chir. Klin. d. F.U. Berlin im Klinikum Steglitz, 1 Berlin 45, Hindenburgdamm 30. — *20. 3. 14 Westtünnen/Westf. — **A:** 40 München. —
Prom: 40 Freiburg. — **Hab:** 62 Berlin. — **F:** Chir. — **V:** 40–42 Freiburg (Rehn), 42–45
Kriegsdienst, 45–46 Städt. Kr.anst. Mannheim, (Zenker), 46–47 Med. Univ.-Klin.
u. Poliklin. Heidelberg (Oehme, Vogel), 47–48 Physiol. Inst. ebd. (Strughold), 48–49
neurochir. Abt. Knappschafts-Krhs.Bochum-Langendreer (Tönnis), 50–55 Pathol. u.
Physiol. Air Univ. Randolph Field/USA,55–56 Minneapolis USA (Wangensteen, Lille-
hei), 56 Hamburg (Zukschwerdt), ab 57 FU Berlin (Linder, Franke). — **P:**Thymotrope
Hormon d. Hypophysenvorderlappens, Klin. Med. 1940. — Wachstumswirkg. d.
Thymushormons, Klin. Wschr. 1942. — Thymekt. u. ihr Erscheings.bild, Pflügers
Arch. Physiol. 245/1942. — Thymustod, ebd. — Hypophysekt. b. d. Ratte m. Be-
schreib. e. vereinfacht. Op.techn., ebd. 249/1948. — Bedeutg. d. Thiouracils f. d.
Aufklärg. d. Histostrukt. u. Funkt. d. Hypophyse, Ärztl. Forschg. 1948. — Bildgs.-
ort d. uteruswirks. Prinzips u. seine Formalinstabilität, Arch. exper. Path. Phar-
mak. 206/1948. — Histophysiol. Effekt chron. Methylthiouracilwirkg. auf d. inn.-
sekretor. Syst. b. d. Ratte, Pflügers Arch. Physiol. 251/1949. — Grundumsatz u.
Schilddrüse d. Ratte unt. Einwirkg. v. Methylthiouracil u. Cholinrhodanid, ebd. —
Fehlen d. diuresehemm. Prinzips i. ZNS, Arch. Psych. 181/1949. — Bau d. neural.
Teiles d. menschl. Hypophyse, ebd. — Morphol. changes of adrenal cortex in frostbitten rabbits with and without heparin treatment, Project 21-23-006, 8, 1951. —
Hemoglobin catabolism during and after prolonged exposure to hypoxia, ebd. 21-
23-003, 4, 1951. — Morphol. changes of adrenal cortex in frostbitten rabbits with
and without heparin treatment, A.M.A. Arch. Pathol. 52/1951. — Thymus adrenal
gland interrelationship in parabiotic rats under hypoxia, Project 21-23-003, 5, 1952.
— A method of measuring muscular fatigue in rats, ebd. 21-23-002, 1, 1952. —
Blood destruction in the polycythemia by hypoxia, J. Hematol. 7/1952. — An
improved technic for parabiosis, Project 21-1201-0013, 1, 1953. — The combined
effects of hypoxia, adrenalectomy, and thymectomy in parabiotic rats, ebd. 21-1201-

0001, 5, 1953. — Cardiac response to adrenalectomy of one parabiotic twin rat, Fed. Proceed. 12/1953. — The effect of adrenalectomy on basal metabolism of parabiotic rats, Project 21-1201-0001, 10, 1954. — The effect of adrenalectomy on the chemical composition of cardiac muscle in parabiotic and single rats, ebd. 21-1201-0001, 9, 1954. — The effect of adrenalectomy on cardiac output of parabiotic and single rats, ebd. 21-1201-0001, 7, 1954. — Comparative study of hypoxia and physical exercise in intact-adrenalect. parabiotic rats, ebd. 21-1201-0001, 6, 1954. — A method of measuring muscular fatigue in rats, J. appl. Physiol. 6/1954. — The combined effects of adrenalectomy, thymectomy, and hypoxia in parabiotic rats, Endocrinol. 54/1954. — Comparative study of hypoxia and physical exercise in adrenalect. and intact parabiotic rats, Fed. Proceed. 13/1954. — Effect of adrenalectomy on cardiac output of parabiotic and single rats, Amer. J. Physiol. 179/1954. — Effect of adrenalectomy on chemical composition of cardiac muscle in parabiotic and single rats, ebd. — Effect of adrenalectomy on cardiac output of parabiotic and single rats, ebd. — Adrenal cortical steroid levels in peripheral blood of intact and adrenalect. parabiotic rats, Project 21-1201-001, 11, 1955. — Metabolism of rats chronically and acutely exposed to various enviromental conditions, Fed. Proceed. 14/1955. — Adrenalectomy and basal metabolism of parabiotic rats, Amer. J. Physiol. 180/1955. — Adrenal cortical steroid levels in peripheral blood of adrenalect. and intact parabiotic and single rats, Proc. exper. Biol. u. Med. 88/1955. — Adrenal cortical steroid levels in peripheral blood of intact-adrenalect. parabiotic rats, Fed. Proceed. 14/1955. — Comparative effects of adrenalectomy, hypoxia, and physical exercise on the hearts of parabiotic rats, Exper. Med. 1955. — The effects of DDD on the human adrenal in the treatment of disseminated mamary and prostatic ca., Cancer 1956. — Fall v. Cushing-Syndr. auf d. Boden e. Neb.nierenrindenfunkt. b. familiär. Belastg., Ärztl. Wschr. 1958. — Histol. Strukt. d. Anastom. b. parabiot. Ratten i. ihrer Beziehg. z. Austausch v. J^{131} markiert. Serumeiweiß, Z. exper. Med. 131/1959. — Erste klin. Erfahrg. m. d. Anwend. e. künstl. Herz-Lungen-Syst., Chirurg 1959. — Hämodynam. u. histol. Unters. üb. d. retrograde Coronarperfus. d. Hundeherzens, Bull. Soc. Int. Chir. 1960. — Lichtmikrosk. Frühveränder. d. Kaninchen- u. d. Hundeherzens b. verschied. Formen d. induziert. Herzstillstandes, Langenbecks Arch. klin. Chir. 295/1960. — Tierexper. Unters. zu lichtmikrosk. b. verschied. Formen d. induz. Herzstillstandes, Bruns' Beitr. klih. Chir. 201/1960. — Parabioseschranke f. d. Corticosteroide i. ihrer Bedeut. f. d. Hämodynam. d. Ratte, Z. Vitaminforsch. 1960. — Studies by electron microscopy in various forms of induced cardiac arrest in dog and rabbit, Surgery 49/1961. — Verhalten v. Phosphokreatin, Adeninnukleot., Orthophosphat, Glykogen u. Milchsäure i. Herzmuskel b. verschied. Formen d. Herzstillstandes, Thoraxchir. 1961. — Beobacht. üb. d. induz. Herzstillstand m. Titriplex, ebd. 1962. — Elektronen- u. Lichtmikrosk. Unters. b. d. Korrekt. d. künstl. stillgelegt. Herzens verschied. Herzanomalien, Langenbecks Arch. klin. Chir. 301/1962. — Tierexp. Unters. z. künstl. Herzstillstand, ebd. 300/1962. — Herzstillstand, Z. ärztl. Fortbild. 1962. — Combined light-electron microscop. and biochem. studies on induced cardiac arrest, Ann. Chir. Thor. Car. 1/1962. — Biochem. Unters. b. verschied. Formen d. pharmak. Herzstillstandes, Thoraxchir. u. vask. Chir. 1963. — Herzmuskelveränder. b. künstl. Herzstillstand, Umschau 1963. — Konservat. Bhdlg. postop. Magenstör. nach Billroth II Magenresekt., Chirurg 1963. — Wiederbelebgs.zeit. u. Wirkgs.mechanis. d. ischäm. u. Citrat-Herzstillstandes, Thoraxchir. u. vask. Chir. 1963. — Frühdiagn. u. Bhdlg. d. primär. Hyperparathyreoidism., Berliner Med. 1963. — Unters. z. Verlänger. d. Üb.lebenszeit d. isol. Kaninchenherzens nach Vorbhdlg. m. Dipyramidol, Langenbecks Arch. klin. Chir. 308/1964. — Pumpoxygenator z. Perfus. d. Kaninchens, ebd. 307/1964. — Unters. z. Üb.lebenszeit d. ischäm. Herzens i. ihrer Bedeut. f. d. off. Herzchir., Thoraxchir. u. vask. Chir. 1965. — Induz. Magnesium-Novocamid-Herzstillstand (Licht- u. elektronenmikrosk. Unters.), ebd. — Ätiol., Diagnost. u. op. Bhdlg. v. Pankreascysten unt. Berücksicht. v. 14 eig. Beobacht., Zbl. Chir. 1965. — Vergleich. funkt. u. biochem. Unters. z. normotherm. Perfus. m. Eigenblut u. Rheomacrodex o. Glukose, Langenbecks Arch. klin. Chir. 313/1965. — Bedeut. d. Magnesiumchlorid-Novocamid als Kardioplegikum f. d. off. Herzchir., Thoraxchir. u. vask. Chir. 1965. — Histol. u. biochem. Unters. z. induz. Magnesium-Novocamid-Herzstillstand b. normotherm. Perfus. d. Kaninchens m. Haemaccel-verdünnt. Eigenblut, Z. Kreisl.forsch. 1966. — Tierexp. Beitr. z. Wirkg. d. Dipyramidol auf d. Herz b. verschied. Schweregraden intermittier. Hypoxie, Anaesthesist 1966. — Elektronenmikrosk. Unters. z. Bewertg. membranwirksam. Kardioplegika f. d. Wiederbelebg. d. künstl. stillgelegt. Herzens, Thoraxchir. u. vask. Chir. 1966. — Studies by electron microscopy on the effects of magnesium-chloride – procaine amide or potassium citrate on the myocardium in induced cardiac arrest, J. cardiovasc. Surg. 8/1967. — Reperfusion effects on the rabbit heart, Arch. Surg. 9/1966. — Extrakorp. Unt.kühlg. m. Kreisl.unt.brechg. i. d. Chir., I. Biochem. Unters., II. Licht- u. elektronenmikrosk. Unters., Langenbecks Arch. klin. Chir. 315/1966. — Vergl. funkt. u. lichtmikrosk. Unters. z. Wirks. extremer Blutverdünn. m. Rheomacrodex, Haemaccel o. Tutofusin auf d. Niere, ebd. 320/1967. — Wirks. v. Volumenersatzmitteln auf d. Niere b. akut. Blutvol.mangel, Chirurg 1968.

Hölscher, Leo, Dir. d. Krhs. Neu-Maria-Hilf u. Chefarzt der chir. Abt., 34 Göttingen, Am Kirschberge 10. — Fragebogen 1968 nicht beantwortet.

Hoeltzenbein, Josef, Prof., Chefarzt d. chir. Abt. d. St. Franziskus-Hosp., 44 Münster/Westf., Hohenzollernring 72. — Fragebogen 1968 nicht beantwortet.

Hörstmann, Helmuth, Facharzt f. Chir., Durchgangsarzt, 31 Celle, Sägemühlenstr. 18. — *7. 12. 09 Bad Essen/Wittlage. — **A:** 38 Berlin. — **Prom:** 39 ebd. — **F:** Chir. — **V:** 37 Rudolf-Virchow-Krhs. Berlin (Gantenberg), 38 Paul-Gerhardt-Krhs. ebd. (Rumpel), 38–44 Städt. Krhs. Berlin-Wilmersdorf (Baetzner), 44–45 Ausweichkrhs. d. Reichshauptstadt i. Landsberg/Warthe (Baetzner), 45 Städt. Krhs. Berlin-Schöneberg (Stahl), Städt. Krhs. Berlin-Friedrichshain (Schaack).

Hoess, Georg, 89 Augsburg, Bahnhofstr. 12. — Fragebogen 1968 nicht beantwortet.

Hoesslin, Kunz v., Facharzt f. Chir., Chefarzt am Krskrhs., 8882 Lauingen/Do. — *12. 12. 06 Haunstetten/Augsburg. — **A:** 32 München. — **Prom:** 32 ebd. — **F:** Chir. — **V:** 32 Hauptkrhs. Augsburg (Häcker), 33 Heil- u. Pflegeanst. Kaufbeuren, Städt. Krhs. Waltershausen (Heufelder), 34–38 Hauptkrhs. Augsburg (Häcker), 39 Allg.-Praxis Haunstetten b. Augsburg.

Hofer, Franz, Oberarzt d. chir. Abt. d. Landeskrhs., Ottokar-Kernstock-Gasse 9, A-8700 Leoben (Österreich). — Fragebogen 1968 nicht beantwortet.

Hofer, Helmut, Prof. f. Orthop., em. Dir. d. Orthop. Univ.-Klin., X 22 Greifswald, Arndtstr. 6. — *28. 4. 99 Schlochau/Westpr. — **A:** 28 Berlin. — **Prom:** 29 ebd. — **Hab:** 51 Greifswald. — **F:** Chir. u. Orthop. — **V:** 29 Krhs. Landsberg a. W. (Delkeskamp), Virchow-Krhs. Berlin (Unger), 30–32 Kinderkrhs. Berlin-Wedding (Finkelstein, Lange), 32–36 Charité Berlin (Sauerbruch), 36–45 Reg.-Med.-Rat i. Versorggs.wes. Berlin u. Stettin, 39–45 Kriegsdienst, 45–50 orthop. Praxis Greifswald. — **B:** Amputiert.probl. i. neuer Gestalt, Fischer Jena 1952 (Habil.-Schr.). —

Grund- u. Basiswiss.schaften d. Orthop., Beilageh. Z. Orthop. 85, Enke 1955. —
P: Traumat. Appendicitis, Diss. — Bhdlgs.erg. b. Schenkelhalsfrakt., Fortschr.
Therap. 1930. — Otogene Gelenksepsis, Dtsch. med. Wschr. 1931. — Invaginat.
b. Säugl. u. ält. Kinde, Chirurg 1932. — Gipsdrahtschiene z. Bhdlg. d. poliomyelit.
Lähmg., Dtsch. med. Wschr. 1933. — Bhdlg. d. Fremdkörperaspirat. u. ihrer Folge-
erscheingn., Dtsch. Z. Chir. 242/1934. — Kunstbein f. kontrakt. Unt.schenkelkurz-
stumpf, Med. Technik 1948. — Amputiert.probl. i. d. Med., Z. ärztl. Fortbild. 1949.
— Stumpfversorg. u. Prothesierg. b. Körperversehrt., Mschr. Unfhlkd. 1949. —
Kapselprothesen, Med. Technik 1950. — Neuart. Prothesen m. Demonstrat., Dtsch.
Gesd.wes. 1951. — Neue Gedanken z. Amputiert.probl. u. z. Prothesierg., Verh.
Dtsch. Orthop. Ges. 1952. — Verwendg. e. Ob.armpseudarthr. z. akt. Bewegg., Zbl.
Chir. 1952. — Geschichte d. ärztl. Orthop. i. d. letzten 100 J., Z. Orthop. 1952. —
Doppelperigramm u. Vorfuß-Rückfußwinkel b. Fußinsuffiz., Zbl. Chir. 1953. —
Orthop. Bhdlg. d. Friedreichschen Krankh., Z. Orthop. 1954. — Üb.lastgs.schäden,
Med. Klin. 1954. — Doppelperigramm u. Vorfuß-Rückfußwinkel b. Plattfüßen,
Z. Orthop. 1954. — Bandagenversorgg. gr. Eingeweidebr., Beitr. Orthop. 1954. —
Quere Keilosteotom. b. Klumpfüßen v. Erwachsenen, Zbl. Chir. 1954. — Funkt.
Üb.lastgs.-Schaden d. Fußes, Beitr. Orthop. 1954. — Quere Keilosteotom. u. d.
Zinkleimmodell b. Klumpfüßen v. Erwachsenen, Verh. Dtsch. Orthop. Ges. 1955. —
Psychol., d. dritte Grundwiss.schaft d. Orthop., Beitr. Orthop. 1955. — Plast.-
modifiz. Ob.schenkelstumpf, Arch. orthop. Unfallchir. 47/1955. — Plast.-modifiz.
Ob.armstumpf, ebd. 48/1956. — Form- u. Funkt.probl. i. d. Orthop., Verh. Dtsch.
Orthop. Ges. 1958. — Fortschr. i. d. konservat. Bhdlg. d. sog. angeb. Hüftluxat.,
Beitr. Orthop., 2. Taggs.bd. 1958. — Gangschuh u. Standschuh, d. beid. Arten d.
Fußbekleidg., ebd. 1958. — Begrüßg., Verh. Dtsch. Orthop. Ges. 1959. — Diskuss.-
bemerkgn. z.: Klass. u. mod. Orthop., Beitr. Orthop. 1959. — Versuche m. neuen
Gipsmischgn. u. veränd. od. neuen Gipsinstrumenten, ebd. — Geg.wärt. Situat. d.
Orthop. inn.halb d. Med., Z. Orthop. 1961.

Hoferichter, Jürgen, Priv.-Doz., Chefarzt d. chir. Abt. am Städt. Krhs., 318
Wolfsburg. — *17. 8. 26 Berlin. — **A:** 50 Wiesbaden. — **Prom:** 51 Marburg.
— **Hab:** 65 Erlangen. — **F:** Chir. — **V:** 50–51 Priv. Frauenklin. Offenbach (v. Jasch-
ke), 51–52 Krhs. Barmh. Br. Frankfurt (Schönig), 53–55 Priv. Krhs. Sachsenh. ebd.
(Gürsching), 55–61 Erlangen (Hegemann), 61–62 Grad. Hosp. Univ. of Pennsylvania,
Philadelphia Pa. (Ferguson), ab 63 Erlangen (Hegemann). — **B:** Exp. Pan-
kreatitis, in: Pathogenese, Diagn. Klin. u. Therap. d. Erkrankgn. d. exokrinen
Pankreas, Schattauer 1964. — Aortographie u. ihre Gefahren, in: Angiographie,
Thieme 1966. — **P:** Untersuchgn. üb. d. Wirkg. v. o-Amidoazotoluol u. Thiouracil
a. d. Schilddrüse, Diss. — Klin. d. Lungencysten, Dtsch. med. Wschr. 1960. —
Diagnost. u. Op.-Indikat. d. Bronchialca., ebd. — Indicaciones Operatorias d.
Carcinoma Bronquial, Med. Alem. 1/1960. — Einf. Sofortmaßnahmen b. schweren
Brustkorbverletzgn., Mschr. Unfhlkd. 1961. — Op.-Indikat. b. stumpfen Thorax-
trauma, Hefte Unfhlkd. 71/1962. — Protective Effect o. Proteinase Inhibitors i.
Acute Necrotizing Pancreatitis. An Exp. Study. Surg. Forum 13/1962. — Klin. u.
Bhdlg. d. Dünndarmgeschwülste, Bruns' Beitr. klin. Chir. 206/1963. — The Pro-
tective Effect o. Proteinase Inhibitors i. Acute Necrotizing Pancreatitis, Ann. Surg.
158/1963. — Wert d. Serumfermentbestimm. b. akut. Pankreaserkrankgn., Bruns'
Beitr. klin. Chir. 208/1964. — Pathogen. d. postop. Pankreasnekr., Langenbecks
Arch. klin. Chir. 308/1964. — Alloplast. Ersatz d. Oesophagus, Proc. Internat. Coll.
Surg. 14/1964. — Klin. u. exp. Untersuchgn. z. akut. haemorrhag. Pankreasnekr.,

Langenbecks Arch. klin. Chir. 307/1964. — Exp. Untersuchgn. z. Atemmechan. b.
Brustwandinstabilität, Thoraxchir. 1965. — Rekonstrukt. d. Speiseröhre, Habil.-
Schr. 1965. — Mögl.kt. u. Grenzen d. alloplast. Oesophagusersatzes, Langenbecks
Arch. klin. Chir. 313/1965. — Op.-Indikat. b. stumpfen Bauchtrauma: Ursachen u.
Vermeidg. v. Verzögergn., Helvet. chir. acta 1967. — Prakt. Probl. b. Abdominal-
trauma, Bruns' Beitr. klin. Chir. 214/1967. — Rekonstrukt. d. Oesophagus m.
Kunststoffen. I. Mögl.ktn. u. Grenzen d. Alloplast.; II. Neubildung e. Speiserohres
m. tempor. Leitschiene, Langenbecks Arch. klin. Chir. 317/1967. — Diagn. Probl.
b. retroperiton. Darmrupt., Münch. med. Wschr. 1967. — Gezielte Prophyl. d.
postop. Pankreasnekr., Chirurg 1967. — Einfl. d. exokrinen Pankreasfunkt. a. d.
Strangulat.ileus, Langenbecks Arch. klin. Chir. 319/1967. — Versorgg. v. Pankreaswunden m. Klebstoffen, Proc. Symp. Adhesives Surg. (Wien) 1967. — Problemas d.
diagnóstico en los casos d. roturas intestinales retroperitoneales, Münch. med.
Wschr., Edición espanola 1967. — Effekt v. Acrylatklebern b. Pankreasklebgn.,
Bruns' Beitr. klin. Chir. 216/1968. — Auswirkgn. wiederholter intraaort. Kontrastmittelinjekt. a. d. Nierendurchblutg., Thoraxchir. 1968. — Art. Embolie: Bhdlg. u.
Erg., Med. Klin. 1968. — Chir. Bhdlg. d. Lungencysten. Indikat. u. Erg., Münch.
med. Wschr. 1968. — Verschleppg. d. Krebsdiagn. Ursachen u. Bedeutg., ebd.

Hofereiter, Franz, Ass. d. chir. Abt. St. Josefskrhs., X 15 Potsdam, Allee nach
Sanssouci 7. — *11. 2. 37 Himmlisch Ribnei/Grulich-CSSR. — **A:** 63 Gera. —
Prom: 65 Berlin. — **F:** Chir. — **V:** 61–62 Inst. f. Pathol. Physiol. Jena (Götze), ab 62
St. Josefskrhs. Potsdam (Waschulewski).

Hoferichter, Suse, Wiss.-Assistentin d. Chir. Univ.-Klin., 852 Erlangen-Nürnberg,
Krankenhausstr. 12. — *5. 6. 26 Frankfurt a. M. — **A:** 51 Marburg/Lahn. — **Prom:**
63 Erlangen. — **F:** Chir. — **V:** 52–53 Krhs. d. Barmh. Brd. Frankfurt a. M. (Arnold),
61–62 Univ. of Pennsylvania Philadelphia, Pa. (Ferguson), seit 62 Erlangen (Hegemann). — **P:** Verhalten d. Serumfermente b. akut. Pankreasaffekt., Diss. — Einfl. d.
exokrinen Pankreasfunkt. a. d. Strangulat.ileus, Langenbecks Arch. klin. Chir. 319/
1967. — Versorgg. v. Pankreaswunden mittels Klebstoffen, Proc. Symp. Adhesives
Surg. (Wien) 1967. — Effekt v. Acrylatklebern b. Pankreasklebgn., Bruns' Beitr.
klin. Chir. 216/1968. — Auswirkgn. wiederholter intraaort. Kontrastmittelinjekt. a.
d. Nierendurchblutg., Thoraxchir. 1968.

Hoffheinz, Hans-Joachim, Chefarzt d. chir. Abt. d. Krhs., 3 Hannover-Kleefeld,
Wallmodenstr. 48 a. — Fragebogen 1968 nicht beantwortet.

Hoffmann, Charlotte, Fachärztin f. Chir., Oberärztin d. 1. chir. Abt. Städt. Krhs.,
5895 Lüdenscheid. — *3. 7. 22 Stettin. — **A:** 50 Düsseldorf. — **Prom:** 50 ebd. —
F. Chir. — **V:** 50–63 Städt. Krhs. Lüdenscheid (Kingreen), ab 63 Oberärztin ebd.
(Ohlnig). — **P:** Diss.: Die Sulfonamidtherap. b. d. perforierten Appendicitis.

Hoffmann, Ernst, Priv.-Doz., Oberarzt d. Chir. Univ.-Klin., 4 Düsseldorf. —
*19. 9. 26 Feldbach/Steiermark. — **A:** 62. — **Prom:** 54 Graz. — **Hab:** 64 Düsseldorf.
— **F:** Chir. — **V:** 54–55 Anat. Inst. Graz (Hafferl), 56–62 Chir. Univ.-Klin. ebd.
(Spath), 56–57 II. Med. Klin. ebd. (Greif), 60–61 Gastarzt d. Chir. Univ.-Klin.
Düsseldorf (Derra), ab 62 ebd. (Derra). — **B:** Chir. d. Aa. einschl. Aorta, in: Dringl.
Thoraxchir., hrsg. v. Irmer, Baumgartl, Greewe u. Zindler, Springer 1967. — Allg.
Techn. d. Op. am u. im Thorax (mit Baumgartl), ebd. — **P:** Unt.suchgn. vermeintl.
u. wirkl. Abflußwege aus d. Subdural- u. Subarachnoidealraum (mit Thiel), Z. Anat.
u. Entwicklgs.gesch. 1956. — Exp. Unt.suchgn. z. Regenart. nach Sehnennähten
(mit Buchner), Arch. orthop. Unfallchir. 50/1959. — Rö.diagn. d. periph. Bronchuska.
unt. Berücksicht. d. lymphogen. Metastasierg. (mit Moder), Fortschr. Röntgenstr.

91/1959. — Abflußwege d. Lungenlymphe u. ihre Bedeutg. f. d. Ausbreitg. maligner Tumoren, Bruns' Beitr. klin. Chir. 199/1959. — Korros.anat. Stud. d. Gefäßstrom-bahn b. Erkrankgn. d. Art. d. unt. Extremitäten, Bull. Soc. Int. Chir. 1960. — X-Ray Diagnosis of Peripheral Bronchial Carcinoma with Consideration of the Lymphatic Pathways of Metastasis, Yearbook of Cancer 5/1961. — Vagusstammläs. zw. beid. Kehlkopfnerven, Langenbecks Arch. klin. Chir. 300/1962. — Leiomyom d. Vena cava inferior, Chirurg 1963. — Ernährgs.probl. b. Gefäßtransplantaten, Langenbecks Arch. klin. Chir. 305/1964. — Verstärkgs.op. i. d. Gefäßchir., ebd. 308/1964. — Obliterat. d. Ductus arteriosus Botalli, ebd. 306/1964. — Klin. Bedeutg. d. part. Persistenz d. Ductus arteriosus, Zbl. Chir. 1964. — Zweitop. am rekanalis. od. noch off. Ductus Botalli (mit Irmer), Chirurg 1964. — Folgen lok. Ischäm. auf d. Gefäßwand, Habil.-Schr. — Rekonstrukt. Eingr. am art. Gefäßsystem (mit Irmer), Langenbecks Arch. klin. Chir. 313/1965. — Bhdlg. v. Art.verletzgn. u. deren Spät-folgen, Klin. Med. 1966. — Neue Aspekte d. Gefäßchir., Med. Mschr. 1966. — Einhlg. v. Gefäßprothesen, Zbl. Chir. 1966. — Chir. Bedeutg. d. Blutgefäßversorg. d. AV-Knotens (mit Ringler), Langenbecks Arch. klin. Chir. 314/1966. — Ursachen d. vor-üb.gehend. total. AV-Blocks nach Op. v. Vorhofseptumdefekten v. Sekundumtyp (mit Ringler), ebd. 316/1966. — On the Juxtacoronary Blood Supply of the Myo-cardium as a Possible Compensatory Mechanism in Coronary Arteriosclerosis (mit Ringler u. Gebhardt), German Med. Monthly 12/1967. — Klin. u. exp. Unt.suchgn. üb. ventrikulo-coronare Stomata am menschl. Herzen (mit Ringler u. Satter), Lan-genbecks Arch. klin. Chir. 319/1967. — Lungenstecksplitter, Thoraxchir. 1967. — Bedeutg. ventrikulo-coronarer Verbindgn. f. d. Ausgleichsversorgg. d. Herzmuskels b. Coronarsklerose (mit Ringler u. Gebhardt), Z. Kreisl.forsch. 1967. — Teilersatz d. Arteria carotis m. Autotransplantat aus d. Arteria hypogastrica b. fortgeschritt. metastat. Lymphknotenca. d. Halses (mit Rehrmann u. Koberg), Fortschr. Kiefer-u. Ges. Chir. 1968.

Hoffmann, Fritz-Christian, Facharzt f. Chir., Oberarzt d. chir. Abt. St. Johannes Hosp., 53 Bonn, Kölnstr. 54. — *20. 8. 25 Dahlen/S. — A: 57 Düsseldorf. — **Prom:** 64 Bonn. — F: Chir. — V: 57 Gerichtsmed. Inst. Univ. Bonn (Elbel), 57–59 chir.-gynäk. Abt. St. Johannes-Krhs. Bad Honnef (Warkalla), ab 59 chir. Abt. ebd. (Gr. Lang).

Hoffmann, Gerhard, Med.-Rat, Chefarzt d. chir. Abt. Krskrhs., X 424 Querfurt, Otto-Peter-Str. 9. — *4. 11. 19 Königsberg. — **A:** 46 Kiel. — **Prom:** 46 ebd. — F: Chir. — V: 46–48 Bayr. RK-Krhs. Plankstetten/Oberpf. (Riecke), 48–51 Krskrhs. Quedlinburg: Chir. (Lembke), Gynäk.-Geburtsh. (Vedder), Inn. (Spencker), Pathol. (Bosselmann), 52–53 Chir. u. Gynäk. Krskrhs. Blankenburg/Harz (Meyer, Pfeiffer), 53–54 Kolposkop. Kurse (Mestwerdt), 63–64 Kinderchir. Leipzig (Meissner), 65 Ge-schwulstklin. Berlin-Buch (Gummel), Jährl. Hosp. Halle (Moerl, Schober). — **P:** Varizenverödg., Z. ärztl. Fortbild. 1953. — Erfahrgn. m. d. Intubat.nark. am mittl. Krhs., ebd. — Erfahrg. m. Trichloraethylen i. d. Gebh., ebd. 1957. — Erste Hilfe b. Unfällen durch elektr. Strom, Z. Sicherh. i. Bergbau u. Hütte 1967.

Hoffmann, Gerhard, Facharzt f. Chir., Belegarzt, 755 Rastatt, Bahnhofstr. 44. — *2. 1. 19 Heidelberg. — **A:** 45 Heidelberg. — **Prom:** 45 ebd. — F: Chir. — V: 45–53 Heidelberg (K. H. Bauer).

Hoffmann, Heinz, Facharzt f. Chir., 85 Nürnberg, Seuffertstr. 1. — *14. 7. 11 Hohenholm. — **A:** 37 Berlin. — **Prom:** 37 ebd. — F: Chir. — V: 37 Sanat. Taubertal Bad Mergentheim (Bein), 38 Univ.-Kinderklin. Leipzig (Catel), 39–46 Kriegsdienst. 46–51 Diak.haus Heidelberg (Feucht), 52–54 Krhs. Elsey Hohenlimburg (Bufe),

54–57 Ev. Krhs. Lippstadt (Schlaaff), 57–58 Unf.-Klin. Nürnberg (Erler). — **P:** Mod. Erkenntn. z. Erstversorgg. v. Handverletzgn., Med. Klin. 1959. — Subaxilläre Leitgs.anästh. a. Oberarm f. chir. Eingr. a. Hand u. Unterarm, ebd. — 655 Handchir. Op. i. subaxillarer Leitungsanästh., Chirurg 1965.

Hoffmann, Klaus, Leiter d. chir. Abt. d. Krhs., X 8355 Neustadt/Sachsen, Julius-Mißbach-Str. 2. — Fragebogen 1968 nicht beantwortet.

Hoffmann, Max, Chefarzt St. Martinus-Hosp., 596 Olpe, Martinstr. 8. — *24. 5. 11 Essen. — **A:** 36 Freiburg. — **Prom:** 37 ebd. — **F:** Chir. — **V:** 36 Hautklin. Freiburg, Virchow-Krhs. Berlin, 37–38 Med. Akad. Danzig (Klose), 38–40 Pathol. Inst. Essen-Steele (Husten), 45 Knappschafts-Krhs. Langendreer, 45–49 St. Laurentius-Hosp. Essen-Steele (Ramb). — **P:** Ca. i. chron. Magengeschwür, Arch. klin. Chir. 206/1948. — Techn. u. Indikat. b. Gallenop., Chirurg 1950.

Hoffmann, Norbert P. E., Facharzt f. Chir., 45 Osnabrück, Große Str. 24. — *12. 12. 19 Königsberg/Pr. — **A:** Königsberg/Pr. — **Prom:** ebd. — **F:** Chir. — **V:** Marien-Hosp. Osnabrück (Kortmann), Stadt-Krhs. Essen (Reischauer).

Hoffmann, Theo, Prof., Facharzt f. Chir., 4, Avenue Matignon, Paris 8e. — *5. 8. 14 Hönningen/Rhein. — **A:** 39 Köln. — **Prom:** 42 ebd. — **Hab:** 52 Paris (Prof. agrégé). — **F:** Chir. — **V:** 39–45 Köln (v. Haberer), 42–46 zwztl. Militärdienst, 47–49 Chir.-gyn. Abt. Klin. Rotes Kreuz Saarbrücken, 49–56 Chir. Univ.-Klin. Hôp. Broussais Paris (de Gaudart d'Allaines), zwztl. Leeds u. London (General Infirmery, Depart. of Thoracic Surg.), 57–59 Hôp. Foch Paris, Chir. Thor. — **B:** Les oedèmes pulmonaires aigus dans la chir. du coeur, Paris 1951. — Plaies et traumat. des gros vaisseaux (mit Ch. Dubost), in: Hdb. d. Thoraxchir., Springer 1956. — Hrsg. u. Übersetzg. d. Buches: F. d'Allaines, Die chir. Bhdlg. d. Rectumca., Barth 1956. — **P:** Mod. Anästh. u. Flüssigkts.ersatz, Münch. med. Wschr. 1951. — Chir. Bhdlg. dekompens. Herzleiden d. Unterbindg. d. Vena cava inf., Dtsch. med. Wschr. 1951. — Neue Gesichtspkt. d. Nark. u. d. op. Med., Saarl. Ärztebl. 1951. — Port. Hochdruck u. seine chir. Bhdlg., Münch. med. Wschr. 1951. — Internat. Chir.-Kongr. 1951, ebd. — Klin. Diagn. u. op. Bhdlg. kongenit. Herzfehler a. Grund v. 1000 untersuchten u. 450 op. Fällen, I. Tl.: Kardiopathien m. Blausucht, Arch. Kreislaufforschg. 18/1952, II. Tl.: Kardiopathien ohne Blausucht, ebd. — Konserv. Bhdlg. d. Ulcusperforat. d. d. Dauerabsaugg., Ärztl. Wschr. 1952. — Perop. radiomanometr. Untersuchg. d. Gallenwege (mit Patronicolas), Zbl. Chir. 1952. — Herabsetzg. d. perop. Blutverlustes d. Hexamethonium u. Neiggs.lagerg., Münch. med. Wschr. 1952. — Kontroll. Blutdrucksenkg. i. d. Thoraxchir., Anaesthesist 1952. — Kontroll. Blutdrucksenkg. i. d. Lungenchir. (mit Sauvage), Med. Klin. 1952. — Chir. Bhdlg. d. Aortenaneurysmen durch d. Resekt., Langenbecks Arch. klin. Chir. 273/ 1953. — Infundibulot. bzw. Valvulot. b. d. Tetralogie v. Fallot, ebd. — Erkenng., Klin. u. Bhdlg. d. port. Hochdrucks, Ärztl. Wschr. 1953. — Indikat.stellg. i. d. op. Bhdlg. d. Mitralsten., Saarl. Ärztebl. 1953. — Nierentransplantat., Münch. med. Wschr. 1953 u. Med. Klin. 1953. — Nachweis d. Ösophagusvarizen, klin. Bedeutg. b. port. Hochdruck, Fortschr. Röntgenstr. 79/1953. — Ösophagusvarizen, Langenbecks Arch klin. Chir. 276/1953. — Anwendg. v. blutdrucksenk. Mitteln i. d. Lungenchir., ebd. — Potenz. Nark. u. künstl. Hibernat., Saarl. Ärztebl. 1953. — Nierenüberpflanzg. b. Menschen, Umschau 1953. — Fortschr. a. d. Gebiet d. Nark., Med. Klin. 1953. — Maladie de Roger, ebd. — Narkosebeobachtgn. b. 120 mitralen Kommissurotomien, Anaesthesist 1953. — Resekt. d. Rectumca. u. d. Gesichtspkt. d. Schule D'Allaines, Bruns' Beitr. klin. Chir. 188/1954. — Ber. d. Acad. de Chir. de Paris: Versuch e. homoplast. Nierentransplantat. n. Nephrekt. weg. Trauma e. Einzelniere,

Münch. med. Wschr. 1954. — Hiatusanomalien u. Kardiareflux, Kardia-Fornix-Fehlanlagen (mit Robert), Fortschr. Röntgenstr. 81/1954. — Anoxieprobl., Med. Klin. 1954. — Chir. d. Rectumca. (mit Allary), Langenbecks Arch. klin. Chir. 279/ 1954. — Chir. Bhdlg. kongenit. Herzfehler (mit Allary), ebd. — Mitralsten., klin. Bild u. chir. Bhdlg., ebd. — Chir. Bhdlg. d. Mitralsten. (mit Allary), ebd. — Blut-transfus. - Zwischenfälle, Med. Klin. 1954. — Speiseröhrenvarizen i. Sympt.komplex d. port. Hochdrucks, ebd. — Techn. Indik. u. Erg. d. mitralen Kommissurotomie a. Grund v. 230 op. Fällen (mit D'Allaines, Dubost u. Blondeau), Zbl. Chir. 1954. — Diagn. u. Op. indikat. d. off. Ductus Botalli, Med. Klin. 1954. — Le diagn. précoce clin. et sérol. d. thromboses veineuses chir. (mit D'Allaines u. Le Brigand), Thromboses et Embolies (Int. Kongr. Basel 1954), Basel 1955. — Blutgn. a. d. Ösophagus-varizen b. port. Hochdruck u. Indik. z. Shuntop. zw. Ven. portae u. V. cava bzw. V. lienalis u. V. renalis, Therap.woche 1955. — Barbiturate, Theorie d. Wirkgs.weise, neue Präparate, Med. Klin. 1955. — Künstl. Herz u. d. künstl. Lunge. Umschau 1955. — Soll e. Aortenisthmussten. i. jed. Fall operiert werden? Dtsch. med. Wschr. 1955. — Stillstand d. Herzens u. seine Wiederbelebung, Ärztl. Wschr. 1955. — Früh- u. Späterg. d. Ligatur d. V. cava inf. b. Herzkranken, Langenbecks Arch. klin. Chir. 282/1955. — Hiatusinsuff., ebd. — Resultate d. V. cava inf. Unterbindg. b. dekompens. Herzleiden a. Hôp. Broùssais Paris, Therap.woche 1955. — Hypo-thermie - exp. u. klin. Daten, Med. Klin. 1956. — Chir. Bhdlg. d. Mitralsten. Fol-gergn. d. direkten Tastbefundes f. Diagn., Indikat., Durchführbarkt. u. Progn. e. op. Bhdlg. d. Mitralsten. durch d. Komissurotomie, Dtsch. med. Wschr. 1956. — Beschwerden n. Magenresekt. Kleiner schmerzh. Magen, Ösophagusreflux u. Hiatus-Anomalien (mit Robert u. Cojan), Münch. med. Wschr. 1956. — Störgn. d. Kardia-kontinenz, Kardia- u. Hiatusinsuff., Kardiareflux, Dtsch. Med. J. 1956. — Blut-plasma-Ersatzmittel, Med. Klin. 1956. — Was soll d. prakt. Arzt v. d. op. Bhdlg. d. Mitralsten. wissen, u. was kann er erwarten?, Therap.woche 1956. — Antidot d. Curaremittel, Med. Klin. 1956. — Graduelle röntgenol. Darstellg. d. Speiseröhren-Krampfadern, Fortschr. Röntgenstr. 1956. — Arbeitszt. d. Krhs.arztes in Frank-reich, Dtsch. med. Wschr. 1956. — Anwendg. e. Steroid-Hormons als Narkotikum, Med. Klin. 1956. — Neuere Lokalanästhetika, ebd. 1957. — Einige Gesichtspunkte z. Diagn., Verlauf u. chir. Therap. d. port. Hochdrucks, Dtsch. Med. J. 1957. — Prim. Refluxösophagitis u. ihre Folgen, Langenbecks Arch. klin. Chir. 287/1957. — Paris, e. histor. Zentrum geistig. u. med. Lebens i. Europa, Almanach f. d. 6. Dtsch. Kongr. f. ärztl. Fortbildg., Berlin, Juni 1957. — Phenothiazin-Derivate i. d. Nark., Med. Klin. 1957. — Verschied. Ursachen d. Dysphagie u. d. Dyspepsie b. gl. Kran-ken (Plummer-Vinson-Membran, atheromatöse Aorta, Sanduhrmagen), Thorax-chir. 1957. — Der Arzt in Frankreich, Dtsch. med. Wschr. 1957. u. 1958. — Prim. u. sekund. Refluxösophagitis, Dtsch. med. Wschr. 1957. — Das medizin. Paris, Med. Klin. 1958. — Aktueller Stand u. Komplikat. d. kontroll. Blutdrucksenkg. durch Ganglioplegika, Med. Klin. 1958. — Augenblickl. Stand d. Chir. am off. Herzen, Umschau 1958. — Pathogen., Ätiol., Verlaufsformen u. Bhdlgs.mögl.ktn. d. prim. Refluxösophagitis, Bruns' Beitr. klin. Chir. 1958. — Beitr. z. Knüpftechn. - Der graduierte Knoten, Chir. Praxis 1958. — Aorten-Aneurysmen u. d. Mögl.ktn. ihrer chir. Resekt., Med. Klin. 1958. — Grenzindikat. u. Klippen d. Mitralklappen-sprengg., Dtsch. Med. J. 1958. — Verschied. techn. Verfahren d. radik. Mastdarm-krebschir. u. ihre Indikat., Chir. Praxis 1958. — Chir. Bhdlg. d. chron. tuberk. Empyems durch d. Dekortikat. u. d. Rolle d. radik. Op., Thoraxchir. 1959. — Hepatol. i. Frankreich, Materia Med. Nordmark 10/1958. — Wirtschaftl.kt. d. Krhs.,

Beitr. Krhs.wiss. 179/1958. — Pariser Impressionen e. Arztes, Österr. Ärzteztg. 17/ 1958. — Stellung d. Arztes i. d. französ. Soz. Versich., Hess. Ärztebl. 1958. — Nebennierentumoren, Surrenalekt., Nebenniereninsuff. u. Anästh., Med. Klin. 1959. — Geschichtl. d. franz. Med., Med. Mschr. 1958 u. 1959.— Op. Bhdlg. d. chron. tuberk. Pyothorax (mit Hertzog), Tbk-Arzt 1959. — Bronchuserweit. Aspergillom (mit Monod u. Pesle), Mykosen 1959. — Tranquilizer, Med. Klin. 1959. — Lungen-Aspergillom, Langenbecks Arch. klin. Chir. 292/1959.— Med. i. Werke Daumiers, Materia Med. Nordmark 1959. — Tbk. Pleura-Empyem u. d. Bedeutg. d. chir. Bhdlg., Med. Mschr. 1959. — Augenblickl. Stand d. Herzchir. unt. extrakorp. Kreisl. a. Grund d. Erfahrgn. v. Pariser Zentren. Indikat. u. Result., Med. Klin. 1959. — Raynaud-Krankh., Med. Mschr. 1960. — Traumat. Schädiggn. d. Art. u. Spätfolgen (mit Robert), Zbl. Chir. 1960. — Bedeutg. d. Tracheot. b. Bhdlg. d. akuten respirat. Insuff., Chirurg 1960. — Lungen-Aspergillosen u. Lungen-Aspergillom, Med. Welt 1961. — Krhs. u. Krhs.arzt i. Frankreich, Krhs.arzt 1960. — Fehler u. Gefahren d. äuß. Choledochus-Drain., Chir. Praxis 1961. — Therap. d. Herzstillstandes b. int. Herzleiden., Verh. Dtsch. Ges. inn. Med. 74/1961. — Mechanism. d. Herzstillstandes u. seine Beseitigg. durch kontroll. elektr. Stimulg. (mit Zacouto), Langenbecks Arch. klin. Chir. 298/1961. — Chir. Fehldeutg. neurot.-funkt. Krankhts.bilder, ebd. 301/1962. — Stenos. Narbenbildg. n. Tracheotomie b. Lungeninsuff., ebd. 304/1963. — Bedeutg. d. verfolggs.bed. Viertels als wesentl. Mitverursachg. b. anlagebed. Leiden i. Lichte neuerer BGH-Urteile, RzW 1966. — Leistgs.beeinträchtigg., Gesundhts.schaden i. med. Sinne u. d. Vermutg. d. § 31, Abs. 2 BEG, ebd. — Beurteilg. v. Gesundhts.schäden nach Gefangenschaft u. Verfolgg., Manualia Nicolai 1967. — Gastroduoden. Komplikat. (Blutg. u. Perfor.) n. Cortisonther., Langenbecks Arch. klin. Chir. 319/1967. — Rezidive op. Hiatushernien, ebd. 1968.

Hoffmeister, Hans-Eberhard, Prof., Oberarzt d. Chir. Univ.-Klin., Abt. f. Thorax- u. Herz-Gefäßchir., 34 Göttingen, Goßlerstr. 10. — *27. 4. 28 Halle/Saale. — **A:** 54 Göttingen. — **Prom:** 54 ebd. — **Hab:** 63 ebd. — **F:** Chir. — **V:** 54–55 Städt. Kr.anst. Bremen (Rieder, Stroebe, Bartels), 55–56 Pathol. Inst. ebd. (Scriba), 56–57 Inn. Abt. St. Elisabeth-Krhs. Oberhausen (Oswald), 57–58 Max-Planck-Inst. f. exp. Med. Göttingen (Schoedel), ab 58 Wiss. Ass. Chir. Univ.-Klin. Göttingen (Hellner), ab 63 Oberarzt Abt. f. Thorax- u. Herz-Gefäßchir. (Koncz). — **B:** Klin. u. exp. Unt.-suchgn. z. Leberdurchblutg. b. Pfortaderhochdruck, Hippokrates-Vlg., Stuttgart 1963. — **P:** Untersuchgn. an Ratten üb. d. Verhalten d. Elektrolyte i. Serum u. Geweben b. Crush-Syndr., Diss. 1953. — Untersuchgn. üb. Kaliumstoffwechsel u. Herztätigkt. b. Crush-Syndr. (mit Kühns u. Ficken), Z. exper. Med. 125/1955. — Sauerstoffverbrauch d. stillsteh., d. leerschlag. u. d. flimm. Herzens (mit Kreuzer u. Schoeppe), Pflügers Archiv 269/1959. — Beschreibg. u. Prüfg. e. Schwammoxygenators (mit Gertz u. Kreuzer), Thoraxchir. 1960. — Erfahrgn. m. d. Herz-Lungen-Maschine v. Melrose i. Tierversuch (mit Stapenhorst u. a.), ebd. 1961. — Zytol. Sputumuntersuchg. nach Papanicolaou (mit Mavromatis u. Stapenhorst), ebd. — Tiefe Unterkühlg. nach Drew i. Tierversuch m. extrem tiefen Temp. (mit Gertz u. Stapenhorst), Langenbecks Arch. klin. Chir. 298/1961. — Aortensten. i. Säuglings- u. Kindesalter (mit Beuren, Stoermer u. Apitz), Z. Kreisl.forsch. 1961. — Unterkühlg. nach Drew. Untersuchg. üb. Abkühlg. u. Erwärmg., Stoffwechsel u. Hämodynam. (mit Gertz u. a.), Thoraxchir. u. vask. Chir. 1962. — Hämodynam. b. exp. Erzeugg. e. Aortenisthmussten. i. Tierversuch (mit Sanpradit u. Sonntag), ebd. — Op. Bhdlg. intrakran. Aneurysmen i. tiefer Hypothermie m. Hilfe d. Herz-Lungen-

Maschine (mit Bushe u. Stoffregen), Langenbecks Arch. klin. Chir. 301/1962. — Mitralklappensprengg. m. u. ohne Tubbs-Dilatator, Beurteilg. d. Meth. anhand intraop. gewonn. Druckkurven (mit Sanpradit), Thoraxchir. u. vask. Chir. 1963. — Diagn., Hämodynam. u. chir. Therap. d. Fehlabgangs d. li. Koronarart. v. d. Art. pulmonalis (mit Beuren), Z. Kreisl.forsch. 1963. — Klin. u. exp. Untersuchgn. z. Leberdurchblutg. b. Pfortaderhochdruck, Habil.-Schr. 1963. — Leberdurchblutg. b. Pfortaderhochdruck, Fortschr. Med. 1963. — Ösophagusvarizenblutg., Thoraxchir. u. vasc. Chirurgie 1963. — Erg. intrakard. Eingr. m. Hilfe d. Herz-Lungen-Maschine (mit Stapenhorst u. a.), Med. Klin. 1963. —Chir. Bhdlg. d. Mitralklappenfehler, Zbl. Chir. 1963. — Diagn. u. chir. Bhdlg. d. Nierenart.sten. (mit Scheler), ebd. 1964. — Stabilis. Eingr. am Thorax b. Trichterbrustkorrekt. u. Verletzgn. d. knöch. Brustkorbes (mit Brunner u. Koncz), Med. Klin. 1964. — Op. d. valvul. Pulmonalsten. i. Hypothermie od. m. Hilfe d. Herz-Lungen-Maschine (mit Sanpradit u. Koncz), Thoraxchir. u. vasc. Chir. 1964. — Leberdurchblutgs.messgn. an Pat. vor u. nach porto-cav. Anastomosenop., Langenbecks Arch. klin. Chir. 1964. — Indikat. u. Techn. z. Dauerreizg. d. Herzens, Zbl. Chir. 1964. — Diagn. u.Therap. d.renovask. Hypertonie (mit Koncz, Scheler u. Haun), Chirurg 1965. — Klin. Erfahrgn. m. d. Verwendg. v. Einmaloxygenatoren b. 100 Herzop. (mit Koncz), Thoraxchir. u. vasc. Chir. 1965. — Exp. Bestimmg. d. Kreisl.ztn. i. Pfortadergeb. v. Hunden (mit Hakim u. Kanzler), Acta hepat. splenol. 1965. — Op.techn., Hämodynam. u. Indikat. z. cavopulmon. Anastomose, Langenbecks Arch. klin. Chir. 313/1965. — Verwendg. d. Einmaloxygenators b. Herzop. m. langdauernder Perfus., Thoraxchir. 1965. — Wirkg. e. Blutextraktes auf d. Herzmuskel d. Hundes (mit Schlunk), Arzneimittelforsch. 1965. — Synchronisat.phänomene am Herzen m. elektr. Schrittmachern (mit Diederich), Z. Kreisl.forsch. 1965. — Verlaufsbeobachtgn. bestimmter Leberfunkt.proben nach Shuntop. b. port. Hypertens. (mit Brunner, Köhn u. Koncz), Med. Klin. 1966. — Leberdurchblutgs.größe b. Cirrhosekranken, Acta hepat. splenol. 1966. — Op.meth. z. Bhdlg. d. Aortenisthmussten. (mit Zöckler, Sanpradit u. Koncz), Chirurg 1966. — Pathophysiol. d. Coronarperfus. b. Aortenklappenersatz, Langenbecks Arch. klin. Chir. 316/1966. — Mesent.-cav. Anastom. E. Bhdlgs.mögl.kt. d. port. Hypertens. (mit Koncz, Zöckler u. Sanpradit), Thoraxchir. 1966. — Pericarditis constrictiva Pathophysiol. u. Diff.diagn. (mit Brunner, Koncz u. Stapenhorst), Med. Klin. 1966. — Fehldiagn. b. Pericarditis constrict. (mit Brunner, Koncz u. Stapenhorst), ebd. — Vergl. Untersuchgn. d. Leberdurchblutg. am Hund m. Indocyanine-Green-Meth. u. d. Hensel'schen Wärmesonde b. Drosselg. d. Art. hepatica (mit Boettcher u. Zöckler), Z. Gastroenterol. 1967. — Leberdurchblutg. b. Cirrhotikern vor u. nach Anastomosenop., Acta hepat. splenol. 1967. — Bhdlg. m. implant. Herzschrittmachern (mit Diederich u. Niemann), Med. Klin. 1967. — Erfahrgn. b. Doppelklappenop. am off. Herzen (mit Koncz), Thoraxchir. u. vasc. Chir. 1967. — Stoffwechseluntersuchgn. am menschl. Herzen b. intermitt. Coronarperfus., Langenbecks Arch. klin. Chir. 319/1967.

Hoffmeister, Walter, Leit. Arzt d. Krskrhs., Chefarzt d. chir. Abt., 3057 Neustadt am Rübenberge, Theresenstr. 4. — *12. 9. 10 Hannover. — **A:** 35 Göttingen. — **Prom:** 34 ebd. — **F:** Chir. — **V:** Bis 39 Friederikenstift Hannover (Tammann), bis 46 Kriegsdienst u. Gef.schaft.

Hofmann, Arnold M. U., Ärztl. Dir. u. Chefarzt d. I. Chir. Abt. d. Hafenkrhs., 2 Hamburg 4, Zirkusweg 11. — *2. 4. 09 Schweidnitz/Schlesien. — **A:** 36 Hamburg. — **Prom:** 36 ebd. — **F:** Chir. — **V:** 35–36 Inn. Abt. Diakon.krhs. Bethanien Liegnitz (Wendt), 36–37 Hafenkrhs. Hamburg (Brütt), 37 Pathol.-anat. Inst. ebd., zugl.

Gerichtsmed. Inst. d. Univ. ebd. (Koopmann), 37–45 Ass., 45–55 Oberarzt d. Chir.
Abt. Hafenkrhs. ebd. (Brütt), 55–65 Chefarzt d. II. Chir. Abt. ebd. — **P:** Protra-
hierte, fraktion., i. v. Evipan-Natrium-Nark., Erg. Chir. u. Orthop. 31/1938. —
Vereinf. Rö.techn. b. d. Schenkelhalsnagelg., Zbl. Chir. 1939. — Sattelkassette od.
ebener Film b. d. seitl. Rö.aufnahme d. Schenkelhalsbr., ebd. 1947. — Stabilisierg.
d. Wixschen Zielgerätes z. Schenkelhalsnagelg., Chirurg 1948. — Bhdlg. chir. Infekt.
m. Präparat. aus Milchsäurebakt.-Reinkulturen, Zbl. Chir. 1948. — Chir. Bhdlg. d.
Nucleus pulposus-Prolapses (1949 m. e. Preis d. Dr. Martini-Stiftg. ausgezeichnet),
ebd. 1949. — v. Dolantin-Evipan-Na-Nark., Chirurg 1950. — Bedeutg. d. Rö.diagn.
f. d. op. Bhdlg. d. Bandscheibenprolapses, Fortschr. Röntgenstr. 1950. — Epidermoide d. Wirbelkanals, Zbl. Chir. 1951. — Späterg. n. op. Bhdlg. v. Verrenkgs.br.
d. Sprungbeines, ebd. — Rö.untersuchg. d. Schenkelhalses (unt. bes. Berücksicht.
d. Sattelkassetten nach Hofmann), I. u. II. Tl.: Röntgen- u. Laboratoriumspraxis
1951. — Trattamento chir. dell'ernia del disco, Boll. Soc. med.-chir. Mo-
dena 51/1951. — Gefäßanat. u. op. Techn. d. Treitz. u. paraduoden. Hernien,
Zbl. Chir. 1963.

Hofmann, Karl-Theodor, Priv.-Doz., Oberarzt Chir. Univ.-Klin., 665 Homburg/
Saar. — *26. 3. 28 Simbach/Inn. — **A:** 51 München. — **Prom:** 51 ebd. — **Hab:** 68
Homburg/Saar. — **F:** Chir. — **V:** 52–58 München (E. K. Frey), ab 58 Chir. Univ.-
Klin. Homburg/Saar (Lüdeke). — **P:** Postop. Störgn. d. Wasser- u. Elektrolyt-
haushalts, Urologe 1962. — Mult. arteriosklerot. Aneurysmen, Saarländ. Ärztebl.
1963. — Kenntn. d. Mastdarmneurinoms, Chirurg 1965. — Syndr. d. Venenstaug.
i. Gebiet d. ob. Thoraxapertur, Thoraxchir. u. vasc. Chir. 1965. — Mögl.ktn. u.
Grenzen d. rekonstrukt. Chir., Saarländ. Ärztebl. 1965. — Traumat. Perikardrupt.
m. Luxat. d. Herzens, Thoraxchir. u. vasc. Chir. 1966. — Stumpfe transsept.
Katheteris. d. li. Herzens (mit Bette), Dtsch. med. Wschr. 1966. — Chir. Bhdlg. d.
ren. Hypertonie, Saarländ. Ärztebl. 1966. — Sulla diagnostica della rottura dell'aorta
nei traumi chiusi del torace, Arch. ed Atti Soc. chir. Ital. II Roma 1966. — Spätkomplikat. nach Gefäßop., Saarländ. Ärztebl. 1967. — Chir. Bhdlg. d. Angina
abdominalis, ebd. — La nostra esperienza in chirurgia vascolare, Arch. ed Atti Soc.
Chir. Ital. II Firenze 1967. — Pathophysiol. d. Extremitäten-Ischaemie u. d.
Tourniquet-Schocks, Habil.-Schr. 1967. — Embolie d. Aortenbifurkat., Med. Welt
1968.

Hofmann, Margarethe E., Leit. Ärztin d. kinderchir. Abt. Städt. Krhs., 33 Braunschweig, Holwedestr. — *3. 3. 17 Ilmenau/Thür. — **A:** 42 Würzburg. — **Prom:** 42
ebd. — **F:** Chir. u. Kinderchir. — **V:** 42–45 Pius-Hosp. Oldenburg i. O. (Crone-
Münzebrock), 45–46 Städt. Krhs. Osterode (Baumann), 46–52 Städt. Krhs. Nort-
heim/Hann. (Basmann, Rössing), 52–56 Ev. Krhs. Weende Göttingen (Herlyn),
56–63 Kinderchir. Klin. Städt. Kr.anst. Bremen (Rehbein).

Hofmann, Siegfried K., Wiss. Ass. Chir. Univ.-Klin., 65 Mainz. — *3. 5. 35
Dresden. — **A:** 60 Hannover. — **Prom:** 57 Leipzig. — **F:** Chir. — **V:** 57–58 Krskrhs.
Heidenau/Dresden (Korb), 58–60 Johanniterkrhs. Gronau/Hannover (Bockschatz,
Stohlmann), 60–62 Städt. Kr.anst. Kaiserslautern (v. Nida), 62–65 Städt. Kr.anst.
Bremen, Kinderchir. Klin. (Rehbein) u. Chir. Klin. (Schütz). — **P:** Bau d. Discus
articularis articulationis radioulnaris distalis, Anat. Anz. 1959. — Knochenverletzgn.
im Kindesalter, Langenbecks Arch. klin. Chir. 304/1963. — Tracheal- u. Bronchial-
zysten im Säuglings- u. Kleinkindesalter, Thoraxchir. 1964. — Hernia perinealis b.
Säugling, Zbl. Chir. 1964. — Oesophagusatresie m. Duodenalverschluß u. Analatresie, zugl. Beitr. z. prim. Kolonersatzplastik. Z. Kinderchir. 1964. — Op.prae-

medikat. b. Säuglingen u. Kleinkindern, ebd. 1965. — Obere Sternumspalte, Dtsch.
med. Wschr. 1965. — Fraktur d. Condylus radialis humeri im Kindesalter, Chir.
Praxis 1965 u. Pädiat. Praxis 1966. — Hirschsprungsche Krht. im Neugeb.alter,
Z. Kinderchir. 1966. — Probl. d. Omphalocele, Z. Kinderchir. 1967. — Pannersche
Erkrkg., ebd.

Hofmann, Werner, Facharzt f. Chir. u. Urol., Chir. Univ.-Klin., X 402 Halle/S.,
Leninallee 16. — *18. 1. 31 Hohenprießnitz/Eilenburg. — **A:** 56 Leipzig. —**Prom:**
56 ebd. — **F:** Chir., Urol. — **V:** 56–59 chir.-gynäk. Abt. Krskrhs. Eilenburg (Völker),
59–60 Pathol.-Bakt. Inst. Bez.krhs. St. Georg Leipzig (Eck), 60–61 Zentr. Rö.-Inst.
ebd. (O. Günther). — **P:** Zunahme d. Herzgewichte i. d. letzten 10 J., Virchows
Arch. 333/1960. — Spontane Platzrupt. d. Leber durch Krebsmetastasen, Zbl. Path.
1960. — Bemerkenswerte Metastasierg. e. prim. Bronchialka., ebd. — Komplikat.
akut. Pankreasaffekt. auf d. Sekt.tisch, Bruns' Beitr. klin. Chir. 201/1960. — Analyse
d. Rö.diagn. d. Magenka., Dtsch. Gesd.wes. 1961. — Extragenit. Chorionepitheliom
b. Mann, Zbl. Chir. 1961. — Bhdlgs.probl. d. akut. u. chron. Osteomyelitis, ebd.1963.
— Geschwülste d. Thymus, Zbl. Path. 1963. — Bhdlgs.probl. d. Melanozytobla-
stoms, Dtsch. Gesd.wes. 1963. — Schenkelhalsfrakt. b. Kindern, Beitr. Orthop.
Traum. 11/1964. — Brückenkallusbildg. b. Unt.armschaftfrakt., Zbl. Chir. 1964. —
Versorgg. durchtrennt. periph. Nerven, Chirurg 1965. — Versorgg. unstabil. Mittelhand- u. Fingerbr., Beitr. Orthop. Traum. 13/1966. — Klin.
gefäßbedingt. Hydronephr., Z. Urol. 1966. — Bhdlgs.erg. d. Wirbelkom-
press.br., Mschr. Unfhlkd. 1966. — Mesenterika-Entzugs-Syndr., Zbl. Chir.
1966. — Subklavia-Entzugs-Syndr., ebd. — Tierexp. Unt.suchgn. z. Alloplast. d. Art., Zbl. Chir., Sonderbd. 1967, Teil 2. — Ersatzplast. am Nierenbecken u. subpelvin. Harnleiter i. Tierexp., ebd.

Hofmeier, Gerhard Hans, Ass. d. Chir. Univ.-Klin., 665 Homburg/Saar. —
*20. 3. 34 München. — **A:** 62 München. — **Prom:** 58 ebd. — **F:** Chir. — **V:** 58 Chir.
Univ.-Klin. Homburg/Saar (Lüdeke), 58–59 Med. Univ.-Klin. ebd. (Doenecke),
59–60 Mercer Hosp. Trenton, N.J., USA, 60–61 Pathol. Inst. Freiburg i. Br. (Büchner), 61–62 Krskrhs. Eggenfelden/Ndb. (Eckert), ab 62 Homburg/Saar (Lüdeke). —
P: Interferenzmikroskop. Trockenmassenbestimmgn. an Rattenleberzellkernen nach
partiell. Hepatekt., Beitr. path. Anat. 126/1962. — Kern-Trockenmassen u. Kern-
Volumina i. d. regenerier. Rattenleber, Naturwissenschaften 1962. — Bündelnagelg.
b. Unt.schenkel- u. Ob.armfrakt., Zbl. Chir. 1967. — Ist d. mazer. heterol. Knochenspan (Kieler Knochenspan) ein Calluslocker? Langenbecks Arch. klin. Chir. 319/
1967.

Hofmeister, Franz, Chefarzt am Städt. Krhs., 727 Nagold (Württ./Schwarzwald),
Am Schelmengraben 62. — Fragebogen 1968 nicht beantwortet.

Hofmeister, Leonhard F., Chefarzt d. II. chir. Abt. Städt. Krhs., 8 München-
Schwabing, Kölner Platz 1. — *9. 8. 19 Straubing. — **A:** 47 München. — **Prom:** 47
ebd. — **F:** Chir. — **V:** 47–53 Krskrhs. München-Perlach (Maurer), 53–63 Städt.
Krhs. München r. d. I. (Maurer), 58 Berufsgen.schaftl. Kr.anst. Bergmannsheil
Bochum (Bürkle de la Camp). — **B:** Prakt. Bedeutg. d. Wasser-Elektrolyt-Haus-
halts i. d. chir. Bhdlg. (mit Maurer), Vortr. aus d. prakt. Chir. 53/1958, Enke. —
Wasser-, Elektrolyt- u. Eiweißhaushalt i. ihrer Bedeutg. f. d. Chir. (mit Maurer),
Klin. Chir. f. d. Praxis 1, Stuttgart: Thieme. — Verletzgn. d. Niere u. d. ableit.
Harnwege, Chir. i. Fortschr., Enke 1965. — Milz, Pankreas, Leber u. Gallenwege
(mit Maurer), in: Hdb. d. ges. Unfhlkd., hrsg. v. Bürkle de la Camp, Bd. 2, Stuttgart:
Thieme 1966. — **P:** Sehstörgn. nach e. chir. Eingr., Zbl. Chir. 1952. — Beobachtgn.

b. akut. Darmbrand, Med. Klin. 1952. — Bhdlg. d. Thrombophlebitis m. paravertebral. Grenzstrangblockaden u. Hirudoidsalbe, Therap. Gegenw. 1953. — Infus.bhdlg. b. Verbrenn., Anaesthesist 1959. — Wasser-, Elektrolyt- u. Eiweißhaushalt b. Schädeltrauma (mit Schäfer), Med. Klin. 1959. — Azotaemie nach Op. an d. Gallenblase u. an d. Gallenwegen (mit Schäfer), Med. Mschr. 1962.

Hofmeister, Margrit, Fachärztin f. Chir., 1 Berlin 39, Am Birkenhügel 11. — *8. 9. 25 Frankfurt a. M. — **A:** 51 Heidelberg. — **Prom:** 51 ebd. — **F:** Chir. — **V:** 52–53 Versorggs.krhs. Bad Tölz (Lange), 53–54 Krskrhs. Memmingen (Krämer), 54–55 Westendkrhs. Berlin (Linder, Just), 57 Gertraudenkrhs. ebd. (Epping), 58–59 Landesvers.anst. ebd., 59-65 Städt. Krhs. Wannsee ebd. (Henschke), 62 orthop. Fürsorge Bez.amt Tempelhof ebd.

Hohlweg, Eduard, Chefarzt d. Chir. Klin. Karl-Olga-Krhs., 7 Stuttgart-O., Haussmannstr. 74. — *18. 4. 10 Gießen. — **A:** 34. — **Prom:** 34. — **F:** Chir. — **V:** 34 Dtsch. Hosp. London (Parkes, Weber), Pathol. Inst. Köln (Leupold), 35 Med. Univ.-Klin. Breslau (Gutzeit), Chir. Univ.-Klin. Gießen (A. W. Fischer), 36–42 Würzburg (Kappis, Reimers, Seifert), 42–45 Straßburg (Zukschwerdt), 47 Röntgenol. Marien-Hosp. Stuttgart (Glauner), 49 Zentr.klin. Göppingen (Zukschwerdt). — **P:** Bhdlg. d. Kniegelenkempyems n. Willems, Zbl. Chir. 1937. — Op. Bhdlg. d. Osteodystrophia fibrosa d. Knochenverpflanzgn. n. Matti., Dtsch. Z. Chir. 1939. — Heilg. e. traumat. Aneurysmas e. Lungenart., Chirurg 1948. — Myositis ossificans traumat. i. Kaumuskel, Straßburg 1944. — Sialograph. b. Kriegsverletzgn., ebd. — Heilg. e. Sulfonamidanurie d. beiderseit. Nephrostom., Zbl. Chir. 1947. — Chir. d. Aneurysmas, Med. Bull. U.S.-Army 1947/48. — Chir. d. Brusthöhleneiterg. - ihre Vor- u. Nachbhdlg., Dtsch. Schwest.ztg. 1949. — Schutz d. Chir. b. op. Rö.durchleuchtgn. (mit Frohnmeyer u. Glocker), Dtsch. med. Wschr. 1952. — Aussichten op. Krebsbekämpfg., Lvbd. Württ. 1960. — Akut. Bauchschmerz, Schwesternvbd. Bad.-Württ. 1960. — Notversorgg. Unfallverletzt., Ärztevbd. Württ. 1960. — 43 J. traumat. arterioven. Fistel d. Kniekehle, Med. Welt 1962. — Verletzgn. Rumpf u. unt. Gliedmaßen, BG. Stuttg. 1967. — Halbsynthet. Penicilline, Veröff. Bayer-Werke 1967. — Gedenkrede 100. Geb. Franz v. Hofmeister, Ärztebl. Württ. 1967.

Hohmann, Georg, Prof., emer., 8221 Bergen/Obb., Grieser Str. 20. — *28. 2. 80 Eisenach. — **A:** 03 Würzburg. — **Prom:** 03 ebd. — **Hab:** 18 München. — **F:** Orthop. — **V:** 03–10 Ass. u. Oberarzt Orthop. Klin. München (Lange). — **B:** Pseudarthr. u. durch Knochendefekte entstand. Schlottergelenke, Enke 1921. — Körperl. Erziehg. d. wachs. Menschen, Quelle u. Meyer 1921. — Fuß u. Bein, Bergmann, 1. Aufl. 1923, 5. Aufl. 1951. — Erg. d. Kriegsorthop. (mit Schede), in: Fr. Lange, Lehrb. d. Orthop., 3. Aufl. 1928. — Orthop. Gymnastik (mit Jegel-Stumpf), Thieme, 1. Aufl. 1933, 4. Aufl. 1967. — Konservat. orthop. Therap. d. Lähmgn., Hdb. d. Neurol., 2. Aufl., Springer 1936. — Orthop. Techn., Enke, 1. Aufl. 1936, 4. Aufl. 1957. — Hand u. Arm, Bergmann 1949. — Hdb. d. Orthop., 4 Bd. (hrsg. mit Hackenbroch u. Lindemann), Thieme 1957–1964. — **P:** Auszug aus üb. 250 Veröff.: Knochenhebel f. Osteotom., Zbl. Chir. 1908. — Aetiol. u. Pathol. v. Klumphand u. Klumpfuß, Z. orthop. Chir. 1908. — Diagn. u. Pathol. d. Antetors. u. Retrotors. b. d. kongenit. Hüftverrenkg., ebd. 1910. — Hallux valgus Op., Zbl. Chir. 1924. — Op. Plattfußbhdlg., Chirurg 1931. — Bhdlg. d. angebor. Luxat. d. Schultergelenks, ebd. 1933. — Bhdlg. d. Schultergelenksversteifg., Münch. med. Wschr. 1935. — Orthop. Bhdlg. d. Dupuytren'schen Fingerkontrakt., ebd. 1936. — Op. Eingr. am sog. unt. Sprung-

gelenk. Beitr. z. Mechanopathol. d. Fußes, Z. Orthop. 1942. — Grundsätzl. üb. d.
Op.methoden d. habit. Schultergelenksluxat., ebd. 1946. — Op. Bhdlg. d. Knie-
strecksteife, Arch. Orthop. 1950. — Korrekt. frisch. u. veralt. Fälle v. Verletzg. d.
distal. Tibiaepiphyse, ebd. /451952. — Konservat. u. op. Bhdlg. d. Coxarthr., Dtsch.
med. Wschr. 1959.

Hohmann, Hans-Georg, Facharzt f. Chir., Chefarzt d. Krskrhs., 808 Fürstenfeldbruck, Dachauer Str. 33. — *7. 2. 19 München. — **A:** 52 Frankfurt a. M. — **Prom:**
52 ebd. — **F:** Chir. — **V:** 52 Animal. Physiol. Frankfurt a. M. (Wezler), Inn. Med.
ebd. (Hoff), 53–61 München (Frey, Zenker). — **P:** Photoelektr. Meßverfahren z. Be-
stimmg. e. Maßzahl f. d. Gefäßbreite einzelner Capillaren u. deren Durchströmg. m.
Erythrozyten am intakten Tier, Z. exper. Med. 120/1953. — Untersuchgn. üb. d.
Reakt. individ. Blutcapillaren d. Froschschwimmhaut unt. d. Wirkg. kreisl.akt.
Substanzen m. Hilfe e. objekt. Registriermethode, ebd. 122/1953. — Off. Ductus
Botalli u. seine chir. Bhdlg., Münch. med. Wschr. 1955. — Coxa valga, Arch. orthop.
Unfallchir. 49/1957. — Akute Niereninsuff. i. d. Chir. u. ihre Bhdlg., Münch. med.
Wschr. 1958. — Thyreotox. Krise u. ihre Therap. unt. Berücksicht. d. Winterschlaf-
bhdlg., Langenbecks Arch. klin. Chir. 288/1958. — Bhdlg. d. Blasenca., ebd. 291/
1959. — Diff.diagn. d. Erkrankgn. d. Schlüsselbeins, Münch. med. Wschr. 1960. —
Kontroll. Hypotens. i. d. urol. Chir., Z. Urol. 1961. — Angeb. Zwerchfellbr. u.
Mesenterium commune während d. Schwangerschaft, Chirurg 1961. — Entstehg. d.
Platzbauches, Münch. med. Wschr. 1961. — Indikat. d. Ascitesdrainage, Zbl. Chir.
1962. — Ovarekt. b. Mammaka., Münch. med. Wschr. 1963. — Spalthauttrans-
plant. b. d. Bhdlg. v. Steißbeinfisteln, ebd. 1965.

Hohneck, Jakob Peter, Chefarzt d. Hüttenkrhs., 662 Völklingen /Saar, Richard-
str. 18a. — Fragebogen 1968 nicht beantwortet.

Hohnhold, Martin, Chefarzt am Städt. Krhs., 312 Wittingen/Hann., Hinden-
burgwall 12. — Fragebogen 1968 nicht beantwortet.

Hoins, Otto, Chefarzt d. Krskrhs., 2308 Preetz/Holstein, Wakendorfer Str. 53.
— Fragebogen 1968 nicht beantwortet.

Holder, Erich, Prof., Vorstand d. 1. Chir. Klin. Städt. Kr.anst, 85 Nürnberg. —
*21. 5. 19 Stuttgart. — **A:** 46 Tübingen. — **Prom:** 46 ebd. — **Hab:** 55 Heidelberg. —
F: Chir. — **V:** 46–47 Med. Univ.-Klin. Tübingen (Bennhold), 47–63 Heidelberg (K. H.
Bauer, Linder). — **B:** Therap. maligner Tumoren Hämoblastome u. Hämoblastosen,
2. Bd., Enke 1968. — Neubearb. folg. Kap. i. Lehrb. d. Chir. v. Stich-Bauer:
Erkrankg. d. Brustdrüse; Chir. d. Darmkanals; Darmverschluß; Chir. d. Mastdarms
u. Afters; Chir. d. Harn- u. Geschlechtsorgane. — **P:** Pyelogrammverändergn. b.
retroperiton. Tumoren, Langenbecks Arch. klin. Chir. 272/1952. — Harnröhrenstrikt. i. Rö.bild, ebd. — Klin. Beitr. z. d. Krankh.bild d. Peritoneum hyperplasti-
cum fluctuans, ebd. — 529 nach gleicher Techn. ausgeführte Prostatekt., ebd. 273/
1953. — Erg. d. kombin. Bhdlg. (Orchiekt. u. Oestrogene) b. Prostatakrebs, ebd.
275/1953. — Klin. u. Bhdlg. d. Dickdarmdivertikel, ebd. 276/1953. — Doppel-
frakt. e. Extremität, Bhdlg. u. Erg., ebd. 279/1954. — Klin. Diagnost. d. Angio-
sarkoms, ebd. 280/1954–55. — Mech. Hydronephr. u. ihre Fähigkt. z. Rückbildg.
i. Exp., Erg. Chir. u. Orthop. 40/1956. — Progn. d. mech. Hydronephr., Dtsch. med.
Wschr. 1956. — The prognosis of mechanical hydronephrosis, German Med. Monthly
1/1956. — Papill. Ureterca. als „Recidiv" d. Nierenhohlraumgeschwülste nach
Nephrekt., Diagn. u. Therap., Langenbecks Arch. klin. Chir. 284/1956. — Totale
Gastrekt. Indikat., Method. u. Progn., ebd. 287/1957. — Ileitis terminalis. Diagnost.,
op. Therap. u. Progn., ebd. 288/1958. — Progn. d. gleichzeit. Herzkammer- u.

Kranzaderverletzg., Chirurg 1958. — Wunde u. Op. i. ihrer Beziehg. z. Eiweiß- u. insb. z. Aminosäurestoffwechsel (mit Schreier), Langenbecks Arch. klin. Chir. 1958, Kongr.bd. — Lebensrett. Entscheidg. b. akut. chir. Erkrankgn., Medizinische 1959. — — Kardiospasm. u. Megaoesophagus (mit Grimsehl), Langenbecks Arch. klin. Chir. 293/1960. — Späte Rekonstrukt. d. Bronchusrupt., ebd. — Chir. Dickdarmerkrankgn. unt. bes. Berücksicht. d. Geschwülste (mit Laqua), ebd. 294/1960. — Thorakoabdomin. Oesophagus-Resekt. m. intrathorakal. Oesophago-Gastrotom. (Film), ebd. 295/1960. — Stoffwechselverändergn. b. chir. Trauma (mit Schreier), ebd. 1960. — Chir. d. Magenkrebses unt. bes. Berücksicht. d. erweit. Eingr. i. d. J. 1943–1959 (mit Grimsehl), ebd. 294/1960. — Frühdiagnost. maligner Tumoren d. Niere, Blase, Prostata u. Hoden, Med. Welt 1960. — Fermentunt.suchgn. i. Serum b. Op. d. Mitralsten. u. Thorakotom. aus anderer Indikat. (mit Kuhn), Klin. Wschr. 1960. — Prof. K. H. Bauer z. 70. Geb., Ärztebl. Württ. 1960 u. Münch. med. Wschr. 1960. — Oesophaguschir., Zbl. Chir. 1961. — Hiatushernien. Op.indikat. u. op. Method., Langenbecks Arch. klin. Chir. 298/1961. — Erfahrgn. üb. d. langfrist. elektr. Reizg. d. menschl. Herzens (mit Dittmar u. Friese), Z. Kreisl.forsch. 1962. — Intraduoden. Divertikel (Farb-Film) (mit Wenz), Langenbecks Arch. klin. Chir. 304/1963. — Enzymbestimmgn. i. Serum (GOT, GPT, MDH) b. Thorakotom. m. verschied. Folgeop. ohne extrakorp. Zirkulat. (mit Kuhn u. a.), ebd. 302/1963. — Mögl.ktn. d. oesophagodigestiven Verbindg. nach Resekt. u. Aplasie d. Speiseröhre, ebd. 313/ 1965. — Diff.diagn. u. op. Therap. mediastinal. Erkrankgn. (mit Laqua u. Grimsehl), ebd. 311/1965. — K. H. Bauer z. 75. Geb., Med. Welt 1965. — Fett- u. Eiweißverdaug. b. verschied. chir. Eingr. am Magen (mit Schreier), Langenbecks Arch. klin. Chir. 312/1965. — Chir. Eingr. b. diabet. Komplikat., Ärztl. Praxis 1965. — Mediastinale Teratome, ihre Diagnost. u. Bhdlg. (mit Grimsehl), Langenbecks Arch. klin. Chir. 975/1967.

Holle, Fritz, Prof. d. Chir., Dir. d. Chir. Poliklin. d. Univ., 8 München 15, Pettenkoferstr. 8a. — *30. 4. 14 Neu-Ulm. — **A:** 39 Berlin. — **Prom:** 40 München. **Hab:** 52 Würzburg. — **F:** Chir. — **V:** 40–47 Kriegsdienst, 48–60 Würzburg (Wachsmuth). — **B:** Neubearbeitg. d. 7. Aufl. v. Holle/Sonntag, Grundriß d. ges. Chir., 2 Bde., Springer 1960. Siebente, völlig neubearbeitete Auflage. — Spez. Magenchir., Springer 1968. — **P:** Inkonstant. Knochenelemente a. menschl. Fußskelett, Diss. München 1938. — Prakt. Erfahrgn. üb. d. Schmerzbekämpfg. i. d. Kriegschir., Militärarzt 1942. — Techn. d. Bluttransfus., Zbl. Chir. 1943. — Prim. Verbandanordngn. b. Gliedmaßenschußbr. u. deren Einfl. auf d. endgült. Haltg. versteifter Gelenke, Militärarzt 1943. — Gipsverband (Anleitg. z. Anwendg. u. Techn.), 1944. — Prakt. Erfahrgn. m. Penicillin i. d. Chir., Ärztl. Wschr. 1947. — Studien üb. d. Verhalten d. Serumcholinesteraseaktivität b. d. Entzündg. u. Röntgenbestr., Zschr. exper. Med. 115/1949. — Behandlg. d. Gesichtsfurunkels, Chirurg 1950. — Exp. Untersuchgn. üb. d. Penicillinprophyl. b. prim. Wundversorgg., Schweiz. med. Wschr. 1950. — Segment. Hautbestrahlg. m. Ultraviolettlicht, Langenbecks Arch. klin. Chir. 265/1950. — Techn. u. Wirkg. d. Austauschbluttransfus. (mit Lutzeyer), Ärztl. Wschr. 1951. — Syncard. Massage i. d. Chir., ebd. — Syncardontest. (Klin. Meth. z. Funkt.prüfg. d. Gefäße b. periph. Durchblutgs.störgn. sowie z. Verfeinerg. d. Indikat. f. d. Grenzstrangresekt.), ebd. 1951. — Ileus durch WSverändergn. (mit Lutzeyer), Chirurg 1951. — Bronchialstumpfversorgg. m. freitransplant. Periostlappen (mit Viereck), Langenbecks Arch. klin. Chir. 269/1951. — Erfahrgn. üb. d. diagnost. Wert e. gerasterten UV-Bestrahlg. d. Körpers, Strahlentherap. 88/1952. — Heilgs.bedinggn. d. Tracheobronchialbaumes u. s. plast. Ersatz, Habil.-Schr. 1952.

— Familie m. heredit. haemolyt. Ikterus (mit Helbig), Ärztl. Wschr. 1952. — Verwendg. u. Einheilg. freier Transplant. am Tracheobronchialbaum, Langenbecks Arch. klin. Chir. 273/1953. — Buscopan i. d. Chir., Ärztl. Wschr. 1953. — Üb. e. neuen Knochennagel (Kant-Keilnagel), Chirurg 1953. — Plast. Wiederherst. d. Trachea i. Tierexp., Langenbecks Arch. klin. Chir. 279/1954. — Verhalten d. Nierenfunkt. nach gesteuerter Blutdrucksenkg. (mit Kern), Klin. Wschr. 1954. — Bedeutg. d. Serum-Cholinesterasebestimmg. f. Chir. u. Anaesth. (mit Stahm u. Teufel), Anaesthesist 1954. — Gerasterte Ultraviolettbestrahlg. als Nachweis e. wirksamen Desympathisat., Ärztl. Wschr. 1954. — Neues Spezialmeßgerät u. seine klin. Brauchbarkt. (mit Gerlach), Dtsch. med. J. 1955. — Klin.-chir. Erfahrgn. m. Preludin, ebd. — Oscillo-Audiometer m. opt. u. akust. Anzeige f. d. prakt. klin. Gebrauch, Ärztl. Laborat. 1955. — Indikat. u. Techn. d. subdiaphragmat. Fundekt. (mit G. Heinrich), Chirurg 1955. — Subdiaphragmat. Fundekt. i. Tierexp. u. am Menschen (Farbfilm), Langenbecks Arch. klin. Chir. 282/1955. — Nachuntersuchgn. üb. d. Eisenresorpt. u. Proteolyse d. fundekt. Magens (mit G. Heinrich, W.-D. Heinrich u. Sykosch), Ärztl. Wschr. 1955. — Bedeutg. d. präpylor. Magenrestes u. seine Erhaltg. durch e. subdiaphragmat. Fundekt. (mit G. Heinrich), Langenbecks Arch. klin. Chir. 280/1955. — Subdiaphragmatic Fundusectomy in Gastric Surgery (mit G. Heinrich), Surg. Gyn. Obstetr. 101/1955. — Bhdlg., Nachuntersuchg. u. Begriffsbestimmg. d. akut. Herzstillstandes (dargestellt an e. erfolgreich bhndlt. asystol. Herzstillstand v. 5 Min. Dauer) (mit G. Heinrich u. Becker), Schweiz. med. Wschr. 1955. — Exp.-klin. Untersuchgn. üb. „Hostacyclin" (mit Dimmling u. Carstensen), Ärztl. Forschg. 1955. — Potenz. Nark., Ber. Physiol.-Med. Ges. 1954–55. — Diagnost. u. Bhdlg. d. Dünn- u. Dickdarmatresie b. Neugebor. (mit G. Heinrich), Dtsch. med. J. 1956. — Verschied. Op.verfahren am Magen u. ihr Einfl. auf d. Funkt., ebd. — Kenntnis d. Bronchialadenoms (mit Schautz), Langenbecks Arch. klin. Chir. 281/1956. — Osteomyelitis, Z. ärztl. Fortbild. 1956. — Präop. Verminderg. d. Darmflora unt. Verwendg. v. Achromycin, Neomycin u. Intestin-Euvernil. 1. Mitt. (mit Dimmling u. Sykosch); 2. Mitt. (mit Dimmling u. Deininger), Langenbecks Arch. klin. Chir. 283/1956. — Grenzen u. Mögl.ktn. d. Trachealplast. (mit Viereck, Schautz u. Otte), ebd. — Op. d. Vorhofseptumdefektes am off. Herzen i. Tierexp., ebd. 284/1956. — Postaggress. Syndr. nach Winterschlafnark., ebd. — Erweiterte Indikat.stellg. i. d. Alterschir. d. Magens (mit G. Heinrich), Ärztl. Wschr. 1956. — Bronchusresekt., Vagot. u. deren Einfl auf d. Lungenfunkt. (mit Otte), Thoraxchir. 1957. — Subdiaphragmat. Fundekt., Roche, Bild-Dienst 18/1957. — Nierenfunkt. b. d. Endangiitis obliterans. (Beitr. z. Frage d. Generalisat. d. Endangiitis obliterans u. d. endangiit. Hochdruckes) (mit Carstensen), Langenbecks Arch. klin. Chir. 285/1957. — Ubi pus, ibi evacua, Z. ärztl. Fortbild. 1957. — Postop. funkt. Leistungsfähigkt. verschied. Typen v. part. u. total. Magenresekt. (dargest. a. d. Eisen- u. Fettresorpt., unt. bes. Berücksicht. d. Totalresekt. m. Dünndarmzw.schaltg. nach Longmire) (mit G. Heinrich u. Piekarski), Langenbecks Arch. klin. Chir. 285/1957. — Totale Magenresekt. m. Dünndarmzw.schaltg. nach Longmire, Chir. Praxis 1957. — Techn. d. Magentotalresekt. nach Longmire, Roche, Bild-Dienst 1958. — Konservat. od. op. Bhdlg. d. Tibiakopfbr. (mit Hart), Mschr. Unfhlkd. 1958. — Enterocolitis acuta pseudomembranacea als postop. Zweiterkrankg., Langenbecks Arch. klin. Chir. 288/1958. — Panaritium, Z. ärztl. Fortbild. 1958. — Rö.kinematograph. Untersuchgn. üb. d. postop. Magenfunkt. (Rö.kinolehrfilm) (mit Janker). — Heut. Indikat. u. Möglichktn. d. op. Therap. d. Gastro-Duodenalulcus, Chir. Praxis 1958. — Cardioplegie durch Acetylcholin u. deren sofort. Aufhebg. durch Acetylcholinesterase, Thoraxchir. 1959. — Klin. u. Therap. d. Phaeochromocytoms (mit Kuschke), Ärztl. Wschr. 1959. — Oesophag. Reflux nach subdiaphragmat. Fundekt. (mit Viehweger), Fortschr. Röntgenstr. 1959. — Ändergn. d. intraren. Hämodynam. nach lumb. Sympathekt. (mit Carstensen), Langenbecks Arch. klin. Chir. 290/1959. — Schockfreies Operieren durch Anwendg. d. prognost. Cholinesterasetestes u. Schockprophyl. m. Vitamin C, Prednisolon u. künstl. Acetylcholinesterase, ebd. 292/1959. — Subdiaphragmat. Fundekt. (mit G. Heinrich), ebd. 293/1960. — Entferng. e. unilocul. Leberechinococcus durch Leberresekt. (mit Psathakis), Chirurg 1960. — Indikat. z. part. u. total. Resekt. d. Magens b. Ka., ebd. — Gegensinn. Clearance-Umkehr nach lumb. Sympathekt. (mit Carstensen), Langenbecks Arch. klin. Chir. 293/1960. — Cholinesterase i. d. Chir., Erg. Chir. Orthop. 43/1961. — Neue einfache Darmverschlußklemme, Chirurg 1961. — Prakt. Erfahrgn. m. d. intramedull. Frakturfixat. durch Rushpin (mit Schautz), Verh. Dtsch. Orthop. Ges. 1961. — Intramedull. Frakturfixat. durch Rushpin (mit Schautz), Z. ärztl. Fortbild. 1961. — Techn. u. Komplikat. d. abdomin. Magentotalresekt., Chir. Praxis 1961. — Frage: „Kann Magenkranken Nachtdienst zugemutet werden?", Dtsch. med. Wschr. 1961. — Indikat. u. Anwendgs.weise d. Kantkeilnagels, Mschr. Unfhlkd. 1961. — Schockprophyl. m. Hydrocortison, Vitamin C u. PAM u. ihr Nachweis durch Kontr. d. Plasmacholinesteraseaktivität, Anaesthesist 1961. — Ratschläge f. d. Verhalten magenop. Pat., Merkblatt, August 1961. — Neuere Erkenntn. i. d. Magenchir., Antrittsvorl., 5. 7. 1961, Münch. med. Wschr. 1961. — Werden Magenleiden durch ständ. Erschüttergn. u. Tragen v. Lasten hervorgerufen?, Dtsch. med. Wschr. 1961. — Heut. Indikat. u. Mögl.ktn. d. op. Therap. d. Gastro-Duodenalulcus, Schlußwort zu Holle, Chir. Praxis 1958, und N. C. Tanner, London, Chir. Praxis 1960, 1961. — Diagn. „Schulter-Arm-Syndr." u. verwandte Begriffe. Erg. e. Rundfrage, Z. ärztl. Fortbild. 1960. — Terapia dello shock con idrocortisone, vitamina C e PAM e relativa dimostrazione tramite controllo dell'attività della plasmacolinesterasi. Minerva Med. 52/1961. — Agastr. Syndr., Mkurse ärztl. Fortbild. 1961. — Chir. Praxis d. Erkenng. u. Bhdlg. d. Cardia-Öesophagus-Ka., Internist 1961. — Wiederherstell.maßnahmen i. Oberbauch unt. Verwendg. v. Dünndarm, Ref. 78. Tagg. d. Dtsch. Ges. f. Chir., München, 1961, Langenbecks Arch. klin. Chir., Kongr.ber. 1961. — Op. od. Rö.bestrahlg. d. Cardia-Oesophagusca.?, Med. Klin. 1962. — Verhalten d. Leberfunkt. i. postop. Schock (mit Doenicke), Fortschr. Med. 1962. — Prakt. Bedeutg. d. Plasmacholinesterasebestimmg. u. ihres atyp. Verhaltens gegenüb. Succinylbischolin (mit Doenicke u. H.-H. Frey), Anaesthesist 1962. — Erfahrgn. m. d. Resekt. d. Kardia-Oesophagus-Ca. nach T. H. Sellors, Langenbecks Arch. klin. Chir. 301/1962. — Klin. u. Therap. d. Cardia-Oesophagus-Ca. (Film), 1962. — Bemerkgn. zu: M. Hentschel: Anzeigen u. Gefahren d. Kortikoid-Bhdlg. i. d. Chir., H. Orbach: Prä- u. postop. Anwendg. v. Kortisonen u. ACTH i. d. Chir. (mit Doenicke), Chir. Praxis 1962. — Funktionsuntersuchgn. nach Cardia-Oesophagusresekt. z. Frage d. postop. Resorpt.störgn. u. Refluxoesophagitis, (mit Film), Thoraxchir. 1963. — Stumpfe Bauchverletzgn., Med. Klin. 1963. — Neuere Gesichtspunkte i. d. Erkenng. u. Bhdlg. stumpfer Bauchverletzgn., Ärztl. Mitt. 1963. — Bhdlg. d. schweren Dumpingsyndr. durch Umwandlgs.op. (mit Hart, Parchwitz u. Zimmermann), Med. Klin. 1963. — Glucosetoleranz nach Billroth I u. II u. ihre Beziehg. z. „Dumpingsyndr". (mit Hart u. Heymann), Langenbecks Arch. klin. Chir. 302/1963. — Cardia-Oesophagusresekt. nach Th. Sellors. (Farb-Ton-Film), ebd. 304/1963. — Fundekt. d. Magens. Neuere Erfahrgn. u. Modifikat. (mit Hart u. Parchwitz), Chir. Praxis 1963. — Einige ungelöste Fragen aus d. Magenchir., Festschr. z. 65. Geb. v.

Prof. H. Krauss, Thieme 1964. — Magensekret. u. Magenchir. (mit Hart u. Lick), Dtsch. med. Wschr. 89/1964. — Seltenere Resekt.formen b. Ulcus pepticum, Langenbecks Arch. klin. Chir. 308/1964. — Verletzgn. ven. Gefäße u. ihre Komplikat. unt. bes. Berücksicht. d. Begutachtg. (mit Hart), Hefte Unfhlkd. 81/1965. — Indikat. z. Magenresekt., Dtsch. med. Wschr. 1965. — Form- u. funkt.gerechte Op. Grundsatz mod. Ulcuschir., Langenbecks Arch. klin. Chir. 309/1965. — Für u. Wider d. Tierexp. i. d. Chir. In memoriam Prof. Frh. v. Redwitz (mit Dietrich), Fortschr. Med. 83/1965. — Exp. Untersuchgn. üb. d. Hemmg. d. Säuresekret. d. Magens (mit Doenicke), Langenbecks Arch. klin. Chir. 313/1965. — In memoriam Prof. Frh. v. Redwitz, Münch. med. Wschr. 1965. — Neuere Erkenntn. d. Hepatol. u. ihre Bedeutg. f. d. Leberdiagnost. i. d. Chir. (mit Gürtner), Langenbecks Arch. klin. Chir. 309/1965. — Substitut.therap. nach Gallen-, Magen- u. Pankreasop. (mit Hart), Mkurse ärztl. Fortbild. 1965. — Chir. Bhdlg. d. Kardia-Ösophagus-Ka. unt. Berücksicht. d. Op. nach T. H. Sellors (mit Lick), Chir. Praxis 1966. — Das akute Abdomen (Med. Fortbildgs.film d. Fa. Bayer) 1966. — Antwort auf Leseranfrage: Bhdlg. e. hypernephroiden Ka., Landarzt 1966. — Diskuss.bemerkg. z. „Die gr. Magenblutg.". Vorgetr. a. d. 43. Tagg. d. Bayer. Chir.-Verein. 1966, Chir. Praxis 1967. — Neue Wege d. Chir. d. Gastroduodenalulcus (mit Hart), Med. Klin. 1967. — Physiol. Op. i. d. Ulcus-Chir., Langenbecks Arch. klin. Chir. 319/1967. — Parasympath. Innervat. d. menschl. Magens (mit Gürtner u. Kreutzberg), Münch. med. Wschr. 1967. — Anat. Grundlagen d. Schmerzes b. akuten Abdomen (mit Welsch u. Stochdorph), Chirurg 1967.

Hollmann, Gerhard, Ass. d. Chir. Univ.-Klin., 69 Heidelberg, Kirschnerstr. 1. — Fragebogen 1968 nicht beantwortet.

Holm, Hans, Generalstabsarzt a. D., Facharzt f. Chir., 8 München 23, Beichstr. 8/9. — *4. 2. 91 Berlin. — **A:** 14 Berlin. — **Prom:** 14 ebd. — **F:** Chir. — **V:** 25–28 Heidelberg (Enderlen).

Holthoff, Horst, Chefarzt d. chir. Abt. d. St. Franziskus-Hosp., 5 Köln-Ehrenfeld, Schönsteinstr. 63. — *21. 5. 14 Essen. — **A:** 39 Düsseldorf. — **Prom:** 40 Münster i. Westf. — **F:** Chir. — **V:** 38 Inn. u. Nervenklin. St. Johannes-Hosp. Dortmund (Nagel), 38–40 Elisabeth-Krhs. Essen (Düttmann), 40–41, 45–52 Martinus-Krhs. Düsseldorf (Achilles), 41–45 Militärdienst, 52–54 Chefarzt d. chir. Abt. d. Krhs. Maria-Hilf in Bergisch-Gladbach.

Holub, Karl, Doz. , Vorstand d. II. chir. Abt. d. Wilhelminenspit. d. Stadt Wien A-1171 Wien, Montlearstr. 37 Wien 16. — *4. 11. 19 Wien. — **A:** Wien 42. — **Prom:** 42 ebd. - **Hab:** 56 ebd. — **F:** Chir. — **V:** 42–43 I. Chir. Univ.-Klin. Wien (Schönbauer), 43–44 Augenklin. d. Univ. Innsbruck (Seefelder), 44–45 Med. Univ.-Klin ebd. (Parade), 45 Path.-Anat. Inst. ebd. (Lang), 45–62 I. Chir. Univ.-Klin. Wien. — **B:** Schädel-Hirnverletzgn., Maudrich 1962. — **P:** Spätresult. b. Blasenekstrophie, Klin. Med. 1948. — Ungeklärte neurochir. Fälle, Wien. klin. Wschr. 1948. — Aetherbestimmgn. i. Blut. u. Geweben, Klin. Med. 1948. — Anwendg. d. Thrombins i. d. Neurochir., Wien. med. Wschr. 1950. — Kenntn. d. Mesantoinintoxikat. (mit Wild), Wien klin. Wschr. 1950. — Bestrahlgs.leukopenie d. Ratte u. ihre Eigng. als Testverf., Wien. med. Wschr. 1951. — Fall v. Oligodendrogliom m. Metastasen, d. außerdem noch 2 weit. Primärgeschwülste aufwies, Mitt. Österr. San. Verw. 1951. — Bedeutg. d. Knochensubstanz f. d. Blutbildg., 3. Congr. Soc. Int. Europ. Hemat., Rome 1951. — Beobachtgn. an Zwillingen (mit Schönbauer), Wien. med. Wschr. 1952. — Ependymome i. Bereich d. Rückenmarkes u. d. Cauda equina, Wien. klin. Wschr. 1952. — 2 Fälle v. multizentr. entstand. Astrozytomen, Wien. Z. Nervenhk.

1953. — Ausgedehntere Entlastgs.blutgn. nach Ventriculograph., e. überauf/ selt. Komplikat., Wien. med. Wschr. 1953. — Kraniopharyngeome, Nervenarzt 19' }. — Intrakran. Venenthromb. u. Thrombophlebitis, Wien. klin. Wschr. 1953. — Fall v. subdur. Hämatom i. Bereiche d. hint. Schädelgrube, Zbl. Neurochir. 1953. — Op.-gefährdg. u. Resultate b. Eingr. i. Bereiche d. Halsmarkes, Wien. Z. Nervenhk. 1953. — Indikat. z. Arteriograph. d. Hirngefäße i. Hinbl. auf d. Mögl.kt. e. Gefährdg. d. Pat., Zbl. Neurochir. 1953. — Kenntn. v. Stoffen d. menschl. Knochens, d. d. Blut-zellenbildg. fördern, Z. mikr. anat. Forsch. 1953. — Diagn. u. Op.indikat. b. ventri-culograph. nachgewies. Hydrozephalus ohne Darstellg. d. Aquädukts u. 4. Ven-trikels (mit Schönbauer), Wien. Z. Nervenhk. 1954. — Behinderg. d. Blutabfl. aus umschrieb. Hirnbez. als ernsth. postop. Komplikat., ebd. — Klin. u. Therap. d. Kleinhirnastrozytome, ebd. — Pathogen. v. Kontrastmittelschäden b. d. cerebr. Angiograph. u. ihre Vermeidg., Klin. Med. 1955. — Bedeutg. v. Druckschwankgn. im Schädelinn. f. d. Entstehg. u. Ausbreitg. intrakran. Blutgn., Wien. Z. Nervenhk. 1955. — Intrazerebr. Blutg. m. Ventrikeleinbr., Klin. Med. 1955. — Osmotherap. b. Hirndrucksteigerg., Wien. Z. Nervenhk. 1955. — Nervenspätlähmgn., Klin. Med. 1955. — Verändergn. d. Elektrocorticogramms nach Histamingabe, Acta. Neuro-chir. Suppl. III/1955. — Intrakran. Unterdruck u. seine Bhdlg., Wien. Z. Nervenhk. 1955. — Akute Halsmarkkompress., Klin. Med. 1955. — Intrakran. Meningeome (Hab.-Schr.), Acta neurochir. 1956. — Epidur. Hämatome üb. d. e. u. akute sub-dur. Hämatome üb. d. and. Großhirnhemisphäre, ebd. 1956. — Fortschr. i. d. Bhdlg. gedeckter Hirnverletzgn., Wien. klin. Wschr. 1956. — Subdur. Hämatome i. Säuglingsalter, Chir. Praxis 1957. — Op. Bhdlg. d. Hydrozephalus communicans (mit Schönbauer), Ann. Vol. Phys. & Exp. Med. Sci. 1957–1958. — Ausbau d. enzephalograph. Diagn., Wien. klin. Wschr. 1957. — Erfahrgn. m. d. sog. 24-Std.-Enzephalograph., ebd. 1958. — Bes. Form posttraumat. Ergüsse i. Subduralraum, ebd. — Bedeutg. v. Physiol. u. Pathophysiol. f. d. Hirnchir., Wien. med. Wschr. 1958, — Typ. Form v. Beschwerden nach Schädeltraumen, Wien. Z. Nervenhk. 1958. — Aneurysma d. Art. vertebralis, Wien. klin. Wschr. 1959. — Zweckmäß. Bhdlg. schwerer Schädel-Hirnverletzgn., ebd. — Senkg. d. Hirndrucks, Zbl. Chir. 1960. — Folgezustände u. Beschwerden nach Schädel-Hirnverletzgn. v. chir. Stand-pkt. aus, ihre Objektivierbarkt. u. Bhdlg., Wien. klin. Wschr. 1960. — Diff.diagn. d. Komplikat. nach Schädel-Hirnverletzgn., ebd. — Schädeltrauma u. Auge, Wien. med. Wschr. 1961. — Neuere Wege i. d. Bhdlg. v. Hirnläs. (mit Brenner), Neuro-chirurgia 1961. — Therap. v. Hirnläs. unt. Berücksicht. d. Elektrolytverhält. (mit Benzer), Zbl. Chir. 1961. — Bhdlg. d. Schädel-Hirnverletzten, Ärztl. Sammelbl. 1962. — Subdur. Hämatom, Chir. Praxis 1962. — Hirnblutg. u. Blutgerinngs.-störg., Zbl. Chir. 1962. — Komplikat. nach Magenresekt., ebd. — Schwere Schädigg. inf. Trenimon-Nachbhdlg. nach Op. e. Magenca., Klin. Med. 1963. — Schädel-Hirn-trauma, Wien. klin. Wschr. 1963. — Klin. Bedeutg. d. Schleudertraumas d. HWS (Peitschenhiebverletzg.), ebd. — Neue Möglktn. u. Probl. b. d. Bhdlg. schwerer Hirnverletzgn., Beitr. Orthop. u. Traumat. 1963. — Traumat. Enzephalocystocele, Wien. klin. Wschr. 1964. — Gr. Nebennierentumor, ebd. — Later., thorak. Meningo-zele b. Erwachsenen (mit Merlitschek), ebd. — Verhalten d. Transaminasen (SGOT) b. Hirnop. u. Schädelhirnverletzgn., Klin. Med. 1965. — Aktinomykose, Wien. klin. Wschr. 1965. — Knochendeckelosteomyelitis, ebd. 1966. — Bestehens diffuser sub-dur. Ergüsse b. vorwieg. „neurot." Störgn. im Erwachsenenalter, Wien. med. Wschr. 1966. — Serumhaematinbestimmgn. b. Pankreatitis, Wien. klin. Wschr. 1966. — Spin., epidur. Meningeom., Klin. Med. 1966.

Holzamer, Peter, Chefarzt d. chir. Abt. d. Krskrhs., 708 Aalen/Württ. — *7. 2. 20 Dresden. — **A:** 45 Wiesbaden. — **Prom:** 45 Innsbruck. — **F:** Chir. — **V:** 45–46 Krskrhs. Lienz (Paul), 46–47 Stadtkrhs. Hanau (Wichels), 47–51 Krskrhs. Gelnhausen (Hanf-Dreßler, Fischer), 51–52 97th General Hosp. Frankfurt a. M. (Sibley), 52–53 Städt. Krhs. Bad Schwalbach (Mertz, Labes), 54–57 Mainz (Brandt), 57–61 Neues St. Vincent-Krhs. Karlsruhe (Penitschka). — **P:** Pyopneumonephrose, Z. Urol. 1956. — Multizentr. prim. Magensarkom, Zbl. Chir. 1958. — Spananlagerg. u. Callusbildg., ebd. — Duodenalfistel nach Nierenop., ebd. 1959. — Anomalie d. Gallenblase, ebd. 1960.

Homann, Walter, Oberarzt d. chir. Abt. Knappschafts-Krhs., 463 Bochum-Langendreer. — *31. 8. 18 Beckum/Münster. — **A:** 43 Münster. — **Prom:** 43 ebd. — **F:** Chir. — **V:** 50 Unfall-Klin. Dortmund (Küppermann), ab 51 Knappschafts-Krhs. Bochum-Langendreer (Klug).

Honecker, Kurt, Facharzt f. Chir., Ärztl. Dir. d. Kr.anst. d. Saarknappschaft 6625 Püttlingen. — *31. 12 08 Frankenholz. — **A:** 35 Karlsruhe. — **Prom:** 34 Heidelberg. — **F:** Chir. — **V:** 34–35 Knappschafts-Klin. Sulzbach (Kraus), 35–36 Pathol. Anat. Inst. Univ. Frankfurt (Fischer-Wasels), 36 Klin. Fischbachtal d. Saarknappschaft (Drüner, Eisenbach), 39–44 Kriegsdienst. 46 Klin. Fischbachtal d. Saarknappschaft, 49–65 Chefarzt d. Knappschafts-Krhs. Völklingen/Saar. — **P:** Eisenkatalysen, Arch. Exper. Path. Pharmakol. 1934. — Percut. Drahtfixat. v. Unterschenkelbr., Chirurg 1936. — Ermüdungsbr. d. Knochenskeletts, Militärarzt 1942. — Neuer Weg d. op. Kniegelenkversteifg. nach Resekt. m. Hilfe d. Küntscher-Marknagels, Chirurg 1947. — Maligne Hautgangrän b. hamorrhag. Reakt. auf allerg. Grundlage (Sanarelli-Schwartzmann), Dtsch. med. Wschr. 1947. — Marknagelg. nach Küntscher, d. neuzeitl. Verfahren d. Knochenbr.bhdlg., Saarl. Ärztebl. 1948. — Kombin. Zugang z. Kniegelenk b. d. Op. d. Meniscus u. freier Gelenkkörper, Mschr. Unfhlkd. 1951.

Honervogt, Adolf, Leit. Arzt d. chir. Abt. Krhs. St. Georg, 328 Bad Pyrmont. — *10. 3. 08 Paderborn. — **A:** 35 Danzig. — **Prom:** 34 Königsberg/Ostpr. — **F:** Chir. — **V:** 35–39 Krhs. St. Elisabeth Leipzig (Kortzeborn).

Honkomp, Josef, Priv.-Doz., Facharzt f. Chir., Oberarzt d. Chir. Univ.-Klin., 44 Münster, Jungeblodtplatz 1. — *15. 3. 31 Steinfeld i. Oldenburg. — **A:** 59 Stuttgart. — **Prom:** 56 Heidelberg. — **Hab:** 68 Münster. — **F:** Chir. — **V:** 56 St. Josefs-Krhs. Heidelberg (Wisniowski), 57–58 St. Marien-Krhs. Frankfurt, chir. Abt. (Flörcken), Gynäk. Abt. ebd (Effelsberg), 58–59 Int. Abt. ebd. (Hürthle), 59 Chir. Abt. ebd. (Karcher), ab 59 Münster (Sunder-Plassmann), ab 67 Oberarzt. — **B:** Prophyl. thrombot. Verschl. nach Gefäßop., in: Zukschwerdt u. Thies, Langzeit-Bhdlg. m. Anticoagulantien, Schattauer 1964. — Nephrolithiasis u. Pyelonephritis (mit Braun), in: Losse u. Kienitz, Pyelonephritis, Thieme 1966. — **P:** Vergl. Untersuchg. üb. d. Pyelitis gravidarum b. Bhdlg. m. Sulfonamiden u. Antibiotica, Diss. — Extrem tiefe, lok. Nierenunterkühlg; Tierexp. Untersuchgn. (mit Menges, Backmann u. Esch), Kongr.ber. 1. Europ. Kongr. Anaesthes. II/1962. — Gefäßchir. d. zervikobrach. Syndr. (mit Sunder-Plassmann u. Menges), Med. Klin. 1962. — Exp. u. klin. Untersuchgn. b. d. Implantat. v. Herz-Schrittmachern (mit Menges, u. a.), Thoraxchir. 1963. — Anticoagulantien-Verwendg. i. d. Gefäßchir. (mit Sunder-Plassmann), Zbl. Chir. 1963. — Therap. akut. Herzrhythmusstörgn. i. d. Chir. (mit Portheine u. Menges), Langenbecks Arch. klin. Chir. 308/1964. — Gr. Ventil-Darmstein b. Megacolon (mit Schnepper), Med. Klin. 1964. — Verhalten b. Verschlucken od. Aspirat. v. zahnärztl. Prothesen, Dtsch. Zahnärztebl. 1965. — Vollständ. Fus.

v. Atlas u. Epistropheus (mit Schneider), Z. Orthop. 100/1965. — Chir. Bhdlg. d. Subclavian-Steal-Syndroms (mit Sunder-Plassmann), Langenbecks Arch. klin. Chir. Kongr.ber. 1965. — Maßnahmen d. Wiederbelebg. b. Adams-Stokes-Anfällen, Zbl. Chir. 1965. — Begutachtg. bleib. neurol. Schäden b. Periduralanaesth., Anaesthesist 1966. — Therap. d. Osteomyelitis, Hippokrates 1967. — Indikat. d. endooesophag. Kunststoffprothese (mit Sasse), Bruns' Beitr. klin. Chir. 216/1968.

Hook, Wolfgang, OMR, Facharzt f. Chir., 6454 Grossauheim/Hanau, Buchenweg 9. — *6. 8. 20 Frankfurt a. M. — **A:** 45 Jena. — **Prom:** 45 ebd. — **F:** Chir. — **V:** 45–56 Kath. Krhs. Erfurt (Hook), 56–58 Frankfurt (Reckling). — **P:** Blutsenkgs.-geschwindigkt. i. Normal- u. Trockenserum, Diss. — Penicillinbhdlg. chir. Erkrankngn., Dtsch. Gesd.wes. 1947. — Vorläuf. Mitt. üb. intraart. Penicillininjekt., ebd. 1948. — Penicillin u. ZNS., Z. ärztl. Fortbildg. 1952.

Hopmann, Fritz, 497 Bad Oeynhausen, Bessinger Str. 29. — Fragebogen 1968 nicht beantwortet.

Hoppe, Georg, Oberarzt d. chir. Abt. d. St. Elisabeth-Krhs., 5 Köln-Hohenlind.*

Hoppe, Hans-Joachim, Facharzt f. Chir., 238 Schleswig, Lutherstr. 7. — *6. 4. 11 Schwerin/Mecklenburg. — **A:** 35 Greifswald. **Prom:** 35 ebd. — **F:** Chir. — **V:** 36–37 Patholog. Inst. Freiburg (Aschoff, Büchner), 37–39 Krhs. Bergmannsheil Bochum (Bürkle de la Camp), 39–50 Kiel (A. W. Fischer, Wanke, Anschütz), 50 Neurochir. Klin. Serafimer-Hosp. Stockholm (Olivecrona). — **P:** Hirnchir. an d. Chir.-Klin. Greifswald, Degenerat.erscheingn. i. Kolloidstrumen, Hirnschäden i. Unt.druck-versuch, Fremdkörperentferng. aus d. Gehirn, Arteriograph., Harnröhrenprolaps b. jungen Mädchen, Lungentumoren, Durchblutgs.störgn., Späterg. nach Grenz-strangop.

Hopt, Theo, Facharzt f. Chir., Chefarzt am Krskrhs., 7208 Spaichingen. — *16. 12. 09 Wehingen/Kr. Tuttlingen. — **A:** 37 München. — **Prom:** 37 ebd. — **F:** Chir., Gynäkol. — **V:** 37–42 Krskrhs. Tuttlingen (Claus), 42–45 Kriegsdienst, 46–50 Krskrhs. Tuttlingen (Claus, Stauss).

Horatz, Karl, Prof., Dir. d. Anästh.abt. Chir. Univ.-Klin., 2 Hamburg 20, Martinistr. 52. — *14. 1. 13 Köln. — **A:** 39 Berlin. — **Prom:** 39 Köln. — **Hab:** 57 Hamburg. — **F:** Chir., Anästh., Anästhesiol. u. Wiederbelebg. — **V:** 38–39 chir. u. inn. Abt. Krhs. am Friedrichshain Berlin (Berndt, Kalk), 39–44 Kriegsdienst, 44–45 Göttingen (Stich), ab 45 Hamburg-Eppendorf (Konjetzny, Lezius, Zukschwerdt), 55–60 Oberarzt d. Anästh.abt. ebd. (Zukschwerdt), ab 53 Lehrauftrag f. Anästh., ab 60 Leit. d. Anästh.abt., ab 63 Extraord. f. klin. Anästhesiol., ab 66 o. ö. Prof. f. Anästhesiologie. — **B:** Erfahrgn. i. d. Tumorbeschallg., in: Ultra-Schall i. d. Med., Hirzel 1949. — Arzneiverordngn., 10. Aufl., – Ratschläge f. Ärzte – hrsg. v. Arznei-mittelkommiss. d. Dtsch. Ärzteschaft, (Mithrsg.) Hirzel 1956. – 11. Aufl. Dtsch. Ärztevlg. 1965. — Örtl. Schmerzausschaltg. b. frisch. Sportverletzgn. Festschr. 18. Dtsch. Sportärzte-Kongr. Hamburg 1957, Limpert 1957. — Schock u. Plasma-expander (hrsg. mit R. Frey), Springer 1964 — Intraven. Kurznark. m. d. neuen Phenoessigsäurederivat Propanidid (Epontol) (hrsg. mit R. Frey u. Zindler), Anaesthe-siol. u. Wiederbelebg., Bd. 4, Springer 1965. — Probl. d. Intensivbhdlg. (hrsg. mit R. Frey) – Anaesthesiol. u. Wiederbelebg., Bd. 17, Springer 1966. — Blutvolumen-bestimmg. m. Hilfe radioakt. Isotopen (mit Giebel), ebd. — Komplikat. b. d. Wieder-belebg., in: Anaesth. u. Notfallmed., hrsg. v. Hutschenreuter – Anaesthesiol. u. Wiederbelebg., Bd. 15, Springer 1966. — Anaesthesiol. Probl. i. d. HNO-Heilk. u. Kieferchir. (hrsg. mit Kreuscher) – Anaesthesiol. u. Wiederbelebg., Bd. 16, Springer

1966. — Prolong. Intubat. (mit Schumann), in: Ateminsuffiz. u. i. klin. Bhdlg., hrsg.
v. Just u. Stoeckel, Thieme 1967. — P: Bedeutg. d. Priscols i. d. Wundbhdlg., Zbl.
Chir. 1948. — Histol. Erg. b. d. Krebsbeschallg., Zbl. Dermatol. 1948. — Erfahrgn.
b. d. Ultraschall-Bhdlg., Zbl. Chir. 1949 u. Strahlentherap. 1949, Bremer Ärztebl.
1949. — Erg. b. d. Ultraschall-Bhdlg., Zbl. Chir. 1949. — Erfahrgn. b. d. kombin.
Curare-Lachgas-Nark., Zbl. Ch . 1950. — Hebt Prostigmin sicher d. Wirkg. v.
Curare auf ?, ebd. — Neue Hilfsm tel i. d. Anaesth. (mit Stürtzbecher), Anaesthesist
1952. — Pharmakodynam. Steuerg. d. Kreisl. b. gr. Op., Thoraxchir. 1953. —
Normale u. paradoxe Kreisl.reakt. b. d. künstl. Blutdrucksenkung, Anaesthesist
1953. — Vorteile d. potenz. Nark. m. Abkühlg., Kältetechnik, 1. Sonderh. 1954. —
Potenz. Nark. m. d. Phenothiazin-Körper P 391, Anaesthesist 1954. — Potenz.
Nark. m. u. ohne Unt.kühlg. (Vorteile, Grenzen u. Gefahren), Münch. med. Wschr.
1954. — Verwendg. d. neuen Unt.kühlgs.maschine v. Maquet b. d. potenz. Nark.,
Anaesthesist 1954. — Lokalanaesth. i. d. ärztl. Praxis, Dtsch. med. J. 1955. —
Wie hoch ist d. Bedarf an Infus.flüss.kt. b. gr. Op. z. Aufrechterhaltg. d. Kreisl.-
stabilität ?, Anaesthesist 1955. — Nark. b. Op. am blutleer. Herzen. Festbd. d.
20. Tagg. d. Int. Coll. Surg. Genf 1955. — Kontroll. Blutdrucksenkg. i. d. Thoraxchir., Int. Anesth. Res. Soc., Rochester, Minnesota/USA u. Weltkongr. d. Anästhe-
sisten in Scheveningen 1955 (Sonderh.). — Indikat., Grenzen u. Geg.indikat. d.
Ultraschallbhdlg. (mit Zukschwerdt), Med. Klin. 1955. — Potenz. Nark. unt. bes.
Berücksicht. d. Nark. b. Op. am blutleeren Herzen, Habil.-Schr. 1956. — Intrapleurale Anwendg. v. Streptokinase-Streptodornase b. postop. Pleuraempyemen
(mit Bethge u. Stürtzbecher), Bruns' Beitr. klin. Chir. 193/1956. — Indikat. f.
endobronchiale Eingr., Arzneimittelforsch. 1956. — Ursache u. Bhdlg. d. traumat.
Lungenkollapses, Anaesthesist 1957. — Periph. Unt.kühlg. b. Endangitis obliterans
u. diabet. Gangrän, Chir. Praxis 1957. — Anaesth. b. Op. v. Bronchusadenom u.
Mediastinaltumoren m. Eineng. d. Hauptbronchus, Thoraxchir. 1957. — Nark. i. d.
klin. Chir., Med. Klin. 1957. — Geg.wärt. Stand d. Prämedikat. i. Klin. u. Praxis,
Arzneimittelforsch. 1957. — Maßnahmen z. Normalisierg. d. Herzrhythm. nach
Herzstillstand i. Hypotherm., Langenbecks Arch. klin. Chir. 289/1958. — Steroide
als Narkotica – unter Berücksicht. d. Verändergn. i. Mineralstoffwechsel (mit Anter
u. a.), Anaesthesist 1958. — Anwendg. e. Steroids als Narkoticum, Arzneimittel-
forsch. 1958. — Tracheotom. als chir. Indikat., Ärztl. Praxis 1959. — Anästh. b. d.
Wundversorgg. Hirnverletzt., ebd. — Verkehrsunfall u. prakt. Arzt. Schmerz-
bekämpfg. u. Anästh. b. Unfallverletzt., bes. b. ambulant. Bhdlg., LVDA 36. —
Erfahrgn. b. d. prolong. Unt.kühlg. i. Tierexp. (mit Schmidt-Habelmann), An-
aesthesist 1960. — Gesteuert. Nark.beendigg., ebd. — Schmerzbekämpfg. u.
Anaesth. b. Unfallverletzt., bes. b. ambulant. Bhdlg., Therap.woche 1960. — Lok.
Anwendg. v. Ferment. b. tiefgehend. Gewebsnekr. (mit Allgöwer), Dtsch. med.
Wschr. 1960. — Gefahren durch unterschiedl. Tubuslängen, Anaesthesist 1960. —
Zentralisat. i. Op.bereich m. tech. funkt. Anpassg., Med. Markt 1960. — Causes and
treatment of postoperative and posttraumatic respiratory insufficiency, Canad.
Anaesth. Soc. J. 8/1961; Anaesthesist 1961. — Blutzuckerverändergn. während d.
Hypotherm. u. d. extrakorp. Kreisl. (mit Mapxencar), ebd. — Ursachen u. Bhdlgn.
d. postop. u. posttraumat. Ateminsuffiz., Bruns' Beitr. klin. Chir. 204/1962. —
Hautschäden nach intraart. u. intraven. Gaben v. Adrenalin u. ähnl. Substanzen
(mit Rittmeyer), Proc. I: Europ. Kongr. Anästhesiol., Eigenverl. Wien. Med.
Akad. ärztl. Fortbild. 1962. — Blutspar. Op. durch örtl. Blasenunt.kühlg. (mit
Klosterhalfen), Langenbecks Arch. klin. Chir. 301/1962. — Erste Hilfeleistg. b.

Straßenverkehrsunfällen (mit Carstensen), Nordmark-Werke GmbH Hamburg 1962.
— Bronchoskop. Erg. b. 216 durch Thorakotom. bestätigt. Bronchialca. (mit Lawin),
Thoraxchir. 1963. — Erfolgreiche Naht e. Schußverletzg. d. extrapericardial. Aorta
ascendens (mit Stelzner), ebd. — Respirat. Probl. nach Ösophagusresekt. (mit
Schilling u. Harms), ebd. — Lok. u. allg. Betäubg. i. d. Sprechstunde, Ärztl. Sam-
melbl. 52/1963. — Schockbekämpfg. i. Verteidiggs.falle (mit Langer), Wehrmed.
Mitt. 1963. — Penthrane-Nark. m. d. klein. Feldnark.gerät (mit Langer), ebd. —
Mod. Anästh.verfahren unt. bes. Berücksicht. d. Zus.arbeit d. Anästh. m. d. Krankengymnastin i. d. prä- u. postop. Bhdlg., Krankengymnastik 1964. — Réanimation
en cas d'hémorragie intrathoracique (mit Lawin u. Rittmeyer), Anesth. Analg.
Réanimat. 21/1964. — Haut-, Muskel- u. Nervenschäden b. d. Ob.flächenunt.kühlg.
u. Wiedererwärmg., Anaesthesist 1964. — Neuroleptanalgesie Typ II u. ihre wehr-
med. Bedeutg. (mit Langer u. Zierach), Wehrmed. Mitt. 1964. — Fortlauf. Blut-
pH-Messgn. i. art. Blut d. A. femoralis während Propanidid-Nark. (mit Giebel u.
Rittmeyer), ebd. — Erfolgreiche Wiederbelebg. b. Ertrinken i. Eiswasser (mit
Kügler-Podelleck u. a.), Dtsch. med. Wschr. 1965; engl. Üb.setzg. German Med.
Monthly 1966. — Exitus in tabula, Klin. Med. 1965. — Halothankonzentrat. b.
Nark. m. Feldnark.geräten (mit Klinghammer u. Langer), Wehrmed. 1966. —
Wiederbelebg. i. höheren Lebensalter (mit Fischer, C. H.), Anästh. Praxis 1966. —
Anzahl, Erfolgsrate u. Komplikat.häuf.kt. d. Wiederbelebgn. i. d. Anaesth.abt. d.
Chir. Univ.-Klin. Hamburg-Eppendorf v. 1. 1. 1964 – 31. 12. 1965 (mit Kügler u.
Schilling), Langenbecks Arch. klin. Chir. 316/1966. — Probl. d. Intensivbhdlg. (mit
R. Frey), ebd. — Vorteile e. klein. Üb.druckkammer z. hyperbaren Oxygenat. (mit
Harms u. Rodewald), Acta anaesth. Scand. Proc. II, 24/1966; engl. Üb.setzg. ebd.
Proc. III, Suppl. 25/1966. — Halothan-Konzentrat. b. Nark. unt. primitiv. Ver-
hältnissen (mit Klaucke, Klinghammer u. Langer), ebd. Proc. II, Suppl. 24/1966. —
Zwei J. Intensivbhdlg. an d. Anaesth.abt. d. Univ.-Klin. Hamburg-Eppendorf (mit
Kügler), ebd. Proc. I, Suppl. 23/1966; Anästh. Praxis 1967. — Vor- u. Nachteile d.
endotracheal. Intubat. i. Notfallsituat. u. b. Dauerbeatmg. (mit Kügler), Z. prakt.
Anaesth. 1966. — Techn. Neuergn. Neu entwickelte Geräte z. Nottracheotom., ebd.
— Kurznark. i. d. zahnärztl. Chir., Zahnärztl. Praxis 1967. — Wiederbelebg. b.
Kreisl.stillstand (mit Spindler), Münch. med. Wschr. 1966. — Erfolge u. Mißerfolge
d. Wiederbelebg. (mit Spindler), ebd. — Geschichte d. Wiederbelebg. (mit Spindler),
ebd. — Vergleich. Unt.suchgn. während Halothannark. u. Neuroleptanalgesien b.
Op. am off. Herzen (mit Rittmeyer u. Schumann), in: Neuroleptanalgesie, Klin. u.
Fortschr. (Henschel), Schattauer 1967. — Diskuss.bemerkg. z.: D. gr. Magenblutg.,
Chir. Praxis 1967. — Angebor. u. erworb. Bronchussten. u. -verschlüsse i. Kindes-
alter (mit Bay u. Skvorc), Bruns' Beitr. klin. Chir. 214/1967. — Anästh.probl. b.
urol. Eingr., Z. prakt. Anaesth. 1967. — Erste ärztl. Hilfe b. Verkehrsunfall, Ärztl.
Fortbild. 1967. — Derzeit. Bedeutg. d. Tropfnark. (mit Schumann), Anästh. Praxis
1967. — Anästh. b. ambulant. Eingr., Langenbecks Arch. klin. Chir. 319/1967. —
Anwendg. künstl. Totraumvergrößerg. z. Bhdlg. v. Atelektasen (mit Giebel),
Bruns' Beitr. klin. Chir. 214/1967. — Blutvolumenbestimmg. m. Hilfe radioakt.
Isotope (mit Giebel), ebd. — Erfolge u. Mißerfolge d. Reanimat. (mit Bay u. a.),
ebd. — Sterilisat. v. Anästh.zubehörteilen durch Autoklavieren u. Heißluft, Z. prakt.
Anaesth. 1967. — Bedeutg. v. Plasmaersatzstoffen i. d. Klin. (mit Rittmeyer), Bibl.
haemat. 1967. — Therap. Erg. b. d. Verwendg. v. Gelatine-Plasmaersatzlösgn. i. d.
Anästhesiol., Chir., Gynäk., Geburtsh., Ophthalmol. u. Neurochir. (mit Giebel), ebd.
— Anästh. b. klein. chir. Eingr. i. d. Sprechstunde d. prakt. Arztes, Landarzt 1968.

Horn, Ernst, Oberarzt d. chir. Abt. d. Krskrhs., X 4370 Köthen/Anhalt, Sebastian-Bach-Str. 30. — Fragebogen 1968 nicht beantwortet.

Horn, Willy E., Facharzt f. Chir. u. Orthop., ehem. Chefarzt u. leit. Arzt d. chir. u. orthop. Abt. d. DRK-Krhs. Jungfernheide, Berlin-Charlottenburg. Privat: 1 Berlin 20, Weinmeisterhöhe. — *31. 1. 95 Frankfurt a. M.-Hoechst. — **A:** 20 Würzburg. — **Prom:** 20 Göttingen. — **F:** Chir. u. Orthop. — **V:** 20–21 Göttingen (Stich), 21–22 Freiburg i. Br. (Aschoff), 22–24 Essen (Keppler), 24–25 Berlin (Biesalski), 25–27 Dresden (Fromme). — **P:** Prostatahypertrophie (mit Orator), Frankf. Z. Path. 1922. — Ein seltener Fall v. Dickdarmmißbildg., Klin. Wschr., 1. Jahrg. — Bhdlg. d. Furunkel u. Karbunkel, Z. Ärztl. Fortbild. 1923 — Perforat. d. Magenca. i. d. freie Bauchhöhle, Schwierigkeit d. Diff.-diagn. zwischen Ulcus u. Ca., Dtsch. Z. Chir. 181. — Periarterielle Sympathektomie b. Sklerodermie, Zbl. Chir. 1923. — Nierenkarbunkel, Z. urol. Chir. 14. — Entzündl. Knötchen- u. Strangbildg. i. d. Plantarmuskulatur b. Senkfuß, Med. Welt 1931.

Hornberger, Adolf, Chefarzt d. chir. Abt. d. Krskrhs. ⁄7133 Maulbronn.— *29. 9. 1916 Zwerenberg/Württ. — **A:** 42 Tübingen. · · **Prom:** 42 ebd. — **F:** Chir. — **V:** 42–45 Kriegsdienst, 45–46 Vertretg. e. Arztpraxis, 47–55 Wilhelm-Hospital Stuttgart (Schempp), 55–61 Oberarzt Fortbach-Krhs. ebd. (Mückeley).

Horsch, Kurt, Dr. med. habil., Allg.praxis, H-Arzt, 7541 Feldrennach üb. Neuenbürg/Württ. — *11. 9. 01 Feldrennach. — **A:** 26 Karlsruhe. — **Prom:** 25 Tübingen. — **Hab:** 41 Greifswald. — **F:** Chir. u. Urol. — **V:** bis 30 Pathol. Inst. Freiburg (Aschoff), Bakteriol. Hygiene-Inst. Heidelberg (Gotschlich), Med. Poliklin. Freiburg (Ziegler), Gynäk.: Städt. Krhs. Offenburg (Hofmann), Diakonissenhs. Pforzheim (Kuppenheim), Neurol.-Psychiatr.: Städt. Nervenklin. Stuttgart (Wetzel), Psychiatr.-Neurol. Klin. Heidelberg (Wilmanns), Soz.hyg. Akad.: Krhs. Westend Berlin-Charlottenburg (Koch), 30–35 Freiburg (Rehn), 35–45 Greifswald (Reschke, Puhl, v. Seemen), i. d. 15 J. Ausbildg. i. Chir., Urol., Orthop., Röntgenol. u. Strahlenhk., nach Kriegsdienst u. Gefangenschaft 1 J. chir. Ob.gutachter b. Soz.gericht Karlsruhe (Kersten), 2 J. Leit. d. Rö.abt. u. chir. Gutachter b. Versorggs.amt ebd. (Deglmann). — **P:** Kasuist. Beitr. z. isol. Tubentors., Zbl. Gynäk. 1926. — Anat.-röntgenol. Stud. z. angebor. Mißbildg. am Fuß, Bruns' Beitr. klin. Chir. 155/1932. — Ozaphan, d. techn. Fortschr. d. Negativkop., Münch. med. Wschr. 1932. — Unt.-wassermassage u. ihre klin. Anwendg., Fortschr. Therap. 1932. — Ozaphan-Kopierfilm, Med. Welt 1932. — Unt.wassermassageverfahren, Z. physiol. Therap. 1932. — Neue Kopierverfahren m. Ozaphan, Fortschr. Röntgenstr. 1933. — Unt.wasser-massage m. vereinfacht. Apparat., Therap. Gegenw. 1933. — Strahlentherap. auf Krebsmetastasen d. WS, Strahlentherap. 1933. — Neue Unt.wassermassageappar., Z. physiol. Therap. 1933. — Divertikel d. Flexura duodeno-jejunalis, Bruns' Beitr. klin. Chir. 158/1933. — Spast. Obstipat. u. ihre Bhdlg. m. Belladonna-Obstinol, Mitt. Grenzgeb. Med. u. Chir. 1933. — Pericarditis calculosa, ebd. — Techn. d. Ozaphan-Kopie b. kontrastreich. Original-Negativen, Röntgenpraxis 1934.—Klin. röntgenol. Beitr. z. traumat. Zwerchfellhernie u. deren unfallmed. Beurteilg. (mit Schilling), ebd. — Elephantiast. Form v. neuropath. Ödem, Bruns Beitr. klin. Chir. 159/1934. — Herzfunkt. nach früherer Herznaht, ebd. 160/1934. — Heredit. degenerat. Osteo-Arthropath., Arch. orthop. Unfallchir. 34/1934. — Traumat. Periostitis ossificans, Zbl. Chir. 1934. — Isol. angebor. Radiusköpfchenluxat., ebd. — Bestimmg. d. spezif. Gewichts b. Menschen (mit Rehn), Klin. Wschr. 1934. —

Belladonna-Obstinol i. seiner Wirksamkt. auf d. chron. Obstipat., Med. Welt 1934. — Multiple Myelome u. metastat. Knochenmarkstumoren, Bruns Beitr. klin. Chir. 161/1935. — Traumat. Epiphysenlösg. am Ellenbogen b. Jugendl., Zbl. Chir. 1935. — Klin. Beitr. z. Ostitis typhosa, Dtsch. Z. Chir. 245/1935. — Antivirus-Bhdlg. m. Antipiol i. d. Chir., Zbl. Chir. 1935. — Therapeut. Erfahrgn. m. d. Löhr'schen Leber-tran-Gipsmethode b. d. Osteomyelitis, Arch. klin. Chir. 184/1935. — Wirkg. d. sub-aqual. Wasserstrahltherap. b. Ulcus cruris, Narbenulcus u. Decubitus, Balneologe 1937. — Osteopoikilie u. Marmorknochenerkrankg.; ihre Beziehg. z. Chir. u. Orthop.. Arch. orthop. Unfallchir. 38/1937. — Krankh.bild d. Osteogenesis imperfecta tarda; Heilgs.verlauf u. therap. Beeinflußbarkt., ebd. — Akute purulente Schlüsselbein-osteomyelitis u. Schultergürtelfunkt. nach Schlüsselbeinresekt., Zbl. Chir. 1937. — Physik.-therap. Abt. d. Rehn'schen Klin., ihre Einrichtgn. u. d. bisher. Erfahrgn. unt. bes. Berücksicht. d. Unt.wassermassage, Erg. Chir. u. Orthop. 30/1937. — Anurie m. bes. Berücksicht. d. subrenal. Form b. d. Einzelniere; Beitr. z. Kontrast-mittelschädigg., Z. Urol. 1940. — Diss. (1925) u. Habil.-Schr. (1939) nicht veröff.

Hosemann, Herbert, Chefarzt d. chir. Abt. d. Krskrhs., X 6820 Rudolstadt/ Thür., Jenaische Str. 14. — Fragebogen 1968 nicht beantwortet.

Hottmann, Valentin, 61 Darmstadt, Dieburger Str. 54. — Fragebogen 1968 nicht beantwortet.

Houtermans, Wilhelm, leit. Arzt d. chir. Abt. d. Brüder- u. Herz-Jesu-Krhs., 479 Paderborn. — *9. 3. 17 Stolberg/Rhld. — A: 50 Düren/Rhld. — Prom: 43 Düsseldorf. — F: Chir. u. Orthop. — V: 42 Path. Inst. Med. Akad. Düsseldorf (Huebschmann), 43–46 Orthop. Landesklin. Süchteln (Roeren), 46–55 Städt. Kr.anst. Düren (Kraft).

Howanietz, Leopold F., Oberarzt d. II. Chir. Univ.-Klin., Prager Str. 31, A-1210 Wien (Österreich). — Fragebogen 1968 nicht beantwortet.

Hubbes, Hans, Facharzt f. Chir., 4 Düsseldorf-Oberkassel, Kyffhäuser Str. 27. — *21. 8. 12 Kronstadt/Siebenbürgen, Rumänien. — A: 36 Kiel. — Prom: 37 ebd. — F: Chir. — V: 39 Pathol. Inst. Med. Akad. Düsseldorf (Huebschmann), 40–41 Med. Klin. ebd. (Edens), 41 Chir. Klin. ebd. (Frey), 50 ebd. (Derra), 50–54 Städt. Krhs. Benrath, Düsseldorf (Holtum, Herbig).

Huber, Franz, 822 Traunstein, Am Guntramshügel 14d. — *8. 4. 26 Siegsdorf/ Obb. — A: 53 München. — Prom: 55 ebd. — F: Chir. — V: 52–53 Prinzregent-Luit-pold-Kinderklin. Scheideck (Heiland), 53–54 Pathol. Inst. Städt. Krhs. München-Schwabing (Singer), 54–60 Krhs. r. d. I. München (Maurer), zwztl. 58–59 3 Mon. Innsbruck (Huber), 60 Oberarzt d. Städt. Krhs. Fürstenfeldbruck (Teichmann), 60–66 Oberarzt d. chir. Abt. Städt. Krhs. Bad Reichenhall (Sebaldt), 67 Kommiss. Leit. ebd., thorax-chir. Abt. Klinikum d. TH r. d. I. München (Harlacher), neuro-chir. Abt. ebd. (Kessel), 68 Gastarzt in Basel (Allgöwer), Wien (Russe), Flensburg (Küntscher), Heidelberg (Vollmer), Graz (Spath).

Huber, Karl, Doz., Primarius d. chir. Abt. d. Allg. Krhs., Krankenhausstr. 9, A-4010 Linz-Donau (Österreich). — Fragebogen 1968 nicht beantwortet.

Huber, Paul, o. ö. Univ. Prof., Vorstand d. Chir. Univ.-Klin., A-6020 Innsbruck, Anichstr. 35. — *25. 5. 01 Solbad Hall/Tirol. — Prom: 25 Innsbruck. — Hab: 37 Wien. — F: Chir. — V: 25 Pathol.-anat. Inst. d. Univ. Wien (Maresch), 26 4. Med. Abt. d. Wien. Allg. Krhs. (Kovacs), 27–32 Innsbruck (Ranzi), zwztl. 28–29 German Hosp. London (Rast), 32–45 I. Chir. Univ.-Klin. Wien (Ranzi, Schürer, Schönbauer), 45 a. o. Prof., 45–56 Vorstand d. Chir. Abt. d. Kaiserin-Elisabeth-Spitals Wien, ab 56 o. Prof. Innsbruck. — B: Schattenseiten Ulcuschir., Bd. III der

Wien. Beitr. z. Chir., Maudrich 1949. — Bhdlg. d. Elektrizitätsunfälle, in: Kretz,
Therap. u. Prax., Urban & Schwarzenberg 1948. — Chir. Erkrankgn. d. Magens u.
Duodenums, in: Kretz, Therap. u. Prax., Urban & Schwarzenberg, 2. Aufl. 1953,
3. Aufl. 1958. — Chir. Erkrankgn. d. Peritoneums u. d. Bauchwand, ebd. — Op. am
Hals, Ergänzg. z. Op.lehre v. Breitner, Bd. II, Urban & Schwarzenberg 1960. —
Erkrankgn. d. Halses, in: Diebold-Junghanns-Zukschwerdt, Klin. Chir. f. d. Prax.,
Bd. I, Thieme 1961. — Späterg. d. endoskop. Denervat. (Op. nach Kux) weg. Ulcera
d. ob. Verdaugs.traktes (mit Blum u. Flora), Karger 1963. — Diagn. u. Therap. d.
Schilddrüsenerkrankgn. v. Gesichtspkt. d. Chirurgen aus (mit Riccabona), in:
Diebold-Junghanns-Zukschwerdt, Klin. Chir. f. d. Prax., Ergänzgs.- u. Registerbd.,
Thieme 1967. — Eingr. am Hals, in: Brandt-Kunz-Nissen, Intra- u. postop. Zwi-
schenfälle, Bd. I, Thieme 1967. — **P:** Kenntn. d. mechan. Gallenwegserweitergn. (mit
Lutterotti), Virchows Arch. 270/1928. — Ursachen d. postop. Todesfälle, Arch. klin.
Chir. 165/1931. — Verletzgn. d. Zentralnervensystems (mit Ranzi), Wien. klin.
Wschr. 1932. — Chir. Kollapstherap. d. Lungentbk. (mit Waitz), Beitr. klin. Tbc.
80/1932. — Subdur. Hämatom nach Perforat. d. Schädelbasis m. e. Stricknadel,
Zbl. Chir. 1934. — Frakt. d. 1. Rippe, Arch. klin. Chir. 179/1934. — Kenntnis d.
isol. Frakt. d. 1. Rippe, Zbl. Chir. 1935. — Statistisches üb. d. Vorkommen v.
Thrombosen u. Embolien an d. Chir. Klin. in Innsbruck u. d. I. Chir. Klin. in Wien,
Arch. klin. Chir. 182/1935. — Luxat. i. Talo-Naviculargelenk, Dtsch. Z. Chir. 244/
1935. — Postop. Thrombose u. Embolie (mit Ranzi), Wien. klin. Wschr. 1935. —
Grundsätzl. Gedanken z. Frakt.bhdlg., Chirurg 1935. — Bedeutg. d. Zirkulat.syst.
f. d. Verl. v. Starkstromunfällen, Mitt. Grenzgeb. Med. u. Chir. 44/1936. — Stark-
stromverletzgn. u. Gefäßsyst., Wien. klin. Wschr. 1936. — Welche Unterschenkel-
u. Knochenbr. kann d. Landarzt selbst behandeln?, ebd. 1938. — Motorradunf.,
Arch. klin. Chir. 193/1938. — Bhdlg. d. traumat. Serratuslähmg., Wien. med.
Wschr. 1939. — Unfälle durch Elektrizität, Erg. Chir. u. Orth. 31/1939. — Op.
Bhdlg. v. Kontrakt., Wien. klin. Wschr. 1940. — Was jeder Arzt üb. Elektrizitäts-
unf. wissen soll, Wien. med. Wschr. 1944. — Erfolge op. Ulcusbhdlg., Arch. klin.
Chir. 205/1944. — Ätiol. u. Therap. d. terminalis, Klin. Med. 1946. — Egon Ranzi
z. Gedächtnis, Wien. klin. Wschr. 1946. — Probl. d. Struma maligna, Krebsarzt
1946. — Bemerkgn. z. Arb. v. E. Domanig: Die chir. Therap. d. Ulcuskrankh.,
Klin. Med. 1946. — Klin. d. Cholecystitis typhosa, Wien. klin. Wschr. 1946. —
Erfolgr. einztg. Radikalop. e. prim. Doppelca. v. Rektum u. Prostata, Wien. med.
Wschr. 1947. — Alltägl. Betriebsverletzgn. u. deren Versorgg., Wien. klin. Wschr.
1948. — Frage d. Berechtigg. z. Resekt. b. unsich. Ulcusbefund, Wien. med. Wschr.
1948. — Traitment et prophylaxie de la récidive du goitre. Samaine des Hopitaux,
1948. — Complications et mortalité du traitment chirurgical des ulcéres gastro-
duodenaux. Indications des Réinterventions. Mém. de l'académie de chirurgie. 1949.
— Zusammenarb. d. Kinderarztes m. d. Chirurgen, Österr. Z. Kinderheilk. 1949. —
Op.indikat. b. Schilddrüsenerkrankgn., Wien. med. Wschr. 1949. — Bhdlgs.erg. d.
spast. Pylorushypertrophie d. Säuglinge (mit Kölbl), Österr. Z. Kinderheilk. 1949.
— Rezidivkropf u. seine Verhütg., Wien. klin. Wschr. 1950. — Mehr Logik b. d.
Verschreibg. v. Thiourazilpräparaten!, Wien. med. Wschr. 1950. — Fünf Jahre
Schilddrüsenchir., Wien. klin. Wschr. 1950. — Aufgaben d. prakt. Arztes v. u. nach
d. Kropfop., Paracelsus 1951. — Zu wenig Bekanntes üb. d. Schilddrüsenca., Krebs-
arzt 1951. — Ka.entwicklg. i. op. Magen (Festschrift f. Finsterer), Bruns' Beitr. klin.
Chir. 186/1953. — Kropfprophyl., Wien. med. Wschr. 1953. — Mammaplast. Früh-
u. Späterg. u. Grenzen ihrer Leistgs.fähigkt., ebd. — Ber. üb. 12000 Schilddrüsen-

op., XXth anniversary of the founding of the international College of Surgeons, Médicine et Hygiéne, Genf 1955. — Struma maligna, Strahlentherap., Sonderbde. z. Strahlentherap. 34/1955. — Maligne Rezidive nach d. Op. primär nicht maligner Strumen, Krebsarzt 1956. — Wann ist b. d. malignen Struma d. erweit. Radikalop. angezeigt?, Klin. Med. 1956. — Erfahrgn. üb. Luftembolien b. 15000 Strumaop. (1945–1955), Langenbecks Arch. klin. Chir. 284/1956. — Was d. prakt. Arzt v. d. malignen Struma wissen soll, Wien. med. Wschr. 1957. — Präop. Beurteil. d. Gefährdg. alter Patienten, Langenbecks Arch. klin. Chir. 287/1957. — Diagn. Irrtümer u. Bhdlgs.fehler b. Schilddrüsenerkrankgn., Chir. Praxis 1958. — Leopold Schönbauer – 70 J., Wien. med. Wschr. 1958. — Todesfälle nach Strumaop., ebd. — Abgrenzg. ben. u. mal. Strumen (mit Fuchsig), Wien. klin. Wschr. 1958. — Wann muß d. Gallensteinleiden operiert werden?, Landarzt 1958; u. (franz.) Maroc Medical 38/1959. — Akute Niereninsuff. als chir. Komplikat. (mit Marberger), Wien. klin. Wschr. 1959. — Betreug. radikal op. Ka.kranker, Landarzt 1959. — Grenzen d. Operabilität b. Schilddrüsenca., Langenbecks Arch. klin. Chir. 292/1959. — Was bedeutet d. Überprüfg. u. Lenkg. d. Elektrolythaushaltes f. e. gr. chir. Station?, Wien. klin. Wschr. II/1959. — Angebor. Oesophagissten. od. Narbensten. nach Refluxoesophagitis, ebd. — Ärztl. Schweigepflicht, Österr. Ärztetagg. 1955. — Akute Probl. d. Kinderchir., Z. ärztl. Fortbild. 1960. — Kropfrezidiv, Arch. klin. Chir. 295/1960. — Rezidivkropf u. d. Möglktn. seiner Verhütg., Paracelsus-Beih. 1960. — Thorakoskop.-vegetat. Denervierg., Münch. med. Wschr. 1960. — Bhdlgs.-erg. b. Schilddrüsenca., Landarzt 1960. — Krebsentwicklg. i. op. Magen (mit Deutschmann), ebd. — Endoskop. Denervierg. b. vegetat. Dystonie, Med. Klin. 1960. — Tracheotomie i. d. Schilddrüsenchir. Bemerkgn. z. gleichnam. Arb. Kemingers, Klin. Med. 1960. — Fortschr. d. Pharmakol. u. ihr Einfl. auf d. Chir., Wien. klin. Wschr. 1961. — Was heißt „rechtztg." Diagnose?, Landarzt 1961. — Kropf u. Basedow v. Chirurgen gesehen, Mkurse ärztl. Fortbild. 1955. — Chir. d. Halsorgane m. Ausschl. d. innersekret. Drüsen, Klin. Med. 1961. — Sind uns. Meth. d. chir. Strumatherap. noch zeitgemäß?, ebd. 1962. — Fehlbeurteilgn. u. Widersprüche b. d. Auswertg. v. Thyreogrammen (mit Riccabona), Langenbecks Arch. klin. Chir. 301/1962. — Kropfprophyle., Prophyle. u. Therap. 1962. — Op. d. gr. Bauchwandbre., Klin. Med. 1962. — Konserv. u. op. Bhdlg. (E. Gegenüberstellg.)? Erkrankgn. d. Schilddrüse (mit Kirchmair), Landarzt 1962. — Indikat. z. medikam. u. chir. Bhdlg. b. Hyperthyreosen, 19. Congr. Soc. internat. Chir., Imprimerie medicale et scientifique Brüssel 1962. — Wann braucht d. Chirurg d. Oto-Laryngologen? Mschr. Ohrenheilk. u. Laryn.-Rhinol. 97/1963. — Techn. Einzelhtn. b. d. op. Versorgg. v. Bauchnarbenbr., Langenbecks Arch. klin. Chir. 304/1963. — Für u. Wider d. standard. Resekt.meth. b. Strumen, Wien. med. Wschr. 1963. — Grundsätze d. medikam. Rezidivprophyl. (nach Strumaresekt.), ebd. — In memoriam Leopold Schönbauer, Zbl. Chir. 1963. — Unvorhergeseh. Schwierigktn. b. chir. Eingr. i. d. Sprechstunde, Landarzt 1964. — Spontane Steinauflösg. nach Entferng. e. Nebenschilddrüsenadenoms (mit Frick), Helvet. chir. acta 30/1963. — Kropfrezidiv, Landarzt 1964. — Exp. Studien üb. d. dekompressive Wirkg. d. Op. nach Naffziger (mit Heinz u. Kloss), 14th Biennal International Congress of the ICS. Wien 1964. — Exp. Studien üb. d. Wirkg. d. Orbitaldekompress. nach Naffziger (mit Heinz u. Kloss), Wiener klin. Wschr. 1964. — Eröff.anspr. d. Präsidenten d. 6. Tagg. d. Österr. Ges. f. Chir. u. Traumat. in Innsbruck, Klin. Med. 1964. — Nachbhdlg. op. Strumen, Wien. med. Wschr. 1965. — Funkt.krit. Op. d. Strumen u. Hyperthyreosen auf Grund d. Radiojodtestes, Zbl. Chir. 1965. — Spätbeschwerden nach Hernien-

op., Landarzt 1965. — Basedowkrise, Wien. klin. Wschr. 1966. — Endoskop.
Vagus-Sympathicusdenervat. b. Ulcusleiden (mit Flora), Tjidschr. Gastro-enterologie 1966. — Mass. Blutgn. aus d. Magen-Darmtrakt (m. Ausnahme v. Oesophagus
u. Rektum), Landarzt 1966. — Rundgespr. üb. d. Rezidivstruma, Langenbecks
Arch. klin. Chir. 1966. (Kongr.bd.) — Therapieplan b. Zungengrundstrumen, Bruns'
Beitr. klin. Chir. 214/1967. — Therapie gutart. euthyreoter Strumen (mit Riccabona).
Atti del IX. Congresso pella „Union therapeutique internationale." Salsomaggiore
terme 14.–16. April 1966, Vol. II. — Erfahrgn. u. Gedanken üb. d. Magenstumpfca.,
(mit Bösmüller), 22. Congr. la Soc. Internat. Chir., Wien 1967. — Egon Ranzi,
Wien. klin. Wschr. II/1967. — Gedanken z. Entwicklung d. Magenchir., ebd.

Hubmann, Paul, OMR, Chefarzt i. R., Facharzt f. Chir., 334 Wolfenbüttel,
Campestr. 14.— *17. 3. 93 Heilbronn a. N. — **A:** 20 Tübingen. — **Prom:** 20 ebd. —
F: Chir. — **V:** 20 med. Abt. Städt. Krhs. Heilbronn a. N. (Geissler), 22 Pathol.
Stuttgart (Walz), Städt. Krhs. Heilbronn (Mandry), 24 Städt. Krhs. I Hannover
(Kappis), 30 Privatklin. Minden i. W., 30–59 Chefarzt d. chir. Abt. Städt. Krhs.
Wolfenbüttel. — **P:** Kompliz. Herzmißbildg. m. Dextroposit. d. Aortenbogens,
Frankf. Z. Path. 29/1923. — Erfolge d. funkt. Bhdlg. d. Gelenkgonorrhoe, Dtsch.
med. Wschr. 1929. — Frakt. d. ob. Sprunggelenks mit bes. Berücksicht. d. hint.
Luxat.frakt. u. ihrer Bhdlg., Bruns' Beitr. klin. Chir. 147/1929.

Hubrich, Max, 8421 Siegenburg/Hallertau Bez. Regensburg, Staudacher Str. 9.
— Fragebogen 1968 nicht beantwortet.

Hübner, Bertold, Leiter d. neurochir. Abt. d. Chir. Univ. Klin., 6 Frankfurt
a. Main, Kennedyallee 107. — Fragebogen 1968 nicht beantwortet.

Hueck, Hermann, Prof., Facharzt f. Chir. u. Orthop. i. R., Ev. Diakonissenkrhs.,
75 Karlsruhe-Rüppurr. — *23. 1. 91 Lüdenscheid. — **A:** 16 München. — **Prom:** 19
Bonn. — **Hab:** 25 Rostock. — **F:** Chir. u. Orthop. — **V:** 19–20 Städt. Krhs. Solingen
(Hülsmann), 20–30 Chir. Univ.-Klin. Rostock (W. Müller), 30–60 Chefarzt d. chir.
Abt. d. Ev. Diakonissenkrhs. Karlsruhe-Rüppurr. — **P:** Daumenersatz d. einen un-
brauchbaren Finger, Dtsch. Z. Chir. 153/1920. — Osteotomie d. Genu varum
adolescentium, ebd. — Knoten i. d. Schilddrüse, ebd. 1922. — Schnenre-
generation, Arch. klin. Chir. 127/1923. — Nierenhypoplasie mit cyst. De-
generation, Z. urol. Chir. 15/1924. — Struma maligna, Arch. klin. Chir. 130/1924. —
Parallelismus zw. klin. u. histol. Bild d. Struma, ebd. — Refractometr. u. viscosimetr.
Eiweißbestimmg. im Serum n. chir. Eingriffen, Hab.Schr. 1925; u. Biochem. Z. 1925;
Arch. klin. Chir. 136/1925. — Blutplättchen-Untersuchgn., Dtsch. Z. Chir. 192/1925.
— Untersuchgn. d. Eiweißkörper d. Blutes, sowie Blutplättchenzählungen, bes. n.
Operat., Dtsch. med. Wschr. 1925. — Parallelismus zw. klin. u. histol. Bild d.
Struma, Dtsch. Z. Chir. 197/1926. — Status asthenicus adiposus, Münch. med.
Wschr. 1926. — Strahlenbhdlg. d. Sarkome, Arch. klin. Chir. 139/1926. — Kon-
stitutionstypen u. chir. Krankheiten, Mitt. Grenzgeb. Med. Chir. 1926/27. — Kolik-
rezidive n. Cholecystektomie, Arch. klin. Chir. 146/1927. — Rö.bestrahlungsbhdlg.
chir. Tbk., ebd. 150/1928. — Wachstumsstörgn. b. rö.bestrahlten Knochen- u.
Gelenk-Tbk., Strahlentherapie 1929. — Subkutane Pankreas-Ruptur, Chirurg 1929.
— Chir. Bhdlg. d. Arthrosis def., ebd. — Phlebarteriektasie d. Hand u. d. Unter-
arms, ebd. — Operat. Bhdlg. d. Basedow, Dtsch. Z. Chir. 1929. — Anomalien d.
Lendenwirbelsäule, bes. d. versch. Formen d. Lendenrippe, 54. Verh. Dtsch. Ges.
Chir. 1930. — Operat. d. Osteochondritis dissecans, ebd. — Eigenartige Synostose
d. Lendenwirbelsäule, Arch. orthop. Unfallchir. 1930. — Blutige Frakturbhdlg.,
Ärztl. Mitt. aus u. f. Baden 1933. — Dickdarmresekt. b. Hirschsprungscher Krank-

heit, Zbl. Chir. 1935. — Operat. d. Navikulare-Pseudoarthrosen, Chirurg 1941. —
Traumat. Ätiol. d. Spondylolisthesis u. d. Bechterew, Mschr. Unfhlkd. 50. — Gelenk-
empyeme n. Schußverletzgn., Arch. klin. Chir. 205/1944. — Überlastungsschäden d.
Bewegungsapparates, Berliner med. Z. 1950. — Seltener Fall v. Leberechinococcus,
Chirurg 1950. — Seltene Cyste im kl. Becken, ebd. 1951.

Hueck, Otto E., apl. Prof., Chefarzt d. chir. Abt. Städt. Krhs., 83 Landshut,
Robert-Koch-Str. 1. — *24. 9. 21 Düsseldorf. — **A:** 45 München. — **Prom:** 47 ebd. —
Hab: 60 Homburg/Saar. — **F:** Chir. — **V:** 45 Res.-Laz. München I (Lange), 46 I.Med.
Univ.-Klin. ebd. (Diehl, Lampé), 47–48 u. 51–58 Chir. Univ.-Klin. ebd. (Frey),
48–50 Pathol. Inst. ebd. (Hueck), 50–51 Städt. Krhs. München-Oberföhring (Stör-
mer), 58–66 Homburg/Saar (Lüdeke). — **P:** Diff.diagn. d. Rückenmarkskompress.,
Diss. — Seltene Tricuspidalismißbildg., Virchows Arch. 319/1950. — Histol. Unt.-
suchgn. an Versuchstieren üb. d. Wirkg. hoher Dicumarol- u. Tromexandosen auf d.
Leber u. andere Organe, Arch. exper. Path. Pharmak. 212/1951. — Chylothorax,
Zbl. Chir. 1952. — Bedeutg. d. Broncheskop. f. Diagnost. u. Op.indikat. i. d.
Thoraxchir., Münch. med. Wschr. 1952. — Diff.diagn. u. Therap. d. Lungenaktinomykose, Thoraxchir. 1953. — Kongenit. Aorta-Pulmonalis-Defekt, ebd. — Chemotherap. b. d. Resekt.bhdlg. d. Lungentbk., Tbk.arzt 1954. — Diff.diagn. Schwierigktn. i. d. Lungenchir., Münch. med. Wschr. 1955. — Wert d. Spirometr. f. d. Op.-
progn. Lungenkranker, Thoraxchir. 1955. — Instrumente f. d. Chir. d. Herzens u. d.
gr. Gefäße. Med. Markt 1955. — Erfahrgn. b. d. Diagnost. u. chir. Bhdlg. v. Mediastinaltumoren, Münch. med. Wschr. 1955. — Spontanpneumothorax u. seine chir.
Bhdlg., ebd. 1957. — Bronchoskop. Bhdlg. postop. Verstopfgs.atelektasen, gezielte
Bronchograph. u. Bronchusblockade, Anaesthesist 1958. — Probl. d. Lobektom. b.
periph. Bronchialca., Münch. med. Wschr. 1958. — Prim. Leiomyosarkom d. Lunge,
Thoraxchir. 1958. — Beeinflussg. d. Folgen e. exp. Koronarverschlusses durch Blutdruckerhöhg. infolge Einengg. d. Aorta ascendens, Habil.-Schr. — Z. Kreisl.forsch.
1961. — Mögl.ktn. d. chir. Bhdlg. d. angebor. u. erworb. Herzfehler, Saarl. Ärztebl.
1961. — Tierexp. Unt.suchgn. üb. d. Auswirkg. e. Drucksteigerg. i. d. Aorta ascendens auf e. Koronarverschluß, Fortschr. Med. 1961. — Op. Bhdlg. d. Mitralsten.,
Med. Welt 1962. — Fremdkörperaspirat. u. Bronchussten. b. Kindern u. Jugendl.,
ebd. 1965. — Syndr. d. Ven.staug. i. Gebiet d. ob. Thoraxapertur, Thoraxchir. 1965.
— Indikat. z. Lungenresekt., Med. Welt 1967. — Lymphoblastom d. Lunge, Thoraxchir. 1967. — Elektr. Stimulat. d. Herztätigkt., Saarl. Ärztebl. 1967. — Ventilsten.
b. Zystenlunge d. Neugeb., Kind. Chir. 1967.

Huegel, Arnulf, Chefarzt d. chir. Abt. d. Krskrhs., 72 Tuttlingen. — *14. 9. 18
Karlsruhe. — **A:** 43 (51) Berlin. — **Prom:** 43 München. — **F:** Chir. — **V:** 43–45
Kriegsdienst, 45–46 München (Ernst, Gennewein), 46–59 Städt. Krhs. Singen/Htwl.
(Ernst).

Hüner, Helmut, Priv.-Doz., Chefarzt d. chir. Abt. am Stadtkrhs., 859 Markt-
redwitz. — *18. 11. 24 Großgarnstadt/Coburg. — **A:** 54 Hof/Saale. — **Prom:** 52
Würzburg. — **Hab:** 63 ebd. — **F:** Chir. — **V:** 52–54 Chir. u. Inn. Rotkreuzkrhs. Hof/
Saale (Marxer, Reinhard), 55 Med. Univ.-Klin. Würzburg (Wollheim), ab 56 Chir.
Univ.-Klin. ebd. (Wachsmuth). — **B:** Kindl. Frakt., in: Traumatol. i. d. chir.
Praxis, Springer 1965. — Schädiggn. durch äuß. Hitzeeinwirkg., ebd. — Schädiggn.
durch äuß. Kälteeinwirkg., ebd. — **P:** Verändergn. d. Fußwurzelknochen b. kindl.
u. jugendl. Knicksenkfuß, Diss. — Lipidogramm u. Bilirubingehalt d. Serums (mit
Klein), Klin. Wschr. 1956. — Normale Elektrophoresediagramm d. Lipoproteine d.
Blutes (mit Klein u. Franken), Dtsch. med. Wschr. 1956. — Resorpt. u. Ausscheidg.

v. Oxytetracyclin i. Abhängigkt. v. d. Nierenfunkt. d. urol. Kranken (mit Dimmling u. Lutzeyer), Arzneimittelforsch. 1957. — Oxytetracyclinbhdlg. i. d. Urol. unt. bes. Berücksicht. d. Nierenfunkt. (mit Lutzeyer u. Dimmling), Medizinische 1958. — Exp. u. klin. Unt.suchgn. m. Pyrolidinomethyl-Tetracyclin (Reverin) (mit Dimmling, Lutzeyer u. Simon), Münch. med. Wschr. 1958. — Praeop. Verminderg. d. Darmflora durch Verwendg. e. Kombinat. v. Neomycin u. Bacitracin (mit Dimmling), Arzneimittelforsch. 1958. — Myxoglobulose d. Appendix, Bruns' Beitr. klin. Chir. 157/1958. — Invaginat.ileus (mit Stucke), Chir. Praxis 1959. — Exp. u. klin. Unt.suchgn. m. Pyrrolidinomethyl-Tetracyclin (Reverin). Intramusk. Anwendgs.-form (mit Dimmling u. a.), Ärztl. Forsch. 1959. — Op.indikat. b. d. massiv. Ulcusblutg. (mit Wachsmuth), Dtsch. med. Wschr. 1961. — Beurteilg. u. Bhdlg. d. gr. Magenblutg. (mit Wachsmuth), Internist 1961. — Berücksicht. u. Steuerg. d. hormonal. Stoffwechsels b. d. chir. Bhdlg. d. Phaeochromocytoms (mit Wachsmuth), Dtsch. med. J. 1962. — Mögl.ktn., Grenzen u. Gefahren d. mod. Therap. d. akut., haematogen. Osteomyelitis (mit Schicker u. Dollmann), Chirurg 1962. — Akute haematogene Osteomyelitis, Dtsch. med. Wschr. 1964. — Ätiol. u. Pathogenese d. akut. haematogen. Osteomyelitis, ebd. — Ätiol. u. Therap. d. akut., haematogen. Osteomyelitis, Verh. Dtsch. Orthop. Ges. 1964. — Bedeutg. d. unspezif. Resistenz u. ihrer Steigerg. i. d. Ätiol. d. akut. haematogen. Osteomyelitis, Langenbecks Arch. klin. Chir. 309/1965. — Ätiol. d. akut. haematogen. Osteomyelitis, Fortschr. Med. 1965. — Therap. d. Verbrenn.krankh. b. Kindern, Chir. Praxis 1965; Pädiatr. Praxis 1965. — Autointoxikat. u. Autoimmunisat. Beitr. z. Probl. d. Verbrenn.krankh., Chirurg 1965. — Fortschr. u. Grenzen d. Therap. d. Verbrenn.krankh., Fortschr. Med. 1965. — Kontinenzerhalt. Op.verfahren z. Bhdlg. d. Hirschsprung'schen Krankh. (mit Böttger), Z. Kinderchir. 1966. — Op.techn. d. Trichterbrust (mit Schautz), Chirurg 1966. — Op. d. Trichterbrust. Film (mit Schautz), Langenbecks Arch. klin. Chir. 316/1966. — Perforat. als Ursache d. akut. Abdomens (mit Wachsmuth u. Hockerts), Internist 1966. — Verbrenn. u. Verbrühgn., Praxis oder Klinik, Therap.woche 1967. — Funkt.gerechte Frakt.hlg. b. Kindern, Langenbecks Arch. klin. Chir. 319/1967.

Hünermann, Max, Chefarzt d. chir. Abt. d. Marienhosp. Duisburg i. R., 433 Mülheim Ruhr Speldorf, Saarnerstr. 497. — *29. 11. 97 Hechingen. — **A:** 22 Berlin. — **Prom:** 22 Bonn. — **F:** Chir. — **V:** 22 Med. Klin. Bonn, St. Josefskrhs. Krefeld, 32–39 Köln (v. Haberer), 39 Bergmannsheil Bochum (Bürkle de la Camp), Marienhosp. Duisburg (Orator), 40–62 Chefarzt d. chir. Abt. d. Marienhosp. Duisburg. — **P:** Hypoglykäm. Zustände b. Magenkrkn. u. ihre Bedtg. f. d. Magenchir., Med. Klin. 1936. — Gegenwärt. Stand d. Diagn. u. Therap. d. Ösophagusca., Mschr. Krebsbekämpf. 1938. — Klin. Untersuchgn. üb. d. Blutzuckerregulation nach Magenop., Arch. klin. Chir. 195/1939. — Op. Entferng. e. ungewöhnl. gr. Myxofibroms d. Mesenterium d. ob. Dünndarms, Zbl. Chir. 1950. — Op. Entferng. e. ungewöhnl. weit entwick. Fetus inclusus d. retroperitonealen Raumes b. e. 18. jähr. Pat., ebd. 1951.

Hünermann, Theodor, Prof., Chefarzt am Marien-Hosp., 4 Düsseldorf, Reichsstr. 51. — Fragebogen 1968 nicht beantwortet.

Hüsselrath, Günter, Oberstarzt a. D., Facharzt f. Chir., 89 Augsburg, Bitschlinstr. 18. — *15. 1. 05 Münster/Westf. — **A:** 30 München. — **Prom:** 30 ebd. — **F:** Chir. (Kinderchir.). — **V:** ab 68 i. R.

Hüttl, Herbert, Facharzt f. Chir. u. Durchgangsarzt i. eig. Praxis, 5892 Meinerzhagen/Westf., Mühlenbergstr. 24. — *25. 8. 18 Prag. — **A:** 46 Münster/Westf. —

Prom: 54 Düsseldorf. — **F:** Chir. — **V:** 54-57 Hüttenhosp. Dortmund-Hörde (Straube, Mittemeyer), 57–60 Oberarzt Städt. Krhs. Gevelsberg (Müller), 60–63 Vertreter in chir. Fachpraxis Dr. Zimmermann, Ennepetal-Altenvoerde.

Hufnagl, Anton, Chefarzt d. Poliklin., X 9700 Auerdach (Vogtland). — Fragebogen 1968 nicht beantwortet.

Hug, Fridolin, Oberarzt d. chir. Abt. Krskrhs., 8948 Mindelheim. — *4. 2. 26 Unterthingau/Allg. — **A:** 50 München. — **Prom:** 51 ebd. — **F:** Chir. — **V:** 51 Phys.-therap. u. röntgenolog. Abt. Riederingl l. d. I. München (Böhm), Praxis, Ebensfeld/ Obfr., 52–53 Krhs. St. Vinzenz Pfronten-Ried/Allg. (Gromer), 53 Krhs. Heimenkirch (di Lenardo), 53–59 chir. Abt. Krhs. r. d. I. München (Maurer), neurochir. Abt. ebd. (Kessel), ab 60 Krhs. Mindelheim (Handfest).

Huisinga, Gerhard, 807 Ingolstadt (Donau), Speckweg 18. — Fragebogen 1968 nicht beantwortet.

Hultén, J. O. Olle, Prof. emer., Akademiska sjukhuset, Uppsala/Schweden. — *11. 6. 97 Nyköping/Schweden. — **A:** 24. — **Prom:** 30. — **F:** Chir. — **V:** 25–28 Röntgenol. Uppsala (Laurell), 28–37 Chir. ebd. (Nyström). — **P:** Schriften besonders über Fraktur- und Gallenchirurgie.

Humborg, Ludwig, Chefarzt i. R., 435 Recklinghausen II, Elisabethstr. 11. — *7. 10. 93 Bad-Driburg. — **A:** 20 Halle/S. — **Prom:** 20 ebd. — **F:** Chir. — **V:** 20–23 Marien-Krhs. Hamburg (Urban), 23–24 Marienhosp. Hamm (Senge), 25–28 Städt. Kr.anst. Essen (Keppler), 28–63 Chefarzt d. chir. Abt. Elisabeth-Krhs. Recklinghausen.

Hummel, Helmut, Ärztl. Leit. d. Städt. Krhs. u. Chefarzt d. chir. Abt., 2 Wedel/ Holst. — *15. 5. 19 Crailsheim. — **A:** 43 Würzburg. — **Prom:** 43 ebd. — **F:** Chir. — **V:** 45–50 Allg. Krhs. Heidberg u. Hamburg, 50–65 Oberarzt d. Städt. Krhs. Wedel/Holstein.

Hundemer, Wilhelm, Facharzt f. Chir., 8 München 60, Offenbachstr. 29. — *18. 12. 06 Landshut. — **A:** 32 München. — **Prom:** 32 ebd. — **F:** Chir. — **V:** 32–35 München (Lexer), 36–40 Kshs. r. d. I. ebd. (Hoffmeister), 40–44 Sonderlazarett d. OKH Brüssel (Wachsmuth). — **B:** Erfahrgn. üb. d. unblut. Mobilisat. i. Nark. b. d. Strecksteife d. Kniegelenks; — Bhdlg. d. Knochenhöhlen nach Schußbr. m. gestielten Weichteillappen, in: Veröff. aus d. Chir. Sonderlaz. d. OKH Brüssel. — **P:** Verstellb. Armlagergs.schiene m. Oberarmverdrehg., Münch. med. Wschr. 1940. — Erfahrgn. üb. Gelenkschüsse, Militärarzt 1942. — Erhaltg. d. Gliedmaßen b. bedrohl. Schußbr. durch äuß. Knochenschieng. nach Lambotte, ebd. 1943. — Behelfsmäß. Quengelverbände, Zbl. Chir. 1943. — Behebg. d. Drehsteife d. Unterarms, Chirurg 1950. — Extraartikul. Knochenbolzg. d. Kahnbeinpseudoarthr. d. Hand, Zbl. Chir. 1952.

Hundt, Otto-Egon, Facharzt f. Chir., Chefarzt d. chir. Abt. u. leit. Arzt d. St.-Josefs-Krhs., 6553 Sobernheim. — *30. 11. 13 Krefeld/Rhein. — **A:** 38 Karlsruhe. — **Prom:** 38 Heidelberg. — **F:** Chir. — **V:** 37–38 Univ.-Kinderklin. Heidelberg (Duken), 38 Greifswald (Reschke), 38–39 Univ.-Frauenklin. Heidelberg (Runge), 41–42 Städt. Kr.anst. Mannheim (Sebening), 42 Vinzentius-Krhs. Landau (Hugel), 43 und 45 Laz. in Reichshof/Galizien u. Prag (Schanz), 45–48 Krhs. St. Marienwörth Bad Kreuznach (Menne).

Hunstiger, Heinz, Chefarzt d. chir. Abt. u. leit. Arzt d. Marien-Hosp., 4422 Ahaus/ Westf. *

Hupe, Klaus, Priv.-Doz., Oberarzt d. Chir. Univ.-Klin., 355 Marburg, Robert-Koch-Str. 8. — *12. 10. 28 Hannover. — **A:** 54 Erlangen. — **Prom:** 54 ebd. — **Hab:**

67 Marburg. — **F:** Chir. — **V:** 55–58 Pathol. Inst. Bonn (Hamperl), 58–59 Med. Univ.-Klin. ebd. (Martini), ab 59 Ass. u. Oberarzt Marburg (Schwaiger). — **P:** Phasenkontrastmikroskop. Beobachtgn. b. d. Phago cytose an normal. Fibroblasten, an Zellen e. Mäusesarkoms sowie an HeLa-Zellen (mit Gropp), Z. Krebsforsch. 1956. — Fermenthistochem. Unt.suchgn. an Fibroblasten u. Sarkomgeweben i. vitro (mit Gropp u. Bontke), ebd. 1957. — Zytol. Beobachtgn. am Zellkern u. d. Kernmembran i. Gewebskulturen (mit Gropp), Verh. Dtsch. Pathol. Ges. 41/1957. — Zeitl. Verlauf d. Mitoseaktivität i. Gewebekulturen (mit Gropp), Z. Zellforsch. 1957. — Fermenthistochem. Reakt. an leb. Zellen i. Gewebekulturen (mit Gropp), Klin. Wschr. 1958. — Nachweis d. Adenosintriphosphatase (ATPase) an i. vitro gezücht. Ca.zellen (mit Gropp u. Hellweg), Naturwissensch. 1958. — Unt.suchgn. z. Nachweis d. alkal. Phosphatase an i. vitro gezücht. menschl. Ca.zellen m. bes. Berücksicht. ihrer Beziehg. z. d. Zellob.fläche (mit Gropp u. Bontke), Exper. Cell Res. 15/1958. — Nachweis v. Enzymen an i. vitro gezücht. Macrophagen u. epitheliod. Zellen (mit Gropp), Virchows Arch. 331/1958. — Pagocytose u. Kolloid-Eisenspeicherg. an i. vitro gezücht. Zellen (mit Gropp), Verh. anat. Ges. 55/1958. — Transpylor. Tumorprolaps (mit Streicher), Fortschr. Röntgenstr. Nuklearmed. 93/1960. — Präop. Herztherap. (mit Kirchner), Bruns' Beitr. klin. Chir. 202/1961. — Chir. Therap. d. intrahepat. Cholostase (mit Maurath, Franke u. Koch), 2. Weltkongr. Gastroenterol. München 1962, Bd. 3. — Für u. wider e. Antikoagulantienbhdlg. nach Embolekt. m. bes. Berücksicht. d. Thrombolyse durch Streptokinase (mit K. H. Müller u. Herfarth), Langenbecks Arch. klin. Chir. 300/1962. — Periph. Embolekt. (mit Herfarth u. K. H. Müller), Bruns' Beitr. klin. Chir. 204/1962. — Ehlers-Danlos-Syndr. (mit Staib u. Streicher), Mschr. Unfhlkd. 1962. — Kausalzus.hang zw. Geschwürsleiden, Magenresekt. u. Leberschaden, Bruns' Beitr. klin. Chir. 205/1962. — Erbl.kt. d. kongenit. Halsfisteln, ebd. 204/1962. — Konservat. Bhdlg. d. Nabelschnurbr. (mit Schlosser), Kinderärztl. Praxis 1962. — Rektoskop. Probeexcis. i. d. Diagnost. d. Megacolon congenitum (mit Schlosser), Dtsch. med. Wschr. 1962. — Unt.suchgn. d. Halothan-Konzentrat. i. Nark.gas b. verschied. Verdunstern (mit Kirchner u. K. H. Müller), Anaesthesist 1962. — Fremdkörpergranulome durch Handschuhpuder, Chirurg 1962. — Chir. Gesichtspunkte z. Krankh.bild d. regionär. Colitis (mit Schlosser), Fortschr. Med. 1962. — Unt.suchgn. z. freien Transplantat. d. Peritoneums (mit Schlosser), Langenbecks Arch. klin. Chir. 299/1962. — Konservat. Bhdlg. gr. Nabelschnurbr. (mit Schlosser), Ärztl. Fortbild. 1962. — Rheumat. Monarthrotis u. Trauma (mit Franke u. Fricke), 9. Kongr. intern. Ges. Chir. Traumat. Wien 1963. — Diagn. u. Therap. d. Colitis regionalis. I. Intern. Kongr. Ges. Erkrankgn. d. Colon u. d. Rektum, Hedrologicum Conlegium, Athen 1963. — Diagn. u. Therap. d. aganglionär. Megacolon, ebd. — Histol. Befunde b. d. Thrombolyse art. Emb. durch Streptokinase (mit K. H. Müller u. Herfarth), Langenbecks Arch. klin. Chir. 303/1963. — Histol. Probl. b. Cutis laxa (Ehlers-Danlos-Syndr.) (mit Staib), Bruns' Beitr. klin. Chir. 204/1963. — Unt.suchgn. üb. d. freie Transplantat. v. Pleura (mit Schlosser), Langenbecks Arch. klin. Chir. 303/1963. — Erg. intraop. Leberbiopsien b. Ulcusleiden, ebd. 308/1964. — Op. Erg. b. intrahepat. Cholostasen (mit Mainzer u. Meyer zum Büschenfelde), Dtsch. med. Wschr. 1964. — Rheumat. Monarthritis u. Trauma (mit Franke u. Fricke), Med. Welt 1964. — Ist b. Ulcus pepticum heute noch e. Magenresekt. angezeigt? (mit Streicher u. Schlosser), ebd. — Klin. Gesichtspunkte z. Bhdlg. benigner od. semimaligner Magentumoren (mit Schlosser), Chirurg 1964. — Leberrandexcis. u. Leberpunkt. Vergleich. histol. Unt.-suchgn. (mit van Lessen), ebd. — Tierexp. Unt.suchgn. üb. d. Wundhlg. (mit Roe-

per), Bruns' Beitr. klin. Chir. 211/1965. — Klin. u. Therap. d. renal. Osteopathie
(mit Sommerkamp u. Rodeck), ebd. — Exp. Unt.suchg. z. extracorp. Beeinflussg.
d. Transplantat.toleranz v. Meerschweinchenhaut (mit Streicher u. a.), ebd. —
Histol. Unt.suchgn. v. Beckenkammbiopsien b. prim. Hyperparathyreoidism. (mit
Horn), 71. Tagg. Dtsch. Ges. inn. Med. 1965. — Maligne Tumoren d. Verdaugs.-
traktes als Ursache e. Peritonitis (mit van Lessen), Langenbecks Arch. klin. Chir.
313/1965. — Fluoreszenzmikroskop. Unt.suchgn. v. Blutausstrichen u. Urinproben
nach intraven. Fettinfus., ebd. 313/1966. — Tetracyclinfluoreszenz maligner Tumoren, Dtsch. Krebskongr. 1966. — Tierexp. Unt.suchgn. üb. d. Abbau intraven.
injiz. Fettes i. Kurzversuch, 83. Tagg. Dtsch. Ges. Chir. 1966.

Husfeld, Erik, Prof., Leiter d. chir. Abt. D. d. Rigshosp., Blegdamsvej 9, Kopenhagen (Dänemark). — Fragebogen 1968 nicht beantwortet.

Huth, Hans Joachim, Doz., Oberarzt d. Chir. Univ.-Klin., X 2500 Rostock,
Leninallee 35. — Fragebogen 1968 nicht beantwortet.

Huth, Wilhelm K., Facharzt f. Chir., Chefarzt d. chir. Abt. St. Rochus-Hosp.,
462 Castrop-Rauxel. — *29. 12. 23 Schneppenbach/Ufr. — **A:** 51 Würzburg. —
Prom: 51 ebd. — **F:** Chir. — **V:** 51–52 Franziskus-Hosp. Winterberg (Padberg),
52–55 Marien-Hosp. Dortmund-Hombruch (Vogel), 52–63 Josef-Hosp. Bochum
(Greinemann, Rosenthal). — **P:** Prophyl. u. Therap. aton. Blutungn. m. i. m.
Methergingaben, Münch. med. Wschr. 1956. — Methergin i. d. Nachgeburtsperiode,
Südd. Heb. Ztg. 1957. — Leitsympt.: Hodenschwellg., Münch. med. Wschr. 1962. —
Unspez. Dickdarmgeschwür, Chirurg 1963. — Kindl. Leistenbr., Zbl. Chir. 1964. —
Neurofibromatose d. Harnorg., Z. Urol. 57/1964. — Posttraumat. Pankreaspseudo-
cyste i. Kindesalter, Chirurg 1965.

Huth, Wolfgang, Leiter d. chir. Abt. Betriebspoliklin. d. Leuna-Werke, X 4220
Leuna/Kreis Merseburg, Straße der DSF 2. — Fragebogen 1968 nicht beantwortet.

Hutschenreuter, Karl F. E., Prof., Facharzt f. Anaesth. u. Chir., Dir. d. Inst. f.
Anaesth. d. Univ.-Klin. d. Saarlandes, 665 Homburg-Saar. — *6. 8. 20 Grünbach/
Vogtl. — **A:** 46 Jena. — **Prom:** 46 ebd. — **Hab:** 59 ebd. — **F:** Anaesthesie. — **V:** 47
Path. Jena (Fischer), 48–49 Inn. ebd. (Lommel), 49–61 Chir. Univ.-Klin. ebd.
(Guleke, Kuntzen), 53 Leit. d. Anaesth.-Abt. ebd., 60 Extraordin. f. Anaesthesiol.
Univ. ebd., Stud.-Aufenth.: Zürich (Hossli), Budapest (Palos), Stockholm (Gordh),
Basel (Hügin), Uppsala (Holmdahl), 61–62 Anaesth. Heidelberg (Kolb), ab 62 Leit.
d. Anaesth.-Abt. Chir.-Neurochir. Univ.-Klin. Homburg/Saar, 63 Extraordin. f.
Anaesthesiol. Univ. ebd. — **B:** Anaesth. u. Notfallmed., Springer 1966. — **P:** Bhdlg.
d. Rhinitis atroph. m. heteroplast. Knochenimplant., Diss. — Erfahrg. m. d. kurz-
wirk. Muskelrelaxans Succicuran (mit Matthes), Dtsch. Gesd.wes. 1954. — Improv.
Luftrolle z. Pat.lagerg. auf d. Op.tisch, Zbl. Chir. 1954. — Elektrokrampfbhdlg. unt.
Schutzwirkg. d. Succicuran (mit Lange u. Matthes), Psychiatrie 1954. — Intub.nark.
b. Lungenresekt. weg. Tbk., Wiss. Z. Univ. Jena (math.-nat.wiss. Reihe) 1953/54. —
Praxis u. Techn. d. Apparatnark., in: Anaesth. probl., Akademie Berlin 1954 —
Bhdlg. intra- u. postop. entstand. Atelektasen (mit Matthes), Chirurg 1954. —
Transves. Prostatekt. i. künstl. Blutdrucksenkg. m. e. neu. Ganglienblocker. (mit
Römer), Z. Urol. 1955. — Techn. u. Praxis d. mod. Apparatnark. (mit Matthes),
Dtsch. Gesd.wes. 1955. — Wicht. Pharmaka d. mod. Nark.praxis u. damit verbund.
Anaesth.verfahr., Z. ärztl. Fortbild. 1955. — Indikat. z. veget. Blockade, Zbl. Chir.
1956. — Funkt. d. Uvula b. op. Spaltträger (mit Zehm), Stoma 1957. — Bedeutg. d.
Uvula i. d. Gaumenspaltenchir. (mit Zehm), Chirurg 1957. — Modernis. d. Anaesth.

b. gynäk. Op., Zbl. Gynäk. 1957. — Individ. Effekt v. Ganglienblock. auf d. Pulm.-
kreisl., Analecta genetica 1957. — Aufgab. d. Anaesth. i. d. Unfhlkd., Zbl. Chir.
1957. — Lok.anaesthet. 2-Chlorprocain (mit Morigerowsky), ebd. — Postnark.
Acidose i. d. Alterschir., Langenbecks Arch. klin. Chir. 287/1957. — Postop. Co-
carboxylase-Therap. unt. Kontr. d. Brenztr.säure-Blutspieg., Anaesthesist 1957. —
Indikat. z. postop. Tracheot., ebd. — 2-Chlorprocain-Leuna, ebd. — Druckverhält-
nisse i. kleinen Kreisl. unt. d. Ganglienblockade (mit Kölling, Semisch u. Wittig),
ebd. — Anaesth.probl. i. d. Unfallpraxis, Therap.woche 1957. — Postop. Lungen-
atelekt. (mit Zorn), Zbl. Chir. 1957. — Präop. Bhdlg. herzgesund. Pat. m. Stroph.
u. Cytochrom-c (mit Pitzler), ebd. 1958. — Anaesth. u. chir. Gesichtspunkte z.
Tracheot., Bruns' Beitr. klin. Chir. 196/1958. — Bedeutg. mod. Netzmittel, spez. d.
Tacholiquin, f. d. Chir., Zbl. Chir. 1958. — Chir. Gesichtspunkte z. Anaesth. b. amb.
Krank., Langenbecks Arch. klin. Chir. 289/1958. — Klin. Erfahrg. m. e. neu. Neuro-
lept. (Dominal forte) i. d. Chir. (mit Pitzler), Med. Klin. 1958. — Bedeutg. mod.
Netzmittel f. d. Chir., Chirurg 1958. — The action and advant. of decameth. as
muscle-relax. drug and its use in relationship with gangl. block. drugs, Atti Congr.
41/1959. — Quantitat. Verhalten d. Brenztr.säure i. Blutserum unt. d. Einfl. v.
Anaesth. u. Op., Habil.-Schr. — Therap. Mögl.kt. b. schwerst. Tetanus, Zbl. Chir.
1959. — Metabol. Acid. b. Op. u. Anaesth., Kongr.ber. München 1959. — Blut- u.
Flüssigkt.ersatz b. op. Eingr., Dtsch. Stomat. 1960. — 10 J. mod. Anaesth. an d.
Chir. Univ.-Klin. Jena, Medi-Information (Leipzig) 1960. — Auswirkg. d. Milz-
exstirp. auf d. Herz u. d. Bhdlg. m. Cytochrom-c, tierexp. Unt.suchg. (mit Pitzler),
Langenbecks Arch. klin. Chir. 295/1960. — Einfl. kombin. Stroph.-Cytochrom-c-
Gaben auf d. Leistgs.fähigkt. Herzgesund. (mit Pitzler), Zbl. Chir. 1960. — Anaesth.
Maßnahmen b. d. Bhdlg. schw. Schädel-Hirn-Traumen, ebd. 1961. — Explos. b.
Nark., Ursach. u. Vorbeugg., ebd. — Aufgabengebiet d. Anaesth., ebd. — Wicht.
Aufgaben d. Anaesth. b. u. nach Beendigg. intrathor. Eingr., in: Anaesth.probl.,
Akademie Berlin 1961. — Tracheot.probl. b. d. Beatmg. Poliomyelit. Krank., in:
Poliomyelitisprobl., Fischer Jena 1961. — Mod. Anaesth.verf. b. gynäk. Op., Arch.
Gynäk. 195/1961. — Prakt. Gesichtspkt. z. Anaesth. b. zahnärztl. Eingr., Wiss. Z.
Univ. Jena (math.-nat.wiss. Reihe) 1961. — Mod. Anaesth. u. Allg.praxis, Med.
Mschr. 1961. — Äußere Herzmassage, Homburg-Inform. f. d. Werksarzt 1961. —
Bhdlg. unspez. Infekt. d. ableit. Harnwege m. e. neu. Phytobakt.stat. (mit Schrö-
der), Med. Welt 1961. — Erfahrg. m. Andantol-Gelee b. d. lok. Therap. v. oberfl.
Verbrenn. (mit Schröder), ebd. 1962. — Aktuelle Gesichtspunkte z. i. v. Nark.führg.
(mit Müller), Anaesthesist 1962. — Kreisl.analept. m. neuart. Wirkgs.charakter
(mit Schneider), ebd. — Atemwiderstände gebräuchl. Endotrach.kath., ebd. — Ex-
trathor. indir. Herzmassage (Herzwiederbelebg. auf nicht op. Wege), Med. Mschr.
1962. — Äußere Herzmassage, Saarländ. Ärztebl. 1962. — Örtl. Betäub. i. d. amb.
Praxis, Therap.woche 1962. — Rolle d. Cyclopropans, Halothans, Stickoxyduls,
Trilens u. and. Inhal.nark. b. d. Amb.-Nark., ebd. — Nark.probl. b. urol. Eingr. i.
Kind.- u. Kl.kind.alter (mit Heyden), Urologe 1963. — Wiederbelebg. v. Atmg. u.
Kreisl. am Unfallort, Ärztl. Fortbild. 1963. — Mod. Dokument. v. Blutgr.bestimmg.
u. Kreuzvers. (mit Rühl), Anaesthesist 1964. — Anaesth.probl. b. urol. Eingr. i. höh.
Lebensalter (mit Heyden), Urologe 1965. — Blutvolumenbest. b. Erythrocyten
transf. (mit Rühl), Langenbecks Arch. klin. Chir. 313/1965. — Schockbekämpfg. am
Unfallort u. auf d. Transport, Therap.woche 1965. — Variables dokument.gerecht.
Anaesth.-Protokoll (mit Giercke), Anaesthesist 1965. — Anaesth.probl. b. Schock,
ebd. 1966. — Anoxietoleranz d. Hundes unt. Neuroleptanalg. (mit Schmidt, Har-

bauer u. Zeller), ebd. — Neuroleptanalgesie i. d. HNO-Heilk. (mit Beerhalter), ebd.
— Prae- u. postop. Infus.-Therap., Bull. Soc. méd. Luxemb. 103/1966. — Respirat.
Notsituat. u. ihre Bhdlg. (mit Schmidt), Z. Prakt. Anaesth. u. Wiederbel. 1966. —
Ist e. praeop. Digitalisierg., sinnvoll od. nicht? (mit Harbauer) ebd. — Klin. Nebenwirkgn. THAM-halt. Plasmaexpander (mit Retzlaff), Anaesth. u. Wiederbel., Springer 1966. — Mod. Anaesth.probl. i. d. HNO-Heilk. aus d. Sicht d. Anaesthesiol.,
Arch. Ohr.-Nas.-Kehlk.hk. 187/1966. — Kapillardurchblutg. nach dextranhalt.
Lösgn., Anaesth. u. Wiederbel., Springer 1966. — Gezielte Transf. v. Blut u. Blutbestandteilen, Saarländ. Ärztebl. 1966. — Tödl. Arros.blutgn. nach Tracheostom.
(mit Bihler), Z. Prakt. Anaesth. u. Wiederbel. 1966. — Gefahren d. mod. Anaesth. u.
ihre Verhütg., Wien. med. Wschr. 117/1967. — Erfahrgn. m. d. Neuroleptanalges.
i. d. HNO-Heilk. (mit E. u. H. Beerhalter), in: Neuroleptanalges., Klin. u. Fortschr., Schattauer 1967.

Hutschenreuter, Wolfgang, Facharzt f. Chir., 7612 Haslach i. K., Schillerstr. 8.
— *16. 9. 20 Berlin. — **A:** 44 Berlin. — **Prom:** 44 ebd. — **F:** Chir. — **V:** 45–46 Militärdienst, 46–48 inn. Med. Wyk a. Föhr (Friedrichs), 48–49 Chir., Knochen- u. Gelenktbk., ebd. (Schulz), 49–52 Krskrhs. Göppingen (H. Krauss), 52–60 Freiburg (H.
Krauss), 60–61 Krskrhs. Kirchheim (Veitinger), 61–65 Krskrhs. Bad Oldesloe
(R. v. Ondarza). — **B:** Lungenkrebs, in: Ärzte sprechen zu Dir, G. Kilpper 1956. —
Tbk. d. Bauchraumes v. chir. Standpunkt, in: Tuberkulose, Enke 1959. — **P:** Klin.
d. Sympathicustumoren, Diss. — Diagn. u. Therap. gutartig. Tumoren d. Speiseröhre, Dtsch. med. Wschr. 1954. — Radikalität b. d. Bhdlg. d. Bronchialadenome,
Zbl. Chir. 1955. — Wiss. Filme: D. Pericardektomie. Homburg/S. 1956. — D. traum.
Bronchusabriß u. s. op. Bhdlg., 74. Tagg. Dtsch. Ges. Chir. München 1957. — Kno-
chenbr.bhdlg. m. d. RUSH-Federstab., ebd. — D. op. Sprengung d. valvul. Pulmonalsten., Mittelrhein. Chir. Tagg. Freiburg 1958. — D. Duodeno-Pancreatect.,
78. Tagg. Dtsch. Ges. Chir. München 1961.

I

Ibbeken, Heinrich, Ass. Städt. Kr.anst., 29 Oldenburg. — *17. 9. 31 Oldenburg.
— **A:** 60 Hannover. — **Prom:** 58 Göttingen. — **F:** Chir. — **V:** 58–59 Med. Univ.-
Klin. Göttingen (Schoen), 59–60 Pius-Hosp. Oldenburg (Crone-Münzebrock), 60–62
Frauenklin. Städt. Kr.anst. ebd. (Sauer), ab 62 chir. Abt. ebd. (Lentz).— **P:** Meth.
d. Bestimmg. d. Radiojodspeicherg. (J^{131}) i. d. Rattenschilddrüse, Diss.

Ibe, Harry, Facharzt f. Chir., 1 Berlin 31, Landhausstr. 36. — *28. 8. 13 Plauen/
Vogtl. — **A:** 39 Berlin. — **Prom:** 48 ebd. — **F:** Chir. — **V:** 39–40 Inn. Med. Lazarus-
Krhs. Berlin (v. Kress), 41–45 Kriegsdienst, 46–51 Städt. Krhs. Berlin-Spandau
(Martin, Schubert).

Ide, Victor, Chefarzt am Dtsch. Krhs., Davila 727 Cas. 3737, Santiago (Chile). —
Fragebogen 1968 nicht beantwortet.

Illgner, Lothar, Facharzt f. Chir., Durchgangsarzt, Praxis: 35 Kassel, Untere
Königstr. 81. — *2. 5. 21 Leipzig. — **A:** 48 Leipzig. — **Prom:** 48 ebd. — **F:** Chir.
— **V:** 49–51 Chir. Univ.-Poliklin. Leipzig (Sonntag, Wachs), 52–53 Chir. Univ.-Klin.
Leipzig (Übermuth), 53–54 Stadtkrhs. Bielefeld (Lamprecht), 54–61 Stadtkrhs.
Kassel (Baumann).

Imdahl, Hermann, Prof., Chefarzt d. chir. Klin. St. Johannes-Hosp., 46 Dortmund, Johannesstr. — *25. 2. 22 Aachen. — **A:** 47 Bonn. — **Prom:** 48 ebd. — **Hab:** 61 ebd. — **F:** Chir. — **V:** 48–49 Physiol. Inst. d. Univ. Bonn (Ebbecke), 49–51 Pathol. Inst. d. Univ. Köln (Leupold), 51–55 Städt. Kr.anst. Düren (Kraft), 55–67 Wiss. Ass., ab 62 Oberarzt, ab 63 1. Oberarzt chir. Univ.-Klin. Bonn (Gütgemann), zwztl. 62 kinderchir. Klin. d. Univ. Zürich (Grob). — **B:** Termin. Oesophagus, seine Funkt.analyse f. d. Pathogen., Diagn. u. Therap. d. Hiatusbr., d. Achalasie u. d. Kardiaka. — Kardia-Verschlußmechan., seine Physiol. als Grundl. kardianaher Eingr., in: Holle, Spez. Magenchir., Springer 1966. — Neue Aspekte d. Trasylol-Therap., Bd. 2, Schattauer 1968. — Zwerchfellbrüche, kindliche Hiatushernie, erworbene Hiatushernie, Oesophagussten., Achalasie, Megaoesophagus, kongen. hypertrophe Pylorussten., in: Spez. Chir. f. d. Praxis (Op.lehre), Bd. 2, hrsg. v. Baumgartl, Kremer, Schreiber, Thieme 1968. — **P:** Kardiospasmus, Diss. — Galvan. (sudomotor.) Schweißdrüsenreflex i. Schlaf, in d. Nark. u. Lokalanaesth., Rona-Bericht Physiol. u. exp. Pharm. 139/1950. — Sauerstoffverbrauch u. Körpertemp. v. Ratten i. Sauerstoffmangel (mit Goebel, Fukas u. Klante), Z. exp. Med. 117/1951. — Hämostypt. Wert v. Konservenblut, Untersuchgn. am alternden Blut, Biotest-Mitt. 1955. — Welche Vorteile bietet d. krankenhauseig. Blutbank?, Ärztl. Wschr. 1956. — Blutgn. unt. Cumarin-Derivaten, ebd. — Hämostypt. Wirkg. d. Plasmafrakt. I nach Cohn (mit Egli), Münch. med. Wschr. 1956. — Was leisten Gerinnungsbestimmgn. z. Erkenntn. d. Thrombosegefährdg?, Ärztl. Wschr. 1957. — Wert gerinngs.physiol. Untersuchgn. b. Erkrankgn. d. Leber u. d. Gallengangssystems i. d. Chir. (mit Egli, Kesseler u. Hennrich), ebd. — Einige Bemerkgn. z. d. Ursachen v. Konserven-Transfus.-Störgn., ebd. — Einige Bemerkgn. z. Progn. d. Tetanus (mit Gött), Langenbecks Arch. klin. Chir. 288/1958. — Klin. u. Therap. d. idiopath. Kardiospasmus, ebd. — Klin. u. Therap. d. Phlegmasia caerulea dolens (mit Richter), Bruns' Beitr. klin. Chir. 197/1958. — Wert d. Heparin-Anwendg. b. d. Phlegmasia caerulea dolens (mit Richter), Med. Klin. 1959. — Liquemin-Referat Nr. 909, Hoffmann La Roche Ref. 1959. — Plasmafrakt. I. b. chir. Blutgn., Bibl. Haematol. 1959. — Bhdlg. d. Pleuraempyems (mit Gütgemann), Ärztl. Wschr. 1960. — Münchhausen-Syndr. (mit Doepfmer u. Möhring), Med. Klin. 1961. — Bedeutg. d. Cohn'-schen Plasmafrakt. I. f. d. op. Bhdlg. b. d. Haemophilie A (mit Egli), Med. Welt 1961. — Prakt. Fragen d. Transfus.vorbereitg. (mit Kindler), Bibl. Haematol. 1961. — Bedeutg. d. Hiatus-Muskulat. f. d. Kardia-Mechan. b. gesund., achalasie-kranken u. gastro-oesophag. Hernien, Habil.-Schr. — Gerinngs.physiol. Unt.suchgn. b. d. Anwendg. d. extrakorp. Kreisl. (mit Egli, Buscha u. Dietmann), Langenbecks Arch. klin. Chir. 298/1961. — Elektromyograph. Unt.suchgn. z. Frage d. funkt. Bedeutg. d. Hiatus-Muskulat. (mit v. Eiff, Jörgens u. Jesdinsky), Klin. Wschr. 1961. — Gerinngs.-physiol. Untersuchgn. b. d. extrakorp. Zirkulat. (mit Egli, Buscha u. Kreutzberg), Verh. d. 8. Kongr. d. Europ. Ges. Hämatol. — Diagn. u. Diff.diagn. d. art. Embolie u. Phlegmasia caerulea dolens i. Hinbl. auf d. Indikat.stellg. u. Therap. (mit Richter), Med. Welt 1962. — Diagn. u. chir. Therap. erworb. Hiatusbr. auf Grund rö.kinematograph. u. klin. Untersuchgn. (mit Poell), Bruns' Beitr. klin. Chir. 205/1962. — Was leisten gerinngs.physiol. Untersuchgn. f. d. Diff.diagn. d. Ikterus u. z. Erkenng. e. Leberparenchymschadens? (mit Egli u. Hennig), ebd. — Manometr. u. elektromyograph. Untersuchgn. z. Frage d. funkt. Bedeutg. d. Hiatus-Muskulat. (mit v. Eiff, Jörgens u. Jesdinsky), Langenbecks Arch. klin. Chir. 301/1962. — Röntgenkinematograph. Funkt.analyse d. termin. Oesophagus (Lehrfilm, Inst. Prof. Janker, Bonn) (mit Janker), ebd. — Retrogr. Kardiasprengdruckes u. seiner Abhängigkt. v.

d. Hiatus-Muskulat., Weltkongr. Gastroenterol. 1/1962. — Pathophysiol. Voraussetzgn. f. e. gastrooesophag. Reflux, Materia Med. Nordmark 1963. — Komplexe Gerinngs.störgn. aus chir. Sicht, ebd. — Thalidomid u. Rektoanalatresien (mit Hermanns u. Koch), Med. Welt 1963. — Thalidomid i. d. Frühschwangerschaft u. Enddarmmißbildg. (mit Koch u. Hermanns), Bull. Soc. internat. Chir. 1963. — The Importance of Plasma-Fraktion I According to Cohn in Surgical Diseases (mit Egli), Proc. 9th Congr. int. Soc. Blood Transf. 1964. — Röntgenkinematograph. Mögl.ktn. f. d. Diff.diagn. Achalasie-Kardiaka. (mit Janker u. Bernhard), Fortschr. Röntgenstr. 1964. — Klin. Erfahrgn. m. Epsilon-Tachostyptan, Med. Welt 1964. — Zeitfakt. u. Verfahrenswahl f. d. Bhdlg. kongenit. Rekto-Analmißbildgn. (mit Hermanns u. Saraf), ebd. — Klin. Auswertg. chir. Haftpflicht-Gutachten (mit Koch), Materia Med. Nordmark 1964. — Grundlagen f. d. Wahl op. Verfahren z. Beseitigg. v. Hiatusbr., Gastroenterologia (Basel) 101/1964. — Physiol. Voraussetzgn. f. d. Cardiamechan., Gastroenterol. 1965. — Thorak. od. abdomin. Zugang z. Versorgg. v. oesophago-gastr. Hiatusbr. ?, Med. Welt 1964. — Zt.fakt. f. d. Ileus i. Kindesalter, Langenbecks Arch. klin. Chir. 308/1964. — Röntgenkinematograph. Diff.diagn. zw. Achalasie u. Kardia-Ka. (wiss. Film) (mit Janker), ebd. — Klin. u. op. Bhdlg. d. Mekonium-Peritonitis (mit Gellissen u. Philipp), Z. Kinderchir. 1964. — Dringl. Chir. b. Neugebor. u. Säugling – diagnost. Fragen, Dtsch. med. Wschr. 1965. — Zt.fakt. f. d. Diagn. u. Bhdlg. d. frühkindl. Invaginat.ileus (mit Hermanns), Langenbecks Arch. klin. Chir. 310/1965. — Erfahrgn. i. d. Bhdlg. d. Oesophagus-Ka. (mit Gütgemann), Med. Klin. 1965. — Peritonitis d. Neugebor., Langenbecks Arch. klin. Chir. 313/1965. — Prinzip. i. d. Bhdlg. d. Oesophagus-Ka. (mit Gütgemann), ebd. — Op. od. konserv. Bhdlg. geschl. Omphalocelen ? (mit Gödde), Z. Kinderchir. 1965. — Diagn. d. isol. oesophago-trach. Fistel b. Neugebor. (mit Schäfer), Bruns' Beitr. klin. Chir. 213/1966. — Zt.wahl, Radikal. u. Gefahren d. Exstirpat. d. zyst. Lymphangioma colli b. Säugling u. Kleinkind, Z. Kinderchir. Suppl. 8/1966. — Begriffl. Unterscheidg., gasbild. Infekt. aus klin. Sicht (mit Käufer), Dtsch. med. Wschr. 1967. — Kriterien f. d. Operabil. u. Inoperabil. d. sog. Kardia-Ca. (mit Käufer), Münch. med. Wschr. 1967. — Op.takt. Prinzipien b. sog. Kardia-Ca. aus funkt. Sicht, Verh. d. III. Weltkongr. Gastroenterol. 1967. — Vergl. Temperaturmessg. d. Skrotum u. d. Leiste als Kriterium f. d. Zt.wahl d. Orchido-Funikulolyse (mit Hahn u. Janiak), Z. Kinderchir. 1967. — Gesteig. Fibrinolyse b. d. Leberzirrhose m. Pfortaderhochdruck u. b. akuter Varicenblutg., sowie ihre Beeinfl. durch Epsilon-Amino-Capronsäure u. Plasma-Fraktion I (mit Egli u. a.), Med. Welt 1967.

Inthorn, Wilhelm, Facharzt f. Chir., leit. Arzt d. Marienkrhs., 5427 Bad Ems. — *29. 4. 05 Helsen. — **A:** 31 Berlin. — **Prom:** 32 ebd. — **F:** Chir. — **V:** Pathol. Inst. Charité Berlin (Rössle), Marburg (Klapp), gyn.-geburtsh. Univ.-Klin. Mainz (Kreuter). — **P:** Endophlebitis hepatica obliterans, Diss. — Absaugverf. b. Dünndarmfisteln, Zbl. Chir. 1934. — Postop. Komplikat. nach Magenop., ebd. — Bösart. Gesichtstumoren. ebd. 1936. — Akute Osteomyelitis, Bruns' Beitr. klin. Chir. 1937. — Exp. Beitr. z. Vermeidg. v. postop. Verwachsgn., ebd.

Irmer, Wolfgang, Prof., 1. Oberarzt d. Chir. Univ.-Klin., 4 Düsseldorf. — *13. 2. 20 Bonn. — **A:** 43 Bonn. — **Prom:** 43 ebd. — **Hab:** 56 Düsseldorf. — **F:** Chir. — **V:** Ab 46 Düsseldorf (Derra), 62 apl. Prof. — **B:** Grundlinien d. endotrachealen Nark. m. künstl. Beatmg. i. d. Thoraxchir. (mit Koss), München: Barth 1951. — Mitarb. in: Killian u. Weese, Nark., Stuttgart: Thieme 1954. — Hirndurchblutg., ebd. — Die Veränderungn. d. Gasaustausches durch Sauerstoffüberschuß u. Kohlensäureverlust (mit Koss), ebd. — Zur Pathophysiologie d. off. Thorax (mit Killian

u. Koss), ebd. — Die Relaxantien - Klin. Teil (mit Killian), ebd. — Die Endotrachealnark. (mit Killian u. Koss), ebd. — Hypotension durch Ganglienblock. (mit
Killian), ebd. — Experiment. Voraussetzungn. u. prakt. Anwendg. d. pharmakol.
Blockierung u. d. Hypothermie (mit Koss), ebd. — Besonderheit. d. kindl. Kreisl.
(mit Killian), ebd. — Die Techn. d. pädiatr. Nark. (mit Koss), ebd. — Intrathorak.
Op. am Herzen u. d. gr. Gefäßen (mit Koss), ebd. — Lungenresektionen (mit Koss),
ebd. — Nark. bei Eingr. weg. Lungentbk. (mit Koss), ebd. — Allg. Chir. d. Thorax
u. Die Techn. d. Lungenresekt. (mit Franke), in: Hdb. d. Thoraxchir., v. Derra,
Berlin-Göttingen-Heidelberg: Springer 1957 u. 1958. — Anaesth. i. Gebiet d. Herzens u. Herzbeutels, in: Killian, Lokalanaesth. u. Lokalanaesthetika, Thieme 1959.
— Angebor. art.-ven. Pulmonalisaneurysma (mit Thum), in: Kremer, Chir. Bhdlg.
angebor. Fehlbildgn., Thieme 1961. — Mediastinaltumoren u. Zysten (mit Ringler),
ebd. — Bronchiektasen i. Kindesalter (mit Thum), ebd. — Zyst. Lungenerkrankgn.
(mit Thum), ebd. — Weit. Entwicklgn. i. d. Techn. d. Chir. d. Herzens u. seiner
gr. Gefäße (mit Derra, Löhr u. Kremer), in: Breitner, Chir. Op.lehre, Urban &
Schwarzenberg 1963. — Erg. d. op. Bhdlg. angebor. u. erworb. Herzfehler (mit
Löhr), in: Uhlenbruck, Prax. d. Herz- u. Kreisl.erkrankgn., Lehmann 1964. —
Staphylokokkeninfekt. i. d. Chir., in: Grün, Staphylokokken i. Klin. u. Prax., Wiss.
Verlagsanst. 1964. — Stumpfe Verletzgn. d. Aorta thoracalis, (mit Derra, Baum-
gartl u. Gremmel), in: Chir. i. Fortschr., Enke 1965. — Verhütg. d. Wundinfekt., in:
Brandt, Kunz, Nissen, Intra- u. postop. Zw.fälle, Thieme 1967. — Dringl. Thorax-
chir. (mit Baumgartl, Grewe u. Zindler), Springer 1967. — Gebrauch v. Kunst-
stoffen i. d. Chir., in: Dtsch. Wiss. heute, List 1966. — **P:** Audiometr. Hörprüfgn.,
Diss. — Prakt. Erfahrgn. m. Penicillinbestimmgs.meth., Dtsch. med. Rdsch. 1949. —
Mögl.kt. läng. Aufrechterhaltg. d. Penicillinkonzentrat. i. Blut unt. bes. Berücksicht. d. Coronamideinfl. auf d. Penicillinausscheidg., Dtsch. med. Wschr. 1949. —
Endotracheale Nark. m. zusätzl. künstl. Beatmg. i. d. Thoraxchir. (mit Koss),
Dtsch. med. Rdsch. 1949. — Empfindl.kts.bestimmgn. geg. Penicillin u. Supronal
b. chir. Infekt., Langenbecks Arch. klin. Chir. 263/1950. — Erfahrgs.ber. üb. d.
endotrach. Nark. m. künstl. Beatmg. i. d. Thoraxchir. u. b. Risiko-Operat. (mit
Koss), ebd. 266/1950. — Sind d. Procaindepotpenicilline d. Penicillintherap. m.
wasserlösl. Penicillin vorzuziehen? (mit Hembach), Med. Klin. 1950. — Einfl. d.
Sauerstoffs auf d. Kohlenhydratstoffwechsel währ. d. Nark., Bruns' Beitr. klin. Chir.
182/1951. — Anaesth. b. angebor. Fehlern m. Blausucht (mit Koss), Zbl. Chir. 1952.
— Kohlensäureelimin. b. Thoraxop. i. Seitenlagerg. m. künstl. Beatmg. u. e. meth.
Vereinfachg. d. Gasanalyse nach Haldane (mit Schunk), Anaesthesist 1952. —
Bronchoradiogr. i. Endotrachealnark. (mit Liebschner), Zbl. Chir. 1952. — Kurz
wirk. synthet. Muskelrelaxans z. Verbessrg. d. Nark.techn. (mit Koss u. Pohl),
Anaesthesist 1952. — Elektrokardiogr. Untersuchgn. b. exp. Herzohrresekt. (mit
Effert u. Franke), Langenbecks Arch. klin. Chir. 272/1952. — Beeinflussg. d. Herz-
rhythmusstörgn. b. intrakard. Eingr., Anaesthesist 1953. — Spirometr. Untersuchgn.
üb. d. atemeinschränk. Wirkg. verschied. Relaxantien am nicht narkotis. Pat. (mit
Rotthoff u. Schneider), ebd. — Potenz. Nark. (mit Koss), Dtsch. med. Wschr. 1953.
— Vergl. quantit. Untersuchgn. üb. d. Penicillingehalt i. Blut u. Lungengewebe
nach Verabreichg. v. Penicillin-Diaethylaminoaethyl-Ester u. Penicllinsalzen (mit
Pohl u. Sous), Med. Klin. 1953. — Pharmak. Block. d. Überträgerstoffe u. d. Hista-
mins, Anaesthesist 1954. — Prophyl. d. Herz- u. Kreisl.störgn. v. op. Eingr., Fortschr. Med. 1954. — Pharmacologic Hibernation in Lung Surg. (mit Koss), Amer.
Rec. Med. 167/1954. — Vergl. Untersuchgn. üb. d. Wirk.weise verschied. Barbitur-

säurepräparate, Anaesthesist 1955. — Prakt. Verwendg. d. veget. Dämpfg., Therap. woche 1956. — Organ. Herzleiden i. d. allg. Chir. (mit Derra u. Hartig), Chirurg 1956. — Vergl. Kreisl.- u. Stoffwechseluntersuchgn. m. u. ohne Dämpfg. d. veget. Reiz-. übertragg. durch Promethazin-Clorpromazin am Hund, Langenbecks Arch. klin. Chir. 283/1956. — Ursachen u. Bhdlg. d. Herzstillstandes i. d. Chir., Dtsch. med. Wschr. 1956. — Causes and treatment of cardiac arrest, German. Med. Monthly 1956. — Med. Versorgg. v. Unf.verletzten auf d. Autobahn (mit Derra u. Wunsch), Zbl. Verkehrsmed. 1957. — Auswirkg. präop. Herz- u. Kreislaufschäden auf d. Op.-risiko i. d. Allg.chir., Zbl. Chir. 1957. — Erg. d. Blalock'schen Op. b. Fallot'schen Tetralogien (mit Konrad, Rotthoff u. Willmann), Thoraxchir. 1958. — Symp. üb. Kreisl.fragen, Anaesthesist 1958. — Bemerkgn. z. d. Arb. v. H. Pflüger: Verhalten d. Leukozyten u. eosinophilen Zellen i. periph. Blut b. potenz. Nark., ebd. — Rund-schatten d. Lunge (mit Mohr, Rotthoff u. Willmann), Z. Tbk. 111/1958. — Todes-fälle, Versager u. Rezidive b. u. nach d. Op. v. Mitralsten. (mit Derra u. Konrad), Med. Klin. 1959. — Rundherde d. Lunge (mit Mohr), Zbl. Chir. 1959. — Media-stinaltumoren (mit Gremmel), Z. Tbk. 113/1959. — Mediastinaltumoren, Tbk.arzt 1959. — Solit. Rundschatten, Riesenrundherde u. isol. Hohlraumbildgn. d. Lungen, ebd. 1960. — Überbl. üb. 1000 op. Mitralsten. (mit Konrad u. Rotthoff), Langen-becks Arch. klin. Chir. 296/1960. — Stumpfe u. geschl. Bauchverletzgn. (mit Rott-hoff), Landarzt 1960. — Mittelfellgeschwülste, Klin. u. Therap. (mit Derra), Dtsch. med. Wschr. 1961. — Bimanuelle, transaurikul.-transventrikul. Komissurotomie d. Mitralsten. mittels Dilatators, ebd. — Solit. Rundherde, Riesenrundherde, Rie-senringschatten u. isol. Ringschatten (mit Schulte-Brinkmann), Z. Tbk. 117/1961. — Einleit. Bemerkgn. zur Entwicklg. d. Herzchir., ebd. — Erg. d. Blalock'schen Op. b. Fallot'schen Tetralogien (mit Rotthoff), ebd. — Herzvitien u. Lungentbk. (mit Konrad u. Tarbiat), ebd. — Ductus Botalli apertus (mit Rotthoff), ebd. — Erfah-rungsber. über 1000 op. Mitralsten. (mit Rotthoff) ebd. — Überbl. üb. d. op. Bhdlg. v. Sekundumdefekten d. Vorhofscheidewand i. Hypothermie (mit Rotthoff), ebd. — Hospitalismus i. d. chir. Klin. (mit Thum u. Escher), Therap.woche 1962. — Techn. d. intraperikard. Pneumonekt. (mit Tarbiat), Zbl. Chir. 1962. — Wandel d. op. Techn. unt. bes. Berücksicht. d. Zweitop. b. Mitralstenosen, Thoraxchir. 1962. — Antwort: Restaurat. Op. b. renalem Hochdruck, Landarzt 1963. — Poststenot. Nierenaneurysma e. Nierenart. m. Hochdruck (mit Wetzels), Zbl. Chir. 1963. — Zweiteingr. an d. stenos. Mitralklappe u. deren Erg., Langenbecks Arch. klin. Chir. 304/1963. — Baul. u. betriebl. Faktoren d. Infekt.prophyl. aus d. Sicht d. Chirurgen, Krankenhaus 56/1964. — Ber. üb. 360 op. Aortenisthmussten. u. d. Begleitfehler, Früh- u. Spätkomplikat. sowie Zweitop. (mit Pathak), Erg. Chir. Orthop. 46/1964. — Entferng. e. embol. v. d. li. Kubitalvene eingeschwemmten Polyaethylen-katheters aus d. Pulmonalisstamm, Zbl. Chir. 1964. — Gebrauch v. Kunststoff i. d. Chir., Rhein. Post Düsseldorf 254 (31. 10. 64). — Fistula arteriovenosa extra-pulmonar entre arteria pulmonar derecha y un tronco venoso comun aneurysmatico de las venas pulmonares derechas (mit Garcia), Rev. Tisiol. Neumonologia (Caracas) 1964. — Variations in abnormal pulmonary venous drainage in 100 atrial septal defects of the sinus venosus type (mit Garcia), J. cardiovasc. Surg. 1964. — Zweit-op. am rekanalis. od. noch off. Ductus Botalli (mit Hoffmann), Chirurg 1964. — Les variantes de 112 communications interauriculaires du type «Sinus venosus» et leur traitment opératoire (mit Derra u. Tarbiat), Ann. Chir. Thor. Car. 1965. — Komplikat., Todesfälle u. Rezidive nach d. Op. v. 240 Hiatushernien (mit Höhmann) Langenbecks Arch. klin. Chir. 308/1964. — Blausucht aufgrund e. angebor. extrapulmon. art.-ven. Pulmonalisfistel u. ihre op. Heilg. (mit Ney), Zbl. Chir. 1965. — Aortenisthmussten. (mit Kremer), Wien. klin. Wschr. 1965. — Chir. wicht. Erkrankgn. d. Abdomens i. Erwachsenenalter, Dtsch. Ärzteztg. 1965. — Erfolgr. i. Hypothermie op. Sinus-venosus-Defekt m. Transposit. v. li. Oberlappen- u. Lingulavene b. isol. Spiegelbilddextrokardie u. anorm. Einmündg. d. unt. Hohlvene i. d. ob. (mit Ringler u. Almansa-Pastor), Zbl. Chir. 1965. — Rekonstrukt. Eingr. am art. Gefäßsyst. (mit Hoffmann), Langenbecks Arch. klin. Chir. 313/1965. — Hygiene i. Krhs. u. i. d. ärztl. Prax. v. Standpkt. d. Klinikers (mit Prückner u. Schnabelmaier), Österr. Ärzteztg. 1966. — Kunststoffe i. d. Chir. (mit Seling), Zbl. Chir. 1966. — Rezidivmitralsten, (mit Obladen u. Delfino), Dtsch. med. Wschr. 1966. — Recidive di stenosi mitralica (mit Obladen u. Delfino), Med. Ted. 1966. — Estenosis Mitrales Recidivantes (mit Obladen u. Delfino), Med. Alem. 1966. — Reestenosis de la valvula mitral (mit Delfino), Rev. Argent. Cirug. 1966. — Morphol., op. Bhdlg. u. deren Erg. b. 139 Sinus-venosus-Defekten (mit Derra u. Tarbiat), Dtsch. med. Wschr. 1966. — Laudatio Ernst Derra, Zbl. Chir. 1966. — Ernst Derra, Stodieck-Druck: Bonn 1966. — Laudatio Ernst Derra, Dtsch. Ärzteztg. 1966. — Ersatz d. ob. Hohlvene durch Dacronprothese (mit Niemann), Zbl. Chir. 1966. — Verhalten d. Druckes i. d. Pulmonalart. nach d. Op. v. Mitralsten. (mit Pathak), Thoraxchir. 1966. — Aerobacter-aerogenes-Allgemeininfekt. i. d. Chir., Med. Klin. 1967. — Chir. Bhdlg. d. Hypertonie, insbes. d. nephrogenen Hochdrucks, Zbl. Chir. 1967. — Vorhofseptumdefekte — Op. i. Hypothermie (mit Seling), Thoraxchir. 1967. — Erg. d. Blalockanastomosen (mit Jünemann), Langenbecks Arch. klin. Chir. 319/1967.

Iselin, Marc, Prof., Hôpit. Nanterre, Rue August Vacquerie 1, Paris (Frankreich). — Fragebogen 1968 nicht beantwortet.

Isfort, Alfons, Prof., Chefarzt d. Barbara-Klin., 7402 Heessen/Westf. — Fragebogen 1968 nicht beantwortet.

Israel, Arthur J., Prof. f. Chir. i. R., 8 München 27, Herzogparkstr. 2/I/r. — *25. 4. 83 Berlin. — **A:** 07 Berlin. — **Prom:** 07 Straßburg i. E. — **Hab:** 23 Berlin. — **F:** Chir. — **V:** 06–07 Med. Univ.-Klin. Straßburg (v. Krehl), 07 Path. Inst. Krhs. Friedrichshain Berlin (Pick), 08–10 am damal. Königl. Inst. f. Infekt.krankh., Robert Koch (Abt. v. Wassermann), 10–33 I. Chir. Univ.-Klin. Berlin (Bier), als Ass., Oberarzt, u. 32–33 kommiss. Leit. — **P:** Hypertens., Volkmann's H. 1907. — Beitr. z. Serodiagn. d. Echinokokken, Z. Hyg. 66/1910. — Bez. d. Immunitätsforsch. z. Chir., Z. Chemotherap. 1912. — Blutgerinng. i. serösen Höhlen u. Gelenken (mit Hertzberg), Mitt. Grenzgeb. Med. u. Chir. 30/1918. — Entstehg. d. Geräusches i. art.-ven. Aneurysma, Dtsch. Z. Chir. 1919. — Myositis ossificans neurotica n. Schußverletzg. d. Rückenmarks, Fortschr. Röntgenstr. 27/1919. — Neuropath. Verknöchergn. i. zentral gelähmten Gliedern, Arch. klin. Chir. 118/1921. — Versuche üb. Kontraktilität d. Nierenbeckens u. Harnleiters (Festschrift James Israel), Z. urol. Chir. 12/1923. — Schußverletzg. u. ringförm. Naht d. carotis comm. d. b. 9j. Knaben, Zbl. Chir. 1925. — Infekt. d. Hand m. Maul u. Klauenseuche, Arch. klin. Chir. 116. — Avitaminose u. Knochenbr.heilg., ebd. 142/1926. — Versuche üb. d. Einfl. d. Avitaminose a. d. Heilg. v. Knochenbr. (mit Fränkel), Klin. Wschr. 1926. — Kreisl.störgn. u. Herzverändergn. b. art.-ven. Aneurysmen, Mitt. Grenzgeb. Med. u. Chir. 37/1924. — Nervenresekt. b. Neuralgie d. n. cutaneus fem. lat., Zbl. Chir. 1928. — Versuche üb. d. Einfl. d. Schwangerschaft a. d. Heilg. v. Knochenbr., Arch. klin. Chir. 148/1927. — Einige Spätfolgen v. Aneurysmen (Festschrift A. Bier), Dtsch. Z. Chir. 234/1931. — † 1969.

Ixmeier, Georg, Chefarzt d. chir. Abt. u. leit. Arzt d. Krskrhs., 856 Lauf, Simonshofer Str. — *25. 2. 12 Sünching/Regensb. — **A:** 39 München. — **Prom:** 39 ebd. **F:** Chir. — **V:** 38–39 inn. Abt. Krhs. München-Schwabing (Bauer), 39–43 Chir. Univ.-Klin. ebd. (Magnus), 43–50 Kriegsdienst u. Gefangenschaft, 50–56 Städt. Krhs. München-Oberföhring (Scherer), ab 52 Oberarzt.

J

Jacobs, Cornelius, Facharzt f. Chir., 51 Aachen, Südstr. 19. — *26. 5. 05 Aachen.

Jacoby, K. Walter, Oberarzt d. Neurochir. Klin. d. Univ., 8 München 15, Beethovenplatz 2-3. — *15. 5. 21 Mainz. — **A:** 47 München. — **Prom:** 48 ebd. — **F:** Neurochir. — **V:** 47–49 Pathol. Inst. München (Hueck), 49–50 Städt. Med. Klin. „Maria Hilf" ebd. (Herrlich), 50–65 Chir. Univ.-Klin. ebd. (Frey, Zenker), ab 65 Neurochir. Univ.-Klin. ebd. (Marguth). — **B:** Op. Bhdlg. d. basil. Impress. Leistgn. u. Erg. d. neuzeitl. Chir., Thieme 1958. — **P:** Colitis necroticans diphtherica ulcerosa maxime postoperativa, Diss. — Dysenterieähnl., vorzugsweise postop. Colitis, Langenbecks Arch. klin. Chir. 262/1949. — Akuter spin. Epiduralabscess b. bakt. Allg.-infekt., Zbl. Neurochir. 1952. — Progn. d. op. Entferng. intracerebr. Tuberkulome seit Einführg. d. Streptomycins, Münch. med. Wschr. 1959. — Bolzenschußverletzgn. d. Schädels, Chirurg 1959. — Frühdiagn. postop. Komplikat. m. Hilfe d. C-reakt. Proteins, Acta neurochir. 7/1959. — Gerät z. Warmhaltg. d. Liquors b. Hydrocephalusop., Neurochirurgia 2/1960. — Geschwülste d. Ganglion Gasseri, Bruns' Beitr. klin. Chir. 202/1961. — Freisetzg. v. 5-Hydroxytryptamin (Seretonin) aus Geweben durch Nikotin, Naturwissenschaften 1961. — Verträgl.kt. v. Kunststoffen i. Schädelinnenraum, Neurochirurgia 4/1961. — Rö.spätschäden d. Gehirns, Acta neurochir. 10/1962. — Plast. Deckg. gr. Hautdefekte am Schädel, Langenbecks Arch. klin. Chir. 302/1962. — Exp. Untersuchgn. z. Prüfg. d. Gewebsverträgl.kt. intracran. implant. Kunststoffschwämme, ebd. — Methoden d. Duraplastik, Acta neurochir. 11/1963. — Konbinat. v. Schwenklappenplastik u. Spalthauttransplantat. b. d. Deckg. größerer Weichteildefekte am Schädel, Chir. Praxis 1963. — Bhdlg. u. Progn. d. Totalscalpierg., Acta neurochirurgica 12/1964. — Totale Dezerebrierg. b. Hunden i. Mittelhirnbereich, Zbl. Neurochir. 1966.

Jäger, Erich, Facharzt f. Chir., Chefarzt d. chir. Abt. d. Ev. Diak.anst., 717 Schwäbisch Hall. — *7. 12. 19 Gomaringen. — **A:** 44 Straßburg. — **Prom:** 44 ebd. — **F:** Chir. — **V:** 46–47 Robert-Bosch-Krhs. Stuttgart (Saller), 47–61 Chir. Klin. Stuttgart-Feuerbach (Schaaff).

Jaeger, Felix H., Chefarzt i. R., apl. Prof. f. Chir. d. Univ. Mainz, 6703 Limburgerhof/Pf., Weinheimer Str. 26. — *14. 2. 96 Halle/Saale. — **A:** 22 Bonn. — **Prom:** 22 ebd. — **Hab:** 36 Berlin. — **F:** Chir., Neurochir. — **V:** 22–23 Josefs-Hosp. Beuel (Els), 23–27 Praxis in Wenden/Westf., 27–34 Oberarzt Marien-Hosp. Bonn-Venusberg (Els), 34 Bergmannsheil Bochum (Magnus), 34–36 Berlin (Magnus), 36–43 1. Oberarzt München (Magnus), 43–62 Dir. d. Städt. Krhs. u. Chefarzt d. Chir. Klin. Ludwigshafen/Rh. — **B:** Aetiol. u. Therap. d. Varizen u. d. varik. Sympt.komplexes, Barth 1936. — Verbandlehre, Barth, 1. Aufl. 1936, 16. Aufl. 1966. — Krampfadern, Hämorrhoiden u. Krampfaderbr., ihre Entstehg. u. Bhdlg., Barth, 1. Aufl. 1941, 5. Aufl. 1958. — Allg. Chir., e. Leitfaden f. Studenten u. Ärzte, F. Kohl 1948. — Bandscheibenvorfall, Walter de Gruyter 1952. — Rheumatismus u. Nucleus-Pulposus-Hernie, in: Hochrein, Prakt. Rheumatol., Thieme Stuttgart 1952.

— Verbandlehre, in: Bier-Braun-Kümmel, Chir. Op.lehre, Bd. 1, 7. Aufl. 1952. — Op.
am Rückenmark (mit Kessel), in: Breitner, Chir. Op.lehre, Urban u. Schwarzenberg
1955. — Verletzgn. v. Schäden, Hirn u. Hirnhäuten, in: Hdb. d. ges. Unfhlkd., Bd. 2
1955. — Unfall, Rückenmark u. Nervenwurzeln, ebd. — Abschnitt über „Varizen
und Ulcus cruris" im Lehrbuch der Therapie für Praxis und Klinik. Medica-Ver-
lag, Stuttgart, 1958. — Chir. d. WS. u. d. Rückenmarks (mit e. Beitr. üb.
d. Chir. d. Wirbeltbk. v. Kastert), Thieme 1959. — Beiträge im Hdb. d.
Lokalanästh. u. Lokalanästhetika, hrsg. v. Killian, Thieme 1959: Ganglien
u. Grenzstrangblockaden; — Blockade d. Spinalnerven; — Lokal- u. Leitgs.anästh.
i. Bereiche d. Chir. u. Grenzgeb. 1. Kopf-Halsgebiet; — Örtl. Betäubg. b. Op. an
d. WS. u. am Rückenmark; — Anästh. f. intrathorak. Eingr., insbes. an d. Lunge. —
Verbandlehre in: Hdb. d. Plast. Chir., hrsg. v. Gohrbandt, Gabka u. Berndorfer,
Bd. 1, de Gruyter 1965. — Funkt. u. ästh. Bhdlg. d. Varizen i. Bereiche d. unt.
Extremitäten, ebd., Bd. 2, 1966. — Unf.folgen? Beurteilg. u. Dokumentat., Vortr.
aus d. prakt. Chir., H. 75 (hrsg. v. Bürkle de la Camp), Enke 1966. — P: Aetiol. d.
Glaucoma simplex, Diss., Bonn 1923. — Avertinnark., Münch. med. Wschr. 1929. —
Rekt. Avertinnark., Chirurg 1929. — Bhdlg. d. Thromb. u. d. Thrombophlebitis,
Zbl. Chir. 1930. — Ulcusrecidive nach Magenresektn., Arch. klin. Chir. 161/1930. —
Putriden Wundinfekt. - Hosp.band?, Zbl. Chir. 1932. — Kasuist. d. gutart. Magen-
geschwülste, Arch. klin. Chir., Bd. 171/1932. — Wird d. Avertinnark. d. Zukunft
gehören? (mit Els), Z. ärztl. Fortbild. 1932. — Entstehg. v. Magengeschwüren durch
Fremdkörper, Arch. klin. Chir. Bd. 178. — Gutart. Magentumoren u. Ulcus
pepticum, Zbl. Chir. 1934. — Darmvaginat. b. Erwachs., Arch. klin. Chir. 181/1934.
— Varizenverödg. u. ihre Erg., Z. ärztl. Fortbild. 1935. — Untersuchgn. an Magenoperierten, Dtsch. Z. Chir. 245/1935. — Korrekturop. am Magen, Arch. klin. Chir.
(Kongreßbd.) 1935. — Pelottenverschl. d. Kunstafters, Chirurg 1935. — Darm-
vorfälle b. doppelläuf. Anus praeter naturalis, Bruns' Beitr. klin. Chir. 163/1936. —
Op. Krampfaderbhdlg. od. Verödg.?, ebd. 164/1936. — Krampfadern u. Schwanger-
schaft, Z. d. Reichsfachsch. dtsch. Hebammen, 4. — Salbenbhdlg. d. Ulcus cruris
varicosum, Z. ärztl. Fortbildg. 1937. — Techn. d. Varizenverödg., Med. Welt 1937.
— Gehverbände b. d. Thrombophlebitis, ebd. — Bauchdeckenhaematom u. Unf.,
Münch. med. Wschr. 1937. — Phleboskler. u. Varizen, Arch. klin. Chir., 189/1937. —
Cardiotron, ebd. — Caissonkrankh. (Taucherkrankh.) d. Hüftgelenks, Mschr.
Unfhlkd. 1937. — Blutdruck- u. Pulskontrolle währ. d. Op., Schmerz usw. 1937. —
Op. Bruchbhdlg., Arch. klin. Chir. 190/1937. — Bhdlg. v. Beinleiden i. d. Sprech-
std. d. prakt. Arztes, Landarzt 1937. — Injekt.bhdlg. v. Hernien m. Paraffinöl, Zbl.
Chir. 1937. — Klin. u. Bhdlg. d. Bißverletzgn., Arch. klin. Chir. 190/1937. — Biß-
verletzgn. u. ihre Komplikat., Mschr. Unfhlkd. 1938. — Gibbus d. Brust WS. nach
Tetanus, ebd. — Unsere Stellg. z. Bhdlg. d. Magengeschwürs, Münch. med. Wschr.
u. Zbl. Chir. 1938. — Bißverletzgn., ebd. — Putride Wundinfekt., ebd. — Gangrän
d. subkut. Fettgewebes, Zbl. Chir. 1938. — Durasarkom u. Unf., ebd. — Diagnost.
u. Therap. v. Schädeltraumen (mit Kessel), Arch. klin. Chir. 193/1938. — Schädeltraumen, ihre Diagn. u. Therap., 8. Internat. Unfallkongr. Frankfurt, Bd. II 1938.
— Arbeitsweise d. op. Magens, 11. Internat. Chir.-Kongr. Brüssel 1938, Ref. Chirurg
1938. — Bhdlgn. d. Bißverletzgn., Therap. Gegenw. 1939. — Typ. Wintersportverletzgn., Med. Klin. 1939. — Tetanusprophyl. od. nicht?, Münch. med. Wschr.
1939. — Lumbalanaesthesie, Schmerz usw. 1939. — Die traumat. u. krankh. Verändergn. d. Zwischenwirbelscheibe m. Kompress. d. Rückenmarks, Münch. med.
Wschr. 1939. — Zunahme d. Tetanusexanthems, Z. ärztl. Fortbild. 1939. — Tetanus

u. Tetanusprophyl., Münch. med. Wschr. 1939. — Filmvortrag: Entferng. e. Glioblastoms, Zbl. Chir. 1939. — Gasbrand, Münch. med. Wschr. 1939. — Ulcus ventr. perforatum, Arch. klin. Chir. 197/1940. — Zwerchfellbr., ebd. — Erfahrgn. m. d. chron. subdur. Haematom (mit Handfest), ebd. — Wundinfekt. u. ihre Bhdlg., Med. Welt 1940. — Bei welchen Wunden soll man d. Wundexcis. vornehmen?, Z. ärztl. Fortbild. 1940. — Sclerodermie u. Raynaud (mit Sunder-Plassmann), Dtsch. Z. Chir. 253/1940. — Subdur. Haematom, Zbl. Chir. 1940. — Versorgg. u. Bhdlg. traumat. Freilegg. u. Prolapse d. Gehirns., Münch. med. Wschr. 1940. — Harvey Cushing (1869–1939), ebd. — Bhdlg. kardianaher Geschwüre, Zbl. Chir. 1940. — Tetanus, seine Klin., Bhdlg. u. Prophyl., Med. Welt 1940. — Chir. d. periph. Nerven, Münch. med. Wschr. 1941. — Hiatushernien, Erkenng. u. op. Bhdlg., Zbl. Chir. 1941. — Lipome d. hint. Schließgs.linie, ebd. — Commotio u. Contusio cerebri, Med. Welt 1941. — Kongenit. Cysten d. Cavum septi pellucidi u. Cavum Vergae u. ihre op. Bhdlg. (mit Bannwarth), Zbl. Chir. 1941. — Compressio cerebri, Med. Welt 1942. — Traumat. intracran. Blutgn., Arch. klin. Chir. 203/1942. — Neurochir., Med. Welt 1943. — Indikat. u. d. Erfolgsaussichten d. op. Bhdlg. v. Hirntumoren, Med. Mschr. 1947. — Op. Bhdlg. maligner Hirntumoren, Zbl. Chir. 1947. — Ca. d. Papilla Vateri, Zbl. Chir. ebd. — Nucleus-Pulposus-Hernie u. ihre Beziehgn. z. Unfhlkd., Med. Mschr. 1948. — Ausspr. z. Vortr. Stimpfl: Bedeutg. d. lumbalen Nucleus-Pulposus-Hernie als Ursache d. Kreuzschmerzen u. d. Ischias, Verh. Dtsch. Orthop. Ges. Heidelberg 1949. — Beiheft Z. Orthop. 78. — Nucleus-Pulposus-Hernie u. Lumbago, Zbl. Chir. 1948. — Op.meth. z. Verschl. angeb. Brustbeinspalten, ebd. — Therap. zirkulat. bedingter Organerkrkgn., Dtsch. med. Rdsch. 1949. — Pathogenese u. Therap. d. Ulcus pepticum, Med. Klin. 1949. — Entstehg. u. Bhdlg. v. Krampfadern u. Hämorrhoiden, Med. Mschr. 1949. — Chemotherap. bakter. Infekt., Langenbecks Arch. klin. Chir. 264/1949. — Mobilisierg. versteifter Ellenbogengelenke, ebd. — Unfallverletzgn. d. WS. m. bes. Berücksicht. d. Nucleus-Pulposus-Hernie, Dtsch. med. Rdsch. 1949. — Erfahrgn. b. d. Bhdlg. kindl. Hirntumoren, Zbl. Chir. 1949. — Aufbraucherkrkg. d. WS., Dtsch. med. Rdsch. 1949. — Sog. chron. traumat. subdur. Haematom (mit Grill), Med. Mschr. 1950. — Zus.hang zw. Bandscheibenvorfall u. Unfall, Langenbecks Arch. klin. Chir. (Kongrbd.) 1950. — Diagn. u. Diff.diagn. d. Nucleus-Pulposus-Hernie (mit Lehmann-Facius), Med. Mschr. 1950. — Krampfadern u. ihre Bhdlg., Dtsch. Schwest.ztg. 1951. — Sept. u. asept. Chir. i. d. Prax., Therap.woche 1950. — Zus.hang zw. Nucleus-Pulposus-Hernie u. Unf. (mit Grill), Med. Mschr. 1951. — Anzeigestellg. z. op. Bhdlg. d. Bandscheibenvorfalles unt. bes. Berücksicht. d. Mißerfolge, Therap.woche 1951. — Bandscheibenvorfall, Op. oder conservat. Bhdlg.?, Med. Klin. 1951. — Der gegenw. Stand d. Ulcus cruris- u. Varizenbhdlg., Dtsch. med. Wschr. 1952. — Bluttransfus. m. konserv. Blut, Langenbecks Arch. klin. Chir. (Kongr.bd.) 1952. — Diff.diagn. d. chron. subdur. Haematoms (mit Grill), Med. Mschr. 1952. — Bhdlg. cervic. Bandscheibenschäden, Langenbecks Arch. klin. Chir. (Kongr.bd.) 1953. — Gedanken z. Thema: Bandscheibenvorfall, Med. Mschr. 1953. — Verbrenngs.krankh., Hefte Unfhlkd. 47/1953. — Blutersatz u. Verbrenngn. (mit Elbel), Schriftenreihe üb. zivilen Luftschutz, H. 1. — Erkrankgn. d. Venensyst., Verhütg. u. Bhdlg., Vortr. b. Dr. Wilmar Schwabe, Karlsruhe 1955, „Aus unserer Arbeit“. Wilmar Schwabe, Bd. 1. — Krampfadern u. ihre Bhdlg., J. kosmet. Med. 1955. — Varicen, Ulcus cruris, Handlexikon d. Med. Praxis v. H. Braun, 1955. — Bandscheibenvorfall, ebd. — Hautransplantat. n. ausgedehnten Verbrenngn., Langenbecks Arch. klin. Chir. 282/1955. — Op. d. lumb. Bandscheibenvorfalles, Med. Bilddienst 1955. — Prim. od. sekund. Krampfadern?,

Medizinische 1955. — Venenentzündg., Therap.woche 1956. — Sulfonamide u. Antibiotica i. d. Chir. (mit Weber), Med. Klin. 1955. — Chir. Bhdlg. d. fr. Schädel-Gehirnverletzgn., Zbl. Chir. 1957 u. Beitr. Neurochir. 1/1959. — Chir. Bhdlg. craniocerebr. Verletzgn. b. Säuglingen, ebd. — WS. als Krankh.faktor i. Lichte d. Unfallversicherg., Taggs.ber. d. Unf.chir. Tagg. Ludwigshafen 1956. — Craniocerebr. Verletzgn. u. ihre Erkenng., ebd. — Fieberhafte Gefäßerkrankgn. u. ihre Bhdlg., Mkurse ärztl. Fortbild. 1957. — Varizen u. Ulcus cruris, Medizinalkalender 1958. — Unfallhlkd., Medizinische 1957. — Beurteilg. ven. Durchblutungsstörgn., Taggs.ber. Unfallchir. Tagg. Erlangen 1957. — Haemorrhoidalbeschwerden, Mkurse ärztl. Fortbild. 1958. — Bhdlg. v. Verbrenngn., Taggs.ber. Unfallchir. Tagg. Tübingen 1958. — Varizen, Dtsch. med. Wschr. 1958. — Neurochir. Bhdlg. d. Schädel-Hirnverletzgn., Z. f. Laryng. 1959. — Beurteilg. u. Begutachtg. ven. Durchblutgs.störgn., Therap.-woche 1959. — Op. Bhdlg. d. Bandscheibenvorfalls, Tonfilm-Vortrag, Dtsch. Ges. Chir. Kongreß 1960 u. Therapiekongr. Karlsruhe 1960. — Klin. u. diagn. Aspekte d. Schmerzen, d. durch Verkettg. nerv. u. ven. Beschwerden verursacht werden, Kongr.bd. Internat. Kongr. f. Phlebol., Chambéry 1960. — Diagn. u. klin. Überleggn. b. Erkrankgn. d. Venensyst., Med. Welt 1960. — Erkrankgn. d. Venensyst. u. ihre Bhdlg., Therap.woche 1960 — Bhdlg. d. Hämorrhoiden i. d. Sprechstd. d. prakt. Arztes, ebd. — Bhdlg. d. Varizen (ohne Ulcus cruris), Med. Welt 1961. — Projekt e. Bhdlgs.zentrums f. schwere Brand- u. Ätzverletzgn. (mit Köpp u. Raftopoulo), Med. Markt 1961. — Therap. d. Thromb. u. Thrombophlebitis, Tägl. Praxis 1962 u. Intern. Praxis 1962. — Frühdiagn. d. Thrombophlebitis u. ihre Bedeutg. f. d. Entstehg. d. varik. Symptomenkomplexes, Therap. Ber. Bayerwerke 1962. — Bhdlg. d. Osteochondritis cervikalis, Med. Mschr. 1962. — Obliter. Gefäßerkrankgn. unt. bes. Berücksicht. d. varik. Sympt.komplexes, Ringelh. biolog. Rdsch. 1962. — Op. Bhdlg. d. Cervikalsyndr., Wiederherstell.chir. u. Traumat. 7/1963. — Sulfonamide u. ihre Derivate, Korref. aus d. Sicht d. Chirurgen, Therap.woche 1963 u. Med. Welt 1962. — Häusl. Unf., Therap.woche 1963. — Op. Bhdlg. d. Varizen, Verh. Dtsch. Orthop. Ges. 1963. — Lumb. Bandscheibenvorfall, seine Diagn. u. Diff.-diagn., Med. Mschr. 1963. — Prévention de la Thrombose veineuse, Phlebologie (Paris) 1964. — Verbrenngn. u. ihre Bhdlg., Unfallchir. Arbeitstagg. d. Landesverb. Südwestdeutschland d. gewerbl. BG Heidg. Taggs.ber. 1963. — Krampfaderop. m. Todesfolge, Med. Welt 1966. — Bandscheibenschäden u. ihre Bhdlg., Med. Mschr. 1966. — † 1968.

Jäger, Fritz, 8542 Roth (bei Nürnberg), Hans-Breckwoldt-Str. 13. — Fragebogen 1968 nicht beantwortet.

Jäger, Hans, Städt. Krhs., 7592 Renchen (Baden), Goethestr. — Fragebogen 1968 nicht beantwortet.

Jaeger, Heinz H. A., Oberarzt, leit. Arzt d. Ambulanz d. Städt. Krhs., 623 Frankfurt a. M.-Höchst, Gotenstr. 6–8. — *4. 10. 19 Fulda. — A: 47 Marburg. — **Prom:** 47 ebd. — F: Chir. — V: 48–53 Städt. Krhs. Fulda (Hertel), 53–54 II. Med. Univ.-Klin. Frankfurt a. M. (Gänsslen), 54–55 Univ.-Frauenklin. ebd. (Naujoks), 55 Kinder-Klin. Böttscher-Heim ebd. (Scheer), ab 55 Chir. Klin. Städt. Krhs. Frankfurt a. M.-Höchst (Flesch-Thebesius, Oellerich).

Jänike, Erich P., Facharzt f. Chir., niedergelassen als prakt. Arzt: 753 Pforzheim Breslauer Str. 9. — *29. 1. 25 Frankfurt a. M.-Höchst. — A: 51 Tübingen. — **Prom:** 51 ebd. — F: Chir. — V: 51–52 Krskrhs. Brackenheim (Pfundt), 52 Katharinenhosp. Stuttgart (Deker), 52–55 Chir. (Gyn.) Abt. Krskrhs. Leonberg (R. Schmid), 56–60 Chir.-Urol. Abt. Städt. Krhs. Pforzheim (Ebhardt), Inn. Abt. (Stodtmeister),

Kinder-Abt. (Herb) ebd. — **P:** Granatsplitter im Ductus choledochus täuscht Bild
e. Hepatitis vor, Zbl. Chir. 1960.

Jagdschian, Valentin, Priv.-Doz. d. Freien Univ. Berlin, Chefarzt d. chir. Abt.
d. Städt. Kr.anst., 48 Bielefeld, Oehlmühlenstr. 26. — *6. 8. 19 Alexandropol/Armenien. — **A:** 49 Berlin. — **Prom:** 45 Innsbruck. — **Hab:** 62 FU Berlin, — **F:** Chir.
— **V:** 45 Neurol. Univ.-Klin. Innsbruck (Scharfetter), 45–47 Lager Reichenau
u. Mittenwald, Ital. RK (später UNRA) Lagerarzttätigkeit, 47 Clinica Caimi
Monza-Ital., 47–48 Gastarzttätigkeit in Mailand u. Turin, 48–51 Ospedale S.
Giovanni, Bellinzona/Schweiz (Molo), 51–54 Kontonspital Zürich/Schweiz (Brunner), 54–65 FU Berlin, Westend-Krhs., als Ass. u. Oberarzt (Linder, Franke).
— **B:** Geschwülste d. Pleura u. d. Brustwand, in: Diagnost. d. Geschwulstkrankh., „Tumoren der Thoraxorgane" (mit Grunze), hrsg. v. Bartelheimer
u. Maurer, Thieme 1961. — **P:** Tabes dorsalis, ihre Abhängigkt. i. Krankheitsverl. v. d. Therap. u. d. Progn. u. Therap. d. Opticusatrophie, Diss. —
Chir. Bhdlg. d. Lungentuberkuloms, Dtsch. med. Wschr. 1957. — Erfahrgn.
m. d. lok. Nebacetin-Bhdlg. b. Staphylokokken- u. Tbc-Infekten i. d. Thoraxchir., Ärztl. Wschr. 1958. — Erfahrgn. m. d. Polymyxin-Bhdlg. b. Pyozyaneusinfektn. i. d. Thoraxchir. (mit Fritzsche), Münch. med. Wschr. 1958. —
Bedeutg. d. postop. mediastin. Verziehg. b. Bronchus-Ca. (mit Neuhaus u. Graumann), Chirurg 1958. — Bhdlg. v. posthyperkapn. Herzrhythmusstörgn. durch
Natriumbicarbonat (mit Bücherl u. Dohrmann), Anaesthesist 1959. — Klin. u.
exp. Untersuchgn. üb. d. Wirkg. v. Prethcamid als Atmgs.stimulans (mit Bücherl),
ebd. — Rundherde d. Lunge (mit Linder), Langenbecks Arch. klin. Chir. 292/1959.
— Diagnost. intrathorac. Tumoren (mit Herink), Münch. med. Wschr. 1960. —
Pulmon. Rundherd (mit Linder), Mkurse ärztl. Fortbild. 1960. — Bedeutg. d.
Thorakoplast. i. d. op. Bhdlg. d. Lungentbk., Langenbecks Arch. klin. Chir. 295/
1960. — Klin. Beitr. z. part. re.seit. Zwerchfellrelaxat. m. dystoper Niere i. d. re.
Thoraxhöhle (mit Herink), Thoraxchir. 8/1960. — Tumoren d. Pleura. Pathol.,
Klin. u. Therap. an Hand v. 14 eig. Beobachtgn., Erg. Chir. u. Orthop. 44/1961. —
Diagn. u. op. Therap. d. Brustwandtumoren (mit Herink u. Linder), Chirurg 1961. —
Spontanpneumothorax u. seine Bhdlg. unt. Berücksicht. dystroph. Lungenverändergn., Langenbecks Arch. klin. Chir. 304/1964. — Traumat. Chylothorax u. seine
Bhdlg. (mit Krüger), Thoraxchir. 1964. — Indikat. u. Erg. d. „erweit. Pneumonekt."
b. Bronchus-Ca., Berl. Med. 1965. — Indikat. z. Bhdlg. lokalis. Formen d. Morbus
Hodgkin, ebd. — Thorakoplast. i. d. heut. Therap. d. Lungentbk. (mit Rücker),
Thoraxchir. 1965. — Resekt.bhdlg. d. Lungentbk. b. ausgesproch. Risikofällen (mit
Franke), ebd. — Elektrokardiograph. Verlaufsbeobachtg. nach e. penetr. Herztrauma (mit Bock), Mschr. Unfhlkd. 1967. — Chir. Bhdlg. selt. Lungenerkrankgn.,
Thoraxchir. 15/1967. — Mögl.ktn. e. graduellen Minderg. funkt. Spätfolgen nach
Pneumonekt., Habil.-Schr. u. Erg. Chir. u. Orthop. 1968.

Jahna, Heinrich, Facharzt f. Unfallchir., 1. Oberarzt d. Unfallkrhs. Wien XII,
A-1120 Wien, Kundratstr. 37. — *1. 3. 20 Wien. — **A:** 44 Wien. — **Prom:** 44 ebd. —
F: Unfallchir. — **V:** Russ. Kriegsgefangensch., 47–50 Krhs. Linz, 50–56 Unfallkrhs.
Wien XX (L. Böhler), ab 56 Unfallkrhs. Wien XII (Russe). — **P:** A Simple Proven
Meth. f. Treatment of Fract. of Shaft of Tib. (with or without Fract. of Fib.), Amer.
J. Surg. 1954. — 734 frisch. einf. Brüch. d. Kahnbeinkörpers d. Hd. (mit L. Böhler,
Trojan), Wiederher. Chir. Traum. 2/1954. u. Wien. med. Wschr. 1954. — Kons. Beh.
d. veralt. Kahnbeinbr. d. Hd., Arch. orthop. Unfallchir. 47/1955. — 20 Frakt. d.
Dens epistr. m. u. ohne Subl. d. Atlas, Forsch. u. Praxis 1955. — Kons. Beh. d.

veralt. Kahnbeinbr. d. Hd., Verh. Dtsch. Orthop. Ges. 43/1956. — Kons. od. op. Beh. geschl. US-Drehbr. (mit Herzberg u. Krösl), Münch. med. Wschr. 1956. — Intraartic. Stauchungsbr. amdist. US-Ende (mit Trojan), Klin. Med. 1956. — 1130 frisch. geschl. US-Schaftbr. (mit Ender u. Krotscheck), Hefte Unfhlkd. 54/1957. — Kritik d. Beh.ergeb. b. 1432 v. 26–50 veralt. in d. Unf.krhs. Wien XX eingelief. geschl. u. off. US-Schaftbr. (mit Scharizer), ebd. — Beh. u. Beh.erg. von 100 stark versch. kindl. supracondyl. OA-Br., Verh. Dtsch. Orthop. Ges. 45/1957. — Op. oder kons. US-Bruchbeh., ebd. 1958. — Ungefährl. kons. Beh.meth. b. 73 stark verschob. kindl. supracondyl. OA-Brüchen, Arch. orthop. Unfallchir. 50/1960. — Intraartic. Stauchungsbr. am dist. US-Ende, Chir. Praxis 1960. — 36 Brüche d. Dens epistr. (davon 18 m. Verrenkg. d. Atlas), H. z. Unfhlkd. 68/1961. — D. Wert d. kons. Beh. b. schweren Stauchungsbr. d. dist. US-Endes (mit Trojan), Klin. Med. 1963. — Handgel.arthrose nach Kahnbeinbr. u. Kahnbeinpseudarthrosen, Verh. Dtsch. Ges. Orthop. 51/1964. — 47 De Quervainschen Verr.br., Arch. orthop. Unfallchir. 57/1965. — Wie kann man Pseudarthrosen nach Br. d. Dens epistr. vermeiden ?, Chir. Praxis 1965. — Kons. Beh. d. Br. am dist. US-Ende, Langenbecks Arch. klin. Chir. 313/1965. — Pathogenese u. Prophylaxe d. ischäm. Muskelkontraktur (mit Poigenfürst), act. chir. 1966. — Beh. u. Nachunters. ergeb. von Knöchelbr. mit vord. Schienbeinkeil (mit Trojan), Hefte Unfhlkd. 92/1966. — 367 schwer. gedeckt. Schädelhirnverl. (mit Braun), Langenbecks Arch. klin. Chir. 319/1967.

Jakob, Franz, Dir. u. Chefarzt d. chir. Abt. im Krhs., CH 727 Davos-Platz. — *9. 11. 06 Bern. — **A:** 31 Bern. — **Prom:** 32 ebd. — **F:** Chir. — **V:** Path. Inst. d. Univ. Bern (Wegelin), Kreisspit. Oberengadin Samaden (Ruppanner), Unfallkrhs. d. Stadt Wien (Böhler), Chir. Univ.-Klin. Heidelberg (Enderlen). **P:** — Zahlreiche Zeitschriftenveröff. u. Vorträge, Spezialgebiete: Traumatol., Wintersportverletzgn., Posttraumat. Thrombose u. Embolie, Chir. d. Tbk.

Jakobs, Otto, Chefarzt d. chir. u. gynäkol.-geburtsh. Abt. u. Ärztl. Dir. d. Krhs. Paul-Gerhardt-Stift, X 46 Wittenberg Lutherstadt, Paul-Gerhardt-Str. 42/45. — *26. 12. 00 Rastatt. — **A:** 26 Karlsruhe. — **Prom:** 31 Köln. — **F:** Chir., Gynäk. — **V:** 26–29 Stubenrauchkrhs. Berlin-Lichterfelde (Riese, Dönitz), 29–35 chir.-gynäk. Abt. Ev. Krhs. Bethesda Mönchengladbach (ab 32 Oberarzt) (Schlepckow), 35–37 Oberarzt chir. Abt. d. Diakonissenkrhs. Dresden (Achenbach), 37–50 Leit. Arzt d. chir.-gynäk. Abt. d. Stadtkrhs. u. leit. Chefarzt d. Krhs. Großenhain. — **P:** In Schüben verlauf. generalis. Thrombophlebitis d. Pfortadersystems n. perfor. Appendizitis, Diss. — Rupt. e. Hydronephrose durch Sportunf., Z. Med. u. Sport 1961. — Nierenrupt. durch e. Sportunfall, ebd.

Janda, Karl, Chefarzt d. Krskrhs., 8782 Karlstadt, Hauptstr. 7. *

Janiak, Brigitte, Fachärztin f. Chir., Oberärztin chir. Abt. am Städt. Krhs., 52 Siegburg. — *15. 1. 31 Jena/Thür. — **A:** 57 Berlin. — **Prom:** 57 ebd. — **F:** Chir. — **V:** 56–57 Charité Berlin (Felix), 57 Inn. Abt. (Hollmann), Gynaekol. Abt. Städt. Krhs. Potsdam (Horn), 57–61 Stadtkrhs. Fürstenberg/Havel (H. Wilhelm), 61–62 Med. Dienst d. Verkehrswes. Abt. Schiffahrt Rostock (Becker), 62–66 Bonn (Gütgemann), ab 66 Chir. Abt. d. RWTH Aachen (Reifferscheid). — **P:** Therap. u. Progn. d. Spontanpneumothorax (mit Geisler), Med. Welt 1964. — Diagnost. d. Magenka. (mit Maurer), Rö.-Bl. 1965. — Fehldiagnose eines Bronchuskarzinoms (mit Maurer), ebd. 1966. — Erfolgr. Wiederbelebg. nach Afibrinogenaemie u. Herzstillstand (mit Kallf u. Kalinke), Geburtsh. u. Frauenheilk. 1967. — Klin. u. Therap. d. Hodentors. (mit Goedde u. Vahlensieck), Langenbecks Arch. klin. Chir. 318/1967.

Janik, Bernhard, Prof., Chefarzt d. Stiftshosp., 547 Andernach. — *6. 9. 17 Hindenburg. — **A:** 45 Berlin. — **Prom:** 43 Breslau. — **Hab:** 53. — **F:** Chir. — **V:** Berlin (Klose). — **B:** Chir. d. typ. Handwurzelverletzgn., Carl Marhold Halle 1950. — Frakt. u. Luxat., de Gruyter 1953. — Kreuzbandverletzgn. d. Kniegelenkes, ebd. 1955. — Therapeut. Registrat., Karten aus d. Geb. d. Unf.chir., hrsg. v. Pschyrembel, ebd. — Traumatol. d. Sports. Sportvlg. Berlin. — **P:** Bhdlg. typ. Frakt. d. unt. Humerusgelenkrolle, Bruns' Beitr. klin. Chir. 178/1949. — Verrenkgn. u. habit. Luxat. i. unt. Sprunggelenk (Luxatio pedis sub talo), ebd. — Erkenng. u. Bhdlg. typ. Handwurzelverletzgn., ebd. 186/1950. — Spongiosaverpflanzg. nach Matti b. Pseudarthr. d. Os naviculare, Chirurg 1952. — Bhdlg. d. Kreuzbandverletzgn. d. Kniegelenkes, Bruns' Beitr. klin. Chir. 187/1953. — Diagnost. d. sog. Kombinat.verletzgn. d. Kniegelenkes, ebd. 188/1954. — Marknagelgn. b. Pseudarthr. u. b. i. schlechter Stellg. verh. Br., Medizinische 1954. — Entstehg. d. Myositis ossificans, Zschr. ärztl. Fortbild. 1954. — Bhdlg. d. subcapit. Oberarmbr. u. Pseudarthr. durch Aufstülpg. d. Fragmente, Bruns' Beitr. klin. Chir. 190/1955. — Bandscheibenvorfall d. WS, Heilberufe Jg. 8. — Diff.diagn.: Stumpfes Schädeltrauma – Gehirnfettembolie, Bruns' Beitr. klin. Chir. 193/1956. — Wiederherst. d. Kniegelenkes nach Sportverletzgn., in Sonderheft: Theorie u. Praxis d. Körper-Kultur, 1956. — Rehabilitat., Ztschr. ärztl. Fortbild. 1957. — Versorgg. d. Kreuzbandverletzg. d. Kniegelenkes m. Kutisplast., Bruns' Beitr. klin. Chir. 194/1957. — Muskelentspanng. z. Frakturreposit., Ärztl. Praxis 1966.

Janisch, Kurt, Assist. d. Chir. Univ.-Klin., Charité, X 1040 Berlin, Schumannstr. 20–21. — Fragebogen 1968 nicht beantwortet.

Janke, Martin, Medizinalrat, Chefarzt d. Krhs., X 2044 Stavenhagen (Meckl.), Am Krankenhaus. — Fragebogen 1968 nicht beantwortet.

Jantke, Werner, Chefarzt d. Berufsgenossenschaftl. Krhs., 41 Duisburg-Buchholz, Großenbaumer Allee 250. — *6. 7. 07 Elbing. — **A:** 34 München. — **Prom:** 34 ebd. — **F:** Chir. — **V:** 33 Krhs. Bergmannsheil Buer (Koch), 34 Knappschafts-Krhs. Essen-Steele (Parisius), 34 Prosekt. d. Berufsgenossenschaftl. Kr.anst. Bergmannsheil Bochum (di Biasi), 35–55 Chir. Klin. ebd. (Bürkle de la Camp), zwztl. 38–39 Köln (v. Haberer), ab 56 Chefarzt d. Berufsgenossenschaftl. Krhs. Duisburg-Buchholz. — **B:** Verletzgn. u. Erkrankgn. d. Bewegungsapparates, in: Die ärztl. Beurteilg. Beschädigter, Steinkopff 1967. — Der Rentenmann, Neubearbeitg. d. 16. Aufl. München: J. A. Barth 1967. — **P:** Klin. u. Bhdlg. d. unfallbedingten Myolyse (Crush-Syndrom), Mod. Chir. 1954. — Eigenbeobachtg. e. zweizeitigen Milzzerreißg.: Folgerg. f. d. Begutachtg., Mschr. Unfhlkd. 1965.

Janz, Gerhard, Chir. am Bethanien-Krhs., 6 Frankfurt (Main), Im Prüfling 21–25. — Fragebogen 1968 nicht beantwortet.

Jaschke, Herbert von, Chefarzt d. St. Elisabeth-Krhs., 6618 Wadern. — *26. 10. 12 Gießen. — **A:** 37 München. — **Prom:** 37 ebd. — **F:** Chir. — **V:** 37–38 med. Univ.-Klin. Gießen (Reinwein), 39–43 Köln (von Haberer), 43–47 Kriegsdienst u. Gefangenschaft, 50–59 Städt. Krhs. Wiesbaden (Straaten).

Jastrzemski, Victor, Facharzt f. Chir., 1 Berlin 62, Hauptstr. 34–35. — *1. 12. 10 Mohrungen/Ostpr. — **A:** 35 Freiburg i. Br. — **Prom:** 35 ebd. — **F:** Chir. — **V:** Univ.-Klin. Freiburg u. verschied. Krhs. in Berlin.

Jekić, Miodrag, Primarius, Oberarzt am Allg. Krhs., Sonje Marinković 14, Zemun (Jugoslawien). *

Jelinek, Robert, Primarius, Vorst. d. chir. Abt. d. Kaiser-Franz-Josef-Spit., Döblinger Hauptstr. 77, A-1100 Wien/Österreich. — Fragebogen 1968 nicht beantwortet.

Jenny, R. Helmut, Doz. u. I. Oberarzt d. II. Chir. Univ.-Klin., A-1090 Wien, Spitalgasse 23. — *5. 4. 16 St. Gallen, Schweiz. — **Prom:** 40 Innsbruck. — **Hab:** 57 Wien. — **F:** Chir. — **V:** Militärdienst, ab 43 II. Chir. Univ.-Klin. Wien, 47–48 Chest Unit Broadgreen Hospital Liverpool (Morriston-Davies, Eduards). — **B:** Lungenresekt., in: Klin. Fortschr. Chir., Urban & Schwarzenberg 1954. — Bronchuska. (mit Salzer, Wenzl u. Stangl). — **P:** Nachbhdlg. nach Lungenresekt., Klin. Med. 1949. — Kavernostomie. Wien. klin. Wschr. 1950. — Stenose d. Mittellappenbronchus, Schweiz. med. Wschr. 1952. — Lungenresekt. b. Bronchuska. i. 7. Lebensjahrzehnt, Langenbecks Arch. klin. Chir. 277/1953. — Bronchialadenom, Schweiz. med. Wschr. 1949 u. Wien. klin. Wschr. 1953. — Die intrathorak. Endotheliome, Langenbecks Arch. klin. Chir. 278/1954. — Lungenkomplikat. nach Tonsillekt., Wien. klin. Wschr. 1954. — Segmentresekt. d. Lunge, ebd. — Exp. u. Klin. z. Resekt. d. Trachea, Klin. Med. 1955 u. Langenbecks Arch. klin. Chir. 285/1957. — Probl. d. Bronchusstumpfverschl. b. Lungenresekt., Thoraxchir. 1956. — Hemmgs.mißbildgn. d. Lunge, ebd. 1957. — Indikat. z. chir. Eingr. a. d. Nebennieren, Langenbecks Arch. klin. Chir. 286/1958. — Bedeutg. d. Bronchoskopie f. d. Thoraxchir., Wien. klin. Wschr. 1959. — Verletzgn. d. thorak. Oesophagus, Klin. Med. 1960. — Erg. d. Radikalop. d. Bronchuska., ebd. 1961. — Therap. d. Kardiospasmus, ebd. 1962. — Erg. d. chir. Bhdlg. d. Bronchuska., Langenbecks Arch. klin. Chir. 299/1962. — Op. Probl. b. Bronchialka., Thoraxchir. u. vasc. Chir. 1962. — Therap. d. Kardiospasmus, ebd. 1963. — Bronchuska. b. d. Frau, Wien. klin. Wschr. 1963. — Verletzgn. d. Lunge, Thoraxchir. u. vasc. Chir. 1964. — Selt. Gallensteinkomplikat., Klin. Med. 1965. — Erg. d. Radikalop. b. Bronchuska., Wien. klin. Wschr. 1965. — Erg. d. chir. Bhdlg. b. Bronchuska., Med. Klin. 1965. — Art.-ven. Aneurysmen d. Lunge, Wien. klin. Wschr. 1965. — Zwei Jahrzehnte Resekt.bhdlg. b. Bronchuska., Krebsarzt 1967. — Résection partielle de la Trachée, Bronches 1967.

Jensch, Lothar, Facharzt f. Chir., Chefarzt d. Städt. Krhs., 6368 Bad Vilbel. — *26. 1. 16 Höchst/M. — **A:** 40 Frankfurt/M. — **Prom:** 49 ebd. — **F:** Chir. — **V:** St. Elisabeth-Krhs. Frankfurt a. M. — **P:** Hämolyt. Nierenschädigg., Diss. Frankfurt/M. 1949. — Therapieschäden a. d. Harnorganen nach Anwendg. v. Cytostatica, Frankf. Z. Path. 1962. — Dünndarmringplast. m. Harnleiterimplantat., Z. Urol. 1964. — Zytotox. Schädigg. d. ableit. Harnwege u. Niere durch Lost-Derivate, ebd. 1965. — Einige selt. aber dringl. Indikat. d. tot. Gastrekt., Zbl. Chir. 1965.

Jensen, Hans F. Th., Chefarzt d. chir. Abt. d. Amalie-Sieveking-Krhs., 2 Hamburg 67, Farmsener Landstr. 73. — *21. 6. 10 Altona. — **A:** 36 Göttingen. — **Prom:** 35 ebd. — **F:** Chir. — **V:** 35–37 Krhs. Holzminden (Schwoerer, Langemeyer), 37 Gesundheitsamt Harburg, 38–39 Krhs. Hamburg-Alsterdorf (Kreyenberg, Timm), 39–45 Kriegsdienst. — **P:** Tiefenwirksames, nicht ätzendes Phenolpräparat u. damit vorlieg. Erfahrgn., N. med. Welt, 1950.

Jensen, Hans-Peter, apl. Prof., Leit. Oberarzt d. Neurochir. Univ.-Klin., 87 Würzburg, Josef-Schneider-Str. 2. — *7. 11. 21 Leipzig. — **A:** 49 Frankfurt a. M. — **Prom:** 49 ebd. — **Hab:** 59 Würzburg. — **F:** Chir., insbes. Neurochir. — **V:** 49–50 Univ.-Nervenklin. Frankfurt a. M. (Kleist), ab 50 Würzburg (Wachsmuth), Neurochir. Univ.-Klin. ebd. (Gerlach), 54 London Coll. of Osteopathy, 59–60 Children's Memorial Hosp., Northwestern Univ. Med. School, Chicago, Ill. (J. Potts). — **B:** Mitarb. d. 7. Aufl. v. Holle-Sonntag, Grundriß d. ges. Chir., 2 Bde., Springer 1960. — Schädel-Hirnverletzgn, WS.- u. Rückenmarksverletzgn. (mit Gerlach), in: Traumatol. i. d. Chir. Prax., Springer 1965. — Pädiatr. Neurochir. (mit Gerlach, Koos,

Krauss u. Mitarb.), Thieme 1967. — **P:** Cerebr. Angiograph. (mit Buchtala), Ärztl. Wschr. 1953. — Nark. i. d. Neurochir. (mit R. I. Jensen), ebd. — Endotrachealnark. b. Hirntumorop. (mit Pauls), Chirurg 1954. — Bhdlg. d. Trigeminusneuralgie m. Diphenylhydantoin, Ärztl. Wschr. 1954. — Cerebr. Seriograph. m. d. Gerät nach Buchtala, ebd. — Veget. Funkt.prüfgn. z. Beurteilg. postcommot. Beschwerden, ebd. — Indikat. u. Kontraindikat. d. potenz. Nark. u. d. sog. Winterschlafs i. d. Neurochir. (mit R. I. Jensen), Anaesthesist 1954. — Neue Nark.verf. i. d. Neurochir. (mit R. I. Jensen), Acta neurochir. IV/1954. — Bhdlg. d. Trigeminusneuralgie m. Zentropil, Therap.woche 1955. — Probl. d. cerebr. Angiograph. (mit Buchtala), Fortschr. Röntgenstr. 1955. — Intrakran. Nähnadeln - e. ungewöhnl. Ursache v. Kopfschmerzen (mit Gerlach), Zbl. Neurochir. 1958. — Nierenfunkt.störgn. inf. cerebr. veget. Dysregulat. (mit Carstensen), Ärztl. Wschr. 1958. — Klin. d. kapill. intracerebr. Angiome (mit Gerlach), Ärztl. Wschr. 1958. — Blickstörgn. durch Kleinhirnläs. (mit Solcher), Dtsch. Z. Nervenhlkd. 178/1958. — Cerveau et function rénale (mit Carstensen, Gerlach u. Spuler), Neurochir. (France) IV/1958. — Balkenzerreißg. b. gedeckter Hirnverletzg. (mit Gerlach u. Jakob), Ärztl. Wschr. 1959. — Diff.diagn. d. Glioblastoma multiforme b. Jugendl. (mit Gerlach), Acta neurochir. Suppl. VI/1959. — Diff.diagn. d. traumat. Querschnittslähmgn., Z. Orthop. 47/1959. — Traumat. Rückenmarksschädiggn., Ärztl. Praxis 1959. — Mikroangiome d. Gehirns (mit Gerlach), Langenbecks Arch. klin. Chir. 293/1960. — Diagnost. u. Bhdlg. d. gedeckten Hirnverletzgn. (mit Gerlach), Ärztl. Praxis 1960. — WS. u. ihre Grenzgeb., Klin. Beitr. z. Physiol. d. Rückenmuskulat., Wirbelsäule i. Forsch. u. Praxis, 15/1960. — Vitamin-E-Bhdlg. WS.-bedingter Krankh.bilder, Münch. med. Wschr. 1960. — Erfahrgn. m. d. Herstellg. u. Anwendg. v. Gewebskonserven durch Einbettg. i. Kunststoffe (mit Carstensen), Gewebskonserven-Herstellg. u. Anwendg. 81/ 1961. — Intracerebr. Hämatome b. Mikroangiomen (mit Gerlach), Acta neurochir. Suppl. VII/1961. — Ventrikulo-Aurikulost. z. Bhdlg. d. Hydrocephalus (mit Amador), Neurochirurgia (1961). — Kunststoffeinbettg. b. d. Duraplast. (mit Carstensen u. Gerlach), Acta neurochir. 9/1961. — Fortschr. i. d. Bhdlg. d. frühkindl. Hydrocephalus (mit Gerlach u. Amador), Ärztl. Praxis 1961. — Pfleger. Maßnahmen b. Gehirn- u. Rückenmarksverletzten (mit Spuler), Ärztl. Praxis 1962. — Persistenz d. A. primitiva hypoglossica (mit Gerlach, Spuler u. Viehweger), Arch. Psychiat. Nervenkr. 203/1962. — Gefahren d. Farbstoffinjekt. i. d. Liquorraum (mit Gerlach u. Spuler), Münch. med. Wschr. 1962. — Angiograph. u. op. Nachweis e. persist. A. primitiva hypoglossica (mit Viehweger, Gerlach u. Spuler), Fortschr. Röntgenstr. 96/1962. — Röntgenol. Nachweis e. Ewing-Sarkoms d. Schädels (mit Amador u. White), Fortschr. Röntgenstr. 97/1962. — Frühkindl. Subduralergüsse b. Meningitis (mit Koos), Med. Welt 1962. — Ätiol. u. op. Bhdlg. d. Ulnarisspätlähmg. (mit Wilhelm u. Spuler), Langenbecks Arch. klin. Chir. 301/1962. — Umweltbedingte Funkt.störgn. i. Achsenorgan d. Menschen, Mkurse. ärztl. Fortbild. (1962). — The Application of Serial Angiography to Diagnosis of the Smalles Cerebral Angiomatous Malformations (mit Brumlik u. Boshes), J. Nerv. Ment. Dis. (Baltimore) 136/1963. — Akute cerebell. Ataxie b. Kindern (mit Geisler u. Vuckowich), Pädiatrie u. Grenzgeb. 2/1963. — Traumatic Carotico-Cavernous Fistula Combined with Persisting Primitive Hypoglossic Artery (mit Gerlach, Spuler u. Viehweger), J. Neurosurg. 2/1963. — Vitamin E i. d. Bhdlg. d. Rückenmuskelverspanng., Therap.woche 1963. — Exp. Untersuchgn. üb. e. Form v. Ruhetremor an d. Extremitäten v. gesunden Hunden (mit Brumlik, Mier u. Petrovick), Pflügers Arch. Physiol. 278/1964. — Hirnverletzgn. i. Kindesalter u. deren Folgen (mit Geisler),

Dtsch. med. Forchg. II/1964. — Zur Diagn., Therap. u. Prophyl. d. Vertebral-
syndrome (mit Heinrich), Fortschr. Med. 82/1964. — Neurosen nach Schädel-Hirnverletzgn. v. Kindern u. ihre Abgrenzg. v. organ. Folgezuständen (mit Geisler),
Ärztl. Forsch. 1964. — Kreuzschmerz aus d. Sicht d. Neurochirurgen, Münch. med.
Wschr. 1965. — Vorkommen gliomatöser Hirngeschwülste b. d. v. Recklinghausenschen Erkrankung (mit Simon), Neurochirurgia 1965. — Diff.diagn. d. Lendenws.-
syndr., Asklepios 1965. — Formes évolutives inhabituelles de la myélopathie cervicale chronique, Neurochirurgie (Paris) 1965. — Chir. Bhdlg. d. frühkindl. Hydrocephalus, Mschr. Kinderhlkd. 1966. — Diff.diagn. vertebragener Störgn., Erfahrgs.-
hlkd. 1966. — Besonderhtn. i. Carotisangiogramm b. frühkindl. Hydrocephalus
(mit Viehweger u. Nadjmi), Radiologe 1966. — Postmeningit. Hirnatrophie aus d.
Sicht d. Neurochirurgen (mit Simon), Mschr. Kinderhlkd. 1967. — Schädel-Hirnverletzgn. i. Kindesalter, Langenbecks Arch. klin. Chir. 319/1967.

Jentschura, Günter, Prof., Dir. d. Orthop. Klin. i. Klinikum Mannheim d. Univ.
Heidelberg, 68 Mannheim, Theodor-Kutzer-Ufer, Städt. Kr.anst. — *8. 8. 16
Grünberg/Schles. — **A:** 41 Berlin. — **Prom:** 41 ebd. — **Hab:** 56 Heidelberg. —
F: Orthop. — **V:** Militärdienst bis 46, 47–54 Orthop. Klin. d. Annastiftes Hannover-
Kleefeld (Lindemann), 54–67 Orthop. Univ.-Klin. Heidelberg-Schlierbach (Linde-
mann). — **B:** Klin. d. Skoliose, in: Hdb. d. Orthop., Bd. 2, Thieme 1958. — Beschäf-
tiggs.therap. (unt. bes. Berücksicht. ihrer Anwendg. b. Erkrankgn. u. Verletzgn. d.
ob. Extremität), ebd., Bd. 3, Thieme 1959. — Grundlagen d. Beschäftiggs.therap.,
als Herausgeber, eig. Beitr.: Einleitungskapitel u. Beschäftiggs.therap. i. d. Orthop.
u. Unfhlkd., Thieme 1959. — Entzündl. Erkrankgn. d. Unterschenkels u. Fußes, in:
Hdb. d. Orthop., Bd. 4, Thieme 1961. — Bhdlg. u. Versorgg. b. Fehlbildgn. u.
Amputat. d. ob. Extremität (mit Marquardt u. Rudel), Thieme 1963. — Malformations and Amputations of the Upper Extremity. Treatment and Prosthetic Replacement (mit Marquardt u. Rudel), Grune u. Stratton, New York and London,
1967. — Orthop., in: Taschenb. d. Alterskrankh., hrsg. v. Schettler, Thieme 1966.
— **P:** Anordng. d. Bauelemente d. Knochens i. Schliff, Diss. — Erg. d. op. Bhdlg. d.
veralt. Schultereckverrenkg. (luxatio acromio-clavikularis), Z. Orthop. 1949. —
Prakt. Anwendg. d. Meth. Wibergs f. d. Beurteilg. d. kongenit. Dysplasie d. Hüftgelenkes b. Erwachs., ebd. 1950. — Rückgratverkrümmgn. b. Neurofibromatosis Recklinghausen, ebd. 1951. — Entwicklg. d. Hüftgelenkes i. Säuglingsalter b. angebor.
Klumpfuß, Beilageh. Z. Orthop. 1954. — Akute WS.insuff. i. Kindesalter, Fortschr.
Röntgenstr. 80/1954. — Bhdlg. d. schmerzh. Fußes, Z. Orthop. 1954. — Anwendg. d.
Laschenschraube b. d. hüftgelenknahen Femurosteotomie (mit Lindemann), Arch.
orthop. Unfallchir. 46/1954. — Bedeutg. d. Spondylitis ant. superfic. f. d. Verl. u.
d. Progn. d. Wirbeltbk. i. Kindesalter, Z. Orthop. 1955. — Bedeutg. u. Bhdlg. d.
fehlerh. Innentors. d. Unterschenkels, J. Med. Kosmetik 1955. — Erg. v. Haltungs-
untersuchgn. a. Heidelb. Schulkindern, Beilageh. Z. Orthop. 1956. — Scheroson-F-
Anwendg. i. d. amb. orthop. Prax., Med. Mitt. Schering 1956. — Diagn. u. Pathogenese d. frühkindl. Skoliose, Habil.-Schr. — Pathogenese d. Säuglingsskoliose,
Arch. orthop. Unfallchir. 48/1956. — Frühdiagn. d. Säuglingsskoliose, Z. Orthop.
88/1957. — Haltungsschwächling u. seine gesundheitsfürsorg. Bedeutg., Gesd.fürs.
1957. — Ursachen u. Bedeutg. lockerer Haltungsfehler i. Kindesalter (mit Marquardt), Dtsch. med. Wschr. 1957 u. German Med. Monthly 2/1957. — Erwiderg. z.
d. Bemerkgn. v. Herrn Prof. Schede z. meinen Arb. üb. d. Säuglingsskoliose,
Z. Orthop. 89/1957. — Ber. üb. d. Fortbildungstagg. d. Verb. d. staatl. anerkannten
B. T. am 21./22. 3. 57, Jahrb. d. Körperbehindertenfürsorge 1958. — Pleuritis

mediastinalis i. Kindesalter u. Skoliosenentstehg. (mit F. Schmid), Z. Orthop. 90/ 1958. — Elektromyograph. Beobachtgn. b. Säuglingsskoliosen (mit Hertle),Arch. orthop. Unfallchir. 49/1958. — Örtl. Hc-Bhdlg. schmerzh. Schultersteifen als Folge apoplekt. Insultes, Zbl. Chir. 1958. — Beurteilg. d. Kraftfahrfähigkt. v. Körperbehinderten, Öffentl. Ges.-Dienst 1958. — Diskuss.bemerkg. z. Skoliosenthema, Beilageh. Z. Orthop. 91/1958. — Tors. als pathol. Prinzip, ebd. — Haltgs.fehler d. Kindes, Fortschr. Med., 1959. — Aszend. Form d. Sudeck (Diskuss.bemerkg.), Beilageh. Z. Orthop. 93/1960. — Bedeutg. d. Krankengymn. f. d. Ein- bzw. Wiedereingliederg. Körperbehinderter, Jahrb. d. Körperbehindertenfürsorge 1960. —Neubau d. Heidelb. Krankengymn.schule (Erfahrgs.ber.) (mit Lück), Krankengymn. Z. Bew. Ther. 1960. — Bedeutg. d. Beschäftiggs.therap. i. d. Orthop., Landarzt 1960. — Nahtstelle zw. med. u. berufl. Rehabilitat.maßnahmen, Gesd.fürs. 1960. — Frühdiagn. d. juven. Kyphose i. Rö.bild, Beilageh. Z. Orthop. 94/1961. — Orthop. u. Rehabilitat., Med. Klin. 1961. — Frühform d. juven. Kyphose i. Röntgenbild, Z. Orthop. 94/1961. — Grenzen d. Rehabilitat., Jahrb. d. Körperbehindertenfürsorge 1962. — Ursachen u. Bhdlg. d. fehlerh. Unterschenkeltors., Beilageh. Z. Orthop. 95/1962. — Berufl. Rehabilitat. aus d. Sicht. d. Arztes, Nachrichtendienst d. D. V. f. Öff. u. Priv. Fürs. 1962. — Infant. u. juven. Form d. Sudeck'schen Dystrophie, Arch. orthop. Unfallchir. 54/1962. — Arb.gruppenleitg. u. Erg.ber. d. Arb.gruppe Heilbhdlg. u. Körperertüchtigg. i. Rahmen d. Gesamtthemas: ,,Nachgehende Fürs. i. Dienst d. Rehabilitat." Arbeitstagg. d. Dtsch. Verein. z. Förderg. d. Körperbehindertenfürs., Stuttgart 1962, Jahrb. d. D. V. f. Rehabilitat. Behind. 1963. — Histol. Bild d. Knochens b. d. Sudeck'schen Dystrophie i. Kindes- u. Jugendalter, Arch. orthop. Unfallchir. 55/1963. — Klin. Beobachtgn. üb. Thrombose u. Embolie b. Erkrankgn. u. Op. am Stütz- u. Bewegungssyst., Beilageh. Z. Orthop. 96/1963. — Stand d. Rehabilitat. b. Körperbehinderten, Heilpäd. 1963. — Bhdlg. m. anabolen Steroiden b. floridem Sudeck. 2. Koll.: Wirkg. u. Anwendg. anaboler Steroide, Medicus-Vlg. 1964. — Transportgefährdg. v. fr. Halsmarkverletzten, 9. Kongr. Internat. Ges. Orthop. Chir. u. Traumat., Impr. Sciences, Brüssel 1964. — Orthop. Bhdlg. u. Prothesenversorgg. d. Kinder m. Dysmelien, ebd. — Heilgs.verl. d. Vertebra plana Calvé, Z. Orthop. 99/1964. — Prothet. Versorgg. v. Kleinkindern m. Dysmelien, Pro Infirmis (Zürich) 1964. — Tecnica e risultati della osteotomia di resezione e angolazione nella coxartrosi. Atti del 59 Congresso Soc. Ital. Ortop. e. Traumat. 1964. — Doppels. idiopath. Hüftkopfnekr. b. Erwachsenen (mit Rompe), Arch. orthop. Unfallchir. 57/1965. — Verl. d. sagitt. WS.krümmgn. b. idiopath. Skoliosen, Zbl. Chir. 1965. — Derzeit. Stand d. konserv. Therap. d. Hüftgelenksluxat., Fortschr. Med. 1966. — Op. Mobilisat. d. Gelenke b. Paraosteoarthropathien inf. Erkrankg. u. Schädigg. d. zentr. Nervensyst., Verh. Dtsch. Orth. Ges. 1966 (Beil.h. Z. Orthop. 101). — Diskuss.bemerkg. z. Hauptthema I ,,Aktive Übgs.-bhdlg.", ebd. — Schmerzh. Schultersteife, Unf.med. Arbeitstagung 1966. — Erwiderg. z. d. Arb. v. Holland: Techn. d. varis. u. derot. intertrochant. Femurosteotomie m. Gleitlaschenfixat. b. kindl. Luxat.hüften (mit Lindemann), Z. Orthop. 101/1966. — Heilgs.begriff. d. chron. Osteomyelitis, ebd. — In Memoriam Prof. Dr. med. Kurt Lindemann, Krankengymnastik 1966. — Vorfußdeformität b. famil. neuro-vasc. Dystrophie, Verh. Dtsch. Orth. Ges. 1967 (Beilageh. Z. Orthop. 102). — Haltungsschwäche u. Haltungsfehler. Vortrag i. Südd. Rundfunk unt. ,,Lebendige Wiss." am 15. 1. 1967 / Sendestelle Hdbg.-Mannheim (Selbstverlag). — Aufgaben d. Physiotherap. u. Beschäftiggs.therap. b. d. Rehabilitat., Abstrackts (Selbstverlag). — Einweihg. d. Adalbert-Seifriz-

Hauses i. Berufsfördergs.werk Heidelberg, Rehabilitation 1967. — Idiopath. Schenkelkopfnekr. u. Coxarthrose, Wiss. Tagg. am 22. 7. 1967 „In memoriam Kurt Lindemann", Vlg. Boehringer 1968.

Joachim, Winfried, Facharzt f. Chir., 821 Prien/Chiemsee, Seestr. 2. — *10. 8. 12 Klagenfurt/Kärnten. — **A:** 38 Gießen. — **Prom:** 49 Heidelberg. — **F:** Chir. — **V:** Städt. Krhs. Wetzlar, Med. Univ.-Poliklin. Gießen, 40–48 Kriegsdienst u. Gefangenschaft, Med. Klin. Elisabethenstift Darmstadt, Univ. Frauenklin. Frankfurt a. M., 5 Jahre prakt. Arzt, Städt. Krhs. Bad Nauheim, Bürgerhosp. Frankfurt a. M.

Joeck, Hans F., Facharzt f. Chir., 318 Wolfsburg, Seilerstr. 10. — *18. 11. 05 Tempelburg/Pommern. — **A:** 33 Berlin. — **Prom:** 36 ebd. — **F:** Unfallchir., Urol. — **V:** 33 Univ.-Frauenklin. Berlin (Stöckel), 34 Univ.-Kinderklin. ebd. (Bessau), 35 Staatl. Frauenklin. Chemnitz (Schweitzer), 35–39 u. 40–41 Chir. Univ.-Klin. Berlin, Ziegelstr. (Magnus, Rostock) u. Urol. (Domrich), 41–49 Kriegsdienst u. Gefangenschaft, 50–53 Vertretungen, $1^1/_2$ J. als Chirurg im Auswandererlager f. Ausländer u. Verschleppte in Aurich/Ostfriesland.

Jötten, Joachim, Leit. Arzt d. chir. Abt. d. St. Franziskuskrhs., 51 Aachen Morillenhang 27. — *15. 11. 22 Essen.. — **A:** 49 München. — **Prom:** 49 ebd. — **F:** Chir. — **V:** 50–51 Max-Planck-Inst. f. Hirnforsch. München, 51–52 II. Med. Univ.-Klin. München u. II. Med. Klin. d. Akad. Düsseldorf, 52–57 Münster i. W., 57 St. Guy's Hosp. London, 58–63 Frankfurt a. M., 63–67 Krhs. Nordwest ebd. — **P:** Durchblutgs.störgn. i. Katzenhirn nach kurzen Serien v. Elektrokrämpfen, Arch. Psychiatr. 186/1951. — Beeinflussg. d. paroxysm. Durchblutgs.störgn. u. d. Auftretens provoz. Krämpfe durch sympathikolyt. Stoffe, tierexp. Arb., ebd. 187/1951. — Einfl. d. hydr. Mutterkornalkaloide auf d. Hirngewebsdurchblutg. d. Katze, Medizinische 1952. — Hirntumoren i. Kindes- u. Kleinkindesalter, Zbl. Chir. 1954. — Tierexp. Beitr. z. Frage d. Hirndurchblutg. b. potenz. Nark., Anaesthesist 1955. — Traumat. Pseudocyste d. Niere, Chirurg 1956. — Gehirn- u. Leberschädiggn. b. tierexp. chron. Insulinvergiftg., Z. exper. Med. 128/1956. — Tierexp. Befund z. Riedel-Struma, Zbl. f. Chir. 1956. — Bhdlg. d. Pneumozephalus nach Verletzg. d. Nasennebenhöhlen, Arch. Ohr.-Nas.-Kehlk.hlkd. 169/1956. — Tierexp. Beitr. z. Probl. d. Thyreoiditis, Bruns' Beitr. klin. Chir. 195/1957. — Restitut. d. Herzakt. b. akutem Herzstillstand (mit a.), Zbl. Chir. 1960. — Exp. Untersuchgn. üb. d. kondukt. Abkühlg. u. Erwärmg. d. Herzens (mit a.), ebd. — Exakte Neutralisg. v. Heparin b. extracorp. Kreisl. (mit a.), Anaesthesist 1961. — Erg. u. Erfahrgn. i. d. Bhdlg. d. Prostataca. (mit Eisenbach), Bruns' Beitr. klin. Chir. 1961. — Trachealadenome (mit a.), ebd. 1962. — Bhdlg. d. chron. Hirnabszesses u. ihre Erg. (mit Hübner), Medizinische 1962. — Verhalten einiger Metaboliten d. Hirnstoffwechsels b. tiefer Unterkühlg. (mit a.), Zbl. Chir. 1962. — Bhdlg. d. inoperabl. Oesophagus- u. Cardiaca. m. Endoprothese, Langenbecks Arch. klin. Chir. 1965. — Hirndurchblutg. b. akutem Hirnödem u. arteriosklerot. Durchblutgs.störgn., ebd. 1966. — Neuere Gesichtspkt., i. d. Bhdlg. d. Oesophagusca., Almanach 1966.

Johae, Wolfgang, Chefarzt d. chir. Abt. d. ev. luth. Marienstiftes, 33 Braunschweig, Helmstedter Str. — *23. 10. 09 Breslau. — **A:** 36 Berlin. — **Prom:** 38 ebd. —**F:** Chir. — **V:** 36–45 Städt. Auguste-Viktoria-Krhs. Berlin-Schöneberg (Nordmann, Stahl), 45–46 kommiss. Chefarzt Stadtkrhs. Wolfenbüttel, 46–52 Oberarzt Städt. Krhs. ebd. (Hubmann).

Johannsen, Max, Chefarzt d. chir. Abt. d. Elisabeth-Krhs., 1 Berlin 30, Lützowstr. 24–26. — Fragebogen 1968 nicht beantwortet.

Johannsen, Rudolf, Prof. f. Chir., Ärztl. Dir. d. Städt. Krhs., Chefarzt d. chir. Abt. i. R., 283 Bassum. — *19. 6. 04 Dhünn/Rhld. — **A:** 31 Hamburg. — **Prom:** 30 Tübingen. — **Hab:** 40 Danzig. — **F:** Chir. — **V:** 28 Hamburg-Eppendorf (Sudeck), 28 Inn. Med. Knappschaftskrhs. Essen (Parrisius), 30 u. 32–45 Med. Akad. Danzig (Klose), 31–32 Pathol. Inst. Halle (Wätjen). — **P:** Differenzierg. v. 50 Fällen v. Hypertens., Diss. — Hyperthyreosen, Chirurg 1936. — Differenzierg. tox. Strumen, Zbl. Chir. 1937. — Thyreotoxikosenfrage, ebd. 1938. — Thyreotoxikosen, ebd. 1938 u. Bruns' Beitr. klin. Chir. 167/1938. — Individualisierg. d. Anaesth., Zbl. Chir. 1938. — Chir. d. essent. Hochdrucks, ebd. 1939. — Traumat. Rupt. d. Leber u. d. Milz, ebd. 1938 u. Chirurg 1939. — Chir. Bhdlg. d. Hypertonie, Zbl. Chir. 1939 u. Bruns' Beitr. klin. Chir. 1939. — Moderne Nark.arten, Münch. med. Wschr. 1939. — Progn. d. Hypernephrome, Zbl. Chir. 1939 u. Bruns' Beitr. klin. Chir. 170/1939. — Bhdlg. d. gewohnheitsmäß. Kniescheibenverrenkg., ebd. — Hab. Patellarluxat., Zbl. Chir. 1939. — Oesophaguschir., Volksgesdh. 39/40. — Chir. Bhdlg. v. Restzuständen u. Spätfolgen nach Kriegsverletzgn., ebd. 1940. — Rezidivverhütg. b. Ureterstein, Arch. klin. Chir. 1940. — Unblut. Bhdlg. d. Harnleitersteines, Hab.-Schr. — Bedeutg. d. blut. Mamma, Verh. Dtsch. Ges. Chir. Dresden 1943. — Einzelfragen a. d. Mastopathieprobl., Arch. klin. Chir. 1944. — Magenchir. d. antrumfernen Geschwüre, Münch. med. Wschr. 1944. — Knotenkropf, Chirurg 1952.

John, Wolfgang, Facharzt f. Chir., Oberarzt Städt. Krhs.. 7828 Neustadt i. Schwarzwald. — *30. 9. 23 Erfurt/Thüringen. — **A:** 49 Leipzig. — **Prom:** 49 ebd. — **F:** Chir. — **V:** 49–50 Poliklin. West Leipzig, 50–52 Knappschaftskrhs. Hohenmölsen/ Kr. Weißenfels (Sorg), 52–54 Krskrhs. Bernburg/Saale (Knobloch), 54–56 Krskrhs. Aschersleben (Lange), 56–60 Krskrhs. Burg b. Magdb. (Röse), 60 Johanniter Krhs. Genthin, ab 61 Städt. Krhs. Neustadt (Hesse). — **P:** Enzephal. Syndr. Migraine cervicale, Zbl. Chir. 1953. — Diff.diagn. d. subcut. Nierentraumas, Z. Urologie 1956. — Appendicitis, Zbl. Chir. 1959. — Gutart. Darmtum. u. der. klin. Erscheings. bild, ebd.

Jonas, Albert, Chefarzt d. chir. Abt. d. Krskrhs., 326 Rinteln/Weser. — *7. 10. 19 Frankfurt a. M. — **A:** 52 Frankfurt a. M. — **Prom:** 53 ebd. — **F:** Chir. — **V:** 53–59 Ass.- u. Oberarzt, Med. Akad. Dresden (Sprung), 59–63 Oberarzt Krskrhs. Gelnhausen/Hessen (Fischer), 63–65 Oberarzt Städt. Kr.anst. Bielefeld (Lamprecht). — **P:** Klin. d. postop. Funkt.störg. d. Stoffwechsels u. d. Ausscheidung, Z. ärztl. Fortbild. 1959. — Muskelprotrus. durch Bindegewebsschwäche üb. d. Epicondyl. rad. humeri, Zbl. Chir. 1959. — Op. Indikat. d. Alters, Dtsch. Gesd.wes. 1959.

Jonas, Franz J., Chefarzt d. chir. Abt. St.-Josephshosp., 465 Gelsenkirchen-Horst. — *11. 6. 23 Wershofen. — **A:** 50 Düsseldorf. — **Prom:** 51 Bonn. — **F:** Chir. — **V:** 50–52 Krhs. Königswinter, 52–58 Krhs. Eschweiler (Jansen, Schwarzhoff), 58–60 Gießen (Vossschulte), 61–65 Marienhosp. Düsseldorf (Bross). — **P:** Nucleus-Nucleolus-Relation, Z. Zellforsch., 1951. — Tierexp. Untersuchgn. üb. reparator. Vorgänge am Kapselgewebe verletzter Kniegelenke unt. Hydrocortisongabe, Bruns' Beitr. klin. Chir. 201/1960. — Tierexp. Untersuchgn. üb. d. Regenerat. hyalinen Knorpels nach schweren asept. Kniegelenksentzündgn., Mschr. Unfhlkd. 1960. — Tierexp. Untersuchgn. üb. d. simult. Verabreichg. v. Hydrocortison-Acetat u. Antibioticis in fr. geschäd. Gelenke, ebd. — Lokale Bhdlg. v. Verbrenngn., Verätzgn. u. and. Hautschäden m. einem filmbildenden Streupulver, Med. Klin. 57. Jg.

Joppich, Ingolf G. J., Wiss. Ass. d. kinderchir. Abt. d. Chir. Univ.-Klin., 69 Heidelberg, Kirschnerstr. 1. — *26. 10. 36 Köln. — **A:** 63 Göttingen. — **Prom:** 61 ebd. — **F:** Kinderchir. — **V:** 61 Univ. Kinderklin. Göttingen (G. Joppich), 61–62 Inn. Abt. Ev. Krhs. Göttingen-Weende (Ewig), 62 Geburtsh.-gynäkol. Abt. Albert-

Schweitzer-Krhs. Northeim/Han. (Czech), 62–63 Städt. Krhs. Neuerburg/Eifel (H. Müller), 64 Univ.-Kinderklin. Heidelberg (Bamberger), ab 65 Chir. Univ.-Klin. ebd. (Linder). — **P:** Austauschtransfus. b. Neugebor. durch gleichztg. Katheteris. d. Nabelart. u. Nabelvene, Mschr. Kinderhlkd. 1961. — Verhalten u. klin. Bedeutg. d. Vaccine-Haemagglutinationshemmkörper i. d. ersten Lebensmonaten, ebd. 1963. — Tödl. verlauf. kindl. Ileusfälle – Analyse u. Folgergn. f. d. Therap., ebd. 1966. — Bhdlgs.erg. d. Dünndarmileus i. Neugebor.- u. Kindesalter, Chirurg 1967. — Analyse u. Bhdlgserg. d. Pleuraempyeme i. Säuglings- u. Kindesalter, Arch. Kinderhlkd. 176/1967. — Mikrohautläppch. z. Deckg. ausgedehnt. Verbrenngn., Chir. Praxis 1968.

Jordanov, Jordan, Oberarzt St. Benno-Krhs., X 86 Bautzen, Tzschirner Str. 12. — 13. 4. 25 Russe. — **A:** 51 Brünn. — **Prom:** 51 ebd. — **F:** Chir. — **V:** Fortbildungslehrgänge: 58 Anästhesiol. Sofia, I.S.U.L. (Tzschervenskov), 62 Anästhesiol. Binz/Rügen (Barth), 63 Chir. Charité Berlin (Serfling), 66 Anästhesiol. Berlin-Buch (Pappelbaum).

Jorns, Gerhart, Prof., Obermedizinalrat, Ärztl. Dir. d. Krskr.anstalt. u. Chefarzt d. chir. Abt., X 5210 Arnstadt (Thür.), Bärwinkelstr. 33. — Fragebogen 1968 nicht beantwortet.

Jortzig, Aurelius C. F., Facharzt f. Chir. m. eig. Privatklin., 314 Lüneburg, Klinik Ginsterweg. — *9. 12. 10 Baborowo/Posen. — **A:** 36 Dresden. — **Prom:** 35 Leipzig. — **F:** Chir. — **V:** 36 Inn. Abt. Städt. Krhs. St. Georg Leipzig (Seyfarth), 36–39 Städt. Krhs. Johannstadt Dresden (Jensen).

Joschko, Wilhelm, Reg. Med. Oberrat a. D. (Vertreter v. Krhs.chirurgen), 45 Osnabrück, Hasetorwall 13. — *23. 5. 01 Teilbach/O.S. — **A:** 30 Berlin. — **Prom:** 30 Breslau. — **F:** Chir. — **V:** 28–30 St. Hedwigskrhs. Bad Warmbrunn (Jedin), 30–36 Breslau (Küttner, K. H. Bauer). — **P:** Halsrippe, Zbl. Chir. 1932. — Milzbrand d. Extremitäten, ebd. 1933. — Chron. Tetanus, ebd. 1934. — Osteomyelitis d. Schädeldaches, ebd. 1935. — Spätschicksal Probelaparotomierter, ebd.

Josef, Hans-Otto, Facharzt f. Lungenkrankh., 872 Schweinfurt, Fischerrain 2. — *29. 11. 22 Weidenbach/Siebenbürgen. — **A:** 50 Würzburg. — **Prom:** 50 ebd. — **F:** Chir., Lungenkrankh. — **V:** 50 Med. Univ.-Klin. Würzburg (Wollheim), 51 Chir. Univ.-Poliklin. ebd. (Wachsmuth), 51–52 Prax. Dr. Dittmann, Eldagsen/Hann., 52–60 Chir. Univ.-Klin. Würzburg (Wachsmuth), 61 Tbc.-Abt. Caritaskrhs. Bad Mergentheim (Birkenfeld), 62–64 Inn. Abt. Städt. Krhs. Schweinfurt (Strieck). — **P:** Diät. Stoffwechsel-Cholin u. seine Bedeutg. als lipotrope Substanz i. d. Therap. d. Lebererkrankgn., Dtsch. Z. Verdauungskrkh. 10/1950. Lungenadenomatose (Alveolarzellca.), Ärztl. Wschr. 1956. — Übersicht üb. d. Erg. d. konservat. Bhdlg. u. Resekt.bhdlg. d. Lungentbk. b. Kindern u. Jugendl., Langenbecks Arch. klin. Chir. 293/1960.

Jost, Armin G., Facharzt f. Chir. u. Belegarzt am St. Nikolaus-Hosp., 6634 Wallerfangen. Praxis: 6638 Dillingen/Saar, Am Markt. — *1. 2. 25 München. — **A:** 49 Tübingen. — **Prom:** 49 ebd. — **F:** Chir. — **V:** 49 Univ.-Hautklin. Tübingen (Gottron), 49–50 Tübingen (Naegeli), 50–51 Pathol. Inst. d. Univ. d. Saarlandes Homburg/Saar (Rotter), 51–59 Frankfurt a. M. (Geissendörfer), 59–60 St. Elisabeth-Klin. Saarlouis (Kessler), 60 Chefarztvertrg. Städt. Krhs. Löffingen/Schwarzwald, 60–64 Oberarzt d. Chir. geburtsh.-gynäkol. Abt. d. Hüttenkrhs. Dillingen/Saar (Abel), ab 64 Facharzt f. Chir. u. Durchgangsarzt, 65–67 eig. chir. Priv.-Klin. i. Dillingen/Saar, ab 67 Belegarzt. — **P:** Mastopath. u. ihre Beziehgn. z. Brustkrebs, Saarl. Ärztebl. 1950. — Prim. Urethralca., ebd. — Pathol. d. Tularämie u. mikroskop. Diagn. i. 2 beobacht. Fällen, ebd. — Chron. u. tubercul. Peritonitis, Med. Klin.

1951. — Lungen- u. Bronchialca., ebd. — Lungen- u. Bronchialca. Beitr. nach d.
Sekt.material d. pathol. Inst. d. Univ. Homburg-Saar, Saarl. Ärztebl. 1951. —
Krampfadertherap. i. d. ärztl. Prax., Landarzt 1957. — Hydrocortisontherap. i. d.
ärztl. Prax., Medizinische 1957. — Fall v. Epignathus, Z. Geburtsh. u. Gynäkol.
1958. — Entstehg., Erkenng. u. Bhdlg. d. Pankreascysten, Ärztl. Praxis 1959. —
Diagn. u. Therap. d. Mamma-Ca., Med. Klin. 1959. — Klin. u. Bhdlg. d. Penisca.,
Ärztl. Praxis 1960. — Konserv. od. chir. Therap. d. Hämorrhoiden?, ebd. — Diagnost. u. Therap. d. periph. art. Embolien, ebd. — Chir. Bhdlg. d. Panzerherzens,
ebd. — Erkenng. u. Bhdlg. d. Zwerchfellhernien, ebd. — Anwendgs.geb. b. d. Verpflanzg. v. fremdem Knochengewebe, ebd. — Darminvaginat. i. Kindesalter, ebd. —
Erkenng. u. Bhdlg. d. Ileitis terminalis, ebd. — Induratio penis plastica, ebd. —
Mögl.ktn. e. Röntgen-Darstellg. d. Pankreas, Med. Klin. 1960. — Wirkg. d. Radioaktiv. auf d. menschl. Körper, CESRA-SÄULE 1960. — Bhdlgs.meth. b. ausgedehnten Krampfaderbildgn., Ärztl. Praxis 1960. — Akute Baucherkrankgn. i. Kindesalter, Landarzt 1960. — Massiv blut. Magengeschwür u. seine Bhdlg., Saarl. Ärztebl.
1960. — Kettenraucher u. Lungenkrebs, Ärztl. Praxis 1961. — Darmverschl. d.
Gallensteine, ebd. — Trauma i. seiner ursächl. Beziehg. z. Neoplasma, Zbl. Chir.
1961. — Akute u. chron. ven. Verschl.krankh., Ärztl. Praxis 1961. — Mögl.ktn. e.
Röntgendarstellg. d. Pankreas, Regensb. Fortb. Kurs 11/1961. — Interne Diagnost.
u. Therap., Ärztl. Praxis 1961. — Erkrankgn. d. höheren Lebensalters aus d. Sicht
d. Chirurgen, unt. bes. Berücksicht. d. Lungen-, Herz- u. Kreisl.verhältn., Ärztl.
Praxis 1962. — Akute u. chron., art. u. ven. Verschl.krankh. d. Extremitäten u. ihre
Bhdlg., ebd. — Probl. b. d. totalen Pankreatekt., ebd. — Abdomin. Schnittentbindg., ihre Indikat. u. Erg. i. d. J. 1947–1961, ebd. — Antikoagulantientherap. i.
Chir., Gynäkol. u. Geburtsh., ebd. — Op. Bhdlg. fr. Handverletzgn., ebd. 1963. —
Indikat. z. Cholecystckt. b. d. akuten Cholecystitis, ebd. — Rest- u. Recidiv-
beschwerden nach Op. an d. äußeren Gallenwegen, ebd. — Gallensteinileus,
ebd. — Bhdlg. d. Klavikula-Frakt., ebd. — Traumat. Myositis ossificans,
ebd. — Die Supracondyläre Oberarmfraktur u. ihre Bhdlg., ebd. — Lokalanaesth. i. d. Ambulanz u. i. Op.saal, Fortschr. Med. 1964. — Chir. Bhdlg.
d. Radiusköpfchenfrakt., Ärztl. Praxis 1968. — Mamma-Ca. Diagnost., Therap.
u. Erg., Landarzt 1968.

Jostarndt, Laurenz, Facharzt f. Chir. u. Urol., Chefarzt d. Krhs. 8858 Neuburg
a. d. Donau. — *23. 3. 15 Marienfeld üb. Gütersloh. — **A:** 43 München. — **Prom: 43**
ebd. — **F:** Chir., Urol. — **V:** 43–46 Chir. Poliklin. München (Ernst), 46–48 Krhs.
r. d. Isar ebd. (Grassmann), 48–50 Krhs. d. Barmh. Brüder Neuburg/Donau (Bräuninger), 50–53 Urol. Klin. München (May).

Judmaier, Fritz, Prof., Vorst. d. chir. Abt. d. Allg. öffentl. Krhs. d. Landes Kärnten, A-9010 Klagenfurt (Österreich). — Fragebogen 1968 nicht beantwortet.

Jülch, Albrecht Friedrich, Ass. d. II. Chir. Klin. d. Freien Univ. Berlin im Städt.
Krhs. Westend, 1 Berlin 19, Spandauer Damm 130. *

Jünger, Otto R. G., Facharzt f. Chir., Stationsarzt, Krskrhs., X 724 Grimma. —
*28. 8. 36 Habana/Kuba. — **A:** 61 Leipzig. — **Prom:** 61 ebd. — **F:** Chir. — **V:** 61
Krhs. Colditz (Mühlichen), 61–62 Krskrhs. Grimma (Thies), 62–63 Poliklin. Colditz
(Mühlichen, Weiske), 63–67 Krskrhs. Grimma (Thies), ab 67 ebd. u. Krs.poliklin.
(Zeumer).

Jung, Enno, 31 Celle, Mühlenstr. 10 D. — Fragebogen 1968 nicht beantwortet.

Jung, Ralf, leit. Arzt d. chir. Abt. d. Krskrhs., 6950 Mosbach (Baden). — Fragebogen 1968 nicht beantwortet.

Jung, Werner, Chefarzt d. Städt. Krhs., 657 Kirn (Nahe), Rottmannstr. 5. — Fragebogen 1968 nicht beantwortet.

Jungbluth, Helmut, Chefarzt d. chir. Abt. Johanna-Etienne-Krhs., 404 Neuss, Geulenstr. 43–45. — *23. 11. 23 Rheydt. — **A:** 54 Bonn. — **Prom:** 52 ebd. — **F:** Chir. — **V:** 53 Inn. Abt. Städt. Krhs. Rheydt (Haas), 54 Bonn (Guthmann), 55–57 Städt. Kr.anst. Aachen (Klostermeyer), 59–61 Städt. Krhs. Leverkusen (Pässler), 62–68 Chefarzt d. chir. Abt. d. Herz-Jesu-Krhs. Neuss.

Jungbluth, Karl Heinz, Assist. d. Chir. Univ.-Klin., 69 Heidelberg, Kirschnerstr. 1. — Fragebogen 1968 nicht beantwortet.

Junge, Heinz, Prof. Chefarzt d. Chir. Klin. d. Oldenburgischen Landeskrhs., 2945 Sanderbusch (Oldenburg). — Fragebogen 1968 nicht beantwortet.

Jungermann, Elisabeth, Fachärztin f. Chir. (Priv.) 29 Oldenburg, Ratsherr-Schulze-Str. 4. — *7. 3. 89 Reinswalde/Niederlausitz. — **A:** 18 Göttingen. — **Prom:** 19 ebd. — **F:** Chir. — **V:** 18–23 Göttingen (Stich), 23–45 Ev. Krhs. Oldenburg (Koennecke), 49–59 Krhs. Bad Zwischenahn (Koennecke), ab 51 als Chefärztin.

Junghanns, Herbert G. W., Prof., Chefarzt d. Berufsgenossenschaftl. Unfallkrhs., Chir. Klin., 6 Frankfurt a. M., Friedberger Landstr. 430. — *15. 11. 02 Zwickau/S. — **A:** 27 Leipzig. — **Prom:** 26 ebd. — **Hab:** 35 Frankfurt a. M. — **F:** Chir. (Unf.chir.). — **V:** 27–31 Pathol. Anat. Krhs. Friedrichstadt-Dresden (Schmorl), 31–45 Frankfurt a. M. (Schmieden), 40 Prof. f. Chir., ebd., 45–62 Chefarzt d. chir. Abt. u. Ärztl. Dir. d. Ev. Krhs. Oldenburg/Oldb. — **B:** D. ges. u. d. kranke WS. i. Rö.bild u. Klin. (mit Schmorl), Thieme 1. Aufl. 1932, 5. Aufl. 1968. — Pathol. d. WS., in: Hdb. d. spez. pathol. Anat. IX/4. Springer 1939. — Stütz- u. Bewegungsapparat, (Knochengerüst, Gelenke, Muskeln, Sehnen, Sehnenscheiden, Schleimbeutel), Bd. I d. pathol.physiol. Grundl. d. Chir. Leipzig: J. A. Barth 1939. — Anzeigen z. chir. Bhdlg. b. inn. Erkrankgn. Jena: G. Fischer, 1. Aufl. 1943. 2. Aufl. 1946. — Op. am Pankreas, in: Fehler u. Gefahren b. chir. Op., hrsg. v. Stich u. Bauer, 3. Aufl. Bd. II, 1954. — Unfhlkd. d. Wirbelsäule, in: Hdb. d. ges. Unfhlkd. Bd. 2. Enke, 2. Aufl. 1955. — Op. am Schlüsselbein u. Schulterblatt, in: Chir. Op.lehre v. Bier-Braun-Kümmell. Leipzig: J. A. Barth, 7. Aufl. 1956. — Clinique et Radiologie de la colonne vertebrale normale et pathologique (franz. Übers. d. 3. Aufl. v. Schmorl-Junghanns), Paris Doin 1956. — Erkenng. u. Bhdlg. d. Schmerzen i. re. Unterbauch, Vorträge a. d. prakt. Chir., 50. H. Enke 1958. — Op. am Pankreas, in: Fehler u. Gefahren b. chir. Op., Bd. 2. Jena: Fischer, 4. Aufl., 1958. — Op. an Schlüsselbein u. Schulterblatt, in: Fischer-Gohrbandt, Chir. Op.-Lehre, Bd. 6. Leipzig: Barth, 7. Aufl. 1958. — Erkrankgn. d. WS., in: Klin. d. Gegenwart, Bd. 9, Urban u. Schwarzenberg 1959. — Patologia de la Columna vertebral Clinica y Roentgenologica (span. Übers. d. 4. Aufl. v. Schmorl-Junghanns), Barcelona Editoral Labor, 1959. — La Colonna vertebrale sana e malata nella Radiologia e nella Clinica (ital. Übers. d. 4. Aufl. v. Schmorl-Junghanns), Roma: Abruzzini 1959. — The Human Spine in Health and Disease (amer.-engl. Übers. d. 4. Aufl. v. Schmorl-Junghanns), New York & London, Grune and Stratton 1959. — Aufklärungspflicht d. Arztes, Dtsch. Ärztevlg. 1962. — Chir. d. WS., in: Klin. Chir. f. d. Praxis, Bd. 4, Thieme 1963. — WS. i. d. Unfhlkd., in: Hdb. d. ges. Unfhlkd., 3. Aufl., 2. Bd., Enke 1966. — **P:** Dauererfolge d. suprakondyl. Keilosteotomie d. Femur b. Genu valgum, Bemerkgn. z. Aetiol. u. Pathol. dieser Deformität, Diss. — Der Lumbosacralwinkel (Messgn. an Rö.bildern u. fr. Präparaten), Dtsch. Z. Chir. 213/1929. — Krebs d. Lungen, Bronchien u. ob. Luftwege (Statistik üb. 405 Fälle), Z. Krebsforsch. 28/1929. — Krebsstatistik üb 35 Jahre (4192 Ca. b. 36408 Leichenöffngn.), ebd. 29/1929. — Spondylolisthese (30 path.-

anat. untersuchte Fälle), Bruns' Beitr. klin. Chir 148/1930. — Blutendes Ulcus i. d.
Gallenblase, Dtsch. Z. Chir. 224/1930. — Perforat. liegengebl. Tupfer i. d. Trachea,
10 Mo. n. Strumekt., Zbl. Chir. 1930. — Wirbelgleiten (Spondylolisthese, Wirbel-
verschiebgn. n. hinten u. n. d. Seite), Arch. klin. Chir. 159/1930. — Klin. Fehldiagn.
b. Lungenca., Münch. med. Wschr. 1930. — Primäres Sarkom d. Samenblasen m.
ausgedehnten Gehirnmetastasen u. 2 Fälle v. Samenblasenca., Dtsch. Z. Chir. 224/
1930. — Spondylolisthesen ohne Spalt i. Zwischengelenkstück („Pseudospondylo-
listhesen"), Arch. orthop. Chir. 29/1930. — Randleisten d. Wirbelkörper („Wirbelkörperepiphysen") i. Rö.bild, Fortschr. Röntgenstr. 42/1930. — Gibt es „persistie-
rende Wirbelkörperepiphysen"? (Pathol.-anat. Bemerkgn. z. d. Arb. v. Hanson,
Janker, Michajlow u. Tscherepnina), ebd. — Fehldiagn. b. bösart. Lungengeschwül-
sten, Prakt. Arzt 1930. — Zwischenwirbelscheiben im Rö.bild (Umbildg. währ. d.
Wachstums u. ihre krankh. Verändergn.), Fortschr. Röntgenstr. 43/1931. — Altersverändergn. d. menschl. WS., mit bes. Berücksicht. d. Rö.befunde, a) Altersosteopo-
rose, Arch. klin. Chir. 165/1931; b) Alterskyphose, ebd. 166/1931; c) Häufigkeit u.
anat. Bild d. Spondylosis deformans, ebd. — Häufigkeit gutart. Geschwülste i. d.
Wirbelkörpern (Angiome, Lipome, Osteome), ebd. 169/1932. — Technik d. mikroskop. Untersuchgn. d. Wurmfortsatzes. Bemerkg. z. d. Arb. Genkins (Zbl. Chir.
1931), ebd. 1932. — Haemangiom d. 3. Brustwirbelkörpers m. Rückenmarkkom-
press. Laminektomie, Heilg., Arch. klin. Chir. 169/1932. — Mitbeteiligg. d. Wirbelkörper b. Erkrankgn. d. Zwischenwirbelscheiben, ebd. 173/1932. — Anat. Besonderheiten d. 5. Lendenwirbels u. d. letzten Lendenbandscheibe, Arch. orthop. Chir.
32/1933. — „Georg Schmorl", ebd. — Die neuesten u. prakt. wichtigsten Erg. d.
WS.forschg., Zbl. inn. Med. 1933. — Anat. u. Klin. d. Zottengeschwülste d. Mastdarms, Arch. klin. Chir. 175/1933. — Gasbrand durch Einspritzg. v. Arzneimitteln
(Sammelstatistik üb. 60 Fälle), Dtsch. med. Wschr. 1933. — Dorsale Halswirbel als
Ursache f. angeb. Kyphosen, Röntgenpraxis 1933. — Einfaches prakt. Anuskop
(Spinkteroskop), Chirurg 1933. — Erfahrgn. b. d. Bhdlg. d. Hämorrhoiden d. Ein-
spritzgn., Arch. klin. Chir. 178/1933. — Anat. Beziehgn. zw. Polypen u. Krebs i.
Dickdarm, Mschr. Krebsforsch. 1934. — Vorschlag z. pflichtgem. histol. Untersuchg.
d. Samenleiters b. gesetzl. angeordneter Unfruchtbarmachg. d. Mannes, Zbl. Chir.
1934. — Zottengeschwülste d. Dickdarms u. Mastdarms. Klin. Beobachtgn. u.
pathol.-anat. Untersuchgn. am Op.material d. Schmiedenschen Klin. (Habil.-Schr.),
Erg. Chir. u. Orthop. 28/1935. — Vorzustände d. Krebsbildg. (Vorkrebs) i. menschl.
Körper u. ihre klin. Bedeutg., Med. Welt 1935. — Darstellg. d. Samenblasen i.
Rö.bild d. Füllg. m. Jodipin, Röntgenpraxis 1936. — Off. Fragen a. d. Geb. d.
WS.entwicklg. u. d. WS.fehlbildgn., Z. Anat. u. Entw.gesch. 106/1936. — Gefäßschädigg. d. Arb. m. Preßluftwerkzeug, Arch. orthop. Chir. 37/1937. — Fehlbildgn.
d. Wirbelkörper, ebd. 38/1937. — Selt. Hefepilzerkrankg. d. Haut m. Epithel-
wuchergn. (Blastomykose. Gilchristsche Krankh.), Virchows Arch. 299/1937. —
Blutgefäßschädigg. durch Dauererschütterg. inf. Arb. m. Preßluftwerkzeugen als
Berufskrkh., Arch. klin. Chir. 188/1937. — „Nebenop." b. gesetzl. angeordn. Un-
fruchtbarmachg. d. Mannes, ebd. 189/1937. — Wundbhdlg. m. Jodsilber in Salben-
form (Argijod-Lebertransalbe u. Argijod-Lanolinsalbe), Dtsch. med. Wschr. 1937. —
Bhdlgs.erfolge b. frei durchgebr. Geschwür d. Magens u. Zwölffingerdarms, Med.
Welt 1939. — Wundstarrkrampf trotz vorbeug. Einspritzg., Zbl. Chir. 1939. —
Wert d. med. Doktorarbeit, Dtsch. med. Wschr. 1939. — Notwendigkt. d. Tetanus-
prophylaxe, Med. Klin. 1939. — Wehrchir. Bedeutg. d. Tetanusprophylaxe (m.
Tetanus-Antitoxin) u. d. akt. Immunisg. geg. Wundstarrkrampf, Dtsch. Militärarzt

1939. — Ursachen d. Verbesserg. d. Op.erfolge b. Geschwürsdurchbr. am Magen u.
Zwölffingerdarm, Zbl. Ch.r. 1939. — Vorschlag z. einheitl. Regelg. d. Blutspender-
zentralen, Münch. med. Wschr. 1939. — Schwertfortsatzschmerz (Xyphoideodynie),
Zbl. Chir. 1940. — Anzeigen z. Op. b. Krankh. d. Verdauungsorgane u. d. Bauchfells, Münch. med. Wschr. 1940. — Raumändergn. in Hohlorganen, dargest. i. quer-
geschnitt. Resekt.präparaten, Arch. klin. Chir. 199/1940. — Verschl. gr. Bruchpforten d. Cutislappenplastik (mit Juzbasic), Chirurg 1940. — Anzeigen z. Op. b. Erkrankgn. v. Brustfell u. Lungen, Beitr. Klin. Tbk. 95/1940. — Sterilität b. Injekt.,
Chirurg 1941. — Wann soll d. Magengeschwürsleiden chir. behandelt werden ?, Med.
Welt 1941. — Divertikel am Magenpförtner als Zufallsbefunde b. Magenresekt.-
präparaten, Arch. klin. Chir. 201/1941. — Mögl.ktn. chir. Bhdlg. b. Verändergn u.
Krankh. d. Drüsen m. inn. Sekret., Münch. med. Wschr. 1941. — Zentral-Rö.inst.
od. Rö.abteilg. f. jede Fachklin., Chirurg 1942. — Haemorrhoidalleiden u. seine
Bhdlg. d. Einspritzgn., Med. Klin. 1941. — Erfolgr. Dünndarmringplastik z. Bhdlg.
d. Schrumpfblase, Z. urol. Chir. 46/1942. — Anzeigestellg. z. chir. Bhdlg. b. Erkrankgn. d. Harnorgane, Dtsch. med. Wschr. 1942. — Vollkomm. Dickdarment-
ferng. b. Hirschsprungscher Krankh., Dtsch. Z. Chir. 257/1943. — Durch Op. be-
stätigte Wirksamkt. d. Rö.bestrahlg. b. Dickdarmkrebs (mit Weißwange), Röntgenprax. 1943. — Frühossifikat. d. Wirbelkörper. Bemerkg. z. d. gl. Arb. v. Schinz u.
Töndury, Fortschr. Röntgenstr. 66/1942. — Intrasternale Evipannark., Zbl. Chir.
1943. — Seitl. Gefäßnaht b. Carotisaneurysma, Arch. klin. Chir. 205/1943. — Neuzeitl. chir. Händedesinfekt., Therap. Gegenw. 1943. — Victor Schmieden 70 Jahre,
Chirurg 1944. — Intrastern. Injekt. unt. bes. Berücksicht. d. intrastern. Evipannark. (mit Burckhardt), Zbl. Chir. 1947. — Sammelbegriff „Coecum mobile" u. seine
chir. Bhdlg., Chirurg 1947. — Intraossale Injekt., e. neuer Zugangsweg z. Kreislauf,
Dtsch. med. Wschr. 1948. — Op.progn. b. „Altersulcus" am Magen u. Zwölffingerdarm, Ärztl. Wschr. 1949. — „Narkosearzt" als neue Facharztmögl.kt., Krk.hs.arzt
1949. — Klin. Erprobg. d. Händewasch- u. Desinfekt.mittels „Tego 103" (mit
Osterwald), Chirurg 1950. — Verletzgn. d. Zwischenwirbelscheiben u. ihre Folgen,
Mschr. Unfhlkd. 1951. — Funkt. Pathol. d. Zwischenwirbelscheiben als Grundl.
f. klin. Betrachtgn., Langenbecks Arch. klin. Chir. 267/1951 (Kongr.bd.). — Hexen-
schuß im Rücken (Lumbago) u. Ausstrahlschmerz in Arm u. Bein (Brachialgie,
Ischialgie), Ärztl. Forsch. 1951. — Pathol.-anat. Grundl. f. d. Rö.diagn. d. WS.leiden,
Therap.woche 1952. — Funkt. Rö.untersuchg. d. HalsWS., Fortschr. Röntgenstr.
76/1952. — Op. Bhdlg. d. Ausstrahlschmerzen erzeug. Randzacken a. d. rückwärt.
Wirbelkörperkanten, Zbl. Chir. 1952. — Op. Bhdlg. weg. d. Geschwürsleiden an
Magen u. Zwölffingerdarm u. ihre Späterg., Chirurg 1952. — Bandscheibenvorfall
u. Trauma, Ärztl. Praxis 1952. — Gibt es e. posttraumat. Osteoporose (Sudecksche
Dystrophie) a. d. WS.?, Mschr. Unfhlkd. 1952. — Magenresekt. b. Geschwürs-
leiden i. Scophedal-Dämmerschlaf, Chirurg 1953. — Beweggs.segment d. WS. u.
seine prakt. Bedeutg., Arch. orthop. Putti 1954. — Mehr Kritik b. d. Diagn. „Appen-
dicitis akuta" u. „Appendicitis chronica", Zbl. Chir. 1953 u. 1954. — Op.anzeige b.
Magen- u. Zwölffingerdarmgeschwür d. Jugendl., Medizinische 1954. — Brüche d.
knienahen Unterschenkelabschnittes (Schienbeinkopfbr.), Langenbecks Arch. klin.
Chir. 276/1953. — Rheumaprobl. a. d. WS., Ärztl. Fortbild. 1954. — Akut-bedrohl.
Erkrankgn. i. re. Unterbauch, Langenbecks Arch. klin. Chir. 279/1954. — Anat.
Grundl. f. d. Erkenng. d. Chondrosis u. Osteochondrosis intervertebralis im Rö.bild,
Acta radiol. 1954. — Erg. d. WS.pathol. in ihrer Auswirkg. a. Röntgenol. u. prakt.
Med., Medizinische 1955 u. Regensb. Jb. ärztl. Fortbild. 1954/55. — WS.schäden u.

Benutzg. v. Kraftfahrzeugen, Zbl. Verkehrsmed. 1955. — Röntgenkunde u. Klin. vertebragener Krankh. E. Sammlg. v. Vortr., Wirbelsäule i. Forsch. u. Prax., Hippokrates 1956. — Discopathia intervertebralis, Contemp. Rheumatol. 1956. — Einrichtg. u. Leitg. e. Krhs.laboratoriums, Krk.hs.arzt 1957. — Leistgs.mögl.ktn. u. Grenzen chiroprakt. Maßnahmen, Dtsch. med. J. 1957. — Routinemaßnahmen od. gezielte Verf., Chir. Praxis 1957. — Treten WS.schäden b. Beinamputierten häufiger auf ?, Med. Klin. 1957. — Vertebragen – Wege u. Irrwege, Ärztl. Fortbild. 1957. — Erkenng. u. Bhdlg. vertebragener Krankh., Med. Klin. 1958. — Einspritzgs.bhdlgn. b. WS.leiden u. spondylogenen Sympt., Wirbelsäule i. Forsch. u. Prax. Ref.Bd. I/1958. — Fortschr. i. Erforschg., Erkenng., Bhdlg. u. Begutachtg. d. WS.leiden u. d. spondylogenen Sympt., Chir. Praxis 1958. — Begutachtg. v. Unf.folgen a. d. gesunden u. a. d. vorgeschäd. WS., Wirbelsäule i. Forsch. u. Prax. 1959. — Trauma-folgen a. d. gesunden u. a. d. vorgeschäd. WS., Z. f. Unfallmed. 1959. — Einheitl. od. unterteilter Stundensatz b. Sachverständigen-Gutachten f. Gerichte, Dtsch. med. Wschr. 1959. — Vorgeschäd. WS. i. d. Begutachtgs.prax., Hefte Unfhlkd. 62/1959. — Unbeantwort. Fragen i. d. Erforschg. u. i. d. Bhdlg. v. WS.leiden, Wirbelsäule i. Forsch. u. Prax. 1960. — Erg. d. Mammariaunterbindg. b. Mangel-durchblutg. d. Herzmuskels, Langenbecks Arch. klin. Chir. 295/1960. — Eröffnungs-ansprache z. Chir.kongr. 1961 in München, ebd. 298/1961. — Famil. Osteopoikilie, Klin. Med. 1961. — Einheitl. Namengebg. a. d. Gebiet d. WS., Wirbelsäule i. Forsch. u. Prax. 1962. — Brauchen wir e. Facharztprüfg., Internist 1962. — WS.verschleiß als soziales Probl., Therap.woche 1963. — Pathol.-anat. Bild b. Zervikalsyndr., Z. Orthop. Beil.-H. 97/1963. — Funkt. Rö.-Untersuchg. d. WS., Radiologe 1963. — Unfhlkd. u. Rehabilitat., Hippokrates 1963. — Unfallchir. i. Wandel d. Zeiten, Therap.woche 1963. — Ber. üb. e. Clinomobil, Hefte Unfhlkd. 78/1964. — Neue Wege i. d. Weiterbildg. z. Facharzt, Krhs.arzt 1964. — WS. u. Arb., Arbeitsmed. 1964. — Colonne vertébrale et travail, Arch. d. Maladie Profession. (Paris) 1965. — Berufsbild d. Krhs.arztes, Hippokrates 1965. — Wirbelsäule, Bild d. Wiss. 1965. — Pathophysiol. Grundlagen f. d. manuelle WS.therap., Internat. Congr. Ser. 107, Excerpta Med. Found., Amsterdam 1966. — Schleudertrauma d. HWS., Langen-becks Arch. klin. Chir. 316/1966. — Eröffngs.ansprache z. Dtsch. Unf.kongr. 1966. Hefte Unfhlkd. 91/1966. — Eröffngs.ansprache Unfallmed. Tagg. 1966, Schriftenr. Unfallmed.Tagg. 1/1966.

Junghanns, Klaus, Wiss. Ass. Chir. Univ.-Klin., 69 Heidelberg. — *13. 3. 39 Frankfurt a. M. — **A:** 66 Heidelberg. — **Prom:** 63 ebd. — **F:** Chir. — **V:** Chir. Frankfurt, Inn. u. Chir. Heidelberg, Gynäkologie München, Facharztausbildg.: Philadelphia/U.S.A. u. Heidelberg.

Jungmann, Klaus D., Facharzt f. Chir. u. Urol., Oberarzt d. urol. Abt. d. Chir. Klin. d. Ernst-Moritz-Arndt-Univ., X 22 Greifswald. — *24. 10. 29 Leipzig. — **A:** 56 Leipzig. — **Prom:** 57 ebd.— **F:** Chir., Urol. — **V:** 56–62 Leipzig (Uebermuth), ab 62 Chir. Klin. d. Ernst-Moritz-Arndt-Univ. Greifswald (Kothe). — **P:** Hämolyse u. Verschiebg. d. Kaliumionen unt. d. Einfl. v. Ultraschallwellen, Arch. phys. Ther. 10/1958. — Bhdlg. d. „sympath. Hypertonie" aus d. Formenkreis d. vegetat. Dys-tonie, Z. inn. Med. 14/1959. — Erkrankg. an Wundstarrkrampf trotz akt. Impfg., Zbl. Chir. 1960. — Wert präop. Funkt.proben, ebd. 1964. — Akute Herz-Kreisl.-stillstand b. Tetanus, ebd. 1965. — Elektrolythaushalt u. Harnleiterfunkt., ebd. 1967. — Kolikurogramm, ebd. 1968. — Pyelointerstit. Reflux, Urol. int. 1968.

Jurgeit, Heinz, Oberarzt, Lazarus-Krhs., 1 Berlin 65, Bernauer Str. 115. — *3. 5. 23 Berlin. — **A:** 49 Kiel. — **Prom:** 49 ebd. — **F:** Frauenhlkd. u. Geburtsh.,

Chir. — **V:** 49 Orthop. Krhs. Berlin-Britz (Beck), 49–51 inn. Abt. Paul-Gerhardt-Stift Krhs. Berlin (Vehse), 51–55 Gynäkol. u. Geburtsh. ebd. (Müller), 55–58 Chir. ebd. (Müller), ab 58 Lazarus-Krhs. (Grau).

Just, Otto H., o. ö. Prof. f. Anaesthesiol. an d. Univ. Heidelberg, Vorstand d. Abt. f. Anaesthesiol. d. Univ.-Kliniken, 69 Heidelberg. — *27. 1. 22 Lauda/Baden. — **A:** 49 Würzburg. — **Prom:** 49 ebd. — **Hab:** 56 FU Berlin. — **F:** Anaesthesiol. — **V:** 49 Klinik Würzburg (Wachsmuth), 49–51 Heidelberg (K. H. Bauer), ab 51 Anaesthesist Chir. Klin. d. FU Berlin (Linder), ab 56 Oberarzt u. Leit. d. Anaesthesie-abt. ebd., ab 62 Leit. d. Abt. f. Anaesthesiol. Chir. Univ.-Klin. Heidelberg, ab 63 Extraordinarius f. Anaesthesiol. u. Vorstand d. Abt. f. Anaesthesiol. ebd., ab 67 Ordinarius, Vorstand d. Abt. f. Anaesthesiol. d. Univ.-Kliniken Heidelberg. — **B:** Narkosevorbereitg. u. Nachbhdlg., in: Lehrb. d. Anaesthesiol., Springer 1955. — Leberfunkt. u. op. Eingr. – Heidelb. Anaesthesie-Tagg. 29./30. 5. 1964, Thieme 1964. — Genese u. Therap. d. hämorrhag. Schocks – Internat. Sympos. in Heidelb. 14./15. 5. 1965, Thieme 1966. — Hrsg. d. Z. (Neuerscheing.) Prakt. Anaesth. u. Wiederbelebg., Thieme 1966. — Ateminsuff. u. ihre klin. Bhdlg., 3. Internat. Heidelb. Anaesth.-Symp. in Heidelb. 5./6. 5. 1967, Thieme 1967. — Die präop. Bhdlg., Mitarb. am Lehrb. f. Anaesthesiol., Springer 1968. — **P:** Erweiterg. d. Op.indikat. durch d. mod. Nark.verfahren (mit Frey), Chirurg 1951. — Bronchospasmus als Nark.-komplikat. (mit Frey, v. Lüttichau), Langenbecks Arch. klin. Chir. 268/1951. — Apprécation du Degré Anesthéthique par le Reflex psycho-galvanique, Intern. Anaesthesie-Kongreß Paris 1951 u. Anesthésie et Analgésie 1952. — Klin. Erfahrgn. m. d. neuen Plasmaersatzmittel Subsidon, Ärztl. Wschr. 1952. — Verminderg. d. op. Blutverlustes durch künstl. Hypotens., ebd. — Brauchbarkt. elektr. Beatmgs.-verfahren i. d. Wiederbelebg. (mit Krentz u. Petermann), ebd. — Schmerzausschaltg. an d. Chir. Univ.-Klin. Heidelberg v. 1852–1952 (mit Frey, v. Lüttichau u. Würz), Anaesthesist 1952. — Neuztl. Apparatnark. u. kontroll. Blutdrucksenkg. b. Eingr. i. Hals-Nasen-Ohrengeb. (mit Issel), Arch. Ohr.-Nas.-Kehlk.hk. 164/1953. — Narkosecolloquien i. Berlin, Anaesthesist 1953. — Erfahrgn. m. e. neuen intraven. Kanüle, Chirurg 1953. — Potenz. Nark. u. künstl. Winterschlaf, ihre Bedeutg. f. d. Med., Ärztl. Wschr. 1953. — Belladonnin-Bromaethylat, e. neues Muskelrelaxans, Anaesthesist 1953. — Diskuss.bemerkg. auf d. 70. Tagg. d. Dtsch. Ges. f. Chir., Langenbecks Arch. klin. Chir. 276/1953. — Neue Gesichtspkt. i. d. Unf.chir. durch d. Anwendg. kurzwirk. Muskelrelax. (mit Nerlich), Mschr. Unfhlkd. 1954. — Klin. Erfahrgn. m. e. Hypo- u. Hyperthermiegerät b. künstl. Hypothermie, Anaesthesist 1954. — Nark.komplikat.: Akuter Herzstillstand u. seine Bhdlg., ebd. — Fortschr. d. mod. Anaesth., Zbl. Chir. 1954. — Transportabl. Universal-Nark.gerät, Anaesthesist 1954. — Brauchbarkt. d. verschied. Beatmgs.verfahr. b. schwer. Schlafmittelvergiftgn., Verh. Dtsch. Ges. inn. Med. 60/1954. — Künstl. Beatmgs.verf., Dtsch. med. Wschr. 1954. — Mod. Anaesth.-Verf. u. ihre Anwendg. z. Vorbereitg. röntgenol. Spezialuntersuchgn., Röntg. u. Lab.-Praxis 1955. — Bedeutg. d. kontroll. Hypotonie f. d. op. Med. (mit Linder), Wien. klin. Wschr. 1955. — Klin. Erfahrgn. m. d. extremen kontroll. Hypothermie, Chirurg 1955. — Verändergn. d. Kreisl.gr. durch d. künstl. Hypotonie (mit Petermann u. Schneider), Anaesthesist 1955. — Klin. Erfahrgn. m. e. Steroid als neuem Basisnarkoticum (mit Ibe), Chirurg 1955. — Asphyxien durch akuten Atemstillstand, Therap.woche 1956. — Allg. u. spez. Methoden d. mod. Anaesthesie, Berl. Med. 1956. — Herzstillstand u. Wiederbelebg. m. tierexp. Untersuchgn. d. elektr. Wiederbelebgs.verf. d. Herzens, Chirurg 1956. — Klin. Erfahrgn. m. d. extremen kontroll. Hypothermie, Zbl. Chir. 1956. —

Techn., Indikat. u. Erfahrgn. m. 150 kontroll. Hypothermien i. d. Chir., Langenbecks Arch. klin. Chir. 284/1956. — Anaesth.verf. b. cardiovasc. Eingr., Berl. Med. 1956. — Herzstillstand u. Wiederbelebg., ebd. — Nachbhdlg. op. Herzkranker v. Standpkt. d. Chirurgen, ebd. — Klin. Erfahrgn. m. 100 kontroll. Hypothermien b. cardiovasc. Eingr., Anaesthesist 1957. — Herzstillstand u. Wiederbelebg. m. tierexp. Untersuchgn. d. elektr. Wiederbelebgs.verf., ebd. — Hirnelektr. Bild b. extremer künstl. Blutdrucksenkg. (mit Kubicki), ebd. — Anwendg. d. neuart. intraven. Kurznarkotikums G 29505 (Phenoxyessigsäureamid-Verbindg.) b. poliklin. Eingr. (mit Henschel), ebd. — Zur postop. Sauerstofftherapie, Anaesthesist 1957. — Postop. u. posttraumat. Indikat. d. kontroll. Hypothermie (mit Henschel), ebd. — Postop. u. posttraumat. Indikat. d. kontroll. Hypothermie (mit Henschel), Chirurg 1957. — Elektrokardiograph. Kontr. d. Herzakt. b. kardiovasc. Eingr. i. kontroll. Hypothermie (mit Henschel, Koch u. Schmutzler), ebd. — Wiederbelebg. u. Schockbekämpfg. als erstes Erfordernis d. Unf.bhdlg., Therap.woche 1957. — Grundlage u. Organisat. d. mod. Anaesth. u. ihre Auswirkg. auf d. Krhs. (mit Wunderlich), Berl. Med. 1957. — Steroidnark. u. ihr elektrencephalograph. Bild (mit Kubicki u. Götze), Anaesthesist 1958. — Bhdlg. v. Herzstillstand u. Kammerflimmern (mit Ibe), Chirurg 1958. — Anaesth. b. ambul. Kranken, Langenbecks Arch. klin. Chir. 289/1958. — EEG i. Verl. v. Herzop. u. Kreisl.unterbrechg. (mit Kubicki), Anaesthesist 1959. — Erste klin. Erfahrgn. m. d. Anwendg. e. künstl. Herz-Lungen-Syst. (mit Bücherl u. a.), Chirurg 1959. — Symp. üb. aktuelle Fragen d. Anaesthesiol. - II.Tl. Wiederbelebg., Abh. d. Dtsch. Akad. d. Wiss. zu Berlin, Kl. Med., Jg. 1958 Nr. 1, Akademie Vlg. 1959. — Anaesth. b. Herzop. m. extrakorp. Zirkulat. (mit Nüssgen u. Beck), Anaesthesist 1959. — EEG-Beobachtgn. b. Herzop. m. d. extrakorp. Kreisl. (mit Trede u. Kubicki), ebd. — Kurznark. u. Straßenfähigkt., Dtsch. Gesd. wes. 1959. — Bakteriol. Probl. b. d. mod. Apparatnark. (mit Henschel u. Hollmann), Chirurg 1959. — Anaesth. b. Herzop. m. extrakorp. Zirkulat., Langenbecks Arch. klin. Chir. 292/1959. — Verhalten d. biol. Gr. b. Herzop. i. Hypothermie (mit Nüssgen u. Trede), Bull. Soc. Internat. Chir. 1960. — Bakteriol. Probl. b. d. Anwendg. d. mod. Apparatnark. (mit Henschel), Anaesthesist 1960. — Bedeutg. d. EEG b. Herzop. i. Hypothermie u. b. extrakorp. Zirkulat. (mit Kubicki u. Trede), ebd. — Klin. Erfahrgn. m. d. künstl. Hypothermie - Erfahrgs.ber. üb 400 Fälle (mit Nüssgen), ebd. — Schlußwort auf d. Tagg. d. Dtsch. Ges. f. Anaesth., Düsseldorf 1959, ebd. — Wiederbelebg. u. Schockbekämpfg. b. Unf.verletzten, Hefte Unfhlkd. 62/1960. — Was bedeutet mod. Anaesth. ?, AOK Gesundheitsbl. 1960. — Bedeutg. u. Bestimmg. d. intraop. Blutverlustes (mit Nüssgen), Chirurg 1960. — Apparat. Fortentwicklg. d. Herzwiederbelebgs.praxis, Medizinalmarkt 1960. — Praemedikat. m. Atropin, Anaesthesist 1960. — Studies by electron microscope on various forms of induced cardiac arrest in dog and rabbit (mit Hoelscher u. Merker), Surg. (St. Louis) 49/1961. — Techn. d. künstl. Beatmg. u. Wiederbelebg., Zbl. Chir. 1961. — ESTIL (2-Methoxy-4-allyl-phenoxyessigsäure-N,N-diäthylamid), e. neuart., barbituratsäurefreies, intraven. Kurznarkotikum (mit Henschel, Nüssgen u. Paul), Chirurg 1961. — Anaesthesiol. Probl. b. d. Chir. d. Dünndarmes, Langenbecks Arch. klin. Chir. (Kongr.ber.) 1961. — Wiederbelebg. u. Schockbekämpfg. b. Unf.verletzten unt. bes. Berücksicht. d. Elektrounf., Elektro-Med. 1962. — E. neue Kunststoffkanüle, Chirurg 1962. — Wachstat. u. spez. Pflegeeinheiten (mit Lutz), Ber. 1. Europ. Kongr. f. Anaesthesiol. Wien, 1962. — Prevention and Treatment of Shock (Schockprophyl. u. Schockbekämpfg.), Anglio-German Med. Rev. (Dtsch.-Engl. Med. Rundschau) 1963. — Anaesth. b. Herzop. m. extrakorp. Zirkulat., Münch.

med. Wschr. 1963. — Respirat. Probl. b. d. Anaesth. i. Greisenalter (mit Lutz), Anaesthesist 1963. — Nachruf auf Heinz-Horst Wunderlich, Anaesthesist 1963. — Respirat. u. zirkulat. Wiederbelebg., Fortschr. Med. 1964. — Anaesthesiol. Probl. b. d. op. Trenng. v. siam. Zwillling. (Cranioencephalopagen) (mit Wawersik), Chirurg 1964. — Entwicklg. u. Aufgaben d. Anaesthesiol. (Antrittsvorlesung), Ruperto-Carola 16/1964. — Schockbekämpfg. u. Reanimat. am Unf.ort u. i. d. Klin., Mkurse ärztl. Fortbild. 1964. — Tierexp. Untersuchgn. üb. weit. Indikat. z. Anwendg. e. elektr. Schrittmachers d. Herzens, Langenbecks Arch. klin. Chir. 308/1964. — Allg.betäubg., Dtsch. Ärztekalender 1965. — Erkennung und Behandlung postop. Ventilat.störgn. (mit Lutz), Chirurg 1965. — Meß- u. Registr.mögl.ktn. b. d. prä- u. postop. Überwachg. (mit C. Müller), 5. Freib. Colloquium 1965. — Tracheotomie aus anaesthes. Sicht (mit Lutz, Wawersik u. Deichl), Dtsch. med. Wschr. 1965. — Ärztl. Ausbildg. i. Erster Hilfe am Unfallort, e. Beitr. z. Katastrophenschutz, Therap.woche 1965. — Gibt es e. Mögl.kt. d. ausreich. Sterilisat. v. Nark.apparaten, wenn e. Kaltgassterilisat. nicht z. Verfügg. steht?, Dtsch. med. Wschr. 1965. — Dürfen intraven. appl. Kurzzt.-Barbiturate i. Kindesalter angewendet werden?, ebd. — Bedeuten entzündl. Prozesse i. Hals-Kopf-Bereich e. Kontraindikat. geg. d. Anwendg. v. Barbituratnark.?, ebd. — Anaesthes. Erfahrgn. b. 500 Op. m. d. Herz-Lungen-Maschine (mit Lutz u. C. Müller), Anaesthesist 1965. — Ursachen u. Therap. d. Schocks, bes. b. Op. u. Unf. (mit Lutz), M.kurse ärztl. Fortbild. 1966. — Zum Geleit, Prakt. Anaesth. u. Wiederbelebg., 1/1966. — Sofortmaßnahmen u. klin. Bhdlg. akuter Vergiftgn. (mit Schumacher), ebd. — Ist d. Tracheotomie heute noch e. Notfallsmaßnahme?, ebd. — Klin. u. techn. Grundlagen d. Langzt.beatmg. m. Respiratoren (mit Stoeckel), ebd. — Zirkulat. Probl. b. d. Intensivpflege unt. bes. Berücksicht. v. Defibrillat. u. Impulsat. d. Herzens (mit Lutz), Anaesthesiol. u. Wiederbelebg. 17/1966. — Gibt es Schädiggs.mögl.ktn. b. d. künstl. Beatmg., die v. ihrer Anwendg. durch Laien abraten lassen?, Dtsch. med. Wschr. 1966. — Histor. Entwicklg. d. intraven. Injekt.techn. u. d. heut. Verwendg. d. Plastikkanüle (Brau-nüle) (mit Dietzel), Die Schwester 1966. — Genese u. Therap. d. hämorrhag. Schocks (Symp.), Acta anaesth. Scand. Suppl. 25/1966. — Medikam. Nark.vorberei-tg. (mit Stehlin), Prakt. Anaesth. u. Wiederbelebg. 1967. — Meß- u. Registr.mögl.-ktn. b. d. intra- u. postop. Überwachg. (mit C. Müller), Ärztl. Forsch. 21/1967. — Erfahrgn. b. Einsatz v. Herz-Lungen-Maschinen m. Oxygeneratoren ohne Blut-füllg. (mit C. Müller u. a.), Anaesthesist 1967. — Wiederbelebg. d. Herzens, Wehr-dienst u. Gesundh. 15/1967. — Anaesthes. Probl. b. gefäßchir. Eingr. (mit Lutz u. C. Müller), Anaesthesiol. u. Wiederbelebg. 20/1967.

Juzbašić, Dimitrije, o. ö. Prof. d. Chir., Dir. d. Chir. Univ. Klin. „Rebro", Zagreb/Jugoslawien. — *30. 9. 09 Daruvar/Jugoslawien. — **A:** 35 Belgrad. — **Prom:** 34 ebd. — **Hab:** 39 Frankfurt a. M. — **F:** Chir. — **V:** 33–35 Univ. Inst. f. Pharmakol. Belgrad (Holste), 35–36 Univ. Krhs. ebd. Abt. Thoraxchir. (Kosanović), 36 Chir. Klin. d. Beelitz-Heilst. LVA Berlin (Kremer), 36–44 Frankfurt a. M. (Schmieden), 44–47 Basel (Henschen). — **B:** Chir. d. Speiseröhre, Chir. d. Dickdarms, in: Diebold-Junghanns-Zukschwerdt, Klin. Chir. f. d. Praxis, Thieme 1961 (u. span. Aufl. Vlg. Salvat Editores S. A.). — **P:** Bedeutg. d. Tomograph. f. d. Chir. d. Brustorgane, Dtsch. med. Wschr. 50/1936. — Neues Modell d. Costotom, Chirurg 1937. — Bhdlg. d. basalen Lungenabscesses, ebd. 1938. — Chir. d. Zwerchfellrupt., ebd. 1939. — Zwerchfellrupt., Ber. 8. internat. Kongr. Unfhlkd. u. Berufskrankh., Thieme 1939. — Exp.: Lungennaht, Zbl. Chir. 1939. — Tomograph. als Hilfsmittel f. d. Chir. d. Herzbeutels, ebd. — Grundlagen f. d. chir. Bhdlg. d. Oesophagusvarizen, Habil.-

Schr. u. Dtsch. Z. Chir. 252. — Verschl. gr. Bruchpforten durch Cutislappenplast., Chirurg 1940. — ,,Kleine Lunge‘‘, e. neue Mögl.kt. f. d. Erforschg. d. Lungenfunkt., Beitr. Klin. Tbk. 96. — Krankh.bild d. doppelseit. totalen Nierenrindennekrose (zugl. e. Beitr. z. Therap. d. Anurie) (mit Sarre), Münch. med. Wschr. 1941. — Ist d. Anwendg. d. Paraffinplombe in d. Bhdlg. d. Lungentbk. heute noch berechtigt ?, Wien. klin. Wschr. 1942. — Grundsätzl. z. d. Probl. d. Betäubg. i. d. mod. Chir. (mit Geissendörfer), Schmerz usw. 1943. — Abgrenzg. d. Indikat. z. d. verschied. Meth. d. Bhdlg. d. Prostatahypertrophie-Prostatectomie, Elektroresekt., Hormontherap., Therap. Gegenw. 1943. — Neue Gesichtspkt. i. d. chir. Bhdlg. d. Oesophagusvarizenblutg., Arch. Klin. Chir. (Kongr.bd.) 1943. — Chir. Bhdlg. d. Oesophagusvarizenblutg., Langenbecks Arch. klin. Chir. 207/1944 u. Helvet. chir. acta, 13/1946. — Techn. d. Op. d. Panzerherzens, Schweiz. med. Wschr. 1946. — Soll d. einf. Unterarmamputat. als endgült. Zustand anerkannt werden ?, Praxis 1946. — Probl. d. Revaskularisat. d. Niere u. seine Bedeutg. f. d. Bhdlg. d. nephogen bedingten Hochdrucks, Bull. Schweiz. Akad. Med. Wiss. 2/1947. — Rethinopathie hypertensive experimentale du Chien (mit Bruckner), Bull. sec. ophtalm. de l'Est de la France 1948. — Verbesserg. d. Techn. d. Osteosynthese m. d. Laneschen Platte, Chirurg 1953. — Le traitemente de la tuberculose pulmonaire par le filet de nylon, Lyon chir. 51/1956. — L'extirpation du femur avec transplantation durtibia et du péroné, opération plastique dite de retournement de la jambe, Schweiz. med. Wschr. 1956. — Heut. Stand d. Oesophagus-Chir., Zbl. Chir. 1957. — Intrapleuraler Lungenkollaps m. Nylonnetz i. d. Bhdlg. d. Lungentbk (Film), Langenbecks Arch. klin. Chir. 1958 (Kongr.bd.). — Gegenwartsprobl. d. exp. Chir., Langenbecks Arch. klin. Chir. 298/1961. — Thymus anularis, Beitr. z. Ätiopathogenese u. Therap. d. Chylothorax u. Chyloabdomens (mit Pasini), Dtsch. med. Wschr. 1965. — Unser Vorgehen i. d. chir. Bhdlg. d. Oesophagusvarizen. Mikroshuntmeth., Langenbecks Arch. klin. Chir. 1966 (Kongr.bd.).

K

Kaden, Wolfgang, Chefarzt d. Urolog. Klin. d. Ernst-Scheffler-Krhs, X 9400 Aue (Sachsen), Gartenstr. 6. — Fragebogen 1968 nicht beantwortet.

Kaelin-Sulzer, Hans, Herrengasse, CH-6430 Schwyz (Schweiz). — Fragebogen 1968 nicht beantwortet.

Kämpfer, Dieter K., Oberarzt d. Chir. Abt. d. Krskrhs., X 74 Altenburg, Leipziger Str. 5. — *1. 5. 32 Chemnitz. — **A:** 57 Leipzig. — **Prom:** 57 ebd. — **F:** Chir. — **V:** 58 Krskrhs. Altenburg (Engel), 59 Poliklin. ebd., ab 60 chir. Abt. ebd. (Engel), ab 64 Oberarzt.

Kaerger, Ernst W. R., I. Oberarzt u. ständ. Vertr. d. Chefarztes d. chir. Abt. d. Allg. Krhs. Eilbek, 2 Hamburg 22, Friedrichsberger Str. 60. — *29. 9. 21 Kiel. — **A:** 48 Kiel. — **Prom:** 48 ebd. — **F:** Chir., Orthop., Urol. — **V:** 48–49 Klin. u. Prax. Kiel (E.-A. Kaerger), 50–54 Huyssen-Stiftung Essen (Scheele, Herget), 54 Inn. Abt. ebd. (Bernsau), 55 Rö.Abt. ebd. (Kröker), 55–60 eig. Priv.-Klin. Kiel m. chir. Prax., 60–61 Hafenkrhs. Hamburg (Hofmann), 62 Johanniter-Krhs. Rheinhausen (Rindfleisch), 62 Bathildis-Krhs. Bad Pyrmont (Tegtmeyer), ab 62 Allg. Krhs. Eilbek Hamburg (Scheider). — **P:** Elektrokoagulat.bhdlg. b. Trigeminusneuralgie, Diss. — Bhdlg. postop. Lungenkomplikat. i. d. Abdominalchir., Fortschr. Med. 1967. — Verhalten ausgewählter Fermente i. d. postop. Phase, Chirurg 1968.

Kaess, Franz-Wilhelm, Facharzt f. Chir., ehem. Chefarzt d. chir. Abt. d. Klin. Golzheim, Düsseldorf, ab 63 i. R., 4 Düsseldorf, Orsoyerstr. 84. — *2. 1. 87 Bad Kreuznach. — **A:** 13 Berlin. — **Prom:** 12 Heidelberg. — **V:** 12–13 Frankfurt a. M., 14 Pathol. Inst. ebd., 14–18 San.-Off. Feldlaz., Regimentsarzt, 18–26 Ass., Oberarzt Akademie Düsseldorf (Witzel, Ed. Rehn). — **P:** Viskosität d. Blutes b. Morbus Basedow, Beitr. z. klin. Chir. 1912. — Pleuraempyembhdlg., Münch. med. Wschr. 22. — Bhdlg. d. Frakt. d. Calcaneuskörpers mittels Nagelextension, Zbl. Chir. 1922. — Tempor. Ausschaltg. d. Parotis mittels Röntgenbestrahlg. b. Bhdlg. d. Speichelfistel, ebd. 1923. — Klin. u. Krit. z. Proteinkörperther. b. akutentz. chir. Erkrkgn., Dtsch. Z. Chir. 1923. — Postop. Parotitis, Arch klin. Chir. 136/1925. — Periarter. Sympathektomie, Klin. Wschr. 3. Jg. — Op. Bhdlg. d. Asthma bronchiale, ebd. — Röntgenbestr. b. postop. Pneumonie, Mitt. Grenzgeb. Med. u. Chir. 1925. — Röntgendiagn. d. angeb. Oesophagusatresie, Fortschr. Röntgenstr. 1926.

Kästner, Hermann, Prof., Dr. med. habil., OMR, Chefarzt i. R., Facharzt f. Chir., 8992 Wasserburg (Bodensee), Sonnenhaldenstr. 54. — *6. 4. 90 Plauen i. Vogtl. — **A:** 13 Leipzig. — **Prom:** 14 ebd. — **Hab:** 24 ebd. — **F:** Chir. — **V:** 14 Chir. Poliklin. Leipzig (Payr), Univ. Frauenklin. ebd. (Zweifel), 14–19 Kriegsdienst, 19 Pathol. Dresden-Johannstadt (Geipel), 19–25 Leipzig (Payr), 25–56 Chefarzt d. chir. Abt. d. Krhs. Bautzen. — **P:** Alkaleszenz d. Blutes, Diss. — Nierensarkom b. siebenmonatl. Foetus, Frankf. Z. Path. 1920. — Bewegl. X. Rippe als Stigma enteroptoticum, Arch. klin. Chir. 117/1921. — Z. Prophyl. Röntg.-bestr. radikalop. Brustdrüsenkrebse, Bruns' Beitr. klin. Chir. 121/1921. — Röntgenbefunde an d. Trachea, ebd. 122/1921. — Megasigma b. Fissura ani, ebd. 123/1922. — Erfahrgn. m. d. Balkenstich, Arch. klin. Chir. 121/1922. — Kniescheibenbr., Erg. Chir. u. Orthop. 17/1924. — Neuropath. Entzündgs.lehre u. Lehre v. d. Chemotaxis (Habil.-Schr.), Z. exper. Med. 43. — Deformierg. d. Patella n. Bruch, Arch. klin. Chir. 123/1925. — Therap. d. Blasendivertikels, Zbl. Chir. 1927. — Seltenere Lokalisat. d. Osteomyelitis, Arch. klin. Chir. 153/1928. — Z. Ostitisfibrosa, Zbl. Chir. 1929. — 1000 Mark Geldstrafe weg. e. heiml. Blinddarmop., Ärztl. Sachverst.-Zeitg. 1930. — Bhdlg. d. Blasenscheidenfistel, Arch. klin. Chir. 164/1931. — Ungewöhnl. properiton. Blutcyste, Zbl. Chir. 1934. — Befund n. 9½ Jahre zurückl. Mondbeinentferng., Arch orthop. Unfallchir. 39/1939. — Klin. Beitr. z. Reiztheorie d. Geschwülste, Zbl. Chir. 1939. — Fehler u. Gefahren b. d. unblut. Zurückbringg. v. Brucheinklemmgn., Med. Klin. 1939. — Bedeutg. d. Blutharnens, Med. Klin. 1940. — Akute Osteomyelitis b. Jugendl., ebd. 1941. — Vagin. Ureterotomie, Z. Urol. Chir. u. Gynäk. 46/1941. — Abdominovagin. Rektumausschneidg., Zbl. Chir. 1941. — Osteomyelitis u. Trauma, Med. Klin. 1942. — Über „spontan", Mschr. Unfhlkd. 1943. — Seltenere Formen d. akut. Bauchfellentz., Zbl. Chir. 1949. — Kenntn. d. Darmfisteln, ebd. 1951. — 2 Fälle v. gekreuzter Nierendystopie, Z. Urol. 1953. — Bem. z. Arb. v. H. Junghanns: Mehr Kritik b. d. Diagn. Appendicitis acuta u. Appendicitis chronica, Zbl. Chir. 1954. — Schnittführg. f. d. Appendekt. b. Frauen, ebd. — Bhdlg. d. Geschwülste d. Schultergegend, ebd. 1956. — Massenblutg. ins Nierenlager, Z. Urol. 1956. — Krebs u. Ernährung, Med. heute 1957. — Beurteilg. v. Gebrauchsstörgn. d. ob. Gliedmaßen, Mschr. Unfhlkd. 1958. — Ärztl. b. Platon i. mod. Sicht, Ärztl. Praxis 1960. — Befund 31 J. nach Abtragg. e. Epigastrius parasit., Zbl. Chir. 1960. — Frage d. Wirbelgleitens, insbes. als Berufskrankh., Mschr. Unfhlkd. 1961. — Vom Zufall, Ärztl. Praxis 1964. — Befund 22 J. n. Entf. e. Blutcyste d. li. Nervus cruralis, Mschr. Unfhlkd. 1966. — Vom Irrtum i. d. Med., Dtsch. med. J. 1967.

Käufer, Christoph, Ass. d. Chir. Univ.-Klin., 53 Bonn-Venusberg. *

Kaiser, Franz J., Facharzt f. Chir., Durchgangsarzt, 753 Pforzheim, Bleichstr. 47/49. — *17. 7. 29 Hamburg. — **A:** 54 Heidelberg. — **Prom:** 54 ebd. — **F:** Chir. — **V:** 54–60 Städt. Kr.anst. Karlsruhe, Hautklin. (Geiger), Zentrallabor (Riechert), Chir. Klin. (Laqua), I. Med. Klin. (Volhard), 60–61 chir.-urol. Abt. Neues Vinzentius Krhs. ebd. (Penitschka), 61–62 Krskrhs. Aalen/Württ. (Holzamer), 62–66 chir.-urol. Abt. Städt. Krhs. Pforzheim (Ebhardt).

Kaiser, Friedrich B., Chefarzt d. chir. Abt. St. Josefskrhs., 76 Offenburg. — *19. 8. 13 Görwihl, Krs. Säckingen/Bd. — **A:** 40 Freiburg i. Br. — **Prom:** 48 ebd. — **F:** Chir., Urol., Unfhlkd. — **V:** 40–46 Kriegsdienst u. Gefangenschaft, 47–56 Freiburg i. Br. (Rehn, Krauss). — **P:** Hämodynam. Untersuchgn. b. chir. Erkrankgn., Bruns' Beitr. klin. Chir. 178/1949. —Kreisl.dynam. 24-Std.-Rhythmik b. Menschen, Klin. Wschr. 1949. — Klin. Erscheingn. b. längere Zt. besteh. art.ven. Fisteln u. deren Bhdlg., Langenbecks Arch. klin. Chir. 266/1950. — Kreisl.wirkg. v. Macrodex (Dextran) i. d. Chir., Chirurg 1951. — Bhdlg. v. periph. Durchblutgs.-störgn. m. Vasculat, Med. Klin. 1951. — Klin. Erfahrgn. m. e. neuen ganglienblock. Mittel (Pendiomid), Dtsch. med. Wschr. 1951. — Wirkungsbereich d. Effortil b. chir. Erkrankgn., Med. Klin. 1952.

Kaiser, Josef, Sanitätsrat, Facharzt f. Chir., X 9377 Thum (Erzgebirge), Turnerstr. 4. — *5. 8. 99 Waldershof Bez. Regensburg. — **A:** 25 München. — **Prom:** 26 ebd. — **F:** Chir. — **V:** 25–26 München-Schwabing (Dax), 26 Augsburg (Haecker), 29–30 Homburg/S. (Orth), 30–65 Chefarzt d. Krhs. Thum i. Erzgeb.

Kaiser, Reinhard, Oberarzt d. I. Univ.-HNO-Klin., Garnisongasse 13, A-1090 Wien (Österreich). — Fragebogen 1968 nicht beantwortet.

Kaliampetsos, Georg, Priv.-Doz. f. Chir., Chefarzt d. Allg. Krhs. Athen, Neofitou Douka 3, Athen 138/Griechenland. — *15. 8. 25 Athen. — **A:** 52 Athen. — **Prom:** 55 Marburg. — **Hab:** 59/60 München u. 63 Saloniki. — **F:** Chir. — **V:** 52–54 Med. Univ.-Klin. Freiburg (Heilmeyer), 54–60 Marburg u. München (Zenker), 60–63 Oberarzt Krhs. Evangelismos Athen, 65 Stipend. v. d. Humboldtstiftg: München (Zenker), 65–67 selbständig. — **P:** Kommen Blutkrankh. u. Ka. unt. Verwandten v. Leukämiekranken gehäuft vor ?, Dtsch. med. Wschr. 1954. — Klin. u. exp. Beobachtgn. üb. e. blutstill. Wirkg. v. Hyaluronidase-Präparaten u. ihre Bedeutg. f. d. Lokalanästh., Diss. — Eine neue Wirkg. d. Hyaluronidase auf d. Gewebsthrombokinase u. ihre Bedeutg. f. d. Lokalanästh., Klin. Wschr. 1956. — Bilaterales Vorkommen v. Parotistumoren, Bruns' Beitr. klin. Chir. 198/1959. — Parotistumoren, Erg. Chir. Orthop. 42/1959. — Serumkallikrein. Klin. u. exp. Beobachtgn. b. d. Bauchchir., Habil.-Schr. — Init. Lungenblutgn., Schweiz. med. Wschr. 1960. — Untersuchgn. z. Wirkgs.mechan. d. Sulfonylharnstoffe, Klin. Wschr. 1960. — Insulinsekret. d. Pankreas b. extracorp. Perfus., I. Mitt., ebd. 1962. — Parotistumoren u. ihre neuztl. Bhdlg., Griech. Z. Chir. Ges. 7/1961. — Bedeutg. d. Adenosialograph. b. Speicheldrüsenkrankh., Griech. med. Z. 1963. — Akute Pankreatitis u. ihre mod. Bhdlg., Griech. Z. Chir. 1964.

Kallenbach, Hans Heinrich, Prof., Chefarzt d. chir. Abt. Städt. Krhs. Wilmersdorf, 1 Berlin 31, Albrecht-Achilles-Str. 59. — *13. 12. 19 Gießen/L. — **A:** 44 Berlin. — **Prom:** 44 ebd. — **Hab:** 62 Göttingen. — **F:** Frauenkrkh. u. Geburtsh., Chir. Lehrgeb.: Chir. — **V:** 45–47 Laz. u. Kriegsgef.sch., 47–52 Gynäk.geb.h. Abt. Rud.-Virch.-Krhs. Berlin (Stickel, Nordmeyer), 52–55 Bergmannsheil Bochum (Bürkle de la Camp), 55–57 Geschwulstklin. d. Dtsch. Akad. d. Wiss. Berlin (Gummel), 57–68 Chir. Univ.-Klin. Göttingen (Hellner). — **B:** Notwdgkt. u. Mögl.kt. e. frühzeit. postop. cytostat. Nachbhdlg., Schattauer 1959. — **P:** Prakt. Erg. üb. d. Rh-Faktor i. d. Geburtsh.,

Zbl. Gynäk. 1949. — Zus.hänge zw. habit. Abort u. Rh-Faktor, ebd. 1950. —
Schwangerschaftsunterbrechg. m. hyperton. Lösgn., ebd. 1951. — Einfl. d. Epiphyse
auf d. Wachstum transplantabler Impftumoren (mit Malz), Endokrinologie 1957. —
Bösart. Tumoren i. Kindesalter, Chirurg 1958. — Carcinostatica u. Wundheilg.,
Med. Klin. 1958. — Beziehgn. zw. okkulten Metastasen u. Dauerheilg. b. Ca.,
Chirurg 1959. — Bhdlg. fortgeschritt. Krebse m. Cortison, Med. Klin. 1959. —
Tierexp. Untersuchgn. m. Carcinostaticis i. klin. Dosen, ebd. — Cortison i. d. Klin.
incurabler Tumoren, ebd. — Properdinbestimmgn. i. Rattenserum b. schnellwachs.
Impftumoren (mit Thürigen), Z. exper. Med. 133/1960. — Endoxan-Nebenwirkgn.
b. Langzeitbhdlg., zugl. e. tierexp. Beitr. z. Theorie d. sog. serösen Entzündgn. d.
Leber (mit Schattenfroh), Langenbecks Arch. klin. Chir. 296/1961. — Sympt.
Bhdlg. incurabler Malignome m. Glucocorticoiden, Med. Mitt. Schering 1961. —
Mögl.ktn. u. Grenzen d. Wirksamkt. heut. Zytostatika, Med. Klin. 1961. — Trans-
plantat.versuche m. Tumorzellen i. d. ström. Blutbahn, Med. Klin. 1961. — Beeinfl.
v. Krebsmetastasen i. Modellversuch, Langenbecks Arch. klin. Chir. 298/1961. —
Tierexp. Grundl. z. Chemotherap. b. bösart. Neubildgn., Strahlentherap. 119/1962.
— Bedeutg. d. Nachweise v. Tumorzellen i. ström. Blut aus klin. Sicht, HNO 1962.
— Ändergn. d. allg. Resistenz d. Organismus unt. d. Einfl. v. Endoxan, E 39 u.
Trenimon (mit Eger u. Schattenfroh), Strahlentherapie 119/1962. — Beeinfl. d.
Metastasenhäufigkt. durch Resistenzminderg., Langenbecks Arch. klin. Chir. 300/
1962. — Veränderg. d. Metastasenhäufigkt. nach op. Eingr. i. tierexp. Modellver-
such, Chirurg 1962. — Veränderg. d. Metastasenhäufigkt. nach Rö.ganzbestrahlg. i.
tierexp. Modellversuch (mit Gregl), Med. Klin. 1962. — Gewebsverpflanzgn., Med.
Welt 1963. — Minderg. d. natürl. Krebsabwehr durch Zytostatika?, Med. Klin.
1964. — Biol. d. Krebsmetastase u. ihre klin. Bedeutg., ebd. — Autoradiograph.
Untersuchgn. üb. d. Verteilg. v. C-14-mark. Cyclophophamid i. bestrahlten u. un-
bestrahlten Impftumoren (Yoshida-Sarkom) (mit Schuster u. Gregl), Z. Krebsforsch.
1964. — Bindegewebsreakt. geg. Transplantate norm. u. mal. Gewebe. Autoradiograph. Untersuchgn. m. ^{35}S-Sulfat (mit Schuster), Langenbecks Arch. klin. Chir.
308/1964. — Untersuchgn. üb. d. Einwirkg. d. neuen Zytostatikums Natulan auf d.
Wundheilg. (mit Schlachetzki), Ärztl. Forsch. 1965. — Modellversuche z. postop.
Metastasenverhütg. durch Zytostatika, Med. Klin. 1966. — Tierexp. Modellversuche
z. postop. Tumor-Recidiv-Prophyl. m. Cytostatica (mit Schuster), Langenbecks
Arch. klin. Chir. 316/1966. — Exp. u. klin. Grundl. e. postop. Chemotherap. d. mal.
Tumoren, Med. Welt 1966.

Kallfelz, Theo, Chefarzt d. Krhs. St. Josef, 5414 Vallendar, Weitersburger Weg
27. — *1. 12. 09 Pünderich/Mosel. — **A:** 34 Berlin. — **Prom:** 33 Bonn. — **F:** Chir. —
V: 33–38 St. Hedwigskrhs. Berlin (Brogsitter, Petermann), 38–46 u. 45–46 Oberarzt
St. Gertraudenkrhs. Berlin-Wilmersdorf (Block), 40–45 Militärdienst. — **P:** Vergl.
Resultate d. verschied. Arten d. Messg. d. conjugata vera u. d. Querdurchmessers
d. kindl. Kopfes, Diss. — Einwirkg. d. Knochenbr. a. d. Gesamtorganismus, Arch.
orthop. Unfallchir. 40/1939. — Stabeisen-Distrakt.gipsverbd. z. Bhdlg. d. infiz.
Kniegelenkschüsse, Zbl. Chir. 1944. — Aufsteig. Dünndarmeinscheidg. i. d. Magen
n. Billroth II, Chirurg 1954.

Kalligiannis, Odysseus, Kriaristr. 10, Chamna/Kreta (Griechenland). — Fragebogen 1968 nicht beantwortet.

Kamp, Heinrich, Facharzt f. Chir., Chefarzt u. leit. Arzt d. chir. Abt. d. Krhs.
Maria Frieden, 4404 Telgte, Priv.-Prax.: 4404 Telgte, Bahnhofstr. 31. — *11. 9. 19
Telgte/Westf. — **A:** 43 Münster. — **Prom:** 43 ebd. — **F:** Chir. — **V:** 43–45 Kriegs-

dienst, 45 Franziskus-Hosp. Münster (Schlief), 45–51 Ass., später Oberarzt d. Städt. Clemens-Hosp. ebd. (Lentze), ab 51 Chefarzt d. Krhs. Telgte/Westf., seitdem mehrfach 2–3-wöch. Hospitantenbesuche: Urol. Klin. München (May), Unfallkrhs. Wien (Böhler), Hafenkrhs. Hamburg (Küntscher).

Kamp, Wolfgang van de, MR, Chefarzt d. chir. Abt. d. Bezkrhs. f. Tbk.- u. Lungenkrankh., X 1504 Beelitz Heilstätten (Krs. Potsdam-Land). — Fragebogen 1968 nicht beantwortet.

Kampik, Franz, Chefarzt d. Städt. Krhs., 888 Dillingen (Donau), Oberer Quellweg 39. — Fragebogen 1968 nicht beantwortet.

Kampshoff, Robert, Chefarzt u. leit. Chir. d. Krhs. Philippusstift, 43 Essen-Borbeck, Hülsmannstr. 17. — *19. 6. 09 Velen/Westf. — **A:** 37 Berlin. — **Prom:** 41 Münster. — **F:** Chir. — **V:** 36 Chir. Heilst. u. Krhs. Marienheim i. Albrechtshaus/ Harz (Zimmermann), 36–37 inn. Abt. allg. Krhs. Philippusstift, Essen-Borbeck (Jünger), 38–39 chir. Abt. ebd. (Allhoff), 39–42 Ev. Krhs. Lippstadt (Schlaaff), 43–45 Kriegsdienst, 45–48 Oberarzt Krhs. Philippusstift, Essen-Borbeck (Allhoff).

Kanert, Walther, Chefarzt u. Leit. Arzt d. chir. Abt. Krhs., 6348 Herborn. — *7. 2. 08 Köln. — **A:** 33 Bonn. — **Prom:** 32 ebd. — **F:** Chir. — **V:** 32 Krskrhs. Berlin-Nauen (Krohn), 33–47 Bergmannsheil Bochum (Bürkle de la Camp), 39–41 Chefarzt L.W.Laz. Braunschweig, 42–45 Chefarzt L.W.Laz. Posen, ab 47 Chefarzt Krhs. Herborn. — **B:** Gemeins. Erkrankgn. aus d. Inn. Med. u. Chir. (mit Koelsch), Thieme 1949. — Krampfadergeschwür u. Unf., in: Beitr. z. Gutachtensammlg. aus d. Vers.- u. Versorg.med., Hirt in Stutz Vlg. 1956. — **P:** Verändergn. d. Gluthathiongehaltes b. norm. Schwangerschaft u. Geburt unt. Berücksicht. d. Blutverlustes, Diss. — Schwere nicht eingericht. Verletzgn. d. WS., Bruns' Beitr. klin. Chir. 160/1934. — Bruch d. os multangulum maius, Mschr. Unfhlkd. 1935. — Ist d. echte Geschoßwanderg. selten?, Arch. orthop. Unfallchir. 36/1935. — Neue Aufhängevorrichtg. f. Streckverbände, Münch. med. Wschr. 1937. — Bruch d. vord. unt. Darmbeinstachels, Chirurg 1937. — Erfolge d. Wirbelbr.bhdlg., Münch. med. Wschr. 1937. — Abrißfrakt. d. spina iliaca ant. inf., Chirurg 1938. — Verletzgn. durch Metallsplitter, Therap. Gegenw. 1939. — Op. Bhdlg. d. Knochenbr., Dtsch. Z. Chir. 257/1943. — Kontinuitätsresekt. b. gutart. Knochengeschwülsten, Zbl. Chir. 1943. — Embolie d. Bauchaorta, Med. Welt 1965.

Kapfhammer, Hans, Chefarzt d. Sanatoriums Göttmann, 6101 Reichelsheim, Am Gänsberg 4. — *11. 3. 08 Ober-Igling/Oberbay. — **A:** 34 München. — **Prom:** 34 ebd. — **V:** 33 Pathol. Inst. München (Borst), 34 I. Med. Klin. ebd. (v. Romberg), 34–42 Charité Berlin (Sauerbruch), 42–45 Kriegsdienst, 47–49 Oberarzt d. Chir. Klin. Krecke München (Fick), 50–52 Oberarzt i. Sanatorium Göttmann, Reichelsheim/Odw., ab 52 Chefarzt ebd. — **P:** Ovarialtumoren i. d. Schwangerschaft u. b. d. Geburt, Diss.

Kappus, Paul, Facharzt f. Chir. u. Durchgangsarzt, 637 Oberursel (Ts), Altkönigstr. 38. — *4. 1. 27 Frankfurt a. M. — **A:** 53 Frankfurt a. M. — **Prom:** 52 ebd. — **F:** Chir. — **V:** 52 Marienkrhs. Frankfurt (Flörcken), 53 Lampertsheim/H. (Trill), 54–60 Krhs. d. Barmherzigen Brüder Frankfurt a. M. (Schönig), 60–64 St. Katharinenkrhs. ebd. (Lutz).

Kaps, Werner Friedrich, Chefarzt d. chir. Abt. u. leit. Arzt d. Krskrhs. Falkeneck, 6333 Braunfels/Lahn. — *16. 11. 19 Gießen. — **A:** 46 Marburg. — **Prom:** 46 Gießen. — **F:** Chir. — **V:** 46–47 inn. Abt. Stadtkrhs. Wetzlar (Grothe), 47–48 chir. Abt. ebd. (Ebel), ab 48 Krskrhs. Braunfels (Schneider), ab 63 als leit. Arzt.

Karageorgis, Basile, Chefchir. am Generalhosp. Piräus, Rue de l'Academie 8, Athen 134 (Griechenland). — Fragebogen 1968 nicht beantwortet.

Karagjozov, Pance A., Prof., Dir. d. Chir. Univ.-Klin., ul. M. Tito No. 39/I, Skopje/Mazedonien (Jugoslawien). — Fragebogen 1968 nicht beantwortet.

Karcher, Gunther, Priv.-Doz., Chefarzt d. urol. Abt. d. Stadtkrhs. Offenbach, 6078 Neu Isenburg 2, Am Forsthaus Gravenbruch Nr. 45. — Fragebogen 1968 nicht beantwortet.

Karcher, Hermann, Prof., Facharzt f. Chir., Durchgangsarzt am Krhs. Maingau v. RK., 6 Frankfurt a. M., Beethovenstr. 42. — *18. 5. 12 Saarbrücken. — **A:** 38 Heidelberg. — **Prom:** 40 ebd. — **Hab:** 52 ebd. — **F:** Chir. — **V:** 38–58 Heidelberg (Kirschner, K. H. Bauer). — **B:** WS. u. Rückenmark, Becken, in: Stich u. K. H. Bauer, Fehler u. Gefahren bei chir. Op., Gustav Fischer 1958. — Rö.diagn. d. Schädels; Rö.diagn. d. WS.; Rö.diagn. d. Gelenke, in: Oberdalhoff, Vieten, Karcher, Klin. Rö.diagn. chir. Erkrankgn., Springer 1959. — Frühdiagn. d. malignen Knochentumoren. Beitr. i. d. Tumorfrühdiagnost., Schattauer 1962. — **P:** Späterg. repon. Schulterluxat., Buchdruckerei R. Mayer, Würzburg 1940. — Wert d. Kniegelenkdarstellg. m. Uroselektan B.. Chirurg 1940. — Beitr. z. Bhdlg. d. Frakt. i. gelenknahen Abschnitt d. Oberarmes, ebd. 1947. — Indikat. d. op. Bhdlg. v. Frakt. i. körpernahen Abschnitt d. Oberarmes, ebd. 1948. — Thorotrastschäden, Langenbecks Arch. klin. Chir. 5/1949. — Ostitis fibrosa generalisata m. Epithelkörperchentumor nach langj. AT 10-Gabe, ebd. 254/1952. — Ausmauerg. cyst. Knochenherde mit Beckenkammtransplantaten, ebd. 271/1952. — Selt. Lokalisat. d. Osteochondritis dissecans unt. bes. Berücksicht. ihrer Genes, ebd. — Calcium- u. Phosphorstoffwechsel b. d. norm. u. gestörten Knochenbr.hlg. sowie i. fr. u. konserv. Transplantaten. E. Nachweis m. d. radioakt. Isotopen P^{32} + Ca^{45}, ebd. 275/1953. — Therap. d. Perforat. i. Brustabschnitt d. Speiseröhre, ebd. 278/1954. — Schicksal v. 70 Pat. m. Cardia-Ca. nach Cardiaresekt., ebd. 279/1954. — Strahlenschäden u. ihre Bhdlg., ebd. 280/1955. — Erfahrgn. an 75 Fällen v. Oesophagus- u. Cardia-Ca. unt. Berücksicht. d. Fundekt., ebd. — 4 Fälle angebor. Darmverschl., ebd. 281/1955. — Probl. d. Strahlenschädiggn. u. ihre Bhdlg., ebd. 282/1955. — Traumat. Oesophagusperforat., Diagn. u. Bhdlg., Mod. Chir. 1955. — Hauttransplantat. b. Unf.-verletzgn., Mitt. d. Berufsgen.sch. 1955. — Bhdlg. u. Erg. d. Sarkomrecidive, Langenbecks Arch. klin. Chir. 284/1956. — Diagn. u. Therap. d. Spontanfrakt. d. Schenkelhalses nach Bestrahlg. v. Genitaltumoren, ebd. 283/1957. — Hyperparathyreoidismus unt. Berücksicht. d. Ostitis fibrosa, Erg. Chir. u. Orthop. 41/1958. — Fettembolie, Langenbecks Arch. klin. Chir. 296/1960.

Karitzky, Bruno P. F., Prof., leit. Chir. a. RK-Krhs., 28 Bremen, Parkallee 153. — *17. 2. 07 Stralsund. — **A:** 31 Greifswald. — **Prom:** 31 ebd. — **Hab:** 39 Freiburg. — **F:** Chir. — **V:** 30 Path. Inst. Greifswald (Leupold), 30–31 II. Med. Klin. München (F. v. Müller), 31 Düsseldorf (Frey), 31–32 Path. Inst. Dortmund (Schridde), 32–51 Freiburg (Rehn), 51–55 Dir. d. Univ.-Klin. Rostock, 55–56 Chefarzt d. Chir. Klin. Sanderbusch i. O. — **B:** Akute Gliedmaßendystrophie. Bedeutg. f. d. Bhdlgs.maßnahmen i. d. Unfallchir., Hefte Unfhlkd. 1936, Springer. — Grundl. d. Chir., Leitf. d. allg. u. spez. Chir., Enke 1950. — Erkrankgn. d. Muskeln, Sehnen, Knochen u. Gelenke, in: Lexer-Rehn, Lehrb. d. allg. Chir. 21. Aufl., Enke 1952. — Chir. d. Brustdrüse, in: Wullstein-Wilms, Lehrb. d. Chir. 11. Aufl., Jena: G. Fischer 1955. — Schock u. Kollaps, in: Lehrb. d. Traumatologie, Volk u. Gesundheit 1955. — Verletzgn. d. ob. Extremität, in: Hdb. d. Unfhlkd., 2. Aufl. Enke 1956. — Symptomat. Bhdlg. d. Krebskrankh., Enke 1956. — **P:** Nekr. u. Blutgn. i. Hirngeschwülsten,

Virchows Arch. 289/1933. — Traumat. Entstehg. d. Hirntumoren, Mschr. Unfhlkd. 1933. — Hirndruck b. stumpfen Kopfverletzgn., Dtsch. Z. Chir. 242/1933. — Erg. d. Krebsaufklärg., ebd. 243/1934. — Wärmewirkg. u. Wärmebhdlg. i. d. Chir., ebd. 247/1936. — Wärmewirkg. u. ihre Bedeutg. f. d. Chir., Arch. klin. Chir. 190/ 1937. — Grundsätze d. Wirbelbr.bhdlg., ebd. — Schweißfunkt. u. Schwitzbadbhdlg. i. d. Chir., Forsch. u. Fortschr. 17/1941. — Chemotherap. b. Kriegswunden, Münch. med. Wschr. 1943. — Dystrophie u. Atrophie b. Kriegsverletzgn., Zbl. Chir. 1943. — Wundfistel u. ihre Bhdlg., Bruns' Beitr. klin. Chir. 176/1947. — Acidose b. Tetanus, Arch. klin. Chir. 260/1948. — Vegetat. Belastg. u. Schweißfunkt., Zbl. ges. inn. Med. 1947. — Bhdlg. d. infiz. Aneurysma, Arch. klin. Chir. 260/1948. — Wirtschaftl. Anwendungsweise d. Antibiotica, ebd. 264/1949/50. — Gleichzeit. Bestimmg. d. Wasserstoffionenkonzentrat. u. Titrationsazidität i. kleinsten Mengen Schweiß (mit Raabe u. Meisner), Zbl. ges. inn. Med. 1949. — Wasserstoffzahl u. Säuregehalt d. Schweißes b. chir. Kranken (mit Raabe u. Ugi), Arch. klin. Chir. 263/1949. — Erg. d. Palliativop. b. Magen- u. Mastdarmkrebs, Zbl. Chir. 1950. — Mehrzeit. Op. d. akuten Ileus, Arch. klin. Chir. 267/1950. — Krebskrankh., Z. Krebsforsch. 1951. — Marknagelg. v. Frakt. d. langen Röhrenknochen, Zbl. Chir. 1952. — Berechtigg. u. Indikat. d. Cholecystostomie, ebd. — Fehldiagn. b. Zwerchfellhernie, Bruns' Beitr. klin. Chir. 184/1952. — Chir. Fachsprache, Chirurg 1952. — Regionale Bedinggn. d. chir. Tätigkeit, Arch. klin. Chir. 273/1953. — Ruhende u. wuch. Metastasen, ebd. 274/1952. — Funkt. als Leitmotiv d. Chirurgie, Z. ärztl. Fortbild. 1953. — Op.vorbhdlg. u. Nachbhdlg., Münch. med. Wschr. 1953. — Pankreatitis u. Pankreasnekr. (mit Altvater), Bruns' Beitr. klin. Chir. 186/1953. — Umwegsop. b. verschleppten Gallen, Langenbecks Arch. klin. Chir. 276/1953. — Schock u. Kollaps, Z. ärztl. Fortbild. 1954. — Pankreaskrebs (mit Unger), Bruns' Beitr. klin. Chir. 188/1954. — Moderne Nark. i. d. allg. Chir., Münch. med. Wschr. 1953. — Problematik d. Perlonanwendg. i. d. Chir., Zbl. Chir. 1954. — Spätdehiszenz u. Nahtsicherg. b. Oesophagusanastomosen, Chirurg 1954. — Funkt. Hautkapillarbild b. d. Sudeckschen Krkht. (mit Scheibe), ebd. — Psychosomat. Probl. b. Krebskranken, Langenbecks Arch. klin. Chir. 279/1954. — Schädelverletzgn., Dtsch. med. J. 1955. — Erg. d. Gallenwegsanastomosen in Klin. u. Praxis, Langenbecks Arch. klin. Chir. Kongr.bd. 1955. — Wert u. Risiko d. operat. Frakturbhdlg. i. d. chir. Praxis, 75. Tgg. Nordwestd. Chir. Göttingen 1955. — Gallenchir. i. kl. Krhs., Zbl. Chir. 1960. — Entzündg. u. Frakturbhdlg., Münch. med. Wschr. 1961, — Blutverlust u. vorläufig. Blutersatz, ebd. 1962. — Akute Pankreatitis, Z. ärztl. Fortbild. 1963. — Aufklärungspflicht b. Krebs?, Münch. med. Wschr. 1964. — Schweigepflicht u. Schweigerecht d. Arztes u. ihre Grenzen, ebd. 1965. — Wandlgn. i. d. Ulkuschir., ebd. — Sind gesetzl. Aufklärgs.pflicht u. ärztl. Ethik miteinander vereinbar?, Hippokrates 1965. — Tumorpat. b. Hausarzt, Dtsch. Ärzteblatt 1967.

Karnbaum, Sebastian, Prof., Dr. med., Dr. phil., 8 München 19, Maria-Ward-Str. 40. — *12. 8. 19 Forchheim/Oberfranken. — **A:** 43 Würzburg. — **Prom:** 43 ebd. — **Hab:** 58 München. — **F:** Chir. — **V:** 43 II. Frauenklin. d. Charité Berlin, 43–44 Geburtsh. Neuköllner Krhs. ebd., 44–45 Kriegsdienst, 45 II. Univ. Frauenklin. München (Eisenreich), 46–47 Pathol. Inst. ebd. (Borst), 47–48 I. Med. Klin. ebd. (Bingold), 48–64 Chir. Univ.-Klin. ebd. (Frey, Zenker). — **P:** Bluterguß u. Leukozytose, Med. Diss. Würzburg 1943. — Norm. u. anom. Gedächtnisphänomene u. ihre Bedeutg. f. d. Leib-Seele-Problem auf Grund empir. Materials d. letzten 20 J., Phil. Diss. München 1951. — Bhdlg. d. pertrochant. Oberschenkelfrakt., Chirurg 1955. — Elast. Eigensch. thorak. Hochdruckaorten, Z. exper. Med. 128/1957. — Elast. Eigensch. ganzer menschl. Hochdruckaorten, ebd. — Innendruckabhäng. Umfangsmessgn. b. Alters- u. Hochdruckaorten, ebd. — Art.card. Syndr. b. Bluthochdruck, Virchows Arch. 330/1957. — Kreisl.analyt. Untersuchgn. b. Normotonikern, Z. Kreisl.forsch. 1957. — Pulswellengeschwindigkt. u. Minutenvolumenhochdruck, ebd. — Aortenelastizität u. Widerstandshochdruck, ebd. — Prae- u. postop. Bhdlg. b. d. Resekt. d. Cardiaca., Münch. med. Wschr. 1958. — Jejunum-Magen nach Totalresekt. d. Magens (mit Schnur), Chirurg 1959. — Spontanrupt. d. Speiseröhre, Med. Klin. 1960. — Röntgenol. z. spont. Oesophagusrupt. (mit Pöschl), Fortschr. Röntgenstr. u. Nuklearmed. 1960. — Elastizität u. Morphol. d. Aortenwindkessels b. Bluthochdruck, Arch. Kreisl.forsch. 1961. — Ärztl. Hilfe am Unfallort, Z. ärztl. Fortbild. 1962. — Spontanrupt. d. Oesophagus, Med. Bilddienst (Roche) 1962. — Probl. d. op. Bhdlg. d. Oesophagusca., Bruns' Beitr. klin. Chir. 1962. — Ulnavorschub nach Unterarmbr. (mit Parhofer), Mschr. Unfhlkd. 1962. — Schmerz, Bayer. Filmdienst (mit Zenker). Farbtonfilm in Zus.arb. m. d. Fa. Bayer, Leverkusen, 1962. — Exp. Untersuchgn. z. Wundrupt. nach Laparotomie (mit Parhofer), Langenbecks Arch. klin. Chir. 302/ 1963. — Klin. Untersuchgn. z. Platzbauchentstehg. (mit Parhofer), Bruns' Beitr. klin. Chir. 206/1963. — Antibioticawirkg. b. ält. Oesophagus- u. Darmperforat. (mit Parhofer), Langenbecks Arch. klin. Chir. 303/1963. — Klin. u. Therap. d. Struma maligna (mit Parhofer), Münch. med. Wschr. 1963. — Bhdlg. d. malignen Weichteiltumoren (mit Vitalli), Bruns' Beitr. klin. Chir. 207/1963. — Op. Bhdlg. d. Oesophagusca., Forum prakt. Arzt 1963. — Op. Mögl.ktn. b. Verätzgn. d. menschl. Speiseröhre, ebd. — Bhdlgs.erg. b. 2856 kompl. Unterschenkelfrakt., Mschr. Unfhlkd. 1964. — Isol. Schien- u. Wadenbeinfrakt., ebd. 1965. — Knochenverletzgn. am Kniegelenk unt. bes. Berücksicht. v. 451 Kniescheibenbr., Bruns' Beitr. klin. Chir. 210/1965. — Exp. Untersuchgn. z. Überbrückg. v. Tracheadefekten m. Kunststoffprothesen (mit Parhofer u. Nardi), Thoraxchir. 13/1965.

Kaschub, Heinz, Chefarzt d. Bethanien-Krhs., 6 Frankfurt a. M., Im Prüfling 21–25. — *3. 4. 19 Mensguth-Ostpr. — A: 45 Jena. — Prom: 45 ebd. — F: Chir. — V: Jena, Landeskrhs. Detmold, Ev. Krhs. Lippstadt, Krskrhs. Hersfeld.

Kaspar, Franz, Ass. d. II. Chir. Klin. d. Freien Univ. Berlin im Städt. Krhs. Westend, 1 Berlin 19, Spandauer Damm 130. *

Kasparek, Rudolf, Facharzt f. Chir. u. Durchgangsarzt, 465 Gelsenkirchen, von-der-Recke-Str. 14. — *12. 2. 20 Wanne-Eickel. — A: 47 Düsseldorf. — Prom: 52 ebd. — F: Chir. — V: 45 St. Anna-Hosp. Wanne-Eickel (Ostermann), 45–60 Ev. Krhs. Gelsenkirchen (Pfalzgraf, Päßler, Erb). — P: Rettg. e. 84j. weg. Darmbrand Operierten durch Duodenalsonden-Darreich. gr. Sulfonamiddosen, Zbl. Chir. 1951.

Kastert, Josef, Leit. Medizinaldir., Ärztl. Dir. d. Spezialklin. f. akute u. chron. Gelenk- u. Knochenerkrankgn. „Sonnenwende", Bad Dürkheim, Chefarzt d. Abt. f. extrapulmon. Tbk., Spezialklin. Sanatorium „Sonnenwende", 6702 Bad Dürkheim. — *16. 9. 10 Düsseldorf. — A: 35. — Prom: 36. — F: Chir. — V: 34–35 Med. Klin. Düsseldorf (Edens), 35–36 Marien-Krhs. Duisburg (Orator), 36–38 Pathol. Inst. Düsseldorf (Huebschmann), 38–39 Chir. Klin., ebd. (Frey), 39 Marien-Hosp., ebd. (Orator), 39–45 Militärdienst, 45–54 Chefarzt d. Heilstätte Heuberg d. LVA Württemberg, Stetten, Spezialklin. f. extrapulmonale Tbk. — B: Chir. Krankenuntersuchg., Übersetzg. a. d. Engl. v. Prof. H. Bailey, 1. Aufl. 1939, 5. Aufl. 1967. — I. Europ. Symposion üb. d. Therap. d. Skelett-Tbk., Beil.heft z. Z. f. Orthopädie, Bd. 87, Enke 1955. — Spondylitis tuberculosa u. ihre op. Bhdlg., Bd. II, in: WS. in

Forschg. u. Praxis v. H. Junghanns, Hippokrates 1957; ital. Übers.: La Spondilite Tuberculare Ed II Il Suo Trattamento Chirurgico, 1962. — Chir. d. WS. b. Prof. Dr. F. Jaeger, in: Chir. d. WS. u. d. Rückenmarks, Thieme 1959. — II. Europ. Symposion üb. d. Bhdlg. d. Skelett-Tbk. 1959. — Skelett-Tbk., Lungentbk. im höheren Lebensalter (Akt. Probl.), Kongr.ber., Thieme 1961. — Die Skelett-Tbk. (Prof. J. Hein, H. Kleinschmidt, E. Uehlinger) m. e. Beitr. v. Uehlinger üb. d. Histo-Pathol. d. Knochen- u. Gelenk-Tbk., in: Hdb. d. Tbk., Bd. 4, Thieme 1964. — Bull. of the Internat. Union Against Tuberculosis, 37/1966. — **P:** Exper. Erforschg. d. Leberkreisl. an menschl. Lebern, Virchows Arch. 294/1935. — Exp. Untersuchgn. üb. d. Einfl. d. Schilddrüseninkretes a. d. Leberzelle, ebd. 302/1938. — Pathol.-anat. Verändergn. am Herzmuskel b. exp. Commotio cordis, ebd. 305/1939. — Entstehg. u. Bhdlg. d. Halslymphknotentbk. im Kindesalter (mit Hommel), Kinderärztl. Praxis 1950. — Neue chir. Meth. z. Bhdlg. d. WS.tbk., Chirurg 1950. — Fallhandop. unt. Berücksicht. physikal. Gesetze, ebd. — Chir. Bhdlg. d. Halslymphknotentbk., ebd. — Kombin. op.-tuberkulostat. Herdbhdlg. d. Spondylitis tbc., Langenbecks Arch. klin. Chir. 270/1951. — Diff.-diagn. d. Wirbel-Tbk., Tbk.-arzt 1951. — Tuberkulostat. Herdbhdlg. d. Wirbel-Tbk., Fortschr. Röntgenstr. 74/ 1951. — Streptomycintherap. d. extrapulmon. Tbk. (mit Haizmann), I. u. II. Mitt., Med. Klin. 1951. — Mod. Bhdlg. d. Knochen- u. Gelenktbk., Medizinische 1952. — Kombin. op. tuberkulostat. Herdbhdlg. d. Spondylitis tuberculosa, Therap.woche 1952. — Op.-tuberkulostat. Bhdlg. d. Iliosacralgelenktbk., Chirurg 1952. — Erste Erfolge b. kombin. op.-tuberkulostat. Spondylitistherap., Fortschr. Röntgenstr. 76/1952. — Pathogenese d. Spondylitis tuberculosa, Beitr. Klin. Tbk. 106/1952. — Op.-tuberkulostat. Herdtherap. d. tbk. Spondylitis n. Kastert, Münch. med. Wschr. 1952. — Neue Spondylitis-Therap. i. Kindesalter, Kinderärztl. Praxis 1952. — Rö.-diagn. d. Knochenherdes, Tbk.arzt 1953. — Entstehg. u. Entwicklg. d. tbk. Skelettherdes, Beitr. Klin. Tbk. 110/1953. — Verwachsg. d. Kniegelenkfettkörpers als selbständ. Krankh.bild, Chirurg 1953. — Bedeutg. d. spezif. Restherdes f. d. Therap. extrapulmon. Tbk.-manifestat., Medizinische 1953. — Indikat., Meth. u. Erfolge d. op. Herdausräumg. b. Spondylitis tbc., Verh. Dtsch. Orthop. Ges. 41/ 1953. — Postop. Herdinstillat. b. Spondylitis tbc., Schweiz. Z. Tbk. 12/1955. — Neue Bhdlgs.meth. d. Coxitis tbc., Langenbecks Arch. klin. Chir. 282/1955. — Transperit. op. Bhdlg. d. Tbk. d. Promunturiums, Chirurg 1956. — Op.Bhdlg. d. Knochen- u. Gelenktbk., Regensb. Jahrb. ärztl. Fortbild. 1957/58. —Spondylitiden b. op. Herdbhdlg., II. Europ. Sympos. Bhdlg. d. Skelett-Tbk., Semmering 1957, Enke 1959. — Extrapulmon. Tbk., Beitr. Klin. Tbk. 121/1959. — Klin. u. Therap. d. Halslymphknotentbk. (mit Beck u. Behrendt), Tbk.arzt 1958. — Fragekasten, Münch. med. Wschr. 1958. — Neue Erkenntn. i. d. Diagn. u. Therap. d. Knochen- u. Gelenktbk., Tbk.arzt 1958. — Thérapeutique focale opératoire et tuberculostatique combinée, Extr. d. Acta chir. Belg. 1959. — Fragekasten üb. Coxitis tbc. Münch. med. Wschr. 1959. — Taggs.ber. üb. d. 24. Tagg. d. Wiss. Ges. Südwestd. Tbk.ärzte 1960, Bad Dürkheim/Pfalz, Tbk.arzt 1960. — Bhdlg. d. Skelett-Tbk., Langenbecks Arch. klin. Chir. 295/1960. — Erg. d. op. Spondylitis-Therap., Estratto d. Atti d. 45. Congr. Soc. d. Ortop. e Traumat. - Firenze, 1960. — Considerazioni tecniche sul Trattamento Chirurgico Della Coxite tubercolare (mit Tagliapietra), ebd. — Tischgespräch üb. d. chir. Bhdlg. d. Spondylitis tbc., Beitr. Klin. Tbk. 124/1961. — Aktuelle Probl. d. extrapulmon. Tbk., Med. Klin. 1961. — Nachruf f. Prof. Dr. Paul Huebschmann, Landarzt 1961. — Klin. u. Therap. extrapulmon. Tbk., Ärztl.

Sammelbl. 1962. — Intraartic. Resekt.arthrodcse d. Hüftgelenkes (mit Grundmann
u. Tagliapietra), Chirurg 1962. — Taggs.ber. (mit Prof. Debeyrc), Internat. Sympos.
ü. d. Spondylitis tbc. v. 8. 11. 1961, Kongr. d. Soc. Franç. d'Orthop. et d. Traumat.
1961 Paris, Tbk.arzt, 1962. — Diagn. Vertebrotomie, Dtsch. med. Wschr. 1962. —
Tagungsber. Internat. Kongr. f. extrapulmon. Tbk. in Szeged/Ungarn 1962 (mit
Borsay), Med. Klin. 1963. — Probl. d. extrapulmon. Tbk. aus europ. Sicht, Med.
Mschr. 1963. — Extrapulmon. Tbk. u. Tbk.bekämpfg., Landarzt 1964. — Tbk.
Herdbildgn. außerhalb d. Lunge (extrapulmon. Tbk.), Brosch. z. Weltgesundheits-
tag 1964 „Unbesiegte Tuberkulose". — Klin. d. Rippentbk. (mit Grundmann u.
Tagliapietra), Med. Klin. 1964. — Skelett-Tbk. i. Kindesalter, Dtsch. Schwestern-
ztg. 1964. — Entwicklg. d. Bhdlg. extrapulmon. Tbk. u. ihre gesundheitspolit. Be-
deutg., Mitt.bl. d. Niedersächs. Ver. z. Bek. d. Tbk. 1965. — Derzeit. Stand d.
Therap. d. Knochen- u. Gelenktbk., Dtsch. med. J. 1965. — Klin. u. Therap. d.
Coxitis tbc., Z. Tbk. u. Erkrankg. d. Thoraxorgane 123/1965. — Bhdlg. d. Knochen-
u. Gelenktbk., Med. Klin. 1965. — Fortschr. i. d. Bhdlg. d. extrapulmon. Tbk.,
Münch. med. Wschr. 1965. — Neue Bhdlgs.meth. d. Knochen- u. Gelenktbk., Saarl.
Ärztebl. 1966. — Extrapulmon. Tbk., Selecta 1966. — Derzeit. Therap. d. Gelenk-
tbk., Ärztl. Praxis 1966. — Chir. Bhdlg. d. Spondylitis tbc., Internist 1966.

Kastrup, Hans, Prof., Chefarzt d. chir. Abt. d. Krhs., 497 Bad Oeynhausen. —
*18. 9. 09 Dortmund. — **A:** 36 Berlin. — **Prom:** 35 Hamburg. — **Hab:** 48 ebd. —
F: Chir. — **V:** 35 Med. Klin. Düsseldorf (Edens), 35 Kinderklin. Dortmund (Meyer
zur Hörste), 35 Pathol. Univ.-Inst. Marburg (Versé), 36 Pathol. Univ.-Inst. Köln
(Leupold), ab 37 Hamburg-Eppendorf (Konjetzny, Lezius), 53 apl. Prof. — 53–55
Kommis. Leit. d. Chir. Univ.-Klin. ebd., — **P:** Dauererfolge nach Magenop. unt. Be-
rücksicht. d. Resekt. z. Ausschaltg. u. d. Ausschaltg. durch Ligamentum teres, Diss.
— Beurteilg. d. Dauererg. d. Resekt. z. Ausschaltg. u. d. Pylorusumschnürg. m.
Gastroenterostomie b. Ulcus duodeni, Chirurg 1934. — Genese d. Gastritis, Z. exper.
Med. 1938. — Posttraumat. Pankreatitis, Chirurg 1938. — Exp. haematogene
Gastritis u. ihre Pathogenese, Z. Verd. u. Stoffw.-Krkh. 1939. — Carcinomat. Umwandlg. d. Fibroadenoms d. Mamma, Chirurg 1941. — Unechte Blutcyste i. d. li.
Fossa supraclavicularis, Zbl. Chir. 1941. — Doppelseit. Mammaca. u. seine Bedeutg.
z. Frage d. Genese d. Mammaca., Arch. klin. Chir. 1944. — Erfahrgn. m. d. Marknagelg., Zbl. Chir. 1948. — Klin. u. exp. Untersuchgn. z. Frage d. sog. Ostitis fibrosa
generalisata, Bruns' Beitr. klin. Chir. 179/1949. — Unterarmdefektpseudarthrosen-
bhdlg., Zbl. Chir. 1949. — Bhdlg. d. inop. Mammaca., ebd. — Schenkelhalsnagelg.,
ebd. — Bes. Form d. Dünndarmvaginat. b. Meckel'schen Divertikel, ebd. — Mark-
raumreiz b. d. Küntschernagelg., ebd. — Hormonbhdlg. b. Erkrankgn. d. weibl.
Brustdrüse, ebd. 1950. — Penicillinbhdlg. d. gelenknahcm Osteomyelitis, ebd. —
Schenkelhalsnagelg., ebd. — Marknagelg. i. Kindesalter, Mschr. Unfhlkd. 1950.
— Zweites Kohlehydratstoffwechselhormon d. Bauchspeicheldrüse (Glukagon) u.
seine Herkunft aus d. Zellensyst., Klin. Wschr. 1950. — Frühdiagn. d. Mammaca.,
Zbl. Chir. 1950. — Lokalisat. d. Milchgangspapillome, ebd. 1951. — Ätiol., Diagn. u.
Therap. d. Hodentors., Med. Welt 1952. — Indikat. z. Splenekt., Zbl. Chir. 1952. —
Selt. Tumorbildg. d. gr. Netzes als Ursache e. Peritonitis, ebd. — Diskuss.bemerkg.
z. Thema Mediastinaltumoren m. Demonstrat. d. Diapositive e. Falles, ebd. —
Aspergillose d. Lunge, Therap. Gegenw. 1952. — Op. Bhdlg. d. art.-ven. Aneurysmas
d. Pulmonalgefäße, Dtsch. Z. Chir. 273/1953. — Anzeige z. Splenekt., Bruns' Beitr.
klin. Chir. 187/1953. — Klin., Pathol. u. Therap. d. Thymustumoren, Thoraxchir.
2/1954. — Bhdlg. d. Magenca., Gesd.fürs. 1954. — Hormonbhdlg. d. Prostata- u.

Mammaca., ebd. — Neurom d. Duodenums, Zbl. Chir. 1955. — Pericardcysten, Thoraxchir. 4/1957. — Fettembolie, 74. Tagg. Dtsch. Ges. Chir., Kongr.ber. u. Dtsch. Z. Chir. 278/1957. — Chir.-orthop. Bhdlg. d. sog. Gelenkerkrankgn., 49. Tagg. Nordw. Ges. f. Innere Med., Kongr.ber. 1957. — Rundherde i. d. Lunge, Zbl. Chir. 1957. — Chir. Bhdlg. d. Magen-Duodenum-Geschwürs, Landarzt 1958. — Chir. Bhdlg. d. intrathorac. Chyluscyste, Zbl. Chir. 1959. — Appendicitis i. höheren Lebensalter, Landarzt 1959. — Erkenng. u. Bhdlg. d. intrathorac. Chyluscyste, Zbl. Chir. 1960. — Gallensteinileus, Zbl. Chir. 1962. — Gallensteinileus, Landarzt 1963. — Chir. Bhdlg. d. Lungensteckschüsse, Landarzt 1964. — Chir. d. Dünndarms, Zbl. Chir. 1965.

Katschker, Hermann, Oberarzt d. chir. Abt. d. Städt. Krhs., 7987 Weingarten (Württ.). — *2. 7. 22 Breslau. — **A:** 55 Frankfurt a. M. — **Prom:** 55 ebd. — **F:** Chir. — **V:** 55–56 Stadtkrhs. Offenbach (Levin), 56–65 Krhs. Sachsenhausen Frankfurt a. M. (Gürsching, Doermer), 65-66 Nordwest-Krhs. ebd. (Ungeheuer). — **P:** Blutkörperchensenkg. (BSG) b. Spender u. Empfänger vor u. nach Bluttransfus., Diss.

Katz, Karl, Doz., 75 Karlsruhe, Stephanienstr. 46. — Fragebogen 1968 nicht beantwortet.

Katzenberger, Helmut, Chefarzt d. Chir. Klin. Dr. Katzenberger, 873 Bad Kissingen, Prinzregentenstr. 7a. — Fragebogen 1968 nicht beantwortet.

Kauffmann, Hans-Günther, Oberreg.MR., 62 Wiesbaden, Leberberg 3. — Fragebogen 1968 nicht beantwortet.

Kaufhold, Norbert, Facharzt f. Chir. u. Urol., 439 Gladbeck/Westf., Ludwig-Bette-Weg 1. — *24. 12. 18 Beuthen/Oberschl. — **A:** 44 Breslau. — **Prom:** 44 ebd. — **F:** Chir., Urol. — **V:** 44–45 Kriegsdienst, 45–52 Marburg (Wiedhopf, Zenker), 52–67 Gladbeck (Schultheis). — **P:** Chir. Bhdlg. v. Sympathicustumoren d. Brust- u. Bauchhöhle, Bruns' Beitr. klin. Chir. 1950. — Beziehgn. zw. Gynäkomastie, Hodenstörgn. u. Ausscheidg. v. Sexualhormonen i. Urin, Zbl. Chir. 1951. — Funkt. Umbau v. Rippen b. Pleuraschwarten u. Kyphoskoliosen, Bruns' Beitr. klin. Chir. 1951. — Anwendg. u. Dosierg. d. Stilbene z. Bhdlg. d. Prostataca., Münch. med. Wschr. 1951. — Steinhalt. Ureterocelen, Chirurg 1951. — Meth. z. quantitat. Auswertg. d. Ausscheidgs.urografie f. d. Beurteilg. d. Nierenfunkt., Z. Urol. 1953. — Einführg. i. d. Clearanceuntersuchgn., Wildunger Hefte 1953. — Verwendgs.mögl.-ktn. d. Preludins i. d. Chir., Hippokrates 1955. — Örtl. Hydrocortisonanwendg. b. chir. Erkrankgn., Münch. med. Wschr. 1956.

Kaufmann, Gerhard, Oberarzt d. chir. Abt. d. Carl-von-Basedow-Krskrhs. X 42 Merseburg. — *25. 10. 30 Merseburg. — **A:** 58 Halle. — **Prom:** 60 ebd. — **F:** Chir. — **V:** 57–58 Krskrhs. Staßfurt, 58–59 Krskrhs. Merseburg, 59–60 Betriebspoliklin. Leuna, 60–64 Krskrhs. Merseburg, ab 64 Oberarzt. — **P:** Schlunddurchtrenng. auf d. Moped, Med. Bild 1964.

Kaulbach, Werner, Chefarzt d. chir. Abt. d. Jakobi-Krhs., 444 Rheine (Westf.), Kaiserallee 12. — Fragebogen 1968 nicht beantwortet.

Kaup, Josef, Facharzt f. Chir., 415 Krefeld-Uerdingen, Bahnhofstr. 60. — *10. 3. 12 Büren/Westf. — **A:** 38 Münster. — **Prom:** 39 ebd. — **F:** Chir. — **V:** 37–38 Hyg. Inst. Münster (Jötten), Ev. Krhs. (Swart), 38–39 St. Marienhosp. Mülheim/R., 39–45 Kriegsdienst, 45–49 St. Marien-Hosp. Mülheim/R. (Baum), 49–56 Elisabeth-Krhs. Recklinghausen Süd (Humborg), 57–60 St. Josefs-Krhs. Krefeld (Becker).

Kayser, Paul-Henning, Facharzt f. Chir., 235 Neumünster, Kuhberg 29. — *2. 10. 11 Westerland. — **A:** 37 Kiel. — **Prom:** 36 ebd. — **F:** Chir. — **V:** 37–38 Pathol. Inst. d. Städt. Kr.anst. Kiel (Rahl), 38–39 Friedrichst. Krhs. Dresden

(Fromme), 40–45 Jena (Guleke), 46–55 Chefarzt Städt. Krhs. Preetz/Holst. —
P: Einfl. d. Sylter Seeklimas auf d. Hauttemperatur, Z. exper. Med. 1937. — Haut-
temperaturmessgn., Veröff. Biokl. Inst. Kiel 1938. — Wittergs.einfl. auf Thrombose,
Embolie u. Apoplexie, Virchows Arch. 1938. — Colivorkommen i. Duodenum, Dtsch.
med. Wschr. 1938. —Meteorotropismus v. Thrombose u. Apoplexie, Verh. Westdtsch. Pathol. Ges. 1939. — Schmerzlinderg. i. d. Geburt, Med. Klin. 1949. —
Chiropraktik, ebd. 1954.

Kazenmaier, Siegfried, Chefarzt d. Krskrhs., 742 Münsingen. — *29. 12. 15
Jungholzhausen. — **A:** 40 Tübingen. — **Prom:** 40 ebd. — **F:** Chir. — **V:** 40–42 Tü-
bingen (Usadel), 42–46 Militärdienst, 46–51 Karl-Olga-Krhs. Stuttgart (Blezinger,
Hohlweg).

Kehl, Carl-Oskar, Facharzt f. Chir. u. Belegarzt an d. Priv.-Klin. Dr. Westrich,
8 München 23, Keferstr. 2. — *20. 12. 17 Koblenz. — **A:** 44 München. — **Prom:** 44
ebd. — **F:** Chir. — **V:** 45–51 Chir. u. Med. Univ.-Klin. München, 51–53 Herbert
Reddy Memorial Hosp. Montreal/Canada, 54 Oberarzt chir. Abt. Stiftsspit. Kempten, 55 Oberarzt chir. Abt. Krhs. Azlburg d. Elibabethinen Straubing, 56 Oberarzt
an d. Priv.-Klin. Dr. Maul, Ingolstadt. — Berufspol. Tätigkt.: Mitglied d. Bundes-
vorstandes d. Verbandes d. niedergel. Ärzte (NAV). Vorsitz. d. Facharztausschusses
d. NAV. Mitgl. d. Ausschusses f. Belegarztfragen d. NAV. 2. Vorsitz. d. NAV Bayern.
— **P:** Unterbindg. d. art. vertebralis b. Tbk. d. HWS., Diss. — Op. Bhdlg. v. Unterschenkelbr. mittels Drahtumschlingg., Med. Klin. 1948. — Schlußwort z. Bemerkg.
z. Thema „Über d. op. Bhdlg. v. Unterschenkelbrüchen" v. Bartsch, ebd. 1949. —
Op. Bhdlg. d. tbk. Caries d. Halswirbelquerfortsätze, Festschr. z. 84. Geburtstag v.
Prof. Brauer, Beitr. Klin. Tbk. 102/1949. — Ber. aus Kanada, Med. Klin. 1952. —
Berufschancen d. jungen Chirurgen, Niedergelass. Arzt 1966. — Belegarzt – was ist
das ?, ebd. 1967.

Kehne, Helmut Bernhard, Oberarzt d. chir. Abt. d. Städt. Krhs., 47 Hamm, An
der Insel 16. — *22. 5. 25 Werl Kr. Soest. — **A:** 52 Münster. — **Prom:** 53 ebd. —
F: Chir. — **V:** 52–53 Josephs-Hosp. Warendorf (Weritz), 53–56 Städt. Krhs. Hamm
(Andreesen), 56–57 Inn. Abt. Mariannen-Hosp. Werl (Habrock), ab 57 chir. Abt.
Städt. Krhs. Hamm (Andreesen, Harbecke), ab 61 als Oberarzt. — **P:** Chir. d.
Magens unt. bes. Berücksicht. d. gutart. Tumoren, Zbl. Chir. 1960. — Klin. d.
malignen Synovialome, ebd. 1965.

Keichel, Franz, Ass. d. Chir. Univ.-Klin., 2 Hamburg 20, Martinistr. 52. —
Fragebogen 1968 nicht beantwortet.

Keidel, Martin, Facharzt f. Chir. u. Anaesth., Durchgangsarzt, 73 Eßlingen,
Urbanstr. 81. — *27. 8. 17 Berlin. — **A:** 43 München. — **Prom:** 43 ebd. — **F:** Chir.,
Anaesth. — **V:** 45–54 Städt. Kr.anst. Eßlingen (Chir., Inn. Med., Röntg., Anaesth.).

Keil, E. G. Ursula, OMR. b. LVA Württemberg, 73 Eßlingen/Neckar, Rostocker
Str. 24. — *29. 3. 23 Dresden. — **A:** 48 Münster/Westf. — **Prom:** 49 ebd. — **F:** Chir.
u. Anästh. — **V:** 51–53 Dresden-Johannstadt (Sprung), 54–56 Jena (Kuntzen),
56–59 Diakonissen-Krhs. Leipzig (Runne), 59–61 Gotha/Thür. (Keil), 61 Pforzheim
(Ebhardt). — **B:** Kleine Chir., in: Lehrbrief f. d. Fachschulfernstudium, Verl. Med.
Fachschule Dresden 1953. — Anästh., ebd. — **P:** Kreisl.verändergn. währ. d. Extraduralen Spinalanästh. (mit Keil), Dtsch. Gesd.wes. 1951. — Präop. Kreisl.testg. m.
Histamin (mit Keil), ebd. 1952. — Schleimhautanästh. b. d. Bronchoskopie, ebd.
1953. — Seltene Komplikat. postop. Sauerstofftherap., Anaesthesist 1960.

Keil, C. H. Werner, OMR., LVA Württemberg, 73 Eßlingen, Rostocker Str. 24.
— *11. 7. 13 Lohmen/Sachs. — **A:** 39 Dresden. — **Prom:** 37 Leipzig. — **F:** Chir.

— **V:** 37 Med. Univ.-Klin. Leipzig (Bürger), 38–44 Städt. Kr.anst. Landsberg/
Warthe (Heydemann), 44–49 Chefarzt d. Landeskrhs. Treuenbrietzen, 49–54 Ober-
arzt d. Chir. Klin. d. Med. Akad. „Carl Gustav Carus" Dresden (Sprung), 55 Wiss.
Ass. Jena (Kuntzen), 55–56 Sportarzt b. d. Dtsch. Olympiamannschaft Cortina
d'Ampezzo, 56–59 Chefarzt d. Diakonissenkrhs. Eisenach/Thür., 59–61 Chefarzt d.
Krskrhs. Gotha/Thür., 61–62 Städt. Krhs. Pforzheim (Ebhardt). — **B:** Op. an
Gallenblase, Pankreas u. Leber, Lehrb. f. d. Fachschulfernstudium, Teil 3, Verl.
Med. Fachschule Dresden 1955. — Chir. Erkrankgn. d. Bauches, ebd. Teil 4. —
P: Leberdiagnost. m. d. Weltmann'schen Koagulat.band, Diss. — Blasenmole u.
Zwillingsschwangerschaft, Zbl. Gynäk. 1944. — Eunarcon i. d. Sprechstunde,
Therap. Gegenw. 1946. — Multiple recidivier. Lipome m. lok. sarkomat. Entartg.,
Virchows Arch. 1948. — Schwangerschaftsunterbrechg. durch percutan. Amnion-
punkt. ?, Dtsch. Gesd.wes. 1948. — Gelungene Extrakt. e. gebrochenen Schenkelhalsnagels, Chirurg 1949. — Instrument z. Entferng. gebrochener Schenkelhalsnägel, Mschr. Unfhlkd. 1949. — Bhdlg. infiz. Wunden m. Sulfonamid-Harnstoff-
puder, Zbl. Chir. 1950. — Kreisl.verändergn. während d. extraduralen Spinalanästh. (mit Neumärker), Dtsch. Gesd.wes. 1951. — Hilfsgerät zur Entferng. tief-
sitzender u. gebrochener Schenkelhalsnägel, Zbl. Chir. 1952. — Präop. Kreisl.testg.
m. Histamin (mit Neumärker), Dtsch. Gesd.wes. 1952. — Erfahrgn. m. d. neuen
Anästheticum FALICAIN b. d. Periduralanästh., Zbl. Chir. 1953. — Das Famu-
lieren, Angest. Arzt 1957. — Erfahrgn. m. LIQUIDO-PLAST i. d. plast. u. Unfallchir., Fortschr. Med. 1957. — „Re"frakt. kindl. Ob.schenkelbr. nach Drahtumschlin-
gung, Zbl. Chir. 1958. — Chir. Händedesinfekt. m. bes. Berücksicht. d. Schnell-
desinfekt. m. Wofasept-Seifengelee, Dtsch. Gesd.wes. 1958. — Periduralanästh. i.
d. Alterschir., Hauszschr. d. Firma FAHLBERG-LIST 1959. — Wandlg. d. Nark.
i. d. modernen Chir., Heilberufe 1960. — Alloplast. Deckg. v. Schädeldefekten,
Med. Bild 1961. — Erste Erfahrgn. m. d. Kurznarkoticum ESTIL, Zbl. Chir. 1961.

Keilbach, Heinz, Ass. d. II. Chir. Klin. d. Freien Univ. Berlin im Städt. Krhs.
Westend, 1 Berlin 19, Spandauer Damm 130. *

Keitel, Heribert, Oberarzt d. chir.-gynäkolog. Abt. d. Paul-Gerhardt-Stiftes,
X 4600 Wittenberg Lutherstadt, Lutherstr. 33d. — Fragebogen 1968 nicht beantwortet.

Keller, Friedrich R. A., Facharzt f. Chir., Durchgangsarzt f. d. gewerbl. Berufsgenossenschaften u. Bundesbahn, 875 Aschaffenburg, Grünewaldstr. 7. — *30. 7. 12
Dettelbach-Bahnhof. — **A:** 37 Würzburg. — **Prom:** 37 ebd. — **F:** Chir. — **V:** 37
Juliusspit. Würzburg (Förster), 38–43 Städt. Krhs. Aschaffenburg (Lurz, Bayer),
43–45 Kriegsdienst, ab 45 Städt. Krhs. Aschaffenburg (Daser).

Keller, Otto, Chefarzt Kant.krhs., CH-888 Walenstadt (St. Gallen). — *5. 2. 11
Oberendingen/Schweiz. — **A:** 36 Zürich. — **Prom:** 36 ebd. — **F:** Chir. — **V:** Walen-
stadt (Beck), Davos (Behrens), med. Abt. Kantonsspit. St. Gallen (Ssell), 41—51
Oberarzt d. chir. Klinik Kantonsspit. St. Gallen (Oberholzer).

Keller, Wolfgang, Chefarzt d. chir. Abt. d. Krhs. St. Trudpert, 753 Pforzheim.
— *17. 2. 24 Tiefenhäusern/Waldshut. — **A:** 50 Freiburg i. Br. — **Prom:** 57 ebd. —
F: Chir. — **V:** 50–57 Lorettokrhs. Freiburg (Thelen, Paal). — **B:** Schmerzausschaltg.
b. d. transvesik. Prostatekt., Diss.

Kellermann, Michael, Chefarzt d. Krskrhs., 8704 Uffenheim, Krankenhausstr. —
*15. 10. 12 Selb/Bay. — **A:** 38 Freiburg i. Br. — **Prom:** 38 ebd. — **F:** Chir., Frauenheilk. u. Geburtsh. — **V:** Selb, Freiburg, Hof, Fachausbild. Krhs. i. Friedrichshain
Berlin, St. Georgkrhs. Hamburg, Stadtkrhs. Ansbach, im Krieg Stabsarzt d. LW.

Kellhammer, Günter, 7 Stuttgart 13, Teckstr. 11. — Fragebogen 1968 nicht beantwortet.

Kellner, Helmut, Chefarzt d. chir. Abt. d. Krskrhs., 304 Soltau-Hann., Winsener Str. 17. — *18. 10. 12 Velbert/Rhld. — **A:** 37 Düsseldorf. — **Prom:** 37 ebd. — **F:** Chir. — **V:** 36–37 inn. Abt. Augusta-Krhs. Bochum (Böhme), 37–56 Berufsgen.-schaftl. Kr.anst. Bergmannsheil ebd. (Bürkle de la Camp), geb.hilfl.-gynäk. Abt. Augusta-Krhs. (Isbruch), zwztl. Kriegsdienst, 48 Knappschaftskrhs. Bottrop (Blumensaat), 54 Univ.-Klin. Marburg/L. (Zenker), Kr.anst. München-Nymphenburg, (Schleicher), Urol. Krhs. ebd. (May). — **P:** Bhdlg. d. Priapismus, Zbl. Chir. 1949. — Vorteile d. Meßfächers n. Schlaaff z. Feststellg. v. Beweggs.-Ausschlägen, Mschr. Unfhlkd. 1952. — Kann Novokain d. Ausbr. u. d. Verl. d. Wundstarrkrampfs beeinflussen?, Medizinische 1954. — Pat. u. Krhs., Anstalts-Umschau 1955. — Kreuzotterbisse, Med. Welt 1965.

Keminger, Kurt, Doz., Oberarzt d. I. Chir. Univ.-Klin., Porzellangasse 8, A-1090 Wien (Österreich). — Fragebogen 1968 nicht beantwortet.

Kemkes, Heinrich Bernhard, 82 Rosenheim (Bayern), Kufsteiner Str. 1. — Fragebogen 1968 nicht beantwortet.

Kemlein, P. A. Walter, Oberarzt d. chir. Abt. d. Ev. Johannes-Krhs., 48 Bielefeld. — *24. 10. 27 Großharthau. — **A:** 54 Erlangen. — **Prom:** 54 ebd. — **F:** Chir. — **V:** 53–54 Med. Univ.-Klin. Erlangen (Henning), 54 chir. u. gyn. Abt. Krskrhs. Lemgo (Klessmann), 54–55 inn. Abt. Stadtkrhs. Wolfsburg (Koeppen), 55–57 Städt. Krhs. Gütersloh (Opitz), 57–59 Städt. Kr.anst. Essen (Reischauer), ab 59 Ev. Johannes-Krhs. Bielefeld (Eysholdt). — **P:** Percut. Markdrahtg. b. Br. am ob. Humerusende, Chirurg 1967. — Extrakt.gerät f. Schenkelhalsnagel-Bruchstücke m. V-förm. Querschnitt, ebd. 1968.

Kemper, Friedrich, Chefarzt d. chir. Abt. u. Chefarzt d. St. Marien-Hosp., 3538 Niedermarsberg. — *24. 6. 09 Niedermarsberg. — **A:** 34 Westfalen/Lippe. — **Prom:** 40 Münster. — **F:** Chir. — **V:** 34–37 St. Marien-Hosp. Hamm/Westf., 37–38 Elisabeth-Krhs. Köln-Hohenlind, 38 Univ.-Frauenklin. Berlin, 38–39 Hütten-Hosp. Dortmund-Hörde, Oberarzt, 39–45 Kriegsdienst.

Kempf, Karl-Friedrich, Priv.-Doz., Oberarzt d. Chir. Univ.-Klin., 65 Mainz, Langenbeckstr. 1. — *26. 7. 18 Braunschweig. — **A:** 47 Göttingen. — **Prom:** 48 ebd. — **Hab:** 61 Mainz. — **F:** Chir. — **V:** 47–50 Pathol. Inst. Braunschweig (Schultze), 50–57 Knappschaftskrhs. Bottrop (Blumensaat), ab 57 Chir. Univ.-Klin. Mainz (Brandt, Kümmerle). — **P:** Bes. Fall v. Speiseröhrenbrand, Diss. — Lipoidzellenhyperplasie d. Milz u. Leber b. chron. Choledochusverschl., Frankf. Z. Path. 61/1949. — Von d. Gelenkkapseln u. Schleimbeuteln ausgeh. synovioplast. Sarkom, Langenbecks Arch. klin. Chir 126/1951. — Persistenz d. Vorniere od. d. nephrogenen Zwischenblastoms, Z. Urol. 45/1952. — Carcinoide d. Bronchialbaumes u. ihre chir. Bhdlg., Bruns' Beitr. klin. Chir. 185/1952. — Vorderarmcysten d. Mediastinums unt. bes. Berücksicht. e. Trachealcyste, Thoraxchir. 1953. — Erfahrgn. m. Aristoplomb u. seine Anwendg. b. op. gesetzten Wunden, Materia med. Normark 1954. — Phäochromoplast. Gewächse ungewöhnl. Standortes, Zbl. Chir. 1955. — Solit. bronchiektat. Cystenbildg., Thoraxchir. 1955. — Nierenplasie m. Berücksicht. d. Hypoplasie u. d. Deutg. gleichzeit. cyst. Hamartien i. Nierenlager, Virchows Arch. 328/1956. — Traumaca. m. Berücksicht. unf.abhäng. Präcancerosen, Mschr. Unfhlkd. 1957. — Erfahrgn. m. e. neuen Pleuratroikart i. d. postop. Lungenresekt.bhdlg., Thoraxchir. 1957. — Nierenhypoplasie b. vorlieg. Nierenblastemcyste, Zbl. Chir. 1961. — Kompensat.fähigkt. d. Restlunge nach Pneumonekt., Fortschr. Med. 1961.

— Kompensat. Mögl.ktn. z. Stabilisierg. d. cardiorespirat. Syst., Bruns' Beitr. klin. Chir. 205/1962. — Klin. u. Pathol. raumford. Prozesse i. Bereich d. Mediastinums, Langenbecks Arch. klin. Chir. 1963. — Indikat. z. Probethorakotomie, Ärztebl. Rheinl. Pfalz 1963. — Thoraxverletzgn., ihre Komplikat. u. Bhdlg., Mschr. Unfhlkd. 1964. — Distors. i. ob. Sprunggelenk m. u. ohne Kapselriß, Langenbecks Arch. klin. Chir. (Kongr.bd.) 1965. — Distors. d. ob. Sprunggelenks, Chir. Praxis 1966. — Distors. d. ob. Sprunggelenks, Schriftenr. d. gewerbl. Berufsgenossenschaften 1966. — Distorsiones de la articulación tibioperoneoastragalina, práctica quirrgica 4/1966. — Diagnost. Ad- u. Abdukt.haltegerät b. Distors. d. ob. Sprunggelenks, Chirurg 1966. — Heut. Stand d. Tetanusprophyl.- u. -therap., Ärztebl. Rheinl.-Pfalz 1966. Probl. d. Unf.zusammenhanges b. Meniscusschaden, Hefte Unfhlkd. 91/1966. — Kenntnis e. bes. Form d. einseit. mass. Lungenatelektase, Langenbecks Arch. klin. Chir. 317/1967. — Malignität u. Benignität synovialer Blastome, Bruns' Beitr. klin. Chir. 215/1967. — Anwendg. d. Hypnose b. thoraxchir. Eingr., Z. psych. Med. 1967. — Distors. d. ob. Sprunggelenks – Diagn. u. Bhdlgs.erg., Tägl. Praxis 1967. — Exp. Untersuchgn. z. Klassifiz. d. Bandverletzgn. am ob. Sprungelenk, Zbl. Chir. 1967. — Funkt. Späterg. b. unspezif. Pleuraempyem, Langenbecks Arch. klin. Chir. 319/ 1967. — Funkt. Späterg. b. unspezif. Pleuraempyem unt. Berücksicht. d. jeweil. Therapieform, Fortschr. Med. 1968.

Kempter, Herbert, Oberarzt am Städt. Krhs., 843 Neumarkt (Oberpfalz), Oberer Markt 27. — Fragebogen 1968 nicht beantwortet.

Kern, Ernst, Prof., Dir. d. Chir. Univ. Klin., 87 Würzburg, Josef-Schneider-Str. 2. — *13. 1. 23 Gleisenau/Ufr. — **A:** 49 Erlangen. — **Prom:** 49 ebd. — **Hab:** 59 Freiburg i. Br., 64 apl. Prof. f. Chir. — **F:** Chir. — **V:** 49–51 Erlangen, Augsburg u. Hamburg, 51–52 Physiol. Inst. Erlangen (Ranke), 52–54 Würzburg (Wachsmuth), 54–66 Ass. u. Oberarzt Freiburg i. Br. (Krauss), 54 Schweden (Wulff, Sandblom, Crafoord), 62 USA (Cattell, Warren, Longmire), 66 USA u. Ostasien. — **B:** Postop. Frühkomplikat. (mit Wiemers), Thieme 1957. — Chir. Pathophysiol. u. Klin. d. Temperaturregulat. (mit Wiemers), Vortr. prakt. Chir. H. 58. Enke 1961. — Hrsg.: Ungelöste Probl. d. Chir., Festschr. f. H. Krauss, Thieme 1964. — Postop. Ileus (mit Krauss), in: Intra- u. postop. Zw.fälle, Bd. II. Thieme 1965. — Allg. Chir., Springer 1967. — **P:** Kenntn. d. menschl. Sulfatstoffwechsels, Diss. — Meth. Verbessrg. d. Herzkatheterisg. durch Registr. laufender Wellen, Z. Kreisl.forsch. 1952. — Akt.stromändergn. d. Nerveneinzelfaser unt. d. Einwirkg. hochfrequenter Wechseldrucke (mit Keidel), Z. Biol. 104/1952. — Bereich d. Unterschiedsempfindlkt. d. Zuges b. festgehalt. Adaptat.zustand, ebd. 105/1952. — Akuter Herzstillstand, seine Pathogenese, Therap. u. Progn. (mit Stucke u. Loennecken), Langenbecks Arch. klin. Chir. 277/1953. — Op.saalbeleuchtg., Bruns' Beitr. klin. Chir. 189/1953. — Kreisl.regulat. als chir. Probl., Ärztl. Wschr. 1953. — Pankreascysten u. -abszesse, ebd. — Späterg. nach schlechtgeheilten kindl. Frakt. (mit Nenninger), ebd. 1954. — Komplikat. b. d. op. Bhdlg. v. Pankreascysten (mit Franke), Chirurg 1954. — Verhalten d. Nierenfunkt. b. gesteuerter Blutdrucksenkg. (mit Holle), Klin. Wschr. 1954. — Inn. Drainage v. Pankreascysten, Fortschr. Med. 1954. — Künstl. u. vollautomat. Beatmg. d. Menschen, ebd. 1955. — Heut. Stand d. Chir. d. Pankreascysten, Erg. Chir. u. Orthop. 39/1955. — Möglichktn. u. Grenzen d. Fermentdiagn. chir. Pankreaserkrankgn., Langenbecks Arch. klin. Chir. 282/1955. — Begleitpankreatitis nach Oberbauchop., Langenbecks Arch. klin. Chir. 281/1955. — Verhalten d. Oesophagoatriogramms währ. d. Mitralstenoseop. (mit Wiemers), Thoraxchir. 1956. — Bedeutg. d. Serumtributyrinasebestimmg. f. d. chir. Diagn. (mit Wagner u. Mardersteig),

Langenbecks Arch. klin. Chir. 282/1956. — Periph. Kreisl.versagen u. seine Besonderhtn. b. chir. Kranken (mit Wiemers), Dtsch. med. Wschr. 1956. — Einwanderg.
v. Fremdkörpern i. d. Gallen- u. Pankreasgänge (mit Huwe), Langenbecks Arch.
klin. Chir. 286/1957. — Photometr. Serumdiastasebestimmg. nach Smith and Roe
i. klin. Anwendg. (mit Lo, Flux, Schimmelpfennig u. Billmann), Klin. Wschr. 1957.
— Chron. Pankreatitis, Dtsch. med. Wschr. 1958. — Atemstörgn. u. ihre Bhdlg. i.
d. Chir. (mit Wiemers), ebd. 1959. — Beobachtgn. an vier Pat. m. totaler Pankreatekt. weg. e. Ca. d. Pankreas (mit Creutzfeldt u. Kümmerle), ebd. — Diff.diagn. u.
Therap. d. Pankreascysten (mit Kümmerle u. Hebell), Chirurg 1960. — Akut. Erkrankgn. d. Bauchspeicheldrüse unt. bes. Berücksicht. d. leichteren Formen u. ihrer
Bedeutg. f. d. Chir., Erg. Chir. u. Orthop. 43/1961. — Radik. Entferng. d. Bauchspeicheldrüse b. Menschen; Indikat., Erg., Folgeerscheingn. (mit Creutzfeldt, Kümmerle u. Schumacher), Erg. Inn. Med. 16/1961. — Prim. Choledochusverschl. nach
Choledochotomie (mit Krauss), Dtsch. med. Wschr. 1961. — Schnelltest z. Serumdiastasebestimmg. (mit Stotz), ebd. 1962. — Therap. d. Pankreatitis u. ihrer Folgezustände, Fortschr. Med. 1962. — Bougierg. d. Papilla Vateri (mit Krauss), Dtsch.
med. Wschr. 1963. — Erg. d. op. Bhdlg. maligner Tumoren (mit Richter), Med.
Klin. 1963. — Radik., palliat. od. konserv. Bhdlg. d. Pankreasca.? (mit Creutzfeldt,
Kümmerle u. Graner), Langenbecks Arch. klin. Chir. 303/1963. — Entstehg., Klin.,
Therap. u. Prophyl. d. periton. Adhäs. (mit Kuhbier), Erg. Chir. u. Orthop. 46/
1964. — Op.takt. b. Eingr. weg. Steinleidens d. Gallenwege, Chirurg 1964. — Verschluckte Fremdkörper u. Bezoare i. Gastrointestinaltrakt (mit Klöss u. Bremer),
Dtsch. med. Wschr. 1964. — Aktuelle Fragen akuter gastrointestin. Blutgn. (mit
Klöss u. Stothfang), Med. Klin. 1964. — Untersuchgn. z. Adhäs.prophyl. i. Bauchraum, Langenbecks Arch. klin. Chir. 308/1964. — Knöch. Verletzgn. d. Brust- u.
LendenWS. (mit Weller u. Kummer), Mschr. Unfhlkd. 1965. — Probl. d. Cal-
caneusfrakt., Hefte Unfhlkd. 81/1965. — Probl. d. Gallenwegs- u. Gallenblasenca.
(mit Gehring), Langenbecks Arch. klin. Chir. 309/1965. — Schocktherap. i. d. Prax.
(mit Wiemers), Dtsch. med. Wschr. 1965. — Reanimat. v. Unfallverletzten (mit
Wiemers) ebd. — Rekonstrukt. Eingr. a. d. Gallenwegen (mit Klöss u. Landgraf), Langenbecks Arch. klin. Chir. 311/1965. — Rezidiveingr. a. d. Gallenwegen
(mit Overbeck u. Schwick), ebd. 312/1965. — Untersuchgn. z. Verhalten d. alkal.
Serumphosphatase währ. d. Frakturheilg. (mit Weller, Loch u. Gruber), Mschr.
Unfhlkd. 1965. — Op.takt. d. Gallenwegsrevis., Langenbecks Arch. klin. Chir.
313/1965. — Adhäs.prophyl. m. makromolekul. Substanzen, Helvet. chir. acta 33/
1966. — Frühbhdlg. nach Knochenbr. u. Osteosynthesen (mit Weller), Münch. med.
Wschr. 1966. — „Akut. Abdomen", Med. Klin. 1966. — Erfolgr. op. Herzrupt. nach
stumpf. Thoraxtrauma (mit Zimmermann u. Scharf), Langenbecks Arch. klin. Chir.
316/1966. — Chir. Kranke m. Diabetes (mit Bauer u. Kley), Dtsch. med. Wschr.
1967. — Konserv. od. op. Bhdlg. geschl. Frakt.? (mit Loch), Chirurg 1967.

Kerrinnes, Claus, Doz., Dr. med. habil., OMR., Leit. d. chir. Abt. d. Aggertal-
klin., 525 Engelskirchen. — *26. 2. 22 Insterburg (Ostpr.). — **A:** 45 Berlin. — **Prom:**
45 ebd. — **Hab:** 59 Leipzig. — **F:** Chir., Anaesth. — **V:** 45–46 Res.-Laz. u. Versorg.-
Krhs. Garmisch-Partenkirchen (Schlick, Deist), 46–50 Versorg.-Krhs. Berchtesgaden (Habicht, Artmann), 50–60 Leipzig (Heller, Uebermuth), 60–61 Mainz
(Brandt), 61–67 Aggertalklin. Engelskirchen (P. G. Schmidt). — **B:** Schmerzbekämpfg. u. d. versch. Betäubgs.verfahr. m. bes. Berücksicht. d. Dringl.keits-Chir.,
in: Chirurgie d. Traumas, Bd. 1, VEB Volk u. Gesundh. 1955. — Mod. Anaesth. i. d.
Chir., in: Jahres-Kongr. ärztl. Fortbild. 1957, hrsg. v. Redetzky u. Thiele, ebd. 1958.

— Zirkulat.unterbrechg. für op. Eingr. am off. Herzen, in: Symp. über akt. Fragen d. Anaesth., Abh. d. Dtsch. Akad. d. Wiss. Berlin, Hrsg. v. Barth, Akademie-Vlg. 1959. — **P:** Kenntn. d. multipl. cartilagin. Exostosen, Diss. — Z. Techn. d. Bronchogr. m. e. Beitr. z. Pantocain-Intox., Dtsch. Gesd.wes. 1952. — Kavernentamponade, Zbl. Chir. 1952. — Verwendg. v. Perlon i. d. sept. Chir. (mit Michael), ebd. 1953. — Diagn. pulmon. Rundherde (mit E. Kerrinnes), Med. Klin. 1953. — Barbit.-langnark. m. My 301 b. Magenresekt. (mit Grohmann), Zbl. Chir. 1953. — Mod. Anaesth.-meth. u. ihre Auswirkg. auf d. Chir., Pharmazie 1953. — Klin. Erfahrg. m. d. i. v. Kurznarkot. Cyclobarbital „Heyden" (mit Grohmann), Dtsch. Gesd.wes. 1954. — Kurzw. Muskelrelax. b. d. Broncho- u. Oesophagoskopie, Z. ärztl. Fortbild. 1954. — Resekt.-Bhdlg. b. d. Lungentbk., Dtsch. Gesd.wes. 1954. — Chir. Emphyembhdlg. unt. Antibiotika, ebd. 1955. — Gefährl. Komplik. b. Anwendg. kurzw. Muskelrelax. (mit Grohmann), Zbl. Chir. 1955. — Schlußw. z. „Gefährl. Komplik. b. Anw. kurzw. Muskelrelax." (mit Grohmann), ebd. — Anaesth.-verf. b. Herzop., ebd. 1956. — Fibrinkörper i. Thoraxr. als Urs. v. Fehldiagn., Fortschr. Röntgenstr. 84/1956. — Lungenresekt. b. Kind. u. Jugendl. (mit Weingärtner), Tbk.-Arzt 1957. — Chir. d. Bronchiekt. u. Lungenabsz., Zbl. Chir. 1957. — Hypothermie i. d. Herzchir., Anaesthesist 1957. — Hypox. Schäd. n. Kreisl.-Unterbrech. währ. kardiovask. Op., ebd. — Erweit. Thoraxchir. Op.-Möglkt. durch Hypothermie, Zbl. Chir. 1958. — Diff.diagn. Bild z. Lungentbk. (mit Weingärtner), Med. Bild 1958. — Intub.-Nark. i. Kindesalter (mit Grohmann u. Schmerso), Dtsch. Gesd.wes. 1958. — Chir. Bhdlg. schwerer Formen doppels. Lungentbk. unt. bes. Berücksicht. d. Pleuraraumes, Habil.-Schr. — Bronchograph. u. ihr Wert f. d. Indik. z. Lungenresekt., Z. ärztl. Fortbild. 1959. — Lungenchir. d. versch. Lebensalter (mit Elsasser), Dtsch. Gesd.-wes. 1959. — Lokalis. Mesotheliome d. Pleura (mit Gläser), Bruns' Beitr. klin. Chir. 198/1959. — Akut. rundherdähnl. Blut. i. Lungenparenchym b. zahlr. ausgebild. art.-ven. Anastom. (mit Gläser), Thoraxchir. 7/1959. — Schwangersch. u. thorax-chir. Eingr. i. Beziehg. z. Interruptiofragen (mit Uebermuth u. Herbst), Zbl. Chir. 1959. — Notbeatm. nach neuzeitl. Erkenntn. (mit Klimpel), Heilberufe 1960. — Notbeatm. mit d. Kleinbeatm.-Gerät 438 d. VEB Medi. Leipzig (mit Klimpel), Dtsch. Gesd.wes. 1960. — Gefäßneubild. i. chron.-entz. Pleuraadh. u. ihr Einfl. auf Indik. u. postop. Kompl.-Möglichk. b. intrapl. Eingr., Tbk.Bekämpf. 1960. — Organis. v. Anaesth.-Abt. an Klin. u. Krhs., Zbl. Chir. 1961. — Bhdlg. thorak. Resthöhlen, ebd. — Pneumomykosen u. Lungenchir., ebd. — Resekt.-Möglktn. b. hochgrad. eingeschränkt. Lungenfunkt. (unter bes. Berücksicht. d. pulmo-pleural. Kollateralkreisl. i. chron.-entz. Pleuraadh., Langenbecks Arch. klin. Chir. 304/1963. — Komplik. n. Lungenres. u. d. Mögl. ihrer Bhdlg., Beitr. Klin. Tbk. 132/1965.

Kerstien, Albert, Ass. d. chir. Abt. d. Kind.krhs. Walddörfer, 2 Hamburg 66, Duvenstedter Damm 4. — Fragebogen 1968 nicht beantwortet.

Kerstner, Gerhard, Oberarzt u. Leit. d. chir. Ambulanz am Knappschaftskrhs., 463 Bochum-Langendreer. — *29. 3. 21 Leipzig. — **A:** 45 Berlin. — **Prom:** 45 ebd. — **V:** 46–47 Kinderheilstätte f. Knochen- u. Gelenktbk. Harzgerode (Horst), 47–48 chir.-gyn. Abt. Stadt-Krskrhs. Quedlinburg (Lemke), 48 chir.-gyn. Abt. Krskrhs. Hagenow/Mecklbg. (Günter), 49–55 chir. Abt. Stadt-Krskrhs. Bernburg/S. (Knob-loch), 55 Unfallabt. Friederikenstift Hannover (Edelmann), 55–56 chir.-gyn. Abt. Stadtkrhs. Soest (Steinbruck), 57–58 Thoraxchir. Spezial-Lungenklin. Hemer, 59–60 Thoraxchir. Klin. Schloß Ringelheim (Lange), 61–62 Thoraxchir. Klin. b. Landschaftsverband Rheinland in Marienheide (Rink), ab 65 chir. Abt. Knappschaftskrhs. Bochum-Langendreer (Klug). — **P:** Stumpfe Pankreasrupt., Zbl. Chir. 1953. — Angebor. u. traumat. Anomalien d. LWS, ebd. 1954. — Osteopathie patellae juvenilis, ebd. — Derztg. Stand d. Fersenbeinbr.bhdlg., ebd. 1955. — Unfallgenese b. Plasmozytom, ebd. 1956. — Abändergs.vorschläge z. Westhues-Nagelg. b. Fersenbeinbr., Chirurg 1955. — Lok. Chemotheraph. b. d. diffusen u. lok. Blinddarmperitonitis unt. bes. Berücksicht. d. Elkosin, Z. ärztl. Fortbild. 1956. — Mediastinoskopie, e. neue Möglkt. z. Diff.diagn. u. präop. Beurteilg. intrathorak. Krankh.-bilder, Zbl. Chir. 1962.

Kertzendorff, Franz Th. K., Flottenarzt a. D., 4 Düsseldorf, Benderstr. 120. — *24. 8. 00 Krossnow/Krs. Bütow (Pom.). — **A:** 26 Greifswald. — **Prom:** 27 ebd. — **F:** Chir. — **V:** Städt. Krhs. Landsberg a. W. (Delkeskamp), Städt. Krhs. Stralsund (Berndt), Hamburg-Eppendorf (Konjetzny).

Keßler, Erwin, Facharzt f. Chir., Wiss. Ass. chir. Univ.-Klin., 65 Mainz. — *24. 5. 30 Bous. — **A:** 56 Freiburg i. Br. — **Prom:** 57 ebd. — **F:** Chir. — **V:** 56 Freiburg (Krauss), 57 Univ. Frauenklin. Saarbrücken (Franken), 57–58 Pathol. Inst. Gießen (Rotter), 58–59 Hôpital Broussais Paris (Mouquin), Lab. de Physiol. ebd. (Bargeton), 59–63 Freiburg (Krauss), 64 Baylor Univ. Houston, Tex./USA (Cooley), ab 65 chir. Univ.-Klin. Mainz (Kümmerle). — **P:** Pathogen. d. Sudeckschen Knochenatroph., Dtsch. med. Wschr. 1958. — Pathogen. of Sudecks atrophy of bone, German Med. Monthly 1958. — Klin. u. Pathogen. d. Sudeckschen Knochenatrophie, Bruns' Beitr. klin. Chir. 197/1958. — Einfl. d. Temp. Ischämie auf d. Arthus Phänomen, Beitr. path. Anat. 122/1960. — Réactions vaso-motrices de la main lors d'un changement brusque de la température locale, J. Physiol. 53/1961. — Etude du débit sanguin de la main lors d'un changement brusque de la température locale, ebd. — Exp. Erzeugg. d. Hirschsprungschen Krankh., Langenbecks Arch. klin. Chir. 301/1962. — Postischäm. Kontrakt. d. Darmes, Frankf. Z. Path. 73/1964. — Gerichtete Ausbreitg. d. urtikariellen Serumexathems?, Med. Klin. 1964. — Klin. u. Diff.diagn. d. Pleuratumoren, Thoraxchir. 11/1964. — Stillen u. Brustkrebs, Dtsch. med. Wschr. 1968. — Frakt.nachbhdlg., Bruns' Beitr. klin. Chir. 1968. — Bhdlgs.-verzögerg. b. Brustkrebs, Medizinische 1968.

Keßler, Karlheinz, Chefarzt d. chir. Abt. St. Elisabeth-Krhs., 666 Zweibrücken. — *31. 7. 25 Homburg/Saar. — 49 **A:** Heidelberg. — **Prom:** 49 ebd. — **F:** Chir. — **V:** 50 Inn. Abt. St. Marien-Krhs. Ludwigshafen/Rhein (Trimkorn), 51–54 Heidelberg (K. H. Bauer), 55–61 Oberarzt St.-Elisabeth-Krhs. Zweibrücken (Keßler sen.). — **P:** Hirnstrombild b. intracran. Prozessen, bes. b. Hypophysen-Koagulat., Langenbecks Arch. klin. Chir. 280/1954.

Kesting, Adolf, 6368 Bad Vilbel-Heilsberg, Friedensstr. 5. — Fragebogen 1968 nicht beantwortet.

Kettner, Ekke Ulf, Leit. d. chir. Abt. d. Krskrhs., X 2070 Röbel (Müritz). — Fragebogen 1968 nicht beantwortet.

Keutner, Josef, Chefarzt d. chir. Abt. St. Elisabeth-Hosp., 453 Ibbenbüren. — *3. 11. 08 Rüdesheim. — **A:** 35 Berlin. — **Prom:** 35 Frankfurt a. M. — **F:** Chir. — **V:** 34–35 Univ.-Kinderklin. Frankfurt, Orthop. Univ.-Klin. ebd. (Homann), 35–36 Marien-Hosp. Gelsenkirchen-Buer (Riemann), 36–39 Barbara-Hosp. Gladbeck (Grosse-Beilage), 40–45 Militärdienst.

Kiehne, Rolf, leit. Arzt d. chir. Abt. d. Allg. Poliklin., X 3000 Magdeburg, Leibnizstr. 33. — Fragebogen 1968 nicht beantwortet.

Kielleuthner, Ludwig, Prof., 8 München 22, Ludwigstr. 19. — Fragebogen 1968 nicht beantwortet.

Kiermaier, Klement, Leit. Arzt d. Krhs., 8229 Fridolfing (Obbay.). — *15. 11. 01 Fridolfing (Obbay.). — **A:** 27 München. — **Prom:** 26 ebd. — **F:** Chir.

Kihn, Elisabeth, Fachärztin f. Chir., Plast. u. Wiederherstellgs.-Chir., 5 Köln, Apostelnstr. 8. — *10. 3. 21 Würzburg. — **A:** 45 Würzburg. — **Prom:** 45 Jena. — **F:** Plast. u. Wiederherstellgs.-Chir., Kosmet. Chir. — **V:** 46–47 Erlangen (Goetze), 47–48 Städt. Krhs. Kulmbach, 48–51 Abt. f. Plast. u. Wiederherstellgs.-chir., Chir. Univ.-Klin. Würzburg (Wachsmuth), 52–63 Marien-Hosp. Stuttgart (Schmid).

Killian, Hans F. E., o. Prof. d. Chir. emer., freiberufl. tätig. (Dienstl.) 771 Donaueschingen, Krankenhausstr. 83, (Privat) 78 Freiburg i. Br., Riedbergstr. 24. — *5. 8. 92 Freiburg i. Br. — **A:** 22 München. — **Prom:** 21. — **Hab:** 30 Freiburg. — **F:** Chir., Orthop. — **V:** ½ J. II. Med. Univ.-Klin. München (Frdr. v. Müller), 2½ J. Robert-Koch-Inst. Berlin (Neufeld), ¾ J. Pharmakol. Inst. Univ. München (Straub), 25–27 Düsseldorf (Rehn), 27–43 Freiburg (Rehn), 35 Prof. u. Extra-Ordinarius, 39 Beamteter Prof. Freiburg, 41–43 Berat. Chirurg, 43–45 Ordentl. Prof. d. Chir. u. Dir. d. Univ.-Klin. Breslau u. Berat. Chirurg in Niederschlesien, 45–46 Berat. Chirurg, Chefarzt Laz. Halle/S., 47–49 Dir. u. Chefarzt d. chir. Abt. d. Krhs. Baden-Baden, ab 49 selbständig. — **B:** Nark. z. op. Zwecken, Springer 1934. — Facies dolorsa. Atlas d. Krankenphysiognomie. Leipzig: Thieme 1934. — Chir. d. Mediastinum u. Ductus thoracicus, ebd. 1939. — Pneumatopathien, Bd. 60, N. Dtsch. Chir. Enke 1939. — Penicilline, Cantor 1948. — Meister d. Chir. u. d. Chirurgenschulen im Dtsch. Raum (mit Krämer), Thieme 1951. — Narkose, Lehr- u. Hdb. (mit Weese), Thieme 1954. — Wiederbelebg. (mit Dönhardt), Thieme 1955; Span. Ausg. 1957, franz. Ausg. 1957, portugies. Ausg. 1960. — Facies dolorosa, erw. 2. Aufl. Remscheid-Lennep: Dustri-Vlg. 1956. — Biographie, Beitr. z. Gesch. d. Laryngol. 1958. — Lokalanaesth. u. Lokalanaesthetika, Thieme 1959. — Kälteunfall, I. T., Dustri-Vlg. 1966. — Hdb.-Beitr.: Chir. d. Oesophagus; – d. Mediastinum; – d. Ductus thoracicus, in: Kirschner-Nordmann, Hdb. d. Chir. 1939/1940. — Wundinfekt; – örtl. Infekt.; – Allgem. Infekt.; – Erysipel.; – Tetanus, in: Wehrmedizin, hrsg. v. Handloser, 1943. — Methoden d. Schmerzbetäubg. z. op. Zwecken, n. einem Vortr. in Essen (Stifterverband), Schr. d. Forschgs.hilfe, Göttinger Verlagsanstalt. — Lit. Arb.: Ignazius Philipp Semmelweis. 14 Bilder aus seinem Leben (dramat. Fassg.), Vlg. H. F. Schulz Freiburg 1940. — Hinter uns steht nur der Herrgott, Kindler-Vlg. 1957; u. zahlr. fremdsprach. Ausg. — Im Schatten d. Siege, Ehrenwirth-Vlg. 1964; u. zahlr. fremdsprach. Ausg. — Das Abenteuer d. Nark. 40 J. Nark.forsch. – ein Erlebnisber., Vlg. d. Hochschulztg. Tübingen 1965. — Solange d. Herz schlägt, Kindler-Vlg. 1967. — **P:** Op. Bhdlg. kompliz. Fremdkörper i. d. Speiseröhre, Arch. klin. Chir. 1922. — Anwendg. d. Zentrifuge b. serol. Luesdiagn., Z. Hyg. 100/1923. — Akt. Immunis. v. Mäusen gg. Pneumokokken u. Streptokokken, ebd. 102/1924; 2. Mitt. 103/1924; 3. Mitt. 104/1925. — Umwandlg. pathog. Bakt. b. Durchtr. d. d. Schleimhaut d. Verdauungswege, ebd. 102/1924. — Immunis. per os gg. Pneumo- u. Streptokokken, ebd. — Brillantgrün, s. selektiv bakteriz. Wirkg. u. s. Verwendg. f. Ty- u. Paratyphusdiagn., ebd. 103/1924. — Unters.-Erg. üb. d. Immunisierg. gg. Strepto- u. Pneumokokken, Klin. Wschr. 1925. — Narcylen-Überdrucknark., Arch. klin. Chir. 141/1926. — Prüfg. lyophober u. lyophyler Streptokokken-Impfstoffe i. Tierexp., Z. Hyg. 107/1927. — Fall v. Ptosis hereditaria des Lides, Klin. Wschr. 2. — Untersuchg. üb. d. Wirkg. v. Adrenalin, Hypophysenextrakt u. Histamin a. d. Blutstrom u. d. kleinsten Gefäße d. Froschzunge, Arch. exper. Path. Pharmak. 108. — Emblieprobl., Dtsch. Z. Chir. 200/1927. — Streptokokkenprobl., ebd. 203/1927. — Nark.empfindlkt. u. Schockbereitschaft, Dtsch.

med. Wschr. 1926. — Exp. Nark.studien, 1. Mitt. Arch. klin. Chir. 147/1927. — Pharmakol. Wirkgn. v. E. 107, Zbl. Chir. 1927. — Bish. Erg. m. d. Avertinrectalnark., Narkose u. Anaesth. 1927. — Avertinrectalanaesth. Repr. from Narkose Anaesth. 1928. Brit. J. Anaesth. 1928. — Exp. Erfahrgn. m. Avertin, Narkose u. Anaesth. 1928. — Wird. d. Zellatmg. d. Bakterientoxine beeinflußt?, Klin. Wschr. 1928. — Exp. Narkosestudien, 2. Mitt. Narkose-Atmg., Narkose u. Anaesth. 1928. — Bedeutg. d. Streptokokkenprobl. f. d. Chir. u. klin. Erg. d. Serumbhdlg., Bruns' Beitr. klin. Chir. 143/1927. — Amerik. Nark.verhältnisse, Narkose u. Anaesth. 1928. — Avertin u. Phrenikotomie, Zbl. Chir. 1928. — Nark. in Dtschl. m. bes. Berücksicht. d. Avertin u. Pernocton, Curr. Res. anaesth. 1928. — Explosionsbereiche einiger gasförm. Narkotica d. Kohlenwasserstoffreihe, Narkose u. Anaesth. 1929. — Pantopon-Magnesiumsulfat, Skopolamin, Avertin, Zbl. Chir. 1929. — Pantopon-Magnesiumsulfat, ebd. — Höhere Gasnarkotica, Arch. klin. Chir. (Kongr.ber.) 1929. — Untersuchgn. üb. höh. Gasnarkotica, Med. Wschr. 1929. — Gesichtsplast. d. Weichteilverschiebgn. n. E. Rehn, Dtsch. Z. Chir. 222/1930. — Analyse d. Avertintodesfälle, Dtsch. med. Wschr. 1930. — Tödl. Lungenemboliefälle d. Freiburger Chir. Klin., Klin. Wschr. 1930. — Techn. Neuergn. a. d. Geb. d. Nark., ebd. — Bemerkgn. z. d. Arb. v. Rahm u. Haas üb. d. Basedowtod, Zbl. Chir. 1930. — Meinungsverschiedenhtn. üb. d. Avertinrectalnark., Chirurg 1930. — Unters. üb. d. höh. Gasnarkotica d. Kohlenwasserstoffreihe, Schmerz. Nark., Anaesth. 1930. — Sparbeutel f. Sauerstoff u. Sauerstoff-Kohlensäuretherap., ebd. 1931. — Indikat. z. Schmerzbetäubg. i. d. Chir., Dtsch. med. Wschr. 1931. — Indikat.schema z. Schmerzbetäubg. (mit Rehn), Zbl. Chir. 1931. — Traumat. Fettembolie (Habil.-Schr.), Dtsch. Z. Chir. 231. — Versuche z. Histaminwirkg. am Kaninchen, Arch. exper. Path. Pharmak. 159/1931. — Unterbrechgs.möglktn. d. Avertinnark., Klin. Wschr. 1931. — Versuche üb. d. Optimum d. Kohlensäurewirkg. b. norm. u. b. narkotis. Tier (mit v. Brandis), Dtsch. Z. Chir. 233/1931. — Frage echter Verbindgn. d. ungesätt. Kohlenwasserstoffe m. d. Hämoglobin (mit Moritz), Z. exper. Med. 79/1931. — Redukt. d. Avertinnark. d. Coramin (mit Uhlmann), Arch. exper. Path. Pharmakol. 163/1931. — Klar-Gesichtsschutzmaske, Med. Welt 1932. — Lokalanaesth. (mit Rehn), Dtsch. med. Wschr. 1932. — Lumbalanaesth. m. leicht. Lösgn., Dtsch. Z. Chir. 236/1932. — Krit. Übersicht üb. unsere Narkoseverf. (mit Rehn), Dtsch. med. Wschr. 1932. — Nark.einrichtgn. d. neuen Freiburger Chir. Klin., Chirurg 1932. — Coramin als Antidot b. Vergiftgn. d. Hypnotica u. Narkotica, Klin. Wschr. 1932. — Bish. Erg. d. Verwendg. d. Coramin i. hohen Dosen, ebd. 1933. — Verbessergn. d. Nark.klarmaske, Zbl. Chir. 1933. — Kombinat. v. Morphin m. einigen Lokalanaesthestica etc., Z. exper. Med. 1932. — Neuere Extens.geräte f. d. ob. u. unt. Extremität, Chirurg 1933. — Ikoral, Klin. Wschr. 1933. — Studien üb. d. kl. Kreislauf, Dtsch. Z. Chir. 242/1933 u. Z. Kreisl.forsch. 1935. — Strömende Blutmenge i. d. Lunge, Klin. Wschr. 1934. — Evipan-Natrium-Anaesth., Curr. Res. Anaesth. 1934. — Coramin gg. Vergiftgn. m. Narkotica u. Hypnotica etc., ebd. 1935. — Kl. Kreisl., Z. Kreisl.-forsch. 1935. — Narkosestatistik d. Freiburger Chir. Klin., Schmerz. Nark., Anaesth. 1935. — Extens.bhdlg. v. Knochenbr., Arch. klin. Chir. 182/1935. — Neu. Divinylaether, Chirurg 1935. — Studien üb. d. kl. Kreisl., 2. u. 3. Mitt., Dtsch. Z. Chir. 245/1935. — Theorie d. örtl. Betäubg., Schmerz, Nark., Anaesth. 1965. — Nuovi mezzi anaestetici e nuove richerche di narcosi in Germania, Giorn. ital. analgesia 1939. — Schwier. Reposit. e. Talusfrakt. durch dir. Extens., Zbl. Chir. 1936. — Instrumentensterilisierg., Med. Welt. 1935. — Demonstrat. e. Experimentalfilms betr. Blutverteilg. i. kl. Kreislauf, Arch. exper. Path. Pharmak. 181/1936. — Pharmakol. u. Anwendg. d. Kreislaufanaleptica, ebd. — Cyklopropan, e. neues stark wirk. Gasnarkoticum (mit Schwörer u. Kuhlmann), Zbl. Chir. 1936. — Nark. d. prakt. Arztes, Z. ärztl. Fortbild. 1936. — Disposit. z. Pneumokokkenerkrankgn. d. Lunge, Klin. Wschr. 1936. — Überdruck (franz.), Frz. Z. Analgesie u. Anaesth. 1936. — Beobachtgn. üb. d. zentral erregende Wirkg. d. Ephedrin u. Ephetonin (mit Kuhlmann) Z. exper. Med. 100/1937. — Beobachtgn. üb. d. Zwerchfelltonus, Arch. klin. Chir. 189/1937. — Cyklopropan, 2. Mitt., Zbl. Chir. 1937. — Reguliergs.mechan. d. Lungenentfaltg. u. Atemoberfläche, Arch. klin. Chir. 190/1937, 2. Mitt. ebd. — Verdrängg. d. Dauerextens.bhdlg. durch d. Distraktionsgipsverband b. Knochenbr., Dtsch. Z. Chir. 250/1938. — Indikationsbereich d. Druckdiff.verf. u. seine pathol.-physiol. Begründg., Schmerz, Nark., Anaesth. 1939. — Pneumatocele d. Stirnhirns n. Trauma, Zbl. Chir. 1938. — Druckdiff.verf. i. d. Thoraxchir., Curr. Res. Analg. a. Anaesth. 1938. — Pneumatocele d. Stirnhirns m. sekundärer Perforat. i. e. Ventrikel, Dtsch. Z. Chir. 252/1939. — ACE-Narkosegemische, Arch. klin. Chir. 196. — Feldmäß. Versorgg. d. Extremitätenfrakturen, Zbl. Chir. 1940. — Lungenentfaltg., Lungenzug u. d. Unterdruckförderg. d. Kreisl., Dtsch. Z. Chir. 253/1940. — Gasbrand u. Gefäßverletzgn., ebd. — Fortschr. d. Distrakt.techn., Zbl. Chir. 1940. — Schmerzbetäubg. b. Säugling u. Kleinkind, Med. Welt 1940. — Gewebsemphyseme, Therap. Gegenw. 1943. — Wunddiphtherie, Klin. Wschr. 1943. — Plan z. Neuordng. d. Nark.wesens i. Deutschland, Schmerz, Nark., Anaesth. 1941. — Arteriograph. b. Aneurysmen, Bruns' Beitr. klin. Chir. 172/1941. — Pathol. Physiol. d. Kälteschäden u. d. Begründg. e. rationellen Therap., Zbl. Chir. 1942. — Bedeutg. d. Nebennieren b. Kälteschäden, ebd. 1943. — Distrakt.gipsverband als Verf. d. Wahl f. d. Versorgg. d. Knochenschußbr. im Feld, Militärarzt 1943. — Indikat. z. Frühop. v. Gefäßverletzgn. u. Aneurysmen, Arch. klin. Chir. 204/1943. — Chir. d. Flecktyphus, Dtsch. Z. Chir. 258/1943. — Arteriograph. im Feld, Bruns' Beitr. klin. Chir. 1944. — Kälteschäden, Kurznachr. Forsch. u. Fortschr. 1/1943 u. 2/1944. — Kälteschäden, Dtsch. Gesd.wes. 1946. — Fieberbhdlg. v. Kälteschäden, zugl. Beitr. üb. d. Kreisl.wirkg. d. künstl. Fiebers, ebd. 1948. — Wirkgn. d. Phenole etc. Bemerkgn. z. d. Arb. v. Marquardt, ebd. 1946. — Gas- u. Luftemphyseme, Bruns' Beitr. klin. Chir. 176/1947. — Insulom, Zbl. Chir. 1948. — Embolekt. a. d. Aorta, ebd. — Mediastinotomia sterniclavicularium. Neuer Zugang z. ob. Mediastinalraum d. Aort. anonyma u. subclavia, ebd. — Myanesin z. Verbesserg. d. Entspanng. währ. d. Nark. (mit Maurath), Dtsch. med. Wschr. 1949. — Curare, Langenbecks Arch. klin. Chir. 264. — Wesen d. Kälteschäden, Schweiz. med. Wschr. 1949. — Geleitwort z. Festschr. E. Rehn 1950, Langenbecks Arch. klin. Chir. 263/1950. — Vorwort u. Bearb. d. Nachlaßwerkes Bierhaus üb. Chir. u. Kreislauf, Wissenschaftl. Verlagsanst. Stuttgart 1949. — Vertebralisaneurysmen, Arch. klin. Chir. 263/1950. — Reorganisat. d. Narkosewesens, Krankenhausarzt 1949. — Nachruf auf Horst Bierhaus, Zbl. Chir. 1950. — Z. 100. Geb. v. Johannes v. Mikulicz, Chirurg 1950. — Memorandum f. d. Ausbildg. z. Facharzt f. Nark. u. Anaesth., 1950. — Penicillinverteilg. u. Penicillin-Bilanz, Arzneimittel-Forschg. 1952. — Schlußwort, ebd. — Interferenz d. Unterkühlg. u. Nark., Langenbecks Arch. klin. Chir. 266/1951. — Gesetz d. nutritiven Dilatat. d. art.-ven. Aneurysmen u. d. Distensionskrkh. d. Arterien, Helvet. chir. acta 18/1951 u. Langenbecks Arch. klin. Chir. 270/1951. — Kälteschäden-Wiedererwärmgs.schäden, Zbl. Chir. 1952. — L'effet du Curare sur la circulation avec des remarques sur la thérapie du Tetanus, Anaesth. et Analg. 1952. — Aneurysmen im brachiocephalen Gebiet, Acta internat. Vereinigg. f. Angiocacardiochir. 1951. — Isopropylchlorid. Neues Rauschnarkoticum u. Analgeticum, Münch. med.

Wschr. 1952. u. Langenbecks Arch. klin. Chir. 274/1953. — Krit. Fragen d. Penicillintherap., Praxis 1951. — Aneurysmen d. brachiocephalen Stromgeb. u. neueste
Erfolge m. d. Mediastinotomia sternoclavicularis, Langenbecks Arch. klin. Chir. 269/
1951. — Tetanusbhdlg., Dtsch. med. Wschr. 1951. — Ausbildg. v. Nark.spezialisten,
Krankenhausarzt 1949, 1950 u. Dtsch. med. Wschr. 1950. — Lokastin, Therap.
Gegenw. 1955. — 3 J. Lokalanaesth. ohne Adrenalin, Dtsch. med. Wschr. 1955. —
Dilatationskrkh. d. Arterien (a.v. Aneurysmen), Langenbecks Arch. klin. Chir. 270/
1951. — Fieber, Münch. med. Wschr. 1953. — Cerebr. Ausfallerscheingn. währ. d.
Nark., Langenbecks Arch. klin. Chir. 276/1953. — Para-Aminosalicylsäure-Ester als
Anaesthesticum, Praxis 1953. — Helmuth Weese, Nachruf, Anaesthesist 1954. —
Fortschr. a. d. Geb. d. Allg.nark. u. ihre Auswirkgn. a. d. Wiederbelebg. u. Therap.,
Therap. Gegenw. 1954. — Dämpfg. d. Vegetativum i. d. Chir., Zbl. Chir. 1955. —
Geschichte d. Wiederbelebg., Therap.woche 1956. — Ärztl. Physiognomik, Medizinische 1956. — Diskuss. Leipzig Chir.-Kongr. (1955), Narkose u. Anaesth., Thoraxchir., Zbl. Chir. 1956. — Festausg. z. Eröffng. d. Vortragsreihe d. Österr. Ges. f.
Anaesthesiol. u. Wiederbelebg. Chir. Univ.-Klin. Wien 1957. — Entwicklg. d. mod.
Wiederbelebg., Anaesthesist 1957. — Menschl. Antlitz i. Spiegel d. Krankh., Dtsch.
med. J. 1957. — Ärztl. Physiognomik, Med. Bild 1958. — Kälteschäden (Erfriergn.),
Helvet. chir. acta 25/1958. — Grenzen d. Leistgs.fähigkt. manueller künstl. Beatmungsmeth., Vortr. Hd. Oranje Kruis , Sonderdruck z. intern. Jubiläums-Kongr.
Den Haag 1959. — Kälte-Endangitis u. invisible Erfriergn., Langenbecks Arch. klin.
Chir. 292/1959. — Kälteschäden, Wehrmed. Mitt. 1959. — Grenzen d. Leistgs.fähigkt.
manueller Beatmungsmeth., Dtsch. med. Wschr. 1960. — Leistgs.grenzen künstl.
Beatmgs.meth., Wehrdienst u. Gesundh. 1960. — Aktuelle Probl. d. künstl. Beatmg.
(Entgegng.), Ärztl. Praxis 1960. — Stellungn. z. Erwiderg. Prof. Thomsen u. Berichtigg. d. Schlußwortes v. Prof. Dr. Thoma z. Artikel: Aktuelles Problem d. künstl.
Beatmg., ebd. — Neb.wirkgn. d. Xylokain, Med. Klin. 1960. — Bhdlg. d. akut. u.
chron. Zystitis m. Schrumpfblase, Praxis 1960. — Invisibl. Erfriergn., Münch. med.
Wschr. 1960. — Maximilian Jos. v. Chelius, Bayr. Akad. d. Wiss. (berühmte Ärzte),
Beitrag 1960. — Joh. Friedr. Dieffenbach, ebd. — Komplikat. i. d. zahnärztl. Praxis
u. ihre Beherrschg. (Gasstoffwechsel als zentr. Probl.), Bl. Zahnhlkd. 1960. —
Invisibl. Erfriergn., Münch. med. Wschr. 1960. — Schlußwort, ebd. 1961. — Zur
Gründung d. Berufsverb. d. Dtsch. Chirurgen, Langenbecks Arch. klin. Chir. (Kongr.-
ber.) 1960. — Immersions-Kälte-Nässeschäden d. Glieder, Wehrdienst u. Gesundh.
1961. — Endangitis obl. als WDB-Folge, Sozialrichter 1961. — Bericht
üb. d. Tätigk. d. Berufsverb. d. Dtsch. Chir., Langenbecks Arch. klin. Chir. 1961. —
Komplik. d. Lokalanaesth., Bl. Zahnärzte 1961. — Komplikat. d. Lokalanaesth.,
Anaesthesist 1961. — Haemacceel, Langenbecks Arch. klin. Chir. 301/1962. —
Paraesthesien n. Prostatekt. Ars Medici (Schweiz) 1962. — Haemacceel, e. neuer
Expander, zugl. e. Beitr. z. Steuerg. e. Infus., Med. Klin. 1963. — 50 J. Anaesthesiol.,
e. Rückblick, Anaesthesist 1963. — Kälteschäden, V. intern. Angiologen-Kongr.
1964 Paris (Sonderdr. Kongr.ber. T. IV). — Fachärztl. Akademien, Dtsch. H. Z.
Tübingen 1965. — Anatomia – clavis et clavus medicinae (z. Art. Bachmann),
Münch. med. Wschr. 1966. — Kreisl.-Verändergn. währ. d. Diurese (Lasix), Med.
Welt 1967.

Killmer, Gustav, OMR., Chefarzt d. chir. Abt. d. Städt. Krhs., 583 Schwelm/
Westf. — *10. 5. 08 Wuppertal. — **A:** 35 Berlin. — **Prom:** 36 Münster. — **V:** 34–35
Städt. Kr.anst. Wuppertal-E. (Nehrkorn), 35 Inn. Klin. ebd. (Klee), 35–40 Chir.
Klin. ebd. (Nehrkorn), 40–45 Kriegsdienst, 45 St. Georg Leipzig (Heller), 45–51

Städt. Kr.anst. Wuppertal-E. (Boshamer, Reimers). — **P:** Meckel'sche Divertikel, Diss. 1935. — Erfahrgn. m. Uliron b. Staphylokokkeninfekt., Münch. med. Wschr. 1937. — Versorgg. trochant. Oberschenkelbr. m. d. Jewettschen Laschennagel, Chirurg 1951.

Kindler, Horst, Priv.-Doz., Oberarzt d. I. Chir. Klin. d. Freien Univ. Berlin, im Klinikum Steglitz, 1 Berlin 45, Hindenburgdamm 30. — Fragebogen 1968 nicht beantwortet.

Kindler, Karl, Prof., Chefarzt d. Ev. Krhs. Bethanien, 586 Iserlohn (Westf.), Bömbergring 110. — Fragebogen 1968 nicht beantwortet.

Kingreen, Hans Reinhard, Oberarzt chir. Abt. Knappschafts-Krhs., 46 Dortmund-Brackel. — *18. 10. 24 Greifswald. — **A:** 53 Köln. — **Prom:** 53 ebd. — **F:** Chir. — **V:** 53–54 Ev. Krhs. Köln-Weyerthal, chir. Abt. (Kroh), ebd. int. Abt. (Martins), 55–63 I. Chir. Univ.-Klin. Köln (Hoffmann), ab 63 Knappschafts-Krhs. Dortmund-Brackel (Scherer). — **P:** Op.indikat. i. Stadium d. gr. Magenblutg., Münch. med. Wschr. 1959. — Extrakorp. Kreisl. i. Tierversuch, Med. Welt 1962. — Gr. „Magenblutg." aus d. ob. Verdaugs.trakt, Bruns' Beitr. klin. Chir. 208/1964. — Gallenwegserkrankgn. als Folge v. Magenresekt., Med. Welt 1964. — Chir. Indikat. b. entzündl. Darmerkrankgn., Knappschaftsarzt 1966. — Untersuchgn. z. Tetanus-Simultanimpfg., Chirurg 1967.

Kingreen, Otto, a.o. Prof., Chefarzt i. R., Facharzt f. Chir., 588 Lüdenscheid, Am weiten Blick 9. — *12. 7. 95 Platvitz (Rügen). — **A:** 20 Greifswald. — **Prom:** 20 ebd. — **Hab:** 27 ebd. — **F:** Chir. — **V:** 20–22 Guben (Hoffmann), 22–38 Greifswald (Pels-Leusden). bis 63 Chefarzt d. Städt. Krhs. Lüdenscheid. — **B:** Röntgendiagn. d. Chirurgen, Barth 1939, 4. Aufl. 1958. — Chir. Op.lehre, Urban & Schwarzenberg 1951. — **P:** Frakt. d. Os triquetrum, Bruns' Beitr. klin. Chir. 130. — Verkalkte Gehirnkonglomerattuberkel im Rö.-Bild, Fortschr. Röntgenstr. 32. — Bhdlg. bösart. Gehirntumoren, Dtsch. med. Wschr. 1923. — Rö.-Aufnahm. d. op. freigelegt. Niere, Zbl. Chir. 1924. — Verschl. d. Choledochus m. Echinokokkenblasen, Dtsch. Z. Chir. 182. — Rö.-Bestrahlg. d. akuten Entzündgn., ebd. 197. — Op. d. durch Meckeldivertikel hervorgeruf. Ileus, Dtsch. med. Wschr. 1927. — Rö.-diagn. d. Echinokokken, Dtsch. Z. Chir. 197. — Cholecystograph., Arch. klin. Chir. 147. — Beugekontrakt. d. Großzehe, Dtsch. Z. Chir. 145. — Rö.-bhdlg. d. inop. Ca., Bruns' Beitr. klin. Chir. 145. — Rö.-bhdlg. d. bösart. Wirbelgeschwülste, Arch. klin. Chir. 155. — Fremdkörper i. d. Harnblase e. Kindes, Zbl. Chir. 1929. — Rö.-untersuchg. isol. WS.frakt., Dtsch. med. Wschr. 1929. — Chir. Therap. d. bedrohl. blut. Ulcus ventriculi, Zbl. Chir. 1930. — Diagn. u. Therap. d. gonorrhoischen Arthritis, Dtsch. med. Wschr. 1930. — Quantitat. Azetonbestimmg. b. chir. Bhdlgn., Arch. klin. Chir. 162. — Postop. Hyperglycaemie, ebd. 1930. — Echinokokkenkrkh., Zbl. ges. inn. Med. 1931. — Rö.-Bild u. Unfall, Mschr. Unfhlkd. 1931. — Entwicklg. d. Rö.techn. i. d. Chir., Ärztl. Mitt. Leipzig 1931. — Blutzuckerspiegel u. Alkalireserve b. chir. Erkrankgn., Arch. klin. Chir. 1932. — Welcher Arzt soll Rö.-Untersuchgn. treiben?, Mschr. Unfhlkd. 1932. — Alkalireserve b. chir. Erkrankgn., Arch. klin. Chir. 167. — Op. riesengr. Beckentumoren, Zbl. Chir. 1932. — Schwere Darmblutgn. n. geplatztem Dünndarmaneurysma, ebd. — Ätiol. d. Hallux flexus, ebd. 1933. — Cholesterinstoffwechsel b. Ca.kranken, Arch. klin. Chir. 177. — Rö.therap. chir. Erkrankgn., Therap. Gegenw. 1933 u. Z. ärztl. Fortbild. 1933. — Bhdlg. d. Lymphdrüsentbk., ebd. — Sterilisierg. b. Manne, ebd. — Meth. d. Rö.bestrahlg. d. Ca. u. ihre Kontrolle i. Blutbild, Bruns' Beitr. 1934. — Rest-Stickstoffbestimmg. v. gr. Op., Arch. klin. Chir. 180. — 23 J. Ca.bekämpfg., Bruns' Beitr. klin. Chir. 1935. — Op. Bhdlg. d. Basedow, ebd. — Frühdiagn. d. Nieren- u. Harnleitersteines, Ärztl.

Rdsch. 1935. — Op. Bhdlg. d. subcut. Knochenbr., Bruns' Beitr. klin. Chir. 1936.
— Op. Nierenchir., ebd. 1938. — Prontosilbhdlg. chir. Infekt., ebd. — Subpector.
Phlegmonen, Med. Klin. 1939. — WS.erkrankgn. n. Trauma, ebd. — Blutstillg. u.
Blutersatz, ebd. 1940. — Bedeutg. d. Chemie f. d. Chir., Zbl. Chir. 1941.

Kintzonidis, Dimitrios, Ass. d. II. Chir. Klin. d. Freien Univ. Berlin im Städt.
Krhs. Westend, 1 Berlin 19, Spandauer Damm 130. *

Kirchberg, Josef, Facharzt f. Chir., Durchgangsarzt, 43 Essen-Steele, Im Kirch-
spiel 12. — *17. 6. 09 Essen-Altenessen. — **A:** 34 Düsseldorf. — **Prom:** 35 ebd. —
F: Chir. — **V:** 33–34 Marienhosp. E.-Altenessen (Hermann), 34 Knappschafts-Krhs.
Hamm (Brückner), 34–38 Jena (Guleke), 39 Städt. Frauenklin. Essen (Hilgenberg),
46–51 Antonius-Hosp. Kleve (Zillikens).

Kirchesch, Sev. Alois, 532 Bad Godesberg, Freier Weg 19. — Fragebogen 1968
nicht beantwortet.

Kirchhoff, H. E. Altfrid, Chefarzt d. chir. Abt. St. Bonifatius-Hosp., 445 Lingen,
Am Wall 32–35. — *15. 7. 23 Essen. — **A:** 48 Göttingen. — **Prom:** 48 ebd. — **F:** Chir.
— **V:** 49–50 St. Bernwards-Krhs. Hildesheim (Geisthövel), 50–51 inn. Abt. ebd.
(Krüskemper), 51–52 Marienkrhs. Frankfurt (Flörcken), 52–61 St. Bernwards-Krhs.
Hildesheim (Geisthövel). — **B:** Chir. d. Krankh. d. höheren Lebensalters u. d.
Greisenalters (mit Geisthövel u. Degenhard), Enke 1957. — Chir. i. Greisenalter
(mit Geisthövel), in: Klin. Chir. f. d. Praxis, Thieme 1961. — **P:** Postop. Anurie (mit
Geisthövel), Vlg. A. Lax, Hildesheim, 1. Aufl. 1947 – 2. Aufl. 1950. — Gefahren d.
intralumb. Anwendg. v. Kalziumglukonat b. d. Bhdlg. d. Wundstarrkrampfes,
Zbl. Chir. 1951. — Bedeutg. d. Os trigonum i. Unf.recht, Mschr. Unfhlkd. 1953. —
Adnexhernien i. Säuglings- u. Kindesalter. Zbl. Chir. 1956. — Chir. Erkrankgn. i.
Greisenalter, Landarzt 1959.

Kirchhoff, Franz Josef, Oberarzt d. chir. Abt. d. Josefs-Krhs. I., 479 Paderborn,
Mörikestr. 28. — *19. 1. 25 Paderborn. — **A:** 54 Münster. — **Prom:** 62 Düsseldorf. —
F: Chir. — **V:** 55–56 Josefs-Krhs. Paderborn (Rieping, Houtermans), 56–57 inn.
Abt. Herz-Jesu-Krhs. Paderborn (Baust), ab 57 Josefs-Krhs. Paderborn (Houter-
mans).

Kirklin, John W., Prof., Mayo-Clinic, Rochester S. W. 55902 (Minn., USA).
— Fragebogen 1968 nicht beantwortet.

Kirsch, Joachim, Prof., Facharzt f. Chir., Dr. med. dent., Chefarzt d. Chir. Klin.
am Städt. Krhs. Oststadt, 3 Hannover, Podbielskistr. 380. — *27. 11. 07 Chemnitz.
— **A:** Zahnärztl. 30 Leipzig, Med. 36 ebd. — **Prom:** Dr. med. dent. 31 ebd., Dr. med.
36 ebd. — **F:** Chir. — **V:** 32–33 Univ. Edinburgh, anschl. Rabenstein u. Leipzig
(Payr), 37–45 chir. Abt. Krhs. Nordstadt Hannover (W. König), ab 44 Oberarzt,
45 Kommiss. Chefarzt, 45–59 Chefarzt d. chir. Abt. d. Ausweichkrhs. d. Hauptstadt
Hannover Schwarmstedt, 67 Prof. Med. Hochschule Hannover. — **P:** Milch- u.
Dauergebiß b. Kindern m. rachitisfreier Entwicklg., zahnärztl. Diss. 1931. — Zun-
genca. u. Radiumbestrahlg., Diss. 1936. — Einfl. d. Rachitis a. d. Entwicklg. v.
Kiefer u. Gebiß, Mschr. Kinderhlkd. 52/1932. — Haemophilie, Dtsch. zahnärztl.
Wschr. 1938. — Als Zahnarzt u. Med.stud. i. Schottland, ebd. 1934. — Radiumtherap. d. Zungenca., Zahnärztl. Rdsch. 1938. — Ätiol. d. Zahncaries, ebd. — Diagn.
chron. Infekt.herde am Gebiß, Dtsch. med. Wschr. 1939. — Bedeutg. d. Pyrazolon-
derivate f. d. Herdbeseitigg., ebd. — Prim. Drahtnaht d. kompl. Patellarfrakt.,
Chirurg 1941. — Chir. Erfolge b. Ulcus d. Magens u. d. Zwölffingerdarmes, Dtsch.
Z. Chir. 258/1944. — Fistelkomplikat. n. d. Radiumbestrahlg. d. fortgeschr. Uterusca., Arch. Gynäk. 175/1944. — Indikat. z. Op. d. Magen- u. Zwölffingerdarmge-

schwürs, Dtsch. med. Wschr. 1947. — Probl. d. Fokalinfekt., Ärztl. Wschr. 1947. — Dickdarminvaginat., ein Beitr. z. d. chir. Mangelkrankh., Zbl. Chir. 1948. — Lok. Wundbhdlg. m. Penicillin-Urin, ebd. 1949. — Therap. d. vernachläss. Luxat. i. dist. Radio-Ulnargelenk, Chirurg 1950. — Therap. d. Drehhemmgn. d. Unterarmes, Mschr. Unfhlkd. 1952. — Cariesprophyl., Zahnärztl. Mitt. 1952. — Evipannark. i. d. Zahn- u. Kieferhlkd., Dtsch. zahnärztl. Z. 1952. — Die Flagge d. Humanitas, Krankenhausarzt 1953. — Blutstillg. d. Ganglienblockade, Med. Klin. 1953. — Diff.diagn. Appendicitis od. Harnsteinkolik?, ebd. 1954. — Probl. d. Blutgerinng., Dtsch. Schwest.ztg. 1954. — Bedeutg. d. i.v. Ultrakurznarkotica f. d. Zahn- u. Kieferhlkd., Anaesthesist 1955. — nt.v. Ultrakurznark. mit Thiogenal i. d. Zahn- u. Kieferhlkd., Dtsch. zahnärztl. Z. 1955. — I.v. Nark. i. d. zahnärztl. Ambulanz, Zahnärztl. Rdsch. 1956. — Zweierlei Tapferkeit, Ärztl. Mitt. 1956. — Erfahrgn. m. Eukraton z. Abkürzg. d. i.v. Nark., Zahnärztl. Welt/Zahnärztl. Reform 1958. — Mangel an Assistenten, Ärztl. Mitt. 1958. — Stabilität d. Küntschernagels: Beitr. z. Marknagelg., Mschr. Unfhlkd. 1959. — Erwiderg. z. d. i. d. Ärztl. Mitt. Nr. 16 v. 18. 4. 59 erschien. Aufsätzen „Die Berufsaussichten f. Assistenzärzte" u. „Kein Mangel an ärztl. Nachwuchs", Ärztl. Mitt. 1959. — Heilg. e. akuten, traumat. Pankreasnekrose m. d. Kallikrein-Inaktivator Trasylol, Med. Welt 1960. — Stabilität d. Marknagels, Zbl. Chir. 1961. — Osteoidosteom – osteogenes Sarkom? Diff.diagn. d. Kortikalisosteoids, Zbl. Chir. 1961. — Bedeutg. Siegfried Rosenbaums f. d. Zahnhlkd., Zahnärztl. Mitt. 1961. — Verbesserg. d. physiol. Nark.vorbereitg. durch bes. Ausgestaltg. d. Anaesthesieraumes, Anaesthesist 1963. — Krit. Pkt. f. d. Betrieb e. Krhs., d. b. d. Plang. u. b. Bau bes. Beachtg. bedürfen, Krankenhaus 1963. — Einfl. d. Nikotinsäure auf Durchblutgs.störgn. d. unt. Extremitäten, Landarzt 1964. — Chir. Ausbildg. unserer Jungärzte, Dtsch. Ärztebl., Ärztl. Mitt. 1965. — Indikat. u. Meth. d. chir. Eingr. b. bösart. Geschwülsten, vor allem i. Alter, Niedersächs. Ärztebl. 1967.

Kirsch, Werner, Ass. Chir. Univ.-Klin., 665 Homburg/S. — *16. 4. 37 Königswinter. — **A:** 65 Nördlingen. — **Prom:** 63 Düsseldorf. — **V:** 63 Dünkeloh-Klin. Remscheid (Hammann), 63–65 Stiftungskrhs. Nördlingen, Inn. (Maier), Gynäk. (Borst), Chir. (Schwabe), ab 65 Chir. Univ.-Klin. Homburg/S. (Lüdeke).

Kirschke, Werner, Oberarzt d. chir. Abt. Martin-Luther-Krhs. Berlin-Grunewald, 1 Berlin 33, Caspar-Theyss-Str. — *16. 6. 28 Potsdam. — **A:** 53 Berlin. — **Prom:** 53 ebd. — **F:** Chir. — **V:** 53–58 Städt. Krhs. Potsdam (Hasslinger), 58 Städt. Kr.anst. Koblenz (Korth), ab 58 Martin-Luther-Krhs. Berlin-Grunewald (Domrich). — **P:** Erfahrgn. m. Endoxan b. d. Bhdlg. maligner Tumoren, Chirurg 1961. — Op. Bhdlg. d. Schenkelhalsfrakt., Dtsch. med. J. 1961. — Gallensteinileus als Spätkomplikat. d. Gallensteinleidens, ebd. 1963. — Bhdlg. d. fr. Schenkelhalsbr., Forsch.–Prax.–Fortbild. 1966.

Kirschner, Hartwig M. W., Prof., Chefarzt d. chir. Abt. d. A.K. Hamburg-Altona, 2 Hamburg-Altona, Allee 164. — *28. 6. 22 Königsberg/Pr. — **A:** 48 Freiburg/Brsg. — **Prom:** 48 ebd. — **Hab:** 59 Hamburg. — **F:** Chir. — **V:** 49 Med. Univ.-Klin. Neidelberg (Siebeck), 50–52 Hospital San Antonio, S. P. de Macoris, Dominik. Republik (Georg), 52–64 Hamburg-Eppendorf (Lezius, Zukschwerdt). — **B:** Thorax, in: Lexikon d. act. Therap., Medica Vlg. 1963. — **P:** Hormon. Beeinfl. d. Prostataca., Diss. 1947. — Bronchialadenome, Thoraxchir. 1955. — Chir. Bhdlg. d. Elephantiasis, Chirurg 1955. — Thorakoplastik, ebd. — Hamartochondrome d. Lunge, Thoraxchir. 1957. — Dringl. Lungenchir., Therap. Gegenw. 96/1957. — Chir. Bhdlg. d. Elephantiasis d. Penis u. Srotums, Chirurg 1958. — Broncho-pnemopathies congenitales, Les Bronches IX/1959. — Chir. Bhdlg. d. Elephantiasis, Langenbecks Arch.

klin. Chir. 298/1961. — Lungenfehlbildgn., Chirurg 1961. — Intrathorak. Nierendystopie, Chir. Praxis 1962. — Myoblastenmyom, Bruns' Beitr. klin. Chir. 204/
1962. — Chron. Lymphödem, ebd. 205/1962. — Hamartoblastom d. Lunge, Thorax-
chir. 1962. — Cyst. Lungenmißbildgn., Langenbecks Arch. klin. Chir. 304/1963. —
Bronchialca. u. Lungentbc., Kongr.ber. 8. Tgg. Norddtsch. Tbc.-Ges. 1963. —
Exp. Untersuchgn. am Lymphgefäßsyst. d. Schilddrüse, Kongr.ber., 10. Symp.
Dtsch. Ges. Endokrinol. 1963. — Ätiol. u. Pathogenese d. Elephantiasis, Langen-
becks Arch. klin. Chir. 306/1964. — Fehldiagn. d. Ulc. pept. jejuni, ebd. 308/1964.
— Grenzen chir. u. röntgenolog. Diagn. v. Magenkrebsen, Chirurg 1965. — Traumat.
Herzrupt., Act. Chir. 1967.

Kirschner, Willi, Ärztl. Dir. u. Chefarzt d. chir. Abt. d. Ev. Krhs., 402 Mettmann.
— *9. 10. 28 Ginsheim b. Mainz. — **A:** 54 Frankfurt a. M. — **Prom:** 55 ebd. — **F:**
Chir. — **V:** 54 Univ.-Frauenklin. Frankfurt (Naujoks), 55 inn. Abt. St. Vinzenz-Hosp.
Mainz (Mosler), 55–56 H. Trill, Facharzt f. Chir., Lampertheim, St. Marien-Krhs.,
56–57 Krskrhs. Langen (Block), 57–65 Stadtkrhs. Rüsselsheim (Balthasar, Jirzik,
Burckart), 65–68 Stadtkrhs. Wetzlar (W. H. Becker).

Kirst, Alfred, Facharzt f. Chir., Durchgangsarzt am Krskrhs., 878 Gemünden/M.
— *14. 6. 13 Kaiserslautern. — **A:** 41. — **Prom:** 41. — **V:** 41–42 Krhs. Kaiserslautern,
42–45 Kriegsdienst, 47–52 Städt. Kr.anst. Bad Nauheim, 52–55 Sanatoriumsleiter.

Kischkat, Werner, Facharzt f. Chir., 7 Stuttgart-Feuerbach, Burgenlandstr.
102A. — *4. 1. 25 Berlin. — **A:** 49 Frankfurt a. M. — **Prom:** 58 Berlin. — **F:** Chir. —
V: 52 Städt. Krhs. Berlin-Steglitz (Fox), 54 Städt. Humboldt-Krhs. (Stapf), 58–59
Stabsarzt b. d. Bundeswehr, 59-61 Unfallchir. Ausbildg. Oststadt-Klin. Mannheim (Warner).

Kissler, Franz, Oberarzt, Facharzt f. Chir., II. chir. Abt. Kr.anst. Rudolfstiftung, A-1030 Wien, Boerhaauegasse 8. — *25. 11. 23 Wien. — **Prom:** 48 Wien. —
F: Chir. — **V:** 48 Prosektur Kaiserin-Elisabeth-Spit. Wien (Coronini), 49 Univ.-Inst.
f. med. Chemie ebd. (Zacherl), 49–54 I. Chir. Univ.-Klin. ebd. (Schönbauer),
56 I. med. Abt. Rudolfstiftung ebd. (Zimmermann-Meinzingen), ab 59 II. chir. Abt.
ebd. (Kyrle), zwztl. Zürich (Brunner), Freiburg (Rehn), Itzehoe (Loose), Köln
(Heberer). — **P:** Thrombocid, e. Heparinoid z. Therap. manifester Thrombosen u.
Embolien, Wien. med. Wschr. 1951. — Arthrosenbhdlg. m. Viscum album (mit
Hienert), ebd. 1952. — Schilddrüsenstoffwechsel m. Radio-Jod als Indikator (mit
Bernert), ebd. — Chir. Wundbhdlg. m. Chlorophyll-Glutathion, Klin. Med. 1955. —
Vegetat. Nark.meth. m. Abschirmg. f. Op. b. Risikopat. (mit Benke), Anaesthesist
1958. — Gasödeminfekt. nach intraven. Injekt., Wien. klin. Wschr. 1958. — Totalresekt. d. Magens b. Ka. u. Dünndarmzwischenschaltg. nach Seo-Longmire (mit
Kyrle), Zbl. Chir. 1959. — Gedeckte Markdrahtg. b. Querbr. d. Unterschenkels u.
isol. Schienbeinbr. (mit Frank), Chirurg 1960. — Op. Bhdlg. pertrochant. Oberschenkelbr. i. hohen Alter (mit Frank), Klin. Med. 1961. — Op. Bhdlg. v. Verrenkgs.-
u. Trümmerbr. d. Fußes m. Bohrdrähten (mit Frank), Chirurg 1961. — Fundoplikat.
b. Refluxoesophagitis (mit Kyrle), Wien. klin. Wschr. 1961. — Anwendg. d. ödem-
hemm. Stoffes Aescin i. d. chir. Prax., Österr. Ärzteztg. 1962. — Chron.-traumat.
Zwerchfellbr. m. akuter Einklemmg. (mit Kyrle), Wien. klin. Wschr. 1964. —
Diagn. u. op. Bhdlg. d. Zwerchfellbr. i. Alter (mit Kyrle), Scriptum Geriatricum
1964. — Op. Erfahrgn. u. Erg. m. verschied. Op.meth. b. Zwerchfellbr. (mit Kyrle),
14. Congr. Int. Coll. Surg. 1964 Wien. — Kolliquat.nekrosen, Abszesse, Fisteln u.
Pseudozysten als Komplikat. nach Bauchspeicheldrüsenentzündg. (mit Kyrle u.
Härb), Wien. klin. Wschr. 1965. — Diagn. Beitr. u. op. Erfahrgn. b. Zwerchfellbr.

(mit Kyrle), ebd. — Chir. Erfahrgn. b. Ikterus (mit Kyrle u. Härb), Mkurse ärztl. Fortbild. 1965. — Op. Vorgehen, Früh- u. Spätsrg. b. 1040 Fällen v. Gastroduodenal-ulcus (mit Kyrle u. U. Kissler), 22. Congr. Soc. Internat. Chir. Wien 1967.

Kitzérow, Günter, 2905 Edewecht (Krs. Ammerland/Oldb.). — Fragebogen 1968 nicht beantwortet.

Klaas, Walter, Facharzt f. Chir., Leit. Arzt d. Kinderchir. Abt. am Kinderkrhs. Park Schönfeld, 35 Kassel. Praxis: 35 Kassel, Obere Königstr. 21. — *22. 6. 07 Ehlen/Kassel. — **A:** 35 Kassel. — **Prom:** 36 Marburg. — **F:** Chir., Kinderchir. — **V:** Bad Homburg, Frankfurt, Kassel (Bode, Scholz, Mannel, Puhl, Baumann), Kriegsdienst, Gefangenschaft, Übernahme kl. chir. Station am Kinderkrhs. Park Schönfeld u. Ausbau dieser Stat.

Klapp, Bernhard, Doz., Dr. med. habil., Leit. d. chir.-orthop. Abt. Diakonie-Krhs. Wahrda, 355 Marburg. — *30. 3. 08 Berlin. — **A:** 34 Marburg. — **Prom:** 34 ebd. — **Hab:** 47 ebd. — **F:** Chir. u. Orthop. — **B:** Panaritium (mit Beck), 2. Aufl., Hirzel Leipzig 1953. — Klapp'sche Kriechverfahren, Thieme 1. Aufl. 1953, 6. Aufl. 1967.

Klapp, Wolrad, Leit. Arzt d. chir. Abt. d. Sophien-Klinik, 3 Hannover, Dieterich-str. 33. — Fragebogen 1968 nicht beantwortet.

Klapproth, Joachim, Facharzt f. Chir. u. Durchgangsarzt, 7312 Kirchheim/Teck., Dettinger Str. 85. — *30. 12. 06 Gardelegsn/Altmark. — **A:** 32 Berlin. — **Prom:** 32 Halle/S. — **F:** Chir. — **V:** 32–33 Knappschaftskrhs. Carlsfeld/Halle (Bethke), 33–35 Knappschaftskrhs. Klettwitz/N.L. (Hartig), 36–40 Krhs. Lauchhammer/Prov. Sachsen (Wittmann), 40–47 Kriegsdienst u. Gefangenschaft, 48–58 Chir.-orthop. Klin. Dr. Lubinus Kiel (Lubinus).

Klauser, Rudolf E., Facharzt f. Chir., Chefarzt Chir. Priv.-Klin. Dr. Klauser, 863 Coburg, Löwenstr. 17. — *12. 6. 14 Bamberg. — **A:** 39 Berlin. — **Prom:** 39 ebd. — **V:** II. Med. Klin. Charité Berlin (v. Bergmann), Chir. Klin. Ziegslstraße ebd. (Rostock), Frauenklin. Charité (Wagner), Med. Univ.-Klin. Göttingen (Schoen), Landkrhs. Coburg, München (Frey), Zürich (Brunner). — **P:** Mod. Tetanustherap., Münch. med. Wschr. 1951. — Techn. d. Drahtextens., Chirurg 21. — Organisat.fragen i. d. vord. Sanitätseinheiten, Vjschr. schweiz. San.offiziere 1953.

Klein, Hans-Dieter, Ass. d. II. Chir. Univ.-Klin. im Städt. Krhs. Westend, 1 Berlin 19, Spandauer Damm 130. *

Klein, Wilfred, 207 Großhansdorf üb. Ahrensburg/Holst., Krankenhaus. — Fragebogen 1968 nicht beantwortet.

Kleinschmidt, Karl, Prof., Chefarzt d. chir. Abt. Ev. Krhs. Mülheim a. d. Ruhr i. R., 433 Mülheim, Friedrichstr. 30a. — *6. 2. 85 Wiesbaden. — **A:** 10 München. — **Prom:** 10 ebd. — **Hab:** 21 Heidelberg. — **F:** Chir. — **V:** 10–14 Gynäkol. München (Klein), Pathol. Wiesbaden (Herxheimer), Pädriatrie, Gynäkol. Düsseldorf (Schlossmann, Pankow), 14–28 Heidelberg (Wilms, Enderlen). — **P:** Lumbal-A. b. gyn. Op., Diss. — Pneumoperitoneum i. d. Rö.-Therap., Med. Klin. 1921. — Klin. Pankreas-tumoren Dtsch. med. Wschr. 1921. — Bhdlg. d. Speichelfisteln, Münch. med. Wschr. 1923. — Schmerzstill. Wirkg. d. Dicodid, ebd. — Entstehg. u. Bau d. Gallensteine, Beitr. path. Anat. 1923. — Antikörperbildg. (mit Dölter), Z. Immunit.forsch. 1925. — Techn. d. Eckfistel, Zbl. Chir. 1926. — Incarc. Hydrocele d. Samenstrangs, Med. Klin. 1926. — Encephalitis b. Hunden m. Eckscher Fistel, Z. exper. Med. 54. — Unt.suchgn. an Hunden m. Vasostomie n. London (mit György), ebd. — Fleisch-intoxikat. b. Hunden m. Eckscher Fistel (mit György), ebd. — Ulcus pept. d. Meckelschen Divertikels, Bruns' Beitr. klin. Chir. 138. — Exp. Unt.suchgn. an Herz

u. Kreisl. b. art.-ven. Fistel (mit Wachsmuth), Dtsch. Z. Chir. 201. — Erklärg. d. Spätrupt. d. langen Daumenstrecksehne n. Radiusfrakt., Bruns' Beitr. klin. Chir. 146/1929. — Periarthritis humero-scapularis, Chirurg 1929. — Maßnahmen b. traumat. Knorpelablösg., ebd. 1930. — Eckfistel b. Menschen, Zbl. Chir. 1935. — Sark. nach Trauma, ebd. 1947. — Ecksche Fistel b. Menschen, Arch. klin. Chir. 1948.

Kleinschmidt, Wolfgang, Oberarzt d. chir. Abt. d. Diakonissenanst., 239 Flensburg. — *30. 10. 29 Mülheim a. d. Ruhr. — **A:** 55 Freiburg i. Br. — **Prom:** 55 ebd. — **F:** Chir. — **V:** 55–61 Ev. Krhs. Mülheim (K. Kleinschmidt), zwztl. 56–57 Hackensack-Hosp., Hackensack N.J./USA (Internship), 62–68 Würzburg (Wachsmuth), ab 68 chir. Abt. d. Diakonissenanst. Flensburg (Gieseler). — **B:** Frakt. u. Luxat. i. Bereich d. mittl. u. dist. Vorderarms (mit Hiltner), in: Traumatol. i. d. chir. Praxis, Springer 1965. — Frakt., Luxat. u. Bandverletzgn. i. Bereich d. Handwurzel u. Hand, ebd. — **P:** Klin. Bewertg. d. blutdrucksenk. Wirkg. v. ‚Raupina' b. art. Hochdruck, Diss. 1954. — Bhdlg. d. Bennettschen Frakt. (mit A. Wilhelm), Chirurg 1963. — Homoio- u. autoplast. Knochenspäne b. d. Bhdlg. jugendl. Knochencysten (mit Böttger), Langenbecks Arch. klin. Chir. 309/1964. — Telekobaltbestrahlg. d. Bronchialca. b. gleichzeit. Lungentbk. (mit Viereck u. v. Babo), Strahlentherap. 128/1965. — Subcut. art.-ven. Fistel i. d. intermitt. Hämodialyse-Bhdlg. (mit Sperling u. a.), Dtsch. med. Wschr. 1967 u. German. Med. Monthly 1967. — Bhdlg. intraartikul. Frakt. a. d. Hand (mit A. Wilhelm), Chirurg 1967. — Verletzgn. d. Streckaponeurose a. Fingerendgelenk u. ihre Bhdlg. (mit Wilhelm), Mschr. Unfhlkd. 1967. — Neue ätiol. u. therap. Gesichtspkt. b. d. Kamptodaktylie u. d. Tendovaginitis stenosans (mit Wilhelm), Langenbecks Arch. klin. Chir. 319/1967. — Subcut. art.-ven. Fistel z. Kanülierg. i. d. intermitt. Hämodialysebhdlg. (mit Sperling u. Wilhelm), ebd.

Kleiser, Ernst, Chefarzt d. chir. Abt. d. Krskrhs., 721 Rottweil/Neckar, Heerstr. 123. — Fragebogen 1968 nicht beantwortet.

Klengel, Walter, Städt. Medizinaloberrat, Oberarzt d. chir. Abt. d. Städt. Kr.anst., 3380 Goslar. — *15. 5. 22 Dresden. — **A:** 47 Göttingen. — **Prom:** 47 ebd. — **F:** Chir. — **V:** 47–50 Göttingen (Hellner), ab 50 chir. Abt. d. Städt. Kr.anst Goslar (Büttner). — **P:** Orthostat. Pyelogramm, Diss. — Polamidon, e. neues schmerzstill. Mittel, Zbl. Chir. 1950. — Lachgasnark. i. d. Chir., techn. verbessert, ebd. — Erbsen- u. Hakenbeinbr. durch Rückschlagverletzg., Mschr. Unfhlkd. 1950. — Spast. Klumpfuß trotz Stoffel'scher Op. u. subtal. Arthrodese, Arch. orthop. Unfallchir. 49/1958. — Zerreißg. e. Hufeisenniere durch stumpfe Bauchverletzg., Mschr. Unfhlkd. 1959. — Sicherg. d. Stellungskorrekt. b. Spätverschiebgn. konserv. behand. Knöchelbr., Hefte Unfhlkd. 92/1966. — Komplikat. b. schweren kindl. Oberarmbr. am Ellenbogengelenk, Orthop. Prax. 1967.

Klessmann, Gustav, Facharzt f. Chir., 492 Lemgo/Lippe. Slavertorwall 15. — *18. 2. 93 Gütersloh. — **A:** 20 Marburg. — **Prom:** 20 ebd. — **F:** Chir. — **V:** 20–24 inn. Abt. Krhs. Helmstedt, chir.-geburtsh. Abt. Krhs. Gilead Bethel b. Bielefeld (Wilmanns). — **P:** Krampadern, Ätiol., Pathol. u. Bhdlg., Med. Klin. 1947.

Kley, Gerhard E. M., Ob.Reg.Med.Rat a. D., Oberstarzt a. D., 78 Freiburg i. Br., Lerchenstr. 2. — *9. 9. 99 Sparsee Krs. Neustettin/Pommern. — **A:** 25 Greifswald. — **Prom:** 25 ebd. — **F:** Chir. — **V:** 24 Städt. Krhs. Berlin-Lichtenberg, 25–27 chir. Abt. ebd. (Bötticher), ab 27 akt. San. Off., 33–36 Frankfurt a. M. (Schmieden), 36–39 Leiter d. chir. Abt. d. Standortlaz. in Hamburg. — **P:** Traumat. Schulterluxat. Entstehg. u. Bhdlg., Bruns' Beitr. klin. Chir. 164/1936.

Kley, Karl Heinz, 498 Ennigerloh b. Bünde, Osterkamp 29. — *21. 1. 24 Brake
b. Bielefeld. — **A:** 49 Göttingen. — **Prom:** 49 ebd. — **F:** Chir. — **V:** Krs. u. Stadtkrhs. Herford (Fischer, Lassen), Ev. Krhs. Bünde (Wellensiek). — **P:** Paramyloid-
tumor d. Harnblase, Zbl. Urol. 1956. — Akut. Spondylose nach Bandscheibenop.,
Zbl. Chir. 1957. — Über d. tonale Anwendg. v. Azulen, Ärztl. Praxis 1959.

Klieser, Karl, Facharzt f. Chir., 6728 Germersheim/Rh., Königstr. 25. — *7. 4.
21 Dittersbach Krs. Waldenburg/Schles. — **A:** 48 Mainz. — **Prom:** 48 ebd. — **F:**
Chir. — **V:** 48–51 Städt. Krhs. Wurzen/Sachsen (Schumann), 51–59 Krskrhs. Gotha/
Thür. (Kneise), 59–61 Stadtkrhs. Siegen/Westf. (Kolbe).

Klinger, Heinz, Facharzt f. Chir., 2 Hamburg 66, Poppenbütteler Chaussee 42. —
*10. 2. 07 Tsingtau. — **A:** 31 Hamburg. — **Prom:** 32 Berlin. — **F:** Chir. — **V:** 30–31
Pathol. Inst. Charité Berlin (Rössle), 31 Städt. Krhs. Memmingen (Mulzer), 32–34
Hafenkrhs. Hamburg (Brütt), 34–36 Allg. Krhs. Barmbeck ebd. (Oehlecker, Reye),
36–37 Chefarzt-Vertr. Arnswalde, Neuburg/Don., Bad Frankenhausen, 37–40 Eig.
Praxis, Belegarzt d. D.R.K.-Krhs. Hamburg, 40–45 Kriegsdienst, 46–48 Chefarzt
d. chir. Abt. d. A.K. Wandsbek-Juth Hamburg, 48–67 Belegarzt u. Durchgangsarzt
Hamburg, ab 67 Zentr.krhs. Hamburg. — **P:** Grenzformen d. Periarteriitis nodosa,
Diss. u. Frankf. Z. Pathol. 42/1931. — Suicidversuch m. Tetanustoxin, Z. gerichtl.
ges. Med. 21/1933. — 2 Fälle ulcerier. Dünndarm-Entzündg., Chirurg 1946. —
Ileocoecale Invaginat., ausgelöst durch Mucocele d. Wurmfortsatzes, Zbl. Chir. 1947.
— Dickdarmileus durch Gallenstein, ebd. 1953. — Prophyl. d. Wundstarrkrampfes,
Mod. Chir., 2. F. 1954. — Subkut. Sehnenrupt., Zbl. Chir. 1958.

Klink, Friedrich, San.-Rat, 671 Frankenthal/Pfalz, Westl. Ringstr. 29. —
Fragebogen 1968 nicht beantwortet.

Klinner, Werner W., apl. Prof. F.A.C.S., leit. Oberarzt u. Leit. d. herzchir. Abt.
d. Chir. Univ.-Klin., 8 München, Nußbaumstr. 20. — *28. 11. 23 Neudorf Krs. Glatz.
— **A:** 49 Marburg. — **Prom:** 50 ebd. — **Hab:** 61 München. — **F:** Chir. — **V:** 50–51
Pathol. Inst. d. Univ. Marburg (Hamperl), 52–58 Chir. Univ.-Klin. ebd. (Zenker),
57–58 Studienaufenthalt i. d. U.S.A., davon 8 Mon. Mayo-Clinic in Rochester,
Minn., ab 58 Chir. Univ.-Klin. München (Zenker), ab 66 leit. Oberarzt u. Leit. d.
herzchir. Abt. — **B:** Transventricul. Sprengg. d. Pulmonalklappe; Beseitigg. d. isol.
valvul. Pulmonalsten.; Die verschied. Shunt-Meth.; Künstl. Einengg. d. Lungen-
schlagader b. Kleinkindern, in: Kirschner, Op.lehre Bd. VI/1, 2. Aufl., Springer 1967.
— **P:** Exp. Tbk. d. weißen Maus (mit Grün), Virchows Archiv 322/1952. — 10 Arb.
aus d. Geb. d. Lungentbk., darunter: Lungentuberkulom, Langenbecks Arch. klin.
Chir. 281/1956. — Ca. 50 Arb. aus d. Geb. d. Herzchir., darunter: Klin. u. exp.
Untersuchg. z. op. Korrekt. d. Fallot'schen Tetralogie, Erg. Chir. u. Orthop. 44/1962.
— Erg. b. 500 m. d. Herz-Lungen-Maschine op. Herzfehlern (mit Schaudig u.
Sebening), Langenbecks Arch. klin. Chir. 302/1963. — Experiments with correction
of Fallot's Tetralogy (mit Zenker), Surgery 57/1964. — Aorto-pulmon. Fenster (mit
Meissner, Schmidt-Habelmann u. Sebening), Erg. Chir. u. Orthop. 48/1966. —
Alloplast. Klappenersatz, Langenbecks Arch. klin. Chir. 316/1966. — Komplette
AV-Kanal, Thoraxchir. u. vascul. Chir. 1967.

Klöck, Rudolf, Chefarzt d. chir. Abt. d. Krhs., 8833 Eichstätt. — *6. 10. 09
Bodenwöhr/Oberpf. — **A:** 34 München. — **Prom:** 35 ebd. — **F:** Chir. — **V:** 34 inn.
Abt. Krhs. r. d. Isar, München (Engelhardt), 35–41 chir. Abt. Städt. Kr.anst. ebd.
(Haecker), 41–45 Kriegsdienst.

Klöpzig, Ernst, 314 Lüneburg, Eckermannstr. 31. — Fragebogen 1968 nicht
beantwortet.

Klöss, Josef, Prof. f. Chir., Chefarzt d. chir. Klin. d. St. Marienkrhs., 6 Frankfurt a. M., Richard-Wagner-Str. 14. — *1. 12. 15 Obermarchtal/Donau. — A: 42 Freiburg i. Br. — **Prom:** 42 ebd. — **Hab:** 60 ebd. — **F:** Chir. — **V:** 42–43 Loretto-Krhs. Freiburg (Diemer), 43–46 Militärdienst, 46–47 Med. Univ.-Klin. Tübingen (Bennhold), 47–49 Pathol. Inst. ebd. (Letterer), 49–52 Krskrhs. Göppingen (Krauss), 52–64 Chir. Univ.-Klin. Freiburg (Krauss). — **P:** Bhdlg. d. Trichophytie b. Meerschweinchen m. Eubasin u. Cibazol, Diss. — Phäochromocytom, Fragen d. Diagn. u. d. op. Vorgehens (mit Germer), Med. Klin. 1953. — Anwendg. v. Muskelrelaxantien i. d. Chir. Arb. d. Krhs., Dtsch. med. Wschr. 1954. — Reposit. v. Frakt. u. Luxat. b. völl. Muskelerschlaff. (mit Lorenz), Mschr. Unfhlkd. 1955. — Bhdlg. d. Pleuraempyems (mit Kümmerle u. Kindler), Dtsch. med. Wschr. 1956. — Rechtsseit. traumat. Zwerchfellverletzgn. m. Leberprolaps (mit Kümmerle), Thoraxchir. 2/1957. — Morphol. Verändergn. d. Restlunge nach Lungenresekt. i. Wachstumsalter, Med. Ges. Freiburg, 1958. — Anpassgs.vorgänge d. Restlunge nach Resekt. i. Wachstumsalter, Habil.-Schr. 1959. — Dringl. chir. Eingr. b. Neugebor., Antrittsvorl. Freiburg 1960. — Intubat.nark. u. Lungenresekt. b. d. Ratte, Anaesthesist 1960. — Struktur. Anpassg. d. Restlunge nach Resekt., Tagg. d. Dtsch. Tbk.-Ges. Freiburg 1960. — Fixierg. d. intrathorakal ausgespannten Lunge als Grundlage morphol.-quantitat. Untersuchg. i. Tierversuch, Z. exper. Med. 134/1961. — Anat. Variat. d. Handgelenks u. ihre Beziehg. z. Kahnbeinbr. (mit Weller u. Ullrich), Mschr. Unfhlkd. 1961. — Akuter Femurverschl. als Komplikat. b. e. Arteriograph. (mit Weissleder u. Schoop), Fortschr. Röntgenstr. 98/1963. — Restlunge als funkt. u. morphol. Probl., Festbd. z. 65. Geb. Prof. H. Krauss, Thieme. — Verschluckte Fremdkörper u. Bezoare i. Gastrointestinaltrakt (mit Kern u. Bremer), Dtsch. med. Wschr. 1964. — Aktuelle Fragen akuter gastrointestinaler Blutgn. (mit Kern u. Stothfang), Med. Klin. 1964. — Vergl. prä- u. postop. Phonokardiogramme v. digital u. m. d. Tubbschen Dilatator gesprengten Mitralsten. (mit Stein u. a.), Med. Klin. 1965. — Aneurysma d. Milzart. unt. d. Bild d. akuten gastrointestin. Blutg. (mit Dost), Zbl. Chir. 1965. — Rekonstrukt. Eingr. a. d. Gallenwegen (mit Kern u. Landgraf) Langenbecks Arch. klin. Chir. 311/1965. — Tiefe Duodenum als Quelle akuter gastrointestin. Blutgn., ebd. Kongr.bd. 82 Tagg. 1965.

Klose, Heinrich, o.ö.Univ. Prof. d. Chir. emer., 4963 Bad Eilsen, Waldstr. 13. — *31. 8. 79 Ibbenbüren (Westf.). — **A:** 03 Straßburg. — **Prom:** 03 ebd. — **Hab:** 16 Frankfurt a. M. — **F:** Chir., Orthop. — **V:** Straßburg, Freiburg i. Br., Frankfurt a. M. (Recklinghausen, Aschoff, L. Rehn u. Schmieden). — **B:** Chir. d. Brustdrüse, in: Hdb. prakt. Chir. 1925. — Kachexia strumipriva, in: Hdb. d. inn. Sekret. 3/1927. — Chir. d. Basedowschen Krankh., Neue dtsch. Chir. 44/1929. — Chir. d. Thymusdrüse, in: Hdb. d. prakt. Chir. 2/1930. — Morbus Basedow, in: Hdb. d. Ärztl. Begutachtg. 1/1931. — Diff.diagn. chir. Erkrankgn. d. Gesichts, in: Diff.diagn. chir. Erkrankgn. einschl. d. Grenzgeb. m. therap. Hinweisen, 1935. — Chir. Komplikat. d. Kriegsseuchen, Erg. Chir. u. Orthop. 13. — † 1968.

Klose, Max-Karl, Facharzt f. Chir., 8 München 8, Bernauer Str. 33. — *23. 12. 98 Friedland Bez. Oppeln/Oschl. — **A:** 24 Breslau. — **Prom:** 24 ebd. — **F:** Chir. — **V:** 23–24 Univ.-Kinderklin. Breslau (Stolte), Path. Inst. (Henke), 27 gynäk. Abt. Elisabethinerinnen-Krhs. ebd. (Kober), 27–29 Chir. Abt. ebd. (May), 30–31 Städt. Krhs. Hildesheim (König), 31–32 Krskrhs. Dessau (Volkmann), Belegarzt am St. Carolins-Krhs. Görlitz, 33–45 Chefarzt a. Krhs. d. Barmherzigen Brüder Frankenstein/Schles., 45–52 Chefarzt d. chir. Abt. d. Städt. Kr.anst. Dessau, 53–67 Facharzt f. Chir. in Frankfurt a. M.

Klossner, Aleksander Rudolf, Prof., Kirurginen Sairaala, Turku (Finnland). — Fragebogen 1968 nicht beantwortet.

Klug, Wilhelm, Ärztl. Dir. d. Knappschafts-Krhs. Bochum Langendreer, Chefarzt d. chir. u. neurochir. Abt., 463 Bochum-Langendreer. — *27. 12. 10 Degow Kr. Kolberg/Köslin, Pommern. — **A:** 37 Tübingen. — **Prom:** 36 ebd. — **F:** Chir. u. Neurochir. — **V:** 37–40 Städt. Krhs. Stettin (Vogeler), 40–42 Hansa-Klin. Berlin (Tönnis), 42–45 chir. u. neurochir. Abt. Sonderlaz. d. Luftwaffe f. Hirn- u. Rückenmarkverletzte (Tönnis), 45–47 Martin-Luther-Krhs. Berlin (Klose), 47–51 Oberarzt neurochir. Abt. Knappschafts-Krhs. Bochum-Langendreer (Tönnis). — **B:** Organisat. d. Bhdlg. schwerer Schädel-Hirn-Verletzungen (mit Tönnis, Frowein, Loew u. a.), in: Arbeit und Gesundheit, H.79, Thieme 1968. — **P:** Diff.diagn. zw. medialem Nucleus pulposusprolaps u. Caudatumor (mit Tönnis u. Linz), Zbl. Neurochir. 1951. — Intracraniellen Aneurysmen, Mod. Chir. 1955. — Intracranielle Blutgn., ebd. — Intracranielle Drucksteigerg., Neuralmed. 1956. — D. Angiome d. Wirbelsäule u. ihres Inhalts, Zbl. Neurochir. 1958. — D. subdurale Hämatom, Beitr. Neurochir. 1959. — Subarachnoidalcysten d. Großhirns (mit Tzonos), Nervenarzt 1960. — Bhdlg. d. Schädeldachosteomyelitis unt. bes. Berücksichtigg. d. kosmet. Erg., Langenbecks Arch. klin. Chir. 293/1960. — Üb. 2 durch gr. transorbital eingedrungene Fremdkörper verursachte Hirnverletzgn. (mit Tzonos), Zbl. Neurochir. 1961. — Häufigkt. chron. subdural. Hämatome nach Schädelverletzgn. (mit Loew u. Wüstner), ebd. — Beitrag z. d. Hirntumoren d. Kindesalters unt. bes. Berücksichtigg. d. supratentoriellen Geschwülste (mit Tzonos), Galenus (Saloniki), Bd. III. — Spina bifida, Cranium bifidum u. ihre op. Möglichktn. (mit Tzonos), Nervenarzt 1961. — Problematik d. medialen Bandscheibenvorfalls, H. Unfhlkd., 87/1966. — Op. Bhdlg. d. venösen Rückenmark-Angioms, Excerpta Medica 1967. — Erg. b. 37 op. Kranken m. spontanen intracerebralen Massenblutgn., Langenbecks Arch. klin. Chir. 319/1967.

Kluge, E. Werner, Abt.leit., Facharzt f. Chir. u. Anaesthesiol., Krskrhs., X 86 Bautzen, Am Stadtwall 3. — *3. 9. 31 Dresden. — **A:** 56 Leipzig. — **Prom:** 56 ebd. — **F:** Chir., Anaesthesiol. — **V:** 56 Med. Univ.-Klin. Leipzig (Bürger), 56–62 Krskrhs. Bautzen (Zerbes) 65 Robert-Rössle-Klin. Berlin (Barth), ab 57 nebenamtl. Leit. d. Gebietsblutspendezentrale Bautzen. — **B:** Beitr. in: K. Thomas, Blutspende- u. Transfus.wesen, VEB Volk u. Gesundheit 1969. — **P:** Mod. Bhdlg. d. Verbrenngs.-krankh. b. Kindern i. Krskrhs., Zbl. Chir. 1961. — Ungewöhnl. Nebenbefund b. Commotio cerebri u. Schädelfrakt., Chirurg 1966. — Liquorersatz nach schwerem gedeckten Schädelhirntrauma durch Infukoll b. Liquorhypotens., Mschr. Unfhlkd. 1966. — Lachgas-Sauerstoff-Dauernark. b. d. Bhdlg. d. Hyperthermie nach Schädel-Hirntraumen, Zbl. Neurochir. 1966. — Mesenterialgefäßverschl. i. Kindesalter (mit Zerbes), Chirurg 1967.

Klunker, Heinz, Ärztl. Dir. d. Poliklin. d. MDV, X 3000 Magdeburg, Ackerstr. 77. — Fragebogen 1968 nicht beantwortet.

Klußmann, Hans-Ulrich, Facharzt f. Chir., 62 Wiesbaden, Bismarckring 18. — *14. 9. 11 Bretleben/Thür. — **A:** 37 München. — **Prom:** 38 ebd. — **F:** Chir. — **V:** 1 J. inn. Med., 2 J. Orthop., 2½ J. Kriegsdienst, 1½ J. Lungenhk., 2½ J. Frauenhk.

Kment, Otto H., Facharzt f. Chir., Wiss. Ass., Chir. Klin. d. Freien Univ. Berlin im Städt. Krhs. Westend, 1 Berlin 19, Spandauer Damm 130. — *14. 8. 14 Sarajevo. — **Prom:** 41 Agram. — **V:** 40–42 Univ.-Klin. Prag, 42–44 Städt. Kr.anst. Eger, 45–46 Städt. Krhs. Friedrichshain Berlin, (Schaack), 46-49 Chir. Univ.-Klin. Städt. Krhs. Moabit Berlin (Gohrbandt), 52–60 Chir. Klin. u. Poliklin. d. Städt. Hufeland-Krhs. Berlin-Buch als Chefarzt. — **B:** Allg. u. pathol. Physiol. d. veget. Nervensystems,

in: Wullstein-Wilms, Lehrb. d. Chir. v. Gohrbandt. 1956. — Hochschulfilme:
Op. Bhdlg. d. Rektum-Ka. — Perop. manometr.-cholangiograf. Untersuchg. d.
Gallenwege. — **P:** Sympath. Schmerzleitg. i. Allg. u. Spez., Zbl. Chir. 1947. —
Störgn. d. Geschlechtsfunkt. nach lumb. Grenzstrangresekt., ebd. 1950. — Stei-
gergn. d. Geschlechtsfunkt. einschl. d. Spermiogcnese nach Novocain-Blockaden
d. lumb. Grenzstranges, ebd. 1951. — Fall v. part. Volvulus e. i. d. Bauchdccke
„eingemauerten" Pendelgallenblase, ebd. — Chron. Pankreatitis u. ihre chir.
Bhdlg. durch linksseit. Splanchnikusresekt., ebd. 1952. — Klin. Auswertg. tierexp.
Untersuchgn. nerval bedingter Durchblutgs.störgn. d. Pankreas, ebd. 1953. —
Phillips- u. van-Slyke-Test i. Dienste d. Prophyl. u. Therap. d. postop. Schocks,
ebd. 1954. — Pathol. Physiol. u. neue Gesichtspkt. d. prä- u. postop. Bhdlg. d.
akuten Darmverschl., ebd. — Chir. Bhdlgs.möglktn. d. Diabetes mellitus, gestützt
auf tierexp. Erg. u. Erfahrgn., Acta neuroveget. 9/1954. — Ändergn. d. Geschlechtsfunkt. nach konservat. u. op. Eingr. am lumb. Grenzstrang d. Sympathikus, Z. Urol., Sonderheft. — Chir. Aussichten u. Mögl.ktn. b. d. Bhdlg.
d. „biliären Migräne", Zbl. Chir. 1955. — Notamputat. i. Refrigerat.-Anästh.,
ebd. — Bedeutg. manometr. Untersuchgn. f. d. Chir. d. Gallenwege, Berl. Med.
1965. — Intraop. Cecekin-Prüfg. d. Oddi'schen Schließmuskels, Langenbecks
Arch. klin. Chir., Kongr.bd. 1965.

Knab, Reinhold, Facharzt f. Chir., Chefarzt d. Krhs., 624 Königstein/Ts. —
*17. 4. 12 Mainz. — **A:** 38 Gießen. — **Prom:** 41 ebd. — **F:** Chir. — **V:** 38 Gießen:
Med. Klin. (Reinwein), Frauenklin. (Jaschke), chir. Klin. (Fischer), 39 Städt. Krhs.
Dietz a. d. Lahn (Dorn), 39–50 Kriegsdienst u. Gefangenschaft, 51–57 Gießen.

Knauer, Wolfgang P. F., Chefarzt d. Krskrhs., 8623 Staffelstein/Ofr. — *31. 10.
13 Donnerau/Schles. — **A:** 39 Breslau. — **Prom:** 40 ebd. — **F:** Chir. — **V:** Anat.
Inst. d. Univ. Breslau (Bloctevogel), Univ.-Kinderklin. ebd. (Stolte), 39–45 Kriegsdienst, zwztl. Breslau (K. H. Bauer), 46–50 Heidelberg (K. H. Bauer), 50–51 Chefarztvertreter, 51–53 Oberarzt Krskrhs. Lichtenfels/Main. — **P:** Erg. d. op. Bhdlg.
d. Prostatahypertrophie (mit K. H. Bauer), Münch. med. Wschr. 1941. — Sarkom
u. Trauma (mit R. Frey), Dtsch. Z. Chir. 263/1949.

Kneise, Gerhard, Chefarzt d. Krskrhs., 7118 Künzelsau/Württ. — *20. 2. 12
Velpke. — **A:** 37 Halle/S. — **Prom:** 38 ebd. — **F:** Chir. — **V:** 36–37 Klin. Weidenplan
Halle/S. (Stieda), 38–39 Erlangen (Goetze), 39–45 Kriegsdienst, 45–46 Landeskrhs.
Gotha (Brehm), 47–58 Chefarzt d. chir. Abt. d. Landeskrhs. Gotha, spätere Krs.-
kr.anst. Gotha/Thür., 58–59 Katharinen-Hosp. Sutttgart (Gross). — **P:** Brauch-
barkt. d. Pervitin i. d. Chir., Zbl. Chir. 1939. — Klin. Untersuchgn. üb. d. Wirkg. d.
Pervitin b. chir. Kranken, Dtsch. Z. Chir. 1939. — Ein interess. Fall v. beiderseit.
Nierenmißbildg. als Beitr. z. d. urol. Abnormitäten, Z. Urol. 1939. — Inkrust. Zyst-
itis, Münch. med. Wschr. 1939. — Infarc., aus d. Urethra prolab. Ureterocele, Z.
Urol. 1939. — Probl. d. Gallengangersatzes, Chirurg 1948. — Schwankgn. b. Auf-
treten d. Appendicitis, Dtsch. Gesd.wes. 1948. — Spätblutg. d. Milz nach stumpfem
Bauchtrauma, Chirurg 1949. — Tetanus nach Zahnextrakt., Dtsch. Gesd.wes. 1949.
— Gewebeerschlaffg. i. d. Chir., ebd. — Warum Frühop. b. Gallenblasenerkrankgn.,
ebd. 1950. — Selt. stumpfe Harnröhrenzerreißg., Z. Urol. 1950. — Riesenharn-
röhrenstein, ebd. — Verschl. gr. Bauchbr. durch Perlonnetze, Dtsch. Gesd.wes. 1951.
— Periduralanaesth., ebd. — Erfahrgn. u. neue Erkenntn. b. d. Perlonnetzimplantat.,
Zbl. Chir. 1953. — Nephroplexie durch Perlonnetz-Hängemattenplast., ebd. —
Konservat. Bhdlg. d. Harnleitersteine, Dtsch. Gesd.wes. 1953. — Verbesserg. d.
Ausscheidgs.urograph. i. Kindesalter u. b. Jugendl., Z. Urol. 1957. — Monstr.

Ausgußsteine beider Nieren, ebd. — Wert u. Kritik d. Sklerotherap., Zbl. Chir. 1958. — Milzchir., Landarzt 1959.

Knepper, Reinhold, Prof., Dr. med. habil., Chefarzt d. chir. Klin. Krhs. Nordstadt, 3 Hannover, Haltenhoffstr. 41. — *1. 5. 07 Münster/Westf. — A: 32 Leipzig. — **Prom:** 32 ebd. — **Hab:** 36 Münster, 48 Hannover. — F: Path. Anat., Chir. — V: Univ.-Poliklin. Leipzig (Schoen), Pathol. Inst. ebd. (Hueck), Pathol. Inst. Münster (Klinge), Hannover (König). — P: U. a.: Exp. Eklampsie i. Hyperergieversuch, Klin. Wschr. 1934. — Hypererg. Arteriitis d. Kranz- u. Lungengefäße b. funkt. Belastg. (mit Waaler), Virchows Arch. 294/1935. — Nephrotoxine u. hypererg. Nephritis (mit Klinge), Verh. Dtsch. Path. Ges. 1935. — Lokalisierg. d. exp. allerg. Hyperergie, Virchows Arch. 296/1935. — Ionenkonzentrat. d. allerg.-hypererg. Entzündg., Klin. Wschr. 1937. — Gefahr d. Schleimhautanaesth. d. verletzten männl. Harnröhre, Münch. med. Wschr. 1937. — Fasciennekr. b. d. pyogenen Infekt. d. Subkutis, ebd. 1939. — Bedeutg. d. lymphat. Apparates f. d. Zustandekommen d. Thromboembolie, Med. Welt 1942. — Fortschreit. Fasciennekr., Dtsch. Militärarzt 1943. — Wiederbelebg. d. Atemzentrums b. asphykt. Scheintod, Münch. med. Wschr. 1944. — Anwendgs.mögl.ktn. d. Moynihannaht, Chirurg 1947. — Blasen-Dünndarm-Ringplastik nach Scheele b. tbk. Schrumpfblase, Z. Urol. 40/ 1947. — Röntgenol. Diagn. d. Sigmators., Chirurg 1948. — Schüttelfrost u. seine Bhdlg., Ärztl. Dienst b. d. dtsch. Bundesbahn 1951. — Thromboembolie überwunden?, Med. Welt 1951. — Wesentl. i. d. Pathol. u. op. Therap. d. Endangitis obliterans, Z. f. Rheumaforsch. 11/1952. — Kreisl.beziehgn. zw. Lymphe u. Liquor cerebrospinalis, Dtsch. Tierärztl. Wschr. 1953. — Therap. Beeinflussg. d. Ausscheidg. d. krankh. vermehrten Stickstoffs, Chirurg 1956. — Probl. d. ischäm. Muskelkontrakt., Krankenhausarzt 1956. — Mögl.kt. e. splenogenen Markhemmg. b. d. Hiatushernienanämie, Zbl. Chir. 1957. — Endoneurale Liquorweg, Zbl. allg. Path. 1957. — Klin. Würdigg. d. Mesaortitis abdominalis, Medizinische 1958. — Pathogenet. Probl. d. Darminvaginat., Dtsch. Tierärztl. Wschr. 1963. — Postop. Darmatonie b. Raucher, Chirurg 1964. — Pathogenet. Bewertg. d. Schmerzes, Med. Welt 1967.

Knieriem, Walter, 41 Duisburg-Großenbaum, Saarner Str. 66. — Fragebogen 1968 nicht beantwortet.

Knigge, Ernst, Facharzt f. Chir., 3044 Dorfmark, Allermannstr. 3. — *4. 1. 20 Calberlah Krs. Gifhorn. — A: 48 Düsseldorf. — **Prom:** 48 ebd. — F: Chir. — V: 48 Stadtkrhs. Wolfsburg (Riffelmacher), 50 Hôpital maritime Berck-Plage (Béraud), 51 Stadtkrhs. Wolfsburg (Riffelmacher), 52 Landesfrauenklin. Hannover (Habbe), 52–53 Landesfrauenklin. Celle (Busche), 53–55 Köln-Merheim (Dick), 55 Med. Univ.-Klin. ebd. (Schulten), 55–62 Tübingen (Dick), 61 Krhs. Rottenburg (Baumann), 62–64 Krskrhs. Soltau (Kellner), 64 Krskrhs. Gifhorn (Schmidt-Habelmann).

Knipping, Joachim, Oberarzt d. chir. Abt. d. Carl-von-Basedow-Krskrhs., X 42 Merseburg. — *12. 5. 35 Mücheln. — A: 61 Merseburg. — **Prom:** 61 Halle. — V: 62–66 Carl-von-Basedow-Krskrhs. Merseburg. — P: Zugfestigkts.- u. Dehngs.-bestimmgn. an lyophilis. Dura als Beitr. z. ihrer klin. Verwendbarkt. (mit K. A. Weber), Langenbecks Arch. klin. Chir. 314/1966. — Anwendg. lyophilis. Dura i. d. Chir. (mit K. A. Weber), Zbl. Chir. 1966.

Knoblauch, Hubert, Doz., Chefarzt d. Krskrhs., 794 Riedlingen/Württ. — *17. 10. 12 Unterschwarzach. — A: 37 Tübingen. — **Prom:** 37 ebd. — **Hab:** 56 ebd. — F: Chir. — V: 36–37 HNO-Klin. Tübingen (Albrecht), 37–38 Krskrhs. Böblingen (Andrassy), Med. Univ.-Klin. Tübingen (Bock), Landvierteljahr, 38–41 Tübingen

(Usadel), 41–47 Militärdienst, 48–57 Tübingen (Naegeli, Dick), — **P:** Temp. Unterdrückg. d. Dickdarmflora u. ihre Bedeutg. f. d. Dickdarmchir., Med. Klin. 1950. — Chemotherap. unspezif. chir. Infekt. unt. bes. Berücksicht. d. Coli-Infekt., Medizinische 1950. — Penicillinkonzentrat. i. Blut b. Anwendg. v. Benemid, ebd. 1951. — Intraperiton. Marbadalanwendg. b. Perforat.peritonitis, Zbl. Chir. 1952. — Erfahrgs.ber. üb. e. resorbierb. Mullkompresse, Medizinische 1952. — Exper. u. klin. Erfahrgn. m. e. resorbierb. Mullkompresse, Bruns' Beitr. klin. Chir. 185/1952. — Diagn. u. therap. Erfahrgn. aus d. Chir. d. Gallenwege, Medizinische 1952. — Scalenussyndrom u. Halsrippe, ebd. 1953. — Modifikat. d. pararectalen Kulissenschnittes, Chirurg 1952. — Prä- u. postop. Leberschaden, Folia clin. internac. 1953. — Op. Bhdlg. d. Tibiakopfgelenkbr., Mschr. Unfhlkd. 1953. — Farbstoffprobe z. Nachweis v. Abfl.störgn. i. Hauptgallengang, Chirurg 1956. — Schmerzzustände d. ob. Extremität b. Verändergn. am cervicodors. Übergangsabschnitt d. WS., Konstitut. Med. 1956. — Op. Bhdlgs.erg. b. Scalenussyndrom, Chirurg 1957.

Knöfler, Eberhard W., a. o. Doz., Dr. med. habil., 1. Oberarzt Orthop. Univ.-Klin., X 701 Leipzig, Phil.-Rosenthal-Str. 53. — *19. 6. 27 Halle. — **A:** 52 Halle. — **Prom:** 55 ebd. — **Hab:** 66 Leipzig. — **F:** Orthop. — **V:** 52 Krskrhs. Schkeuditz (bei Leipzig) (Volkmann), 53–56 inn. Abt. Krskrhs. Bitterfeld u. Zörbig, 56–57 Pathol. Inst. Bez.krhs. St. Georg Leipzig (Eck), ab 57 Orthop. Univ.-Klin. Leipzig (Matzen). — **B:** Biomechan. Indukt. b. d. Knochenbr.hlg., Enke 1967. — **P:** Ursachen d. Hüftsteifen nach Endoprothesenplastik (mit Sperling), Zbl. Chir. 1959. — Exp. z. Epiphysentransplantat. (mit Matzen), Beitr. Orthop. Traumat. 1960. — Einfl. d. Vitamin-A-Gehaltes d. Nahrung auf d. Skelettsystem, Z. Orthop. BH 95/1961. — Eierschalentherap., ja oder nein?, Beitr. Orthop. Traumat. 1961. — In d. Gewebezucht beobacht. Frakturheilgs.vorgänge, Z. Orthop. BH 96/1962. — Orthop. Versorgg. v. Mißbildgn. i. Fuß- u. Beinbereich, Beitr. Orthop. Traumat. 1963. — Späterg. d. Hüftgelenksalloplast., ebd. — Osteoid-Osteom od. Corticalis-Osteoid?, Arch. orth. Unfallchir. 55/1963. — Talkumgranulom, Zbl. Chir. 1963. — Orthop. Bhdlgn. v. Mißbildgn. i. Bereich d. ob. Extremitäten, Beitr. Orthop. Traumat. 1964. — Morphol. Spätbefunde nach Hüftalloplast., Zbl. Chir. 1964. — Knochenbildg. i. Lichte mod. Forschgs.erg., ebd. 1965. — Chondro- u. Osteogenese b. Gewebekulturen, Beitr. Orthop. Traumat. 1965. — Homol. Tiefkühlspäne b. d. Bhdlg. v. Pseudarthrosen u. z. Defektüberbrückg., in: Gewebekonserven, Herstellg. u. Anwendg., VEB Volk u. Gesundheit 1965. — Erg. d. Zystenbhdlg. m. tiefgekühlter homol. Bankspongiosa, ebd. — Erg. b. plast. Op. nach Tumorresekt., Med. Bild 1966. — Überempfindl.kt. b. Knochenimplantat., Beitr. Orthop. Traumat. 1966. — Auswirkgn. funkt. Störgn. auf d. Haltgs.- u. Beweggs.apparat, Schriftenr. Ärztl. Fortbildg. H. 36, 1967. — Theorie d. Knochenregenerat., Beitr. Orthop. Traumat. 1967.

Knöfler, Horst R. O., Med.-Rat, Ärztl. Dir. u. Chefarzt d. chir. Abt. d. Krs.krhs.-Poliklin., X 222 Wolgast, Chausseestr. 52. — *31. 10. 24 Magdeburg. — **A:** 51 Halle/ S. — **Prom:** 52 ebd. — **F:** Chir. — **V:** 51–52 Landesfrauenklin. Magdeburg (Emmrich), 52–53 Chir. Klin. Bez.krhs. Altstadt ebd. (Biebl), 53 Med. Klin. ebd. (Otten), Städt. Kinderklin. ebd. (Nißler), 53–64 Chir. Klin. Bez.krhs. Altstadt ebd. (Biebl, Burmeister), ab 58 Oberarzt. — **P:** „Schnürsenkelplast." m. Kutisstreifen b. gr. longitudinal. Br. d. Bauchwand, Zbl. Chir. 1962. — Optim. Bhdlg. d. Claviculafrakt., Chirurg 1962. — Kephalopankreatikoduodenekt. b. e. bes. Fall v. Ulcus duodeni, Zbl. Chir. 1962. — Magenersatz durch Dünndarmringschlinge, Chirurg 1962. —

Verwendgs.mögl.ktn. d. Jejunumringschlinge i. d. Magenchir., ebd. — Chylus-abdomen, Dtsch. Gesd.wes. 1962. — Der „große Darmkreis" als verstärkter hoher Verdauungsregulator nach Gastrekt., Chirurg 1963. — Perforat. e. Meckelschen Divertikels durch stumpfes Bauchtrauma b. Boxen, Dtsch. Gesd.wes. 1963. — Mögl.kt. e. part. Claviculaplast., Mschr. Unfhlkd. 1963.

Knoop, Heinz, Chefarzt d. chir. Abt. d. Knappschafts-Krhs., 8122 Penzberg. — *26. 10. 20 Flessau/Altmark. — **A:** 49 Münster/Westf. — **Prom:** 49 ebd. — **V:** 49 Leiferde (Stühmer), 49–58 Knappschafts-Krhs. Bochum-Langendreer (Tönnis, Klug, Oberdisse, Pieper), Bergmannsheil Bochum (Bürkle de la Camp), 58–62 Knappschafts-Krhs. Dortmund als 1. Oberarzt (Scherer).

Knopp, Johannes, Chefarzt i. R., 544 Mayen, Kolpingstr. 1. — *26. 6. 96 Ros-bach/Wied. — **A:** 23 Bonn. — **Prom:** 23 ebd. — **F:** Chir. — **V:** 23–25 Brüderkrhs. Bonn (Graff), 25–26 Krhs. Ahrweiler (Hoff), 26–27 Köln (Tilmann), 27–34 Städt. Kr.anst. Koblenz (Hohmeier), bis 63 Chefarzt Städt. Krhs. Mayen. — **P:** Mehrere z. T. kasuist. Beitr. üb. Hernien, Avertin-Nark., Bhdlg. diff. Peritonitis, Zbl. Chir. — † 1968.

Knothe, Wilhelm, Priv.-Doz., Oberarzt d. Chir. Univ.-Klin., 63 Gießen, Klinik-str. 37. — *27. 3. 26 Recke/Westf. — **A:** 51 Düsseldorf. — **Prom:** 51 Mainz. — **Hab:** 64 Gießen. — **F:** Chir., Anaesth. — **V:** 51–52 Chir. Klin. d. St. Johannes-Hosp. Dortmund (Witteler), 52–53 Pathol. Inst. d. Univ. Münster (Siegmund), ab 53 Gießen (Vossschulte), zwztl. 58–59 Kardiol. Abt. d. W. G. Kerckhoff-Inst. d. Max-Planck-Ges. u. Kerckhoff-Klin. Bad Nauheim (Knebel), 59–60 Stipendium d. British Council an d. Univ. Edinburgh (Logan), Oxford (Allison) u. London (Cleland). — **P:** Einfl. synth. Corticosteroide auf d. Ablauf d. Wundheilg., Ärztl. Forsch. 1953. — Struktur. Umbauvorgänge i. d. Milz beiders. epinephrektom. Ratten nach hohen Dosen Cortison od. Desoxycorticosteron, Virchows Arch. 325/1954. — In d. Hirn-ventrikelsyst. eingebroch. Dermoidcyste m. bemerkenswerten klin. Erscheingn., Zbl. allg. Pathol. 1955. — Beurteilg. konserv. Bhdlgs.meth. b. inop. Bronchialca., Münch. med. Wschr. 1955. — Diagn. u. therap. Aufgaben b. Fremdkörperaspirat., ebd. — Schicksal d. inop. Bronchialca., Thoraxchir. 1955. — Schirmbildverf. i. d. Früherf. d. Bronchialca., ebd. 1956. — Bakteriol. u. histopathol. Untersuchgs.erg. b. kl. tbk. Lungenherden, Dis. Chest 1957. — Karzinomat. Entartg. gutart. Oeso-phaguserkrankgn., Chir. Praxis 1957. — Wert d. konserv. Bhdlgs.meth. b. inop. Bronchialca., Hippokrates 1957. — Unters. z. Bakteriol. u. Histopathol. d. kl. tbk. Lungenherde, Thoraxchir. 1957. — Analyt. Unters. üb. d. Bronchialca., Langen-becks Arch. klin. Chir. 288/1958. — Intraop. Fehldiagn.: Bronchialca., Thoraxchir. 1958. — Exp. Unters. z. Kreisl.unterbrechg. durch Abklemmg. v. Aorta u. A. pulm., ebd. 1959. — Chir. Therap. b. Lungenmetastasen, Münch. med. Wschr. 1959. — Transventrikul. Kommissurotomie, Verh. Dtsch. Ges. inn. Med. 67/1961. — „Isth-musplastik" als Op.-Verf. z. Bhdlg. d. Aortenisthmussten., Ärztl. Forsch. 1961. — The Complications of Oesophago-Gastrectomy for Carcinoma, J. R. Coll. Surg. Edinburgh 7/1962. — Erg. d. Bhdlg. v. 766 Kranken m. e. Dysphagie b. malignen Erkrankgn., Thoraxchir. 1962. — Indikat. u. op. Techn. i. d. Chir. d. Mitralsten., Med. Klin. 1962. — Chron. Bronchitis u. Mucoviscidosis, Mucoviscidosis Sympos. 1962 Gießen, Schattauer 1964. — Bedeutg. d. konkomitier. Bronchitis deformans f. d. chir. Therap. d. Bronchiektasie, Bruns' Beitr. klin. Chir. 204/1962. — Herzstill-stand nach Ajmalin-Injekt. b. Herzkatheterisg. unt. Halothan-Nark., Med. Welt 1962. — Früh- u. Späterg. d. Resekt.therap. b. Oesophagus- u. Kardiaca., Thorax-chir. 1963. — Bedeutg. d. postop. Oesophagoatriographie nach Mitralklappen-

sprengg., Z. klin. Med. 157/1963. — Intraop. Druckmessgn. vor u. nach Commissurotomie, Langenbecks Arch. klin. Chir. 304/1963. — Postop. oesophagoatriography
and direct auricular blood pressure measurements after mitral commissurotomy,
J. Cardiovasc. Surg. 1963. — Hämodyn. Verändergn. i. li. Vorhof nach Commissurotomie wegen Mitralsten., Med. Welt 1964. — Akute Indikat. z. Commissurotomie
b. d. Mitralsten., Dtsch. med. Wschr. 1964. — Spez. Beobachtgn. nach Implantat.
elektr. Schrittmacher m. Bemerkgn. üb. e. neue op. Techn., Med. Klin. 1964. —
Verhalten d. Vorhofstätigkt. nach Implantat. e. elektr. Schrittmachers, Langenbecks Arch. klin. Chir. 305/1964. — Aorten-Isthmussten., Wien. klin. Wschr. 1965.
— Pathol.-anatom. Verändergn. i. Bett v. Schrittmacherelektroden, Thoraxchir.
1965. — Op. Korrekt. d. Aortenisthmussten. durch Isthmusplast., Dtsch. med.
Wschr. 1965. — Isthmusplasty for coarctation of the Aorta, German med. Monthly
1965. — Correccion quirurgica de la estenosis del istmo de la Aorta mediante la
istmoplastia, Med. alemaná S.R.L. Buenos Aires (Rep. Argentina) 6/1965. —
Correzione chir. delle stenose dell 'istmo aortico mediante plastica, Med. Tedesca
1/1965. — Pathol. Herzverändergn. i. Bereich v. Schrittmacherelektroden, Thoraxchir. 1965. — Bedeutg. d. Oesophagoatriograph. z. Beurteilg. d. Vorhofdynam. vor
u. nach herzchir. Eingr. unt. bes. Berücksicht. d. Vorhofseptumdefektes u. d. Mitralsten., Arch. Kreisl.forsch. 48/1965. — Bedeutg. d. Oesophagoatriograph. vor u. nach
Pericardect. b. Pericarditis constrictiva, Helvet. chir. acta 33/1966. — Meth. u.
Erg. d. chir. Bhdlg. erworb. Herzfehler, Nauheimer Fortbildungslehrg. 31/1966. —
Ligaturtechn. z. Beseitigg. d. off. Ductus art., Thoraxchir. 1966. — Ligature or
Transection and Closure by Suture of the Patent Duct, Dis. Chest 1967. — Beobachtgn. b. Überleitgs.störgn. nach Herzop. i. Kindesalter, Thoraxchir. 1966. —
Verändergn. d. indirekt registr. Druckablaufes i. li. Vorhof durch elektr. Defibrillat.,
ebd. — Druckmessg. i. li. Vorhof nach d. Verschl. e. Vorhofseptumdefektes, Langen-
becks Arch. klin. Chir. 316/1966. — Indir. Verf. z. unmittelb. Beurteilg. d. Mitral-
kommissurotomie, Anglo-German Med. Rev. (Schattauer) 1967. — Therap. Kriterien bei schweren Formen d. Mitralstenose, ebd. — Isthmusplasty for Coarctation
of the Aorta, Dis. Chest 1967. — Therapie d. Bronchuska., XII. Fortbild.kurs i.
Strahlenk. Gießen 1966. — Mögl.kt. d. chir. Bhdlg. b. Herzklappenfehlern i. d.
Schwangerschaft, V. Fortbild.kurs f. Fachärzte d. Frauenheilk. Gießen 1967. —
Krit. Analyse b. 341 op. Mitralsten., Thoraxchir. 1967. — Bronchiektasen u.
Lungenabszesse, ebd. — Unterbindg. d. unt. Hohlvene u. ihre Folgen, Thorax-
chir. 1968.

Knudsen, Karl-Hans, 355 Marburg/Lahn, Biegenstr. 51. — Fragebogen 1968
nicht beantwortet.

Knüppel, Hans, Facharzt f. Chir., Durchgangsarzt, 32 Hildesheim, Bahnhofs-
allee 17. — *22. 8. 20 Hann.-Münden. — **A:** 45 Göttingen. — **Prom:** 45 ebd. — **F:**
Chir. — **V:** 45–46 amer. Armee-Laz., 46–49 Städt. Krhs. Hildesheim (König),
49–50 Städt. Krhs. Seesen (Hendriok), 51–52 St. Bernwards-Krhs. Hildesheim,
53–56 Versorggs.amt Hildesheim, ärztl. Dienst.

Knüpper, Heinz, MR., Ärztl. Dir. d. Bez.krhs., X 6100 Meiningen/Thür., Lands-
berger Str. 11 a. — Fragebogen 1968 nicht beantwortet.

Knuth, Horst, Facharzt f. Chir., 2 Hamburg 50, Gr. Bergstr. 255. — *24. 12. 04
Memel/Ostpr. — **A:** 30 Berlin. — **Prom:** 33 Königsberg. — **F:** Chir. — **V:** 29–31 Inn.-
u. Rö.-Abt. Städt. Krhs. Tilsit/Ostpr. (Rehberg, David), 32–34 Pathol. Inst. d.
Univ. Königsberg/Pr. (Kaiserling), 34–36 chir.-geburtshilfl. u. Rö.-Abt. Städt.
Krhs. Hildesheim (E. König), 36–38 chir. u. Unfall-, Radium- u. Rö.-Abt. Städt.

Krhs. Nordstadt (Lehmann, W. König), 38–39 Diakon.-Krhs. Elbing (Reis), 39–44 Chefarzt d. Krskrhs. Heydekrug/Ostpr.

Koch, Friedrich Wilhelm, 43 Essen/Ruhr, Richard-Wagner-Str. 22. — Fragebogen 1968 nicht beantwortet.

Koch, Gert, Wiss. Ass. Chir. Univ.-Klin., 2 Hamburg-Eppendorf. — *12. 9. 32 Berlin. — **A:** 63 München. — **Prom:** 59 ebd. — **F:** Chir. — **V:** 60 Med. Poliklin. Univ.-Klin. München, Stadt- u. Krskrhs. Minden/Westf., 61–62 Intern am Lawrence General Hospital, Mass./U.S.A., Ventnor Foundation, 63–64 Resident of New England Deaconess Hospital Boston, Mass./U.S.A., Fellow (research) Joslin Clinic Boston, Mass./U.S.A. (Francis Moore, A. Marble), ab 64 Chir. Univ.-Klin. Hamburg-Eppendorf (Zukschwerdt). — **P:** Diabetes mellitus and Sarcoidosis, Joslin-Clinic-Reports 1964. — Experience with femoral Arteriography in diabetic peripheral Vascular Disease, Surg., Gynec. Obstet. Okt. 123 /1966. — Neue Erkenntn. üb. d. Pathogen. u. Prophyl. d. Platzbauches, Med. Welt 1967. — Probl. d. organ. Hyperinsulinismus aus rö. u. chir. Sicht, Bruns' Beitr. klin. Chir. 214/1967. — Ulcus u. Gastritis b. Gallensteinleiden, ebd.

Koch, Hanns, Med.-Dir., Chefarzt d. Städt. Krhs., 843 Neumarkt/Opf. — *23. 7. 12 Erlangen. — **A:** 37 Erlangen. — **Prom:** 37 ebd. — **F:** Chir. Außerdem abgeschlossener und anerkannter Facharzt f. Innere Med. — **V:** 36–37 Erlangen, 37–45 Med. Univ.-Klin. ebd., 42–45 Kriegsdienst, 45–52 Erlangen, 52–54 Oberarzt chir. Abt. Stadtkrhs. Fürth i. B. (Fischer). — **P:** Versorgg. d. Unterschenkelschrägbr. m. subkut. Drahtumschlingg. nach Goetze, Zbl. Chir. 1951. — Verwendgs.-mögl.kt. v. Tierserum als Blutersatzmittel, Münch. med. Wschr. 1952. — Versorgg. hoher Gallengangssten. m. d. transhepat. Drainageplast. nach Goetze, Zbl. Chir. 1956.

Koch, Hans, Wiss. Ass. Chir. Univ.-Klin., 355 Marburg/Lahn. — *29. 7. 26 Heidelberg. — **A:** 53 Heidelberg. — **Prom:** 53 ebd. — **F:** Chir. — **V:** 2 J. Theresien-Krhs. Mannheim (Flick), 2 J. Med. Univ.-Poliklin. Heidelberg (Plügge), ab 59 Marburg (Schwaiger). — **P:** Diabetes mellitus b. schweren chir. Komplikat., Langenbecks Arch. klin. Chir. 295/1960. — Intraop. endoskop. diagn. Cholangitis u. ihre Bedeutg. (mit Maurath u. Franke), Verh. Dtsch. Ges. Inn. Med. 67/1961. — Therap. d. Erkrankgn. d. Leber u. d. Gallenwege, Therap.woche 1962. — „Einmal"-Besteck z. i.v.-Schnellkatheterg. b. Schockpat., Chirurg 1962. — Formenwandel d. Säuglingsosteomyelitis i. Zeitalter d. antibiot. Therap., Langenbecks Arch. klin. Chir. 304/1963. — Kurzer techn. Hinweis auf e. verbess. u. vereinf., perkut. Dauerkathetermeth. f. Vene u. Art., Anaesthesist 1963. — Chir. Therap. d. intrahepat. Cholostase (mit Maurath, Franke u. Hupe), Weltkongr. Gastroenterol. 3/1963. — Parenter. Ernährg., Therap.woche 1963. — Bhdlgs.erg. kindl. Verbrenngn. nach fast ausschl. peror. Flüssigkts.zufuhr üb. d. Magensonde (mit Franke), Langenbecks Arch. klin. Chir. 308/1964. — Vergl. Untersuchgn. üb. d. Beziehgn. zw. bakteriol., histol. u. endoskop. Befunden b. 300 Gallenwegseingr. (mit Maurath), Fortschr. Med. 1964. — Fraktur d. ersten Rippe (mit Franke), Mschr. Unfhlkd. 1964. — Eosinophile Granulom d. Knochens (mit Gedigk u. Bechtelsheimer), Med. Welt 1964. — Welche Mögl.ktn. hat d. prakt. Arzt z. Therap. Verbrenngs.verletzter i. Fall e. Massenkatastrophe, Hippokrates 1965. — Exp. Untersuchgn. üb. d. Therapieeffekt v. Dauerberieselg., enzymat. Abdauung u. Gel-Bhdlg. b. drittgrad. Verbrenng. a. d. Ratte, Langenbecks Arch. klin. Chir. 313/1965. — Ursachen kryptogener Intestinalblutgn., Bruns' Beitr. klin. Chir. 211/1965. — Mediastinoskop. z. sich. diff.diagn. Abklärg. mediastin. u. hilusnaher Verändergn. im Kindesalter,

Langenbecks Arch. klin. Chir., 316/1966. — Bedeutg. d. Mediastinoskop. f. d. Diff.-
diagn. d. Sarkoidose (mit Behrend), Arch. klin. exper. Dermat. 227/1966. —
Rezidiv. Invaginat. (mit Franke), Chir. Praxis 1966 u. Pädiatr. Praxis 1967. —
Bolzenschußverletzgn. d. Stammes (mit Zelder u. Streicher), Mschr. Unfhlkd. 1967.
— Wachstumsdeformitäten nach kindl. Epiphysenverletzgn. am Ellenbogengelenk
u. ihre Bhdlg. (mit Neurath), Orthop. Prax. 1967. — Akute Kompress. d. Nervus
medianus i. Karpalkanal durch Frakt. d. Handwurzelbereiches, ebd.

Koch, Heinrich, 2 Hamburg 22, Eilenau 18. — Fragebogen 1968 nicht beantwortet.

Koch, Ludwig, Medizinalrat, Chefarzt am Krhs., X 9620 Werdau/Sachsen,
Feldweg 2. — Fragebogen 1968 nicht beantwortet.

Koch, Werner, Oberarzt, Chir. Abt. Marien-Krhs., 2 Hamburg 22, Alfredstr. 9. —
*25. 10. 31 Berlin. — **A:** 61 Mainz. — **Prom:** 59 ebd. — **V:** 59 Med. Univ.-Klin.
Bonn (Martini, Heymer), 59–60 Univ.Frauenklin. ebd. (Siebke), 60–65 Chir. Univ.-
Klin. ebd. (Gütgemann), ab 65 chir. Abt. d. Marien-Krhs. Hamburg (H. W. Schreiber). — **B:** Lymphatic Circulation in Portal Hypertension Due to Cirrhosis of the
Liver, Progress in Lymphology, Thieme 1967. — Cervik. lympho-ven. Anastomose
i. d. Bhdlg. d. Pfortaderhochdruckes u. seiner Komplikat., Internat. Symp. üb. d.
Bhdlg. d. Pfortaderhochdrucks Bad Ragaz 1967, Thieme 1968. — **P:** Entwicklg. d.
fetalen Leber, Niere u. Placenta, Gynaecologia 149/1960. — Bedeutg. u. Bhdlg. d.
Ileus b. d. Pneumatosis intestinalis i. Säuglingsalter, Med. Welt 1961. — Thalidomid
u. Rekto-Analatresien, ebd. 1963. — Thalidomid i. d. Frühschwangersch. u. End-
darmmißbildgn., Bull. Soc. Internat. Chir. 1963. — Prim. Leberca., seine Beziehg.
z. Lebercirrhose u. z. Pfortaderhochdruck, Bruns' Beitr. klin. Chir. 209/1964. —
Techn. u. Erg. tierexp. Nierentransplantat., Langenbecks Arch. klin. Chir. 308/1964.
— Probl. d. Nierentransplantat., Bruns' Beitr. klin. Chir. 208/1964. — Anwendg.
d. Doppelballonsonde b. d. akuten Varizenblutg. d. Oesophagus u. Magens, Med.
Welt 1964. — Chron. idiopath. Ikterus m. Verschl.-Syndr., Zbl. Chir. 1964. —
Splenograph. u. Chir. d. Pfortaderhochdrucks, Radiol. clin. 33/1964. — Erg. tierexp.
Nierentransplantat. nach Thymusblockade, Zbl. Chir. 1964. — Probl. d. Nieren-
transplantat., Urologe 1964. — Nierentransplantat., Münch. med. Wschr. 1964. —
Klin. Auswertg. chir. Haftpflichtgutachten, Materia Med. Nordmark 16/1964. —
Bhdlg. d. akuten Blutg. aus Magen u. Zwölffingerdarm, Dtsch. med. Wschr. 1965. —
Lymphograph. b. e. Chylothorax auf d. Boden e. Angiomyom, Fortschr. Röntgen-
str. 103/1965. — Diagn. d. Magenca., Radiologe 1966. — Krankh.wert d. inkom-
pletten Dickdarmdivertikel, Zbl. Chir. 1966. — Chir. Bhdlg. d. schweren Oberbauch-
blutg., Med. Klin. 1966. — Nierentransplantat. i. Exp. I. Transplantatkonserv.
durch Unterkühlg. u. Osmodiurese, Z. Urol. 1966. — Nierentransplantat. i. Exp. II.
Manuelle u. maschin. Gefäßanastomos., ebd. — Nierentransplantat. i. Exp. III.
Versuche z. Induz. e. Immuntoleranz, ebd. — Chir.-op. Bhdlg. d. port. Hypertens.,
Hamb. Ärztebl. 1967. — Chir. Bhdlg. d. Pfortaderhochdrucks, Image 1967. —
Dynamik d. Lymphfl. b. Hochdruck d. Pfortader, Zbl. Chir. 1967. — Bedeutg. d.
Lymphograph. b. Pfortaderhochdruck d. Lebercirrhose, Langenbecks Arch. klin. Chir.
317/1967. — Chir. Bhdlg. d. Magen- u. Zwölffingerdarmgeschwüres, Med. Welt 1967.
— Akute Blutg. b. d. Divertikulitis d. Dickdarmes, Zbl. Chir. 1967. — Massenblutg.
aus Divertikeln d. Dickdarmes, Med. Welt 1967. — Magenresekt. u. Cholelithiasis,
Dtsch. med. Wschr. 1967. — Akute Appendicitis u. Granulocytose, Zbl. Chir. 1967.

Kock, Friedrich, Facharzt f. Chir u. Durchgangsarzt, 23 Kiel 14, Karlstal 34a.
— *21. 3. 07 Kiel. — **A:** 58 Kiel. — **Prom:** 58 ebd. — **F:** Chir. — **V:** 59, u. 61–62

Hüttenkrhs. Neunkirchen/Saar (Ulbrich), 60 Städt. Krhs. Itzehoe (Loose), 62 Frauenklin. Heilbronn (Pfisterer), 63 Krskrhs. Plön/Holst. (Hoins), 64–65 Hüttenkrhs. Neunkirchen/Saar (Ulbrich). — **P:** Ärztl. Gutachten bei tödlichen Betriebsunfällen, Diss. 1958.

Köbler, Hans, Wiss. Ass. Chir. Univ.-Klin., 355 Marburg. — *3. 2. 31 Stühlingen. — **A:** 56 Heidelberg. — **Prom:** 56 ebd. — **F:** Chir. — **V:** Pathol. Inst. Tübingen (Letterer). — **P:** Krit. Betrachtgn. z. Osteosynthese m. d. Rush-Pin b. Schaftfrakt. (mit Maurath u. Christ), Arch. orthop. Unfallchir. 54/1962. — Kann m. d. Rush-Pin e. stab. Osteosynth. b. Schaftfrakt. erreicht werden ? (mit Maurath), Hefte Unfallhk. 75/1963. — Aktuelles z. Tollwut (mit Maurath), Ärztl. Mitt. 1963. — Untersuchgn. üb. d. Stabil. d. Osteosynth. m. d. Bündelnagelg. nach Hackethal b. Schaftfrakt. (mit Maurath u. Christ), Arch. orthop. Unfallchir. 56/1964. — Untersuchgn. üb. d. Stabil. b. d. Osteosynthese v. Schaftfrakt. m. d. Schrauben- u. Plattenmeth. d. AG f. Osteosynthesefragen (mit Maurath u. Christ), ebd. — Quantit. Überleggn. z. Probl. d. prävent. Chir. (mit Staib), Langenbecks Arch. klin. Chir. 318/1967. — Pfortaderblutstrom i. Schock (mit Streicher), ebd. 319/1967. — Tollwutvaccinat. u. Schwangerschaft, Fortschr. d. Med. 1967.

Köhl, Helmut, Facharzt f. Chir., 6759 Wolfstein, Reckweilerhof 2. — *18. 3. 10 Kaiserslautern. — **A:** 36 München. — **Prom:** 36 ebd. — **F:** Chir. — **V:** 35 Orthop. Univ.-Klin. München (Bragard), 35–39, 45–47 Städt. Krhs. Kaiserslautern.

Köhl, Ludwig F., Facharzt f. Chir., (Wohnung) 43 Essen, Waldsaum 29. — *18. 1. 00 Saarbrücken. — **A:** 27 München. — **Prom:** 27 ebd. — **F:** Chir. — **V:** 26–27 Krupp-Kr.anst., Essen (Ostermann), Gynäk. Poliklin. München (Polano), Med. Poliklin. ebd. (May), 28–31 Krupp-Kr.anst. Essen (Ostermann), 32–33 chir.-gynäk. Abt. Knappschaftskrhs. Sulzbach u. Neunkirchen (Lauxen), 33–37 Oberarzt Krupp-Kr.anst. Essen (Ostermann), 37–67 Leit. d. Unfallambulanz ebd.

Köhler, Helmut, Facharzt f. Chir. u. Anaesth. Praxis: 87 Würzburg, Rotkreuzsteige 3. Rotkreuzklin. Würzburg, Kapuzinerstr. 2. — *15. 12. 18 Erfurt. — **A:** 43 Würzburg. — **Prom:** 43 ebd. — **F:** Chir., Anaesth. — **V:** 44 Städt. Krhs. Res. Laz. Fürth (Fischer), 44–48 Truppenarzt u. Lagerarzt, 49 Städt. Gesundheitsamt Steyr/Österr., 50–53 Städt. Kr.anst. Erfurt (Schwarz), zwztl. 52 u. 53 Anaesth. Heidelberg (Frey) u. Düsseldorf (Koss), 54 Chir. Priv.-Klin. Dr. Hellge Passau, 54–59 Städt. Kr.anst. Wiesbaden (Straaten, Matthes), 58 Physiol. Inst. d. Univ. Mainz (Schriever), 59–64 Städt. Kr.anst. Offenbach/M., Chir. Klin., Oberarzt d. Klin. u. Leit. d. Anaesth.-Abt. (Grundmann). — **P:** Erfahrgn. u. Erg. m. mitosehemm. Mitteln b. malignen Tumoren, Zbl. Chir. 1952. — Dekacuran b. endotrach. Nark., ebd. 1953. — Klin. Erprobg. v. Neoeserin als Curareantidot, ebd. — Myorelaxin i. d. Nark.prax., ebd. — Diff.-diagn. Beitr. z. Klin. maligner Lungenerkrankg. (mit Fiedler), ebd. — Vegetat. Blockade b. Risikoop., Chirurg 1954. — Pneumatosis recti m. e. Beitr. z. Pathogen. d. intest. Pneumatose (mit Wurm), Zbl. Chir. 1955. — Hypernephrom m. mass. Kalkschale, Z. Urol. 1955. — Peutz-Jeghers-Syndrom (Hered. Dünndarmpolyposis), Zbl. Chir. 1960. — Weichteil- u. Gelenkinfekt. nach örtl. Corticosteroidtherap., Dtsch. med. Wschr. 1961.

Köhler, Karl-Ferdinand, Facharzt f. Chir., Durchgangsarzt, 4 Düsseldorf, Leopoldstr. 11–13. — *23. 10. 18 Wesel/Niederrhein. — **A:** 42 Düsseldorf. — **Prom:** 42 ebd. — **V:** 42 Marien-Hosp. Düsseldorf (Kudlek), 43–45 Notdienstbeorderungen an verschied. Krhs., u. a. Neuß, Düsseldorf, Velbert, 46 Inn. Med. Marien-Krhs. Ratingen, 47–53 Marien-Hosp. Düsseldorf (Kudlek, Bross), 53–58 Unf.-Krhs. I Wien (Böhler), 53 Staatl. Versorggs.krhs. Bad Tölz, Orthop. Klin. (Lange).

Köhne, Ernst O., 5902 Weidenau/Sieg. — Fragebogen 1968 nicht beantwortet.

Köhnlein, Heinz-Edzard, Doz., Oberarzt d. Chir. Univ.-Klin., 78 Freiburg, Hugstetterstr. 55. — *26. 5. 29 Wünschelburg. — **A:** 53 München. — **Prom:** 53 ebd. — **Hab:** 64 Freiburg. — **F:** Chir., Urol. u. Amerikan. Facharzt f. Plast. Chir. — **V:** 53–54 Path. Inst. München (Hück), Kinderklin. ebd. (Wiscott), 54–55 Muhlenberg Hosp. Plainfield, N.J./USA (Crane), 55–56 inn. Abt. Karl-Olga Hosp. Stuttgart (Dennig), ab 56 Freiburg (Krauss), zwztl. 56–57 Ulm (Niedner), 62–63 State Univ. of N.Y. Dept. of Plastic Surgery (Bromberg), 67–68 Lehrauftr. f. Plast. Chir. an d. State Univ. of New York, Downstate Medical Center (Bromberg). — **B:** Traumatol. d. Kniegelenks (mit Weller), Thieme 1962. — Mögl.ktn. d. Homoio-, Hetero- u. Allotransplantat. i. d. Therap. d. Schwerstverbrannten, Springer 1965. — Dtsch. Übersetzg. v. Compere-Banks Frakt.-Bhdlg. (mit Weller), Thieme 1966. — Erste Hilfe (mit Weller, Nobel u. Vogel), Thieme 1967. — Chir., in: Therap. b. Strahlenunfällen (Fliedner u. Hauck), Thieme 1967. — Chir. u. Urol., in: Hdb. d. Schwesternausbildg., Thieme 1968. — **P:** Inhalat.versuche m. e. neuen Inhalat.öl i. Vergl. z. intramusk. Injekt., Diss. — Chir. d. traumat. Zwerchfellhernie, Chirurg 1959. — Magenblutg. b. d. Relaxat. diaphragmatica (mit Kümmerle), Dtsch. med. Wschr. 1959, ital. Übersetzg.: Emmoragiagastrica nella relaxatio, diaphragmatica, Rassegna Mensile 1960. — Wiederbelebg. b. Asphyxia pallida, Hippokrates 1959. — Regulierg. d. postop. Flüssigkt.haushaltes wie sie heute am kleineren Krhs. i. d. USA übl. ist, Med. Welt 1960. — Einfl. chir. Eingr. auf d. Fermentaktivität i. Serum (mit Rehn, Graner u. Zeller), ebd. — Häufigkt. v. Doppelbildgn. an d. ob. Harnwegen, Z. Urol. 1960. — Nierenerhalt. Bhdlg. d. beginn. Pyonephrose, Münch. med. Wschr. 1960. — Neuere Gesichtspkt. z. Bhdlg. d. Penisca., Chirurg 1960. — Krit. Betrachtgn. üb. d. Wert d. SMDH u. SALD-Bestimmg. m. Ca.diagnost. (mit Rehn), Med. Welt 1960. — Verschied. Formen d. Fersenbeinfrakt. u. ihre Bhdlg. (mit Weller), Arch. Orthop. 52/1961. — Frakt. i. Ber. d. Kniegelenkes (mit Weller), Zbl. Chir. 1961. — Chir. d. Hodentumoren, Münch. med. Wschr. 1961. — Exp. Untersuchgn. z. intraperitonealen Anwendg. v. Antibiotica (mit Weller), Langenbecks Arch. klin. Chir. 297/1961. — Einfl. v. Herzop. auf bestimmte Serum-Fermentreakt. (mit Rehn u. Brinzinger), Dtsch. med. Wschr. 1961. — Einfl. v. Antibiotica auf d. Blutgerinng., Med. Welt 1961. — Neue Methode v. Vorbereitg. d. Darmes z. Rektoskopie, Dtsch. med. Wschr. 1961. — Exp. Untersuchgn. v. Ostamer (mit Weller), Mschr. Unfhlkd. 1961. — Progn. d. kindl. Osteomyelitis durch Antibioticatherap., Dtsch. med. Wschr. 1962. — Einfl. d. Wachstumshormons auf d. ischämis. Rattenniere, 1. Mitt. (mit Rehn u. Bernecker), Arzneimittelforsch. 1962. — Einfl. v. Androgenen auf d. ischämis. Rattenniere, 2. Mitt. (mit Rehn), ebd. — Pig skin and bovine collagen as possible temorary dressings for skin wounds (mit Song, Bromberg u. Mohn), Surgical Forum 14/1963. — Non suture fixation of split thickness skin grafts (mit Bromberg, Song u. Mohn), Surgery 55/1964. — Geschichte d. Hauttransplantat. unt. bes. Berücksichtigg. d. Homoio- u. Heterotransplantat., Hippokrates 1964. — Exp. Untersuchgn. m. Schweinehautheterotransplantaten u. bovinem Kollagenfilm, Habil.-Schr. — Korrektur v. Kontrakt. i. d. Hohlhand, Zbl. Chir. 1965. — Aufgaben u. Mögl.ktn. d. kosmet. Chir., Münch. med. Wschr. 1965. — Einfl. verschied. Nark.-mittel auf d. Enzymaktivitäten d. menschl. Serums (mit Scholler u. Carsjens), Anaesthesist 1965. — Untersuchgn. z. Verwendbarkt. v. Schweinehaut u. bovinem Kollagenfilm als Notverband, Fortschr. Med. 1965. — Das kleine Examen, Nierentumor, Med. Klin. 1965. — Ändergn. d. Chir. Indikat. i. Greisenalter, ebd. 1966. — Versuch d. Beeinflussg. d. Homoiotransplantatreakt. durch Schnellgefrieren d.

Transplantate (mit Wehrle), Langenbecks Arch. klin. Chir. 312/1966. — Einfl. v.
Laktationshormon auf d. ischämis. Rattenniere (mit Bianchi u. Biermann), Arzneimittelforsch. 1966. — Tierversuche z. Verlängerg. d. Überlebenszeit v. Homoiotransplantaten durch Trasylolbhdlg. (mit v. Hyningen), Mschr. Unfhlkd. 1966. —
Wiederherstellgs.chir. i. Kindesalter, Med. Klin. 1966. — Aufgaben u. Mögl.ktn. d.
kosmet. Chir., Wissen u. Praxis 1966. — Heterografts as biological dressings for
large skin wounds (mit Song, Bromberg u. Mohn), Sugery 59/1966. — Tierversuche
z. Verwendg. v. Polyvinylschwamm als Notverband b. Verbrenngn. (mit Klane),
Mschr. Unfhlkd. 1966. — Früherfassg. v. Ka. m. Thermokoagulat.testen, Med. Welt
1967. — Tierexp. Untersuchgn. v. Kollagenfilmnotverbänden (mit Lusche), Chirurgia
Plastica 1967. — Hauttransplantat., Indikat. u. Techn., Chirurg 1967. — Diskuss.-
beitr. z. klin. Verwendg. v. Ostamer. 78. Chir-.Kongr. München 1961, Langenbecks
Arch. klin. Chir. 298/1961. — Versuch d. therapeut. Beeinflussg. v. exp. erzeugten
Schocknieren., ebd. 301/1962. — Exp. Untersuchgn. m. Schweinehaut-Hetero-
Transplantaten u. bovinen Kollagen-Film-Transplantaten., ebd. 1964. — Bhdlg.
kindl. Radiusköpfchenfrakt. (mit Weller), Z. Kinderchir. — Exp. Untersuchgn. üb.
Notverbände i. d. Chir., Langenbecks Arch. klin. Chir. 313/1965. — Exp. Testg. v.
Kollagenfilmnotverbänden, ebd. 1966.

Köle, Wolfgang, a.o. Prof. f. Chir. a. d. Univ. Graz, Primarius, Vorstand d.
II. chir. Abt. d. Landeskrhs. Graz (Österr.), A-8010 Graz, Hamerlinggasse 6 (Ord.)
— *18. 11. 19 Obdach (Steiermark). — **A:** 45 Innsbruck. — **Prom:** 45 ebd. — **Hab:**
56 Graz. — **F:** Chir. — **V:** 45 chir.-gyn. Abt. Krhs. Wolfsberg/Kärnt. (Rainer),
45–61 Graz (Winkelbauer, Spath), 56–61 1. Oberarzt, zwztl. 50 Zentralrö.-Inst. ebd.
(Leb), 51 Univ.-Frauenklin. ebd. (Navratil), 51 Städt. Krhs. Oslo Ulleval (Semb) u.
chir. Univ.-Klin. Reichshosp. (Holst), 51 Sabbatsberg-Krhs. Stockholm (Crafoord)
u. Zürich (Brunner), 52 II. med. Abt. (Greif) u. urol. Abt. (Herbst) Graz, 62 a.o.
Prof. — **B:** Resekt.meth., Die palliat. Operationsmethoden u. Die Vagotomie, in:
Die chir. Therap. d. Magen-Duodenalulcus i. d. Schule von v. Haberer, hrsg. v. F.
Spath, Springer 1950. — Chir. d. Speiseröhrendivertikels, Vortr. prakt. Chir., Bd.
46, Enke 1956. — Völl. Neubearb. u. Neuhrsg. d. vierbdg. Werkes von V. Orator,
Grundlinien z. Chir.studium. Bd. I, Allg. Chir., 22./23. Aufl., J. A. Barth 1967; —
Bd. II: Spez. Chir., 29./30. Aufl., ebd. 1965; — Bd. III: Chir. Unfhlkd. (mit
P. Pohl), 20./21. Aufl., ebd. 1968; — Bd. IV: Kurze chir. Op.lehre, 20. Aufl.,
ebd. 1965. — **P:** Chir. d. Perforat. peritonitis b. Typhus abdominalis, Wien.
med. Wschr. 1946. — Modifikat. d. Bleiplattennaht b. med. Laparotomien, Klin.
Med. 1947. — Chir. Bhdlg. d. Panaritien, Erg., Wien. Klin. Wschr. 1948. — Pro-
phyl. d. Lyssa b. Bißverletzgn., Klin. Med. 1949. — Extraarticul. Osteosynthese d.
Schenkelhalsbr., Chirurg 1950. — Resekt. d. kardianahen Magengeschwürs, Zbl.
Chir. 1950. — Wechselseit. Beziehgn. zw. Appendicitis u. Oxyuriasis u. deren
therap. Beeinflussg., Prakt. Arzt 1950. — Perin. Pfählgs.verletzgn. ungewöhnl. Art,
Klin. Med. 1950. — Genese d. gall. Peritonitis, Wien. med. Wschr. 1951. — Beobachtgn. u. klin. Erfahrgn. an 372 Tetanusfällen, Langenbecks Arch. klin. Chir. 269/
1951. — Z. Kenntnis d. Corpora libera d. Peritonalraumes, Chirurg 1951. — Kombin. Therap. d. Wundstarrkrampfes u. d. damit erzielt. Erg., Wien. klin. Wschr.
1951. — Weit. Schicksal d. mit Knochentrepanat. u. Penicillininstillat. behand.
akuten Osteomyelitis, Langenbecks Arch. klin. Chir. 272/1952. — Prophylaxe d.
Lyssa u. d. Tetanus (mit Spath), Wien. med. Wschr. 102/1952. — Bekämpfg. d.
Krebskrankh., Neues Leben 1952. — Indikat. i. d. chir. Bhdlg. d. Lungentbk.,
Prakt. Arzt 1953. — Allgemeinanästh. u. postop. Verlauf b. Thorakoplast. weg.

cavern. Lungentbk. (mit Waltner), Anaesthesist 1953. — Mesenteriallücken als Ursache v. Darmeinklemmg., Zbl. Chir. 1953. — Erfahrgn. m. d. Isonikotinylhydrazin i. d. chir. Bhdlg. d. Lungentbk. (mit Spath), Wien. med. Wschr. 1953. — Dekortikat. i. d. chir. Bhdlg. d. Lungentbk. (mit Spath), Langenbecks Arch. klin. Chir. 275/1953. — Selt. Anomalien i. d. Topograph. d. N. phrenicus, Zbl. Chir. 1953. — Ist e. Eingr. am N. phrenicus i. d. Bhdlg. d. Lungentbk. heute noch berechtigt?, Klin. Med. 1953. — Beruf d. Krankenschwester, Krankenschwester 1953. — Histol. Untersuchgn. bei Wandverändergn. d. extrafasc. Pneumothorax, Z. Tbk. 104/1954. — Diagn. u. chir. Therap. d. Magenverätzgn. m. Salzsäure, Langenbecks Arch. klin. Chir. 278/1954. — Phthise d. paravertebr. u. intercost. Lymphknoten, Wien. med. Wschr. 1954. — Klin. Erfahrgn. m. BETE u. Spasmoinalgon, Klin. Med. 1954. — Derzeit. Stand d. Chir. d. Pankreaskopfca. (mit Spath), Langenbecks Arch. klin. Chir. 278/1954. — Traumat. Rupt. d. norm. Milz, e. exp. Studie z. Mechan. ihrer Entstehg., ebd. — Mehrzeit. Sphinkterligatur i. d. Bhdlg. d. extrasphinkt. Mastdarmfistel, Mod. Chir. 1954. — Resekt. d. D. choledochus u. hepaticus weg. prim. Ca., Zbl. Chir. 1954. — Postop. Schmerzbekämpfg. n. thoraxchir. Eingr. m. Depolipon, Klin. Med. 1955. — Klin. u. Therap. d. Cystenleber (mit Spath), Medizinische 1955. — Erg. u. Erfahrgn. i. d. chir. Bhdlg. d. Mastdarmkrebses (mit Mischinger), Langenbecks Arch. klin. Chir. 280/1955. — Diff.diagn. f. d. chir. Indikat.stellg. b. Ikterus, Prakt. Arzt 1955. — Monoblocresekt. ausgedehnter Magenca., Langenbecks Arch. klin. Chir. 280/1955. Selt. Fall v. op. Ureterolithiasis b. beidseit. Doppelniere u. beidseit. Doppelureter (mit Mischinger), Z. Urol. 1955. — Verwendbarkt. d. mittl. Erythrocytenvolumens b. thoraxchir. Eingr. (mit Paul), Wien. med. Wschr. 1955. — Selt. Mastdarmverletzgn. d. Fremdkörper (mit Hyden), Bruns' Beitr. klin. Chir. 191/1955. — Appendicitis fibroplastica (mit Mischinger), Zbl. Chir. 1955. — Verbess. Modifikat. d. Obergeschoßplast. b. cavern. Lungentbk., Z. Tbk. 107/1955. — Abdomin. Eingr. b. besteh. Lungentbk., Wien. med. Wschr. 1956. — Diagn., Klin. u. Therap. d. Lungenaktinomykose (mit Spath), Medizinische 1956. — Gegenw. Stand i. d. chir. Bhdlg. d. Lungentbk., Wien. klin. Wschr. 1956. — Typ. Leberresekt., ebd. — Erfahrgn. u. Erg. i. d. op. Bhdlg. d. Speiseröhrendivertikels, Zbl. Chir. 1956. — Klin. Erfahrgn. m. d. Lokalanaestheticum Leostesin, Wien. med. Wschr. 1956. — Frühdiagn. u. d. Erfolgsaussichten d. op. Bhdlg. d. Mastdarmkrebses, Med. 1956. — Dringl. Versorgg. v. intrathorak. Verletzgn., Mitt. wiss. V. Ärzte i. Steiermark, 34/1956. — Bemerkenswerter Fall v. Milzinfarkt (mit Kahr), Klin. Med. 1957. — Klin. Erfahrgn. m. Depotstrychnin b. thoraxchir. Eingr., ebd. — Neue Mensur z. Temp.messg. v. Lösgn. f. op. Zwecke, Chirurg 1957. — Neuere Erfahrgn. u. Erg. i. d. chir. Bhdlg. d. Colonca. (mit Gradischnig), Wien. klin. Wschr. 1957. — Verwendg. v. Kunststoffen i. d. Chir., Wien. med. Wschr. 1957. — Chir. Bhdlg. d. Kardiospasmus durch thorak. Oesophago-Kardiomyotomie, Med. Klin. 1957. — Postop. latente Azidose (mit Moser), Medizinische 1957. — Möglktn. u. Grenzen weit. Fortschr. i. d. chir. Bhdlg. d. Dickdarmka. (mit Gradischnig), Langenbecks Arch. klin. Chir. 286/1957. — Diagn. u. Therap. d. Lungenaktinomykose, Paracelsus 1958 u. Taggs.ber. 4. Tagg. österr. Tbk.-Ges. 1957. — Anwendg. e. neuen Doppelsonde i. d. Magen-Speiseröhrenchir., Chirurg 1958. — Diagn., Klin. u. Therap. v. Tumoren i. Mediastinum, Wien. med. Wschr. 1958. — Exstirpat. e. i. mehrf. Hinsicht bemerkenswerten Pleuratumors (mit Eder), Thorxchir. 1958. — Therap. d. Bronchuska. v. Standpkt. d. Chirurgen, Wien. med. Wschr. 1959. — Urnierenka. (mit Reckenzaun), Z. Urol. 1958. — Amputat. od. Resekt. i. d. chir. Bhdlg. d. Rektumka., Wien. klin. Wschr.

1958. — Tierexp. Untersuchgn. b. postop. Bauchfellverwachsgn., Med. Klin. 1959.
— Kenntn. d. Lipome d. Magens (mit Kronberger), Medizinische 1959. — Erfahrgn.
u. Erg. i. d. konservat. u. chir. Bhdlg. d. Lungenabszesses, Wien. med. Wschr. 1959.
— Prof. F. Spath z. 60. Geb., ebd. — Genese d. part. Zwerchfellrelaxat., ebd. —
Einfl. d. Chemotherap. auf d. Fortschr. d. Chir., Prakt. Arzt 1959. — Chir. Bhdlg.
d, Kardiospasmus, Klin. Med. 1959. — Op. Versorgg. e. ausgedehnten echten Brust-
wandhernie, Thoraxchir. 1959. — Fortschr. i. d. Chir., Festschr. z. 150-Jahrfeier d.
Gymnasiums St. Paul, Ungar-Verlag Wien 1959. — Prof. F. Spath zum 60. Geb.,
Zbl. Chir. 1959. — Fall v. part. Zwerchfellrelaxat. m. thorak. Dystopie d. Niere u.
isol. Nebenlunge, ebd. — Beurteilg. d. verschied. op. Meth. i. d. chir. Bhdlg. d.
Magenka. (mit Kronberger), Klin. Med. 1960. — Idiopath. Kardiospasmus u. seine
Bhdlg., Ciba-Symp. 1960. — Therap. d. Darmverschl. (mit Spath), Klin. Med. 1961.
— Lymphogranulom d. Lunge (mit Kronberger), Dtsch. med. J. 1961. — Pseudo-
zysten d. Milz, Wien. med. Wschr. 1961. — Erfahrgn. m. d. Sphinkterplast. nach
Wreden-Stone, Klin. Med. 1962. — Kardiospasmus u. seine Therap. m. transthorak.
Oesophagokardiomyotomie, Wien. med. Wschr. 1962. — Op. Therap. d. Anus vagi-
nalis (mit Navratil), Geburtsh. u. Frauenhlkd. 23/1963. — Duodenopankreatekt. b.
Ka., Klin. Med. 1964. — Erfahrgn. m. d. Faszienwulstplast. b. gr. Bauchnarbenbr.
(mit Mödritscher), Wien. klin. Wschr. 1964. — Bemerkenswerten, bisher nicht be-
kannten Fremdkörperileus (mit Oser), Langenbecks Arch. klin. Chir. 307/1964. —
Leiomyom u. Divertikel d. Speiseröhre (mit Suchanek), Wien. med. Wschr. 1964. —
Chir. Probl. b. Diabetes mellitus (mit Haim), Wien. med. Wschr. 1965. — Achtj.
Erfahrgn. m. e. Mensur z. Temp.messg. v. Lösgn. b. op. Eingr., Chirurg 1966. —
Erfahrgn. i. d. chir. Bhdlg. d. Rektumka., Klin. Med. 1966. — El Cardioespasmo
idiopatico y su Tratamiento Quirurgico por una Esofagocardiomiotomia trans-
toracica, El Dia Medico (Buenos Aires) 38/1966. — Chir. Bhdlg. d. Rektumka. im
Alter, Proc. 7th Int. Congr. Gerontol. Vienna, 1966. — Frühsympt. u. Therap. d.
Pankreaska., 12. Ausseer Symposion wiss. V. Ärzte in Steiermark 1966. — Op.
Bhdlg. intrapankreat. geleg. Duodenaldivertikel, Chir. Med. 1967. — Klin. u. op.
Therap. d. Duodenaldivertikels, insbes. b. intrapankreat. Lokalisat. (mit V. Müller),
Zbl. Chir. 1967. — Erfahrgn. m. d. transthorak. Oesophagokardiomyotomie b.
Kardiospasmus, Chirurg 1968. — Prä- u. postop. Glykosidtherapie d. Herzens (mit
Endte, V. Müller u. Werner), Wien. med. Wschr. 1968. — Zystikusstumpfsyndr.
(mit Oser), Langenbecks Arch. klin. Chir. 1968.

Köller, Theodor, Chefarzt d. chir.- u. Unf.-Abt. d. Kamillianer-Krhs. i. R.,
405 Mönchengladbach, Schillerstr. 57. — Fragebogen 1968 nicht beantwortet.

König, Anton, Chefarzt d. Krhs. Dippoldiswalde i. R., X 8027 Dresden, Liebigstr. 15a. — *30. 5. 92 Segengottes b. Brünn. — **A:** 22 Prag. — **Prom:** 22 ebd. —
F: Chir. — **V:** 22 Krskrhs. Brüx (Rubesch), 25–29 Prag (Schloffer).

König, Ernst, Prof., Leit. d. chir. Abt. d. Städt. Krhs. Hildesheim i. R., 8162
Schliersee, Urtlbachstr. — *9. 8. 92 Insterburg. — **A:** 15 Königsberg. — **Prom:** 19
ebd. — **Hab:** 23 ebd. — **F:** Chir. — **V:** 19–29 Königsberg (Kirschner, Läwen). —
B: Die körpereig. freie Fascienverpflanzg., Urban u. Schwarzenberg 1928. — Körper-
eig. freie Fascienverpflanzg. i. d. prakt. Chir., Erg. Med. 11. — Chir. d. Speichel-
drüsen, de Gruyter 1951. — Arzt u. Ärztliches bei Kant, Holzner 1954. — **P:** Exp.
Beitr. z. Frage d. region. Beeinflussg. v. Schilddrüse, Thymus u. Herz, Diss. — Penis-
epidermoid, Dtsch. Z. Chir. 113. — Lymphverbindgn. zw. Achselhöhle u. Brusthöhle,
Bruns' Beitr. klin. Chir. 118. — Markierg. d. Hautschnittes b. Op., Zbl. Chir. 1920.
— Gutart. prim. Muskelgeschwülste, Bruns' Beitr. klin. Chir. 120. — Nachweis akt.

Tbc. d. Eigenharnreakt. (Wildbolz), Dtsch. Z. Chir. 161. — Ätiol. u. Mechan. d.
schnellenden Fingers, Med. Klin. 1921. — Blutdruck währ. op. Eingr., Verh. dtsch.
Ges. Chir. 1922. — Volvulus i. d. Gravidität, Arch. klin. Chir. 122. — Knochentransplantat. b. Spond. tbc., Arch. Orthop. Chir. 21. — Techn. d. op. Versteifg. d.
WS., Zbl. Chir. 192. — Blutdruck währ. op. Eingr., Dtsch. Z. Chir. 178. — Histol.
u. Ätiol. d. Köhlerschen Metatarsaleerkrankg., Arch. klin. Chir. 128. — Diff.diagn.
d. Appendicitis, Med. Klin. 1924. — Exp. Beitr. z. Frage d. Gefahren d. paravertebr.
Leitungsanästh. am Halse, Verh. dtsch. Ges. Chir. 1924. — Dauerresultate d. autoplast. frei. Fascientransplantat., Arch. klin. Chir. 138. — Chir. Bhdlg. endokr.
Störgn., Dtsch. med. Wschr. 1925. — Diff.diagn. d. Appendicitis, Mschr. Geburtsh.
71. — Bhdlg. d. habit. Schulterluxat., Zbl. Chir. 1926. — Zwei große Münzen i.
kindl. Oesophagus, Med. Klin. 1926. — WS.tbk. u. Schwangerschaft, Zbl. Gynäk.
1927. — Umformg. v. Fußverbildgn. n. Schultze, Med. Welt 1927. — Anzeigen z. op.
Bhdlg. d. Gallensteinleidens, Ärztl. Rdsch. 1927. — Bhdlg. d. Br. i. Schienenbein-
kopf, Zbl. Chir. 1928. — Plast. Ersatz d. Hodensacks, Arch. klin. Chir. 150. —
WS.versteifg. d. freie Knochenplast. b. d. Spondylitis tuberculosa, ebd. 151. —
Büschelbildg. i. Nierenrö.bild, Bruns' Beitr. klin. Chir. 144 u. Dtsch. Z. Chir. 218. —
Op. Eingr. b. d. WS.tbk., Zbl. Tbk. 30. — Rolle d. Venen b. d. Weiterleitg. pyäm.
Prozesse, Dtsch. Z. Chir. 218. — Homolat. Hemiplegie b. Meningeaverletzg., ebd. —
Rö.bestrahlg. d. Plexus chorioidei, ebd. — Pyeloven. Rückfl., Arch. klin. Chir. 148.
— Op. Bhdlg. d. Verrenkg. d. Speichenköpfchens, Chirurg 1930. — Osteopoikilie,
ebd. — Sarkom d. V. Cava inf., ebd. 1931. — Ersatz d. Kniescheibenbandes, Dtsch.
Z. Chir. 232. — Neurinome d. Magendarmkanals, Chirurg 1932. — Prostatachir.,
ebd. 1934. — Serodiagn. u. Serotherap. d. Osteomyelitis, Dtsch. med. Wschr. 1935.
— Bhdlg. d. sog. zentr. Hüftluxat., Zbl. Chir. 1935. — Krebs d. Mundhöhle, Dtsch.
zahnärztl. Wschr. 1935. — Notomelie, Zbl. Chir. 1935. — Bhdlg. d. Staphylomykosen m. Autovakzinen, Fortschr. Therap. 1936. — Plast. Verschl. v. Luftröhren-
fisteln, Hals- usw. Arzt 28. — Quecksilber i. Wunden, Chirurg 1939. — Ausgedehnte
Angiomatosis d. Medulla oblongata u. d. Rückenmarks m. zentr. Gliose, Syringomyelie, Cystenpankreas, Nierencysten u. cystisch hypernephroiden Tumoren beid.
Nieren (Lindausches Syndrom) (mit Schoen), Bruns' Beitr. klin. Chir. 170. — Mehrf.
prim. bösart. Geschwülste, Chirurg 1939. — Tödl. Wundstarrkrampf trotz Wund-
ausschneidg. u. vorbeug. Serumgabe, ebd. 1940. — Gallenblasenca., Med. Klin. 1940.
— Dupuytrensche Kontraktur, ebd. — Subcutane Phlegmone durch Diphtheriebazil-
len, Chirurg 1940. — Inn. Anastomose i. d. Bhdlg. d. Pankreascyste, ebd. 1946. — Erfahrgn. m. d. Infrarotstrahler Silber-Hexamikron, ebd. 1947. — Pathogenese u. Therap.
d. Mastdarmvorfalls, ebd. 1949. — Chron. rezidiv. Parotitis, Ärztl. Wschr. 1950. — Behdlg. d. Mastdarmfistel, Chirurg 1950. — Bhdlg. d. habit. Kniescheibenverrenkg., ebd.
— Übergang e. cyst. Echinokokkus i. d. alveol. Form d. Hülsenwurmes? (mit Gruber), Zbl. allg. Path. 89. — Querfortsatzbr. a. d. HWS., Mschr. Unfhlkd. 1967.

König, Heinz, OMR, Ärztl. Dir. u. leit. Arzt d. chir. Abt. d. Kreiskrhs., X 729
Torgau (Elbe), Wolffersdorffstr. 7. — *21. 1. 12 Leipzig. — **A:** 37 Dresden. — **Prom:**
36 Leipzig. — **F:** Chir. — **V:** Ab 36 Krskrhs. Torgau (36–39 Schmidt; 39–46 Kern).
— **P:** Spontanhaematom d. Rectusscheide, Dtsch. Gesd.wes. 1953. — Kasuist. d.
Rectusscheidenhaematome, Zbl. Chir. 1954. — Op. Bhdlg. d. Hallux valgus, ebd.
1955. — Probl. chir. Geriatrie am Beisp. d. Blasenhalsadenoms, ebd. 22/1957. —
Kasuist. d. Ostitis pubis, ebd. 1960. — Dermoidcysten i. Mesenterialansatz, ebd.
1961. — Ostitis pubis, Dtsch. Gesd.wes. 1963. — Beckenerkrankgn. b. Kindern u.
Jugendl., Zbl. Chir. 1967.

König, Heribert, 406 Viersen (Rheinland), Regentenstr. 51. — Fragebogen 1968 nicht beantwortet.

König, Rudolf, MR., Chefarzt d. chir. Abt. u. Ärztl. Dir. d. Krskrhs., X 6080 Schmalkalden, Famberg 6. — Fragebogen 1968 nicht beantwortet.

König, Willy F., Facharzt f. Chir. u. Durchgangsarzt, 41 Duisburg-Meiderich, Auf dem Damm 64. — *31. 5. 05 Hohenleuben/Thür. — **A:** 31 Bonn am Rhein. — **Prom:** 31 ebd. — **F:** Chir. — **V:** 30–31 Standortlaz. Dresden (Haubenreißer), 31–33 Standortlaz. Halberstadt (Wischhusen), 33–37 Standortlaz. Fulda, 37–39 Bonn (v. Redwitz), 39–49 Kriegsdienst u. Gefangenschaft, 50–52 Bonn (v. Redwitz). — **P:** Prim. Wundbhdlg., Militärarzt 1939. — Untersuchgn. üb. pentolyt. Wirkg. d. Serums Krebskranker, Z. Krebsforsch. 58/1952.

Köpp, Hans-Friedrich, Chefarzt Krskrhs., 6718 Grünstadt/Weinstraße. — *1. 9. 23 Leuna/Kr. Merseburg. — **A:** 52 Mainz. — **Prom:** 52 ebd. — **F:** Chir. — **V:** Städt. Kr.anst. Ludwigshafen/Rh. (Jaeger, Gelbke). — **P:** Allg.bhdlg. v. Verbrenngn., Medizinische 1956. — Lokalbhdlg. v. Verbrenngn., Med. Mschr. 1956. — Neue Gesichtspkt. b. d. Bhdlg. v. Verbrenngn., Therap.woche 1957. — Bhdlg. v. Verbrenngn., Med. heute 1958. — Enzymat. Debriment i. d. Chir., Med. Welt 1961. — Projekt e. Bhdlgs.zentrums f. schwere Brand- u. Ätzverletzgn., ACTA Medico-technica 1961. — Plast. Deckg. großfläch. Hautdefekte, Med. Mschr. 1962. — Mowlem-Jackson-Plast., Chirurg 1964. — Erste Hilfe am Unfallort u. i. d. Klin. b. therm. Verbrenngn., Chir. Praxis 1965. — Krit. Bemerkgn. z. Probl. d. enzymat. Wundbhdlg. unt. bes. Berücksicht. v. Verbrenngs.verletzgn., Med. Welt 1965.

Köppel, Klaus, Oberarzt d. chir. Abt. d. Sophienkrhs., X 5300 Weimar, Am Schönblick 2.*

Körbel, Karlhans, Facharzt f. Chir. (Sportarzt, Amtl. Sachverst. f. Fliegertauglichkeit), 502 Frechen/Köln, Hauptstr. 191. — *7. 7. 29 Völklingen/Saar. — **A:** 56 Köln. — **Prom:** 56 ebd. — **F:** Chir., Unfhlkd. — **V:** 56 Path. Inst. Krefeld (Törne), 56–58 Betlehem-Krhs. Stolberg (Röhling), 59–60 Städt. Krhs. Düren (Kraft), 61–62 Städt. Krhs. Leverkusen (Pässler), 62–63 Städt. Krhs. Wermelskirchen, Oberarzt (Nabel), 64–67 Elisabeth-Krhs. Köln-Hohenlind, Oberarzt (Hillenbrand), 67 eig. chir. Poliklin. Frechen/Köln. — **P:** Cardio pericardiopexie, Diss. 1955. — Morphol. u. Bhdlg. d. Gelenkchondromatose, Chirurg. 1961.

Körner, Friedrich, Priv.-Doz. Leit. Arzt d. Urol. Abt. d. Bundeswehrlaz. 2 Hamburg 70, Lesserstr. 180. — *28. 12. 19 Erfurt. — **A:** 44 Freiburg. — **Prom:** 44 ebd. — **Hab:** 63 ebd. — **F:** Urol., Wehrmed. — **V:** 44 Freiburg (Rehn), Truppenarzt in einem Infanteriebataillon, 44–46 Kriegsdienst u. Gefangenschaft, 47–62 Freiburg (Rehn, H. Krauss), zwztl. 50 Basel (Schürch, Hügin), 51 Pharmakol. Inst. d. Univ.-Klin. Freiburg (Jansen). — **B:** Früherkenng. d. Krebses d. Harnsyst. u. d. männl. Geschlechtsorgane (mit H. Krauss), in: Vorbeug. Gesungh.pflege i. d. tägl. Praxis, Hippokrates 1960. — **P:** Veränderg. d. Blutzuckerbelastgs.kurve nach Commotio cerebri, Diss. — Nark. m. Unterstützg. v. Curare. Ihre Gefahren u. Indikat., Med. Klin. 1951. — Sog. spont. Hämatom d. Musculus rectus abdominis, Münch. med. Wschr. 1951. — Fortschr. d. Allg.nark., Ärztl. Praxis 1951. — Beeinfl. d. Leberschädigg. b. chron. Thiopental-(Pentothal-)Vergiftg. durch Methionin-Cholin (Hepsan) (mit Enders), Arch. exper. Path. Pharmakol. 215/1952. — Vergl. Untersuchgn. an einigen z. i.v. Nark. verwend. kurz wirk. Barbitursäurepräparaten, ebd. 216/1952. — Comparative studies on some of the most important ultrashort acting barbiturates, Anesthésie et Analgésie 8/1951. — Muskelaktionsstrommessgn. b. Curare-Lähmgn. i. Tierversuch (mit Ihlenfeldt), Ärztl. Forsch. 1952. — Muskelaktionsströme b. Menschen i. Verl. e. Curare-Lähmg. (mit Ihlenfeldt), ebd. — Wirkg. v. Sulfonamiden u. v. Penicillin auf d. Toxizität einiger i.v. Nark.mittel, Anaesthesist 1952. — Einfl. v. Hyaloronidase. Zusatz auf d. Wirkgs.eintritt u. Wirkgs.dauer b. d. Lokalanaesth. m. Novocain b. d. Ratte (mit Engelhorn), ebd. — Einfl. d. Isopropylchloridnark. auf Herz u. Kreisl. i. Tierexp. (mit Enders), ebd. — Eunarcon rectal gegeben z. Einleitg. d. Inhalat.nark. b. Kindern, Chirurg 1953. — Adiuretin (tonephin) z. Verbesserg. d. Kontrastmittelausscheidg. b. i.v. Pyelogramm (mit Meissner), Ärztl. Forsch. 1957. — Zur Verleihg. d. Ordens „pour le mérite" an d. amerik. Chirurgen Charles Brenton Huggins, Dtsch. med. Wschr. 1958. — Selt. Komplikat. b. angebor. Cystennieren, Z. Urol. 1959. — Spätfolgen nach stumpfen Nierentraumen (mit Gruenagel), Urol. int. 1959. — Bhdlg. d. Blasenektopie (mit E. Meyer im Hagen), ebd. 1960. — Maydl'sche Op. z. Bhdlg. d. Blasenektopie, Langenbecks Arch. klin. Chir. 298/1961. — Ausscheidg. verschied. Antibiotica vergl. zw. ges. u. kranken Nieren i. getrennt aufgefang. Nierenbeckenurinen, Verh. Dtsch. Ges. Urol. 1961. — Neue funkt. anat. Befunde üb. d. Mechanismus d. Atrioventrikularklappen (mit Puff u. Planz), Langenbecks Arch. klin Chir. 301/1962. — Verschluß- u. Öffnungsmechan. d. dist. Uretermündg., Verh. Anat. Ges. 112/1963. — Ultrastruktur i. d. Anat., Ärztl. Praxis 1962. — Struktur u. Funkt. d. dist. Ureterendes, Habil.-Schr. — Verschl.- u. Öffnungsmechan. d. Ureterostiums, Verh. Dtsch. Ges. Urol 1963. — Strukturanalyt. Untersuchgn. am Blasentrigonum d. Menschen unt. bes. Berücksicht. d. dort vorkommenden Ganglienzellen, Verh. Anat. Ges. 113/1964. — Chir. Versorgg. v. Massenverletzgn. unt. bes. Berücksicht. v. Verletzgn. d. Urogenitalsyst., Wehrmed. Mitt. 3/1964. — Indikat. z. op. u. konservat. Bhdlg. d. Nierenverletzgn., Wehrdienst u. Gesundh. 14. — Mechan. d. Steineinklemmg. b. Harnleiter, abgeleitet aus d. Strukt. u. Funkt. seiner Muskelwand, Langenbecks Arch. klin. Chir. 313/1965. — Leucin-Aminopeptidaseausscheidg. i. Harn b. verschied. Nierenschädiggn. (mit H. Hoffmann), Verh. (21. Tagg.) Dtsch. Ges. Urol. 1965. — Diagn. u. Therap. d. Blasenbilharziose, ebd. — Strukt. u. funkt. Gegebenhtn. d. Harnleiters unt. bes. Berücksichtigg. d. Genese seiner Mißbildgn., Chirurgia Plastica 1966 .— Grenzen u. Mögl.ktn. d. plast. Korrekt. angeborener subpelviner Ureterstenosen, Med. Welt 1967.

Körner, Johannes, Chefarzt d. chir. Abt. d. Krskrhs., 7108 Möckmühl. — *29. 12. 19 Neckarsulm. — **A:** 45 Tübingen. — **Prom:** 45 ebd. — **F:** Chir. — **V:** Städt. Kr.anst. Heilbronn chir. Abt. (Usadel), inn. Abt. (Kibler), Frauenklin. ebd. (Pfisterer), Univ.-Frauenklin. Freiburg (Kneer).

Köster, Karl, Chefarzt d. chir. Abt. d. Krhs., 2212 Brunsbüttelkoog. — *5. 5. 11 Heide/Holst.

Köster, Paul, Chefarzt am Städt. Krhs., 5952 Attendorn (Westf.), Hohler Weg 34. — Fragebogen 1968 nicht beantwortet.

Köstler, Herbert, Chefarzt u. Leit. d. chir. Abt. d. Städt. Krhs., 8202 Bad Aibling, Harthauser Str. 16. — *17. 7. 26 Plattling. — **A:** 52 München. — **Prom:** 52 ebd. — **F:** Chir. — **V:** Pathol. Inst. Univ. München (Huegh), Krhs. re. d. Isar ebd. (Maurer). — **P:** Thrombose-Therap. u. -Prophyl. m. e. neuen Antikoagulans d. Heparinreihe, Med. Klin. (Sonderdruck) 1956. — Vergl. Erg. b. gezielter u. gener. Thromboembolie-Prophyl. b. 3503 op. Eingr., ebd. 1959. — Erste exp. u. klin. Erfahrgn. m. Eleparon i. Depot-Form, ebd. 1960. — Bhdlg. d. postop. Parotitis m. Novocaininfiltrat. d. Ganglion stellatum, ebd. 1961.

Köstler, Josef, Doz., 806 Dachau, Hermann-Stockmann-Str. 6. — Fragebogen 1968 nicht beantwortet.

Kötter, Detlef, Ass. d. II. Chir. Klin. d. Freien Univ. Berlin im Städt. Krhs. Westend, 1 Berlin 19, Spandauer Damm 130. *

Kötzschke, Gustaf-Hermann, Facharzt f. Chir. u. Urol., niedergel. als frei prakt. Urologe, Belegarzt am Städt. Krhs. Schwäb. Gmünd, 707 Schwäbisch Gmünd, Stuifenstr. 7. — *22. 8. 21 Rudolstadt/Thür. — **A:** 47 Weimar. — **Prom:** 48 Jena. — **F:** Urol. — **V:** 47–49 Landeskrhs. Rudolstadt (Zieschang), 49–50 Waldkrhs. Gera (Hilgenfeldt, Nöller), 50–52 Stadt-Krhs. Dresden-Johannstadt (Keller, Thiel), 52–56 Oberarzt d. Chir. Univ.-Klin. Leipzig (Uebermuth). — **P:** Fotografie i. Innern d. menschl. Harnblase, Bild u. Ton 1952. — Cystocele m. Steinbildg., Z. Urol. 1953. — Diagn. d. Prostatasteinleidens m. bes. Berücksicht. d. therapeut. Konsequenzen, Röntgenpraxis 79/1953. — Einf. Blasenspüleinrichtg. als Hilfsmittel z. Nachbhdlg. b. d. Prostatekt. (mit J. Fischer), Dtsch. Gesd.wes. 1954. — Indikat. d. paravertebr. Aortograph. i. d. Diagn. u. Therap. urol. Erkrankgn., ebd. — Rückschlagventil z. Verhinderg. d. Spülwasserrückfl. i. d. Irrigatorsyst. b. Blasenspülgn., Zbl. Chir. 1955. — Unfreiwill. Harnabgang u. dystope Harnleitermündgn., Dtsch. med. Wschr. 1955. — Diagn. u. Bhdlg. d. pyelit. Haematurie, Z. ärztl. Fortbild. 1955. — Op. Bhdlg. d. Harnröhrenstrikt. Erfahrgn. m. d. Meth. v. B. Johanson, Zbl. Chir. 1955. — Gerät z. Anwendg. d. Cystophotograph., Med.Markt 1955. — Untersuchgn. üb. d. hyperchloraem. Acidose nach Ureterosigmoideostomie (mit Sieber), Z. Urol. 1956.

Kohler, G. Hans, Doz., Dr. med. habil., niedergel. Chirurg u. Durchgangsarzt, 7417 Pfullingen, Klosterstr. 3. — *10. 6. 15 Tuttlingen/Württ. — **A:** 39 Berlin. — **Prom:** 40 ebd. — **Hab:** 58 ebd. — **F:** Chir. — **V:** 39–40 II. med. Klin. Charité Berlin (v. Bergmann), 40–60 Krhs. Friedrichshain, Berlin, 60–62 Krskrhs. Ottweiler/Saar, 62–63 Hüttenkrhs. Neunkirchen/Saar, 64 Städt. Krhs. Braunschweig. — **B:** Heut. Stand d. Herzchir. (mit Kitzerow), Carl Marhold Vlg., Halle/Saale 1951. — Ausschaltg. d. Herzens durch e. künstl. Herz, in: Keller u. Merz, Thrombose u. Embolie, Basel 1954. — Mitralstenose u. ihre op. Bhdlg., Fischer Jena 1957. — **P:** Krankh.-bild d. akuten diffusen Gastritis phlegmonosa, Z. ärztl. Fortbild. 1949. — Krankh.bild d. Vagusneurinoms, Bruns' Beitr. klin. Chir. 178/1949. — Bhdlg. d. angebor. Herzfehler, Z. ärztl. Fortbild. 1950. — Techn. d. Lungenexstirpat., ebd. — Ausschaltg. d. Herzens durch e. künstl. Herz, Zbl. Veterinärmed. 1954. — Spiegel f. d. Entwicklg. unseres Gesdh.wes.: Krhs. i. Friedrichshain, Dtsch. Gesd.wes. 1954. — Vagusresekt. od. Nachresekt. b. Ulcus pept. jej., Z. ärztl. Fortbild. 1954. — Künstl. Herz, Naturwiss. Rdsch. 1955. — Chir. Eingr. b. Herzkrankhtn., Dtsch. Gesd.wes. 1956. — Einige Untersuchgn. z. d. Probl. d. künstl. Herz-Lungensyst. (Habil.-Schr.). — Tierexp. Beitr. z. Frage d. kollat. Zirkulat. d. Myocards, Z. ärztl. Fortbild. 1959. — Tierexp. Untersuchgn. z. quantitat. Bestimmg. d. extracoron. Kollateralkreisl. d. Myocards b. Thompson-Plachta u. Vineberg-Op., ebd. — Tierexp. Untersuchg. z. Frage d. zentr. od. periph. Infus. d. arterialis. Blutes b. d. Anwendg. d. künstl. Herz-Lungensyst., Bull. Soc. Internat. Chir. 19/1960. — Abhängigkt. d. Minutenvolumengr. v. Absauggs.- u. Reinfus.ort b. d. Anwendg. d. künstl. Herz-Lungensyst., Minerva-Cardioangolocica Europa 3/1961. — Fortschr. d. Herzchir. m. bes. Darstellg. d. Probl. d. Angina-pectoris-Chir., Z. ärztl. Fortbild. 1962.

Kohler, Ottmar, Chefarzt d. chir. Abt. u. ärztl. Dir. d. Städt. Krhs., 658 Idar-Oberstein. — *19. 6. 08 Gummersbach. — **A:** 34 Köln. — **Prom:** 34 ebd. — **F:** Chir. — **V:** 33, 35–39 Städt. Krhs. Köln-Mülheim (Kroh), 33–35 Werftkrhs. Wilhelmshaven (Dürig), 39–54 Kriegsdienst u. Gefangenschaft, 54 1. Oberarzt II. chir. Univ.-Klin. Köln (Dick), 55 1. Oberarzt u. kommiss. Leit. ebd., 56–57 1. Oberarzt d. chir. Univ.-Klin. Köln-Merheim (Schwaiger). — **P:** Zwei oberberg. Ärzte u. ihre

Bedeutg. f. d. Kaiserschnitt, Diss. — Wert d. Lumbalpunkt. f. e. sich. Erkenng. u. spät. Beurteilg. d. Gehirnerschütterg., Zbl. Chir. 1942. — Erfahrgn. üb. d. Bhdlg. v. Frostschäden, ebd. — Schnellender Finger, ebd. 1956.

Kolb, Oskar, 85 Nürnberg, Pirkheimer Str. 96. — Fragebogen 1968 nicht beantwortet.

Kolbe, Hänsheinrich, Chefarzt d. chir. Abt. d. Stadtkrhs., 59 Siegen/Westf., Falkstr. 4. — *18. 8. 07 Neurode/Schles. — **A:** 32 Breslau. — **Prom:** 32 ebd. — **F:** Chir. — **V:** 32–33 Pathol. Inst. Univ. Freiburg i. B., (Aschoff), 33 Städt. Krhs. Karlsruhe (v. Giercke), 33–39 Charité Berlin (Sauerbruch), 39–48 Kriegsdienst u. Gefangenschaft, 48–51 Werksarzt b. d. Stahlwerken Südwestfalen, Geisweid. — **P:** Ureterknotg. u. Nierenbestrahlg., Diss. 1931. — Tonsillen b. Sepsis, Z. Hals-Nas.-Ohr.hlkd. 1933. — Fersenschmerz, Dtsch. Z. Chir. 1938. — Bhdlg. d. älteren, off. Pneumothorax, Militärarzt 1943. — Entstehg. u. Verhütg. v. Empyemresthöhlen. Konservat. Ausheilg. durch e. neuart. Verfahren, ebd. 1944.

Kolde, Hermann, Chefarzt i. R., Facharzt f. Chir., 446 Nordhorn, Jahnstr. 16. — *27. 3. 21 Bersenbrück. — **A:** 46 Münster i. W. — **Prom:** 45 Leipzig. — **F:** Chir. — **V:** 46–50 Marienkrhs. Nordhorn, 50–57 Göttingen, 57–66 Chefarzt d. chir. Abt. d. Marienkrhs. Nordhorn, ab 67 Facharzt f. Chir. — **P:** Diff.diagn. u. Bhdlg. d. Bluttransfus.störgn. (mit Koslowski), Dtsch. med. Wschr. 1953. — Anwendg. d. kontroll. Hypothermie b. schwerer Peritonitis (mit Weidemann), Chirurg 1955. — Diagn. d. sog. Periarthritis humroscapularis, Dtsch. med. Wschr. 1955. — Bhdlg. d. sog. Priarthritis humeroscapularis, ebd. 1956. — Defibrillat. d. Herzens (mit Bücherl), Thoraxchir. 1955. — Zwischenfälle b. exp. extracorp. Kreisl., ebd. 1956.

Kolig, Gerhard, Facharzt f. Chir., Oberarzt d. chir. Abt. d. St. Josephs-Krhs., 69 Heidelberg, Landhausstr. — *2. 3. 33 Neutitschein, CSR. — **A:** 60 Heidelberg. — **Prom:** 58 ebd. — **F:** Chir. — **V:** 58–59 Inn. Abt. St. Vincentius-Krhs. Heidelberg (A. Beck), 59 Heidelberg (K. H. Bauer), Univ. Frauenklin. Freiburg (Wimhöfer), 60 Pathol. Inst. Univ. Heidelberg (Randerath), ab 60 Chir. Univ.-Klin. ebd. (K. H. Bauer, Linder), zwztl. 63–64 UCLA Center for the Health Sciences, Dep. Surg., Los Angeles, Cal./USA (Longmire). — **P:** Etagen-Radiosondenuntersuchg., e. neues Verf. d. Funkt.untersuchg. d. op. Magens u. d. Speiseröhre (mit Vollmar), Langenbecks Arch. klin. Chir. 301/1962. — Funkt.untersuchgn. m. d. Heidelberger pH-Endoradiosonde b. chir. Erkrankgn. d. Magens u. d. Speiseröhre (mit Vollmar), 2. Weltkongr. f. Gastroenterol., Vol. II, 1963. — Elektron. Untersuchg. d. Magenfunkt. Weit. Fortschr. d. Endoradiosonden-Techn. u. ihrer Bedeutg. f. d. Chir. (mit Vollmar), Umsch. Wiss. Techn. 1963. — Hemorrhagic necrosis following gastric freezing (mit F. W. Marx, Jr.), Surg. Gynec. Obstet. 119/1964. — Patterns and mechanisms of injury following anoxia of the normothermic and hypothermic dog stomach (mit F. W. Marx, Jr.), Surg. Forum 15/1964. — Frieren d. Magens z. Bhdlg. d. pept. Geschwürs; e. therapeut. Möglkt.? E. krit. Stellg.nahme aufgrund tierexp. Untersuchgn. u. e. Übersicht üb. d. Lit. (mit F. W. Marx, Jr.), Langenbecks Arch. klin. Chir. 309/1965. — Gastric freezing or gastric frostbite? (mit F. W. Marx, Jr.), Arch. Surg. 90/1965. — Tierexp. Untersuchgn. z. Hypothermie d. Magens b. Temp. üb. u. unt. d. Gefrierpkt. unt. anox. Bedinggn. (mit F. W. Marx, Jr.), Langenbecks Arch. klin. Chir. 313/1965. — Fehler u. Gefahren d. perkut. transhepat. Cholangiographie (mit Wenz), Fortschr. Röntgenstr. Nuklearmed. 103/1965. — Vergl. Untersuchgn. üb. d. Aussagekraft d. wichtigsten schlauchlosen Magenuntersuchgs.verf. (mit Hochberg u. Strüder), Chirurg 1965. — The hazards of gastric freezing (mit F. W. Marx, Jr.), Am. J. Digest. Dis. 11/1966. — Paradoxical Response to Dexamethasone-Suppression in Cushing's Disease with Adrenal Hyperplasia (mit Winkler, Jansen u. Huhnstock), Acta endocr., Suppl. 119/1967. — Postop. Blutg. i. d. Magenchir., Langenbecks Arch. klin. Chir. 318/1967. — Percut. transhepat. Cholangiograph. (mit Wenz u. Beduhn), ebd. 319/1967.

Kolokythas, Argyris, Ass. d. Chir. Univ.-Klin. im Staatl. Luitpold-Krhs., 87 Würzburg, Josef-Schneider-Str. 2. *

Koncz, Josef, Prof., Leit. d. Abt. f. Thorax- u. Herzgefäßchir. d. Chir. Univ.-Klin., 34 Göttingen, Georg-Dehio-Weg 1. — Fragebogen 1968 nicht beantwortet.

Koneczny, Oskar, 6271 Engenhahn üb. Idstein, Scheidfeld 12. *

Konrad, Rainer M., Prof., Oberarzt d. Chir. Univ.-Klin., 4 Düsseldorf, Moorenstr. 5. — *3. 11. 27 Schwäbisch-Gmünd. — **A:** 55 Düsseldorf. — **Prom:** 54 Tübingen. — **Hab:** 62 Düsseldorf. — **F:** Chir. — **V:** 54–55 Med. Poliklin. Univ. Bonn (Tiemann), 54 (Psychologiestudium), Psychol. Inst. d. Univ. Köln, ab 55 Chir. Univ.-Klin. Düsseldorf (Derra). — **B:** Angebor. Mißbildg. d. Speiseröhre (mit Tarbiat), in: K. Kremer, Chir. Bhdlg. d. angebor. Fehlbildgn., Thieme 1961. — Vergl. Untersuchgn. z. Frage d. Steuerg. d. Stickstoffbilanz i. d. frühen postop. Periode (mit Ammedick u. Hupfauer), in: Fortschr. d. parenter. Ernährg., Pallas 1967. — **P:** Bajonettfingersympt. i. Beziehg. z. Schwangerschaftsdauer u. Gebäralter d. Mutter, Diss. Tübingen/Bonn 1951. — Untersuchgn. üb. d. Kapillarresistenz, Z. Kreisl.forsch. 45/1956. — Untersuchgn. üb. d. Beziehgn. zw. d. Stand d. Ossifikat. d. Handwurzelskeletts u. d. geistig-seel. Reifg. b. achteinhalbj. Knaben, Z. menschl. Vererb.- u. Konstitut.lehre 1957. — Entwicklg. d. Handwurzelskeletts b. Kindern m. konnatalen Angiokardiopathien, Zbl. Chir. 1957. — Durchströmungsmatten z. Steuerg. d. künstl. Hypothermie u. Wiedererwärmg. b. Menschen, Chirurg 1958. — Morphol. u. Pathogen. d. „angebor. Hiatushernie" u. d. Thoraxmagens m. kongenital verkürztem Oesophagus, Langenbecks Arch. klin. Chir. 286/1958. — Erg. d. Blalockschen Op. b. Fallotschen Tetralogien (mit Irmer, Rotthoff u. Willmann), Thoraxchir. 5/1958. — Zwerchfellmißbildgn. als Ursache v. Hernien i. Bereich d. Hiatus oesophageus, ebd. — Biomikroskop. Untersuchgn. d. Konjunktivalgefäße b. Op. i. künstl. Hypothermie (mit Zindler), Anaesthesist 1958. — Thoraxfibrome (mit Hilke), Langenbecks Arch. klin. Chir. 290/1958. — Akute Magen- u. Zwölffingerdarmgeschwüre nach Thoraxeingr. (mit Rotthoff u. Willmann), ebd. — Krit. Gedanken z. Probl. d. Oesophagusatresie (mit Rotthoff), Zbl. Chir. 1958. — Austauschtransfus. durch d. Vena jugularis int. b. Neugebor.-Erythroblastose (mit Rodeck), Mschr. Kinderhlkd. 1958. — Die Hiatusbr. d. Zwerchfells (Verschied. Bruchformen u. ihre Therap. i. Spiegel d. Nacherg. op. Bhdlg.) (mit Reitter u. Willmann), Langenbecks Arch. klin. Chir. 290/1959. — Transthorak. off. Zwerchfelldoppelg. z. Beseitigg. e. Relaxat. (mit Reitter), Chirurg 1959. — Todesfälle, Versager u. Rezidive bei u. nach d. Op. v. Mitralsten. (mit Derra u. Irmer), Med. Klin. 1959. — Meth. z. Mikroskop. u. Photograph. d. Konjunktivalgefäße währ. tiefer künstl. Hypothermie b. Menschen (mit Pilz), Mikroskopie 1959. — Brachyoesophagus (mit Rotthoff), Bruns' Beitr. klin. Chir. 198/1959. — Angebor. Zwerchfellhernien u. Zwerchfellprolapse i. Kindesalter (mit Fahmy), Langenbecks Arch. klin. Chir. 291/1959. — Klin. u. röntgenol. Betrachtgn. z. Therap. d. angebor. Brachyoesophagus (mit Müller-Rentzsch), Arch. Kinderhlkd. 161/1959. — Diagnost. Probl. b. Bronchusverschl. i. Kindesalter (mit Schulte-Brinkmann), Z. Tbk. 114/1959. — Erworb. Lungenlues (mit Schulte-Brinkmann), ebd. 116/1960. — Dickdarmperforat. (mit Gremmel), Zbl. Chir. 1960. — Geschwülste d. Mediastinums i. Kindesalter (mit Gremmel), Thoraxchir. 1960. —

Kombin. Hypoglossuslähmg. nach Intubat.nark. (mit Lakomy), Anaesthesist 1960.
— Austauschtransfus. durch d. li. V. jugularis (mit Rodeck), Zbl. Chir. 1960. —
Überblick üb. 1000 op. Mitralsten. (mit Irmer u. Rotthoff), Langenbecks Arch. klin.
Chir. 296/1960. — Exsanguino-transfusion par la veine jugulaire interne, chez les
nouveau-nes atteints d'Erythroblastose (mit Rodeck), Arch. Franc. Pediatr. 17/
1–4/1960. — Perforier. Zwerchfellverletzgn. u. ihre Folgen (mit Tarbiat), Mschr.
Unfhlkd. 1961. — Chir. d. Zwerchfells i. Kindesalter (mit Rotthoff), Zbl. Chir. 1961.
— Erfolgr. Bhdlg. e. Herzstillstandes u. seiner cerebr. Folgen b. e. Läuferschwein
nach 5 Min. dauernder Hypoxie (mit Schmitz u. Tarbiat), Tierärztl. Umschau 1961.
— Körperl. Entwicklg. v. Kindern m. e. Aortenisthmussten. (mit Fahmy u. Schulte-
Brinkmann), Langenbecks Arch. klin. Chir. 297/1961. — Herzvitien u. Lungentbk.
(mit Irmer u. Tarbiat), Z. Tbk. 117/1961. — Röntgendiagn. d. Aortenisthmussten.
i. Kindesalter (mit Schulte-Brinkmann), Bruns' Beitr. klin. Chir. 203/1961. — Plast.
Verschl. best. Formen angebor. u. erworb. Zwerchfellbr. i. Kindesalter, Langenbecks
Arch. klin. Chir. 298/1961. — Untersuchgn. üb. d. Sulfonamidgehalt i. Pleuraerguß
nach Thorax-Op. (mit Thum), Arzneim.-Forsch. 1962. — Experimentalni Studie
Uzäveru Umele Vytvoreného Dfektu Bránice U Mladych Zvirat, Rozhledy v
chirurgii 41/1962. — Nagelfalzkapillaren b. Pat. m. Aortenisthmussten. (mit Satter),
Zbl. Chir. 1962. — Diagn. u. Therap. postop. Komplikat. nach thoraxchir. Eingr.
(mit Pulver u. Satter), 1. Europ. Kongr. Anaesthesiol., Wien, 1962. — Embolie-
häufigkt. b. d. op. Bhdlg. d. Mitralsten. (mit Tarbiat), Zbl. Chir. 1962. — Postop.
Magen-Duodenalblutgn. u. -Perforat. nach kardiovask. Eingr. im Kindesalter, ebd.
— Verhalten d. Acidität d. Magensaftes währ. op. Eingr. (m. bes. Berücksicht. d.
Herzchir.) (mit Schmitz), Langenbecks Arch. klin. Chir. 300/1962. — Nagelfalz-
kapillaren b. Pat. m. Aortenisthmussten. (mit Satter u. Tarbiat), 2. Europ. Konf.
Mikrozirkulat., Pavia 1962, Bibl. anat. 4. — Intravas. Verändergn. b. Op. i. Hypo-
thermie u. m. Hilfe d. Herz-Lungen-Maschine (mit Satter u. Tarbiat), ebd. —
Pathol.-anat. Befunde b. Verschl. exp. gesetzter Zwerchfelldefekte durch verschied.
Kunststoffe am wachs. Organismus (mit Watermann), Thoraxchir. 1963. — Gastro-
duodenal haemorrhage and perforation following cardiovascular surgery in children,
Arch. Dis. Childh. 38/1963. — Zwerchfellrupt. durch stumpfe Gewalteinwirkg. (mit
v. Mallinckrodt), Zbl. Chir. 1963. — Meßtechn. d. Hand- u. Fußwurzelknochen b.
Kindern (mit Schulte-Brinkmann), Fortschr. Röntgenstr. u. Nuklearmed. 99/1963.
— Exp. Untersuchgn. z. alloplast. Verschl. v. Zwerchfelldefekten b. wachs. Organismus, Langenbecks Arch. klin. Chir. 304/1963. — Vergl. Untersuchgn. z. Frage d.
Emboliehäufigkt. nach d. transaurikulär-digit. Mitralkommissurotomie u. d. bi-
manuellen, transaurikulär transventrikul. Mitralklappensprengg. mittels Dilatator
(mit Tarbiat), Zbl. Chir. 1963. — Zwerchfellverletzgn. u. ihre Folgen, 14. Congr.
Internat. Coll. Surg. Wien 1964. — Alloplastic closure of defects in growing organ-
isms, Arch. Dis. Childh. 39/1964. — Akute postop. Magen-Duodenalgeschwür m.
bes. Berücksicht. d. Ulcus postop. nach kardiovask. Eingr. (mit Wedell), Dtsch.
med. Wschr. 1964. — Pept. Aktivität d. Magensaftes währ. op. Eingr. (mit Schmitz,
Geck u. Ridders), Langenbecks Arch. klin. Chir. 305/1964. — Postop. Erg. b. alloplast. Verschl. v. Zwerchfelldefekten (mit Gremmel), Fortschr. Röntgenstr. u.
Nuklearmed. 100/1964. — Acute postoperative peptic ulcer especially after cardiovascular surgery (mit Wedell), German Med. Monthly 1964. — Einfl. optimal bilanz.
Ernährg. auf d. postop. Stoffwechsellage b. Magenresezierten (mit Tarbiat), Chirurg
1964. — A propos de la fermeture synthétique des orifices diaphragmatiques dans
les organismes en période de croissance. Etude clinique et expérimentale (mit Tar-

biat), Ann. Chir. Infant. (Paris) 5/1964. — Techn. d. Intubat.nark. b. Läuferschweinen (mit Schmitz u. Tarbiat), Z. exper. Med. 138/1964. — Akute Magen-Duodenalgeschwür nach urol. Op. (mit Schmitz), Urol. int. 1964. — Untersuchgn. üb. d. Antibiotica-Spiegel i. Pleuraexsudat nach Thorax-Eingr. u. prophylakt. intraven. Applikat. v. Oxytetracyclin (mit Albaum u. Thum), Arzneim.-Forsch. 1964. — Diagn. u. Therap. d. akuten postop. Ulcus d. Magens u. Duodenums, Langenbecks Arch. klin. Chir. 308/1964. — Bedeutg. d. Porosität b. d. Einheilg. v. Teflongewebe i. Zwerchfelldefekte (mit Zaborsky), ebd. 310/1965. — Periph. Gefäße am Nagelfalz u. d. Conjunctiva bulbi b. Pat. m. cyanot. Herzfehlern vor u. nach Op. m. Hilfe d. Herz-Lungen-Maschine (mit Tarbiat), ebd. — Austauschtransfus. üb. d. li. Vena jugularis interna (mit Sommerkamp u. Tarbiat), Zbl. Chir. 1965. — Wirkstoffspiegel d. Blutes u. d. Pleuraergusses nach Thoraxop. b. intraven. u. or. Gabe v. Chloraphenicol (mit Ringler u. Thum), ebd. 1966. — Gibt es e. traumat. bed. Hiatushernie v. Gleittyp? (mit Höhmann u. Tarbiat), Mschr. Unfhlkd. 1966. — Spont. inn. biliäre Fisteln (mit Seling), Zbl. Chir. 1966. — Uropepsin-Ausscheidg. b. Pat. nach cardiovasc. Eingr. (mit Bläsig u. Niemann), ebd. — Beeinflußt d. Neuroleptanaesth. d. Katecholaminprodukt. b. Pat. nach Sprengg. d. Mitralsten.? (mit Haase, Eunike u. Staib), ebd. — Einfl. eiweiß- u. kalorienreiche Ernährg. auf d. postop. Stickstoffbilanz b. lungenop. Pat. (mit Ammedick u. a.), ebd. — Vergl. Untersuchgn. z. linear. u. planimetr. Messg. v. Handwurzelknochen (mit Schulte-Brinkmann u. Ehlers), Fortschr. Röntgenstr. 104/1966. — Probl. d. postop. Katabolismus, Langenbecks Arch. klin. Chir. 316/1966. — Neuere Gesichtspkt. z. Genese d. Magenduodenalulcus nach thoraxchir. Eingr., Thoraxchir. 1966. — Bedeutg. u. Bhdlg. d. katabolen Reakt.lage nach gr. Eingr. i. Thorax, ebd. — Wert d. Daniel'schen Biopsie f. d. Diagn. u. Beurteilg. d. Operabil. d. Bronchial-Ca. (mit Niemann u. Drewes), Zbl. Chir. 1966. — Untersuchgn. üb. d. Gewebegängigkt. e. Depot-Sulfonamids i. Skelett- u. Herzmuskel, i. Lungenparenchym, i. d. Bronchialwand u. i. peritumor. Gewebe (mit Rasp u. Strobach), ebd. 1967. — Intragastr. elektrometr. Aziditätsmessg. d. Magensaftes vor op. Eingr., ebd. — Effekt anaboler Steroide auf d. Stickstoffbilanz b. Pat. nach Lungenop. (mit Ammedick, Hupfauer u. Ringler), Chirurg 1967. — Rippenserienfrakt. u. ihre Bhdlg. (mit Drewes u. Schulte), Mschr. Unfhlkd. 1967. — Caus. Beziehg. zw. Hiatushernie u. Oesophagus- od. Magenka. (mit Rasp), Zbl. Chir. 1967. — Heut. Entwicklgs.stand d. Hand- u. Fußwurzelskeletts b. gesund. u. herzkrank. Kindern i. Schulalter (mit Schulte-Brinkamm u. Konrad), Arch. Orthop. 62/1967. — Hiatushernie, Chirurg 1967. — Genese u. Therap. d. postop. Magen-Duodenalulcus, Zbl. Chir. 1967. — Verhalten d. Katecholamine nach lungenverklein. Eingr. i. Barbiturat-Lachgas-Halothan-Nark. u. i. Neuroleptanaesth. (mit Haase, Eunike u. Staib), Zbl. Chir. 1967.

Kootz, Fritz, Prof., Oberarzt d. Chir. Univ.-Klin., 6 Frankfurt/M. 70, Ludwig-Rehn-Str. 14. — *4. 5. 20 Hermannstadt/Siebenbürgen. — **A:** 47 Karlsruhe. — **Prom:** 46 Heidelberg. — **Hab:** 62 Köln, 63 Frankfurt/M. — **F:** Chir. — **V:** 45 Univ.-Frauenklin. Heidelberg (Runge), 45–46 Path.-Anat. Inst. ebd. (Schmincke, Doerr), 47–48 Med. Univ.-Poliklin. ebd. (Oehme), 48–52 Chir. Univ.Klin.Tübingen (Naegeli), 51 Nark.abt. d. Univ.-Klin. Oxford (Macintosh), 53–57 Marburg/Lahn (Zenker), 57 Minneapolis/USA (Wangensteen, Lillehei), 57–63 Köln (Hoffmann), ab 63 Frankfurt/M. (Geißendörfer), 68 apl. Prof. — **B:** Nark. u. Blockierg. b. Lungenresekt. (mit Behrends u. Rosenthal), in: Zenker, Heberer u. Löhr, Lungenresekt., Springer 1954. — Derzeit. Stand d. op. Bhdlg. d. Prostataadenoms (mit Schmiedt u. Albrecht), Erg. Chir. u. Orthop. Springer 1958. — Totale u. part. extrakorp. Kreisl. i. Tierversuch, ebd. 1963. — **P:** Carcinoma botryoides uteri b. Säugl., Zbl. Gynäk. 1947. — Simult. Serum-Toxoidtherap. d. Tetanus, Chirurg 1950. — Tempor. Unterdrückg. d. Dickdarmflora (mit Makowsky, Wundt u. Knoblauch), Med. Klin. 1950. — Nebenwirkgn. d. Curare, Anaesthesist 1952. — Curare u. Flaxedil i. Selbstversuch (mit Matis), Langenbecks Arch. klin. Chir. 271/1952. — Untersuchgn. d. Kapillarpermeabilität nach Curare (mit Hager u. Matis), Z. exper. Med. 1953. — Passive u. akt. Immunisierg. geg. Tetanus, Medizinische 1953. — Intraart. Serumtherap. d. Tetanus, Chirurg 1953. — Komplikat. d. endotrach. Nark., Bruns' Beitr. klin. Chir. 190/1955. — Tierexp. zur intravas. Unterkühlg. (mit Heberer, Meyer-Wegener u. R. M. Weiß), Langenbecks Arch. klin. Chir. 283/1957. — Hernia ischiadica, Dtsch. med. J. 1957. — Art. Embolie, Medizinische 1959. — Erg. d. Colon- u. Rectum-Ca-Chir., Chirurg 1959. — Magenperforat. durch endonasale O_2-Zufuhr, Anaesthesist 1960. — Nark. u. Intubat. a. Unfallort (mit Friedhoff), ebd. — Part. ek. Kreisl. z. Herzentlastg., Langenbecks Arch. klin. Chir. 301/1962. — Heut. Stand d. Tetanusprobl., Medizinische 1963. — Gr. Magenblutg. (mit Kingreen), Bruns' Beitr. klin. Chir. 208/1964. — Entwicklg. d. Herzchir., Münch. med. Wschr. 1964. — Physiol. d. part. Langzeitperfusion (mit Reeh u. Döme), Langenbecks Arch. klin. Chir. 313/1965. — Stumpfca. nach Op. e. benignen Magenleidens, Bruns' Beitr. klin. Chir. 215/1967. — Divertikulitis d. Dickdarmes (mit Döme), Langenbecks Arch. klin. Chir. 319/1967. — Arzneimittelbedingte Dünndarmulzera (mit Lennert), Münch. med. Wschr. 1967.

Kopf, Johannes, Chefarzt a. Krhs. d. Barmh. Schwestern i. R., A-4020 Linz, Landstr. 111. — *9. 9. 99 Götzis, Vorarlberg. — **Prom:** 25 Innsbruck. — **F:** Chir. — **V:** Path. Anat. Wien, 10 Jahre Krhs. Wien (Finsterer), 3 Jahre Chirurg Baden b. Wien, ab Mai 45 Chefarzt Krhs. d. Barmh. Schwestern Linz/Donau. — **P:** Wundbhdlg. m. einer neuen Oxycholesterinsalbe (Vulpuransalben), Wien. med. Wschr. 10/1936. — Myofibrom d. Tube, Zbl. Gynäk. 1938. — Häufg. v. Spontanfrakt. b. akut. Osteomyelitis, Wien. med. Wschr. 25/26/1949. — Todesfälle b. 2000 Kropfop., Wien. klin. Wschr. 26/1949. — Strumarezidive u. Thiouracil, Wien. med. Wschr. 23/24/1950. — Präliminare Ligatur an d. ob. Polgefäßen b. übergroßer Struma, Wien. klin. Wschr. 27/1950. — Vorteile d. Hängelagerg. b. Strumektomien, ebd. 43/1950. — Welche Struma eignet sich für konserv. Bhdlg. ?, Mitt. d. österr. San.-Verw. 1951. — Sulfonamidschutz d. Nahtmaterials, Wien. klin. Wschr. 14/1951. — Anamnese b. chir. Erkrankgn. i. d. Praxis, Wien. med. Wschr. 21/1951. — Beobachtgn. b. Peritonaldialyse b. Sublimatvergiftg., ebd. 24/25/1951. — Neue Modifikat. d. Talmaschen Op., Chirurg 1951. — Verminderg. d. Gefahren b. d. Kropfop., ebd. 1952. — Typ. u. atyp. Bauchfisteln, Bruns' Beitr. klin. Chir. 2/1952. — Bhdlg. d. chron. Thrombophlebitis, Mitt. d. österr. San.-Verw. 1952. — Int. Bhdlg. d. Colitis ulcer, Wien. klin. Wschr. 8/1952. — Traumat. Genese einer Lungencyste, Schweiz. med. Wschr. 1952. — Kropfhäufigkt. d. Schulkinder in Bad Hall u. Umgebg., Wien. med. Wschr. 26/27/1952. — Ileitis terminalis, ebd. 32/33/1952. — Metastasierg. d. Magen-Darm-Carcinome, Bruns' Beitr. klin. Chir. 3/1953. — Für u. Wider d. Kochsalzjodierg., Wien. klin. Wschr. 26/1953. — Traumat. Bursa-Omentalis-Cyste, Zbl. Chir. 1953. — Gleichzeit. Magenresekt. u. Cholecystektomie, Wien. klin. Wschr. 51/1953. — Prevention of recurrent goiter. J. Intern. Coll. of Surgeons Chicago 1954. — Bemerkgn. z. 1052: Magenresekt. b. Ulkus, Wien. med. Wschr. 3/1954. — Neuere Bhdlgs.erg. kropfiger Kinder in Oberösterreich, Wien. klin. Wschr. 6/1954. — Kasuistik d. Meigs-Syndromes, Klin. Med. 1954. — Nachruf f. K. Urban, Wien. klin. Wschr. 28/1954. — Akute u. chron. Osteomyelitis, ebd. 14/1955. —

Nachruf f. Hans Finsterer, Chirurg 1955. — Urachuscyste, Klin. Med. 1957. — Osteomyelitis, Chirurg 1958. — Frühop. d. idiopath. Oesophagusdilatat., Wien. klin. Wschr. 42/43/1964. —

Kopp, Norbert G., Chefarzt d. chir. Abt. St. Vinzenz-Hosp., 3492 Brakel, Am Thy 8. — *7. 6. 25 Schramberg. — **A:** 52 Mainz. — **Prom:** 54 ebd. — **F:** Chir. — **V:** 53–55 Städt. Krhs. Schramberg (Engel), 56–58 Krskrhs. Bad Mergentheim (Göpfert), 58–60 Krskrhs. Freudenstadt (Burkhardt), 61–67 St. Johannes-Hosp. Dortmund (Witteler).

Koppelmann, Jens, Ass.-Arzt d. chir.-orthop. Abt. Krhs. Britz, 1 Berlin 47, Blaschkoallee 38. — *9. 7. 33 Berlin. — **A:** 57 Berlin. — **Prom:** 59 Kiel. — **V:** 59–65 Städt. Krhs. Berlin-Neukölln (v. Bramann, Bücherl), 65–68 chir.-orthop. Abt. Städt. Krhs. Berlin-Britz (Friedebold). — **P:** Klin. u. Therap. d. Pankreaspseudo-cyste, Chirurg 1965. — Angebor. u. konstitutionelle Formverändergn. d. kindl. Ob.- u. Unt.schenkels, Forsch., Praxis, Fortbild. 1966. — Verhalten v. Haut- u. Muskeldurchblutg. b. chron. art. Verschlußkrankh. m. Claudicatio intermittens unt. bes. Berücksichtigg. d. aktiven Übgs.bhdlg., Erg. Chir. u. Orthop. 51/1968.

Korb, Eberhard, MR., Facharzt f. Chir., Chefarzt d. chir. Klin. d. Krskrhs., X 8312 Heidenau/Dresden. — *2. 1. 13 Schildberg/Posen. — **A:** 38 Weimar. — **Prom:** 38 Jena. — **F:** Chir. — **V:** 39–41, 46–49 Chemnitz Krhs. Zschopauer Str., Krhs. Küchwald, Krhs. Leninstr. (Kuntzen). — **P:** Bhdlg. d. Pankreasrupt., Zbl. Chir. 1958.

Kordowich, Franz, Ärztl. Leiter u. Chefarzt d. chir. Abt. d. Krskrhs., 6682 Ott-weiler. — *27. 4. 10 Würzburg. — **A:** 35 Erlangen. — **Prom:** 35 ebd. — **F:** Chir. — **V:** 34–35 Med.-Univ.-Klin. Erlangen (Müller), 35 Staatl. Frauenklin. Dresden (Warnekros), Univ.-Hautklin. Erlangen (Hauck), 35–36 Städt. Krhs. Augsburg (Haecker), 36–39 Städt. Katharinenhosp. Stuttgart (Groß), 40–52 Städt. Bürger-hosp. Saarbrücken (Hesse). — **P:** Leber- u. Gallenchir., Zbl. Chir. 1962 u. 1963.

Korff, Gottfried, Chefarzt d. chir. Abt. d. Krhs. St. Elisabeth, 517 Jülich, Jan-van-Werth-Str. 17. — *4. 5. 14 Düsseldorf. — **A:** 39 München. — **Prom:** 39 ebd. — **F:** Chir. — **V:** 39 Ev. Krhs. Oberhausen (Rhode-Flaskamp), 39–45 Kriegsdienst, 45–53 Düsseldorf (Derra), 54–58 Oberarzt ebd.

Kormann, Gerhard, Oberarzt d. chir.-urolog. Abt. d. St. Elisabeth-Krhs., X 4020 Halle (Saale), Heideallee 4.*

Korom, Josef, Chefarzt u. Leit. d. chir. Abt. Kaiserin-Auguste-Viktoria-Krhs., 6332 Ehringshausen, Krs. Wetzlar. — *5. 4. 28 Püsplöklodany/Ungarn. — **A:** 54 Budapest/Ungarn. — **Prom:** 54 ebd. — **F:** Chir. — **V:** 54–56 1. Chir. Klin. Univ. Budapest (Kudasz), 56 Rockefeller-Stipendium 2. Chir. Klin. d. Univ. Wien (Denk), 57 Ford-Stipendium Chir. Klin. d. Univ. Turin (Dogliotti), 58 Clinica Montana, Locarno (Wehrli), St. Josefs-Krhs. Gießen (Tilk), 59–60 Gießen (Vossschulte), 61–65 Stadtkrhs. Wetzlar (Becker), ab 64 Oberarzt.

Kort, Joachim, Priv.-Doz., Chefarzt d. Chir. Klin. d. Krupp-Kr.anst., 43 Essen, Wittekindstr. 30–86. — *11. 3. 25 Essen. — **A:** 52 Marburg. — **Prom:** 52 ebd. — **Hab:** 66 Essen. — **F:** Chir. — **V:** 52 Städt. Kr.anst. Wuppertal-Elberfeld (Reimers), St. Joseph-Hosp. Wichita/Kansas-USA., 54–61 Städt. Kr.anst. Wuppertal-Elber-feld (Reimers), 56–57 Städt. Kr.anst. Wuppertal-Barmen (Sturm), 61 Oberarzt d. Ev. Krhs. Oberhausen/Rhld. (Christians), ab 61 1. Oberarzt d. Städt. Kr.anst. Essen (Kremer), nach Überführung derselben z. Klinikum Essen d. Univ. Münster 1. Oberarzt u. stellvertr. Dir. d. Klin. — **B:** Funkt. Bhdlg. d. subcapit. Humerus-frakt. (mit Kremer), in: Chir. i. Fortschr., Enke 1965. — **P:** Op. Bhdlg. tiefer

Aortensten. (mit Bircks u. Kremer), Thoraxchir. u. vask. Chir. 1963. — Diagnost. u. Therap. d. Echinococcus cysticus d. Leber, Zbl. Chir. 1964. — Dringl. Chir. d. periph. Gefäße (mit Berghaus u. Kremer), Thoraxchir. u. vask. Chir. 1964. — Kongenitale lobäre Lungenemphysem u. seine Bhdlg., Münch med. Wschr. 1964. — Probl. d. Transplantat., Dtsch. med. Wschr. 1964. — Gedanken z. Aufbau e. Frischop.-Stat., Krankenhaus 1965. — Erfahrgn. m. d. Op.wagen d. DRK i. Rahmen d. Chir. Klin. d. Klinikum Essen (mit E. Müller), ebd. — Neue Wege d. Schrittmacherherstell. (mit Kremer u. Wanjura), Langenbecks Arch. klin. Chir. 313/1965. — Einfl. v. Alphachymotrypsin auf posttraumat. u. postop. Schwellgs.zustände u. Haematombildg., Chir. Praxis 1965. — Pathogenese u. Klin. d. vill. Tumors (mit Kremer u. Reischauer), Klin. Med. 1965. — Anerkenng. d. Lunatum-Malacie als Berufskrht. i. Sinne d. Ziffer 25 d. 6. BKVO, Mschr. Unfhlkd. 1965. — Chir. Versorgg. iatrogen. Oesophagusverletzgn. unt. Hinweis auf eine neue Techn., Thoraxchir. u. vask. Chir. 1966. — Probl. d. nahtlosen Vereinigg. d. Speiseröhre, Chirurg 1966. — Probl. u. Therap. d. Schenkelhalsfrakt., dargestellt am Krkn.gut d. Chir. Klin. d. Klinikum Essen (mit Wormuth), Zbl. Chir. 1966. — Schwere Wasser- u. Elektrolytverluste durch vill. Adenome d. Rektosigmoids (mit Kanzler), Dtsch. med. Wschr. 1966. — Anwendg. v. Klebstoff b. Eingr. i. Thorax, Thoraxchir. u. vask. Chir. 1966. — Morphol. Befunde b. nahtlosem Wundverschluß (mit Hienz), Sonderdr. Verh. Dtsch. Path. Ges. 1966. — Disseziier. Aortenaneurysma, Zbl. Chir. 1966. — Duplikat. d. Verdaugs.trakt. (mit Sailer), ebd. 1967. — Art.-ven. Fistel. Klin. u. Therap., Med. Klin. 1967. — Exp., Morphol. u. Klin. d. nahtlosen Wundverschlusses (mit Hienz), Festschr. Prof. Müller z. 60. Geb.tag. — Seamless Esophageal Union, E.E.N.T. 29/1967.

Korte, Hubert, Chefarzt d. chir. Abt. d. Städt. Krhs., 777 Überlingen (Bodensee).*

Korth, Josef, Dr. med. habil., apl. Prof. f. Chir. a. d. Univ. Bonn, Facharzt f. Chir. u. Urol., Ärztl. Dir. u. Chefarzt d. chir. Abt. d. Städt. Kr.anst., 54 Koblenz. — *9. 9. 07 Köln. — **A:** 33 Bonn. — **Prom:** 34 ebd. — **Hab:** 42 ebd. — **F:** Chir. — **V:** 33–34 Med. Univ.-Klin. Leipzig, 34–36 Bonn, 36–38 St. Johannes-Hosp. Bonn (Priv.-Klin. v. v. Redwitz), 38–47 Bonn, ab 44 Oberarzt, 47 apl. Prof. — **P:** Meth. d. Blutanalyse i. Gegenw. v. Narylen, Diss. — Meth. d. Blutgasanalyse i. Gegenwart v. Narylen (mit Derra), Klin. Wschr. 1934. — Diagn. Sternalspülung, Neue Untersuchgs.-methode d. Knochenmarks in vivo (mit Henning), ebd. — Exp. Blutmengenbestimmg. m. d. CC-Meth. b. verschied. abdomin. Erkrankgn. (mit Naegeli), Zbl. Chir. 1934 u. Arch. klin. Chir. 180/1934. — Exp. Blutmengenbestimmg. n. akut. Blutverlust u. Wiederersatz d. Eigen- u. Fremdblut, bzw. Tutofusin u. physiol. Kochsalzlösg. (mit Naegeli), Helvet. med. acta 1936. — Intubat.instrument z. Erleichterg. d. Strumekt., Chirurg 1936. — Kinematograph. d. Gastroskopie (mit Janker), Zbl. Chir. 1937. — Spätkomplikat. n. Kollapsbhdlg. (mit Heymer), Bruns' Beitr. klin. Chir. 168/1939. — Einfl. v. Co2 Atmg. auf d. Blutgasaustausch b. d. Avertinnark. (mit Derra), ebd. 171/1940. — Blutgasaustausch u. zirkul. Blutmenge b. d. i.v. Evipan- u. Eunarkonnark. (mit Derra), Dtsch. Z. Chir. 253/1940. — Erfahrgn. m. d. flexiblen Intubat.instrument z. Erleichterg. d. Strumekt., Zbl. Chir. 1940. — Grippemyositis, Münch. med. Wschr. 1941. — Verhalten d. zirkul. Blutmenge b. akut. schwerem Blutverlust u. b. seiner Bhdlg., Langenbecks Arch. klin. Chir. 202/1941. — Chir. Kollapstherap. d. Lungentbk., Med. Welt 1943. — Funkt. u. morphol. Untersuchgn. üb. d. Wirkg. kolloid. Blutersatzmittel unt. bes. Berücksich. d. Peristons (mit Heinlein), Langenbecks Arch. klin. Chir. 205/1943. — Exp. Untersuchgn. üb. d. Einfl. verschied. Blutkonserviergs.mittel u. Blutersatzmittel a. d. Atmg. u. Sauerstofftransportfunkt. d. menschl. Erythrocyten, Dtsch. Z. Chir. 259/

1944. — Verhalten d. Blutzuckers nach Bluttransfus., Mitt. Grenzgeb. Med. u. Chir. 1944. — Wirkg. d. Blutverlustes, Zbl. Chir. 1949. — Mögl.ktn. d. prakt. Arztes b. d. Bhdlg. d. akut. schweren Blutg., Landarzt 1952. — Kritik d. Blutmengenbestimmg., Langenbecks Arch. klin. Chir. 273/1952. — Einfl. verschied. Blutersatzmittel a. d. zirkul. Blutmenge, ebd. Kongr.bd. 1953. — Blutmengenbestimmgn. m. radioakt. Substanzen, Zbl. Chir. 1953. — Vergl. exp. Untersuchgn. üb. d. kreisl.füll. Wirkg. verschied. Blutersatzmittel (mit Heinlein), Langenbecks Arch. klin. Chir. 278/1954. — Pathogen. d. Organschädigg. b. exp. Diphtherie (mit Heinlein u. Flacke), Z. exper. Med. 123/1954. — Tierexp. Untersuchgn. m. verschied. Blutersatzmitteln (mit Heinlein), Zbl. allg. Path. 1954.

Kortmann, Karl, Chefarzt d. chir. Abt. d. St. Marienhosp., 45 Osnabrück, Johannisfreiheit 2–4. — *12. 4. 10 Münster i. W. — **A:** 34. — **Prom:** 34. — **F:** Chir. — **V:** Inn. Abt. Franziskus-Hosp. Münster i. W., St. Hedwigs-Krhs. Berlin (Petermann), Bergmannsheil II Gelsenkirchen-Buer (Koch).

Koschitz-Kosic, Hermann, Doz., Chir. Priv.-Klin., 8632 Neustadt (bei Coburg), Eisfelder Str. 1. — Fragebogen 1968 nicht beantwortet.

Kosinzew, Andreas, 81 Garmisch-Partenkirchen, Wettersteinstr. 35. — Fragebogen 1968 nicht beantwortet.

Koslowski, Leo A., Prof., Dir. d. Chir. Univ.-Klin., 74 Tübingen, Calwer Str. 7. — *29. 11. 21 Liebstadt/Ostpr. — **A:** 45 München (Notapprobation), 46 Bonn. — **Prom:** 45 München (Notpromotion), 50 Hamburg. — **Hab:** 58 Freiburg Brsg. — **F:** Chir. — **V:** 45–46 Staatl. Versehrt.-Krhs. Bad Tölz (H. Krauss, M. Lange), 46–48 Luisenhosp. Aachen (Borchers), 48–49 Path. Inst. Göttingen (Randerath), 49–56 Chir. Univ.-Klin. ebd. (Hellner, Okonek), 56–67 Freiburg (H. Krauss). — **B:** Autolyse-Krankh. i. d. Chir., Thieme 1959. — Praktikum d. Verbrenngs.krankh. (mit Rehn), Enke 1960. — Pathogen. d. akut. Niereninsuff. aus d. Sicht d. Chir., in: Akutes Nierenversagen, Thieme 1962. — Pathogen. u. Ther. d. Verbrenngs.krankh., in: Festschr. f. H. Krauss: Ungelöste Probl. d. Chir., Thieme 1964. — Beeinfl. d. postischäm. Oedems b. d. Ratte d. verschied. Pharmaka, in: Posttraumat. Entzündg. u. ihre Bhdlg., Karger 1965. — Wundheilg. i. örtl. Blutleere (mit Samimi u. Oehlert), in: Festschr. H. Bürkle de la Camp: Chir. i. Fortschr., Enke 1965. — Diagn. u. Ther. d. fr. Schädel-Hirn-Traumas a. d. Sicht d. Allgemeinchir. (mit H. Krauss, Richter u. Thies), ebd. — Glukose u. verwandte Kohlenhydrate i. d. Chir. (mit W. E. Zimmermann), in: Hdb. „Glukose u. verwandte Koklenhydr. i. Biologie u. Med.", Enke 1866. — **P:** Formalin-Kurzgerbg. d. Brandwunden, Chirurg 1948. — Soll b. Darmbrand reseziert werden ? (mit Borchers), ebd. 1949. — Exp. Untersuchg. z. Ätiol. d. Darmbrandes, ebd. 1950. — Pathogen. u. Therap. d. posttraumat. Nierensyndr., ebd. — Verändergn. d. Bluteiweiß-Spektr. nach schweren Muskeltraumen (mit Hartmann u. Voges), Klin. Wschr. 1950. — Exp. Unters. üb. d. Histaminbildg. d. Bac. enterot. i. Vergl. m. and. pathogen. Anaerob. (mit H. Schneider u. Heise), ebd. 1951. — Exp. Unters. z. Pathogenese u. Morphol. d. Crush-Syndr., Zbl. Path. 1951. — Literar. u. exp. Studien üb. allerg. Phänomcne a. Magen-Darm-Kanal, Frankf. Z. Path. 62/1951. — Einfl. d. Kauens indiff. u. penicillinhalt. Stoffe auf Speichel- u. Magensaft-Sekret. (mit Nußbaum), Chirurg 1952. — Pathophys. u. Bhdlg. d. Verbrenng., Ärztl. Praxis 1952. — Neuere exp. Erg. z. Pathophys. u. Therap. d. posttraumat. Schocks, Hefte Unfhlkd. 43/1952. — Histaminämie nach Muskeltraumen (mit Marggraf u. Scheele), Klin. Wschr. 1952. — Kreisl.zentralis., Hypoxydose u. Urämie n. Lungenembol., Chirurg 1952. — Bluttransfus. u. Bluthistamin (mit Mottschall), Klin. Wschr. 1952.

— Blut-Unters. b. d. Ratte n. Muskeltraumen (mit Marggraf u. Weber), ebd. — Spielen Histamin u. Antihistamin b. d. Entstehg. u. Bhdlg. v. Transfus.störg. e. Rolle?, Langenbecks Arch. klin. Chir. 273/1953. — Diff.diagn. u. Bhdlg. v. Transfus.störg. (mit Kolde), Dtsch. med. Wschr. 1953. — Krit. Überblick üb. d. Bhdlg. d. Verbrenng., Dtsch. med. Wschr. 1954. — Verbrenngs.-Bhdlg. i. Göttingen 1912 –1952 (mit Martens), Mschr. Unfhlkd. 1954. — Bluthistaminbestimmg. u. Haut-eythem-Messg. b. konstant. Haut-Rö-Bestrahlg. (mit Poppe u. Walther), Strahlenther. 97/1955. — Posttraumat. Veränd. d. Blutgerinng. u. d. Blutbild. b. milzlosen Ratten (mit Marggraf u. Piper), Klin. Wschr. 1955. — Einfl. d. Milzexstirp. auf posttraum. Veränd. d. Blutgerinng. u. d. Blutbild. b. Ratten (mit Marggraf u. Piper), Arch. exper. Path. Pharmak. 266/1955. — Fehler u. Vorurteile b. d. Beurteilg. u. Bhdlg. v. Verbrenng., Langenbecks Arch. klin. Chir. 282/1955. — Verbrenngn. 1945 –1956, Erfahr.-Ber. unt. bes. Berücksicht. d. enzymat. Nekrolyse (mit Gregl), Chirurg 1957. — Frakt.bhdlg. m. d. Rush-Federstab, Mögl.ktn. u. Grenzen, ebd. 1958. — Frakt.bhdlg. m. d. Rush-Federstab (mit Hutschenreuther), Langenbecks Arch. klin. Chir. 287/1957. — Rush-Federstab, Dtsch. med. Wschr. 1958. — Op. u. konservat. Bhdlg. v. Ober- u. Unterschenkelbr., Verh. Dtsch. Orthop. Ges. 1958. — Bhdlg. v. Wunden, Ärztl. Sammelbl. 1959. — Erworb. Trauma-Resistenz, Dtsch. med. Wschr. 1959. — Immunol. Umstimmg. u. Resistenzsteigerg. durch Überstehen v. Traum. u. Autolyse-Krankh., Langenbecks Arch. klin. Chir. 292/1959. — Mehrfachbr. an d. unt. Gliedm. (mit Rauch), Mschr. Unfhlkd. 1959. — Erfahrg. m. neuen Bildverstärkern, Chirurg 1960. — Angiograph. Unters. d. Nierendurchblutg. n. Traumen b. d. Ratte, Beitr. path. Anat. 122/1960. — Histamin u. Antihistamine i. d. Chir., Langenbecks Arch. klin. Chir. 295/1960. — Techn. d. Schenkelhalsnagelg. m. d. Drei-Lamellen-Nagel, Chirurg 1960. — Bhdlg. v. Verbrenng. m. e. Ferment-Inaktivator (mit Waschkeit), Klin. Wschr. 1960. — Bakter. Faktoren b. Schock, Ther. d. Monats 1961. — Increased Permeability in shock, Federation Proc. 20/1961. — Autointoxik. u. ihre Bhdlg. i. d. Chir., Dtsch. med. Wschr. 1961. — Häuf. Fehler b. d. Beurteilg. u. Bhdlg. v. Unf.verletzg., Dtsch. med. Wschr. 1962. — Aktuelle Fragen d. Knochenbr.bhdlg., Wehrmed. Mitt. 1962. — Immunol. Umstimmg. u. d. Schutzwirkg. v. Rekonvalesc. Serum nach Verbrenng. (mit Urbaschek), Klin. Wschr. 1962. — Diagn., Bhdlg. u. Progn. d. traumat. Verrenkg. d. Hüftgelenkes (mit Weller u. S. Schmitt), Med. Welt 1962. — Tücken d. Marknagelg. (mit Weller), Chirurg 1962. — Bhdlg. schwer. Verbrenng. m. d. Fermentinaktivator Trasylol (mit Barckow u. Waschkeit), ebd. — Ärztl. Ausrüstg. u. ärztl. Maßnahmen z. Ersten Hilfe, Ärzteblatt Baden-Württbg. 1962. — Verbrenngs.krankh., Dtsch. med. Wschr. 1963. — Ist e. Bhdlg. v. Verbrenng. m. Rekonval. Serum aussichtsreich?, Hefte Unfhlkd. 75/1963. — Neuere Erkenntn. üb. Stoffwechselveränderg. b. Verbrenng. u. i. Schock (mit H. Krauss u. Zimmermann), Langenbecks Arch. klin. Chir. 303/1963. — Bakter. Faktoren b. Schock, Bibl. haematol. 16/1963. — Immunol. Changes a. therapeutic effects of convalescent serum after injury by burns (mit Urbaschek), Nature 200/ 1963. — Wandel d. Infekt. als Krankh.faktor u. Todesursache nach Verbrenng., Langenbecks Arch. klin. Chir. 304/1963. — Fermentinhibitoren b. d. Bhdlg. v. Verbrenng., in: Beitr. z. Ersten Hilfe u. Bhdlg. v. Unf. durch elektr. Strom 1963. — Fortschr. i. d. Bhdlg. posttraumat. Schockzustände, Hefte Unfhlkd. 78/1964. — Auto-Immunization against burned tissue and the treatment of severe burns with convalescent serum, Proc. 9. Int. Soc. Blood Transf. 1964. — Ber. üb 5900 Schädel-Hirn-Traumen (mit Thies), Mschr. Unfhlkd. 1964. — Klin. Erfahr. b. d. Bhdlg. d. Kryptorchismus (mit Samimi u. Knauf), Langenbecks Arch. klin. Chir. 307/1964. —

Gegenwärt. Stand d. op. Knochenbr.bhdlg. (mit Weller), Z. ärztl. Fortbild. 1964. — Strahlenbelastg. u. Verbrenng., Strahlenschutz i. Forschg. u. Praxis 4/1964. — Dringl.kts.kategorien b. Verbrenng. i. Katastrophenfalle, Langenbecks Arch. klin. Chir. 308/1964. — Erste ärztl. Hilfe unt. Einschl. d. Fehler u. Gefahren, Hefte Unfhlkd. 81/1964. — Marknagelg. v. Ober- u. Unterschenkelbr. (mit H. Krauss u. Weller), Dtsch. med. Wschr. 1965. — Verbrenngn. b. Kindern, Z. Kinderchir. 1965. — Klin. u. Ther. d. Hiatushernien (mit Overbeck u. Wilmes), Med. Klin. 1965. — Une peau brulée, est-elle toxique?, Urgence medic. et chir. (Paris) 1965. — Supracondyl. Humerusfrakt. i. Kindesalter (mit Weller u. Rötzel), Med. Welt 1965. — Bakter. Faktoren b. Schock, Zbl. Chir. 1965. — Verhalten v. Antihistamin gegenüb. Histamin i. Gegenw. v. Endotoxin a. isol. Meerschweinchen-Uterus (mit Urbaschek, Versteyl u. Götte), Arzneimittelforsch. 1965. — Bedeutg. v. Bakt. f. d. Toxizität verbr. Haut (mit Urbaschek u. a.), Klin. Wschr. 1965. — Biomech. u. Biochemie d. Gelenkfrakt., Langenbecks Arch. klin. Chir. 313/1965. — Ther. Beeinfl. d. akut. Strahlenkrankh. b. Hund durch Splenekt. (mit Ladner, Gruenagel u. Schweikert), ebd. — Untersuchg. üb. d. Brauchbarkt. d. Blutvolum.bestimmg. m. d. Volemetron (mit Schmolke u. a.), ebd. — Erfahrg. m. d. Echo-Encephalographie b. fr. Schädel-Hirn-Traumen (mit Thies), Hefte Unfhlkd. 87/1965. — Chir. d. Gasödems, Wehrmed. Mschr. 1966. — Toxicity and Bacteria content in Homogenates of normal and burned skin, in: Research in Burns, Livingstone London 1966. — The application of X-Ray Image Intensification to Orthopedic Surgery (mit Weller), German Med. Monthly 1966. — Grundlinien d. Bhdlg. off. Knochenbr. (mit H. Krauss u. Weller), Wehrdienst u. Gesundh. 1966. — Wirkg. v. Histamin auf d. Muskulat. intakter Kaninchenohrgefäße i. Gegenwart v. Endotoxin a. gramnegativ. Keimen (mit Urbaschek, Versteyl u. Götte), Z. Immunitätsforsch. 131/1966. — Bedeutg. d. Proteinaseninhibitors i. d. Bhdlg. mech. u. therm. bedingter Gewebstraumen, Therap. Ber. 38/1966. — Chron. Entzündg. a. Ileocoecum n. Appendekt. (mit Cremer), Arch. Kinderhlkd. 173/1966. — Bhdlg. v. Verbrenng. i. Katastrophenfalle, Katastrophenmed. 1966. — Untersuchg. üb. d. Wirkungsweise bakter. Endotoxine (mit Urbaschek, Versteyl u. Götte), Langenbecks Arch. klin. Chir. 316/1966. — Sog. Schockniere, Klin. Med. 1967. — Psychol. u. soziol. Gesichtspkt. b. d. Indikat. z. Osteosynthese, Hefte Unfhlkd. 91/1967. — Akute Abdomen b. Erwachs., Therap.woche 1967. — Erfahrg. b. e. Massenunf. durch Blitzschlag, ebd. — Diffuse Oberbauchbeschwerden, e. diff.diagn. Probl., ebd. — Wundheilg. - Wundbhdlg. - Wundinfekt., Chirurg 1967. — Bhdlg. d. para- u. metapneumon. Empyeme, Langenbecks Arch. klin. Chir. 319/1967. — Wundheilg. n. örtl. Blutleere, Morphol. u. biomechan. Unters., ebd. — Exp. Unters. üb. d. Toxizität verbrannter Haut b. konvent. u. keimfreien Tieren (mit Urbaschek u. Saquet), Chir. exper. 1967. — Kombin. Schäden d. Verletzg., Verbrenng. u. Bestrahlg. u. ihre Bedeutg. f. d. Kriegschir. (mit Messerschmidt), Wehrmed. Mschr. 1967. — Mögl.ktn. u. Grenzen d. chir. Ther. i. d. Praxis, Therap.woche 1968.

Koss, Ferdinand H., Prof., leit. Arzt d. St. Franziskus-Hosp., 48 Bielefeld, Stapenhorststr. 21. — Fragebogen 1968 nicht beantwortet.

Kossen, Hans, Chefarzt d. chir. Abt. d. St. Barbara-Hosp., 46 Dortmund-Lütgendortmund, Limbecker Str. 83. — *19. 7. 21 Sögel/Bez. Osnabrück. — **A:** 45 Notappr. Rostock, 47 Münster. — **Prom:** 49 Münster. — **F:** Chir. — **V:** 45 Hilfsarzt inn. Abt. Laz. Schwerin, 46 Krskrhs. Sögel, 46–47 inn. Abt. Mathias-Spit. Rheine (Kempmann), 47–48 geburtsh.-gyn. Abt. Piushosp. Oldenburg (Mittweg), 48–50 Piushosp. ebd. (Cronc-Münzebrock), 50 Gastarzt Bergmannsheil Bochum (Bürkle

de la Camp), 50–53 Krhs. Ludmillenstift Meppen (L. Fischer), 53–56 2. Oberarzt d.
chir. Unfallabt. d. St. Johannes-Hosp. Duisburg-Hamborn (Simons), 57–58 Oberarzt d. chir. u. Unfallabt. d. Laurentius-Hosp. Essen-Steele (Röper), 58–60 Oberarzt
d. Chir. Abt. d. Dreifaltigk.-Hosp. Lippstadt (Schörder), ab 60 Chefarzt d. chir.
Abt. d. St. Barbara-Hosp. Lütgendortmund, leit. Arzt d. Hauses, Leit. d. Krankenpflegeschule.

Kothe, Otto, X 7246 Nerchau (Krs. Grimma), Gornewitzer Str. 34. — Fragebogen 1968 nicht beantwortet.

Kothe, Werner, Prof., Dir. d. Chir. Univ.-Klin., X 7010 Leipzig, Liebigstr. 20. —
Fragebogen 1968 nicht beantwortet.

Kotter, Alois, Oberarzt d. Chir. Univ.-Klin., 665 Homburg/Saar. — *18. 2. 31
Donauwörth. — **A:** 58 München. — **Prom:** 58 ebd. — **F:** Chir. — **V:** 56 chir. Abt.
RK-Krhs. I München (Lang), 57 med. Abt. ebd. (Diehl), 58 Inst. f. Röntgenol. u.
Physik. Therap. d. Univ. ebd. (Braunbehrens), gyn. Abt. RK-Krhs. I ebd. (O.
Bauer), 58–62 chir. Abt. ebd. (Lang), ab 62 Homburg/Saar (Lüdeke). — **P:** Fremd-
körperaspirat. u. Bronchussten. b. Ki. u. Jugendl., Med. Welt 1965. — Sulla
Diagnostica della rottura dell'aorta nei traumi chiusi del torace, Arch. e. Atti della
Soc. Ital. Chir. II/1966. — La nostra esperienza in chirurgia vascolare, ebd. II/1967.
— Ventilsten. b. Zystenlunge d. Neugeb., Z. Kinderchir. 1967.

Kotzoglu, Paul, 1 Berlin 15, Uhlandstr. 173. — Fragebogen 1968 nicht beantwortet.

Kourias, Basile G., a.o. Prof. a. d. Univ. Athen, Dir. d. Chir. Klin. A d. RK-
Krhs. zu Athen, II. Herodou Attikou Str. – Athen (138)/Griechenland. — *5. 3. 03
Larissa (Griechenland). — **A:** 28 Athen. — **Prom:** 28 ebd. — **Hab:** 37 ebd. — **F:** Chir.
— **V:** 36 II. Chir. Univ.-Klin. Wien, 37 Berlin, Köln, Heidelberg, 49 USA: Mass.
G. Hosp. Boston, Lahey Clinic ebd., Mayo Clinic ebd. — **B:** Atlas d. per- u. postop.
Cholangiographie (Mitarb. von Stucke), Thieme 1967. — Hydatid cysts of the
abdomen, in: Maingot, Abdominal operations. 6th Ed. Appleton, New York 1968. —
P: Ca. 290 Z.-Veröff. in griech., dtsch., franz. amer. Z., z. B. Erfahrgn. üb. d. chir.
Bhdlg. d. Echinokokkenkrankh. (mit Marangos), Chirurg 1952. — Fistules biliaires
internes d'origine ulcereuse, J. Chir. (Paris) 68/1951. — Chir. Klin. Betrachtgn. üb.
d. Chir. i. vorgeschrittenen Alter, Chirurg 1956. — Spontaneous biliary fistula
complicading duodenal ulcer., Surg. Gynec-Obstet. 119/1964. — Op.taktik d. Gallenwegsrevis. weg. Steinleidens – Auf Grund v. 1180 Choledochotomien, Chirurg
1967. — Betrachtgn. üb. d. Rezidivulcus nach Magenresekt., Langenbecks Arch.
klin. Chir. (Kongr.ber.) 1967.

Kouvelis, Christoph, Chefarzt chir. Priv.-Klin., Rue Hagiou Meletiou Nr. 29,
Athen 802/Griechenland. — *20. 9. 05 Ampelokipi in Achaia-Griechenland. —
A: 28 Wien. — **F:** Chir. — **V:** Wilhelminen-Spit. Wien (Walzel), Städt. Krhs.
Stettin (Schöne), Martin-Luther-Krhs. Berlin (Nordmann), Charité Berlin (Sauer-
bruch. — **P:** Einige wichtige Punkte in der Gallenblasenchir., Chirurg 1938. —
Veröff. in griech. Z.

Kracke, Klaus Wilhelm, Obermed.-R., Chefarzt d. chir. Abt. d. Krskrhs., 3579
Ziegenhain (Bez. Kassel), Krankenhausstr. 2. — Fragebogen 1968 nicht beantwortet.

Kraef, Reinhard, Facharzt f. Chir., z. Z. Allg.praxis u. Belegarzt, 1 Berlin 61,
Bergmannstr. 25. — *25. 2. 15 Görlitz. — **A:** 39 Berlin. — **Prom:** 47 Göttingen. —
F: Chir. — **V:** 39–40 u. 45–49 Vereinskrhs. Goslar (Behrens).

Krämer, Hans, Leit. Arzt u. Chefarzt d. chir. Abt. St. Vincenz-Krhs., 4354 Dat-
teln/Westf. — *25. 7. 26 Lampertheim. — **A:** 52 Mainz. — **Prom:** 51 ebd. — **F:** Chir.

— **V:** 51–64 Städt. Kr.anst. Mannheim (Oberdalhoff, Fackert), ab 60 als Oberarzt, ab 64 Chefarzt d. chir. Abt. St.-Vincenz-Krhs. Datteln, leit. Arzt d. Hauses. — **P:** Traumat. (sog. subcut.) Lösg. d. Epiphysenfuge d. ob. Schienbeinendes, Mschr. Unfhlkd. 1963.

Krätzig, Werner, Chefarzt d. Krskrhs., X 3530 Havelberg, Platz des Friedens 5. — Fragebogen 1968 nicht beantwortet.

Kraffczyk, Günther, Facharzt f. Chir., 2919 Barßel, Auf dem Zetel. — *13. 5. 21 Lublinitz O/S. — **A:** 49 Erlangen. — **Prom:** 50 ebd.

Kraffert, Hans, Facharzt f. Chir., Oberarzt d. Krskrhs., 6719 Kirchheimbolanden (Pfalz). — *8. 12. 20 Mainz/Rh. — **A:** 45 Notapp. Innsbruck, 51 Mainz. — **Prom:** 62 Göttingen. — **F:** Chir. — **V:** 45 HNO-Klin. Innsbruck (Kindler), inn. Abt. Vinzenz-Krhs. Mainz (Mosler), 45–51 Mainz (Nissen, Brandt, Peiper), 51 Wiederholg. d. Staatsexamens u. Vollappr., Vertretgn., 51-56 Bereichsarzt (Oberstabsarzt) b. e. dtsch. Einheit (d. franz. Armee unterstellt) Tübingen, 56–63 Städt. Kr.anst. Braunschweig, Salzdahlumer Str. (Suren, Alnor), ab 64 Krskrhs. Kirchheimbolanden (Stich).

Krafft, A. F. Ludwig H., MR, Chefarzt d. Chir. Klin. d. Städt. Kr.anst., X 1800 Brandenburg/H., Hochstr. 29. — *2. 2. 20 Dresden. — **A:** 44 Leipzig. — **Prom:** 47 ebd. — **F:** Chir., Anaesthesiol. — **V:** 45–46 Med. Klin. d. Stadtkrhs. Dresden-Johannstadt (Störmer, Arnsperger, Crecelius), 46–58 Stadtkrhs. Dresden-Friedrichstadt (Fromme, Schumann). — **P:** Partiell lokalis. Chondrodystrophie, Bruns' Beitr. klin. Chir. 183/1951. — Penicillinbhdlg. d. chron. Osteomyelitis, Chirurg 1951. — Erfahrgn. m. Sympathicus-Novocainblockaden, Zbl. Chir. 1952. — Herzstillstand nach Periduralanaesth., Wiederbelebg. u. Folgeerscheingn., Dtsch. Gesd.wes. 1954. — Erfahrgn. m. Cito-Eunarcon, Therap. Gegenw. 1955. — Psyche schonende rekt. Einleitg. d. Inhalationsnark. b. Kind m. Cito-Eunarcon, Dtsch. Gesd.wes. 1956. — Erfahrgn. m. Grenzstrang-Blockaden i. 9 J., Zbl. Chir. 1956. — Klin. Erfahrgs.-ber. üb. d. Thiobarbiturat „Brevinarcon", Dtsch. Gesd.wes. 1957. — Oesophagus-Bronchusfistel b. e. Erwachsenen (angeboren ?), HNO 1957. — Angebor. art.-ven. Verbindgn., Zbl. Chir. 1958. — Habit. Ellenbogenluxat., ebd. 1961.

Kraft, Erwin, Chefarzt d. chir. Abt. d. Marienhosp., 7 Stuttgart-Süd, Böheimstr. 37. — *19. 10. 24 Niederlehen/Allgäu. — **A:** 50 Tübingen. — **Prom:** 51 ebd. — **F:** Chir. — **V:** 51 Path. Inst. d. Univ. Tübingen (Letterer), 51–52 Chir. Klin. ebd. (Näegeli), 52–57 Julius-Spit. Würzburg (Makowsky), 57–58 inn. Abt. d. Marien-Hosp. Stuttgart (Götz), 58–62 chir. Abt. ebd. (Reichle). — **P:** Vergl. Messgn. d. Wachstums d. Rattenleber mittels d. Meßquadrates u. d. Leitz'schen Integrationstisches an histol. Schnitten (mit Stickl), Virchows Arch. 324/1954. — Thrombose-bhdlg. m. bes. Berücksicht. d. Stadium embolicum, Münch. med. Wschr. 1953. — Kontroll. Hypothermie (mit Makowsky), Medizinische 1954. — Prophyl. d. Fettembolie durch Blutdrucksenkg. (mit Fular), Langenbecks Arch. klin. Chir. 278/1954. — Erfahrgn. m. d. potenz. Nark. i. d. Chir. d. allg. Krhs., Bruns' Beitr. klin. Chir. 192/1956. — Wechselwirkgn. zw. Fettembolie u. Kreisl. (mit Fular), Medizinische 1956. — Indikat.stellg. z. Thromboseprophyl. m. Antikoagulantien (mit Makowsky), Münch. med. Wschr. 1956. — Indikat.stellg. u. Erg. b. d. Choledochoduodenostomie (mit Reichle), Helvet. chir. acta 27/1960. — Thrombose- u. Emboliebekämpfg. durch medikam. Aktiv. d. endogenen Fibrinolyse, Dtsch. med. Wschr. 1962. — Erfahrgn. m. d. Sphinkterotomie (mit Reichle), Langenbecks Arch. klin. Chir. 303/1963. — Chir. d. Hepatocholedochus u. d. Papilla Vateri (mit Walz), Med. Welt 1966.

Kraft, Rudolf, Prof., Chefarzt d. Städt. Krhs. Düren i. R., A-6330 Kufstein, Bachweg 2. — *21. 12. 93 Kufstein/Tirol. — **A:** 21 Innsbruck. — **Prom:** 21 ebd. — **Hab:** 27 Graz. — **F:** Chir. — **V:** Innsbruck, Graz, Düsseldorf, Köln (von Haberer).

Kraft, Walter, Chefarzt d. chir. Abt. u. ärztl. Leit. d. Krhs., 898 Oberstdorf/ Allgäu, Trettachstr. 16. — *30. 5. 26 Nürnberg. — **A:** 52 Erlangen. — **Prom:** 52 ebd. — **F:** Chir. u. Unfallchir. — **V:** 51–52 Med. Univ.-Klin. Erlangen (Matthes), 52–53 II. Med. Klin. Städt. Krhs. Nürnberg (Meythaler), 53 Pathol. Inst. Erlangen (Müller), 53–61 München (Frey, Zenker). — **B:** Krankengymnastik b. Verletzungsfolgen (A. v. Mülmann), Richard Pflaum 1962. — **P:** Untersuchgn. üb. d. intraperiton. Antibiotikamedikat., Medizinische 44/1958. — Chron. abszedier. Pneumonitis – ihre Zunahme i. d. letzten J., Münch. med. Wschr. 1958. — Klin. u. Therap. d. Arachnoiditis opticoschiasmatica, ebd. 1960. — Übermäß. Wachstum d. langen Röhrenknochen i. Kindesalter, ebd. 1961.

Kraft-Kinz, Julius, Doz., Oberarzt d. Chir. Univ.-Klin., A-8010 Graz/Steiermark (Österreich). — Fragebogen 1968 nicht beantwortet.

Kramer, Gerhard, Oberarzt d. Unfall- u. Chir. Klin. d. Städt. Kr.anst., 46 Dortmund, Münsterstr. 238. — *6. 2. 28 Dortmund. — **A:** 54 Freiburg. — **Prom:** 54 ebd. — **F:** Chir. — **V:** Städt. Kr.anst. Dortmund, Chir.: Unfall- u. Chir. Klin. ebd. (Küppermann), 60–61 Neurochir.: Knappschaftskrhs. Bochum-Langendreer (Klug), ab 61 Oberarzt Unfall- u. Chir. Klin. Dortmund (Küppermann). — **P:** Prophylakt. Eisentherap. b. Blutspendern, Dtsch. med. Wschr. 1954. — Bhdlg. schwerer Weichteilverletzgn. m. Varidase, Mschr. Unfhlkd. 1957. — Bhdlg. d. Kahnbeinbr., ebd. 1960. — Prophyl. u. Bhdlg. d. Gasbrandinfekt., ebd. 1961. — Erstversorgg. schwerster Schädelhirntraumen, Med. Welt 1962. — Diagnost. raumford. Prozesse m. Hilfe d. Echoimpulsverf., Chirurg 1963. — Ernährgs.störgn. d. Kahnbeines nach Frakt. u. ihre Progn., Arch. Orthop. 56/1964. — Echoencephalographie, Dtsch. med. Wschr. 1964. — Periph. Nervenstörgn. nach supracondyl. Oberarmbr., Mschr. Unfhlkd. 1964. — Medikam. Regulierg. d. Wasserhaushaltes b. Hirnoedem, Med. Welt 1964. — Vierj. Erfahrgn. m. d. Echoencephalographie b. Schädelhirntraumen, Mschr. Unfhlkd. 1966. — Diagnost. Probl. b. Kopfverletzgn. unt. Alkoholeinfl., Med. Welt 1966. — Störgn. d. Wasser- u. Elektrolythaushaltes u. ihre Bedeutg. f. d. Chir., Hippokrates 1966.

Kranepuhl, Friedrich O. E., 567 Opladen, Lindenstr. 21. — *11. 2. 21 Berlin. — **A:** 45 Leipzig. — **Prom:** 45 ebd. — **F:** Chir., Angiol. — **V:** 45–59 Städt. Oscar-Ziethen-Krhs. Berlin-Lichtenberg (Heyn, Krönke), ab 52 Oberarzt, 60–61 Elisabeth-Kr.- u. Diakon.-Hs. Berlin, Lützowstr. (Johannsen), ab 61 Städt. Krhs. Leverkusen (Pässler), Chir. Klin. u. Angiol. Inst. — **P:** Bhdlg. d. Unterschenkelfrakt. m. parallelen Drahtquergegenzügen, Zbl. Chir. 1956. — Postop. Thrombosen u. Embolien. Ursache, Prophyl. u. Bhdlg., ebd. 1957. — Hallux valgus – Op. nach Gocht, ebd. 1958. — Rö.schäden nach gynäkol. Strahlenbhdlg. i. chir. Sicht, ebd. 1959. — Depot-Novadral i. d. postop. Phase, Chirurg 1961. — Indikat. u. Erg. d. Ileumfistel nach Heidenhain-Witzel, ebd. — Beziehgn. d. Streptokinase z. Blutgerinng. u. ihre therap. Anwendg., Zbl. Phleb. 1962. — Art. periph. Durchblutgs.störgn. (Diagnostik), Berl. Med. 1963. — Erg. b. 75 rekonstrukt. Op. an d. Aorta u. d. gr. Beckengefäßen (mit Pässler), Med. Welt 1963. — Polyposis am Gastroenterostomie-Ring, Berl. Med. 1963. — Art. periph. Durchblutgs.störgn. (Bhdlg.), ebd. 1964. — Heut. Stand d. Gefäßchir., Dtsch. Zbl. Krankenpflege 1965. — Anzeigestellg. z. Arterio- u. Aortograph., Forsch., Praxis u. Fortbild. 1966. — Erfahrgn. m. d. Fogarty-Ballon-Katheter b. Thromb- bzw. Embolekt., ebd. 1967.

Krapp, Heinrich, Facharzt f. Chir., 4712 Werne/Lippe, Amtsdrosten 5. — *12. 6. 00 Steinfeld/Oldenb. — **A:** 30 Bremen. — **Prom:** 29 München. — **F:** Chir. — **V:** 29 Orthop. Münster i. W., 30–46 St. Josef-Stift Bremen (Gross, Barthels). — **P:** Beinlagerungsschiene, Chirurg 1967.

Kraske, Hans, Prof., Facharzt f. Chir., 78 Freiburg i. Br., Hauptstr. 28. — *11. 2. 93 Freiburg i. Br. — **A:** 22 Karlsruhe. — **Prom:** 23 Freiburg.

Kratochvil, Karl, Prof., Rechbauerstr. 26, A-8010 Graz-Steiermark (Österreich). — Fragebogen 1968 nicht beantwortet.

Kratz, Walther, Facharzt f. Chir., 6 Frankfurt a. M.-Süd 70, Gutzkowstr. 69. — *28. 1. 11 Frankfurt a. M. — **A:** 37. — **Prom:** 38. — **F:** Chir. — **V:** 38–39 Physiol. Inst. Univ. Göttingen (Rein), 39–50 Freiburg (Rehn), 43–46 Militärdienst, ab 50 chir. Praxis.

Kratzer, Bruno, Facharzt f. Chir., Allg.-Praxis, Belegarzt. 8905 Mering, Herzog-Wilhelm-Str. 3. — *16. 8. 21 Mering. — **A:** 45 Notappr. Kiel, 47 Hamburg. — **Prom:** 47 ebd. — **F:** Chir., Allg.-Praxis m. Geburtsh. — **V:** 45 Marine-Laz. Mürwick (Reich), 47–48 Krecke-Klin. München (Fick), 48–49 Kinderklin. Augsburg (Wunderwald), Med. Klin. Augsburg (Stötter), 50 chir. Kinderklin. Oberammergau (Oberniedermayr), 50–54 Krskrhs. Krumbach (Oettle).

Kratzert, Richard, Oberarzt., Facharzt f. Chir., Berufsgen. Unf.krhs., 6 Frankfurt a. M. NO 14, Friedberger Landstr. 430. — *18. 4. 29 Karlsruhe. — **A:** 56 Stuttgart. — **Prom:** 56 Heidelberg. — **F:** Chir. — **V:** 56 Heidelberg (K. H. Bauer), 56–57 Med. Univ. Poliklin. ebd. (Plügge), 57–66 Chir. Univ.-Klin. ebd. (K. H. Bauer, Linder), 66–67 1. Oberarzt Chir. Klin. d. Städt. Krhs. Kaiserslautern (v. Nida), ab 67 Ev. Krhs. Bergisch Gladbach (Nasemann). — **P:** Erg. v. Tierversuchen m. d. Herz-Lungen-Maschine von Craaford-Senning (mit Spohn u. a.), Langenbecks Arch. klin. Chir. 289/1958. — Herz-Lungen-Maschinen f. Op. am eröff., bluttrock. Herzen, ihre wichtigsten am Menschen bewährten Typen (mit Spohn u. a.), Medizinalmarkt 1958. — Anaesth. b. Hypothermie unt. 20° i. Tierversuch (mit Kolb, Spohn u. Heinzel), Anaesthesist 1959. — Blutgerinng. b. tief. Hypothermie, langdauerndem Kreisl.-stillstand u. b. Wiederbelebg. (mit Lasch u. a.), Klin. Wschr. 1959. — Hypothermie unt. 20° (mit Spohn, Kolb u. Heinzel), Langenbecks Arch. klin. Chir. 290/1959. — Elektrocardiograph. Beobachtgn. vor, währ. u. nach tief. Hypothermie unt. 20°, langdauernder Kreisl.unterbrechg. u. intracard. Eingr., Versuche am Hund (mit Friese u. a.), Chirurg 1959. — Pathol.-anat. Verändergn. nach tief. Hypothermie, langdauernder Kreisl.unterbrechg. u. gr. Op. am eröff. Herzen i. Tierversuch (mit Wenz u. a.), Langenbecks Arch. klin. Chir. 291/1959. — Stoffwechseluntersuchgn. i. tief. Hypothermie u. langdauerndem artefiz. Kreisl.stillstand (mit Kuhn u. a.), Klin. Wschr. 1959. — Tierversuche m. tief. Hypothermie unt. 20° u. langdauerndem Kreisl.stop (mit Spohn, Heinzel u. Kolb), Thoraxchir. 7/1960. — Exp. Untersuchgn. u. erste klin. Erfahrgn. b. d. Anwendg. tief. künstl. Hypothermie (mit Spohn, Kolb u. Heinzel), ebd. 8/1960. — Tiefe Hypothermie unt. 20° – (erste Erg. am Menschen) (mit Spohn, Kolb u. Heinzel), Zbl. Chir. 1961. — Chir. Bhdlg. d. chron. Art.verschl. i. femoro-poplit. Gefäßabschnitt (mit Vollmar u. Meissner), Langenbecks Arch. klin. Chir. 302/1963. — Spätschäden nach Frakt. i. Kniegelenksbereich (mit Jungbluth), Bruns' Beitr. klin. Chir. 214/1967. — Spätschäden nach Verletzgn. i. Hüftbereich (mit Jungbluth), Hefte Unfhlkd. 91/1967.

Kraus, Herbert, o. Prof., Vorstand d. Neurochir. Univ.-Klin., A-1090 Wien, Alserstr. 4. Ordination: A-1030 Wien, Weyrgasse 5/14. — *20. 11. 10 Mährisch Ostrau. — **Prom:** 34 Wien. — **Hab:** 49 ebd. — **F:** Neurochir. — **V:** 34–35 Pharmakol.

Inst. Wien, 35 I. med. Klin. ebd. (Eppinger), 35–58 I. chir. Univ.-Klin. ebd. (Schönbauer), 58–64 Vorstand d. chir. Abt. d. Kaiser-Franz-Josef-Spit. ebd. — **B:** Mithrsg. v. Breitner, Op.lehre, Urban u. Schwarzenberg, mit mehreren Beitr. — Mithrsg. v. Pädiatr. Neurochir., Thieme 1967, mit mehreren Beitr. — Op. Techn. i. d.
Psychochir., in: H. Hoff, Therap. in Neurol. u. Psychiatr. — Chir. Bhdlg. d. Schmerzes, ebd. — **P:** Formveränderg. d. isoton. Zuckgs.kurve i. Verl. d. relat. Ermüdg.
dir. gereizter Kaltblütergastrognemien (mit Neumann u. Reiffenstuhl), Pflügers
Arch. 230/1932. — Arbeitsvermögen d. ausgeschn. Froschmuskels b. dir. Reizg. m.
verschied. lang dauernd. Stromstößen (mit Reiffenstuhl), ebd. — Abhängigkeit d.
„Treppe" v. d. Dauer d. einzelnen Stromstoßes b. dir. Muskelreizg. (mit Reiffenstuhl), ebd. 231/1932. — Vergl. v. Galvanonark. u. Wechselstromnark. b. Fischen
u. Fröschen (mit Reiffenstuhl), ebd. 233/1933. — Wirkg. verschied. Jodpräparate
a. d. periph. Gefäße n. intraart. Injekt., Arch. exper. Path. u. Pharmak. 179/1935. —
Verstärkg. d. Blutdruckwirkg. d. Adrenalinkörper d. Spartein (mit Graubner), ebd.
184/1937. — Traumat. Bicepssehnenrisse, Bruns' Beitr. klin. Chir. 171/1940. —
Bhdlgs.erg. v. Verletzgn. periph. Nerven m. bes. Berücksicht. d. Schußverletzgn. d.
Jahre 1919, 1927, 1934 (mit Reisner), Arch. klin. Chir. 198/ 1940. — Bhdlg. u. Nachbhdlg. v. Verletzgn. periph. Nerven, Therap. Gegenw. 1941. — Venenplast. b. Art.-
verletzg. i. infiz. Wundgebiet, Zbl. Chir. 1941. — Lymphosarkom d. Magens, röntgenol. d. Bild multipler Ulcera darbietend (mit Weiss), ebd. — Gallenwegsanastomosen, Bruns' Beitr. klin. Chir. 173/1942. — Zus.hang v. Dünndarmperforat. ohne
äuß. Gewalteinwirkg. m. d. Bruchpforten, Wien. med. Wschr. 1942. — Darmverschl.
als Folge v. Brucheinklemmg., Arch. klin. Chir. 204/1943. — Op. Bhdlg. v. Haemangiomen d. Wirbelkörper u. d. Rückenmarks, ebd. — 6 Fälle v. intracran. Epiderm-
oiden, Bruns' Beitr. klin. Chir. 175/1944. — Diagn. intracran. Epidermoide, ebd.
177/1948. — Arachnitis chron. cerebralis u. spinalis u. ihre op. Bhdlg., Habil-Schr.,
Langenbecks Arch. klin. Chir. 261/1948. — Umschr. Darmphlegmone m. bes. Berücksicht. d. Coecumphlegmone, Beziehg. z. d. entzündl. Tumoren, Klin. Med. 1947.
— Ernährgs.störgn. d. Extremitäten d. Verschüttg., ebd. 1947 u. 1948. — Schmerz-
befreiende Op. n. Nervenverletzgn. u. Amputat., Prakt. Arzt 2. — Was soll d. prakt.
Arzt üb. d. Hirngeschwülste wissen?, ebd. — Neurochir., Konsilium 1949. —
Traumat. Entstehg. v. Meningeomen, Beitr. gerichtl. Med. 18/1949. — Multiple
Gehirntumoren, Wien. med. Wschr. 1949. — Op.erfolge b. basalen Meningeomen d.
vord. u. mittl. Schädelgrube, klin. Ber. üb. d. Frage d. zentr. Hyperthermie u.
Aliquorrhoe, Wien. klin. Wschr. 1950. — Diff.diagn. d. lumbalen Bandscheibenvorfalles u. Schwierigktn. d. op. Bhdlg., ebd. 1951. — Gefäßmißbildgn. u. Gefäßgeschwülste d. Gehirnes u. ihre op. Bhdlg., Wien. Arch. Psychol. Psychiatr. u. Neurol. 1/1951. — Erfolgr. op. Epidermoid d. mittl. u. hint. Schädelgrube (mit Seitel-
berger), Wien. Z. Nervenhlkd. u. Grenzgeb. 1951. — Extracran. Metastasierg. v.
Gliomen (mit Nowotny u. Zeitlhofer), ebd. — Op. entferntes intracran. Chondrom,
ebd. — Bes. gr. intracran. Aneurysma d. Art. carotis interna, ebd. 1952. — Fluo-
rescenzspektroskop. Untersuchgn. an Mucoproteinen d. Serums b. malignen Erkrankgn. (mit Steinbereithner u. Tomiser), Z. Krebsforsch. 58/1952. — Maligne
Tumoren d. WS. u. d. Rückenmarks, Wien. klin. Wschr. 1952. — Erfahrgn. m. d.
präfront. Lobotomie z. Bekämpfg. unstillbarer Schmerzen (mit Huber), ebd. —
Extracran. Metastasierg. v. Gliomen (mit Zeitlhofer), Zbl. Neurochir. 1952. —
Apoplekt. Insult b. e. sechsj. Kind (mit Reisner), Wien. klin. Wschr. 1953. — Herrn
Prof. Dr. L. Schönbauer z. 65. Geb., Wien. med. Wschr. 1953. — Schwierigktn. i. d.
Diff.diagn. zw. Encephalitis u. Hirntumor, ebd. — Hirndrucksteigerg. ohne Tumor

(mit Fanta), Zbl. Neurochir. 1954. — Indikat. d. Winterschlafnark. b. hirnchir.
Eingriffen (mit Huber), Anaesthesist 1954. — Fall v. erfolgr. Hibernotherap. b.
sonst tödl. Hirnstammkontus. (mit Kucher), Zbl. Neurochir. 1954. — Chir. Bhdlg.
d. Epilepsie, Wien. klin. Wschr. 1954. — Rheograph. Durchblutgs.kontrolle d. Gehirnes b. Eingr. an d. Art. carotis (mit Kaindl u. Pertan), Zbl. Neurochir. 1955. —
Med. Ber. üb. meinen einj. Aufenthalt i. Calcutta, Klin. Med. 1956. — Radik. Entferng. v. Sehnerventumoren (mit Böck), Wien. klin. Wschr. 1957. — Nucleus-pulposus Hernien, Sonderdruck aus Paracelsus, Beih. 9. Ärztetreffen i. Kärnten 1957. —
Chir. Bhdlg. unstillb. Schmerzen, ebd. Beih. 11. Ärztetreffen i. Kärnten 1959. —
Op. Therap. b. Cervicalsyndr., Wien. klin. Wschr. 1958. — Klin. Wert d. Einteilg.
d. Astrozytome u. Glioblastome nach Kernohan, Wien. med. Wschr. 1958. — Hirn-
verletzgn. b. Sport, Sportärztl. Praxis 1958. — Bhdlg. d. Hirnabszesse (mit Blümel),
Zbl. Neurochir. 1959. — Diagn. u. Therap. raumbeeng. Prozesse i. Wirbelkanal,
Sonderdruck aus Paracelsus, Beih. 13. Ärztetreffen i. Kärnten 1961. — Akute Blutgn.
aus Oesophagus, Magen u. Duodenum (mit Jelinek), Wien. klin. Wschr. 1960. —
Chir. Bhdlg. d. akuten Gallenwegserkrankgn., Therap.woche 1962. — Diagn. u.
Bhdlg. gutart. u. bösart. Hirntumoren, Wien. med. Wschr. 1962. — Off. Schädel-
hirnverletzgn., Wien. klin. Wschr. 1963. — 2 bes. intracran. Aneurysmen, Acta
neurochir. 12/1964. — Diagn. u. Bhdlg. intracran. Blutgn., Wien. med. Wschr. 1964.
— Aufgaben e. mod. Neurochir. (Antrittsvorl.), Wien. klin. Wschr. 1965. — Chir.
Bhdlg. intracran. Blutgn., Proc. 7. Internat. Kongr. Gerontol. 1966. — Diagn. u.
Therap. d. Rückenmarks-Angiome (mit Brenner), Acta neurochir. 15/1966. — Ber.
üb. 100 sackförm. intracran. Aneurysmen, Wien. med. Wschr. 1966. — Intracran.
Blutgn. aus e. Meningeal-Aneurysma, Zbl. Neurochir. 1966. — Cerebell. Hemisphär-
ekt. m. atakt. Symptomen-Komplex (mit Sluga u. Tschabitscher), Wien. klin.
Wschr. 1967.

Kraus, Karl P., Facharzt f. Chir. u. Chefarzt i. R., 517 Jülich, Neußer Str. 15. —
*27. 4. 93 Neuß/Rhein. — **A:** 20 Düsseldorf. — **Prom:** 21 Köln. — **F:** Chir. — **V:**
21 Pathol. Inst. Düsseldorf (Beitzke), Lungenheilst. M.-Gladbach (Blum), 21–24
Krhs. Maria Hilf ebd. (Sickmann), 24–28 Oberarzt u. Privatass. Johanneshosp. Bonn
(Garre), zwztl. gynak. Abt. (v. Franque), 28–58 Chefarzt d. chir. Abt. u. leit. Arzt
d. Krhs. Jülich.

Kraus, Wilhelm, 5 Köln, Augustiner Str. 12. — Fragebogen 1968 nicht beantwortet.

Krause, Ilse, Leiterin d. Kinderchir. Klin. i. Städt. Klinikum, X 1115 Berlin-
Buch, Karower Str. 11. — *14. 8. 17 Graudenz. — **A:** 44 Kassel. — **Prom:** 43 Mar-
burg. — **F:** Chir., Kinderchir. — **V:** 43–44 Städt. Krhs. Finsterwalde u. 44–45
Krskrhs. Luckau (Warner), 45 Res. Lazarett 111 (Gensch), 45–46 Krskrhs. Neu-
ruppin (Rieder), 46–52 Krskrhs. Luckenwalde (Stupperich, Dietrich), 52–56 Städt.
Krhs. Friedrichshain, Berlin (Klose). — **B:** Dünndarmileus i. Säuglingsalter,
Schriftenr. d. Ärztl. Fortbild., VEB Volk u. Ges. 1959. — Akute hämatogene
Osteomyelitis im Kindesalter, ebd. — Bösart. Tumoren i. Säuglings- u. Kleinkindes-
alter, Verh. d. 13. Weimarer Therapietagg. 1967. — **P:** Kinderchir., Heilberufe 1957.
— Abdomin. Aktinomykose, Z. ärztl. Fortbild. 1957. — Prostata-Sarkom i. Kindes-
alter, Kinderärztl. Praxis 1958. — Chondromalacia patellae, Zbl. Chir. 1958. —
Beitr. z. Symptomatol. d. ulcer. Enteritis i. Säuglingsalter, Kinderärztl. Praxis 1959.
— Probl. d. Neugebor. u. Säuglingschir., Dtsch. Gesd.wes. 1959. — Grundlagen f.
d. erfolgr. Durchführg. op. Eingr. i. Neugebor.- u. Säuglingsalter, Berl. ärztl. Rdsch.
1959. — Erkrankgn. d. Hiatus oesophagicus u. d. Karcia als Ursache d. Erbrechens

i. Säuglings- u. Kleinkindesalter, Z. ärztl. Fortbild. 1960. — Chir. Erkrankgn. d. Zwerchfells i. Säuglings- u. Kleinkindesalter, Kinderärztl. Praxis 1961. — In welchem Lebensalter werden nichtdringl. chir. Eingr. b. Säuglingen u. Kindern durchgeführt ?, Heilberufe 1961. — Probl. d. Diagn. u. Therap. d. kongenit. Gallengangsatresie, Kinderärztl. Praxis 1962. — Prolaps d. Ureterozele durch d. weibl. Harnröhre, Zbl. Chir. 1962. — Probl. d. Neugebor.- u. Säuglingschir., Dtsch. Gesd. wes. 1964. — Ausgewählte Kap. aus d. Kinderchir., Heilberufe 1965. — Therm. Verletzgn. u. ihre. Folgezustände, Zbl. Chir. Kongr.bd. 1965. — Therap. d. Omphalocele anhand d. klinikeig. Krankengutes, ebd. 1966. — Blasentumoren i. Kindesalter, Kinderärztl. Praxis 1966. — Dringl.kts.chir. i. Neugebor.- u. Säuglingsalter, Heilberufe 1967. — Adhäs.ileus i. Säuglings- u. Kindesalter, Zbl. Chir. 1967.

Krauss, Hermann, o. ö. Prof., Dir. d. Chir. Univ.-Klin. i. R., Freiburg i. Br., Sonnhalde 96. — *20. 3. 99 Calw (Schwarzw.). — **A:** 23. — **Prom:** 23. — **Hab:** 34 Berlin. — **F:** Chir. — **V:** 24–27 Göppingen (Pfeiffer), 27–29 Mainz (Jehn), 29–30 Göppingen (Pfeiffer), 30–40 Berlin (Sauerbruch), 40–45 Ärztl. Dir. d. chir. Abt. d. Krhs. am Urban Berlin, 48–52 Ärztl. Dir. d. chir. Abt. Krskrhs. Göppingen/Wtt., ab 52 o. ö. Prof. u. Dir. d. Chir. Univ.-Klin. Freiburg/Brsg. — **B:** Richtlinien f. d. Versorgg. Verwundeter i. d. vord. Sanitätseinrichtgn., Verl. Mittler & Sohn. — Die chir. Bhdlg. d. Lungentbk. u. Die Tbk. d. Bauchraumes v. chir. Standpunkt, in: Die Tuberkulose, ihre Erkenng. u. Bhdlg., hrsg. v. Deist-Krauss. Enke 1951. — Brustkorb, Lunge, Zwerchfell, in: Hdb. d. ges. Unfhlkd., ebd. 1955. — Brustwand, in: Hdb. d. Thoraxchir., hrsg. v. E. Derra. Springer 1958. — Lungenkrebs. Ärzte sprechen zu Dir. Klipper 1956. — D. Indikat. z. Nephrekt. b. Hochdruck. Chir. Indikat., Thieme 1956. — Bronchusabriß, in: Erg. d. ges. Lungen- u. Tbk.-Forschg., Band XV, Thieme 1957. — Neuere Untersuchgn. z. Pathogen., depress. Kreisl.-zustände i. d. Chir., in: Leistgn. u. Erg. d. neuzeitl. Chir., Thieme 1958. — D. Tuberkulose d. Bauchraumes v. chir. Standpunkt. – D. chir. Bhdlg. d. Lungentbk, in: D. Tuberkulose, ihre Erkenng. u. Bhdlg. Enke 1959. — Intra- und postop. Zwischenfälle. Ihre Verhütg. u. Bhdlg. Bd. II: Postop. Ileus. Thieme 1965. — Diagnostik u. Therap. d. frischen Schädel-Hirn-Traumas aus d. Sicht d. Allg.chirurgen, in: Chir. i. Fortschr., Enke 1965. — Brustkorb, Lunge, Zwerchfell, in: Hdb. d. gesamten Unfhlkd. 2. Bd./3. Aufl. Enke 1966. — **P:** Über einen Fall v. Doppelmißbildg., Diss. Tübingen 1923. — Vivokoll z. Blutstillg. b. Haemophilen, Med. Korresp.bl. Württ. 1928. — Exper. Untersuchgn. ü. d. Blutjodspiegel n. Reizg. d. Ganglion sympathic. sup. Zum Basedow-Vortr. v. Geh.-Rat Sauerbruch, Kongr. 1932. — Bhdlg. d. Mediastinalemphysems, Dtsch. Z. Chir. 1933. — Stumpfverlängerg. d. Knochenimplantation, ebd. — Fortschr. d. Speiseröhrenchir., Med. Klin. 1933. — Einfl. verschied. Dehnungszustände a. d. Durchblutg. d. Lunge, (Hab.schr.), Dtsch. Z. Chir. 1934. — Methoden u. Erg. d. op. Bhdlg. v. Oesophagusdivertikeln, Zbl. Chir. 1934. — Chir. Bedeutg. d. Pankreasadenoms, Langenbecks Arch. klin. Chir. 1936. — Vorweisg. z. Oesophagusplastik, ebd., Kongr.bd. 1937. — Indikat. u. Bhdlg. d. Trichterbrust, ebd. 1938. — Chir. d. Trichterbrust, Dtsch. Z. Chir. 1938. — Klin. u. Therap. d. Inseladenoms, ebd. 1938/39. — Nebenschilddrüsentumoren, Langenbecks Arch. klin. Chir. 1939. — Wandlgn. i. d. Bhdlg. v. Kriegswunden, Umschau 1939. — Klin. u. Therap. d. Pankreasadenoms, Dtsch. Z. Chir. 251/1939. — Bluttransfusion i. ihrer klin. Bedeutg., Geburtsh. u. Frauenhlkd. 1940. — Bhdlg. eitr. Ergüsse im Brustfellraum im bes. m. d. geschl. Drainage d. Pleurahöhle n. Bülau, Münch. med. Wschr. 1941. — Pleuradrainage n. Bülau, Militärarzt 1941. — Erfahrgn. b. d. Versorgg. u. Nachbhdlg. v. Verletzten mit Brustschüssen i. d. vord. Sanitätseinrichtgn.,

Dtsch. Militärarzt 1942. — Nachgehende Bhdlg. v. Thorax-Lungenschüssen unt. bes. Berücksichtigg. d. geschl. Drainage n. Bülau, Dtsch. Militärarzt 1943. — Spätfolgen v. Lungensteckschüssen, Therap. Gegenw. 1944. — Einfl. mediastinaler Verdrängg. a. Schlag- u. Minutenvol. d. Herzens, Langenbecks Arch. klin. Chir., Kongr.bd. 1943. — Späterg. v. Schußverletzgn. d. Kniegelenks, Dtsch. Militärarzt 1944. — Tannin-Salbenbhdlg. d. Verbrenng., Festschr. Prof. Handloser 1945. — Diagn. u. Therap. d. Osteodystrophia fibrosa generalisata (Recklinghausen), Dtsch. med. Wschr. 1950. — Bhdlg. d. op. Spannungskollapses m. Vasculat (mit Miehlke), ebd. — Kardiaresektion d. Magens, ebd. 1951. — Ferdinand Sauerbruch zum Gedächtnis, Dtsch. med. Wschr. 1951. — Enthülsg. d. Speiseröhre b. Stenosen, Langenbecks Arch. klin. Chir., Kongr.bd. 1952. — Enthülsg. d. Speiseröhre b. Stenosen n. Paraffinplomben, Dtsch. med. Wschr. 1952. — Einengg. v. Trachea u. Oesophagus d. kongenitale Mißbildg. d. Mediastinalgefäße u. ihre Bhdlg., Thoraxchir. 1953. — Fortschr. i. d. Chir. d. Speiseröhre, Dtsch. med. Wschr. 1953. — Transthorakale Chir. d. Speiseröhre, Arch. Ohr-usw. Hlkd. u. Z. Hals-usw. Hlkd. 1953. — Diagn. u. Therap. gutart. Tumoren d. thorakalen Speiseröhre (mit Hutschenreuter), Dtsch. med. Wschr. 1954. — Kombinat. d. chir. mit d. chem. Krebstherap., 2. Freiburger Symposion 1953. — Sprengg. d. Mitralstenose i. d. Schwangerschaft, Dtsch. med. Wschr. 1954. — Dringl. Indikat. z. Sprengg. d. Mitralstenose, Langenbecks Arch. klin. Chir. 1954. — Diagn. u. Bhdlg. d. angeb. Oesophagusatresie (mit Betke), Dtsch. med. Wschr. 1955. — Brustkorb-Lungenverletzgn., Dtsch. med. J. 1955. — Wiederherstellg. d. Funkt. rupturierter Bronchien, Langenbecks Arch. klin. Chir. 1955. — Die Bronchusruptur, Dtsch. med. Wschr. 1956. — Allg.bhdlg. b. schweren Schädel-Hirnverletzgn., Med. Klin. 1956. — Selt. chir. wicht. Krankh.bilder d. Oesophagus i. ihren Beziehgn. z. Mediastinum, Langenbecks Arch. klin. Chir., Kongr.bd. 1957. — Hochspanngs.elektrophorese u. ihre klin. Anwendungsmögl.ktn. i. d. Chir., Dtsch. med. Wschr. 1957. — Bronchusrupt. u. ihre Bhdlg., Therap. Umschau 1957. — Chir. d. Nebenniere, Dtsch. med. Wschr. 1958. — Cushing'sches Syndrom b. e. 1½ J. alten Mädchen, ebd. — Größen- u. Formändergn. d. Herzens u. d. Lungengefäße nach Unterbindg. e. off. Ductus Botalli, ebd. — Lungenka., Landarzt 1958. — Indikat. z. Splenekt. b. verschied. Blutkrankhtn. u. deren Erg., Dtsch. med. Wschr. 1959. — Chir. d. Lunge (Bronchiektasen, Ca., Bronchusrupt.), Therap.woche 1959. — Verhütg. d. recidiv. Adhäsionsileus durch d. Noble'sche Op., Dtsch. med. Wschr. 1960. — Versorgg. d. Lungenverletzten, Wehrdienst u. Gesundheit 1960. — Konservat. u. op. Bhdlg. d. Organtbk., Langenbecks Arch. klin. Chir. 295/1960. — Grundsätze i. d. Bhdlg. d. Prostata-Ca., Zbl. Chir. 85/1960. — Oesophagussten. nach Paraffinölfüllg. d. Pneumolysenhöhle u. ihre Bhdlg., Thoraxchir. 1960. — Primärer Choledochusverschl. nach Choledochotomie, Dtsch. med. Wschr. 1961. — Chir. d. Karzinoide, Dtsch. med. J. 1961. — Fortschr. d. Abdominalchir., Hippokrates, Sonderheft Chir. 1961. — Erfahrgn. u. Erg. b. Verschl. d. off. Ductus Botalli, Dtsch. med. Wschr. 1961. — Alte u. neue Probl. d. Gallenchir., Hippokrates 1961. — Erfahrgn. b. intrakard. Eingr. i. Hypothermie u. m. extrakorp. Kreisl., Dtsch. med. Wschr. 1961. — Neue intraop. Hormonbhdlg. b. Mammaka., Klin. Med. 1962. — Erfolgr. Bhdlg. v. 2 Pat. m. Adams-Stokes-Syndr. durch implant. elektr. Schrittmacher, Dtsch. med. Wschr. 1963. — Bougierg. d. Papilla Vateri, ebd. — Les Lésions traumatiques de la Trachée et des Bronches, Les Bronches, 13/1963. — Neuere Erkenntn. üb. Stoffwechselveränd. b. Verbrenngn. u. i. Schock, Langenbecks Arch. klin. Chir. 303/1963. — Fragen aus d. Oesophaguschir. einschl. Hiatushernie u. Refluxoesophagitis, Thoraxchir. 1963. — Chir. Bhdlg. d. cyst. Lungenerkrankgn.,

Langenbecks Arch. klin. Chir. 304/1963. — Chir. Dringl.kts.kategorien b. Massen-
katastrophen, ebd. 308/1964. — Stoffwechsel d. schlagenden, keine Druck- u.
Volumenarb. leist. menschl. Herzens, Klin. Wschr. 1964. — Ursachen u. Bhdlg. gutart. Oesophagussten., Med. Klin. 1965. — Marknagelg. v. Ober- u. Unterschenkelbr.,
Dtsch. med. Wschr. 1965. — Probl. d. Hormonbhdlg. d. Mammaka., Langenbecks
Arch. klin. Chir. 311/1965. — Technik d. total. Oesophagusersatzes durch e. gezielte
Gastrooesophagoplastik, Thoraxchir. 1966. — Verändergn. d. Säure-Basen-Haus-
haltes, d. art. Blutgase u. d. Exzeß-Laktats (Sauerstoffschuld) b. Herzop. m. extra-
korp. Perfus. u. leichter Hypothermie (28 bis 34° C) u. deren therap. Beeinflussg.,
ebd. — Grundlinien d. Bhdlg. off. Knochenbr., Wehrdienst u. Gesundheit 1966. —
Respirator. Insuff. durch posttraumat. Stoffwechselverändergn. i. d. Thoraxchir.,
Thoraxchir. 1967. — Chir. Meth. d. „aufgeschobenen Dringlichkeit" i. Beziehg. z.
Planungsbegriff d. „6-Stundengrenze", Wehrmedizin 1967. — Aufgaben d. Chir.
i. Katastrophenfall u. unt. Feldbedinggn., Wehrdienst u. Gesundheit 1967. — Späterg. d. transaurikul. digit. Mitralstenose-Op., Thoraxchir. 1967.

Krautmann, Karl, Leit. Arzt d. chir. Abt. d. Krskrhs., X 1230 Beeskow (Mark),
Liebknechtstr. 3. — Fragebogen 1968 nicht beantwortet.

Krawinkel, Odo O. H. F., Chefarzt d, chir. Abt. u. Chefarzt d. Hildegardis-Krhs.,
5 Köln, Bachemerstr. 29–33. — *12. 5. 04 Wiedenbrück. — **A:** 31 Würzburg. —
Prom: 36 Bonn. — **F:** Chir. — **V:** 30–31 Philipus-Krhs. Essen-Borbeck (Allhoff),
31–34 chir.-gynäk. Abt. d. Marien-Krhs. Siegen (Flosdorf), 34–37 Oberarzt d. chir.
Abt. d. Marien-Hosp. Bonn/Venusberg (Els), 37–52 Oberarzt d. chir. Abt. d. Marien-
Krhs. Hamburg, Alfredstr. 9 (Vorschütz, Löweneck).

Krebs, Heinrich, Akadem. Rat, Oberarzt d. Chir. Univ.-Klin., 69 Heidelberg. —
*15. 12. 27 Brünn. — **A:** 54 Heidelberg. — **Prom:** 55 ebd. — **F:** Chir. — **V:** Ab 55
Heidelberg (Laqua, Bauer, Plügge, Linder). — **B:** 150 Jahre Geschichte d. Heidel-
berger Chir., Springer 1968. — **P:** Frakt. b. Neugebor. u. Kindern, Arch. orthop.
Unfallchir. 1960. — Sternumfrakt. u. Herztrauma,Mschr.Unfhlkd. 1960. — Schwere
Schädeltraumen b. Kindern, Langenbecks Arch. klin. Chir. 300/1962. — Radialislähmg. b. Oberarmfrakt., ebd. 301/1962. — Syndrom d. zuführ. Schlinge am B II-
Magen, ebd. — Solitäre juv. Knochenzyste, Bruns' Beitr. klin. Chir. 206/1963. —
Cyst. Erkrankgn. d. Knochens, Radiologe 1963. — Fibröse Dysplasie Jaffe-Lichten-
stein, Fortschr. Med. 1964. — Schädelimpress.frakt. b. Kindern, Mschr. Unfhlkd.
1964. — Ösophagusca., Chir. Praxis 1965; Tägl. Praxis 1966; Internist. Praxis 1966.
— Il carcinoma dell'esofago, Schedario di chirurgia 1965. — Aufgeschobene Primär-
versorgg.; klin., tierexp. u. bakteriol.-histol. Untersuchgn., Langenbecks Arch. klin.
Chir. 311/1965. — Chir. Bhdlg. d. Speiseröhrenca., Bruns' Beitr. klin. Chir. 211/1965.
— Speiseröhrenca., Wiss. Ausstell. Kongreß d. Dtsch. Ges. f. Chir. 1965. — Benigne
Tumoren d. Ösophagus, Chirurg 1966. — Das nicht ossifiz. Knochenfibrom, Arch.
orthop. Unfallchir. 1966. — Cercinoma del esofago, Practica internista 1966. —
Angiograph. Nachweis eines blutend. Dünndarmneurinoms, Dtsch. med. Wschr.
1967. — Probl. d. chir. Bhdlg. semimaligner Knochentumoren, Actuelle Chir. 1968.
— Osteosynthese per- u. supracondyl. Femurfrakt., Chir. Praxis 1968.

Kreckel, Karl, Facharzt f. Chir. i. R., 62 Wiesbaden, Brunnenstr. 5. — *31. 10.
91 Gemünden/Westerwald. — **A:** 20 Gießen. — **Prom:** 20 ebd. — **F:** Chir. — **V:** 20–25
Stadtkrhs. Offenbach/M., bis 45 Priv.-Klin. Dr. Grein, Offenbach, danach Ketteler-
Krhs. ebd.

Kreiner, Wolfgang M., Prof., Primarius, Vorst. d. chir. Abt. d. Ldskrhs., Mühl-
taler Str. 1, A-8700 Leoben (Österreich). — Fragebogen 1968 nicht beantwortet.

Krejci, Wilhelm, 8804 Dinkelsbühl, Feuchtwangerstr. 5. — Fragebogen 1968 nicht beantwortet.

Kremer, Johannes, 594 Altenhundem (Westf.), Hundemstr. 79. — Fragebogen 1968 nicht beantwortet.

Kremer, Karl, o. Prof., Dir. d. Chir. Univ.-Klin. d. Ruhruniv. - Klinikum Essen -, 43 Essen, Hufelandstr. 55. — *21. 11. 15 Düsseldorf. — **A:** 42 München. — **Prom:** 42 ebd. — **Hab:** 57 Düsseldorf. — **F:** Chir. — **V:** 42–45 Militärdienst, 46–47 Med. Klin. Westend-Krhs. Berlin-Charlottenburg, 47–48 St. Josephs-Krhs. Potsdam (Schrank), 48–56 Städt. Krhs. Moabit, Berlin (Gohrbandt), 56–61 Düsseldorf (Derra). — **B:** Chir. d. Arterien, Thieme 1959. — Chir. Bhdlg. d. angebor. Fehlbildgn., ebd. 1961. — Chir. Operationen - Atlas f. d. Praxis (mit Grewe), ebd. 1963. — Funktion. Bhdlg. d. subkapital. Humerusfrakt. (mit Kort), Chir. u. Fortschr., Enke 1965. — Chir. Techn., in: Hellner, Nissen, Vossschulte, Lehrb. d. Chir., Thieme 1967. — **P:** Verhalten d. Säurebasengleichgewichtes b. Gesunden u. Ulcuskranken nach Gaben v. Natriumcarbonat, Diss. — Luftembolie b. Eingr. am Thorax (mit Bottke), Ärztl. Wschr. 1946. — „Rhodocrema Weidner", e. verbess., rhodanwasserstoffsäurehalt. Händedesinfekt.mittel (mit Christiansen), Zbl. Chir. 1949. — Weiterer Beitr. z. Frage d. Hernienhäufigkt., Chirurg 1950. — Neuer Drahtspanner, Zbl. Chir. 1950. — Plast. Syndaktyliebhdlg. m. e. intrakutan geschnitt., modifiz. Thiersch. Lappen, ebd. — Alkalikurzbelastg. als Methode z. Erfassg. azidot. Stoffwechsellage unt. Berücksicht. d. Säure-Basenhaushaltes b. Ulcuskranken, ebd. — Untersuchgn. üb. d. Stoffwechsellage d. Magenresezierten, ebd. 1951. — Vorschläge z. bess. Lagerg. u. Durchführg. d. Nark. b. Eingr. am Thorax, ebd. — Intraperiton. Nark. m. Barbitursäurederivaten b. Kleintieren (mit Grewe), Berl. u. Münch. Tierärztl. Wschr. 1951. — Exp. Untersuchgn. üb. d. Methionineinfl. auf d. Evipannark. b. Leberschäden (mit Grewe), Zbl. Chir. 1951. — I.v. Tropfnark. m. Barbitursäurederivaten (mit Grewe), ebd. — Techn. d. Arteriennaht, ebd. 1952. — Thromboseprophyl. m. Inhaltstoffen d. Roßkastanie (mit Grewe), Therap. Gegenw. 1952. — Techn. u. Erg. d. Aortentransplantat., Kongr.ber. 69. Tagg. Dtsch. Ges. Chir. München 1952. — Succinyl-bis-cholinchlorid: e. kurz wirk. Muskelrelaxans, Zbl. Chir. 1952. — Kurzfrist. Muskelrelaxantien i. d. Unfallchir., Dtsch. med. J. 1952. — Synthet. Curare-Ersatzstoffe, Ärztl. Wschr. 1952. — Probl. d. freien Gefäßtransplantat., Tl. I: Unterschiedl. Verhalten v. fri. u. konserv. homoioplast. Arterientransplantaten, Bruns' Beitr. klin. Chir. 187/1953; - Tl. II: Exp. Untersuchgn. z. Verbesserg. d. autoplast. Venentransplantat. (mit Volkmann, Franke u. Suchowsky), Langenbecks Arch. klin. Chir. 277/1954; - Tl. III: Konserviergs.meth. z. Aufbewahrg. v. Gefäßtransplantaten, Zbl. Chir. 1953; - Tl. IV: Indikat.gebiete, Helvet. chir. acta 20/1953. — Anwendg. d. freien Gefäßtransplantat., Fortschr. Med. 1953. — Exp. Untersuchgn. i. d. Gefäßchir. (mit Franke u. Suchowsky), Zbl. Chir. 1954. — Heut. Stand d. Organtransplantat., Tl. I, Fortschr. Med. 1954; Tl. II, ebd. — Chir. Bhdlg. d. Mitralstenose, Med. Klin. 1954. — Transplantatbhdlg. d. Aortenisthmussten., Zbl. Chir. 1955. — Untersuchgn. üb. d. medikament. Beeinfl. d. Darmperistaltik (mit Grewe), Ärztl. Wschr. 1955. — Degenerat.erscheingn. elast. Fasern i. Aortentransplantaten, Zbl. Chir. 1955. — Zum Thema „Luftembolie", Langenbecks Arch. klin. Chir. 1956. — Untersuchgn. üb. e. mögl. Prophyl. d. postop. Magenatonie, Chirurg 1956. — Beeinfl. d. Cholecystopankreatopathie durch Schweinegalle (mit Grewe), Münch. med. Wschr. 1956. — Bes. Fälle unt. 1008 Magenoperierten, Ärztl. Wschr. 1956. — Plast. Gefäßchir., Fortschr. Med. 1957. — Exp. Untersuchgn. üb. spez. Fragen d. freien Gefäßtransplantat. m. e. Überblick üb. d. heut. Stand d. Gefäßchir., Habil.-

Schr. 1957. — Geschichte d. Gefäßchir., Zbl. Chir. 1957. — Klin. u. Bhdlg. d.
Aneurysmen, Ärztl. Wschr. 1957. — Angebor. Dünndarmsten. unt. d. Bild e. chron.
Obturat.-Ileus, Zbl. Chir. 1958. — Techn. Entwicklg. d. Gefäßnaht: Naht d. Gefäß-
verletzgn., ebd. — Techn. Entwicklg. d. Gefäßnaht: Nahtlose Gefäßvereinigg., ebd.
— Typeneinteilng. d. Aortenisthmussten. (mit Rotthoff), Dtsch. med. J. 1958. —
Erfahrgn. b. d. Op. d. Aortenisthmussten. (mit Hilke u. Willmann), Langenbecks
Arch. klin. Chir. 288/1958. — Homoio- u. alloplast. Aortentransplantat. (mit Heu-
pel), Chirurg 1958. — Herstellg., Aufbewahrg. u. Anwendgs.bereich d. Alloplast.
Gefäßtransplantat., Dtsch. med. Wschr. 1959. — Alloplastik Grafts in Vascular
Surgery, German Med. Monthly 1959. — Traumat. art.-ven. Fisteln u. Aneurysmen
(mit Mohr), Bruns' Beitr. klin. Chir. 198/1959. — Op. Bhdlg. v. Lebertumoren (mit
Hilke), Zbl. Chir. 1959. — Klin. u. op. Bhdlg. d. Aortenbogensyndr. (Takayasu-
Krankh.), Thoraxchir. 1959. — Chir. Bhdlg. thorak. Aneurysmen, Zbl. Chir. 1959.
— Grundlagen d. Arterienersatzes, Minerva Cardioangiologica Europea 8/1960. —
Probl. d. Arteriekt., Thrombendarteriekt. u. Transplantat. b. chron.-obliterier.
Gefäßerkrankgn. (mit Berghaus), Dtsch. med. Wschr. 1960. — Total. u. part. Ersatz
d. Aortenbogens b. angebor. u. erworb. Erkrankgn. d. Aorta, Thoraxchir. 1960. —
Transventrikul. Op. d. Aortensten., ebd. — Chir. Unf. i. d. Thoraxchir., Langen-
becks Arch. klin. Chir. 295/1960. — Erfahrungsber. üb. d. chir. Bhdlg. art. Embolien
(mit Ringler u. Hammam), Zbl. Chir. 1960. — Probl. palliat. Eingr. b. Magen-Ca.
(mit Grewe), ebd. — Aortentransplantat, ebd. 1961. — Ersatz d. thorak. Aorta,
Klin. Med. 1961. — Klin. u. op. Erfahrgn. b. d. Aortensten. (mit Bircks u. a.),
Münch. med. Wschr. 1961. — Aortenisthmussten., Z. Tbk. 117/1961. — Diagnost.
u. chir. Probl. erworb. Erkrankgn. d. Aorta, Thoraxchir. 1961. — Hint. „Vorhofseptumdefekt", Hoher „Vorhofseptumdefekt", „Sinus-venosus-Defekt", Dtsch.
med. Wschr. 1961. — Traumatol. d. thorak. Aorta, Klin. Med. 1962. — Chir. Bhdlg.
d. Oesophagusdivertikel (mit Bungart), Zbl. Chir. 1962. — Anwendg. alloplast.
Gefäßtransplantate b. Erkrankgn. u. Verletzgn. d. periph. Arteriensyst. (mit
Berghaus), Chir. Praxis 1962. — Op. Bhdlg. tiefer Aortensten. (mit Bircks u. Kort)
Thoraxchir. u. vasc. Chir. 1963. — Beobachtgn. u. Gedanken z. Alloplastik b. Art.,
Langenbecks Arch. klin. Chir. 304/1963. — Herzfehler u. Schwangerschaft, Zbl.
Gynaek. 1963. — Gefäßplastiken, Klin. Med. 1963. — Injuries of the thoracic aorta,
Malattie Cardiovasc. 4/1963. — Dringl. Chir. d. periph. Gefäße (mit Berghaus u.
Kort), Thoraxchir. u. vasc. Chir. 1964. — Antero-homoio- u. heterol. Gefäßtrans-
plantat., Langenbecks Arch. klin. Chir. 308/1964. — Our experience on reconstruc-
tive Surgery, Cardiovasc. Surg. 5/1964. — Verletzgn. d. Herzens u. d. thorak.
Aorta, Hefte Unfhlkd. 81/1964. — Neue Wege d. Schrittmacherwiederherstellg. (mit
Kort u. Wanjura), Langenbecks Arch. klin. Chir. 1965. — Aortenisthmussten. (mit
Irmer), Wien. klin. Wschr. 1965. — Pathogen. u. Klin. d. villösen Tumors (mit Kort
u. Reischauer), Klin. Med. 1965. — Off. (penetrier.) Verletzgn. d. Herzens u. d.
herznahen Gefäße, Zbl. Chir. 1965. — Disseziierende Aortenaneurysma (mit Kort),
ebd. 1966. — Späterg. nach chir. Therapie art. Gefäßverschl.: Gefäßprothesen u.
Endarteriekt. (mit Berghaus), Langenbecks Arch. klin. Chir. 316/1966. — Sympathekt. od. Gefäßrekonstrukt. b. chron. Art.verschl. d. unt. Extremität? (mit
Berghaus), Chirurg 1966. — Elektr. Stimulat. d. Herzens (mit Hager), Chir. intern.
Praxis 1967. — Chir. Bhdlg. d. Erkrankgn. d. varik. Symptomenkomplexes (mit
Böhme), Aesthet. Med. 1967. — Mitralsten. u. Embolekt. (mit Merguet, Silber-
kuhl u. Hager), Zbl. Chir. 1967. — Erfolgsaussichten v. Radikaleingr. b. d.
sog. peripapill. Ca. (mit Berghaus, Düwell u. Filthaut), Chirurg 1967. — An-

eurysmaperforat. als selt. Ursache gastro-duoden. Blutgn. (mit Berghaus u. Moschinski), Zbl. Chir. 1967.

Kremsreiter, Josef, Chefarzt d. Krhs., 8973 Hindelang/Allg. — *31. 12. 06 Weißenberg/Bayern. — **A:** 34 München. — **Prom:** 35 ebd. — **F:** Chir. — **V:** 36–45 II. Med. Univ.-Klin. München, Staatl. Bakt-Unt.-Anst. ebd., Chir. Univ.-Klin. ebd.

Krenz, Manfred, Oberarzt d. Chir. Klin. d. Med. Akad. im Gustav-Ricker-Krhs., X 3000 Magdeburg, Berta-v.-Suttner-Str. 12. — Fragebogen 1968 nicht beantwortet.

Kresse, Otto, Obermed.-R., Ärztl. Dir. d. Krskrhs., X 4800 Naumburg (Saale), Lutherstr. 21. — Fragebogen 1968 nicht beantwortet.

Kressin, Werner, X 1058 Berlin, Schönhauser Allee 43. — Fragebogen 1968 nicht beantwortet.

Kretzschmar, Erwin, 6143 Lorsch (Hessen), Friedensstr. 2. — Fragebogen 1968 nicht beantwortet.

Kreutzberg, Bernhard, Facharzt f. Chir., Chir. Univ.-Klin., 53 Bonn-Venusberg. — *9. 6. 31 Ahrweiler. — **A:** 61 Freiburg. — **Prom:** 61 Bonn. — **F:** Chir. — **V:** Chir. Univ.-Klin. Bonn. — **P:** Verhalten d. periph. Nervensyst. i. d. Haut b. Mycosis fungiodes, Arch. klin. u. exper. Dermat. 205/1957. — Vergl. exp. u. meth. Untersuchgn. b. d. extracorp. Zirkulat. m. u. ohne Hypothermie (mit Dietmann, Raschke u. Bernhard), Langenbecks Arch. klin. Chir. 298/1961. — Gerinngs.physiol. Untersuchgn. b. d. extracorp. Zirkulat. (mit Imdahl u. a.), Verh. 8. Kongr. Europ. Ges. f. Hämatol. 1961. — Bauprinzipien u. Wirkgs.weise e. rotier. Scheibenoxygenators (mit Dietmann, Raschke u. Bernhard), Thoraxchir. 9/1962. — Intrakard. Eingr. i. tiefer Perfus.-Hypothermie bis 10° C Körpertemp. u. vollständ. Kreisl.unterbrechg. (mit Gütgemann u. a.), ebd. 10/1963. — Exp. Beitr. z. Frage d. pulsator. od. nicht pulsator. künstl. Perfus. (mit Paquet, Bernhard u. Dohmen), Langenbecks Arch. klin. Chir. 304/1963. — Chemotherap. d. Krebses. Zytostatikaperfus. isol. Geschwülste m. in vitro-Nachweis d. Proliferat.hemmg. (mit Rohr, v. Ackeren u. Kersting), Med. Welt 1965. — Klin. u. Bhdlg. d. Bronchusadenoms (mit Wülfing), Fortschr. Röntgenstr. 106/1967. — Riesendivertikel d. li. Herzohrs (mit Sobbe, Louven u. Schaefer), ebd. 107/1967. — Techn. d. region. Perfus. m. Zytostatika b. malignen Tumoren d. Extremitäten (mit Rohr), Zbl. Chir. 1967.

Kreutzberg, Josef, Chefarzt i. R., 5483 Bad Neuenahr, Schweizerstr. 21. — *20. 2. 96 Hemmerden (Kreis Grevenbroich). — **A:** 22 Bonn. — **Prom:** 22 ebd. — **F:** Chir. — **V:** 22–28 Dreifaltigkeitskrhs. Köln-Braunsfeld (Bungart), Köln (Tilmann).

Kreuzer, Ludwig, Chefarzt d. chir. Abt. St. Rochus-Hosp., 3282 Steinheim. — *17. 11. 15 Bamberg. — **A:** 43 Breslau. — **Prom:** 43 ebd. — **F:** Chir. — **V:** Heidelberg (K. H. Bauer). — **P:** Beeinfl. v. Schlafstörgn. i. d. Chir., Med. Wschr. 1964.

Kricke, Eberhard, Priv.-Doz., Chefarzt am Städt. Krhs., 3140 Lüneburg. — Fragebogen 1968 nicht beantwortet.

Krieg, Wolfgang, Facharzt f. Chir., Chefarzt d. Wilhelm-Augusta-Krhs. d. DRK, 2418 Ratzeburg, Röpersberg. — *4. 5. 05 Herford in Westfalen. — **A:** 30 Kiel. — **Prom:** 31 ebd. — **F:** Chir. — **V:** 31 Med. Univ.-Klin. Kiel (Schittenhelm), 32 Pathol. Inst. d. Krhs. Hamburg-Altona (Stockenius), 32–35 Magdeburg-Altstadt (Löhr), 35 Magdeburg-Sudenburg (Löhr), zwztl. 33 Serefimahospital Stockholm (Olivecrona), Radiumhemmt Stockholm, Kantonspit. Arau/Schweiz (Bircher), 35–40 Oberarzt Magdeburg-Sudenburg (Löhr), 40–47 Kriegsdienst. — **P:** Ankylose d. Kiefergelenkes m. Helferichscher Plastik, Diss. — Pathogen. d. Diabetes insipidus,

Zbl. Chir. 1934. — Asept. Meningitis nach Op. v. Cholesteatomen d. Gehirns, Zbl. Neurochir. 1936. — Krit. z. d. gebräuchl. Bhdlgs.meth. d. Verbrenngn. u. d. Bhdlg. v. Verbrenngn. m. Lebertransalbe, Arch. klin. Chir. 195. — Kollateralkreisl.entwicklg. i. Gehirn b. Durchblutgs.störgn. d. Gehirns i. arteriograph. Bild, Zbl. Chir. 1939.

Kristen, Horst, Ass. d. I. Chir. Univ.-Klin., 5 Köln-Lindenthal, Josef-Stelzmann-Str. 9. — Fragebogen 1968 nicht beantwortet.

Kroemer, Christian, Ass. d. chir. Abt. d. Städt. Krhs. Neukölln, 1 Berlin 47, Rudower Str. 56.*

Krömer, Karl, Doz., Facharzt f. Chir., 2 Hamburg 11, Rödingsmarkt 33. — *26. 6. 02 Liekwegen. — **A:** 31 Wien. — **Prom:** 32 ebd. — **Hab:** 41 ebd. — **F:** Chir. — **V:** 32–35 Assist., 35–37 II. Oberarzt, 37–40 I. Oberarzt Unf.krhs. Wien (Böhler), zwztl. Allg. Krhs. Wiener Neustadt (Linsmeyer), 40–43 Militärdienst, ab 43 Facharztpraxis in Hamburg. — **B:** Verletzte Hand (Erkenng., Bhdlg. u. Bhdlgserg. d. Finger- u. Handverletzgn. u. -infekt.), 1. Aufl. 1938, 2. u. 3. Aufl. 1945. Maudrich. — Verletzte Meniscus, ebd., 1. Aufl. 1940, 2. Aufl. 1943, 3. Aufl. 1955. — **P:** Neuer Quengel- u. Übgs.verband z. Bhdlg. v. Beweggs.einschränkgn. d. Finger u. d. Handgelenkes, Chirurg 1934. — Bhdlg. d. Knieverrenkgn., Zbl. Chir. 1935. — Meniscusop. u. Unfallversicherg., Arch. orthop. Unfallchir. 1935. — Diff.diagn. zw. Fabella u. Corpus liberum, Röntgenpraxis 1936. — Nach welcher Zeit läßt sich eine pertrochant. Ob.schenkelfraktur noch ideal einrichten?, Arch. klin. Chir. 185/1936. — Einfache Quengelmethode geg. Spitzfußstellg., Chirurg 1936. — Bhdlg. u. Erg. d. traumat. Kniegelenksverrenkgn, Erg. Chir. u. Orthop. 29/1936. — Knieverrenkgn. m. Knochenbr., Röntgenpraxis 1936. — Techn. d. Keilausschneidg. b. Gipsverbänden, Chirurg 1936. — Form d. Patella b. d. habit. Kniescheibenverrenkg., ebd. 1937. — Röntgenol. Darstellg. d. Kniegel.-Innenraumes d. Kontrastfüllg. u. d. Deutg. d. Befunde, ebd. — Atyp. Fersenbeinbr.formen b. Jugendl., Röntgenpraxis 1937. — Erkenng. u. Bhdlg. d. Verletzgn. d. med. Knieseitenbandes, Zbl. Chir. 1937. — Schädigg. d. Kniegel. d. unzweckm. Ruhigstellg. i. Gipsverband, Chirurg 1937. — Noch einmal: Techn. d. Keilausschneidg. b. Gipsverbänden, ebd. — Heilg. e. schw. off. Brustkorbbr. m. Lungenvorfall u. Freilegg. d. Herzbeutels, Wien. klin. Wschr. 1940. — Richtlinien f. d. Bhdlg. d. geschl. Br. d. Gliedmaßen, Broschüre f. e. Armee-Sanitätsabt. i. Osten 1940. — Diagn. d. Binnenverletzgn. d. Kniegel., Wien. klin. Wschr. 1941. — Nachbhdlg. d. Verletzgn. i. Frieden u. i. Kriege, ebd. — Posttraumat. Kalkschwund, Zbl. Chir. 1943. — Kriegschir. Erfahrgn. b. Extremitätenverletzgn., Wien. klin. Wschr. 1943. — Neue Extens.transportschiene f. Oberschenkel-, Knie- u. Unterschenkelschußbr., Dtsch. Militärarzt 1943. — Gelöste u. ungel. Probl. b. stumpfen Knieverletzgn. mit Ausnahme d. Knochenbr., Wien. klin. Wschr. 1944. — Die wichtigsten Gliedmaßenverletzgn., Mschr. Unfhlkd. — Neuer Op.-, Extens.- u. Reposit.tisch, neues Doppelstativ, Doppelkryptoskop f. Schaftbr. u. e. f. Schenkelhalsnagelgn., Z. Orthop. 83. — Marknagelprothese n. Dr. Dümmer, ebd. 78. — Neue Geräte f. d. Knochenbr.bhdlg., ebd., Beil.heft. z. 78. — Vereinfachg. d. Marknagelg. d. neue Geräte, Zbl. Chir. 1948. — Marknagelg. d. hohen O.armbr., Zbl. Chir. ebd. — Neuer Op.-, Extens.- u. Reposit.tisch, Med. Techn. 1948 u. Prospekt f. d. Fa. Braun, Melsungen. — Gelöste u. ungel. Probl. b. stumpfen Kniegel.-verletzgn., Chirurg 1949 u. Ref. Hamburger Ärztebl. 1948. — Nagelg. d. pertrochant. O.schenkelbr., Zbl. Chir. 1949. — Sehnenverpflanzgn. b. Daumen, Ref. Hamburger Ärztebl. 1948. — Knochenbr.bhdlg. m. neuen Geräten, Zbl. Chir. — Längsgestellte Sub- u. Intracutannaht, Chirurg 1950. — Techn. d. subtrochant. Osteotomie, Mschr.

Unfhlkd. 1949. — Neues Rö.gerät f. Aufnahmen u. Durchleuchtgn. i. 2 Ebenen
(Doppelstativ u. Doppelkryptoskop), Zbl. Chir. 1949 u. Prospekt d. Fa. Seifert u.
Co. Hamburg. — Frühheilverf. i. s. Bedeutg. f. d. Unfallversicherg., Hamburger
Ärztebl. 1949. — Krit. Stellg.nahme z. Massagenbhdlg. b. fr. Verletzgn., ebd. —
Rationelle Knochenbr.bhdlg., Melsungen: B. Braun. — Beseitigg. d. stat. Beschwer-
den d. Lockergs.- u. Kräftiggs.übgn., Eigen-Verl. — Ultraschallwellenbhdlg. d.
Prostatitis, Hamburger Ärztebl. 1949. — Rückäußerg. z. d. Entgegng. v. Dr. Hille
z. Massagebhdlg., ebd. 1950. — Krit. Stellg.nahme z. Massagebhdlg. b. fr. Ver-
letzgn., Dtsch. Badebetrieb 1950. — Doppelnagel b. Schenkelhalspseudarthr., Z.
Orthop. — Probl. d. Nucleus-pulposus-Hernie, ebd. — Diff.diagn. v. Meniscus-
schädiggn., Ärztl. Praxis 1951. — Sekundäre Einscheidg. b. schwierigen Sehnennähten, Z. Orthop. 1951. — Sudecksche Dystrophie, Bei.heft z. Z. Orthop.1951. —
Üb. d. funkt.arme Strecke b. Amputat.stümpfen, Bedeutg. u. Beseitigg., Mschr.
Unfhlkd. 1951. — Chron. Schmerz als Ursache d. Sudeckschen Dystrophie, Langen-
becks Arch. klin. Chir. 270, Ref. Zbl. Chir. 1951. — Probl. d. Kopfnekr. b. Schenkel-
halsbr., Chirurg 1952. — Erfahrgn. m. d. Knochenbank i. Unfallkrhs. Wien ebd. —
Verschrottg. d. straffen Pseudarthr., Zbl. Chir. 1952. — Vermeidg. d. Kopfnekr. b.
Schenkelhalsbr., Zbl. Chir. 1952. — Kontrastdarstellg. d. Meniscusverletzgn. —
Fugg. d. Pseudarthrosenenden mittels d. Dreifachkreissäge, Zbl. Chir. 1952. —
Wiederherstellgs.möglichk. n. ungünstig verheilten Verletzgn., Hamburger Ärztebl.
1952. — Bhdlg. d. Finger-Strecksehnenausrisses, Mschr. Unfhlkd. 1953. — Op.
Besserg. d. Krallenstellg. d. Finger n. Ulnarislähmg., Arch. orthop. Unfallchir. 47,'
1955. — Versenkbarer Stützständer z. Anlegg. v. Gipsverbänden, Chirurg 1955. —
Traumaprobl. d. Bandscheibenschadens, Hamburger Ärztebl. 1955. — Operat.
Besserg. d. ischäm. Kontraktur, Hefte Unfhlkd. 55/1956. — Mazer. Knochenspan
i. d. Pseudarthr.bhdlg., Zbl. Chir. 82. — Anzeigestellg. b. schweren Finger- u. Handverletzgn., ebd. — Diagn. u. Begutachtg. v. Meniscusverletzgn., Sonderdruck unfallchir. Tagg. Erlangen 1957. — Op. Bhdlg. d. Seitenbandrisse d. Kniegel., Chirurg
1963.

Kroener, Dieter, Oberarzt d. Vinzenz-Pallotti-Hosp., 506 Bensberg. — *3. 11. 31
Rio de Janeiro/Bras. — **A:** 57 Rio de Janeiro/Bras. — **Prom:** 62 Düsseldorf. —
F: Chir. — **V:** 58 Anästh., Casa de Saude S. Miguel, Rio de Janeiro (Fernando
Paulino), 58–59 Anästh., Hosp. do Servidor da Prefeitura (Renato Ribeiro), 59
gynäkol. Abt. Augusta Kr.anst. Bochum (Naendrup), 59–60 chir. Abt. ebd. (Hilgenfeldt), 60–61 path. Abt. Med. Akad. Düsseldorf (Meessen), 61–65 Allg. Krhs. Barm-
bek/Hamburg (Haenisch), 65 Städt. Krhs. Wiesbaden (Hartenbach), ab 65 Vinzenz-
Pallotti-Hosp. Bemsberg (Berberich). — **B:** Atyp. Amyloidose (sog. Paramyloidose),
Diss. — **P:** Frakt. d. koxalen Femurendes i. d. Alterschir., Zbl. Chir. 1965. — Stabilität v. Schenkelhalsosteosynthesen, Chirurg 1966. — Versorgg. v. Schenkelhalsfrakt.
m. gleit. Schrauben, Mschr. Unfhlkd. 1966.

Kroening, Helga, Chefärztin d. Krskrhs., X 1820 Belzig (Mark), Karl-Marx-Str. 5.
— Fragebogen 1968 nicht beantwortet.

Krönke, Ernst W., Prof., Chefarzt d. Chir. Klin. d. St.Markus-Krhs., 6 Frankfurt
a. M., Wilhelm-Epstein-Str. 2. — *21. 11. 10 Budsin (Prov. Posen). — **A:** 36 Breslau.
— **Prom:** 37 ebd. — **Hab:** 53 Jena. — **F:** Chir., Urol. — **V:** 35–36 Inn. Med., Breslau
(Stahl), 36–38 Path. Inst. Univ. Breslau (Staemmler), 38–42 Martin-Luther-Krhs.
Berlin-Grunewald (Nordmann), 47–48 Chir. u. Orthop. Berlin-Britz (Beck), 51–56
Jena (Kuntzen), 58 Städt. Krhs. Wiesbaden (Straaten), 59–60 Chir. Univ.-Klin.
Marburg (Schwaiger). — **B:** Desinfektion u. Sterilisation i. d. Traumatologie, in:

Zetkin-Kühtz, Traumatologie. Berlin 1955. — **P:** Morbus Cushing b. Ovarialteratom
(mit Parade), Z. klin. Med. 1938. — Gallensteinileus, Arch. klin. Chir. 1944. —
Darmvorfall des Kindes, Zbl. Chir. 1947. — Poliklin. als zentr. Sanitätsstelle, Dtsch.
Gesd.wes. 1949. — Anwendgs.mögl.ktn. d. Periduralanästh., ebd. — Noma u. ihre
Bhdlg., Zbl. Chir. 1950. — Wirkgs.mechan. d. Periduralanästh., Chirurg 1951. —
Wesen d. Periduralanästh., Arch. klin. Chir. 273. — Komplikat. n. Magenop., Zbl.
Chir. 1952. — Prostatachir., ebd. — Periduralanästhesie, ebd. — Klin. u. exp.
Untersuchgn. z. Probl. d. Fettembolie, Habil-.Schr. — Pathogenese d. traumat.
Fettembolie, Zbl. Chir. 1953. — Vorbeugg. u. Bhdlg. d. Op.schockes, Z. Tbk. 1954.
— Wandlgn. chir. Indikat. unt. d. Einfl. antibiot. u. chemotherapeut. Mittel, Zbl.
Chir. 1954. — Perfor. Pfählgs.verletzg. d. Thorax mit Durchbohrung d. Herzens,
op. geheilt, Chirurg 1955. — Einfl. β-naphtyl.-Imidazolin-haltiger Medikam. a. d.
abführ. Harnwege, Z. Urol. Kongr.ber. 1955. — Fragen d. Fettembolie, Zbl. Chir.
1956. — Cytodiagn. d. Prostataca., Z. Urol. 1956. — Rolle d. Lipase i. d. Pathogenese d. Fettembolie, Langenbecks Arch. klin. Chir. 283. — Hyperparathyreodis-
mus u. Nierensteine, Zbl. Chir. 1957. — Medikam. Blasentumorentstehg., Langenbecks Arch. klin. Chir. 285. — Exp. Untersuchgn. z. Wirkungsweise d. traumat.
Fettembolie, ebd. 286. — Melkerson-Rosenthal-Syndr. u. Megacolon congenicum
(mit Aderhold u. Pavlik), Dtsch. Gesd.wes. 1957. — Bedeutg. d. Hyperparathyreo-
dismus f. d. Entstehg. v. Nierensteinen (mit H. Müller), Z. Urol. 1957. — Op.indikat.
d. Krankh. d. Gallenwege, Therap.woche 1964.

Kronberger, Leo, Univ.-Doz., Chir. Univ.-Klin., A-8036 Graz/Österr. — *22. 6. 27
Graz. — **Prom:** 53 Graz. — **Hab:** 64 ebd. — **F:** Chir. — **V:** ab 53 Graz (Spath),
zwztl. 60 Zürich (Brunner), 65, 66, 67 Chir. Poliklin. München (Holle), 65 Med. Klin.
Stuttgart (Demling), 67 Med. Univ.-Klin. Basel (Koller). — **P:** Verwendg. v. Preludin b. chir. Erkrank. (mit Paul), Klin. Med. 1956. — 3 Fälle v. Aortenthromb. u.
ihre Bhdlg. m. Panthesin u. Hydergin, Wien. klin. Wschr. 1957. — Korrekt. d. op.
Magens (mit Spath), Wien. klin. Wschr. 1958. — Vermeidg. u. op. Korrekt. schlecht
funkt. Ulcusresekt.mägen (mit Spath), Med. Klin. 1958. — Bedeutg. d. intragastr.
Ph.-metrie i. d. Magenchir. (mit Amann), Medizinische 1958. — Erg. v. 1553 m.
Venostasin prophylakt. behand. Pat., ebd. 1959. — Neuer Skapulahaken, Chirurg
1959. — Kenntn. d. Lipome d. Magens (mit Köle), Medizinische 1959. — Milch-
säurewerte b. Magenkarz. u. ihr Einfl. auf d. intragastrale Ph.-metrie, ebd. —
Prophylaxe u. Therapie postop. thrombembol. Komplik. m. intramuskul. Heparin-
applikat., Med. Klin. 1959. — Verwend. d. intragastralen Ph.-metrie z. Diagn.
b. Magenblutgn., Wien. med. Wschr. 1959. — Intragastr. Ph.-Messung u. d. Magenka. (mit Amann), Med. Klin. 1959. — Erg. d. intragastr. Ph.-metrie b. Erkrankgn. d. Gallenbl., Medizinische 1959. — Versuch e. komb. Thromb.-Prophyl., Med.
Klin. 1959. — Exp. Beitr. z. praeop. Thromb.-Entstehg. (mit Cesnik), Medizinische
1959. — Modifiz. antekol. B II u. seine Erg., Zbl. Chir. 1959. — Aktuelle Azidität
i. Vergl. z. Uropepsieausscheidg. b. Ulcus- u. Karz.-Magen sowie nach Magenresekt.
(mit Cesnik), ebd. 1959. — Hist. Unters. üb. d. Bildg. e. Anastomosensphinkter b.
d. eingeengten Anastom. nach B I u. B II (mit Zechner), Wien. med. Wschr. 1959. —
Beeinflg. d. intragastr. Ph.-Messung durch Eiweiß u. Galle, Klin. Med. 1959. —
Intragastr. Ph.-Messung b. Erkrankgn. d. Magens u. Zwölffingerdarmes, Dtsch. med.
J. 1959. — Anwendg. e. subkut. z. verabreich. Heparinkonzentrates als intramuskul.
Inj. Heparin (mit Cesnik), Med. Welt 1960. — Beurteilg. verschied. op. Meth. i. d.
chir. Bhdlg. d. Magen-Ca. (mit Köle), Klin. Med. 1960. — Geschwürsperfor. i. hohen
Greisenalter, Chirurg 1961. — Versuch e. quant. u. qualit. Heparinbestimmg. i. Blut

(mit Cesnik), Med. Welt 1961. — Erg. e. gener. Thrombose-Prophyl. b. urol. Op. (mit Bergmann), Wien. med. Wschr. 1961. — Konservat. Therap. d. art. Embolie, Med. Klin. 1961. — Postop. thrombembol. Komplik., ihre Entstehg., Prophyl. u. Therap., Dtsch. med. J. 1961. — Bedeutg. d. v. Habererschen Umstechgs.- u. Raffnähte i. d. Magenchir., Chirurg 1961. — Gesch. d. terminolat. Modif. des B I (mit Spath), Med. Klin. 1961. — Kenntn. d. Leiomyome d. Oesoph. (mit Hausegger), Zbl. Chir. 1961. — Prüf. d. Magenazidit. mittels e. Farbreakt., Wien. med. Wschr. 1961. — Durch e. stumpf. Thoraxtrauma erworb. Oesophago-Trachealfistel (mit Spath), Radiol. Austr. 1961. — Auswirkg. d. Bronchograph. auf d. ventilator. Atemgrößen (mit Wageneder), ebd. — Lymphogranulom d. Lunge (mit Köle), Dtsch. med. J. 1961. — Kenntn. d. angebor. Lungenzysten i. Verbindg. m. e. abnorm. art. Gefäß, Zbl. Chir. 1961. — Verwendg. e. Langzeit-Sedativ. i. d. präop. Zeit u. dessen Einfl. auf d. Blutgerinng., Dtsch. med. J. 1962. — Beeinfl. d. venös. Rückströmg. in d. unt. Extrem. u. deren Messg. durch d. Rheograph. (mit Jenkner), ebd. — Postop. Thoraxdrain. i. mikrobiol. Sicht, ebd. — Selt. Komplikat. e. gutart. Magentumors (mit Hausegger), Radiol. Austr. 1962. — Entsteh.mechanism. d. traumat. Oesophago-Trachealfistel, Klin. Med. 1962. — Exp. Untersuchg. üb. d. Entstehg. u. Lokalisat. d. unf.bedingt. Trachealhinterwandberatg., Langenbecks Arch. klin. Chir. 300/1962. —Bhdlg. d. art. Embolie, Arzneither. 1962. — Exp. Beitr. z. Entstehg. d. Oesophago-Trachealfistel durch e. stumpf. Thoraxtrauma, Langenbecks Arch. klin. Chir. 300/ 1962. — Einfl. d. postop. Azidose auf d. Blutgerinng., Klin. Med. 1962. — Hustenhemm. Wirk. v. Silomat b. endoskop. Eingr., Wien. med. Wschr. 1963. — Diff.diagn. Wert d. intragastr. Ph.-metrie b. Ulcus u. Ca. des Magens, Dtsch. med. J. 1963. — Wiederherst. d. Speicherfähigkt. u. portion. Entleer. d. resez. Magens, Langenbecks Arch. klin. Chir. 303/1963. — Prim. op. Versorgg. b. querem traumat. Abriß d. Aorta thoracal. an typ. Stelle (mit Kraft-Kinz u. Tscherne), Zbl. Chir. 1963. — Antekol. B II u. seine Gesch. (mit Spath), Wien. klin. Wschr. 1963. — Postop. Schmerzbekämpf. n. thoraxchir. Eingr. (mit Wageneder), Med. Klin. 1963. — Senkrechte u. eingeengte Anastomose b. d. Magenresekt. u. ihr funkt. Erg. i. d. Rö.kinematograph. (mit Pirkerm-Lang), Langenbecks Arch. klin. Chir. 305/1964. — Erg. d. therapeut. u. prophyl. Bhdlg. m. Heparinkonzentr. i. d. Chir., Med. Klin. 1964. — Wiederhergest. Speicherfunkt. am Resekt.magen, Klin. Med. 1964. — Ph.-Verändergn. im anastomos. Duod. bzw. Jejunum nach Magenresekt. m. u. ohne Einengg. d. Anastom., Wien. klin. Wschr. 1964. — Ph.-Verändergn. i. Duod. nach e. sauren Probetrunk, b. Gesunden u. Ulcuskrank., Med. Klin. 1964. — 80 J. Billroth II (mit Spath), Wien. med. Wschr. 1965. — Absolut. Kontraindikat. d. Antikoagul.-Ther. b. d. Pankreatitis acuta u. ihrer thromboembol. Komplik. (mit Kronberger), Dtsch. med. J. 1965. — D. acute art. Gefäßverschl., Therap. d. Gegenw. 1965. — Haemostypt. Effekt d. Östriolsuccinates, Wien. klin. Wschr. 1965. — Einfl. d. weibl. Sexualhorm. auf d. Ulc. d. ob. Verdauungstrakt. (mit Hafner), Endokrinol. 1966. — Östriolsucc. in exp. u. chir. Sicht, Blutstillg., Schattauer 1966. — Therap. d. Rekt.Ca (mit Spath), Klin. Med. 1966. — Bhdlg. d. Analfisteln, ebd. — Op. Magen (mit Schreyer), Radiol. Austr. 1966. — Magenresekt.techn. u. ihre Funkt. i. d. Rö.kinematograph. (mit Pirker), Rö-Blätter 1966. — Chir. d. Dickdarmka. (mit Tscherne), Med. Klin. 1966. — Korrekt. schlecht funkt. Resekt.mägen (Postaliment. Frühsyndrom) (mit Spath), Gastroenterologie 107/1967 (Suppl.). — Rö.kinematograph. Funkt.diagn. d. op. Magens (mit Pirker), ebd. — Akute Komplik. u. Korrekturop. nach d. klass. Resekt.therap. (mit Spath), Klin. Med. 1967. — Verhalten e. synth. Schleimbild. auf d. Schleimhaut d. Magens u. Dünndarmes i. Tierexp., Med. Klin.

1967. — Substitut. d. HCL-Mangels i. Magen durch organ. Säuren, Dtsch. med. J. 1967. — Intraduodenal. Ph.-Wert u. d. Entleerg. d. Magens, Klin. Med. 1967. — Hat sich d. Progn. d. App.perfor. geändert? Eine 25-J.-Übersicht (mit Shambri), Wien. med. Wschr. 1967. — Postgastrektomie-Syndr. (mit Spath), Zbl. Chir. 1967. — Szint. Diagn. v. Oberbauchtumoren. Ein Fall v. Echinococcose d. Milz (mit Leb u. a.), Langenbecks Arch. klin. Chir. 318/1967.

Krotscheck, Hans, Primarius, A-8775 Kalwang (Österreich). — Fragebogen 1968 nicht beantwortet.

Krotzek, Wilhelm, Facharzt f. Chir., Betriebsarzt d. Salzgitter AG., 332 Salzgitter-Lebenstedt, Saldersche Str. 32. — *5. 10. 22 Hindenburg O/S. — A: 47 Kiel. — **Prom:** 47 ebd. — **F:** Chir. — **V:** 47–56 Franziskus-Hosp. Flensburg (Franck, Auffenberg), urol. Abt. Elisabeth-Krhs. Köln-Hohenlind als Gastarzt (Beck), Sozialmed. Klinik Itzehoe.

Krückenberg, Karl-Theo, Facharzt f. Chir., 48 Bielefeld, Breite Str. 8. — *27. 10. 12 Kiel. — **A:** 39. — **Prom:** 40. — **F:** Chir. — **V:** 38 u. 42 inn. Med. Städt. Krhs. Bielefeld (Wiechern, Wolf), 38–42 Chir. ebd. (Sprengel), 42–43 Chir. u. Gynäk. St. Franziskus-Hosp. ebd. (Hitzler), 43–49 Militärdienst, 49–51 Städt. Krhs. Bielefeld (Lamprecht). — **P:** Traumat. Oesophagusrupt. u. ihre Entstehg. an Hand e. tödl. Falles nach Politzer-Luft-Dusche d. Ohres, Arch. Ohr.-Nas.-Kehlk.hlkd. 148.

Krüger, Bernhard J., Facharzt f. Chir., Oberarzt d. II. Chir. Klin. d. Freien Univ. Berlin im Städt. Krhs. Westend, 1 Berlin 19, Spandauer Damm 130. — *9. 6. 31 Berlin. — **A:** 59 Berlin. — **Prom:** 58 Kiel. — **V:** 57 Städt. Aug.-Vikt.-Krhs. Berlin (Lax), Pathol. Inst. d. Univ. Kiel (Doerr), 58 II.Med.Univ.-Klin.Berlin (Bartelheimer),58–64 Chir. Univ.-Klin. ebd. (Linder, Franke), ab 64 Städt.Krhs.Berlin-Neukölln (Bücherl). — **P:** Tödl. Lungenart.embolie u. Antikoagulantienprophyl., Bruns' Beitr. klin. Chir. 203/1961. — Ätiol. d. Staphylokokkenhospital., ebd. 204/1962. — Hämostasetherap. i. d. Chir. unt. bes. Berücksicht. d. extrakorp. Kreisl. b. Op. am Herzen, Thrombosis et Diath. hämorrhagica, Suppl. 1/8. — Chir. Bhdlg. v. Art.verletzgn., Dtsch. med. J. 1964. — Traumat. Chylothorax u. seine Bhdlg., Thoraxchir. u. vascul. Chir. 12/1964. — Mod. Schockbekämpfg., Dtsch. Zbl. Krankenpfl. 1965. — Traumatic chylothorax and its treatment, Surg. Gynec. Obstet. 120/1965. — Tierexp. Untersuchgn. z. Bhdlg. d. fortgeschr. hämorrhag. Schocks durch Blutreinfus. bzw. Infus. v. niedermolekul. Dextran, Klin. Med. 1966.

Krüger, Erich, Facharzt f. Chir., 463 Bochum, Hattinger Str. 241/243. — *12. 5. 20 Hamm/Westf. — **A:** 46 Münster/Westf. — **Prom:** 46 Kiel. — **F:** Chir. — **V:** 46–47 inn. Abt. Städt. Krhs. Hamm/Westf. (Held), 48–51 chir.-gynäk. Abt. ebd. (Senge), 51–57 chir. Abt. ebd. (Andreesen). — **P:** Prakt. Erfahrgn. i. d. Bhdlg. von schweren Körperverbrenngn. b. Explosionsunglücken i. Bergbau, Chirurg 1952. — Bhdlg. schwerer Verbrenngn., Fortschr. Med. 1953. — Kniegelenksergüsse, organis. Hämatome i. Kniegel. u. Innenhaut, Zbl. Chir. 1953. — Dauerbrüche b. d. stahlarmierten Kunstharzendoprothese nach Judet, Arch. orthop. Unfallchir. 46/1953. — Organis. Gelenkergüsse, Zbl. Chir. 1954. — Kann nach chronisch-eitr. Prozessen i. jahrel. Verl. e. Lebercirrhose auftreten?, Mschr. Unfhlkd. 1954. — Ein Fall angeb. Verändergn. d. Meniski u. Kreuzbänder, Zbl. allg. Path. 93/1955. — Beobachtgn. a. e. gr., gelenkart. a. d. Innenknöchel gelagerten Os subtibiale, Mschr. Unfhlkd. 1956. — Traumat. Knorpelknötchen u. Wirbelspätzusammenbr., ebd. — Sehnenfach d. M. popliteus, Beitr. z. Anat. d. Kniegel. u. Histol. d. Meniscusschadens, Bruns' Beitr. klin. Chir. 193/1956.

Krüger, Harro, 1. Oberarzt d. Chir. Klin. d. Bezkrhs. Dessau, X 4502 Dessau-Alten, Auenweg 38. — Fragebogen 1968 nicht beantwortet.

Krüger, Johannes, Facharzt f. Chir. a. Bw.-Laz., 29 Oldenburg, Dürerstr. 6. — *9. 9. 19 Königsberg/Pr. — **A:** 44 Hamburg. — **Prom:** 45 ebd. — **F:** Chir. — **V:** 46–52 Krskrhs. Lichtenstein/Sa., 51 Facharzt f. Chir., 52–58 Oberarzt Heinrich-Braun-Krhs. Zwickau/Sa., — 59-60 St.-Elisabeth-Krhs. Gütersloh, 60–61 Städt. Kr.anst. Remscheid, 61–63 Freie Praxis. — **P:** Klin. d. Arrhythmia abs. Diss. 44. — Erfahrgn. b. d. Kombinat.nark. m. Magnesiumthiosulfat u. Eunarcon, Zbl. Chir. 1954. — Nierenstein als Ursache e. Obturat.ileus, Z. Urol. 1954. — Karzinosarkom d. Mamma, Zbl. Chir. 1955. — Neurogen. Tumor d. Magens, Zbl. Chir. 1955. — Künstl. Wärmezufuhr od. Unterkühlg. b. d. postop. Schockbhdlg., ebd. — Gedeckt. Hirnverletzgn. i. ihrer Bedeutg. f. d. Praxis, Psychiatr., Neurol., med. Psych. 1956. — Elektr. Verschorfg. d. inop. Rektum-Ka., Zbl. Chir. 1957.

Krueger, Richard, 8121 Ober-Söchering (Post Weilheim/Oberbayern). — Fragebogen 1968 nicht beantwortet.

Krüger-Martius, Hellmut, Doz., Dr. med. habil., Ärztl. Dir. d. Michaelis-Krhs., 2 Hamburg 19, Am Weiher 7. Praxis: 2 Hamburg 36, Jungfernstieg 7. — *9. 7. 06 Candia/Kreta. — **A:** 34 Berlin. — **Prom:** 36 ebd. — **Hab:** 44/45 Prag. — **F:** Chir. — **V:** 33–40 III. Chir. Univ.-Klin. Berlin, 40–45 Oberarzt Dtsch. Chir. Univ.-Klin. Prag (Hohlbaum). — **P:** Verschied. Veröff. i. chir. Z.

Krug, K. Gottfried, Chefarzt d. chir. Abt. d. Krskrhs., X 83 Pirna/Elbe., Privat; X 80 Dresden, Pillnitzer Landstr. 45. — *14. 10. 18 Dresden. — **A:** 43 Berlin. — **Prom:** 43 ebd. — **F:** Chir. — **V:** 43–45 Kriegsdienst, 45–47 Stadtkrhs. Dresden-Johannstadt (Sprung), 48 Med. Klin. ebd. (Crecelius), 49–58 Stadtkrhs. Dresden-Friedrichstadt (Fromme). — **P:** Rückblick auf 6 J. Magenchir. (mit Fromme), Bruns' Beitr. klin. Chir. 188/1954. — Teratome d. Retroperitonealraumes, Zbl. Chir. 1956. — Unilat. fibr. Dysplasie (mit Jaffé-Lichtenstein), ebd. 1961.

Krull, Karl, Facharzt f. Chir., 4222 Friedrichsfeld/Ndrrh., Bülowstr. 4. — *25. 3. 12 Paderborn. — **A:** 40 Münster i. W. — **Prom:** 40 ebd. — **F:** Chir. — **V:** 39 Knappschaftskrhs. Quierschied/Saar und Thür. Landeskrhs. Greiz, 40 Krskrhs. Herzberg/Elster, 40–46 Knappschaftskrhs. Hettstedt/Südharz, 47–60 Chefarzt Krs.-krhs. Gerbstedt/Bez. Halle/Saale, 60–62 Ass.- u. Oberarzt am Städt. Krhs. Weilburg/Lahn, Krhs. Marienwörth Bad Kreuznach u. Städt. Krhs. Weinheim/Bergstr.

Krum, geb. Meyer, Linda, 1. Ass.ärztin, Chir. Klin. Oststadt-Krhs., 3 Hannover. — *12. 3. 32 Hannover. — **A:** 61 Wiesbaden. — **Prom:** 58 Marburg. — **F:** Chir. — **V:** 59–60 Oststadt-Krhs. Hannover, Chir. Klin. (Kirsch), 60 Med. Klin. ebd. (Schlamann), 61 Frauenklin. ebd. (Fauvet), ab 61 Chir. Klin. ebd. (Kirsch).

Krumhaar, Dieter K.-F., Wiss. Ass. Chir. Univ.-Klin., 69 Heidelberg, Kirschner Str. — *30. 12. 34 Berlin. — **A:** 63 Berlin. — **Prom:** 63 ebd. — **F:** Chir. — **V:** 60–62 Los Angeles, Univ. of Calif. (UCLA) (Longmire, Maloney), ab 63 Chir. Univ.-Klin. Heidelberg (Linder). — **P:** Probl. u. Mißerfolge i. d. Gallenwegschir. Nachuntersuchgs.erg. 380 gallenwegsop. Pat., Diss. — Denaturation of plasma proteins as a cause of morbidity and death after intracardiac operations, Surgery 50/1961. — Comparison of the effects of membrane and non-membrane oxygenators on the biochemical and biophysical characteristics of blood, Surg. Forum 12/1961. — Denaturation of protein by in vacuo drawing of blood, Transfusion 2/1962. — Survival after extracorporeal circulation of stored erythrocytes treated with acid-citrate-dextrose (ACD) and heparin, J. Surg. Research 3/1963. — Chemical and hypothermic in hibition of intravascular sludging in extracorporeal circulation, Ann.

Surg. 160/1964. — Sog. Rest- u. Nachbeschwerden d. Gallenwegschir., Z. ärztl. Fortbild. 1964. — Postop. Herztamponade, Thoraxchir. 1965. — Plast. Versorgg. übergr. kongenit. Zwerchfelldefekte, Bruns' Beitr. klin. Chir. 211/1965. — Chir. d. Herzens m. Hilfe d. extrakorp. Kreisl.: Erfahrgn. b. 500 Eingr., Langenbecks Arch. klin. Chir. 311/1965. — 20 J. Chir. d. extrahepat. Gallenwege an d. Chir. Univ.-Klin. Heidelberg, Chirurg 1965. — Kongenit. zyst. Lungenkrankh., Münch. med. Wschr. 1966. — Measurement of intravascular erythrocyte sequestration by Cr^{51}. Effect of endotoxin in dogs and clinical status, extracorporeal circulation and rapid sampling in man., Ann. Surg. 164/1966. — Bhdlg. Herzkranker m. elektr. Schrittmachern, Physiother. 57/1966. — Treatment of intrapulmonary shell fragments, Surg., Gynec. Obstet. 123/1966. — Erfolgr. Op. e. 52 J. besteh. art.-ven. Fistel, Langenbecks Arch. klin. Chir. 318/1967. — Atemstörgn. b. Fehlbildgn. d. Zwerchfells, chir. Bhdlg. u. Späterg., Pädriatrie u. Pädol. 1967. — Späterg. nach Op. kongenit. Zwerchfellhernien- u. Relaxat., Langenbecks Arch. klin. Chir. 319/1967. — Management of primary rib tumors, Surg., Gynec. Obstet. 125/1967. — Surgical experience with 200 traumatic arteriovenous fistulas, Intermedes (Uppsala, Schweden) 1967. — Art.-ven. Fisteln d. Pfortadergebietes, Langenbecks Arch. klin. Chir. 320/ 1968. — Chir. Erfahrgn. b. 200 Schrittmacher-Implantat., Münch. med. Wschr. 1968. — Analyse u. Späterg. op. kongénit. Zwerchfellhernien- u. Relaxat. i. Neugebor.- u. Kindesalter, Z. Kinderchir. 1968. — Überlebenszeit Cr^{51} markierter Erythrocyten nach Herzop. unt. Verwendg. e. Plastik- u. Scheibenoxygenators, Thoraxchir. 1968.

Kruse, Hans Dietrich, Facharzt f. Chir., 317 Gifhorn, Braunschweiger Str. 36. — *6. 12. 16 Salzwedel. — **A:** 44 Jena. — **Prom:** 44 ebd. — **F:** Chir. — **V:** 44–45 Laz. Weimar, 46–50 Krskrhs. Salzwedel (Sudhoff, Pfeiffer), 50–53 Städt. Krhs. Berlin-Prenzlauer Berg (Weninger), 53–57 Krhs. d. Volkspolizei Berlin (Kühtz), 57–58 Charité (Felix), 58–61 Tbc-Forschungsstelle Buch (Steinbrück). — **B:** Die Wunde, in: Die Chirurgie des Trauma, v. Zetkin-Kühtz, Bd. I, Volk u. Gesundheit 1955. — **P:** Extrahepat. Gallenwege, Zbl. Chir. 1953. — Intraperitoneale Entzündgn., Dtsch. Gesd.wes. 1955. — Spätkomplikat. nach Magenresekt., Zbl. Chir. 1958. — Rippenosteomyelitis u. Pleuraempyem nach perikost. Perlonnähten, ebd. 1959. — Chron. Pneumonie, Z. ärztl. Fortbild. 1960. — Periph. Lymphknoten-Tbk., Dtsch. Gesd.wes. 1960. — Postop. Schleimbeutelbildg. an d. Schulterblattspitze, Zbl. Chir. 1961.

Kubitzki, O. G. Paul, Aktiver Marine Sanitätsoffiz. a. D., 2 Hamburg 52, Ansorgestr. 26. — *25. 6. 95 Berlin-Spandau. — **A:** 23 Berlin. — **Prom:** 23 ebd. — **F:** Chir. — **V:** 32–35 Hamburg-Eppendorf (Sudeck, Konjetzny). — **P:** Ca. adenomatosum d. Vagina, Diss. — 4 Erkrankgn. an Lymphogranuloma inguinale an Bord d. Auslandskreuzers „Karlsruhe" 1935/36, Dtsch. Z. Chir. 248. — Bhdlg. lok. u. allg. Infekt. u. d. Lymphogranuloma inguinale m. Prontosil, Dtsch. Militärarzt 1938. — 3 Verletzgn. d. Bauchspeicheldrüse, d. Dünndarms u. d. Mastdarmes d. stumpfe Gewalt, ebd. — Das gr. Lazarettschiff. Seine Einrichtg. u. Verwendg., ebd. 1939. — Organisat. an Bord eines Lazarettschiffes u. Versorgg. d. Verwundeten, Z. ärztl. Fortbild. 1940.

Kuchenreuter, Georg, Facharzt f. Chir., Oberarzt d. chir. Abt. d. Städt. Kr.anst., 875 Aschaffenburg. — *15. 8. 19 Regensburg. — **A:** 44 München. — **Prom:** 44 ebd. — **F:** Chir. — **V:** 44 Priv.-Klin. Dr. Zeitler Regensburg, 44–45 Juliusspit. Würzburg (Bundschuh), 45–46 Hilfskrhs. Klerikalseminar Regensburg (Späth), 46 Gastarzt am Riederinst. München, 46–52 Juliusspit. Würzburg (Bundschuh, Makowsky),

52–53 Gutachter b. Obervers.amt Würzburg, 53–55 Stadtkrhs. Hof/Saale (Menter), 55–59 Oberarzt d. chir. Abt. d. Stadtkrhs. Kempten/Allgäu (Zeller), ab 59 1. Oberarzt d. chir. Abt. d. Städt. Kr.anst. Aschaffenburg (Daser). — **P:** Erfahrgn. b. Verschraubg. d. Verrenkg. im Acromioclaviculargelenk nach Bosworth, Chirurg 1956.

Kucher, Rudolf, Prof., Facharzt f. Anaesth., Inst. f. Anaesth. d. Univ., A-1090 Wien, Spitalgasse 23. — *6. 8. 22 Klagenfurt. — **Prom:** 48 Graz. — **Hab:** 63 Wien. — **F:** Anaesth. — **V:** 48 Inn. Graz (Gotsch), 48–55 Chir. Wien (Schönbauer), ab 50 Anaesth. a. d. I. Chir. Univ.-Klin. Wien, ab 53 Oberarzt (Anaesth.), ab 61 Oberarzt am Inst. f. Anaesth. Wien (Mayrhofer). — **B:** Mod. Anaesth., Konsilium, Diagn.-therap. Taschenb., Urban & Schwarzenberg 1954, 1957, 1962, 1963, 1965. — Beitr. in: Lehrb. d. Anaesthesiol., hrsg. v. R. Frey, Hügin u. Mayrhofer, Springer 1955, sowie: Span. Übersetzg., Barcelona: Salvat Editores 1956. — Resusciat. controvers. Aspects (An international Symposium), Vienna 1962, Editor: P. Safar, Springer 1963. — Some new aspects in the treatment of severe tetanus; International anaesth. clinics, European trends in Anaesthesiology, Editor: O. Mayrhofer, Boston, Mass.: Little, Brown and Comp. 1965. — The intensive treatment unit: Two jears of practical experience, Internat. anesth. clinics, European trends in Anaesth., Edit.: O. Mayrhofer, Boston, Mass.: Little, Brown and Comp. 1965. — Sympathom. drugs in their relat. to the catecholamines, use and abuse of catecholamines in local and reg. anaesth., in: A Panel on Catecholamines and their significance in anaesthesia, Hrsg. R. Frey, Anaesthesiol. u. Wiederbelebg. Bd. 8, Springer 1966. — Intensivbhdlgs.station als Notfallszentrale, Hrsg. K. Hutschenreuter, Anaesth. u. Wiederbelegb. Bd. 15, Springer 1966. — Krankengut u. Erg., Aufbau u. Organisat. d. Intensivbhdlgs.station der I. Chir. Univ.-Klinik Wien; Hrsg. Horatz u. R. Frey, Anaesth. u. Wiederbelebg. Bd. 17, Springer 1966. — Genese u. Therapie d. haemorrhag. Schocks. Act. anaesth. scand. Hrsg. Just, Proc. III, Suppl. 25/1966. — Posttraumat. Indikat. z. künstl. Beatmg., in: Ateminsuff. u. ihre klin. Bhdlg., Hrsg. Just u. Stoeckel, Thieme 1967. — Lungenverändergn. unt. künstl. Beatmg., Klin., röntgen. u. pathol.-anat. Untersuchgn., ebd. — **P:** Einfl. d. Hypothermie auf d. neuromuskul. Aktivität v. Succinylcholin u. d-Tubocurarin., Diss. — Erfahrg. m. d. i.v. Haemostyptikum Unip 733, Wien. med. Wschr. 1950. — Erfahrg. m. d. mod. Anaesth.-techn. i. d. Verletzgs.chir., Wien. klin. Wschr. 1951. — Theor. u. Praxis d. postop. Reanimat., Anaesthesist 1952. — Intra- u. postop. Hirnanoxie, Bruns' Beitr. klin. Chir. 185/1952. — Op. unt. kontroll. Blutdrucksenkg., Schweiz. med. Wschr. 1952. — Z. Pathophysiol. d. off. Thorax, Anaesthesist 1952. — Künstl. Winterschlaf, Uns. Gesundh. 1952. — Transventr. Pulm.-stenosenop. i. Gangl.block. m. kontroll. Blutdrucksenkg., Wien. klin. Wschr. 1953. — Prolong. kontroll. Blutdrucksenkg., ein Beitr. z. konserv. Bhdlg. intrakran. Blutg. u. akut. Hirndrucksteigerg., Wien. med. Wschr. 1953. — Klin. Erfahrg. mit d. Gangl.block., Anaesthesist 1953. — Neuer Gangl.-block., ebd. — Funkt.-pathol. Gesichtspunkte z. Indikat.-probl. d. beabsicht. Blutdrucksenkg., ebd. — Verringerg. d. Op.risik. durch potenz. Anaesth., pharmakol. Hibernat. u. künstl. Winterschlaf, ebd. — Mod. anestezinin bugünküdurumu, Türk Tip Cemiyet, Mecmuasi, Yil: 19, No. 12 – 1953. Ayri baski Bulletine de la Société Turque de Médecine N. 12 (1953). — Bemerkg. zu umstritt. Probl. d. künstl. Blutdrucksenkg., Anaesthesist 1954. — Spin. Hypotens. i. pharmak. Hibernat., ebd. — Künstl. Blutdrucksenkg. u. Nierenfunkt., ebd. — Veränderg. d. Bluteiweißkörper unt. künstl. Blutdrucksenkg., ebd. — Erfahrg. mit d. (künstl.) Hibernat., ebd. — Mod. anestezide kontrole hipotasiyon ile yapilan ameliyatlar, Türk Tip Cemiyet, Mecmuasi 1954. — Fall v. erfolgr. Hibernotherap.

b. sonst tödl. Hirnstammkontus., Zbl. Neurochir. 1954. — Gangl.-block. m. „Arfonad", Mitt. öst. Sanit-Verwalt. 56/1955. — Spez. intra- u. postop. Probl. d. Anaesth. i. d. Herzchir., Anaesthesist 1957. — Bhdlg. d. Unfallschocks, ebd. — Nark.probl. d. mod. Herzchir., Acta anaesth. Padova 1957. — Anaesth. - gestern u. heute, Öst. Ärzteztg. 1957. — Nachbhdlg. b. Ileus, Peritonitis u. Darmatonie, Anaesthesist 1957. — Erfahrg. i. d. Verhütg. u. Bhdlg. v. Nark.komplikat., Wien. med. Wschr. 1958. — Nark.krämpfe, Anaesthesist 1959. — Le traitement de l'anoxie per et postopératoire, Cah. Anesth. 7/1959. — Klin. Bedeutg. d. Elektrolythaushalt. b. chir. Erkrankg. d. ZNS, Wien. klin. Wschr. 1960. — Ernährg. u. Bhdlg. bewußtl. Schädel-Hirnverletzt., Klin. Med. 1960. — Sog. tot. Bronchospasmus, Anaesthesist 1960. — Nark.probl. b. Kleinkindern i. d. Kieferchir., ebd. — A propos du traitement et de la réalimentation des grands traumatisés du crane, Cah. Anesth. 8/1961. — Probl. d. Trendelenb. Embolekt., Klin. Med. 1962. — Therap. nicht haemolyt. bedingt. Bluttransfus.störg., Anaesthesist 1962. — Einfl. d. Temp.senkg. auf d. neuromusk. Aktivit. v. Succi. u. Tubocurar. an d. Skelettmusk. d. Katze, ebd. — Tetanusbhdlg. in anaesth. Sicht, Habil-Schr. — Hibernotherap. b. protrah. bedrohl. Katatonie, Med. Wschr. 1963. — Einf. Nark.meth. z. Prüfg. v. Inhal.anaesth. an Vers.tieren im „Langzeit-Experim.", Anaesthesist 1963. — Nachruf auf L. Schönbauer, ebd. 1964. — Kenntn. d. Neuromyopathia carc. mit myasth. Syndrom, ebd. — Mod. Aspekte d. Tetanusbhdlg., Wien. klin. Wschr. 1964. — Prolong. Wiederbelebg. schwerst. Schädel-Hirnverletzt. - sinnvoll oder nicht?, Langenbecks Arch. klin. Chir. 308/1964. — Funkt. u. Einrichtg. e. Intensivbhdlgs.station – Krankengut u. Erg., Wien. klin. Wschr. 1965. — Einfl. d. Unterkühlg. auf d. Wirkg. v. Muskelrelaxant., Proc. 2. Fortbildungsk. f. klin. Anaesth., Wien 1965, Separatum. — Schockbekämpfg., Herzmassage; Ber. d. Wien. Med. Akad. f. ärztl. Fortbild. 4/1965. — Probl. d. Dauerbeatmg. aus d. Erfahrg. e. Intensivstat., Abstrakta, Sympos. anaesth. internat. Prag 1965. — Schockbekämpfung; Herzmassage; Wien. Z. inn. Med. 1965. — Indikat. u. Gegenindikat. d. Intensivbhdlg., Klin. Med. 1966. — Anwendg. v. homol. Tetanusantitoxin b. d. Bhdlg. d. schweren Tetanus. Klin. u. immunbiol. Beobachtgn. nach therapeut. Gabe v. humanem Tetanus-Hyperimmunglobulin, Wien. med. Wschr. 1966. — Organisat. u. Betrieb e. Abt. f. Intensive Therap., 2. Europ. Kongr. f. Anaesth. Kopenhagen 1966, Zusammenfassgn. — Künstl. Beatmg. i. d. Traumatol., Z. prakt. Anaesth. u. Wiederbeleb. 1966. — Sind Analeptica od. Antidote b. Barbituratvergiftgn. noch indiziert?, ebd. — Techn. u. Erg. d. perkut. V. cava-inf.-Katheters b. 100 Pat. e. Intensivpflegestat., ebd. — Intensivbhdlgs.stat., Münch. med. Wschr. 1966. — The results of 3-year experience with the intensive care unit of the first Surgical Clinic of Vienna University. Proc., 2nd Asien Australasian Congr. Anesth. Tokyo, 1966. — Intensivpflege schwerkranker Patienten, Zbl. Chir. 1967. — Pathophysiol. d. chir. Eingr. u. d. Konsequenzen – bes. i. prä- u. postop. Hinsicht, ebd. — Spätschäden d. Trachea nach Tracheotomie – Röntgenol. u. klin. Untersuchgn., Anaesthesist 1967. — Bhdlg. respirator. Notfallssituat., Z. österr. RK 1967. — Herzalarm, Eigenverlag 1967. — Vorläuf. Erfahrgn. m. d. Nierentransplantat., Zbl. allg. Path. 110/1967. — Muskelrelaxant. i. d. Bhdlg. d. schweren Tetanus. Sep. III. Internat. Fortbild.kurs klin. Anaesth. Wien 1967.

Kübler, Wolfgang, 741 Reutlingen, Panoramastr. 113. — Fragebogen 1968 nicht beantwortet.

Küchel, Walter, Facharzt f. Chir., 24 Lübeck, Königstr. 17. — *24. 10. 99 Butzbach. — **A:** 23. — **Prom:** 28 Heidelberg. — **F:** Chir. — **V:** 24 pathol. Anat.

Darmstadt (Schneider), 24–28 Worms (Heidenhain, Braeunig), 28 Darmstadt, 28–29 Frankfurt a. M. (Schmieden), 29–33 Oberarzt Knappschafts-Krhs. Langendreer (Friedemann). — **P:** Matropathia haemorrhag. n. Blasenmole, Diss. — Resekt. b. perfor. Magen- u. Zwölffingerdarmgeschwür, Dtsch. Z. Chir. 227/1930. — Bhdlg. d. Handwurzelbr., Münch. med. Wschr. 1933. — Kombinat.nark. m. Stickstoffoxydul u. Evipan, Dtsch. med. Wschr. 1934.

Küchlin, Ernst, Facharzt f. Chir., Sportarzt, Praxis: 2 Hamburg 20, Eppendorferbaum 8, Klinik: Krhs. Beim Andreasbrunnen. — *13. 2. 20 Freiburg/Brsg. — **A:** 45 Hamburg. — **Prom:** 46 ebd. — **F:** Chir., Sportmed. — **V:** Studium d. Sportphil., Fachausbildung: Pathol. (Gräff), inn. Med. (Budelmann), Chir. (Zunker).

Kügler, Siegfried, Ass. d. Chir. Univ.-Klin., 2 Hamburg 20, Martinistr. 52. — Fragebogen 1968 nicht beantwortet.

Kühl, Jürgen, 2 Hamburg-Groß Flottbek, Beselerplatz 11. — Fragebogen 1968 nicht beantwortet.

Kühlewein, Werner, Chefarzt d. chir. u. Unfall-Abt. d. Ev. Diakonissenkrhs., 75 Karlsruhe-Rüppurr. — *19. 5. 15 Heidelberg. — **A:** 39 Freiburg. — **Prom:** 39 ebd. — **F:** Chir. — **V:** Med. Abt. d. Diak.-Krhs. Karlsruhe-Rüppurr (Turban), chir. Abt. ebd. (Hueck). — **P:** Drainageloser Verschl. nach Strumekt., Zbl. Chir. 1951. — Dreidrahtfix. d. Fußgelenks, ebd.

Kühlmayer, Robert, Univ.-Doz., Vorst. d. chir. Abt. d. allg. Poliklin. d. Stadt Wien, A-1090 Wien 9, Mariannengasse 10. — *18. 11. 20 Ternitz/N.Ö. — **A:** 44 Wien. — **Prom:** 44 ebd. — **Hab:** 61 ebd. — **F:** Chir. — **V:** 45–65 II. Chir. Univ.-Klin. Wien (Denk, Kunz). — **P:** Zentr. Hüftluxat., Klin. Med. 1947. — Akute traumat. Subduralhaematom, ebd. — Essent. Haemoptoe., Wien. klin. Wschr. 1951. — Statist.-klin. Beitr. z. Probl. d. Thrombo-Emboliegefährdg. (mit Wenzl), Langenbecks Arch. klin. Chir. 269/1951. — Kann d. Infus. v. Konservenblut auf Grund d. Kaliumanreicherg. i. Plasma z. tox. Schädiggn. führen?, Wien. klin. Wschr. 1951. — 30 J. chir. Bhdlg. d. Lungentbk., ebd. 1952. — Exp. Untersuchg. üb. d. Kaliumausscheidg. u. Kaliumverteilg. i. Organismus b. ausgieb. intraven. Kaliumzufuhr, Langenbecks Arch. klin. Chir. 271/1952. — 4 Fälle v. spont. Rectushaematom, Wien. klin. Wschr. 1952. — Bedeutg. d. Kaliums i. d. Chir., ebd. — Cholecystitis u. Cholelithiasis i. Kindesalter, ebd. 1953. — Meth. z. Überbrückg. gr. Dickdarmdefekte, Chirurg 1953. — Derzeit. Stand d. Therap. d. Colitis ulcerosa, Klin. Med. 1954. — Fall v. totaler Colect. b. Colitis ulcerosa, Wien. klin. Wschr. 1954. — Künstl. Hypothermie als unterstütz. Maßnahme b. d. Bhdlg. schwerer Schädeltraumen (mit Mayrhofer), ebd. — Spont. intraperiton. Blasenruptur (mit Burkert), ebd. — Intrazellul. Kaliumdefizit b. chir. Pat., Klin. Med. 1954. — Magenstumpfca. als Spätprobl. d. Ulcuschir. (mit Rokitansky), Langenbecks Arch. klin. Chir. 278/1954. — Tödl. Spätkomplikat. i. d. Ulcuschir., ebd. — Selt. Komplikat. währ. e. intratrach. Nark., Klin. Med. 1954. — Thromboseprophyl. i. d. Chir., ebd. — Was leistet d. Miller-Abbott-Sonde b. d. Bhdlg. d. Ileus? (mit Wense), ebd. 1955. — Postop. Peritonitis i. d. Ära d. Antibiotica, ebd. — Exp. Untersuchgn. üb. d. Beeinfl. d. Geschwindigkt. d. ven. Blutstromes durch Venostasin (mit Chott), Münch. med. Wschr. 1955. — Chir. Bhdlg. d. cardianahen Ulcus, Klin. Med. 1955. — Volvolus d. Coecums, Gastroenterologia 83/1955. — Ätiol. d. entzündl. Sten. d. Mastdarmes (mit Holzner), Klin. Med. 1956. — Exp. Beobachtgn. üb. d. analept. Wirkg. v. Venostasin (mit Chott), Wien. klin. Wschr. 1956. — Gezielte Thromboseprophyl. m. Venostasin, Med. Klin. 1956. — Probl. d. postop. Refluxoesophagitis, Bruns' Beitr. klin. Chir. 192/1956. — Ursachen v. Mißerfolgen i. d. chir. Bhdlg. d. Colitis

ulcerosa, Langenbecks Arch. klin. Chir. 284/1956. — Prophyl. d. posttraumat.
Ödems (mit Galle), Arch. orthop. Unfallchir. 48/1956. — Lebenserwartg. b. palliativ
op. Pankreaska. (mit Wense), Klin. Med. 1956. — Korrekt. v. Stoffwechsel-Azidosen
m. Elo-Mel, Münch. med. Wschr. 1957. — Rezidiv nach d. Magenresekt. weg. Ca.,
Klin. Med. 1957. — Säure-Basenhaushalt i. d. Anaesth., Anaesthesist 1957. —
Bhdlg. v. hypochloräm. Alkalosen m. Elo-Mel 5, Münch. med. Wschr. 1958. —
Störgn. d. Säure-Basenhaushaltes u. d. Elektrolytstrukt. b. d. Peritonitis u. deren
Bhdlg., Langenbecks Arch. klin. Chir. 292/1959. — Störgn. d. Elektrolytstrukt. u.
d. Säure-Basenhaushaltes b. Ileus u. Peritonitis u. deren Bhdlg., Klin. Med. 1959. —
Fall v. transthorako-diaphragm. Lebernaht, ebd. 1960. — Störgn. d. Elektrolyt-
strukt. b. Ileus u. Peritonitis, Wien. klin. Wschr. 1960. — Heut. Stand d. Chir. d.
Papillenka., ebd. — Störgn. d. Mineralstoff- u. Säure-Basen-Haushaltes b. Magen-
ausgangssten. i. Abhängigkt. v. d. Aziditätsverhältn. d. Magensaftes, Klin. Med.
1961. — Späterg. nach ausgedehnten Dickdarmresekt. weg. Colitis ulcerosa (mit
Zängl), ebd. — Behelfsmäß. Überbrückg. e. größeren Kontinuitätsdefektes nach
Magen-Kardia-Resekt., ebd. 1962. — Neue Gesichtspkte. b. d. Bhdlg. d. Darm-
verschl., Wien. klin. Wschr. 1963. — Erfahrgn. m. d. Hepaticoenterostomie b.
malignem Gallengangsverschl. i. Bereiche d. Leberpforte, ebd. — Radikalop. d.
Magenka., ebd. — Ungewöhnl. Blutstillg. b. Bauchsch.verletzg., Klin. Med. 1963. —
Selt. Spätkomplikat. nach Duodenopankreatekt., ebd. — Probl. d. Magenstumpfka.,
Wien. klin. Wschr. 1964. — Chir. Bhdlg. d. i. d. Lig. Hepatoduodenale penetrier.
Duodenalulcus, Chirurg 1965. — Bemerkenswerter Verl. e. Magenulcus, Klin. Med.
1965. — Op.taktik b. Steinleiden d. Gallenwege, Wien. klin. Wschr. 1965. — Was
dürfen wir uns vom Ionogramm i. chir. Routinebetrieb erwarten?, Klin. Med.
1965. — Total. Arterialisierg. d. Leber, Wien. Z. inn. Med. 1966. — Dauerheilg. e. Papillenca. nach Duodenopankreatekt., Klin. Med. 1967. — Pankrea-
torenale Syndr., ebd.

Kühn, Hans Georg, Ass. d. I. Chir. Klin. d. Freien Univ. Berlin im Klinikum
Steglitz, 1 Berlin 45, Hindenburgdamm 30. — Fragebogen 1968 nicht beantwortet.

Kühne, Eberhard, Chefarzt d. chir. Abt. u. Ärztl. Dir. Ev. Krhs. Bethesda,
43 Essen-Borbeck. — *18. 3. 13 Wriezen. — **A:** 37 Karlsruhe. — **Prom:** 37 Heidel-
berg. — **F:** Chir. — **V:** 36–37 Med. Univ.-Poliklin. Heidelberg (Oehme), 37–39 chir.
Abt. RK-Krhs. Kurmark Eberswalde (Hecker), 39–53 Krupp-Kr.anst. Essen (Stör,
E. Weber), zwztl. 39–45 Militärdienst. — **P:** Cystostat. Chemotherap., Ärztl.
Forsch. 1962.

Kühne, Horst, Prof., Chefarzt d. chir. Abt. d. St. Marien-Hosp., 433 Mülheim
(Ruhr), Kaiserstr. 50. — Fragebogen 1968 nicht beantwortet.

Kühnelt, Fritz Ch., Oberarzt Städt. Krhs., 3327 Salzgitter-Bad. — *1. 5. 26
Mühlau Kr. Rochlitz/Sa. — **A:** 55 Frankfurt a. M. — **Prom:** 55 ebd. — **F:** Chir. —
V: 55–56 Krskrhs. Sulingen/Hann. (Willms), 56–58 Public Health College & Training Center Gondar (Äthiopien) (v. Bassewitz), 59–61 Städt. Krhs. Salzgitter-
Lebenstedt (Heydemann), 61 Hosp. Gondar/Äthiopien, 61–66 Städt. Krhs. Salzgitter-Lebenstedt (Heydemann, Trompke, Ostapowicz), ab 66 Städt. Krhs. Salzgitter-Bad (Wüthrich).

Kühr, Josef, Facharzt f. Chir., 532 Bad Godesberg, Muffendorferstr. 14. —
*6. 12. 31 Petersdorf/Riesengeb. — **A:** 56 Bonn. — **Prom:** 57 ebd. — **F:** Chir. —
V: 56–57 St. Josef-Krhs. Zell/Mosel (Treis), 57–58 inn. Abt. St. Johannes-Hosp.
Bad Honnef/Rh. (Wüsten), 58–60 inn. Abt. Waldkrhs. Bad Rothenfelde/T. W.
(Rausch), 60–64 St. Katharinen-Krhs. Frankfurt a. M. (Lutz), 64–67 St. Petrus-

Krhs. Bonn (Dederich: Unfallchir.-Orthop.). — **P:** Ausweitg. d. Indikat. f. e. zentralwirk. Antitussivum, Dtsch. med. J. 1964.

Kühtz, Ernst-Helmut, Prof., X 89 Görlitz, Breitscheidstr. 15. — *4. 6. 12 Beuthen. — **A:** 38 Frankfurt. — **Prom:** 38 ebd. — **Hab:** 52 Berlin. — **F:** Chir. — **V:** 37–38 Anat. Greifswald (Pfuhl), 39–50 Gießen (Bernhard), 50–52 Charité Berlin (Felix). — **B:** Spezialärztl. Bhdlg. Unfallverletzter, in: Paul, Betriebsarzt u. Unfallbhdlg., Berlin 1954. — Chir. Wundversorgg., in: Dtsch. Ärzte-Kalender 1954. — Chir. d. Traumas (hrsg. mit Zetkin), Bd. 1: Allg. Traumatol., Bd. 2: Spez. Traumatol., Bd. 3: Wiederherstellgs.chir., Berlin 1955/58. — Allg. Chir. u. Thoraxchir. – Wörterb. d. Medizin (hrsg. mit Zetkin u. Fichtel), 2. Aufl. Berlin 1964. — **P:** Einfl. d. Rö.bestrahlg. a. d. anorgan. Gewebegerüst d. Haut b. asept. Entzündgs.verlauf (mit Meltzer), Strahlentherapie 62. — Pathol. Mitosen i. Bindegewebszellen n. einmaliger Rö.-Bestrahlg. (mit Pfuhl), Z. Anat. Entw.gesch. 110. — Techn. d. Novocaininjekt. am sympath. Nervensystem, Med. Klin. 1949. — Kontralat. Pneumothorax n. Stellatumblockade, Zbl. Chir. 1951. — Gewebetherap. n. Filatow, Dtsch. Gesd.wes. 1952. — Homoioplast. Transplantat. am Oesophagus, Zbl. Chir. 1952. — Gewebekonservierg., Anwendg. b. d. homoiologen Oesophagustransplantat., Habil.-Schr. Berlin 1952. — Chir. Eingr. b. Pfortaderhochdruck, Z. inn. Med. 1952. — Stumpfe Bauchverletzgn., Z. ärztl. Fortbild. 1954. — Konservat. Bhdlg. v. penetrier. Herzverletzgn., Vortr. Chir. Ges. Berlin 1954.

Kümmell, Hermann, Prof., 2301 Mönkeberg über Kiel, A. d. Eichen 71. — Fragebogen 1968 nicht beantwortet.

Kümmerle, Fritz, Prof., Dir. d. Chir. Univ.-Klin., 65 Mainz, Langenbeckstr. 1. — *14. 2. 17 Göppingen. — **A:** 42 Tübingen. — **Prom:** 42 ebd. — **Hab:** 54 Freiburg i. Br. — **F:** Chir. — **V:** 42–45 Kriegsdienst, 45–52 Ass. u. Oberarzt d. chir. Abt. d. Krskrhs. Göppingen (Pfeiffer, Krauß), 52–62 Freiburg (Krauß), ab 63 o. Prof. f. Chir. an d. Johannes Gutenberg-Universität Mainz u. Dir. d. Chir. Univ.-Klin. — **B:** Die stumpfen Bauchverletzgn., ihre Erkenng. u. Bhdlg., Vortr. prakt. Chir. 55. H., Enke 1959. — Chir. Erkrankgn. d. Dünndarms, Enke 1963. — Enteritis regionalis, in: Ungelöste Probl. d. Chir., Thieme 1964. — Eingr. am Dünndarm, in: Intra- u. postop. Zwischenfälle, Hrsg: Brandt, Kunz, Nissen, Thieme 1965. — Eingr. am Zwerchfell, ebd. 1967. — Chir. d. Dünndarms, d. Dickdarms, d. Darmverschlusses, d. Wurmfortsatzes u. d. Hernien (mit Brünner), in: Lehrb. d. Chir., Hrsg.: P. Sunder-Plassmann, Lehmanns 1967. — Op. Bhdlg. d. Geschwülste d. Gallenblase, d. Gallengänge, d. Duodenums u. d. exkretorischen Pankreasanteiles (mit Ehlert, Nagel, Proß), in: Therap. maligner Tumoren. 2. Bd.: Op. Bhdlg. d. Geschwülste, Hrsg.: Holder, Meythaler, du Mesnil de Rochemont, Enke 1968. — **P:** Klärg. d. Anämie b. Zwerchfellhernien, Dtsch. med. Wschr. 1953. — Bhdlg. d. Unterschenkelfrakt. (mit Lorenz), ebd. — Inkarzerat. traumat. Zwerchfellhernien, Zbl. Chir. 1953. — Intermitt. Pylorusverschl. durch gr. Gallenstein, ebd. — Nach Perforat. i. d. Bulbus duodeni retrograd. i. d. Magen gelangter gr. Gallenstein (mit Dietz), Fortschr. Röntgenstr. 1953. — Klin. u. Diff.diagn. d. Mediastinaltumoren, Bruns' Beitr. klin. Chir. 2/1953. — Steroidstudien b. e. Nebennierenrindenca. m. Cushing-Syndrom (mit Weissbecker), Ärztl. Wschr. 1954. — Rö.diagn. d. congenit. Oesophagusatresie, Fortschr. Röntgenstr. 81/1954. — Plast. Ersatz d. Speiseröhre m. e. exp. Beitr., Habil.-Schr. — Traumat. Zwerchfellbr. b. stumpfen u. off. Brustkorbtraumen, Langenbecks Arch. klin. Chir. 284/1956. — Chir. d. Lungenvenenanomalien (mit Zittel), Thoraxchir. 1956. — Bhdlg. d. Pleuraempyems (mit Klöss u. Kindler), Dtsch. med. Wschr. 1956. — Klin. akuter Blutgn. aus gutart. Tumoren d. Magen-Darm-Traktes (mit

Mappes), ebd. 1957. — Rechtsseit. traumat. Zwerchfellverletzgn. m. Leberprolaps,
Thoraxchir. 2/1957. — Chir. d. Echinococcus alveolaris multilocularis, Chirurg 1957.
— Inkarzerat. v. Magen u. Darm nach traumat. Zwerchfellrupt., Dtsch. med. Wschr.
1958 u. German Med. Monthly 1958. — Abszeßbhdlg., Dtsch. med. Wschr. 1958. —
Beobachtgn. an 4 Pat. m. totaler Duodenopankreatekt. weg. e. Ka. d. Pankreas (mit
Creutzfeldt u. Kern), ebd. 1959. — Diff.diagn. d. Verschattgn. i. re. Herz-Zwerch-
fellwinkel, ebd. u. German Med. Monthly 1959. — Diagn. u. op. Bhdlg. d. idiopath.
Choledochuscyste, Langenbecks Arch. klin. Chir. 292/1959. — Intrabronch. Chon-
drom (mit Kaniak), Thoraxchir. 1959. — Magenblutg. b. Relaxatio diaphragmatica
(mit Köhnlein), Dtsch. med. Wschr. 1959 u. Rassegna Mes. di Med. Tedesca 1960. —
Dringl. Zwerchfellchir. b. Neugebor. u. Säugling, Chirurg 1960. — Einfl. d. Splenekt.
auf d. Leberfunkt. b. Lebercirrhose (mit Creutzfeldt u. Weinreich), Acta Hepato-
Splenologica 5/160. — Verhütg. d. rezidiv. Adhaesionsileus durch d. Noble'sche Op.
(mit Krauss), Dtsch. med. Wschr. 1960. — Brustkorb- u. Zwerchfellverletzgn.,
Niederschr. d. Ref. d. Unfallchir. Tagg. Freiburg i. Br. 1960. — Diffdiagn. u. Therap.
d. Pankreascysten (mit Kern u. Hebell), Chirurg 1960. — Diabetes d. pankreatekt.
Menschen, Langenbecks Arch. klin. Chir. 295/1960. — Indikation z. Patellekt. (mit
Weller), Mschr. Unfhlkd. 1960. — Op. Bhdlg. selt. Lungenerkrankgn., Verh. Dtsch.
Tbk.-Tagg. 1960. — Radik. Entferng. d. Bauchspeicheldrüse b. Menschen. Indikat.,
Erg., Folgeerscheingn. (mit Creutzfeldt, Kern u. Schumacher), Erg. Inn. Med. 16/
1961. — Erfahrgn. u. Erg. b. Verschl. d. off. Ductus Botali (mit Krauss, Overbeck,
Stein u. Reindell), Dtsch. med. Wschr. 1961. — Erfahrgn. b. intrakard. Eingr. i.
Hypothermie u. m. extrakorp. Kreisl. (mit Krauss u. a.), ebd. — Malabsorptions
Syndrom u. Dünndarm, Langenbecks Arch. klin. Chir. 298/1961. — Duodeno-
pankreatekt., ebd. — Klin. u. Therap. d. Echinococcus alveolaris (mit Paulus), Chir.
Praxis 1961 u. Internist. Praxis 1962. — Extravesik. Uretermündg. (mit Nagel),
Dtsch. med. Wschr. 1961, Medicina Alemana (Buenos Aires) 1961, German Med.
Monthly 1962. — Chir. kindl. Lebertumoren, Chirurg 1962. — Klin. u. Therap. d.
Tracheal- u. Bronchuscysten (mit Zittel), Med. Klin. 1962. — Endokrinol. u. Chir.
d. Hypercorticismus i. Kindesalter (mit Reisert, Krainick u. Horstmann), Dtsch. med.
Wschr. 1962. — Noble'sche Op. b. Adhaes., Langenbecks Arch. klin. Chir. 301/1962.
— Traumat. Rupt. d. thorak. Aorta (mit G. Richter), Dtsch. med. Wschr. 1963,
Dtsch. med. Wschr. (Griech. Ausg.) 1963 u. German Med. Monthly 1963. — Klin.
u. Therap. d. Echinococcus alveolaris (mit Paulus), Ärztl. Praxis 1963. — Klin. u.
Therap. d. Mesenterialcysten, Med. Klin. 1963. — Traumat. Fistel zw. Art. vertebralis u. Vena jugularis interna (mit Dost), Chirurg 1963. — Akute u. chron. Pankreatitis, Dtsch. med. J. 1963. — Radik., palliat. od. kons. Bhdlg. d. Pankreasca.
(mit Kern, Creutzfeldt, H. P. Graner), Langenbecks Arch. klin. Chir. 303/1963. —
Tumoren d. duodenopankreat. Region unt. bes. Berücksicht. d. Pankreasca. (mit
Nagel), Med. Bild-Dienst Roche 1964. — Chir. Bhdlg. v. Oesophagusvaricen-Blutgn.
nach Splenekt. (mit Mappes), Dtsch. med. Wschr. 1964, German Med. Monthly 1964
u. Dtsch. med. Wschr. (Griech. Ausg.) 1964. — Verletzgn. d. Zwerchfells, Thoraxchir. 12/1964. — Traumat. Rupt. d. thorak. Aorta, Verh. Dtsch. Ges. Unfhlkd. 81/
1965. — Intestin. Blutg. als klin. Komplikat., Wien. klin. Wschr. 1965. — Gewebe-
u. Organtransplantat., Ärztebl. Rhld.-Pfalz 1965. — Wandlgn. u. Entwicklgn. i. d.
Bhdlg. v. Knochenbr., ebd. — Chir. d. Duodenopankreas-Divertikel u. Tumoren,
Langenbecks Arch. klin. Chir. 313/1965. — Colitis ulcerosa a. d. Sicht d. Chir.,
Münch. med. Wschr. 1966. — Kons. od. op. Bhdlg. v. Pankreasfisteln (mit Mappes),
Dtsch. med. Wschr. 1966. — Verletzgn. d. Zwerchfells u. ihre Bhdlg., Verh. Dtsch.

Ges. Unfhlkd. 87/1966. — Tumorkartei d. Chir. Univ.-Klin. Mainz (mit Schultze), Ärztebl. Rhld.-Pfalz 1966. — Indikat. z. chir. Eingr. b. angebor. u. erworb. Zwerchfellhernien, Therap.woche 1967. — Chir. d. nichtparasit. Lebercysten, Med. Klin. 1967. — Chir. d. Dünndarms, Wien. klin. Wschr. 1967. — Zwerchfellverletzgn. u. ihre Folgen, Chirurg 1967. — Diff.diagn. ungewöhnl. Hämoptysen (mit v. Egidy, Bässler, Hahn), Dtsch. med. Wschr. 1967. — Chir. d. Nebenniere, Langenbecks Arch. klin. Chir. 319/1967.

Künstler, Walther, 54 Koblenz-Ehrenbreitstein, Sonneneck 2. — Fragebogen 1968 nicht beantwortet.

Küntscher, Gerhard B. G., Prof., Dr. med. habil., Dr. rer. nat. h. c., Gastarzt, St. Franziskus-Hosp., 239 Flensburg, Dorotheenstr. — *6. 12. 00 Zwickau. — **A:** 25 Jena. — **Prom:** 26 ebd. — **Hab:** 38 Kiel. — **F:** Chir. — **V:** 26–28 Stadtkrhs. Freiberg/S. (Hüttner), 28–29 Med. Univ. Poliklin. Jena (Lommel), 30–45 Kiel (Anschütz, A. W. Fischer), 45–67 Chefarzt d. chir. Abt. Hafenkrhs. Hamburg. — **B:** Techn. d. Marknagelg. (mit Maatz), Thieme Leipzig 1945. — Marknagelg., Vlg. Saenger 1950. — Marknagelg. f. d. Bhdlg. d. fr. Frakt., Wiederherstell.chir. u. Traumatol., Karger 1/1953. — Praxis d. Marknagelg., Schattauer 1962. — Japan., Span. u. Engl. Ausg. — Techn. d. Marknagelg., in: Bier, Braun, Kümmell, Chir. Op.lehre. — **P:** Prüfg. d. Nierenfunkt. d. Bestimmg. d. Harnstoffes im Speichel (mit Simmel) Dtsch. med. Wschr. 1925. — Desinfizier. Wirkg. d. Avertins (mit Pels-Leusden), Zbl. Chir. 1932. — Meth. d. objekt. Gangdarstellg., Dtsch. Z. Chir. 240/1933. — Feststellen u. Aufsuchen metall. Fremdkörper mittels elektr. Wellen, Zbl. Chir. 1934. — Darstellg. d. Kraftflusses i. Knochen, ebd. — Zu d. Entgegng. v. Prof. Drüner üb. meine Arbeit „Das Feststellen u. Aufsuchen v. Fremdkörpern mittels elektr. Wellen", ebd. — Hernien d. Flexura duodenojejunalis, Bruns' Beitr. klin. Chir. 161/1935. — Nachweis v. Spannungsspitzen am menschl. Knochengerüst, Beitr. Anat. funkt. Syst. 1935 u. Morph. Jb. 1935. — Darstellg. d. Kraftflusses im Knochen f. d. Chir., Arch. klin. Chir. 182/1935. — Einfl. v. Zug- u. Druckkräften a. d. Bruchheilg., Chirurg 1936. — Zwei neue Hilfsmittel f. d. Nagelg. d. Schenkelhalsbr., Zbl. Chir. 1936. — Spanngs.verteilg. am Schenkelhals, Arch. klin. Chir. 183/1936. — Haltevorrichtg. f. d. Richtungsbestimmer z. Nagelg. d. Schenkelhalses, Zbl. Chir. 1937. — Postop. Aneurysma d. A. hepat., ebd. — Exp. Erzeugg. v. Überlastgs.schäden am Knochen, ebd. 1938. — Ermüdgs.br., Chirurg 1938. — Wesen d. mechan. bedingten Knochen- u. Gelenkerkrankgn., Arch. klin. Chir. 193/1938. — Epiphysennekrose d. Cuneiforme H, Fortschr. Röntgenstr. 1939. — Dauerbruch u. Umbauzone, Bruns' Beitr. klin. Chir. 169/1939. — Erg. v. 77 Schenkelhalsnagelgn. d. Kieler Klin., Zbl. Chir. 1939. — Wirkgn. v. Röntgenstr. a. d. Knochen (mit Bade), Fortschr. Röntgenstr. 60/1939. — Malacie d. Cuneiforme H, Röntgenpraxis 1939. — Überlastgs.schäden am Knochensystem, Med. Klin. 1939. — Erg. u. Indikat. d. Schenkelhalsnagelg., Arch. orthop. Unfallchir. 40/1939. — Marknagelg. v. Knochenbr., tierexp. Tl., Klin. Wschr. 1940; — Klin. Tl., ebd.; u. Arch. klin. Chir. 200/1940. — Techn. d. Marknagelg. d. Oberschenkels, Zbl. Chir. 1940. — Bhdlg. v. Knochenbrüchen b. Tieren durch Marknagelg., Arch. Tierhlkd. 75/1940. — Hochfrequenzverf. z. Auffinden v. Metallfremdkörpern (mit Jaumann), Zbl. Chir. 1940. — Callus ohne Knochenbr., ebd. 1941. — Techn. d. Marknagelg. d. Unterschenkels u. Oberarmes, ebd. — Gasbrand d. Gallenblase (mit Hoffmann), ebd. 1942. — Stabile Osteosynthese b. d. Osteotomie, Chirurg 1942. — Das Wesen d. Marknagelg. v. Knochenbr., Zbl. Chir. 1942. — Sauggerät als einf. Ersatz d. Potinschen Apparates, Militärarzt 1944. — Kriegserfahrgn. üb. d. Suchen v. Geschossen m. d. Hochfrequenzverf., Langenbecks Arch. klin. Chir. 207/1944. —

Marknagelg. unter bes. Berücksicht. d. Kriegschir., ebd. — Techn. d. Schenkelhals-
nagelg., Zbl. Chir. 1947. — Recent advances in the field of Medullary Nailing, Ann.
chir. gynaec. Fenn. 37/1948. — Subtrochant. Osteotomie mittels Marknagels, Z.
Orthop. 78/1949. — Gerät z. Injekt. pulverförm. Substanzen, Med. Techn. 1949. —
Marknagelg. d. Pseudarthrose, Mschr. Unfhlkd. 1949. — Zwei einf. Reposit.geräte,
Chirurg 1949. — Überblick üb. d. Verf. d. Marknagelg., Ärztl. Wschr. 1949. — Neue
Meth. d. Knochentransplantat., Zbl. Chir. 1949. — Fortschr. a. d. Geb. d. Marknagelg., Dtsch. Z. Chir. 264/1950. — Einfl. d. Ruhigstellg. auf d. Gelenkfunktion,
Zbl. Chir. 1950. — Nagelg. v. Br. d. spong. Knochens, ebd. — Infekt. u. Regenerat.
d. fr. Knochenbr. unt. bes. Berücksicht. d. Marknagelg. n. Küntscher, Z. Orthop.
79/1950. — Neuere Erkenntn. a. d. Geb. d. Knochenbr.heilg., Langenbecks Arch.
klin. Chir. 267/1951. — Einführg. i. d. Marknagelg., J. internat. chir. 11/1951. —
Bemerkgn. z. d. Arb. v. A. Senff: „Die Gefahren d. Fettembolie b. d. Marknagelg.
n. Küntscher", Zbl. Chir. 1951. — Bhdlg. v. Kniegelenksbr. u. kniegelenksnahen Br.
alter Leute, Chirurg 1951. — Stabile Osteosynthese, Dtsch. Z. Chir. 270/1951. —
Bedeutg. d. Knochenzelle f. d. Br.heilg., Zbl. Chir. 1951. — Techn. d. Drehosteotomie, Chirurg 1952. — Bhdlg. d. Clavicularpseudarthrose, Zbl. Chir. 1952. — Neue
Osteotomiesäge, Chirurg 1952. — Osteogenet. Prinzip, Zbl. Chir. 1952. — Zur Kritik
d. Marknagelg., Ann. chir. gynaec. Fenn 42/1953. — Callusprobl., Langenbecks
Arch. klin. Chir. 273/1953. — Extens.gerät f. d. Marknagelg. (mit Hage), Chirurg
1953. — Techn. d. Verkürzgs.osteotomie, Arch. orthop. Unfallchir. 46/1953. —
Reposit.probl., Mschr. Unfhlkd. 1953. — Techn. d. „geschloss." Hüftarthrodese,
Chirurg 1953. — Mod. Osteosynthese, Dtsch. med. J. 1953 u. Schlesw.-Holst.
Ärztebl. 1954. — Neuer Sägeschutz b. d. Osteotomie, Med. Markt 1953. — Viel od.
wenig Callus ?, Mschr. Unfhlkd. 1953. — Marknagelg. d. Tibiaschaftbr., Langenbecks
Arch. klin. Chir. 276/1953. — Nagelg. d. Malleolarpseudarthrose, Mschr. Unfhlkd.
1953. — Vollautomat. Schenkelhalsnagelg., Z. Orthop. 84/1953. — Principios funda-
mentais no uso do prego intramedular. Trabalhos apresentados II. Congr. de Ortop.
e Traumatol. Rio de Janeiro 1953. — Aufweiten d. Markhöhle b. d. Bhdlg. d.
Pseudarthrose u. d. fr. Frakt., Chirurg 1954. — Marknagelg. d. supracondyl. Femur-
fraktur, Mschr. Unfhlkd. 1954. — Marknagelfrakt., Arch. orthop. Unfallchir. 46/
1954. — Sept. u. asept. Osteomyelitis, Zbl. Chir. 1954. — Nagelg. d. pertrochant.
Frakt., Z. Orthop. 85/1954. — Marknagelg. gelenknaher Br., Mschr. Unfhlkd. 1955.
— Sperrpseudarthrose, Zbl. Chir. 1955. — Wirkgs.mechan. d. Phemisterspanes,
Chirurg 1955. — 15 J. Marknagelg. i. techn. Hinsicht, Med.markt 1955. — 15 J.
Marknagel, Langenbecks Arch. klin. Chir. 282/1955. — „Percutane" Knochenchir.,
Chirurg 1955. — Ursachen d. Callusbildg. b. d. Frakturheilg., Bruns' Beitr. klin.
Chir. 191/1955. — Schutz v. Röntgenstr. im Op.saal, Chirurg 1956. — Pseudarthrose
nach „Marknagelg.", Z. Orthop. 87/1956. — Ätiol. d. Arthrosis deformans, Medi-
zinische 1956. — Entscheid. Exp. d. Knochenchir., Zbl. Chir. 1956. — Bhdlg. d.
Malum coxae senile, Münch. med. Wschr. 1956. — Bhdlg. d. schweren Verrenkgs.br.
d. ob. Sprunggelenkes, Mschr. Unfhlkd. 1956. — Marknagelg. d. Oberarmes v. prox.
Ende aus, Chirurg 1957. — Extens.verb. m. einf. Ausgleichsmögl.kt. v. Abknickgn.,
ebd. — Callusprobl., Arch. Orthop. 49/1957. — Techn. d. Drehosteotomie d. langen
Röhrenknochen, Mschr. Unfhlkd. 1957. — Kann d. Rickersche Lehre noch Richt-
linie f. d. Frakt.bhdlg. sein ?, Münch. med. Wschr. 1957. — Nagelung d. Schenkelhalsbr., Chir. Praxis 1957. — Trochanterimplantat. mittels geradem Oberschenkel-
marknagel, Z. Orthop. 1957. — Callusmodell, Zbl. Chir. 1957. — Geschl. Marknagelg. d. Unterschenkels, Chir. Praxis 1957. — Stab. Osteosynthese gelenknaher

Br., Zbl. Chir. 1957. — The Küntscher Method of Intramedullary Fixation, J. Bone J. Surg. 40A/1958. — Techn. Fortschr. i. Bereich d. Marknagelg., Med.markt 1958. — Bhdlg. d. Pseudarthrose, Chir. Praxis 1958. — Le moment mécanique dans la guérison des fractures, Le Scalpel 111/1958. — Knochen als Entzündgs.modell, Z. exper. Med. 130/1958. — Einf. Distrakt.bügel f. d. Marknagelg., Chirurg 1958. — Voss'sche Op., Chir. Praxis 1958. — Marknagelg. od. Pinng., ebd. — Marknagelg. d. Schußbr., Wehrmed. Mitt. 1958. — Tratiamento de los pseudarthroses. Trat. apresentados VI Congr. de Ortopediae Traumatologia. Santiago de Chile 1958. — Bhdlg. d. Drehbr. d. Unterschenkels, Chir. Praxis 1959. — Techn. d. Aufweitens d. Markhöhle, Chirurg 1959. — Heilgs.vorgang b. d. Pseudarthrose, Zbl. Chir. 1959. — Intramedullary Wailing, Proc. Japan Medical. Congr. Tokio 5/1959. — Resekt. d. dist. Ulnaendes, Chirurg 1959. — Pathophysiol. d. Frakt.heilg., Arch. orthop. Unfallchir. 51/1960. — Osteosynthese, Zbl. Chir. 1960. — A Modified Method of Arthroplasty, Rheumatism 16/1960. — Le traitement des pseudarthroses de l'avantbras, Act. Ortop. Belg. 26/1960. — L'operation de Voss, ebd. — The treatment of pseudarthrosis, J. Bone J. Surg. A/1960. — Surgical treatment of Coxarthrose, Indication and Technique. Estr. da Atti del XII Congr. Internat. Coll. Surg. Roma 1960. — Nagelbr. u. -verbiegg. als Spätkomplikat. nach Marknagelg., Zbl. Chir. 1960. — Marknagelg. d. Trümmerbr., Chirurg 1960. — Marknagelg. b. infolge alter Frakt. deform. Knochen, Mschr. Unfhlkd. 1960. — Marknagelg. in Bildern, Med. Bilddienst Roche 1960; u. 2. Tl. 1962. — Fehler u. Gefahren d. Marknagelg., Zbl. Chir. 1960. — Frakturheilg. ohne Nachbhdlg., Beitr. mod. Therap. 2/1960. — Op. Knochenbr.bhdlg., Therap.woche 1961. — A modified method of arthroplasty, Year Book of Orthopedics and Traumatic Surgery, Chicago 1961. — Bhdlg. d. Unterarmpseudarthrose, Chirurg 1961. — Biolog. Gesetze d. Knochenbr.heilg., Chirurg 1961. — Geschloss. Osteotomie d. langen Röhrenknochen, ebd. 1962. — Klin. d. chem. Osteomyelitis, Zbl. Chir. 1962. — Bhdlg. d. Kondylenbr. d. Ellbogengelenkes, ebd. — History of Intramedullary Nailing. Transaction of the Institute of British Surgical Technicians 1962. — Fortschr. d. op. Frakt.bhdlg., Med. Welt 1962. — Bhdlg. d. Coxarthrose nach Voss, Langenbecks Arch. klin. Chir. 301/1962. — Geschichte d. Marknagelg., Ciba-Symp. 10/1962. — Le traitement chirurgical des fractures ouvertes diaphysaires des os longs, Acta Orthop. Belg. No. spéc. 1962. — Meine Eindrücke v. 15. Med. Kongr. i. Tokio 1959. Tosho Insatsu Printing Co, Ltd., Japan 1962. — Bhdlg. d. Pseudarthrose mittels Marknagelg., Z. Orthop. 1962. — Mark-, Pinsel- u. Bündelnagelg., Chirurg 1963. — Verkürzgs.osteotomie am Unterschenkel, ebd. — Bhdlg. d. Pseudarthrose, Niedergel. Arzt 1963. — Hypertrophie d. Knochens, Bruns' Beitr. klin. Chir. 207/1963. — Perkutane Drehosteotomie d. langen Röhrenknochen, Mschr. Unfhlkd. 1963. — Frage d. Marknagelg., Klin. Med. 1963. — Marknagelg. d. Pseudarthrose, Verh. Dtsch. Orthop. Ges. 50/1963. — Form d. Marknagels, Zbl. Chir. 1963. — Bhdlg. d. Pseudarthrose i. Kindesalter, Langenbecks Arch. klin. Chir. 304/1963. — Wandlg. i. d. Bhdlg. d. Pseudarthrose, ebd. — Geschloss. Marknagelg. d. Pseudarthrose, ebd. — Wahl d. passenden Marknagels, Chirurg 1964. — Verwendg. d. Distraktors als Extraktor, ebd. — Geschl. Verkürzgs.osteotomie, Z. Orthop. 1964. — Erfahrgn. m. d. Versorgg. kniegelenksnaher Br. m. d. langen Marknagel, Mschr. Unfhlkd. 1964. — Distraktor i. d. Bhdlg. d. Pseudarthrose, Chir. Praxis 1964. — Asept. Osteomyelitis, Verh. Dtsch. Orthop. Ges. 51/1964. — Bhdlg. d. Unterschenkeldrehbr., Mschr. Unfhlkd. 1964. — Ursachen d. Mißerfolge b. d. Pseudarthrosenbhdlg. mittels Spanverpflanzg., ebd. — Fortschr. auf d. Geb. d. op. Rehabilitat., Niedergel. Arzt

1964. — Le traitement des fractures de la clavicule, Acta Orthop. Belg. 30/1964. — Innensäge (intramedull. Osteotom), Chirurg 1964. — Marknagelg. d. Defektbr., Chirurg 1965. — Practical Uses of the Küntscher Nail., Manitoba Med. Rev. 45/1965. — Treatment of fractures of long bones, J. West. Pacif. Orthop. Ass. 5/1965. — Intramedullary Surgical Technique and its Place in Orthopaedic Surgery, J. Bone Jt. Surg. 47A/1965. — Nagelg. d. WS. b. Spondylolisthesis, Z. Orthop. 103/1966. — Weitere Fortschr. auf d. Geb. d. Marknagelg., Langenbecks Arch. klin. Chir. 316/1966. — Erfahrgn. m. d. geschl. Osteotomie, Chirurg 1966. — Gedeckte Osteosynthese, Act. Chir. 1967. — Experimental and Clinical Solution of the Callusproblem, Symp. Biol. Hung 7/1967. — Gedeckte Osteotomie, Act. Chir. 1968. — Ein neuer hydraul. Osteoklast, Chirurg 1968. — Frage d. Infekt. nach Aufweitg. d. Markhöhle, ebd. — Subtrochant. Osteotomie mittels d. Innensäge, Z. Orthop. 1968.

Künzel, Fritz-Gerhard, Obermed.-Rat, Chefarzt d. Chir. Klin. II d. Bezkrhs. „Heinrich Braun", X 9500 Zwickau (Sachsen), Dr.-Friedrichs-Ring 25. — Fragebogen 1968 nicht beantwortet.

Künzer, Josef, X 4851 Leißling (Saale), über Weißenfels, Winterlinstr. 6. — Fragebogen 1968 nicht beantwortet.

Küppermann, Wilhelm, Chefarzt d. Unfall- u. Chir. Klin. d. Städt. Kr.anst., 46 Dortmund, Münsterstr. 240. — *24. 7. 08 Dortmund. — **A:** 35 Greifswald. — **Prom:** 34 ebd. — **F:** Chir. — **V:** 34 Univ.-Kinderklin. Greifswald (de Rudder), Univ.-Hautklin. ebd. (Schönfeld), 34–43 Brüderkrhs. Dortmund, dem spät. Städt. Krhs. Nord (René Sommer), 43–58 vorläuf. Leit. u. Chefarzt d. Städt. Krhs. Westfalendamm u. d. Städt. Unfallklin. Münsterstr. — **P:** Unf.rechtl. Bedeutg. d. Milzexstirpat., Diss. — Folgen d. Milzexstirpat., Therap. Gegenw. 1935. — Nebenmilzen n. traum. Milzrupt., Zbl. Chir. 1936. — Reoxylsalbe i. d. Wundbhdlg., Fortschr. Therap. 1941. — Bhdlgn. u. Bhdlgs.erg. v. Beckenbr., Zbl. Chir. 1941. — Einiges z. Meniskusop., ebd. 1942. — Osteosynthese m. konserv. Knochen, ebd. 1957. — Osteosynthese m. konserv. Knochen, Mschr. Unfhlkd. 1957. — Verwendg. v. Knochen b. d. Osteosynthese, Hefte Unfhlkd. 56/1958. — Verwendg. knöch. Schrauben b. d. Frakt.bhdlg., Langenbecks Arch. klin. Chir. 289/1958. — Knochen statt Metall b. d. Osteosynthese, Beilageh. Z. Orthop. 91/1959. — Op. Versorgg. schwerer Schienbeinkopffrakt., Zbl. Chir. 1959. — Erfahrgn. m. heteroplast. Knochen b. d. Knochenbr.bhdlg., Langenbecks Arch. klin. Chir. 298/1961. — Osteosynthese m. konserv. Knochen (mit Schwier), Med. pharm. Mitt. Braun (Melsungen), H. 100. — Leistg. u. Grenzen d. Osteosynthese m. konserv. Knochen, ebd. — Erstbhdlg. schwerer kompl. Frakt., Hefte Unfhlkd. 66/1961. — Op. Bhdlg. d. Schienbeinkopfbr., Beih. Z. Orthop. 96. — Häusl. Unf., Landarzt 1961. — Bhdlg. u. Bewertg. leichter Kopfverletzgn., Med. Welt 1961. — Bhdlg. d. off. Unterschenkelbr. m. heteroplast. Knochen, Kongr.ber. Act. orthop. belg. 1962. — Bhdlg. b. verzög. Bruchheilg. u. d. Pseudarthrose, Beih. Z. Orthop. 97/1963. — Op. Versorgg. d. Knöchelbr. m. heteroplast. Knochenmaterial, Zbl. Chir. 1964. — Bhdlg. d. Tors.br. d. Unterschenkels, Hefte Unfhlkd. 78/1964. — Röntgen-Fernsehen i. d. Unf.-Chir., ebd. — Wandlgn. i. d. Bhdlg. d. Knochenbr., Zbl. Chir. 1964. — Bhdlg. d. Oberarmschaftbr., Langenbecks Arch. klin. Chir. 308/1964. — Bhdlg. d. Kahnbeinpseudarthrose d. Hand, ebd. 309/1965. — Indikat. z. op. Bhdlg. d. Luxat.frakt. d. ob. Sprunggelenkes, Hefte Unfhlkd. 81/1965. — Bhdlgs.probl. kniegelenksnaher Frakt., Zbl. Chir. 1966. — Vor- u. Nachteile d. off. u. perc. Osteosynthese, Hefte Unfhlkd. 89/1966. — Probl. d. Unfhlkd. einst u. jetzt, Zbl. Chir. 1967. — Therapie d. fr. Kahnbeinfrakt., Verh.

Dtsch. Orthop. Ges., Beih. Z. Orthop. 103. — Bhdlg. d. Kondylenfrakt. d. Humerus, Z. Orthop. 104/1967.

Küppers, Hans, Chefarzt i. R., Facharzt f. Chir., 66 Saarbrücken 6, Robert-Koch-Str. 29. — *12. 8. 98 Delling Kreis Wipperfürth. — **A:** 23 Bonn. — **Prom:** 23 ebd. — **F:** Chir. — **V:** 23–24 inn. Abt. Landes-Krhs. Homburg (Dietlen), 24–25 Vertretg. Landarztpraxis in Wallerfangen/S., 25–27 Krhs. Remscheid-Lennep (Friedel), 27–28 u. 29–33 Ev. Krhs. St. Johann zu Saarbrücken (Bergmann), 28–29 Ev. Krhs. Essen-Borbeck (Moser), 33–39 Facharzt f. Chir., Belegarzt in Klinik v. RK Saarbrücken, ab 36 ärztl. Leit. ebd., 39–56 Leit. Arzt d. chir. Abt. d. Ev. Krhs. St. Johann Saarbrücken, 56–63 Chefarzt ebd. — **P:** Untersuchgn. üb. d. pharmakol. Wirkg. d. Para-Dioxykamphans (J. Bredt), Diss. — Fall v. postop. progress. Hautnekr., Zbl. Chir. 1935.

Kürschner, Jürgen, Oberarzt d. chir. Abt. d. Krhs. Bethesda, 7 Stuttgart, Hohenheimer Str. 21. — Fragebogen 1968 nicht beantwortet.

Küßner, Joseph, Chefarzt d. Elisabeth-Krhs., 4451 Thuine (Krs. Lingen/Ems). — Fragebogen 1968 nicht beantwortet.

Küster, Hans, 2 Hamburg 50, Elbchaussee 187. — Fragebogen 1968 nicht beantwortet.

Küstermann, Günter, Leit. Arzt. d. Krhs., 5428 Nastätten/Ts. — *18. 5. 22 Magdeburg.

Kuetgens, Georg, Chefarzt d. chir. Abt. u. leit. Arzt d. Krhs., 819 Wolfratshausen. — *30. 1. 16 Aachen. — **A:** 40 München. — **Prom:** 41 ebd. — **F:** Chir., Urol. — **V:** 39–45 Militärdienst, 45–46 I. Univ.-Frauenklin. München (Eymer), 46–48 selbständige Praxis ebd., 48–58 München (E. K. Frey), 2 J. urol. Abt. ebd. (Hennig). — **B:** Die Chirurgie d. Herzens u. d. großen Gefäße (mit E. K. Frey), Enke 1956. — **P:** Op. Bhdlg. d. kindl. Coxa vara, Diss. 1940. — Kardiovask. Chir., Münch. med. Wschr. 1951; 1952; 1953; 1954; 1955; 1956; 1957. — Op. Bhdlg. angebor. Mißbildgn. d. Herzens u. d. gr. Gefäße, ebd. 1951. — Konservierg. u. Transplantat. v. Aortenstücken, ebd. 1952. — Exp. Untersuchgn. üb. d. Schicksal e. konserv. Aortentransplantates, Z. Kreisl.forsch. 1954. — Isthmussten. d. Aorta (mit E. K. Frey), Münch. med. Wschr. 1955. — Op. Bhdlg. v. Schenkelhals-Pseudarthrosen, ebd. 1958.

Kufferath, Wilhelm, 532 Bad Godesberg, Rüngsdorfer Str. 55. — Fragebogen 1968 nicht beantwortet.

Kugel, Karl-Erich, Priv.-Doz., Chefarzt d. chir. Abt. d. Städt. Krhs. Harlaching, 8 München 9, Sanatoriumsplatz 2. — Fragebogen 1968 nicht beantwortet.

Kuhlendahl, Hans, Prof., Dir. d. Neurochir. Univ.-Klin., 4 Düsseldorf, Moorenstr. 5. — Fragebogen 1968 nicht beantwortet.

Kuhlgatz, Gerd, Prof., Chefarzt d. I. Chir. Klin. am Bezkrhs. „Heinrich Braun", X 9500 Zwickau (Sachsen), Karl-Keil-Str. 35. — Fragebogen 1968 nicht beantwortet.

Kuhlmann, Klaus, Prof., Chefarzt d. chir. Abt. d. Luisenhosp., 51 Aachen, Goldbachstr. 17. — Fragebogen 1968 nicht beantwortet.

Kuhlmey, Hans-Joachim, MR., Chefarzt d. chir. Klin. d. Bezkrhs., X 195 Neuruppin, Fehrbelliner Str. 38. — *9. 8. 20 Neuruppin. — **A:** 45 Berlin. — **Prom:** 50 ebd. — **F:** Chir. — **V:** 58 Robert Rössle-Klin. Berlin-Buch (Gummel), 62 Charité Berlin (Felix), 64 Rostock (Schmidt).

Kuhne, Erhard, OMR., Ärztl. Dir. u. Chefarzt, Leit. Facharzt Dringl. med. Hilfe i. Med. Rat d. Bez. Leipzig, Betriebspoliklin. Gießereianlagen, X 7034 Leipzig, Gerhard-Ellrodt-Str. 19. — *29. 7. 23 Leipzig. — **A:** 49 Leipzig. — **Prom:** 49 ebd. —

F: Chir. — **V:** 49 Krhs. St. Georg Leipzig (Heller), 49–55 Krhs. Borna ebd. (Förster), 52 Orthop. Univ.-Klin. ebd. (Loeffler), 59–63 Sozialhyg. Leipzig (Tutzke). — **B:** Der Wegeunfall im Bergbau, in: Renker: Beitr. z. Betriebsgesundheitsschutz, 11/1963 VEB Volk u. Gesundheit. — Zweiztg. Milzruptur, in: Prokop. Lehrb. d. gerichtl. Medizin. — **P:** Op. Beseitigg. gr. Oberbauchbr., Zbl. Chir. 1952. — Übergr. Blasensteinbildg., Zbl. Gyn. 1954. — Zwölf Gallenblasenperf., Med. Klin. 1957 — Meckel'sche Divertikel, Münch. med. Wschr. 1957. — Zweiztg. Milzrupt., Zbl. Chir. 1957. — Atyp. Verlauf d. Nephrolith., ebd. — Haben Pankreasnekrosen zugenommen?, Med. Klin. 1957. — Aufgaben i. d. Unfallversorgg., DRK Mschr. 1958. — Sigmavolvolus, Münch. med. Wschr. 1958. — Genagelte Humerusluxat.frakt., Heilberufe 1959. — Verbesserg. d. Versorgg. Unfallverletzter, Z. ärztl. Fortbild. 1961. — Förderg. d. akt. Tetanus Prophy., ebd. — Sozialhyg. Ges. Begutachtung d. Wirbels, ebd. — Alter u. Straßenverkehr, Beitr. z. Orth. u. Traum. 1961. — Kann die Verkehrssich. erhöht werden?, ebd. 1962. — Fragen d. Ersten Hilfe, Z. ärztl. Fortbild. 1963. — Org. d. Traumat., Beitr. Orth. u. Traum. 1963. — Programm zur Verb. d. Unfallversorgg., Ärztl. Erfahr.Austausch. 1963. — Stab. Seitenlage, DRK Mschr. 1963. — Unfallarzt hat Sorgen, ebd. 1964. — Unfallprophyl., Betriebsarzt, Z. ärztl. Fortbild. 1964. — Unfallprophyl., Z. Orth. u. Traum. 1966. — Epidemiol. d. Straßenunfälle, Z. Gesamte Hyg., WHO Chronicle 1967.

Kuhne, G. Walter, Medizinalrat, Chefarzt d. chir. Abt. d. Carl-von-Basedow-Krskrhs., X 42 Merseburg/S., Gerichtsrain 2. — *19. 4. 11 Aschersleben. — **A:** 38 Halle. — **Prom:** 38 ebd. — **F:** Chir. — **V:** 37–45 Krhs. Merseburg. — **P:** Doppelte Pankreaszyste u. deren Bhdlg. m. inn. Anastomosen, Zbl. Chir. 1951. — Op. Bhdlg. d. Leistenhodens, ebd. 1953.

Kulessa, Hedwig G., Oberärztin d. chir. Abt. d. Städt. Krhs., 893 Schwabmünchen. — *31. 8. 12 Lauban/Schles. — **A:** 40 Dresden. — **Prom:** 40 Würzburg. — **F:** Chir. — **V:** 39 Univ.-Frauenklin. Würzburg, 40 Univ. Inst. Gerichtsmed., 40–47 Krhs. Habelschwerdt/Schles. (Wodsack), 47–50 Krhs. Pirna/Elbe (Krebs), 50–56 Krhs. Prenzl. Berg-Berlin (Weninger), ab 57 Krhs. Schwabmünchen (Leitner, Werner).

Kundt. Hanns Werner, Facharzt f. Chir., 56 Wuppertal, Berliner Str. 189. — *16. 9. 27 Wuppertal-Elberfeld. — **A:** 53 Heidelberg. — **Prom:** 54 ebd. — **F:** Chir. — **V:** 53 Med. Poliklin. Marburg (Schwiegk), 53–54 Pharmakol. Inst. Heidelberg (Eichholtz), 54 Krhs. Langenburg (Höfermann), 54–55 Städt. Kr.anst. Wuppertal-Elb. (Reimers), 55–57 Physiol. Inst. Marburg (Hinsel), 57–62 Düsseldorf (Derra), 62–63 Ev. Krhs. Mülheim (Carstensen), 63–67 Städt. Kr.anst. Solingen (Major), 68 Niederlassung vorgesehen. — **B:** Aortenisthmusstenose; Chir. wicht. angebor. Erkrankgn. u. Mißbildgn. d. Halsgegend, in: Chir. Bhdlg. d. angebor. Fehlbildgn., Thieme 1961. — **P:** Meth. Untersuchgn. z. autoradiograph. Darstellg. wasserlösl. Stoffe i. d. Niere, Arch. exper. Path. Pharmak. 224/1955. — Hypothalamustemperatur u. Hautdurchblutg. d. nichtnarkotis. Katze, Pflügers Arch. 264/1957. — Verhalten d. Hautdurchblutg. b. Kühlg. d. vord. Hypothalamus, Naturwiss. 1957. — Prim. retroperiton. Tumoren, Bruns' Beitr. klin. Chir. 201/1960. — Irrtüml. Anerkenng. e. Pankreas aberrans als Ulcus duodeni, Zbl. Chir. 1963.

Kunrath, Lothar, Oberarzt, Chir. Klin., Städt. Kr.anst., 75 Karlsruhe, Moltkestr. — *27. 1. 35 Brünn. — **A:** 61 München. — **Prom:** 61 ebd. — **F:** Chir. — **V:** 59–63 Krskrhs. Kirchheim/Teck (Veitinger), 61 inn. Abt. (Grühn), ab 63 Städt. Krhs. Karlsruhe (Spohn).

Kuntzen, Heinrich, o. Prof., Dr. med. habil., emer. Dir. d. Chir. Univ.-Klin. Jena, X 69 Jena, Otto-Devrient-Str. 16a. — *11. 1. 93 Hannoversch-Münden. —

A: 20 Rostock. — **Prom:** 20 ebd. — **Hab:** 29 Leipzig. — **F:** Chir., Orthop., Urol. —
V: 20–21 Pathol.-Anat. Rostock (Hueck), 21–22 Pathol.-Anat. Leipzig (Hueck),
22–23 Chir. Poliklin. Leipzig (Sonntag), 23–37 Chir. Univ.-Klin. Leipzig (Payr). —
B: Frühdiagn. d. Krebses d. Leber u. d. extrahepat. Gallenwege, in: Anleitung z.
frühzeit. Erkenng. u. Bhdlg. d. Krebskrankh., Hirzel 1932. — Bauchdecken, Bauchfell, Zwerchfell, in: Wullstein-Wilms, Lehrb. d. Chir., hrsg. v. Gohrbandt u. v. Redwitz, 11. Aufl. G. Fischer 1956. — Wundinfekt., in: Chir. d. Traumas, Bd. I, hrsg.
v. Zetkin u. Kühtz, VEB Volk u. Gesundheit 1956. — Chir. Infekt., in: Lehrb. d.
Chir., hrsg. v. Hellner, Nissen, Vossschulte. Georg Thieme, 2. Aufl. 1958, 5. Aufl.
1967. — Chir. Krankh., in: Rezepttaschenbuch, hrsg. v. Heilmeyer u. Gitter. G.
Fischer, 11. Aufl. 1958, 14. Aufl. 1965. — Inoperabil. v. Bronchialka. (Leistgn. u.
Erg. d. neuzeitl. Chir.), Festschr. z. 70. Geb. v. Prof. Frey (1958), Thieme 1958. —
Die Hernien, in: Klin. Chir. f. d. Praxis, 3. Bd., hrsg. v. Diebold, Junghanns, Zuck-
schwerdt, Georg Thieme 1959. — Gastroenterol. (hrsg. mit Gülzow u. Koelsch),
G. Fischer 1968. — **P:** Orchitis phlegmonosa u. vorzeit. Spermiogenese, Virchows
Arch. path. Anat. 285/1925. — Erkenng. d. ruhenden Infekt. v. plast. Eingr. am
Skelettsyst., Arch. klin. Chir. 138/1925. — Akute Hämatoporphyrie u. symptomat.
Hämatoporphyrinurie (mit Becker), Dtsch. Z. Chir. 206/1927. — Chir. d. Obstipat.,
Erg. Chir. u. Orthop. 20/1927. — Tempor. Verschl. d. Mesenterialart., Dtsch. Z. Chir.
209/1928. — Gefäßnaht d. Art. carotis communis, Münch. med. Wschr. 1928. —
Exp. Leber- u. Milzresekt. m. Diathermieströmen (mit Vogel), Zbl. Chir. 1929. —
Chir. Bhdlg. d. Elephantiasis, Erg. Chir. u. Orthop. 22/1929. — Exp. Untersuchgn.
z. Elephantiasis, Arch. klin. Chir. 157/1929. — Chir. Bhdlg. d. Obstipat., Chirurg
1929. — Chir. d. Elephantiasis. Klin., hist. u. exp. Untersuchgn., Arch. klin. Chir.
158/1930. — Chir. Bhdlg. d. Elephantiasis, Chirurg 1930. — Erhöhg. d. Thrombosebereitschaft durch chron. Vergiftg. m. Autoabgasen, Dtsch. med. Wschr. 1931. —
Durch Gasinhalat. hervorgeruf. Thrombosebereitschaft am Versuchstier, Arch. klin.
Chir. 167/1931. — Häufg. d. Thrombose- u. Emboliefälle, Zbl. Chir. 1931. — Hist.
Untersuchgn. üb. d. Wirkg. chir. Diathermieströme (mit Vogel), Arch. klin. Chir.
164/1931. — Aether-Tropfnark. i. d. ärztl. Praxis, Landarzt 1931. — Abnorme
Knochenbrüchigkt. i. Spätstadium d. Lues, Mschr. Unfhlkd. 1932. — Histamin-
bhdlg. d. Extremitätengangrän, Arch. klin. Chir. 173/1932. — Häufg. d. Thrombose
u. Embolien u. chron. Vergiftgn. m. Autoabgasen, Z. ärztl. Fortbild. 1933. — Zucker-
gußdarm, Chirurg 1933 u. Zbl. Chir. 1933. — Bedeutg. u. d. Erkenng. d. ruhenden
Infekt., Ärztl. Rdsch. 1933. — Serumprophyl. d. Tetanus, Z. ärztl. Fortbild. 1933. —
Gesichtspkt. z. Chir. d. Hirntumoren (mit Flügel), Dtsch. med. Wschr. 1934. —
Op. Bhdlg. troph. Geschwüre, Zbl. Chir. 1934. — Plast. Ersatz d. extrahepat.
Gallengänge, ebd. 1935. — Leipziger neurochir. Erfahrgn. (mit Flügel), Dtsch. Z.
Nervenhlkd. 193/1935. — Hydrocephalus internus occlusus u. Hydrocephalus-
bhdlg., Zbl. Chir. 1936. — Metastasenbildg. b. Mammaca., ebd. — Serienunter-
suchgn. nach Gehirnerschüttergn. (mit Flügel), Arch. klin. Chir. 186/1936. — Chir.
Bhdlg. d. Hydrocephalus, insbes. durch Elektrocoagulat. d. Plexus chorioideus auf
endoskop. Wege, ebd. 201/1941. — Gehäufte Wundstarrkrampferkrankgn. i. d.
letzten Phase d. Krieges u. d. Bhdlg. d. Wundstarrkrampfes m. Formoltoxoiden
(Anatoxin), Chirurg 1947. — Nahrgs.mittelileus nach Getreidegenuß, Zbl. Chir. 1948.
— Kaskadenmagen, ebd. 1952. — Habit. Subluxat. im Hüftgelenk nach vorn, ebd.
— Erfahrgn. b. Lungenresekt., ebd. — Begleiterscheingn. d. beginn. Bronchialka.,
ebd. — Stereo-Projekt.gerät., Chirurg 1952. — Befunde nach Anastomosen zw.
Pankreaszysten u. Magen-Darm-Kanal, Zbl. allg. Path. 1952. — Peritonitisfrage,

Dtsch. Gesd.wes. 1953 u. Zbl. Chir. 1953. — Techn. d. Lungenresekt. (mit Römer),
Chirurg 1953. — Oesophaguska.-Radikalop. m. Protheseneinpflanzg., Zbl. Chir.
1954. — Resekt.bhdlg. d. Lungentbk., Z. Tbk. 105/1954 u. Zbl. Chir. 1955. — Neuzeitl.
Wundbhdlg., Dtsch. Med. J. 1955. — Neuzeitl. Wundbhdlg., Zschr. ärztl. Fortbild.
1955. — Bhdlg. u. Prophyl. d. Tetanus, Wiss. Z. Friedr.-Schiller-Univ. Jena 1955. —
Bhdlg. d. hochsitz. Magenka. u. d. Ca. d. Cardia, Wiss. Ann. (Akad.-Vlg.) 5/1956. —
Chir. d. Cardia, Zbl. Chir. 1956. — Techn. d. Nahtverschl. d. angebor. vord. Zwerch-
fellhernie, Chirurg 1957. — Indikat. u. Erg. d. erweit. Magenresekt., Langenbecks
Arch. klin. Chir. 287/1957. — Entwicklg. d. Traumatol., Zbl. Chir. 1957. — Plast.
Op. an d. extrahepat. Gallenwegen, Z. ärztl. Fortbild. 1958. — Plastiken extrahepat.
Gallenwege, ebd. 1958. — Ursachen u. Bhdlg. v. Störungen nach Magenresekt. weg.
Ulcus, ebd. — Zysten d. Oberbauchgegend, Med. Klin. 1959. — Kaskadenmagen u.
seine chir. Bedeutg., Zbl. Chir. 1959. — Akute Pankreasnekr., Langenbecks Arch.
klin. Chir. 292/1959. — Bewegungsstörgn. d. ob. Magenabschnitte, Med. Klin. 1960.
— Chir. Bhdlg. d. Pankreaszysten (mit Pitzler), Helvet. acta chir. 27/1960. —
Wiederherstellg. d. Oesophagus-Magenpassage nach mißglückter hoher Oesophago-
Gastrostomie, Langenbecks Arch.klin.Chir. 295/1960. — Beobachtgn. an Thorotrast-
depots d. Nierengegend, Klin. Med. 1961. — Bhdlg. d. port. Hypertens., J.kongr.
ärztl. Fortbild. 16/1960, Vlg. Volk u. Gesundheit 1961. — Pankreaszysten, Zbl. Chir.
1961. — Entstehg., Klin. u. Bhdlg. d. Pankreaszysten, Internist 1961. — Anus
praeter naturalis u. seine Komplkt. (mit Pitzler), Zbl. Chir. 1962. — Op. Zugangswege b. endothorak. u. gr. substern. Strumen, Med. Klin. 1962. — Chir. Bhdlg. d.
chron. Pankreatitis, Zbl. Chir. 1963. — Chir. Bhdlg. d. Pankreatitis, ebd. u. Dtsch.
Gesdwes. 1964. — Von Hörern u. Rednern auf wiss. Taggn., Med. Mschr. 1964. —
Chir. Bhdlg. d. chron. Pankreatitis, Mber. Dtsch. Akad. d. Wiss. 6/1964. — Chir.
Diagn. d. chron. Pankreaserkrankgn., Dtsch. Z. Verdauungs- u. Stoffwechselkrankh.
1965.

Kunz, Hubert, o. Prof., emer. Vorstand d. II. chir. Univ.-Klin. Wien, A-1080
Wien, Langegasse 72. — *23. 9. 95 Wels, O.Ö. — **Prom:** 20 Innsbruck. — **Hab:** 30
Graz, 33 Wien. — **F:** Chir. — **V:** 20–25 I. chir. Abt. Rudolfspit. Wien (Ranzi, Denk),
25–27 I. Univ. Frauen-Klin. Wien (Peham), 27–28 I. chir. Univ.-Klin. Wien (v. Ei-
selsberg), 28–31 chir. Klin. Graz (Denk), 31–32 suppl. Leiter dieser Klin., 32–33
I. Oberarzt II. chir. Klin. Wien (Denk), 32–42 Primararzt chir. Abt. Wilhelminen-
spit. Wien, 43–56 Primararzt I. chir. Abt. Krhs. Lainz, Wien, 57–67 Vorstand
II. chir. Univ.-Klin. Wien. — **B:** Chirurgie d. Brustwand (mit Denk), in: Kirschner-
Nordmann, Chir., Urban u. Schwarzenberg, 2. Aufl. 1940. — Das akute Abdomen,
Urban u. Schwarzenberg, 1. Aufl. 1948, 2. Aufl. 1960. — Chir. Erkrankgn. d.
Thorax, in: Therap. u. Praxis, Urban u. Schwarzenberg, 1.Aufl. 1948, 3.Aufl. 1956. —
Eingr. an d. Gallenwegen u. an d. Leber, in: Breitner, Chir. Op.lehre, Urban u.
Schwarzenberg 1957. — Intra- u. postop. Zwischenfälle (hrsg. mit Brandt u. Nissen),
Thieme; in Bd. 2: Abdomen: Postop. Peritonitis, Postop. Enterocolitis, Hebra'sches
Wasserbett b. d. Bhdlg. postop. Zw.fälle, Zw.fälle b. Eingr. an d. Gallenblase u. an
d. Gallenwegen, Zw.fälle durch i. d. Bauchhöhle zurückgelass. Fremdkörper (mit
Buchberger). — Bhdlg. d. Hyperparathyreoidismus, in: Ungelöste Probl. d. Chir.,
Festschr. zum 65. Geb. v. H. Krauss, Thieme 1964. — Erg. d. Transfixat. subkut.
Strecksehnenausrisse (mit Freilinger), in: Chir. i. Fortschr., Enke 1965. — **P:** Fall v.
op. geheilter Rindenepilepsie nach Steckschuß, Mitt. Grenzgeb. Med. u. Chir. 34/
1922. — Sog. Stauungsblutgn. nach Rumpfkompress., ebd. 37/1923. — Kasuistik d.
retroperiton. Tumoren, Wien. klin. Wschr. 1923. — Hypernephrom als Ursache

spontaner Massenblutg. ins Nierenlager, Mitt. Grenzgeb. Med. u. Chir. 38/1925. —
Selt. intraabdomin. Blutgn., Wien. klin. Wschr. 1925. — Periprokt. Gasphlegmone,
ebd. — Fall retrograder Hodeninkarzerat., Zbl. Chir. 1925. — Perforat. e. Meckel-
schen Divertikels durch e. verschluckte Kerr'sche Nadel, Wien. klin. Wschr. 1926. —
Perfor. Magen-Duodenalgeschwür u. d. perfor. Ulcus pepticum jejuni, Arch. klin.
Chir. 140/1926. — Untersuchgn. üb. d. Bedinggn. d. Transfus. artfremden Blutes,
Z. exper. Med. 59/1928. — Rückbildgs.fäh. Herzkammerflimmern i. Tierversuch
(mit Demel u. Jellinek), Wien. klin. Wschr. 1928. — Neues Modell d. Einheitsschiene
d. Klin. Eiselsberg (mit Demel), Zbl. Chir. 1928. — Geschichte d. Bluttransfus.,
Wien. klin. Wschr. 1929. — Transfus. artfremden Blutes, Dtsch. Z. Chir. 220/1929.
— Resekt. b. freien Durchbr. d. Magen-Zwölffingerdarmgeschwürs, Arch. klin. Chir.
160/1930. — Serumbhdlg. d. Peritonitis, Zbl. Chir. 1930. — Stellg. d. Kopffrag-
mentes b. d. infratuberkul. Br. d. Oberarmes, Dtsch. Z. Chir. 233/1931. — Verzögerte
Frakt.heilg., ihre Ursachen u. ihre Bhdlg., Chirurg 1931. — Serumbhdlg. d. Peritonitis, Arch. klin. Chir. 167/1932. — Infus. artgl. Serums, Zbl. Chir. 1932. — Serum-
bhdlg. d. Peritonitis, Wien. klin. Wschr. 1932. — Seitl. Rö.aufnahmen b. Oberschen-
kelhalsbr., Zbl. Chir. 1932. — Lebensdauer transfund. Erythrocyten, Arch. klin.
Chir. 173/1932. — Eisengehalt d. Milz nach Bluttransfus. (mit Zacherl), Wien. klin.
Wschr. 1932. — Häuf. überseh. Indikat. z. dringl. Laparotomie, Wien. med. Wschr.
1933. — Vorkommen v. Wundstarrkrampf i. Österreich, Wien. klin. Wschr. 1934. —
Hämosiderose d. Milz nach Bluttransfus. (mit Weber), Arch klin. Chir. 181/1934. —
Gleichzeit. Vorkommen v. Magenkrebs u. Magengeschwür, Schweiz. med. Wschr.
1935. — Exp. Beitr. z. Serumtherap. d. Peritonitis (mit Chiari), Arch. klin. Chir.
181/1935. — Vermeidg. v. Nachblutgn. nach Magsnop., Zbl. Chir. 1935. — Soll b.
jeder off. Verletzg. d. Serumprophyl. geg. Wundsterrkrampf durchgeführt werden?,
Wien. med. Wschr. 1935. — Wert d. Blutkörperchensenkg. f. d. Chir., Med. Klin.
1936. — Neuere Ansichten i. d. chir. Kollapstherap. d. Lungentbk., Wien. klin.
Wschr. 1937. — Leiomyoma adenomatosum d. Lunge, Dtsch. Z. Chir. 249/1937. —
Pseudonephrolithiasis inf. v. Appendizitis, Med. Klin. 1938. — Transport-Extens.-
s hiene f. d. Br. v. Ober- u. Unterschenkel, Militärarzt 1939. — Dauererg. thorakoplast. Eingr. b. Lungentbk. (mit Gärber), Wien. klin. Wschr. 1940. — Versorgg. d.
Schußfrakt. d. unt. Extremitäten i. Kriege, Zbl. Chir. 1941. — Anzeigen u. Erfolge
d. chir. Bhdlg. d. Lungentbk., Wien. med. Wschr. 1941. — Aufsteig. Dünndarminvaginat. nach totaler Magenresekt., Zbl. Chir. 1943. — Zus.treffen v. Blutg. u.
freiem Durchbr. b. Magen-Zwölffingerdarmgeschwür, Zbl. Chir. 1944. — Bekämpfg.
v. Schmerzzuständen b. inop. bösart. Geschwülsten durch d. Chordotomie, Krebsarzt 1947. — Todesursachen nach op. Eingr., Klin. Med. 1948. — Was leistet d.
Thorakoplast. b. d. Bhdlg. d. Lungentbk. (mit Mlczoch), Klin. Med. 1949. — Weitere
Erfahrgn. m. d. mehrzeit. Sphinkterdurchtrenng. b. d. Bhdlg. v. Mastdarmfisteln,
Wien. klin. Wschr. 1950. — Zunahme schwerer Komplikat. d. Gallensteinleidens,
ebd. — Thrombosegefahr b. Op. (mit Mlczoch), ebd. 1951. — Spont. inn. Gallenfisteln, 14. Congr. Soc. Int. Chir. (Paris) 1951 (Kongr.bd.). — Akt. Immunisierg. geg.
Wundstarrkrampf, Wien. klin. Wschr. 1952. — Therap. d. Halsdrüsenmetastasen
nach Ca. d. Mundhöhle u. d. Gesichtes, Langenbecks Arch. klin. Chir. 271/1952. —
Ursachen v. Rezidivbeschwerden nach Cholecystekt., Wien. klin. Wschr. 1953. —
Atresia ani perinealis, Wien. klin. Wschr. 1953. — Häufigkt. v. Perforat.prozessen
b. d. Cholezystitis, Verh. Dtsch. Ges. Inn. Med., 60/1954. — Anwendg. v. Blutbestandteilen (mit Trauschke), Wen. klin. Wschr. 1955. — Op.risiko u. Antibiotika.
Vorteile u. Nachteile, 16. Congr. Soc. Int. Chir., Kopenhagen 1956. — Häufigkt. d.

Tetanus-Todesfälle, Langenbecks Arch. klin. Chir. 284/1956. — Entwicklg. d. Lungenresekt., Wien. klin. Wschr. 1957. — Notwendigkt. d. akt. Immunisierg. geg. Wundstarrkrampf, Zbl. Bakt. 163/1957. — Neue Formen d. Hospitalismus u. ihre Bekämpfg., Langenbecks Arch. klin. Chir. 287/1957. — Staphylokokken-Hospitalismus v. Standpkt. d. Chir., Wien. klin. Wschr. 1957. — Erg. d. Drahttamponade v. gr. Aortenaneurysmen (mit Lorbek), Klin. Med. 1958. — Rezidiv- u. Wiederherstell.-eingr. an d. Gallenwegen, ebd. 1959. — Therap. d. Bronchuska., Wien. klin. Wschr. 1959. — Rundherde i. d. Lunge, Therap. Umschau (Schweiz) Sonder-Nr. Chir. 10/ 1959. — Erg. v. 2036 Eingr. an Gallenblase u. Gallenwege (mit Mlczoch), Wien. klin. Wschr. 1960. — Hebrasches Wasserbett i. d. Chir., Langenbecks Arch. klin. Chir. 295/1960. — Diagn. Laparotomie, Dtsch. med. Wschr. 1961. — Untersuchgn. üb. d. Funkt. d. Restlunge nach jahrelang zurücklieg. Pneumonekt. (mit Muhar u. Wenzl), Chirurg 1961. — Akute Abdomen i. Zeitalter d. Antibiotika u. d. Cortison. M.kurse ärztl. Fortbild. 1961. — Bedeutg. d. Hebraschen Wasserbettes f. d. Chir, (mit Scheuba u. Zängl), Wien. klin. Wschr. 1961. — Hyperparathyreoidismus u. seine chir. Therap., Bull. Soc. Int. Chir. 20/1961. — Ursachen postop. Todesfälle (mit Domanig jr. u. Howanietz), Langenbecks Arch. klin. Chir. 299/1962. — Relaparotomie, ebd. 301/1962. — Probl. d. Hyperparathyreoidismus (mit Scheuba), Wien. klin. Wschr. 1962. — Späterg. d. Thorakoplast. b. kavern. Lungentbk. (mit Muhar), Bruns' Beitr. klin. Chir. 207/1963. — Bedeutg. v. Lungenfunkt.prüfgn. i. d. Chir., M.kurse ärztl. Fortbild. 1963. — Bedeutg. d. Hebraschen Wasserbettes f. d. Chir., 20. Congr. Soc. Int. de Chir., Rom 1963. — Späterg. d. präpylor. Resekt. z. Ausschaltg. nach Finsterer (mit Scheuba), Wien. klin. Wschr. 1964. — Ist d. präpylor. Resekt. z. Ausschaltg. b. Ulcus duodeni e. erlaubter Eingr. ?, Langenbecks Arch. klin. Chir. 308/1964. — Peritonitis als Ursache postop. Todesfälle, ebd. 313/1965. — Aktuelle Rechtsfragen i. d. Chir., Österr. Ärzteztg. 1965. — Das akute Abdomen i. Senium, Wien. med. Wschr. 1965. — Früherkenng. ,Therap. u. Rezidiv-Prophyl. d. Mamma-Ka., M.kurse ärztl. Fortbild. 1965. — Erfahrgn. m. d. op. Bhdlg. d. Trichterbrust (mit Helmer u. Howanietz), Thoraxchir. 1966. — Postcholezystektomiesyndr., Gastroenterologia 107/1967. — Geschichte d. op. Bhdlg. d. Magen-Zwölffingerdarmgeschwürs, Bull. Soc. Internat. Chir. 26/1967.

Kunz, Theo, Med.-Dir., Leit. d. Polizeiärztl. Abt. d. Stadt Frankfurt, 6 Frankfurt (Main), Friedrich-Ebert-Anlage 11. *

Kunze, Walter, X 9200 Freiberg (Sachsen), Schillerstr. 7. — Fragebogen 1968 nicht beantwortet.

Kusche, Hans, Chefarzt d. chir. Abt. Krhs. St. Marienwörth, 655 Bad Kreuznach. — *24. 4. 06 Breslau. — **A:** 31 Breslau. — **Prom:** 35 ebd. — **F:** Chir. — **V:** 30 Hautklin. Breslau (Jadassohn), St.-Georgskrhs. ebd. (Most), 31 Josefskrhs. ebd. (Zieschè), 32 Landesfrauenklin. Oppeln (Scheffzik), 32–39 Städt. Klin. Allerheiligen Breslau (Simon), 39–45 Militärdienst.

Kuss, Bertram, Prof., Chefarzt d. chir. Abt. d. St. Johannes-Hosp., 41 Duisburg-Hamborn, Sassenstr. 33. — Fragebogen 1968 nicht beantwortet.

Kutsomitopulos, Nikitas, Oberarzt d. chir. Abt. d. St. Josefs-Hosp., 469 Herne-Sodingen. *

Kutter, Arthur, Facharzt f. Chir. u. Gynäk., 799 Friedrichshafen, Schmidstr. 31. — *8. 8. 90 Ravensburg. — **A:** 14 Berlin. — **Prom:** 15 ebd. — **F:** Chir., Gynäk. — **V:** 19 Univ. Frauenklin. (Bumm), 19–21 München (v. Romberg, v. Pfaundler, Zumbusch, Sauerbruch), 21–25 Landesfrauenklin. Berlin-Neukölln (Hammerschlag), 25–27 chir. Abt. Auguste-Viktoria-Krhs. Berlin (Nordmann), 27 Privatklin. Ravensburg, 31 Chefarzt chir. Abt. Städt. Krhs. Ravensburg, ab 62 Ruhestand. — **P:** Op. d. Halsrippe, Zbl. Chir. 1926. — Uterusruptur nach forciertem Credé, Mschr. Geburtsh. 1923.

Kutzner, Eugen Th., Chefarzt a. St. Hedwig-Krhs., 466 Gelsenkirchen-Resse. — *22. 5. 14 Dortmund-Huckarde. — **A:** 40 Düsseldorf. — **F:** Chir., (Gynäk. u. Geburtsh.). — **V:** 40–45 Knappschaftskrhs. Bochum-Langendreer (Nestmann, Alfers), 45–46 Knappschaftskrhs. Recklinghausen (Behrens), 46–52 St. Barbara-Hosp. Gladbeck (Grosse-Beilage).

Kutzner, K. M. Günter, Facharzt f. Chir. u. Unfallpraxis, 4973 Vlotho/Weser, Herforder Str. 5. — *16. 4. 08 Glcgau. — **A:** 36 Rostock. — **Prom:** 35 ebd. — **V:** Med.-Prakt. Med. Univ.-Klin. Rostock (Curschmann), Med. Klin. d. Elisabeth-Diakonissenkrhs Berlin. (Brehmer), Chir. Ausbild.: Krskrhs. Bernburg/S. (Müller), Kriegsdienst, 46–48 Leit. d. Knappschaftskrhs. Hettstedt/Südh., 48–51 eig. Fachpraxis i. Magdeburg, 51–52 Chemnitz (Heintze), Dresden (Kaiser), 52–59 Chefarzt d. Krskrhs. Teterow/Mecklbg., 60–67 Städt. Kr.anst. Delmenhorst (Dege), ab 62 als Oberarzt.

Kux, Erhard, Doz., Oberarzt d. Chir. Univ.-Klin., A-6020 Innsbruck (Österreich). — Fragebogen 1968 nicht beantwortet.

Kyrle, Paul, Prof., Vorst. d. II. chir. Abt. d. Kr.anst. Rudolfstiftung, Boerhaavegasse 8, A-1030 Wien (Österreich). — Fragebogen 1968 nicht beantwortet.

L

Laarmann, Alois, Dr. med. habil, Chefarzt d. chir. Abt. d. Marienkrhs., 59 Siegen, an den 3 Pfosten 50. — *11. 11. 05 Witten-Ruhr. — **A:** 33 München. — **Prom:** 33 ebd. — **Hab:** 44 Düsseldorf. — **F:** Chir. — **V:** 33–34 Chir. Poliklin. München (Lebsche), 34–48 Bergmannsheil-Bochum (Bürkle de la Camp). — **B:** Preßluftschaden, Thieme 1944. — Chir. Berufskrankhtn., Enke 1958. — **P:** Metastas. Tetragenesallgem.-infekt n. Unfall, Arch. orthop. Unfallchir. 36/1935. — Darstellg. d. Knieinneren im Rö.-Bild, ebd. 37/1936. — Darstellg. d. Gelenkinn. im Rö.bild, Arch. klin. Chir. 187/1936. — Septumreste d. Kniegelenkes, Arch. orthop. Unfallchir. 38/1937. — Meniskusschatten i. Darstellgs.röntgenbild, Arch. klin. Chir. 192/1938. — Bedeutg. d. Hirnanaleptikum f. d. Chir., Med. Welt 1938. — Bhdlg. v. Finger- u. Zehenwunden. Dtsch. med. Wschr. 1938. — Traumat. Schenkelkopfnekrosen, Arch. orthop. Unfallchir. 40/1939. — Neuere Erkenntn. i. d. Beurteilg. d. Gewebsschädigg. d. Arb. m. Preßluftwerkzeugen, Mschr. Unfhlkd. 1940. — Ausschau a. neue Berufskrkh. ebd. 1951. — Meniskusschäden b. Bergleuten i. Westerwälder-Siegerländer Eisenbergbau, Knappschaftsarzt 1956. — Ermüdungsbr. an Querfortsätzen als Berufskrankht. Nr. 25, Mschr. Unfhlkd. 1957. — Berufl. Voraussetzgn. d. „Bergmannsmeniskus", ebd. 1958. — Wo stehen wir heute m. d. BK 22 ?, Zbl. Arb. Med. u. Arb.schutz 1959. — Probl. u. Erkenntn. b. Beurteilg. v. Preßluftschäden u. and. chir. Berufskrankhtn., Med. Welt 1960. — Osteom d. Kniegelenksmeniskus, ebd. — Embolyse – e. weit. Bhdlgs.möglkt. d. art. Gliedmaßenembolie, ebd. 27/28, 1960. — Kahnbeinpseudarthrose, Mondbeinnekrose als Preßluftschaden, Dtsch. med. J. 1961. — „Status post ..." i. Gutachten, Med. Sachverst. 1961. — Kausalität b. Beurteilg. v. Bergmansmenisken, ebd. 1962. — Zus.hangsbeurteilg. v. Meniskusschäden d. Untertagearbeiter, Zbl. Chir. 1965. — Wandlgn. v. Begriff u. Text b. Preßluftschäden. Meniskusschäden d. Untertagearbeiter u. Paratendinosen, Arch. orthop. Unfallchir. 58/1965. — Bundessozialgericht z. Begutachtg. d. BK 42/43,

Med. Sachverst. 1966. — Zus.hangsbegutachtg. d. Abnutzungsschadens an Armgelenken nach Preßluftarbeit unt. bes. Berücksicht. v. Vorschäden, Arb. Med. 1968.

Labs, Heinz Rudolph, Chefarzt II. chir. Abt. Hafenkrhs., 2 Hamburg 4, Zirkusweg 11. — *20. 2. 14 Stolp/Pommern. — **A:** 40 Berlin. — **Prom:** 40 Greifswald. — **F:** Chir., Urol. — **V:** 40–45 Städt. Krhs. Stolp (Creite), 45–65 Allg. Krhs. Altona, Hamburg (Küster, Kirschner). — **P:** Spont. Berstungsrupt. d. perianal. Haut, Mschr. Unfhlkd. 1958. — Synchr. Mastdarmradikalexstirpat. nach Kirschner, Chirurg 1958. — Frakt. an Amputat.stümpfen, Zbl. Chir. 1959.

Ladányi, Josefa, Prof., Dir. d. II. Chir. Univ.-Klin. Weszprémy Str. 3, Debrecen (Ungarn). — Fragebogen 1968 nicht beantwortet.

Ladwig, Arthur F. K., Chefarzt d. chir. Abt. d. Kr.anst. Freiberg/Sachs., i. R., X 92 Freiberg/Sachs, Bernhard-Kellermannstr. 11. — * 25. 12. 89 Lötzen. — **A:** 14 Königsberg i. Pr. — **Prom:** 14 ebd. — **Hab:** 28 Leipzig. — **F:** Chir. — **V:** 14–18 Militärdienst, 19 chir. Abt. Krhs. Bethanien Breslau (Göbel), 20 Pathol. Inst. ebd. (Henke), 21–29 Leipzig (Payr), 29–45 Dir. d. Stadt.- u. Kreis-Krhs. Freiberg/Sachs. u. Chefarzt d. chir. Abt., 45–61 Chefarzt d. chir. Klin. d. Kr.anst. Freiberg/Sachs., ab 45 Krs.beauftragter f. d. Geschwulstbetreuung d. Kreise Freiberg u. Brand-Erbisdorf, Beratungskommiss. d. Soz. Vers. Kassen u. d. chir. Poliklin. — **B:** Chir. d. Schilddrüse (mit Payr), in: Payr-Hóchenegg, Lehrb. d. spez. Chir., Urban & Schwarzenberg 1926. — **P:** Status hypoplasticus u. seine Beziehg. z. Adrenalsystem, Diss. — Deycke-Muchsche Partialantigene b. chir. Tbk., Bruns' Beitr. klin. Chir. 119. — Pathog. d. Ulcus pept.ventriculi et duodeni, Erg. inn. Med. 20. — Ausbreitg. d. lymphat. Gewebes, Virchows Arch. 232/1921. — Mißbildg. d. Oesophago-Trachealrohres, Zbl. Path. 1921. — Eosinophilie b. malignen Tumoren, Klin. Wschr. 1922. — Biol. d. elast. Faser, Dtsch. Z. Chir. 182/1923. — Sarkomatose d. Haushuhns, Z. Krebsforsch. 19/1923. — Histol. Untersuchg. v. Brustdrüsentumoren währ. d. Op., Münch. med. Wschr. 1923. — Exostose d. Fibula, Arch. orthop. Unfallchir. 1923. — Desmoid d. Bauchdecken, Münch. med. Wschr. 1924. — Nachuntersuchgn. an Basedowoperierten, Arch. klin. Chir. 137/1925. — Entstehg. v. Knorpel i. Nearthrosen (mit Hohlbaum), Verh. Dtsch. Ges. Chir. 1925. — Pseudotumoren, pseudometeorismus d. Bauchhöhle, Zbl. Chir. 1926. — Morphol. intraperiton. Adhäs., Arch. klin. Chir. 151/1928. — Mesenterialcyste u. Wanderniere, Zbl. Chir. 1929. — Therapie d. Basedowschen Krankht., Fortschr. Therap. 1929. — 2 Fälle v. Naht d. Art. brach., Arch. klin. Chir. 164/1932. — Arthroplastik d. Dauerform v. Patellarlux., Chirurg 1933. — Erfolgr. Op. e. Hernia obt. inc. b. e. 102j., Arch. klin. Chir. 1941. — Op. Bhdlg. d. Hodenschüsse m. Erhaltg. d. Organs, Chirurg 1942. — Volvulus d. Darmschlingen, e. Krankhts.bild d. Notzeit, Zbl. Chir. 1947. — Blasendivertikel, e. Beitr. z. Pathog. u. op. Techn., ebd. 1949. — Duodenalstumpfversorgg. b. nichtresezierb. Ulcus duodeni, Chirurg 1949. — Bhdlg. d. Eiterg. gr. Gelenke früher u. heute – e. kurzer Überblick, Zbl. Chir. 1951. — Hodenüberpflanzg. b. inkurablem Mammaca., Arch. Geschwulstforsch. 1949. — Transhaesio intestini, Zbl. Chir. 1952. — Chir. u. strahlentherapeut. Maßnahmen i. d. Therap. d. Mammaca. u. ihre Abstimmg. aufeinander, ebd. 1953. — Rektumca. op. Bhdlg., Langenbecks Arch. klin. Chir. (Kongr.-ber.) 1954. — Pfählgs.verletzgn., Zbl. Chir. 1955. — Chir. i. Alter, Langenbecks Arch. klin. Chir. 287/1957.

Lämmerzahl, Walter, Obermed.-R., Chefarzt d. Krskrhs., Wanzleben, X 3101 Bahrendorf üb. Magdeburg I. — Fragebogen 1968 nicht beantwortet.

Lässig, F. Hans-Georg, Oberarzt d. chir. Abt. Stadtkrhs., 894 Memmingen, Bismarckstr. — *20. 10. 27 Chemnitz. — **A:** Teilapp. 53 München, Vollapp. 55 ebd.

— **Prom:** 54 München. — **F:** Chir. — **V:** 54–56 chir. Abt. d. Ev.-luth. Diakon.-Mutterhs. Rotenburg/Hannover (von Haefen), 56–57 Landesfrauenklin. Hannover (Habbe), 57 Pathol. Inst. d. Univ. Münster/Westf. (Giese), 58–59 inn. Abt. d. Krhs. d. Missionsschwestern Hiltrup/Westf. (Vennewald), 59–61 Chir. Poliklin. d. Univ. München (Bronner, Struppler, Holle), 61–64 Chir. Privatklin. Dr. Michael Schreiber ebd. (M. Schreiber), ab 64 Stadtkrhs. Memmingen/Allg. (Parhofer).

Lagemann, Hubert, Chefarzt d. Krhs., X 6056 Schleusingen (Thür), Neumarktstr. 5. — Fragebogen 1968 nicht beantwortet.

L'Allemand, Heinrich, Prof., Dir. d. Abt. f. Anaesth. d. Chir. Univ.-Klin., 63 Gießen (Lahn), Klinikstr. 37. — Fragebogen 1968 nicht beantwortet.

Lambrecht, Rolf, Chefarzt d. chir. Abt. Krskrhs., 649 Schlüchtern. — *4. 4. 20 Berlin-Steglitz. — **A:** 44 Heidelberg. — **Prom:** 44 Wien. — **F:** Chir. — **V:** 46–50 Städt. Kr.anst. Mannheim (Zenker), 51 Bergmannsheil Bochum (Bürkle de la Camp), 51–52 Städt. Kr.anst. Mannheim (Oberdalhoff), 52–61 Oberarzt Stadtkrhs. Hanau/Main, (Westermann). — **P:** Erfahrgn. m. d. Darmsonde nach Miller-Abbott, Bruns' Beitr. klin. Chir. 179/1950. — Spontanfrakt. b. Tabes, ebd. 183/1951. — Techn. d. transnasalen Darmsondierg., Chirurg 1951. — Bhdlg. allein. Verrenkgs.-br. u. totaler Verrenkgn. d. Sprungbeines, Arch. orthop. Unfallchir. 45/1952. — Selt. Brustbeinanomalie m. Verrenkg., Zbl. Chir. 1953. — Azidot. Stoffwechselstörgn. u. Blutalkoholprobe nach gedeckten Gehirnschädiggn. (mit Seifert), Dtsch. med. Wschr. 1954. — Bhdlg. kindl. Oberschenkelbr., Chirurg 1954. — Bhdlg. m. Antibiotika ohne Resistenzbestimmg. d. Krankhts.erreger, Ärztl. Praxis 1955. — Cystophotograph. m. d. Negativ-Farbfilm, Z. Urol. 1955. — Erfahrgn. m. d. örtl. Betäubgs.mittel Hostacain, Zbl. Chir. 1956. — Medikament. Bhdlg. v. Kopfschmerz u. Schwindel nach Schädeltraumen, Fortschr. Med. 1956. — Nachweis v. Reverin i. d. Galle nach parenter. Anwendg., Med. Klin. 1958. — Jejuno-gastr. Invaginat. nach Magenresekt., Zbl. Chir. 1959. — Tierexp. u. klin. Versuche m. Plazentaextrakt z. Unterstützg. d. Callusbildg., Dtsch. med. J. 1962.

Lambrecht, Wilhelm, Facharzt f. Chir., Chir.-orthop. Klin., 496 Stadthagen. — 6. 7. 11 Elberfeld. — **A:** 37. — **Prom:** 35. — **F:** Chir. u. Orthop. — **V:** 36–37 Städt. Krhs. Minden (Engel), 38–48 Göttingen (Stich). — **P:** Hohes Geburtsgewicht u. mütterl. Kohlehydratstoffwechselstörg., Diss. 1937. — Ist spontane Luftembolie aus eröff. herzfernen Gliedmaßenvenen möglich?, Bruns' Beitr. klin. Chir. 168/1938. — Riesenlipom d. Mesenteriums, ebd. 171/1940. — Wann soll man schußverletzte infiz. Gliedmaßen absetzen?, ebd. 174/1942. — Diabetes insipidus d. Kopfschuß, ebd. — Gasbrand d. Gesichtes, ebd. — Bhdlg. d. Nachblutg. b. Kriegsverletzgn., ebd. 176/ 1944. — Anzeigestellg. z. op. Bhdlg. d. veralt. Kniegelenksteckschusses, ebd. 177/ 1948. — Schnell entsteh. Gekrösefettansammlung als unklarer Bauchtumor, Zbl. Chir. 1947. — Wesen u. Bhdlg. d. Epicondylitis humeri, Chirurg 1948. — Blut. Reposit. d. veralt. disloz. geheilten Totalaussprengg. d. Oberkiefers, ebd. — Eingewachs. Nagel, Dtsch. med. Wschr. 1949. — Radikalop. b. Elephantiasis, Chirurg 1949. — Ursache d. Elephantiasis a. d. Beinen, Bruns' Beitr. klin. Chir. 179/1949. — Trock. Zunge als Symptom d. Wundinfektion, ebd. 180/1950. — Ursache u. Bhdlg. d. dicken Beine, Med. heute 1953. — Röntgendiagn. d. Epicondylitis, Bruns' Beitr. klin. Chir. 191/1955.

Lamesch, Alfred, Boulevard Napoléon 44, Luxembourg-Ville (Luxemburg). — Fragebogen 1968 nicht beantwortet.

Lampert, Jakob, leit. Arzt d. chir. Abt. d. Ev. Krhs., 5 Köln-Kalk, Eythstr. 13. — Fragebogen 1968 nicht beantwortet.

Lamprecht, Werner, Chefarzt i. R., 48 Bielefeld, Hanglehne 13. — *28. 4. 00 Berlin. — **A:** 24 Berlin. — **Prom:** 23 ebd. — **F:** Chir., Gynäk. — **V:** 24–25 Gynäk. Poliklin. Charité Berlin (Franz), 25–28 chir.-gynäk. Abt. Paulinenhaus (Ulrichs, Borchard), 28–29 Rö.-Abt. Strahleninst. d. Kr.kassen (Kayserling), 29–30 geburtsh. Abt. Städt. Krhs. Berlin-Lichtenberg (Jakobs), 30 urol. Abt. Auguste-Viktoria-Krhs. Berlin-Rummelsburg (Stutzin), 31–39 Oberarzt d. chir. Abt. Martin-Luther-Krhs. Berlin-Grunewald (Baetzner, Nordmann), 45–65 Chefarzt d. chir. Abt. Städt. Krhs. Bielefeld. — **P:** Anwendg. eines Schieberfixators i. d. Chir., Zbl. Chir. 1935. — Nachruf Otto Nordmann 1878–1946, ebd. 1947. — Krit. Betrachtgn. z. Frage d. intrastern. Infus. (mit Richard), Chirurg 1947. — Gefahren d. intrastern. Infus., Zbl. Chir. 1948. — Horizontalluxat. d. Patella, Chirurg 1948. — Zweckmäß. Sternal-Besteck f. Infus., Transfus. u. Nark., Dtsch. med. Wschr. 1949. — Kongenitales Fehlen d. Gallenblase, Zbl. Chir. 1949. — Dopplgn. d. Gallenblase, Chirurg 1950. — Op. Heilg. e. idiopath. Choledochuscyste n. pathognomon. Verlauf, ebd. — Pankreascysten i. Blickpkt. mod. Chir., Jubiläumsbd. d. Rudolf Virchow Medical Soc. z. 100j. Bestehen, New York 1963. — Kasuistik iatrogener, intrakard. Fremdkörper, Chirurg 1965.

Landfried, Richard, Chefarzt d. chir. Abt. d. Krskrhs., 715 Backnang. — *18. 4. 08 Mannheim-Seckenheim. — **A:** 32. — **Prom:** 32. — **F:** Chir. — **V:** 31–33 Heidelberg (Enderlen), Katharinenhosp. Stuttgart (Beckmann), Landesfrauenklin. Karlsruhe (Linzenmeier), 33–38 Tübingen (Kirschner, Usadel), 38–52 Oberarzt Wilhelmshosp. Stuttgart (Schempp), 39–45 Militärdienst, ab 52 Chefarzt d. chir. Abt. Krskrhs. Backnang. — **P:** Rückstauungsniere d. Accessor. Nierengefäße, Z. urol. Chir. 1938. — Mass. Lungenkollaps d. Fremdkörperaspirat., Zbl. Chir. 1938.

Lang, Gregor, Chefarzt d. chir. Abt. d. St. Johannes-Hosp., 53 Bonn, Germanenstr. 100. — Fragebogen 1968 nicht beantwortet.

Lang, Heinz, Oberarzt am Krskrhs., 8483 Vohenstrauß (Opf.). — Fragebogen 1968 nicht beantwortet.

Lang, Herbert, Prof., Chefarzt Kr.anst. Rotes Kreuz, 8 München 19, Nymphenburgerstr. 163. — *4. 8. 11 Cernowitz. — **A:** 36 Prag. — **Prom:** 36 ebd. — **Hab:** 44 ebd. — **F:** Chir. — **V:** 36–45 Dtsch. Chir. Univ.-Klin. Prag (Schloffer, Hohlbaum), 45 Krhs. r. d. Isar (Grassmann), 45–49 Chefarzt d. Chir. Abt. am Rot Kreuz-Krhs. II ebd., 49–51 Würzburg (Wachsmuth). — **B:** Lymphadenitis mesenterialis d. Ileocoekalwinkels, in: Lymphsystem u. Lymphatismus, J. A. Barth, 1963. — **P:** Beobachtgs.erg. b. 2019 Schädeltraumen m. 222 Schädelgrundbr., Bruns' Beitr. klin. Chir. 172/1941. — Epigastr. Hernie u. ihre Begleiterscheingn., ebd. 173/1942. — Osteochondritis dissecans u. ihre Genese, Militärarzt 1942. — Diätetisch-hormon. Krebsbeeinfl., Med. Klin. 1944. — Art. Blutversorgg. d. tiefen Gallenwege, Chirurg 1946. — Hepaticus-Choledochussyst., ebd. — Untersuchgn. üb. metaplast. Knochenbildgn., Univ. Vlg. Prag. — Schock u. Kollaps, Broschüre. — Auf. d. Wege z. neuen Prothesen, Unsere Hilfe H. 3. — Fall v. part. Detrusorlähmg. d. Blase, Chirurg 1947. — Erfahrgn. m. Aktiv-Kohle-Verbandstoffen, ebd. 1948. — Hormonbhdlg. d. Krebses, ebd. — Heilende Anaesth., Regensb. Hefte Nr. 2. — Frage u. Bhdlg. d. erworb. Megasigma, Ärztl. Wschr. 1949. — Hormonbhdlg. d. Krebses, insbes. v. Knochenmetastasen, ebd. 1950. — Nachbhdlg. d. Verschlußikterus, Langenbecks Arch. klin. Chir. 266/1950. — Allg. Erkenntn. b. freien Transplantat., Ärztl. Wschr. 1950. — Bhdlg. d. Endangitis obliterans, ebd. — Klin. d. blut. Magen-Darmgeschwürs m. bes. Berücksicht. d. an d. Würzburger Klinik geübt. Therap., ebd. 1951. — Klin. d. Neurinome d. Mastdarms, ebd. — Wirkg. d. antagonist. Hormone auf lenticul.

Metastasen d. Mammaca., ebd. — Funkt. u. morphol. Veränderg n. an d. sympath. Lumbalganglien b. Durchblutgs.störgn., Langenbecks Arch. klin. Chir. 271/1952. — Hormonbhdlg. d. inoperabl. Brustdrüsenkrebses, Fortschr. d. Med. 1952. — Funkt. u. morphol. Veränderg n. an d. Lumbalganglien d. Durchblutgs.störgn., Langenbecks Arch. klin. Chir. 276/1953. — Chir. d. endocrinen Drüsen, Fortschr. Med. 1953. — Indikat. u. Techn. d. Hypophysenimplantat., Zbl. Chir. 1953. — Postop. Durst u. seine Bhdlg., Fortschr. Med 1955. — Oesophagusvarizen u. ihre Bhdlg., ebd. 1956. — Chir. Bhdlg. postop.-rezidiv. Gallenleiden, ebd. Jubiläumsn. 1957. — Rö.anat. Beziehgn. zw. Bulbus duodeni u. Choledochus, Fortschr. Röntgenstr. u. d. Nuklearmed. 87/1957. — Diagn. u. Therap. d. Oesophagusvarizen, Ärztl. Wschr. 1960. — Vorteile d. antekol. Gastroenterostomose ohne Braun'sche Anastomose b. d. Magenresekt. nach Billroth II., Zbl. Chir. 1965.

Lang, Hilmar, Chefarzt d. Dünkeloh-Klin., 563 Remscheid, Allecstr. 105–107. — 15. 1. 26 Dinkelsbühl. — **A:** 51 Mainz. — **Prom:** 53 ebd. — **F:** Chir. — **V:** 53–55 chir.-gyn. Abt. Krskrhs. Fritz-König-Stift Wolfenbüttel-Bad Harzburg (Heim), 56–60 chir. u. inn. Abt. Städt. Krhs. Braunschweig (Suren, Wedler), 60–64 Oberarzt chir.-gynäk. Abt. Ev. Krhs. Höxter (Pape), 64–65 Oberarzt Dünkeloh-Klin. Remscheid (Hammann).

Lang, Karl, Chefarzt a. D., Facharzt f. Chir., 8 München 13, Franz Josephstr. 37. — *28. 8. 00 Wolfersdorf b. Böhm. Leipa. — **Prom:** 25 Prag. — **F:** Chir. — **V:** 25 inn. Abt. Städt. Krhs. Eger, 27–33 Prag (Schloffer). — **P:** Rißfraktur d. Calcaneus, Zbl. Chir. 1939. — Kasuist. Beitr. z. Tetanusfrage, Med. Klin. 1939. — Ileoxyphopagus, Zbl. Gynäk. 1939. — Neurinom i. Sinne v. Verocay d. Plexus brachialis, Zbl. Chir. 1940. — Gleitbr. d. Harnblase, ebd. — Lymphangioma cysticum permagnum, Chirurg 1949. — Milzexstirpat. weg. subkut. Milzverletzg., Zbl. Chir. 1951. — Amputat., ebd. — Invaginat. mit bes. Berücksicht. d. Ileozökalinvaginat., ebd. — Greifhand u. Pirogoffstumpf, ebd. 1953. — Cholesteatom der Stirn, ebd. 14/1957.

Lang, Werner, Oberarzt d. chir. Abt. d. Krskrhs., 709 Ellwangen/Jagst. — *7. 10. 24 Nürnberg. — **A:** 51 Erlangen. — **Prom:** 58 Heidelberg. — **F:** Chir. — **V:** 51–52, 53–55 Chir. Klin. Städt. Kr.anst. Nürnberg (Steichele), 52–53 I. Med. Klin. ebd. (Jahn), ab 55 Krskrhs. Ellwangen Goll, Dietrich), ab 62 Oberarzt. — **P:** Spontanes Bauchdeckenhämatom, Mschr. Unfhlkd. 1954. — Neuere Gesichtspkt. b. d. Bhdlg. v. Verbrenngn. u. Alltagsverletzgn. m. Aristamidgel, Therap. Gegenw. 1955. — Bhdlg. d. paralyt. Darmunwegsamkt. m. Pantothensäure, Dtsch. med. J. 1955. — Möglichktn. d. Postop. Thromboseprophyl. („Aescorin"), Fortschr. Med. 1959. — Anwendungsmöglkt. v. Terramycin i. d. Chir., Therap.woche 1963.

Lange, Konrad, 1. Oberarzt d. chir. Abt. A. K. Altona, 2 Hamburg 55, Hoger Weg 1. — *9. 1. 23 Landsberg/Warthe. — **A:** 51 Hamburg. — **Prom:** 51 ebd. — **F:** Chir. — **V:** 52–55 Pathol.-anat. Inst. d. Allg. Krhs. Heidberg, Hamburg (Laas), 55–59 chir. Abt. ebd. (Prinz), 60 I. Med. Abt. ebd. (Beckermann), 61 I. chir. Abt. ebd. (Prinz), ab 61 Oberarzt A. K. Altona-Hamburg (Küster, Kirschner), ab 66 1. Oberarzt. — **P:** Herabsetzg. d. Op.-risikos durch Deltacortril (mit Müller-Westphal), Med. Welt 1960. — Bhdlg. d. schweren Verlaufsformen d. Wundstarrkrampfes (mit Nachtwey u. a.), Anästhesist 1964.

Lange, Max, o. Prof. f. Orthop., Reg.-Med.-Dir., emer. Dir. d. Orthop. Klin. u. Poliklin. München, 8 München 71, Knotestr. 70. — *28. 7. 99 Dessau. — **A:** 24 Leipzig. — **Prom:** 23 ebd. — **Hab:** 28 München. — **F:** Orthop. — **V:** 24–37 Orthop. Klin. München, 37–39 Priv.-Orthopäde, 39–43 Leit. d. orthop. Abt. Res.-Laz. München-Hohenzollernschule, 44–45 Leit. d. orthop. Abt. d. Res.-Laz. Bad Tölz, 46–54 Chefarzt d. Versehrten-Krhs. ebd., 54–67 Dir. d. Orthop. Klin. u. Poliklin. München. — **B:** Naht u. Nahtmaterial i. d. Orthop., Enke 1929. — Muskelhärten, ihre Entstehg. u. Heilg., Lehmann 1931. — Wirbelgelenke, ihre pathol. Anat., ihre röntgenol. Darstellg. u. d. klin. Bedeutg. ihrer krankh. Verändergn. (1. u. 2. Auflage), Enke 1933. — Erbbiol. d. angebor. Körperfehler, Enke 1935. — Erkrankgn. d. WS, in: Hdb. Neurol. Bd. 10, Springer 1936. — Muskelrheumatismus, Steinkopff 1939. — Orthop. u. Kinderhlkd., Enke 1940. — Kriegsorthop., Enke 1943. — Orthop. i. Kindesalter, Enke 1943. — Unfallorthop., Enke 1949. — Orthop.-chir. Op.lehre, Bergmann 1. Aufl. 1951; 2. Aufl. 1962. — Deformitäten d. Extremitäten, Wullstein-Wilms, Lehrb. f. Chir., Fischer 1951, 1956. — Mißbildgn. d. Extremitäten, ebd. 1956. — Menschl. Hand, Enke 1956. — Lehrb. d. Orthop. u. Traumat., 1. Bd. Enke 1960; 2. Bd. ebd. 1965; 3. Bd. ebd. 1966. — Erg.bd. z. Orthop.-chir. Op.lehre, Bergmann 1968. — **P:** Seit 1947 Hrsg. d. Z. Orthop; — Hrsg. d. Verh. d. Dtsch. Ges. Orthop. u. Traumat.; — seit 1952 Begründer u. Hrsg. d. Internat. Jb. d. Wiederherstellungschir. u. Orthop. — Veröff. i. zahlr. in- u. ausländ. Z. wie: Chirurg, Zbl. Chir., Med. Klin., Langenbecks Arch., Münch. med. Wschr., Fortschr. Neurol., Wien. med. Wschr., Schweiz. med. Wschr., Helvet. chir. acta, Minerva ortop., Chirurgia del Aparato Locomotor, Arch. Putti, Acta ortop. traumat. Iberica, Internat. Coll. Surg.

Langemeyer, Carl, Doz. Dr. med. habil., Chefarzt d. chir. Abt. Krskrhs. Charlottenstift, 3457 Stadtoldendorf. — *6. 8. 07 Holzminden. — **A:** 33 Berlin. — **Prom:** 33 Hamburg. — **Hab:** 43 Straßburg. — **F:** Chir. — **V:** 33–34 Krhs. St. Georg Hamburg (Hegler), 34–36 Charité Berlin (Rößle), 36–42 Hamburg-Eppendorf (Konjetzny), 42–44 Straßburg (Zukschwerdt), 45–48 Gefangenschaft, 49–56 Arzt i. Holzminden, ab 57 Chefarzt chir. Abt. Krskrhs. Charlottenstift, Stadtoldendorf. **P:** Hypochrome Chloranaemie, Diss. — Fall v. ungewöhnl. Magen-Colonfistel, Zbl. Chir. 1938. — Bhdlg. d. Wundstarrkrampfes u. d. Vermeidg. d. Gefahren d. Serumanwendg. b. d. Prophyl. u. d. Therap. (mit Gottesbühren), Chirurg 1940. — Neurofibromatose, Bruns' Beitr. klin. Chir. 1943. — Knochenmark u. Knochen, Habil.-Schr.

Langenbach, Josef Ulrich, Facharzt f. Chir., Oberarzt Krskrhs., 8908 Krumbach/Schwaben. — *11. 4. 35 Kenzingen/Baden. — **A:** 61 München. — **Prom:** 59 ebd. — **F:** Chir. — **V:** 59 geburtsh. u. gyn. Abt. Krskrhs. Krumbach/Schwaben (Oettle), 59–60 med. Klin. Städt. Kr.anst. Ulm (Bock), 60 Krskrhs. Heidenheim/ Brenz (Banz), 61 geburtsh. u. gyn. Abt. Krskrhs. Krumbach/Schwaben, (Oettle), 61–62 Orthop. Hessing-Klin. Augsburg-Göggingen (Giuliani), ab 62 Krskrhs. Krumbach/Schwaben (Oettle). — **P:** Strumarezidiv-Prophyl., Ärztl. Prax. 1959. — Untersuchgn. üb. d. sog. Depot-Blei i. Organismus, Klin. Wschr. 1961. — Probl. d. Toxoplasmose u. Listeriose i. d. Schwangerschaft, Geburtsh. u. Frauenhlkd. 1962. — Struma-Hashimoto, Chirurg 1963. — Chir. Krankengut e. Krskrhs., Krankenhausarzt 1966.

Langer, M. Volkmar, Leit. d. chir. Abt. Krhs., X 926 Hainichen, Ziegelstr. 25. — *1. 3. 21 Meißen. — **A:** 45 Hamburg. — **Prom:** 45 Leipzig. — **F:** Chir. — **V:** Krhs. Mittweida (Hoffmann).

Langhagel, Joachim, Prof., Dr. med. habil., Facharzt f. Orthop., Chefarzt d. Orthop. Klin. u. ärztl. Dir. d. Rehabilitationszentrums d. Inn. Mission „Lichtenau", 3437 Hess.-Lichtenau, am Mühlenberg. — *28. 3. 14 Glogau. — **A:** 39 Glogau. — **Prom:** 42 Breslau. — **Hab:** 58 Leipzig. — **F:** Orthop. — **V:** 38 Univ.-Hautklin.

Breslau (Gotron), 39 Knappschaftskrhs. Leopoldshall Staßfurth (Wilhelm), 39 Inn. Abt. Städt. Krhs. Glogau (Müller), 39–45 chir. Abt. ebd. (Herfarth), 46 Thür. Landeskrhs. f. Orthop. Eisenberg (Elle), 50 Orthop. Univ-Klin. Rostock (Scheel), 52–58 Chefarzt d. Rudolf Elle Krhs. f. Orthop. Eisenberg/Th., 59–62 Orthop. Univ.-Klin. Münster (Hepp), — **B:** Beinprothese, Fischer 1957; Neuaufl. 1967. — Lehrb. d. Orthop., hrsg. v. P. F. Matzen, Volk- u. Gesundheit Berlin 1958, Neuaufl. 1967. — **P:** Ermüdungsfrakt., Diss. — Scalpiergs.verletzg., Zbl. Chir. 1948. — Marknagelg. b. Pseudarthrosen, Mschr. Unflkd. 1950. — Op. Invers.stellg. d. Hüftgelenkes, Z. Orthop. 1956. — Irrtümer b. d. Diagn. d. Knochen- u. Gelenktbk, Beitr. Orthop. 1956. — Armprothetik, ebd. 1957. — Beurteilg. v. Stumpfbett u. Aufbau b. Oberschenkelprothesen, Verh. Dtsch. Orthop. Ges. 1957. — Schicksal d. Muskulat. i. Amputat.stümpfen, Habil-Schr. 1958. — Badeprothesen, Orthop. Techn. 1958. — Transplantat. v. Epiphysenfugen, Beitr. Orthop. 1959. — Schicksal d. Amputat.-stumpfes, Verh. Dtsch. Orthop. Ges. 1959. — Hemipelvekt., ebd. — Luftarthrograph. b. angebor. Hüftluxat., Dtsch. med. J. 1960. — Op. Bhdlg. d. Perthes'schen Erkrankg., Chirurg 1961. — Fehldiagn. b. habit. hint. Schulterluxat., Verh. Dtsch. Orthop. Ges. 1962. — Prothesenversorgg. u. Rehabilitat. Beinamputierter, 1963. — Belastbarkeitsprüfg. b. Körperbehinderten, Jb. Dtsch. Ver. f. Rehab. 1965. — Aufgabe u. Aufbau e. Rehabilitationszentrums, Beschäftiggs.therap. 1966. — Beurteilg. d. Aktivitätsgrades b. Knochen- u. Gelenk-Tbc., Praxis pneumol. 1967.

Langhof, Joachim H. F., Facharzt f. Chir. u. Durchgangsarzt, 287 Delmenhorst, Scheunebergstr. 35. — *14. 4. 21 Schwerin/Meckl. — **A:** 44 Berlin. — **Prom:** 44 ebd. — **F:** Chir. — **V:** 44–45 Kriegsdienst, 45–46 Chir. Klin. Schwerin/Meckl. (Schütze), 46 Hilfsarzt Staatl. Gesund. Amt Schwerin, 46–54 Chir. Klin. Schwerin, (Schütze), ab 49 Oberarzt, 54–56 Geschwulstklin. d. Dtsch. Akad. d. Wiss. Berlin-Buch (Gummel), 56–62 Oberarzt Städt. Kr.anst. Delmenhorst (Dege). — **P:** Untersuchgn. üb. d. Fluoreszenz d. menschl. Haut i. UV., Diss. — Kasuist. d. Peritonitis fibroplastica incapsulans, Zbl. Chir. 1950. — Bhdlg. v. Narbenbr. d. Oberbauches m. Interplantat. d. Narbengewebes nach Pone, ebd. — Harnsteinentstehg. b. Körperruhe, Z. Urol. 1953. — Kenntn. d. Osteofibrosis deformans juvenilis (Uehlinger), Zbl. Chir. 1954. — Doppelseit., nicht habit., traumat. Schulterluxat., ebd. — Bhdlg. d. traumat. Kniegelenksverrenkg., ebd. — Diff.diagn. v. Blockbildgn. d. WS, ebd. — Mass. Magenblutg. durch retrograde Invaginat. d. Jejunum nach alter Magenresekt., ebd. — Nierenverdoppelg. m. Hydronephrose u. Hypernephrom, Zbl. Urol. 1955. — Bild d. Linitis plastica, Zbl. Chir. 1955. — Op. Bhdlg. d. Hallux valgus, Dtsch. Gesdw. 1955. — Gr. Hamartom d. Niere, Z. Urol. 1955. — Steinbild. Divertikel d. weibl. Urethra, ebd. — Untersuchgn. üb. d. Metastasierg. d. Mamma-Ca. i. d. axill. Lymphknoten (mit Pfeiffer), Dtsch. Gesdwes. 1956. — Retothelsarkom d. Magens, Zbl. Chir. 1956.

Langsdorff, Horst von, Prakt. Arzt u. Facharzt f. Chir., 8166 Neuhaus b. Schliersee. — *15. 6. 06 Augsburg. — **A:** 33 München. — **Prom:** 33 ebd. — **F:** Chir. — **V:** 32–33 Chir. Univ.-Poliklin. München (Lebsche), Tegernsee Krhs. (Leibig), 33–34 I. Med. Univ.-Klin. München (Romberg), 34–35 Pathol. Inst. ebd. (Borst), 35 Rö.-Abt. Krhs. München-Schwabing (Gotthart), 35–39 Chir. Univ.-Klin. München (Lexer, Magnus), 39–45 Graz (v. Seemen).

Lankenfeld, Felix, Oberarzt d. chir. Klin. d. „Robert-Koch"-Krhs., 3011 Gehrden/Hann. — *25. 3. 31 Riga. — **A:** 55 Berlin. — **Prom:** 54 ebd. — **F:** Chir. — **V:** 54–57 Krskrhs. Belzig/Mark (Kroening), 57–60 Charité Berlin (Felix), 60–62 Krskrhs. Gifhorn/Hann. (Schmidt-Habelmann). — **P:** Lumb. Sanduhrneuroblastom d. Sympathikus, Zbl. Chir. 1961. — Parallelität d. autodigest. Fermentprozesses i. Pankreas u. Parotis u. deren Bhdlg. m. Trasylol, Therap. Gegenw. 1962.

Lankenfeld, Friedrich, Chefarzt d. Landambul., X 1506 Caputh b. Potsdam, Geschwister Scholl-Str. 22 c. — Fragebogen 1968 nicht beantwortet.

Laprell, Heinz, OMR, Ärztl. Dir. u. Chefarzt d. chir. Abt. d. Krskrhs., 818 Tegernsee, Hochfeldstr. 2. — *3. 12. 16 Brüx/Sudetenland. — **A:** 40 München. — **Prom:** 40 ebd. — **F:** Chir. — **V:** 40–41 München (Lebsche), 43–56 Krhs. III. Orden, München-Nymphenburg (Schindler, Scheicher), ab 48 1. Oberarzt. — **P:** Duodenalverschl. b. penetrier. Ulcus duodeni unt. Bildg. e. Schleimhautmuskelzylinders, Chirurg 1955. — Probl. d. Kontinenz b. ano-rect. Eingr., ebd. 1957. — Kantenverschl. b. d. Resekt. tiefsitz. Duodenalgeschwüre, ebd. 1958.

Laqua, Hartmut, Oberarzt Chir. Klin. d. Stadtkrhs., 652 Worms/Rh. — *19. 8. 23 Breslau. — **A:** 51 Heidelberg. — **Prom:** 53 ebd. — **F:** Chir. — **V:** Heidelberg, ab 61 I. Chir. Klin. Nürnberg (K. H. Bauer, Linder, Holder). — **B:** Op. Bhdlg. bösart. Geschwülste d. Dickdarms u. Mastdarms (mit Holder), in: Op. Therap. maligner Geschwülste, Enke. — **P:** Durchblutg. plast. Rundstiellappen u. ihre Beurteilg. m. Hilfe v. Temp.messgn. d. Haut, Diss. — Bedeutg. d. Unfallkrankengutes f. d. klin. Chir. (mit Gögler), Langenbecks Arch. klin. Chir. 275/1953. — Magenca. nach früh. Resekt. weg. Ulcus ventr. bzw. duodeni (mit Heinzel), ebd. 278/1954. — Traumat. Milzrupt., Unfallchir. Tagg. d. Südwestl. Bau-Berufsgen. Heidelberg 1955 (Kongr.ber.). — Untersuchgn. d. Fibrinolyse u. mögl. Schädlichkt. d. Serothorax nach Pneumonekt. (mit Löhr), Chirurg 1956. — Klin. u. gutachtl. Probl. b. sog. Bagatellverletzgn., Hefte Unfhlkd. 55/1956. — Erg. d. sacro-abdomin. Rectumexstirpat. (Späterg.), Chirurgentagg. d. DDR, Leipzig 1959 (Kongr.-ber.). — Chir. d. Rectum-Ca. unt. bes. Berücksicht. d. s.-abd. Rectumexstirpat., Langenbecks Arch. klin. Chir. 294/1960. — Ca.bildg. i. Mägen, d. weg. Ulcus ventr. bzw. duodeni reseziert wurden (mit Heinzel u. Hess), Bruns' Beitr. klin. Chir. 201/ 1960. — Chir. Dickdarmerkrankgn. unt. bes. Berücksichtigg. d. Geschwülste (mit Holder), Langenbecks Arch. klin. Chir. 294/1960. — Tbk. Pleuritis (mit Wenz), Fortschr. Röntgenstr. 1962. — Funkt. Späterg. b. sog. Risikopat. nach Lungenresekt. (mit Kappey), Langenbecks Arch. klin. Chir. 304/1963. — Schuß- u. Splitterverletzg. d. Thorax u. d. Lungen (mit Vogt-Moykopf), Bruns' Beitr. klin. Chir. 1963. — Endobronch. Instillat. e. Bronchospasmolyticums z. Lösg. v. Spasmen währ. d. Bronchograph. (mit Vogt-Moykopf), Thoraxchir. 1964. — Diff.diagn. u. Indikat. z. op. Versorgg. v. off. Thorax-Stich- u. Schußverletzgn., Langenbecks Arch. klin. Chir. 1964 (Kongr.bd). — Chir. Dickdarmerkrankgn., Landarzt 1964. — Spontanpneumothorax (mit Vogt-Moykopf), Bruns' Beitr. klin. Chir. 1965. — Diff.diagn. u. op. Bhdlg. mediastin. Erkrankgn. (mit Holder u. Grimsehl), Langenbecks Arch. klin. Chir. 1965.

Largiadèr, Felix, Priv.-Doz., Oberarzt d. Chir. Univ.-Klin. A Kantonsspital, CH-8006 Zürich/Schweiz. — *18. 12. 30 Flawil/Schweiz. — **A:** 56 Zürich. — **Prom:** 59 ebd. — **Hab:** 67 ebd. — **F:** Chir. — **V:** 57–58 Krhs. Wattwil (Christ), 59–60 Pathol. Inst. St. Gallen (Zollinger), 60 ORL-Klin. ebd. (Strupler), 61–62 Zürich (Brunner, Senning), 63–65 Dept. of Surg., Univ. of Minn., Minneapolis, Minn./USA (Wangensteen), ab 65 Zürich (Senning). — **B:** Gastric freezing (mit Delaney u. a.), in: Current surgical management III, Saunders, Philadelphia/London 1965. — Organtransplantation, Thieme 1966. — Kurzreferat, in: Transplantat. v. Organen u. Geweben, Thieme 1967. — **P:** Morphol., Histogen. u. Klassifikat. d. Nierentumoren, Diss. 1958; u. Urol. int. 1958. — Rupt. v. Aneurysmen d. Aorta abdominalis,

Praxis 46/1957. — Symtom. u. Therap. d. Sheehan-Syndr., Schweiz. med. Wschr. 88/1958. — Fall v. Kolloidka. b. Ileitis terminalis (mit Lanz), ebd. 1959. — Ungewöhnl. (hellzell.) Blasenka. m. 12 Jahre dauerndem Verlauf, ebd. 1960. — Maligner Tumor d. Leydigschen Zwischenzellen d. Hodens, Frankf. Z. Path. 70/1960. — Oxalose. I. Tl: Empir. Untersuchgn.; — II. Tl: Exp. Untersuchgn. an d. Ratte, Virchows Arch. path. Anat. 333/1960. — Selt. Nasentumor: D. Aesthesioneuroepitheliom d. Olfactorius, Pract. oto-rhino-laryng. (Basel) 1961. — Haemophilieprobl. i. Stomato- u. Laryngol., ebd. 1962. — Techn. u. Indikat. d. Mediastinoskopie b. Erkrankgn. d. Lungen u. d. Mediastinums (mit Amgwerd), Helvet. chir. acta 30/1963. — Erfahrgn. m. d. parenter. Ernährg. mittels Fettinfus., ebd. 1963. — Untersuchgn. z. Frage d. Fibrinolysebeeinfl. durch d. op. Gewebetrauma b. Lungenop. (mit Amgwerd, Duckert u. v. Felten), Thoraxchir. 1963. — Tierexp. Untersuchgn. z. Zus.hang zw. Azidose, Blutgerinng. u. Fibrinolyse (mit Middendorp u. a.), Bruns' Beitr. klin. Chir. 206/1963. — Klin. u. exp. Untersuchgn. z. Blutgerinngs.-beeinfl. durch Fettinfus. (mit v. Felten u. a.), Thromb. Diath. haemorrh. 1963. — Erfahrgn. m. Fettinfus., unt. bes. Berücksichtigg. d. Indikat.stellg. (mit Brunner, Rosenmund u. Hahnloser), Helvet. chir. acta 31/1964. — Pathogen. d. Fibrinolysesteigerg. b. kardiovask. Eingr., ebd. — Healing of surgical wounds of the stomach after gastric freezing (mit Delaney u. Wangensteen), Surgery 1965. — Prolonged in vitro hypothermic perfusion of the canine lung (mit Manax, Lyons u. Lillehei), Trans. Amer. Soc. artif. intern. Organs 11/1965. — Preservation of the lung for homotransplantation, Master's Thesis, Minnesota 1965. — Exp. Homotransplantat. konserv. Lungen, Schweiz. med. Wschr. 1965. — Organ perfusion before transplantation, with particular reference to the kidney (mit Manax u. a.), Surgery 57/1965. — Technical aspects of transplantation of preserved lungs (mit Manax, Lyons u. Lillehei), Dis. Chest. 49/1966. — In vitro preservation of canine heart and lung, (mit Manax Lyons u. Lillehei), Arch. Surg. (Chic.) 91/1965. — Individual in vitro organ susceptibility to hyperbaric oxygen (mit Lyons u. a.), Cryobiology 2/1965. — Whole canine organ preservation: Prolongation in vitro by hypothermia and hyperbaria (mit Manax u. Lillehei), J. Amer. med. Ass. 196/1966. — Resultate d. isotopen Homotransplantat. d. Pankreas, (mit Miller u. Arma) Langenbecks Arch. klin. Chir. 316/1966. — Orthotopic allotransplantation of the pancreas (mit Lyons u. a.), Amer. J. Surg. 113/1967. — Kadaverperfus. m. totaler extrakorp. Zirkulat. u. zusätzl. Linksherz-Drainage (mit Senning, Miller u. Wegmann), Z. exper. Med. 142/1967. — Handhabg. u. Konservierg. v. Nierentransplantaten (mit Miller, Senning u. Wegmann), Helvet. chir. acta 34/1967. — Europäische Beitr. z. Transplantat.forsch., Neue Zürcher Ztg. 1966, Nr. 5127. — Licht- u. elektronenopt. Befunde an konserv. Hundenieren (mit Wegmann), Z. exper. Med. 143/1967. — Modifiz. Techn. d. isotopen Pankreastransplantat., ebd. — Ischämietoleranz d. Pankreas (mit Moser u. Meili), ebd. — Nierentransplantatbeschaffg. (mit Senning u. Wegmann), ebd. — Temporary coronary artery occlusion using left heart bypass (mit Miller, Pfenninger u. Senning), Arch. Surg. (Chic.) 94/1967. — Magensegmentresekt. nach Wangensteen b. Gastroduodenalulcus, Langenbecks Arch. klin. Chir. 319/1967. — Homologe Mitralklappentransplantat. (mit Bernhard u. Senning), ebd. — L'omotrapianto del rene nell' uomo (mit Linder, Alderi u. Senning), Gaz. Sanitaria 38/1967. — Organtransplantat. als Beispiel f. d. heut. Chir., Neue Zürcher Ztg. 1967, Nr. 4943. — Carbohydrate metabolism after pancreatic transplantation, Surg. Clin. N. Amer. 47/1967. — Gegenwärt. Stand d. Transplantat. v. ganzen Organen, Wiederbelebg. 1967. — Erhaltene exokrine Funkt. als Voraussetzg. f. d.

Erfolg d. Pankreastransplantat. (mit Hegglin u. Jakob), Helvet. chir. acta 1967. —
Krit. Überprüfg. d. Effekts v. Gefrierschutzmitteln auf kältekonserv. Organtrans-
plantate (mit Hegglin u. Wegmann), Bruns' Beitr. klin. Chir.

Larmi, Teuvo, Prof., Oberarzt d. Chir. Univ.-Klin., Kirkkokatu 11 A 25, Oulu
(Finnland).*

Lassen, Heinz, Chefarzt d. Chir. Klin. d. Krs.- u. Stadtkrhs., 49 Herford. —
*21. 8. 08 Berlin-Schöneberg. — **A:** 33 Berlin. — **Prom:** 33 ebd. — **F:** Chir. — **V:**
33 Pathol. Inst. d. Charité Berlin (Rössle), 34–38 Martin-Luther-Krhs. Berlin
(Nordmann), 38–39 Frauenklin. Cäcilienhs. Berlin-Charlottenburg (Bracht), 39–46
Kriegsdienst, 47–52 Oberarzt d. Chir. Abt. d. Städt. Kr.anst. Bielefeld (Lamprecht).
— **P:** Durchfälle nach Magenop., Chirurg 1936. — Prostatekt. u. Verjüngg., Arch.
Klin. Chir. 1939.

Laubach, Klaus, Assist. d. Chir. Univ.-Klin., 69 Heidelberg, Kirschnerstr. 1. —
Fragebogen 1968 nicht beantwortet.

Laue, Hanns, Facharzt f. Chir., Chir. Fachpraxis m. Unfallambulatorium,
Durchgangsarzt, Belegarzt a. St.-Josef-Krhs. Koblenz-Ehrenbreitstein, 54 Kob-
lenz, Kardinal-Krementz-Str. 18. — *31. 7. 24 Betzdorf/Sieg. — **A:** 51 Frankfurt
a. M. — **Prom:** 52 ebd. — **F:** Chir. — **V:** 51–53 Chir. Abt. d. Landhausklin. Burbach/
Westf. (Panthel), 53–54 Inn. Abt. d. Krskrhs. Kirchen/Sieg (Hülbach), 54–61
Krhs. Ev. Stift Koblenz, BG-Sonderstat. f. Schwerunfallverletzte (Leimbach).

Laukner, Rudolf, Chefarzt d. chir. Abt. u. Ärztl. Dir. d. Krskrhs. u. d. Poliklin.,
X 684 Pößneck (Thür.), Hohes Gäßchen 23. — Fragebogen 1968 nicht beantwortet.

Lauritzen, Gunnar K., Chefarzt Chir. Klin. Amtskrhs. Varberg/Schweden. —
*11. 11. 06 Wäxiö/Schweden. — **A:** 33 Stockholm. — **Prom:** 50 Uppsala. — **F:**
Chir., Orthop. — **V:** 33–35 Chir. u. Med. Klin. Hälsingborg (Tengwall, Stenström),
36–39 Lidköjsing (Waller), 39–41 Serafimerlas. Stockholm (Söderlund), 41–42
Gynäk. Klin. Maria Krhs. u. Södersjukhuset Stockholm (Lundgvist), 42–44 Chir.
Klin. ebd. (Brandberg), 44–51 Sahlgrenska Sjukhuset Göteborg (Westerbom). —
B: Mechullary Nailing, Acta Chir. Scand. Suppl. 147/1949. — **P:** Etwa 20 Arb.
auf chir., path.-anat. u. allg. med. Geb.

Laurovits, Johann, Chefarzt d. Klin. Rahlstedt, 2 Hamburg 73 u. Chir. Fach-
arzt- u. Durchgangsarzt-Praxis, 2 Hamburg 73, Krögerstr. 26–32. — *5. 1. 31
Novi-Sad/Neusatz. — **A:** 56 Budapest. — **Prom:** 57 ebd.; 63 Düsseldorf. — **F:** Chir.
V: 56–59 Schiffsarzt b. Rotterdamscher Lloyd, Rotterdam, 59–60 Krskrhs. Geis-
lingen/Steige (Übelhör), 61 Krskrhs. Lindau/Bodensee (Kamprath), 62–63 Ev.
Krhs. Gelsenkirchen (Heinrich), 64 Hafenkrhs. Hamburg (Küntscher), 65–67 Oberarzt Marien-Hosp. Düsseldorf (Bross). — **P:** Sudeck'scher Dystrophie u. Osteo-
porosen, Landarzt 1964. — Konservat. Bhdlg. d. Magengeschwüre, Münch. med.
Wschr. 1962. — Erfahrgn. b. Osteomyelitisbhdlg., Landarzt 1964.

Lausberg, Gerhard, Oberarzt Neurochir. Univ.-Klin., 63 Gießen, Klinikstr. 37. —
*29. 7. 27 Lennep/Rhld. — **A:** 55 Bonn. — **Prom:** 57 ebd. — **F:** Neurochir. — **V:**
54–56 Univ.-Nervenklin. Bonn (Pohlisch, Gruhle), 57 Neurochir. Abt. Univ.-Ner-
venklin. Frankfurt (Ruf), 58 Fried.-Krupp-Kr.anst. Essen (Weber), 59–62 Neurochir. Univ.-Klin. Frankfurt (Ruf), ab 63 Neurochir. Univ.-Klin. Gießen (Pia). —
P: Off. Hirnverletzgn. durch Schußapparatbolzen, Chirurg 1963. — Kolloid-Zysten
d. Seitenventrikel, Zbl. Neurochir. 1965. — Schädelschußverletzgn. d. Friedenszeit,
Acta neurochir. 13/1965. — Hemiatroph. Hirnläs. nach Verletzgn. i. Kindesalter
(mit Pia), 8. Int. Kongr. f. Neurolog. Wien, Excerpta Med. 265/1965. — Therapeut.
Aspekte b. traumat. Rückenmarksschädiggn., Langenbecks Arch. klin. Chir. 313/

1965. — Laminectomia in traumatic paraplegia, Proc. 3rd. Intern. Congr. Neurol. Surg., Excerpta Med. 373/1966. — Diff.therapeut. Erörtergn. b. Rückenmarks- u. Caudaverletzgn., Dtsch. med. Wschr. 1966. — La Apoplejia espinal aguda y su Diagnostico diferencial (mit Calatayud-Maldonado), Arch. Fac. Med. Zaragoza 14/1966. — Indikat. z. op. entlast. Maßnahmen b. Rückenmarksverletzgn., Hefte Unfhlkd. 87/1966. — Klin. u. Diff.diagn. d. Diastematomyelie, Arch. f. Kinderhlkd. 175/1966. — Therap. u. Progn. maligner Wirbeltumoren, Münch. med. Wschr. 1967. — Klin. u. progn. Aspekte b. Medulloblastom, Strahlentherap. Sonderbd. 66/1967. — Die differentialdiagnostische Bedeutung cerebraler Anfallformen bei temporalen Tumoren (mit Calatayud-Maldonado), Dtsch. Z. Nervenhlkd. 191/1967. — Frühdiagn., Therap. u. Verlaufsformen d. Hydrocephalus b. cyst. Dysraphien (mit Geletneky), Zbl. Neurochir. 1967. — Schädelhirntrauma i. höheren Lebensalter (mit Redondo), Zbl. Neurochir. 1967. — Diagn. maligner extradur. spin. Prozesse (mit Vogelsang), Dtsch. Röntgenkongr. 1967 (Berichtshft.).

Laustela, Erkki, Doz., Oberarzt d. Thoraxchir. Klin. d. Univ. Vuorimiehenkatu 19 A 7, Helsinki (Finnland). — Fragebogen 1968 nicht beantwortet.

Lautenbach, Hans, 2390 Flensburg 4, Friedrichshöh 11. — Fragebogen 1968 nicht beantwortet.

Lawin, Peter, Chefarzt d. Anaesth.-Abt. d. Allgem. Krhs. Altona, 2000 Hamburg 50, Allee 164. — Fragebogen 1968 nicht beantwortet.

Lechner, Fritz, Dir. u. Chefarzt d. chir. Abt. d. Krskrhs., 81 Garmisch-Partenkirchen. — *22. 4. 21 Rötz/Opf. — A: 48 München. — **Prom:** 49 ebd. — **F:** Chir. — **V:** 48–50 Städt. Krhs. Waldmünchen (M. Lechner), 50 Pathol. Inst. d. Univ. München (Hueck), 50–51 Städt. Krhs. Waldmünchen (M. Lechner), 51–53 Krskrhs. Perlach (Maurer), 53–68 Städt. Krhs. München r. d. Isar (Maurer); zwztl. 55 Unf.-krhs. Salzburg (Eigenthaler), 61 Orthop. Klin. München (M. Lange), Univ.-Klin. Chiba, Japan (Nakayama). — **B:** Allg. üb. Knochen u. Gelenke sowie Frakt. u. Luxat., in: Hdb. d. ges. Unfhlkd., Enke 1963. — Praxis d. Begutachtg., ebd. — Verletzgn. d. ob. Sprunggelenkes, in: Skitraumatol., Fortschr. d. Med. 1967. — Unterschenkelverletzgn., ebd. — Erkenng. u. Bhdlg. v. Knochentumoren, in: Krebs- — e. kleine Tumorkunde, Hippokrates 1967. — **P:** Bhdlg. d. Fettembolie, Med. Mschr. 1959. — Hospitalismus u. seine Bekämpfg., Münch. med. Wschr. 1960. — Erg. d. Schaukelmedikat. m. Antibiotica, Antibiotica et Chemotherapia 1960. — Erfahrgn. m. e. neuen parent. verabfolgten Oxytetracylinzubereitg., Chemotherap. 1962. — Fettembolie u. ihre gezielte Bhdlg. m. „Essent.“ Phospholipiden (EPL-Substanz), Chir. Praxis 1963. — Meth. u. Erg. d. Cutisplast., Langenbecks Arch. klin Chir. 304/1963. — Op. Bhdlgs.möglktn. d. gleichseit. Oberschenkel- u. Schenkelhalsfrakt., Mschr. Unfhlkd. 1964. — Konservat. u. op. Bhdlgs.möglichktn. b. Stauchungsbr. d. dist. Unterschenkels, ebd. 1965. — Plexuslähmg., Klin. Med. 1965. — Untersuchgn. m. hohen i.v. Gaben v. Oxytetracyclin, Chemotherapia 1965/66.

Lechnir, Josef, 2850 Bremerhaven-Mitte, Bürgerm. Smidt-Str. 12. — Fragebogen 1968 nicht beantwortet.

Lechtenberg, Heinz-Wolfgang, Leit. Arzt d. chir. Abt. d. Elisabeth-Hosp., 41 Duisburg-Meiderich, Von d. Mark-Str. 70. — *8. 5. 21 Düsseldorf. — A: 45 Berlin. — **Prom:** 45 ebd. — **F:** Chir. — **V:** 45–46 Krskrhs. Bad Homburg v. d. H. (Großmann), 46–47 Versorggs.-Krhs. ebd. (Kuthe), 47–52 Hosp. z. Hlg. Geist Frankfurt/M.-Köppern (Willich), 53–55 Stadtkrhs. Hanau/M. (Westermann), 55–56 Marien-Hosp. Soest/Westf. (Schomberg), 56–65 Dreifaltigkeits-Krhs. Wesseling/Köln (Sahm), ab 66 St. Vinzenz-Krhs. Düsseldorf (Pohlen). — **P:** Schenkelhalsnagelg., Langenbecks Arch. klin. Chir. 264/1950. — Intraperiton. Chemotherap., Bruns' Beitr. klin. Chir. 186/1953. — Mißbildgn. d. Körperachse i. Sonderht. d. ZNS, Zbl. allg. Path. 1955. — Cystophotograph. m. d. Negativ-Farbfilm, Z. f. Urol. 1955. — Schädelhirntrauma u. seine Therap., Chirurg 1963. — Anwendg. d. ϵ-Aminocapronsäure b. chir. Erkrankgn., Münch. med. Wschr. 1964.

Lederhuber, Hans Albert, 1. Oberarzt d. chir. Abt. Krskrhs., 8130 Starnberg. — *3. 11. 29 Traunstein. — **A:** 55 München. — **Prom:** 55 ebd. — **F:** Chir. — **V:** 56 Krskrhs. Ebersberg (Pöllinger), 56 Krskrhs. Prien (Dorrer), 56–57 Krskrhs. München-Pasing (Hartmann), 57–59 Krskrhs. Wolfratshausen (Einhauser), 59–61 Städt. Krhs. Bad Reichenhall (Sebaldt), 61–62 Krhs. Martha-Maria München (Mack), 62–65 Univ.-Poliklin. ebd. (Holle). — **P:** Fingerfrakturen, Chir. Praxis 1967.

Lehmann, Alfred F. W., Facharzt f. Chir., 235 Neumünster, Marienstr. 51. — *18. 10. 09 Hamburg. — **A:** 36 Hamburg. — **Prom:** 36 ebd. — **F:** Chir. — **V:** Krhs. Neumünster (Graf).

Lehmann, Charlotte, Fachärztin f. Anaesth. u. Chir., Chefärztin d. Anaesthesieabt. u. d. Blutspendedienstes d. Chir. Klin., Klinikum r. d. Isar d. Techn. Hochschule, 8 München 80, Ismaninger Str. 22. — *6. 2. 22 Pyritz/Pommern. — **A:** 47 Kiel. — **Prom:** 47 ebd. — **F:** Anaesth. — **V:** 45–46 Landeskrhs. Holstein Neustadt (Frauenklin.) (Giesecke). 46–47 Univ.-Frauenklin. Kiel (Philipp). 48–49 Pathol. Inst. d. Univ. München (Burkhardt, Hueck). 49–52 Chir. Abt. d. Krhs. r. d. I. ebd. (Grasmann), 53 Anaesthesieabt. d. Chir. Univ.-Klin. ebd. (Zürn, E. K. Frey), 54–67 Anaesthesieabt. d. Städt. Krhs. r. d. I. ebd. (Maurer), seit 67 Chefarzt d. Anaesthesieabt. u. d. Blutspendedienstes d. Chir. Klin. u. Poliklin. a. Klinikum r. d. I. d. Techn. Hochschule München. — **B:** Krhs. München r. d. Isar – Umbau u. Neubau, Süddeutscher Vlg. 1957. — Blutverlust u. Blutersatz, in: Notfall-Lexikon f. d. ärztl. Praxis (mit Maurer), Medica 1964. — Narkose-Zwischen- u. Notfälle, ebd. — Späterg. nach schweren Schädelverletzgn. m. langdauernder Bewußtlosigkt., Anaesthesiol. u. Wiederbelebg. Bd. 17, Springer 1966. — Erfahrgn. m. d. Neuroleptanalgesie i. d. Lungenchir., 3. Bremer Neuroleptanalgesie-Symp. 1966, Neuroleptanalgesie, Klin. u. Fortschr., Schattauer. — Langzeitbeatmung. Tagg. d. Dtsch. Ges. f. Anaesth. u. Wiederbelebg. (Hrsg.), Anaesthesiol. u. Wiederbelebg. Bd. 27, Springer 1968. — Anaesth. Schädel-Hirn-Verletzter, in: Hdb. d. Neurotraumatol., Urban & Schwarzenberg 1968. — Konservat. Bhdlg. schwerer Schädel-Hirn-Traumen, ebd. — Sterilisat. v. Hilfsmitteln u. Nark.geräten, in: Lehrb. d. Anaesthesiol. u. Wiederbelebg., Springer Neuaufl. 1968. — **P:** Inn. Verletzgn. b. Verkehrsunf. u. ihre Bedeutg. f. d. Rekonstrukt. d. Unf.herganges, Diss. 1949. — Vergl. zw. Engström-Narkoserespirator u. Dräger-Nark.spiromat, Zbl. Chir. 1960. — Sterilisat. u. Desinfekt. v. Anaesth.-Geräten, Anaesthesist 1962. — Arbeit i. Reanimationszentrum e. zentr. Anaesth.-Abt., 1. Europ. Kongr. Anaesthesiol., Wien 1962, Bd. 1. — Sterilisat. u. Desinfekt. v. Anaesth.-Geräten, ebd. Bd. 2. — Ber. üb. d. Gründungsversammlg. d. Sekt. Anaesthesiol. d. Dtsch. Ges. f. klin. Med. 1964 i. Berlin, Anaesthesist 1964. — Klin. Erfahrgn. m. Methohexital-Kurznark. (mit Elgert u. Weber), Z. prakt. Anaesth. 1966. — Zentralsterilisat.anlage f. Anaesth.-material, ebd. 1967. — Ber. üb. d. Tagg. d. Dtsch. Ges. f. Anaesth. u. Wiederbelebg. 1966 i. München, Anaesthesist 1967. — Dtsch. Ges. f. Anaesth. u. Wiederbelebg. – Gründg. u. Entwicklg., ebd. — Liquidat. anaesthesiol. Leistgn. (mit Weißauer), ebd. — Intensivbhdlgs.einheit – Ausstattg., Organisat. u. Erfahrgn., Krankenhausarzt 1967. — La stérilisation et la désinfection du matérial d'anesthésie, Méd. Hyg. 1967.

Lehmann, Hans-Dieter, Oberarzt, Leit. d. urol. Abt. d. II. chir. Univ.-Klin. 5 Köln-Merheim, Städt. Kr.anst. — *3. 7. 21 Halle/Saale. — **A:** 51 Köln. — **Prom:** 51 ebd. — **F:** Chir., Urol. — **V:** 51 inn. Abt. Ev. Krhs. Köln-Lindental (Martens), 51–52 chir.-gyn. Abt. Düsseldorf-Kaiserswerth (Rieger), 52–53 Pathol. Inst. Univ. Köln (Leupold), 53–63 Chir. Univ.-Klin. Köln-Lindenburg (Hofmann), zwztl. 61 urol. Klin. Wuppertal-Barmen (Boshamer), ab 63 urol. Abt. d. II. chir. Univ.-Klin. Köln, ab 71 Chefarzt d. urol. Klin. d. Städt. Krhs. Köln-Holweide. — **B:** Geschichte d. Bluttransfus; – Bluttransfus. i. d. Chir., in: Transfus.praxis, hrsg. v. Dahr u. Kindler, Schattauer (1. Aufl.) 1962. — **P:** Organisator. Probl. u. prakt. Erfahrgn. d. Blutbank, Landarzt 1957. — Serumeisen, Eisenbindgs.kapazität u. Serumeiweiß-körper b. Dauerblutspendern, Verh. Haematologenkongr. Kopenhagen 1957. — Neuere Untersuchgn. d. Bluteisenspiegels b. Dauerblutspendern, Bibl. haematol. 6/1957. — Blut u. Blutersatz b. Verkehrsunf. Taggs.ber. „Sicherg. d. mod. Straßen-verkehrs" 1957. — Erfahrgn. üb. erste ärztl. Hilfe am Unf.ort u. auf d. Transport b. Schwerverletzten u. Lebensbedrohten (mit Friedhoff), Hefte Unfhlkd. 62/1959. — Bedeutg. d. init. Sauerstoffversorgg. b. schweren Kopfverletzgn. (mit Frowein), Zbl. Chir. 1959. — Spätbefunde nach Schienbeinkopfbr., ebd. — Spätkomplikat. u. morphol. Befunde nach schwerem gedecktem Schädel-Hirntrauma, Hefte Unfhlkd. 66. — Prakt. Arzt u. schwerer Unf., Landarzt 1960. — Urol. d. Kindesalters, Zbl. Chir. 1961. — Komplikat. nach schwerem gedecktem Schädel-Hirntrauma i. klin. u. morphol. Befund, Brun's Beitr. klin. Chir. 1964.

Lehndorff, Hans Graf v., Facharzt f. Chir., Chefarzt d. Viktoria-Hosp., 532 Bad Godesberg. — *13. 4. 10 Graditz b. Torgau/Elbe. — **A:** 37 Berlin. — **Prom:** 50 Göttingen. — **F:** Chir. — **V:** 37 Martin-Luther-Krhs. Berlin (Nordmann, Munk), 38–45 Stadt- u. Krskrhs. Insterburg (Wiedwald), zuletzt Oberarzt, 45–47 Allg. Arzt Ostpreußen, 50 Göttingen (Hellner), 50–54 Johanniterkrhs. Bonn (Matthiolius).

Lehner, August, Chefarzt i. R., Sonnenhof 4, CH Luzern/Schweiz. — *12. 8. 97 St. Gallen. — **A:** 22 Zürich. — **Prom:** 23 ebd. — **F:** Chir. — **V:** 23–25 Baden AG (Markwalder u. Nietlisbach), 25–31 St. Gallen (Henschen, Brunner), 31–32 Balti-more (Dandy), Philadelphia (Frazier), Boston (Cushing). — **P:** Verwendg. d. La-minariastiftes i. d. Chir., Helvet. med. acta 4/1935. — Milzexstirpat. b. Milzvenen-sten., ebd. 12/1945. — Brodieabscesse, chron. Osteomyelitis, Knochengranulome u. ihre Abgrenzg. gegen d. Knochensarkom., Radiol. clin. 14/1945. — Erfolgr. Trendelenburgsche Embolie-Op., Helvet. chir. acta 13/1948. — Spinale epidurale Eitergn., Schweiz. med. Wschr. 1950. — Versorgg. v. Leberverletzgn., Z. Unfall-med. 1951. — Chir. d. Pankreasca., Gastroenterologia 78/1952. — Sekund. De-formiergn. n. Epiphysenlösgn. u. epiphysenliniennahen Frakt., Helvet. chir. acta 21/1954. — Bhdlg. d. hepat. Ikterus d. periart. Eingr. a. d. Art. hepat. com-munis, Langenbecks Arch. klin. Chir. 282/1955 u. Helvet. med. acta 24/1957. — Prakt. Bedeutg. d. op. Manometr. u. Cholangiograph., Langenbecks Arch. klin. Chir. 284/1956.

Lehner, Eugen, Facharzt f. Chir., Facharzt f. Gynäk. u. Geburtsh., Leit. Chef-arzt d. Krskrhs., 7992 Tettnang. — *28. 1. 06 Ravensburg. — **A:** 31 Berlin. — **Prom:** 34 ebd. — **F:** Chir. — **V:** 30 inn. Abt. Alexianerkrhs. Köln (Ernst), Heil-stätten Beelitz (Cobet), 30–31 chir.-tbk. Abt. St. Antoniuskrhs. Berlin-Karlshorst (Herrmannsdorfer), gynäkol.-geburtsh. Abt. ebd. (Körner), 31–33 St. Josefskrhs. Berlin-Tempelhof (Kaufmann), 33–35 Städt. Krhs. Frankfurt/M.-Höchst (Brünner),

St. Marienkrhs. Frankfurt/M. (Bauch), 35–36 chir. Abt. ebd. (Flörcken), 36–40 chir. Abt. kath. Krhs. Erfurt (Hook), 5 Mon. Militärdienst, 40–45 Chefarzt d. St. Marien-Krhs. Marienburg (Westpr.), zwztl. abdominelle Rö.-Ausbildg. Med. Akad. Danzig (Albrecht), Urol. Erfurt (Weidner), 45–46 Chefarzt d. Krskrhs. Waal b. Kaufbeuren vertretgs.weise. — P: Zus.hang v. Portioerosion u. Portioca, Diss. — Untersuchgn. üb. i.v. Kohleinjection b. Lungentbk. (mit Wedekind u. Külbs), Rhein.-westfäl. Ges. 1929. — Kindl. Nierensarkome u. Dermoidcysten d. Peritoneums bzw. Netzes, Münch. med. Wschr. u. Med. Welt 1935/36. — Rectidondämmerschlaf in d. Geburtsh., Med. Welt 1936. — Verkalkter Echinococcus d. re. Leberlappens m. Verdrängg. d. Magens i. Klin. u. Therap. d. Echinococcus alv., in: Kümmerle, Chir. Praxis 1961.

Lehrmann, Karl, Facharzt f. Chir., Chefarzt d. Bachmannklin. (Priv.-Klin.), 867 Hof/S., Kreuzsteinstr. 30. — *16. 8. 16 Bamberg. — A: 42 München. — Prom: 42 ebd. — F: Chir. — V: 42–46 Kriegsdienst, 46 Kinder-Klin. Augsburg (Kremer), 47–53 Chir. Klin. ebd. (Mack), 53–57 Chir. Priv.-Klin. Rosenheim (Golling), 57–62 Neustadt/Cbg., Belegarzt.

Lehtinen, Wiljo, Gyldenintie 6, Helsinki (Finnland). — Fragebogen 1968 nicht beantwortet.

Leimbach, Gerhard, Chefarzt d. Krhs. Ev. Stift „St. Martin", 5400 Koblenz (Rhein), Karthäuserhofweg 8. — Fragebogen 1968 nicht beantwortet.

Leisinger, Fritz, Facharzt f. Chir., Chefarzt am Krhs., CH-8805 Richterswil. — *15. 9. 07 Davos. — A: 40 Zürich. — Prom: 34 ebd. — F: Chir. — V: 34–35 Path. Inst. Zürich (v. Meyenburg), 35–36 Kantonsspit. Winterthur (Looser), 36–37 Neumünster, Zürich (Tobler), 37–39 Oberarzt Krs.spit. Männedorf (Boesch), zwztl. Children Hosp. Birmingham (Parsons) u. Unf.krhs. Wien (L. Böhler), ab 47 Chefarzt am Krhs. Richterswil. — P: Fall v. Morbus Basedow i. Kindesalter, Diss. 1936. — Obturationsileus durch Nahrungsmittel, Schweiz. med. Wschr. 1937. — Fascia endothoracica i. d. Thoraxchir. (mit Boesch), Chirurg 1940.

Leistenschneider, Hubert, Facharzt f. Chir., Chefarzt d. Belegkrhs. u. selbst. Praxis, 4414 Sassenberg, Wasserstr. 5. — *19. 9. 11 Gelsenkirchen. — A: 39 Münster. — Prom: 39 ebd. — V: 38–39 inn. Abt. Josef Hosp. Duisburg-Laer (Ervenich), 39–43 Nepomuk Krhs. Erfurt (Hook), 43–45 Kriegsdienst, 45–46 Josef Hosp. Warendorf (Busse).

Leitermann, Franz, 2. Leit. Arzt d. Krskrhs., 1. Chefarzt d. chir. Abt., 3558 Frankenberg/Eder. — *2. 3. 08 München. — A: 34 München. — Prom: 35 ebd. — F: Chir. — V: 33–34 Städt. Krhs. Freising b. München (Duschl), 34–35 Pathol. Inst. München (Borst), 35–45 München (Lexer, Magnus, Frey), zwztl. Militärdienst. P: Spätmetastasen nach op. Mamma-Ca., Diss. — Stumpfe Bauchverletzg., Dtsch. Schwestern-Ztg. 1956. — Verwendg. v. Weichteildrähten b. d. Hallux-valgus-Op. nach Brandes, Zbl. Chir. 1957. — u. a.

Lembcke, Werner, Prof., Dir. d. Chir.-Klin. d. Med. Akad. im Gustav-Ricker-Krhs., X 3000 Magdeburg, Leipziger Str. 44. — Fragebogen 1968 nicht beantwortet.

Lemke, Hans-Ulrich, Facharzt f. Chir., 2 Hamburg 22, Peterskampweg 5. — *26. 8. 10 Schmolsin Krs. Stolp (Pomm.). — A: 37 Rostock. — Prom: 39 ebd. — F: Chir. — V: 37 II. Med. Klin. Charité Berlin (v. Bergmann), 38–40 Städt. Robert-Koch-Krhs. ebd. (Strauß, Forssmann), 41–43 Chir.-Gyn. Abt. Städt. Krhs. Quedlinburg/Harz (Rössler), 46–53 Chefarzt d. chir. Abt. ebd., 44–45 Militärdienst, seit 54 Facharzt f. Chir. i. Hamburg. — P: Flächenkymographie d. Vorhofs, erhebl. Herzklappenverändergn., Fortschr. Röntgenstr. 59/1939.

Lemperle, Gottfried, Wiss. Ass. Chir. Univ.-Klin., 78 Freiburg i. Br., Hugstetter-str.!55. — *17. 12. 36 Berlin. — A: 62 Stuttgart. — Prom: 60 Kiel. — F: Chir. — V: 61–62 St. Elisabethenkrhs. Lörrach, Univ.-Hautklin. Freiburg, Anat. Inst. ebd., Bruder-Klaus-Krhs. Waldkirch, ab 63 Freiburg (H. Krauss), zwztl. 64–66 Ridgefield, Conn./USA, New England Inst. — P: Bhdlg. d. Luxatio acromio-clavicularis., Diss. — Hist. Unters. d. Ossifikat. nach Osteosynthese d. Schenkelhalsfrakturen, Langenbecks Arch. klin. Chir. 306/1964. — Effect of RES-Stimulation on Endotoxin-Shock in Mice, Proc. Soc. Exp. Biol. Med. 122/1966. — Immunisation against Sarcoma-180 Potentiated by RES Stimulation, J. Reticuloendothelial Soc. 3/1966. — A Simple, Precise Method for Quantitative Recovery of Cells form the Peritoneal Cavity of the Mouse, J. lab. Clin. Med. 69/1967. — Stimulation of the Reticuloendothelial System in Burned Rats Infected with Pseudomonas aeruginosa, J. Infect, Diseases 117/1967. — Stimulierg. d. RES b. Schock u. Verbrenngn., Langenbecks Arch. klin. Chir. 1967 (Kongr.bd.). — Prolonged Survival of Skin-Allografts after Incubation with Recipient-DNA or -RNA, J. Surg. Res. 7/1968.

Lenggenhager, Karl, Prof., Dir. d. Chir. Univ.-Klin. i. R., CH-3000 Bern (Schweiz). — Fragebogen 1968 nicht beantwortet.

Lenner, Josef, Leit. Arzt d. chir. Abt. d. Krskrhs. i. R., 8867 Oettingen/Bay., Auf der Warte 4. — *30. 3. 02 Nördlingen. — A: 26 Erlangen. — Prom: 27 ebd. — F: Chir. — V: 26 Erlangen (Graser), 26–28 inn. u. chir. Abt. Städt. Krhs. Gera (Riedel, Fritsch), 28–29 Pathol. Inst. Erlangen (Hauser, Kirch), 29–32 Königsberg/Pr. (Läwen), 32–34 Hosp. zum heiligen Geist Frankfurt a. M. (Amberger), 34–39 Städt. Krhs. Mainz (Jehn, Brandt), 39–45 Kriegsdienst, 48–56 Belegarzt Städt. Krhs. Nördlingen. — P: Gelenkbeseitigg. b. d. Bluterkrankh., Diss. — Invagination d. Dünndarms i. Kindesalter, ausgelöst durch e. Meckel'sches Divertikel, Bruns' Beitr. klin. Chir. 1930. — Mod. op. Therap. d. Morbus Basedow, ebd. — Lebensbedrohl. Zustände b. Basedowop. u. ihre Bekämpfg. durch Aderlaß, ebd. 1931. — Osteomyelitis d. Wirbelsäule, ebd. — Gangrän e. ob. Extremität, ausgelöst durch e. Halsrippe, Chirurg 1935. — Erfahrgn. m. Gasbranderkrankgn. i. Felde, ebd. 1940.

Lennert, Kurt, Ass. Chir. Univ.-Klin., 6 Frankfurt a. M. — *11. 8. 31 Fürth/Bayern. — A: 60 Frankfurt a. M. — Prom: 59 ebd. — F: Chir., Urol. — V: 58–60 Pathol. Univ. Ffm (Lauche), inn. Med. Stadtkrhs. Fulda (Hildebrand), Chir. Stadtkrhs. Hanau (Westermann), Gyn. Geburtsh. ebd. (Nevinny-Stickel), 60-62 inn. Abt. Stadtkrhs. Fulda (Hildebrand), ab 62 Frankfurt (Geißendörfer). — P: Histochem. d. Gewebsmastzelle i. menschl. Lymphknoten, Frankf. Z. Path. 69/1959. — Kasuist. Beitr. z. „Renalen Polycythämie", Z. Urol. 1964. — Op. Bhdlg. d. Dupuytrenschen Kontrakt., Bruns' Beitr. klin. Chir. 209/1964. — Diagn. d. Gallensteinileus, ebd. 213/1966. — Therap. d. Priapismus, ebd. — Urolithiasis i. Kindesalter, ebd. 214/1967. — Keimzahlbestimmg. i. d. Diagn. d. bakt. Prostatitis, Dtsch. med. Wschr. 1967. — Postop. Blutg. i. d. Prostatachir., Bruns' Beitr. klin. Chir. 215/1967. — Bhdlg. d. Anal- u. Rektumprolapses, Zbl. Chir. 1967. — Nierenresekt., Chirurg 1967. — Nil nocere! Arzneimittelbedingte Dünndarmulzera, Münch. med. Wschr. 1967.

Lentz, Wolfgang G. H. B., Doz., Chefarzt d. chir. Abt. d. Städt. Kr.anst., 29 Oldenburg, An den Vossbergen 79–99. — *12. 4. 16 Schwarza (Rudolstadt). — A: 44 Kiel. — Prom: 44 ebd. — Hab: 54 ebd. — F: Chir. — V: 44–45 Militärdienst, 45–46 inn. Abt. Krskrhs. Schleswig (A. Müller), 46–48 chir. Abt. ebd. (Küntscher), 48–56 Kiel (Wanke), 49–50 Röntgen-Abt. ebd. (Diethelm), 50 Orthop. Abt. ebd. (Güntz). — B: Monographien: Grundlagen d. Transplantat. v. fremdem Knochen-

gewebe, Thieme 1955. — Knochenbr. u. Verrenkgn. (mit Wanke, Maatz, Junge),
Urban & Schwarzenberg 1. Aufl. 1962, 2. Aufl. 1967. — Wiss. Filme: Röntgenbildverstärker i. d. Knochenbr.bhdlg. (mit Diethelm), 1955. — Op. Bhdlg. v. nicht ein-
gekeilten Oberarmkopfbr. m. Hilfe d. Rö.fernsehens, 1964. — Progress in Treatment of Bone Fraktures by X Ray Television (mit Diethelm, Kümmerle, Schweikert), 1966. — Perkut. Schenkelhalsnagelung, 1967. — **P:** Wird d. Callusbildg.
durch Penicillin beeinflußt?, Zbl. Chir. 1950. — Bhdlg. d. Bechterew'schen Erkrankg. m. Peteosthor, Schlesw. Holst. Ärztebl. 1950. — Gibt es e. stab. Osteosynthese am Schenkelhals? (mit Maatz), Langenbecks Arch. klin. Chir. 266/1950. —
Bhdlg. v. Tibiakopfbr. m. d. Spongiosafeder, Hefte Unfhlkd. 43/1951. — Ablehnende
Stimmen geg. Ultraschall, Schlesw. Holst. Ärztebl. 1951. — Knochenbildgs.fähigkt.
konserv. Späne (mit Maatz u. Graf), Zbl. Chir. 77/1952. — Bhdlg. d. Bechterew'-
schen Krankht. m. Peteosthor u. ihre Erg., Ärztl. Wschr. 1952. — Exp. Grundl. d.
Transplantat. konserv. Knochen (mit Maatz u. Graf), Langenbecks Arch. klin.
Chir. 273/1953. — Spongiosa Test of Bone Grafts for Transplantation (mit Maatz u.
Graf), J. Bone J. Surg. 36/1954. — Krampfbr. i. Schultergelenk, Mschr. Unfhlkd.
1954. — Biol. Wert homioplast. Knochentransplantate, Langenbecks Arch. klin.
Chir. 279/1954. — Spongiosatest (mit Maatz u. Graf), Frankf. Z. Path. 65/1954. —
Bhdlgs.erg. b. d. med. Schenkelhalsfrakt., Langenbecks Arch. klin. Chir. 282/1955.
— Erste Erfahrgn. m. d. Bildwandler b. d. op. Frakt.bhdlg., Chirurg 1956. —
Erg. d. Bhdlg. v. schweren Tibiakopfbr. m. d. Spongiosafeder, Chirurg 1956. —
Klin. Früherg. b. d. erweit. Radikalop. d. Brustkrebses, Bruns' Beitr. klin. Chir.
193/1956. — Röntgendurchleuchtgs.gerät m. Bildverstärker (mit Diethelm, Jötten,
Völkel), Röntgenbl. 1956. — Strahlengefährdg. b. Gebrauch transportabler Bild-
verstärker (mit Diethelm, Jötten, Völkel), Act. Radiol. 54/1960. — Prämedikat.
b. Kindernark. m. Polamidon „C" (mit Eichler), Bruns' Beitr. klin. Chir. 203/1961.
— Erkenng. u. Bhdlg. sog. gutart. od. besser semimaligner gelenknaher Knochengeschwülste, Zbl. Chir. 1963. — Interessante Einzelfälle aus d. Kinderchir., Zbl.
Chir. 1963. — Fortschr. i. d. Knochenchir. durch d. Rö.-Fernsehen, Radiologe
1964.

Lentze, Karl, 4400 Münster (Westf.), Heerdestr. 25. — Fragebogen 1968 nicht
beantwortet.

Lenz, Engelbert, Chefarzt d. chir. Abt. St. Josefs-Krhs., 5413 Bendorf/Rhein,
Untere Vallendarerstr. 36. — *31. 12. 10 Polch/Rhld. — **A:** 36 Düsseldorf. — **Prom:**
35 Bonn. — **F:** Chir. — **V:** 35–40 Städt. Krhs. Kemperhof, Koblenz (Hohmeier),
40–47 Kriegsdienst u. Gefangenschaft.

Lenz, Jürgen, Ass. Arzt Chir. Klin. Nordwestkrhs., 6 Frankfurt-Praunheim. —
*4. 3. 39 Koblenz/Rh. — **A:** 66 Bonn. — **Prom:** 64 ebd. — **F:** Chir. — **V:** 64 gynäk.
Abt. St. Josefs-Krhs. Bendorf (Küpper), 64–65 chir. Abt. ebd. (Lenz), 65–66 inn.
Abt. ebd. (Gerz), 66–67 Wehrpflicht als Stabsarzt d. R., Truppenarzttätigkt. i.
Walldürn u. Koblenz, ab 67 Nordwestkrhs. Frankfurt-Praunheim (Ungeheuer).

Lenz, Wilhelm, Facharzt f. Chir., Durchgangsarzt, 423 Wesel, Poppelbaumstr.
22. — *11. 2. 08 Bonn. — **A:** 35 Bonn. — **Prom:** 35 ebd. — **F:** Chir. — **V:** 36 Path.
Inst. Univ. Bonn (Ceelen), Med. Univ.-Klin. ebd. (Martini), 36–37 chir. Abt. Ma-
rienkrhs. ebd. (Els), 37 Rö.-Abt. chir. Klin. ebd. (Janker), chir. Abt. Marienkrhs.
Brandenburg (Wischmann), 37–39 Chir. Klin. Städt. Krhs. Hamm (Senge), ab 39
Wehrdienst, 46–53 Städt. Krhs. Hamm (Senge, Andreesen).

Lenzenweger, Friedrich, Primarius d. II. chir. Abt. d. Allgem. Krhs., Krankenhausstr. 9, A-4010 Linz/Donau (Österreich). — Fragebogen 1968 nicht beantwortet.

Leonhardt, Johannes, Facharzt f. Chir., Chefarzt v. Bodelschwingh-Krhs., 453 Ibbenbüren. — *29. 4. 12 Dresden. — **A:** 37 Düsseldorf. — **Prom:** 37 ebd. — **F:** Chir. — **V:** 36–37 inn. u. chir. Abt. Städt. Krhs. Aue/S. (Lange), 38–39 Pathol. Inst. Chemnitz (Buchaly), 39–40 Med. Klin. Städt. Kr.anst. Osnabrück (Bogendörfer), 40–49 Kriegsdienst u. Gefangenschaft, 49–55 Oberarzt Städt. Kr.anst. Osnabrück (Kallenberger), — **P:** Bhdlg. mischinfiz. Pneumonien m. „Chinfortan Homburg“, Münch. med. Wschr. 1940. — Einfl. therm. Hautreize auf d. Blutzuckerspiegel, Dtsch. Arch. klin. Med. 187/1941. — Selt. Fall v. Hand-Schüller-Christian' scher Krankht., Münch. med. Wschr. 1941. — Bhdlg. bakt. Infekt. auf Sulfa-Additionsbasis m. d. Chemotherapeuticum Protocid, Med. Welt 1950. — Amöben-Infekt. d. Harnwege, Z. Hyg. 131/1950. — Klin. Erfahrgn. m. d. Inhalat.-Analgeticum Trichloran, Chirurg 1951. — Vorbereitg. d. Röntgen-Diagn. d. Nieren u. Gallenblase m. Dymal, Med. Klin. 1952. — Konservat. u. postop. Bhdlg. d. Haemorrhoidal-Syndr., Landarzt 1952. — Bhdlg. ausgedehnter Krampfaderbildgn. m. Ligatur d. V. saphena u. Varicocid-Injekt. durch distal eingeführten Ureterenkatheter, Ärztl. Wschr. 1952. — Röntgen-Diagn. d. chron. Appendicitis, Landarzt 1953. — Erg. u. Erfahrgn. b. d. Op. d. Appendicitis acuta u. perforata unt. Berücksicht. d. kombin. Sulfonamidtherap., Münch. med. Wschr. 1953. — Einfl. d. Nark. auf d. postop. Phase d. Bruch-Op., Zbl. Chir. 1954. — Oszillograph. Untersuchgn. b. Frakt. d. langen Röhrenknochen, Arch. orthop. Unfallchir. 46/1954. — Erfahrgn. mit dem Kurznarkotikum Thiogenal, Zbl. Chir. 1955. — Erfahrgn. m. Magnosetten z. postop. Thrombose- u. Embolieprophyl., Münch. med. Wschr. 1958. — Bhdlg. der Kniegelenksarthrosen mit intraarticulärer Decortin-H-Kristallsuspension u. Ichtholan-Dauerverband, ebd. 1959. — Meth. Sarafoff als Rezidiv-Op. b. Mastdarmvorfall, Langenbecks Arch. klin. Chir. 295/1960. — Pathogen. d. Coxarthrose u. Erg. m. d. tempor. Hängehüfte, ein- u. doppelseit. durchgeführt, ebd. 301/1962. — Pathophysiol. u. chir. Therap. d. Coxarthrose (Erg. m. 450 tempor. Hängehüften), Wien. klin. Wschr. 1964. — Pathophysiol. u. chir. Therapie d. Coxarthrose (Erg. m. 600 tempor. Hängehüften), Extrait de „Rhumatologie“ 1965. — Trauma u. Coxarthrose, Mschr. Unfhlkd. 1966. — Tempor. Hängehüfte (Erfahrgn. b. 1000 Op.), Chir. Praxis 1967.

Lepler, Alfred, Facharzt f. Chir., 463 Bochum, Südring 18. — *16. 4. 11 Wanne-Eickel/Westf. — **A:** 36 Würzburg. — **Prom:** 37 ebd. — **F:** Chir. — **V:** 36–37 Anat. Inst. Freiburg (Nauck), 37–45 Würzburg (Kappis, Reimers, Seifert), 39–45 Kriegsdienst, 47–53 Oberarzt chir. Abt. d. Elisabeth-Krhs. Dortmund-Kurl. — **P:** Bhdlg. d. Thrombose m. Heftpflasterverbänden, Zbl. Chir. 1938.

Leppien, Martin, Facharzt f. Chir., 3 Hannover, Adolfstr. 8 A. — *13. 6. 1901 Walbeck Kr. Gardelegen. — **A:** 26 Rostock. — **Prom:** 26 ebd. — **F:** Chir. — **V:** Krhs. Altstadt Magdeburg (Habs), Krhs. Siloah Hannover (Roesebeck).

Lessen, Harmen P. G. van, Wiss. Ass., Chir. Univ.-Klin., 355 Marburg/Lahn, Robert-Koch-Str. 8. — *21. 8. 30 Emden. — **A:** 55 Göttingen. — **Prom:** 55 ebd. — **F:** Chir. — **V:** 55–56 Städt. Kr.anst. Bremen, Kinderchir. (Rehbein), Chir. (Rieder), 56–58 St. Elizabeth's Hosp. Boston, Mass./USA, Tuft Univ., Internship u. Res. Surg. (Spellman), 58–61 Path. Inst. Univ. Bonn (Hamperl), 61 Med. Klin. ebd. (Heymer), ab 62 Marburg/Lahn (Schwaiger). -- **B:** Geschwulstlehre (mit Schwaiger), in: Lehrb. f. Allg. Chir., Hrsg. v. Schwaiger, Rodeck, Staib, Thieme 1968. **P:** Kernmessg. u. Glykogenbestimmg. an menschl. Epithelkörperchenzellen z. vergl. Abschätzg. d. Zell- u. Organfunkt., Diss. — Funkt. Deutg. d. Zelltypen menschl. Epithelkörperchen (mit Eger), Beitr. path. Anat. 114/1954. — Plasmazellul. Retikulose u. Osteosklerose, Z. Krebsforsch. 64/1961. — Prim. Amyloidose u. Amyloidneuropathie, Frankf. Z. Path. 71/1962. — Aplasie beid. Nieren u. gleichzeit. Anomalie and. Organe, Mschr. Kinderhlkd. 1963. — Magenca. (mit Schwaiger), Mkurse ärztl. Fortbild. 1964. — Leberrandexcis. u. Leberpunkt. (mit Hupe), Chirurg 1964. — Klin. d. ren. Form d. prim. Hyperparathyreoidismus (mit Rodeck u. Horn), ebd. 1965. — Chir. d. Nebenschilddrüse (mit Rodeck u. Horn), Zbl. Chir. 1965. — Grundsätzl. z. Therap. d. Magenca.(mit Schwaiger), Münch. med. Wschr. 1966. — Morphol. u. Vitalfärbg. rö.bestrahlter Ascitestumorzellen, Z. Krebsforsch. 1967. — Transitory Erythrocytosis induced by unilateral partial ligature of a renal vein in dogs, (mit Stefanini), J. Urol. 97/1967. — Peritonitis b. malignen Tumoren d. Verdauungstraktes (mit Hupe), Zbl. Chir. 1968.

Lessing, Margarete, Beauftr. f. Geschwulstkrkh. d. Bez. u. Kreises Schwerin, X 2700 Schwerin (Mecklbg.), Buchenweg 13. — Fragebogen 1968 nicht beantwortet.

Leusmann, Berthold Bernhard, Chefarzt d. chir. Abt. u. Leit. Arzt d. Marienhosp., 5983 Balve, Brucknerweg 6. — *18. 4. 19 Menden Kr. Iserlohn. — **A:** 43 Berlin. — **Prom:** 44 ebd. — **F:** Chir. — **V:** 45–48 Wimbern (Liebiger), 48–54 Marienhosp. Balve (Kirchhoff), 54–56 Marienhosp. Witten/Ruhr (Prömpeler), 56–58 Städt. Krhs. Schwelm (Killmer), 58–60 Marienhosp. Balve.

Lewicki, Witold W. J., Facharzt f. Chir., 1 Berlin 41, Stindestr. 16. — *8. 3. 20 Berlin. — **A:** 42 Berlin. — **Prom:** 42 ebd. — **F:** Chir. — **V:** Graf Botho-Schwerin Krhs. Berlin (Schipporeit), Dominikus-Krhs. ebd. (Wandt).

Lewinski, Horst Richard, Oberarzt d. Chir. Klin. d. DRK-Anschar-Krhs., 2300 Kiel, Weimarer Str. 8.*

Ley, Friedrich, OMR, Facharzt f. Chir., Chefarzt Gemeinde-Krhs., 5208 Eitorf/ Sieg, Gemeinde-Krhs. — *15. 9. 20 Dernau/Ahr. — **A:** 46 Düsseldorf. — **Prom:** 48 Bonn. — **F:** Chir. — **V:** 46–51 Ass. u. Oberarzt chir. u. gyn. Abt. Maria-Hilf-Krhs. Bad Neuenahr, (Kreutzberg), 51–55 Oberarzt St. Johannes-Hosp. Neheim-Hüsten I (Schepermann), 55–63 Oberarzt Krskrhs. Grevenbroich (Heiting). — **P:** Harnsteinleiden nach Frakt. d. unt. Extremitäten, Diss. 1948. — Fremdkörper i. d. Blase u. Harnröhre, Z. Urol. 1959.

Lichtenauer, Friedrich, Prof., Chefarzt d. I. chir. Abt. d. AK Hamburg-Harburg, 21 Hamburg 90, Eißendorfer Pferdeweg 52. — *11. 3. 08 Stettin. — **A:** 34 Hamburg. — **Prom:** 34 ebd. — **Hab:** 48 Hamburg. — **F:** Chir., Urologie. — **V:** 33 neurol. Abt. Allgem. Krhs. Barmbeck Hamburg (Embden), 33–34 Pathol. Inst. Univ. Krhs. Eppendorf Hamburg (Fahr), 34–35 Allgem. Krhs. Lübeck (J. C. Lehmann), 35–36 Krhs. I Hannover (J. C. Lehmann), 36–42 chir. Abt. Univ.-Klin. Rostock (J. C. Lehmann). — **B:** Tbk. (mit Forschbach u. Hoffmann), in: Klin. Chir. f. d. Prax., hrsg. v. Diebold, Junghanns, Zukschwerdt, Thieme 1961. — **P:** Urogenitaltbk. v. mehr als 30j. Dauer, Z. Urol. 1935. — Bhdlg. u. Heildauer blutig behand. Unterschenkelbr., Bruns' Beitr. klin. Chir. 165/1937. — Ist d. Nephropexie e. überholte Op. ?, Z. Urol 1938. — Op. indikat. u. Arteriograph. b. Carotisdrüsengeschwülsten, Zbl. Chir. 1938. — Blut. Bhdlg. d. Schienbeinkopfbr. m. zentr. (sog. schalenförm.) Depress. e. Gelenkanteiles, Dtsch. Z. Chir. 251/1938. — Grenzen d. Pyelograph., Z. Urol. 1938. — Rö.diagn. chir. Nierenerkrankgn., ebd. 1939. — Exp. Untersuchgn. z. Kenntn. d. Nierenbecken-Harnleitererweiterg., Habil-Schr. Hamburg 1948 u. Dtsch. Z. Chir. 260/1948. — Einfl. d. vegetat. Nervensyst. a. d. Nierenbecken u. d. Harnleiter, Z. Urol., Sonderh. 1949. — Ursachen d. Heilgs.störgn. n. Schenkelhalsnagelgn., Verhütg. u. Bhdlg., Zbl. Chir. 1949. — Örtl. Penicillinbhdlg. v. Entzündgn. u. Eitergn. i. d. chir. Prax., Med. Klin. 1950. — Evipan-Curare-Nark. i. d. Bauchchir. mit u. ohne Intubat., Dtsch. Z. Chir. 1951. — Bhdlg. d. Prostatahypertrophie u. d. Prostata-Ca., Pro Medico 1951. — Neuer Hochdruck-Sterilisator, Zbl. Chir. 1952. — Neuer Urol. Untersuchgs.tisch ebd. — Erfahrgn. mit d. Curare-Nark. ohne Intubat., Langenbecks Arch. klin. Chir. 276/1953. — Therap. d. Varixblutg. aus Oesophagus u. Magen, Zbl. Chir. 1954. — Ist e. akt. Vorgehen b. d. Bhdlg. d. Fersenbeinbr. berechtigt?, Mschr. Unfhlkd. 1954. — Bhdlg. d. Luxat. frakt. d. ob. Sprunggelenkes m. Längsabsprengg. a. d. Tibia (sog. Volkmannsches Dreieck) m. Extens. u. percut. Fixat. d. e. Kirschner-Draht, ebd. — Port. Hypertens., Zbl. Chir. 1955. — Klin. u. Chir. d. Pfortaderhochdruckes, Ärztl. Praxis 1955. — Verhalten d. Venendruckes u. d. Muskelinnendruckes (mit Budelmann), Verh. Dtsch. Ges. Kreisl.forsch., 23. Tagg. 1957. — Bhdlg. d. Verbrenngn., Therap. d. Gegenw., 98/1959. — Oesophago-bronch. Fistel, Verh. Norddtsch. Tbk-Ges. 1959. — Verbrenngs.bhdlg. v. Kindern, Münch. med. Wschr. 1960. — Fersenbeinbr. (mit Benthien), Dtsch. med. J. 1960. — Lungenatelektasen (mit Haunert), Ärztl. Fortbild. (1960). — Spätschäden nach Typhus, Zbl. Chir. 1963. — Mediastinaltumoren (mit Specht), Internist 1964. — Thorak. Notzustände (mit Schröder), Langenbecks Arch. klin. Chir. 308/1964. — Traumat. Lungenblutgn. (mit Specht), Chirurg 1965. — Postop. Frühkomplikat. nach Resekt.bhdlg. weg. Lungentbk. (mit Kempenich u. Specht), Prax. d. Pneumol. 19/1965. — Chir. Therap. v. Oesophagus-Erkrankgn., Z. ärztl. Fortbild. 1966. — Bhdlg. d. Fersenbeinbr. (mit Treptow), Mschr. Unfhlkd. 1966.

Lichtenstein, Alexander V. F., Facharzt f. Chir., Oberarzt d. chir. Abt. d. Ev. Krhs. „Johannisstift", 44 Münster, Wichernstr. 8. — *22. 3. 26 Hamburg. — A: 55 Münster/Westf. — Prom: 56 ebd. — F: Chir. — V: 56 Path. u. Gewerbepath. Inst. d. Ruhrgeb. Gelsenkirchen (Gerstel), 57–58 Inn. Abt. d. Knappschaftskrhs. Hamm, (Heuner) 58–63 Städt. Ferdinand-Sauerbruch-Kr.anst. Wuppertal-Elberfeld (Reimers), 63–67 chir. u. urol. Klin. d. Städt. Kr.anst. Remscheid (Hartmann). — P: Morbus Besnier – Boeck – Schaumann d. Zentral-Nervensyst. Studie an 2 eig. Fällen, Diss. 1955.

Lichtenstein, Viktor, 4440 Rheine (Westf.), Munsterstr. 57. — Fragebogen 1968 nicht beantwortet.

Lick, Rainer, Priv.-Doz., Ass. d. Chir. Univ.-Poliklin., 8000 München 15, Pettenkoferstr. 8 a. — Fragebogen 1968 nicht beantwortet.

Lie, Tschong-Su, Ass. d. Chir. Univ.-Klin., 5300 Bonn-Venusberg.*

Liebenow, Hans-Christian, Oberarzt d. chir. Klin. d. Bez.krhs., X 1800 Brandenburg (Havel). — *31. 12. 31 Auerbach a. d. Bergstr. — A: 55 Rostock. — Prom: 58 Greifswald. — F: Chir. — V: 57–59 Krskrhs. f. Chir. u. Gyn. Havelberg (Krätzig), 59–61 Bez.Krhs. Brandenburg (Krafft), ab 61 1. Oberarzt. — P: Retothelsarkom d. Oesophagus, Zbl. Chir. 1961. — Ärztl. erste Hilfe am Unfallort, Dtsch. Gesd.wes. 1965.

Liebermann-Meffert, Dorothea, Ass. d. Anatom. Univ.-Inst., 7800 Freiburg (Breisgau), Hugstetter Str. 55.*

Liebeskind, Rolf, Oberarzt. chir. Abt. Städt. Krhs. Prenzlauer Berg, X1, Berlin. — *20. 4. 27 Leipzig. — A: 52 Leipzig. — Prom: 52 ebd. — V: 52–53 inn. Abt. d. Krskrhs. Delitzsch (Koch), 54–58 Städt. Krhs. Ballenstedt/Harz (Barthold), 58–67 Charité (Felix, Serfling). — P: Epileptiforme u. andersart. Anfälle b. multipl. Sklerose, Diss. — Kasuist. Mitt. z. Poliomyelitis – sporad. Fall b. e. 63j. Mann, Dtsch. Gesd.wes. 1953. — Mammaka. b. Mann u. Östrogenther., Zbl. Chir. 1955. — Nephropexie m. Kutisstreifen, Z. Urol. 1959. — Nebenhodenverdoppelung b. Kryptorchismus. Bruns' Beitr. klin. Chir. 202/1961. — Hamartome d. Lunge (mit Sperling u. Letzsch), Med. Klin. 1961. — Bhdlg. d. Spontanpneumothorax, Münch. med. Wschr. 1961. — Selbsthergestellte Sattelkassette f. d. Schenkelhalsnagelg., Zbl. Chir. 1962. — Pathophysiol. d. Ventilpneumothorax, Bruns' Beitr. klin. Chir. 205/ 1962. — Carotisthromb. u. Bhdlg. durch Grenzstrangresekt., Chirurg 1962. — Schutzdecke aus Gummi m. längl. Ausschnitt f. Op. in d. Bauch- od. Brusthöhle. Dtsch. Wirtschaftspatent Nr. 24184. — Automat. Blutdruckmesser z. fortlauf. unblut. Messg. m. geregelt. Gegendruck (mit H. Liebeskind), Dtsch. Ausschließungspatent Nr. 24508. — Respirat. Mittelfellbeweggn. in Analogie z. Wheatstoneschen Brücke, Forsch. u. Fortschr. 1964. — Selbsthaltevorrichtg. f. Wundhaken, Dtsch.Wirtschaftspatent Nr. 31048. — Verletzgn. an d. kl. Fußwurzelknochen (mit Otto), Beitr. Orthop. u. Traumat. 1965. — Formen u. Bhdlgserg. d. Fersenbeinbrüche (mit Otto u. Schubel), Mschr. Unfhlkd. 1966. — Bhdlg. hochsitz. Oesophaguska. m. Endoprothese (mit Sperling), Chirurg 1966. — Mechan. Einfl. d. Atmung auf d. Lungenkreisl., Wiss. Z. Humboldt-Univ. Berlin, Math.-Nat. R. 1966. — Oesophagusendoprothese m. Kardiaventil (mit Sperling), Zbl. Chir. 1966. — Kardiospasmus (mit Sperling), Dtsch. Gesd.wes. 1967. — Laufzeiten d. Pulswellen durch d. Lungenvenen, Z. Kreisl.-forsch. 1967. — Luxat. d. Sprung- u. Fußwurzelgelenke, Mschr. Unfhlkd. 1967.

Liebich, Hans-Albrecht, Dr. med. habil., Facharzt f. Chir. u. Urol., Arbeitsmed., 8 München 80, Lucile-Grahn-Str. 30. — *1. 2. 09 Breslau. — **A:** 35 München. — **Prom:** 36 Würzburg. — **Hab:** 44 München. — **F:** Chir., Urol., Arbeitsmed. — **V:** 34 Univ.-Hautklin. Würzburg, 34–35 Univ.-Kinderklin. München, Chir. Univ.-Klin., ebd. (Lexer), 35–36 Anat. ebd. (Vogt), 36–37 Pathol. Inst. München-Schwabing (Singer), 37–45 Chir. Univ.-Klin. München (Magnus, Frey). — **P:** Bedeutg. d. Ablesg. d. Wassermannschen Reakt. zu verschied. Zeiten n. d. Bindg. f. d. Beurteilg. d. Erg., Diss. — Blutgerinngs.zt.bestimmgn. am verdünnten recalcifiz. Oxalatplasma gesunder u. kranker Menschen vor u. nach Op. i. allg. u. örtl. Betäubg. (mit Goossens), Arch. klin. Chir. 195/1939. — Exp. Untersuchgn. üb. d. Resorpt. d. Vitamins B_1 durch d. Dünn- u. Dickdarm (mit Schroeder), Dtsch. Z. Verdauungskrkh. 1939. — Einfl. d. örtl. Hirudinisierg. a. d. Blutgerinngs.zt. d. Cubitalvenenblutes u. d. Capillarreflex b. Blutegelbhdlg., Arch. klin. Chir. 197/1940. — Wirkg. d. parenter. Anwendg. v. Vitamin C auf d. Blutgerinngs.zt., Zbl. Chir. 1940. — Ber. üb. d. 64. Tagg. d. Dtsch. Ges. Chir., Münch. med. Wschr. 1940. — Diagn. d. Nieren-Colon-Fisteln, Zbl. Chir. 1942. — Tabakarbeit u. Krankhts.ziffer, Arch. Gewerbepath. 1943. — Bedeutg. d. Arteriograph. b. d. Gefäßnaht weg. Kriegsaneurysma, Militärarzt 1943. — Neue Erg. quantitat. Sauerstoffbestimmgn. u. potentiometr. Messgn. am Krampfaderblut, Bruns' Beitr. klin. Chir. 1943. — Techn. u. Zeitpunkt d. Übertragg. v. Blut u. Blutersatzflüssigktn. d. Truppenarzt u. Laz. b. akut. Blutverlusten, Militärarzt 1944.

Liebiger, Otto Georg, Facharzt f. Chir., Leit. Arzt d. Herz-Mariä-Krhs., 5759 Wimbern. — *25. 5. 03 Kiritein. — **A:** 28 Prag. — **Prom:** 28 ebd. — **F:** Chir. — **V:** 28–30 Int. Univ.-Klin. Prag, 30 Charité Berlin, 31–34 Krhs. Teplitz-Schönau (Kerschner), 42–45 Kriegsdienst.

Liebold, Gerhart, Chefarzt d. Klin. Kiel-Ost, 2300 Kiel 14, Tiroler Ring 621/623. — Fragebogen 1968 nicht beantwortet.

Liedberg, Nils, Doz., Linnégatan 12 C, Lund (Schweden). — Fragebogen 1968 nicht beantwortet.

Lienig, Lutz, Wiss. Ass. Chir. Klin. d. Med. Akad., X 301 Magdeburg. — *5. 11. 32 Salzwedel/Altmark. — **A:** 58 Magdeburg. — **Prom:** 67 ebd. — **F:** Chir. — **V:**

59 Med. Klin. d. Med. Akad. Magdeburg (Emmrich), 59–60 Chir. Klin. ebd. (Lembcke), 60–63 Krskrhs. Haldensleben Bez. Magdeburg (Hill), 64–67 Bez.krhs. Dessau (Wendt), ab 67 Chir. Klin. d. Med. Akad. Magdeburg (Lembcke).

Ligdas, Elias, Priv.-Doz., Dr. med. habil., Chir. Klin. Wasilissis, Sophia Str. 16, Saloniki/Griechenland. — *17. 6. 12 Langadas b/Saloniki. — **A:** 39 Athen. — **Prom:** 51 Leipzig. — **Hab:** 58 Jena, 59 FU-Berlin. — **F:** Chir. — **V:** 39–41 Med. Klin. d. Univ. Athen (Georgopoulos), 43–58 Dresden-Friedrichstadt (Fromme, Schumman), ab 50 1. Oberarzt, 56–57 Kommiss. Leit. (Schumman), 59–62 Oberarzt u. Priv.-Doz. Chir. Klin. d. FU-Berlin (Linder). — **P:** Resekt. od. Paliativop.d.perfor. pept. Geschwür, Bruns' Beitr. klin. Chir. 177/1948. — Ergeben sich aus d. Dauerresultaten d. chir. Bhdlg. d. Magenca. Schlüsse auf d. Biol. d. Ca. ?, ebd. 182/1951. — Vorkomm. Pankreasverletzgn. nach Magenresekt. u. ihre Folgen, ebd. 183/1951. — Probl. d. haematogenen Metastasg. b. Ca., Arch. Geschwulstforsch. 4/1952. — Spontanfrakt. b. Ostitis Fibrosa u. ihre Bhdlg., Zbl. Chir. 1953. — Nachkriegskropfwelle als Folge d. mangelnden Jodzufuhr i. d. Ernährg., Dtsch. Gesd.wes. 1953. — Kasuist. d. Nebennierenblutzysten, Chirurg 1953. — Erfahrgn. m. d. totalen Magenresekt. b. Magen-Ca., Bruns' Beitr. klin. Chir. 188/1954. — Pathogenese u. d. chir. Bhdlg. d. Ulc. pept. jejuni, Chirurg 1955. — Beschwerden u. Komplikat. unt. Berücksicht. d. Ulcus pept. jejuni nach Magenop. i. d. Prax. d. nachbehand. Arztes, Dtsch. Gesd.wes. 1955. — Anwendg. d. Rundstiellappens z. Deckg. v. Defekten am Larynx u. Oesophagus, Zbl. Chir. 1955. — Totale Magenresekt. unt. Berücksicht. d. Ersatzmagenbildg., d. postop. Beschwerden u. d. Spätresultate, Bruns' Beitr. klin. Chir. 192/1956. — Indikat.stellg. z. Cholecystekt. i. Hinbl. auf chir. Erfahrgn., Zbl. Chir. 1956. — Chir. d. Cardia, ebd. — Ist d. Gastrekt. auf Grund d. Spätresultate berechtigt?, ebd. 1957. — Aktuelle Fragen z. Probl. d. totalen Gastrekt., Med. Mschr. 1957. — Mediastinal-Tumoren, Zbl. Chir. 1958. — Funkt. Erg. nach Magenekt., ebd. — Klin. Demonstrat. plast. Chir., ebd. — Plast. Deckg. gr. Hautdefekte b. Unterlippen-Ca., ebd. 1959. — Diagn. u. therapeut. Schwierigktn. nach Zurücklassen v. Fremdkörpern i. d. Bauchhöhle, ebd. — Klin. Bild d. Oesophagusvarizenblutg. u. ihre chir. Bhdlg., Med. Mschr. 1959. — Pathol. d. Leber b. Gallenerkrankgn., Ärztl. Wschr. 1959. — Untersuchgn. üb. d. Blutdruckverändergn. i. Pfortadersyst. b. Gallenerkrankgn. durch Leberparenchymschäden, Langenbecks Arch. klin. Chir. 291/1960. — Chir. Bhdlg. d. Pfortaderhochdrucks, Berl. Med. 1960. — Aktuelle Probl. b. d. Bhdlg. d. Magenca., (griech.), Galinos 1961. — Probl. b. d. chir. Bhdlg. d. Cholecystekt., (griech.), ebd. 1962.

Lill, Heinrich, Doz., Oberarzt I. Chir. Univ.-Klin., Sechskrügelgasse 2, A-1030 Wien (Österreich). — Fragebogen 1968 nicht beantwortet.

Linde, Friedrich Wilhelm, Facharzt f. Chir. u. Urol., 355 Marburg/Lahn, Dörffler Str. 12. — *7. 4. 04 Frankenbg. — **A:** 31 Marburg. — **Prom:** 34 Berlin-Marburg. — **F:** Chir., Urol., Orthop. — **V:** 31–32 Med. Univ.-Klin. Marburg (Klewitz), 32–34 Paulinenhaus Berlin (Borchard, Ulrichs), 34–35 Orthop. Univ.-Klin. ebd. (Gocht, Kreuz), 35–38 Chir. Univ.-Klin. ebd. (Sauerbruch), urol. Abt. (Ringleb), 38–39 III. Chir. Univ.-Klin. i. Robert-Koch-Krhs. (Gohrbandt), 39–44 Chefarzt d. urol. Abt. d. Chir. Klin. Berlin-Halensee, Paulsborner-Str. (Grauert). — **P:** Ulcus u. Gastritis u. ihre mögl. Zus.hänge, Diss. — Azoospermie u. ihre op. Bekämpfg., Z. Urol. 1937. — Glossitis, Gastritis u. Niereninsuff., Z. Ärztl. Prax. 1960.

Lindel, Dietrich, Chefarzt Krskrhs., 7143 Vaihingen/Enz. — *16. 12. 21 Uhingen Kr. Göppingen. — **A:** 45 Tübingen. — **Prom:** 45 ebd. — **F:** Chir. — **V:** 45–49 Krhs. d. Stadt Stuttgart Stetten i. Remstal (Döderlein), 49–59 Krskrhs. Göppingen

(Krauss, Fuchs). — **P:** Chir. Bhdlg. d. Dick- u. Mastdarmerkrankgn., Fortschr. Med. 1958. — Bhdlg. d. Oesophagusca., ebd.

Lindemann, K. Gottfried, Oberarzt d. Chir. Klin. Krhs. Leninstr., X 90 Karl-Marx-Stadt, Zeisigwaldstr. 101. — *12. 7. 31 Sebnitz-Schönbach. — **A:** 56 Leipzig. — **Prom:** 57 ebd. — **F:** Chir. — **V:** 56–58 Krhs. Sebnitz/Sa., Krhs. Leninstr., Karl-Marx-Stadt, 58–62 Krhs. Leninstr. ebd. (Unger), 61–62 Lungenklin. d. Med. Akad. Magdeburg (Friedel). — **P:** Bhdlgs.erg. periph. Durchblutgs.störgn. m. d. lumb. Sympathekt., Zbl. Chir. 1961. — Erfahrgn. m. d. intraart. Sauerstoff-Insufflat. b. d. Bhdlg. art. Durchblutgs.störgn., Z. ärztl. Fortbild. 1962. — Gallensteinileus, Zbl. Chir. 1966.

Lindén, Karl, Chefarzt am Länslasarettet, Falköping (Schweden). — Fragebogen 1968 nicht beantwortet.

Lindenschmidt, Michael, Facharzt f. Chir., 28 Bremen, Waller Heerstr. 158. — *3. 8. 08 Neu Werbaß. — **A:** 37 Berlin. — **Prom:** 34 Wien. — **F:** Chir. — **V:** Wien (Denk).

Lindenschmidt, Th.-Otto, Prof., Chefarzt d. 2. chir. Abt. d. Allg. Krhs. Barmbek, 2 Hamburg 33, Rübenkamp 148. — *3. 10. 17 Freudenberg Kr. Siegen i. W. — **A:** 44 Hamburg. — **Prom:** 44 ebd. — **Hab:** 52 ebd. — **F:** Chir. — **V:** 44–45 Pflichtass. u. Militärdienst, 45–47 II. Med. Univ.-Klin. Hamburg-Eppendorf (Jores), 47 I. Med. Univ.-Klin. ebd. (H. H. Berg), ab 47 chir. Univ.-Klin. ebd. (Konjetzny, Lezius, Zukschwerdt). — **B:** Klin. u. exp. Untersuchgn. z. Proteolyse d. op. Magens (Habil-Schr.) u. Erg. Chir. Bd. 39/1954. — Wesen u. Grenzen d. Chir., in: Beruf u. Berufg. d. Arztes, hrsg. v. Bornikoel u. Scholz, Furche 1958. — Pathophysiologie (mit Hartmann u. Hensel), in: Schriftenr. „Medizin", hrsg. v. Hartmann, Linzbach, Nissen, Schaefer. Fischer 1959. — Pathophysiol. Grundlagen d. Chir., Thieme 1958; — Ital. Ausg. Mailand 1960. — a) Allg. Gesichtspkt. d. Vor- u. Nachbhdlg. b. Eingr. i. d. Bauchhöhle (mit Zukschwerdt); — b) Magen-Duodenum (mit Zukschwerdt), in: Klin. Chir. f. d. Prax., hersg. v. Diebold, Junghanns, Zukschwerdt. Thieme 1960; — Span. Ausg. 1964. — Paralyt. Ileus i. d. Inn. Med. u. Chir. (mit Berning), Erg. Inn. Med. u. Kinderhlkd., N. F. 16/1961. — Kompendium d. prae- u. postop. Therap. (mit Carstensen), Hrsg. u. Mitarb., Thieme 1966. — a) Physiol. u. metabol. Probl. d. elekt. Alterschir.; — b) Chir. Infekt. i. Alter, in: Hdb. d. prakt. Geriatrie, 3. Bd., hrsg. v. Doberauer, Hittmair, Nissen, F. H. Schulz. Enke 1967. — Verhütg. v. Zwischenfällen b. erhöhter Op.gefährdg. durch fortgeschritt. Alter, inn. Erkrankgn., Stoffwechselstörgn. u. endokrine Störgn. (mit Dönhardt), in: Intra- u. postop. Zwischenfälle, 1. Bd., hersg. v. Brandt, Nissen, Kunz. Thieme 1967. — **P:** ca. 110 Veröffentlichgn. auf verschied. Gebieten d. allg. Chir., Bauchchir., Thoraxchir., chir. Gastroenterol. in verschied. med. u. chir. Z.

Linder, Fritz, o. Prof. f. Chir., Dir. d. Chir. Univ.-Klin. Heidelberg, 69 Heidelberg, Kirschnerstr. — *3. 1. 12 Breslau. — **A:** 36 Breslau. — **Prom:** 37 ebd. — **Hab:** 48 Heidelberg. — **F:** Chir. — **V:** 36 Pathol. Inst. Breslau (Stämmler), 37–38 Frankfurt/M. (Volhard), 38–51 Breslau u. Heidelberg (K. H. Bauer). — **B:** Der Tetanus, in: Hdb. Inn. Med., 4. Aufl., Springer 1952. — Radiojodbhdlg. d. Schilddrüsen-Ca. (mit Ruf), ebd. 1953. — Neuhrsg. d. Operat. Chir. v. O. Kleinschmidt (mit Schwaiger), – Wunde, Hals, Thorax u. Pankreas, in: K. H. Bauer, Lehrb. d. Chir., Springer 1968. — **P:** Auswahl aus 175 Publikationen: Pyelonephrit. Schrumpfniere, Frankf. Z. Path. 51/1937. — Wirkg. abgestufter Drosselg. d. Nierendurchblutg. a. d. Blutdruck (mit Engler u. Sarre), Z. exper. Med. 104/1938. — Erzeugg. e. ren. Hochdrucks b. hypophysen- u. nebennierenlosen Hunden (mit Enger u.

Sarre), ebd. 10. — Blasser Hochdruck b. einseit. Nierenerkrankgn. u. seine ursächl.
Bhdlg. d. Op., Klin. Wschr. 1940. — Kreislaufanalyse d. exp. ren. Drosselgs.hoch-
drucks, Arch. Kreislaufforsch. 10/1942. — Exp. renal. Drosselgs.hochdruck, Münch.
med. Wschr. 1943. — Einfl. d. Hirnrinde a. d. Schweiß-Sekret. (Z. Frage d. vegetat.
Hemiplegie), Z. Nervenheilk. 1947. — Blutdrucksteig. Nierentumoren, Klin.
Wschr. 1947. — Supramid – e. neuer Kunststoff i. d. Chir. (mit Schwaiger), Chirurg
1947. — Kreisl.dynamik b. art.-ven. Fisteln (mit O. Gauer), Klin. Wschr. 1948. —
Hormon. Bhdlg. d. Brustkrebses, Chirurg 1948. — Hormonbild. Geschwülste,
Ärztl. Wschr. 1949. — Exp. u. klin. Untersuchgn. z. Hochdruck b. chir. Nierener-
krankgn., Langenbecks Arch. klin. Chir. 262/1949. — Untersuchgn. d. peripheren
Kreislaufs m. radioakt. Natrium (mit Eichler u. Schmeisser), Klin. Wschr. 1949. —
Bhdlg. periph. Durchblutgs.störgn., Langenbecks Arch. klin. Chir. 264/1950. —
Bhdlg. d. Prostata- u. Mamma-Krebses, Ärztl. Wschr. 1950. — Op. Bhdlg. congenit.
Herzfehler, Erg. Chir. 1950. — Untersuchgn. d. periph. Durchbltg. m. radioakt.
Natrium: Messgn. an plast. chir. Rollappen, Verh. Dtsch. Ges. Inn. Med. 1950. —
Radioakt. Isotope i. Dienste d. Chir., Chirurg 1951. — Durchbltg. plast.-chir.
Rollappen (mit Eichler u. Schmeiser), ebd. — Radiojodbhdlg. b. Schilddrüsen-Ca.
(mit Eichler, Hess u. Schmeiser), Langenbecks Arch. klin. Chir. 269/1951. — Ra-
dioakt. Isotope i. d. Orthop., Z. Orthop. 81/1952. — Pathol. Physiol. i. d. Chir.,
Langenbecks Arch. klin. Chir. 273/1953. — Chir. Bhdlg. d. Speiseröhrenmißbildg.,
Ärztl. Wschr. 1953. — Tumoren d. Carotisdrüse, Langenbecks Arch. klin. Chir.
276/1953. — Hypophyse u. Nebenniere v. Standpunkt d. Chirurgen, Dtsch. med.
J. 1954. — Intra-oesophag. Umstechg. blut. Oesophagusvarizen, Langenbecks
Arch. klin. Chir. 280/1954. — Nebenwirkgn. d. Antibiotica i. d. Chir., Chirurg 1955.
— Op. Bhdlg. d. organ. Hyperinsulinismus, Ärztl. Wschr. 1955. — Resekt.bhdlg.
d. Lungentbk. (mit W. Schütz), Dtsch. med. J. 1955. — Bedeutg. d. kontroll.
Hypotonie f. d. op. Med. (mit Just), Wien. klin. Wschr. 1955. — Wert d. Cholecystekt.
f. d. Sanierg. d. Typhus-DAS, Langenbecks Arch. klin. Chir. 282/1955. — Lyophi-
lisierte Gefäßtransplantate, Langenbecks Arch. klin. Chir. 282/1955. — Blutersatz-
mittel, Bull. Soc. int. Chir. 1955. — Kritik d. antibiot. Therap. i. d. Chir., Zbl. Chir.,
Kongrbd. 1956. — Chir. Bhdlg. d. Cushing-Syndr. d. Eingr. a. d. Nebennieren (mit
Wunderlich), Dtsch. med. Wschr. 1956. — Neue Mögl.ktn. d. Art.ersatzes m. lyophilisiert. Art.transplantat. u. Kunststoffen, Langenbecks Arch. klin. Chir.,
Kongrbd. 1956. — Pankreas anulare, ebd. 283/1956. — Indikat. u. Techn. d. plast.
Gefäßersatzes b. d. Isthmusstenose d. Aorta, Münch. med. Wschr. 1956. — Bron-
chial-Ca. aus chir. Sicht, Ärztl. Wschr. 1956. — Tumoren d. Dünn- u. Dickdarms
u. ihre Therap., Dtsch. med. J. 1958. — Off. Valvulotomie d. Aortenklappensten. i.
Hypothermie (mit Schütz), Chirurg 1958. — Pathophysiol. u. Indikat. d. Hypo-
thermie b. Op. am off. Herzen, Langenbecks Arch. klin. Chir. 289/1958. — Alloplast.
Ersatz d. Aorta, ebd. — Klin. Erfahrgn. m. d. alloplast. Gefäßersatz (mit Schmitz),
Chirurg 1959. — Erste klin. Erfahrgn. m. d. Anwendg. eines künstl. Herz-Lungen-
Systems (mit Just, Schütz u. Trede), Chirurg 1959. — Das Bronchial-Ca., Sonderbd.
III, Strahlentherap. 1959. — Rundherde d. Lunge (mit V. Jagdschian), Langenbecks
Arch. klin. Chir. 292/1959. — Bhdlg. d. Fallot'schen Tetralogie m. Hilfe d. EKK.,
Langenbecks Arch. klin. Chir. 292/1959. — Chir. Bhdlg. d. Aortenklappensten.,
Therap. Umschau 1959. — Einheilg. alloplast. Gefäßprothesen b. Menschen (mit
Schmitz u. Stein), Langenbecks Arch. klin. Chir. 293/1960. — Neuere Mögl.ktn. d.
Kinderchir. (mit W. Hecker), Ärztl. Wschr. 1960. — Komplikat. n. intracard. Ein-
gr. m. EKK (mit Bücherl, Schmutzer u. Schütz), Chirurg 1960. — Chir. Bhdlg. d.

Schilddrüsen-Erkrankgn. (mit Freyschmidt), Kongr.ber. Dtsch. Ges. Inn. Med. 1960, Internist 1960. — Chir. Bhdlgs.-Verf. d. Aortenklappenstenose unt. Sicht d. Auges, Thoraxchir. 1960. — K. H. Bauer z. 70. Geb., Chirurg 1960. — Bhdlg. v. Schilddrüsen-Erkrankgn. aus chir. Sicht (mit Freyschmidt), Internist 1960. — Alloplast. Art.transpl. i. d. Bhdlg. v. zerebr., viszer. u. renal. Durchbltgs.-Störgn. (mit Rücker, Schmitz u. Porstmann), Med. Klin. 1961. — Diagn. u. Progn. d. malign. Rundherde d. Lunge; (mit Herink), Dtsch. med. Wschr. 1961. — Diagn. u. op. Therap. d. Brustwand-Tumoren (mit Jagdschian u. Herink), Chirurg 1961. — Speiseröhrenersatz b. langstreckig. Oesophagusatresie, Langenbecks Arch. klin. Chir. 298/1961. — Op. Bhdlg. d. Nierenart.-Stenosen (mit Brosig u. Schmitz), Verh. Dtsch. Ges. f. Urol., Springer 1961. — Surgical training in Germany, Ann. Royal Coll. Surg. of England 28/1961. — Oesophagus-Ersatz durch Colon (mit Hecker), Chirurg 1962. — D. augenblickl. Gang d. chir. Ausbildg. i. Deutschland, ebd. — D. supravalvul. Aortenstenose, ebd. — Op. Bhdlg. d. Nierenarteriensten. m. Hypertonie, Verh. Dtsch. Ges. Kreislaufforsch. 28/1963. — Bhdlg. d. A-V-Blocks durch Einpflanzg. e. elektr. Schrittmachers (mit Friese), Med. Klin. 1963. — Klin. Erfahrgn. m. 350 alloplast. Gefäßersatz-Op. (mit Vollmar u. Schmitz), Dtsch. med. Wschr. 1963. — Techn. u. Erg. v. Recidjv-Op. b. Mitralstenosen (mit Schmutzler u. Storch), Langenbecks Arch. klin. Chir. 304/1963. — Erg. d. Heidelberger Klin. m. d. transcutanen Hypphysenausschaltg. n. K. H. Bauer, Bull. Soc. Int. Chir. 1964. — Op. Bhdlg. d. Herzaneurysmas (mit Schmitz u. Coerper), Langenbecks Arch. klin. Chir. 308/1964. — Augenblickl. Stand v. Schlagader-Verletzgn. u. ihrer Folgezustände (mit Vollmar), Chirurg 1965. — Bivalvulärer Herzklappenersatz b. kombin. Mitral- u. Aortenfehlern (mit Schmitz, Trede u. Wolter), Münch. med. Wschr. 1965. — Späterg. n. retrosternal. Colon-Oesophagus-Plastik (mit Hecker u. Wenz), Langenbecks Arch. klin. Chir. 310/1965. — Pathol. Diagn. u. Therp. d. kongenit. Aortenstenose (mit Doerr u. a.), Erg. Chir. u. Orthop. 47/1965. — K. H. Bauer z. 75. Geb., Langenbecks Arch. klin. Chir. 311/1965. — Chir. d. Herzens m. Hilfe d. EKK (mit Schmitz u. a.), ebd. — The Control of Wound Infection. The Lister Centenary Scientific Meeting Glasgow Sept. 1965, „Wound Healing" J. & A. Churchill Ltd., London 1965. — 605 tödl. Lungenembolien an d. Heidelberger Chir. Univ.-Klin. währ. d. letzten 50 J. (1915–1964) m. e. Statistik erfolgr. durchgeführt. Trendelenburg'scher Op. (mit Encke u. a.), Chirurg 1966. — Chir. Bhdlg. d. Speiseröhren-Krebses (mit Hecker), Thoraxchir. u. vasc. Chir. 1966. — Postop. Nachblutg. i. d. allg. Chir. (mit Encke), Langenbecks Arch. klin. Chir. 316/1966. — Biolog. u. exper. Enzymprobl. i. d. Bhdlg. d. akuten Pankreatitis (mit Grözinger), Bull. Soc. Int. Chir. 1966. — Mögl.ktn. d. cardiovasc. Chir., Dtsch. med. J. 1966. — Ein Jahrhundert Antisepsis u. Asepsis. Z. Gedenken v. Lord Lister (mit Schipperges), Chirurg 1967. — The Propagation of Lister's Ideas (mit H. Forrest), Brit. J. Surg. Lister Centenary Number 1967. — Chir. Bhdlg. d. Bronchial-Ca. (mit Vogt), Dtsch. med. Wschr. 1967. — D. art.ven. Fisteln d. Pfortadergebietes (mit Vollmar u. Krumhaar), Langenbecks Arch. klin. Chir. 320/1968.

Lindgreen, Elis, Tessins väg 19 B, Malmö (Schweden). — Fragebogen 1968 nicht beantwortet.

Lindhoff, Bruno Georg, Chefarzt d. St. Elisabeth-Krhs., 2300 Kiel, Königsweg 8–12. — Fragebogen 1968 nicht beantwortet.

Lindqvist, Erik V., Chefarzt d. Elisabeth-Krhs. Malmö, L. Nygatan 5, Malmö/ Schweden. — *2. 9. 95 Lund/Schweden. — **A:** 23 Lund. — **Prom:** 32 ebd. — **F:** Chir., Gynäk. — **V:** 21–33 Allg. Krhs. Malmö, 23 Berlin, Breslau, Leipzig, München,

Hamburg, 31 Paris, 32 London. — **P:** Aborte i. Malmö 1897–1928, Diss. — Arb. üb. d. vegetat. Nervensyst., Aplasia uteri, Nabelblutg., Trombose u. Trombophlebit. Ursachen der Varicen etc. —

Lindstedt, Eric, Unterarzt d. Chir. Univ.-Klin., Danska vägen 42, Lund (Schweden). — Fragebogen 1968 nicht beantwortet.

Lins, Germanus Theo, OMR d. LVA Obb., 8 München 27, Holbeinstr. — *16. 5. 23 München. — **A:** 50 München. — **Prom:** 50 ebd. — **V:** 51 Städt. Krhs. München-Schwabing (Singer), 52 inn. Abt. Städt. Krhs. Biederstein (Wolfram), ab 52 Krhs. r. d. I. München (Grasmann, Maurer).

Linz, Ferdinand, Facharzt f. Chir., Leit. Arzt d. Krhs., 7952 Bad Buchau/Federsee, Schloßplatz 11. — *13. 7. 08 Nastätten/Taun. — **A:** 33 Tübingen. — **Prom:** 34 ebd. — **F:** Chir. — **V:** 32 Bergmannsheil Bochum (Reichmann), 33 Tübingen (Kirschner), 33–34 Pathol. Inst. d. Univ. Tübingen (Dietrich), 34-39 Chir. Klin. ebd. (Usadel), 39–45 Kriegsdienst.

Lippelt, Burghart, Ärztl. Dir. am Krhs. Waldheim, X 9251 Kriebethal (üb. Mittweida), Bergsiedlung 90. — Fragebogen 1968 nicht beantwortet.

Ljunggren, Einar, Prof. f. Chir. emer., Carlanderska sjukhemmet. Göteborg S. Schweden. — *16. 6. 96 Trelleborg. — **A:** 22. — **Prom:** 30 Stockholm. — **Hab:** 32 ebd. — **F:** Chir. u. Urol. — **V:** 23–27 Diakoniss.anst. sjukhus Stockholm, 28 Stockholms Södra barnsjukhus, 28–33 chir. Abt. Maria sjukhus (Einar Key), 30–33 Lehrauftrag f. Chir. am Karolinska inst. Stockholm, a. o. Prof., 36–45 Chefarzt am Sollefteå lasarett, 45 Chefarzt 1. chir. Klin. d. Sahlgrenska sjukhuset, Göteborg, 52–62 Prof. f. Chir. a. d. Univ. Göteborg. — **B:** Klin. u. Progn. d. Grawitzschen Nierentumoren, Acta chir. Scand. Suppl. 16/1930. — Urogenitaltbk., Nord. Lärobok i Kirurgi, Ejnar Munksgaards förlag. Köpenhamn 1955. — Urogenital Tuberculosis, in: Hdb. d. Urol. XI/2., Springer 1959. — **P:** Hämaturien b. Grawitztumoren, Zbl. Chir. 54/1927. — Ursachen d. intermitt. Charakters d. Hämaturie b. d. Grawitzschen Tumoren, Verh. Dtsch. Ges. Urol. 9. Kongr. 1929. 1930. — Resultate d. op. Bhdlg. d. Grawitztumoren, Z. Urol. 1930. — Några erfarenheter från ett besök på v. Lichtenbergs klinik i Berlin, Sv. läkartidn. 28/1931. — Rö.diagn. d. Nierenkarbunkel, Z. urol. Chir. 31/1931. — Tuberculosis and Grawitz's tumour of the same kidney, Acta chir. Scand. 69/1932. — Case of renal tumour with fever as the only symptom, Brit. J. urol. 4/1932. — Kroniskt förlöpande fall av njurtuberkulos, Sv. läkartidn. 29/1932. — Klin. u. Therap. d. Vesica bipartita, Acta chir. Scand. 72/1932. — Kontrastmedel vid retrograd pyelografi, Sv. läkartidn. 30/1933. — Om dietbehandling av urinvägsinfektioner, Sv. läkars:s förhandl. 1933. — Frequenz d. Nierentbk. i. Schweden, Z. urol. Chir. 39/1934. — Sog. traumat. Venenthrombose d. ob. Extremität, Acta chir. Scand. 77/1935. — Om behandling av postop. tetani med AT, 10. Förh. vid Nord. kir. förenings 20:e möte i Köpenhamn 1935. Helsingfors 1935. — Bedeutg. d. Pyelographie b. subkutanen Nierenverletzgn., Z. Urol. 1936. — Fall v. Nierenbecken- u. Harnleitertbk. ohne nachweisb. Tbk. d. Niere, Acta radiol. 18/1937. — Rö.diagn. d. Nierentbk. Z. Urol. 1938. — Diätet. Bhdlg. v. Oxalatsteinen i. d. Harnwegen, ebd. — Tuberkulös epididymit, Nord. med. tidskr. 16/1938. — Extraktion av uretärstenar enl. Zeiss, Sv. läkartidn. 36/1939. — Diagn. u. Therap. d. Nebenhodentbk., Acta chir. Scand. 83/1939; u. Arch. klin. Chir. 196/1939. — Aktuella synpunkter på frågan om behandling av åderbråck, Sv. läkartidn. 38/1941. — Fall v. Nierentbk. m. bes. a. d. Nierenbecken u. d. Harnleiter lokalis. Verändergn., Z. Urol. 1942. — Beitr. z. Röntgendiagn. d. Nierentbk., ebd. — Totalexstirpat. av den tuberkulösa uretären vid njurtuberkulos, Sv. läkartidn. 39/1942. — Indikationsstellg. d. totalen Exstirpat. d. tbk. Ureters b. Nierentbk., Z. Urol. 1943. — Betrachtgn. z. Röntgendiagn. d. Nierentbk., ebd. 1944. — Surg. treatment of goiter, especially of toxic goiter (hyperthyroidism) in Sweden, Acta chir Scand. 89/1944. — Kenntn. d. Beschwerden seitens d. Ureterstumpfes nach Nephrekt., ebd. 91/1944. — La letteratura urol. svedese degli ultimi anni, Urologia 13/1946. — Modernas ideas sobre le tuberculosis renal. Una vicion de conjunto, Arch. español. urol. 3/1946. — Troubles uretéraux aprés nephrectomie, 40. Congr. franc. d'urol. Paris 1946. — Intryck från en studieresa till Frankrike, Spanien och Portugal, Nord. med. 34/1947. — Tratamiento postoperat. de la tuberculosis urogenital en Suiza y en Inglaterra, Arch español. urol. 4/1948. — Complications caused by the stump of the ureter after nephrectomy. J. Urol. 59/1948. — Arteriography and phlebography, 12. congr. Soc. intern. de chir. Londres 1947, Bruxelles 1948. — Current views on renal tuberculosis, Urol. & Cutan. Rev. 52/1948. — Diagn. précoce et traitement des tuberculoses rénales, 7. congr. Soc. intern. d'urol. Saint-Moritz 1947, 1948. — Chemotherapy in the present day rational for treatment of genito-urinary tuberculosis, Acta chir. Scand. 98/1949. — Aktuelle Probl. d. Nierentbk., Z. Urol. Sonderh. 1949. — La néphrectomie partielle dans la tuberculose rénale, 43. Congr. franç. d'urol. Paris 1949. — De la persistance de la cystite après néphrectomie pour tuberculose rénale, ebd. — Les accidents partiétaux après la nephrectomie pour tuberculose, Urologia 16/1949. — Considérations sur le traitment actuel de la tuberculose rénale, J. d'Urol. 55/1949. — Persistence of cystitis after nephrectomy for renal tuberculosis, Acta med. Scand. Suppl. 246/1950. — La letteratura urol. svedese nel 1949, Urologia 17/1950. — Estado actual de la quimioterapia en el tratamiento de la tuberculosis genito-urinaria, Prensa méd. Argent. 37/1950. — Considérations sur le traitement actuel de la tuberculose rénale, Urologia 17/1950. — L'urétérostomie cutanée prélude – l'implantation intestinale de l'urétère dans le traitement de la cystite tuberculeuse rebelle, 44. Congr. franç. d'urol. Paris 1950. — Aktuelle Gesichtspkt. i. d. Bhdlg. d. Urogenitaltbk., Z. Urol. 1951. — Prognosis of renal tuberculosis treated by nephrectomy, J. Urol. 67/1952. — Bhdlg. d. Nierentbk., Dtsch. med. Wschr. 1952. — Partielle Nephrekt. b. Nierentbk., Z. Urol. Sonderh. 1952. — Treatment, non surg. of urogenital tuberculosis, 9. Congr. Soc. Intern. d'Urol. New York 1952. — Partical nephrectomy in renal tuberculosis. Acta chir. Scand, 105/1953. — Chron. Nephritis als Fehldiagn., Urologis 1954. — L'anastomose urétéro-intestinale en mamelon, J. Belge d'Urol, 5/1954. — Traitement de la tuberculose génitale, Ass. Franç. d'Urol. 1953. — Aortographie i. d. urol. Diagn., Z. Urol., Sonderh., 1953. — The value of the aortography in the diagn. and treatment of abberant vessels, Diskussionsinlägg. Transact. Scand. Surg. Soc. Gothenburg 1953. — Considerazioni sul trattamento attuale della tubercolosi renale, Minerva Urol. 7/1955. — Le Diagnostic précoce de la tuberculose rénale, Presse méd. 64/1956. — Early diagnosis and treatment of genito-urinary tuberculosis, Brit. J. Urol. 29/1957. — The operative technique in partial nephrectomy, Urologia 24/1957. — Indications for nephrectomy, nephroureterectomy and partial nephrectomy in renal tuberculosis, J. Urol. 78/1957. — Renal artery aneurysm. Acta chir. Scand. 115/1958. — Traitement de l'anéurisme de l'artère rénale, 51e Congr. franç. Urol. 1957. — Diagn. u. Therap. d. Nierenaneurysmen, Z. Urol. Sonderbd. 1957. — Klin. d. männl. Genital-Tbk., Kongr.ber. 23.ʼTagg. d. Wiss. Ges. Südwestdtsch. Tbk.ärzte 1958. — Critères dictant la fin du traitement médical dans la tuberculose urinaire et aspect social du problème, Acta Urol. Belg. 27/1959. — Some aspects of renal tumors with special reference to spontaneous regression, J. Urol. 82/1959. — Modern treatment of renal tuberculosis, J. postgrad. Med. 5/1959. — Spontanes Verschwinden der Lungenmetastasen b. Nierentumoren, Zbl. Chir. 1960. — Partial nephrectomy in renal tumour, Acta chir. Scand. Suppl. 253/1960. — Some aspects of renal tumours, Alexandria med. J. 6/1960. — Some aspects of renal tumors, Urol. int. 11/1961. — Ätiol. u. pathogenet. Betrachtgn. z. Urolithiasis, Z. Urol. 1961. — Il trattamento della ritenzione urinaria postoperatoria, Minerva med. 52/1961. — Komplikat. b. d. Extrakt. v. Harnleitersteinen, Urologia 29/1962. — Replacement of the ureter by excluded loop of small intestine, Urologija (Moskva) 27/1962. — Biochemical and histologiral investigations of renal cancer (hypernephroma). Riksföreningen mot Cancer, Årsbok 1962. — Impression of the 16th General Assembly of the Japan Medical Congress, Osaka, 1963, Igaku no ayumi 47/1963. — Some aspects of renal tumours, Proc. 16. Gen. Assembly of the Japan. Med. Congr. 1963. — Variat. d. op. Eingr. b. Urogenitaltbk. währ. d. letzten 14 J., Urologia 50/1963. — Häufigkt. d. Nephrolithiasis, Urol. Internat. 18/1964. — Prophylakt. Bhdlg. v. Oxalatsteinen, Z. Urol. 1965. — Endocrinologie et tumeurs renales, 60 Congr. franc. d'Urol. 58/1965. — Bhdlg. d. Prostataka., Verh. poln. Urologenkongr. Stettin 1966. — Meeting of the Swedish Urological Association, Urologia 34/1967. — Diagn. u. Bhdlg. d. Mammaka., Zbl. Chir. 1967.

Lob, Alfons, Prof., Chefarzt Berufsgenossenschaftl. Unfallkrhs. i.R., 811 Murnau/Obb. — *7. 11. 00 Duisburg. — **A:** 26 Bonn. — **Prom:** 24 ebd. — **Hab:** 38 München. — **F:** Chir., Röntgenol. — **V:** 26–27 chir. u. inn. Abt. Marienhosp. Duisburg (Creutz). 27–28 Pathol. Inst. d. Akad. f. prakt. Med. Düsseldorf (Hübschmann), 28–30 Luisenhosp. Aachen (Marwedel, Borchers), 30–39 Chir. u. Röntgenol. Chir. Univ.-Klin. München (Lexer, Kohler), 38 Doz. f. Röntgenol. u. Chir., 43 Oberarzt, 44 apl. Prof. f. Chir., bis 46 Militärdienst, Chefarzt u. leit Arzt. d. chir. Abt. d. Fehmarnschen Krhs., Burg a. Fehmarn, 48–55 Chefarzt Chir. Klin., ab 49 ärztl. Dir. d. Oldenburg. Landeskrhs., Sanderbusch b. Wilhelmshaven, seit 55 Chefarzt d. Berufsgenossenschaftl. Unfallkrhs. Murnau. — **B:** Kurzwellenbhdlg. i. d. Chir., Enke 1936. — WSverletzgn. u. ihre Ausheilg., Thieme 1941, 2. Aufl. 1954. — Chir. i. Wandel d. Zeiten, Schriftenr. d. Nordwestdtsch. Univ.-Ges. Wilhelmshaven 6/1950. — Mechan., therm. u. elektr. Verletzgn., in: Hdb. d. ges. Unfhlkd., hrsg. v. Bürkle de la Camp-Rostock, Bd. I, Enke 1955. — Sozialgerichtl. Entscheidgn. üb. d. Zusammenhg. zw. Unf. u. Erkrankg. (mit Asanger u. Probst), Enke 1958. — WStrauma i. d. Begutachtg. d. soz. Unf.versich., Wirbelsäule i. Forsch. u. Prax. 9, Hippokrates, 1959. — (Hrsg.) Hdb. d. Unfallbegutachtg., Bd. 1, Enke 1961. — Rolle d. prakt. Arztes i. d. Unfallbegutachtg., ebd. — Durchgangsarzt- u. Beratgs.facharztverf. u. § 6-Verf. aus d. Sicht d. Unfallchir., ebd. — Mechan., therm. u. elektr. Verletzgn., in: Hdb. d. ges. Unfhlkd. v. Bürkle de la Camp-Schwaiger, Bd. 1, Enke 1963. — Zumutbarkt. ärztl. Eingr. (Op.duldgs.pflicht), ebd. — Indikat. z. Bhdlg. d. verzög. Bruchheilg. u. d. Pseudarthrose d. Kahnbeines d. Hand u. ihre Erg. (mit Probst), in: Chir. im Fortschr., hrsg. v. G. Maurer, Enke 1965. — Schultergürtel u. ob. Gliedmaßen (mit Probst), in: Klin. Chir. f. d. Prax., hrsg. v. Diebold, Junghanns, Zukschwerdt, Bd. 4, Thieme 1966. — Fortschr. u. Grenzen d. Wiederherstell.chir., Schriftenreihe d. Nordwestdtsch. Univ.-Ges. Wilhelmshaven 35/1967. — (Hrsg.) Hdb. d. Unfallbegutachtg., Bd. 2, Enke 1968. — Mechan., therm., chem. u. elektr. Verletzgn., ebd. — Schädiggn. durch elektromagnet. Wellen, ebd. — Probl.'d.'Wunde u. Wundinfekt. i. d. Unf.begutachtg., ebd. — Chir. Infekt.krankhtn. u. parasit. Erkrankgn. u. ihre Bedeutg. f. d. Unfallbegutachtg., ebd. — Bedeutg. d.

Thrombose u. Embolie f. d. Unfhlkd., ebd. — **P:** Fall v. spondylit. Schiefhals n. isolierter Osteomyelitis d. Epistropheus, Z. orthop. Chir. 52/1930. — Adeno-Ca. d. Magens unt. d. Bild e. gutart. Magenpolypen, Dtsch. Z. Chir. 239/1932. — Pathol. d. Duodenaldivertikels, ebd. — Schleimhautbild d. Ulcus jejuni pepticum, Zbl. Chir. 1933. — Zus.hänge v. Bandscheibenschädigg. u. Wirbelkörperverändergn. im Tierversuch, ebd. — Zus.hänge zw. d. Verletzgn. d. Bandscheiben u. d. Spondylosis deformans im Tierversuch. 1. Mitt., Dtsch. Z. Chir. 240/1933; — 2. Mitt. ebd. 243/ 1934. — Spondylosis def. u. Callusbildg., zeitl. Ablauf d. Verändergn., Zbl. Chir. 1934. — Grundl., Anwendg. u. Erg. d. Kurzwellendiathermie, ebd. — Rö.nachunter- suchg. am übernähten Magen, ebd. — Sog. spezif. Effekte d. Kurzwellen b. d. Bhdlg. bäsart. Geschwülste, Strahlentherapie 1934. — Kurzwellendiathermie, Anwendg. i. d. Chir., Dtsch. Z. Chir. 243/1934. — Anzeigestellg. u. Erg. d. Kurzwellenbhdlg. i. d. Chir., Münch. med. Wschr. 1934. — Erg. n. Übernähg. durchbr. Magen-Zwölf- fingerdarmgeschwüre i. Röntgenbild, Fortschr. Röntgenstr. 50/1934. — Erwiderg. hierauf (s. vorstehende Arb.), ebd. 51/1935. — Läßt sich e. erfolgverspr. Kurzwellen- bhdlg. bösart. Geschwülste durchführen ?, Mschr. Krebsbekämpfg. 1935. — Funkt. Erg. d. antethorak. Speiseröhrenplastik nach Lexer, Zbl. Chir. 1936. — Funkt. Erg. d. Speiseröhrenplastik nach Lexer, Arch. klin. Chir. 186/1936. — Ausheilgs.vor- gänge am Wirbelbruch. Frage d. traumat. Spondylosis deformans, Dtsch. Z. Chir. 248/1937. — Untersuchgs.technik d. Magens u. Duodenums mittels Kymographie, Fortschr. Röntgenstr. 56/1937. — Erg. kymograph. Untersuchgn. am op. Magen, Zbl. Chir. 1937. — Erfahrgn. u. Erg. röntgenkymograph. Untersuchgn. am Magen u. Duodenum, Fortschr. Röntgenstr. 56/1937. — Anpassg. d. Funkt. a. d. verän- derte Form, Bruns' Beitr. klin. Chir. 167/1938. — Ausheilgs.vorgänge am Wirbel- bruch, 8. Ber. Internat. Kongr. Unfallmed. u. Berufskrankh., Frankfurt a. Main 1938, Bd. II 1939. — Röntgenbild u. seine pathol.-anat. Unterlagen b. d. Ausheilg. v. WSverletzgn., Fortschr. Röntgenstr. 60/1939 u. Chirurg 1940. — Ausheilgs.vor- gänge d. Wirbelverletzgn., Zbl. Chir. 1940. — Wirbelbruchheilg., Beziehg. z. Band- scheibe, Arch. klin. Chir. 200/1940. — Traumat. Spondylosis deformans, Zbl. Chir. 1940. — Venöse Durchblutgs.störgn. a. d. Armen (Claudicatio venosa u. Axillar- venenthrombose), ebd. 1947. — Ersatz zerstörter Handwurzelknochen d. frei trans- plant. Knochen. Plast. Gelenkchir., Chirurg 1949. — Op. Bhdlg. d. habit. Schulter- luxat. n. hinten (nebst Bemerkgn. üb. d. Knochenspan-Widerristbildg. n. Eden b. d. gewohnheitsmäßigen Schulterverrenkg. n. vorn,) Langenbecks Arch. klin. Chir. 262/1949. — Beurteilg. d. hint. Bandscheibenvorfalles i. d. soz. Unfallversich., Dtsch. med. Wschr. 1950. — Form. Genese d. Spondylosis deformans, Langenbecks Arch. klin. Chir. 267/1951. — Rolle d. Bandscheibe i. d. Mechan. d. WSverletzgn., Hefte Unfhlkd. 42/1951. — Rolle d. Bandscheibe i. d. Mechanik d. WSverletzgn. i. Ver- bindg. mit Begutachtgs.fragen b. WSschäden, Bremer Ärztebl. 1951. — Mediasti- nalcysten, Med. Klin. 1951; Chirurg 1952; Zbl. Chir. 1952. — Mod. Wundbhdlg. i. d. Sprechstunde, Landarzt 1951. — Klassifizierg. d. intrathorak. (mediastin.) Cysten, Langenbecks Arch. klin. Chir. 269/1951. — Anmerkgn. z. Thema WSver- letzgn., Med. Klin. 1951. — Was muß d. prakt. Arzt v. Wirbelbruch, seiner Bhdlg. u. Begutachtg. wissen ?, Therap.woche 1951/52. — Bandscheibendegenerat. u. hint. Bandscheibenvorfall, Beziehg. z. d. Krankheitsbildern d. Lumbago u. d. Ischialgie, Bremer Ärztebl. 1951. — Klin. u. Diagn. maligner Pleurageschwülste (mit Weiß), Med. Klin. 1952. — Prim. Pleura- u. Lungenrandkrebse (mit Weiß), Langenbecks Arch. klin. Chir. 273/1953. — Tierexp. vergl. Untersuchgn. ü. d. Einwirkgn. un- spez. entzündl. Herde u. allerg. Einfl. a. d. WS, Zbl. Chir. 1953. — Bedeutg. d.

Bandscheiben i. d. Entwicklg. degenerat. u. chron.-entzündl. Prozesse, Z. Orthop. 84/1953. — Fehlerquellen u. Irrtumsmögl.ktn. i. d. Begutachtg. Unfallverletzter, Mschr. Unfhlkd. 1954. — Diskuss.bemerkgn. z. d. Hauptvortr. v. K. H. Zinck, R. Duesberg, F. Jaeger ü. d. „Verbrennungskrkh.", sowie ü. d. Vortr. v. A. Sturm „Die arbeitsmed. Bedeutg. d. allerg. Erkrankgn.", 17. Tagg. Dtsch. Ges. Unfhlkd. Bad Neuenahr 1953, Hefte Unfhlkd. 47/1954. — Degenerat. u. chron.-entzündl. Erkrankgn. d. WS, Beziehgn. z. Symptombild d. Rückenschmerzes, Münch. med. Wschr. 1955. — Heut. Stand d. Wundbhdlg., Landarzt 1955. — Heut. Stand d. Wirbelbruchbhdlg., Dtsch. med. J. 1955. — Verletzgn. d. WS, Fortschr. Röntgenstr. 84/1956. — WSverletzgn., Mkrse. ärztl. Fortbild. 1956. — Erg. d. Wirbelbr.-bhdlg., LV Südwestdeutschland gewerbl. BGen. 1956. — Bhdlg. Querschnittsgelähmter in Murnau, BG 1956. — Einfl. v. Entzündgs.herden als Fernwirkg. a. d. WS u. i. Bedeutg. f. d. Therap., Therap.woche 1956. — Schock- u. Kollapsbekämpfg. am Unfallort u. währ. d. Transportes?, Zbl. Verkehrs-Med. 1956. — WS als Reaktionsorgan chron. entzündl. Herde. E. exp. Studie, Med. Klin. 1957. — Rolle d. prakt. Arztes i. d. Unf.begutachtg., Ärztl. Prax. 1957. — Unfhlkd., Med. Klin. 1957. — Diagn. u. Beurteilg. v. Wirbelfrakt., LV Bayern gewerbl. Bgen. 1957. — Stellg. d. Röntgenol. i. d. Unfallchir., Med. Klin. 1958. — Kontus. u. Distors. u. i. Folgezustände, Medizinische 1958. — Diagnost.-therap. Probl. d. Gehirnerschütterg. (mit Probst), Ärztl. Wschr. 1958. — Begutachtgs.probl. d. Gehirnerschütterg. (mit Probst), ebd. 1959. — Allg. Unf.chir. Probl. (Sammelref., mit Probst), Med. Klin. 1959. — Rehabilitation (mit Probst), ebd. — Chir. Probl. d. Straßenverkehrsunf. u. i. Bedeutg. f. d. Allgemeinheit, ebd. u. Zbl. Verkehrs-Med. 1960. — Op. Beseitigg. traumat. bedingter schwerer Gehbehindrgn., Med. Welt 1960. — Bhdlg. traumat. Hautlücken am Schädel (mit Probst), Langenbecks Arch. klin. Chir. 297/1961. — Chir. Bhdlg. u. Nachbhdlg. v. WSerkrankgn. (mit Probst), Z. Bäder- u. Klimahlkd. 1961. — Eröffngs.anspr. d. 25. Jahrestagg. d. Dtsch. Ges. f. Unfhlkd. 1961, Hefte Unfhlkd. 71/1962. — Entwicklg. d. Unfhlkd., BG 1961. — Wiedereingliederg. v. Handverletzten i. d. Arbeitsprozeß, Hefte Unfhlkd. 75/1962. — Berichterstattg. u. Befundaufzeichng. b. Kopfverletzgn. m. Gehirnbeteiligg. (mit Probst), BG 1962. — Chir. Probl. d. Straßenverkehrsunf. u. i. Bedeutg. f. d. Allgemeinheit, Z. kraftfahrend. Arzt 1962. — Erste Hilfe am Unf.ort, Z. ärztl. Fortbild. 1962. — Off. Unterschenkelschaftbr., Klin. Med. 1963. — Stellg. d. Unf.-krhs. i. Heilverfahren, BG 1963. — Wandel u. Bedeutg. d. Unfallchir. im Rahmen d. industr. u. verkehrspolit. Entwicklg. d. letzten 50 J., Gesd.wes. 1964. — Fortschr. i. d. Meth. d. Rehabilitat. d. Unf.kranken, Regensb. Jb. 1964. — Deckg. freilieg. osteomyelit. veränd. Schädelknochen durch Hauttransplantat., Langenbecks Arch. klin. Chir. 309/1965. — Edensche Op. u. ihre Abändergn., Mschr. Unfhlkd. 1965. — Subtotale od. totale Synovekt. b. d. chron. unspezif. Synovitis u. b. d. pigment. villonodulären Synovitis, Bruns' Beitr. klin. Chir. 210/1965. — Rehabilitat.zentren d. gewerbl. BGen., Schriftenr. med. pharmaz. Studienges. 2/3, 1965. — Bhdlg. d. Vorderarmschaftpseudarthrosen, Hefte Unfhlkd. 89/1966. — Unfallverletzgn. heute, Pharmaber. Bayer 1967. — Heut. Lage d. Unfallchir., LV Bayern gew. BGen 1968. — Traumat. Rupt. d. re. Zwerchfells m. Leberprolaps i. d. re. Brusthöhle (mit Ernst), Mschr. Unfhlkd. 1968.

Lochmann, Hans, Leit. d. chir. Abt. Ev. Krhs., 5758 Fröndenberg. — *17. 5. 21 Breslau. — **A:** 44 Breslau. — **Prom:** 44 Heidelberg. — **F:** Chir., Urol. — **V:** 44–51 Heidelberg (K. H. Bauer), 51–56 Städt. Kr.anst. Mannheim (Oberdalhoff). — **B:** Abdominalchir., in: Naturforschg. u. Med. i. Deutschland 1939 bis 1946, Bd. 77, hrsg. v. K. H. Bauer. Dieterich. — **P:** Erg. d. Ultraschall-Bhdlg. v. Tumoren i. Exp. u. Klin., Langenbecks Arch. klin. Chir. 264/1950. — Klin. u. hormon. Beobachtgn. an e. extragenit. Chorionepitheliom b. Mann, ebd. 280/1955.

Löbel, Werner, OMR., Chefarzt d. chir. Abt. d. Küchwald-Krhs., X 9000 Karl-Marx-Stadt, Bürgerstr. 2. — Fragebogen 1968 nicht beantwortet.

Löbker, Ferdinand, Facharzt f. Chir., Chefarzt d. St. Vincenzhosp., 442 Coesfeld. — 11. 2. 06 Rheine/W. — **A:** 30 Münster. — **Prom:** 31 ebd. — **F:** Chir. — **V:** Med. Univ.-Klin., Pathol. Inst. u. Chir. Univ.-Klin. Münster, Marien-Hosp. Mülheim-Ruhr, Städt. Kr.anst. Remscheid, ab 44 Chefarzt St. Vincenz-Hosp. Coesfeld.

Löffler, Leonhard, Prof., Med.-Dir., Dir. d. Städt. Krhs. u. Chefarzt d. Chir. Klin., 8600 Bamberg, Untere Sandstr. 67. — Fragebogen 1968 nicht beantwortet.

Löffler, Wilhelm, Facharzt f. Chir., Chefarzt d. Krskrhs., 8399 Rotthalmünster/ Ndb. — *6. 1. 10 Glanmünchweiler. — **A:** 36 München. — **Prom:** 36 ebd. — **F:** Chir. — **V:** 35–36 I. Med. Poliklin. München, Pettenkoferstr., 36–48 II. Chir. Univ.-Klin. München (Lexer, Magnus, Frey, Lebsche, Frey).

Löhr, Berthold, o. Prof. f. Chir., Dir. d. Chir. Univ.-Klin., 23 Kiel, Hospitalstr. 40. — *20. 11. 20 Kiel. — **A:** 46 Göttingen. — **Prom:** 45 ebd. — **Hab:** 56 Düsseldorf. — **F:** Chir. — **V:** 46–47 Med. Univ.-Klin. Göttingen, 47–55 Heidelberg, zwztl. Stockholm (Crawford), Groningen/Niederlande, 55–63 Düsseldorf, zwztl. 57, 59/60 u. 61 USA, ab 63 o. Prof. f. Chir. Kiel. — **B:** Thoraxchir., in: Fehler u. Gefahren b. chir. Op. (mit K. H. Bauer), 1. Bd., 3. Aufl., G. Fischer 1954. — Chir. d. Gefäße, in: Chir. Op.lehre, hrsg. v. Breitner, Bd. IV/1. Urban & Schwarzenberg 1958. — Erkrankgn. d. Blut- u. Lymphgefäße, in: Klin. Chir. f. d. Prax., hrsg. v. Diebold, Junghanns u. Zukschwerdt, Thieme 1960. — Prinzip u. Anwendg. d. Extrakorp. Kreisl. einschl. Kombinat. m. Hypothermie (mit Ferbers u. Sykosch), in: Chir. Bhdlg. d. angebor. Fehlbildgn., Thieme 1961. — Erg. d. op. Bhdlg. angebor. u. erworb. Herzklappenfehler (mit Irmer), in: Praxis d. Herz- u. Kreisl.erkrankgn., Lehmanns 1964. — Probl. i. d. Chir. d. Herzklappenerkrankgn. (mit Derra), in: Ungelöste Probl. d. Chir., H. Krauss z. 65. Geb. 1964. — **P:** Vergl. Versuche üb. d. Einwirkg. v. Polycain u. Novocain auf d. Schmerzempfindlkt. d. menschl. Haut, Diss. 1944. — Bestimmg. v. Zeitpkt. u. Ausmaß d. Blutzufuhr z. Verhütg. d. Op.-schocks, Chirurg 1950. — Blutverlust u. Verändergn. d. Haematokrit durch op. Eingr., Langenbecks Arch. klin. Chir. 268/1951. — Paramediastin. Zyste m. Parotisfermenten als Inhalt. (Mit diff.diagn. Diskuss. d. mediastin. Zysten u. ihrer chir. Bhdlg., ebd. 269/1951. — Bakteriostat. Therap. i. d. Thoraxchir. (Fehlerquellen u. deren Vermeidg.), ebd. 271/1952. — Vorbereitg. z. Bronchograph. u. d. lok. Anaesth. d. Bronchialbaumes, Chirurg 1952. — Klin. Befunde u. anat. Verändergn. d. Lungen nach Bronchograph. m. Per-Abrodil BR (viskös 60%) (mit Weber), Fortschr. Röntgenstr. 79/1953. — Residualluftbestimmgn. einzelnen Lungenhälften (unt. bes. Berücksicht. thoraxchir. Belange), Klin. Wschr. 1953. — Unterschiedl. Op.indikat. b. zylindr. u. saccul. Bronchiektasien, Langenbecks Arch. klin. Chir. 276/1953. — Diagn. u. Op.indikat. b. soliden solit. Rundschatten d. Lunge (mit Soder), Dtsch. med. Wschr. 1953. — Erythema exsudativum multiforme nach thoraxchir. Eingr. u. b. chron. Infekten d. Lunge (mit Greither), ebd. 1954. — Tierexp. Untersuchgn. üb. Atmg. u. Gasstoffwechsel b. pharmakol. unterstützter Hypothermie bis 20° Kerntemp. (mit Ulmer), Verh. Dtsch. Ges. Inn. Med. 60/1954, u. Langenbecks Arch. klin. Chir. (Kongr.bd.) 1954. — Diff. Funkt.untersuchgn. als zuverläss. Hilfe b. d. Begutachtg. Thoraxverletzter, ebd. 279/1954. — Beziehgn. v. Geschwulstart u. Lokalisat. d. Bronchialka. z. Lungenbelüftg. u.

Verändergn. durch exogene Einfl. (chron. Bronchitis, Pneumonie, Raucher) (mit Wagner), ebd. 280/1955. — Vorzüge u. Nachteile d. Bronchograph. m. Jodipin-Sulfonamidgemischen (mit Wenz), ebd. 281/1955. — Kontus.syndr. u. d. funkt. Spätschäden nach stumpfen Thoraxtraumen (mit Soder), ebd. — Bronchospirometr. Untersuchgn. nach thoraxchir. Eingr., I. Mitt. Einfl. d. Thorakotomie, Plastik, Segmentresekt. u. Lobekt. auf. d. Funkt. einzelner Lungenflügel (mit Gmüchtel u. Ulmer), ebd. — Bronchospirometr. Untersuchgn. nach thoraxchir. Eingr. II. Mitt. Vergl. prae- u. postop. Untersuchgs.erg. (mit Gmüchtel u. Ulmer), ebd. — Rö.kymograph. Untersuchgn. d. Zwerchfellbeweglkt. nach thoraxchir. Op. (mit Gmüchtel u. Wenz), ebd. — Bronchograph. u. bronchospirometr. Nachuntersuchgn. v. Lungenresekt. weg. Bronchiektasen, ebd. 282/1955. — Diagn. Bedeutg. d. Endform systol. Geräusche (mit Holldack), Z. f. Kreisl.forsch. 44/1955. — Spirometr. u. bronchospirometr. Untersuchgn. b. Laryngektomierten (mit Bernhardsgrüter u. Schwab), Arch. HNO-Hlkd. 166/1955. — Atemminutenvolumen, Sauerstoffaufnahme u. spezif. Ventilat. einzelner Lungenhälften b. gesunden u. kranken Menschen (mit Gmüchtel), Klin. Wschr. 1955. — Untersuchgn. üb. Fibrinolyse u. mögl. Schädlkt. d. Serothorax nach Pneumonekt. (mit Lagna), Chirurg 1956. — Einfl. gestörter Lungenbelüftg. auf d. kl. Kreisl., Pathophysiol. u. Klin., Münch. med. Wschr. 1956. — Einwirkg. d. Sauerstoffgehaltes i. d. Atemluft auf d. Blutverteilg. i. kleinen Kreisl., Habil-Schr. 1956. — Tierexp. Untersuchgn. üb. d. z. Azidose führ. Vorgänge b. pharmakolog. unterstützter Hypothermie bis 20⁰ Kerntemp. (mit Bruck, Gmüchtel u. Ulmer), Z. exper. Med. 127/1956. — Untersuchgn. üb. d. Wirksamkt. d. Ventilat. nach thoraxchir. Eingr. (Pleuraeröffng., Lobekt., Pneumonekt.) (mit Bruck u. Ulmer), ebd. — Tierexp. Untersuchgn. üb. d. Regulat. d. Atmg. b. pharmakol. unterstützter Hypothermie b. 20⁰C Kerntemp. (mit Bruck u. Ulmer), ebd. — Lungenschäden durch kurzfrist. Sauerstoffbeatmg. (Exp. Untersuchgn.), Langenbecks Arch. klin. Chir. 289/1958. — Induz. Herzstillstand b. intracard. Eingr. m. künstl. Kreisl., Thoraxchir. 1959. — Arbeitsweise d. Mayo-Gibbon-Pumpoxygenators, Langenbecks Arch. klin. Chir. 292/1959. — Extrakorp. Kreisl., Therap.woche 1959. — Medical Practice in Germany To-Day: Extracorporeal Circulation for Cardiac Surgery, German Med. Monthly 1959. — First Experiences with Extracorporeal Circulation in Heart Operations (mit Derra), ebd. — Pumpen, Schläuche u. Kanülen i. heute gebräuchl. Herz-Lungen-Maschinen, Thoraxchir. 1959. — Bedeutg. e. schnellen Bestimmg. d. Blutsauerstoffspanng. als wicht. Hilfe f. d. Chir. m. extrakorp. Zirkulat., Klin. Med. 1959. — Intraop. Komplikat. b. d. Bhdlg. d. Kammerseptumdefekte, Thoraxchir. 1960. — Klin. Untersuchgn. als Kombinat. d. Extrakorp. Kreisl. m. mittl. Hypothermie (mit Grölkinger u. a.), ebd. — Vergl. Untersuchgn. üb. d. Beziehgn. zw. EKG, Op.befund u. funkt. Bedeutg. b. isol. Ventrikelseptumdefekten (mit Gillmann), Acta tertii Europ. cordis Sci. Conv., Rom 1960. — Erkenng. u. Bhdlg. v. Funkt.ändergn. d. spezif. u. unspezif. Herzmuskulat. nach künstl. Herzstillstand (mit Gillmann), Bull. Soc. Internat. Chir. 1/1960. — Klin. u. op. Bhdlg. d. Ventrikelseptumdefektes (mit Derra u. a.), Dtsch. med. Wschr. 1960. — Report of the surgical correction of 48 ventricular septal defects with the aid of extracorporeal circulation with special regard to anatomy and function (mit Derra, Ferbers u. Sykosch), J. Cardiovasc. Surg. 1/1960. — Untersuchgn. üb. d. Strömgs.widerstand d. Lungen nach Op. weg. Fallot'scher Tetralogie (mit Ziegenrücker), Langenbecks Arch. klin. Chir. 296/1960. — Elektronenmikroskop. Untersuchgn. d. Herzmuskels v. Hund b. exp. Herzstillstand durch Kaliumzitrat u. Anoxie (mit Meessen u. Poche), Arch. Kreisl.forsch.

33/1960. — Registriermeth. i. d. mod. Chir., Ärztl. Praxis 1960. — Korrekt. d. pulmon. Ausflußtraktes b. Fallot'scher Tetralogie, Minerva Cardioangiol. Europea 1961. — Extrakorp. Zirkulat. u. ihre Anwendgs.gebiete, Z. Tbk. 117/1961. — Klin. u. op. Erfahrgn. b. d. Aortenstenose (mit Bircks u. a.), Münch. med. Wschr. 1961. — Cardiac. arrest, Intern. Coll. Surg. Antwerpen 1961. — Spez. patho-physiol. Probl. b. d. Radikalop. d. Fallot'schen Tetralogie (mit Ferbers u. a.), Thoraxchir. 1961. — Kongenit. Aneurysma d. Sinus Valsavae (mit Sykosch), Zbl. Chir. 1962. — Möglktn. u. Grenzen d. off. Korrekt. d. Mitralsten. (mit Rotthoff), Thoraxchir. 1962. — Künstl. Ersatz d. Mitralklappen d. Menschen, Langenbecks Arch. klin. Chir. 301/1962. — Rechtzeit. Erfassg. d. therapiebedürft. Ateminsuff. durch Blutgasanalysen (Erfahrgn. an 250 Pat.) (mit Satter u. Schmitz), ebd. — Erfahrgn. m. d. kausalen op. Bhdlg. d. Fallot'schen Tetralogie (mit Derra, Rotthoff u. El-Fiky), Dtsch. med. Wschr. 1962. — Prophyl. respirat. Komplikat. i. d. Chir. (mit Ulmer), ebd. — Hypotherme Kardioplegie als Hilfsmeth. off. Herzchir. (mit Derra), Z. Arb. Gem. NRW 1963. — Op. Korrekt. d. Mitralinsuff., J. Thoracic Surg. 45/1963. — Carbon Dioxide Exchange in the Vertical-Screen Oxygenator (Mayo-Gibbon-Type) with Addition of 3 per cent Carbon Dioxide in Combination with Moderate Hypothermia (mit Gleichmann, Ringler u. Ferbers), ebd. — CO_2-Exchange in vertical screen oxygenator (Mayo-Gibbon) (mit Gleichmann, Ringler u. Ferbers), ebd. — Verhalten d. O_2-Dissoziat.kurve d. Blutes währ. d. Extrakorp. Zirkulat., kombin. m. Hypothermie (mit Gleichmann, Röskenbleck), Zbl. Chir. 1963. — Verhalten d. Myocardtemp. währ. d. Extrakorp. Zirkulat. b. verschied. Arten d. Kältestillstandes (mit Kreuzer, Bostroem u. Gleichmann), Thoraxchir. 1962/63. — Augenblickl. Stand i. d. chir. Bhdlg. d. Klappeninsuff., Langenbecks Arch. klin. Chir. 304/1963. — Postop. respirat. Funkt.ausfälle nach intrakard. Eingr. u. d. Möglkt. ihrer Bhdlg. (mit Reichel u. Ulmer), ebd. — Pathophysiol. d. Fallot'schen Tetralogie währ. u. nach d. Radikalop (mit Derra), Zbl. Chir. 1964. — Erg. d. chir. Bhdlg. v. Klappeninsuff., Langenbecks Arch. klin. Chir. 308/1964. — Untersuchgn. z. Diagn. u. Therap. d. metabol. Azidose sowie üb. Blutgase b. Herzop. m. Extrakorp. Zirkulat. u. Hypothermie (mit Gleichmann u. a.), Thoraxchir. 1964. — Säure-Basengleichgewicht i. Spenderblut f. d. Herzlungenmaschine (mit Gleichmann u. Ringler), ebd. — Stoffwechselverändergn. i. menschl. Herzen b. künstl. Herzstillstand (mit Merquet u. Isselhard), ebd. — Studies of Disturbances in Gas Exchange Following Intracardiac and Extrathoracic Operations (mit Reichel u. Ulmer), Med. thorac. 21/1964. — Augenblickl. Stand d. radik. u. palliat. Therap. d. Oesophagus- u. Cardia-Ca. (mit Werner), Zbl.Chir. 1965. — Sekund. Aldosteronismus nach Op. m. d. Herz-Lungen-Maschine u. seine Beeinfl. durch Aldactone (mit Gleichmann, Boestroem u. Kreuzer), Anaesthesist 1965. — Mastopathie u. ihre Beziehg. z. Mamma-Ca. (mit Kricke), Bruns' Beitr. klin. Chir. 211/1965. — Diagn. u. Lokalisat. v. Epithelkörperchentumoren (mit Borm), Zbl. Chir. 1966. — Op. d. Trichterbrust (mit Bauermeister u. Friedrich), ebd. 1967.

Lönnecke, Wolfgang W. H. A., Facharzt f. Chir., 28 Bremen, Emder Str. 85. — *5. 6. 27 Syke, Kr. Grafschaft Hoya. — **A:** 51 Mainz. — **Prom:** 52 ebd. — **V:** 52–57 u. 58–60 St. Joseph-Stift Bremen (Barthels), 57–58 inn. Abt. ebd. (Goldeck), 60–62 Leit. d. chir. Abt. Dtsch. Krhs. Rourkela/Indien, 62–63 Städt. Kr.anst. Bremen (Schütz, Sieber), 63 Krhs. Bethel Bückeberg (Nell), 63–64 RK-Krhs. Kassel (Hein), 64 Unf.bhdlgs.stelle d. Berufsgenossenschaften Bremen (Trentmann), 64–65 Hafenkrhs. Hamburg (Küntscher). — **P:** Prim. Lymphosarkom d. Magens, Chirurg 1966.

Lösch, Günther M., Ass. d. Chir. Klin. d. Med. Akad., 24 Lübeck, Ratzeburger Allee 160.*

Loeser, Hubert, Oberarzt d. chir. Abt. d. Krskrhs., 8542 Roth b. Nürnberg, Weinbergweg 34.*

Loew, Friedrich, Prof., Dir. d. Neurochir. Univ.-Klin., 6650 Homburg (Saar), Landeskrhs., Bau 26. — Fragebogen 1968 nicht beantwortet.

Löwen, Carl Heinz, Facharzt f. Chir., Leit. Arzt d. Poliklin. d. Bayerwerkes Krefeld-Uerdingen, 415 Krefeld-Uerdingen. — *19. 4. 12 Wuppertal-Elberfeld. — A: 46 Düsseldorf. — **Prom:** 46 ebd. — **F:** Arbeitsmed., Unfhlkd. — **V:** 46–51 Dreikönigenhosp. Köln-Mülheim (Bremer). — **P:** Intraperiton. Sulfonamidbhdlg. d. perforat. Appendicitis, Zbl. Chir. 1947. — Schock u. Kollaps, Med. Klin. 1948. — Schwere Verbrenngn., Med. Klin. 1949. — Tödl. Verblutgn. i. d. Beckenbindegewebe, Mschr. Unfhlkd. 1950. — Indikat. d. lokalen Sulfonamidanwendg., Festschr. z. 75. Geb. v. Hofrat Prof. v. Haberer. — Große Milzcysten u. ihr Einfl. auf d. Funkt. d. li. Niere, Zbl. Chir. 1950. — Diagn. u. Therap. d. Mastopathia fibrosa cystica, Med. Klin. 1950. — Einstellgs.untersuchgn., Zbl. Arbeitsmed. 1955. — Menschl. Kräfte i. Betriebsgeschehen, Gesundheitssicherg. 5. — Notfall i. Betrieb, Arbeitsmed., Sozialmed., Arbeitshyg. 1967.

Loeweneck, Max, Prof., 8110 Murnau (Obb.), Asamallee 23. — Fragebogen 1968 nicht beantwortet.

Logan, Andrew, Dep. of Thoracic Surgery, Royal Infirmary, Edinburgh, 3 (Schottland). *

Lohe, Reinhard, Chefarzt i. R., 592 Berleburg/Westf., Gonthardtslust 15. — *1, 5. 00 Eveking, Krs. Altena/Westf. — A: 25 München. — **Prom:** 26 ebd. — **F:** Chir. Orthop. — **V:** 24–25 Städt. Krhs. Am Urban Berlin (Jürgens), Ev. Krhs. Gelsenkirchen (Schütte), 25–26 chir. gynäkol. Abt. ebd., 27–29 Orthop. Univ.-Klin. München (F. Lange), 29–32 Chir. Univ.-Klin., ebd. (Lexer), 32–34 Freiburger Diakon.-Mutterhs. (Hosemann), 34–35 leit. Arzt Chir. orth. Priv.-Klin. Berlin-Friedenau, 35–45 Chefarzt a. Diakon.-Mutterhs. Bethanien, Lötzen (Ostpr). — **B:** Gelenkbewegungsapp. n. Lohe, in: Wiederherstell.chir. v. E. Lexer, Bd. II/1931. — **P:** Blutkörperchensenkgs.reakt., Anwendbarkt. i. d. Orthop., Z. orthop. Chir. 49. — Vorführg. e. Gelenkbeweggs.app., Verh. 24. Kongr. Dtsch. Orthop. Ges. — Physiol. u. Pathol. d. einseit. Stehens, Dtsch. Z. Chir. 230/1931. — Neue Op. d. Genu recurvatum u. d. Schlotterknies, ebd. — Künstl. Ersatz v. Sehnen mittels Frauenhaar, Verh. Dtsch. Ges. Chir. 1932. — Gewohnheitsmäß. Peronealsehnenluxat., op. Beseitigg., Zbl. Chir. 1934. — Ausnutzg. d. örtl. Wundschocks f. d. Knochenbr.-bhdlg., Zbl. Chir. 1938. — Beseitigg. schwerster Schlotterknie m. Hilfe v. Rückwärtshebelg. d. Schienbeingelenkfläche, Zbl. Chir. 1947. — Zwanzigj. Erfahrg. m. Hallux valgus. Op. u. mein Hallux valgus-Op.-Verf., ebd. 1948. — Kniegelenkplastiken m. Hilfe d. schiefen Ebene d. Tibiakopfes, Langenbecks Arch. klin. Chir. 264/1950. — Op. Bhdlg. v. Knochentbk. i. Penicillinschutz u. Überbrückg. d. Knochendefekte m. frei transpl. Knochenstücken, Verh. Dtsch. Orthop. Ges. 38. Kongr. Hannover 1950. — Verbildg. d. Vorfußes u. d. op. Wiederherstellg. seiner Form u. Funkt., Z. Orthop. 1952. — Osteotomien u. Plastiken am Tibiakopf, Arch. orthop. Unfallchir. 45/1953. — Autoplast. Op. b. Arthrosen d. Hüftgelenkes, Langenbecks Arch. klin. Chir. 289/1958.

Lohmann, Günther, Chefarzt d. chir. Abt. St. Agnes-Hosp., 429 Bocholt. — *22. 12. 17 Hamm/Westf. — A: 44 Königsberg/Pr. — **Prom:** 44 ebd. — **F:** Chir.

Lohmüller, Wilhelm, Facharzt f. Chir., Durchgangsarzt, 8904 Friedberg/Augsb.
— *6. 4. 00 Friedberg/Augsb. — A: 26. -- **Prom**: 26. — F: Chir. — V: Poliklin.
München (Lebsche), Krhs. München-Schwabing (Dax), I. Univ.-Frauenklin.
Wien (Waibel). — P: Übergangsstellen d. gewundenen i. d. „geraden" Hodenka-
nälchen b. Menschen, Z. mikrosk.-anat. Forsch. 3/1925. — Fremdkörper i. Mastdarm, Münch. med. Wschr. 1933. — Angebor. Wirbelsynostosen u. „primär" angebor. Skoliosen, Dtsch. Z. Chir. 242/1934. — Osteomyelitis u. Unf., Röntgenpraxis
1936. — Cystitisbhdlg. u. Lösg. v. Phosphatkonkrementen m. „Kombuchal",
Münch. med. Wschr. 1936. — Folgen v. i. Ki.alter durchgemachter Osteomyelitis,
Chirurg 1937.

Lohse, Rudolf, Med.-Rat, Chefarzt d. Chir. Klin. u. Poliklin. Krskr.anst., X 97
Auerbach/Vogtl., Goethestr. 1. — *22. 8. 07 Dresden. — A: 33 Dresden. — **Prom**:
33 Leipzig. — F: Chir. — V: 33–34 inn. Abt. Stadtkrhs. Dresden/Friedrichstadt
Rostoski), 34–39 chir. Abt. ebd. (Fromme).

Lompa, A. V. Helmuth, Facharzt f. Urol., Oberstarzt a. D., 61 Darmstadt,
Weyprechtstr. 5. — *11. 3. 93 Mansfeld (Stadt) i. Harz. — A: 20 Berlin. — **Prom**:
26 ebd. — F: Chir., Urol. — V: 21 Charité Berlin (Hildebrand), 21–22 inn. Abt. d.
Paul Gerhardt-Stift-Krhs. ebd. (Munk), 22–23 Pathol. Inst. d. Charité ebd. (Lubarsch, Ceelen), 23–25 Charité (Hildebrand), 26–28 Oberarzt Städt. Krhs. Merse-
burg/S. (Kunith), 28–30 Oberarzt Univ.-Kinderklin. Leipzig (Sievers, Bessau),
30–31 u. 32–33 urol. Abt. d. Hedwig-Krhs. Berlin (v. Lichtenberg), 31–32 Urol. Abt.
d. Hôpitale Lariboisière Paris (Marion), 33–34 Facharzt f. Chir. u. Urol. in Berlin-
Charlottenburg, 34–39 Leit. Chir. Laz. Wünsdorf b. Berlin, 39–46 Kriegsdienst,
ab 48 Facharzt f. Urol. i. Darmstadt u. bis 64 Belegarzt a. Alice-Hosp. v. Rot.
Kreuz. — P: Talusfrakt., Diss. — Segment. peridur. Anaesth., Zbl. Chir. 1933. —
Tbk. Erkrankg. d. Harn - u. Genitalorgane u. ihr Vorkommen i. Heer, in: Festschrift für Waldmann 1937.

Longmire jr., William Polk, Prof., Medical Center U.C.L.A., Los Angeles 24,
Cal. (USA) 1958. — Fragebogen 1968 nicht beantwortet.

Lonsdorf, Wilhelm, Chefarzt i. R., 81 Garmisch-Partenkirchen, Bahnhofstr. 63. —
Fragebogen 1968 nicht beantwortet.

Loose, Kurt-Egon, Prof., Chefarzt d. Städt. Kr.anst., 2210 Itzehoe (Holstein),
Langer Peter. — Fragebogen 1968 nicht beantwortet.

Lorbek, Walter, Primarius, Vorst. d. chir. Abt. d. Krhs. d. Barmh. Schwestern,
A-4020 Linz (Österreich), Gärtnerstr. 4. — *27. 7. 21 Wien. — **Prom**: 48 Wien. —
F: Chir. — V: 56 Stockholm (Crafoord), 62 München (Zenker). — P: Ein Fall v.
Ureter trifidus, Wien. med. Wschr. 1952. — Erg. d. Radikalop. d. Mammaca. (mit
Bruck), Langenbecks Arch. klin. Chir. 278/1954. — Gutart. u. bösart. Tumoren d.
Perikards (mit Bruck), Klin. Med. 1954. — Fremdkörper i. Choledochus als Urs. v.
Postcholecystektomiebeschwerden (mit Wenzl), Wien. klin. Wschr. 1954. —
Inoperabilität v. Ca. (mit Bruck), ebd. — Fibrosarcome d. Lunge, Thoraxchir.
1954. — Brustkrebs b. Mann (mit Bruck), Langenbecks Arch. klin. Chir. 1955. —
Erfahrgn. üb. d. Panzerherz (mit Kolb), Thoraxchir. 1955. — Mitralsten. u. ihre
chir. Bhdlg. (mit Steinhardt u. Weil), Wien. klin. Wschr. 1955. — Volvulus d. Coe-
cums (mit Kühlmayer), Gastroenterol. (Basel) 1955. — Doppelca. d. Brustdr. (mit
Bruck), Langenbecks Arch. klin. Chir. 281/1955. — Angeb. Trichterbrust u ihre
chir. Bhdlg. (mit Bruck), Langenbecks Arch. klin. Chir. 281/1956. — Läßt sich e.
Progn. d. Mitralvalvulotomie stellen? (mit Weil), ebd. — Postop. Refluxoesophagitis (mit Kühlmayer u. Wense), Bruns' Beitr. klin. Chir. 192/1956. — Vergl.

Bhdlgs.erg. d. Nierentbk. (mit Hohenfellner), Tbk.arzt 1956. — Subphren. Abszess u. Bronchusfistel (mit Denck), Klin. Med. 1956. — Erworb. Oesophagotracheobronchialfisteln b. benignen Prozessen (mit Denck), Wien. klin. Wschr. 1956. — Op.-techn. Probl. d. Mitralstenosenop. (mit Weil), ebd. — Späterg. d. Op. weg. nicht-zyanot. angeb. Mißbildgn. d. gr. Gefäße, Wien. med. Wschr. 1956. — Weitere Erfahrgn. üb. d. Aszitesableitg. mittels Palladontknopf (mit Kolb), Wien. klin. Wschr. 1956. — Späterg. d. Op. wegen angeb. Blausucht (mit Weil), ebd. — Prakt. Erfahrgn. m. Aluminiumfolien-Verband (mit Bruck), ebd. 1957. — Späterg. d. Aneurysmadrahtg. nach Linton, Langenbecks Arch. klin. Chir. 287/1957. — Schwangerschaft u. Geburt nach Op. a. Herzen u. den gr. Gefäßen (mit Spurny), Wien. klin. Wschr. 1957. — Chir. Aszitesbhdlg., Klin. Med. 1957. — Bhdlg. d. Kryptorchism. (mit Hohenfellner), Annales Paediatrici 191/1958. — Erg. d. Drahttamponade v. gr. Aortenaneurysmen (mit Kunz), Klin. Med. 1958. — Exp. Wiederherstellg. v. thorakalen Oesophagusdefekten (mit Wenzl), Thoraxchir. 1958. — Bhdlg. d. akuten schweren Oesophagusvarizenblutg. (mit Denck), Wien. med. Wschr. 1958. — Op.erfolge b. Aortenisthmusstenose, ebd. 1959. — Klin. u. Pathol. d. „Histiocytoms" (histiocytären Granuloms) d. Lunge (mit Obiditsch-Mayer u. Zeitlhofer), Langenbecks Arch. klin. Chir. 294/1960. — Pathol.-anat. u. klin. Befunde nach Drahtg. v. Aortenaneurysmen (mit Howanietz u. Kucsko), Thoraxchir. 1961. — Intraart. Azetylcholin-Reverin-Infusion als Vers. einer gezielten Lokalbhdlg. b. sept. Prozessen d. unt. Extremitäten (mit Amann), Wien. med. Wschr. 1961. — Chir. Therap. peripherer arterio-ven. Fistel u. Aneurysmen (mit Wenzl), Wien. klin. Wschr. 1961. — Results of neuro-psychiatric examinations in congenital heart disease (mit Gerstenbrand u. Foitl), Int. Congr. Series Rom 1961. — Therap. d. postop. Parotitis, Klin. Med. 1961. — Aktivität Milchsäuredehydrogenase u. d. Glutamin-Oxalessigs, Transaminase im Blute d. Sinus Coronarius u. d. li. Ventrikels nach exp. Myokardinfarkt (mit Benda u. a.), 3. Coll. d. I. Med. Univ.-Klin. 1962 Wien. — Erg. d. chir. Bhdlg. d. off. Ductus arteriosus Botalli, Klin. Med. 1962. — Späterg. nach kindl. Schädel-Hirntraumen (mit Brandesky), XX. Congr. de la Soc. Int. de Chir. Rom 1963. — Psychiatr.-neurol. Untersuchgs.erg. b. kongenit. Vitien (mit Gerstenbrand u. a.), Wien. klin. Wschr. 1963. — Akt. Fragen i. d. Hormontherap. d. Mammaca. (mit Regele u. Domanig), Chirurg 1963. — Bhdlg. d. Kammerflimmerns m. sympathikomimet. Aminen (mit Domani jr. u. a.), Wien. klin. Wschr. 1964. — Erfahrgn. m. d. Blutverdünng. b. extrakorp. Kreisl. (mit Domanig jr. u. a.), ebd. — Wie kann man d. Erg. d. porto-cavalen Anastomosen b. Leberzirrhose bessern ?, Therap. Umschau 1964. — Eine Analyse v. 827 Unfalltodesfällen (mit Brandesky), Wien. klin. Wschr. 1964. — Erfahrgn. b. Eingr. am offenen Herzen (mit Helmer u. a.), Klin. Med. 1964. — Postoperat. Rhythmusstörgn. d. Herzens u. deren Bhdlg. m. Alupent (mit Staudacher u. Helmer), Wien. klin. Med. 1965. — Therap. d. Ulkusperforat. (mit Freilinger), ebd. — Aortenisthmusstenose i. Alter (mit Helmer), Wien. klin. Wschr. 1965. — Unfallsterblichkt. (mit Brandesky), Klin. Med. 1965. — Op. nach Senning b. d. Fallotschen Tetralogie (mit Helmer), ebd. — Gezielte Bhdlg. d. varicösen Symptomenkomplexes d. unt. Extremitäten (mit Fischer u. Dossi), Langenbecks Arch. klin. Chir. 310/1965. — Alkohol u. Unfall (mit Gerstenbrand u. Howanietz), Klin. Med. 1965. — Gezielte Rezidivprophyl. b. Mammaca. m. Hormonen, ebd. 313/1965. — Selt. Ursache v. rezidiv. Hirnstammsyndromen (mit Tschabitscher u. a.), J. neurol. Sci. 3/1966. — Therap. postop. Herzstillstände nach Herzop. (mit Helmer), Klin. Med. 1966. — Blutgerinngs.-störgn. nach Herzop. m. Hilfe d. extrakorp. Zirkulat. (mit Fischer u. a.), Thoraxchir. 1967. — Erg. nach 5jähr. gezielter Rezidivprophyl. m. Hormonen b. Mammaca. (mit Staffen), Bruns' Beitr. klin. Chir. 215/1967. — Kindl. Schädelfrakturen aus klin. u. radiol. Sicht (mit Brandesky u. Kotscher), Radiol. Austriaca 17/1967.

Lorenz, Armin, Med. Rat, Chefarzt d. Ev. Diakon.-Krhs., X 40 Halle, Lafontainstr. 15. — *24. 12. 19 Zwickau/Sachs. — **A:** 45 Leipzig. — **Prom:** 45 ebd. — **V:** 46–58 Bez. Krhs. „Heinrich Braun" Zwickau/Sachs. (Kulenkampff, Mayer).

Lorenz, Dietrich G. F., Prof., Chefarzt d. Chir. Klin. Wilhelm-Hosp. d. Ev. Diakon.anstalt, 7 Stuttgart-W, Rosenbergstr. 38. — *28. 5. 22 Goldberg/Schles. — **A:** 46 Tübingen. — **Prom:** 46 ebd. — **Hab:** 62 Freiburg. — **F:** Chir. — **V:** 46–47 Inn. Abt. Krskrhs. Göppingen (Haeberle), 47–52 chir. Abt. ebd. (Pfeiffer, Krauss), 52-67 Freiburg (Krauss). — **B:** Probl. d. Thrombo-Embolieprophyl. i. d. Chir., in: Ungelöste Probl. d. Chir., Thieme 1964. — **P:** Bhdlg. d. Unterschenkelfrakt. (mit Kümmerle), Dtsch. med. Wschr. 1953. — Späterg. nach Übernähg. perfor. Magen- u. Zwölffingerdarmgeschwüre, ebd. — Reposit. v. Frakt. u. Luxat. b. völl. Muskelerschlaffg. (mit Klöß), Mschr. Unfhlkd. 1955. — Dysphagie als Leitsymptom b. d. chir. Erkrankgn. d. Oesophagus, Dtsch. med. Wschr. 1958. — Significance of Dysphagia in Surgical Conditions of the Oesophagus, German Med. Monthly 1958. — Prophyl. d. Venenthrombose i. d. Chir., Med. Welt 1960. — Chir. u. kinderärztl. Erfahrgn. b. akuten Darmblutgn. i. Säuglings- u. Kleinkindesalter (mit Beckmann), Med. Klin. 1961. — Bes. Befunde b. d. op. Bhdlg. fr. u. veralt. Verrenkgn. i. Acromio-Claviculargelenk, Mschr. Unfhlkd. 1962. — Verändergn. d. Leberstruktur u. d. Wirkg. v. endogenem Insulin b. Umleitg. d. Pfortaderblutes um d. Leber, Habil.-Schr. 1962. — Leberschaden u. Genese d. Magenulcus, Langenbecks Arch. klin. Chir. 308/1964. — Erg. uns. Art.op. (mit Dost), Med. Klin. 1965. — Prophyl. u. Therap. d. postop. Thrombo-Embolie i. d. BRD (Deutschland), Langenbecks Arch. klin. Chir. 313/1965. — Leberzellverfettg., Glukosetoleranz u. Tolbutamidtest nach Ableitg. d. Pankreasvenenblutes v. d. Leber (mit Creutzfeldt), Z. exper. Med. 140/ 1966. — Diff.diagn. d. Appendicitis i. Kindesalter (mit Richter), Arch. Kinderhlkd. 174/1966. — Strukt. u. Funkt.verändergn. d. Leber nach Ableitg. d. Pfortaderblutes, Langenbecks Arch. klin. Chir. 316/1966. — Postop. Thrombose-Prophyl. u. Therap. an d. Chir. Kr.anst. d. BRD (Deutschland) (mit Reichold), Med. Klin. 1966. — Zugang z. A. subclavia (mit Dost), Thoraxchir. u. vasc. Chir. 1966. — Verletzgn. d. gr. Körperhöhlen, Wehrmed. Mschr. 1966. — Untersuchgn. üb. 238 Todesfälle a. Lungenembolie d. Freiburger Chir. Univ.-Klin. 1952–1962 (mit Rupin), Med. Welt 1967. — Gefahren i. Op.saal, Ethicon Forum 1967. — Akute Abdomen b. Kind, Therap.woche 1967. — Prae- u. postop. Blutgasanalyt. Untersuchgn. b. Trichterbrust (mit Zimmermann), Langenbecks Arch. klin. Chir. (Kongr.bd.) 1967.

Lorscheid, Viktor, Facharzt f. Chir., 5212 Sieglar, Spicher Str. 6. — *1. 5. 11 Oberhausen. — **A:** 36 Wipperfürth. — **Prom:** 42 Köln. — **F:** Chir. — **V:** 36–39 Krhs. Wipperfürth (Zorn), 39–42 Krhs. Köln-Mülheim (Kroh), 42–45 Krhs. Köln-Deutz (Kroh).

Loweg, Hans Werner, Facharzt f. Chir. u. Durchgangsarzt, 3 Hannover, Gerhardtstr. 2. — *16. 10. 18 Burgdorf/Hannover. — **A:** 47 Münster/Westf. — **Prom:** 47 ebd. — **F:** Chir. — **V:** 47–59 Krhs. Nordstadt Hannover (Knepper), zuletzt Oberarzt.

Loycke, Gerhard K. A. O., Oberfeldarzt, Leit.d. chir.Abt. i. BW-Laz., 896 Kempten, Zugspitzweg 33. — *2. 10. 13 Berlin-Friedenau. — **A:** 42 Berlin, Voll.-App. 47 ebd. — **Prom:** 54 ebd. — **F:** Chir. — **V:** 42–46 Kriegsdienst u. Gefangenschaft, 46–53 Kaiserin-Auguste-Viktoria-Krhs. Berlin (Mertens), II.Chir. Klin. Städt.Krhs.Westend ebd.

(Specht), Städt. Oskar-Ziethen-Krhs. ebd. (Heyn), Städt. Krhs. Berlin-Wilmersdorf (Regensburger), 54 Karl-Lang-Krhs. Bad Schwalbach/Untertaunus (Merz), 55–57 Oberarzt Waldkrhs. Berlin-Spandau (Guderley), ab 58 Bundeswehr, zwztl. 61 Anaesth.-Abt. Krhs. r. d. Isar München (Maurer, Lehmann).

Lubinus, Hans, Facharzt f. Chir. u. Orthop., Priv.-Klin. Dr. Lubinus, 23 Kiel, Brunswikerstr. 8–12. — *25. 12. 93 Kiel.

Lubinus, Hans-Hermann, Leit. Arzt. Klin. Dr. Lubinus, 23 Kiel, Brunswiker Str. 8–12. — *1. 6. 28 Kiel. — **A:** 52 Kiel. — **Prom:** 53 ebd. — **F:** Chir., Orthop. — **V:** 52–53 Kiel (Wanke), 53 Intership Hackensack Hosp., Hackensack/USA, 54 Friedrich-Ebert-Krhs. Neumünster (Broglie), 54–58 Marburg (Zenker), ab 58 Oberarzt u. ständ. Chefvertreter i. d. Klin. Dr. Lubinus, Kiel. — **P:** Urographie m. trijod. Kontrastmitteln, Münch. med. Wschr. 1957. — Melanomprobl., Langenbecks Arch. klin. Chir. 285/1957. — Klin. d. malignen Melanome, Dtsch. Med. J. 1957. — Gutart. Harnleitergeschwülste, Z. Urol. 1958. — Vorgeschichte, Gründg. u. Entwicklg. d. Lehranst. f. Krankengymnastik Dr. Lubinus, Kiel, Krankengymnastik 1960. — Anwendgs.geb. d. Kieler Knochenspans, Melsungen Med. Pharm. Mitt. 100/1963. — Op. Bhdlg. entzündl. Destrukt.höhlen i. Knochen, Zbl. Chir. 1964. — Ventr. extraperiton. Wirbelverblockg., e. Beitrg. z. Therap. d. radicul. Bandscheibensyndr. u. d. Spondylolisthesis, Bruns' Beitr. klin. Chir. 208/1964. — Therap. radicul. Bandscheibensyndr. d. LWS, Krankengymnastik 1965.

Ludewig, Hubertus, Ass. d. Chir. Univ.-Klin., 6000 Frankfurt a. M., Städelstr. 8. — Fragebogen 1968 nicht beantwortet.

Ludolph, Karl, Chefarzt d. chir. Abt. u. Leit. Arzt d. St. Elisabethen-Krhs., 798 Ravensburg. — *28. 4. 13 Heiligenstadt/Eichsfeld. — **A:** 38 Göttingen. — **Prom:** 37 ebd. — **F:** Chir.

Ludwig, Heinz, Facharzt f. Chir. u. Belegarzt Klin. Dr. Urban, 68 Mannheim, Waldhofstr. 204. — *3. 2. 05 Strehla/Elbe.

Ludwig, R. H. Klaus, Oberarzt d. chir. Klin. d. Küchwald-Krhs., X 901 Karl-Marx-Stadt, Bürgerstr. 2. — *17. 12. 25 Hartha, Kr. Döbeln/Sa. — **A:** 53 Leipzig. — **Prom:** 53 ebd. — **F:** Chir. — **V:** 53–55 Bez.krhs. Meiningen/Thr. (Knüpper), 55–56 Pathol. Inst. d. Med. Akad. Magdeburg (Essbach), 56–57 Rostock (Schumann), ab 57 Chir. Klin. u. Poliklin. d. Krhs. Küchwald Karl-Marx-Stadt (Löbel). — **P:** Lok. Bevicid *R*-Anwendg. i. d. kleinen Chir., Medikamentum 1967. — On the topical application of Brevicid *R* in minor surg., ebd.

Lübbesmeyer, Ewald, Chefarzt d. chir.-gynäk. Abt. Krhs. St. Hubertus, 5152 Bedburg b. Köln. — *5. 8. 06 Gelsenkirchen-Erle. — **A:** 34 Rostock. — **Prom:** 36 ebd. — **F:** Chir. — **V:** 34–37 Rostock, 38–46 Oberarzt Liebfrauen-Krhs. Düsseldorf (Cl. Lang), 40–45 Kriegsdienst, 47–54 Chefarzt d. Krhs. Hermülheim b. Köln. — **P:** Postop. Kreisl.therap., Chirurg 1950. — Magenchir., Zbl. Chir. 1952. — Gallenchir., ebd. 1953. — Gallenchir., ebd. 1954. — Postop. Kreisl.therap., Langenbecks Arch. klin. Chir. (Kongr.bd.) 1962. — Penicillin, Streptomycin u. ihre Anwendg. i. d. Wundbhdlg., Meth. z. Embolieverhütg., ebd. 1963.

Lübke, Paul, Chefarzt d. chir. Abt. d. Städt. Krhs., 3508 Melsungen. — *28. 11. 02 Exter i. Westf. — **A:** 30 Berlin. — **Prom:** 30 Leipzig. — **F:** Chir. — **V:** 29 inn. Abt. Peter-Friedrich-Ludwig-Hosp. Oldenburg (Kohlmann), 30 Path. Inst. Krhs. Friedrichstadt Dresden (Schmorl), 31–36 Landeskrhs. Kassel (Mannel). — **P:** Kreuzbein u. d. Lumbosakralgegend, Arch. klin. Chir. 1930.

Lüdeke, Heinrich, Prof., Dir. d. Chir. Univ.-Klin., 6650 Homburg (Saar), Landeskrhs. — Fragebogen 1968 nicht beantwortet.

Lüdinghaus, Horst, Facharzt f. Chir., 5910 Kreuztal, Bismarckstr. 5. — *12. 6. 25 Bochum/Westf. — **A:** 52 Bonn. — **Prom:** 52 ebd. — **F:** Chir. — **V:** 52–53 Bergmannsheil Bochum, 53–54 urol. Abt. St.-Barbara-Hosp. Gladbeck, 54–56 Inn. u. Chir. Marienhosp. Wattenscheid, 57 Chir. Priv.-Klin. „Dr. Frere" Wiesbaden, 57–61 Stadtkrhs. Wetzlar, 61–67 Oberarzt Stadtkrhs. Siegen. — **P:** „Engel-Medico", e. Gerät f. Klin. u. Prax., Chirurg 1957. — Schockbhdlg. schwerer Verbrenngn., Wiss. Beitr. f. Fa. Merck, 1959. — Whipple'sche Erkrankg., Bilderdienst Roche 1965.

Lühmann, Heinrich K. E., Medizinaloberrat, Facharzt f. Chir., chir. Fachgutachter a. Versorggs.amt Hildesheim, außerdem vereidigter Sachverständ. f. Sozial- u. Landgerichte sowie f. d. HUK-Verband d. priv. Unfall- u. Haftpflichtversich. Deutschlands, ferner Privatpraxis u. Versicherungsmedizin, 32 Hildesheim, Eugen-Bolz-Str. 11, Godehardikamp. — *26. 4. 19 Chicago USA. — **A:** 45 Jena. — **Prom:** 45 ebd. — **F:** Chir. — **V:** 45 Res.-Laz. Pössneck (Planer-Friedrich), 45–53 Städt. Krhs. Melsungen (Weitzel, Lübke), 49–50 wiss. nebenamtl. Mitarb. b. Tierexp. d. Fa. B. Braun, Melsungen (K. Koch), 53 Landesvers.anst. Hannover, Nebenstelle Hildesheim, vertrauensärztl. Dienst, 54–57 freier versichergs.med. Mitarb. d. Medizinalrat Dr. med. Dracklé, Hildesheim. — **P:** Bhdlg. v. Unterschenkelgeschwüren, Landarzt 1954. — Meth. z. Entferng. e. Fingerringes v. e. geschwoll. Finger, Med. Klin. 1954. — Bhdlg. v. Ischialgien u. Lumbago m. epidur. Injekt., ebd. — Bhdlg. v. Oberarmkopffrakt. b. älteren Pat., ebd. — Inaktivitäts-Knochenatrophie u. Sudecksche Knochendystrophie, ebd. 1957. —*Beweggs.geräusche d. Kniegelenkes u. ihre Bewertg., ebd. 1958. — Weichteilsarkom am Oberschenkel nach Aneurysma d. A. femor. durch Verwundgs.folgen, Münch. med. Wschr. 1960.

Lütz, Hans-Philipp, 5351 Kommern üb. Euskirchen, Kölner Str. 34. — Fragebogen 1968 nicht beantwortet.

Lützeler, Heinz, Facharzt f. Chir., Ambulatorium d. Chir., Unfhlkd. u. Rö.untersuchgn., 547 Andernach, Breitestr. 52. — *29. 7. 01. — **A:** 26 Köln. — **Prom:** 26 ebd. — **F:** Chir. — **V:** 25–26 Med. Univ.-Klin. Köln (Moritz), 26–28 Pathol. Inst. d. Univ. München (Borst), 28–35 Chir. Univ.-Klin. ebd. (Lexer), 35–36 Rö.inst. Krhs. Nymphenburg ebd. (Schön), 36–46 Chefarzt u. Leit. Arzt d. chir. Abt. Stiftshosp. Andernach, ab 46 eig. Ambulatorium f. Chir., Unfhlkd. u. Rö.unt.suchgn. Andernach. — **P:** Blutgruppenstudien a. d. Leiche, Krhs.-Forsch. 1927. — Bhdlg. d. Knöchelbr., Dtsch. Z. Chir. 220/1929. — Entstehgn. d. Pseudarthr. nach Bruch d. Kahnbeins d. Hand, ebd. 226/1930. — Stand u. Bedeutg. d. Blutgruppenforsch. nebst eig. Untersuchg., Arch. Gyn. 1931. — Pseudarthr. d. Kahnbeins, Zbl. Chir. 1932. — Exp. Untersuch. üb. d. Isoagglutin.-Hemmg. durch Wärme u. ihre Bedeutg. f. d. Bluttransfus., Dtsch. Z. Chir. 239/1933. — Unters. üb. d. Einwirkg. d. Isoagglutinat. auf d. roten Blutkörperchen u. d. Wirkg. d. Allg. Spenders nach d. Transfus., ebd. 240/1933. — Einfl. d. Gewebsschädigg. b. d. Geschwulstentstehg., ebd. 243/1933. — Bedeutg. d. Wärme f. d. Bluttransfus., Arch. klin. Chir. (Kongr.bd.) 1933. — Krebsbhdlg. u. Krebsforsch., Dtsch. zahnärztl. Wschr. 1938.

Lufft, Kurt, Sanitätsrat, Facharzt f. Chir., X 110 Berlin-Pankow, Flora Str. 57. — *22. 2. 95 Berlin. — **A:** 20 Berlin. — **Prom:** 22 ebd. — **F:** Chir. — **V:** 20–29 Städt. Krhs. Berlin-Köpenick (Hinz), ab 22 Oberarzt. — **P:** Bhdlg. nichttbk. Lungenerkrankgn. m. d. kstl. Pneumothorax, Diss.

Luhmann, Kurt, Chefarzt d. chir. Klin. d. Städt. Kr.anst. Dortmund, i. R., 46 Dortmund, Im Defdahl 206. — *10. 4. 01 Osnabrück. — **A:** 25 Berlin. — **Prom:** 26 Göttingen. — **F:** Chir. — **V:** 25–26 u. 28–33 Göttingen (Stich), 26–27 Hygien.

Inst. ebd. (Reichenbach), 27–28 Pathol. Inst. Freiburg (Aschoff), 33–37 Breslau
(K. H. Bauer), 37–45 Primärarzt, Leit. Arzt d. chir. Abt. Krkn.heilanst. Bethanien
i. Breslau. — **B:** Techn. d. Op. d. Gaumenspalten u. Gaumenlippenspalten nebst
Erg., Barth 1937. — Angeb. Spaltbildgn. d. Gesichts, Barth 1955. — **P:** Amnesien
i. Gefolge v. Epilepsie, Hysterie, Kopfverletzgn., insbes. hinsichtl. ihrer forensischen
Bedeutg., Ärztl. Sachverst.ztg. 1925. — Postop. Rö.bestrahlg. d. Mammaca., Bruns'
Beitr. klin. Chir. 139 u. 143. — Leukozytengehalt d. Appendixwandschichten u.
seine Deutg., Arch. klin. Chir. 151. — Traumat. Genese d. Ostitis fibrosa Lokalisata, Arch. orthop. Unfallchir. 33. — Relaxatio diaphragmatica u. ihre Bedeutg.,
Arch. klin. Chir. 178. — Bhdlg. d. vorspring. Zwischenkiefers b. Wolfsrachen,
Bruns' Beitr. klin. Chir. 161. — Ankylose d. Kiefergelenks, ebd. 162. — Blasenekstrophie u. ihre chir. Bhdlg., ebd. 165. — Op. d. Epispadie, ebd. 165. — Schmerzausschaltg. i. d. kl. Chir., Therap. d. Gegenw. 1936. — Neuer Mundsperrer z. Gau-
menspaltop., Zbl. Chir. 1939. — Sollen traumat. Defekte d. Gaumens op. geschlossen
werden?, Zbl. Chir. 1941. — Gesichtsspalten, Bl. f. d. Wohlfahrt Gehör- u. Sprach-
geschädigter 1945. — Bhdlg. osteomyelit. Höhlen, Bruns' Beitr. klin. Chir. 1950. —
Bhdlg. d. Hirschsprungschen Krankht., Langenbecks Arch. klin. Chir. 1952. —
Nut u. Feder b. d. blut. Knochenbr.bhdlg., Bruns' Beitr. klin. Chir. 1955. — Techn.
u. Erg. d. Stiellappenplast. b. Verschl. v. Gaumenspalten, Fortschr. Kiefer- u.
Gesichts-Chir. 1/1955). — Prim. Verschl. v. Gaumenspalten, Langenbecks Arch.
klin. Chir. 295/1960.

Lullies, Gertrud, Fachärztin f. Chir., 1 Berlin 30, Rankestr. 35. — *2. 11. 99
Königsberg i./Pr. — **A:** 24 Berlin. — **Prom:** 23 Königsberg i./Pr. — **F:** Chir.

Lund, Olof F. J., Leit. Arzt d. Diakon.-Krhs. Bethanien u. Chefarzt d. chir.
Abt., 2 Hamburg 20, Martinistr. 44. — *15. 2. 09 Bremen. — **A:** 34 Hamburg. —
Prom: 32 ebd. — **F:** Chir. — **V:** 33 Neurol. Klin. U. K. Eppendorf, Hamburg (Non-
ne), Pathol. ebd. (Fahr), 33–35 I. med. Klin. ebd. (Brauer), 35–45 I. chir. Klin.
A. K. Barmbek Hamburg (Oehlecker), ab 39 Oberarzt, 41–45 Kriegsdienst. —
P: Bäderwirkgn. (mit Peemöller), Arch. exper. Path. u. Pharmak. 178/1935.

Lundsgaard-Hansen, Per, Priv.-Doz., Leit. d. chir. Forschungsabt. an d. Chir.
Univ.-Klin. Inselspital, CH-3008 Bern/Schweiz. — *14. 9. 29 Kopenhagen. — **Prom:**
54 Bern. — **Hab:** 65 ebd. — **F:** chir. Forsch. u. exp. Chir. — **V:** 55 Dän. Cancerre-
gister Kopenhagen (Clemmesen), 55 Bern (Lenggenhager), 55–56 pharmakol. Inst.
ebd. (Wilbrandt), ab 56 chir. Univ.-Klin. ebd. (Lenggenhager). — **B:** Klin. Pharmakol. u. Toxikol. d. Antibiotika; — Nebenwirkgn. d. Sulfonamide auf Respirat.trakt
u. Kreisl.; — Nebenwirkgn. d. Cytostatika auf Respirat.trakt u. Kreisl.; — Hospitalismus i. d. Chir.; — Nebenwirkgn. der Antibiotika i. d. Chir. (mit Senn), in: Klin.
u. Therap. d. Nebenwirkgn., Thieme 1960. — Masking of signs and symptoms in antibiotic therapy; the drawbacks of antibiotic prophylaxis, in: Drug-induced diseases,
a symposium organized by the Boerhaave courses for post-graduate medical education,
State University Leyden, Van Gorcum, Assen 1962. — Sauerstoffversorgg. u. Säure-
Basenhaushalt i. tiefer Hypothermie, in: Anästhesie u. Wiederbelebg., Bd. 12, Springer
1966. — Antibiotika i. d. Chir., Huber 1968. — **P:** Fall v. Varicosis jejuni m. schwerer sekund. Anämie, Gastroenterologia 81/1954. — Bedeutg. d. Thiouracilderivate
f. d. Entstehg. maligner Tumoren, insbes. v. Schilddrüsentumoren, Oncologia
9/1956. — Staphylokokkenenteritiden nach Antibioticabhdlg., Helvet. chir. acta
23/1956 u. Schweiz. med. Wschr. 1956. — Diagn. u. Therap. d. Bestrahlgs.schäden
am Gastrointestinaltrakt, ebd. — Vergl. d. Wirkgn. v. Calcium u. Digitalis auf d.
akt. u. pass. Kaliumbeweggn. durch d. Erythrocytenmembran, Arch. exper. Path.

Pharmakol. 231/1957. — Mod. chir. Wasser- u. Elektrolyttherap. auf klin. Grundl., Helvet. chir. acta 24/1957. — Stenose d. Beckenart. u. lumb. Bandscheibensyndr., Schweiz. med. Wschr. 1958. — Heut. Möglktn. d. wiederherstell. Art.chir., ebd. — Akute u. chron. Gefäßverschl. Bes. Berücksichtigg. d. Alloplast., Helvet chir. acta 26/1959. — Staphylokokkenbedingte Durchfälle nach intraven. Tetrazyklinbhdlg., Schweiz. med. Wschr. 1959. — Diagn. obliterier. Art.erkrankgn., Cardiologia 35/ 1959. — Staphylococcic enterocolitis. Report of six cases with two fatalities after intravenous administration of N-(pyrrolidinomethyl)tetracycline, J. Amer. Med. Ass. 173/1960. — Op. Bhdlg. d. periph. u. mesenter. Embolie, Schweiz. med. Wschr. 1961. — Some problems in surgical treatment of arterial embolism: Late peripheral and mesenteric embolectomy, Minerva cardioang. Europ. 9/1961. — Klin. Diff.-diagn. v. art. Insuff. u. orthop. Erkrankgn. d. unt. Extremität, Schweiz. med. Wschr. 1961. — Postop. Komplikat. i. d. Herz- u. Gefäßchir., Praxis 1961. — Chir. Therap. angebor. u. erworb. Herzfehler, Helvet. chir. acta 29/1962. — Tödl. Staphylokokkenenteritiden nach intraven. Tetracyclinbhdlg., Chirurg 1962. — Chirurgie artérielle d'urgence, Méd. Hyg. 1962. — Staphylokokkenresistenz i. d. Prax., Schweiz. med. Wschr. 1962. — Frühdiagn. u. Operabil. d. Bronchuska. Klin.-statist. Untersuchg. a. 344 Pat., ebd. — Frühdiagn. u. Operabil. d. Bronchus-ka., Méd. Hyg. 1962. — Diagn. d. Lungenca., Thoraxchir. 1962. — Maskierg. v. Krankheitsbildern durch Antibiotica, Schweiz. med. Wschr. 1963. — Sauerstoffmangel u. metabol. Acidose b. extracorp. Perfus. u. tiefer Hypothermie, ebd. — Induzierte Herzstillstand, Méd. Hyg. 1963. — Frühdiagn. u. Operabil. d. Bronchuska., Helvet. chir. acta 30/1963. — Anaerober Stoffwechsel u. Säure-Basenhaushalt b. extrakorp. Perfus. u. tiefer Hypothermie, Langenbecks Arch. klin. Chir. 304/1963. — Sauerstoff-mangel u. metabol. Acidose b. extrakorp. Perfus. u. tiefer Hypothermie, Thoraxchir. 1963. — Ein. Probl. d. extracorp. Kreisl. b. Herzop., Helvet. chir. acta 31/1964. — Pathogen. d. irreversiblen Schocks, Méd. Hyg. 1964. — Sauerstoffmangel d. Körpers b. Kreisl.stillstand i. tiefer Hypothermie, Langenbecks Arch. klin. Chir. 308/1964. — Region. Verteilg. d. Sauerstoffmangels i. exp. hämorrhag. Schock, ebd. 311/1965. — Herzstoffwechsel b. Kältestillstand, Helvet. chir. acta 32/1965. — Region. Verteilg. d. Sauerstoffmangels i. exp. hämorrhag. Schock, Langenbecks Arch. klin. Chir. 313/1965. — Nebenwirkgn. u. Gefahren d. Antibioticabhdlg. i. d. Chir., Proc. 4. Internat. Kon-gr. Internat. Föd. f. Hyg. u. Präventivmed., Wien 1965. — Oxygen supply and anae-robic metabolism of the heart in experimental hemorrhagic shock, Ann. Surg. 163/ 1966. — Surgical aspects of cardiac metabolism, Surg. Gynec. Obstet. 122/1966. — Chir. u. Grundlagenforsch: Der künstl. Herzstillstand, Schweiz. med. Wschr. 1966. — Regional differences of the lactate/pyruvate response to progressive arterial hypo-xemia, Pflügers Arch. 292/1966. — Vergl. v. Dextran- u. Gelatine-Expandern, Méd. Hyg. 1966. — Serumenzymverändergn. b. klin. u. exp. Tetanus, Helvet. chir. acta 33/1966. — Therapeut. Wirkg. v. Blut, Macrodex, Physiogel u. Ringer-Lösung i. e. standardis. hämorrhag. Schock, ebd. — Serum enzyme activities in cli-nical and experimental tetanus, Enzym. biol. clin. 8/1967. — Enzymatic changes in clinical and experimental tetanus, in: Principles on tetanus, Proc. Internat. Conf. on Tetanus, Bern 1966, ed. Eckmann, Huber, 1967. — Ex-panderfrage, Schweiz. Z. Militärmed. 44/1967. — Vergl. v. Dextran u Gela-tine als Plasmaersatzmittel, Anaesthesist 1967. — Le traitement du choc: Quel-ques considérations de physiophatologie, Méd. Hyg. 1967. — Transmural gradi-ents of glycolytic enzyme activities in left ventricular myocardium. I. The nor-mal state, Pflügers Arch. 297/1967.

Lungmuß, Fritz Wilhelm, Chefarzt d. Ev. Krhs., 584 Schwerte/Ruhr. — *21.10. 11 Blankenhain/Thür. — A: 40 Leipzig. — Prom: 41 ebd. — F: Chir. — V: 40–42 Siloah, Hannover (Häbler), 46–60 Städt. Krhs. Hamm (Senge, Andreesen). — P: Chir. Erfahrgn. mit Penicillin, Chirurg 1948. — Rankenneurom n. Unfall, Zbl. Chir. 1948. — Bhdlg. v. Beckenbr., Mschr. Unfhlkd. 1949. — Bhdlg. d. Mastdarmvorfalls, Zbl. Chir. 1950. — Magendivertikel, Chirurg 1950. — Stieldrehg. lipomatös veränd. Appendices epiploicae, Zbl. Chir. 1952. — Sesambeinbr., Mschr. Unfhlkd. 1953. — Geschwülste d. Ohrspeicheldrüse, Fortschr. Med. 1953. — Chir. d. Bauchspeicheldrüse, ebd. — Krankh. d. Oesophagus, ebd. — Macrodex-Infusionen b. Verbrenngn., ebd. 1954. — Fabella, Zbl. Chir. 1954. — Verz. Knochenbruchheilg. b. Unterschenkelschaftbr., Arch. orthop. Unfallchir. 1954. — Konservat. Pleura-empyem-Bhdlg., Fortschr. Med. 1954. — Relaxantien i. d. Abdominal-Chir., ebd. — Antibiot. Bhdlg. d. Osteomyelitis, ebd. — Örtl. Verbrenngs.bhdlg., ebd. — Bekämpfg. d. postop. Ileus, ebd. — Epitriquetrum, ein akzess. Handwurzelknöchelchen, Mschr. Unfhlkd. 1955. — Tuberkulostatika b. d. Knochen- u. Gelenktbk., Fortschr. Med. 1955. — Ircodenyl i. d. Chir. u. Unfhlkd., Zbl. Chir. 1955. — Spez. u. unspez. Lymphadenitis colli, Fortschr. Med. 1956. — Bedeutg. d. Hämodynamik f. d. Thrombose, Med. Klin. 1956. — Indikat. d. Stellatum-Blockade, Fortschr. Med. 1956. — Klin. Bild d. Lymphadenitis mesenterialis, ebd.

Lurz, Leonhard F., Prof. f. Chir. d. Univ. Heidelberg, emer., 68 Mannheim, Mollstr. 51. — *3. 3. 95 U.-Wittighausen. — A: 20. — Prom: 20. — Hab: 25. — F: Chir., Urol. — V: 19–20 Univ.-Kinderklin. Heidelberg (Moro), 20–30 Chir. Univ.-Klin. ebd. (Enderlen). — P: Progn. d. Bauchverletzten im Kriege, Diss. — Rekto-Vesiko-Urethralfistel, Zbl. Chir. 1923. — Verwendg. d. Psicains in d. Chir. u. Urol., Med. Klin. 1924. — Nierentransplantat., Dtsch. Z. Chir. 194/1925. — Kongen. Blasendivertikel, Z. urol. Chir. 18/1925. — Exper. Studien üb. d. Nucleinstoffwechsel. XIV. Mitt. Uricolyse u. Harnsäureausscheidg., Hoppe-Seylers Z. 156/1926. — Nierenfunkt.prüfg. b. Prostatahypertrophie, Dtsch. Z. Chir. 201/1927. — Bhdlg. d. Ösophagusstrikt., Wien. klin. Wschr. 1927. — Studien am Ureter u. Nierenbecken, Z. Urol. 1927. — Rö.untersuchg. d. Harnwege, Zbl. Chir. 1927. — Fibrinogen- u. Fibrinfermentverändergn. i. Blut b. Parenchymschädiggn. d. Leber, Dtsch. Z. Chir. 209/1928. — Konservat. Uretersteinbhdlg., ebd. 211/1928. — Einfl. d. paravertebr. Anästh. auf d. Nierensekret., Bruns' Beitr. klin. Chir. 147/1929. — Zeichen d. Nierentbk., Z. Urol. 1929. — Erfahrgn. m. Cardiazol-Chinin, Zbl. Chir. 1935. — Wirksamkt. d. Cardiazol-Chinins b. Thrombosen u. Embolien, Dtsch. med. Wschr. 1935.

Luther, Hilmar, Facharzt f. Chir. u. Durchgangsarzt, 1 Berlin 65, Badstr. 19. — *16. 10. 01 Mühlhausen/Thür. — A: 28 München. — Prom: 28 ebd. — F: Chir. — V: Hamburg, Krhs. St. Georg ebd., Tropeninst. ebd., Hafen-Krhs. ebd.

Lutter, Hans, Chefarzt d. Stadtkrhs., X 9612 Meerane (Sachsen), Annenstr. 2. — Fragebogen 1968 nicht beantwortet.

Lutz, Friedrich, Medizinalrat u. Oberarzt d. chir. Abt. d. Krskrhs., 607 Langen. — *17. 4. 27 Mainz-Kostheim. — A: 57 Aschaffenburg. — Prom: 54 Mainz. — F: Chir. — V: 54–55 Pathol. Inst. d. Univ. Heidelberg (Randerath), 55–63 Chir. Klin. Aschaffenburg (Wahlig), ab 63 Oberarzt chir. Abt. Krskrhs. Langen (Wiebeck).

Lutz, Georg, Chefarzt d. Städt. Krhs., 6114 Groß-Umstadt. — *15. 1. 97 Brensbach/Odw. — A: 22 Würzburg. — Prom: 22 ebd. — F: Chir., Urol. — V: 22–24 Path. Inst. d. Städt. Klin. Darmstadt (Schneider), 24–27 Univ.-Hautklin. Heidelberg. — 27 Urol. Univ.-Klin. Berlin (Joseph), 28–29 Krhs. Achern (Franke), 30

Bad Wildungen (Born), 30–35 Städt. Klin. Ludwigshafen/Rh. (Simon). — **P:** Konstanz d. Dichte d. Serums u. d. Liqua cerebrospinalis, Diss. — Profuse Hämaturie infolge e. Nierenbeckenkavernoms, Z. urol. Chir. 1925. — Melanin u. seine Genese, Erg. d. Anat. u. Entwicklgs.geschichte 1925. — Histol. d. Capillaraneurysmen d. menschl. Haut, Arch. Dermat. u. Syph. 513/1927. — Bhdlg. chron. Entzündgn. d. Harnwege, Med. Welt 1932. — Proliferat. d. Schleimhaut d. männl. hint. Harnröhre, Mschr. Harnkrankh. u. sex. Hygiene 1928. — Kasuistik d. Spätfolgen subcutaner Ureterverletzgn., Z. Urol. 1931. — Ausscheidgs.pyelograph. als Nierenfunkt.prüfg., Bruns'Beitr. klin. Chir. 154/1932. — Erfahrgn. m. intraven. Urographie, Vereinsbl. pfälz. Ärzte 1933. — Erfahrgn. m. d. transurethralen Prostataresekt., Zbl. Chir. 1936.

Lutz, Horst, Priv.-Doz., Oberarzt d. Abt. f. Anaesth., Chir. Univ.-Klin., 69 Heidelberg. — *25. 6. 27 Dessau. — **A:** 53 Halle/S. — **Prom:** 53 ebd. — **Hab:** 67 Heidelberg. — **F:** Chir., Anästh. — **V:** 53–54 Med. Klin. Bez.krhs. Dessau (Seeber), 54–60 Chir. Klin. ebd. (Carl), 60–61 chir. Abt. Kinderkrhs. Berlin-Wedding (Weidenmann), 61–62 Anaesth.abt. (Just), d. Chir. Klin. (Linder) FU Berlin Krhs. Westend, ab 62 Anaesth.abt. (Just) d. Chir. Klin. d. Univ. Heidelberg (Linder).— **B:** Anaesthesie b. gestörter Leberfunkt., in: Just, Leberfunkt. u. op. Eingr., Thieme 1964. — Anaesthosiol. Erfahrgn. b. d. Bhdlg. d. akuten Lungenödems, Anaesthesiol. u. Wiederbelebg, Bd. 15, Springer 1966. — Anaesthesiol. Probl. b. gefäßchir. Eingr. (mit Just u. C. Müller), Anaesth. u. Wiederbelebg., Anaesth. i. d. Gefäß- u. Herzchir., Springer 1967. — Genese u. Therap. d. hämorrhag. Schocks (mit Just, Hrsg.),Thieme, 1966. — Volumenersatz, ebd. — Anaesth. i. d. Gefäßchir. Spez. Probl., Anaesthesiol. u. Wiederbelebg., Bd. 20, Anaesth. i. d. Gefäß- u. Herzchir., Springer 1967. — Zirkulat. Probl. b. d. Intensivpflege unt. Berücksicht. v. Defibrillat. u. Impulsat. d. Herzens (mit Just), in: Anaesthesiol. u. Wiederbelebg., Bd. 17, Probl. d. Intensivbhdlg., Springer 1966. — Anwendg. mod. Anaesth.verf. b. d. Bhdlg. d. schweren Lungenödems (mit Schumacher), Kongr.bd. Anaesthesia 66/Bd. 1/1967. — Untersuchgn. üb. d. Brauchbarkt. verschied. Infus.lösgn. nach exp. schwerer Hämorrhagie, ebd. Bd. 2. — Wirksamkt. verschied. Infus.lösgn. auf d. Kreislaufstabil. nach exp. hämorrhag. Schock, Anaesthesiol. u. Wiederbelebg., Bd. 15, Springer 1966. — Erfahrgn. m. d. Neuroleptanalgesie b. Gefäßop. (mit C. Müller), in: Neuroleptanalgesie, Klin. u. Fortschr., hrsg. v. Henschel, Schattauer 1967. — Tierexp. Untersuchgn. m. Plasmaexpandern, Symp. üb. Infus.therap. Mainz 1965, Anaesthesiol. u. Wiederbelebg., Bd. 13, Springer 1966. — Medikam. Zusatztherap. sowie pfleger. u. bakteriol. Probl., in: Ateminsuffiz. u. ihre klin. Bhdlg., hrsg. v. Just u. Stoeckel, Thieme 1967. — **P:** Mechan. Resistenz d. Erythrozyten b. Durchblutgs.störg., Diss. — Erythrozytenfragilität u. Gefäßkrankhtn. (mit Perlick), Z. klin. Med. 150/ 1953. — Phlegmasia coerulea dolens, Med. Bild 1961. — Verhalten d. Alveolären CO_2-Spanng. i. d. prae-, intra- u. postop. Phase (mit Just), 1. Europ. Kongr. Anaesthesiol. Wien 1962. — Respirator. Probl. b. d. Anaesth. i. Greisenalter (mit Just), Anaesthesist 1963. — Praemed. m. Triflupromazin, Med. Welt 1963. — Intraop. Singultus unt. künstl. Ventilat., Anaesthesist 1964. — Verwendg. v. Intridal z. Op.vorbereitg., Med. Klin. 1964. — Sauerstoffbindg. unt. Verwendg. v. Blutersatzmitteln, Anaesthesist 1964. — Hypothermie als therap. Maßnahme nach akutem Herzstillstand, Langenbecks Arch. klin. Chir. 308/1964. — Vor- u. Nachteile verschied. Meth. d. Narkoseventilat., Mat. med. Nordmark 16/1964. — Stellg. d. Schwester i. d. mod. Anaesth., Dtsch. Schwesternztg. 1964 u. Auxilia 1964. — Ber. üb. d. Symp. „Gestörte Leberfunkt. u. op. Eingr.", Anaesthesist 1964. —

Tracheotomie aus anaesthesiol. Sicht (mit Just, Wawersik u. Deichl), Dtsch. med. Wschr. 1965. — Erkenng. u. Bhdlg. postop. Ventilat.störgn. (mit Just), Chirurg 1965. — Anästhesiol. Erfahrgn. b. 500 Op. m. d. Herz-Lungen-Maschine (mit Just u. C. Müller), Anaesthesist 1965. — Ber. üb. d. Schocksymp. Heidelberg, ebd. — Ursachen u. Bhdlg. d. akuten Lungenödems aus anästhesiol. Sicht (mit Schumacher), Dtsch. med. Wschr. 1965. — Internat. Schocksymp. i. Heidelberg, Ruperto-Carola 1965. — Einfl. d. Fibrinolyse auf d. Verbrauchskoagulopathie i. hämorrhag. Schock (mit Encke, Lasch, Scheele), Reanimation et Organes Artificials 1965. — Vergl. verschied. Infus.mittel f. d. Sofortbhdlg. d. hämorrhag. Schocks, Habil.-Schr. 1966. — Prophyl. v. Nausea u. Erbrechen i. d. frühen postop. Phase, Chirurg 1966. — Diazepam z. Op.vorbereitg., Anaesthesist 1966. — Ursachen u. Therap. d. Schocks, bes. b. Op. u. Unf. (mit Just), Mkurse ärztl. Fortbildg. 1966. — Bhdlg. d. Lungenödems nach akuten Vergiftgs.zuständen (mit Schumacher), Z. prakt. Anästh. 1966. — Einfl. verschied. Infus.mittel auf d. Verändergn. d. Bindehaut-gefäße nach schwerem hämorrhag. Schock (mit Honegger u. Schäfer), Langenbecks Arch. klin. Chir. 316/1966. — Einfl. d. Fibrinolysetherap. auf d. Hämodynamik nach hämorrhag. Schock (mit Just), Acta anaesth., Scand. Proc. I/1966. — Ventilat.störgn. b. Frischoperierten i. Aufwachraum (mit Just), ebd. II/1966. — Genese u. Therap. d. hämorrhag. Schocks, Panel-Diskuss., 2. Europ. Kongr. f. Anaesthesiol., ebd. III/1966. — Differenz. verschied. Formen d. Schocks durch einf. Meß-verf., Dtsch. med. Wschr. 1966. — Eigenschaften u. Anwendgs.möglichktn. kolloid. Blutflüssigkts.ersatzmittel, Schwester 1966. — Erfahrgn. m. d. Respiratorbhdlg. i. d. postop. Phase (mit Stoeckel), Z. prakt. Anaesth. 1966. — Entgegng. z. Arbeit v. H. R. Ewers, Chirurg 1966. — Bindehautgefäßverändergn. b. akuten hämorrhag. Schock u. nach Bhdlg. m. Infus., (mit Honegger u. Schäfer), Ber. 67. Zusk. Dtsch. Ophtalm. Ges. 1966. — Welches Anästhesieverf. ist f. d. Tracheotomie am zweck-mäßigsten ?, Z. prakt. Anästh. 1966. — Nierenfunkt. nach Infus. v. Dextran- u. Gelatinepräparaten ohne u. m. Zusatz v. Tham i. exp. hämorrhag. Schock (mit Hallwachs), Langenbecks Arch. klin. Chir. 318/1967. — Differenz. verschied. For-men d. Schocks durch einf. Meßverf. (mit Just), Z. klin. Med. 1967. — Exp. Untersuchgn. üb. d. Wirksamkt. verschied. Volumenersatzmittel b. d. Bhdlg. d. hämorrhag. Schocks (mit Just), ebd. — Pathogen. u. Therap. d. hämorrhag. Schocks, Mat. med. Nordmark 19/1967. — Tierexp. Untersuchgn. b. Verwendg. v. Gelifundol z. Kreisl.auffüllg. nach hämorrhag. Schock, Biotest-Mitt. 1967. — Exp. Untersuchgn. üb. d. Volumeneffekt kolloid. Infus.mittel auf d. Basis v. Dex-tran u. Gelatine, Z. prakt. Anästh. 1967. — Erfahrgn. b. Einsatz v. Herz-Lungen-Maschinen m. Oxygenatoren ohne Blutfüllg. (mit Just u. a.), Anaesthesist 1967. — Welche prakt. Bedeutg. besitzen d. α- u. β-Rezeptoren f. d. Anästhesiol., Z. prakt. Anästh. 1967. — Schock u. seine Therap., Ruperto Carola 1967. — Assist. Beatmg. vor u. nach Op. (mit C. Müller u. Mirsalim), Melsunger med. Mitt. 1967. — Tempe-raturdiff. (Δt) als diagnost. u. therap. Kriterium i. Schock (mit C. Müller), Langen-becks Arch. klin. Chir. 319/1967. — Intensivtherap. card. Komplikat. (mit C. Müller, Dietzel u. Schöning), Z. prakt. Anästh. 1967. — Therap. Bewertg. d. kolloid. Volumenersatzmittel, Salz- u. Zuckerlösgn. f. d. Katastrophenfall (mit Just), Biotest-Mitt. 1968.

Lutzeyer, H. Wolfgang, o. Prof. f. Urol., Chefarzt d. Abt. Urol. d. Med. Fak. d. Rhein.-Westf. Techn. Hochschule, 51 Aachen, Goethestr. 27/29. — *21.6.23 Leipheim/ Donau. — A:47 Würzburg. — Prom:47 ebd. — Hab:55 ebd. — F:Chir., Urol. — V:47–62 Würzburg (Wachsmuth), 54 Urol. Facharzt i. Mannheim (Lurz), ab 55 Leit. d.

urol. Abt. d. Chir. Univ.-Klin. Würzburg, ab 60 Oberarzt d. Chir. Univ. u. Leit. d.
urol. Abt. ebd (Wachsmuth), 62 apl. Prof. f. Chir. u. Urol., 63 Chefarzt d. Urol.
Klin. d. Städt. Kr.anst. Aachen, 66 o. Prof. f. Urol. Aachen. — **B:** Pyelonephritis,
Sonderdruck aus „Die Pyelonephritis", hrsg. v. Losse u. Kienitz, Thieme 1966. —
P: Vergl.weise Betrachtg. d. Thrombocytenwerte u. d. Gerinngs.zt. nach Frischblut-
u. Citratbluttransfus., Ärztl. Wschr. 1948. — Bhdlg. v. Verbrenngn. m. metall.
Aluminium, ebd. 1949. — Invaginat.ileus durch Nebenpankreas, ebd. 1950. — Exp.
u. klin. Erg. d. Bhdlg. v.Verbr.wund. m. metall. Alum.,Mschr.Unfhlkd.1950. — Klin.
Erg. d. Aluminiumtherap. b. Verbrenngn., Ärztl. Wschr.1951. — Reststickstoff-u.
Kaliumspiegel nach Frischbluttransfus. u. Konservenblutinfus., Langenbecks Arch.
klin. Chir. 270/1951. — Wundheilg. durch lok. Anwendg. d. einf. Aminosäure Gly-
kokoll, Ärztl. Wschr. 1951. — Ileus durch WSverändergn., Chirurg 1951. — Ver-
halten d. Serumproteine nach Frischblut, Blutkonserve u. Humanalbuminlösg. Bluttransfus., Beil. z. Dtsch. med. Wschr. 1952. — Pyrogenfreie Konservenbluttrans-
fus., Langenbecks Arch. klin. Chir. 276/1953. — Verhalten d. Serumproteine nach
Frischblut, Blutkonserve u. Humanalbuminlösg., ebd. 273/1953. — Gefährdg. d.
Spenders als aktuelles Probl. d. Blutspendewes., Ärztl. Wschr. 1953. — Tierexp.
Untersuchgn. m. d. desantigenis. Tierserum „Adäquan", Anaesthesist 1953. —
Untersuchgn. üb. d. Beeinflussg. d. Aufbewahrgs.zt. d. Blutkonserve durch Venostasin, ebd. — Bhdlgs.erg. v. Ellbogenfrakt. b. Jugendl. unt. bes. Berücksicht. d.
op. Therap. u. Nachbhdlg., Arch. orthop. Unfallchir. 45/1953. — Pyrogene Reakt.
nach Bluttransfus., Z. Geburtsh. u. Gynäk. 141/1954. — Untersuchgn. üb. d. klin.-
chir. Bedeutg. d. Erythrozyteninfus., Ber. d. 5. Tagg. d. Dtsch. Ges. Bluttransfus.
1955; Bibl. Haematol. Suppl. ad Acta Haematol. — Wiederherstellg. d. abdomin.
Harnleiters nach Resekt. i. Tierexp., Sonderbd. Z. Urol. 1955. — Entwicklg. d.
Bluttransfus. u. ihre Bedeutg. f. d. mod. Chir., Ärztl. Wschr. 1956. — Wiederherstellg. d. Harnleiters nach Resekt. u. d. Harnableitg. durch kontralater. Harnleiterimplantat., Langenbecks Arch. klin. Chir. 283/1956. — Dauerspülg. d. Blase,
Chirurg 1956. — Untersuchgn. üb. d. klin.-chir. Bedeutg. d. Erythrocyten-Infus.,
Ärztl. Wschr. 1956. — Spurenelemente Eisen u. Kupfer b. Dauerblutspender u.
nach d. Bluttransfus. b. Pat., Ber. d. 6. Tagg. d. Dtsch. Ges. f. Bluttransfus. 1957,
Bibl. Haematol. — Spurenelemente Eisen u. Kupfer b. Dauerblutspender u. nach
d. Bluttransfus. b. Pat., Med. Klin. 1957. — Nierenteilresekt. i. Tierexp., Sonderbd.
Z. Urol. 1957. — Schmerzbekämpfg. u. Spasmolyse i. d. Urol., Z. Urologie 1957. —
Infus.therap. i. d. Therap. u. Prophyl. d. postop. Niereninsuff., Langenbecks Arch.
klin. Chir. 287/1957. — Resorpt. u. Ausscheidg. v. Oxytetracyclin i. Abhängigkt.
v. d. Nierenfunkt. d. urol. Kranken, Arzneimittelforsch. 1957. — Indikat.bereich e.
oral anwendb. Depotspasmolyticums i. d. Urol., Med. Klin. 1957. — Oxytetracyclinbhdlg. i. d. Urol. unt. bes. Berücksicht. d. Nierenfunkt., Medizinische 1958. —
Retentio testis u. ihre Bhdlg., Langenbecks Arch. klin. Chir. 288/1958. — Bes. Gesichtspkt. z. Verbesserg. d. Prostatekt. i. Greisenalter, Chirurg 1958. — Solit. Nierencyste u. ihre Bhdlg., ebd. — Exp. u. klin. Untersuchgn. m. Pyrrolidinomethyl-
Tetracyclin (Reverin), Münch. med. Wschr. 1958. — Citratstabilisatoren, Erg. d.
Bluttransfus.forsch., V. Ber. d. 8. Tagg. d. Dtsch. Ges. f. Bluttransfus. 1959, Bibl.
Haematol. — Heut. Probl. d. Bluttransfus. i. d. chir. Prax., Langenbecks Arch.
klin. Chir. 290/1959. — Zeitl. Abl. d. morphol. Verändergn. an roten Blutkörperchen
d. Menschen aus Blutkonserven, Naturwissenschaften 1959. — Neues aus Pathol.,
Diagn. u. Therap. d. Nieren- u. Harnwegeerkrankgn., Chir. Praxis 1959. — Probl.
d. Blasen- u. Harnleiterersatzes i. Tierversuch, Verh. Dtsch. Ges. Urol. 1959. —

Bhdlgs.erg. maligner Nierengeschwülste, Ärztl. Wschr. 1959. — Exp. u. klin. Untersuchgn. m. Pyrrolidino-methyl-Tetracyclin (Reverin), Ärztl. Forsch. 1959. — Bluttransfus., Blut 4/1960. — Versorgg. v. Parenchymdefekten d. Niere nach Teilresekt. u. Teilamputat., Langenbecks Arch. klin. Chir. 293/1960. — Nierentumor u. Polycythämie, Ärztl. Wschr. 1960. — Organisat. u. Funkt. e. mod. Blutbank, Chirurg 1960. — Erkrankg. d. Art. renalis, Z. Urol. 1961. — Erkrankgn. d. Resturetters nach Nephrekt., ebd. — Bhdlg. v. Schmerzzustdn. i. d. Urol., Med. Klin. 1961. — Blasendivertikelplastik nach Sarafoff, Chirurg 1961. — Ersatz d. Art. renalis i. Exp., Sonderbd. Z. Urol. 1962. — Transuretero-ureterale Anastomose, Urol. int. 1962. — Wiederherstell.chir. v. Harnleiter u. Blase, Langenbecks Arch. klin. Chir. 301/1962. — Gefährdg. d. Restniere, Z. Urol. 1962. — Grundsätze d. chir. Bhdlg. d. Harnleiters, Urologe 1962. — Hochdruck, ebd. — Postop. Nierenversagen als chir. Probl., Chirurg 1962. — Papill. Nierenbeckentumor: Probl. d. Diagn. u. Therap., ebd. — Nierenstielverletzgn., ebd. 1963. — Schnittführg. u. Naht b. Eingr. am Nierenparenchym, ebd. — Bedeutg. d. Sphincter internus b. d. sog. Prostatahypertrophie (mit Simons), Verh. Dtsch. Ges. Urol. 1963. — Nierenstielabklemmg. od. Nierenstielkompress. b. Eingr. am Nierenparenchym, Urologe 1963. — Anat. u. funkt. Bedeutg. d. pelvi-ureter. Segments b. d. plast. Korrekt. d. kongenit. Harnstauunsgniere, ebd. — Fehler, Irrtümer u. Gefahren i. d. Organisat. d. Bluttransfus.wes., Bibl. haemat., 16/1963. — Organerhalt. Eingr. an Nieren u. ableit. Harnwegen, Chir. Praxis 1963 u. Pädiat. Praxis 1964. — Harnleiterdruckmessg., Urol. int. 1963. — Enderlens exp. Chir. als Grundl. d. mod. Transplantat., Festschr. Enderlen 1863–1963. Springer-Verlag. — Bhdlg. d. sacr. Harnfistel nach Rectumca.-Op., Chirurg 1964. — Indikat., Techn. u. klin. Bedeutg. d. cut. Uretero-Ileostomie (Dünndarm-Blase), Urologe 1964. — Techn. u. Bedeutg. d. Nieren-Serienarteriograph. (mit Thurn), ebd. — Probl. d. Bhdlg. b. Zystennieren, Med. Welt 1964. — Versuche z. Deckg. v. Ureter-Längsdefekten m. Peritoneum (mit Wilhelm u. Teichmann), Langenbecks Arch. klin. Chir. 306/1964. — Exp. Untersuchgn. z. Harnleiter-End-zu-End-Naht (mit Dhom, Wilhelm u. Teichmann), ebd. — Beziehg. v. Blasenregenerat. z. organerhalt. Op.techn. b. Teil- od. Totaleingr. an d. Harnblase, Z. Urol. 1964. — Harnleiternaht i. Exp., (mit Wilhelm u. Teichmann) Langenbecks Arch. klin. Chir. 308/1964. — Chir. d. Verschmelzgs.niere, ebd. 309/1965. — Part. Blasenersatz durch versch. geformtes, gewend. Dickdarmsegment. (E. tierexp. Studie), Urol. int. 1965. — Dickdarm-Ersatzblase als Noteingr., Z. Urol. 1965. — Wiederherstell.chir. d. Harnblase (ausschließl. d. Verwendg. v. Darm), Chirurgia Plastica 1/1966. — Probl. d. Indikat. z. Nephrekt., Chirurg 1966. — Prakt. Bedeutg. d. Fermentdiagn. i. d. Urol. (mit Lymberopoulos), Urologe 1966. — Heut. Stand u. Mögl.ktn. d. exp. Urol., Verh. Dtsch. Ges. f. Urol. 1966. — Valore Diagnostico e Prognostico dell'Attivita dei Fermenti nelle Urine (mit Lymberopoulos), Verh. 39. Tagg. d. Ital. Ges. Urol. 1966. — Sostituzione dell'Uretere (mit Teichmann), ebd. — Indikat. u. Kontraindikat. z. Nephrekt. u. organerhalt. Nierenchir. (mit Lymberopoulos u. Simons), Urologe 1967. — Urol. Funkt.prüfg., Mkurse f. d. ärztl. Fortbildg. 1967.

Lutzki, Alexander von, Dr. med. habil., Facharzt f. Chir., Inhaber u. leit. Arzt d. Priv.-Klin. am Hirschpark, 2 Hamburg 55-Blankenese, Manteuffelstr. 33. — *29. 9. 20 Katerbow, Krs. Ruppin. — A: 44 Berlin. — **Prom:** 44 ebd. — **Hab:** 61 ebd. — **F:** Chir. — **V:** 45–47 Krhs. Heerstr. Berlin (Hübner), 47–50 III. Chir. Univ.-Klin. Berlin, Städt. Krhs. Moabit (Gohrbandt), 50 USA: Baltimore (Blalock), St. Louis (Graham, J. B. Brown), Boston (Harken), Chikago (De Takats), 51–61

1. Oberarzt Städt. Krhs. Berlin-Buch (H. Pröscher), 53 Basel (R. Nissen), 58 II.
Chir. Univ.-Klin. Rom (P. Valdoni), 62 Länslasarett Nyköping/Schweden (Grevil-
lius), 62–64 Medical and Research Dpt. AB ASTRA, Södertälje/Schweden, ab 64
Privatpraxis f. Chir. i. Hamburg-Blankenese, ab 67 Inhaber u. leit. Arzt d. Priv.-
Klin. am Hirschpark ebd. — **B:** Hals- u. Brustsympathikus, in: Wullstein-Wilms,
Lehrb. d. Chir., 10. Aufl. 1951. — Citanest – Pharmacology and Clinical Investi-
gations, AB ASTRA 1964. — **P:** Depotpenicillin i. d. Chir., Therap. Gegenw. 1950. —
Beeinfl. tierexp. Noxinschäden d. Antihistaminica (mit Kurow), Zbl. Chir. 1950. —
Inn. Vorbereitg. Basedowkranker z. Operat., Med. Klin. 1950. — Cyren-A-Implan-
tat. n. lumb. Sympathekt. (mit G. Kurow), ebd. — Penicillin-Stoßtherap. i. d.
Chir. (mit G. Kurow), ebd. — Penicillin b. ambul. Bhdlg. chir. Infekt., ebd. 1951. —
Med. Amerika (Ber. üb. Studienreise), Apoth.-Ztg. 1951. — Blutbankorganisat.
(mit Kurow), Chirurg 1952. — Chir. Univ.-Klin. am Bürgerspital Basel, J. med.
Kosm. 1952. — Thoreksche Brustplastik, ebd. — Mindestbedarf f. d. neuzeitl.
Anaesth. (mit Hügin), Zbl. Chir. 1953. — Penicillin-Stoßtherap. i. d. Chir.
b. 1300 Fällen, ebd. — Malignes Bronchuspapillom, Thoraxchir. 1953. — Anaesth.
b. Gesichtsplastiken, J. med. Kosm. 1955. — Gallensteinileus u. Gallensteinileus-
Rezidiv, Zbl. Chir. 1955. — Durchblutgs.störgn. b. Diabetes, ebd. 1956. — Carmi-
nat. Nachbhdlg. in d. Bauchchir. (mit Tutsch), ebd. — Kosm. Chir., Z. ärztl. Fortbild. 1959. — Bhdlg. d. Koronarinsuff. durch Unterbindg. d. A. mammaria interna, Zbl. Chir. 1959. — Exp. Untersuchgn. üb. Verhalten u. Bedeutg. d. Serumcholinesterase i. Schock. Beitr. z. Klin. Fermentdiagn. i. d. Chir., Habil.-Schr. 1960. —
Zyst. Erweitergn. d. Ductus choledochus, Zbl. Chir. 1960. — Mikroökol. d. Dünndarms u. d. ob. Kolon nach Untersuchgn. an punkt. Dünndarminhalt (mit Haenel
u. Feldheim), Med. Welt 1961. — Verhalten u. Bedeutg. d. Serumcholinesterase i.
exp. Schock u. postop. Verl., Fortschr. Med. 1962. — Ästhet. Chir. (mit Pröscher),
Hamb. Ärztebl. 1965.

Luzius, Heinz, Leit. d. chir. Abt. St. Rochus-Krhs., 6500 Mainz-Mombach,
Heinrich-Freber-Str. 2. — Fragebogen 1968 nicht beantwortet.

M

Maatz, Richard, Prof., Ärztl. Dir. u. Chefarzt d. chir. Abt. d. Städt. Auguste-
Viktoria-Krhs., 1 Berlin 41, Rubensstr. 125. — *19. 8. 05 Kiel. — **A:** 32 Kiel. —
Prom: 32 ebd. — **Hab:** 39 ebd; **Umhab:** 56 Berlin. — **F:** Chir., Urol. — **V:** 2 J.
Pathol. Inst. Chemnitz, Nauwerk-Haus (Staemmler), 33–55 Kiel (Anschütz, Fi-
scher, Wanke), ab 56 Chefarzt u. ab 57 Ärztl. Dir. Städt. Auguste-Viktoria-Krhs.
Berlin-Schöneberg. — 40 Venia legendi, 46 Facharzt f. Urol., 47 1. Oberarzt, 49
apl. Prof. Kiel, 59 Facharzt f. Chir. — **B:** Technik d. Marknagelg (mit Küntscher),
Thieme Leipzig 1945. — Federosteosynthese, Jansen 1951. — Bewertg. d. Unf.-
folgen nach Knochenbr. u. Verrenkgn. i. Bereich d. Gliedmaßen, in: Fischer-Her-
get-Mollineus, Ärztl. Gutachten i. Versichergs.wesen, Bd. I, Barth, München 1955.
— Transurethr. Op., in: Bier-Braun-Kümmell, Chir. Op. Lehre, 7. Aufl. Bd. V, Barth,
Leipzig 1957. — Knochenbr. u. Verrenkgn. (mit Wanke, Junge u. Lentz), Urban &
Schwarzenberg, 1. Aufl. 1962, 2. Aufl. 1967. — Heilgs.aussichten u. Heilgs.erg. nach
Knochenbr. u. Verrenkgn. i. Bereich d. Gliedmaßen, in: Fischer-Herget-Mollineus,
Ärztl. Gutachten i. Versichergs.wesen, Bd. 1, Barth, München, 2. Aufl. 1968. — Un-
gestörte u. gestörte Knochenbr.heilg. (mit Haasch), Hdb. d. Med. Radiol., Bd. IV/I,

Springer 1968. — Knochenbr. u. Knochenbr.heilg. — Bhdlgsverf. u. Rö.kontrolle d. Knochenbr.–Knochentransplantat.–Komplikat. i. d. Frakt.heilg.–Luxat. u. Luxat.-frakt. – Distors. u. Kontus. d. Gelenke – Osteotomie – Ankylosierg. – Arthroplastik, Arthrodese (mit Haasch), in: Schinz-Baehnsch-Frommhold, Lehrb. d. Rö.diagn., 6. Aufl. Bd. II, Thieme, Stuttgart 1968. — **P:** Zwischenzellen i. Samenkanälchen, Zbl. Pathol. 55/1932. — Anat. Folgen vorübergeh. Gefäßabklemmg. am Hoden, ebd. 1934. — Exp. tubul. Schrumpfniere durch vorübergeh. Gefäßabklemmg., Frankf. Z. Pathol. 46/1934. — Atemstütze i. Kunstgesang, Arch. Sprach- u. Stimm-hlkd. II Abt., H. 1. — Verhalten d. Nierendurchblutg. i. d. exp. Hydronephrose (mit Krüger), Z. Urol. 1937. — Fehlerquelle i. d. Arteriograph. d. Extremitäten, Zbl. Chir. 1938. — Böhringer-Dilatator, Z. Urol. 1940. — Altersabhängigkt. d. Nierenverändergn. b. einseit. Harnstauung, ebd. u. 1941. — Zermürbgs.br. am Fersenbein, Militärarzt 1941. — Muskulat. v. Nierenbecken u. Harnleiter b. d. Hydronephrose, Z. Urol. 1941. — Das „guterhaltene" Nierengewebe in Hydro-nephrosen, Zbl. Chir. 1941. — Blutbeweggn. i. Krampfadern, ebd. — Leukocytose b. Harnleitersteinanfall, ebd. — Pseudo-Incontinentia urinae b. Harnröhrenstrikt., Dtsch. Z.Chir. 35/1941. — Wie sollen wir d. Heilgs.aussichten d.Tabikers b. traumat. Frakt. bewerten, Zbl. Chir. 1942. — Hilfe b. Suchen v. Fremdkörpern, ebd. — Weitere Erfahrgn. m. d. Marknagelg. nach Küntscher (mit A. W. Fischer), Arch. klin. Chir. 203/1942. — Bedeutg. d. Fettembolie b. d. Marknagelg. nach Küntscher, Zbl. Chir. 1943. — Verl. d. Knocheninfekt. u. -regenerat. nach Marknagelg. ge-schloss. u. off. Schußbr. sowie Osteotomien (mit Reich), Bruns' Beitr. klin. Chir. 174/1943. — Küntscher-Nagelg. d. Unterarmfrakt., Chirurg 1943. — Formschlüs-sigkt. u. Kinematik b. d. Küntscher-Nagelg., Zbl. Chir. 1943. — Formschlüssigkt. b. d. Küntscher-Nagelg. (neue Nagelformen), ebd. — „Chem." Reizwirkg. d. Künt-scher-Nagels, Arch. orthop. Unfallchir. 42. — Markfeder, Zbl. Chir. 1948. — Be-deutg. d. Markraumreizes f. d. Frakt.heilg., Bruns' Beitr. klin. Chir. 177/1948. — Neurochir. Eingr. b. angebor. Mikt.störgn., Verh. Dtsch. Ges. Urol. 1948. — Ursache u. Verhütg. d. Ellenpseudarthrose, Chirurg 1949. — Infekt. u. d. Rege-nerat. d. fr. Knochenbr. unt. bes. Berücksichtigg. d. Marknagels nach Küntscher (Stellungnahme z. Arbeit v. H. Reich), Z. f. Orth. 78/1949. — Osteosynthesis by Means of Spring Power, Naval Med. Bull. (Washington) 1949. — Osteosynthese m. Feder, Langenbecks Arch. klin. Chir. 263/1949. — Neue Wege i. d. Gelenkplastik, ebd. 264/1949. — Erg. d. Marknagelg. (835 Nagelungen), Hefte Unfhlkd. 40/1949. — Federosteosynthese, Langenbecks Arch. klin. Chir. 264/1949. — Krit. d. Schenkel-halsnagelg., Zbl. Chir. 1950. — Gibt es e. stab. Osteosynthese am Schenkelhals (mit Lentz), Langenbecks Arch. klin. Chir. 266/1950. — Alloplast. am Hüftgelenk (mit Güntz), Zbl. Chir. 1950. — Indikat. u. Erg. d. Elektroresekt. am Blasenaus-gang (mit Waskönig), ebd. 1951. — Pseudarthrosenbhdlg. durch d. Markfeder, Langenbecks Arch. klin. Chir. 270/1951. — Nierenerkrankg. u. Hochdruck, ebd. — Wundmechan. i. d. Federosteosynthese, Z. Orth. 1951. — Überlebensfähigkt. d. Knochens i. Konserviergs.verf., Hefte Unfhlkd. 43/1951. — Reakt. d. Knochens auf Federdruck, Arch. orthop. Unfallchir. 44/1951. — Kopfnekrose nach medialer Schenkelhalsfrakt. (mit Lempert), Chirurg 1952. — Kahnbeinpseudarthrose, Zbl. Chir. 1952. — Prostatekt. u. Resekt. (mit Waskönig), ebd. — Ubertragg. v. kon-serv. Gewebe, ebd. — Knochenbildgs.fähigkt. konserv. Späne (mit Lentz u. Graf), ebd. — Kopfnekrosen nach medialen Schenkelhalsfrakt., ebd. — Erwerbs-minderg. nach Schenkelhalsbr. (mit Lempert), Mschr. Unfhlkd. 1952. — Exp. Grundl. d. Transplantat. konserv. Knochen (mit Lentz u. Graf), Langenbecks Arch.

klin. Chir. 273/1952. — Ausschnitte aus d. Knochen- u. Gelenkchir., Berufsgenossenschaft 1953. — Prüfg. d. Transplantat.eigng. v. Knochen (Spongiosatest) (mit Lentz u. Graf), Zbl. Chir. 1953. — Unterschenkelfrakt.bhdlg., ebd. 1953. — Biol. Grundl. d. Knochenwundheilg., Dtsch. med. J. 1953. — Späterg. nach medialer Schenkelhalsfrakt. (Versuch e. einf. u. vergleichbaren Darstellg.) (mit Lempert), Arch. orthop. Unfallchir. 46/1954. — Spongiosa Test of Bone Grafts for Transplantation (mit Lentz u. Graf), J. Bone J. Surg. 36 A/1954. — Spongiosa-Test (mit Lentz u. Graf), Frankf. Z. Pathol. 65/1954. — Dünndarmplast. b. Dickdarmdefekten, Chirurg 1954. — Hochdruck b. einseit. Nierenerkrankg., Z. Urol. 1954. — Einstellplast. b. Hüftkopfnekrose, Z. Orth. 1954. — Knochentransplantat., Verh. Dtsch. Ges. Orthop. 43. Kongr. 1955. — Bhdlg. d. Tibiakopfbr. m. Spongiosafeder, Chirurg 1956. — Epispadieop., Zbl. Chir. 1956. — Stab. Versorgg. d. Ellenfrakt., ebd. — Längs-Span-Fixat. b. Fersenbeinbr., Bruns' Beitr. klin. Chir. 193/1956. — Osteosynthese an d. Elle, Chirurg 1957. — A Method of Bone Maceration Results in Animal Experiments, J. Bone J.Surg. 39A/1957. — Tierspan i. d. Knochenbank, Dtsch. med. J. 1957. — Bhdlg. d. postop. Ulcus jejuni, Zbl. Chir. 1958. — Erneuerg. d. Hüftkopfes nach subcapit. Schenkelhalsfrakt., Dtsch. med. J. 1959. — Wesen u. Techn. d. Nagelg. pertrochant. Oberschenkelfrakt. m. geradem Küntscher-Nagel, Chirurg 1959. — Bhdlg. d. Oesophagusvaricen, Berl. Med. 1959. — Klin. Erfahrgn. m. d. eiweißarmen Tierspan, Langenbecks Arch. klin. Chir. 292/1959. — Klin. Erfahrgn. m. d. eiweißarmen heterogenen Knochenspan, Bull. Soc. Internat. Chir. 19/1960. — Diagn. Schwierigktn. i. d. Praxis b. Verletzgn. u. akuten Erkrankgn. d. Extremitäten, Dtsch. med. J. 1960. — Bhdlg. d. Innenknöchelpseudarthrose m. e. T-Span, Bruns' Beitr. klin. Chir. 203/1961. — Klin. Erfahrgn. m. d. Kieler Span (mit Bauermeister), Langenbecks Arch. klin. Chir. 298/1961. — Wesen u. Anwendg. d. Kieler Knochenspans, Hausz. d. Fa. B. Braun, Melsungen 97/1962. — Drehfehler an Ober- u. Unterschenkel nach Marknagelg., Zbl. Chir. 1962. — Pathol. u. Physiol. d. Varicen, Langenbecks Arch. klin. Chir. 301/1962. — Fixat. d. hint. Volkmann-Dreiecks m. d. Federkopfschraube, Bruns' Beitr. klin. Chir. 207/1963. — Hüftkopfnekrose, Verh. Dtsch. Orth. Ges., 1963. — Leistg. u. Grenzen d. Kieler Spans, Hausz. d. Fa. B. Braun, Melsungen 100/1963. — Röntgenol. Bestimmg. d. Blutbewegg. i. d. Krampfadern, Röntgenpraxis 17/1964. — Wesen d. Kieler Spans, Langenbecks Arch. klin. Chir. 308/1964. — Les hétérogreffes, 18. Congr. Soc. Internat. Chir. Orthop. et Traumatol. (Paris) 1966. — Ist d. heterol. Span e. Kalluslocker (Diskussion), Langenbecks Arch. klin. Chir. 319/1967.

Machnitzky, Gerhard Ernst Hermann, Medizinaloberrat b. d. Bundesversicherungsanstalt f. Angestellte, 1 Berlin 33, Tölzer Str. 27 a. — *9. 8. 11 Berlin. — A: 36 Berlin. — **Prom:** 36 ebd. — **F:** Chir. — **V:** 35–45 Städt. Krhs. Berlin-Neukölln, (Dencks), zuletzt Oberarzt.

Macho, Alexander, Facharzt f. Chir., Durchgangsarzt, 67 Ludwigshafen/Rhein, Mundenheimerstr. 254. — *22. 10. 19 Schramberg/Schwarzwald. — A: 49 München. — **Prom:** 49 Tübingen. — **F:** Chir. — **V:** 49 Städt. Frauenklin. Ulm (Spiegler), 49–50 Chir. Klin. Ulm (Stoss), 51 Zentralklin. Göppingen (Zukschwerdt), Städt. Krhs. Schwetzingen (Nettel), Vertretg. prakt. Arzt, 51–53 Krskrhs. Vaihingen (Junginger), 53–54 u. 55–56 inn. Abt. Diakonissenkrhs. Mannheim (Jelito), 54 Vertretg. prakt. Arzt, 55 Wilhelmshosp. Stuttgart (Schempp), 56–60 Theresienkrhs. Mannheim (Flick), 60 Rö.-Abt. ebd. (Menges), Vertretg. Durchgangsarzt, 61–62 Durchgangsarzt Praxisgemeinschaft Dr. Dr. Niecke – Dr. Macho, Ludwigshafen.

Machus, Ernst, X 9400 Aue (Sachsen), Bahnhofstr. 9. — Fragebogen 1968 nicht beantwortet.

Mackh, Gisela, (jetzt: Kauffmann/Mackh), Wiss. Ass. Chir. Univ.-Klin., 2 Hamburg 20, Martinistr. 52. — *9. 8. 38 Hamburg. — **A:** 64 Hamburg. — **Prom:** 63 ebd. — **F:** Chir. — **V:** 62 I. Med. Univ.-Klin. Hamburg (Bartelheimer), 62–63 Univ.-Hautklin. (Kimmig), 63 Freiburg (Krauss), 63–64 Univ.-Frauenklin. Hamburg (Schubert), ab 64 Hamburg (Zukschwerdt). — **P:** Stewart-Treves-Syndrom, Bruns' Beitr. klin. Chir. 214/1967.

Madlener, Ernst, Chefarzt d. chir. Abt. d. Stadtkrhs., 896 Kempten, Robert-Weixler-Str. 50. — *8. 3. 19 Kempten/Allg. — **A:** 45 Innsbruck. — **Prom:** 45 ebd. — **F:** Chir. — **V:** 45 Univ.-Frauenklin. Innsbruck (Tapfer), 45–47 Stiftsspit. Kempten (M. Madlener), 47–48 Med. Poliklin. d. Med. Akad. Düsseldorf (Bodechtel), 48–50 Charité Berlin (Sauerbruch, M. Madlener), 50–54 I. chir. Abt. Städt. Krhs. am Urban ebd. (M. Madlener), 54–57 Freiburg (Krauss). — **P:** Diagn. Besonderhtn. b. e. durch Femurresekt. geheilten Fall v. Knochentumor, Diss. — Gelenkerkrankgn. b. amyotroph. Lateralsklerose (mit H. Wild), Dtsch. med. Rundschau 1949. — Mediastinaltumoren (mit M. Madlener), Bruns' Beitr. klin. Chir. 183. — Erfahrgn. m. potenz. Nark. i. d. Thoraxchir., Zbl. Chir. 79.

Madlener, Max, Prof., Chir. i. R. — *13. 11. 98 Kempten/Allg. — **A:** 24 München. — **Prom:** 24 ebd. — **Hab:** 34 Düsseldorf. — **F:** Chir. — **V:** Med. Univ.-Klin. München (v. Romberg), Pathol. Inst. Med. Akad. Düsseldorf (Huebschmann), Köln (Frangenheim), Chir. Klin. d. Med. Akad. Düsseldorf (E. K. Frey).

Männel, Johannes, Oberarzt Städt. Behring-Krhs., 1 Berlin 37, Gimpelsteig 3/5. — *3. 12. 23 Berlin. — **A:** 51 Hamburg. — **Prom:** 49 ebd. — **F:** Chir. — **V:** 49 Diplom f. Schiffs- u. Tropenkrankh. Hamburg, Klin. Beau-Site Bern, 50–51 Krhs. Zinnowwald Berlin. — ab 51 Krhs. Behring, ebd., ab 61 Oberarzt. — **P:** Überblick üb. d. Stand d. US-Entwicklg., Ther. Umschau 8/1951. — Eunarcon i. d. Unfallchir., Ried.-Arch. 35/1951. — Wege u. Erfolg gegengeschl. Hormonther., Ther. Umschau 8/1952. — Erfahrg. m. Farinacyrol KS, Ther. d. Gegw. 91/1952. — I. m. Eunarcon-Injekt. zur Op.-Vorbereitg., Ther. Umschau 10/1953. — Komb. Bhdlg. d. Arthrosen m. US u. Roßkastanie, Arch. f. phy. Th. 6/1954. — Abdominalchir. im Hinblick auf kurzwirk. Muskelrelax., Ther. Umschau 12/1955. — Verträglichkeitssteigerg. v. Aminosäureinfusionen, Ther. Umschau 15/1958. — Beobachtg. b. d. Ther. m. Varidase-Applikationsformen, ebd. 16/1959.

März, Ewald A., Oberarzt Chir. Klin. Nordwestkrhs., 6 Frankfurt a. M. 21, Steinbacher Hohl 2–26. — *7. 4. 26 Michelbach/Taunus. — **A:** 53, 54 Wiesbaden. — **Prom:** 53 Frankfurt a. M. — **F:** Chir., Urol. — **V:** 53 Frankfurt a. M. (Geißendörfer), 53–54 Senckenberg. Pathol. Inst. d. Univ. ebd. (Lauche), 54–55 Med. Klin. Frankf. Waldkrhs. d. Hosp. z. Heiligen Geist b. Köppern/Taunus (Obert, Simrock), 55–63 Frankfurt a. M. (Geißendörfer), ab 63 Nordwestkrhs. Frankfurt a. M., Praunheim (Ungeheuer). — **P:** Bhdlg. d. Cystennieren, Bruns' Beitr. klin. Chir. 196/1958. — 2 Fälle v. prim. Chondrosarkom b. Vettern 2. Grades i. ähnl. Lebensalter, ebd. — Erg. d. Cystekt. b. Harnblasenkrebs, Dtsch. med. Wschr. 1962. — Darmentleerg. m. Hilfe e. Ballonkatheters währ. d. Ileusop., Chirurg 1966. — Klin. d. Dünndarmtumoren, Fortschr. Med. 1967.

Mäusel, Rolf, OMR., Chefarzt d. Krskrhs., 8302 Mainburg (Ndr. Bayern), Laurentiusweg 24. — Fragebogen 1968 nicht beantwortet.

Mahler, Charlotte, Doz., 6 Frankfurt a. M., Frauenstein Str. 4. — *4. 11. 94 Krippehna/Sachsen. — **A:** 20 Halle a. S. — **Prom:** 21 ebd. — **Hab:** 46 Frankfurt

a. M. — **F:** Chir. — **V:** 21–47 Frankfurt a. M. (Schmieden), 47–64 Chefarzt d. Chir. Klin. i. Bürgerhosp. ebd. — **B:** Chir. Bhdlg. d. Kehlkopfkrkh. (mit Schmieden), Hdb. d. ges. Therap. 1926. — Chir. Tbk., Hdb. d. ärztl. Begutachtg. 1931. — Op. am Magen (mit Schmieden), in: Bier, Braun u. Kümmell, Chir. Op.lehre, hrsg. v. Sauerbruch — Schmieden. — Op. a. d. WS u. a. Rückenmark (mit Schmieden), ebd. — **P:** Blutsenkgs.probe b. chir. Tbk., Zbl. Chir. 1927. — Erfahrgn. b. d. Begutachtg. v. WSbr. (mit Schmieden), Chirurg 1931. — Bhdlg. u. Verl. gelenknaher tbk. Knochenherde, Arch. klin. Chir. 178. — Rö.untersuchgn. u. Thoraxchir. (mit Schmieden), Lehmanns Med. Atlanten 1934. — Diagn. d. Tumoren d. Glandula carotica (mit Schmieden), Med. Klin. 1935. — Verletzgn. d. WS (mit Schmieden), Vortr. a. d. prakt. Chir. 1935. — Art u. Bhdlg. v. 360 Gesichtsspalten, op. i. d. J. 35–42, Habil.-Schr., Arch. klin. Chir. Bd. 206. — Kurzer Überblick üb. Indikat. u. Techn. d. i. Säuglings- u. Kindesalter notwend. Op., Medizinische 1954. — Entwicklg. d. plast. Chir. d. Lippen-Kiefer-Gaumenspalten an Hand v. 1635 i. d. J. 1947–1961 op. Kindern, Münch. med. Wschr. 1963 u. Klin. Wschr. 1963. — Angebor. Mißbildgn. u. ihre op. Bhdlg., Klin. Wschr. 1963.

Mahler, Wilhelm, Chefarzt d. chir. Abt. u. Ärztl. Dir. Krskrhs., 7518 Bretten. — *24. 5. 21 Friedrichstal. — **A:** 50 Heidelberg. — **Prom:** 50 ebd. — **F:** Chir. — **V:** 50–60 Heidelberg (K. H. Bauer), 60–65 Städt. Kr.anst. Karlsruhe (Spohn). — **P:** Konservat. Bhdlgn. d. Oberarmkopffrakt., Langenbecks Arch. klin. Chir. 283/1957. — „Schwebesteine" d. Gallenblase u. ihre Bedeutg. f. d. Diagn. d. Cholelithiasis, ebd. 285/1957. — Op.wagen d. Chir. Univ.-Klin. Heidelberg, Chirurg 1960. — Die derzeit i. d. Bundesrepublik Deutschland verfügb. Arzt-Unfallkoffer, Therapiewoche 1965.

Maier, Hermann J., Facharzt f. Chir., Chefarzt d. chir. Abt. d. St. Marien-Krhs. — 1 Berlin 36, Lausitzer Str. 41/44. — *11. 5. 14 Limburg/Lahn. — **A:** 39 München. — **Prom:** 39 Würzburg. — **F:** Chir. — **V:** Bis 42 St. Antonius-Krhs. Berlin (Herrmannsdorfer: Allg. Chir., Unfall-Chir., Thorax-Chir., Tbk), 42–44 Periphere Neurochir. Res.-Laz. ebd. (Huttner), 44–45 Kriegsdienst, 45–46 neuro-chir. Abt. St. Antonius-Krhs. Berlin, 46–47 St. Marien-Krhs. ebd., ab 61 Chefarzt ebd.

Maier, Kurt Julius, Facharzt f. Chir. u. Durchgangsarzt d. Berufsgenossenschaften, 763 Lahr, Schloßplatz 24. — *15. 7. 12 Heilbronn. — **A:** 38 Berlin. — **Prom:** 37 ebd. — **F:** Chir. — **V:** Hautklin. Danzig (Nast), 3. Med. Klin. Berlin-Moabit (Dennig), Chir. Krhs. Achenbachstr. Berlin (Baetzner), 38–40 Hautklin. Danzig (Nast), 40–45 chir. Klin. d. Med. Akad. ebd. (Klose), 45–47 prakt. Landarzt in Adolzfurth (Krs. Öhringen), 47–55 Oberarzt chir. Abt. Krhs. Lahr (Marzolff, Schneider), 55–59 Chefarzt d. Priv.-Klin. Stich. — **P:** Lumbalanästh. m. Pantocain „P" u. ihre Komplikationen, Arch. klin. Chir. 206/1944. — Entstehg., Klin. u. Bhdlg. d. traumat. Lymphcyste, Bruns' Beitr. klin. Chir. 178/1949. — Beobachtgn. an gedeckten Hirnverletzgn. unt. bes. Berücksicht. d. Augenhintergrundbefunde, ebd. 185/1952. — Früherfassg. d. latenten Hirnödems b. d. gedeckten Hirnverletzg., Medizinische 1954.

Maier, Wolfgang, leit. Arzt d. chir. Abt. d. Städt. Kinderklin., 7500 Karlsruhe, Karl-Wilhelm-Str. 1. — Fragebogen 1968 nicht beantwortet.

Maintz, Gottfried M., Leit. d. chir. u. unfallchir. Abt. St. Josef Hosp., 521 Troisdorf. — *13. 2. 20 Bonn. — **A:** 44 Bonn. — **Prom:** 44 ebd. — **F:** Chir. — **V:** 45–55 Bergmannsheil Bochum (Bürkle de la Camp), 51–52 6 Mon. Marburg (Zenker). — **P:** Eiweißgehalt d. Blutes b. Lebererkrankgn., Diss. — Chemotherap. i. d. Unf.- u. Wiederherstellgs.chir., Mschr. Unfhlkd. 1949. — Penicillin u. Sulfonamide i. d. Unf.- u. Wiederherstellgs.chir., Zbl. Chir. 1949. — Tierexp. Unters. üb. Wirkg. v.

Ultraschall auf Knochenregeneration, Strahlentherap. 1950. — Verletzgn. d. WS.,
Z. Krankengymnastik 1950. — Wirkg. d. Ultraschallwellen auf Knochen, Zbl. Chir.
1951. — Laufkatze m. Schwingmechanismus, Übgs.gerät f. Gehschüler, Z. Orthop.
81/1951. — Erfahrgn. b. akuten Erkrankgn. d. Bauchspeicheldrüse, Langenbecks
Arch. klin. Chir. 272/1952. — Gibt es Schädiggn. d. WS. durch Preßluftarbeit?,
Hefte Unfhlkd. 44/1953. — Bhdlgs.vorschläge u. Erg. b. stumpfen Nierenver-
letzgn., Langenbecks Arch. klin. Chir. 282/1955. — Op. Markhöhlenaufweitg. u.
Küntscher-Nagelg., Zbl. Chir. 1962. — Bhdlg. d. Gelenkbr. d. Fersenbeins, Mschr.
Unfhlkd. 1965. — Hilfsgerät f. d. Fersenbeinnagelg., Chirurg 1966.

Mairose, Walter, OMR, Leit. Arzt d. chir. Abt. d. Zentralkrhs. d. Justizbehörde,
2 Hamburg 63, Fuhlsbüttlerstr. 588. — *7. 4. 11 Warnemünde. — **A:** 36 Hamburg.
— **Prom:** 36 ebd. — **F:** Chir. — **V:** 36–41 Allg. Krhs. Hamburg-Harburg (König),
41–45 Kriegsdienst, 46–50 Allg. Krhs. Hamburg-Ochsenzoll (Winkler).

Major, Herbert, Prof., Chefarzt d. Chir. Klin. d. Städt. Kr.anst., 565 Solingen,
Frankenstr. 33. — *8. 4. 11 Dessau. — **A:** 37 Dresden. — **Prom:** 35 Leipzig. —
Hab: 52 Düsseldorf. — **F:** Chir. — **V:** 35–36 2. Med. Univ.-Klin. München (Schit-
tenhelm), 36–37 St. Elisabeth-Krhs. Köln (Eichhoff), 38 Pathol. Inst. Univ.-Köln
(Leupold), 38–45 Leipzig (Rieder), 46–58 Düsseldorf (Derra). — **B:** Postop. Lungen-
komplikat. u. ihre Bhdlg., Vortr. aus d. prakt. Chir. 52/1958. — Angebor. art.-ven.
Pulmonalisaneurysma, in: Derra, Hdb. Thoraxchir., Springer 1958. — Verletzgn. d.
Lunge, d. Bronchien u. d. endothorak. Trachea, ebd. — Hirschsprung'sche Er-
krankg (aganglionäres Megacolon) u. ihre op. Bhdlg., in: Kremer, Chir. Bhdlg. d.
angebor. Fehlbildgn., Thieme 1961. — **P:** Eiweißstoffwechsel nach Eklampsie u.
Eklampsismus, Diss. — Spätfolgen nach eklampt. Schwangerschaftserkrankgn. (mit
Siedentopf), Arch. Gyn. 160/1936. — Anwendg. v. Sulfathiazol i. d. Kriegschir.,
Zbl. Chir. 1942. — Anzeige u. Techn. d. Gliedmaßenabsetzgn. nach Schußver-
letzgn., Mschr. Unfhlkd. 1943. — Intrastern. Infus. u. Transfus. i. d. Kriegschir.,
Militärarzt 1944. — Untersuchgn. z. Schock-Kollapsprobl., ebd. — Op. Bhdlg. d.
durch e. Nucleus-pulposus-Prolaps bed. Ischias, Med. Rundsch. 1947. — Kolloid-
osmot. Druck b. chir. Erkrankgn. u. seine Abhängigkt. v. d. Blutproteinen, Ärztl.
Wschr. 1949. — Verhalten d. Bluteiweißkörper nach Magenresekt., Langenbecks
Arch. klin. Chir. 267/1951. — Gewebseiweißgehalt, Klin. Wschr. 1951. — Plasma-
proteine u. ihr Verhalten vor u. nach Oberbauchlaparotomien, Bruns' Beitr. klin.
Chir. 182/1951. — Verändergn. d. Plasmaeiweißkörper nach op. Eingr., Habil.-
Schr. 1951. — Untersuchgn. üb. d. Bluteiweißkörper vor u. nach abdomin. Eingr.,
Erg. Chir. u. Orthop. 37/1952. — Beziehgn. d. Gewebseiweißes u. d. kolloid-osmot.
Drucks z. Bluteiweiß, Z. exper. Med. 118/1952. — Chir. Spätbhdlg. intrapulmon.
Fremdkörper (mit H. Franke), Chirurg 1952. — Wundheilg. u. Gewebseiweißver-
armung, Langenbecks Arch. klin. Chir. 273/1952/53. — Symptomat. u. Diagn. d.
Bronchialca., Landarzt 1953. — Darmresekt. i. Säuglingsalter, Langenbecks Arch.
klin. Chir. 279/1954. — Gefäßtumoren d. Speiseröhre, Zbl. Chir. 1954. — Mesen-
terialcysten u. ihre op. Bhdlg. i. Säuglingsalter, ebd. — Art.-ven. Pulmonalaneu-
rysma (mit Loogen), Münch. med. Wschr. 1955. — Erfahrgn. b. d. Bhdlg. gutart.
Lungenerkrankgn., Zbl. Chir. 1955. — Angebor. art.-ven. Lungenfistel, ebd. 1956. —
Symptomat., Diagn. u. Bhdlgs.erg. d. Lungenkrebses, Dtsch. homöop. Mschr.
1956. — Posttraumat. Lungenkollaps, Langenbecks Arch. klin. Chir. 284/1956. —
Chir. Bhdlg. gutart. Lungenerkrankgn., Landarzt 1957. — Chir. d. Thymusgeschwülste, Langenbecks Arch. klin. Chir. 287/1957. — Klin. u. Chir. d. art.-ven.
Fisteln, Zbl. Chir. 1958. — Rezidive nach Mitralstenosenop. u. ihre erneute op.

Bhdlg. durch rechtsseit. Zugangsweg, ebd. — Prof. Dr. W. Rieder z. 65. Geb., ebd. —
Cavern. Haemangiom d. Oesophagus, ebd. — Unsere Erfahrgn. b. Korrekturop. am
off. Herzen i. Hypothermie, ebd. — Derzeit. op. Bhdlgs.möglktn. v. Herzfehlern,
Landarzt 1958. — Traumat. Bronchusrupt. u. ihre Bhdlg., Zbl. Chir. 1959. — Neuere
Erkenntn. i. d. Patho-Physiol. u. Chir. d. Milz, ebd. 1960. — Chir. d. Brustkorbver-
letzgn., Landarzt 1960. — Op. Bhdlg. gutart. Lungenerkrankgn., Z. Tbk. 117/1961.
— Hyperparathyreoidismus – die Epithelkörperchenadenome – u. seine Beziehgn.
zum Organismus (mit Müller-Ruchholtz), Münch. med. Wschr. 1961. — Abdomin.
Komplikat. nach Thoraxeingr., Zbl. Chir. 1961. — Op. Bhdlg. d. Varicosis unt. bes.
Berücksicht. d. Stripping-Verf., ebd. 1962. — Chir. Probl. d. Hiatushernien, ebd.
1964. — Aufklärungspflicht d. Arztes, Krhs.-Arzt 1965. — Prof. Dr. E. Derra z.
65. Geb., ebd. 1966. — Versorgg. per- u. subtrochant. Oberschenkelbr. m. d. Y-
Nagel (mit B. Schneider), Zbl. Chir. 1966. — Chefarztberufg., Krhs.-Arzt 1966. —
Palliat. Eingr. b. inoperabl. Oesophagus- u. Cardiastenose, Zbl. Chir. 1967. — Prof.
Dr. L. Zukschwerdt z. 65. Geb., Krhs.-Arzt 1967. — Nutzen u. Gefahren medikam.
Bhdlg. i. d. Chir.: Antibiotika, Chirurg 1968.

Malcher, Dietrich N., Leit. Arzt d. Städt. Krhs., 8532 Bad Windsheim, Nord-
ring 8. — *10. 4. 32 Hindenburg. — **A:** 58 Jena. — **Prom:** 59 ebd. — **F:** Chir. — **V:**
Jena (Kuntzen), Med. Klin. d. Krskr.ánst. Gotha (Schilling), Krskr.anst. Gotha
(Kneise, Keil), Krskrhs. Künzelsau/Württ. (Kneise), Ev. Diakon.anst. Schwäbisch-
Hall (Jäger).

Mallet-Guy, Pierre, Prof., 2, Rue Duquesne, Lyon (Frankreich). — Fragebogen
1968 nicht beantwortet.

Mallinckrodt Hermann von, Chefarzt d. chir. Abt. d. St. Johannes-Hosp., 576
Neheim-Hüsten 1. — *31. 12. 24 Daun/Eifel. — **A:** 52 Bonn. — **Prom:** 53 ebd. —
F: Chir. — **V:** 52–53 Bonn, 53–54 med. Univ.-Klin. Köln, 54–65 Düsseldorf, 65–67
Eschweiler, St. Antonius-Krhs. — **P:** Indikat. z. einf. u. erweit. totalen Gastrekt. u.
Kardiekt. b. Magenca., Zbl. Chir. 1954. — Max. Sauerstoffaufnahme i. d. verschied.
Altersklassen. E. prakt. wichtige Herz-Kreisl.funktprüfg. i. Vita-maximabereich, Z.
Altersforsch. 9/1955. — Meth. u. fehlerkrit. Betrachtg. d. flammenphotometr. Be-
stimmg. v. Natrium, Kalium u. Calcium i. menschl. Serum, Z. exper. Med. 126/1956.
— Beziehgn. zw. d. Konstitut. d. Herz- u. Lungenfunkt. u. d. sportl. Leistg. b. d.
heranwachs. Jugend, Sportmed. 1958. — Calcium-Kalium-Messgn. i. Serum b.
Dermatosen, Dermat. Wschr. 1959. — WSveränderg n. b. d. Neuro-Fibromatose v.
Recklinghausen unt. Einschl. d. intrathorak. Meningocelen, Bruns' Beitr. klin.
Chir. 200/1960. — Therap. Schwierigktn. b. Aspirat. e. spez. Plastikfremdkörpers,
Thoraxchir. 1960. — Trichterbrust, ebd.—Zwerchfellrupt. durch stumpfe Gewalt-
einwirkg., Zbl. Chir. 1963.

Mameghani, Farid, Ass. d. Chir. Univ.-Klin., 4000 Düsseldorf, Moorenstr. 5.*

Mandl, Wilhelm, Primarius, Vorstand d. chir. Abt. d. a. ö. Landeskrhs., A-4400
Steyr (Österreich), Stadtplatz 19. — *3. 4. 09 Nezamislitz. — **A:** 33 Wien. — **Prom:**
33 ebd. — **F:** Chir. — **V:** 33–35 u. 36–37 Linz (Plenk, Doberer Plenk), 35 Geburtsh.
u. Frauenhlkl. ebd. (Ertl), 37 Pathol. ebd. (Bauer), Int. Med. ebd. (Kretz), 39–45
Kriegsdienst, 45–50 Oberarzt Linz (Plenk). — **P:** Akute gelbe Leberatrophie nach
Schußverletzg. d. Leber (mit K. L. Müller), Wien. klin. Wschr. 1935. — Wert d.
Novokainblockade als Testversuch b. Morbus Raynaud, Klin. Med. 1947. — Erfahrgn. üb. Dünndarmsarkome, Wien. med. Wschr. 1950. — Rheoangiographie b.
periph. Kreisl.störgn. (mit Kerschner), J. Int. Chir. 1951. — Perforat.gefährd. Geschwür d. Magens u. d. Zwölffingerdarmes, Wien. med. Wschr. 1952. — Kasuistik

d. Hernia semilunaris Spigeli, ebd. — Intubat.nark. b. d. Strumectomie, (mit Hoflehner), ebd. 1954. — Bronchuskarzinom (mit Hartl), Forsch. u. Praxis, 5/1954. — Bhdlg. d. spast. u. hypertroph. Pylorusstenose d. Säuglinge (mit R. Bauer), Wien. med. Wschr. 1954. — Emboliegefährdg. b. d. Varizenbhdlg., Klin. med. 1954. — Diagn. mask. Phäochromocytome, Wien. med. Wschr. 1955. — Stimmbandschäden nach Strumectomie (mit Mündnich), Langenbecks Arch. klin. Chir. 283/ 1956. — Bilat. total. Adrenalekt. b. generalis. Ca. d. Mamma, Wien. med. Wschr. 1956. — Progn. d. akuten Pankreatitis, ebd. 1957. — Sog. paradoxe Reakt. nach Sympathekt., Klin. Med. 1958. — Substitut.therap. strumekt. Pat., Wien. med. Wschr. 1958. — Spontanrupt. e. Phäochromocytoms, ebd. 1959. — Späterg. nach konservat. u. op. Bhdlg. d. Pankreatitis, ebd. 1960. — Sog. Altersulcus am Magen u. Zwölffingerdarm (mit Repp), ebd. — Bhdlg. d. Hypercorticismus, ebd. 1961. — Sog. intralobäre Sequestrat. d. Lunge, Klin. Med. 1961. — Verhalten d. Transaminase-Teste b. Gallengangsverschl. u. ihr Wert z. Kontrolle d. Op.erfolges, Wien. med. Wschr. 1962. — Verwendg. d. Tantalnetzes b. d. op. Bhdlg. v. Hernien, Klin. Med. 1963. — Wandlg. d. Kropfbildes i. oberösterr. Voralpenraum, Wien. med. Wschr. 1963. — Tantalnetz b. d. Versorgg. v. Bauchnarbenbr., Langenbecks Arch. klin. Chir. (Kongr.b.) 1963. — Zollinger-Ellison-Syndrom, Klin. Med. 1963. — Periph. Durchblutgs.störgn., ihre Therap., Progn. u. Prophyl., N. Rundschau (Wien) 1963. — Sympathectomie od. rekonstrukt. Eingr. b. chron. art. Verschl. i. Bereich d. unt. Körperhälfte, Wien. med. Wschr. 1964. — Komplikat. nach Strumekt., Klin. Med. 1965. — Indikat. z. chir. Bhdlg. d. Colitis ulcerosa, Wien. med. Wschr. 1966.

Mangel, Klaus, Chefarzt d. Anaesthesieabt. Krhs. Mitte d. Städt. Kr.anst., 285 Bremerhaven. — *5. 5. 20 Döbeln. — **A:** 44 Berlin. — **Prom:** 44 ebd. — **F:** Anaesth., Chir. — **V:** 44–45 Chir. Klin. Prellerstr. Dresden (Himsel), 45 Inn. Klin. St. Georg Leipzig (Seyfarth), 45–48 Chir. Krskrhs. Suhl (Keusenhoff), (davon 9 Mon. Infekt. u. inn. Krankhtn., 3 Mon. Venerol. u. Dermatol.), 48–51 u. 52–65 Städt. Kr.anst. Bremerhafen (Willing), ab 50 auch als Anaesthesist, 51–52 Anaesthesieabt. Univ.-Klin. Madison, Wisc./USA (MacKay, Gillespie, Orth), 56 u. 66 London, British Council, Anaesth.-Lehrgänge. — **B:** Gillespie Endotrachealnarkose (dtsch. Übersetzg.), Oppermann Vlg., Hannover 1953. — **P:** Leistgs.fähigkt. b. Herzklappenfehlern, Diss. — Tbk. Spondylitis posterior, Chirurg 1948. — Pilzvergiftg., Ärztl. Wschr. 1949 u. Ärztl. Praxis 1950. — Lymphadenitis mesenterialis, ebd. — Magenlipome, Zbl. Chir. 1950. — Rekt. Nark.einleitg. b. Kindern m. Inactin, Zbl. Chir. 1954. — Beeinfl. v. Nark.erbrechen durch Dimenhydrinat, Anaesthesist 1959.

Maniatis, Nikolaus, Dir. d. Chir. Klin. Jenikon, Nosokomion, Larissa (Griechenland). *

Manseck, Hubertus K., Facharzt f. Chir. u. Urol., Chefarzt d. chir. Abt. St. Josef-Hosp., 42 Oberhausen/Rheinland, Mülheimer-Str. 83. — *30. 1. 16 Paradies, Kr. Meseritz. — **A:** 42 Berlin. — **Prom:** 42 Danzig. — **F:** Chir., Urol. — **V:** 42–45 Kriegsdienst, 46–49 I. chir. Abt. A. K. St. Georg Hamburg (Reinecke, Loeweneck), 50–52 A. K. Heidberg ebd. (Prinz), 53–58 Oberarzt St. Marien-Hosp. Mülheim (Baum). — **P:** Indikat. z. Amputat. b. Kriegsschußverletzgn. d. unt. Gliedmaßen, Diss. — Op. Heilg. e. Nebennierenmarkgeschwulst m. Blutdruckkrisen, Chirurg 1949. — Osteomyelitis typhosa, ebd. 1951. — Bhdlg. d. Mastdarmstrikt. b. Lymphogranuloma inguinale, ebd. — Hernie d. Hiatus oesophagei u. ihre Bhdlg. durch d. Phrenikusunterbrechg., ebd. — Probl. d. Hypertonie b. einseit. pyelonephrit.

Schrumpfniere, ebd. 1952. — Fortschr. i. d. Diagnost. u. Bhdlg. d. periph. Embolie, Dtsch. med. Wschr. 1953. — Probl. d. Ersatzmagens nach totaler Gastrekt., Chirurg 1957. — Indikat. z. Resekt. d. thorak. Speiseröhre b. gutart. Erkrankgn., Zbl. Chir. 1957. — Thorako-abdomin. Kardiaresekt., Langenbecks Arch. klin. Chir. 301/1962. — Schleudertrauma d. HWS, ebd. 316/1966.

Mantler, Hellmut, Oberstabsarzt (Sanitätsoff.), Poliklin. Bundeswehrlaz., 2 Hamburg 70, Lesserstr. 180. — *3. 2. 22 Gunzenhausen. — **A:** 49 München. — **Prom:** 51 ebd. — **F:** Chir. — **V:** 49–58 Krhs. d. Barmherzigen Brüder Regensburg (Ritter), 58–63 1. Ass. u. Oberarzt Krskrhs. Roth b. Nürnberg (Jäger), ab 63 Bundeswehrlaz. Hamburg (Kleist, Schüler).

Mappes, Gerhart, Priv-Doz., Dr. med. habil, 1. Oberarzt d. Chir. Univ.-Klin., 65 Mainz, Langenbeckstr. 1. — *31. 10. 26 Karlsruhe. — **A:** 52 Heidelberg. — **Prom:** 54 ebd. — **Hab:** 65 Mainz. — **F:** Chir. — **V:** 52–54 Pathol. Inst. Univ. Heidelberg (Randerath), 54–55 Med. Univ.-Klin. ebd. (Matthes), 55–63 Freiburg (Krauss), ab 63 Mainz (Kümmerle). — **B:** Betrachtg. z. Ätiol. u. Pathogen. d. port. Hypertens., in: Ungelöste Probl. d. Chir., Thieme, Stuttgart 1964. — **P:** Ricerche morfologiche statistiche sulle cellule epitclioide dei vasi afferenti nei reni di topo, Minerva nefrologica 1954. — Kasuist. d. Hypophysenvorderlappeninsuff. (mit Wittekind), Z. klin. Med. 154/1957. — Klin. akuter Blutgn. aus gutart. Tumoren d. Magendarmtraktes (mit Kümmerle), Dtsch. med. Wschr. 1957. — Exp. Erzeugg. e. port. Hypertens. (mit Weinreich), Z. exper. Med. 131/1959. — Exp. Erzeugg. e. port. Hypertens. b. d. Ratte, Langenbecks Arch. klin. Chir. 295/1960. — Untersuchgn. üb. d. Beziehgn. zw. Milz u. Knochenmark b. Ratten m. Hilfe e. Knochenmarksfunkt.prüfg. (mit Weinreich u. Bussmann), Z. exper. Med. 133/1960. — Allg. u. örtl. antibiot. Langzeitbhdlg. d. posttraumat. Osteomyelitis (mit Volk), Chirurg 1963. — Bhdlg. infiz. Weichteilwunden u. Frakt. m. intraart. Tetracyclininjekt. (mit Volk), Dtsch. med. Wschr. 1963, German med. Monthly 1963 u. Med. Alemana 1963. — Morphol. u. funkt. Befunde b. Ratten m. exp. port. Hypertens. (mit Thiele u. Weinreich), Acta hepato-splenol 1964. — Chir. Bhdlg. v. Oesophagusvarizenblutgn. nach Splenekt. (mit Kümmerle), Dtsch. med. Wschr. 1964. — Verhalten d. Serotonins b. exp. Pfortaderdrucksteigerg., Langenbecks Arch. klin. Chir. 313/1965. — Schockbhdlg. am Unfalltag, Unfallmed. Tagg. d. Landesverb. d. gewerbl. BG 1965. — Pseudomyxoma peritonei u. seine chir. Bhdlg. (mit Brünner), Chirurg 1965. — Beeinfl. d. port. Leberdurchblutg. durch exp.-induz. Pfortaderdrucksenkg. (mit Brünner), Langenbecks Arch. klin. Chir. 316/1966. — Splenekt. b. d. chron. Hepatitis (mit Gramlich), ebd. — Porto-cavale Shunt-Op. u. Hyperammoniaemie, Anaesthesiol. u. Wiederbelebg. 13/1966. — Konservat. od. op. Bhdlg. v. Pankreasfisteln (mit Kümmerle), Dtsch. med. Wschr. 1966. — Frühdiabet. Stoffwechselanomalien u. biopt. objektiv. Leberverfettgs.grad b. Cholelithiasis (mit Knick u. a.), Verh. Dtsch. Ges. Inn. Med. 1967.

Marangos, George, Primarius, Chefarzt d. Chir. Klin. am General-Hosp., Nicosia (Cypern). — *30. 1. 06 Varoshia, Cypern. — **A:** 31 Wien. — **Prom:** 31 ebd. — **F:** Chir. — **V:** 29 u. 31 Med. Univ.-Klin. Wien (Chvostek), 29–30 Pathol.-Anat. Inst. d. Krhs. d. Stadt Wien (Erdheim), 31–32 Krhs. Rudolfsstiftg. ebd. (Breitner), 32–33 Innsbruck (Breitner), 33–34 Zürich (Clairmont), 34 urol. Abt. Krhs. d. Barmherz. Brüder, Abt. f. Maxillofaciale Chir. i. d. Chir. Klin. Eiselsberg u. am Unfallkrhs. Wien (Böhler), 35–40 Oberarzt R.K.-Krhs. Athen (Makkas), 40–51 Berat. Chir. am Staatskrhs. Limassol/Cypern, ab 52 Chefarzt d. Chir. Klin. d. Zentral-Staats-Krhs. Nicosia/Cypern, Dir. e. chir. Privatklin. i. Nicosia. — **B:**

Bauchverletzgn. auf Cypern währ. d. Revolut. 55–60 (griech). — **P:** 75 wiss. Veröff., u. a.: Kenntn. d. Dünndarmcarcinoide, Beitr. path. Anat. 86/1931. — Chir. Therap. d. Magen- u. Zwölffingerdarmgeschwüres (mit Hoche), Zbl. Chir. 1932. — Klin. Bhdlg. d. Perfor. Gastroduodenalgeschwüres (mit Hoche), Arch. klin. Chir. 169/ 1932. — Erfahrgn. üb. d. postop. Jejunalgeschwür (mit Makkas), Bruns' Beitr. klin. Chir. 163/1936. — Techn. d. Magenresekt. – d. Versorgg. d. Mesocolonschlitzes, Chirurg 1936. — Zweizeit. Verf. z. Bhdlg. d. Mastdarmfisteln, ebd. 1937. — Famil. Auftreten d. Echinokokkenkrankht., Münch. med. Wschr. 1938. — Bilateral Tumor d. Garotis Drüsen, Chirurg 1939. — The Surgical Treatment of Non-resectable Duodenal Ulcer" (mit Makkas), Brit. J. Surg. 146/1949. — Schwer- od. nichtresezierb. Duodenalgeschwür (mit Makkas), Chirurg 1950. — Erfahrgn. üb. d. chir. Bhdlg. d. Echinokokkenkrankht. (mit Kourias), ebd. 1952. — Op. Bhdlg. d. Lungenechinokokken, Langenbecks Arch. klin. Chir. 275/1953. — Wert d. Resekt. z. Ausschaltg. i. d. Bhdlg. d. Schwer- od. nichtresezierb. Duodenalgeschwüres, Modifikat. v. Bancroft—Plenk, Chirurg 1962. — War-Abdominal Injuries in Cyprus, J. Roy. Army Med. Corps 1962. — Radik. Bhdlg. d. Anal-Fistel – Ihre Entwurzelg., Chir. Praxis 1964. — Haemangiopericytoma of the stomach, J. Brit. Soc. Gastroenterol. 6/1965.

Marberger, Hans, Prof., Oberarzt d. Chir. Univ.-Klin., Haspingerstr. 12, A-6020 Innsbruck (Österreich). — Fragebogen 1968 nicht beantwortet.

Marchand, Roland, Chefarzt d. chir. Abt. d. Krskrhs., 2499 Wittmund. — *2. 5. 26 Herford/Westf. — **A:** 53 Freiburg. — **Prom:** 54 ebd. — **F:** Chir. — **V:** 53–54 Pathol. Inst. Städt. Kr.anst. Bielefeld (Terbrüggen), 54–56 Geb.-gyn. Abt. ebd. (Noelle), 56 chir. Abt. ebd. (Lamprecht), 56–63 Kreis- u. Stadtkrhs. Herford (Lassen), 63–65 Ev. Krhs. Unna (Born, Fiedler), 64 als komm. Leiter, 65–68 Kr.anst. d. Westf. Diakonissenanst. Sarepta, Krhs. Gilead, Bethel (v. Hasselbach).

Marggraf, Wilhelm, Prof., Städt. OMR, Chefarzt d. chir. Abt. Städt. Krhs., 593 Hüttental-Weidenau. — *5. 6. 15 Oberhausen. — **A:** 41 Göttingen. — **Prom:** 41 ebd. — **Hab:** 57 ebd. — **F:** Chir. — **V:** 41–45 Kriegsdienst, 46–49 Arzt i. öff. Gesundh.dienst, 50–64 Göttingen (Hellner). — **B:** Erfahrgn. u. exp. Untersuchgn. m. d. Zytostatikum N. Oxyd-Lost i. d. Chir. (mit Henne), Krebsforsch. u. Krebsbekämpfg. Bd. II 1957. — **P:** Eiweißspiegel d. Blutserums nach parent. Flüssigkts.-zufuhr, Diss. — Abhängigkt. d. Hernienfrequenz v. Milieufaktoren (mit Seulberger u. Kröning), Z. menschl. Vererb. Konstit.lehre 29/1948. — Untersuchgn. m. d. Kohlesenkg. im Plasma nach Baron (mit Seulberger), 1. Mitt. Chirurg 1948, 2. Mitt. ebd. 1949. — Vergl. Untersuchgn. üb. Blutkörperchensenkgs.geschwindigkt. u. Costa-Reakt. b. chir. Erkrankgn. (mit Seulberger u. Kröning), Bruns' Beitr. klin. Chir. 3/1950. — Untersuchgn. m. d. Thrombinabbaureakt. nach Lenggenhager vor u. nach Op. (mit Hinrichs), ebd. 4/1951. — Bluteiweißverändergn. b. Knochentbk. (mit Hasche-Klünder), Münch. med. Wschr. 1952. — Bluteiweißverändergn. nach Op. (mit Hinrichs), Bruns' Beitr. klin. Chir. 3/1952. — Untersuchgn. üb. d. Verhalten verschied. Gerinngs.anteile d. Blutes vor u. nach Op. (mit Hinrichs), ebd. 4/1952. — Histaminaemie nach Muskeltraumen (mit Koslowski u. Scheele), Klin. Wschr. 1952. — Elektrophoret. Untersuchgn. nach Frakt. (mit Hinrichs), Langenbecks Arch. klin. Chir. 272/1952. — Untersuchgn. üb. d. vegetat.-nerv. Steuerg. d. Blutgerinngs.systems (mit Koncz), ebd 274/1953. — Costa-Reakt. u. Blutkörperchensenkungsreakt. nach Westergren, Plasma 1953. — Diagn. v. Ca.erkrankgn. durch elektrophoret. Serumfraktioniergn., Langenbecks Arch. klin. Chir. 273/1953. —

Blutuntersuchgn. b. d. Ratte nach Muskeltraumen (Crush-Syndr.) (mit Koslowski u. Weber), Klin. Wschr. 1953. — Wirkg. verschiedenart. Transfus. auf Bluteiweißkörperregulat. u. Blutgerinngs.faktoren b. Menschen (mit Hinrichs), Bruns' Beitr. klin. Chir. 2/1954. — Erfahrgn. üb. d. Verwendg. v. Ircodenyl u. Irgapyrin z. Behebg. postop. Schmerzen u. Temp.steigergn., Therap. Gegenw. 1954. — Schwerer Transfus.zw.fall inf. Eiweißunverträglkt. u. seine Bhdlg., Bluttransfusion 1954. — Posttraumat. Verändergn. d. Blutgerinng. u. d. Blutbildes b. milzlosen Ratten (mit Koslowski u. Piper), Klin. Wschr. 1955. — Beeinfl. d. Gerinngs.potentials nach Op. u. verschied. Anaesth.arten, Thrombose u. Embolie 1955. — Einfl. d. Milzexstirpat. auf posttraumat. Verändergn. d. Blutgerinng. u. d. Blutbildes b. d. Ratte (mit Koslowski u. Piper), Arch. exper. Path. u. Pharmakol. 226/1955. — Untersuchgn. üb. d. Verhalten verschied. Mineralsubstanzen, d. Phosphatase, d. Cholesterins, Gesamtprotein- u. Restharnstoffgehaltes u. d. Serumeiweißfrakt. nach Frakturtraumen u. genagelten Frakt. (mit Haase), Langenbecks Arch. klin. Chir. 280/1955. — Chir. sowie postop. Bhdlg. art. Thrombosen u. Embolien, V. Kongr. d. Europ. Ges. f. Haematol. Freiburg 1955. — Verändergn. d. Blutgerinng. i. d. vegetat. Blockade, Acta Neurochir. Suppl. III/1955. — Einwirkgn. d. Unterkühlgs.vorganges auf d. Blutgerinngs.syst., Langenbecks Arch. klin. Chir. 284/1956. — Pathophysiol. Verändergn. d. Serumeiweißhaushaltes nach traumat. Gewebsschädiggn., Bruns' Beitr. klin. Chir. 1/1956. — Exp. Untersuchgn. üb. d. Einwirkg. v. Gewebsautolysaten auf menschl. Blutserum (mit Greuer), Arneimittel-Forsch. 1956. — Plastik-Infusor, Chirurg 1957. — Zellzerfall, Anaesth. u. Op.trauma. Exp. Untersuchgn. u. klin. Beobachtgn. üb. d. Verhalten d. intravas. Milieus sowie d. Gefäßwand nach derart. Einwirkgn. auf d. ges. u. kranken Menschen, Habil.-Schr. 1956/1957. — Bluttransfus. u. Blutgerinng., Erg. d. Bluttransfus.forsch. III/1957. — Exp. Untersuchgn. üb. d. Einwirkg. v. Gewebsautolysaten auf d. Gerinngs.haushalt (mit Greuer), Arneimittel-Forsch. 1958. — Beobachtgn. üb. Bakt.resistenz geg. Antibiotika am chir. Krankengut, Kolloquien, Ber. d. I. Med. Univ.-Klin. Wien 1959. — Exp. u. klin. Untersuchgn. üb. d. Einwirkg. proteolyt. Fermente auf menschl. Blutserum (mit Greuer u. Fürstenberg), Langenbecks Arch. klin. Chir. 293/1960. — Erfahrgn. m. Erycinum am chir. Krankengut (mit Gregl), Münch. med. Wschr. 1960. — Postop. Thrombosegefährdg. nach Milzexstirpat. weg. splenogener Markhemmg., Langenbecks Arch. klin. Chir. 295/1960. — Posttraumat. intravas. Proteolyse u. ihre Bhdlg., Hefte Unfhlkd. 66/1960. — Transfus.probl. b. extrakorp. Kreisl., Bibl. Haematol. 12/1960. — Untersuchgn. üb. d. Einwirkg. proteolyt. Fermente auf menschl. Serum, Bull. Soc. Internat. Chir. 20/1961. — Vergl. Untersuchgn. üb. Verändergn. d. Elektrolyt- u. Wasserhaushaltes nach Kaiserschnitten u. nach gynäk. Op. (mit Haller u. Kirchhoff), Zbl. Gynäk. 1961. — Fibrinolysevorgänge b. extrakorp. Kreisl., Europ. Hämatologenkongr. Wien 1961. — Resistenzuntersuchgn. sowie Konzentrat.bestimmgn. i. verschied. Körperflüssigktn. nach Anwendg. v. Erycinum am chir. Krankengut (mit Gregl), Münch. med. Wschr. 1962. — Enterale flüss. Ernährg. chir. behand. Pat., Med. u. Ernährg. 1962. — Fibrinolyse i. d. Chir., ihre Erkenng. u. gezielte Bhdlg. m. Inhibitoren, Bruns' Beitr. klin. Chir. 1962. — Überwachg. d. Blutgerinng. b. extrakorp. Kreisl. m. d. Herz-Lungenmaschine (Melrose-System) (mit Poliwoda, Fürstenberg u. Schmidt), Langenbecks Arch. klin. Chir. 299/1962. — Untersuchgn. üb. d. Brauchbarkt. verschied. Stabilisatoren f. kurzfrist. Blutkonserv., ebd. 301/1962. — Fibrinolysis in Surgery, Bull. Intern. Coll. Surg. 1962. — Blutkonserv. m. Trasylol, e. Verf. z. Vermeidg. proteolyt. Ferment-Aktivg., Erg. d. Bluttransfus.forsch. 1963. — Bhdlg. d. Schocks am

Unfallort, Landarzt 1963. — Beobachtgn. üb. d. postop. Magen-Darmatonie nach Magenop., Langenbecks Arch. klin. Chir. 304/1963. — Ursachen unterschiedl. Schocksituat. i. d. Unf.chir. u. d. zu ergreif. Gegenmaßnahmen, Chirurg 1964. — Sofort- u. Spätmaßnahmen nach Hitzeschäden, Langenbecks Arch. klin. Chir. 1965.

Marguth, Frank, Prof., Dir. d. Neurochir. Univ.-Klin., 8000 München 15, Beethovenplatz 2–3. — Fragebogen 1968 nicht beantwortet.

Markert, Wilhelm, Facharzt f. Chir., Chefarzt a. D., Generalarzt d. Luftwaffe a. D., 8 München 2, Nymphenburgerstr. 49. — *29. 8. 91 Landshut (Niederbayern). — **A:** 23 Würzburg. — **Prom:** 23 ebd. — **V:** 23 Med. Poliklin. d. Univ. Würzburg (Magnus-Alsleben), 23–24 Pathol. Inst. ebd. (M. B. Schmidt), 25–29 Chir. Univ.-Klin. ebd. (Fritz König), 29–31 Städt. Krhs. Schweinfurt (Weinzierl), 31 Univ.-frauenklin. München (Döderlein).

Markreither, Franz Josef von, Facharzt f. Chir., Durchgangsarzt, 8 München 27, Mauerkircherstr. 45. — *10. 7. 10 Regensburg. — **A:** 35 München. — **Prom:** 36 ebd. — **F:** Chir. — **V:** 35–37 München (Lexer), 37–39 Städt. Krhs. Stuttgart-Bad Cannstatt, 39–42 München (Magnus). — **B:** Lehrbuchbeitr. in: Lexer, Pyogen. Infekt. u. ihre Bhdlg., Enke 1936.

Markus, Heinrich, Chefarzt d. St. Johannesstift, Leit. Arzt d. chir. Abt. i. R., 293 Varel, Lohstr. 15. — *15. 12. 99 Elsten./Oldbg) — **A:** 25 Kiel. — **Prom:** 25 ebd. — **F:** Chir. — **V:** 25–26 Kiel (Schittenhelm), Städt. Krhs. Schleswig (Boehm), 26–36 Köln (Tilmann, v. Haberer). — **P:** Strahlenbhdlg. d. tbc. Halslymphome m. bes. Berücksicht. d. Strahlenschäden, Dtsch. Z. Chir. 205/1927. — Epithelioma adenoides cysticum u. Cholesterinstoffwechsel, Zbl. Chir. 1930. — Magenduodenaladenomatose m. malig. Degenerat. d. Duodenaladenoms, Klin. Wschr. 1933. — Kalkmilchgalle, Dtsch. Z. Chir. 238/1933. — Verwendgsmöglkt. d. bewegl. Silberdrahtnetzes n. Goepel, Zbl. Chir. 1933. — Dünndarmtotalvolvulus, ebd. 1934. — Klin. d. Corpus luteum-Blutgn., Med. Klin. 1934. — Hydrokolpos u. Hydrometra b. Vaginalatresie im Senium, Zbl. Chir. 1935. — Fehlbildg. d. inn. Genitale u. Tubargravidität, Dtsch. med. Wschr. 1935. — Schädelosteomyelitis inf. Entzündg. d. Nasennebenhöhlen, Münch. med. Wschr. 1941. — Inn. Anastomosierg. d. Pankreascysten, Zbl. Chir. 1950. — Postop. Beschwerden n. Eingr. am Gallensystem (mit Lohmann), ebd. 1952.

Maroske, Fritz, 3545 Usseln (Krs. Waldeck), Korbacher Str. 11. — Fragebogen 1968 nicht beantwortet.

Marquardt, Alfred Karl, Chefarzt d. chir. Abt. d. kurhess. Diakonissenhs. i. R., 35 Kassel, Taunus Str. 1. — *20. 10. 00 Lugetal/Flatow/Westpr. — **A:** 26 Berlin. — **Prom:** 26 ebd. — **F:** Chir. — **V:** 25–26 Städt. Kr.anst. Mühlhausen/Thür. (Wetzel), 26–27 Berlin-Ziegelstr. (Bier), 27–30 R.K.-Hosp. Wuppertal-Elberfeld (Gatzky), 31–39 Kurhess. Diakonissenhs. Kassel (Wegner), 40–65 Chefarzt Kassel.

Marsch, Erich, Facharzt f. Chir., Belegarzt, 1 Berlin 33 (Dahlem), Altensteinstr. 13. — *10. 3. 89 Stremmen Krs. Beeskow-Storkow. — **A:** 13 Berlin. — **Prom:** 13 ebd. — **F:** Chir. — **V:** 19–22 Hamburg-Eppendorf (Kümmell), 23–47 Chefarzt d. Krskrhs. Beeskow (Mark), ab 48 chir. Praxis in Berlin. — **B:** Festschr. z. 50jähr. Bestehen d. Vereinskrhs. Beeskow 1933. — **P:** Einwirkg. d. Gastroenterostomie a. d. Magengeschwür, Diss. — Erfahrgn. üb. 9000 Appendekt., Bruns' Beitr. klin. Chir. 126. — Tbk. u. Sarkom (Röntgensarkom ?), Zbl. Chir. 1922. — Beeskow, Entwicklg. e. Krhs. v. Roten Kreuz, Bl. Dtsch. Rot. Kreuz 1932. — August Bier 75 Jahre alt, Ärztebl. Brandenburg 1936.

Marschner, Gottfried, Facharzt f. Chir., Chefarzt d. Chir. Klin. Stadtkrhs. Dresden-Neustadt, X 8023 Dresden, Industriestr. 40. — *18. 7. 17 Neukirch Krs. Kamenz. — **A:** 41 Leipzig. — **Prom:** 41 ebd. — **F:** Chir. — **V:** 41–45 Kriegsdienst, 45–49 Diakonissenhs. Leipzig (Maske), 51–57 Bergbaukrhs. Erlabrunn (Heller). — **P:** Gerichtsmed. Nachweis v. Gummi aus Brandresten, Diss. 1941. — Beitr. Z.techn. d. Gelenkplastik, Zbl. Chir. 1952. — Beitr. z. chir. Bhdlg. d. blutend. Ulcus, ebd. — Wiederherstellgs.op. b. d. Lähmg. d. M.deltoideus, ebd. 1955. — Op. Bhdlg. d. Patellafrakt. m. einem modifiz. Cutislappen, ebd. — Sichtverhältnisse i. Op.saal, ebd. 1957. — Plast. Verschluß v. Schädeldachlücken, ebd. — Op. Bhdlg. d. Lux. acromioclavicularis, ebd. 1958. — Pseudohermaphroditismus masc. externus b. zwei Brüdern, ebd. 1958. — Op. d. Quadricepskontraktur nach Payr, ebd. 1959. — Op. Bhdlg. d. akut. Pankreatitis, Langenbecks Arch. klin. Chir. 292/1959. — Injekt.bhdlg. d. kindl. Analprolapses, Bruns' Beitr. klin. Chir. 199/1959. — Bhdlg. d. sublux. Malleolarfrakt. m. d. Schrägzug nach Heller, Langenbecks Arch. klin. Chir. 295/1960. — Plast. Wiederherstellg. d. med. Knieseitenbandes nach Heller, Zbl. Chir. 1960. — Meth. z. Versorg. v. Abledergs.verletzgn., ebd. 1963. — Vereinfachg. i. d. Bhdlg. d. med. Bauchnarbenbr., ebd. 1965. — Fragen d. Farbgestaltg. i. d. Praxis d. Op.betriebes, Med. Technik 1967.

Martens, Hans J. H., 1. Oberarzt d. chir. Abt. Ev. Krhs., 4 Düsseldorf, Fürstenwall 91. — *21. 12. 09 Schönberg/Mecklb. — **V:** 36 Jena. — **Prom:** 37 ebd. — **F:** Chir., Urol. — **V:** 35–37 Krskrhs. Kyritz (Neu), 37–39 Städt. Krhs. Wittstock/ Dosse (Hugel), 39–50 Stadtkrhs. Dresden-Friedrichstadt (Fromme), 50–52 Chefarzt d. chir.Abt. Städt.Krhs.Weissenfels/Saale, 52–60 Chefarzt u.Ärztl. Dir. d. Krskr.anst. Eisenach/Thür., 60–63 Städt. Krhs. Rheydt/Rheinl. (Wodarz), 63–65 Chirurg in Deggendorf/Donau, ab 65 1. Oberarzt Ev. Krhs. Düsseldorf (Forßmann).

Martin, Fritz, 7210 Rottweil (Neckar), Dammstr. 6. — Fragebogen 1968 nicht beantwortet.

Martin, Kurd Hanns, Facharzt f. Chir., Belegarzt, 1 Berlin 62 (Schöneberg), Innsbrucker Platz 4. — *9. 7. 26 Berlin. — **A:** 53/54 FU Berlin. — **Prom:** 53 ebd. — **F:** Allg. Med., Chir.. — **V:** 53–60 Städt. Behring-Krhs. Berlin-Zehlendorf (Fecher, Dohrmann).

Martin-Lagos, Francisco, Prof., Velasquez 98, Madrid (Spanien). — Fragebogen 1968 nicht beantwortet.

Marwege, Helmut, Chefarzt d. chir. Abt. d. Kind.krhs. Altona, 2000 Hamburg 50, Bleickenallee 38. — Fragebogen 1968 nicht beantwortet.

Marx, Heinrich, Chefarzt Marienhosp., 58 Hagen. — *5. 4. 19 Höxter. — **A:** 46 Bonn. — **Prom:** 49 ebd. — **F:** Chir., Urol. — **V:** 45–53 chir. u. urol. Abt. Knappschafts-Krhs. Bottrop (Blumensaat), 49–50 inn. Abt. d. Knappschaftskrhs. Essen-Steele (Parrisius), 50–51 Neurol. u. psychiatr. Abt. Knappschafts-Krhs. Bottrop (Reetz). — **P:** Bösart. Entartg. d. Endometriose, Chirurg 1949. — Periduralanaesth. i. d. Thoraxchir., Zbl. Chir. 1950. — Periduralanaesth. u. Arachnoiditis adhaesiva cystica, ebd. 1951. — Bedeutg. d. Periduralanaesth. f. d. unt. Gliedmaßen, ebd. — Diff.diagn. d. Mediastinaltumoren, ebd. 1952. — Zwischenwirbelverkalkgn. i. Kindesalter, Arch. orthop. Unfallchir. 46/1953. — Horizont. Bogenbr. d. Lendenwirbelsäule, Zbl. Chir. 1955.

Marzik, Gustav, Facharzt f. Chir. u. Durchgangsarzt, 463 Bochum, Kortumstr. 65. — *1. 4. 11 Bochum. — **A:** 37 Marburg. — **Prom:** 38 ebd. — **V:** Landesfrauenklin. Bochum, Städt. Kr.anst. Lüdenscheid, Knappschafts-Krhs. Langendreer, Bergmannsheil Bochum.

Marzoli, Gian Pietro, Prof., Oberarzt d. Chir. Univ.-Klin. Padua, Cavourstr. 32, Meran (Italien). — Fragebogen 1968 nicht beantwortet.

Marzoll, Ferdinand, Sanit.-R., X 5300 Weimar, Eduard-Rosenthal-Str. 40. — Fragebogen 1968 nicht beantwortet.

Mason, George A., Kensington Terrace 9, Newcastle-upon-Tyne 2 (England). — Fragebogen 1968 nicht beantwortet.

Mathe, K. Ulrich F., Facharzt f. Chir., Oberarzt Amtskrhs., 587 Hemer/Westf., Breddestr. 22. — *25. 2. 07 Liebstadt/Pirna i. S. — **A:** 33 Dresden. — **Prom:** 32 Leipzig. — **F:** Chir. — **V:** 32 II. Med. Klin. Dresden-Friedrichstadt (Arnsperger), Stadtkrhs. Zittau (Klieneberger), Landesanst. Arnsdorf b. Dresden (Maaß), 33–36 chir. Abt. Stadtkrhs. Zittau (Moser), 36–40 prakt. Arzt in Olbersdorf b. Zittau, 40–45 Stadtkrhs. Zittau, 45–52 prakt. Arzt, 52–58 Chefarzt Krhs. Mitte i. Görlitz u. Krhs. Reichenbach/Oberlausitz.

Mathies, Walter Heinrich Franz, Facharzt f. Chir., 2 Hamburg 11, Vorsetzen 41. — *16. 7. 08 Coban, Guatemala. — **A:** 34 Hamburg. — **Prom:** 33 ebd. — **F:** Chir. — **V:** 34–35 Pathol. Münster (Klinge), 35–39 A. Krhs. Barmbek (Oehlecker), 39–45 Kriegsdienst, 45–47 Leit. Arzt d. chir. Abt. d. Landeskr.anst. Bad Pyrmont, 47–52 Leit. Arzt d. chir.-orthop. Abt. d. Bundesversorggs.krhs. ebd. — **P:** Entwicklgs.-gang d. Waldeyer'schen Rachenringes, Diss. u. Zieglers Beitr. 1933. — Hypererg. Reakt. d. entnervten Niere, Exp. (mit Kaiserling), Virchows Arch. 1935.

Matis, Paul, Prof., 7441 Aich, Albblickweg 8. — *18. 5. 20 Mähr.-Schönberg. — **A:** 45 Prag. — **Prom:** 45 ebd. — **Hab:** 58 Tübingen, apl. Prof. 64 ebd. — **F:** Chir. — **V:** ab 47 Tübingen (Naegeli, Dick). — **B:** Beitr. in: Kurzes Hdb. d. thromboembol. Erkrankgn., hrsg. m. Naegeli, Gross, Runge u. Sachs, 2. Aufl., Schattauer 1960. — Beitr. in: Klin. u. Therap. d. Nebenwirkgn., hrsg. v. Kuemmerle u. a., Thieme, 1960. — Dtsch. Ausg. (mit Dortenmann) v. Christopher, Ochsner u. DeBakey, Minor Surgery: Chir. d. prakt. Arztes, Medica-Vlg. 1957. — **P:** Arbeiten auf d. Geb. d. allg. Chir. (Thrombose, Embolie, insbes. Thromboembolieprophyl.; Gefäßpermeabilität, Blutstillg., Blutgerinng., Wundheilg: Beeinfl. d. Antibiotika, Antikoagulantien, Fibrinolytika, Fermentinhibitoren) u. a. — Thromboembol. Krankht. (mit Naegeli), Erg. Chir. Orthop. 38/1953. — Wechselbeziehgn. zw. antibiot. u. gerinngs.-hemm. Maßnahmen (mit Mayer u. Nagel), ebd. 42/1959. — Erg. e. altern. Antikoagulantien-Prophyl. (mit Dick u. Mayer), Chirurg 1961. — Wundheilg. u. Antikoagulantien (mit Dick), Proc. 8th Congr. Europ. Soc. Haematol., Karger 1962. — Vasoakt. Wirkgn. d. Antikoagulantien u. Fibrinolytika (mit Konold, Mayer u. Liebaldt), Thrombos. Diathes. haemorrh. (Stuttg.), Suppl. 15/1965. — Effect of proteinase inhibitor on blood coagulation, fibrinolysis and wound healing in patients during and after surgery (mit Mörl), Proc. New York Acad. Sci. 1967.

Matisseck, Herbert, F.I.F.A., Facharzt f. Chir., OMR, 2 Hamburg 13, St. Benedictstr. 20. — *21. 8. 12 Naumburg/S. — **A:** 39 München. — **Prom:** 39 ebd. — **F:** Chir. u. Path. — **V:** 38 Carlo Forlanini Inst. Univ. Rom (Morelli, Monaldi), 39–40 I. Med. Univ.-Klin. Wien (Eppinger), 40–43 Pathol. Inst. Univ. Berlin (Rössle), 43–45 Kriegsdienst, 47–56 Chir. Univ.-Klin. Hamburg (Konjetzny, Lezius, Zukschwerdt). — **P:** Anamnese d. Patienten m. Ulcus ventriculi perforatum, Diss. — Schilddr., Herzdekompensat. u. Blutjodspiegel, Z. klin. Med. 137/1940. — Bedeutg. d. Nebennierenrinde f. d. Melanodermie b. d. Addison'schen Krankht. (zugl. Beitr. z. genuinen Schrumpfnebenniere), Virchows˜Arch. 308/1942. — Bedeutg. v. Knochenmarkschäden f. d. areaktiven Verlauf d. Tbk., ebd. — Neurinome d. Magens, Zbl. Chir. 1949. — Phäochromocytom u. seine Beziehgn. z. Nebennierenrindenfunkt.

(zugl. Beitr. z. doppelseit. Phäochromocytom i. Kindesalter), Langenbecks Arch.
klin. Chir. 265/1950. — Operable Pleuratumoren, Zbl. Chir. 1954. — Luxationsfrakt. d. Talus, Mschr. Unfhlkd. 1955. — Chondrom d. Brustbeins, Bruns' Beitr.
klin. Chir. 1955.

Matthaes, Peter, Wiss. Ass., Chir. Univ.-Klin., 2 Hamburg-Eppendorf, Martini-
str. 52. — *17. 10. 33 Leipzig. — **A:** 60 Hamburg. — **Prom:** 58 ebd. — **F:** Chir. —
V: 58 Frauenklin. Hamburg-Altona (Schultz), 59 II. Med. Univ.-Klin. Hamburg-
Eppendorf (Jores), ab 60 Chir. Univ.-Klin. ebd. (Zukschwerdt), 61 Anat. Inst.
(Horstmann) — **P:** Innenrelief menschl. Herzkammern, Anat. Anz. 111/1962. —
Elektronenmikroskop. Befunde an d. menschl. Schilddr., Bruns' Beitr. klin. Chir.
214/1967.

Matthes, Hans W., Chefarzt d. Anaesthesieabt., II. Chir. Univ.-Klin. i. d. Städt.
Kr.anst., 5 Köln-Merheim, Ostmerheimer Str. 200. — *19. 9. 19 Frankenberg/Sa. —
A: 44 Berlin. — **Prom:** 44 Freiburg i. Brsg. — **F:** Anaesth., Chir. — **V:** 44/45 Inn.
u. Chir., Küchwald-Krhs. Chemnitz/Sa. (Hartmann), 45–46 Inn., Chir. u. Gyn.,
Krskrhs. Mittweida/Sa. (Axhausen, Hofmann), 47–53 Jena (Guleke, Kuntzen),
ab 48 Anaesth. ebd. — 49 Anaesth., Chir. Univ.-Klin. Gießen (Schostock, Henley),
53–63 Leit. d. Anaesth.-Abt. u. Blutbank Städt. Kr.anst. Wiesbaden, 60 u. 62
Anaesth. Nuffield Dep. Oxford (Macintosh), ab 63 Leit. Anaesth.-Abt., II. Chir.
Univ.-Klin. Kr.anst. Köln-Merheim (Schink). — **B:** Übersetzgn. ins Deutsche:
Örtl. Betäubg.: Plexus brachialis (Macintosh u. Mushin), Anaesthesiol. u. Wiederbelebg., Springer 1967. — Örtl. Betäubg.: Kopf u. Hals (Macintosh u. Ostlere),
ebd. 1968. — **P:** Massagebhdlg., Ärztl. Praxis 1950. — Intubat.nark. m. Curare u.
ihre Bedeutg., Zbl. Chir. 1951. — Erfahrg. b. d. Verwendg. v. Tricuran (HL 8583) als
Muskelrelaxans b. d. geschl. Nark., ebd. 1952. — Erfahrg. m. neueren Muskelrelaxantien, ebd. 1953. — Freie Atemwege – e. d. wichtigsten Voraussetzgn. d. Allg.-
Betäubgs.verf., Wiss. Zschr. d. Fr.-Schiller-Univ. Jena 1952/53. — Anaesth. b.
intrathorak. Eingr. u. b. Risikoop., Dtsch. Gesd.wes. 1953.— Bhdlg. intra- u. postop.
entstand. Atelektasen, Chirurg 1954. — Erfahrg. m. d. kurzwirk. Muskelrelaxans
Bis-cholin-succinat-dichlorid-dihydrat Succicuran (HL 8606), Dtsch. Gesd.wes.
1954. — Elektrokrampfbhdlg. unt. Schutzwirkg. d. Bis-cholin-succinat-dichlorid-
dihydrates (HL 8606 Cuccicuran), Psychiat. Neurol. med. Psychol. (Lpz.) 1954. —
Techn. u. Prax. d. Apparatenark., Dtsch. Gesd.wes. 1955. — Anaesth. f. Tonsillek.
u. Adenoidekt. b. Kindern, Anaesthesist 1957. — Bhdlg. geschl. Brustwandeinbr.,
Mschr. Unfhlkd. 1959. — Anaesthesietechn. f. Tonsillekt. u. Adenekt. b. Kindern,
HNO-Wegweiser 1960. — Beitr. z. Kasuistik d. ben. Magentumoren, Zbl. Chir.
1965. — Beobachtg. u. Erg. b. d. Blockade d. Plexus brachialis, Anaesthesist 1965.
— Pikrinsäure als Reagenz f. d. Fluoreszenzmikroskopie, Acta histochem. 23/1966.
— Blutspiegel v. Mepivacain nach Injekt. i. verschied. Gewebe, Anaesthesist 1966.
— Vergl. Untersuchgn. üb. Blutspiegel v. Mepivacain n. Resorpt. aus verschied.
Geweben, Acta anaesth. scand. Suppl. XXIII, Proc. I/1966. — Einsatz d. NAW
Köln, Reanimat. u. Anaesth. unt. erschwerten Bedinggn., ebd. Suppl. XXIV, Proc-
II/1966. — Probl. d. Anaesth. i. Krhs., Krankenhausumschau 1967. — Pikrinsäure
als Reagenz f. d. fluoreszenzmikroskop. Nachweis v. Lokalanaesth., Acta histochem.,
Suppl. 7/1967. — Klin. Folgergn. aus Blutspiegel-Untersuchgn. v. Lokalanaesthe-
tica, Langenbecks Arch. klin. Chir. 319/1967.

Matthes, Theodor, Prof., OMR, Chefarzt d. chir. Abt. d. Geschwulst-Klin. d.
Dtsch. Akad. d. Wissensch., X 1115 Berlin-Buch, Lindenberger Weg 80. — Fragebogen 1968 nicht beantwortet.

Matzander, Ulrich, Priv.-Doz., 1. Oberarzt d. Chir. Klin. d. Univ. d. Saarlandes, 665 Homburg/Saar. — *23. 12. 22 Spremberg/Mark Brandenburg. — **A:** 49 Göttingen. — **Prom:** 49 ebd. — **Hab:** 64 Homburg. — **F:** Chir. — **V:** 50–51 Med. Univ.-Klin. Göttingen (Schoen), 51–57 München (E. K. Frey), ab 58 Homburg/Saar (Lüdeke). — **B:** Verbesserg. d. Leberdurchblutg. nach porto-cav. Anastomosen, Univ.-Vlg. Saarbrücken 1965. — **P:** Serumeiweißverändergn. i. Verl. verschied. Lebererkrankgn., beurteilt an Hand einiger gebräuchl. klin. Reakt., Diss. — Verhalten d. Serumkalium-Spiegels nach Op. u. seine Bedeutg. f. d. Erkenng. e. Kaliummangels, Münch. med. Wschr. 1957. — Erblichkt. u. Morphogenese b. angebor. Herzfehlern, Thoraxchir. 1958. — Ber. üb. e. prim. Leiomyosarkom d. Lunge (mit Hueck), ebd. — Bhdlg. d. Trichterbrust, Ann. Univ. Sarav. 1960. — Aneurysma an d. Aorta thoracalis u. d. A. subclavia sinistra b. e. zweij. Jungen (mit Höer), Thoraxchir. 1961. — Darmperforat. durch Ascariden, Zbl. Chir. 1961. — Bhdlg. d. geschl. Rippenbr., u. d. schweren Thoraxkontus. Münch. med. Wschr. 1963. — Probl. i. d. Beurteilg. u. Bhdlg. d. sog. idiopath. Spontanpneumothorax, Med. Klin. 1963. — Parenchymat. Leberschaden als Ursache v. Wunddehiszenzen nach Laparotomien, Langenbecks Arch. klin. Chir. 302/1963. — Tierexp. Untersuchgn. üb. d. Arterialisat. d. intrahepat. Pfortaderkreisl., ebd. 304/1963. — Bedeutg. d. Cortisons f. d. Entstehg. v. Wunddehiszenzen nach Laparotomien, Zbl. Chir. 1964. — Wird durch lyt. Mischg. u. kontroll. Hypothermie d. Gefahr d. Wunddehiszenz nach Laparotomien vergrößert?, Bruns' Beitr. klin. Chir. 209/1964. — Vergl. tierexp. Untersuchgn. üb. d. Auswirkgn. d. schweren, akuten Leberparenchymschadens b. norm. Körpertemp. u. unt. kontroll. Hypothermie (mit Höer), Langenbecks Arch. klin. Chir. 305/1964. — Anastomosenverschl. nach op. porto-cavalem Shunt, ebd. — Erg. exp. Untersuchgn. z. Verbesserg. d. Leberdurchblutg. nach porto-cavalen Anastomosen, ebd. 308/1964. — Verbesserg. d. Leberdurchblutg. nach porto-cavalen Anastomosen, Fortschr. Med. 1966. — Therap. d. Coma hepaticum (mit Müting, Reikowski u. Eschrich), Med. Welt 1966. — Entgiftgs.leistg. d. Leber nach porto-cavalen Anastomosen (mit Müting), Gastroenterol., Suppl. 107/1967. — Leberkapillardruck u. Sauerstoffsättigg. i. d. Lebervenen b. exp. Verbesserg. d. Leberdurchblutg. nach porto-cavalen Anastomosen (mit Harbauer), Zbl. Chir. Sonderbd. T. II, 1967. — Klin. u. exp. Untersuchgn. z. Pathogen. d. porto-cavalen Encephalopathie, Langenbecks Arch. klin. Chir. 319/1967. — Tierexp. u. klin. Untersuchgn. z. Bhdlg. d. porto-cavalen Encephalopathie (mit Müting), Internat. Symp. Therapy of Portal Hypertension, Thieme 1968.

Matzen, Peter-Friedrich, Prof., Dr. med. habil., Dir. d. Orth. Univ.-Klin., X 701 Leipzig, Philipp Rosenthalstr. 53. — *11. 10. 09 München. — **A:** 34 München. — **Prom:** 34 ebd. — **Hab:** 51 Halle a/S. — **F:** Orthop. — **V:** 34–36 Charité Berlin (Sauerbruch), 37–39 ebd.; urol. Abt. (Ringleb), Chir. Klin. (Sauerbruch), Frauen-Klin. (Wagner), 44–52 Halle (Wagner, Budde), 52–55 Dir. d. Orth. Univ.-Klin. Halle. — **B:** Alloplast. d. Hüftgelenks, in: Kunststoffe i. d. Medizin, hrsg. v. Heinze, Barth 1955. — Entzündl. Erkrankgn. d. Gelenke, in: Hdb. d. Orthop., hrsg. v. Hohmann, Hackenbroch u. Lindemann, Bd. I. — Traumat. Verändergn. i. Bereich d. Ellbogengelenks, ebd. Bd. III, Thieme Stuttgart 1959. — Unfallorthop., in: Chir. d. Traumas, hrsg. v. Zetkin u. Kühtz, Bd. III, Volk u. Ges. 1958. — Femurschaft, Hdb. d. Orthop., hersg. v. Hohmann, Hackenbroch u. Lindemann, Bd. IV, Thieme Stuttgart 1961. — Lehrb. d. Orthop., hrsg. unt. Mitarb. v. Büschelberger u. a., Volk u. Ges. Berlin, 1. Aufl. 1959, 2. Aufl. 1967. — Orthop., Diagn.-therapeut. Vademecum, Barth Leipzig, 37.–40. Aufl. — Orthop. d. Kindesalters, in:

Dickhoff, Lehrb. d. Pädiatrie, Thieme Leipzig 1965. — Orthop. f. Studierende, Barth Leipzig 1968. — **P:** Untersuchgn. üb. d. Brauchbarkt. d. Readschen Formel z. Grundumsatzbestimmg., Diss. — Erfahrgn. d. Chir. Univ.-Klin. Halle m. Supronal, Zbl. Chir. 1948. — Krankhts.bild d. progress. postop. Hautgangrän., Chirurg 1949. — Op. Bhdlg. extr. Formen v. Hallux valgus, Zbl. Chir. 1949. — Bruch e. Schenkelhalsnagels, Chirurg 1949. — Anwendg. d. Küntschernagels b. subtroch. Osteotomie weg. veralt. angebor. Hüftverrenkg., Zbl. Chir. 1951. — Osteotomie d. prox. Femurendes i. d. Bhdlg. d. Schenkelhalsfrakt., ebd. — Indikat. z. Marknagelg. an d. Chir. Univ.-Klin. Halle, ebd. — Schwierigktn. b. d. Entferng. e. Oberschenkelmarknagels, Chirurg 1951. — Einfl. mechan. Einwirkgn. auf d. Kallusbildg., I. Tl., Bruns' Beitr. klin. Chir. 184/1952. — Läßt sich durch Änderg. d. Blutversorgg. e. Beschleunigg. d. Frakturheilg. erzielen? Arch. orthop. Unfallchir. 45/1952. — Pseudarthrosenbhdlg. m. Marknagel, Zbl. Chir. 1952. — Therap. d. jugendl. Knochenzysten, ebd. — Lagergs.tisch f. d. Op. d. lumb. Bandscheibenprolapses, Chirurg 1953. — Krankhts.bild d. Epiphyseolysis capitis femoris. Zbl. Chir. 1953. — Marknagel i. d. Pseudarthrosenbhdlg., ebd. — Histol. d. Kallusbildg. unt. wechselnden mechan. Bedinggn., ebd. — Einfl. mechan. Einwirkgn. auf d. Kallusbildg., II. Tl., Bruns' Beitr. klin. Chir. 188/1954. — Bhdlg. d. Luxat.frakt. d. prox. Humerus, Zbl. Chir. 1954. — Läßt sich d. physiol. Heilablauf d. Knochenbr. beschleunigen?, Wiss. Z. d. M.-Luther-Univ. Halle-Wittenberg 4/1955. — Beobachtgn. z. Krankht.bild d. Crus varum congenitum u. d. angebor. Unt.schenkelpseudarthr., Zbl. Chir. 1955. — Op. Skoliosentherap., Z. Orth. 85/1955. — Gerät z. Bestimmg. d. Antetorsionswinkels d. Schenkelhalses (mit Unger), Zbl. Chir. 1956. — Musculocutaneusschädigg. durch Unfall, ebd. — Mögl.ktn. d. Knochentransplantat., Beitr. Arbeitsber. d. Orth. 1956. — Op. Bhdlg. d. Skoliose, Wiss. Zschr. d. Karl-Marx-Univ. Leipzig 6/1956. — Entwicklg. u. Aufgaben d. Orth., Wiss. Zschr. d. M.-Luther-Univ. Halle-Wittenberg 5/1956. — Begrüßgs.anspr. auf d. Verh. Dtsch. Orthop. Ges., 44. Kongr. 1956. — Diagn., Diff.diagn. u. Therap. d. Kreuzschmerzes, Münch. med. Wschr. 1957. — Verletzgn. i. Bereich d. Schultergelenks, Beitr. Arbeitsber. Orth., 1. Taggsbd. 1957. — Ersatzop. b. irreparabl. Nervenverletzgn., Zbl. Chir. 1957. — Spätfolgen schlecht geheilter Frakt. u. deren Bhdlg., J.kongr. Ärztl. Fortbildg. 1957. — Orthop. Leiden u. Schwangerschaftsunterbrechg., Dtsch. Gesd.wes. 1958. — Defektüberbrückg. nach Resekt. v. Riesenzelltumoren, Verh. Dtsch. Orthop. Ges., 46. Kongr. 1958. — Op. Bhdlg. d. Trichterbrust, ebd. — Ätiol., Klin. u. Therap. d. asept. Knochennekr., Beitr. Arbeitsber. Orth. 1958. — Allerg. Erkrankgn. i. d. Orthop. Herdinfekt. u. allerg. Erkrankgn. Volk u. Ges. 1958. — Eröffnungansprache auf d. 7. Tagg. d. med.-wiss. Ges. f. Orth. d. DDR 1957, Beitr. Arbeitsber. Orth. 2. Taggs.bd. 1958. — Entwicklg. d. Orthop. i. Leipzig, ebd. — Krit. Stellg.nahme z. Versorgg. Unfallverletzter, Dtsch. Gesd.wes. 1959. — Diff.diagn. u. Therap. d. akut. Gelenkentzündgn., Dtsch. med. Wschr. 1959. — Gesundheitl. u. med. Fragen i. Zus.hang m. d. Körpererziehg. u. d. polytechn. Bildg., Beil. z. Z. Körpererziehg. 1959. — Durch gekonnte Bewegs.abläufe werden Überlastgs.schäden vermieden, ebd. — Notwendigkt. u. Grundl. e. spez. Verletztenheilverf., Beitr. Arbeitsber. Orth. 1959. — Wirbelluxat. u. ihre Bhdlg., Verh. Dtsch. Orthop. Ges. 47. Kongr. 1959. — Erfahrgn. m. d. Bhdlg. d. angebor. Hüftgelenksverrenkg., Acta chir. orth. et traumat. cechoslov. 1959. — Pseudarthrosenentstehg. u. Bhdlg., Dtsch. Gesd.wes. 1959. — Übernutzgs.schäden d. Skeletts, Beitr. z. Orth. u. Traumat. 7/1960. — Fehlergebnisse klin. u. poliklin. Unf.bhdlg., Zbl. Chir. 1960. — Rehabilitation d. Poliogelähmten, Beitr. Orthop. u. Traumat. 1960. — Op. u. konservat. Skoliosentherap., ebd. — Plast. Wiederherstellg. durch Tbk. versteifter Gelenke, Acta chir. orth. et traumat. cechoslov. 1960. — Sympt.komplex d. Hüftlendenstrecksteife (mit Polster), Arch. orthop. Unfallchir. 51/1960. — Orthop. Bhdlgs.mögl.ktn. b. Querschnittsgelähmten (mit Oelkers), Beitr. Orthop. u. Traumat. 3. Taggsb. 1960. — Exp. z. Epiphysentransplantat. (mit Knöfler), Beitr. Orthop. u. Traumat. 1960. — F. Loeffler z. 75. Geb., ebd. — Röntgenfehldiagn. u. ihre Bedeutg. i. d. Orthop., Verh. Dtsch. Orthop. Ges. 48. Kongr. 1961. — Bhdlgs.möglktn. d. Arthrosis deformans, Orth. Traumatol. u. Prothesenbau (Moskau) 4/1961. — Grundsätzl. z. Bhdlg. d. sog. angebor. Hüftluxat., Beitr. mod. Therap. 3/1961. — Bhdlg. veralt. Luxat. u. Frakt. i. Fehlstellg., Med. Klin. 1961. — Thema Daumenersatz, Arch. orthop. Unfallchir. 53/1961. — Reiseeindrücke aus d. USA (mit Sperling), Beitr. Orthop. u. Traumat. 1961. — Probl. u. Prinzip. d. op. Skoliosenbhdlg., ebd. — Wiederherstellg. nach Frakt. i. Kniebereich. Verh. Dtsch. Orthop. Ges. 49. Kongr. 1962. — Leibesübgn. f. d. Frau: Ja od. Nein ?, Schriftenr. d. ärztl. Fortbild.: Probl. d. Frauenhyg. 1962. — Bhdlgs.mögl.ktn. d. Arthrosis deformans, Münch. med. Wschr. 1962. — Therap. d. angebor. Hüftdysplasie (mit Matthäi), Pädiatrie 1962. — Indikat., Techn. u. Früherg. d. op. Hüfteinrenkg. (mit Matthäi), Arch. orthop. Unfallchir. 53/1962. — Peteosthor u. Tumorgenese (mit Giuliani), Zbl. Chir. 1962. — Op. Bhdlgs.mögl.ktn. d. Coxarthrose. Verh. Internat. Kongr. f. Rehabilitat. i. Dresden 1962. — Bandverletzgn. i. Kniebereich u. ihre Versorgg., Beitr. Orthop. u. Traumat. 1963. — Fr. u. veralt. Frakt. i. Unterschenkel- u. Fußbereich, ebd. — Osteosynthese mittels Drahtcerclage, Zbl. Chir. 1963. — Bhdlgn. v. Frakt. u. Luxat. i. Schulterarmbereich, Tagg. d. med. wiss. Ges. f. Orthop. Weimar (Kongr.ber.) 1963. — Diskuss. üb. Patellekt. u. Osteodrucksynthese, Beitr. Orthop. u. Traumat. 1963. — Erfahrgn. m. d. Osteodrucksynthese, Zbl. Chir. 1964. — Orthop. Prophyl. i. Säuglings- u. Kleinkindesalter, Z. ärztl. Fortbild. 1964. — Redorarea Coxo-Lombarä in Extensie (mit Polster), Probl. d. Chir. si Ortop., Akadem. Rep. Romine 1964. — Frakt. u. Luxat. i. Bereich d. ob. Gliedmaßen, Beitr. Orthop. u. Traumat. 1964. — Op. Einrenkg. d. sog. angebor. Hüftgelenksluxat. (mit Matthäi), ebd. — Techn. d. intertrochant. varisier. u. detorquier. Osteotomie, Zbl. Chir. 1964. — Haltg. u. Haltgs.schäden, Ärztl. Jugendk. 1964. — Haltgs.entwicklg. u. Haltungsschäden i. Schulalter u. i. Beruf, ebd. — Lorenz Böhler z. 80. Geb., Beitr. Orthop. u. Traumat. 1965. — Unsere Techn. d. WSversteifg. b. Skoliosen, Zbl. Chir. 1965. — Prof. Loeffler z. 80. Geb., ebd. — Mögl.ktn. d. plast. Wiederherstellg. zerstörter u. versteifter Gelenke, Nova Acta Leopoldina 1965. — Bhdlg. d. veralt. Hüftverrenkg. m. Abscherg. e. gr. dorsal-cran. Knochenkeils aus d. Pfannendach, Wiss. Z. d. Karl-Marx-Univ. Leipzig 1965. — Op. Bhdlgs.mögl.ktn. b. degenerat. WS. u. Gelenkerkrankgn., Z. inn. Med. 1965. — Op. orthopäd. Bhdlgs.mögl.ktn. b. Spastiker, Beitr. Orthop. u. Traum. 1965. — Druckosteosynthese u. z. Knochentransplantat., Verh. Dtsch. Orthop. Ges. 1965. — Knorpelkappenplast. d. Hüftgelenks, ebd. — Sympt. Coxa vara u. varisier. Osteotomie, Zbl. Chir. 1966. — Op. Beinlängenausgleich, Arch. orthop. Unfallchir. 60/1966. — Knorpelkappenplast., Verh.ber. Tgg. d. SICOT, Paris Herbst 1966. — Kallusbildg. i. klin. Sicht. Kallussymp., Akademie-Vlg. Budapest 1967.

Maue, Manfred, Chefarzt d. chir. Abt. d. Ev. Krhs., 666 Zweibrücken, — *20. 4. 12 Palghat (Indien). — **A:** 37 Tübingen. — **Prom:** 36 ebd. — **F:** Chir. — **V:** 36–37 Pathol. Inst. Tübingen (Dietrich), 37–38 Städt. Krhs. Pirmasens (Hoddick, Bahn), 38–40 Diakonissenkrhs. Frankfurt a. M. (Bender), 40–45 Kriegsdienst, 46 Landarztvertretg., 46–48 Oberarzt Ev. Krhs. Bethanien in Iserlohn (Kindler), 48–52

Oberarzt Städt. Krhs. Eßlingen (Bender), 52–55 Oberarzt Wilhelmhosp. Stuttgart (Schempp).

Mauelshagen, Wilhelm, OMR, Facharzt f. Chir., Chefarzt d. Städt. Krhs., 857 Pegnitz. — *7. 3. 11 Köln. — **A:** 38. — **Prom:** 38. — **F:** Chir. — **V:** 37–38 Knappschaftskrhs. Carlsfeld/Halle a. d. S. (Baier), 38–45 Landeskrhs. Greiz/Thür. (Zimmermann, Schulze). — **P:** Intradermo-Reaktionen b. Gonorrhoe mit A- u. D-Gonokokkenstämmen, Arch. Dermat. Syph. 175/1937.

Mauermayer, Wolfgang, Chefarzt d. Urol. Klin. i. Klinikum r. d. Isar d. Techn. Hochschule, 8 München 80, Ismaningerstr. 22. — *2. 6. 19 München. — **A:** 45 München. — **Prom:** 45 ebd. — **F:** Urol. — **V:** 45–47 chir. u. int. Ausbildg. an d. Klin. Dr. Decker, München, Seestr., 48–51 Urol. Krhs. München, (May) 51 Vertretg. an e. urol. Fachabt. in Iserlohn (Tzschirntsch), 51–52 Studienaufenthalt urol. Klin. USA, u. a. Mayo-Clin., ab 52 Oberarzt Urol. Krhs., München, Zweigabt. Krhs. r. d. Isar, 58–63 Oberarzt u. Leit. d. urol. Stat. d. chir. Abt. d. Krhs. r. d. Isar, ab 63 Chefarzt d. urol. Abt. ebd., ab 67 Chefarzt. — **B:** Chir. d. Prostatahypertrophie (mit May), Documenta Geigy 1958. — Transurethralen Op., Indikats.-stellg., Techn. u. Nachbhdlg., J. F. Lehmann 1962. — **P:** Zahlr. Arb. auf d. Geb. d transurethralen Elektro-Resekt. u. urol. Fachgeb., (Chemotherap. d. Harninfekt., Kinder-Urol., Op.techn.).

Maulhardt, Karl E., Med.-Rat, Chefarzt am Bez.krhs., X 99 Plauen, Reichenbacher Str. 42. — *4. 10. 12 Leipzig. — **A:** 38. — **Prom:** 39 Jena. — **F:** Chir. — 37–38 Med.prakt. Stadtkrhs. Plauen, 38–39 Röntgenol., 40–45 Chir. (Palmedo u. Herfarth), 45–48 Oberarzt.

Maurath, Johann, Prof., Chefarzt d. chir. Abt., Leit. Arzt d. Krhs., 763 Lahr/ Schwarzw. — *13. 6. 15 Unzhurst üb. Bühl/Baden. — **A:** 41 Freiburg i. Br. — **Prom:** 41 ebd. — **Hab:** 57 Tübingen. — **F:** Chir. — **V:** 41–46 Kriegsdienst, 46–47 Pathol. Inst. Freiburg, 47–48 Chir. Univ.-Klin. ebd., 48 Städt. Krhs. Baden-Baden, 48–53 Thoraxchir. Heilstätte Wehrawald, Todtmoos, 53–59 Tübingen, 59–65 Marburg. — **B:** Lungenfunkt. u. Anaesth., Acidaemie, Hypoxie u. Sauerstofftherap. (mit Bark), in: Frey-Hügin-Mayrhofer, Lehrb. d. Anaesthesiol., Springer 1955. — Pathophysiol. d. Atmg. i. d. Lungenchir., Thieme 1955. — Sog. symptomat. Hernie u. deren Bruchzufälle (mit Franke). Vortr. aus d. prakt. Chir., H. 66 Enke 1964. — Gutachten-Fibel (mit Marx u. a.), Thieme 1967. — **P:** Wirkg. d. Digitaliskörper auf d. Grundumsatz, Diss. — Wirkg. v. Sterinderivaten auf d. Stoffwechsel (mit Bomskov u. v. Kaulla), Arch. exper. Path. Pharm. 198/1941. — Exp. Mißbildgn. d. ZNS durch allg. Sauerstoffmangel (mit Büchner u. Rehn), Klin. Wschr. 1946. — Pseudomyxoma peritonei ex appendice i. Anschluß an perfor. Appendixmukozele, Zbl. Chir. 1948. — Pyelogramm u. gleichzeit. Schleimhautbild d. Magens (mit Günther), Röntgenpraxis 1948. — Exp. Erzeugg. einf. Mißbildgn. durch Sauerstoffmangel an Tritonen (mit Rehn), Frankf. Z. Path. 1949. — Ries. kalk.-knöch. Hydro-Hämatonephr. (mit Günther), Langenbecks Arch. klin. Chir. 262/1949. — Nark.-versuche m. Äthylvinyläther (mit Becker), Chirurg 1949. — Kreisl.dynam. 24-Stunden-Rhythmik b. Menschen (mit Kaiser), Klin. Wschr. 1949. — Myenesin z. Verbesserg. d. Entspanng. währ. d. Nark. (mit Killian), Dtsch. med. Wschr. 1949. — Papillomat. Uretersten., Tumorblutg. od. entzündl. Hämaturie? (mit Günther), Z. Urol. 1949. — Curare m. u. ohne Nark. unt. bes. Berücksicht. seiner Wirkg. auf d. Kreisl., Langenbecks Arch. klin. Chir. 263/1950. — Kreisl.wirkg. v. Parpanit (mit Kaercher), Arch. internat. pharmacodyn. therap. 82/1950. — Curare, e. bedeut. Fortschr. i. d. Nark., Dtsch. med. Wschr. 1950. — Methode, d. Verschieblkt. d.

Mediastinum obj. nachzuweisen, Fortschr. Röntgenstr. 1951. — Bedeutg. d. Bronchospirometrie i. d. Lungenchir., Langenbecks Arch. klin. Chir. 268/1951. — Lungenfunkt.prüfg. unt. bes. Berücksichtigg. d. Bronchospirometrie, ebd. 270/1961. — Einfl. d. off. Drainagebronchus auf Spirogramm u. Blutgasanalyse b. d. Kavernentamponade nach Maurer (mit Uhlbach), Beitr. Klin. Tbk. 1951. — Pathophysiol. d. Atmg. nach Lob- u. Pneumekt. (mit Werber), Langenbecks Arch. klin. Chir. 269/1951. — Wirkg. d. Sauerstoffinhalat. auf Spirogramm u. Blutgasanalyse b. chron. Hypoxaemie, Tbk.arzt 1952. — Säure-Basengleichgewicht u. Atemregulat. b. chron. Hypoxaemie (mit Hauer), Klin. Wschr. 1952. — Gefährlichkt. e. Arterienpunkt. (mit Uhlbach), Beitr. Klin. Tbk. 1952. — Pathophysiol. d. Atmg. i. d. Lungenchir., Tbk.arzt 1952. — Dekortikat. d. Lunge unt. Berücksichtigg. funkt. Erg. (mit Werber), Langenbecks Arch. klin. Chir. 274/1952. — Funkt. Erg. u. Ziel chir. Eingr. an d. Lungen, ebd. 273/1953. — Op. Spätbhdlg. v. Lungensteckschüssen, m. funkt. Erg. (mit Werber), Chirurg 1953. — Funkt. Untersuchgn. i. d. Lungenchir., Dtsch. med. Wschr. 1953. — Wert u. Gefahren d. Thorakotomie i. d. Lungenchir. (mit Werber), Thoraxchir. 1953. — Bedeutg. d. Bronchospirometrie f. d. Erfolg b. Lungenresekt. (mit Uhlbach), Langenbecks Arch. klin. Chir. 275/1953. — Lungenfunkt. u. Nark., ebd. 279/1954. — Störgn. d. Gasaustausches b. Bronchiektasen, ebd. 282/1955. — Lungenfunkt.-prüfgn., Med. Welt 1956. — Chir. d. Lymphadenitis mesenterialie durch Pastourelleninfekt. (mit König), Chir. Praxis 1957. — Kann d. stendepress. Wirkg. d. Morphiums durch Allyl-Derivate d. Morphins verhindert werden? (mit Rüger), Arzneimittelforsch. 1957. — Erfahrgn. m. d. Bronchospirometrie nach Arnaud an Hand v. 80 Pneumekt. (mit Rüger), Thoraxchir. 1958. — Einfl. thorax-chir. Eingr. auf Blutgase u. Säure-Basen-Gleichgewicht d. Blutes, Habil.-Schr. — Verschiebl.kt. d. menschl. Mediastinum u. ihre Bedeutg. f. d. Thoraxchir. (mit Rüger u. Schmidt), Thoraxchir. 1958. — Neues Gerät z. Messg. d. Sauerstoffaufnahme (mit Rüger), Med. Welt 1959. — Wie bewältigt d. Körper d. ersten 3 Wochen nach thoraxchir. Eingr.?, 76. Tagg. Dtsch. Ges. Chir., Langenbecks Arch. klin. Chir. 292/1959. — Nebenerscheingn. d. Phenothiazine i. d. Chir., Chirurg 1960. — Komplikat.möglkt. b. d. Bhdlg. d. Tetanus m. hohen Antitoxindosen (mit Kirchner u. Franke), Med. Welt 1960. — Bedeutg. d. prä- u. postop. Verschiebgn. d. Standardbikarbonats (Alkalireserve), ebd. — Kardio-respirator. Störgn. b. hochgrad. Adipositas (mit Franke, Grote u. Schlosser), Chirurg 1960. — Nebenerscheingn. d. Phenothiazine i. d. Chir. (mit Franke u. Schlosser), Anaesthesist 1960. — Posttraumat. Rupt. d. Sehne d. Extensor pollicis longus u. ihre Therap. (mit Franke), Mschr. Unfhlkd. 1960. — Op. Bhdlg. d. Sternumstückfrakt. (mit Franke), ebd. 1961. — Elektrolytuntersuchgn. b. Halothan-Nark. (mit Staib u. a.), Anaesthesist 1961. — Beeinflussg. d. Elektrolyte durch Prämedikat., mod. Nark. u. b. einigen chir. Erkrankgn. (mit Staib u. Oehmig), Melsunger Med. Pharmaz. Mitt. 1961. — Blutgase u. Säure-Basen-Gleichgewicht b. Langzeithypothermie, Med. Ges. Marburg 1961, Klin. Wschr. 1961. — Intraop. endoskop. diagnostizierte Cholangitis u. ihre Bedeutg. (mit Franke u. Koch), Verh. Dtsch. Ges. inn. Med. Wiesbaden 1961, Kongr.ber. 1961. — Bedeutg. d. Cholangitis i. d. Gallenchir., Tagg. Mittelrhein. Chir. Vereinigg. Würzburg 1961, Chirurg 1961. — Indikat., Grenzen u. Methodik d. Sauerstofftherap. (mit Franke), Münch. med. Wschr. 1961. — Krit. Betrachtgn. z. Osteosynthese m. d. Rush-Pin (mit Köbler u. Christ), Arch. orthop. Unfallchir. 54/1962. — Einfl. d. Dauer-Halothannark. auf d. Säure-Basen-Gleichgewicht i. Normo- u. Hypothermie i. Tierversuch (mit Sommerkamp), 1. Europ. Kongr. f. Anaesthesiol. d. Weltbundes

d. Anaesth.-Ges. Wien 1962. Kongr.ber. — Chir. Therap. d. intrahepat. Cholostase
(mit Hupe, Frank u. Koch), II. Weltkongr. f. Gastroenterol. München 1962. Kongr.-
ber. 3/1963. — Grundbegriffe u. Beurteilg. d. Säure-Basen-Gleichgewichts f. d.
Anaesth. (mit Franke), Anaesthesist 1963. — Aktuelles z. Tollwut (mit Köbler),
Ärztl. Mitt. 1963. — Sog. symptomat. Hernie u. deren Bruchzufälle, Langenbecks
Arch. klin. Chir. 304/1963. — Untersuchgn. üb. d. Stabilität b. d. Osteosynthese
v. Schaftfrakt. m. d. Küntschernagel (mit Christ), Arch. orthop. Unfallchir. 1963. —
Extra- u. intracellul. pH-Messgn. b. metabol. Ändergn. i. Säurebasengleichgewicht
u. therap. Folgergn. f. Ileuspat. (mit Sommerkamp u. Staib), Langenbecks Arch.
klin. Chir. 308/1964. — Physikal.-mech. Untersuchgn. d. Stabilität d. einzelnen
Osteosyntheseverfahren b. Schaftfrakt., ebd. — Untersuchgn. üb. d. Stabilität d.
Osteosynthese m. d. Bündelnagelg. nach Hackethal b. Schaftfrakt. (mit Christ u.
Köbler), Arch. orthop. Unfallchir. 56/1964. — Vergl. Untersuchgn. üb. d. Beziehgn.
zw. bakteriol., histol. u. endoskop. Befunden b. 300 Gallenwegseingr. (mit Koch),
Fortschr. Med. 1964. — Metabol. Alkalosen als Probl. b. chir. Pat. (mit Sommerkamp u. Staib), Bruns' Beitr. klin. Chir. 209/1964. — Anastomosentechnik am Magen-Darm-Kanal, Chir. Praxis 1966. — Symptomat. Hernie u. ihre Bruchzufälle
(mit Franke), ebd. — Beitr. z. Therap. d. Zystenleber (mit Böhm), Med. Welt 1967.

Maurer, Georg, Prof., Dir. d. Chir. Klin. u. Poliklin. r. d. Isar d. Techn. Hochschule, 8 München 80, Ismaninger Str. 22. — *29. 5. 09 München. — A: 32 München. — **Prom:** 32 ebd. — **Hab:** 39 ebd. — **F:** Chir. — **V:** 32–33 I. Med. Univ.-Klin.
München (v. Romberg), 33 Univ.-Frauenklin. ebd. (Döderlein), 34–46 Chir. Univ.-
Klin. ebd. (E. Lexer, Gg. Magnus, E. K. Frey), zwztl. Militärdienst, 46–53 Chefarzt
d. Krskrhs. Mü.-Perlach, 53–67 Dir. d. Städt. Krhs. München r. d. Isar u. Chefarzt
d. chir. Abt., ab 67 Dir. d. Gesamt-Klinikums u. d. Chir. Klin. u. Poliklin. r. d.
Isar in d. Med. Fak. d. Techn. Hochschule München. — **B:** Wetter u. Jahreszeit i.
d. Chir. (mit Bernett), Vortr. a. d. prakt. Chir., H. 20, Enke 1938, 2. wesentl. verb.
Aufl. 1966. — Kollaps-Richtlinien f. d. Praxis (mit G. Schöneberg), Steinkopff
1942; in span. Übersetzg. 1944. — Gasödem u. seine Bhdlg., Vortr. a. d. prakt. Chir.,
H. 28, Enke 1944. — Schemat. Darstellg. d. Gefäße u. Nerven, 9. Aufl., Müller u.
Steinicke 1948. — Münch. klin. Rezepttaschenbuch, Abschn. IV Chir., Wiss.
Verlagsges. 1948. — Eingr. a. d. periph. Nerven, in: Chir. Op.lehre, hrsg. v. B.
Breitner, Urban & Schwarzenberg 1956. — Prakt. Bedeutg. d. Wasser-Elektrolyt-
Haushaltes i. d. chir. Bhdlg. (mit Hofmeister), Vortr. a. d. prakt. Chir., H. 53,
Enke 1958. — Op. Bhdlg. u. d. Erfolgsaussichten b. periph. Nervenverletzgn., in:
Leistgn. u. Erg. d. neuzeitl. Chir., E. K. Frey zum 70. Geb., Thieme 1958. — Ge-
schichte d. Chir. i. Bayern (mit Hartl), Urban & Schwarzenberg 1960. — Wasser-,
Elektrolyt- u. Eiweißhaushalt i. ihrer Bedeutg. f. d. Chir. (mit Hofmeister), in:
Klin. Chir. f. d. Praxis, hrsg. v. Diebold, Junghanns, Zukschwerdt, Bd. I, Thieme
1961. — Blutersatz u. Bluttransf., in: Notfall-Lexikon f. d. ärztl. Praxis, hrsg. v.
H. Braun, Medica-Vlg. 1964. — Allg. üb. Knochen u. Gelenke sowie Frakt. u. Lux.
(mit Lechner), in: Hdb. d. ges. Unfhlkd. Bd. 1, hrsg. v. Bürkle de la Camp u.
Schwaiger, Enke 1963. — Praxis d. Begutachtg. (mit Lechner), ebd. — Hernien u.
Bauchfell (mit Gresser), ebd. Bd. 2, Enke 1965. — Verletzg. d. Milz, d. Pankreas u.
d. Gallenwege, ebd. — Chir. i. Fortschr., Festschrift z. 70. Geb. v. H. Bürkle de la
Camp, Enke 1965. — Trauma u. Fettembolie (mit Asang), in: Chir. i. Fortschr.,
hrsg. v. Gg. Maurer, Enke 1965. — Das Keloid (mit Härtel), in: Hdb. d. plast.
Chir., Bd. 1, hrsg. v. E. Gohrbandt u. a., Walter de Gruyter 1965. — **P:** Tempor.
Sterilisat. u. Nachkommenschädigg., Radiol. Rdsch. 1934. — Lehre d. Dupuytren-

schen Palmarfascienkontrakt. u. ihre Bhdlg., Dtsch. Z. Chir. 246/1936. — Postop. Parotitis, ebd. 248/1937. — Subpectoralphlegmone, Münch. med. Wschr. 1937. — Kniegelenksbr., Zbl. Chir. 1938. — Ber. üb. d. 62. Tagg. d. Dtsch. Ges. f. Chir., Münch. med. Wschr. 1938. — Angebor. Beugekontrakt. d. Finger, Arch. klin. Chir. 193/1938. — Habit. Schulterluxat., Münch. med. Wschr. 1938. — Münch. Verkehrsunf. i. J. 1936, Arch. orthop. Unfallchir. 39/1938. — Kamptodaktylie, ebd. — Bhdlg. d. gewohnheitsm. Schulterverrenkg. n. Eden u. ihre Erg., Zbl. Chir. 1938. — Tetanus b. Verbrenngn. u. Erfriergn., ebd. — Osteochondritis diss. u. ihre Unf.-begutachtg., Berufsgenossenschaft 1939. — Stoffwechseluntersuchgn. b. akut. Knochenatrophie, Arch. klin. Chir. 196/1939. — Schaftfrakt. d. langen Röhrenknochen, ebd. — Techn. d. op. Bhdlg. v. Gelegenhts.wunden, Z. ärztl. Fortbild. 1939. — Kniegelenkseiterg., Arch. klin. Chir. 197/1940. — Umbau, Dystrophie u. Atrophie a. d. Gliedmaßen (sog. Sudecksche Knochenatrophie), Erg. Chir. u. Orthop. 33/1940. — Bhdlg. v. Umbau, Dystrophie u. Atrophie a. d. Gliedmaßen (sog. Sudecksche Knochenatrophie), Therap. Gegenw. 1941. — Steckschüsse u. ihre Bhdlg., ebd. 1942. — Erfahrgn. b. Nervennähten, Arch. klin. Chir., Kongr.bd. 1943. — Sympathekt. z. Schmerzbekämpfg., Zbl. Chir. 1949. — Vermeidg. d. Luesübertragg. b. Bluttransf., Med. Mschr. 1949. — Transfus.syphilis, Langenbecks Arch. klin. Chir. 264/1950. — Wesen, Wert u. Wichtigkt. d. Blutkonserve, Med. Klin. 1950. — Blutkonserven, Zbl. Chir. 1951. — Zweizeit. Magenresekt., Langenbecks Arch. klin. Chir. 267/1951. — Aktuelle Fragen d. Blutübertragg., Med. Mschr. 1951. — Unvermeidl. Untersuchgn. v. Blutübertraggn. – Vorschläge z. ihrer notwend. Vereinfachg., Krhs.arzt 1951. — Bhdlg. d. Malleolarfrakt. m. Sprengg. d. Knöchelgabel, Langenbecks Arch. klin. Chir. 270/1951. — Blutkonserve i. Klin. u. Prax., Ärztl. Praxis 1951. — Aortenrupt. u. Unf.zus.hang, Hefte Unfhlkd. 43/1951. — Unvermeidl. Untersuchgn. vor Blutübertraggn., Erwiderg. a. vorst. Stellg.nahme v. Regenbogen, Krhs.arzt 1951. — Unbedingt notwendige Untersuchgn. vor Blutübertraggn., Zbl. Chir. 1952. — Diff.diagn. d. periph. Durchblutgs.störgn., Med. Klin. 1952. — Blutersatzmittel, Naturwissenschaftl. Rdsch. 1952. — Flüss. Plasma u. Trockenplasma, Langenbecks Arch. klin. Chir. 273/1952. — Ausweiskarte f. Blutformel u. akt. Tetanus-Schutzimpfg., Langenbecks Arch. klin. Chir. 276/1953. — Diff.diagn. b. Panaritien, Med. Klin. 1953. — Blutübertragg. u. Blutersatzstoffe, Dtsch. med. J. 1953. — Akut. Erscheingn. b. Entwicklungsanomalien am Duodenum, Langenbecks Arch. klin. Chir. 279/1954. — Sudecksches Syndr. u. seine Bhdlg., Krankengymnastik 1954. — Op. Bhdlg. d. Facialislähmg., Langenbecks Arch. klin. Chir. 282/1955. — Kardiospasmus u. seine Bhdlg., Med. Klin. 1955. — Errungenschaften d. mod. Chir. in kleineren Krhsn., Langenbecks Arch. klin. Chir. 284/1956. — Schmerzensgeld (mit Schmidt), Med. Klin. 1956. — Maßnahmen z. Einschränkg. d. Staphylokokken-Hospitalismus, Langenbecks Arch. klin. Chir. 287/1957. — Op. Bhdlg. d. Schenkelhalsfrakt., ebd. 289/1958. — Hospitalismus u. seine Bekämpfg. (mit Lechner), Münch. med. Wschr. 1958. — Bhdlg. d. Facialislähmg., Med. Kosmetik 1959. — Bluttransfus. i. d. Praxis (mit Schäfer), Wehrmed. Mitt. in Truppenpraxis 1959. — Postop. Pankreatitis, Langenbecks Arch. klin. Chir. 292/1959. — Mod. Schockbhdlg. (mit Schäfer), Med. Mschr. 1959. — Prakt. Vorschläge z. wirkl. Neugestaltg. d. Med.studiums, Bayr. Ärztebl. 1959, dazu Erwiderg. a. Stellg.nahme v. Prof. Zenker, ebd. — Münchens Chir. in früh. Zeit, Münch. med. Wschr. 1959. — Problem of Staphylococcal Infections in the Hospital with Particular Respect to Long-term Medication with Different Antibiotics, Antibiot. Ann. 1959/60. — D. heut. Stand d. Tetanusprophyl., Med. Welt 1960. — Gallenstein u.

Bauchspeicheldrüse (mit Asang), Med. Klin. 1960. — Postop. Bhdlg. maßnahmen f.
d. Krebskranken, Langenbecks Arch. klin. Chir. 295/1960. — Z. Geb. v. Prof.
Bürkle de la Camp, Med. Welt 1960 — Neuart. Gesichtspkte. in Diagn. u. Therap.
d. Pankreatitis (mit Asang), Med. Mschr. 1960. — Errungenschftn. d. mod. Anaesth.
f. kleinere Krhsr., Anaesthesist 1961. — Neuzeitl. Bhdlg. d. akut. Pankreasnekrose, Chir. Praxis 1961. — Bhdlg. d. Oesoph.var.bltg. m. d. subcard. azygo-porta-
len Transsekt., Klin. Med. 1961. — Med. Folgeerscheingn. d. Atombombenexplos. u.
Anreggn. f. Vorsichtsmaßnahmen (mit Bürkle de la Camp), Münch. med. Wschr.
1961. — Schock u. Bhdlg., Agnes-Karll-Schwester 1961. — Mod. Treatment od
Acute Pancreatic Necrosis, Med. press 246/1961. — Gegenwärtg. Stand, Entwicklg.,
Probl., Erfahrg. u. Aussichten d. plast. u. Wiederherstellgs.chir. (mit Schmidt-
Tintemann), Med. Klin. 1961. — Begutachtg. d. Lunatummalazie, Langenbecks
Arch. klin. Chir. 298/1961. — Erg. n. Nervennähten, Langenbecks Arch. klin. Chir.
299/1961. — Progress. Bhdlg. schwerer Fersenbeinbr. (mit Miethaner u. Steinkohl),
Med. Klin. 1962. — Örtl. Infiltr.bhdlg. b. Schäden am Band-Gelenkapparat von
Sportlern, Langenbecks Arch. klin. Chir. 301/1962. — Plexusverletzgn. u. Wurzel-
ausrisse am Arm, ebd. — Freie Transplantat. i. Rahmen d. prim. Wundversorgg.,
Sonderh. d. Landesverb. Bay. d. gewerbl. Berufsgenossenschftn. 1962. — Begr.-
anspr. 50. Kongr. Dtsch. Ges. Orthop. München 1962, Z. Orthop. 97/1963. — Bhdlg.
d. sog. Kardiospasmus (mit Gresser), Chir. Praxis 1963. — Erg. e. mehrj. gezielten
Antibiotica-Schaukeltherap., Langenbecks Arch. klin. Chir. 304/1963. — Diagn. u.
Bhdlg. d. Gallensteinileus (mit Schäfer), Med. Klin. 1963. — Transplantat. b. d.
prim. Wundversorgg., Med. Klin. 1963. — Erg. d. Bhdlg. d. metast. Mammaca. m.
d. Radiogoldspickg. d. Hypophyse, Chirurg 1964. — Gallensteinileus, Langenbecks
Arch. klin. Chir. 308/1964. — Entwurf e. neuen Bestallgs.-ordng,, Krbs.arzt 1974.
— D. Keloid, Langenbecks Arch klin. Chir. 309/1965. — Erg. d. op. Bhdlg. d. wichtigsten periph. Nerven m. Ausnahme d. Handnerven, Chirurg 1965. — Verhütg. e.
Virushepatitis b. Blutübertragg., Langenbecks Arch. klin. Chir. 313/1965. — Konservat. u. op. Bhdlgs.möglichkt. b. Stauchgs.br. d. dist. Unterschenkels (mit Lechner), Mschr. Unfhlkd. 1965. — Das stumpfe Bauchtrauma (mit Schäfer), Chirurg
1965. — Mod. Schockbekämpfg. (mit Schäfer), Dtsch. Zbl. Krankenpflege 1965. —
Klin. d. Gasödems, Wehrmed. Wschr. 1965. — Diagn. u. Bhdlg. d. Appendicitis perf.
(mit Schäfer), Wien. klin. Wschr. 1965. — Chir. d. chron. Pankreatitis, Langenbecks
Arch. klin. Chir. 316/1966. — Diagnost. u. Therapie b. Verletzg. gr. Sehnen (mit
Schäfer), Schweiz. Rdsch. Med. 1967. — Cortisonbhdlg. u. ihre Gefahren, Langenbecks Arch. klin. Chir. 319/1967.

Maurer, Peter Carl, Wiss. Ass. Chir. Klin. am Klinikum r. d. Isar d. Techn.
Hochschule, 8 München 80, Ismaningerstr. 22. — *20. 6. 38 München. — **A:** 65
München. — **Prom:** 64 ebd. — **F:** Chir. — **V:** 63 I. Med. Abt. Städt. Krhs. München
Schwabing (Begemann), 63–64 II. Med. Abt. Städt. Krhs. r. d. Isar ebd. (Ley),
64 geburtsh.-gynäk. Abt. ebd. (Bauer), 64–65 u. 67–68 chir. Abt. ebd. (Maurer),
36 BW-Laz. Amberg (Döbeling). — **P:** Intra- u. extrauterine Simultangravidität,
Diss. 1964. — Stumpfe Nierenverletzg., Mschr. Unfhlkd. 1967.

Maurer, Walter, Priv.-Doz., Chefarzt d. chir. Abt. d. Städt. Krhs., 8550 Forchheim (Obfr.), Kaiser Heinrich-Str. 38. — Fragebogen 1968 nicht beantwortet.

Mausbach, Hans, Ass. d. Chir. Klin. d. Nordwest-Krhs., 6 Frankfurt (Main), 21
Steinbacher Hohl 2–26. — Fragebogen 1968 nicht beantwortet.

Max, Heinz-Werner, Facharzt f. Chir., Durchgangsarzt u. Belegarzt, 23 Kiel-
Gaarden, Norddeutsche Str. 23. — *31. 1. 27 Scharbeutz. — **A:** 55 Hamburg. —

Prom: 55 ebd. — **F:** Chir. — **V:** 55–56 Int. Abt. Krhs. Elim Hamburg (Weiß), 56 chir. Abt. ebd. (Schußmann), gynäk. Abt. ebd. (Heitmüller), 56–57 Krskrhs. Bremervörde (Engler), 57–61 Krskrhs. Eutin (Arndt), 61–63 Oberarzt Krskrhs. Bad Segeberg (Zehrer).

May, Erika, Medizinalrätin, Chefärztin d. Landambulat., X 1233 Storkow (Mark), Heinrich-Heine-Str. 48. — Fragebogen 1968 nicht beantwortet.

May, Eugen M., Priv.-Doz., Oberarzt d. Chir. Univ.-Klin., 23 Kiel, Hospitalstr. 40. — *15. 3. 28 Kiel. — **A:** 54 Kiel. — **Prom:** 55 ebd. — **Hab:** 67 ebd. — **F:** Chir. — **V:** 54–55 u. 56–58 Kiel (Wanke, Löhr), 55–56 Elisabethkrhs. Bochum (Schütte-meyer). — **P:** Unspezif. Periduritis unt. bes. Berücksicht. ihrer metastat. entstand. chron. Form, Diss. — Erg. d. konservat. Bhdlg. supracondyl. Humerusfrakt. i. Kindesalter, Chirurg 1961. — Rö. u. Op.befunde b. chron. Beckenvenensperre u. ihre Bedeutg. f. d. Op.indikat. (mit Eufinger u. Diethelm), Bruns' Beitr. klin. Chir. 203/1961. — Knorpelläs. an d. Femurkondylen i. Exp. b. Traumatis. d. Patella (mit Kuhn u. Diethelm), Arch. orthop. Unfallchir. 54/1962. — Gallenblasendivertikel. Diff.diagn. v. Oberbauchkoliken (mit Borm), Zbl. Chir. 1962. — Hypercalcaemie u. Mamma-Ca (mit Borm), Med. Klin. 1962. — Chron. Beckenvenensperre u. ihre Op.-befunde, Zbl. Phlebol. 1963. — Prostatogene Harnretent. u. lat. Tetanie (mit Borm), Med. Welt 1963. — Gutart. Tumoren d. Gallenblasenschleimhaut (mit Borm), Bruns' Beitr. klin. Chir. 207/1963. — Dysplast. cystoides Nierenblastom (mit Borm), Zbl. Urol. 1963. — „Steri-Hülle" f. d. Bildverstärker z. intraop. Anwendg. (mit Graf), Chirurg 1964. — Op. Bhdlg. pertrochant. Oberschenkelbr. i. höheren Lebensalter m. d. Laschenschraube nach Pohl (mit Ehlers), Mschr. Unfhlkd. 1964. — Gelenkme-chan. u. materialtechn. Besonderhtn. d. Femoropatellargelenkes u. deren Bedeutg. f. d. Osteochondrosis dissecans d. Kniegelenkes, Habil.-Schr. 1967. — Festigkt. u. Materialcharakter d. Gelenkkopfes vor u. nach Abschl. d. Wachstums, Langen-becks Arch. klin. Chir. 319/1967.

May, Ferdinand, a. o. Prof. f. Urol. Emer., 8 München 81, Pienzenauer Str. 125. — *12. 1. 98 München. — **A:** 23 München. — **Prom:** 23 ebd. — **Hab:** 50 ebd. — **F:** Urol. — **V:** 23–30 Krhs. München-Schwabing (Dax), 31 urol. Abt. St. Hedwigskrhs. Berlin (v. Lichtenberg), 31–38 Facharzt f. Urol. i. München, 38 Chefarzt d. Urol. Krhs. ebd., 56 außerplanm. Prof., 58–66 a. o. Prof. u. Lehrstuhl f. Urol. an d. Univ. München. — **B:** Erkrankgn. d. Blasenhalses, Urban & Schwarzenberg 1950. — Urogenitaltbk., in: Deist-Kraus, Tuberkulose, Enke 1951.

May, Hans, Prof. f. Plast. Chir., 255 S. 17th St., Philadelphia, Pa. 19103/USA, — *22. 6. 02 Oppeln O/S. — **A:** 25 Freiburg i. Br. — **Prom:** 26 ebd. — **Hab:** 39 Phila-delphia, Pa./USA. — **F:** Chir. — **V:** 26 Pathol. Inst. Freiburg (Aschoff), 27–34 München (Lexer), 34 Lankenau u. Germantown Hosp. in Philadelphia, n. Grad. Sch. of Med. of Univ. of Pennsylvania, 41 Chef d. plast.-chir. Abt. d. Lankenau u. Germantown Hosp., 48 Ass. Prof. of Surg. of the Graduate School of Med. of the Univ. of Pennsylvania. — **B:** Reconstructive and Reparative Surgery, F. A. Davis Co., Phila. 1947, 2nd edit. 1958. — Erich Lexer, e. biograph. Skizze. M. e. Geleit-wort z. 100. Wiederkehr v. Erich Lexers Geb. v. H. Bürkle de la Camp, Vortr. aus d. Prakt. Chir., 78/1967. — **P:** Mögl.ktn. z. Dauerausheilg. d. Osteochondritis juvenilis deformans coxae, Diss. 1926. — Lebenskurve d. Schilddrüse i. Kropfland u. i. kropffreier Gegend, Arch. klin. Chir. 149/1928. — Akute, eitr. Kniegelenksent-zündg. i. Säuglingsalter, ebd. 165/1930. — Einwirkg. lungeneineng. Op. a. Blut- u. Lymphkreisl. d. Kaninchenlunge (mit Schulze), Dtsch. Z. Chir. 230/1931. — Kritik d. übl. Verf. b. d. blut. Knochenbr.vereinigg., ebd. 236/1932. — Anzeigestellg. z.

Bhdlgs.art d. Pseudarthr. d. langen Röhrenknochen, ebd. 239/1933. — Kreisl.ver-
hältn. d. geblähten u. nichtgebl. Lunge i. Vitalmikroskop, ebd. 243/1934. — Vasku-
larisat. ganzer, replant. Radii b. Hunde u. ihre Beziehg. z. Knochen- u. Markrege-
nerat., z. Wachstum u. z. Gelenkknorpel. Bruns' Beitr. klin. Chir. 160/1934. —
Gastric Resection with Pylorectomy, Penna. Med. J. 1937. — Regneration of Bone
Transplants, Ann. Surg. 106/1937. — Intestinal Sewing Clamps, Am. J. Surg.
38/1937. — Two-Plane Direction Finder for Nailing Fractures of Neck of Femur
(mit Engel), S. G. & O. 66/1938. — Two-Plane Direction and Range Finder for
Nailing Fractures of the Neck of the Femur (mit Engel), J. Amer. Med. Ass. 110/
1938. — Extent and Character of Peptic Ulcers and Gastroduodenitis in Different
Countries, S. G. & O. 66/1938. — A Plastic Operation on the Breast, Arch. Surg.
38/1939. — Scope and Problems of Plastic Surgery, Penna. Med. J. 1939. — The
Correction of Scars, Amer. J. Surg. 50/1940. — One-Stage Operation for Closure of
Large Defects of Lower Lip and Chin., S. G. & O. 73/1941. — Transplantation and
Regeneration of Tissue, Penna. Med. J. 1941. — The Regeneration of Joint Trans-
plants and Intracapsular Fragments, Ann. Surg. 116/1942. — Nicola Operation for
Posterior Subacromial Dislocation of the Humerus, J. Bone J. Surg. 25/1943. —
Reconstruction of Breast Deformities, S. G. & O. 77/1943. — Closure of Defects of
Lips with Composite Vermilion Border-lined flaps, Ann. Surg. 120/1944. — The
Treatment of Burns, Amer. J. Surg. 63/1944. — The Nature and Treatment of
Burns – A symposium. The Surgical Treatment of Burns, Penna. Acad. Science
1945. — Closure of Defects after Cancer, Surg. Clinics 55/1945. — Correction of
Cicatricial Contractures of Axilla, Elbow joint and Knee, Surg. Clinics N. Amer.
1945. — Closure of Surface Defects of the Hand, Penna. Med. J. 1945. — Correction
of Cicatricial Contractures following Burns, Phila. Med. 41/1946. — The Modified
Dieffenbach Operation for Closure of Large Defects of Lower Lip and Chin, J.
Plastic Reconstr. Surg. 1946. — Tendon Transplantation in the hand, S. G. & O.
83/1946. — Cleft Lip Repair After Axhausen, J. Plastic Reconstr. Surg. 1947. —
A Simple Device to Test and to Improve the Circulation in a Pedicle Flap, Surg.
21/1947. — Reparative Surgery of Severed Tendons and Nerves of the Hand, Surg.
Clin. of N. Amer. 1947. — Methods and Advances in Skin Grafting, Surg. Clin. of
N. Amer. 1947. — Cutis Grafts for Repair of Incisional and Recurrent Hernias,
Surg. Clin. of N. Amer. 1948. — Double Fractures and Double Non-Unions of the
Shaft of the Tibia, Amer. J. of Surg. 75/1948. — Repair of Cicatricial and Dupuy-
tren's Contractures of the Hand, J. Plastic Reconstr. Surg. 1948. — Congenital
Ankyloglossia (Tongue-tie) associated with Glossoptosis (Retruded mandible) and
Palatum Fissum (Clert Palte) (mit Lin T. Chun), Pediatrics 1948. — The Correction
of Cicatricial Deformities, Surg. Cl. N. Amer. 1949. — Plastic Surgical Treatment of
Carcinoma of the Skin, Current Therapy 1950, W. B. Saunders Co., Phila. —
Mammaplastic Procedures in the Female, Penna Med. J. 53/1950. — Reconstruc-
tion of Scrotum and Skin of Penis, J. Plastic Reconstr. Surg. 1950. — The Rethi
Incision in Rhinoplasty, ebd. 1951. — Homogenous Skin Grafts with and without
Adrenocorticotropic Hormones, Surg. 31/1952. —'Multiple Biopsy Control in Cancer
Surgery, Advances in Med. and Surg. from Grad. Sch. of Med., Univ. of Pa. 1952. —
Reconstructive Surgery of the External Ear, A. M. A. Arch. of Otolaryng. 1952. —
Treatment of Wounds and Lacerations of the Face, in: B. J. Ficarra, Acute Surgical
Emergencies, F. A. Davis, Phila. 1952. — Surgical Treatment of Cancer of Lips,
J. Plastic Reconstr. Surg. 1952. — Freie Hauttransplantat., Langenbecks Arch.
klin. Chir. 273/1953. — Auto- u. homoioplast. freie Hauttransplantat., ebd. 274/

1953. — Chir. d. off. Sehnen- u. Nervendurchtrenngn. d. Hand, einschl. Anwendg.
d. freien Sehnentransplantat., ebd. 277/1954. — Freie Sehnenverpflanzg. b. Verletzg. d. Fingersehnen, ebd. 279/1954. — The Axhausen Operation for Cleft Lip
Repair modified after the Hagedorn LeMesurier Principle, J. Plastic Reconstr.
Surg. 1955. — The Metamorphosis of a Male Pseudohermaphrodite, ebd. — Reconstruction and Rehabilitation of Pseudo- and True-Hermaphrodites including a
Case of Testicular Feminization, ebd. — Bhdlg. v. Verbrenngs.-kontrakt. d. Glied-
maßen, Chirurg 1956. — Breast Plasty in the Female, J. Plastic Reconstr. Surg.
1956. — Verfeinergn. i. Lippenlappentransplantat., Langenbecks Arch. klin. Chir.
286/1957. — Gesichtsplast. nach Krebsbhdlg., ebd. 289/1958. — Plastic Repair of
Skin Defects of the Hand, Clin. Orthopedicas 1959. — Untoward Effects from Skin
Grafts, J. Amer. Med. Assoc. 173/1960. — Fortschritte d. Kiefer- u. Gesichts-Chir.,
Thieme 1961. — Kinnaufbau b. Microgenie, Zbl. Chir. 1961. — Erich Lexer, A
Biographical Sketch, J. Plastic Reconstr. Surg. 1962. — Transverse Facial Clefts
and their Repair, ebd. — The Bibliography of Erich Lexer's Scientific Work, ebd.
1962. — Bhdlg. v. Verbrenngn. u. Verbrenngs.kontrakt. d. Hand. Langenbecks
Arch. klin. Chir. 302/1962. — A Follow-up Study of Hermaphrodies after their
Reconstruction and Rehabilitation, J. of Germantown Hosp. 1963. — Electric
Burns and their Treatment, Transact. Internat. Congr. Plast. Surg. 1964. — Re-
construction and Rehabilitation of Hermaphrodites. Pacif. Med. Surg. 73/1965. —
Mammaplast. b. Hypertroph. d. weibl. Brust, Chir. i. Fortschr. 1965.

May, Heinz, Doz., Leit. Arzt d. Kr.anst. Dr. May, 8185 Kreuth b. Tegernsee/Obb.
— *11. 1. 04 München. — **A:** 27 München. — **Prom:** 26 ebd. — **Hab:** 41 Berlin. —
F: Chir. — **V:** 26 II. Med. Klin. München (v. Müller), 27 Staatl. Frauenklin. Dres-
den (Warnekros), 28 Pathol. Inst. d. Univ. Leipzig (Hueck), 29 Chir. Klin. Charité
Berlin (Sauerbruch), 41 Habil., 42 Doz., ab 45 leit. Arzt d. Kr.anst. Dr. May
Kreuth (Spezialhaus 200 Betten f. extrapulmon. Tbk., vorw. Urogenitaltbk.) —
B: Knochen-Gelenktbk., in: Deist-Krauss, Tuberkulose, Enke 1951. — Knochen-
u. Gelenktbk., Enke 1953. — **P:** Zahlr. Veröff. vorw. auf d. Geb. d. extrapulmon. u.
Urogenitaltbk.

Mayer, Frank Otto, Chefarzt a. D., 8991 Lindau-Rehlings. — *22. 10. 91 Egl-
harting b. München. — **A:** 22 München. — **Prom:** 23 ebd. — **F:** Chir., Gynäk. —
V: 22 Pathol.-anat. Inst. München (Borst), 23 Chir. Univ.-Klin. ebd. (Sauerbruch),
24 chir.-gynäk. Abt. Staatl. Krankenstift Zwickau (H. Braun, Kulenkampff), 34
Chefarzt d. chir.-gynäk. Abt. d. Krskrhs. Lichtenstein, 52 Chefarzt d. chir. Klin.
u. Poliklin. Heinrich Braun Krhs. Zwickau. — **B:** Lexikon d. gesamten Therap.,
Urban & Schwarzenberg 1935: Schmerzstillg., Nark., Evipannark., Avertinnark.,
Narkoselähmg., Lokalanästh., Lumbalanästh., paravertebr. Anästh., Splanchnicus-
anästh. — **P:** Doppelseit. Pleuraempyem, Diss. — Grundsätze z. Bhdlg. d. Knochenbr., Bruns' Beitr. klin. Chir. 149/1930. — Ungewöhnl. Skiverletzg., Zbl. Chir.
1932. — Handverletzg. b. Boxen, Arch. Orthop. Unfallchir. 1932. — Doppeler-
krankg. b. Appendicitis, Sekund. Appendicitis, Zbl. Chir. 1932. — Fehler b. d.
Diagn. d. eingeklemmten Bruches, Münch. med. Wschr. 1932. — Medizinisches aus
USA, Med. Welt 1932. — La medicina en los Estados de la Unión. Boletin oficial
del colegio de Medicos, 1932. — Langanhalt. u. irreparable Gehirnschädigg. b.
Boxen, Leibesübgn. u. Körpererziehg. 1933. — Asept. Darmanastomose mittels Drei-
branchenklemme, Chirurg 1933. — Unterschied zw. Luxat. u. Gelenkzerreißg., Zbl.
Chir. 1933. — Diagn. u. Diff.diagn. d. perfor. Magen-Duodenalgeschwürs. Diff.-
diagn. d. acuten Abdomens, Ärztl. Praxis 1933. — Lokalanästh., Med. Klin. 1934. —

Perkuss. als Diagnost. b. akuten chir. Baucherkrankgn., Chirurg 1934. — Inguinale
Meth. d. Schenkelbr.op., Zbl. Chir. 1936. — Überempfindlichkt. geg. Katgut,
Münch. med. Wschr. 1939. — Hämaturie b. akuten Erkrankgn. d. Bauchhöhle,
ebd. 1952. — Techn. d. Op. substern. u. intrathorak. Strumen, Zbl. Chir. 1952. —
Indikat.stellg. i. d. Gallenchir., Münch. med. Wschr. 1954. — Op. d. paravertebr.
Struma, Zbl. Chir. 1954. — Op. Anzeige b. Gallenleiden, Landarzt 1955. — Fehldiagn.: Luxat. od. Gelenkzerreißg., Münch. med. Wschr. 1956. — Prim. u. sekund.
Multiplizität bösart. Geschwülste, Zbl. Chir. 1957. — Mass. Magenblutg., Münch.
med. Wschr. 1958. — Fibrom als Strumarecidiv, Zbl. Chir. 1960. — Heinrich Braun
anläßlich seines 100sten Geb., Zbl. Chir. 1962. — Heinrich Braun aus Anlaß s. 100-
sten Geb., Z. ärztl. Fortbild. 1963. — Dystope Struma, ebd.

Mayer, Gabriel, Facharzt f. Chir., Ärztl. Leit. d. Priv.-Klin. Josefinum, 8 München 22, Ludwigstr. 8/IV. — *6. 7. 20 Altötting. — A: 45 München. — Prom: 45
ebd. — F: Chir. — V: 45–53 Krhs. Altötting; Oberarzt Priv.-Klin. Josefinum
(Kielleuthner), 53 Niederlassg., ab 60 ärztl. Leit. d. Priv.-Klin. Josefinum.

Mayer, K. Heinz, Facharzt f. Chir., 875 Aschaffenburg, Ziegelbergstr. 6. —
*9. 7. 24 Schifferstadt/Pfalz. — A: 48 Frankfurt a.M. — Prom: 51 ebd. — F: Chir. — V:
49–51 Städt. Krhs. Aschaffenburg (Daser), 52–60 Oberarzt Klin. Dr. Wahlig ebd.
(Wahlig). — P: Op. Bhdlg. d. Luxat.-Frakt. d. ob. Sprunggelenkes b. gleichzeit.
Sprengg. d. Ligamentum interosseum zw. Tibia u. Fibula, Chirurg 1956.

Mayer, Peter Walter, Oberarzt Krskrhs., 7967 Bad Waldsee. — *7. 8. 32 Köln. —
A: 58 Gera, 64 Stuttgart. — Prom: 57 Jena. — F: Chir, Urol. — V: 57 inn. Abt.
Städt. Krhs. Jena (Rümmler), 57–58 Rud. Elle Krhs. Eisenberg (Ulrich), 59 Jena
(Kuntzen), 59–63 Städt. Krhs. Achern (Bräutigam), 63–64 inn. Abt. Sanat. LVA
Schwaben, Bad Wörishofen (Tercamann), 64–67 Urol. Städt. Kr.anst. Karlsruhe
(Schneider). — P: Papierelektrophoret. Unters. v. Menstrualblut, Geburtsh. u.
Gynäk. 151/1958. — Nierenverletzg. durch Therap., Med. Welt 1965. — Nieren-
schädigg. durch Phenacetinabusus, ebd. 1966.

Mayer, Wolfgang, Priv.-Doz., Chefarzt d. chir. Abt. d. Krskrhs., 7260 Calw
(Württ.). — *22. 2. 27 Meilenhofen. — A: 51 Würzburg. — Prom: 51 ebd. — Hab: 66
Tübingen. — F: Chir. — V: München (Lang), Würzburg (Wachsmuth), Tübingen
(Dick). — B: Grundl. d. Thromboembolieprophyl. u. Therap., in: Klin. u. Praxis
d. Urologie, W. Stähler, Thieme 1959. — Thromboembol. Erkrankgn. gefäß- u.
kreisl.wirks. Maßnahmen (mit Matis), in: Naegeli-Matis, F. K. Schattauer 1960. —
Round-table-Gespräch: Antikoagulantien i. d. Praxis, Regensburg 1964, Schattauer.
— Bes. Gesichtspkt. f. Chir. u. Urol. (mit Naegeli u. Matis), in: Naegeli-Matis,
Thromboembolieprophyl. i. d. Chir., Schattauer 1967. — P: Kenntn. d. Struma
ovarii, Diss. — Klin. Erfahrgn. m. d. neuen synthet. Analgetikum Citarin „Bayer",
Med. Mschr. 1955. — Thrombose, Embolie, ihre Verhütg. u. Bhdlg., Fortschr.
Med. 1956. — Verhalten d. Heparintoleranztestes unter gerinngs.hemm. Maßnah-
men mit Dicumarol (Analogen) (mit Matis u. Mörl), Zbl. Chir. 1957. — Thrombose-
therap. u. -prophyl. m. d. Heparinoid Thrombocid (mit Matis), ebd. — Thromboseverhütg. u. Thromboseheilg. (mit Matis), Dtsch. med. J. 1959. — Results of Alternating Antekoagulant Prophylaxis in Surgery (mit Dick u. Matis), Thromb. Diath.
haem. 1959. — Wechselbeziehgn. zw. antibiot. u. gerinngs.hemm. Maßnahmen (mit
Matis u. Nagel), Erg. Chir. u. Orth. 42/1959. — Thromboembolieförderg. durch
Unterdosierg. v. Antikoagulantien (mit Matis), Medizinische 1959. — Antikoagulantien u. Wundheilg. (mit Matis u. Schwefer), Zbl. Chir. 1960. — Auswertg. e.
altern. Reihe, Langenbecks Arch. klin. Chir. 195/1960. — Erg. e. altern. Antikoagu-

lantienprophyl. (mit Dick u. Matis), Chirurg 1961. — Auftreten v. Thromboembolien u. Blutgn. währ. vorsorgl. Gerinngs.hemmg. (mit Matis u. Nagel), Med. Welt 1961. — Grundl. d. mod. Thrombosebekämpfg. (mit Dick u. Matis), ebd. 1962. — Lok. Anwendg. d. Phenylindantions, Arzneimittelforsch. 1964. — Vorgehen u. Erg. d. medikam. Thromboseprophyl., Langenbecks Arch. klin. Chir. 313/1965. — Bhdlg. d. periph. ven. Durchblutgs.störgn. (mit Matis), Regensb. ärztl. Fortbild. 1965. — Indikat. u. Erg. perkut. Heparinis., Med. Welt 1966. — Bedeutg. v. Proteinasen-Inhibitoren f. d. Thromboseembolie-Prophyl. (mit Dick u. a.), Med. Welt 1967. — Chir. Bhdlg. ven. Durchblutgs.störgn. (mit Matis), Internist 1967. — Bhdlg. d. Oberarmschaftbr. (mit Andrassy u. Völter), Med. Welt 1967.

Mayor, Georges, Prof. f. Urol. (urol. Chir.) an d. Univ. Zürich u. Dir. d. Urol. Univ.-Klin. Kantonsspit., CH-8006 Zürich. — *2. 4. 14 Perreux sur Boudry NE. — A: 38 Genf. — **Prom:** 40 ebd. — **Hab:** 52 Zürich. — **F:** Urol. — **V:** 38–39 Pathol. Inst. d. Univ. Genf (Askanazy), 39–40 Radiol. Inst. ebd. (Gilbert), 40–41 Sanat. Albula, Davos-Dorf, 41–43 Inselspit. Bern (Dubois), gleichzeit. urol. Abt. d. Univ. Bern (Wildbolz), ab 43 Chir. Univ.-Klin. Zürich (Brunner), ab 46 stellvertr. Oberarzt u. ab 48 Oberarzt, zwztl. Mitglied d. Internat. Komitees v. RK 45 in Deutschand u. Österreich u. leit. Arzt im Spit. d. Internat. RK Leipzig, 46 chir. Chefarzt ad interim. Bez.spit. Affoltern am Albis (b. Zürich), 53–62 Leit. d. urol. Abt. d. Chir. Univ.-Klin. Zürich u. d. Urol. Poliklin. — **B:** Les interventions des organes génitaux de l'homme, in: Hdb. d. Urol., Bd. XIII/2 (op. Urol. II), Springer i. Druck. — **P:** Lymphogranulome solitaire hépato-biliaire, Diss. 1939. — Hepatogene Osteodystrophien, Beitr. pathol. Anat. 1942. — Les ostéodystrophies hépatogènes, Schweiz. med. Wschr. 1942. — Etude clinique et anatomo-pathologique d'un cas d'ostéodystrophie hépatogène, Rev. méd. Suisse-Romande 1943. — Epididymitis tbc. u. ihre chir. Bhdlg., Chirurg 1947 u. Helvet.-chir. acta 1947. — Le rein restant dans la cystitis tuberculeuse après néphrectomie, J. d'Urol. 1948. — Therap. d. infiltr. Blasentumoren, Schweiz. med. Wschr. 1950. — Radioisotopes artificiels, leurs applications pratiques en médecine et les données actuelles du traitement du cancer, Bull. Soc. Neuchâteloise sci. natur. 1950. — Le traitement actuel du cancer de la vessie, Ärztl. Mh. 1952, Habil.-Schr. — La lithiase rénale d'origine parathyroidienne, Bull. Mém. Ass. Franç. d'Urol. 1953. — Les principes thérapeutiques dans la rupture du rein, Helvet. Chir. acta 1953. — Neue Wege d. urol. Chir., Schweiz. med. Wschr. 1953. — Le radiocobalt dans le traitement des tumeurs malignes de la vessie, J. Suisse Méd. 1954. — Le traitement du cancer de la vessie, Urol. internat. 1955. — Blasenca., Langenbecks Arch. klin. Chir. 1956. — Prinzip. Fragen z. Prostatabhdlg., Praxis 1956. — Chir. Bhdlg. d. Urogenital-Tbk., Dtsch. med. Wschr. 1957. — Ureterocystoneostomie (mit Eichenberger), Helvet. chir. acta 1959. — Bemerkgn. nach e. Studienaufenthalt i. d. USA, VESKA-Z. 23/1959. — Lithiase rénale et hyperparathyroidie, Acta Urol. Belg. 28/1960. — De la chirurgie des parathyroides, Helvet. chir. acta 1961. — Prinzip. Fragen b. Nierenverletzgn., Urol. int. 11/1961. — Probl. d. Bhdlg. d. Blasenkrebses, Urologe 1962. — Nierensteine u. Hyperparathyreoidismus, Urol. int. 13/1962. — Les récidives après les opérations conservatrices dans la lithiase rénale. 57e Congr. franç. d'Urol., Paris 1963. — Ersatz- u. Erweitergs.plastiken d. Harnblase (mit Zingg), Schweiz. med. Wschr. 1963. — Heut. Probl. d. urol. Chir. (Antrittsvorlesg.), ebd. — Spez. rö.-diagn. Untersuchgn. b. Malignomen d. Urogenitaltraktes (mit Camponovo u. a.), Urologe 1963. — Diagn. u. Therap. d. mal. Tumoren d. Urogenitaltraktes, Mkurse Ärztl. Fortbild. 1964. — Probl. d. Hyperparathyreoidismus, Urologe 1964. —

Probl. Kelchdivertikel u. tbk. Kaverne (mit Gloor), Beitr. Klin. Tbk. 129/1964. — Mod. Untersuchgs.meth. b. d. Diagn. d. Blasenca., Coll. int. Chir. 1964. — Anwendgs.möglichktn. d. Darmes b. d. urol. plast. Eingr., Helvet. chir. acta 1964. — Prophylakt. Untersuchg. auf Krebs i. d. Urol., Praxis 1965. — Introduction, Indication opératoire, Traitement chirurgical et Traitement postopératoire, Conclusions. (Hyperparathyreoidismus), Urol. int. 19/1965. — Le syndrome parathyroidien dans la lithiase rénale, Méd. et Hyg. 1965. — Diagn. d. Blasenerkrankgn., Festschr. „75 Jahre Hommel", 1965. — Diagn. u. Therap. d. Blasenkrebses, Urologe 1966. — Organerhalt. Eingr. a. d. Nieren. Langenbecks Arch. klin. Chir. 316/1966. — Radik. Ausräumg. d. retroperiton. Lymphsyst. b. Hodenca., Verh. Dtsch. Ges. Urol. 1966. — Möglktn. d. chir. Intervent. b. d. Urogenital-Tbk., Diagn. u. Therap. d. infekt. Metastasen, Bibl. tuberc. 23/1967. — Indications urologiques et chirurgicales (sonde à demeure), Praxis 1967. — Les données actuelles du traitement chirurgical dans la tuberculose du système uro-génital, Schweiz. med. Wschr. 1967. — Pathol. Hypercalciurie weg. prim. Hyperparathyreoidismus (Diagn. u. Indikat.), Verl. d. Nierensteinleidens nach Ektomie d. Nebenschilddrüsenadenome, Urologe 1967.

Mayr, Ulrich, Chefarzt Krhs. St. Vinzenz, 8962 Pfronten/Allg. — *24. 9. 09 Horgau/Augsburg. — **A:** 37 München. —. **Prom:** 37 ebd. — **F:** Chir. — **V:** 37–38 II. Univ.-Frauenklin. München (Eisenreich), 41–43 u. 45–55 Augsburg (Haecker, Mack).

Mayrhofer-Krammel, Otto, o. Prof., Vorstand d. Inst. f. Anaesth. d. Univ., A-1090 Wien, Spitalgasse 23. — *2. 11. 20 Wien. — **A:** 44 Wien. — **Prom:** 44 ebd. — **Hab:** 55 ebd. — **F:** Anaesthesiol. — **V:** 45–46 Path. anat. Inst. Wien (Chiari), 46–61 II. Chir. Univ.-Klin. ebd. (W. Denk, Kunz), 47–48 Studienaufenthalte in England, Anaesth., u. 49–50 Anaesth. Columbia Presbyt. Med. Center New York (Papper), 61 a. o. Prof. u. Vorstand d. Inst. f. Anaesth. d. Univ. Wien, 67 o. Prof. — **B:** Intratrach. Narkose, Deuticke 1949. — Anaesth., in: Salzer u. Mitarb., Bronchusca., Springer 1952. — Anaesth. u. Nark., in: Kunz, Fortschr. d. Chir., Urban & Schwarzenberg 1954. — Beitr. in: Lehrb. d. Anaesthesiol. (mit Frey u. Hügin), Springer 1955. — Anaesth. b. alten Pat. i. Klin. u. Prax., in: Doberauer, Geriatrie u. Fortbild., Bergland-Vlg. 1960. — Adjuvants de l'anesthésie générale, Encycl. Médico-Chirurgicale 1964. — Anaesth. u. Nark., in: Hdb. d. Geriatrie, Enke 1965. — Lokalanaesth., in: Intra- u. postop. Zw.fälle, ihre Verhütg. u. Bhdlg. v. Brandt, Kunz u. Nissen, 1. Bd., Allg. T.: Thorax , Hals, Thieme 1967. — **P:** Chondromatose d. Schleimbeutel, Wien. klin. Wschr. 1946. — Verschiedenheit d. Rhesusfaktors als Transfus.hindernis, ebd. 1947. — Thrombangitis obliterans d. Vasa spermatica unt. d. klin. Bild d. Epididymitis tbc., ebd. — Intratracheale Nark., ebd. 1949. — Myocain als muskelerschlaff. Hilfsmittel b. d. Nark. (mit Chott u. Ginzel), ebd. — Op.-risiko b. herz- u. kreisl.geschäd. Pat., ebd. 1951. — Rolle d. Anaesth. i. d. USA, ebd. — Bedeutg. d. intratrach. Nark. f. d. Op. d. Bronchusca., Krebsarzt 1951. — Kurzwirk. Muskelerschlaffgs.mittel. Selbstversuche u. klin. Erprobg. (mit Hassfurther), Wien. klin. Wschr. 1951. — Selfexperiments with Succinyl Choline Chloride, A New Short-Acting Muscle Relaxant, Brit. Med. J. 1952. — Postop. Hirnödem, Wien. med. Wschr. 1952. — Erfahrgn. m. Succinylcholinchlorid, e. neuen kurzwirk. Muskelrelaxans, Anaesthesist 1952. — Fehler u. Gefahren d. Anaesth., ebd. — Nark.erfahrgn. b. üb. 1000 intrathorak. Op. (mit Chott), ebd. — Nark.erfahrgn. m. „Kemithal" (mit Kurka), ebd. 1953. — Isopropylchlorid als Rauschnarkotikum (mit Remes), Wien. klin. Wschr. 1953. — Muß b. Curare-Anwendg. intubiert werden ?, Langenbecks Arch. klin. Chir. 276/1953. — Exp. Untersuchgn.

üb. d. Wirkg. einiger z. Narkosezwecken gebräuchl. Barbiturate auf d. Bronchial-
muskulat., Anaesthesist 1954. — Dürfen b. Kaiserschnitt Muskelrelaxantien währ.
d. Nark. gegeben werden?, ebd. — Künstl. Hypothermie („Winterschlaf") als unterstütz. Maßnahme b. d. Bhdlg. schwerer Schädeltraumen (mit Kühlmayer),
Wien. klin. Wschr. 1954. — Anaesth. b. Pat. m. schlechter Lungenfunkt., Langenbecks Arch. klin. Chir. 279/1954. — Some Differences in the Action of Ultra-short
Acting Barbiturates on the Autonomic Nervous System, Proc. III. Congr. Scand.
Soc. of Anaesth. 1954. — Prinzip. z. Wirkg. einiger z. Nark.zwecken gebräuchl.
ultrakurz-wirk. Barbiturate, Klin. Med. 1955. — Antagonisierbark. d. langwirk.
depolarisier. Muskelrelaxans „Imbretil" (mit Remes u. Schuster), Anaesthesist
1955. — Baytinal z. i. v. Kurznark. (mit Remes), Wien. klin. Wschr. 1956. —
Anaesth. f. ambulator. Eingr., Prakt. Arzt 1956. — Hibernat. nach schweren Schädelverletzgn., Anaesthesist 1957. — Basisnark. m. d. Steroid „Viadril" (mit Remes), ebd. — Anaesth. f. Pat. i. hohen Lebensalter, Prakt. Arzt 1957. — Techn. d.
zerebr. Angiograph. b. Kindern (mit K. Gloning), Wien. klin. Wschr. 1957. —
Einfl. d. Aerosoltherap. m. e. Benetzgs.mittel z. Verhütg. postop. Lungenkomplikat. nach Thoraxop., Anaesthesist 1957. — Fluothan f. Kindernark., ebd. — Anesthesia per la Chirurgica maggiore del Neonato, Minerva Anesthesiol. 24/1958. — Nebenwirkgn. d. Succinylcholins u. ihre Verhütg., Atti XI Congr. Soc. Ital. Anesthesiol. 1958. — Klin. Indikat. d. verschied. Muskelrelaxantien. Imbretil, ebd. —
Sympos. üb. Kreisl.fragen, Anaesthesist 1958. — In Memoriam (Dr. Grosschedl,
Dr. Benzer, Dr. Krassnigg, Dr. Rötzer), ebd. — Anaesthetic Management of
Newborn to be Operated for Atresia of the Oesophagus, Brit. J. Anaesth. 31/1959. —
Técnica clinica anesthesiológica en el tratamiento quirurgico de la coarctatión de
aorta (span.), Kongr.ber. Madrid 1959. — Wirksamkt. v. d-Tubocurarin z. Verhütg.
d. Muskelschmerzen nach Succinylcholin, Anaesthesist 1959. — Anaesth. i. d. tägl.
Praxis, Österr. Ärzteztg. 1959. — Vor- u. Nachteile neuer Nark.mittel (Diskuss. am
runden Tisch), Anaesthesist 1960. — Herz- u. Kreisl.stillstand (Brief an d. Hrsg.),
ebd. — Vilan z. Schmerzbekämpfg. i. d. postop. Phase nach Thoraxop., Wien. med.
Wschr. 1960. — Anaesth. f. Thoraxop. i. Säuglingsalter, Thoraxchir. (russ.) 1960. —
Anaesth.meth. u. Schockbekämpfg. i. d. tägl. Prax., Wien. med. Wschr. 1960. —
Anaesthesia in the Newborn and Infant with Special Reference to Halothane, Proc.
VI Congr. Scand. Soc. Anaesth., Acta Anaesthesiol. Scand., Suppl. VI/1960. —
Entwicklg. u. derzeit. Stand d. Anaesthesiol. i. Österr., Kongr.ber. II. Weltkongr. f.
Anaesth. 1960. — Aufgaben u. Ziele d. Anaesthesiol. i. d. mod. Med. (Antrittsvor-
lesg.), Wien. klin. Wschr. 1962. — Der Arzt am Unfallort (Gedanken z. prakt.
Durchführg. e. „Erweit. Ersten Hilfe"), Winthrop „Puls" 2/1962. — Lebensrett.
Sofortmaßnahmen am Unf.ort (Anaesthesiol. Ref.), Klin. Med. 1962. — Auxilium
Primum: Reanimat. u. Schockbekämpfg. am Unf.ort (mit Hammer), Kuratorium
f. Verkehrssicherheit 1962. — Blutgasanalyt. Vergleichsuntersuchgn. b. Verwendg.
v. Analgetika z. Bekämpfg. d. postop. Wundschmerzes (mit Oberndorfer u. Vychy-
til), Proc. 1. Europ. Kongr. f. Anaesthesiol. 1962. — Conceptions actuelles de l'ane-
sthésie chez l'enfant, Cahiers d'anesthésiol. 10/1963. — Neuere Erfahrgn. auf d.
Gebiet d. Kinderanaesth., Wien. klin. Wschr. 1963. — Prämature Synostose d.
Schädels als Nark.risiko (mit Marczell u. Steinbereithner), Anaesthesist 1963. —
La réanimation cardiaque dans les cliniques de l'Université de Vienna (Organisat.
et expérience clinique) (mit Steinbereithner), Cahiers d'anesthésiol. 12/1964. —
Mod. Aspekte i. d. Tetanusbhdlg. (mit Kucher u. Chott), Wien. klin. Wschr. 1964. —
Anaesth. i. d. Sprechstunde (mit Steinbereithner), Österr. Ärztezeitg. 1965. —

Wiederbelebg. d. Atmg., Wien. klin. Kolloquien 1965. — Anaesth.-Ausbildgs.zentrum i. Wien, Proc. 2. Fortbild.kurses f. klin. Anaesthesiol. i. Wien 1965. — Anaesthesiemeth. i. d. Prax., Tägl. Praxis 1965. — Neuroleptanalgesie m. Dehydrobenzperidol u. Phentanyl i. d. klin. Nark.prax., Wien. klin. Wschr. 1965. — Wiederbelebg. d. Atmg., Wien. Z. inn. Med. 9/1965. — Intensiv-Pflegestat. — e. mod. Forum interklin. Zus.arb. (mit Fuchsig), Wien. klin. Wschr. 1965. — Some New Aspects in the Treatment of Severe Tetanus (mit Kucher), Internat. Anesth. Cl.: European Trends in Anaesthesiol. 3/1965. — The Intensive Treatment Unit: Two Years of Practical Experience (mit Kucher u. Steinbereithner), ebd. — L'Indication de la Trachéotomie postopératoire et de l'Aspiration endobronchique du Point de Vue Physio-Pathologique et Anesthésiologique (mit Muhar), Les Bronches 15/1965. — Beurteilg. v. Nark.zw.fällen, Mitt. d. Öst. San.verw. 1966. — Neurolept-Analgesia, Its Basic Principles and Clinical Application, South. Med. J. 1966. — Problemi dell'arresto cardiaco: massagio cardiaco interno ed esterno, Minerva Anestesiol. 1966. — Significance of Severe Respiratory Acidosis in Pulmonary Embolism during Anaesthesia (mit Steinbereithner), Anesth. & Analg. 5/1966. — Eineinhalb J. Herzalarmdienst i. Wiener Allg. Krhs. (mit Kaindl, Kühn u. Schober), Wien. klin. Wschr. 1966. — Clinical Experiences with Diallyl-Nor-Toxiferine and the Curare Antidote Galanthamine, South. Med. J. 1966. — Einfl. einiger mod. Nark.meth. auf d. Blutzuckerspiegel u. d. Gesamtlipide b. Diabetiker u. Nichtdiabetiker (mit Brunner u. Kantschew), Acta Diab. Lat. 3/1966. — Probl. d. Nachbhdlg. nach Herzop. aus d. Sicht d. Anaesthesiologen (mit Simandl). Acta Anaesth. Scand., Proc. II, 2nd Europ. Congr. of Anaesth. 1966. — Diskuss. z. Curare-Symp. i. Zürich, Bull. Swiss Acad. Med. Sci. 22/1966. — Das ABC d. „Erweit. Ersten Hilfe", Österr. Hochschulztg. v. 1. 5. 1967. — Schockbekämpfg. als Erstmaßnahme b. Schwerverletzten, Wien. klin. Koll. 1967. — In memoriam Prof. Paul Moritsch, Anaesthesist 1967. — 5000 J. Anaesth., Therap. Ber. 1967. — Erfahrgn. m. Galanthamin (Nivalin) als Antagonist d. Relaxantien v. Curaretyp, Bull. d. Schweiz. Akad. d. Med. Wiss. 23/1967. — Einleitgs.vortrag z. III. Internat. Fortbild.kurs f. klin. Anaesthesiol. Wien 1967, Separatum d. Wien. Med. Akad. f. Ärztl. Fortbild. — 20 J. Anaesthesiol. i. Österr., Anaesthesist 1967. — Some observations in the function of the Bird Mark 8 Ventilator (mit Steinbereithner), Brit. J. Anaesth. 39/1967. — Beatmg. u. Wiederbelebg. b. Atemstörgn. d. Neugebor., Pädiatrie u. Pädol. 1967.

Meder, Rudolf, OMR., Chefarzt d. chir. Abt. u. leit. Arzt, d. Städt. Krhs., 8710 Kitzingen (Main), Gabelsberger Str. 9. — Fragebogen 1968 nicht beantwortet.

Meffert, Heinz, Chefarzt d. chir. Abt. d. St.-Josefs-Krhs., 54 Koblenz. — *12. 2. 13 Koblenz. — **A:** 39 Marburg. — **Prom:** 39 ebd. — **F:** Chir. — **V:** 39–40 Vinzenzkrhs. Bad Godesberg, 40–41 Stadtkrhs. (Res. Laz) Worms (Bräunig), 41–45 Kriegsdienst, 45–49 Brüderkrhs. Koblenz (Gerlach), 49–50 Bergmannsheil Bochum (Bürkle de la Camp), 51 Orthop. Klin. München/Tölz (Lange).

Meffert, Karl, 7880 Säckingen (Baden), Hildastr. 4. — Fragebogen 1968 nicht beantwortet.

Mehler, Carl Otto, Facharzt f. Chir., 78 Freiburg i. Br., Scheffelstr. 5. — *10. 9. 11 Parral/Mexiko. — **A:** 39 Freiburg. — **Prom:** 41 ebd. — **F:** Chir. — **V:** 39 Freiburg (Rehn), 40–45 Kriegsdienst, 46–51 chir. Abt. Diak.haus Freiburg (Hosemann).

Mehner, Rolf, Leit. d. chir. Poliklin. Borna, Kreistraumatologe, Verein. Gesundheitseinrichtgn. d. Kreises Borna, (Priv): X 72 Borna, Patzschweg 11. — *14. 8. 23 Trages b. Borna. — **A:** 52 Leipzig. — **Prom:** 52 ebd. — **V:** 52–58 chir. u. inn. Abt. Krskrhs. Borna (Förster, Hofmann). — **P:** Intraperit. Bhdlg. d. kompl. Appendizitis m. Penicillin-Streptomycin-Instillat., Med. Klin. 1958. — Gallenblasenhydrops inf. Stildrehg. b. e. 6j. Kind, Zbl. Chir. 1958. — Bhdlg. v. Grundgliedquerfrakt. d. Finger m. inn. Schieng. durch Kirschner-Draht, Mschr. Unfhlkd. 1959. — Zentr. Unterdruckabsauganlage, Medizintechn. 1964.

Meier, Albert O., Big Valley Med. Center Bieber, Cal. 96009/USA. — *13. 4. 12 Plauen/Vogtland. — **A:** 37 Freiburg. — **Prom:** 39 ebd. — **F:** Chir. — **V:** Freiburg (Rehn), 39–45 Kriegsdienst, 45–48 Heidbergkrhs. Hamburg-Langenhorn (Loeweneck, Diebold), 48 Facharztanerkenng., 57 Med. Staatsexamen f. d. Staat Kalifornien, USA. — **P:** Erg. d. Bhdlg. prim. u. sek. steriler Frauen, Zbl. Gynäk. 1939.

Meinecke, Friedrich-Wilhelm, Leit. Arzt d. Abt. f. Rückenmarksverl. d. Chir. Klin. u. Poliklin. d. Berufsgenossenschaftl. Kr.anst. Bergmannsheil, 463 Bochum, Hunscheidtstr. 1. — *18. 10. 23 Bonn. — **A:** 53 Bonn. — **Prom:** 53 ebd. — **F:** Chir. — **V:** 53–54 Med. Klin. d. Städt. Kr.anst. Essen (Heymer), 54–55 Rhein. Landesklin. f. Hirnverl. Bonn (Panse), ab 55 Bergmannsheil (Bürkle de la Camp, Rehn). — **P:** Bestimmg. d. 17-Ketosteroide i. Blut v. Gebärenden, Wöchnerinnen u. Neugebor., sowie i. retroplazent. Haematom, Diss. — Quantitat. Nachweis v. 17-Ketosteroiden aus d. mütterl. Blut u. aus d. Nabelschnurblut d. Neugeb. (mit Puck u. Sievert), Arch. Gynäkol. 182/1953. — Soll d. Bhdlg. Querschnittsgelähmter als Einzelfall, auf Sonderstat. od. i. Sonderklin. erfolgen?, Mschr. Unfhlkd. 1958. — Sonderstat. od. Sonderklin. f. Querschnittsgelähmte?, Medizinische 1959. — Bhdlg. v. Querschnittslähmgn., Med. Welt 1960. — Rehabilitat. Querschnittsgelähmter, Mschr. Unfhlkd. 1963. — Early Treatment of Traumatic Paraplegia, Paraplegia 1964. — Rehabilitat. u. ihre Schwierigktn., Med. Welt 1964. — Lagergs.-möglktn. b. Druckgeschwürsgefahr (mit Ammon), Dtsch. med. Wschr. 1964. — Konservat. u. op. Bhdlg. v. Druckgeschwüren i. Rahmen d. Rehabilitat. Querschnittsgelähmter, Hefte Unfhlkd. 78/1964. — Social Aspects of Paraplegic Coal-Miners in Germany, Paraplegia 1964. — Erste Hilfe a. Unfallort b. Querschnittslähmgn., Hefte Unfhlkd. 81/1965. — Soz. u. psychol. Fragen b. Querschnittsgelähmten, Zbl. Chir. 1965. — Konservat. Wirbelbr.bhdlg. b. Querschnittsgelähmten, Langenbecks Arch. klin. Chir. 313/1965. — Rehabilitat. d. Querschnittslähmgn., Rehabilitat., Schriftenr. d. Med. Pharm. Studienges. e. V. 2/3, Umschau, Frankfurt 1965. — Anzeigestellg. u. Techn. versch. plast. Op.verfahren b. Druckgeschwüren (mit Zellner), Chir. plast. 1966. — Berufl. Wiedereingliederg. Querschnittsgelähmter aus ärztl. Sicht, Ber. int. Kongr. f. Arbeitsmed. Wien. 1966. — Prerequisites for the Employment of Tetraplegics and Vocational Possibilities, ISRD-Proc. X World-Congr.: Industrial Society and Rehabilitation-Problems and Solutions, Thieme 1967. — Traumat. Querschnittslähmgn., Problematik d. Bhdlg., Med. Klin. 62/1967. — Bedeutg. d. Sports f. d. Rehabilitat. Querschnittsgelähmter, Rehabilitation 1967. — The Situat. of a Spinal Unit i. an Accident Hosp., Paraplegia 1967.

Meinertz, Otto, Facharzt f. Urol., 65 Mainz, Gärtnergasse 11–15. — *19. 4. 17 Mainz. — **A:** 42 Berlin. — **Prom:** 42 Königsberg. — **F:** Chir., Urol. — **V:** 42–45 Kriegsdienst, 45–56 Univ. Münster/Westf. (Sunder-Plaßmann). — **P:** Krankheitsbild d. eosinophilen Granuloms, Bruns' Beitr. klin. Chir. 181/1951. — Selt. Fall e. Schädeldachepidermoids, ebd. 184/1952. — Leistenhernie m. d. Magen als Bruchsackinhalt, Fortschr. Röntgenstr. 79/1953. — Riesenhydronephrose, Z. Urol. 1953. — Akute Osteomyelitis n. Pocken- u. Typhus-Schutzimpfg. (mit Haar), Münch. med. Wschr. 1954. — Subperiostales Schädeldachepidermoid, Zbl. Chir. 1954. — Epi-

dermoidcyste am Gesäß, ebd. — Doppelseit. Hydronephrose, doppelseit. Megaureter u. Megacystis, Z. Urol. 1954. — Steine d. Harnorgane u. Wehrdienstbeschädigg. (mit Hillenbrand), Mschr. Unfhlkd. 1955.

Meinerzhagen, Klaus, Ass. d. Chir. Klin. d. Med. Akad. „Carl Gustav Carus",
X 8023 Dresden, Böttgerstr. 47. — Fragebogen 1968 nicht beantwortet.

Meis, Franz, Facharzt f. Chir., z. Zt. Praxisvertretgn., 675 Kaiserslautern, St.
Marienplatz 14/16. — *21. 1. 94 Solingen. — **A:** 22 Berlin. — **Prom:** 21 Köln. —
F: Chir., Orthop. — **V:** 21–24 u. 28–29 Städt. Kr.anst. Solingen (Hülsmann, Riess),
24–26 Pathol.-anat. Inst. Freiburg (Aschoff), 26–27 Orthop. Univ.-Klin. Köln (Kramer, Hackenbroch), 27–28 Urol. Klin. d. Kr.anst. Düsseldorf (Rehn, v. Haberer),
29–30 Städt. Krhs. Neustadt/W. (Manns), 30–58 Praxis u. Klin. i. Erfurt.

Meiselbach, Hermann, Facharzt f. Chir. u. Durchgangsarzt, 414 Rheinhausen,
Böcklerstr. 18. — *31. 10. 14 Teichröda/Thüringen. — **A:** 41 Jena. — **Prom:** 41
ebd. — **F:** Chir, Urol. — **V:** 41–45 Kriegsdienst, 45–49 Jena (Guleke), 49–51 Erfurt (Schwarz), 51–53 Oberarzt d. Huyssens-Stiftg. Essen (Scheele), 53–57 Leit.
Chir. d. RSK Kotaradja/Sumatra, ab 59 Niederlassg.

Meißner, Fritz, Prof., Dir. d. Kinderchir. Univ.-Klin., X 7050 Leipzig, Augusten-
str. 18. — Fragebogen 1968 nicht beantwortet.

Meißner, Helmut, Chefarzt d. chir. Abt. d. Krskrhs., 2260 Niebüll (Schleswig).*

Meißner, Herbert, Chefarzt d. chir. Abt. d. Städt. Krhs., 7860 Schopfheim (Baden). — Fragebogen 1968 nicht beantwortet.

Melchior, Eduard, o. Prof., Ankara/Türkei Emer., (Priv), CH-6574 Scesana-Vira.
— *13. 3. 83 Dortmund. — **A:** 06 Straßburg. — **Prom:** 06 ebd. — **Hab:** 16 Breslau. —
F: Chir. — **V:** 07 Path. Inst. Straßburg (Chiari), 08 Med. Abt. Krhs. Moabit Berlin
(Klemperer), 09 chir. Abt. Krhs. Am Urban ebd. (Körte)., 10–30 Breslau (Küttner),
31–36 Chefarzt d. chir. Abt. d. Wenzel-Hancke-Krhs. ebd., 36–54 Chefarzt d. Chir.
Univ.-Klin. d. Numune Hastanesi Ankara. — **B:** Chir. d. Duodenum, N. Dtsch.
Chir., Enke 1917. — Wege, Ziele u. Grenzen d. op. Chir., Francke 1917. — Grundr.
d. allg. Chir., 2. Aufl. Bergmann 1925. — Nachbhdlg. nach chir. Eingr., Barth 1934.
(span. Ausg. Barcelona, Manuel Marin). — Emetin, seine Wirksamkt. auf schwere
chir. Infekte, Enke 1954. — **P:** Alkohol.hypertroph. Lebercirrh. (Hanot-Gilbert),
Ziegler's Beitr. 1907. — Perityphl. Sympt. i. Beginn d. Pneumonie. Mitt. a. d.
Grenzgeb. Med. u. Chir. 20/1909. — Op. Dauerresultate d. rein chron. verlauf.
Appendizitis, Bruns' Beitr. klin. Chir. 1912. — Sog. Art.-mesent. Duodenalverschl., Berl. Klin. Wschr. 1914. — Fremdkörper d. Duodenum, Dtsch. Z. Chir.
127/1914. — „Ruhende Infektion". Volkmann's Samml. Klin. Vortr. 743/1918. —
Hernia epigastrica, Erg. d. Chir. 1921. — Tetanie, Mitt. a. d. Grenzgeb. Med. u. Chir.
34/1921. — Wundphysiol., Bruns' Beitr. klin. Chir. 127/1922. — Mechan. u. Pseu-
domech. Probl. d. op. Chir., Klin. Wschr. 1925. — Untersuch. a. leberlosen Säuge-
tier (mit Rosenthal u. Licht), Arch. exp. Path. Pharm. 115/1926. — Chir. Magentbc., Mitt. a. d. Grenzgeb. Med. u. Chir. 39/1926. — Probl. d. Seelischen i. d. Chir.,
Bruns' Beitr. klin. Chir. 139/1927. — Port. Infekt. nach Appendizitis, ebd. 142/
1927. — Cholatintoxikat. b. gall. Peritonitis, Zbl. Chir. 1927. — Herzstörgn. b. a.-v.
Aneurismen, ihre Heilbarkt. durch Op., Med. Klin. 1929. — La bile blanche. Presse
Méd. 67/1935. — Malaria u. Chir. (Türkisch) Sihhiye Mecmuasi 15/1939. — Emetin
b. pyogenen Infekt., Schweiz. med. Wschr. 1943. — Gallenchir. u. Emetin, Helvet.
chir. acta 1948. — Trattamento della meningita traum. purulenta con l'Emetina,
Arch. Ital. Chir. 70/1948. — Treatment of Malignant Lip Furuncles with Emetine,
Surgery St. Louis, 1948. — Emetin u. Appendizitis, Helvet. chir. acta 1949. —

Diphteria of the granulating wound; its treatment with methylene blue, Surgery St. Louis 27/1950. — Splenectomie b. pallustr. „Bantisyndr." (80 Fälle), Langenbecks Arch. klin. Chir. 268/1951. — Sigmoidvolvulus, einzeitige Resekt. u. Emetin, Münch. med. Wschr. 1953. — Chir. Erfahrgn. i. d. Türkei, Dtsch. med. Wschr. 1956. — Phlegmasia coerulea dolens, Ars Medici 1967.

Meltzer, Eberhard, Facharzt f. Urol., Belegarzt am Marienkrhs., 446 Nordhorn, Buddenbergsweg 4. — *3. 12. 21 Jüchsen Krs. Meiningen. — **A:** 45 Berlin. — **Prom:** 45 Heidelberg. — **F:** Chir., Urol. — **V:** 45-54 Bez.krhs. Meiningen: 1 J. Inn. (Hofmann), 1 J. Gynäk. u. Geburtsh. (Benary, Zieschang), 7 J. Chir. (Pilz, Benary, Knüpper), ab 51 Oberarzt, 55-57 Städt. Krhs. Fulda (Hertel), 57-62 Oberarzt Krs.- u. Stadtkr.anst. Nordhorn (Busse), 62-64 Urol. Klin. Städt. Krhs. Oldenburg (Becker).

Melzer, Lothar W., Medizinalrat, Chefarzt d. chir. Abt. d. Krskrhs., X 88 Zittau/ Sa. — *11. 12. 10 Leipzig. — **A:** 37 Leipzig. — **Prom:** 52 ebd. — **F:** Chir. — **V:** 37-40 Stadtkrhs. St. Georg Leipzig (Heller), 40-47 Kriegsdienst u. Gefangenschaft, 48-57 St. Georg Leipzig (Heller, Mörl), 58-60 Bez.-Krhs. St. Georg ebd. (Rothe). — **P:** Vitalkapaz. nach Kollapsop. b. Lungentbk., Zbl. Chir. 1952. — Beeinfl. d. Lungenfunkt. durch Bauchop., ebd. 1953. — Ausheilg. ausgedehnter Tbk. durch Tuberkulostatika, Z. Tbk. 1956. — Klin. d. Lungenchondrome (mit Rothe), Zbl. Chir. 1959. — Erg. d. Bhdlg. d. akuten Pankreasnekr. durch Sanierg. d. Gallenwege, Bruns' Beitr. klin. Chir. 199/1959. — Pneumonekt. b. Lungentbk. (mit Rothe), Mschr. Tbk.bekämpfg. 1960.

Melzl, Hanns, Chefarzt d. Krhs., X 6120 Eisfeld (Thür.), Schleusinger Str. 5. — Fragebogen 1968 nicht beantwortet.

Menges, Georg, Prof., Leit. d. Anaesth.-Abt. d. Chir. Univ.-Klin., 4400 Münster (Westf.), Jungeblodtplatz 1. — Fragebogen 1968 nicht beantwortet.

Mennenga, Menno U. C., Doz., ehem. Ärztl. Dir. u. Chefarzt d. chir. Abt. d. Krhs. X 2420 Grevesmühlen, August-Bebel-Str. 15. — *6. 7. 09 Grevesmühlen/Mecklbg. — **A:** 34 Berlin. — **Prom:** 34 Kiel. — **Hab:** 39 Königsberg/Pr. — **F:** Chir. — **V:** 34 Pathol. Inst. Göttingen (Gruber), 35-45 Königsberg/Pr. (Läwen). — **P:** Teratome i. Zus.hang m. mehrf. Mißbildgn., Zbl. allg. Path. 1935. — Symptomatol. u. Morphol. d. epithelialen Blasengeschwülste, Dtsch. Z. Chir. 1935. — Hypernephroide Nierengeschwülste m. sarkomat. Anteilen, Arch. klin. Chir. 1936. — Klin. u. Pathol. d. Lindauschen Erkrkg., Bruns' Beitr. klin. Chir. 164/1936. — Schicksal d. wegen Spaltrückens op. Krkn., ebd. 165/1936. — Bhdlg. d. Pleuraempyems m. perkostaler Dränage, Dtsch. Z. Chir. 250/1938. — Exp. Untersuchgn. üb. d. Erzeugg. v. Knochennekr. durch Einspritzg. v. physiol. Kochsalzlösg., artfremdem Serum u. arteig. Blut i. d. Knochenmark, ebd. 252/1939. — Eigenblutumspritzg. b. fortschreit. Gesichtsfurunkeln u. b. Schweißdrüsenentzündgn. d. Achselhöhle, ebd. 253/1939. — Klin. u. Bhdlg. d. traumat. Gelenkfistel, Zbl. Chir. 1948. — Bemerkgn. z. Periduralanästh., Therap. Gegenw. 1949. — Entstehg. d. lok. Knochennekr., Chirurg 1950. — Techn. d. Duodenalverschl., Zbl. Chir. 1951. — Krit. Betrachtgn. z. Periduralanästhesie, ebd. 1952. — Diagn. u. therap. Anwendg. d. segmentär gezielten Paravertebralanästh., ebd. 1966.

Menter, Alois M., OMR i. R., Facharzt f. Chir., 867 Hof/S., Damaschkestr. 13. — *19. 1. 91 Regensburg. — **A:** 17 Erlangen. — **Prom:** 17 ebd. — **F:** Chir. — **V:** 19-20 Ass. chir. Abt. Cnopfsche Kinderspital Nürnberg (Butters), 20-27 Stadtkrhs. Hof/Saale (J. E. Schmidt), 23-27 1. Ass., 27-36 Secundärarzt, 36-41 Oberarzt u. Leit. d. Rö.-Abt., 41-56 Chefarzt d. Chir. Klin., ebd., 48 Stellvertr. Krhs.-

Dir. u. Stadtobermed.-Rat, zwztl. 31 Strahlenheilk. Köln (Grashey), 32 Frauen-
klin. Würzburg (Gauss), Rö.-Physik Würzburg (Neef). — **P:** Fall v. Aneurysma d.
Bauchaorta m. Ileuserscheingn., Münch. med. Wschr. 1922. — Wiederh. eingekl.
Hernia obtur., Zbl. Chir. 1926. — Erfahrg. üb. R 239 b. Verwendg. z. Nark.vorbe-
reitg., ebd. 1934. — Prophyl. Verwendg. hochproz. Kochsalzlösg. i. d. Magen-Darm-
Chir., Chirurg 1949.

Mentzel, Hans Eberhard, Ass. d. chir. Abt. d. Städt. Krhs. Neukölln, 1000 Berlin 47, Rudower Str. 56.*

Merckling, Donald, Ass., II. Chir. Univ.-Klin. i. d. Städt. Kr.anst., 5 Köln-
Merheim. — *13. 4. 37 Lahr/Baden. — **A:** 64 München. — **Prom:** 62 ebd. — **V:**
62–64 Med.-Ass., 65–66 Pathol. Inst. Krhs. r. d. Isar., München (Burkhardt), ab
66 II. Chir. Univ.-Klin. i. d. Städt. Kr.anst. Köln-Merheim (Schink).

Merke, Franz, Prof., Chefarzt am St. Klaraspit., Gartenstr. 101, CH-4000 Basel
(Schweiz). — Fragebogen 1968 nicht beantwortet.

Merkel, Heinrich, Chefarzt d. Anaesth.-Abt. d. Städt. Kr.anst., 7500 Karlsruhe,
Moltkestr. 14. — Fragebogen 1968 nicht beantwortet.

Merrem, Georg L. o. Prof., Dr. med. habil., Dir. d. Neurochir. Univ.-Klin.,
X 701 Leipzig, Johannisallee 34. — *21. 9. 08 Königsberg. — **A:** 34 Berlin. — **Prom:**
33 ebd. — **Hab:** 51 Leipzig. — **F:** Neurochir. — **V:** 33 Hedwig-Krhs. Berlin, 33–39
Augusta-Hosp. Berlin, 39–45 Kriegsdienst, 45–49 Krhs. Johannstadt Dresden. —
B: Verletzg. d. Schädels u. d. Gehirns, in: Chir. d. Traumas, Bd. II, Volk u. Gesund-
heit 1956. — Symptomatol. d. periph. Nervenverletzgn., ebd. — Schädel-Hirn-
Trauma i. d. Wiederherstellgs.chir., in: Chir. d. Traumas, Bd. III/1, Volk u. Ge-
sundheit 1958. — Nervenschädiggn. i. d. Wiederherstell.chir., ebd. Bd. III/2. —
Lehrb. d. Neurochir., Volk u. Gesundheit 1960, 2. Aufl. 1964, 3. Aufl. 1968. — (Hrsg.):
Aktuelle Probl. aus d. Neurochir. u. Elektroenzephalograph., Tagg. d. Neurochir.
d. DDR 1963, Barth Leipzig 1964. — Neurochir. Univ.-Klin. Leipzig 1949–1964,
Barth Leipzig. — Atlas „Neurochir. Op.", ebd. 1966. — (Hrsg.): Chem., physikal.
u. radiol Probl. i. d. Neurochir., Tagg. d. Neurochir. d. DDR 1965, ebd. 1966. —
P: Bhdlg. d. Mult. Sklerose m. Germanin (Bayer 205), Diss. 1932. — Klin. Erfahrgn.
m. „Ponopasin", Med. Welt 1935. — Asept. postop. Meningitis b. cyst. u. zerfall.
Blastomen, Dtsch. Z. Chir. 247/1936. — Klin. Erfahrgn. m. Läsiolanwundsalbe,
Med. Welt 1936. — Steckschußop. unt. d. „Boloskop", Chirurg 1942. — Frontopo-
lare Lobotomie i. d. Praxis, Psychiatrie Leipzig 1950. — Chir. d. Ventrikelsyst. als
Erg. histopathol. Beobachtgn. u. neurochir. Erfahrgn., Habil.-Schr. 1950. — Opera-
bilit. d. multiformen Glioblastoms, Psychiatrie Leipzig 1951. — Hirnkammerer-
öffng. b. Epilepsieop. (Ventrikelapertur), ebd. 1953. — Erg. d. Hirngewebswiderstandsmessg., Zbl. Neurochir. 1953. — Chron. u. subdur. Hämatome i. Jugendalter
n. Kopfballspiel b. Fußballsport, Zbl. Chir. 1954. — Stellg. d. Neurochir. i. d. Chir.
u. i. d. Neurol., Dtsch. Gesd.wes. 1954. — Beurteilg. v. Hirndruckzuständen, ebd.
1955. — Indikat.stellg. z. Enzephalograph., Ventrikulograph. u. Angiograph.,
Psychiatrie (Leipzig) 1955. — Versorgg. d. Trepanationslücke m. Fremdknochen,
Acta neurochir., Suppl. III/1955. — Chir. d. Geschwülste d. Gehirns, Heut. Stand
u. weit. Entwicklg., Dtsch. Gesd.wes. 1956. — Hirnkammerdrainage nach Torkildsen, Zbl. Chir. 1956. — Bhdlg. d. Hirndrucks i. d. neurochir. Praxis, Wiss. Z.
d. Univ. Leipzig 1957. — Neurochir. d. Kindesalters, Kinderärztl. Praxis, Sonderbd.
1957. — Amaurose u. Stauungspapille, Z. ärztl. Fortbild. 1959. — Fortschr. i. d.
Gehirnchir., J.kongr. 1959 f. ärztl. Fortbild., Volk u. Gesundheit 1960. — Querschnittslähmgn. b. Tumoren u. Pseudotumoren d. Spinalkanals, Wiss. Z. d. Univ.

Leipzig 1959/60. — Klin.-biol. Wertigkt. d. Hirngeschwülste. Akademie-Vlg. Berlin, Mathem.-naturwiss. Kl. 105/1962. — Diagn. selt. Krankhts.prozesse i. Sellabereich, Klin. Mbl. Augenhlkd. 1962. — Tracheotomie i. d. Neurochir., Zbl. Chir. 1963. — Einteilg. d. Schädel-Hirn-Verletzgn., Medizin u. Sport 1963. — 70 Jahre anteganglionäre Trigeminusdurchtrenng. nach Krause-Hartley, Zbl. Chir. 1963. — Bhdlg. off. Hirnverletzgn., ebd. — Wundheilgs.störgn. b. Schädeltrepanat., ebd. 1964. — Trepanat.instrument aus d. Jahre 1810, Zbl. Neurochir. 1964. — Fernableitg. menschl. Hirnströme, Forsch. u. Fortschr. 1965. — Mitarb. d. Ophthalmologen u. Otologen i. d. Neurochir., Dtsch. Gesd.wes. 1965. — Bewußtseinsstörg. u. Bewußtseinsverlust aus d. Sicht d. Hirnchir., Leopoldina 1965. — Erblindg. b. Schädelhirntraumen, Klin. Mbl. Augenhlkd. 1966. — Eitr. Erkrankgn. i. Bereich d. Zentralnervensyst. u. seiner Hüllen, Z. Fortbild. 1966. — Späterg. nach Freilegg. v. Armplexusverletzgn.: z. 70. Geb. v. Herrn Prof. Tönnis, Zbl. Neurochir. 1968.

Mertens, Emil A. J. E., Facharzt f. Chir., Chefarzt i. R., 1 Berlin 45, Zerbster Str. 16. — *14. 3. 95 Paaris, Kreis Rastenburg/Ostpr. — **A:** 21 Königsberg/Pr. — **Prom:** 21 ebd. — **V:** 21 Städt. Krhs. Hamburg-Altona (Prosektur Hueter), 22–26 chir. Abt. ebd. (Jenckel).

Mertens, Heinrich, Chefarzt d. Krskrhs., X 3570 Gardelegen. — Fragebogen 1968 nicht beantwortet.

Mertz, Bodo F., Facharzt f. Chir., Chefarzt d. chir. Abt. d. Krskrhs., 6208 Bad Schwalbach, Praxis: Gartenfeldstr. 30. — *23. 9. 12 Mannheim. — **A:** 38 Frankfurt a. M. — **Prom:** 40 ebd. — **F:** Chir. — **V:** 37 Med. Univ.-Klin. Frankfurt a. M. (Volhard), 38 Chir. Univ.-Klin. ebd. (Schmieden), 39–40 Pharmak. Inst. ebd. (Laubender), 41 Emil v. Behring Inst. Marburg, 42–45 Krhs. Paulinenstiftg. Wiesbaden (Wiedhopf), 45–64 Chefarzt d. Städt., dann Karl-Lang-Krhs. Bad Schwalbach.

Metten, Hubert, Chefarzt d. St. Antonius Krhs., 5953 Heggen. — *28. 5. 06 Finnentrop/Westf. — **A:** 34 Köln. — **Prom:** 34 ebd. — **F:** Chir. — **V:** 34–35 Med. Univ.-Klin. Köln (Külbs), 35–36 Rö.-Abt. Städt. Kr.anst. Dortmund (Heigl), 37–38 Hüttenhosp. Dortmund-Hörde (Caspar), 38–39 Landjahr in Zell/Mosel (Treis), 39–44 Krhs. Leudersdorf/Düren (Schüller).

Metz, Robert, Facharzt f. Chir., Oberfeldarzt (Chef Chir. Laz/SanBtl. 5) Bundeswehrlaz., 63 Gießen, Schubertstr. 60. — *17. 3. 12 Kiel. — **A:** 37 Königsberg. — **Prom:** 49 Marburg. — **F:** Chir. — **V:** 36 Psychiatr. Univ.-Klin. Königsberg (Boström), 37 Kinderklin. d. Städt. Krhs. ebd. (Rau), 38 Landesfrauenklin. Magdeburg (v. Alvensleben), 39–45 Krskrhs. Labiau/Ostpr. (Boes), bzw. Kriegsdienst, 45–59 Krskrhs. Berleburg, 1. Ass. u. Oberarzt (Lohe), ab 59 San.off., 61–62 „Bergmannsheil" Bochum (Bürkle de la Camp), 63 Thoraxchir. Abt. Univ.-Klin. Gießen (Vossschulte), 67 Naval Hosp. Bethesda, M./USA, ab 62 Stationsarzt chir. Abt. Bundeswehrlaz. Gießen. — **P:** Heut. Stand d. Verwendg. v. Fremdknochen (I) + (II), Wehrmed. Mitt. 1962. — Probl. d. Fremdhautverpflanzg. u. -konserv., ebd. 1964. — Vereinf. Bestimmg. d. Antetorsionswinkels am Schenkelhals, Arch. orthop. Unfallchir. 56/ 1964. — Durakonserv., Wehrmed. Mitt. 1965. — Bestimmg. d. Antetorsionswinkels am Schenkelhals durch Schichtaufnahmen, SRW-Nachrichten 1965. — Hornhautkonserv., Wehrmed. Mschr. 1966. — Plast. Deckg. ausgedehnter infiz. Verbrenngn. unt. Verwendg. devital. Hautpräparate (mit Thielen), Chirurg 1966. — Durakonserv., Diskuss.beitr., Med. Mitt. (Melsungen) 41/1967. — Nervenhomotransplantat., Internat. Symp. üb. Transplantat. v. Organen u. Geweben, Bad Homburg 1966, hrsg. v. Seiffert u. Geißendörffer, Thieme 1967. — Erfahrgs.ber. üb. Gewebekonserv. u. -verpflanzg. an d. Gewebebank d. Bw.-Laz. Gießen, Wehrmed. Mschr. 1967.

Metze, Helmut, Medizinalrat, Facharzt f. Chir., Ärztl. Dir. d. Versorggs.ber. u. Chefarzt d. Krhs., X 832 Bad Schandau, Sebnitzer Str. — *26. 7. 17 Brüx. — **A:** 40 Prag. — **Prom:** 40 ebd. — **F:** Chir. — **V:** 45–47 Krskrhs. Heidenau (Enkelmann) u. 52–64 ebd. (Korb). — **P:** Artefiz. Flußsäure-Verätzg., Zbl. Chir. 1963. — Gewebetherap. i. mittl. u. klein. Krhs., Arbeitskonf. d. Gewebezentrale Hradec Kralove (CSSR), Dtsch. Gesd.wes. 1964. — Lyophylis, Faszie b. Thoraxwand-Op., in: Gewebekonserven, Herstellg. u. Anwendg., II, Symp. 1965. — Gewebekonserven i. kleinen Krhs., Beitr. Orthop. u. Traumat. 14/1967. — und div. Veröff. i. Mschr. d. DRK, d. Dtsch. Hygienemuseums u. a.

Metzger, Rolf, Facharzt f. Chir., Durchgangsarzt, 753 Pforzheim, Luisenstr. 61. — *1. 8. 21 Pforzheim. — **A:** 49 München. — **Prom:** 52 Erlangen. — **V:** 47–55 Städt. Krhs. Pforzheim (Ebhardt), 54–55 inn. Abt. ebd. (Stodtmeister), Frauen-Abt. ebd. (Schulze).

Metzke, Hans-Jürgen, Facharzt f. Chir., Medizinaldir., Berat. Arzt d. Land- u. Forstw. Berufsgenossenschaft, 61 Darmstadt, Heidelberger Str. 14. — *18. 2. 24 Potsdam. — **A:** 50 Wiesbaden. — **Prom:** 50 Frankfurt a. M. — **F:** Chir. — **V:** 49–50 Städt. Krhs. Berlin-Tempelhof (Weiß, Oettel), 50–55 Städt. Behring-Krhs. Berlin-Zehlendorf (Fecher), 55–60 Krskrhs. Alsfeld/Oberhessen (Hertel). — **P:** Postop. Thromboseprophyl. v. Standpkt. e. mittelgr. chir. Abt., Dtsch. med. J. 1955.

Meurer, Hugo, Facharzt f. Chir., Chefarzt d. chir. Abt. Bethanienkrhs., 69 Heidelberg, Rohrbacher Str. 149. — *14. 4. 1913 Appenweier. — **A:** 37 Freiburg. — **Prom:** 38 ebd. — **F:** Chir. — **V:** 37–38 inn. Abt. Städt. Krhs. Offenburg (Herzog), 38–39 Pharmak. Inst. Gießen (Hildebrandt), Med. Univ.-Klin. Göttingen (Schoen), 39–43 Heidelberg (Kirschner), 43–46 Städt. Kr.anst. Mannheim (Zenker). — **P:** Epithel gespannter u. entspannter Häute, Anat. Anz. 1937. — Klin. Bewertg. d. Pulswellengeschw., Klin. Wschr. 1939. — Pleuritis gonorrhoica, Med. Welt 1939. — Einfl. d. Lösgs.vermittler, Z. Kreisl.forsch. 31/1939. — Coronardurchblutg. b. Stroph., ebd. 26/1939. — Einfl. d. Stroph. auf d. Gehirndurchblutg., ebd. 32/1940. — Op.-Belastg. d. Herzens, Mitt. Grenzgeb. d. Med. u. Chir. 45/1941. — Vitamin K i. d. Chir., Münch. med. Wschr. 1941. — Traum. Aneurysma d. Art. vert., Chirurg 1942. — Chron. subdural. Hämatom, Dtsch. med. Wschr. 1949. — Kreisl.-untersuch. b. Menschen u. Resekt. d. Carotissinus, Verh. Dtsch. Ges. Kreisl.forsch. 1949. — Vom Wesen d. Schmerzes, Stud. Generale 1950. — Bhdlg. d. Erb. Muskeldystr., Dtsch. med. Wschr. 1950. — Discusschaden d. Kiefergelenkes, Zbl. Chir. 1951. — Postop. Schmerbekämpfg., Hippokrates 1955. — Phimose, Dtsch. med. Wschr. 1955.

Meves, Fritz, Ob.-Reg.-Med.-Rat, Ärztl. Gutachter an d. Versorgungsärztl. Untersuchgs.-Stelle, 7 Stuttgart-N, Birkenwaldstr. 123 A. — *17. 7. 05 Kiel. — **A:** 31 Kiel. — **Prom:** 31 ebd. — **F:** Chir., Röntgenol. — **V:** 31 Anat. Inst. Königsberg/ Pr. (Heiß), 32 Pathol. Inst. Hamburg-Eppendorf (Fahr), 33 Tübingen (Kirschner), 34 Rud. Virchow Krhs. Berlin (Usadel), 35 Tübingen (Usadel), 34/35 Röntgeninst. Hamburg-St. Georg (Holthusen), 37 St. Johannes-Hosp. Dortmund (Stegemann), 39–45 Kriegsdienst. — **P:** Erfolg d. Sarkom-Therap. d. Kieler Chir. Klin., Dtsch. Z. Chir. 231/1931. — Synostosen d. Handwurzelknochen, Z. Orthop. 67/1937. — Diagn. u. Op. d. Wirbelhämangiome, Chirurg 1938. — Atonie d. Duodenums b. Lymphadenitis mesenterialis, Zbl. Chir. 1938. — Ausheilg. d. Ostitis tbc. multiplex cystoides, Dtsch. Z. Chir. 251/1939. — Rö.befunde b. d. chron. Amöbenruhr, Fortschr. Röntgenstr. 60/1939. — Angebor. Mißbildg. d. LendenWS., Röntgenpraxis 1939. — Rö.geschwür d. Dünndarmes. ebd. 1940.

Meves, Michael, Ass. d. II. Chir. Klin. d. Freien Univ. Berlin im Städt. Krhs. Westend, 1 Berlin 19, Spandauer Damm 130. *

Meyer, Alfred, Priv.-Doz., Facharzt f. Chir. u. Urol., Oberarzt d. Chir. Univ.-Klin., 8 München 15, Nußbaumstr. 20. — *20. 4. 24 Sparneck. — **A:** 50 München. — **Prom:** 51 ebd. — **Hab:** 64 ebd. — **F:** Chir. — **V:** II. Med. Klin. München (Bodechtl). — **P:** Abbau d. Nicotins durch tier. Gewebe, Biochem. Z. 320/1950. — Abbau v. Tabakalkaloiden durch tier. Gewebe, ebd. 321/1950. — Bhdlg. d. Blasenca., Z. Urol. 1954 u. Langenbecks Arch. klin. Chir. 291/1959. — Wundbhdlg. m. Trypsin, Ärztl. Praxis, Sonderdruck. — Carcinoma De Uraco, Publ. Cir. Ginec. y Urol. 14/1960. — Erfahrgn. m. neuen Verbandstoffen, Chirurg 1960. — Zungenca., Erg. Chir. u. Orthop. 1962. — Fehler u. Gefahren d. op. Knochenbr.bhdlg., Med. Klin. 1963. — Inn. Hernien d. Ileocaecalgegend, Erg. Chir. u. Orthop. 1963. — Klin. u. Therap. gutart. Magengeschwülste, Münch. med. Wschr. 1963.

Meyer, Dietrich-Horst, 3012 Langenhagen (Hann.), Godshorner Str. 19. — Fragebogen 1968 nicht beantwortet.

Meyer, Friedrich, Leit. Arzt d. Krskrhs. u. Chefarzt d. chir.-gyn. Abt., 8482 Neustadt a. d. Waldnaab. — *21. 11. 20 Lerchberg Krs. Vilshofen (Bayern). — **A:** 49 München. — **Prom:** 49 ebd. — **F:** Chir., Geburtsh. u. Frauenhlkd. — **V:** 49–53 Krskrhs. Vilshofen (Schnabelmaier), 53–56 Städt. Krhs. Weiden (Seibold), 56–58 Krskrhs. Waldsassen (Bußl), 58–63 Frauenklin. d. Städt. Kr.anst. Remscheid (Arns).

Meyer, Gerd O., Facharzt f. Chir., 1 Berlin 47, Schlierbacher Weg 7/9. — *1. 12. 20 Mannheim. — **A:** 52 Berlin. — **F:** Chir. — **V:** Unfallabt. Städt. Krhs. Berlin-Neukölln (v. Bramann).

Meyer, Hans-Wilhelm, Facharzt f. Chir., Oberarzt d. chir. Abt. Krskrhs., 311 Uelzen, Waldstr. — *25. 9. 22 Ebstorf/Krs. Uelzen. — **A:** 49 Hamburg. — **Prom:** 49 ebd. — **V:** 50–53 II. Med. Univ.-Klin. Hamburg-Eppendorf (Jores); Chir. Univ.-Klin. ebd. (Konjetzny, Lezius), 53–54 Krskrhs. Uelzen (Evers), ab 55 Krskrhs. ebd. (Hengstmann), ab 56 als Oberarzt. — **P:** 24-Stundenrhythmus d. Muskeltonus u. seine Beziehgn. z. Wasserhaushalt, Z. exper. Med. 118/1952. — Sudeck'sche Erkrankg. u. ihre Bhdlg. m. Depot-Padutin, Medizinische 1953.

Meyer, Heinz, Facharzt f. Chir., Leit. Arzt d. chir. Abt. d. Krhs. u. d. Poliklin., X 372 Blankenburg, Lindestr. 18, bzw. Bährstr. 10. — 11. 9. 14 Landsberg (Warthe). — **A:** 39 Breslau. — **Prom:** 39 ebd. — **F:** Chir. — **P:** Perforat. d. Gallenblase i. d. Bauchdecken an atyp. Stelle, Zbl. Chir. 1955. — Anwendg. d. mod. Nark.verf. i. e. Krskrhs., ebd. 1956. — Selbstheilg. e. diff. Bauchfell-Carcinose, Dtsch. Gesd.wes. 1963.

Meyer, Helmuth E., Chefarzt d. chir. Abt. u. ärztl. Dir. d. Marienhosp., 43 Essen-Altenessen. — *25. 2. 06 Siedlinghausen/Brilon. — **A:** 32 Düsseldorf. — **Prom:** 34 ebd. — **F:** Chir. — **V:** Path. Inst. d. Med. Akad. Düsseldorf (Huebschmann), Krhs. d. Dominik. Düsseldorf-Heerdt (Fleischhauer), St. Josefs-Hosp. Beuel (Sträter), Marienhosp. Essen-Altenessen (Hermann).

Meyer, Karl B., Facharzt f. Chir., Durchgangsarzt, 678 Pirmasens, Praxis: Kaiserstr. 12; Klin.: Pirmasenser Priv.-Klin. — *1. 4. 24 Marwitz Kr. Landsberg/H. — **A:** 53 Mainz. — **Prom:** 53 ebd. — **F:** Chir. — **V:** 53–54 Marienkrhs. Ludwigshafen (Michels), 54–56 Krskrhs. Angermünde (Meyer), 56–66 Städt. Krhs. Pirmasens (Zettel).

Meyer, Lothar, 2381 Goltoft-Kleinbrodersby üb. Schleswig. — Fragebogen 1968 nicht beantwortet.

Meyer, Walter, Facharzt f. Chir., Belegarzt, 211 Buchholz i. d. Nordheide, Richard Schmidtstr. 8. — *21. 1. 08 Ansbach/Mfr. — **A:** 33 Würzburg. — **Prom:** 34 ebd. — **F:** Chir. — **V:** 33–34 Med. Poliklin. Würzburg, Krskrhs. Kaufbeuren, 35 Pathol. Inst. d. Univ. München, 36–40 Chir. Priv.-Klin. San.-Rat Gilmer, München, 41 Straßburg.

Meyer-Burgdorff, Gerhard J. F., Prof., Chefarzt d. I. chir. Abt. Allg. Krhs. St. Georg, 2 Hamburg 1, Lohmühlenstr. 5. — *19. 6. 21 Göttingen. — **A:** 47 Göttingen. — **Prom:** 47 ebd. — **Hab:** 59 Kiel. — **F:** Chir. — **V:** 48 Hyg.-Inst. Göttingen (Bürgers), 49 Med. Univ.-Klin. Kiel (Reinwein), 59–66 Chir. Univ.-Klin. ebd. (Wanke, Löhr). — **B:** Chir. d. chron. Art.verschl. (mit Wanke), Vortr. aus d. prakt. Chir., Enke 1963. — **P:** Plast. Op. am männl. Glied, Diss. — Probl. d. Enterokokken-Mischinfekt. d. Gallen- u. Harnwege u. ihre Diagn. (mit Baumann), Zbl. Bakt. Abt. I Orig., 154/1949. — Untersuchgn. üb. d. Einwirkgn. v. Sulfonamiden auf Erreger d. Harninfekt. (mit Eufinger u. Mollowitz), Z. Urol. 1951. — Op. d. kongenit. Oesophagusatresie (mit Wanke), Schl.-Holst. Ärztebl. 1952. — Anaesthesiemeth. i. d. Säuglingschir., Anaesthesist 1953. — Erfahrgn. m. Laxanssuppositorien i. d. Chir. (mit J. Eichler), Med. Klin. 1954. — Muskelrelaxantien C 100 u. C 141 Ma. (mit Marquardt), Bruns' Beitr. klin. Chir. 191/1955. — Chir. im höheren Lebensalter. Entwicklg. i. d. letzten 30 J., ebd. 193/1956. — Messg. d. Gasdruckes d. menschl. Extremitätenmuskulatur u. seine Beziehg. z. Durchblutg. Meth. u. Erg. (mit Borm), Klin. Wschr. 1958. — Chir.-angiol. Probl. b. Diabetes mellitus (mit Kricke), Bruns' Beitr. klin. Chir. 197/1958. — Bedeutg. d. intraart. Sauerstoffinsufflation f. d. Muskeldurchblutg. b. art. Gefäßverschl., Dtsch. med. Wschr. 1959. — Exp.-klin. Studie üb. art. Verschlußkrankhtn. u. ihre Bhdlg., Langenbecks Arch. klin. Chir. 294/1960. — Art. Durchblutgs.störg. inf. cyst. Degenerat. d. Adventitia (mit Jaquet), Chirurg 1960. — Komplikat. nach Gefäßplast. (mit Marzoli), Bruns' Beitr. klin. Chir. 203/1961. — Quantitat. Messgn. d. Stromvolumens i. d. A. fem. b. Verschlußkrankhtn. (mit Anschütz), ebd. — Kreisl.befunde u. allg. Progn. b. art. Verschlußkrankhtn. (mit Jaquet), Thoraxchir. 1962. — Klin. d. prim. Duodenal-Ca. (mit Marzoli), Dtsch. med. Wschr. 1962. — Sulle pseudocysti della parete arteriosa (mit Marzoli), Chirurg Ital. 14/1962. — Exp. klin. Untersuchgn. z. Pathogen. d. Art.wandcysten (mit Marzoli), in: B. Prusik, S. Reinis u. O. Riedl, Metabolismus parietis vasorum, Statni zarvotnicke nakladatestvi, Praha 1962. — Contribution a la clinica de los carcinomas duodenales primitivos (mit Marzoli), Med. Alem. 3/1962. — Contributo alla conoscenza della complicatione immediate e a distanza de interventi plastici sul sisteme arterioso (mit Marzoli), Chir. Ital. 14/1962. — Pathophysiol. d. Claudicatio intermittens, Bruns' Beitr. klin. Chir. 207/1963. — Hautrötemessgn. b. art. Durchblutgs.störgn., Langenbecks Arch. klin. Chir. 304/1963.

Meyer-Uhl, Gerhard, Wissenschaftl. Leit. d. Bayer Pharma-Büros, 8000 München 19, Landshuter Allee 38. — Fragebogen 1968 nicht beantwortet.

Meyeringh, Heinrich B. C., Dir. u. Chefarzt a. D., Stadtkrhs. Peine, 315 Peine, Sundernstr. 58. — *3. 7. 89 Schüttorf. — **A:** 14 Göttingen. — **Prom:** 21 ebd. — **F:** Chir. — **V:** 14 V. Inn. Abt. Stadtkrhs. Altona (v. Bergmann), 14–18 Kriegsdienst, 19–20 Hyg. Inst. d. Univ. Göttingen (Reichenbach), 20–21 Pathol. Inst. ebd. (Kaufmann), 21–26 Chir. Univ.-Klin. ebd. (Stich), 26 Univ.-Frauenklin. ebd. (Reifferscheid). — **P:** Reakt. n. Meinicke u. Sachs-Georgi als Ersatz f. d. WaR., Z. Immunit.

forsch. 30. — Bedeutg. d. Vorkommens d. Diphtheriebaz. in d. Scheide ges. Schwangerer f. d. Infekt. Neugebor., Zbl. Gynäk. 1920. — Bakterienfiltrat., Z. Hyg. 97. — Lymphgranulomatose m. Durchbr. durch d. Haut, Dtsch. Z. Chir. 176. — Bakteriol. d. Magens b. Ca. u. Ulcus, Mitt. Grenzgeb. u. Chir. 38. — Lymphosarkomatose d. Magens, Bruns' Beitr. 1925. — Grundsätze f. d. Gestaltg. d. Chefarztverträge, Krhs.arzt 1957. — Stellenplan, 48-Std.-Woche u. Limitiergs.fragen, ebd. — Arbeitszeitverkürzg. aus d. Sicht d. Arztes, ebd. 1958, — Elephantiasis penis, Langenbecks Arch. klin. Chir. 1958. — Richtlinien f. d. Gestaltg. v. Chefarztverträgen in Nieders., Krhs.arzt 1959. — Probl. d. Assistentennot, ebd. — Probl. d. jährl. ärztl. Nachwuchsbedarfes, ebd. 1960. — Versuch e. Bilanz, ebd. — Assistentenmangel, ebd. — Mangel an ärztl. Approbat., ebd. 1961. — Enderfolg e. vor 11 Jahr. an e. Säugling durchgef. subtotalen Colonresekt., Langenbecks Arch. klin. Chir. 1961. — Bevölkergs.entwicklg., Nachwuchs- u. Medizinalassistenten-Probl., Chirurg 1962. — Das Krhs. zw. ärztl. Nachwuchs u. Bedarf, Krhs.arzt 1962. — Ass.-Ärzte u. Med.-Ass. i. Nieders. unt. bes. Würdigg. d. Zwitterstellg. d. Med.-Ass., ebd. — Bevölkerg., Ärzte, Kranke, Krankenhäuser i. Bundesgeb. u. W.-Berlin i. Spiegel d. Statistik, ebd. 1963. — Geschichtete Ärzteschaft u. ärztl. Wirkensbereiche, ebd. — Assistentenprobl., ebd. 1965. — Med.-Ass.frage, ebd. 1966. — Entwicklgn. auf d. Ass.-Sektor d. nieders. Krhsr., ebd. 1967.

Meyran, Hans, Chefarzt d. Krskrhs., 4812 Brackwede, Reuterstr. 22. — *4. 8. 15 Plauen/Vogtl. — **A:** 44 Königsberg. — **Prom:** 43 ebd. — **F:** Chir. — **V:** 43–45 Militärdienst, 47 inn. Abt. Städt. Krhs. Witzenhausen/Werra (Eisenberg), 47–52 St. Gertrauden-Krhs. Berlin-Wilmersdorf (Block), 52–58 Oberarzt Städt. Kr.anst. Bielefeld (Lamprecht). — **P:** Versager d. Chemotherap. b. d. weibl. Gonorrhoe, Diss. — Wirkgs.weise d. Mandelsäurebhdlg. b. Coli-Infekt. außerhalb d. Harnwege, Zbl. Chir. 1949. — Selt. Boxverletzg. d. Streckaponeurose im Grundgelenkbereich d. Mittelfingers, Mschr. Unfhlkd. 1951. — Neues Ergometer z. Diagn. peripher. Durchblutgs.störgn., Zbl. Chir. 1952. — Subcut. Verletzg. d. Duodenums im retroperitonealen Raum, Mschr. Unfhlkd. 1963.

Michael, Rudolf, 65 Mainz, Bonifaziuspl. 7. — Fragebogen 1968 nicht beantwortet.

Miczaika, Günther J. U., Chefarzt d. chir. Abt. St. Elisabethkrhs., 542 Oberlahnstein/Rh. — *4. 7. 20 Berlin. — **A:** 44 Berlin. — **Prom:** 44 ebd. — **F:** Chir. — **V:** 45–65 St. Josephkrhs. Berlin-Tempelhof (Bange).

Middelberg, Heinz-Theodor, Facharzt f. Chir., 45 Osnabrück, Karlsring 3. — *30. 7. 25 Osnabrück. — **A:** 51 Bonn. — **Prom:** 51 ebd. — **F:** Chir. — **V:** 52–53 Bonn (v. Redwitz), 54 Krhs. Marienheim W'tal-Elberfeld (Butzenberger), 55–62 Marienhosp. Osnabrück (Kortmann).

Mies, Johannes, prakt. Arzt, 4441 Hopsten üb. Rheine 2/Westf. — *7. 1. 13 Rheine/Westf. — **A:** 38 München. — **Prom:** 39 Münster. — **F:** Chir. — **V:** 37–39 inn. Abt. Mathias-Spit. Rheine (Kempmann), 39–40 chir. Abt. ebd (Dumpert), 41–45 Kriegsdienst, 45–46 Mathias-Spit. Rheine (Dumpert), 46 geburtsh.-gynäk. Abt. ebd. (Wolters).

Migula, Roman, Facharzt f. Chir., Prakt. Arzt, 509 Leverkusen-Rheindorf, Felderstr. 108. — *15. 8. 13 Wiznitz. — **A:** 37 Klausenburg (Rumänien), 41 Berlin, 47 Graz. — **Prom:** 37 Klausenburg. — **F:** Chir. — **V:** 38 I. med. Abt. Landeskrhs. Czernowitz (Daniil), 40 Augenabt. ebd. (Cihoski, Jonescu), 41 I. Chir. Univ.-Klin. Wien (L. Schönbauer), II. chir. Abt. ebd. (H. Phillipowitsch), 41–42 in Allg. Praxis, 42–47 Ass., 45 Oberarzt Knappschaftskrhs. Eisenerz/Steierm. (Bresnig,

Rimml, Gregora), 47–54 Chir. Univ.-Klin. Graz (Spath), 54–66 I. Ass. chir. Abt.
Städt. Krhs. Leverkusen (Pässler). — **P:** Chem. u. medikam. Abortus, Diss. —
Erfahrgn. m. e. modifiz. Bassiniop. b. Leistenbruch mittels gestielten Faszienstrei-
fens, Klin. Med. 1950. — Pathogen. u. Therap. d. traumat. Luxatio radio-carpea,
Langenbecks Arch. klin. Chir. 274/1953. — Verwachsgn. d. weichen Rückenmarks-
häute, Entstehg. u. klin. Bedeutg. (mit Heppner), Wien. klin. Wschr. 1952.

Millesi, Hanno, Univ.-Doz., Leit. d. Stat. f. Plast. u. Rekonstrukt. Chir., I. Chir.
Univ.-Klin., A-1090 Wien, Alserstr. 4. — *24. 3. 27 Villach. — **Prom:** 51 Innsbruck.
— **Hab:** 67 Wien. — **F:** Plast. u. Rekonstrukt. Chir. — **B:** Pathogenese u. Therap.
d. Dupuytren'schen Kontraktur. Studie a. H. v. mehr als 500 Fällen, Erg.
d. Chir. u. Orthop., Springer 1965. — **P:** Helle Zellen d. Tubenschleimhaut
b. Tubargravidität, Virchows Arch. 324/1953. — Marksteine i. d. Pathogenese
d. Asthma bronchiale (wie auch anderer allerg. Krankh.bilder) als Ziel f. therapeut. Bestrebgn., Paracelsus Arch. prakt. Med. 1953. — Exp. Beitr. z. Re-
tikuloendothel u. Blutgerinng., Klin. Med. 1953. — Probl. d. kompensator.
Nierenvergrößerg. nach einseit. Nephrekt., Z. mikrosk. anat. Forsch. 1953. —
Exp. Untersuchgn. z. Blockade d. retikulo-endothelial. Systems, Wien. Z. inn.
Med. 1954. — Verhinderg. d. exp. Meerschweinchenasthmas m. Radiogold (Au 198),
ebd. 1956. — Meteorotropie d. Pulmonalembolie, Klin. Med. 1957. — Fall e. aus-
gedehnten Verbrenng., kompliz. durch e. off. Frakt., ebd. — Neue Gesichtspkt. i. d.
Pathogenese d. Dupuytren'schen Kontrakt., Bruns' Beitr. klin. Chir. 198/1959. —
Morphol. u. exp. Untersuchgn. z. Entstehg. v. Narbenkontrakt., Wien. med.
Wschr. 1959. — Bhdlg. v. Verbrenngn. m. chir. Komplikat., Aesthet. Med. 1960. —
Zweizeit. Nerveninterplantat. b. ausgedehnten periph. Nervendefekt, Klin. Med.
1960. — Wachstumsbedingte Narbenkontrakt. u. ihre Bedeutg. f. d. Handchir.,
Langenbecks Arch. klin. Chir. 299/1961. — Dupuytren'sche Kontrakt., Aesthet.
Med. 1961. — Klin. u. exp. Erfahrgn. b. d. Wiederherstellg. periph. Nervenlaesio-
nen, Langenbecks Arch. klin. Chir. 301/1962. — Erg. d. Korrekt. gr. Bauchwandbr.
m. alloplast. Material, Klin. Med. 1962. — Coriumdefektplastik b. übergr. Bauch-
wandbr., ebd. — Rekonstrukt. Eingr. nach ausgedehnten Handverletzgn., ebd. —
Techn. d. freien Sehnentransplantat., ebd. 1963. — Serol. Erbstrukt. b. Dupuytren-
krankh., Wien. med. Wschr. 1964. — Verhütg. u. Bhdlg. d. postop. Ödems i. d.
plast. Chir., Klin. Med. 1964. — Schnittführg. b. Ablatio mammae, Chirurg 1964. —
Techn. d. freien Sehnentransplantat., Langenbecks Arch. klin. Chir. 309/1965. —
Op. Bhdlg. d. recidiv. Tendovaginitis tuberculosa, Klin. Med. 1965. — Bhdlg. d.
Kamptodaktylie, ebd. 1966. — Erweit. gestielte Lappenplastik unt. Mitverwendg.
d. Fascie, ebd. — Op. Korrekt. d. i. Rahmen d. chron. Polyarthritis rheumatica
auftretenden Handdeformat., ebd. — Bhdlgs.erg. b. kombin. Fingermißbildgn.,
Acta chir. plast. 8/1966. — Op. Bhdlg. tiefreichender elektr. Verbrenngn. d. Hand,
Z. Orthop. 1966. — Korrekt. d. Makrodaktylie b. Erwachsenen durch multiple
Osteomie, Zbl. Chir. 1966. — Erfahrgn. m. d. Mikrochir. periph. Nerven, Chir.
plast. 3/1966. — Bhdlg. d. eitr. Entzündgn. i. Bereiche d. Hand, Wien. med. Wschr.
1967. — Fingerverformg. nach Op. weg. Polydaktylie, Klin. Med. 1967. — Bhdlgs.-
erg. nach elektr. Verbrenngn. d. Hände, ebd. — Beugekontrakt. d. distal. Inter-
phalangealgelenkes i. Rahmen e. Dupuytren'schen Erkrankg., Bruns' Beitr. klin.
Chir. 214/1967. — Trapianto nervoso per la rocostruzione dei nervi periferici lesi
mediante l'impiego della tecnica microchirurgica, Minerva Chirurgica 1967. —
Fermentreakt. z. Bestimmg. d. Tiefe d. Gewebsschadens b. Verbrenngn. Act.
Chir. 1967.

Misslack, Klaus, Chefarzt f. Chir., DRK-Anschar-Krhs., 23 Kiel-Wik, Weimarer Str. 8. — *19.3.27. Leipzig. — **A:** 53 Jena. — **Prom:** 55 ebd. — **F:** Chir. — **V:** 55–59 Chir. Univ.-Klin. Jena (Kuntzen), 59–67 ständ. Vertr. d. Chefarztes a. Martin-Luther-Krhs. Zeven/Bremen (Fiedler), 67 DRK-Anschar-Krhs. Kiel-Wik (Semisch), komm. Leit. ebd.

Mittelbach, Hans Reiner, Oberarzt d. chir. Klin. d. Städt. Kr.anst., 67 Ludwigshafen/Rh. — *4. 9. 28 Zwickau/Sachsen. — **A:** 54 Bonn. — **Prom:** 55 ebd. — **F:** Chir. — **V:** 54–57 Johanniter-Krhs. Bonn, (Matthiolins), gyn. Abt. ebd. (Büttner), inn. Abt. ebd. (Speckmann), 57–59 Augusta-Kr.anst. Bochum (Hilgenfeldt), 59–62 Oberarzt Krhs. Waldshut/Baden (Thiele), ab 63 Städt. Kr.anst. Ludwigshafen/Rh. (Gelbke), 64 Oberarzt. — **P:** Prim. Daumenersatz, Mschr. Unfhlkd. 1961. — Heywalt-May-Bongle u. K. S. Fischer-hrethroskop b. d. Erkenng. u. Bhdlg. v. Harnabflußstörgn., Chir. Prax. 1963. — Strecksehnenverletzgn. an d. Hand, Chirurg 1963. — Fingerendgliedverletzgn., ebd. 1966. — Vorderarmschaftbr., Prinzip., Techn. u. Erg. e. allg.chir. Klin. (mit Buschmann), ebd. 1967. — Früharthrodese i. d. Bhdlg. v. Fersenbeinbr. (mit Buschmann), Chirurg 1967.

Mittelhäußer, Hans Werner, 6791 Gerhardsbrunn über Landstuhl. — *20. 8. 31 Jena. — **A:** 56 Homburg/Saar. — **Prom:** 61 ebd. — **F:** Chir., Anaesth. — **V:** 55–56 Pharmakol. u. Inn. Med. Homburg/Saar (Domenjoz, Doenecke), 57 Saarlouis (Kessler), 57–59 Homburg/Saar (Lüdeke), 60 Bad Nauheim (Cellarius), 60–63 Residency in General Surgery US Hosp. Landstuhl/Pfalz, 63–65 Karlsruhe (Spohn), 65–68 Anaesth. US Hosp. Landstuhl/Pfalz.

Mitzschke, Herbert, Facharzt f. Chir., 1 Berlin 41, Schloßstr. 41. — *4. 3. 96 Tangermünde/E. — **A:** 23 Frankfurt a. M. — **Prom:** 24 ebd. — **F:** Chir. — **V:** 23–33 Bürgerhosp. Ffm. (Senckenberg), ab 28 Oberarzt (Großmann). — **P:** Ulcus cruris u. Dekubitalulcus, Dtsch. med. Wschr. 1934.

Mletzko, Joachim E., leit. Arzt d. neurochir. Abt. d. Zentrallaz. d. BW, 54 Koblenz-Metternich, Rübenacher Str. 170. — *21. 1. 26 Dt. Piekar/Oberschl. — **A:** 52 Erlangen. — **Prom:** 52 ebd. — **F:** Neurochir. — **V:** 52–53 Pathol. Inst. d. Univ. Erlangen (Müller), 53–54 Nervenklin. ebd. (Flügel), Neurochir. Univ.-Klin. Köln (Tönnis), 54–55 Univ.-Klin. Heidelberg (K. H. Bauer), 55–64 neurochir. Abt. ebd. (Klar). — **P:** Späterg. nach Meningo- u. Myelomeningocelenop., Chirurg 1960. — Erfahrgn. b. 33 Chordotomien, ebd. — Praxis d. kontroll. Hypothermie b. Hirnop., Langenbecks Arch. klin. Chir. 296/1961. — Serienangiograph. Nachweis mult. Hirnmetastasen, Fortschr. Röntgenstr. 96/1962. — Bolzenschußverletzgn. i. Baugewerbe, Mschr. Unfhlkd. 1962. — Karpaltunnelsyndrom, Chirurg 1962. — Schwere Schädeltraumen b. Kindern, Langenbecks Arch. klin. Chir. 300/1962. — Hat d. Ventriculo-Zisterno-Stomie nach Torkildsen heute noch ihre Berechtigg. ?, ebd. — Schwere Schädelverletzgn. u. ihre bes. Pflege, Dtsch. Zbl. Krankenpfl. 1963. — Centrophenoxin i. d. Bhdlg. akuter Schädel-Hirn-Verletzter, Giornate Internazionali sui farmachi psico-stimolanti sell. Roma 1963. — Einfl. v. Ethchlorvynol auf d. Hirnstrombild d. Erwachsenen, Arzneimittelforsch. 1964. — Diagnostik lumb. Bandscheibenvorfälle, Wehrmed. Mschr. 1967.

Moberg, Erik A., Prof., Leit. d. Extremitätenchir. Abt. d. Chir. Univ.-Klin., Sahlgren Krhs., Göteborg (Schweden). — *5. 1. 05 Lund (Schweden). — **A:** 32 Lund. — **Hab:** 36 ebd. — **F:** Extremitäten-Chir., Hand-Chir. — **V:** 32–41 Lund (Petréu, Frising), 41–42 Stockholm (Waldenström), 43–56 Göteborg (S. Johansson, E. Ljunggren). — **B:** Dringl. Handchir., mehrere Aufl. i. Dtsch., Schwed., Engl. u. Japan. — **P:** Ca. 110 Arb. auf d. Geb. d. Handchir. u. Traumachir.

Möhlenbruch, Alfred B., Facharzt f. Chir., ehem. leit. Arzt d. Städt. Krhs. Siegburg, Chefarzt d. chir. u. Unfallabt., 52 Siegburg, Bahnhofstr. 7. — *14. 2. 12 Wanne-Eickel. — **A:** 37 Berlin. — **Prom:** 38 Münster/Westf. — **F:** Chir. — **V:** 36–37 Med. Univ.-Klin. Münster (Schilling), St. Franziskus-Hosp. Ahlen (Ruf), 37–38 inn. Abt. St. Elisabeth-Stift Gelsenkirchen (Schürmeyer), 38 Allg. Praxis Gelsenkirchen u. Anröchte (Landviertelj.), 38–39 Knappschaftskrhs. Gelsenkirchen (Linde), 39–45, ab 43 Oberarzt Johanniter-Krhs. Oberhausen (Scheffler), 45 Chefarzt d. Städt. Krhs. Siegburg, ab 68 Inst. f. Unfallchir. Siegburg. — **P:** Meningitis tbc. n. stumpfem Schädeltrauma, Med. Welt 1937. — Bhdlg. d. Furunkulose, insbes. Bergmanns-Furunkulose, Münch. med. Wschr. 1941. — Sulfonamidbhdlg. d. Wundinfekt. i. d. Unfallchir., Mschr. Unfhlkd. 50. — Bhdlg. d. Mittelfußfrakt., Anwendg. d. blut. Reposit., Chirurg 1947. — Lumbalanästh. m. d. Pantocain-Trockenampulle, ebd. 1948. — Chemotherap. bakt. infekt. i. d. Chir., unt. bes. Berücksicht. d. akut. eitr., diff. Bauchfellentzündg., ebd. — Tetanusprophyl., akt. Immunisierg., ebd. 1952. — Krankhts.bild e. auf d. Dünndarm beschr. Megaerkrankg., Zbl. Chir. 1953.

Möhring, Ulrich, Facharzt f. Chir., 446 Nordhorn, Harm-Hindrik-Str. 8 a. — *4. 8. 16 Berlin. — **A:** 41 Berlin. — **Prom:** 41 ebd. — **F:** Chir. — **V:** Kriegsdienst u. Gefangenschaft, 49–59 Städt. Krhs. Salzgitter-Drütte bzw. -Lebenstedt (Heydemann).

Möhwald, Wilhelm, Facharzt f. Chir. u. Urol., 294 Wilhelmshaven, Bülowstr. 2. — *13. 8. 10 Karwin. — **A:** 35 Prag. — **Prom:** 35 ebd. — **F:** Chir., Urol. (z. Zt. Urol.), 31–34 Demonstrator a. histol. Inst. d. Dtsch. Univ. Prag (Kohn, Watzka), 35 Sanat. Darkau (Beier), 35–37 Ärztl. Mil. Ak. Prag, Corps. Krhs. Kaschau (Basek, Rosenau, 37–39 Städt. Krhs. Teschen (Broz), 39–42 Bergu. Hütte Peterswald, 42–45 Militärdienst, 46 Krhs. Wehnen (Gollnick), 47 Leit. Arzt DRK-Krhs. Neuenburg, 47–56 Oberarzt Chir. Klin. Sanderbusch (A. Lob, Karitzky). — **P:** Erfahrgn. m. e. neuen Phyto-Bakteriostatikum b. Inf. d. Harnbl., Med. Klin. 1961.

Möller, Hans-Henning, Oberarzt d. chir. Abt. d. Städt. Krhs., X 1502 Potsdam-Babelsberg, Hermann-Maaß-Str. 65. — Fragebogen 1968 nicht beantwortet.

Möller, Werner Elof, Tomegapsgatan 10, Lund (Schweden). — Fragebogen 1968 nicht beantwortet.

Mönch, Gerhard, Facharzt f. Chir., Werksarzt d. Eisenwerk Brühl GmbH, 5040 Brühl/Köln, Kölnstr. 262–266. — *24. 6. 16 Oldenburg i. O. — **A:** 49 Hannover. — **Prom:** 56 Jena/Thür. — **F:** Chir. — **V:** 45 Gießen (Bernhard), 47–51 Städt. Kr.anst. Oldenburg i. O. (Kieß), inn. Abt. ebd. (Brat), Ev. Krhs. ebd. (Junghanns), 52–54 Ev. Diakonissenanst. Bremen, 55 Nürnb. Unfallklin. (Erler), 56–59 Ev. Diakonissenanst. Neuendettelsau/Mfr., chir. Abt. ebd. (Stählin), 59–60 Krskrhs. Feuchtwangen/Mfr. (Städtler), 60–63 Marien-Hosp. Brühl/Köln (Leibl). — **P:** Sterbl.kt. nach Appendect., Bruns' Beitr. klin. Chir. 184/1952. — Notwendigkt. d. Choledochotomie i. Rahmen e. kleineren Op.betriebes – Stellungnahme z. Originalmitt., Zbl. Chir. 1957, ebd. 1959. — Pathogenese d. appendikul. Peritonitis, ebd.

Mörl, Franz, em. Prof. m. Lehrstuhl f. Chir., ehem. Dir. d. Chir. Univ.-Klin. Halle/S., X 402 Halle/S., Ernestusstr. 11. — *6. 11. 99 Kostenblatt i. Böhmen. — **Prom:** 25 Prag. — **Hab:** 48 Leipzig. — **F:** Chir. — **V:** 25–26 Path.anat. Inst. Prag (Ghon), 26–35 Dtsch. Chir. Univ.-Klin. ebd. (Schloffer), 35–45 Chefarzt Krhs. Saaz u. Brüx/Böhmen, 45–49 Oberarzt Chir. Univ.-Klin. Leipzig (Heller), 49–56 Chefarzt Bez. Krhs. St. Georg ebd., 56–65 Dir. Chir. Univ.-Klin. u. Poliklin. Halle/S. — **B:** In: Chir. d. Traumas, Bd. I: Allg. Lehre v. d. Frakt. u. Luxat.; Bd. II: Ver-

letzgn. d. WS u. d. Beckens, d. ob. u. unt. Gliedmaßen; Bd. III: Wiederherstell.-
chir. n. Verletzgn. d. Blutgefäße, d. Bauchdecken u. Bauchorgane, Volk u. Gesundheit 1956. — Handwerk d. chir. Stationsdienstes, Hirzel, 4. Aufl. 1966. — Lehrb.
d. Unfallchir., Volk u. Gesundheit, 2. Aufl. 1968. — Grundzüge d. op. Techn. b.
Eingr. a. d. Weichteilen einschl. d. plast. Chir., in: Bier-Braun-Kümmell, Chir.
Op.lehre, 8. Aufl., Bd. I, Barth Leipzig 1968. — Chir. Erkrankgn. d. Dünn-, Dick-,
Mastdarms, Ileus, Appendizitis, in: Lehrb. d. Gastroenterol., Fischer 1968. — **P:**
Rektale od. Dickdarm-Avertinnarkose?, Zbl. Chir. 1930. — Karzinoide d. Wurmfortsatzes u. d. Dünndarmes, Bruns' Beitr. klin. Chir. 153/1931. — Coramin b.
schwerster zentr. Atemlähmg. i. Avertin-Nark., Med. Klin. 1931. — Indikat.stellg.
u. Bhdlg. beiderseitiger Nierensteine, ebd. — Probl. d. Krebsbhdlg., Bruns' Beitr.
klin. Chir. 154/1931. — Todesfall i. Evipannark., Zbl. Chir. 1933. — Metatraumat.
Nierensteine, Z. Urol. 1933. — Oesophagus-Perforat. i. d. Pleurahöhle, Bruns.
Beitr. klin. Chir. 158/1933. — Palliat. Magenresekt. b. Geschwürsleiden u. ihre Erg.,
ebd. 159/1934. — Vermeidg. v. Scheinrezidiven nach Nierensteinop., Zbl. Chir.
1934. — Techn. d. Versorgg. d. präpylor. Stumpfes b. d. Resekt. z. Ausschaltg.,
ebd. 1944. — Spätkreisl.schäden nach art.-ven. Aneurysma u. zu deren Rückbildgs.-
fähigkt., ebd. 1947. — Meth. d. Einrichtg. v. Halswirbelverrenkgn., ebd. 1948 —.
Wunddiphtherie u. ihre Bhdlg. m. Chlorgas, ebd. 1949. — Grundsätzl. z. Kampf geg.
d. Brustkrebs, Dtsch. Gesd.wes. 1949. — Colitis ulcerosa gravis u. ihre chir. Bhdlg.,
Bruns' Beitr. klin. Chir. 179/1949. — Erfahrgn. b. d. Resekt. d. Kardiakrebses,
Zbl. Chir. 1950. — Studie üb. d. Dilatat. d. z. art.-ven. Aneurysma führ. Art.,
Bruns' Beitr. klin. Chir. 181/1950. — Herzverändergn. durch art.-ven. Aneurysmen,
Dtsch. med. Wschr. 1951. — Pathol. u. Therap. d. Mammaka., Zbl. Chir. 1951. —
Erfahrgn. u. Gedanken üb. d. Tetanus, seine Bhdlg. u. seine Prophyl., Dtsch. Gesd.-
wes. 1951. — Überbrückg. gr. Dickdarmdefekte m. Hilfe d. Enteroplast., Bruns'
Beitr. klin. Chir. 183/1951. — Bhdlg. d. Wirbelbr., Z. ärztl. Fortbild. 1952. —
Bedeutg. d. stern. Lymphstrangs f. d. Metastas. d. Mammaka., Chirurg 1952. —
Späthirntod durch art.-ven. Aneurysma d. Halsschlagader, Zbl. Chir. 1952. —
Verhütg. d. Speiseröhrenstrikt. nach Verätzgn., Dtsch. Gesd.wes. 1953. — Schen-
kelhalsbr., Z. ärztl. Fortbild. 1953. — 50 J. dreizeit. Dickdarmresekt., Zbl. Chir.
1953. — Grundlagenforsch. d. Art.dilatat. b. art.-ven. Aneurysma, Langenbecks
Arch. klin. Chir. 277/1954. — Erg. u. Schlußfolgergn. v. Serumtiterbestimmgn. b.
d. sog. simult. Tetanusprophyl., ebd. (Kongr.bd.) 1954. — Probl. d. Wundstarr-
krampfes, Wien. klin. Wschr. 1955. — Chir. d. Brustdrüsenkrebses, Röntgenol.
Kongr. d. DDR, Akad. Vlg. Berlin 1955. — Weit. Untersuchgn. u. Erkenntn. z.
Prophyl. d. Wundstarrkrampfes, Langenbecks Arch. klin. Chir. (Kongr.bd.) 1956. —
Posttraumat. Haematom an d. Gliedmaßen, Paracelsushefte 1956. — Aktuelle
Fragen d. Tetanusbekämpfg., Z. ärztl. Fortbild. 1956. — Lungenresekt. u. ihre
Früherg., Dtsch. Gesd.wes. 1956. — Brüche am prox. Ende d. Obersch. als Modell
e. Altersverletzg., Wiss. Z. d. Martin-Luther-Univ. Halle-Wittenberg 1957. —
Ätiol. u. Verhütg. d. ischaem. Kontrakt., Zbl. Chir. 1957. — Fernwirkgn. d. art.-
ven. Verbindgn., Zbl. Chir. 1958. — Op. d. Choledochuszysten, Chirurg 1958. —
Ulcus cruris u. seine Bhdlg., Beitr. mod. Therap. 1959. — Diabetes u. Chir., Dtsch.
Gesd.wes. 1959. — Diabet. Gangrän aus d. Sicht d. Chir., Dtsch. Z. Verdauungskrkh. 19/1959. — Rehabilitat. d. Tbk.kranken n. Lungenresekt., Bruns' Beitr.
klin. Chir. 198/1959. — Angiopathia diabetica – chir. Probl., in: Diabetes mellitus,
Thieme Stuttgart 1959. — Op.vorbereitg. d. Prostatikers, Zbl. Chir. 1959. — Lungentbk. d. Diabetikers aus d. Sicht d. Chirurgen, Med. Klin. 1960. — Tetanuspro-

phyl., Zbl. Chir. 1960. — Bedeutg. d. Diabetes mell. f. d. Chir., Langenbecks Arch. klin. Chir. 295/1960. — Ischaem. Beugekontrakt. b. Durchblutgs.störgn. d. unt. Extremitäten, Z. Alternsforsch. 1960. — Erweit. Radikalop. d. Mammaka., Zbl. Chir. 1961. — Massenblutgn. d. Magens, Wiss. Z. d. Martin-Luther-Univ. Halle-Wittenberg 1961. — Erg. d. erweit. Radikalop. d. Mammaka., Klin. Med. 1962. — Mittellappen-Lingula-Syndr., Langenbecks Arch. klin. Chir. 299/1962. — Korrekt. d. Herzfehler ohne extrakorp. Kreisl., Internistentagg. Halle 1960, Thieme Leipzig 1962. — Untersuchgn. z. Instillat.bhdlg. d. postop. Parotitis, Beitr. Zahnhlkd. 1962. — Off. Bhdlg. tbk.Kavernen, Med. Klin. 1962. — Bhdlg. d. fortgeschr. Mammaka., Beitr. mod. Therap. 5/1963. — Grundsätzl. Fragen d. Bhdlg. d. Tetanus, Zbl. Chir. 1964. — Versorgg. durchtrennter peripherer Nerven, Chirurg 1965. — Op. Bhdlg. d. veralt. Bänderzerreißg. d. ob. Sprunggelenkes, Zbl. Chir. 1965. — Genet. Grundl. d. homoioplast. Transplantat., Beitr. mod. Therap. 7/1965. — Geschl. Thoraxverletzgn. u. ihre Bhdlg., Zbl. Chir. 1965. — Chron. intermitt. postop. Ileus, Langenbecks Arch. klin. Chir. 312/1965. — Indikat.stell. z. op. Bhdlg. d. Nervenverletzgn., Zbl. Chir. 1965. — Divertikelka. d. Harnblase, Z. Urol. 1965. — Op. Bhdlg. d. unstab. Halswirbelverrenkgn., Zbl. Chir. 1966. — Verläng. Agonie u. d. „künstl. Lebens", Nova acta Leopoldina N. F. 30/1965. — Aufklärgs.pflicht gegenüb. d. Krebskranken, Sympos. Berlin. 1966, Akad. Vlg. 1967. — Untersuchg. z. Frage d. Bleivergiftg. n. Schrotschußverletzg., Zbl. Chir. 1968.

Mörl, Franz-Karl, Priv.-Doz., Oberarzt d. Chir. Univ.-Klin. im Univ.krhs. Eppendorf, 2000 Hamburg 20, Martinistr. 52.*

Mörsdorf, Paul, Facharzt f. Chir., Chefarzt d. Städt. Krhs. Zell im Wiesental, 786 Schopfheim, Riedmattweg 5. — *20. 7. 13 Baumholder/Nahe. — **A:** 38 Berlin. — **Prom:** 38 ebd. — **F:** Chir. — **V:** 37–38 Pathol. Inst. d. Univ. Charité Berlin (Rössle), 38 Inn. Abt. Städt. Krhs. am Urban ebd. (Teitge), 38–45 Pharmak. Inst. d. Univ. Greifswald (Wels), 39–45 Kriegsdienst, 45 Krskrhs. Sulingen (Schilling), 45–49 Bollmanns Krhs. i. Nienburg/Weser (Bühmann), 49–52 Städt. Krhs. Baden-Baden (Sigmann). — **P:** Untersuchgn. üb. d. Verhalten d. Schleimes d. Friedländerbazillen b. Fixierg. u. Färbg., Beitr. z. histol. Bild d. schleim. Lungenentzündg. durch Friedländerbazillen, Diss. — Prophyl. d. postop. Darmatonie, Zbl. Chir. 1954. — Therap. d. Herzinsuff., Medizinische 1957. — Hämatochylothorax b. disloz. Wirbelfrakt., Helvet. chir. acta 1967.

Mohr, Karl-Uwe, Ass. d. Chir. Klin., 8000 München 15, Nußbaumstr. 20.*

Molitoris, Helmuth, Facharzt f. Chir. u. Belegarzt, 863 Coburg/Ofr., Bahnhofstr. 40. — *12. 7. 07 Innsbruck. — **A:** 32 Erlangen. — **Prom:** 33 ebd. — **F:** Chir. — **V:** 32–36 Erlangen (Goetze), 36–38 Bez.krhs. Schwabach (Jäger), 38–45 Stadtkrhs. Fürth i. B. (Fischer), ab 39 Oberarzt, 41–48 Kriegsdienst u. Gefangenschaft, 50 Niederlassung. — **P:** Thromboang. Bürger, Diss.

Mollowitz, Günter, Prof., Chefarzt d. chir. Abt. Krhs. Bethanien, 413 Moers/Niederrh. — *16. 1. 20 Königsberg. — **A:** 47 Kiel. — **Prom:** 48 ebd. — **Hab:** 57 ebd. — **F:** Chir. — **V:** 48 Med. Univ.-Klin. i. Kiel (Reinwein), 49–51 Chir. Univ.-Klin. ebd. (Wanke), 51–62 Chir. Univ.-Klin. in Kiel-Wik (Fischer), 62–66 Chefarzt d. Chir. Abt. Johanniterkrhs. Rheinhausen. — **B:** Der Unfallmann, 8. Aufl., Barth 1964. — Krebsfibel, Barth 1964. — Ärztl. Gutachten i. Versichergs.wesen, 3. Aufl. (mit Fischer, Herget), Barth 1968. — **P:** Ursache u. Bhdlg. d. verzög. Knochenbr.-heilg. nach Tibia-Marknagelg. a. Krankengut d. Chir. Univ-Klin. Kiel, Diss. — Einf., f. d. Klin. brauchb. Methode z. Empfindlichkts.bestimmg. v. Bakt. gegenüber Penicillin, Streptomycin u. Sulfonamiden, Chirurg 1951. — Beseitigg. v.

Anastomosen zw. d. Gallenwegen u. d. Intestinaltrakt, Bruns' Beitr. klin. Chir. 189/1954. — Transcholedoch. Sonde. Zur Leberschutztherap. nach Eingr. a. d. Gallenwegen, Chirurg 1955. — Techn. d. freien Hauttransplantat. m. d. Elektrodermatom, ebd. 1959. — Beobachtg. d. Gallesekret. d. Menschen. Habil.-Schr. u. Langenbecks Arch. klin. Chir. 291/1959. — Chir. d. Gallenwege. Naht d. Ductus choledochus, T-Drainage, transcholedochale Sonde, Papillotomie, Papillenplastik, Manometrie, Chir. Praxis 2/1959. — Bhdlg. d. angeb. Dünndarmverschlüsse. Kinderchir. Symp. 1958, Volk u. Gesundh. Berlin 1959. — Sanierg. v. Typhus- u. Paratyphus-Dauerausscheidern durch Cholecystekt. u. hohe Penicillindosen, Chirurg 1961. — Messg. d. Gelenkbeweglichkt. d. b. Begutachtg., Chir. Praxis 1962. — Hitzeschädigg. d. Knochens durch Oscillationssägen, Zbl. Chir. 1962. — Vitallium-Endoprothese b. Sarkom a. prox. Humerus, Chirurg 1966. — Gezielte arthrograph. Meniscusdiagn. m. d. Bildverstärker-Fernsehanlage, Hefte Unfhlkd. 91/1967.

Momper, Ernst L., Chefarzt am Krskrhs. Ochsenfurt u. Leit. Arzt d. chir. Abt., Durchgangsarzt, 8703 Ochsenfurt, Lindenweg 9. — *1. 9. 07 Würzburg. — A: 34 Würzburg. — Prom: 34 ebd. — F: Chir. u. Urol. — V: 34 Inn. Klin. Luitpoldkrhs. Würzburg (Grafe), 35–36, 38–42, 46–47 Juliusspit. Würzburg (Bundschuh), 36–38 Urol. Klin. Nürnberg (Pflaumer), 42–46 Militärdienst,

Montag, Heinz, Chefarzt d. chir. Abt. d. Franziskuskrhs., 43 Essen. — *14. 1. 21 Münster/Westf. — A: 47 Düsseldorf. — Prom: 48 Münster/Westf. — F: Chir., Anaesth. — V: 47–49 Essen (Müller), 49–50 Münster/Westf. (Schellong, Loebell), 50 Coesfeld (Löbker), 50–61 Essen (Düttmann). — P: Path.-anat. Veränd. Neugebor. b. mütterl. Eklampsie, Geburtsh. u. Frauenhlkd. 1949. — Blutspar. Operieren i. gesteuert. Blutdrucksenkg., Zbl. Chir. 1953. — Blutspar. Operieren i. potenz. Narkose durch Kombinat. d. Phenothiazine m. Pendiomid, Zbl. Chir. 1956. — Haemangioendotheliom d. Schienbeins, Fortschr. Röntgenstr. 86/1957. — Postop. Nescafe-Einläufe z. Anregg. d. Darmperistaltik, Fortschr. Med. 1957. — Narkoseeinleitg. b. Kindern m. Nembutal, Zbl. Chir. 1957. — Neue, einf. Plexusanaesth. d. Armes, ebd. 1961.

Mordeja, Joachim, 4390 Gladbeck (Westf.), Friedrichstr. 14. — Fragebogen 1968 nicht beantwortet.

Morian, Richard, Facharzt f. Chir., 61 Darmstadt, Donnersbergring 72. — *9. 5. 96 Essen. — A: 22 Düsseldorf. — Prom: 23 Köln. — F: Chir. — V: 22–23 Pathol. Inst. Düsseldorf (Beitzke), 23–33 Leipzig (Payr), ab 33 Chir. Praxis i. Darmstadt, Belegarzt im DRK-Krhs. Alice-Hosp. ebd. — P: Gesichtsfurunkel, Dtsch. Z. Chir. 193. — Phenolkampferbhdlg. d. Gelenke, Med. Klin. 1928. — Binnenverletzgn. d. Kniegelenke, Dtsch. Z. Chir. 211. — Jugendl. Magenca., Arch. klin. Chir. 164.

Morigerowsky, Wadim, Oberarzt d. Chir. Univ.-Klin., X 6900 Jena (Thür.), Bachstr. 18. — Fragebogen 1968 nicht beantwortet.

Moser, Herbert, Prof., Vorst. d. III. Abt. d. Chir. Univ.-Klin., Rosenberggürtel 12, A-8010 Graz/Steiermark (Österreich). — Fragebogen 1968 nicht beantwortet.

Mostert, Herbert, Oberarzt d. chir. Abt. d. St. Antonius-Hosp., 419 Kleve. — *3. 12. 26 Mönchengladbach. — A: 52 Köln. — Prom: 53 ebd. — F: Chir. — V: Gerichtsmed. Inst. Köln, I. Med. Klin. ebd. (Knipping), Brüderkrhs. Koblenz (Meffert), Albert-Schweitzer-Krhs. Northeim (Rössing).

Mückeley, Werner, Ärztl. Dir. d. Städt. Furtbach-Krhs., 7000 Stuttgart 1, Herdweg 92. — Fragebogen 1968 nicht beantwortet.

Mühlbächer, Walter, Facharzt f. Chir., z. Zt. Allgemeinpraktiker, 1 Berlin 62, Grunewaldstr. 45. — *4. 4. 03 Kronstadt i. Siebenbürgen/Rumänien. — A: 30 Berlin (Frankfurt a. d. Oder). — **Prom:** 27 Berlin. — **V:** 27–28 Bürgerspit. Kronstadt, 28 Städt. Krhs. Forst i. d. Niederlausitz (Hinrichsen), 28–33 Lutherstift-Krhs. (Specht). — **B:** Zwangsjacken-Syndr. b. Spätheimkehrern. in: Hdb. f. ärztl. Erfahrgn. aus d. Gefangenschaft, Bd. 5, Verband d. Heinkehrer, Bad Godesberg 1961. — **P:** Folgen d. Künstl. Blutleere, Diss. — Fremdkörper i. Mastdarm, Münch. med. Wschr. 1933. — Ellenbr. d. Schaftes (d. Dyaphyse), v. denen jeweils Kranke u. Arzt nichts wußten, ebd. 1936. — Sterbestübchen i. Krhsn., ebd. — Zwerchfellschmerzen als Krankheitsbild, ebd. — Abszeß i. Sulcus coronarius penis d. Kleinkindes, ebd. 1939. — Eingeklemmte Netz-Schenkelhernien, ebd. 1940. — Fensterunfälle i. Krhsn., ebd. 1957. — Aetiol. d. Gynäkomastie u. d. Lambliasisfrage, Med. Klin. 1957. — Spätschäden nach Bergflachs (-Asbest) Staubinhalat., Medizinische 1958. — Bhdlg. d. beginn. Phlebitiden i. Bereich beider Rosenadern, Med. Klin. 1958. — Zwangsjacken-Syndr. b. Spätheimkehrern, Medizinische 1959. — Aspekte d. Thermometrie i. d. tägl. Praxis, Münch. med. Wschr. 1959. — Karl Ludwig Schleich, Thp. d. Monats, Boehringer 1959. — Selt. Spontanheilgn. v. „infausten" Malignomen, Med. Klin. 1961. — August Bier, Münch. med. Wschr. 1961. — Knoten i. d. weibl. Brust, Landarzt 1961. — Aspekte d. Karzinomheilgn. v. Standpkt. krebskranker Ärzte, Münch. med. Wschr. 1962. — Haarstückchen als eingespießte Fremdkörper, Med. Klin. 1967.

Mühleisen, Dieter H., Facharzt f. Chir., Durchgangsarzt, 7142 Marbach/N.. Güntterstr. 12. — *12. 8. 33 Stuttgart. — A: 61 Stuttgart. — **Prom:** 58 Heidelberg. — **F:** Chir. — **V:** 58–59 Heidelberg, Anaesth.-Abt. (Frey), 59–60 Inn. Klin. Krhs. Bad Cannstadt (Schettler), 60 Frauenklin. d. Stadt Stuttgart (Pfleiderer), 60–66 Krskrhs. Ludwigsburg (Rathcke).

Müller, Albert H. K., Facharzt f. Chir., Belegarzt d. Diakonissenanst., 8 München 2, Neuhauserstr. 34. — *4. 10. 13 Regensburg. — A: 39 Berlin. — **Prom:** 42 ebd. — **F:** Chir. — **V:** Bis 40 Martin-Luther-Krhs. Berlin (Nordmann), 40–45 Kriegsdienst, 48–53 München (Wymer).

Müller, Edmund, Facharzt f. Chir., 2 Wedel, Rissenerstr. 39. — *25. 3. 00 Ulm. — A: 25. — **Prom:** 26. — **V:** 34–65 Chefarzt d. Städt. Krhs. Wedel/Holst.

Müller, Eduard Heinrich Fritz, Facharzt f. Chir., 1 Berlin 33, Bitterstr. 29. — *18. 7. 99 Neumünster. — A: 25 Kiel. — **Prom:** 25 ebd. — **F:** Chir. — **V:** 25–27 Pathol. Prosektur Kiel, 27–29 Krhs. Lübeck, 29–30 Med. Univ.-Klin. Berlin (Klemperer) u. Bethanien-Krhs. ebd. (Dorendorf), 30–31 Nervenpunktmassage u. hydrotherapeut. Univ.-Inst. (Cornelius u. Schönenberger), 31–32 Frauenklin. St. Georg Hamburg u. Landesfrauenklin. Berlin-Neukölln (Hammerschlag), 32–33 u. 45 u. 46 Ass. u. Oberarzt Krhs. Altona, 34 Hautklin. Virchow-Krhs. Berlin (Löhe), 35–39 Niederlassung Hamburg u. Berlin, 40–45 Kriegsdienst, 46–48 Oberarzt Univ.-Klin. in Berlin-Moabit (Gohrbandt), 48–64 Chefarzt u. ärztl. Dir. am Königswarter-Krhs. Berlin-Lichterfelde, ab 65 Facharzt f. Chir. Berlin-Dahlem. — **B:** „Eigentlich", Heitere Verse m. Karikaturen, Heinz Menge-Verlag (Berlin) 1950. — **P:** Amyost. Symptomen-Komplex b. d. Encephalitis lethargica, Diss. — Improvis. Schenkelhals-Nagelg., Zbl. Chir. 1947. — Versorgg. d. Anal-Muskels b. d. Radikal-Op. d. Rektum-Ca., Zbl. Chir. 1948. — Chir. u. Seele – Gedanken z. ärztl. Ethik, Dtsch. Med. J. 1951. — Schwierigktn. d. Diagn. b. schmerzh. Zuständen i. d. re. Bauchseite, Zbl. Chir. 1955. — Wie kann d. Früherkenng. d. Krebses verbessert werden?, Berl. Med. 1956. — Wege z. Verminderg. d. Mortal. b. Ileus, Zbl. Chir. 1960.

Müller, Erhard, 8000 München 55, Haderunstr. 51 B. — Fragebogen 1968 nicht beantwortet.

Müller, Erich, Facharzt f. Chir., 87 Würzburg, Scherenbergstr. 12. — *19. 10. 21 Würzburg. — **A:** 51. — **Prom:** 51. — **V:** 51 Univ.-Kinderklin. Würzburg (Ströder), Univ.-Kinderklin. Zürich (Fanconi), 51–57 Juliusspit. Würzburg (Bundschuh, Makowsky), 57 Landesversicherungsanstalt Niederbayern, 58–61 Juliusspit. Würzburg (Makowsky). — **B:** Jugendsport u. Jugendwandern, Luchterhandverlag 1964. — **P:** Was ist b. Arbeitsunf. zu beachten, Bayer. Handwerkerztg. 45/1954. — Begutachtg. u. ärztl. Praxis, T. I u. II, Med. Mschr. 1955. — Erfahrgn. m. e. neuen Haemorrhoidalsalbe i. d. Bhdlg. acut entzünd. Haemorrhoidalknoten, Therap. d. Gegenw. 1955. — Sportunf. u. ihre soziale Bedeutg., Münch. med. Wschr. 1957. — Prakt. Arzt u. Vertrauensarzt, Med. Mschr. 1957. — Sporterlaubnis nach Krankh. u. Unf., Ärztl. Praxis 1958. — Peror. Bhdlg. d. Haemorrhoiden, ebd. 1959. — Camping i. ärztl. Sicht, Ärztl. Praxis im Bild 1959. — Sportunf.versich. aus ärztl. Sicht, Sportarzt 1959 u. Lebensvers. Med. 1959. — Typ. Krankhtn. auf Campingplätzen, Ärztl. Praxis 1959, Camping 1959 u. Jb. f. Camping 1960. — Selt. Sportverletzg. b. Reckturnen, Sportarzt 1960. — Sportbefreig. u. Sport nach chir. Erkrankgn., Leibesübgn. u. Med., Wiss. Schr. d. Bayer. Sportärztebundes. — Bhdlg. posttraumat. Oedeme m. Venoruton P 4, Ärztl. Praxis 1961.

Müller, Ernst, Chefarzt d. chir. Abt. d. Städt. Krhs., 582 Gevelsberg, Hochstr. 22. — *10. 3. 08 Schwelm. — **A:** 34 Berlin. — **Prom:** 33 Köln. — **F:** Chir. — **V:** 33–34 Knappschaftskrhs. Quierschied/Saar (Drüner), 34–35 Pathol. Inst. Braunschweig (Schultze), 35–36 Städt. Frauenklin. Hamburg-Altona (Hinselmann), 36–45 Chir. Univ.-Klin. Köln (v. Haberer). — **P:** Verschwinden v. Lungenkavernen ohne Kollapstherap., Z. Tbk. 69/1933. — Erbmerkmale M u. N d. roten Blutkörp. d. Menschen, Naturforscher 12/1936. — Erg. b. 200 nach verschied. Meth. behandelten Brüchen i. Bereich d. Ellenbogengelenkes, Arch. orthop. Unfallchir. 1938. — Dickdarmdivertikel, Med. Klin. 1939. — Bhdlg. d. Commotio u. Contusio cerebri, Zbl. Chir. 1942. — Verletzgn. d. Ductus thorac., Chirurg 1944. — Darmbrand, Zbl. Chir. 1949. — Angebor. Oesophago-Trachealfistel, Geburtsh. u. Frauenhlkd. 1949.

Müller, Eugen, Chefarzt i. R., (Priv.), 7441 Hardt üb. Nürtingen. — *22. 4. 88 Schw. Gmünd. — **A:** 12 Stuttgart. — **Prom:** 13 Tübingen. — **F:** Chir. — **V:** 12–13 Olgaheilanst. Stuttgart (Müller), 13–14 Frauenklin. Straßburg (Fehling), 14 Pathol. Inst. Basel (Hedinger), 19–23 Wilhelmspit. Stuttgart (Briegel), 23–32 Oberarzt Städt. Krhs. Ulm (Blauel), 31–32 Niedergel. ebd. als Facharzt f. Chir. mit Op.gelegenheit i. Bethesdahaus, 33–46 Chefarzt d. Krskrhs. Plochingen, 49–56 Chefarzt d. chir. Abt. d. Krskrhs. Nürtingen, ab 56–67 Allg.praxis in Hardt. — **P:** Resultate d. Ernst Müllerschen Plattfußop., Bruns' Beitr. klin. Chir. 85. — Periren. Hydronephrose, ebd. 138.

Müller, Franz Ernst, Facharzt f. Chir., Chefarzt i. R., 5482 Ahrweiler, Siedlung Godenälter. — *29. 5. 00 Köln. — **A:** 25 Köln. — **Prom:** 24 ebd. — **F:** Chir., Gynäk. — **V:** 24–25 Ev. Krhs. Köln/Weyerthal (Martin), 25–33 Städt. Krhs. Köln/Mülheim (Kroh), ab 34 Chefarzt d. Krhs. d. Großgemeinde Hürth i. Hermülheim/b. Köln, 39–49 Kriegsdienst u. Gefangenschaft.

Müller, Gerold W., Medizinalrat, Ärztl. Dir. u. Leit. d. chir. Abt. d. Krskrhs. X 9112 Burgstädt/Sa. — *13. 7. 18 Chemnitz. — **A:** 44 Leipzig. — **Prom:** 44 ebd. — **F:** Chir. — **V:** 45–49 Krskrhs. Rabenstein b. Chemnitz (Speck, Dehnert), 49–50 Krhs. an d. Leninstr. Chemnitz (Kuntzen). — **P:** Läßt sich d. z. Zt. geübte Therap.

m. d. wasserlösl. Penicillinsalzen vereinf. u. verbessern ?, Dtsch. Gesd.wes. 1951. —
Erfahrgn. m. Perlonnetzen u. ihre Verwendg. z. Nephropexie, Zbl. Chir. 1953. —
Symmetr. Brodie-Abscesse, ebd. 1958. — Bhdlg. sog. Schuhkonflikte an e. Krskrhs.,
ebd. 1968.

Müller, Hans, Kreisobermedizinalrat, Leit. d. chir. Abt. u. Chefarzt d. Krskrhs.,
864 Kronach, Friesenerstr. — *29. 8. 18 Kronach/Ofr. — **A:** 44 Erlangen. — **Prom:**
44 ebd. — **F:** Chir. — **V:** 44–47 Krskrhs. Kronach, 48–50 Frankfurt a. M. — **P:**
Darminvaginat. u. d. Erg. d. op. Bhdlg., Dtsch. Z. Chir. 266/1950. — Ca. d. Antrum-
stumpfes 26 J. nach Resekt. z. Ausschaltg. (Finsterer), Bruns' Beitr. klin. Chir.
183/1951. — Op. geheilte Stichverletzg. d. li. Herzkammer m. EKG-Untersuchg.,
ebd. 189/1954. — Kenntn. d. freien Körper i. Foramen supratrochleare humeri,
ebd. 196/1958. — Ertl-Span u. Muskelspan. E. Beitr. z. Spanplast. b. callusver-
zög. Unterschenkelfrakt. u. Pseudarthr., ebd. 202/1961. — Bhdlg. d. Humerus-
schaftfrakt. m. d. Rushnagel, ebd. 204/1962.

Müller, Hans, Chefarzt d. chir. Abt. Städt. Krhs., 5528 Neuerburg. — *13. 6.
13 Ehrang. — **A:** 39 Freiburg. — **Prom:** 39 ebd. — **F:** Chir. — **V:** 39–40 u. 46–47
Bergmannsheil Bochum (Bürkle de la Camp), 48 Hermeskeil (F. Müller), 49–55
Marienkrhs. Siegen (Laarmann).

Müller, Hans-Christian, Ass. d. Chir. Klin. d. Nordwest-Krhs., 6000 Frankfurt
(Main) 21, Steinbacher Hohl 2–26. — Fragebogen 1968 nicht beantwortet.

Müller, Hans-Friedrich, 5400 Koblenz-Metternich, Rübenacher Str. 170. —
Fragebogen 1968 nicht beantwortet.

Müller, Heinrich C. D., Facharzt f. Chir. u. Belegarzt d. Klin. Dr. Koch, 35
Kassel-B., Dormannweg 19. — *28. 7. 01 Sprendlingen b. Frankfurt/M. — **A:** 30
Würzburg. — **Prom:** 35 ebd. — **F:** Chir. — **V:** 30–33 Gießen (Poppert), 33–35 Pathol.
Inst. Würzburg (Groll), 35 Pathol. Inst. Stadtkrhs. Ludwigshafen (Hanser), 36–39
Oberarzt Stadtkrhs. Dessau (Hübener), 39–45 Kriegsdienst.

Müller, Heinz, Facharzt f. Chir., Chefarzt d. Stadtkrhs., 3422 Bad Lauterberg. —
*20. 4. 12 Halle/Saale. — **A:** 37. — **Prom:** 37. — **F:** Chir. — **V:** 36–45 Bergmannstrost Halle/S. (Volkmann), zwztl. 2 J. Kriegsdienst.

Müller, Helmut, Chefarzt d. chir. Abt. Krhs. Paul-Gerhard-Stift, 1 Berlin 65,
Müllerstr. 56/58. — *20. 8. 10 Berlin. — **A:** 35 Berlin. — **Prom:** 36 ebd. — **F:** Chir.,
Gynäk. u. Geburtsh., Urol. — **V:** ab 51 Chefarzt Paul-Gerhard-Stift. — **P:** Eiweiß-
steine d. Niere, Diss. 1935. — Nierensteine, Zbl. Chir. 1951.

Müller, Herbert, Sanitätsrat, Abt.arzt d. chir. Abt. d. Betriebspoliklin. d. Techn.
Univ. Dresden i. R., X 8027 Dresden, Regensburger Str. 19. — *14. 6. 96 Dresden.
— **A:** 23 München. — **Prom:** 22 Würzburg. — **F:** Chir. — **V:** 22–23 Inn. Klin. d.
Johannstädter Krhs. Dresden (Rostoski), Pathol. Inst. ebd. (Geipel), 23–30 Jo-
hannstädt. Krhs. ebd. (Seidel), ab 28 Oberarzt, 30 Niederlassg., ab 61 poli-
klin. Tätigkt.

Müller, Johannes, Oberarzt d. chir. Abt. d. Kantonsspit., CH-4410 Liestal
(Schweiz).*

Müller, Karlheinz, Priv.-Doz., Leit. d. Bluttransfusions-Dienstes, d. Chir. Univ.-
Klin., 3550 Marburg (Lahn), Robert-Koch-Str. 8. — Fragebogen 1968 nicht beantwortet.

Müller, Kurt, MR., Chefarzt d. Städt. Krhs., X 6060 Zella-Mehlis (Thür.),
Kohlenmagazin 2. — Fragebogen 1968 nicht beantwortet.

Müller, Kurt L., Primarius am Allgem. Krhs., Landstr. 32, A-4010 Linz/Donau
(Österreich). — Fragebogen 1968 nicht beantwortet.

Müller, Richard, Chefarzt d. chir. Abt. d. Dr.-Otto-Geßler-Krhs., 8998 Lindenberg (Allgäu).*

Müller-Claus, Gerhard, Oberarzt chir. Abt. Krskrhs., 72 Tuttlingen, Zeppelinstr. 56. — *4. 2. 14 Weißenfels/Saale. — **A:** 39 Berlin. — **Prom:** 39 ebd. — **F:** Chir. — **V:** 38–39 Standortlaz. Dresden (Hörmann), 39–48 Kriegsdienst u. Gefangenschaft, 43–44 Ausbildg. als Malariologe am Tropen-med. Inst. d. Militärärztl. Akad. Berlin (Rodenwald), 44 Malaria-Lehrtruppführer i. Italien u. Rumänien, 49–53 Städt. Krhs. Weißenfels (Martens), 53–56 Städt. Krhs. Eisenach, Oberarzt (Martens), 57–60 Ärztl. Dir. d. Stadtkrhs. Ruhla, Thür.

Müller-Kluge, Manfred, Ass. Chir. Klin. d. Städt. Kr.anst., 75 Karlsruhe 1, Moltkestr. 14/18. — *1. 12. 34 Sibolga/Sumatra. — **A:** 63 Karlsruhe. — **Prom:** 62 Mainz. — **F:** Allg. Chir. — **V:** 61–62 Städt. Kr.anst. Karlsruhe (Spohn), 62 Unfallchir. Klin. ebd. (Peter), I. Med. Klin. ebd. (Volhard), 62–63 Gynäk. Klin. Neues St. Vincentius Krhs. Karlsruhe (Augustin), 63 Kinderklin. Städt. Kr.anst. ebd. (Courtén), 63 Hautklin. ebd. (Pfister), ab 63 Chir. Klin. ebd. (Spohn)., 65 Pathol. Inst. ebd. (Becker). — **P:** Op.techn. u. Erg. b. Eingr. weg. Steinleidens d. Gallenwege, Fortschr. Med. 1965. — Techn. u. Erg. b. 2000 Op. an d. Gallenwegen, Langenbecks Arch. klin. Chir. 313/1965.

Müller-Osten, Wolfgang, Facharzt f. Chir., 2 Hamburg 70, Wandsbeker Marktstr. 8. — *1. 8. 10 Breslau. — **A:** 34 Breslau. — **Prom:** 35 Kiel. — **F:** Chir. u. Urol. — **V:** 34–43 Berlin (Nordmann), 44 Straßburg (Zukschwerdt), 45–50 Oberarzt u. kommiss. Chefarzt chir. Abt. Allg. Krhs. Hamburg-Harburg. — **B:** Haftpflicht-Körperschäden, Otter 1958. — Verkehrsunfall, Kindler 1965. — **P:** Bluttransfus. Ihre Grundlagen, Indikat., Wirksamkt. u. Techn., Preisarbeit 1937. — Transextraperitoneale Nephrektomie, Z. Urol. Chir. 1938. — Symphysensprenggn., Arch. Orth. Unfallchir. 1938. — Militärarzt 1939. — Verwundetenversorgg. auf Kriegsschiffen, Militärarzt 1941. — Chir. d. Dickdarmgeschwülste, Langenbecks Arch. klin. Chir. 206/1944. — Klin. Erfahrgn. m. De-Ma, Chirurg 1948. — Verhalten d. Sulfonamide b. intraperitoneal. u. intrapleural. Applikat., Zbl. Chir. 1949. — Nekrose u. ihre Beseitigg. durch Präparate aus Milchsäurebakterien-Kulturen, Z. exp. Path. 1950. — Spätfolgen d. Dystrophie. Erg. aus Untersuchgn. an Umsiedlern aus d. poln. u. tschechisch besetzten Gebieten, Dtsch. Rotes Kreuz 1950. — Chirurg u. Haftpflicht, Langenbecks Arch. klin. Chir.298/ 1961. — Zum Thema: Chirurg u. Recht, Mitt. Ber. Verb., Chirurg 1962. — Chirurg u. EWG, Mitt. Ber. Verb., ebd. — Das Ende der splendid isolation, Mitgl. Vers. Ber. Verb. 1963, Inform. Dienst Ber. Verb. 7. — Konsultative Kollegialität, Mitt. Ber. Verb., Chirurg 1963. — Vom Gemeinschaftsgeist d. Chirurgen, ebd. — Höchstleistg. durch Selbstkontrolle, ebd. 1964. — Wiss. Aufgliederg. od. Zerfall d. Chir. ? Mitgl. Vers. Ber. Verb. 1964, Inform. Dienst Ber. Verb. 1964. — Auf d. Wege z. Sozialisierg. - Zum Thema Gebührenordng. Mitt. Ber. Verb., Chirurg 1964. — Berufsbild d. Chirurgen. Mitgl. Vers. Ber. Verb. 1965, Inform. Dienst Ber. Verb. 10. — Chir. i. Spanngs.feld zw. Tradit. u. Fortschr., Langenbecks Arch. klin. Chir. 316/1966. — Strapazierte Kollegialität, Inform. Dienst Ber. Verb. 12. — Chir. u. ihre Nachbardisziplinen - Verbindendes u. Trennendes. 98. Tagg. d. NWDtsch. Chir. 1966, ebd. 13. — Stellg. d. niedergelassenen Chirurgen. Mitt. Ber. Verb., Chirurg 1966. — Position d. Chirurgen heute, ebd. 1967. — Unfallchir. - Auftrag d. Chirurgen, ebd. — Aktuelle Probl. chir. Berufsausübg., Tagg. Mittelrhein. Chir. 1967, Inform. d. Ber. Verb., Chirurg 1968.

Müller-Tix, Fritz Günther, Chefarzt d. chir. Abt. St. Vincenz Krhs., 43 Essen Stoppenberg. — *18. 12. 21 Lübeck. — **A:** 49 Frankfurt a. M. — **Prom:** 49 ebd. —

49–50 Marienhosp. Frankfurt a. M. (Chir., Gyn.) (Flörcken, Bauch), 50–58 Maria-Hilf-Krhs. Bad Neuenahr (Inn. Chir.) (Both u. Kreutzberg), 58–62 St. Vincenz-Krhs. Essen-Stoppenberg (Traeger), 63 Bürgerspital Basel (Nissen).

Müller-Werth, Konrad, (67 Namensänderung), Chefarzt i. R., Facharzt f. Chir., 667 St. Ingbert, Hildegardstr. 13. — *2. 9. 00 Landsweiler-Reden/Saar. — **A:** 25 Neunkirchen/Saar. — **Prom:** 39 Freiburg. — **F:** Chir., Gynäk. — **V:** Klin. d. Saarknappschaft Neunkirchen/Saar (Engelken, Nik. Lauxen). — † 1969.

Müller-Wiefel, Henner, Ass. d. Chir. Univ.-Klin., 2300 Kiel, Hosp.str. 40.*

Mülly, Karl, Prof., Titlisstr. 60, CH-8032 Zürich (Schweiz). — Fragebogen 1968 nicht beantwortet.

Mülverstedt, Gerhard, Facharzt f. Chir., Chefarzt Gemeinde-Krhs., 4504 Georgsmarienhütte. — *14. 12. 11 Arnstadt/Thür. — **A:** 37 Berlin. — **Prom:** 38 ebd. — **F:** Chir. — **V:** II. Med. Klin. Charité, II. Chir. Klin. Krhs. Berlin-Westend, Johanniter-Krhs. Stendal, Krskrhs. Salzwedel (Chefarzt).

Mündnich, Karl, Prof., Dir. d. Univ. HNO-Klin., 44 Münster, von Esmarchstr. 19. — *28. 1. 08 Dunkeltal. — **A:** 33 Prag. — **Prom:** 33 ebd. — **Hab:** 39 ebd. — **F:** Hals-, Nasen-, Ohrenhlkd. — **V:** Krskrhs. Teplitz-Schönau, HNO-Klin. Dtsch. Univ. Prag, HNO-Klin. Düsseldorf, HNO-Abt. Landeskrhs. Steyr (leit. Arzt), HNO-Klin. Mainz (kommiss. Leit.), HNO-Klin. München (1. Oberarzt), HNO-Klin. d. Städt. Kr.anst. Ludwigshafen/Rh. (Chefarzt), HNO-Klin. d. Westf. Wilhelms-Univ. Münster (Ord.), Studienaufenthalte i. Schweden, Hamburg-Eppendorf, England, USA u. Italien (Mailand). — **B:** Schußverletzgn. d. Ohres u. d. seitl. Schädelbasis, Thieme, Leipzig 1944. — Rö.schichtbild d. Ohres (mit Frey), Thieme, Stuttgart 1959. — Mal. Tumoren d. Mesopharynx (Tonsillen, Zungengrund, Rachenwand u. Gaumenbogen), Arch. Ohr.-Nas.-Kehlk.hlkd., Springer 1960. — Radiol. d. Otosklerose, Internat. Kongr. HNO Paris, Karger 1961. — Plast. Op. an d. Nase u. an d. Ohrmuschel (mit Sercer), Thieme, Stuttgart 1962. — Op. Eingr. b. d. Ka. d. Larynx u. Hypopharynx, Hdb. Hals-Nasen-Ohrenhlkd., Thieme, Stuttgart 1963. — HNO-Beitr. i. Handlexikon d. Med. Praxis 1.–6. Aufl., Medica Vlg. 1964. — Hörverbess. u. plast. Op. b. Ohrmißbildgn., ebd. 1965. — Op. Bhdlg. d. mal. Tumoren d. Mesopharynx, Excerpta Medica 1966. — **P:** Über 100 wiss. Veröff. auf d. Geb. d. HNO, Chir. u. Radiol.

Münnich, G. E., Prof., dirig. Arzt d. Dtsch. Hosp., Casilla 1542, Valparaiso (Chile). — Fragebogen 1968 nicht beantwortet.

Müssig, Richard A. H., Kreisobermedizinalrat, Chefarzt d. chir. Abt. u. Leit. Arzt d. Krskrhs., 8852 Rain am Lech. — *29. 8. 20 Würzburg. — **A:** 46 Erlangen. — **Prom:** 46 ebd. — **F:** Chir. — **V:** 46–47 Prosektur Städt. Krhs. Bamberg (Bühnemann), 47–48 Pathol. Inst. d. Univ. Würzburg (E. Müller), 48–49 Anat. Inst. ebd. (Elze), 49–61 Städt. Krhs. Bamberg (Löffler).

Muhlhardt, Gernot, Oberarzt I. chir. Abt. d. A. K. Heidberg, 2 Hamburg, Wildermuthring 46. — *8. 4. 20 Hamburg. — **A:** 46 Hamburg. — **Prom:** 47 ebd. — **F:** Chir., Urol. — **V:** 47–53 Städt. St. Viti-Krhs. Uelzen (Evers), 53–58 A. K. Heidberg (Prinz), 58–59 II. chir. Abt. ebd. (Haferland) Oberarzt, 59–66 Oberarzt I. chir. Abt. ebd. (Prinz), 66–67 urol. Abt. A. K. Eilbek (Unget), ab 67 I. chir. Abt. A. K. Heidberg (Prinz). — **P:** Über e. ungewöhnl. Geschwulst d. Mageneinganges, Bruns' Beitr. klin. Chir. 190/1955. — Klin. Erfahrgn. m. Spiromycin, Dtsch. med. Wschr. 1959. — Indikat. u. Techn. d. Ilioplastik, Chirurg 37/1966.

Mukherjee, Kajal Kumar, B.Sc., M.B.B.S. (Calcutta), Facharzt f. Chir., Wiss. Ass. Chir. Univ.-Klin., 74 Tübingen. — *1. 7. 33 Calcutta/Indien. — **A:** 57 Calcutta

Indien. — **Prom:** 62 Tübingen. — **F:** Chir., Urol. — **V:** 57 Calcutta Nat. Med. Coll. Hosp. (Ghosh), 58–61 u. 65–66 Städt. Krhs. Stuttgart-Feuerbach (Schaaff), 61–65 u. ab 67 Ass. urol. Abt. Chir. Univ.-Klin. Tübingen. — **P:** Konservativ-chir. Therap. d. Nierentbk., Med. Welt 1967.

Mund-Hoym, Wolf-Dieter, Facharzt f. Chir., Chir. Priv.-Klin., 29 Oldenburg, Unter d. Eichen 26. — *11. 7. 08 Halberstadt. — **A:** 36 Berlin. — **Prom:** 35 Königsberg. — **F:** Chir. — **V:** Kamilluskrhs. Hindenburg OS, Breslau u. Heidelberg.

Mußgnug, Günter, Chefarzt. d. chir. Abt. im Knappschaftskrhs., 425 Bottrop/ Westf., Osterfelder Str. 157. — *9. 9. 19 Diedesheim, Kreis Mosbach/Baden. — **A:** 44 Münster. — **Prom:** 44 ebd. — **F:** Chir. — **V:** 45–51 Hosp. z. Hl. Geist Hagen-Haspe (Keitlinghaus, Breuer), 52 Düsseldorf (Derra), 53 Marienhosp. Lünen (Winkler), ab 53 Knappschafts-Krhs. Bottrop (Blumensaat), zwztl. 59 Basel (Nissen, Nigst). — **B:** Untersuchgn. üb. d. Knochenverändergn. u. d. Knochenstoffwechsel b. Sudeck-Syndrom, Forsch.ber. d. Wirtschafts- u. Verkehrsminist. Nordrhein-Westf. Nr. 497, Westdeutscher Verlag 1957. — Med. Lexikon, Kiepenheuer & Witsch 1949, 1952, 1956, Holl. Übers. 1955, Taschenbuch, Kiwi-Taschenbuch u. Ullstein. — **P:** Verträglichkt. d. Sulfanilamidopyrimidins, Diss. 1944. — Verträglichkt. d. Sulfonamidpräparates „Pyrimal", nachgewiesen durch Leberfunkt.prüfgn., Dermat. Wschr. 1943. — Wirkgs.mechan. d. Acetylcholins, Naunyn-Schmiedebergs Arch. exper. Path. Pharm. 1944. — Genese u. Bedeutg. d. i. Organismus gebild. Sterinverbindgn. f. d. Physiol. u. Pathol., Pharmazie 1947. — Therapeut. verwendete Sterinverbindgn., ebd. — Biosynthesen u. d. Azyklopoese i. Organismus, ebd. — Bedeutg. d. Oxydat.schutzes zweiwert. Eisens f. d. mod. Eisentherap., ebd. — Wasserfreies Wollfett i. d. Pillenmasse, Südd. Apoth. Ztg. 1947. — Verschied. Therapieformen, ebd. — Akute Überdehngs.lähmg. d. Magens, Zbl. Chir. 1947. — Perfor. Ulcus pept. jej. postop. d. Braunschen Enteroanastomose, Chirurg 1947. — Op. Heilg. e. schweren Salvarsanleberschadens, Med. Klin. 1947. — Schlußwort z. gl. Thema, ebd. 1948. — Spont. Blasenrupt. i. 4. Schwangerschaftsmon., Geburtsh. u. Frauenhlkd. 1947. — Bhdlg. d. Mittelfußbr., Chirurg 1948. — Analgetikum Neodal i. d. Chir. u. Gynäkol., ebd. — Antagonist. Sexualhormonbhdlg. d. Ca., Geburtsh. u. Frauenhlkd. 1948. — Curare u. curareähnl. Stoffe, Pharmazie 1949. — Cytostat. Stoffe, ebd. — Folinsäure, ebd. — Penicillinprophyl., Festschr. f. Hofrat Prof. v. Haberer, Zbl. Chir. 1950. — Schweißsekret.störgn. b. Sudeckschen Syndr., Langenbecks Arch. klin. Chir. 1954. — Gefäßwirksamkt. d. Rubriment-Badeessenz u. d. Dibenamins, Mat. med. Nordmark 1954. — Erfahrgn. m. d. neuen Ultrakurznarkotikum Thiogenal bes. i. d. Poliklin., Ärztl. Wschr. 1955. — Furacin, e. neues Prinzip z. Wundbhdlg., Zbl. Chir. 1955. — Erythromycin, Arzneimittelforsch. 1956. — Antibiotikum Erythromycin (Erycinum), Fortschr. Med. 1956. — Medikam. Prophyl. u. Therap. d. Sudeck-Syndr. m. Nebennierenrindenwirkstoffen, Medizinische 1956. — Verhütg. intraabdomin. Verwachsgn. m. Periston N (Kollidon), Chirurg 1956. — Medikam. Lokal- u. Allg.bhdlg. traumat. Funkt.behindergn. u. Gewebsindurat., insbes. d. Hand, Arch. orthop. Unfallchir. 1956. — Prophyl. d. Sudeck-Syndr., Spectrum 1956. — Lokalbhdlg. m. Hydrocortison b. Erkrankgn. d. Beweggs.organe i. d. tägl. Praxis, Ärztl. Wschr. 1956. — Bhdlg. d. habituellen Erysipels, Dtsch. med. Wschr. 1957. — Bedeutg. d. mod. Handchir. f. d. tägl. Praxis, Knappschaftsarzt 1957. — Peridur. u. intralumb. Anwendg. d. Hydrocortisons b. vertebrog. Schmerzsyndromen, Ärztl. Wschr. 1958. — Diff.therap. m. Antibiotika, Knappschaftsarzt 1958. — Spont. u. therap. Darmkeimändergn. durch Antibiotika, ebd. — Erfahrgn. m. d. Analgetikum G 31 865 i. d. Chir., Schweiz. med. Wschr. 1958. — Erweit. Anwendg. v. Draht als chir. Nahtmaterial, Chirurg 1958. — Auffall. Häufg. v. Kniekehlenganglien b. Angehörigen d. Bergbaues, Mschr. Unfhlkd. 1958. — Lok. Sulfonamidbhdlg. insbes. v. Oberflächenwunden, Ärztl. Praxis 1958. — Bhdlg. organ. u. funkt. Durchblutgs.störgn. m. d. neuen Sympathicolytikum Ilidar, Medizinische 1958. — Neue prakt. Bettenstütze, Chirurg 1958. — Weit. Erfahrgn. üb. d. verwachsgs.verhüt. Wirkg. d. Periston-N bes. i. d. Extremitätenchir., ebd. — Intra- u. postop. Blutgs.verminderg., ebd. 1959. — Schema z. medikam. lok. u. allg. Vorbeugg. od. Bhdlg. d. Sudeck-Syndr., Knappschaftsarzt 1959. — Vorbeugg. u. Bhdlg. v. Narbenverwachsgn., ebd. — Geschl. einzeit. Sehnen- u. Muskelrupt., Mschr. Unfhlkd. 1959. — La prophylaxie et le traitement des adhèrences cicatricielles conjonctives, Sem Hôp. 1959. — Ber. üb. d. 77. Tagg. d. Dtsch. Ges. f. Chir. in München, Knappschaftsarzt 1960. — Verwendg. alloplast. Art.-prothesen b. chir. Notfallsituat., ebd. 1961. — Geschwürsperforat. am Magen u. Zwölffingerdarm b. Jugendl., ebd. — Problemat. e. echten Thrombolyse durch Humanfibrinolysinpräparate b. akuten art. periph. Gefäßverschl., ebd. 1962. — 4. Freiburger Koll. üb. Grundl., Erg. u. Probl. v. Kreisl.messgn., ebd. 1963. — Hydrodynamik d. menschl. Blukreisl., ebd. — Zur Methodik d. klin. Kreisl.messg., Knappschaftsarzt 1963. — Pseudokarzinomat. Tumoren d. Dickdarmes b. Diverticulitis, Fortschr. Röntgenstr. 1963. — Bhdlg. d. postop. Singultus, Dtsch. med. J. 1963. — Unt.suchgn. üb. periph. art. Durchblutgs.störgn., Mschr. Unfhlkd. 1964. — Evolut. d. Kybernetik., Dtsch. med. J. 1964. — Vorgetäuscht. Lungentumor durch subpleural. Lungenhämatom nach stumpf. Brustkorbkontus, Mschr. Unfhlkd. 1964. — Beckenangiograph. z. präop. Diagn. v. Sigma-Rectum-Prozessen, Chirurg 1965. — Ungewöhnl. diaphys. Knochencysten i. Bruchbereich nach Oberschenkelmarknagelg. b. Jugendl., Mschr. Unfhlkd. 1965. — Lungenverletzg. durch Bolzenschußapparat, ebd. — Konservat. Bhdlg. v. akuten art. periph. Gefäßverschl. m. Streptase, Knappschaftsarzt 1965. — Frühdiagn. u. Sofortmaßnahmen b. akuten art. Gefäßverschl. i. d. Praxis, ebd. — Früherkenng. u. Diff.diagn. organ. art. Durchblutgs.störgn., ebd. — Mesenterialart.verschl., Angina intestinalis u. ihre Diff.diagn., ebd. — Probl. d. Bhdlg. organ. Gefäßerkrankgn. m. Vasodilatantien, ebd. — Verrenkg. e. Beckenhälfte, ebd. — Erfahrgn. m. Dolicur b. chir. Erkrankgn. DMSO-Symposion 1965, Schering Berlin. — Perop. Arteriograph. b. Gefäßrekonstrukt., act. chir. 1967. — Das neue Antibioticum Lincomycin, Arzneimittelforsch. 1967. — Fibrinolyt. Therap. nach Gefäßop. i. Iliaca-Femoralis-Poplitea-Bereich , Streptase-Symp. Kopenhagen 1967.

Mussgnug, Hans, Prof., Dr. med. habil., Ärztl. Dir. u. Chefarzt d. chir. Abt. d. Städt. Krhs., 872 Schweinfurt, Robert-Koch-Str. 1. — *26. 11. 07 Konstanz. — **A:** 32 Heidelberg. — **Prom:** 31 ebd. — **Hab:** 37 ebd. — **F:** Chir. — **V:** Heidelberg (Enderlen, Kirschner). — **B:** Nachbhdlg. Verletzter; – Chir. d. Beine, in: Kirschner-Nordmann, Hdb. d. ges. Chir. — **P:** Beitr. auf verschied. Geb. d. Chir.

Mylenbusch, Rudolf, 4044 Kaarst üb. Neuß, Oststr. 12 (Wohnpark Kaarst). — Fragebogen 1968 nicht beantwortet.

N

Nabel, Hans, OMR., Chefarzt d. chir. Abt. d. Städt. Krhs., 5678 Wermelskirchen (Rheinld.). — Fragebogen 1968 nicht beantwortet.

Naegeli, Theodor R., Prof. emer. u. Dir. d. chir. Klin. i. R., 74 Tübingen, Calwer Str. 7. — *3. 9. 86 Zürich. — **A:** 08 Zürich. — **Prom:** 08 ebd. — **Hab:** 22 Bonn. — **F:** Chir. — **V:** Zürich, Halle, Strasburg, Greifswald, Bonn, unter Sauerbruch, Beneke, Guleke, Pels-Leusden, Garrè u. v. Redwitz. — **B:** Klin. Diagn. d. Bauchgeschwülste, Vollständ. Neubearb. d. 1. Aufl. v. Pagenstecher, Bergmann; u. span. Übersetzg. — Skizzen z. Einführg. i. d. Chir, Vlg. Vogel, 2. Aufl. 1930 u. engl. Übersetzg. — Pathol. Physiol. chir. Erkrankgn., 4. Aufl. 1. Tl., Springer 1938. — Bluttransfus., Bedeutg. f. d. Praxis, 3. Aufl. Enke 1947. — Taschenbuch d. prophylakt. Med. (mit Daubert), Haug-Vlg. Ulm. — Thrombo-embol. Erkrankg. (mit Mitarb.), Schattauer, 2. Aufl. 1960 u. span. Übersetzg. — Mitarb. im Hdb. f. Chir. sowie Fehler u. Gefahren b. chir. Op., v. Stich u. Makkas, G. Fischer. — **P:** Zahlreiche Veröff. auf d. Geb. d. exp. Chir., d. Milz- u. Lebererkrankgn., insbes. auch d. Thorax- u. Zwerchfellerkrankgn. in Langenbecks Arch. klin. Chir., Bruns' Beitr. klin. Chir., Dtsch. med. Wschr., Med. Welt, Dtsch. Z. Chir., Schweiz. med. Wschr. – Helvet. chir. acta.

Naegelsbach, Friedrich Wilhelm, Facharzt f. Chir. u. Belegarzt, 8035 Gauting, Münchner Str. 5. — *19. 4. 09 Weiden/Oberpf. — **A:** 37 München. — **Prom:** 39 Marburg. — **F:** Chir. — **V:** 36 Inn. Med. Städt. Kr.anst. Essen (Pfeiffer), 37–43 chir. Abt. ebd. (Keppler), 45–65 leit. Arzt Städt. Kr.anst. Rheydt-Odenkirchen /Rhld. — **P:** Pylorospasmus d. Säuglinge, Diss. 1938. — Gleichzeit. Perforat. zweier Magengeschwüre, Zbl. Chir. 1940. — Therap. d. Erbrechens, Münch. med. Wschr. 1941. — Blutende Miliartbk. d. Magens, Dtsch. Z. Chir. 1943. — Op. Bhdlg. gr. Sacralhernien, ebd. — Plast. Chir. a. d. Gallengängen, Arch. klin. Chir. 1944. — Diagn. Irrtümer b. d. Gelenkschondromatose, Med. Klin. 1947. — Plast. Ersatz d. M. Sphincter Ani, Zbl. Chir. 1947. — Sphincterdrosselg. b. Analfistel (mit Wefers), ebd. 1952. — Therap. d. Leistenhodens, ebd. — Injekt.bhdlg. hochgrad. Varizen (mit Wefers), ebd.

Nagel, Bruno, 7187 Blaufelden (Württ.). — Fragebogen 1968 nicht beantwortet.

Nagel, Hans, Facharzt f. Chir., Chefarzt d. Hospital z. Hl. Geist, 724 Horb/Neckar. — *17. 2. 12 Weißenstein/Württ. — **A:** 37 München. — **Prom:** 37 ebd. — **F:** Chir. — **V:** Med. Poliklin. Univ. München, Psych. u. Nervenklin. ebd. (Bumke), Krhs. v. D.R.K. Stuttgart-Bad Cannstatt (Neuffer), 40–45 Kriegdienst.

Nagel, Hans, Facharzt f. Chir., Chefarzt i. R., 303 Walsrode, Nordsunderberg. 6. — *5. 10. 98 Osterode/Harz. — **A:** 24 Göttingen. — **Prom:** 24 ebd. — **F:** Chir. — **V:** 24–27 Göttingen (Stich), 27–29 Städt. Krhs. Erfurt (Machol), 29–30 Schiffsarzt, 30–31 Gynäk. Klin. Bethesda Stuttgart, 31–33 Oberarzt Städt. Krhs. Nordhausen (Seulberger), 33–35 Facharzt f. Chir. u. Belegarzt am Krs.krhs. Walsrode, 35–65 Leit. Arzt d. Krskrhs. Walsrode u. Chefarzt d. chir. Abt. — **P:** Ostitis deform. Paget, Zbl. Chir. 1929. — Assistentennot, Krhsarzt 1959. — Strukturwandel i. Krhs. ?, ebd. 1961. — Die andere Seite, ebd. 1963. — Das dtsch. Hospitalwesen i. Mittelalter, ebd. 1967.

Nagel, Helmut, Leit. Arzt d. Städt. Krhs., 7106 Neuenstadt am Kocher, Öhringer Str. 23. — *31. 12. 13 Ludwigsburg. — **A:** 39 Stuttgart. — **Prom:** 39 Tübingen. — **F:** Chir. — **V:** 38–39 Katharinenhosp. Stuttgart (Gross), Städt. Krhs. Stuttgart-Bad Cannstatt (Beckmann), Städt. Krhs. Westend Berlin-Charlottenburg (Peiper), 39–44 Städt. Krhs. Berlin-Weißensee (Deichgräber), 44–45 Kriegsdienst, 45–46

Lagerarzt in Schleswig-Holstein, 46 Lagerarzt am Flüchtlingslager Rottweil u. Hilfsarzt a. Gesundh.amt Rottweil (Schöck), 46–47 Versorgs.amt Rottweil (Denzel), 47–56 Krskrhs. Balingen (Haldenwang, Thies). — **P:** Ausgedehnte Diverticulosis u. Diverticulitis d. Ileum, Med. Klin. 1954.

Nagel, Martin, Priv.-Doz., Oberarzt d. Chir. Univ.-Klin., 65 Mainz. — *24. 6. 26 Wulferdingsen/Westf. — **A:** 55 Freiburg i. Br. — **Prom:** 55 ebd. — **Hab:** 66 Mainz. — **F:** Chir. — **V:** 55–57 Krskrhs Lübbecke, 57 Nervenklin. Dr. Brünner Küsnacht (Boss), Kanton-Spit. Zürich, 57–63 Freiburg. — **B:** Untersuchgn. z. Wirkg. d. Trasylols b. d. tierexp. Peritonitis, in: Neue Asp. d. Trasylol-Therapie I, Schattauer 1966. — Metabolisch bedingte Pankreatitis, in: Pathol., Biochemie u. Therap. d. Pankreaserkrankgn., Pankreas Symposion Gießen 1967, Schattauer 1968. — Tierexp. u. klin. Untersuchgn. z. Frage d. zusätzl. Therap. m. Proteaseninhibitoren b. d. Perforationsperitonitis, in: Neue Asp. d. Trasylol-Therapie II, Schattauer 1968. — **P:** Gefrierpunktsbestimmgn. a. tier. Geweben unt. norm. u. veränd. Stoffwechselbediggn., Diss. — Prophylaxe d. Venenthromb. i. d. Chir. (mit Lorenz), Festschr. Prof. H. Krauß z. 60. Geb., Freiburg 1959, Med. Welt 1960. — Extravesik. Uretermündg. (mit Kümmerle), Dtsch. med. Wschr. 1961, German Med. Monthly 1962 u. Medicina Alemana 1961. — Chir. d. Lebergeschwülste (mit Kümmerle). Chirurg 1962. — Lok. Hypothermie d. Magens, Dtsch. med. Wschr. 1962. — Unterkühlg. u. Gefrierg. d. Magens, Umschau i. Wiss. u. Techn. 13/1963. — Tumoren d. duodenopankreat. Region unt. bes. Berücksicht. d. Pankreaska. (mit Kümmerle), Med. Bild-Dienst Roche 1964. — Psychotherap. Gegebenhtn. i. d. Chir., Praxis d. Psychotherap. 1964. — Beeinflg. d. exp. Peritonitis durch Trasylol, Langenbecks Arch. klin. Chir. 313/ 1965. — Lipom d. Duodenum. Beitr. z. Klin., Diagnostik u. Therap. gutart. Duodenaltumoren (mit Buchwald), Z. Gastroenterol. 1965. — Psych. Mitbetreuung i. d. Chir., Anaesthesist 1966. — Lok. Hypothermie d. Magens z. Unterstützg. d. konservat. Bhdlg. gastro-oesophag. Blutgn. (mit Rahmanzadeh), Münch. med. Wschr. 1966. — Exp. Pankreatitis durch selekt. Stoffwechselstörg., Langenbecks Arch. klin. Chir. 316/1966. — Blutstillg. gastro-oesophag. Blutgn. durch lok. Magenkühlg. (mit Rahmanzadeh), ebd. — Klin. u. Therap. d. akut. u. chron. Pankreatitis (mit Rother u. Schölmerich), Ärztebl. Rheinl.-Pfalz 1966. — Exp. trypt. Pankreatitis b. indir. u. dir. Organkühlg. (mit Kössling), Med. Welt 1967. — Tierexp. Untersuchgn. z. angiograph. Diagnostik expans. Prozesse a. Pankreas (mit van de Weyer, Habighorst u. Albers), Langenbecks Arch. klin. Chir. 319/1967. — Frühdiabet. Stoffwechselanomalien u. biopt. objektiv. Leberverfettgs.grad b. Cholelithiasis (mit Knick u. a.), Verh. Dtsch. Ges. Inn. Med. 1967. — Exp. trypt. Pankreatitis durch metabol. Läsion. Serolog., histolog. u. elektronenmikroskop. Untersuchgn. (mit Kössling u. Schäfer), Gastroenterol. 1967. — Research in Progress: The Contribut. of Metabolic Changes to the Pathogenesis of Pancreatitis. (Unters. z. Pathogen. d. Pankr. durch Stoffwechselstörgn.), German Med. Monthly 1967. — Exp., trypt. Pankreatitis durch selekt., intraarter. Applikat. v. Bradykinin (mit Kössling, Schier u. Metz), Z. Gastroenterol. 1967.

Nagel, Walter, Chefarzt d. Städt. Krhs. St. Elisabeth, 544 Mayen (Eifel). — Fragebogen 1968 nicht beantwortet.

Nakayama, Komei, Prof., Chir. Klin. d. Tokyo Women's Medical College, 10, Kawadacho Shinjukuku, Tokyo (Japan). — Fragebogen 1968 nicht beantwortet.

Nartschik, Clemens, Ärztl. Dir. u. Chefarzt d. chir. Abt. St. Elisabeth-Krhs., X 703 Leipzig, Biedermannstr. 84. — *11. 3. 21 Bautzen. — **A:** 45 München. — **Prom:** 45 ebd. — **F:** Chir. — **V:** 46–47 Städt. Krhs. Bayreuth (Deubzer), 47–49 inn.

Abt. Städt. Krhs. Bautzen (Haring), 49–54 chir. Abt. ebd. (Kästner), 54–66 Bez.-krhs. Görlitz (Funke).

Nase, Hans, Chefarzt a. Krhs. Bethesda chir. Abt. B, 56 Wuppertal-Elberfeld, Hainstr. 35. — *30. 3. 06 Oberhausen/Rhld. — **A:** 32 München. — **Prom:** 32 ebd. — **F:** Chir. — **V:** 30–34 Städt. Krhs. Reichenhall (Kühne, Krampf), Krhs. Bergmanns-heil II Gelsenkirchen-Buer (Koch), 34–40 Breslau (K. H. Bauer), 40–48 Kriegsdienst u. Gefangenschaft, 48–52 Oberarzt Ev. Krhs. Gelsenkirchen (Erb). — **P:** Op. Bhdlg. d. Leistenbr. b. muskelschwachen Patienten, Diss. 1931. — Endschicksale v. Kranken m. gelenknahen tbk. Knochenherden u. gr. tbk. Sequestern, Bruns' Beitr. klin. Chir. 165/1937. — Reaktive Hyperaemie nach Untersuchgn. m. d. Thermostromuhr (mit Schneider), Verh. Dtsch. path. Ges., 29. Tgg., 1937. — Ber. üb. d. 28. Tgg. d. dtsch. Rö.ges., Zbl. Chir. 1937. — Behaarter Rachenpolyp als Ursache e. Gaumenspalt-bildg., ebd. 1939. — Ber. üb. d. 35. Tagg. d. södostdtsch. Chir. Vereinigg., Chirurg 1940. — Stellg. d. Lippengaumenspalten i. Gesetz z. Verhütg. erbkranken Nachwuchses, ebd. — Poliomyelitis acuta ant. u. Wehrdienstbeschädigg., Z. Wehrmedizin 1941.

Nasemann, Herwarth, Chefarzt d. chir. Abt. d. Ev. Krhs., 507 Bergisch Gladbach, Ferrenbergstr. 24. — *21. 10. 06 Hirschroda/Thür. — **A:** 34 Jena. — **Prom:** 33 ebd. — **F:** Chir. — **V:** 33 Med. Univ.-Klin. Jena (Veil), 33–34 Köln (v. Haberer), 34 Geburtsh.-gynäk. Abt. Mannheim (Holzbach), 35–45 Köln (v. Haberer), 45–49 Oberarzt d. chir. Abt. St. Elisabeth-Krhs. Köln-Hohenlind (Eichhoff). — **P:** Tetanus puerperalis, Diss. 1934. — Riesendermoid d. Linea alba, Zbl. Chir. 1937. — Diagn. Wert d. Kleinschen Reakt. (mit Weber), Münch. med. Wschr. 1937. — Tierexp. Untersuchgn. mit Prontosil solubile intralumbal b. künstl. erzeugter Streptokokken-meningitis (mit Rinsche), Fortschr. Therap. 1941. — Halsrippenerkrankg., Mitt. Grenzgeb. Med. u. Chir. 46. — † 1968.

Nasseri, Modjtaba, Oberarzt II. Chir. Klin. d. Freien Univ. Berlin im Städt. Krhs. Westend, 1 Berlin 19, Spandauer Damm 130. — *2. 6. 28 Zendjan / Iran. — **A:** 60 Berlin. — **Prom:** 57 Göttingen. — **Hab:** Habil.-verf. im Gange, FU Berlin. — **F:** Chir., Exp. Chir. — **V:** Med. Forsch.anst. d. Max-Planck-Ges. Göttingen (Physiol. Inst.). — **P:** Kreisl. u. Stoffwechselverändergn. am unterkühlten Hund währ. Herzmassage (mit Bücherl u. a.), Thoraxchir. 1956. — Untersuchgn. üb. Blutverändergn. (Blutbild, Blutzucker) am Menschen u. am Ver-suchstier währ. tiefer Hypothermie u. Wiedererwärmg., Diss. — Sauerstoffversorgg. d. Herzens b. Muskelarb. Untersuchgn. an unnarkot. Hunden (mit Lochner), Pflügers Arch. 270/1959. — Anaeroben Energiegewinn d. Warmblüterherzens i. situ unt. Cyanidvergiftg. (mit Lochner u. Mercker), Naunyn-Schmiedebergs Arch. exp. Path. u. Pharmak. 236/1959. — Ven. Sauerstoffdruck, d. Einstellg. d. Coronardurchblutg. n. d. Kohlenhydratstoffwechsel d. Herzens b. Muskelarb. (mit Lochner), Pflügers Arch. 269/1959. — Wirkg. e. Pyrimido-pyrimidin Derivates auf d. Stoffwechsel u. d. Sauerstoffversorgg. d. Herzens (mit Lochner), Arzneimittel-Forsch. 1960. — Unter-suchgn. üb. d. Herzstoffwechsel u. d. Coronardurchblutg. insbes. b. Dinitrophenol-vergiftg. (mit Lochner), Pflügers Arch. 271/1960. — Weit. Untersuchgn. üb. d. Eigenstoffwechsel d. Lunge, insbes. e. Freisetzg. unveresterter Fettsäuren (mit Loch-ner) ebd. 272/1960. — Erg. exp. Untersuchgn. nach normothermer u. hypothermer Homoiotransplantat. e. Lunge (mit Bücherl, Lesch u. Richter), Langenbecks Arch. klin. Chir. 296/1961. — Exp. Untersuchgn. z. Frage unterschiedl. Gewebstemp. b. tiefer Hypothermie u. Wiedererwärmg. (mit Rücker u. Bücherl), ebd. 298/1961. — Probl. d. Lungentransplantat. (mit Bücherl), Bull. Soc. Int. Chir. 20/1961. — Therap. Mögl.ktn. b. „irrevers." haemorrhag. Kreisl.kollaps (mit Bücherl u. v.

Prondzynski), Langenbecks Arch. klin. Chir. 301/1962. — Development of coronary anastomoses following coronary constriction under long-term oral administration of 2,6- bis -di(2-hydroxetyl)amino-4,8- bis (1-piperidyl) pyrimido-(5,4-d) pyrimidine (mit Neuhaus), Abstr. 4. Weltkongr. Cardiol. 1962. — Wirkg. peror. Langzt.bhdlg. m. Persantin b. Hunden auf d. coron. Durchblutg. in Ruhe, nach Noradrenalin u. auf d. Überlebenszt. d. Herzens nach totaler Aortenabklemmg. (mit Neuhaus, Fiedler u. Seki), Z. exper. Med. 137/1963. — Tierexp. Erg. i. tiefer Hypothermie (mit Bücherl u. a.), Langenbecks Arch. klin. Chir. 303/1963. — Verändergn. d. Toleranz f. Lungentransplantat, durch Bhdlg. m. Methotrexate (Folinsäureantagonist) (mit Bücherl u. a.), ebd. 305/1964. — Späterg. nach Homotransplantat. e. Lunge (mit Bücherl, Maßhoff u. Richter), ebd. — Lungenfunkt.studien nach Homo- u. Autotransplantat. bzw. Denervat. d. li. Lunge u. Ligat. d. re. Pulmonalart. (mit Bücherl u. v. Prondzynski), Thoraxchir. u. vascul. Chir. 11/1964. — Anomalien d. unt. Hohlvene unt. bes. Berücksicht. d. op. Korrekt. v. Mißbildgn. d. Herzens m. Hilfe d. extracorp. Kreisl. (mit H. Franke u. a.), ebd. 12/1964. — Lung function studies after homotransplantation, autotransplantation, denervation of the left lung and ligature of the right pulmonary artery (mit Bücherl u. v. Prondzynski), J. thorac. cardiovasc. Surg. 47/1964. — Blutgase u. Säure-Basenstoffwechsel i. e. Sauerstoffüberdruckkammer (mit Bücherl u. v. Prondzynski), Langenbecks Arch. klin. Chir. 308/1964. — Exp. Untersuchgn. z. Totalersatz d. Herzens (mit Bücherl u. Kirsch), ebd. — Kunststoffersatz i. d. Herz- u. Gefäßchir. durch freitransplant. Dünndarm (mit Rotthoff, Häring u. Kolb), ebd. — Stand d. Bhdlg. in O_2-Überdruckkammern (mit Bücherl), Medizinmarkt 1965. — Wert verschied. therap. Maßnahmen b. fortgeschr. haemorrhag. Schock (mit Bücherl u. v. Prondzynski), Bull. Soc. Int. Chir. 1965. — Beeinfl. d. Toleranz nach Lungentransplantat. durch Bhdlg. m. Trenimon (mit Bücherl, Eisele u. Köhn), Langenbecks Arch. klin. Chir. 310/1965. — Klin. Anwendg. sog. elektr. Herzschrittmacher (mit Schaldach u. Bücherl), Dtsch. Med. J. 1966. — Tierexp. Untersuchgn. z. Bhdlg. d. fortgeschr. haemorrhag. Schocks durch Blutinfus. bzw. Infus. v. niedermolekul. Dextran (mit Krüger u. Bücherl), Klin. Med. 1966. — Left ventricular bypass in experimental left heart failure (mit Kirsch u. Bücherl), Amer. Soc. Art. Int. Organs 12/1966. — Exp. Untersuchgn. üb. d. Allg.-verhalten u. d. morphol. Verändergn. unt. hohem Sauerstoffdruck (mit Kirstaedter u. Bücherl), Virchows Arch. path. Anat. 341/1966. — Licht- u. elektronenmikroskop. Untersuchgn. üb. d. Strukturverändergn. d. Lunge nach Einwirkg. hohen Sauerstoffdrucks, Virchows Arch. path. Anat. 342/1967. — Vorhofgesteuerte, implant. Pumpe z. Entlastg. des li. Ventrikels (mit Schaldach u. Bücherl), Langenbecks Arch. klin. Chir. 319/1967. — Haemodynamik d. suff. u. insuff. Herzens b. Funkt. e. intracorp. Pumpe (mit Schaldach, Eisele u. Bücherl), Verh. Kreisl.Forsch. 222/ 1967. — Exp. Erfahrgn. u. spez. Probl. b. Anwendg. e. Pumpe z. Umgehg. d. li. Ventrikels (mit Eisele, Schaldach u. Bücherl), Ass. Zirkulation (Coll. Bad Neuenahr 1967) 108/1967. — Bioelektr. Energiequellen f. Herzschrittmacher (mit Schaldach u. Bücherl), Thoraxchir. u. vasc. Chir. 15/1967.

Nathan, Helmuth, Prof., 667 Madison Avenue, New York 21, N.Y. (USA). — Fragebogen 1968 nicht beantwortet.

Natusch, Herbert G., Leit. Arzt d. chir. Abt. am Ev. Elisabeth-Krhs., 55 Trier, Theobaldstr. 12. — *11. 6. 21 Konz, Krs. Saarburg. — A: 48 Freiburg. — **Prom:** 48 ebd. — **F:** Chir. — **V:** 48 Städt. Krhs. Schwenningen (Duschl), 49–62 Elisabeth-Krhs. Trier (Herfarth), 55 Bergmannsheil Bochum (Bürkle de la Camp), 62 Sonderstat. f. Schwerunfallverletzte Ev. Stift St. Martin, Koblenz (Leimbach).

Naumann, Peter Ludwig, Facharzt f. Chir. u. Durchgangsarzt, 527 Gummersbach
/Rhld., Hohe Str. 18. — *8. 12. 19 Berlin-Schöneberg. — A: 45 Leipzig. — Prom: 45
ebd. — F: Chir. — V: 45–50 Krhs.- u. Anstaltsverb. Meißen/Elbe (Krohn), 50–52
Leipzig (Wachs), 52–56 Chir. Poliklin. ebd., Ltd. Arzt d. chir. Abt., 56–57 Abt.
Gesundh.wes. Rostock, Schiffsarzt d. dtsch. Hochseefisch. auf FHS „Robert Koch",
57–60 Lorettokrhs. Freiburg, ab 58 Oberarzt (Thelen), 60–65 Bundesmarine Kiel-
Flensburg, Schiffsarzt, Marineoberstabsarzt, 61–64 Übersee. — P: Endem. Auf-
treten e. fieberhaft. Erkrankg. m. charakt. Grippesympt., Dtsch. Gesd.wes. 1947. —
Feldfieber, ebd. — Nachtrag z. Meißner Feldfieberepidemie 1946, ebd. 1950. —
Dickdarmobturat.ileus b. Anwendg. d. Invaginat.verf. nach Grekow, Zbl. Chir. 1950.
Echinokokkenerkrankg. d. Menschen, Dtsch. Gesd.wes. 1952. — Angebor. symm.
Ulnarabdukt. d. Finger, Zbl. Chir. 1954. — Curiositatem propter: Multiple Atherome
d. weichen Schädeldecke, ebd. 1955. — Durchgangsarztverf. od. Unfallärzteberatgs.-
kommission, Dtsch. Gesd.wes. 1957. — Haben sich d. Unfallärzteberatgs.kommissi-
onen – UÄBK – bewährt ?, Ärztl. Mitt. d. Abt. Gesundh.wes. Bez. Leipzig 1956. —
Ärztl. Betreug. d. Dtsch. Hochseefischereiflotte auf hoher See, Z. ärztl. Fortbild.
1957. — Bemerkg. zu: E. Reise auf d. Fischereischutzboot Poseidon, Ärztl. Mitt.
1960. — Orale Poliomyelitis-Schutzimpfg. auf See, Wehrmed. Mitt. 1963. — Probl.
d. akut. mittl. Bauchchir. unt. Bordverhältn., ebd. — Der Arzt i. Dienst d. Dtsch.
Hochseefischerei (SBZ), Ärztl. Mitt. 1963. — Schulschiff Deutschland – größtes u.
modernstes Schiffslaz. d. Marine, Wehrmed. Mitt. 1964. — Kindesmißhandlgn.,
Münch. med. Wschr. 1967. — Hautdesinfekt. aus d. Sicht d. praktiz. Chir., Ärztl.
Praxis 1967.

Navrátil, Johann, Prof., Dr. Dr. Sc., Vorstand d. II. Chir. Univ.-Klin., Spitalgasse 23, A-1090 Wien. — *26. 1. 09 Melk, N.Ö. — Prom: 34 Brünn. — Hab: 46 ebd.
— F: Chir., ab 53 Lungen- u. Gefäßchir. — V: 34–52 Brünn (Petrivalsky, Rappant,
Podlaha), 53–67 Leit. d. II. chir. Univ.-Klin. Brünn. — B: Choroby červa (Erkrankgn. d. Processus vermiformis), in: Spec. chir. Bd. IV, Zdrav. nakl. Praha 1953. —
Chirurgická náprava srdečnich vad v otevřeném srdci (Chir. Korrekt. d. Herzfehler
i. off. Herzen), Tisk, n. p. Přerov, 1963. — P: 85 Veröff. aus allen Geb. d. Chir.,
zuletzt: Zkušenosti s chirurgickou léčbou defektů komorového septa, Brat. lék. listy
č. 9, 1966. — Le remplacement de la valve mitrale par une prosthesis, Ann. chir.
1966. — An unusual complication following replacement of the aortic valve by the
Starr-Edwards prosthesis, Thorax 21/1966. — Co lze očekávat od chirurgické
nápravy srdečních vad (Was kann man v. d. chir. Korrekt. d. Herzfehler erwarten),
Rozhledy 1967. — Transplantace srdce u psa (Herztransplantat. b. Hund), ebd. —
Čerpadlo pro podporu krevního oběhu při selhávání levého srdce (Pumpe z. Unterstützg. d. Kreisl. b. Versagen d. li. Herzens), Brat. lék. listy 1967.

Neblung, Waldemar W. A., Facharzt f. Chir., 31 Celle, Mühlenstr. 24. — *28. 3. 24
Celle. — A: 49 Göttingen. — Prom: 49 ebd. — F: Chir. — V: 50–62 Allg. Krhs. Celle
(Schmöl).

Neef, Heinz, Facharzt f. Chir., Wiss. Ass. d. Chir. Univ.-Klin., X 40 Halle/S.,
Leninallee. — *23. 2. 33 Aue/Sachsen. — A: 56 Leipzig. — Prom: 56 ebd. — F: Chir.
— V: 57–58 Chir. Klin. u. Poliklin. d. Ernst-Scheffler-Krhs. Aue/Sachsen(v. Wolf-
fersdorff). — P: Pathogenese d. Brustbeinsarkoms, Bruns' Beitr. klin. Chir. 199/1959.
— Bedeutg. d. Malignitätsindexes f. Progn. u. Therap. d. Organsarkome, ebd. 203/
1961. — Rumpfverletzgn. b. Verkehrsunfällen, Beitr. Orthop. u. Traumatol. 1962.
— Fehler b. d. Erst-Versorgg. v. Weichteilverletzgn. d. Hand u. d. Unt.armes,
Dtsch. Gesd.wes. 1962. — Untersuchgn. z. Entlastg. d. li. Herzens durch extrakorp.

Kreisl., Beitr. üb. Blutverändergn., Wiss. Z. d. Martin-Luther-Univ. Halle 11/1962.
— Symptomatol., Therap. u. Bhdlgs.erg. d. Schilddrüsensarkoms, Strahlentherap.
1962. — Blutverändergn. b. tierexp. totalem Bypass m. Hilfe e. selbstgebauten
Herz-Lungen-Maschine, Dtsch. Gesd.wes. 1963. — Bhdlg. d. handgelenksnahen
beugeseit. Schnittverletzgn., Zbl. Chir. 1963. — Chir. Bedeutg. d. posttraumat.
Fehlinnervat. d. Hand, ebd. 1964. — Prim. Deckg. fr. Defektwunden d. Hand, ebd.
— Eintr. Entzündgn. d. Hand. Bhdlgs.hinw. u. -erg. i. berufl.-soz. Sicht, ebd. —
Läsionen d. Fingernerven u. d. Erg. d. Früh- u. Spätbhdlg., Kongr.-Bd. z. V. Wis-
sensch. Chir.-Tagg. Berlin 1964. — Prim. Op. d. periph. Verletzgn. d. Fingerbeuger,
Zbl. Chir. 1965. — Erfahrgn. b. d. Blutvorbereitg. f. d. extrakorp. Kreisl., Bruns'
Beitr. klin. Chir. 213/1966. — Einfl. v. Aufbewahrgs.temp. u. -zeit auf Säurebasen-
gleichgewicht u. Haemolyse i. Spenderblut f. d. Herz-Lungen-Maschine, Thoraxchir.
1967. — Schnellmeth. z. Bestimmg. d. aktuellen fibrinolyt. Aktivität i. Harn, Urol.
Internat. 22/1967. — Epsilon-Aminokapronsäure-Prophyl. b. Prostatekt., Chirurg
1967. — Beeinfl. d. Haematurie nach Prostatekt. durch d. Para-Aminomythyl-
benzoesäure (PAMBA), Langenbecks Arch. klin. Chir. 1967. — Gerinngs.physiol.
Grundlagen d. antifibrinolyt. Bhdlg. b. Prostatekt., Zbl. Chir. 1967. — Osteomyelitis
d. Hand, ebd.

Neff, Giacomo, Facharzt f. Chir. FMH, Chefarzt chir. Abt. Kantonsspital,
CH-8200 Schaffhausen (Schweiz). — *15. 1. 05 Thun (Schweiz). — A: 30 Zürich. —
Prom: 30 ebd. — **F:** Chir. — **V:** 30 Bürgerspit. Zug (Imbach), med. Abt. Neumünster-
spit. Zürich (v. Wyss), 31–32 Kantonsspit. Münsterlingen (Eberle), 33–35 Chir. Klin.
Bürgerspit. Basel (Henschen), 36–41 Oberarzt chir. Abt. Kantonsspit. Winterthur
(Looser, Schürch), 41–51 Chefarzt Kant.-Krhs. Walenstadt. — **B:** Meckelsehe
Divertikel, Erg. Chir. u. Orthop., Bd. 30. — Darmdivertikel, ebd., Bd. 31. — **P:**
Frage d. ektop. Schwangerschaft, Diss. 1931. — Traumat. Art.thromb. a. Vorder-
arm unt. d. Bilde d. Neuritis od. Tendovaginitis dolorosa, Dtsch. Z. Chir. 246/1935.
— Übgs.bhdlg. nach Kniegelenksop., Zbl. Chir. 1937. — Erg. m. d. Ludloff'schen
Schrägosteotomie b. Hallux valgus, Chirurg 1937. — Hernia mesenterico-parietalis
dextra m. Volvulus, Schweiz. med. Wschr. 1937. — Acetylcholin i. d. Wiederher-
stellgs.chir., Plastica 1938. — Techn. Beitr. z. Schenkelhalsnagelg., Chirurg 1939. —
Diagnost., therapeut. u. begutachtl. Bemerkgn. zu e. selbsterlebten Wirbelfrakt.,
Schweiz. Z. Unfallmed. Berufskr. 1939. — Transportschiene f. Schädel- u. Hals-
verletgn., Schweiz. med. Wschr. 1941. — Neuere Gesichtspkt. z. Diagn. u. Therap.
d. Pneumokokken-Peritonitis, ebd. — Bhdlg. d. Gasbrandes m. ionis. u. ozonis.
Wasserdampf (Ionozon), ebd. — Bhdlg. v. Wirbelbr. m. Lähmgn., Schweiz. Z. Unfallmed. Berufskr. 1941. — Hint. Bandscheibenprolaps, ebd. — Chir.-klin. Versuche
m. Cibazol, Dtsch. Z. Chir. 255/1942. — Therap. d. mal. Diphtherie, Schweiz. med.
Wschr. 1942. — Geheilte Herzverletzgn. EKG b. Herzverletzgn., Zbl. Chir. 1942. —
Bhdlg. d. Schenkelhalsfrakt., Helvet. med. acta 1943. — Op. Bhdlg. d. blut. Magen-
geschwürs, ebd. — Prim. Osteosynthese b. off. Frakt., ebd. 1944. — Kausalgie, ebd.
1945. — Neues Händedesinfekt.verf., ebd. — Erfahrgn. b. Leberrupt., Schweiz. Z.
Unfallmed. Berufskr. 1945. — Ileus nach Schnittentbindg., Schweiz. med. Wschr.
1947. — Lokalbhdlg. d. eitr. Sehnenscheidenentzündg. m. Penicillin, Soc. int. Chir.
(Kongr.bd.) 1948. — Beckengipsverband, seine Improvisat. i. Felde, Vjschr.
Schweiz. San.offiziere 1/1949. — Myelographie m. Lipiodol, Helvet. chir. acta 1950.
— Op. Bhdlg. d. pertrochant. Frakt., Chirurg 1950. — Xylocain. Klin. Versuche m.
e. neuen Lokalanaestheticum, Schweiz. med. Wschr. 1950. — Erfahrgn. m. d. Hüft-
gelenksplast. nach Smith-Petersen, Helvet. chir. acta 1950. — Prakt. Verbesserg.

d. v. Brun'schen U-Schiene, Praxis 1951. — Nark.probl. i. Felde, Vjschr. Schweiz. San.offiziere 2/1951. — Hüftgelenksplast. nach Smith-Petersen, Chirurg 1951. — Gedanken z. Vagotomie, Zbl. Chir. 1951. — Hüftgelenksplast. nach Smith-Petersen od. Judet ?, Helvet. chir. acta 1954. — Fortschr. d. Hüftchir., Schweiz. med. Jb. 1954. — Neue Meth. d. WS.versteifg., Langenbecks Arch. klin. Chir. 279/1954. — Chir. Bhdlg. d. Coxarthrose, Therap. Umschau 1954. — Periph. Gefäßverschl., Helvet. chir. acta 1954. — Later. porto-cav. Anastomose, ebd. 1955. — Sigmoiditis u. Perisigmoiditis diverticularis, Schweiz. med. Wschr. 1956. — Umkehrplast. d. Trichterbrust als neue Bhdlgs.meth., Helvet. chir. acta 1956. — Gedanken z. Krebsprobl., Schweiz. Z. Krebskrankh. 1956. — Fehler u. Gefahren b. Hüftop., Langenbecks Arch. klin. Chir. 284/1956. — Kombin. Milz-Nieren-Rupt. Gedanken z. Verhältn. Chir.—Urol., Helvet. chir. acta 1959. — Traumat. Lungenkollaps u. Pneumothorax, ebd. 1960. — Hint. Luxat.frakt. d. Hüftgelenkes als unfallchir. Probl., ebd. 1962 u. Z. Unfallmed. 1961. — Betrachtgn. z. therapeut. Probl. d. Coxarthrosen, Therap. Umschau 1962. — Chir., pathol.-anat. u. therapeut. Probl. b. d. Hämophilie, Helvet. chir. acta 1963. — Zugangsweg z. Nierenchir., Langenbecks Arch. klin. Chir. 311/1965. — Bhdlg. d. supracondyl. u. tiefen Oberschenkelfrakt., Mschr. Unfhlkd. 1966. — Thoraxverletzgn., Schweiz. Z. Militärmed. 1967.

Nehrbauer, Elmar, Oberarzt a. Caritas-Krhs., 6638 Dillingen/Saar. — *23. 7. 20 Martinsthal (Rhg.) — **A:** 52 Frankfurt a. M. — **Prom:** 54 Mainz. — **F:** Chir., Urol. — **V:** 54–55 St. Elisabeth-Hosp. Ibbenbüren (Keutner), 55–56 St. Marien-Hosp. Wattenscheid (Sandmann), 57–61 St. Barbara-Hosp. Gladbeck (Schultheis), 61–63 Urol. Abt. St. Marien-Hosp. Gelsenkirchen-Buer (Merk), 63–66 St. Franziskus-Hosp. Münster (Hoeltzenbein). — **P:** Beobachtg. d. Inaktivierg. d. Trypt. Fermentes i. Fistelsekret e. Pankreaszyste durch Anwendg. v. Trasylol, Münch. med. Wschr. 1959.

Neideck, Justus, Med.-Rat, Ärztl. Dir. Krhs., X 9102 Limbach-Oberfrohna, Chemnitzer Str. 24a. — *2. 4. 02 Limbach/Sachsen. — **A:** 27 Zwickau. — **Prom:** 29 Bonn. — **F:** Chir., Orthop., Gynäk. u. Geburtsh. — **V:** 26–28 Heinrich-Braun-Krhs. Zwickau (Braun), 28–29 Krhs. Plauen/Vogtl. (Breitung), 29–30 Oberarzt Bezkrhs. Rabenstein, 30–31 Leipzig (Payr), 31–34 Orthop. Univ.-Klin. ebd. (Schede), 36–37 Univ.-Frauenklin. Berlin (Stoeckel), zwztl. prakt. Arzt in Waldheim/Sachsen. — **P:** Myositis ossificans im Kindesalter, Z. Kinderhlkd. 42/1926. —'Diagn. polyarthrit. u. Infektgelenke u.Gesichtspkt. d. Bhdlg., Münch. med. Wschr. 1933. — Bhdlg. d. chron. Gelenkerkrankgn. spez. d. Polyarthritis rheumatica u. d. Infektarthritis, Jkurse ärztl. Fortbild. 1933. — Indikat. u. Techn. d. Übgs.bhdlg. b. polyarthrit. Gelenken, Verh. Dtsch. Orthop. Ges. 28. Kongr. 1933. — Erkrankgn. am Kalkaneus u. Mitt. v. 4 Fällen gonorrhöischer Fersenbeinerkrankg. nebst Bhdlg., Z. orthop. Chir. 59/1933. — Neue Armlagergs.- u. Redress.schiene, Zbl. Chir. 1933. — Krampfaderverödg. od. Op. ?, Med. Welt 1940. — Intraamniale Formalineinspritzg. als Meth. d. Schwangerschaftsunterbrechg., Zbl. Gynäk. 1951. — Wie soll Laienaufklärg. üb. d. Krebs getrieben werden ?, Ärztl. Praxis 1957. — Progn. d. angebor. Hüftgelenksluxat., ebd. — Op.indikat. b. Retroflexio uteri, ebd. — Kontrakt. d. Fußes (Formen, Erkenng., Bhdlg., Vermeidg.), Münch. med. Wschr. 1957. — 927 op. Eingr. an d. Gallenwegen an e. mittleren Krhs. (mit Hartig), Zbl. Chir. 1962. — Thorotrastschädigg. nach retrograder Pyelograph. (mit Hartig), Z. Urol. 1963.

Neiser, Gotthard, Facharzt f. Chir., 1 Berlin 42, Boelckestr. 77. — *13. 9. 11 Boppard/Rh. — **A:** 36 Berlin. — **Prom:** 36 ebd. — **F:** Chir. — **V:** 36 Oskar-Ziethen-

Krhs. Berlin, Path. (Fahrich), Chir. (Härtel), 38–46 St. Josefs-Krhs. Berlin-Tempelhof (Bange), inn. Abt. (Walinski).

Nell, Walter, Prof., Chefarzt d. Krhs. Bethel in Bückeburg i. R. Seit 65 Facharzt f. Chir., 4967 Bückeburg, Friedrich-Bach-Str. 7. — *24. 7. 00 Osthofen. — **A:** 24 Gießen. — **Prom:** 25 ebd. — **Hab:** 47 Göttingen. — **F:** Chir. — **V:** 24 Rö.-Inst. Frankfurt a. M. (Holfelder), 25 Augusta-Kr.anst. Bochum (Schloessmann), 26–27 Pathol. Inst. Charité Berlin (Lubarsch), 28–31 Frankfurt a. M. (Schmieden), 31–49 Göttingen (Stich, Hellner), 39–46 Militärdienst. — **P:** Biol. Zerlegg. d. i. Alttuberkulin wirks. Stoffe, Diss. — Blutdruckschwankgn. nach Rö.bestrahlgn. u. ihre klin. Bedeutg., Strahlenther. 1930. — Diff.diagn. d. Uretersteins, Münch. med. Wschr. 1930. — Steuergs.möglktn. d. Avertinnark. durch Thyroxin, Zbl. Chir. 1931. — Exp. Untersuchgn. üb. d. Beschleunigg. d. Avertinentgiftg., Zbl. Chir. 1932. — Avertin u. Morbus Basedow, Chirurg 1932. — Einfl. d. Thyroxins auf d. Avertinkonzentrat. i. Blut, Klin. Wschr. 1932. — Aetiol. d. „Echten Megaduodenums“, Bruns' Beitr. klin. Chir. 1933. — Praeop. Bhdlg. d. Morbus Basedow, ebd. — Chron. Duodenalileus u. seine chir. Bhdlg., ebd. 1934. — Akuter u. chron. infrapapill. Duodenalileus, Med. Welt 1935. — Erweiterg. d. Bhdlgs.mögl.kt. d. Prostatahypertrophie durch d. endouretr. Resekt., Bruns' Beitr. klin. Chir. 1935. — Rö. noch nicht dargestellte Hemmgs.mißbildgn. d. Darmanlage, ebd. 1936. — Rö.diagn. d. klass. Lageanomalien d. Duodenums, Fortschr. Röntgenstr. 1937. — Anzeigestellg. u. Techn. d. Lunatumexstirpat., Bruns' Beitr. klin. Chir. 1937. — Hypochloraem. Uraemie nach Op. an d. Gallenwegen, ebd. — Bedeutg. d. Grundumsatzbestimmg. f. d. Op. anzeige b. Morbus Basedow, ebd. 1938. — Chlorausscheidg. durch d. Galle i. Zustand d. hypochloraem. Uraemie nach Op. an d. Gallenwegen, ebd. 1938. — Op.gefährd. Basedowkranke, Med. Klin. 1938. — Funkt. Kaskadenmagen, Bruns' Beitr. klin. Chir. 1939. — Gibt es e. eindeut. erkennb. Zeichen z. Unterscheidg. angebor. u. erworb. Zwerchfelldefekte ?, Fortschr. Röntgenstr. 1941. — Ausschaltg. d. Nebennieren durch Elektrokoagulation i. Tierversuch, Bruns' Beitr. klin. Chir. 1941. — Bestimmg. kl. Brommengen i. Organen, ebd. 1941. — Zunahme d. Bromanreicherg. i. Organismus nach Vorbhdlg. m. Salyrgan, ebd. 1941. — Bromausscheidg. i. Harn u. Galle i. Zustand d. hypochloraem. Uraemie, Erg. Physiol. 1941. — Hernia oesophagea vera u. ihre chir. Bhdlg., Bruns' Beitr. klin. Chir. 1941. — Bhdlg. d. Zwerchfellbr., Med. Wschr. 1941. — Geheilte Stirnhirnverletzg. m. Hirnprolaps i. d. Stirnhöhle, Einbr. i. d. Ventrikel u. rezidiv. Meningitis, Chirurg 1942. — Erg. d. op. Bhdlg. d. Morbus Basedow u. d. Struma basedowificata b. ein- u. mehrzeit. Vorgehen, Langenbecks Arch. klin. Chir. 1947. — Hypochloraem. Syndr. nach Gallenop. auf Grund klin. u. exp. Untersuchgn., Med. Mschr. 1947. — Soll d. durchgebroch. Geschwür d. Magens u. Zwölffingerdarms übernäht od. reseziert werden ?, Bruns' Beitr. klin. Chir. 1950. — Rö.durchleuchtg. b. Tageslicht u. ihre Anwendg, i. d. Chir., Chirurg 1951. — Posttraumat. Osteolyse d. Schlüsselbeins u. ihr Verl., Hefte Unfhlkd. 1953.

Nenninger, Wolfgang, Facharzt f. Chir. u. Durchgangsarzt, 708 Aalen, Neue Heidenheimer Str. 31. — *2. 10. 20 Hildburghausen/Thür. — **A:** 50 Würzburg. — **Prom:** 50 ebd. — **F:** Chir. — **V:** 49–50 u. 52–58 Würzburg (Wachsmuth), 50–52 Anat. Inst. ebd. (Elze, Neubert), 58 Oberarzt Ev. Krhs. Düsseldorf (Forssmann), 58–67 Oberarzt Krskrhs. Aalen (Eitel, Holzamer).

Nerlich, Georg, Ärztl. Dir. u. Chefarzt d. chir. Abt. Krskrhs., 8372 Zwiesel/Bay. — *12. 8. 12 Steineich Ob./Schles. — **A:** 39 Berlin. — **Prom:** 41 ebd. — **F:** Chir. — **V:** 39 Knappschafts-Krhs. Hindenburg Ob./Schles. (Jausly), 39–46 Kriegsdienst u.

Gefangenschaft, 46–56 Städt. Elisabeth-Krhs. Landshut (Gerhard), 56–60 Krskrhs. Landshut-Achdorf (Trepte).

Nesbit, Reed M., Prof., Univ. of California Medical School, Dean's Office, Davis, California 95616 (USA). — Fragebogen 1968 nicht beantwortet.

Nestle, Wilhelm F., Oberarzt d. I. Chir. Klin. am Klinikum Mannheim, 68 Mannheim, Theodor-Kutzer-Ufer. — *13. 5. 27 Ulm/Donau. — **A:** 54 Stuttgart. — **Prom:** 56 Tübingen. — **F:** Chir., Ausbildg. in Urol. (Facharzt beantragt). — **V:** 52–55 Städt. Kr.anst. Ulm/Donau (Niedner), 55–56 Städt. Frauenklin. Stuttgart (Pfleiderer), 56–59 inn. Abt. d. Krskrhs. Biberach/Riss (Heinkele), ab 59 Mannheim (Oberdalhoff). — **P:** Doppelbolzg. nach K. H. Bauer i. d. op. Bhdlg. fr. med. Schenkelhalsbr. (mit Oberdalhoff), Langenbecks Arch. klin. Chir. 312/1965.

Netzband, Helmut J. D., Oberarzt an d. Berufsgenossenschaftl. Klin., 74 Tübingen, Rosenauer Weg 95. — *26. 12. 10 Berlin. — **A:** 38 Wilhelmshaven. — **Prom:** 36 Berlin. — **F:** Chir. — **V:** 36–37 Städt. Krhs. Berlin-Neukölln, 37–38 Marinelaz. Wilhelmshaven, 42 Marinelaz. Swinemünde, 45 Marinelaz. Skodsborg (Kopenhagen), 45–46 Marinelaz. Kiel, 46–56 Städt. Krhs. Stuttgart-Cannstatt, 56–57 Orthop. Univ.-Klin. Tübingen.

Netzer, Clemens O., Priv.-Doz. Städt. Krhs., 8 München-Harlaching. — *17. 4. 21 München. — **A:** 45 München. — **Prom:** 45 ebd. — **Hab:** 59 ebd. — **F:** Chir. — **V:** 48–64 chirurg. Univ.-Poliklin. München (Bronner, Holle). — **P:** Akute Novocaindermatitis, Med. Klin. 1951. — Deutg. d. oszillogr. Kurve u. ihrer Formändergn., Zbl. Chir. 1953. — Strömgs.verhältn. b. postthrombot. Syndr., ebd. 1958. — Normale u. krankhaft veränderte Venenströmg. i. d. unt. Gliedmaßen, Habil.-Schr. 1958. — Blutstrommessg. am Menschen m. Thermistoren, Bruns' Beitr. klin. Chir. 200/1960. — Chron. ven. Rückstauungsödem, Zbl. Chir. 1963. — Gefäß- u. Stromzeitvolumen varik. Venen, Bruns' Beitr. klin. Chir. 212/1966.

Neubauer, Georg F., Primarius d. Rehabilitationszentrums Tobelbad b. d. Allg. Unfallversichergs.anst., A-8144 Tobelbad b. Graz (Stmk./Österreich). — *15. 4. 13 Prachatitz(CSR). — **A:** 37 Graz. — **Prom:** 37 ebd. — **F:** Unfallchir., Orthop. — **V:** 37–39 Unf.krhs. u. Orthop. Klin. Graz (Wittek), 40–41 Luftwaffenlaz. Paris (Zukschwerdt, Zenker, Lezius), 41–44 Chir. Univ.-Klin. Straßburg, Oberarzt am Unf.krhs. Straßburg (Zukschwerdt), 46–50 Chefarzt d. Versehrtenkrhs. Graz-Graben. — **P:** Vorgesetzter Gehbügel, Wien. klin. Wschr. 1947. — Erfahrgn. üb. d. Wiedereingliederg. Körperbehind. i. England, Hefte Unfhlkd. 45/1953. — Welche Arbeiten können Querschnittsgelähmten zugemutet werden?, Wien. med. Wschr. 1954. — Bhdlg. u. Ertüchtigg. Querschnittsgelähmter, Jb. d. Fürs. f. Körperbehind. 1958. — Rehabilitat. Querschnittsgelähmter, Arch. Physik. Therap. 1961. — Späterg. nach Daumenplast., Sitzgs.ber. d. wiss. Vereins d. Ärzte Steiermarks, 1966. — Späterg. nach op. Defektpseudarthr. am Vorderarm. Hefte Unfhlkd. 89/1966.

Neubauer, Werner, Facharzt f. Chir., Oberarzt d. chir. Abt. Stadtkrhs., 633 Wetzlar. — *3. 6. 30 Magdeburg. — **A:** 56 Berlin. — **Prom:** 55 ebd. — **F:** Chir. — **V:** 55–56 Städt. Behring-Krhs. Berlin (Fecher), 56–58 St. Josephs-Krhs. ebd. (Bange), 58–61 Städt. Behring-Krhs. ebd. (Dohrmann), 61–63 Oberarzt Krskrhs. Norderdithmarschen Heide/Holst. (Czaja), 63–68 1. Oberarzt Annaba/Algerien, zentrale Kr.-anst. (Rückert), im Auftrag d. Bundesminist. f. wirtschaftl. Zus.arb., ab 68 Oberarzt Stadtkrhs. Wetzlar (Becker). — **P:** Diagn. u. op. Bhdlg. d. Echinokokkose, Chirurg 1967.

Neudeck, Joachim, Chefarzt d. chir. Abt. d. St. Josef-Krhs., 567 Opladen (Rhld.), Ahornstr. 9. — Fragebogen 1968 nicht beantwortet.

Neugebauer, Joachim, Chefarzt d. gefäßchir. Abt. d. Krhs. im Friedrichshain, X 1017 Berlin, Leninallee 171. — *20. 2. 30 Ritschenwalde, Reg.-Bez. Posen. — A: 54 Berlin. — **Prom:** 54 ebd. — **F:** Chir. — **V:** 54–61 Krskrhs. Lübben-Spreewald (Hickisch), 61–62 Königin Elisabeth-Hosp. Berlin (Will), 62–65 Bezkrhs. Potsdam (Hasslinger). — **P:** Erfahrungsber. üb. 100 Op. wegen Retentio testis i. Zeitraum v. 1950–1960, Zbl. Chir. 1965. — Rekonstrukt. i. aorto-iliak. Gefäßabschnitt b. zusätzl. Verschl. d. A. femoralis superficialis, ebd. 1966. — Gefäßrekonstrukt. b. Sten. d. A. carotis interna, Dtsch. Gesd.wes. 1966. — Vasoren. Hypertonus, Z. inn. Med. 1967. — Gefäßrekonstrukt. b. chron. Verschl.prozessen i. aorto-iliak. Abschnitt, Dtsch. Gesd.wes. 1967. — Bauchaortenaneurysma, Zbl. Chir. 1967. — Op.techn. d. Embolekt., ebd.

Neugebauer, Julius, Facharzt f. Chir., vorm. Lehrbeauftragter f. Chir. d. Humboldt-Univ. Berlin – Chir. u. Neurochir., 78 Freiburg/Br., Wölflinstr. 18. — *1. 10. 08 Königshütte (Ob./Schles.). — A: 34 Breslau. — **Prom:** 35 ebd. — **F:** Chir., Tbk. Lungenchir., Neurochir. — **V:** 34–35 Breslau, Bethanien (Goebel), 36–38 Knappschaftslaz. Hindenburg (Jausly), 39–41 Breslau (Bauer), Schles. Landesheilstätte Ziegenhals (Rickmann), 42–44 Chefarzt d. Krhs. Glatz (Scheibe), 45 Kriegsdienst, 46 Chefarzt d. chir. Abt. d. Landeskrhs. Hubertusburg-Wermsdorf, Leipzig, 47–48 Charité Berlin (Sauerbruch, Grashey), 49–54 Oberarzt III. chir. Univ.-Klin. Berlin, Krhs. Moabit (Gohrbandt), 55–57 Neurochir. Univ.-Klin. Freiburg/Br. (Riechert), 57–58 Neurochir. Klin. d. Med. Akad. Düsseldorf (Derra), ab 59 chir.-neurochir. Tätigkt. in Freiburg/Br. m. Inst. f. bandscheibenbedingte Erkrankgn. — **B:** Weltruhm Dtsch. Chir., J. v. Mikulicz, Vlg. Haug 1965. — **P:** Chordotom, Zbl. Chir. 1950. — Rectumteratom, ebd. — Probl. d. extrapleur. Pneumolyse, ebd. 1951. — Neue Meth. d. Blockade d. Halssympathicus, ebd. — Pneumothoraxapp., ebd. — Bhdlg. d. Posticuslähmg. m. hoher Vagotomie, Langenbecks Arch. klin. Chir. 1952. — Mask. Lungenkrebs, ebd. — Magensaftsubstitut. m. Heloacid, Med. Klin. 1954. — Selt. Komplikat. nach Pneumonekt., Medizinische 1955. — Neue Instrumente f. Eingr. am Thorax, Zbl. Chir. 1955. — Tumorabscess d. Hypophyse, Medizinische 1956. — Thromboseverhütg. i. d. Hirnchir., Chirurg 1956. — Knochenblutstillg. m. Silicon, Medizinische 1957.

Neuhaus, Robert, Leit. Arzt d. Städt. Krhs. u. „Maria Hilf", Chefarzt d. chir. Abt., 579 Brilon. — *29. 9. 06 Hagen/Westf. — A: 32 Darmstadt. — **Prom:** 32 Gießen. — **F:** Chir. — **V:** 32–33 Josefskrhs. Bochum (Greinemann), 34–39 Brüderkrhs. u. Herz-Jesu-Krhs. Paderborn (Rieping).

Neukirch, Bernhard, 294 Wilhelmshaven, Liliencronstr. 4. — Fragebogen 1968 nicht beantwortet.

Neumann, Günter W. G., Ärztl. Dir. u. Chefarzt d. chir. Abt. Stadt- u. Krskrhs., 322 Alfeld/Leine. — *22. 11. 13 Waldenburg/Schlesien. — A: 39 Berlin. — **Prom:** 41 ebd. — **F:** Chir. — **V:** 39 Inn. u. HNO-Klin. Charité Berlin (v. Bergmann, v. Eicken), 40–41 Staatl. Frauenklin. Dresden (Warnekros), 42–44 Krskrhs. Rumburg (König), Städt. Krhs. Zittau/Sa. (Thumstädter), 45–50 Prakt. Arzt u. Werkarzt Seifhennersdorf/Oberlaus., 51 Krhs. Radebeul/Dresden (Richter), 52–53 Stadtkrhs. Zittau (Thumstädter), 53–58 Ärztl. Dir. u. Chefarzt d. chir. Abt. Krskrhs. Beeskow/Spree, 58 Friederikenstift Hannover, Unfallklin. (Edelmann), 59–60 Krhs. Einbeck/Hann. (Beckendorf).

Neumann, Hermann, Facharzt f. Chir., Durchgangsarzt, 344 Eschwege, Gebrüderstr. 13. — *7. 9. 19 Mainz-Mombach. — A: 51 Frankfurt a. M. — **Prom:** 51 ebd. — **F:** Chir. — **V:** 51–58 St. Hildegardis-Krhs. Mainz (Spies), 58–62 Krskrhs. Ellwangen

/Jagst (Goll, Dietrich), 58–59 kommiss. Chefarzt d. chir. Abt. ebd., 62–65 Oststadt-
Klin. Mannheim (Zrubecky), 63 Göteborg/Schweden (Moberg), Stockholm/Schwe-
den (Aronsson), 64 Arbeitsunfallkrhs. Graz (W. Ehalt). — **B:** Die Hand zw. Auge
u. Sensibilität, in: Chir. i. Fortschr., Enke 1965. — **P:** Exp. u. Klin. zur rekt.
Therap., Medizinische 1954. — Neuart. Meth. d. Salbenapplikat. m. e. Salbfilmer,
Dtsch. Apoth. Ztg. 1954. — Exp. u. Klin. z. perkutan. Therap., Medizinische 1954.
— Vorschlag e. neuen Verf. z. Herstellg. u. Entnahme v. Injekt.lösgn., Pharm. Ztg.
1954. — Mögl.kt. e. Ca-Medikat. i. d. Therapie d. Sudeck, Medizinische 1955. —
Rektoskop. Unters. währ. d. Therap. m. Rectiolen-Präp., Med. Mschr. 1956. —
Anwendg. d. Spezialkochers „Filco" i. d. Chir. Klin. u. Ambul., Chirurg 1956. —
Dyfunkt. d. Beweggs.segmentes d. WS. u. ihre Bhdlg., ebd. 1957. — Veränderg. d.
Harn-pH durch e. polyvalentes Harnantiseptikum, Medizinische 1957. — WS.-
Syndrome, Pro Medico 1958. — Spezialkocher „Filco", e. Mögl.kt. z. Vermeidg. v.
Arzneimittelverwechslgn., Dtsch. Apoth. Ztg. 1958. — Verbesserg. d. Wundheilg.
durch fettfreie Salben, Med. Klin. 1959. — Tetanus-Bhdlg. - Beitr. üb. d. wirks.
Unterstützg. d. Tetanus-Therap. m. Bluttransfus. akt. geimpfter Spender, Chirurg
1962. — Verletzg. d. Fingerendgliedes u. dessen biol. Schieng. durch d. Nagelplast.,
Mschr. Unfhlkd. 1963 u. Hefte Unfhlkd. 78/1963. — Zwangsfehlstellgn. d. Finger.
Ein gutachten-wiss. Probl., Mschr. Unfhlkd. 1964. — Op. Rekonstrukt. e. prim.
Greifform d. Hand nach Kinderlähmg., Langenbecks Arch. klin. Chir. 1965. —
Rö.diagn. d. Frakt. d. Speichengriffels, Arch. orthop. Unfallchir. 57/1965. — Op.
Bhdlg. d. Triphalangie d. Daumens, Acta chir. plast. 1966.

Neumann, Horst, Leit. Arzt d. chir. Abt. d. Ev. Krhs., 46 Dortmund-Lütgendortmund, Westricher Str. 51. — *4. 3. 20 Königsberg. — **A:** 46 Münster. — **Prom:**
47 München. — **F:** Chir. — **V:** 46–48 Kr.anst. d. Westf. Diakonissenschaft Sarepta
in Bethel b. Bielefeld (Wilmanns), 48–57 Städt. Krhs. Gütersloh (Opitz), 57–59
Ev. Krhs. Dortmund-Lütgendortmund (Nordmann).

Neumann, Horst H. H., X 7022 Leipzig, Dinter Str. 9. — *21. 10. 96 Königs-
berg/Pr. — **A:** 21 Königsberg. — **Prom:** 22 ebd. — **F:** Chir. — **V:** 21–22 Med.
Univ.-Poliklin. Königsberg (Schreiber), 22–23 inn. Abt. Versorggs.-Krhs., ebd.
(Eisenhardt), 23 Pathol. Univ.-Inst., ebd. (Kaiserling), 24–26 Chir. Univ.-Klin.,
ebd. (Kirschner), 26–39 chir. Abt. Städt. Krhs. St. Georg Leipzig (Heller), 39–48
Militärdienst, ab 48 chir. Abt. Städt. Krhs. St. Georg Leipzig (Mörl, Rothe). —
P: Penicillinbhdlg. d. akut. hämat. Osteomyelitis, Zbl. Chir. 77/1952. — Bhdlg.
d. akut. hämatogenen Osteomyelitis mit Penicillin, Nachuntersuchgs.erg., ebd. —
Weitere Erfahrungen bei d. Bhdlg. d. akut. hämatogenen Osteomyelitis mit Peni-
cillin u. Nachuntersuchungs.erg., Zbl. Chir. 1952.

Neumeyer, E. R. Gerhard, Doz. Dr. med. habil., Chefarzt d. Orthop. Klin.
Bremen-Lesum d. Ev. Diakonissenh. Bremen. (Priv.) 28 Bremen, Hans-Thoma-
Str. 44. — *8. 9. 09 Erfurt. — **A:** 34 Leipzig. — **Prom:** 34 Leipzig-Dresden. —
Hab: 44 Danzig. — **F:** Chir., Orthop. — **V:** 35–45 Danzig (Klose), 45–49 Oberarzt
Städt. Kr. anst. Erfurt (Schwarz), 49–55 Chefarzt d. Orthop. Klin. ebd. — **B:**
Orthopädie, in: Der Kliniker, de Gruyter 1953. — **P:** Op. d. Hallux valgus, Diss.
Leipzig 1933. — Lipoidzellgranulom d. Tubenschleimhaut nach Hysterosalpingo-
graphie m. Jodipin, Zbl. allg. Path. 1936. — Endometriose d. Darms, Zbl. Inn. Med.
1936. — Todesursache b. ven. Luftembolie, Münch. med. Wschr. 1936. — Histol. d.
Danziger Basedowstruma m. bes. Berücksicht. d. Parallelismus zw. klin. u. histol.
Bild u. d. Plummerwirkg., Bruns' Beitr. klin. Chir. 165/1937. — Beziehgn. zw.
Thymus u. Schilddrüse auf Grund exp. Untersuchgn., insbes. b. Basedow u. b. d.

Hyperthyreose, Zbl. Chir. 1938. — Nephroma embryonale malignum, ebd. 1939. — Traumat. Aneurysma, Volksgesundheit i. Reichsgau Danzig-Westpreußen, 1940. — Haemorrhoidenop. nach Whitehead, Bruns' Beitr. klin. Chir. 173/1942. — Antisept. Bhdlg. d. Kriegswunden, Dtsch. Militärarzt 1944. — Wechselbeziehgn. zw. Thymus u. Schilddrüse, Habil.-Schr. 1944. — Op. d. traumat. Aneurysma, Chirurg 1944. — Prophyl. d. habit. Schulterluxat., Zbl. Chir. 1947. — Lumbalanaesth. m. d. Pantocain-Trockenampulle, Bruns' Beitr. klin. Chir. 178/1949. — Prophyl. d. habit. Schulterluxat., Verh. Dtsch. Orthop. Ges. 1950. — I.v. Pyramidonbhdlg., Dtsch. Gesd.wes. 1950. — Arthrosis deformans d. gr. Gelenke u. d. WS., ihre Bhdlg. u. orthop. Versorgg., Med. Technik 1951. — Lumb. Grenzstrangresekt. b. Durchblutgs.-störgn. d. unt. Gliedmaßen, Verh. Dtsch. Orthop. Ges. 1951. — Chron. Gelenkrheumatismus u. seine Bedeutg. innerhalb d, orthop. Versorgg., Orthop.-Technik 1953. — Unf. u. Knochentbk., Zbl. Chir. 1953. — Therap. d. Epiphysiolysis capitis femoris, ebd. 1955. — Aufgaben d. Orthop. b. d. Prophyl. u. Bhdlg. d. Arthrosis deformans u. Spondylosis deformans, Bremer Ärztebl. 1956. — Op. Bhdlg. d. Haglundferse, Zbl. Chir. 1957. — Op. d. Hallux valgus, Z. Orthop. 88/1957. — Kniegelenksempyem nach Federkopfschraube, Verh. Dtsch. Orthop. Ges. 1964. — Bhdlg. d. deform. Arthrosen u. d. Arthritiden, Med. Heute 1966.

Neussel, Walter, Facharzt f. Chir., 58 Hagen, Buscheystr. 5. — *9. 1. 00 Meisenheim/Glan. — **A:** 26. — **Prom:** 24 Heidelberg. — **F:** Chir. — **V:** Heidelberg, Kaiserslautern, ev. Krhs. Düsseldorf u. Allg. Krhs. Hagen, Oberarzt u. 48–66 Chefarzt Allg. Krhs. Hagen.

Neute, Ekkehard, Wiss. Ass. d. Orthop. Univ.-Klin., X 701 Leipzig, Phil.-Rosenthal-Str. 53. — *15. 2. 29 Sangerhausen. — **A:** 56 Berlin. — **Prom:** 58 ebd. — **F:** Chir. — **V:** 56–57 Krskrhs. Beeskow/Mark (Neumann, Berthold), 57–58 Landambulatorium Storkow/Mark (May), 58–67 Charité Berlin (Felix, Serfling), ab 67 Orthop. Univ.-Klin. Leipzig (Matzen). — **P:** Neue Erg. üb. d. sog. Philippinermaß u. seine Bedeutg. f. d. Beurteilg. d. Schulreife, Ärztl. Jugendkunde 1959. — Zehn J. Kinderchir. an d. Chir. Univ.-Klin. d. Charité (mit Hagen), Dtsch. Gesd.wes. 1963. — Antibiotika u. Chemotherap. i. d. Chir., Heilberufe 1964. — Wahl d. Zeitpkt. f. d. Bhdlg. nichtdringl. kinderchir. Erkrankgn. (mit Bartel), Dtsch. Gesd.wes. 1964. — Wahl d. Zeitpunktes f. d. Bhdlg. angebor. Angiokardiopathien (mit Bartel), ebd. — Isol. Chyloperikard, Cardiologia 1964. — Pankreaszysten i. Kindesalter (mit Flemming), Zbl. Chir. 1964. — Op. Therap. d. Rektum- u. Analprolapse (mit Taubert), ebd. 1966. — Techn. d. Brustwandstabilisierg. b. Trichterbrust-Op. (mit Flemming), Chirurg 1966. — Einfl. d. Hauttransplantat. auf d. Erfolg e. Syndaktylie-Op., Beitr. Orthop. Traumat. 1967.

Ney, Roger, Priv.-Doz., Oberstabsarzt, Chir. Univ.-Klin., 4 Düsseldorf, Moorenstr. 5. — *22. 10. 20 Steinfeld/Pfalz. — **A:** 46 Tübingen. — **Prom:** 46 Erlangen. — **Hab:** 65 Düsseldorf. — **F:** Chir., Wehrmed. — **V:** 46–53 Städt. Krhs. Landau/Pfalz (P. Müller), 53–56 Städt. Kr.anst. Ulm/Donau (Niedner), 56–58 Städt. Kr.anst. Nürnberg (H. Franke), 57 Stipendiat d. DAAD an Western Reserve Univ. in Cleveland, Ohio/USA (Claude S. Beck), 58 Stipendiat am Karolinska Sjukhuset in Stockholm/Schweden (Crafoord), 58–62 Erlangen (Hegemann), 62–63 Chefarzt chir. Abt. Waldkrhs. Erlangen, ab 63 Bundeswehr, Kommando an Chir. Univ.-Klin. Düsseldorf (Derra). — **P:** Die röngenol. Bestimmg. d. Klivuswinkels zur Deutg. normaler u. abnormer Verändergn. am Schädelgrund, Diss., Erlangen 1946. — Op. d. medianen Narbenbr. oberh. d. Nabels, Chirurg 1952. — Neue Schraubenzwinge u. Universalschraube. Techn. Beitr. zur Reposition u. Fixierg. d. Brüche d. Tibiakopfes u. d. Oberschenkelkondylen, ebd. 1955. — Traumat. Dünndarmsten. als Spätfolge e. stumpfen Bauchverletzg., Bruns' Beitr. klin. Chir. 191/1955. — Welche Bhdlg. d. Lungenka. ist nach d. heut. Stand d. Wiss. am erfolgversprechendsten?, Fortschr. Med. 1956. — Bromthaleintest i. periph. u. i. Lebervenenblut, Klin. Wschr. 1957. — Kontrastdarstellg. d. Lebervenen i. Rö.bild, Fortschr. Röntgenstr. 86/1957. — Bhdlg. d. Haemoptyse b. Mitralsten. durch ganglienblock. Substanzen, Medizinische 1957. — Sauerstoffverhältn. i. Lebervenenblut, Klin. Wschr. 1957. — Anomalie d. Fallot'schen Tetralogie, Thoraxchir. 1957. — Rö. Nachweis porto-ven. u. interven. Nebenschl. d. Leber, Acta Radiol. 49/1958. — Gegenwärt. Entwicklgs.-stand d. Herzlungenmaschine i. USA, Chirurg 1958. — Ca. i. d. Bauchchir., ebd. — Chir. d. Kardiaca., e. Probl. d. Frühdiagn. u. d. Refluxoesophagitis, ebd. 1959. — Steckschuß u. Pericarditis constrictiva, e. Beitr. z. Ätiol. u. Therap. d. traumat. Pericarditis u. Pleuritis, ebd. — Druckmessg. i. li. Vorhof währ. d. Kommissurotomie, ebd. — Einf. Herzlungenmaschine m. neuem Filmoxygenator, ebd. 1960. — Op. d. schwiel. Pericarditis aus d. Sicht d. Spätrezidivs, ebd. — Diagn. u. Therap. angebor. Zwerchfelldefekte u. Hiatushernien i. Neugebor.- u. frühen Säuglingsalter, ebd. 1961. — Blausucht aufgrund e. angebor. extrapulmon. art.ven. Pulmonalis-fistel u. ihre op. Heilg., Zbl. Chir. 1965. — Exp. Untersuchgn. am isol. Carotissinus m. puls. u. nicht puls. Drucken u. ihre Bedeutg. f. d. extrakorp. Kreisl., Langenbecks Arch. klin. Chir. 313/1965. — Bedeutg. d. Pressorezeptoren d. Carotissinus f. d. extrakorp. Kreisl., Habil.-Schr. 1965. — Zwerchfelldefekte u. Hernien b. Neugebor. u. Säuglingen, Zbl. Chir. 1965. — Späterg. op. Zwerchfelldefekte i. Säuglingsalter, Z. Kinderchir. 1965. — Bhdlg. d. Gasbrandes m. hohen Sauerstoffdrucken, Wehrdienst u. Gesundh. 1966. — Therapeut. Probl. d. Gasbrandes, Wehrmed. Mschr. 1966. — Hyperbare Sauerstofftherap. u. ihre Bedeutg. f. d. Chir., Wehrmed. 1966. — Anzeigen d. hyperbaren Sauerstoffbhdlg., Anästh. Praxis 1966 u. Intern. Praxis 1967. — Zwerchfellhernien u. -defekte i. Säuglingsalter, Chirurg 1967. — Späterg. op. Zwerchfelldefekte u. -hernien i. Neugebor. u. Säuglingsalter, Langenbecks Arch. klin. Chir. 319/1967.

Neyses, Otto, Chefarzt d. chir. Abt. d. Krhs. Maria Stern, 548 Remagen. — *26. 6. 13 Masholder Krs. Bitburg/Eifel. — **A:** 39 Köln. — **Prom:** 41 ebd. — **F:** Chir. — **V:** 39–42 Köln (v. Haberer), 42–45 Militärdienst, 49–50 Pathol. Robert-Bosch-Krhs. Stuttgart (Dietrich), 50–51 Rö.-Radium-Abt. Marienhosp. ebd. (Glauner), 51–58 Marienhosp. Stuttgart (Reichle). — **P:** Ewingsarkom e. Rippe: Knochenregenerat. n. Röntgenbestrahlg., Zbl. Chir. 1950. — Angeb. Lungencysten u. Bronchektasen, v. entwicklgs.geschichtl. Standpkt., Zbl. allg. Pathol. 87/1951.

Nickels, Jean, Facharzt f. Chir., Dir. d. Spit., Dudelange (Luxembourg), Rue de l'Hôpital. — *10. 10. 15 Diekirch (Luxembourg). — **A:** 41 Bonn. — **Prom:** 43 ebd. — **F:** Chir., Urol., Gynäkol. — **V:** 41–45 Bonn (v. Redwitz, Derra), 56 USA: Mayo-Clin., Lahey Clin., Univ. Clin. in Ann Arbor, Boston, Philadelphia. — **P:** Dauerfolge v. Parathyreoidect. b. osteodystrophia fibrosa generalisata, Arch. klin. Chir. 205/ 1944. — Hémorragie spontanée à localisation peu commune, Bull. Soc. Sci. Méd. Luxembourg 1958. — Traumatismes exceptionnels, ebd. 1961. — Komplikat. d. Meckel'schen Divertikels, ebd.

Nickles, Fritz, Facharzt f. Chir., Durchgangsarzt, 865 Kulmbach, Karl-Jung-Str. 14. — *4. 3. 05 Hirschaid/Krs. Bamberg. — **A:** 30 Erlangen. — **Prom:** 30 ebd. — **F:** Chir. — **V:** 29 Univ.-Hautklin. Erlangen, 30 St. Josefs-Hosp. Ürdingen, Univ.-Frauenklin. Erlangen, 30–31 Josefs-Hosp. Elberfeld, 31 Städt. Krhs. Bamberg, 31–39 St. Josefs-Hosp. Dortmund-Hörde, 39 Frauenklin. Erlangen.

Nicolaus, Hermann, 3 Hannover, Adickestr. 9. — Fragebogen 1968 nicht beantwortet.

Nicole, Robert, Prof., Chefarzt d. chir. Abt. d. Univ.-Kinderklin., Basler Kinderspital, Römergasse 8, CH-4000 Basel. — *1. 5. 03 Basel. — **A:** 28 Basel. — **Prom:** 28 ebd. — **Hab:** 43 ebd., Priv.-Doz., 51 ebd. a. o. Prof. — **F:** Kinderchir. — **V:** 28–46 Bürgerspital Basel (Henschen), 6 Mon. USA. — **P:** ca. 60 eig. Arb., ca. 15 Arb. mit anderen Autoren, üb. alle Geb. d. Chir., in d. letzten 20 J. vorwieg. üb. Kinderchir.

Nida, Siegfried M. W. von, Apl. Prof. Univ. München, Städt. OMR., Chefarzt d. Chir. Klin. d. Städt. Krhs., 675 Kaiserslautern, Friedrich-Engels-Str. 25. — *2. 7. 12 Karslruhe (Baden). — **A:** 39 Würzburg. — **Prom:** 39 ebd. — **Hab:** 54 München. — **F:** Chir. — **V:** 37 Pathol. Städt. Krhs. Karlsruhe (v. Gierke), 38 Int. Med. Westend-Krhs. Berlin-Charlottenburg (W. Schultz), St. Rochus-Krhs. Budapest (Karzcag), gynäk. u. geburtsh. Frauenklin. München (Eymer), 38–40 Chir. Univ.-Klin. ebd. (Magnus), Neurochir. ebd. (Jäger), 40–46 Militärdienst, 42–43 Neurochir. (Tönnis), ab 46 Chir. Univ.-Klin. München (Lebsche, E. K. Frey, Zenker). — **B:** Gibt es e. Prophyl. geg. d. Brustkrebs?, in: Taschenbuch f. prophyl. Med., Karl Hauf-Vlg. 1955. — **P:** Abscedier. Streptokokkenlymphadenitiden n. Diphtherie b. e. Brüderpaar, Med. Klin. 1938. — Tödl. Glottisödem n. Dimenthylsulfatverätzg. d. ob. Verdauungswege, Klin. Wschr. 1947. — Solitär. Erythroblastom d. Schädeldachs, Chirurg 1947. — Corticalisosteoid, ebd. 1948. — Unterarmblutleere, Med. Klin. 1948. — Künstl. Unterarmblutleere, Dtsch. Schwest.ztg. 1949. — Doppelseit. Eileiterschwangerschaft m. Tubenrupt., Geburtsh. u. Frauenhlkd. 1950. — Hypertrophia musculorum vera, Dtsch. Z. Nervenhlkd. 163/1950. — Bemerkg. z. Arb.: Diff.diagn. d. Corticalisosteoids, Chirurg 1950. — Panaritium subcut., Ärztl. Praxis 1950. — Intraart. Injekt., Ärztl. Praxis 1951. — 3. Österr. Krebstagg. in Innsbruck, Autoref., Krebsarzt 1951. — Erg. d. hormon. Bhdlg. d. weibl. Mammaca., Chirurg 1951. — Erkenntn. a. d. hormon. Bhdlg. d. weibl. Brustkrebses unt. Berücksicht. d. Magnesium-, Calcium- u. alkal. Phosphataseblutspiegels, Habil.-Schr. 1951. — Magnesiumspiegel im Blut brustkrebskr. Frauen vor u. nach hormon. Maßnahmen, Langenbecks Arch. klin. Chir. Kongr.ber. 1952. — Krankengymnastin u. Brustkrebs, Krankengymnastik 1952. — Zus.hänge zw. Brustkrebs u. Magnesiumgehalt d. Blutes?, Umschau 1952. — Außergewöhnl. Beobachtgn. i. 6-Jahresverl. e. op. u. nachbestrahlten Solitärmyeloms, Chirurg 1952. — Mammaca. u. Magnesium, Strahlentherap. 91/1953. — Nehmen d. jugendl. Ca. zu?, Langenbecks Arch. klin. Chir. 275/1953. — Perikardcysten, kasuist. Beitr. z. intrathorakale „Tumoren", Münch. med. Wschr. 96. — Einfl. d. Sexualhormone a. Erythrocytenphosphatase u. -magnesium b. Brustkrebs, Langenbecks Arch. klin. Chir. 278/1954. — Klin. u. biochem. Beobachtgn. b. d. hormon. Bhdlg. d. Brustkrebses, Antrittsvorlesg. 1954. — Mg-Gehalt d. Milz b. gutart. u. bösart. Erkrankgn. (mit Baldauf), Ärztl. Forsch. 1954. — Sinn u. Aufgaben d. Krebsberatungsstellen, Verständl. Med. 1955. — Prä- u. postop. Magnesium-Calciumblutspiegel b. Hypophysentumoren, Münch. med. Wschr. 1956.

Niedeggen, Gottfried, Chefarzt am Marien-Hosp., 5043 Lechenich-Frauenthal, Haus Drei Eichen. — *13. 4. 13 Köln. — **A:** 37 Köln. — **Prom:** 36 ebd. — **F:** Chir. — **V:** Düsseldorf (Derra), Köln (V. Hoffmann), Vinzens-Hosp. Köln-Nippes (Rosier).

Niedenzu, Arnold, 78 Freiburg (Breisgau), Am Floßgraben 4. — Fragebogen 1968 nicht beantwortet.

Niedenzu, Harald, Facharzt f. Chir., Chefarzt d. chir. Abt. St. Josef-Hosp., 4232 Xanten. — *3. 7. 28 Fritzlar. — **A:** 55 (Teil-) Wiesbaden, 56 (Voll-) ebd. —

Prom: 55 Marburg. — **F:** Chir. — **V:** 55–56 Knappschaftskrhs. Bochum-Langendreer (Klug), 56 inn. Abt. Josefs-Hosp. Bochum (Reiners), 56–57 Marien-Hosp. Bottrop (Noll), 57 Marien-Hosp. Düsseldorf (Bross), 58–61 St. Johannes-Hosp. Duisburg-Hamborn (Simons), 62–66 Oberarzt chir. u. urol. Abt. St. Marien-Hosp. Herne (Brinkmann). — **P:** Tumoren d. Meckel'schen Divertikels, Zbl. Chir. 1958. — Spaltbildgn. i. Kahnbein, Bruns' Beitr. klin. Chir. 204/1962. — Naviculare-Frakt. d. Hand, ebd. — Epiphysenlösgn. u. -ausrisse d. Schienbeinrauhigkt. u. d. Schienbeinkopfes (mit Brinkmann), Mschr. Unfhlkd. 1966.

Niederecker, Kaspar, Prof., 8184 Holz-Süd 19 (Post Gmund am Tegernsee). — Fragebogen 1968 nicht beantwortet.

Niedermann, Heinz, Oberarzt d. chir. Abt. d. Krskrhs., X 4250 Eisleben, Hohetorstr. 25. — *24. 10. 33 Oppeln. — **A:** 57 Halle. — **Prom:** 63 ebd. — **F:** Chir. — **V:** 62–63 Orth. Klin. Dessau (Schild), 64–65 Halle (Mörl).

Niedner, Franz F., Prof., Dr. med. habil., Vorstand d. Chir. Klin. d. Städt. Kr.anst., 79 Ulm/Donau, Steinhövelstr. 9. — *17. 9. 05 Frankfurt/Main. — **A:** 32 Kiel. — **Prom:** 32 Leipzig. — **Hab:** 43 Wien, 51 Umhabilitation Tübingen. — **F:** Chir. — **V:** 31–32 Pathol. Inst. d. Stadtkrhs. Dresden-Friedrichsstadt (Schmorl), 32 1. Med. Klin. ebd. (Pässler), 32–34 Physiol. Anst. d. Univ. Jena (v. Skramlik), 34 Med. Univ.-Klin. ebd. (Veil), 34–38 Chir. Univ.-Klin. ebd. (Guleke), 39 2. Chir. Univ.-Klin. Wien (Denk), 40–45 1. Chir. Univ.-Klin. ebd. (Schönbauer), 48–50 Städt. Kr.anst. Lübeck (Lezius), 50–53 Tübingen (Naegeli), 53 Dep. of Cardiovascular Surg. Brompton Hosp. and Guy's Hosp. London (Sir Edward Price-Thomas), ab 53 Städt. Kr.anst. Ulm/Donau. — **B:** Chir. Bhdlg. d. erworb. Herzfehler, in: Meythaler, Wiss. f. d. Prax. 1956, Werk-Vlg. Banaschewski. — Chir. d. Herzens u. d. gr. Gefäße (Cardiovasculärchirurgie), in: Klin. Chir. f. d. Prax., Bd. 2, Thieme 1961. — **P:** Kenntnis d. norm. u. pathol. Anat. d. Wirbelkörperrandleisten, Fortschr. Röntgenstr. 46/1932. — Schaltknochen i. d. Zwischenwirbelscheiben, ebd. — Funkt. d. Herznerven b. Testudo graeca L., Z. Biol. 1934. — Präparat z. Demonstrat. d. Reflextonus, ebd. — Ossifikat.störgn. am Fußskelett, Arch. klin. Chir. 1938. — Unterbindg. d. A. carotis, Bruns' Beitr. klin. Chir. 1941. — Diagn. u. Therap. d. Gasbrandes, Wien. klin. Wschr. 1943. — Bhdlg. banaler Infekt. i. d. vord. Sanitätseinrichtgn., ebd. — Pathol. u. Therap. d. Erfrierungn., ebd. — Weichteiltrümmerschüsse, zugl. Bemerkgn. üb. d. Kollaps b. asept. Gewebszerfall, Arch. klin. Chir. 1944. — Stillg. stärkerer Blutgn. i. Felde, Bruns' Beitr. klin. Chir. 1944. — Kontrakt.satelektasen, Verh. 102 Tagg. d. Niederrh.-Westf. Chirurgen Düsseldorf 1949. — Collafil. Neue Mögl.ktn. z. Herstellg. u. Anwendg. e. resorbierb. Nahtmaterials v. absoluter Sterilität (mit B. Braun u. E. Braun), Zbl. Chir. 1950. — Kenntn. v. neurovegetat. Lungenreakt. Beobachtgn. a. d. Lunge b. intrathorak. Op., Acta neuroveget. 1/1950. — Thoraxchir. z. Frage d. Lungenmuskulat., Tuberkulosearzt 1950. — Plast. Verschl. v. Zwerchfelldefekten, Langenbecks Arch. klin. Chir. Kongr.ber. 1950. — Klin. u. histol. Nachweis d. Lungenmuskulat., Schweiz. med. Wschr. 1951. — Rückbildg. e. hochgrad. Coronarinsuff. nach op. Erweiterg. d. stenosierten Ostiums b. Aortenstenose (mit Graser u. Gruner), Med. Welt 1951. — Op. Bhdlg. d. Aortenstenose, Langenbecks Arch. klin. Chir. 269/1951. — Wert d. neuen Antibioticums „Terramycin" b. d. Bhdlg. chir. Infekt. (mit H. P. Lange), Dtsch. med. Wschr. 1952. — Redoxsyst. Chlorophyll-Glutathion i. d. chir. Wundbhdlg. (mit Erbring u. Wulf), ebd. — Weichfass. Klemmen f. d. Gefäßchir. insbes. z. Ausführg. v. Venenanastomosen, Chirurg 1953. — Unterbindg. d. Vena cava inf. z. Bhdlg. d. Herzinsuff., Dtsch. med. Wschr. 1953. — Örtl. Anwendg. d. Redox-

syst. Chlorophyll-Glutathion i. d. Wundbhdlg. (mit Erbring, Korting u. Wulf), ebd.
— Grundprinzipien d. künstl. Herzens u. d. Herzlungenapparatur, ebd. — Auswahl
v. Pat. m. erworb. Herzfehlern z. Herzop. (mit Zeh u. Griesser), ebd. — L'Operazione
della stenose mitralica. 16. Congr. Soc. Ital. di Cardiol. 1954. — Chir., Mkurse ärztl.
Fortbild. 1954. — Pericarditis constrictiva, Med. Bild-Dienst Roche 1955. —
Indikat. z. Herzop., Mkurse ärztl. Fortbild. 1955. — Chir. Bhdlg. d. port. Hochdruckes, insbes. d. Lebercirrhose, ebd. — Op. Bhdlg. d. Herzaneurysmas, Dtsch.
med. Wschr. 1955. — Chir. Bhdlg. d. Herzaneurysmas, Thoraxchir. 1955. — Der
schwere Unf., Mkurse ärztl. Fortbild. 1955. — Chir. d. Mitralsklerose, Kongr.
Schweiz. Cardiol. Ges. 1955. La presse médicale. — Surgery of Cardiac Aneurysm,
Anales Médico-Quirúrgicos Quito, Equador 1955. — Unterbindg. d. Vena portae
(mit Mathes), Dtsch. med. Wschr. 1956. — Chir. d. Körperhöhlen, in: Almanach
d. ärztl. Fortbild. 1956. — Op. Bhdlg. d. Vorhofseptumdefektes, Zbl. Chir. 1956. —
Anormale Veneneinmündg. i. d. Herz. (Diagnostik u. Op.mögl.kt.), (mit Kaatz),
Cardiologia, Internat. Arch. Kreisl.forsch. 30/1957. — Bhdlg. chir. Infekt. (mit
Bayer), Mkurse ärztl. Fortbild. 1957. — Hypertens. b. Aortenisthmusstenose. Fehl-
deutung, Irrtümer u. deren Vermeidg. (mit Kaatz), Medizinische 1957. — Neuere
Gesichtspkt. üb. Entstehg. u. Bhdlg. d. Pankreatitis, ebd. — Verhütg. d. Wieder-
auftretens v. Beschwerden nach d. Cholecystekt., Münch. med. Wschr. 1957. —
Op.indikat. b. Gallenerkrankgn., Mkurse ärztl. Fortbild. 1957. — Bhdlg. d. Aorten-
isthmusstenose. (Vorgehen b. Pat. m. fortgeschr. Wandverändergn. d. Aorta),
Langenbecks Arch. klin. Chir. 287/1957. — Diff.diagn. u. Op.indikat. b. Bauch-
schmerz, Mkurse ärztl. Fortbild. 1957. — Chir., Almanach d. ärztl. Fortbild. 1957. —
Papillenplast. f. Behebg. d. Stenosen d. Papilla Vateri u. ihre anat. Grundlagen,
Langenbecks Arch. klin. Chir. 285/1957. — Entstehg. u. Auswirkg. d. Aorten-
isthmusstenose u. Abgrenzg. geg. Aortenisthmus-Hypoplasie u. -Aplasie, Thorax-
chir. 1957. — Chir., Almanach ärztl. Fortbild. 1958. — Op. nach Beck z. Bhdlg. d.
Angina pectoris, Medizinische 1958. — Verschl. v. Vorhofseptumdefekten durch
Ivalonplatten unt. dir. Sicht d. Auges i. Hypothermie, Thoraxchir. 1958. — La
plastica della papilla per l leliminazione della stenosi della papilla di Vater, Boll.
Soc. Piemontese Chir., 30/1961. — Diagn. u. Diff.diagn. d. Erkrankgn. d. Oesophagus,
Med. Mschr. 1962. — Chir. d. Gallensyst. i. Lichte neuer Erkenntn., ebd. 1963. —
Klin. u. mikromorphol. Untersuchgn. z. Pathogen. d. Papillensten. (mit Kief), Med.
Welt 1965. — Ostiumsten. d. Papilla Vateri, Fortschr. Röntgenstr. u. Nuklearmed.
103/1965. — Welchen Preis verlangt d. mod. Zivilisat. von uns ?, Heilkunst 1965. —
Klin. Beitr. z. Lehre v. d. kanalikul. Entstehg. d. trypt. Pankreatitis, Med. Welt
1966. — Klin. u. histol. Untersuchgn. z. Frage d. chron. Entzündg. d. Duodenal-
schleimhäute, Z. Gastroenterol. 4/1966. — Entstehg., Pathol. u. Bhdlg. d. Venenerkrankgn., Heilkunst 1966. — Duodenum, Magen u. Pankreas als Funkt.einheit
(Das Duodenale Verbundsyst.), ebd. 1967. — Magenbeschwerden als Symptom, ebd.

Nielen, Paul, Chefarzt d. chir. Abt. u. leit. Arzt d. Gemeindekrhs., 4154 St. Tönis.
— *21. 9. 23 Kleve/Niederrhein. — **A:** 53 Düsseldorf. — **Prom:** 53 ebd. — **F:** Chir. —
V: 53–58 Krskrhs. Meppen/Ems (Fischer), 58–61 Oberarzt Marien-Hosp. Wesel/Rh.
(Roesgen), 62–65 Oberarzt Mathias-Spit. Rheine/Westf. (Dumpert).

Niemann, Manfred, Oberarzt d. chir. Abt. d. Krskrhs., X 4400 Bitterfeld, Joh.-
Seb.-Bach-Str. 4. — Fragebogen 1968 nicht beantwortet.

Niesert, Emil G. M., Chefarzt d. St. Barbara-Hosp. Dortmund-Lütgendortmund
i. R., Facharzt f. Chir., 46 Dortmund-Lütgendortmund, Volksgartenstr. 8. — *31. 3.
95 Beverungen. — **A:** 20 Darmstadt. — **Prom:** 20 Gießen. — **F:** Chir. — **V:** 20 chir.

Abt. d. Reichskrhs. Münster (Filbry), 21 inn. Abt. ebd. (Rose), 21–27 St. Johannis-Stift Hamborn (Schöning), 27–28 Oberarzt Marienhosp. Bonn-Venusberg (Els).

Niewöhner, Hans, Facharzt f. Chir., Durchgangsarzt, 5208 Eitorf/Sieg, Asbacher Str. 18. — *30. 1. 13 Sinzig/Rh. — **A:** 39 Münster. — **Prom:** 39 ebd. — **F:** Chir. — **V:** 38–42 Berufsgenossenschaftl. Kr.anst. Bergmannsheil II Gelsenkirchen-Buer (Chir. u. Inn.), 42–45 Kriegsdienst, 45–47 Bergmannsheil II (Koch), 47–50 Oberarzt Siegburg (Möhlenbruch), 50–63 Chefarzt u. leit. Arzt.d. chir. Abt. Gemeindekrhs. Eitorf/Sieg. — **P:** Altersknick i. d. Industriebevölkerg. i. Recklinghausen, Arch. Hyg. Bakt. 1939.

Nikolai, Norbert, Chefarzt d. chir. Abt. Krhs. Maria Hilf, 5483 Bad Neuenahr. — *10. 4. 29 Eltville/Rhg. — **A:** 54 Wiesbaden. — **Prom:** 54 Frankfurt a. M. — **F:** Chir. — **V:** 54–56 Elisabeth-Krhs. Neuwied/Rh. (Dünzen, Baumann), 56–61 Bergmannsheil Bochum (Bürkle de la Camp), zwztl. 58 Bonn (Gütgemann), 61–64 Marburg (Schwaiger). — **B:** Verletzgn. d. Nieren, Harnwege u. Geschlechtsorgane (mit Rodeck), in: Bürkle de la Camp, Schwaiger, Hdb. d. ges. Unfhlkd., Bd. 2, Enke 1966. — **P:** Oberflächl. Facialismuskulat. d. Schweines (Sus scrofa), Morphol. Jb. 93/1954. — Ist d. Anregg. d. Knochenneubildg. durch e. unspezif. Reiz möglich? (Tierversuche m. Anlagerg. v. Holzspänen an Pseudarthr.) (mit Betzel), Bruns' Beitr. klin. Chir. 195/1957. — Freie Körper i. Ellenbogengelenk. Ein Beitr. zu ihrer Entstehg., Mschr. Unfhlkd. 1958. — Ermüdungsbr. d. Oberschenkels nach Kniegelenksversteifg., ebd. 1959. — Wirksamkt. d. Elektrolytlösgn. b. Blutverlusten. Vergl. Untersuchgn. üb. Blutersatzmittel (mit Niepoth), Langenbecks Arch. klin. Chir. 293/1959. — Erfahrgn. b. 33 Kniegelenksverrenkgn., ebd. 294/1960. — Bhdlg. periph. Nervenverletzgn. (mit Delank u. Tönnis), Med. Welt 1960. — Traumat. Kniescheibenverrenkg. u. ihre Folgen, Mschr. Unfhlkd. 1960. — Erfahrgn. b. 130 op. Kniegelenksversteifgn., Zbl. Chir. 1960. — Prim. traumat. Pneumocephalus. Beobachtgn. an 21 Fällen (mit Nockemann), Langenbecks Arch. klin. Chir. 296/1961. — Op. Bhdlg. d. Fingerpseudarthr., ebd. 299/1961. — Selt. Drehverrenkg. d. Kniescheibe, Mschr. Unfhlkd. 1961. — Hüftgelenksluxat. m. gleichseit. Oberschenkelschaftbr., ebd. 1962. — Hypertonie aus d. Sicht d. Urologen (mit Rodeck), Verh. Dtsch. Ges. Kreisl.forsch. 28. Tagg. 1962. — Handchir. i. d. tägl. Prax. I. Wunden an d. Hand, II. Das Panaritium, Ärztl. Mitt. 1963. — Handchir. in d. tägl. Prax. III. Ruhigstellg. verletzter Hände, IV. Nachbhdlg. verletzter Hände, Dtsch. Ärztebl. – Ärztl. Mitt. 1964. — Nierenstielabriß u. Leberrupt., Mschr. Unfhlkd. 1964. — Gastritis cystica (mit Gedigk u. D. Müller), Med. Welt 1964. — Verhalten autoplast. verpflanzten Knorpels an regenerier. Knochen (mit Hartung), Langenbecks Arch. klin. Chir. 308/1964. — Klin. u. pathol.-anat. Bild d. Gastritis cystica (mit D. Müller), Bruns' Beitr. klin. Chir. 210/1965. — Selt. Verrenkg. d. Langfingergrundgelenke (mit Franke), Mschr. Unfhlkd. 1965.

Nissen, Rudolf, emer. Prof. d. Chir. Univ.Klin. Basel, Nonnenweg 31, CH - 4 Basel. — *9. 9. 96 Neisse/Schles. — **A:** 20 Breslau. — **Prom:** 21 ebd. — **Hab:** 26 München, 27 Berlin. — **F:** Chir. — **V:** 20 Med. Univ.-Klin. Breslau (Minkowski), 20–21 Pathol. Inst. d. Univ. Freiburg/Br. (Aschoff), 21–27 Ass. u. Oberarzt München (Sauerbruch) 27–33 Oberarzt Charité Berlin (Sauerbruch), 33–39 Dir. d. Chir. Univ.-Klin. Istanbul/Türkei, 39–41 Research Assoc. am Massachusetts Gen. Hosp. Harvard University Boston, Mass./USA, 41–52 Chief of Div., Brooklyn, Jewish Hosp. New York, Chief Surgeon Maimonides Hosp., Senior Surgeon West Side Hosp., New York, 52–67 Dir. d. Chir. Univ.-Klin., Bürgerspital, Basel. — 34 Bücher und Buchbeiträge, über 500 Einzelpublikationen, darunter die folgenden: **B:** Knochen- u.

Gelenktbk. (mit P. Meyer), Barth 1930. — Chir. d. Mittelfellraumes, in: Hdb. d. prakt. Chir. (mit Brunner), Enke 1931. — Neuere Entwicklg. d. chir. Bhdlg. d. Lungentbk., Urban & Schwarzenberg 1932· — Allg. Op.lehre (mit Sauerbruch), Barth 1933. — Cineplastic Operations on the Upper Extremity (with Bergmann), Grune & Stratton, New York 1943. — Duodenal and Jejunal Peptic Ulcer, Technic of Resection, Grune & Stratton, New York 2nd ed. 1945. — Thoracic Surgery, in: Thorek, Modern Surgical Technic, Lippincott, Philadelphia 2nd ed. 1949. — Zeitloses u. Zeitgebund. i. d. Chir., Antrittsvorlg. Basel 1952, Thieme Stuttgart 1954. — Op. am Oesophagus, Thieme, Stuttgart 1954; Dtsch., ital. u. span. Ausg. — Resekt.-techn. b. chron. Duodenal- u. Jejunalgeschwür (übers. u. ergänzt v. Reitter), Thieme, Stuttgart 1954. — Erlebtes aus d. Thoraxchir., Thieme, Stuttgart 1955. — Lehrb. d. Chir., (hrsg. mit Hellner, u. Vossschulte), Thieme, Stuttgart – 1. Aufl. 1957, 5. Aufl. 1967. — Zwerchfell, Abdomen, Peritoneum, Magen u. Duodenum, ebd. — Neuere Entwicklg. d. Magenchir., Leistgn. u. Erg. d. neuzeitl. Chir., Festbd. z. 70. Geb. v. E. K. Frey, Thieme, Stuttgart 1958. — Op. am Magen u. Duodenum (mit Hess), in: Breitner, Chir. Op.lehre, Bd. IV/1, Urban & Schwarzenberg 1958. — Speiseröhre, in: Hdb. d. Thoraxchir. Bd. 3 hrsg. v. Derra, Springer 1958. — Chir. f. d. Praktiker (mit A. L. Meier u. Rossetti), in: Klin. d. Gegenwart, hrsg. v. Cobet, Gutzeit u. Bock, Bd. 6, Urban & Schwarzenberg 1958. — Bhdlg. v. Hiatushernien u. Refluxösophagitis m. Gastropexie u. Fundoplicatio (mit Rossetti), Thieme, Stuttgart 1959; ital. Ausg. 1964. — Med., 3 Bde. Das Fischer Lexikon, hersg. mit Hartmann, Linzbach u. Schaefer, Fischer Bücherei 1959. — Pages in the History of Chest Surgery (mit Roger H. L. Wilson), Charles C. Thomas, Springfield/ Ill. 1960. — Op. am Zwerchfell (mit Rossetti), in: Chir. Op.lehre, Bd. 3, hrsg. v. Zukschwerdt u. H. Krauss, Urban & Schwarzenberg 1962. — Kolloquium üb. Gefahren d. Halothans (Hrsg.), Vortr. aus d. prakt. Chir. 68. H., Enke 1964. — Bauchschmerzen (mit Hess), in: W. Hadorn, Vom Symptom zur Diagn., Karger, 3. Aufl. 1965. — Leben u. Tod – e. med.-naturwiss. u. ärztl. Betrachtg., in: Leben u. Tod, Vlg. Friedrich Reinhardt 1965. — Hdb. d. prakt. Geriatrie. (hrsg. mit Doberauer, Hittmair u. F. H. Schulz), 3 Bde., Bd. I – Enke 1965. — Intra- u. postop. Zw.fälle, 3 Bde., (hrsg. mit Brandt u. Kunz), Bd. I: allg. Tl., Thorax, Hals, Bd. II: Abdomen, Thieme, Stuttgart 1965 u. 1967. — Entwicklg., Leistgn. u. Grenzen d. Chir., in: Erfolge u. Grenzen d. mod. Med., hrsg. v. Blohmke u. Schaefer, Fischer-Bücherei 1966. — P: Untersuchgn. üb. d. diagnost. Bedeutg. d. Katalaseindex d. roten Blutkörperchen b. menschl. u. exp. Blutkrankhtn., Z. klin. Med. 92/1921. — Pathol.-Anat. z. Pathogenese d. chron. Magengeschwürs, Klin. Wschr. 1922. — Wirkg. v. Schutzkolloiden b. kolloid. Metallösgn. Zugl. e. Beitr. z. Pathol. d. reticulo-endothel. Syst. u. d. Eisenreakt., Z. exper. Med. 28/1922. — Bronchusunterbindg., e. Beitr. z. exp. Lungenpathol. u. -chir., Dtsch. Z. Chir. 179/1923. — Untersuchgn. üb. Heilgs.-vorgänge i. Lungenwunden als Beitr. z. Pathol. d. „Gitterlunge" (mit Sauerbruch), Arch. klin. Chir. 127/1923. — Verändergn. d. Gasaustausches u. Blutchemismus nach Vagotomie (mit Cokkalis), Arch. exp. Path. Pharm. 115/1926. — Exp. Untersuchgn. z. Theorie d. Entstehg. d. Lungenemphysems, Dtsch. Z. Chir. 200/1927. — Einfl. pathol. Zwerchfellstandes auf d. Blutströmg. i. d. unt. Hohlvene (mit Wustmann), ebd. 203 u. 204/1927. — Entlastgs.oedem d. Lungen nach Beseitigg. v. Luftröhrensten., Münch. med. Wschr. 1927. — Pathol. u. Klin. d. Mediastinalemphysems (mit Jehn), Dtsch. Z. Chir. 206/1927. — Mediastinalverlagerg. b. postop. Skoliose u. ihre prakt. Bedeutg., Münch. med. Wschr. 1928. — Pneumolyse als techn. Vereinfachg. d. Op. best. Lungenabszesse, Dtsch. Z. Chir. 212/1928. — Harn-

röhrenplast. z. Beseitigg. d. skrot. Hypospadie, Zbl. Chir. 1929. — Weg z. Erleichterg. d. Lungenexstirpat., Dtsch. Z. Chir. 219/1929. — Chir. Bhdlg. d. Lungeneitergn., I. Abszess u. Gangrän d. Lungen, Chirurg 1929; —II Bronchiektasenkrankh.,
ebd. 1930. — Bhdlg. v. Bronchektasen i. Kindesalter, Münch. med. Wschr. 1930. —
Prakt. Ausnutzg. künstl. Blutverschiebg. durch Druckdiff. z. Erleichterg. op.Eingr.
an Hirn u. Rückenmark, Arch. klin. Chir. 162/1930. — Bhdlg. d. kindl. Empyems,
Erg. inn. Med. & Kinderhlkd. 39/1931. — Anwendg. d. Hochfrequenzstromes i. d.
op. Chir., Med. Welt 1931. — Prim. Plast. b. schweren Gelenkbr., Dtsch. Z. Chir.
230/1931. The surgical treatment of tuberculous cavities of the lungs with filling-
"Plombe", Surg. Gyn. Obstet. 52/1931. — Weichteilplast. z. Verschl. bes. Formen
v. Empyemresthöhlen, Zbl. Chir. 1931. — Exstirpat. e. ganzen Lungenflügels, ebd.
— Gewebsplomb. e. durch d. Brustwand perfor. Kaverne, Z. Tbk., Leipzig 63/1931. —
Chir. Erkrankgn. d. Brustorgane nach op. Eingr. i. d. Mundhöhle, Dtsch. Z. Chir.
233/1931. — Indikat. u. Erg. d. Splenekt. als Frühop. (mit Schilling), Klin. Wschr.
1932. — Erkenng. u. Bhdlg. bösart. Lungengeschwülste (mit Sauerbruch), Arch.
klin. Chir. 170/1932. — Op. Verschl. v. gr. Bronchialfisteln, „Gitterlungen" u.
durchgebroch. tbk. Kavernen, Dtsch. Z. Chir. 236/1932. — Op. Indikat. b. Verletzgn. v. Lungen u. Bronchen, Arch. klin. Chir. 173/1932. — Blutreservoire d. Menschen, Klin. Wschr. 1933. — Resekt. d. tiefsitz. Duodenalgeschwürs, Zbl. Chir. 1933.
— Resekt.bhdlg. ausgedehnter Sarkome d. Oberschenkelknochens, Klin. Wschr.
1933. — Zweizeit. Brustdrüsenplast., Zbl. Chir. 1933. — Bhdlg. d. funkt. u. organ.
Verengergn. v. Oesophagus u. Kardia, Schweiz. med. Wschr. 1934. — Nadel i. re.
Herzen. Verändergn. i. EKG (mit Güçhan), Dtsch. Z. Chir. 245/1935. — Aus-
gedehnte Lungenresekt. b. d. Exstirpat. e. Brustwandsarkoms, ebd. — Indikat. u.
Techn. d. Op. solit. intrathorak. Echinokokkuszysten, Helvet. med. acta 3/1936. —
Bemühgn. um techn. Vereinfachg. d. Lungenlappenexstirpat. Lobekt. b. freiem
Pleuraspalt, Dtsch. Z. Chir. 247/1936. — Ersatz d. unt. Femurdrittels durch d.
halben Tibiakopf, ebd. — Einige allg. interess. Fragen aus d. Chir. d. Herzens,
Schweiz. med. Wschr. 1937. — Transpleur. Resekt. d. Kardia, Dtsch. Z. Chir. 249/
1937. — Le Pneumothorax extra-pleural, Arch. méd.-chir. app. resp. 13/1938. —
Paroxysmal hypertension due to tumor of the adrenal gland, Proc. of the Rud.
Virchow. Med. Soc. 3/1944. — Post-War Internat. Coop., J. Int. Coll. Surg. 64/1944. —
Osteoplastic procedure for correction of funnel chest, Amer. J. Surg. 64/1944. —
A new operative technic for cysts of the lung and for chronic spontaneous pneumo-
thorax, J. Int. Coll. Surg. 1945. — Replacement of lower end of femur or upper end
of tibia, ebd. 1946. — Intrapericardial Sarcoma, ebd. 1947. — Bridging of esophageal
defect by pedicled flap of lung tissue, Ann. Surg. 129/1949. — Cervical esophago-
gastrostomy following resection of supra-aortic carcinoma of the esophagus, ebd.
130/1949. — Development of total pneumonectomy, Amer. J. Surg. 78/1949. —
Chir. Möglktn. i. d. Bhdlg. d. Hypertonie, Mschr. Psych. & Neur. 117/1949. —
Selt. mediastin. Geschwülste (Op.beobachtgn.), Langenbecks Arch. klin. Chir. 265/
1950. — Brain revascularization after carotid-jugular anastomosis assessed by angiography, Arch. Neurol. Psych. 64/1950. — Preservation of the pyloric antrum
in resection of high gastric lesions, J. Mount Sinai Hosp. 17/1951. — Herzstillstand währ. Op.; Wiederbelebg. d. Herzens, Chirurg 1951. — Bemerkgn. z. chir.
Bhdlg. d. Megakolons, Medizinische 1952. — Freilegg. beid. Nebennieren, Chirurg
1952. — Verschl. d. Dränagebronchus als selbständ. od. ergänz. Bhdlgs.verf. b. d.
kavern. Lungentbk. (mit Lezius), Dtsch. med. Wschr. 1952. — Neuere Bemühgn.
um Verbesserg. u. Erweiterg. d. op. Bhdlg. d. Krebses, Schweiz. med. Wschr. 1952.

— Entwicklg. v. Anaesth. u. Anaesthesiol. u. beid. Einfl. auf d. Fortschr. i. d.
Chir., Bull. Schweiz. Akad. med. Wiss. 9/1953. — Grenzen i. d. Chir. d. Ka., Medizinische (Stuttgart) 1953. — Chir.-klin. Bedeutg. d. Refluxoesophagitis, Thoraxchir.
1953. — Chir. i. Alter, Dtsch. med. Wschr. 1953. — Chir. Erkrankgn. d. Speiseröhre,
Langenbecks Arch. klin. Chir. 276/1953. — Erschlaffg. u. exspirat. Invaginat. d.
membran. Teils d. intrathorak. Luftröhre u. d. Hauptbronchien als Ursache d.
asphykt. Anfälle b. Astma bronch. u. b. d. chron. asthm. Bronchitis d. Lungenemphysems (mit Herzog), Schweiz. med. Wschr. 1954. — Erlebtes aus d. Thoraxchir. (Sir Mitchell Banks, Memorial Lecture, geh. 1953 an d. Univ. Liverpool unt. d.
Titel "The Romance of Thoracic Surgery"), Dtsch. med. Wschr. 1954. — Mediastino-
Pericarditis externa, verursacht durch Paraffin (Paraffinose d. Mediastinums) (mit
Hase), Thoraxchir. 1954. — Erhaltg. d. Antrums statt totaler Gastrekt. b. d. Op.
d. hochsitz. Magenka., Schweiz. med. Wschr. 1954. — Zukunftsaufgaben d. Chir.,
Merkur 1954. — Op. Indikat. b. Strahlenschädigg. d. Lunge, Helvet. chir. acta 1954.
— Blut. Oesophagusvarizen ohne port. Hypertonie, Schweiz. med. Wschr. 1955. —
Hiatushernie u. ihre chir. Indikat., Dtsch. med. Wschr. 1955. — Chir.-klin. Erfah-
rgn. m. d. Röntgenol. d. pathol. veränd. Oesophagus, Schweiz. med. Wschr. 1955. —
Verschl. e. recto-urethr. Fistel (nach perinealer Prostatekt.) durch Rectumresekt.
u. gestielte Dünndarmplast., Chirurg 1955. — Gestielte Dünndarmplast. i. d. urol.
Chir. Vol. d. rapp. publ. à l'occasion du XXe anniversaire du Coll. Internat. Chir.
Edit. Méd. et Hyg. 1955. — Veränd. Bild d. Chir., Dtsch. med. Wschr. 1955. —
Geograph. Verschiedenhtn. i. Art u. Abl. chir. Erkrankgn., Schweiz. med. Wschr.
1955. — Ferdinand Sauerbruch, in: „Gestalter unserer Zeit", Stalling Vlg. 1955. —
Neuere Entwicklg. d. chir. Bhdlg. d. Lungentbk. unt. bes. Berücksicht. d. antibiot.
u. Chemo-Therap. (mit Forschbach), Erg. Tbc. 13/1956. — Anpassg. u. Ausgl. i.
menschl. Organismus, Münch. Univ.-Reden H. 15, Hueber Vlg. 1956. — Trans-
periton. Zwerchfellraffg. b. Lähmungshochstand u. Relaxat., Thoraxchir. 1956. —
Transpleur. Zugang z. d. thorak. Herden d. tbk. Spondylitis (mit Nigst), Helvet.
chir. acta 1956. — Bisher. Erg. d. chir. Therapie (Herzfehler), Nauheimer-Fortbild.-
Lehrg. 22/1957. — Ka.therap. jenseits v. Radikalop. u. Bestrahlg., Dtsch. med.
Wschr. 1957. — Klin. Beurteilg. d. Parotismischtumoren u. Techn. ihrer Entferng.,
Chir. Praxis 1957. — Hospitalismus, Helvet. chir. acta 1958. — Grenzen d. Fortschr.
i. d. heut. Med., Taggs.ber. J. R. Geigy-Zeitung 1958. — Erg. chir. Bhdlg. d.
Refluxoesophagitis, Münch. med. Wschr. 1958. — Op.dauer, Dtsch. med. Wschr.
1958. — Wandlgn. i. chir. Unterricht, Wien. med. Wschr. 1958. — Akutes Ober-
bauchsyndr., Z. ärztl. Fortbild. 1959. — Diaphyso-epiphysiale Resekt. b. aus-
gedehnten Knochentumoren d. unt. Extremität, Helvet. chir. acta 1959. — Reform
d. ärztl. Ausbildg., Med. Klin. 1959. — Einige op.-techn. Unf. b. Magenop.; ihre
Korrekt., Helvet. chir. acta 1959. — Embolekt. b. d. protrah. tödl. Lungenembolie,
Schweiz. med. Wschr. 1959. — The prevention of recurrent strictures after plastic
operations on the common hepatic and bile ducts, German Med. Monthly 1959. —
Prim. Hyperaldosteronismus (mit Miescher u. a.), Schweiz. med. Wschr. 1960. —
August Socin, Otto Hildebrand, Eugen Enderlen, Max Wilms, Friedrich de Quer-
vain, in: Professoren d. Univ. Basel aus fünf Jahrh., Vlg. Friedr. Reinhardt 1960. —
Transthorak. Fundusraffg. z. Beeinfl. bes. Formen v. Refluxoesophagitis, Langen-
becks Arch.'klin. Chir. 293/1960. — Einheit od. Spaltg. d. Chir. an d. Westdtsch.
Fakultäten?, Dtsch. Univ.-Ztg. 15/1960. — Chirurgie, in: Lehre u. Forschg. an d.
Univ. Basel z. Z. d. Feier ihres 500j. Bestehens, Birkhäuser Vlg. 1960. —'Embol-
ectomy in protracted fatal pulmonary embolism, Karger 1960. — Günst. u. Un-

günst. aus d. Alterschir., Z. Altersforsch. 1960. — Op. Unf. i. d. Bauchchir. u. ihre Korrekt., Langenbecks Arch. klin. Chir. 295/1960. — Mechan. Einfl. auf d. Blutkreisl.; ihre klin. u. chir.-prakt. Bedeutg., Schweiz. med. Wschr. 1960. — Milestones in Lung Surgerv. Proc. Rudolf Virchow Med. Soc. N.Y. 19/1960. —*Dringlichkts.kategorien b. Massenkatastrophen u. Notfallhilfe b. Brust- u. Bauchverletzgn., Z. Unfallmed. 54/1961. — Diagn. d. intraop., mass. Lungenembolie, Schweiz. med. Wschr. 1961. — Wandlgn. d. Krhs.: Erreichtes, Erhofftes u. Umstrittenes, Krhs.arzt 1961 u. Z. ärztl. Fortbild. 1961. — Extrakorp. Zirkulat. f. langdauernde (30 Min.) Atemunterbrechg. z. Op.bifurkat.naher Trachealgeschwülste, Schweiz. med. Wschr. 1961. — Advances in Surgery, Practitioner 187/1961. — Nicht-insulinproduz. Pankreasadenom m. Ulcus duodeni (Zollinger-Ellison-Syndr.) (mit Fahrländer u. a.), Schweiz. med. Wschr. 1961. — Konsequenzen d. Ehrfurcht vor d. Leben f. d. Med., in: Albert Schweitzer: Sein Denken u. sein Weg, hrsg. v. Bähr, J. C. B. Mohr (Paul Siebeck) 1962. — Surgery of Today and Yesteryear, J. Internat. Coll. Surg. 36/1961. — Chir. Ausbildg., Dtsch. med. Wschr. 1962. — Werner Richters Berl. Hochschulpol. aus d. Sicht d. Hochschule, Beitr. z. Geschichte d. Univ. Bonn, No. 14. In Memoriam Werner Richter, Peter Hanstein Vlg. 1962. — La fundoplicatio et la gastropexie dans le traitement chirurgical de l'insuffisance du cardia et de la hernie hiatale (mit Rossetti), Ann. chir. 16/1962. — Verantwortg. d. Arztes, in: Mensch u. Erde, Akad. Vortr. geh. an d. Univ. Basel, Helbing & Lichtenhahn 1962. — Chirurg in Publizist. u. Publikumsmeing., Chir. Praxis 1962. — Anaesthesie heute, Anaesthesist 1962. — Der op. Magen, Dtsch. med. Wschr. 1963. — Zwerchfellbedingte Magen-Darm-Sten. nach transdiaphragm. Op. (postop. Zwerchfellrupt. u. hiat. Strukturbildg.) (mit Rossetti), Bruns' Beitr. klin. Chir. 207/1963. — Die Chir. Univ.-Klin. Basel, 1913–1963, Helvet. chir. acta 1964. — Colonka. i. hohen Alter (mit Wolff), Schweiz. med. Wschr. 1964. — Chir. d. alternden Menschen. Indikat. u. Kontraindikat., in: Krankhtn. d. üb. Siebzigj. (Fortbild.kurs 1963 d. Med. Fakultät d. Univ. Basel üb. Erkrankgn. im hohen Alter), Hans Huber 1964. — The Treatment of Hiatal Hernia und Esophageal Reflux by Fundoplication, in: Nyhus and Harkins, Hernia, Lippincott 1964. — Ausbildg. u. Prax. i. d. nordamer. Chir., Dtsch. med. Wschr. 1965. — Ärztl. Autorität i. Klin. u. Krhs., Angest. Arzt 1965. — Le dilemme du chirurgien, Méd. et Hyg. 23/1965. — Induz. Selbstverdauung d. Wand e. kongent., ins Mediastinum eingewuch. Pankreascyste, Langenbecks Arch. klin. Chir. 310/1965. — Chir. Mögl.ktn. b. Komplikat. d. Lungenemphysems, Helvet. chir. acta 1965. — Med.studium u. ärztl. Beruf, Mitt. d. List-Ges. 5/1965. — Chir. u. d. Internist, Münch. med. Wschr. 107/1965. — Beitr. d. Schweiz z. mod. Chir., Verh. 19. int. Kongr. Geschichte d. Med. Basel 1966. Karger Basel-New York, 1966. — Krankhtn. d. chir. Fortschr., Dtsch. med. Wschr. 1966. — Aspekte d. Reanimat., Hippokrates 1967. — Korrekt.op. am Magen, Gastroenterol. 107/1967. — Med. Studienreform u. Krhs., Krhs.arzt 1967. — Lebensbilder von: J. Bitschai, A. Brunner, A. M. Dogliotti, W. Felix, E. K. Frey, H. Heusser, H. Krauss, H. Kuntzen, M. Lebsche, R. Leriche, A. Lezius, L. Lichtwitz, F. Merke, C. Ramstedt, W. Richter, F. Sauerbruch, E. Schwarz, H. Staub, S. Thannhauser, K. Vossschulte, E. Zdansky.

Nitsche, Franz, Facharzt f. Orthop., 1 Berlin 65, Behmstr. 9. — *11. 10. 02 Breslau. — **A:** 27. — **Prom:** 28. — **F:** Orthop. -- **V:** 27 Orthop. Univ.-Klin. Heidelberg (v. Baeyer), 28 Orthop. Univ.-Klin. Würzburg (Port), 29–34 Oskar-Helene-Heim Berlin-Dahlem (Biesalski, Mommsen), 35 Chir. Univ.-Klin. Halle/S. (Voelcker). — **B:** Techn. u. Taktik im Tennis, Wilh. Limpert-Vlg. 2. Aufl. 1963. — **P:** Osteodystrophia fibrosa, Diss. Breslau 1928. — Knochenneubildg. b. ischäm. Kontraktur, Z. orthop. Chir. 52. — Weißes Blutbild u. Senkungsreakt. b. Knochengelenktbk. (mit Hauer), Verh. Dtsch. Orthop. Ges. 1930. — Lokalisierte Doppelmißbildgn. u. ihre Genese, Z. orthop. Chir. 55/1931. — Doppelmißbildgn. d. unt. Extremität m. fibularem Zusammenhang, ebd. — Erfahrgn. m. d. mechan.-biol. Pseudarthrosen-bhdlg., Verh. Dtsch. Orthop. Ges. 1932. — Unblut. Geraderichtg. e. Beugeankylose d. Kniegelenkes i. d. Epiphysenfuge, Z. orthop. Chir. 60/1932. — Spast. Tetraplegie kombin. m. epidem. Kinderlähmg., ebd. 56/1932. — Erscheings.formen d. achondropoet. Konstitut. anomalie, Klin. Wschr. 1932. — Orthop. Leiden b. Zwillingen (mit Armknecht), Z. orthop. Chir. 58/1933. — Therap. d. schnellenden Hüfte, Zbl. Chir. 1934. — Bhdlg. d. Spondylitis tbk. (10j. Erfahrgn. m. d. Finckschen Meth.), Z. orthop. Chir. 61/1934. — Ist d. Buckel b. d. tbk.-Wirbelsäulenentzündg. e. notwendiges Übel?, Münch. med. Wschr. 1934. — Bhdlg. d. Oberschenkelschaftbr. b. Kindern, Zbl. Chir. 1935. — Angeb. Amputat., Erbarzt 1935. — Littlesche Krkh. b. Zwillingen, ebd. 1936. — Bhdlg. d. Kahnbeinbr., Zbl. Chir. 1937. — Ruptur d. Lig. propr. pat., Zbl. Chir. 1938. — Bhdlg. d. Pseudarthr., ebd. 1939. — Ermüdungsbr., ebd. 1942. — Schmerzlose Schultereinrenkg. ohne Nark., Med. Techn. 1947. — Ischias, Nucl. pulp.-Hernie u. praesacrale Überflutg. (Pendl), Chirurg 1949. — Sog. Unfallneurose, Mschr. Unfhlkd. 1952. — Beweggs.ablauf b. Kugelstoßen, Lehre d. Leichtathletik 1960. — Vermeidg. v. Spritzenschäden b. intraglut. Injekt., Münch. med. Wschr. 1962. — Tendopathie d. Abd. poll. long, Z. orthop. Chir. 96/1962. — Stylopathia ulnae, ebd. 98/1963. — Pathogen., Ätiol. u. konserv. Therap. d. Karpaltunnelsyndroms, Med. Welt 1967. — Knieschmerzen b. gesundem Kniegelenk, Orthop. Praxis 1967.

Nockemann, Paul Ferdinand, Chefarzt d. chir. Abt. d. St. Vincenz-Hosp., 41 Duisburg. — *20. 1. 29 Düsseldorf. — **A:** 54 Düsseldorf. — **Prom:** 54 ebd. — **F:** Chir. — **V:** 54–55 Vinzenz-Hosp. Duisburg (Schmitter), 55 Path. u. Gewerbepath. Inst. Gelsenkirchen (Gerstel), 56–57 inn. Abt. Vinzenz-Krhs. Köln (Uhlenbruck), 57–61 Bergmannsheil Bochum (Bürkle de la Camp), 61–68 Städt. Kr.anst. Krefeld (Schega). — **B:** Bedeutg. v. Nahtmaterial u. Nahttechn. f. d. norm. u. gestörte Wundheilg., in: Wundheilg. u. Wundnaht, Urban & Schwarzenberg 1967. — Chir. Naht, Thieme, Stuttgart 1968. — **P:** Konzentrat. v. Paraminosalicylsäure (PAS) i. Blutserum u. Urin b. d. verschied. PAS-Bhdlgs.meth. (mit Weise u. Schrader), Med. Klin. 1952. — Bhdlg. d. Querbr. i. Mittel- u. Grundgliedschaft d. Finger, Medizinische 1959. — Allg. Verkalkg. d. Milz (mit Engelke), ebd. — Verrenkg. i. d. Schlüsselbeingelenken u. ihre Bhdlg., Langenbecks Arch. klin. Chir. 294/1960. — Erfahrgn. aus d. Bhdlg. v. 996 Fingergliedbr., Mschr. Unfhlkd. 1960. — Hirnerschütterg. Erg. aus d. Bhdlg. v. 3056 Fällen, Zbl. Chir. 1960. — Wiedereingliederg. Schädelhirnverletzter. Erg. aus d. Bhdlg. v. 4139 Fällen, Med. Welt 1960. — Prim. traumat. Pneumocephalus. Beobachtgn. an 21 Fällen (mit Nikolai), Langenbecks Arch. klin. Chir. 296/1961. — Allg.chir. Probl. b. d. Schädeldachplastik, ebd. 299/1961. — Knochenbr.bhdlg. d. Finger, ebd. — Konservg. v. heteroplast. Knochen (mit Schilling), Bruns' Beitr. klin. Chir. 203/1961. — Bruch d. Ansatzleiste d. Ligg. vaginalia am Finger, Bruxelles, Impr. Med. et Scient. 1961. — Erbl. Hornhautverdickg. m. Schnürfurchen a. Fingern u. Zehen u. Innenohrschwerhörigkt., Med. Welt 1961. — Krankh.bild d. Calcinosis interstitialis universalis, Langenbecks Arch. klin. Chir. 299/1962. — Anwendg. heteroplast. Knochentransplantate (mit Schilling), Dtsch. Med. J. 1962. — Klin. Erfahrgn. m. e. heteroplast. Knochenmat. (mit Schilling), Bruns' Beitr. klin. Chir. 205/1962. — Histol. Betrachtgn. üb. tierexp. u. klin. Erfahrgn. m. e. heteroplast. Knochenmat. (mit Schilling), Mschr. Unfhlkd. 1962. — Osteochondrosis dissecans am Os naviculare pedis, Chirurg 1962. — Traumat. Fazialisparese u. ihre Bhdlg. (mit Fleischer), Langenbecks Arch. klin. Chir. 302/1962. — Dominant vererbte Polykeratose m. Schnürfurchenbildg. u. Innenohrschwerhörigkeit, Med. Bild-Dienst Roche 1964. — Klin. Erfahrgn. m. e. konzentr. Proteinasen-Inhibitor, Bruns' Beitr. klin. Chir. 208/1964. — Knochenbr. d. Finger am Ansatz der Ligg. vaginalia, Arch. orthop. Unfallchir. 56/1964. — Erg. u. Folgergn. aus d. Bhdlg. d. akuten Pankreatitis ohne u. mit e. Proteinasen-Inhibitor, Chirurg 1965. — Problem: akute hämatogene Osteomyelitis u. Unf., Mschr. Unfhlkd. 1966. — Lokalbhdlg. d. Verbrenngn., Med. Welt 1967.

Nöller, Fred, OMR., Prof., Dr. med. habil., Chefarzt d. chir.-urol. Klin. d. Bez.krhs. Gera, Prof. m. Lehrauftrag f. Chir. an d. Friedrich-Schiller-Univ. Jena. (Priv.) X 65 Gera, Dr. Sauerbruchweg 9. — *3. 10. 08 Saalfeld/S. — **A:** 34 Weimar. — **Prom:** 34 Jena. — **Hab:** 41 ebd. — **F:** Chir., Orthop., Urol. — **V:** 33 Med. Univ.-Klin. Jena (Veil), 33–50 Chir. Univ.-Klin. ebd. (Guleke), 38 Facharzt f. Chir., 50 Facharzt f. Urol. u. Orthop., 41 Doz. f. Chir., 49 Prof. mit Lehrauftrag f. Chir. a. d. Friedrich-Schiller-Univ. Jena, ab 50 Chefarzt in Gera. — **B:** Chir.-orthop. Erbkrankhtn., G. Fischer 1942. — Op.lehre d. dringl. Eingr. b. Schußverletzgn. (mit Simons u. Busse), ebd. 1946. — Angebor. Mißbildgn., Verletzgn. u. Erkrankgn. d. Gesichtes, Plast. Op., in: Wullstein-Küttner, Lehrb. f. Chir., ebd. 1951. — Verletzgn. u. Erkrankgn. d. Gesichtes, Plast. Op., in: Wullstein-Küttner, Lehrb. f. Chir., ebd. 1954. — Op. an d. ob. Extremitäten, in: Bier-Braun-Kümmell, Op.lehre, Bd. VI, Leipzig: Barth 1958. — **P:** Verhalten d. ström. Blutes b. Menschen unt. Einwirkg. kurzer elektr. Wellen, Diss. — Konservat. Bhdlg. d. Schulterverrenkgs.br., Zbl. Chir. 1938. — Spaltbildgn. an d. Gelenkfortsätzen d. LWS., Arch. klin. Chir. 191/1938. — Bluttransfus. unt. bes. Berücksicht. d. Blutkonservg. u. d. Trockenblutes, (Habil.-Schr.), Bruns' Beitr. klin. Chir. 173/1942. — Zwerchfellbr. b. mult. cartilagin. Exostosen, Zbl. Chir. 1943. — Dysostosis multiplex (Hurler) u. verwandte Krankh.bilder, Dtsch. Z. Chir. 258/1943. — Trockenserum, Pharmazie 1946 u. Zbl. Chir. 1953. — Papiergipsverband, ebd. 1947. — Einige Besonderhtn. d. Dickdarmkrebses, Med. Klin. 1947. — Ist Saccharin als Diureticum anzusehen?, Dtsch. Gesd.wes. 1947. — Bhdlg. d. Verrenkungsbr. d. Oberarmkopfes, Zbl. Chir. 1947. — Ber. üb. d. Tagg. d. Thür. u. Sächs. Chirurgen i. Jena, Chirurg 1948. — Alkoholinjekt. ins Ganglion Gasseri bei d. Trigeminusneuralgie, Zbl. Chir. 1948. — Zeitbedingte Ersatzstoffe u. Ersatzverf. i. d. Chir., Langenbecks Arch. klin. Chir. 266/1950. — Chir. Eingr. b. d. Hypertonie, Med. wiss. Ges. Chir. Jena 1951. — Blut. Magengeschwür, ebd. u. Zbl. Chir. 1952. — Pericardcysten, ebd. 1953. — Darmanastomosen u. ihre Folgezustände, ebd. — Umgehungsanastomosen am Dünndarm u. ihre Folgezustände, ebd. — Hypertonie u. chir. Nierenerkrankgn., ebd. 1954. — Frühop. d. Gallenblasenerkrankg., ebd. 1955. — Traumat. Spätschäden, ebd. 1957. — Hypospadie od. Pseudohermaphroditismus, ebd. 1958. — Blutverändergn. b. Ausschaltgs.-anastomosen, ebd. 1959. — Erinnergn. an Nikolai Guleke, ebd. 1961. — Rektumca., ebd. — Fettembolie, ebd. 1963. — Sog. Fettembolie, Bruns' Beitr. klin. Chir. 208/1964. — Traumat. Darmperforat. b. Hernienträgern, Zbl. Chir. 1964. — Traumat. Schock u. Fettembolie, ebd. 1965. — Aufgaben d. Krskrhsr. i. d. Unfhlkd., ebd. — Rundtischgespräch üb. Schenkelhalsfrakt., ebd. 1967.

Nolden, Hans, Facharzt f. Chir., Chefarzt d. St. Vincenz-Krhs. Köln i. R., Köln-Nippes, Kuenstr. 80. — *3. 4. 99 Köln. — **A:** 24 Köln. — **Prom:** 24 ebd. — **F:** Chir. — **V:** 1 J. Med. Klin. Köln (Külbs), 2 J. Univ.-Frauenklin. ebd. (Frank, Füth), 1 J.

Lindenburg (Tilmann), 2½ J. Krhs. Marienhof Koblenz (Moeltgen), 1 J. Franziskus-Hosp. Köln-Ehrenfeld (Berkenkamp), 6 J. Vincenz-Hosp. Köln-Nippes (Rossiè), ½ J. Bergmannsheil Bochum (Magnus), 3 Mon. Unf.-Krhs. Wien (L. Böhler).

Nolte, Hermann, Chefarzt d. chir. Abt. d. Josef-Hosp., 594 Altenhundem/Lenne, Gartenstr. 23. — *25. 12. 07 Dortmund-Bövinghausen. — **A: 34.** — **Prom: 34** Münster. — **F:** Chir. — **V:** 33 Univ.-Kinderklin. Münster (Vogt), 33–34 inn. Abt. Elisabeth-Hosp. Herten (Groß-Albenhausen), 34–35 chir.-gynäk. Abt. ebd. (Stadtmann), 35–38 Vincenz-Hosp. Köln-Nippes (Rossiè), 38–48 Prosper-Hosp., Recklinghausen (Kirschner). — **P:** Wert d. Supravitalfärbg. d. weißen Blutzellen, insbes. f. Blutbilduntersuchgn. b. d. Tbk., Beitr. Klin. Tbk. 85/1934.

Nolte, Udo, Facharzt f. Chir., Oberarzt d. chir. Abt. d. St. Marien-Hosp., 423 Wesel. — *31. 12. 32 Krefeld. — **A:** 61 Köln. — **Prom:** 61 ebd. — **F:** Chir. — **V:** 59–60 Med. Univ.-Klin. Köln-Lindenthal (Knipping), 60–61 St. Cornelius-Hosp. Dülken/Ndrrh. (Rixen), 61–64 Städt. Krhs. Gummersbach (Herzog), 64–65 Krhs. f. Sportverletzte Hellersen-Lüdenscheid (Hagedorn), 65–67 Krskrhs. ebd. (Enger), ab 67 St. Marien-Hosp. Wesel (Roesgen).

Noodt, Hermann Erwin Heinrich, I. Oberarzt d. chir. Klin. Stadtkrhs., 645 Hanau/Main. — *25. 6. 24 Pasewalk/Pommern. — **A:** 51 Berlin, Humboldt-Univ. — **Prom:** 51 ebd. — **F:** Chir. — **V:** 51–58 Charité Berlin (Felix), 59–61 Stadtkrhs. Rüsselsheim/Main (Jirzik, Burckhart), ab 61 I. Oberarzt Stadtkrhs. Hanau/Main (Westermann, Stiller). — **P:** Bronchial-Ca. u. Total-Atelektase, Dtsch. Gesd.wes. 1954. — Pancoast-Tumoren, Münch. med. Wschr. 1955. — Komplikat. nach Fremdkörperaspirat., Zbl. Chir. 1956. — Klin. d. abdomin. Aktinomykose, Bruns' Beitr. klin. Chir. 4/1958. — Erfahrgn. b. 30 Frakt. d. HWS., Mschr. Unfhlkd. 1964. — Mögl.ktn. u. Grenzen d. op. Bhdlg. b. acuter mass. Lungenembolie (mit Stiller u. Hennes), Med. Welt 1966. — Isol. Gallenabriß nach stumpfem Bauchtrauma, Mschr. Unfhlkd. 1966.

Nordmann, Ernst, 3388 Bad Harzburg, Sachsenring 8. — Fragebogen 1968 nicht beantwortet.

Norpoth, Hanns, Chefarzt d. chir. Klin. Kr.anst. – Lukas-Krhs. –, 404 Neuss. — *30. 11. 12 Essen. — **A:** 38 Düsseldorf. — **Prom:** 39 ebd. — **F:** Chir. — **V:** Marien-Hosp., Oberhausen-Osterfeld (Hessel), 45–48 Düsseldorf (Herzog, Derra), 48–54 Städt. Kr.anst. Krefeld (Herzog). — **P:** Duodenaldivertikel, Ärztl. Wschr. 1950. — Isol. Axillarisschädigg., Mschr. Unfhlkd. 1950. — Spont. Pneumoperitoneum, Zbl. Chir. 1950. — Todesfälle n. Anaesth. m. Kokainersatzmitteln, Ärztl. Wschr. 1950. — Klin. d. Darmbrandes, Zbl. Chir. 1951. — Diagn. prim. Nierenca., ebd. 1952.

Novacek, Ct. Ernst, Facharzt f. Chir., Aulendorf, Belegarzt Städt. Krhs Altshausen, 796 Aulendorf/Württ., Mozartstr. 21. — *29. 11. 26 Mühlenbach/CSR. — **A:** 53. — **Prom:** 54. — **F:** Chir. — **V:** 53–56 Univ.-Frauenklin. Frankfurt (Naujoks), 56–58 Krskrhs. Arolsen, 58–62 Städt. Krhs. Schweinfurt (Mussgnug), 62–64 Oberarzt u. komm. Chefarzt Krskrhs. Leutkirch/Allg.

Nuboer, Jan F., Prof., Vorst. d. Chir. Univ.-Klin., Kromme Nieuwe Gracht 43, Utrecht (Niederlande). — Fragebogen 1968 nicht beantwortet.

Numberger, Hans Otto, Ass. d. chir. Unfallabt. Stadtkrhs., 896 Kempten. — *19. 8. 22 Winning, Lkr. München. — **A:** 48 München. — **Prom:** 49 ebd. — **F:** Chir. — **V:** 49 Ass. i. d. Allg.-Praxis (J. Numberger) München, 49–50 Krhs. v. III. Orden München-Nymphenburg (Scheicher), gynäk. Abt. ebd. (Brunner), 50 inn. Abt. ebd. (Kämmerer), 50–51 Knappschaftskrhs. Penzberg/Obb. (Aping), 51–55 Krskrhs. Niederhatzkofen, Kr. Rottenburg/Laaber (Fessler), 55–60 Stiftsspit. Kempten (jetzt Krskrhs.) (Näher, Zeller), 61 Altstädt. Krhs. ebd. (Madlener), ab 61 Stadtkrhs. Kempten (Madlener).

Nuri, Mehdi, Ass. d. Chir. Univ.-Klin., 69 Heidelberg, Kirschnerstr. 1. — Fragebogen 1968 nicht beantwortet.

Nusselt, Heinrich, Dr. med. habil., Chefarzt d. chir. Abt. u. Dir. d. Krskrhs., 6508 Alzey/Rhh., Kreuznacher Str. 12. — *11. 3. 07 Nürnberg. — **A:** 32 Erlangen. — **Prom:** 33 ebd. — **Hab:** 45 Gießen. — **F:** Chir. — **V:** 31–34 chir. Abt. Städt. Krskrhs. Nürnberg (Kreuter), 34 akt. San.Offz., 37 chir. Kdo. Univ.-Klin. Gießen (A. W. Fischer, Bernhard), 37–50 Ass. bzw. Oberarzt Chir. Univ.-Klin. ebd. (Bernhard), Kriegsdienst. — **P:** Endokrinvegetat. Störgn. b. d. Bürgerschen Thrombangitis oblit., Arch. Dermat. u. Syph. 139/1933. — 2 Fälle v. Abrißfrakt. a. vord. unt. Darmbeinstachel, Dtsch. Militärarzt 1938. — Was muß d. Truppenarzt v. Kahnbeinbr. d. Hand wissen?, ebd. 1940. — Irrtümer i. d. Erkenng. u. b. d. Bhdlg. v. Ermüdgs.frakt., Zbl. Chir. 1940. — Besonderhtn. d. Coecum-Ca., ebd. — Probl. d. Tetanusschutzimpfg., ebd. — Rechtzeit. Erkenng. u. Bhdlg. d. Dickdarmkrebses, Hippokrates 1943. — Calcinosis cutis et interstitialis, Med. Klin. 1944. — Spätresultate n. traumat. Hüftgelenksluxat., Mschr. Unfhlkd. 1944. — Versorgg. fr. Schußfrakt. d. Marknagelg., Med. Ges. Gießen 1944. — Unterbindg. d. Art. carotis communis, Chirurg 1947. — Ermüdgs.br. d. Schenkelhalses b. e. 39j. Soldaten, Mschr. Unfhlkd. 1944. — Klin. Bedeutg. d. Harndiastase f. d. Erkenng. d. Gallenwegerkrankgn., Bhdlg., Bruns' Beitr. klin. Chir. 177/1948. — Beobachtgn. b. 224 Aneurysmen, U.S. Naval Technical Unit. Frankfurt/Main. — Erfolgreich op. Aneurysma art.-venosum d. Art. mesenterica superior, Zbl. Chir. 1947. — Bedeutg. d. Marknagels f. d. Bhdlg. v. Pseudarthrosen, Chirurg 1949. — Zweckmäßigste Bhdlg. d. Unterschenkelschaftbr., Mittelrhein. Mschr. Unfhlkd. 1949. — Darmverschl. n. früherer Appendect., Med. Klin. 1949. — Bemerkenswerte Beobachtgn. b. 224 Aneurysmen, Langenbecks Arch. klin. Chir. 261/1948. — Dünndarmplastik z. Beseitigg. e. Anus pr. nat. b. gr. Dickdarmdefekt, Chirurg 1947. — Kahnbeinbr. d. Hand ohne bekanntes Trauma, Bruns' Beitr. klin. Chir. 181/1950. — Erkenng. u. Bhdlg. periph. Durchblutgs.störgn., Berl. med. Z. 1950. — Nachruf f. Prof. Bernhard, ebd. — Erfahrgn. m. d. Lobekt. b. d. Lungentbk., Dtsch. Chir. Tagg. Frankfurt 1949. — Bhdlg. v. Pseudarthr. m. d. Auflegespan n. Phemister, Chirurg 1951. — Krankhts.bild d. Pneumoperitoneums, ebd. — Techn., Fehler u. Gefahren b. d. Novocainblockade d. lumbalen u. cervicalen Grenzstranges, Berl. med. Z. 1951. — Untersuchgn. üb. e. Sepsiserreger (mit Kleinmann), Z. Hyg. 137/1953. — Sympathicus-Chir., Langenbecks Arch. klin. Chir. 276/1953. — Einige bemerkenswerte Beobachtgn. b. Hyperinsulinismus (mit Becker), Dtsch. med. Wschr. 1951. — Verschl. gr. Bauchbr. mittels Perlonnetz, Zbl. Chir. 1952. — Gallensteinileus, Zbl. Chir 1962.

O

Oberdalhoff, Hans, o. Prof. f. Chir. Univ. Heidelberg, Dir. d. Chir. Klin. i. Klinikum Mannheim, 68 Mannheim, Städt. Kr.anst. I. Chir. Klin., Theodor-Kutzer-Ufer. — *21. 6. 09 Münster/Westf. — **A:** 34 Münster/Westf. — **Prom:** 35 ebd. — **Hab:** 44 Heidelberg. — **F:** Chir. u. Röntgenol. — **V:** 33–34 Med. Univ.-Klin. Münster/Westf. (Krause), Knappschafts-Krhs. Bochum-Langendreer (Friedmann), 35–37 Ev. Krhs. Mülheim/Ruhr (Kleinschmidt), 37–38 Univ.-Rö.-Inst. Köln

(Grashey), 38–51 Chir. Univ.-Klin. Heidelberg (Kirschner u. K. H. Bauer). —
B: Rö.- u. Radiumstrahlen i. d. Chir., in: Hdb. Chir., v. Kirschner-Nordmann,
Urban & Schwarzenberg 1939. — Klin. Rö.-Diagnostik chir. Erkrankgn. (mit
Vieten u. Karcher), 2 Bde., Springer 1959. — Frühdiagn. d. Colon- u. Rektum-Ca.
sowie d. Gallenblasen- u. Leberca., im Hdb. Früherkenng. d. Krebses v. Linke,
Schattauer 1962. — **P:** Zungensarkom, Diss. — Epilepsie b. Cysticercus cellulosae,
Röntgenpraxis 1937. — Lymphogranul. d. Knochen, ebd. 1938. — Gallenbl.-
Duodenalfistel, ebd. — Traumat. Genese e. Hiatusbr., ebd. 1941. — Neues Gerät z.
Aufsuchen metall. Fremdkörper i. menschl. Körper, Münch. med. Wschr. 1941. —
Metallsucher, Umschau 1941. — Knochenneubildg., Chirurg 1946. — Exp. u. klin.
Studien z. Frage d. Knochenregenerat. (Pseudarthr.-bildg.), Dtsch. med. Wschr.
1948. — Einfl. mechan. funktion. Kräfte a. d. feineren Vorgänge d. Knochenneu-
bildg., ebd. — Rundstiellappen i. Dienste verschied. Ersatzplastiken, Chirurg 1949.
— Einfl. d. Funkt. auf Form u. Struktur d. Knochencallus, Langenbecks Arch. klin.
Chir. 1949. — Doppelbolzg. d. Schenkelhalses b. Pseudarthrosen bzw. verz. heil.
Br. d. med. Schenkelhalses, ebd. — Regenerat. d. pseudarthrot. resorb. Schenkel-
halses, Chirurg 1950. — Genese mult. Glomustumoren. Disk.-Vortr. Dtsch. Chir.
Kongr. 1949, ebd. 1951. — Krankh.bild d. Megaintestinums, ebd. — Heut. Stand
i. d. Bhdlg. d. Megacolons, Langenbecks Arch. klin. Chir. 1951. — Tiervers. z. Frage
d. Frakturcallus- u. Pseudarthrosenentstehg. (Erwiderg. z. d. Arb. v. H. Gelbke),
ebd. 1953. — Erfahrgn. üb. d. op. Bhdlg. d. spast.-hypertrophen Pylorussten. d.
Säuglinge (anhand v. 403 Fällen), Chirurg 1960. — Wie soll d. prakt. Arzt e. typ.
Radiusfrakt. behandeln?, Z. ärztl. Fortbild. 1961. — Doppelbolzg. nach K. H.
Bauer i. d. op. Bhdlg. fr. med. Schenkelhalsbr., Langenbecks Arch. klin. Chir. 1965.

Oberländer, F. Joachim, Medizinalrat, Chefarzt d. chir. Abt. Krskrhs., X 7144
Schkeuditz/Bez. Leipzig. — *30. 11. 21 Auerbach i. Vogtland. — **A:** 51 Leipzig. —
Prom: 51 ebd. — **V:** 51–64 Krskrhs. Altenburg Bez. Leipzig. — **P:** Schmerzausschaltg. b. d. verschied. geburtsh. u. gynaek. Op. an d. Frauenabt. d. Krhs. Altenburg, Zbl. Gyn. 1956. — Techn. Fehler u. Gefahren b. Apparat-Nark., Zbl. Chir.
1958. — Eisenanästh., ebd. — Explos.gefahren i. Op.saal, ebd. 1960. — Angebor.
Weichteilsarkom d. li. Unterarmes, ebd. 1963. — Erfahrgn. m. I.O.-syn b. chir. stat.
behand. Erkrangn., Z. ärztl. Fortb. 1963. — Panthenol-Spray Jenapharm i. d. chir.
Wundbhdlg., Medicamentum 1966. — Diff.diagn. d. Begriffes „akutes Abdomen"
i. re. Unterbauch i. Erwachsenenalter, Landarzt 1966. — Commotio cerebri, Helferin
d. Arztes 1967. — Fehler u. Gefahren b. Bluttransfus., Z. ärztl. Fortbild. 1967. —
Harnsteinleiden, Helferin d. Arztes 1967. — Sog. Scheinlähmgn. d. Armes b. Kleinkindern (Subluxatio radii perianularis, Chassaignac'sche Armlähmung), Landarzt
1967. — Magen- u. Zwölffingerdarmgeschwür, Helferin d. Arztes 1968.

Oberländer, Wilhelm, OMR., Chefarzt d. Krskrhs., X 1630 Zossen (Mark),
Weinberge 4. — Fragebogen 1968 nicht beantwortet.

Obermann, Horst, MR., X 2820 Hagenow (Meckl.), Parkstr. 12, Ärztehaus. —
Fragebogen 1968 nicht beantwortet.

Oberniedermayr, Anton, o. ö. Prof. Kinderchir., Dir. d. chir. Abt. d. Kinderklin.
d. Univ. München im Dr. von Haunerschen Kinderspit., 8 München 15, Lindwurmstr. 4, Priv.: 813 Starnberg, Almeidaweg 27. — *31. 10. 99 Bamberg. — **A:** 25
München. — **Prom:** 25 ebd. — **Hab:** 35 ebd. — **F:** Chir. d. Kindesalters. — **V:** 24–26
Pathol. Leipzig (Hueck), 26–30 Chir. Würzburg (F. König), Orthop. (F. Lange),
31–35 Chir. d. Kindesalters München (Drachter), 36 Leit. d. chir. u. orthop. Abt.
d. Univ. Kinderklin. ebd., 49–54 Leit. d. Chir. Kinderkrhs. in Oberammergau. —

B: Chir. u. Orthop. d. Kindesalters, in: Lehrbuch d. Kinderhlkd. v. Opitz de Rudder, Springer. — Hrsg. d. Lehrb. d. Chir. u. Orthop. d. Kindesalters, ebd. 1959. — Chir. d. Bauchorgane, ebd. — Chir. d. Kindesalters, Klin. Gegenw., 8/1962. — Organisat. u. Einrichtg. e. Kinderchir. Abt., in: Hdb. d. Kinderhlkd., Opitz u. Schmid, 3. Bd., 1966. — **P:** Ileus infolge Appendixumschlingg. b. Ileocoecaltbc., Diss. 1923. — Weg d. Blutes durch d. Hundemilz, Krankh.forsch. III. — Bhdlg. d. sog. chir. Tbc., im Rö.-Bild nachweisbar. Verändergn., Dtsch. Z. Chir. 207/1927. — Luxationsfrakt. d. Talus, Arch. Orthop. Unfallchir. 1928. — Alloplast. Duraersatz, Arch. klin. Chir. 150/1928. — Op. d. Chondropathia patellae, ebd. 156/1929. — Fünf J. Chir. d. chron. Geschwürs u. Ca. d. Magens d. Klin. König (mit Stahnke), Dtsch. Z. Chir. 214/1929. — Leberabsceß od. Leberechinococcus, Zbl. Chir. 1929. — Späterg. n. Magenresekt. weg. Ulcus ventr. u. duodeni, Münch. med. Wschr. 1930. — Panaritium gangränosum, Zbl. Chir. 1930. — Erfahrgn. m. d. Avertinnark. im Kindesalter, Klin. Wschr. 1932. — Diff.diagn. d. Appendicitis i. Kindesalter, Z. ärztl. Fortbild. 1934. — Exp. Beitr. z. Frage d. Harnblasen-Harnleiterrückfl., Habil.-Schr., Z. Urol. 1936. — Grenzen d. Normalen i. d. Urol. d. Kindesalter, Z. Kinderhldk. 1937. — Op. d. durchgeh. Lippenspalte (Lippenspalte III. Grades), Chirurg 1937. — Appendicitis i. Kindesalter, Med. Klin. 1939. — Bhdlg. d. akut. Osteomyelitis, ebd. — Bhdlg. d. angeb. Blasenspalte, ebd. 1940. — Chir. Baucherkrankgn. im Kindesalter, Appendicitis, Diagn. u. Diff.diagn., ebd. 1941. — Op. d. indirekt. Leistenhernie b. männl. Kind, Zbl. Chir. 1941. — dgl. z. Frage d. angeb. Leistenhernie, ebd. 1942. — Osteomyelitis n. Tonsillekt. ?, Dtsch. med. Wschr. 1942. — Chir. d. Kindesalters, J.kurse ärztl. Fortbild. 1943. — Nark. i. Kindesalter, Med. Klin. 1943. — Indikat. z. Herniotomie i. Säuglingsalter, Neue Med. Welt 1950. — Kryptorchismus u. Retentio testis, ebd. — Extrapulmon. Primärkomplex u. Erythema nodosum, Med. Klin. 1951. — Fix. Hodenhochstand u. seine Bhdlg., Fortschr. Med. 1952. — Op.alter d. kindl. Leistenbr., Münch. med. Wschr. 1953. — Op.alter u. -art d. Hypospadie, ebd. — Op.alter d. Retentio testis, ebd. — Chir. nicht tbk. Erkrankgn. d. kindl. Skeletsystems, Mschr. Kinderhlkd. 1954. — Op. alter d. angeb. Lippen-Kiefer-Gaumenspalte, Münch. med. Wschr. 1954. — Fortschr. i. d. Kinderchir., Med. Klin. 1954. — Bhdlg. d. Phimose u. Paraphimose, Münch. med. Wschr. 1954. — Bhdlg. d. Pylorusspasmus. ebd. 1954. — Zeitpkt. u. Art d. Bhdlg. d. angeb. Klumpfußes, ebd. 1955. — Bhdlg. d. unspezif. Pleuraempyems, ebd. — Bhdlg. d. Scheuermannschen Erkrankg., ebd. — Erfahrgn. m. d. Op. d. Hypospadie n. Denis Browne, Langenbecks Arch. klin. Chir. 282/1955. — Ab 1951 jährl. 2 krit. Sammelref. d. Chir. u. Orthop. d. Kindesalters, Münch. med. Wschr. — Epiphys. Erkrankgn. im Kindesalter, Münch. med. Wschr. 1958. — Nebennierenhyperplasie ohne Tumor, Zbl. Chir. 1958. — Stand d. Kinderchir. i. Westdeutschland, Kinder-Chir. Symp. Rostock 1958, Berlin 1959. — Rö.darstellg. d. Pfortaderverschl., ebd. — Dringl. Bauchop. b. Säugling u. Kleinkind, Langenbecks Arch. klin. Chir. 292/ 1959. — Leistenbr. d. kl. Mädchen, Ärztl. Praxis 1959. — Akute chir. Baucherkrankgn. b. Neugebor. u. Säuglingen, ebd. — Erfolgr. Trenng. Siames. Zwillinge, Chirurg 1959. — Le Mesurier's Operation for Hare Lip, Arch. Dis. Childhood 35/ 1960. — Zwerchfellhernien u. Hiatushernien im Kindesalter (mit Devens), Langenbecks Arch. klin. Chir. 298/1961. — Bhdlg. d. kindl. Hydrocephalus m. d. Spitz-Holter-Ventil, Helvet. chir. acta 1961. — Hodenretent., Casopis Lekaru Ceskych Rocnik CI Cislo 19. — Stumpfe Bauchverletzgn. im Kindesalter, Langenbecks Arch. klin. Chir. 304/1963. — Bhdlg. d. Hodenhochstandes (mit Maier u. Schnur), ebd. 308/1964. — Descensusstörgn. d. Hodens (mit Maier), Z. Kinderchir. 1964. — Chir.

u. Orthop. d. Neugeborenen, Z. ärztl. Fortbild. 1965. — Entwicklg. d. Kinderchir. i. Deutschland, Mschr. Kinderhlkd. 1966. — Probl. d. Erhaltg. u. Schaffg. d. anal. Kontinenz i. Kindesalter, Langenbecks Arch. klin. Chir. 316/1966. — Gedanken anläßl. d. 100. Geb. v. Fritz König, ebd. — Chir. d. Nebenniere im Kindesalter, Z. Kinderchir. Suppl. 1966. — Kindl. Phimose, Fortschr. Med. 1966. — Trichterbrust, Langenbecks Arch. klin. Chir. 319/1967.

Obmann, Karl-Heinz, 68 Mannheim, Waldparkstr. 28a. — Fragebogen 1968 nicht beantwortet.

Ochsner, Alton, Prof., 1514 Jefferson Highway, New Orleans, Louisiana 70121 (USA). — Fragebogen 1968 nicht beantwortet.

O'Connell, Thomas C. F., Prof., Fitzwilliam Place 35, Dublin (Irland). — Fragebogen 1968 nicht beantwortet.

Odelberg, Axel Axelson, Oestersund (Schweden). — Fragebogen 1968 nicht beantwortet.

Oeconomos, Nicholas S., Oberarzt d. Chir. Univ.-Klin. am Hippocration General Hosp., 13 Lykiou Str., Athen 138 (Griechenland). *

Oellerich, Fritz, Dir. d. Chir. Klin. d. Städt. Krhs., 623 Frankfurt (Main)-Höchst, Gotenstr. 6. — Fragebogen 1968 nicht beantwortet.

Oellers, Leonhard, Ärztl. Dir. d. St. Josefs-Hosp. u. Chefarzt d. Chir. Klin., 62 Wiesbaden, Solmsstr. 15. — *5. 3. 06 Beeck/Ndrh. — A: 31 Bremen. — Prom: 30 Heidelberg. — F: Chir. — V: 30–31 Inn. Klin. Staatl. Kr.anst. Bremen (Hess), 31–32 Landeskrhs. Detmold (Loth), 32–34 Path. Inst. Staatl. Kr.anst. Bremen (Bormann), 34–35 Chir. Klin. ebd. (Smith), 36–37 Frauenklin. Breslau (Heyn), 37–48 St. Josefs-Hosp. Wiesbaden (Peters).

Oelsnitz, A. R. Gerd von der, Dr. med., Dr. med. vet., Oberarzt d. Kinderchir. Klin. d. Städt. Kr.anst., 28 Bremen, Friedrich-Karl-Str. — *8. 5. 31 Belgard/Pommern. — A: 62 Düsseldorf. — Prom: Dr. med. vet. 57 Berlin, Dr. med. 60 ebd. — F: Chir. — V: 60 Krskrhs. Görlitz, 60 Anst. Bethel/Bielefeld (v. Hasselbach), 66 Städt. Kr.anst. Bremen, Kinderchir. (Rehbein).

Oestern, Hans-Friedrich, Prof., Ärztl. Dir. u. Chefarzt d. chir. Abt. d. Städt. Krhs., 32 Hildesheim, Weinberg 1. — *23. 5. 12 Hildesheim. — A: 37 Göttingen. — Prom: 37 ebd. — Hab: 52 Bonn. — F: Chir. — V: 36 Med. Univ.-Klin. Göttingen (Straub), 37 Hamburg-Eppendorf (Roedelius), 37–38 Pathol. Inst. Göttingen (Gruber), 38–58 Bonn (v. Redwitz, Gütgemann), zwztl. Kriegsdienst. — P: Anat. Verhalten d. Hypophyse b. Anencephalen, Diss. 1938. — Miliarer Nekr. i. d. Organen v. Neugebor. u. Säuglingen, Virchows Arch. 303/1938. — Sulfonamidtherap. d. Erysipels, Chirurg 1945. — Intrathorak. Lipome, Zbl. Chir. 1947. — Spontanverkalkgn. d. Menisken d. Kniegelenkes, Langenbecks Arch. klin. Chir. 1948. — Erg. d. Bhdlg. d. Rectumca. in d. Chir. Univ.-Klin. Bonn v. 1928 bis 1948, Langenbecks Arch. klin. Chir. 266/1950. — Lok. Wundprophyl. m. Penicillin-Puder, Bruns' Beitr. klin. Chir. 182/1951. — Pathogen. u. Therap. d. Megacolons (mit Althoff), Zbl. Chir. 1952 u. Mschr. Kinderhlkd. 1952. — Lok. Wundaseptik m. Sulfonamidverbindgn., Habil.-Schr. 1952. — Tierexp. Untersuchgn. üb. d. Wundbhdlg. m. Tyrothricin, Langenbecks Arch. klin. Chir. 274/1953. — Elephantiasis, Dtsch. med. Wschr. 1954. — Präop. Keimverminderg. d. Dick- u. Mastdarmes, Medizinische 1956. — Diverticulose, Diverticulitis, Sigmoiditis, Perisigmoiditis. Dtsch. med. Wschr. 1957. — Über d. Klinik u. Therapie d. Diverticulose u. Diverticulitis (mit Schreiber), Langenbecks Arch. klin. Chir. 286/1958. — Op. zur Wiederherstellg. d. Gallenwege bei Stenosen u. Verletzgn., ebd. 288/1958. — Zur Chir. entzündl. Dickdarmerkran-

kgn. (mit Schreiber), Landarzt 1958. — Postop. Verändergn. d. intrazellulären
Elektrolytkonzentrationen (mit Breuer u. Körner), Klin. Wschr. 1958. — Elektro-
lytgehalt d. Leber, Milz u. Nierencortex nach op. Eingr. (mit Breuer), Langenbecks
Arch. klin. Chir. 290/1959. — Gallensteinileus (mit Grote), Zbl. Chir.

Oestereich, Werner, Facharzt f. Chir., 565 Solingen, Kronprinzenstr. 55. —
*20. 1. 11 Essen. — **A:** 36 Düsseldorf. — **Prom:** 37 ebd. — **F:** Chir. — **V:** 36 Ev.
Krhs. Bethesda M.-Gladbach, 37 Ev. Krhs. Huyssenstift Essen, 38–60 Städt. Krhs.
Solingen. — **P:** Bedeutg. d. polyvalenten „Peritonitis-Serum Behringwerke" b. d.
Bhdlg. d. Perforat.peritonitis ex appendice, Dtsch. med. Wschr. 1949. — Splenogene
Knochenmarkhemmg. b. intakter Milz, Slg. selt. klin. Fälle, 1955.

Oestreicher, Theo, Facharzt f. Chir., Chefarzt d. Städt. Krhs., 6832 Hockenheim.
— *21. 1. 10 Bethel b. Bielefeld. — **A:** 35 Heidelberg. — **Prom:** 34 ebd. — **F:** Chir. —
V: 35–36 Pathol. Inst. d. Kaiser-Wilh.-Inst. f. med. Forsch. i. Heidelberg (v. Krehe),
36 inn. Abt. Städt. Krhs. Wuppertal-Barmen (Gessler), 36–45 Heidelberg (Kirschner), zwztl. Kriegsdienst, 46–48 Oberarzt Städt. Krhs. Schwetzingen (Nettel). —
P: Stoffwechsel d. isol. Fettgewebes, I. Mitt. Normaltiere u. Hungertiere (mit
Ruska), Naunyn-Schmiedebergs Arch. 177/1934. — Eiweiß-Fett- u. Kohlehydratstoffwechsel d. weißen Ratte, I., (mit Wetzel, Wollschitt u. Ruska) ebd. 179/1935;
II., ebd. 181/1936. — Stoffwechsel d. isol. Fettgewebes, IV. Mitt. Fettgewebsstoff-
wechsel u. Hormone, ebd. 182/1936.

Oettle, Ernst, Chefarzt – Med.-Dir. d. Krskrhs, 8908 Krumbach. — *1. 1. 07
Immenstadt/Allgäu. — **A:** 32. — **Prom:** 31. — **F:** Chir. — **V:** 32–33 Krhs. Lindau/
Bodensee (Sauter), 33–34 Krhs. München-Nymphenburg (Schindler), 33–34 Pathol.
Inst. Univ. München (Borst), 34–38 Erlangen (Goetze), 39–41 Oberarzt Krhs.
München-Nymphenburg (Schindler), ab 46 Chefarzt d. Krskrhs. Krumbach. —
P: Bhdlg. d. Bauchtumoren im Kindesalter, Diss. 1931. — Avertin u. Evipan i. d.
chir. Praxis, Zbl. Chir. 1935. — Prim. Dünndarmsarkom als Ursache e. Perforat.
peritonitis, Dtsch. Z. Chir. 1935. — Schicksal d. örtl. nicht op. Rectumca., Zbl.
Chir. 1936. — Therap. d. Atemstörgn. b. Depotnark., ebd. — Unterteilg. d. radik.
sacr. Exstirpat. d. Mastdarmkrebses n. d. Belastgs.größe ihrer Teilakte, Arch. klin.
Chir. 1936, Kongr.bd. — Über- u. Unterdruck z. Nachbhdlg. narb. Hindern. i.
Bereich d. Lungen, Zbl. Chir. 1937. — Fortschr. i. d. Bhdlg. d. Kardiaca. (mit
Westhues), Arch. klin. Chir. 1937, Kongr.bd. — Spätresult. m. d. Hepatico-Duoden-
ostomie n. Goetze, ebd. 1938, Kongr.bd. — Ulcus callosum u. Unfall, Zbl. Chir. 1938.
— Dauererg. d. Gastroenterostomie getrennt n. Altersklassen, Arch. klin. Chir. 1939,
Kongr.bd. — Ben. Oesophaguskompress.sten., Chirurg 1943. — Bedeutg. d. Struma
Ovarii f. d. Chirurgen, Chirurg 1944. — Obturatoriusdurchtrenng. b. d. Arthr.
deformans, Vortr. bayer. Chir. Kongr. 1954. — Strumarezidiv – ein Probl. d. Natur
od. d. Op. ?, Chirurg 1963. — Diagn. d. Kolon- u. Rektumka., Ärztl. Fortbild. 1964.

Oeynhausen, Rab-Arnd, Frhr. v., Priv.-Doz. f. Chir., Städt. OMR. u. Chefarzt d.
Städt. Krhs., 309 Verden/Aller. — *17. 7. 10 Bad Driburg. — **A:** 36 Göttingen. —
Prom: 36 ebd. — **Hab:** 49 ebd. — **F:** Chir. — **V:** 36 Stadt-Krhs. Peine (Meyeringh),
37 Pathol. Inst. Göttingen (Gruber), 38–49 Chir. Univ.-Klin. ebd. (Stich, Hellner).
— **B:** Angebor. Synostosen, in: Schwalbe-Gruber, Morphol. d. Mißbildgn., G. Fischer
1958. — **P:** Gefahren d. Probeexzis. aus mal. Geschwülsten, Diss. 1934. — Selt.
Hemmgs.mißbildg. d. Darmes, Zbl. Path. 68/1937. — Chondrodystrophie, Virchows
Arch. 301/1938. — Mod. Bhdlg. d. Hämangiome, Arch. klin. Chir. 260/1947. —
Penicillinbhdlg. d. sept. Sinus cavernosus-Thrombose, Zbl. Chir. 1947. — Bösart.
Gesichtsfurunkel, Dtsch. med. Wschr. 1948. — Örtl. Riesenwuchs u. physiol.

Asymmetrie, Langenbecks Arch. klin. Chir. 261/1948. — Penicillinbhdlg. i. d. Chir.,
Chirurg 1948. — Versager u. Rückfälle b. d. Penicillinbhdlg., Dtsch. med. Wschr.
1949. — Penicillinbhdlg. d. akuten u. chron. Osteomyelitis, Chirurg 1949. — Ab-
grenzg. d. Mikulizschen Erkrankg., ebd. — Retroperiton. Gallenphlegmone, Bruns'
Beitr. klin. Chir. 180/1952. — Exp. Untersuchgn. üb. d. Einfl. v. Röntgenstr. a.
Frakturheilg. u. Knochenwachstum, ebd. 191/1955.

Offermann, Heribert, Chefarzt d. chir. Abt. d. St. Willehad-Hosp., 294 Wilhelms-
haven, Ansgaristr. — *24. 2. 26 Köln. — **A:** 52 Köln. — **Prom:** 52 ebd. — **F:** Chir. —
V: 52–53 Path. Inst. Bern (Walthard), 53 Praxisvertretg. Dr. Kurz, Brienz/Schweiz,
53–54 Med. Klin. d. Städt. Kr.anst. Köln-Merheim (Schulten), Praxisvertretg.
Dr. Dieckmann, Leverkusen-Wiesdorf, 54–55 Werkspoliklin. d. Farbenfabriken
Bayer, Leverkusen (Wolff), St. Joseph-Hosp. Opladen (Stehle), 56–61 Tübingen
(Diek), 61–67 Oberarzt St. Willehad-Hosp. Wilhelmshaven (Neukirch), 65 Hafen-
krhs. Hamburg (Küntscher), 66 Sportheilstätte Hellersen/Lüdenscheid (Hagedorn),
Köln (Heberer).

Ohling, Albert C., Chefarzt I. chir. Abt. Städt. Krhs., 588 Lüdenscheid. —
*29. 9. 13 Rorichum/Ostfriesland. — **A:** 39 Berlin. — **Prom:** 40 Düsseldorf. — **F:**
Chir. — **V:** 39–44 Städt. Krhs. Lüdenscheid (Hueck, Kingreen), 44–45 Prakt. Arzt,
45–60 Ass. u. Oberarzt II. chir. Abt. Städt. Krhs. Lüdenscheid (Willms), 51 Hamburg-Eppendorf (Lezius), 61–63 Leit. d. Unfallabt. am Städt. Krhs. Altena/Westf. —
P: Morphinempfindlkt. d. Säuglings, Diss. 1939. — Ein weiterer Beitr. z. Morphinempfindlkt., Mschr. Kinderhlkd. 1939. — Erfahrgn. m. Periduralanästh., Chirurg
1948. — Akute Tors. d. Gallenblase, Zbl. Chir. 1948. — Induratio penis plastica,
Strahlenther. 78/1949. — Verstärkg. d. Wärmewirkg. b. Ultraschall, Ärztl. Praxis
1953. — Bhdlg. d. Kavernenperforat. Zbl. Chir. 1953. — Nark.erfahrgn. m. Inac-
tin-Flaxedil, ebd. 1954. — Verbess. Gerät z. intraven. Infus., ebd. — Rekt. Anwendg. v. Laxantien, Medizinische 1955. — Nark.einleitg. im Kindesalter, ebd.
— Intraven. Nark. m. Muskelerschlaffg. u. Blutdrucksenkg., Zbl. Chir. 1956. —
Bhdlg. veralteter Lendenwirbelblock., Ärztl. Praxis 1956. — Anwendg. v. Topostasinschaum als neues Hämostyptikum, Münch. med. Wschr. 1957. — Darmverschl. durch Orangenbezoar b. Magenresez., Medizinische 1957. — Nark. m. Bayti-
nal-Äther b. Kind, Therap. Ber. Bayer 1957. — Neues Gerät f. intraven. Infus.,
Melsunger Mitt., Heft 92.

Olbrich, Werner K. A., Facharzt f. Chir., 1 Berlin 65, Müllerstr. 79 a. — *12. 4. 13
Kattowitz. — **A:** 39 Berlin. — **Prom:** 41 ebd. — **F:** Chir. — **V:** Städt. Krhs. Stolp
(Creite), St. Antonius-Krhs. Berlin (Schaffer), Krhs. Paul-Gerhardt-Stift (Rumpel).

Olivecrona, Herbert, Prof., Grevmagnigatan 6, Stockholm (Schweden). — Fragebogen 1968 nicht beantwortet.

Ollinger, Paul A., Prof., Chefarzt d. chir. Abt. Marien-Hosp., 53 Bonn-Venusberg,
Endenicher Allee 6. — *29. 12. 08 Bilzingen. — **A:** 35 Bonn. — **Prom:** 35 ebd. —
Hab: 43 ebd. — **F:** Chir. — **V:** 35 Chir. Klin. Bonn (v. Redwitz), Med. Klin. ebd.
(Martini), 36 anat. Inst. ebd. (Stöhr), 36–48 Chir. Klin. ebd. (v. Redwitz). — **B:**
Erkrankgn. d. Darms (mit v. Redwitz), in: Wullstein-Wilms, Lehrb. d. Chir. I,
11. Aufl. Jena: G. Fischer 1956. — **P:** Ven. Blutdr. i. op. Schock, Med. Wschr. 1938.
— Einfl. d. Op.traumas auf d. ven. Blutdr., Arch. klin. Chir. 199/1940. — Ändergn.
d. ven. Blutdrucks währ. d. Lumbalanästh. u. ihre Beeinfl. durch Veritol, ebd. 201/
1941. — Priapismus, Zbl. Chir. 1941. — Wundheilgs.störgn. nach asept. Op., Bruns'
Beitr. klin. Chir. 173/1942. — Pathogen. u. Diagn. d. chron. unspez. Epididymitis,
Arch. klin. Chir. 203/1942. — Sarkomat. Entart. d. sog. „lokalisierten Osteo-

dystrophia fibrosa", Zbl. Chir. 1947. — Nicht-thrombot. Venensperre d. ob. Extremität u. d. Bedeut. d. Venendruckmess. f. d. Frage d. Pathogen. u. Diagn., Arch. klin. Chir. 260/1947. — Einzigart. Beob. e. Leberechinokokkus, Zbl. Chir. 1947. — Ist d. Tanninbhdlg. b. Verbrenngn. schädl. ?, Chirurg 1947. — Rheumatismus nodosus u. Elephantiasis, Arch. klin. Chir. 260/1948. — Nachbeschwerden nach Gallenop., Langenbecks Arch. klin. Chir. 288/1958.

Oltramare, John-Henri, Prof., 16, Rue de Candolle, CH-1200 Genf (Schweiz). — Fragebogen 1968 nicht beantwortet.

Ondarza, Ramon von, Dozent, Dr. med. habil., Facharzt f. Chir., leit. Arzt d. chir. Abt. d. Krskrhs. Stormarn, 206 Bad Oldesloe, Schützenstr. 55. — *16. 5. 08 Berlin. — **A:** 33 Hamburg. — **Prom:** 33 ebd. — **Hab:** 44 Berlin. — **F:** Chir. — **V:** 34 Med. Univ. Klin. Hamburg (Schottmüller), 35 u. 39 Städt. Krhs. am Urban Berlin (Gohrbandt), 35–39 Priv. Klin. Berlin W, Augsburger Str. (Gohrbandt), 40–45 III. Chir. Univ.-Klin. Berlin-Moabit (Gohrbandt), zwztl. Militärdienst, ab 47 Bad Oldesloe. — **B:** Hospitalismus. Vortr. aus d. prakt. Chir., hrsg. v. Bürkle de la Camp, Enke 1964. — Brust- u. Bauchplast., in: Hdb. d. Plast. Chir., hrsg. v. Gohrbandt, Gabka, Berndorfer, Bd. 2, Walter de Gruyter 1967. — **P:** Chir. Pneumonie, Zbl. Chir. 1947. — Klin. Erfahrgn. üb. d. Enteritis necroticans, Dtsch. Z. Verdauungs- u. Stoffwechselkrankh. 1949. — Lachgasnark. i. Klin. u. Poliklin., Zbl. Chir. 1950. — Bhdlg. d. Spasmen b. Tetanus m. My 301 (Guajacol-Glyzerinäther), ebd. 1952. — Klin. Erfahrgn. m. d. Muskelrelaxans „My 301", Ärztl. Wschr. 1953. — Duodenalulcusperforat. b. Jugendl., Zbl. Chir. 1954. — Erfahrgn. m. „Ircodenyl-Geigy", ebd. — Erfahrgn. m. „My 301 forte", ebd. 1955. — Op. Korrekt. d. weibl. Brust, Med. Kosmetik 1955. — Indikat. u. Techn. d. op. Korrekt. v. Formfehlern d. weibl. Brust, Therap. woche 1954/1955. — Mammaplast. m. Dia u. Farbfilm, Ärztl. Kosmetik 4/1956. — In welchem Lebensalter kann man als Arzt chir. Eingr. i. Rahmen d. aesthet. Med. empfehlen ?, Med. Kosmetik 1958. — Verschied. Korrekt.mögl.ktn. b. Formfehlern d. weibl. Brust, Med. Klin. 1958. — Lebensalter u. Indikat. b. plast. Eingr. an d. weibl. Brust, Z. Parfüm. u. Kosmet. 1959. — Bedeutg. d. psych. Indikat. b. plast. Eingr., Zbl. Chir. 1960. — Naht u. Verband i. aesthet. Sicht, Aesthet. Med. 1961. — Korrekt.mögl.ktn. u. Lebensalter b. plast. Eingr. i. d. ästhet. Chir., Schleswig-Holst. Ärztebl. 1961. — Korrekt. d. weibl. Brust. Erfolge d. ärztl. Kosmet. (Hrsg. Schreus), Umschau-Vlg. 1962. — Pneumokokken-Peritonitis d. Frau (mit Erbslöh), Zbl. Gynäk. 1963. — Mammaplast., Indikat. u. Techn. (mit Film), Langenbecks Arch. klin. Chir. 309/1965. — Dauerhaftigkt., Gefahren u. Mißerfolge kosmet. Eingr., Aesth. Med. 1964. — Fehler u. Gefahren b. kosmet. Op., in: Chir. i. Fortschr., Festschr. z. 70. Geb. v. Bürkle de la Camp, hrsg. v. Maurer, Enke 1965. — Mammaplast., Indikat., Techn. u. Gefahren, Zbl. Chir. 1967.

Opitz, Liesel, Fachärztin f. Chir., 683 Schwetzingen, Schloßplatz 5. — *30. 12. 14 Plankstadt Krs. Mannheim. — **A:** 39 Karlsruhe. — **Prom:** 40 Heidelberg. — **F:** Chir. — **V:** 39–45 Heidelberg (Kirschner, K. H. Bauer), 48–54 Krhs. Wertheim a. M. (Kiffner), 54–58 Krhs. Schwetzingen (Nettel).

Oppel, Erhard Guido, Prakt. Arzt u. Chirurg am Belegkrhs. „Annaheim", 4443 Schüttorf/Nds., Hagen 14. — *14. 7. 11 Louisendorf/Kleve. — **A:** 37 Berlin. — **Prom:** 37 Düsseldorf. — **V:** 37–41 Krskrhs. Nordhorn (Koepchen, Fehlings), Kriegsdienst u. Gefangenschaft mit chir. Tätigkeit in USA u. England.

Oppolzer, Robert von, a. o. Prof. f. Chir. emer., Primararzt d. Wiener städt. Poliklin. chir. Abt., A-1090 Wien, Garnisongasse 6. — *22. 9. 99 Prag. — **Prom:** 25 Wien. — **Hab:** 36 ebd., 45 a. o. Prof. f. Chir. ebd. — **F:** Chir. — **V:** 25–26 III. med.

Klin. Wien (Chvostek), 26–30 I. chir. Klin. ebd. (Eiselsberg), 30–36 Oberarzt ebd.
(Eiselsberg, Ranzi), 36–45 Oberarzt ebd. (Ranzi, Schönbauer), 45 a. o. Prof. f. Chir.
Wien. Univ., 45–65 Vorstand d. chir. Abt. d. Wien. städt. Poliklin. — **B:** Chir.
Erkrankgn. d. Dünndarms u. d. Dickdarms ausschl. Duodenum u. Rectum, in:
Therapie u. Praxis, 1. Bd. Urban & Schwarzenberg, 2. u. 3. Aufl. 1953. — Chir.
Therap. d. Erkrankgn. d. Leber, d. Gallenwege u. d. Pankreas, ebd. — **P:** Bhdlg.
eitrig. Infekt. m. Antivirus (mit Moritsch), Wien. klin. Wschr. 1927. — Rectumca.
(mit Schönbauer), Wien. med. Wschr. 1933. — Therap. d. Spontanrupt. d. langen
Bicepssehne, Dtsch. Z. Chir. 241/1933. — Heilg. e. Herzdurchschusses m. Durchtrenng. d. hint. absteig. Astes d. re. Coronarart. nebst elektrocardiograph. Verfolgg.,
ebd. 242/1934. — Fettembolie d. Netzhaut nach Traumen. Beitr. z. Fettembolie d.
gr. Kreisl., insbes. d. Gehirns. (Habil.-Schr.), Arch. klin. Chir. 179/1934. — Ellbogen-
verletzg. d. Kindes, Dtsch. Z. Chir. 243/1934. — Akut. total. Magenvolvolus, Zbl.
Chir. 1935. — Polypenentstehg. i. Dickdarm, Arch. klin. Chir. 182/1935. — Gasphlegmone als Folge e. Benzininject., Mitt. Grenzgeb. Med. u. Chir. 44/1935. —
Fettembolie d. gr. Kreisl. Ein weit. Beitr. z. Fettembolie d. Netzhaut, ebd. — Nachprüfg. d. Links'schen Frühdiagn. d. Ca. (mit Scholl), Chirurg 1935. — Abrißfract.
d. Endphalanx durch Beugesehnenzug, Zbl. Chir. 1935. — Familiär. Auftreten d.
Xerodermpigmentosum mit Ca.bildg. (mit Scheichl), Wien. klin. Wschr. 1935. —
Dringl. Anzeigen i. postop. Verlauf, Wien. med. Wschr. 1935. — Klin. Bedeutg. d.
Fettembolie, Wien. klin. Wschr. 1936. — Magenca. Lebensdauer u. Schicksal v.
859 Fällen d. J. 1926–1935 d. Klin. v. Eiselsberg-Ranzi, Arch. klin. Chir. 192/1938.
— Epiploitis plastica od. d. plast. Netzentzündg., ebd. 195/1939. — Reposit. d.
abgebroch. Radiusköpfchens, Zbl. Chir. 1939. — Colostomiespornquetsche, ebd.
1941. — Chir. d. Mastdarmkrebses, ebd. — Erg. u. Erfahrgn. m. d. chir. Therap. d.
Mastdarmkrebses. 407 Fälle d. J. 1926–1940 (mit Nitsche), Arch. klin. Chir. 203/
1941. — Rektalstenosen-Diathermiemesser, Zbl. Chir. 1941. — Vorschlag z. e. op.
Bhdlg. v. irreparabl. Querschnittsläs. d. Rückenmarkes u. v. Plexuslähmungen,
ebd. 1942. — Erfolgr. Resect. e. prim. Ka. d. Duct. hepat. an d. Teilgs.stelle d.
Ducti, Krebsarzt 1947. — Früh- u. Spätkomplikat. nach Strumekt., Wien. klin.
Wschr. 1948. — Abdomino-anale Resect.meth. b. Rectumca., ebd. 1950. — Warum
schnell operieren?, Ciba Symp. 1954. — Erfahrgn. m. e. einzeit., kontinenzerhalt.
abdomino-analen Resect.meth. b. Rectumca., Langenbecks Arch. klin. Chir. 279/
1954. — Neurectomie d. vegetat. Nerven z. Dickdarm b. Colitis ulcerosa u. ihre
Erg., ebd. 284/1956. — Pathogen. u. op. Therap. d. chron. Magenvolvolus nach
Zwerchfellähmg., Chirurg 1957. — Colitis ulcerosa, Wien. klin. Wschr. 1958. —
Pelvine Neurectomiebhdlg. d. Colitis ulcerosa, Wien. med. Wschr. 1958. — Erg. d.
Ulnarisverpflanzg. i. d. Plexus lumbosacralis b. Querschnittsläs. d. Rückenmarkes,
ebd. 1958. — Chir. d. Ulcus pept. jejuni, Zeitl. Hlgsverl. d. Ulcus pept. jejuni nach
Vagotomie, Wien. klin. Wschr. 1958. — Transspin. Vertebrovenograph. u. ihre
diagn. u. therap. Anwendg. b. Fällen v. Lumbago, Wien. med. Wschr. 1958. —
Prof. Dr. L. Schönbauer z. 70. Geb.,Wien. klin. Wschr. 1958. — Einpflanzg. periph.
gemischt. Nerven i. d. Gehirn, unt. Aufrechterhaltg. ihrer Rückenmarksverbindg.,
Wien. Z. Nervenhlkd. 1959. — Phytobezoarileus nach Magenresect., Klin. Med. 1960.
— Splenect. b. Thorotrastspeichermilz, Wien. med. Wschr. 1960. — Op. d.
Trichterbrust nach Ombrédanne b. Erwachsenen, Wien. klin. Wschr. 1960. —
50 J. österr. Krebsges., Krebsarzt 1960. — Z. 100. Geb. A. v. Eiselsberg, ebd. —
Prof. Dr. Winkelbauer z. 70. Geb., Klin. Med. 1960. — Verhütg. d. Armödems nach
radikal. Mammaamputat. Wien. klin. Wschr. 1962 u. Klin. Med. 1962. — Meth. z.

Wiederherstellg. e. vollen Continenz nach Colect. b. d. Polyposis coli et recti, Wien. klin. Wschr. 1962. — Neue Meth. d. Continenzerhaltg. nach Colectomien b. Colitis ulcerosa u. Polyposis, auf Grund d. Schleimhautregenerat. i. Rectum nach total. Abrasio d. Schleimhaut, Langenbecks Arch. klin. Chir. 301/1962. — In Memoriam Leopold Schönbauer, Wien. med. Wschr. 1963. — A New Method for Preserving Anal and Rectal Control after Colectomy for Polyposis and Ulcerative Colitis, in: Diseases of the Colon & Rectum, Vol. 7, 1964. — Ligaturgranulomikterus, Wien. klin. Wschr. 1965. — Antiperistalt. Dünndarmzwischenschaltg. m. Ileoanostomie nach Colectomie b. Colitis ulcerosa, Chirurg 1966. — Eröffnungsanspr. als Präs. d. 7. Tagg. d. öst. Ges. f. Chir. u. Traumatol., Klin. Med. 1966.

Orbach, Heinz, Facharzt f. Chir., Durchgangsarzt, 404 Neuß (Rhein), Oberstr. 121. — *5. 2. 25 Köln. — **A:** 51 Köln. — **Prom:** 51 ebd. — **F:** Chir. — **V:** 52–54 Neurochir. Univ.-Klin. Köln (Tönnis), 54 Ass. in Allg.praxis, 55–56 Univ.-Frauen-klin. Köln (C. Kaufmann), 56–63 I. chir. Univ.-Klin. ebd. u. Marburg (Schwaiger), 64–67 Unfallarzt d. werksärztl. Dienstes Krupp, Essen. — **B:** I. Int. Kongr. f. med. Photograph. u. Kinematograph. - Kongr.bd. (Hrsg.). — Erstversorgg. am Unfall-ort. Unfallfibel f. Ärzte, Stuttgart: Thieme 3. Aufl. 1966. — **P:** Neue agglutinable Blutkörpercheneigenschaft: Das Merkmal S (mit Manz), Dtsch. Z. gerichtl. Med. 40/1950. — Elektromyograf. Befunde b. intracran. Prozessen (mit Marguth), Dtsch. Z. Nervenhlkd. 171/1954. — Elektromyograph. Untersuchgn. i. d. Neurochir. (mit Vetter), Zbl. Neurochir. 1954. — Elektromyogramm i. d. Diagn. d. spin. Nerven-wurzelkompress. (mit Marguth u. Vetter), Nervenarzt 1955. — Phototechn. i. d. Med., Naturwiss. Rundschau 252/1957. — Phototechn. i.d. Med., Photographie i. d. Med. 1958. — Bronchusadenom, Medicina Ilustrada 1959. — Aortenisthmussten., ebd. — Op.photograph., Photograph. u. Wiss. 1959. — Op.film auf 8 mm, Filmkreis 48/1959. — Oesophagusca., Medicina Ilustrada 1960. — Untersuchgn üb. Gallen-gangsquerverbindgn. an d. menschl. Leber (mit Hartmann), Photograph. u. Wiss. 1960. — Bhdlg. d. Pankreatitis m. Kallikrein-Inaktivator nach E. K. Frey, Chirurg 1960. — Progrès réalisés dans le traitement de la pancréatite aigué, Acta chir. Belg. 59/1960. — Leicasystem i. d. med. Photograph., Leitz-Mitt. f. Wiss. u. Techn. 1960. — Op.kinematograph., Photograph. u. Wiss. 1960. — Neuart. Beleuchtgs.einrichtg. f. d. Op.kinematograph., ebd. — Kolpophotograph., Med. Bild 1960. — Portocav. Anastom., Medicina Ilustrada 1961. — Progrès réalisés dans la traitement de la pancréatite aigué grâce à l'emploi d'un inhibiteur de la trypsine et de la callicréine, Med. et Hyg. 1961. — Enzyminhibitor treatement of acute pancreatitis, Clin. Exc. 1961. — Therap. d. akuten Pankreatitis m. Fermentinhibitor, Therap. Ber. 1961. — Op.-Kinematograph., Filmkreis 1961. — Prae- u. postop. Anwendg. v. Cortisonen u. ACTH i. d. Chir., Chir. Prax. 1962. — Photograph. i. d. Med. I. u. II. Tl., Agfa Rö. Hausmitt. 1959 u. 1962. — Beleuchtgs.techn. i. d. Op.kinematograph., I. Internat. Kongr. f. med. Photogr., Kongr.bd. 1962. — Contarex-Kamera i. d. Op.-Photograph., Medizinalmarkt 1963.

Ortmann, Gustav, 7634 Kippenheim (Krs. Lahr), Hauptstr. 1. — Fragebogen 1968 nicht beantwortet.

Ostapowicz, Georg, Prof., Chefarzt d. chir. Abt. Städt. Krhs., 332 Salzgitter-Lebenstedt. — *29. 6. 19 Nepolocauti/Rumänien. — **A:** 44 Breslau. — **Prom:** 44 ebd. — **Hab:** 52 Berlin. — **F:** Chir., Unfallchir. — **V:** 45–61 I. Med. Klin. Charité (Brugsch), Chir. Univ.-Klin. ebd. (Sauerbruch, Felix), 62–65 Mainz (Brandt), 64 Cornell-Univ., Unfallklin. (Wade). — **B:** Knochentransplantat. i. Dienste d. Unf.chir. (mit Kettler u. Serfling), in: Gewebekonserven-Herstellg. u. -Anwendg., Volk und Gesundheit

1961. — **P:** Wert d. Serumflockgs.reakt. (mit Walther u. Schinke), Dtsch. med. Wschr. 1944. — Calcinosis intervertebralis, Zbl. Chir. 1951. — Blutserumeiweiß im gestauten Blut, Z. inn. Med. 1952. — Exitus nach Lokalanaesth. m. Novocain-Epirenan, ebd. — Gefahr d. Pneumothorax nach Strumaresekt., ebd. — Verhalten d. Liquordruckes b. intraart. Infus. i. d. Carotis i. Tierexp., ebd. — Reverdin-Transplantat. i. d. poliklin. Bhdlg., Zbl. Chir. 1954. — Muskeldystrophie m. kleidocran. Hyperostose i. Lichte d. Unf.begutachtg. (mit Finke), ebd. — Nervus-axillaris-Schädigg. nach Schulterprellg. (mit Wolf), ebd. — Erfahrgn. üb. Doppelbolzg. d. med. Schenkelhalsfrakt., Langenbecks Arch. klin. Chir. 280/1955. — Vegetat. Störgn. nach Handverletzgn., Hefte Unfhlkd. 5/1956. — Kurznark. i. d. Unf.-Poliklin., Therap. Gegenw. 1956. — Vegetat. Störgn. nach Handverletzgn. u. ihre Therap. (mit Biener), Zbl. Chir. 1956. — Medikam. Bhdlg. periph. Durchblutgs.-störgn., Med. Klin. 1956. — Bhdlg. v. Brandwunden m. e. Zellulosepräparat, Münch. med. Wschr. 1956. — Wandlg. i. d. Therap. d. Oberarmkopffrakt. (mit Koch), Langenbecks Arch. klin. Chir. 285/1957. — Sudeck'sche Syndr. als Komplikat. e. Fremdkörperverletzg. (mit A. F. Schulze), Bruns' Beitr. klin. Chir. 194/1957. — Lebensaussichten d. Struma mal., Strahlentherap. 103/1957. — Anheilgs.aussichten d. lyophilis. Knochens, Zbl. Chir. 1957. — Albothyl i. d. Wundbhdlg., Therap. Gegenw. 1958. — Gall. Peritonitis ohne Perforat., Bruns' Beitr. klin. Chir. 196/1958. — Organis. Hilfe b. Straßenunf., La Riforma Medica (Neapel) 1958. — Unf.verletzg. unt. Alkoholeinfl., Z. ärztl. Fortbild. 1959. — Skalpierg. u. ihre Bhdlg., Bruns' Beitr klin. Chir. 199/1959. — Bhdlg. d. Commotio cerebri durch Bindegewebs-massage, Hefte Unfhlkd. 62/1959. — Oberschenkelfrakt., Dtsch. Gesd.wes. 1960. — Notwendigkt. d. Verletztenheilverf., Beitr. z. Orthop. u. Traumatol. 1960. — Rük-kenmarkbeteiligg. b. WS.verletzgn., Hefte Unfhlkd. 62/1960. — Posttraumat. Rupt. d. Sehne d. Extensor policis longus, Z. Orthop., 48. Kongr. 1961. — Funkt. Bhdlg. d. Oberarmkopfbr., Bruns' Beitr. klin. Chir. 202/1961. — Entwicklg. d. Unf.chir. i. Univ.klin. Berlin-Ziegelstr., Beitr. Orthop. u. Traumatol. 1961. — Unterschenkel-frakt., Dtsch. Gesd.wes. 1961. — Pseudarthrose u. ihre Therap., Bruns' Beitr. klin. Chir. 205/1962. — Verwendg. d. Knochentransplant. i. d. Unf.chir., Münch. med. Wschr. 1962. — Versorgg. d. Skalpiergs.verletzgn., Ber. d. Landesverb. d. gewerbl. Berufsgenossenschaften Hessen-Mittelrhein, Mainz, 1962. — Homoioknochentrans-plantate i. d. Frakt.bhdlg., Act. 1er Congr. l'Ass. Int. Méd. Accid. et Trafic, 1963. — Prophyl. d. Schenkelhalspseudarthr., Hefte Unfhlkd. 78/1963 — Durchströmgs.-änderg. d. Leber nach portocav. Anastom., Langenbecks Arch. klin. Chir. 307/1964. — Double Pinning as Prophylaxis against Pseudarthrosis of the Neck of the Femur, Surgery 58/1965. — Radikalop. d. chron. Osteomyelitis, Bruns' Beitr. klin. Chir. 211/1965. — Anwendg. d. perfor. Schraube als Vereinfachg. d. Schenkelhalsverschraubg., Chirurg 1966. — Ulkusperforat. b. e. Säugling, Zbl. Chir. 1967. — Traumat. Hüft-gelenkluxat. b. e. 4j. Knaben, Mschr. Unfhlkd. 1967.

Osterchrist, Walter, Facharzt f. Chir., Durchgangsarzt, Belegarzt Rot-Kreuz-Klin., 66 Saarbrücken, Dudweiler Str. 11. — *26. 10. 12 Nürnberg. — **A:** 37 München. — **Prom:** 36 Würzburg. — **F:** Chir. — **V:** 38–39 Med. Akad. Danzig (Klose), 39 Robert-Koch-Krhs. Berlin, Pathol. (Neumann), 39–45 Städt. Kr. anst. Posen. 47–48 Chefarzt Krskrhs. Damgarten, Mecklbg., 49–59 Chefarzt St. Georg-Klin. Rostock. — **B:** Pathophysiolog. u. klin. Probl. d. stumpfen Schädeltraumen, Halle: Marhold 1952. — **P:** Vier Lostvergiftgn. an Kindern, Klin. Beitr. z. Frage d. Lost-vergiftung, Bruns' Beitr. klin. Chir. 172/1941. — Bedeutg. d. Zuckerbelastgs.probe f. d. Diagn. u. d. Wesen d. Comotio cerebri, Arch. klin. Chir. 204/1943. — Comotio

Cerebri u. Blutzuckerbelastgs.probe. Tierexp. Beitr., Zbl. Chir. 1943. — Einfl. d. acuten Hirndrucks auf Kreisl. u. Blutzucker, Dtsch. Z. Chir. 258/1943. — Klin. Ber. üb. 233 Fälle v. akutem Darmverschl. unt. bes. Berücksicht. ihrer geograph. Pathol., Bruns' Beitr. klin. Chir. 175/1944. — Mult. Hautkrebse. Klin. Beitr. z. Frage d. prim. mult. Hautca., Zbl. Chir. 1950. — Klin. Untersuchgs.meth. b. d. op. Bhdlg. d. periph. Durchblutgs.störgn., Chirurg 1950. — Bhdlg. postcomot. Beschwerden m. d. Anästh. d. Ganglion Stellatum, Z. ärztl. Fortbild. 1951. — Probl. d. stumpfen Schädeltraumen u. ihre klin. Einteilg., Dtsch. Gesd.wes. 1951.

Osterfeld, Theodor, Facharzt f. Chir., 45 Osnabrück, Hegertorwall 5. — *27. 8. 10 Ibbenbüren. — **A:** 37 Würzburg. — **Prom:** 36/37 ebd. — **F:** Chir. — **V:** 36–37 Med. Abt. Marien-Hosp. Osnabrück (Schlief), chir. Abt. ebd. (Bock), 44 Würzburg (Seifert), 45–46 Marien-Hosp. Osnabrück (Kortmann).

Ostermann, Günther K. Th., Facharzt f. Chir., Durchgangsarzt, 4 Düsseldorf-Benrath, Schloßallee 101. — *25. 3. 21 Gelsenkirchen-Buer. — **A:** 46 Münster. — **Prom:** 47 ebd. — **F:** Chir. — **V:** 47–48 Marien-Hosp. Ahaus (Köllmann), 48–54 Marien-Hosp. Duisburg (Hünemann), 54–61 Oberarzt Prosper-Hosp. Recklinghausen (Kirschner, Hammerschlag). — **P:** Erfahrgn. m. d. Inhalat.narcoticum I.P.C., Chirurg 1953. — Gastroschisis, Ber. üb. e. op. geheilten Fall, ebd. 1960.

Ostwald, Wolfgang F., Facharzt f. Chir., Durchgangsarzt, 325 Hameln, Falkestr. 4. — *12. 8. 30 Kassel. — **A:** 60 Frankfurt a. M. — **Prom:** 58 ebd. — **F:** Chir. — **V:** 58–61 St. Markus-Krhs. Frankfurt (Krönke), 61–63 Städt. Krhs. Siloah Hannover (Rinne), 63–65 Kantonsspital Locarno/Schweiz (Andina), 65–66 Krhs. Dissen/T.W., Chefarztvertrtg.

Oswald, Erwin, Facharzt f. Chir., Oberarzt d. chir. Abt. Krskrhs., X 286 Lübz. — *9. 5. 31 Halle/S. — **A:** 58 Halle/S. — **Prom:** 58 ebd. — **F:** Chir. — **V:** Ab 58 Krskrhs. Lübz (Cattien), ab 63 Oberarzt.

Oswald, Walter, 6 Frankfurt a. M. 50, Antoniusstr. 55. — *21. 4. 14 Frankfurt a. M. — **A:** 38 Berlin. — **Prom:** 40 Frankfurt a. M. — **F:** Chir. — **V:** 39 Frankfurt (Schmieden), Inn. ebd. (Alwens), 40–41 Pathol. ebd. (Fischer-Wasels), 41–43 Chir. ebd. (Schmieden), 43–45 Chir. Gießen (Bernhard). — **P:** Myelom m. Milzrupt. u. tödl. Blutg. i. d. Bauchhöhle, Frankf. Z. Path. 54/1940. — Rhabdomyosarkom d. Halses m. ausgedehnter Metastas., ebd. — Häufigkt. u. Genese d. Prostataca., ebd. 55/1941. — Allg. Hämochromatose m. Pigmentcirrhose d. Herzmuskels, ebd. — Osteodystrophia fibrosa generalisata, Bruns' Beitr. klin. Chir. 175/1943. — Path. u. Klin. d. reg. Ileitis, ebd. 176/1944. — Bakt. Eigenschaften v. Kniegelenksergüssen, Arch. klin. Chir. 205/1944. — Typ. cerebr. Angiogramme b. Hypernephrommetastasen, Z. Neurol. 177/1944.

Oßwald, Friedrich, 33 Braunschweig, Adolfstr. 65. — Fragebogen 1968 nicht beantwortet.

Ott, Gerhard H., Priv. Doz. Facharzt f. Chir., Wiss. Ass. d. Chir. Univ.-Klin., 69 Heidelberg. — *11. 12. 29 Panambi/Brasil. — **A:** 59 Heidelberg. — **Prom:** 56 ebd. — **F:** Chir. — **V:** 57–59 Heidelberg: Chir. (K. H. Bauer), Frauenklin. (Runge), Med. Poliklin. (Plügge), Wiss. Ass.: ab 59 Chir. ebd. (K. H. Bauer, Linder) — **B:** Klin., Bhdlg. u. Statist. d. Sarkome (mit R. Frey), Erg. Chir. u. Orthop. 43/1961. — Generalreg. d. Bände 260–300 Langenbecks Arch. klin. Chir. — Krebsgefährdg. d. heut. Menschen (mit K. H. Bauer), Mat. Med. Nordmark 1965. — Alloplast. Hautprothesen b. großfläch. Hautdefekten, in: Hdb. f. plast. Chir., hrsg. v. Gohrbandt, Gabka u. Berndorfer, Walter de Gruyter 1968. — **P:** 22 J. intraabdom. eingeheilter Gazetupfer, Bruns' Beitr. klin. Chir. 198/1959. — Melanoblastome, ihre Bedeutg. u Bhdlg. (mit

Soder), Langenbecks Arch. klin. Chir. 294/1960. — Hodentumoren unt. Auswertg.
d. Klinik-Krankengutes (mit Ehlers u. Soder), ebd. — Klin. Beobachtgn. u. statist.
Auswertg. b. 780 Sarkomkranken (mit R. Frey), ebd. 295/1960. — Polypropylen:
e. neuer Kunststoff f. d. alloplast. Gefäßersatz (mit Vollmar u. Sinapius), ebd. 297/
1961. — Sarkome d. Brustdrüse (mit Ruef), ebd. — Exp. Geschwulstauslösg. durch
Kunststoffe aus chir. Sicht (mit Vollmar), ebd. 298/1961. — Tierexp. Untersuchgn.
üb. d. Resorbierbarkt. u. Gewebsverträglkt. e. neuen Haemostypticums aus oxyd.
regener. Cellulose (mit Schubert, Vollmar u. Beseler), ebd. 299/1962. — Tabakteer-
Derivate u. Nikotin i. ihrer wechselseit. Bedeutg. f. Bronchialca. u. Herzkrankhtn.
(mit Kaulbach u. Tersides), ebd. 300/1962. — Was ist bekannt üb. kanzerogene
Wirkgn. v. Kunststoffart.?, Verh. II. Int. Gespr. Angiol. 1963. — Klin. u. Aetiol.
d. Knochensarkome (mit Ehlers), Med. Welt. — Krebsgefährdg. nach Implantat. v.
Kunststoffen (mit Vollmar u. Hieronymi), Langenbecks Arch. klin. Chir. 302/1963.
— The role of chronic intoxication with tobacco smoke in the competition position
of bronchial carcinoma and heart disease as the cause of morbidity and cause of
mortality (mit Tersides u Kaulbach), En Manikh Xeipoyprikh 1963 (griech.). —
Alloplast. Hautersatz m. porösen Kunststoffen, Langenbecks Arch. klin. Chir. 305/
1963. — Can plastic implants produce cancer? (mit Vollmar), German Med. Research 1963. — Bronchialca. u. chron. nicht rheumat. Herzerkrankgn. i. d. Bundesrepublik Deutschland, Münch. med. Wschr. 1964. — Krebs i. Kindes- u. Jugendalter. Allg., statist. u. aetiol. Gesichtspkt., Dtsch. med. J. 1964. — Wilmstumoren
(mit Ehlers), Med. Welt 1964. — Lungenkrebs b. Frauen (mit Daum), Langenbecks
Arch. klin. Chir. 310/1965. — Transplantat. u. Chemotherap. von Fremdkörpertumoren bei Ratten (mit Vollmar u. Korte), Dtsch. Z. Krebsforsch. 67/1965. —
Gutart. Geschwülste d. Magen-Darm-Traktes (mit Grözinger u. Reisert), Langenbecks Arch. klin. Chir. 311/1965. — Aktuelle Thorotrastprobl.: Lebersarkom m.
intraperiton. Blutg. (mit Wenz), Strahlentherap. 127/1965. — Sarkomentstehg. nach
Homoio- u. Heterotransplantat. v. Knochen (mit Jansen), Langenbecks Arch. klin.
Chir. 314/1966. — Klassifikat. d. Tumortherap. i. d. Chir. (mit Thurmayr u. Gögler),
ebd. 316/1966. — Krebsgefährdg. nach Homoio-, Heterotransplantat. u. alloplast.
Implantat. (mit Jansen), IX. Int. Krebskongr. Tokio 1966 (Kongr.ber.) — Sarkome,
ausgehend v. angebor. u. erworb. Präsarkomat. (mit Kreukler), Zbl. Chir. 1967. —
Gesichtspkt. b. d. Bhdlg. v. Knochensarkomen, ebd. — Erfahrgn. z. temp. Haut-
ersatz m. 3-Schicht Kollagenfolien (mit Wanke), ebd. — Mal. Tumoren d. kindl.
Magen-Darm-Traktes (mit Hecker u. Hollmann), Kinderchir. 1967. — Klassifiz. d.
Geschwulstkrankhtn. Der „gesicherte" TNM-Schlüssel (Erweitergs.vorschlag z.
d. „General Rules" der U.I.C.C.) (mit Arnal u. a.), Method. Inform. Med. 1967. —
Auswertgs.erg. b. Mammatumoren d. Chir. Univ.klin. Heidelberg (mit Hochberg,
Nuri u. Köhler), 2. Heidelb. Krebssymp. 1967, Springer 1968. — Brustkrebs d.
Frau (mit Hochberg, Köhler u. Nuri), Langenbecks Arch. klin. Chir. 1968. —
TNM-Syst. z. Beschreibg. d. Ausdehng. mal. Tumoren u. Vorschlag d. zusätzl.
Kennzeichng. d. Sichergs.grades d. Aussage (mit Arnal u. a.), Dtsch. med. Wschr.
1968. — Sarcomas in Children (Report covering 80 cases) (mit Hollmann), Acta
paed. Scand. 1968.

Otte, Herbert, Chefarzt d. Krskrhs. Dannenberg/Elbe i. R., 3138 Dannenberg/
Elbe, Breslauer Str. 12. — *8. 8. 00 Berlin. — **A:** 25 Berlin. — **Prom:** 29 ebd. —
F: Chir. — **V:** 25–29 Krhs. Potsdam-Hermannswerder (Wolff), 29–31 Frankfurt
a. M. (Schmieden), 31–34 Oberarzt Städt. Krhs. Königsberg (Boit), 34–41 Chefarzt
d. Krskrhs. Tilsit, 41–44 Kriegsdienst, 44–45 Ltd. Arzt d. chir. Abt. Krhs. d. Barm-

herzigkeit Königsberg, Gefangenschaft, 50–65 Chefarzt d. Krskrhs. Dannenberg u. Leit. d. chir. Abt. — **B:** Wundinfekt.; Nachblutgn. u. deren Bhdlg., Art.unterbindgn., Bluttransfus., in: Kriegschir. i. Res.laz., hrsg. v. Zillmer, Steinkopff 1943. — **P:** Bluttransfus. v. 2300 ccm innerhalb 15 Stunden b. postop. lebensbedrohl. Blutg. nach Magenresekt., Zbl. Chir. 1932. — Invaginat. durch Meckel'sches Divertikel, ebd. 1933.

Otto, Eduard G., Chefarzt d. chir. Abt. d. Allg. Krhs., 205 Hamburg-Bergedorf. — *16. 4. 08 Schneverdingen. — **A:** 33 Kiel. — **Prom:** 33 ebd. — **F:** Chir., Inn. Med. — **V:** 32–36 Städt. Krhs. Johannstadt Dresden (Rostoski, Grote), 36–39 u. 46–48 Hafenkrhs. Hamburg (Brütt), Kriegsdienst: 5 J. i. Sonderlaz. d. Luftwaffe (Tönnis), Neurochir. Univ.-Klin. Berlin (Tönnis), 45–46 Chefarzt d. Städt. Krhs. Wilhelmstift, Isny i. Allg. — **P:** Blutgn. b. Frauen zw. 40 u. 50 J., Diss. — Charakterist. d. lymphat. Angina (Monocytenangina), Münch. med. Wschr. 1935. — Elektrokardiograph. Untersuchgn. b. Diphtheriekranken u. Bhdlgserg., Hippokrates 1936. — Bedeutg. d. Atemstoßes i. d. Klin., bes. b. Asthmakrkn. Messgsmeth., Münch. med. Wschr. 1937. — Kenntnis d. traumat. Bandscheibenprolapse, Mschr. Unfhlkd. 1938. — Kenntn. d. Enterokokkenendocarditis, Klin. Wschr. 1938. — Nierendystopie b. gr. retroperiton. Tumoren, Z. Urol. 1939. — Leistgs.fähigkt. d. Siemens-Metallsuchers b. Steckschüssen i. Gehirn u. i. Wirbelkanal, Zbl. Neurochir. 1944. — Kreisl.untersuchgn. b. schwer. Hirninfekt., insbes. b. Meningitis u. unt. bes. Berücksicht. d. EKG, Dtsch. Z. Nervenhlkd. 160/1949. — Kontrastdarstellg. d. Tumormetastas. i. Gehirn, ebd. 162/1950. — Plast. Verschl. v. Schädeldefekt. unt. bes. Berücksicht. d. Paladonprothese, Chirurg 1950. — Liquorfisteln u. Pneumatocele b. Verletzgn. u. Erkrkgn. d. Schädels, ebd. — Spezialstativ f. d. Leica-Photograph. b. Op. u. einige Erfahrgn. b. Op.aufnahmen, Rö.- u. Labor.praxis 1952. — Anwendg. d. Maatz'schen Federkopfschraube b. d. Luxat. d. Clavicula u. b. d. Navicularefrakt. d. Fußes, Mschr. Unfhlkd. 1952. — Angiograph. u. Erg. chir. Bhdlg. b. peripher. Gefäßverschl. (d. Gliedmaß. u. i. Bereich d. Carotis int.), Bruns' Beitr. klin. Chir. 185/1952. — Angiograph. Diagn. v. Knochengeschwülst., Dtsch. med. Wschr. 1954. — Op. Bhdlg. d. Angioma racemosum d. Schädels, Zbl. Chir. 1954. — Klin. u. angiograph. Diagn. d. Carotisverschl., Zbl. Neurochir. 1954. — Adreno-genitale Syndr. b. Nebennierenca., ebd. 1955. — Bhdlg. übergr. Leistenbr., Zbl. Chir. 1955. — Bhdlg. Spontanpneumothorax m. intrathorak. Eigenblutinjekt., Hippokrates 1956. — Bhdlg. d. traumat. u. spont. Pneumothorax, Münch. med. Wschr. 1957. — Posttraum. Spätkomplikat. nach Paladonplastik d. Schädels, Zbl. Neurochir. 1958. — Ungewöhnl. Ursachen d. akut. Pankreasnekr., Zbl. Chir. 1961. — Prof. Dr. Henning Brütt z. 75. Geb., ebd. 1963. — Bhdlg. d. Zwerchfellhern., ebd. — Bhdlg. d. spontan. u. traumat. Pneumothorax m. Eigenblut intrapleural, ebd. — Ileitis regionalis, ihre Beziehg. z. Appendicitis u. Lymphosarkom d. Dünndarmes, ebd.

Otto, Franz, 34 Göttingen, Beethovenstr. 38. — Fragebogen 1968 nicht beantwortet.

Otto, Heinz, Chefarzt d. Krhs., 6652 Frankenholz üb. Bexbach (Saar), Hauptstr. 173. — Fragebogen 1968 nicht beantwortet.

Otto, Rudolf, 2102 Hamburg-Wilhelmsburg, Schönenfelder Str. 5. — Fragebogen 1968 nicht beantwortet.

Otto, Ulrich, Ass. d. Chir. Univ.-Klin., X 7010 Leipzig, Liebigstr. 20. — Fragebogen 1968 nicht beantwortet.

Overbeck, Karl, Chefarzt d. chir. Abt. d. Marien-Hosp., 465 Gelsenkirchen, Kirchstr. 36. — *15. 3. 24 Bottrop. — **A:** 49 Münster. — **Prom:** 50 ebd. — **F:** Chir. —

V: 49–51 Path. Inst. d. Ruhrknappschaft Essen-Steele (Husten), 52–58 Knapp-schafts-Krhs. Bottrop (Blumensaat), zwztl. inn. Abt. Knappschafts-Krhs. Essen-Steele (Parrisius), 59–64 Oberarzt Marien-Hosp. Gelsenkirchen (Grütters).

Overbeck, Werner, Prof., 1. Oberarzt Chir. Univ.-Klin., 78 Freiburg/Br., Hugstetter Str. 55. — *10. 8. 27 Berlin. — **Prom:** 53 Marburg. — **Hab:** 62 Freiburg. — **F:** Chir. — **V:** 53 Med. Univ.-Klin. Bonn (Martini), 54 Med. Univ.-Klin. Malmö/Schweden (Biörck), 55–56 Physiol. Inst. d. Univ. Marburg u. Göttingen (Kramer), ab 56 Freiburg (Krauss). — **B:** Verletzgn. d. Herzens; – Chir. Bhdlg. d. A-V-Blockes, in: Kirschner, Op.lehre, Springer 1967. — Op.schock, Fettembolie u. Luftembolie, in: Brandt, Kunz u. Nissen, Intra- u. postop. Zwischenfälle, Stuttgart: Thieme 1967. — Verletzgn. d. Bauchraumes b. Kind, Enke 1968. — **P:** Ca. 60 Veröff. auf d. Geb. d. Thorax- u. Herzchir., Exp. Chir. u. Bauchchir. in inländ. u. ausländ. Fachz.

P

Paal, Erwin, Landesmedizinaldir., Ärztl. Berater d. Westf. landwirtschaftl. Berufsgenossenschaft, 44 Münster, Mauritz-Lindenweg 27. — *4. 12. 02 Viersen (Rhld.). — **A:** 28 Münster. — **Prom:** 28 ebd. — **F:** Chir. — **V:** 28–34 Bergmannsheil Bochum (Magnus), 30 Heilanstalt Milbitz-Gera (Nicolas), 31–32 Marien-Hosp. Bonn-Venusberg (Els). — **P:** Tendovaginitis stenosans, Diss. — Endausgänge traumat. Fußgelenk-Luxat., Arch. orthop. Unfallchir. 29/1931. — Bhdlg. u. Resultate b. Beckenbr., ebd. 30/1931. — Traumat. (subkutane) Epiphysenlösg. am ob. Tibia-ende, ebd. 31/1932. — Nichttraumat. Teilg. d. Kniescheibe (Patella partita), Dtsch. Z. Chir. 237/1932 u. Arch. orthop. Unfallchir. 32/1932. — Bhdlg. habit. Schulter-luxat., Arch. orthop. Unfallchir. 32/1932. — Fehlbeurteilgn. b. Rö.bildern, ebd. 33/1933. — Frakt. od. Os supranaviculare?, ebd. 34/1933. — Isol. Luxat.frakt. d. Os naviculare, Zbl. Chir. 1934.

Paas, Hermann, Prof. f. Chir, 5 Köln-Braunsfeld, Raschdorffstr. 1. — *14. 1. 00 Köln. — **A:** 25 Köln. — **Prom:** 25 ebd. — **Hab:** 36 ebd. — **F:** Chir. (Unfhlkd.). — **V:** 25–26 Pathol. Köln, 27–28 Univ.-Frauenklin. (Füth), 28–39 Chir. ebd. (Frangenheim, v. Haberer), 39 Chefarzt Marienhosp. ebd. — **P:** Ca. 50 Veröff., Hauptgebiete: Extremitätenchir. u. Traumatologie, Abdominalchir.

Pabst, Heiner, Chefarzt d. Bergkrhs., 6718 Grünstadt (Weinstraße), Westring 42. — Fragebogen 1968 nicht beantwortet.

Padberg, Werner, Leit. Arzt chir. Abt. St. Franziskus-Hosp., 5788 Winterberg. — *11. 12. 09 Grönebach/Westfalen. — **A:** 37 Würzburg. — **Prom:** 36 ebd. — **F:** Chir. — **V:** 38–42 Josefs-Hosp. Bochum, 43–45 Oberarzt Marien-Hosp. Witten, 51–57 Gastarzt Marburg (Zenker).

Paessler, Hans Wolfgang, Prof., Dr. med. habil., Städt. Medizinaldir., Ärztl. Dir. d. Städt. Krhs. u. Chefarzt d. Chir. Klin., 509 Leverkusen, Am Vogelsfeldchen 26. — *10. 9. 03 Leipzig. — **A:** 29 Königsberg. — **Prom:** 29 ebd. — **Hab:** 39 Leipzig. — **F:** Chir., Angiol. — **V:** 30–31 Pathol. Dresden (Schmorl), 31–32 Frankfurt a. M. (Schmieden), 33 Charité (Sauerbruch), 34–37 Heidelberg (Kirschner), 37–39 Leipzig (Rieder). — **B:** Gask-Ross, Chir. d. sympath. Nervensystems, übersetzt u. bearb., Barth 1936. — Megacolon u. Megacystis; Entstehg., Erkenng. u. Bhdlg., Barth 1938. — Angiograph. z. Erkenng., Bhdlg. u. Begutachtg. periph. Durchblutgs.-störgn., Stuttgart: Thieme 1952. — Begutachtg. periph. Durchblutgs.störgn. (mit Berghaus), Stuttgart: Thieme 1958. — Schlagaderverschlußerkrankgn., I. Tl.,

Westdeutsch. Vlg. 1967. — **P:** Erkrankgn. d. Epiphyse, Diss. 1928. — Makrogenitosomia praecox i. Rö.bild, Dtsch. Z. Nervenhlkd. 120/1931. — Norm. u. pathol. Anat. d. Brustbeins, Beitr. path. Anat. 87/1931 u. Fortschr. Röntgenstr. 23/1931. — Chir. wicht. Erkrankgn. u. Verletzgn. d. Brustbeins, Arch. klin. Chir. 166/1931 u. 167/ 1931. — Elektrochir., Zbl. Chir. 1931. — Rö.diagn. d. Brustbeins, Röntgenpraxis 1932 u. Zbl. Chir. 1933. — Elektr. Op. d. Haemorrhoiden, Zbl. Chir. 1932. — Entstehg. u. Bhdlg. d. schwiel. Perikarditis, Dtsch. Z. Chir. 241/1933, Zbl. Chir. 1933 u. Münch. med. Wschr. 1933. — Schicksal v. 282 Kranken m. Mastdarmkrebs b. verschied. Bhdlgs.verf., Chirurg 1934. — Elektr. Schneiden m. d. Nadelelektrode, ebd. 1935. — Ätiol. d. Megasigmoideums, Arch. klin. Chir. 183/1935. — Sympathekt. b. Hirschsprung, Zbl. Chir. 1935. — Funkt. Entleergs.störgn. v. Speiseröhre, Dickdarm u. Blase (Kardiospasmus, Megacolon u. Megacystis), Chirurg 1936. — Anzeigestellg. f. chir. Eingr. am sympath. Nervensystem b. Gefäßerkrankgn., Verh. Dtsch. Ges. Kreisl.forsch. 10/1937 u. Arch. klin. Chir. 198/1937. — Kollapsverhütg. b. Lumbal- u. Spinalanaesth., Zbl. Chir. 1942. — Bißverletzgn.,Wundinfekt. m. Spirochäten u. Bhdlg. m. Neosalvarsan, Chirurg 1943. — Wundstarrkrampf n. Starkstromverbrenng., ebd. 1943. — Bhdlg. v. Frostschäden, ebd. — Frostschäden, Arch. klin. Chir. 207/1944. — Bhdlg. d. Sigmavolvulus, Zbl. Chir. 1949. — Beingeschwüre, ebd. — Bhdlg. postop. Entleerungsstörgn. an Darm u. Blase, ebd. — Bedeutg. chron. Infekt.herde f. d. Bhdlg. chir. Erkrankgn., Dtsch. med. Wschr. 1950. — Wie können wir d. Kosten chir. Bhdlg. einschränken?, Krankenhaus 1950. — Chir. Arbeitsschäden, Neue med. Welt 1950. — Nordseeheilbad im Frühling, Herbst u. Winter v. Standpunkt d. Chirurgen, Krankenhausarzt 1951. — Entstehg. u. Bhdlg. d. Megacolon u. d. Megacystis, Med. Welt 1951 u. Schlußwort 1952. — Blutumlaufstörgn. d. Gliedmaßen, Bremer Ärztebl. 1951. — Grundsätze z. Erkenng. u. Begutachtg. d. (lumbalen) Bandscheibenvorfalles (mit Kuhlendahl), Med. Welt 1951. — Funkt. Entleerungsstörgn. d. Darmes u. d. Blase, Wien. med. Wschr. 1952. — Erfahrgn. mit Hyaluronidase, Med. Welt 1952. — Unterwassermassage b. d. Bhdlg. chir. Erkrankgn., Zbl. Chir. 1952 u. Therap.woche 1952. — Periph. Arteriograph., Fortschr. Röntgenstr. Beih. z. Bd. 76/1952. — Therap. d. Buergerschen Erkrankg., Medizinische 1952. — The present status of arteriography in Germany, Angiology 1952. — Fortschr. d. Gefäßchir., Zbl. Chir. 1952. — Grundlagen d. Begutachtg. e. Gefäßerkrankg., Hefte Unfhlkd. 44/1952. — Les Obliterat. arterielles chron.,Kongr.-ber. Soc. Europ. Chir. Cardio-Vasc. 1953. — Anzeigestellg. z. chir. Bhdlg. v. Durchblutungsstörgn. d. Gliedmaßen, Dtsch. med. Wschr. 1953. — Chir. Bhdlg. periph. Gefäßleiden, Ärztl. Praxis 1953. — Bhdlg. d. sog. Periarthr. humero-scapularis (mit Sich), Medizinische 1953. — Techn. u. Erg. chir. Eingr. am sympath. Nervensyst., Langenbecks Arch. klin. Chir. 276/1953. — Chir. Bhdlg. periph. Gefäßerkrankgn., Regensb. Jb. ärztl. Fortbild. III/1953/54. — Occorre al medico pratico la Luronase ?, Progressi di Terapia 1954. — Cosidetto dolore della spalla ed Trattamento moderno, ebd. — Diagn. e trattamento chir. delle trombose arteriose, Min. Cardioang. 2/1954. — Typ. postop. Spätschmerz i. Oberschenkel n. lumb. Sympathektomie, Bhdlg. durch Redression d. WS., Neuralmedizin 1954. — Komplikat. d. Chir. d. Sympathicus b. periph. Durchblutgs.störgn., Zbl. Chir. 1955. — Ambul. konservat. Bhdlg. cervik. Wirbelscheibensyndrome, ebd. — WS. u. periph. Durchblutg., Verh. Dtsch. Orthop. Ges. 1955. — Ligatur d. V. cava b. schwerstens dekomp. Herzkranken (mit Uhlenbruck), Chirurg 1955. u. Therap.woche 1955. — Ärztl. Aspekte i. d. Krankenhausplang., Krankenhaus 1955. — Ultrakurznark. i. d. ambul. Krankenbhdlg., Ärztl. Praxis 1955. — Mögl.ktn. u. Grenzen v. Blockaden u. Op. am sympath. Nervensystem, Wien. med. Wschr. 1955. — Complicat. de la chir. du sympath. dans les troubles de l'irrigation périphérique, Min. Cardioang. 1955. — Verminderg. d. Amputat. b. Kranken m. periph. Durchblutgs.störgn., Therap. Ber. 1956. — Fortschr. d. Angiograph., Fortschr. Röntgenstr. Beih. z. Bd. 48/1956. — Trattamento conservat. postop. sul simpat. per vasculopatie periferiche, Min. Cardioang. 1956. — Verhütg. v. Durchblutgs.störgn. n. Verletzgn., Sportmedizin 1956. — Zentralisat. - Dezentralisat. i. Krhs. aus d. Sicht d. Arztes, Krankenhaus 1956. — Funkt.diagn. d. Gefäße, Taggs.ber. d. Beirates f. Kriegsopferfragen BMA 1956. — How can we reduce the number of amputat. in pat. with distubances of the peripheral circulation?, Angiology 1956. — Neue Erfahrgn. i. d. Diagn. u. Therap. periph. Durchblutgs.störgn., Wien. klin. Wschr. 1957. — Techn. d. anat. Serienaortograph., Röntgenbl. 1957. — Techn. de l'Aortographie, Min. Cardioang. 1957. — Chir. d. Durchblutgs.störgn., Zbl. Chir. 1958. — Kontrastmitteltestg, ebd. — Développement d. oblitérations Arterielles, Acta III, Int. Angiol. Congr. 1958. — Arteriogr., Dokumente üb. Raynaud u. funkt. Durchblutgs.störgn., Min. Cardioang. 1958. — Bhdlg. d. art. Embolien, Med. Klin. 1958. — Chir. Bhdlg. art. Embolien d. Extremitäten (mit Migula), Wien. klin. Wschr. 1958. — Entwicklg. d. art. Obliterat., Med. Klin. 1959. — Flebografia de las extremidados inferiores. Angiologia 1961. — Indicacion de las operaciones reconstructivas en lás occlusiones arteriales. ebd. 1962. — Verl. d. Stammart. i. Bereich d. Kniegelenkes u. d. Fußgelenkes, Röntgenbl.1963. — Begutachtg. art. Verschlußkrankhtn. (Unt. Berücksicht. d. Voraussetzgn. e. evtl. Versorgg. i. Wege d. Härteausgl.), Med. Sachverständige 1963. — Durchblutgs.störgn. als Komplikat. b. Unf.verletzgn., Mschr. Unfhlkd. 1963 u. Ber. üb. d. unf.chir. Tagg. d. Berufsgenossenschaften Mainz 1962. — Simpatectomia lumbas bilateral por via extraperitoneal con una sola incision. Angiologia 1963. — Bhdlg. d. ak. Ischämie (paradoxe Reakt.) nach Sympathekt., J. Cardiovasc. Surg. 4/1963. — Abdomin. Aortograph. m. bes. Berücksicht. d. bilat. Serienaortograph. ohne Katheter, Fortschr. Röntgenstr. 98/1963, dgl. Schlußwort z. Entgegng. v. Schmitz-Draeger, ebd. 99/1963. — Resultados obtenidos con diferentes tratamientos quirurgicos en las arteriopatias obliterantes. Revista Médico Terapéutica 38/1963. — Erg. b. 75 rekonstruk. Op. a. d. Aorta u. d. gr. Beckengefäßen (mit Kranepuhl), Med. Welt 1963 u. Zbl. Chir 1964. — Ärztl. Gesichtspkt. z. Aufklärgs.pflicht d. Chirurgen, Med. Welt 1964. — Abgrenzg. d. Rekonstrukt.op. geg. Sympathekt. u. Arterekt. b. Schlagaderverschlußerkrankgn., Zbl. Chir. 1964. — Arterekt. b. schweren art. Verschlußerkrankgn. d unt. Gliedmaßen (mit K. H. Meyer), Langenbecks Arch. klin. Chir. 305/1964. — Medikam. Langzeit-Bhdlg. generalis. Gefäßverschlußerkrankgn., Therap.woche 1965. — Komplikat. u. d. forens. Bedeutg. d. Testg. b. Angiograph. m. alten u. neuen Kontrastmitteln, Röntgenpraxis 1965. — Techn. u. Progn. d. op. Bhdlg. d. Verschl. größerer Gefäße, Lebensvers.med. 1965. — M.Gracilis-Plast. b. postthrombot. Syndr., Zbl. Phlebol. 1966. — Cirugia hiperemiante y Cirugia reparadora (mit Girbes u. Padros), Angiologia 1966. — Neue Erfahrgn. m. d. Bhdlg. d. akut. Ischämie (paradoxe Reakt.) nach Sympathekt., Med. Welt 1966. — Techn. d. Desobliterat. (Endarterekt.) gr. Aa. (Querschnitte u. Quetschverf.), Thoraxchir. 1966. — Retrograde Aortograph., Angiograph. 1966. — Bhdlg. d. Gangrän b. art. Durchblutgs.störgn., Chir.praxis 1967.

Paetzel, Walter, 8018 Grafing b. München, Bürgerlingstr. 15. — Fragebogen 1968 nicht beantwortet.

Palkoska, Franz K. J., Facharzt f. Chir., Ass. d. Chir. Univ.-Klin., X 402 Halle/S. — *27. 4. 33 Wilkau/Sudetenland. — **A:** 57 Halle/S. — **Prom:** 61 Erfurt. — **F:** Chir.

— **V:** 58–59 Path. Inst. Erfurt (Güthert), 60 Med. Klin. ebd. (Sundermann), ab 61 Halle (Mörl, Schober). — **P:** Fehlbildg. u. Aneurysmen d. li. Koronarart. m. Perforat. i. d. li. Ventrikel, Z. Kreisl.forsch. 1960. — Bhdlg. d. solit. juven. Knochencysten u. Riesenzelltumoren, Zbl. Chir. 1964. — Seitenbandplast. am Kniegelenk – Indikat. u. Meth., Arch. orthop. u. Unfall-Chir. 1967. — Art.mesent. Duodenalverschl. i. Kindesalter, Z. Kinderchir. 1967.

Pallme König, Georg, Facharzt f. Chir., Durchgangsarzt, Belegarzt an d. Klin. Dr. Cordua, (Praxis) 21 Hamburg 90, Wilstorfer Str. 19. — *11. 9. 08 Prag. — **A:** 36 Hamburg. — **Prom:** 38 ebd. — **V:** bis 45 Allg. Krhs. Harburg, zuletzt Oberarzt, 49–55 Chefarzt chir.-gyn. Abt. Krhs. Ginsterhof Tötensen/Kr. Harburg.

Palm, Martin Ph., Chefarzt u. Ärztl. Dir. i. R., 7063 Welzheim/Württ., Kurze Str. 15. — *1. 12. 00 Stuttgart. — **A:** 25 Erlangen. — **Prom:** 25 Heidelberg. — **F:** Chir. — **V:** 25–26 Frankfurt a. M. (Strassburger, Schmieden, Holfelder), Stuttgart (Jüngling), Leipzig (Sellheim), 27 Berlin (Martens), 28–30 Meseritz-Obrawalde (Henrard), 30–37 Berlin (Mühsam, Selberg, Deichgräber, Hübener), 38–39 selbst. Chirurg, 39–45 Kriegsdienst, 46 stellvertr. Chefarzt d. Krhs. Lauffen a. N., 46–65 Chefarzt d. chir. Abt. u. ärztl. Dir. d. Krskrhs. Schorndorf/Württ.

Palten, Herbert, Facharzt f. Chir., 1 Berlin 15, Kurfürstendamm 220. — *11. 4. 22 Hindenburg/Schles. — **A:** 53 Berlin. — **Prom:** 52 ebd. — **F:** Chir. — **V:** 51–58 Städt. Krhs. Berlin-Moabit (Gohrbandt), Unfallambulatorium ebd. (Gohrbandt, Bauers).

Pampus, Friedrich, Prof., Dir. d. Neurochir. Klin. d. Katharinen-Hosp., 7 Stuttgart, Kriegsbergstr. 60. — Fragebogen 1968 nicht beantwortet.

Pane, Horst, Facharzt f. Chir. u. Anaesth., Durchgangsarzt, Leit. Arzt d. Sanitätsstelle am Fischereihafen Bremerhaven, 285 Bremerhaven-Mitte, Preußenstr. 10. — *23. 6. 12 Bremerhaven. — **A:** 38 Marburg. — **Prom:** 39 ebd. — **F:** Chir., Anaesth. — **V:** 37–40 Inn. Med. Städt. Krhs. Bremerhaven-Mitte (Lübben), Chir. u. Gynaekol. ebd. (Willing), 40–44 Militärdienst, 44–46 Chir. u. Orthop. Pow Gen.-Hosp. Camp Forrest, Tenn./USA (Herbig, Dehne Springorom), 46–48 Chir. 232. Mil.-Hosp. Blockley/England (Rissland, Kröger, Struppler), 48 Chir. u. Geburtsh. Städt. Krhs. Bremen-Blumenthal (Scheringer), 49–56 Chir. u. Anaesth. Städt. Krhs. Bremerhaven-Mitte (Willing), 52–56 1. Oberarzt. — **P:** Allg. u. Lokalbhdlg. schwerer therm. Verbrenngn., Bruns' Beitr. klin. Chir. 179/1950.

Pannewitz, Günter v., Prof., 48 Bielefeld, Beethovenstr. 15. — Fragebogen 1968 nicht beantwortet.

Panthel, Günther, Leit. Arzt d. Landhauskln., Unfallchir. Spezialklin. f. Knochen- u. Gelenkserkrankung, 5907 Burbach, Auf der Heister. — *31. 3. 09 Gleiwitz. — **F:** Chir. — **V:** Univ.-Frauenklin. Frankfurt a. M. (Seits), Orthop. Univ.-Klin. ebd. (Homann), Westendkrhs. Berlin (Grawitz), I. chir. Univ.-Klin. ebd. (Magnus, Rostock).

Pantke, Fred J. G., Chir. Priv.-Klin. Dr. Pantke, 23 Kiel, Beselerallee 7. — *11. 8. 06 Stettin. — **A:** 34 Rostock. — **Prom:** 35 ebd. — **F:** Chir., Urol. — **V:** 34 Med. Univ.-Klin. Rostock (Curschmann), Inn. Klin. Städt. Kr.anst. Stettin (Dennig), Urol. Klin. ebd. (Hagen), 35–45 Chir. Klin. ebd. (Vogeler), 46–53 Krhs. d. Landesversichergs.anst. Malente (Woytek). — **P:** Pankreasfettgewebsnekrose, Diss. 1933.

Panzner, Rainer, Oberarzt d. Chir. Univ.-Klin., X 4020 Halle (Saale), Senff-Str. 21. — Fragebogen 1968 nicht beantwortet.

Pape, Ewald, Facharzt f. Chir., 3 Hannover, Vahrenwalder Str. 61. — *27. 8. 19 Hannover. — **A:** 45 Göttingen. — **Prom:** 45 ebd. — **F:** Chir. — **V:** Krhs. Nordstadt Hannover (Knepper).

Pape, Walter, leit. Arzt d. chir. Abt. u. Chefarzt d. Ev. Krhs., 347 Höxter (Weser).
— Fragebogen 1968 nicht beantwortet.

Papo, Isidor, o. Prof., Vorstand d. Chir. Klin. d. Militär-Med. Akad., Belgrad, Jugoslavien. — *13. 12. 13 Ljubuški, Jugoslavien. — **A:** 32 Mostar, Jugoslavien. — **Prom:** 37 Zagreb, Jugoslavien. — **F:** Chir. — **V:** 46–47 Inst. Sklifasovsky Moskow (Judin), 50–51 Johns Hopkins Hosp. Baltimore (Blalock), Stanford Univ. San Francisco (Holman), Mass. Gen. Hosp. Boston (Sweet), Mayo Clinic Rochester (Clagget), 53 Karolinsko sjukhus Stockholm (Crafford), Rikshospitalet Kobenhaven (Husfeldt), Brompton Hosp. London (Brock), 56 Düsseldorf (Derra), 58 Hôp. Brouussai Paris (D'Allaine), 59 Hamersmith Hosp. London (Cleland). — **P:** Etwa 90 Veröff. vorwiegend in Jugoslawisch.

Paquet, Karl Josef, Ass. d. Chir. Univ.-Klin., 53 Bonn-Venusberg. *

Paraskevas, Michael, Chefarzt d. 1. Chir. Klin. d. Krhs. Evangelismos, Mithymnis Str. 34 — Athen 804 / Griechenland. — *17. 11. 04 Piräus/Griechenland. — **A:** 27 Berlin. — **Prom:** 27 ebd. — **F:** Chir. — **V:** 27–30 Krhs. Evangelismos Athen (Makkas), 30–35 Krhs. d. Griech. Roten Kreuzes Athen (Makkas), 35–42 Oberarzt ebd., 42–63 Chefarzt d. 1. Chir. Klin. d. Allg. Krhs. Piräus. — **P:** Zahlreiche Veröff. in griech., franz. u. dtsch. Sprache, darunter: Dauerresultate d. op. Bhdlg. d. Magenca., Diss. — Vereiterg. d. Leberechinococcus durch d. Eberth'schen Typhusbac., Chirurg 1937. — Selt. Primärlokalisat. d. Hautmilzbrandes, Zbl. Chir. 1937. — Verletzgn. d. Gallen- u. Pankreasganges b. d. Resekt. d. Duodenalgeschwürs, Bruns' Beitr. klin. Chir. 168/1938. — Echinokokkus d. Bauchspeicheldrüse, ebd. 169/1939. — Unmittelbare u. Fernresultate d. Resekt. z. Ausschaltg. nach Finsterer-Plenk, Therap. Umschau 1949. — Epiphysenlösg. am unt. Ende d. Oberschenkels, Chirurg 1958. — Erinnergn. e. griech. Chirurgen an seinen Lehrer August Bier, Dtsch. med. J. 1960. — Außergewöhnl. Fall v. Choledocholithiasis, Chirurg 1961. — Verbesserg. d. Techn. d. Ausführgs.ganganastomose bzw. Einpflanzg., Dtsch. med. J. 1962. — 11 J. anhalt. Heilg. e. op. retrostern. Lymphogranulomatose, Zbl. Chir. 1963.

Parhofer, Rudolf, Chefarzt d. chir. Abt. Stadtkrhs., 894 Memmingen. — *26. 5. 26 Moos. — **A:** 53 München. — **Prom:** 54 ebd. — **F:** Chir. — **V:** 53–55 München (Frey), 55–56 II. Med. Univ.-Klin. ebd. (Bodechtel), 56–64 Chir. Univ.-Klin. ebd. (Frey, Zenker), 61–62 Chir. Univ.-Kinderklin. ebd. (Oberniedermayr). — **P:** Kreisl.wirkg. v. Vitamin P, Münch. med. Wschr. 1954. — Wirkg. d. Lungenflügelentferng. auf e. nicht voll leistgs.fäh. Herz, Langenbecks Arch. klin. Chir. 281/1955. — Kreisl.untersuchg. b. exp. Lungenembolien, ebd. — Stoffwechseluntersuchgn. an unterkühlten Hunden, ebd. 285/1957. — Wirkg. v. Phenothiazinderivaten u. Hydergin auf Atmg. u. Pulsfrequenz narkotis. Hunde, ebd. — Blutverteilg. i. d. Lunge b. mangelh. Sauerstoffversorgg. e. Lappens, Münch. med. Wschr. 1958. — Vergl. thermo-elektr. Messgn. v. Organ-, Blut- u. Gewebstemp. b. Hypothermie durch Oberflächen u. Blutstromkühlg., Langenbecks Arch. klin. Chir. 293/1959. — Diff.diagn. d. Erkrankgn. d. Schlüsselbeines, Münch. med. Wschr. 1960. — Nachuntersuchgn. üb. d. körperl. Leistgs.fähigkt. nach traumabedingten Splenekt., Bruns' Beitr. klin. Chir. 200/1960. — Exp. Untersuchgn. üb. Verändergn. d. Darmmotorik nach Vagotomie, Langenbecks Arch. klin. Chir. 296/1960. — Exp. Untersuchgn. üb. d. Beeinfl. d. Darmmotorik am lebenden Tier durch Unterkühlg., ebd. — Beobachtgn. d. Darmmotorik nach Magenperforat. i. Tierexp., ebd. 297/1961. — Exp. Untersuchgn. üb. d. Auswirkg. d. Zwerchfellhochstandes b. Ileus, ebd. — Histol. Untersuchgn. üb. d. Größe d. Art. i. Ligamentum capitis femoris, ebd. 300/1962. — Ulna-

vorschub nach Unterarmbr., Mschr. Unfhlkd. 1962. — Exp. Untersuchgn. z. Wundrupt. nach Laparot., Langenbecks Arch. klin. Chir. 302/1963. — Klin. Untersuchgn. z. Platzbauchentstehg., Bruns' Beitr. klin. Chir. 206/1963.

Parisius, Ulrich, Oberarzt d. chir. Abt. d. Krskrhs., X₁7290 Torgau (Elbe),
Eilenburger Str. — Fragebogen 1968 nicht beantwortet.

Parrhysius, Kurt K., Facharzt f. Chir. i. R., M. D. 303 Old Orchard, Excelsior
Springs, Mo. 64024 USA. — *18. 7. 99 Berlin. — **A:** 24 Jena. — **Prom:** 25 ebd. —
F: Chir. — **V:** 25–27 Univ.-Kinderklin. Jena (Ibrahim), 27 Urban-Krhs. Berlin
(Juergens), 33–36 Städt. Krhs. Weißenfels (W. Hering), 46–49 Chefarzt d. Stadt-
krhs. Kempten-Breite, 55–63 Hospital-Dir. d. Ball-Klin. in Excelsior Springs,
Mo./USA.

Partenheimer, Klaus, Chefarzt d. chir. Abt. d. Ev. Kaiser-Wilhelm-Krhs.,
41 Duisburg-Meiderich, Gerrickstr. — *27. 11. 20 Köln. — **A:** 45 Berlin. — **Prom:**
45 Köln. — **F:** Chir. — **V:** 45–46 Dtsch. Hauptlaz. Herborn, 46–51 Friedrich-Zimmer-
Krhs. ebd. (H. H. Fischer, Kanert), 51–59 Ass. u. Oberarzt Ev. Krhs. Huyssens-
Stiftg. Essen (Scheele, Herget). — **P:** Südamerikan. Schleimhautleishmaniose,
Arch. Ohr.-Nas.-Kehlk.hlkd. u. Z. Hals-Nas.-Ohr.hlkd. 155/1947. — Krankh.bild d.
mesenter. Lymphadenitis, Dtsch. med. Wschr. 1949.

Partsch, Fritz, Prof., Chefarzt d. ev. Krhs. Bethesda Duisburg i. R., 34 Göttingen, von-Bar-Str. 43. — *1. 6. 87 Breslau. — **A:** 13 Breslau. — **Prom:** 17 ebd. —
Hab: 23 Rostock. — **F:** Chir., Orthop. — **V:** 13 Breslau Hyg. Inst. (Pfeiffer), 13–14
Med. Univ.-Klin. Freiburg (Bürkle de la Camp), 19 Path. Inst. Dresden-Friedrichstadt (Schmorl), ab 19 Rostock (W. Müller), 28 a. o. Prof. — **B:** Schußverletzgn. d.
ob. Extremität (mit W. Müller), in: Hdb. d. ärztl. Erfahrgn. i. Weltkrieg, Barth
1922. — Diagn. Pneumoperitoneum, Atlas, Erg.bd. Fortschr. Röntgenstr. 1924. —
Bauchwandhernien u. Bauchfell, in: Hdb. d. ges. Unf.hlkd. Bd. 4, hrsg. v. König u.
Magnus 1934; 2. Aufl. hrsg. v. Bürkle de la Camp u. Rostock 1955. — **P:** Osteomyelitis d. Patella, Dtsch. med. Wschr. 1912. — Butgerinng. (mit Stuber), Biochem.
77/1916. — Osteomyelit. Coxitis, Diss. — Gehäuftes Auftr. v. Osteomalazie, Dtsch.
med. Wschr. 1919. — Lymphogranulomatosis intest., Virchows Arch. 230. — Diagn.
d. Leberechinokokken, Dtsch. med. Wschr. 1921. — Reizbestrg. v. Milz u. Leber,
Münch. med. Wschr. 1921. — Indikat. d. Pneumoperitoneums, Zbl. Chir. 1922. —
Untersuchgs.techn. d. Pneumoperitoneums, Fortschr. Röntgenstr. 29. — Ätiol. u.
Therap. d. Hallux valgus, Münch. med. Wschr. 1923. — Metastasenbildg. d. Parotis-
cylindrome, Dtsch. Z. Chir. 183. — Periarter. Sympathicusexstirpat., Münch. med.
Wschr. 1924. — Bhdlg. d. Leberechinokokken, Dtsch. Z. Chir. 184. — Sympathicus-
resekt. b. Basedow u. Angina pectoris, Zbl. Chir. 1924 u. Dtsch. Z. Chir. 192/1925. —
Knochenregeneration (Habil.-Schr.), Dtsch. Z. Chir. 187/1924. — Progn.d. Schulter-
luxat., Zbl. Chir. 1924. — Folgezustände n. gonorrh. Gelenkentzündg., ebd. — Mastdarmvorfall u. Beckenbodenplastik, ebd. — Resect. d. sympath. Halsgrenzstranges,
Dtsch.Z.Chir.192/1925. — Plattfußbhdlg.n.Nicoladoni,Zbl.Chir.1925. — Kongenit.
Halswirbelsynostose, Arch. orthop. Unfallchir. 1926. — Gonorrh. Arthritis, Z. ärztl.
Fortbild. 1927. — Insulineinwirkg. (mit Baltzer u. Grafe), Arch. exper. Path. (D)
120/1927. — Gonorrh. Infekt. b. Versuchstieren (mit Nagell), Dtsch. med. Wschr.
1927. — Gefahren d. Bauchpunkt., Zbl. Chir. 1927. — Verhalten d. vitalfärbb. Zellen
b. Callusbildg. (mit Billich), Arch. klin. Chir. 147/1927. — Röntgenographie d. Harnröhre, Zbl. Chir. 1927. — Therap. d. Lunatumnekr., ebd. 1928. — Darstellg. d. Harnröhre b. Strikt. u. Rupt. im Rö.bild, Z. urol. Chir. 1928. — Diff.diagn. d. arter.
Embolie, Zbl. Chir. 1933. — Choledochoduodenostomie, ebd. 1934. — Bemerkg. z.

Durchgangsarztverf. nach 5j. Mitarbeit, Mschr. Unfhlkd. 1935. — Dickdarm-geschwülste, Zbl. Chir. 1935. — Techn. u. Indikat. d. Magenfistel, ebd. — Schuß-verletzgn. d. Kreuzbein-Darmbeinfuge, ebd. 1943. — Techn. d. Drahtextens., Chirurg 1943. — Geschoßwanderg., Med. Klin. 1943. — Lebenserwartg. d. nach Rückenmarksverletzg. Gelähmten (mit Wagner), ebd. 1949. — Techn. d. Anus praeternaturalis, Chirurg 1949.

Pascher, Max A., OMR., 8 München 13, Schellingstr. 108. — Fragebogen 1968 nicht beantwortet.

Paschkow, Nikolai, Oberarzt d. chir. Klin. Krskrhs., X 88 Zittau, Görlitzer Str. 10. — *1. 10. 32 Dorpat/Estland. — **A:** 57 Rostock. — **Prom:** 57 ebd. — **F:** Chir. — **V:** Krskrhs. Zittau (Thumstädter, Melzer).

Paschold, Kurt, Prof., Oberarzt d. Chir. Klin. d. Med. Akademie, X 5000 Erfurt, Herderstr. 13. — Fragebogen 1968 nicht beantwortet.

Paulisch, Gerhard, Oberarzt d. chir. Abt. d. Städt. Krhs. Berlin-Moabit, 1 Berlin 21, Turmstr. 21. — *26. 9. 24 Schwelm/Westf. — **A:** 50 Düsseldorf. — **Prom:** 51 Heidelberg — **F:** Chir., Urol. — **V:** 50–51 Pathol. Inst. d. Univ. Heidelberg (Randerath), 51–52 St. Francis-Hosp., Trenton, N.J./USA Rotating Internship, 52–53 Wiss. Ass. Dept. of Clin. Sience, Univ. of Pittsburgh, Pa./USA (I. A. Mirsky), 54–56 Med. Univ.-Poliklin. Marburg (Schwiegk), 56–57 Kinderabt. US Army General Dispensary, Frankfurt a. M. (Lt.Col. G. E. Allen), 57–58 Priv.-Ass. v. Prof. E. Gohr-bandt, Berlin, Städt. Krhs. Moabit, ab 58 Chir. Abt. ebd. (Hellenschmied). — **P:** Untersuchgn. üb. d. Epithelgewebe d. ableit. Harnwege, Diss. — The Secretion of an Antidiuretie Substance into the Circulation of Rats exposed to noxious Stimuli (mit Mirsky u. Stein), Endocrinology 54/1954. — The Antidiuretie Activity of the Plasma of Adrenalectomized, Hypophysectomized and Adre-nalectomized-Hypophysectomized Rats (mit Mirsky u. Stein), ebd. — The Se-cretion of an antidiuretie Substance into the Circulation of Adrenalectomized and Hypophysectomized Rats exposed to Noxious Stimuli (mit Mirsky u. Stein), ebd. 55/1954. — The Effect of Noxious Stimuli on the Secretion of an Antidiuretic Substance into the Circulation (mit Mirsky u. Stein), Abstract XIX Int. Physiol. Congr. Montreal — Untersuchgn. üb. d. biolog. Bestimmg. v. Adiuretin an d. Ratte, Pflügers Arch. Physiol. 264/1957. — Ektopie d. Harn-leitermündg., Berliner Medizin 1963. — Spont. retroperiton. Fisteln d. Gallen-wege, Forsch. Prax. Fortb. (Med.) 1967.

Paulitschek, Otto, Chefarzt d. chir. Abt., Leit. Arzt d. Krhs. Maria Hilf, 415 Kre-feld, Oberdießemer Str. 94. — *10. 8. 19 Grenzeck. — **A:** 45 Göttingen. — **Prom:** 45 ebd. — **F:** Chir. — **V:** 49 Weender Krhs. Göttingen (Herlyn), 49–50 Josefsstift Hannover (Rosenthal), 50–52 inn. Abt. ebd. (Ohlendorf), 53 Bergmannsheil Bochum (Bürkle de la Camp), 53–55 St. Bernwards-Krhs. Hildesheim (Geisthövel), 55–59 Marien-Hosp. Gelsenkirchen-Buer (Riemann, Kleine). — **P:** Leistenboden, Zbl. Chir. 1954. — Op. Indikationsstellg., Münch. med. Wschr. 1955.

Paulus, Dieter, Oberarzt d. chir. Abt. d. Krhs. Martha-Maria, 85 Nürnberg, Stadenstr. 58. — *30. 5. 35 Nürnberg. — **A:** 63 München. — **Prom:** 63 Erlangen-Nürnberg. — **F:** Chir. — **V:** 60–61 Pharmak. Inst. d. Univ. Erlangen (Heim), 61–62 Städt.- u. Krskrhs. Kulmbach/Ofr. (Scheffel), 62 II. Med. Klin. Städt. Kr.-anst. Nürnberg (Meythaler), 62–63 Frauenklin. ebd. (Podleschka), 63–66 II. Chir. Klin. ebd. (Birkner), 66 Karlsruhe (Spohn).

Paulus, Kurt, Ass. d. Chir. Univ.-Klin., 6000 Frankfurt (Main) 70, Ludwig-Rehn-Str. 14. — Fragebogen 1968 nicht beantwortet.

Paulus, Walter, Facharzt f. Chir., Oberarzt d. chir. Klin. d. St. Josefs-Hosp., 62 Wiesbaden. — *18. 12. 25 Fürth. — **A:** 52 Freiburg. — **Prom:** 54 ebd. — **F:** Chir. — **V:** 53–62 Freiburg (Krauss), 62–64 Bergmannsheil Bochum, Oberarzt (Rehn), 65–67 St. Marienkrhs. Frankfurt (Klöss), ab 67 Oberarzt Chir. Klin. St. Josefs-Hosp. Wiesbaden.

Pehlke, Willy, Chefarzt d. chir. Abt. d. Jüd. Krhs., 1 Berlin 65, Iranische Str. 2. — *4. 4. 11 Berlin. — **A:** 37 Berlin. — **Prom:** 40 ebd. — **F:** Chir. — **V:** 37 Paulinenhs. Berlin-Charlottenburg (Ulrich, van den Velden), 38–39 Path. Inst. d. Krhs. Berlin-Westend (Koch), 39–48 Martin Luther-Krhs. Berlin (Nordmann, Klose). — **P:** Erfahrgn. b. d. Bhdlg. m. Penicillin, Therap. Gegenw. 46/47.

Pein, Fritz, Chefarzt d. St. Elisabeth-Krhs., X 5900 Eisenach (Thür.), Wartburgallee 66. — Fragebogen 1968 nicht beantwortet.

Peiper, Hans-Jürgen, Prof., Oberarzt Chir. Univ.-Klin., 5 Köln-Lindenthal, Josef-Stelzmannstr. 9. — *4. 12. 25 Frankfurt/Main. — **A:** 51 Mainz. — **Prom:** 52 ebd. — **Hab:** 62 Köln. — **F:** Chir. — **V:** Chir. Univ.-Klin. Mainz (Peiper), Univ.-Poliklin. ebd. (Duesberg), 1 J. amerikan. Med. Ass. St. Michael's Hosp. Newark, N. J., 53–59 Ass. Marburg (Zenker), 59–63 Oberarzt II. Chir. Univ.-Klin. Köln-Merheim (Heberer), ab 63 I. Chir. Univ.-Klin. Köln-Lindenthal (Heberer). — **B:** Pleuraempyem, in: Progn. chron. Erkrkgn., Springer 1960. — Aorta u. große Arterien (mit Heberer, Rau u. Löhr), Springer 1966. — Die Eingriffe an den großen Gefäßen, in: Kirschner, Op.lehre, Bd. VI/1, hrsg. v. Brunner u. Zenker, Springer 1967. — **P:** Klin. u. Therap. d. Phäochromozytome (mit H. Peiper u. Spitzbarth), Dtsch. med. Wschr. 1953. — Hautnekrosen nach Noradrenalin-Infus., Chirurg 1956. — Zweckmäßigkt. u. Durchgängigkt. portocav. Anastom. (mit Zenker u. Hegemann), Schweiz. med. Wschr. 1956. — Diagn. u. Bhdlg. v. Fremdkörpern i. Thorax (mit Heberer u. Löhr), Erg. Chir. u. Orthop. 41/1957. — Krkhts.bild d. Magenneurinome, Bruns' Beitr. klin. Chir. 194/1957. — Chir. innersekret. Krkhtn. (mit Zenker), Münch. med. Wschr. 1958. — Diagnost. Probl. b. chron. Fremdkörpern d. Thorax (Röntgenol. Erfahrgn. an 100 Krkn.) (mit Löhr u. Heberer), Bruns' Beitr. klin. Chir. 196/1958. — Klin. d. Mittellappensyndroms, Langenbecks Arch. klin. Chir. 290/1959. — Erkenng. u. Bhdlg. d. prim. Hyperparathyreoidismus, Chirurg 1959. — Development of Thoracic a. Cardiovasculan Surgery in Germany During Recent Years (mit Heberer), Anglo-German Med. Rev. 1960. — Diagn. u. op. Bhdlg. d. Mittellappensyndr., Zbl. Chir. 1961. — Exp. Untersuchgn. z. Verhalten d. gesamten Kreisl.widerstandes b. tief. Hypothermie i. extrakorp. Zirkulat. (mit Bonhoeffer, Eigler u. Gehl), Langenbecks Arch. klin. Chir. 298/1961. — Fortschr. i. d. Bauchchir. (mit Heberer), Almanach f. d. ärztl. Fortbildg., Lehmann Vlg. 1962. — Hepatocholangiojejunostomie b. Verlust d. extrahepat. Gallenwege (mit Heberer), Chirurg 1962. — Untersuchgn. üb. d. Viscosität d. Blutes i. Hypothermie an e. isol. Hundeextremität (mit Bonhoeffer), Langenbecks Arch. klin. Chir. 301/1962. — Tierexp. Untersuchgn. üb. d. „apparente" Viscosität d. Blutes u. d. Strömgs.widerstand d. Gesamtorganismus i. extrakorp. Zirkulat. b. Temp. um 37° C u. 10°C., Habil.-Schr. 1962.—Intrathorak. Phäochromozytom (mit Golestan), Thoraxchir. 1963. — Verhalten d. Strömgs.-widerstandes u. d. Gefäßweite währ. extrakorp. Zirkulat. d. Hundes b. 37° u. 9° C (mit Bonhoeffer), Langenbecks Arch. klin. Chir. 302/1963. — Chir. Möglktn. b. Funkt.störgn. am Verdauungstrakt (mit Heberer), Ärztl. Fortbild. 1963. — Leiomyome d. Speiseröhre, Zbl. Chir. 1963. — Neue Mögl.ktn. i. d. Gefäßchir., Physikal.-diät. Therap. 1963. — Klin.-angiol. Befunde nach Bypass-Op. i. Aorta-Ilica-Bereich (mit Klempien, Scheppokat), Verh. Dtsch. Ges. Kreisl.forsch. 1963. —

Verwendg. v. Kunststoffproth. i. d. Gefäßchir., Verh.ber. d. 7. Tagg. d. Dtsch.
Arbeitsgemeinsch. f. Blutgerinngs.forsch. 1963. — Gesichertes u. Problematisches
i. d. Gallenchir., Med. Welt 1964. — Bedeutg. d. perkut. transhepat. Cholangiographie f. d. Gallenwegschir., Langenbecks Arch. klin. Chir. 313/1965. — Perkut.
transhepat. Cholangiographie, Zbl. Chir. 1966. — Erg. Chir. d. thorak. u. abdomin.
Abschnittes d. Aorta (mit Heberer), Zbl. Chir. 1967. — Wertigkt. b. d. Versorgg. v.
Kombinat.verletzgn. (mit Wellmer), Chirurg 1967. — Perkut. transhepat. Cholangiographie (mit Kallenberg u. Giersberg), Langenbecks Arch. klin. Chir. 317/
1967. — Techn. u. Indikat. d. transhepat. Cholangiographie, Chirurg 1967. —
Bhdlgs.probl. u. Operat.erg. b. Komplikat. entzündl. Dickdarmerkrankgn. (mit
v. Brehm), Langenbecks Arch. klin. Chir. (Kongr.bd.) 1967. — Chir. Möglichktn. b.
Gefäßverschlüssen, Therap.woche 1967.

Pelmer, Friedhelm, Chefarzt Städt. Krhs. u. Leit. Arzt d. chir.-gynäk. Abt.,
491 Lage i. L., Karolinenstr. 2. — *24. 2. 06 Dbg. Hamborn/Rh. — **A:** 33 Halle. —
Prom: 37 Marburg. — **F:** Chir. — **V:** 32–35 chir., orthop., gynäk. u. inn. Abt. Ev.
Krhs. Eduard Morianstiftg. Dbg. Hamborn (Schepelmann, Hermes, 35–50 chir.
gynäk. Abt. Krskrhs. Lembgo/L. (Klessmann), ab 38 Oberarzt, Militärdienst, 46
Leit. Chirurg u. Gynäk. UNRRA Hosp. Senne I. — **P:** Corpus luteum-Blutg. als vitale
Indikat. z. Op., Münch. med. Wschr. 1940. — Blutg. u. Perforat. d. Ulcus pept. i.
Meckelschen Divertikel, ebd. 1941. — Selt. Ursache e. intraperiton. Massenblutg.,
Chirurg 1941.

Penitschka, Wilfried, Prof., Chefarzt d. chir. Abt. d. Neuen St. Vincentius-Krhs.,
75 Karlsruhe, Südendstr. 32. — *14. 6. 05 Sternberg/Mähren. — **A:** 30 Dtsch. Univ.
Prag. — **Prom:** 30 ebd. — **Hab:** 51 Bonn. — **F:** Chir., Urol. Anaesth. — **V:** 32 inn. u. Infekt. Abt. Städt. Krhs. Sternberg/Mähren (Jelinek), inn. u. Infekt. Abt. a. ö. Krhs.
Eger (Walter), 33–36 chir. u. geburtsh.-gynäk. Abt. ebd. (Kment), 36–38 Bonn
(v. Redwitz), 37–38 Urol. Klin. Städt. Krhs. Nürnberg (Pflaumer), 38–39 Vertretg.
d. Chefarztes a. d. geburtsh.-gynäk. Abt. Städt. Kr.anst. Eger, 39–47 Ärztl. Leit.
u. Primararzt Krskrhs. Neudeck/Egerland, 48–53 Bonn (v. Redwitz). — **P:** Bau d.
Ganglion cervic. uteri d. Menschen m. Berücksicht. d. mehrkern. Ganglienzellen u.
d. chromaffinen Gewebes, Anat. Anz. 66/1929. — Paraganglion aorticum, Med.
Klin. 1930. — Paraganglion aorticum supracardiale, Z. mikrosk. anat. Forsch.
24/1931. — Verschiedenhtn. i. Farbe u. Bau d. Pankreaslymphknoten d. Rindes
(mit Messner), Prager Arch. Tiermediz. 11/1931. — Vorkommen v. Lamellenkör-
perchen i. chromaffinen Paraganglien d. Menschen (mit Watzka), Z. mikrosk. anat.
Forsch. 30/1932. — Osteoarthropathie hypertrophiante, Bruns' Beitr. klin. Chir.
167/1938. — Indikat.stellg. u. Techn. d. Pyelograph. (mit Pflaumer), Ital. Z. Urol.
1938. — Probeexcis. b. Knochenerkrankgn., Zbl. Chir. 1949. — Quantitat. Bestimmg. d. Formelemente d. Harns i. Kammer-Präparat nach Pflaumer, Landarzt
1950. — Erg. d. op. Bhdlg. d. Magenkrebses währ. e. Zeitraumes v. 20 J. i. d. Bonner
Chir. Univ.-Klin., Langenbecks Arch. klin. Chir. 266/1950. — Erg. nach op. Entferng. e. Epithelkörperchentumors b. d. generalis. Ostitis fibrosa, ebd. 267/1951. —
Tierexp. Untersuchgn. üb. d. zweite Magenproteinase, das Kathepsin, Habil.-
Schr. 1951. — Exp. Kaltblütertetanus u. d. Rolle d. Muskelagonisten u. Antago-
nisten i. klin. Bild d. allg. Tetanus, Langenbecks Arch. klin. Chir. 273/1953. —
Exp. Untersuchgn. üb. d. zweite Magenproteinase, Kathepsin, ebd. — Pathogen.
d. Tetanus üb. d. Gifttransport i. motor. Nerven, ebd. 274/1953. — Schleimbild.
Adenom d. Harnblase (mit Roth), Z. Urol. 1954. — Op. Bhdlg. d. Luxatio sterno-
clavicularis, Zbl. Chir. 1957. — Enterogene cyst. Fehlbildgn. „Enterocystome" d.

Verdauungstraktes, Langenbecks Arch. klin. Chir. 285/1957. — Kavernöse Hämangiome „Kavernome" d. Leber, Bruns' Beitr. klin. Chir. 195/1957.

Pennekamp, Heinrich, 4053 Süchteln (Rhld.), Ratsallee 6. — Fragebogen 1968 nicht beantwortet.

Pennekamp, Horst, Ass. d. chir. Abt. d. St. Elisabeth-Krhs., 5000 Köln-Hohenlind, Werthmannstr. 1. *

Penzholz, Helmut, o. Prof., Vorst. d. neurochir. Abt. d. Chir. Univ.-Klin., 69 Heidelberg. — *8. 4. 13 Lindenau/Schles. — **A:** 37 Breslau. — **Prom:** 39 ebd. — **Hab:** 54 Berlin. — **F:** Neurochir. — **V:** 38–41 Neurol.- Neurochir. Klin. d. Wentzel Hanckekrhs. Breslau (Foerster), 41–43 Kriegsdienst, 43–45 Sammellaz. f. Hirn- u. Nervenverletzte Teupitz b. Berlin (Peiper), 45–48 Städt. Krhs. Magdeburg-Sudenburg (Lotsch), 48–60 Oberarzt Neurol.-Neurochir. Klin. d. FU Berlin (Stender), 60–68 Chefarzt neurochir. Abt. d. Städt. Krhs. Berlin-Neukölln. — **B:** Metastat. Erkrankgn. d. ZNS b. bösart. Tumoren, Acta Neurochirurgica Suppl. XVI, Springer 1968. — **P:** Spont. Pigmentepithelcysten d. Irisrückfläche, Diss. — Trigeminusneuralgie u. ihre Bhdlg., Berliner med. Z. 1949. — Hirnarteriograph. m. Perabrodil, Zbl. Chir. 1950. — Erg. d. op. u. konservat. Bhdlg. d. Ischialgien b. Bandscheibenprolaps, Ber. üb. 128 Fälle, Nervenarzt 1951. — Gefahren d. Peridurograph. m. Perabrodil, Zbl. Neurochir. 1951. — Erfahrgn. m. d. Novocainblockade d. Ganglion stellatum (mit Nevermann), Ärztl. Wschr. 1953. — Kolloidcysten d. 3. Ventrikels, Nervenarzt 1953. — Doppelseit. Unterbindg. d. A. carotis b. doppelseit. intracran. Aneurysmen, Acta Neurochir. 1953. — Lumbago-Ischiassyndr. u. hint. Bandscheibenvorfall unt. bes. Berücksicht. d. Op.techn. u. -indikat., Habil.-Schr. 1954. — Augensympt. intracran. art. u. arterioven. Aneurysmen u. ihre Bhdlg. (Ber. üb. 2 durch Arteriograph. geklärte u. durch Op. geheilte Fälle) (mit Mildbraed), Klin. Mbl. Augenhlkd. 124/1954. — Indikat., Techn. u. Erfolge d. op. u. konservat. Bhdlg. d. Lumbago-Ischiassyndr. (Katamnest. Erhebgn. b. 166 Fällen), Langenbecks Arch. klin. Chir. 281/1955. — Rolle d. mechan. Faktors f. d. Entstehg. d. Lumbago-Ischiassyndr. (Gegenüberstellg. d. klin.-neurolog. u. d. op.-biopt. Befundes b. 104 lumb. Bandscheibenop.), Dtsch. Z. Nervenhlkd. 175/1956. — Corticograph. Beobachtgn. b. tiefen Blutdrucksenkgn. (mit Kubicki u. Götze), Langenbecks Arch. klin. Chir. 283/1956. — Chir. Eingr. am NS b. spast. Lähmgn., Zbl. Neurochir. 1956. — Klin. Bild u. arteriograph. Nachweis verschließ. Gefäßprozesse d. A. basialis (mit Blume), Nervenarzt 1958. — Bedeutg. d. Carotisangiograph. f. d. Erkenng. u. Bhdlg. intracran. Blutgn. nach Schädeltraumen, Hefte Unfhlkd. 60/1958. — Indikat. u. Komplikat. d. Radiogoldimplantat. i. d. Hypophyse (mit Schlungbaum), Strahlenbhdlg. u. Krebsforsch., Sonderdruck z. Strahlentherap. 43/1959. — Hypothermie i. d. Bhdlg. d. fr. Schädelhirntraumen, H. Unfhlkd. 62/1960. — Schwierigktn. b. d. Beurteilg. periph. Schmerzzustände, Med. Sachverständige 1960. — Angiograph. Nachweis e. Aneurysmas i. ob. Drittel d. A. basialis (mit Wolter), Fortschr. Röntgenstr. 97/1962. — Ungewöhnl. gr. sackförm. Aneurysma d. A. basialis als Nebenbefund b. e. cerebr. Angiom (mit Wolter, Richter u. Deschauer), ebd. — Neurochir. Bhdlg. d. Coccygodynie, Arch. Psych. Neurol. 204/1963. — Vergl. d. Höhenlokalisat. lumb. Bandscheibenvorfälle durch Rö.funkt.diagn. d. LWS i. sagitt. Strahlengang m. d. Op.befund (mit Wolter), Zbl. Neurochir. 1964. — Traumat. intrakran. Blutgn. aus klin. Sicht, H. Unfhlkd. 78/1964. — Prof. Dr. med. Arist Stender z. 60. Geb., Zbl. Neurochir. 1964. — Radikul. Syndr. u. ihre Objektivierg., Med. Sachverst. 1964. — Op. intrakran. Aneurysmen i. lok. Blutleere u. Hypothermie, Berl. Med. 1964. — Op. Möglktn. b. therapieresist. Schmerzen nach periph. Nervenverletzgn., H. Unfhlkd. 81/1965. — Der frühe apoplekt. Insult, Berl. Med. 1965. — Glossopharyngeus- u. Trigeminusneuralgie (Schwierigktn. d. Diff.diagn.) (mit de Lima), Acta Neurochir. 13/1965. — Diagn. traumat. intrakran. Blutgn. unt. bes. Berücksicht. v. Carotisangiograph. u. Echoencephalographie, Forsch., Praxis, Fortbild. 1966. — Intermittier. Exophtalmus (mit de Lima), J. Neurol. Neurosurg. Psych. 31/1968.

Pereira, Bartholo do Valle, Prof., Vorst. Chir. Univ.-Klin. (Hospitais da Universidade), Rua Machado de Castro, 124, Coimbra (Portugal). — Fragebogen 1968 nicht beantwortet.

Perman, Einar, Prof., Birger Jarlsgatan, 42, Stockholm (Schweden). — Fragebogen 1968 nicht beantwortet.

Permanetter, Bernhard, Facharzt f. Chir., Chefarzt 2. chir. Abt. Kr.anst. v. III. Orden, 8 München 19, Menzingerstr. 48. — *11. 8. 20 Pietenfeld/Mittelfranken. — A: 51 München. — **Prom:** 49 ebd. — **F:** Chir. — **V:** 49 Krskrhs. Eichstätt (Klöck), 49–54 Univ.-Kinderklin. München (Lutz, Oberniedermayr), 54–55 Chir. Priv.-Klin. Dr. Rinecker, München.

Perras, Telemak, König-Konstantin-Str. 28, Athen 501 (Griechenland). — Fragebogen 1968 nicht beantwortet.

Perret, Wolfgang, Chefarzt, Allianz Versicherg.-Generaldirekt., 8 München 22, Königinstr. 61. — *18. 6. 08 Leipzig. — A: 34 Leipzig. — **Prom:** 33 ebd. — **F:** Chir. — **V:** 34–36 Leipzig (Payr), 36–38 Stadtkrhs. Werdau (Koch), 38–39 Heilanst. f. Unfallchir. Dr. Bruns Cannstatt, 39–40 Allianz Versicherg. Stuttgart (Köstlin), 40–45 Kriegsdienst, ab 50 Generaldirektion Allianz Versicherg. München, ab 56 Chefarzt. — **B:** Arzthaftpflicht, Urban & Schwarzenberg 1956. — Priv. Unf.versicherg., in: Lob, Hdb. d. Unf.begutachtg., 1. Bd., Enke 1961. — Ärztl. Begutachtg. i. Arzthaftpflichtschäden, ebd. — Priv. Unf.versicherg., in: Bürkle de la Camp u. Schwaiger, Hdb. d. ges. Unfhlkd., 3. Aufl. 1. Bd., Enke 1963. — Was d. Arzt v. d. priv. Unf.versicherg. wissen muß, Barth 1964. — Priv. Unf.versicherg., in: Lob, Hdb. d. Unf.begutachtg., 2. Aufl. 1. Bd., Enke 1967. — Priv. Unf.versicherg., in: Fischer-Herget-Mollowitz, Das ärztl. Gutachten i. Versichergs.wesen, 3. Aufl., Barth 1967. — Med. Gutachten , in: Arzthaftpflichtschäden, ebd. — **P:** Grenzen d. Aufklärgs.pflicht d. Arztes vor op. Eingr., Zbl. Chir. 1941. — Gasbrandinfekt. nach Einspritzgn. u. d. Maßnahmen b. d. Entkeimg. d. Spritzeninstrumentariums i. d. freien Praxis, Med. Klin. 1941. — Verwechslg. v. Schlaganfall u. Betrunkenht., ebd. — Zwei Todesfälle nach Einspritzg. 1% Novocain-Suprareninlösg., ebd. — Gutachten i. Arzthaftpflichtprozessen, Mschr. Unfhlkd. 1942. — Rechtl. Gesichtspunkte b. d. Bluttransfus., Chirurg 1942. — Nervenschädiggn. nach intraglutaealer Injekt., ihre ärztl. u. jurist. Beurteilg., ebd. 1947. — Versehentl. intra- od. periart. Inj. b. intraven. Injekt. i. d. Ellenbeuge, ebd. — Inwieweit sind Schwestern, Krankenpfleger u. Sprechstundenhilfen berechtigt, intramusk. u. intraven. Injekt. zu machen?, ebd. 1949. — Transfus.syphilis, ebd. — Nervenschädiggn. nach Einspritzgn. am Gesäß u. d. Beweislast, Dtsch. med. Wschr. 1949. — Thorotrastprobl., Mschr. Unfhlkd. 1949. — Rechtsprechg. b. Einspritzgn., ebd. — Hepatitis contagiosa – e. iatrogene Erkrankg ?, Med. Klin. 1949. — Besuchspflicht d. prakt. Arztes, ebd. 1950. — Leistenbr.rezidiv u. Hodenatrophie nach Herniotomie i. Spiegel d. ärztl. Haftpflicht, Chirurg 1950. — Evipan u. Curarelähmg. als bes. Form d. Nark.-lähmg., ebd. 1951. — Aetiol. u. Pathogenese v. Nervenstörgn. nach Einspritzgn. v. Arzneimittel am Gesäß, Münch. med. Wschr. 1954. — Ursachen d. Zunahme v. Arzthaftpflichtfällen, Helvet. chir. acta 21/1954. — Probl. d. ärztl. Aufklärgs.-

pflicht, Med. Klin. 1955. — Probl. d. Schmerzensgeldes, ebd. 1956. — Grenzen ärztl. Fortbild., Med. Klin. 1958. — Die nach d. neueren Rechtsprechg. erforderl. Sichergs.maßnahmen geg. d. versehentl. Zurücklassen v. Mulltupfern, Mullkompressen u. Bauchtüchern i. Op.gebieten u. ihre ärztl. Beurteilg., ebd. — Versehentl. intraart. Injekt. anläßl. intraven. Injekt. i. d. Ellenbeuge, ebd. 1959. — Ausmaß d. Aufklärgs.pflicht d. Arztes b. Krebserkrankgn., ebd. — Umfang d. Aufklärgs.-pflicht f. Komplikat. nach Kropfop., Münch. med. Wschr. 1959. — „Bes. Buchführg." b. Drains u. Tamponadestreifen, Med. Klin. 1960. — Aufklärgs.pflicht d. Arztes b. Krebs, ebd. — Offenbarungspflicht d. Arztes b. Feststellg. e. nicht erkannten Wirbelbr., ebd. — Nicht od. zu spät erkannte Schenkelhalsbr. bzw. Hüftgelenkluxat. b. Ob.schenkelschaftbr., ebd. 1960. — „Watschelgang" nach Einspritzgn. am Gesäß (Lähmg. d. nervus glut. cranialis), ebd. 1961. — Haftpflicht d. Arztes b. Komplikat. nach op. Bhdlg. d. Dupuytrenschen Kontrakt., Dtsch. med. Wschr. 1961. — Darf sich der Arzt auf eingetragene Blutgruppenformeln e. Unf.-schutzkarte verlassen?, ebd. 1962. — Geschlossener Unt.schenkelbr. — nicht rechtzeit. gespalt. Gipsverband-Amputat., Med. Klin. 1962. — Ist d. intramusk. Einspritzg. v. Arzneimitteln am Arm e. gefährl. Bhdlgs.methode?, ebd. — Bedeutg. d. Injekt.ortes z. Verhinderg. versehentl. intraart. Injekt. am Arm, ebd. — Neue Gesichtspunkte z. Vermeidg. versehentl. intraart. Injekt., Anaesthesist 1963. — Allg. u. Spez. z. Aufklärgs.pflicht am Beisp. d. postop. Facialisparese, Med. Klin. 1963. — Ist d. Handrücken e. gefahrl. Injekt.ort f. intraven. Einspritzgn?, ebd. 1963. — Rechtsprechg. b. versehentl. intraart. Injekt. anläßl. intraven. Einspritzg. i. d. Ellenbeuge, ebd. 1965.

Peschel, Ulrich, K. F. A. Leit. Arzt d. chir. Abt., 33 Braunschweig, Klin. Parkstr. 2–4. — *25. 5. 10 Kattowitz. — A: 34 Berlin. — Prom: 35 ebd. — F: Chir. — V: 34–38 Krhs. i. Friedrichshain Berlin u. Krhs. Bethanien (Wildegans u. Kalk), 40–42 Oberarzt Stadt Krhs. Peiskretscham OS. (Urtel), 42–45 Chefarzt u. leit. Arzt e. Krhs. in Oberschlesien.

Peter, Anton, Chefarzt d. Chir. Klin. am Hosp. zum Hl. Geist, 6000 Frankfurt (Main), Langestr. 4–8. — Fragebogen 1968 nicht beantwortet.

Peter, Guntram, Facharzt f. Chir., 79 Ulm/Donau, Römerstr. 4. — *18. 1. 29 Ulm. — A: 57 Würzburg. — Prom: 58 ebd. — F: Chir. — V: 1½ J. Med. Klin. Ulm (Bock), 6½ J. Chir. Klin. ebd. (Niedner), 1¼ J. Frauenklin. ebd. (Spiegler).

Petermann, Gerhard, Leit. Arzt d. St. Marien-Hosp. u. Chefarzt d. chir. Abt., 47 Hamm/Westf., Nassauerstr. 13–19. — *15. 3. 25 Berlin. — A: 48 Berlin. — Prom: 49 ebd. — F: Chir., Anaesthesie. — V: 48 St. Hedwig-Krhs. Berlin (Petermann), 48 Frauenklin. d. F. U. ebd. (Schäfer), 48–49 int. Abt. Städt. Krhs. Heerstr. ebd. (Unverricht), 49–56 Städt. Krhs. Moabit ebd. (Gohrbandt), 56–61 Städt. Kr. anst. Nürnberg (Franke). — P: Beitr. z. Bhdlg. d. Symphysenruptur, Diss. — Erfahrgn. m. d. neuen Muskelrelaxans Succinyl-bis-cholinchlorid, Med. Klin. 1952. — Nark. b. Herzop., Zbl. Chir. 1954. — Bedeutg. d. potenz. Nark. f. d. Eiweißzerfall, Langenbecks Arch. klin. Chir. 282/1955. — Techn. Fehler u. Gefahren b. d. mod. Nark., Zbl. Chir. 1955. — Wundverband m. Kunststoff i. d. Chir., ebd. 1956. — Prakt. Erfahrgn. m. atmenden Kunststoffilmen i. d. Chir., Z. Ärztl. Kosmetik 1956. — Klin. Erfahrgn. m. Romicil, Zbl. Chir. 1958. — Op. d. Pankreaszysten, ebd. 1960.

Peters, Alfred, Reg.-MR., 3000 Hannover, Kl. Düwelstr. 2. — Fragebogen 1968 nicht beantwortet.

Peters, J. Hinrich, OMR, Chefarzt d. Städt. Krhs., Bleekerstift 2082 Uetersen. — *16. 2. 10 Haale/Holst. — A: 35 Kiel. — Prom: 36 ebd. — F: Chir. — V: 35–36

Parchim (Röper), 36–37 Med. Univ.-Klin. Kiel (Löhr, Stockinger), 38–39 Krskrhs. Neuruppin (Wetzel), 40 Univ.-Klin. Kiel, 40–45 Kriegsdienst, 45–46 Versorggs.-krhs. Wiesloch.

Petersen, Inge, Chefärztin d. chir. Abt. d. Kinderkrhs. Rothenburgsort, 2 Hamburg 28, Marckmannstr. 131. — *19. 2. 20 Flensburg. — **A:** 44 Straßburg. — **Prom:** 44 Straßburg. — **F:** Kinderchir. — **V:** 44 Straßburg (Zukschwerdt), 46–47 Krskrhs. Norderdithmarschen/Holst. (Klemke), 47–52 Krskrhs. Göppingen (Zukschwerdt), 52–55 Städt. Krhs. Bad Oeynhausen (Zukschwerdt), 55–60 Hamburg (Zukschwerdt). — **P:** Meth. u. Erg. d. Diff.diagn. v. Schilddrüsenerkrankgn. durch d. Szintigraph. u. d. Radiojod-Dreiphasenstudium (mit Horst, Thiemann u. Zukschwerdt), Dtsch. med. Wschr. 1960. — Erg. d. scintigraph. Diagn. v. Schilddrüsenerkrankgn. b. 176 op. kontroll. Fällen (mit Horst, Tepe u. Zukschwerdt), Strahlenbhdlg. u. Krebsforsch., Sonderbde. z. Strahlentherap., Bd. 43.

Petersen, Otto Hellmut, Facharzt f. Chir., Chefarzt i. R., 325 Hameln, Bennigsenstr. 10. — *18. 6. 82 Kiel. — **A:** 06 Tübingen. — **Prom:** 06 Kiel. — **F:** Chir. — **V:** 05 Univ. Hautklin. Kiel (v. Düring), Med. Univ.-Klin. ebd. (Quincke), 05/06 inn. Abt. dtsch. Hosp. London, 06 Kiel Marine-Laz., 08/09 Pathol. Inst. Rud.-Virchow-Krhs. Berlin (v. Hansemann), 09–19 Kiel (Anschütz), 20–22 Oberarzt Städt. Chir. Klin. Dortmund (Henle), 22–48 Leit. Arzt chir. Abt. Krskrhs. Hemeln. — **B:** Rö.bhdlg. d. Lymphdrüsen-Tbc, in: H. Meyer, Lehrb. d. Strahlenther. II, 1925. — **P:** Sitz d. Fruchtkuchens, Beitr. Geburtsh. u. Gyn. 10. — Histol. Nachweis d. Azidose, Virchow Arch. 201. — Dauerheilg. v. Sarkomen durch Röntgenstr., Strahlenther. 1913. — Sogen. Pleurareflexe, Mittl. Grenzgeb. Med. u. Chir. 26. — Rö.bestrahlg. d. Lymphdrüsentbc., Strahlenther. 1914. — Unblut. Ther. d. Halsdrüsentbc., Therap. Gegenw. 1914. — Rö.bhdlg. d. chir. Tbc., Erg. ges. Med. 1. — Röntgenspätschädiggn. d. Haut (mit J. Hellmann), Strahlenther. 1920. — Antethorakal. Oesophagusplast. b. kongen. Oesophagussten., Beitr. klin. Chir. 124. — Prim. Deckg. nach Thiersch b. frisch. Verletzg., ebd. 125. — Totalamaurose nach Novocaininjekt., Zbl. Chir. 1922. — Einrichtgn. f. natürl. u. künstl. Besonng., Strahlenther. 1923. — Blutergelenk u. deform. Gelenkerkrankgn., Arch. klin. Chir. 126/1923. — Rö.bhdlg. d. Knochen- u. Gelenktbc. (mit J. Hellmann), Dtsch. Z. Chir. 185. — Ungewöhnl. gr. Mammatumor, Zbl. Chir. 1928. — Vortäuschg. e. freien Gelenkkörpers, ebd. — Angebor. Verschl. d. Speiseröhre, ebd. 1930. — Zerreißg. d. ganzen Dickdarmes, ebd. — Typ. Verletzgn. d. Kraftradfahrer i. d. Kniegelenksgegend, Dtsch. Z. Chir. 228. — Marmorknochenkrankh., Zbl. Chir. 1935. — Hautnervenzerrg., ebd. 1950. — Selt. Anomalien d. Gallenwege, ebd.

Petri, August F., Facharzt f. Chir., Belegarzt am Krhs. Waibstadt, 692 Sinsheim (Els.), Muthstr. 22. — *13. 12. 08 Sinsheim/Els. — **A:** 35 Heidelberg. — **Prom:** 43 ebd. — **F:** Chir., Gynäk. — **V:** 35–36 Vereinskrhs. Langenberg/Rhld. (Dunkelmann), 36–48 Vereinskrhs. Goslar/Harz (Behrens), 39–45 Militärdienst. — **P:** Erscheings.bilder ambul. verlauf. Tubaraemien, Diss.

Petri, H. H. Walther, OMR., apl. Doz. d. med. Fachschule u. d. med. Berufsschule Leipzig, Chefarzt d. chir. Abt. d. Bez.krhs. Leipzig-Dösen f. Psychiatrie, X 7039 Leipzig, Karl Marx-Städter Str. 50. — *22. 6. 06 Leipzig. — **A:** 32 Leipzig. — **Prom:** 32 ebd. — **F:** Chir. — **V:** 32 Path. Inst. Stadtkrhs. Dresden-Friedrichstadt (Seipel), Chir. Poliklin. ebd. (Sonntag, Aßmann), 32–39 Chir. Univ.-Klin.ebd. (Payr, Rieder), bis 67 Fortbildungslehrgänge A. d. Wiss. Berlin-Buch (Gummel, Matthes, Eichhorn u. a.). — **P:** Tod durch Luftembolie nach krimin. u. therapeut. Eingr. i. d. Genitalien, Z. gerichtl. Med. u. Diss. 1932. — Beitrag z. op. Bhdlg. v. Lebertumoren,

43*

Zbl. Chir. 1951. — Totale Speiseröhrenverätzg. u. ihre Bhdlg., ebd. 1952. — Myom-
bildg. d. Magens, ebd. 1952. — Probl. d. Deckg. gr. Defekte nach Tumorentferng.,
Langenbecks Arch. klin. Chir. Kongr.ber. 1955. — Selt. raumbeeng. Oberbauch-
prozesse, Zbl. Chir. 1958. — Paranephrit. Abszeß, Bruns' Beitr. klin. Chir. 197/1958.
— Blut. Neurinom d. Magens, Zbl. Chir. 1959. — Trauma- u. Geschwulstbildg.,
ebd. 1960. — Probl. d. Postcholezystektomie-Syndr., ebd. 1960. — Rechtsseitige
Pyonephrose mit Steinbildg. u. Komplikat. m. d. Colon ascendens, Z. Urol. 1960. —
Diagn. d. Hypernephroms, ebd. 1961. — Nierenbefunde, d. abdomin. Erkrankgn.
vortäuschen, Verh. Dtsch. Ges. Urol., 19. Tagg. 1961. — Schwerste Gewebsschädigg. durch Chlormethyl an beiden Händen, Med. Bilddienst Roche 1961. — Selt.
Blutgs.quelle i. Dünndarm b. Kindern, Zbl. Chir. 1962. — Deckg. v. Choledochus-
defekten m. autoplast. Material, ebd. 1963. — Riesenzyste b. nephroider linksseit.
Nierenmißbildg., ebd. 1965. — Mesenter. Lymphzyste: Selt. Zystenbldg. im Mesenterium, ebd. 1966. — Kompress. d. Choledochus durch extrohepat. Lymphdrüsen,
Verh. Akad. f. Med. Fortb. Bad Berka 1966. — Erfahrgn. m. d. Gallengangs-Endo-
skopie, Akad. d. Wiss. Warschau 1967/68.

Petrick, Helmut, Chefarzt d. Krskrhs., X 8230 Dippoldiswalde/Sachsen,
Rabenauer Str. 30. — Fragebogen 1968 nicht beantwortet.

Petrick, Werner, Facharzt f. Chir. u. Chefarzt d. Chir. u. Unfallklin., 23 Kiel-
Ellerbek. — *1. 5. 20 Kiel. — Fragebogen 1968 nicht beantwortet.

Petry, Arnold, Facharzt f. Chir., Leit. Arzt d. chir. Abt. d. Krskrhs., 288 Brake/
Unterweser. — *19. 7. 13 Offenbach a. M. — **A:** 39 Frankfurt a. M. — **Prom:** 39
ebd. — **F:** Chir., Urol. — **V:** Frankfurt a. M. (Ahrens, Schmieden) u. Ev. Krhs.
ebd. (Junghanns).

Pfab, Bruno, Prof., Körblergasse 20, A-8010 Graz/Steiermark (Österreich). —
Fragebogen 1968 nicht beantwortet.

Pfarschner, Wolfgang, Chefarzt d. chir. Abt. Krskrhs., 634 Dillenburg, Rote-
bergstr. 2. — *15. 11. 19 Halle/Saale. — **A:** 45 Halle/Saale. — **Prom:** 46 ebd. —
F: Chir. — **V:** 48–53 Halle (Budde, Mörl), 53–54 Charité (Gietzelt), 57–58 Chefarzt
d. Stadt- u. Krskrhs. Bitterfeld, 58–61 Oberarzt Städt. Lungenklin. Havelhöhe,
Berlin-Spandau (Unholtz), 61–69 Oberarzt chir.-urol. Abt. Rudolf-Virchow-Krhs.
Berlin (Heim). — **P:** Mal. Tumoren i. Säuglings- u. Kindesalter, Zbl. Chir. 1952. —
Gefahren u. Komplikat. d. Herniotomia inguinalis b. einzeit. bilat. Radikalop.,
ebd. 1953. — Granulat.tumoren d. Dickdarms, Dtsch. Gesd.wes. 1954. — Erg. d.
Rö.bestr. d. Mamma-Ca., Münch. med. Wschr. 1955. — Chir. Bhdlg. d. sog. Cardiospasmus m. Rö.-Demonstrat. d. postop. Oesophagus, Zbl. Chir. 1956. — Bedeutg.
d. Pyeloradioskopie f. d. Beurteilg. d. Nephroptose u. ihre op. Indikat., Z. Urol.
1957. — Gasbild. Infekt., Z. ärztl. Fortbild. 1963. — Ca.entwicklg. b. chron.
Osteomyelitis, Berl. Medizin 1963. — Fistelca. b. chron. Osteomyelitis i. pathol. u.
histol. Aspekt, Dtsch. med. J. 1964. — Röntgenol. Differenz. d. Phlegmone m. Gas,
Fortschr. Röntgenstr. 1965. — Exstirpat. d. Glomus caroticum b. Asthma bronchiale m. längerer Nachbeobachtg., Klin. Wschr. 1965. — Tors. u. Lückenbildg. a.
kindl. Intestinum b. Fehlrotat. syndr. d. Mesenterium commune, Dtsch. med. J.
1965. — Anaerobe Infekt. als ärztl. Kunstfehler b. d. Lokalanaesth., Chirurg
1966. — Chir. Analyse üb. d. postop. subphren. Abszeß, Met. Med. Nordmark
1967. — Larv. Symptomat. unt. langzt. Kortikoidtherap., Med. Klin. 1967. —
Kortikoidtherap. i. chir. Aspekt abd. Komplikat., ebd.

Pfau, Ludwig, Facharzt f. Chir., 8 München 5, Reichenbachstr. 16. — *27. 4. 14
Waldkirchen/Ndb. — **A:** 39 München. — **Prom:** 47 Mainz. — **F:** Chir., Urol. —**V:**

39-40 I. Med. Univ.-Klin. München (Stepp), 46-52 Chir. ebd. (Lebsche, Frey). — P: Zungenhämangiom u. seine Therap., Diss. — Komplikat. nach Unterbindg. d. Carotis externa, Chirurg 1950. — Suppovir, e. neues Hormonpräparat z. Behebg. v. Potenzstörgn., Z. Urol. 1952. — Blasendivertikelsteine, ebd. — Blasendivertikelstein b. e. Frau, ebd. 1952. — Wiederherstellg. d. natürl. Harnabfl. b. e. gefistelten Restniere, ebd. 1954 u. Zbl. Chir. 1954. — Reparatur d. menschl. Harnleiters m. kollagener Substanz u. Kunststoffen, Z. Urol. 1957.

Pfeifer, R. Gerhard, Priv.-Doz., Dr. med., Dr. med. dent., Wiss. Rat, Leit. d. klin.-kieferchir. Abt. d. Univ.-Klin. f. Zahn-, Mund -u. Kieferkrankhtn., 74 Tübingen, Osianderstr. 2-8. — *15. 7. 21 Satzung/Erzgebirge. — A: 50 Zahnarzt, 52 Arzt Heidelberg. — Prom: 52 Dr. med. ebd., 59 med. dent. Hamburg. — Hab: 64 Hamburg. — F: Zahn-, Mund- u. KieferHK., insbes. Kieferchir. — V: 52-54 Zahnärztl. Praxis Dr. Ernst, Locarno/Schweiz, 54-57 u. 58-67, zuletzt Oberarzt Nordwestd. Kieferklin. Allgem. Krhs. Eilbek Hamburg (Schuchardt), 57-58 II. Med. Klin. ebd. (Jores), ab 67 Tübingen (Fröhlich). — B: Gesichtsverletzgn., Kieferbr., Zahnschäden mit Günther), in: Lindenschmidt/Carstensen, Kompendium d. prä- u. postop. Therap. Stuttgart: Thieme 1966. — Weichteilverletzgn., Frakt. u. Luxat. i. Mund-, Kiefer-, Gesichtsbereich, in: Hdb. d. Kinderhk., Bd. 9, Springer 1967. — Angebor. Fehlbildgn. d. Gesichtes, d. Kiefer u. d. Mundhöhle, ebd. — P: Wirkg. d. Mitosegifte, N-Methyl-Colchicmid u. Aminopterin auf d. Blutsyst. v. Mäusen u. Meerschweinchen, Diss. med. 1952. — Meßmeth. u. Maßverhältn. d. Gesichtes u. d. Gesichtsschädels, Fortschr. Kiefer. Ges. Chir. 1957. — Relat. Maßverhältn. d. wachs. Gesichtes i. Hinbl. auf d. zeitl. Indikat. z. op. Eingr., ebd. 1958. — Anaesth.-probl. b. Oligophrenen, ebd. 1959. — Freihänd. Kunststoffschieng. b. Alveolarfortsatzfrakt. u. Luxat. i. Milchgebiß, ebd. — Nachweis v. Veillonella Alcalescens u. Bacteroides Melaninogenicus i. d. Mundhöhle d. Säuglings, Diss. med. dent. 1959. — Besiedlg. d. kindl. Mundhöhle m. anaeroben Mikroorganismen (mit Berger u. Kapovits), Z. Hyg. 145/1959. — Ektoderm. Dysplasie m. Hypodrosis, Hypotrychosis u. Hypodontis (mit Schirren u. a.), Hautarzt 1960. — Klin. Bedeutg. d. Sjögrensyndr., Fortschr. Kiefer. Ges. Chir. 1960. — Erfahrgn. üb. prim. Knochentransplantat. b. Lippen-, Kiefer-, Gaumenspalten (mit Schuchardt), Langenbecks Arch. klin. Chir. 295/1960. — Dokumentat. v. Pat. m. Lippen-, Kiefer-, Gaumenspalten (mit Schuchardt), ebd. 298/1961. — Prim. u. sekund. Osteoplast. b. Pat. m. Lippen-, Kiefer-, Gaumenspalten (mit Schuchardt), Österr. Z. Stomatol. 1961. — Chir. Bhdlg. d. off. Bisses nach Schuchardt (Techn. u. Erfahrgn.) (mit Kapovits), Dtsch. Zahn-Mund-Kieferhk. 36/1961. — Sekund. Osteoplast. b. Lippen-, Kiefer-, Gaumenspalten (mit Kapovits), Dtsch. Zahnärztl. Z. 1962. — Chir. Korrekt. d. Progenie u. d. off. Bisses durch einzeit. Op. am horizont. Unterkieferast (mit Kapovits), ebd. — Alvéoplastie par autotransplant cartilagineux (mit Kapovits), Rev. de Stomat. (Paris) 63/1962. — Ostéoplastie primaire dans le bec-de-lièvre total et avec division palatine, ebd. — Prim. Knochentransplantat. b. Verschl. v. Lippen-, Kiefer-, Gaumenspalten (mit Schuchardt), Dtsch. Zahn-Mund-Kieferhk. 37/1962. — Chir. Maßnahmen b. Kindern u. Jugendl. nach Unf.schäden an Zähnen u. Kiefern, Öffentl. Ges. Dienst 1962. — Beobachtgn. üb. Strahlenschäden d. Gesichtes u. d. Kiefer (mit Günther), Fortschr. Kiefer. Ges. Chir. 1962. — Primary and secondary Operations for cleft Palate (mit Schuchardt), J. Int. Coll. Surg. 38/1962. — Entstehg. u. Erkenng. v. region. Entwicklgs.- u. Wachstumsstörgn. b. Lippen-, Kiefer-, Gaumenspalten als Grundl. d. Therap., Med. Habil.-Schr. 1963. — Funkt.- u. Wachstumsstörgn. nach Gesichtsverbrenngn. (mit Vetter), Fortschr.

Kiefer. Ges. Chir. 1964. — Beobachtgn. b. d. Bhdlg. v. Fällen odontogener Kieferhöhlenentzündgn. (mit Schuchardt u. Lentrodt), ebd. — Growth of Nose, Upper Jaw and Teeth after Primar Osteoplastic Completion of Cleft Alveolar Ridge in Patients with Harelip and Cleft Palate (mit Schuchardt), Excerpta Med. Int. Congr. Ser. 66/1964. — Wechselbeziehgn. zw. Zahnkeimentwicklg. u. Knochenwachstum b. Kieferspaltformen, Dtsch. Zahnärztl. Z. 1966. — Mögl.ktn. d. präprothet. Chir. i. Prax. u. Klin., ebd. — Entwicklgs.geschichte d. Lippen-, Kiefer-, Gaumenspalten als Leitspur f. d. Bhdlg.- Anhaltspkt. f. d. Beratg. durch d. Kinderarzt, Mschr. Kinderheilk. 1966. — Morphol. of the Formation of Clefts as a Basis for Treatment, II. Internat. Sympos. Beh. v. Pat. m. Lippen-, Kiefer-, Gaumenspalten, Stuttgart: Thieme 1966. — Classification of Clefts of Lip, Alveolus and Palate, ebd. — Documentation of the Case History, Physical Findings, Treatment and Results in Patients with Cleft, ebd. — Kieferbr. i. Kindesalter u. ihre Auswirkgn. auf d. Wachstum, Fortschr. Kiefer. Ges. Chir. 1966. — Sekund. osteoplast. Stabilis. d. bewegl. Zw.kiefers b. frühop. doppelseit. Kieferspalten, Chirurgia Plast. et Reconstr., Bd. II, 96/1966. — Über die Reinnervation von Lippenschwenklappen (Klin. u. elektromyografische Untersuchgs.erg.) (mit Puff u. Lentrodt), Chir. Plast. et Reconstr. 3/1966. — Spätfolgen nach Frakturen des Mittelgesichtsschädels im Wachstumsalter (mit Kriens), Fortschr. Kiefer- u. Ges. Chir. Bd. XII, 106, Thieme, Stuttgart 1967. — Rö.diagn. Möglkten. z. Aufklärg. d. Entstehg.weise v. embryon. Fehlbildgn. d. Kauschädels, Dtsch. zahnärztl. Z. 1967. — Entwicklgs.störgn. d. Kauschädels als Klassifikat.probl., Dtsch. Zahn-Mund-Kieferhk. 1967. — Prophyl. u. Therapie v. Mundöffngs.behindergn. nach Tumorop. i. Kiefer-Gesichtsbereich (mit Luhr), Fortschr. Kiefer. Ges. Chir. 1967. — Sinusitis Odontogenica, Venezol. Zahnärztl. Z. 1967. — Neuere morphogenet. Erkenntn. üb. Mißbildgn. d. Kauschädels u. Folgergn. f. d. Therap., in: Gegenwartsprobl. d. Zahn- Mund- u. Kieferhk., Festschr. Schuchardt 1967. — Entwicklgs.mechan. Gesetzmäßigktn. währ. d. Entstehg. v. Anomalien d. Frontzähne, Dtsch.-zahnärztl. Z. 1967. — Mesiodentes, ebd. 1968. — Mesenchym. Tumoren d. Kiefer- u. Gesichtsreg. b. Kindern (mit Metz), Fortschr. Kiefer. Ges. Chir. 1968. — A Morphogenetic Classification of Facial Malformations, Transact. 4th Int. Congr. Plast. Surg. 1968.

Pfeifer, Günther P., Oberarzt, Facharzt f. Chir., Krhs., X 962 Werdau/Sa. — *5. 2. 31 Reudnitz b. Greiz. — A: 56 Gera. — **Prom:** 55 Jena. — **F:** Chir., Anaesth. — **V:** 55–59 Krhs. Werdau (Koch), 60 Krskrhs. Glauchau (Stäudtner), 61 Jena (Kuntzen). — **P:** Leukocytenzahl b. Appendicitis, Med. Klin. 1961.

Pfeifer, Klaus Peter, MR, Facharzt f. Chir., Ärztl. Dir. d. Krskrhs. u. d. Kurort-Poliklin. Krskrhs. „Chr. W. Hufeland", X 582 Bad Langensalza, R. Weiß-Str. 5. — *17. 3. 24 Siegen. — **A:** 48 Marburg. — **Prom:** 48 ebd. — **F:** Chir. — **V:** 48–50 Stadtkrhs. Siegen (Kehl), 50 inn. Abt. Jung-Stilling-Krhs. Siegen (Buscher), 50–52 Städt. Krhs. Langensalza (Sohn), 52–59 Krhs. Luckenwalde (Dietrich). — **B:** Chr. W. Hufeland, Mensch u. Werk, Niemeyer Vlg. 1968. — **P:** Ist. d. Herstellg. mehrfarb. Rö.leuchtschirme möglich?, Grenzgeb. Med. 1949. — Erg. d. Weber-Ramstedt'schen Op. b. d. Pylorosten. d. Säuglinge, Med. Klin. 1950. — Zweizeit. Milzrupt., Zbl. Chir. 1952. — Verbesserg. d. Rö.diagn. durch Helligkts.steigerg. u. Farbkontrast, Fortschr. Röntgenstr. 76/1952. — Sialolithiasis, Zbl. Chir. 1953. — Ileus durch invagin. Ca. d. Colon deszendens, Dtsch. Gesd.wes. 1953. — Konkrementbildg. u. Spontanentstehg. v. Blasenfisteln zwei J. nach op. Harnblasenverletzg., ebd. 1954. — Bhdlg. d. Prostatahypertrophie m. d. transurethr. Diathermie-

koagulat. nach Vogel, Zbl. Chir. 1954 u. 1955. — Ration. Meth. z. Rö.untersuchg.
d. Harnblase, Dtsch. Gesd.wes. 1957. — Prim. Leberca., Zbl. Chir. 1959. — Unterbindg. d. Vena femoralis b. schweren art. Durchblutgs.störgn. d. Beine, Dtsch.
Gesd.wes. 1959. — In memoriam Christoph Wilhelm Hufeland, ebd. 1962. —
Spätfolgen d. behand. hypertroph. Pylorussten. d. Säuglinge, Med. Welt 1962. —
Listeriose, unt. bes. Berücksicht. d. Schwangeren- u. Neugebor.listeriose, Dtsch.
med. J. 1964. — Zweckmäßigste Bhdlg. d. hypertroph. Pylorussten. d. Säuglinge,
ebd. — Die Schlacht b. Langensalza. Betrachtgn. z. Landesgeschichte u. z. Geschichte d. Kriegschir. (mit Neuß), Wiss. Beitr. d. Martin-Luther-Univ. Halle-
Wittenberg, Reihe C 5, 22/1966. — 100 J. „Inter arma caritas", Dtsch.
med. J. 1966.

Pfeiffer, Anton, Dir. d. Städt. Krhs. u. Chefarzt d. chir. Abt., 807 Ingolstadt/
Donau. — *15. 6. 05 Oberigling. — **A:** 31 München. — **Prom:** 30 Würzburg. —
F: Chir., Frauenkrankh. u. Geburtsh. — **V:** 30–31 inn. Abt. Josefstift Bremen
(Jacob), 31–32 Path.-hyg. Inst. Chemnitz (Staemmler), 32–38 chir. u. Gyn. Abt.
Nymphenburger Krhs. München (Schindler, Brunner), ab 38 Städt. Krhs. Ingol-
stadt. — **P:** Variat. d. Sinus d. hint. Schädelgrube, bes. d. Sinus occipitalis, Z.
Hals-Nasen-Ohrenhk. 25/1930. — Pyelonephrit. Schrumpfniere, Z. urol. Chir.
1932.

Pfeiffer, Günther, Leit. Arzt d. chir. Abt. d. Jerusalem-Krhs., 2 Hamburg 6,
Moorkamp 2. — *17. 5. 10 Bullay/Mosel. — **A:** 36 Berlin. — **Prom:** 40 Köln. —
F: Chir. — **V:** 37–40 u. 42–45 Köln-Lindenthal Ev. Krhs. (Nieden), 40–42 Chir.
Univ.-Klin. ebd. (v. Haberer), 46–52 Ev. Krhs. ebd. (Kroh).

Pfeiffer, Hans, 7120 Bietigheim/Württ., Uhlandstr. 6. — Fragebogen 1968
nicht beantwortet.

Pfeiffer, Robert, Bez.-OMR, Facharzt f. Orthop., Chefarzt d. Orthopäd. Klin. d.
Tuberkulose-Krhs., 8621 Kutzenberg. — *17. 10. 21 Liegnitz. — **A:** 52 Düsseldorf.
— **Prom:** 57 Erlangen. — **F:** Orthop. — **V:** 52–53 Univ.-Kinderklin. Münster/Westf.
(Mai), 53–54 Orthop. Univ.-Klin. ebd. (Pitzen), 54–56 orthop. Abt. Pius-Hosp.
Oldenburg (Kreutzmann). — **P:** Bhdlg. d. Coxitis tuberculosa, Diss. — Bhdlg. d.
Schlatterschen Erkrankg. m. d. Entspanngs.gipsverband nach Pitzen, Z. Orthop.
1954. — Ungewöhnl. ausgedehntes subperiost. Frakt.hämatom b. total. Querschnitts-
lähmg., Münch. med. Wschr. 1957. — Lok. Fistelbhdlg. b. Knochen-Gelenktbk.,
ebd. — Störgn. d. Einheilg. frei transplant. Knochenspäne (mit Legal), Z. Orthop.
1957. — Intrafok. Arthrodese tbk.Gelenkruinen, Beitr. Klin. Tbk. 118/1958. —
Pathogen. d. Fischwirbelbildg., Z. Orthop. 1958. — Leistgn. u. Grenzen d. Chemo-
therap. d. Knochen-Gelenktbk., Münch. med. Wschr. 1958. — Chir. Bhdlg. d.
Spondylitis tuberculosa, ebd. — Erfahrgn. m. Hydroxin-hydrochlorid (Atarax) als
Prämedikat.mittel i. d. orthop. Chir., ebd. — Bhdlg. d. Coxitis tuberculosa i.
Kindesalter, Tbk.arzt 1959. — Funkt. Wiederherstellg. b. d. synovialen Knie-
gelenkstbk. (mit Legal), Münch. med. Wschr. 1959. — Doppelseit. subtrochanterer
Ermüdgs.br. b. beidseit. sog. angeb. Hüftluxat., Z. Orthop. 1960. — Erfahrgn. m.
Corticosteroiden i. d. Bhdlg. d. Knochen-Gelenktbk., Tbk.arzt 1960. — Kasuist.
Beitr. z. Diff.diagn. d. Knochen-Gelenktbk., ebd. — Striae citus distansae als Aus-
druck tuberkulo-allerg. Fernreakt. an d. Haut b. Knochen-Gelenktbk., Münch. med.
Wschr. 1960. — Probl. d. radiolog. Diagnost. d. Skelett-Tbk., Vortr. 48. Tagg.
Dtsch. Orthop. Ges. 1960 Berlin, Z. Orthop. 94/1961. — Fehler d. Spanfus. tbk.er-
krankter Wirbel, ebd. — Isol. Dornfortsatzhypoplasie als Ursache v. Rückenschmer-
zen. Vers. e. pathogenet. Deutg., ebd. 97/1963. — Dr. W. Legal 60 J., ebd. 99/1964. —

Kombin. Op. d. Spondylitis tuberculosa, ebd. 101/1966. — Druckplattenarthrodese d. resez. tbk.Kniegelenks, Praxis Pneumol. 1967. — Fusion d. WS m. d. Autopolymerisat Palacos, Arch. orthop. Unfallchir. 62/1967. — Verriegelg. tuberkul. erkrankter Wirbel m. d. schnellhärt. Kunstharz „Palacos", Praxis Pneumol 1967. — Druckplatten-Osteosynth. b. hüftnah. Femurosteotomien, Münch. med. Wschr. 1967.

Pfister, Rembert, Ass. d. Chir. Klin. d. Berufsgen. Unfallkrhs., 6 Frankfurt a. M. NO 14, Friedberger Landstr. 430. — *23. 5. 37 Kleve. — **A:** 66 Düsseldorf. — **Prom:** 64 ebd. — **F:** Chir. — **V:** 65 int. Abt. Krupp-Kr.anst. Essen (Moschinski), 65–66 Marien-Hosp. Wesel (Roesgen), 66 Anästh.-Abt. Städt. Kr.anst. Düsseldorf (Zindler), Unfallabt. Antonius-Hosp. Kleve (Pfister), Gnyäk. u. Geburtsh. Krupp-Kr.anst. Essen (Napp), 67-68 Marien-Hosp. Wesel (Roesgen).

Pfister, Wilhelm, Chefarzt d. St. Antonius-Hosp., 419 Kleve/Ndrh. — *1. 6. 07 Herrieden/Mfr. — **A:** 33 München. — **Prom:** 32 Würzburg. — **F:** Chir.

Pfisterer, Hansgeorg, Prof., Facharzt f. Chir. u. Urol., Chefarzt d. chir. u. chir.-urol. Abt. d. Krskrhs., 522 Stadt Waldbröl/Rhld. — *30. 12. 21 Köln. — **A:** 47 Heidelberg. — **Prom:** 47 ebd. — **Hab:** 58 Köln. — **F:** Chir., Urol. — **V:** 47 Heidelberg (K. H. Bauer), 48–55 Köln (Hoffmann), 56 Phys.-chem. Inst. Univ. Köln (Klenk), 57–65 Chir. Univ.-Klin. ebd. (V. Hoffmann, Heberer), 58–65 Oberarzt ebd., zwztl. Univ.-Krhser. Paris u. Belg. Krhs. Köln. — **B:** Aminosäurenchromatograph. nach totaler Gastrectomie(1960). — Eiweißverdauung magenloser Pat. (1961), in: Protides of the Biological Fluids; Amsterdam: Elsevier — Publishing — Comp. 1960 u. 1961. — **P:** Untersuchgn. m. Eiweißantigenen am norm. u. op. Magen, Langenbecks Arch. klin. Chir. 267/1951. — Accessoriusläs. b. op. Eingr. am Hals, ebd. 271/1952. — Milch- u. Zuckerunverträglkt. d. Resekt.magens, Zbl. Chir. 1952. — Freie Venentransplantate b. periph. Art.verschl., ebd. 1952. — Milch- u. Zuckerempfindlkt. nach Magenresekt., Langenbecks Arch. klin. Chir. 275/1953. — Nierensteinbildg. b. antibiot.-chem. behand. Knochen-Gelenktbk., Zbl. Chir. 1953 u. 1954. — Proteolyt. Enzymaktivitätsbestimmgn. b. Gesunden u. Magenop., Naunyn-Schmiedebergs Arch. exper. Pathol. Pharmak. 222/1954. — Alpha- u. Beta-Lactasen d. Darmes aus d. Sicht d. Chirurgen, Verh.-Ber. Rhein-westfäl. Kinderärzte, Köln 1954. — Kathepsin u. Pepsin nach Magenresekt. u. Gastrekt., Langenbecks Arch. klin. Chir. 280/1955. — Fermentbiol. Probl. nach Magenresekt. u. Gastrekt., Zbl. Chir. 1956. — Prax. mod. Bhdlg. d. Prostatakrebses, ihre Grundlagen u. Entwicklg., Landarzt 1957. — Gastrekt. i. Fermentbild u. Proteolysechromatogramm, Langenbecks Arch. klin. Chir. 287/1957. — Nierensteinleiden aus d. Sicht d. prakt. Arztes, Landarzt 1958. — Fermentbestimmgn. nach Magenresekt., totalen Gastrekt. u. Oesophago-Gastrostomien, Habil.-Schr. 1958. — Urol. u. biochem. Komplikat. nach Uretero-Sigmoidostomie, Zbl. Chir. 1959. — Proteolysechromatogramm nach Magenresekt. u. totaler Gastrekt., ebd. — Korrekturop. am Magen, Langenbecks Arch. klin. Chir. 295/1960. — Klin. d. Meckel'schen Divertikels, Gastroenterologia 95/1961. — Op. d. Blasenextrophie nach Boyce-Hart-Vest, Zbl. Chir. 1961. — Fermentat. Proteolyse b. magenlosen Pat., Gastroenterologia, 96/1961. — Bhdlg., Komplikat. u. Späterg. b. Blasenektopie, Z. Urol. 1961. — Pathophysiol. u. Biol. d. resez. Magens u. d. Gastrekt., Langenbecks Arch. klin. Chir. 301/1962. — Gezielte Pankreasdrainage u. Trypsinogeninaktivierg., Zbl. Chir. 1963. — Viktor Hoffmann 70 Jahre, Ärztl. Prax. 1963. — Primärstein-Bildg. b. Erkrankgn. d. ZNS, Zbl. Chir. 1963. — Harnsteinbildg. nach Schädel-Hirn-Traumen u. Schädiggn. d. ZNS (mit Potempa), Münch. med. Wschr. 1964. — Indikat.

z. Reop. am Magen, Therap.woche 1964. — Onkocyt. adenomat. Hyperplasie d.
Magenschleimhaut (mit Klein), Frankf. Z. Pathol. 73/1964. — Enteritis regionalis
(mit Heberer), Ärztl. Fortbild. 1964. — Pankreasdrainage u. Trypsininhibierg. i. d.
Chir. d. penetrier. Duodenalulcus, Res. commun. 7. Congr. Internat. Gastro-En-
térol. 1964. — Ulcusresekt. nach Billroth II m. antecol. Gastroenterostomie (kurze
Schlinge) ohne Enteroanastom., Langenbecks Arch. klin. Chir. 308/1964. — Analyse
du suc pancréatique après drainage du pancréas et inhibition de la trypsine chez
l'ulcère duodenal pénétrant, Fol. Gastroenterol. 1964. — Aktivitäten autochtoner
u. kanalikul. Proteasen nach Magenteilentferngn., Z. Verdau. Stoffwechselkr. 34/
1964. — Diffuser perniciöser Hyperinsulinismus, Langenbecks Arch. klin. Chir. 313/
1965. — Heilg. e. perforier. Herzstichverletzg., Zbl. Chir. 1966. — Geriatr. Chir.,
ebd. 1967. — Oesophago-gastr. Umgehgs.-Anastom. b. Achalasia oesophagi, ebd.

Pfitzner, Hans, 5800 Hagen-Haspe Westf., Talstr. 16. — Fragebogen 1968
nicht beantwortet.

Pflüger, Ulrich, Facharzt f. Chir., Oberarzt d. chir. Abt., Robert-Bosch-Krhs.,
7 Stuttgart 1, Hahnemannstr. 1. — *19. 1. 32 Stuttgart. — **A:** 59 München. —
Prom: 57 Tübingen. — **F:** Chir. — **V:** 57–58 French Hosp., USA, New York City,
58–64 Marienhosp. Stuttgart (Reichle, Kraft), ab 65 Oberarzt Robert-Bosch-Krhs.
ebd. (Sigel).

Pfundt, Werner H., Chefarzt i. R., 6901 Gauangelloch, Lindenstr. 21. — *11. 9.
98 Neuwied/Rh. — **A:** 24 Köln. — **Prom:** 24 ebd. — **F:** Chir., Gynäk. — **V:** 24–25
inn. Abt. Städt. Krhs. Krefeld (Sterzing), 25 Köln (Tilmann), 25 inn. Abt. Städt.
Kr.anst. Solingen (Everts), 25–30 chir. Abt. ebd. (Hülsmann, Ries) u. Ass. gynäk.-
geburtsh. Abt. (Dönhoff), 31–33 gynäk.-geburtsh. Abt. d. Ev. Diakonissenanst.
Witten/Ruhr (Espeut), 33–39 Oberarzt Knappschafts-Krhs. Bochum-Langendreer
(Friedemann), 39 Chefarzt d. Krskrhs. Neusalz/Oder, Militärdienst, 51–65 Chefarzt
am Krskrhs. Brackenheim. — **P:** Spindelzellsarkom d. Duodenums, Langenbecks
Arch. — Kardiospasmus, Münch. med. Wschr. 1935.

Philipp, Richard, Oberarzt, Abt. Chir. d. Klin. Anstalten d. RWTH, 51 Aachen.
— *27. 5. 28 Wissen/Sieg. — **A:** 53 Bonn. — **Prom:** 52 ebd. — **F:** Chir. — **V:** 52–53
St. Antonius-Krhs. Wissen/Sieg (Philipp), 53–54 Med. Univ.-Klin. Bonn (Martini),
54–61 u. 62–66 Chir. ebd. (Gütgemann), 61–62 Oberarzt Städt. Krhs. Lahr/Baden
(Schneider), ab 66 Oberarzt Klin. Anst. d. RWTH Aachen (Reifferscheid), 66 Stu-
dienaufenthalte: Innsbruck (Huber), Zürich (Senning), Linz (J. Böhler), Exp. Chir.
München (Brendel), London (Burge). — **P:** Treitz'sche Hernie, Diss. — Pyloro-
spasmus älterer Säuglinge, Zbl. Chir. 1958. — Reanastomosierg. b. Narbensten. d.
Choledochus u. Hepaticus, Chirurg 1961. — Erg. d. Bhdlg. med. Schenkelhalsfrakt.
aus d. J. 1956–1961, Zbl. Chir. 1964. — Diagn. Leistgs.breite d. Mammographie,
Chirurg 1964. — Klin. u. op. Bhdlg. d. Meconiumperitonitis, Z. f. Kinderhk. 1964. —
Rekonstrukt. Chir. d. verletzten u. obliter. gr. Gallengangs, Bruns' Beitr. klin. Chir.
210/1965. — Klin. u. rö. Funkt.beurteilg. rekonstrukt. Gallengangsanastomosen,
Radiologe 1965. — Elektrophoret. u. immunohist. Nachweis v. Serumeiweißkörpern
im Ganglion, Arch. orthop. Unfallchir. 57/1965. — Lymphangioma tuberosum multiplex, Med. Welt 1965. — Totale doppelseitige, gekreuzte Nierendystopie, Z. Urol.
1965. — Preavent. Darmschieng. z. Verhütg. v. mechan. u. paralyt. Ileus, Chirurg
1965. — Symptomat. Papillitis, Langenbecks Arch. klin. Chir. 313/1965. — Überseh. Frakt. u. ihre Bedeutg. b. d. Begutachtg., Hefte Unfhlkd. 87/1965. — Probl.
d. Bhdlg. v. Tibiakopffrakt., Arch. orthop. Unfallchir. 60/1966. — Probl. d. Bhdlg.
d. rezidiv. Adhaes.ileus, Zbl. Chir. 1967. — Späterg. dist. Radiusfrakt., ebd.

F̈ Philipp, Wilhelm, Chefarzt d. chir. Abt. d. St. Josef-Krhs., 43 Essen-Kupfer-dreh, — *3. 2. 06 Betzdorf/Sieg. — **A:** 31 Berlin. — **Prom:** 32 Gießen. — **F:** Chir. — **V:** 30–31 chir.-gynäk. Abt. St. Josefs-Hosp. Dortmund-Hörde (Stallkamp), 31 inn. Abt. Marienhosp. Gelsenkirchen (Neuhaus), 31–34 Gießen (Poppert, Dieterich, A. W. Fischer), 34–42 Oberarzt Elisabeth-Krhs. Essen (Düttmann), 39–42 Kriegs-dienst, 42–43 kommiss. Leit. chir. Abt. Krskrhs. Tilsit-Ragnit, 43–44 Lungenkrhs. Stadtheide Tilsit (Rehberg), 44 Lungenheilstätte Melsgn. (Thompsen), 45 Elisabeth-Krhs. Essen (Düttmann).

Pia, Hans Werner, o. Prof. f. Neurochir., Dir. d. Neurochir. Univ.-Klin., 63 Gießen, Klinikstr. 37. — *26. 1. 21 Bochum. — **A:** 46 Marburg. — **Prom:** 45 ebd. — **Hab:** 56 Gießen. — **F:** Chir., Neurochir. — **V:** 45–46 Mediz. Poliklin. d. Univ. Marburg (Klewitz), Frauenklin. ebd. (Naujoks), Nervenklin. ebd. (Kretschmer), N-H-O-Klin. ebd. (Uffenorde), 46–52 chir. u. neurochir. Abt. Knappschaftskrhs. Bochum-Langendreer (Tönnis), 49 Neurochir. Univ.-Klin. Stockholm (Olivecrona), 52–53 Neurochir. Univ.-Klin. Köln (Tönnis), 54–61 neurochir. Abt. d. Chir. Univ.-Klin. Gießen (Vossschulte), 54–58 Mitarb. neuropathol. Abt. d. Max-Planck-Inst. f. Hirnforschg. Gießen (Hallervorden). — **B:** Schädigg. d. Hirnstammes b. d. raumford. Prozessen d. Gehirns, Act. Neurochir. Suppl. 4, Wien: Springer 1957. — Therap. u. diagn. Anwendg. v. Cortison u. Cortisol b. Kranken m. Nebennieren-rindenhyperplasie (mit Koch), in: Hormone u. Psyche: Die Endocrinol. d. alternden Menschen, Springer 1958. — Diagn. u. Therap. d. Hirnblutgn. i. Kindesalter, in: Leistgn. u. Erg. d. neuzeitl. Chir., Emil K. Frey z. 70. Geb., Thieme 1958. — Neurochir. Krankhtn., in: Lehrb. d. Therap. f. Klin. u. Prax., Media-Vlg. 1958. — Hirntumoren i. Kindesalter, in: Linneweh: Progn. chron. Erkrankgn., Springer 1960. — Klin. Einklemmgs.syndr. i. Kreisl.störgn. d. ZNS, Acta Neurochir. Suppl. VII 1961. — Rückenmarkserkrankgn., in: Hellner-Nissen-Vossschulte, Lehrb. d. Chir., Thieme 1. Aufl. 1957, 5. Aufl. 1966. — Echoenzephalographie (mit Letekneky), Thieme 1968. — Indikat. u. op. Bhdlg. d. Epilepsie, in: Olivecrona – Tönnis, Hdb. d. Neurochir., Springer 1968. — Zwischenfälle b. Neurochir. Eingr. (mit Schürmann), in: Brandt-Kunz-Nissen, Intra- u. postop. Zwischenfälle, Thieme 1968. — Diff.diagn. Neurochir. Erkrankgn., in: Vossschulte-Zukschwerdt, Diff.diagn. Chir. Erkrankgn., Thieme 1968. — **P:** Generat.psychosen, Diss. — Zusätzl. Bhdlg. chron. Reizzustände an d. Schulter m. Ausschaltg. d. Ganglion stellatum, Zbl. Chir. 1943. — Geschwülste d. mittl. Schädelgrube i. Arteriogramm (mit W. Tönnis), Zbl. Neurochir. 1952. — Klin. d. Schläfenlappengeschwülste, ebd. — Klin. u. Syndr. d. Schläfenlappengeschwülste, Fortschr. Neurol. 21/1953. — Wachsende Schädel-frakt. d. Kindesalters, Zbl. Neurochir. 1953. — Heilgs.aussichten d. kindl. Schädel-dachbr., Fortschr. Röntgenstr. 78/1953. — Umgehungsdrainage nach Torkildsen, Zbl. Neurochir. 1953. — Verquellg. d. Cisterna basalis u. ambiens i. Hirngefäßbild, Acta Neurochir. 3/1953. — Klin. u. Ätiol. d. Massenblutgn. i. Hypophysenadenome (mit Müller), Dtsch. Z. Nervenhk. 170/1953. — Op. Bhdlg. d. cervic. Bandscheiben-schäden (mit Tönnis), Münch. med. Wschr. 1953. — Klin. u. Bhdlg. cervic. Band-scheibenschäden (mit Tönnis), Dtsch. med. Wschr. 1953. — Bhdlgs.erg. u. Anzei-genstellg. z. konservat. u. op. Bhdlg. d. cervic. Bandscheibenschäden, Langenbecks Arch. klin. Chir. 276/1953. — Progn. d. Schläfenlappengeschwülste, Dtsch. Z. Nervenhk. 171/1953. — Klin., Diff.diagn. u. Bhdlg. d. Vierhügelgeschwülste, ebd. 172/1954. — Pathogen. u. Frühbhdlg. d. wachs. Schädelfrakt. d. Kindesalters, ebd. — Indikat. z. chir. Eingr. b. Schädel-Hirnverletzgn. unt. bes. Berücksicht. d. Ver-kehrsunf., Langenbecks Arch. klin. Chir. 279/1954. — Klin. u. Bhdlg. d. schweren gedeckten Schädel-Hirnverletzgn., ebd. 280/1955. — Op. Bhdlg. d. kindl. Epilepsie, Mschr. Kinderhk. 1955. — Osteochondrot. Verändergn. d. WS u. d. op. Bhdlg. ihrer Folgen, Chirurg 1955. — Anomalien d. Rückenmarkshüllen i. Lumbosacralbereich (mit Haag), Langenbecks Arch. klin. Chir. 281/1955. — Leistgs.fähigkt. u. Grenzen d. Luftmyelographie b. spin. raumford. Prozessen, Fortschr. Röntgenstr. 83/1955. — Pathogen. d. Gefäßschäden d. Occipitallappen b. gesteig. Hirndruck, Proc. II. Int. Congr. Neuropathol. 1955. — Wann soll man b. Rückenmarkskompress. inf. Spondylitis tuberculosa operieren?, Zbl. Chir. 1956. — Indikat.stellg. z. op. Bhdlg. b. Wurzelkompress. durch Osteochondrose d. WS., ebd. — Schmerz, Krampf u. Schlaf, Med. Mschr. 1956. — Therap. Maßnahmen b. gedeckten Schädel-Hirnverletzgn., Chirurg 1956. — Neue Wege i. d. Bhdlg. schwerer gedeckter Hirnschädiggn. u. ihre pathophysiol. Grundlagen, Therap. Gegenw. 1956. — Diagn. u. Therap. d. angebor. u. erworb. Hirngefäßerkrankgn., Dtsch. med. Wschr. 1956. — Bewußtseinsstörgn. b. Hirnverletzgn., Langenbecks Arch. klin. Chir. 281/1956. — Einwirkg. d. Hirndrucksteigerg. auf d. Hirnstamm, ihre Klin. u. Bhdlg., Münch. med. Wschr. 1956. — Altersprobl. i. d. Neurochir., Acta Neurochir. 5/1957. — Diff.diagn. u. Therap. d. cerebr. Fettembolie, Langenbecks Arch. klin. Chir. 287/1957. — Wurzel- u. Caudaschädiggn. b. d. Spondylolisthesis u. ihre Bhdlg. (mit Idelberger), Z. Orthop. 89/1957. — Klin. Bedeutg. u. Pathogen. v. Caudaanomalien (mit Haag u. Spaar), Langenbecks Arch. klin. Chir. 286/1957. — Kompress.trepanat. (Op.verf. b. sekund. Schädelvergrößerg. i. frühen Kindesalter), Zbl. Neurochir. 1958. — Liquorfisteln u. Pneumatocelen, Chir. Praxis 1958. — Diagn. u. Therap. d. Hirnabszesse (mit Seeger), ebd. — Hirnödem, Nauheimer Fortbildg. Lehrgänge Bad Nauheim 24/1959. — Ursachen u. chir. Bhdlg. d. nichttraumat. Hirnblutgn., Therap. d. Gegenw. 1959. — Fehlbildg. d. Cauda- u. Wurzelhüllen, Fortschr. Med. 1959. — Diff.diagn. d. Ischias u. Indikat. z. op. Bhdlg., Dtsch. med. Wschr. 1959. — Megacauda, (angebor. Erweiterg. d. Caudasackes i. Lumbosacralbereich), Langenbecks Arch. klin. Chir. 290/1959. — Diagn. u. Bhdlg. d. spont. intracerebr. Massenblutgn., Acta Neurochir. 7/1959. — The Differential Diagnosis and Surgical Treatment of Sciatica, Germ. Med. Month. 1959. — Erweitergn. d. Wurzelscheiden i. Lumbosacralbereich, Langenbecks Arch. klin. Chir. 293/1959. — Angio-lipomat. Dysplasien als Ursache v. Ischialgien, Zbl. Chir. 1960. — Fehlbildgn. d. Cauda- u. Wurzelhüllen u. ihre Bedeutg. f. d. Ischiassyndr., Therap. d. Gegenw. 1960. — Neue Wege z. Bhdlg. d. cerebr. Kinderlähmg., Tägl. Praxis 1960. — Rö.diagn. d. Großhirnhemisphärenatrophie u. Indikat. z. Hemisphärekt., Fortschr. Röntgenstr. 93/1960. — Hemisphärekt. i. d. Bhdlg. d. cerebr. Kinderlähmg., Dtsch. Z. Nervenhk. 181/1960. — Neurochir. Bhdlg. d. Hirnblutgn., Z. ärztl. Fortbild. 1961. — Traumat. subdur. Hydrome, Zbl. Neurochir. 1961. — Progn. u. Indikat. z. Ventriculocisternostomie (Torkildsen-Op.) (mit Lang), Dtsch. Z. Nervenhk. 182/1961. — Fehler u. Gefahren b. d. Diagn. u. Bhdlg. gedeckter Hirnverletzgn., Langenbecks Arch. klin. Chir. 298/1961. — Neue Wege z. Bhdlg. d. cerebr. Kinderlähmg., Chir. Praxis 1961, Pädiatr. Praxis 1962. — Op. Bhdlg. d. Epilepsie, Münch. med. Wschr. 1962. — Pseudocysten d. Cisterna cerebello-medullaris, Dtsch. Z. Nervenhk. 184/ 1962. — Hemisphärekt. b. infant. Hemiplegie, Therap. Gegenw. 1962. — Neue Wege i. d. Bhdlg. d. cerebr. Aneurysmen, Dtsch. Z. Nervenhk. 184/1963. — Op. Bhdlg. d. infant. Hemiplegie aus prophylakt. Sicht, Prophyl. u. Therap. 1963, Med. Therap. Rundschau 1963. — Ätiol. u. Pathogen. d. infant. Hemiplegie, Dtsch. Z. Nervenhk. 185/1963. — Cerebr. Arteriospasmus, (mit Hermann), ebd. — Op. Bhdlg. d. symptomat. Epilepsie, Ärztl. Mitt. 1963. — Komprimier. u. vascul. Erkrankgn.

u. Verletzgn. d. Gehirns, Schriftenr. d. Forschgs.rates d. Landes Hessen 1963. — Traumat. Hirnblutgn. d. Kindesalters, Acta Neurochir. 11/1964. — Hydrocephalus u. seine Bhdlg. (mit Seeger), Dtsch. med. Wschr. 1964. — Kreuzschmerz d. Frau aus neurochir. Sicht, Zbl. Gynäk. 1964. — Schiefhals aus neurol. Sicht, Med. Welt 1964. — Notfälle i. d. Neurol., Zbl. Neur. 1965. — Diagn. u. Therap. spin. Angiome (mit Vogelsang), Dtsch. Z. Nervenhk. 187/1965. — Diagn. u. therap. Fortschr. b. spin. Angiomen (mit Vogelsang), Zbl. Chir. 1965. — Bedeutg. d. Wirbelangiograph. f. d. Diagn. spin. Angiome (mit Vogelsang), Fortschr. Röntgenstr. 102/1965, Acta neurochir. 8/1965. — Hemiatroph. Hirnläs. nach Verletzgn. i. Kindesalter (mit Lausberg), Proc. 8. Int. Kongr. Neurol. 1/1965. — Diff.diagn. u. op. Progn. d. Temporallappenepilepsie, Dtsch. Z. Nervenhk. 188/1966. — Hirnverletzgn. b. Kindern u. ihre akuten Komplikat., Münch. med. Wschr. 1966. — Diff.diagn. u. op. Bhdlg. d. spin. Apoplexie, Dtsch. med. Wschr. 1966. — Parenter. Ernährg. i. d. Neurochir. (mit B. Bauer), Anaesthesiology and Resuscitation 13/1966. — Problemas clínicos y fisiológicos que se plantean en las hemiplejias infantiles y en las hemisperectomias, Arch. de la Facultad de Zaragoza 14/1966. — Angioma espinal, Rev. espanola oto – neuro-oftalm. y neurocirugia 25/1966. — Mod. Möglktn. per- u. postop. Überwachg. i. d. Neurochir., Beitr. Neurochir. 13/1966. — Echoencephalograph. i. d. Hirngeschwulstdiagn., Dtsch. med. Wschr. 1967. — Angiospast. Insult. (mit Hermann), Acta neurochir. 16/1967. — Nark. u. Op.techn. b. intracran. Aneurysmen, ebd. — Indikat. z. Duraplast. unt. bes. Berücksicht. lyophilis. Dura, Melsunger med. Mitt. 1967. — Klin. u. op. Therap. d. intracran. Aneurysmen, Ärztl. Mitt. 1967.

Picard, Hansberndt, Leit. Arzt d. chir. Abt. d. Krhs. Bethesda, 5905 Freudenberg. — *23. 9. 16 Rheine i. W. — **A:** 41 Berlin. — **Prom:** 49 Düsseldorf. — **F:** Chir. — **V:** 42–45 Kriegsdienst, 45–47 inn. Abt. Diakon.krhs. Kaiserswerth (Klein, Buchholz), 47–52 Jung-Stillingkrhs. Siegen (v. Lüdinghausen, Stotz).

Pichlmaier, Heinz, Priv.-Doz. f. Chir., Dr. med., Dr. med. dent., Chir. Univ.-Klin., 8 München. — *10. 11. 30 München. — **A:** 57 München. — **Prom:** 57 ebd. — **Hab:** 65 ebd. — **F:** Chir. — **V:** 61–62 Aufenthalte i. London St. Mark's, 64–65 exp. Chir. München, 67 Besuch v. 12 amerik. Universitäten. — **P:** Einfl. d. Atemtechn. u. anderer Nebenbedinggn. auf d. Resorpt. v. Aerosolen i. d. gesunden u. kranken Atemwegen, Diss. 1953; Krankhts.bild u. Bhdlg. d. Paraffinoms, Diss. 1957. — Untersuchgn. üb. d. Einfl. d. Atemtechn. auf d. Resorpt. inhal. Substanzen (mit Dirnagl), Z. Aerosol-Forsch. 1954. — Meth. d. Messgn. v. inspirator. u. alveol. CO_2-Antriebskurven f. d. Atmg. (mit Fruhmann), Z. Klin. Med. 1959. — Exp. atmgs.physiol. Untersuchgn. z. Therap. v. Schlafmittelvergiftgn. (mit Fruhmann), Langenbecks Arch. klin. Chir. 205/1959. — Exp. Untersuchgn. üb. Verändergn. d. Darmmotorik nach Vagotomie (mit Parhofer u. Keyssler), Langenbecks Arch. 296/1961. — Exp. Untersuchgn. üb. d. Beeinfl. d. Darmmotorik am lebd. Tier durch Unterkühlg. (mit Keyssler u. Parhofer), ebd. — Untersuchgn. üb. d. instrument. Gallengangsexplorat. (mit Grill), ebd. — Darmmotorik nach Perforat. im Tierexp. (mit Storck u. Parhofer), ebd. 297/ 1961. — Schädiggs.folgen d. instrument. Gallengangsrevis. (mit Grill), Chir. Prax. 1961. — Bedeutg. lang. Darmsond. b. d. Ileusbehdlg. (mit Hamelmann), Chirurg 1961. — Exp. Untersuchgn. üb. d. Durchblutgs.verhältn. am Duodenalstumpf (mit Lang, u. Grill), Langenbecks Arch. klin. Chir. 299/1962. — Blutgn. d. Verdauungstraktes (mit Grill u. Bügler), Zbl. Chir. 1962. — Motilität d. Gallenwege (mit Grill, Neff u. Stuhlfauth), Münch. med. Wschr. 1963. — Späterg. konservat. u. op. Bhdlg. d. Patellarfrakt. (mit Hamelmann u. Besirsky), Arch. Orthop. u. Unfallchir. 55/

1963. — Blutgefäßversorgg. d. Duodenums u. ihre klin. Bedeutg. (mit Lang u. Grill), Morphol. Jb. 104/1963. — Leitsymptom: Hämatemesis - Meläna (mit Grill), Münch. med. Wschr. 1963. — Exp. Untersuchgn. üb. d. Verschl.mechanismus d. dist. Gallenwege nach transduoden. Sphincterotomie (mit Grill u. Hernandez) Langenbecks Arch. klin. Chir. 302/1963. — Op. Bhdlg. d. Analfistel, Chirurg 1964. — Bhdlg. d. kompl. Mastdarmvorfalles, ebd. — Fistelnden Abszesse d. Analkanals u. ihre Systematik, Bruns' Beitr. klin. Chir. 209/1964. — Off. Bhdlg. d. Recto-Vaginal-Fistel (mit Grill), Arch. Gynäk. 2/1964. — Resorpt.einrichtgn. d. Brust- u. Bauchhöhle (mit Lang u. Numberger), Fortschr. Med. 83/1965. — Bhdlg. d. Hämorrhoidalleidens (mit Rueff), Münch. med. Wschr. 1965. — Heut. Stand d. Nierenverpflanzg. b. Menschen, Internist 1965. — Nahtlose Testhautverpflanzg. m. e. neuart. Gewebeklebstoff (mit Heiss u. Faul), Z. Immunitäts- u. Allergieforsch. 129/1965. — Knochenmarkstransplantat. u. Thymus, Langenbecks Arch. klin. Chir. 313/1965. — Beeinfl. d. cellul. Immunreakt. gegenüber Homotransplantaten, Verh. Dtsch. Ges. Urol. 21. Tagg. 1965. — Einfl. d. Innervat. auf d. Enzymaktivitätsmuster weißer u. roter Skelettmuskeln (mit Golisch u. Pette), Z. klin. Chem. 1965. — Exp. Gesichtspkte. z. Organtransplantat. (mit Brendel), Klin. Wschr. 1966. — Eigenart. Kapillarkonvolute d. Pleura parietalis (mit Lang u. Numberger), Z. Zellforsch. 1966. — Diagnost.-therap. Probl. d. Mastdarmfisteln, Klin. Med. 1966. — Erweit. radik. Lymphknotenausräumg. d. Leiste (mit Zenker), Chirurg 1966. — Bedeutg. d. Lymphozyten f. d. Homotransplantat., Langenbecks Arch. klin. Chir. 315/1966. — Beeinfl. d. Homotransplantatreakt. durch extrakorp. Bestrahlg. d. Blutes an Ratte u. Hund (mit Trepel), ebd. 316/1966. — Beeinfl. d. Homotransplantatreakt. durch lymphozytensenk. Maßnahmen, Fortschr. Med. 1967. — Erste Erfahrgn. m. d. Transplantat. v. Leichennieren b. Menschen (mit Zenker u. a.), Münch. med. Wschr. 1967. — Wirkg. v. Rö.-Ganzkörper- u. Extrakorp.-Bestrahlg. auf d. Lymphozyten d. periph. Blutes (mit Waubke u. a.), Haematologia 1/1967. — Vergl. Untersuchgn. üb. lymphozytensenk. Maßnahmen (mit Junginger), Z. exp. Med. 143/1967. — Tragbare Strontium-90-Quelle z. Bestrahlg. extrakorp. zirkul. Blutes (mit Frey u. Trepel), Klin. Wschr. 1967. — Select. Hemmg. immunkompetenter Lymphozyten (mit Trepel, Waubke u. Gerstmair), Exper. Chir. 1/1967.

Pichlmayr, Rudolf, Priv.-Doz., Oberarzt i. Krskrhs. Osstadt, Chir. Univ.-Klin., 3 Hannover. — *16. 5. 32 München. — A: 59 München. — **Prom:** 57 ebd. — **Hab:** 67 ebd. — **F:** Chir. — **V:** 58–59 Path. Inst. Krhs. r. d. Isar München (Burkhardt), 59–60 Chir. ebd. (Maurer), ab 60 Chir. Univ.-Klin. (Zenker), u. Inst. f. exp. Chir. (Brendel). — **B:** Antilymphocytic Sera and Organ Transplant., in: Seiffert u. Geißendörfer, Transplantat. v. Org. u. Geweb., Thieme 1967. — **P:** Eigenart., bish. nicht bekannte Form v. Zwerchfellhochstand, Z. Kinderhk. 77/1956. — Vergl. Untersuchgn. üb. Fixiergs.möglktn. u. d. Versand zytol. Präp. (mit Soost), Münch. med. Wschr. 1959. — Knochenmarksarkom m. plasmazellul. Differenzierg., Path. Microbiol. 1961. — Chir. innersekret. Erkrankgn. (mit Zenker), Wien. med. Wschr. 1961. — Erkenng. u. Bhdlg. d. Hyperparathyreoidism. u. Hyperinsulinismus (mit Zenker u. Weinges), Dtsch. med. Wschr. 1962. — Diff.diagn. d. postop. Ikterus (mit I. Pichlmayr u. Stich), Münch. med. Wschr. 1963. — Hochdos. cytostat. Stoßbhdlg. i. Zus.hang m. d. Op., Langenbecks Arch. klin. Chir. 308/1964. — Chir. Bhdlg. innersekret. Erkrankgn. (mit Zenker), Ciba Symposium 1964. — Fortschr. i. d. Bhdlg. chir. wicht. innersekretor. Erkrankgn. (mit Zenker), Dtsch. med. J. 1964. — Leberschädigg. durch Halothan (mit I. Pichlmayr), Anaesthesist 1964. — D. heutige Stand d. cytostat. Therap. i. d. Chir., Chir. Praxis 1963, Tägl. Praxis 511, Scho

dario di chirurgia 1965. — Lebertoxizität hoher Endoxandosen, Klin. Wschr. 1965. — Vergl. exp. Untersuchgn. zu Verträglichk. v. Endoxan i. versch. Dosierungsweise (mit I. Pichlmayr), Krebsarzt 1965. — Verhalten d. Leberdurchblutg. währ. Nark. u. Op. (mit I. Pichlmayr u. a.), Langenbecks Arch. klin. Chir. 313/1965. — Leberdurchblutg. i. Nark. (mit I. Pichlmayr u. a.), Anaesthesist 1966. — Mammaka., Bruns' Beitr. klin. Chir. 213/1966. — Wirkg. e. heterol. Antilymphocytenserums auf d. Transplantatabstoßg. b. Hund, Klin. Wschr. 1966. — Heterol. Antilymphocytenseren u. deren Bedeutg. f. d. Organtransplantat., Langenbecks Arch. klin. Chir. 316/1966. — Klin. u. Therap. d. Erkrkgn. d. Nebenschilddrüsen, Tägl. Praxis 1966, Internist prax. 1967. — Herstellg. u. Wirkg. heterol. Antihundelymphocytenseren, Z. exper. Med. 1967. — Herstellg. heterol. Immunseren geg. Lymphocyten d. Hundes (mit Brendel u. a.), Klin. Wschr. 1967. — Production and effect of heterolog. anticanine lymphocyte sera (mit Brendel u. Zenker), Surgery 1967. — Eigensch. heterol. Immunseren geg. Hundelymphocyten (mit Brendel u. Tidow), Z. exper. Med. 1967. — Blutbildverändergn. nach Gabe e. heterol. Antihundelymphocytenserums (mit Brendel u. Wonigeit), ebd. — Immunsuppress. Wirkg. e. heterol. Antihundelymphocytenserums (mit Brendel u. I. Pichlmayr), ebd. — Product. of anti-human lymphocyte sera (mit Brendel u. a.), Excepta Medica 1967. — Homotransplant. orthotop. du foi chez le chien: traitm. immunodèpresseur par sérum antilymphocyte (mit Mikaéloff u. a.), Presse medicale 1967, Excerpta Medica 1967. — Homografts d'intestin grêle. Etude comparat. de la survie et du fonctionnem. du greffon chez les receveurs traités soit par l'azathioprine soit pas le sérum antilymphocyte (mit Grenier u. a.), Excerpta Medica 1967. — Versch. Methoden z. Unterdrückg. v. Immunreakt., Z. Immunit.forsch. 1967. — Einfl. heterol. Antikörper auf d. elektrophoret. Wandergs.geschwindigkt. v. Erythrocyten, Leukocyten u. Thrombocyten (mit Thierfelder), Klin. Wschr. 1967. — Heterol. Antilymphocytenseren z. Immunsuppress. b. Organtransplant. (mit Brendel), Dtsch. med. Wschr. 1967. — Isolierg. immunolog. wirksamer Gamma-Globuline eines Pferdeantihundelymphocytenserums (mit Fateh-Moghadam u. a.), Klin. Wschr. 1967. — Verhalten d. Immunglobuline u. d. Antikörperbildg. währ. d. Bhdlg. m. heterol. Antilymphocytenserum (mit Fateh-Moghadam u. a.), ebd. — Two new methods of preventing immunity reaction in organ transplant. (mit Zenker u. I. Pichlmayr), German Science Reemerges 1967. — Immunsuppress. u. Organtransplant., Münch. med. Wschr. 1967. — Immunsuppress. durch Antilymphocytenserum, Fortschr. Med. 1967. — Antilymphocytenserum - Heutiger Stand d. Entwicklg., Schweiz. med. Wschr. 1967. — Gemeinschaftsprogramm z. Krebsnachsorge (mit Schaudig u. Gieseler), Langenbecks Arch. klin. Chir. 316/1966. — Progn. d. op. Bhdlg. d. Mammaka. (mit I. Pichlmayr), Hessisches Ärzteblatt 28/1967. — Wiederherstellg. d. durchtrennten Choledochus (mit Grabiger u. Zenker), Münch. med. Wschr. 1967.

Pickl, Hermann, Facharzt f. Chir., Chefarzt u. Leit. d. chir. u. gynäk. Abt. Krs.- u. Schwesternkrhs., 8304 Mallersdorf. — *25. 9. 20 Mallersdorf. — A: 49 Regensburg. — **Prom:** 48 München. — **F:** Chir. — **V:** 48–55 Krhs. d. Barmherz. Brüder Regensburg (Ritter). — **P:** Atyp. Amyloidose u. ihre chir. Bedeutg., Chirurg 1950. — Tumorförm. Osteomyelitis d. Stirnbeines, Bruns' Beitr. klin. Chir. 185/1952. — Diff.diagn. d. parastern. Rippenknorpelschwellg., Chirurg 1954.

Piechowski, Ursel, Med.-Rätin, Oberärztin Ruhrlandklin. (Lungenheilst. d. LVA), 43 Essen-Heidhausen, Tüschener Weg 40. — *15. 6. 26 Berlin. — A: 52 Berlin. — **Prom:** 51 ebd. — **F:** Chir., Anaesth. — **V:** 53–62 Krhs. Moabit Berlin (Gohrbandt, Hellenschmied), 62–63 Pharmak. Inst. Düsseldorf (Greeff), 63–64

Anaesthesistin Ki.krhs. Köln (Helbig), 64–65 Diabetessanat. Waldklin. Hösel
(Sachsse), ab 66 Ruhrlandklin. Essen (Lohrbacher, Maaßen). — **P:** Rhythm. Ablauf
d. äuß. Pankreassekret., Z. inn. Med. 1952. — Heredit. Arthro-osteo-onycho-Dys-
plasie m. Beckenhörnern, Zbl. Chir. 1955. — Klin. Untersuchgn. b. Steroidnark.,
1. u. 2. Mitt. ebd. 1957. — Prakt. Erfahrgn. m. Steroidnark. (500 Nark.), Chirurg 1958.
— Bhdlg. periph. art. Durchblutgs.störgn., Med. Klin. 1958. — Wirkg. v. Stroph.
u. Digitonin auf Membran-ATP-ase u. akt. Kationentransport v. Erythrozyten,
Arch. exper. Path. Pharmak. 1963. — Wirkg. d. Stroph. u. Digitonin a. Ionentransport u. Membran-ATP-ase d. Erythrocyten v. Mensch, Meerschwein u. Ratte,
Med. Exp. (Basel) 1963. — Membran-ATPase u. intrazellul. Kationengehalt v.
Katzenerythrozyten, Naturwissenschaften 1964. — Ionengehalt, Ionentransp. u.
Membran-ATP-asen d. Erythrozyten i. Blutkonserven, Z. klin. Chem. 1966.

Pieper, Klaus G. A., Chefarzt d. chir. Klin. d. Allg. Krhs., 58 Hagen/Westf. —
5 7. 16 Tirschtiegel. — **A:** 43 Berlin. — **Prom:** 43 ebd. — **F:** Chir. — **V:** 43–45
Kriegsdienst, 46–51 St. Gertrauden-Krhs. Berlin (Block), 52–66 Oberarzt Allg.
Krhs. Hagen/Westf. (Neussel). — **P:** Konservat. Bhdlgs.methoden d. periph. Durch-
blutgs. störgn., Z. Therap. Gegenw. 1960. — Klin. Erfahrgn. m. d. Salbenpräparat
Glysolid, Berliner med. Z. 1960. — Primär retroperiton. Tumoren. Sympt. u.
Diagnost., Zbl. Chir. 1963.

Pieper, Wolfgang, Facharzt f. Chir., 6 Frankfurt a. M., Zeil 65–69. — *8. 5. 08
Frankfurt/M. — **A:** 35 Karlsruhe. — **Prom:** 35 Freiburg. — **F:** Chir., Gynäk. — **V:**
34 Ev. Krhs. Oldenburg i. O. (Koenecke), 35–38 Univ.-Frauenklin. Freiburg (Siegert), 38–54 „Bergmannsheil" Bochum (Bürkle de la Camp), 39–45 Militärdienst,
46–47 Knappschafts-Krhs. Bochum-Langendreer (Tönnis), 52 Studienaufenthalt:
Göteborg (Moberg), Paris (Iselin). — **P:** Wirkg. v. thyreotr. Subst. auf d. entnervte
Schilddrüse, Endokrinol. 14/1934. — Neues Hilfsgerät f. d. geschl. Oberschenkelmarknagelg., Zbl. Chir. 1949. — Zwei Zw.fälle nach Novocainblockade d. Halsgrenzstranges, ebd. 1950. — Wirbelbr. u. Scheuermannsche Erkrankgn., Hefte
Unfhlkd. 42/1950. — Handverl. in ambul. Praxis, Ber. unfallchir. Tagg. Marburg
1957. — Bhdlg. v. Handverletzg., ebd. Tübingen 1958. — Fingererhaltg. durch
op. Gelenkversteifg. i. Funkt.stellg., Langenbecks Arch. klin. Chir. 299/1961. —
Ambulante Bhdlg. v. Handverletzg., Hefte Unfhlkd. 75/1962. — Krankhts.bild u.
Bhdlg. d. Dupuytren'schen Fingerkontraktur, Med. Welt 1965.

Piert, Karlheinz, Facharzt f. Chir., Oberarzt d. chir. Abt. Krhs. Maria-Hilf,
515 Bergheim/Erft. — *30. 8. 16 Köln. — **A:** 40 Düsseldorf. — **Prom:** 40 Köln. —
F: Chir. — **V:** 40 Univ.-Frauenklin. Köln (Naujoks), bis 46 Kriegsdienst, 46–53
Marienkrhs. Köln (Paas), ab 53 Oberarzt Krhs. Bergheim/Erft (Spickernagel).

Piesker, Kurt, Facharzt f. Chir., 24 Lübeck, Fleischhauerstr. 33. — *16. 6. 96
Zielenzig. — **A:** 23 Greifswald. — **Prom:** 22 ebd. — **F:** Chir. — **V:** Städt. Krhs.
Hildesheim (Becker), Chir. Priv.-Klin. Dr. Voeckler, Halle/Sa., Chir. Klin. Chemnitz (R. Schmidt), Pathol. Inst. Bremen, Frauenklin. Städt. Krhs. ebd. (Schmidt),
chir. Abt. d. Krhs. Lübeck-Süd (Roth).

Pilz, Erhard, 4005 Büderich b. Düsseldorf, Forsthausweg 13. — Fragebogen
1968 nicht beantwortet.

Piotrowsky, Wolfgang, Oberarzt d. neurochir. Abt. d. Chir. Univ.-Klin., 69
Heidelberg. — *20. 2. 31 Brandenburg/Havel. — **A:** 56 Berlin. — **Prom:** 55 ebd.
(Humboldt-Univ.). — **F:** Neurochir., Neurol. u. Psychiatr. — **V:** 54–55 Krskrhs.
Kyritz (Wuthe), 55–56 Inst. f. Gerichtl. Med. d. Humboldt-Univ. Berlin (Hansen),
56–61 Psychiatr. Krhs. Berlin-Biesdorf (Bender, Anders), 59–60 Oskar-Ziethen-

Krhs. Berlin-Lichtenberg, (Zeiseweis), (6. Mon. Inn. Med.), 61 Neurochir. Klin. d. Städt. Hufelandkrhs. Berlin-Buch (Weickmann), 61–62 Städt. Krhs. Berlin-Neukölln (v. Bramann), 62–63 Neurochir.-Neurol. Klin, d. FU Berlin-Charlottenburg (Stender), ab 63 Heidelberg (Klar u. Linder). — **B:** Mitarb. in: Reallexikon d. Med., Urban & Schwarzenberg 1967. — Op. Bhdlg. d. Geschwülste d. Gehirns, d. Hypophyse u. d. Rückenmarkes (mit E. Klar), in: Holder u. Mitarb.: Therapie mal. Tumoren, Bd. II: Op. Bhdlg. d. Geschwülste, Enke 1968. — **P:** Psychiatr. Arbeitstherap. (mit Anders), Psych. Neurol. med. Psych. 1961. — Gleichzeit. Vorkommen prim. intrakran. Gewächse versch. Keimblätter (m. Kunft), Zbl. Neurochir. 1964. — Kopfsprungverletzgn. d. HWS, Langenbecks Arch. klin. Chir. 313/1965 u. Praxis-Kurier 1965. — Familienstudie d. klass. Falles v. v.Hippel-Lindau-Syndrom (mit G. Röhrborn), Langenbecks Arch. klin. Chir. 311/1965. — Hirnszintigraph. Probl. (mit E. Klar u. a.), Acta Neurochir. 1965, Beitr. z. Neurochir. 13/1967, Acta Neurochir. 1966. — Tumorabgrenzg. d. spin. Ossovenographie (mit E. Klar), Radiologe 1965. — Carotis-Cavernosus-Fistel (mit E. Klar), Langenbecks Arch. klin. Chir. 314/1966, Zbl. Neurochir. 1967. — Wachs. Schädelfrakt. (mit E. Klar), Langenbecks Arch. klin. Chir. 316/1966. — Elektrokoagulat. d. Gg. Gasseri (mit E. Klar), Proc. Wien 1966. — Radioisotope i. d. Lokalisat.diagn., Schattauer 1967, Excerpta Med. 139/1967 u. Therap.woche 1967. — Intrazerebr. u. intrazerebell. Hämatome (mit E. Klar), Dtsch. med. Wschr. 1967. — Freies Intervall b. intrakran. Hämatom (mit E. Klar), Langenbecks Arch. klin. Chir. 319/1967. — Op.indikat. b. d. Craniosten. (mit E. Klar u. Röhrborn), Excerpta Med. 139/1967.

Pippig, Hans W., Facharzt f. Chir., Durchgangsarzt, 645 Hanau a. M., Fahrstr. 6. — *4. 9. 12 Niederplanitz. — **A:** 38 Dresden. — **Prom:** 40 Leipzig. — **F:** Chir. — **V:** 38–47 Heinrich-Braun-Krhs. Zwickau (Kulenkampff), bis 61 Chefarzt d. II. Chir. Klin. ebd.

Pirn, Elmar Josef, Leit. d. Chir. Priv.-Klin., 3588 Homberg Bez. Kassel, Ziegenhainer Str. — Fragebogen 1968 nicht beantwortet.

Pirner, Friedrich G., apl. Prof., Facharzt f. Chir., 8 München 27, Schumannstr. 9. — *5. 3. 12 Ottensoos b. Nürnberg. — **A:** 37 München. — **Prom:** 36 ebd. — **Hab:** 56 ebd. — **F:** Chir. — **V:** 36–39 Anat. Inst. Univ. München (Vogt), II. Med. Univ.-Klin. ebd. (Schittenhelm), 45–48 Maria-Theresia-Priv.-Klin. ebd. (Lebsche), 48–66 Chir. Poliklin. d. Univ. München (Bronner, Holle). — **B:** Varik. Symptomenkomplex, Enke 1957. — **P:** 2 Fälle von plasmazellul. Myelom, Diss. — Colon iliopelvinum i. Geburtsstadium u. b. Erwachsenen, Z. Anat. u. Entw.gesch. 110/1939. — Zeitpkt. d. frühesten embryon. Innervat. d. Hühnchenniere, Anat. Anz. 97/1948. — Ganglioneurinom d. Nervus vagus a. Hals, Zbl. Chir. 1950. — Therap. art. Gefäßverletzgn. d. Carotis am Hals, ebd. — Herzbefunde vor u. nach Op. traumat. Aneurysmen, ebd. 1951. — Therap. art. Gefäßverletzgn., Bruns' Beitr. klin. Chir. 183/1951. — Modifikat. d. Babcockschen Op., Med. Mschr. 1951. — Vorbestrahlg. d. Mammaca., Zbl. Chir. 1951. — Praeop. Bestrahlg. d. Mammaca., ebd. 1952. — Reposit. d. Paraphimose, ebd. 1953. — Ca.metastase i. periph. Nerven, Bruns' Beitr. klin. Chir. 269/1953. — Magenstumpfca., Zbl. Chir. 1953. — Ist d. Neurinom i.d.Chir. wirkl. so selten ?, ebd. — Dünndarminvaginat., ebd. — Hermaphroditismus verus, Arch. Dermat. u. Syphil. 196/1953. — Therap. d. Varizen am Bein, Med. Klin. 1953. — Sehnennaht an d. Hand, ebd. — Tetanus, ebd. — Untersuchgn. üb. d. Störgn. d. Stoffwechsels nach Op. u. deren therap. Beeinfl. durch Kohlehydrate, Z. klin. Med. 153/1955. — Bedeutg., Form u. Art d. Klappen i. d. Vv.communicantes d. Unt. Extremität, Anat. Anz. 103/1956. — Vermeidb. Fehler b. Varizenop.,

Zbl. Chir. 1957. — Intraart. Sauerstoffinsufflat. u. varik. Symptomenkomplex, Med. Klin. 1957. — Einfl. v. Krankht. u. Nahrgs.aufnahme, sowie v. Pantothensäure u. Kohlehydratgaben auf d. Acetyliergs.fähigkt. d. menschl. Organismus, Klin. Wschr. 1958. — Vorschlag z. perirect. Drahtnaht b. med. Oberbauchlaparot., Zbl. Chir. 1958. — Hydrocelenverödg. u. N-Lost, ebd. — Op. Therap. d. Krampfadern, Therap.woche 1959. — Ven. ampull. Ektasie od. ven. Aneurysma ? Zbl. Chir. 1960. — Diagn. u. therap. Überleggn. b. d. Krampfaderbhdlg., Chir. Praxis 1961. — Örtl. Venenverändergn. am Fuß, Chirurg 1961. — Bhdlg. d. Thrombose u. Thrombophlebitis, Zbl. Phlebol. 1961. — Thrombosebekämpfg. i. d. Chir., ebd. 1962. — Spez. Gesichtspkt. b. Krampfaderop., Fortschr. Med. 1962. — Diagn. u. therap. Überleggn. b. Krampfaderop., Ärztl. Praxis 1962. — Begriff u. d. Anwendg. d. Varizenop. nach Moszkowicz, Chirurg 1962. — Zweizeit. Babcock'sche Op., Zbl. Chir. 1962. — Bedeutg. d. insuff. Vv.perforantes f. d. Krampfaderop., Chir. Praxis 1963. — Vorteile e. Osteosynthese mittels Rush pin, Fortschr. Med. 1963. — Gesichtspkt. b. d. Therap. sek. Varizen, Zbl. Phlebol. 1963. — Therap. d. Luxatio nervi ulnaris, Zbl. Chir. 1963. — Spez. Anwendgs.formen d. Konservenknochenspans, Langenbecks Arch. klin. Chir. 305/1963. — Anwendg. d. Konservenknochenspans i. d. Therap. d. chron. Osteomyelitis, Zbl. Chir. 1963. — Ulcus cruris u. Trauma i. d. Begutachtg., Zbl. Phlebol. 1965. — Causes d'erreurs dans le Traitement chirurgical des varices, Phlebol. (franz)., 1965. — Fehlerquellen b. Varizenop., Zbl. Phlebol. 1966. — Erfahrgn. b. 600 Babcock-Op., ebd. — Erfahrgn. m. ambul. Durchführg. von Varizenop., Zbl. Chir. 1966. — Fehlerquellen b. Varizenop., Ärztl. Praxis 1967. — Ambulante Radikaloperation von Varizen, Münch. med. Wschr. 109/1967. — Krampfadern, wann und wie operieren ?: Selecta 37/1967. — Behandlungsarten des varikösen Symptomenkomplexes, Schriftreihe der Landesärztekammer 6/1967.

Pitzler, Kurt, Doz., Dr. med. habil., Oberarzt Chir. Univ.-Klin., X 69 Jena. — *10. 7. 30 Langenwetzendorf/Thür. — **A:** 54 Jena. — **Prom:** 54 ebd. — **Hab:** 65 ebd. — **F:** Chir. — **V:** 54–56 Med. Univ.-Klin. Jena (Brednow), Chir. ebd. (Kuntzen), Krskrhs. Ebersdorf (Globig), Med. Univ.-Klin. Jena (Brednow), ab 56 Chir. Univ.-Klin. ebd. (Kuntzen, Becker), ab 63 Oberarzt, Studienaufenthalte in: Schweden (1960), Ungarn (1964), Österreich (1965) u. Schweiz (1967). — **P:** Folgen d. Milzexstirp. f. d. Herz (tierexp. Untersuchgn.), Z. exper. Med. 123/1954. — Präop. Bhdlg. herzgesunder Pat. m. Strophanthin u. Cytochrom c. (tierexp. Untersuchgn.), Zbl. Chir. 1958. — Klin. Erfahrgn. m. e. neuen Neurolepticum („Dominal forte") i. d. Chir., Med. Klin. 1958. — Amputatio interthoraco-scapularis u. ihre Auswirkgn. auf d. Kreisl., Zbl. Chir. 1959. — Amputatio interthoraco-scapularis u. ihre mögl. cardiovasc. Komplikat., Arch. orthop. Unfallchir. 51/1960. — Einfl. kombin. Strophantin-Cytochrom-c-Gaben auf d. Leistgs.fähigkt. „Herzgesunder", Zbl. Chir. 1960. — Auswirkgn. d. Milzexstirpat. auf d. Herz u. deren Bhdlg. m. Cytochrom c. Tierexp. Untersuchgn., Langenbecks Arch. klin. Chir. 295/1960 — Tbk. Tendovaginitis an d. Hand u. ihre Bhdlg., Zbl. Chir. 1960. — Chir. Bhdlg. d. Pankreaszysten, Helvet. chir. acta 1960. — Grundprinzip. d. Wiederherstellg. d. Greiffähigkt. d. Hand am Beisp. e. Daumenersatzop., Mschr. Unfhlkd. 1961. — Bestimmg. d. Ammoniakspiegels i. ven. Blut vor u. nach portokav. Shuntop., Zbl. Chir. 1961. — Pankreaszysten, ebd. — Op. Daumenersatz, Langenbecks Arch. klin. Chir. 299/1961. — Sekund. Maßnahmen b. Verbrenngn. d. Hände, Chirurg 1961. — Fettfreie Vollhautlappen b. d. op. Beseitigg. v. Verbrenngs.kontrakt. an d. Hand, Zbl. Chir. 1962. — Anus praeternaturalis u. seine Komplikat., ebd. — Anus-praeter-Fragen, ebd. —

Tendovaginitis stenosans d. Daumens b. Kind, ebd. 1963. — Typ. klin. Erkenngs.-
merkmale d. wichtigsten Handverletzgn., Heilberufe 1964. — Durchtrenng. d.
tiefen Beugesehne i. Fingerbereich u. ihre op. Versorgg., Mschr. Unfhlkd. 1964. —
Sarkome auf d. Boden d. chron. Entzündg., Arch. Geschwulstforsch. 23/1964. —
Probl. u. Erfahrgn. b. typ. freien Beugesehnenplast., Bruns' Beitr. klin. Chir. 209/
1964. — Beugesehnenverletzg. an d. Hand – e. therap. Probl., Zbl. Chir. 1965. —
Verletzgn. d. beiden Beugesehnen d. Fingers u. ihre Bhdlg., ebd. — Verletzgn. d.
Fingerbeugesehnen u. ihre op. Bhdlg., Z. ärztl. Fortbild. 1966. — Apfelsinenstroh-
bezoar-Ileus als Spätkomplikat. d. Magenresekt., Zbl. Chir. 1966. — Bhdlg. d.
wichtigsten Sehnenverletzgn. an d. Hand, ebd. — Op. Daumenersatz m. Erhaltg. d.
Sensibilität, Gesd.wes. 1966. — Akute hepat. Porphyrie, Zbl. Chir. 1966. — Verhalten v. Fremdkörpern i. Organismus d. weißen Ratte unt. Berücksichtigg. bio-
galvan. Potentiale, Kongr.bd. d. Ungar. Chirurgentagg. 1966. — Unspezif. Sehnen-
scheidenhygrom d. Hand, Chirurg 1967. — Op. Bhdlg. d. Rupt. d. uln. Seitenbandes
am Daumengrundgelenk, Zbl. Chir. 1967. — Gasödem m. ungewöhnl. Infekt.modus
u. hämatogener Metastasg., Mschr. Unfhlkd. 1967. — Akute hepat. Porphyrie als
chir. Probl., Bruns' Beitr. klin. Chir. 215/1967. — Sarkome auf chron.-entzündl.
Boden (tierexper. Untersuchgn.), Zbl. Chir. 1967.

Piwnica, Armand, Professeur agrégé de Chirurgie Thoracique et Cardiovascu-
laire a la Faculté de Médecine, Chirurgien des Hôpitaux de Paris, Hôpital Broussais,
rue Didot, Paris XVᵒ. — *16. 7. 27 Paris. — **A:** Thèse Paris 56. — **Prom:** 56 Chef
de Clinique, 60 Assistant. — **Hab:** Professeur agrégé, Chirurgien des Hôpitaux 65. —
F: Chir., Thoracique et Cardio-vasculaire. — **V:** Boursier de l'American College of
Surgeons 57–58. — **P:** Ca. 200 Veröff. auf d. verschied. Gebieten d. Chir. in französ.

Piza, Franz, Oberarzt d. I. Chir. Univ.-Klin., Alserstr. 4, A-1090 Wien (Österreich). — Fragebogen 1968 nicht beantwortet.

Pizzecco, Edgar, Prof., Maretschgasse Nr. 3, Bozen (Italien). — Fragebogen 1968
nicht beantwortet.

Plagemann, Werner, MR., Chefarzt d. chir. Abt. d. Bez.krhs., X 2400 Wismar,
Goethestr. 2. — Fragebogen 1968 nicht beantwortet.

Plagge, Heinrich, Facharzt f. Chir., eigene chir. Priv.-Klin., X 65 Gera, Dr.-Fr.-
Wolf-Str. 2. — *28. 4. 08 Gera. — **A:** 37 Jena/Thür. — **Prom:** 38 ebd. — **F:** Chir. —
V: 37–38 Path. Inst. Krhs. München-Schwabing (Singer), 38 chir. Abt. ebd. (Bron-
ner), 39–41 Städt. Kr.anst. Bremen (Smidt). — **P:** Magenresekt. nach Billroth I b.
Ulcus ventriculi, Zbl. Chir. 1952.

Planitz, Hans Wolfram, leit. Arzt am DRK-Krhs., 56 Wuppertal-Elberfeld,
Hardtstr. 55. — Fragebogen 1968 nicht beantwortet.

Plass, Eugen, Chefarzt d. chir. Abt., Leit. Arzt d. Krhs., 4152 Kempen, Hosp. z.
Heiligen Geist, von Broichhausen Allee. — *29. 4. 07 Gelsenkirchen. — **A:** 33 Ber-
lin. — **Prom:** 33 Berlin. — **F:** Chir. — **V:** 33 Pathol. Städt. Krhs. Berlin-Westend
(Koch), 33–39 II. chir. Abt. ebd. (A. W. Meyer, Peiper), 39 Rö.-Abt. Huyssenstift
Essen (Kröker), 39–43 Komiss. Chefarzt d. chir. Abt. d. Marienhosp. Wesel/Rhein.

Plassmann, Florenz, Chefarzt i. R., Facharzt f. Chir., 298 Norden/Ostfries-
land, Osterstr. 5. — *24. 11. 04 Dortmund. — **A:** 32 Jena. — **Prom:** 33 ebd.
— **F:** Chir. — **V:** Krupp'sche Kr.anst. Essen (Kirchner, Wiele), Huyssens
Stiftg. Essen (Scheele), Städt. Krhs. Forst/Lausitz (Hinrichsen), Diakonen-Krhs.
Duisburg (Buzello).

Plaumann, Herbert, Leit. Arzt d. Städt. Kr.anst. u. Chefarzt d. chir. Abt., 562
Velbert/Rhl., Knickmeyerstr. — *20. 3. 10 Bochum-Hordel/Westf. — **A:** 35 Düssel-

dorf. — **Prom:** 48 Münster/Westf. — **F:** Chir. — **V:** 35–39 Knappschafts-Krhs. Bottrop/Westf. (Seeliger), 39–45 Kriegsdienst, 45–46 Oberarzt u. kommissar. Chefarzt d. chir. Abt. Knappsch.-Krhs. Bottrop (Blumensaat), 46–49 Oberarzt u. stellvertr. Chefarzt d. chir. Abt. Knappsch.-Krhs. Gelsenkirchen (Linde), 49–51 Oberarzt d. Knappsch.-Krhs. Bottrop (Blumensaat).

Plentz, A. H. Helmut, MOR, Leit. Arzt a. Versorggs.krhs., 328 Bad Pyrmont, Maulbeerallee 4. — *5. 4. 13 Potsdam. — **A:** 39 Berlin. — **Prom:** 52 Bonn. — **F:** Chir. — **V:** 39–42 Städt. Krhs. Berlin-Spandau (Gontermann, W. Felix), 42–43 geburtshilfl.-gynäkol. Abt. ebd. (Sippel), 43–45 Kriegsdienst, 46–48 Landeskr.anst. Hage (Waske), 48–52 Versorggs.krhs. Bad Pyrmont, chir. orthop. Abt. (Mathies). — **P:** Aortograph. z. Klärg. d. Zus.hangsfrage b. periph. Durchblutgs.störgn., Med. Sachverständige 1962.

Plettenberg, Friedrich Graf von, Chefarzt d. chir. Abt. d. Heilig-Geist-Krhs., 5 Köln-Gartenstadt-Nord, Graseggerstr. 105. — *15. 7. 16 Alst. Krs. Steinfurth/ Westf. — **A:** 45 München. — **Prom:** 45 Rostock. — **F:** Chir. — **V:** 45 inn. Abt. d. Res.-Laz. Höxter (Rosell), Res.-Laz. Driburg (Jakobi), 45–48 Landesfrauenklin. Paderborn (Stork, Kossmann, Peters), 48–63 St. Elisabeth-Krhs. Köln-Hohenlind (Eichhoff, Weisschedel, Hillenbrand), ab 55 Oberarzt, 52–53 inn. Abt. ebd. (Schürmeyer). — **P:** Recidiv. Hämangiolipom d. quergestreiften Muskulat., Zbl. Chir. 1955. — Therap. d. Mastdarmvorfalles, ebd. 1957. — Diagn. u. chir. Bhdlg. d. Hiatushernie, Röntgenbl. 1965.

Plettner, H. Ulrich, Facharzt f. Chir., Ass.arzt d. Chir. Klin. Dessau, priv.: X 45 Dessau, Fischereiweg 10. — *2. 6. 37 Dresden. — **A:** 60 Magdeburg. — **Prom:** 61 ebd. — **F:** Chir. — **V:** Magdeburg (Lembcke), ab 63 Dessau (Wendt). — **P:** Erfahrgn. m. d. intraop. Cholangiographie, Zbl. Chir. 1967. — Massenblutg. nach Magenresekt. b. leichter Hämophilie B m. begleit. extrem. Hyperfibrinolyse (mit Wendt), ebd.

Pleuger, Rudolf, 5970 Plettenberg/Westf., Königstr. 10. — Fragebogen 1968 nicht beantwortet.

Plogmeier, Franz, Ltd. San.-Off., Rua Sampaio e Pina 16 – 3, Lissabon/Portugal. — *26. 3. 10 Verlar Krs. Büren. — **A:** 37 München. — **Prom:** 36 ebd. — **F:** Chir. — **V:** 36 Geseke u. Salzkotten (Schwering), 36–41 Werne a. d. Lippe (Dropmann), 41–45 Militärdienst u. Gefangenschaft, 47–57 Chefarzt i. Rüthen (Möhne), 58 Leit. chir. Abt. Bw.-Laz. Hamburg, 59–62 Chefarzt d. Bw.-Laz. Bad Zwischenahn, 63–64 Obergutachter SDL Köln.

Pocai, Benito Romano, Via Giuseppe Vecchio 74, Marina di Massa (Italien). — Fragebogen 1968 nicht beantwortet.

Pochhammer, Kurt, Chefarzt d. chir. Abt. d. Dominikuskrhs., 1 Berlin 28, Kurhausstr. 30–34. — *22. 8. 20 Potsdam. — **A:** 44 Berlin. — **Prom:** 44 Danzig. — **F:** Chir. — **V:** 45–50 St. Hedwigs-Krhs. Berlin (Petermann), 53–60 Leit. Arzt chir. Abt. Krhs. Hedwigshöhe Berlin-Bohnsdorf.

Podgurski, Hans, Facharzt f. Chir., 2350 Neumünster, Großflecken 64. — *23. 6. 04 Berent. — **A:** 29. — **Prom:** 30. — **F:** Chir. — **V:** 29–30 Städt. Krhs. Westend-Berlin (Neupert), 30–34 Städt. Krhs. Weimar (Krüger). — **P:** Cystennieren u. vasculär-renale Insuff., Z. exper. Med. 70/1930.

Podlaha, Georg, Oberarzt d. chir. Abt. d. Krskrhs., 7250 Leonberg (Österreich), Rutesheimer-Str. 50.*

Poeck, Ernst, 8180 Tegernsee/Oberbayern, Hauptstr. 67. — Fragebogen 1968 nicht beantwortet.

Pöllinger, Anton, Chefarzt d. chir. Abt. d. Krskrhs., 8019 Ebersberg. — *20. 10. 08 München. — **A:** 35 München. — **Prom:** 35 ebd. — **F:** Chir. — **V:** inn. Med. München (Kämmerer), 36–39 Chir. Stubenrauchkrhs. Berlin (W. Schulze), 39 Oberarzt Standortlaz. München (Wachsmuth), 39–45 Militärdienst.

Pörtener, Jürgen, Ass. d. Chir. Klin. Nordwestkrhs. Praunheim, 6 Frankfurt a. M. — *12. 5. 36 Worms. — **A:** 65 Wiesbaden. — **Prom:** 65 Gießen. — **F:** Chir. — **V:** 63–65 Krskrhs. Aalen/Württ.. — **P:** Diagn. u. Therap. v. Schilddrüsenerkrankgn. (mit Ungeheuer), Med. Klin. 1967. — Häufigkt. d. Struma maligna b. szintigraph. kalten Knoten u. ihre therap. Konsequenz (mit Ungeheuer), Med. Welt 1967. — Mod. Gesichtspkt. i. d. Strumabhdlg. (span), Fol. Clin. Internat. 17/1967. — Neuere Gesichtspkt. z. chir. Bhdlg. v. Schilddrüsenerkrankgn. (mit Ungeheuer), Almanach f. d. ärztl. Fortbild. 1968.

Pösentrup, Bernhard, Chefarzt d. Krhs. d. Missionsschwestern, 4403 Hiltrup. — *11. 1. 13 Enniger. — **A:** 39. — **Prom:** 39 Münster/Westf. — **V:** 39–50 St. Franziskushosp. Münster (Schlief).

Pohl, Herbert, Oberarzt Chir. Univ.-Klin., 4 Düsseldorf. — *14. 9. 21 Dessau/ Anhalt. — **A:** 49 Düsseldorf. — **Prom:** 49 ebd. — **F:** Chir. — **V:** Düsseldorf (Derra).

Pohl, Herbert, Primarius, Marburger Kai 47, A-8010 Graz/Steiermark (Österreich). — Fragebogen 1968 nicht beantwortet.

Pohl, Peter, II. Oberarzt d. II. Chir. Abt. d. LKH, Auenbruggerplatz 5, A-8036 Graz, — *21. 2. 28 Graz. — **Prom:** 54 Graz. — **F:** Chir. — **V:** 54–57 Graz (Spath), 57–58 Städt. Kr.anst. Düren/Rh. (Kraft), 59 II. Med. Abt. d. LKH-Graz (Greif), 60 Anat. Inst. Graz (Thiel), ab 61 LKH-Graz (Köle). — **B:** Mitarb. in: Orator-Köle, Chir. Unfhlkd., Barth 1968. — **P:** Hiatus oesophageus u. seine Hernien, Wien. klin. Wschr. 1956. — Harnleiterverletzgn. b. stumpfen Bauchtraumen (mit Buchner), Mitt. i. wiss. Ver. d. Ärzte v. Steiermark 1960. — Tetanusprobl., Wien. klin. Wschr. 1961. — Erg. d. Bhdlg. m. d. neuen Depotsulfonamid N – (5,6 – Dimethoxy – 4 – pyrimidinyl) – sulfanilamid, Wien. med. Wschr. 1964. —.Seltenere Erkrankgn. d. Ileocoecalregion, ebd. 1965. — Thromboembolieprophyl. (mit Stampfer), Therap.woche 1966. — Un Aporte a la Chirugia de la Región ileocoecal, El Dia Médico 76/1966.

Pohlen, Fritz, Leit. Arzt d. St. Vinzenz Krhs., Chefarzt d. chir. Abt., 4 Düsseldorf Nord, Schloßstr. 85. — *20. 9. 06 Aachen. — **A:** 35 Bonn. — **Prom:** 35 ebd. — **F:** Chir., Pharm.

Pollak, Erhard W. O. Edler von, Oberarzt d. Chir. Klin. d. Städt. Krhs., 86 Bamberg, Untere Sandstr. 30. — *1. 8. 28 Preßburg. — **A:** 54 München. — **Prom:** 59 Würzburg. — **F:** Chir. — **V:** 54 Med. Univ.-Poliklin. (Franke), int. Abt. Krskrhs. Volkach (Reinäcker), 54–59 Krskrhs. Volkach (Heck), 59–60 Praxisvertretgn., 60–64 Städt. Krhs. Bamberg (Löffler), 64–67 Krskrhs. Mellrichstadt (Sturm), ab 68 Städt. Krhs. Bamberg (Löffler).

Pols, Gerhard, Facharzt f. Chir., 45 Osnabrück, Schützenstr. 33. — *15. 12. 21 Bienen Krs. Rees. — **A:** 50. — **Prom:** 51. — **F:** Chir.

Pophanken, Walter, Facharzt f. Chir., 29 Oldenburg, Qsterstr. 5. — *25. 11. 08 Wechloy i. O. — **A:** 34 Göttingen. — **Prom:** 34 ebd. — **F:** Chir. — **V:** 34–37 Ev. Krhs. Oldenburg i. O. (Koennecke), 37 Städt. Krhs. Lübeck (Meyer-Burgdorff), 39–45 Kriegsdienst, 45–48 Ev. Krhs. Oldenburg (Junghanns).

Popp, Karl, OMR, Oberarzt d. chir. Abt. Städt. Krhs., 848 Weiden. — *2. 11. 13 München. — **A:** 39 München. — **Prom:** 40 ebd. — **F:** Chir.

Popp, Wolfgang, Oberarzt Krhs. Leninstr., X 90 Karl-Marx-Stadt. — *30. 5.

23 Chemnitz. — **A:** 52 Leipzig. — **Prom:** 52 ebd. — **F:** Kinderchir. — **V:** Ab 52
Krhs. Leninstr. Karl-Marx-Stadt (Chir., Orthop., inn. Abt., Kinderchir (Unger),
zwztl. 55–56 Kinderklin. ebd. (Rauh), 57 Kinderchir. Abt. d. Kinderklin. München.
Lachner Str. (Lutz), 63 Kinderchir. Klin. Leipzig (Meißner). — **B:** Op. Bhdlg. d.
supracondyl. Frakt. m. Kirschnerdrähten, Kinderchir. Sympos., Volk u. Gesundheit
1959. — **P:** Osteomyelitis i. Kindesalter, Zbl. Chir. 1956. — Erfahrgn. üb. d. klin.
Bhdlg. d. Keuchhustens unt. bes. Berücksichtigg. d. Säuglingsalters, Dtsch. Gesd.-
wes. 1957. — Diagn., Diff.-Diagn. u. Op.indikat. d. akuten u. chron. Appendizitis
i. Kindesalter, Z. ärztl. Fortbild. 1959. — Nephrokalzinose u. Nephrolithiasis b.
e. 1½j. Knaben, Kinderärztl. Praxis 1960. — Diagn. d. angebor. Hüftluxat. unt.
bes. Berücksichtigg. d. Rö.fehldiagn., ebd. — Op. i. Samenstrangsbereich b. Kindern, Dtsch. Gesd.wes. 1961. — Schäden d. Glukokortikoidbhdlg. i. chir. Sicht,
ebd. 1962. — Sekund. Erkrankg. gesunder Nieren nach ursprüngl. Befall e. Niere,
Mschr. Kinderheilk. 1962. — Erfahrgn. b. d. Bhdlg. d. Frakt. d. Kindesalters,
Arch. Orthop. Unfallchir. 55/1963. — Probl. d. Bhdlg. d. chron. Osteomyelitis, Zbl.
Chir. 1963. — Enteritis regionalis (Ileitis terminalis Crohn), ebd. 1964. — Klin.
Beitr. z. d. Pankreaopathien, Langenbecks Arch. klin. Chir. 307/1964. — Erfahrgn.
b. d. chir. Bhdlg. v. Diabetikern, Zbl. Chir. 1965. — Bhdlg. d. irrepon. Invaginat.
i. Säuglings- u. Kleinkindesalter durch prim. Resekt., ebd. — Diagn. d. Invaginat.-
ileus i. Kindesalter, Kinderärztl. Praxis 1966. — Ileus durch äuß. Hernie, Zbl. Chir.
1967.

Posth, Hans-Egon, Prof., Chefarzt d. chir. Abt. Krhs., 505 Porz a. Rhein, Ur-
bacher Weg. — *25. 4. 20 Marburg. — **A:** 44 Köln. — **Prom:** 44 ebd. — **Hab:** 55
ebd. — **F:** Chir. — **V:** 45–67 Köln-Lindenthal (Hoffmann, Heberer), 59–60 Gastarzt
d. kinderchir. Abt. Zürich (Grob) u. München (Oberniedermayr). — **P:** Säurekurve
d. Magens als diagn. Hilfsmittel b. Erkrankgn. d. Magens u. d. Gallenblase, Med.
Klin. 1949. — Klin. d. Darmbrandes (mit De Serno), Münch. med. Wschr. 1950. —
Duodenalsten. durch (intramur.) Gallensteine, Chirurg 1951. — Kreisl.regulat.-
prüfg. nach Schellong (RP) u. zirkul. Blutmenge b. Magenresekt. (mit Steinforth),
Langenbecks Arch. klin. Chir. 271/1952. — Schellong'sche Regulat.prüfg. u. zir-
kul. Blutmenge (mit Steinforth), Zbl. Chir. 1953. — Hypotone Regulat.störg. d.
Kreisl. i. ihrer prakt. Bedeutg. f. chir. Eingr., Langenbecks Arch. klin. Chir. 273/
1953. — Konstitut. d. Ulcuskranken u. ihre Bedeutg. f. d. Klin. (mit Bauermeister),
Z. inn. Med. 1955. — Beurteilg. d. Op.gefährdg. d. üb. 60 J. alten Menschen, gepr.
an Kreisl.untersuchgn. b. Magenresekt., Habil.-Schr. 1955. — Schock u. Kollaps,
Mkurse ärztl. Fortbild. 1957. — Zumutbarkt. gr. chir. Eingr. i. hohen Alter v.
Standpunkt d. Herzklin. (mit Hoffmann u. a.), Med. Klin. 1957. — Prognost. Bedeutg. d. Spiroergograph. (nach Knipping) b. Op. i. höheren Lebensalter, Langenbecks Arch. klin. Chir. 278/1957. — Untersuchgn. m. radioakt. Vit. B 12 (mit
Pribilla u. Wieck), Klin. Wschr. 1958. — Untersuchgn. d. radioakt. Vit. B 12 b.
partiellen u. total. Gastrekt. unt. bes. Berücksicht. d. Intrinsic-Faktor-Produkt.
(mit Pribilla), Schweiz. med. Wschr. 1958. — Komplikat. d. Magen -u. Zwölffingerdarmgeschwüres i. frühen Kindesalter, Chirurg 1958. — Dringl.kts.chir. d. Neugebor., Landarzt 1958. — Präop. Herzkreisl.- u. Lungenfunkt.diagn. b. Menschen
höheren Lebensalters m. d. Spiroergograph. nach H. W. Knipping (mit Tietz),
Z. Altersforsch. 1959. — Klin. Untersuchgn. z. Psychosomatik d. Ulcuskrankht.
(mit Wieck u. a.), Fortschr. Neurol. Psychiatr. 27/1959. — Techn. d. Pyloromyotomie nach Weber-Ramstedt, Langenbecks Arch. klin. Chir. 296/1960. — Op. Bhdlg.
d. Megaureters, ebd. 298/1961. — Diff.diagn. d. Ileus i. Neugebor.alter, Münch. med.

Wschr. 1962. — Einwirkg. v. Neuraminidase u. Papain auf Intrinsic-Faktorakt.
Mucoide d. Magens v. Mensch u. Schwein (mit Faillard u. Pribilla), Hoppe-Seyler's
Z. physiol. Chem. 1962. — Vit. B 12 – Resorpt.störgn. nach part. u. totaler Gastrekt.
(mit Pribilla u. Faillard), Med. Klin. 1962. — Auswirkg. d. part. u. total. Gastrekt.
auf d. Intrinsic-Faktor-Produkt., Langenbecks Arch. klin. Chir. 301/1962. — Extrakorp. Kreisl. i. Tiervers. (mit Kootz u. a.), Med. Welt 1962. — Bedeutg. d. Lungenemphysems b. abdomin. Eingr. i. d. Alterschir., Langenbecks Arch. klin. Chir.
304/1963. — Abdominaltumoren i. d. Kinderchir., Münch. med. Wschr. 1964. —
Prim. Magenresekt. d. perfor. Magen- u. Zwölffingerdarmgeschwürs, Langenbecks
Arch. klin. Chir. 308/1964. — Probl. d. Resorpt.störgn. nach Op. am Magen-Darm-
kanal, Anglo-German. Med. Rev. 1967. — Selt. Indikat. z. Splenekt., Langenbecks
Arch. klin. Chir. 313/1965. — Beurteilg. u. Bhdlg. d. haemorrhag. Gastritis i. Re-
sekt.magen, ebd. 316/1966. — Auswirkgn. d. total. Vagotomie b. d. Bhdlg. d. Ulcus
pept. jejuni u. d. haemorrhag. Gastritis, ebd. 319/1967.

Potempa, Joachim, Oberarzt d. urol. Abt. d. Chir. Univ.-Klin., 69 Heidelberg,
Kirschnerstr.1. — Fragebogen 1968 nicht beantwortet.

Pott, Clemens, Facharzt f. Chir., Durchgangsarzt, 4 Düsseldorf-Gerresheim,
Heyestr. 56. — *6. 5. 16 Rotthausen. — **A:** 44 Düsseldorf. — **Prom:** 44 ebd. — **F:**
Chir. — **V:** 44–45 Kriegsdienst, 45–53 Krupp'sche Kr.anst. Essen (Stör, Weber),
53–60 St. Joseph-Hosp. Wuppertal-Elberfeld (Simon, Heesen).

Prenner, Konrad, Oberarzt d. I. chir. Abt. d. Landeskr.anst., Kaiserschützen-
str. 6/36, A-5020 Salzburg (Österreich). — Fragebogen 1968 nicht beantwortet.

Preu, Ulrich H. H., Landes-OMR, Begutachtgs.- u. Sozialmed. i. Rahmen d.
vertrauensärztl. Dienstes d. LVA-Hannover, 318 Wolfsburg, Mörser Winkel Nr. 4.
— *11. 11. 24 Reichenbach/Eulengebirge (Schles.). — **A:** 53 Düsseldorf. — **Prom:**
52 ebd. — **F:** Chir. — **V:** 51–52 Path. Inst. Düsseldorf (Meessen), 52–53 Med. Abt.
Aschaffenburg (Blumberger), 53–54 Chir. Klin. Dr. A. Lüken Emden/Ostfr., 54–55
Städt. Krhs. Leverkusen (Pässler), 55–57 Krskrhs. Empelde/Han. (S. Frey), 57–58
Marburg (Zenker, Heberer), 59–61 Josefs-Hosp. Bochum (Rosenthal), 62 Bundeswehr u. Chefarztvertretgn., ab 62 Vertrauensarzt b. d. LVA-Hannover. — **P:**
Histomorphol. e. Retikulose m. bes. Beteiligg. d. Haut, Beitr. Path. Anat. 112/
1952. — Nylonnetzplast., Med. Klin. 1956.

Preusser, Helmut, X 8800 Zittau/Sachsen, Max Müller-Str. 2. — Fragebogen
1968 nicht beantwortet.

Prévot, Heinrich, Chefarzt d. St. Josefs-Krhs., 533 Königswinter. — *22. 8. 17
Köln-Mülheim. — **A:** 43 Bonn. — **Prom:** 44 ebd. — **F:** Chir. — **V:** 44–45 Kriegsdienst, Krhs. Bad Honnef (Warkalla), Bonn (Gütgemann).

Priesching, Alfred, Doz., Oberarzt d. I. Chir. Univ.-Klin. Mariannengasse 28,
A-1090 Wien (Österreich). — Fragebogen 1968 nicht beantwortet.

Priestley, James T., Prof., Mayo-Clinic, Surgical Section, Rochester S. W.,
Minn. 55902 (USA). — Fragebogen 1968 nicht beantwortet.

Prinz, Harry, apl. Prof., Chefarzt d. I. Chir. Abt. d. Allg. Krhs. Heidberg,
2 Hamburg 62, Tangstedter Landstr. 400. — *20. 5. 05 Wilhelmshaven. — **A:**
31 Berlin. — **Prom:** 31 ebd. — **Hab:** 39 Hamburg. — **F:** Chir., Urol. — **V:** 30–32
II. inn. Abt. Krhs. Westend Berlin (W. Schultz), 34–35 Pathol. Inst. d. Univ. ebd.
(Roessle), 31–32 I. chir. Abt. d. Krhs. Westend ebd. (Neupert), 32–34 Städt. Kr.-
anst. Dortmund (Konjetzny), 35–50 Hamburg (Konjetzny), ab 39 Oberarzt, —
B: Fortschr. i. d. Kenntn. d. Frühformen d. Magenkrebses u. ihrer klin. Diagn.,
Vlg. Nölke 1947. — **P:** Beobachtgn. üb. d. Silikose d. Porzellanarb. u. verwandter

Berufe, Diss. — Posttraumat. Influenza-Meningitis nach Schädelverletzg., Chirurg 1935. — Pylorushypertrophie d. Erwachsenen, Zbl. Chir. 1937. — Eigenart. Mediastinaltumor, ebd. — Meniscusverletzgn., Arch. orthop. u. Unfallchir. 37. — Meniscusverletzgn., Bruns' Beitr. klin. Chir. 165/1937. — Krebsbildgn. i. Gastroenterostomiering u. deren Bedcutg. f. d. Lehre v. d. Krebsentstehg. i. Magen, Arch. klin. Chir. 191/1938. — Pylorushypertrophie d. Erwachsenen unt. bes. Berücksicht. bestimmter Formen d. Pförtnerkrebses (Martini-Preis), ebd. 197/1939. — Sog. Schleimhautka. d. Magens, ebd. 200/1940. — Frühdiagn. u. Bhdlg. d. Magenkrebses, Med. Klin. 1941. — Oberflächl. Schleimhautkrebs d. Magens u. seine klin. Bedeutg., Med. Klin. 1943 u. Klin. Wschr. 1943. — Pathol. u. Frühdiagn. d. Magenkrebses i. Beginn, Zbl. Chir. 1948. — Pathogen. u. Klin. d. Krebsbildgn. i. G. E. Ring, ebd. 1949. — Eigenart. Verl.formen d. chron. Pyelonephritis, ebd. — Bhdlg. d. Morbus Basedow u. d. Thyreotoxikose, ebd. 1950. — Prof. Dr. Konjetzny z. 70. Geb., Med. Welt 1950. — Pathogen. u. Therap. d. Morbus Basedow u. d. Thyreotoxikose, ebd. — Chron.-lymphat. Gastritis (Konjetzny), ihre klin. Bedeutg. u. Beziehg. z. Brill-Symmers'schen Krankht., Bruns' Beitr. klin. Chir. 2/1951. — Eigenart. Lungentumor (Z. Klin. u. Therap. d. Bronchialkrebses), Zbl. Chir. 1952. — Selt. Verwicklg. nach Magenresekt., Zbl. Chir. 1953. — Frühformen d. Magenkrebses u. ihre Frühdiagn., ebd. — Chir. Therap. d. schweren Colitis ulcerosa m. bedrohl. Blutg. (Totale Colekt., Hemicolekt.), ebd. — Ileusprobl., Medizinische 1954. — Probl. d. akut. Abdomens, Festschr. z. 65. Geb. Prof. H. H. Berg's, Hamburg 1954. — Krit. z. Frage d. Totalexstirpat. d. Magens, Zbl. Chir. 1955. — Heut. Stand d. Diagn. u. Therap. d. Brustdrüsenkrebses, Therap. d. Gegenw. 1958. — Magenkrebs als gutachtl. Probl., Dtsch. med. J. 1960.

Prinz, Rudolf, 5350 Euskirchen, Hochstr. 26. — Fragebogen 1968 nicht beantwortet.

Pritzkow, Egon, X 2300 Stralsund, Franz Wessel-Str. 32. — Fragebogen 1968 nicht beantwortet.

Probst, Jürgen, Chefarzt d. Berugsfenossenschaftl. Unfallkrhs., 811 Murnau/Obb. — *19. 1. 27 Hannover. — **A:** 52 Mainz. — **Prom:** 52 ebd. — **F:** Chir., Unf.- u. Wiederherstell.chir., Arbeitsmed. — **V:** 52–54 Anat. Inst. Mainz (Dabelow, Watzka), 54–55 Landeskrhs. Sanderbusch i. O. (Lob), 55–59 BG-Unfallkrhs. Murnau (Lob), 60–61 Städt. Krhs. r. d. Isar München (Maurer), ab 61 Oberarzt BG-Unfallkrhs. Murnau (Lob), ab 69 Chefarzt. — **B:** Sozialgerichtl. Entscheidgn. üb. d. Zus.hang zw. Unf. u. Erkrankg. (mit Lob u. Asanger), Enke 1958. — Prax. d. Unf.begutachtg., in: Hdb. d. Unf.begutachtg., hrsg. v. Lob, Bd. I, Enke 1961. — Zumutbarkt. ärztl. Eingr., ebd. — Fr. Wirbelbr. i. Rö.bild, Wirbelsäule i. Forsch. u. Prax. 28, Hippokrates 1964. — Indikat. z. Bhdlg. d. verzög. Bruchheilg. u. d. Pseudarthr. d. Kahnbeines d. Hand u. ihre Erg., in: Chir. i. Fortschr., hrsg. v. Maurer, Enke 1965. — Schultergürtel u. ob. Gliedmaßen (mit Lob), in: Klin. Chir. f. d. Prax., hrsg. v. Diebold-Junghanns-Zukschwerdt, Bd. IV, Thieme Stuttgart 1966. — Extremidades Superiores (mit Lob), in: Tratado de Patologia y Clinica Quirurgicas, Tomo IV, ed. Diebold-Junghanns-Zukschwerdt, Salvat Editores, S. A., Barcelona 1967. — The Life-Expectancy of Medically Rehabilitated Tetraplegics, in: Industrial Society and Rehabilitation-Problems and Solutions, ed. by Dicke, Jochheim, Müller, Thom, Thieme Stuttgart 1967. — Begutachtg. d. Geschwülste, in: Hdb. d. Unf.-begutachtg., hrsg. v. Lob, Bd. II, Enke 1968. — Konstitut.probl. i. ihrer Bedeutg. f. d. Unf.begutachtg., ebd. — Delirium tremens und Unfall, ebd. — **P:** Entfaltgs.-mechan. d. Zungendrüsen u. ihre Korrelat., Erg. Bd. Anat. Anz. 1951. — Zunge als funkt. System, Morph. Jahrb. 1951. — Spaltbildgn. fetalter Wirbelkörper m. Entwicklgs.störgn. d. Chorda dorsalis, ebd 1952. — Wachstum bösart. Geschwülste d. Bauchspeicheldrüse, Jb. Akad. d. Wiss. Mainz 1952. — Metastasier. Adenoca. d. Pankreas m. Hyperinsulinismus (mit Bode), Z. klin. Med. 150/1953. — Vergl. Untersuchgn. z. Entwicklg. d. Schmelzorgans, Jb. Akad. d. Wiss. Mainz 1953. — Entwicklg. d. Schmelzorgans, Gewebekorrelat., Erg. Bd. Anat. Anz. 1955. — Entwicklg. d. Schmelzorganes, Karyometrie, ebd. 1954. — Interartikulärspaltbildg. am Brustwirbel, Fortschr. Röntgenstr. 86/1957. — Abbr. d. 1. Brustwirbelquerfortsatzes, Ärztl. Wschr. 1958. — Diagnost.-therap. Probl. d. Gehirnerschütterg. (mit Lob), ebd. — Begutachtgs.probl. d. Gehirnerschütterg. (mit Lob), ebd. 1959. — Allg., unf.chir. Probl. (Sammelref. mit Lob), Med. Klin. 1959. — Rehabilitat. (mit Lob), ebd. — Einfl. d. Arb. auf d. WS, Hippokrates 1960. — Z. 60. Geb. v. A. Lob, Bayer. Ärztebl. 1960. — Rö.diagn. d. Kahnbeinbr. d. Hand, Med. Klin. 1961. — Chir. Bhdlg. u. Nachbhdlg. v. WSerkrankgn. (mit Lob), Z. Bäder-Klimaheilk. 1961. — Bhdlg. traumat. Hautlücken am Schädel (mit Lob), Langenbecks Arch. klin. Chir. 297/1961. — Wundstarrkrampf u. seine Verhütg., Dtsch. Verkehrswacht 1961. — Kausalitätsfragen an d. Gutachter, Hefte Unfhlkd. 71/1962. — Grundsätzl. Fragen d. ärztl. Begutachtg., Med. Klin. 1962. — Bedeutg. d. akt. Beweggs.therap. b. d. Wiederherstellg. Unf.verletzter, Hippokrates 1962. — Berichterstattg. u. Befundaufzeichng. b. Kopfverletzgn. m. Gehirnbeteiligg., BG 1962. — Mitwirkg. d. Arztes b. Berufsfürsorge, LV Bayern gewerbl. BGen 1962. — Kreisl. u. Unf. (mit Ernst), Therap. Gegenw. 1963. — Fehler u. Gefahren b. d. Schock- u. Kollapsbhdlg. Unf.verletzter (mit Ernst), ebd. — Schwer erkennb. HWSverletzgn., Med. Klin. 1963. — Funkt. Beurteilg. d. Folgen v. Brust- u. LWSverletzgn., Radiologe 1963. — Rechtl. Beurteilg. d. Erstattg. v. Gutachten, Med. Klin. 1963. — Probl. d. Bhdlg. d. med. Schenkelhalsbr., Hefte Unfhlkd. 78/1964. — Hüftkopflösg. d. Jugendl. u. Unf., Bruns' Beitr. klin. Chir. 210/1965. — Astrocytom als langsamwachs. Hirngeschwulst, Mschr. Unfhlkd. 1965. — Plattenosteosynthese m. Spongiosaplast. b. Unterarmpseudarthr. u. -fehlstellgn., Hefte Unfhlkd. 87/1965. — Rehabilitat. nach elektr. Unf., VWEW, Frankfurt 1966. — Generalis. allerg. Ekzem als Unf.folge, Mschr. Unfhlkd. 1966. — Indikat. z. intramedull. Osteotomie, Chir. Plast. et Reconstr. 3/1967. — Begutachtg. v. Sehnenschäden, Hefte Unfhlkd. 70/1967. — Beurteilg. d. unfallbedingt entstand. Narbenulcus, Mschr. Unfhlkd. 1967. — Op. Bhdlgsverf. b. Pseudarthr., LV Bayern gew. BBen 1967. — Bedeutg. d. Vorzustandes f. d. Beurteilg. d. Unf.folgen, Hefte Unfhlkd. 94/1968. — Wie lange muß nach Unf.verletzg. m. Atemlähmg. beatmet werden?, Med. Klin. 1968. — Provoz. Delirium tremens, Mschr. Unfhlkd. 1968. — Indikat.probl. d. op. Knochenbr.bhdlg., Med. Klin. 1968. — Erg. d. intramedull. Osteotomie, Arch. orthop. Unfallchir. 64/1968.

Pröscher, Halina, Dr. med. habil., Fachärztin f. Chir., Leit. Ärztin u. Inhaberin d. Priv.-Klin. am Hirschpark, 2 Hamburg 55 Blankenese, Manteuffelstr. 33. — *12. 7. 16 Ukraine. — **A:** 39 Charkow (Ukraine), **Prom:** 39 Charkow, 59 Berlin, Humboldt-Univ. — **Hab:** 59 ebd. — **F:** Chir. — **V:** 39–41 Chir. Univ.-Klin. Charkow, 41–42 Prakt. Ärztin, 42–45 Krhs. Magdeburg-Sudenburg (Tölle), 45–47 Rudolf-Virchow-Krhs. Berlin (Mirauer), 48–50 III. Chir. Univ.-Klin. d. Humboldt-Univ. Berlin (Gohrbandt), 50–61 Chefärztin d. Chir. Klin. am Städt. Krhs. Berlin-Buch, 62–63 Centrallasarett Karlstad (Schweden), 63–64 Mitarb. an d. Forsch.-laborat. d. pharmazeut. Astra-Konzerns in Södertälje (Schweden), ab 64 Fachpraxis in Hamburg-Blankenese, Elbchaussee 466, ab 67 Priv.-Klin. am Hirschpark ebd. — **B:** Anwendg. d. Sulfonylharnstoffe i. d. Bhdlg. chir. Komplikat. b. Diabetes mellitus, Volk u. Gesundheit 1959. — **P:** Ungewöhnl. akute Durchblutggs.störgn., Zbl. Chir. 1952. — Op. Wiederherstellg. d. Kontinenz v. Mastdarm u. Harnblase. ebd. — Prophyl. u. Therap. d. Thrombose d. i.v. Novocain-Anwendg., ebd. 1954. — Akute profuse Blutgn. a. d. Magen, ebd. 1955. — Besonderhtn. d. Verl. d. eitr. Infekt. b. Diabetes mellitus, ebd. — Gefahren d. Leberpunkt. u. d. laparoskop. Cholangiograph., Dtsch. med. Wschr. 1956. — Erfahrgn. b. d. Bhdlg. chir. Komplikat. d. Diabetes mellitus m. Nadisan, Medizinische 1956. — Anwendg. d. EEG als Diagnostikum in d. allg. Chir. u. Anästh., Gesd.wes. 1959. — Verändergn. d. Leberparenchyms b. Erkrankgn. d. Gallenwege, Zbl. Chir. 1959. — Wirkg. d. Novocains auf d. Gehirn, ebd. 1960. — Späterg. d. Choledocho-Duodenostomien, ebd. — Ausschaltg. d. viscero-cortic. Reflexe durch d. Lokalanästh. u. durch d. Intubat.-nark., Langenbecks Arch. klin. Chir. 295/1960. — Bhdlg. infiz. Wunden m. Nebacetin, Zbl. Chir. 1961. — Ästhet. (kosmet.) Chir., Indikat. - Möglichktn. - Grenzen, Hamb. Ärztebl. 1965.

Prokop, Franz, Chefarzt d. chir. Abt. d. Krskrhs., X 2000 Neubrandenburg/ Meckl., Rosenstr. 12. — Fragebogen 1968 nicht beantwortet.

Pronnet, Alfred, Oberarzt d. II. chir. Abt. Städt. Krhs. München-Schwabing, 8 München 23, Kölnerplatz 1. — *19. 1. 22 München. — **A:** 49 München. — **Prom:** 48 ebd. — **F:** Chir. — **F:** 48 int. Abt. Krhs. v. 3. Orden München-Nymphenburg (Kämmerer), 48–49 Pathol. Inst. Univ. ebd. (Hueck), 49–60 Städt. Chir. Krhs. ebd. Nord (v. Seemen), 60–63 chir. Abt. Krhs. Münch.-Schwabing (v. Seemen), ab 63 II. chir. Abt. d. Städt. Krhs. München-Schwabing (Hofmeister). — **P:** Klin. Erfahrgn. üb. e. schnell wirk. steuerb. Kreisl.mittel, Ärztl. Wschr. 1957. — Verwendg. e. Druckschraubenziehers i. d. Chir., Chirurg 1965. — Anwendg. e. Gipsüberschuhes b. Gehgipsverband, ebd. — Metastas. Schilddrüsenadenom, Münch. med. Wschr. 1968.

Proske, Gebhard, Chefarzt d. Krskrhs., 8415 Nittenau üb. Regensburg, Regentalstr. 35. — Fragebogen 1968 nicht beantwortet.

Proske, Ruprecht, Facharzt f. Chir., 7751 Hegne, Zur Setze 2. — *17. 12. 93 Bobrek/OS. — **A:** 21 Berlin. — **Prom:** 21 Breslau. — **F:** Orthop. — **V:** 21–26 Pathol. Inst. Univ. Breslau (Henke), Chir. Univ.-Klin. ebd. (Küttner, Weil).

Proske, Wolfgang, Chefarzt d. chir. Abt. d. Vereinskrhs., 351 Hann. Münden. — *13. 1. 08 Groschowitz/OS. — **A:** 34 Berlin. — **Prom:** 37 ebd. — **F:** Chir. — **V:** 34 St. Hedwigs-Krhs. Berlin (Petermann), 34–36 St. Josephs-Krhs. ebd. (Bange), 36–39 Elisabeth-Krhs. Kassel (Bumm), 40–43 Kriegsdienst, 43–45 Stabsarzt Res.-Laz. u. Krhs. Hann. Münden.

Proß, Eberhard, Ass. d. Chir. Univ.-Klin., 6500 Mainz, Langenbeckstr. 1. — Fragebogen 1968 nicht beantwortet.

Prümers, Wessel, 351 Hann. Münden, Herzogin-Elisabeth-Str. 1. — Fragebogen 1968 nicht beantwortet.

Przemeck, Helmut, Chefarzt d. chir. Abt. d. Salvator-Krhs., X 3600 Halberstadt/Harz, Gleimstr. 6. — Fragebogen 1968 nicht beantwortet.

Przementski, Gerda, leit. Ärztin d. chir. Abt. d. Poliklin. Mitte, X 5000 Erfurt, Heinrich-Heine-Str. 21. — Fragebogen 1968 nicht beantwortet.

Psathakis, Nikolaos, 3353 Bad Gandersheim, Am Plan 5. — Fragebogen 1968 nicht beantwortet.

Pühler, Ulrich, Facharzt f. Chir., Durchgangsarzt, 43 Essen-Altenessen, Altenessener Str. 445. — *18. 9. 19 Köln. — **A:** 44 Göttingen. — **Prom:** 44 ebd. — **F:**

Chir. — **V:** 48 Med. Akad. Düsseldorf (Derra), 49–54 Huyssenstiftg. Essen (Scheele, Herget).

Pullmann, Willy, Facharzt f. Chir., Oberarzt d. chir. Abt. d. Krskrhs. 649 Schlüchtern. — *10. 3. 22 Offenbach/M. — **A:** 50 Frankfurt a. M. — **Prom:** 50 ebd. — **F:** Chir. — **V:** 51 Krskrhs. Gelnhausen (Fischer), 51–53 Krhs. St. Josefsheim Offenbach/M., Gynäk. (Tuschen), Chir. (Full), 53–58 Städt. Krhs. Hanau/M. (Westermann), 59 Oberarzt Städt. Krhs. Salzgitter-Bad (Wütrich), 59–63 Stadtkrhs. Wertheim/M. (Kiffner), ab 63 Krskrhs. Schlüchtern (Lambrecht). — **P:** Collafil u. s. klin. Verwendg. (mit Speier), Zbl. Chir. 1952. — Diätetische Nachbhdlg. d. Magenoperierten, Medizinische 1955. — Möglktn. d. Bruchsackinhaltes b. Leistenhernien, Zbl. Gynäk. 1956. — Oesophago-trach. Fistel unbekannter Genese b. Oesophagussten., Zbl. Chir. 1959. — Diskussionsarb. z. K. A. Koelsch, „Internistische Erfahrgn. an 107 Magenoperierten, Z. ärztl. Fortbildg. 1959.

Purder, Klaus, Oberarzt d. chir. Abt. d. Marien-Hosp., 4650 Gelsenkirchen-Altstadt, Kirchstr. 36.*

Pusinelli, Wolfgang, Chefarzt d. urol. Abt. d. Gesundheitseinrichtgn. d. Kreises, X 3600 Halberstadt, Magdeburger Str. 24. — Fragebogen 1968 nicht beantwortet.

Putz, Oskar, Oberarzt d. Chir. Klin. d. Stadt Augsburg, 89 Augsburg. — *3. 10. 22 Prag. — **A:** 51 München. — **Prom:** 51 ebd. — **F:** Chir.

Q

Quandt, Gerhard F., Facharzt f. Chir., Kassenarzt u. Durchgangsarzt, 318 Wolfsburg, Porschestr. 78. — *22. 3. 22 Leipzig. — **A:** 50 Leipzig. — **Prom:** 50 ebd.

Quodbach, Karl A. A., MR., Ärztl. Dir. u. Leit. Arzt d. chir. Abt. Krhs., X 256 Bad Doberan, Bez. Rostock. — *30. 12. 10 Neudamm/Neumark. — **A:** 36 Schwerin. — **Prom:** 37 Rostock. — **F:** Chir. — **V:** 36 St. Krhs. Wittenberge (Quodbach), Path. Inst. Krhs. Friedrichstadt Dresden (Letterer), St. Krhs. Brandenburg/Havel (Paul), 37 Landvierteljahr Greifenberg/Pom. (Riebe), Path. Inst. Univ. Rostock (Fischer), 38 Knappschaftskrhs. Senftenberg (Grauhan), St. Krhs. Berlin-Köpenick (Hinz), 39–47 Kriegsdienst u. Gefangenschaft, 47 Krskrhs. Buchholz (Meyer), 48 St. u. Krskrhs. Minden (Bodarwé), 54 St. Krhs. Leninstr. Karl-Marx-Stadt (Heinze), ab 55 Leit. Arzt in Bad Doberan. — **P:** Tagesschwankgn. i. Urobilinogen- u. Farbstoffgehalt d. Harnes, Diss. — Pathol. d. Blastomykose, Zbl. allg. Path. 1938. — Zum Bettenschlüssel, Ang. Arzt 1949. — Tödl. Myelitis nach Stellatumblockade, Chirurg 1952. — Diagn. u. therap. Gesichtspunkte b. Gallensteinileus, Zbl. Chir. 1955. — Magentbk., Dtsch. Gesd.wes. 1958. — Pseudodomyxoma peritonei ex enterocystoma, Chirurg 1966.

R

Raaf, Ernstheinz, Marienkrhs., 559 Cochem/Mosel. — *30. 7. 28 Bonn. — **A:** 55 Düsseldorf. — **Prom:** 57 Bonn. — **F:** Chir. — **V:** 56–57 Med. Univ.-Klin. Bonn (Martini), 57 Krhs. Mariahilf Bad Neuenahr (Kreutzberg), 57–58 Dreifaltigkeitshosp. Lippstadt (Schröder), 58–60 Bergmannsheil Bochum (Bürkle de la Camp), 60–62 St. Johannes Hosp. Bonn (Lang), 62–64 Krhs. Mariahilf Bad Neuenahr (Kreutzberg),

64–66 St. Johannes Hosp. Duisburg-Hamborn (Kuss), ab 66 Vertreter d. Leit. Arztes d. chir. Abt. Marienkrhs. Cochem.

Raaz, Erhard J. J. A., Facharzt f. Chir., Belegarzt Chir. Klin. Dr. Katzenberger, 8731 Reiterswiesen. — *29. 8. 20 Kecskemét. — **A:** 51 Mainz. — **Prom:** 51 ebd. — **F:** Chir. — **V:** 51–52 Med. Univ.-Klin. Mainz (Voit), 52–58 Chir. ebd. (Brandt), 58–61 Luisenkrhs. Lindenfels (Achenbach), 61–66 St. Elisabeth-Krhs. Bad Kissingen (selbständig), ab 66 Chir. Priv.-Klin. Dr. Katzenberger.

Rabl, Carl R. H., Facharzt f. Orthop., 66 Saarbrücken 3, Schwarzenbergstr. 12. — *16. 6. 94 Prag. — **A:** 21 Berlin. — **Prom:** 21 Leipzig. — **F:** Orthop. — **V:** Charité Berlin, Orthop. Univ.-Klin. Heidelberg (Hildebrand, Axhausen, Gläßner, v. Baeyer). — **B:** Orthop. Schuhe u. Stützeinlagen, 3. Aufl. Enke 1951. — 4. Aufl. Orthop. d. Fußes, Enke 1963. — Fuß, in: Hdb. d. Chir. v. Kirschner-Nordmann, Aufl. 1945. — **P:** Druckwirkgn. a. d. Knochen, Arch. klin. Chir. 145/1927. — Anat. u. Physiol. d. menschl. HSW, Verh. Dtsch. Orthop. Ges. 1930. — Bhdlg. d. Handwurzelverletzgn., Arch. orthop. Unfallchir. 35/1934. — Techn. d. Arthrodesenop., Verh. Dtsch. Orthop. Ges. 1935. — Entstehg., Verhütg. u. Bhdlg. d. Gelenksteifen, ebd. 1937. — Bedeutg. d. Verbandstechn. f. Gelenkbeweglkt. u. Knochenfestigkt., Chirurg 1943. — Bhdlg. v. Beweggs.störgn. durch Vereinfachg. d. Beweggs.ablaufs, ebd. 1947. — Bedeutg. irration. Reakt. f. d. phys. Pathol., dargelegt am Beisp. d. Sudeck'schen Phänomens, Hippokrates 1951. — Altes u. Neues üb. d. Tbk. d. Beweggs.organe, Münch. med. Wschr. 1954. — Trommlerlähmg. u. ihre Bhdlg., ebd. — Für u. Wider d. Stützmieder, Med. Klin. 1956. — Orthop. Bhdlg. d. intermittier. Hinkens, ebd. 1957. — Häuf. Teilursache d. Ischias, ebd. — Entstehg. u. Bhdlg. d. angebor. Klumpfußes, ebd. 1961. — Ethik d. Arztes u. d. Ethik d. Richters, Ärztl. Mitt. 1962. — Bedeutg. d. Ligamentum ileofemor. f. Entstehg. u. Bhdlg. d. angebor. Hüftverrenkg., Z. Orthop. 96/1963. — Verhütg. u. Heilg. v. Fadenfisteln, Chirurg 1964. — Bhdlg. d. angeb. Hüftverrenkg., Orthop. Praxis 1965. — Gelenkmäuse nach Meniskusop., Mschr. Unfhlkd. 1965. — 3 Jahrzehnte eig. Erfahrgn. i. d. konservat. Bhdlg. d. angebor. Hüftverrenkg., Orthop. Praxis 1965. — Was ist d. beste Therap. d. Meniskuszysten?, ebd. 1966. — Orthop. bemerkenswerte Beobachtgn. an e. Fall v. Klippel-Trénaunay, Z. Orthop. 101/1966.

Raché, Günther, Facharzt f. Chir., Unfallarzt-Praxis, 1 Berlin 27 (Tegel), Schlieperstr. 60. — *19. 10. 09 Berlin. — **A:** 35 Berlin. — **Prom:** 37 ebd. — **F:** Chir., Teil-Röntgenol. — **V:** 35 Vertretg. Lungenfürsorge Reinickendorfer Krhs., 35–39 Elisabeth-Diakonissen u. Krhs. Berlin, Lützowstr., 39–46 Kriegsdienst u. Gefangenschaft, 46 Vertretg. d. verstorb. Chefarztes Prof. Landois Elisabeth-Krhs. zusätzl. Gefängnisarzt i. Strafgefängnis Tegel, 46 Niederlassg. als Facharzt f. Chir. Berlin-Tegel. 49/50 Unf.arzt d. gesetzl. Berufsgenossenschaften.

Rademacher, Werner, Facharzt f. Chir., Oberarzt Krskrhs., 8952 Marktoberdorf/Obbay. — *8. 10. 27 Neurode. — **A:** 54 München. — **Prom:** 55 ebd. — **F:** Chir. — **V:** 55–58 II. med. Abt. d. Krhs. r. d. Isar München (Baur), ab 58 chir. Abt. ebd. (Maurer), zwztl. 59 Anaesth.-Abt. ebd. (Lehmann), 63 Orthop. Univ.-Klin. München (Lange), 64 Urol.Univ.-Klin. Homburg/Saar (Alken), 66 Abt. f. Wiederherstell. chir. Krhs. r. d. Isar München (Schmidt-Tintemann), neurochir. Abt. ebd. (Kessel).

Radig, Johannes, Facharzt f. Chir., Oberarzt d. Josefs-Krhs., 5172 Linnich/Bez. Aachen. — *3. 7. 28 Lindenau/Schles. — **A:** 54 Münster/Westf. — **Prom:** 54 ebd. — **F:** Chir., Orthop. — **V:** 54–56 Mathiasspit. Rheine/Westf. (Dumpert), 56–57 Inn. Med. Univ.-Klin. Münster (Hauss), 58–60 Orthop. Univ.-Klin. ebd. (Hepp), 60–61

Knochentbk.-Heilstätte Heuberg (Albert), 61–65 Mathiasspit. Rheine/Westf. (Dumpert), 65 O. A. Krupp Kr.anst. Essen (Weber).

Radrigan Vogel, Walter, Chirurg, Casilla 370, Viña dèl Mar, Chile. — *1. 11. 29 Valparaiso-Chile. — **A:** 54 Santiago de Chile. — **Prom:** 54 ebd. — **F:** Kinderchir. — **V:** 54–57 Hospital Niños Valparaíso (Uribe), 55–67 Hospital Deformes Valpso (Bengoa), 59–67 Hospital Niños de Viña (Figueroa).

Rahm, Helmut, leit. Arzt d. chir. Abt. d. Stadtkrhs. Friedrichroda, X 5812 Waltershausen (Thür.), Ausfeldstr. 6. — Fragebogen 1968 nicht beantwortet.

Rahmanzadeh, Rahim, Ass. d. Chir. Univ.-Klin., 6500 Mainz, Langenbeckstr. 1. — Fragebogen 1968 nicht beantwortet.

Rahmel, Roland, Oberarzt, Berufsgenossenschaftl. Kr.anst. Bergmannsheil, 466 Gelsenkirchen-Buer. — *19. 7. 28 Pr. Friedland. — **A:** 54 Bonn. — **Prom:** 60 Göttingen. — **F:** Chir. — **V:** 54–58 Ev. Krhs. Veende/Göttingen (Herlyn), 58–59 Univ.-Frauenklin. Bonn (Siebke), 59–62 Berufsgen. Kr.anst. Bergmannsheil Buer (Wolf), 62–63 Canton-Spit. Zürich (Buff), 63–64 Krhs. Nordwest Frankfurt a. M. (Ungeheuer). ab 64 Oberarzt Berufsgenossenschaftl. Kr.anst. Bergmannsheil Buer (Wolf). — **P:** Chir. Bhdlg. d. port. Hypertens., Diss. — Tbk. Mischinfekt m. Listeria monocytogenes, Med. Klin. 52. — Prim. Osteosynthese b. off. Luxat.frakt. d. ob. Sprunggel., Hefte Unfhlkd. 92/1967. — Grenzen d. Erhaltg. v. Fingern b. schweren Verletzgn., Chir. Praxis 1968.

Raisch, Otto E., apl. Prof., Ärztl. Dir. d. Chir. Klin. d. Olgahosp., 7 Stuttgart-W, Bismarckstr. 8. — *24. 10. 08 Stuttgart. — **A:** 32 Heidelberg. — **Prom:** 32 ebd. — **Hab:** 43 Dr. med. habil. ebd, 55 Doz. Tübingen, 57 apl. Prof. ebd. — **F:** Chir. — **V:** Chir. Ausbildg. v. 33–45 als Ass. u. Oberarzt an verschied. chir. Klin. u. Kriegslaz. — **B:** Erste Hilfe, Bhdlg. u. Heilg. v. Unfallschäden, Buchverlag Holz BG 1953. — Bhdlg. d. Frakt. d. dist. Humerusendes i. Kindesalter, VEB Vlg. Volk u. Gesundheit 1958. — Chir. Erkrankgn. i. Bereich d. Abdomens, in: Lehrb. d. Chir. u. Orthop. d. Kindesalters, hrsg. v. Oberniedermayr, Springer 1959. — **P:** Beziehgn. d. Hypophysenvorderlappens z. Schilddrüse, insbes. Untersucht m. Praehormon, Diss. — Chondrome u. sarkom. Entartg. e. Enchondroms am Daumen, Dtsch. Z. Chir. 64/ 1933. — Agar-Agar u. Paraffinöl i. d. Chir., Med. Klin. 1934. — Sog. infrakollikul. Urethralsten., Zbl. Chir. 1935. — Tödl. Verblutg. aus Oesophagusvarizen b. Fibroadenie d. Milz, ebd. 1937. — Op.'Bhdlg. d. kongenit. hypertroph. Pylorussten., ebd. — Klin. Beitr. z. Divertikelmyomen d. Magens, ebd. 1938. — Indikat.stellg. z. Magenresekt. nach Bi I od. Bi II, Chirurg 1939. — Exp. Beitr. z. Frage d. Osteosynthese m. bes. Berücksicht. d. Marknagelg. nach Küntscher, Habil.-Schr. 1942. — Marknagelg. b. Knochenbr. unt. kriegsbedingten Verhältnissen?, Fachgr. f. Unfallchir. d. Wiener Med. Ges. 1942. — Marknagelg. v. Frakt. langer Röhrenknochen, Zbl. Chir. 1943. — Marknagelg. b. fr. Oberschenkelschußbr.?, Chirurg 1943. — Op. od. konservat. Bhdlg. v. Schenkelhalsfrakt.? Anat. u. funkt. Betrachtg.. Berufsgen. 1943. — Osteosynthesefragen (tierexp. Arbeit), Bruns' Beitr. klin. Chir., Sonderdr. aus 175/1944. — Frühresekt. d. Hüft- u. Kniegelenkes b. Schußverletzgn., Militärarzt 1944. — Späterg. b. d. Schenkelhalsnagelg., Mschr. Unfhlkd. 1944. — Neue Erkenntn. u. Erg. b. d. Bhdlg. v. Gelenkverletzgn., Zbl. Chir. 1944. — Erfahrgn. m. d. Penicillinbhdlg. i. d. Chir., Südw. Ärztebl. 1948. — Frakturbhdlg. im Kindesalter, Zbl. Chir. 1948. — Plast. Gesichtschir., Medizinische 1949. — Heut. Indikat.stellg. z. Marknagelg., Die Berufsgen. 3/1950. — Das akute Abdomen im Kindesalter, Med. Welt 43/44/1951. — Neue Erkenntnisse i. d. Wiederherstellgs.chir., Berufsgen. 1952. — Pseudathr.bhdlg. durch Marknagelg., Langenbecks Arch.

Kongr.ber. 1952. — Rehabilitat. v. Querschnittsgelähmten, Hefte Unfhlkd. 14/ 1952. — Erg. d. op. Knochenbr.bhdlg., Zbl. Chir. 1952. — Bhdlg. v. Ober- u. Unterarmpseudarthr., Landesv. Südw.deutschl. d. gewerbl. B.Gen. 1953. — Unterbindg. d. A. hypogastrica b. Blutgn. aus d. Glutäalgefäßen, Zbl. Chir. 1953. — Pseudathr.bhdlg. nach Phemister, Hefte Unfhlkd. 48/1954. — Funkt.gestörte Hand, op. u. prothet. Versorgg., Berufsgen. 1955. — Transplantat. v. hetereplast. Knochenmaterial, Z. Orthop. 6/1955. — Neuzeitl. Prothesenversorgg., Berufsgen. 1956. — Schwierigktn. b. d. Durchführg. d. berufsg. Heilverf. i. d. landw. Unf.versicherg., Berufsgen. 1957. — Autoplast. Ersatz b. Defekt d. dist. Bicepsendes am Oberarm, Chirurg 1958. — Hypertroph. Pylorussten., Erfahrgs.ber. nach 500 Op., Zbl. Chir. 1959. — Milzcysten i. Kindesalter, Rivista di Chirurgia Pediatrica Roma II, Fasc. 1/1960. — Berat. Ärzte b. d. landw. Berufsgen., Notwendigkt., Bedeutg. u. Auswirkg., Berufsgen. 1961. — Selt. Hodentumor – unt. d. Aspekt zellkernmorphol. Geschlechtsbestimmg., Chirurg 1962. — Erfahrgn. b. d. hypertroph. Pylorussten., Ceskoslovenska Pediatrie (Praha) 17/1962. — Med. Möglktn. d. 1. Hilfe am Unf.ort, Berufsgen. 1962. — Schwierigktn. u. Verbessergn. b. berufsgen. Heilverf. i. d. Landwirtschaft, ebd. — Erste Hilfe u. Rehabilitat. nach Unf.verletzgn., Berufsgen. 1964. — Das akute Abdomen i. Kindesalter – aus chir. Sicht, Landarzt 1965. — Probl. b. d. Erhaltg. u. Schaffg. d. analen Kontinenz i. Kindesalter, Langenbecks Arch. klin. Chir. (Kongr.ber.) 1966. — Erfahrgn. m. e. elektroautomat. gesteuerten Spezialbett (mit Becker), Krankenhaus 1966. — Bhdlg. d. kindl. Ellbogenfrakt., Landarzt 1966. — Akute chir. Baucherkrankgn., hrsg. „Arbeitskreis f. d. behind. Kind" 2/1966. — Korrekturop. nach frakturbedingten Deformiergn. am Oberschenkel b. Osteopsathyrosis (mit Strauss), Erg. Chir. u. Orthop. 51/1967. — Bhdlg. d. Frakt. d. Radiusköpfchens i. Kindesalter, Z. Kinderchir. 1967. — Med. u. berufl. Rehabilitat. d. Querschnittsgelähmten b. d. landw. Berufsgen., Berufsgen. 1968.

Ramcke, Robert, 2208 Glückstadt (Holstein), Möwenweg 5. — Fragebogen 1968 nicht beantwortet.

Ramisch, Werner, Chefarzt d. chir. Abt. u. Ärztl. Dir. d. St. Josefs-Hosp., 415 Krefeld-Uerdingen, Franz-Stollwerck-Str. 7. — *10. 6. 14 Uerdingen a. Rh. — **A:** 38 Moers/Niederrhein. — **Prom:** 38 Berlin. — **V:** 38–39 Pathol. Solingen (Dormanns), Inn. Med. St. Josefs Hosp. Moers (Schaaf), 40–50 Städt. Kr.anst. Krefeld (Bungart, Rhode, Herzog) u. Kriegsdienst. † 1. 11. 1968.

Ramm, Christian, Facharzt f. Chir., Chir. Privatklin., 23 Kiel, Lorentzendamm 36. — *6. 10. 01 Kiel. — **A:** 25 Kiel. — **Prom:** 25 ebd. — **F:** Chir. — **V:** Chir. Univ.-Klin. Kiel.

Ranft, Rolf, Oberarzt d. chir. Abt. Krskrhs.-Poliklin., X 222 Wolgast, Chausseestr. 52. — *13. 2. 36 Niederschöna. — **A:** 60 Dresden. — **Prom:** 60 ebd. — **F:** Chir. — **V:** 60 inn. Abt. Krskrhs. Mittweida (Müller), chir. Abt. ebd. (Schröder), 61–62 Poliklin. Mittweida (Recke), 62–64 Krhs. Kirchberg (Ziegler), 64–67 Krskrhs. Hennigsdorf (Bauers), ab 67 Krskrhs. Wolgast Oberarzt (Knöfler).

Raposo-Montero, Luis, Santiago de Compostela/Spanien. — *26. 11. 11 La Estrada (Pontevedra) Spanien. — **A:** 33 Santiago de Compostela. — **Prom:** 34 Madrid. — **Hab:** 41 ebd. — **F:** Chir., Urol. — **V:** 34 Chir. Univ.-Klin. Madrid, 35 Hopital Necker, Paris (Marion), 36 Virchow Krhs. Berlin (Heusch), 37–39 Militärdienst in span. Bürgerkrieg, Lazarett, 40–41 Oberarzt i. Chir. Univ.-Klin. Madrid (Estella), 41–42 Ass. Heidelberg (Zenker, K. H. Bauer). — **P:** Kritik üb. Nierenschwelle u. Beitr. z. ihrem Mechanismus, Rev. Esp. Urologia 1935. — Neue Bhdlgs.-Methode d. Pseudarthrose, Med. Esp. 10/1943. — Erfriergn. u. ihre

Bhdlg., Medicina 1944. — Physiopathol. d. Knochengewebes, Farmacologia y Terap. 1944. — Grundlage u. Indikat. d. chir. Bhdlg. üb. Nephritis, Rev. Esp. Cir. Traum y Otop. 1945. — Hämatur. u. schmerzh. Nephritis, Arch. Esp. de Urol. 1945. — Ischias m. renal. Ursprung, Rev. Esp. Cir. Traum. y Ortop 1945. — Physiopath. d. Volkmannschen Syndr., ebd. 1946. — Tumor d. li. Hipochondriums, ebd.

Rappert, Erich, Univ.-Doz., Praxis A-1180 Wien, Herbeckstr. 54. — *21. 4. 06 Poysdorf/N.Ö. — **Prom:** 31 Wien. — **Hab:** 53 ebd. — **F:** Chir. — **V:** Pathol. Anat. a. Prosektur Krhs. Linz (Erdheim), 31–39 II. Chir. Univ.-Klin. ebd. (Denk), 39–46 Chir. Praxis, 46–54 Leit. d. III. chir. Abt. d. Kr.anst. Rudolfstiftg. Wien. — **B:** Ätiologie d. Varizen, Hollinek 1947. — Allg. u. kl. Chir., Therap. u. Praxis, Urban u. Schwarzenberg, 1. Aufl. 1948, 3. Aufl. 1958. — Chir. d. Extremitäten. — Thrombose u. Embolie, Schwabe 1955. — Therap. u. Prophylaxe d. Thrombo-Emb., in: Chir. Praxis, Maudrich 1959. — **P:** Postop. Komplikat. u. Wetter, Dtsch. Z. Chir. 244/1935. — Die nach Eingr. a. Magen auftret. Lungenkomplikat., Zbl. Chir. 1935. — Akute Appendicitis u. Wetter, ebd. — Chir. u. Wetter, Med. Welt 1935. — Exp. Untersuchgn. z. Frage e. Fettembolietherap., Dtsch. Z. Chir. 246/1936. — Blutfettbestimmg. als Hilfsmittel f. d. Diagn. u. Progn. d. Fettemb., Zbl. Chir. 1937. — Bhdlg. chron. Fisteln m. Nekrolysin, ebd. 1938. — Chir. et Temps, Cosmobiologie 3/1937–1938. — Fettemb. u. ihre Bhdlg., Dtsch. Z. Chir. 250/1938. — Bhdlg. d. Fissura ani, Zbl. Chir. 1938. — Konservat. u. op. Therap. d. Fissura ani, Therap. Gegenw. 1943. — Off. Totalverrenkg. d. Sprungbeines, Klin. Med. 1946. — Bhdlg. d. Brüche d. prox. Oberschenkelendes, Wien. klin. Wschr. 1946. — Bhdlg. d. extrasphinkt. Mastdarmfistel, Klin. Med. 1947. — Akute postop. Duodenaldilatat. m. Duodenalreflex, Wien. klin. Wschr. 1947. — Akuter Riss d. Mesocolon Transversum, Klin. Med. 1948. — Dauerresultate d. Moszkovicz-Op. d. Varizen, ebd. — Ätiol. d. Varizen, Wien. med. Wschr. 1949. — Ätiol. u. Therap. d. Ulcus cruris, ebd. — Thrombekt., ebd 1950. — Penetrat. e. Magenulcus i. d. li. Herzkammer, Klin. Med. 1950. — Plast. Ersatz d. M. sphincter ani, Zbl. Chir. 1952. — Dauerresultate nach d. Whiteheadschen Hämorrhoidenop., Wien. med. Wschr. 1952. — Versuch e. neuen Therap. d. Thrombose, Wien. klin. Wschr. 1952. — Ak. Darmbrand, Klin. Med. 1952. — Gleichzeit. Vorkommen v. Ca., Ulcus Tbk d. Magens, ebd. — Bhdlg. d. habit. Schulterluxat. b. akt. Sportlern, Zbl. Chir. 1952. — Therap. d. Thromb. m. Procain, Panthesin u. Hydergin, ebd. — Bhdlg. d. Raynaudschen Erkrankg., Wien. klin. Wschr. 1952. — Eingr. a. d. Gefäßen b. Durchblutgs.störgn. d. Extremitäten, ebd. 1953. — Exp. Untersuchgn. z. Frage e. Fettemb.therap., ebd. — Ber. üb. Venenerkrankgn., Klin. Med. 1954. — Intraven. Anwendg. d. Lokalanästhetika i. d. Chir., Acta neuroveg. 10/1954. — Thromb.prophyl. m. Panthesin u. Hydergin, Klin. Med. 1955. — B. welchen chir. Erkrankgn. hat d. intraven. Anwendg. d. Lokalanästhetika e. Berechtigg., Schweiz. med. Wschr. 1955. — Hat d. periart. Sympathekt. heute noch e. Berechtigg. ?, Zbl. Chir. 1955. — Therap. d. Ulcus cruris varicosum, Wien. med. Wschr. 1956. — Was leistet d. chir. Therap. d. Varizen u. d. Ulcus cruris, Medizinische 1958. — Pathol. Verändergn. a. Gefäßsystem b. Thromb., Acta III. Intern Angiol. congr. 1958. — Chir. Therap. v. Varizen u. Ulcus cruris, Fortschr. Med. 1958. — Thromboembolieprophyl. m. PH_2O_3, Klin. Med. 1959. — Konservat. od. chir. Therap. d. Ulcus cruris varicosum, Z. Haut- u. Geschl.krht. 27/1959. — Mondorsche Krankheit, Wien. med. Wschr. 1959. — Appendicitis u. Schwangerschaft, Klin. Med. 1960. — 5 J. generelle Thrombo-Emb.-Prophyl. m. Panthesin-Hydergin, Wien. klin. Wschr. 1961. — Bedeutg. d. Vasomotoren f. d. Erkrankg. d. Venen, Med. Welt 1961. — Thrombekt. u. Phlebekt. i. Rahmen d.

mod. Thrombosetherap., Klin. Med. 1962. — On the prevention of thromboebolism
in surgery, Exc. Med. Int. Congress Series 40. — Verschl. v. gr. Bauchwandbr. m.
Polyamidnetzen, Klin. Med. 1962. — Chir. Therap. d. Ulcus cruris, Zbl. Phleb.
1963. — PH_2O_3-Prophylaxe d. Thromb., Plzen lék. Sbor. Suppl. 10/1963. —
Supramid-Netze b. Bauchwandbr., Dtsch. Z. Chir. 304/1963. — Späterg. d. Thrombekt., 14. Biennal Int. Congr. Int. Coll. Surgeons 1964. — Quels sont les facteurs
etiologiques des varices sur lesquels la therapeutique peut agir ?, Revue Med. 9/
1966. — Thrombekt. u. postthrombot. Syndr., Med. Welt 1967.

Rasawi, Hossein, Avenue-Schah-Abbasse Kabir, Rue Behpour 14 – Jusefabad,
Teheran (Iran). — Fragebogen 1968 nicht beantwortet.

Raschke, Ekkehart, Oberarzt d. chir. Abt. d. Städt. Krhs. Siegburg u. Wiss.
Ass. d. Chir. Univ.-Klin. Bonn, 52 Siegburg. — *18. 9. 31 Bremerhaven. — **A:** 60
Wiesbaden. — **Prom:** 56 Marburg. — **F:** Chir. — **V:** 57–58 Dep. of Surgery Univ.
of Calif. Los Angeles, Calif./USA, 58–67 Bonn, ab 67 beurlaubt v. d. Chir. Univ.-
Klin., Oberarzt d. chir. Abt. d. Städt. Krhs. Siegburg. — **P:** Probl. d. extracorp.
Kreislaufs, Langenbecks Arch. klin. Chir. 290/1958. — An Experimental and Clinical
Comparison of the Bubble Dispersion and Stationary Screen Pump Oxygenators.
Surg. Gyn. Obstet 107/1958. — A Clinical Evaluation of Fresh and Stored Hepa-
rinized Blood for Use in Extracorporeal Circulation, Ann. Surg. 152/1960. —
Paradoxical Respiration and "Pendelluft", J. Thorac. Surg. (St. Louis) 41/1961. —
Vgl. exp. u. method. Untersuchungen b. d. extrakorp. Zirkulation mit und ohne
Hypothermie, Langenbecks Arch. klin. Chir. 1961. — Nierentransplantat. i. Tierexp.,
ebd. — Intravenous l-Norepinephrine as a Cause of Reduced Plasma Volume,
Surgery St. Louis, 50/1961. — Verhalten der Glutamat-Oxalacetat-Transaminase,
Glutamat-Pyruvat-Transaminase, Sorbit-Dehydrogenase und Cholinesterase im
Serum nach Herzop., Langenbecks Arch. klin. Chir. 297/1961. — Bauprinzipien
und Wirkungsweise eines rotierenden Scheibenoxygenators, Thoraxchir. 9/1962. —
Intracard. Eingr. b. völl. Kreislaufunterbrechung i. tiefer Perfus.hypothermie, Thoraxchir. u. vasc. Chir. 1963. — Komplikat. b. angiograph. Untersuchgn., Fortschr.
Röntgenstr. 106/1967. — Abszess i. d. Bursa omentalis nach traumat. Pankreasrupt., ebd. 107/1967. — Röntgendiagnosis of portal hypertension, J. Cardiovasc.
Surg. 8/1967. — Untersuchgn. üb. Schweißabsondergn. b. Kranken m. art. Verschl.-
krankht., Zbl. Chir. 1967. — Erkenng. u. Bhdlg. gedeckter Unf.verletzgn., Landarzt
1968. — Pasteurella multocida-Infekt. b. Menschen, Münch. med. Wschr. 1968.

Rathcke, Ludwig, Prof., Chefarzt d. chir. Abt. am Krskrhs. Ludwigsburg, apl.
Prof. f. Chir. an d. Univ. Tübingen, 7140 Ludwigsburg, chir. Abt. Krskrhs. — *15. 9.
06 Berlin. — **A:** 31 Berlin. — **Prom:** 31 Leipzig. — **Hab:** 40 Gießen, 57 Umhabil.
Tübingen. — **F:** Chir. — **V:** 30–31 Pathol.-anat. Inst. Dresden (Schmorl), Krhs.
Dresden-Friedrichstadt, 31 inn. Abt. Krhs. Dresden-Johannstadt (Rostosky), 31–32
Pathol-anat. Inst. Krhs. Dresden-Friedrichstadt (Schmorl, Geipel), 32–33 inn. Abt.
ebd. (Arnsperger), 33–34 Düsseldorf (Frey), 51 apl. Prof. Gießen, 34–55 Gießen
(A. W. Fischer, Bernhardt, Vossschulte). — **B:** Nachop. am Gallensyst., Enke 1949.
— Stein-Recidiv u. Gallenwegsanastomose, Enke 1956. — Leber u. Gallenwege, in:
Hellner, Niessen u. Vossschulte, Lehrb. f. Chir., Thieme 1957. — Lebererkrankgn.
u. Gallenwegserkrankgn., in: Klin. d. Gegenw., Bd. 6 u. 7, Urban & Schwarzenberg
1958. — Leber u. Gallenwege, in: Diebold, Junghanns, Zukschwerdt, Klin. Chir.
f. d. Praxis, Thieme 1962. — **P:** Cysten i. d. Zwischenwirbelscheiben, Diss. —
Kalkeinlagergn. i. d. Zwischenwirbelscheiben, Fortschr. Röntgenstr. 46/1932. —
Norm. u. pathol. Anat. d. HWS, Dtsch. Z. Chir. 242/1933. — Unklare Knochener-

krankg. durch Rö.-Bilder u. Wassermann'sche Reakt. geklärt, Röntgenpraxis 1936.
— Retropharyng. Struma, Chirurg 1936 — Norm. u. pathol. Anat. d. Sternoclavi-
culargelenkes, Dtsch. Z. Chir. 249/1937. — Bedeutg. d. Thymus b. Basedow, 1. Mitt.
Arch. Klin. Chir. 190/1937; 2. Mitt., ebd. 191/1938. — Heut. Kenntn. v. d. Spondy-
lolisthese, Dtsch. med. Wschr. 1937. — Völl. Sarkomatose e. ganzen Niere, Z. Urol.
1938. — Teratoide Geschwulst am kindl. Kopf, Bruns' Beitr. klin. Chir. 168/1938. —
Röntgenol. Irrtümer durch Fehlprojekt., Zbl. Chir. 63. — Bhdlg. d. Schädelbasisbr.,
Arch. klin. Chir. 199/1940. — Bakteriol. Wunduntersuchgn., Beitr. z. Frage d.
Tetanusprophyl., Zbl. Chir. 1940. — Periton. Resorpt. u. ihre Beeinfl. durch d.
Laparatomie, zugl. e. Beitr. z. Fr. d. Resistenzsteigerg. d. Bauchfells durch d.
1. Eingr., Habil.-Schr., Arch. klin. Chir. 198/1940. — Einfl. d. Laparatomie auf d.
Lymphgefäßsyst., d. Bauchhöhle, ebd. 193/1940. — Beobachtg. v. örtl. Tetanus,
Zbl. Chir. 1942. — Bhdlg. d. Basedow u. d. tox. Struma, Arch. klin. Chir. 203/1942. —
Spondylolisthesis u. Unf., Arch. orthop. Unfallchir. 43/1944. — Erstversorgg. d. Hae-
matothorax u. d. off. Pneumothorax, Chirurg 1949. — Bhdlg. u. Op.indikat. d. Bronchiektasen, Dtsch. med. Wschr. 1949. — Schmerzbekämpfg. durch Resekt. d. N.
praesacralis, Chirurg 1950. — Isthmussten. d. Aorta u. Erfahrgn. b. ihrer op. Bhdlg.,
Langenbecks Arch. klin. Chir. 266/1950. — Erfahrgn. b. d. op. Bhdlg. d. Isthmussten. d. Aorta, ebd. 267/1950. — Verschl. v. Defekten i. d. Trachea mittels freier
Fascientransplantat. i. Tierversuch, ebd. 270/1951. — Bronchial-Ca. u. d. Anwendg.
d. freien Fascientransplantat. nach Pneumekt., Dtsch. med. J. 1951. — Dekortikat.
b. d. unspezif. Resthöhle, Bruns' Beitr. klin. Chir. 184/1952. — Anwendg. d. Rundstiellappens b. Verschl. d. Bronchialfistel, Zbl. Chir. 1952. — Suprapub. od. retropub. Prostataekt., Bruns' Beitr. klin. Chir. 187/1953. — Gallenchir., Zbl. Chir.
1954. — Gallensteinileus, Langenbecks Arch. klin. Chir. 279/1954. — Herdausräumg. b. d. Spondylitis tbk., Zbl. Chir. 1955. — Chir. Therap. d. Gallenerkrankgn.,
Dtsch. med. Wschr. 1955. — Werden Indikat.stellg. u. Erg. d. Gallenchir. durch
mod. Rö.untersuchgs.verf. u. durch antibiot. Bhdlg. beeinflußt?, Langenbecks Arch.
klin. Chir. 282/1955. — Cholangitis nach Anastomosen, Gastroenterologia 88/1957.
— Erfahrgn. m. d. Op. nach Noble, Zbl. Chir. 1962. — Revis.op. b. Abflußstörgn. i.
Bereich d. Gallenwege nach Cholecystekt., 2. Bad Mergentheimer Stoffwechseltagg.,
Thieme 1963. — Pulmon. Embolekt., Zbl. Chir. 1964. — Chir. d. Dünndarmes,
Langenbecks Arch. klin. Chir. 298/1965.

Rathscheck, H. J., Leit. Arzt d. Freifrau Abraham v. Oppenheim'schen Krhs.,
5401 Bassenheim/Koblenz. — *15. 4. 22 Mayen/Eifel. — A: 44 Berlin. — **Prom:**
46 Koblenz. — **F:** Chir. — **V:** 45–50 Prof. Dr. Hohmeyer, Prof. Dr. Korth, 50–51
Oberarzt i. Uelzen/Celle, 51–52 Oberarzt i. Bad Godesberg, 52–60 Chefarzt Krskrhs.
in Serang/Jawa/Indonesien.

Rau, K. W. Hartmut, Facharzt f. Chir., Oberarzt Krhs. Bethanien f. d. Grafschaft Moers, 413 Moers, Bethanienstr. 1. — *4. 8. 33 Frankenberg/Sa. — **A:**
62 Hamburg. — **Prom:** 61 ebd. — **F:** Chir. — **V:** 60–67 St. Bernwardskrhs. Hildesheim (Krüskemper, Geisthövel, Kramann, Geisthövel), ab 67 Krhs. Bethanien f. d.
Grafschft. Moers, Moers (Mollowitz). — **P:** Phlegmasia coerulea dolens, Fortschr.
i. d. Bhdlg. durch Anwendg. v. Streptokinase, Münch. med. Wschr. 1966.

Rau, Horst W., Wiss. Ass., Chir. Univ.-Klin., 6 Frankfurt a. M. — *7. 4. 21
Plauen i. V. — **A:** 45 Greifswalf. — **Prom:** 45 ebd. — **F:** Chir. — **V:** 45–46 Univ.-
Frauenklin. Greifswald (Stephan), 46 Chir. Univ.-Klin. ebd. (Felix), 46–47 int. Abt.
Krhs. am Sund Stralsund (Henkel), 47–51 Prakt. Arzt in Negast/Stralsund, 51–52
Krskrhs. Koserow/Usedom (Maroske), 52–54 Städt. Kr.anst. Wismar (Bantz),

54–59 Chir. Univ.-Klin. Rostock (Karitzky, Schumann, Schnitt), Ass. Arzt, ab 58 Oberarzt, Lehrauftrag Sommer-Sem. 1959, 59–61 Städt. Kr.anst. Solingen (Major), ab 60 Oberarzt, ab 62 Frankfurt a. M. (Geissendörfer). — **P:** Akute lebensbedrohl. Blutgn. aus d. Magen, Z. ärztl. Fortbild. 1959. — Erfolgsaussichten bei d. Mesenterialvenenthromb., Langenbecks Arch. klin. Chir. 298/1961. — Erfahrgn. m. e. neuen Analgetikum, Therap.woche 1962. — Plast. Deckg. deformier. Schädeldefekte, Langenbecks Arch. klin. Chir. 304/1963. — Therap. u. Erfolgsaussichten b. Melanoblastom, ebd. 308/1964. — Diagn. Therap. u. Progn. b. mal. Hodentumor, ebd. 316/1966. — Therap. u. Erg. b. d. Bhdlg. d. Beckenringfrakt., Hefte Unfhlkd. 91/1966. — Konservat. od. chir. Bhdlg. d. Frakt. d. Volkmann'schen Dreiecks, ebd. 93/1966.

Rau, Otto, Facharzt f. Chir., 863 Coburg, Markt 4, Klin. Mohrenstr. 3. — *5. 10. 05 Öttinghausen Krs. Coburg. — **A:** 31 München. — **Prom:** 31 Erlangen. — **F:** Chir. — **V:** Landkrhs. Rudolstadt (Biedermann), Städt. Krhs. Saalfeld/Saale (Müller-Meernach), Städt. Kr.anst. Erfurt (Schwarz), Arbeiterunf.-Krhs. Wien (Böhler), Chefarzt d. Städt. Krhs. Seefeldt.

Rauch, Hans, Oberreg. Med.-R., Chefarzt d. Städt. Krhs. am Sund, X 2300 Stralsund (Pom). — Fragebogen 1968 nicht beantwortet.

Rauch, Hans W. M., Obermedizinaldir., Chefarzt d. Westerwaldklin. d. LVA Rheinprovinz, 5451 Waldbreitbach. — *19. 3. 18 Oberhausen/Rhld. — **A:** 44 (46) Freiburg i. B. — **Prom:** 44 Marburg. — **F:** Chir., Lungenerkrankgn. — **V:** 44 Pathol. Inst. d. Univ. Freiburg (Büchner), 44/45 Marinelaz. Borkum (Klinger), Marinelaz. Kiel (Waller), 45/46 K. G. Laz., 46–47 inn. Abt. Krskrhs. St. Peter-Ording (Breitzke), 47–49 Städt. Krhs. Westerland (Hoins), 49–52 Städt. Kr.anst. Braunschweig, Cellerstr. (Feindt, Harms), 52–53 Knappschaftskrhs. Bottrop (Blumensaat), 53–60 Westerwaldklin. d. LVA Rheinprovinz Waldbreitbach (P. G. Schmidt). — **P:** Fruchtbarkeit nach Kaiserschnitt unt. bes. Berücksicht. d. Alters d. Gebärenden u. d. Indikat., Diss. — Gicht b. e. $3\frac{1}{2}$j. Mädchen, Med. Mschr. 1950. — Bhdlg. d. akuten Alkoholvergiftg., Med. Klin. 1950. — Bedeutg. d. Epigastr. Hernie i. d. Praxis, Med. Mschr. 1951. — Bhdlg. d. Schlüsselbeinverrenkg., Krankengymnastik 1952. — Muskelrelaxat. b. d. Reposit. v. Frakt. u. Luxat., Zbl. Chir. 1953. — Bhdlgs.erg. b. tbk. Riesenkavernen, Z. Tbk. 107/1956. — Anzeigen z. op. Bhdlg. u. ihre Erg. b. 220 Tuberkulomen d. Lunge, Thoraxchir. 1957. — Bronchus- u. Lungenfisteln nach 500 Lungenresekt. b. Tbk., Bhdlgs.meth. u. Erg., ebd. 7/1959. — Heut. Bedeutg. d. Kavernensaugdrainage nach Monaldi, Tbl.arzt 1960. — Endobronch. Lipom als Ursache e. Totalatelektase d. li. Lunge, ebd. 1962. — Mal. Lungengeschwülste i. Krankengut e. Heilstätte u. ihre Diagn., ebd. 1963. — 4-4'Diisoamyloxythiokarbanilid (Isoxyl), Z. Tbk. 120/1963. — Vorläuf. klin. Erfahrgs.ber. üb. kurzfrist. Bhdlg. d. Lungentbk. m. Isoxyl i. Monotherap. od. i. verschied. Kombinat., Acta tbc et Pneumolog. Belg. 54/1963. — Klin. Erfahrgn. m. zwei neueren Antitbk.mitteln: Äthionamid (Iridocin) u. Diisoamyloxythiokarbanilid (Isoxyl), Verh. d. Dtsch. Tbk.tagg. 1963. — Späterg. nach e. Lungenresekt. weg. Tbk., Beitr. Klin. Tbk. 129/1964. — Späterg. nach e. Lungenresekt. weg. Tbk., II. Mitt. ebd. 131/1965. — Abdomin. Komplikat. nach Lungenresekt., ebd. 132/1965. — Lungenerkrankgn. durch atyp. Mycobakt., ebd. — Wert u. Notwendigkt. d. Vor- u. Nachbhdlg. b. Resekt.therap, Thoraxchir. 13/1965. — Zur Isoxyl-Bhdlg., Prax. d. Pneumolog. 20/1966. — Späterg. nach e. Lungenresekt. weg. Tbk., III. Mitt., Beitr. Klin. Tbk. 133/1966.

Rauhs, Rudolf, Prim. d. Kinderchir. Abt. d. G. v. Preyer'schen Kinderspit., 1100 Wien 10, Schrankenbergg. 31. — *2. 1. 13 Wien. — **Prom:** 36 Wien. — **F:**

Chir. — **V:** 36 Int. Med., Wilhelminen-Spit. Wien, 37–45 II. Chir. Univ.-Klin.
ebd (Denk), 45–46 chir. Abt. Krhs. Mödling, 48–62 Konsiliarius Preyer'sche Kinderspit. — **B:** Schußfrakt. d. ob. Extremitäten, in: Zimmer, Wehrmed., Deuticke 1944.
— **P:** Soll man b. Tabikern d. Nagelg. d. med. Schenkelhalsbr. durchführen ?, Zbl.
Chir. 1942. — Mult. Verschraubg. d. pertrochant. Oberschenkelbr., ebd. — Gelenks-
veränderg. nach Lumbalanästh., Wien. klin. Wschr. 1946. — Neues Richtungs-
instrument z. Osteosynthese d. Schenkelhalsfrakt., Wien. med. Wschr. 1946. —
Pathol. Frakt. b. d. Syringomyelie, Wien. klin. Wschr. 1946. — Prim. Leberca.,
Krebsarzt 1946. — Heilen d. Frakt. d. Tabikers ?, Klin. Med. 1946. — Späte Ent-
ferng. v. Steckschüssen, Wien. med. Wschr. 1946. — Angeb. Unterschenkelpseud-
arthrose, ihre Aetiol. u. Bhdlg., Wien. klin. Wschr. 58. — Warum kommt es z. verzög. Knochenbruchheilg. bzw. zur Pseudarthrosenbildg. ?, Wien. med. Wschr. 1947.
— Entstehg. u. Bhdlg. d. Myositis ossificans circumscripta traumatica, ebd. —
Spätresultate d. mult. Verschraubg. d. pertrochant. Oberschenkelbr., Wien. klin.
Wschr. 1947. — Frakt. durch Muskelzug, Wien. med. Wschr. 1948. — Modif. Lane-
platte, Klin. Med. 1948. — Skiverletzgn., Prakt. Arzt 2. — Herznaht, Wien. klin.
Wschr. 1949. — Wann soll d. prakt. Arzt d. Indikat. z. Op. b. Krankh. d. Verdau-
ungsorgane u. d. Bauchfelles stellen ?, Prakt. Arzt 3. — Chir. Bhdlg. b. Durchblutgs.-
schäden, Wien. med. Wschr. 1949. — Gastroduodenalulkus i. Kindesalter, Klin.
Med. 1951. — Angeb. Obliterat. d. extrahepat. Gallenwege, ebd. — Cholelithiasis u.
Cholecystitis i. Kindesalter, Österr. Z. Kinderhk. 6/1951. — Rö.bestrahlg. d. Plexus
chorioideus b. d. Commotio cerebri unter Berücksicht. tierexp. Erg., Klin. Med.
1952. — Appendizitis d. Kleinkindes, ebd. 1953. — Beeinfl. d. postkommotion.
Hirndruckes i. Tierexp., Wien. med. Wschr. 1953. — Ileustod u. Kaliumstoffwechsel
i. Tierexp., Klin. Med. 1954. — Morbus Mondor, ebd. 1956. — Maligne Testikeltu-
moren i. Ki.alter, Krebsarzt 1957. — Chron. Appendizitis, Prakt. Arzt 1958. —
Ak. Appendizitis i. Kindesalter, ebd. — Hämorrhoidalleiden, ebd. 1959. — Dickdarmpolyp i. Kindesalter, Klin. Med. 1960. — Adnexhernie i. Kindesalter, Wien.
med. Wschr. 1960. — Sklerotherap., ihre Indikat. u. Bhdlgs.erfolge, Klin. Med.
1961.

Raulf, Karl Heinz, Facharzt f. Chir., Chefarzt d. Krskrhs., 3520 Hofgeismar,
Schanzenweg 3. — *8. 1. 21 Werdohl/Westf. — **A:** 47 Tübingen. — **Prom:** 47 ebd. —
F: Chir. — **V:** Städt. Krhs. Altena (Jensen), Dtsch. Laz. Langenberg (Schmid),
Krhs. Bethanien Iserlohn (Kindler).

Rauscher, Eduard, Chefarzt d. Chir. Priv.-Klin. Nymphenburg, 8 München 19,
Montenstr. 3. — *14. 8. 09 Diesenbach/Regensburg. — **A:** 36 München. — **Prom:**
36 ebd. — **F:** Chir. — **V:** München (Lexer) u. I. Univ.-Frauenklin. ebd. (Eymer)
Ass. bzw. Oberarzt, I. Oberarzt Krhs. Schwabing ebd. (Bronner). — **P:** Arbeit üb.
Wunddiphtherie, Münch. med. Wschr. 1938.

Rautenberg, Otto, Facharzt f. Chir., Sanatorium u. Krhs., 6412 Gersfeld/Rhön.
— *2. 1. 03 Pr. Eylau/Ostpr. — **A:** 31 Berlin. — **Prom:** 31 Königsberg. — **F:** Chir. —
V: 31–32 Pathol. Inst. d. Univ. Rostock (W. Fischer), 32–33 Königsberg (Läwen),
33 Rö.-Abt. ebd., 33–36 Krskrhs. Rastenburg/Ostpr. (Diehl), 36–37 Oberarzt Johanniter Krhs. d. Altmark Stendal (Warstat). — **P:** Beobachtgn. üb. Laktat.-
hemmg. durch Dehydasal, Dtsch. Gesd.wes. 1953. — Beiderseit. Tubenschwanger-
schaft, ebd. 1954.

Rebentisch, Ernst Hans Gerd, Oberstarzt, Sanitätsdienst d. Bundeswehr, 81
Garmisch-Partenkirchen, Rathausplatz 17. — *31. 1. 20 Offenbach am Main. —
A: 50 München. — **Prom:** 52 Mainz. — **F:** Chir. — **V:** 51–59 Stadtkrhs. Offenbach/M.

(Haas, Cremer, Grundmann), 59 Allg.prax.-Vertretg. Offenbach/M., Oberarzt Krskrhs. Gelnhausen (Fischer), ab 59 Sanitätsdienst d. BW. — **P:** Üb. d. Wirksamkeit d. embryonal. Herzextraktes i. d. Therap. schwerer Herzkrht., Diss. Mainz 1952.

Reckling, Friedrich, Facharzt f. Orthop., Durchgangsarzt u. berat. Arzt d. Bau-Berufs-Genossenschaft, 6 Frankfurt a. M. 1, Mainzer Landstr. 170. — *21. 6. 06 London. — **A:** 33 Berlin. — **Prom:** 36 Düsseldorf. — **F:** Orthop. u. Unfallmed. — **V:** 33–35 Bochum (Magnus, Bürkle de la Camp), 36–37 Leipzig (Schede), Mannheim (Warner), 37–41 Orthop. Univ.-Klin. Heidelberg (Dittmar), 38–41 Oberarzt ebd. einschl. berufsgenossenschaftl. Sonderstation. — **B:** Deutg. d. Kahnbeinspaltes im Wandel d. Zeiten, Beih. z. Mschr. Unfhlkd. 29/1940. — Mitarb. in Hirt: Gutachten-Sammlg. a. d. Geb. d. Versicherungs- u. Versorgungsmed., W. Stutz 1956. — **P:** Nachbhdlg. v. Ellenbogengelenkverletzgn., Med. Welt 1937. — Verbildgn. i. li. Daumensattelgelenk b. e. Maurer, Mschr. Unfhlkd. 1938. — Anlagemäßig bedingte Zweiteilg. d. Handwurzelkahnbeines beiderseits, ebd. 1939. — Erschwerte Diagn. e. Ganglions, Münch. med. Wschr. 1940. — Einbr. d. dritten Mittelfußknochens infolge Auffederns, Mschr. Unfhlkd. 1941. — Verletzgs.bedingter Gewebeschmerz od. rheumat. Schmerz?, ebd. 1942. — Fehlerquellen b. d. Begutachtg., H. Unfhlkd. 48. — Med. Probl. i. d. Sozialgerichtsbarkeit, Sozialgerichtsbarkeit 1956. — Begutachtg. d. Meniskus-Schadens, Berufsgen. 1958. — Chiropraktik u. WS.begutachtg., Mschr. Unfhlkd. 1960.

Redecker, Klaus Dietrich, Chefarzt d. chir. Abt. d. Städt. Krhs., 7520 Bruchsal. — Fragebogen 1968 nicht beantwortet.

Reding, Richard, Doz., Oberarzt d. Chir. Univ.-Klin., X 2200 Greifswald, Schillstr. 14. — Fragebogen 1968 nicht beantwortet.

Reeh, Klaus, Ass. Chir. u. Urol., Chir. Univ.-Klin., 6 Frankfurt a. M., Ludwig-Rehn-Str. 14. — *23. 7. 34 Mannheim. — **A:** 62 München. — **Prom:** 60 ebd. — **F:** Chir., Urol. — **V:** 60 Pathol. Inst. d. Univ. München (Büngeler), Ger.-Med. Inst. ebd. (Laves), 61 I. Univ.-Frauen-Klin. ebd. (Bickenbach), Med. Univ.-Klin. Bonn (Heymer), 62 **Landkrhs.** Coburg (Diezel), 64 Frankfurt (Geißendörfer). — **P:** Physiol. d. part. Langzeitperfus. (mit Kootz u. Döme), Langenbecks Arch. klin. Chir. 313/1965. — Diagn., Therap. u. Progn. b. mal. Hodentumor (mit Rau), ebd. 316/1966. — Probl. d. sog. Kardiospasmus (mit Blaha), Bruns' Beitr. klin. Chir. 214/1967. — Bhdlgs.meth. u. -erg. b. sog. Kardiospasmus (mit Blaha), ebd.

Reeke, Theodor Joseph, Chefarzt u. Facharzt f. Chir. i. R., 8 München 9, Reichenhaller Str. 7. — *17. 12. 02 Essen-Ruhr. — **A:** 28 Kiel. — **Prom:** 27 ebd. — **F:** Chir. — **V:** 27 Chir. u. Inn. Med. Essen (Ostermann, Pfeiffer), 28–30 Pathol. Kiel, 30–31 Chir. Charité Berlin (Sauerbruch), 31–35 Düsseldorf (Frey), 35–65 Chefarzt d. Kaiserin-Auguste-Viktoria-Krhs. Ehringshausen. — **P:** Erfolge d. Milzexstirpat. b. perniciöser Anaemie, Diss. 1926. — Einfl. d. Milz a. d. Tumorwachstum b. weißen Mäusen, Münch. med. Wschr. 1930. — Syphilis d. Pulmonalart., Zbl. allg. Path. 49/1930. — Ca.bildg. i. e. Ovarialrest nach Ovariotomie vor 19 Jahren, Arch. Gynäk. 140/1930. — Pathol. d. Pankreas, Frankf. Z. Pathol. 40/1930. — Wirkgs.-mechanismus u. phys.-biol. Gewebsvorgänge i. d. Elektrochir., insbes. b. elektr. Schneiden, Dtsch. Z. Chir. 233/1931. — Angeb. doppelseit. Bronchiektasen m. Megaoesophagus, ebd. 241/1933. — Seitl. Bauchbrüche, ebd. — Mukoklase d. Duodenums b. inop. Duodenalulcus, Zbl. Chir. 1933. — Klin. u. Pathol. d. Hirntumoren, Dtsch. Z. Chir. 245/1935. — Wirkg. i. v. Kallikreingaben a. d. Liquordruck, Z. exper. Med. 96/1935. — Bekämpfg. v. Zufällen i. d. Bhdlg. d. Lungentbk., Zbl. Chir. 1937.

Regel, Helmut, Krskrhs. Erbach, chir. Abt. Bad König, 6123 Bad König (Odenwald), Neues Schloß. — Fragebogen 1968 nicht beantwortet.

Regenbrecht, Josef, Chefarzt d. chir.-orthop. Abt. d. Städt. Kinderklin., 84 Regensburg. — *14. 12. 23 Peterswalde. — **A:** 49 Göttingen. — **Prom:** 49 ebd. — **F:** Kinderchir. — **V:** 50 I. Univ.-Frauen-Klin. München (Eymer), Krhs. Osterkappeln (Kahlert), 50–52 Waldkrhs. Bad Rothenfelde, Chir. (Lutz), Orthop. (Werwie), 52–53 Chir.-gynäk. Abt. Krhs. r. d. Isar München (Grasmann), 53–55 chir. Abt. ebd. (Maurer), 56–62 Chir.-orthop. Abt. Univ.-Kinderklin. München (Oberniedermayr). — **P:** Op. d. angebor. Zwerchfellhernie b. Neugebor., Chir. Praxis 1957. — Lymphangiom, Münch. med. Wschr. 1959. — Ulcus ventriculi i. Kindesalter, Langenbecks Arch. klin. Chir. 292. — Bhdlg. d. hypertroph. Pylorussten., Münch. med. Wschr. 1959. — 2 nicht op. Fälle m. e. angebor. cyst. Lymphangiom b. e. Beobachtgs.zt. v. üb. 30 J., Dtsch. med. J. 11. — Prae- u. postop. Betreug. d. Neugebor. i. d. Klin., Langenbecks Arch. klin. Chir. 1960. — Chir. Bhdlg. d. Hydrocephalus m. d. Spitz-Holter-Ventil, Münch. med. Wschr. 1960. — Richtlinien f. d. parent. Flüssigkts.- u. Elektrolytersatz b. chir. Erkrankgn. i. Säuglingsalter unt. bes. Berücksicht. d. Neugebor., I. u. II. Tl., Med. Klin. 1962. — Verbess. Op.-Techn. b. d. Bhdlg. d. Hydrocephalus m. d. Holter-Ventil, ebd. 1962. — Bisher. Erfahrgn. b. d. Bhdlg. d. Hydrocephalus m. d. Spitz-Holter-Ventil, Langenbecks Arch. klin. Chir. 298. — Op. Bhdlg. d. Hydrocephalus m. d. Holter-Ventil, Erg. regelmäß. Nachuntersuchgn., Münch. med. Wschr. 1963. — Kontrolle d. Infus.menge b. Neugebor. u. Säuglingen, Mschr. Kinderhlkd. 1963. — Verschl. d. Lippen-, Kiefer-, Gaumenspalte unt. bes. Berücksicht. d. eig. Vorgehens, „Cesra-Säule" 1963. — Therap. d. Phimose u. Balanitis b. Kind, Tägl. Praxis 1966. — Prä- u. postop. Bhdlg. i. d. Kinderchir., Langenbecks Arch. klin. Chir. 319/1967.

Regensburger, Karl, ehem. Ärztl. Dir. u. Chefarzt d. chir. Abt. d. Städt. Krhs. Berlin-Wilmersdorf, 3402 Dransfeld b. Göttingen, Auf dem Huhnsberg. — *22. 5. 03 Eisenach/Thür. — **A:** 30 Weimar. — **Prom:** 32 Jena. — **F:** Chir. — **V:** 30–32 Bergmannsheil Bochum (Magnus), 33–38 Göttingen (Stich), 38–48 Oberarzt Martin-Luther-Krhs. Berlin (Nordmann), 48–68 Chefarzt d. chir. Abt. d. Städt. Krhs. Berlin-Wilmersd., ab 54 Ärztl. Dir. — **P:** Meniskusschäden i. Kniegel. unt. bes. Berücksicht. d. Meniskusschäd. d. Bergleute, Arch. Orthop. 34/1933. — Begutachtg. d. Meniskusschäden, Chirurg 1934. — Meniskusschäden, e. Folge d. Arb. m. Preßluftwerkzeugen?, Zbl. Chir. 1934. — Erg. d. Rö.-untersuchgn. d. LWbögen, Arch. klin. Chir. 189/1937. — Freie Knochenschatten u. Spaltbildgn. an d. Gelenkforts. d. LWS, Bruns' Beitr. klin. Chir. 167/1938. — Ätiol. d. Kreuzschmerzes, Med. Klin. 1939. — Totale Magenresekt., Zbl. Chir. 1950. — Bhdlg. d. totalen u. cardianahen Magenca., Berl. med. Z. 1950. — Resekt.quote u. Mortalität b. Magenkrebsop. aus e. 16j. Zt.abschnitt, Bruns' Beitr. klin. Chir. 180/1950. — Senkgs.erscheingn. d. LWS u. Unf., Hefte Unfhlkd. 48/1954. — Gastrekt. ausgedehnt. Magenca., bes. i. Greisenalter; Totale Gastrekt. b. ausgedehnt. Magengeschwür, Zbl. Chir. 1958. — Chir. Bhdlg. d. Magenca. u. Überlebenszt., Dtsch. med. J. 1963.

Rehbein, Fritz, Prof., Leit. Arzt d. chir. Abt. d. Städt. Kinderklin. 2800 Bremen, Friedrich-Karl-Str. — Fragebogen 1968 nicht beantwortet.

Rehn, Eduard, Prof., 7800 Freiburg i. Br., Jacobistr. 29. — *20. 1. 80. — Fragebogen 1968 nicht beantwortet.

Rehn, Jörg, Prof., Chefarzt d. Chir. Klin. u. Poliklin. d. Berufsgenossenschaftl. Kr.anst. „Bergmannsheil" 463, Bochum, Hunscheidtstr. 1. — *15. 1. 18 Hamburg. — **A:** 44 Karlsruhe. — **Prom:** 44 Freiburg i. Br. — **Hab:** 56 ebd. — **F:** Chir. — **V:**

45–46 Pathol. Inst. Freiburg i. Br. (Büchner), 47 Med. Univ.-Klin. ebd. (Heilmeyer),
48–62 Chir. Univ.-Klin. ebd. (E. Rehn, Krauss), 61 apl. Prof. Freiburg i. Br., 63 apl.
Prof. Umhabil. Münster i. W. — **B:** Bluttransfus. u. Blutersatzstoffe, in: Lexer-
Rehn, Lehrb. d. allg. Chir., 1. Bd., Neuaufl. Enke 1957. — Praktikum d. Verbrenngs.-
krankht. (mit Koslowski), Vortr. aus d. prakt. Chir., Enke 1960. — The Clinical
Significance of the Redox Potential of the Blood (mit Ziegler), The Redox Potential of the Blood in Vivo and in Vitro, Springfield/Ill.: C. C. Thomas-Publ. 1965. —
Allg. Chir., in: Kremer, Spez. Chir. f. d. Praxis. — Op. am Knochen, in: Bier-Braun-
Kümmell, Chir. Op.lehre. — **P:** Klin. Beobachtgn. üb. Pseudarthr. v. Röhrenkno-
chen, Diss. — Exp. Mißbildgn. d. ZNS durch allg. Sauerstoffmangel (mit Büchner u.
Maurath), Klin. Wschr. 1946. — Exp. Erzeugg. einf. Mißbildgn. durch Sauerstoffmangel an Tritonen (mit Maurath), Frankf. Z. Path. 60/1949. — Beeinfl. d. Wundstarrkrampfs durch intralumb. Calciuminjekt. (mit Bayer), Chirurg 1949. — Präz.
Indikat.stellg. z. Gallenfistel als Notop., ebd. — Exp. Beitr. z. Frage d. i.v. Dauertropfinfus. m. physiol. Kochsalzlösg., Bruns' Beitr. klin. Chir. 179/1949. — Einige
Beobachtgn. z. postop. Verl. d. Serumeiweißkörper, Langenbecks Arch. klin. Chir.
264/1950. — Serumalbumin i. d. Chir. v. heute, ebd. 263/1950. — Blurdruckanalyse
e. Phäochromocytomextraktes (mit Carl, Hildebrand u. Marquardt), Arch. exper.
Path. 209/1950. — Intraop. Bluttransfus., Chirurg 1950. — Gedanken z. Hypo-
proteinämie i. d. Chir., Langenbecks Arch. klin. Chir. 265/1950. — Klin. Erfahrgn.
m. Dextran i. d. Chir., Med. Welt 1950. — Derzeit. Stand d. Diagn. u. Therap. d.
Nebennierenmarktumoren i. d. Chir. (mit Rösch), Langenbecks Arch. klin. Chir.
266/1950. — Diagn. u. Therap. d. Phäochromocytome, Langenbecks Arch. klin.
Chir. 267/1951. — Versuch e. protrah. Beeinfl. d. Polyarthritis rheumatica chronica
u. Arthrosis deformans m. Implantat. v. Cortiron, Med. Welt 1951. — Eosinophilen-
test m. Suprarenin i. d. Chir., Chirurg 1951. — Beziehgn. zw. Nebennierenrinde,
Op.gefährdg. u. postop. Verl., dargestellt an d. Verändergn. d. Diff.-Blutbildes u. d.
Eosinophilen, Langenbecks Arch. klin. Chir. 268/1951. — Chir. Gesichtspkt. b. d.
Verwendg. v. ACTH u. Cortison, ebd. 269/1951. — 17-Ketosteroide i. d. Chir.,
Langenbecks Arch. klin. Chir. 272/1952. — Hüftgelenkplast., Z. Orthop. 81/1952. —
Neuer resorb. Streifen i. d. Wundbhdlg., Medizinische 1952. — „Stress" u. seine
pathophysiol. Grundl. i. d. Chir., Langenbecks Arch. klin. Chir. 273/1952. —
Verbrenngs.bhdlg. m. ACTH u. Cortison (mit Whitelaw), ebd. 274/1953. — Lok.
Bhdlg. v. leichten Verbrenngn. m. Cortison-Salbe (mit Whitelaw), Medizinische 1953.
— Tierexp. Untersuchgn. z. Ganglienblock. währ. Op. (mit Hildebrand), ebd. —
Klin. Erfahrgs.ber. üb. resorb. Mull, Langenbecks Arch. klin. Chir. 275/1953. —
Osteosynth. nach Danis, ebd. 276/1953. — Thorn-Test b. chir. erkrankten Kin-
dern, ebd. 278/1954. — ACTH u. Cortison i. d. Chir., ebd. — Diskuss. z. Thema
Verbrenngn., H. z. Unfhlkd. 47/1954. — Erg. b. Verbrenngn., Freiburger Med. Ges.
1956. — Tierexp. Untersuchgn. z. Pathogen. d. Verbrenngs.krankht., Habil-Schr.
1956. — Tierexp. Untersuchgn. z. Pathogen. d. Verbrenngs.krankht., Arzneimittelforsch. 1957. — Hochspanngs.elektrophorese u. ihre klin. Anwendgs.möglktn. i. d.
Chir. (mit Krauss), Dtsch. med. Wschr. 1957. — Application of High Voltage
Electrophoresis to Surgery (mit Krauss), German Med. Monthly 1957. — Anurie
b. Verbrenngn., Langenbecks Arch. klin. Chir. 287/1957. — Neue Gesichtspkt. z.
Pathogen. d. Kollapses (mit Ziegler), Dtsch. med. Wschr. 1958. — Neuere Untersuchgn. z. Pathogen. depress. Kreisl.zustände i. d. Chir., in: Leistgn. u. Erg. d.
neuzeitl. Chir., Thieme 1958. — Gefahren d. Therap. m. Nebennierenrindenhormonen aus d. Sicht d. Chirurgen, Bruns' Beitr. klin. Chir. 198/1959. — Bhdlg. d.

Verbrenngn., Therap.woche 1959.· — Tierexp. Untersuchgn. z. Entstehg. d. Verbrenngs.krankht., Umschau 1959. — Untersuchgn. z. postop. Verhalten d. Aminosäuren, Langenbecks Arch. klin. Chir. 290/1959. — Vermehrte posttraumat. Ausscheidg. v. biol. akt. Peptiden i. Urin, Klin. Wschr. 1959. — Neue Erg. z. Frage hypoxydot. Störgn. i. postop. Verl. (mit Ziegler), Dtsch. med. Wschr. 1959. — Verbrenngn. u. Plasmaersatzmittel, Anaesthesist 1959. — Verbrenngn. u. Plasmaersatz, Symposion üb. Plasmaexpander, Bad Dürkheim 1959. — Op.trauma i. seinen Auswirkgn. auf d. Organismus, dargest. an neuen Untersuchgs.methoden, Langenbecks Arch. klin. Chir. 292/1959. — In E. Ziegler: Messung u. Bedeutg. d. Redoxpotentials im Blut in vivo u. in vitro. Untersuchgn. z. klin. Bedeutg. d. Redoxpotentials, Arzneimittelforsch. 10/1960. — Op.trauma i. Lichte neuer Untersuchgn., Umschau 1960. — Nephroptose, ihre Pathogen. u. Therap., Z. Urol. 1960. — Einfl. chir. Eingr. auf d. Fermentaktivität i. Serum (mit Köhnlein, Graner u. Zeller), Med. Welt 1960. — Krit. Betrachtgn. üb. d. Wert d. SMDH u. SALD-Bestimmg. z. Ka.-Diagn. (mit Köhnlein), ebd. — Fermente i.d. Turmordiagn. u. biochem. Untersuchgn. i. postop. Verl. v. Tumorpat., Langenbecks Arch. klin. Chir. 295/1960. — Einfl. v. Herzop. auf bestimmte Serumfermentreakt., Dtsch. med. Wschr. 1961. — Schock i. d. Chir., seine Diagn. u. Therap., ebd. — Neuzeitl. Bhdlg. schwerer Verbrenngn., Med. Welt 1961. — Verbrenngn. u. deren Bhdlg., Farb-Tonfilm, Freiburg 1961. — Entgiftg. d. sog. Verbrenngs.toxine, Hefte Unfhlkd. 71/1962. — Vegetat. Regulat.vorgänge i. postop. Verl., nachgewiesen an Calcium- u. Gerinngs.-verändergn., W. Spitzner, Ettlingen 1962. — Probl. kindl. urol. Erkrankgn., Med. Klin. 1962. — Anwendg. d. Vitamin C. in d. Chir., Med. Welt 1962. — Klin. d. Bronchialkarzinoids (mit Gruenagel u. M. Schmidt), ebd. — Neue Gesichtspkt. z. Schock i. d. Chir., Umschau 1962. — Anwendg. anabol wirks. Hormone i. d. Chir. (mit Spinner), Med. Welt 1962. — Einfl. d. Wachstumshormons auf. d. ischämis. Rattenniere (mit Köhnlein u. Berneker), Arzneimittelforsch. I. Mitt. 1962. — Einfl. v. Androgenen auf d. ischämis. Rattenniere (mit Köhnlein), II. Mitt., ebd. — Neuere Erg. d. Schockforsch. u. ihre therap. Schlußfolgergn., Langenbecks Arch. klin. Chir. 301/1962. — Posttraumat. peritoneopericard. Zwerchfellrupt., Thoraxchir. u. vask. Chir. 1963. — Spontanfrakt., ihre Pathogen. u. Klin. (mit Adam u. Schrader), Med. Klin. 1963. — Bhdlg. d. Verbrenngs.krankht., Med. Klin. 1963. — Schock i. d. Unf.chir. u. seine Bhdlg., Mschr. Unfhlkd. 1963. — Mod. Stand d. Schmerzbetäubg. u. Wundbhdlg. (mit Harrfeldt), Therap. Gegenw. 1963. — Besonderhtn. kindl. Verbrenngs.verletzgn., Langenbecks Arch. klin. Chir. 304/1963. — Antibiotika u. d. mod. Wundbhdlg. i. d. Unf.chir., Hefte Unfhlkd. 78/1964. — Indikat. d. Corticosteroidtherap. i. d. Chir., Therap.woche 1964. — Therap. u. Progn. d. Bißverletzgn., Mschr. Unfhlkd. 1964. — Begutachtg. v. posttraumat. Lungenerkrankgn., ihre Therap. u. Beurteilg., Der Med. Sachverständige 1964. — Entgegng. auf d. vorsteh. Arbeit, Sofortwirkgn. v. Alkaligaben i. Entblutgs.-schock (mit Zimmermann), Langenbecks Arch. klin. Chir. 305/1964. — Periren. Riesencyste nach stumpfem Nierentrauma, Probl. d. stumpfen Nierenverletzgn. (mit Hierholzer), Mschr. Unfhlkd. 1964. — Postop. Verändergn. d. Serumeiweißfrakt. u. d. Kupfer-Eisenspiegels (mit Kümmell), Med. Klin. 1964. — Indikat. z. Verwendg. v. Auto- u. Homoiotransplantaten am Knochen, Langenbecks Arch. klin. Chir. 308/1964. — Probl. d. Pseudarthrosenbhdlg., Hefte Unfhlkd. 81/1965. — Erste Hilfe u. Erstversorgg. b. Verbrenngn. u. Verätzgn., Berufsdermatosen 1965. — Bhdlgs.erg. typ. Radiusfrakt. u. ihrer Folgen, Zbl. Chir. 1965. — Bhdlgs.erg. typ. Radiusfrakt., Chirurg 1965. — Funkt. Denken i. d. Unf.chir. (mit Schramm),

Chir. i. Fortschritt, Enke 1965. — Probl. gelenknaher Frakt., Mschr. Unfhlkd.
1965. — Probl. d. schweren Arbeitsunf. (mit Schramm), Hippokrates 1965. —
Verschied. Verf. z. Bhdlg. d. Schienbeinbr. u. ihre Indikat. (mit Hierholzer), Bruns'
Beitr. klin. Chir. 211/1965. — Kreislaufdynamik u. Schock, Langenbecks Arch.
klin. Chir. 313/1965. — Ärztl. Probl. am Unf.ort, Rhein. Ärztebl. 1965. — Besonderhtn. b. d. Bhdlg. Hochspanngs.verletzter, Beitr. z. Ersten Hilfe u. Bhdlg. v. Unf.
d. elektr. Strom 4/1965. — Betriebsunf. im Bergbau u. i. d. Stahlindustrie aus
arbeitsmed. Sicht, Schr. z. Industriesoziol. u. Arbeitswiss., H. 3/1965. — Probl. d.
Diagn. u. Bhdlg. d. schweren Unf., Hefte Unfhlkd. 87/1966. — Sofortbhdlg. b.
Anfall zahlr. Verbrenngs.verletzgn., Medizin heute 1966. — Bhdlg. v. Schienbein-
falschgelenkbildgn. durch Synostosenbildg. zw. Schien- u. Wadenbein (mit Schramm)
Mschr. Unfhlkd. 1966. — Hypophlogistie als bes. Form d. Allophlogistie nach
Heilmeyer (mit Hierholzer u. Koch), Klin. Wschr. 1966. — Fusidinsäure-Konzen-
trat. i. chron. entzünd. Gewebe (mit Hierholzer, Knothe u. Koch), Arzneimittel-
forsch. 1966. — Spätfolgen u. Komplikat. nach Verletzgn. i. Becken-Hüftbereich,
Hefte Unfhlkd. 91/1966. — Dringl. Op.indikat. i. Schock, Klin. Med. 1967. —
Direkttraumen u. atyp. Frakt. i. Bereich d. ob. Sprunggelenkes, Hefte Unfhlkd.
92/1967. — Untersuchgn. z. Frage d. Beeinfl. d. Kohlenhydratstoffwechsels durch
Dextrainfus. (mit Hierholzer u. Harrfeld), Langenbecks Arch. klin. Chir. 317/1967.
— Verbrenngs.krankht. u. ihre Bhdlg., Dtsch. med. J. 1967. — Notwendigkt. verschied. Bhdlgs.verf. i. d. Unfhlkd. (mit Hierholzer), Berufsgenossenschaftl. Praxis
1967. — Verrenkgn. u. Pfannenbr. d. Hüftgelenkes unt. bes. Berücksicht. d. Spätfolgen (mit Schramm), Arch. orthop. Unfall-Chir. 62/1967. — Untersuchgn. z.
chron. posttraumat. Osteomyelitis, I. Mitt. Beeinfl. d. Keimwachstums i. chron.
entzünd. Knochengewebe durch Antibiotika (mit Hierholzer, Koch u. Gatos),
Bruns' Beitr. klin. Chir. 215/1967. — Frakt. d. WS, ihre Diagn. u. Beurteilg.,
Röntgenbl. 1967. — Nachbhdlg. v. Wirbelverletzten, ihre berufl. Wiedereingliederg.
u. ihre gutachterl. Bewertg., Landarzt 1967. — Umbauvorgänge am Knochen unt.
pathol. Bedingn., Langenbecks Arch. klin. Chir. 319/1967. — Verbrenngs.krankht.
u. ihre Bhdlg., Dtsch. med. J. 1967.

Rehrmann, Alfred H., Prof., Dr. med. Dr. med. dent., Dir. d. Klin. f. Kiefer- u.
Gesichtschir. (Westdeutsche Kieferklin.) d. Univ., 4 Düsseldorf, Moorenstr. 5. —
*13. 2. 10 Essen. — **A:** 32 Bonn, zahnärztl., 39 Berlin, ärztl. — **Prom:** 33 Bonn
zahnärztl., 47 Hamburg ärztl. — **Hab:** 53 Hamburg. — **F:** Kiefer- u. Gesichtschir.
— **V:** 33–36 Kieferstat. d. Rud.-Virchow-Krhs. Berlin (Wassmund), 37–39 Kiefer-
stat. d. St. Norbert-Krhs. Berlin (Schuchardt), Militärdienst, 46–50 Univ.-Klin. u.
Poliklin. f. Zahn-, Mund- u. Kieferkrankh. u. Nordwestdeutsche Kieferklin. Ham-
burg (Schuchardt), 50–53 Nordwestdeutsche Kieferklin. ebd. (Schuchardt). —
B: Resekt. an d. Kiefern, in: Bier-Braun-Kümmell, Neuaufl. Bd. II. Leipzig: Barth
1954. — Klin. d. Tumoren d. Kiefer u. d. umgeb. Weichteile, in: Zahn-Mund- u.
Kieferhk. v. Häupl-Meyer-Schuchardt, III. Bd., Urban & Schwarzenberg 1957. —
Kiefer- u. Gesichtschir. (mit Schrudde u. Stellmach), in: Kleinschmidt, Op. Chir.
Neuaufl. Springer. — Kiefer- u. Gesichtschir. (mit Schrudde), in: Klin. Chir. f. d.
Praxis, Bd. I, Thieme 1961. — Lippen-Kiefer-Gaumenspalten. Festschr. Derra.
Chir. Bhdlg. d. angebor. Fehlbildgn., hrsg. v. K. Kremer, Thieme 1961. — Bone
grafting in cleft palate repair, in: Modern Trends in Plastic Surgery, v. T. Gibson,
London: Butterworths 1964. — **P:** Meth. z. Schließg. v. Kieferhöhlenperforat.,
Dtsch. zahnärztl. Welt 1936. — Entferng. tieffraktur. Wurzeln. Wiss. Tag. d. Fort-
bildgs.inst. d. Rhein. Zahnärzte, München 1950. — Pathogen., Diagn. u. Therap. d.

eitr. Phlebitis i. Bereiche d. Gesichtes, Gesichtsschädels u. Halses, Dtsch. Zahn-Mund-Kieferhk. 14/1951. — Chir. Wurzelfüllg. u. ihre Verbesserg. durch Verwendg. e. neuen Normbesteckes, Zahnärztl. Rundschau 1951. — Unterkieferresekt. u. Lymphknotenausräumg., Dtsch. zahnärztl. Z. 1951. — Excis. lapp. Fibrome u. gleichzeit. Mundvorhofplast., ebd. 1952. — Op.techn. ausgedehnter Kiefertumoren, Dtsch. Zahn-Mund-Kieferhk. 16/1952. — Untersuchgn. üb. Trichloraethylen b. seiner Verwendg. als zentr. Analgetikum, Habil.-Schr. 1953. — Alveolarkammplast. am Unterkiefer, Zahnärztl. Rundschau 1953. — Frühdiagn. v. Kieferhöhlenka., Zahnärztl. Welt 1953. — Untersuchgn. üb. Trichloraethylen b. seiner Verwendg. als zentr. Analgetikum, Dtsch. Zahn-Mund-Kieferhk. 19/1954. — Reposit. d. Bulbus oculi nach Resekt. d. Oberkiefers u. Orbitalbodens b. d. op. Entferng. bösart. Tumoren. Österr. Z. Stomatol. 9/1954. — Op. d. einseit. Lippenspalte nach Hagedorn-Le Mesurier, Dtsch. zahnärztl. Z. 1954. — Kinnaufbau m. prothesenfäh. knöch. Kieferbogen, Dtsch. Zahn-Mund-Kieferhk. 21/1955. — Meth. z. Formverbesserg. d. Nase u. Lippe nach d. Op. einseit. Lippenspalten, Dtsch. zahnärztl. Z. 1955. — Neues Vorgehen f. d. Bildg. e. Vestibulum oris u. f. d. Behebg. zu hoher Lippen nach vorangegang. Lippenschluß, Fortschr. Kiefer- u. Gesichtschir. I/1955. — Bhdlg. d. cervicofacialen Aktinomykose m. Terramycin (mit Holtrichter), Zahnärztl. Rundsch. 1955. — A New Method of Nasal Reconstruction, Ber. I. Int. Kongr. Plast. Chir. Stockholm 1955. — Meth. z. gefahrl. Praeparat. d. Gelenkpfanne b. d. osteoplast. Wiederherstellg. d. R. mandibulae einschließl. d. Gelenkkopfes, Fortschr. Kiefer- u. Gesichtschir. II/1956. — Beseitigg. d. Unterkieferluxat. durch osteoplast. Verriegelg., Fortschr. Kieferorthop. 17/1956. — Op. Vorgehen, Blutersatz u. Nark.-führg. b. kavern. Haemangiomen d. Kieferknochen (mit Stellmach), Dtsch. Zahn-Mund-Kieferhk. 24/1956. — Neuzeitl. Op. d. Lippen-Kiefer-Gaumenspalten, Zahnärztl. Rundsch. 1956. — Korrekt. u. rekonstrukt. Nasenplast., Ärztl. Kosmetik 1956. — Autoplastic repair of the Ramus mandibulae, avoiding a lesion of the facial nerve and of large blood vessels, Plastic reconstr. Surg. 17/1956. — Osteoplast. Verriegelg. d. Kiefergelenks in Fällen v. habit. Luxat., Zbl. Chir. 1956. — Zentr. Analgesie i. d. zahnärztl. Ambulanz, Zahnärztl. Rundsch. 1956. — Kombin. konservativ-radik. Vorgehen b. e. Fall v. übergr. Adamantinom d. Unterkiefers, Dtsch. Zahnärztebl. 1956. — Plast. Aufgaben i. d. Kiefer- u. Gesichtschir., Klin. Wschr. 1956. — D. nicht chromaffine Paragangliom d. Paraganglion Caroticum (Glomus Caroticum) (mit Langer), Dtsch. Zahn-Mund-Kieferhk. 26/1957. — Op. Bhdlg. d. mal. Unterkiefertumoren, einschl. ihrer Lymphknotenmetastasen, Fortschr. Kiefer-Gesichtschir. 3/1957. — Plast. Op. i. Gesichts-Kieferbereich. HNO-Wegweiser f. d. fachärztl. Praxis 6. — Konservat. Parotidektoximie (Redon), Dtsch. Zahn-Mund-Kieferhk. 26. — Chir. Bhdlg. d. Naevus flammeus d. Gesichtsbereichs, Ärztl. Kosmetik 6/1958. — Beseitigg. e. Speichelfistel durch Neubildg. d. Ductus parotideus m. Spalthautlappen, Dtsch. Zahn-Mund-Kieferhk. 28/1958. — Klin. d. gutart. Kiefertumoren, Fortschr. Kiefer- u. Gesichtschir. 1958. — Round table-Gespräch üb. Progenie, Dtsch. Stomatologie 6/1956. — Op.techn. d. doppelseit. Lippenspalte, Fortschr. Kiefer- u. Gesichtschir. 5/1959. — Erste Hilfe b. Verkehrsunf. (mit Scheunemann), Dtsch. Zahnärztekalender 1959. — Creation of an alveolar ridge after bone transplantation to the mandible, Plastic Reconstr. Surgery 24/1959. — Ivalon-Implantat. i. d. Gesichtschir., Langenbecks Arch. klin. Chir. 292/1959. — Praeprothet. Chir. d. zahnl. Kiefer, Verh.ber. Med. wiss. Ges. f. Zahn-, Mund- u. Kieferhk. Rostock 1959. — Korrekt. u. rekonstrukt. Nasenplast. nach d. off. Methode, Österr. Zahnärztetagg. Graz 1959. — Bildg. d. Prothesen-

basis nach Osteoplastik am Unterkiefer, DZZ 1959. — Klin. u. Therap. d. Verletzgn.
d. Speicheldrüsen, Fortschr. Kiefer- u. Gesichtschir. 1960. — Korrekturop. nach
Verschl. v. Lippenspalten, Langenbecks Arch. klin. Chir. 295/1960. — Ortopedia
dento facciale nei suoi rapporti con la labiopalatoschisi, XII. Congresso Int. d. Chir.
Rom 1960. — Aesthet. Momente i. d. Lippenspaltenchir. (Nase u. Lippe), Fortschr.
Kiefer- u. Gesichtschir. 7/1961. — Chir. Hilfen a. Kauorgan, DZZ 1961. — La chirurgie du bec-delièvre et de la division palatine au point de vue orthopedique, Acta
Stomatol. Belg. 58/1961. — Osteoplast. am kindl. Unterkiefer, Langenbecks Arch.
klin. Chir. 299/1961. — Plast. u. korrekt. Maßnahmen nach Kiefer- u. Gesichtsverletzgn., Dtsch. Stomatol. 1961. — Plast. Versorgg. v. Tumordefekten, Aesthet. Med.
1961. — Bhdlg. d. Osteoradionekr. d. Gesichtsskeletts, Fortschr. Kiefer- u. Gesichtschir. 8/1962. — Neue Aufgaben d. Kieferorthop. i. d. Rehabilitat. d. Träger v.
Lippen-Kiefer-Gaumenspalten, DZZ 1962. — Freie Hauttransplantat. als Hilfe i. d.
Chir. d. Kiefer- u. Gesichtstumoren, Langenbecks Arch. klin. Chir. 306/1964. —
Funkt.analysen nach plast. Op. z. Ersatz d. Orbitalbodens (mit Görtz), Verh. d.
110.Vers. d. Vereins Rhein-Westf. Augenärzte 1964. — Erg. d. Alveolarkammplast.
(unt. Verwendg. v. Spalthautlappen) (mit Pelser), Fortschr. Kiefer- u. Gesichtschir.
10/1965. — Doppelseit. Parotidekṭ. als symptomatische Therap. b. Sjöngren-Syn-
drom (mit Koberg), Dtsch. Zahn-Mund-Kieferhk. 45/1965. — Pathol. u. Klin. d.
Unterkiefertumoren, Arch. klin. u. exper. Ohren-, Nasen-u. Kehlkopfhk. 187. — Verletzgn. d. Gesichtsschädels (mit M. Pelser), Verh. Dtsch. Röntgenkongr. 1966. —
Weichteilersatz b. kombin. Kinn-Mundboden-Lippendefekten mit Hilfe der gekreuzten Doppelg. v. Rundstiellappen nach Schuchardt, Dtsch. Zahn-Mund-Kieferhk. 47/1966. — Bhdlg. d. doppelseit. Kiefergelenkfrakt. b. Säugl. u. Kleinkindern
m. d. Reposit. u. elast. Fixat. nach Rehrmann (mit Schettler), Dtsch. Zahnärztl.
Z. 1966. — Reposit. beid. Bulbi oculi m. Drahtschlinge b. Verlust u. Zertrümmerg.
d. Orbitaböden (mit Pelser), Fortschr. Kiefer- u. Gesichtschir. 11/1966. — Op.
Bhdlg. d. Präcancerosen (mit Pape), Arch. klin. exper. Dermat. 227/1966. —
Radik. Halslymphknotenausräumg. b. Ka. d. Mundhöhle unt. Berücksicht. d. prä-
u. postop. Strahlentherap. (mit Scheunemann), Krebsforsch. u. Krebsbekämpfg.
6/1967. — Reconstruction of total defects of the lower lip. Transact. Int. Confed.
Plast. Surg. 1967. — Meth. z. op. Beseitigg. d. doppelseit. Ankylose d. Kieferge-
lenke durch breite Knochenresekt., tempor. Implantat. v. Palavitkörpern u. auto-
gene Knochentransplantat., Fortschr. Kiefer- u. Gesichtschir. 12/1967. — Horizont. Osteotomie d. Unterkieferäste m. Drahtnaht z. Behebg. d. Progenie m. Erhaltg. d. ursprüngl. Posit. d. Gelenkköpfe, Zahn-Mund-Kieferhk. 49/1967.

Reich, Fritz, Chefarzt d. chir. Abt. u. Leit. Arzt d. St. Elisabethkrhs., 242 Eutin/
Holst., Plöner-Str. — *13. 8. 10. — Weißenfels/Saale. — **A:** 36 Weißenfels/Saale. —
Prom: 35 Marburg. — **F:** Chir., Gynäkol. u. Geburtsh. — **V:** 35–36 inn. Abt. Städt.
Krhs. Weißenfels (Wörner), 36–38 chir.-gynäkol. Abt. ebd. (Hering), 38–39 Knapp-
schaftskrhs. Staßfurt-Leopoldshall (Wilhelm), 39–40 chir.-gynäkol. Abt. Städt.
Krhs. Langensalza/Thür. (Sohn), 39–45 Kriegsdienst, 45–49 Gynäkol. u. Geburtsh.
Elisabethkrhs. Eutin (v. Mikulicz-Radecki). — **P:** Erfahrgn. m. Salbenbhdlg. i. d.
Chir., Fortschr. Therap. 1937. — Postdiphther. Lähmgn. u. Vitam. B 1., ebd. 1938. —
Op.anzeige u. Hungerschäden, Zbl. Chir. 1948. — Kasuistik d. Ileocoecal- u. Dünn-
darmvolvulus, ebd. 1949. — Spont. Uterusrupt. b. interstit. Gravidität, Geburtsh.
u. Frauenhk. 1949. — Monstr. Fibromyxosarkom d. Mamma, Zbl. Chir. 1952. —
Schmerzen nach Bauchop., Diagn. u. Fehldiagn. d. Adhaes.- u. Narbenschmerzen,
ebd. — Insulinbhdlg. d. Kachexie b. Ca., Med. Klin. 1952. — Techn. d. sensiblen

Neurotomie b. schmerzhaften Arthrosen d. Hüft- u. Kniegelenks, Chirurg 1953. — Peter Plett, e. Vorläufer Jenners, Medizinische 1953. — Verwendg. v. Pantolax als Entspanngs.mittel i. d. Nark.prax. klein. Krhs., ebd. 1954. — Konstitut., Psyche u. mod. Nark.prax., ebd. — Tbk. Lymphadenitis mesenterialis, Zbl. Chir. 1956. — Intraperiton. lebensbedrohl. Blutgn. aus d. inn. Genitale ohne Graviditätsbefund, Geburtsh. u. Frauenhk. 1960.

Reiche, Hans-Dieter, Facharzt f. Chir., Oberarzt chir. Abt. Ev. Krhs. GmbH, 4220 Dinslaken (Ndrrh.), Walsumer Str. 10–14. — *5. 8. 31 Berlin-Neukölln. — A: 58 Berlin. — **Prom:** 63 Köln. — **F:** Chir. — **V:** 56–57 inn. Abt. Städt. Krhs. Neukölln, Berlin-Buckow II (Zadek), 57 Pathol. Inst. ebd. (Plenge), 57–58 chir. Abt. ebd. (v. Bramann), 58 Frauenklin. Städt. Krhs. am Mariendorfer Weg, Berlin-Neukölln (Jung), 58–61 Hattingen/Ruhr (Westphal), 61–63 Köln (V. Hoffmann), 63–64 „Bergmannsheil" Bochum (Rehn), ab 64 Ev. Krhs. GmbH Dinslaken (Budrass). — **P:** Leberschädigg. nach Magenresekt., Diss.

Reichel, Joachim, Oberarzt d. Chir. Klin. d. Med. Akad., X 5000 Erfurt, Parkstr. 6. — Fragebogen 1968 nicht beantwortet.

Reichenbach, Martin, Facharzt f. Chir., Gesellschaftsarzt Allianz Vers. AG, 8 München 22, Königinstr. 67. — *23. 4. 21 Niederplanitz/Sachsen. — A: 47 München. — **Prom:** 48 ebd. — **F:** Chir. — **V:** 47–49 Pathol. Inst. d. Univ. München (Hueck), 49–53 Krhs. Rotes Kreuz II ebd. (Brunner), 53–54 inn. Abt. ebd. (Hanicka), 54–55 chir. Abt. ebd. (Baumgartner). — **B:** Grundl. z. med. Begutachtg. b. Haftpflichtansprüchen, in: Lob, Hdb. d. Unf.begutachtg. Bd. I, Enke 1956. — Med. Gutachten b. Haftpflichtschäden, in: D. ärztl. Gutachten im Vers. Wesen v. A. W. Fischer/R. Herget/G. Mollowitz, Barth 1958. — Unterschiedl. Begutachtg. d. Schadenhöhe in Soz. Vers. u. Haftpflichtrecht, in: Hdb. d. ges. Unfhlkd. Bd. I, hrsg. v. Bürkle de la Camp u. Schwaiger, Enke 1963. — **P:** Minderg. d. Erwerbsfähigkt. b. Haftpflichtansprüchen, Hefte Unfhlkd. 71/1963. — Fehlerquellen b. d. Entscheidg. v. Arzthaftpflichtansprüchen, ebd. 78/1964. — Begutachtg. v. Sehnenzerreißgn. i. d. priv. Unf.vers., ebd. 91/1967. — Bedeutg. d. Vorzustandes b. Haftpflichtansprüchen, ebd. 1968.

Reichert, Heinz, Dr. med., Dr. med. dent., Oberarzt d. Abt. f. Gesichts- u. Kieferchir., plast. u. Wiederherstellgs.chir., Marienhosp., 7 Stuttgart-S, Böheimstr. 37. — *6. 5. 26 Altenburg/Thüringen. — A: 51 Kiel (Zahnarzt); 55 ebd. (Arzt). — **Prom:** 52 Kiel (Dr. med. dent.); 59 Mainz (Dr. med.). — **F:** Plast. u. wiederherstell. Chir. — **V:** 52–54 Med. Dept. Falkland Islands (R. St. Slessor, F. R. C. S.), 55 Landeskr.anst. Salzburg (Domanig), 56–59 Abt. f. plast. u. Wiederh. Chir. Stuttgart (E. Schmid), 60 Unfallchir. Abt. Ludwigsburg (Rathcke). — **P:** Correction of saddle nose by rib cartilage implant, Proc. 2. Int. Congr. Plastic Surgery, London 1959, Film Group H. — Mod. Op.verf. z. plast. Wiederherstellg. u. Korrekt. d. Ohrmuschel, Ästhet. Med. 1963. — Local hypothermia of transplanted tissue during healing, 3. Int. Congr. Plastic Surgery, Washington 1963, Excerpta Medica Congr. Series 58. — Stirndefektdeckg., Langenbecks Arch. klin. Chir. 306/1964. — Lok. Unterkühlg. kompliz. Transplantate z. Verbesserg. d. Einheilgs.bedinggn., ebd. 308/1964. — Plastic surgery of the nose in children, Plastic Reconstr. Surgery 31. — Surgical Treatment of jaw deformities in patients with lip – jaw – palate clefts, 2. Int. Conf. Oral Surgery, Copenhagen 1965. — Gehörverbessernde Epithesen, Fortschr. Kiefer- u. Gesichtschir. 10/1965.

Reichle, Rudolf, Prof., 818 Tegernsee, Leebergstr. 32. — *3. 12. 89 Ravensburg. — A: 14 München. — **Prom:** 14 ebd. — **F:** Chir. — **V:** 15–23 Pathol. Karlsruhe

(Gierke), Inn. Med. Stuttgart (Rembold), Chir. ebd. (Zeller), Breslau (Tietze). — **B:** Infus. u. Transfus., in: Tietze, Dringl. Op. 1924. — Chir. d. Mastdarms u. Afters, in: Kirschner/Nordmann 1941. — Gewaltbr., Erg. Chir. 1920. — **P:** Hohe Zerreißg. d. Plexus brach., Berlin. Klin. Wschr. 1920. — Subcutane Pankreasruptur, ebd. — Volvulus d. Flexura sigmoid, Bruns' Beitr. klin. Chir. 122. — Traumat.-segment. Gefäßkrampf, ebd. 124. — Leberverletzgn., ebd. 126. — Chir. Bhdlg. d. Peritonitis, ebd. 127. — Klin. d. stumpfen Bauchwandverletzgn., ebd. 131. — Mastdarmchir., Chirurg 1935. — A. T. 10 b. unstillb. Blutgn., ebd. — Männl. Mammakrebse, Mschr. Krebsbekämpf. 1936. — Chir. wicht. Erkrankgn. d. Mastdarms, Med. Klin. 1940. — Hämorrhoiden, ebd. — Mastdarmkrebs, ebd. — Injekt.bhdlg. d. Hämorrhoiden, Z. ärztl. Fortbild. 1944. — Derzeit. Stand d. Knochenbr.bhdlg., Württ. Ärztebl. 1946. — Überleggn. z. Ileusprobl., Mittelrhein. Chir.-Vereinigg. Tübingen 1950. — Vermeidg. häufig vorkommender Fehler i. d. Praxis, Medizinische 1952. — Bhdlg. v. Knochenbr. u. Verrenkgn. f. d. prakt. Arzt, Südwestdtsch. Ärzteblatt 1953. — Darmverschluß, Dtsch. med. Wschr. 1953. — Frischzellentherap. u. Ca. Bhdlg., Südwestdtsch. Ärztebl. 1954. — Erg. n. Gallenwegsanastomosen, Langenbecks Arch. klin. Chir. 282. — Sudeck Syndrom, Chir.-Kongr. 1956. — Ist. d. Wundstarrkrampf vermeidbar ?, Ärztebl. f. Baden-Württ. 1956. — Doppeltumor d. Oesophagus, Chirurg 1957. — Eitr. Mediastinitis n. Oesophagusplast., Thoraxchir. 1957. — Heilaussichten d. Mammaca., Dtsch. med. Wschr. 1957. — Der prakt. Arzt u. d. Ca., Z. ärztl. Fortbild. 1960. — Klin. Erfahrgn. b. Echinococcus alveolaris, Bruns' Beitr. klin. Chir. 201/1960. — Indikat.stellg. n. Erg. b. d. Choledochoduodenostomie, Helvet. chir. acta 27/1960. — Erfahrgn. m. d. Sphincterotomie, Langenbecks Arch. klin. Chir. 303/1963.

Reichmann, Joachim, Ärztl. Dir. u. Leit. d. chir. Abt. d. Krskrshs., X 7400 Altenburg (Leipzig), Leipziger Str. 5. — Fragebogen 1968 nicht beantwortet.

Reichmann, Wilhelm, Priv.-Doz., Oberarzt I. Chir. Univ.-Klin., 5 Köln-Lindenthal. — *4. 9. 20 Dorndorf/Werra. — **A:** 45 Jena. — **Prom:** 46 ebd. — **Hab:** 65 Köln. — **F:** Chir. — **V:** 45–58 Chir.-Orthop. Univ.-Klin. Jena (Guleke, Kuntzen), 58–59 Marburg (Heberer, Schwaiger), 59–63 Chir. Univ.-Poliklin. Köln, ab 63 Köln-Lindenthal (Heberer). — **B:** Antibiot. u. chemotherap. Bhdlg. i. d. Unf.chir. (mit Heberer u. Dobberstein), in: Hdb. d. ges. Unf.hlkd., Enke 1963. — **P:** Exp. Prüfg. d. „Alcoolico citrosili A" als Händedesinfekt.mittel i. Vergl. z. einigen gebräuchl. Mitteln, Diss. — Selt. Schädeltrauma b. d. Träger e. selt. Wirbelmißbildg., Wiss. Z. Universität Jena 4/1954. — Erfahrgn. m. d. vegetat. Block. i. d. Dringl.kts.chir., Zbl. Chir. 1956. — Kombin. transthorak. u. zervik. Op. b. mediastin. Strumen, ebd. 1958. — Klin. d. raumford. Prozesse d. ob. Mediastinums, ebd. — Bronchitis deformans b. d. Lungentbk. (mit Kühne), Thoraxchir. 1960. — Bestimmg. d. Ammoniakspiegels i. ven. Blut vor u. nach portocav. Shunt-Op. (mit Pitzler), Zbl. Chir. 1961. — Wiederherstellgs.chir. v. pseudocyst. Knochenverändergn., Langenbecks Arch. klin. Chir. 302/1962. — Klin. u. Bhdlg. d. jugendl. Pseudocysten u. Riesenzelltumoren d. Knochens (mit Heberer), ebd. — Bhdlg. d. chron. Lymphoedems (Elephantiasis), Zbl. Chir. 1963. — Funkt. Erg. nach Hautplast. an d. Hand, Z. aesth. Med. 1963. — Fortlauf. Messg. d. Kreisl.widerstandes d. re. Niere durch Nierenvenenkatheterismus i. Tierexp., Verh. Dtsch. Ges. Kreisl.forsch. 29/1963. — Wirkgn. v. 3-(β-Diäthylaminoäthyl)-4-methyl-7-carbäthoxymethoxy-2-oxo- (1,2-chromen), e. selekt. coronarerweit. Substanz, auf Kreisl., Atmg. u. Stoffwechsel (mit Bretschneider u. a.), Arzneimittel-Forsch. 1963. — Erfahrgn. m. d. Kölner Notfall-Arztwagen aus unf.chir. Sicht, (mit Wellmer), Hefte Unfhlkd. 78/1963. —

Druck-Durchflußbeziehg. an d. intakt. Niere b. verschied. Nark., Verh. Dtsch. Ges. Kreisl.forsch. 30/1964. — Biolog. Grundl. u. techn. Mögl.ktn. d. op. Frakt.bhdlg., Ber. Unf.med. Tagg. d. Berufsgen. in Köln, 1964. — Indikat. z. aufgeschob. Primärversorgg. b. Handverletzgn. u. ihre Erg., ebd. — Grenzen d. Indikat. z. Osteosynthese-Op. b. schweren Unf. (mit Wellmer), Hefte Unfhlkd. 87/1966. — Regulat. d. Nierendurchblutg. Tierexp. Untersuchgn. mittels Nierenvenenkatheterismus, Arch. Kreisl.forsch. 49/1966. — Photo-Rectosigmoideoskopie, Chirurg 1966. — Semimal. u. mal. Knochentumoren, Dtsch. Ärztebl. 1967.

Reichwein, Walter, Facharzt f. Chir., 313 Lüchow, Dr. Lindemannstr. 1, Belegarzt St. Elisabeth-Krhs. Lüchow. — *13. 11. 09 Frankfurt/Main. — **A:** 36 Frankfurt a. M. — **Prom:** 34 ebd. — **F:** Chir. — **V:** $2^3/_4$ J. Inn. Med. u. Kinderhk. (Gänsslen, v. Mettenheim, Volhard, Goerdt), 1. J Gynäk. (Guthmann, Bauch, Baumm), 10 J. Chir. (Volkmann, Sebening, Steden, Otte).

Reidemeister, Jürgen Christoph, Wiss. Ass., Facharzt f. Chir., Chir. Univ.-Klin., 5 Köln-Lindenthal, Josef-Stelzmann-Str. 9. — *14. 1. 34 Berlin. — **A:** 59 Freiburg/ Br. — **Prom:** 59 ebd. — **F:** Chir. — **V:** 59–60 Med. Univ.-Klin. II Köln-Merheim (Schulten), 60–61 Krskrhs. Herford/Westf. (Lassen), 61 Gynäk.-Geburtsh. Abt. Augusta-Victoria-Krhs. Berlin (Schopohl), 61–63 Physiol. Inst. Göttingen (Kramer), ab 63 Exp. Abt. f. Chir. u. Chir. Univ.-Klin. I Köln-Lindenthal (Bretschneider, Heberer). — **P:** Reakt. einzelner Neurone d. Katzenretina b. Flimmerlicht m. verschied. Hell-Dunkelverhältnis, Pflügers Arch. Physiol. 268/1958. — Flimmerlichtuntersuchgn. an d. Katzenretina I. On-Neurone und on-off-Neurone (mit Grüsser), Z. Biol. 11/1959. — Flimmerlichtuntersuchgn. an d. Katzenretina II. Off-Neurone u. Besprechg. d. Erg. (mit Grüsser), ebd. — Einstellbewegn. i. Salz-Wasser-Haushalt b. Kochsalzbelastgn. (mit Reinhardt), Pflügers Arch. Physiol. 278/1963. — Heut. Stand d. Herzchir. (mit Heberer u. Rau), Almanach f. d. Ärztl. Fortbildg., Lehmanns Vlg. 201/1964/65. — Tierexp. Prüfg. d. Segger-Gerbode-Klappe als Pulmonalisklappenersatz (mit Segger), Langenbecks Arch. klin. Chir. 308/1964. — Ruhigstellg. d. ischäm. Myocards durch extrazellul. Natriumentzug u. Novocaingabe als Meth. z. Verlängg. d. Überlebens- u. Wiederbelebgs.zt. d. Herzens (mit Kübler, Hähn u. Spiekermann), Pflügers Arch. Physiol. 281/1964. — Beziehgn. zw. anaerobem Energieumsatz d. Herzens unt. verschied. funktion. Bedinggn. (mit Kübler u. a.), Verh. Dtsch. Ges. Kreisl.forsch. 31/1965. — Untersuchg. d. Kardioplegie durch extrazellul. Natrium- u. Calciumentzug u. Novocaingabe i. Überlebensversuch am Hund (mit Gehl, Spieckermann u. Orellano), Langenbecks Arch. klin. Chir. 313/ 1965. — Elektrokardiograph. Befunde nach Kardioplegie durch extrazellul. Natrium- u. Calciumentzug u. Novocaingabe (mit Rau, Grebe u. Orellano), Thoraxchir. 1966. — Experimental a. clinical experience with induced cardiac arrest by sodium a. calcium depletion a. application of procain (mit Heberer u. a.), J. Cardiovasc. Surg. 1966. — Induced cardiac arrest by sodium and calcium depletion a. application of procain (mit Heberer u. Bretschneider), Bull. Int. Congr. Surg. 1966. — Elektrograph. Befunde nach Kardioplegie durch extrazellul. Natrium- u. Calciumentzug u. Procaingabe i. Überlebensversuch b. Hund vergl. m. and. Herzstillstandsmethoden (mit Bretschneider u. a.), Z. exper. Med. 1967. — Op. e. Aneurysmas d. Aorta ascend. m. Hilfe e. neuen Herzstillstandes (mit Heberer), Bayer-Farbfilm, Langenbecks Arch. klin. Chir. 319/1967. — Klin. Erg. m. d. Kardioplegie durch extrazellul. Natrium- u. Calciumentzug u. Procaingabe (mit Heberer, Gehl u. Thiele), ebd.

Reifferscheid, Martin, o. Prof., Vorstand d. Abt. Chir. d. Med. Fakultät d. Rhein.-
Westf.-Techn.-Hochschule, Klin. Anst., 51 Aachen, Goethestr. 27–29. — *24. 6. 17
Berlin-Wansee. — **A:** 41 Bonn. — **Prom:** 42 ebd. — **Hab:** 52 ebd. — **F:** Chir. —**V:**
41–42 Gyn. (Klee), 42–45 Militärdienst, 45–53 Bonn (v. Redwitz), 53–66 Oberarzt
ebd. (Gütgemann). — **B:** Successful Treatment of Mycetoma caused by Mono-
sporium apiospermum (mit Seeliger), in: Therapy of Fungus Diseases 1955. —
Chir. d. Leber, Klin. u. Techn. Bd. 1, Thieme 1957. — Der Dickdarmpolyp, Vortr.
aus d. prakt. Chir., Enke 54/1959. — Ka. d. Dünn- u. Dickdarms sowie seiner An-
hangsgebilde, Vorbeugende Gesundhts.pflege, Hippokrates 1960. — Darmchir.,
Klin., Indikat., Techn. u. Progn., Thieme 1962. — Indikat. u. Bhdlg. v. Gallenwegserkrankgn., in: Kalk, Gallenblase u. Gallenwege, Thieme 1963. — Dünndarm,
Dickdarm, Ileus, in: Hellner, Nissen, Vossschulte, Lehrb. d. Chir., 4. Aufl. 1964;
5. Aufl. 1967 Thieme. — Komplikat. u. Störgn. b. Eingr. an d. Leber, in: Brandt,
Kunz u. Nissen, 2. Bd. Thieme 1965. — Chir. d. Pankreas, in: Kalk, Erkrankgn. d.
Pankreas, Thieme 1965. — Op. Bhdlg. d. Lebergeschwülste, in: Holder, Meythaler,
Therap. mal. Tumoren, Bd. 2, Enke 1968. — **P:** Krit. Betrachtgn. d. bisher. Erfolge d. hohen Periduralanästh., Zbl. Chir. 1947. — Symmetr.-segmentart. ange-
ordnetes ausgedehntes Haemangioma cavernosum, ebd. 1948. — Herpes zoster u.
paralyt. Ileus, ebd. 1949. — Intubat.bhdlg. d. akuten Darmverschl., ebd. —
Klin. d. Invaginat.ileus, Langenbecks Arch. klin. Chir. 260/1949. — Heut. Stand
d. Erkenng. u. Bhdlg. v. Tumoren d. extrahepat. Gallenwege, ebd. 261/1949. —
Frühdiagn. d. Invaginat.ileus, Med. Klin. 1950. — Vitamin E i. d. Bhdlg. v. Durch-
blutgs.schäden, Dupuytren, Kontrakt. u. Thromb. (mit Matis), Med. Welt 1951. —
Verhalten v. Wärmeabgabe u. Kreisl. währ. Anästh. u. Op. (mit Dietmann),
Langenbecks Arch. klin. Chir. 268/1951. — Temp.messg. z. Beobachtg. d. Kreisl.-
mechanik i. d. Chir., ebd. 267/1951. — Tierexp. Beitr. z. Pathophysiol. d. Darmverschl., Habil.-Schr. 1952. — Neue Erg. auf d. Geb. d. Pathophysiol. d. Darmverschl., Langenbecks Arch. klin. Chir. 273/1952. — Serumproteine b. tierexp.
Darmverschl., ebd. 274/1953. — Probl. d. exogenen Wärmezufuhr i. d. postop.
Phase, ebd. — Heut. Kenntnis d. Ileus-Pathophysiol., Bruns' Beitr. klin. Chir.
189/1954. — Ileusschock u. e. Versuch seiner Coupierg. i. Tierversuch, Verh. Dtsch.
Ges. inn. Med. 1954. — Rezidivstein u. Eröffng. d. Ductus choledochus, Zbl. Chir.
1954. — Vorl. klin. Erg. m. A. M. 109, e. kurzwirk. Barbiturat, Dtsch. med. Wschr.
1954. — Bedeutg. d. Diäthyldioxystilbendipropionat Cyren Bals Adhäsionsprophyl-
aktomie, Med. Klin. 1955. — Prim. Choledochotomie b. Cholecystekt., Chirurg
1955. — Monosporiose u. Maduromykose, d. sog. therapieresist. Aktinomykose (mit
Seeliger), Dtsch. med. Wschr. 1955. — Infus.bhdlg. d. Verbrenng., Biotest-Mitt.
1955. — Erkenng. u. Bhdlg. d. Darminvaginat. i. Kindesalter, Chirurg 1956. —
Therap. d. postop. Magen-Darmatonie, ebd. — Indikat. anatomiegerechter Leber-
resekt., Med. Klin. 1956. — Grundl. anatomiegerechter Leberresekt., Dtsch. med.
Wschr. 1956. — Symptomatol. umschrieb. Leberverändergn., ebd. 1957. — Chir.
Indikat. i. d. Bhdlg. umschrieb. Lebererkrankgn., ebd. — Oesophagus-chir. Probl.
d. Kindesalters, ebd. 1958. — Bhdlg. d. verspäteten kindl. Darminvaginat., Zbl.
Chir. 1958. — Wandel i. d. Bhdlg. verschleppter Invaginat. d. Frühkindesalters,
Langenbecks Arch. klin. Chir. 288/1958. — Klin. d. Leberverletzgn., ebd. —
Lebercirrhose, Resekt. u. Regenerat., ebd. 290/1959. — Bhdlg. schwerer blut.
Leberverletzgn., Gastroenterologia 1959. — Gutartige Tumoren d. Magens u. Dünn-
darms, Med. Klin. 1959. — Ca. d. Extrahepat. Gallenwege, seine Ätiol., Therap. u.
Progn. unt. neueren Gesichtspktn., Münch. med. Wschr. 1959. — Ausgewählte

Kapitel neuzeitl. Kinderchir., Medizinische 1959. — Diagnost. Erfassg. u. prospekt.
Deutg. d. Dick- u. Mastdarmpolypen, (mit Breuer) Med. Klin. 1959. — Probl. d.
prävent. Indikat. entartgs.gefährd. Befunde d. Magen-Darm-Kanals, Dtsch. med.
Wschr. 1960. — Echinococcus alveolaris d. Leber, Chirurg 1960. — Unmittelb.
Korrekt. intraop. Notsituationen, Med. Klin. 1960. — Thoraxgeschwülste d. Kindes
u. Jugendlicher (mit Gütgemann), Landarzt 1960. — Spätschicksal d. Colitisulcera
Kranken, Langenbecks Arch. klin. Chir. 293/1960. — Vor- u. Nachbhdlg. d. Leber-
resekt., 12. Congr. Bien. Chir., Estratto da Asti Roma 1960. — Praeneoplasien d.
Magen-Darm-Kanals, Zbl. Chir. 1961. — Erkrankg. d. Gallenwege u. d. mechan.
Darmverschl., Therap.woche 1961. — Gallengangsplast. b. Strikt., Langenbecks
Arch. klin. Chir. 298/1961. — Tumoren u. Cysten d. kindl. Thorax (mit Brinkmann),
Erg. Chir. u. Orth. 1961. — Reanastomosierg. b. Narbensten. d. Choledochus u.
Hepaticus (mit Gütgemann), Chirurg 1961. — Chir. Indikat. d. Colitis ulcera, Inter-
nist 1961. — Pathophysiol., Indikat. u. Therap. d. lok. Störgn. nach Darmeingr.,
Med. Klin. 1962. — Resekt. od. Umgehgs.anastomose b. d. Enteritis regionalis,
Chirurg 1962. — Frühdiagn. d. Intestinalka., Landarzt 1962. — Frührelaparotomie,
Langenbecks Arch. klin. Chir. 301/1962. — Tierexp. Untersuchg. z. Pathophysiol.
d. Ileusschocks i. d. I. Phase, Bull. Soc. Int. Chir. 22/1963. — Neue Gesichtpkt. z.
dynam. Ileus, Langenbecks Arch. klin. Chir. 308/1964. — Bedeutg. gutart. Befunde
d. Anorektums f. d. Krebsentstehg., Med. Welt 1964. — Erkenng. u. Bhdlg. d. posttraumat. Haemobilie, Münch. med. Wschr. 1964. — Steatorrhoe u. Dünndarm-
tumorbildg., Zbl. Chir. 1964. — Prävent. Darmschieng. z. Verhütg. v. mechan. u.
paralyt. Ileus (mit Philipp), Chirurg 1965. — Symptomat. Papillitis, Langenbecks
Arch. klin. Chir. 313/1965. — L'atonie gastro intestinale postoperatoire, Rev. med.
Toulouse 1965. — Op. Bhdlg. d. Colitis ulcerosa, Med. Klin. 1966. — Gefäßtopo-
graph. orient. Leberchir., Actuelle Chir. 1/1966. — Neue Gesichtspkt. z. klin.
Korrelat.pathol. i. d. Darmchir., Dtsch. med. J. 1966. — Postop. Störgn. d. Magen-
Darmtätigkt. als Ausdruck vegetat. Reakt., Acta neuroveget. 30/1967. — Ent-
stehg. u. Verhütg. d. lok. Rezidivs u. Resekt. d. Colonca., Actuelle Chir. 1966. —
Klin. d. Darmverschl., Internist 1967. — Pathogen. d. Sigma-Diverticulitis u. d.
Indikat. z. Resekt.bhdlg., Langenbecks Arch. klin. Chir. 318/1967. — Rolle d. Colon-
Rektum-Adenome als Krebsvorstufe, Erg. Chir. u. Orth. 50/1967. — Chir. Bhdlg.
d. Enterocolitis u. Colitis ulcerosa, Actuelle Chir. 1967. — Chir. Indikat. b. d. Bhdlg.
d. divertikelbedingten Sigmoiditis, Dtsch. med. Wschr. 1967. — Probl. d. rezidivier.
Adhäs.ileus (mit Philipp), Zbl. Chir. 1967. — Entartgs.potenz d. Colon-Adenoms,
Dtsch. med. Wschr. 1967. — Diverticulose u. Diverticulitis d. Sigmas, Digestion
1968. — Techn. u. Indikat. d. postop. Darmschieng., Actuelle Chir. 1968.

Reimer, Hans, Facharzt f. Chir., 1 Berlin 38, Spanische Allee 110. — *17. 1. 94
Poetkallen/Ostpr. — **A:** 21 Königsberg. — **Prom:** 22 ebd. — **F:** Chir., Gynäk. — **V:**
21 Städt. Krhs. Tilsit/Ostpr. (Lengnick), 22–26 Städt. Krhs. Berlin-Charlotten-
burg-Westend (A. W. Meyer), 26–30 Oberarzt I. chir. Abt. ebd. (Neupert), 30–39
Chefarzt Priv.-Klin. f. Chir. u. Gynäk. Schneidemühl/Pom., 39–45 Militärdienst,
Chefarzt d. Res. Lazarette Schneidemühl u. Ber. Chefchir. f. Hinterpommern,
46–50 Facharzt f. Chir. a. Agnes Karll Krhs. Lübeck, 50–56 Chefarzt Städt. Krhs.
Rothenburg o. T. Unf.arzt u. D.-Arzt, 57–64 Gutachter LVA-Hessen m. eig. Praxis,
ab 65 Priv. Allg. Praxis. — **P:** Symptomatol. d. Massenmordes. Diss. — Behebg. d.
postop. Harnverhaltg. d. Kalium, Zbl. Chir. 1924. — Spast. Darmverschl. b. intraperiton. Blutgn., Arch. klin. Chir. 135/1925. — Frakt. d. Fabella, Fortschr. Röntgenstr. 33/1925.

Reimers, Carl, Prof., emer. Chefarzt, 56 Wuppertal-E., Katernbergerstr. 236. — *6. 6. 01 Kiel. — **A:** 27 Kiel. — **Prom:** 28 ebd. — **Hab:** 35 Würzburg. — **F:** Chir. — **V:** 27–28 Inst. f. Physik. Chem. Med. Kiel (Schade), 29–35 Würzburg (F. König), 36–39 Hochschullehrer u. Leit. d. Chir. Klin. d. Militärärztl. Hochschule Canton (Südchina), 38 Ernenng. z. nicht beamt. a. o. Prof. f. Chir., 40 beamteter a. o. Prof. a. Lebenszeit (Extraordinariat) a. d. Chir. Klin. d. Univ. Würzburg, 39–46 Chir. Univ.-Klin. ebd., 41–45 berat. Chirurg d. Heeres, ab 47 Leit. d. Chir. Klin. d. Städt. Ferd.-Sauerbruch-Kr.anst. Wuppertal-Elberfeld. — **B:** Ständ. Mitarb. an „Die Moderne Chirurgie" (Loseblatt-Lexikon d. Chir.). Oberursel: O. Borgmeyer 1954. — Schenkelhalsbr. Schriftenr.: Vortr. a. d. prakt. Chir. Stuttgart, Enke 1956. — Unf.schäden d. Beckens u. Hüftgelenkes, in: Hdb. d. ges. Unfhlkd., 3. Bd., Enke 1965. — **P:** Grenzen d. Brauchbarkt. d. Chinhydronelektrode b. d. Untersuchg. v. Flüssigktn. d. menschl. Körpers, Z. exper. Med. 1929. — Physikochem. Untersuchgn. z. Wirkg. d. sauren Kost, Zbl. Chir. 1930. — Wirkg. d. Incis. a. d. physikal.-chem. Bild d. Entzündg., Mittelrhein. Chir.kongr. 1930 u. weitere Erg., Dtsch. Z. Chir. 1930. — Exp. Untersuchgn. z. intestin. Autointoxikat., Mitt. I–VI, Z. exper. Med. 1932. — Wirkg. d. sauren Kost a. d. Wundbhdlg., Physik. med. Ges. Würzburg 1933. — Versuche z. Verbesserg. d. Op.erfolge b. Verpflanzg. d. Harnleiter i. d. Darm, Z. urol. Chir. 1934. — „Verlagerg." d. Harnleiter i. d. Darm (Neue Op.-meth.), ebd. 1935. — Beziehgn. zw. Harnleiternekr. u. Bauchfellentzündg. n. Überpflanzg. i. d. Darm, Bayr. Chir.kongr. 1935. — Probl. d. Harnleiterverpflanzg. i. d. Darm, Z. urol. Chir. 1941. — Aussichten d. Maydl-Op. b. Erhaltg. d. Nerven-Gefäßversorgg. i. Harnleiter-Blasenstiel, ebd. 1943. — Erkenng. u. Bhdlg. d. akuten Lymphogranuloma inguinale, Arch. klin. Chir. 1937 u. „Der chin. Militärarzt." — Gelenkformg. u. Beweggs.ausmaß b. Plast. i. Sprunggelenk, Bayer. Chir.-Kongr. 1939. — Planm. op. Eingr. b. Beckenknochenschüssen, Chirurg 1940. — Wund.Di.b. Ostheer, Zbl. Chir. 1944. — Bhdlg. d. Brustraumblutg. n. Schußverletzgn. mittels Dauerableitg., Med. Z. 1944. — Sympt. u. Bhdlg. d. örtl. Erfrierungsschäden, Zbl. Chir. 1944. — Vord. Kapseldurchbr. b. Hüftschußeitergn. u. ihre chir. Bekämpfg., ebd. — Drahtzugverband am Schädel b. Verletzgn. d. HWS, Chirurg 1945. — Untersuchgn. üb. d. Bau einiger natürl. Kloaken u. ihre Bedeutg. f. d. Probl. d. op. Harnleiter-Darmverbindgn., 97. Tagg. Ver. Niederrhein.-westf. Chir. 1947. — Nachweis v. Liquorsekret. u. Resorpt.störg. n. Schädel-Hirnunf. u. ihre Beeinflussg. d. Grenzstrangausschaltg., ebd. — Störgn. d. Liquorgleichgewichtes n. gedeckten Hirnverletzgn. u. ihre Beeinfl. d. Halsgrenzstrangblockaden, Dtsch. Z. Nervenhlkd. 164/1950. — Bandscheibenischias, Bandscheibenkreuzschmerz u. Unf.recht, Chirurg 1951. — Chondrosis dissecans d. Knorpeldeckplatte als Ursache d. Bandscheibenvorfalles, Langenbecks Arch. klin. Chir. 267/1951. — Entstehg. d. Discushernie a. d. Chondrosis dissecans d. Wirbelhalsgelenke, Ver. Niederrh.-westf. Chir. 104. Tagg. 1951. — Bhdlg. d. Lymphdrüsentbc., Ref. a. d. Rhein.-Westf. Tbc.-Ges. 1950. — Bhdlg. d. Knochen- u. Gelenktbc. (Tuberkulostatica), Tagg. Niederrh.-westf. Chir. 1950. — Aussichten d. Resekt. bzw. Lobekt. b. Kleinkindern u. Jugendlichen, 112. Niederrh.-Westf. Chir.tagg. 1955. — Verschraubg. med. Schenkelhalsbr., Langenbecks Arch. klin. Chir. 270/1951. — Erfahrgn. m. d. Verschraubg. v. Schenkelhalsbr., H. Unfhlkd. 43/1951. — Verschraubgs.-Osteosynth. b. Trochanter- u. Schenkelhalsbr., Zbl. Chir. 1951. — Früh belastb. Albee-Verspanng. m. inn. Schieng., Ver. Niederrh.-Westf. Chir., 106. Tagg. 1952. — Techn. d. Spanversteifg. v. WS.abschnitten, Dtsch. Ges. Chir. 71. Tagg. 1954. — Dors. Spanverstrebg. b. WS.abschn. mittels inn. Schieng., Chirurg 1956. — Intraart. Sauerstoff.bhdlg. periph.

Durchblutgs.störgn., Zbl. Chir. 1953. — Techn. d. Hüftplastik n. Judet, Langenbecks Arch. klin. Chir. 276/1953. — Bisher. Erg. b. Hüftplast. n. Judet, Dtsch. Ges. Chir. 73. Tagg. 1956. — Br. d. fußnahen Unterschenkelabschn., Langenbecks Arch. klin. Chir. 276/1953. — Probl. u. Erprobtes b. d. Bhdlg. d. Frakt. d. ob. Gliedmaßen, Ref. Mittelrhein. Chir. Verein. 1954. — Frakt. d. Ellenbogengelenks, Mod. Chir. 1955. — Bhdlg. d. Frakt. d. ob. Femurdrittels, Langenbecks Arch. klin. Chir. 282/1955. — Knöchelbr. u. seine op. Bhdlg., Therap.woche 1957. — Op. Bhdlg. periph. Durchblutgs.störgn., Ärztl. Mitt. 1958. — Op. Bhdlg. d. Spondylolisthesis, Langenbecks Arch. klin. Chir. 298/1961. — Automat. Blutleere m. kontroll. Druck, Chirurg 1962. — Untersuchgn. z. Entstehg. d. lumb. Bandscheibenhernie, Wirbelsäule i. Forsch. u. Praxis 25/1962. — Erfahrgn. m. d. prim. Doppelverschraubg. als Gleitosteosynth., Hefte Unfhlkd. 78/1964. — Verletztes Schultergelenk, Ärztl. Fortbildg. 1965. — Prim. Versorgg. fr. u. verschleppter Schenkelhalsfrakt. mittels Endoproth., Chirurg 1966. — Versorgg. verschleppter Hüftgelenksluxat., Hefte Unfhlkd. 91/1966. — Entstehg. v. Bandscheibenhernien auf d. Boden isol. Osteochondrosen, Langenbecks Arch. klin. Chir. 316/1966. — Erfahrgn. z. funkt. Rö.diagn. i. lumb. WS.bereich, Wirbelsäule i. Forsch. u. Praxis 1967. — † 1969.

Rein, Gottfried K., Chefarzt d. chir. Abt. d. Diakonissen-Krhs., 672 Speyer. — *28. 1. 16 Sondershausen/Thür. — **A:** 41 Heidelberg. — **Prom:** 41 ebd. — **F:** Chir. — **V:** Heidelberg (Kirschner, K. H. Bauer), Diakonissen-Krhs. Speyer (Linhardt).

Reinecke, Friedrich Wilhelm, Städt. Medizinalrat, Oberarzt d. chir. Abt. d. Städt. Krhs., 334 Wolfenbüttel, Jägerstr. 18. — *13. 5. 24 Bremen. — **A:** 52 Hannover. — **Prom:** 52 Göttingen. — **F:** Chir. — **V:** 54–59 Städt. Kr.anst. Bremen (Rieder), 59–60 inn. Med. Städt. Krhs. Wolfenbüttel (Litzner). — **P:** Praeop. Dickdarmvorbereitg., Bruns' Beitr. klin. Chir. 196/1958. — Fernsehröntgenbildverstärker i. d. intraop. Gallenwegsdiagn., Chirurg 1963. — Neuzeitl. Verf. d. intraop. Gallenwegsdiagn., SRW-Nachrichten 1963.

Reinhard, Wilhelm, Prof., Dir. d. Rhein. Orthop. Landeskinderklin., 4053 Süchteln/Ndrh. — *30. 10. 05 Wuppertal. — **A:** 31 Düsseldorf. — **Prom:** 30 ebd. — **Hab:** 44 ebd. — **F:** Chir., Orthop. — **V:** Krhs. Minden, Witten u. Mainz, 32–33 Pathol. Inst. Düsseldorf (Huebschmann), 33–49 Ass. Arzt u. Oberarzt Chir. Klin. (E. K. Frey) u. Orthop. Klin. ebd. (Schüller), zwztl. Kriegsdienst, 49–58 leit. Arzt d. chir.-orthop. Abt. d. Landeskrhs. Marienheide. — **B:** Entzündgn. d. Schultergelenks u. d. Oberarmes (mit Andres), in: Hdb. d. Orthop., Bd. III, Thieme 1959. — Entzündgn. d. Ellbogengelenks (mit Andres), ebd. — Tbk. d. Knochen u. Gelenke, Springer 1966. — Massage u. physikal. Bhdlgs.meth., Springer 1967. — **P:** 84 Einzelveröff. i. verschied. Zeitschriften.

Reinhardt, Ferdinand, Facharzt f. Chir., Chefarzt d. Krskrhs., 7927 Giengen/Brenz. — *30. 9. 20 Eutingen Kr. Pforzheim/Baden. — **A:** 47 Heidelberg. — **Prom:** 48 ebd. — **F:** Chir. — **V:** 47 Pharmakol. Inst. Heidelberg (Eichholtz), 47–48 Med. Poliklin. ebd. (Oehme), 48–64 Städt. Krhs. Primasens (Hoddick, Petry, Zettel).

Reinhold, Elisabeth, Chefärztin d. Kr.anst. I, X 3300 Schönebeck (Elbe), Staßfurter Str. 19. — Fragebogen 1968 nicht beantwortet.

Reis, Hans, Chefarzt d. Krskrhs., 834 Pfarrkirchen. — *19. 3. 27 Deimhausen. — **A:** 53 München. — **Prom:** 53 ebd. — **V:** 53 Pöttmes (Hefele), 53–55 Krhs. III. Ord. München (Scheicher, Mayer, Brunner), 55 Rosenheim (Golling), 55–56 Städt. Krhs. Ingolstadt (Pfeiffer), 56–60 Krhs. III. Ord. München (Scheicher), 60–62 Pfarrkirchen (Frankenberger). — **P:** Erfahrgn. m. Favistan, Münch. med. Wschr. 1954. — Elektrotherap., Hippokrates 1956. — Arthrosenbhdlg., Münch. med. Wschr. 1961.

Reiser, Bruno, Doz., Dr. med. habil., 8070 Ingolstadt, Hanslmairstr. 2, Chir. Priv.-Klin. Dr. Reiser. — *21. 7. 05 Alexandrien/Ägypten. — **A:** 31 München. — **Prom:** 32 ebd. — **Hab:** 39 ebd. — **F:** Chir., Urol. — **V:** 30–31 inn. Abt. u. Rö.abt. d. Städt. Krhs. München-Schwabing (Kerschensteiner, Gotthardt), 31–34 Düsseldorf (E. K. Frey), 34–45 München (Lexer, Magnus). — **B:** Transurethr. elektrochir. Resekt. d. Prostatahypertrophie, Barth 1940. — Transurethr. elektrochir. Resekt. d. Vorsteherdrüse, Barth 2. Aufl. 1949. — Transurethr. elektrochir. Resekt., Barth 3. verb. Aufl. 1956. — **P:** Krebsstatistik nach d. Befunden d. Pathol. Inst. zu München, Diss. — Leitfähigkts.messgn. an norm. Serum, Naunyn-Schmiedebergs Arch. 173/1933. — Neue Meth. z. Ausführg. d. Angiostomie, Arch. exper. Path. Pharmak. 180/1936. — Erfolge m. d. endourethr. Elektrokoagulat. b. Prostatahypertrophie, Münch. med. Wschr. 1937. — Erfahrgn. b. d. transurethr. elektrochir. Bhdlg. d. Prostatahypertrophie, Zbl. Chir. 1937. — Punkt. tieflieg. Gefäße d. Bauchhöhle i. Tierversuch, Z. Kreisl.forsch. 1937. — Verhalten gr. Hirndefekte u. Ersatz v. Hirngewebe durch transplant. Fett, Bruns' Beitr. klin. Chir. 165/1937. — Neue Meth. z. Ausführg. d. Angiostomie II, Arch. exper. Path. Pharmak. 188/1938. — Dauererg. nach transurethr. elektrochir. Resekt. d. Prostata, Münch. med. Wschr. 1938. — Verhalten gr. Hirndefekte u. üb. Fettverpflanzgn. b. Gehirnop., Zbl. Neurochir. 1938. — Rezidivaussichten b. transurethr. elektrochir. Resekt. d. Prostatahypertrophie, Z. Urol. 33/1939. — Techn. d. Probeausschneidg. durch d. Resektoskop, Zbl. Chir. 1939. — Techn. d. Probeausschneidg. aus d. Rektum, ebd. 1940. — Lymphraumdarstellgn. an d. Harnwegen, Zbl. Chir. 1940. — Späterg. nach op. Bhdlg. v. Verrenkgs.br. d. Sprungbeins (mit Hofmann), ebd. 1951. — Ausführg. d. transurethr. Resekt. am Blasenhals, i. örtl. Blutleere, Chirurg 1952. — Neuer Serienarteriograph u. Serienaortograph, ebd. 1959.

Reisner, Alfred, Prof., 7000 Stuttgart S, Lange Str. 51. — Fragebogen 1968 nicht beantwortet.

Reissigl, Hans, Prof., Primararzt d. Blutspendezentr. d. Univ. Klin., Anichstr. 35, A-6020 Innsbruck (Österreich).*

Reiter, Hans Joachim, Facharzt f. Chir., Leit. Arzt d. Städt. Krhs., 697 Lauda. — *21. 3. 21 Aschaffenburg. — **A:** 47 München. — **Prom:** 50 ebd. — **F:** Chir. — **V:** Krskrhs. Füssen (Geser), Juliusspit. Würzburg (Makowsky), Krskrhs. Haßfurt (Körner), Städt. Krhs. Schweinfurt (Mußgnug).

Reith, Hans-Hermann, 282 Bremen, Schwanewederstr. 54. — *3. 4. 20 Rinteln/ Weser. — **A:** 47 Göttingen. — **Prom:** 47 ebd. — **F:** Chir. — **V:** Bethel (Roeser), Städt. Krhs. Hamm (Heldt), Ev. Krhs. Höxter (Pape), Städt. Krhs. Blumenthal Bremen (Scheringer).

Reithmann, Ludwig, OMR, Facharzt f. Chir., 1. Oberarzt d. chir. Abt. Städt. Kr.anst., 851 Fürth/Bay. — *24. 2. 18 Nürnberg. — **A:** 43 Straßburg. — **Prom:** 43 ebd. — **F:** Chir. — **V:** 43–46 Kriegsdienst, 45–55 Stadtkrhs. Fürth/Bay. (Fischer), ab 55 1. Oberarzt d. Städt. Kr.anst. ebd. (Denecke).

Reitter, Hans, Prof., Chefarzt d. chir. Abt. d. Städt. Krhs., 64 Fulda, Edelzellerstr. 4. — *19. 6. 19 Weretz. — **A:** 42. — **Prom:** 42. — **Hab:** 57 Düsseldorf. — **F:** Chir. — **V:** 42–45 Breslau u. Heidelberg (K. H. Bauer), 45–49 St. Elisabethkrhs. Rodalben/Pfalz u. St. Marien-Krhs. Ludwigshafen a. Rh., 49–52 Pathol. Inst. Univ. Heidelb. (Randerath), 52–63 Düsseldorf (Derra). — **B:** Übersetzg. u. Ergänzg. von: Nissen, Resekt.techn. b. chron. Duodenal- u. Jejunalgeschwür, Thieme 1954. — Cyst. Lungenverändergn. (mit Schwarzhoff), in: Hdb. d. Thoraxchir., hrsg. v. Derra, Bd. III, Springer 1958. — Erkrankgn. d. Zwerchfells (mit Koss), in: Hdb. d.

Thoraxchir., hrsg. v. Derra, Bd. II, Springer 1959. — Fallotsche Tetralogie; Mitralsten. unt. bes. Berücksicht. d. Op.erg.; Die op. behand. Pylorussten., in: Progn. chron. Erkrankgn., hrsg. v. Linneweh, Springer 1960. — Früherkenng. d. Krebses d. Lunge u. d. Mediastinalraumes, in: Vorbeug. Gesundheitspflege i. d. tägl. Prax., hrsg. v. Fiebig, Hippokrates 1960. — Chir. wicht. angebor. Erkrankgn. u. Mißbildgn. d. Halsgegend (mit Kundt); Zwerchfellmißbildgn. u. angebor. Zwerchfellbr. (mit Sienkiewicz), in: Festschr. f. Prof. Dr. E. Derra, Thieme 1961. — **P:** Hat sich unsere Indikat.breite b. d. Op. d. Magen- u. Zwölffingerdarmgeschwüre i. d. Nachkriegszeit verringert?, Chirurg 1947. — Diff.diagn. d. mal. Pylorussten., ebd. — Pseudoappendicitis b. Coecum-Ca., ebd. 1950. — Mult. Geschwüre d. Magens u. d. Duodenums, Med. Mschr. 1950. — Verschiedenht. d. Aufbaues d. Myometrium uteri u. seiner geschwulst. Derivate i. Abhängigkt. v. Alter u. v. d. ovar. Funkt., Virchows Arch. 319/1951. — Pyocyaneus-Meningitis nach Lumbalpunkt., Zbl. Chir. 1951. — Mechanismen d. Magensekret., dargestellt am Beisp. d. Beeinfl. durch sog. Antihistaminika, Z. klin. Med. 149/1952. — Erzeugg. d. sog. neur. Dystrophie nach A. D. Speransky (mit Ritter), Z. exper. Med. 119/1952. — Nachprüfg. d. Versuche z. Neurodystrophie nach Schädigg. d. Zahnnerven (mit Ritter), Dtsch. Zahn-Mund-Kieferhk. 18/1953. — Weit. Nachprüfg. d. Grundversuche Speranskys, Dtsch. med. Wschr. 1953. — Speransky u. d. Theorie d. Eingr. am vegetat. NS, Langenbecks Arch. klin. Chir. 276/1953. — Speranskysche Doktrin im Lichte d. Nachprüfg. ihrer Grundphänomene, Verh. Dtsch. Ges. Inn. Med. 1953. — Prim. pleuro-pulmon. Aktinomykose, Zbl. Chir. 1954. — Morphol. d. Kollapslunge unt. d. Sicht d. Resekt.bhdlg., Langenbecks Arch. klin. Chir. 281/1955. — Chir. Bhdlg. d. chron. Pneumonie, ebd. 282/1955. — Chir. Probl. b. d. chron. Pneumonie, Thoraxchir. 1955. — Altes u. Neues üb. d. Magen-Zwölffingerdarmgeschwür, Dtsch. med. Wschr. 1956. — Was ist üb. d. Indikat. z. e. Eingr. b. schwerer anacider Gastroduodenitis u. Bulbusdeform. ohne Entleergs.behinderg. bekannt?, ebd. 1957. — Nark.effekt durch intrazistern. Adrenalin-Injekt., Anaesthesist 1957. — Tierexp. Untersuchgn. üb. d. intracistern. Adrenalin-Nark., Habil.-Schr. 1957. — Zentr. Wirkg. d. Cholinesterasehemmers Pyridostigmin, Experientia 13/1957. — Inn. u. äuß. Fakt. b. d. Entstehg. postop. Magenbeschwerden, Langenbecks Arch. klin. Chir. 287/1957. — Gutart. Geschwülste d. Lunge u. d. Bronchien, ebd. 289/1958. — Hiatusbr. d. Zwerchfells. Die verschied. Bruchformen u. ihre Therap. i. Spiegel d. Nacherg. op. Bhdlg. (mit Konrad u. Willmann), ebd. 290/1959. — Der sog. Kardiospasmus. Entstehgs.ursachen, Gefahren u. Bhdlgs.erg. b. d. benignen, nicht entzündl. Kardiasten. m. Megaoesophagus, Bruns' Beitr. klin. Chir. 199/1959. — Klin. u. Therap. d. Bronchialadenome, Z. Tbk. 112/1959. — Transthorak. off. Zwerchfelldoppelg. z. Beseitigg. e. Relaxat. (mit Konrad), Chirurg 1959. — Hiatusbr. d. Zwerchfells u. ihre op. Bhdlg. (mit Derra), Dtsch. med. Wschr. 1959. — Hiatus hernias and their surgical treatment (mit Derra), German Med. Monthly 1959. — Ausbreitg. d. Bronchialca. u. seine Heilgs.aussichten b. chir. Radikalbhdlg., Langenbecks Arch. klin. Chir. 295/1960. — Duplikatur (Doppelgs.mißbildg.) d. Duodenums (mit Derra), Wien. klin. Wschr. 1960. — Zweihöhlenverletzgn. i. Frieden, Med. Klin. 1962. — Bhdlg. d. Bauchnarbenbr., Langenbecks Arch. klin. Chir. 304/1963.

Reme, Helmut, o. Prof., Dir. d. Chir. Klin. u. Poliklin. d. Med. Akad. Lübeck, 24 Lübeck, Ratzeburger Allee 160. — *20. 1. 09 Hamburg. — **A:** 34 Karlsruhe. — **Prom:** 33 Freiburg. — **Hab:** 43 Leipzig; Umhab. 52 Hamburg. — **F:** Chir. — **V:** 33 I. Med. Univ.-Klin. Hamburg-Eppendorf (Brauer); 34 Path. Inst. Krhs. Friedrichshain Berlin (Büchner); 35 Hamburg-Eppendorf (Sudeck, Konjetzny), 36

Physiol. Inst. d. Univ. Berlin (Trendelenburg), 37–44 Leipzig (Rieder) u. Wehr-
dienst, 50–51 Krhs. Neustadt/Weinstr. (Hammel, Urol.), ab 52 Chefarzt d. Chir.
Klin. d. städt. Krhs. Ost Lübeck, ab 64 o. ö. Prof. f. Chir. u. Dir. d. Chir. Klin. u.
Poliklin. d. Med. Akad. Lübeck. — **B:** Allg. u. spez. Chir., in: Hansen, Bloch,
Therap. Techn., 4. Aufl. Thieme 1956. — Postop. Parotitis, in: Ungelöste Probl. d.
Chir., Thieme 1964. — **P:** Umbauende Knochensyphilis, Beitr. path. Anat. 92/1933.
— Hypophyse u. Hodenatrophie, ebd. 95/1935. — Knochenbildg. i. Skelettmuskel
(Myositis ossificans), Zbl. Chir. 1935. — Elektrokardiograph. u. morphol. Unter-
suchgn. üb. Coronarinsuff. durch Strophanthin, Arch. exper. Path. 178/1935. —
Wirkg. d. Barbitursäurenark. auf d. EKG u. d. Druckamplitude d. Herzens, Dtsch.
Z. Chir. 248/1936. — Elektrophysiol. u. histol. Untersuchgn. üb. exp. gesetzte
Herzmuskelschäden, Z. exper. Med. 100/1937. — Vergl. Untersuchgn. üb. d. menschl.
EKG b. Brustwandableitgn. u. Ableitgn. nach Einthoven, ebd. 1937. — T-Schwankg.
i. EKG d. Kindes, ebd. — Verl.formen d. akuten Knochenbaues, Dtsch. Z. Chir.
253/1939. — Wesen d. akuten Knochenumbaues (Sudecksche Knochenatrophie) u.
seine Beziehgn. z. d. troph. Störgn. d. Gliedmaßen, Med. Klin. 1940. — Vermischg.
d. diphas. u. monophas. EKG, Klin. Wschr. 1941. — Beobachtgn. üb. Kreisl.ver-
ändergn. an d. Gliedmaßen nach Frostschäden, ebd. 1943. — Exp. Stud. üb. d.
Knochenumbau aus verschied. Ursachen, Dtsch. Z. Chir. 257. — Neuere chir. Exp.
z. Probl. d. pept. Geschwürs, Arch. klin. Chir. 267/1951. — Exp. u. hist. Untersuchgn. z. Probl. d. pept. Geschwürs an Hund u. Katze, Beitr. path. Anat. 112/1952.
— Künstl. Abkühlg. b. schwerstem Wundschock, Zbl. Chir. 1954. — Versorgg. e.
ungewöhnl. schweren Verletzg. unt. Phenothiazin- u. Unterkühlgs.schutz, Arzneimittel-Forsch. 1954. — Erkenng. u. Bhdlg. d. Typhusdauerausscheider, Zbl. Chir.
1954. — Sudecks Werk u. d. heut. Stand d. Lehre vom Sudeckschen Syndr., Bruns'
Beitr. klin. Chir. 191/1955. — Reihenfolge d. Versorgg. b. Massenanfall v. Verletzten,
Vjschr. schweiz. San.offiziere 32/1955. — Lobekt. i. Kindesalter nach erfolgloser
Thorakoplastik, Kongr. Ber. Nordd. Tuberk. Ges. 1955. — Abkühlgs.- u. Dämpfgs.-
bhdlg. b. schweren Verletzgs.schock u. b. plötzl. Art.verschl., Zbl. Chir. 1955. —
Bhdlg. d. Verletzgs.schocks m. pharmakol. Dämpfg. u. Abkühlg., ebd. 1956. —
Sudeck-Syndr., Langenbecks Arch. klin. Chir. 284/1956. — Blitzverletzg., Dtsch.
Med. J. 1957. — Bronchiektasen, Zbl. Chir. 1957. — Tbk. Fistel, Kongr. Ber.
Nordd. Tuberk. Ges. 1957. — 115 m. d. Rundnagel nach Lezius versorgte pertro-
chant. Frakt., Langenbecks Arch. klin. Chir. 287/1957. — Op. Versorgg. d. per-
trochant. Oberschenkelfrakt. m. d. Rundnagel nach Lezius-Herzer, Chir. Praxis
1957. — Diagn. d. chir. Geschwulstkrankhtn., Schwierigktn. u. Fallgruben, Schlesw.-
Holst. Ärztebl. 1957. — Intraart. Sauerstoffbhdlg. u. Eisbhdlg. als Hilfsmittel b.
periph. Durchblutgs.störgn., Zbl. Chir. 1958. — Bronchiektasen. Späterg. nach op.
Bhdlg., Langenbecks Arch. klin. Chir. 288/1958. — Schwerer Mastdarmvorfall d.
Erwachsenen, Chir. Praxis 1958. — Sudeck-Syndr., Dtsch. med. Wschr. 1959. —
Sudeck-Syndr. u. Gliedmaßentbk., Dtsch. Z. Orthop. 1959; Verh. Dtsch. Orthop.
Ges. 91/1959. — Bewertg. akuter Bauchsympt. durch d. prakt. Arzt, Schlesw.-
Holst. Ärztebl. 1959. — Kann medikamentös d. Knochenbr.heilg. gefördert wer-
den?, Dtsch. med. Wschr. 1959. — Bhdlg. d. Sudeck-Syndr., ebd. — Diff.diagn.
e. chron. Lymphstauung, ebd. 1960. — Folgezustände nach Gallenblasenop. v.
Standpkt. d. Chirurgen, Therap.woche 1960. — Indikat. u. Bhdlgs.erg. d. Sauer-
stofftherap. periph. Durchblutgs.störgn., Tägl. Praxis 1960. — Tbk. Fistel, Langenbecks Arch. klin. Chir. 295/1950. — Parastern. u. lumbocost. Zwerchfellhernien,
Chirurg 1961. — Kenntn. d. Nebennierencysten, Zbl. Chir. 1961. — Uretersten. b.

Genitalca. d. Frau, ebd. — Rektumka., ebd. — Postop. Parotitis, ebd. — Diff.-
diagn. v. Gelenkerkrankgn., Dtsch. med. Wschr. 1962. — Blutsenkgs.geschwindigkt.
b. Bronchialca., Chir. Praxis 1962, Tägl. Praxis 1963 u. Internist. Praxis 1964. —
Inselzell-Adenom d. Pankreas, Chir. Praxis 1962. — Schmerzlinderg. b. Cystosko-
pien u. Rectoskopien, Med. Welt 1962. — Indikat. u. Kontraindikat., Nutzen wie
Gefahren d. Lungenbiopsie, Dtsch. med. Wschr. 1963. — Pankreato-Jejunostomie
z. Behebg. d. ulcusbedingten Narbensten. d. Wirsungschen Ganges m. Pankreas-
fibrose, Chirurg 1963. — Pankreato-Jejunostomie z. Behebg. v. Sten. d. Wirsungschen Ganges, Zbl. Chir. 1963. — Klin. v. Strahlenreakt. am Darm u. am Harnleiter
nach Unterleibsbestrahlg., Internist 1963. — Rückwirkgn. v. Strahlenschäden auf
Darm u. Ureter, Langenbecks Arch. klin. Chir. 308/1964. — Nichtkrebs. Lungengeschwülste (Autorref.), Zbl. Chir. 1964. — Therap. d. Sudeckschen Dystrophie,
Tägl. Praxis 1965, Internist. Praxis 1965, Chir. Praxis 1966. — Prof. H. Übermuth
z. 65. Geb., Bruns' Beitr. klin. Chir. 212/1966. — Bhdlg. d. Mammaka. nach eingetret. Metastasierg., Med. Welt 1966. — Bhdlg. d. Mammaka. nach eingetret. Metastasierg. od. Rezidiv, Zbl. Chir. 1966. — Laudatio f. Paul Sudeck, Langenbecks
Arch. klin. Chir. 316/1966. — Aus Goethes Naturforschg., Schlesw.-Holst. Ärzteblatt 1967. — Simult. doppelseit. Nebennierenentferng. b. generalis. Mammaca.,
Langenbecks Arch. klin. Chir. 319/1967. — Gr. intestin. Blutg., Z. ärztl. Fortbild.
1967.

Renckhoff, Ernst, † 12. 2. 1969, Facharzt f. Chir., ehem. Chefarzt d. chir. Abt. d.
Krhs. v. Roten Kreuz, 33 Braunschweig, Hamburger Str. 226. — *13. 11. 10 Neu-
wied/Rhein. — **A:** 37 Frankfurt a. M. — **Prom:** 37 ebd. — **F:** Chir., Urol. — **V:**
Frankfurt (Vollhard, Willich), 37-39 Freiburg (Rehn), Kriegsdienst u. Gefangenschaft, 47–54 Ass. u. Oberarzt Freiburg (Rehn, Krauss). — **B:** Therap. d. Nasen-
rachenfibroms, Diss.

Rether, Otto, Oberarzt d. chir. Abt. d. Krskrhs., 7540 Neuenbürg/Württ. —
*16. 7. 19 Bachnen/Siebenbürgen. — **A:** 52 Marburg. — **Prom:** 52 ebd. — **F:** Chir.
— **V:** 2 J. werksärztl. Dienst d. Zeche König Ludwig in Recklinghausen, 54–61
Knappschafts-Krhs. Recklinghausen (Behrens, Eberle), ab 61 Krskrhs. Neuenbürg (Seitz). — **P:** Was hat sich bezügl. d. Aetiol. u. Therap. d. Skoliose i. d. letzten
25 J. geändert ?, Diss. — Vorschlag z. Therap. v. Ellenbogengelenkschmerzen b.
Tätigkt. m. Preßluftwerkzeugen, Zbl. Arbeitsmed. u. Arbeitsschutz 1955. —
Erfahrgn. m. Hirudoid i. d. Chir., Med. Klin. 1959. — Erfahrgn. m. Mobilat insbes.
b. Erkrankgn. d. Kniegelenkes, Med. Klin. 1961. — Lok. Fermentbhdlg. v. Nekrosen, ebd. — Venostasin-Bhdlg. v. postkommot. Beschwerden, Münch. med.
Wschr. 1962. — Erfahrgn. m. e. neuen synthet. Heparinoid-Salbe, Med. Welt 1962.

Rettig, Hans M., Prof., Ordinarius f. Orthop., Dir. d. Orthop. Univ.-Klin., 63
Gießen. — *25. 6. 21 Darmstadt. — **A:** 49 München. — **Prom:** 47 ebd. — **Hab:**
57 Berlin. — **F:** Orthop. — **V:** 48 Elisabethenstift Darmstadt (Stadtmeister),
48–54 Versorggs.krhs. Bad Tölz (M. Lange), 54–60 Oskar-Helene-Heim, Orthopäd.
Univ.-Klin. Berlin (A. N. Witt). — **B:** Frakt. i. Kindesalter, Bergmann 1957. —
Unterarm u. Hand (mit Witt), in: Hdb. d. Orthop., Bd. 3 (Ob. Extremitäten),
Thieme 1959. — Orthopäd. Abteilung (mit Witt), in: Hdb. f. d. neuen Krhsbau,
2. Aufl. Urban & Schwarzenberg 1962. — Lehrb. f. Krankenpflegeschulen, Bd. 3
Orthopädie, de Gruyter 1961; 2. Aufl. 1963. — Frakt. u. Luxat. b. Kindern (mit
Witt), in: Wiederherstellgs.chir. u. Traumatol. Bd. 7, Karger 1963. — Konstrukt.
u. rekonstrukt. Chir. d. ob. Extremitäten (mit Eichler), in: Hdb. d. plast. Chir.,
hrsg. v. Gohrbandt, Gabka, Berndorfer, Bd. 2, Lief. 7, de Gruyter 1966. — Wirbel-

säulenfibel (mit Kollmann), Thieme 1967. — **P:** Untersuchgn. üb. Reakt. d. Organismus auf d. Marknagelg., Diss. — Caissonnekr. am Hüftkopf, Mschr. Unfhlkd. 1951. — Pathol. anat. Verändergn. an Hüftgelenkskapsel b. d. Arthrosis deformans, Z. Orthop. 81/1952. — Hüftarthroplast. m. Spezialendoproth., ebd. 82/1952. — Probl. b. d. Bhdlg. d. chron. Osteomyelitis, ebd. 83/1953. — Primär-chron. Polyarthritis, ebd. 85/1954. — Heut. Stand d. Bhdlg. d. Arthrosis deformans, Dtsch. Med. J. 1955. — Beobachtgn. e. akuten Basedows nach chiroprakt. Bhdlg. d. HWS, Med. Klin. 1955. — Schlußwort auf e. Erwiderg. v. Riederer, ebd. 1955. — Bhdlg. d. spast. Kinderlähmg., Arch. orthop. Unfall-Chir. 1956. — Bhdlg. d. angebor. Klumpfußes i. Säuglingsalter nach d. Meth. Denis Browne, Z. Orthop. 88/1956. — Op. Bhdlg. d. spast. Lähmungen, Verh. dtsch. Orthop. Ges. 44. Kongr. 1956. — Funkt.gestörte Hand, Berl. Med. 1957. — Klin. Bedeutg. front. Wirbelspalten, Verh. dtsch. Orthop. Ges. 46. Kongr. 1958. — Haltgs.schwäche u. Haltgs.fehler b. Jugendl., Vortr. b. Seminar f. Jug. u. Sport am 12. 11. 58 i. Berlin. — Angebor. Verändergn. d. Seitenfortsätze d. LWS u. ihre Diff.diagn., Berl. Med. 1958. — Form. Genese front. Wirbelkörperspalt., Arch. orthop. Unfall-Chir. 1958. — Rö.bild i. d. Diff.diagn. entzündl. Erkrankgn. d. Kniegel. u. d. Kniescheibe, Z. Orthop. 91/1959. — Patho-Physiol. angebor. Fehlbildgn. d. LWS u. d. LWS-Kreuzbeinübergang., Beilageh. ebd. — Soll man e. Kniegelenksarthr. nach alter Schußverletzg. m. intraartikul. Injekt. e. Prednisolon Kristallsuspens. behandeln?, Dtsch. med. Wschr. 1959. — Sportverletzgn. i. d. Sprechstd. d. prakt. Arztes, Dtsch. Med. J. 1959. — Beobachtgn. e. Venograph. nach Fistelfüllg. m. Perabrodil, ebd. 1960. — Frakt. d. Mittelhand u. d. Finger am wachs. Skelett, e. Beitr. z. Daumenpseudarthr. i. Kindesalter, Mschr. Unfhlkd. 1960. — Einrichtg. u. Ausbau d. Orthop. Klin. u. Poliklin. d. Freien Universität Berlin i. Oskar-Helene-Heim (mit Hofmeister u. Friedebold), Berl. Med. 1960. — Formverbess. Op. u. orthop. Schuhversorgg., Verh. dtsch. orthop. Ges. 48. Kongr. 1960. — Gewohnheitsmäß. Subluxat. d. Kahnbeines d. Hand, Arch. orthop. Unfall-Chir. 1961. — Folgezustände nach Kniegelenks- u. kniegelenksnahen Frakt. b. Kind u. deren Bhdlg., Verh. Dtsch. orthop. Ges. 49. Kongr. 1961. — Ätiol. u. Diff.diagn. v. Navicularenekr., Navicularpartitium u. Navicularpseudarthr., ebd. 1962. — Bhdlg. e. Genu varum. Antwort i. d. Dtsch. med. Wschr. 1962. — Bhdlg. schwerer Gliedmaßenmißbildgn. (mit van Bömmel), Dtsch. med. Wschr. 1963. — Haltgs.fehler u. Haltgs.schäden, ihre Ursache u. Bhdlg. Bundesjugend-Gesundheitsdienst Köln. — Haltgs.fehler b. Kindern u. Jugendl., Z. Agnes Karll Schwester 1963. — Op. Bhdlg. v. Gliedmaßendefektbildgn., 9. Kongr. d. S.I.C.O.T. 1963 Wien, Extrait Communications. — Mißbildgn. u. ihre orthopäd. Behandlg. Vortr. am 15. 3. 1963 vor d. Fortbild.kurs i. Bäder- u. Klimahlkd. v. 4.—27. 3. 1963 i. Gießen. — Begutachtg. d. Handgelenkschäden, ·Vortr. vor d. Vereinigg. Süddtsch. Orthop. i. Baden-Baden vom 27. 4.—1.5 1963. — Sportschäden u. -verletzgn. Fortbild.kurs Orthop. Probl. d. tägl. Prax., am 10. 11. 1963. — Haltungsschäden u. Haltungsfehler Jugendl., Krs.lehrertagg. d. Lehrerschaft d. Krs. Lauterbach am 22. 11. 1963. — Schiefhals aus orthop. Sicht, Vortr. vor d. Gießener Med. Ges. am 21. 1. 1964. — Sternoclavicularluxat. b. Kinde, Mschr. Unfhlkd. 1964. — Begutachtg. d. Handgel.-schäden, ebd. — Zumutbarkt. u. Aussagewert v. Kontraktdarstellg., Hefte Unfhlkd. 81. — Periarthritis humero-scapularis, HWS Osteochondrose u. Unf., Klin. Med. 1965. — Erfahrgn. m. d. Osteotomia inominata (Salter), in: Beckenosteotomie u. Pfannendachplastik v. Gg. Chapchal, Thieme 1965. — Funkt.beurteilg. u. Funkt.-verbesserg. v. Daumenmißbildgn. (mit Maus u. Seibel), Arch. orthop. !u. Unfall-Chir. 59/1966. — Bhdlg. v. Spätschäden nach Schenkelhalsfrakt. (mit Schäfer), ebd. — Op. Bhdlg. angebor. Daumenmißbildgn. u. ihrer Funkt.störgn., ebd. 60/ 1966. — Kindl. Frakt. u. Luxat. am Bein, Orthop. Prax. 1966.

Reusch, Hermann, Facharzt f. Chir., 1 Berlin 19, Kaiserdamm 110. — *2. 12. 08 Straßburg/Els. — **A:** 34 Rostock. — **Prom:** 38 Berlin. — **F:** Chir. — **V:** 35–40 I. chir. Abt. Städt. Krhs. Westend Berlin-Charlottenburg (Neupert, Boeminghaus). — **P:** Phlegmon. Prozesse d. Magen-Darmkanals u. ihre Folgen, Diss.

Reuter, Franz, Facharzt f. Chir., Durchgangsarzt, 5 Köln-Bayenthal, Golt-steinstr. 120. — *5. 1. 13 Meckenheim, Bez. Köln. — **A:** 40 München. — **Prom:** 40 ebd. — **V:** Städt. Krhs. Köln-Deutz u. Köln-Mülheim (Kroh), Städt. Kr.anst. Düsseldorf (Herzog, Madlener), Städt. Kr.anst. Köln-Merheim (Kroh, Dick).

Reuther, Karl G., Dr. med., Dr. med. dent., Leit. Arzt d. Bez.krhs. u. Chefarzt d. chir. Abt., 7564 Forbach/Baden. — *10. 1. 14 Freudenstadt/Schw. — **A:** 37 Frankfurt a. M. Zahnarzt; 43 ebd. Arzt. — **Prom:** 37 ebd. Zahnmed.; 44 ebd. Med. — **F:** Chir. — **V:** 44 Gießen (Bernhard), 45–46 POW-Hosp. Weilmünster (Lezius), 46–52 Krskrhs. Freudenstadt (Matthes, Usadel), 53–55 Bez.krhs. Forbach (Pieper), 55–57 Katharinenhosp. Stuttgart (Gross).

Rey, Josef M., 5100 Aachen, Wilhelmstr. 76. — Fragebogen 1968 nicht beant-wortet.

Reyland, Philipp, 149, Avenue Salentiny, Ettelbrück (Luxemburg). — Frage-bogen 1968 nicht beantwortet.

Riccabona, Georg, Doz., Oberarzt u. Leit. d. Isotopenstation d. Chir. Univ.-Klin., Anichstr. 35, A-6020 Innsbruck (Österreich)*.

Richard, Albert, Ärztl. Dir. u. Chefarzt d. chir. Abt. Karolinen-Hosp., 576 Ne-heim-Hüsten 2, Stolte Ley 5. — *25. 11. 05 Schönholthausen i. W. — **A:** 31 Hagen/ Westf. — **Prom:** 31 Kiel. — **F:** Chir., Gynäkol. u. Geburtsh. — **V:** 30–31 Chir. Univ.-Poliklin. Kiel (Göbell), 31–35 St. Marien-Hosp. Hagen/Westf. (Ritter, Riehs), 36–40 Marien-Hosp. Düsseldorf (Pfalz, Kudlek, Hesse), ab 40 Chefarzt d. St. Jo-hannes-Hosp. Neheim-Hüsten, 45–49 Kriegsdienst u. Gefangenschaft. — **B:** Leit-faden f. Lagerärzte. Im Auftr. d. Genfer R. K. während d. Kriegsgefangenschaft im Lager Ledziny 1948. — **P:** Hernia inguinalis interparietalis, Diss. — Monstr. Er-weiterg. d. Harnblase b. cervic. Schnittentbindg., Zbl. Gynäk. 1938. — Bhdlg. d. Lochiometra m. Chinin-Calcium, Med. Klin. 1938. — Diff.diagn. d. Blasensprun-ges, Zbl. Gynäk. 1938. — Kamillen-Spuman, e. neue Applikat. d. Kamille i. d. Gynäkol., Med. Klin. 1940. — Plastik d. Hängebauches, Zbl. Gynäk. 1940. — Selt. Fund i. e. Proc. vermiformis, Zbl. Chir. 1943. — Extraperiton. Kaiserschnitt, Zbl. Gynäk. 1943. — Rö.-Raumsicht m. d. Magneta-Brille n. Wiegelmann, Z. ärztl. Fortbild. 1943. — Zweckmäß. Meth. z. Handschuhreinigg. i. d. Sprechstunde, Z. ärztl. Fortbild. 1943. — Bisher. klin. Einsatz d. Wiegelmannschen Raumsicht-Durchleuchtungsgerätes f. Op., Arch. orthop. Unfallchir. 43/1944. — Diff.diagn. d. Fruchtblasensprungs, Zbl. Gynäk. 1947. — Ureter als Bruchsack, Medizinische 1954. — Modifiz. Flaschenzugnaht, ebd. 1955. — Einfache Meth. z. Bildg. e. natur-getreuen künstl. Nabels, ebd. — Soll d. totale Eventrat. d. Neugeb. op. behandelt werden ?, ebd. — Drahtnaht d. Tibiaschrägbr., ebd. — Blutstillg. b. parenchymat. Organen, ebd. 1956. — Neues stark antiphlogist. wirk. u. Opiate einsparendes Anal-geticum, ebd. 1959. — Selt. Ursache e. massiven Magenblutg., ebd. 1961. — Op. Versorgg. d. Schlüsselbeinfrakt., ebd. — „Gezielte" Extens.bhdlg. d. Frakt. d. unt. Ob.schenkeldrittels, Chirurg 1962. — Einfache u. zuverläss. Meth. e. Epidermis-überpflanzg., Medizinische 1962. — Cholezysto-Duodenostomie, e. Beitr. z. op. Techn., ebd. 1965. — Bhdlg. d. Ganglions u. d. chron. Bursitis, ebd. 1966. —

Techn. d. Hallux-valgus-Op., ebd. 1967. — Bhdlg. d. posttraumat. Fingersteife, ebd. 1968.

Richt, Albrecht, Oberreg. Med. Rat, Gutachter b. d. Versorggs.ärztl. Untersuchungsstelle Stuttgart, Chir. Privatpraxis, 7 Stuttgart-Bad Cannstatt, Martin-Luther-Str. 72. — *21. 8. 16 Nagold Kr. Calw. — **A:** 42 Tübingen. — **Prom:** 42 ebd. — **F:** Chir. — **V:** 42 Staatl. Frauenklin. Stuttgart (Fetzer), 42–45 chir. Kriegsdienst, 46–47 Zentralklin. Göppingen (Schmuck), 47–57 Ass. bzw. Oberarzt VKH Stuttgart (Burkart), 58–66 Chefarzt d. Versorggs.krhs. Stuttgart, 66–67 Chefarzt d. chir. Abt. Berg d. Cannstatter Krhs., ab 67 Gutachter f. Chir. b. d. Versorggs.ärztl. Untersuchggs.stelle d. Landesversorggs.amtes Stuttgart (Esche).

Richter, Charlotte, Fachärztin f. Neurochir. Akad. Rätin, 69 Heidelberg, Neurochir. Abt. d. Chir. Univ.-Klin. — *28. 3. 21 Kolberg/Ostpommern. — **A:** 49 Heidelberg. — **Prom:** 51 ebd. — **F:** Neurochir. — **V:** Ab 49 Heidelberg.

Richter, Gerhart, Priv.-Doz. Chefarzt d. Chir. Klin. d. Karl-Olga-Krhs. 7 Stuttgart-C, Schwarenbergstr. 7. — *13. 6. 28 Karlsruhe. — **A:** 54 Freiburg i. Br. — **Prom:** 55 ebd. — **Hab:** 66 Mainz. — **F:** Chir. — **V:** 54–57 inn. Abt. Städt. Krhs. St. Georgen/Schwarzw. (Kahler), 57–63 Freiburg (Krauss), ab 63 Mainz (Kümmerle). — **P:** Gutart. Knochentumoren, Bruns' Beitr. klin. Chir. 201/1960. — Kombinat. d. extrakorp. Kreisl. m. tiefer Hypothermie, Bull. Soc. Int. Chir. 1960. — Extrakorp. Kreisl., tiefe Hypothermie, langdauernder Kreisl.stillstand, Beitr. pathol. Anat. 125/1961. — Tierexp. Untersuchgn. z. Kombinat. d. extrakorp. Kreisl. m. tiefer Hypothermie, Langenbecks Arch. klin. Chir. 297/1961. — Erfahrgn. b. intrakard. Eingr. i. Hypothermie u. m. extrakorp. Kreisl., Dtsch. med. Wschr. 1961. — Bhdlgs.erg. b. Bronchialca., Thoraxchir. 1962. — Erg. d. op. Bhdlg. mal. Tumoren, Med. Klin. 1963. — Traumat. Ruptur d. thorak. Aorta, Dtsch. med. Wschr. 1963. — Frühdiagn. d. Bronchialca., Med. Klin. 1964. — Sauerstofftherap. i. d. Überdruckkammer, Dtsch. med. Wschr. 1965. — Intestin. Blutg. als klin. Komplikat., Wien. klin. Wschr. 1965. — Überdruckkammer – Indikat. u. Gefahren, Anaesthesist 1965. — Schwere Magenblutg. als Unf.folge, Mschr. Unfhlkd. 1966. — Erg. d. or. Langzeitbhdlg. v. Schweinen m. 2,1-Bis-(diäthanol-amino)-4,8-dipiperidino-pyrimido-5,4-d-pyrimidin vor u. nach Coronarocclusion, Arzneimittel-Forsch. 1967. — Exp. Untersuchgn. z. Überlebenszeit nach stufenw. Einengg. d. li. Koronarart. b. m. Persantin vorbehand. Schweinen, Thoraxchir. 1967. — Funkt. Späterg. b. unspezif. Pleuraempyem unt. Berücksicht. d. jeweil. Therapieform, Fortschr. Med. 1968.

Richter, Gottfried, MR., leit. Arzt. d. chir. Abt. d. Krskrhs., X 8122 Radebeul 2, Zillerstr. 24. — Fragebogen 1968 nicht beantwortet.

Richter, Hans, Facharzt f. Chir., Durchgangsarzt, 6078 Neu-Isenburg, Friedrichstr. 88/90. — *17. 6. 05 Frankfurt a. M. — **A:** 30 Frankfurt a. M. — **Prom:** 30 ebd. — **F:** Chir. — **V:** Med. Poliklin. Univ. Frankfurt a. M. (Strasburger), Med. Klin. Bürgerspit. ebd. (Scholz), Priv.-Krhs. Sachsenhausen ebd. (Flesch-Thebesius).

Richter, Hermann, Wiss. Ass. Chir. Univ.-Klin., 78 Freiburg i. Br. — *4. 1. 26 Graslitz/CSSR. — **A:** 52 Würzburg. — **Prom:** 52 ebd. — **Hab:** 68. — **F:** Chir. — **V:** 52 Med. Univ.-Klin. Würzburg (Wollheim), 52–53 Geb.-gyn. Abt. Krskrhs. Eschwege/Werra (Roth), 53 Med. Abt. Stadtkrhs. Kassel (Kalk), 53–55 Pathol. Inst. d. Univ. Marburg (Hamperl, Linzbach), 55–56 Med. Poliklin. ebd. (Schwiegk), 57–68 Freiburg (Krauss). — **B:** Diagn. u. Therap. d. fr. Schädel-Hirn-Traumas aus d. Sicht d. Allgemeinchirurgen (mit Krauss, Koslowski u. Thies), Chir. i. Fortschr., Enke 1965. — Erstversorgg. Unf.verletzter i. Krhs. (mit Koslowski), Thieme 1968. — Das fr. Schädel-Hirn-Trauma aus d. Sicht d. Allgemeinchirurgen (mit Kos-

lowski), Vortr. aus d. prakt. Chir. 1968. — **P:** Elektroresekt. d. Prostata, Indikat.
u. Erg. üb. 5 J., Diss. — Gewichtsverändergn. d. A.pulmonalis m. fortschreit. Alter
u. b. Blutdruckerhöhg. i. kleinen Kreisl. (mit W. W. Meyer), Verh. Dtsch. Path.
Ges. 39. Tagg. 1955. — Eigenart. Beziehg. d. elast. Gerüstes z. glatten Muskulat. i.
extrapulmon. Abschnitt d. Lungenart. d. Menschen (mit W. W. Meyer), Z. Zellforsch.
43/1955. — Gewicht d. Lungenschlagader als Gradmesser d. Pulmonalart.sklerose
u. als morphol. Kriterium d. pulmon. Hypertonie (mit W. W. Meyer), Virchows Arch.
328/1956. — Genuine Lebercirrhose i. Säuglingsalter (mit Lambers), Z. Kinderhlkd.
78/1956. — Diffuse hyperton. Sklerose d. Lungenschlagader u. ihre Bedeutg. f. d.
Entstehg. d. Rechtsinsuff. d. Herzens (mit W. W. Meyer), Klin. Wschr. 1956. —
Fassgs.vermögen u. d. Volumendehnbarkt. d. aort. Windkessels u. d. Pulmonalis i.
Abhängigkt. v. Alter, Art.sklerose u. Hochdruck (mit W. W. Meyer, Schollmeyer u.
Simon), Verh. Dtsch. Ges. Kreisl.forsch. 23. Tagg. 1957. — Exogene Einfl. auf d.
Harnkonkrementbildg., Dtsch. med. Wschr. 1961. — Bhdlg. d. transacetabul. Bek-
kensprengg. b. Mehrfachfrakt. d. gleichseit. Extremität, Hefte Unfhlkd. 78/1964. —
Transacetabul. Beckensprengg. u. ihre Bhdlg. mittels percut. Schraubenzugkom-
press., Mschr. Unfhlkd. 1964. — Bedeutg. d. Scalenuslympknotenbiopsie nach Da-
niels f. d. Diagn. u. Operabil. intrathorak. mal. Tumoren, Chirurg 1965. — Bhdlg.
u. Progn. b. Verletzgn. größerer Art. u. d. Herzens, Hefte Unfhlkd. 81/1965. —
Unf.chir. Gesichtspunkte z. Diagn. u. Therap. d. fr. Schädel-Hirn-Verletzg., ebd.
87/1966. — Diff.diagn. d. Appendizitis i. Kindesalter (mit Lorenz u. Coldeway), Arch.
Kinderhlkd. 174/1966. — Probl. d. fr., schwersten Schädel-Hirn-Verletzgn., Bruns'
Beitr. klin. Chir. '214/1967. — Klin. u. tierexp. Untersuchgn. z. Vitalfärbg. m. Disulphinblau i. d. Chir., Klin. Med. 1967.

Richter, Joachim, Ass. d. Chir. Klin. d. Med. Akad. Magdeburg, X 3250 Staßfurt, Bodestr. 36. — Fragebogen 1968 nicht beantwortet.

Richter, Otto, 8400 Regensburg, Hans-Huber-Str. 7. — Fragebogen 1968 nicht
beantwortet.

Richter, Paul, Ärztl. Dir. d. Krskrhs., X 5700 Mühlhausen (Thür.), Arndtstr. 17.
— Fragebogen 1968 nicht beantwortet.

Richter, Paulus K., Oberarzt d. chir. Abt. d. Krhs. Bethanien, 2 Hamburg 20,
Martinistr. 44, Niedergel. Chir., 2 Hamburg 63, Kleekamp 20. — *2. 10. 27 Naila/Ob.-
franken. — **A:** 54 Hamburg. — **Prom:** 58 ebd. — **F:** Chir. — **V:** 55–58 Bethanien
Hamburg (Lund), 58 int. Abt. ebd. (Kühn), gyn. Abt. ebd. (Nevermann), 58–61
I. chir. Abt. A. K. St. Georg Hamburg (Diebold), 61–62 I. med. Abt. A. K. Harburg
ebd. (Budelmann), 62–63 I. chir. Abt. A. K. St. Georg ebd. (Diebold), ab 63 Oberarzt
Bethanien ebd. (Lund). — **P:** Op. Bhdlg. d. Choledochuscyste, Langenbecks Arch.
klin. Chir. 291/1959.

Richter, Siegfried, Chefarzt d. chir. Abt. d. Krskrhs., 7060 Schorndorf/Württ. —
Fragebogen 1968 nicht beantwortet.

Richter, Willi Heinrich, † 21. 12. 1968, ehemals OMR, Chefarzt am Krskrhs.,
208 Pinneberg. — *12. 7. 14 Herford/Westf. — **A:** 40 Münster. — **Prom:** 40 ebd. —
F: Chir. — **V:** 40–43 Münster (Coenen), 43–45 Kriegsdienst, 45–46 Städt. Krhs.
Uetersen/Holstein, 46–59 Oberarzt Krskrhs. Pinneberg (Hinrichsmeyer), 54–55 urol. ,
Abt. Allg. Krhs. Wandsbek-Gartenstadt (Junker). — **P:** Morphol.-exp. Untersuchgn.
z. Probl. d. Prostatahypertrophie. I. Tl., Dtsch. Z. Chir. 1942. — Grundlagen d.
neurohormon. Syst., Klin. Wschr. 1943. — Beobachtgn. am Nebenzellplasmodium
v. norm. Grenzstrangganglien u. an resez. Grenzstrangganglien b. Endangitis obliterans d. Gehirns u. d. Extremitäten, Dtsch. Z. Chir. 1943. — Morphol.-exp. Unter-

suchgn. z. Probl. d. Prostatahypertrophie. II. Tl., Z. Urol. 1950. — Neurohistol. Befunde an sympath. Ganglien insuff. Nieren, ebd. 1952. — Schonende Nark. m. „My 301" u. Inactin, Zbl. Chir. 1954. — Bhdlg. d. Tetanus, Medizinische 1954. — Prostatahypertrophie. III. Tl., Exp. Untersuchgn. z. Wirkg. d. Hormone auf d. Trophik d. Prostata, Z. Urol. 1956. — Prostatahypertrophie. IV. Tl., Bhdlg. d. Prostatahypertrophie, ebd.

Richter, Wolfgang, Prof., Chefarzt d. chir. Klin. Elisabeth-Krhs., 4070 Rheydt, Büschgensstr. 8. — *28. 6. 21 Wetter/Ruhr. — **A:** 45 Hamburg. — **Prom:** 45 ebd. — **Hab:** 59 Bonn. — **F:** Chir. — **V:** 45 Res. Laz. Bad Oldesloe u. Lübeck, 45–46 Bonn (v. Redwitz), 46–48 Knappschaftskrhs. Bardenberg (Schmitz), 48–64 Bonn (v. Redwitz, Gütgemann), 48–49 Lungenheilstätte Waldbreitbach (Schmidt), 65–67 Chefarzt Chir. Klin. Städt. Krhs. Rheydt. — **B:** Études phlébographiques pour l'indication du traitment chirugical des varices, in: Charpy, Les troubles trophiques des membres inférieurs d'origine veineuese, Masson et Cie, Paris 1956. — **P:** Bhdlg. d. Thromboembolie m. Anticoagulantien, Langenbecks Arch. klin. Chir. 274/1953. — Epicondylitis humeri, Med. Klin. 1954. — Therap. d. periph. art. Durchblutgs.-störgn., ebd. 1955. — Erfahrgn. m. e. neuen Analsalbe, ebd. — Klin. u. röntgenol. Untersuchgs.meth. z. Indikat. d. op. Bhdlg. v. Varizen an d. unt. Gliedmaßen, ebd. 1956. — Op. Vorgehen b. Aortenaneurysmen, Chirurg 1957. — Diagn. u. Therap. d. Aortenaneurysmen, Med. Klin. 1957. — Diff.diagn. periph. art. Durchblutgs.störgn., ebd. — Nil nocere! Zwischenfälle b. u. nach Aortograph., Münch. med. Wschr. 1957. — Thermometr. Untersuchgn. z. Frage d. Wirkg. u. Indikat. v. intraart. Sauerstoffinsufflat. b. periph. Durchblutgs.störgn., Med. Klin. 1957. — Sur le traitement chirurgical des anéurrysmes de l'aorte., Minerva Cardioangiologica Europea (Turin) 6/1958. — Oestrogenausscheidg. i. Urin b. Mamma-Ca. nach verschied. therap. Maßnahmen, Bull. Soc. int. Chir. 17/1958. — Bhdlg. d. periph. art. Durchblutgs.-störgn. m. intraart. Sauerstoffinsufflat., Med. Mschr. 1958. — Klin. postthrombot. Folgezustände an d. unt. Gliedmaßen, Bruns' Beitr. klin. Chir. 196/1958. — Stoffwechsel in durchblutgs.gestörter quergestreifter Muskulat., Langenbecks Arch. klin. Chir. 288/1958. — Früh- u. Späterg. d. op. Bhdlg. traumat. a.-v. Fisteln, Ärztl. Wschr. 1958. — Fortschr. i. d. Bhdlg. d. periph. Gefäßerkrankgn., Landarzt 1958. — Klin. u. Therap. d. Phlegmasia caerulea dolens, Bruns' Beitr. klin. Chir. 197/1958. — Probl. d. termin. Blutstrombahn u. d. intermed. Stoffwechsels i. d. quergestreiften Muskulat., Habil.-Schr. 1959. — Herzminutenvolumen b. a.v. Fisteln, Z. Kreisl.forsch. 1959. — Syndr. d. Vena cava superior unt. bes. Berücksicht. d. angiograph. Untersuchgn. i. Hinbl. auf d. op. Therap., Ärztl. Wschr. 1959. — Wert d. Heparinanwendg. b. d. Phlegmasia caerulea dolens, Med. Klin. 1959. — Op. Therap. d. postop. Chylothorax, 18. Kongr. Soc. int. chir. 1959. — Prophyl. u. Therap. d. diabet. Brandes, Münch. med. Wschr. 1960. — Postthrombot. Symptomkomplexe d. Beine, Dtsch. med. Wschr. 1960. — Akute Gefäßverschl. Grenzen konservat. u. chir. Therap., Therap.woche 1961. — Diagn. u. Therap. d. Verschl. u. Aneurysmen d. Bauchaorta, Hippokrates 1961. — Wirkg. d. lumb. Sympathekt. auf d. Stoffwechsel d. quergestreiften Muskulat., Langenbecks Arch. klin. Chir. 297/1961. — Diagn. u. Diff.diagn. d. art. Embolie u. Phlegmasia caerulea dolens i. Hinbl. auf d. Indikat.stellg. z. Therap., Med. Welt 1962. — Genese, Sympt. u. Therap. v. Sternumfrakt., Mschr. Unfhlkd. 1962. — Bhdlg. d. Thoraxkontus. i. Sternumbereich, Sonderbd. B. G. Tagg., Mainz 1962. — Bhdlg. v. Pleuraempyemresthöhlen mittels Thorakoplast. u. gestielter Scapulamuskulat., Bruns' Beitr. klin. Chir. 207/1963. — Diagn. u. Diff.diagn. d. Phlegmasia caerulea dolens hinsichtl. d.

Indikat.stellg. z. Therap., Med. Welt 1963. — Chir. d. Thoraximpress.verletzgn.,
Kongr. Bd. Soc. Int. Chir. Rom 1963. — Chir.-op. Therap. v. Beckenbr., Mschr.
Unfhlkd. 1964. — Örtl. u. allg. Wirkgn. d. schweren Traumen. Neue therap. Möglktn. Kongr. ber., Zbl. Verk. Med. 1964. — Dring. op. Versorgg. kombin. Verletzgn.
mehrerer Körperhöhlen, Münch. med. Wschr. 1964. — Pathophysiol. u. Therap. d.
traumat. a.v. Fisteln, Zbl. Chir. 1964. — Berechtigg. d. Thorakotomie b. traumat.
Haemothorax, ebd. — Progesos et el trata miento quirúrgico de las embolias arteriales, Informa 28/1965. — Thoraximpress. u. begleit. Organverletzgn., Münch.
med. Wschr. 109/1967.

Riechers, Werner, Facharzt f. Chir., 305 Wunstorf, Georgstr. 13. — *2. 4. 15
Mandelsloh. — **A:** 40 Jena. — **Prom:** 40 ebd. — **F:** Chir. — **V:** 40 inn. Gynäk. Jena,
Kriegsdienst, 45–52 Krhs. Nordstadt Hannover.

Riechert, Traugott, Prof., Dir. d. Neurochir. Univ.-Klin., 78 Freiburg i. Br.,
Hugstetter Str. 55. — *29. 10. 05 Lyck/Ostpreußen. — **A:** 32 Berlin. — **Prom:**
32 Königsberg/Ostpr. — **Hab:** 40 Frankfurt a. M. — **F:** Neurochir. — **V:** 32–33
Univ.-Augenklin. Königsberg/Ostpr., 34 Nervenklin. d. Stadt u. Univ. Frankfurt
a. M. (Kleist), 34 Neurochir. Abt. d. Univ. Würzburg (Tönnis), Städt. Krhs. Magdeburg (Löhr), 36 Nervenklin. d. Stadt u. Univ. Frankfurt a. M., 39 Neurochir. Klin.
d. Hosp. z. Heiligen Geist Bad Nauheim, 46 Neurochir. Abt. d. Univ. jetzt Neurochir.
Univ.-Klin. Freiburg i. Br., 46 apl. Prof., 49 ao. Prof. — **B:** Arteriograph. d. Hirngefäße, I. Aufl., Lehmanns 1943. — Verletzgn. d. Auges (mit Tönnis u. Seiffert),
in: Kopfverletzgn., 2. verb. Aufl. Taschenb. d. Truppenarztes Bd. II, Lehmanns
1943. — Arteriograph. d. Hirngefäße, II. Aufl. Urban & Schwarzenberg 1949. —
Beitr. z. Taschenb. d. prakt. Med., 2. Aufl. Kottmaier 1953; 3. Aufl. Thieme 1955;
4. Aufl. 1957; 6. Aufl. 1963. — Neurochir. Therap., in: Hdb. d. Inn. Med., 4. Aufl.,
Bd. V, Springer 1953. — Arteriograph. u. Ventrikulograph., ebd. — Op. d. WS u.
am Rückenmark, in: Bier-Braun-Kümmell, Chir. Op.lehre, 7. Aufl., Bd. 1, Leipzig:
Barth 1954. — Verletzgn. u. Erkrankgn. periph. Nerven,·(mit Umbach) in: Hdb.
d. ges. Unfhlkd., I. Bd., Enke 1954. — Stereotakt. Geräte. Stereotaxic Instruments
(mit Mundinger), in: Schaltenbrand-Bailey, Einführgn. i. d. stereotakt. Op. m. e.
Atlas d. menschl. Gehirns, Bd. I, Thieme 1959. — Op. Bhdlg. d. Hydrocephalus
(mit Umbach), in: Hdb. d. Neurochir., 4. Bd., 1. Tl., Springer 1960. — Verletzgn. u.
Erkrankgn. periph. Nerven (mit Umbach), in: Hdb. d. ges. Unfhlkd., I. Bd., 3. Aufl.,
Enke 1963. — Hypophysentumoren, Hypophysekt., Klin. - Therap. - Erg. (mit
Mundinger) (mit e. Beitr. v. Reisert), Thieme 1967. — **P:** Eigene Veröffentlichungen:
Progn. d. Rauschgiftsuchten, Arch. Psychiatr. 95/1931. — Retinitis pigmentosa u.
mult. Sklerose, Klin. Mbl. Augenhlkd. 1933. — Ergänzg. z. Lochbrille nach Lind-
ner, Z. Augenhlkd. 1934. — Nadelhalter f. d. Op. nach Toti, Klin. Mbl. Augenhlkd.
1934. — Beobachtgn. an e. Phantomarm, Nervenarzt 1934. — Syntropan als My-
driatikum z. diagnost. Zwecken, Dtsch. med. Wschr. 1935. — Arteriograph. Befunde b. ätiol. unklaren Hemiplegien, Arch. Psychiatr. 107/1937. — Indikat. f. d.
Chordotomie, Zbl. Neurochir. 1938. — Arteriograph. d. Hirngefäße b. einseit.
Verschl. d. Carotis interna, Nervenarzt 1938. — Op. Bhdlg. d. zirkumskripten tbk.
Meningitis, Dtsch. med. Wschr. 1938. — Klin. d. Gliome i. Bereich d. Sehstrahlg.
m. bes. Berücksicht. ihrer arteriograph. Darstellg. Ber. üb. d. 52. Zusammenkunft
d. Dtsch. Ophthalmol. Ges. i. Heidelberg 1938. — Kreisl.störgn. i. Hirn i. arterio-
graph. Bild, Z. Neurol. 161/1938. — Hirnaneurysmen, Zbl. Neurochir. 1939. —
Op. Bhdlg. d. traumat. Spätepilepsie, Allg. Z. Psych. 1939. — Phlebograph. d.
Hirngefäße, Zbl. Chir. 1939. — Klin. u. op. Therap. d. Arachnitis optico-chiasma-

tis, Nervenarzt 1940. — Schädigg. d. zentr. opt. Neurons b. d. Tumoren d. Schläfen-
u. Hinterhauptlappens, Dtsch. med. Wschr. 1940. — Grundlagen d. neurochir.
Bhdlg. d. Nervenverletzgn., Nervenarzt 1942. — Neurochir., I. Tl.: Die intrakran.
Neubildgn., Fortschr. Neurol., Psych. 1942. — Kausalgie, ihre Diagn. u. Therap.,
Med. Klin. 1942. — Der „chron." Prolaps b. Hirnschußverletzgn. u. seine Bhdlg.,
Zbl. Neurochir. 1942. — Encephalograph. d. Schädelschußverletzgn., Fortschr.
Röntgenstr. 67/1943. — Angiograph. Befunde b. Schädelverletzgn. m. bes. Be-
rücksicht. d. Schädelschußverletzgn., ebd. — Operat.methode b. Stirnhöhlen-
osteom m. bes. günst. kosmet. Erg., H.-N.-Ohr.arzt I. Tl. 33/1943. — Infiziert.
Impress.schuß d. Schädels i. Spätstadium, Klin. u. Bhdlg., Arch. klin. Chir. 205/
1944. — Klin. u. Bhdlg. d. Rückenmarksschädigg. b. Wirbelsäulenverkrümmgn.,
Med. Klin. 1944. — Zwischenfälle b. d. Arteriograph. d. Hirngefäße m. Vasoselektan,
Nervenarzt 1944. — Neurochir., I. Tl., Intrakran. Neubildgn., Fortschr. Neurol.
1944. — Klin. u. op. Therap. d. Acusticus-Neurinome, Dtsch. med. Wschr. 1947. —
Chron. schmerzbedingte Gehstörgn. n. Verletzgn. d. Beinnerven u. ihre Bhdlg.,
Med. Klin. 1947. — Arteriograph. nachweisb. Störgn. d. Hirndurchblutg. als chron.
Folgezustand n. Schädelverletzgn., Nervenarzt 1947. — Heut. Stand d. Indikat.-
stellg. i. d. Sympathicuschir., Dtsch. med. Wschr. 1947. — Beeinfl. neurol.-psychiatr.
Krankheitsbilder d. Gefäßresekt., Zbl. Chir. 1948. — Op. Beeinfl. d. gestörten Hirn-
durchblutg. m. bes. Berücksicht. d. Gefäßresekt., Actas Luso-Espan. Neurol.
Psiquiatr. 7/1948. — Krankh. veränd. Schädelinnendruck, Diagn. u. Bhdlg.,
Dtsch. med. Rdsch. 1948. — Einfluß v. Injekt. i. d. sympath. Nervensyst. b. cerebr.
Zirkulat.störgn., Verh. Dtsch. Ges. Inn. Med., 54. Kongr. 1948. — Grenzgeb. u.
techn. Meth. 7. Friedenschir. Naturforsch. u. Med. i. Deutschland, Fait. Rev. of
German Sc. 82, Neurol., Tl. 3. — Op. z. Beseitigg. d. Hydrocephalus occlusus, Dtsch.
Z. Nervenhlkd. 160/1949. — Heut. Stand d. Psychochir., Ber. üb. d. Int. Kongr. f.
Psychochir., Nervenarzt 1949. — Impression im Planum nuchale, Ursache d. Hydro-
cephalus occlusus, Allg. Z. Psychiatr. 125/1949. — Durchschneidg. thalamo-front.
Bahnen b. unbeeinflußb. chron. Schmerzzuständen, Med. Klin. 1949. — Anzeigestellg. u. Grenzen d. op.-diagn. Meth. d. Neurochir., Dtsch. Z. Nervenhlkd. 162/1950.
— Hirndurchblutg. u. Elektrencephalogramm, Verh. Dtsch. Ges. inn. Med. 1950. —
Fortschr. d. Neurochir. Therap.woche 1950/51. — Ref. üb. neuere Arb. a. d. Neurochir. Abt. d. Univ. Freiburg i. Br., Dia Med. 24/1952. — Abgeändert. Verf. z. Op.
d. Hypophysengangstumoren, Arch. Psych. u. Z. Neurol. 188/1952. — Arteriograph.
nachgew. Verschl. d. Art. vertebralis, ebd. — Arteriograph. nachgew. Hirn-
durchblutgs.störgn. n. stumpfen Traumen, Med. Klin. 1952. — Klin. d. kindl.
Hydrocephalus, Crianca Portuguesa 1953. — Beseitigg. d. Hornerschen Syndr. nach
Depot-Novocain-Blockade, Med. Klin. 1953. — Bewertg. einseit. vermehrter subarachnoid. Luftfüllung, ebd. — Angiograph. d. norm. u. gestört. Hirndurchblutg.,
Verh. Dtsch. Ges. Kreisl.forsch. 1953. — Psychochir. Eingr. m. bes. Berücksicht. d.
gezielten Hirnop., Langenbecks Arch. klin. Chir. 276/1953. — Angiograph. Techn. u.
chir. Bhdlg. d. Gefäßverschl., Congr. Neurol. Int. 12. „Comptes-rendus", 1953. —
Bhdlg. e. traumat. Ischias, Med. Klin. 1953. — Diagn. u. Therap. d. Hirndurch-
blutgs.störgn., Regensburger Jb. ärztl. Fortbild. 1953/54. — Techn. u. Indikat. d.
gezielten Hirnop., Z. 75. Geb. v. Prof. Kleist, Frankfurt a. M. 1954. — Psychochir.,
Dtsch. med. J. 1954. — Jetz. Stand d. Chir. d. Hirngeschwülste, Med. Klin. 1954. —
Stereotakt. Op. u. ihre Anwendg. i. d. Psychochir., Medicina Contemporanea 1954.
— Op. Bhdlg. chron. Schmerzzustände, Regensburger Jb. ärztl. Fortbild. 1954. —
Op. Bhdlg. alter Hirnverletzgn. (Operative treatment of old injuries of the brain),

J. Indian-Med. Prof. 1/1955. — Techn. d. stereotakt. Hypophysenop. (Farbfilm, Inhaltsangabe), Langenbecks Arch. klin. Chir. 282/1955. — La técnica de las operaciones hipofisarias estereotáxicas, Revista Espanola de Oto-Neuro-Oftalmologia y Neurocirugia (Valencia) 81/1955. — Entferng. v. tiefsitz. Hirnstecksplittern m. Hilfe d. stereotakt. Op.verf., Zbl. Neurochir. 1955. — Ansprache als Dekan d. Med. Fak. d. Univ. Freiburg i. Br. z. 58. Ärztetag i. Baden-Baden, Ärztl. Mitt. 1955. — Modern Diagnosis and Treatment of Brain Tumors, J. Indian Med. Prof. 1955. — Stereotakt. Hypophysenop., Acta neurochir. Suppl. III/1956. — Techn. d. stereotakt. Hypophysenop., Klin. Wschr. 1956. — Op. Schmerzbekämpfg., Med. Klin. 1956. — Stereotakt. Op. b. Beweggs.störgn., Dtsch. Z. Nervenhlkd. 175/1957. — Chir. Bhdlg. d. Parkinsonismus, Langenbecks Arch. klin. Chir. 287/1957. — Stereotakt. Hirnop. m. bes. Berücksicht. d. Schmerzausschaltg., Zbl. Chir. 1957. — Posttraumat. nas. Liquorrhoe, Münch. med. Wschr. 1957. — Stereotakt. Hirnop. i. ihrer Anwendg. b. d. Hyperkinesen (mit Ausnahme d. Parkinsonismus), b. Schmerzzuständen u. einigen weit. Indikat. (Einführen v. radioakt. Isotopen usw.), Acta Med. Belgica 1957. — Erfahrgn. m. d. stereotakt. Bhdlg. d. Parkinsonsyndr., Ann. Vol. Physiology & Exptl. Med. Sciences 1957/58. — Angiograph. u. Encephalograph. b. Hirntumoren, Regensburger Jb. ärztl. Fortbild. 1957/58. — Parkinsonsyndr. u. seine neurochir. Bhdlg., Mkurse. ärztl. Fortbild. 1958. — Neues Verf. z. Op. d. Turmschädels, Zbl. Neurochir. 1958. — Einfl. d. Arbeitsprozesses auf d. Wiedereingliederg. v. hirnop. Pat., Lebenbedinggn. u. Gesundht., 1958. — Störgn. d. Willkürmotorik u. ihre neurochir. Bhdlg., Mkurse ärztl. Fortbild. 1959. — Stereotakt. Hirnop., Dtsch. med. Wschr. 1959. — Techn. u. einige Indikat. d. gezielten Hirnop., Nervenarzt 1959. — Stereotaxic Brain Surgery, German Med. Monthly 1959. — Mod. Chir. d. ZNS, Therap.woche 1959. — Chir. Bhdlg. d. zentr. Schmerzzustände, einschl. d. stereotakt. Op. im Thalamus u. Mesencephalon, Acta neurochir. 1960. — Neurochirurgie. Die stereotakt. Op. i. d. Bhdlg. d. Parkinsonsyndr. u. d. Hypophysentumoren, Almanach Neurol. u. Psych. 1961. — Nachruf Prof. Dr. Karl Kleist, Neurochirurgia 1961. — Indikat.gebiet d. stereotakt. Hirnop., Dtsch. med. J. 1961. — Fortschr. u. Ausblicke d. Neurochir., Mkurse ärztl. Fortbild. 1962. — Stereotakt. Op.verf. b. d. Schmerzbekämpfg., Dtsch. med. Wschr. 1962. — Stereotactic Operations for the Relief of Intractable Pain, German Med. Monthly 1962. — Long Term Follow-Up of Results of Stereotaxic Treatment in Extrapyramidal Disorders, Confinia neurol. 22/1962. — Fortschr. d. Neurochir., Stereotakt. Hirnop. Schriftenr. d. Forschungsrates d. Landes Hessen, Verl. Dr. Max Genlen, Bad Homburg v. d. H., Berlin, Zürich. 12. Veröff. VI-VIII, 13. Sitzg. am 26. 7. 1963 in Wiesbaden. — Diff.diagn. u. Bhdlg. d. Schädel- u. Hirntraumas, Regensburger Jb. ärztl. Fortbild. 1964. — Klin. u. op. Therap. d. intrakran. infekt. Erkrankgn., Arch. Ohr.-, Nas.- u. Kehlkopfhlkd. 183/1964. — Techn. u. Erg. stereotakt. Hirnop. b. extrapyramid. Beweggs.störgn. 14th Biennial Int. Congr. Int. Coll. Surg. Wien 1964. — Op. Bekämpfg. d. Schmerzes m. bes. Berücksicht. d. stereotakt. Hirnop. (The Surgical Treatment of Pain, with Particular Reference to the Stereotaxic Brain Operations), Wakayama 1964. — Stereotaxic operations for extrapyramidal motor disturbances with particular regard to age groups, Confinia Neurolog. 26/1965. — Relief of Certain Types of Intractable Pain by Stereotaxic Surgery, Pain 39/1966. — Extrapyramid. Beweggs.störgn., Orthop.-Techn. 1966. — Fortschr. i. d. Bhdlg. v. Aneurysmen u. Gefäßtumoren d. Hirns. Wiss. Z. Humboldt-Univ. zu Berlin, Math.-Naturwiss. Reihe, 1968 u. Psych. Neurol u. med. Psychol. 1967. — Neue Op.meth. z. Bhdlg. d. Carotis-sinus cavernosus-Aneurysmen, Langenbecks Arch. klin. Chir. 319/1967. — Entwicklg. d. Hypophysenchir. (unt. Berücksicht. e. eig. kombin. off. stereotakt. Op.meth.), Zukunft d. Neurol. 1967. — Op. Therap. d. Beweggs.störgn. einschl. d. stereotakt. Meth., Mkurse ärztl. Fortbild. 1967. — Grenzen u. Möglktn. d. stereotakt. Op., Praktikeralmanach 1968. — Gemeinsame Veröffentlichungen: — Wert d. Siliquidreakt. i. Vgl. m. ein. and. Liquorreakt. (mit Swerbejew), Arch. Psychiatr. 92/1930. — Schläfenlappentumoren, ihre Klin. u. arteriograph. Diagn. (mit Löhr), Zbl. Neurochir. 1937. — Psych. Störgn. b. arterioven. Aneurysma d. Gehirns. Zugl. e. Beitr. z. Frage d. epilept. Wesensveränderg. (mit Zillig), Z. Neurol. 168/1940. — Intracerebr. Hirnpotentialableitgn. b. hirnchir. Eingr. (mit Jung u. Meyer-Mickeleit), Dtsch. Z. Nervenhlkd. 162/1950. — Zwei Untersuchgs.meth. z. Beurteilg. d. Hirndurchblutg. (mit Heines), Nervenarzt 1950. — Mehrfache, objekt. Registrierg. e. wechselnd starken Durchblutgs.störg. b. d. Sturge-Weber'schen Krankht. (mit Heines), Festschr. Prof. Moniz 1950. — Zielgerät z. intrakran. elektr. Ableitg. u. Ausschaltg. m. bes. Berücksicht. d. Eingr. am Trigeminus (mit Wolff), Nervenarzt 1951. — Klin. Untersuchgn. z. Hämodynam. d. Schädelinnenraumes (mit Heines), (Investigacoes clinicas sobre a hemodinamica da cavidade craneana), Nervenarzt 1951 u. Actas Luso Espanolos de Neurologia y Psiquiatria 10/1951. — Entwicklg. u. klin. Bedeutg. d. gezielten Hirnop. (mit Wolff), Med. Klin. 1951. — Techn. u. Bedeutg. d. op. Elektrocorticograph. u. subcortic. Hirnpotentialableitg. (mit Jung u. Heines), Nervenarzt 1951. — Neues Zielgerät z. intrakran. elektr. Ableitg. u. Ausschaltg. (mit Wolff), Arch. Psychiatr. 186/1951. — Klin. Erfahrgn. m. gezielten intrakran. Ausschaltgn. b. chron. Schmerzzuständen (mit Wolff), Langenbecks Arch. klin. Chir. (Kongr.bd.) 1951. — Neues Zielgerät f. d. Koagulat. d. Ganglion Gasseri u. and. intracerebr. Eingr. (mit Wolff), Acta neurochir. 1952. — Neue Meth. d. op. Elektrocorticograph. u. subcortic. Elektrograph. (mit Jung), ebd. — Erfahrgn. m. kortik. u. intrazerebr. Ableitgn. d. Hirnströme (mit Schwarz), Dtsch. med. Wschr. 1952. — Techn. Durchführg. v. gezielten Hirnop. (mit Wolff), Arch. Psychiatr. 190/1953. — Kraniocerebr. Korrelat.topograph. thalamofront. Bahnen u. gezielte Hirnop. (mit Henschen u. Klingler), Langenbecks Arch. klin. Chir. 273/1953. — Indikat. u. Lokalisat.meth. d. gezielten Hirnop. (mit Hassler), Nervenarzt 1954. — EEG-Befunde b. Thalamusreizg. am Menschen (mit Jung), ebd. 1955. — Klin. Effekte b. Reizg. einzelner Thalamuskerne am Menschen (mit Hassler), ebd. — A Special Method of Stereotactic Brain Operation (mit Hassler), Proc. Royal Soc. Med. 1955. — Op. am Canalis opticus b. Funkt.störgn. d. Sehnerven (mit Hemmer), Acta neurochir. Suppl. III/ 1955. — Potentialabläufe üb. d. Rinde u. i. d. Tiefe währ. stereotakt. Eingr. an subcortic. Strukt. b. Menschen (mit Umbach), Tagg. Dtsch. Ges. EEG, Graz 1955. — Beschreibg. u. Anwendg. e. Zielgerätes f. stereotakt. Hirnop. (II. Modell) (mit Mundinger), Acta neurochir. Suppl. III/1956. — Techn. d. lokalis. Bestrahlg. v. Hirngeschwülsten m. radioakt. Isotopen (mit Mundinger), Radioakt. Isotope II/ 1956. — Pseudoneurot. Zustandsbilder b. Gehirntumoren (mit Hemmer), Münch. med. Wschr. 1956. — Hebephrene Symptomat. b. eosinophilem Hypophysenadenom (mit Klages), Nervenarzt 1957. — Fall v. doppelseit. Fornicotomie b. sog. tempor. Epilepsie (mit Hassler), Acta neurochir. 1957. — Erfahrgn. d. stereotakt. Hypophysenop. m. Radio-Isotopen (mit Mundinger), Chirurg 1957. — Symptomat. u. op. Bhdlg. d. extrapyramid. Beweggs.störgn. (mit Hassler), Med. Klin. 1958. — Künstl.-radioakt. Isotope i. d. Diagn. u. Therap. v. Hirngeschwülsten (mit Mundinger), atombrief (Baden-Württbg.) 6/7/1958. — Bhdlg. mal. Hirntumoren m. Radio-Isotopen (mit Mundinger), Zbl. Neurochir. 1958. — Klin. u. anatom. Befunde

b. stereotakt. Schmerzop. i. Thalamus (mit Hassler), Arch. Psychiatr. 200/1959. — Stereotactic Coagulation of the Fornix as Treatment for Temporal Epilepsy. (La Coagulation stereotactique du Fornix dans le Traitement de l'Epilepsie temporale (mit Umbach), Proc. I. Int. Congr. Neur. Science, Brüssel III/1959. — Applikat. v. Radio-Isotopen z. Strahlenbhdlg. intracran. Tumoren (Filmbeschreibg.) (mit Mundinger, Schulz u. Zysno), Acta neurochir. Suppl. VI/1959. — Erfahrgn. m. d. lokalis. Bestrahlg. v. malig. Hirngeschwülsten m. Radio-Isotopen (mit Mundinger u. Noetzel), ebd. — Kombin. Zielbügel m. Bohraggregat z. Vereinfachg. stereotakt. Hirnop. (mit Mundinger), Arch. Psychiatr. 199/1959. — Indications, technique and results of the stereotactic operations upon the hypophysis using radio-isotopes (mit Mundinger), J. Nervous Ment. Dis. 131/1960. — Physiological Observations in Stereotaxic Operations in Extrapyramidal Motor Disturbances (mit Hassler u. a.), Brain 83/1960. — Untersuchgn. z. d. physikal. u. techn. Voraussetzgn. e. dosierten Hochfrequenzkoagulation b. stereotakt. Hirnop. (mit Mundinger u. Gabriel), Zbl. Chir. 1960. — Wirkgn. d. Reizgn. u. Koagulat. i. d. Stammganglien b. stereotakt. Hirnop. (mit Hassler), Nervenarzt 1961. — Op. Bhdlg. d. Hydrocephalus. (Hydrocephalus als soziol. Probl. Seine mod. Bhdlg. mittels Drainage i. d. re. Herzohr/ Spitz-Holter) (mit Hemmer), Ärztl. Fortbild. 1961. — Erg. d. stereotakt. Hirnop. b. extrapyramid. Beweggs.störgn. auf Grund postop. u. Langzeituntersuchgn. (mit Mundinger), Dtsch. Z. Nervenhlkd. 182/1961. — Extrapyramid. Syndr. (mit Mundinger), Mkurse ärztl. Fortbild. 1961. — Stereotaxic Irradiation-Procedure of Brain Tumors and Pituitary Adenomas by Means of Radio-Isotopes and its Results (mit Mundinger), Confinia Neurol. 22/1962. — Pädiatr. u. neurochir. Erfahrgn. z. Bhdlg. d. kindl. Hydrocephalus (mit Hemmer u. Magret), Mschr. Kinderhlkd. 1962. — Bhdlg. d. Hydrocephalus (mit Hemmer), Med. Welt 1963. — Stereotakt. Hirnop. z. Bhdlg. extrapyramid. Bewegungsstörungen (Parkinsonismus u. Hyperkinesen) u. ihre Resultate. Teil A u. B (mit Mundinger), Fortschr. Neurol.-Psych. 1963. — Bewußtseinsstörgn. unt. d. Bild akinet. mutist. Verhaltensweisen nach stereotakt. Ausschaltgn. i. d. Stammganglien (mit Umbach), Arch. Psychiatr. 204/1963. — A new method for treatment of hitherto inoperable arteriovenous angiomas: the operation with stereotaxic approach (mit Mundinger), Exerpta Medica 60/1963. — Untersuchgn. z. Effekt stereotakt. Op. auf d. Parkinson-Syndrom (mit Avenarius u. Gerstenbrand), Wien. klin. Wschr. 1964. — Hochfrequenz-Koagulation u. lokalis. Vereisg. b. stereotakt. Hirnop. (mit Mundinger u. Gabriel), Selecta Ausgabe A 1964. — Combined stereotaxic operation for treatment of deep-seated angiomas and aneurysms (mit Mundinger), J. Neurosurg. 21/1964. — Anwendg. e. Zielapparates f. stereotakt. Op. i. d. Mund- u. Kieferchir. als neue techn. Möglkt. (mit Eschler u. Umbach), Dtsch. Zahn-Mund-Kieferhlkd. 43/1964. — Elektrophysiol. u. klin. Erg. stereotakt. Eingr. i. limb. System b. temp. Epilepsie (mit Umbach), Nervenarzt 1964. — Indikat. u. Langzeiterg. v. 1400 uni- u. bilater. stereotakt. Eingr. b. Parkinson-Syndr. (mit Mundinger), Wien. Z. Nervenhlkd. 1966. — Correlations between clinical and autoptic findings in stereotaxic operations of parkinsonism (mit Hassler u. Mundinger), Confin. Neurol. 26/1966. — Zentr. neurochir. Bekämpfg. d. viscer. Schmerzes (mit Umbach), Acta Neurovegetativa 1966. — Neue chir. Meth. z. Ausschaltg. v. biol. Gewebe durch indukt. Erwärmg. (Indukoagulat.) (mit Gabriel), Dtsch. med. Wschr. 1967. — Biopsien währ. stereotakt. Op. b. Parkinsonsyndr. (mit Gisinger u. Mölbert), Neurochirurgia 10/1967. — Evaluation of angiographic findings in Parkinson's disease (mit Gisinger), Confin. Neurol. 29/1967. — A New Surgical

Method of Producing Localized Tissue Lesions by Induction Heating (Inducoagulation). Its Application to Neurosurgery. Übersetzg. von: Eine neue chirurgische Methode zur Ausschaltung von biologischem Gewebe durch induktive Erwärmg. (Indukoagulation) (mit Gabriel), German Med. Monthly 1967.

Rieckert, Hans, ehem. Chefarzt am Krskrhs. Calw, 74 Tübingen, Linsenbergstr. 23. — Fragebogen 1968 nicht beantwortet.

Riedel, Gustav, 6000 Frankfurt a. M.-Süd, Schweizer Str. 3. — Fragebogen 1968 nicht beantwortet.

Rieder, Wilhelm, emer. o. ö. Prof. f. Chir., 28 Bremen 17, Alten Eichen 7. — *12. 5. 93 Gut Schaaken/Waldeck. — **A:** 20 Göttingen. — **Prom:** 20 ebd. — **Hab:** 24 Hamburg-Eppendorf, 30 a. o. Prof. — **F:** Chir. — **V:** 19 Pathol. Inst. Göttingen (Kaufmann), 20 Med. Univ.-Klin. Göttingen-Bonn (Hirsch), 23 Rö.-Inst. Chir. Univ.-Klin. Frankfurt a. M. (Holfelder-Schmieden), 22–24 2. Chir. Klin. Hamburg-Eppendorf (Sick), 24–37 Ass. u. Oberarzt Hamburg-Eppendorf (Sudeck u. Konjetzny), 37–47 Dir. d. Chir. Univ.-Klin. u. Poliklin. Leipzig. — **B:** Ileus, Erg. Med. 10/1927. — Mal. Unterkiefertumoren u. ihre Bhdlg. (mit Sudeck), Erg. Chir. u. Orthop. 22/1929. — Chir. Bhdlg. rheumat. Erkrankgn., 2. Aufl. (Hochrein), Thieme 1952. — Op. an Darm u. Peritoneum, in: Stich-Bauer, Fehler u. Gefahren b. chir. Op., 4. Aufl., Jena: G. Fischer 1956.ˈ — Sympathicus-Chir., Enke 1961. — **P:** Kenntnis d. resorpt. Wirkgn. d. Oxydat.mittel, Diss. 1919. — Apparat z. exakten Einstellg. d. Zentralstrahles b. d. Rö.-bestrahlg. v. Rectumca. (mit Seitz), Zbl. Chir. 1920. — Vermeidg. d. Unsicherht. i. d. Wirkg. d. Skopolamine d. Kombinat. m. Laudanon, Therap. Halbm.hefte 1921. — Versuche m. e. „Keimmeth.ˈˈ z. Nachw. v. Silber i. Gewebsschnitten (mit Liesegang), Z. wiss. Mikrosk. 38/1921. — Vermeidg. d. Allgem.erscheingn. n. Rö.tiefenbestrahlg. (Röntgenkater), Strahlentherapie 12/1921. — Pharmakol. d. Oxydat.mittel, Z. exper. Med. 10. — Bhdlg. v. Staphylomykosen mittels Pferdeserum, Klin. Wschr. 1. — Ätiol. d. Schlatterschen Krankheit, Arch. klin. Chir. 120/1922. — Vorübergeh. Glykosurie u. d. Wasserstoffionenkonzentrat. i. Blut b. chir. Infek., ebd. 126/1923. — Bhdlg. progredienter Gesichtsfurunkel, Zbl. Chir. 1923. — Untersuchgs.erg. üb. vorübergehende Glykosurie b. chir. Infekt. u. colorimetr. Bestimmg. d. Wasserstoffionenkonzentrat., Arch. klin. Chir. 125/1923. — Neue Wege z. Karbunkelbhdlg. Dtsch. Z. Chir. 177. — Diagn. d. Wunddiphtherie, Bruns' Beitr. klin. Chir. 129. — Erfahrgn. üb. d. Gefäßchir. b. Kriegs- u. Friedensverletzgn., ebd. — Heilg. d. Pneumokokkenmeningitis, Klin. Wschr. 3. — Physiol. d. Thymus. Beziehgn. zw. Thymus u. Generat.organen (mit Knipping), Z. exper. Med. 42. — Wirkg. v. Thymusextrakten u. d. exp. Lymphocytose (mit Knipping), ebd. — Gefäßmechanik u. Wundheilg. (Hab.schr.), Arch. klin. Chir. 130/1924. — Periart. Sympathekt., Zbl. Chir. 1924. — Bösart. Geschwülste verschied. Art in ztl. Abständen b. demselben Kranken, Arch. klin. Chir. 135/1925. — Eigenblutinjekt. b. postop. Lungenkomplikat., Zbl. Chir. 1926. — Herzschädigg. infolge art.-ven. Aneurysmas, Arch. klin. Chir. 139. — Naht od. Ligatur b. kommunizier. Haematomen, unt. bes. Berücksicht. d. Dauererg., ebd. — Einfl. d. Resekt. d. Rami communicantes u. d. Sympathicus a. infiz. Wundflächen i. Tierexp., Z. exper. Med. 46/1927. — Enthalten d. vord. Wurzeln sensible Fasern ?, ebd. 59/1928. — Kapillarmikroskop. Untersuchgn. b. periart. Sympathekt., Arch. klin. Chir. 150. — Selt. Mißbildgn. d. Nebenhodens, Zbl. Chir. 1928. — Probl. d. Vorderwurzelsensibilität, ebd. — Grundsätzl. z. Therap. d. Spasmus d. Kardia u. d. übrigen Sphinkteren, Klin. Wschr. 1928. — Gasnark., Chirurg 1928. — Op.typen, d. sich b. Bhdlg. d. Kontinuitätstrenngn. u. Defektbildgn. d. Unterkiefers bewährt haben, Bruns'

Beitr. klin. Chir. 146/1929. — Erfolge d. Sympathicuschir., Dauerresultate, Chirurg 1929. — Pylorussten. infolge Salzsäureverätzg., Zbl. Chir. 1929. — Der sog. Kardiospasmus, Exp. Studie, Dtsch. Z. Chir. 217/1929. — Pneumaturie n. Perforat. entzündl. Sigmoiddivertikel i. d. Blase, Bruns' Beitr. klin. Chir. 146. — Klin. u. Therap. d. sog. Kardiospasmus, Dtsch. Z. Chir. 222/1929. — Op. meth. z. Ausschaltg. d. d. Extremitäten versorg. sympath. Fasern, Arch. klin. Chir. 158. — Klin. u. Pathol. d. Raynaudschen Erkrankg. Capillarfunkt. u. Autonomie d. peripher. Gefäßnetze, ebd. 159. — Krit. z. Rö.bestrahlg. d. M. Basedowii, Strahlentherapie 36/1930. — Ulcusrecidive n. ausgedehnter Magenresekt., Chirurg 1930. — Therap. d. sog. Kardiospasmus, Bruns' Beitr. klin. Chir. 151. — Bakt.ausscheidg. d. Niere infolge Gefäßschädigg., Beziehg. z. vegetat. Nervensystem, Arch. klin. Chir. 162. — Ursachen länger anhalt. Passagestörgn. am Magen-Darmkanal (mit E. F. Müller), Münch. med. Wschr. 1931. — Rö.-bestrahlg. d. Basedowkropfes als vorbereit. Bhdlg. u. als Bhdlg. d. Wahl, Arch. klin. Chir. 167/1931. — Histol. Studien an autonomen Ganglienzellen n. periph. Entnervg., ebd. — Sog. spast. Zustände a. d. Sphinkteren, pathol. Physiol. d. Darmbeweggn. (mit E. F. Müller), Dtsch. Z. Chir. 231/1931. — Postangin. Sepsis u. ihre Bhdlg. v. Standpkt. d. Chirurgen. Exp. u. klin. Studie, Arch. klin. Chir. 168. — Chir. Bhdlg. d. akut. lebensbedrohl. Mediastinalemphysems, Chirurg 1931. — Dauererg. d. prim. Resekt. b. perf. Magen-Zwölffingerdarmgeschwür, ebd. — Anomalien d. Gallengangssyst., chir. Bedeutg., ebd. 1932. — Neues colorimetr. Verf. z. Darstellg. d. Schweißsekret. (mit Neumann), Klin. Wschr. 1932. — Schnittführg. b. Op. a. d. Gallenwegen unt. bes. Berücksicht. d. postop. Hernien, Zbl. Chir. 1932. — Kalkstoffwechsel d. isoliert. überleb. Knochens b. venöser Durchblutg. (mit Never), Klin. Wschr. 1932. — Progn. d. Zungenca. unter klin. u. hist. Malignitätsgrad, Bruns' Beitr. klin. Chir. 155. — Einwirkg. d. Entnervg. a. exp. Nierenschädigg., Arch. klin. Chir. 173. — Ätiol. u. Bhdlg. d. Extremitätengangrän im jüngeren Lebensalter, ebd. — Anomalien d. Gallengangssystems, ebd. — Perfor. Lebercyste unt. d. Bilde e. perfor. Magenulcus, Zbl. Chir. 1932. — Paramediane extraperiton. Freilegg. d. Lumbal- u. Sacral-Sympathicus, Dtsch. Z. Chir. 232. — Infekt.versuche an überlebenden Nieren (Starlingsches Herz-Lungen-Präparat), Zbl. Chir. 1932. — Neue Magenklemme z. Resekt. kardianaher Ulcera, ebd. — Endangitis oblit. u. ihre Bhdlg., Arch. klin. Chir. 172/1932. — Funktion überlebender Nieren b. künstl. Bakteriämie, Dtsch. Z. Chir. 240/1933. — Bakteriämie u. Ausscheidg. harnfäh. Substanzen d. d. überlebende Niere (mit Schmutzler), Klin. Wschr. 1933. — Dauerstellg. d. Sympathicusop. i. d. Chir., Bruns' Beitr. klin. Chir. 157. — Resekt. d. d. unt. Extremitäten versorg. Rami communicantes, Chirurg 1933. — Resekt. d. zur Hand gehenden Rami communicantes, ebd. — Neue Erfahrgn. b. Vergl. verschied. Meth. z. Bhdlg. d. postop. Tetanie, Münch. med. Wschr. 1933. — Erfolgr. Versuche, uraem. Zustände op. zu behandeln, Arch. klin. Chir. 177/1933. — Histol. Bild d. akut. Knochendystrophie, ebd. — Bhdlg. d. akut. schweren Gliedmaßendystrophie, Arch. orthop. Unfallchir. 34/1933. — Spätresultate b. ausgedehnter Magenresekt. wegen Ulcus ventriculi et duodeni, Zbl. Chir. 1934. — Spätblutbild n. ausgedehnter Magenresekt., ebd. — Versuche z. Erzeugg. e. akut. diff. Glomerulonephritis (mit Balzer), Z. exper. Med. 92/1934. — Thrombophlebitis d. Arcus volaris venosus prof. b. Sehnenscheidenpanaritium als Sepsisherd, Zbl. Chir. 1934. — Anzeigestellg. z. Ausschaltg. d. Gefäßverengg. b. Erkrankgn. d. Gliedmaßen, ebd. — Total off. Urachus v. außergewöhnl. Größe u. s. Bhdlg., ebd. — Erfahrgn. b. d. Bhdlg. einer Spruetetanie mit A. T. 10, Münch. med. Wschr. 1934. — Klin. Erfahrgn. mit A. T. 10, Zbl. Chir. 1934. — Bakteriämie u. überlebende Organe (mit

Schmutzler), Arch. klin. Chir. 180/1934. — Op. Bhdlg. d. akut. schweren Extremi-
tätendystrophie, ebd. — A. T. 10 (mit Holtz-Winterstein), Dtsch. med. Wschr. 1934.
— Vorstellg. e. posttraumat. Cystenbildg. im Oberschenkelkopf, ebd. 1934. — Pathol. Verändergn. d. intramural. Geflechte b. sog. Kardiospasmus, Zbl. Chir. 1935.
— Mikroskop. Unt.suchgn. d. intramularen Plexus b. chir. Erkrankgn. d. Magens,
Dtsch. Z. Chir. 244/1935. — Probl. d. 48-Std.grenze d. Appendicitis perforata, Zbl.
Chir. 1935. — Selt. Adamantinome, Bruns' Beitr. klin. Chir. 162/1935. — Akute Knochenatrophie. Exp.-klin. Studie, Dtsch. Z. Chir. 248/1936. — Erfahrgn. mit Resekt.
d. z. Niere ziehenden Nerven b. Erkrankgn. d. Niere, Med. Klin. 1936. — Heut. Stand
d. Sympathicuschir., Arch. klin. Chir. 186/1936. — Bedeutg. d. Sudeckschen Gliedmaßendystrophie i. d. Unf.begutachtg., Chirurg 1937. — Erfahrgn. m. d. transurethr. Prostataresekt., Zbl. Chir. 1938. — Traumat. Entstehg. d. Endangitis obliterans, Arch. klin. Chir. 1938. — Röntgenol. Beobachtgn. üb. d. Verweildauer verschied. Kontrastspeisen i. resez. Ulcusmagen, Zbl. Chir. 1939. — Neuere Anschaugn.
üb. d. Endangitis oblit. u. ihre Bhdlg., Med. Welt 1939. — Klin. d. Pankreasadenoms (mit Heinrich), Dtsch. Z. Verdauungskrkh., 1939. — Indikat.stellg. u. Dauererfolge b. Milzexstirpat. (mit Seggel), Med. Klin. 1939. — Chir. Bhdlg. d. kardianahen Ulcus ventriculi, Arch. klin. Chir. 196/1939. — Cyst. Degenerat. d. Nierenbeckens (mit Staehler), Chirurg 1939. — Therap. Verhalten b. Zwischenfällen infolge e. Suboccipitalpunkt. (mit Heinrich), Zbl. Neurochir. 1940. — L'endoangicite
obliterante e sua cura, Minerva med. 31/1940. — Probl. d. Instrumentensterilisat. i.
klin. u. allg. prakt. Betrieb (mit Kaufmann), Zbl. Chir. 1941. — Akut. kollater.
Knochenumbau, Arch. klin. Chir. 202/1941. — Welche Verf. d. Sterilisierg. d. In-
jekt.spritzen u. d. f. d. Injekt. verwendeten Lösgn. sind f. d. Krhs.betrieb u. f. d.
Praxis zu empfehlen ?, Chirurg 1941. — Späterg. d. Elektroresekt. b. Prostatahypertrophie, Z. urol. Chir. 46/1942. — Sonderstellg. art.-ven. Aneurysmen d. Nierenge-
fäße im Rahmen op. Bhdlg. schwerer Herz-Kreisl.schäden b. art.-ven. Aneurysma,
Chirurg 1942. — Indikat. z. Marknagelg. d. langen Röhrenknochen, Dtsch. Z. Chir.
257/1943. — Exp. u. klin. Erfahrgn. m. d. Sulfonamidbhdlg. i. d. Chir., Tagg.
Dtsch. Ges. Chir. Dresden 1943, Arch. klin. Chir. — Konservat. Bhdlg. d. peripher.
Durchblutgs.störgn., insbes. d. Endangitis oblit. (mit Kaufmann), Chirurg 1944. —
Sulfonamide u. Streptokokkeninfekt. i. Tierexp. (mit Knab, Kaufmann, Kehling),
Z. exper. Med. 114. — Einfl. d. Sulfonamide a. d. Gasbrandinfekt. im Tierexp.,
ebd. — Farb. Op.-Ton-Film e. Grenzstrangresekt., Arch. klin. Chir. 207. — Neuro-
chir. Bhdlg. d. sog. idiopath. Megacolon (m. Marga Blum), (Prof. Schmieden z. 70.
Geburtstag), ebd. 206/1944. — Sudeck. Syndrom. Hauptref., Dtsch. Ges. Orthop.
Wien 1944. — Bei welchen Erkrankgn. hat sich d. op. Eingr. am sympath. Nerven-
syst. bewährt ? Verh. Dtsch. Ges. Inn. Med. 54. Kongr. 1948. — Krit. Bemerkgn. z. sog.
Kardiospasmus, Zbl. Chir. 1949. — Bedrohl. Durchblutgs.störgn. n. Verletzg. gr.
Gefäßräume u. ihre Bhdlg., ebd. — Periduralanaesth. b. Kinde, ebd. — Muskel- u.
nervenschonender Schnitt z. Freilegg. d. Ureters, Arch. klin. Chir. 264. — Op.-
Ton-Schmalfilm als wichtiger Faktor f. Lehre u. Forschg., Zbl. Chir. 1949. —
Tetanieprobl., ebd. — Periph. Gefäßstörgn., Bhdlg., Therap.woche 1949. — Erfahrgn. m. d. Sympathicuschir. b. Hochdruck, 15. Tagg. Dtsch. Ges. Kreisl.-
forsch. 1949. — Vorführg. u. Besprechg. e. farb. Op.-Schmalfilms: Nephro-Ureter-
ektomie n. neuen Gesichtspunkten, Urol. Kongr. 1949. — Chir. Bhdlg. d. Hypertonie, Chirurg 1950. — Paramed. extraperiton. Op.schnitt u. seine Verwendbarkt.
i. d. Urol., ebd. — Paramed. extraperiton. Freilegg. d. Ureters, neuer Weg z. Total-
ausrottg. d. Niere u. d. Ureters, Z. Urol. 1950. — Progn. d. Blasenca. n. Coffeyscher

Op., Zbl. Chir. 1951. — Augenblickl. Stand d. op. Bhdlg. d. Rextumca., ebd. 1952. — Valvulotomie, ebd. — Cutisplast. b. Achillessehnenrupt., ebd. 1952. — Mögl.ktn. u. Grenzen d. Sympathicuschir., ebd. — Bhdlg. d. Bronchusstumpfinsuff. n. Pneumonectomie, Langenbecks Arch. klin. Chir. 273. — Chir. Bhdlg. d. Mitralsten., ebd. — Verhütg. u. Therap. d. Sudeckschen Syndr., Hefte Unfhlkd. 44. — Pathol. u. Bhdlg. d. postangin. Sepsis, Regensburger Jb. ärztl. Fortbild. 2/1952. — Demonstrat. a. d. Geb. d. Lungenchir., Zbl. Chir. 1954. — Sudecksche Erkrankg., ebd. — Bhdlg. d. appendicit. Perforat. peritonitis (mit Steckhahn), ebd. — Erfahrgn. m. d. Resekt.bhdlg. d. Lungentbc., Langenbecks Arch. klin. Chir. 279/1954. — Bhdlg. d. Basedowschen Krankht. unt. bes. Berücksicht. d. antithyreoid. Substanzen u. d. Radiojods (mit Heyne), Bruns' Beitr. klin. Chir. 196/1958.

Rieger, Anton, Chefarzt am Krskrhs., 7958 Laupheim (Württ.), Albert-Magg-Str. 6. — Fragebogen 1968 nicht beantwortet.

Rieger, Heinz, Leit. d. Chir. Klin. d. Kr.anst. d. Diakoniewerkes, 4 Düsseldorf-Kaiserswerth, Zeppenheimer Weg 7 E. — *21. 4. 10 Mülheim-Ruhr. — **A:** 38 Düsseldorf. — **Prom:** 37 ebd. — **F:** Chir. — **V:** 37 Ev. Krhs. Oberhausen (Schmidt), 38–45 Ev. Krhs. Mülheim-Ruhr (Kleinschmidt).

Riemann, Volkmar, 6390 Usingen (Taunus), Schillerstr. 19. — Fragebogen 1968 nicht beantwortet.

Rienhoff jr., William F., Prof., Johns Hopkins-University, Baltimore, Md. (USA). — Fragebogen 1968 nicht beantwortet.

Rieper, Wilhelm, OMR, Ärztl. Dir. u. Chefarzt Krskrhs. Salzwedel, Priv.: X 356 Salzwedel, Str. d. Jugend 13. — *3. 3. 17 Magdeburg. — **A:** 41 Göttingen. — **Prom:** 43 ebd. — **F:** Chir., Urol. — **V:** 45–46 Krhs. Altstadt Magdeburg (Biebl), 47–53 Sudenburg (Lotzsch), 54–55 Dresden (Gräfe). — **P:** Hodentors., Chirurg 1948. — Mageninvaginat., ebd. 1949. — Osteomyelitis d. Röhrenknochen, Zbl. Chir. 1949. — Kasuistik d. Invaginat., Dtsch. Gesd.wes. 1951. — Penicillintestg. d. Blasenflora, ebd. 1952. — 100 Prostatekt. n. Millin, ebd. — I. a. Inj. v. Antibioticis, Zbl. Chir. 1952. — Fortschr. u. Enttäuschgn. d. med. Chir., Dtsch. Gesd.wes. 1955.

Rieppel, Peter, Chirurg d. Krecke-Klin., 8000 München 19, Hubertusstr. 1. — Fragebogen 1968 nicht beantwortet.

Rieß, Eberhard, 5800 Hagen (Westf.), Brinkstr. 22. — Fragebogen 1968 nicht beantwortet.

Rieß, Peter, Chefarzt i. R., 565 Solingen, Kempen 13. — *20. 11. 90 Melkendorf/Obfr. — **A:** 19 Erlangen. — **Prom:** 19 ebd. — **F:** Chir., Orthopädie. — **V:** 19 Med. Klin. Erlangen, Städt. Kr.anst. Essen (Keppler), 20–21 orthop. Abt. Univ.-Klin. Berlin (Fränkel), 21 Oberarzt Städt. Kr.anst. Essen, 27–58 Chefarzt d. Chir. Klin. d. Städt. Kr.anst. Solingen. — **P:** Inn. Darmeinklemmg. n. Gastroenterostomie, Zbl. Chir. 1923. — Unterbindg. d. V. jugul. b. Pyämie, ebd. 1925. — Ätiol. d. spast. Ileus, ebd. 1925. — Perforat.neigg. d. Ulcus pept., ebd. — Mißerfolge nach Ulcus-op., ebd. 1926. — Erfahrgn. b. akut. Pankreasnekr., Arch. klin. Chir. 144/1927. — Nebennierencyste b. Diabetikerin (mit Schott), Münch. med. Wschr. 1929. — Duodenum inversum (mit Sandera), Arch. klin. Chir. 169/1932. — Anus praeternat. scrotalis, Zbl. Chir. 1942.

Rinck, Heinz Karl Emil, Facharzt f. Chir., Chefarzt d. chir. Abt. d. Königswarter-Krhs., 1 Berlin 45, Königsberger Str. 36 a. — *7. 12. 19 Wittenberge (Bez. Potsdam). — **A:** 45 Berlin. — **Prom:** 45 ebd. — **F:** Chir. — **V:** 47 Städt. Krhs. Köln-Dellbrück (Wolff), 47–51 Stadt-Krhs. Wolfsburg (Riffelmacher), 51–52 Krskrhs. Plochingen am Neckar (Wenzl), 53–56 II. Chir. Univ.-Klin. Köln (Dick, Schwaiger),

56–59 Oberarzt Krskrhs. Eutin (Arndt), 59–64 Oberarzt Königswarter-Krhs. Berlin-Lichterfelde (E. Müller). — **P:** Diffus.störgn. i. d. Lungen b. alten Insuff. d. li. Herzens u. b. d. Mitralsten. nebst einigen Bemerkgn. z. Op. d. Mitralfehler, Thoraxchir. 1954. — Chromatkrebs d. Lunge als Berufserkrankg., Medizinische 1956. — Prim. Sarkom d. Dünndarms, Chirurg 1962.

Ringler, Walter, Priv.-Doz., Oberarzt d. Chir. Univ.-Klin., 4 Düsseldorf. — *5. 9. 26 Garmisch-Partenkirchen. — **A:** 53 München. — **Prom:** 53 ebd. — **Hab:** 67 Düsseldorf. — **F:** Chir. — **V:** 53–57 urol.-chir. Abt. RK-Krhs. Neuwied (Strube), ab 57 Düsseldorf (Derra).

Rink, Hans, Prof., Facharzt f. Chir., Landesmed.-Dir., 527 Gummersbach, Roonstr. 8. — *15. 9. 10 Köln. — **A:** 38 Berlin. — **Prom:** 39 Köln. — **Hab:** Verleihg. d. Professortitels 1959 durch Kultusminister d. Landes Nordrhein-Westfalen. — **F:** Lungenkrankh. — **V:** 37/38 Med. Klin. d. Univ. Köln (Wüllenweber), 39 Univ.-Rö.-Inst. ebd. (Grashey), 40–45 Gesundheitsamt ebd. (Coerper), 45–47 Leit. Arzt d. Tbk-Abt. am Provinzialkrhs. Marienheide Bez. Köln (Claussen), 47–67 Dir. d. Rhein. Landesklin. Marienheide. — **B:** Selekt. Lungenangiograph. i. d. praeop. Diagn. u. i. d. inn. Klin. (mit Bolt u. Forßmann), Thieme 1957. — La tuberculosis pulmonar y su tratamiento quirurgico. Resultados del analisis functional (mit Hartung u. Valentin), Merida/Venezuela: Univ.-Vlg. 1962. — Klin. d. Lungenkrankh. (mit Knipping), Schattauer 1964. — Span. Ausg. Barcelona: Editorial cientifico-médica 1967. — Die Mediastinoskopie. Biopt. Explorat. d. ob. Mediastinums nach E. Carlens (mit Knoche), Schattauer 1965. — Span. Ausg.: Barcelona: Editorial cientifico-médica 1965. — Lungenkrebs. Klin.-Prax.-Probl., Schattauer 1965. — Operative occlusion of the bronchus, in: „The cavernostomy and Other Local Treatments of Pulmonary Tuberculosis, hrsg. v. C. Nagaishi, Tokyo, Japan: Igaku Shoin 1967. — **P:** Wiederherstellg. d. Kollapseffektes b. insuff. extrapleur. Oleothorax durch part. Dekortikat. u. bas. extrapleur. Korrekt., Tbk.arzt 1951. — Selekt. Angiograph. d. Lungengefäße b. Lungentbk. (mit Bolt), Schweiz. Z. Tbk. 1951. — Situat. u. Probl. d. chir. Bhdlg. d. pulmon. Phthise (mit Bolt), Münch. med. Wschr. 1952. — Funkt.analyse d. kl. Kreisl. b. Lungentbk., Tbk.arzt 1952. — Lungenkreisl. u. Lungenkollaps, Beitr. Klin. Tbk. 110/1953. — Funkt.analyse d. ob. Teilplast. u. ihrer Korrekt. (mit Bolt), Schweiz. Z. Tbk. 1953. — Techn. u. prakt. Bedeutg. d. Herzkatheterg. f. d. funkt. Diagn. u. d. Therap. v. Herz- u. Lungenerkrankgn. (mit Bolt u. Forßmann), Med. Klin. 1953. — Prae- u. postop. funkt.analyt. Erg. b. lungenchir. Eingr. (mit Bolt u. Knipping), Münch. med. Wschr. 1953. — Prakt. Herz- u. Lungenfunkt.fragen i. d. Lungenchir. (mit Bolt u. Knipping), ebd. — Funkt.fragen b. d. op. Bhdlg. d. Lungentbk. (mit Bolt u. Knipping), Thoraxchir. 1953. — L'étude fonctionelle régionale de la circulation pulmonaire et de la ventilation dans les résections segmentaires, la collapsothérapie sélective et de la décortication (mit Bolt u. Knipping), Poumon (Paris) 1953. — Segmentresekt. b. Lungentbk. (mit Derra), Dtsch. med. Wschr. 1953. — Techn. u. Anwendg. d. segment. Resekt. b. Lungentbk. (mit Derra u. Franke), Chirurg 1953. — Op. Bhdlg. d. spezif. bronchopleur. Fistel (mit Klein), Tbk.arzt 1953. — Heilplan d. Lungentbk. (mit Knipping), Med. Mschr. 1953. — Neue Aspekte i. d. Bhdlg. d. Lungentbk. (mit H. W. Müller), Öff. Gesd.dienst 1953. — Grundsätzl. z. Prophyl. u. Therap. d. Lungentbk. (mit H. W. Müller), Tbk.arzt 1953. — Bronchospirographie (mit Bolt, Valentin u. Venrath), Beitr. Klin. Tbk. 111/1954. — Erfahrgn. m. d. Segmentresekt. b. Lungentbk. (mit Derra), Wien. med. Wschr. 1954. — Dekortikat. d. Lunge, Tbk.arzt, 1. u. 2. Tl. 1954. — Probl. d. kl. Kreisl. b. Herz- u. Lungenkrkhtn.

47*

(mit Bolt u. Knipping), Medizinische 1955. — Spekulat. u. ration. Therap. d. Lungentbk. (m. Derra), Med. Klin. 1955. — Probl. d. Resthöhle nach Lungenresekt., Tbk.-arzt 1955. — The problem of relapse after resection for pulmonary tuberculosis. Bull. Union Internat. tbc. (Paris) 25/1955. — Lungenfunkt. u. Lungenchir. E. lungenangiograph. Untersuchg., Z. Tbk. 106/1955. — Therap. d. respirator. Insuff. b. thoraxchir. Eingr. (mit Gerlach), ebd. 109/1956. — Ursachen e. Rezidivs nach d. Resekt.bhdlg. e. Lungentbk., Dtsch. med. Wschr. 1956. — Ursache v. Exazerbat. nach chir. Eingr. b. Lungentbk., Tbk.arzt 1957. — Studien z. region. Analyse d. Lungenventilat. u. Lungenzirkulat. (mit Bolt), Thoraxchir. 1958. — Comparison of results of pneumoangiographical examinations with those obtained through Isotope Thoracography in lung diseases (mit Bolt), Jap. J. Clin. Tbc. 18/1959. — Ber. üb. d. 5. Int. Kongr. f. Erkrankgn. d. Thoraxorgane, Tokio, 1958, Tbk.arzt 1959. — „Es handelt sich um ein rechtsseitiges Bronchialkarzinom", Z. Tbk. 112/1959. — Hilusdrüsentbk., ebd. 113/1960. — Probl. d. a. v. Anastomosen i. d. Lunge, Dtsch. med. Wschr. 1960. — Norm. Endstrombahn d. Lunge i. selekt. Subsegmentangiogramm, Z. Tbk. 114/1960. — The normal structure of the terminal flowpathway of the human lung, Jap. J. Chest Dis. 19/1960. — Erg. funkt.analyt. Untersuchgn. b. Lungentbk. unt. bes. Berücksicht. d. angewandten akt. Bhdlgs.meth. (mit Valentin), Z. Tbk. 114/1960; 115/1960; 118/1962. — Prof. Dr. med. Harry Schmitz z. 65. Geb., ebd. 115/1960. — Region. Ventilat.analyse m. Hilfe d. radioakt. Edelgases Xenon 133 (Isotopenthorakograph.) (mit Venrath), Wiss. Abh. d. Arbeitsgemeinschaft. f. Forsch. d. Landes Nordrhein-Westf. 18/1960. — Selekt. angiograph. Beobachtgn. an d. Endstrombahn d. menschl. Lunge i. Rahmen d. Herz- u. Lungenklin. (mit Bolt), Wien. Z. inn. Med. 1960. — Termin. Lungenstrombahn i. norm. u. pathol. Angiogramm (mit Bolt), Fortschr. Röntgenstr. 93/1960. — Segmentdiagn. d. Lunge unt. bes. Berücksicht. d. Angiograph., Z. Tbk. 115/1961. — D. neue Chir. Klin. d. Med. Akad. i. Düsseldorf, ebd. 117/1961. — Op. Bronchusverschl. b. kavern. Lungentbk., ebd. 1962. — Lok. Kavernenbhdlg., Kekkaku (Tokyo) 37/1962. — Kavernenchir. b. Lungentbk., Zbl. Chir. 1962. — Op. Bronchusverschl. b. kavern. Lungentbk. (mit Yazaki), Jap. J. Chest. Dis. 22/1963. — Chron. Lungendysfunkt. u. Thoraxchir., Langenbecks Arch. klin. Chir. 304/1963. — Op. Bronchusverschl. u. chir. Kollapstherap., Z. Tbk. 119/1963. — Grundl., Meth. u. Ziele d. lok. Kavernenbhdlg., Beitr. klin. Tbk. 127/1963. — Biopt. Befunde b. d. exsudat. Pleuritis m. Hilfe d. Mediastinoskopie, Z. Tbk. 120/1963. — Sog. off. Kavernenheilg. (Posttbk.Kavernensyndr.), ebd. 121/1964. — Bhdlgs.erg. d. Lungentbk. b. Abschl. d. Bhdlg. vor 5 J., ebd. 122/1964. — The indications for surgical treatment in cases of open cavities, Bull. Union internat. tbc. (Paris), 34/1964. — Prof. Dr. med. Adolf Tegtmeier, Bad Berka, 70 J. alt, Prax. Pneumol. 1964. — Prof. Dr. med. Walter Lindig z. 70. Geb., ebd. 1965. — Prof. Dr. med. H. W. Knipping, Köln, z. 70. Geb., ebd. u. Z. Tbk. 124/1965. — Heut. Bedeutg. d. Kollapsprinzips i. d. chir. Bhdlg. d. Lungentbk., Thoraxchir. 1965. — Kollapsprinzip u. Chemotherap. i. d. Bhdlg. d. Lungentbk., Münch. med. Wschr. 1965. — Prof. Dr. med. Ernst Derra, Düsseldorf, z. 65. Geb., Prax. Pneumol. 1966. — Klin. u. Therap. d. gestörten Thoraxwandmechanik, Beitr. klin. Tbk. 135/1967. — Ursachen v. Mißerfolgen d. Chemotherap. d. Lungentbk., ebd. 136/1968. — Vergl. Betrachtg. szintigraph. u. röntgenol. Befunde b. Bronchuska., Med. Welt 1968.

Rinne, Heinrich K. A., Chefarzt d. Chir. Klin. u. Ärztlicher Leiter d. Krhs. Siloah, 3 Hannover, Auerstr. 46. — *13. 7. 10 Hohenrode/Rinteln. — **A:** 37 Berlin. — **Prom:** 37 Göttingen. — **F:** Chir. — **V:** Krhs. Siloah Hannover (Nicolaus, König,

Häbler). — **P:** Knochenan- u. abbau unt. d. Einwirkg. v. Kurzwellen, Zbl. Chir. 1937.

Risse, Bernd, Facharzt f. Chir., Chefarzt d. chir. Abt. d. St. Anna Stiftes, 4573 Löningen, Postf. 15. — *23. 9. 22 Dortmund. — **A:** 48 München. — **Prom:** 48 ebd. — **F:** Chir. — **V:** 48–49 inn. Abt. d. Krhs. Eslohe (Bernholz), 50–51 Krhs. Bad Orb (Larbig), 51–53 Krhs. Marienhosp. Siegen (Laarmann), 53 Ev. Krhs. Gießen (Glahn), 54 gyn. Abt. Marienhosp. Gelsenkirchen (Fries), 54–55 Laurentius-Stift Waltrop b. Dortmund (Gülker), 55–57 Oberarzt Pius-Hosp. Oldenburg/O, (Crone-Münzebrock). — **P:** Trotz Simultanimpfg. Spättenuserkrankg. nach Marknagelg. e. Unterschenkelpseudarthr., Mschr. Unfhlkd. 1962. — Vorteile d. Frühop. b. Steingallenblase, Ärztl. Praxis 1964. — Homoioplast. Hautlappenüberpflanzg. b. ausgedehnten Verbrenngn. dritten Grades i. Kindesalter, Chir. Prax. 1964.

Rissland, Erich, Ärztl. Dir. d. Klin. Quierschied d. Kr.anst. d. Saarknappschaft, 6601 Quierschied (Saar), Fischbachstr. 100. — Fragebogen 1968 nicht beantwortet.

Ritscher, Joachim, Facharzt f. Chir., Durchgangsarzt, 744 Nürtingen, Kirchstr. 25. — *11. 3. 18 Schierke/Harz. — **A:** 44 Berlin. — **Prom:** 44 Heidelberg. — **F:** Chir. — **V:** 48–50 Frauenklin. Städt. Kr.anst. Darmstadt (Küster), 50–51 Hosp. z. heil. Geist Frankfurt, Köppern/Ts. (Willich), 51–53 Frankfurt a. M. (Geißendörfer), 54–55 Durchgangsarzt Dr. med. F. Reckling, Frankfurt, 55–56 Hosp. z. heil. Geist Köppern/Ts. (Kurt), 57–61 Krskrhs. Soltau (Kellner), 61–62 Städt. Krhs. Baden-Baden (Eiermann).

Ritter, Adolf R., Titularprof. a. d. Univ. Zürich, CH-8008 Zürich, Mühlebachstr. 144. — *1. 11. 90 Zürich. — **A:** 14 Zürich. — **Prom:** 16 ebd. — **Hab:** 25 ebd. — **F:** Chir. — **V:** 14–17 Pathol. Inst. Univ. Zürich (Busse), 17–25 Ass. u. Oberarzt Chir. Univ.-Klin. ebd. (Sauerbruch, Clairmont), 25–32 Chefarzt d. chir. Abt. d. Kranken- u. Diakonissenanst. Neumünster-Zürich, 33–60 Dir. u. chir. Chefarzt d. thurg. Kantonsspit. Münsterlingen. — **B:** Bedeutg. d. Endothels f. d. Entstehg. d. Venenthromb., Beitr. z. Lehre v. d. Funkt. d. Endothelapparates. Jena: Fischer 1925. — Bedeutg. d. Funkt.prüfg. d. Leber u. d. Gallenwege, Erg. Chir. u. Orthop. 17. — Notfallchir., Enke 1940. 2. Aufl. 1949. — Chir. d. Bauchdecken, d. Bauchfelles, d. Netzes, Gekröse, Magens u. Darmes, in: Lehrb. d. Chir. Bd. II, hrsg. v. Brunner, Henschen et al., Schwabe 1950. — Thromb. u. Embolie (mit Zäbisch), de Gruyter 1955. — Conrad Brunners Beitr. z. Aseptik u. Antiseptik (mit Buess), Schwabe 1967. — **P:** Gehirnverletzgn. m. Vorherrschen d. Allg.sympt.; ihre Spät- u. Dauerfolgen, Ursachen u. Begutachtg., psych. Störgn. n. sog. Commotio cerebri, Dtsch. Z. Chir. 175; Z. Neurol 1922 u. Mschr. Unfhlkd. 1923. — Folgen d. Ligatur d. A. hepat., Mitt. Grenzgeb. Med. u. Chir. 35. — Bedeutg. d. Leberfunkt.prüfg. f. d. chir. Diagn., Arch. klin. Chir. 121. — Neuere klin. Erfahrgn. u. exper. Erg. b. Tiefenantisepsis u. Chemotherapie, Schweiz. med. Wschr. 1923. — Exp. u. Klin. z. chir. Antisepsis m. spez. Berücksicht. d. Pantosepts, ebd. — Exp. Untersuchgn. üb. d. Wirkg. d. Septacrols (mit Schenkel), Z. exper. Med. 36. — Preglsche Jodlösg. (mit Fröhlich), Arch. klin. Chir. 132. — Techn. u. Nachbhdlg. d. Prostatekt., Schweiz. med. Wschr. 1924. — Forderg. d. Beachtg. chir. u. psychiatr. neurol. Gesichtspkte. b. d. Bedeut. d. sog. Commotio cerebri, Klin. Wschr. 125. — Erg. d. Konstitut.forsch. u. ihre Beziehgn. z. Chir., Schweiz. med. Wschr. 1926. — Bhdlg. d. durchgeh. epispad. Urethraverdoppelg., Z. urol. Chir. 20/1926. — Kann d. morphol. Blutbild z. Wertbestimmg. v. Wundbhdlgs.mitteln verwendet werden?, Klin. Wschr. 1926. — Beitr. z. Bilde d. myelogenen Plasmocytoms, Schweiz. med. Wschr. 1928. — Kleinhirnbrückenwinkeltumoren, ebd. — Cholecystitis acuta als Typhuskomplikat. i. Kindesalter, ebd. — Commotio medullae oblongatae (Ritter), Commotio cerebri s. s. u. Contusio cerebri diff., Mschr. Unfhlkd. 1928. — Einheitsrahmenschiene z. Bhdlg. v. Ober- u. Unterschenkelfrakt. u. Frühmobilisierg. d. Gelenke, Münch. med. Wschr. 1928. — Endothel- u. Thrombenbildg., Dtsch. med. Wschr. 1928. — Percain, Schweiz. med. Wschr. 1929. — Fürsorgedienst i. Krhs. I, ebd. 1932. — Aetiol. d. postop. Venenthromb. als Ursache d. postop. Thromboembolie, Verh. internat. Chir. Kongr. 1929. — Sekund. traumat. Hydronephrose, Folge e. Fußballsportverletzg., Schweiz. med. Wschr. 1930. — Bhdlg. u. Progn. d. Carpalverletzgn. u. ihrer Folgezustände, ebd. — Neurinom d. Magens, ebd. 1931. — Sagitt. Schrägbett z. Bhdlg. d. Frakt. d. ob. Femurendes, ebd. 1932. — Familiäres Vorkommen v. Ulcus ventr., ebd. 1933. — Erbpathol. z. Chir., Med. Klin. 1934. — Traumat. Entstehg. v. mult. Hirntumoren, Glioblastoma multiforme traum. d. Frontalhirns, Mschr. Unfhlkd. 1934. — Mikrozytenreiche, strahlenempfindl. Sarkome d. Magens, Dtsch. Z. Chir. 244/1935. — Vererbg. v. Ureter- u. Nierenbeckenanomalien u. ihre klin. Bedeutg., Helvet. med. acta 1935. — Bluttransfus. i. d. Armeen, Verh. internat. Kongr. Bluttransfus. 1935. — Blutersatz i. Feldverhältnis, Helvet. med. acta 1935. — Eignen sich d. äther. Oele als Wundbhdlgs.-mittel spez. auch i. d. Kriegschir.?, Schweiz. med. Wschr. 1936. — Indikat. z. physikal. Therap., insbes. v. chir. Standpkt. aus, Z. d. Veska 1937. — Blutersatz durch Bluttransfus. u. Ersatzflüssigktn. i. d. Armeen i. Frieden u. i. Kriege, Vj.-schr. schweiz. San.offiziere 1937. — Neuere Fragen a. d. Geb. d. Wundheilg. u. Wundbhdlg., Schweiz. med. Wschr. 1937. — Indikat. z. physikal. Therapie, insb. v. chir. Standpkt. aus, Praxis 1937. — Erfahrgn. m. Catgut; e. Umfrage, Schweiz. med. Wschr. 1938. — Akute Blutg., Blutstillg. u. Blutersatz i. d. Wehrchir., militärmed. Fortbildgs.-Kurs 1939. — Bedeutg. d. chir. ophthalmol. Zusammenarb. b. Kopfverletzgn. (mit Lüssi), Schweiz. med. Wschr. 1939. — Der Krebs i. Kt. Thurgau, Gesundheit u. Wohlfahrt 1940. — Aus. d. Geb. d. Abdominalchir., Schweiz. med. Wschr. 1943. — Triage, Vjschr. schweiz. San.offiziere 1945. — Catgut; geschichtl. Entwicklg. u. heut. Stand nebst neuen exp. Untersuchgs.erg. üb. seine Resorpt., Helv. chir. acta 1945. — Wirkg. d. lok. Sulfonamidanwendg. auf d. Wundgewebe, Vjschr. schweiz. San.offiziere 1945. — Bhdlg. d. Perforat.peritonitis appendicul. Ursprungs m. Sulfonamidpräparaten, Praxis 1945. — Exp. Untersuchgn. z. Ca.-Frage (mit Pletscher u. Neumann), Schweiz. med. Wschr. 1946. — Wundbhdlg. m. Sulfonamiden, Klin. u. exp. histol. Beitr. (mit Pletscher), J. int. de Chir. 1946. — Wie wirken Penicillinpräparate b. lok. Anwendg. a. Wundgewebe u. Wundverlauf? (mit Pletscher), ebd. 1947. — Klin. Erfahrgn. m. Subasin, e. Sulfonamidkombinat.präparat, Praxis 1950. — Erfahrgn. m. diagn. Angiocholegraph. u. perop. Radiomanometrie b. Cholelithiasis (mit Helmig), Schweiz. med. Wschr. 1956. — Krebskrankhtn. i. Kt. Thurgau, Bodenseeverlag 1958. — Alterschir., Thurg. Jb. 1958. — Therap. d. Tetanus m. hohen Serumdosen (mit Raschle), Helvet. chir. acta 1959. — Befunde nach op. Bhdlg. d. Geschwürskrankhtn. am Magen u. Zwölffingerdarm (mit Krebs), Praxis 1961. — Vermeidg. v. Fehlleistgn. d. prakt. Arztes i. d. Früherkenng. d. Krebses, ebd. — Paul Clairmont (mit Dimtza, Lang, Buff u. Fehr), ebd. 1962.

Ritter, Leo, Chefarzt i. R., 84 Regensburg, Mälzelweg 9 a. — *26. 4. 90 Aachen-Burtscheid. — **A:** 14 Bonn. — **Prom:** 19 ebd. — **F:** Chir. — **V:** 19–20 Pathol. Inst. d. Univ. München (Borst), 20 Krhs. r. d. Isar (Fr. v. Müller), Bürgerhosp. Köln (Frangenheim), 28–29 Oberarzt ebd., 29–64 Chefarzt d. Männer- u. Frauenkrhs. d. Barmherz. Brüder i. Regensburg, 64–65 Chefarzt d. Frauenkrhs. ebd. — **B:** Neue

Erg. m. cytostat. Stoffen, Chemotherap. Probl. mal. Tumoren. Enke 1958. — Beeinfl. v. Metastasen, insbes. Knochenmetastasen durch Cytostatika, Aktuelle Themen d. inn. Med. u. ihrer Grenzgeb., ebd. 1959. — Bhdlg. v. Metastasenbildgn., Therap. mal. Tumoren u. Hämoblastome, Meythaler-Bd. I, ebd. 1965. — **P:** Kasuistik d. Pankreaserkrankgn., Bruns' Beitr. klin. Chir. 1919. — Klin. Bild u. Sitz versprengter Pankreaskeime, ebd. 134. — Entstehg. d. gestielten u. freien Hydrocelenkörperchen, Dtsch. Z. Chir. 182. — Magensyphilis, Bruns' Beitr. klin. Chir. 134. — Bhdlg. d. paraartikul. Frakt. d. proxim. Humerusendes, Dtsch. Z. Chir. 177. — Nark.apparat m. überhitztem Äther, Chirurg 1936. — Kombin. Chemotherap. extrapulmon. Tbk. (mit Proske), Langenbecks Arch. klin. Chir. 269/1951. — Probl. d. Magenkrebses i. Wandel d. letzten 25 J., Dtsch. med. J. 4. — Chir. Erfahrgn. m. d. potenz. Nark. (mit Schäffer), Bruns' Beitr. klin. Chir. 189/1954. — Lymphogranulomatose-Bhdlg. aus chir. Blickrichtg., Münch. med. Wschr. 1954. — Erfahrgn. m. Sanamycin b. mal. Blastomen, Regensburger Jb. ärztl. Fortbild. 4/1954. — Geschichte d. Sulfonamide i. d. Chir. (mit v. Böselage), Therap. Ber. 1955. — Jetz. Stand d. Bhdlg. d. Penis.-Ca., Res Medicae. 1958. — Bakteriol. u. klin. Erg. m. Resistomycin (Kanamycin Bayer) (mit P. Hofmann u. a.), Münch. med. Wschr. 1959. — Chir.-klin. Erg. d. Karzinombhdlg. m. Zytostatika, insbes. b. Knochenmetastasen, Krebsforschg. u. Krebsbekämpfg. IV/1961. — Bhdlgs.möglktn. b. Knochenmetastasen, Mkurse Ärztl. Fortbild. 1964. — Exp. u. klin. Erfahrgn. m. Podophyllinderivaten i. d. Tumortherap., 2. Rothenburger Gespräch 1966. — Chemotherap. d. Gegenw. b. prognost.ungünst. Tumorkranken, Ärzteblatt 1966. — Grenzen u. Möglktn. d. zytostat. Bhdlg., Med. Mschr. 1966. — Hausärztl. Nachsorge b. Tumorkranken, Ärztl. Praxis 1967.

Ritter, Ulrich, 5000 Köln-Mülheim, Fürstenbergstr. 29. — Fragebogen 1968 nicht beantwortet.

Rixen, Paul, Facharzt f. Chir., Chefarzt d. St. Cornelius-Hosp., 4052 Dülken, An der Hees 2. — *10. 1. 04 Jüchen. — **A:** 29 Köln. — **Prom:** 30 ebd. — **F:** Chir. — **V:** Ev. Krhs. Köln-Kalk (Hofmann, Frankenstein, Bendix), 29 Dreifaltigkeitskrhs. Köln-Braunsfeld (Grueter, Schulte, Ujma), Gynäk., Geburtsh. ebd. (Ujma, Schulte), 36 Oberarzt ebd., 39–43 kommissar. Leit. ebd., 43 kommissar. Leit. d. Krhs. Maria-Hilf M.-Gladbach, ab 45 Chefarzt d. St. Corneliushosp. Dülken.

Rob, Charles Geoffrey, Prof., University of Rochester School of Medicine, Strong Memorial Hospital, 260, Crittenden Boulevard, Rochester 20, N. Y. 14620 (USA). — Fragebogen 1968 nicht beantwortet.

Robert, William, Facharzt f. Chir., 875 Aschaffenburg, Erthalstr. 18. — *11. 8. 23 Tartu/Estland. — **A:** 51 Frankfurt a. M. — **Prom:** 55 ebd. — **F:** Chir.

Rockstroh, Heinz W., Prof., Leit. d. urol. Abt. d. Chir. Univ.-Klin., X 40 Halle/ Saale, Leninstr. 16. — *15. 10. 20 Aue/Sachsen. — **A:** 45 Hamburg. — **Prom:** 45 Tübingen, Dekanat d. Univ. Straßburg. — **Hab:** 62 Halle/Saale. — **F:** Urol. — **V:** 45 Inn. Med. St. Adolf Stift Reinbek (Lenhartz), Inn. Klin. Krskrhs. Aue/Sa. (Morgenstern), Chir. Klin. ebd. (Kaden, Wolffersdorff), ab 57 Halle/Saale, (Mörl, Heise, Schober). — **B:** Beitr. in: Grundlagen u. Praxis Chem. Tumorbhdlg., Springer 1954. — Hochschulfilm: Bhdlg. m. d. Künstl. Niere, DEFA-Studio, Medizinilm 1960. — Lebensschicksal d. Einnierigen, Volk u. Gesundheit 1967. — Op. b. Nierenanomalien, in: Heise-Hienzsch, Urol. Op.lehre Leipzig: Thieme 1968. — P: Rektusnekr., Diss. Straßburg 1944. — Perkut. Anwendg. d. Prontosil solubile b. Erysipel, Ärztl. Wschr. 1947. — Erfahrgn. b. d. Bhdlg. d. metastasier. Prostataka. m. Honvan, Z. Urol. 48/1955. — Untersuchgn. z. postop. Verwertg. v. Lävulose u.

Glukose, Zbl. Chir. 1957. — Ätiol. d. Bronchialkrebses i. arsenverarbeit. Nickel-
hütten, Arch. Geschwulstforsch. 14/1958. — Diagn. u. Therap. d. Prostataka. (mit
Haßelbacher), Bruns' Beitr. klin. Chir. 197/1958. — Traumagenese d. Brustbein-
sarkoms (mit Neef), ebd. 199/1959. — Kombinat.bhdlg. Krebskranker i. d. Chir. (mit
Haßelbacher u. Barth), ebd. — Op.vorbereitg. d. Prostatikers (mit Mörl), Zbl.
Chir. 1959. — Maßnahmen z. Verbesserg. d. Nierenfunkt. b. Prostatiker, ebd. 1961. —
Bhdlg. m. d. Künstl. Niere – Hämodialysator nach Dr. med. C. Moeller (mit Haßel-
bacher), Langenbecks Arch. klin. Chir. 298/1961. — Monstr. Hydronephrose d.
Einzelniere, zugl. e. Beitr. z. präop. Hämodialyse (mit Haßelbacher), Zbl. Chir.
1961. — Häufigkt. d. Krebses b. Diabetes mellitus (mit Schröter), Münch. med.
Wschr. 1960. — Häufigkt. d. Krebses b. Diabetes mellitus, ebd. 1961. — Lebens-
schicksal d. Einnierigen, Tierexp. u. klin. Untersuchgn. z. Einnierigkt., Habil.-
Schr. 1962. — Lebensschicksal d. Einnierigen, Fortschr. Med. 1964. — Störgn. d.
Nierenfunkt. i. Verl. d. akuten Pankreatitis, Zbl. Chir. 1964. — Rehabilitat. u.
Begutachtg. Einnieriger, Z. Urol. 58/1965. — Akutes Nierenversagen u. Stoff-
wechselverändergn. b. Urämie, Kongr.bd. Ärztl. Fortbild. Leipzig 1965. — Überle-
ben e. durch Sauerstoff-Insufflat. verursachten Magenrupt. (mit Noack u. Meth-
fessel), Zbl. Chir. 1965. — Diabetes mellitus b. urol. Erkrankgn., Münch. Med.
Wschr. 1966. — Hälftengl. Längsriß d. Harnblase durch Pfählgsverletzg. (mit
Hübner), Chirurg 1967. — Erfahrgn. m. d. präop. Hämodialyse, Zbl. Chir. 1967.

Roczen, Udo, leit. Arzt. d. chir. Abt. d. Städt. Krhs., X 7980 Finsterwalde
(Niederlausitz), Friedensstr. 35. — Fragebogen 1968 nicht beantwortet.

Rodeck, Gerhard, Wiss. Rat, Prof., Leit. d. Urol. Abt. d. Chir. Univ.-Klin.,
355 Marburg/Lahn. — *14. 4. 22 Jena. — A: 45 Berlin. — **Prom:** 45 Jena. — **Hab:**
58 Erfurt; 61 Umhabilitat. Marburg. — **F:** Chir., Urol. —**V:** 45–48 Städt. Krhs.
Weimar (Daumann), Med. Abt. (Gietz), 48–50 Chir.-gynäk. Abt. Landeskrhs. Meiningen (Benary), 50–60 Städt. Kr.anst. Erfurt, 53 Oberarzt, ab 54 Med. Akad. Erfurt,
ab 60 Marburg (Schwaiger). — **B:** Niere, ableit. Harnwege u. männl. Geschlechtsorgane (mit Nikolai), in: Hdb. d. ges. Unfhlkd, 2. Bd. — Lehrb. d. Allg. Chir.,
hrsg. mit Schwaiger u. Staib, Thieme 1968. — **P:** Op. Frakt.bhdlg. u. Penicillin,
Ärztl. Wschr. 1952. — Suprapub. Prostatekt. nach Freyer unt. wirks. Infekt.-
schutz, Zbl. Chir. 1955. — Fall v. Ureteritis cystica, gleichzeit. e. Beitr. z. Hypertonie b. einseit. Nierenerkrankg., Z. Urol. 48/1955. — Klin. Erfahrgn. m. d. Rectumblase, ebd. Sonderbd. Kongr.ber. 1955. — Op. Bhdlg. subtrochant. Frakt. m. d.
Küntscher-Nagel, Zbl. Chir. 1956. — Nicht kontrastgebende Harnwegkonkremente
als Ursache ungeklärter Krankhts.sympt. u. schwerer Nierenschäden, Chirurg
1957. — Bhdlg. d. Blasen-Scheidenfistel m. d. Einrollplast. nach Döderlein, Z.
Urol. 50/1957. — Op. Bhdlg. d. Kardiasklerose, Zbl. Chir. 1957. — Bhdlg. stumpfer
Nierenverletzgn. u. deren Folgezustände, Dtsch. med. Wschr. 1957. — Können d.
Spätschäden nach Harnleiter-Darmanastomosen durch Bildg. e. isol. Rectum-Sig-
moidblase verhindert werden?, Habil.Schr. 1958. — Boariplast. i. d. Bhdlg. d.
Ureterscheidenfisteln, Verh. Dtsch. Ges. Urol. 1959. — Klin. Beitr. z. kausal-chir.
Therap. d. art. Hochdruckes, Zbl. Chir. 1960. — Uncharakteristische Geräusche b.
Ductus art. apertus Botalli als Ursache e. verspät. op. Therap. (mit Fiehring u.
Kempf), Münch. med. Wschr. 1960. — Fehler u. Gefahren d. Verbandtechn., Zbl.
Chir. 1960. — Mediastin. Recidive nach beiderseit. Strumaresekt., Langenbecks
Arch. klin. Chir. 295/1960. — Hypertonie aus Sicht d. Urologen, Verh. Dtsch. Ges.
Kreisl.forsch. 1962. — Bedeutg. d. retrograden Aortograph. i. d. Diagn. schwerer
Nierenkontus. u. deren Folgezustände, Verh. Dtsch. Ges. Urol. 1963. — Klin. d.

ren. Form d. prim. Hyperparathyreoidismus (mit Horn u. v. Lessen), Chirurg 1965.
— Chir. d. Nebenschilddrüse (mit v. Lessen), Zbl. Chir. 1965. — Klin. u. Therap. d.
ren. Osteopathie (mit Sommerkamp u. Hupe), Bruns' Beitr. klin. Chir. 1965. —
Urol. Befunde b. prim. Hyperparathyreoidismus, Verh. Dtsch. Ges. Urol. 1966. —
Therap. d. ren. Acidose m. Natriumcarbonat u. Trispuffer, ebd. — Bedeutg. d. Nie-
renangiograph. f. d. Beurteilg. raumford. Nierenerkrankgn., Bruns' Beitr. klin. Chir.
213/1966. — Harnableitg. u. Ersatzblasenbildg. nach Gersuny b. Blasenextrophie,
Ref. Langenbecks Arch. klin. Chir. 319/1967; Chirurgica Plastica et Reconstruktive
5/1968. — Kreuzschmerz aus d. Sicht d. Urologen, Die Wirbelsäule i. Forsch. u.
Praxis 37/1967.

Rodenwald, Karl-Heinz, Leit. Arzt d. chir. Abt. d. Krhs. Stift Bethlehem, X
2800 Ludwigslust (Mecklenbg.), John-Brinckmann-Str. 3. — Fragebogen 1968
nicht beantwortet.

Rodewald, Georg, Prof., Leit. d. operativ-kardiolog. Abt. d. Chir. Univ.-Klin.,
2000 Hamburg 20, Loogestieg 12. — Fragebogen 1968 nicht beantwortet.

Rödel, Walther, Facharzt f. Chir., 1 Berlin 28 (Frohnau), Fürstendamm 68,
Priv.-Klin.: Klin. am Bayerischen Platz. — *22. 3. 00 Köthen-Anhalt. — **A:**
24 Rostock. — **Prom:** 24 ebd. — **F:** Chir., Gynäk. — **V:** 24–25 Städt. Krhs. Lübeck
(Roth), 25 Pathol. Städt. Krhs. Hamburg-Altona, 25–27 Ev. Krhs. Düsseldorf
(Ritter), 27–28 Städt. Krhs. Berlin-Rdf. (Kleinschmidt), 31–39 Chefarzt Krhs.
Drontheimer Str., 39–45 Kriegsdienst — **P:** Erfahrgn. üb. Hämorrh. Bhdlg., Land-
arzt 1955. — Bewußtseins-Störgn., Abscencen, Epilepsie, Dtsch. med. J. 1956. —
Notwendigkt. d. Marknagelgn. b. Brüchen bes. Art aller Alters-Stufen, Medizi-
nische 1957.

Roedelius, Ernst, Prof., 2000 Hamburg 39, Leinpfad 55. — Fragebogen 1968
nicht beantwortet.

Röhl, Lars, Prof., Leit. d. urolog. Abt. d. Chir. Univ.-Klin., 6900 Heidelberg,
Kirschnerstr. 1. — Fragebogen 1968 nicht beantwortet.

Röhling, Alfred, Leit. Arzt d. chir. Abt. d. Bethlehem-Krhs., 519 Stolberg,
Steinfeldstr. 5. — *30. 8. 18 Essen. — **A:** 43 Münster. — **Prom:** 43 ebd. — **F:** Chir.
— **V:** 43–45 Kriegsdienst, 45–53 Elisabeth-Krhs. Essen (Düttmann), 53 Oberarzt
Städt. Krhs. Koblenz (Korth), 53–56 Oberarzt Elisabeth-Krhs. Essen (Düttmann).

Röhrich, Kurt, Facharzt f. Chir. (i. R.) (Fach-Vertretgn.), 2 Hamburg 52, Ansorgestr. 13. — *15. 3. 95 Schlawe/Pommern. — **A:** 23 Marburg/Lahn. — **Prom:**
23 ebd. — **F:** Chir. — **V:** 23–24 Marburg /Läwen), 24–25 Univ.-Frauenklin. ebd.
(Zangemeister), 26–33 inn. Abt. Städt. Krhs. Stolp/Pommern (Raykowski), chir.
Abt. (Creite), ab 30 Oberarzt u. Leit. d. Schwesternschule ebd., 34–40 selbständig
in Schlawe/Pom. u. Belegarzt, 41–45 Chefarzt Johanniter-Krhs. Lauenburg/Pom.,
46–64 Chefarzt d. Krhs. Gesundbrunnen-Hofgeismar, ab 64 Facharztvertretgn.

Röllinger, Helmut, Chefarzt d. Anaesthesieabt. d. Stadtkrhs. Fürth, 851 Fürth,
Jakob-Henle-Str. 1. — *30. 12. 23 Fürth. — **A:** 52 Erlangen. — **Prom:** 52 ebd. —
F: Anaesth. — **V:** 52 Med. Univ.-Klin. Erlangen (Matthes) u. Univ.-Hautklin.
(Hasselmann), ab 53 Chir. u. Anaesth. am Stadtkrhs. Fürth (Fischer, Denecke), ab
61 Oberarzt, zwztl. 57 Anaesthesieausbildgn. Würzburg (Becker), 60 München
(Beer), 61 Mainz (Frey), 65 Erlangen (Rügheimer), ab 67 Fürth. — **P:** Derzeit.
Situat. d. Anaesth. an bayer. Krhs. ohne Anaesthesieabt., Informationen der
DGAW 1966.

Römer, geb. Behm, **Christa,** Leit. Ärztin d. Chir. Poliklin. d. Med. Akad., X 301
Magdeburg, Leipziger Str. 44. — *6. 5. 19 Gera. — **A:** 45 Jena. — **Prom:** 45 ebd. —

F: Chir. — **V:** 45–56 Jena (Guleke, Kuntzen), 56—67 Magdeburg (Lembcke). — **P:** Mitosestudien an d. menschl. Epidermis, Diss. — Erfahrgn. b. Hallux-Valgus-Op. (mit K. H. Römer), Chirurg 1952. — Chylothorax (mit K. H. Römer), Zbl. Chirurg 1953. — Fremdkörper d. ob. Intestinaltraktes u. Dünndarm-Tbc. (mit K. H. Römer), Z. ärztl. Fortbild. 1958. — Bronchusrupt. (mit K. H. Römer u. a.), Dtsch. Gesd.wes. 1965. — Doppelseit. Spontanchylothorax b. mediastin. Lymphangiom (mit K. H. Römer u. a.), Zbl. Chir. 1968.

Römer, Karl-Heinrich, Prof. m. Lehrauftrag, Chir. Klin. d. Med. Akad., X 301 Magdeburg, Leipziger Str. 44. — *8. 7. 20 Landau/Pfalz. — **A:** 45 Notappr. Jena, 49 Vollappr. ebd. — **Prom:** 45 ebd. — **Hab:** 60 Magdeburg. — **F:** Chir., Urol., Thoraxchir. — **V:** 46–51 Jena (Guleke), 56 ebd. (Kuntzen). — **B:** Rekonstrukt. Chir. d. Tracheobronchialbaumes, VEB G. Fischer Jena 1966/67. — **P:** Mitosestudium am Krebsgewebe d. Menschen, Diss. 1944. — Erfahrgn. b. Hallux valgus-Op. (mit Behm), Chirurg 1952. — Techn. d. Lungenresekt. (mit Kuntzen), ebd. — Chylothorax, Zbl. Chir. 1953. — Techn. Stationsausrüstg., Chirurg 1954. — Techn. z. Sauerstoffbhdlg. u. Thoraxdrainage, ebd. — Gr. urethroprostat. Konkrement b. Spina bifida, Z. Urol. 1954. — Transvesik. Prostatekt. i. künstl. Bludrucksenkg. m. e. neuen Ganglienblocker (mit Hutschenreuther), ebd. 1955. — Versorgg. d. Finger- u. Handverletzgn., Dtsch. Gesd.wes. 1958. — Selt. Dislokat. d. Radiusköpfchens nach dorsal u. ihre Bhdlg., Arch. Orth. 50/1958. — Pterygium (Patagium) Sympt., Dtsch. Gesd.wes. 1958. — Bhdlg. d. Unterarmdeformität nach traumat. Epiphysenlösg. am dist. Radiusende, Arch. Orth. 50/1958. — Mesenterialdrüsenverkalkgn.. Dtsch. Gesd.wes. 1959. — Sauerstoffbeatmg. durch Inhalat.armaturen f. e. zentr. Versorggs.anlage, ebd. — Bhdlg. d. Haematothorax, Chir. Praxis 1960. — Drainagespieß, Chirurg 1960. — Plast.-rekonstrukt. Op. am Tracheobronchialbaum m. ihren Indikat. u. eig. Tierversuche z. Schaffg. e. permanenten allo-autoplast. Überbrückg. kompl. Segmentdefekte, Habil.-Schr. 1960. — Allo-autoplast. Tracheobronchialinterponate i. Tierversuch, Abstracts d. VI. inter. Kongr. f. Erkrgn. d. Thoraxorgane, Wien 1960. — Dünndarmserosa-muskularis-bezogene V 2 a-Drahtspiralen als Ersatz kompl. Segmente d. Tracheobronchialbaumes i. Tierversuch, Langenbecks Arch. klin. Chir. 298/1961. — Bronchusprothese, Selecta 1961. — Krit. Wertg. d. chir. Bhdlg. d. Bronchialca., Mschr. Tbc.-Bekämpfg. 1962. — Permanente Atelektase ohne nachweisb. Bronchusobstruct., Zbl. Chir. 1963. — WSverletzgn. durch Mißhandlg. b. Kleinstkindern, Arch. Orthop. Chir. 55/1963. — Diagn. u. op. Bhdlg. v. Mediastinaltumoren i. Kindesalter, Dtsch. Gesd.wes. 1964. — Fremdkörper d. ob. Intestinaltraktes u. Dünndarmtbc., Z. ärztl. Fortbild. 58. — Geschichte d. Chir. Klin. d. MAM, Festschr. z. 10j. Bestehen d. MAM, Okt. 1964. — Bedeutg. d. Mediastinoskopie aus chir. Sicht, Zbl. Chir. 1964. — 5-Jahres-Erg. nach Ersatz v. Segmenten d. Tracheobronchialbaumes durch dünndarmserosa-muskularis-bezog. V 2 A-Drahtspiralen, ebd. — Bronchusrupt., Dtsch. Gesd.wes. 1965. — Haemangiopericytom d. Lunge, ebd. — Reparativ-rekonstrukt. Eingr. am Tracheobronchialbaum, Dtsch. Gesd.wes. 1965. — Oesophagusatresie u. Dünndarmduplikat., Z. Kinderchir. 1967. — Neue Aspekte i. d. Chir. d. Oesophagusatresie, 17. Kongr. bronchol. Abstracts 1967 Prag. — L'operabilité des cancers découvertes lors d'examens radiologiques sytématique (mit Kirsch), Les Bronches 3/1967. — Doppelseit. Spontanchylothorax b. mediastin. Lymphangiom, Zbl. Chir. 1968.

Roes, Berthold, Chefarzt d. chir. Abt. u. Leit. Arzt d. Krhs., 3145 Salzhausen. — *25. 4. 19 Burhafe/Ostfriesland. — **A:** 50 Kiel. — **Prom:** 50 ebd. — **F:** Chir. — **V:** 50 Gyn. Abt. Ev. Krhs. Oldenburg i. O. (Stantzen), 51 chir. Abt. ebd. (Junghanns),

52 Anaesth. Heidelberg, Bonn, Düsseldorf (K. H. Bauer, v. Redwitz, Derra), 53 inn. Abt. Ev. Krhs. Oldenburg i. O. (Bohnenkamp), 54–58 chir. Abt. ebd. (Junghanns), 58–65 Oberarzt Städt. Krhs. Gütersloh (Opitz).

Rösch, Helmut, Priv.-Doz., Oberarzt d. orthop. Abt. d. Chir. Univ.-Klin., 7800 Freiburg (Breisgau), Eisenlohrstr. 23. — Fragebogen 1968 nicht beantwortet.

Röse, Wilhelm, OMR., Ärztl. Dir. u. Chefarzt d. chir. Abt. d. Krskrhs., X 3270 Burg (Bez. Magdeburg), Breitscheidstr. 5. — Fragebogen 1968 nicht beantwortet.

Roesel, Josef Alexander, Facharzt f. Chir., 5 Köln, Thieboldsgasse 97. — *7. 11. 11 Trautenau/Riesengebirge Sudetenland. — **A:** 39 Prag. — **Prom:** 39 ebd. — **F:** Chir. — **V:** Prag (Dick), Städt. Krhs. Bulowka Prag (Dick), Landeskrhs. Klagenfurt/Kärnten (Dick), Chir. Univ.-Klin. Köln-Merheim (Dick).

Rösel, Reinhold A., Oberarzt, Kreismedizinalrat, Facharzt f. Chir. Krskrhs. 6453 Seligenstadt. — *17. 9. 23 Bad Godesberg. — **A:** 52 Bonn. — **Prom:** 52 ebd. — **F:** Chir. — **V:** 52–53 inn. Abt. Johanniterkrhs. Bonn (Stein), 53–54 Röntgen Strahleninst. d. A.O.K. Köln (Teschendorf),, 54 Anaesth. Chir. Univ.-Klin. Bonn (Gütgemann), 54–55 Krhs. Wipperfürth .(Zorn), 55–58 Krskrhs. Rotenburg/Fulda (Rösel), 58–59 neurochir. Abt. Knappschaftskrhs. Bochum-Langendreer (Klug), 59–61 gynäk.-geburtsh. Abt. Elisabeth-Krhs. Essen (Dolff), 61–65 Huyssens-Stiftg. Essen (Herget), 65–67 Ev. Krhs. Bad Dürkheim, ab 67 Krskrhs. Seligenstadt (Runge).

Rösener-Kleine, Heinz, Medizinaldir., 6400 Fulda, Königstr. 28. — Fragebogen 1968 nicht beantwortet.

Roesgen, Carl W., Chefarzt d. chir. Abt. d. St. Marienhosp., 423 Wesel/Rh., Pastor-Janßen-Str. 8–38. — *10. 3. 11 Recklinghausen. — **A:** 36 Berlin. — **Prom:** 40 Bonn. — **F:** Chir. — **V:** 36/37 Knappschaftskrhs. Recklinghausen (Steiner), 37 Knappschaftskrhs. Aachen-Bardenberg (Kaufmann), 37–49 St. Hedwigkrhs. Berlin (Petermann), 39–45 Militärdienst, 49–53 Chefarzt d. chir. Abt. Krhs. Hedwigshöhe Berlin. — **P:** Peritonitis nach Perforat. retroperiton. Lymphdrüsen, Diss. — Chir. Bhdlg. d. Cholangitis, Dtsch. med. Wschr. 1939. — Inva ginatio coecocolica nach Appendekt., Chirurg 1944.

Rösser, Elmar, Facharzt f. Chir., Chefarzt d. Krskrhs. Alzenau, 8752 Wasserlos. — *17. 5. 13 Danzig. — **A:** 39 Würzburg. — **Prom:** 37 ebd. — **F:** Chir. — **V:** 38 Lungenheilstätte Lindenhof Coswig b. Dresden (Graf), 38–39 inn. Abt. Juliusspital Würzburg (Foerster), 39–42 Städt. Krhs. Warburg/Westf. (Hupe), 42–45 Kriegsdienst, 45–48 Oberarzt chir.-gynäk. Abt. Nikolaikrhs. Höxter (Dams), 48–52 Franziskushosp. Bielefeld (Hitzler).

Rössing, Franz, Facharzt f. Chir., Durchgangsarzt, ständ. ärztl. Sachverständiger b. Soz. Ger. Lüneburg. K. V., 31 Celle, Südwall 32 A. — *19. 1. 12 Celle. — **A:** 36 Hamburg. — **Prom:** 37 ebd. — **F:** Chir. — **V:** Inn. Krhs. Barmbeck-Hamburg (Reihe), Path. ebd. (Gräff), Inn. AK-Hamburg-Altona (Kroetz), Luftwaffenlaz. Bukarest (Kazda, Dehmel), Allg. Krhs. Celle (Schmoe), Abschl. i. Chirotherap. Ausbildungszentrum f. manuelle Med. Neutrauchburg (Sell). — **P:** Tumor e. accessor. Glomulus caroticum, Beitr. path. Anat. 1936. — Prim. mal. Tumor d. Felsenbeines v. Typus d. Speicheldrüsenmischgeschwülste, ebd. 100/1938. — Histol. Studien z. kraniocaud. Entwicklg. d. Waldeyerschen Rachenringes, ebd. 1940. — Problemkrankhtn. (Reischauer) d. Schulterarmbereiches, erweitert um traumat. ausgelöste Sympt.komplexe, Mschr. Unfhlkd. 1959.

Rössing, Heinz-Georg, Chefarzt d. chir. Abt. d. Albert-Schweitzer-Krhs., 341 Northeim, Sturmbaume. — *8. 9. 12 Hameln a. d. Weser. — **A:** 37 Göttingen. — **Prom:** 37 ebd. — **F:** Chir. — **V:** 37–38 int. Abt. Dr. Voigts Krskrhs. Hannover, 38–44 Nordstadt-Krhs. ebd. (König), ab 47 Northeim. — **B:** Die Mikuliczsche Erkrankg., 1937. — **P:** Blutergelenke, Arch. klin. Chir. 204. — Tetanus b. Friedensverletzgn., Bruns' Beitr. klin. Chir. 176/1947. — Bhdlg. d. Vulvaca., Strahlentherap. 72. — Op. Bhdlg. v. Pankreascysten, Zbl. Chir. 1942.

Roessler, Wilhelm K., Facharzt f. Chir., Durchgangsarzt, 586 Iserlohn/Westf., Hindenburgstr. 31; Priv.klin., Gartenstr. 66. — *2. 6. 09 Riga. — **A:** 35 Berlin. — **Prom:** 35 ebd. — **F:** Chir. — **V:** Charité Berlin (Sauerbruch), med. Abt. Martin-Luther-Krhs. Berlin-Grunewald (Munk) — **P:** Ulcus pepticum oesophagi, Dtsch. Z. Chir. 1935. — Klin. Versuche m. d. Hirnanalepticum „Cormed" als Weckmittel nach Nark. u. b. Nark.zwischenfällen, ebd. 251/1939. — Erfolgreiche op. Entferng. e. ektop. Herzdivertikels an e. Neugeb., ebd. 258/1944.

Röttgen, Peter, Prof., Dir. d. Neurochir. Univ.-Klin., 5300 Bonn, Heinrich-Fritsch-Str. 16. — Fragebogen 1968 nicht beantwortet.

Röttger, Gerd, 7770 Überlingen (Bodensee), Goldbacher Str. 24. — Fragebogen 1968 nicht beantwortet.

Rofall, Dieter, Facharzt f. Chir., Oberarzt Chir. Klin. d. Städt. Kr.anst., 415 Krefeld. — *15. 9. 29 Duisburg-Hamborn. — **A:** 54 Bonn. — **Prom:** 55 Bonn. — **V:** 55 Allg. Krhs. Hagen i. Westf. (Neussel), 56 Med. Klin. ebd. (Hartl), 56–57 Chir. Klin. ebd. (Neussel), 57–62 Städt. Kr.anst. Bielefeld (Lamprecht), ab 62 Städt. Kr.anst. Krefeld (Schega).

Rohardt, Horst, Chefarzt d. chir. Abt. d. Albertinen-Krhs., 2000 Hamburg-Schnelsen, Süntelstr. 11 a. — Fragebogen 1968 nicht beantwortet.

Rohrhurst, Rupert, Chefarzt d. chir. Abt. d. Ev. Krhs., 6600 Saarbrücken, Karl-Schurz-Str. 1. — Fragebogen 1968 nicht beantwortet.

Roland, Hans-Joachim, Landesobermedizinalrat, 338 Goslar a. Harz, Bozener Str. 1. — *2. 6. 22 Delitzsch. — **A:** 50 Göttingen. — **Prom:** 52 ebd. — **F:** Chir. — **V:** 50–56 Kr.- u. Stadtkrhs. Braunlage-Harz, ab 55 Oberarzt (Utsch), 57–62 Städt. Kr.anst. Goslar (Büttner), ab 62 LVA Braunschweig.

Rolle, H. A. Joachim, Facharzt f. Chir., Leit. d. Abt. f. exp. Chir. d. Firma B. Braun, 3508 Melsungen, Carl-Braun-Str. — *11. 12. 29 Kalkberge/Mark. — **A:** 56 Hamburg. — **Prom:** 57 ebd. — **F:** Exp. Chir. — **V:** 57 Bernhardt-Nocht-Inst. f. Schiffs- u. Tropenkrankhtn. Hamburg (Nauck) (Dipl. f. Tropenmed. u. med. Parasitol.), 57 inn. Abt. ebd. (Moor), 58 Hafenkrhs. ebd. (Küntscher), 58 Pathol. Inst. d. Allg. Krhs. St. Georg, ebd. (Heine), 58/59 Bakt. Serol. Inst. Hamburg-Barmbeck, Allg. Krhs. (Ernst), 59–66 chir. Abt. d. Ev. Krhs. Bethesda, Mönchengladbach (Stürtzbecher). — **B:** Beitr. z. Therap. mal. Tumoren, in: Exp. u. klin. Erfahrg. m. Podophyllinderivaten i. d. Tumortherap., hrsg. v. H. Lettré u. S. Witte, Schatthauer 1967. — **P:** Klin. Erfahrg. üb. d. Anwendg. d. Alphachymotrypsins i. d. Chir., insb. a. d. Gebiet d. Unf.chir. i. Kongr.bd. 'Lez Enzymes en Thèrapeutique', VII. Congrès internat. thérap., Genf 1961, Ed. Médicine et Hygiène, Genève. — Erfahrgsber. üb. Alphachymotrypsin „Choay", Chirurg 1962. — Klin. Erfahrgn. m. einem spritzfertig gelösten Oxytetracylinpräparat „Terravenös", Med. Welt 1962. — Beitr. z. Bhdlg. v. Hämatomen u. Oedemen m. Alphachymotrypsin, Münch. med. Wschr. 1963. — Therap. d. Pankreatitis, Chir. Praxis 1963. — Stoffwechselstörgn. b. inoperabl. Ca. u. ihre Bhdlg. m. Inhibitoren, Chirurg 1964. — Therap. d. Diabetes mell. m. herabgesetzter Insulin-Empfindlichkt., Arzneimittel-

Forsch. 1964. — Fahrgestell f. Krankentragen m. e. Spezialeinrichtg. z. Kopftief-
lagerg., Chirurg 1964. — Neuart. Fahrgestell f. e. Krankentrage z. Transport v.
Bewußtlosen, Chir. Praxis 1964. — Epsilon-Aminocapronsäure, Übersicht u. Dis-
kuss. d. therap. Wirkgs.breite, ebd. 1965. — Medikament. psych. Normalisierg. am
Krknbett u. i. d. Ambulanz, Ärztl. Praxis 1965. — Prämedikat. m. Hydroxyzin,
Med. Welt 1966. — Beitr. z. Therap. u. Prophylaxe sept. Erkrnkgn. i. d. Chir., ebd.
1966. — Beitr. z. Anaesth. m. Divinyläther, Med. Welt 1967. — Anwendg. d.
Heptaminol-Hydrochlorids i. d. Chir., ebd. 1967. — Kurznark. i. d. kl. Chir. u.
Kiefergesichtschir. m. e. Phenoxyessigsäurederivat, Chirurg 1967. — Punktions-
technik m. d. „Braunüle", Anaesthesist 1967. —

Rollenhagen, Jürgen-Eike, Oberarzt, chir. Abt. d. Städt. Krhs. Berlin-Spandau,
1 Berlin 20, Lynarstr. 12. — *11. 3. 24 Berlin. — **A:** 49 Hamburg. — **Prom:** 49
ebd. — **F:** Chir. — **V:** 49–50 Bethanien-Krhs. Berlin 36 (Eschenbach, Wildegans),
50–51 inn. Abt. Städt. Auguste-Victoria-Krhs. Berlin 41 (Misgeld), 51 II. Med.
Univ.-Klin. Westend-Krhs. Berlin 19 (Tietze), 51 Pathol. Inst. ebd. (Koch), 51–52
inn. Abt. Wenckebach-Krhs. Berlin 42 (Oettel), 52–53 chir. Abt. ebd. (Weiss),
53–60 Städt. Krhs. Berlin-Spandau (Schubert), 60 Städt. Krhs. Hohengatow,
Berlin 22 (Baukhage), ab 60 Städt. Krhs. Berlin-Spandau (Baukhage). — **P:**
Indikat. d. Phenothiazinderivate i. d. Chir., Medizinische 1957. — Klin. Erfahrgn.
m. d. Steroid-Basisnark., Dtsch. med. J. 1959. — Klin. Beob. üb. Vinyläther als
Inhalat.narkotikum, Dtsch. med. J. 1961. — Wiederbelebg. u. Schockbhdlg. am
Unf.ort, ebd. 1964.

Romanus, Erik Ragnar, Prof., Chefarzt d. II. Chir. Univ.-Klin., Sahlgrenska
Sjukhuset, Göteborg (Schweden). — Fragebogen 1968 nicht beantwortet.

Rosa, Renato de, Priv.-Doz., Dr. phil., Facharzt f. Chir., Leit. Arzt d. Priv.-
Klin. Dr. Wagner, 75 Karlsruhe, Kriegsstr. 83. — *25. 3. 21 Catanzaro/It. —
Prom: 41 Neapel, 53 Heidelberg. — **Hab:** 67 ebd. — **F:** Chir. — **V:** 51–52 Heidel-
berg (Siebeck), 52–54 Heidelberg (Randerath), 55–60 Heidelberg (K. H. Bauer),
60–67 Karlsruhe (Spohn). — **B:** Gedanken z. wiss.geschichtl. Situat. d. Psychopa-
thol., in: Psychopathol. heute. Prof. K. Schneider z. 75. Geb. gew. Stuttgart 1962.
— **P:** Existenzphilosoph. Richtgn. i. d. mod. Psychopathol , Nervenarzt 1952. —
Üb. e. unter d. Diagn. Meningitis tuberculosa verl. Fall v. diffuser Meningeal-
carcinose, Zbl. allg. Path. 95/1956. — Frühop. b. Erkrankgn. d. Gallengangsystems,
Fortschr. Med. 1963. — Frühfolgen b. d. Eingr. a. d. extrahepat. Gallenwegen,
Langenbecks Arch. klin. Chir. 304/1963. — Giovan Battista Monteggia, Krhs.arzt u.
Lehrer, Wien. med. Wschr. 114/1964. — Rudolf Virchow u. Karl Marx. Zu e.
unveröff. Brief v. Kugelmann a. Marx üb. Virchow (1868), Virchows Arch. 337/1964.
— „Moderne" Beobachtg. v. tödl. Gallensteinleiden durch Antonio Benivieni
(1443), Zbl. allg. Path. 106/1964. — Krankhts.bild d. perforat.losen gall. Perito-
nitis, Fortschr. Med. 1964. — Indikat. u. Techn. d. Papillenplastik, Zbl. Chir.
1964. — Verwendgs.mögl.kt. e. Ballon-T-Rohres z. intraop. Cholangiograph.,
Chirurg 1965. — Indicat. limitée de la sphinctérotomie, R. I. H. 15/1965. — Biliary
peritonitis u. T-tubes, Lancet II/1965. — Inhibit. of gastrin secret., ebd. I/1966. —
Azione del succo gastrico sullo sfintere di Oddi, Minerva med. 37/1966. — Stellg.
d. Med. i. d. Frührenaissance. Probl. d. Beziehg. zw. Theorie u. Praxis i. Streit d.
Wissenschaften, Verh. XIX. int. Kongr. Gesch. d. Med. Basel 1966. — Med. Beitr.
z. Emanzipat.kampf d. XIX. Jahrh. geg. d. Autorität, Med. Welt 1967.

Rosenau, Erwin, Facharzt f. Chir., 2 Hamburg 39, Gryphiusstr. 12. — *11. 2. 17
Danzig. — **A:** 43 Freiburg. — **Prom:** 43 ebd. — **F:** Chir. — **V:** 45–51 Landeskrhs.

Neustadt/Holstein, 51–55 Städt. Krhs. Bad Schwartau, 55–60 Klin. Feenteich Hamburg, ab 56 daneben Priv.-Prax., ab 60 chir. Kassenprax.

Rosenberg, Hermann, M.-R., Facharzt f. Chir., Medizinalbeamter b. LVA, 24 Lübeck. — *25. 3. 21 Rosenthal/Kr. Braunau. — **A:** 51 bzw. 53 Düsseldorf. — **Prom:** 51 Bonn. — **F:** Chir. — **V:** 52 Gynäk. u. Geburtsh. St. Franziskus-Hosp. Bonn (Vorlaender), 52–55 Krskrhs. Heide/Holst. (Cornils), 55–57 Gynäk. u. Geburtsh. ebd. (Jebsen), 57–65 Krskrhs. Bad Oldesloe (Ondarza).

Rosenfeld, Willy, Facharzt f. Chir., Chefarzt d. St. Nikolaus-Hosp., 4134 Rheinberg Rhld., Kolpingstr. 19. — *17. 12. 11 Olsberg/Westf. — **A:** 39 Marburg. — **Prom:** 40 Frankfurt a. M. — **F:** Chir. — **V:** Hosp. z. Hl. Geist Frankfurt a. M. (Willich), Marienhosp. Siegen (Albacht), Kriegslaz. (Scheff), Städt. Krhs. Brilon (Dorls), Elisabeth-Krhs. Essen (Düttmann), St. Nikolaus-Hosp. Rheinberg. — **P:** Histol. Untersuchgn. üb. d. Verhalten d. Vitamins C i. d. verschied. Organen währ. d. Wundheilg., Klin. Wschr. 1938. — Röntgenol. Darstellg. d. Periduralraumes u. ihre diagnost. Bedeutg., Nervenarzt 1950. — Häufigkt. d. Meckelschen Divertikels, Zbl. Chir. 1955. — Fibula als Sperrknochen, Zbl. Chir. 1957. — Osteotomie od. subperiost. Resekt. d. sperr. Fibula, ebd. 1958. — Pseudoadnextumor, Zbl. Gynäk. 1958. — Gezielte extraarticul. Schenkelhalsnagelg. mit Hilfe v. Richtgs.zahlen, Mschr. Unfhlkd. 1958. — Meth. u. Erg. lok. Hydrocortison- u. Prednisolon-Therap., Med. Klin. 1959.

Rosenthal, Alfred, Prof., Chefarzt d. chir. Abt. St. Josef-Hosp., 463 Bochum, Am Stadtpark. — *7. 2. 15 Dingelstädt/Eichsfeld. — **A:** 39 Düsseldorf. — **Prom:** 43 ebd. — **Hab:** 57 Marburg. — **F:** Chir., Anaesth. — **V:** 39–45 Militärdienst, 45–47 Anat. Inst. Univ. Marburg (Benninghoff), 47–50 Chir. Univ.-Klin. ebd. (Wiedhopf), ab 51 ebd., Ausbildg. Unf.chir., Kinderchir., Allg. Chir. (Zenker), 57–58 Oberarzt ebd., ab 47 Lehrtätigkt., 51 Aufbau u. Leit. d. Blutbank, 52 Fortbild.kursus f. Blutgruppenserol. Göttingen (Dahr). — **B:** Nark. b. Lungenop. i. Kindesalter, in: Zenker-Heberer-Löhr, Die Lungensegmentresekt., Springer 1954. — Strahlenpilzerkrankg. (Aktinomykose) (mit Zenker), in: Hdb. d. ges. Unfhlkd., Bd. 1, Enke 1954 u. 1963. — Eingr. b. d. Facialislähmg., in: Kirschner, Allgem. u. spez. chir. Op.lehre, Bd. 4, Springer 1956. — Verbrenngs.schock, Verlag Ziviler Luftschutz Dr. Ebeling 1960. — **P:** Verletzg. d. Discus articularis b. d. typ. Radiusfrakt., Langenbecks Arch. klin. Chir. 262/1948. — Klin. Fragen z. Krankhts.bild d. Tetanus (mit Scheidt), ebd. — Reposit. d. fr. traumat. Hüft- u. Kieferluxat. i. Lokalanaesth., Bruns' Beitr. klin. Chir. 82/1950. — Gefahren b. d. Übertragg. v. Blutkonserven unter Überdruck, Chirurg 1952. — Erfahrgs.ber. üb. d. neuen AEG-Spezialkühlschrank f. Blutkonserven, Mels. Med. Pharm. Mitt. 80/1953. — Beeinflußt e. Nark. b. Empfänger d. Kreuzprobe z. Bluttransfus.? (mit K. Fischer), Chirurg 1953. — Prostatekt. in kontroll. Blutdrucksenkg., Langenbecks Arch. klin. Chir. 276/1953. — Mod. Hypospadiebhdlg., Wildunger Hefte 1954. — Tagg. d. Mittelrhein. Chir.-Vereinigg. Marburg/Lahn, Med. Klin. 1954. — Nark.probl. b. Lungenop. i. Kindesalter, Anaesthesist 1954. — Probl. d. pyrogenen Reakt. n. Transfus. v. bakterienhalt. Konservenblut, Bibl. haemat. 2/1955 u. II. Mitt., ebd. 1956. — Blutvolumenbestimmg. b. exp. Verbrenngn., Diskuss.bemerkg., Langenbecks Arch. klin. Chir. 282/1955. — Z. Probl. d. pyrog. Reakt. nach Transf. v. bakterienhalt. Konservenblut, Bibl. haemat. 5/1956. — Blutvolumenveränderg. b. exp. Verbrenngn., Klin. Wschr. 1957. — Z. Bhdlg. d. Anal- u. Rectumatresie, Dtsch. med. J. 1957. — Dringl. Chir. b. Neugebor., Geburtsh. u. Frauenhlkd. 18/1958. — Blutvolumenveränderg. b. exp. Verbrenng., in H. 11, Wiss. Fragen d. zivilen Bevölkerungsschutzes, Koblenz: Verlag Gasschutz u. Luftschutz Dr. Ebeling. 1958. — Chorionepitheliom b. Mann, Fortschr. Med. 77/1959. — Ausmaß d. Blutvolumenverlustes i. Verbrenngs.schock, Bibl. haemat. 16/1963. — Bhdlg d. Spina bifida cystica unt. bes. Berücksicht. d. postop. Hydrocephalus, Langenbecks Arch. klin. Chir. 302/1963. — Op. Bhdlg. r. retin. Hodens nach v. Bramann-Kocher, ebd. 303/1964. — Sphinkterotomie u. transpapill. Choledochusdrainage, Chirurg 1965. — Radikalop. d. kindl. Leistenbr., Langenbecks Arch. klin. Chir. (Kongr.ber.) 1965. — Kons. od. op. Bhdlg. d. Nabelbr. ?, Mschr. Kinderhlkd. 1966.

Rosenthal, Wolfgang W. J., Prof., Dr. med. habil, Dr. h.c., emer. ord. Prof. d. Humboldt-Univ. Berlin, ehem. Gründer u. Leit. d. Fachklin. f. Kiefer- u. Plastechir. in Thallwitz, X 1178 Berlin-Wendenschloß, Zum Langen See 23. — *8. 9. 84 Friedrichshagen b. Berlin. — **A:** 11 Leipzig. — **Prom:** 10 ebd. — **Hab:** 18 ebd. — **F:** Chir. — **V:** 11–18 Oberarzt u. stellvertr. Dir. Leipzig (Heineke, Perthes), 18–43 freie Praxis als Chirurg i. Leipzig, 43–62 Chefarzt d. Kieferchir.-orthopäd. Heilstätte Thallwitz, 50–58 Prof. an d. Humboldt-Univ. Berlin m. Lehrstuhl f. Kieferchir. — **B:** Lehrb. d. allg. u. spez. Mund- u. Kieferchir. (mit Sonntag), Thieme Leipzig 1930. — Spez. Zahn-, Mund- u. Kieferchir., Barth, Leipzig 1951. — Spez. Zahn-, Mund- u. Kieferchir. (mit Hoffmann-Axthelm u. Bienengräber), 2. Aufl. Leipzig: Barth 1963; 3. Aufl. 1968. — **P:** Üb. 100 Veröff. aus d. allg. u. spez. Chir., insbes. aus d. Geb. d. Plast. u. Wiederherstellg. Originalmitt. üb. d. Velopharyngoplast. sowie d. muskul. Neurotisat. b. Facialislähmgn.

Rosin, Wilhelm, Chefarzt d. chir. Abt. DRK-Krhs. Jungfernheide, 1 Berlin 10, Tegeler Weg 28–33. — *8. 9. 16 Christianstadt, Kr. Sorau. — **A:** 43 Berlin. — **Prom:** 43 ebd. — **F:** Chir. — **V:** Kriegsdienst, 45–47 chir.-gyn. Abt. Städt. Krhs. Berlin Neukölln III (Britz), (H. Meyer, Krebs), 47–48 inn. Abt. Städt. Krhs. Am Urban (Klausenberg), 48–52 chir. Abt. ebd. (v. Schleyer), 52–61 Oberarzt ebd. — **P:** Entzünd. Urachuscyste – e. appendicitisähnl. Krankhts.bild, Berl. Med. Z. 1950. — Gallenstein-Ileus, Dtsch. med. J. 1956. — Cholangitis durch Fremdkörper, Berl. Med. Z. 1963.

Rosolleck, Horst G. H., bis 31. 3. 68 Leit. Arzt e. klin. Abt., 2 Hamburg 62, Tangstedter Landstr. 140 — *23. 1. 19 Berlin-Wilmersdorf. — **A:** 44 Hamburg. — **Prom:** 44 Berlin. — **F:** Chir. — **V:** 45–46 Gesundheitsverwaltg. Hansestadt Hamburg, 46 inn. Abt. Krhs. Berlin-Weissensee (Blumenthal-Barby), 46–47 geburtsh.-gynäkol. Abt. Oskar-Ziethen-Krhs. Berlin-Lichtenberg (Jacobs), 47 Krhs. Berlin Prenzlauer Berg (Pfeiffer), 47 Krhs. Berlin-Weissensee (Deichgräber, Falk), 47–54 Oskar-Ziethen-Krhs. Berlin-Lichtenberg (Heyn), 54–59 Krskrhs. Dannenberg/Elbe (Otte), 56 Frankfurt a. M. (Geissendörfer), 59–63 Krhs. Bethel Bückeburg (Nell), 63–68 Leit. Arzt. chir. Abt. Israelitisches Krhs. Hamburg. — **P:** Kausalgie, Diss. — Zw.fälle b. Spülgn. v. Pleuraempyemhöhlen, Therap. Gegenw. 1951. — Bhdlgs.erg. b. art. Durchblutgs.störgn., Zbl. Chir. 1951. — Bhdlg. d. Prostataka. m. Depot-Oestromon, Dtsch. med. Wschr. 1951. — Beobachtgn. u. Gedanken b. art. Durchblutgs.störgn., Münch. med. Wschr. 1952. — Vergl. Laboruntersuchgn. z. Blutgerinngs.probl. (mit Andersch u. Tüllmann), Z. ärztl. Fortbild. 1953. — Rolle d. Venen b. art. Durchblutgs.störgn., Z. inn. Med. 1953. — Nachruf auf Willibald Heyn, Zbl. Chir. 1953. — Reflektor. Zonen, Therap. Gegenw. 1954. — Urämie als abdomin. Erkrankg. getarnt, Dtsch. med. Wschr. 1954. — Op.indikat. b. gedeckt. Schädelverletzgn. (mit Gott), Chirurg 1954. — Op. Bhdlg. v. lok. Ca.rezid. bzw. -metastasen, Langenbecks Arch. klin. Chir. 180/1955. — Bhdlg. d. Claudicatio intermittens, Therap. Gegenw. 1955. — Magnesium z. Nark.unterstützg., Chirurg

1955. — Doroma i. d. Chir., Therap. Gegenw. 1957. — Bhdlg. d. Radiusfrakt., Dtsch. med. Wschr. 1957. — Diff.diagn. u. Progn. art. Durchblutgs.störgn., Wien. Z. inn. Med. 1957. — Resorpt.bhdlg. m. Hyaluronidase, Medizinische 1958. — Zwei selt. Abrißfrakt. (mit Lange), Zbl. Chir. 1958. — Mult. Frakt., Arch. orthop. Unfall-Chir. 49/1958. — Zweizeit. Milzrupt. m. leerer Anamnese, ebd. 50/1958. — Resorpt.bhdlg. m. Streptokinase, Med. Klin. 1958. — Grundl. u. klin. Bedeutg. d. Therap. m. Streptokinase u. Streptodornase, Ärztl. Wschr. 1958. — Streptokinase intravasal, Medizinische 1959. — Mass. aufsteig. Bein- u. Beckenvenenthromb., Ärztl. Wschr. 1959. — Luxat.frakt. d. Ellenbogens, Arch. orthop. Unfallchir. 51/1959. — Intubat.nark. am kleineren Krhs., Medizinische 1959. — Händedesinfekt. d. Chirurgen, Chir. Praxis 1960. — Das akute Abdomen, Landarzt 1960. — Überrasch. Befunde b. Bauchop., Med. Welt 1960. — Prim. Achillessehnenplast., Zbl. Chir. 1960. — Streptokokkenfermente i. bukkaler Anwendgs.form, Münch. med. Wschr. 1960. — Praemedikat. vor Lachgas-Äther-Nark. (mit Wolff), Therap. Gegenw. 1961. — Therap. durch Fibrinolyse, Praxis (Schweiz) 1961. — Lyse v. humanen Blutgerinnseln i. Reagenzglas, Klin. Wschr. 1961. — Plasmin- (Fibrinolysin-) Infus., Med. Welt 1961. — Verhütg. postop. Erbrechens (mit Kunt), Therap. Gegenw. 1962. — Wirkgs.weise fibrinolyt. Substanzen, Thromb. Diath. haem. 1963. — Untersuchgn. üb. d. Sulfonamidgehalt i. Gewebe, Arzneimittelforsch. 1963. — Frakt. am Femur u. Peronaeusparese, Chirurg 1964. — Niereninfarkte – als Folge e. Unf. vor 4 Monaten?, Mschr. Unfhlkd. 1965. — Endotheliome d. serösen Häute, Med. Welt 1967. — Traumat. Zwerchfellrupt., ebd. — Sarkome d. Magen-Darmkanals, Materia Medica Nordmark 1968.

Rossberg, O. Arndt, Chefarzt d. Poliklin. u. stellv. Ärztl. Dir. d. Kr.anst., X 92 Freiberg/Sa., Külzstr. 24. — *10. 8. 15 Leippen/Meissen. — **A:** 39 Leipzig. — **Prom:** 40 ebd. — **F:** Chir. — **V:** 39 Med. Univ.-Poliklin. Leipzig (Hochrein), 40 Martin-Luther-Krhs. Berlin (Munk), 40–45 Krhs. Freiberg (Ladwig). — **B:** Erste Hilfe im Bergbau, Fachbuch Vlg. Leipzig 1952. — Leitfaden f. Gesundheitshelfer, VEB Verl. Volk u. Gesundheit, 1. bis 12. Aufl. 1953–1967. — **P:** Vitamin B1-Gehalt i. Nabelschnurblut, Diss. — Diff.diagn. d. eingeklemmten Schenkelhernie, Münch. med. Wschr. 1944. — Spondylitis als Komplikat. b. Morbus Bang, Fortschr. Röntgenstr. 1951. — Unf.chir. u. Erste Hilfe, Zbl. Chir. 1955. — Erblichkt. d. Knochenchondrome, Fortschr. Röntgenstr. 90/1959.

Rossetti, Mario, Priv. Doz., Stellvertr. d. Vorstehers d. Chir. Univ.-Klin., CH 4000 Basel. — *12. 9. 26 Biasca/TI. — **A:** 50 Basel. — **Hab:** 63 Basel. — **F:** Chir. — **V:** inn. Abt. d. Ospedale S. Giovanni, Bellinzona/TI, Univ.-Rö.-Inst. Basel, Chir. Univ.-Klin. ebd., Kurzdauernde, mehrf. Auslandsaufenthalte. — **B:** Resekt.bhdlg. v. Lungenerkrankgn. (mit Nissen), Documenta Geigy Series chirurgica n. 2., Basel 1957. — Chir. f. d. Praktiker (mit Nissen u. A. L. Meier), in: Klin. d. Gegenwart. Hdb. d. prakt. Med., Urban & Schwarzenberg 1958. — Bhdlg. v. Hiatushernien u. Refluxoesophagitis m. Gastropexie u. Fundoplicatio (mit Nissen), Thieme 1959. — Op. am Zwerchfell (mit Nissen), in: Chir. Op.lehre, hrsg. v. Breitner, Urban & Schwarzenberg 1962. — Pankreastumoren u. ihre Therap. Almanach d. Leber-, Gallen-, Pankreaserkrankgn., Lehmanns 1963. — D. op. Speiseröhre, Thieme 1963. — Chir. Therap. d. exokrinen Pankreaserkrankgn., in: Pathogen., Diagnost., Klin. u. Therap. d. Erkrankgn. d. exokrinen Pankreas, hrsg. v. Heinkel u. Schön, Schattauer 1964. — Il trattamento delle ernie iatali e dell' esofagite da riflusso con la gastropessia e la fundoplicatio. (mit Nissen), Cappelli Editore. Rocca San Casciano 1964. — Thorax u. Abdomen, Teilbeitr. in: Chir. i. d. tägl.

Prax., 2. Aufl. v. Nigst, Hippokrates 1965. — Les indications de la vagotomie
d'après l'école bâloise (mit Nissen), in: La Vagotomie dans l'ulcère gastroduodéno-
jejunal, hrsg. v. Weiss u. Hollender, L'Expansion Ed. Paris 1966. — Refluxkrankht.
d. Oesophagus, Klin., Komplikat., Bhdlg., Hippokrates 1966. — Intra- u. postop.
Zwischenfälle. Ihre Verhütg. u. Bhdlg., in: Oesophagus, hrsg. v. Brandt, Kunz,
Nissen, Thieme 1967. — **P:** Schicksal Überlebender nach Vergiftg. m. Oleum cheno-
podii anthelmintici, Diss. 1951. — Fall v. Ca. d. Pleura, Radiol. Clin. 1954. —
Rechtsseit. hypophren. Abszess m. Perforat. i. d. Bronchialbaum, Thorak. Sympt.
u. diaphren. Komplikat. e. selten geword. Krankhts.bildes, ebd. — Linksseit.
Zwerchfellkonturveränderg., durch Milztumor b. Retothelsarkom, ebd. — Part.
Relaxat. d. re. Hemidiaphragma, ebd. — Röntgenol. Beitr. z. Progn. u. Operabilität
d. Bronchuska., Thoraxchir. 1955. — Radiol. Aspekte d. antrumerhalt. Gastrekt.,
Gastroenterologia 83/1955. — Frühzeit. Rö.untersuchg. b. d. mass. Blutg. d. ob.
Magendarmtraktes, Radiol. Clin. 1956. — Isol. Luxat.frakt. d. Multangulum majus,
e. selt. Carpalverletzg. (mit Nigst), Mschr. Unfhlkd. 1956. — Klin. u. röntgenol.
Untersuchgn. üb. funkt. Beschwerden nach Magenresekt. (mit Celio u. Hess),
Helvet. chir. acta 1956. — Postop. Oesophagus i. Rö.bild, Thoraxchir. 1957. —
Bronchiektasen, chron. Pneumonien, Lungenabszesse, unspezif. Lungenfibrosen,
Chir. Praxis 1957. — Oesophagus, ebd. — Isol. thorak. Milzverlagerg. b. Zwerchfellhernie, Schweiz. med. Wschr. 1957. — Chron. Ulcus d. Kardia u. Brachyoesophagus, e. Spätsyndr. d. Refluxoesophagitis, Langenbecks Arch. klin. Chir. 286/
1957. — Bronchuska., Chir. Praxis 1958. — Exp. Untersuchgn. z. Herztamponade
(mit Grädel u. Bircher), Helvet. chir. acta 1958. — Angiokardiograph. Befunde b.
künstl. Embolie i. Tierversuch (mit Grädel u. Meinardus), ebd. 1959. — Chir.
Indikat. u. Bhdlg. d. thorak. Oesophagusdivertikel (mit Enderlin), ebd. — Bedeutg.
d. oesophagogastr. Winkels i. d. Physiol. u. Pathophysiol. d. Kardia, Schweiz. med.
Wschr. 1959. — Gastropexie u. Fundoplicatio b. Hiatushernie u. Refluxoesophagitis, Chir. Praxis 1959. — Surgery of Hiatus hernia (mit Nissen), Med. World
1959. — Nuove operazioni dell'ernia iatale e dell'esofagite da riflusso: la gastropessia e la fundoplicatio (mit Nissen), Acta Chir. del torace 1959. — Verwendg.
armierter autoplast. Fibulaspäne nach Resekt. v. Knochentumoren (mit Nigst),
Helvet. chir. acta 1959. — Indikat. u. Erg. d. Gastropexie. Bibl. Gastroenterologica 1/1960. — Spätkomplikat. nach intrathorak. Eingr., Méd. et Hyg. 1960. —
Kardiaka. b. chron. Refluxoesophagitis, Langenbecks Arch. klin. Chir. 296/1960. —
Refluxoesophagitis u. blut. Oesophagusvarizen, Dtsch. med. Wschr. 1960. — Tä-
tigkt. d. Militärarztes an d. Front i. Lichte e. zeitgem. Chir., Vjschr. Schweiz.
San. Off. 37/1960. — Indikat. d. präop. Oesophagoskopie b. Hiatushernie u. Reflux-
syndrom, Schweiz. med. Wschr. 1960. — Refluxoesophagitis and Bleeding Oeso-
phageal Varices. Translation of 31., German Med. Monthly 1961. — Diagn. u.
Bhdlg. v. Pankreaserkrankgn., Mkurse ärztl. Fortbild. 1961. — Zwerchfellbedingte
Magenvolvulus, Chir. Praxis 1961. — Indikat. d. Fundoplicatio u. Gastropexie b. d.
Hiatushernie. Warng. vor e. wahllosen Anwendg. (mit Nissen), Schweiz. med.
Wschr. 1962. — Kardiafunkt., Dtsch. med. Wschr. 1962. — Function of the Cardia,
German Med. Monthly 1962. — Chirurgie de la hernie hiatale et du syndrome de
reflux. La fundoplicature et la gastropexie (mit Nissen), J. Chir. 83/1962. — Ver-
zög. Krebsdiagn. b. irreführ. Befunden am Mageneingang (mit Studer), Tägl.
Praxis 1962. — La fundoplicatio et la gastropexie dans le traitement chirurgical
de l'insuffisance du cardia et de la hernie hiatale (mit Nissen), Ann. Chir. 16/1962. —
Überbein v. ungewöhnl. Größe (mit Lude), Radiol. Clin. 1962. — Chir. d. ob.

Magendarmblutg. Takt. u. meth. Überleggn., Méd. et Hyg. 20/1962. — Chir. Bhdlg. d. Oesophagusdivertikel, Chir. Praxis 1962. — Prakt. Verwendbarkt. v. fert. Penicillin-Spritzampullen (mit Bärlocher), Méd. et Hyg. 20/1962. — Osteom d. Sesambeines am Daumengrundgelenk (mit Schönenberger), Radiol. Clin. 1963. — Chirurgia per il medico pratico (mit Nissen u. A. L. Meier), Ital. u. span. Ausg. aus: Klin. d. Gegenwart 1963. — Sanitätsdienst i. Gebirge. Chir. auf d. Verbandplatz b. verzög. Abtransport, Vjschr. Schweiz. San. Off. 40/1963. — Oesophagokardiomytomie u. Fundoplicatio: e. physiol. Op. b. Cardiospasmus u. Megaoesophagus, Schweiz. med. Wschr. 1963. — Zwerchfellbedingte Magendarmsten. nach transdiaphragm. Op. (postop. Zwerchfellrupt. u. hiat. Strikturbildg. (mit Nissen), Bruns' Beitr. klin. Chir. 207/1963. — Considérations sur le traitement chirurgical actuel de la pancréatite aigue et chronique, Méd. et Hyg. 1963. — Rezidivier. Hämangiom d. Strecksehne (mit Staak), Helvet. chir. acta 1963. — Beurteilg. u. Therap. d. Brachyoesophagus. Z. op. Bhdlg. d. Kardiospasmus m. Oesophagomyotomie u. Fundoplicatio, Thoraxchir. vask. Chir. 1963. — Chir. d. Cardia (mit Nissen), CIBA-Symposium 11/1963. — Schicksal u. Progn. d. übernähten Ulcus perforatum. Z. Frage d. zweizeit. Radikalop. (mit Künzli), Helvet. chir. acta 1964. — Chir. d. chron. Pankreatitis. Verh. 14. Int. Congr. Int. Coll. Surgeons, Wien 1964. — Gedanken z. sanitätsdienstl. Versorgg. d. Gebirgstruppen, Allg. Schweiz. Militärz. 1964. — Verletzgn. d. Oesophagus, Thoraxchir. vask. Chir. 1964. — Vorschlag z. e. feldchir. Seminar (mit Dunant), Vjschr. Schweiz. San. Off. 41/1964. — Therap. d. Hiatushernien, Langenbecks Arch. klin. Chir. 308/1964. — Op.takt. b. perfor. Ulcus (mit Künzli), ebd. — Op. Bhdlg. d. Hiatushernie. Farbfilm üb. Op.techn. u. Rö. (mit Pfeiffer u. Rösli), Kommentar in ebd. — Surgery of hiatal and other diaphragmatic hernias. (mit Nissen), J. Int. Coll. Surgeons 43/1965. — Retrograde Invaginat. d. Jejunum durch d. Braun'sche Anastomose nach Magenreskt. (mit Yasargil), Gastroenterologia 103/1965. — Prakt. Gesichtspkt. z. Diagn. u. Bhdlg. d. Oesophagusvarizenblutg. (mit Schultheiss), Therap. Umschau 1965. — Ungewöhnl. Komplikat. nach Laparoskopie: einseit. Emphysem d. Samenstranges (mit Hell u. Fahrländer), Gastroenterologia 104/1965. — Problème du service sanitaire en montagne. II. Cours international de perfectionnement pour jeunes médicins militaires, Kongr.ber., Madrid 1965. — Causes rares d'hémorragies digestives chirurgicales (mit Amstutz), Méd. et Hyg. 1965. — Revers. Papillitis b. Gallensteinleiden. Z. Frage d. Operat.taktik (mit Schultheiss u. Oeri), Langenbecks Arch. klin. Chir. 313/1965. — La cirurgia de la hernia diafragmatica (mit Nissen u. Markman), Prensa méd. argent. 52/1965. — Ulcus d. Gastarbeiter (mit Oeri), Helvet. chir. acta 1966. — Nissen Repair of Hiatal Hernia (mit Krupp), Ann. Surg. 164/1966. — Chir. d. Pankreascyste u. Pseudocyste, Erfahrgn. m. 29 Fällen (mit Dunant), Langenbecks Arch. klin. Chir. Kongr.ber. 1966. — Appendicitis einst u. jetzt (mit Hell), Méd. et Hyg. 1966. — Unterricht i. Feld- u. Kriegschir. i. d. San. Offiziersschule, Vjschr. Schweiz. San. Off. 43/1966. — Leberechinococcus (mit Reber), Images Roche 19/1966. — Postop. Bhdlg. nach Eingr. am Oesophagus u. Mediastinum, Thoraxchir. vask. Chir. 1966. — Intra- u. retroperiton. Verletzgn. nach Verkehrsunf., Méd. et Hyg. 1966. — Vermeidb. Folgen nach Ulcusresekt. (mit Fahrländer), Actuelle Chir. 1. — Le traitement chirurgical des hernies hiatales, J. Chir. (Paris) 92/1966. — Neue Gesichtspkt. i. d. Magendarmchir. (mit Nissen), Regensburger ärztl. Fortbild. 15. — Bauchverletzgn. nach Verkehrsunf., Helvet. chir. acta 1967. — Rippenserienfrakt. Begleitverletzgn., Komplikat., Therap. Erfahrgn. an 87 Fällen (mit Dunant u. Oeri), Praxis 1967. — Refluxkrankht. d.

Oesophagus-Klinisch-Chir. Aspekte, Hippokrates 1967. — Indikat. u. Meth. i. d. Chir. d. Zwerchfellhernie, Chirurg 1967. — Trichterbrust. Podiumgespräch. Langenbecks Arch. klin. Chir. 319/1967. — Radikaleingr. b. ausgedehnten mal. Tumoren d. Bauchraumes, Chirurg 1968.

Rossteutscher, Manfred, Leit. Arzt. d. chir. u. urol. Abt. d. Städt. Krhs., 2150 Buxtehude, Finkenstr. 3. — Fragebogen 1968 nicht beantwortet.

Roth, Dieter, Facharzt f. Chir., Durchgangsarzt, 7858 Weil a. Rh., Bühlstr. 35. — *11. 7. 25 Karlsruhe. — **A:** 51 Freiburg. — **Prom:** 51 ebd. — **F:** Chir. — **V:** 51–52 Städt. Krhs. Singen (Ernst, Mallebrein), 53–60 Städt. Krhs. Stuttgart/Bad Cannstatt (Behrend), 52 Univ.-Frauenklin. Freiburg (Wolff), 61 Inn. Klin. Bürgerspit. Stuttgart (Nipperdey), 61–62 Orthop. Klin. Warner Mannheim (Zrubecky), zwztl. Vertretgn. zunächst prakt. Ärzte, dann mehrf. Vertretgn. v. Durchgangsärzten i. freier Praxis.

Roth, Eberhard, Ass. d. Chir. Univ.-Klin., 6900 Heidelberg, Kirschnerstr. 1.*

Roth, Hans, Priv.-Doz., Dir. d. Thurg. Kantonssp., CH-8500 Münsterlingen (Schweiz). — Fragebogen 1968 nicht beantwortet.

Roth, Helmut, OMR, Chefarzt d. chir. Abt. u. leit. Arzt d. Krskrhs., 8742 Königshofen i. Grabfeld. — *7. 2. 22 Frankfurt a. M. — **A:** 47 Frankfurt a. M. — **Prom:** 47 ebd. — **F:** Chir. — **V:** 47 wiss. Mitarb. am Max-Planck-Inst. f. Biophysik (Rajewsky), 47–52 Chir. Klin. d. Städt. Krhs. Bamberg (Löffler), 52–53 Frankfurt a. M., (Geissendörfer), 53–55 Städt. Krhs. Bamberg (Löffler), 55–56 chir.-gynäk. Abt. d. St. Josefs-Krhs. Simmern (Hillebrand), 56–60 Oberarzt Städt. Krhs. Schwäbisch Gmünd (Dorbath). — **B:** Kontrastdarstellg. d. Herzens u. d. Lungengefäße (mit Löffler), 2. Aufl. Thieme Leipzig 1954. — **P:** Fall v. gewerbl. Radiumvergiftg., Diss. — Gewerbl. Radiumvergiftg., Dtsch. med. Wschr. 1951. — Physikal. Untersuchgn. z. Probl. d. Radiumvergiftg., Strahlentherap. 1951. — Rö.therap. d. Arthrosis def., Münch. med. Wschr. 1951. — Verhalten d. Blutvolumens b. Menschen nach Infus. v. Blutersatzlösgn., Klin. Wschr. 1954. — Entwicklg. u. Bedeutg. d. Herzkatheterismus u. d. Kontrastfüllg. v. Herz- u. Lungengefäßen, Münch. med. Wschr. 1954. — Fehler u. Gefahren d. Herzkatheterismus, ebd. — Bedeutg. d. Nark. f. d. Kontrastdarstellg. d. Herzens, Anaesthesist 1954. — Fehler u. Gefahren d. Herzkatheterismus, Dtsch. Gesd.wes. u. Zbl. Chir. 1954. — Fehler, Gefahren u. Mortalität b. d. Kontrastdarstellg. d. Herzens u. d. Lungengefäße, Zbl. Chir. 1954. — Intermittier. Analverschl. durch e. gr. Gallenstein, ebd. — Perforat. e. Ulcus ventriculi i. Schulalter, ebd. 1961.

Rothacker, H. Peter, Chefarzt d. chir. Abt. d. Krskrhs., 746 Balingen. — *29. 12. 23 Pforzheim. — **A:** 35 Marburg. — **Prom:** 53 ebd. — **F:** Chir. — **V:** 53–55 Homb. Klin. Homberg/Kassel (Pirn), 56 Paul-Lechler-Krhs. Tübingen (Röllinghoff), 57 Arbeitsunf.krhs. Linz/D. (Böhler), 57–61 Marienhosp. Stuttgart (Reichle), 61–68 Furtbachkrhs. ebd. (Mückeley). — **P:** Op. Bhdlg. d. Blasenkrebses, Diss. — Tödl. Zwischenfall nach Tetanus-Fermo-Seruminjekt., Chirurg 1954. — Cortisonwirkg. auf d. Magen-Darmkanal, Med. Welt. 1962.

Rothascher, Hans, OMR, Chefarzt d. Krskrhs., 6747 Kandel/Pfalz. — *26. 7. 22 Kümmersbruck bei Amberg/Oberpfalz. — **A:** 47 Erlangen. — **Prom:** 47 ebd. — **F:** Chir. — **V:** 47–54 Städt. Krhs. Amberg (Wustmann, Wirz, Barcyck, Felkel), 52 Anaesthesieausbildg Chir. Univ.-Klin. München (Frey u. Zürn), 54–55 Stadtkrhs. Kempten/Allgäu (Zeller), 55–62 „Bergmannsheil" Bochum (Bürkle de la Camp). — **P:** Erg. nach vollständ. Meniscusentferng., Langenbecks Arch. klin. Chir. 294/1960. — Gedanken u. allg. Probl. d. Unf.chir. aus d. Sicht e. Krskrhs., Med. Welt 1965.

Rothe, Gerhard, Prof., Cnefarzt d. Bez.krhs. St. Georg, X 7021 Leipzig, Str. d. Deutsch-Sowjetischen Freundschaft 141. — Fragebogen 1968 nicht beantwortet.

Rothmaler, Gerhard, Chefarzt d. chir. Abt. d. Städt. Kr.anst., 2390 Flensburg-Mürwik, Kelmstr. 25. — Fragebogen 1968 nicht beantwortet.

Rotsch, Gerhard, Facharzt f. Chir., Gynäkol., Leit. Arzt d. chir. Abt. d. Betriebspoliklin. „Dr. Friedrich Wolf", Piesteritz, X 46 Wittenberg-Lutherstadt, Str. d. Friedens 16. — *31. 3. 12 Graudenz. — **A:** 39 Greifswald. — **Prom: 40 —** **F:** Chir., Gynäk. — **V:** 39–45 Städt. Kr.anst. Graudenz, 45 Klin. Dr. Raeschke, Mühlhausen/Thür., 45–47 Oberarzt Thür. Landeskrhs. Meiningen, 47–51 Chefarzt Dr. Sulzberger Krhs. Bad Salzungen/Thür., 51–58 Oberarzt Krhs. Paul Gerhardt-Stift Wittenberg, 59 Betriebspoliklin. „Dr. Friedrich Wolf" in Piesterritz als Leit. Abt.arzt.

Rotthauwe, Gustav, Chefarzt d. chir. Abt. Ev. Krhs., Gem. G.m.b.H. 5603 Wülfrath, Südstr. 12, — *31. 12. 06 Gelsenkirchen. — **A:** 35 Rostock. — **Prom:** 38 ebd. — **F:** Chir., Urol. — **V:** 34–35 Krhs. Berlin-Lankwitz, 35 Path. Inst. d. Univ. Rostock (Fischer), 35–39 Chir. Univ.-Klin. ebd. (v. Gaza, Lehmann), 39–44 Militärdienst, 44–48 russ. Kriegsgefangenschaft, Lagerarzt f. Chir., 49–51 Rostock (Lehmann), 51–59 Städt. Kr.anst. Wuppertal-Barmen (Boshamer). — **P:** Ungewöhnl. gr. Magenschleimhautinsel i. unt. Oesophagus, Diss. — Klin. bösart. Fibroepitheliom d. Penis, Bruns' Beitr. klin. Chir. 184/1952. — Traumat. Tbk. i. Anschluß an e. Pseudarthrosenop. m. Küntscher-Nagelg., Chirurg 1953. — Bhdlg. d. Hyperacicitätsgastritis u. d. Ulcus ventriculi mit Mucin, Dtsch. med. Wschr. 1954.

Rudel, Bodo, leit. Arzt i. Landambulat., X 1955 Rheinsberg (Mark). — Fragebogen 1968 nicht beantwortet.

Rückert, Wolfgang, Prof. Dr. med. Dr. phil., Chefchirurg u. ärztl. Präsident d. zentr. Kr.anst. Annaba. ex. Bône im Rahmen d. Mission Chirurgicale de la République Fédérale D'Allemagne, En Algérie, Boite Postale 253, B.Min. f. Wirtschaft. Z. Arb. 2, Villa Mont Riant, Avenue Ben Bonlaid. — *15. 2. 05 Gotha/ (Thür.). — **A:** 30 Berlin. — **Prom:** 30 Münster Dr. med. Dr. phil. — **Hab:** 39 Marburg, venia leg. 57 Marburg, 58 apl. Prof. ebd. — **F:** Chir. — **V:** 30 Pharm. Inst. Münster (Freund), 31 inn. Abt. Stadtkrhs. Osnabrück (Bürger), 32–38 Marburg (Klapp), 39–45 Oberarzt Elisabethenstift Darmstadt (Zander), 42–45 Kriegsdienst, 46–61 Chefarzt d. Chir. Klin. Elisabethenstift Darmstadt, ab 62 i. Dienst d. Bundesministeriums f. wirtschaftl. Zus.arb. Bonn. — **B:** Drahtextens. Anleitg. z. prakt. Gebrauch, Enke 1937. — Drahtextens. i. d. Friedens- u. Kriegschir., Enke 1944. — Prim. lumbosacr. Osteochondrose u. Trauma, Wirbelgleiten u. Unf.. Nacken-Schulter-Syndr. u. Unf., in: Hirt, Versichergs.- u. Versorggs.-Med., Walter Stutz-Vlg. 1956. — **P:** Exp. Arb. z. Skeletmuskelphysiol. u. Pathol.; Method. z. Blutfettforschg.; Insulinforschg.; Exp. Arb. z. Fettembolieforschg.; Arb. z. Herstellg. e. absolut steril. resorbierb. Nahtmaterials; Exp., klin. u. method. Arb. z. Extens.bhdlg. v. Frakt. u. Gelenken; Unters. üb. Kallusbildg. i. Polarwinter; Theoret. u. prakt. Raumwinkelmessgn. auf Rö.bildern; Habil.-Schr. u. Dtsch. Z. Chir. 256; Exp. u. klin. Arb. üb. d. sog. rezidivier. Nachblutgn. aus off. Wunden.

Rüdel, Curt, Facharzt f. Chir., prakt. Arzt, 8 München 80, Zaubzerstr. 37. — *29. 10. 98 Weimar/Thür. — **A:** 25 Berlin. — **Prom:** 25 ebd. — **F:** Chir., Arbeits-Med. — **V:** 23–24 Gerichtl. Med. Inst. Berlin (Strassmann), 24–25 Thür. Landeskrhs. Gotha (Rausch), 25 Thür. Landeskrhs. Sondershausen (Spannaus, Krüger), 26–27 Charité Berlin (Hildebrand, Sauerbruch, E. Gohrbandt), 28–30 Path. Inst. d. Allg. Krhs. Hamburg-Barmbeck (Gerlach, Gräff), 30–34 Würzburg (König), 34–47 Chefarzt

u. Leit. Arzt d. chir.-gynäk.-geburtsh. Abt. d. Thür. Landeskrhs. Altenburg/Thür., 47–49 prakt. Arzt i. Tutzing, 49–54 Leit. Arzt. d. Landesarbeitsämter Nord- u. Südbayern, 54–64 Leit. Arzt d. Landesarbeitsamtes Südbayern, 55–57 Facharzt f. Chir., München, 67 prakt. Arzt ebd., Garchinger Str. 26. — P: Mikrotranskopie b. d. forens. Blutnachweis, Diss. — Prim. Rectumsarcon. Arch. klin. Chir. 145/1927. — Bhdlg. d. Speiseröhrenverengg. m. Metalloliven, Münch. med. Wschr. 1931. — Schützen d. gebräuchl. Hilfsmittel v. d. Gefahren d. Bluttransfus. ?, Dtsch. Z. Chir. 236/1932. — Übertragg. v. übergr. Blutmengen b. lebensbedrohl. Blutgn. nach Op., Zbl. Chir. 1932. — Kontraindikat. u. Zwischenfälle b. Bluttransfus., Klin. Wschr. 1932. — Exp. Untersuchg. z. intestinal. Autointoxikat. (mit Tönnis, Horster, Reimers); III. Teil: Histol. Befunde an Leber u. Nieren b. exper. Autointoxikat. (mit Tönnis); VI. Teil: Zus.fass. Darstellg. d. Versuchserg. b. exp. intest. Autointoxikat. (mit Tönnis, Horster, Reimers), Z. exper. Med. 84/1932. — Leber- u. Nierenschädig. b. chron. Darminhaltsstauungn., Arch. klin. Chir. 173/1932. — Bhdlgs.erg. d. Mammaka., Zbl. Chir. 1934. — Op. Knochenbr.bhdlg. u. Pseudarthr., Arch. klin. Chir. 189/1937.

Ruef, Jürgen, Chefarzt d. chir. Abt. d. Städt. Krhs., 671 Frankenthal/Pfalz. — *27. 5. 23 Freiburg i. Br. — A: 52 Heidelberg. — Prom: 51 ebd. — F: Chir. — V: 51 Frauenklin. St. Elisabeth Heidelberg (Spannagel), Med. Univ.-Klin. ebd. (Siebeck), 52 Med. Univ.-Poliklin. ebd. (Oehme), 52–53 Chir. Univ.-Klin. ebd. (K. H. Bauer), 53–55 Physiol. Inst. ebd. (Schaefer), 55–67 Chir. Univ.-Klin. ebd. (K. H. Bauer, Linder). — P: Fortl. Registrierg. d. Muskeldurchblutg. am Menschen m. e. Calorimentersonde (mit Hensel), Pflügers Arch. 259/1954. — Muskel- u. Hautdurchblutg. d. Menschen b. Einwirkg. vasoakt. Substanzen (mit Hensel u. Golenhofen), Z. Kreisl forsch. 1954. — Wirkg. v. Adrenalin u. Nor-Adrenalin auf d. Muskeldurchblutg. d. Menschen u. ihre Beeinfl. durch Regitin (mit Golenhofen u. Hensel), Arch. exp. Path. u. Pharmakol. 225/1955. — Wirkg. v. Adrenalin u. Nor-Adrenalin auf d. Muskel- u. Hautdurchblutg. d. Menschen (mit Bock u. Hensel), Pflügers Arch. 261/1955. — Wirkg. d. Rauchens auf d. Muskeldurchblutg. (mit Bock u. Hensel), Z. Kreisl.forsch. 1955. — Human muscle and skin blood flow (mit Hensel u. Golenhofen), Angiology 6/1955. — Eigenart. Blindsack am Colon ascendens (mit Wenz), Fortschr. Röntgenstr. 89/1958. — Erg. b. d. Bhdlg. v. 1200 Mammaca. 1943–1959, Langenbecks Arch. klin. Chir. 294/1960. — Erfahrgn. b. d. Bhdlg. v. Mammaca. i. d. letzten 15 J., Zbl. Chir. 1961. — Sarkome d. Brustdrüse (mit Ott), Langenbecks Arch. klin. Chir. 297/1961. — 57 beobachtete doppelseit. Mammaca. (mit Ehlers), ebd. 300/1962. — Pathol. Frakt. b. Mammaca. (mit Ehlers), ebd. — Erkenng., Bhdlg. u. d. Heilungsaussichten d. Brustkrebses, Mschr. d. Agnes Karll-Verb. 1963. — Untersuchgn. z. Charakteristik d. Appendicitis i. d. vier verschied. Lebensabschnitten (mit Hecker u. a.), Erg. Chir. u. Orthop. 48/1966.

Rueff, Fritz L., Prof., Leit. Oberarzt d. Chir. Univ.-Klin., 8 München 90, Eduard-Schmid-Str. 7. — *15. 5. 25 München. — A: 49 München. — Prom: 49 ebd. — Hab: 62 ebd. — F: Chir. — V: 50 Pathol. Inst. d. Univ. München (Hueck), 51 I. Med. Klin. ebd. (Bingold), ab 52 Chir. Klin. ebd. (E. K. Frey, Zenker). — B: Zellelektrophorese i. d. klin. Diagn., Sonderbd. zu „Blut" (Bd. 3), hrsg. v. Stich, Ruhenstroth-Bauer, Lehmanns 1964. — P: Tbk. d. Articulatio ileosacralis, ihre Diagn. u. Therap., Diss. — Diff.diagn. Schwierigktn. i. d. Lungenchir. (mit Hueck), Münch. med. Wschr. 1955. — Prae- u. postop. Bhdlg. b. d. Resekt. d. Cardiaca. (mit Karnbaum), ebd. 1958. — Untersuchgn. üb. d. intraperiton. Antibiotikamedikat. (mit Kraft), Medizinische 1958. — Zwei Fälle mal. Entartg. unf.bedingter chron.

Hautulcera (mit Schnur), Münch. med. Wschr. 1958. — Zwei Fälle mal. Entartg. unf.bedingter chron. Hautulcera, Neues f. d. med. Gutachter 1959. — Zellelektrophoret. Bestimmg. d. Neuraminsäuregehaltes d. Membranen d. weißen Blutzellen vor u. nach Austritt aus d. Knochenmark (mit Ruhenstroth-Bauer u. a.), Naturwissenschaften 1961. — Spezif. Strukturelemente i. Tumorzellmembranen: ihr Neuraminsäuregehalt (mit Ruhenstroth-Bauer, Kübler u. Fuhrmann), Klin. Wschr. 1961. — Nachbhdlg. d. op. Magens, Münch. med. Wschr. 1961. — Vegetat. Denervat. d. Magens nach Kux, ebd. — Klin. u. Therap. d. Speiseröhrendivertikel (mit Heiss), ebd. 1962. — Fibrosis cystica mammae, ebd. — Bedeutg. d. Neuraminsäuren i. d. Zellmembran f. d. Wachstum mal. Zellen (mit Ruhenstroth-Bauer u. a.), Z. Krebsforsch. 1962. — Neuraminsäurebedingte Strukturunterschiede d. Zellmembranen norm. u. mal. Leberzellen (mit Fuhrmann, Granzer u. Ruhenstroth-Bauer), Z. Naturforsch. 170/1962. — Elektrophoret. Untersuchgn. an norm. u. mal. Zellen (mit Ruhenstroth-Bauer u. a.), Naturwissenschaften 1962. — Zellelektrophorese i. d. klin. Diagn. Elektrophoret. Untersuchgn. an Blut, Lymphknoten- u. Tumorzellen v. fr. gewonn. Proben (mit Fuhrmann u. Ruhenstroth-Bauer), Münch. med. Wschr. 1963. — Elektrophoret. Untersuchgn. a. norm. u. mal. Zellen (mit Ruhenstroth-Bauer), Dtsch. med. Forsch. 1963. — Probl. d. „gutart. Mammatumoren". Ein Beitr. z. Frühdiagn. d. Ca., Münch. med. Wschr. 1963. — Diagn. d. Mammaca., ebd. — Erg. d. Bhdlg. d. Kardiospasmus (mit Zenker), ebd. — Z. Versorgg. d. Kunstafters u. seiner Komplikat., ebd. — Probl. b. d. chir. Bhdlg. d. Magen- u. Zwölffingerdarmgeschwürs, ebd. 1964. — Chir. d. pept. Geschwürs v. Magen, Duodenum u. Anastomose (mit Zenker, Becker u. Thurmayr), Langenbecks Arch. klin. Chir. 308/1964. — Komplikat. nach Magenresekt. z. Ulcusbhdlg., ihre Vermeidg. u. Therap. (mit Becker), Münch. med. Wschr. 1964. — La electroforesis celular en el diagnóstico clinico. Investigaciones electroforéticas en células sanguineas, células de los ganglios linfáticos y células tumorales de biopsias recientes (mit Fuhrmann u. Ruhenstroth-Bauer), ebd., Edicon en espånol 1964. — Bhdlg. d. Hämorrhoidalleidens (mit Pichlmaier), Münch. med. Wschr. 1965. — Bhdlg. d. Flatulenz b. Anus praeter naturalis, ebd. — Bhdlg. d. mass. Magenblutg. (mit Zenker), ebd. — Dumping-Syndr. u. seine chir. Therap. (mit Zenker), Med. Klin. 1965. — Häufg. postop. Lungenembolien b. Föhnwetter?, Münch. med. Wschr. 1965. — Pflege e. Anus praeter naturalis, Med. Klin. 1966. — Nil nocere! Vermeidb. Fehler b. Verbänden, Münch. med. Wschr. 1966. — Eingekeilte Schenkelhalsbr. — „Schenkelhalsfissuren", ebd. — Bhdlg. d. Oberarmschaftbr. (mit Pelzl), Chirurg 1967. — Probl. u. Erg. d. op. Bhdlg. v. Hiatushernien (mit Hamelmann), ebd. — Gibt es e. konservat. Bhdlg. v. Leistenhernien?, Münch. med. Wschr. 1967. — Wundversorgg. nach Verletzgn. u. Tetanusprophyl., ebd. — Glomustumor d. Oesophagus (mit Grabiger), Bruns' Beitr. klin. Chir. 215/1967. — Bißverletzg. (mit Bedacht u. Schury), Med. Welt 1967. — Klin. d. Strecksehnenabrisses am Fingerendglied (mit Bedacht u. Pannike), Chirurg 1967. — Komplikat. nach Magenresekt. i. d. Ulcuschir. u. ihre Therap., Zbl. Chir. 1967. — Hat d. klass. 2/3-Resekt. d. Magens b. Ulcus heute noch ihre Berechtigg.?, Langenbecks Arch. klin. Chir. (Kongr.-bd.) 1967. — Trichterbrust – Klin., Therap., Späterg., Med. Klin. 1968. — Fehldiagn. b. Appendicitis, Münch. med. Wschr. 1968.

Rüffer, Werner, 5000 Köln-Niehl, Tilsiter Str. 2. — Fragebogen 1968 nicht beantwortet.

Rügheimer, Erich, Prof., Vorstand d. Abt. f. Anaesthesiol. b. d. Chir. Univ.-Klin., 852 Erlangen, Krankenhausstr. 12. — Fragebogen 1968 nicht beantwortet.

Rühl, Hans, Facharzt f. Chir., 53 Bonn, Kronprinzenstr. 1. — *3. 7. 84 Dortmund. — **A:** 08 Bonn. — **Prom:** 10 ebd. — **F:** Chir.

Rühl, Rudolf, Priv.-Doz., Chefarzt d. chir. Abt. d. Städt. Krhs., 663 Saarlouis. — *1. 9. 13 Trohe Krs. Gießen. — **A:** 37 Gießen. — **Prom:** 38 ebd. — **Hab:** 58 ebd. — **F:** Chir. — **V:** 38–45 Pathol. Inst. Gießen, 48–60 Chir. Univ.-Klin. ebd. — **P:** Beitr. z. Kenntnis d. mult. Myeloms, Z. Krebsforsch. 53/1942. — Path.-anat. Bef. b. tödl. Unf. i. d. Landwirtschaft, Mschr. Unfhlkd. 1944. — Fehldiagn. b. d. Annahme e. Tbk. im histol. Bild, Langenbecks Arch. klin. Chir. 263/1949. — Bed. d. Gewebezüchtg. f. d. Konservierg. v. Art.transplantaten, ebd. 266/1950. — Chir. Pathol. d. Bronchialka., Bruns' Beitr. klin. Chir. 187/1953. — Anwendg. u. Techn. plast. Maßnahmen b. osteomyel. Knochenhöhlen, Chirurg 1954. — Z. Histol. d. vorbestrahlten Brustkrebses, Zbl. Chir. 1955. — Z. Histopathol. u. Chir. d. tbk. Hiluslymphknoten, Thoraxchir. 1956. — Unters. z. Bakt. u. Histopath. d. kl. tbk. Lungenherde, ebd. 1957. — Morphol.-klin. Untersuchgn. z. Probl. d. Malignitätsunterschiede b. Bronchialka., Langenbecks Arch. klin. Chir. 290/1959. — Erfahrgn. m. d. intraop. Schnelldiagn., Chirurg 1960. — Histol. u. bakt. Bef. b. d. sog. Lymphadenitis mesaraica., Münch. med. Wschr. 1960. — Z. Pathogen. d. diastat. Colonperforat., Chirurg 1966. — Haemorrhag. Infarziergn. i. Ileocoecalbereich, Zbl. Chir. 1967.

Rümler, Bruno, Facharzt f. Chir., 7888 Rheinfelden, Friedr.-Jung.-Str. 4, Parkklin. Dr. Hagmaier, Pestalozzistr. 12. — *27. 2. 11 Teplitz/Schönau. — **A:** 38 Prag. — **Prom:** 38 ebd. — **F:** Allg. Chir., Handchir. u. plast. Chir. — **V:** 39–45 Krskrhs. Brüx, Sudetenland (Bubesch, Mörl), 46 Orthop. Städt. Krhs. Aachen, 57–65 Wiederherstellgs.chir., Chir., Urol., Versorgs.krhs. Bad Tölz.

Rümler, Eckart R., Facharzt f. Orthop., 63 Gießen 2, Kaplansgasse 4. — *31. 5. 09 Teplitz. — **A:** 35 Prag. — **Prom:** 35 ebd. — **F:** Orthop. — **V:** 32–33 Pathol. Inst. Univ. Göttingen (Gruber), 35 inn. Abt. Div. Krhs. I Prag (Stach), 37–38 Krskrhs. Teplitz-Schönau (Kerschner), 39 Vertreter Landpraxis (Porstendorfer), Annastift Hannover (Lindemann), 39–44 Orthop. Heilanst. Sudetenland Reichenberg (Wagner), 44–45 Kriegsdienst, 45–47 Allg. Krhs. Jaroner (Pokorny), 48–49 Chefarzt Orthop. Landesanst. Zwickau/Sachs., Vertrauensarzt, 49–50 Oberarzt Orthop. Klin. Berlin-Buch (Kohl), 51–58 Kassenarzt u. Vertragsarzt d. AOK Berlin, Leit. d. Orthop. i. VÄD d. AOK Berlin, Leit. d. Abt. Orthop. d. VÄD d. Eisenbahn. — **P:** Polycyst. Entwicklgs.störgn. i. Pankreas, Virchows Arch. 292/1933. — Blut. Oesteosynth. m. Knochenbolzen aus V2a-Stahl, Med. Technik 5/1951. — Arb.fähigkt. d. Spondylarthr., Bahnarzt, Erg.heft 1955. — Stat. Erkrankgn. b. Lokpersonal, Bahnarzt 1956. — Spondylarthr. u. Arb.unfähigkt., Z. Orthop. 1956. — Zweckmäß. Schutz d. Stütz- u. Beweggs.apparates v. berufl. Schädigg., Bahnarzt 1957. — Epicondylitis, ebd. Beih. 2/1957. — Ärztl. Wünsche u. Verpackg. v. Medikamenten, Beitr. Verpackg. 2/1958. — Extens.arthroplast. b. Hallux valgus, Zbl. Chir 1958. — Gewährg. u. Bemessg. b. Schmerzensgeld, Bahnarzt 1958. — Arztingenieure i. Verkehrswesen — e. Notwendigkt., ebd. — Neuer Schuh f. Rangierer, ebd. — Gelenkschädigg. b. S-Bahn-Triebwagenführern, ebd. — Unvollständ. Achillessehnenrupt., Beitr. Orthop. 1959. — Tetanus-Schutzimpfg., Bahnarzt 1959. — Dienst-Schuhwerk b. d. Dtsch. Reichsbahn, ebd.

Rüsing, Heinz-Günther, Ass. d. Chir. Klin. d. Nordwest-Krhs., 6000 Frankfurt a. M., 21, Steinbacher Hohl 2–26. — Fragebogen 1968 nicht beantwortet.

Rüther, Heribert, Chefarzt d. chir. Abt. Maria-Hilf-Krhs., 463 Bochum. — *9. 7. 10 Dortmund. — **A:** 35 München. — **Prom:** 34 Würzburg. — **F:** Chir., Gynäk.

— **V:** 34–35 Univ.-Frauenklin. Würzburg (Gauss), 35–39 gyn. Abt. Elisabeth-Krhs. Bochum (Wiemer), 46–56 chir. Abt. ebd. (Reich, Schüttemeyer). — **P:** Spontanrupt. d. Nabelschnurart. v. Geburtsbeginn b. Insertio funicul. furcat., Arch. Gyn. 168/1939. — Weichteilgeschwülste am kindl. Schädeldach unt. bes. Berücksicht. d. Dermoids, Zbl. Chir. 1956. — Klin. d. Desmoids d. Bauchwand, ebd.

Ruf, Peter, Oberarzt d. chir. Abt. d. St. Franziskus-Hosp., 473 Ahlen. — *23. 10. 32 St. Peter/Schwarzwald. — **A:** 62 Freiburg. — **Prom:** 61 ebd. — **F:** Chir. — **V:** 62–67 Städt. Krhs. Hamm (Andreesen, Harbecke), 67 Barbara-Klin. Heessen (Isfort). — **P:** Bhdlg. d. Schienbeinkopfbr., Mschr. Unfhlkd. 1966.

Ruiter, Kornelis de, Oberarzt am Grootziekengasthuis, Hekellaan 40, s'Hertogenbosch (Niederlande). — Fragebogen 1968 nicht beantwortet.

Rummel, Lothar, Facharzt f. Chir. u. Neurochir., 706 Schorndorf, Werderstr. 16. — *16. 2. 26 Erfurt. — **A:** 51 Erfurt. — **Prom:** 53 Jena. — **F:** Chir., Neurochir. — **V:** 51–53 Pathol. Inst. Jena (Fischer), 53 inn. Abt. St. Hedwig-Krhs. Berlin (Brogsitter), 53–55 Neurol. Hufeland-Krhs. Berlin-Buch (Kothe), 55–58 Neurochir. ebd. (Weickmann), 58 Neurochir. u. Neurol. Bethesda Krhs. Wuppertal-Elberfeld (Schiersmann), 58–63 Krskrhs. Backnang (Landfried).

Rummelhardt, Sepp, a. o. Prof., Vorstand d. urol. Abt. Krhs. d. Stadt Wien-Lainz, A-1130 Wien, Wolkersbergenstr. 1. — *23. 9. 19 Wien. — **A:** 44 Berlin. — **Prom:** 44 Wien. — **Hab:** 58 ebd. — **F:** Urol. — **V:** 46 I. Chir. Univ.-Klin. Wien (Schönbauer), 48 Urol. Stat. ebd. (Deuticke), 58 Lehrbefugnis, 62 Chefarzt d. urol. Abt. d. Krhs. Lainz. — **B:** Sulfonamid u. Penicillin i. d. Chir., in: Konsilium, 2. Aufl., hrsg. v. F. Pokorny, Urban & Schwarzenberg 1949. — Zusammenstellg. u. Anwendg. d. Chemotherapeutica u. Antibiotica i. d. Chir., in: Konsilium. Diagnost.-therap. Tb. nach d. Wiener med. Schule, hrsg. v. F. Pokorny, 3. Aufl. 1953, 4. neubearb. u. erw. Aufl. 1954, 5. Aufl. 1955. — Urologie (mit Deuticke), in: Konsilium, 4. neubearb. u. erw. Aufl. 1954, 6. Aufl. 1963, 7. Aufl. 1966. — Röntgenol. Indikat. z. Prostatekt., in: Med. u. soziale Altersprobl., hrsg. v. Doberauer, Vlg. z. Förd. wiss. Forsch. 1957. — **P:** Dupuytrensche Kontrakt., Wien. med. Wschr. 1950. — Klin. Verwertbarkt. d. Tumorzellennachweises i. d. Urol., Wien. klin. Wschr. 1950. — Pelviren. Reflux, Z. Urol. 1951. — Peniska., Wien. med. Wschr. 1951. — Hypernephromentwicklg. i. Pyelogramm, Z. Urol. 1951. — Selt. Metastasenbildg. d. Prostataka. i. Hoden, Nebenhoden u. Samenstrang, ebd. 1952. — Penisfrakt., ebd. 1953. — Gleichzeit. Auftreten e. beidseit. Hypernephroms, ebd. — Urogenitaltbk., Wien. klin. Wschr. 1954. — Todesfall nach intraven. Heptadongabe, Klin. Med. 1954. — Prostatekt. u. Thrombosephrophyl., Z. Urol. 1954. — Nachbhdlg. nach urol. Eingr., Klin. Med. 1955. — Chir. Bhdlg. d. Blasenka., Z. Urol. 1955. — Papillennekr. d. Niere, Klin. Med. 1955. — Intraperiton. Seminome, Z. Urol. 1955. — Ektope Uretermündg. i. d. Samenblase, ebd. — Tödl. Colitis nach antibiot. Bhdlg., Wien. klin. Wschr. 1955. — Todeskrankht. d. Feldmarschalls Gideon Ernst Freiherrn von Loudon (mit Jantsch), ebd. — Gumma d. Hodens, Z. Urol. 1955. — Radikalop. b. Doppelniere m. ektoper Uretermündg. beiderseits, Klin. Med. 1955. — Notfälle b. Nieren- u. Blasenerkrankgn., Dtsch. med. J. 1956. — Perforat. b. retrogr. Pyelograph., Z. Urol. 1956. — Juxtavesik., angelhakenförm. Ureterverl., ebd. 1957. — Chir. d. Nebenniere, Wien. klin. Wschr. 1958. — Todesursachen nach urol. Op., Wien. med. Wschr. 1958. — Prophyl. u. Therap. d. Thromb. i. d. Altersurol., in: Aktuelle Geriatrie, hrsg. v. Doberauer 1959. — Langzt.bhdlg. d. chron. Harninfekt. (Ital.), in: Giornale di Malattie Infettive e Parasitarie, Vol. 12, Nr. 910 u. Kongr.-Ausg. (Mailand 1959). — Long-Term Treatment of

Chronic Urinary Tract Infections, Antibiotics Annual 1959/60. — Bedrohl. Hämaturien b. alten Männern, in: Geriatrie u. Fortbildg., hrsg. v. Doberauer 1960. — Erg. d. Langztbhdlg. chron. Harninfekt., Kolloquien-Ber., hrsg. v. d. I. Med. Univ.-Klin., Forschgs.stelle f. Antibiotika (K. H. Spitzy), Wien. 1960. — Schicksal d. weg. Nierentbk. nephrekt. Pat., Langenbecks Arch. klin. Chir. 295/1960. — Posttraumat. Riesenhydronephrose, Z. Urol. 1961. — Spätresultate d. chir. Bhdlg. d. Blasenekstrophie, Verh. 12. Int. Urol.-Kongr. 1961. — Diagn. u. Therap. d. Infekt. d. Harnwege i. Alter, in: Diagn. u. Therap. i. Alter, hrsg. v. Doberauer 1962. — Pyurie i. Kindesalter, Z. Urol. 1962. — Nierenbeckenplast. i. Kindesalter, Int. Konf. Urol. Budapest 1962. — Gründg. u. Entwicklg. d. urol. Abt. i. Krhs. d. Stadt Wien-Lainz, Wien. klin. Wschr. 1963. — Sympt. d. Pyurie i. Säuglings- u. Kindesalter, Therap.woche 1963. — Thorotrastka. d. Niere, Ref., Z. Urol. 1964. — Nebennierenrinden-Ka. b. e. Kleinkinde. Sitzgs.ber. d. 5. Tagg. Wernigerode/Harz 1964 (zus. m. d. 4. Tagg. Berlin 1963), d. Dtsch. Ges. klin. Med. Sekt. d. Arb.gem. d. Urologen d. DDR. Manuskriptdruck Dresden 1964. — Fortschr. i. d. Diagn. retroperiton. Prozesse (Lymphographie), ebd. — Verletzgn. d. Niere. Verh. Dtsch. Ges. Urol. 20. Tagg. 1965. — Lymphangiograph. m. Lipiodol-Chlorophyll, Z. Urol. 1965. — Einfl. d. Hyaluronsäure auf e. schwere Harnweginfekt. b. idiopath. Hyperkalzurie (mit Kiesewtter), ebd. — Beurteilg. d. Operabilität urol. Erkrankgn. i. Greisenalter (mit Jantsch), 7th Int. Congr. Gerontology Vienna 1966. — Harnsäuresteinauflösg. u. Harninfekt. (mit Ernst), 5th Int. Congr. Chemotherapy. Abstracta. Part I.

Runge, Erich, OMR, Chefarzt d. Krskrhs., Leiter d. chir. Abt., 6453 Seligenstadt/ Hessen.— *29.11.07 Braunschweig. — **A:** 33 Berlin.— **Prom:** 35 ebd.— **F:** Chir.— **V:** 32 chir. Abt. Krskrhs. Berlin-Lichterfelde (Dönitz), inn. Abt. (Retzlaff), 33–38 Martin-Luther-Krhs. Berlin-Grunewald (Nordmann), 38–39 geburth. u. gyn. Abt. Städt. Frauenklin. Berlin-Charlottenburg (Schäfer), 39–45 Kriegsdienst, 46–52 Chefarzt a. Landes-Krhs. Wuppertal-Ronsdorf, 52–58 Chefarzt a. Krhs. Bethesda Solingen.

Runne, Hans-Jürgen, OMR, Chefarzt d. Chir. Klin. u. Poliklin., Ärztl. Dir. d. Ev.-luth. Diakonissen-Krhs., X 7033 Leipzig, Georg-Schwarz-Str. 49–53. — *11. 08. 12 Dresden. — **A:** 37 Berlin. — **Prom:** 37 ebd. — **F:** Chir. — **V:** 36–37 II. Med. Univ.-Klin. Charité Berlin (v. Bergmann), 37–38 Pathol. Inst. ebd. (Rössle), 38–40 Städt. Krhs. Frankfurt a. M.-Höchst (Henrichsen), 40–42 Landeskrhs. Meiningen/Thür. (Pilz), 42–45 Militärdienst, 45–49 Stadtkrhs. Dresden-Friedrichstadt (Fromme), 49–51 Stadtkrhs. Dresden-Johannstadt (Sprung). — **P:** Beeinfl. schlecht heil. Frakt. durch Thyroxin, Diss. 1936. — C-Vitamin u. Schilddrüsenfunkt., Z. exper. Med. 103/1938. — Rollappenplast., Zbl. Chir. 1949. — Pathogen. u. Ätiol. d. sog. Darmbrandes, Dtsch. Gesd.wes. 1949. — Saugdränage b. Duodenalstumpfinsuff., Zbl. Chir. 1949. — Vergl. Onkologie d. Sarkom- u. Ca.erkrankgn. b. Tieren, Arch. Geschw.forschg. 1950. — Techn. d. Duodenaldrainage, Chirurg 1951. — Wachstumsändergn. mal. Tumoren b. Gravidität, Bruns' Beitr. klin. Chir. 1951. — Postop. Duodenalfistel, Zbl. Chir. 1951. — Ausgleich. Verkürzgs.osteotomie, ebd. — Ka. u. Schwangerschaft, ebd. 1952. — Überbrückg. v. größeren Dickdarmdefekten, ebd. 1956. — Subtotale Strumaresekt. u. Stimmbandlähmg., ebd. 1957. — Korros.schäden u. Metallosen nach Osteosynthesen, ebd. 1961. — Sphinktererhalt. Resekt. d. Rektum-Ka., ebd. 1964. — 65 J. Chir. i. 75j. Diakonissenhaus Leipzig, Z. ärztl. Fortbild. 1966.

Russe, Otto A., Doz., Primarius, Ärztl. Leit. d. Unfallkrhs. Wien XII, Kundratstr. 37, A-1120 Wien. — *13. 11. 13 Graz. — **A:** 37 Graz. — **Prom:** 37 ebd. — **Hab:**

67 Wien. — **F:** Unfallchir., Orthop. — **V:** 37–55 Orthop. Heilanst., später Unf.-
krhs. Graz (Wittek, Ehalt), 50 Unf.krhs. Wien (L. Böhler). — **B:** Atlas unfallchir.
Op.; An Atlas of Operations for Trauma; Les Techniques operatoires de la Traumatologie, Maudrich 1955. — Atlas orthop. Erkrankgn.; An Atlas of Orthopedic
dieseases (mit Gerhardt, Machacek, Popp), Huber 1964. — **P:** Bhdlg. d. Pseud-
arthr. d. Kahnbeins (mit Matthes), Zbl. Chir. 1944. — Serumreakt. nach Tetanus-
antitoxin, Wien. med. Wschr. 1950. — Ausriß d. Supraspinatus-Ansatzes, Mschr.
Unfhlkd. 1951. — Bhdlgs.erg. d. Spongiosaauffüllg. b. Kahnbeinpseudarthr.,
Z. Orthop. 81/1951. — Frattura del collo del femore e necrosi dell' epifisi, Archivio
„Putti" II/1952. — Bhdlgs.erg. nach Hallux-valgus-Op., Z. Orthop. 83/1952. —
Hautplast. am männl. Genitale, Chirurg 1952. — Vom Gehgips z. Skigips (mit
Leitgeb), Sportmedizin 1953. — Erfahrgn. u. Erg. b. d. Spongiosaauffüllg. d.
veralt. Br. u. Pseudarthr. d. Kahnbeins d. Hand, Wiederherstellgs.chir. u. Trau-
matol. 2/1954. — Stabilisierg. d. Fußes, Wien. med. Wschr. 1955. — Bhdlgs.erg. d.
Bankartschen Op. b. habit. Schultergelenksverrenkgn., Arch. orthop. Unfallchir.
47/1955. — Dermatom-Plast. am Penis, Chirurg 1955. — Dystroph. Muskelver-
kalkg. auf neuroparalyt. u. ischäm. Grundl., Arch. orthop. Unfallchir. 47/1955. —
Ungewöhnl. Ursache e. Fibularisschädigg., Wien. klin. Wschr. 1955. — Spondylolisthese, Forsch. u. Praxis 12/1955. — Unfallchir. Op. i. Kindesalter, Klin. Med.
1957. — Op. Versorgg. ausgedehnter Hautdefekte d. Extremitäten, ebd. 1958. —
Zentr. Hüftgelenksverrenkgn., ebd. 1959. — Ration. Organisat. u. Dokumentat.
i. e. gr. Unf.krhs., Med. Dokumentat. 1960. — Bolzenschußverletzgn., Klin. Med.
1960. — Nachuntersuchs.erg. v. 22 Fällen op. veralt. Br. u. Pseudarthr. d. Kahnbeins d. Hand, Z. Orthop. 93/1960. — Fracture of the Carpal Navicular. Diagnosis,
Nonoperative Treatment and Operative Treatment, J. Bone Jt. Surg. 42 A/1960. —
Meth. u. Erg. unf.chir. Befunddokumentat., Langenbecks Arch. klin. Chir. 295/
1960. — Umdruck u. Hollerithmaschinen i. Dienste unf.chir. Dokumentat., Klin.
Med. 1960. — Stereoscopic Roentgenography in a Rare Case of Soft-tissue Calci-
fication, Amer. J. Orthop. 2/1960. — Op. Bhdlg. d. Pseudarthr. d. Kahnbeins d.
Hand (Corticalis-Spongiosa-Bolzg. v. vol. Zugang, Sonderdruck aus d. Bd. „Int.
Konf. f. Traumatol.", Budapest 1961. — Selt. Verletzgn. im Bereich d. Kniege-
lenkes, Klin. Med. 1961. — Diagn. u. Bhdlg. d. Verrenkgn. u. Verrenkgs.br. d.
Hüftgelenkes, ebd. — Bhdlg. d. Epiphysenlösg. am prox. Oberschenkelende, ebd.
1962. — Bohrdrahtfixat. b. Br. u. Verrenkgn. i. Bereiche d. Fußes, Verh. b. d.
Sommertagg. 1960, Selbstvlg. d. Vereinigg. d. Orthop. Österreichs 1963. — Erfahrgn.
m. d. AO-Druckplatte b. Schaftbr. d. Vorderarmes, Klin. Med. 1964. — Bewährte
Op.techn. b. d. Pseudarthr. d. Kahnbeines d. Hand, ebd. — Verrenkgs.br. d. Hüftgelenkes, Langenbecks Arch. klin. Chir. 313/1965. — Nekrose u. Substitut. i. exp.
Untersuchgn. am Hüftkopf d. Kaninchens, Arch. orthop. Unf.chir. 57/1965. —
Hint. Verrenkgs.br. d. Hüfte, konservat. u. op. Bhdlg., Klin. Med. 1966. — Ober-
schenkelkopfkalottenbr. (mit Scheuba), ebd. — Bhdlgs.erg. e. Modifikat. d.
Bankartschen Op. b. habit. Schultergelenksverrenkg., Beilageh. z. Z. Orthop.
101/1966. — Erfahrgn. m. d. Druckplatte b. veralt. Br. u. Pseudarthr. d. Vorderarmes, Hefte Unfhlkd. 89/1966. — Br. d. Kahnbeins d. Hand, Arts en Sociale
Verzekering 4/1966. — Helfen u. Bergen (mit Rautek), Kongr.ber. Int. Kongr. f.
Arbeitsmed. 1966. — Konservat. u. op. Bhdlg. d. Supinat.subluxat. i. ob. Sprunggelenk, Hefte Unfhlkd. 92/1967.

Ruthe, Walter, Leit. Arzt. d. Heilstätte f. chir. Tbc. am Diakonissenhs., 2800
Bremen-Lesum 1, Friedehorst. — Fragebogen 1968 nicht beantwortet.

Rutishauser, Georg, Prof., Leit. d. urol. Abt. d. Chir. Univ.-Klin. Basel, Bürgerspital, Spitalstr. 21, CH-4000 Basel. — *14. 1. 27 Winterthur. — **A:** 52 Basel. — **Prom:** 53 ebd. — **Hab:** 63 ebd. — **F:** Urol. — **V:** Urol. Abt. Hôpital Cochin, Paris (Fey), urol. Abt. Lariboisière ebd. (Couvelaire), Urol. Univ.-Klin. Homburg (Alken). — **B:** Pathol. Anat. d. Thromb. (mit Werthemann), Thromb. u. Embolie, Schwabe 1955. — Chir. Urol., in: Nigst, Chir. i. d. tägl. Praxis, Hippokrates 1965. — **P:** Bhdlg. d. Urogenitaltbk., Urol. int. 1959. — Chemolyt. Bhdlg. v. Harnwegskonkrementen, Schweiz. med. Wschr. 1961. — Klin. d. Steinauflösg. durch Nierenbeckenspülg. (mit Heusser), Verh. Dtsch. Ges. Urol. 1961. — Exp. Beitr. z. Verhalten d. Nieren b. akuter hypotoner Hyperhydrat. (mit Gloor), Urol. int. 1962. — Verschied. Arb. z. Harnwegsdynamik, in: Schweiz. med. Wschr. 1962; Urol. int. 1963; Z. Urol. 55/1962. — Urol. Aspekte d. Paraplegie, Praxis 1961; Schweiz. med. Wschr. 1962. — Arb. z. Probl. d. Ureterkolik, Z. Urol. 55/1962; Dtsch. med. Wschr. 1966 u. a.

S

Saal, Alfred, Facharzt f. Chir., Chefarzt d. St. Josephs-Krhs., 4713 Bockum-Hövel. — *14. 3. 12 Elberfeld/Wuppertal. — **A:** 36 Berlin. — **Prom:** 35 Bonn. — **F:** Chir., Gynäkol. u. Geburtsh. — **V:** 35–37 Hedwig-Krhs. Berlin (Petermann), 37–39 Gertraudenkrhs. ebd. (Bock), 39–43 Marienkrhs. Brandenburg-Havel (Wichmann), 43–45 Kriegsdienst u. Gefangenschaft, 45–47 Norbert-Krhs. Michendorf-Mark, 47 Barbara Hosp. Duisburg-Hamborn (Schäfer), 48 Johannishosp. Homberg/Ndrh.), (Lönne) 48–49 Malteserkrhs. Bockum-Hövel (Struck).

Saalwächter, Christian, Facharzt f. Chir. u. D.-Arzt, 565 Solingen-Ohligs, Wittenbergstr. 3. — *29. 3. 22 Solingen. — **A:** 50 München. — **Prom:** 45 Erlangen. — **F:** Chir., Urol. — **V:** 45–60 Ass. u. Oberarzt Städt. Kr.anst. Solingen (Ries, Major).

Sachse, Hans, Facharzt f. Chir., 22 Elmshorn, Vormstegen 23. — *6. 6. 06 Berlin. — **A:** 33 Berlin. — **Prom:** 35 ebd. — **F:** Chir. — **V:** 32–33 inn. Abt. Krhs. Berlin-Moabit (Klemperer), 33–34 inn. Abt. Virchow-Krhs. Berlin (Gutzeit), 34–35 Pathol. Inst. Krhs. am Friedrichshain ebd. (Büchner), 35 Schiffsarzt (Hapag), 35–39 Krhs. am Urban Berlin (Gohrbandt), 39–45 Kriegsmarine, 45–51 Chefarztvertretgn. u. a., Niederlassg. in Heide/Holst., ab 59 Elmshorn. — **P:** Zahlr. Veröff., u. a. Grundprobl. u. Fortschr. i. d. Chir. m. Kirschnerdrähten, Bruns' Beitr. klin. Chir. 194/1957.

Sadeghi, Mansur, Facharzt f. Chir., Chassebi Ave 148, Khorramshahr/Iran. — *1. 12. 30 Khorramshahr/Iran. — **A:** 57 München. — **Prom:** 57 ebd. — **F:** Chir. — **V:** 57–58 East Tennessee Baptist Hosp., Knoxville, Tenn./USA (D. C. Roberts), 59 Harlan Memorial Hosp. Harlan, Kentucky/USA (H. Potter), 60–61 Samuel G. Dixon State Hosp. South Mountain, Penn./USA (Warren A. Gette), 61–62 Städt. Krhs. Erding, Obb. (Franz), 62–66 Städt. Krhs. München-Schwabing (v. Seemen, M. A. Schmid). — **P:** Untersuchgn. z. Wirkg. d. Tetraäthylthiuramdisulfid m. Hilfe e. neuen fermentat. Acetaldehytestes, Diss.

Saegesser, Max, Prof., Chir.-propädeut. Klin. u. Unf.med. Univ. Bern Viktoriaspit., CH-3000, Bern/Schweiz. — *16. 2. 02 Langenthal/Bern. — **A:** 27 Basel. — **Hab:** 34 Bern. — **F:** Chir. — **V:** 27 Path. Inst. Jena (Berblinger), 27–29 Leipzig (Payr), 29 Städt. Kr.anst. ebd. (Heller), 29–34 Bern (de Quervain), 34 Charité Berlin (Sauerbruch), 34 München (Lexer), 53–54 San Francisco, Stanford Univ. (Holman). —

B: Chir. Op.lehre, Springer 1935. — D. Kropf u. seine Bhdlg., in: Lexer, Prakt. Vortr. aus d. Chir., Enke 1935. — Schilddrüse, Jod u. Kropf, Benno Schwabe 1938. — Panaritium, Springer 1938. — Spez. Chir. Therap., Hans Huber, 8. Aufl. — Ulkusmagen,in: Akt. Probl. d. Chir., Hans Huber 1966. — Allg. Chir., ebd. 1967. — Hypovilaem. Schock, in: Schockbhdlg. i. Klin. u. Praxis, Therap. Ber. Bayer. 3/67. — Aktuelle Probl. d. Chir., Hrsg. Hans Huber. — **P:** Ca. 120 Veröff. auf d. verschied. Gebieten d. Chir., bes. Schilddrüse u. Schock.

Sahli, Hans Rudolf, Bälliz 44, CH-3600 Thun (Schweiz).*

Salamon, Friedrich, Facharzt f. Chir., Durchgangsarzt u. Beratungsfacharzt, 2308 Preetz/Holst., Platenstr. 5. — *10. 5. 12 Waldau b. Königsberg/Ostpreußen. — **A:** 39 Königsberg Pr. — **Prom:** 39 ebd. — **F:** Chir. — **V:** 39 Krskrhs. Elbing/Westpr. (Woitschach), 39–45 Kriegsdienst, Hirn-Chir. Laz. Schleswig, 45-60 Kiel (Anschütz, Grießmann, Kayser, Sturm), 1. Ass. u. Oberarzt, 60 Vertretgn., 61 Arzt im vertrauensärztl. Dienst in Kiel, 61 Niederlassg.

Salem, Georg, Prof.. Vorst. d. I. chir. Abt. d. Wilhelminenspitals, Montleartstr. 37, A-1160 Wien (Österreich). — Fragebogen 1968 nicht beantwortet.

Salzer, Georg, Prof., Vorst. d. I. chir. Abt. d. Krhs. Lainz, Opernring 6, A-1010 Wien (Österreich). — Fragebogen 1968 nicht beantwortet.

Salzmann, K. Peter, Oberarzt Chir. Klin. Städt. Kr.anst., 46 Dortmund, Beurhausstr. 40. — *13. 2. 34 Berlin. — **A:** 61. — **Prom:** 59 Frankfurt a. M. — **F:** Chir. — **V:** 59–60 St. Elisabethenkrhs. Frankfurt a. M. (Berkhoff), Krskrhs. Brake/Unterweser (Euteneuer), 60–61 Herz-Jesu-Krhs. Dernbach/Montabaur (Poeplau), 61–63 Gießen (Vossschulte), 63-66 Ev. Krhs. Mülheim/Ruhr (Carstensen), ab 67 Dortmund (Thorban). — **P:** Unters. v. Haussperlingen a. latente Ornithoseinfekt., Diss. 1958. — Üb. d. Verbreit. d. Tetanus in Hessen, Chirurg 1962. — Nierenkomplik. b. Bhdlg. d. Tetanuserkrankg. m. hoh. Serumdos., Mschr. Unfhlkd. 1963. — Tetanus i. Hessen, Chirurg 1964. — Exp. Unters. üb. d. intraperiton. Anw. v. Nebacetin-Puder-steril. Med. Welt 1964. — Paraffin-Mamma, ebd. 1966. — Op. Vorgehen b. d. Struma aberrata vera, Zbl. Chir. 1966. — Angiogramm u. Ind. z. rekonstr. Gefäßop., Med. Klin. 1966.

Salzmann, Oscar, X 5900 Eisenach (Thür.), Sebastian-Bach-Str. 3. — Fragebogen 1968 nicht beantwortet.

Samimi, Parviz, Oberarzt d. berufsgenossenschaftl. Klin. m. gleichzeit. Funkt. als verantwortl. Urologe, 67 Ludwigshafen-Oggersheim, Semmelweis-Str. 4. — *25. 8. 29 Teheran/Iran. — **A:** 55 Freiburg. — **Prom:** 55 ebd. — **F:** Chir., Urol. — **V:** 55 Univ.-Kinderklin. Freiburg (Keller), 56 Univ.-Frauenklin. ebd. (Kneer), Univ.-Kinderklin. ebd. (Keller), 56–57 Med. Univ.-Klin. ebd. (Heilmeyer), 57–67 Chir. Univ.-Klin. ebd. (Krauss), 67–68 Rö.inst. ebd. (Stutz), ab 68 Berufsgenossenschaftl. Klin. Ludwigshafen/Rh. (Koslowski). — **B:** Wundheilg. nach örtl. Blutleere (mit Koslowski, Oehlert), Chir. i. Fortschr., Enke 1966. — **P:** Klin. Erfahrgn. b. d. Bhdlg. d. Kryptorchismus (mit Koslowski u. Knauf), Langenbecks Arch. klin. Chir. 307/1964. — Erg. d. konservat. Bhdlg. suprakondyl. Humerusfrakt. i. Kindesalter (mit Abel), Mschr. Unfhlkd. 1966. — Op. Nierenbiopsie (Indikat., Techn. u. Komplikat.) (mit Gaca u. Schrader), Z. Urol. 1966. — Meth. d. Leistenbr.op. i. Säuglings- u. Kindesalter (Bhdlg. u. Komplikat. b. d. Meth. nach Bassini) (mit Zittel u. Schäfer), Zbl. Chir. 1967. — Nephropexie (Indikat., Meth. u. Erg.) (mit Zittel), Chirurg 1967. — Part. Patellekt. als Bhdlgs.meth. b. Kniescheibenbr. (mit Weller), Mschr. Unfhlkd. 1967. — Frühbhdlg. d. Pleuraempyems aus chir. Sicht (mit Zittel), Med. Welt 1967. — Inguinal Hernia in Childhood, Pediatrics Digest 9, 10/

1967. — Morphol. u. biomechan. Untersuchg. d. Wunde i. Blut (mit Koslowski u. Oehlert), Langenbecks Arch. klin. Chir. (Kongr.ber.) 1967.

Sandblom, Philip, Prof., Vorst. d. Chir. Univ.-Klin., Lund (Schweden). — Fragebogen 1968 nicht beantwortet.

Sander, Eberhard, Doz., Oberarzt d. Chir. Univ.-Klin., X 4000 Halle (Saale), Leninallee 16. — Fragebogen 1968 nicht beantwortet.

Sander, Elfriede, Fachärztin f. Chir., Ass. i. Städt. Krhs. Siloah, 3 Hannover, Auestr. 46. — *7. 5. 36 Lichtenhain. — A: 62 Hannover. — Prom: 60 Göttingen. — F: Chir. — V: 60–62 Stadtkrhs. Herzberg/Harz (Brandes), Krhs. St. Martin Duderstadt (Hoffmann), Krhs. St. Vincenzstift Hannover (Danne), ab 62 Städt. Krhs. Siloah Hannover. — P: Prim. Marknagelg. kompliz. Frakt. an d. unt. Extremitäten, Chirurg 1967. — Aussagewert d. Cholecystograph. b. d. Cholelithiasis, Zbl. Chir. 1967.

Saniter, Roland, Facharzt f. Chir., 314 Lüneburg, Lünertorstr. 17. — *20. 6. 19 Berlin. — A: 45 Berlin. — Prom: 46 Hamburg. — F: Chir. — V: 45 Versorggs.-krhs. Ahlen/Westf. (Paas), 45–46 Kinderhosp. Lüneburg (Brune), 46–59 Städt. Krhs. Lüneburg (Wagner).

Sanpradit, Meun Mai, 24 St. Louis Lane 3, Sathorn Road, Bangkok (Thailand). — Fragebogen 1968 nicht beantwortet.

Sapia, Herbert A. P., Med.-Rat, X 1018 Berlin, Am Friedrichshain 12. — Fragebogen 1968 nicht beantwortet.

Sapkas, Alexander, Chefarzt d. II. Chir. Klin. d. Rotkreuzkrhs., Sina st. 18, Athen/Griechenland. — *19. 9. 08 Larissa/Griechenland. — A: 30 München, 33 Athen. — Prom: 31 München. — F: Chir. — V: Bis 33 Städt. Kr.anst. Mannheim, Inn. (Kiessling), Gynäk. (Holzbach), Chir. Klin. (Rost), 34–42 Ass. u. Oberarzt II. Chir. Klin. d. Krhs. „Evangelismos" Athen (Sbarunis-Trikorphos), ab 45 Oberarzt d. Chir. Klin. d. Krhs. v. Griech. Roten Kreuz, ebd. (Makkas), ab 54 Subdir., ab 64 Chefarzt. — P: Sekund. Bauchhöhlenschwangerschaft, Diss. — Schenkelhalsnagelg., Arch. d. Griech. Ges. Chir. 1938. — Betrachtgn. üb. Erfriergn. unt. Verhältn. e. Gebirgslaz., ebd. 1941. — Fall v. zyst. Ureterocele, ebd. 1943. — 75 Fälle v. Gesichtsfurunkel, ebd. — Geschloss. Rupt. e. re. Doppelniere m. Bildg. v. traumat. Pseudohydronephrose, ebd. 1945. — Beitr. z. chir. Bhdlg. d. hochsitz. Magenulcera, ebd. — Ulnaris-Spätlähmg. inf. alter Ellenbogenfrakt., ebd. — Fall v. Thoraxwandaktinomycose geheilt durch kombin. Penicillin- u. Sulfamiden-Bhdlg. ebd. 1946. — Postop. Luftembolie i. Gehirn, Hemiplegie, Heilg. durch i. v. Novokaininjekt.,ebd. — Phlegmon. submantibul. Küttner'scher Tumor,ebd. 1947. — Fall v. verschleppter Schulterluxat., erfolgr. op., ebd. — Unmittelb. u. Fernresultate d. Resekt. z. Ausschaltg. nach Finterer-Plenk, Therap. Umschau 1948 (Dtsch). — Kompliz. Oberschenkelfrakt. m. verschleppter Luxat. d. gleichnam. Hüftgelenkes, Arch. Griech. Ges. Chir. 1948. — Erg. d. Magenresekt. z. Ausschaltg., ebd. — Zwei Fälle v. Emboelekt., ebd. — Betrachtgn. üb. 21 Fälle v. typh. Darmperforat., Med. Ges. 1949 (Griech.). — Transthorak. Kardia-Resekt. weg. Kardiaca., Arch. Griech. Ges. Chir. 1949. — Totale Magenresekt. b. Linitis-Plastica, ebd. — Chir. Bhdlg. d. Pseudarthr., ebd. — Ermüdgs.frakt. d. Tibia, ebd. — Fall v. Luxat. d. Articulatio Talocalcanea, ebd 1950. — Fremdkörper i. Blindwurmfortsatz (Goldzahn), ebd. — Verschl. v. übergr. Narbenhernien m. Anwendg. d. Cutis-Plastic, ebd. — Transthorak. Oesophagogastrektk. weg. Oesophagus- bzw. Kardiaca., Festschr. z. 70. Geb. v. M. Makkas 1951. — Op. Fall v. kongenit. Fehlen d. rektovagin. Scheidewand nebst Uterusaplasie, Arch. d'obstet. Gynecol. en Grèce. Festschr.

Prof. K. Louros z. 90. Geb. 1953. — Fall v. Duodenumca. erfolgreich radikal op. (Gastroduodenopankreatect.), Arch. Griech. Ges. Chir. 1953. — Schwere Oesophagitis nach totaler Magenresekt., op. geheilt, ebd. — Pept. Geschwür nach Magenresekt. z. Ausschaltg. inf. zurückgelass. Antrumschleimhaut, ebd. — Art.naht d. vollkommen durchgetrennten Art. femor. comm., ebd. — Segmentresekt. weg. ruptur. Lungenechinokokkus, Acta Chir. Hellen. 1954. — 120 Fälle v. Rectumca., ebd. — Fall v. postop. Fibrinolyse nach Mammaamputat., ebd. — Ersatz d. total resez. Magens durch ausgeschaltete Jejunalschlinge, ebd. — Fernresultate d. Radikal-Magenresekt. weg. Gastroduodenalulcus (Nachuntersuchg. v. 600 Fällen auf 1028 Magenresekt., ebd 1955. — Bürger'sche Krankht. Bhdlg. durch verschied. op. Eingr., ebd. — 37 Fälle v. Speicheldrüsentumoren, ebd. 1956. — Splenect. i. Cooley'scher Krankht., Proc. Int. Soc. Hematol. 1956 (Engl.). — 2 Fälle v. haemorrhag. Colitis, Acta Chir. Hellen. 1957. — Pankreasnecr., ebd. — Fall v. ries. Mesenter.-Lympzyste, ebd. — Bhdlg. v. 24 übergr. Narbenhernien durch Cutisplastik, ebd. — Splenect. dans l'ánémie érythroblastique méditerranenne (Maladie de Cooley), Bull. Acad. Nat. Med. 1957. — Milzexstirpat. b. d. erythroblast. Mittelmeeranämie (Cooley'sche Krankht), Acta Chir. Hellen. 1957. — Zusammentreffen d. Gastroduodenalulcus m. Cholelithiasis, ebd. — Sur le traitement chirurgical de l'échinoque de la rate (Analyse de 36 cas personnels), Arch. Int. Hidatisosis, 1957. — Biolog. Grundlagen i. d. Chir. d. Krebsmetastasen, Acta Chir. Hellen. 1958. — Gallenreop., Ursachen, Indikat. Erg., Chirurg 1959. — Postop. Oeosophagitis (sekund. pept. Oesophagitis), 1. Panhellen. Chirurgen-Kongr. 1959. — Störgn. i. Elektrolyten- u. Wasserhaushalt b. Magenop. (aufgrund v. 2945 Magenop. d. Decenniums 1950–1959, II. Panhellen. Chir.-Kongr. Athen 1960. — Chir. d. Zwerchfellhernien (aufgrund v. 31 op. Fällen), Mitt. Med. Ges. Rote-Kreuz-Ärzte 1960. — Formes graves d'échinococcose, Ann. Chir. 1960. — Aktuelle Fortschr. i. d. Dickdarmchir., Griech. med. Z. 30/1961. — Angebor. übergr. Choledochuszysten, Acta Chir. Hellen. 1962. — Radikal op. gastrokol. Fistelrecidiv b. pept. Geschwür nach dopp. Magenresekt., ebd. — Oesophagusersatz durch d. re. Colonhälfte u. d. Ileumende nach mißlung. Oesophagusplast. nach Lexer, ebd. — 5790 Magenresekt. weg. Ulcus Gastroduodenalis, 3. Panhellen. Chir.-Kongr. 1962 u. Acta Chir. Hellen. 1962. — Diagn. u. Bhdlg. d. chron. Thyreoiditiden, 3. Panhellen. Chir.-Kongr. 1962. — Störgn. d. Wasser- u. Elektrolytenhaushaltes nach Gallenop., Langenbecks Arch. klin. Chir. 304/1963. — Kurze klin.-chir. Betrachtgn. üb. Lungenechinococcus, ebd. — Remarques sur notre methode de réanimation pour le traitement des accidents de la route, 5. Congr. Soc. Int. Chir. Rome 1963. — Plast. Oesophagusneubildg. durch transthorak. Verlagerg. d. re. Colons u. Endileus, Festschr. z. Ehren v. Dir. Dr. K. Maroulis 1964. — Angebor. Zystenleberdysplasie, Mitt. Griech. Ges. Chir. 1964. — Op. Entferng. v. zurückgelass. Fremdkörper (Mullkompresse i. Bauch) nach vor 15 J. vorausgegang. Laparotomie, ebd. — Frühreop. i. d. Bauchchir., 4. Panhellen. Chir.-Kongr. 1964. — Schwere Magenblutg. inf. art. Cystica-Arosion b. Cholelithiasis u. Bildg. e. inn. gastroduoden. Gallenfistel (Haemocholie), Acta Chir. Hellen. 1964. — La régéneration hépatique chez le rat après hepatectomie majeure associée à la ligature du choledoque et de l'artêre hépatique, Rev. Int. Hépatol. 15/1965. — Benign Adenomas of the Pancreas (Cystadenomas), 21. Kongr. Int. Ges. Chir. 1965. — Zweitop. i. d. Bauchchir. (Mitt. auf Grund v. 146 Relaparatomien, Klin. Chir. 1965. — Übergr. Pankreasadenom, radikal op., Mitt. Griech. Ges. Chir. 1965. — Erfolgreiche Bhdlg. e. schweren unstillb. Oesophagusvarizenblutg. durch Varizenumstechg. nach

Boerema-Crille u. endothorak. Verlagerg. d. Milz, ebd. — Nachruf Matheus Makkas (1879–1965), Zbl. Chir. 1966. — Dopp. Gallenblase, Chirurg 1966. — Erfogreiche Bhdlg. acuter unstillb. Oesophagusvaricenblutg. nach Boerema-Grille u. endothorak. Milzverlagerg., Festschr. z. Ehren v. Prof. Pratsikas 1966. — Chir. Vor.- u. Nachbhdlg., Griech. Chir. Kongr. 1966. — Fall v. Zollinger-Ellison-Syndrom, Zbl. Chir. 1967. — Serumhepatitis, Griech. Med. 36/1967. — Eig. Verf. z. Stumpfverschl. b. penetrier. Duodenalulcus, Langenbecks Arch. klin. Chir., Kongr.ber. 1967. — Magenresekt. b. Fettleibigen, Griech. Med. 36/1967.

Sarem, Iradj, Oberarzt d. chir. Abt. d. St. Vincenz-Krhs., 4300 Essen-Stoppenberg, v. Bergmann-Str. 2. — Fragebogen 1968 nicht beantwortet.

Sarter, Josef, Oberarzt chir. Abt. St. Johannes-Hosp., 53 Bonn, Kölnstr. 54. — *13. 1. 28 Bonn. — **A:** 55 Bonn. — **Prom:** 56 Bonn. — **F:** Chir. — **V:** 56 Anat. Inst. d. Univ. Bonn (Stöhr), 56–58 inn. Abt.St. Johannes-Hosp. ebd. (Harren), 58 Univ.-Frauenklin. ebd. (Siebke), ab 58 St. Johannes-Hosp. ebd. (Lang). — **P:** Histol. Studie üb. d. Innervat. d. Nebennierenrinde, Z. Zellforsch. 40/1954. — Morphol. Verändergn. an d. Ganglien d. Sympath. Grenzstranges u. Vagus b. Mycosis fungoides, Dtsch. Z. Nervenhlkd. 175/1957. — Norm. u. pathol. Histol. d. Endausbreitg. d. vegetat. NS., acta anatomica 30/1957.

Satter, H. Peter, Prof., Oberarzt, Chir. Univ.-Klin., 4 Düsseldorf. — *19. 7. 30 Heiligenkreuz b. Graz/Österreich. — **A:** 54 Graz. — **Prom:** 54 ebd. — **Hab:** 64 Düsseldorf. — **F:** Chir. — **V:** 54 Pathol. Inst. Univ.-Graz, 55–56 Landeskrhs. Leoben/Steiermark, 56 Jeanes-Hosp. Philadelphia/USA, 58 2. Med. Klin. Landeskrhs. Graz, ab 58 Düsseldorf (Derra). — **B:** Ductus arteriosus persistens, in: Kremer, Chir. Bhdlg. d. angebor. Fehlbildgn., Thieme 1961. — Mitwirkg. in: Dringl. Thoraxchir. v. Irmer, Baumgartl, Grewe u. Zindler, Springer 1967. — Auswirkg. d. Beatmg. m. e. Volumen- u. e. druckgesteuerten Respirator auf d. Kreisl. u. d. Gasaustausch (mit Dudziak u. Forster), in: Just u. Stöckl, Ateminsuff. u. ihre klin. Bhdlg., Thieme 1967. — **P:** Kombin. Trichloräthylennark. b. neurochir. Eingr. (mit Lakony), Zbl. Neurochir. 1961. — Heparin u. Protamin i. extrakorp. Kreisl., Thoraxchir. 1961. — Heparin and Protamine in the extracorporal circulation, German Med. Monthly 1961. — Erfahrgn. u. Probl. i. Blutspende- u. Transfus.-wesen nach 268 Op. m. d. Herz-Lungen-Maschine, Zbl. Chir. 1961. — Spez. pathophysiol. Probl. b. d. Radikalop. d. Fallot'schen Tetralogie (mit Löhr u. a.), Thoraxchir. 1961. — Broncholithiasis (mit Böhmer), Zbl. Chir. 1961. — Ursache u. Bhdlg. postop. Blutgs.neigg. b. Op. m. extrakorp. Zirkulat., Proc. Europ. Soc. Hämatolog. 1962. — Intra- u. postop. Kontrolle d. Op.erfolges u. Überwachg. d. Herzminutenvolumens durch Farbstoffverdünngs.kurven, Klin. Med. 1962. — Nagelfalzkapillaren b. Pat. m. Aortenisthmusstenosen (mit Konrad), Zbl. Chir. 1962. — Doppelgallenblase m. Steinbildg. (mit Hirte), ebd. — Rechtzeit. Erfassg. d. therapiebedürft. Ateminsuff. durch Blutgasanalysen (mit Löhr u. Schmitz), Langenbecks Arch. klin. Chir. 301/1962. — Verhalten d. Herzindex b. Kommissurotomie d. Mitralklappen, Thoraxchir. u. vasc. Chir. 1962. — Diagn. u. Therap. postop. Komplikat. nach thoraxchir. Eingr. (mit Konrad u. Pulver), Ber. d. I. Europ. Kongr. f. Anaesth. 1962. — Intravas. Verändergn. b. Op. i. Hypothermie u. m. Hilfe d. Herz-Lungen-Maschine (mit Konrad u. Tarbiat), Bibl. anat. 1964. — Nagelfalzkapillaren b. Pat. m. Aortenisthmusstenose (mit Konrad u. Tarbiat), ebd. — Herzstillstand, Myokardtemp. u. Herzminutenvolumen (mit Pulver), Thoraxchir. u. vasc. Chir. 1964. — Bluttransfus. einst u. jetzt, Med. Mschr. 1964. — Transatriale Zugang z. Verschl. d. Ventrikelseptumdefektes (mit Bircks), Langenbecks Arch.

klin. Chir. 308/1964. — Anomalien d. unt. Hohlvene (mit Derra u. Loogen), Dtsch.
med. Wschr. 1965. — Probl. assoz. Fehler b. Aortenisthmusstenosen, Wien. klin.
Wschr. 1965. — Probl. d. Rezidiv-Ventrikelseptumdefektes (mit Bircks), Thoraxchir. u. vasc. Chir. 1965. — Verhalten d. Herzminutenvolumens u. d. Kontrolle d.
Op.erfolges b. intrakard. Eingr., Habil.-Schr. 1966. — Bluttransfus. Gefahren u.
deren Prophyl., Anäst. Prax. 1966. — Simult. intraop. Druck- u. Herzzeitvolumen-
bestimmg. b. Mitralstenosen (mit Audretsch). Zbl. Chir. 1966. — Bluttransfus.
Indikat. u. Therap. m. Blutbestandteilen, Anäst. Prax. 1966. — Herzleistg. b.
postop. künstl. Beatmg. (mit Pantke), Thoraxchir. u. vask. Chir. 1966. — Akt.
Blutvolumen u. Herzleistg., Klin. Med. 1967. — Chir. Therap. d. Aortenvitien
(mit Bircks), Dtsch. med. Wschr. 1967. — Durchfl.messgn. d. Art. subclavia v. u.
nach Anlegg. e. Blalock-Anastomose (mit Bircks u. a.), Zbl. Chir. 1967.

Sauer, Hugo, Oberarzt Chir. Univ.-Klin., A 6020 Innsbruck, Anichstr. 35. —
*9. 10. 28 Graz. — **Prom:** 35 Graz. — **F:** Chir. — **V:** 53 Anat. Inst. d. Univ. Graz
(Hafferl), 54 Pharmak. Inst. ebd. (Häusler), 55 Unf.krhs. ebd. (Ehalt), 55–57
Landeskrhs. Graz, 57–63 Krhs. d. Barmh. Brüder Linz/Donau (Rosenauer), ab
63 Innsbruck (Huber), 65 chir. Abt. d. Landeskinderkrhs. Linz/Donau (Hartl),
66 Kinderchir. Klin. Bremen (Rehbein). — **P:** Erg. b. Totalexstirp. d. Magens u.
Kardiaresekt. i. d. J. 1949–1957, Langenbecks Arch. klin. Chir. 290/1958. —
Magenlose Pat. u. ihre Betreug., Münch. med. Wschr. 1959. — Einfl. v. Pubertät u.
Schwangersch. auf d. Wachst. d. endem. Kropfes, Münch. med. Wschr. 1960. —
Endem. Kropf i. Klimakt. u. Alter, Med. Klin. 1960. — Spont. Dünndarmrupt. b. Leistenhernien, Zbl. Chir. 1961. — Einfl. d. Op.alters auf d. Rezidivhäufigkt. nach Strumekt., Langenbecks Arch. klin. Chir. 297/1961. — Erg. d. chir. Bhdlg. d. Asthma
bronch., Wien. med. Wschr. 1963. — Indikat. neurochir. Eingr. b. Asthma bronch.,
Wien. klin. Wschr. 1963. — Vorschlag z. Verhütg. crur. Rezidive nach Leistenbruchop., Chirurg 1964. — Rec. mal. Schilddrüsenerkr., 14. Bienn. Int. Congr. Coll. o
Surg. Wien 1964. — Ulzerogenes Pankreasadenom, Zbl. Chir. 1965. — Mortalitäts-
fakt. b. Ileus, Klin. Med. 1965. — Oesophaguscyste i. d. ob. Thoraxapertur, Wien.
med. Wschr. 1965. — Erg. d. Bhdlg. incarc. Hernien, Chir. Prax. 1966. — Peritonitis d. ersten 2 Lebensj., Mschr. Kinderhlkd. 1966. — Resultados del tratamiento de los hernestrang, pract. quirurg. 1966. — Neurinom d. Magens i. Kleinkindesalter, Z. Kinderchir. 1966. — Komplikat. d. Meckel'schen Divert., Wien
med. Wschr. 1966. — Narbenstenosen d. Speiseröhre i. Kindesalter, Münch. med.
Wschr. 1966. — Congenit. Oesophagusstenosen, Wien. med. Wschr. 1966. —
Pancreas anulare d. Neugebor., Z. Kinderchir. 1966. — Kavern. Rektumhaeman
giom i. Säuglingsalter, Z. Kinderchir. 1967. — Chir. d. Neugeb. u. Säuglingsalters.
Landarzt 1967. — Oesophagusatresie m. ob. u. unt. Oesophagotrachealfistel
Wien. klin. Wschr. 1966. — Dünndarmschieng. als Prophyl. u. Therap. d. postop
Ileus i. Neugeb.- u. Säuglingsalter, Z. Kinderchir. 1967.

Schaaff, Gustav, Chefarzt d. chir. Abt. d. Städt. Krhs., 7 Stuttgart-Feuerbach
Stuttgarter Str. 151. — *15. 2. 03 Schmalfelderhof. — **A:** 29 Heidelberg. — **Prom**
28 ebd. — **F:** Chir. — **V:** 28–29 Med. Univ.-Klin. Heidelberg (v. Krehl), Orthop
Klin. ebd. (v. Bayer), 29–33 Chir. Klin. ebd. (Enderlen), 33–35 Charité Berlin
(Sauerbruch), 35 Urol. St. Hedwigs-Krhs. ebd. (v. Lichtenberg), 35–38 Ober
arzt Städt. Krhs. Heilbronn (Bachlechner). — **P:** Wärmeregulat. (mit Geßler)
Pflügers Arch. 216/1927. — Konduktorenbestimmg. i. haemophilen Familie
(mit Traun u. Linden), Klin. Wschr. 1931. — Bildg. d. Ulcus pepticum
Meckelschen Divertikel, Dtsch. Z. Chir. 238/1932. — Ileocoec. Invaginat. r

Appendekt., ebd. 241/1933. — Hernia bursae omentalis mesocolica incarcerata, Zbl. Chir. 1962.

Schaal, Wolfgang, OMR, Chefarzt d. Städt. Krhs., 791 Neu-Ulm/Donau. — *17. 11. 14 Scheer/Krs. Saulgau. — **A:** 41 Freiburg i. Br. — **Prom:** 41 ebd. — **F:** Chir. — **V:** Freiburg (Rehn), Z-German Hosp., Caserta (Fleming, Mc.Intoch, Clark, Ferlong, Tuton, King), München (Frey), Kantonhosp. Zürich (Brunner), Städt. Krhs. Ulm (Stoß, Hösel, Niedner). — **P:** Untersuchg. üb. d. Wirkg. u. d. Wirkungsgrad d. Prolaktins aus Wal- u. Rinderhypophysen-Vorderlappen-Extrakten an Taubenkröpfen, Diss. — Intrakavern. Polmbierg., Archiv di Tisiologica 3/1948. — Neue Metalle i. d. Chir. u. ihre Verwendg., Ärztl. Forsch. 1949. — Arthritis-Bhdlg. auf neuen Wegen, Ärztl. Praxis 1951. — Neuere Erfahrgn. üb. Curare u. synthet. Präparate m. curarisier. Wirkg., Fortschr. Med. 1951. — Curare u. curareähnl. Stoffe, ihre Wirkg. u. ihre prakt. Bedeutg., Ärztl. Forsch. 1951. —. Plasmaschwamm u. Plasmafolie als Haemostypticum u. Gewebsersatzstoff, ebd. — Endotrach. Nark., Fortschr. Med. 1951. — Trichloraethylen-Anaesth., ihre Indikat. u. Handhabg., ebd. 1952. — Erfahrgn. m. (4,4'-Diacetoxy-diphenyl)-(pyridyl-2)-methan – e. neuen Kontakt-Laxans, Med. Klin. 1953. — Butazolidin i. d. Bhdlg. schmerzh. Gelenkerkrankgn., Medizinische 1953. — Ambul. Bhdlg. d. Ulcus cruris Ärztl. Praxis 1955. — Vorkommen v. Antibiotika-resist. Staphylokokken u. ihre Bekämpfg. i. d. Klin., Münch. med. Wschr. 1956. — Bhdlg. d. Hirnödems b. fr. Schädelhirntrauma, Medizinische 1957. — Techn. d. Verschl. v. Hiatushernien, Chir. Praxis 1963. — Externus-Obliquotomie u. Spaltg. d. Rippenbogens z. Beseitigg. v. Bauchwandbr. i. Oberbauchmitte, ebd. 1964.

Schade, Gerhard, Stationsarzt d. Chir. Klin. d. Nordwest-Krhs., 6000 Frankfurt a. M. 21, Steinbacher Hohl 2–26. — Fragebogen 1968 nicht beantwortet.

Schaedler, Erich, Facharzt f. Chir., Industrietätigkt. Merck, Sharp & Dohme, 8 München 22, Liebherrstr. 2/II. — *11. 11. 11 Fürth/Bayern. — **A:** 38 Würzburg. — **Prom:** 38 ebd. — **F:** Chir. — **V:** 38 Würzburg (Kappis), 39 Standortlaz. München (Wachsmuth), 39–45 Kriegsdienst, 42–44 Innsbruck (Breitner), 45–56 prakt. Arzt u. Krhs.arzt Aschau/Chiemgau, Sonderstat. f. Berufsunfallverletzte Hohenaschau, später Murnau (Kaspar), zwztl. 51–52 Univ. Helsinki, finn. Approbation, 57–62 BW-Laz.abt. Krhs. d. Barmherzigen Brüder München, 63–66 chir. Abt. ebd. (Goebel).

Schädlich, Udo, Facharzt f. Chir., Chir. Klin., X 97 Auerbach. — *22. 12. 36 Zwickau. — **A:** 60 Leipzig. — **Prom:** 60 ebd. — **F:** Chir. — **V:** 61–63 Auerbach (Lohse), 64 Charité Berlin (Serfling), 66 1. Chir. Klin. d. Heinrich-Braun-Krhs. Zwickau (Kuhlgatz).

Schäfer, Bernhard, Facharzt f. Chir., 8 München 2, Tal 71. — *23. 2. 17 Berlin. — **A:** 43 Berlin. — **Prom:** 43 ebd. — **F:** Chir. — **V:** 43–45 Kriegsdienst, 46–57 Städt. Krhs. Berlin-Kaulsdorf (Martin), 58 Ev. Krhs. Dinslaken (Militzer), 58–61 Marien-Hosp. Dortmund-Hombruch (Vogel), 61–63 Ev. Krhs. Düsseldorf (Forßmann).

Schaefer, Bodo A. W. F., Facharzt f. Chir., Oberarzt Krskrhs., 8312 Dingolfing, Bergstr. 8. — *10. 2. 28 Gotha/Th. — **A:** 54 München. — **Prom:** 55 ebd. — **F:** Chir. — **V:** 55–56 Krskrhs. Dingolfing/Ndb. (Heiger), 56–58 Ev. Krhs. Herne/W. (Graff), 58–61 St. Brigida Krhs. Simmerath/Eifel (Funken), 61–63 Oberarzt Krskrhs. Eggenfelden/Ndb. (Eckert), ab 63 Krskrhs. Dingolfing/Ndb. (Kirchhoff).

Schaefer, Christoph, Facharzt f. Chir., Unfallarzt d. Berufsgenossenschaften, Leit. e. Priv.-Klin., 598 Werdohl/Westf., Hardtstr. 2. — *16. 3. 21 Köln/Rhein. — **A:** 45 Würzburg. — **Prom:** 45 München. — **F:** Chir. — **V:** 45–46 Lungensanatorium Gauting/b. München (Tuczek), 46–52 Krhs. München re. d. Isar (Grasmann),

52–54 Ev. Krhs. Wanne-Eickel (W. Wagner), 54–57 Ev. Krhs. Köln-Lindenthal (Kroh), 57–63 1. Oberarzt. Städt. Krhs. Lüdenscheid (Kingreen), — **P:** Mod. Therap. d. varikösen Symptomenkomplexes, Ärztl. Praxis 1966.

Schäfer, Ernst Ronald, Facharzt f. Chir., Neurochir., Wiss. Ass. neurochir. Abt. d. Chir. Univ.-Kl n., 34 Göttingen. — *14. 10. 28 Eschwege. — **A:** 54 Göttingen. — **Prom:** 54 ebd. — **F:** Neurochir., Chir. — **V:** 54–55 Eschwege (Kessler), 56 Vaihingen (Junginger), Ludwigsburg/Wttbg. (Rathcke), 57 Ev. Krhs. Bückeburg (Lemcke), 57–58 Hersfeld (Stengel), 58–59 inn. Abt. Krskrhs. Rotenburg a. d. F. (Kunstreich), 59–62 Göttingen (Hellner), ab 62 Wiss. Ass. neurochir. Abt. d. Chir. Univ.-Klin. Göttingen (K. A. Bushe). — **B:** Neubildgn. d. RM; Verletzgn. d. RM (mit H.-J. Weber), in: Bushe-Glees, Chir. d. Gehirns u. Rückenmarks i. Kindes- u. Jugendalter, Hippokrates 1968 — **P:** Sterilisat. v. Op.handschuhen, Med. Klin. 1960. — Nervennaht – Zeitpunkt u. Techn., Hippokrates 1964. — Erfahrgn. m. d. Kontrastmittel SH 617 L f. d. subarachnoid. Myelograph. (mit Schuster u. H.-J. Weber), Neurochirurgica 1965. — Recidivhäufigkt. b. Meningeomen, Acta neurochir. 13/1965. — Bhdlg. d. fr. off. Nervenverletzgn., Chirurg 1966. — Elektroencephalogramm u. Klin. d. Schlafepileptiker unt. Berücksicht. d. Schlafes vor u. nach d. Bhdlg. (mit Jovanović), Nervenarzt 1966. — Probl. d. Ulnarisverlagerg. b. Verletzgn. i. Ellenbogenbereich (mit Bushe u. Deftereos), Chir. plast. reconstruct. 3/1967.

Schäfer, Hans, Facharzt f. Chir., Durchgangsarzt, 7144 Asperg, Königstr. 9. — *28. 1. 12 Mühlhausen/Thür. — **A:** 38 Berlin. — **Prom:** 38 Kiel. — **F:** Chir. — **V:** 38–39 Erfurt (Schwarz), 39–44 Stadtkrhs. Sömmerda/Thür. (Jäger), 56–58 inn. Abt. Krskrhs. Ludwigsburg (Neidthardt), 58–67 Krskrhs. Marbach (Müller).

Schäfer, Hans R., Facharzt f. Chir. u. Anästh., Oberarzt Chir. Klin. am Klinikum re. d. Isar d. Techn. Hochschule, 8 München 80, Ismaninger-Str. 22. — *22. 10. 28 Monheim/Bayern. — **A:** 53 Erlangen. — **Prom:** 54 ebd. — **F:** Chir. — **V:** 53 allgemeinärztl. Tätigkt. in väterl. Praxis H. Schäfer, Monheim, 53–54 Krhs. Rotes Kreuz II München (Brunner), 54–55 Gyn. Priv.-Klin. Dr. Haas München (Munique), ab 55 Chir. Klin. re. d. Isar (Maurer). — **P:** Erfahrgn. m. Depot-Novadral b. chir. Eingr., Med. Klin. 1957. — Einwirkgn. v. Nark. u. Op.trauma auf d. Wasser-Mineralhaushalt, Anaesthesist 1958. — Bluttransfus. i. d. Praxis (mit Maurer), Wehrmed. Mitt. 1959. — Mod. Schockbhdlg. (mit Maurer), Med. Mschr. 1959. — Wasser-Elektrolyt- u. Eiweißhaushalt b. Schädeltrauma (mit Hofmeister), Med. Klin. 1959. — Gallenstein-Ileus, Langenbecks Arch. klin. Chir. 298/1961. — Azotämie nach Op. an d. Gallenblase u. an d. Gallenwegen (mit Hofmeister), Med. Mschr. 1962. — Neuart. Rettgs.wagen (mit Gresser), Zbl. Verkehrsmed. u. Verkehrspsych. 1962. — Diagn. u. Bhdlg. d. Gallensteinileus (mit Maurer), Med. Klin. 1963. — Nahtdehiszenz nach Laparotomie, Med. Mschr. 1963. — Neurome d. Magen-Darmtraktes (mit Gresser) Med. Bild-Dienst Roche 1963. — Stumpfe Bauchtrauma (mit Maurer), Chirurg 1965. — Mod. Schockbekämpfg. (mit Maurer), Dtsch. Zbl. Krankenpflege 1965. — Diagn. u. Bhdlg. d. Appendicitis perforativa (mit Maurer), Wien. klin. Wschr. 1965. — Diagn. u. Therap. b. Verletzg. gr. Sehnen (mit Maurer), Praxis 1967. — Therap. d. intravas. Volumenmangels, Med. Klin. 1967.

Schaefer, Heinz Georg, Facharzt f. Chir., 429 Bocholt, Kaiser-Wilhelm-Str. 16. — *20. 8. 12 Königsberg/Pr. — **A:** 39 Berlin. — **Prom:** 44 ebd. — **F:** Chir. — **V:** 39 Landesfrauenklin. Berlin-Neukölln (Ottow), 39–40 inn. Abt. Stubenrauchkrhs. Berlin-Lichterfelde-West (Wiehler), 40–43 Militärdienst, 43–45 Heilanst. v. R. K. Hohenlychen (Gebhardt), 45–48 Hosp. f. Kriegsgef. u. Internierte Neuengamme b. Hamburg (Berndt), 48–51 Städt. Krhs. Heide/Holst. (v. Gusnar), 51–54 Städt.

Krhs. Hamm/Westf. (Andreesen), 54–57 Oberarzt Hüttenhosp. Dortmund-Hörde
(Mittemeyer). — **P:** Klin. u. Therap. d. Verrenkg. im Schultereckgelenk, Diss. —
Klin. d. Br. d. Rabenschnabelfortsatzes, Chirurg 1951. — Bhdlg. d. Kahnbeinver-
renkg. d. Fußes, Mschr. Unfhlkd. 1953. — Rearthrotomie d. Kniegelenkes, Zbl. Chir.
1953. — Rearthrotomie d. Kniegelenkes, Regenerat. d. Meniscus, ebd. — Was ist
v. d. Hüftplast. m. Akrylendoprothese n. Judet zu erwarten ?, Bruns' Beitr. klin.
Chir. 1954. — Verhütg. v. Flügelfellbildgn., Kontrakt. u. Gelenksteifen n. Verbrenngn., Mschr. Unfhlkd. 1955.

Schäfer, Kurt, Chefarzt d. chir. Abt. DRK Elisabeth Krhs. d. Elisabeth-Stiftg.
d. DRK, 6588 Birkenfeld/Nahe. — *1. 4. 16 Burscheid/Rhein-Wupper-Kreis. —
A: 40 Düsseldorf. — **Prom:** 41 ebd. — **F:** Chir., Urol. — **V:** 40–41 Ev. Krhs. Düsseldorf (Beck), 41–45 Militärdienst u. Kriegsgefangenschaft, 45–47 Ev. Krhs. Bethesda
Mönchen-Gladbach (Groß, Sonntag), 47–60 Ev. Krhs. Mülheim/Ruhr (Kleinschmidt), ab 53 Oberarzt.

Schäfer, Rudolf A., Medizinalrat, Chefarzt d. Chir. Klin. d. Städt. Krhs., X 112
Berlin-Weißensee, Schönstr. 87–90. — *9. 9. 10 Buenos Aires (Argentinien). —
A: 37 München. — **Prom:** 36 ebd. — **F:** Chir. — **V:** 36 Univ.-Augenklin. Würzburg
(Schieck), 36–37 Graf-Botho-Schwerin-Krhs. Berlin-Lichterfelde-Ost (Keysser),
37–38 Prosektur Berlin-Wedding u. Weißensee (Schönberg), 38–41 inn. Abt. Städt.
Krhs. Berlin-Weißensee (Herbst), 41–43 chir.-gyn. Abt. ebd. (Deichgräber), 43–47
Militärdienst, 47 Bad Elster (Männel), 47–51 chir.-gyn. Abt. Paul-Gerhard-Stift
Lutherstadt Wittenberg (Feist, Jakobs). — **P:** Carotis-Aneurysma m. tödl. Blutg.
b. Retropharyngealabszeß, Klin. Wschr. 1938. — Diff.-diagn. Nierenaplasie u.
Cholelithiasis, Z. Urol. 1951. — Fremdkörpertumor d. Colon transvers., Zbl. Chir.
1951. — Osteomyelitis d. Patella, ebd. 1952. — Klin. d. mal. Nierentumoren, Z.
ärztl. Fortbild. 1952. — Ileus durch Mesenterialcysten, Kinderärztl. Prax. 1956. —
Markschieng. unstab. Unterarmbr. m. Kirschner-Drähten, Zbl. Chir. 1957. —
Prim. Ureterka. m. vorgetäuschter Lungenmetastase, Z. Urol. 1960. — Erscheings.-
formen d. Sympathicoblastome, Mschr. Kinderhlkd. 1960. — Probl. d. Magen-
stumpfka. nach Geschwürsresekt., Zbl. Chir. 1962. — Cyst. gastrogene Duplikaturen,
Chirurg 1963. — Erfahrgn. m. biliodigest. Anastomosen, Zbl. Chir. 1965. — Off.
Markraumschieng. kindl. Unterarmschaftfrakt., Hefte Unfhlkd. 89. — Fehler u.
Gefahren i. Diag. u. Ther. d. Gallenwegsaffekt., Zbl. Chir. 1968.

Schäfer, Wolfgang, Facharzt f. Chir., 3 Hannover, Celler-Str. 17. — *1. 4. 20
Weidengut/Oberschl. — **A:** 49 Jena. — **Prom:** 49 ebd. — **F:** Chir. — **V:** 49–54
Jena (Guleke, Kuntzen), 54–57 Städt. Krhs. Lüneburg.

Schäffner, Jörg D., Facharzt f. Chir., Abt.-Arzt d. chir. Abt. d. Krs.poli-
klin., X 724 Grimma/Sa., Käthe-Kollwitz-Str. 2. — *23. 2. 35 Leipzig. — **A:**
58 Leipzig. — **Prom:** 63 ebd. — **F:** Chir. — **V:** 59 Krskrhs. Lübz (Weisensee), 59–66
Krskrhs. Grimma (Thies). — **P:** Gewinng. e. Pflanzenprotease (Bromelin) u. ihre
Anwendg. b. Nachweis v. Blutfaktoren u. Erythrozyten-Antikörpern, Blut 1961. —
Anwendg. v. Bromelin b. d. serol. Kreuzprobe i. Mikrotest, Dtsch. Gesd.wes. 1961.

Schaldach, Max, Ass. am II. Physikal. Inst. d. Techn. Univ., 1 Berlin 12,
Hardenbergstr. 34. — Fragebogen 1968 nicht beantwortet.

Schamaun, Martin, Priv-Doz. d. Med. Fak. d. Univ. Zürich, Chefarzt d. chir.
Klin. d. Rätischen Kantons- u. Regionalspit., CH-7000 Chur (Schweiz). — *13. 11.
23 Schöftland/AG. — **Prom:** 50 Zürich. — **Hab:** 66 ebd. — **F:** Chir. — **V:** 51 Kantonspit. Aarau (Häuptli), 51–53 Path.-Bakt. Inst. ebd. (Vetter), 53–62 (ab 59
Oberarzt) Chir. Univ.-Klin. Kantonspit. Zürich (Brunner, Senning), 62–63 Surgical

Research Laboratory Maimonides Hosp. Brooklyn, N. Y. (Kantrowitz), Mayo-Clin. Rochester, Minnesota, Texas Medical Center Houston, Texas, 63–66 1. Oberarzt Chir. Univ.-Klin. A Kantonspit. Zürich (Senning). — **B:** Progress in Lymphology (Mitherausg.) Thieme 1967. — Surgical Treatment in Hodgkin's Disease, in: Proceedings of the Internat. Symp. on Lymphol. Zürich 1966, Thieme 1967. — **P:** Pathol. Anat. d. sog. Macroglobulinaemie Waldenstroem, Schweiz. Z. Path. 17/1954. — Pathol.-anat. Untersuchgn. üb. d. Struma congenita i. Kanton Aargau 1940–1951, Diss. u. Helvet. paediatr. acta 9/1954. — Bhdlg. d. Struma congenita m. Thyroxin „Roche" (mit Baumann), ebd. — Spont. Hypoglykaemie b. gr. Nebennierenrindentumor. Heilg. durch op. Entferng. (mit Deucher u. Gablinger), Schweiz. med. Wschr. 1957. — Zehnj. Erfahrgn. m. d. Resekt.bhdlg. d. Lungentbk., Schweiz. Z. Tbk. 14/1957. — Heut. Stand d. chir. Bhdlg. d. Lungentbk. Indikat., Kontraindikat. u. Erg. d. Resekt.bhdlg., Abgrenzg. d. Kollapstherap., Erg. inn. Med. 1960. — Thoraxverletzgn. i. Felde, Vjschr. schweiz. San. Offiziere 37/1960. — Möglichktn. u. Grenzen d. op. Bhdlg. d. Siliko-Tbk., Therap. Umschau 17/1960. — Apoplexie b. part. u. vollständ. Karotisverschlüssen. Chir. Bhdlg., Praxis 1960 u. Schweiz. med. Wschr. 1961. — Apoplexie b. vollständ. u. unvollständ. Karotisverschlüssen. Klin., Diagn. u. gefäßchir. Therap. (mit Mumenthaler u. Wellauer), Helvet. med. acta 1961. — Sulla biopsia dei linfonodi prescalenici (mit Arisi), Chirurg. Toracica 14/1961. — Probl. d. chir. Bhdlg. d. diffusen Mesothelioms d. Pleura durch Pleuropneumonect., Helvet. chir. acta 1962. — Prim.-chron., unspezif. Pneumonie (mit Arisi), Schweiz. med. Wschr. 1962. — Aussichten d. Resekt.bhdlg. b. d. Siliko-Tbk. d. Lungen, Thoraxchir. u. vask. Chir. 1962. — Mal. Lymphogranulom m. prim. Befall d. Oesophagus, Gastroenterologia 1962. — Zweizeit. traumat. Milzrupt., Helvet. chir. acta 1962. — Posttraumat. Osteolyse d. later. Claviculaendes u. d. Acromions, ebd. 1963. — Paraplegic Dogs: Urinary Bladder Evacuation with Direct Electric Stimulation (mit Kantrowitz), Science 139/1963. — Management of the Neurogenic Urinary Bladder in Paraplegic Dogs by Direct Electric Stimulation of the Detrusor. Preliminary Report on a New Approach (mit Kantrowitz), Surgery 54/1963. — Exp. Use of an Electronically Controlled Prosthesis as an Auxiliary Left Ventricle (mit Nose u. Kantrowitz), Trans. Amer. Soc. Art. Int. Org. 9/1963. — Evacuation of the Chronic Cord Bladder by a Radio-Linked Stimulator, S. Forum 14/1963. — Prim. Mediastinaltumoren. Literaturübersicht u. Analyse v. 150 eig. Fällen (mit Linder), Thoraxchir. u. vask. Chir. 1964. — Bladder Evacuat. i. Paraplegic Dogs by Direct Elektric Stimulat. (mit Kantrowitz), J. Amer. Med. Ass. 187/1964. — Internal Mammary and Coronary Artery Suture-Anastomosis with Use of Patch Grafting, Angiology 15/1964. — Perkut. transhepat. Cholangiographie z. praeop. Beurteilg. d. Gallenwege (mit Middendorp u. a.), Helvet. chir. acta 1965. — Perkut. transhepat. Cholangiographie (mit Rüttimann u. a.), Schweiz. med. Wschr. 1965. — Progn. d. kleinzell. Lungenka. (mit Hutzschenreuter), Oncologia 19/1965. — Bronchospirometr. Untersuchgn. üb. d. Funkt. d. retransplant. Lunge b. Hunde (mit Hutzschenreuter u. a.), Langenbecks Arch. klin. Chir. 313/1965. — Diagn. u. Therap. d. ruptur. Aneurysmas d. Aorta abdominalis (mit Senning), Helvet. chir. acta 1966. — Perop. Schieng. d. Dünndarmes durch tempor. Gastro- od. Jejunostomie b. Ileus, ebd. — Beitr. z. Vortr. v. Hess, Zürich, üb. „Palliative Präliminärop. b. schwerem Verschlußicterus", ebd. — Exp. elektromyograph. Untersuchgn. z. Pathophysiol. d. Dünndarmmotorik b. chir. Krankh.bildern, Habil-Schr. u. Z. exper. Med. 141/1966. — Aetiolog. Faktoren b. d. Entstehg. postop. Bronchusfisteln, Schweiz. med. Wschr. 1966. — Elektr. Stimula-

tion d. Harnbl., Praxis 55/1966. — Chir. Bhdlgs.möglktn. b. d. Lymphogranulomatose, ebd. — Elektromyograph. Untersuchgn. z. Bestimmg. d. Lebensfähigkt. geschädigter Dünndarmsegm. b. Hund u. b. Menschen, Langenbecks Arch. klin. Chir.
316/1966. — Klin. u. Therap. d. akuten Pankreatitis a. H. v. 117 Fällen (mit
Ziegler), Schweiz. med. Wschr. 1966. — Techn. d. intrahepat. Cholangio-jejunosto-
mie nach Longmire b. hohem Verschluß d. D. hepaticus, Chirurg 1967. — Electro-
myography to determine viability of injured small bowel segments: An exp. study
with preliminary clinical observations, Surgery 62/1967. — Chir. Bhdlg. d. Echinococcus cysticus d. Lunge u. Pleura (mit Akovbiantz u. Cadalbert), Schweiz.
med. Wschr. 1967.

Schanz, F. Ernst, Facharzt f. Chir., Durchgangsarzt, 495 Minden/Westf.,
Stifts-Str. 14–16. — *31. 8. 07 Dresden. — **A:** 32 Hamburg. — **Prom:** 32 ebd. —
F: Chir. — **V:** 32–33 The German Hospital London (A. Comptom F. R. C. S. Surgeon
to the German Hospital), 33 Med. Univ.-Klin. Frankfurt a. M. (Volhard) u. med.
Abt. Stadtkrhs. Hamburg-Altona (Kroetz), 34–39 Tübingen, Heidelberg (Kirschner),
39–45 Militärdienst, 45 Minden. — **P:** Bhdlg. u. Bhdlgs.erfolge d. Prostata-Adenoms,
Z. Urol. Chir. 1936. — Prostata-Krebs, ebd. — Künstl. Atmg. i. Op.saal, Chirurg
1937. — Wirbelkörpergleiten u. Unfall, Arch. klin. Chir. 188/1937. — Schicksal d.
konserv. behand. Prostatakranken, ebd. 196. — Op. am sitz. Kranken, Chirurg 1938.

Schariat-Rasawy, Mohammed, Oberarzt d. chir. Abt. Städt. Krhs., 658 Idar-
Oberstein/Nahe. — *17. 10. 30 Meched/Iran. — **A:** 61 Mainz. — **Prom:** 59 ebd. —
F: Chir. — **V:** 57–58 Gynäk. Städt. Krhs. Worms (Dörr), 58–59 St. Markus Krhs.
Frankfurt a. M., 59 Inn. Städt. Krhs. Wetzlar, 60 Städt. Krhs. Waldsassen, ab
60 Städt. Krhs. Idar-Oberstein (Kohler).

Scharizer, Ernst R. E., 68 Mannheim, Richard-Wagner-Str. 91 — *11. 6. 22
Graz/Österr. — **A:** 50 Wien. — **Prom:** 50 ebd. — **F:** Chir., Orthop. — **V:** 50–51
Anatom. Inst. Wien, 51–56 Arbeitsunf.krhs. Wien XX (L. Böhler), 56 a. ö.
Krhs. Zvettl, N.-Ö., 58 a. ö. Krhs. Lilienfeld, N. Ö., ab 57 Oststadtklin.
Mannheim, zwztl. mehrmonat. Studienaufenthalt Orthop. Univ.-Klin. Tübingen.
(Kreuz), Orthop. Univ.-Klin. München (U. Lange). — **B:** Topograph. Röntgenatlas
Bd. II, Lief. 1–3, obere Extremität (mit Hipp), Baumann-Vlg. 1965. — Gedanken
z. Progn. u. Therap. schw. Fersenbeinbr., in: Chir. i. Fortschr., Festschr. z. 70. Geb.
f. Prof. Dr. H. Bürkle de la Camp, Enke 1965. — **P:** Duodenalvarietät i. röntgenol.
u. morphol. Betrachtgs.weise, Wien. klin. Wschr. 1951. — Variat. d. Oberbauchart.,
ebd. 1952. — Meniscuszysten, ebd. 1955. — Selt. Kombinat. zweier Bruchformen,
Arch. orthop. u. Unfallchir. 47/1955. — Synovitis chronica villosa, Zbl. Chir. 1955. —
Brachydaktylie, Fortschr. Röntgenstr. 83/1955. — Bhdlg. d. Madelung'schen Deformität, Z. Orthop. 87/1956. — Fehler b. d. Diagn. v. Meniscusverletzgn., Mschr.
Unfhlkd. 1957. — Kritik d. Bhdlgs.erg. b. 1432 v. 1926 bis 1950 veraltet i. d. Unf.-
krhs. Wien eingelief. geschl. u. off. Unterschenkelschaftbr. (mit Jahna), Hefte
Unfhlkd. 54/1957. — Erkenng. u. Bhdlg. fr. Epiphysenlösgn. d. Schenkelkopfes,
Wien. med. Wschr. 1957. — Versorgg. v. Defektwunden m. Vollhautlappen, Z.
Orthop. 90/1958. — Aktuelle Fragen d. Ersten Hilfe, Mitt. d. österr. Sanitäts-
verwaltg. 59/1958. — Op. od. konservat. Unterschenkelbr.bhdlg.?, Verh. Dtsch.
Orthop. Ges. 46. Kongr. 1958. — Akt. Tetanusschutzimpfg., Klin. Med. 1959. —
Isol. Brustbeinverrenkg., Chir. Prax. 1959. — Prakt. Modifikat. d. Desault'schen
Verbandes, ebd. 1960. — Verletzgn. d. Knöchelbänder (Subluxatio tali supinatoria),
Münch. med. Wschr. 1961. — Wie soll d. prakt. Arzt e. typ. Speichenbr. bhdln.?,
Z. ärztl. Fortbild. 1961. — Ambroise Parè, Münch. med. Wschr. 1961. — Athana-

sius Kircher u. d. Lehre v. Contagium animatum, ebd. — Plast. Kuppenersatz an d. Fingern, Z. ärztl. Fortbild. 1961. — Kunstglieder i. Altertum, Mschr. Unfhlkd. 1961. — Prakt. Modifikat. d. Desault'schen Verbandes, Tägl. Praxis 1962. — Jean Dominique Larrey, d. Chefchirurg Napoleons, Münch. Med. Wschr. 1962. — Wundbhdlg. i. 13. u. 14. Jht., Mschr. Unfhlkd. 1962. — Plast. Kuppenersatz an d. Fingern, Ästhet. Med. 1962. — Bandverletzgn. d. Finger (mit Zrubecky), Z. Orthop. 96/1962. — Fr. geschl. Bandverletzgn. d. Daumengrundgelenkes, Chir. Praxis 1962. — Bedeutg. d. aufgeschob. Erstversorgg. i. d. Organisat. d. Unf.chir., Mschr. Unfhlkd. 1962. — Spanngs.loser Wundverschl. durch Scherengitterschnitte, Ästhet. Med. 1962. — Funktion. u. kosmet. Wiederherstellg. b. schweren Verbrenngn. d. Hand, Ästhet. Med. 1963. — Organisator. Bedeutg. d. „aufgeschob. Dringlichkt." i. d. Unf.chir., Hefte Unfhlkd. 75/1963. — Bruchformen d. Oberschenkelhalses, Fortschr. Röntgenstr. 99/1963. — Stabilität d. Daumengrundgelenkes, Mschr. Unfhlkd. 1964. — Späterg. v. üb. 350 geschl. Bandverletzgn. d. Daumens. Hefte Unfhlkd. 78/1964. — Entwicklg. d. mod. Unfhlkd., ebd. 79/1964. — Rehabilitat. d. Daumens u. d. 1. Mittel-Handknochens, Z. Therap. 1964. — Triphalangie d. Daumens (mit Zrubecky), Arch. orthop. Unfallchir. 57/1956. — L. Böhler z. 80. Geb., Wien. klin. Wschr. 1965. — Op. Bhdlg. d. dreigliedr. Daumens, Langenbecks Arch. klin. Chir. 309/1965. — Rehabilitat. d. Daumens u. d. 1. Mittelhandknochens, Ärztl. Forsch. 1965. — Meth. u. Indikat. d. Vitalfärbg. m. Disulphinblau, Actuelle Chir. 1966. — Verätzgn. durch Flußsäure, ebd. — Osteolyse nach off. Verrenkgs.br. d. Kahnbeines d. Hand, Mschr. Unfhlkd. 1967.

Scharsach, Felix, Facharzt f. Chir. u. Unfallarzt, 4628 Lünen, Altstadtstr. 7. — *18. 11. 07 Bistritz (Siebenbürgen). — **A:** 38 Berlin. — **Prom:** 38 ebd. — **F:** Chir. — **V:** 37 II. Med. Univ.-Klin. d. Charité Berlin (v. Bergmann), 37–38 Hals-Nasen-Ohren-Klin. ebd. (v. Eicken), 38–39 Chir. Univ.-Klin. ebd. (Sauerbruch), 40–45 Kriegsdienst, 45–48 Chefarzt Krskrhs. Perleberg/Westprignitz, 48–52 Städt. Krhs. Cottbus (Welcker), 52–54 Geschwulst-Klin. Berlin-Buch (Gummel), 54–59 Städt. Krhs. Lünen-Brambauer (Lauf), ab 48 Oberarzt. — **B:** Beitr. in: Graffi u. Bielka, Probl. d. exp. Krebsforsch., Akad. Vlgs.ges. Geest & Portig 1959. — Geschwulsterzeugg. durch chem. Substanzen (mit Bielka u. Graffi), in: Hdb. d. exp. Pharmakol. New Ser., hrsg. v. Eichler u. a., Bd. 16/12, Springer 1965. — **P:** Gynäkomastie, Z. ärztl. Fortbild. 1952. — Op. Bhdlg. d. Gynäkomastie, Zbl. Chir. 1953. — Ergänzg. z. „Gynäkomastie", Z. ärztl. Fortbild. 1953. — Krankhts. bild d. Mastopathien, Z. Med. 1953. — Fluoreszenzmikroskop. Untersuchgn. üb. d. enterale Resorpt. d. Benzpyrens, Dtsch. Gesd.wes. 1953. — Klin. u. Bhdlg. d. Prostatakrebses, Therap. Gegenw. 1954. — Gehäuftes Auftreten v. Leukämien nach Injekt. v. Sarkom-Infiltraten, Naturwissenschaften 1954. — Beeinfl. d. Cancerogen. durch d. Nervensystem, ebd. — Initialwirkg. cancerogener Kohlenwasserstoffe auf d. Mäusehaut nach intraven. intraperiton. u. oral. Applikat., ebd. 1955. — Ätiol. Probl. d. Leukämien spez. auf Grund neuerer Versuche nach Injekt. v. Sarkom-Filtraten, Wien. Wschr. 1955. — Gehäuftes Auftreten v. Leukämien spez. auf Grund neuerer Erg. d. exp. Forsch., Münch. med. Wschr. 1956.

Schattenfroh, Cary, Priv.-Doz., Oberarzt Chir. Univ.-Klin., 34 Göttingen, Goßlerstr. 10. — *17. 12. 24 Wien. — **A:** 52 Hannover. — **Prom:** 51 Wien. — **Hab:** 63 Göttingen. — **F:** Chir. — **V:** 51–52 inn. Abt. Städt. Krhs. Siloah, Hannover (Haverbeck), 52–53 Path. Inst. Göttingen (Feyrter), 53–56 Chir. Univ.-Klin. ebd. (Hellner), 56–57 neurochir. Abt. ebd. (Okonek), ab 57 Chir. Univ.-Klin. ebd. (Hellner). — **B:** Hypophyse u. Nebenniere, in: Lehrb. Chir. v. Hellner-Nissen-Vossschulte, Thieme 1966. — **P:** Adrenogenit. u. Cushing-Syndrom, Dtsch. med. Wschr. 1959. — Kanamycin i. d. Chir., ebd. 1960. — Chlorpromazinwirkg. auf Leber u. Nebennierenrinde, Langenbecks Arch. klin. Chir. 294/1960. — Endoxan-Nebenwirkg. – sog. seröse Entz. d. Leber, tierexp., ebd. 296/1961. — Klin. u. Morph. unterschiedl. Phaeochromocytom-Typen, ebd. 299/1962. — Klin. u. Hist. d. Cauda-Ependymome, Acta neurochir. 1962. — Allg. Resist. d. Organism. – Endoxan, E 39 u. Trenimon, Strahlentherap. 1962. — Sekund. Aldosteronism. b. einseit. Nierenart.sten., Dtsch. med. Wschr. 1963. — Chir. zu beeinfl. Hypertonieformen, Chirurg 1964. — Pneumoretroperitoneum, Fortschr. Röntgenstr. 103/1965. — Stress-Ulcus, Klin. u. Begutachtg., Chirurg 1966. — Op.vorbhdlg. b. Basedowkr., ebd. 1967. — Zeitpkt. f. chir. Eingr. i. Säuglings- u. Kindesalter, Med. Klin. 1967. — Prim., sek. u. tert. Hyperparathyreoidism., ebd. — Postop. Leberschaden u. Halothane, Chirurg 1968. — Postop. Ikterus, Bruns' Beitr. klin. Chir. 215/1968.

Schaudig, Alfred, Priv.-Doz., Oberass. d. Chir. Univ.-Klin., 8000 München 15, Nußbaumstr. 20.*

Schaudig, Hans, 8400 Regensburg, Sternbergstr. 8. — Fragebogen 1968 nicht beantwortet.

Schaudig, Helmut J. F., Chefarzt d. chir. Krskrhs., 699 Bad Mergentheim. — *18. 5. 26 Obergünzburg/bay. Allgäu. — **A:** 52 Würzburg. — **Prom:** 52 ebd. — **F:** Chir., Anaesth. — **V:** 52–53 Med. Univ.-Klin. Würzburg (Wollheim), 53–54 Path. Inst. d. Univ. München (Hueck), 54–56 Chir. Klin. Wuppertal-Elberfeld (Reimers), 55 Anaesth.abt. d. Chir. Univ.-Klin. Basel/Schweiz (Nissen), Würzburg (Wachsmuth), 56–66 Erlangen (Hegemann). — **B:** Cytostatica i. d. Chir., in: Therap. mal. Tumoren u. Haemoblastosen, Enke 1965. — **P:** Verschiebg. d. Plasmaeiweißspiegels, Hämatokrits u. kolloidosmot. Drucks b. postop. Infus. v. kristalloiden Blutersatzlösgn., Diss. — Akt. Blutmenge b. Grippe, Z. klin. Med. 151/1954. — Verhütg. u. Bhdlg. postop. Lungenkomplikat., Helvet. chir. acta 1956. — Sondenernährg., e. wicht. Hilfsmethode i. d. Chir., Langenbecks Arch. klin. Chir. 292/1959. — Mund-zu-Mund-Wiederbelebg. durch Beatmg. m. ausgeatmeter Luft, Chir. Praxis 1959. — Chir. Maßnahmen b. Haemophilie, Chirurg 1961. — Fulminante Lungenembolie m. ungewöhnl. EKG-Befund, Z. Kreislaufforsch. 54. — Exp. Untersuchgn. üb. d. Wundheilg. unt. cytostat. Bhdlg., Langenbecks Arch. klin. Chir. 301/1962. — Erfahrgn. i. d. Nachbhdlg. v. Ca.kranken m. Tris-Aethyleniminobenzochinon, Langenbecks Arch. klin. Chir. 308/1964. — Komplikat. nach Magenresekt., Chirurg 1965. — Chir. Bhdlg. d. Oesophagus-Ca., Langenbecks Arch. klin. Chir. 310/1965. — Erg. d. Magenkrebschir., Dtsch. med. Wschr. 91. — Erfolgreiche Deckg. e. angebor. osteocut. Schädeldachdefekts, Z. Kinderchir. 1966. — Gemeinschaftsprogramm z. Krebsnachsorge, Langenbecks Arch. klin. Chir., Kongr.bd. 1966. — Skalpierg., e. selt., manchmal lebengefährl. Verletzg., Helvet. chir. act. 1966. — Bhdlg. ausgedehnter Kopfschwartenverletzgn., Chir. Praxis 1966. — Zweckmäß. Dokumentat. f. chir. Krankengut, Chirurg 1966. — Untersuchgn. üb. d. Nitrofurantoin-Ausscheidgn., b. Magenresezierten, Gastroenterologica 1966.

Schaudig, Wilhelm, Chefarzt d. chir. Abt. d. Mathiasspit., Leit. d. Krankenpflegeschule d. Mathiasspit., 444 Rheine/Westf., Beethovenstr. 88. — *23. 4. 28 Gengenbach i. Baden. — **A:** 53 Freiburg i. Brsg. — **Prom:** 53 ebd. — **F:** Chir. — **V:** 53 Krhs. Gengenbach (Schäfer), 54 Med. Univ.-Klin. Freiburg (Heilmeyer), 55 Chir. Univ.-Klin. ebd. (Krauß), 66 Oberarzt Mathiasspit. Rheine (Dumpert).

Schauss, Günther, Facharzt f. Chir., Priv.-Klin. Dr. Fibich, 233 Eckernförde, Windebyer Weg 39. — *10. 6. 21 Heidelberg. — **A:** 57 Pforzheim. — **Prom:** 56

Heidelberg. — **F:** Chir. — **V:** 56–57 Städt. Krhs. Pforzheim (Ebhardt), 57–60 Kinderklin. Karlsruhe (Krumm), 60–64 Krhs. Nordstadt Hannover (Knepper).

Schautz, Rudolf, Prof., OMR., Chefarzt d. chir. Abt. Juliusspit., 87 Würzburg, Juliuspromenade 19. — *29. 7. 19 Jägerndorf. — **A:** 45 München. — **Prom:** 45 Prag. — **Hab:** 57 Würzburg. — **F:** Chir. — **V:** 45–47 Krskrhs. Wörth/Donau (Rebl), 48–50 Pathol. Inst. Regensburg u. Würzburg (E. Kirch), ab 50 Würzburg (Wachsmuth). — **B:** Bronchialka. b. Lungentbk. (mit Wachsmuth u. Viereck), in: Leistgn. u. Erg. d. neuzeitl. Chir., Thieme 1958. — Traumatol. i. d. Chir. Praxis, Springer 1965. — **P:** Pathol., Pathogen. u. Klin. d. Synovialome, Frankf. Z. Pathol. 61/1949. — Untersuchgn. üb. d. Lungen-Pleura-Grenzschicht b. d. extrapleur. Dekortikat. (mit Wachsmuth), Chirurg 1951. — Funkt. u. morphol. Verändergn. an d. sympath. Lumbalganglien b. Durchblutgs.störgn. (mit Lang), Langenbecks Arch. klin. Chir. 1952. — Klin. u. exp. Untersuchgn. üb. Dextran (mit Friedrich u. du Mont), Anaesthesist 1952. — Reakt. d. Hirngewebes auf metall. Silber (mit Gerlach), Zbl. Neurochir. 1953. — Tierexp. Untersuchgn. m. d. desantigenis. Tierserum „Adäquan“ (mit Lutzeyer), Anaesthesist 1953. — Auftreten e. Phosphor-Knochennekr. beider Füße nach einmal. lok. Phosphoreinwirkg., Ärztl. Wschr. 1953. — Metastasierg. e. Magenca. nach Cyren-Medikat. (mit Fuchs), Chirurg 1954. — Diff.diagn. u. Variabilität v. Fremdkörpergranulomen, Ärztl. Wschr. 1954. — Exp. Untersuchgn. nach Anwendg. v. Dextran (mit Friedrich u. du Mont), Anaesthesist 1955. — Nachteil. Folgen d. Paraffinanwendg. i. Gewebe, Brauers Beitr. 114/1955. — Metastasierg. d. hochsitz. Magenka., Ärztl. Wschr. 1955. — Kenntnis d. Bronchialadenoms (mit Holle), Langenbecks Arch. klin. Chir. 281/1956. — Grenzen u. Möglkt. d. Trachealplast. (mit Holle, Viereck u. Otte), ebd. 283/1956. — Wundheilg. u. potenz. Nark., ebd. 284/1956. — Beinfl. d. Mesenchymreakt. b. Heilgs.verl. e. örtl. Gewebeschadens, ebd. 288/1958. — Enterocolitis acuta pseudomembranacea, e. postop. Zweiterkrankg. (mit Holle u. Becker), ebd. — Arteriitis tuberculosa, Ärztl. Wschr. 1958. — Wirkgs.mechanismus versch. organ. Muskelrelaxantien, (mit•Becker) Fortschr. Med. 1958. — Einfl. d. Cortisons u. d. Phenothiazine auf d. Mesenchymreakt. u. d. Heilg. e. örtl. Gewebsschadens, Langenbecks Arch. klin. Chir. 289/1958. — Einfl. d. kontroll. Hypothermie auf d. Herz u. d. parenchymat. Organe (mit Heinrich, Holle u. Helbig), ebd. 293/1960. — Versorgg. v. Parenchymdefekten d. Niere nach Teilresekt. u. Teilamputat. (mit Lutzeyer u. Ebbinghaus), ebd. — Bronchial-Ca. u. Silikose (mit Klein), Chirurg 1960. — Intramedull. Frakturfixat. durch Rushpin (mit Holle), Z. ärztl. Fortb. 1961. — Herstellg. v. Konservenknochenspänen, Chirurg 1962. — Ileus währ. Schwangerschaft u. Wochenbett, Med. Klin. 1963. — Osteosynthese d. Claviculafrakt. (mit Wilhelm), Chirurg 1963. — Formenwandel chir. Infekt., Langenbecks Arch. klin. Chir. 304/1963. — Gelenknahe Frakt., Chirurg 1964. — Klin. u. Therap. d. Choledochuscyste, ebd. — Arthrotomie d. Ellenbogengelenkes (mit Wilhelm), Chir. Praxis 1964. — Wiederherstellg. d. Tibiakopfes nach Kompress.frakt. m. Knochenspänen, Hefte Unfhlkd. 81/1965. — Op. d. Trichterbrust (mit Hüner), Langenbecks Arch. klin. Chir. 316/1966. — Neuzeitl. Bhdlg. v. Unf.verletzgn., Schwesternfortbild. 1966. — Op. Therap. d. Trichterbrust (mit Hüner), Chirurg 1966 u. Langenbecks Arch. klin. Chir. 319/1967. — Langzeitbeatmg. i. d. Allg.chir. (mit Wachsmuth u. Weis), Dtsch. med. Wschr. 1967. — Bedeutg. u. Grenzen d. intraop. Schnellschnittdiagn., Chirurg 1968.

Schedel, Franz, Prof., Chefarzt d. chir. Abt. u. Ärztl. Dir. Städt. Krhs., 839 Passau, Bischof-Piligrim-Str. 1. — *19. 9. 15 Passau. — **A:** 41 München. — **Prom:** 41 ebd. — **Hab:** 54 ebd. — **F:** Chir. — **V:** München (Lebsche, Frey). — **B:** Chir.

Lehrb. f. Zahnmediziner, Hippokrates 1961. — Wissen das Frauen ?, Bruno Wilkens-Vlg. 1966. — **P:** Inwieweit muß d. Kenntnis d. Rh Faktoren b. Bluttransfus. Berücksicht. finden ?, Chirurg 1949. — Thromboseprophyl. m. Dicumarol, Med. Klin. 1949. — Unsere Erfahrgn. m. i. v. Aminosäureinfus., Münch. med. Wschr. 1950. — Versorggs.ansprüchen b. periph. Durchblutgs.störgn., insbes. d. Endangiitis obliterans, Chirurg 1950, Ärztl. Wschr. 1951. — Konservat. Bhdlg. v. Lungenabscessen, Dtsch. med. Wschr. 1951. — Periph. Durchblutgs.störgn. u. ihre Bhdlg. m. Padutin, Langenbecks Arch. klin. Chir. 269/1951. — Probl. d. Eiweißmangels i. d. Chir., Ärztl. Forsch. 1951. — Bhdlg. v. dermatogenen Kontrakt., Chirurg 1952. — Herabminderg. d. Transfus.gefahren, Dtsch. med. Wschr. 1952. — Versuch e. Thromboembolieprophyl. m. Hirudoidsalbe, ebd. — Wetter u. Durchblutg., Münch. med. Wschr. 1952. — Meth. d. Erweiterg. d. Vestibulum Oris, Dtsch. Zahnärztl. Z. 1952. — Durchblutg. i. Gipsverband, Habil-Schr. 1953. — Eiweißfrakt. u. Wetter, Langenbecks Arch. klin. Chir. 275/1953. — Untersuchgn. üb. den Haut-p_H-Wert unt. Gipsverbänden, Klin. Wschr. 1954. — Kreisl.wirkg. v. Vitamin P, Münch. med. Wschr. 1954. — Schmerzempfindg. u. Wetter, Arch. Meteorol., Geophysik u. Bioklimatol. 1955. — Abhängigkt. d. Magen- u. Duodenal-Perforat. v. Wettererscheingn., Münch. med. Wschr. 1956. — Erkenng., Verhütg. u. Bhdlg. d. Thrombose u. Embolie b. d. Entbindg. u. i. Wochenbett, Hebammenzeitg. 1956. — Kreisl.untersuchgn. b. exp. Lungenembolien, Langenbecks Arch. klin. Chir. 281/1956. — Verbrenngn., Ärztl. Sammelbl. 1957. — Erwäggn. z. Bhdlg. großfläch. Melanomalignome hinsichtl. ihrer Eigng. f. d. Rö.-Nahbestrahlgs.verf., Dtsch. med. Wschr. 1957. — Umschlingg. v. Frakt. m. Supramid, Chirurg 1958. — Kapill. Rückstromzeit u. Kapillarresistenz nach Gipsverbänden, Zbl. Chir. 1958. — Durchblutgs.probl. nach Gipsverbänden, ebd. — Arteriograph. Untersuchgn. nach Frakt. u. Gipsverbänden, ebd. — Venograph. Untersuchgn. nach Gipsverbänden, Chirurg 1958. — Lok. Novocaininjekt. z. Bhdlg. v. Strahlenschäden, Zbl. Chir. 1958. — Magenkrankhtn. u. ihre Bhdlg., Münch. med. Wschr. 1959. — Elektr. Unf., Münch. med. Wschr. 1959. — Gewebsreakt. v. Supramidfäden (Erwiderg.), Chirurg 1959. — Bhdlg. v. elektr. Verletzgn., Dtsch. med. J. 1960. — Kosmet. Chir., Ärztl. Sammelbl. 1960. — Bhdlg. d. Osteomyelitis, Münch. med. Wschr. 1962. — Arteriograph. b. entzündl. Knochenprozessen (mit Breit), Internist.prax. 1964. — Nagelg. med. Schenkelhalsfrakt. i. d. Beckenknochen, Arch. orthopäd. Unfallchir. 1964. — Kinematograph. Untersuchgn. b. exp. gesetztem Gefäßverschl., Chirurg 1965. — Plast. Chir. b. mal. Tumoren, ebd. — Probeexcis., Landarzt 1965. — Chir. Erkrankgn. d. weibl. Brust, Ärztl. Praxis 1967. — Serienangiograph. b. Knochen- u. Weichteilgeschwülsten, Chir. Praxis 1967. — Möglktn. u. Grenzen d. kosmet. Chir., Dtsch. Apotheker-Ztg. 1967.

Scheele, Josef, Chefarzt d. Krskrhs., 8652 Stadtsteinach, Kronacher Str. — *2. 8. 17 Steinheim/Westfalen. — **A:** 44 Heidelberg. — **Prom:** 44 ebd. — **F:** Chir. — **V:** 44–45 inn. Abt. Luftwaffenlaz. Bayreuth, Truppendienst, 45–51 Städt. Krhs. Stochach/Baden (Fründ), 51–54 Tübingen (Nägeli). — **P:** Venostasinwirkg. unt. Berücksicht. d. Therap. u. Prophyl. d. thromboembol. Krankht., Medizinische 1952. — Probl. d. perkut. Thrombosebhdlg., ebd. — Wirkgs.weise u. Anwendg. d. Venostasin unt. bes. Berücksicht. seiner membranabdichtenden u. durchblutgs.förd. Wirkg., ebd. 1953. — Vasoaktivität u. Anticoagulantia, Wien. klin. Wschr. 1953. — Lok. Penicillin-Streptomycinbhdlg., Medizinische 1954.

Scheer, Heinz Rudi, Facharzt f. Chir., Durchgangsarzt. Leit. d. Chir. Neunkircher Priv.-Klin., 6680 Neunkirchen/Saar, Bahnhofstr. 26. — *1. 3. 26 Neunkirchen. — **A:** 52 Homburg. — **Prom:** 53 ebd. — **F:** Chir. — **V:** 53 Fliednerkrhs. Neunkirchen (Gehrke), 54 Urol. Univ.-Klin. Homburg (Alken), Pathol. ebd. (Rotter), 54–59 Chir. Univ.-Klin. ebd. (Jung, Lüdecke), zwtl. 55–56 inn. Med. St. Antoine, Paris (Kurilski), Rö. (Marchal), 57 Med. Klin. ebd. (Dönecke), 58 Gefäßchir. St. Mary's Hosp. London (Ch. Rob), 59–61 Oberarzt d. chir. Abt. d. Ev. Fliednerkrhs. Neunkirchen. — **P:** Influence des hormones hypophysures sur l'Aorte abdominal et la veine cave chez le Rat, Ann. d'Endocrinolcgie 1956. — L'élasticité des vaisseaux sanguins pendant la gravidité chez le rat; Résultats comparatifs entre artères et veines et selon le sexe; L'influence de la sympathectomie cervicale sur l'élasticité des vaisseaux vue sous l'angle de L'activation hypophysère, Ann. d'Endocrinologie 1956. — Untersuchgn. üb. d. Elastizität d. Gefäßes, Ann. Universitatis Saraviensis 1956. — Gestielte Umwendgs.plast., Chirurg 1957. — Blutzirkulat. i. Stumpf nach Umkipplastik, ebd. — Intrastern. Phlebcgraph., ebd. — Recherches sur L'action du system nerveux parasympathique sur metabolisme du sucre, Ann. D'Endocrinologie 1957. — Art. Gefäßverschleiß u. Trauma, Z. U. Chir. 1959. — Hematom pulsatile à la suite d'une angiographie arterielle, Minerva, Cardio-angio logica Europea 1959. — Desinfekt. i. d. tägl. Praxis, Landarzt 1965.

    Scheffler, Hans, 6232 Bad Soden (Taunus), Kronberger Str. 15. — Fragebogen 1968 nicht beantwortet.

    Schega, H. Wolfgang, Prof., Dir. d. Chir. Klin. d. Städt. Kr.anst., 415 Krefeld, Marianne-Rhodius-Str. — *20. 12. 15 Dresden. — **A:** 41 München. — **Prom:** 41 ebd. — **Hab:** 52 Mainz. — **F:** Chir. — **V:** 41–45 Militärdienst, 45–46 Städt. Krhs. Mainz (Nießen, Brandt), ab 46 Chir. Univ.-Klin. ebd. (Peiper, Brandt). — **B:** Verbrenngn., in: Handlexikon d. Med. Praxis, Medica-Vlg. 1955 u. 1961. — Verbrenngn., in: Notfall-Lexikon f. d. ärztl. Praxis, ebd. 1957 u. 1964. — Peritonitis, in: Medizinalkalender 1959, Thieme. — Blutg., Blutstillg. u. Blutersatz, in: Klin. Chir. f. d. Praxis, Thieme 1961. — Hemorragias, Hemostasis y Transfusion, in: Tratado de Patologia y Clinicas Quirurgicas, Barcelona, Madrid, Buenos Aires, Mexito, Caracas, Bogota, Rio de Janeiro; Salvat Editores, S. A. 1963. — Postop. akut. bedrohl. Zustände, in: Notfall-Lexikon f. d. ärztl. Praxis, Medica-Vlg. 1964. — **P:** Verhalten d. Gewebstemp. unt. physiol. Bedinggn. u. b. Anwendg. therap. Maßnahmen, Diss. — Physiol. d. Gewebstemp. (mit Lipproß), Münch. med. Wschr. 1941. — Frakt. als Komplikat. b. d. Schockbhdlg. d. Psychosen u. ihre Verhütg., ebd. 1950. — Extradur. Spinalanaesth., Chirurg 1950. — Steinbildg. i. blas. Erweitergn. d. vesik. Ureterendes, Chirurg 1951. — Drucksteigergn. i. Liquorsyst. als Ursache v. Zwischenfällen b. epidur. Injekt., Klin. Wschr. 1951. — Rupt. d. Aneurysma d. Art. hepatica, Chirurg 1952. — Spont. Aneurysmen d. Art. poplitea m. embol. Fußgangrän, Zbl. Chir. 1952. — Ausscheidgs.pyelogramm nach subkut. Kontrastmittelgabe, Z. Urcl. 1952. — Mögl.ktn. e. kombin. Sulfonamid-Hexamythylentetramintherap. d. Infekt. d. ableit. Harnwege, Med. Klin. 1952. — Tierexp. Untersuchgn. z. Frage d. Oedembildg. am Magen-Darm-Kanal nach i.v. Infus., Habil.-Schr. 1952. — Meth. z. fortlauf. Registrierg. postinfusion. Oedembildgn. am Magen-Darm-Kanal d. lebenden Versuchstieres, Z. exper. Med. 122/1953. — Oedem d. Magen-Darmwand nach i.v. Infus., Langenbecks Arch. klin. Chir. 276/1953. — Mod. Bhdlg. schwerer Verbrenngn., Med. Wschr. 1953. — Oedementstehg. am lebenden Versuchstier beobachtet, Umschau 1954. — Oedembildg. i. d. Wandgn. d. Magen-Darm-Kanals nach i.v. Infus., Bruns' Beitr. klin. Chir. 188/1954. — Künstl. Infus.lösgn. i. d. Therap. d. Verbrenngs.schocks, Chirurg 1954. — Überblick üb. d. Grundl. d. mod. Infus.-Therap., Anästhesist 1955. — Exp. Untersuchgn. z. Frage d. osmotherap. Beeinfl. d. Oedems, Langenbecks Arch. klin. Chir. 280/1955; (m. d. v. Langenbeck-Preis 1956 d. Dtsch. Ges. f. Chir. ausgezeichnet). — Hyperton. od. hyperonkot. Lösgn. i. d. Osmotherap. d. Oedems ?, Therap.woche 1955/56. — Enterale Dauertropfinfus. nach Magenop., Langenbecks Arch. klin. Chir. 282/1955. — Austausch d. extrazellulär. Flüssigkt. an d. Kapillarwand u. seine Triebkräfte, Dtsch. med. Wschr. 1957. — Wanderkrankgn. d. gr. Lebergef. als Ursache f. e. mechan. Ikterus, Chirurg 1957. — Elektrolytlösgn. i. d. chir. Infus.therap., Med. Pharm. Mitt. 88/1957. — Traumat. Darmstenose als Spätfolge e. stumpfen Bauch-verletzg., Mschr. Unfhlkd. 1957. — Intraop. Cholangiographie, Chir. Praxis 1958. — Peritonitis, Dtsch. med. Wschr. 1958. — Infus.oedem d. Darmwand u. ihre thera-peut. Beeinfl., Gastroenterologica 90/1958. — Doppelsonden f. d. postop. Bhdlg. i. d. Magen- u. Speiseröhrenchir., Chirurg 1958. — Op. Bhdlg. d. Gallensteiner-krankg., Regensb. Jb. ärztl. Fortbildg. 1958/59. — Exp. Bestätigg. d. Starling' schen Theorie am lebenden Versuchstier, German Med. Monthly 1959. — Plasma-volumenbestimmgn. nach Verwendg. part. hydrolisierter Gelatine als Plasmaersatz-mittel, Anästhesist 1959. — Intraop. Rev. d. Gallenwege m. d. Cholangioskop, Klin. Med. 1959. — Exp. Untersuchgn. z. Therap. d. Pankreascysten, Chirurg 1960. — Lok. Anwendg. v. Fermenten b. tiefgeh. Gewebsnekrosen, Dtsch. med. Wschr. 1960. — Duodenalileus d. Neugebor., ebd. 1961. — Georg Brandt z. 65. Geb., Zbl. Chir. 1961. — Angebor. Duodenalverschl., Langenbecks Arch. klin. Chir. 298/1961. — El ileo duodenal del recien nacido, Medicina Alemana 1961. — Generalis. Phlebektasien d. Dünndarms, Chirurg 1967. — Parenter. Ernährg. i. d. Chir., Dtsch. med. Wschr. 1967. — Fortschr. i. Diagn. u. Therap. d. Phäochromozytoms, Chirurg 1967. — Fortschr. i. Diagn. u. Therap. d. Phäochromozytoms, Langenbecks Arch. klin. Chir. 319/1967. — Bedeutg. d. medikament. Blockade adrenerger alpha- u. beta-Rezeptoren f. d. konservat. u. op. Bhdlg. d. Phäochromozytoms, Dtsch. med. Wschr. 1968. — Infus.-Therap. b. Ileus, Chirurg 1969. — Chir. d. Ne-bennierenmarkes, ebd.

Scheibe, Erhard J., Facharzt f. Chir., Belegbettenabt. Stadtkrhs. Kenzingen, 7832 Kenzingen, Im Kohler 4. — *17. 6. 25 Hohenstein-Ernstthal. — **A:** 51 Berlin. — **Prom:** 51 Greifswald. — **F:** Chir. — **V:** 51–52 Berlin (Felix), 52–58 Krskrhs. Zittau (Thumstaedter), 55 Narkose- u. Wiederbelebgs.kurs Berlin-Friedrichshain, 58–59 Krskrhs. Glauchau (Städtner, Apelt), 60 Krskrhs. Bautzen (Zerbes), 60–63 Stadtkrhs. Neckarsulm (Rudzewski).

Scheibe, E. Gerhard, Doz., Dr. med. habil., Reg. Med. Rat. 35 Kassel, Heinrich-Heine-Str. 63. — *20. 1. 18 Merseburg. — **A:** 44 Jena. — **Prom:** 44 ebd. — **Hab:** 58 Rostock. — **F:** Chir., Urol. — **V:** 45–46 Städt. Krhs. Arnstadt (Schrade), 46–51 Städt. Krhs. Saalfeld (Berbig), 51–59 Rostock (Karitzky, Schumann, Schmitt), 59 Allg. Krhs. Harburg (Lichtenauer), 59–66 Bonn (Gütgemann). — **B:** Beitr. in: Leiber, D. klin. Eponyme, Urban & Schwarzenberg 1968. — **P:** Üb. d. Ätiologie u. Pathogenese der mongoloiden Idiotie, Diss. Jena 1944. — Untersuchgn. üb. d. Appendicopathia oxyurica u. ihre Therap., Med. Klin. 1952. — Präop. Hormon-bhdlg. d. Mammaka. (mit Karitzky), Münch. med. Wschr. 1954. — Funkt. Haut-kapillarbild b. d. Sudeck'schen Krankht. (mit Karitzky), Chirurg 1954. — Mal. intraperiton. Thorotrastrom b. Menschen, Zbl. Chir. 1955. — Vergl. Nachunter-suchgn., op. u. konservat. behand. Tibiakopffrakt., Zbl. Chir. 1956. — Freie Ku-tisplast. b. sakr. Narbenhernie, Zbl. Chir. 1956. — Kontralater. Sudeck nach Frakt., Langenbecks Arch. klin. Chir. 284/1956. — Kapillartherap. b. d. Sudeck'-schen Krankht., Med. Klin. 1956. — Klin. u. Therap. muskul. bedingter WS.schä-

den, Hippokrates 1957. — Kontralater. Sudeck nach Frakt., Z. ärztl. Fortbild.
1957. — Kapillarschädigg. b. d. Sudeck'schen Krankht., Langenbecks Arch. klin.
Chir. 283/1957. — Ätiolog.-pathogenet. Beurteilg. einiger selt. Sudeck-Ursachen,
Med. Wschr. 1957. — Hepatoren. Syndr., Z. ärztl. Fortbild. 1958. — Fehlregulat.
b. d. Sudeck'schen Krankht. (Klin. u. tierexp. Beobachtgn.), Habil.-Schr. 1958.
— Kapsulitis nach Fingergelenkstraumen, Mschr. Unfhlkd. 1959. — Wert d. Tomograph. b. d. Beurteilg. d. Frakt.-Heilg., Arch. orthop. Unfallchir. 51/1959. —
Pseudarthr. d. Processus styloides ulnae, Mschr. Unfhlkd. 1959. — Zusätzl. Bhdlg.
m. Plazenta-Extrakt b. periph.-Durchblutgs.störgn., Therap. Gegenw. 1959. —
Wirkg. e. Mischsaftgetränkes auf d. rote Blutbild v. Kindern m. chron. Osteomyelitis,
Hippokrates 1959. — Trophoneurot. Verändergn. b. d. Sudeck'schen Krankht., Acta
neurovegetat. (Wien) 21/1960. — Myograph. Untersuchgn. i. Rahmen d. Knochen-
br.bhdlg., Med. Welt 1961. — Besonderhtn. d. Appendizitis i. Säuglings-, Kindes- u.
Greisenalter, Hippokrates 1961. — Bhdlg. schw. sept. Allg.infekt., Hippokrates
1962. — Äuß. Fisteln d. Dünn- u. Dickdarmes (mit Möhring), Zbl. Chir. 1963. —
Äuß. u. inn. postop. Darmfisteln, Weltkongr. Gastroent. 1963. — Sog. „Ostitis
pubis" (mit Vahlensiek), Bruns' Beitr. klin. Chir. 207/1963. — Ostitis pubis – Sudeck'sches Syndr. od. Infekt.folge ?, Urol.-Ber. 20 Bd. 1964. — Humanamnion-
transplantat. b. d. Ratte, Langenbecks Arch. klin. Chir. 308/1964. — Metastas.
Aktinomykosen, Bruns' Beitr. klin. Chir. 210/1965. — Vergl. immunelektrophoret.
Untersuchgn. nach Verabreichg. v. 16-Alpha-Methyl. Corticosteron-Derivaten u.
Prednisolon, Arzneimittelforsch. 1965. — Wert d. entlastenden Zökostomie i. d.
Darmchir., Zbl. Chir. 1965. — Arteriograph. Untersuchgn. b. chron. Osteomyelitis (mit H. J. Maurer), Fortschr. Röntgenstr. 1965. — Amnionübertragg. als
vorläuf. Hautersatz nach Verbrenng., Mschr. Unfhlkd. 1966. — Infekt.gefährdg.
durch Bhdlg. m. e. Dauerkatheter (mit Bartsch), Bruns' Beitr. klin. Chir. 213/
1966. — Antiödemwirkstoff z. Therap. d. Sudeck-Syndr., Med. Klin. 1966. — Bhdlg.
d. Sudeck-Syndr. m. Reparil, Landarzt 1966. — Vergl. Untersuchgn. üb. d. diuret.
Wirkg. v. Phytotherapeutika, Hippokrates 1966. — Dysurie, Therap.woche 1967.
— Oszillograph. Untersuchgn. b. Sudeck-Syndr., Mschr. Unfhlkd. 1967.

Scheibe, Heinz, Chefarzt d. Krskrhs. „Albert Steinert", X 3550 Seehausen
(Altmark), Albert-Steinert-Str. 1 a. — Fragebogen 1968 nicht beantwortet.

Scheibe, Jochen, Leit. d. Abt. Sportmed. d. Inst. f. Körpererziehg., Friedrich-
Schiller-Univ., X 69 Jena, Jenaprießnitzer Str. 30. — *12. 5. 37 Zeitz. — **A:** 59
Berlin. — **Prom:** 60 ebd. — **F:** Chir., Sportmed. — **V:** 60–61 Bez.krhs. Heinrich
Braun Zwickau (Frühwald), 61–62 Betriebspoliklin. Hydrierwerk Zeitz (Schmidt),
62–67 Jena (Th. Becker). — **B:** Spirograph. Untersuchgn. b. Sportlern i. höheren
Lebensalter (mit Neudel), in: Rieß, Sport u. Körperkultur d. älteren Menschen,
Leipzig: Barth 1966. — **P:** Erfassg. d. Bronchialka. durch d. Rö.reihenuntersuchgn.
u. and. diagnost. Einrichtgn., (mit Schröder u. Kempter), Zbl. Chir. 1963. —
Rezidive u. Fisteln nach Leistenbruchop. (mit W. Scheibe), ebd. — Bedeutg. d.
Sturzhelms b. d. Schädelverletzg. d. Motorradfahrers, Mschr. Unfhlkd. 1963. —
Späterg. nach Meniskusop., ebd. — D. bewußtlose Pat., Heilberufe 1964. — Bhdlg.
d. Epikondylitis humeri (mit W. Scheibe), Dtsch. Gesd.wes. 1964. — Stark ver-
kalkte Nebennierenzyste (mit Büttner), Zbl. Chir. 1964. — Diagn. u. Diff.diagn. d.
Nebennierenzyste (mit Büttner), ebd. 1965. — Ätiol. d. Hallux valgus, Zbl. Chir.
1965. — Kostenfrage e. chir. Unf.bhdlg. (mit Schyra), Mschr. Unfhlkd. 1965. —
Altersappendizitis u. Op.indikat. (mit Th. Becker u. Schyra), Z. Altersforsch.
1965. — Hausaufgaben i. Sportunterricht f. sportbefreite Schüler (mit Dern),

Med. u. Sport 1966. — Einfl. intens. Turnunterrichts auf d. körperl. Entwicklg. v.
Schülern von 5.–7. Klassen (mit Blum), Med. u. Sport 1966. — Tödl. Varizenblutgn.
nach Hundebiss (mit Schollmeyer u. Göring), Mschr. Unfhlkd. 1966. — Spiroergometr. Untersuchgn. an Männern i. 6. Lebensjahrzehnt m. unterschiedl. sportl. u.
berufl. Betätiggn. (mit Neudel u. Gessner), Z. Alternsforsch. 1966.

Scheibe, Otto A., Prof. I. Oberarzt d. Chir. Klin. d. Med. Akad., 2400
Lübeck, Ratzeburger Allee 160. — *1. 7. 24 Erlangen. — **A:** 54 München. —
Prom: 54 ebd. — **Hab:** 64 Hamburg. — **F:** Chir. — **V:** 55 Med. u. Nerven-Klin.
Wuppertal-Barmen (Sturm), 55–65 Hamburg (Zukschwerdt), ab 65 Lübeck (Remé).
— **B:** Klin.-chir. Dokumentation, in: Lindenschmidt-Carstensen, Kompendium d.
prae- u. postop. Therap., Thieme 1966. — Adenylsäuresystem i. Blut u. seine Be-
deutg. f. d. postop. u. posttraumat. Schock. Arzneimittel-Forsch., 15. Beih., Editio
Cantor, Aulendorf i. W. 1967. — Allg. chir. Therap.schlüssel (unt. Mitarb. zahl-
reicher Fachkollegen), Inst. f. Dokumentationswesen Frankfurt a. M. — **P:** Beeinfl.
d. Herzleistg. durch d. alpha-oxybenzyl-phosphinigsaure Natrium (Phoselit) (mit
Niemer), Z. Biol. 107/1954. — Lichtelektr. Emissionsmessg. akridinorange- fluo-
rochrom. Gewebsschnitte (mit Eder), Acta Histochim. 3/1956. — Mal. Entartg. am
Hautschlauch e. antethorak. Oesophagusplast., Thoraxchir. 1957. — Emissions-
spektrograph. Darstellg. d. Metachromasieeffektes d. Akridinorangekations, Acta
histochim. suppl. 1/1958. — Steroide als Narkotika (mit Anter u. a.), Anaesthesist
1958. — Energiezufuhr i. postop. Stadium, Langenbecks Arch. klin. Chir. 292/1959.
— Ber. üb. d. Eppendorfer Dokumentat.gespräch, Med. Dokumentation 1961. —
Nachträgl. Erfassg. v. Krankenunterlagen aus d. Zeit vor maschin. Dokumentat.,
Langenbecks Arch. klin. Chir. 298/1961. — Postop. Verändergn. d. Adenylsäure-
systems, Klin. Wschr. 1962. — Elektrolythaushalt Operierter (mit Carstensen),
Dtsch. Med. Wschr. 1962. — Erfahrgn. b. d. Erfass. chir. Krankenblätter m. Ma-
schinenlochkarten, Meth. Information Med. 1962. — Stoffwechseluntersuchgn. i.
Blut währ. d. extrakorp. Kreisl. b. Herzop., Österr. Chemikerztg. 1962. — Kommt
es durch blutdrucksenk. Maßnahmen z. e. Einschränkg. d. Tubulusfunktion
(mit Müller), Anaesthesist 1963. — Diabetesbhdlg. b. op. Eingr. (Erfahrgs.ber. üb.
234 Pat. (mit Sauer), Chirurg 1963. — Stoffwechseluntersuchgn. i. Blut währ. d.
extrakorp. Kreisl. b. Herzop., Dtsch. Med. Forsch. 1963. — Adenylsäuresystem
nach Eingr. an d. Schilddrüse, in: 10. Symp. Dtsch. Ges. Endokrin, Springer 1964.
— Biochem. Verändergn. v. Blut u. Gewebe i. traumat. Schock (Klin. u. tierexp.
Untersuchgn.), Impr. Med. Scient., 20. Kongr. Soc. Int. Chir. 1964. — Utilisat.-
kontrolle zugeführter Infus.lösgn., Langenbecks Arch. klin. Chir. 308/1964. —
Eigenregulat.mechanismen u. Bhdlg. d. chir. Schocks u. seiner Folgen, Med. Welt
1965. — Acidose- u. Alkalosebhdlg. i. d. postop. Phase (mit Giebel), Chirurg 1965 u.
1966. — TNM-Schlüssel i. d. Chir. d. Krebses (mit Koos u. Wachtel), in: Krebs-
Dokumentat. u. Statist. mal. Tumoren, Schattauer 1966. — Metabol. Acidose i. d.
Chir., Med. Mitt. (Melsungen) 1966. — Klassifikat. d. Krankhts.bedinggn. mal.
Tumoren, Langenbecks Arch. klin. Chir. 316/1966. — D. gesicherte TNM-Schlüssel
(mit anderen), Meth. Inform. Med. 1967. — Schock u. periph. Mangeldurchblutg.
als Ursache chir. Begleiterkrankgn. Beitr. z. Probl. d. Antibiotica-Colitis u. d.
Parotitis postop. (mit Teubner), Z. Gastroenterol. 5/1967. — Prim. Resekt. od.
Übernähg. d. Magen-Duodenalgeschwürs (mit Wenzel), 22. Kongr. Soc. Int. Chir.
Wien 1967. — Enzymdiagnost. i. d. Chir., Chirurg 1967.

Scheibe, Walter, Sanitätsrat, Facharzt f. Chir. u. Sportmed., Priv.-Klin.,
Priv. u. Praxis: X 49 Zeitz, Aug.-Bebel-Str. 61; Klin: Zeitz, Str. d. Freundschaft 8. —

*13. 9. 07 Droyßig üb. Zeitz. — **A:** 34 Jena. — **Prom:** 34 ebd. — **F:** Chir., Sportmed.
— **V:** 33 Inn. Staatl. Kr.stift Zwickau (Grote), 34 u. 34–35 Chir. ebd. (Kulenkampff),
Staatl. Frauenklin. Chemnitz (Schweitzer), 35–37 Städt. Krhs. Zeitz (Assor). —
B: Meniskusverletzg. u. Arthrose, in: Ries, Sport u. Alter, Leipzig: Barth 1966. —
P: Chirurgenekzem, insbes. durch Novocainempfindlkt., Zbl. Chir. 1953. — Erg.
nach 500 Hallux-valg.-Op., ebd. 1957/58. — Chir. Bhdlg. d. Krampfadern u. d.
Unterschenkelgeschwürs, Dtsch. Gesd.wes. 1958. — Recidive u. Fisteln nach Lei-
stenbr.-Op. (mit J. Scheibe), Zbl. Chir. 1963. — Bhdlg. d. Epicondylitis hum. (mit
J. Scheibe), Dtsch. Gesd.wes. 1964. — Verödgs.bhdlg. v. Ganglien m. Varicocid,
Medicamentum 1964.

Scheicher, Alois, Prof., 8000 München 19, Rondell Neuwittelsbach 5. — Fragebogen 1968 nicht beantwortet.

Scheid, Fritz, Facharzt f. Chir. i. R., ehem. Leit. d. chir. Abt. Stadtkrhs. Fried-
richroda/Thür., 62 Wiesbaden, Platterstr. 144. — *28. 4. 91 Hirschhorn/Hessen. —
A: 14 Heidelberg. — **Prom:** 14 ebd. — **F:** Chir. — **V:** Weltkrieg 14–18 in Kriegslaz.,
18–25 Oberarzt Stadtkrhs. Berlin-Lichtenberg (Boetticher), St. Georgskrhs. Leipzig.

Scheider, Erwin, Facharzt f. Chir., Unfallchir., Urol., 629 Weilburg/Lahn,
Riehlstr. 2. — *21. 2. 16 Koschmin/Pos. — **A:** 41 Danzig. — **Prom:** 41 ebd. — **F:**
Chir., Unfallchir., Urol. — **V:** 45–49 Allg. Krhs. Hamburg-Altona (Küster), 49–53
Berlin: gynäk. Abt. West-Sanat. (Kaute), 279. Amerik. Hosp., Priv.-Ass. (Gohr-
bandt), chir. Gutachter Versorgungsamt (Herrmannsdorfer), 54–59 Städt. Krhs.
Bassum/Bremen (Johannsen), 59–64 Ev. Krhs. Dinslaken /Ndrh. (Militzer).

Scheider, Otto, Chefarzt d. chir. Abt. d. Allg. Krhs. Hamburg-Eilbek, 2000 Hamburg 22, Friedrichsberger Str. 60. — Fragebogen 1968 nicht beantwortet.

Scheidter, Franz, 8000 München 71, Buchauer Str. 18. — Fragebogen 1968
nicht beantwortet.

Schelken, Ludwig, Facharzt f. Chir., 8 München 22, Maximilianstr. 43. — *22. 7. 27
Budapest. — **A:** 51 Budapest. — **Prom:** 51 ebd. — **F:** Chir. — **V:** 51–53 Semmelweis-
Krhs. Budapest (früher St. Rochus-Krhs.) (Czeyda-Pommersheim), 54–56 ebd.
(Kubanyi), 57–63 ebd. (Czeyda-Pommersheim), 60 Fortbildgs.kurs. f. Endoskopie,
Weiterbildgs.inst. f. Ärzte ebd., 62 Fortbildgs.kurs. f. Traumatol., Landes-Traumatol.
Inst. ebd, 63–67 Ev. Krhs. Wesel (Höffken), ab 67 St.-Petrus-Krhs. Wuppertal
(Boxberg).

Schempp, Erich, Prof., Chefarzt i. R. d. chir. Abt. d. Wilhelmhosp. d. Diakonissenkrhs. 7 Stuttgart, Am Bismarckturm 35. — *2. 3. 94 Reutlingen. — **A:**
20 Tübingen. — **Prom:** 20 ebd. — **Hab:** 27 ebd. — **F:** Chir. — **V:** Chir. u. orthop.
Univ.-Klin. Tübingen (Perthes, Kirschner, Usadel).

Scheppokat, Carl, Generalarzt a. D., Facharzt f. Chir., 208 Pinneberg, Richard-
Köhn-Str. 15. — *14. 10. 95 Rostock/Meckl. — **A:** 20 Rostock. — **Prom:** 20 ebd. —
F: Chir. — **V:** Univ.-Kinderklin. Rostock (Brüning), Univ.-Augenklin. ebd. (Peters),
Königsberg (Laewen), Urol. Klin. Hedwigskrhs. Berlin (Lichtenberg), Hebammen-
lehranst. Berlin-Neukölln (Hammerschlag), Rö.-Inst. Virchow-Krhs. (Frick).

Scherer, Eugen, 8000 München 81, Pienzenauer Str. 116. — Fragebogen 1968
nicht beantwortet.

Scherer, Friedhelm, Priv.-Doz., Ärztl. Dir. u. Chefarzt d. chir. Abt. d. Knapp-
schaftskrhs., 46 Dortmund-Brackel, Wieckesweg 27. — *20. 6. 12 Daun/Eifel. —
A: 38 Gießen. — **Prom:** 37 ebd. — **Hab:** 56 Marburg. — **F:** Chir. — **V:** 37 Krhs.
Coburg, 37–39 Med. Klin. Gießen (Reinwein), 39–58 Marburg, zuletzt Oberarzt

(Klapp, Wiedhopf, Zenker), zwztl. Militärdienst. — **B:** Bhdlg. periph. Durchblutgs.-störgn. m. d. Sauerstoffinsufflat., Springer 1957. — **P:** Lupus u. schwere progrediente Tbk., Diss. — Ureterknick, zugl. e. Beitr. z. Pathophysiol. d. Harnleiters, Zbl. Chir. 1939. — Pyeloskop. Studien üb. d. Entleergs.mechanismus d. norm. Nierenbeckens, Fortschr. Röntgenstr. 61/1940. — Tbk. d. Brustdrüse, Dtsch. Z. Chir. 258/1943. — Reverdin-Mosaikplast., ebd. — In d. Nierenbecken eingebroch. Tumorzapfen als Abflußhindernis, Z. Urol. 40/1947. — Restempyemhöhle nach Thoraxschluß u. Tbk., Tbc.arzt 1948. — Supracondyl. Humerusfrakt. u. ihre Bhdlg. an d. Marburger Klin., Chirurg 1949. — Nachbhdlg. d. spin. Kinderlähmg., Dtsch. med. Rdsch. 1949. — Schädelosteomyelitis, Med. Klin. 1950. — Selt. Auflösg. e. Bleisteckgeschosses, Bruns' Beitr. klin. Chir. 180/1950. — Osteomyelitis d. Schädeldaches, Erg. Chir. u. Orthop. 36/1950. — Oesophagussten. als Komplikat. d. Paraffinölplombe, Ärztl. Wschr. 1951. — Klin. d. Magenmyoms, Bruns' Beitr. klin. Chir. 182/1951. — Techn. plast. Op. am Fuß, Zbl. Chir. 1951. — Verhütg. d. Serumschocks b. d. Prophyl. u. Therap. d. Tetanus, Med. Klin. 1952. — Bhdlg. periph. Durchblutgs.störgn. m. Sauerstoffinsufflat., Dtsch. med. Wschr. 1954. — Selt. Handgelenksbefunde, zugl. e. Beitr. z. Malacie d. Kahnbeines, Arch. orthop. Unfallchir. 47/1955. — Erfahrgn. m. d. neuen Lokalanästheticum „Hostacain", Chirurg 1956. — Wirkg. d. intraart. Sauerstoffinsufflat. auf d. Muskeldurchblutg. d. Menschen, Klin. Wschr. 1956. — Tetanusprophyl., Langenbecks Arch. klin. Chir. 284/1956. — Indikat. z. einigen neueren Meth. d. Knochenbr.bhdlg., Klin. Wschr. 1956. — Chir. Erfahrgn. b. d. Op. d. vorbestrahlten Mamma-Ca., Strahlentherap. 104/1957. — Untersuchgs.meth. b. organ. bedingten Durchblutgs.störgn., Dtsch. med. Wschr. 1958. — Wiederherstellgs.op. an d. Gallenwegen, Dtsch. med. J. 1958. — Tetanussimultanimpfg., Chirurg 1959. — Bhdlg. periph. Durchblutgs.-störgn. m. d. Sauerstoffinsufflat., Knappschaftsarzt 1959. — Tetanusprophyl. b. Frischverletzten, Therap.woche 1961. — Tetanus-Simultanimpfg. d. Frischverletzten, Langenbecks Arch. klin. Chir. 301/1962. — Klin. Erfahrgn. m. e. neuen Plasmaexpander, Chirurg 1963. — Untersuchgn. z. Tetanus-Simultanimpfg., ebd. 1967. — Perfor. Duodenaldivertikel u. Pankreaskopfca., ebd. 1968.

Scherer, Günter, San-Offz. Bundeswehr, 54 Koblenz, Mainzer Str. 123. — *12. 12. 19 Stettin. — **A:** 45 Rostock. — **Prom:** 45 ebd. — **F:** Chir. — **V:** 46–47 DRK-Krhs. Lütjensee, 50–51 1. Chir. Klin. Berlin-Westend (Hellenschmied), 51–57 Städt. Krhs. Berlin-Spandau (G. E. Schubert). — **P:** Magnesium i. d. Nark., Med. Mschr. 1953. — Plexonal i. d. Chir., Dtsch. med. J. 1953. — Flaxedil i. d. gr. Chir., Dtsch. med. Wschr. 1954. — Erfahrgn. m. e. Kurznarkotikum, Med. Klin. 1954. — Verhalten v. Magnesium postop. (mit Cotta), Dtsch. med. J. 1955. — Schockbhdlg. m. Hydrocortison, Med. Klin. 1957. — Tag d. Unfallmed., Landarzt 1957.

Scherer, Hans, Chefarzt i. R., 6619 Losheim/Saar, Heimlingerstr. 1. — *3. 6. 91 Hüttersdorf Kr. Saarlouis. — **A:** 20 Heidelberg. — **Prom:** 20 ebd. — **F:** Chir. — **V:** 20/21 Med. Univ.-Klin. Heidelberg (Krehl), 22 Lichtenberger städt. Krhs. Berlin-Lichtenberg (Bötticher), 23 Univ.-Frauenklin. Hamburg-Finkenau (Fressel), 23–24 Kiel (Anschütz), 24 Pathol. Inst. d. Charité Berlin (Lubarsch), 25–29 Berlin Ziegelstr. (Bier), ab 30 Chefarzt d. St. Joseph-Krhs. Berlin-Niederwallstr. 8/9 u. Chefarzt d. Unfall-Ambulatorium d. Einzelhandels-Berufsgen. Berlin, Neue Wilhelmstr. 2, 39–45 Militärdienst, 45–60 Chefarzt a. Kath. Krhs. d. Saarlandes.

Scherer, Helmut H., Oberarzt Chir. Klin. re. d. Isar d. Techn. Hochschule, 8 München 80, Ismaninger Str. 22. — *21. 6. 32 Alt-St.-Anna/Rumänien. — **A:** 60 München — **Prom:** 60 ebd. — **F:** Chir. — **V:** 58–59 Krhs. re. d. Isar München (Maurer), 59 inn.

Abt. Kr.anst. Dorf Kreuth (May), 60 Geburtsh.-gynäkol. Abt. Krskrhs. Tegernsee (B. Schneider), Kr.anst. Dorf Kreuth (May), ab 60 Chir. Klin. re. d. Isar München (Maurer). — **P:** Klin. Erfahrgn. m. Kanamycin i. d. Chir., Med. Mschr. 1962. — Kanamycin-Anwendg. i. d. Chir., ebd. — Erfahrgn. m. d. Lokalantibiotikum Nebacetin b. chir. Erkrankgn., Münch. med. Wschr. 1965. — Kasuist. Beitr. z. Ca. am Magenstumpf, Med. Mschr. 1967. —

Scherf, Horst, 8000 München 2, Schützenstr. 5/4. — Fragebogen 1968 nicht beantwortet.

Scherwitz, Kurt, Facharzt f. Chir., Leit. Arzt d. Chir.- u. Frauenabt. Ev. Krhs., 7642 Kork/Kreis Kehl. — *3. 8. 07 Wriezen a./O. — **A:** 32 München. — **Prom:** 33 Berlin. — **F:** Chir. — **V:** 32–33 Path. Inst. Charité Berlin (Rößle), 33–35 Virchow-Krhs. Berlin (Mühsam, Usadel, Sebening), 35–44 Oberarzt Städt. Krhs. Mannheim (Sebening, Zenker).

Scheuba, Gerhart, Oberarzt d. II. Chir. Univ.-Klin., Johann-Strauß-Gasse 4/2/13, A-1040 Wien (Österreich). — Fragebogen 1968 nicht beantwortet.

Scheunemann, Horst, Prof., Oberarzt d. Univ.-Klin. f. Kiefer- u. Gesichtschir., Westdeutsche Kieferklin., 4000 Düsseldorf, Moorenstr. 5.*

Schicker, Heinrich, Oberarzt d. chir. Abt. St. Walburga-Krhs., 5778 Meschede/Ruhr. — *8. 3. 26 Pilsen. — **A:** 51 München. — **Prom:** 52 ebd. — **F:** Chir. — **V:** 52–53 Path. Inst. d. Univ. München (Hueck), 52–55 Gießen (Vossschulte), 56–59 St. Marienkrhs. Ludwigshafen (Schubert), 59–62 Würzburg (Wachsmuth), ab 62 St. Walburga-Krhs. Meschede (Donhuijsen). — **P:** Bronchographie i. Kurznark., Fortschr. Röntgenstr. 1954. — Untersuchgn. üb. e. neues Präm. a. d. Gr. d. „Ataractica", Anaesthesist 1957. — Nark.zwischenfall, ebd. 1959. — Prophyl. d. postop. Darmatonie, Chirurg 1959. — Unters. üb. d. Verh. injiz. Acridin-Lösgn. b. Spontan. u. Impftumoren, Arch. Geschw. Forsch. 1961. — Versuche üb. d. Anfärbbarkt. mal. Tumoren m. inj. org. nichttox. Farbstoffen, Leukobasen u. Biokatalysatoren, Langenbecks Arch. klin. Chir. 1962. — Untersuchgn. u. Erg. üb. e. neues Spasmilytikum, Prakt. Arzt. 1968.

Schiedges, Ernst-Ludwig, Chefarzt d. chir. Abt. d. St. Josef Hosp., 5 Köln-Kalk, Hollwegstr. 26. — *25. 12. 10 Mönchengladbach. — **A:** 36 Düsseldorf. — **Prom:** 36 ebd. — **F:** Chir. — **V:** 35–36 Krhs. Maria-Hilf Mönchengladbach (Sons, Sickmann), 37–45 Marienhosp. Gelsenkirchen (Budde), Ass. u. Oberarzt, 48–54 Marienkrhs. Hamburg (Vorschütz, Loeweneck), Ass. u. Oberarzt.

Schiele, Ernst, Facharzt f. Chir., Durchgangsarzt, 282 Bremen-Aumund, An der Lobbendorfer Mühle 3 A. — *27. 12. 17 Zauchwitz. — **A:** 44 Berlin. — **Prom:** 44 ebd. — **F:** Chir. — **V:** 45–53 chir. u. gynäkol. Abt. d. Städt. Kr.anst. Potsdam (Johannsen u. Hasslinger, Horn), 53–55 Städt. Kr.anst. Bremen Nebenhaus „Hartmannstift" (Wegener), 55–60 Unfallinst. Dr. Schaefer ebd. — **P:** Traumat. Hüftluxat. m. Femurkopfepiphysenlösgn., Chirurg 1947. — Bhdlg. d. Kahnbeinbr. m. Faustverbänden, Mschr. Unfhlkd. 1959. — Stabilität d. Daumengrundgelenkes, ebd. 1967.

Schiele, Heinrich, X 4800 Naumburg (Saale), Friedenstr. 7. — Fragebogen 1968 nicht beantwortet.

Schier, Johannes, Wiss. Ass. Chir. Univ.-Klin., 65 Mainz, Langenbeckstr. 1. — *27. 4. 32 Recklinghausen. — **A:** 59 Stuttgart. — **Prom:** 57 Freiburg i. Br. — **F:** Chir. — **V:** 57–58 Stadtkrhs. Somerville N. J./USA, 58–59 Rhein. Landesfrauenklin. (Anselmino), 59 Elisabeth-Krhs. Bochum (Müller), 59–60 Marienhosp. Mülheim/R. (Baum), 60 Grand-Central Hosp. New York/USA, 60–64 Mayo Klin. Rochester,

Minn., ab 64 Mainz (Kümmerle).— **P:** Clinicopathologic aspects of actinic Enteris SGO 119/1964. — Mixed tumors of the Bronchus, J. Thorac. cendioresc. Surg. 49/1965. — Lok. Hypotherm. d. Magens, Münch. med. Wschr. 1966. — Exp., trypt. Pankreatitis durch selekt. intrart. Applikat. v. Brady Kinin, Gastroenterol. 1967.

Schiller, Hans, Facharzt f. Chir., Leit. d. Werksärztl. Dienstes Daimler-Benz AG., Werk 7000 Stuttgart-Untertürkheim. — *24. 8. 21 Stuttgart. — **A:** 45 Berlin. — **Prom:** 45 Tübingen. — **F:** Chir., Arbeitsmed. — **V:** 45–48 Chir. u. Gynäk. Abt. d. Städt. Krhs. Uelzen, 48–49 Luisen-Krhs. Lindenfels i. Odenwald, 49–50 inn. Abt. Univ.-Klin. Frankfurt a. M. (Alwens), 50–53 Oberarzt Olga-Heilanst. Stuttgart, Niedergel. Arzt (ohne Kassen) u. Werksarzt, ab 57 hauptamtl. Werksarzt b. d. Fa. Daimler-Benz A. G., S.-Untertürkheim. — **P:** Beurteilg. d. Dupuytrenschen Kontrakt., Zbl. Arbeitsmed. u. Arbeitsschutz 1953. — Dringlkt. d. akt. Tetanus-Immunisierg. u. Erfahrgn. üb. d. Akt. Impfg., ebd. 1954. — Bewährte Maßnahmen z. Verhinderg. v. berufsbedingten Hauterkrankgn., Med. Welt 1961. — Mykosen u. deren Prophyl. i. d. Industrie, Int. J. prophylakt. Med. u. Sozialhyg. 1962. — Betrachtg. üb. d. werktät. Frau i. Klimakterium u. i. Alter, Münch. med. Wschr. 1963. — Berufstät. Frau aus d. Sicht e. Werksarztes, ebd. 1964. — Bagatellunf. u. seine schweren Folgen, Therap.woche 1965. — Verletzten- u. Krankentransport, Arbeitsmed., Sozialmed., Arbeitshyg. 1967.

Schilling, Hans, Chefarzt d. chir. Abt. d. St. Camillushosp., 4103 Walsum, Kirchstr. 12. — *13. 3. 29 Hammelburg. — **A:** 55 Würzburg. — **Prom:** 55 ebd. — **F:** Chir. — **V:** 55–56 Missionsärztl. Klin. Würzburg (Bundschuh), 56–57 Inn. Abt. Hermann Josef-Krhs. Erkelenz (Lohmeyer), 57–62 Bergmannsheil Bochum (Bürkle de la Camp), 61 Knappschaftskrhs. Dortmund (Scherer), 62–67 Würzburg (Wachsmuth). — **B:** Verletzgn. i. Bereich d. Kniegelenks, in: Traumatol. i. d. Chir. Praxis, Springer 1965. — **P:** Stenose d. Harnleiters, Diss. — Bhdlg. alter Ödeme, Münch. med. Wschr. 1958. — Biol., Konservierg. u. Verpflanzg. v. Knorpelgewebe, Zbl. Chir. 1960. — Traumat. Myositis ossificans, Bruns' Beitr. klin. Chir. 201/1960. — Solit. Exostosen, Arch. orthop. Unfallchir. 1961. — Konservierg. v. heteroplast. Knochen, Bruns' Beitr. klin. Chir. 203/1961. — Knorpelverpflanzg., Langenbecks Arch. klin. Chir. 299/1961. — Anwendg. heteroplast. Knochentransplantate, Dtsch. Med. J. 1962. — Sog. Adamantinom d. Schienbeines, Bruns' Beitr. klin. Chir. 204/1962. — Histol. Betrachtgn. üb. tierexp. u. klin. Erfahrgn. m. e. heteroplast. Knochenmaterial, Mschr. Unfhlkd. 1962. — Möglktn. u. Grenzen d. Knochenverpflanzg., Knappschaftsarzt 1962. — Klin. Erfahrgn. m. e. heteroplast. Knochenmaterial, Bruns' Beitr. klin. Chir. 205/1962. — Klin. u. Morphol. d. gutart. Knochengeschwülste, Langenbecks Arch. klin. Chir. 300/1962. — Vollständ. u. teilweise Meniscusentferng. ?, Mschr. Unfhlkd. 1963. — Rearthrotomien nach Meniscusop., ebd. — Verhalten v. Meniscusresten u. Ersatzgewebsbildgn., ebd. 1964. — Schleuderverletzg. d. HWS b. e. Klippel-Feil-Syndrom, ebd. — Bhdlg. d. chron. Beckenart.verschl. m. Endarteriekt. u. Erweitergs.plast., Chirurg 1964. — Warum vollständ. Meniscusentferng. ?, ebd. — End-zu-End-Anastomosen englum. Gefäße, Erweitergs.plast. m. Venenstreifen, Langenbecks Arch. klin. Chir. 309/1965. — Sog. Regenerat nach Meniscusop., Hefte Unfhlkd. 81/1965. — Zus.hänge zw. mechan. humor. u. neurovegetat. Faktoren i. d. Genese d. sog. reizempfindl. Kniegelenks, Chirurg 1965. — Prim. Ka. d. Gallenblase u. d. extrahepat. Gallenwege, Münch. med. Wschr. 1965. — Kindl. Speichenfrakt., Mschr. Unfhlkd. 1965. — Klin. u. Therap. d. gutart. Knochentumoren, Bruns' Beitr. klin. Chir. 213/1966. — Op.

Lungenmetastase e. Knochensarkoms, Chirurg 1967. — Das „Reizknie", Act. Chir. 1968. — Sog. reizempfindl. Kniegelenk, Ber. d. Physico-Medica-Würzburg 75/1968.

Schilling, Joachim H., Chefarzt d. chir. Abt. d. Krskrhs., 6442 Rotenburg a. d. F., Katzenkopfweg 19. — *30. 5. 20 Gr. Camminer Papiermühle, Kreis Landsberg a. d. Warthe. — **A:** 44 Berlin. — **Prom:** 44 ebd. — **F:** Chir. — **V:** Bis 47 Militärdienst, 47–59 Martin-Luther-Krhs. Berlin-Grunewald (Klose, v. Brandis, Domrich). — **P:** Fieber unt. d. Geburt m. bes. Berücksicht. d. Prophyl. m. d. Chemo-Therapeutikum „Taurolin" b. Fieber unt. d. Geburt u. b. droh. Genitalinfekt. n. op. Eingr. z. Beendig. d. Geburt einschl. Sectio caesarea, Diss. 1944. — Funktion. Bhdlg. d. posttraumat. Blutumlaufstörgn. u. and. Stauungsschäden an Unterschenkel u. Fuß (mit v. Brandis), Chirurg 1951. — Enteritis necroticans u. d. ursächl. Bedeutg. e. spezif. Mangelernährg., ebd. 1953. — Prim. Dünndarm-Ca., Zbl. Chir. 1954. — Therap. d. postop. Fisteln d. ob. Dünndarms, Chirurg 1961. — Oscillometr. Untersuchgn. nach Unterschenkelschaftbr. u. ihre Bedeutg. f. Zusammenhangsfragen b. d. Begutachtg., Verh. Dtsch. Ges. Unfhlkd. 1963.

Schilling, Karl, Ass. d. Chir. Univ.-Klin., 2000 Hamburg 70, Rauschener Ring 9 c. — Fragebogen 1968 nicht beantwortet.

Schima, Ernst, Oberarzt d. I. Chir. Univ.-Klin., Alserstr. 4, A-1090 Wien (Österreich). — Fragebogen 1968 nicht beantwortet.

Schindler, Leopold R., Chefarzt d. chir. Abt. d. Krskrhs., 824 Berchtesgaden. — *13. 3. 10 Altfraunhofen/Ndb. — **A:** 36 München. — **Prom:** 36 ebd. — **F:** Chir. — **V:** 35–38 Krskrhs. Landshut (Leu, August), 39 München (Magnus), 39–41 Feldlaz. Res. Laz., 42 München, Res. Laz. Garmisch, 45 Res. Laz. Wörishofen.

Schink, Wilhelm, o. ö. Prof. f. Chir., Dir. d. II. Chir. Univ.-Klin., 5 Köln-Merheim, Ostmerheimer Str. 200. — *10. 6. 16 Berlin. — **A:** 39 Berlin. — **Prom:** 41 ebd. — **Hab:** 53 Jena, 63 O. f. Chir. — **F:** Chir. — **V:** 39 Städt. Kr.anst. „Am Urban" Berlin (Gohrbandt), 39–45 Stabsarzt d. Res., 46–54 Jena. (Guleke, Kuntzen), 55–58 Marburg (Zenker), 58–63 München (Zenker). — **B:** Handchir. Ratgeber, Springer 1960. — Zungenca. (mit A Meyer u Mauritz), Erg. Chir. u. Orthop. 44/1962. — Stanzverletzgn. (mit H. P. Schäfer), Hefte Unfhlkd. 74/1963. — Plastiken u. Transplantat., in: Lehrb. d. Chir. v. Hellner, Nissen, Vossschulte, Thieme, 4. Aufl. 1964. — Chir. Notfälle (mit Spier), Klin. d. Gegenw. 7/1965. — Unf.schäden am Handgelenk u. an d. Hand, in: Hdb. d. ges. Unfhlkd., Bd. 3, Enke 1965. — Chir. d. Gliedmaßen, in: Lehrb. d. Chir. v. Sunder-Plassmann, Lehmann Vlg. 1967. — Karpaltunnelsyndr. d. N. medianus u. Kompress.syndr. d. N. ulnaris am Handgelenk (mit Spier), Wiederherst. Chir. Traumat. 9/1967. — **P:** Mitt. üb. d. Perthessche Krankht., u. ihre Endausgänge b. Nichtbhdlg., Diss. — Exp. Studie üb. wandständ. Knochentransplantat., Langenbecks Arch. klin. Chir. 268/1951. — Darminvaginat. b. Erwachsenen, Ärztl. Praxis 1951. — Knochenregenerat. b. freier autoplast. Transplantat., Zbl. Chir. 1951. — Klinisches z. Thymushyperplasie, ebd. 1952. — Knochenregenerat. an Implantat.versuchen, ebd. — Phlebolithen i. kavern. Hämangiom d. Säuglings, Fortschr. Röntgenstr. 76/1952. — Blutgn. aus Phlebektasien d. Dünndarms b. Infantilismus, Zbl. Chir. 1952. — Spont. Narbenbr.rupt. m. Eventerat. v. Dünndarmschlingen, ebd. — Einf. Hilfsmittel z. schnelleren Spontanverschl. v. Darmfisteln, Chirurg 1952. — Fibromyome d. Speiseröhre u. ihre transthorac. Resekt. m. d. Oesophagotomia externa, Zbl. Chir. 1953. — Op. Bhdlg. d. Mediastinaltumoren, Dtsch. Gesd.wes. 1953. — Mediastinaltumoren (Stereo-Farbfilmserie), Zbl. Chir. 1953. — Stellg.nahme z. Callusprobl. m. ergänz. klin. u. exp. Studien,

Langenbecks Arch. klin. Chir. 278/1954. — Sehnentransplantat., Taggs.ber. d.
Landesverb. d. Berufsgenossenschaften Südwestdeutschland 1956. — Versorgg. d.
verletzten Handsehnen, Chirurg 1956. — Neue Handauflageschiene, ebd. —
Op. Daumenersatz, ebd. 1957. — Fortschr. d. mod. Chir., Sanitätswarte 1957. —
Heut. Therap. b. inop. Bronchial-Ca., Asklepios 1957. — Chir. Bhdlg. d. Magen- u.
Zwölffingerdarmgeschwürs, Münch. med. Wschr. 1957. — Handchir., Dtsch. med.
J. 1957. — Richtlinien f. d. klin. Bhdlg. v. Handverletzgn., Taggs.ber. d. Landes-
verb. Hessen-Mittelrhein 1957. — Defektwunden an d. Hand u. ihre Versorgg.,
Langenbecks Arch. klin. Chir. 287/1957. — Verzögerte prim. Wundnaht, ebd.
289/1958. — Hauttransplantat.messer f. d. Handchir., Chirurg 1959. — Therap. v.
Verbrenngn. u. Verätzgn. i. d. Praxis m. Berücksicht. neuerer Verbandstoffe, Ärztl.
Praxis 1959. — Exp. Studie üb. d. Festigkt. genähter Sehnen b. verschied. Naht-
meth. (mit Gersbach), Langenbecks Arch. klin. Chir. 297/1961. — Handverletzgn.
i. d. fachärztl. Sprechstunde (Möglktn. u. Grenzen), Verh. Dtsch. Ges. Orthop.
1961. — Traumat. bedingte Sarkomentstehg. (mit Brüchle), Bruns' Beitr. klin.
Chir. 202/1961. — Chir. Bhdlg. d. Dupuytrenschen Kontrakt., e. Ber. üb. 100 op.
Hände, Langenbecks Arch. klin. Chir. 299/1961. — Welche Stähle sind f. med.
Zwecke geeignet?, Chir. Praxis 1962. — Chir. d. fr. Unf., Hefte Unfhlkd. 71/1962. —
Chir. Bhdlg. d. kombin. Medianus- u. Ulnarislähmg., Langenbecks Arch. klin.
Chir. 299/1962. — Histol. Untersuchgn. üb. d. Größe d. Art. i. Ligamentum capitis
femoris (mit Parhofer), ebd. 300/1962. — Op. Vorgehen b. d. Dupuytrenschen Kon-
trakt., Chir. Praxis 1962. — Indikat. z. op. Knochenbr.bhdlg., ebd. — Chir. Bhdlg.
d. Armnervenverletzgn., Taggs.ber. d. Unfallchir. Arbeitstagg. Landesverband d.
gewerbl. Berufgenossenschaften Bayern 1962. — Erfahrgn. b. d. op. Entferng. v.
Lungenstecksplittern (mit Glum u. Hernández-Richter), Thoraxchir. 1963. —
Sofort- u. Spätbhdlg. therm. Verletzgn. d. Hände, Münch. med. Wschr. 1963. —
Exp. Untersuchgn. üb. d. Einheilg. v. konserv. Nerventransplantaten m. Milliporeumscheidg. (mit Schmidt-Mende u. Vittali), Langenbecks Arch. klin. Chir. 304/
1963. — Zweidimension. dünnschichtchromatograph. Trenng. v. Steroiden (mit
Struck), Med. Welt 1964. — Fortschr. auf d. Geb. d. Unf.chir., Dtsch. med. J.
1964. — Fehler u. Gefahren b. d. Versorgg. v. Handverletzgn., Unfallmed. Tagg.
d. Landesverb. gewerbl. Berufsgenossensch. Rheinland/Westf. 1964. — Wiederher-
stellgs.chir. b. Nervenverletzgn. i. Bereich d. Hand, Hefte Unfhlkd. 81/1965. —
Sehnen u. Nerventransplantat. nach Starkstromverbrenng. d. Hände (mit Heiß),
Langenbecks Arch. klin. Chir. 309/1965. — Wiederherstellgs.chir. verletzter Hände,
Chirurg 1965. — Diagn. u. Therap. pathol. Frakt. (mit Vittali), Chir. i. Fortschr.,
Festschrift z. 70. Geb. v. Prof. Dr. Bürkle de la Camp 1965. — Morphol. Unter-
suchgn. z. Stoffwechselphysiol. d. Knochens (mit Vittali), Langenbecks Arch. klin.
Chir. 313/1965. — Frakt. u. Luxat. i. Bereich d. Hand u. d. Handgelenkes, Unfall-
chir. Tagg. d. berufsgen. Landesverb. Württemberg 1965. — Implantat. d. Moore-
Proth. (mit Spier), Chir. Praxis 1966. — Welche therap. Maßnahmen sind b. e.
Sudeckschen Erkrankg. anzuwenden?, Münch. med. Wschr. 1966. — Wiederher-
stellgs.chir. d. Hand b. irreparablen Nervenschädign., Chirurgia Plastica 3/1967. —
Mesenteriale Chyluscysten (mit Spier), Act. Chir. 2/1967. — Apparatur z. Be-
stimmg. d. Wundfestigkt. i. vivo (mit Struck, Hernández-Richter u. Moll), Z. exper.
Med. 142/1967. — Dringlkt. m. aufgeschob. Op. nach Marc Iselin – E. Möglkt. d.
Versorgg. komplexer Gliedmaßenverletzgn., Chirurg 1967. — Relaxin i. Allen-
Doisy-Test (mit Struck), Zbl. Gynäk. 1968. — Stellungnahme z. Sehnenchir. u. z.
therm. Kontrakt. v. Sehnengewebe (mit Brüchle u. Gehlen), Mschr. Unfhlkd. 1968.

50*

— Bhdlg. fr. Sehnenverletzgn., Zbl. Chir. 1968. — Fractura supracondylica humeri u. d. ischäm. Kontrakt. i. Kindesalter, Chirurg 1968.

Schinzel, Viktor, Belegarzt Kinderspit., 851 Fürth/Bayern, Luisenstr. 3. — *16. 9. 14 Laibach. — **A:** 38 Prag. — **Prom:** 38 ebd. — **F:** Chir.

Schirbaum, Gottfried, Chefarzt d. Krhs. Alsterdorf, 2 Hamburg 39. — *30. 10. 11 Chemulpo/Korea. — **A:** 39. — **Prom:** 40. — **F:** Chir. — **V:** Krhs. Alsterdorf Hamburg (Hollenbach).

Schirmer, Helmut, Facharzt f. Chir., 623 Frankfurt a. M.-Höchst, Antoniter Str. 36. — *15. 9. 02 Gelnhausen. — **A:** 28 Gießen. — **Prom:** 28 ebd. — **F:** Chir. — **V:** Facharzt-Ausbildg. Städt. Krhs. Frankfurt a. M.-Höchst, 4 Mon. Hyg. Gießen.

Schlaaff, Hansmartin, Chefarzt d. chir. Abt. u. leit. Arzt d. Ev. Krhs., 478 Lippstadt, Wiedenbrücker Str. 33. — *28. 2. 25 Hamersleben Krs. Oschersleben/Bode. — **A:** 53 Mainz. — **Prom:** 53 ebd. — **F:** Chir. — **V:** 52–55 Münster (Sunder-Plaßmann), 55–56 Bergmannsheil Bochum (Bürkle de la Camp), 56 Rö.-Abt. d. Med. Univ.-Klin. Münster (Schulze), 57–59 Krhs. Nordstadt Hannover (Knepper), zwztl. 56 u. 59 Landesfrauen-Klin. Bochum (Adler) u. Orthop. Klin. d. Städt. Kr.anst. Dortmund (Imhäuser), 59–60 Ev. Krhs. Lippstadt (Johs. Schlaaff). — **P:** Bhdlg. fistelnder Rippen- u. Brustbeintbk. m. hochkonzentr. Conteben-Gaben, Diss. — Recidivier. Darminvaginat. b. Peutz-Syndr., Bruns' Beitr. klin. Chir. 197/1958. — Chir.-op. Einrichtgn. i. Krhs. d. Grundversorgg., Acta medico technica Berlin 1968.

Schlachetzki, Joachim, Priv.-Doz. f. Chir., Oberarzt d. Chir. Klin. d. Med. Akad. 24 Lübeck, Ratzeburger Allee 160. — *1. 3. 31 Breslau. — **A:** 56 Köln. — **Prom:** 56 ebd. — **Hab:** 68 Göttingen. — **F:** Chir. — **V:** 56–57 Köln (Hoffmann), 57–59 inn. Abt. Krhs. Maria Hilf, Berg. Gladbach (Ruppert), 59–62 chir. Abt. ebd. (Zander), 62–68 Göttingen (Hellner), ab 68 Lübeck (Remé). — **P:** Tierexp. Untersuchgn. z. Frage d. Verlängerg. d. Wiederbelebgs.zt. durch Stoffwechselbeeinfl. (mit Dau), Langenbecks Arch. klin. Chir. 305/1964. — Möglktn. d. Verlängerg. d. Wiederbelebgs.zt. durch Stoffwechselbeeinfl. (mit Dau u. Weber), Ärztl. Forsch. 1964. — Frühkindl. Blasengeschwülste (mit Truss), Urologe 1964. — Untersuchgn. üb. d. Einwirkg. d. neuen Zytostatikums Natulan auf d. Wundheilg. (mit Kallenbach), Ärztl. Forsch. 1965. — Bhdlg. d. schultergelenksnahen Oberarmbr. (mit Wuttsdorf), Krankengymnastik 1966. — Krankhaft veränderte Doppelniere, Dtsch. med. Wschr. 1966. — Klin. Wert e. heterol. Knochentransplant. (mit Fuchs), Chirurg 1966. — Funkt. Bhdlg. d. schultergelenksnahen Oberarmbr., ebd. — Kieler Knochen i. d. Wiederherstellgs.chir. (mit G. Fuchs), Med. Klin. 1966. — Rhabdomyosarkom d. kindl. Blase, Z. Urol. 1966. — Klin. Erfahrgn. m. Hostacain 2% i. d. ambulant. Chir., Zbl. Chir. 1966. — Appendicitis u. Meckel'sches Divertikel, Chirurg 1967. — Ben. u. semimal. Magengeschwülste (mit A. Gregl u. a.), Chirurg 1968. — Einfl. d. Heparins auf Mineralisat. u. Bildg. v. Knochenmatrix (mit Eger u. Kämmerer), Fortschr. Med. 1968. — Paramyloidose, Makroglossie u. Karpaltunnelsyndr. b. Plasmocytom (mit Rittmeyer), Dtsch. med. Wschr. 1968.

Schleenbecker, Hermann, X 9388 Oederan (Sachsen), Wilhelm-Pieck-Str. 4. — Fragebogen 1968 nicht beantwortet.

Schlegel, Johann Jakob, Priv.-Doz., Bleicherweg 52, CH-8002 Zürich (Schweiz). — Fragebogen 1968 nicht beantwortet.

Schlegel, Karl-Friedrich, Prof., Dir. d. Orthop. Klin. am Klinikum Essen d. Univ. Bochum, 43 Essen, Hufelandstr. 55. — *10. 6. 24 Nürnberg. — **A:** 49 München. — **Prom:** 49 ebd. — **Hab:** 59 Köln. — **F:** Orthop. — **V:** 49–54 Orthop. Univ.-Klin. München (Hohmann), 55–56 Univ.-Nervenklin. ebd. (Kolle), ab 56

Orthop. Univ.-Klin. Köln (Hackenbroch, Imhäuser). — **B:** Neurol. Komplikat.
b. Mißbildgn., Erkrankgn. u. Verletzgn. d. WS., in: Hdb. d. Orthop., hrsg. v.
Hohmann-Hackenbroch-Lindemann, Bd. 1, Bd. 2 1959. — D. sog. angebor. Hüftluxat., ebd. Bd. 4/1 1961. — **P:** Spina bifida occulta u. Klauenhohlfuß, Erg. Chir.
Orthop. 46/1964. — sowie 70 weitere Arb. i. verschied. Fachz.schr. üb. orthop.,
traumatol. u. orthop.-neurol. Probl.

Schleicher, Hans, Oberarzt Knappschaftkrhs., 8123 Peißenberg. — *23. 2. 21
Regensburg. — **A:** 45 Hamburg. — **Prom:** 45 München. — **F:** Chir. — **V:** 45–46
München (Ernst, Genewein), ab 46 Knappschaftskrhs. Peißenberg (Jansen, Goetz).

Schleifer, Dieter, Ass. d. Chir. Univ.-Klin., 6300 Gießen (Lahn), Klinikstr. 37. —
Fragebogen 1968 nicht beantwortet.

Schleipen, Kurt, Chefarzt d. chir. Abt. d. St. Marienkrhs., Durchgangsarzt d.
Berufsgenossensch., 6238 Hofheim a/Ts., Lindenstr. 12. — *21. 6. 22 Köln/Rh. —
A: 45 Frankfurt a. M. — **Prom:** 52 ebd. — **F:** Chir. — **V:** 45–46 Frankfurt a. M.,
47–63 chir. u. int. Abt. d. St. Marienkrhs. Hofheim a/Ts. (Talleur, Kunz).

Schleyer, Hans A. Th. von, Ärztl. Dir. u. Chefarzt d. I. chir. Abt. d. Städt.
Krhs. Am Urban, 1 Berlin 61, Grimmstr. 10–16. — *24. 5. 10 Baku. — **A:** 36 Dorpat.
— **Prom:** 40 Berlin. — **F:** Chir. — **V:** 36 .Neurol. u. Psychiatr. Nervenklin. Dr.
Hirsch, Reval (Erlemann, Tiling), Lungen-Sanat. (Wulff), 37–44 Billroth-Stiftg.
am Städt. Auguste-Viktoria-Krhs. Berlin-Schöneberg (Stahl), ab 40 Oberarzt,
44–45 Leit. d. chir. Abt. d. Ausweich-Krhs. d. Stadt Berlin i. Karlsbad, 45–47
Oberarzt d. chir. Abt. Städt. Krhs. Am Urban, Berlin-Kreuzberg, 47–50 Kommiss.
Chefarzt ebd. — 50–65 Chefarzt d. II. chir. Abt. ebd. — **P:** Sympathicus-Tumor,
Zbl. Chir. 1948. — Pankreascysten u. ihre Bhdlg., Berl. Med. Z. 1950. — Indikat.-
stellg. d. Küntscher-Nagelg., Mschr. Unfhlkd. 1950. — Intraop. Cholangiograph.,
Dtsch. med. J. 1956. — Bhdlg. schwerer Schädelverletzgn. m. künstl. Unterkühlg.
(mit Zahn), Zbl. Chir. 1958. — Chir. Bhdlg. d. Papillen- u. Pankreaskopfca., Berl.
Med. 1963. — Abdominothorak. Kardiaresekt. m. Transposit. d. Magens i. d. re.
Thoraxraum, Chirurg 1963. — Papillitis u. Choledochitis stenosans, Berl. Med.
1965. — Fortschr. d. Chir. i. d. letzten 25 J., Sonderdruck, hrsg. v. Grosse-Vlg.,
Berlin 1965.

Schlicher, Siegfried, Chefarzt d. chir. Abt. d. Städt. Krhs., 6732 Edenkoben. —
*23. 3. 22 Kaiserslautern. — **A:** 45 Berlin. — **Prom:** 45 Heidelberg. — **F:** Chir. —
V: 45–48 Gefangenschaft, 49–62 Städt. Kr.anst. Kaiserslautern (Schulze, v. Nida). —
P: Wandlg. d. Anaesth. u. ihre Verwendbarkt. i. mittl. u. kleinen Krhs., Fortschr.
Med. 1955. — Blutstillg. b. op. Eingr. m. resorbierb. Tampons, ebd. 1957.

Schlicht, Leo, Priv.-Doz., 1. Oberarzt d. Chir. Klin. d. Klinikums Mannheim d.
Univ. Heidelberg, 68 Mannheim. — *28. 4. 21 München. — **A:** 45 München. —
Prom: 45 ebd. — **Hab:** 63 ebd. — **F:** Chir. — **V:** 45–46 II. Med. Univ.-Klin. München,
46–47 Urol. Krhs. ebd. (Staehler), 48 II. Med. Univ.-Klin. ebd. (v. Bergmann),
49–65 Chir. Univ.-Klin. ebd. (Frey, Zenker), zwztl. 50 Path. Inst. d. Univ. ebd.
(Hueck), ab 65 Chir. Univ.-Klin. Klinikum Mannheim (Oberdalhoff). — **B:** Bhdlg. v.
Verschl. d. Beinart. mittels Kunststofftransplantaten, in: Obliterier. Gefäßerkran-
kgn., hrsg. v. Hess, Urban & Schwarzenberg 1959. — Arteriograph. (mit Hess),
ebd. — **P:** Eigng. d. Tomogramms b. Luftpyelograph. z. Darstellg. schattengebender
Konkremente resp. d. Nierenbeckens b. Gasüberlagerg. (mit Seelentag), Fortschr.
Röntgenstr. 71/1949. — Beeinfl. d. Motilität isol. Ureteren durch einige Pharmaca,
Verh. Dtsch. Ges. Urol. 1951. — Konservierg. u. Transplantat. v. Aortenstücken
(mit Kuetgens), Münch. med. Wschr. 1952. — Beziehg. v. Funkt. u. Strukt. b.

Ureter, Verh. Dtsch. Ges. Urol. 1953. — Durchführg. d. Flüssigkts.transportes i. Ureter, Z. Urol. 47/1954. — Arteriogramm d. Embolie am Unterarm, Min. Card. angiol. Europea 6. — Kymogramm degenerat. Wandprozesse d. Ilicalart. b. lumb. Aortograph., Fortschr. Röntgenstr. 88/1958. — Seriengerät z. Art.graph. d. Becken-u. Beinart. i. e. Aufnahmefolge, Röntgenblätter 11/1958. — Erfahrgn. m. d. By-pass an d. Femoralart. mittels Kunststoffprothesen aus Dacron, Min. Card. angiol. Europea 8. — By-pass u. Endarteriekt. b. Obliterat. d. Becken- u. Beinart., Langenbecks Arch. klin. Chir. 292/1959. — Chir. Bhdlg. d. periph. Durchblutgs.störgn., Therap.woche 1960. — Endarteriekt. u. Teilersatz d. Wand durch autoplast. Venenstreifen b. isol. Verschl. periph. Art., Langenbecks Arch. klin. Chir. 298/1961. — Gefäßplast. b. art. Verletzg., ebd. 302/1962. — Gefäßnähmaschine b. art. Gefäßplast., ebd. — Druckabfall nach Freigabe e. art. Gefäßplast., ebd. — Bedeutg. d. Kreisl.größen, insbes. d. Blutdruckes, f. Kollateralen; Komplikat. b. d. klin. Verwendg. v. Kunststoffart.; Fortschr. d. Angiolog., hrsg. v. Ratschow, Halpern, Haan, Steinkopf 1963. — Bhdlg. d. Lymphoedems am Bein (mit Pohlmeyer), Münch. med. Wschr. 1963. — Strömgs.bedingte Umformg. i. art. Kunststofftransplantaten, Langenbecks Arch. klin. Chir. 304/1963. — Chir. d. Art. b. fr. u. chron. Durchblutgs.störgn. d. Beines, Klin. Med. 1963. — Beobachtgn. z. Verhalten d. Stammart. u. d. Blutdruckes b. Störgn. d. Wand u. d. Durchgängigkt., 6. Oeynhausener Gespr. 1962, hrsg. v. Delius u. Witzleb, Springer 1964. — Korrekt. d. Nierenart.sten. b. Hochdruck, Langenbecks Arch. klin. Chir. 308/1964. — Chir. degenerat. elong. Ilicalart. (Beseitigg. v. funkt. Sten. u. Knickschäden mittels Begradigg. d. Rohrverl. durch Resekt., Transposit. od. kombin. Vorgehen), Thoraxchir. u. vasc. Chir. 12/1964. — Hydraulic aspects of arteriosclerosis and arterial repair (Habil.-Schr.), Progress in Surgery, Bd. 5, hrsg. v. Allgöwer, Karger 1964. — Beobachtgn. z. congenit. Nierenart.sten. m. nachfolg. Hochdruck, Bibl. gastroent. 8/1965. — Angiograph. Funkt.diagn. an gestörten Stammgefäßen mittels Kinematographie (Beitr. z. Bedeutg. d. Hydraulik f. d. Gefäßchir. Demonstrat. u. Besprechg. v. 26 Filmen) (mit Borchers), Angiographie, hrsg. v. Loose, Thieme 1966. — Bedeutg. d. Hydraulik f. d. Regulat. d. Hirnkreisl. (mit Eichhorn), 3. Int. Sympos. f. Hirnkreisl.forsch. Salzburg 1966. — Anlagestörgn. d. Nierenart. als Ursachen v. Sten. m. Hochdruckfolge, Fortschr. Angiolog., hrsg. v. Klüken, Schattauer 1967. — Art. Verschlußkrankhtn., Rundgespräch, Langenbecks Arch. klin. Chir. 319/1967. — Chir. Bhdlg. d. Nierenart.sten., ebd. — Versorgg. periph. Gefäßverletzgn., Ärztl. Praxis 19.

Schlosser, Carl, Sanitätsrat, Chefarzt i. R., Facharzt f. Chir. i. R., 66 Saarbrükken, Papestr. 3. — *19. 5. 93 Alzey (Rheinhessen). — **A:** 20 Bonn. — **Prom:** 20 ebd. — **F:** Chir., Gynäk. — **V:** 20–26, ab 23 Oberarzt d. chir.-gynäk. Abt. Bürgerhosp. Saarbrücken (Noetzel).

Schlosser, Dieter, Ass. Chir. Univ.-Klin., 665 Homburg/Saar. — *23. 3. 35 Diez/Lahn. — **A:** 62 München. — **Prom:** 59 ebd. — **F:** Chir. — **V:** 60 Pathol. Inst. Univ. Mainz (Bredt), 61 Med. Univ.-Klin. ebd. (Voit), 61–62 Gynäk. Abt. d. Städt. Kr.anst. Kemperhof Koblenz (Zander), 61 chir. Abt. d. Kr.anst. d. Diakonissenheims Bad Ems (Schlosser), 62–64 Abt. Angewandte Physiol. am Physiol. Inst. d. Univ. Tübingen (Bartels). — **P:** Erfahrgn. m. d. Saugdrainage nach Redon, Chir. Praxis 1962. — Regulat. v. Atmg. u. Kreisl. durch d. O_2-Druck i. ven. Mischblut, Pflügers Arch. Physiol. 279/1964. — Flow rate of erythrocytes in the capillaries of the lung, J. Appl. Physiol. 20/1965. — Microcinematographic measurement of erythrocyte flow rate in lung capillaries, Bibl. anat. 7/1965. — La nostra esperienza in chirurgia vascolare, Arch. ed Atti della Soc. Ital. Chir. 2/1967.

Schlosser, Ernst, Chefarzt d. Krhs. Diakonissenheim, 5427 Bad Ems (Lahn), Viktoria-Allee 13. — Fragebogen 1968 nicht beantwortet.

Schlosser, Volker, Priv.-Doz., Oberarzt Chir. Univ.-Klin., 78 Freiburg i. Br., Hugstetterstr. 55. — *3. 6. 29 Neufechingen/Saar. — **A:** 56 Freiburg i. Br. — **Prom:** 56 ebd. — **Hab:** 65 Marburg. — **F:** Chir. — **V:** 56–57 Pathol. Inst. Heidelberg (Randerath), 57–58 II. Chir. Univ.-Klin. Köln (Schwaiger), 58–59 Physiol. Inst. ebd. (M. Schneider), ab 59 Marburg (Schwaiger), 60 Karolinska Thoraxclinican Stockholm als Gastarzt (Crafoord). — **B:** Traumatol. Leitfaden, Thieme 1968. — Chir. Begutachtg. u. versichergs.rechtl. Fragen, in: Lb. d. Allg. Chir. v. Schwaiger, Rodeck u. Staib, Thieme, im Druck. — **P:** Fallot'sche Trilogie, Z. Kreisl.forsch. 1957. — Verhalten d. Macula densa b. bestimmt. Funkt.zuständen d. Niere (mit Hubmann), Frankf. Z. Path. 1958. — Versuche z. Verlängerg. d. Wiederbelebgs.zeit nach Asphyxie b. Kaninchen (mit Gleichmann u. R. Schneider), Thoraxchir. 1959. — Untersuchgn. z. Sauerstoffverbrauch d. Herzmuskulat. b. verschied. Formen d. Cardioplegie, ebd. 1960. — Nebenerscheingn. d. Phenothiazine i. d. Chir. (mit Maurath u. Franke), Anaesthesist 1960. — Einfl. v. Chlorpromazin auf Überlebenszt. u. Erhol.latenz d. Gehirns (mit H. Hirsch), Naunyn-Schmiedebergs Arch. Path. Pharm. 239/1960. — Kardiorespirat. Störgn. b. hochgrad. Adipositas (mit Franke, Grote u. Maurath), Chirurg 1960. — Intraperiton. Adhäs. u. Versuche z. Verhütg. a. Kaninchen (mit Staib), Langenbecks Arch. klin. Chir. 293/1960. — Einfl. v. Hexo-Barbitursäure auf d. Sauerstoffverbrauch u. d. Vulnerabilit. d. Gehirns (mit Hirsch u. Grothe), Pflügers Arch. Physiol. 272/1961. — Ursachen u. Aussichten d. Bhdlg. d. akut. Kreisl.stillst. (mit Grote), Langenbecks Arch. klin. Chir. 296/1961. — Elektrokardiograph. Untersuchgn. b. hypox. Kreisl.stillstand (mit Grote), Z. Kreisl.forsch. 1961. — Kombinat. v. Dysenterie u. Appendicitis, Arch. Kinderhlkd. 163/1961. — Gasanalyt. Untersuchgn. b. induziert. Herzstillst. u. Coronarperfus. (mit Grote u. Staib), Thoraxchir. 1961. — Diff.diagn. d. Duct. arterios. (Botalli) apert. (mit Streicher), ebd. — Einfl. d. Thoraxeröffng. auf d. Sauerstoffpartialdruck d. art. Blutes (mit Grote), Chirurg 1961. — Verhalten d. Sauerstoffspanng. sow. d. Säurebasen-Gleichgewichtes b. verschied. Formen d. kontroll. Beatmg. (mit Grote), Anaesthesist 1961. — Untersuchgn. d. Blutgaswerte vor, währ. u. nach intrathorak. Eingr. (mit Grote), Thoraxchir. 1961. — Konserv. Bhdlg. gr. Nabelschnurbr. (mit Hupe), Ärztl. Fortbild. durch Foto-Phono, Farb-Film 4/1962. — Rektoskop. Probeexcis. i. d. Diagn. d. Megacolon congenitum (mit Hupe), Dtsch. med. Wschr. 1962. — Verändergn. d. Blutgase d. Säurebasen-Gleichgewichtes u. d. Kreisl.größen b. tief. Hypothermie unter 20 Grad C i. Tierversuch (mit Grote), Thoraxchir. 1962. — Untersuchgn. z. freien Transplantat. d. Peritoneums (mit Hupe), Langenbecks Arch. klin. Chir. 299/1962. — Chir. Gesichtspkt. z. Krhts.bild d. region. Colitis (mit Hupe), Fortschr. Med. 1962. — Konservat. Bhdlg. d. Nabelschnurbr. (mit Hupe), Kinderärztl. Praxis 1962. — Bhdlg. d. Nabelschnurbr., Bruns' Beitr. klin. Chir. 204/1962. — Bestimmg. d. Sofortinsuff. d. Herzens nach kompl. Ischämie i. Normothermie (mit Grote), Pflügers Arch. Physiol. 276/1963. — Beeinfl. d. Blutgase u. d. Säurebasen-Gleichgewichtes b. Blutstromkühlg. unt. 20 Grad Rectaltemp. i. Exper. (mit Streicher, Grote u. Hartung), Thoraxchir. 1963. — Bhdlg. d. akut. Kreisl.stillst., Dtsch. med. J. 1963. — Katamnest. Untersuchgn. v. Ulcuskrkn. nach Magenresekt. (mit Hartung), Fortschr. Med. 1963. — Verwendg. v. Blutersatzmitteln i. extracorp. Kreisl. (mit Grote, Hartung u. Körner), Langenbecks Arch. klin. Chir. 303/1963. — Bestimmg. d. Wiederbeleb.zt. d. Herzens i. Tierversuch (mit Grote, Streicher u. Körner), Thoraxchir. 1963. — Diagn. u. therap. Bedeut. d. region. Colitis, Bruns' Beitr. klin.

Chir. 207/1963. — Untersuchgn. üb. freie Transplantat. v. Pleura (mit Hupe), Langenbecks Arch. klin. Chir. 303/1963. — Bhdlg. d. kongenit. Oesophagusatresie, Fortschr. Med. 1964. — Blood gases and Acid-Base-Metabolism with the use of Blood and Blood Substitutes in Artifical Circulation during Hypothermie (mit Grote), Surgery (St. Louis) 55/1964. — Ist b. Ulcus pepticum heute noch eine Magenresekt. angezeigt? (mit Streicher u. Hupe), Med Welt 1964. — Selt. Ursachen schwerer Gastrointestinalblutgn. (mit Streicher), Münch. med. Wschr. 1964. — Klin. Gesichtspkt. z. Bhdlg. ben. od. semimal. Magentumoren (mit Hupe), Chirurg 1964. — Therap. d. akut. Magenblutg. (mit Streicher), Med. Klin. 1964. — Studies of the Length of Time the heart will tolerate Ischemia in Normo- and Hypothermie (mit Streicher), J. Thorac. Cardiovasc. Surg. (St. Louis) 48/1964. — Gutart. Magentumoren als Ursache v. Gastrointestinalblutgn., Mkurse Ärztl. Fortbild. 1964. — Klin. Gesichtspkte. z. Diagn. u. Therap. d. Dünndarmtumoren, Bruns' Beitr. klin. Chir. 209/1965. — Postischäm. Sofortinsuff. d. Warmblüterherzens u. ihre pharmakol. Beeinfl., ebd. 211/1965. — Morphol. Verändergn. i. Myocard nach kurzfrist. komplett. Ischämie u. unmittelbar anschließ. voller Funkt.aufnahme d. Herzens (mit Korb), Z. Kreisl.forsch. 1966. — Ist d. sog. „Postresekt.zentrum" nach Ulcusresekt. d. Magens vermeidbar? (mit Streicher u. Hartung), Med. Welt 1966. — Rezidiv-Ulcus nach Magenresekt. (mit Streicher), Chirurg 1966. — Implantat. v. körperfremd. Material i. d. mod. Chir., Umschau in Wiss. u. Technik 65/1966. — Op. Bhdlg. per- u. subtrochant. Oberschenkelfrakturen, Mschr. Unfhlkd. 1966. — Akut. Spontan-Pneumoperitoneum ohne Peritonitis, Zbl. Chir. 1966. — Techn. Beitr. z. Markraumbohrg. m. Preßluft (mit Kleinschmitt), Chirurg 1966. — Pseudarthrosen langer Röhrenknochen i. Lichte mod. Bhdlgs.verfahren (mit Körner), Fortschr. Med. 1967. — Rekonstrukt. Eingr. a. Aorta u. gr. Art. (mit Hettler), Ärztl. Fortbild. 1967. — Prophylakt. Antikoagulantientherap. b. d. op. Bhdlg. chron. art. Gefäßverschlüsse, Thoraxchir. 1967. — Blutersatzmittel i. extracorp. Kreisl., J. Probl. haematol. A. Blood transf. (Moskau) 4/1967. — Aorta-rechtsventricul. Shuntverbindg. (mit Streicher u. a.), Thoraxchir. 1967. — Exper. Untersuchgn. z. Bestimmg. d. Sofortsuff. d. Herzens nach kompl. Ischämie i. Normou. Hypothermie, Bruns' Beitr. klin. Chir. 215/1967. |

Schlüter, Franz, Leit. Arzt d. St. Josef-Krhs. u. Chefarzt d. Chir. Abt., 43 Essen-Werden, Brückstr. 91–93. — *1. 3. 18 Dülmen i. Westf. — **A:** 44 Münster/Westf. — **Prom:** 46 ebd. — **F:** Chir. — **V:** 44–45 Militärdienst, 46–55 Köln (V. Hoffmann), 55–60 Oberarzt St. Josef-Krhs. Essen-Werden (Glettenberg). — **P:** Paraffininjekt. b. Rekurrensparesen, Diss. — Erfahrgn. m. d. „I.v. Nark." i. Verbindg. m. Lachgas, Zbl. Chir. 1951. — Ca. i. G. E. Magen, e. Beitr. z. Diff.diagn. d. op. Magens, ebd. 1952. — Postop. Thromboembolie u. d. Möglkt. ihrer Prophyl., ebd. 1953.

Schmalz, W. Dietrich, Oberarzt Krskrhs., 732 Göppingen/Wttbg. — 9. 3. 21 Gospenroda/Thür. — **A:** 45 Jena. — **Prom:** 55 Erfurt. — **F:** Chir., Anaesth. — **V:** 45–46 Stadtkrhs. Arnstadt (Jorns), 46–48 Inn. Abt. ebd. (Petzalis, Schrade), 48–56 Erfurt (E. Schwarz), 56–57 Städt. Kr.anst. Solingen (Riess), 58–59 Stadtkrhs. Hof/Saale (Dressler), ab 59 Krskrhs. Göppingen (Fuchs). — **P:** Störgn. d. Zuckerhaushalts b. fr., gedeckten Hirnverletzgn., Zbl. Chir. 1951. — Potenz. Nark. u. Winterschlaf, Dtsch. Gesd.wes. 1954. — Potenz. Nark., Anaesth.probl., Akademievlg. Berlin 1954. — Bhdlg. inop. Bronchialka., Medizinische 1954. — Chemotherap. d. Lymphogranulomatose, Dtsch. med. J. 1955. — Klin. gutart. Mediastinaltumoren, Zbl. Chir. 1955. — Mod. Nark., Wissenschaftl. Ann. Akademievlg. Berlin 1956. — „Presuren" als Voll- u. Basisnarkotikum, Zbl. Chir. 1960.

Schmauk, Bernhard, Facharzt f. Chir, 714 Ludwigsburg, Myliusstr. 5. — *27. 11. 21 Stuttgart. — **A:** 49 Tübingen. — **Prom:** 49 ebd. — **F:** Chir. — **V:** 49–51 u. 52–58 Stuttgart-Bad Cannstatt (Behrendt), 51–52 Inn. Klin. Sanatorium Hirsau (Römer), 58–60 Berufsgenossenschaftl. Klin. Tübingen (Kreuz). — **P:** Gefahr e. Bhdlgsschadens b. Gelenkmobilisat. i. Nark., Arch. orthop. Unfallchir. 1959. — Spalthandbildg. nach L. Kreuz, Z. Orthop. 1959. — Probl. d. Daumenersatzes, Med. Welt 1960.

Schmauss, Albert K., Prof., Chefarzt d. Chir. Klin. d. Städt. Krhs. im Friedrichshain, X 1018 Berlin, Leninallee 171. — Fragebogen 1968 nicht beantwortet.

Schmechel, Artur, Chefarzt d. chir. Abt. d. Krskrhs., X 7320 Leisnig (Sachsen), Rosa-Luxemburg-Str. 13. — Fragebogen 1968 nicht beantwortet.

Schmeling, Kurt, OMR, Oberarzt d. Chir. Abt. Städt. Bürgerhosp., 636 Friedberg/Hessen. — *5. 8. 09 Rastatt/Baden. — **A:** 36 Würzburg. — **Prom:** 37 ebd. — **F:** Chir. — **V:** Heilstätte Stadtwald Melsungen (Roepke), Versorggs.kuranst. Wiesbaden (Fritz), Med. Univ.-Klin. Würzburg (Grafe), Univ.-Kinderklin. München (Oberniedermayr), Kriegsdienst, Bürgerhosp. Friedberg/H. (Kramer).

Schmerber, Helmut, Oberarzt Krskrhs., 8352 Grafenau. — *15. 3. 28 Deidesheim. — **A:** 53 München. — **Prom:** 53 ebd. — **F:** Chir. — **V:** 53–54 Städt. Krhs. Bad Dürkheim (Schneider), 55—57 St. Annastift Ludwigshafen/Rh. (Schlosser), 57–59 Gem.krhs. Steingaden (Zierer), 59–65 St. Marien-Krhs. Ludwigshafen/Rh. (Schubert), ab 65 Krskrhs. Grafenau (Beck).

Schmerso, Rudolf, Oberarzt d. chir. Abt. d. Bez.krhs. „Am Sund", X 2300 Stralsund, Alte Richtenberger Str. 90. — Fragebogen 1968 nicht beantwortet.

Schmich, Hubert, chir.-urolog. Abt. d. Krhs. Maria Hilf, 5483 Bad Neuenahr. — Fragebogen 1968 nicht beantwortet.

Schmick, Heinz, Facharzt f. Chir. m. Priv.-Klin., 8032 Gräfelfing, Bahnhofstr. 5. — *30. 3. 09 Gelsenkirchen. — **A:** 35 Hannover. — **Prom:** 35 Göttingen. — **F:** Chir. — **V:** 34–36 Knappschaftskrhs. Gelsenkirchen (Linde), 36–45 Kriegsdienst, 40–41 Heilanst. v. RK Hohenlychen (Gebhardt), 43–44 Jena (Guleke).

Schmid, Eberhard, Facharzt f. Chir., Oberarzt d. Wilhelmhosp., Chir. Abt. d. Diakonissenkrhs., 7 Stuttgart-W, Rosenbergstr. 38. — *20. 8. 21 Ulm/Donau. — **A:** 53 Tübingen. — **Prom:** 53 ebd. — **F:** Chir. — **V:** 53–54 Inn. Abt. d. Diakonissenkrhs. Paulinenhosp. Stuttgart (Mayer-List), 55–62 Robert-Bosch-Krhs. ebd. (Sigel), 57–58 2. Inn. Abt. ebd. (W. A. Müller), 62–63 Berufsgen. Klin. Tübingen (Kreuz), 63–64 Robert-Bosch-Krhs. Stuttgart (Sigel), ab 64 Oberarzt Wilhelmhosp. (Schempp, D. Lorenz). — **P:** Submuk. Lipom d. Sigma m. Invaginat., Schwierigktn. d. Diagn., Zbl. Chir. 1957. — Schwierigktn. d. Diagn. traumat. Hüftgelenksverändergn., Arch. orthop. Unfallchir. 1963.

Schmid, Eduard, Dr. med. et Dr. med. dent., Chefarzt d. Abt. f. Gesichts- u. Kieferchir., Plast. u. Wiederherstellgs.chir. Marienhosp., 7 Stuttgart-S, Böheimstr. 37. — *26. 3. 12 Kreßbronn. — **A:** 36 Freiburg i. Brg. Zahnarzt, 41 Berlin Arzt. — **Prom:** 36 Freiburg Dr. med. dent., 44 Tübingen Dr. med. — **F:** Plast. Chir. — **V:** 37–41 Abt. f. Kieferchir. Rudolf-Virchow-Krhs. Berlin (Waßmund), 41–43 Kriegsdienst. — **B:** New and simple Plastic Reconstruction of the Lid and the Orbit; New trends in surgical treatment of destroyed or disfigured lips; Some Improvements in Author's Technic in reconstruction of the nose, in: Proc. IX. Int. Congr. Int. Coll. Surg., 4/1954. — Bhdlg. u. Prophyl. d. sek. Deformitäten nach Lippen-, Kiefer- u. Gaumenspaltenop., Éd. Méd. Hyg. 1955. — Bhdlg. v. Skalpiergs.verletzgn., in: Ärztl. Kosmetik-Aesthet. Med., Bd. 4, Hüthig-Vlg. 1956. —

Reconstructive Surgery of the Lower and upper Jaw, Transactions 1. Congr., Baltimore; William and Wilkins 1957. — Reconstruction of the orbit and lids, Transactions 2. Congr., London; Livingstone Ltd. 1960. — Lid and Orbit Reconstruction using Free Grafts of Ear Cartilage and Skin, Plastic and Reconstructive Surgery of the Eye and Adnexa, Butterworths 1962. — Communication faite an Congrés des Collège International de Chirurgiens à Ajaccio, Int. Congr. Nice-Ajaccio-Barcelonne 1962. — The use of auricular cartilage and Composite graft in Reconstruction of the upper lip, with special reférence to construction of the Philtrum, Excerpta Med. Int. Congr. No. 66, Amsterdam 1964. — Nasal reconstruction, in: Modern Trends in Plastic Surgery, Chapter 5, Ed. Th. Gibson, Butterworths. — Bone Grafting As An Aid To The Formation Of Normal Alveolar And Dental Arch, in: Early Treatment of Cleft Lip and Palate, hrsg. v. Hotz, Zürich 1964. — Bhdlg. doppelseit. Lippen-Kiefer-Gaumenspalten, 14th Bienn. Int. Congr. Wien 1964. — Treatment of Patiente with Clefts of Lip, Alveolus and Palate, Int. Symp. üb. Lippen-Kiefer-Gaumenspalten, Hamburg, Thieme 1964. — **P:** Annäherg. d. Kieferstümpfe b. Lippen-Kiefer-Gaumenspalten, ihre schädl. Folgen u. Vermeidg., Fortschr. d. Kiefer- u. Gesichtschir. Bd. 1, Thieme. — Wiederherstellg. d. Mittelgesichts nach Entwicklgs.störgn. u. b. Defekten d. knöch. Unterbaues; Beitr. z. rekonstrukt. Ohrplastik, ebd. Bd. 2. — Grundsätzl. z. Deckg. v. Defekten nach Op. mal. Tumoren i. Gesichts-Kieferbereich, ebd. Bd. 3. — Op. d. Kiefergelenksankylosen m. Verwendg. gestielter Faszienlappen, ebd. Bd. 6. — Plastik nach Le Mésurier, Bemerkgn. z. Indikat.stellg.; Anwendg. d. Haut-Knorpeltransplantates nach König unt. bes. Berücksicht. d. Spaltplast., ebd. Bd. 5. — Part. u. totale Nasenplast.; Haut-Knorpel-Transplantat. aus d. Ohrmuschel u. ihre funkt. u. ästhet. Bedeutg. b. d. Deckg. v. Gesichtsdefekten, ebd. Bd. 7. — Plast. Wiederherstellg. nach Schäden inf. Radiotherap. d. Lupus i. Gesicht, ebd. Bd. 8. — Verwendg. v. Composite grafts b. Gesichtsverbrenngn., ebd. Bd. 9/1964. — Bhdlg. d. traumat. Spätfolgen i. Bereich v. Orbita u. Glabella, ebd. Bd. 12.

Schmid, Hans J. A., Dr. med. et med. lic., Tegnérgatan 33, Malmö SV Schweden. — *20. 8. 25 Reichenberg. — **A:** 51 Rostock, 60 Lund (Schweden). — **Prom:** 51 Rostock. — **F:** Chir. — **V:** Univ.-Frauenklin. Rostock (Schmid), Kiel (Wanke), Orthop. Klin. ebd. (Hepp), Cardiol. Klin. Malmö (Gunnar Björk), Västervik (E. Michaelsson), Krhs. Vimmerby (S. Neij), Orthop. Univ.-Klin. Malmö (S. v. Rosen), Neurochir. Univ.-Klin. Lund (Jeppsson), Infektionsklin. Allg. Krhs. Malmö. — **P:** Hiatushernie u. Angina pectoris, Klin. Wschr. 1955. — Reactions in Hedgehogs, hibernating and non-hibernating, Acta Physiologica Scand., Vol. 37 Fasc. 1 1956.

Schmid, Max Alexander, Chefarzt d. I. Chir. Abt. d. Städt. Krhs. München-Schwabing, 8 München 23, Kölner Platz 1. — *23. 5. 20 Berchtesgaden. — **A:** 45 München. — **Prom:** 45 ebd. — **F:** Chir. — **V:** 45 Krhs. München-Schwabing, Röntgenol. (Schmitz), 46–48 Urol. ebd. (Stier), 48–49 Pathol. Inst. Univ. München (Hueck), 49–63 Städt. Chir.-Krhs. München-Nord u. Schwabing (v. Seemen). — **B:** Freie Verpflanzg. flächenförm. Hautlappen; Enke 1965. — Wundversorgg. u. Wundbhdlg., 3. Aufl. (mit v. Seemen), Enke 1965. — Krankhts.bild d. Fournierschen Gangrän d. Hodensacks, in: Chir. i. Fortschr., Enke 1965. — **P:** Abnorme Verlaufstypen d. kindl. Diphtherie, Diss. — Divertikel d. Magens u. Zwölffingerdarms, Bruns' Beitr. klin. Chir. 183/1951. — Os tibiale externum als Anlaß z. wiederholten Fehlbegutachtgn., Mschr. Unfhlkd. 1952. — Verhalten d. alkal. Serumphosphatase i. Verl. d. Knochenbr.heilg., Bruns' Beitr. klin. Chir. 186/1953. — Endangiitis obliterans m. gleichzeit. an allen 4 Gliedmaßen auftret. Nekrosen als allerg. Reakt. auf Penicillin- u. Sulfonamidbhdlg., ebd. — Grenzen d. op. Kontrastdarstellg. u. Druckmessg. an d. Gallenwegen, Chirurg 1953. — Begutachtg. u. Bhdlg. d. hämatogenen eitr. Osteomyelitis, Therap.woche 1954/55. — 3 bemerkenswerte Verrenkgn. d. unt. Gliedmaßen, Mschr. Unfhlkd. 1955. — Röntgenol. Diff.diagn. d. Choledochussteine: zugl. e. Beitr. z. isol. Lymphknotentbk. d. Ligamentum hepatoduodenale, Bruns' Beitr. klin. Chir. 194/1957. — Plast. Deckg. v. Fersendefekten, Langenbecks Arch. klin. Chir. 288/1958. — Plast. Versorgg. e. ungewöhnl. sakr. Narbenhernie, ebd. 290/1959. — Maßstäbe z. Berechng. v. Schmerzensgeld, Münch. med. Wschr. 1960. — Benutzg. v. Sitzgurten z. Verhütg. v. Körperverletzgn. b. Verkehrsunf., Münch. med. Wschr. 1960. — Plast. Korrektur d. äuß. Genitale b. e. männl. Scheinzwitter, Langenbecks Arch. klin. Chir. 298/1961. — Grundsätze d. plast. Deckg. gr. Verbrennngs.defekte, H. Unfhlkd. 71/1962. — Allg. Anzeigestellg. z. freien Hautverpflanzg., Chir. Praxis 1966. — Basaliom d. Kopfschwarte, Langenbecks Arch. klin. Chir. 1968. — Osteomyelitis-Gutachten, Münch. med. Wschr. 1968. — Wundversorgg., Marknagelg., Pseudarthr. u. Bandscheibenvorfall (mit v. Seemen), Münch. med. Wschr. 1951. — Verbrenngn. (mit v. Seemen), ebd. — Elektr. Unf. (mit v. Seemen), ebd. — Stumpfe Bauchverletzgn. (mit v. Seemen), ebd. 1952. — Kniegelenksverletzgn. (mit v. Seemen), ebd. 1952. — Gelenkkrankhtn., ebd. — Erfrierungen, ebd. 1953. — Wundheilg. u. Wundbhdlg. (mit v. Seemen), ebd. — Zus.hang v. Geschwulstbildg. u. Unf., ebd. — Zus.hang v. Tbk. u. Unf., ebd. — Eitr. Osteomyelitis, ebd. 1954. — Zus.hang v. Bandscheibenleiden u. Unf., ebd. — Periarthritis humeroscapularis, ebd. 1954. — Hand- u. Fingerverletzgn., ebd. 1955. — Verletzgn. d. Fingersehnen, ebd. — Plast. Deckg. v. Verbrenngs.defekten, ebd. 1961.

Schmid, Rudolf, leit. Arzt d. chir.-gynäkol. Abt. d. Krskrhs., 725 Leonberg (Württ.), Rutesheimer Str. 38. — Fragebogen 1968 nicht beantwortet.

Schmid, Susanne, Assistenzärztin d. Chir. Abt. d. Krskrhs., 741 Reutlingen. — *25. 8. 34 Stuttgart. — **A:** 63 Berlin. — **Prom:** 61 Tübingen. — **F:** Chir. — **V:** 61 Geb.-Gyn. Abt. Ev. Waldkrhs. Berlin-Spandau (Fleischhauer), 62 Krskrhs. Münsingen/Württ. (Kazenmaier), 63 Inn. Abt. Städt. Krhs. Am Biederstein München (Picard), ab 63 Krskrhs. Reutlingen (Kübler, Christner). — **P:** Soll d. akute Angina m. Penicillin behandelt werden? (mit Dennig), Dtsch. med. Wschr. 1959; Rassegna Mensile di Medicina Tedesca 1960.

Schmid, Werner, Waisenhausstr. 1, CH-3600 Thun (Schweiz). — Fragebogen 1968 nicht beantwortet.

Schmidt, Adolf, Prof., X 3000 Magdeburg-Neustadt, Lübecker Str. 21. — Fragebogen 1968 nicht beantwortet.

Schmidt, Albrecht C., Ass. Chir. Univ.-Klin., 665 Homburg/Saar. — *3. 6. 35 Remscheid. — **A:** 63 Stuttgart. — **Prom:** 63 Freiburg/Br. — **F:** Chir. — **V:** 61–62 Pathol. Inst. Städt. Kr.anst. Solingen (Dormanns), 62–63 Med. Klin. ebd. (Wendt), 63–64 Frauenklin. ebd. (Krause), Chir. Klin. ebd. (Major), ab 65 Homburg/Saar (Lüdeke). — **P:** Untersuchgn. üb. d. Antagonismus v. Prostigmin gegenüb. d. Muskelrelaxans Imbretil b. Menschen, Anaesthesist 1965.

Schmidt, Anton, Leit. Arzt d. St. Nikolaus-Hosp., 3493 Nieheim. — *9. 2. 09 Medebach. -- **A:** 36 Potsdam. — **Prom:** 35 Marburg. — **F:** Chir. — **V:** 35–36 St. Josefs-Krhs. Potsdam (Roller), 36–45 St. Nikolai-Krhs. Höxter (Dams).

Schmidt, Armin, Oberarzt d. Chir. Abt. d. Ev.-Luth. Diakonissenhauses, X 7033 Leipzig, Georg-Schwarz-Str. 49. — *27. 4. 28 Leipzig. — **A:** 55 Leipzig. —

Prom: 57 ebd. — **F:** Chir. — **V:** 55 Ev.-Luth. Diakonissenhaus Leipzig, 55–56 Städt. Frauenklin. ebd. (Hirschberg), ab 56 Ev.-Luth. Diakonissenhaus ebd. (Runne). — **P:** Exp. Beitr. z. Nerventransplantat. Resekt. d. distalen Nahtstelle, Diss.

Schmidt, Ernst, Facharzt f. Chir., Belegarzt, 4425 Billerbeck, Richtengraben 6. — *3. 2. 22 Mainz. — **A:** 48 Frankfurt/M. — **Prom:** 50 Mainz. — **F:** Chir. — **V:** 48–56 Mainz (Peiper, Brandt), 56–58 Luisenkrhs. Lindenfels/Odenw. (Achenbach), 58–65 St. Marienhosp. Bonn (Ollinger). — **P:** Gekreuzte Dystopie d. Niere, Zbl. Chir. 1953. — Klin. d. Harnleitergeschwülste unt. bes. Berücksicht. d. gutart. prim. Tumoren, Z. Urol. 1954.

Schmidt, Hans, M.D., Facharzt f. Chir., 1515 Sloat Boulevard, San Francisco, Cal./USA 94132. — *25. 10. 95 Altona/Hamburg. — **A:** 23 Hamburg. — **Prom:** 24 ebd. — **Hab:** 53 San Francisco Cal./USA. M.D. m. Berechtigg. ärztl. Praxis i. California/USA auszuüben. — **F:** Chir. — **V:** 23–27 Allg. Krhs. St. Georg Hamburg (Hegler, Reinecke, Matthei, Ringel), 27–30 Oberarzt ebd. (Ringel), 30–31 Leit. d. Krankenpflegeschule ebd. u. Priv.praxis i. Hamburg, 31–50 Allg. Praxis f. Chir., Gynäkol. u. Geburtsh. i. Tsingtau/China u. Leit. d. dort. Faber-Krhs. u. kathol. Missionskrhs., 51–53 St. Luke's Hosp. San Francisco, Cal./USA. — **P:** Vorübergehende Anosmie u. Ageusie i. d. Schwangerschaft, Klin. Wschr. 4. — Über subkut. Verletzgn. intraabdomineller Organe durch stumpfe Gewalt, Dtsch. Z. Chir. 197/1926. — Bhdlg. kompliz. Arm- u. Beinfrakt., ebd. 209/1928. — Zweizeit. Milzrupt. m. e. Intervall v. 6 Tagen, Zbl. Chir. 1929. — Fall v. perfor. Appendicitis b. Situs inversus totalis, ebd.

Schmidt, Hans H., Facharzt f. Chir., Belegarzt i. RK-Krhs. u. i. Kinderkrhs. „Zum Kind v. Brabant" zu Kassel, 35 Kassel, Ständeplatz 11. — *19. 4. 05 Suchsdorf b. Kiel. — **A:** 33 Kiel. — **Prom:** 33 ebd. — **F:** Chir. — **V:** Kiel (Anschütz), Knappschaftskrhs. Senftenberg (Grauhan), RK-Krhs. Bremen (Schüssler), Krhs. Schmalkalden (Wenzel), RK-Krhs. Kassel (Griep).

Schmidt, Heinrich Bruno, Oberarzt Städt. Krhs., 5352 Zülpich. — *16. 8. 17 Tremessen/Posen. — **A:** 45 Greifswald. — **Prom:** 45 ebd. — **F:** Chir. — **V:** 45–54 Carolinenstift Neustrelitz (Meißner), 47–48 Kinderkrhs. Berlin-Lichtenrade (Keller), 54–67 Städt. Krhs. Zülpich (Görg).

Schmidt, Helmut, Prof., Chefarzt i. R., 8183 Rottach-Egern, Dr.-Scheid-Str. 5. — *6. 12. 95 Berlin. — **A:** 22 Hamburg. — **Prom:** 23 ebd. — **Hab:** 28 ebd. Chir. m. e. Lehrauftrag f. Nark., 32 Prof.titel. — **F:** Chir. Anästh. — **V:** 22–33 Hamburg-Eppendorf (Inn.: Brauer, Pathol.: Fraenkel, Chir.: Kümmell, Sudeck), 33–60 Chefarzt d. Chir. Abt. d. Städt. Kr.anst. Remscheid. — **P:** Supraren. genit. Syndr., Virchows Arch. 251/1924. — Inaug.-Diss. — Diff.diagn. d. Lebergeschwülste i. Kindesalter, Bruns' Beitr. klin. Chir. 134/1924. — Vergl. Untersuchgn. ü. d. Darmwirkgn. d. Hypophys., Zbl. Chir. 1925. — Azetylen-Nark., Münch. med. Wschr. 1925 u. Rev. méd. Hambgo 1925. — Verwendg. v. Rachenkanülen i. d. Nark., Zbl. Chir. 1925. — Vergl. Studie ü. d. Gasnark., Arch. klin. Chir. 151 (Hab.-Schr.). — Stickoxydulnark., Bruns' Beitr. klin. Chir. 137/1926. — Stickoxydul od. Azetylen?, Dtsch. med. Wschr. 1926. — Apparatfrage b. N_2O-Nark., Münch. med. Wschr. 1926. — Neues Modell e. mögl. druckkonstanten Überdruckapparates, Dtsch. Z. Chir. 197/1926. — Progn. bösart. Nierengeschwülste, Z. urol. Chir.22/1927. —Hat d. Azetylennark. prinzip. Fehler u. Nachteile?, Dtsch med. Wschr. 1927. — Lachgasnark., Therap. Gegenw. 1927. — Cellophanverbände, Münch. med. Wschr. 1927. — Techn. d. Drahtextens., ebd. — Ultraviolett durchläss. Cellophanverbandstoff, Klin. Wschr. 1928. — Lachgasrausch u. Vollnark. i. d. poliklin. Praxis, Nark. u. Anaesth. 1928. —

Gasnark. v. Standpkt. d. amerik. Spezialisten, ebd. u. Zbl. Chir. 1929. — Ephedrin
i. d. op. Praxis, Zbl. Chir. 1928. — Hämatinikterus, Münch. med. Wschr. 1929. —
Dosierungsprinzip b. d. Gasnark., Nark. u. Anaesth. 1929. — Gasnark. i. Lichte d.
mod. Techn., Draeger-H. 1929. — Nark.-Spezialismus i. d. Ver. Staaten, Chirurg
1929. — Chloräthyl- od. Ätherrausch ?, Dtsch. med. Wschr. 1929. — Kombin. Gasnark., Dtsch. Z. Chir. 216/1929. — Narcosis mod. y narcoticas, Rev. méd. Hambgo
1929. — Pitkins kontrollierb. Spinalanaesthesie, Arch. klin. Chir. 157. — Einfl. d.
Nark. a. d. Milchsäureblutspiegel, Nark. u. Anaesth. 1930. — Nark. u. Narkotica
vergang. u. mod. Zeit, Münch. med. Wschr. 1930 (Antritts-Vorl.). — Kompress.-
klemmer b. Spaltbr. d. Schienbeinkopfes, Chirurg 1930. — Lachgasnark. i. d. Zahnheilk., Zahnärztl. Rdsch. 1930. — Lumbalanaesth. m. spez. leichter, viskot. Novo-
cainlösg., Klin. Wschr. 1930. — Lachgas-Luftnark. u. Analgesie, Zahnärztl. Rdsch.
1931. — $CO_2/O_2 = $ Äthernark., Zbl. Chir. 1931. — Erfahrgn. m. d. Ombrédanneschen
Maske, Chirurg 1931. — Bemerkgn. z. 2 Stickoxydultodesfällen a. d. Chir. Klin.
Breslau, Zbl. Chir. 1931. — Postangin. Sepsis, ebd. — Bhdlg. entzündl. Prozesse d.
Harnwege m. Hexylresorcin (Alcorain), Therap. Gegenw. 1931. — Neues Lokalanaestheticum d. Novocainreihe (Pantocain), Chirurg 1931. Pantocain, e. vollwert.
Kokainersatz, Arch. Ohr- usw. Heilk. 1931. — Pantocain als Schleimhautanaesthet.
i. d. Urol., Z. urol. Chir. 1931. — Pantocain, Med. Welt 1931, u. Schmerz usw. 1931.
— Pantocain z. Lumbalanaesth., Zbl. Chir. 1932. — Lang dauernde Lumbalanaesth.
u. individ. fraktion. Dosierg., Chirurg 1932. — Mod. chir. Schmerzbetäubg., Fortschr. Therap. 1933. — Versprengte Pankreaskeime, Zbl. Chir. 1933. — Cyst. Knochentbk., ebd. — Techn. Neuheiten, Chirurg 1934. — Nark. d. Gynäk. u. Geburts-
helfer, Arch. Gynäk. 1935. — Nark.gefahr i. d. Unfhlkd. unt. bes. Berücksicht. d.
Op.duldg., Arch. orthop. Unfallchir. 1936. — Neuere Mittel u. Meth. d. Schmerzbetäubg., Zbl. Chir. 1936. — Choloroform ein „unentbehrl.“ Narkoticum d. Feld-
heeres ?, Chirurg 1936. — Maximal-Dosis f. Pantocain, Chirurg 1959. — Stadium
analgeticum d. Inhalationsnark. nach Sudeck, Anaesthesist 1967. — Blumen-Rönt-
genogramm, Med. Mspiegel 1968.

Schmidt, Helmut, Landes-OMR., Berat. Arzt d. Westf. landw. Berufs-
genossenschaft, 44 Münster, Wibbeltstr. 15. — *24. 10. 10 Bochum/Westf. —
A: 36 Berlin. — **Prom:** 36 Bonn. — **F:** Chir. — **V:** 36–38 Huyssens-Stift. Essen
(Scheele), 38–45 Augusta-Kr.anst. Bochum (Schloessmann), 46–47 Ev. Krhs.
Münster (Swart).

Schmidt, Hubert, Facharzt f. Chir., Chefarzt am Krskrhs., 2163 Freiburg üb.
Stade, Bez. Hamburg, Krankenhausweg 185. — *25. 6. 11 Briesen (Westpr.). —
A: 35 Berlin. — **Prom:** 35 Münster/W. — **F:** Chir. — **V:** 34–35 Med. Prakt. Hyg. Inst.
Münster (Jötten), Int. ebd. (Hemmerling), 35–37 Chir. u. Orthop. Marienkrhs. Düs-
seldorf-Kaiserswerth (Gottesleben), Gynäk. (Bischoff), 37–38 Dreikönigen-Hosp.
Köln-Mülheim (Bremer), 38–40 Elisabeth-Krhs. Köln-Hohenlind (Eichhoff), 40–45
Militärdienst.

Schmidt, Karl, Oberarzt Dreifaltigkeitskrhs., 5 Köln-Braunsfeld. — *10. 7. 20
Münster/Westf. — **A:** 51 Marburg. — **Prom:** 51 ebd. — **F:** Chir. — **V:** 51–52 Vinzenz-
Krhs. Köln (Nolden), 52 Dreifaltigkeitskrhs. ebd. (Michenfelder), 52–54 St. Barbara-
Hosp. Duisburg-Hamborn (Schulte-Krumpen), 54–58 St. Katharinen-Hosp.
Frechen (Tusch), 58–61 St. Antonius-Hosp. Eschweiler (Schwarzhoff), ab 61 Ober-
arzt Dreifaltigkeitskrhs. Köln-Braunsfeld (Ditscheid).

Schmidt, Karl G. H., Leit. Arzt d. Chir. Abt. d. Augusta-Kr.anst., 463 Bochum,
Bergstr. 26. — *8. 9. 14 Bochum. — **A:** zahnärztl. 39 Jena, ärztl. 43 ebd. — **Prom:**

39 ebd. Dr. med. dent. — F: Chir., Handchir., Orthop., Zahn-, Mund- u. Kieferheilk
— V: 39–42 Univ.-Kieferklin. Jena (Klughardt), 43–45 Krskrhs. Gera-Milbitz (Hilgenfeldt), 45–51 Oberarzt Städt. Kr.anst. Gera (Hilgenfeldt, Noeller), 51–54 Orthop.
Oberarzt am Rudolf-Elle-Krhs. Eisenberg/Thür. (Elle, Langhagel), 54–60 Leit.
Arzt d. Chir. Abt. Krskrhs. Greiz, 60–66 Oberarzt Augusta-Kr.anst. Bochum (Hilgenfeldt). — P: Erfahrgn. u. Erg. b. d. op. Bhdlg. d. perfor. Magen- u. Zwölffingerdarmgeschwüres, Zbl. Chir. 1950. — Anwendg. d. T-förm. Entlastgs.anastomose n.
Enderlen-v. Haberer b. Dickdarmresekt. (m. Hilgenfeldt), ebd. — Pseudarthrosenbhdlg. d. Unterkiefers d. Rippenspan. - Bhdlg. d. veralteten med. Seitenbandläs.
d. Kniegelenkes, Chirurg 1955. — Erstaunl. Regenerat.fähigkt. i. Kindesalter b.
schweren Extremitätenverletzgn., Zbl. Chir. 1956. — Prim. Daumenbildg. als Beitr.
z. op. Daumenersatz, ebd. 1957. — Wiederherstellg. zerstörter Nasengerüste durch
Knorpelwinkelspan, Med. im Bild 1959.

Schmidt, Karl-Hermann, Dr. med. habil., Priv.-Doz. f. Chir, Chefarzt i. R.,
6507 Ingelheim/Rh., Rotweinstr. 20. — *27. 3. 01 Mainz. — A: 26 Berlin. — **Prom:**
26 Frankfurt/M. — **Hab:** 35 Erlangen. — F: Chir. u. Rö-Diagn. — V: 25 Univ.-
Kinderklin. Frankfurt (v. Mettenheim), 25–26 Univ.-Frauenklin. ebd. (Seitz), 26–29
Chir. Univ.-Klin. ebd. (Schmieden) u. Priv.-Klin. Schmieden, 29–30 Phys. chem.
Inst. f. Med. Kiel (Schade), 29–33 Erlangen (Goetze), ab 33 Oberarzt u. Leit. d.
Chir. Poliklin., 39 Kriegsdienst u. Gefangenschaft, 49–54 Priv.-Klin. Dr. Hauswaldt-
Braunschweig, 55–66 Chefarzt d. Städt. Krhs. Ingelheim/Rh. — B: Kriegsverletzgn.
d. WS. u. d. Rückenmarks, in: Hdb. Kriegschir. v. Zillmer, 1.–3. Aufl. Steinkopff,
1943, 1944. — P: Sekretor. Verhalten d. op. menschl. Magens, Diss. — Austreib.
Kräfte d. norm. Magens, Dtsch. Z. Chir. 229/1930. — Örtl. homogene Hyperthermie-
rung ges. u. kranker Gliedmaßen, ebd. 234/1931. — Festschr. f. A. Bier; T. 2:
Wärmebildg. i entzündl. Gewebe durch erhöhten Stoffwechsel; Tl. 3: Einfl. künstl.
akuter Entzündg. auf chron. Entzündg. u. mal. Tumoren. — Thermoelektr. Messg.
d. Wärmeverhältn. am Ort d. Entzündg. i. Gewebe, Z. exper. Med. 83/1932. — Neue
Meth. d. Mikrokryoskop. (Apparatur u. Verf.), ebd. 87/1933. — Postop. Reakt. d.
Kreisl. (Überwachg. Kreisl.gefährdeter i. e. Hand), Dtsch. Z. Chir. 239/1933. —
Prakt. Diagn., Prophyl. u. Ther. d. postop. Kreisl.störgn., Chirurg 1933. — Motor.
Arbeitsweise d. Bulbus duodeni, Arch. klin. Chir. 1933. — Postop. Bauchdecken-
funkt., Habil.-Schr. 1934. — Brustwirbelfrakt. u. Respirat., Mitt. e. neuen Symptoms unerkannter Wirbelbr., Zbl. Chir. 1936. — Inspirat.hemmgn. b. Brustwirbelfrakt., Arch. orthop. Unfallchir. 36/1936. — Wahl d. Zeitpkt. d. 2. Eingreifens b.
abd.-sakr. Rektumop., Arch. klin. Chir. 180.

Schmidt, Ludwig, Facharzt f. Chir., 8 München-Untermenzing, Grünspechtstr. 9.
— *3. 10. 09 Sulzbach/Opf. — A: 36 München. — **Prom:** 36 ebd. — F: Chir. —
V: Stubenrauch-Krhs. Berlin (W. Schulze), Krhs. Nymphenburg München (Kämmerer).

Schmidt, Paul-Georg, OM-Dir. i. R., apl. Prof. Med. Fakultät Univ. Bonn,
51 Aachen, St.-Vither-Str. 25. — *10. 2. 02 Hindenburg O/S. — A: 26 Schwerin i.M.
— **Prom:** 25 Rostock. — **Hab:** 36 Rostock, 50 Bonn. — F: Lungenkrankhtn., Lungenchir. — V: 25 Med. Poliklin. Rostock (Grafe), 26 Path. Inst. Freiburg (Aschoff),
26/27 Univ. HNO-Klin. Breslau (Hinsberg), 28–31 Tbc.-Krhs. Waldeck Schwaan
i.M., 31–34 Rostock (v. Gaza), 34–37 Tbc.-Krhs. Hohenkrug b. Stettin (Braeuning),
37–60 Chefarzt d. Westerwaldklin. Waldbreitbach, 60–67 Chefarzt d. Aggertalklin.
Engelskirchen. — B: Diff.diagn. d. Lungenkrkh., Leipzig: Barth 4. Aufl. 1954. —
Lungentbk., Thieme, 3. Aufl. 1956. — Thorakoskopie u. -kaustik, Phrenikusaus-

schaltg., Pneumoperitoneum, Pneumolyse, Lungenresekt. u. Dekortikat., in: Hdb. d.
Tbc, Bd. 3, Thieme. — **P:** Fragl. Fall v. Pubertas praecox, Z. Sex.wiss. 1926. —
Krankenbild d. massiv. Lungenkollapses, Arch. klin. Chir. 171/1932. — Chir. d. Tbc
(mit v. Gaza), Zbl. Chir. 1932. — Versuche m. e. neuen Masse z. extrapleur. Plombierg., Beitr. Klin. Tbk. 84/1934. — Gangrän d. Skrotums, Zbl. Chir. 1934. —
Komplik. nach e. Thorakokaustik, Beitr. Klin. Tbk. 84/1934. — Komplik. nach d.
Frakt.bhdlg. m. d. Drahtextens., Chirurg 1934. — Bluttransfus., ebd. — Wachs-
gelatineplombe, Beitr. Klin. Tbk 85/1934. — Thromb. u. Embol., Chirurg 1935. —
Thorakoplastik, ebd. 1936. — Bewertg. d. Phrenikusexairese, ebd. 1938. — Eigen-
art. infektiös-allerg. Bronchitis, Z. Tbk 84/1940. — Symptomlose nicht tbc Kaver-
nen u. Scheinkavernen unt. bes. Berücksicht. d. Lungencysten, Erg. Tbk.-forsch.
10/1941. — Erfahrgn. i. d. Tbc-Bekämpfg. i. Kriege u. neue op. Maßnahmen, Öff.
Gesh.dienst 1942. — Pneumolyse u. ihre Komplikat., Beitr. Klin. Tbk 101/1947. —
Gezielte Ölplombe, ebd. — Kavernensaugdrainage nach Monaldi als Hilfsop. f. d.
Thorakoplast., Chirurg 1947. — Bedeutg. d. Pneumolyse i. d. op. Bhdlg. d. L-Tbc,
Tbk.arzt 1948. — Gegenwärt. Stand d. op. Bhdlg. d. L-Tbc, Chirurg 1949. — BCG-
Impfg., Mitt. Bl. Ärzte Rheinl.Pfalz 1949. — Pneumolyse u. ihre Späterg., Beitr.
Klin. Tbk. 102/1949. — Tbc-Schutzimpfg. nach Calmette, Landarzt 1950. — Pneu-
moperitoneum, Z. Tbk 94/1950. — Krit. an d. Indikat.stellg. z. Pneumothorax u.
Phrenikusparese, Tbk.arzt 1950. — Entwicklg. d. Thorakoplast., Beitr. Klin. Tbk
105/1951. — Scheinkavernen, Tbk.arzt 1952. — Komplikat. d. Pneumolyse, d. inn.
Fistel u. d. Erg. ihrer Bhdlg., Beitr. Klin. Tbk 107/1952. — Selt. Kaustikkomplikat.,
Tbk.arzt 1953. — Pneumolyse, ihre Führg., Komplikat. u. Erfolge, Ärztebl. Rheinl.-
Pfalz 1954. — Heut. Ansichten üb. Pneumothoraxbhdlg. u. Thorakokaust., Kongr.-
ber. Hansisches Verl.Kontor 1954. — Gegenwärt. Indikat. u. Meth. z. op. Bhdlg. d.
L-Tbc., Landarzt 1954. — Pneumothorax u. Segmentresekt., Dtsch. med. Wschr.
1954. — Einfl. d. Chemotherap. auf d. Indikat. z. chir. Bhdlg. d. L-Tbc., Int. Tbc.-
Kongr. Madrid 1954. — Gegenwärt. Tbc-Situat., Landarzt 1956. — Späterg. d.
Pneumolyse (mit Rühenbeck), Beitr. Klin. Tbk. 115/1956. — Lungenverklein.
Eingr. als „ultima-ratio-Bhdlg.", Thoraxchir. 1957. — Tuberkulom u. seine Bhdlg.,
Landarzt 1958. — Gestaltwandel d. Tbc b. Erwachsenen, Beitr. Klin.Tbk. 121/1959.
— Bhdlg. d. Konglomerattbc., ebd. — Definition of the indications for the surgical
treatment of upper lobe cavities, Bull. int. tbc 29/1959. — Atelektasen, Tbk.arzt
1960. — Späterg. d. Pneumolyse, III. Mitt., Beitr. Klin. Tbk. 122/1960. — Tbk.
Rundherd, Schweiz. Z. Tbk.17/1960. — Gegenwärt. Indikat. z. Thorakoplastik, Z.
Tbk.117/1961. — Indikat. u. Erg. d. Resekt.bhdlg. b. d. L-Tbc., Tägl. Praxis 1961
u. 1962, u. Chir. Praxis. — Lungencysten u. ihre Diff.diagn., Internist 1962. —
Resekt. u. Kollapsbhdlg. d. L-Tbc., ebd. — Heut. Stand d. Tbc-Therapie, Ärztl.
Fortbild. 1963. — Begriff d. Aktivität aus klin. Sicht, Z. Tbk. 119/1963. —
Kavernensaugdrainage nach Monaldi, Beitr. Klin. Tbk. 127/1963. — Off. Ka-
vernenheilg., Tbk.arzt 1963. — Beurteilg. d. Ak- u. Inaktivität d. L-Tbc.,
ebd. — Späterg. e. Lungenresekt. wegen Tbc. (mit Rauch). I. Tuberkulom,
Beitr. Klin. Tbk. 129/1964; II. Bronchustbc., destroyed lung, Restkav. nach
Kollapstherapie, ebd. 131/1965; III. D. Unter- u. d. Oberlappenkaverne, ebd.
133/1966. — 12 J. Chemotherapie m. INH, Prax. Pneumol. 1965. — Vom
Liegestuhl z. gezielten Bhdlg., Festschr. Int. Tbc-Kongr. München 1965. —
Isoxylbhdlg., Prax.Pneumol. 1966.

Schmidt, Udo Hans, Facharzt f. Chir., 56 Wuppertal-Elberfeld, Schwanenstr. 26.
— *3. 11. 15 Danzig. — **A:** 44 Köln. — **Prom:** 44 ebd. — **F:** Chir. — **V:** Kriegsdienst,

45–46 Landesfrauenklin. Wuppertal (Anselmino), 47–64 St. Joseph-Hosp. ebd. (Simon, Husen).

Schmidt, Walter, Oberarzt d. chir. Abt. d. Krskrhs., X 7200 Borna (Bez. Leipzig). — Fragebogen 1968 nicht beantwortet.

Schmidt, Walter, 484 Rheda (Westf.), Ringstr. 36. — Fragebogen 1968 nicht beantwortet.

Schmidt, Werner, Oberarzt Chir. Klin. St. Markus-Krhs., 6 Frankfurt a. M./ Ginnheim. — *15. 10. 18 Altenfeld/Thür. — **A:** 52 Würzburg. — **Prom:** 52 ebd. — **F:** Chir. — **V:** 52–53 Diakonissen-Krhs. Speyer/Rh. (Linhardt), 53–56 Augusta-Kr.anst. Bochum (Hilgenfeldt), 56–58 Krskrhs. Göppingen (Fuchs), 58–59 I. Inn. Abt. ebd. (Damm), 59–60 Städt. Krhs. Eßlingen (Simon-Weidner), ab 61 St. Markus-Krhs. Frankfurt a. M. (Krönke).

Schmidt, Wolfgang-Eberhard, Chefarzt d. Chir. Abt. d. Paulinen-Krhs., 1 Berlin 19, Eschenallee 28–30. — *13. 11. 16 Berlin-Schöneberg. — **A:** 40 Berlin. — **Prom:** 42 ebd. — **F:** Chir. (Urol., Gynäkol.). — **V:** 40–41 Cäcilien-Haus Berlin (Bracht), 41–45 Kriegsdienst, 45–55 Martin-Luther-Krhs. Berlin-Grunewald (Regensburger, Pehlke, Klose, v. Brandis, Domrich). — **P:** Bhdlg. d. Lungen- u. Bauchspät-actinomycose, Therap. d. Gegenw. 1949. — Embolekt.- u. Thromb.-Bekämpfg., Chirurg 1949. — Bhdlg. angebor. Nabelbr., Berl. Chir. Ges. 1952. — Indikat. d. biliodegest. Anastomose, Dtsch. med. J. 1953. — Kardiomyoekt. e. Vorschlag z. op. Kardiospasmus-Bhdlg. nach Heller, Chirurg 1958. — Grenzen d. Kardiomyoekt., ebd. 1961. — Probl. kontinenzerhalt. Op. b. periph. Colon- u. Rektum-Ca., Berl. Chir. Ges. 1963. — Krit. Überleggn. z. Choledocholithiasis, ebd. 1968.

Schmidt-Bäumler, Heinrich, Facharzt f. Chir., 75 Karlsruhe 1, Reinhold-Frank-Str. 46. Klin.: St. Marienkrhs. I, Eisenlohstr. — *16. 4. 05 Augsburg. — **A:** 29 Heidelberg. — **Prom:** 29 ebd. — **F:** Chir. — **V:** Anat. Inst. Heidelberg (Kallius), Inn. Abt. Städt. Krhs. Augsburg (Port), Heidelberg (Enderlen), Städt. Krhs. Pforzheim (Klug).

Schmidt-Habelmann, Gerhard, Facharzt f. Chir., Chefarzt am Krskrhs., 317 Gifhorn. — *13. 2. 05 Görmin Bez. Stralsund. — **A:** 31 Berlin. — **Prom:** 31 Greifswald. — **F:** Chir. — **V:** Anat. Inst. Univ. Greifswald (Peter), Chir. Univ.-Klin. ebd. (Pels-Leusden), Stadtkrhs. Emden (Kessler), Städt. Kr.anst. Bremen (Smidt), Knappschaftskrhs. Hohenmölsen/Halle a. S. (Burkhardt), Chefarzt d. Kaiser-Wilhelm-Krhs. d. Diakonissenanst. Köslin (Pommern), Dir. d. Johanniterkrhs. d. Altmark in Stendal. — **P:** Vitale Trypanblauausspeicherg. b. Salamanderlarven, Z. Anat. Entw.gesch. 96/1931. — Zusatzgerät z. Überdrucknark.apparat b. Eingr. i. d. Brust- u. Bauchhöhle, Zbl. Chir.

Schmidt-Tintemann, Ursula, Leit. Ärztin d. Abt. f. plast. u. wiederherstell. Chir. Klinikum rechts d. Isar d. Techn. Hochschule, 8 München 8, Ismaninger Str. 22. — *19. 6. 24 Goldap. — **A:** 50 München. — **Prom:** 51 ebd. — **F:** Plast. u. wiederherstell. Chir. — **V:** 50 Univ.-Frauenklin. München (Eymer), 51 1. Med. Abt. Klinikum re. d. Isar ebd. (Bauer), ab 52 Chir. Abt. ebd. (Maurer), zwztl. 56 1. Chir. Univ.-Klin. Wien (Schönbauer), 57 East Grinstead (McIndoe), Studienaufenthalte i. d. USA T. Blocker, Galveston (Verbrennungen), W. Littler, New-York (Handchirurgie), J. Conley, New-York (Facialischirurgie), F. McDowell, St. Louis (plast. Chir.), G. Aufricht, New-York (plast. Chir.). — **B:** Erfahrgn. m. d. Disulphine-blue-injection, in: Fortschr. Kiefer- u. Gesichtschir., Bd. 9/1964. — Direkte gestielte Hautlappenplast. am Bein, in: Chir. i. Fortschr., Enke 1965. — **P:** Probl. d. Schmerzensgeldes, Med. Klin. 51. — Ber. üb. d. 74. Tagg. d. Dtsch. Ges. f. Chir., Therap. Gegenw. 1957. — Verbrenngs.krankht. u. ihre Bhdlg., Münch. med. Wschr. 101. — Flußsäureverätzg. d. Haut u. ihre Bhdlg., ebd. 102. — Eindrücke üb. e. ärztl. Studienreise i. d. USA m. bes. Berücksicht. d. plast. Chir., Med. Klin. 55. — Bhdlg. v. Verbrenngn., Ästhet. Med. 60. — Ber. üb. d. 77. Tagg. d. Dtsch. Ges. f. Chir. 1960, Ärztl. Sammelbl. 49. — Örtl. Bhdlg. d. Verbrenngs.krankh., Hefte Unfhlkd. 71. — Gegenwärt. Stand, Entwicklg., Probl., Erfahrgn. u. Aussichten d. plast. u. Wiederherstellgs.chir., Med. Klin. 56. — Bhdlgs.verf. u. -erg. b. d. periph. Facialislähmg., Langenbecks Arch. klin. Chir. 298/1961. — Erfahrgn. m. Silikon-Kautschuk, ebd. 304/1963. — Sacr. Decubitus u. seine chir. Bhdlg. m. d. Rotat.lappen, ebd. 309/1965. — Gesichtsspanng., ebd. — Sekundärplast. Maßnahmen nach Verbrenngn. i. Bereich d. unt. Gesichtshälfte u. d. Halses, Chirurgia Plastica et reconstructiva 1/1966. — Daumen-Ersatz, Langenbecks Arch. klin. Chir. 316/1966.

Schmiedel, Gotthard, 3577 Neustadt (Krs. Marburg/Lahn), Kasseler Str. 15. — Fragebogen 1968 nicht beantwortet.

Schmieden, Jakob, Facharzt f. Chir., Priv.-Klin. Dr. Schmieden, 655 Bad Kreuznach, Dr.-Karl-Aschoff-Str. 22. — *25. 10. 08 Windesheim. — A: 34 München. — **Prom:** 35 ebd. — **F:** Chir. — **V:** 35–39 München (Lexer, Magnus), 39–44 Kriegsdienst, 46–47 vertr. leit. Arzt d. Chir. Abt. d. Diakonie Bad Kreuznach, 47–48 München (Frey).

Schmiedt, E. R. Egbert, Prof., Dir. d. Urol. Univ.-Klin., 8 München 15, Thalkirchner Str. 48. — *20. 11. 20 Plauen/Vogtl. — A: 45 München. — **Prom:** 45 ebd. — **Hab:** 59 ebd. — **F:** Urol. — **V:** 45 Truppenarzt u. Lagerarzt i. Kriegsgefangenschaft, 46 Flüchtlingsarzt, 47–49 Krhs. d. Barmherz. Brüder Neuburg-Donau (Bräuninger), 49–51 Anat. Inst. Univ. Tübingen (Jacobj), 51–58 Marburg (Zenker), 58–66 München (Zenker). — **B:** Nieren-Tumoren (sog. Wilms-Tumoren), in: Linneweh, Progn. chron. Erkrankgn., Springer 1960. — Vor- u. Nachbhdlg. b. urol. Eingr., in: Kirschner-Guleke-Zenker-Lurz, Op.lehre, Springer 1961. — Suprapub. Harnableitg. (Ileal conduit) u. strahlenbedingte Schäden d. Harntraktes, in: Kirschner, Op.lehre, Bd. 9, Springer 1964. — Tumoren d. Niere, in: Hdb. d. inn. Med. Erg.bd. Nierenkrankhtn., Springer 1967. — Allg. Urol., v. D. R. Smith, Übersetzg. u. Bearbeitg. (mit Frohmüller), München 1968. — **P:** Zellkerngr. u. sog. kompensator. Hypertrophie d. Mäuseniere, Z. mikroskop. anat. Forsch. 57/1951. — Kraniozerebr. Lagebestimmg. d. Nucleus dorsomedialis i. menschl. Thalamus, Acta neurochir. 3/1952. — Vortäuschg. e. extrarenal. Geschwulst durch ries. Nierenbecken b. Doppelniere, Z. Urol. 1952. — Fortschr. b. d. op. Bhdlg. d. Prostataadenoms, Wildunger Hefte 1/1953. — Prostataekt. i. kontroll. Blutdrucksenkg., Z. Urol. Kongr.bd. 1953. — Präop. Entkeimg. d. Dickdarms, Langenbecks Arch. klin. Chir. 276/1953. — Bhdlg. v. Reizzuständen d. Harnblase, Dtsch. med. Wschr. 1955. — Bhdlg. d. Duodenalfistel nach rechtss. Nephrekt., Urol. internat. 1/1955. — Clearance-Untersuchg. an urol. Krankengut, Z. Urol. 1955. — Exp. Erfahrgn. b. d. Harnleiterrekonstrukt., Z. Urol. Kongr.bd. 1956. — Bhdlg. spast. Schmerzzustände m. Baralgin, Med. Klin. 1956. — Verhütg. d. akuten tubul. Insuff. b. Hämolyse, Langenbecks Arch. klin. Chir. 287/1957. — Dünndarm-Blasenplast. b. spez. Schrumpfblasen, Dtsch. med. J. 1957. — Strahlengefährdg. u. Strahlenschutz b. Untersuchgn. m. d. Übertischröhre unt. bes. Berücksicht. d. urol. Rö.diagn., Urol. internat. 5/1957. — Konservat. Bhdlg. d. Harnleiterstriktur m. Cortison, Z. Urol. Kongr.bd. 1957. — Urograph. m. trijod. Kontrastmitteln, Münch. med. Wschr. 1957. — Bhdlg. d. Blasenektstrophie, Z. Urol. Kongr.bd. 1957. — Derzeit. Stand d. op. Bhdlg. d. Prostataadenoms, Erg. Chir. u. Orthop. 41/1958. — Prophyl. u. konservat. Bhdlg.

d. postop. Blasentamponade, Z. Urol. 1958. — Lungenmetastasen b. Prostataka.,
ebd. — Adhaecain als Schleimhautanästhetikum d. Harnröhre, Münch. med. Wschr.
1958. — Narb. Sten. d. Blasenhalses nach Prostatekt., Chirurg 1958. — Beiderseit.
Harnleiter- u. Blasenersatz durch U-förm. Dünndarmschlinge u. Sigma-Rectum-
Blase, Z. Urol. Kongr.bd. 1959. — Bedeutg. d. Harnleiterregenerat. f. d. organerhalt. Chir. d. ob. Harnwege, Habil.-Schr. 1959. — Bedeutg. d. Dickdarms f. d.
plast. Urol., Langenbecks Arch. klin. Chir. 299/1961. — Perin. Punkt.biopsie d.
Prostata, Verh. Dtsch. Ges. Urol. 1961. — Harnleiterregenerat., Münch. med. Wschr.
1961. — Selt. prim. u. sek. intraskrot. Geschwülste, Z. Urol. 1962. — Dickdarm- od.
Dünndarm-Blasenplastik ?, Urologe 1962. — Anabole Therap. b. Prostata-Ca. ?,
Med. Klin. 1962. — Urolithiasis u. Hyperparathyreoidismus, Langenbecks Arch.
klin. Chir. 302/1963. — Unf.verletzgn. d. Harnorgane, Med. Klin. 1963. — Hospitalismus i. d. Urol., Verh. Dtsch. Ges. Urol. 1963. — Bedeutg. d. Hormone f. d. Behdlg. urol. Krankhtn., Münch. med. Wschr. 1964. — Erfahrgn. i. d. op. Bhdlg. d. tbk.
Schrumpfblase, Urologe 1965. — Fibrin- bzw. Eiweißsteine d. Harnwege, Z. Urol.
1965. — Infus.pyelograph., Verh. Dtsch. Ges. Urol. 1965. — Techn. d. Infus.uro-
graph., Urologe 1966. — Probl. d. Sterilisation d. urol. Instrumentariums i. Klin.
u. Prax., ebd. — Sog. Liposarkom d. Niere, Münch. med. Wschr. 1967. — Bhdlg. u.
Progn. d. Prostataka., ebd. — Antithrombot.-thrombolyt. Diff.therap. d. Priapismus, ebd.

Schmier, Johannes, Prof., Vorst. d. Abt. f. experim. Chir. d. Chir. Univ.-Klin.,
69 Heidelberg, Kirschnerstr. 1. — Fragebogen 1968 nicht beantwortet.

Schmit, Klaus-Peter, Facharzt f. Chir., 3011 Bemerode, Timmermannweg 8. —
*13. 9. 32 Braunschweig. — **A:** 62 Wiesbaden. — **Prom:** 57 Freiburg. — **F:** Chir. —
V: 58–59 Inn. Abt. Allg. Krhs. Altona (Aschenbrenner), 59 Diakonissenanst. Flensburg (Blümel), 59–60 USA-Internship: Monmouth Med. Center, Long Branch, N.J.,
61 USA-Residency: Welch County Hosp., Welch/W. Va., 62 Allg. Krhs. Braunschweig, Gynäk. u. Geburtsh. (Evelbauer), 62—68 Frankfurt a. M. (Geißendörfer).

Schmitt, Anton, Facharzt f. Orthop., 663 Saarlouis, IV. Gartenreihe 8. —
*27. 10. 22 Saarlouis. — **A:** 50. — **Prom:** 48 Mainz. — **F:** Orthop. — **V:** 49–53 Mainz
(Peiper, Brandt), 53–55 Homburg/S. (Jung), 55–57 Allg. ärztl. Tätigkt., 57–58 Klin.
f. Orthop. d. DRK-Kr.anst. Wusterheide, 58–63 Orthop. Univ.-Klin. Tübingen
(Kreuz), zwztl. 59 Berufsgen. Klin. ebd. (Kreuz). — **P:** Einfl. d. Ernährg. auf d.
Kohlehydratgehalt d. Muttermilch, Diss. — Beeinfl. d. Sexualfunkt. einschl. d.
Spermiogenese nach Eingr. an abdomin. Grenzstrang (mit Burckhardt), Med. Klin.
1949. — Intubat. nark. i. d. Chir., Dtsch. med. Rundschau 1950. — Vorl. Mitt. üb.
d. prakt. Weckwirkg. d. Peripherin, Med. Klin. 1951. — Alexander v. Humboldts
histor. Reiseber. üb. d. Curare, Pro Medico 1951. — Intubat.nark. u. Curareanwendg. i. d. mod. Anaesth., Erg. Chir. u. Orthop. 37/1952. — Ber. üb. d. 69. Tagg.
d. Dtsch. Ges. f. Chir., Pro Medico 1952. — Künstl. Blutdrucksenkg. b. Op., Münch.
med. Wschr. 1953. — Behelfsmäß. nas. Sauerstoffsonde, Zbl. Chir. 1953. — Peni-
cillin-Aerosole i. d. Prophyl. postop. Lungenkomplikat. (mit Mohr), Chirurg 1953. —
Curaretherap. d. Tetanus, Zbl. Chir. 1953. — Verhalten d. Hauttemp. währ. Vitamin-
E-Medikat. (mit Luzius), Ärztl. Forsch. 1954. — Vollständ. symmetr. Beckenver-
schmelzgs.niere (mit Burckhardt), Zbl. Chir. 1955. — Aerosole i. d. Chir. Beitr. z.
Prophyl. u. Therap. d. Komplikat. d. Luftwege, Medizinische 1956. — Exp. Beitr.
üb. d. Gewebsreakt. implant. Polyvinylchlorid- u. Polyäthylenröhren, Ann. Univ.
Saraviensis Med. 4/1956. — Art.konservierg. präform., bindegeweb. Transplantates,
Zbl. Chir. 1957. — Komplikat. b. d. Anwendg. v. Dauer-Anaesthetika, Ärztl. Praxis

1958. — Progress. Art.dilatat. nach Beseitigg. e. traumat. art.ven. Fistel (mit Jung),
Wien. med. Wschr. 1958. — Milztbk., Chir. Praxis 1959. — Wiederherstellg. e.
Greiffunkt. nach vollständ. Verlust d. Langfinger u. e. Teilverlust d. Daumens (mit
Zrubecky), Zbl. Chir. 1960. — Preisprobl. b. Gummistrümpfen, Zbl. Phlebol. 1964.
— Multifidus-Dreieck-Syndrom (mit Kienle), Dtsch. med. Wschr. 1966. — Versehr-
tensport b. Jugendl. – e. orthop. Beitrag, Versehrtensport 1966.

Schmitt, Günter K. E., Facharzt f. Chir., Chefarzt d. chir. Abt. d. Krskrhs., 303
Walsrode. — 14. 2. 22 Frankenthal/Pfalz. — **A:** 48 Mainz. — **Prom:** 48 ebd. —
F: Chir. — **V:** 48–49 Krhs. Frankenthal (Reich), 49–50 Pathol. Inst., Krhs. Lud-
wigshafen (Hanser), 52 Inn. Abt. Krhs. Frankenthal (Brodersen), 53–54 Chir. Abt.
Krhs. Frankenthal (Reich), 54–65 Hannover, Chir. Klin. Krhs. Oststadt (Kirsch). —
P: Klin. Erfahrgs.ber. üb. 134 perfor. Appendicitiden, Zbl. Chir. 1954. — Substitut.-
therap. d. Chir. m. Prednisolon-Natrium-Succinat, Medizinische 1959. — Erfahrgn.
m. e. neuen Dosiergs.schema v. Terramycinkapseln i. d. Chir., Berl. Med. 1963.

Schmitt, Walter, Prof., Dr. med. habil., Dir. d. Chir. Univ.-Klin., X 25 Rostock 1,
Leninallee 35. — *30. 7. 11 Straßburg. — **A:** 37 Berlin. — **Prom:** 37 ebd. — **Hab:**
49 Greifswald. — **F:** Chir., Kinderchir. — **V:** 38–42 Wilkestift Guben (Matties),
42–45 Militärdienst, 46–56 Greifswald (Felix, Volkmann). — **B:** Novocain-Blockade
d. Ganglion stellatum, Leipzig: Barth. 1. Aufl. 1951, 3. Aufl. 1955. — Allg. Chir.,
Leipzig: Barth. 1. Aufl. 1955, 6. Aufl. 1966; engl. Übersetzg.: Fundamentals of
Surgery, Leipzig: VEB Edition 1962. — Wiederherstell. Eingr. an Herz u. Herzbeutel (mit Blume u. Garten), in: Chir. d. Traumas, Bd. 3, Volk u. Gesundheit 1958.
— Wiederherstellgs.chir. an Herz- u. Herzbeutel (mit Kudasz), Volk u. Gesundheit
1959. Russ. Übersetzg.: Verlag Medgis 1961. — Nark. u. Op. (mit Kuhlgatz u.
Blume), in: Goetze, Lehrb. d. Pathol. Physiol., Fischer 1962. 2. Aufl. 1964 (mit
Kuhlgatz). — Chir. Eingr. i. d. Schwangerschaft, in: Kyank u. Gülzow, Komplikat.
i. d. Schwangerschaft, Leipzig: Thieme 1966. — Chir. Eingr. u. seine Auswirkgn. auf
d. Organismus (postop. Krankht., metabol. Traumareakt.), in: Grewe, Der op.
Kranke, Barth. — Allg. Op.lehre u. örtl. Betäubg., in: Bier-Braun-Kümmell, Chir.
Op.lehre, 8. Aufl., Bd. I. Leipzig: Barth. — **P:** Großcyst. Bronchectasien, Diss. 1937.
— Rö.diagn. d. Tumoren d. Pankreasraumes, Zbl. Chir. 1947. — Entstehg. u.
Bhdlg. d. posttyphösen u. posttraumat. Rippenknorpelfisteln, Zbl. Chir. 1947. —
Wann sollen Zwerchfellhernien operiert werden?, Z. inn. Med. 1947. — Rectum-
stenosen, Dtsch. Gesd.wes. 1948. — Posttyphöse Rippenknorpelfisteln, Ärztl.
Wschr. 1948. — Haben Sympathikus-Op. b. d. Angina pect. noch e. Berechtigg.?,
Z. inn. Med. 1948. — Schwere transthorak. Pfählgs.verletzg. d. e. Eisenrohr m.
Beteiligg. d. Mittelfells u. Eröffng. beider Pleurahöhlen, komplikat.los geheilt, Zbl.
Chir. 1949. — Bhdlg. therapieresist. Narbengeschwüre i. Bereich d. Unterschenkel
u. Füße, Dtsch. Gesd.wes. 1949. — Was leistet d. Novocainblockade d. Ganglion
stellatum i. d. Praxis?, ebd. — Wirkgs.weise v. Sympathicuseingr., unter bes. Berücksicht. d. Novocainblockade, Dtsch. med. Wschr. 1949. — Fast totale Ausstülpg.
d. Harnblase b. e. weibl. Säugling. Reposit. Heilg., Z. Urol. 1950. — Novocainblockade, Rö.bestrahlg. u. Scarifikat. b. d. Bhdlg. auf periph. Sympathicusirritat.
beruh. Krankhts.bilder, Ärztl. Wschr. 1950. — Bhdlg. d. Schmerzzustände nach
Herpes zoster, Dtsch. med. Wschr. 1950. — Techn. u. Indikat. d. Novocainblockade
d. Grenzstranges, Ärztl. Praxis 1950. — Grundl. d. Sympathicuseingr., ebd. — Verzög. Wundheilg. u. Narbengeschwüre an Unterschenkel u. Füßen, ebd. — Phlegmon.
Achillessehnennekr., Chirurg 1950. — Entwicklg. d. Schmerzausschaltgs.verf. i. d.
Chir., Dtsch. Gesd.wes. 1950. — Neuart. Kombinat.anaestheticum f. d. verläng.

Grenzstrangausschaltg. (Symprocain), Ärztl. Wschr. 1950. — Bhdlg. d. akuten Periarthritis humero-scapularis u. ihre Folgezustände, Zbl. Chir. 1951. — Umschrieb. schmerzh. subkut. Fettgewebsvermehrg. i. d. Gegend d. Knie- u. Sprunggelenke (mit Pichler), ebd. — Todesfälle nach Novocainblockade d. Grenzstranges (mit Jung), Dermat. Wschr. 1951. — Chir. Rentenbegutachtg. f. d. Sozialvers., Dtsch. Gesd.wes. 1951. — Vorhofflattern unt. Stellatumanaesth. (mit Schmidt-Kessen), Z. Kreisl.forsch. 1951. — Posttraumat. Sarkom, Arch. Geschwulstforsch. 251/1952. — Dreif. Stichverletzg. d. Hirns, Zbl. Neurochir. 1952. — Korrekturop. an tarsekt. Klumpfüßen, Arch. orth. Chir. 1953. — Ein- u. doppelseit. Unterbindg. d. A. hypogastr. b. sonst unstillb. Blasenblutg., Chirurg 1953. — Ber. üb. e. 2-monat. Studienaufenthalt i. Ungarn (Sept./Okt. 1953), Dtsch. Gesd.wes. 1954. — Klin. u. Exp. z. Penicillinbhdlg. d. akut. eitr. Parotitis (mit Ortel u. Blume), Zbl. Chir. 1954. — Chir. u. Anaesth.bhdlg. v. Kreisl.regulat.störgn., Nauheimer Fortbildgs.lehrgang 20/1954. — Perlonnetzplast. (ungar.), Magyar Sebészet 1955. — Chir. d. Säuglings- u. Kleinkindesalters, Dtsch. Gesd.wes. 1956. — Bhdlg. d. Verbrenngs.schocks b. Säuglingen u. Kleinkindern, Ärztl. Wschr. 1956. — Einiges z. lok. Antibiotikaanwendg. i. d. Chir. (mit Ortel), Münch. med. Wschr. 1956. — Welche Vorteile bietet d. lok. Antibiotikaanwendg. f. d. Chir. d. prakt. Arztes ?, Landarzt 1957. — Krankhts.bild d. Dyschondroplasie, Zbl. Chir. 1960. — Cardia- u. Oesophagusresekt. b. Kleinkindern u. Kindern, unt. bes. Berücksicht. d. Oesophago-Gastrostomie, Thoraxchir. 1960. — Krankhts.bild d. angebor. Oesophagussten., Zbl. Chir. 1961. — Oesophagusvarizenblutgn. b. Kindern u. Kleinkindern, ebd. — Sympt. b. Bauchwandbr., Volk u. Gesundheit 1961. — Urol. i. Kindesalter. Beitr. z. mod. Therapie, Fischer 3/1961. — Hyperpyrexie als Todesursache b. Verbrenngn. i. Säuglings- u. Kleinkindesalter (mit Schröter), Bruns' Beitr. klin. Chir. 205/1962. — Techn. d. Trichterbrustop., Rozhledy v chirurgit 1962. — Landwirtschaftl. Unf., Dtsch. Gesd.wes. 1962. — Anatomiegerechte Resekt. d. li. Leberlappens, Casopis Lekaru Ceskych, Rocnik 1962. — Brustwandstabilisierg. nach Trichterbrustop., Chirurg 1962. — Zwerchfellrelaxat. i. Säuglings- u. Kleinkindesalter (mit Thiemann), Thoraxchir. 1963. — Chir. Bhdlg. d. unstillb. Oesophagusvarizenblutg. durch Cardiaumpflanzg. (mit Heinrich), Chirurg 1963. — Perlonnetzplast. b. monstr. Defekten u. Br. d. Bauchwand (mit Kiene), Chir. Praxis 1964. — Verbrenngs.krankht., ihre Allg.- u. Lokalbhdlg., Z. ärztl. Fortb. 1964. — Hämangiome d. Körperoberfläche u. ihre Bhdlg., Dtsch. Gesd.wes. 1964. — Entwicklg. d. Kinderchir. an d. Univ. Rostock, Wiss. Z. d. Univ. Rostock 1964. — Mammaka., chir. u. hormon. Bhdlg., Z. ärztl. Fortbild. 1965. — Verbrenngs.krankht., Med. Welt 1965. — Chir. Bhdlg. gutart. Oesophagussten. Beitr. z. Frage d. intrathorak. Speiseröhrenersatzes, Thoraxchir. 1965. — Autologe Venenplast. i. d. Gefäßchir. (mit Kiene u. Hinze), Zbl. Chir. 1965. —Funkt. Erg. nach Op. rektoanaler Mißbildgn. (mit Freese), ebd. 1966. — Sinnvolle Anwendg. d. Antibiotika i. d. Chir., Dtsch. Gesd.wes. 1966. — Achselvenenstau (mit Kiene), Zbl. Chir. 1967.

Schmitt-Köppler, August, Wiss. Ass. Chir. Klin. d. Joh.-Gutenberg-Univ., 65 Mainz. — *3. 5. 28 Heidelberg. — **A:** 54 Heidelberg. — **Prom:** 54 ebd. — **F:** Chir. — **V:** 57–60 Städt. Krhs. Stockach/Bd. (Eckert), 61–64 Städt. Krhs. Singen/Htv. (Ernst), ab 64 Joh.-Gutenberg-Univ. Mainz (Kümmerle). — **P:** Distors. d. ob. Sprunggelenkes m. u. ohne Kapselriß, Langenbecks Arch. klin. Chir. 313/1965. — Distors. d. ob. Sprunggelenkes, Chir. Praxis 1966. — Diagn. Ad- u. Abdukt.haltegerät b. Distors. d. ob. Sprunggel., Chirurg 1966. — Heterotopes Pankreasgewebe i. Antrum d. Magens, Langenbecks Arch. klin. Chir. 317/1967. — Einteilg. d. Band-Kapselverletzgn. am ob. Sprunggel. anhand exp. Untersuchgn., Zbl. Chir. 1967. — Distors. d. ob. Sprunggelenkes – Diagn. u. Therap., Tägl. Praxis 1967. — Schmerzbekämpfg. i. d. Chir., Therap.woche 1967. — 2 Fälle v. Bronchialka.metas. i. d. Schilddrüse – e. Struma mal. vortäuschend, Zbl. Chir. 1967.

Schmitter, Heinrich, Chefarzt d. chir. Abt. d. St. Vincenz-Hosp., 41 Duisburg, Papendelle 6. — *2. 7. 13 Viersen. — **A:** 39 Düsseldorf. — **Prom:** 39 ebd. — **F:** Chir. — **V:** 38–40 Inn. Abt. Priv.-Klin. Golzheim Düsseldorf (Boden), 40–41 Luisen-Hosp. Aachen (Borchers), 41–43 Johanniter-Krhs. Oberhausen-Sterkrade (Scheffler), 43–46 Josefs-Hosp. Oberhausen (Rohden), 46–48 St. Vincenz-Hosp. Duisburg (Bock). — **P:** Neue Mögl.ktn. i. d. Wundheilg., Med. Welt 1951. — Bhdlg. v. schwersten Durchblutgs.störgn., ebd. 1956. — Bhdlg. d. Fettembolie m. Decholin, Münch. med. Wschr 1958.

Schmitz, Hans, Arzt, Facharzt f. Chir., 422 Dinslaken, Breite Str. 76. — *15. 3. 04 Duisburg-Huckingen. — **A:** 29 Bonn. — **Prom:** 29 ebd. — **F:** Chir. — **V:** Städt. Kr.anst. Aachen, Rö.inst. d. AOK Köln, Kath. Krhs. Dinslaken, Kriegsdienst.

Schmitz, Matthias, 5124 Bardenberg üb. Herzogenrath/Kr. Aachen, Waldstr. 1. — Fragebogen 1968 nicht beantwortet.

Schmitz, Wolfgang, Priv.-Doz., Oberarzt d. Chir. Univ.-Klin., 69 Heidelberg, Kirschnerstr. — *21. 6. 25 Berlin. — **A:** 53 Berlin. — **Prom:** 54 ebd. — **Hab:** 65 Heidelberg. — **F:** Chir. — **B:** Op. an d. Brustwand (mit I. Vogt), in: Brandt, Kunz u. Nissen, Intra- u. postop. Zwischenfälle, Bd. 1, Thieme 1967. — Chir. d. Gefäße (mit Linder), Neuaufl. O. Kleinschmidt, Op. Chir. 1968. — **P:** Op. Bhdlg. d. org. Hyperinsulinismus (mit Linder), Ärztl. Wschr. 1955. — Probl. d. alloplast. Gefäßersatzes, ebd. 1957. — Untersuchgn. üb. d. Wandelastizität u. Wasseraufn. lyophilis. Aortentransplantate (mit Bogedain u. W. Hoffmann), ebd. 1958. — Chir. Erfahrgn. b. 100 op. Mitralstenosen (mit Linder, Koch u. Schmutzler), Chirurg 1958. — Sympt. u. op. Bhdlg. d. persist. Ductus art. Botalli (mit Neuhaus u. Linder), Dtsch. med. J. 1958. — Haemodynam. Untersuchgn. n. homoio- u. alloplast. Aortentransplantationen (mit Neuhaus), Bull. Soc. int. Chir. 1958. — Erfahrgn. z. prä- u. postop. Beurteilg. d. Mitralstenose (mit Koch u. Schmutzler), Arch. Kreislaufforsch. 30/ 1959. — Haemodynamic investigations after homoio- and alloplastic aortic transplantations (mit Neuhaus u. Herink), Minerva cardioangiol. Europea 1959. — Klin. Erfahrgn. m. d. alloplast. Gefäßersatz (mit Linder), Chirurg 1959. — Verändergn. d. periph. Haemodynamik n. Homoio- u. Allotransplantaten (mit Spranger u. Herink), Langenbecks Arch. klin. Chir. 291/1959. — Einheilg. alloplast. Gefäßprothesen b. Menschen (mit Linder u. Stein), ebd. 293/1960. — Chir. Erfahrgn. b. 50 op. Aortenisthmusstenosen (mit Schütz), Chirurg 1960. — Alloplast. Art.transplantate i. d. Bhdlg. v. zerebr., viscer. u. renal. Durchblutgsstör. (mit Linder, Rücker u. Porstmann), Med. Klin. 1961. — Op. Bhdlg. d. Nierenart.stenosen (mit Brosig u. Linder), Ber. d. Urolog. Ges. 1961. — Klin. Erfahrgn. b. 350 alloplast. Gefäßersatz-Op. (mit Linder u. Vollmar), Dtsch. med. Wschr. 1963. — Komplikat. d. alloplast. Gefäßersatzes. Ursachen, Verhütg. u. Bhdlg. (mit Vollmar), Langenbecks Arch. klin. Chir. 304/1963. — Verletzgn. d. Thoraxwand, Thoraxchir. u. vasc. Chir. 12/1964. — Eingeweideprolaps i. d. Brusthöhle b. Zwerchfell-Rupt. (mit Grözinger u. Wenz), Langenbecks Arch. klin. Chir. 306/1964. — Op. Bhdlg. d. Herzaneurysmas (mit Linder u. Coerper), ebd. 308/1964. — Chir. Bhdlg. v. Verschl. d. Aorta u. A. iliaca unt. bes. Berücksicht. d. Bedeutg. d. A. fem. prof. (mit Rücker), Chir. Praxis 1964. — Diagn. u. chir. Bhdlg. d. renal. Hypertonie (mit Hallwachs), Dtsch. Ärztebl. 1965. — Bivalvul. Herzklappenersatz b. komb. Mitral- u. Aortenfehlern (mit Linder, Trede u. Wolter), Münch. med. Wschr. 1965. — Chir. d. Herzens m. Hilfe d. EKK. Erfahrgn. b. 500 Eingr. (mit Linder u. a.), Langenbecks Arch. klin. Chir. 311/1965. — Erfahrgn. i. d. plast. Chir. d. Art. (mit Vollmar u. Linder), ebd. 313/1965. — Klin. Erfahrgn. m. d. Implantat. epicard. u. intracard. Schrittmacher (mit Trede, Wolter u. Storch), ebd. 313/1965. — 605 tödl. Lungenembolien a. d. Heidelb. Chir. Univ.-Klin. währ. d. letzt. 50 J. (1915–1964) m. e. Statist. erfolgr. durchgeführt. Trendelenburg'scher Op. (mit Encke u. a.), Chirurg 1966. — Indikat. u. postop. Erg. d. Pulmonalart.-Drosselg. (mit Wolf), Thoraxchir. u. vasc. Chir. 14/1966. — Herzchir. i. Kindesalt., Dtsch. med. J. 1966. — Chir. Bhdlg. d. part. A-V-Kanals, Langenbecks Arch. klin. Chir. 316/1966. — Erfahrgn. m. d. Magovern-Klappe (mit Trede u. Linder), ebd. — Anwendg. d. β-Receptorenblockade b. op. Eingr. am Herzen (mit C. Müller, Dietzel u. Wolter), Anaesthesist 1967. — Erfahrgn. b. Einsatz v. HLM m. Oxygenatoren ohne Blutfüllg. (mit Just u. a.), ebd. — A Study of 605 fatal pulmonary Embolisms and two successful Embolectomies (mit Linder u. a.), Surg. Gyn. Obst. 125/1967. — Erfolgr. Op. e. 52 J. besteh. art.-ven. Fistel (mit Wenz u. Krumhaar), Langenbecks Arch. klin. Chir. 318/1967. — Clinical Experience with the Implantation of epicardial and intracardial Pacemakers (mit Storch u. Trede), J. card. Surg. 8/1967. — Techn. u. Erg. and. aorto-pulmonal. Anastomosen, Langenbecks Arch. klin. Chir. 319/1967. — Aneurysma d. ascend. Aorta m. Aorteninsuff. (mit Coerper), ebd. — D. part. A-V-Kanal, Thoraxchir. u. vasc. Chir. 15/1967. — Chir. d. Herzklappen, Dtsch. med. J. 1967. — Chir. Erfahrgn. b. 200 Schrittmacher-Implantat. (mit Storch, Krumhaar u. Trede), Münch. med. Wschr. 1968.

Schmuck, Josef A., Chefarzt d. chir. Abt. Herz-Jesu-Krhs., 55 Trier. — *18. 7. 07 Waldaschaff, Krs. Aschaffenburg/Bayern. — **A:** 34 Köln. — **Prom:** 33 ebd. — **F:** Chir. — **V:** 33 Städt. Krhs. Berlin-Westend (A. W. Meyer), 34 Inn. Abt. Gertrauden-Krhs. Berlin (Lauter). 35 Krhs. Maria Hilf, Mönchen-Gladbach (Siekmann), 36 Knappschafts-Krhs. Bardenberg (Schmitz), 37–39 Städt. Krhs. Suhl (Keusenhoff), 40–44 Militärdienst. 44–46 Dtsch. Chefarzt am POW General-Hosp. Marseille, 46–49 Oberarzt a. d. Chir. Abt. d. Central-Klin. Göppingen (Zukschwerdt), ab 50 Herz-Jesu-Krhs. Trier Chefarzt d. Chir. Abt. — **P:** Ätiol. d. bifurk. Ösophagus-divertikels, Zbl. Chir. 1962.

Schmutzler, Erich, Chefarzt i. R., 242 Eutin, Parkweg 14. — *12. 2. 02 Ratzeburg i. Lbg. — **A:** 26 Berlin. — **Prom:** 27 Kiel. — **F:** Chir., Urol. — **V:** 26–27 Hamburg (Sudeck), 27–28 Pharmak. Inst. Univ. ebd. (Bornstein), 28–29 I. Med. Abt. St. Georg ebd. (Hegler), 30 I. chir. Abt. ebd. (Ringel), 30–34 Chir. Univ.-Klin. ebd. (Sudeck), 34 Frauenklin. Hamburg-Barmbeck (Köhler), 34–38 Oberarzt St. Georg Hamburg (Reinecke), ab 38 Chefarzt Krskrhs. Eutin. — **P:** Einfl. v. Dinatrium-phosphat auf d. respirat. Stoffwechsel, Biochem. Z. 200/1928. — Milchsäurestoff-wechsel d. überleb. Extremität (mit Bornstein), Pflügers Arch. Physiol. 221/1929. — Temp.koeffizient d. Sauerstoffverbrauches überleb. Organe, ebd. 226/1930. — Einfl. d. Nark. auf d. Milchsäurespiegel i. Blut (mit Schmidt), Schmerz, Narkose, Anaesth. 1930. — Durchwanderg. e. Ascaris lumbric. durch d. Darmwand u. d. Bauchdecken n. Magenresekt., Zbl. Chir. 1931. — Periren. Entzündgn. (mit Trincas), Brun's Beitr. klin. Chir. 153/1931. — Bakteriämie u. Ausscheidg. harnfäh. Substanzen d. d. überleb. Niere (mit Rieder), Klin. Wschr. 1933. — Funkt. überleb. Nieren b. künstl. Bakteriämie (mit Rieder), Dtsch. Z. Chir. 240/1933. — Zus.stellg. d. Nark.arten u. Nark.mittel z. Schaffg. e. einheitl. Bezeichngs,weise, Chirurg 1934. — Schlaf u. Nark., Dtsch. Z. Chir. 248/1936. — Gallensteinileus u. Rö.bild, Zbl. Chir. 1938. — Marknagelg. b. Br. am ob. Ende d. Oberarmes, ebd. 1944.

Schneider, Eberhard, Facharzt f. Chir., OMR. b. Versorgungsamt, 28 Bremen, Wilseder Bergstr. 7. — *17. 8. 17 Rothenbach/Schlesien. — **A:** 44 Breslau. — **Prom:** 44 ebd. — **F:** Chir. — **V:** 45–46 Nordstadt-Krhs. Hannover (Westphal), 46–48 Hann. Kinderheilanst. Hannover (Kastein), 48–53 St. Vincenzstift ebd. (Bruns), 53–56 Friederikenstift ebd. (Wollermann), 56–65 Städt. Krhs. Bremen-Sebaldsbrück (Scultetus).

Schneider, Friedrich Wilhelm, Chefarzt i. R., Facharzt f. Chir., 6551 Odernheim/ Glan. — *4. 2. 11 Reichenbach. — **A:** 37 Marburg. — **Prom:** 38 ebd. — **F:** Chir. — **V:** Marburg (Klapp), Diakonieanst. Bad Kreuznach (Stephan). — **P:** Halsrippe, Röntgenpraxis 1938.

Schneider, Gerhard, Chefarzt d. Krskrhs. i. R., 895 Kaufbeuren i. Allg., Hirschzeller Str. 2. — *4. 8. 99 Ebersbach/Unterfranken. — **A:** 27 Frankfurt a. M. — **Prom:** 27 ebd. — **F:** Chir. — **V:** 26–27 Städt. Krhs. Hoechst a. M., 28 Hildegardis Krhs., Mainz, 28–29 Pathol. Inst. Städt. Krhs. Ludwigshafen/Rh., 29–36 Juliusspit. Würzburg.

Schneider, Gerhard, Facharzt f. Chir., Wiss. Ass., Chir. Univ.-Klin., X 402 Halle (Saale), Leninallee 16. — *10. 1. 29 Friedrichslohra. — **A:** 55 Jena. — **Prom:** 57 ebd. — **F:** Chir. — **V:** 54–55 Chir., Med. u. Dermat. Univ.-Klin. Jena (Kuntzen, Brednow, Hämel), 56–59 Krskrhs. Delitzsch/Leipzig (Schulze-Warnecke), ab 59 Halle (Mörl, Schober). — **P:** Gedeckte traumat. Aortenrupt. als Folge e. Ski-Unf. i. Flachland, Zbl. Chir. 1963. — Aortenbogensyndrom, Bruns' Beitr. klin. Chir. 209/1964. — Späterg. nach plast. Op. an d. ableit. Harnwegen, Zbl. Chir. 1964. — Chron. intermitt. postop. Ileus, Langenbecks Arch. klin. Chir. 312/1965. — Versorgg. durchtrennter periph. Nerven, Chirurg 1965. — Chir. d. Hiatushernien, Dtsch. Gesd.wes. 1965. — Klin. gefäßbedingter Hydronephrosen, Z. Urol. 1966. — Subklavia-Entzugs-Syndrom, Zbl. Chir. 1966. — Mesenterika-Entzugs-Syndrom, ebd. — Ersatzplastiken am Nierenbecken u. subpelvinen Harnleiter i. Tierexp., ebd. 1967. — Tierexp. Untersuchgn. z. Alloplast. d. Art., ebd.

Schneider, Hans, Ärztl. Dir. d. Städt. Krhs., X 2030 Demmin (Pommern), Heinestr. 7. — Fragebogen 1968 nicht beantwortet.

Schneider, Hans, OMR., Chefarzt d. Krskrhs., 882 Gunzenhausen. — *17. 9. 19 Nördlingen. — **A:** 45 München. — **Prom:** 45 ebd. — **F:** Chir. — **V:** 50 Unf.krhs. Wien (Böhler), 57–60 Manuelle Wirbelsäulentherapie Neutrauchburg (Sell).

Schneider, Hans-Julius, Chefarzt d. chir. Abt. Marien-Krhs., 4 Düsseldorf-Kaiserswerth. — * 30. 6. 27 Trier. — **A:** 56 Düsseldorf. — **Prom:** 55 Bonn. — **F:** Chir. — **V:** 55 gyn. Abt. Knappschaftskrhs. Essen (Hinderfeld), 56 int. Abt. ebd. (Parrisius), 56–59 Knappschaftskrhs. Gelsenkirchen (Springorum), 59–60 int. Abt. Knappschaftskrhs. Essen (Beckmann), 60–64 Elisabeth-Krhs. Essen (Düttmann, Börger), 64–66 Bernwards-Krhs. Hildesheim (Geisthövel). — **P:** Ursachen u. Aussichten d. unmittelb. Relaparotomie (mit Börger), Münch. med. Wschr. 1963. — Therap.erfolg m. Ajmalin b. flatterfrequenter Tachykardie i. thyreotox. Koma (mit Overbeck), ebd. — Hinweise z. Anwendg. v. Schienenverbänden, Med. Welt 1966. — Tumorbedingte Invaginatiosigmoidalis, Zbl. Chir. 1967. — Gedecktes Schädelhirntrauma, Scripta therapeutica Pfrimmer 2/20.

Schneider, Hartmut D., Wiss. Ass. Chir. Univ.-Klin., 65 Mainz, Langenbeckstr. 1. — *23. 6. 34 Danzig. — **A:** 61 Wiesbaden. — **Prom:** 60 Marburg. — **F:** Chir. — **V:** 60 Gyn. Wehrda b. Marburg (Strauch), Inn. Osterholz Scharmbeck (Brandenburger), 60–61 Inn. u. Chir. Büren/Westf. (Maring, Schulte), 61–62 Leverkusen (Pässler), 62–67 Bremen (Schütz, Sieber), ab 67 Mainz (Kümmerle).

Schneider, Hermann, † 1969, Prof., OMR., ehem. Chefarzt d. Urol. Klin. d. Städt. Kr.anst., 75 Karlsruhe. — *15. 10. 01 Karlsruhe. — **A:** 26 Karlsruhe. — **Prom:** 26 Freiburg i. Br. — **Hab:** 35 ebd. — **F:** Chir., Urol. — **V:** 26 Städt. Krhs. Mannheim, 26–27 Pathol. Inst. Freiburg (Aschoff), 27–28 Jena (Guleke), 28–47 Freiburg (E. Rehn). — **B:** Urol. Abt. i. allg. Krhs. Hdb. f. d. neuen Krhs.bau, Urban u. Schwarzenberg. 2. Aufl. — **P:** Erweit. Indikat. z. Kaiserschnitt, Diss. — Erworb. Bronchiektasien, Ziegl. Beitr. 79/1928. — Zirkul. Blutmenge u. Op.trauma, Dtsch. Z. Chir. 217/1929. — Vorkommen u. Bedeutg. v. Gewebsgiften b. Schockzuständen d. Menschen, ebd. 229/1930. — Mechan. Behinderg. d. Herzens, ebd. 231/1931. — Untersuchgn. üb. d. Verhalten d. Revers. d. Hämolyse nach Blutverlust u. unt. d. Einfl. d. Nark., ebd. 235/1932. — Op. Entferng. e. Sackniere b. e. Säugling, ebd. 237/1932. — Kreisl.vorgänge b. traumat. Schock u. b. Op.schock, Klin. Wschr. 1932. — Untersuchgn. üb. d. Verhalten d. zirkul. Blutmenge u. d. Minutenvolumens b. Menschen i. Zus.hang m. op. Eingr., Klin. Wschr. 1933. — Solit. Aktinomykose d. Niere, Z. Urol. 1934. — Ursache u. Bhdlg. d. Blasensperre b. Prostatahypertrophie unt. bes. Berücksicht. d. transurethr. Elektrokoagulat., ebd. — Klin. Bedeutg. aberrier. Nierengefäße, ebd. — Untersuchgn. üb. Funkt.störgn. menschl. Nieren b. Hydronephrosen u. b. Verleggn. d. Harnleiters, Z. Urol. 1935. — Nierenbeckensteine b. abnormen Nierengefäßen, Z. Urol. 1935. — Bedeutg. d. Nierenfunkt.prüfgn. u. d. retrograden Pyelographie f. d. Diagn. v. Nierentumoren, ebd. 1936. — Untersuchgn. üb. d. Belastg. d. Blutkreisl. durch d. Einwirkgn. chir. Erkrankgn., Arch. klin. Chir. 186/1936. — Bhdlg. v. Nierenbecken- u. v. Harnleitersteinen u. Maßnahmen z. Verhütg. v. Steinrezidiven, Therap. Gegenw. 1937. — Seltsames Papillom d. Nierenbeckens, Z. Urol. 1937. — Bedeutg. d. Nachweises v. Tuberkelbazillen b. d. Diagn. d. Nierentbk., ebd. — Leistg. d. Säure-Alkali-Umschlags-Probe u. üb. d. Versagen d. Indigokarminprobe b. d. Erkenng. v. Nierenerkrankgn., Dtsch. Z. Chir. 249/1937. — Grundl. z. Prüfg. v. Kreisl.wirkstoffen i. d. Chir., Klin. Wschr. 1937. — Rückwirkg. v. Ureterostiumcysten auf d. ob. Harnwege u. auf d. Funkt. d. Nieren, Z. Urol. 1937. — Untersuchgn. üb. d. kreisl.wirksame Substanz H 75 (Veritol) b. chir. Erkrankgn., Klin. Wschr. 1937. — Klin. Abgrenzg. d. Fälle m. beginn. Nierentbk. v. Fällen m. unspezif. Papillitis necroticans, Z. Urol. 1938. — Blutgn. aus Rückstauungsnieren inf. abschnür. Gefäße, ebd. — Unspezif. Papillitis necroticans, ebd. 1939. — Bhdlg. d. Unterleibsbr., Med. Welt. 1939. — Vorkommen u. Verhütg. d. Tetanus, Dtsch. med. Wschr. 1939. — Diagn. d. Nierentbk., ebd. — Progn. u. Bhdlg. d. Bauchschüsse, Med. Welt 1939. — Techn. u. Deutg. d. Säure-Alkali-Umschlags-Probe nach E. Rehn, Z. Urol. 1940. — Veritol als Mittel z. Prüfg. d. Kreisl., Dtsch. Z. Chir. 253/1940. — Hämodynam. Untersuchgn. üb. d. Wirkg. d. Veritols b. Menschen, ebd. — Beurteilg. u. Verbesserg. d. Leistgs.fähigkt. d. Kreisl. b. chir. Erkrankgn., Arch. klin. Chir. 200/1940. — Verletzgn. d. Harnorgane i. Krieg u. i. Frieden, Med. Welt 1940. — Mittel u. Wege z. Erkenng. d. Nierentbk., ebd. 1941. — Bhdlg. d. Oberlippen- u. Nasenfurunkel, ebd. 1942. — Notwendigkt. d. wiederholten Tetanus-Schutzimpfg. b. Kriegsverletzgn., Zbl. f. Chir. 1942. — Nark.-zwischenfälle, Z. ärztl. Fortbild. 1943. — Bhdlg. d. Aneurysmen d. A. poplitea u. ihrer Äste, Zbl. Chir. 1943. — Spätblutgn. d. Nieren nach Schußverletzgn., Z. Urol. 1944. — Bhdlg. v. Schußverletzgn. d. Harnröhre, Dtsch. med. Wschr. 1944. — Veritoltest u. Gefährdg. b. Kriegsverletzgn., Dtsch. Z. Chir. 259/1944. — Bhdlg. v. Herzsteckschüssen, Dtsch. med. Wschr. 1944. — Notwendigkt. d. retrograden Pyelograph. f. d. Erkenng. chir. Nierenerkrankgn., Med. Klin. 1948. — Beurteilg. d. Kreisl. b. urol. Erkrankgn., Z. Urol. 1948, Sonderh.: Verh. Ber. d. Urol. Tagg.

Düsseldorf. — Aberrierte prostat. Drüse als Ursache v. Blasenblutgn., Zschr. Urol. 42/1949. — Diagn. v. Nierentumoren sowie üb. d. gemeinsame Vorkommen v. Hydronephrose u. Nierentumor, ebd. 44/1951. — Beeinfl. entzündl. Prozesse durch Sulfonamide u. durch Antibiotica u. üb. daraus entsteh. Gefahren, Med. Welt 1951. — Erfahrgn. m. d. Prostatekt., Langenbecks Arch. klin. Chir. Kongr.ber. 1952. — Blasentumoren u. ihre Bhdlg., Medizinische 1953. — Bhdlg. d. Blasenka. m. Radiokobalt, Z. Urol., Sonderh. Aachener Kongr.ber. 1953. — Dauerausscheidg. v. Typhus- u. Parathyphusbazillen aus d. Nieren, Medizinische 1954. — Leitsympt.: Hämaturie. Wildunger H. 1955. — Blasen- u. Nierensteine b. Kindern, Medizinische 1956. — Op.gefährdg. b. d. Prostatahypertrophie, Med. Welt 1960. — Bhdlg. d. Pyelonephritis u. v. Nierensteinen währ. d. Schwangerschaft, ebd. 1961. — Begutachtg. d. Nierentbk., ebd. 1966.

Schneider, Horst-Wolfgang, MR., Ärztl. Dir. u. Chefarzt d. chir. Abt. d. Krhs. Frankenberg u. leit. Chir. d. VGE Hainichen, X 9262 Frankenberg/Sachsen. — *7. 11. 16 Altenburg. — **A:** 42 Leipzig. — **Prom:** 42 ebd. — **F:** Chir. — **V:** 42–45 Kriegsdienst, 45–51 Leipzig (Rieder, Heller), Med. Klin. ebd. (Bürger), 52–53 Oberarzt Krskrhs. Zwenkau (Wortmann), 53 Chefarzt d. chir. Abt. d. Krhs. Frankenberg/ Sachsen, 63 Ärztl. Dir. ebd., ab 66 Leit. Chir. d. Vereinigten Gesundheitseinrichtgn. d. Kr. Hainichen. — **P:** Metastat. Gasbrand, Bruns' Beitr. klin. Chir. 177/1948. — Prothet. Versorgg. b. Daumen- u. Fingerverlust, Zbl. Chir. 1950.

Schneider, Richard, Facharzt f. Chir., 8 München 80, Prinzregentenplatz 21. — *4. 11. 23 Würzburg. — **A:** 51 Würzburg. — **Prom:** 53 ebd. — **F:** Chir., Gynäk. u. Geburtsh. — **V:** 41–52 Univ.-Frauenklin. Würzburg (Burger), 52–53 Pathol. Inst. ebd. (Kirch), 53–54 Univ.-Frauenklin. ebd. (Burger), 54–55 Hedwigs-Klin. Mannheim (Schreek), 57–59 Mütterheim München (Bauer), 59–63 RK I. ebd. (Lang), 63–64 Krskrhs. Füssen (Geser), 64–67 Kreeke-Klin. München (Fick). — **P:** Pseudomyzinkystom m. Tbk., Zbl. Gynäk. 1954.

Schneider, Robert, Chefarzt a. Bez.spit., Bernstr., CH-3506 Großhöchstetten (Schweiz). — Fragebogen 1968 nicht beantwortet.

Schneider, Theodor, Chefarzt chir. Abt. Krskrhs., 556 Wittlich. — *11. 6. 20 Hammelburg/Unterfr. — **A:** 48 München. — **Prom:** 47 Würzburg. — **V:** 46–51 Würzburg (Wachsmuth), 51–61 Städt. Kr.anst. Koblenz (Korth). — **P:** Ovarialtumoren i. Kindesalter, Diss. — Späterg. d. Küntscher-Nagel. am jugdl. Knochen, Ärztl. Wschr. 1950. — Pathogenese u. Therap. d. Commotio c., Medizinische 1959. — Klin. Erfahrgn. m. d. Antibiot.-Kombinat. Sigmamycin i. d. Chir., Med. Welt 1961.

Schneider, Wolfgang, Facharzt f. Chir. u. Orthop., Klin. Dr. Lubinus, 23 Kiel, Brunswiker Str. 8–12. — *26. 4. 11 Dresden. — **A:** 37 Kiel. — **Prom:** 37 ebd. — **F:** Chir., Orthop.

Schneidrzik, Willy E. J., Facharzt f. Chir. (kosmet. Chir.), 5 Köln, Kunibertskloster 5. — *10. 9. 15 Berlin. — **A:** 41 Berlin. — **Prom:** 41 ebd. — **F:** Chir. (kosmet. Chir.). — **V:** 41–42 Inn. Abt. Paul-Gerhardt-Stift Berlin (v. Conta), 42–43 chir. Abt. ebd. (Rumpel), 43–45 Kriegsdienst, 45–48 Bonn (v. Redwitz), 48–49 Royal Infirmary Bristol (Walker), 49 Broadgreen Hosp. Liverpool (Morriston-Davies), Brompton Hosp. London (Brock), 49–52 Bonn (v. Redwitz), 50 med. Univ.-Klin. ebd. (Tünnerhoff), 52 Priv.-Klin. Charles Claoué, kosm. Chir., Paris, 53–57 Oberarzt Köln (Hoffmann), 57–59 Leit. d. plast.-chir. Abt. Univ.-Hautklin. ebd. (Vonkennel), zwztl. Churchill-Hosp., Dpt. Plast. Surg. Oxford. — **B:** Lungen- u. Oesophagusresekt., Fischer Jena 1950. — Taschenb. d. prakt. Thoraxchir., Fischer Stuttgart 1954. —

P: Verenggn. d. Harnröhre, Ärztl. Wschr. 1949. — Epiphren. Oesophagusdivert., Zbl. Chir. 1949. — Ausscheidgs.urograph., ebd. — Akute Bauchsympt. d. einzelne Askariden, Chirurg 1949. — Probl. d. Thoraxchir., Landarzt 1950. — Bronchograph., Dtsch. Gesd.wes. 1950. — Mod. Thoraxchir., Med. Klin. 1950. — Bronchograph. als diagn. Hilfsmittel, Chirurg 1950. — Präop. Atemgymnastik, Langenbecks Arch. klin. Chir. 273/1953. — Überlaufabszess d. Lunge, Zbl. Chir. 1953. — Intrathoracic Irradiation of the Hilum, J. Thorac. Surg. 25/1953. — Intrathorak. Hilusbestrahlg. m. Radio-Kobalt, Klin. Wschr. 1953. — Strahlentherap. Anwdg. d. Kobalt-Isotops Co^{60}, Langenbecks Arch. klin. Chir. 274/1953. — Komplikat. nach Pneumonekt. durch Resthöhle, Chirurg 1953. — Infraglott. Bronchograph., Münch. med. Wschr. 1956. — Routine-Bronchography with Propyliodon, Japan. J. Thorac. Surg. 9/1956. — Bronchostereograph., Fortschr. Röntgenstr. 88/1958. — Studien z. Probl. d. natürl. Winterschlafes, Arch. exp. Veterinärmed. 13/1958. — Ärztl. Kosmet., Ärztl. Mitt. 1958. — Abstehende Ohren, Med. Klin. 1960. — Kosmet. Chir. I, ebd. — Kosmet. Chir. II, ebd. 1961. — Rhinomioplast., ebd. 1962. — Allerg. Reakt. auf α-Chymotrypsin, Ästhet. Med. 1963. — Mamma-Redukt.plastik, Med. Klin. 1963. — Narben, Therap. Gegenw. 1964.

Schnelle, Hans-Helmuth, Prof., Dir. d. Orthopäd. Univ.-Klin., X 4020 Halle (Saale), Sophienstr. 38. — Fragebogen 1968 nicht beantwortet.

. **Schnur, Andreas J.,** Facharzt f. Chir., 8 München 90, Fasangartenstr. 159, Belegbetten i. Parkhosp., 8 München, Klingsorstr. 5. — *14. 5. 29 Werschetz. — **A:** 55 München. — **Prom:** 55 ebd. — **F:** Chir. — **V:** 56–58 München (E. K. Frey), 58–59 Harper Hosp. Detroit, Mich./USA (E. A. Osius), 59–61 US Army Hosp. München (Cohen, FACS), 61–62 Krskrhs. Krumbach (Oettle), 62–64 BG-Unfallkrhs. Frankfurt a. M. (Junghanns), 64–66 Chir. orthop. Abt. d. Univ.-Kinderklin. München (Oberniedermayr).

Schober, Carl-Heinz, Facharzt f. Chir., 7336 Uhingen b. Göppingen. — *26. 3. 27 Heilbronn. — **A:** 51 München. — **Prom:** 51 ebd. — **V:** 51 Med. Abt. d. Städt. Kr.anst. Heilbronn (Kibler), 52–53 Zentralklin. Göppingen (Zukschwerdt), 53 Vertretg. Landpraxis, 53–57 Krskrhs. Ludwigsburg (Alius, Rathcke), 57–58 med. Abt. ebd. (Neidhardt), 58–62 Oberarzt Krskrhs. Nürtingen (Sigwart).

Schober, Karl-Ludwig, Prof., Dr. med. habil., Dir. d. Chir. Univ.-Klin., X 402 Halle (Saale), Leninallee 16. — *13. 7. 12 Halle (Saale). — **A:** 36 Halle (Saale). — **Prom:** 37 ebd. — **Hab:** 54 ebd. — **F:** Fachgeb.: Urol., Chir., Kinderchir., Lehrgeb: Chir. **V:** 37–41 Klin. Weidenplan Halle (Saale) (Kneise, Stieda), 41–48 Kriegsdienst u. Gefangenschaft, ab 48 Halle (Budde, Mörl), ab 66 Dir. d. Klin. — **B:** Rö.untersuchg. d. Harnorgane (mit Kneise), Thieme 1941. — Einfl. d. Ultraschalles auf d. Tumorwachstum am Ehrlich-Ka. d. Maus (mit Steinhäuser u. Schäfer), Beitr. Krebsforsch. 7/1959. — Rö.untersuchg. d. Harnorgane (mit Kneise), 6. Aufl. 1964. Neubearbeitg. — **P:** Neues Verf. z. Darstellg. rö.strahlendurchläss. Blasensteine, Z. Urol. 1938. — Abrodilpfütze nach Kneise-Schober u. ihre Bedeutg. f. d. Diagn. d. Prostatahypertrophie, ebd. 1940. — Ureterocele vesicalis, ebd. 1941. — O. Kneise z. 75. Geb., ebd. 1950. — Untersuchgn. f. d. Kontrollierbarkt. d. Beatmg. b. d. Curare-Evipannark. (mit H. u. E. Julich), Zbl. Chir. 1952. — Blasen-Dünndarm-Ringplastik nach Scheele, Z. Urol. 1952. — Extradur. Spinalanästh. u. Eigenblutplombe, Bruns' Beitr. klin. Chir. 187/1952. — Untersuchgn. üb. d. Verhältnis d. Kreisl. z. alveol. CO_2-Druck währ. d. Curare-Evipan-Nark. (mit Klärung u. Martin), ebd. 1953. — Untersuchgn. üb. d. Folgen exp. P_h-Ändergn. i. Gelenk, Wiss. Z. d. Univ. Halle 3/1954, Habil.-Schr. — Diagn. u. Bhdlg. d. männl. Genitaltbk. (mit Sander), Z. Tbc.

107/1955. — Selt. urachogene Geschwülste, Bruns' Beitr. klin. Chir. 191/1955. —
Bhdlg. d. Megacolon b. Kinde (mit Gedicke), Zbl. Chir. 1956. — Erfahrg. üb. totale
Magenresekt., Bruns' Beitr. klin. Chir. 193/1956. — Wirkgs.weise d. Peridural-
anästh. (mit Bender u. Meumann), Langenbecks Arch. klin. Chir. 283/1956. —
Tetanus, Klin. Gegenw. 1956. — Klin. u. serol. Untersuchgn. z. simult. Tetanus-
prophyl., Langenbecks Arch. klin Chir. 284/1956. — Tetanusschutz d. Verletzten
(mit Roßner u. Kormann), Bruns' Beitr. klin. Chir. 195/1957. — Lungenfixat. z.
Vermeidg. d. Resthohlraumes nach Lungenteilresekt. (mit Huth u. Ruhland),
Thoraxchir. 1957. — Diff.diagn. u. Therap. d. kavit. Bronchialka. (mit Huth),
Bruns' Beitr. klin. Chir. 197/1958. — Diff.diagn. u. chir. Therap. d. chron. Pneumonie (mit Huth), Zbl. Chir. 1958. — Ursache tödl. diffuser Blutgn. b. Thoraxop.
(mit Hörning), Bruns' Beitr. klin. Chir. 197/1958. — Retrospekt. u. prospekt. Beurteilg. d. Bronchialka. (mit Huth u. Fritsche), ebd. 199/1959. — Plast. Herstellg.
d. Analkontinenz i. Kindesalter (mit Rohde), ebd. — Neurinome d. gr. Luftwege,
Zbl. Chir. 1960. — Retentio testis. Festschr. 80. Geb. Prof. Fromme (mit Panzner),
ebd. 1961. — Gewebsspar. Resekt. b. Lungentbk. (mit Huth), Bruns' Beitr. klin.
Chir. 203/1961. — Erfahrgn. m. d. pulmon. Embolekt. (mit Baust u. a.), ebd. 205/
1962. — Vergl. Untersuchgn. üb. d. Wert d. Lungenfixat. nach Teilresekt. (mit
Huth), ebd. 204/1962. — Erfahrgn. m. d. Hypospadie-Op. nach Denis Browne (mit
Panzner), Z. Urol. 1962. — Exp. Untersuchgn. z. Entlastg. d. li. Herzens durch
part. Links-Bypass (mit Struss u. a.), Wiss. Z. Univ. Halle 1962. — Pulmon. Embo-
lekt. (3. eig. Fall) (mit Huth u. Fritsche), Zbl. Chir. 1962. — Off. Bhdlg. tbk. Kaver-
nen (mit Mörl u. Huth), Med. Klin. 1962. — Hallesche Herz-Lungen-Maschine (mit
Struss), Dtsch Gesd.wes. 1962. — Blutverändergn. b. tierexp. totalem Bypass m.
Hilfe e. selbstgebauten Herz-Lungen-Maschine (mit Neef), ebd. 1963. — Chir.
Erfahrgn. m. d. Halleschen Herz-Lungen-Maschine, Z. Inn. Med. 1964. — Neuere
Meth. d. direkten Kavernenbhdlg., Z. Tbc. 122/1964. — Tetanusprophyl., Therap.
Gegenw. 1964. — Tetanus, Klin. Gegenw. 4. Ergänz. 1964. — Steuerg. d. Blut-
gerinng. b. extrakorp. Kreisl. i. Hundeversuch (mit Schaps), Thoraxchir. 1964. —
Erste Erfahrgn. m. d. Halleschen Herz-Lungen-Maschine, Zbl. Chir. 1964. —
Fremdkörper d. Magen-Darmkanals i. Kindesalter (mit Panzner), Zbl. Chir. 1965.
— Dringl.kt. chir. Eingr. b. angebor. Mißbildgn., Z. ärztl. Fortbild. 1965. —
Beurteilg. d. Lymphknotenbefalls in Therap. u. Progn. d. Bronchialka. (mit Huth
u. Erge), Bruns' Beitr. klin. Chir. 213/1966. — Fehldiagn. i. d. Lungenchir. (mit
Huth u. Sander), Z. ärztl. Fortbild. 1966. — Indikat. z. chir. Eingr., Therap.
Gegenw. 1966. — Herstellg. d. analen Kontinenz, Zbl. Chir. 1967. — Zweieinhalb
Jahrhunderte Chir. i. Halle (mit Sander), Wiss. Z. Univ. Halle 1967.

Schoberth, Hannes E. F., Prof., Oberarzt d. Orthop. Univ.-Klin. „Friedrichs-
heim", 6 Frankfurt a. M.-Niederrad, Marienburgstr. 2. — *25. 2. 22 Selb/Bayern. —
A: 48 Erlangen. — **Prom:** 48 ebd. — **Hab:** 60 ebd. — **F:** Orthop., Sportmed. —
V: 48–52 Orthop. Klin. d. Wichernhauses Altdorf b. Nürnberg (F. Becker), 52–62
Erlangen (Götze, Hegemann), Leit. d. orthop. Abt., ab 62 Oberarzt Orthop. Univ.-
Klin. Friedrichsheim Frankfurt a. M. (Güntz). — **B:** Sitzhaltung, Sitzschaden,
Sitzmöbel, Springer-Verlag 1962. — **P:** Kopfumbau nach d. Einrenkg. u. seine
Bedeutg. f. d. Progn. d. angebor. Hüftverrenkg., Diss. — Erg. d. Kapsel-
fensterg. b. d. Bhdlg. unspez. Reizzustände d. Kniegelenkes, Medizinische 1954. —
Erkrankg. d. Zwischenwirbelscheibe i. funkt. Schau, Med. Heute 1954. — Früh-
bhdlg. d. angebor. Hüftluxat. u. ihre Erg., Z. Orthop. 85/1955. — Merfen i. d. Orthop.,
Med. Klin. 1955. — Mögl.ktn. u. Grenzen d. Massage, Arch. Badewesen 1955. —

Bhdlg. d. Folgeerscheingn. v. HWS.erkrankgn., Therap.woche 1956. — Fehlstellg. d. Kreuzbeines, röntgenol. u. klin. Studien, Verh. Dtsch. Orthop. Ges. 1956. — Periarthritis humeroscapularis u. Unf., Z. Orthop. 87/1956. — Osteochondrose d. HWS, Med. Heute 1956. — Verknöchergs.störgn. am Pfannendach als Ursache v. Hüftschmerzen, Verh. Dtsch. Orthop. Ges. 1957. — Op. Bhdlg. d. Trichterbrust (mit Hegemann), Dtsch. med. Wschr. 1958. — Kreuzschmerz i. orthop. Sicht, Landarzt 1958. — Trichterbrust u. ihre Bhdlg., ebd. 1960. — Klin. Bedeutg. u. Bhdlg. d. Trichterbrust, Kinderärztl. Praxis 1960. — Butazolidin u. Delta-Butazolidin i. d. orthop. Ambulanz (mit Richter), Med. Welt 1960. — Orthop. Bhdlg. d. Trichterbrust, Verh. Dtsch. Orthop. Ges. 1960. — Trichterbrust, Erg. Chir. u. Orthop. 43/ 1961. — Sitzhaltg. u. Sitzschaden, Verh. Dtsch. Orthop. Ges. 1962. — Erfahrgn. b. 100 Trichterbrust-Op. (mit Hegemann u. Leutschaft), Dtsch. med. Wschr. 1962. — Medikam. Bhdlg. d. Cervical-Syndr., Verh. Dtsch. Orthop. Ges. 1963. — Entwicklg. d. Lehre v. d. Fußsenkg. u. ihre Bedeutg. f. d. orthop.-techn. Versorgg., Z. Orthop. 97/1963. — Krankengymnast. Bhdlg. d. Trichterbrust, Krankengymnastik 1963. — Op. Bhdlg. d. Skoliose, Z. Orthop. 97/1963. — Op. Bhdlg. d. Trichterbrust, ebd. — Berechtigg. z. op. Bhdlg. d. Trichterbrust, Wiederherst. Chir. u. Traumatol. 8/1964. — Diagn. u. Therap. d. Sudeck-Syndroms, Mkurse f. ärztl. Fortbild. 1964. — Harmonie v. Form u. Funkt., Basis vollkomm. Gesundht., Ärztl. Med. 1964. — Sportverletzgn. u. ihre Verhütg., Agnes-Karll-Schwester 1964. — Skoliose u. ihre Bhdlg., ebd. — Indikat. Trichterbrustop., Z. Orthop. 98/1964. — Fußschwäche – e. Zivilisat.krankht., Z. Vitalstoffe-Zivilisationskrankh. 1964. — Sitzmöbel am Arbeitsplatz, Hefte Unfallhk. 81/1964. — Op. Bhdlg. d. Coxarthrose, Klin. Wschr. 1965. — Orthop. Sporthyg., Med. Klin. 1965. — Prophyl., Therap. u. Progn. d. Sudeckschen Krankht., Münch. med. Wschr. 1966. — Spirometr. Vergleichswerte gesunder Schulkinder v. 10–15 Jahren, Klin. Wschr. 1966. — Prinzipien d. Übgs.bhdlg., Verh. Dtsch. Orthop. Ges. 1966. — Spirometr. Verl.kontrollen op. Skoliosen, ebd. — Sitz- u. Halteschäden als praearthrot. Deformität, Therap.woche 1966. — Sportärztl. Versorggs.untersuchg. aus d. Sicht d. Orthopäden, Landarzt 1966. — Mögl.ktn. u. Grenzen d. Massagebhdlg., Beitr. Orthop. u. Traumatol. 13/1966. — Traumat. Achillessehnenrupt., Kongr.ber. Weltkongr. Sportmed. 1966. — Rehabilitat. v. WSleiden unt. bes. Berücksicht. d. Bhdlg i. Wasser, Phys. Mediz. u. Rehab. 1967.

Schöldgen, Gert, Oberarzt d. St. Martinus-Krhs., 4018 Langenfeld/Rhld., Lindberghstr. 3. — *13. 3. 21 Solingen. — **A:** 44 Düsseldorf. — **Prom:** 44 ebd. — **F:** Chir. — **V:** 44–45 Kriegsdienst, 45–52 St. Martinus-Krhs. Langenfeld-Richrath (Löhe), inn. Abt. (Jansen).

Schoen, Hans R. U., Priv.-Doz., Oberarzt d. Chir. Univ.-Klin., 63 Gießen, Klinikstr. 37. — *13. 11. 26 Leipzig. — **A:** 51 Freiburg i. Br. — **Prom:** 51 ebd. — **Hab:** 67 Gießen. — **F:** Chir. — **V:** 51 Univ.-Frauenklin. Göttingen (Martius), 51–53 Med. Univ.-Klin. Bonn (Martini), 53–54 Pathol. Inst. Univ. Heidelberg (Randerath), ab 54 Gießen (Vossschulte). — **P:** Untersuchgn. üb. d. Dauer d. Innervat.stille nach monosynapt. Reflexen u. nach antidromer Reizg., Pflügers Arch. Physiol. 254/1951. — Wahl d. Nark.verf. b. intrakran. Eingr. i. Säuglingsalter (mit L'Allemand), Acta neurochir. 5/1957. — Tödl. postop. Lungenkomplikat. i. d. allg. Chir. (mit Becker u. a.), Bruns' Beitr. klin. Chir. 194/1957. — Betäubgs.verf. i. d. Alterschir. (mit L'Allemand), Chirurg 1958. — Begutachtg. indirekter traumat. Herzschädiggn. (mit Kaiser), Dtsch. med. Wschr. 1959. — Histol. u. bakteriol. Befund b. d. sog. Lymphadenitis mesaraica (mit Rühl), Münch. med. Wschr. 1960. — Einfl. v. Endojodin ®

auf d. Verhalten energiereicher Phosphatverbindgn. i. Herzmuskel u. Gehirn nach Asphyxie (mit Voss u. Becker), Z. exper. Med. 137/1963. — Elektronenmikroskop. u. cytochem. Befunde am Papillarmuskel d. Kaninchenherzens nach Sauerstoffentzug (mit Voss, Vogell u. Becker), Acta histochem. (Jena) 19/1964. — Verlängerg. d. Kreisl.unterbrechg. i. Normothermie durch pharmakol. Vorbhdlg. (mit Voss), Thoraxchir. 1965. — Therap. d. Tetanus (unt. Verwendg. v. menschl. Tetanus-Antitoxin i. Form v. Gamma-Globulin) (mit Voss u. a.), Münch. med. Wschr. 1965. — Entgiftg. v. Tetanustoxin durch Mikroorganismen (mit Voss u. a.), Ärztl. Forsch. 1966. — Tierexp. Untersuchgn. z. homologen Nierentransplantat. ohne Immunosuppress. (mit Voss u. Ruile), Langenbecks Arch. klin. Chir. 317/1967. — Tierexp. Stoffwechseluntersuchgn. d. Niere u. ihre Bedeutg. f. d. Transplantat. (mit Voss, Ruile u. Wildberger), Zbl. Chir. 1967. — Subclavian Steal Syndrom (mit Bayindir, Eisenreich u. Hehrlein), Thoraxchir. 1967. — Stoffwechselverhalten d. Niere während d. Ischämie, Folgergn. f. d. Organkonservierg. (mit Voss u. Ruile), Z. exper. Med. 143/1967. — Pharmakol. Beeinfl. d. Hypoxietoleranzzt. d. Herzens i. Normothermie (mit Voss u. Kunz), Langenbecks Arch. klin. Chir. 320/1968.

Schoen, Herbert, Prof., Med.-Dir., Chefarzt d. Strahlenabt. d. Städt. Kr.anst., 75 Karlsruhe, Kaiserstr. 76. — Fragebogen 1968 nicht beantwortet.

Schönbach, Gerhard, Priv.-Doz., Dr. med. habil., Chefarzt d. St. Josefskrhs., 78 Freiburg i. Br., Hermann-Herder-Str. 1. — *25. 4. 26 Oberbrechen/Limburg. — A: 52 Heidelberg. — **Prom:** 51 Frankfurt a. M. — **Hab:** 64 Gießen. — **F:** Chir. — **V:** 51 Inn. Med. Freiburg i. Br. (Heilmeyer), 52–54 Physiol. Inst. Frankfurt a. M. (Wezler), 54–56 Freiburg i. Br. (Krauss), 56–66 Gießen (Vossschulte). — **P:** Wirkg. v. Hypophysenvorderlappenextrakten u. einseit. Nierendrosselg. auf d. Blutdruck, d. Gefäßsystem u. d. Organe d. Ratte (mit Heintz), Klin. Wschr. 1952. — Untersuchgn. üb. Gefäßweite, Durchströmg. m. geformten Elementen u. Durchströmgs.-druck an individuellen Blutgefäßen, insbes. an Kapillaren (mit Langendorf u. Zahn), Rona's Berichte d. ges. Physiol. 162/1954. — Exp. Beitr. z. Beziehg. zw. Druck- u. Stromstärke i. Kreisl., ebd. 172/1955. — Darstellg. v. Gefäßwänden m. Hilfe d. Phasenkontrastmikroskopes in vivo (mit Langendorf), Naturwissenschaften 1955. — Verhältnis v. Gefäßwanddicke u. Gefäßlumenweite periph. Gefäße in vivo (mit Langendorf), Ber. d. Mainzer Akad. d. Wissensch. u. Lit. 1955. — Verhalten kl. Blutgefäße d. Schwimmhaut d. Frosches b. erhöhtem Außendruck (mit Langendorf u. Zahn), Z. exper. Med. 1955. — Kennquerschnitt als Maß für Ändergn. d. wirksamen Querschnittes d. Strombahn, ebd. 1956. — Ätiolog. Betrachtgn. zur Sudeckschen Dystrophie aufgrund klin. u. exp. Untersuchgn., Langenbecks Arch. klin. Chir. 284/1957. — Nervenschädiggn. als Ursache v. Permeabilitätserhöhgn. d. Gefäßwand m. Intimödem u. nachfolg. Arteriosklerose, Bull. Schweiz. Akad. d. med. Wiss. 13/1957. — Wirkgs.weise d. intraart. Sauerstoffinsufflat. (mit Thorban), ebd. — Krit. Betrachtgn. z. Sauerstoffgewebstherap. b. troph. Unt.schenkelgeschwüren (mit Thorban), Z. Haut- u. Geschl.krkh. 1957. — Wert d. intraart. Sauerstoffinsufflat. b. periph. Durchblutgs.störgn. (mit Thorban), Dtsch. med. Wschr. 1957. — Wirkgs.weise d. intraart. Gasinsufflat. auf d. periph. Kreisl. u. ihre Gefahren (mit Thorban), Arch. Kreislaufforsch. 1957. — Wirkgs.weise d. subkutan. u. intramusk. Sauerstoffinsufflat. b. periph. Durchblutgs.störgn. (mit Thorban), Chir. Praxis 1957. — Einfl. d. Lagerg. auf d. Kreisl.regulat. b. d. Peridualanästh. (mit Thorban), Anaesthesist 1957. — Einfl. mechan. Nervenschädigg. auf d. Permeabilität d. Gefäße, Acta neuro-verg. 1958. — Aktivitätsformen d. Gefäßmuskulat. (mit Wezler), Z. Biol. 110/1958. — Klin. u. Therap. d. hypertroph. Pylorussten. (mit

Stiller, Thorban u. W. Schulz), Chir. Praxis 1958. — Wert d. künstl. Hypotens. b. akut.
Oesophagusvaricenblutgn. (mit L'Allemand, Devens u. Thorban), Chirurg 1958. —
Pathogenese d. poststenot. Dilatat. u. ihre Bedeutg. f. d. Gefäßchir. (mit L'Allemand
u. Thorban), Thoraxchir. 1958. — Hämodynam. Auswirkgn. b. Druckänderg. i. d.
Pneumonekt.resthöhle (mit Stiller), Langenbecks Arch. klin. Chir. 289/1958. —
Funkt.- u. Strukt.ändergn. d. Gefäßwand nach Sympathekt., ebd. 292/1959. —
Einfl. d. sog. „Low-Flow" auf d. Organstrukt. b. Anwendg. d. Herzlungenmaschine
(mit Voss u. a.), Thoraxchir. 1959. — Ist d. Sudeck'sche Dystrophie e. vermeidbare
Unfallfolge ?, Verh. Dtsch. Orthop. Ges. 1959. — Lungenembolie u. Trendelenburgsche Op. Entlastg. d. re. Ventrikels m. Hilfe e. evakuierten Saugflasche, Minerva
cardio-antiologica europäa 1959. — EKG-Verändergn. nach hypox. Herzstillstand b. Anwendg. d. Herzlungenmaschine (mit Wagner, Thorban u. L'Allemand),
Langenbecks Arch. klin. Chir. 292/1959. — Hämodynam. Verändergn. b. kombin.
Anwendg. d. Herzlungenmaschine u. Hypothermie (mit Veelken u. a.), Thoraxchir.
1960. — Innervat.störgn. nach Frakt.bhdlg. u. deren Folgen (mit Thorban), Langenbecks Arch. klin. Chir. 295/1960. — Neue Aortenkanüle z. art. Zufuhr b. Anwendg.
d. Herzlungenmaschine (mit Sinn), Thoraxchir. 1960. — Lok. Herzunterkühlg. u.
ihr Einfl. auf d. Funkt. um d. Glykogengehalt d. Herzmusk. (mit Voss u. Bettge),
ebd. — Veränderte Umweltfaktoren als Ursache d. Zunahme d. Sudeck'schen
Dystrophie, Bruns' Beitr. klin. Chir. 200/1960. — Neuere Gesichtspunkte z. Ätiol.
u. Pathogenese d. Sudeck'schen Dystrophie, Med. Klin. 1960. — Kreisl.untersuchgn.
b. exp. Lungenembolie (mit Eisenreich u. a.), Langenbecks Arch. klin. Chir. 298/
1961. — Exp. Erg. m. e. künstl. Herzklappe (mit Bikfalvi u. a.), ebd. — Künstl.
Herzklappen, Umschau 1961. — Funkt. u. organ. Gefäßverändergn. nach Unfall-
traumen (mit Thorban), Hefte Unfhlkd. 1961. — Gefäßsklerosen nach Eingr. am
vegetat. Nervensystem, Nutr. et Diät. 1961. — Einfl. v. Minutenvolumenändergn.
b. Anwendg. d. Herzlungenmaschine auf d. Durchströmg. verschied. Organe (mit
Bikfalvi), Anal. de Chirurg. 1961. — Resekt.möglkt. d. Vena cava inferior b.
rechtsseit. Hypernephrom, Langenbecks Arch. klin. Chir. 319. — Einfl. mechan.
Nervenschädiggn. auf d. Funkt. u. Strukt. d. Gefäße, Arch. Kreislaufforsch. 1964. —
Neuer Membranoxygenator (mit Sinn), Z. cardiovasc. u. Thoraxchir. 1965. —
Kapillarmikroskop. Studien am normalen u. krankhaft veränd. Pankreas (mit Sailer
u. L'Amann), Vortr. Dtsch. Ges. f. Chir. München 1965, Langenbecks Arch. klin.
Chir. 1965. — Derzeit. Mögl.ktn. d. Herzersatzes, Dtsch. med. Wschr. 1965. —
Wirkg. d. Galle auf d. Endstrombahn (mit Sailer), Angiolog. Kolloquium Kitzbühl
1966, Med. Welt. — Künstl. Herzen, Umschau. — Neuere exp. Untersuchgn. z.
Pathogenese u. Therap. d. akut. hämorrhag. Pankreatitis, Medical Tribune. —
Wirkg. d. Trasylol auf d. Pankreassekret. (mit Sailer u. a.), Klin. Wschr. 1966.
   Schönbauer, Heinz R., Facharzt f. Orthop. u. Unfallchir., Praxis: A-1090 Wien,
Ferstelgasse 5, Österreich. Orthopäd. Spit.: A-1130 Wien, Speisingerstr. 109, Öster-
reich. — *20. 7. 22 Wien. — **Prom:** 46 Wien. — **F:** Orthop., Unf.chir. — **V:** 47 Int.
Abt. Poliklin. Wien (Grüneis), 47 Zentr. Infekt.-Krhs. ebd. (Zikowsky), Mautner-
Markhof'sches Kinderspit. ebd. (Kundratitz), 47–48 Nervenheilanst. Maria-There-
sienschlössel ebd. (Nowotny), 48 Mautner-Markhof'sches Kinderspit. ebd. (Jonas),
Rudolfspit. ebd. (Demel), I. Chir. Univ.-Klin. ebd. (Schönbauer), 48–49 Rudolfspit.
ebd. (Demel), 49–64 Unf.krhs. Wien XX (L. Böhler), zwztl. 53–54 Orthop. Univ.-Klin.
Wien (Chiari), 55 Orthop. Spit. ebd. (Erlacher), 64 Euclid-Glenville Hosp. Cleveland,
Ohio/USA (Orthopedic Surgery), ab 64 Orthop. Spit. Wien (Bösch). — **P:** Schädiggn.
durch op. Eingr. am schlecht durchblut. Fuß, Med. Welt 1951. — Vollständ. subcut.

Risse d. Achillessehne, Mschr. Unfhlkd. 1952. — Abriß d. Achillessehne v. ihrem Ansatz, Zbl. Chir. 1952. — Beiderseit., nicht gleichzeit. Riß d. Achillessehne, ebd. — Dauer u. Störgn. d. Nagelwachtums nach Verletzgn., Medizinische 1953. — Späterg. b. 2 Fällen v. perilun. Verrenkgs.br., Zbl. Chir. 1953. — Bhdlg. d. Jochbeinbr., Chirurg 1954. — Gedeckte Risse gr. Sehnen am Bein, Hefte Unfhlkd. 48/1954. — Tödl. Serumschock nach Einspritzg. v. Tetanus-Antitoxin, Wien. klin. Wschr. 1955. — Gibt es unvollständ. Risse d. Achillessehne ?, Zbl. Chir. 1955. — Trümmerbr. d. Kniescheibe, Arch. orthop. Unfallchir. 47/1955. — Br. d. Tuberositas tibiae, Klin. Med. 1956. — Arthrose d. Fabella, Fortschr. Röntgenstr. 85/1956. — Talusexstirpat., Arch. orthop. Unfallchir. 48/1956. — Akt. Tetanusimmunisierg., Mschr. Unfhlkd. 1957. — Br. d. Tuberositas tibiae, ebd. — Rö.techn. d. Schlüsselbeinbr., Fortschr. Röntgenstr. 86/1957. — Gleichzeit., beidseit. Ellbogenverrenkg., Mschr. Unfhlkd. 1957. — Bhdlg. d. Infekt. d. Hand, Chir. Praxis 1957. — Pseudarthr. nach Brustbeinbr., Zbl. Chir. 1957. — Fersenbeinbr. d. Gruppe I. nach Böhler, Z. Orthop. 90/ 1958. — Konservat. Bhdlg. v. Br. d. Speichenhalses, Chir. Praxis 1958. — Verrenkgs.br. d. Schulter m. Verletzg. d. Armplexus u. Art.kompress., ebd. — Br. d. Kniescheibe, Erg. Chir. u. Orthop. 42/1959. — Achillessehnenrisse b. Schilauf, Münch. med. Wschr. 1959. — Diagn. d. Achillessehnenrisse, ebd. — Tbk. Sehnenscheidenentzündgn. d. Hand, Chir. Praxis 1959. — Einf. Meth. z. gleichzeit. op. Versteifg. d. ob. u. unt. Sprunggelenkes, ebd. — Falsche Op.indikat. durch fehlerh. Röntgentechn., ebd. — Teilresekt. u. Totalexstirpat. v. Fersenbeinen, Beitr. Orthop. u. Traumat. 1960; u. Kurzfass. Wien. klin. Wschr. 1960. — Gleichzeit. Riß beider Quadricepssehnen, Klin. Med. 1960. — Riß beider Quadricepssehnen, Zbl. Chir. 1960. — Diskuss. z. Schwabe: Techn. d. Schenkelhalsnagelg. m. Fixat. d. Nagels, ebd. — Beidseit. Achillessehnenrisse, Münch. med. Wschr. 1960. — Subcut. Achillessehnenrisse, Chir. Praxis 1960. — Lösg. d. patella partita m. Rectussehnenriß, Arch. orthop. Unfallchir. 52/1960. — Statist. d. Schiverletzgn., Z. Orthop. 93/1960. — Lok. Prednisolontherap. akuter Ekzeme i. d. Unf.chir., Wien. med. Wschr. 1960. — Subcut. Risse d. Quadricepssehne, Magyar Traumat. Orth. Hel. Seb. 1960. — Vermeidb. Bhdlgs.folgen durch z. kurze Fixat. v. isol. Br. d. Ellenschaftes, Chir. Praxis 1960. — Bhdlg. d. Fersenbeinbr. m. Beteiligg. d. unt. Sprunggelenkes, Revue Chir. Orthop. 46/1960. — Sehnenverletzgn. am Bein b. Schilauf, Klin. Med. 1960. — Bhdlgs.erg. d. stumpfen Bauchverletzgn., Hefte Unfhlkd. 65/1960. — Indikat., Techn. u. Wert d. Patellectomie, Klin. Med. 1960. — Begleitverletzgn. am Oberschenkel b. Hüftverrenkgn., ebd. 1961. — D. „verstauchte‟ Fuß, Z. ärztl. Fortbild. 1961. — Op.techn. d. Achillessehnennaht, Beitr. Orthop. u. Traumat. 1961. — Schw., off. Ellbogenverletzgn., Klin. Med. 1961. — Grenzen d. Erhaltgs.fähigkt. d. verletzten Daumens, ebd. 1962. — Op. Wiederherstellg. d. veralt. Luxat. i. periph. Radioulnargelenk, ebd. — Knochenverletzgn. i. Bereich d. Hand, ebd.; u. Ber. d. Wien. Med. Akad. f. ärztl. Fortb. 1/1962. — Tetanusprobl., Klin. Med. 1963. — Erste Hilfe entscheidet, Mitt. d. Öst. Sanit. Verwalt. 1963. — Lösg. d. prox. u. dist. Oberschenkelepiphyse d. gl. Seite, Klin. Med. 1964. — Gedeckte Achillessehnenrisse, Wiederherstellungschir. Traumat. 8/1964. — Ungewöhnl. starke Armverkürzg. nach Epiphysenlösg. d. Oberarmkopfes, Münch. med. Wschr. 1965. — Tintenstiftverletzgn., Klin. Med. 1966. — Neue Op.meth. b. Ausrissen u. Rissen d. Achillessehne, Act. Chir. 1966. — Bhdlg. einiger orthop. Erkrankgn. m. Europan, Wien. med. Wschr. 1967.

Schönbauer, Otto, Einwanggasse 5, A-1140 Wien (Österreich). — Fragebogen 1968 nicht beantwortet.

Schoenes, Franz-Paul, Chefarzt d. Heiligen Geist-Krhs., 66 Saarbrücken, Robert-Koch-Str. 51. — Fragebogen 1968 nicht beantwortet.

Schönig, Karl, Chefarzt d. Krhs. d. Barmherzigen Brüder, 6 Frankfurt-Eschersheim, Haeberlinstr. 4. — Fragebogen 1968 nicht beantwortet.

Schoeppe, Wilhelm, Facharzt f. Chir., 84 Regensburg, Dr.-Martin-Luther-Str. 17. — *17. 10. 91 Kempten (Allgäu). — **A:** 17 München. — **Prom:** 20 ebd. — **F:** Chir. — **V:** 19–21 Pathol. Inst. München r. d. I. (Dürk), 21–22 inn. Abt. ebd. (Sittmann), 22–24 Priv.-Klin. ebd. (Krecke), 24–37 Oberarzt Ev. Krhs. Regensburg (Doerfler), 37–45 Chefarzt ebd.

Schöttes, Emil-Hubertus, Chefarzt d. chir. Abt. d. Marien-Hosp., 581 Witten (Ruhr), Auf der Klippe 35. — Fragebogen 1968 nicht beantwortet.

Scholz, Arno O. P., MR., Chefarzt d. gyn.-geb. Abt. d. Krskrhs., X 356 Salzwedel, Karl-Marx-Str. 22. — *11. 5. 10 Arnsdorf Kr. Liegnitz. — **A:** 37 Breslau. — **Prom:** 37 ebd. — **F:** Chir., Frauenkrankhtn. u. Geburtsh. — **V:** 36 inn. Abt. St. Anna-Krhs. Breslau (Gluch), 36–37 inn. Abt. Knappschaftskrhs. Martinau (Lemmel), 37–39 Krhs. d. Elisabethinerinnen Breslau (Heidrich), 39–40 Johanniter-Krhs. Reichenbach (Wagner), 40–41 chir.-gyn. Abt. St. Antonius- u. Brüder-Krhs. Frankenstein (Fischer, Klose), 41–42 Laz. (Partsch, Hueck), 42–43 gyn.-geb. Abt. Josefs-Krhs. Reichenbach (Drescher), 43–45 chir. u. hirnchir. Abt. Laz. (Peiper), 45 Städt. Kr.anst. d. Med. Akad. Erfurt (Schwarz), 55–57 Med. Akad. Landesfrauenklin. Magdeburg (J. P. Emmrich). — **P:** Therap. d. Kausalgie, Münch. med. Wschr. 1943. — Bedeutg. d. Listeriose f. d. Frühtotgeburt, Mitt. Med.wiss. Ges. Bez. Suhl 1955. — Antifixationsmeth. nach Doléris (mit Ruck), Zbl. Gynäk. 1957. — Schwangerschaft u. Geburt nach Nephrekt. u. Coffey-Mayo-Op. re. weg. Schrumpfblase u. Nierentbk. d. verblieb. Niere, Zbl. Gyn. 1958. — Grenzen u. Mögl.ktn. d. Ovulationshemmer, Dtsch. Gesd.wes. 1967. — Einj. Erfahrgs.ber. üb. d. Schwangerschaftsverhütgs.mittel „Ovosiston" i. e. Landkreis d. Altmark, Z. ärztl. Fortbild. 1967.

Scholz, Karl Felix, Chefarzt, Belegarzt St. Martinstift-Krhs., 652 Worms/Rh. — *30. 5. 14 Kattowitz. — **A:** 41 Breslau. — **Prom:** 60 Mainz. — **F:** Chir. — **V:** Versehrtenkrhs. Amberg (Greifensteiner), Orthop. Versorggs.stelle Regensburg, St. Martinstift-Krhs. Worms/Rh. (Wustmann).

Scholz, Otto, Doz., Chefarzt d. chir. Abt. d. Bezkrhs. „Am Sund", X 2300 Stralsund, Große Parower Straße 47–53. — Fragebogen 1968 nicht beantwortet.

Scholz, Walter R., Prakt. Arzt, 3051 Beckedorf. — *27. 5. 07 Frankenberg, Eder. — **A:** 33 Jena. — **Prom:** 33 ebd. — **F:** Chir. — **V:** 32–33 Pathol. Inst. Univ. Jena (Berblinger), 33 Univ.-Kinderklin. ebd. (Ibrahim), 33–36 Städt. Kr.anst. Wuppertal-Elberfeld (Nehrkorn), 37 Standortlaz. Leipzig (Guskar), 38–39 Hindenburglaz. Berlin (Werthmann), 39–46 Kriegsdienst u. Gefangenschaft. — **P:** Sog. Scalenus-anticus-Syndrom, Dtsch. Militärarzt 1938. — Übeslastgs.schaden d. 1. Rippe (mit Werthmann), Röntgenpraxis 1939.

Schopp, Rainer, Oberarzt d. Maria-Theresia-Klin., 8 München 15, Bavariaring 46. — *3. 6. 20 München. — **A:** 44 München. — **Prom:** 44 ebd. — **F:** Chir. — **V:** 45 Kriegsdienst, 45–55 Maria-Theresia-Klin. München (Lebsche), 55–56 DRK-Hosp. Pusan/Südkorea (Huwer), ab 56 Maria-Theresia-Klin. München (Lebsche, ab 58 Tauber). — **B:** Sauerbruchsche Kineplastik b. Armamputierten, Indikat. u. Techn. nach Lebsche, in: Sauerbruch – Kanalbildg. v. Lodes, Schopp u. Tauber, Beil.heft zu Z. Orthop. 102, Enke 1966. — Beitr. in: Krebs, e. kleine Tumorkunde (mit Tauber), Hippokrates 1967. — **P:** Gezähnte Nervnadel, Zahnärztl. Praxis 1954. — Ca. d. antethorak. Speiseröhre (mit Lebsche), Thoraxchir. 1958. — Mammaca. i. d. ärztl.

Praxis (mit Tauber), Landarzt 1966. — Erkenng. u. Bhdlg. d. akuten, haemorrhag. Pankreasnekr., allg.-ärztl. u. chir. Gesichtspunkte, Münch. med. Wschr. 1968.

Schorer, Max, Facharzt f. Chir., 753 Pforzheim, Kreuzstr. 9. — *27. 2. 26 Dirlewang. — **A:** 52 München. — **Prom:** 52 ebd. — **F:** Chir. — **V:** 52–53 Krskrhs. Ochsenfurt (Momper), 53 Krskrhs. Zusmarshausen, 54–55 Krskrhs. Mindelheim (Jäger), Nymphenburger Krhs. München (Meyer), 55–56 Unfallkrhs. Wien (Böhler), 56–58 Krskrhs. Crailsheim (Hartmann), 58–62 Städt. Krhs. Pforzheim (Ebhardt). — **P:** Muskelrelaxantien i. d. Unf.chir., Landarzt 1964. — Lokal- u. Leitgs.anästh. i. leichter Lachgasnark., ebd. 1967.

Schostak, Gerhard H., Facharzt f. Chir., Unfallarzt, z. Z. Vertreter i. d. Unfallarztpraxis Dr. med. G. Raché, 1 Berlin 27, Schlieperstr. 60. — *19. 11. 13 Berlin. — **A:** 39 Berlin. — **Prom:** 40 ebd. — **F:** Chir. — **V:** 39–40 Inn. Abt. Klin. Dr. Gillmeister Berlin (Gillmeister), 40–44 chir.-gynäk. Abt. Königin-Elisabeth-Hosp. ebd. (Elsholz), 49–59 Elisabeth-Diakonissen- u. Krhs., Berlin 30, Lützowstr. (Domrich, Johannsen), 60–67 Mitarb. i. d. Unfallpraxis Dr. Ehls, Berlin 61, Mehringdamm 54.

Schostok, Paul, Prof., Chefarzt Städt. Krhs., 799 Friedrichshafen a. B. — *1. 1. 14 Woschczytz/Schles. — **A:** 39. — **Prom:** 40. — **Hab:** 58 Gießen. — **F:** Chir. — **V:** Gießen. — **B:** Lehrb. d. Anaesthesiol., Springer 1956. — **P:** Beitr. in: Bruns' Beitr. klin. Chir. 1950, 1968. — Langenbecks Arch. klin. Chir. 1951, 1954, 1955, 1958, 1959, 1967. — Mschr. Unfhlkd. 1961, 1968. — Dtsch. med. Wschr. 1950. — Münch. med. Wschr. 1951. — Med. Klin. 1967.

Schott, Heinz, Chefarzt d. Urolog. Klin. d. Bez.krhs., X 2700 Schwerin, Werderstr. 30. — Fragebogen 1968 nicht beantwortet.

Schott, Liselotte, 415 Krefeld, Johannes-Heynen-Str. 4. — Fragebogen 1968 nicht beantwortet.

Schrader, Claus-Peter, Ass. d. Chir. Univ.-Klin., 74 Tübingen, Calwer Str. 7. — Fragebogen 1968 nicht beantwortet.

Schrader, Gerhard, Facharzt f. Chir., 332 Salzgitter-Lebenstedt, Albert-Schweitzer-Str. 34. — *11. 12. 18 Braunschweig. — **A:** 45 Berlin. — **Prom:** 45 ebd. — **F:** Chir. — **V:** 46–47 Städt. Krhs. Braunschweig, 47–52 Städt. Krhs. Wolfsburg, 52–55 DRK-Krhs. Braunschweig, 55–60 Unfallklin. Hannover.

Schrage, Wilhelm, Facharzt f. Chir., D-Arzt, 46 Dortmund, Arndtstr. 39. — *11. 11. 11 Dortmund. — **A:** 37 Düsseldorf. — **Prom:** 37 ebd. — **F:** Chir. — **V:** 36–42 Brüderkrhs. Dortmund, ab 38 Krhs.-Nord Dortmund, 42–45 Oberarzt Städt. Kr.-anst. Dortmund, ab 46 Facharzt f. Chir. in freier Praxis.

Schramm, Hans Georg, 1 Berlin 19, Holtzendorffstr. 19. — Fragebogen 1968 nicht beantwortet.

Schramm, Wilfried, Oberarzt Berufsgenossenschaftliche Kr.anst. „Bergmannsheil“, 463 Bochum. — *16. 5. 28 Hagen. — **A:** 54 Heidelberg. — **Prom:** 53 ebd. — **F:** Chir. — **V:** 53–54 Städt. Krhs. Weinheim (Graf), 54–55 Pathol. Inst. d. Univ. Heidelberg (Randerath), 55–56 Int. Abt. Städt. Krhs. Neustadt/Weinstr. (Parade), 57–60 Freiburg (Krauss), 60–62 chir. u. urol. Abt. Allg. Krhs. Hagen/Westf. (Neussel, Lindner), ab 62 Bergmannsheil Bochum (Rehn). — **B:** Probl. d. plast. Chir. (mit Rehn), in: Ungelöste Probl. d. Chir., Thieme 1964. — Funkt. Denken i. d. Unf.chir. (mit Rehn), Chir. i. Fortschr., Enke 1965. — **P:** Unters. üb. d. traum. Schock u. s. Therap. m. Tyrodelösung i. Komb. m. gefäßabdichtenden Stoffen, Diss. — Morpholog. Äquivalentbilder d. histotox. Hypoxydose (mit Knauff), Frankf. Z. Pathol. 67/1956. — Isol. Proz. d. Lungenmittell. u. bes. Berücksicht. d. sog. Mittellappensyndroms, Thoraxchir. 1960. — Degastroenterostomie u. Magennachresekt. b. Ulc. pept. jej., Chirurg 1961. — Bhdlg. posttraum. Ödeme u. Schwellg. m. e. proteol. Ferment, Med. Welt 1961. — Frakturbhdlg. m. percut. Kirschner-Drähten, Mschr. Unfhlkd. 1962. — Gleichzeit. Vork. v. Appendizitis u. Divertic. Meckeli, Zbl. Chir. 1962. — Erfolgr. Bhdlg. e. Herzstillst. d. einf. Herzpunkt., Med. Welt 1963. — Bhdlg. v. Hautnekrosen m. Kollagenase, Mschr. Unfhlkd. 1964. — Kelchdivertikel d. Nieren u. s. diff.diagn. Bedeutg. (mit Lindner), Dtsch. med. Wschr. 1964. — Fermentbest. b. stumpf. Bauchverl., Med. Welt 1964. — Knocheneiterg. n. off. Frakt. u. op. Knochenbr.bhdlg., Verh. Orthop. 51. Kongr. 1965. — Nachbhdlg. op. Knochenbr., Mschr. Unfhlkd. 1965. — Crush-Syndrom d. Nier. u. s. Bhdlg., ebd. — Bedeutg. d. sog. Leberferm. i. d. Diagn. d. stumpf. Bauchtraum., Hefte Unfhlkd. 81/1965. — Probl. d. schwer. Arbeitsunf. (mit Rehn), Hippokrates 1965. — Zwerch-fellrisse als Folge v. schwer. Bauchquetsch. u. i. Bhdlg., Hefte Unfhlkd. 87/1965. — Späterg. v. Verrenkg. u. Pfannenbr. d. Hüfte, Langenbecks Arch. klin. Chir. 313/1965. — Fermentbest. b. Operierten u. Verletzten, Mschr. Unfhlkd. 1966. — Blut-verluste b. kons. bhdlt. Ober- u. Unterschenkelbr. (mit Bergmaier), ebd. — Bhdlg. v. Schienbeinfalschgelenkbildg. d. Synostosenbildg. zw. Schien- u. Wadenbein (mit Rehn), ebd. — Obturat.ileus Magenresezierter d. Apfelsinenbezoare, Med. Klin. 1967. — Verrenk. u. Pfannenbr. d. Hüftgel. unt. bes. Berücksicht. d. Spätfolgen (mit Rehn), Arch. orthop. Unfallchir. 1967. — Fermentbest. i. traum. u. hypovoläm. Schock, Klin. Med. 1967. — Komb. Anw. v. Osteosynthese u. autopl. Spongiosa-transplantat. b. bestimmt. Pseudarthroseform., Hefte Unfhlkd. 93/1968.

Schrank, Hans, Facharzt f. Chir., 1 Berlin 41, Wrangelstr. 5. — *15. 4. 99 Wiesbaden. — **A:** 24 München. — **Prom:** 24 ebd. — **F:** Chir. — **V:** 24–27 Krhs. Berlin-Moabit (Borchardt), 27–29 Hindenburg-Krhs. Berlin-Zehlendorf (Plenz), 29–35 St. Joseph-Krhs. Berlin-Tempelhof (Bange). — **P:** Amyloiddegenerat. d. Leber währ. d. letzten 3 J., Münch. med. Wschr. 1923. — Avertin u. Kreisl., Zbl. Chir. 1928. — Chondromatose d. re. Kniegelenks, ebd. 1929. — Lipoid-granulomatose i. Oberschenkel, ebd. 1933. — Frühzeit. Erkennen u. Operieren d. Dünndarmverschl., ebd. 1934. — Erfahrgn. m. Eunarcon, Dtsch. med. Wschr. 1935. — Chir. Erfahrgn. b. e. Divisionsfeldlaz. währ. d. Feldzuges geg. Sowjet-rußland, Zbl. Chir. 1942. — Knochenwachstum unt. norm. u. krankh. Bedinggn., Dtsch. Gesd.wes. 1948. — Neue Beobachtgn. b. e. Pseudozyste d. Pankreas, Chirurg 1949. — Kollapsbhdlg. i. d. Periduralanaesth., Zbl. Chir. 1956.

Schranz, Heinrich, Facharzt f. Chir., Privat: 629 Weilburg, Im Geyer 12. — *30. 3. 90 Rennerod Oberwesterwald. — **A:** 20 Berlin. — **Prom:** 20 Marburg. — **F:** Chir. — **V:** 20–24 Hamburg (Lorey, Brauer, Sick, Kümmell), 24 Berlin (Hildebrand, Ringleb), 24–60 Chefarzt u. Leit. Arzt d. chir. Abt. d. Städt. Krhs. Weilburg.

Schrauff, Georg, Oberarzt d. chir. Abt. d. Städt. Krhs., 66 Saarbrücken 6, Wein-bergweg 21. — Fragebogen 1968 nicht beantwortet.

Schreckenbach, Gerhard, MR., Chefarzt d. chir. Abt. d. Krskrhs. Borna (Bez. Leipzig), X 7200 Borna, Rudolf-Virchow-Str. 2. — *3. 6. 18 Dresden. — **A:** 44 Leipzig. — **Prom:** 44 ebd. — **V:** 47–48 Krskrhs. Bautzen (Kästner), 48–50 Univ.-Kinderklin. Leipzig (W. Schneider), 50–58 Bezkrhs. St. Georg Leipzig (Mörl, Rothe). — **P:** Ätiol. d. Appendicitis, Bruns' Beitr. klin. Chir. 184/1952. — Toxinausbreitg. b. Tetanus, Klin. Wschr. 1954. — Nerventransplantat., Bruns' Beitr. klin. Chir. 193/1956. — Emulgierende Eigenschaften d. Galle, Zbl. Chir. 1957. — Alterschir. Zbl. Chir. 1959. — Prim. Marknagelg. b. off. Frakt., ebd. 1963.

Schredl, Leo, Chefarzt d. Gemeinde-Krhs., 8102 Mittenwald/Karwendel, Viererspitzstr. 4. — *28. 2. 08 München. — **A:** 33 München. — **Prom:** 33 Würzburg. — **F:** Chir. — **V:** 32–33 Univ.-Kinderklin. Würzburg (Rietschel), 33 chir. Abt. Juliusspit., ebd. (Bundschuh), 33–34 chir.-gynäk. Abt. Städt. Krhs. Siegburg (Steber), 34–38 Städt. Krhs. Hamburg-Harburg (König), 38–45 Städt. Krhs. Frankfurt/Oder (Boeminghaus, Schneider). — **P:** Röntgenol. Studien üb. d. Verknöcherg. d. Bänder unt. bes. Berücksicht. d. Lig. iliolumbale, Arch. Orthop. Unfallchir. 31/1932. — Bhdlg. d. Schädelbasisfrakt., Münch. med. Wschr. 1935. — Diagn. u. Therap. d. Schädelbasisbr., Chirurg 1938. — Stielgedrehtes ruptur. Ovarialkystom b. graviditas mens 9, Zbl. Gynäkol. 1939. — Kaskadenmagen durch strangförm. Netzadhäs., Zbl. Chir. 1939. — Als Chirurg b. e. bespannten San.-Kompanie i. Polen, Chirurg 1940. — Spez. Chir. i. Ostfeldzug, Münch. med. Wschr. 1942.

Schreiber, Erich, MR., Chefarzt d. chir. Abt., u. Ärztl. Dir. d. Krhs., X 9360 Zschopau (Erzgeb.), Beethovenstr. 16. — Fragebogen 1968 nicht beantwortet.

Schreiber, Hans Wilhelm, apl. Prof., Chefarzt chir. Abt. Marienkrhs,. 2 Hamburg 22, Alfredstr. 9. — **A:** 51 Bonn. — **Prom:** 51 ebd. — **Hab:** 62 ebd. — **F:** Chir. — **V:** 51–54 Pathol. Inst. d. Univ. Bonn (Ceelen, Hamperl), 54 Landpraxis, Inn. Med., Med. Univ.-Klin. Köln (Schulten), 54–65 Bonn (Gütgemann). — **B:** Klin. Beurteilgs.-grundl. d. zytostat. Therap. i. d. Chir., in: Meythaler: Symposion aktueller therap. Probl., Enke 1959. — Chir. d. Magensarkoms (mit Gütgemann), Thieme 1960. — Früherkenng. d. Zungenkrebses, in: Fiebig: Vorbeugende Gesundhts.pflege i. d. tägl. Praxis, Hippokrates 1960. — Früherkenng. d. Speiseröhrenkrebses, ebd. — Früherkenng. d. Magenkrebses, ebd. — Magen-kardia-Ka. (mit Gütgemann), Enke 1964. — Blutgn. b. port. Hypertens., in: Gross: Blutgn. b. port. Hypertens., Schattauer 1964. — Magenop. u. d. Magenoperierte (mit Bartelheimer u. Maurer), de Gruyter 1968. — Chir. d. Magens, in: Baumgartl, Kremer u. Schreiber, Spez. Chir. f. d. Praxis, 2. Bd. v. H. W. Schreiber, Thieme Stuttgart 1968. — **P:** Pseudomyxoma peritonei ex appendice, Bruns' Beitr. klin. Chir. 191/1955. — Angiosarkom d. Herzbeutels, Z. Kreisl.forsch. 44/1955. — Milzvenensten., Zbl. Chir. 1956. — Pathol. u. Klin. d. Bronchialadenome, Bruns' Beitr. klin. Chir. 192/1956. — Radiogoldbhdlg. d. inop. Bronchialka., Ärztl. Wschr. 1956. — Sog. Vorstufen d. Magenka., Landarzt 1957. — Divertikulose – Divertikulitis, Dtsch. med. Wschr. 1957. — Pathol. u. Klin. d. chron. hyperplast. Gastritis u. ihre Beziehg. z. Magenka., Münch. med. Wschr. 1957. — Chron. hyperplast. Gastritis, ihre Beziehgn. z. Magenkrebs u. ihre Bhdlg., Bruns' Beitr. klin. Chir. 194/1957. — Blasen- u. Harnleitermißbildgn., Zbl. Chir. 1957. — Pathol. u. Klin. d. Divertikulose u. Divertikulitis, Langenbecks Arch. klin. Chir. 286/1958. — Echte Milzvenensten., ebd. 288/1958. — Ätiol. d. sog. Kardiospasmus u. z. Probl. d. Begutachtg., Münch. med. Wschr. 1958. — Chir. entzündl. Dickdarmerkrankgn., Landarzt 1958. — Zytostat. Bhdlg. bösart. Geschwülste, Dtsch. med. Wschr. 1958. — Einfl. d. Jejunitis nach Röntgenbestrahlg. auf d. Eisenresorpt. b. d. Ratte, Bruns' Beitr. klin. Chir. 196/1958. — Resekt.bhdlg. d. Leberzirrhose, Bull. Soc. Int. Chir. 1959. — Chir. Bhdlg. d. Pfortaderhochdruckes u. ihre Späterg., Dtsch. med. Wschr. 1959. — Magen-Sarkom, Bruns' Beitr. klin. Chir. 196/1959. — Magenka. u. Blutgruppe, ebd. 198/1959. — Krebs-Statist. u. Histol., Hippokrates 1959. — Leberzirrhose, Resekt. u. Regenerat., Langenbecks Arch. klin. Chir. 200/1959. — Klin., Begutachtg. u. Progn. d. prim. Magensarkoms, Med. Klin. 1959. — Leberzirrhose, Varizenblutg. u. Chir. Therap., ebd. 1960. — Chir. Bhdlg. d. Pfortaderhochdruckes, Chirurg 1960. — Magenka. u. Blutgruppe, Mitt. Ges. Bekämpf. Krebskrankh. Nordrhein-Westf. 1960. — Indikat. d. präven-

52*

tiven op. Bhdlg. gutart. Verändergn. d. Magen-Darm-Kanals, Dtsch. med. Wschr. 1960. — Cytostat. Therap. bösart. Geschwülste, Zbl. Chir. 1961. — Gr. Magenblutg., Med. Klin. 1961. — Indikat.stellg. u. op. Bhdlg. b. Pfortaderhochdruck, Zbl. Chir. 1961. — Selt. Tumoren d. Magen-Darm-Traktes, Hippokrates 1961. — Krebs d. Magen-Darm-Kanals u. seine Vorstufen, Therap.woche 1961. — Wirkg. d. Thioctsäure auf d. Ammoniakgehalt d. Blutes b. d. Leberzirrhose, Med. Klin. 1961. — Splenekt. b. Pfostaderhochdruck d. Leberzirrhose m. blutenden Varizen, Dtsch. med. Wschr. 1961. — Xanthomat. biliäre Leberzirrhose, Chirurg 1961. — Bedeutg. d. Cholinesterasen u. Transaminasen b. chir. Lebererkrankgn., Gastroenterologia (Basel) 1961. — Splenekt. b. d. port. Hypertens. d. Leberzirrhose, Med. Welt 1961. — Enzephalopath. u. portocav. Anastomosen, Dtsch. med. Wschr. 1961. — Indikat. u. Techn. d. direkten portocav. Anastomose, Chirurg 1961. — Wirkg. e. Blutextraktes auf d. Atmg. menschl. Leberschnitte u. d. Aktivität d. Cholinesterase b. Leberkrankhtn., Klin. Wschr. 1961. — Späterg. nach portocav. Anastomosen, J. Int. Coll. Surg. 1961. — Frühdiagn. d. Magenka., Bruns' Beitr. klin. Chir. 203/1961.— Wirkg. d. Thioctsäure auf d. Aktivität verschied. Serumenzyme b. chron. Lebererkrankgn., Acta hepato splen. 9/1962. — Bhdlg. d. Oesophagusvarizenblutg. u. d. Pfortaderhochdruckes, Therap.woche 1962. — Gastritis-Diagn. u. organ. Baucherkrankgn., Med. Klin. 1962. — Pathophysiol. u. Chir. d. Pfortaderhochdruckes, Langenbecks Arch. klin. Chir. 300/1962; (v. Langenbeck-Preis d. Dtsch. Ges. f. Chir. 1964). — Klin.-exp. Untersuchgn. z. Thrombose-Prophyl., Med. Welt 1962. — Spont. splenoren. Anastomose i. Splenoportogramm, Fortschr. Röntgenstr. 1962. — Kollateralkreisl. b. intra- u. extrahepat. Block i. Seriensplenoportogramm, ebd. — Betrachtgn. z. Zeitbegriff i. d. Chir., Hippokrates 1962. — Hämodynam., hämatopoet. u. Stoffwechselfunkt. d. Milz aus chir. Sicht, ebd. — Neurinom d. Magens, Landarzt 1962. — Klin. u. tierexp. Untersuchgn. z. Verhalten d. splenohepat. Blutzelldepress. nach Durchführg. e. portocav. Anastomose, Langenbecks Arch. klin. Chir. 301/1962. — Ulcus-Resekt. u. Leberschaden, ebd. — Chir. Bedeutg. d. Splenoportographie b. Pfortaderhochdruck, ebd. 303/1963. — Splenoren. Anastomose b. Pfortaderhochdruck d. Leberzirrhose, Dtsch. med. Wschr. 1963. — Lymphozyten u. Magenkrebs, Chirurg 1963. — Verhalten d. Blutammoniakkonzentrat. b. Leberzirrhosekranken m. e. portocav. Anastomose, ebd. — Magensaft-Sekret. u. d. Magen-Duodenal-Ulcus b. Pfortaderhochdruck d. Leberzirrhose nach portocav. Shunt-Op., Langenbecks Arch. klin. Chir. 302/1963. — Therap. d. Dickdarm-Diverticulitis, ebd. — Ergänz. radiol. Bemerkgn. z. totalen Gastrekt., Dtsch. med. Wschr. 1963. — Seltenere portocav. Anastomosen, ebd. — Totale Magen-Resekt., Langenbecks Arch. klin. Chir. 303/1963. — Magen-Kardia-Fornix-Resekt., Zbl. Chir. 1963. — Unt. Magen-Teilresekt., Langenbecks Arch. klin. Chir. 303/1963. — Morphol., enzymol. u. toxäm. Frühfolgen nach portocav. Anastomosen, ebd. 304/1963. — Radiol. Funkt.diagn. d. sog. Ersatz-Magens nach tot. Gastrekt., ebd. 305/1964. — Anamnesedauer u. Überlebenszt. d. Magenkrebs-Kranken, Zbl. Chir. 1964. — Ka. i. Magenstumpf, ebd. — Diagn. u. progn. Bedeutg. d. Lymphozyten b. Bronchial-Ka., Bruns' Beitr. klin. Chir. 208/1964. — Neue Gesichtspkt. z. Krankhts.bild d. prim. Magensarkoms, Chirurg 1964. — Magen-Ulkus u. Lebererkrankg., Med. Klin. 1964. — Chron.-idiopath. Ikterus m. Verschl.-Syndr., Zbl. Chir. 1964. — Chir. d. Leberzirrhose m. port. Hypertens., Z. inn. Med. 1964. — Probl. i. d. Pfortaderchir., Gastroenterologia (Basel) 105/1964. — Hepatogenes Ulcus, Dtsch. med. Wschr. 1964. — Häuf₁gkt. u. klin. Besonderhtn. d. Ulcus b. d. Leberzirrhose, Langenbecks Arch. klin. Chir. 211/1964. — Geschichte d. Milz-Chir., Bruns' Beitr. klin. Chir. 308/1964.

— Ligatur d. A. lienalis b. d. Bhdlg. d. port. Hypertens. d. Leberzirrhose, Zbl. Chir. 1964. — Bedeutg. d. Splenoportograph. b. d. Diagn. d. Pfortadersyst., Radiol. Klin. (Basel) 33/1964. — Späterg. nach 150 portocav. Anastomosen, Dtsch. med. Wschr. 1964 (in 4 Sprachen ersch.). — Form u. Funkt. d. Ersatzmagens nach totaler Magenresekt., Langenbecks Arch. klin. Chir. 307/1964. — Serumeiweiß u. Progn. b. Ka. u. Sarkom d. Magens, ebd. — Anamnese u. Progn. b. Magenka., Chirurg 1965. — Chir. Aspekte z. Entwicklg. d. Therap. b. Magenka., Schweiz. med. Wschr. 1965. — Bhdlg. d. akuten Blutg. aus Magen u. Zwölffingerdarm (Excl. Varizenblutg.), Dtsch. med. Wschr. 1965. — A propos du traitement chirurgical des l'hypertension portale, Presse méd. (Paris) 73/1965. — Geschwür i. op. Magen u. Duodenum, Zbl. Chir. 1965. — Derzeit. Situat. d. chir. Bhdlg. d. Magenka., Landarzt 1965. — Chir. d. Milz u. ihre Begutachtg., Bruns' Beitr. klin. Chir. 211/1965. — Op.dauer u. Op.-risiko, Langenbecks Arch. klin. Chir. 301/1965. — Ulcus u. Leberzirrhose, Ärztl. Praxis 1965. — Akute Blutg. aus Magen u. Darm, Med. Welt 1965. — Indikat. z. Splenoportograph., Dtsch. med. Wschr. 1965. — Neue Gesichtspkt. z. Klin. d. Dickdarmdiverticulitis, Dtsch. med. Wschr. 1965. — Bedeutg. d. Diabetes mell. b. d. Indikat.stellg. d. portocav. Anastomose, Langenbecks Arch. klin. Chir. 312/1965. — Diagn. u. Therap. d. port. Hypertens., Dtsch. Ärztebl. 1965. — Magen-Kardia-Ka., ebd. — Bhdlg. d. perfor. sog. fr. Magen-Duodenal-Ulcus, Dtsch. med. Wschr. 1965. — Konservat. Bhdlg. d. Oesophagusvarizen, H-N-O 1965. — Magenresekt. u. Cholelithiasis, Zbl. Chir. 1965. — Bedeutg. d. Splenoportograph. f. d. chir. Bhdlg. d. Pfortaderhochdruckes, Cs. Radiol. (Prag) 1965. — Radikalität u. pathophysiol. Gesichtspkt. b. d. Resekt. d. Magenka., Langenbecks Arch. klin. Chir. 314/1966. — Op. Techn. d. orthograden Dünndarminterposit. nach Gastrekt., Chirurg 1966. — Diagn. u. prognost. Bedeutg. d. Verhaltens d. Magensäure b. Magenka., Langenbecks Arch. klin. Chir. 314/1966. — Krankhts.wert d. sog. inkompletten Divertikel, Zbl. Chir. 1966. — Stoffwechsel u. Op.taktik b. Magen-Duodenal-Ulkus, Langenbecks Arch. klin. Chir. 317/1967. — Bedeutg. d. Lymphographie f. Diagn. u. Therap. b. Pfortaderhochdruck d. Leberzirrhose, ebd. — Indikat.stellg., Techn. u. op. Störgn. b. d. beidseit. selekt. gastralen Vagot. u. Pyloromyoplast., Dtsch. med. Wschr. 1967. — Akute Blutg. aus Oesophagusvarizen, Münch. med. Wschr. 1967. — Neue Gesichtspkt. z. Bhdlg. d. Magenka., Image (Basel) 1967. — Techn. u. Komplikat. b. d. selekt. gastr. Vagotomie, Langenbecks Arch. klin. Chir. 318/1967. — Magenresekt. u. Cholelithiasis, Dtsch. med. Wschr. 1967. — Op. Techn., zu den intra- u. postop. Störgn. b. d. beidseit. selekt. gastralen Vagotomie, Langenbecks Arch. klin. Chir. 319/1967. — Magenresekt. u. Eiweißstoffwechsel, ebd. — Lymphatic circulation in portal Hypertension, Progress in Lymphology, Thieme 1967.

Schriefers, Karl-Heinz, Priv.-Doz., Oberarzt d. Chir. Univ.-Klin., 53 Bonn-Venusberg. — *18. 12. 26 Schiefbahn. — **A:** 53 Bonn. — **Prom:** 53 ebd. — **Hab:** 64 ebd. — **F:** Chir. — **V:** 53–54 Pathol. Inst. Bonn (Celen, Hamperl), 54–55 Univ.-Frauenklin. ebd. (Siebke), 55–56 Med. Univ.-Poliklin. ebd. (Tiemann), ab 56 Chir. Univ.-Klin. ebd. (Gütgemann). — **P:** Früh- u. Späterg. d. op. Bhdlg. traumat. art.-ven. Fisteln (mit Richter), Ärztl. Wschr. 1958. — Chron. Appendicitis als Fehldiagn. b. Kolon-Ka., Landarzt 1959. — Tumorerkrankg. d. Gallenwege, Zbl. Chir. 1960. — Chir. Bhdlg. d. Pfortaderhochdrucks (mit Gütgemann u. Schreiber), Chirurg 1960. — Chron. Pankreatitis, Hippokrates 1961. — Wirkg. d. Thioctsäure auf d. Ammoniakgehalt d. Blutes b. Leberzirrhose (mit Schreiber, Schönfelder u. Breuer), Med. Klin. 1961. — Bedeutg. d. Cholinesterasen u. Transaminasen b. chir. Lebererkrankgn. (mit Breuer, Schreiber u. Schönfelder), Bibl. gastroenterol. 1961. — Splenekt.

b. Pfortaderhochdruck d. Leberzirrhose m. blut. Varicen (mit Gütgemann u. Schreiber), Dtsch. med. Wschr. 1961. — Porto-cavale Anastomose u. sog. Encephalopathie (mit Gütgemann, Schreiber u. Penin), ebd. — Bewertg. v. Kolik u. Ikterus b. Gallensteinleiden, ebd. 1963. — Splenoren. Anastomose b. Pfortaderhochdruck d. Leberzirrhose m. blut. Varicen (mit Schreiber), ebd. — Chir. Bedeutg. d. Splenoportographie b. Pfortaderhochdruck (mit Schreiber, Düx u. Thurn), Langenbecks Arch. klin. Chir. 302/1963. — Cholostatisch-cholangit. Lebercirrhose, ebd. — Magensaftsekret. u. Magen-Duodenal-Ulcus b. Pfortaderhochdruck d. Leberzirrhose u. nach porto-cav. Shunt-Op. (mit Schreiber u. Esser), ebd. — Einf. Anordng. z. allg. u. lok. Magenkühlg. (mit Dohmen), Zbl. Chir. 1963. — Kreisl.verändergn. nach porto-cav. Anastomosen-Op., Langenbecks Arch. klin. Chir. 304/1963. — Magenulcus u. Lebererkrankgn. (mit Luchmann, Schreiber u. Esser), Med. Klin. 1964. — Ulcus b. d. Leberzirrhose, Dtsch. med. Wschr. 1964. — Späterg. nach 150 dir. porto-cav. Anastomosen (mit Schreiber, Esser u. Bartsch), ebd. — Magenazidität u. Ulcushäufigkt. vor u. nach porto-cav. Anastomosen-Op., Langenbecks Arch. klin. Chir. 307/1964. — Pathophysiol. u. Therap. d. traumat. art.-ven. Fistel (mit Richter), Zbl. Chir. 1964. — Rekonstrukt. Chir. d. verletzten u. striktur. gr. Gallengangs (mit Gütgemann, Philipp u. Wülfing), Bruns' Beitr. klin. Chir. 210/1965. — Untersuchgn. z. Auswirkg. d. Pfortaderhochdrucks d. Leberzirrhose u. portocav. Anastomosen-Op. auf d. Kreisl., Erg. Chir. u. Orthop. 48/1966. — Akute Blutg. aus Oesophagusvarizen (mit Esser u. a.), Münch. med. Wschr. 1966. — Ikterus nach op. Eingr. (mit Wenn), Dtsch. med. Wschr. 1967. — Indications and operative results in 200 porto-caval shunt-operations, J. cardiovasc. Surg. 7/1967.

Schröder, Carl-Heinz, Prof., Leit. Arzt d. chir. u. urol. Abt. d. Städt. Krhs., 454 Lengerich (Westf.), Avereschweg 14. — *13. 4. 06 Lübbecke (Westf.). — A: 31 Münster (Westf.). — **Prom:** 31 ebd. — **Hab:** 37 ebd. — **F:** Chir., Urol. — **V:** 30–31 inn. Abt. Städt. Krhs. Osnabrück (Bürger), 31 inn. Abt. Kath. Krhs. Castrop-Rauxel (Hörstrup), 31–45 Münster/Westf. (Coenen). — **B:** Urol. Erkrankgn., in: Taschenjb. d. Therap. Barth 1944 bis 1961. — **P:** Vererbg. d. Hasenscharte u. Gaumenspalte, Diss.; Arch. Rassenbiol. 25/1931. — Angeb. famil. Fibroma moll., ebd. 27/1933. — Familiäre kongen. Luxat., Z. orthop. Chir. 57/1932. — Alimentäre Lipämie b. norm. u. b. op. Magen, Dtsch. Z. Chir. 238/1932. — Erbgang d. Dupuytrenschen Kontraktur, Zbl. Chir. 1934. — Berufsarb. u. Trauma b. Dupuytrenscher Kontraktur, Dtsch. Z. Chir. 244/1934. — Dupuytrensche Kontraktur u. Trauma, Arch. orthop. Chir. 35/1934. — Vererbg. d. Dupuytrenschen Fingerkontraktur, Arch. Rassenbiol. 28/1935. — Vererbg. u. Bhdlg. d. Hämophilie, Münch. med. Wschr. 1935. — Untersuchgn. üb. d. Vererbg. d. Hasenscharte u. Gaumensp. mit bes. Berücksicht. d. Erbganges, Arch. klin. Chir. 182/1935. — Spezif. Infekt., Chirurg 1935. — Kloakenmißbildg. m. angeb. Doppelg. v. Coecum u. Appendix., Bruns' Beitr. klin. Chir. 163/1936. — Vererbg. d. Recklinghausenschen Neurofibromatose, ebd. 164/1936. — Amniogene u. erbl. Klumpfußentstehg., ebd. — Erfahrgn. m. d. Elektrotomie b. Prostatahypertrophie, Arch. klin. Chir. 190/1937. — Erg. d. Elektrotomie b. Prostatahypertrophie, Z. urol. Chir. 43/1937. — Diagn. u. Op.erg. b. Nierentbk., Erg. Chir. u. Orthop. 31/1938. — Atyp. Nierentbk., Zbl. Chir. 1938. — Blutsparendes Operieren b. d. Elektroresekt. d. Prostata, ebd. 1939. — Erbl. Beziehgn. d. Hasenscharte u. Gaumenspalte zu and. körperl. Mißbildgn., insbes. Wirbelsäulenmißbildgn., Bruns' Beitr. klin. Chir. 169/1939. — Mißbildgs.vererbg. i. d. Chir., Erg. Chir. u. Orthop. 32/1939. — Eineiige Zwillinge m. Hasenscharte u.

Gaumenspalte, Zbl. Chir. 1939. — Naht e. zweif. Stichverletzg. d. Herzens, ebd. 1940. — Struma suprarenalis cystica haemorrhagica, Arch. klin. Chir. 199/1940. — Beobachtgn. b. Steckschuß, Dtsch. Militärarzt 1941. — Arteriographie u. Op. b. Kriegsaneurysmen, Chirurg 1941. — Urogenitaltbk. b. eineiigen Zwillingen, Erbarzt 1941. — Anzeige z. Elektroresekt. b. Prostatahypertrophie, Zbl. Chir. 1942. — Früherkenng. d. Nierentbk. i. Pyelogramm, Z. urol. Chir. 46/1942. — Bedeutg. d. Spina bifida occulta f. d. Erbanlage d. Lippen-Kiefer-Gaumenspalte (mit Hillenbrand), Arch. klin. Chir. 203/1942. — Rö.darstellg. v. Kriegsaneurysmen, ebd. 204/1943. — Schleich. Frakt. d. Schenkelhalses, Dtsch. Militärarzt 1943. — Heilg. d. Schußkausalgie d. Armes d. Stellatumresekt., Chirurg 1943. — Verschied. Formen d. Anurie u. völl. Harnverhaltg. u. ihre Bhdlg., Med. Klin. 1943. — Divertikelmyom d. Magens, Bruns' Beitr. klin. Chir. 176/1944. — Arteriographie u. Op. d. „stillen" Hämatoms, ebd. 175/1944. — Arteriograph. Gefäßnahtkontrolle b. d. Op. d. traumat. Aneurysmas d. Gliedmaßen, ebd. 181/1950. — Op. d. tiefsitzend. Blasendivertikels, Chirurg 1951. — Streptomycin-Pyrifer-Bhdlg. d. Nierentbk., Z. Urol. (Kongr.ber.) 1952. — Op. d. traumat. art.-ven. Aneurysmas zw. Carotis interna u. Sinus cavernosus, Langenbecks Arch. klin. Chir. 273/1952. — Erfahrgn. m. d. Op. d. lumbal. Bandscheibenvorfalles, Zbl. Chir. 1955. — Erfahrgn. m. d. Prostatekt. nach Millin, ebd. 1958. — Kenntnis paravesik. Zysten, ebd. 1961.

Schröder, Franz, Leit. Arzt d. Dreifaltigkeits-Krhs., Chefarzt d. chir. Abt. i. R., Privat: 478 Lippstadt/Westf., Wiedenbrücker Str. 32. — *11. 4. 02 Hagen-Boele/Westf. — **A:** 29 Göttingen. — **Prom:** 27 ebd. — **F:** Chir. — **V:** 27–28 Pathol. Inst. Göttingen (Kaufmann, Gruber), 28–29 Med. Klin. Düsseldorf (Thannhauser), 29–30 Bonn (v. Redwitz), 31–32 Städt. Kr.anst. Dortmund (Konjetzny), 32–35 Oberarzt, Dreifaltigkeits-Krhs. Lippstadt (Deutsch), seit 36 Chefarzt d. chir. Abt. ebd. — **P:** Mal. Hodengeschwülste, bes. Adenoca. d. Hodens i. Kindesalter, Diss. — Mikroskop. Bau d. sog. „Caruncula urethrae" d. Weibes, Z. urol. Chir. 1928. — Histol. Unterscheidg. echter Riesenzellensarkome v. riesenzellreichen Aufsaugungsgeschwülsten am Knochen, Arch. orthop. Unfallchir. 27. — Entstehg. u. histol. Aufbau d. Hernia encystica, Dtsch. Z. Chir. 232. — Selt. Anomalien u.. pathol. Bildungsformen am Os naviculare pedis, ebd. 233. — Zentraler xanthomat Riesenzellentumor d. Fibula, Arch. klin. Chir. 168. — Diffuse Osteomyelitis d. Schädelkapselknochen im Anschl. an Nasennebenhöhlenerkrankg., Chirurg 1934. — Klin. d. Magenmyoms, Arch. klin. Chir. 184. — Bhdlg. d. Röntgenkaters m. Pernokton, Röntgenpraxis 1936. — Steuerbare i.v. Dauernark. m. Eunarcon-Traubenzucker-Coramin, Chirurg 1937. — Klin. Bedeutg. u. d. Genese d. Os supranaviculare pedis, Röntgenpraxis 1937. — Schleich. Frakturen, Dtsch. Militärarzt 1938. — Erfahrgn. m. d. i. v. Eunarcon-Dauernark., Münch. med. Wschr. 1937. — Bhdlg. d. diff. eitr. Peritonitis, Zbl. Chir. 1939. — Untersuchgs.erg. üb. d. Blutumlaufsgeschwindigkt. b. Inhalations- u. i.v. Nark., Schmerz, Nark. Anaesth. 1940. — Ermüdungsbr. (Dauerbr.) u. d. Umbauzonen am Knochen, Zbl. Chir. 1942. — Ursachen d. gestörten Heilverlaufes i. d. Pseudarthrosenbhdlg., ebd. — Erfahrgn. üb. Bluttropfinfus. an e. Hauptverbandsplatz, ebd. 1944. — Hodenkrebs i. Säuglingsalter, ebd. 1947. — Betrachtgn. u. Beitr. üb. d. Bhdlg. perforier. Bauchverletzgn., ebd. 1948. — Ursachen d. Miktionsstörgn. b. d. Prostatahypertrophie, Z. Urol., Kongr.ber. 1949. — Auswirkg. d. oestrogenen Hormontherap. auf d. Mikt.störgn. b. d. Prostatahypertrophie, Dtsch. med. Wschr. 1949. — Bhdlg. d. Mikt.störgn. b. d. Prostatahypertrophie, Erg. 101. Tagg. Ver. ndrh.-westf. Chir. 1949. — Mikrobielle Ätiol. d. Krebses, Mitt. Dienst GBK 1958. — Klin. Erfahrgn. u.

Vorschläge z. Bhdlg. mal. Tumoren m. d. Cytostaticum E 39, Symposion aktueller ther. Probl. 1959.

Schröder, Friedrich W., Chefarzt d. chir. Abt. d. Krskrhs., X 925 Mittweida/Sa. — *24. 7. 17 Zerbst/Anh. — A: 44 Göttingen. — Prom: 44 ebd. — F: Chir. — V: Bis 53 Krhs. an d. Leninstr., Karl-Marx-Stadt (Kuntzen). — P: Bhdlg. v. Schlottergelenken beiders., Zbl. Chir. 1963. — Gallenblasen- u. Magenchir. i. Kindesalter, ebd. 1968.

Schröder, Friedrich Wilhelm, Leit. Arzt d. Zweckverbandskrhs., 2257 Bredstedt. — *27. 12. 09 Warin/Mecklbg. — A: 34 Schwerin/Mecklbg. — Prom: 35 Rostock. — F: Chir., Urol. — V: 33–37 Städt. Krhs. Wismar (Rennecke, Metge), 37 Diak.-Krhs. Elbing (Reiss), 37–52 Städt. Kr.anst. Erfurt (Schwarz), 52–59 Chefarzt Krskrhs. Weißenfels/S. — P: Knochentumoren, Zbl. Chir. 1951. — Bhdlg. d. Pleuraempyems u. d. Empyem Resthöhlen, ebd. 1955.

Schröder, Hans, Chefarzt d. chir. Abt. Krhs. ,,Alten Eichen‘‘, 2 Hamburg 54, Wördemannsweg 19. — *12. 8. 23 Rostock/Meckl. — A: 51 Hamburg. — Prom: 51 ebd. — F: Chir., Urol. — V: 51–60 Allg. Krhs. St. Georg Hamburg (Diebold), 61–65 Allg. Krhs. Harburg (Lichtenauer). — P: Techn. d. Blutgruppenbestimmg. f. d. Chir., Mod. Chir. 1954. — Bhdlg. d. Prostatahypertrophie, Langenbecks Arch. klin. Chir. 291/1959. — Bhdlg. d. supracondyl. Humerusfrakt. i. Kindesalter, Hamb. Ärztebl. 1960. — Bedeutg. v. Funkt.prüfgn. vor lungenchir. Eingr., ebd. — Thorak. Notzustände, Langenbecks Arch. klin. Chir. 308/1964.

Schröder, Hans, Ass. d. Chir. Univ.-Klin., X 6900 Jena (Thür.), Bachstr. 18. — Fragebogen 1968 nicht beantwortet.

Schröder, Heinz, leit. Arzt d. Kinderchir. Abt. d. Städt. Krhs., 623 Frankfurt (Main)-Höchst, Gotenstr. 6. — Fragebogen 1968 nicht beantwortet.

Schroeder, Karl, Chefarzt d. Marienhosp. i. R., 47 Hamm (Westf.), Ostenallee 76 b. — *30. 9. 95 Bruchhausen. — A: 22. — Prom: 22. — F: Chir. — V: 22 Pathol. Inst. Kiel (Jores), 22–23 Med. Univ.-Klin. ebd. (Schittenhelm), 23–24 Raffaels-Klin. Münster/Westf. (Ramstedt), 24–25 Univ.-Frauenklin. Leipzig (Stoeckel), 25 Gera (Fritsch), Kiel (Anschütz), 26–29 Oberarzt Marienhosp. Hamm/Westf. (Senge). — P: Totale Dammrisse a. d. Univ.-Frauenklin. Kiel, Zbl. Gynäk. 1922. — Chron. entzündl. Verändergn. i. Bereich d. Coecums u. Colon ascendens, Arch. klin. Chir. 129/1923. — Aneurysma d. A. lienalis, ebd. — Fremdkörperappendicitis, Zbl. Chir. 1924. — Einfl. d. Rö.bestrahlg. a. d. Blutdruck, Zbl. Gynäk. 1924. — Volvulus d. Omentum unt. d. Symptomen e. Appendicitis, ebd. 1929. — Spontanrupt. u. Haematom d. M. rectus abdom. als selt. Indikat. z. Kaiserschnitt, ebd. 1929. — Diagn. u. Therap. extravesical mündender Ureteren, Festschr. z. 60. Geb. v. Geh.-Rat Stoeckel, ebd. 1931. — Bhdlgs.techn. d. suprakondyl. Humerusfrakt., Mschr. Unfhlkd. 1941. — Bhdlg. d. Bauchschüsse, Chirurg 1942. — Massive Embolie d. Nierenschlagader, Zbl. Chir. 1947.

Schröder, Malte, 2308 Preetz (Holstein), Schellhorner Str. 23 a. — Fragebogen 1968 nicht beantwortet.

Schröder, Richard, Oberarzt d. chir. Abt. Krskrhs., X 724 Grimma. — *10. 9. 32 Hartha Krs. Döbeln. — A: 57 Leipzig. — Prom: 57 ebd. — F: Chir. — B: Einführg. i. d. Unfhlkd. E. Leitfaden f. Schwestern, Pfleger u. DRK-Helfer (mit Strauch u. Schneider), Vlg. Volk und Gesundheit 1962.

Schroeter, Arthur, 664 Merzig (Saar), Hochwaldstr. 23. — Fragebogen 1968 nicht beantwortet.

Schröter, Gerhard, Med.-Rat, Chefarzt am Inst. f. Berufskrankh., X 1134 Berlin-

Lichtenberg, Nöldnerstr. 40–42. — *16. 10. 11 Leipzig. — **A:** 37 Leipzig. — **Prom:** 37 ebd. — **F:** Chir. — **V:** 37–38 Staatl. Frauenklin. Dresden (Warnekros), 39–45 Stadtkrhs. Meißen (Birgfeld, Festge). — **B:** Berufsschäden d. Stütz- u. Beweggs.-systems, Leipzig: Barth 1958, 1961. — Aufbrauchs- u. Abnutzgs.krankhtn., in: Hdb. d. ges. Arbeitsmed., 2. Bd., Urban & Schwarzenberg 1961. — **P:** 36 wiss. Arb. i. d. verschied. Zschr. üb. Diagn., Therap. u. Begutachtg. d. Abnutzgs.schäden d. WS.; Sudecksche Dystroph.; Dupuytrensche Kontrakt. etc.

Schroth, Reinhard E., Dr. med. habil., 1. Oberarzt, Facharzt f. Chir., Facharzt f. Anaesth. u. Wiederbelebg., Chir. Klin. d. Bezkrhs., X 89 Görlitz, Girbigsdorfer Str. 1–3. — *4. 8. 26 Freiwaldau. — **A:** 51 Jena. — **Prom:** 52 ebd. — **Hab:** 64 Berlin. — **F:** Chir., Anaesth. — **V:** 51–55 Krskrhs. Lichtenstein, 55–57 Bezkrhs. Görlitz (Funke), ab 58 ebd. Oberarzt, 55–65 nebenamtl. i. Bezkrhs. Görlitz Leit. d. Anaesth.-abt., 55–57 mehrmonat. Studienaufenthalt Jena (Kuntzen), 56 Leipzig (Üebermuth) u. Med. Univ.-Klin. ebd. (Bürger) (Gefäßchir.), 60 Charité Berlin (Felix), 61 Gefäß-chir. Klin. Leverkusen (Pässler), 56 u. 60 Basel u. Zürich, Kantonspit. Liestal. — **B:** Anwendg. v. wasserstoffperoxidhalt. Pudern i. d. Chir., in: Anwendg. v. Wasser-stoffperoxid, Leipzig 1968. — **P:** Beziehgn. zw. d. Phosphaturie u. Neurose, Diss. — Verblutg. durch d. Gallenwege i. d. Darm, Zbl. Chir. 1955. — Krankhts.bild d. Glomustumoren, Dtsch. Gesd.wes. 1956. — Probl. d. sog. lokalis., posttraumat. Osteolysen, Zbl. Chir. 1956. — Spiegelschrift – e. Erleichterg. f. Amputierte d. Gebrauchsarmes, Z. Orthop. 89/1957. — Vorteile u. Gefahren d. langdauernden orotrach. Intubat. i. Hinblick auf d. geübte Tracheotomie, Anaesthesist 1957. — Erfahrgn. m. d. Malonyl-thio-harnstoffabkömmling Brevinarkon (Inactin), Dtsch. Gesd.wes. 1958. — Schuldhaftg. u. Sozialhaftg. – Vorschläge f. e. zusätzl. Ver-sichergs.schutz d. Pat., ebd. — Narkosetod b. Basedowkranken, Zbl. Chir. 1958. — Wert d. Beatmgs.bronchograph., Fortschr. Röntgenstr. 92/1960. — Oxymetr. Un-tersuchgn. üb. d. Rückwirkg. epikutan verabfolgten Wasserstoffsuperoxydes auf d. O_2-Sättigg. d. Venenblutes, Langenbecks Arch. klin. Chir. 296/1960. — Verwert-barkt. oxymetr. Untersuchgn. b. Tendopathien am Arm, Bruns' Beitr. klin. Chir. 201/1960. — Abnutzgs.erkrankgn. d. Sehnen u. ihre Bhdlg., ebd. — Aufbau, Ar-beitsweise u. Erg. e. Stat. f. lebensbedrohl. Zustände, Beitr. z. Zentralisierg. d. Reanimat. (mit Heinrich), Anaesthesist 1961. — Art.-ven. Sauerstoffdiff. b. prim. Varizen, Langenbecks Arch. klin. Chir. 297/1961. — Sauerstoffsättigg. d. Venen-blutes b. Staug. d. zentripet. Strombahn, Z. Kreislaufforsch. 50/1961. — Be-deutg. art.-ven. Anastomosen b. prim. Varizen, Zbl. Chir. 1962. — Beatmgs.-bronchograph. als wicht. Hilfsmittel z. Früherfassg. chir. Lungenerkrankgn., ebd. — Verkürzg. d. art.-ven. Zirkulat.zt. b. Varizenträgern, Langenbecks Arch. klin. Chir. 300/1962. — Druckverhältn. i. d. Venen unt. bes. Berück-sicht. d. Varikosis, ebd. — Ven. Sauerstoffsättigg. b. Varizen, ebd. — Be-deutg. art.-ven. Kurzschlußverbindgn. b. d. Entstehg. v. Varizen, Habil.-Schr. 1963. — Foto-Rektoskopie, Medizintechnik 1964. — Intraart. Injekt. v. Bili-ton-Äther z. Bestimmg. d. art.-ven. Zirkulat.zt., Dtsch. Gesd.wes. 1965. — Bronchusrupt., Z. ärztl. Fortbild. 1965. — Überbrückg. periph. Art.verschl. durch Kunststoffprothesen, ebd.

Schubert, Alfred, † 1969, ehem. Oberarzt d. chir. Abt. Städt. Kr.anst. Koblenz, 5483 Bad Neuenahr, Casinostr. 31. — *26. 12. 20 Remagen. — **A:** 49 Düsseldorf. — **Prom:** 48 Bonn. — **F:** Chir. — **V:** 48–50 Stiftshosp. Andernach, 50–51 Krhs. Ahr-weiler, 51–52 Med. Univ.-Klin. Bonn (Martini), 53–58 Krhs. Ehrenbreitstein, ab 58 Städt. Kr.anst. Koblenz (Korth).

Schubert, Hans Otto, Prof., Chefarzt d. Chir. Klin. St. Marien-Krhs., 67 Ludwigshafen/Rh. — *1. 4. 06 Breslau. — **A:** 32 Breslau. — **Prom:** 33 ebd. — **Hab:** 63 apl. Prof. — **F:** Chir., Gynäk. u. Geburtsh. — **V:** 31–32 St. Georgs-Krhs. Breslau (Most), 32–34 Pathol. Inst. ebd. (Henke), 34–41 Chir. Univ.-Klin. ebd. (K.H.Bauer), 35 zwztl. Neurol. Klin. Wenzel-Hancke-Krhs. ebd. (Foerster), 41–44 notdienstverpfl. Chefchirurg i. Schlesien, 45–46 Chefchirurg Städt. Krhs. Hetzelstift, Neustadt/Weinstr. — **P:** Trauma u. mal. Tumoren, Diss. — Cerebr. Blasenstörgn., Z. Urol. 1938. — Diagn. u. Therap. d. mechan. Ileus, Ärztl. Wschr. 1947. — Konservat. Chir., Chirurg 1949. — Bhdlg. schw. sept. Gesichtsfurunkel, Bruns' Beitr. klin. Chir. 185/1952. — Geheilter Frühtetanus, Med. Klin. 1952. — Erfahrg. m. d. Intub.-Nark. i. mittelgr. Krhs., ebd. 189/1954. — Spontanrupt. e. gesunden Milz, Med. Klin. 1955. — Zerreißg. d. Quadricepssehne, Chirurg 1965.

Schubert, Martin J., Facharzt f. Chir., 2084 Rellingen, Ehmschen 87. — *25. 10. 02 Thorn. — **A:** 28 Breslau. — **Prom:** 30 ebd. — **F:** Chir. — **V:** 28–30 St.Anna-Hosp. Breslau (Kaiser), 30–33 Chir. Univ.-Klin. ebd. (Küttner), 33—39 Oberarzt Städt. Krhs. Cottbus (O. Hahn), 39–45 Kriegsdienst.

Schuberth, Erwin, Facharzt f. Chir., Durchgangsarzt, 565 Solingen, Kölner Str. 133. — *12. 5. 12 Untersteinach/Oberfranken. — **A:** 37 München. — **Prom:** 38 Erlangen. — **F:** Chir. — **V:** 36–37 Inn. Abt. Städt. Krhs. Bamberg (Müller), 37 Frauenklin. ebd. (Lüttge), 37–38 Städt. Krhs. ebd. (Lobenkoffer), 38 Ass. i. Praxis Dr. Hoock, ebd., Selb/Ofr. u. Buttenheim, Vertr. b. prakt. Ärzten, 38–42 Städt. Kr.anst. Solingen (Riess), 42–49 Kriegsdienst u. Gefangenschaft, 49–55 Städt. Kr.anst. Solingen (Riess), 55–63 Chefarzt d. chir. Abt. d. Krhs. Bethesda ebd., ab 63 Facharzt f. Chir.

Schuberth, Oscar, Prof., Östermalmsgatan 52, Stockholm (Schweden). — Fragebogen 1968 nicht beantwortet.

Schuchardt, Karl, Prof., Dr. med., Dr. dent., Dr. med. h. c., Ord. an d. Med. Fakultät d. Univ. Hamburg, Dir. d. Univ.-Klin. f. Zahn-, Mund- u. Kieferkrhtn., 2 Hamburg 64, Wellingsbüttler Weg 35. — *24. 12. 01 Itzehoe i. Holst. — **A:** 25 Zahnarzt, 28 Arzt Kiel. — **Prom:** 28 Dr. med., 30 Dr. med. dent. ebd., 66 Dr. med. h. c. Helsinki, Finnland. — **Hab:** 44 Dr. med. habil. u. Doz. Berlin. — **F:** Mund-, Kiefer- u. Gesichtschir. — **V:** 27 Med. Klin. Kiel, 28 Kieferstat. d. Rud.-Virchow-Krhs. Berlin (Wassmund), 30–31 Kieferklin. Charité ebd. (Axhausen), 31–32 I. Chir. Klin. Krhs. Berlin-Buckow-Ost (Dencks), 32–34 Oberarzt d. Kieferabt. d. Rud.-Virchow-Krhs. Berlin (Wassmund). — **B:** Rundstiellappen i. d. Wiederherstellgs.-chir. d. Gesichts-Kieferbereiches, Thieme 1944. — Rundstiellappen b. d. Gestaltg. v. Stümpfen d. unt. Extremitäten, Thieme 1945. — Ausgewählte Kapitel aus d. Wiederherstellgs.chir. d. Gesichtes unt. bes. Berücksicht. erworb. Defekte d. Augenlider u. d. Orbita, in: Ophthalmol. Op.lehre, hrsg. v. Thiel, Thieme 1942–45. — D. gleiche Beitr. erschien i. e. Sonderausgabe zus. m. d. Veröff. v. Zange unt. folg. Titel: Rhinol. u. Plast. Op. auf Grenzgeb. m. d. Ophthalmol. u. Chir., Leipzig: Thieme 1950. — Op. am Gesichtsteil d. Kopfes, in: Bier, Braun u. Kümmell, Chir. Op.lehre, VII. Aufl., Bd. 2, Kap. 5. Leipzig: Barth 1954. — Fortschr. d. Kiefer- u. Gesichtschir. (Jahrb.) Bd. 1–11. Hrsg. Bd. 1 (mit Wassmund), 1955. Bd. 2–11 1956–1966. — Op.betrieb; Grundzüge d. allg. Op.lehre usw.; Lok. Anaesth. (Lokal- u. Leitgs.anaesth. i. Trigeminusbereich; Vorbereit. chir. Maßnahmen z. Eingliederg. v. Prothesen; Spez. Infekt. i. Gesichts-, Kieferbereich (Aktinomykose, Milzbrand, Tetanus); Plast. Op. i. Mund-Kieferbereich, in: Zahn-, Mund- u. Kieferhk., Hdb. i. 5 Bdn., hrsg. mit Häupl u. Meyer, 3. Bd., 1. u. 2. Tl., Urban u. Schwarzenberg 1959.

— Plast. Op. i. Mund-Kieferbereich, Sonderdruck, Urban & Schwarzenberg 1960. — Treatment of Patients with Clefts of Lip, Alveolus and Palate (2nd Hamburg Int. Symposium) arranged and ed. by Karl Schuchardt, Thieme 1966. — **P**: Nebennicrenschrumpfg. u. Morbus addisoni, Diss. 1928. — Bhdlg. d. Oberkieferfrakt., Diss. 1930. — Progenieop. als kaus. Therap. e. Belastgs.-Paradentose, Paradentium 1937. — Myogene Kiefergelenkkontrakt. infolge syphilit. Myosis, Dtsch. Zahn-Mund-Kieferhk. 1937. — Kieferhöhlenop. u. gleichzeit. plast. Verschl. v. Antrum-Mundhöhlenverbindgn., Dtsch. med. Wschr. 1939. — Streifzug durch d. Kieferchir., Dtsch. zahnärztl. Wschr. 1939. — Vakzinetherapie d. Aktinomykose, Arch. klin. Chir. 196/1939 u. Dtsch. Zahn-Mund-Kieferhk. 1939. — Op. Spätversorgg. v. Kiefer- u. Gesichtsverletzgn., Dtsch. Kieferchir. 7/1940. — Unterkieferfrakt.verband, angefertigt nach e. vereinfachten Abdruckverf. i. Verbindg. m. freihänd. Schienung, Dtsch. zahnärztl. Wschr. 1941. — Contribucion al tratamiento de las lesiones del maxilar y de la cara (A base des experiencias hechas parsonalmente). J. odont. (Madrid) 1942. — Deckg. v. Gaumendefekten m. extraor. Rundstiellappen, Dtsch. zahnärztl. Wschr. 1942. — Ersatz d. Ohrläppchens m. e. Rundstiellappen v. Hals, 1942. — Chir. Kieferorthop. unt. Berücksicht. ihrer Bedeutg. f. d. Bhdlg. angebor. u. erworb. Kieferdeformitäten b. Soldaten, Dtsch. Zahn-Mund-Kieferhk. 1942. —. Orthop. Bhdlg. d. Kieferklemme m. alten u. neuen Mitteln, Dtsch. zahnärztl. Wschr. 1942. — Einf. Apparatur z. Befestigg. v. Op.unterlagen am Oberkiefer, ebd. — Neue intraor. Federspreize z. Bhdlg. d. Kieferklemme, Z. Stomatol. 1942. — Bhdlg. d. Kiefergelenkankylose, Zahnärztl. Welt 1946. — Ersatz d. fehlenden Zwischenkiefers, Dtsch. zahnärztl. Z. 1947. — Herstellg. d. Krukenberg-Greifzange m. Verwendg. e. Rundstiellappens, Z. Orthop. 1948. — Rippenknorpel i. d. Gesichtsplast., Dtsch. zahnärztl. Z. 1949. — Freie Hauttransplantat. unt. bes. Berücksicht. d. Verwendg. v. Epidermis-Kutislappen, Dtsch. Zahn-Mund-Kieferhk. 1949. — Chir. Aufgaben b. d. Herstellg. d. totalen Prothese, Z. Mund- u. Kieferchir. 1949. — Schwier. Zahnentferng. (Zahnextrakt. i. akutentzündl. Geb.), Hanser 1950. — Epidermistransplantat. b. d. Mundvorhofplast., Dtsch. zahnärztl. Z. 1952. — Indikat. u. Ausführg. d. Nark. u. d. zentr. Analgesie i. d. Zahn-, Mund- u. Kieferchir., Z. Mund- u. Kieferchir., 1952. — Method. d. Verschl. v. Defekten i. Alveolarfortsatz zahnl. Oberkiefer, ebd. 1953. — Neuer Apparat z. Entnahme v. Hauttransplantaten, Chirurg 1953. — Meth. d. Verlängerg. u. Rückverlagerg. d. Gaumensegels b. Spaltbildgn., Zahnärztl. Rdsch. 1953. — Chir. als Helferin d. Kieferorthop., Fortschr. Kieferorthop. 15/1954. — Günstigster Termin f. d. Verschl. v. Lippen-, Kiefer-, Gaumenspalten, Dtsch. Zahn-Mund-Kieferhk. 20. — La Plastic faciale après Lupus vulgaris, Ann. Chir. 31/1955. — The Treatment of Oro-Antral Perforations and Fistulae, Int. Dental J. 5/1955. — Plast. Chir. u. Aesthetik, Med. Klin. 1955. — Formen d. off. Bisses u. ihre Bhdlgs.möglkten., Fortschr. Kiefer- u. Gesichtschir. 1/1955. — Erg. b. einseit. durchgehenden Lippen-, Kiefer-, Gaumenspalten i. kieferorthop. u. sprachl. Hinsicht (mit Eckstein), ebd. — Chir. Bhdlg. u. Pathol. d. Elephantiasis d. unt. Extremitäten (mit Kirschner u. Scriba), Chirurg 1955. — Vorschlag z. Verbesserg. d. Drahtschienenverbände, Dtsch. Zahn-Mund-Kieferhk. 24/1956. — Totale u. part. Ohrmuschelplast., Fortschr. Kiefer- u. Gesichtschir. 2. — Chir. Bhdlg. d. mal. Tumoren d. Gesichtshaut, ebd. 3/1957. — Bhdlg. v. Kieferdeformitäten (Progenie, Prognathie u. off. Biß), Langenbecks Arch. klin. Chir. 287/1957. — Plast. Op. i. Gesichts-Kieferbereich, Therap.woche 1957/58. — Hautersatz i. Gesicht m. gestielten Lappen u. freien Transplantaten, Langenbecks Arch. klin. Chir. 289/1958. — Erfahrgn. b. d. Bhdlg. d. Mikrogenie, ebd. — Grundsätzl. z. Indikat. u. Techn. d. Eingr. am wachsenden Gesichtsschädel, Fortschr. Kiefer- u. Gesichtschir. 4/1958. — Starkstromverletzgn. d. Lippe i. Kindesalter, ebd. — Beobachtgn. b. d. Bhdlg. odontogener Cysten d. Wechselgebisses, ebd. — Diagn. u. Therap. d. Tumoren d. Glandula submandibularis, ebd. — El Tratamiento Ortopedico Quirurgico de las Deformidades Maxillares Congenitas y Adquiridas, (Progenia, Prognasia, Mordida Abierta y asematrias), Boletin de Informacion Dental No. 160. — Befestigg. e. Unterkiefertotalproth., Dtsch. med. Wschr. 83. Jg. — Utisilation des protheses maxillo-orbitaires dans la chirurgie reconstructive de l'orbitae (mit Schröder), Ann. Chir. Plastique 4/1959. — Indikat. d. allg. u. lok. Anaesth. i. d. Kiefer- u. Gesichtschir., Fortschr. Kiefer- u. Gesichtschir. 5/1959. — Elektronentherap. bösart. Tumoren d. Mund- u. Kieferbereiches, Strahlentherap. 112/1960. — Entwicklg. d. Lippen-, Kiefer-, Gaumenspaltenchir. unt. bes. Berück- sicht. aesthet. u.funktion. Momente, Langenbecks Arch. klin. Chir. 295/1960. — Frakt. d. Gesichtsskelettes, Stoma 1960. — Erfahrgn. üb. prim. Knochentransplan- tat. b. Lippen-, Kiefer-, Gaumenspalten (mit Pfeifer), Langenbecks Arch. klin. Chir. 295/1960. — Sterilisat. selbstbereiteter Anaesth.lösgn. durch Keimfreifiltrat., Dtsch. zahnärztl. Z. 1960. — Grundsätzl. z. Thema: Aesthet. Faktoren i. d. plast. Chir. d. Gesichts-Kieferbereiches, Fortschr. Kiefer- u. Gesichtschir. 7/1961. — Ersatz d. Fettgewebes i. Gesicht durch freie u. gestielte Transplantat. v. Fettgewebe u. Implantat. v. Ivalon (mit Krüger), ebd. — Neue Erfahrgn. b. Verschl. v. Gaumen- defekten m. Rundstiellappen, Langenbecks Arch. klin. Chir. 296/1961. — Dokumen- tat. v. Pat. m. Lippen-, Kiefer-, Gaumenspalten (mit Pfeifer), ebd. — Op. Bhdlg. d. Strahlenfolgen, Arch. klin. u. exper. Dermat. 213/1961. — Techn. u. Anwendg. d. Drahtbogenkunststoffverbandes (mit Kapovits u. Spiessl), Dtsch. zahnärztl. Z. 1961. — Prim. u. sekund. Osteoplastik b. Pat. m. Lippen-, Kiefer-, Gaumenspalten (mit Pfeifer), Österr. Z. Stomat. 1961. — Ersatz strahlengeschädigter Haut durch Lappenplast., Fortschr. Kiefer- u. Gesichtschir. 8/1962. — Korrekt. v. strahlen- bedingten Wachstumsstörgn. d. Gesichtsteils d. Schädels, ebd. — Primary and Secondary Operations for Cleft Palate (mit Pfeifer), J. Int. Coll. Surgeons 38/1962. — Prim. Knochentransplantat. b. Verschl. v. Lippen-, Kiefer-, Gaumenspalten (mit Pfeifer), Dtsch. Zahn-Mund-Kieferhk. 37/1962. — Derzeit. Stand d. Lippen- u. Gaumenplast., Arch. Ohr.-Nas.-Kehlk.hk. 180/1962. — Wiederherstellgs.chir. b. Defekten d. Lider, d. Orbita u. d. angrenz. Tl. d. Gesichtes, Entwicklg. u. Fortschr. i. d. Augenheilk. 1962. — Principles of Reconstruction of the Orbit after Extensive Injuries, Plastic and Reconstructive Surgery of the Eye and Adnexa. Washington Butterworths 1962. — Fratture cranio-facciali, principi, metodi e risultati di loro trattamento (mit Lösch u. Spiessl), Minerva Chirurgica 18/1963. — Growth of the Nose, Upper Jaw and Teeth after primary osteoplastic completion of the cleft alveolar ridge in patients with cleft lip and palate (mit Pfeifer), Proc. 3rd Int. Congr. Plastic Surgery, Washington 1963. — Beobachtgn. b. d. Bhdlg. v. Fällen odontoge- ner Kieferhöhlenentzündgn. (mit Pfeifer u. Lentrodt), Fortschr. Kiefer- u. Gesichts- chir. 9/1964. — Beobachtgn. u. Erfahrgn. b. d. Diagn. u. Therap. v. 3591 klin. behand. Fällen odontogener Entzündgn. i. Kiefer-Gesichtsbereich (mit Eckstein u. Lehnert), ebd. — Mikrobiol. u. klin. Beobachtgn. u. Erfahrgn. b. d. zervikofaz. Aktinomykose (mit Lentze), ebd. — Spalthaut- u. Vollhauttransplantat. b. fr. Ver- brenngn. d. Gesichtes, ebd. — Chir. Bhdlg. d. Atresie d. Epipharynx u. d. Meso- pharynx, Langenbecks Arch. klin. Chir. 306/1964. — Techn. d. Verschl. d. queren Gesichtsspalte, ebd. — Chir. Eingr. z. Behebg. aesthet. Störgn. i. Lichte d. neuen Strafgesetzbuchentwurfes (mit Günther), ebd. 308/1964. — Il Trattamento Chirur-

gico del Progenismo Mediante intervento sulla branca Montante ed Orizzontale
della Mandibola (mit Lösch u. Metz), Gazette Internazionale di Medicina e Chirurgia
1964. — Vorschlag z. Verbesserg. d. op. Korrekt. abstehender Ohrmuscheln (mit
Schwenzer), Langenbecks Arch. klin. Chir. 309/1965. — Sofort. od. verzög. Defektdeckg. nach op. Entferng. v. Tumoren i. Gesichts-Kieferbereich (mit Spiessl), ebd.
— Chir. Bhdlg. d. Zungenka. u. prothet. Wiederherstellg. d. Sprechfunkt. (mit
Schröder, Ritze u. Müller), Fortschr. Kiefer- u. Gesichtschir. 10/1965. — Befestigg.
v. Ohrprothesen, ebd. — Indikat. d. Epithese z. Versorgg. v. Gesichtsdefekten (mit
Günther), ebd. — Konservat. od. chir. Therap. d. Luxat.frakt. d. Kiefergelenkes
(mit Günther), Chir. i. Fortschr. Festschr. z. 70. Geb. v. Herrn Prof. Dr. H. Bürkle
de la Camp, 1965. — Ursachen, Häufigkt. u. Lokalisat. d. Frakt. d. Gesichtsschädels (mit Schwenzer, Rottke u. Lentrodt), Fortschr. Kiefer- u. Gesichtschir.
11/1966. — Diagn. u. Therap. d. Orbitaverletzgn., ebd. — Grundsätzl. z. Versorgg.
v. kombin. Weichteil-Knochenverletzgn. i. Gesichts-Kieferbereich, ebd. — Diagn.
u. Therap. d. Kasabach-Merrit-Syndroms (mit Metz u. Landbeck), Chirurgia
Plastica et Reconstructiva 2/1966. — Grundsätzl. z. prim. u. sekund. Defektdeckg.
nach d. Op. v. gutart. u. bösart. Gesichtstumoren, ebd. 3/1967. — Spätfolgen un-
genügend versorgter Mittelgesichtsfrakt. u. ihre Bhdlg., Fortschr. Kiefer- u. Gesichtschir. 12/1967. — Primary bone graft in clefts of lip, Alveolus and palate.
Modern Trends in Plastic Surgery, Butterworths. — Injuries of the facial Skeleton
(mit Metz), ebd.

Schüler, Heinrich H. G., Knappschaftsmedizinaldirektor, Chefarzt d. Knapp-
schaftsuntersuchungsstelle, 46 Dortmund, Kronprinzenstr. 93. — *23. 12. 19
Bochum. — A: 45 München. — Prom: 45 ebd. — F: Chir., Inn. Med. — V: 45
Reservelaz. Tegernsee/Obb. (Rogalla, Lüdecke), 45–48 Inn. Abt. Knappschaftskrhs.
Bochum-Langendreer (Patschkowski, Oberdisse), 48–49 Gynäkol. Abt. d. Knappschaftskrhs. Bottrop (Schmitz), 49–54 Knappschaftskrhs. Gelsenkirchen (Springorum), 54–55 Knappschaftsuntersuchungsstelle Herne (Kolmann), 55–62 Oberarzt
Knappschaftskrhs. Recklinghausen (Behrens, Eberle). — P: Tod i. Leberkoma nach
schwerer Beckenquetschg. m. Beckenringbr. u. Pfählgs.verletzg., Mschr. Unfhlkd.
1958. — Instillat.bhdlg. z. Verhütg. intraabdom. Verwachsgn. E. Warng., Fortschr.
Med. 1958. — Gr. Hauttumor (Sarkom) b. e. alten Frau, Landarzt 1958. — Erst-
untersuchg. unf. verletzter Kniegelenke, Medizinische 1958. — Erfahrgn. m. üb.
4000 Baytinal-Kurznark., Zbl. Chir. 1959. — Tierversuche z. Frage körperl. Leistgs.-
vermögens nach Aufnahme v. Coffein, Med. Klin. 1966.

Schüler, Wolfram, Leit. d. chir. Abt. B.W.-Laz., 2 Hamburg-Rahlstedt, Farm-
sener Zoll 2. — *18. 1. 14 Berlin. — A: 38 Berlin. — Prom: 43 ebd. — F: Chir., Urol.
— V: 38 Diakonissen-Krhs. Flensburg (Jüngling), 45–58 ebd. (Wanke, Blümel). —
P: Penicillinbhdlg. d. Osteomyelitis, Langenbecks Arch. klin. Chir. 268/1951. —
Darmblutg. aus mult. Neurinomen, Med. Bilddienst 1958. — Rö.-Doppelkontrast-
verf. i. d. Kniediagn., Wehrmed. Mitt. 1962. — Diagn. v. Schleimhautverändergn.
am Kniegelenk durch Röntgenuntersuchg., Med. Bilddienst 1963. — Rö.diagn. u.
Therap. d. eosinophilen Granuloms d. Magens, Chirurg 1964. — Diagn. b. Knie-
schäden, Wehrmed. Mitt. 1964. — Indikat. u. Meth. d. i.v. Ernährg., Wehrmed.
Mschr. 1965. — Erkrankgn. d. Nieren u. Harnwege, ebd. — 20 J. Fortschr. i. d.
Chir., Wehrdienst u. Gesundh. 1965. — Vorbereitg. u. Techn. einf. Gipsverbände,
Wehrmed. Mschr. 1966. — Meniskusschäden b. Soldaten, ebd. 1967.

Schülke, Kraft Reinhard, Oberarzt d. Chir. Klin. Nordwest-Krhs., 6 Frankfurt
a. M. 21, Steinbacher Hohl 26. — *23. 1. 28 Neisse. — A: 57 Frankfurt a. M. —

Prom: 56 ebd. — **F:** Chir. — **V:** 56 Med. Klin. Stadtkrhs. Hanau (Wichels), 57 Frauenklin. ebd. (Nevinny-Stickel), 57–58 Pathol. Inst. d. Univ. Frankfurt a. M. (Lauche), 58–63 Chir. Univ.-Klin. ebd. (Geissendörfer), ab 63 Nordwest-Krhs. ebd. (Ungeheuer). — **P:** Untersuchgn. d. Phosphatidstoffwechsels mit radioakt. Phosphor b. Gesunden, Leber- u. Nierenkrankhtn. u. idiopath. Hyperlipidämie, Diss. — Gewinng., Zubereitg. u. Konservierg. v. Art.transplantaten, Chirurg 1959. — Priapismus b. Harnröhrenca., Zbl. Chir. 1960. — Exp. Studie z. Verteilgs.probl. d. Antibiotica unt. pathol. Bedinggn. b. Menschen m. 7-chloro-6-dimethylchlortetracyclin u. Pyroldinomethyltetracyclin, Chemotherapia 1962. — Dünndarmobturat.-ileus nach Magenresekt., Zbl. Chir. 1963. — Schicksal d. Einnierigen, Bruns' Beitr. klin. Chir. 209/1964. — Bedeutg. d. zentr. Überwachgs.anlage i. e. sog. Wachstation e. chir. Klin., Med. Welt 1965. — Wert d. Cytodiagn. b. d. sog. periph. Rundherden, Thoraxchir. 1965. — Darf man d. Infus.menge b. schw. Verbrenngn. vermindern, wenn man hohe Dosen Calcistin zuführt ?, Langenbecks Arch. klin. Chir. 313/1965. — Thoraxdrainage m. Druckausgleich nach Pneumonekt., Chirurg 1965. — Kreisl.-volumenwirkg. v. Calcistin b. schw. Verbrenngn., Med. Klin. 1966. — Vergl. Untersuchgn. üb. d. Verhalten d. Plasmaviskosität u. d. Blutvolumens nach Gabe v. Hoch- u. Niedermolekul. Dextranen, Langenbecks Arch. klin. Chir. 316/1966. — Zentr. Pat.überwachg. i. Rahmen d. Intensivpflege, Anaesthesiol. u. Wiederbelebg. 17/1966. — Automat. Pat.überwachg., Umschau in Wiss. u. Technik 1967. — Bronchialca., Med. Klin. 1967. — Untersuchgn. üb. d. Einfl. verschieden visk. Plasmaexpander auf d. Druck i. d. Art. pulm. nach Pneumekt., Langenbecks Arch. klin. Chir. 319/1967.

Schüller, Hans, Oberarzt d. Thoraxchir. Univ.-Klin., Jullovsvägen 25, Lund (Schweden). — Fragebogen 1968 nicht beantwortet.

Schüller, Josef, 516 Düren (Rheinland), Stürtzstr. 37. — Fragebogen 1968 nicht beantwortet.

Schüller, Peter, Facharzt f. Chir., Chefarzt d. chir. Abt. Josef-Hosp., 349 Bad Driburg. — *12. 6. 11 Otzenrath/Düsseldorf. — **A:** 37. — **Prom:** 37 Bonn. — **F:** Chir. — **V:** 37–39 inn. u. chir. Abt. Krhs. Maria-Hilf Krefeld (Perger, Pollwein), 39–43 Krhs. Maria-Hilf Mönchengladbach (Sieckmann), 43–44 Martinus-Krhs. Düsseldorf (Achilles), Leit. Arzt d. chir. Abt. Krhs. Bethesda Mönchengladbach u. Krhs. Mönchengladbach Neu-Werk, 47 Leit. Arzt d. chir. Abt. Krhs. Bad Driburg.

Schürer-Waldheim, Fritz, a. o. Professor, Chir., A 1010 Wien I., Biberstr. 3. — *9. 6. 96 Wildalpen (Steiermark). — **Prom:** 22 Wien. — **Hab:** 35 ebd. — **F:** Chir. — **V:** 23–28 1. Chir. Univ.-Klin. Wien (v. Eiselsberg), 28–33 Graz (Denk), 33–43 2. Chir. Univ.-Klin. Wien (Denk), 38–39 suppl. Leit. d. 1. Chir. Univ.-Klin., 43–45 Vorstand d. chir. Abt. i. Wilhelminenspit., 52–62 Vorstand d. 1. chir. Abt. i. Rudolfspit. Wien, ab 62 Chefarzt d. Österr. Roten Kreuzes. — **B:** Chir. d. Milz, Chir. d. Blutkrankhtn., in: Kirschner-Nordmann, Chir., 2. Aufl. 1939. — **P:** 55 Veröff. aus allen Geb. d. Chir.

Schürholz, Albert, Chefarzt d. chir. Abt. d. Allg. Krhs., 406 Viersen, Hoserkirchweg 63. *

Schürmann, Kurt Friedrich, Prof., Dir. d. Neurochir. Univ.-Klin., 65 Mainz-Bretzenheim, Am Eselsweg 25. — Fragebogen 1968 nicht beantwortet.

Schüßler, Georg, Oberarzt d. chir. Abt. Städt. Krhs., 887 Günzburg/Do. — *1. 5. 25 Erlangen/Bay. — **A:** 53 Erlangen. — **Prom:** 54 ebd. — **F:** Chir. — **V:** 52 Med. Univ.-Klin. Erlangen (Matthes), 52–54 Chir. Univ.-Klin. ebd. (Goetze), ab 54 Günzburg (Weinmayr).

Schüßler, Heinrich, 28 Bremen, Lüder-von-Bentheim-Str. 30. — Fragebogen 1968 nicht beantwortet.

Schütte, Wilhelm, Oberarzt am St. Markus-Stift, 532 Bad-Godesberg, Ahornweg 89. — *14. 11. 23 Hamm/Westf. — **A:** 52 Düsseldorf. — **Prom:** 53 ebd. — **F:** Chir., Urol. — **V:** 52 Path. Inst. Univ. Düsseldorf (Meessen), 52–54 Med. Klin. St. Johannes-Hosp. Dortmund (Nagel), 54–56 Chir. Klin. ebd. (Witteler), 56–57 Städt. Krhs. Leverkusen (Pässler), 57–60 Köln (Hoffmann), 61–64 Neurochir. Univ.-Klin. ebd. (Tönnis), 64–67 Urol. Univ.-Klin. Düsseldorf (Dettmar), ab 68 Arbeitsunfallkrhs. Linz (J. Böhler). — **P:** Morbus Cushing, Zbl. Chir. 1961. — Gefäßspasmen b. frisch. rupt. sackförm. Aneurysmen d. Hirnart., Acta Neurochir. Fasc. 5/1964. — Klin. u. Pathogen. d. spont. intracerebr. Haematoms (mit Walter), Dtsch Z. Nervenhk. 187/1965. — Komplikat. nach Chordotomien, Zbl. Neurochir. 1965. — Komplikat. nach Chordotomien (mit Bischof), Acta Neurochir. Fasc. 4/1965. — Blasenlähmg. aus neurochir. Sicht (mit Bischof), Verh. Dtsch. Ges. Urol. 21. Tagg. 1965. — Transvesik. Op. d. Blasenscheidenfistel (mit Schmitz), Urologe 1968.

Schüttemeyer, Wilhelm, Priv.-Doz., Chefarzt d. chir. Abt. Elisabeth-Krhs., 463 Bochum. — *29. 1. 13 Rheine/Westf. — **A:** 36 Berlin. — **Prom:** 37 ebd. — **Hab:** 52 Kiel. — **F:** Chir., Urol. — **V:** Bis 43 Militärdienst, 43–53 Kiel (A. W. Fischer, Anschütz, Wanke). — **P:** Brauchb. u. unbrauchb. Hilfsmittel z. Abschnürg. blut. Gliedmaßen (mit Haase), Arch. orthop. Unfallchir. 1938. — Wehrdienstfähigkt. b. M. Cushing, Klin. Wschr. 1940. — Erfahrgn. u. Vorschl. z. Saunabad, Balneologe 1943. — Periarthr. humeroscapularis, Med. Wschr. 1945. — Horizontal- od. Einklemmgs.luxat. d. Patella, Chirurg 1947. — Erfahrgn. m. d. Marknagelg. n. Küntscher a. d. Chir. Univ. Klin. Kiel, ebd. — Ätiol. d. Tendinosen, Zbl. Chir. 1947. — Blutstatus u. Marknagelg., ebd. 1948. — Lgt. ileolumbale, seine klin. Bedeutg., Bruns' Beitr. klin. Chir. 177/1948. — Krit. Bemerkgn. z. sog. Cardiospasmus, Chirurg 1949. — Blutbildverändergn. u. Marknagelg., Hefte Unfhlkd. 40/1949. — Neue Untersuchgs.meth. z. Diagn. d. Fettembolie, Chirurg 1950. — Bhdlg. kindl. Frakt. d. unt. Extremitäten, Heilgs.erg., Mschr. Unfhlkd. 1950. — Bhdlg. d. sog. Cardiospasmus, Beitr. z. Pathogenese, Berliner med. Z. 1950. — Heut. Stand d. Lungenchir., Schlesw.Holst. Ärztebl. 1950. — Nachtr. z. Arb. v. Anschütz: Spontanheilg. b. plasmocytärem Myelom, Zbl. Chir. 1951. — Klin. Auswertg. d. Lipasebestimmgn. z. Diagn. d. Fettembolie, Langenbecks Arch. klin. Chir. 270/1951. — Bronchial-Ca., Schlesw.Holst. Ärztebl. 1952. — Gefäßanastomosen m. Metallproth., Langenbecks Arch. klin. Chir. 273/1953. — Port. Hypertens., Med. Klin. 1955. — Medialer Längsschnitt z. Versorgg. v. Kniegelenksverletzgn., Mschr. Unfhlkd. 1955. — Aortenembolie, ihre op. Bhdlg., Bruns' Beitr. klin. Chir. 191/1955. — Gesamteiweißbestimmgn., ebd. 193/1956. — Spätschäden nach Thorotrast., ebd. 195/1957. — Steroidnark., Münch. med. Wschr. 1958. — Thorotrastome, Zbl. Chir. 1958. — Fibrom d. Speiseröhre, ebd. 1959. — Breitbandantibioticum Reverin, Dtsch. med. J. 1959. — Lunatumluxat., Bruns' Beitr. klin. Chir. 203/1961. — Clavicularfrakt., Mschr. Unfhlkd. 1962. — Versorgg. v. Bauchbr. m. Perlonnetzen, Zbl. Chir. 1962. — Op. Bhdlg. d. habit. Kniescheibenluxat., Bruns' Beitr. klin. Chir. 207/1963.

Schütz, Harry, 84 Regensburg, Adolf-Schmetzer-Str. 18. — Fragebogen 1968 nicht beantwortet.

Schütz, Wolfgang, Prof., Dir. d. Chir. Klin. d. Städt. Kr.anst., 28 Bremen, St.-Jürgen-Str. — Fragebogen 1968 nicht beantwortet.

Schütze, Ekkehard, Prof., Dr. med. habil., Chefarzt d. Chir. Klin. d. Bez.krhs., X 27 Schwerin, Werderstr. 30. — *4. 5. 08 Berlin. — **A:** 34 Berlin. — **Prom:** 34 ebd.

— **Hab:** 54 Rostock. — **F:** Chir. — **V:** 34 Pathol. Inst. d. Krhs. am Friedrichshain, Berlin (Pick), 35 Krhs. Dessau (Hübener), 36 Krhs. Ilmenau (Zimmermann), 37 Diakonissenkrhs. Witten/Ruhr (Heuß), 38–39 chir. Abt. d. Diakonissenkrhs. Köslin i. Pomm. (Rohleder), 39–42 Sanitäts-Komp., 42–45 Standortlaz. Schwerin/ Meckl. (J. K. Lehmann). — **B:** D. drei Elemente d. Heilk., Petermänken-Vlg. Schwerin. — **P:** Transitor. Glycosurie b. Tubarabort, Diss. — Nachamputat., Dtsch. Gesd.wes. 1946. — Ulcuskrankht. d. Tractus intestinalis, Ärztl. Wschr. 1947. — Op. z. Bhdlg. d. Luxatio infraspinata, Chirurg 1947. — Gefahren d. Esmar'schen Blutleere u. deren Vermeidg., ebd. — Nachamputat., ebd. 1948. — Lawrence-Biedl-Syndr. u. seine Aetiol. (mit Mans), Z. inn. Med. 1948. — Extraarticul. Osteosynth. durch Knochenbolzen b. Schenkelhalsbr., Zbl. Chir. 1948. — Kalkinkrustat. e. Nierenbeckens, Z. Urol. 42/1949. — Sigmavolvulus, Zbl. Chir. 1950. — Cortical-isosteoid, Med. Klin. 1950. — Standartop. z. Beseitigg. d. habit. Schulterluxat., Chirurg 1950. — Gr. Haemangiom am Unterschenkel e. Neugebor., Zbl. Chir. 1951. — Op. Heilg. e. Herzdurchschusses, Chirurg 1951. — Teratoid d. Rathkeschen Tasche, Zbl. Neurochir. 1951. — Osteochondrom d. Os hyoideum, zugl. e. Beitr. z. Pharyngotomia suprahyoidea lateralis (Jeremitsch-Grünwald), Zbl. Chir. 1952. — Bhdlg. d. Quetschg. m. Rücksicht auf d. Eigenart d. Verletzgs.mechanismus, Dtsch. Gesd.wes. 1953. — Gutart. solit. Uretertumoren, Sammlg. selt. klin. Fälle 8/1954. — Hufeisen-Steinniere m. solit. Ureter b. Blasenpapillom, ebd. — Schenkelhalsbr. u. seine Bhdlg. unt. bes. Berücksicht. d. homoiplast. Osteosynth., Habil.-Schr. 1954. — Schenkelhalsfrakt. "the unsolved fractur", Zbl. Chir. 1956. — Blasensteine Kno-chenmetastasen vortäuschend, Z. Urol. 49/1956. — Korrekt. abstehender Ohren, Chirurg 1956. — Bhdlg. d. Tetanus, ebd. 1957. — Bhdlg. d. Schenkelhalsfrakt. m. Knochenbolzen (Film), Langenbecks Arch. klin. Chir. 287/1957. — In carcinoma, Wiss. Z. Univ. Rostock 1958. — Korrekt. verletzter Lider, Med. Kosmetik 1958. — Umkipp-Plastik nach Sauerbruch, Zbl. Chir. 1958. — Bhdlg. d. pertrochant. Ober-schenkelfrakt. (mit Sinkus), ebd. — Bayer E 39 u. Stoffwechsel b. Krebskranken, Z. inn. Med. 1958. — E. Lanze f. d. Lokalanästh. unt. bes. Berücksicht. d. Falicain, Zbl. Chir. 1959. — Zwischenfälle b. Anwendg. v. Isoprid, Z. ärztl. Fortbild. 1959. — Reform d. Studiums d. Med., Ges.-Konf. Weimar 1960, VEB Vlg. Volk u. Gesund-heit Berlin. — Versuch e. Bewertg. d. Leupold'schen Krebstherap., Zbl. Chir. 1961. — Doppelseit. Unterbindg. d. Art. hypogastrica b. Papillomatose d. Harnblase, ebd. — Zwölfj. Erfahrgn. m. d. ausgekochten homoiplast. Knochenspan, Langen-becks Arch. klin. Chir. 298/1961. — Raritäten unt. d. Bilde e. Urolithiasis, Wiss. Z. d. Ernst-Moritz-Arndt-Univ. Greifswald 1962. — Demonstrat. auf d. 4. Tagg. d. Med. Ges. f. Chir., Zbl. Chir. 1962.

Schützeberg, Gustav, Primararzt d. Berufsgenossenschaftl. Unfallkrhs. HH-Lohbrügge, 205 Hamburg 80, Bergedorfer Str. 10. — *30. 9. 02 Bramsche/Hannover. **A:** 27 Münster/Westf. — **Prom:** 27 ebd. — **F:** Chir. — **V:** Ev. Krhs. Castrop-Rauxel, Ev. Krhs. Gelsenkirchen-Buer, Krhs. Bergmannsheil II, Gelsenkirchen-Buer.

Schulte, Franz-Helmut, Chefarzt d. St. Elisabeth-Hosp., Leit. Arzt d. chir. Abt., 427 Dorsten. — *31. 1. 12 Bochum. — **A:** 36 Marburg. — **Prom:** 37 ebd. — **F:** Chir. — **V:** 35–36 Path. Inst. Marburg (Versê), 36 Kinderklin. ebd. (Freudenberg), 37–39 Path. Inst. ebd. (Versê), 39 inn. Abt. Städt. Kr.-anst. Aachen (Belz), 40–45 Kriegsdienst u. Gefangenschaft, 46–55 Oberarzt Josefs-Hosp. Bochum (Greinemann).

Schulte, Hans Joachim, 2251 Ostenfeld (Kreis Husum). — Fragebogen 1968 nicht beantwortet.

Schulte, E. W. Karl, OMR., Facharzt f. Orthop., Chefarzt i. R., X 3706 Schierke/ Harz, Alte Wernigeroder Str. 2b. — *27. 8. 93 Fürth/Bayern. — **A:** 21 Erlangen. — **Prom:** 21 ebd. — **F:** Orthop. — **V:** 21 Med. Klin. Städt. Krhs. Nürnberg (Müller), Heil- u. Pflegeanst. Erlangen (Kolb), Staatl. Frauenklin. Dresden (Kehrer), 21–23 Orthop. Klin. u. Poliklin. d. E. V. Krüppelhilfe ebd. (Elsner), 23–24 Stadtkrhs. Dresden-Friedrichstadt (Fromme), 24–26 Oberarzt d. Heilstätte Heimdall Bad Elster (Kochler), 26–27 Chefarzt d. orthop. Klin. Angerburg (Ostpr.), 27–39 Niedergel. Facharzt f. Orthop. m. Priv.-Klin. in Dresden, 39–42 Kriegsdienst, 42–45 Chefarzt d. orthop. Klin. Hilfe f. Körperbehinderte Dresden, 46 Berat. Orthopäde am Krhs. Markkluberg, 46–63 Chefarzt d. Pfeiff. Stiftungen in Magdeburg, Leit. Arzt d. orthop. Klin. — **P:** Die Mastitis in ihrer Genese u. ihrem klin. Verlauf, Diss. — Subtrochant. Osteotomie d. veralteten angeb. Hüftverrenkg., Münch. med. Wschr. 71. — Angeb. mult. Gelenkstarre, Z. orthop. Chir. 1924. — Bhdlg. v. Kranken m. herabgesetzter Blutgerinngs.fähigkt. vor Op., Zbl. Chir. 1924. — Praxis d. op. Bhdlg. einiger Zehenverbildgn., Chirurg 1948. — Chemotherap. d. Knochen- u. Gelenktbk., Verh. Dtsch. Orthop. Ges. 38. Kongr. 1950. — Marmorknochenerkrankg. n. Albers-Schönberg, Fortschr. Röntgenstr. 75/1951. — Spinale Kinderlähmg. mit bes. Berücksicht. orthop. Maßnahmen, Dtsch. Gesd.wes. 1951. — Konservat. Bhdlg. d. hint. lumb. Bandscheibeńschadens, Bruns' Beitr. klin. Chir. 183. — Orthop. Bhdlg. d. spinalen Kinderlähmg., Jb. d. Fürs. f. Körperbehinderte 1952. — Marmorknochenerkrankg. n. Albers-Schönberg, Zbl. Chir. 1952. — Anaestheticum Falicain, Zbl. Chir. 1952. — Wert d. orthop. Eingr. b. d. Bhdlg. spast. Lähmgn., Jb. d. Fürs. f. Körperbehinderte 1953. — Anaestheticum Falicain i. d. Orthop., Chem. Techn. 1954. — Konservat. Bhdlg. d. lumb. Bandscheibenschadens, insbes. n. d. Meth. v. Pendl u. Heile, Verh. Dtsch. Orthop. Ges. 41. Tagg. — Fibröse Dysplasie d. Skelettsystems (mit Pardey), Slg. selt. klin. Fälle, hrsg. v. Brugsch 1955.

Schulte, Karl, Facharzt f. Chir., Klin. Dr. Schulte, 33 Braunschweig, Bismarckstr. 15. — *13. 10. 06 Haan (Rheinland). — **A:** 34 Düsseldorf. — **Prom:** 34 ebd. — **F:** Chir. — **V:** 34–35 Düsseldorf (Edens), Remscheid (Schmidt), Köln (v. Haberer), 36 Herz-Jesu-Krhs. Trier (Balkhausen), 37 St. Vinzenz-Krhs. Braunschweig (Waldvogel), 38–39 St. Franziskus-Hosp. Bielefeld (Hitzler), 39–45 Res.-Laz. Bielefeld-Bethel, Salzkotten, Gütersloh u. a., amerik. Kriegsgefangenschaft, Carentan, General Hosp. 7482, 46–59 Chefarzt d. St. Vinzenz-Krhs. Braunschweig. — **B:** Hdb., I.: D. Gallenblasenerkrankg., ihre Entstehg., Indikat. z. Op., Vor- u. Nachbhdlg. ihrer Komplikat. (mit Hannchen Schulte), Hildesheim: August Lax 1952; II.: D. Arzt u. d. wahre. Leben, Innsbruck: Felizian Rauch 1962. — **P:** Kompletter atrioventricul. Herzblock b. Infekt.krankh., Diss. — Fall e. einseit. Doppelbildg. v. Niere u. Harnleiter m. Steinbildg., Med. Klin. 1947. — Aus Kriegsabfällen hergestellte Anus-praeter-Kapsel, Chirurg 1948. — Plast. Ersatz d. Gallenwege, ebd. — Nachsorge v. Krebsoperierten durch d. Operateur, Nieders. Ärztebl. 1951. — Fall v. lipoblast. Sarkom d. Nierenkapsel, Zbl. Chir. 1951. — Krit. Betrachtg. d. Gallenblasenerkrankgn. u. deren Vor- u. Nachbhdlg. am eig. Op.gut d. letzten 2 J., ebd. 1952. — Gipslonguette b. Br. d. Oberarmkopfes älterer Leute, ebd. 1957. — Techn. d. Kropfop. nach v. Payr, weiterentwickelt v. seinem Schüler Dr. Gast, ebd. 1960. — Evolut. u. mod. Biol., Ärztebl. Nieders. 1965. — Heilg. e. Gasbrandes nach schwersten Weichteilverletzgn. m. kompliz. Trümmerbr. d. Unterschenkels u. Fußes, Zbl. Chir 1967.

Schultheiss, Hans-Rudolf, Oberarzt d. Chir. Univ.-Klin. im Bürgerspit., CH-4000 Basel (Schweiz). *

Schultheis, Theodor, Doz., Chefarzt d. chir. Abt. d. St. Barbara-Hosp., 439 Gladbeck, Barbarastr. 1. — *5. 3. 08 Bad Wildungen. — A: 31 Berlin. — Prom: 32 Göttingen. — Hab: 51 Marburg. — F: Chir., Urol. — V: 31–32 Urol. Abt. Krhs. Bad Wildungen (Schultheis), 33–36 Urol. Abt. St. Hedwigs-Krhs. Berlin (v. Lichtenberg), 39–44 Kriegsdienst, 45–59 Marburg (Wiedhopf, Zenker). — B: Unfreiwill. Harnabgang, de Gruyter 1950. — Urol. Begutachtg., in: Hdb. f. Urol. VII/2, Springer 1965. — Begutachtg. v. Verletzgs.folgen a. d. Harnorganen, in: D. ärztl. Gutachten i. Versichergs.wesen, Barth, 3. Aufl. 1968. — P: Histol Untersuchgn. an Steinnieren, Z. urol. Chir. 31/1931. — Übergr. Uretersteine, Z. Urol. 1932. — Bhdlg. d. Blasensteinleidens i. Kurort, Dtsch. med. Wschr. 1933. — Elektrotomie b. obstruier. Blasenhalsverändergn., Z. Urol. 1934. — Transurethr. Chir. obstruier. Blasenhalsverändergn., Z. urol. Chir. 41/1935. — Verdrängg. d. Niere d. extrarenale Tumoren, Z. Urol. 1949. — Mechanik d. Blasenauslasses, ebd. Sd.bd. 1949. — Deutg. d. Kontrastbildes d. Harnbl. b. Ausscheidgs.urographie, Arch. klin. Chir. 264/1949 u. Chirurg 1950. — Anzeige z. transperitonealen Freilegg. d. Niere, Bruns' Beitr. klin. Chir. 180/1950. — Diagn. Besonderhtn. an Doppelnieren, Röfo 1950. — Entstehg. v. Harnsteinen als Folge d. Änderg. d. Stabilität d. Harnes, Z. Urol. Sd.bd. 1950. — Anwendg. u. Dosierg. d. Stilbene z. Bhdlg. d. Prostataca., Münch. med. Wschr. 1951 u. Arch. klin. Chir. 267/1951. — Urogenitaltbk., Z. Urol. Sd.bd. 1952 u. Arch. klin. Chir. 270/1951. — Hormontherap. b. Krebs d. Mannes, Therap.woche 1953. — Blasenleiden i. d. Gutachterpraxis, Z. Urol. Sdh. 1953. — Harnwege nach Beckenringbr., ebd. Kongr.ber. 1953. — Unfallurol., Wildunger H. 1953. — Statist. Aufbereitg. e. chir. Krkn.gutes m. H. d. „Deutschen Systematik", Krhs.arzt 1956. — Verschlüsselg. klin. Sachverhalte, ebd. 1957. — Knochenverletzgn. u. Konkrementbildg. i. d. Nieren, B.G. Ber., Mainz 1957. — Klin. d. fetalen Fehldrehg. d. Darmes (mit Beyermann), Bruns' Beitr. klin. Chir. u. Klimaheilkunde 1957. — Kryptorchism. (maldescente Hoden), Z. Urol. Sd.bd. 1958. — Op.bedürft. Verlaufsformen d. Ileitis regionalis, Chirurg 1958. — 24-Stunden-Profil d. akt. Reaktion d. Harnes unter d. Bedinggn. eines Wasser- u. Konzentrat.versuchs (mit Schindler), Wildunger H. 1958. — Begutachtg. d. urolog. Hochdruckes, Z. Urol. 1958. — Aus Gutachten u. Gerichtsentscheidgn., ebd. 1959. — Harnkeime b. Harninfekt. v. Männern u. deren Einwirkg. auf d. aktuelle Reakt. d. Nüchternharnes (mit Alfermann u. Buchta), Sd.dr. Wildunger H. 2/1959. — Grundl. e. Ergebnisvergl. i. d. Chir., Langenbecks Arch. klin. Chir. 295/1960. — Chron. Pyelonephritis, Z. Urol. 1960. — Verlust d. Zeugungsfähigk., ebd. — Sekund. Harnsteinbildg. nach Mandelabszeß, ebd. — Minderg. d. Erwerbsfähigk. b. Schädiggs.folgen a. d. Restniere, ebd. 1961. — Tod d. Einnierigen u. seine sozialrechtl. Bewertg., ebd. 1962 u. Urologe 1966. — Sekund. Nephrekt. u. Harninfekt. als Folge e. Op. z. Wiederherstellg. d. Dienstfähigk., Urologe 1962. — Kontinenz u. Miktion (mit Rutishauser), Z. Urol. 1963.

Schultis, Klaus, Ass. Chir. Univ.-Klin. u. Poliklin., 63 Gießen, Klinikstr. 37. — *7. 6. 29 Frankfurt a. M. — A: 60 Frankfurt a. M. — Prom: 58 ebd. — F: Chir. — V: 58 II. Med. Univ.-Klin. Frankfurt a. M. (Gänslen), 59–60 Privatkrhs. Sachsenhausen ebd. (Würsching), ab 60 Gießen (Vossschulte). — P: Exp. Untersuchgn. z. Epidermisverbreiterg., Diss. — Bedeutg. d. Nachweises unspez. Esterasen i. Bindegewebszellen d. Haut (mit Steigleder), Arch. exper. klin. Dermatol. 204/1957. — Histochem. d. Esterasen d. Haut (mit Steigleder), ebd. 205/1957. — Histochem. d. Meissnerschen Tastkörperchen (mit Steigleder), Acta neuroveget. 18/1958. — Cytochem. Schwermetall-Lokalisat. i. menschl. Knochenmark – ein Beitr. z. Vit. B_{12}-

Nachweis (mit Amann), Naturwissensch. 45/1958. — Neuere diagn. u. therap.
Gesichtspunkte b. Hyperinsulinismus (mit Becker), Münch. med. Wschr. 1962. —
Üb. d. Einfl. v. Fluothan auf d. Verhalten d. Serumcholinesterase (mit Langrehr u.
L'Allemand), Ber. 1. Europ. Kongr. f. Anaesthes., Wien 1962. — Pos. N-Bilanzen
n. Op., Klin. Wschr. 1962. — Durchführg. v. prä- u. postop. N-Bil. z. Eiweiß-
Stoffwechselkontr. (mit Grabow), Langenbecks Arch. klin. Chir. 300/1962. — Neue
Sonde z. Untersuchg. d. Sekret.verhältn. i. Magenstumpf u. Dünndarm nach B II-
Resekt. (mit Linden u. a.), Dtsch. med. Wschr. 1962. — Prä- u. postop. N-Bilanzen,
Wiss. Veröffentl. d. Dtsch. Ges. f. Ernährg. 1963. — Verhalten v. Harn-N-Frakt.
währ. parent. Ernährg. durch Aminosäurengemische m. u. o. Fettinfus., Chirurg
1963. — Parent. Ernährg. b. neurochir. Pat. m. Decerebrat.zuständen (mit B. L.
Bauer), ebd. — Fraktionierte Ausheberg. nach Magenresekt., Dtsch. med. Wschr.
1963. — La ricerca delle cellule tumorali nel sangue circolante per mezzo della
microscopia al fluorescenza (mit Maggi), Estrato da 2 Candro. - Periodico dell'
Istituto di Oncologia di Torino 16, 1963. — Erfahrungn. b. d. Bhdlg. posttraum.
Katabolie m. d. parent. Ernährg., Proc. 6th Int. Congr. of Nutr., 1964. — Parent.
Fettgaben b. chir. Pat., in: Pathophys. d. Fett-Transp. u. Fettstoffwechsels, Pallas-
vlg. 1964. — Sekretorik d. Pankreas b. Pat. m. Beschwerden n. B II-Magenresekt.
(mit E. Wagner), Chirurg 1964. — Fluoreszenzmikroskop. Nachw. v. Krebszellen i.
Blut (mit Maggi u. Bikfalvi), Med. Welt 1964. — Beeinfl. d. Pankreasfunkt. b.
Mensch. durch Proteaseninhibitoren (mit Rick), Verh. d. Dtsch. Ges. inn. Med. 70/
1964. — Ulcusleiden - Leberschaden, e. pathophys. Einheit? (mit Schonbach),
Langenbecks Arch. klin. Chir. 308/1964. — Prinzipien z. Bhdlg. d. schweren Magenblutg. (mit Wassner), Med. Welt 1964. — Prakt. wicht. Sympt. u. Befunde b. chron.
Pankreatitis (mit Rick), in: Boecker, Pankreas-Diabetes, Thieme 1965. — Bedeutg.
d. Fettinf. f. d. Chir., in: Fette i. d. Med., 6. F., Pallas-Vlg. 1965. — Späterg. n. B II-
Magenresekt. unt. Berücksicht. d. exokrinen Pankreasfunkt. (mit Wagner), Acta
tertii conventus medicinae internae hungarici Gastroenterologia 1965. — Diagn. u.
Therap. ben. u. mal. Pankreasgeschwülste (mit Sailer u. Wagner), ebd. — Erfahrgn.
b. d. parent. Ernährg. chir. Pat., in: Parent. Ernährg., hrsg. v. Lang, Frey, Hal-
mágyi, in: Anaesthes. u. Wiederbel., Bd. 6, Springer 1966. — Posttraum. Katabolie
u. Parent. Ernährg. - D. Eiweiß-Stoffw. (mit B. L. Bauer), Act. Chir. 1966. — Organ.
Hyperinsulinism., Diagn. u. Therap. (mit Sailer), Med. Welt 1966. — Diskuss. zu:
Diagn. u. Therap. d. Coma hepaticum, in: Symp. üb. Infus. Therap., hrsg. v. Lang,
Frey, Halmágyi, in: Anaesthes. u. Wiederbel., Bd. 13, Springer 1966. — Rundgespr.: Chir. d. chron. Pankreatitis, Langenbecks Arch. klin. Chir. 316/1966. —
Resorpt. v. D-Xylose v. u. n. Magenresekt. (mit Wagner u. Sailer), Gastroenterologia
107/1967. — Exp. Erg. z. Toxikol. u. Utilis. i.v. appl. Fettemuls. (mit Rick), in:
Fortschr. d. parent. Ernährg., Pallas-Vlg. 1967. — Utilis, i.v. zugeführt. Aminosäuren unt. Insulin, ebd. — N-Bil. u. parent. Ernährg., Wien. med. Wschr. 1967. —
Ulcera perforata ventr. sive duod. (Vorkomm., Diagn., Therap. u. Erg.) (mit Wagner, Muller u. Bayindir), Zbl. Chir. 1967. — Ablatio interthoracoscapularis als chir.
Therap. b. mal. Geschwülsten i. Ber. d. ob. Extr. u. d. Schultergürtels (mit Wagner),
ebd. — Grundlag. u. prakt. Anwendg. d. parent. Ernährg. i. d. posttraum. Phase
(mit B. L. Bauer), Z. Prakt. Anästh. u. Wiederbel. 2/1967. — Ernährg. Tetanus-
kranker (mit L'Allemand), Anaesthesist 1967. — Beobachtg. z. Substit. m. Depot-
Glukagon n. totaler Pankreatekt. (mit Wildberger u. Wagner), Klin. Wschr. 1967. —
Zur Pathophys. u. Chir. d. Hyperinsulinismus (mit Becker u. Sailer), Zbl. Chir. 1967.
— Sekretionsinsuff. d. Pankreas i. d. Diagn. chron. Erkrankgn. d. Bauchspeichel-

drüse (mit Wagner), Symp. üb. Pathol., Biochem. u. Therap. d. Pankreaserkrankungen Gießen 1967. — Hormonale Stimulat.störgn. d. exokrinen Pankreas (mit Wagner), ebd.

Schultz, Anneliese R. B., Oberärztin d. kinderchir. Abt. Städt. Krhs. München-Schwabing, 8 München 23, Kölner Platz 1. — *10. 7. 21 Berlin. — **A:** 45 Berlin. — **Prom:** 45 ebd. — **F:** Chir. — **V:** 45–58 chir. Abt. Lazarus-Krhs. Berlin (Seefisch, Grau), inn. Abt. (v. Kreß, Paeprer), 58–62 Städt. Kr.anst. Dortmund (Luhmann), 62–63 Städt. Krhs. Schwabing, München (v. Seemen), ab 63 kinderchir. Abt. ebd. (Simon, Singer).

Schultz, Herbert, 2 Hamburg 50, Museumstr. 29. — Fragebogen 1968 nicht beantwortet.

Schultz, Wolfgang Günter, Oberarzt Krs.- u. Stadtkrhs., 49 Herford. — *31. 8. 19 Königsberg. — **A:** 45 Jena. — **Prom:** 45 ebd. — **F:** Chir. — **V:** Krs.- u. Stadtkrhs. Herford (Fischer, Lassen). — **P:** Dupuytren'sche Fingerkontraktur, Diss.

Schultze, Günter, Facharzt f. Chir. u. Urol., Leit. Arzt d. Urol. Abt. Krskrhs., X 729 Torgau/Elbe. — *2. 11. 30 Zeitz — **A:** 58 Halle. — **Prom:** 56 ebd. — **F:** Chir., Urol. — **V:** 57–63 Krskrhs. Torgau (H. König), 64–66 Urol. Klin. Weidenplan Halle (Stolze).

Schulz, Arno, 1. Oberarzt d. Unf.-Klin. i. Städt. Krhs. i. Friedrichshain, X 1017 Berlin, Leninallee 171. — *1. 12. 11 Berlin. — **A:** 36 Berlin. — **Prom:** 39 ebd. — **F:** Chir. — **V:** 36–37 Städt. Krhs. am Urban Berlin (Gohrbandt), Städt. Oskar-Ziethen-Krhs. ebd. (Härtel, v. Hoesslin), 38–40 Königin-Elisabeth-Hosp. ebd. (Dobbertin), 40–45 Militärdienst, 45–48 Oberarzt d. chir.gyn. Abt. Städt. Krhs. Eisenach (Salzmann), 48–56 Ärztl. Dir. u. Chirurg Stadtkrhs. Ruhla, ab 56 Oberarzt d. Unf.-Klin. i. Städt. Krhs i. Friedrichshain Berlin (Klose, Janik, Schmidt, Erich). — **P:** Zweihöhlenverletzg. durch Wildschweinbiß, Zbl. Chir. 1953. — Posttraumat. Knochenzyste, Dtsch. Gesd.wes. 1966. — Sofortbhdlg. v. therm. Verletzgn. aus d. Sicht d. Unf.klin. e. Großstadt, Z. ärztl. Fortbild. 1968.

Schulz, Christian Helmut, Chefarzt d. chir. Abt. d. Krskrhs., 523 Altenkirchen/ Westerwald. — *15. 7. 28 Bonn. — **A:** 56 Bonn. — **Prom:** 56 ebd. — **F:** Chir. — **V:** 56–57 Marien-Hosp. Bonn Venusberg (Ollinger), 58 Bergmannsheil Bochum, Inn. (Ulmer), 59 Marien-Hosp. Duisburg (Hünermann), 60–61 Bad König (Regel), 62–64 Marien-Hosp. Wesel (Roesgen), 65 Städt. Kr.anst. Solingen (Major), 66 Marien-Hosp. Wesel (Roesgen), 67–69 Städt. Kr.anst. Osnabrück (Grewe). — **B:** Eingr. an d. Schilddrüse, in: Grewe-Sachsse: Der op. Kranke, Barth 1968. — **P:** Gastrointestin. Schleimhautblutgn. nach op. Eingr. am Hirnstamm, Diss. — Bhdlg. d. Oberarmkopffrakt. unt. bes. Berücksicht. d. funkt. Meth. nach Poelchen, Chirurg 1965. — Osteosynth. d. Claviculafrakt. mittels Kirschnerdraht, ebd. 1966. — Kasuistik intraabdomin. Verletzgn., Zbl. Chir. 1967. — Rupt. e. Aneurysmas d. Art. gastroepiploica dextra, ebd. 1968. — Wann sollen Varizen op. behandelt werden?, Med. heute 1968. — Stumpfe Thoraxverletzg. m. Herzbeutelrupt., Zbl. Chir. 1968.

Schulz, E. Gerhard, Oberarzt Chir. Klin. d. Krupp-Kr.anst., 43 Essen. — *9. 8. 31 Berlin. — **A:** 60 Düsseldorf. — **Prom:** 57 ebd. — **F:** Chir. — **V:** 57–58 Allied Hosp. of the Sisters of Charity, Buffalo, N.Y./USA, 58–59 Sacred Heart Hosp., Spokane, Wash./USA, 59–60 Med. Klin. Städt. Kr.anst. Wuppertal-Elberfeld (Mellinghoff), 60–67 Städt. Ferdinand-Sauerbruch-Kr.anst. Wuppertal-Elberfeld (Reimers), ab 67 Krupp-Kr.anst. Essen (Kort). — **P:** Carcinoma in Chronic Thyroiditis, Surgery 111/1960.

Schulz, Hans, Chefarzt am Krhs., 2931 Osterforde, Kr. Friesland. — *15. 10. 08 Breslau. — **A:** 33 Leipzig. — **Prom:** 33 ebd. — **F:** Chir. — **V:** 34 Bezkrhs. Freiberg i. Sa. (Ladwig), 35–36 Leipzig (Payr), 37 Kathar.-Hosp. Stuttgart (Gross), 37–40 Oberarzt Städt. Krhs. Schwäb.-Gmünd (Finger), 40–43 Chefarzt E. Payr-Krhs. Litzmannstadt, 43–45 Kriegsdienst, ab 48 Chefarzt d. Krhs. Osterforde. — **P:** Blutgerinngs.zt. u. Ovarialfunkt., Klin. Wschr. 13. — Polyposis d. Magens u. Dünndarmes, Zbl. Chir. 1942. — Bhdlg. unkompliz. Rippenbr. d. Alkoholinjekt. d. N. intercostalis, ebd. 1943.

Schulze, Ph. Martin G., Facharzt f. Chir., Ass. chir. Klin. Berufsgenossenschaftl. Kr.anst. Bergmannsheil, 466 Gelsenkirchen-Buer. — *7. 8. 17 Halle/Saale. — **A:** 44 Magdeburg. — **Prom:** 44 Halle/Saale. — **F:** Chir. — **V:** 46 Kinderklin. Med. Akad. Düsseldorf (Goebel), 48–50 Bergmannsheil Bochum (Bürkle de la Camp), ab 50 Gelsenkirchen-Buer (Koch, Wolf).

Schulze, Wolfgang, Chefarzt d. Hamburgischen Seehosp. „Nordheim-Stiftung“, 219 Cuxhaven. — Fragebogen 1968 nicht beantwortet.

Schulze-Bergmann, Günther, Chefarzt d. II. Chir. u. Angiol. Abt. Allg. Krhs. Harburg, 21 Hamburg 90, Am Irrgarten 1. — *9. 3. 19 Wolfen, Krs. Bitterfeld. — **A:** 42 Halle/S. — **Prom:** 42 ebd. — **F:** Chir., Urol. u. Angiol. — **V:** Allg. Krhs. Hamburg-Rissen (Lichtenauer), Allg. Krhs. Hamburg-Harburg (Lichtenauer). — **P:** Bhdlg. d. perforier. Appendicitis, Chirurg 1949. — Intravas. Novocain-Therap. i. d. Chir., Med. Klin. 1952. — Erfahrgn. m. e. Milchsäurebakterien-Reinkulturen-Präparat i. d. Chir., ebd. 1953. — Aortograph. i. d. Urol., Z. Urol. 1953. — Art.-ven. Aneurysma d. Niere, ebd. 1954. — Anzeigen u. Grenzen d. angiol. Nierendiagn., Bruns' Beitr. klin. Chir. 194/1957. — Perforier. Pankreaszyste, Zbl. Chir. 1957. — Angiol. i. heut. Sicht, Hamb. Ärztebl. 1958. — Periph. Gefäßwirksamkt. v. Segontin, Med. Klin. 1960. — Ven. Zirkulat.störgn., ihre Diagn. u. Bhdlg., Z. ärztl. Fortbild. 1960. — Klin. Erfahrgn. m. d. Thrombolyse, Zbl. Phlebol. 1963. — Chir. Bhdlg. art. Durchblutgs.störgn., Münch. med. Wschr. 1967.

Schulze-Brüggemann, Werner, M. Dir., Leit. Arzt d. Klin. d. LVA Braunschweig f. Lungen- u. Bronchialerkrkgn. „Schildautal“, 337 Seesen am Harz. — *19. 7. 11 Gevezin/Mecklbg. — **A:** 39 Berlin. — **Prom:** 39 ebd. — **F:** Chir., Lungenkrankh. — **V:** 38–39 Charité Berlin (Bessau, v. Bergmann, Wagner), 39–48 Kriegdienst u. Gefangenschaft, 49–51 Städt. Krhs. Wismar (Bantz), 52–55 Krhs. Stralsund-West (Hornig), 53 Krhs. St. Georg Leipzig (Mörl), 56 Tönsheide (Hein), 57–61 1. Oberarzt u. Leit. d. lungenchir. Abt. i. Sanat. Schildautal in Seesen, 62–68 Leit. Arzt d. klin. Sanatoriums „Schloß Ringelheim“ i. Salzgitter-Ringelheim. — **B:** Thoraxplombierg., in: Hdb. d. Tbk. v. Hein, Kleinschmidt, Uehlinger, Bd. 3, Thieme 1968/69. — **P:** Untersuchgn. üb. d. Verhalten d. intrathorak. Perlonplombe, Zbl. Chir. 1953. — Lampenträger b. Pneumolysenop., Z. Tbk. 105/1954. — Erfahrgn. b. infiz. Perlonplomben, ebd. 106/1955. — Bemerkg. z. d. Arb. v. R. Noack: Wie weit sind noch Thorakoplastiken u. and. op. Eingr. b. Lungentbk. nötig gegenüb. e. extraperiostal-muskul. Perlonplombe?, ebd. 107/1955. — Bemerkg. z. d. Arb. v. R. Noack: Stand d. Thoraxchir. b. Lungentbk. u. d. intrathorak.-extrapleur.-muskul. Perlonplombe, Z. ärztl. Fortbild. 1955. — Mal. Lipomyxomatose als Systemerkrankg. i. Mediastinum, Thoraxchir. 1956. — D. heute f. d. Thoraxplombierg. verwendeten Kunststoffe, ihre Chemie u. ihr Verhalten i. Organismus, Beitr. Klin. d. Tbk. 120/1959. — Cancerogen. Eigenschaften v. Kunststoffen i. Hinbl. auf d. Thoraxplombierg. u. d. feingewebl. Bild d. Plombenkapsel, ebd. — Erg. d. ventilator. Lungenfunkt.prüfgn. nach Plombierg., Schweiz. Z. Tbk. 16/1959. — Untersuchgn. üb. d. Exsudat.verhältn. nach Kunststoffplombierg., ebd. — Komplikat. nach intrathorak. Plombierg. bedingt durch d. Nachteile ein. Plombenkunststoffe, Dtsch. Z. Tbk. 114/1959. — Thoraxplombierg. m. Siliconkautschuk, Beitr. Klin. d. Tbk. 121/1960. — Verhalten d. geschl. intra- od. extrapleur. Höhle nach Thoraxop. u. Lungenresekt., ebd.

Schulze-Warnecke, Horst, Ärztl. Dir. u. Chefarzt d. chir. Abt. d. Krskrhs., X 7270 Delitzsch (Bez. Leipzig). — Fragebogen 1968 nicht beantwortet.

Schumacher, Paul, Chefarzt d. Rosmann-Krhs., 7814 Breisach am Rhein. — *10. 10. 20 Köln. — **A:** 47 Freiburg. — **Prom:** 47 Tübingen. — **F:** Chir. — **V:** 48 Univ.- Frauenklin. Freiburg, 49–58 St. Josefskrhs. Freiburg (Wolf), 50–51 inn. Abt. ebd. (Schilling). — **P:** Mechan. Unterbindgs.instrument – der Kammer-Ligator, Chirurg 1959.

Schumann, Frithjof, Chefarzt d. chir. Abt. d. Krskrhs., X 7960 Luckau (Nieder- lausitz). — Fragebogen 1968 nicht beantwortet.

Schumann, Hans-Dietrich, OMR., Prof., Dr. med. habil., Dir. d. Chir. Klin. Bezkrhs. Dresden-Friedrichstadt, X 801 Dresden, Friedrichstr. 41. — *27. 5. 11 Plauen/Vogtland. — **A:** 38 Köln. — **Prom:** 38 ebd. — **Hab:** 51 Rostock. — **F:** Chir., Urol. — **V:** 38 Stadtkrhs. Plauen (Palmedo, Stadler), 39–41 Pathol. Inst. d. Univ. Köln (Leupold), 41–44 Straßburg (Zukschwerdt), 45–48 Stadtkrhs. Plauen (Her- farth), 48–57 Rostock (Lehmann, Karitzky). — **B:** Begutachtg. v. Erkrkgn. u. Verletzgn. auf chir. Gebiet, Tb. d. ärztl. Begutachtungen. 3. Aufl., Volk u. Gesund- heit 1965. — **P:** Beeinfl. v. Tumoren durch tumoreig. Substanzen, Diss. 1937. — Kasuistik d. prim. Haemangioendothelioms d. Leber, Frankf. Z. Path. 1941. — Dystope Klumpennieren, Zbl. Path. 1941/42. — Ausgedehnte deziduale Reakt. d. Ovars b. superfiz. Ovarialgravidität, Z. Geburtsh. 1942. — Kenntnis d. Bursitis troch., Chirurg 1943. — Ausgedehnte Gewebsschädigg. durch Thorotrast, ebd. — Lymphzysten d. Nebennieren, Z. urol. Chir. 1943. — Schleimbeutelentzündgn., Hippokrates 1944. — Probeexzis. aus d. Kapsel b. Kniegelenkstbc., Chirurg 1944. — Ben. Dünndarmtumoren, Zbl. Chir. 1947. — Entbehrl. Rö.diagn., Dtsch. Gesd.wes. 1949. — Wesen u. Bhdlg. d. schmerzh. Schultersteife, Mschr. Unfhlkd. 1949. — Aktinomykose u. Penicillin, Chirurg 1950. — Nachbhdlg. Magenoperierter, Dtsch. Gesd.wes. 1950. — Poliklin. Erfahrgn. m. Fingervereitergn., Z. ärztl. Fortbild. 1950. — Penicillinbhdlg. d. Aktinomykose, Zbl. Chir. 1951. — Posttyphöse Knochen- u. Gelenksverändergn., ebd. — Massive Magenblutg. b. Magentbc., ebd. — Wirkg. intrabronch. Druckerhöhg. auf d. Lungenkapillaren, Langenbecks Arch. klin. Chir. 268/1951. — Druckdiff.fragen b. Über- u. Unterdrucknarkose, Habil.-Schr. Rostock. — Bösart. Fingerinfekt. b. Laugenverätzgn., Dtsch. Gesd.wes. 1951. — Op. Be- seitigg. v. Urethralfisteln, Zbl. Chir. 1952. — Retrograde Melanommetastasen d. Mamma, ebd. — Prostatekt. nach Freyer od. Millin?, ebd. — Rezid. Plasmozytom d. Magens, Langenbecks Arch. klin. Chir. 275/1953. — Infiltrats.anaesth. m. Fali- cain, Dtsch. Gesd.wes. 1953. — Mißbildgn. d. Zwölffingerdarms (mit Ruickoldt), Bruns' Beitr. klin. Chir. 187/1953. — Adeno-Ca. e. Nierenmißbildg., Z. Urol. 1954. — Blutbildverändergn. b. stumpfer Bauchverletzg., Bruns' Beitr. klin. Chir. 189/1954. — Bhdlg. d. kongenit. Gallengangsatresie, Zbl. Chir. 1954. — Arbeitsunfähigkt.- Invalidität-Kurverschickg., Prophylaxe 1954. — Harnstauungsnieren, Zbl. Chir. 1954. — Fremdkörper d. Harnblase, Z. Urol. 1955. — Duodenalverschluß u. Stumpf- drainage b. Ulcus duodeni, Chirurg 1955. — Bhdlg. d. suprakondyl. Humerusfrakt. (mit Neuberg), Zbl. Chir. 1955. — Lexerplast. od. Phemisterspan?, Langenbecks Arch. klin. Chir. 282/1955. — Verkehrsunf. i. Rostock, ebd. — Gallenblasen d. Cholezystektomierten (mit Mochmann, Büchsel u. Stichnoth), Z. inn. Med. 1956. —

Latente Eisenmangelschäden b. Dauerspendern (mit Peisker u. Bast), Langenbecks Arch. klin. Chir. 283/1956. — Periph. Blutbild u. traumat. Schock, Bruns' Beitr. klin. Chir. 193/1956. — Erfahrgn. m. d. Thoraxchir., Wiss. Z. Univ. Rostock 1956/57. — Mod. Krebsfragen, ebd. — Kontroll. Blutdruckskg. b. mass. Blutgn. d. Magen-Darmkanals (mit Kuhlgatz), Med. Mschr. 1957. — Bhdlg. mass. Blutgn. d. Magen-Darmkanals, Wiss. Z. Univ. Rostock 1957/58. — Probeexzis. v. Mammatumoren, Z. ärztl. Fortbild. 1959. — Präneoplasien d. Magen-Darmkanals, Zbl. Chir. 1959. — Bedeutg. d. weißen Blutbildes f. Diagn. u. Verlaufsbeurteilg. akut. Pankreaserkrgn., Langenbecks Arch. klin. Chir. 292/1959. — Trauma u. Geschwulstentstehg., Zbl. Chir. 1960. — Bauchchir. b. Diabetiker, Langenbecks Arch. klin. Chir. 295/1960. — Sanierg. d. Gallenwege nach akut. Pankreatitis, Bruns' Beitr. klin. Chir. 202/1961. — Retent. unstab. Unterschenkelbr. durch Markdrahtg. (mit Salmutter), Zbl. Chir. 1961. — Rö.diagn. d. Mamma (mit Hache), ebd. — Bhdlg. d. akut. Blutg. d. Magen-Duodenalgeschwürs (mit Palukat), Bruns' Beitr. klin. Chir. 204/1962. — Transistorcardiotachometer „Prema" (mit Hache), Med. Techn. 1964. — Wunddehiszenz nach Laparotomien (mit Nitzsche), Zbl. Chir. 1964. — Erfahrgn. m. d. Bhdlg. d. Herzstillstandes (mit Hache), Festschr. Med. Akad. Dresden 1964. — Einrichtg. e. Katastrophenstation, Wiss. Z. Univ. Jena 1964. — Zytodiagn. d. Magenschleimhaut, Chirurg 1965. — Regenerat.fähigkt. d. jugendl. Knochens (mit Hache), Med. Bild 1966. — Reimplant. ausgesprengt. Knochenstücke (mit Hache), Chirurg 1966. — Urol. Op. an e. Schimpansen i. Intubat.nark. (mit Hache u. Schneider), Zoolog. Garten (NF). — Intubat.nark. an e. Schimpansen (mit Hache), Anaesthesist 1966. — Erg. d. Spananlagerg. nach Phemister (mit Klug), Chirurg 1966. — Magnesiumprophylaxe d. Thromboembolie (mit Klug), Zbl. Chir. 1966. — Unser Vorgehen b. d. akuten Magenblutg., Conf. internat. chir. usw. Budapest 1966. — Schwer resezierb. Ulcus duodeni u. seine chir. Bhdlg., Zbl. Chir. 1967. — Tetanus-Todesfall nach akt. Schnellimmunis. (mit Hache), Dtsch. Gesd.wes. 1967.

Schumann, Herbert, Oberregierungsmedizinalrat Versorgungsärztl. Untersuchungsstelle Münster, 44 Münster, Hüfferstr. 56. — *19. 9. 09 Kassel. — **A:** 37 Heidelberg. — **Prom:** 36 ebd. — **F:** Chir., Sportmed. — **V:** 37 chir. Abt. Städt. Krhs. Kassel, Med. Klin. Heidelberg (Stein), 37–38 Med. Poliklin. ebd. (Oehme), 38–39 Pathol. Inst. ebd. (Schmincke), 39–45 Chir. Klin. Krupp-Krhs. Essen/Ruhr (Stör), 46 eig. Praxis u. chir. Abt. Stadt-Krhs. Offenbach/Main (Haas), 46–53 stellv. Leit. d. Schule f. Krankengymnastik u. Massage a. d. Orthop. Klin. d. Univ. Münster, 53–61 Vertragsarzt am Versorgungsamt Dortmund, Münster u. d. Versorgungsärztl. Beobachtungsstelle Münster, 61 Regierungsmedizinalrat u. ab 65 Oberregierungsmedizinalrat an d. Versorgungsärztl. Untersuchungsstelle Münster. — **B:** Das Kunstglied, in: D. Schwerbeschädigte i. d. Gesetzgebg. u. am Arbeitsplatz, Herford: Püster-Vlg. 1950. — **P:** Gerät z. Sicherg. u. Ruhigstellg. v. Schienen i. Krankenbett, Chirurg 1948. — Führg. v. Unf.verletzten z. Übgs.bhdlg., Mschr. Unfhlkd. 1949. — Sportverletzgn. u. Sportschäden, Leibesüb. Sportarzt. Erziehg. 1951. — Kopfhalter z. Verbesserg. d. Lagerg. b. d. Unterwassermassage, Dtsch. Badebetrieb 1951. — Röntgenolog. Kontrolle d. Skoliosebhdlg., insbes. d. Übgn. n. Niederhöffer, Krankengymnastik 1952. — Krankengymnastik – Pfleger. Gymnastik-Versehrtensport, Leibesübg. Sportarzt. Erziehg. 1952. — Verletzgn. b. Fechten, Fechtsport 1952. — Sportärztl. Ratschläge, ebd. 1954. — Erste Hilfe b. Verletzgn. d. Kniegelenkes, Mitt. d. Malteser Hilfsdienstes 1961. — Erste Hilfe b. Verletzgn. d. WS., ebd. 1962.

Schumann, Ursula, Med.-Rätin, Leit. Oberärztin d. Chir. Poliklin. Bezkrhs. Altstadt, X 30 Magdeburg. — *15. 12. 13 Magdeburg. — **A:** 39 Hamburg. — **Prom:** 39

ebd. — **F:** Chir. — **V:** 39–40 Med. Klin. Krhs. Altstadt Magdeburg (Otten), St. Georg Hamburg (Reinecke), 41–43 Krhs. Altstadt Magdeburg (Biebl), 44–47 Ausweichkrhs. Uchtspringe/Altm. (Baumhöfner), ab 48 Krhs. Altstadt Magdeburg (Biebl, Burmeister), ab 52 Oberärztin, ab 63 Leit. Oberärztin. — **P:** Versorgg. d. Choledochusverletzg. b. Magenresekt. durch Implantat. d. Choledochus i. d. Gallenblasenhals u. Herstellg. e. Gallenblasen-Darmverbindg., Zbl. Chir. 1951. — Bhdlg. d. perfor. Magen-Zwölffingerdarmgeschwüres, ebd. 1953. — Ber. üb. 278 Choledochotomien b. Gallensteinleiden v. 1953–1959, ebd. 1962. — Retothelsarkom i. Krkn.gut e. Chir. Klin., ebd. — Außergewöhnl. Duodenalstenosen b. Erwachsenen m. Nachahmg. d. Bildes d. Pylorusstenose, Chirurg 1962. — Ber. üb. zwei Fälle v. protrah. unspezif. Entzündg. d. Bauchwand nach Op. ohne eindeut. Ätiol., Chirurg 1962. — Ileozökalresekt. aus nichtkanzer. Ursachen, Zbl. Chir. 1963. — Therap. d. jugendl. Knochenzyste m. Spongiosaplombe, Dtsch. Gesd.wes. 1963. — Gr. kavern. Hämangiom d. Milz m. Knochenmetaplasie, Zbl. Chir. 1963. — Akute Appendixerkrankg. b. Appendix- bzw. Zökumka., ebd. 1964. — Anastomosenulkus u. s. Beziehg. z. Ulcus duodeni, Dtsch. Gesd.wes. 1967.

Schuster, Günter, Assist. d. Chir. Klin. d. Nordwest-Krhs., 6 Frankfurt (Main), 21, Steinbacher Hohl 2—26. *

Schuster, Josef, Ass.-Arzt, Facharzt f. Chir., Chir. Klin. am Klinikum rechts d. Isar d. Techn. Hochschule München, 8 München 80, Ismaninger Str. 22. — *22. 5. 30 Ingolstadt. — **A:** 58 München. — **Prom:** 56 ebd. — **F:** Chir. — **V:** 56–57 inn. Abt. Nymphenburger Krhs. München (W. C. Meyer), 57 chir. Abt. ebd. (Scheicher), 58 1. Univ. Frauenklin. ebd. (Bickenbach), 58–59 Pathol. Inst. d. Krhs. Schwabing ebd. (Singer), ab 59 Chir. Klin. re. d. Isar (Maurer), zwztl. 62–63 thoraxchir. Abt. (Kugel), 66 neurochir. Abt. (Kessel), 67 Abt. f. plast. u. Wiederherstellgs.chir. (Schmidt-Tintemann). — **P:** Fettembolie u. ihre gezielte Bhdlg. m. „essentiellen" Phospholipiden (EPL-Substanz), Chir. Praxis 1963. — Krankhts.bild d. angebor. art.-ven. Pulmonalisaneurysmen, Fortschr. Med. 1956. — Klin. u. tierexp. Erfahrgn. m. d. Endoxan-Stoßtherap., Dtsch. med. Wschr. 1967.

Schuster, Philipp, Facharzt f. Chir., 43 Essen-Kupferdreh, Heidbergweg 41. — *29. 8. 04 Serbisch-Miletitsch/Ung. — **A:** 30 Bonn. — **Prom:** 31 ebd. — **F:** Chir. — **V:** 30 St. Franziskus-Hosp. Köln-Ehrenfeld (Wirtz), 30–31 Städt. Kr.anst. Aachen (Füth), 31–34 Landeskrhs. Hanau (Fertig), 34 Krskrhs. Wernigerode/Harz (Bernard), 34–35 Städt. Kr.anst. Dortmund (Wild), Landeskrhs. Braunschweig (Wrede).

Schwabe, Hans, Med.-Dir., Chefarzt am Stiftungskrhs., 886 Nördlingen. — *28. 11. 17 Neubrandenburg/Mecklbg. — **A:** 50 Erlangen. — **Prom:** 50 ebd. — **F:** Chir. — **V:** 50–56 Erlangen (Goetze, Hegemann). — **P:** Subcapit. Humerusfrakt. u. Dauererg. an d. Erlanger Chir. Univ.-Klin., Diss. — Diff.diagn. d. Mastdarmerkrankgn., Taggs.ber. d. Ärztl. Fortbildgs.kurs Erlangen 1955. — Diahepat.Drainage nach Goetze als Ergänzg. z. Zipfelplast., Zbl. Chir. 1956. — Diff.diagn. d. Mastdarmerkrankgn., Münch. med. Wschr. 1957. — Anus praeter umbilicalis, Chirurg 1957. — Techn. d. Schenkelhalsnagelg. m. Fixat. d. Nagels, Zbl. Chir. 1959. — Einf. Techn. d. Verkürzgs.osteotomie am Oberschenkel, Bruns' Beitr. klin. Chir. 198/1959. — Alte u. neue Op. d. hohen Gallengangssten. u. d. diapat. Drainage, ebd. — Auswahl d. Zweitgutachters durch d. Sozialgerichte b. Rentenstreitsachen, Mschr. Unfhlkd. 1959. — Gefahren d. pass. Tetanusprophyl., ebd. — Sympt. u. Diff.diagn. d. Erkrankgn. d. Mastdarmes, Mentor Medici 1959. — Bogenförm. Verschattg. unklarer Herkunft i. e. Wirbelkörper, Röntgen- u. Labor.praxis 1960. — Perforat. e. Rectumca. i. e. hohe Dünndarmschlinge b. gleichzeit. andersart. Ca., Chirurg 1962. —

Durchtrenng. d. Pankreasganges nach Bauchtrauma, Mschr. Unfhlkd. 1962. — Wendespanplast. b. nicht konsolidier. Unterschenkelfrakt., Zbl. Chir. 1963. — Genese u. Malignität d. Rectum-Ca. i. neuer Sicht, Hippokrates 1965. — Bedrohl. Zunahme d. Lungen-Ca. u. ihre Ursachen, Taggs.ber. d. Int. Ges. f. Soz. u. prophyl. Med. 1967.

Schwädt, Kurt, Reg.-Med.-Dir., Leit. Arzt d. chir. Abt. d. Versorggs.-Krhs., 858 Bayreuth, Hohe Warte 8. — *22. 1. 08 Mühlhausen (Thür.). — **A:** 33 München. — **Prom:** 32 Würzburg. — **F:** Chir. — **V:** 32–33 Med. Univ.-Poliklin. Würzburg (Magnus-Alsleben), Städt. Krhs. Mühlhausen/Thür. (Wetzel), 33–35 Krhs. d. Vereinigten Stiftgn. Calbe/S. (Mirauer), 35–36 Städt. Krhs. Heilbronn/N. (Bachlechner), 36–38 Katharinenhosp. Stuttgart (F. Groß), 38–39 Heidelberg (Kirschner), Frankfurt/M. (V. Schmieden), Berlin (F. Sauerbruch), Tbk.-Krhs. Heidelberg-Rohrbach (Schmidt), 39–45 Oberarzt Stadtkrhs. Worms a. Rh. (Braeunig), 45–46 Chirurg am Militärlaz. Bayreuth (Felsenreich), 46–50 Leit. Arzt d. chir. Abt. d. Versehrtenkrhs. Wöllershof/Opf., ab 50 Leit. Arzt d. chir. Abt. d. Versorgungskrhs. Bayreuth (Rostock). — **P:** CO_2 Spanng. d. Alveolarluft, Alkalireserve d. Blutes u. Milchsäurebestimmgn. i. Blute b. sportl. Läufen, Diss. — Riesenuretersteine, Chirurg 1938. — Verrenkg. d. Multangulum majus, Z. Unfhlkd. 1943. — Sehnenverpflanzg. b. d. Peronaeuslähmg., Verh. Dtsch. Orthop. Ges. 1947. — Begutachtg. d. periph. Durchblutgs.schäden, Schr.reihe d. Staatsministeriums f. Arb. u. soz. Fürsorge. — Knorpelverpflanzg. b. Verlust d. Corpora cavernosa, Chirurg 1950. — Lungenverletzgn., ihre Folgen u. ihre Bhdlg., Z. „Wille u. Weg" 1950. — Erfahrgn. m. Collagentampons, Zbl. Chir. 1953. — Op. Bhdlg. d. Strecksteife d. Kniegelenkes, Zbl. Chir. 1963.

Schwaiblmair, Sigmund, Chefarzt i. R., 8 München 19, Prinzenstr. 25. — *3. 6. 85 München. — **A:** 13 München. — **Prom:** 13 ebd. — **F:** Chir. — **V:** 12–19 III. Ordens-Krhs. München (Schindler), 21–52 Chefarzt am Städt. Krhs. Landshut.

Schwaiger, Max, o. ö. Prof. f. Chir., Dir. d. Chir. Univ.-Klin. u. Poliklin., 78 Freiburg i. Br. — *26. 10. 11 Karlsruhe. — **A:** 36 München. — **Prom:** 36 ebd. — **Hab:** 49 Heidelberg. — **F:** Chir. — **V:** 36–38 Pathol. Inst. d. Städt. Krhs. München-Schwabing (Singer), 39 Breslau (K. H. Bauer), 39–45 Kriegsdienst, 45–55 Heidelberg, ab 49 Oberarzt, ab 51 1. Oberarzt, 56–59 o. Prof. f. Chir. a. d. Univ. Köln (II. Lehrstuhl) u. Dir. d. II. Chir. Univ.-Klin. Köln-Merheim, 59–68 Direktor d. Chir. Univ.-Klin. Marburg. — **B:** Hals, in: Lehrb. d. Chir. v. Hellner-Nissen-Vossschulte. — Mithrsg. (mit Bürkle de la Camp), Hdb. d. ges. Unfhlkd., 3. Aufl. — Peritoneum-Netz-Retroperitoneum u. Bauchdecken, in: Klin. Chir. f. d. Praxis. – Erkrkgn. d. Mamma, in: Hdb. d. prakt. Gynäkol. — Zahlr. weitere Hdb.- u. Monographiebeitr. — **P:** Zahlreiche Veröff. aus d. Geb. d. allg. Chir., Tumor-Chir., op. Chir. d. Stammes u. seiner Organe.

Schwartz, Julius, 584 Schwerte (Ruhr), Graf-Adolf-Str. 63. — Fragebogen 1968 nicht beantwortet.

Schwarz, Dieter, Oberarzt d. chir. Abt. St. Josefs-Krhs., X 15 Potsdam, Allee nach Sanssouci 7. — *26. 12. 32 Nowawes. — **A:** 57 Berlin. — **Prom:** 64 ebd. — **F:** Chir. — **V:** 57–58 inn. Abt. St. Josefs-Krhs. Potsdam (Neuß), 58–63 chir. Abt. ebd. (Waschulewski), 63 inn. Abt. Städt. Krhs. Potsdam-Babelsberg (Süring), 63–64 Med. Klin. Bezkrhs. Potsdam (Hollmann), ab 64 St. Josefs-Krhs. Potsdam (Waschulewski). — **P:** Diaplazent. Übertritt v. Diatomeen b. Kaninchen, Diss. — Diff-diagn. u. Therap. ungewöhnl. Bauchraumverkalkgn., Zbl. Chir. 1967. — Selt. Sudeck-Ursachen, ebd.

Schwarz, Franz, Dir. i. R., Chefarzt d. Krskrhs. Grafenau i. R., 8352 Grafenau. — *15. 3. 95 Neutitschein/Sudetenl. — **A:** 21 Wien. — **Prom:** 21 ebd. — **F:** Chir. — **V:** 21–31 Prag (Schloffer). — **P:** Genese d. Tbk. d. Nebennieren, Z. Tbk. 37/1922. — Erfahrgn. m. d. op. Bhdlg. d. Magen- u. Duodenalgeschwüres, Bruns' Beitr. klin. Chir. 140/1925. — Idiopath. Osteopsathyrose, Med. Klin. 1925. — Bhdlg. d. Mastitis, ebd. 1927. — Leotiasis ossea, Bruns' Beitr. klin. Chir. 142/1927. — Intraven. Dauertropfinfus., Med. Klin. 1928. — Bhdlg. d. freien Perforat. d. Magen- u. Zwölffingerdarmgeschwüres u. d. Ulkus pept. jejuni, Bruns' Beitr. klin. Chir. 147/1928. — Ulcus pepticum postoperativum, ebd. — Chir. Bhdlg. d. Krebskrankh., Beitr. ärztl. Fortbild. 1929. — Prim. Hämangiom d. Milz v. selt. Größe, Bruns' Beitr. klin. Chir. 150/1930. — Meckel'sches Divertikel u. Ileus, Zbl. Chir. 1930. — Fortschr. d. chir. Therap., Kalender d. Reichsverb. d. dtsch. Ärztevereine i. d. CSR. 1931. — Eigenbluttherap., Chirurg 1931.

Schwarz, Heinrich E. W., Chefarzt d. Chir. Poliklin. d. VGE d. Kreises Neustrelitz, X 208 Neustrelitz. — *10. 9. 20 Neustrelitz. — **A:** 45 Rostock. — **Prom:** 45 ebd. — **F:** Chir. — **V:** 47–52 Krhs. Neustrelitz (Meissners).

Schwarz, Karl-Gottfried, Facharzt f. Chir., z. Z. Praxis m. chir. Röntgentätigkt., 8264 Waldkraiburg/Obb., Stadtplatz 27. — *31. 12. 14 Dresden. — **A:** 39 Freiburg i. Br. — **Prom:** 40 ebd. — **F:** Chir. — **V:** 46 Ev. Krhs. Essen (Steele), Küchwald-Krhs. Chemnitz (Kuntzen), 47–51 chir.-gynäkol. Abt. Landkrhs. Meißen (Wirtz), 52–55 Kr.anst. Freiberg, Erzgeb. (Ladwig), 56–60 leit. Arzt d. chir. Abt. d. Krhs. Radeberg b. Dresden m. Poliklin. u. Entbindgs.heim.— **P:** Ka. u. synchrones Sarkom, Zbl. Chir. 1953. — Fibrosarkom d. Samenstranges, ebd. 1954. — Späterg. unserer Magenresezierten zugl. m. Berücksicht. d. Erg. d. Resekt. m. hint. u. vord. Anastom., ebd. 1955. — Vereinfachte Meth. d. Cholangiograph., ebd.

Schwarz, Walter, Oberarzt d. chir. Abt. Krskrhs., 7617 Urach. — *27. 9. 18 Wien. — **Prom:** 41 Wien. — **F:** Chir. (55 Wien, 65 Trier). — **P:** Neue Wege i. d. Bronchograph., Tbk.arzt 1955. — Lokalantibioticum z. Verhütg. v. Bauchdeckenabscessen, Chirurg 1957.

Schwarz, Walther, 1 Berlin 19, Brixplatz 4. — Fragebogen 1968 nicht beantwortet.

Schwarzer, Gabriele, Assistentin d. Chir. Univ.-Klin., X 7050 Leipzig. Segerstr. 12. — Fragebogen 1968 nicht beantwortet.

Schwarzer, Rudolf, Ass. d. Chir. Univ.-Klin., X 7010 Leipzig, Liebigstr. 20. — Fragebogen 1968 nicht beantwortet.

Schwarzhoff, Erich, Chefarzt am St. Antonius-Hosp., 518 Eschweiler (Krs. Aachen). — Fragebogen 1968 nicht beantwortet.

Schweckendiek, Wolfram, Klin. Dr. Schweckendiek f. Hals, Nase, Ohren, Lippen, Kiefer, Gaumenspalten, 355 Marburg/Lahn, Blitzweg 1. — *16. 2. 20 Marburg/Lahn. — **A:** 50 Marburg. — **Prom:** 50 ebd. — **F:** Hals-, Nasen-, Ohrenheilk. — **V:** HNO-Klinik Gießen (Eiglen), Klinik Dr. Schweckendiek (Schweckendiek). — **B:** Spaltbildgn. d. Lippe, d. Kiefers u. d. Gaumens, in: HNO-Heilk. (E. kurzgefaßtes Hdb.), hrsg. v. Berendes, Link, Zöllner, Bd. II/1, Thieme 1963. — **P:** Gaumen- u. Lippenspaltträger i. d. Prax. d. Hals-Nasen-Ohrenarztes, HNO-Wegweiser 1961. — Erg. d. Kieferbildg. u. d. Sprache nach d. prim. Veloplast., Arch. Ohr.-Nas.-Kehlk.Hk. 180/1962. — Techn. d. prim. Veloplast., Chirurg 1963. — Sowie 20 weitere Abhdlgn. üb. d. Gebiet d. Spaltchir. u. aus d. HNO-Fachgebiet i. verschied. wiss. Ztschr.

Schweda, Johannes, leit. Arzt d. chir. Abt. d. Städt. Krhs., 337 Seesen. — Fragebogen 1968 nicht beantwortet.

Schweiberer, Leonhard, Priv.-Doz., Oberarzt Chir. Univ.-Klin., 665 Homburg/
Saar. — *6. 11. 30 Degerndorf/Inn. — **A:** 60 München. — **Prom:** 56 ebd. — **F:** Chir.
— **V:** 57–58 Pathol. Inst. Städt. Krhs. München-Schwabing (Singer), 58–59 II. Med.
Univ.-Klin. München (Bodechtel), 59–60 Med. u. chir.-gynäk. Abt. Krskrhs. Schon-
gau (Lagally u. Rogalla), ab 60 Homburg Saar, ab 66 Oberarzt. — **P:** Osteogenet.
Potenz d. „Kieler-Knochenspans", Langenbecks Arch. klin. Chir. 313/1965. — Erg.
d. „offenen" Bhdlg. chron.-osteomyelit. Knochenhöhlen, Zbl. Chir. 1966. — Anti-
biot. Plombierg. osteomyelit. Knochenhöhlen unt. zusätzl. Verwendg. d. Kieler
Knochenspanspongiosa u. d. antibiot. Spüldrainage nach Willenegger, ebd. — Chir.
Eingr. b. v. Willebrand-Jürgens-Syndr., Langenbecks Arch. klin. Chir. 316/1966. —
Osteosynthese b. Luxat.frakt. d. ob. Sprunggelenkes, Saarländ. Ärztebl. 1967. —
Ist d. macerierte, heterologe Knochenspan (Kieler Knochenspan) e. Calluslocker?,
Langenbecks Arch. klin. Chir. 319/1967. — Bündelnagelg. b. Unterschenkel- u.
Oberarmfrakt., Zbl. Chir. 1967. — Ernährg. nach Magenop., Dtsch. Zbl. Kranken-
pflege 1967. — Osteogenet. Wert d. heterol. Mazerat.spanes nach Maatz u. Bauer-
meister (Kieler Span), Chirurgica plastica et reconstructiva 4/1967. — Oberschenkel-
schaftbr. i. Kindesalter, Z. Kinderchir. 1968. — Solitäres mykot. Aneurysma d. Art.
brachialis b. e. 5j. Kind, ebd. — Druckplattenosteosynthese i. d. mod. Frakt.bhdlg.,
Saarländ. Ärztebl. 1968.

Schweikert, Carl Heinrich, Priv.-Doz., Oberarzt d. Chir. Univ.-Klin., 65 Mainz,
Langenbeckstr. 1. — *22. 3. 29 Ludwigshafen/Rhein. — **A:** 57 Freiburg i. Br. —
Prom: 56 ebd. — **Hab:** 66 Mainz. — **F:** Chir. — **V:** Orthopäd. Abt. d. Chir. Univ.-
Klin. Freiburg (Bätzner), Kinder-Klin. ebd. (Keller), Univ.-Frauen-Klin. Köln
(Kaufmann), I. Med. Klin. d. Med. Akad. Düsseldorf (Grosse-Brockhoff), Path. Inst.
d. Univ. Freiburg (Büchner), Chir. Univ.-Klin. ebd. (Krauss), Mainz (Kümmerle). —
B: Tierexp. Untersuchgn. üb. d. Leberfunkt. nach mehrmal. Fluothane-Nark. (mit
Kapfhammer u. Hess), in: Leberfunkt. u. op. Eingr., Thieme 1964. — **P:** Wiss.
Arbeiten: Heterol. Transplantat. mal. Tumoren unt. Cortisongaben, Diss. — Histol.
Bild d. Hundeaorta b. extrakorpor. Kreisl. u. Kreisl.stillstand i. tiefer Hypothermie
(mit Sickinger), Buchreihe Arb. aus d. Aschoff-Haus, Freiburg 1960. — Pathol.-
histol. Befunde am Hund nach Anwendg. e. extrakorp. Kreisl. i. Kombinat. m.
tiefer Hypotherm. u. temp. Kreisl.stillstand (mit Sickinger), Thoraxchir. 1960. —
Extrakorp. Kreisl., tiefe Hypotherm., langdauernder Kreisl.stillstand (mit Sickinger), Zieglers Beitr. path. Anat. 125/1961. — Tierexp. Untersuchgn. z. Kombinat.
d. extrakorp. Kreisl. m. tief. Hypotherm. (mit Overbeck u. a.), Langenbecks Arch.
klin. Chir. 297/1961. — Erg. u. Erfahrgn. b. d. Bhdlg. meist schwerster Tetanusfälle
(mit Kapfhammer), ebd. Kongr.ber. 1962. — Spätschäden nach überstand. Tetanus-
infekt. (mit Kapfhammer), Dtsch. med. Wschr. 1964. — Doppelseit. Pleuraerguß
b. Infus.therap. am Hals (mit Gruenagel), Thoraxchir. 1964. — Probl. d. Neben-
nierenchir. (mit Kapfhammer), Med. Klin. 1964. — Op. Eingr. nach Rö.ganzkörper-
bestrahlg. u. Verabreichg. e. Strahlenschutzsubstanz (mit Ladner u. Hess), ebd. —
Wirksamkt. resistenzsteig. Substanzen b. Strahlenbelastg. u. Trauma (mit Ladner),
Strahlenschutz i. Forsch. u. Prax., Jb. d. Vereinigg. Dtsch. Strahlenschutzärzte,
Bd. 4/1964. — Op.mögl.kt. nach Rö.ganzkörperbestrahlg. u. Strahlenschutzgaben
(mit Ladner), Langenbecks Arch. klin. Chir. 308/1964. — Hepatotoxizität d.
Halothane (mit Kapfhammer), Anaesthesist 1965. — Therapieeffekt d. Splenekt.
b. ganzbestrahlten Hund (mit Ladner u. Gruenagel), Naturwissenschaften 1965. —
Probl. d. Tibiakopffrakt. (mit Heinemann), Langenbecks Arch. klin. Chir. 309/1965.
— Therap. Beeinfl. d. akuten Strahlenkrankhtn. d. Hundes durch Splenekt. (mit

Ladner, Gruenagel u. Koslowski), ebd. 313/1965. — Transplantat. am Tracheo-Bronchialbaum, (mit Gruenagel, Ladner u. Hess), ebd. — Wandlgn. u. Entwicklgn. i. d. Bhdlg. v. Knochenbr. (mit Kümmerle), Ärztebl. Rheinland-Pfalz 1965. — Ber. üb. d. I. Mainzer Unfall-Symp., ebd. — Frakt.heilg. b. Schädel-Hirn-Traumen (mit Reichel), Z. Unfallchir. 1966. — Osteoradionekr. am Hüftgelenk u. Mögl.ktn. ihrer Bhdlg. (mit Ladner u. Rutkowski), Langenbecks Arch. klin. Chir. Kongr.ber. 1967. — Funkt. Nachbhdlg. op. versorgter Frakt. an Hüfte u. Oberschenkel (mit Kessler), Bruns' Beitr. klin. Chir. 1968. — Funkt. Bhdlg. v. Fersenbeintrümmerbr. (mit Höhle), Chirurg 1968. — Wiss. Filme: Spleno-pulmon. Parenchymnaht b. Hund z. Beeinfl. d. Pfortaderhochdruckes (mit Gruenagel u. Eyrich), 1963. — Strahlen-krankh. b. Hund u. ihre Beeinfl. (mit Ladner u. Gruenagel), 1964. — Transplantat. am Tracheo-Bronchialbaum, 1964. — Zuggurtg. als funkt.stabile Osteosynth. (mit Heinemann), 1965. — AO-Druckplattenosteosynth. am Unterschenkel (mit Heine-mann), 1965. — Geschl. AO-Marknagelg. e. Tibiapseudarthr., 1965. — Progress in treatment of bone fraktures by x-ray television (mit Diethelm, Kümmerle u. Lentz), 1966. — Chir.-orthop. Op. m. d. neuen Maquet-Extens.platte, 1967.

Schweingel, Dietrich, Oberstabsarzt Bundeswehr, Facharzt f. Chir., 2135 Neu-Wulmstorf, Goethestr. 7c. — *10. 2. 18 Pehritzsch, Kr. Delitzsch. — **A:** 44 Halle. — **Prom:** 44 ebd. — **F:** Chir. — **V:** 46–53 ev. Krhs. Dortmund-Lütgendortmund (Nord-mann), 53–54 Knappschaft U.-Stelle Dortmund, Thorax-Röntgen (Wensing), 54 Silikose-Forschgs.-Inst. (Reichmann), ab 66 Gastarzt Krhs. Maria Hilf Hamburg-Harburg (Gluth).

Schweitzer, Lutz-Hellmut, Oberarzt d. chir. Abt. d. Marienhosp., 7 Stuttgart, Böheimstr. 37. — *15. 11. 24 Köln/Rhein. — **A:** 52 Erlangen. — **Prom:** 53 ebd. — **F:** Chir. — **V:** 52–53 Stadtkrhs. Fürth/Bayern (Fischer), 53–55 Krskrhs. Immenstadt/Allgäu (Jordan), 55–56 inn. Abt. Paulinen-Hosp. Stuttgart (Mayer-List), 57 Kan-tonspit. Zürich (Brunner), ab 57 Marienhosp. Stuttgart (Reichle, Kraft).

Schwemmer, Gottlieb, 6 Frankfurt a. M., Gutzkowstr. 79. — Fragebogen 1968 nicht beantwortet.

Schwenn, Erich, Facharzt f. Chir., 24 Lübeck, Hohelandstr. 7. — *22. 5. 07 Duisburg. — **A:** 34 Rostock. — **Prom:** 34 ebd. — **F:** Chir. — **V:** 33–34 Med. Klin. Univ. Rostock, 34–35 Chir. Univ. Klin. ebd. (v. Gaza), 35–49 Städt. Krhs. Süd Lübeck (Meyer-Burgdorff).

Schwerdtfeger, Heinz, Facharzt f. Chir., 3 Hannover, Podbielskistr. 74. — *24. 1. 09 Göttingen. — **A:** 34 Berlin. — **Prom:** 33 Göttingen. — **F:** Chir. — **V:** 33–34 Path. Inst. d. Univ. Göttingen (Gruber), Hüttenhosp. Dortmund-Hörde (Herr-mann), 34–35 inn. Abt. Krhs. Bethanien Moers/Niederrhein (Genzel), 35–38 chir. Abt. ebd. (Försterling, Hansen), 38–52 Oberarzt Clementinenhaus Hannover (Häb-ler), Kriegsdienst u. Gefangenschaft. — **P:** Aetiol. d. Pericarditis, bes. d. Pericarditis adhaesiva, Diss.; Mitt. Grenzgeb. Med. u. Chir. 43/1933. — Dreif. Wirbelkörperbr. nach 8 Wochen arbeitsfähig, Arch. orthop. Unfallchir. 1936. — Erfahrgn. m. d. Wirbelbr.bhdlg. nach Böhler, ebd. — Ausreißg. d. re. Daumens i. Grundgelenk als selt. Verletzgs.art, Zbl. Chir. 1937. — Bhdlg. d. schlechtheil. Unterschenkelbr. durch Osteotomie d. Wadenbeins, ebd. 1941. — Bhdlg. d. Wundstarrkrampfs, Dtsch. Militärarzt 1943. — Bhdlg. v. Schußverletzgn. d. hint. Harnröhre, Zbl. Chir. 1943. — Erfahrgn. m. d. kombin. SEE-Evipannark. i. d. Kriegschir., Dtsch. Militärarzt 1944.

Schwering, Carl Anton, 4787 Geseke, Grüner Weg 24. — *28. 1. 87 Billerbeck/Westf. — **A:** 11 Berlin. — **Prom:** 13 ebd. — **F:** Chir. u. Gynäk. — **V:** 11–12 inn. Abt.

St. Josefs-Krhs. Potsdam (Widenmann, Géronne), 12–19 chir.-gyn. Abt. Marien-
Krhs. Hamburg (Urban), 20 München (Sauerbruch). — **P:** Campolon b. Thromb. u.
Emb., Zbl. Chir. 1934. — Eklampsiebhdlg. (mit Meyboom), Münch. med. Wschr.
1937. — Techn. d. Hauttransplantat., Zbl. Chir. 1949.

Schwerk, Wolfgang, Chefarzt d. Krskrhs., 2944 Wittmund/Ostfriesl. — *28. 3. 04
Posen. — **A:** 35 Marburg/Lahn. — **Prom:** 34 ebd. — **F:** Chir. — **V:** 35–44 Krskrhs.
Nowawes b. Potsdam, später Städt. Krhs. Potsdam-Babelsberg (Schulze), 36 Priv.-
Klin. Dr. Fervers Solingen-Ohligs, 44–45 Kriegsdienst, 45–47 versch. Landes-
Kr.anst. i. Ostfriesland, 47–51 Prakt. Arzt, Carolinensiel.

Schwier, Volkmar Wolfgang, Chefarzt d. chir. Abt. d. Städt. Hellmig-Kr.anst.,
4618 Kamen/Westf. — *22. 9. 18 Dortmund-Brackel. — **A:** 45 Münster i. W. —
Prom: 45 ebd. — **F:** Chir. — **V:** 46–67 Unf.- u. Chir. Klin. Dortmund (Küppermann).
— **P:** Bhdlg. schwerer Verbrenngn., Zbl. Chir. 1954. — Posttraumat. Osteolyse d.
Schlüsselbeins, Zbl. Chir. 1955. — Osteosynth. m. Corticalisschrauben, Mschr.
Unfhlkd. 1957. — Osteosynth. v. Unterschenkelschaftbr. m. knöch. Schrauben.
ebd. 1958. — Probl. d. Osteosynth. d. Knochenneubildg. u. d. Knochenverpflanzg.,
Chirurg 1960. — Erste Erfahrgn. m. d. Fernseh-Bildverstärker-Rö.einrichtg.
„Müller BV 20", Chirurg 1961. — Lateral. Kulissenschnitt z. Freilegg. d. Schien-
beinschaftes b. Knochenverpflanzgn., Zbl. Chir. 1963. — Percut. Gewindestiftosteosynth., Chirurg 1963. — Percut. Fixat. geschl. repon. Frakt. m. Hilfe d. Rö.fern-
sehens, ebd. — Neue risikoarme Op.meth. z. Bhdlg. d. Schultereckgelenksluxat.,
Arch. orthop. Unfallchir. 55/1963. — Rö.fernsehen i. Op.saal unt. bes. Berücksicht.
d. Unf.chir., Ärztl. Forsch. 1964. — Percut. Osteosynth. d. Olecranonfrakt., Arch.
orthop. Unfallchir. 56/1964. — Percut. Gewindestiftosteosynth. b. langen Schräg-
u. Tors.frakt. d. Schienbeins, Chirurg 1965. — Percut. Markgewindestiftosteosynth.
d. Elle, Zbl. Chir. 1965. — Percut. Osteosynth. d. gelenknahen Frakt. d. Oberschenkels, Arch. orthop. Unfallchir. 57/1965. — Percut. Osteosynth. b. Abbr. d.
Volkmannschen Dreiecks, Mschr. Unfhlkd. 1965. — Knöchelbr. m. hint. od. vord.
Schienbeinkeil, Hefte Unfhlkd. 92/1966. — Einf. Kompress.osteosynth. b. Schlüsselbeinbr., Arch. orthop. Unfallchir. 62/1967. — Vereinfachte Markgewindestiftosteosynth. d. Elle, Chirurg 1967.

Schwiete, Walther M., Leit. d. Anaesth.-Abt. St. Josef-Hosp., 463 Bochum,
Gudrunstr. 56. — *12. 1. 22 Paderborn. — **A:** 55 Münster. — **Prom:** 56 ebd. —
F: Chir., Anaesth. — **V:** 56–57 Med. Klin. Univ. Münster (Hauss), 57–63 Marien-
Hosp. Soest (Schomberg, Hollenbeck), 63 inn. Abt. ebd. (Strotmeyer), 64–67
Anaesth.-Zentrum d. Univ.-Klin. Marburg (Oehmig), 66–68 Pharmakol. Inst.
Univ. Marburg (Schmid). — **P:** Zur Dauerbhdlg. d. chron. Polyarthritis m.
Resochin® (mit Bäumer), Med. Klin. 1958. — Wiederbelebg. vor 150 J., Dtsch.
med. Wschr. 1967.

Schwind, Herwig G., Oberarzt d. chir. Priv.-Klin. Nymphenburg, 8 München 19,
Montenstr. 3. — *24. 6. 30 Tannwald Kr. Gablonz. — **A:** 58 Leipzig. — **Prom:** 56
ebd. — **F:** Chir. — **V:** 56–58 Städt. Krhs. Eisfeld/Thür. (Melzl), 58–59 Städt. Krhs.
Villingen/Schwarzw. (Cramer), 59–67 Vincentius-Krhs. Karlsruhe (Penitschka),
ab 67 Marien-Hosp. Bonn (Ollinger).

Schyma, Adalbert Wilhelm, Chefarzt d. chir. Abt. d. Städt. Krhs., 4607 Lünen-
Brambauer. — *31. 1. 13 Gelsenkirchen. — **A:** 42 Münster/Westf. — **Prom:** 42 ebd.
— **F:** Chir., Frauenheilk. u. Geburtsh. — **V:** 42–43 Kriegsdienst, 43–45 Oberarzt
Hirnverletzten Sonderlaz. (Peiper), 45–48 u. 51 Städt. Kr.anst. Erfurt (Schwarz),
48–51 Landesfrauenklin. ebd. (Kayser), 51–57 Chefarzt u. Ärztl. Dir. Krskrhs.

Sömmerda/Thür., 57–59 Städt. Krhs. Lünen Brambauer (Lauf). — **P:** Prä- u. postop. Medikat. v. Promazinhydrochlorid (Protactyl), Med. 1960.

Scior, Heinz, 1. Oberarzt chir. Abt. Krhs. Dreieich, 607 Langen b. Frankfurt a. M. — *25. 1. 28 Frankfurt a. M. — **A:** 54 Wiesbaden. — **Prom:** 53 Frankfurt a. M. — **F:** Chir. — **V:** 53–54 Stadtkrhs. Hanau a. M. (Westermann), 54–55 I. Med. Univ.-Klin. Frankfurt a. M. (F. Hoff), 55–56 Pathol. Inst. ebd. (Lauche), 56–68 Chir. Univ.-Klin. ebd. (Geißendörfer). — **P:** Stumpfe Bauchtraumen und die Verletzung innerer Organe, Diss. — Spätschäden u. Tumorentwicklg. nach Thorotrastinjekt. (mit Federlin), Frankf. Z. Path. 1957. — Divertikulose d. Dickdarmes u. ihre klin. Bedeutg. (mit Ungeheuer), Medizinische 1958. — Bespr. d. Vorträge beim Mittelrheinischen Chirurgenkongreß 1957 (mit Ungeheuer), Chirurg 1958. — Häuf.gkt. d. Ruptur v. Laparotomiewunden (mit Gerhart), Zbl. Chir. 1958. — Pericardiotomia inf. longitudinalis (Sauerbruch) als Zugang z. Herzen f. Schrittmacherimplantat. b. Morgagni-Adams-Stokes-Syndr. (mit Hirsch u. Zipf), Bruns' Beitr. klin. Chir. 208/ 1964. — Komplikat. b. d. Schrittmacherimplantat. (mit Eisenbach u. Hirsch), Thoraxchir. u. vask. Chir. 1966. — Indikat. u. Gefahren d. Schrittmacherimplantat. b. Pat. m. Adams-Stokes-Anfällen ohne Dauerblock (mit Eisenbach u. Hirsch), Langenbecks Arch. klin. Chir. 316/1966. — Bhdlg. m. Schrittmachern i. d. Chir. Univ.-Klin. Frankfurt a. M. (mit Pocai, Eisenbach u. Hirsch), Minerva chir. 1966. — Klin. Erg. u. morpholog. Befunde d. Herzschrittmacherbhdlg. b. 50 Pat. (mit Hirsch u. a.), Bruns' Beitr. klin. Chir. 215/1967. — Welche Aufgaben hat d. Hausarzt b. d. Überwachg. u. Nachbhdlg. d. Pat. m. e. Herzschrittmacher (mit Pocai, Eisenbach u. Hirsch), Landarzt 1967.

Sebening, Fritz, Priv.-Doz., Chir. Univ.-Klin. München, 8 München 15, Nußbaumstr. 20. — *19. 3. 30 Frankfurt a. M. — **A:** 54 Heidelberg. — **Prom:** 56 ebd. — **Hab:** 65 München. — **F:** Chir. — **V:** 54–56 Heidelberg, Mannheim (K. H. Bauer, Oberdalhoff, V. Becker), 56–57 Pathol. Inst. d. Städt. Kr.anst. Mannheim (Schallock), 57–58 Pharmakol. Lab. i. d. Chir. Univ.-Klin. Heidelberg (Eichler), 58–60 Dept. of Surgery State Univ. of. New York, Upstate Med. Center Syracuse, N. Y. (C. B. Mueller), ab 60 München (Zenker). — **B:** Levels of 5-hydroxytryptamine in patients undergoing openheart surgery with the aid of extracorporeal circulation (mit Werle u. Schievelbein), in: The Clinical Chemistry od Monoamines, Elsevier Publ. Co., Amsterdam 1963. — **P:** Versuche üb. Dextran-Infus. u. ihre physiol. Folgeerscheinungn. (mit Eichler u. Appel), Klin. Wschr. 1955. — Beeinfl. d. Jodstoffwechsels d. Rattenschilddrüse, geprüft m. Radiojod (J^{131}) (mit Eichler), Arzneimittel-Forsch. 1957. — Atebrin u. Schilddrüse (mit Eichler), ebd. 1959. — Anreicherg. v. J^{131} durch d. Trachea (mit Eichler), ebd. — Relationship of body participating mass to cooling rate in internal hypothermia mit Enerson u. Neville), Surg. Forum 10/1959. — Freisetzg. v. Serotonin b. Op. unt. Verwendg. d. extracorp. Kreisl. (mit Schievelbein u. a.), Klin. Wschr. 1962. — Myokardstoffwechseluntersuchgn. währ. d. anox. Herzstillst. b. Menschen (mit Trautschold), Langenbecks Arch. klin. Chir. 301/1962. — Erg. b. 500 m. d. Herz-Lungen-Maschine op. Herzfehlern (mit Klinner u. Schaudig), ebd. 302/1963. — Bestimmg. d. Erythrocytenüberlebensztn. nach Anwendg. d. Herz-Lungen-Maschine (mit Schmidt-Mende u. Frey), Thoraxchir. 1963. — Anox. Rezirkulat. d. Coronarblutes (mit Enerson u. Neville), Arzneimittel-Forsch. 1963. — Kapillarmikroskop. Untersuchgn. b. Morbus Fallot vor u. nach op. Korrektur (mit Vittali), Thoraxchir. 1963. — Vergl. Stoffwechseluntersuchgn. am stillgelegten menschl. u. tier. Herzen (mit Trautschold u. Hüller), ebd. — Op. d. erworb. Klappensten. u. Erg. (mit Zenker u. Seidel), Langenbecks Arch. klin. Chir. 304/1963. — Coronarfluß u. Stoffwechsel d. flimm. Herzens unt. Einfl. akut. Überdehng. (mit Borst u. a.), ebd. 308/1964. — Erg. d. Total-korrekt. d. Fallot. Tetralogie (mit Zenker u. Klinner), Zbl. Chir. 1964. — Gastrogene Duplikaturen: Transdiaphragm. Perforat. e. Doppelmagens m. schwer. Lungen-blutg. (mit Kraemer), Bruns' Beitr. klin. Chir. 210/1965. — Selt. angebor. Herz-fehler u. ihre chir. Bhdlg. (mit Zenker u. a.), Dtsch. med. Wschr. 1965. — Defectos cardiacos congenitos poco frecuentes y su tratamiento quirurgico, Medicina Alemana 6/1965. — Rari vizi cardiaci congeniti e loro trattamento chirurgico, Medicina tedesca 1965. — Operable benigne Herztumoren (mit Schmidt-Habelmann u. Klin-ner), Dtsch. med. Wschr. 1965. — Aneurysma d. muskul. Ventrikelseptums (mit Klinner u. a.), Langenbecks Arch. klin. Chir. 310/1965. — Chir. Bhdlg. d. erworb. Mitral- u. Aortenklappeninsuff. (mit Klinner u. Borst), Verh. Dtsch. Ges. Kreisl.-forsch. 31/1965. — Myocardial oxygen consumption and the coronary flow in assisted circulation (mit Zenker u. a.), J. cardiovasc. Surg. 1965. — Aneurysma d. Septum interventriculare (mit Klinner u. a.), Langenbecks Arch. klin. Chir. 313/ 1965. — Induz. elektr. Flimmern d. Herzens (mit Schaudig), ebd. — Tumori cardiaci benigni operabili, Medicina tedesca 2/1966. — Aorto-pulmon. Fenster (mit Meisner u. a.), Erg. Chir. u. Orthop. 1966. — Postop. Bhdlg. nach Eingr. m. d. Herz-Lungen-Maschine, Thoraxchir. 1966. — Bändelg. d. Pulmonalart. (mit Schmidt-Habelmann), ebd. — Techn. d. Coronarperfus., Langenbecks Arch. klin. Chir. 316/1966. — Sechsj. Erfahrungn. m. einer Intensivbhdlgs.-Station (mit Meisner u. Struck), Münch. med. Wschr. 1966. — Gerät z. vereinfacht. Implantat. v. Starr-Edwards-Prothesen, Thoraxchir. 1967. — Klin. u. exper. Untersuchgn. d. Myokardstoffwechsels während d. op. Korrekt. v. Herzfehlern, Langenbecks Arch. klin. Chir. 317/1967. — Herzstill-stand u. Wiederbelebg., Fortschr. Med. 1967. — Erg. nach Op. schwer. Mitral-klappenfehler a. off. Herzen (mit Meisner u. a.), Münch. med. Wschr. 1967. — Stoffwechsel d. flimmernd. menschl. Herzens b. erhalt. Koronarzirkulat. (I u. II) (mit Rudolph u. Klinner), Z. Kreisl.forsch. 1967. — Experience with replacement of the aortic valve by the Starr-Edwards prosthesis (mit Klinner u. Struck), Proc. VI. Cardiovasc. Conference 1967. — Korrektur d. Ventrikelseptumdefektes, Thorax-chir. 1967. — Elektromagnet. Flowmeters b. Herzop. (mit Meisner u. a.) ebd.

Sebold, Ernst-Heinrich, Chefarzt d. Heilstätte, X 5508 Sülzhayn (Krs. Nord-hausen/Südharz). — Fragebogen 1968 nicht beantwortet.

Sedlmeier, Otto, Chefarzt d. chir. Abt. d. Städt. Krhs., 891 Landsberg am Lech., Römerau-Terrasse. — *25. 1. 13 München. — **A:** 39 München. — **Prom:** 39 ebd. — **F:** Chir. — **V:** 38–39 Heil- u. Pflegeamst. Kaufbeuren (Faltlhauser), 39–45 Krskrhs. Mohrungen/Ostpr. (Veitinger), 45 Städt. Krhs. Aschaffenburg (Daser).

Seeger, Walter, OMR., Facharzt f. Chir., 239 Flensburg, Marienallee 41. — *1. 5. 20 Leipzig. — **A:** 44 Leipzig. — **Prom:** 44 ebd. — **F:** Chir. — **V:** Z. Zt. Sozial-med. Klin. Flensburg. — **P:** Bhdlg. e. diabet. Gangrän m. Hydergin, Med. Mschr. 1958.

Seeholzer, Alfons, Chir. Chefarzt am Kantonsspit. Nidwalden, CH-6370 Stans (Schweiz). *

Seel, Wilhelm, Chefarzt d. Ev. Krhs., 5 Köln-Kalk, Johann-Classen-Str. — Fragebogen 1968 nicht beantwortet.

Seeliger, Fritz-Günther, Facharzt f. Urol., 1 Berlin 61, Yorckstr. 82. — *6. 11. 14 Wolfenbüttel. — **A:** 39 Berlin. — **Prom:** 40 Göttingen. — **F:** Chir., Urol. — **V:** 39–50 Kriegsdienst u. Gefangenschaft, 51–56 Städt. Kr.anst. Braunschweig (Suren), 57 Städt. Kinderkrhs. Wedding, Berlin (Weidenmann), Bethanienkrhs. ebd. (Wilde-gans), 58–62 Städt. Rudolf-Virchow-Krhs. ebd. chir.-urol. Abt. (Heim).

Seemen, Hans v., Prof., 8 München 2, Ottostr. 6/VI, 1. Aufgang. — Fragebogen 1968 nicht beantwortet.

Sehm, Artur, Medizinalrat, Oberarzt Städt. Krhs., 8832 Weißenburg/Bay. — *24. 10. 20 Thum/Erzgebirge. — **A:** 45 Leipzig. — **Prom:** 45 ebd. — **F:** Chir. — **V:** 45–46 Stadtkrhs. Thum/Erzgeb. (Kaiser), 46–49 Krskrhs. Chemnitz-Rabenstein (Int.) (Häntzschel), Ambulat. f. Geschlechtskranke (Venerol.) (Frühwald), 49–58 Krskrhs. Rochlitz/Sa. (Zahn), 58 Stadtkrhs. Heilbronn (Usadel), Stadtkrhs. Weißenburg/Bay. (Wasmuth). — **P:** D. i. d. letzten 60 J. i. d. inn. Med. geübten Blutstillgs.-meth. m. bes. Berücksicht. d. neueren, Diss.

Sehm, A. Werner, Oberarzt Krskrhs., 718 Crailsheim. — *3. 4. 22 Thum/Erzgeb. — **A:** 54 Heidelberg. — **Prom:** 54 ebd. — **F:** Chir. — **V:** 54–55 Univ.-Frauenklin. Heidelberg (Runge), 55 Krskrhs. Marbach/N. (Müller), 55–56 Allg. Praxis Mutterstadt/Pf. (Wieland), 56–57 Krhs. Hockenheim/Bd. (Oestreicher), 57–64 Krhs. Bruchsal/Bd. (Inn.: Schäfer, Chir.: Ruf), ab 64 Krskrhs. Crailsheim (Hartmann).

Sehmisch, Walter, Chefarzt d. Vereinigten Stiftgn., X 3310 Calbe (Saale), Ernst-Thälmann-Str. 6. — Fragebogen 1968 nicht beantwortet.

Seibel, Conrad, X 1120 Berlin-Weißensee, Clement-Gottwald-Allee 51. — Fragebogen 1968 nicht beantwortet.

Seidel, Bernhard, Facharzt f. Chir. u. Anästh., 8 München 27-Bogenhausen, Richard-Strauß-Str. 51. — *19. 12. 25 Klodebach. — **A:** 50 München. — **Prom:** 50 ebd. — **V:** $^1/_2$ J. Dermat. Univ.-Klin. München (Marchionini), 1 J. Urol. Klin. ebd. (May), 1 J. Chir. u. Gynäk. Krhs. re. d. Isar ebd. (Grasmann), $^1/_2$ J. Inn. Poliklin. ebd. (Seitz), $7^1/_2$ J. Chir. Univ.-Klin. München (Frey, Zenker), 1 J. Stellvertr. Chefarzt f. Chir. u. Gynäk. Landshut.

Seidel, Werner, leit. Arzt d. Krhs., X 8260 Lommatzsch (Sachsen). — Fragebogen 1968 nicht beantwortet.

Seidel, Wolfgang, Priv.-Doz., Oberarzt Chir. Univ.-Klin., 355 Marburg/L., Robert-Koch-Str. 8. — *5. 1. 31 Königsberg/Pr. — **A:** 59 Marburg. — **Prom:** 57 ebd. — **Hab:** 67 München. — **F:** Chir. — **V:** 59 Physiol. Inst. Univ. Marburg, 60–61 Cleveland Clinic, Research Div., Cleveland, Ohio/USA. — **B:** Probl. d. op. Bhdlg. d. Fallot'schen Tetralogie (mit Zenker u. a.), in: Ungelöste Probl. d. Chir., Thieme 1964. — **P:** Exp. Untersuchgn. z. splenogen. Knochenmarkhemmg., Diss., Marburg 1957. — Muscle blood flow during emotional stress (mit Blair u. Golenhofen), J. Physiol. 149/1959. — Fortlauf. Registrierg. d. Aderhautdurchblutg. d. Auges (mit Rodenhäuser u. a.), Pflügers Arch. Physiol. 272/1960. — Natur affektiv. Muskeldurchblutgs.steigergn. b. Menschen (mit Golenhofen u. Blair), ebd. 1961. — Fortlauf. Registrierg. d. Aderhautdurchblutg. m. d. Wärmeleitmesser nach Hensel (mit Rodenhäuser), Arch. Physiol. 1962. — Studies of thrombosis on artificial heart valves (mit Kolff u. a.), in: Prosthetic Valves for Cardiac Surgery, Merendino, C. C. Thomas 1961. — Study of thrombosis on plastics placed inside the heart resulting in a mitral valve with chordae tendineae (mit Akutsu u. a.), Tr. Am. Soc. Artific. Int. Org. 7/1961. — Hemolysis caused by pumps at flow rates of 2 liters (mit F. Brown u. Kolff), ebd. — An electromotor-driven pendulum-type artificial heart inside the chest (mit Akutsu u. a.), ebd. — Air driven artificial hearts inside the chest (mit Akutsu u. a.), ebd. — Monocusp aortic valvular prosthesis in dogs (mit Akutsu u. a.), Am. Heart J. 1961. — Test circulation without suction for artificial heart valves (mit Kolff), J. Appl. Physiol. 1961. — Artificial hearts in the chest as a permanent substitute (mit Kolff u. a.), Circulation 1961. — Curtis Bellofram pump for long – term use in extracorporeal blood circuits (mit Leiptz u. a.), Cleveland

Clin. Quarterly 1962. — A mitral valve prosthesis and a study of thrombosis on heart valves in dogs (mit Akutsu u. a.), J. Surg. Research 1962. — A servomechanism to drive an artificial heart inside the chest (mit Hiller u. Kolff), Tr. Am. Soc. Artific. Int. Org. 1962. — Results obtained with artificial hearts driven by the NASA servo-mechanism and the pathologic physiology of artificial hearts (mit Kolff u. a.), ebd. — Physiologie u. Pharmakol. d. Herzens (mit Hale), Anaesthesist 1962. — Uro-lithiasis u. Hyperparathyreoidism. (mit Schmiedt), Langenbecks Arch. klin. Chir. 302/1963. — Intrakardial. Thrombenbildg. a. alloplast. Implantaten (mit Akutsu u. a.), Bruns' Beitr. klin. Chir. 206/1963. — Herzklappenprothesen (mit Zenker), Dtsch. med. Wschr. 1963. — Intrathorak. künstl. Herzen (mit Akutsu u. a.), Thorax-chir u. vasc. Chir. 1963. — An electronic-mechanical control for an intrathoracic artificial heart (mit Hiller u. Kolff), Am. J. Med. Electronics 1963. — Performance of an adjustable heart substitute (mit Hiller u. Kolff), ebd. — Op. d. erworbenen Klappenstenosen u. ihre Erg. (mit Zenker u. Sebening), Langenbecks Arch. klin. Chir. 304/1963. — Neuart. Kugelprothese z. Totalersatz d. Mitralis, ebd. 308/1964. — Blutverlust u. Blutbedarf i. Anschluß a. Op. m. extrakorp. Zirk.tion (mit Do-manig), Thoraxchir. u. vask. Chir. 1964. — Herzklappenprothesen, Umschau 1964. — Surgical tape as an aid to insertion of ball valve prosthesis, J. Thorac. Cardio-vasc. Surg. 1964. — Anomal. d. Arteria pulmonalis, Erg. Chir. 1965. — Op.risiko b. Kommissurotomie wegen Mitralstenose (mit Zenker u. Rückert), Münch. med. Wschr. 1965. — Op. d. Aplasie u. Atresie d. Art. pulm. (mit Kovacicek u. Klinner), Thoraxchir. u. vask. Chir. 1965. — Erg. d. plast. Korrekt. d. Aortenstenose, (mit Zenker u. a.), Dtsch. med. Wschr. 1966. — Risultati della correzione plastica della stenosi aortica (mit Zenker u. a.), Medicina Tedesca 1966. — Erg. d. Implantat. v. Herzklappenprothesen (mit Pschorn), Thoraxchir u. vask. Chir. 1966. — Einfache Meth. z. Studium d. Klappen a. schlagend. Herzen (mit Ritz u. Messerer), Langen-becks Arch. klin. Chir. 314/1966. — Thrombenbildg. a. Silikonkautschukkugeln v. Herzklappenprothesen (mit Leitz), ebd. — Erg. d. chir. Bhdlg. d. Oesophaguska. (mit Zenker u. a.). Thoraxchir. u. vask. Chir. 1966. — Untersuchgn. z. Papillarmuskel-funkt. nach Mitralprothesenimplantat. (mit Gross), ebd. — Op.risiko u. optimal. Op.termin b. Herzklappenfehlern, Langenbecks Arch. klin. Chir. 316/1966. — Glie-derg. v. Diss. u. wiss. Arbeiten, Münch. med. Wschr. 1966. — Chir. Therap. d. Mitralvitien, Dtsch med. Wschr. 1967.

Seidl, Gustav, MR., Primarius, Vorst. d. chir. Abt. d. Elisabethinen-Spit., Johann-Payerl-Weg 6, A-8010 Graz/Steiermark (Österreich). — Fragebogen 1968 nicht beantwortet.

Seidl, Manfred, Prakt. Arzt u. Facharzt f. Chir., 8069 Scheyern, Hochstr. 2. — *20. 9. 32 Scheyern. — **A:** 57 München. — **Prom:** 57 ebd. — **F:** Chir. — **V:** 58 Priv.-Klin. Dr. Schindelbeck, 58–59 Städt. Krhs. Pfaffenhofen (Voglrieder), 59–61 Düssel-dorf (Derra), 61–63 Priv.-Klin. Dr. Schreiber München (Schreiber), 64–65 Städt. Krhs. Pfaffenhofen (Voglrieder).

Seifert, Bodo, Oberarzt d. Chir. Klin. d. Med. Akad., X 8060 Dresden, Stolpener Str. 1. — Fragebogen 1968 nicht beantwortet.

Seifert, Ernst, o. ö. Prof. f. Chir. (em.) an d. Univ. Würzburg, ehem. Vorstand d. Chir. Univ.-Klin. Würzburg, 87 Würzburg, Keesburgstr. 45. — *9. 11. 87 Würzburg. — **A:** 13 Würzburg. — **Prom:** 12 ebd. — **Hab:** 19 ebd. — **F:** Chir. — **V:** 12 Anat. Würzburg, 13 Hamburg (Schottmüller), 13 London (Zum Busch), 13 Würzburg (Enderlen), 16–19 Feldlaz., 19–38 Würzburg (König, Kappis), 23 a. o. Prof., 38 o. Prof. — **B:** Chir. Op.lehre (mit Zuckerkandl), München 1924. — Peritoneum u.

Netz, Hdb. mikrosk. Anat. V/1, Berlin 1928. — Gelenke u. Schleimbeutel, 2. Aufl. Kirschner-Nordmann, Chir. Bd. 2, Berlin-Wien 1930. — Chir d. Kopfes u. Halses f. Zahnärzte, 2. Aufl. München 1931. — Laryngofissur, Hdb. d. Chir. d. Ohres, Bd. 4, 4. Aufl. Leipzig 1932. — Krebskrankht. (mit König), N. D. Chir. 57, Stuttgart 1938. — Kopfverletzgn. (mit Tönnis u. Riechert), 2. Aufl. München 1943. — Leitfaden d. örtl. Betäubg., München 1955. — Wandel i. menschl. Schmerzerleben – ein Brückenschlag, München 1960. — **P:** Choanal- u. Pharynxsten., Oto-Laryngol. d. Gegenwart, Bd. 7, Tokyo 1910. — Gewöhng. an Ammoniakgas, Arch. Hyg. 74/1911. — Beziehgn. zw. Nase u. Geschlechtsorganen, Z. Laryngolog. 5/1912. — Bau d. m. Samenblasen, Anat. Anz. 44/1913. — Eingeklemmte Zwerchfellhernie, Münch. med. Wschr. 1918. — Bluttransfus., Wzbg. Abhl. 18/1918. — Funkt.-Bhdlg. v. Oberschenkelschußbr., Archop. orth. Chir. 16/1918. — Dorsalaponeurose d. Finger, ebd. 16/1919. — Funkt. d. gr. Netzes, Bruns' Beitr. klin. Chir. 119/1920. — Tracheotomia inf. b. Diphtherie, Zbl. Chir. 1921. — Appendicitis u. Witterg., Münch. med. Wschr. 1921. — Extraoesophag. Fremdkörper, Z. Laryng. 11/1921. — Physiol. Reposit. v. Frakt., Arch. orthop. Chir. 21/1922. — Zwei Jahrzehnte Appendicitis ac., Arch. klin. Chir. 120/1922. — Periart. Sympathekt., ebd. 122/1923. — Pericolitis membran. ebd. 121/1923. — Milzexstirpat., Klin. Wschr. 1923. — Kommissur. Wangenlymphknoten, Dtsch. Z. Chir. 176/1923. — Biol. d. menschl. gr. Netzes, Arch. klin. Chir. 123/1923. — Vorkommen v. Panaritien, Arch. orthop. Chir. 23/1924. — Massenbhdlg. d. Kropfes, Münch. med. Wschr. 1924. — Reflektor. Anurie, Z. Urol. 1925. — Mikrognathie, Arch. klin. Chir. 135/1925. — Bakteriol. Unters. (Blut) nach Op., ebd. 138/1925. — Erg. d. Schädelplastik. Arch. orthop. Chir. 24/1925; Münch. med. Wschr. 1943 u. Zbl. Chir. 1928. — Postop. Parotitis, Dtsch. Z. Chir. 198/1926; 222/ 1930; 231/1931 u. 241/1933. — Spontanluxat. d. Hüfte, Arch. orthop. Chir. 25/1927. — Choläm. Blutgs.neigg., Bruns' Beitr. klin. Chir. 135/1928 u. Zbl. Chir. 1929. — Fistula auriculae, Dtsch. Z. Chir. 209/1928. — Brillenhämatom, Arch. orthop. Chir. 26/1928. — Bau d. Mediastinum, Arch. klin. Chir. 151/1928. — Peritoneum viscerale, Z. exper. Med. 65/1929. — Schulterverrenkg. nach hinten, Arch. orthop. Chir. 27/ 1929. — Unspezif. Epididymitis, Zbl. Chir. 1930. — Schmerzh. Schulterversteifg., Wzbg. Abh. 26/1930. — Embolieschmerz, Dtsch. Z. Chir. 232/1931. — Basedow-Op., Zbl. Chir. 1931. — Purpura abdominalis, Bruns' Beitr. klin. Chir. 154/1932. — Op.-Progn. d. Krebsmagens, Zbl. Chir. 1932. — Wundstarrkrampf, Bruns' Beitr. klin. Chir. 156/1932. — Untersuchgn. an Bruchsäcken, Arch. klin. Chir. 171/1932. — Rö.reizbestrahlg., Strahlentherap. 45/1932. — Intraven. Einspritzg. u. Thrombosegefahr, Münch. med. Wschr. 1932. — Tanninbhdlg. v. Verbrenngn., Zbl. Chir. 1932. — Kaufmannsche Reakt., Dtsch. Z. Chir. 241/1933. — Bakteriendichtigkt. d. Darmwand, Bruns' Beitr. klin. Chir. 1933. — Funkt. d. Lig. teres hep., Dtsch. Z. Chir. 240/1933. — Appendicitisfehldiagn., Münch. med. Wschr. 1933. — Chir. Progn., ebd. — Meniskuseinklemmg., Chirurg 1933. — Op.progn. b. Fett u. Mager, Münch. med. Wschr. 1934. — Diabet. Gangrän, ebd. u. 1937. — Appendicitis acuta, Dtsch. Z. Chir. 244/1935. — Darmtätigkt. n. Op., Münch. med. Wschr. 1935. — Magengeschwürsdurchbr., Rev. med. 1935. — Fehler b. Osteosynthese, Chirurg 1935 u. 1951. — Taucherkrankht., Zbl. Chir. 1936. — Wundheilgs.störgn., ebd. — Landwirtschaftl. Betriebsunf., Arch. orthop. Chir. 37/1936. — Op.sterblichkt. b. Krebsop., Arch. klin. Chir. 186/1936. — Frühdiagn. d. Mastdarmkrebses, Münch. med. Wschr. 1936. — Welche Unterleibsbrüche nicht operieren ?, ebd. — 2500 tbk. Halslymphome, Bruns' Beitr. klin. Chir. 166/1937. — Wunddiphtherie, Militärarzt 1937. — Lebensalter u. Prognose, Münch. med. Wschr. 1937. — Ileitis terminalis, Z. ärztl.

Fortbild. 1938. — Basedowbhdlg., Zbl. Chir. 1939. — Blasenblutg. ex vacuo, ebd.
1940. — Fieberhöhe b. Appendicitis ac., Arch. klin. Chir. 200/1940. — Nahtstich am
Duodenumstumpf, Bruns' Beitr. klin. Chir. 172/1941. — Notamputat. b. Schuß-
verletzgn., Fortb.-Lehrg. San.-Offiz. 1942. — Massenblutg. b. Ulcus duodeni, Dtsch.
Z. Chir. 255/1942. — Knochendystrophie, Fortschr. Röntgenstr. 65/1942. — Chon-
drom d. Lunge, Zbl. Chir. 1942. — Berufskrebs d. Haut, Arch. orthop. Chir. 42/1942.
— Schlagaderunterbindg. u. Kausalgie, Dtsch. Z. Chir. 257/1943. — Rhinoplastik,
Zbl. Chir. 1944. — Glomustumor, Arch. orthop. Chir. 43/1944 u. Bruns' Beitr. klin.
Chir. 176/1944. — Hüftgelenksverrenkg., ebd. 178/1949. — Cholangiogastrostomie,
ebd. 179/1950. — Nahtloser Hautwundverschluß, ebd. — Fibrositis, Münch. med.
Wschr. 1951. — Eisblase, ebd. — Brucheinklemmg., Zbl. Chir. 1952. — Darmblähg.,
Dtsch. med. Wschr. 1952. — Katgutunverträglkt., Zbl. Chir. 1953. — Höllenstein-
stift, Münch. med. Wschr. 1953. — Probeschnitt a. d. Brustdrüse, ebd. 1954. —
Kopfbedeckg. b. Op., Chirurg 1955. — Diagn. d. weibl. Brustdrüse, Münch. med.
Wschr. 1955. — Branchiogenes Ka., Zbl. Chir. 1956. — Oesophagus- u. Magendop-
pelg., Chirurg 1957. — Brillenhämatom am Damm, Langenbecks Arch. klin. Chir.
285/1957. — Cysticusstumpfsyndrom, Bruns' Beitr. klin. Chir. 199/1959. — Gewebs-
überpflanzg., Mat. med. Nordmark 12/1960. — Pericolitis membranacea, Bruns'
Beitr. klin. Chir. 204/1962 u. Med. Bilddienst Roche 1964. — Op. unt. d. Tor d.
Todes, Mat. medica Nordmark 16/1964. — † 1969.

Seifert, Wilhelm, Chefarzt d. St. Georgsritterorden-Krhs., 8788 Brückenau
(Rhön), Ludwigstr. 12. — Fragebogen 1968 nicht beantwortet.

Seiffert, Karl E., Priv.-Doz., Oberarzt d. chir. Univ.-Klin., 6 Frankfurt (Main) 70,
Ludwig-Rehn-Str. 14. — Fragebogen 1968 nicht beantwortet.

Seiffert, Werner, 1 Berlin 49, Rackebüllerweg 14. — Fragebogen 1968 nicht
beantwortet.

Seitz, Emil E., Leit. d. chir. Abt. u. Chefarzt d. Krskrhs., 754 Neuenbürg. —
*20. 4. 06 Eßlingen/Neckar. — **A:** 31 Stuttgart. — **Prom:** 30 Tübingen. — **F:** Chir.
— **V:** 30–31 Städt. Krhs. Eßlingen (Mangold), inn. Abt. d. Med. Klin. d. Krhs. Bad
Cannstatt (Weitz), 31–39 Ass. u. Oberarzt Städt. Krhs. Eßlingen (Wagner), 36 ¹/₂ J.
Chefarzt-Vertreter am Krskrhs. Münsingen, 38 ¹/₂ J. Chefarzt-Vertreter am Krskrhs.
Neuenbürg.

Sekura, Alexius B., fr. Praxis, 6733 Haßloch/Pf., Heinrich-Brauch-Str. 1. —
*17. 7. 08 Rozanno/Pos. — **A:** 35 Breslau. — **Prom:** 38 ebd. — **F:** Chir. — **V:** 39–43
I. Städt. Chir. Klin. i. Allerheiligen-Hosp. Breslau (Simon), 48–51 St. Marien-Krhs.
Ludwigshafen/Rh. (Schubert). — **P:** Präoperative Basedowbhdlg., Bruns' Beitr.
klin. Chir. 166/1937.

Sell, Gerhard, Oberarzt Chir. Klin. Städt. Kr.anst., 75 Karlsruhe, Moltkestr. 14.
— *14. 7. 32 Stuttgart. — **A:** 61 Karlsruhe. — **Prom:** 60 Heidelberg. — **F:** Chir. —
V: 59–60 Chir. Univ. Klin. Heidelberg (K. H. Bauer), Inn. Abt. Städt. Krhs. Stutt-
gart-Bad Cannstatt (Schettler), 60–61 Gyn. Abt. Krskrhs. Mosbach (Baisch), 61
Anästh. Städt. Kr.anst. Karlsruhe (Merkel), ab 61 Chir. Klin. ebd. (Spohn), ab 63
Oberarzt, ab 67 1. Oberarzt. — **P:** Klin. u. op. Bhdlg. d. konstrikt. Pericarditis,
Fortschr. Med. 1963. — Lebensbedrohl. kryptogenet. Spontanhämatopneumo-
thorax, Med. Welt 1964. — Erfahrgn. m. d. Enteritis regionalis, Langenbecks Arch.
klin. Chir. 311/1965. — Nachklin. Bhdlg. v. Extremitätenverletzgn. i. d. Praxis,
Therap.woche 1968.

Semisch, Robert, Prof., Facharzt f. Chir., 2 Hamburg-Volksdorf, Eulenkrugstr.
106. — *21. 11. 25 Lauchröden. — **A:** 51 Jena. — **Prom:** 51 ebd. — **Hab:** 59 Jena,

Umhabil. 60 Hamburg. — **F:** Chir. — **V:** 51–52 Med. Univ.-Klin. Jena (Brednow), 52–53 Univ.-Frauenklin. ebd. (Döderlein), 54 Studienaufenthalt: Chir. u. Med. Klin. Düsseldorf (Derra, Grosse-Brockhoff), 53–60 Jena (Kuntzen), ab 58 Oberarzt, 60–67 Hamburg (Zukschwerdt), ab 64 Oberarzt. — **B:** Atlas d. selekt. Lungenangiograph., Gustav Fischer 1958. — Selekt. Lungenangiograph., Japan.-dtsch. med. Ber., Osaka: Vlg. Nichidoku Yakuhin K. K. 1961. — Periph. Lungenstrombahn, Erg. Chir. u. Orthop., Springer 1964. — **P:** Serumeisen u. d. Eisenabspaltg. nach längerer Brutschrankaufbewahrg. b. Infekt.krankhtn., Diss. — Erfahrgn. nach üb. 1000 endotrach. Nark. unt. Verwendg. v. Muskelrelaxantien, Zbl. Chir. 1954. — Mediastinalhernie nach Pneumonekt., Thoraxchir. 1956. — Erkenng. u. Bedeutg. d. Cor pulmonale i. d. Praxis d. Lungenchir., Zbl. Chir. 1956. — Mod. Diagn. angebor. u. erworb. Herzfehler, Heilberufe 1956. — Op. Bhdlg. angebor. u. erworb. Herzfehler, ebd. — Herzkatheterismus u. d. selekt. Angiograph. d. Lungengefäße i. d. präop. Funkt.diagn. d. Lungenchir., Langenbecks Arch. klin. Chir. 283/1956. — Selekt. Angiograph. i. d. Lungenfunkt.diagn., Veröff. Dtsch. Akad. Wiss. 1957. — Bedeutg. d. Cor pulmonale f. d. mod. Anästh., Anaesthesist 1957. — Druckverhältn. i. kl. Kreisl. unt. Ganglienblockade, ebd. — Selekt. Angiograph. d. Lunge unt. norm. u. pathol. Verhältn., Zbl. Chir. 1958. — Hämodynam. d. periph. Aneurysma art.-ven., ebd. — Klin. diffuser postop. Blutgn., Münch. med. Wschr. 1958. — Selt. lungenangiograph. Befunde b. Bronchialca. u. ihre Bedeutg., Chirurg 1958. — Erfahrgn. m. Urografin i. d. Lungenangiograph., Thoraxchir. 1958. — Diff.diagn. u. Op.-indikat. b. d. totalzerstörten Lunge, Zbl. Chir. 1958. — Bedeutg. u. präop. Differenzierg. d. Cor pulmonale i. d. Lungenchir., Langenbecks Arch. klin. Chir. 289/1958. — Diagn. Möglktn. d. selekt. Lungenangiograph., Thoraxchir. 1958. — Morphol., Funkt. u. chir. Bedeutg. d. periph. Lungenstrombahn, Habil.-Schr. 1959. — Neue Gesichtspkt. z. Hämodynam. d. kl. Kreisl. auf d. Boden lungenangiograph. Studien, Z. Kreisl.forsch. 1959. — Neue Ansichten üb. d. periph. Lungenzirkulat. u. ihre Folgergn. bezügl. d. Metastasierg., Fett- u. Thromboembolie, Langenbecks Arch. klin. Chir. 292/1959. — Jodkontrastmittel i. d. Lungenendstrombahn, Radiologica diagnostica 1960. — Anwendg. d. Rauwolfiaalkaloids „Ajmalin" z. Prophyl. d. Herzrhythmusstörgn. b. Herzkatheteruntersuchgn., Z. Kreisl.forsch. 1960. — 5-Jahresheilgn. b. Bronchialca. u. d. funkt. Spätfolgen i. kl. Kreisl. nach Lungen-resekt., Langenbecks Arch. klin. Chir. 295/1960. — Wert d. termin. Lungenangiogramms f. d. op. Indikat. b. Bronchialca., ebd. 304/1963. — Periph. Lungenstrombahn, Erg. Chir. u. Orth. 46/1964. — Angiograph. d. termin. Leberstrombahn, Langenbecks Arch. klin. Chir. 308/1964. — Dramat. Herstellg. e. Umgehgs.kreisl. b. d. Lungenembolie, ebd. 313/1965. — Morphol. u. funkt. Strukturwandel d. Restlunge nach Lungenresekt., Bruns' Beitr. klin. Chir. 214/1967.

Semmelroch, Hermann, Ärztl. Dir. d. Städt. Krhs. u. Chefarzt d. chir. Abt., 8458 Sulzbach-Rosenberg (Opf.). — *21. 7. 11 Kulmbach. — **A:** 37 Würzburg. — **Prom:** 39 ebd. — **F:** Chir. — **V:** 36–37 inn. u. chir. Abt. Städt. Krhs. Bayreuth, 38 Univ.-Frauenklin. Würzburg (Gauss), 39 chir.-gyn. Abt. Städt. Krhs. Stade (Siegel), 39–45 Kriegsdienst, 46–54 Städt. Kr.anst. Stade (Siegel, v. Brandis), ab 49 Oberarzt, Urol. Krhs. München (Staehler, May), Tbk.-Krhs. Berchtesgaden (Artmann, Habicht), Zürich (Brunner), Sabbatsbergs Sjukhus Stockholm (Crafoord), 55–58 Oberarzt i. Sulzbach-Rosenberg. — **P:** Bedeutg. d. sog. Scheinheilg. v. Knochenbr. f. d. Unfallmed., Arch. orthop. Unfallchir. 39/1939. — Bluttransfus.-schäden (mit Krücke), Virchows Arch. 314/1947. — Totalexstirpat. d. Magens, Zbl. Chir. 1952. — Probl. d. Pankreascyste (mit Schwetlick), ebd. — Asept. Knochen-

nekr. m. zweif. Lokalis., Fortschr. Röntgenstr. 77/1952. — Erkenng. d. beg. Magen-
krebses b. d. Probelap., Zbl. Chir. 1954. — Einseit. (= unilat.) Periduralanaesth.,
Anaesthesist 1954. — Anwendg. d. Zeiss'schen Schlinge b. Harnleitersteinen,
Chirurg 1957.

Senn, Albert, Prof., Facharzt f. Chir. FMH, Chefarzt d. Chir. Abt. d. Anna-Seiler-
Hauses, Inselspit., CH-3008 Bern/Schweiz. — *13. 6. 19 Gansingen (Aargau). —
A: 37 Zürich. — **Prom:** 43 Lausanne. — **Hab:** 62 Bern. — **F:** Chir., spez. Herz- u.
Gefäßkrhtn. — **V:** 44–47 Ospedale Locarno (Andina), 47–56 Bern (Lenggenhager),
53–54 New York (Blakmoren), Baltimore (Blalock), Boston (Harken), Washington
(Hufnagel), 56 Stockholm (Crafoord), 57 Aarhus (Dänemark) (Søndergaard, Blixen-
krone). — **B:** Klin. u. Therap. d. Nebenwirkgn. Sulfonamide, Antibiotika, Tubercu-
lostatica, Cytostatica, Anticoagulantien, Hormone, Vitamine (mit Kümmerle,
Rentchnick u. Goossens), Thieme 1960. — Chir. Bhdlg. d. akut. u. chron. art.
Verschlüsse, Huber 1963. — **P:** Zahlreiche Arbeiten aus d. Gebiet d. Herz- u.
Gefäßchir.

Senning, Åke, Prof., Dir. d. Chir. Univ.-Klin. A im Kantonsspit., Böcklinstr. 14,
CH-8000 Zürich (Schweiz). — Fragebogen 1968 nicht beantwortet.

Senst, Wolfgang, Oberarzt d. Chir. Klin. d. Ernst-Moritz-Arndt Univ., X 22
Greifswald. — *1. 3. 34 Reetz. — **A:** 57 Leipzig. — **Prom:** 57 ebd. — **F:** Chir. —
V: 58 Krskrhs. Rochlitz/Sa. (Zahn), 59 Landambulatorium Geringswalde/Sa.
(Knoblauch), 60–61 Schiffsarzt: Med. Dienst d. Verkehrswesens (Becker), 62–63
Krskrhs. Mittweida/Sa. (Schröder), ab 64 Greifswald (Kothe). — **P:** Jenacillin i. d.
Landpraxis, Z. ärztl. Fortbild. 1960. — Krankenmaterial e. Landamb., Dtsch.
Gesd.wes. 1960. — Bogomoletz-Serum i. d. Landpraxis, ebd. 1961. — Probl. d.
traum. subk. Dünndarmrupt., Z. ärztl. Fortbild. 1967. — Beziehg. zw. d. Syndr. d.
zuführ. Schlinge u. d. Länge d. affer. Dünndarmschenkel b. B II mit antecol. GE.,
Dtsch. Gesd.wes. 1967. — Fehlerquellen b. d. Überwachg. d. postop. Antikoagul.-
therap., Zbl. Chir 1967.

Serfling, Hans Joachim, Univ. Prof., Dir. d. Chir. Univ.-Klin. d. Charité d. Humboldt-Univ., X 104 Berlin. — *24. 1. 13 Halle/S. — **A:** 37 Halle/S. — **Prom:** 39 ebd. —
Hab: 50 ebd. — **F:** Chir., Neurochir., Orthop. u. Urol. — **V:** 37–38 Univ.-Nervenklin.
Halle/S. (Hilpert), 39 II. Med. Univ.-Klin. ebd. (Grund), 39–45 St. Barbara-Krhs.
ebd. (Budde), 45–57 Chir. Univ.-Klin. ebd. (Budde), 57–62 Ordinarius f. Chir.
Greifswald. — **B:** Die Hypospadie u. ihre Bhdlg., Leipzig: VEB Vlg. G. Thieme
1956. — Hypospadie, in: Handlexik. d. Med. Praxis Medica, Stuttgart 1961. —
Epispadie, ebd. — Gewebekonserven – Herstellg. u. Anwendg. (hrsg. mit Kettler),
Vlg. Volk u. Gesundheit 1961. — Gewebekonserven – Herstellg. u. Anwendg. II
(hrsg. mit Kettler), Vlg. Volk u. Gesundheit 1965. — Chir. d. letzten drei Jahrh.,
in: Grundriß d. Geschichte d. Med., 1968 Volk u. Gesundheit Berlin. — **P:** Wund-
bhdlg. m. Provocin od. Sulfonamidpudern, Wien. med. Wschr. 1943. — Bhdlg. d.
Verletzgn. d. hint. Harnröhrenabschnittes, Z. Urol. 1948. — Methodik d. ischiorekt.
Prostatekt., ebd. — Elephantiasis, Bruns' Beitr. klin. Chir. 177/1948. — Entstehg. v.
Gallensteinen, Langenbecks Arch. klin. Chir. 263/1949/50. — Neues Verf. z. plast.
Ersatz d. Brustwarze, Zbl. Chir. 1952. — Resekt. z. Ausschaltg. n. Finsterer b. schwer
resezierb. Ulcus duodeni (mit Reiss), Langenbecks Arch. klin. Chir. 185/1952. —
Pathogen. d. Turmschädels, Wiss. Z. d. Univ. Halle, Math.-Nat. 1953/54. — Diagn.
u. Therap. gestielter Oesophagustumoren (mit Bauditz), Zbl. Chir. 1953. — Aktino-
mykose (mit Parnitzke u. Bauditz), ebd. 1954. — Diagn. d. fıbr. Dysplasie (mit
Parnitzke), ebd. — Bhdlgs.möglktn. b. d. Sturge-Weberschen Erkrankg. (mit Par-

nitzke), Wiss. Z. Univ. Halle, Math.-Nat. 1954. — Standpunkte u. Erfahrgn. b. Hirnabsceß (mit Parnitzke u. Fritzsche), Zbl. Chir. 1956. — Art.-ven. Fisteln i. Sinus cavernosus (mit Parnitzke), Mbl. Augenheilk. 128/1956. — Turmschädel m. Bemerkgn. üb. klin. Erfahrgn. (mit Parnitzke), Zbl. Chir. 1956. — Kraniostenosen m. Bemerkgn. üb. klin. Erfahrgn. (mit Parnitzke), ebd. — Arnold-Chiari-Deformität, Hinweise z. Klin. u. Probl. d. Syndroms (mit Parnitzke), Langenbecks Arch. klin. Chir. 286/1957. — Klin. u. Therap. d. Magensarkoms (mit Bauditz), Wiss. Z. Univ. Halle/S., Math.-Nat. 1957. — Epidur. Varicosis spinalis als Ursache v. Wurzel-syndr. (mit Parnitzke), Z. Orthop. 89/1958. — Hydrocephalus u. seine Bhdlg. unt. bes. Berücksicht. d. kindl. Hydrocephalien, Wiss. Z. d. Ernst-Moritz-Arndt-Univ. Greifswald, Math.-Nat. 1957/58. — Indikat.stellg. dekompress. Eingr. b. vorzeit. Verknöcherg. d. Kranznaht, Langenbecks Arch. klin. Chir. 289/1958. — Stand-punkte u. Erfahrgn. i. d. Bhdlg. d. kindl. Turmschädels, Taggs.ber. d. Kinderchir. Sympos., Rostock, Vlg. Volk u. Gesundheit 1958. — Extens. Form e. Cutis verticis gyrata b. Hypophysenadenomen (mit Foelsche), Zbl. Chir. 1959. — Indikat. u. Anwendungsmögl.ktn. d. transduodenoventrikul. Drainage d. Gallenwege, Langen-becks Arch. klin. Chir. 292/1959. — Empir. Wertg. verschied. Bhdlgs.möglktn. d. Trigeminusneuralgie (mit Unger), Bruns' Beitr. klin. Chir. 198/1959. — Verwendg. v. Transplantaten verschied. Herkunft i. d. Neurochir. (mit Unger), Wiss. Z. d. Ernst-Moritz-Arndt-Univ. Greifswald, Naturwiss. Reihe 1959/60. — Unsere derzeit. Einstellg. z. d. Probl. d. Krebses d. weibl. Brustdrüse (mit Flemming), Zbl. Chir. 1960. — Nachruf Prof. Dr. Werner Budde, ebd. — Chir. Probl. b. Diabetes (mit Flemming), Langenbecks Arch. klin. Chir. 295/1960. — Beurteilg. d. verschied. Op.meth. b. Turricephalus (mit Unger), Atti del XII Congresso Bienale internazio-nale di Chirurgia 1960 E.M.E.S. Roma. — Anzeigestellg. z. chir. Intervent. b. Erkrankgn. d. Wirbelkanals (mit Unger), Zbl. Chir. 1961. — Ber. üb. e. eklatanten Erfolg d. Zystostatikums E 39 b. e. metastasier. Mammaka., ebd. — Therap. d. fronto-bas. Schädel-Hirnverletzgn. (mit Unger), Beitr. z. Orthop. u. Traumatol. 8/1961. — Vorschläge z. Verbesserg. d. Versorgg. Unf.verletzter (mit Schädlich), Z. ärztl. Fortbild. 1961. — Indikat.stellg. z. op. Bhdlg. d. Arachnoiditis chronica üb. Hirn, Kleinhirn u. Rückenmark (mit Unger), Excerpta medica (Kongr.bd. Int. Neurochir.) 1961. — Diff.diagn. u. Bhdlg. dysontogenet. Gefäßverändergn. i. Be-reiche d. Weichteile d. Hirnschädels (mit Unger), Langenbecks Arch. klin. Chir. 299/ 1961/62. — Ursachen d. Spättodesfälle nach beiderseit. Adrenalekt. (mit Flemming), Zbl. Chir. 1962. — Erfahrgn. m. d. Kaltluftströmgs.hypothermie b. spez. Eingr. i. d. Hirn- u. Herzchir. (mit Flemming u. Schädlich), Dtsch. Gesd.wes. 1962. — Mißbildgn. d. äuß. u. weibl. Genitale, Z. ärztl. Fortbild. 1962. — Kleinhirnbrücken-winkeltumoren (mit Unger), Beitr. Neurochir. 1963. — Probl. d. Chemotherap. b. chir. Geschwulstleiden (mit Flemming), Zbl. Chir. 1963. — Standpkt. u. Erfahrgn. i. d. neurochir. Anaesthesiol. (mit Schädlich), L'Hypothermie en Neurochir. 1963. — Chir. Bhdlg. d. port. Hochdrucks (mit Flemming), Z. ärztl. Fortbild. 1963. — Stand-punkte u. Erfahrgn. i. d. chir. Bhdlg. d. Cholelithiasis u. ihrer Verwicklgn., ebd. — Krankhts.bild d. chron. Arachnoiditis i. intrakran. Raum u. seine chir. Bhdlg. (mit Unger), Tggs.ber.Oto-Neuro-Ophth., Leipzig: Thieme 1963. — Turmschädel i. prae-u. postop. Rö.bild in: Neuroradiol. Diagn. etc., Vlg. Volk- u. Gesundheit 1963. — Chir. Probl. d. verschied. Formen d. Exophthalmus (mit Unger), Wiss. Z. Humboldt-Univ. Math.-Nat. R. 1964. — Konservat. u. op. Therap. d. Osteochondrose i. Be-reiche d. HWS. (mit Unger u. Brückner), Beitr.Orthop. 1964. — Derzeit. Stand d. homoio- u. heteroplast. Gewebeverpflanzg. i.d. Chir. (mit Flemming), Wiss. Z.

Ernst-Moritz-Arndt-Univ. Greifswald Math. nat. R. 1964. — Op. Bhdlg. d. Mitral-sten. (mit Flemming), Z. Ther. 1964. — Chron. Arachnoiditis üb. Hirn, Kleinhirn u. Rückenmark unt. bes. Berücksicht. d. chir. Bhdlg. (mit Unger), Bruns' Beitr. klin. Chir. 208/1964. — Früh- u. Spätversogg. frontobas. Schädel-Hirnverletzgn. (mit Unger), Int. Konf. f. Traumalogie, Budapest 1961, Kongr.bd. 1964. — Betrachtgn. u. Erfahrgn. üb. dysraph. Störgn. aus d. Sicht d. Neurochir. (mit Unger), Neurol. d. WS. u. d. Rückenmarkes i. Kindesalter, Jena: Gustav Fischer 1964. — Intrakran. Tbk.formen unt. bes. Berücksicht. d. Sehnerventbk. (mit Unger), Zbl. Neurochir. 1964. — Krankhts.bild d. Exophthalmus aus neurochir. Sicht. - Mitt. persönl. Erfahrgn. (mit Unger), Kongr.bd. 14th Biennal Int. Congr. Int. Coll. of Surgeons 1964. — Haemodynam. Befunde nach instrument. Sprengg. v. Mitralsten. (mit Geissler, Günther u. Porstmann), Kongr. bd. d. V. Wiss. Chir. Tagg. Berlin 1964. — Chir. Bhdlg. d. Adam-Stokeschen Anfalles (mit Flemming, Geißler u. Schädlich), Z. ges. inn. Med. 1964. — Chir. Probl. d. verschied. Formen d. Exophthalmus (mit Unger), Wiss. Z. Humboldt-Univ. Berlin Math.-nat. R. 1964. — Tumoren i. Sella-u. suprasell. Bereich – ihre diagn. u. therap. Probl. (mit Siedschlag), Zbl. Chir. 1965. — Wert d. Rö.untersuchgn. f. d. Abklärg. zerebr. u. spin. chir. Erkrankgn. (mit Unger), ebd. — Probl. d. chir. Bhdlg. d. Pericarditis constrictiva (mit Flemming u. Warnke), ebd. — Diagn. u. therap. Hinweise z. Krankhts.bild d. ein- u. doppelseit. Exophthalmus (mit Unger), Bruns' Beitr. klin. Chir. 210/1965. — Chir. d. Mitral-klappenfehler (mit Flemming), in: Herz u. Kreislauf 8/1966. — Funkt.aufnahme d. LWS. nach Bandscheibenop. (mit Brückner u. Unger), Zbl. Chir. 1966. — Nachop. am Magen i. Sinne d. Späteingr. (mit E. Taubert), ebd. — Histor. Studie z. Begriff d. Volkmannschen Dreiecks (mit Brückner u. Flemming), ebd. — Hämodynam. u. Rö.kinematograph. Befunde nach transventrikul. Mitralklappensprengg. m. d. Dilatator nach Logan-Tubbs (mit Geissler, Günther u. Porstmann), Cor Vasa 8/1966. — Probl. d. Hämodilut. b. Anwendg. d. extrakorpor. Zirkulat. i. d. Herzchir. (mit Schädlich, Schneider u. Friis), Dtsch. Gesd.wes. 1966. — Bhdlg. d. Kalkaneusfrakt. (mit Brückner), Zbl. Chir. 1966. — Trochanterabmeißelg. als zusätzl. Maßnahme b. d. Schenkelhalsnagelg. (mit Brückner), ebd. 1967. — Ungewöhnl. gr. Thrombus i. re. Vorhof (mit Wirth, Porstmann u. Geissler), Thoraxchir. u. vask. Chir. 1967. — Nagelg. u. Trochanterabmeißelg. (Schenkelhalsbr.) (mit Brückner), Kongr. Ber. 3. Tagg. d. O.-Österr. Ges. Unfallchir. 1967. — Op. Bhdlg. d. Mitralstenoserezidivs (mit Warnke), Bruns' Beitr. klin. Chir. 215/1967. — Diagn. u. neurochir. Therap. v. Sonderform. d. Arnold-Chiari-Deform. (mit Siedschlag), Zbl. Neurochir. 1968. — Erg. nach Hemisphärekt. (mit Unger u. Sollmann), ebd. — Postop. Unters. an Kin-dern m. isol. valvul. Pulmonalsten. (mit Motsch, Bartel u. Ivanoff), Dtsch. Gesd.wes. 1968. — Besonderhtn. i. Erkenngsbild d. Aortenisthmussten. u. techn. Hinw. ihrer Bhdlg. (mit Flemming u. Warnke) Zbl. Chir. 1968. — Treatment of Calca-neus Fractures (mit Brückner), Surgery Digest 1968.

Seyfarth, Harro, Prof., Dir. d. Orthop. Univ.-Klin., X 2500 Rostock, Ulmenstr. 45. — Fragebogen 1968 nicht beantwortet.

Seyferth, Helmut, Chefarzt d. Frauenklin., X 3500 Stendal (Altmark), Karl-Liebknecht-Str. 51. — Fragebogen 1968 nicht beantwortet.

Seyffarth, Gerhard, Leit. d. Chir. Abt. d. Krskrhs., X 3250 Staßfurt (Bez. Magde-burg), Inselstr. 15. — Fragebogen 1968 nicht beantwortet.

Sich, Gerhard, Oberarzt am Städt. Krhs., 509 Leverkusen, Virchowstr. 13. — Fragebogen 1968 nicht beantwortet.

Sieber, Erhard, Prof. Dr. med. habil., Chefarzt Unfallchir. Klin. d. Zentralkrhs.,

28 Bremen. — *9. 2. 12 Leipzig. — **A:** 38 Leipzig. — **Prom:** 37 ebd. — **Hab:** 55 Leipzig, 60 Umhabil. Göttingen, 65 Umhabil. Med. Akad. Lübeck, 66 a. o. Prof. ebd. — **F:** Chir. — **V:** 37–38 Med. Univ.-Klin. Leipzig (Bürger), 38–46 u. 50–56 Chir. Univ.-Klin. ebd. (Rieder, Übermuth), 56 Dir. d. Kinderchir. Univ.-Klin. u. Poli-Klin ebd., 58–59 Göttingen (Hellner), 60 Bremen (Rieder). — **B:** Oesophagusatresie, in: Krankhten. d. Neugebor., Leipzig: Thieme 1958. — Erbrechen, ebd. — Trichterbrust u. Hühnerbrust, in: Handlexikon d. Med. Praxis, Stuttgart 1960. — Steißbeincysten u. Steißbeinfistel, ebd. — **P:** Histochem. Bleinachweis i. Knochen, Diss. u. Arch. exp. Path. 181/1936. — Schmerzbekämpfg., Dtsch. Gesd.wes. 1951. — Postop. Regen. d. Sympathicus u. d. Resympathekt., Bruns' Beitr. klin. Chir. 185/1952. — Erfahrgn. m. d. diagnost. Discograph. b. Bandscheibenvorfall, Dtsch. Gesd.wes. 1952. — Denervat. b. schmerzh. Hüftarthrosis, Zbl. Chir. 1952. — Pseudarthrosenbhdlg. m. d. Auflegespanplastik nach Phemister, ebd. — Exp. Untersuchgn. m. neuen Sulfonamiden u. Antibiotica b. Anaerobierinfekt., Z. inn. Med. 1953. — Bedeutg. d. alkal. Serumphosphataseunters. i. Verl. d. Knochenbr.-heilg., Zbl. Chir. 1953. — Probl. d. Megacolon u. seiner Bhdlg., Bruns' Beitr. klin. Chir. 187/1953. — Empfindlkt. d. Harninfekt.erreger gegenüb. Sulfonamiden u. Antibiotica, Z. inn. Med. 1954. — Nierentumoren i. Kindesalter u. ihre Bhdlgs.erg., Bruns' Beitr. klin. Chir. 188/1954. — Histol. Untersuchgn. an Hoden nach Sympathekt. weg. Megacolon i. Kindesalter, Zbl. Chir. 1954. — Oxydat. Muskelstoffwechsel u. Sympathicotonus b. periph. Durchblutgs.störgn., Langenbecks Arch. klin. Chir. 277/1954. — Stoffwechsel u. pathol. anat. Untersuchgn. d. Muskulat. b. Sudeck'schen Syndr., ebd. 278/1954. — Erg. m. kältekonserv. homoioplast. Knochenspänen, spez. b. d. Pseudarthrosenop. nach Phemister, ebd. 279/1954. — Wert u. Anwendg. konserv. Knochengewebes, Habil.-Schr. 1955. — Untersuchgn. üb. hyperchloräm. Acidose nach Uretersigmoidestomie, Z. Urol. 1956. — Biochem. Unters. an konserv. Knochengewebe, Zbl. Chir. 1956. — Biochem. Komplikat. nach Ureterosigmoidestomie b. angebor. Blasenspalte, Med. Kinderheilk. 105/1957. — Angebor. Oesophagusatresie m. Oesophagotrachealfistel u. ihre chir. Bhdlg., Bruns' Beitr. klin. Chir. 195/1957. — Sudeck'sche Syndr. i. Kindesalter, Langenbecks Arch. klin. Chir. 288/1958. — Bhdlg. schwerer Hirncontus., Zbl. Chir. 1959. — Op. Bhdlg. d. Trichterbrust, Chir. Praxis 1959. — Verbrenngs.krankh. i. Kindesalter, Z. ärztl. Fortbild. 1959. — Angebor. Mißbildgn. d. Harnleiters u. d. Niere, ebd. — Peridural-anaesth. i. Kindesalter, Chir. Praxis 1959. — Bhdlg. d. Trichterbrust, Pädiatr. Praxis 1962. — Verzög. Dringlichkt. b. d. Versorgg. fr. Wunden, Bremer Ärztebl. 1963. — Ärztl. Erstversorgg. am Unfallort, ebd. 1965. — Schenkelhalsfrakt., Zbl. Chir. 1968.

Siebner, Maximilian, ehem. Chefarzt d. chir. Abt. d. Margariten-Hosp. Schwäb.-Gmünd, 7071 Straßdorf. — *20. 9. 95 Korschwitz (Schlesien). — **A:** 22 Breslau. — **Prom:** 22 ebd. — **F:** Chir. — **V:** 22 Inn. Univ.-Poliklin. Breslau (Bittorf), Univ.-Kinderklin. ebd. (Stolte), 22–25 St. Josefskrhs. ebd. (Kaposi), 25–35 Marienhosp. Stuttgart (Reichle), — **P:** Weißes Blutbild b. chir. Erkrankgn., Bruns' Beitr. klin. Chir. 136 u. Dtsch. Z. Chir. 208. — Cardiazol, Münch. med. Wschr. 1926. — Darmvorfall als Spätfolge n. Blinddarmop., Zbl. Chir. 1927. — Elephantiasis als erstes u. einz. Symptom d. Magenca., Dtsch. Z. Chir. 205. — Diagn. d. Magengeschwürsperforat., Dtsch. med. Wschr. 1927. — Chir. Komplikat. i. e. an Abdominaltyphus erkrankten Familie, ebd. 1928. — Percain, Chirurg 1929. — Varicenbhdlg., insbes. perkut. Umstechg. n. Schede-Kocher, Dtsch. Z. Chir. 215. — Gasbrand u. Friedensverletzgn., ebd. 216. — Fremdkörpergranulome, Zbl. Chir. 1930. — Hämangiom d.

Leber, Dtsch. Z. Chir. 224. — Bhdlg. d. Kompress.lähmg. d. Rückenmarks b.
schwerer Skoliose, Chirurg 1930. — Epiphysenabriß d. Spina iliaca ant. sup. als
Sportverletzg., ebd. 1931. — Instrument. Verletzgn. d. Mastdarms, insbes. d.
Fieberthermometer, ebd. — Traumat. Epithelcysten an Fingerknochen, ebd. —
Dilaudid i. d. Chir., Fortschr. Therap. 1931. — Bhdlg. d. Mastdarmsfistel m. d. Op.
n. Whitehead, ebd. 1932. — Spontanpneumothorax unt. d. Bilde d. perfor. Ulcus
ventriculi, Dtsch. med. Wschr. 1932. — Morphininjekt. als Hilfsmittel z. Diagn.
akut. Baucherkrankgn., Zbl. Chir. 1932. — Thrombose d. A. ilica ext. d. m. Embolie
d. A. femoral. n. Blinddarmop., Dtsch. Z. Chir. 235. — Vagustumor b. Reckling-
hausenscher Neurofibromatose, ebd. 237. — Entstehg. u. Bhdlg. d. Myositis ossif.
circumscr. traumat., ebd. 239. — Metastasenbildg. v. Geschwülsten i. geschäd.
Gewebe, ebd. — Roßhaar z. Hautnaht, Chirurg 1933. — Hämangiom d. Magens,
Dtsch. Z. Chir. 241. — Dilaudid-Scopolamin als i.v. Injekt. b. Op. in Lokalanaesth.,
Zbl. Chir. 1935. — Pachymeningitis cervicalis hypertrophica u. akut. Schädigg. d.
Myelograph., Chirurg 1935. — Diagn. u. Therap. eitr. Nierenentzündgn., ebd. 1938.
— Hämangiom d. Leber u. seine Bhdlg., ebd. 1940. — Bhdlg. u. Spätfolgen d.
Speichenköpfchenbr., Dtsch. Z. Chir. 254. — Tbk. Weichteilverkalkgn. i. d. Hüft-
gegend, Röntgenpraxis 1941. — Op. Entferng. d. Steckgeschosses währ. d. Wund-
heilg., Chirurg 1941. — Bhdlg. d. nischenbild. Magengeschwürs u. d. Beziehgn. z.
Ca., Dtsch. Z. Chir. 255. — Gelenkchondrom oder arthrot. veränd. Fabella?,
Röntgenpraxis 1942. — Angiograph. i. d. Kriegschir., Dtsch. Z. Chir. 256. — Minen-
verwundgn., Zbl. Chir. 1942. — Therapeut. Pleurapunkt. m. d. Bluttransfus.apparat
n. Tzank, Chirurg 1943.

Siegel, Ludwig, Facharzt f. Chir., Chefarzt i. R., 8223 Trostberg (Oberbay.),
Feldkirchenerstr. 4. — *12. 12. 93 Immenstadt. — **A:** 23 München. — **Prom:** 23 ebd.
— **F:** Chir. — **V:** 22–23 II. Med. Klin. München (Fr. v. Müller), 23–24 Pathol. Inst.
ebd. (Borst), 24–31 Chir. Klin. ebd. (Sauerbruch, Lexer), 32–60 Chefarzt u. Leit.
Arzt Krskrhs. Trostberg, 42–45 Militärdienst. — **P:** Verwendbarkt. künstl. Beizen-
farbstoffe i. d. menschl. Histol., Zbl. allg. Path. 34/1924. — Einfl. v. Säure u. Alkali
a. Leukozytenauswanderg., Krhs.forsch. 1/1925. — Stand d. Sauerbruchverf. b.
Armamputierten, Dtsch. Z. Chir. 221/1928. — Geschwulstart. Aktinomykose d.
Unterkiefers, ebd. 226/1929. — Untersuchgn. üb. Entstehg. knöch. Ankylosen (mit
Zschau), ebd. 239/1933. — Salyrgan als Diureticum, Münch. med. Wschr. 1935.

Siegel, Udo R. F., Facharzt f. Chir., 463 Bochum-Laer, Werner-Hell-Weg 1. —
*23. 7. 25 Staßfurt. — **A:** 53 Tübingen. — **Prom:** 56 ebd. — **F:** Chir. — **V:** 54–55
St. Vincenzhosp. Paderborn (Schneider), 55–56 Path. Inst. d. Ruhrknappschaft
Essen-Steele (Husten), 56–57 inn. Abt. ebd. (Parrisius), 57–63 Bergmannsheil
Bochum (Bürkle de la Camp), 61–62 Heidelberg (K. H. Bauer).

Siegmund, Lothar, Chefarzt, Chir., Sanat. u. Krhs. Dr. Siegmund, 6412 Gersfeld/
Rhön. — *25. 9. 13 Labiau/Ostpr. — **A:** 39 Berlin. — **Prom:** 38 Königsberg. —
F: Chir. — **V:** 39–44 Diakonissen-Krhs. Marienburg/Westpr. (Ellermann), 44–45
Chefarzt d. Krskrhs. Neumark/Westpr., 45–46 Chefarzt d. Krhs. Wesselburen/Holst.,
49–58 Ärztl. Dir. d. Kr.anst. Hubertusburg, leit. Arzt d. chir. Abt., Wermsdorf/
Oschatz (Bez. Leipzig). — **P:** Wirbelbrüche, Heilberufe 1952. — Ileus d. Meckelsch.
Divertikel, Zbl. Chir. 1954. — Klin. Erfahrg. m. d. Barbiturat-Langnark., auch i.
Komb. m. My. 301, ebd. 1955. — Derz. Anwendgs.möglkt. d. radiakt. Isotope i. d.
Med., Heilberufe 1956.

Sienkiewicz, Wieslaw, Facharzt f. Chir., 5105 Aachen-Laurensberg, Parkstr. 21.
— *24. 2. 21 Teschen (Schlesien). — **A:** 52. — **Prom:** 50. — **F:** Chir. — **V:** 50–62

Düsseldorf (Derra), 63–64 I. Univ.-Frauenklin. Wien (Antoine). — **B:** Zwerchfell-mißbildgn. u. angebor. Zwerchfellbr. (mit Reitter), in: Kremer, Chir. Bhdlg. d. angebor. Fehlbildgn., Thieme 1961. — **P:** Entstehg. d. einseit. Adnexmängel unt. bes. Berücksicht. e. Falles v. Fehlen d. li. Adnexe, Diss.

Siewert, J. Rüdiger, Ass. chir.-urol. Abt. Städt. Rudolf-Virchow-Krhs., 1 Berlin 65, Augustenburger Platz 1. — *8. 2. 40 Berlin. — **A:** 67 FU Berlin. — **Prom:** 65 ebd. — **F:** Chir. — **V:** 65 Orthop. Klin. d. FU Berlin (Witt), 66 Pathol. Inst. d. Univ. Göttingen (Linzbach), 66–67 Inn. Klin. d. FU Berlin (Frhr. v. Kress), ab 67 Städt. Rudolf-Virchow-Krhs. Berlin (Heim). — **P:** Schnellmeth. z. Messg. d. Blutvolumens währ. d. Op., Diss. — Blutvolumenbestimmgn. b. Pferd, Zbl. Veterin. med. 1964. — Indikat. z. Frischbluttransfus., Chirurg 1967. — Chir. Therap. d. Struma, ebd. — Vollständ. Wundrupt. i. neuerer Sicht, ebd. — Gallensteinileus, Bln. Ärztebl. 1967. — Wunddehiszenz als postop. Komplikat., Mels. Med. Mitt. 1968. — Gallenblasen-perforat., Bruns' Beitr. klin. Chir. 217/1968. — Meßmeth. u. klin. Bedeutg. d. Blut-volumens, Med. Labor. 1968. — Gallenblasen-Ca., Dtsch. Med. J. 1968.

Sigel, Alfred, Prof., Leit. d. urolog. Abt. d. Chir. Univ.-Klin., 852 Erlangen, Niendorfstr. 15. — Fragebogen 1968 nicht beantwortet.

Sigel, Otto, leit. Arzt d. chir. Abt. d. Robert-Bosch-Krhs., 7 Stuttgart S, Staff-lenbergstr. 2. — Fragebogen 1968 nicht beantwortet.

Sigl, Josef, Chefarzt d. chir. Abt. Städt. Krhs., 7602 Oberkirch/Bd., Weierweg 6. — *24. 1. 06 Grafendorf/Bayern. — **A:** 32 München. — **Prom:** 32 ebd. — **F:** Chir. — **V:** 33–34 München (Lexer), 34–37 Städt. Krhs. Karlruhe (Drevermann).

Sigwart, Helmut, Chefarzt d. chir. Abt. Krskrhs., 744 Nürtingen. — *13. 5. 20 Erlangen. — **A:** 48 Erlangen. — **Prom:** 49 Heidelberg. — **F:** Chir. — **V:** 48–56 Heidelberg. — **P:** Ursache d. Pupillenerweiterg. b. akuten Hirndruck, 1. Jahrestagg. d. Dtsch. Ges. Neurochir. 1949. — Port. Hochdruck durch art.-ven. Aneurysma d. Milzgefäße, Chirurg 1953. — Intrakran. Hirnpulsat., Langenbecks Arch. klin. Chir. 278/1954. — Verwertg. d. röntgenol. Hirndrucksymptome f. d. Diagn., 7. Jahrestagg. d. Dtsch. Ges. Neurochir. 1954. — Exp. Beitr. z. Luftembolie, Langenbecks Arch. klin. Chir. 286/1956.

Silbernik, Heinz, Facharzt f. Chir., Chir. Fachpraxis, chir. Klin., 53 Duisdorf, Helmholtzstr. 4–6. — *26. 6. 30 Beuthen/Os. — **A:** 59 Martinau-Beuthen. — **Prom:** 64 Münster. — **F:** Chir. — **V:** 59–60 Städt. Krhs. Kattowitz (Iwanski), 60–62 Diakonissen-Kr.anst. Düsseldorf (Rieger), 63–64 Klinikum Essen d. Univ. Münster (K. Krämer), 64–66 Städt. Krhs. Düsseldorf-Benrath (Herbig). — **P:** Malignolipin-test b. Magenka., Zbl. Chir. 1964.

Simon, Gerd, Facharzt f. Chir., 1 Berlin 62, Nymphenburger Str. 4. Klin.: 1 Berlin 30, Kalckreuthstr. 12, „Sanat. Richters". — *18. 6. 11 Striegau/Schlesien. — **A:** 36 Berlin. — **Prom:** 37 ebd. — **F:** Chir., Geburtsh. — **V:** 36–37 Ber.-Gen. f. Einzelhandel Berlin (Scherer), St. Josephskrhs. II ebd. (Scherer), 37–38 Frauen-klin. Dr. Mackenrodt ebd. (Gyn., Geb.h., Chir.), 38–44 Bethanienkrhs. ebd. (Wilde-gans), 44 Leit. Arzt Unfallklin. Südost ebd. (Unf.-Chir.), 44–45 Wehrdienst u. Ge-fangenschaft, 45–46 Praxisvertret. Dr. Tretow-Knell, 46–47 Praxisvertretg. Dr. Dunkel, 47–49 Unfallambulat. Hildegardstr., ab 48 eigene Praxis.

Simon, Gustav, Prof., Oberarzt d. Neurochir. Univ.-Klin., 87 Würzburg. — *20. 6. 20 Teplitz-Schönau. — **A:** 45 Schleswig. — **Prom:** 45 Kiel — **Hab:** 60 Würz-burg. — **F:** Neurochir. — **V:** 45 Fachlaz. f. Hirn- u. Rückenmarksverletzte Schles-wig, 45–47 neurochir. Abt. Landeskrhs. Schleswig, 47–52 neurol. Abt. ebd. u. Psychiatr. Klin. Lübeck, 52 Anerkennung Facharzt f. Neurol. u. Psychiatr., Leitg.

d. neurol. Untersuchungsstelle d. Landesversorgungsamtes Schleswig in Malente
u. klin. Tätigkt., 52–55 Ass. u. Oberarzt neurochir. Abt. d. Versorggs.krhs. Bad
Pyrmont, ab 55 Neurochir. Univ.-Klin. Würzburg. — **B:** Chemotherap. mal. Tumoren, Schattauer-Vlg., Stuttgart 1959. — Erkenng., Diff.diagn. u. Bhdlg. d. Geschwülste u. Entzündgn. d. Schädelknochen, einschl. Orbita, in: Hdb. d. Neurochir.,
Bd. IV/1. — Zytostat. Bhdlg. mal. Hirngeschwülste, in: Therap. mal. Tumoren u.
Hämoblastome, Enke 1965. — Liquordiagn., Röntgenkontrastdiagn., Hydrocephalus, in: Pädiatr. Neurochir., Thieme 1967. — Chemotherap. d. mal. Hirngeschwülste, in: Hdb. d. Neurochir., Bd. IV/4, Springer 1967. — **P:** 56 Veröff.,
darunter: Bhdlg. d. Pyoceaneusmeningitis, Nervenarzt 1950. — Exp.-klin. Untersuchgn. üb. „Hostacyclin", Ärztl. Forsch. 1956. — Exp. u. klin. Untersuchgn. m.
Pyrrolidino-methyl-Tetracyclin (Reverin), Münch. med. Wschr. 1958. — Suicide,
Tötgn. u. Verletzgn. durch Viehschußapparate, Arch. Psychiatr. 197/1958. — Exp.
u. klin. Untersuchgn. m. Pyrrolidino-methyl-Tetracyclin (Reverin), Ärztl. Forsch.
1959. — Schädelverletzgn. durch Viehbetäubgs.geräte, Neurochirurgia 1959. —
Tetracyclinkonzentrat. i. Liquor unt. bes. Berücksicht. v. Pyrrolidino-methyl-
tetracyclin, Dtsch. med. Wschr. 1959. — Chemotherap. Versuche b. Glioblastom,
Acta neurochir. Suppl. VI/1959. — Tetracycline Concentrations in the Cerebro-
spinal Fluid, German Med. Monthly 1960. — Ungewöhnl. Verl. b. e. Wilms-Tumor,
N.Österr. Z. Kinderheilk. 1960. — Bedeutg. d. Antibiotica f. d. Progn. d. unspezif.
Schädeldachosteomyelitis, Ärztl. Wschr. 1960. — La concentrazione di tetraciclina
nel liquor con particolare riguardo alla pirrolidin-metil-tetraciclina, Rasegna mensile
di medicina tedesca 1960. — Osteomyelitis d. Schädeldaches, Ärztl. Praxis 1960. —
Plast. Deckg. d. Schädeldachlücken durch Kunststoffe, Mschr. Unfhlkd. 1960. —
Gehirnblutgn. b. Leukämien, Acta Neurochir. Suppl. VII/1961. — Zytostat. Bhdl.
d. Hirngeschwülste, Excerpta Medica 2. Int. Symp. Chemotherap. Neapel 1963. —
Neues Verf. z. vollständ. Erfassg. d. i. Liquor cerebrospinalis vorhand. Zellen, Arch.
Psychiatr. 204/1963. — Ungewöhnl. Neurofibromatosis v. Recklinghausen b. e.
Säugling, Arch. Kinderhk. 186/1963. — The Cell-Catch Procedure, J. Neurosurgery
9/1963. — Polyzythämie b. mal. Schädeldachgeschwulst, Med. Welt 1963. — The
cell-catch procedure – a new method which preserves all cellular elements of spinal
fluid samples, Excerpta Medica Ser. 60/1963. — Zellenfangverf. – E. neue Meth. f.
d. Liquor-Zelldiagn., Laboratoriumsbl. f. d. med. Diagn. 1963. — Tödl. Verletzgn.
durch Viehschußgeräte, Extrait des Acta Medicine Legalis et Socialis 4/1964. —
Zellenfangverf. – e. neue Meth. z. vollständ. Erfassg. d. Liquorzellen, Acta Neurochir. 11/1964. — Vorkommen gliomat. Hirngeschwülste b. d. v. Recklinghausenschen
Erkrankg., Neurochirurgia 4/1965. — Tracer-Studien mit radioaktiv mark. Cyclo-
phosphamid b. Hirntumoren, Acta Neurochir. 13/1965. — Unusual suicidal cranial
injuries, Excerpta Medica Congr. Ser. 110. — Meth. u. Leistgs.fähigkt. d. Zellenfangverf., Sympos. üb. d. Zerebrospinalflüssigkt., H. 31. — Anreicherg. v. ^{3}H-Cyclo-
phosphamid i. norm. u. i. Hirntumorgewebe, Atompraxis 1966. — Untersuchgn. m.
^{3}H-Cyclophosphamid b. Hirntumoren, Beitr. Neurochir. 13/1966. — Neue Meth. i.
d. Liquorzytol., Ärztl. Labor 1966. — Diff.diagn. vertebragener Störgn., Erfah-
rungshk. 1966. — Neue Meth. f. d. Tumorzelldiagn. aus d. Liquor, Krebsforsch. u.
Krebsbekämfg. 6/1967. — Gegenwärt. Stand d. zytoast. Bhdlg. mal. Hirngeschwülste, ebd. — Postmeningit. Hirnatrophie aus d. Sicht d. Neurochirurgen, Mschr.
Kinderhk. 1967. — Metabolism of radioactive cyclophosphamide, Cancer 20/1967.
— Cytological examination of cerebrospinal fluid in adults and children with
cerebral circulatory disturbances, Excerpta Med. Ser. 139/1967. — Cerebral blood

flow studies in hydrocephlic infants, ebd. — Diagn. Wert d. Echopulsat. b. d. bas.
Hirnaneurysmen, Dtsch. Z. Nervenhk. 1968.

Simon, Heinrich, 81 Garmisch-Partenkirchen, Rießersee-Fußweg 11. — Fragebogen 1968 nicht beantwortet.

Simon, Rolf Moritz, Facharzt f. Chir., 3 Hannover-Herrenhausen, Herrenhäuser
Str. 53. — *13. 4. 12 Colditz (Sachsen). — **A:** 38. — **Prom:** 37. — **F:** Chir. — **V:**
Krskrhs. Leisnig/Sa. (v. Teubern, Schmechel), Univ.-Rö.-Inst. Leipzig (Baensch),
Chir. Univ.-Klin. ebd., Med. Univ.-Klin. ebd. (Hochrein, Bürger), Krhs. Nordstadt
(König, Knepper), 45–53 Oberarzt ebd. — **P:** Hand-Schüller-Christiansche Krank-
heit, Ärztl. Wschr. 1948. — Aktiv-Puder-Bhdlg. b. Verbrenngn., Dtsch. med. Rdsch.
1949. — Krankheitsbild d. „Verhebens", Ärztl. Dienst Dtsch. Bundesbahn 1951.

Singer, Heinz, Priv.-Doz. f. Kinderchir., Chefarzt d. 3. Kinderabt. Städt. Krhs.,
8 München-Schwabing, Kölner Platz 1. — *5. 8. 20 Berlin. — **A:** 45 Berlin. — **Prom:**
49 Marburg. — **Hab:** 67 München. — **F:** Chir. d. Kindesalters. — **V:** 45–48 Kriegs-
dienst u. Gefangenschaft, 48–53 Kinderheilanst. Hannover (Kastein), 53–55 Städt.
Krhs. Siloah ebd. (Rinne), 55–65 Univ.-Kinderklin. München (Oberniedermayr).
— **B:** Chir. Erkrankgn. i. Bereich d. Urogenitaltraktes, in: Lehrb. d. Chir. u. Orthop.
d. Kindesalters, hrsg. v. Oberniedermayr, Springer 1959. — Principles of Surgical
Treatment in Cleft Lip and Palate Cases, in: Early Treatment of Cleft Lip and
Palate Cases, hrsg. v. Hotz, Huber 1965. — **P:** Fall v. Trichobezoar u. Pankreasnekr.,
Kinderärztl. Prax. 1952. — Anwendg. v. Lachgas i. d. Kinderchir., Dtsch. med.
Wschr. 1953. — Perfor. Appendicitis i. Kindesalter, ebd. 1954. — Fehldiagn. b.
Kryptorchismus, Med. Klin. 1956. — Erkrankgn. d. kindl. Urogenitales m. akut.
Bauchsymptomen, Langenbecks Arch. klin. Chir. 292/1959. — 11 Fälle v. persist.
Ductus omphaloentericus u. 1 Fall v. Kloakenexstrophie, Zbl. Chir. 1959. — Circum-
cis. d. Phimose, Münch. med. Wschr. 1959. — Ungewöhnl. Fall v. Nierendystopie,
Kinderärztl. Prax. 1960. — Diff.diagn. d. Hodentumoren, Langenbecks Arch. klin.
Chir. 296/1960. — Diff.diagn. d. Hodenschwellung, Münch. med. Wschr. 1960. —
Klin. u. Bhdlg. d. Nierentumoren i. Kindesalter, Langenbecks Arch. klin. Chir. 295/
1960. — Klin. u. Bhdlg. d. Ureterocele, ebd. 298/1961. — Übermäß. Wachstum d.
langen Röhrenknochen i. Kindesalter, Münch. med. Wschr. 1961. — Bösart. Geschwülste aus d. Sicht d. Kinderchir., Mschr. Kinderhk. 1962. — L'emploi des
coaculants pour l'ablation des calculs chez l'enfant, Europ. Kongr. f. Kinderurol.
Brüssel 1962, Acta urol. belg. 30/1962. — About the treatment of renal injuries in
Childhood and it's late results (mit Devens u. Neuhäuser), ebd. — Hypospadie-Plast.
nach Ombrédanne, Langenbecks Arch. klin. Chir. 306/1964. — Klin. u. Bhdlg. d.
bösart. Nierengeschwülste i. Kindesalter, Urologe 1964. — Leberchir. i. Kindesalter,
Münch. med. Wschr. 1964. — Hodentors. i. Kindesalter, Langenbecks Arch. klin.
Chir. 313/1965. — Einrichtg. e. Sprachheilheimes (Hilfe f. sprachbehind. Kinder),
Bay. Ärztebl. 1965. — Erfahrgn. m. d. Spitz-Holter-Ventil b. d. Bhdlg. d. kindl.
Hydrocephalus, Klin. Med. 1965. — Therap. d. Leistenbr. b. Kind, Pädiat. Praxis
1966, Tägl. Praxis 1967.

Singer, Herbert, Chefarzt d. chir. Abt. d. Krskrhs. Rudolstadt, X 6823 Bad
Blankenburg (Thür.), Schwarzburger Str. 23. — Fragebogen 1968 nicht beantwortet.

Sinkus, Roman, Facharzt f. Chir., 3 Hannover, Celler Str. 54. — *24. 2. 29
Tauroggen. — **A:** 54 Rostock. — **Prom:** 54 ebd. — **V:** 54–55 Krskrhs. Kyritz (Wuthe),
55–57 Bez.krhs. Schwerin (Schütze), 57–59 Stadtkrhs. Lüneburg (Wagner), 59
Städt. Kr.anst. Bremen (Rieder), 59–61 Krhs. Oststadt Hannover (Kirsch). —

P: Luxatio centralis, Zbl. Chir. 1958. — Bhdlg. d. pertrochant. Oberschenkelfr., ebd.

Sinner, Wilhelm, Doz., Dr. med. habil., Oberarzt u. Leit. d. urol. Abt. d. Chir. Univ.-Klin., X 25 Rostock, Leninallee 35. — *6. 1. 15 Krempa/Ostrowo. — **A:** 45 Kiel. — **Prom:** 45 ebd. — **Hab:** 62 Rostock. — **F:** Chir., Urol. — **V:** 45–46 Marinelaz. Eckernförde (Horsch), 46–51 Bez.krhs. Wismar (Banz), 51–54 Bez.krhs. Schwerin (Schütze), 54–57 Halle/S. (Budde, Mörl), ab 57 Rostock (W. Schmitt). — **B:** Rö.-atlas d. Erkrankgn. d. ob. Harnwege b. Säuglingen u. Kleinkindern, Gustav Fischer 1966. — **P:** Op. Bhdlg. v. Varizen durch Vornahme mult. subkut. Disziss., Zbl. Chir. 1954. — Selt. Fall e. adenomyomat. Bildg. d. Harnblase, Z. Urol. 1955. — Bedeutg. d. Retropneumoperitoneums i. d. Nierendiagn., ebd. — Tbk. d. Penis. ebd. 1956. — Spätschäden an d. harnbereit. u. harnableit. Organen b. total zystektom. Pat., Zbl. Chir. 1956. — Ka.impfmetastase am Ureterstumpf nach Nephrekt. e. soliden Nierenka., Z. Urol. 1959. — Solides Ka. e. Beckenniere, Zbl. Chir. 1959. — Pyurie b. Kleinkind als Folge anat. Anomalien d. ob. Harnwege, ebd. — Harnwegssteine b. Kindern, ebd. 1961. — Bedeutg. v. Nahtmaterial u. Nahttechn. f. d. Erg. v. Nierenresekt., Bruns' Beitr. klin. Chir. 207/1963. — Ureterstein-Chir. unt. bes. Berücksicht. d. Schlingenanwendg., Z. ärztl. Fortbild. 1964. — Bhdlg. u. Progn. angebor. od. i. Kindesalter erworb. Fehlbildgn. d. ob. Harnwege, Chir. Praxis 1964, Internist. Praxis 1965 u. Pädiatr. Praxis 1965. — Pyelonephritis aus chir. Sicht, Z. ärztl. Fortbild. 1965. — Bhdlg. schmerzh. Zustände an d. Beckenorganen durch d. Thiermann'sche Op., Z. Urol. 1965. — Doppelseit. Hypogastrica-Unterbindg. u. Endokoagulat. b. blut. Blasengeschwülsten, ebd. — Wundheilgs.probl. b. Ureteranastomosen, Zbl. Chir. 1965. — Op. Bhdlg. d. Senkniere, ebd. 1967.

Sittel, Hermann, Facharzt f. Chir., Kassenfacharzt, Belegarzt, Durchgangsarzt, 678 Pirmasens, Schäferstr. 1 b. — *1. 1. 11 Pirmasens. — **A:** 37 Schwerin/Mecklbg. — **Prom:** 37 Rostock. — **F:** Chir. — **V:** 37–39 Städt. Krhs. Pirmasens (Hoddick), 39–45 Kriegsdienst, 46–49 Städt. Krhs. Pirmasens (Hoddick).

Siwon, Paul, Chefarzt am Elisabeth-Krhs., 6418 Hünfeld (Bez. Kassel), Gartenstr. 28. — Fragebogen 1968 nicht beantwortet.

Sixt, Hermann, Facharzt f. Chir., 89 Augsburg, Prinzregentenstr. 2. — *11. 4. 96 Krumbach (Schw.). — **A:** 22 München. — **Prom:** 23 ebd. — **F:** Chir. — **V:** 22 Med. Poliklin. d. Univ. München, Gynaek. Poliklin. ebd., 22–31 Städt. Krhs. Augsburg (Häcker), ab 28 Oberarzt.

Sixt, Thomas, Ass. d. Chir. Univ.-Klin., 665 Homburg (Saar), Landeskrhs. — Fragebogen 1968 nicht beantwortet.

Skoog, Tord, Prof., Oberarzt d. plastikchir. Klin. d. Univ., Kungl. Akademiska Sjukhuset, Uppsala (Schweden). — Fragebogen 1968 nicht beantwortet.

Smolinski, Egon, Ass. d. Chir. Univ.-Klin., X 2500 Rostock, Leninallee 35. — Fragebogen 1968 nicht beantwortet.

Snopkowski, Simon, Dr. Dr., Chefarzt d. chir. Abt. d. Städt. Krhs., 8 München-Oberföhring. — *23. 6. 25 Myschkow. — **A:** 55 München. — **Prom:** 55 ebd. — **F:** Chir. — **V:** 50 Zahn-Mund-Kieferklin. Univ. München (Falck), 55–62 Krhs re. d. Isar ebd. (Maurer), 62–63 Chefarzt d. Israelit. Krhs. Hamburg, 63–66 Oberarzt Klin. re. d. Isar München (Maurer), Thoraxchir. (Kugel), Neurochir. (Kessel), Urol. Univ. Homburg/S. (Alken).

Soder, Erich, Chefarzt d. chir. u. urol. Abt. Städt. Krhs., 674 Landau/Pfalz. — *28. 2. 23 Frickingen. — **A:** 50 München. — **Prom:** 50 ebd. — **F:** Chir., Urol. — **V:** 50–51 Pathol. Inst. Freiburg/Br. (Büchner), 51–62 Heidelberg (K. H. Bauer). — **B:** Allg. u. spez. Chir., in: Lehrb. d. Krankengymn. (Lindemann, Teirich-Leube,

Heipertz), Thieme 1963. — **P:** Sarkom d. Glomus caroticum (mit v. Drose), Z. Krebsforsch. 59/1953. — Diagn. u. Op.indikat. b. solit. Rundschatten (mit Löhr), Dtsch. med. Wschr. 1953. — Bronchialkrebse m. Symptomatol. e. Lungenabscesses (mit Löhr), Langenbecks Arch. klin. Chir. 280/1955. — Kontus.syndrom u. d. funkt. Spätschäden n. stumpfen Thoraxtraumen (mit Löhr), ebd. 281/1955. — Pathol. anat. Verändergn. a. d. Hypophyse n. Elektrokoagulat. ders. (mit K. H. Bauer u. Klar), ebd. — Progn. d. Mediastinalgeschwülste, ebd. 287/1957. — Melanoblastome, op. Bhdlg. od. Rö.bestrahlg.?, ebd. 295/1960. — Erfolge op. Bhdlg. d. Melanoblastome, Aesth. Med. 12/1963.

Sörra, Johannes Aleksander, 326, Audubon-Avenue, New York, N.Y. 10033 (USA). — Fragebogen 1968 nicht beantwortet.

Sollmann, Arno, Facharzt f. Chir., Praxis: 8 München 2, Maximiliansplatz 12 b IV, Klin. Dr. Reis, 8 München, Möhlstr. 28. — *28. 8. 16 Neudorf O.S. — **A:** 40 München. — **Prom:** 40 ebd. — **F:** Chir., Neurochir. — **V:** Augsburg (Haecker), München (Lebsche, Frey), Karlsruhe(Hueck), Dresden (Zimmer), Tegernsee(Leibig). — **P:** Vielseit. Sympt. d. vegetat. Erkrankgn. u. deren chir. Bhdlg., Fortschr. Med. 1951. — Vorkommen v. Gasbrand b. Mischinfekt. i. Gehirn u. Liquor, ebd. — Fr. u. gedeckte traumat. Hirnschädiggn. u. ihre Bhdlg., ebd. — Adapt.fähigkt. d. WS. b. d. Pankreatitis, Pathogenese, Diagn. u. Therap., Med. Mschr. 1951. — Klin. Erfahrgn. m. gezielten Eingr. ins Gehirn b. unbeeinflußb. Schmerzen, Fortschr. Med. 1951. — Handl. Nadelhalter f. d. retropub. Prostatekt. (Millin), Chirurg 1952. — Altes u. Neues üb. d. Prostatahypertroph., Med. Mschr. 1952. — E. neue Spannschiene f. d. LWS. z. konservat. Bhdlg. rheumatoider Erkrankgn. d. Lende, d. Beckens u. d. unt. Extremität, Münch. med. Wschr. 1953. — Mikro-Traumen d. WS., Dtsch. med. Wschr. 1953. — E. neuer Glissonstrecker z. Bhdlg. v. traumat. Halswirbelerkrankgn., Chirurg 1953. — Autonome Beweggs.ganzheit d. WS., Münch. med. Wschr. 1954. — Chiroprakt., Fortschr. Med. 1954. — Systemat. e. stat. WS.diagn. u. e. gezielten konservat. WS.therap., Neuralmed. 1955. — Sudeck u. WS., Zbl. Chir. 1955. — Rö.-Ganzaufnahmen d. WS., Münch. med. Wschr. 1955. — Röntgenol. u. serol. Untersuchgs.erg. nach manueller WS.-Bhdlg., Hippokrates 1956. — Funkt.ändergn. d. Zwischenhirns durch manipulat. WS.-Therap., ebd. 1958. — Messgn. d. WS.-Dynam., Arch. physikal. Therap. 1959. — Klin. Syndr. d. sog. paradoxen Skoliose, Z. Orthop. 91/1959. — Gestörte Kinemat. d. WS., Zbl. Chir. 1960. — Ein mehrdimension. Extens.tisch, z. Orthop. 94/1960. — Techn. Mittel z. Diagn. u. Therap. d. Bandscheibenleiden, Med.-Markt, Acta medicotechnika 1961. — Therapeut. Gehen, Z. Orthop. 94/1961. — Rö.analyse u. Klin. v. 1000 seitl. Rö.-Ganzaufnahmen, Fortschr. Röntgenstr. 94/1961. — Rö.kinematograph. d. WS., Dtsch. med. Wschr. 1961. — Basiläre Impress., Med. Klin. 1963. — Röntgenol. Topograph. d. basil. Impress., ebd. 1964. — Sinn u. Wert d. Rö.kinematograph. d. WS., Röntgen-Bl. 1964. — Wert d. Rö.kinematograph. i. d. Beurteilg. v. funkt. WS.-schäden, Wirbelsäule in Forsch. u. Praxis 28/1964. — Gibt es e. auswertbare Analyse b. d. Rö.kinematograph. d. WS.?, Zbl. Chir. 1965. — Vorläuf. Erg. d. lumb. WS.kinematograph., Asklepios 1965. — Kieferwinkel u. vertebragene Krankhtn., Med. Klin. 1966. — Rö.kinematograph. Studien d. Schleudertraumas d. HWS., ebd.

Sommerkamp, Horst W. H., Priv.-Doz., Oberarzt d. urol. Abt., Chir. Univ.-Klin., 355 Marburg/Lahn. — *25. 4. 33 Berlin. — **A:** 59 Berlin. — **Prom:** 58 ebd. — **Hab:** 67 Marburg. — **F:** Urol. — **V:** 57 St. Georg-Krhs. Hamburg, 57–58 Rotating Intern, Milwaukee County General Hosp., Milwaukee, Wis./USA, 58–59 inn. Med. u. Gyn.

Städt. Krhs. Berlin-Neukölln, 59 St. Elisabeth-Krhs. Bochum (Schüttemeyer),
59–60 Physiol. Inst. Univ. Tübingen (Brecht, Bartels), ab 61 Marburg (Schwaiger).
— P: Nachweis v. Elastase i. Pankreassaft, Diss. — Nachweis e. elastolyt. Aktivität
i. Duodenalsaft, Klin. Wschr. 1958. — Einfl. d. Kationenkonzentrat. i. Erythrocyten auf d. Lage d. Sauerstoffbindgs.kurve d. Blutes, Pflügers Arch. Physiol. 272/
1961. — Konservat. od. op. Bhdlg. d. Claviculafrakt. ?, Mschr. Unfhlkd. 1962. —
The influence of base excess and cation concentration in the red cells on the position
of the oxygen dissociation curve, Clin. Sci. 23/1962. — Untersuchgn. an Blutkonserven: Blutgase u. Elektrolyte, Klin. Wschr. 1962. — Herzkatheter m. kunststoff-
überzog. Platinelektrode z. fortlauf. Sauerstoffdruckmessg. i. ström. Blute, ebd. —
Neue, einf. Meth. z. Analyse u. Überwachg. d. Säure-Basen-Gleichgewichtes,
Anaesthesist 1963. — Analyse d. intracellul. Säure-Basen-Gleichgewichts i. Erythro-
cyten, Klin. Wschr. 1964. — Metabol. Alkalosen als Probl. b. chir. Pat., Bruns'
Beitr. klin. Chir. 209/1964. — Extra- u. intracellul. pH-Messungen b. metabol.
Ändergn. i. Säure-Basen-Gleichgewicht u. therap. Folgergn. f. Ileuspat., Langen-
becks Arch. klin. Chir. 308/1964. — Bedeutg. d. quantitat. Neutralisierg. v. Kon-
servenblut m. Pufferlösg. b. Transfus. u. i. extracorp. Kreisl., Thoraxchir. 1965. —
Klin. u. Therap. d. ren. Osteopathie, Bruns' Beitr. klin. Chir. 211/1965. — Heut.
Bhdlg. d. ren. Osteodystrophie, Verh. Dtsch. Ges. inn. Med. 71. Kongr. 1965. —
Untersuchgn. z. quantitat. Neutralisierg. v. ACD-Konservenblut, Langenbecks
Arch. klin. Chir. 313/1965. — Therap. d. ren. Acidose m. Natriumbikarbonat u.
Trispuffer, Verh. Dtsch. Ges. Urol. 1965. — Meth. z. Analyse d. ren. H-Ionenaus-
scheidgs.fähigkt., ebd. — Harnpufferanalyse i. d. Diagn. u. Therap. metabol.
Störgn. d. Säure-Basenhaushalts, Dtsch. med. Wschr. 1966. — Säure-Basenhaushalt
u. tubul. Acidogenese b. Kranken m. prim. Hyperparathyreoidismus, Klin. Wschr.
1966. — Vergl. Untersuchgn. üb. d. ren. Kontrastmittelausscheidg. b. d. Infus.-
urograph., Urol. internat. 1966. — Pulmon. Gasaustausch unt. Fettinfus. i. Tierexp.,
Langenbecks Arch. klin. Chir. 319/1967.

Sonntag, Horst, Leit. d. chir. Abt. u. d. zentr. Poliklin., X 3240 Haldensleben,
Karl-Marx-Str. 4. — *5. 9. 10 Veitsberg. — A: 37 Weimar. — Prom: 36 Jena. —
F: Chir. — V: 36 Univ.-Poliklin. Leipzig (Sonntag), Med. Poliklin. ebd. (Schön),
37 Med. Poliklin. Jena (Lommel), Frauenklin. ebd. (Haupt), 39 Chir. Priv.-Klin.
Nordhausen/Harz (Goldmann), 39–45 Leit. d. Allg.krhs. Lommatzsch Sachsen.
45–51 Chefarzt Krhs. Lommatzsch, 51–55 Chir. Klin. Karl-Marx-Stadt u. Leit.
d. Blutspendezentrums Bez. Karl-Marx-Stadt, Oberarzt; Heilstätte Zschadraß,
Leit. d. chir.-orthop. Tbk.abt., 55–60 Chefarzt Krhs. Lommatzsch, 60–67 Ärztl.
Leit. Krhs./Poliklin. Zeulenroda. — P: Blutspende- u. Transfus.wes. i. Bez. Karl-
Marx-Stadt, Ärztl. Fortbild. 1953. — Arbeitsber. d. Karl-Marx-Städter Blutkon-
servendepots, Heilberufe 1954.

Sonntag, Walter, Chefarzt i. R. d. chir. Abt. Krhs. Bethesda in Mönchengladbach
bis 1959, 405 Mönchengladbach, Rubensstr. 30. — *11. 12. 93 Brandenburg/Havel.
— A: 19 München. — Prom: 20 ebd. — F: Chir. — V: 20–28 München (Sauerbruch).

Sorge, H. G. E. Wolfgang, OMR., Facharzt f. Chir., ärztl. Dir., Leit. d.
chir. Abt. Krskrhs., X 486 Hohenmölsen b. Weißenfels. — *12. 11. 09 Schirgiswalde.
— A: 36 Leipzig. — Prom: 36 ebd. — F: Chir. — V: 36 Städt. Krhs. Bautzen (Käst-
ner), 37–50 Krhs. Bergmannstrost Halle (Volkmann), 39–45 Militärdienst. — P:
Peritonitis fibroplastica, Zbl. Chir. 1950. — Frühdiagn. d. Spondylitis tuberculosa,
Dtsch. Gesd.wes. 1950. — Jetz. Stand d. Schmerzbekämpfg., ebd. 1951. — Wird

sich d. Millinsche Op. auch an kl. Krhsn. durchsetzen können ?, Zbl. Chir. 1953. — Betrachtgn. z. Periduralanaesthesie, ebd. 1954. — Calcinosis interstitialis localisata, Z. Orthop. 1955. — Was kann d. Röntgenaufnahme b. unseren Kreuzschmerzpat. leisten ?, Dtsch. Gesd.wes. 1957. — Gewollte Körperverletzg. durch Sudabad, Zbl. Chir. 1957. — Medicain z. Periduralanästh., Z. ärztl. Fortbild. 1959. — Synovialom am Hüftgelenk, Zbl. Chir. 1959. — Erg. d. Prostatachir. im kl. Krhs., ebd. 1964.

Spängler, Hans, Doz., Oberarzt d. I. Chir. Univ.-Klin., Strudelhofgasse 14, A-1090 Wien (Österreich). — Fragebogen 1968 nicht beantwortet.

Späth, Georg, Facharzt f. Chir., Belegarzt, 1 Berlin 42, Friedrich-Wilhelm-Str. 13. — *24. 2. 13 Berlin. — **A:** 39 Berlin. — **Prom:** 39 ebd. — **F:** Chir. — **V:** 39–44 Krskrhs. Bernau (Becker), 44–48 Militärdienst, 48–49 chir. Abt. Wenckebachkrhs. Berlin (Weiß). — **P:** Progn. d. Colon-Ca. Diss. 1939.

Spath, Franz, o. Prof. f. Chir., Dir. d. Chir. Univ.-Klin., A-8036 Graz/Österr., Auenbruggerplatz 7. — *2. 12. 99 Graz. — **Prom:** 22 Graz. — **Hab:** 34 ebd. — **F:** Chir. **V:** 22–24 Krhs. d. Barmherz. Brüder Graz (Koßler, Linhardt), 24 Chir. Univ.- Klin. ebd. (H. v. Haberer), 28 ebd. (Denk u. v. Walzel), 34–38 Primarius d. II. chir. Abt. d. Landeskrhs. ebd., i. dies. Zt. 35–36 u. 37–38 außerdem suppl. Leit. d. Chir. Univ.-Klin. ebd., 39–45 Militärdienst, 46 Primarius d. II. chir. Abt. d. LKH. Graz, 47 suppl. Leit. d. Chir. Univ.-Klin. ebd., seit 48 Ordinarius f. Chir., Dir. d. Chir. Univ.-Klin. Graz. — **B:** Bedeutg. d. Bluttransfus. i. Kriege, in: Spatz, Kriegschir. Ratgeber, Lehmann 1940. — Chir. Therap. d. Magen-Duodenal-Ulcus i. d. Schule von v. Haberer, Springer 1950. — Chir. d. Zwerchfells, in: Vortr. aus d. prakt. Chir. 48, Enke 1958. — Chir. d. Pleura, in: Hdb. d. Thoraxchir., hrsg. v. Derra u. Crafoord, Springer 1959. — Beitr. ZNS., Hirnnerven, autonomes NS., in: Klin. Chir. f. d. Prax. (mit Heppner), Thieme 1961. — 100 J. Grazer Med. Fakultät. Ber. üb. d. Feier u. d. akad. J. 1962/63, Kienreich 1963. — Fortschr. d. Chir. i. uns. Zeit (Inaugurat. Rede 1962), Kienreich 1963. — Bhdlg. d. Geschwülste u. Haemo- blastome, 2. Bd. Kap. Schilddrüse, Nebenschilddr., Bauchspeicheldr. u. Nebenniere (mit Cesnik), Enke 1968. — **P:** Untersuchgn. üb. d. Pylorus-Duodenalgrenze u. üb. d. Duodenum d. Menschen, Dtsch. Z. Chir. 196/1925. — In d. freie Bauchhöhle perf. Ulcus pept. jejuni, ebd. 205/1927. — Gefäßnaht i. infiz. Wundgebiet, ebd. 226/1929. — Beziehgn. d. akut. haematogenen Osteomyelitis z. postanginösen Pyämie, ebd. 233/1930. — Therap. d. akut. haematogenen Osteomyelitis, ebd. — Studien üb. d. Funkt. d. resez. Magens. I. Mitt., ebd.; II. Mitt., ebd. 237/1931. — Percainal, Med. Klin. 1932. — Fremdkörperchir. d. Verdauungstraktes, Arch. klin. Chir. 175/1933. — Fall v. gleichzeit. Nieren- u. Milzerkrankg., Klin. Wschr. 1933. — Samenleiter- sperrop. Z. Kenntnis d. Sterilisiergs.op. u. z. Frage d. Rückop. (Habil.-Schr.), Arch. klin. Chir. 178/1934. — Wiederherstellgs.op. (Rückop.) n. Sterilisierg., Zbl. Chir. 1934. — Sterilisierg. d. Mannes, Mitt. d. Ver. d. Ärzte Steiermarks 1934. — Ärztl. Erfahrgn. im 2. Grazer Sterilisiergs.prozeß (mit Laves), Wien. klin. Wschr. 1934. — Auswirkgn. v. Sterilisiergs.op. i. Tierexp. u. b. Manne, ebd. 1935. — Nachweis u. d. gerichtsmed. Beurteilg. d. nicht indiz. Sterilisierg. d. Mannes (mit Laves), Dtsch. Z. gerichtl. Med. 24. — Techn. d. Strangdurchtrenng. (Jacobaeus), Mitt. d. Ver. d. Ärzte in Stmk. 1936. — Vorkommen d. Prostatakrebses b. Jugendl. u. im Kindes- alter, Arch. klin. Chir. 185/1936. — Verletzg. u. d. Aneurysma d. A. vertebralis, Zbl. Chir. 1938. — Nervöse Komplikat. b. d. Strangdurchtrenng. n. Jacobaeus, Münch. med. Wschr. 1939. — Wiederherstellg. d. Gallengänge (Gallengangsplastik), Zbl. Chir. 1939. — Bluttransfus. i. Felde, Münch. med. Wschr. 1940. — Sterili- sierg. u. Rückop., ebd. — Bedeutg. d. Bluttransfus. i. Kriege, Dtsch. Ärztebl.

1940. — Wiederherstellg. d. samenableit. Wege, Münch. med. Wschr. 1941. — Lungenflügelresekt. wegen Bronchusca., Klin. Med. 1947. — Gefäßverletzgn., Wien. med. Wschr. 1947. — Entwicklg. d. Op. Verf. z. Bhdlg. d. Lungentbk., ebd. 1948. — Op. Versorgg. d. Gefäßverletzgn. u. Aneurysmen, Klin. Med. 1948. — Monocytäre, haemolyt. Anaemien (mit Greif), Wien. med. Wschr. 1948. — Venöse Blockade d. Milz u. splenomegale Markhemmg. (mit Greif), ebd. 1949. — Subkut. Zwerchfellverletzgn. (Rupturen), Klin. Med. 1949. — Entwicklg. u. Stand d. Speiseröhrenchir. (Antr.vorlesg.), Wien. klin. Wschr. 1949. — Oesophagusplastik, ebd. 1950. — Zweckmäß. Koordinat. d. chir. Krebsbhdlg. m. d. Rö.- u. Radiumtherap., Krebsarzt 1950. — Bedeutg. u. Anwendgs.breite d. terminolater. Modifikat. d. Billroth I., Wien. klin. Wschr. 1950. — Frühdiagn. d. Bronchus-Ca., Wien. med. Wschr. 1950. — Bhdlg. d. Kardia- u. thorak. Oesophagus-Ca., Zbl. Chir. 1950. — Magenresekt. b. Ulcus u. ihre physiol. Bedeutg., Minerva chir. 1951 (ital.). — Erfahrgn. b. Oesophagus-Resekt., Estr. da Atti del II Congr. Nazionale di Chir. Thoracica, Torino 1951. — Thoraxchir. mit bes. Betong. d. Eingr. a. d. Speiseröhre, Saarländ. Ärztebl. 1951. — Myasthenie u. Thymus, Langenbecks Arch. klin. Chir. 267/1951. — Op. Bhdlg. d. Myasthenia gravis, Wien. klin. Wschr. 1951. — Intrapleur. Wiederherstellg. d. Speiseröhre n. Laugenverätzg., Langenbecks Arch. klin. Chir. 268/1951. — Diff.diagn. d. Bronchus-Ca., Krebsarzt 1952. — Heut. Stand d. Oesophaguschir., Zbl. Chir. 1952. — Intermitt. Oesophagusverschl. d. „Pseudostein", Langenbecks Arch. klin. Chir. 271/1952. — Totalentferng. d. Oesophagus u. Hypopharyngo-Gastrostomie, Wien. klin. Wschr. 1952. — Chir. Bhdlg. d. Oesophaguserkrankgn., Medizinische 1952. — Oesophagus-Ca., Wien. klin. Wschr. 1952. — Prophyl. d. Lyssa u. d. Tetanus, Wien. med. Wschr. 1952. — Chir. d. Pleura, Langenbecks Arch. klin. Chir. 273/1953. — Dekortikat. i. d. chir. Bhdlg. d. Lungentbk., ebd. 275/1953. — Erfahrgn. m. d. Isonikotinylhydrazin i. d. chir. Bhdlg. d. Lungentbk., Wien. med. Wschr. 1953. — Wiederherstellgs.op. a. d. Gallenwegen, Wien. klin. Wschr. 1953. — Aortenaneurysmen, J. int. Ges. Chir. 1954. — Dzt. Stand d. Chir. d. Pankreaskopfca., Langenbecks Arch. klin. Chir. 278/1954. — Erg. d. op. Bhdlg. d. Magen-Duodenalulcus, Wien. klin. Wschr. 1954. — Chir. d. Zwerchfelles, Langenbecks Arch. klin. Chir. 282/1955. — Klin. u. Therap. d. Cystenleber, Medizinische 1955. — Stumpfe Bauchverletzgn., Dtsch. med. J. 1955. — Diagn., Klin. u. Therap. d. Lungenaktinomykose, Medizinische 1956. — Resekt.bhdlg. b. Bronchiektasien, Wien. klin. Wschr. 1956. — Auswahl d. Resekt.typus b. Magen-Duodenal-Ulcus, Wien. med. Wschr. 1956. — Bronchiektasien, Sammlg. d. Vortr. Ges. ·d. Ärzte i. Vorarlberg 1954/55 Dornbirn 1956. — Erfahrgn. d. Grazer Klin. z. Tetanusfrage, Langenbecks Arch. klin. Chir. 284/1956. — Truncus arteriosus, Wien. klin. Wschr. 1957. — Bhdlg. d. fortgeschritt. Bronchiektasie, Dtsch. med. J. 1957. — Vermeidg. u. op. Korrekt. schlecht funkt. Ulcus-Resekt.mägen, Med. Klin. 1958. — Megacolon, Wien. med. Wschr. 1958. — Nekrolog „Hans v. Haberer-Kremshohenstein", Wien. klin. Wschr. 1958 u. Dtsch. med. Wschr. 1958. — Vorbhdlg. u. Op. bilat. Bronchiektasien, Langenbecks Arch. klin. Chir. 288/1958. — Korrekt. d. op. Magens, Wien. klin. Wschr. 1958. — Hiatushernien, Med. Klin. 1959. — Leitsympt.: D. „dicke" Knie, Münch. med. Wschr. 1959. — Eröffngs.anspr. 1. Tagg. d. Österr. Ges. Chir. u. Unfhlkd. Graz, Klin. Med. 1959. — Angebor. Oesophagussten. (mit Ratzenhofer), Wien. klin. Wschr. 1959. — Pseudotruncus art. m. Verengg. a. d. Ursprungsstelle d. li. Pulm.art. aus d. A. ascendens u. op. Bhdlg. (mit Sterz), Z. Kreisl.forsch. 49/1960. — Chir. gutart. Lebertumoren (mit Ratzenhofer), Med. Klin. 1960. — Rezidiv-Kropf, Langenbecks Arch. klin. Chir. 295/1960. — Therap. d.

Darmverschl. (mit Köle), Klin. Med. 1961. — Geschichte d. terminolat. Modifikat.
d. B I, ebd. — Ber. üb. e. durch e. stumpfes Thoraxtrauma erworb. Oesophago-
trachealfistel, Radiologia Austriaca 1961. — Erg. d. chir. Bhdlg. d. Magenkrebses,
Langenbecks Arch. klin. Chir. 299/1962. — Sinn u. Bedeutg. humanist. Bildg.,
Festschr. 2. Bundesgymn. Graz 1962. — Späterg. n. palliativ op. Magenca. (mit
Cesnik), Wien. med. Wschr. 1962. — Bronchus Ca., Mitt. d. Ärztekammer f. Stmk.
März 1962. — Probl. d. akuten schw. Pankreatitis, Schweiz. Chir. Kongr. Winter-
thur 1962. — Probl. d. Bronchiektasenkrkht. v. Standpkt. d. Chir., Prophylaxe u.
Therap. 1962. — Verletzgn. d. gr. Körperhöhlen, Wien. med. Wschr. 1963. —
Akute haematogene Osteomyelitis, Klin. Med. 1963. — Gutart. Oesophagussten.
(mit Cesnik), Wien. klin. Wschr. 1963. — Antekol. B II u. seine Geschichte (mit
Kronberger), ebd. — Hofr. Prof. Dr. Viktor Ritter v. Hacker, z. 30. Wiederkehr s.
Todestages, ebd. — Aus d. Werkstatt d. Forschers, Österr. Hochschulztg. 1963. —
Begrüßgs.anspr. d. Rektors Prof. Spath, Klin. Med. 1963. — D. ersten 20 m. d.
Herzlungenmaschine op. Fehlbildgn. d. Herzens (mit Kraft-Kinz), Langenbecks
Arch. klin. Chir. 303/1963. — Verl. u. Progn. d. akuten Pankreatitis (mit Pierer),
Klin. Med. 1963. — Cardia-Ca., Wien. klin. Wschr. 1964. — Terminolat. Modifikat.
d. Billroth I n. v. Haberer, Langenbecks Arch. klin. Chir. 308/1964. — Dekortikat.
d. li. Lunge u. Korrekt. e. Atresie d. Aorta im Isthmusbereich (mit Kraft-Kinz u.
Eder), Chirurg 1964. — Kardia-Ka. (mit Cesnik), Med. Klin. 1964. — Korrekt. d.
ersten 25 angebor. Herzfehler m. Hilfe d. Herzlungenmaschine (mit Kraft-Kinz u.
Finsterbusch), Wien. klin. Wschr. 1964. — Op. Korrekt. v. Resekt.mägen m.
schlechter Funkt., Langenbecks Arch. klin. Chir. 308/1964. — Erfahrgn. m. d.
geschl. u. off. Herzchir. (mit Kraft-Kinz), Klin. Med. 1964. — Korrekt.op. n. Magenresekt., Wien. med. Wschr. 1964. — Probl. d. Oesophagogastrostomie (mit Kraft-
Kinz), Langenbecks Arch. klin. Chir. 313/1965. — 80 J. Billroth II (mit Kronberger), Wien. med. Wschr. 1965. — Erkenng., Bhdlg. u. Nachsorge b. oblit. Art.-
verändergn., Lungen- u. Herzerkrankgn. (mit Kraft-Kinz), Kongr.bd. 11. Ausseer
Symp. 1965. — Op. Bhdlg. d. Mitralsten. (mit Kraft-Kinz), Wien. klin. Wschr.
1965. — Myasthenia gravis pseudoparalytica (mit Cesnik), Langenbecks Arch. klin.
Chir. 311/1965. — Korrekt. d. off. Ductus Botalli (mit Kraft-Kinz), Wien. klin.
Wschr. 1965. — Herzchir., ihre Method. u. Erfolge, Sonderdr. aus „Forsch. u.
Fortschr." Kärntner Hochschulwoch. 1965 d. Karl-Franzens-Univ. Graz. — Akute
Pankreatitis i. chir. Sicht, Wien. med. Wschr. 1966. — Erweit. Erste Hilfe am
Unf.ort u. währ. d. Transportes (mit Tscherne), 12. Ausseer Symp. 1966. — Erste
Hilfe b. inn. Verletzgn. (mit Cesnik), ebd. — Therap. d. Rektum-ca., Klin. Med.
1966. — Op. Bhdlg. d. angebor. Herzfehler (mit Kraft-Kinz), ebd. — Op. Korrekt.
schlecht funkt. Resekt.mägen (postalimentär. Frühsyndrom) (mit Kronberger),
Gastroenterologia 1966. — Erg. u. Aussichten d. Herzchir. (mit Kraft-Kinz), Med.
Klin. 1967. — Akut. Komplikat. u. Korrekturop. n. d. klass. Resekt.therap. (mit
Kronberger), Klin. Med. 1967. — Erfahrgn. b. d. Chir. am off. Herzen weg. angebor.
u. erworb. Herzfehler (mit Kraft-Kinz u. a.), ebd. — Postgastrekt.-Syndr. (mit
Kronberger), Zbl. Chir. 1967.

Specht, Gert, Oberarzt 1. chir. u. urol. Abt. d. Allg. Krhs. Hamburg-Harburg,
21 Hamburg 90, Eissendorfer Pferdeweg 52. — *7. 7. 25 Kiel. — A: 54 Kiel. —
Prom: 54 ebd. — F: Chir. — V: 54–55 II. Med. Univ.-Klin. u. Poliklin. Hamburg-
Eppendorf (Jores), 55 Landvierteljahr, 55–56 Hafenkrhs. Hamburg (Brütt), 56–57
Chir.-gynäk. Abt. Krskrhs. Otterndorf/N.E. (Staudt), 58–59 Altonaer Kinderkrhs.
v. 1859 Hamburg (Knuth), 59–60 Hamburg. Krhs. (Lungenkrhs.) Wintermoor üb.

Soltau (Hoffmann), 60 D-Arztpraxis, ab 60 Allg. Krhs. Hamburg-Harburg (Lichtenauer). — **P:** Untersuchgn. z. i.v. Novocainwirkg. am Menschen (Speckmann, unt. Mitarb. v. G. Specht), Med. Klin. 1952. — Vergl. Untersuchgn. üb. d. Wirkg. v. Antihistaminen u. and. Stoffen auf Head'sche Zonen (mit Speckmann), Dtsch. Z. Nervenhk. 170/1953. — Hausinfekt., e. Gefahr f. Säuglings- u. Kinderkrhs., Darmstädter Briefe 2/1960. — Wert d. Daniels'schen Biopsie f. d. Diff.diagn. u. d. Beurteilg. d. Operabilität intrathorak. Krankhtn. (mit Arzt u. Höring), Münch. med. Wschr. 1962. — Mediastinoskop., Hbg. Ärztebl. 1963. — Wahl d. Op.termins nach geschl. u. off. Thoraxverletzgn., Zbl. Chir. 1963. — Bedeutg. d. Mediastinoskop. f. d. Diagn. u. Therap. d. Bronchialca., ebd. 1964. — Diagn. u. Therap. d. Mediastinaltumoren (mit Lichtenauer), Internist 1964. — Traumat. Lungenblutgn. (mit Lichtenauer), Chirurg 1965. — Postop. Frühkomplikat. nach Resekt.bhdlg. b. Lungentbk. (mit Kempenich u. Lichtenauer), Prax. Pneumologie 1965. — Erweit. Mediastinoskop., Thoraxchir. 1965 u. Zbl. Chir. 1965. — Weit. techn. Möglktn. d. Mediastinoskop., Taggs.ber. d. österr. Ges. f. Tbk. u. Lungenerkrankgn., 8. Tagg. 1965. — Pulmonalisangiograph. u. and. techn. Fortschr. m. Hilfe d. Mediastinoskopes, Thoraxchir. 1966. — Erweit. Mediastinoskop., Dtsch. med. Wschr. 1967.

Specht, Hans K. L., Chefarzt d. chir. Abt. A Bethesda-Krhs., 56 Wuppertal-Elberfeld, Hainstr. 35. — *21. 2. 13 Remscheid. — **A:** 39 Berlin. — **Prom:** 40 ebd. — **F:** Chir. — **V:** 39 Städt. Kr.anst. Remscheid (Schmidt, Schoenborn), 40–45 Ass. u. Oberarzt Bethesda-Krhs. (Eunike), 46 eig. Praxis, 47 Chefarzt d. chir. Abt. Ausweichkrhs. Bethesda i. Hösel/Ratingen, 48–54 Chefarzt d. Klin. Bethesda i. Wuppertal-Elberfeld.

Specht, Karl, 22 Elmshorn, Moltkestr. 15. — Fragebogen 1968 nicht beantwortet.

Speckmann, Horst W. D., Wiss. Ass. d. Chir. Univ.-Klin., 87 Würzburg. — *26. 10. 29 Gelsenkirchen. — **A:** 58 Düsseldorf. — **Prom:** 58 ebd. — **F:** Chir. — **V:** 57 Lendringsen/Iserlohn (Bismarck), 57–58 Univ.-Krhs. Eppendorf/Hamb., Neurol. Univ.-Klin. u. Poliklin. (Pette), 58–60 Städt. Kr.anst. Oldenburg i. O., Krhs. Kreyenbrück (Lentz), 59 Schiffsarzt M/S ,Santa Teresa', 60 Schiffsarzt M/S ,Bremen', 60–61 Univ.-Klin. München, Riederinst. (v. Braunbehrens), 61 Schiffsarzt M/S ,Frankfurt' ab 61 Würzburg (Wachsmuth). — **B:** Traumatol. i. d. Chir. Praxis (Ellbogenverrenkgn., Olecranonfrakturen, Luxat. d. Radiusköpfchens, Brüche d. Radiusköpfchens u.d. Radiushalses, Monteggia-Verletzg.), Springer 1965. – **P:** Tierexp. Untersuchgn. z. Aetiol. d. postop. Enterocolitis, Langenbecks Arch. klin. Chir. 301/1962. — Bougierg. d. Papilla Vateri. Exp. Studie, ebd. 303/1963. — Hospitalsm., Z. Schwesternfortbildg. Freier kath. Berufsverb. f. Krkn.pflege e. V., Mainz 1966.

Speidel, Helmut E., Oberarzt, Chir. Klin. d. Städt. Krhs., 216 Stade, Breite Blöcken-Ring 22. — *6. 3. 29 Kleinsachsenheim/Ludwigsb. — **A:** 55 München. — **Prom:** 55 ebd. — **F:** Chir. — **V:** 55–64 Krs.krhs. Heidenheim/Brenz (Clement, Banz), 63 Gastarzt Heidelberg (K. H. Bauer), 64–67 Oberarzt Chir. Klin. Stade/Elbe (v. Brandis), ab 67 1. Oberarzt ebd. (v. Ungern-Sternberg).

Speidel, Paul, Chefarzt d. Diakonissenkrhs. Blankenese, Tabea, 2 Hamburg 4, Annenstr. 32. — *24. 3. 99. Lodz. — **A:** 29 Lodz. — **Prom:** 24 Berlin. — **F:** Chir. — **V:** 24–30 Lodz, Diakonissen-Krhs. (Watten), 30–35 Oberarzt ebd., zwztl. 29 Zürich (Clairmont), 32 Wien (Schönbauer).

Spelsberg, Karl-Otto, Facharzt f. Chir., 1 Berlin 65, Pankstr. 62. — *12. 7. 09 Sterkrade/Rhld. — **A:** 36 Berlin. — **Prom:** 36 ebd. — **F:** Chir. — **V:** Rudolf-Virchow-Krhs. (Rütz), Urol. (Heusch), Oskar-Ziethen-Krhs. (Hertel).

Sperling, Erich O. P., Prof., Dr. med. habil., Oberarzt d. Chir. Univ.-Klin. d. Charité Berlin, X 104 Berlin, Schumannstr. 20/21. — *19. 12. 20 Berlin. — **A:** 48 Berlin. — **Prom:** 48 ebd. — **Hab:** 61 ebd. — **F:** Chir. — **V:** 48–56 Städt. Oskar-Ziethen-Krhs. Berlin (Heyn), ab 56 Charité ebd. (Felix, Serfling). — **P:** Pathogen. d. Lungenatelektase unt. bes. Berücksicht. d. Kontrakt.atelektase, Z. Tbk. 93/1949. — Abdomin. Gastrekt., Zbl. Chir. 1957. — Extens.arthroplast. b. Hallux valgus, ebd. 1958. — Pathol. Oberschenkelfrakt. b. Haemophilie, ebd. — Knochenchondromatose, ebd. — Spanplast. b. erworb. Pseudarthr. d. Unterarmes, Chirurg 1958. — Osteofibrosis deformans juvenilis (Uehlinger) m. Befall d. Talus, Fortschr. Röntgenstr. 90/1959. — Kenntn. d. Haemangiopericytoms (mit Wendt), Zbl. Chir. 1960. — Beobachtgn. b. Bronchusanastomosen, Langenbecks Arch. klin. Chir. 295/1960. — Therap. d. Bronchusadenoms, Chirurg 1961. — Hamartome d. Lunge (mit Letsch u. Liebeskind), Med. Klin. 1961. — Klin. u. exp. Beobachtgn. z. Chir. d. Tracheobronchialbaumes, Habil.-Schr. 1961. — Isol. Plasmozytom d. Lunge, Thoraxchir. 1962. — Bilater. Bronchusca., ebd. — Beobachtgn. b. exp. Bronchusanastomosen, ebd. — Zirkul. Resekt. d. thorak. Trachea, Zbl. Chir. 1962. — Resekt. d. Trachealbifurkat. i. Tierexp., Thoraxchir. 1962. — Beseitigg. part. Defekte d. thorak. Trachea, Langenbecks Arch. klin. Chir. 299/1962. — Bronchusstumpfinsuff., Chirurg 1963. — Bronchusobstrukt. nach unbemerkter Fremdkörperaspirat. (mit Holstein u. Richter), Dtsch. Gesd.wes. 1963. — Exp. Beobachtgn. z. Chir. d. Tracheobronchialbaumes, Fortschr. Med. 1963. — Lungenagenesie m. spast. Bronchitis (mit Thomas), Thoraxchir. 1964. — Traumat. Bronchusrupt., Chirurg 1964. — Diagn. u. Therap. echter Zwerchfellhernien, Zbl. Chir. 1964. — Retrostern. Colonplast. weg. Oesophagusstrikt., Bruns' Beitr. klin. Chir. 208/1964. — Operabil. d. Bronchusca., Chirurg 1964. — Akute intestin. Blutgn., Dtsch. Gesd.wes. 1964. — Mediastin. Glomustumor (mit Wendt), Thoraxchir. 1964. — Agenesis of the Lung with Spastic Bronchitis (mit Thomas), German Med. Monthly 1964. — Lungenagenesie u. spast. Bronchitis (mit Thomas), Dtsch. med. Wschr. 1964 (griech. Ausg.). — Emphysembedingte Komplikat. nach Lungenresekt., Chirurg 1965. — Selt. art.-ven. Lungenaneurysma (mit Thomas), Thoraxchir. 1965. — Haemangiopericytomatose d. Lunge (mit Wendt), ebd. — Palliat. Bhdlg. inop. Oesophagus- u. Cardiaca. durch Endoprothesen (mit Vogel), Zbl. Chir. 1965. — Transthorak. Intubat. b. Ca.rezidiv d. Trachea nach voraufgegang. Larynxexstirpat., HNO-Wegweiser 1965. — Chir. Bhdlg. d. Oesophagus- u. Cardiaca., Dtsch. Gesd.wes. 1965. — Abszedier. Pankreatitis – geheilt nach äuß. Drainage u. spont. Pankreato-Zysto-Gastrostomie (mit Evers), Zbl. Chir. 1965. — Breit nach außen off. traumat. Pneumothorax m. Lungen- u. mult. and. Körperverletzgn. durch Schiffschraube, Chirurg 1966. — Bes. Indikat. z. Gastrekt. m. Dünndarminterposit., Dtsch. Gesd.wes. 1966. — Bhdlg. hochsitz. Oesophagusca. m. Endoprothese (mit Liebeskind), Chirurg 1966. — Bhdlg. d. perineo-coccygealen Narbenhernie, ebd. — Oesophagusendoprothese m. Cardia-Ventil (mit Liebeskind), Zbl. Chir. 1966. — Bhdlg. v. Trachealsten., Chirurg 1966. — Ursachen u. Bhdlg. d. Spontanpneumothorax, Dtsch. Gesd.wes. 1967. — Indikat. z. Sigmaresekt., Zbl. Gyn. 1967. — Cardiospasmus u. seine Bhdlg. (mit Liebeskind), Dtsch. Gesd.wes. 1967. — Herzverletzgn. b. geschl. Brustkorbtrauma (mit Hübner), Mschr. Unfhlkd. 1967. — Stellungnahme z. Arb. v. Röding u. Morgenstern: Erfahrgn. m. d. dauernden Pertubat. d. inop. Oesophagus-Cardia-Ca.. Zbl. Chir. 1967. — Therap. d. art.-ven. Pulmonalisaneurysma, Chirurg 1967. — Unser Verhalten b. geschl. u. off. Thoraxverletzgn., Beitr. Orthop. u. Traumat. 14/1967.

Sperling, Martin H., Priv.-Doz., Facharzt f. Inn. Krkhtn. u. Chir., Chir. Univ.-Klin., 87 Würzburg, Luitpoldkrhs. — *2. 4. 26 Neuenhof, Krs. Eisenach/Thür. — A: 54 München. — **Prom:** 54 ebd. — **Hab:** 67 Würzburg. — **F:** Chir. — **V:** 54–56 München (Frey), 56–60 Int. Städt. Krhs. a. d. Pappenheimstr. ebd. (Bosl), ab 60 Würzburg (Wachsmuth). — **B:** Verletzg. d. Halsgefäße; — Verletzg. d. Aorta abdominalis, Vena cava caudalis u. d. Beckengefäße; — Verletzgn. d. Gefäße; — Gefäßverletzgn. d. ob. Extremitäten; — Frakt. u. Luxat. im Bereich d. Ellenbogengelenkes; — Gefäßverletzgn. der unteren Extremitäten, in: Traumatol. i. d. chir. Praxis, Springer 1965. — **P:** Elastizität der Aorta beim Hochdruck, Diss. — Elast. Eigenschaften thorak. Hochdruckaorten, Z. ges. exper. Med. 128/1957. — Elast. Eigenschaften ganzer menschl. Hochdruckaorten, ebd. — Klin. Erfahrgn. i. d. Bhdlg. periph. Durchblutgs.störgn. m. Complamin, Münch. med. Wschr. 1962. — Techn. d. zentr. Naviculárespanung, Chirurg 1963. — Extracran. Aneurysmen d. A. carotis interna u. ihre Bhdlg., ebd. — Bhdlg. isol. Verschl. d. Art. femoralis, Dtsch. med. Wschr. 1963. — Aneurysma d. Art. gluteea caudalis als Komplikat. nach intraglut. Injekt., Münch. med. Wschr. 1964. — Bhdlg. d. chron. Beckenart.-verschl. m. Endarteriekt. u. Erweitergs.plastik, Chirurg 1964. — End-zu-End-anastomosen englumiger Gefäße, Erweitergs.plast. m. Venenstreifen, Langenbecks Arch. klin. Chir. 309/1965. — Subcut. art.-ven. Fistel z. intermitt. Hämodialyse-Bhdlg., Dtsch. med. Wschr. 1967. — Klin. Erfahrgn. m. d. subcut. art.-ven. Fistel i. d. Hämodialyse-Bhdlg., ebd. — Streifentransplant. z. Erweiterg. v. End-zu-End-vereiniggn. englum. Gefäße., Langenbecks Arch. klin. Chir. 313/1965. — Tierexp. Untersuchgn. z. Sofortwirkg. d. lumb. Sympathekt. auf d. Kollateralkreisl. b. hohen Verschl. d. Beinart., Habil.-Schr. 1967.

Sperling, Otto Karl, Prof., 4 Düsseldorf, Degerstr. 10a. — Fragebogen 1968 nicht beantwortet.

Spickermann, Alfons, Oberarzt d. chir. Abt. d. St. Elisabeth-Krhs., 5 Köln-Hohenlind. *

Spickernagel, Ludwig, 515 Bergheim (Erft), Bahnstr. 6. — Fragebogen 1968 nicht beantwortet.

Spiegel, Johannes, Oberarzt u. Durchgangsarzt Chir. Klin. Stadtkrhs., 652 Worms. — *13. 12. 20 Worms. — **A:** 47 Mainz. — **Prom:** 47 ebd. — **F:** Chir. — **V:** 47–49 Klin. Hochstift Worms (Ferbert), 49–53 Stadtkrhs. ebd. (Weissenborn), 53–54 Inn. Klin. ebd. (Höring), ab 54 Chir. Klin. ebd. (Weissenborn), 50 Chir. Klin. Mannheim (Zenker). — **P:** Spontanrupt. d. Beugesehnen b. alter perilun. Dorsalluxat. d. Hand, Mschr. Unfhlkd. 1949. — Bhdlg. d. Galle-Peritonitis, Zbl. Chir. 1957. — Falsche Gastroenterostomie b. Magenresekt., ebd.

Spier, Walter H., Ass. II. Chir. Univ. Klin., Städt. Kr.anst., 5 Köln-Merheim. — *14. 8. 33 Garmisch. — **A:** 61 München. — **Prom:** 59 ebd. — **F:** Chir. — **V:** 59–61 München (Zenker), 61–63 Bürgerspit. Solothurn/Schweiz (Berchtold), ab 63 II. Chir. Univ.-Klin. Köln-Merheim (Schink). — **B:** Chir. Notfälle (mit Schink), Klin. d. Gegenwart, Bd. VII, Urban u. Schwarzenberg 1966. — Karpaltunnelsyndr. d. N. medianus u. d. Kompress.syndr. d. N. ulnaris am Handgelenk (mit Schink), Wiederherst. Chir. Traumat. Bd. IX, Karger 1967. — **P:** Mult. Ka. d. Dickdarms, Chir. Praxis 1965; Int. Praxis 1966; Practica internista 1966 (span.); Schedario di chirurgia 1967 (ital.); Schedario med. int. 1967 (ital.). — Zweizeit. Spontanrupt. d. Milz b. Mononucleosis infectiosa (mit Goebel), Med. Klin. 1965. — Implantat. d. Moore-Prothese (mit Schink), Chir. Praxis 1966. — Op. Bhdlg. d. Ulnavorschubes, Mschr. Unfhlkd. 1966. — Frakt. d. prox. Oberschenkels, ebd. — Prim. Hüftkopfersatz durch Moore-Proth. i. d. Therap. d. fr. med. Schenkelhalsfrakt., H. Unfhlkd. 91/1966. — Konservat. Therap. d. zentr. Verrenkgs.br. d. Hüftgelenkes, Mschr. Unfhlkd. 1967. — Mesenter. Chyluscysten (mit Schink), Akt. Chir. 1967. — Radiojodtest z. Untersuchg. d. Vitalität d. Hüftkopfes (mit Schabert), Mschr. Unfhlkd. 1968.

Spies, Heinrich M., Leit. Arzt d. chir. Abt. d. St. Hildegardis-Krhs., 65 Mainz, Parkusstr. 6. — *24. 1. 11 Laubenheim/Rhein. — **A:** 34 Frankfurt a. M. — **Prom:** 34 ebd. — **F:** Chir. — **V:** 34–38 Vincenz-Hosp. Mainz (Winnen), 38 Wien (L. Böhler), 39–40 Städt. Krhs. Mainz (Brandt), 40 –46 Militärdienst, 46–58 Chir. Praxis u. Krhs.tätigkt. (Belegarzt).

Spieß, Friedrich, Chefarzt d. chir. Abt. d. Krskrhs., 3138 Dannenberg (Elbe). *

Spinne, Ludwig, Chefarzt d. chir. Abt. d. Franz-Hosp., 4408 Dülmen/Westf., Lüdinghauser Str. — *20. 4. 10 Selm. — **A:** 35 Freiburg i. Br. — **Prom:** 37 Münster/ Westf. — **F:** Chir. — **V:** 34–36 int. Abt. St. Marien-Hosp. Mülheim/Ruhr (John), ½ J. Chir. ebd. (Baum), 36–38 Frauenklin. Dortmund (Engelmann), 38–43 Städt. Krhs. Dortmund-Nord (Sommer), 43–50 Krhs. Werne a. d. Lippe (Dropmann, Krapp).

Spohn, Kurt, Prof., Leit.-Med. Dir., Chefarzt u. Ärztl. Dir. d. Städt. Kr.anst., 75 Karlsruhe, Moltkestr. 14. — *19. 6. 19 Urach/Wttbg. — **A:** 46 Tübingen. — **Prom:** 46 ebd. — **Hab:** 55 Heidelberg. — **F:** Chir. — **V:** 45–48 Krskrhs. Urach/Wttbg. (H. Müller), 48–60 Heidelberg (K. H. Bauer), ab 52 Oberarzt, ab 60 Chefarzt d. Chir. Klin. d. Städt. Kr.anst., ab 62 Ärztl. Dir. — **B:** Thoraxchir., in: Fehler u. Gefahren b. chir. Op. (mit K. H. Bauer), Jena: Gustav Fischer 1958. — Frühdiagn. d. Bronchialka., in: Früherkenng. d. Krebses, hrsg. v. Linke, Schattauer 1962. — **P:** Bhdlg. d. Erythematodes acutus, Dtsch. med. Wschr. 1948. — E. weit. geheilter Fall e. sept. Thrombose d. Sinus cavernosus, Zbl. Chir. 1948. — Subcut. Rupt. d. Duodenum durch stumpfes Trauma, Mschr. Unfhlkd. 1949. — Bhdlg. d. Douglas-Abszesses, Chirurg 1949. — Erfahrgn. m. Thrombocid, Med. Welt 1950. — Tödl. Lungenembolien an d. Heidelberger Kliniken (Untersuchgn. v. 377 Fällen d. letzten 20 J.), Langenbecks Arch. klin. Chir. 269/1951. — Lungenembolie u. Ernährg., Umschau 1951. — Warum op. Bronchiektasenbhdlg. ? (mit Fischer-Wasels), Dtsch. med. Wschr. 1951. — Stoffwechseluntersuchgn. am curaris. nichtnarkotis. Menschen (mit Eiff, Gnüchtel u. Hertle), Pflügers Archiv 253/1951. — Krit. Betrachtgn. z. percut. Beeinfl. d. Blutgerinng. durch Hirudoid, Chirurg 1951. — Thromboembolieprophyl. nach Eingr. an d. Prostata, Langenbecks Arch. klin. Chir. 270/1951. — Carotis-Stecksplitter m. art.ven. Aneurysma u. Sepsis lenta-Syndr. (mit Pfeiffer), Chirurg 1952. — Wert u. Grenzen d. Bronchoskopie i. Diagn. u. Therap. chir. Lungenerkrankgn., Langenbecks Arch. klin. Chir. 273/1952. — Kartagener-Syndr., Dtsch. med. Wschr. 1953. — Untersuchgn. m. Depot-Thrombocid (mit Winckler), Chirurg 1953. — 1000 i. d. J. 1945 1952 beh. Br. d. Unterschenkels, Langenbecks Arch. klin. Chir. 276/1953. — Gezielte Thromboembolieprophyl. i. d. Chir., in: Thromb. u. Embolie, 1. Int. Tagg. Basel 1955. — Allmähl. Aufrichtg. durch Schwebelagerg., e. d. Bhdlgs.meth. d. Wirbelkompress.frakt., 6. Unf.tagg. d. Verb. d. Südwestdtsch. Berufsgenossenschaften, Heidelberg 1955, Sammelbd. — Zweihöhlenverletzgn., ebd. — Korrekturop. an d. Gallenwegen, Langenbecks Arch. klin. Chir. 282/1955. — Bhdlg. d. Wirbelfrakt., 7. Unf.tagg. d. Verb. d. Südwestdtsch. Berufsgenossenschaften, Ludwigshafen 1956, Sammelbd. — Photograph. i. Bronchialbaum, Med. Bilddienst „Roche" 1956. — Erfahrungn. m. d. Farbphotograph. i. d. Bronchien, Medizinmarkt 1956. — Photograph. i. Bronchialbaum, Langenbecks

Arch. klin. Chir. 284/1956. — Erg. b. konservat. Bhdlg. pertrochant. Oberschenkelbr., H. Unfhlkd. 55/1956. — Schwesternprobleme, Langenbecks Arch. klin. Chir.
287/1957; Krankenhausarzt 1957; Krankenhaus 1957; Bayer. Ärztebl. 1957; Sanitätswarte 1957; Veska Z. 1957. — Bhdlg. d. pertrochant. Schenkelhalsfrakt., Langenbecks Arch. klin. Chir. 287/1957. — Chir. Probl. b. Verkehrsunf. d. Kindes u. d.
Jugendl., Jb. d. Dtsch. Vereinigg. z. Förd. Körperbehinderten 1958. — Gegenwärt.
Stand d. Op. am bluttrock. Herzen m. Hilfe v. Herz-Lungen-Maschinen u. art.
Herzstillstand (mit Kolb, Frey u. Heinzel), Münch. med. Wschr. 1958. — Op. u.
apparative Wege d. Herzchir. Herzlungenmaschinen f. d. Op. am eröffn. Herzen
(mit Kolb u. a.), Medizinalmarkt 1958. — Besonderheiten d. Begutachtg. v. Be-
triebs- u. Verkehrsunf., Med. Sachverständige 1958. — Erg. v. Tierversuchen m. d.
Herzlungenmaschine nach Crafoord-Senning (mit Kolb u. a.), Langenbecks Arch.
klin. Chir. 289/1958. — Subtotale Dünndarmresekt. nach Abriß d. A. mesenterion
cranialis unt. bes. Berücksicht. postop. Stoffwechselverändergn. (mit Schreier),
Klin. Wschr. 1958. — Probl. d. akuten Herzstillstands u. seiner Bhdlg. (mit Kolb),
Chirurg 1958. — Congenit. Oesophagusatresie. Indikat., Meth. u. Leistgs.fähigkt. d.
prim. Radikalop., Langenbecks Arch. klin. Chir. 288/1958. — Splenekt. u. ihre
Indikat. (mit Streicher), Ärztl. Praxis 10. — Fernsehen u. Farbfilm, d. modernsten
didakt. Hilfsmittel b. d. Bronchoskop. u. Oesophagoskop. (mit Schubert), Medizinalmarkt 1958. — Gegenwärt. Stand d. Probl. d. extracorp. Kreisl. b. Op. am off.
Herzen. Erg. d. eig. Exp., Ann. Universitatis Saraviensis 1959. — Anaesth. b.
Hypotherm. unt. 20° i. Tierversuch (mit Kolb, Heinzel u. Kratzert), Anaesthesist
1959. — Tiefe Hypotherm. Meth. v. Watanabe, Okamura u. Ishikawa. Ihre Leistgs.-
fähigkt. b. Op. am off. Herzen i. Tierversuch (mit Kolb, Heinzel u. Kratzert), Langenbecks Arch. klin. Chir. 290/1959. — Blutgerinng. i. tiefer Hypotherm., langdauernden Kreisl.stillstand u. b. Wiederbelebg. (mit Lasch u. a.), Klin. Wschr. 1959.
— Elektrocardiograph. Verändergn. i. Hypothermie unt. 20°, langdauernder Kreisl.-
unterbrechg. u. intracard. Eingr. (mit Friese u. a.), Chirurg 1959. — Stoffwechseluntersuchgn. i. tiefer Hypotherm. unt. 20° u. langdauerndem artefiz. Kreisl.stillstand
(mit Kuhn u. a.), Klin. Wschr. 1959. — Patholog. anat. Befunde nach langdauerndem Kreisl.stop u. intracard. Eingr. i. tiefer Hypotherm. unt. 20° am Hund (mit
Wenz u. a.), Langenbecks Arch. klin. Chir. 291/1959. — Neue Erg. m. tiefer Hypotherm. u. langdauerndem artefiz. Kreisl.stillstand, unt. bes. Berücksicht. d. Toleranz
d. ZNS. (mit Kolb u. a.), ebd. 292/1959. — Posibilidad de chirurgia a corazon
abierto eu hipotermia acentuada (mit Kolb, Heinzel u. Kratzert), Arch. de la
Sociedad de Cirujanos de Chile 11/1959. — Resultados alejados de la cirurgia a
corazon abierto con Circulacion extracorporal (mit Kolb, Heinzel u. Kratzert),
4. Lateinam. Angiologie-Kongr., Santiago de Chile, Kongr.ber. 1959. — Anaesthesia
eu hipotermia bajo 20° C Trabacho experimentale eu 50 perros (mit Kolb, Heinzel
u. Kratzert), Revista Chilena Anestesia 2/1960. — Tierversuche m. tiefer Hypotherm.
unt 20° u. langdauerndem Kreisl.stop (mit Heinzel, Kolb u. Kratzert), Thoraxchir.
1960. — Bronchial-Ca. Krankengut d. J. 1943–1959 an d. Chir. Univ.-Klin. Heidelberg (mit Daum u. Benz), Langenbecks Arch. klin. Chir. 294/1960. — Exp. Untersuchgn. u. erste klin. Erfahrgn. b. Anwendg. tiefer künstl. Hypotherm. (mit Kolb,
Heinzel u. Kratzert), Thoraxchir. 1960. — Ulcuschir. an d. Chir. Univ.-Klin.
Heidelberg 1943–1959 (mit Wenz, Kiefer u. Keller), Langenbecks Arch. klin. Chir.
294/1960. — Tiefe Hypotherm. unt. 20° ohne extracorp. Kreisl. z. langdauernden
Op. am eröffn. Herzen (mit Kolb, Heinzel u. Kratzert), Zbl. Chir. 1961. — Ärztl.
Erstversorgg. am Unf.ort. - Ärztl. Leitg. d. Transportes Schwerverletzter, Fortschr.

Med. 1962. — Tumoren d. Thymus, ebd. — Tbk. Infekt. üb. d. Luftwege. Geschichte d. „Primärherdes" (mit F. Schmid), Fortschr. Med. 1963. — Bronchol. Aufschl. b. Primärtbk. (mit F. Schmid), ebd. — Lokalisat. u. Therap. tbk. Bronchusprozesse (mit F. Schmid), ebd. — Lungenverschattgn. i. Rahmen d. aerogenen Erstinfekt. (mit F. Schmid), ebd. — Ablauf d. aercgenen Erstinfekt. (Ghon's Irrtum) (mit F. Schmid), ebd. — Chir. Mögl.ktn. b. d. Bhdlg. d. Bronchiektasie, Therap.woche 1964. — Einleitg. D. Arzt am Unf.ort u. b. Katastropheneinsatz, ebd. 1965. — Prof. Dr. med. Dr. med. h. c. Dr. jur. h. c. Dr. med. h. c. Karl Heinrich Bauer z. 75. Geb., Fortschr. Med. 1965. — Erfahrgn. m. d. Op.tisch „Der Neue Maquet", Krankenhausarzt 1965. — Op.techn. u. Erg. b. Eingr. weg. Steinleidens d. Gallenwege, Fortschr. Med. 1965. — Ca. d. Gallenblase u. d. extrahepat. Gallengänge, Langenbecks Arch. klin. Chir. 311/1965. — Techn. u. Erg. b. 2000 Op. an d. Gallenwegen, ebd. 313/1965. — Chir. d. Schrittmacherimplantat., Therap.woche 1967. — Einleitg. Kl. Chir. d. Praxis, ebd. 1968.

Sprengell, Herbert, 2 Hamburg 39, Andreasstr. 33. — Fragebogen 1968 nicht beantwortet.

Springorum, Paul Werner, Dir. d. Knappschaftskrhs., Chefarzt d. chir. Abt., 465 Gelsenkirchen, Knappschaftsstr. 12. — *1. 4. 10 Halberstadt (Harz). — A: 34 Dresden. — Prom: 33 Leipzig. — F: Chir. — V: 33–34 Halberstadt (Springorum), 34–35 Göttingen (Rein), 36–45 Breslau (K. H. Bauer), u. Militärdienst, 47–48 Hamburg (Hollenbach), ab 49 Knappschaftskrhs. Gelsenkirchen. — B: Fortlauf. Registrierg. d. Atemmittellage (mit Schoedel), in: Abderhalden, Hdb. d. biol. Arbeitsmeth., 1938. — Schleimbeutelerkrankgn., Hdb. d. med. Radiologie, Bd. 8, Springer 1967. — P: Art.schlängelg. u. Art.sklerose, Virchows Arch. 290/1933. — Nark.-kieferstütze, Zbl. Chir. 1935. — Ber. üb. d. 30. Tagg. d. Südostdtsch. Chirurgenvereinigg., Bruns' Beitr. klin. Chir. 166/1937; 31. Tagg., ebd. — Reakt. d. Hautgefäße auf körpereig. Wirkstoffe, Pflügers Arch. 238/1937. — Hautdurchblutg. b. lok. therm. Beeinflussg., ebd. — Kreisl.regulat. i. therm. beeinfl. Haut, ebd. — Atmg. u. Gaswechsel i. Anfangsstadium körperl. Arbeit (mit Große-Brockhoff u. Schoedel), ebd. — Atemmittellage u. Atmungsregulat. (mit Große-Brockhoff u. Schoedel), ebd. — Verschied. Beteiligg. beider Nieren an Diureseändergn. u. vasomotor. Reakt. (mit Centenera), ebd. 239/1938. — Unabhängigkt. hormon. u. zentralnerv. Diuresehemmg. v. d. Nierengesamtdurchblutg. u. d. art. Druck, ebd. 240. — Bedeutg. d. Hautgefäße f. d. Gesamtkreisl., Klin. Wschr. 1938. — Nierendurchblutg. u. reflekt. Anurie, Z. urol. Chir. 44/1938. — Wirkg. blutdrucksteig. Mittel auf d. Nierenfunkt. (mit Schneider), Klin. Wschr. 1938. — Bedeutg. d. Splanchnicusgebietes (mit Schneider), Zbl. Chir. 1938. — Ber. üb. d. 33. Tagg. d. Südostdtsch. Chirurgenvereinigg., Bruns' Beitr. klin. Chir. 168/1938. — Tumordiagn. aus d. Metastase, Zbl. Chir. 1939. — Funkt. Bedeutg. d. art.ven. Anastomosen f. d. Niere, Klin. Wschr. 1939. — Kreisl.wirkgn. d. Padutin (mit Schneider), Arch. klin. Chir. 194/1939. — Gesteig. Wasserausscheidg. d. Kreisl.mittel, Klin. Wschr. 1940. — Ca.disposit. u. doppelseit. Brustkrebserkrankgn. (mit Morgenstern), Chirurg 1940. — Hemmgn. d. Diurese, Klin. Wschr. 1941. — Formen d. Anurie, Zbl. Chir. 1941. — Ber. üb. d. 34. Tagg. d. Südostdtsch. Chirurgenvereinigg., Bruns' Beitr. klin. Chir. 171/1941. — Speiseröhrenverätzg. d. konzentr. Lauge b. Gebrauch d. Tauchretters, Militärarzt 1943. — Bhdlg. osteomyelit. Knochenhöhlen, Dtsch. med. Wschr. 1949. — Primär mult. Krebsbildgn. u. Krebsdisposit., ebd. 1950. — Verhalten d. Blutdrucks b. Periduralanaesth., Langenbecks Arch. klin. Chir. 267/1951. — Embolie-Prophyl. d. Kreisl.mittel, Münch. med. Wschr. 1951. — Chron. u. eitr. Bursitis,

Zbl. Chir. 1957. — Kontrastdarstellg. v. Schleimbeuteln, ebd. 1959. — Wandel d. Anamnese b. Meniskusschäden, Mschr. Unfhlkd. 1959. — Meniskusläs. b. Jugendl., Zbl. Chir. 1959. — Späterg. n. Perforat. e. Magen-Duodenal-Geschwürs, Bruns' Beitr. klin. Chir. 201/1960. — Mehrfachläs. d. Menisken, Zbl. Chir. 1960. — Anamnesen u. Befunde b. Meniskusläs., Mschr. Unfhlkd. 1960. — Alter u. Meniskusschaden, ebd. 1962. — Formen d. Meniskusrisses, ebd. — Arbeitsleistg. n. Magenresekt., Dtsch. med. Wschr. 1962. — Diagn. d. Meniskusläs., ebd. 1964. — Begr. „Meniskusverletzg.", Z. Orthop. 98/1964. — Rearthrotomien b. Meniskusläs., H. Unfhlkd. 81/1965. — Gallenwegsanomalie u. Op.indikat., Chirurg 1965. — Zeitl. Grenzen b. d. „chir. Berufskrkh.", Mschr. Unfhlkd. 1966. — Erg. n. Meniskusop., Zbl. Chir. 1966. — Totale Meniskusexstirpat. u. ihre Berechtigg., ebd. — Berufl. Meniskusschäden außerh. d. Bergbaus, Mschr. Unfhlkd. 1968. — Kriegsdienstbeschädiggn. u. berufsgenossenschaftl. Leiden, ebd. — D. Ursachen d. Meniscuscysten, Zbl. Chir. 1968.

Sroka, Joachim Hans, Chefarzt d. Krhs. u. leit. Arzt d. chir. Abt., X 5620 Worbis (Eichsfeld), Elisabethstr. 15. — Fragebogen 1968 nicht beantwortet.

Stadler, Hermann, Facharzt f. Chir., 48 Bielefeld, Niedernstr. 14. — *8. 9. 11 München. — **A:** 37 München. — **Prom:** 36 ebd. — **F:** Chir. — **V:** 37 Berlin (Stoeckel), Barmbecker Krhs. Hamburg, 38–43 Hamburg-Wandsbeck 1 J. Inn. (Deussing), 4 J. Chir. (Quiring), 43–57 Chefarzt d. Krskrhs. Lübz in Mecklenburg (Chir., Gynaek. u. Entbindungsabt., später Int.), 58–59 Städt. Kr.anst. Bielefeld (Lamprecht).

Stadler, Josef, Dr. phil. nat., Dr. med., Chirurg, Chefarzt Städt. Krhs., 817 Bad Tölz. — *14. 8. 03 München. — **A:** 37 München. — **Prom:** 30 Chem., 37 Med., ebd. — **F:** Chir. — **V:** II. Gynäk. Klin. München (Eisenreich), II. Med. Klin. ebd. (Schittenhelm), Chir. Univ.-Klin. ebd. (Magnus, Frey). — **P:** Selt. Diff.diagn. b. Schenkelhernie, Münch. med. Wschr. 1940.

Stadler, Walter, Liechtensteinstr. 25, A-1090 Wien (Österreich). — Fragebogen 1968 nicht beantwortet.

Städtler, Karl, Abt. f. exp. Chir. d. Chir. Univ.-Klin. im Bürgerspit., CH-4000 Basel/Schweiz. *

Staeger, Heinrich, OMR., Chefarzt d. chir. Abt. u. Ärztl. Dir. d. Krskrhs., X 427 Hettstedt. — *20. 2. 06 Riga. — **A:** 32 Riga. — **Prom:** 32 ebd. — **F:** Chir. — **V:** 32–39 Dtsch. Krhs. Riga (Fowelin), 38 Frankfurt a. M. (Schmieden).

Stähler, Friedrich, Prof., Chir. Priv.-Klin., 59 Siegen (Westf.), Freudenberger Str. 66. — Fragebogen 1968 nicht beantwortet.

Staehler, Werner, Prof., Leit. d. urol. Abt. d. Chir. Univ.-Klin., 74 Tübingen, Calwer Str. 7. — Fragebogen 1968 nicht beantwortet.

Stähli, Willy, Spezialarzt f. Chir. u. Urol. FMH, Chefarzt d. chir. Abt. a. Bezirksspit., CH-3600 Thun (Schweiz). — *28. 2. 15 Seewil (Bern). — **A:** 39. — **Prom:** 42 Bern. — **F:** Chir. u. Urol. — **V:** Pathol. Inst. Inselspit. Bern (Wegelin), Ohren-Klin. ebd. (Lüscher), Zürcher Heilst. Clavadel, Davos (Häberlin), chir. Abt. Inselspit. Bern (Dubois), urol. Abt. ebd. (Wildbolz), Kantonsspit. Winterthur (Schürch, Fehr), ab 49 Chefarzt chir. Abt. Bezirksspit. Thun. — **P:** Thrombose u. Lungenembolie b. Wittergs.vorgängen f. d. Höhenlage v. Davos, Schweiz. med. Wschr. 1942. — Fußdistors., Z. Unfallmed. 1945. — Percorten b. postop. Zuständen, Schweiz. med. Wschr. 1946. — Kryptorchismus, ebd. 1947. — Traubenzuckerbelastg. b. traumat. Gehirnverletzgn., Helvet. chir. acta 14/1947. — Defektpseudarthrose, Praxis (Bern) 1967.

Stählin, Theodor, leit. Arzt d. chir. Abt. d. Krhs. d. Diakonissenanstalt, 8806 Neuendettelsau (Mittelfranken). — Fragebogen 1968 nicht beantwortet.

Stäudtner, Friedrich, Chefarzt d. Krs.poliklin., X 9610 Glauchau (Sachsen), Clementinenstr. 5. — Fragebogen 1968 nicht beantwortet.

Stahnke, Ernst, Prof. i. R., 67 Ludwigshafen (Rhein), Wittelsbachstr. 40. — *10. 10. 87 Reetz auf Rügen. — **A:** 14 Rostock. — **Prom:** 14 ebd. — **Hab:** 24 Würzburg. — **F:** Chir. — **V:** 19–30 Würzburg (König). — **B:** Chir. d. Gelenke, in: Chir. v. Kirschner-Nordmann, 2. Tl., Urban & Schwarzenberg 1. Aufl., 1930, 2. Aufl., Bd. 2 1940. — Schilddrüse, in: König-Magnus, Hdb. d. ges. Unfhk., Bd. 4, Enke 1932. — Schilddrüse u. d. Epithelkörperchen, in: Hdb. d. ges. Unfhlkd., Bd. 2, hrsg. v. Bürkle de la Camp u. Rostock, Enke 1955. — **P:** Irreparable Radialislähmg., Arch. orthop. Unfallchir. 17. — Knochenverändergn. b. Neurofibromatose, Dtsch. Z. Chir. 168. — Verwertbarkt. d. Viskositätsfaktors z. funkt. Schilddrüsendiagn. (mit Frey), Klin. Wschr. 1923. — Pathol.-anat., klin. u. tierexp. Untersuchgn. üb. d. Bedeutg. d. Soorpilzes f. d. chron. Magengeschwür (mit Kirch), Mitt. Grenzgeb. Med. u. Chir. 36. — Histol. u. klin. jugendl. Strumen, Arch. klin. Chir. 125. — Exp. Untersuchgn. z. Frage d. neurogenen Entstehg. d. Ulcus ventr., Pathol. Physiol. d. Mageninnervat., ebd. 132. — Röntgenol. Untersuchgn. d. Duodenums bei Vagusreizgn., Würzb. Abh., N. F. 2. — Heilg. u. Bhdlg. v. Spontanfrakt. b. Ca.- u. Sarkommetastasen, Arch. orthop. Unfallchir. 24. — Elektr. Vagusreizgn. b. Menschen (mit Seyerlein), Münch. med. Wschr. 1925. — Motor. Verhalten v. Magen u. Duodenum d. Menschen b. intraoesophag. Vagusreizg., ebd. — Lehre v. Epignatus, Bruns' Beitr. klin. Chir. 134. — Resorpt. a. d. Bauchhöhle u. vegetat. Nervensystem, Verh. Dtsch. Ges. Chir. 1926. — Infekt. u. parasitäre Krankhtn., Jber. Chir. 1927. — Wie erklären sich d. Hautsensibilitätsstörgn. d. Nabelbrüche ?, Bruns' Beitr. klin. Chir. 136. — Selt. Verl. e. chron. Osteomyelitis, Arch. klin. Chir. 139. — Bhdlg. d. Dupuytrenschen Fingerkontrakt., Zbl. Chir. 1927. — Heilgs.verzög. Wirkg. d. Muskelzerstörg. i. chron. Magengeschwür a. Grund tierexp. Untersuchg. (mit Kirch), Frankf. Z. Path. 33. — Studien z. Wirkg. d. Ergotamins, Klin. Wschr. 1928. — Spontanextremitätennekr. u. ihre Erklärg. i. Sinne v. Winiwarters als prim. Endarteriitis oblit., Zbl. Chir. 1928. — Exp. Untersuchg. üb. d. Einfl. d. autonomen Nervensyst. a. d. Resorpt. a. d. Bauchhöhle, Arch. klin. Chir. 146. — Ist d. Annahme e. trypt. Entstehg. d. Magengeschwürs berechtigt ? (mit Tsupei Hsieh), Z. exper. Med. 55. — Extraorale Schieng. b. Resekt. a. d. Mitte d. Unterkiefers, Dtsch. Z. Chir. 215. — Lokalanaesth. od. Nark. b. Schilddrüsenop. (mit König), Therap. Gegenw. 1929. — 5 J. Chir. d. chron. Geschwürs u. Ca. d. Magens d. Klin. König (mit Oberniedermayr), Dtsch. Z. Chir. 214. — Exp. Untersuchg. üb. d. Einwirkg. d. Thymusexstirpat. a. d. Kropferzeugg., ebd. 224. — Métodos y resultados de la Cir. del cancer del intestino grueso, Rev. med. 1931. — Erfahrgn. m. d. Lachgasnark., Chirurg 1932. — Intraven. Dauertropfinfus., Zbl. Chir. 1935. — Wirkg. d. männl. Sexualhormone, ebd. 1936. — Erfahrgn. m. Satina, Chirurg 1940. — Genese d. hepatogenen Ikterus, Zbl. Chir. 1941. — Ist e. diätet. Nachbhdlg. n. Resekt. wegen Ulcus ventr. bzw. duodeni notwendig ?, Chirurg 1951.

Staib, Ingolf J , Priv.-Doz., Oberarzt d. Chir. Univ.-Klin., 78 Freiburg (Breisgau), Hugstetter Str. 55. — *12. 4. 29 Heidelberg. — **A:** 54 Heidelberg. — **Prom:** 54 ebd. — **Hab:** 65 Marburg/L. — **F:** Chir. — **V:** 54–55 Labor klin. Pharmakol. Univ.-Klin. Heidelberg (Eichler), 56 Med. Univ.-Klin. ebd., 56–57 Research Fellow, State Univ. v. New York, Med. Klin. Syracuse, N.Y. (R. H. Lyons), 57–59 II. Chir. Univ.-Klin. Köln-Merheim (Schwaiger), ab 59 Marburg/L. (Schwaiger), ab 65 Oberarzt. —

B: Mitarb. an: Peritonäum, Netz, Retroperitonäum, v. M. Schwaiger, in: Klin. Chir. f. d. Prax., Bd. 2, Thieme 1962. — Chir. d. Bauchdecke, v. M. Schwaiger, in: Klin. Chir. f. d. Prax., Bd. 4, Thieme 1967. — Intrazellul. Elektrolytmessg. i. Leber u. Muskulat. b. chir. Erkrankgn., in: Leber u. Milz, hrsg. v. Wannagat, Thieme 1967. — Hrsg. (mit Schwaiger u. Rodeck), Kurzes Lehrb. d. allg. Chir., Thieme 1968. — **P:** Carcinolyt. Wirkg. v. Hexamethylolmelamin. 2. Mitt. (mit Eichler), Arzneimittel-Forsch. 1953, 3. Mitt., ebd. 1954. — Weit. Untersuchgn. üb. C 61 u. einige Melaminderivate, 5. Mitt. (mit Eichler), ebd. 1956. — Versuche üb. d. Wirkg. v. Trimethylolmelamin, 6. Mitt. (mit Wilz), ebd. — Meth. d. Prüfg. d. Analgesie am Kaninchen (mit Hertle u. Schanne), ebd. 1957. — Analget. Wirkg. v. Gelsemin, Aconitin, Phenacetin u. Salicylamid (mit Eichler u. Hertle), ebd. — The Acute Effects of simultaneously Increasing Central Venous Pressure and Peripheral Resistance on Ardiac Output (Abstract) (mit Eich u. Wertheimer), Proc. Clin. Res. 5/1957. — Wirkg. v. Theophyllin-Derivate auf d. Diurese v. Ratten (mit Schütterle) Arzneimittel-Forsch. 1958. — Erste Versuche z. Pharmakol. d. Nikotinsäureamidophenyldimethylpyrazolons (mit Eichler), ebd. 1959. — Vergl. Untersuchgn. ein. Phosphorsäurederivate am hypodynamen Froschherzen, ebd. — An experimental Evaluation of the Indicator-Dilution Technique for the Measurement of Mitral Regurgitation (mit Eich u. Enerson), J. Clin. Investig. 38/1959. — Intraperiton. Adhaes. u. Versuche z. Verhütg. am Kaninchen (mit Schlosser), Langenbecks Arch. klin. Chir. 293/1960. — Versuche üb. Resorpt. u. Ausscheidg. v. Calcium-Salzen durch d. Darmwand unt. verschied. Bedinggn. (Saponin, Histamin, Adrenalin), gemessen m. Ca^{45} (mit Eichler u. Appel), Arch. Internat. Pharmacodyn. et Therap. 126/1960. — Gasanalyt. Untersuchgn. b. induz. Herzstillstand u. Coronarperfus. (mit Schlosser u. Grote), Thoraxchir. 1961. — Bedeutg. hoher Joddosen i. d. prae- u. postop. Bhdlg. hyperthyreoter Strumen (mit Niepmann), Chirurg 1961. — Abhängigkt. d. Kaliumspiegels i. Serum v. d. Thrombocytenzahl (mit Bernard u. Streicher), ebd. — Sofortmaßnahmen d. prakt. Arztes b. Schockpat. (mit Jestädt), Med. Klin. 1961. — Nicht-mechan. postop. Darmwegsamktn. (mit Schwaiger u. Oehmig), Dtsch. med. Wschr. 1961. — Elektrolytuntersuchgn. i. Halothannark. (mit Bernard u. a.), Anaesthesist 1961. — Exp. Untersuchgn. üb. d. Wert d. Farbstoffverdünngs.kurve z. quantitat. Diagn. d. Mitralinsuff. (mit Eich u. Enerson), Z. Kreisl.forsch. 1961. — Beeinfl. d. Elektrolyte durch Prämedikat., mod. Nark. u. b. einig. chir. Erkrankgn. (mit Maurath u. Oehmig), Mels. Med. Mitt. 1961. — Elektrolytverändergn. b. Nark. m. Halothan i. Vergl. m. Pentothal u. Äther (tierexp. u. klin. Untersuchgn.) (mit Staib u. a.) Arzneimittelforsch. 1961. — Postop. Psychose durch Kaliummangel (mit Schwaiger), Med. Klin. 1962. — Stellungnahme z. histol. Probl. b. Cutis laxa (Ehlers-Danlos-Syndr.) (mit Hupe), Bruns' Beitr. klin. Chir. 204/1962. — Wechselbeziehgn. zw. postop. Psychose u. Kaliumstoffwechsel (mit Schwaiger), ebd. — Erstversorgg. b. schweren Thoraxverletzgn. (mit Streicher, Oehmig u. Kirchner), Münch. med. Wschr. 1962. — Ehlers-Danlos-Syndr. Beitr. z. Diff.diagn. d. Bagatellverletzgn. d. unt. Extremitäten (mit Hupe u. Streicher), Mschr. Unfhlkd. 1962. — Ändergn. d. Herz-Minuten-Volumens durch Prämedikat.-Substanzen u. b. verschied. Nark.formen (mit Oehmig u. a.), Arzneimittelforsch. 1963. — Untersuchg. d. HMV. b. Chir. Pat., Fortschr. Med. 1964. — Metabol. Alkalosen als Probl. b. Chir. Pat. (mit Sommerkamp u. Maurath), Bruns' Beitr. klin. Chir. 209/1964. — Ändergn. d. HMV. nach verschied. Medikamenten u. Plasmaexpandern (mit Maroske, Drings u. Oehmig), Langenbecks Arch. klin. Chir. 308/1964. — Pathophysiol. d. mechan. Ileus unt. bes. Berücksicht. v. Kreisl.- u. Elektrolythaushalt, ebd. —

Extra- u. intrazellul. pH-Messgn. b. metabol. Ändergn. i. Säure-Basen-Gleichgewicht u. therap. Folgergn. f. Ileuspat. (mit Sommerkamp u. Maurath), ebd. — Erg. d. Herzminutenvolumenmessgn. i. Chir. u. Nark., Bull. Soc. int. Chir. 23/1964. — Iatrog. Störgn. d. Elektrolythaushaltes i. Chir. u. Nark., 1. Mitt., Fortschr. Med. 1965. — Bes. Probl. d. iatrog. Elektrolytstörgn. b. chir. Pat., 2. Mitt., ebd. — Hydrocele feminae. Diff.diagn. u. Therap., Bruns' Beitr. klin. Chir. 211/1965. — Bedeutg. pathophysiol. Untersuchgn. i. d. klin. Chir., ebd. — Pathophysiol. d. mechan. Ileus. I. Kreisl. u. intrazellul. Elektrolythaushalt, ebd. 212/1966; II. Enzyme- u. Substratmessgn. (mit Herfarth), ebd. 213/1966. — Intrazellul. Elektrolythaushalt b. mechan. Darmverschluß, Bull. Soc. Int. Chir. 25/1966. — Verhalten einzelner Substrate u. Enzyme b. Ileus (mit Herfarth), ebd. — Intrazellul. Elektrolytmessgn. b. mechan. Ileus, Fortschr. Med. 85/1967. — Quantitat. Überleggn. z. Probl. d. prävent. Chir. (mit Köbler), Langenbecks Arch. klin. Chir. 318/1967.

Staimmer, Dieter, Oberarzt a. d. Chir. Priv.-Klin. Dr. Baetzner, 7547 Wildbad (Schwarzwald). *

Stanischeff, Alexander, Chir. Priv.-Klin. Bogenhausen, 8 München 27, Denninger Str. 44. — Fragebogen 1968 nicht beantwortet.

Stapenhorst, Kurd, Priv.-Doz. Chir. Univ.-Klin., Abt. f. Thorax- u. Herz-Gefäßchirurgie, 34 Göttingen, Goßlerstr. 10. — *21. 2. 23 Berlin. — A: 53 Hannover. — **Prom:** 52 Göttingen. — **Hab:** 66 ebd. — **F:** Thoraxchir. — **V:** 51–52 Pharmak. Inst. d. Univ. Göttingen (Lendle), 52–53 Inn. Abt. Hubertus-Krhs. Berlin (Storz), 53–54 Pathol. Inst. d. Univ. Hamburg-Eppendorf (Krauspe), 55–59 Lungen-Abt. d. Allg. Krhs. Hamburg-Harburg (Lauenstein), ab 59 Chir. Univ.-Klin., Abt. f. Thorax- u. Herz-Gefäßchirurgie Göttingen (Koncz). — **P:** Wirkgn. v. nervöserregenden Stoffen, Ionen, Insektiziden u. Wurmmitteln auf d. isol. Ganglien-Muskel-Präparat d. Gelbrandkäfers, Diss. — Pharmak. Wirkgn. am isol. Ganglien-Muskel-Präparat d. Gelbrandkäfers, Arch. exper. Path. Pharmak. 215/1952. — Untersuchgn. üb. Nikotin u. Veratrumalkaloide als Insektizide, Arzneimittel-Forsch. 1952. — Bromsulphaleinprobe. Ihre Vorzüge u. ihre Begrenzg., Langenbecks Arch. klin. Chir. 202/1955. — Tiefe Unterkühlg. nach Drew i. Tierversuch m. extrem tiefen Temp., ebd. 298/1961. — Erfahrgn. m. d. Herz-Lungen-Maschine v. Melrose i. Tierversuch, Thoraxchir. 1961. — Zytol. Sputumuntersuchg. nach Papanicolaou, ebd. — Unterkühlg. nach Drew. Untersuchg. üb. Abkühlg. u. Erwärmg., Stoffwechsel u. Hämodynamik, Thoraxchir. u. vask. Chir. 10/1962. — Thoraxverletzgn. am Unf.ort, Landarzt 1963. — Erg. intrakard. Eingr. m. Hilfe d. Herz-Lungen-Maschine, Med. Klin. 1963. — Op. Bhdlg. d. Pulmonalsten. b. gleichzeit. besteh. Lungentbk., Thoraxchir. u. vask. Chir. 1964. — Klin. u. Pathol. d. intraperikard. Teratoms, Arch. Kinderheilk. 172/1965. — Hämodynam. d. Lungenkreisl. i. ihrer Bedeutg. f. d. Pathogenese d. Lungentbk., Arch. Kreisl.forsch. 47/1965. — Ist d. Op. e. Herzfehlers b. akt. Lungentbk. indiziert ?, Praxis d. Pneumologie 1965. — Pericarditis constrictiva: Pathophysiol. u. Diff.diagn., Med. Klin. 1966. — Fehldiagn. b. Pericarditis constrictiva: Überblick üb. e. Krankengut v. 27 Fällen, ebd. — L'importance de la perfusion et de la ventilation dans la pathogenie de la Tuberculose, Bull. Physio-path. respir. 2/1966. — Exp. Untersuchgn. z. Lungenembolie: Üb. Emboliereakt. nach Vagotomie, nach Sympathekt. u. unt. pharmakol. Einwirkg., Langenbecks Arch. klin. Chir. 319/1967.

Stapf, Arthur, Chefarzt, Ärztl. Dir. i. R., 777 Ueberlingen, Mozartstr. 20. — *10. 5. 99 Laufenburg. — A: 25 Heidelberg. — **Prom:** 25 ebd. — **F:** Chir. u. Urol. — **V:** 25–26 pathol. Anat., Bakteriol. Karlsruhe (Gierke), 26–27 Städt. Krhs. ebd. (v. Beck), 28–33 Rudolf-Virchow-Krhs. Berlin (Mühsam). — **P:** Bronchitis fibrinosa

u. ihre Beziehgn. z. Lungentbk., Virchows Arch. 263. — Renal entstand. Peritonitis,
Med. Klin. 1931. — Cystoskop. b. Harnblasenrupt., Arch. klin. Chir. 161. — Bhdlg.
d. Knochenbr. n. Böhler, Fortschr. Therap. 1932. — Evipan-Natrium-Nark., Verh.
Berliner Med. Ges. 1933.

Starke, Horst, Chefarzt d. chir. Abt. d. Krhs., X 8709 Herrnhut (Oberlausitz),
Oderwitzer Str. 10. — Fragebogen 1968 nicht beantwortet.

Starlinger, Fritz, Prof., Neuwaldegger Str. 10, A-1170 Wien (Österreich). —
Fragebogen 1968 nicht beantwortet.

Stauber, Rudolf, Oberarzt d. chir. Abt. d. Landeskrhs., Steigtalstr. 33, A-8707
Leoben (Österreich). — Fragebogen 1968 nicht beantwortet.

Staudacher, Franz Xaver, Chefarzt d. Stadtkrhs., 883 Treuchtlingen. — *20. 7. 15
Nürnberg. — **A:** 43 Erlangen. — **Prom:** 43 ebd. — **F:** Chir. — **V:** Kriegsdienst u.
Gefangenschaft, 46–47 Diagnost. Abt. d. Rö.inst. d. Allg. Städt. Kr.anst. Nürnberg
(Hammer), 47–50 Pathol. Inst. ebd. (Rix), 50–63 Chir. Klin. ebd. (Steichele, H. Fran-
ke). — **B:** Frakt. u. Luxat., in: Tb. f. prakt. Med., Kottmaier 1961. — **P:** Erfahrgn.
m. e. kurzwirk. Muskelrelaxans b. therap. u. diagn. Eingr., Medizinische 1954. —
Verletzgn. m. Bolzenschußgeräten, Mschr. Unfhlkd. 1960. — Lagerg. u. Extens. b.
d. gedeckten Marknagelg. v. Oberschenkelschaftbr., Chir. Praxis 1961. — Prim.
Marknagelg. off. Unterschenkelfrakt., ebd. 1962.

Staudacher, Michael, Ass. d. II. Chir. Univ.-Klin., Spitalgasse 23, A-1090 Wien
(Österreich). *

Staudacher, Vittorio, Prof., Primarius u. Dir. d. Chir. Klin. d. Univ., Viale Piceno
2, Mailand (Italien). — Fragebcgen 1968 nicht beantwortet.

Staufenbiel, Hubert, Chefarzt d. chir. Abt. d. Krhs., X 5630 Heiligenstadt (Eichsfeld). — Fragebcgen 1968 nicht beantwortet.

Steden, Eberhard, Chefarzt i. R., 469 Herne, Schaeferstr. 72, — *23. 7. 93
Oberursel, Krs. Obertaunus. — **A:** 19 Berlin. — **Prom:** 20 Frankfurt a. M. —
F: Chir. — **V:** 19–20 Path. Univ.-Inst. Frankfurt a. M. (Fischer-Wasels), 20–21
inn. Abt. Marien-Krhs. Hamburg (Allard), 21–22 chir. Abt. ebd. (Urban), 22–27
Ass. u. Oberarzt Chir. Klin. St. Marien-Krhs. Frankfurt a. M. (Flörcken), bis 61
Chefarzt d. chir. Abt. d. St. Marien-Hosp. Herne. — **P:** Famil. Auftreten d. Nephroma
embryon. mal. b. Kindern, Diss. 1919. — Epithel. Genese d. Pigmentnaevus,
Frankf. Z. Path. 27/1922. — Neurinomatose d. Harnblase, Dtsch. Z. Chir. 177/1923.
— Nah- u. Fernerg. d. Choledochoduodenostomie (mit Flörcken), Arch. klin. Chir.
124/1923. — Doppeltes prim. Magenka. u. gleichzeit. Ulcus pept., Bruns' Beitr. klin.
Chir. 130. — Ileus n. vord. Gastroenterostomie, ebd. 131. — Rezidivschmerzen n.
Cholezystekt. b. steinhalt. u. steinfr. Gallenblase, Dtsch. Z. Chir. 186. — Außer-
gewöhnl. gr. kavern. Hämangiom d. Milz, Arch. klin. Chir. 130/1924. — Traumat.
Zyste d. Schenkelkopfes, Bedeutg. d. Lig. teres f. d. Ernährg. d. Schenkelkopfes,
Münch. med. Wschr. 1925. — Entstehg. u. Therap. d. Ulcus pept. jejuni n. Magenop.
(mit Flörcken), Arch. klin. Chir. 143/1926. — Pyloromyotomie, Bruns' Beitr. klin.
Chir. 138. — Avertinnark., Zbl. Chir. 1929. — Peritonitisähnl. Krankhts.bilder,
Chirurg 1930. — Ulcus pept. jejuni m. Perforat. i. d. freie Bauchhöhle, Dtsch. Z.
Chir. 230/1931. — Neurinomatose d. Appendix, Zbl. Chir. 1932.

Stefan, Hvězdoslav, Chefarzt d. Kinderchir. Abt. d. Chir. Klin. d. Med. Fakultät
d. Karlsuniv. Hradec Králové/Tschechoslowakei. — *14. 3. 20 Hradec Králové. —
A: 49 Prag. — **Prom:** 49 ebd. — **F:** Chir., Urol., Kinderchir. — **V:** 50 Krskrhs. Kolín
(Pössner), 52–56 Hradec Králové (Bedrna), 56–60 Urolog. Klin. ebd. (Šváb), ab 60
Chir. Klin. d. Med. Fak. d. Karlsuniv. Hradec Králové (Procházka). — **B:** Karl

Rokitansky, Hradec Králové: Dům osvěty-Vlg. 1954. — Wasser- u. Elektrolyten-
haushalt i. Chir., Prag: Paed. Vlg. 1958. — Untersuchg. d. chir. Krankheitn. i. Kindesalter, in: Einleitg. f. Praktikum aus d. Chir., Prag: Paed. Vlg. 1967. — **P:** Trichobezoar, Zbl. Chir. 1955. — E. klin. diagn. überzähl. Niere, Z. Urol. 1956. —
Hypofibrinogenämie u. Fibrinolyse als Blutgs.ursache b. Prostataka., ebd. 1959. —
Chir. Bhdlg. d. äuß. Genitales b. weibl. Pseudohermaphroditen, Z. Kinderchir. 1966.
— Orale Melaninpigmentat. u. rezidivir. Intussuszept. verursacht durch e. Dünn-
darmpolypen (Peutz-Jeghers-Syndr.), Zbl. Chir. 1967. — Surgical reconstruction
of the external genitalia in female pseudohermaphrodites, Brit. J. Urol. 39/1967. —
Duplication of the kidney and ureter in infants and children. Some diagnostic and
therapeutic problems. Slg. d. Arb. d. Karlsun. 10/1967. — A one-stage urethroplasty
in repair of hypospadias, ebd. — Rare incidence of malignant renal tumours in
infants and children, ebd. — Ein gr. Magenlipom m. pept. Geschwüren als Ursache
e. mass. Blutg. b. e. zwölfj. Mädchen, Zbl. Chir. 1967. — Und weitere 92 Arb. in
tschech. Sprache.

Steffens-Krebs, Horst Dieter, Chefarzt d. chir. Klin. m. urol. Abt. d. Stadtkrhs.,
359 Bad Wildungen. — *20. 3. 25 Halle/Saale. — **A:** 48 Halle/S. — **Prom:** 48 ebd. —
F: Chir. — **V:** 48 Heilanst. Weidenplan Halle/S. (Stieda, Kneise), 48–51 Elisabeth-
Krhs. ebd. (Cordes, Dittmar), 52 ebd. (Cordes), 53–57 Städt. Kr.anst. Krefeld
(Herzog), 57–67 Stadtkrhs. Bad Wildungen (Eckhardt). — **P:** 2 weit. Fälle v. Kelch-
divertikeln d. Niere m. Konkrementbildg., Z. Urol. 1958. — Nierenbeckenausguß-
stein m. Hypernephrombildg., ebd. — Nierensteinperforat. ins Retroperitoneum,
ebd. — Grundsätzl. Nephropexie b. Steinop. i. Bereich d. Niere u. d. obersten Harnleiters, Chirurg 1959. — Rückbildg. e. völlig funkt.losen Hydronephrose, Z. Urol.
1959. — Fremdkörper d. Harnblase, ebd. — Kelchdivertikel d. Niere m. Konkrementbildg., ebd. — Diff.diagn. d. Kontrastmittelausspargn. i. Bereich d. Nierenbeckens, ebd. — Abflußstörgn. u. Nierensteinbildg., ebd. 1961. — Blasendivertikel
m. Reflux b. Prostatahypertroph., ebd. 1963. — Blasenausfüll. Prostatamittel-
lappen, ebd. — Farbphotograph. d. Harnblase, Med. Bilddienst 1965. — Erfahrgn.
m. d. Lokalanästhetikum „Scandicain" i. d. Urol., Therap.woche 1966.

Stehle, Otfrid, Chefarzt i. R., 567 Opladen, Gerichtstr. 15. — *20. 8. 95 Frei-
burg/Br. — **A:** 22 München. — **Prom:** 22 ebd. — **F:** Chir. — **V:** Krhs. d. dritten
Ordens, München (Schindler), 3 Königen-Hosp. Köln-Mülheim (Hölscher), Chefarzt
a. St. Josephs-Krhs. Opladen i. R.

Steidl, Heinrich, Chefarzt d. Priv.-Klin. Dr. Riefler, 8 München 23, Mottlstr. 19,
(Klinik) 8 München 2, Prinz-Ludwig-Str. 7. — *18. 9. 06 Passau. — **A:** 32 München.
— **Prom:** 32 ebd. — **F:** Chir. — **V:** 33–37 Städt. Krhs. München-Schwabing (Dax).
— **P:** Klin. Folgeerscheingn. v. seiten d. N. alveolaris inf. nach Schädiggn. d.
Unterkiefers, m. bes. Berücksicht. d. Br., Dtsch. Z. Chir. 230. — Neues Führgs.-
instrument z. extraartikul. Schenkelhalsnagelg., Chirurg 1936. — Extraartikul.
Schenkelhalsnagelg., Dtsch. Z. Chir. 250. — Bhdlg. veralt. Kahnbeinbr. durch
Nagelg., Militärarzt 1943. — Hilfsgerät z. extraartikul. Schenkelhalsnagelg., Mschr.
Unfhlkd. 1950.

Steigelmann, Gustav, 674 Landau (Rheinpfalz), Martin-Luther-Str. 27. —
Fragebogen 1968 nicht beantwortet.

Stein, Kurt, Chefarzt d. Städt. Frauenklin. Dorotheenhs., X 5000 Erfurt,
Gerhart-Hauptmann-Str. 10–11. — Fragebogen 1968 nicht beantwortet.

Stein, Walther, 435 Recklinghausen, Herzogswall 46. — Fragebogen 1968 nicht
beantwortet.

Steinbereithner, Karl, Univ.-Doz., Oberarzt d. Univ.-Inst. f. Anaesthesiol., Leit. d. Intensiv-Bhdlgs.stat. d. I. Chir. Univ.-Klin., Inst. f. Anaesthesiol. d. Univ., Spital gasse 23, A-1090 Wien. — *18. 9. 20 Weyer/Enns, Ob.Öst. — **Prom:** 48 Wien. — **Hab:** 63 ebd. — **F:** Anaesthesiol. — **V:** 49–50 u. 51 I. Chir. Univ.-Klin. Wien (Schön bauer), 50–51 II. Med. Univ.-Klin. ebd. (Fellinger), Biostatistik ebd. (Wohlzogen), Studienaufenthalte 54 Paris, Stockholm, 55 London, ab 51 Anaesthesiol. Wien, ab 61 Oberarzt Univ.-Inst. f. Anaesthesiol. (Mayrhofer). — **B:** Mod. Anaesth., in: Diagn.-therap. Tb., Urban u. Schwarzenberg 1954, 1957, 1963, 1966. — Abdominal- Chir., Wiederherstellgs.- u. Unf.chir., Augenheilk., Neurologie, Psychiatrie, in: Lehrb. d. Anaesthesiol., hrsg. v. R. Frey, Hügin u. Mayrhofer, Springer 1955. — Künstl. Winterschlaf (mit Lembeck u. Hift), Urban u. Schwarzenberg 1955; Span. Übersetzg., Madrid. Editor. Alhambra 1957. — Problems and practical experiences with an Intensive Treatment Unit, in: Mayrhofer, Edit., European Trends in Anaesthesiology, Little, Brown & Co. 1966. — Problems of artificial alimentation in an Intensive Therapy Unit, in: Evans and Gray, Edit., Modern Trends in Anaesthe sia, Vol. 3, Butterworths 1967. — Herzalarm. Sofortmaßnahmen, Wiederbelebg. usw. Vlg. Extraordinariat f. Cardiol., Wien 1967. — Lungenverändergn. unt. künstl. Beatmg., in: Just-Stoeckel, Ateminsuff. u. ihre klin. Bhdlg., Thieme 1967. — **P:** Endocarditis u. Niere, Wien. Z. inn. Med. 33/1952. — Mucoproteine d. Serums b. mal. Erkrankg., Z. Krebsforsch. 58/1952. — Intra- u. postop. Hirnanoxie, Bruns' Beitr. klin. Chir. 185/1952. — Postop. Reanimat., Anaesthesist 1952. — Patho physiol. d. off. Thorax, ebd. — Prolong. kontroll. Blutdrucksenkg., Wien. med. Wschr. 1953. — Erfahrg. m. Gangl.block., Anaesthesist 1953. — E. neuer Gangl.- blocker, ebd. — Beabsicht. Blutdrucksenkg., ebd. — Künstl. Winterschlaf, ebd. — Herzkathet. Untersuchg. b. mass. Bludrucksenkg., Klin. Wschr. 1954. — Spin. Hypotens. in Hibernat., Anaesthesist 1954. — Umstritt. Probl. d. Blutdrucksenkg., ebd. — Kreisl. b. künstl. Blutdrucksenkg., ebd. — Blutdrucksenkg. u. Nierenfunkt., ebd. — Bluteiweißkörper unt. künstl. Blutdrucksenkg., ebd. — Möglichkt. parent. Eiweißtherap., Wien. klin. Wschr. 1954. — Artificial hibernt. in neurosurgery, Int. Rec. med. gen. pract. Clin. 167/1954. — Erfahrg. m. künstl. Hibernat., An aesthesist 1954. — Nachruf f. Hans Holzer, ebd. — Bhdlg. d. Unf.schocks, ebd. 1957. — Anaesth. i. d. Herzchir., ebd. — Nark.probl. d. mod. Herzchir., Acta anaesth. (Padova) 8/1957. — Nachbhdlg. b. Ileus, Anaesthesist 1957. — Kurznark. für d. prakt. Arzt, Paracelsus-Beih. 10. Ärztetreff. in Kärnten 1958. — Aminosäuren als Eiweißersatz, Anaesthesist 1958. — Verhütg. u. Bhdlg. v. Nark.komplikat., Wien. med. Wschr. 1958. — Nark.krämpfe, Anaesthesist 1959. — Ernährg. u. Bhdlg. Schädel-Hirnverletzt., Klin. Med. 1960. — Nark.probl. b. Kleinkindern i. d. Kiefer chir., Anaesthesist 1960. — Sog. ,,Totale Bronchospasmus", ebd. — Cortison-Präp. i. d. Anaesth., ebd. — Hirnoedem, ebd. — Parent. Ernährg. üb. lange Zeit, Nutr. et Dieta (Basel) 3, Suppl. 78/1961. — Traitement et réalimentat. des grands traumati sés du crâne, Cah. Anesth. 8/1961. — Cholinesteraseaktivität i. d. Blutkonserve, Anaesthesist 1962. — Netzhautart.- u. Augeninnendruck währ. künstl. Hypotonie, ebd. 1962. — E. Fall ohne Serumcholinesterase, Proc. I. Europ. Kongr. Anaesth., Wien 1962. — Famil. Vorkommen v. Serum Cholinesterasevariant., ebd. — Statistik u. Anaesth., Anaesthesist 1962. — Einfl. d. Unterkühlg. auf Erreggs.ablauf d. Katzenherzens, Wien. klin. Wschr. 1962. — Einf. Nark.meth. z. Prüfg. v. Inhalat.- anaesthetika, Anaesthesist 1963. — Serum Cholinesterase-Anenzymia, Acta anaesth. scand. 7/1963. — Comportement des artères rétiniennes et de la pression intra-ocul. au cours de l'hypotens. contrôlée, Cah. Anesth. 10/1963. — Bedeutg. d. Anaesth. b.

Schädel-Hirntraumen, Wien. klin. Wschr. 1963. — Präm. Synostose als Nark.risiko, Anaesthesist 1963. — Straßenfähigkt. nach i.v. Kurznark., Wien. klin. Wschr. 1963. — Neuromyopathica carcin. m. myasth. Syndrom, Anaesthesist 1964. — Plasmaverschwinderate v. Radiojodalbumin unt. postop. Sauerstoffapplikat., Wien. klin. Wschr. 1964. — Leistgs.fähigkt. gebräuchl. Gasbefeuchter, Wien. med. Wschr. 1964. — Réanimat. cardiaque dans les cliniques de l'Université de Vienne, Cah. Anesth. 12/1964. — L'anesthésie et l'excitabilité du coeur, ebd. — Einfl. v. Lanatosid C auf d. unterkühlte Herz, Anaesthesist 1964. — Cholinesterasevariant. u. Nark.risiko, Wien. klin. Wschr. 1964. — Prolong. Wiederbelebg. schwerst. Schädel-Hirnverletzt., Langenbecks Arch. klin. Chir. 308/1964. — Untersuchg. b. Anwendg. v. Fettemuls., Wien. klin. Wschr. 1965. — Anaesth. i. d. Sprechstunde, Österr. Ärztezeitung 1965. — Erfahrg. m. Propanidid, Wien. med. Wschr. 1965. — Blutgasanalysen i. tägl. Anaesthesicpraxis, Proc. 2. Fortb.kurs klin. Anaesth. Wien 1965. — Leakage-Bestimmg. b. region. Perfus., Langenbecks Arch. klin. Chir. 310/1965. — 1½ J. Intensivpflegestat., Österr. Hochschulztg. 1965. — Stoffwechselgleichgewicht b. Intensivpflegepat., Wien. klin. Wschr. 1965. — Aspects biométr. d'Anesthésiologie, Cah. d'Anesth. 14/1966. — Überwachg. u. Bilanzierg. v. Intensivpflegepat., Klin. Med. 1966. — Respiratory acidosis in pulmonary embolism, Anesth. Analg. Curr. Res. 45/1966. — Lage- u. Funkt.kontrolle d. Cavakatheters, Klin. Med. 1966. — Blutgasanalyt. Überwachg. Schädelverletzter, Anaesth. u. Wiederbel. 17/1966. — Vollständ. parenter. Ernährg. unt. bes. Berücksicht. d. Aminosäuren, Melsunger Med. Pharm. Mitt. 40, Suppl. 1/1966. — Homologes Tetanusantitoxin b. schwerem Tetanus, Wien. med. Wschr. 1966. — Röntgenol. Kontrolle d. Kavakatheters, Anaesthesist 1966. — Akutbhdlg. myasthen. Krise, ebd. — Intensivbhdlgs.stat. als Notfallszentrale, Anaesth. u. Wiederbel. 15/1966. — Techn. u. Erg. d. Cava inferior-Katheters, Prakt. Anaesth. u. Wiederbel. 1966. — Intensivbhdlgs.stat., Münch. med. Wschr. 1966. — 3-years experience with Intensive Care Unit. Proc. 2. Asian and Australasian. Congr. Anaesth., Tokyo 1966. — Probl. d. Überernährg., 2. Europ. Kongr. Anaesth., Zusammenfassg. Kopenhagen 1966. — Techn. ambul. Varizenop., Münch. med. Wschr. 1967. — Säurebasenhaushalt i. Liquor u. Blut b. schweren Schädeltraumen, Klin. Wschr. 1967. — Nark.krämpfe unt. Stickoxydul-Halothane, Anaesthesist 1967. — Kardioversion, Film: Wien 1967, Text: Wien. Z. Inn. Med. 48/ 1967. — Indikat. f. Tracheotomie u. Beatmung. Ber. Wien. Akad. ärztl. Fortb. 6/1967. — Endoxan u. Serumcholinesterase, Wien. klin. Wschr. 1967. — Observations on function of Bird Mark 8 ventilator, Brit. J. Anaesth. 39/1967. — Spätschäden d. Trachea nach Tracheotomie, Anaesthesist 1967. — Vorläuf. Erfahrgn. m. Nierentransplantat., Zbl. allg. Path. 110/1967. — Synergist. Wirkg. v. Antibiotika m. Muskelrelaxantien, Bull. Schweiz. Akad. Med. Wiss. 23/1967. — Säurebasenhaushalt i. Schock. Taggs.ber. 3. Int. Fortb.kurs klin. Anaesth., Wien 1967. — Erfahrgn. m. Synaptanalgesie, Wien. med. Wschr. 1967. — Künstl. Ernährg. schwer Schädelverletzter, in: Fortschr. d. parenter. Ernährg., Pallas, 1967. — Verhalten art. Sauerstoffdrucks nach Fett- u. Laevulosebelastg. b. Schädelverletzten, Agressologie 1967.

Steinbrück, Martin, Chefarzt i. R., Facharzt f. Chir. u. Gynäk., 477 Soest, Pagenstr. 36. — *4. 10. 95 Quedlinburg a. H. — **A:** 23 Würzburg. — **Prom:** 23 ebd. — **F:** Chir., Gynäk. — **V:** 23–25 Stadt- u. Krskrhs. Stargard (Weber), 25–27 Göttingen (Stich), 28–30 Diak.-Krhs. Danzig (Jastram), 30–35 Urban-Krhs. Berlin (Schück, Gohrbandt), 36–60 Stadtkrhs. Soest. — **P:** Percain als Lumbalanästheticum, Zbl. Chir. 1930. — Heilg. e. Atemlähmg. durch Suboccipitalstich u. Inj. v. Koffein, ebd. 1935.

Steiner, Hannes, a. o. Prof. u. Vorstand d. I. chir. Abt. d. Landeskr.anst., A-5010 Salzburg, Riedenburger Str. 15. — *11. 9. 18 Landeck, Tirol. — **Prom:** 41 Wien. — **Hab:** 60 Innsbruck. — **F:** Chir. — **V:** 45–46 Pathol. Anat., Kais. Elisabeth-Spit. Wien (Coronini), 46–56 Chir. ebd. (Huber), 55–56 Thoraxchir., II. Chir. Univ.-Klin. ebd. (Salzer), 56–64 Innsbruck (Huber). — **B:** Strumarezidiv, Wien: Springer 1960. — **P:** Probl. d. parafollikul. Zellen d. menschl. Schilddrüse i. Rahmen v. Nachkriegskröpfen, Wien. Z. inn. Med. 1948. — Strumekt. währ. d. Schwangerschaft, Klin. Med. 1948. — Lymphangiom d. Dickdarms, Österr. Z. Kinderheilk. u. Kinderfürs. 4/1950. — Lebensaussichten d. mal. Struma, Wien. klin. Wschr. 1950. — Typhus d. Gallenblase, ebd. — Struma Juvenilis, ebd. 1951. — Narbenstörgn. nach Strumekt., ebd. 1952. — Schilddrüse nach d. Strumekt. (mit Voelkel), Wien. Z. inn. Med. 35. — Untersuchgn. üb. d. postop. Schilddrüsenfunkt. u. deren Auswirkg. auf d. Op.techn., Klin. Med. 1955. — Probl. d. Altersappendicitis, Wien. klin. Wschr. 1956. — Op.techn. b. Rezidivstrumen, Klin. Med. 1956. — Bemerkenswerter Fall v. Leberrupt., Wien. klin. Wschr. 1957. — Wann soll d. Jugendkropf op. werden?, Wien. med. Wschr. 1957. — Strumekt. i. Alter, Med. u. soz. Altersprobleme 1957. — Kontrastmittelstop an d. Papilla Vateri b. intraop. Cholangiograph., Chir. Praxis 1958. — Dringl. Indikat. z. Strumekt., Landarzt 1958. — Nachbhdlg. u. Rezidivverhütg. op. Strumen, ebd. 1959. — Altersverteilg. d. Rezidivstrumen, Bull. Soc. Int. Chir. 1960. — Erg. d. Choledocho-Duodenostomie, Wien. klin. Wschr. 1960. — Derzeit. Aussichten d. chir. Therap. d. Bronchialca., Landarzt 1960. — Erg. d. einseit. Strumaresect. (mit Ebner), Klin. Med. 1960. — Mehrfache Strumarezidive, Langenbecks Arch. klin. Chir. 295/1960. — Diagn. v. Spätkomplikat. spitalentlass. op. Pat., Landarzt 1961. — Strumarezidiv u. quantitat. Hormonanalysen (mit Marberger), Wien. klin. Wschr. 1962. — Spätschicksal d. Leberverletzgn., Mschr. Unfhlkd. 1962. — Grundsätzl. doppelseit. Strumaresect.?, Bruns' Beitr. klin. Chir. 204/1962. — Histor. Entwicklg. d. Kropfchir., Hippokrates 1962. — Konservat. od. op. Therap. b. Gallenerkrankgn.? (mit Beyrer), Landarzt 1962. — Thyreogramm d. einseit. Strumaresecierten, Langenbecks Arch. klin. Chir. 301/1962. — Welche Voruntersuchgn. b. Schilddrüsenerkrankgn. sind absolut notwendig, welche nur i. best. Fällen?, Wien. med. Wschr. 1963. — Arbeitsgebiet u. Grenzen d. kl. Chir. i. d. ärztl. Praxis, Landarzt 1963. — Einseit. op. Recurrenslaes. als Indikat. z. dringl. Tracheotomie, Z. Laryngo-Rhinol. 97/1965. — Prakt. Organisat. d. Rezidivprophyl., Wien. med. Wschr. 1963. — Kleinchir. Eingr. am Anus, Landarzt 1964. — Chir. Komplikat. d. Cortisontherap., Z. ärztl. Fortbild. 1964. — Erfahrgn. m. d. Bhdlg. euthyreoter Strumen m. J 3/131, Klin. Med. 1964. — Dringl. Diagn. chir. Erkrankgn. i. d. Allg.praxis, Landarzt 1964. — Rezidive mal. Schilddrüsenerkrankgn., Indikat. z. Nachop. u. deren Erg. (mit Sauer), Bull. 14th Bienn. Int. Congr. Int. Coll. Surg. 1964. — Struma diffusa aus chir. Sicht, Klin. Med. 1965. — Rezidivstruma, chir. Gesichtspkt., Langenbecks Arch. klin. Chir. 316/1966. — Cytostat. Stoßtherap. b. älteren Pat. i. d. chir. Klin. (mit Boeckl), Proc. 7th Int. Congr. Gerontology, Wien 1966. — D. nicht op.bedürft. Strumarezidiv (mit Hell), Wien. klin. Wschr. 1966. — Bedeutg. d. Leberbiopsie b. d. Cholecystect. (mit Baumgartl), Klin. Med. 1967. — Rö.frühkontrollen nach Magenresect. (mit Prenner u. Peer), Münch. med. Wschr. 1967. — Mikro-Lungeninfarkt b. chir. Pat. (mit Zimmermann), Wien. med. Wschr. 1967. — Temporärer Leberersatz durch heterol. Leberperfus. (mit Boeckl u. a.), Langenbecks Arch. klin. Chir. 318/1967. — Isol. abdomin. Organverletzg. durch Sicherheitsgurt (Beitr. z. Seatbelt-Syndrom) (mit Baumgartl), Mschr. Unfhlkd. 1968.

Steiner, Heinz, Oberarzt, Chir. Klin. d. Krskr.anst., X 58 Gotha. — *11. 7. 22 Saalfeld/S. — **A:** 52 Jena. — **Prom:** 54 ebd. — **F:** Chir. — **V:** 52 Inst. f. Arbeitsmed. u. Berufskrankh. Jena (Ehrhardt), 52–57 Werkkrhs. d. Maxhütte Gorndorf b. Saalfeld (Rank), ab 57 Krs.kr.anst. Gotha (Kneise, Keil, Zellerhoff). — **P:** Sog. Glasstaublunge, in: Staublungenerkrangn., Leipzig: Barth 1956.

Steinforth, Hans F. L., Oberarzt d. chir. Abt. d. Städt. Krhs. Heinsberg, 5139 Karken b/Heinsberg (Rhld.), Tichelkamp. — Fragebogen 1968 nicht beantwortet.

Steingräber, Martin, Prof., Chefarzt Ev. Krhs., 5 Köln-Lindenthal, Weyertal 76. — *5. 1. 11 Stettin/Pom. — **A:** 36 Greifswald/Pom. — **Prom:** 36 ebd. — **Hab:** 52 Berlin. — **F:** Chir. — **V:** 35–36 inn. Abt. Städt. Krhs. Stettin (Eymer), 36–50 Greifswald (Reschke, Felix), 39–45 Kriegsdienst, 50–56 Charité Berlin (Felix). — **P:** Spondylitis typhosa, Zbl. Chir. 1947. — Anzeigestellg. z. intratrochant. Osteotomie, ebd. 1949. — Vorbestrahlg. b. Mamma-Ca., Bruns' Beitr. klin. Chir. 179/1949. — Rö.bild asept. Nekr. a. d. Fingergel., Fortschr. Röntgenstr. 73/1950. — Intratrochant. Osteotomie b. veralteten Schenkelhalsbr., Zbl. Chir. 1950. — Strahlenschäden a. d. Rippen b. Vorbestrahlg. d. Brustkrebses, ebd. 1951. — Form u. Funkt. d. Anastomose nach tot. Magenentferng., Dtsch. Gesd.wes. 1952. — Vorbestrahlg. b. Mamma-Ca., Zbl. Chir. 1952. — Klin. u. exp. Beitr. z. tot. Magenentferng., Bruns' Beitr. klin. Chir. 186/1953. — Anastomose nach Graham b. d. Gastrekt., Z. inn. Med. 1953. — Untersuchg. üb. d. Resorpt. v. Eiweiß u. Fett nach tot. Magenentferng., ebd. — Meconiumileus, Zbl. Chir. 1953. — Gutachten üb. Zwischenfälle b. Op., Dtsch. Gesd.wes. 1954. — Op.mortalität u. Überlebensdauer nach d. Gastrekt., Zbl. Chir. 1954. — Chir. d. intrahepat. Ikterus, ebd. 1956. — Angebor. Aneurysmen u. angebor. Aneurysma d. Arteria subclavia, Kinderärztl. Prax. 1957.

Steinhardt, Norbert, Chefarzt d. Krskrhs., 8396 Wegscheid/Ndb. — *3. 5. 24 Kassel. — **A:** 54 Marburg. — **Prom:** 53 ebd. — **F:** Chir. — **V:** 53–54 u. 55 Marburg (Zenker), 54–55 Med. Univ.-Klin. ebd. (Bock), 55–65 Erlangen (Hegemann), Chir. u. Leit. d. Blutbank u. Infus.zentrale. — **P:** Aus d. Cystometrogramm entwickelte Erkenntn. üb. d. Gestalt d. Blase m. klin. Anwendg., Diss. — Spätschicksal blut. Gastro-Duodenal-Ulzera, Dtsch. med. Wschr. 1959. — Virushepatitis nach Bluttransfus., ebd. 1961. — Mögl.ktn. e. Prophyl. d. Serumhepatitis inf. Bluttransfus., Langenbecks Arch. klin. Chir. 301/1962.

Steinhäuser, Willy, Chefarzt d. Orthop. Landesanst., X 7500 Cottbus, Berliner Str. 15a. — Fragebogen 1968 nicht beantwortet.

Steinmetz, Hildegard, Oberärztin d. Krskrhs., 8742 Königshofen i. Gr. — *4. 2. 15 Heiligenstadt/Eichsfeld. — **A:** 44 Straßburg. — **Prom:** 44 ebd. — **F:** Chir. — **V:** Chir.: Krhs. Heiligenstadt/Eichsfeld (Beykirch), Lungenkrankh. u. Thoraxchir.: Zentralklin. Bad Berka/Thür. (Tegtmeyer), Krhs. St. Georg Leipzig (Mörl). — **P:** Diff.diagn. Bronchialka. - Lungentbk. (mit Hartwig), Z. ärztl. Fortbild. 1955.

Stellbrink, Gerhard K. F., Facharzt f. Chir., 1. Oberarzt II. (Unfallchir.) Abt. Allg. Krhs. St. Georg, 2 Hamburg 1, Lohmühlenstr. 5. — *13. 6. 22 Arroio do Padre II, Rio Grande do Sul, Brasilien. — **A:** 51 Hamburg. — **Prom:** 51 ebd. — **F:** Chir., Unfallchir., Handchir., Chir. d. Polyarthritis. — **V:** 51 Pathol. Inst. Univ. Hamburg (Krauspe), 52 II. Med. Abt. Allg. Krhs. Eilbek Hamburg (Scholderer), 52–59 Chir. Abt. ebd. (Scheider), 59–60 I. Med. Abt. ebd. (Laurentius), 60–61 Chir. Abt. ebd., ab 61 II. (Unfallchir.) Abt. Allg. Krhs. St. Georg, Hamburg (Buchholz), 65 Extremit. chir. Klin. Univ. Göteborg (Sahlgrenska Sjukhus) (Moberg), Reumasäätiön Sairaala (Zentr. Rheuma-Krhs. Finnlands), Heinola 2/Finnland (Vainio), 67 Princess Margaret Rose Orthop. Hosp. (Orth. Univ.-Klin.) Edinburgh/Schott-

land (James, Savill). — **P:** Presomen i. d. Urol., Z. Urologie 1961. — Indirekte
(subcutane) Zwerchfellrupt. nach Einquetschg. am Steuer, Der kraftf. Arzt 1964. —
D. ungelöste Probl. d. posttraumat. Fettembolie, ebd. — Aortenrupt. b. Lenkrad-
aufprall, ebd. 1965. — Transportprobl. b. Schwerverletzten. ebd. — Dextrofixat. d.
abor. Colon (mit Holstein), Chirurg 1966. — Chir.-orthop. Eingr. als Erweiterg. d.
Therap. d. Polyarthritis chronica progressiva (mit Meyer), Z. Rheumaforsch. 1967.
— Chir. Bhdlg. d. chron.-entzündl. Gelenkrheumatismus, Med. heute 1967.

Stelzner, Friedrich, o. Prof., Dir. d. Chir. Univ.-Klin., 2 Hamburg 20, Martinistr. 52. — *4. 11. 21 Oberlohma. — **A:** 45 Würzburg. — **Prom:** 45 ebd. — **Hab:** 52
Erlangen. — **F:** Chir. — **V:** 45–55 Erlangen (Goetze), 55–68 Hamburg (Zukschwerdt)
49 Gastarzt in München (Frey), 50 in Zürich (Brunner), 53 in Utrecht (Kinkenbergh),
57 in London (A. Hunt, Cl. Naunton-Morgan, Lord Brock). — **B:** Individualität d.
bösart. Tumors, in: Strahlentherap., hrsg. v. Meyer-Matthes, Thieme 1949. —
Appendicitis u. Peritonitis (mit Goetze), in: Chir. Op.lehre v. Bier-Braun-Kümmell,
hrsg. v. Fischer-Gohrbandt-Sauerbruch, Bd. 4, Leipzig: Barth 1954/55. — Chir. d.
Rectumcas., Enke 1955. — Magendarmkrebs (mit Zukschwerdt), in: Ärzte sprechen
zu Dir, hrsg. v. Dennig, Vlg. G. Klipper 1956, 2. Aufl. Thieme 1967. — Rectum u.
Anus, in: Lehrb. d. Chir., hrsg. v. Hellner, Nissen, Vossschulte, Thieme 1957,
2. Aufl. 1958, 3. Aufl. 1962, 4. Aufl. 1964, 5. Aufl. 1966. — Anorect. Fisteln, Springer
1959. — Appendicitis, in: Klin. Chir. f. d. Praxis, Bd. 3, hrsg. v. Diebold, Junghanns,
Zukschwerdt, Thieme 1961. — Rectum u. Anus, ebd. — Intra- u. postop. Zwischenfälle b. Eingr. am Mastdarm u. After, in e. Sammelwerk üb. op. u. postop. Zwischenfälle, hrsg. v. Brandt, Kunz, Nissen, Bd. 2, Thieme 1965. — Haemorrhoiden, in:
Tb. d. Haut- u. Geschlechtskrankhtn., hrsg. v. Heinke, Walther, Medica Vlg. —
Chir. b. alten Menschen, in: Tb. d. Alterskrankhtn., hrsg. v. Schettler, Thieme 1966.
— Unterbauch, Retroperitonealraum u. Beckenbereich, in: Techn. d. Schmerz-
analyse, hrsg. v. Janzen, Thieme 1966. — Postop. Frühkomplikat. nach e. Magenresekt., in: Magenresekt. u. Magenresezierter, hrsg. v. Bartelheimer, Maurer u.
Schreiber, De Gruyter 1968. — **P:** Fuß i. Stand u. Marsch, Diss. u. Zschr. Anat. u.
Entw. 112/1942. — Femurtors. u. Becken (mit v. Hayek), ebd. 113/1944. — Unpig-
ment. Rectumca. ist e. Retothelsarkom, Langenbecks Arch. klin. Chir. 260/1947. —
Generalisat. d. Krebses, Chirurg 1948. — Basaliom d. Rectums, Langenbecks Arch.
klin. Chir. 261/1948. — Autoallergie als klin. Symptomenkomplex, Klin. Wschr.
1949. — Bewertg. d. Autoallergie b. Ileus, Zbl. Chir. 1949. — Neue Techn. z. asept.
gestielten Hauttransplantat., Chirurg 1950. — Entwicklgs.störgn. b. Turmschädeln
u. ihre prakt. Bedeutg., Langenbecks Arch. klin. Chir. 263/1950. — Eosinoph.
Knochengranulom, Zbl. Chir. 1950. — Intrasphinctere Seit-zu-Seit-Anastomose,
Langenbecks Arch. klin. Chir. 264/1950. — Arthrodese d. Ellenbogengelenkes,
Chirurg 1950. — Mult. Epiphysenstörgn. (mit Klopfer), Arch. Orthop. 78/1951. —
Techn. d. Hypophysentransplantat., Langenbecks Arch. klin. Chir. 267/1951. —
Therap. d. Novokainvergifg. m. Evipan, Münch. med. Wschr. 1951. — Diff.progn.
d. Rectumca., Zbl. Chir. 1951. — Gibt es allergisier. Mastdarmkrebse ?, Langenbecks
Arch. klin. Chir. 268/1951. — Individualpathol. u. Therap. d. Mastdarmkrebse, ebd.
272/1952. — Schicksal Mastdarmkrebskranker, d. d. Radikalop. verweigerten, od.
Kranker, d. nur örtl. Eingr. durchführen ließen od. jede Op. ablehnten, ebd. 273/
1952/53. — Seitl. temp. Kotfistel m. vollständ. Kotableitg., ebd. 276/1953. —
Gegenwärt. Therap. d. Mastdarmkrebse (mit Goetze), Münch. med. Wschr. 1953. —
Gegenwärt. Therap. d. Mastdarmkrebses, Dtsch. med. J. 1953. — Seltenhtn. unt.
d. Diagn. Rectumca. (mit Goetze), Medizinische 1954. — Einzeit. Trenng. d. Schließ-

muskels als Therap. d. Analfistel, Chirurg 1954. — Kontinenzerhalt. Op. b. Rectumca. i. neuer Sicht, Langenbecks Arch. klin. Chir. 279/1954. — Neueres z. Therap. d. akuten Appendicitis, ebd. — Kompliz. Appendicitis, Münch. med. Wschr. 1955. — Drahtdruckschieng. d. Knöchelbr., Langenbecks Arch. klin. Chir. 282/1955. — Vorkrebs u. Krebs – heute gesehen, Ärztl. Praxis 1955. — Voltaspanngn. zw. Krebsgewebssaft u. entsprech. physiol. Gewebe (mit Lange u. Möhring), Naturwissenschaften 1955. — Therapieresist. Magen- u. Zwölffingerdarmgeschwür, M.kurse ärztl. Fortbild. 1955. — Erg. d. Radikalop. v. 143 Analfisteln (mit Dietl u. Hahne), Chirurg 1956. — Konstanz d. Krebswachstums (Prof. Goetze z. 70. Geb. z. Erinnerg.), Zbl. Chir. 1956. — Probl. d. Kontinenz b. anorect. Eingr., Chirurg 1957. — Diagn. u. Therap. d. angebor. Atresien u. Sten. d. Magendarmkanals, Gastroenterologia 90/1958. — Diagn. u. Therap. d. angebor. Sten. d. Magendarmkanals, Chir. Praxis 1958. — Haemorrhoiden, Dtsch. med. Wschr. 1958. — Maßnahmen z. Normalisierg. d. Herzrhythmus b. Unterkühlg., Langenbecks Arch. klin. Chir. 289/1958. — Wie kann d. Sphincter insuff. e. 60 J. alten Mannes behandelt werden? (Anfrage), Dtsch. med. Wschr. 1958. — Sind Analfisteln tbk. Ursprungs?, Tbk.arzt 1958. — Obstipat. u. Krebsgen., Dtsch. med. Wschr. 1958. — Gesetzmäß. Hemmg. d. Nagelwachstums b. Knochenbr. d. Mannes u. d. Frau, Langenbecks Arch. klin. Chir. 291/1959. — Beurteilg. d. Lungenrundherde (250 eig. Fälle) unt. bes. Berücksicht. d. Konstanz d. Krebswachstums (mit Stürtzbecher), ebd. 292/1959. — Hamburg u. d. Geschichte d. Chir., Medizinische 1959. — Gegenwärt. Therap. d. Rektumka., Vortragsref. d. Bielefelder Ärztl. Fortbildgs.kurse 1959. — Bhdlg. d. Bagatellwunde b. Unf.verletzten, Ärztl. Praxis 1959, Z. kraftf. Arzt 1959 u. Therap.woche 1959. — Wie behandelt man heute chron. eitr. Entzündgn. d. Perianalgegend?, Dtsch. med. Wschr. 1960. — Anat. d. analen Sphinkterorgans wie d. Chirurg sie sieht, Festschr. Elze, Z. Anat. u. Entw. 121/1960. — Retroperitonitis, Bruns' Beitr. klin. Chir. 200/1960. — Cortisonphlegmone. Klin. Beobachtgn. u. exp. Untersuchgn. z. Infekt.disposit., Langenbecks Arch. klin. Chir. 295/1960. — Hohe u. tiefe Colitis ulcerosa unt. Berücksicht. d. Crohnschen Krankht. d. Colons, Münch. med. Wschr. 1960. — Corpus cavernosum recti – d. morphol. Grundl. d. inn. Haemorrhoiden, Klin. Wschr. 1960. — Encephalopathie nach portocav. Anastomosen (mit Martini u. Dölle), Dtsch. med. Wschr. 1961. — End-End-Naht u. and. Meth. d. Rekonstrukt. d. Gallenwege, Chirurg 1961. — Vermeidb. u. unvermeidl. Folgen nach anorect. Eingr., Langenbecks Arch. klin. Chir. 298/1961. — Chir. Erfahrgn. b. d. Ileitis terminalis, Fortschr. Röntgenstr. 95/1961. — Enteritis regionalis, Langenbecks Arch. klin. Chir. 301/1962. — Corpus cavernosum recti, d. morphol. Grundl. d. inn. Haemorrhoiden (mit Staubesand u. Machleidt), ebd. 302/1962. — Chir. Erfahrgn. b. d. region. Enteritis Crohn, Dtsch. med. Wschr. 1962. — Örtl. Infekt.disposit. durch Adrenalin u. Hydrocortison, Langenbecks Arch. klin. Chir. 299/1962. — Gegenwärt. Beurteilg. d. sphinktererhalt. Rektumresekt. u. d. Rektumamputat. b. Mastdarmkrebs, Bruns' Beitr. klin. Chir. 204/1962. — Prof. Dr. L. Zukschwerdt z. 60. Geb., ebd. — Pyodermia fistulans sinifica (mit Krauspe), Chirurg 1962. — Erfolgreiche Naht e. Schußverletzg. d. extrapericard. Aorta ascendens (mit Horatz), Thoraxchir. u. vasc. Chir. 10/1963. — H. Strauß' Beitr. z. Entwicklg. d. Rekto-Sigmoidoskops, Medizinische 1963. — Haemorrhoiden u. and. Krankhtn. d. Corpus cavernosum recti u. d. Analkanals, Dtsch. med. Wschr. 1963. — Anat. u. Chir. d. hohen Speiseröhrenca., Thoraxchir. 1963. — D. „goldenen Adern" – e. Beitr. z. Histophysiol. d. sog. Glomerula venosa haemorrhoidalia (mit Staubesand u. Machleidt), Morphol. Jb. 104/1963. — Las

Haemorrhoides y otras enfermedas del cuerpo cavernoso del recto cavernoso des recto y del conducto anal, Medica alemana 4/1963. — Haemorrhoids and other Diseases of the Corpus cavernosum recti and the anal canal, German Med. Monthly 1963. — Bedeutg. d. Leber b. d. Entstehg. d. Magenduodenalulcus, Langenbecks Arch. klin. Chir. 308/1964. — Bedeutg. d. Exp. f. d. prakt. Ulcuschir., Langenbecks Arch. klin. Chir. 308/1964. — In welchem Stadium ist v. d. Verödg. v. Haemorrhoiden e. bleib. Erfolg zu erwarten?, Dtsch. med. Wschr. 1964. — Ist d. Gefahr e. hepatoport. Encephalopathie nach e. portocav. Anastomose voraussehbar?, Chirurg 1964. — Relat. Häufigkt. u. Altersverteilg. angebor. Herzfehler i. Sekt.gut u. i. klin. Krankengut (Ber. üb. 1826 Fälle) (mit Hoffheinz u. a.), Med. Klin. 1964. — Bedeutg. d. Leber b. d. Entstehg. d. Magenduodenalulcus, Langenbecks Arch. klin. Chir. 305/1964. — Was ist neu i. d. Diabetesforsch.? (mit Zukschwerdt), Gastroenterologia, Suppl. 104/1965. — Stenosier. u. perforier. Dünndarmgeschwüre rätselhaften Ursprungs, Langenbecks Arch. klin. Chir. 313/1965. — Entzündl. Darmerkrankgn., Hippokrates 1965. — Deutg. d. pept. Geschwürs als Folge e. Regulat.-störg. d. Leber i. Widerstreit z. ulcerogenen Hepatopathie, Münch. med. Wschr. 1965. — Probl. d. op. Therap. d. port. Hochdrucks, Acta hepato-splenol. 12/1965. — Kontinenz, Superkontinenz u. Inkontinenz i. Anorektalbereich, Dtsch. med. Wschr. 1965. — Anfrage: Ist d. Leistenbr. e. 65 jährigen, d. nach Anheben e. Gegenstandes i. Erscheing. trat, Unfallfolge?, Münch. med. Wschr. 1965. — Anfrage: Leistenbr. u. Unfallfolge, ebd. — Anfrage: Kreisl.belastg. u. Haemorrhoidalprolaps, ebd. — Anfrage: Narbenbr. u. Nephrekt., ebd. — Strukturanalyse d. Oesophagus durch d. Ka., Thoraxchir. 1966. — Fehlen v. Ganglienzellen i. Bereich d. Musculus sphincter ani internus des Menschen (mit Fleischhauer u. Holstein), Z. Zellforsch. 70/1966. — Rätselhafte Dünndarmgeschwüre (Beitr. z. Klin. u. pathol. Anat. d. sog. Ulcus simplex) (mit Krauspe), Internist 1966. — Bedeutg. d. Sphincter internus f. d. Analkontinenz, Langenbecks Arch. klin. Chir. 314/1966. — Indikat. u. Erfolge d. Shuntop. b. port. Hochdruck, Bayer. Ärztebl. 1966. — Kontinenzorgan i. Mittelpkt. d. Fistelprobl., Klin. Med. 1966. — Diagn. u. Op.techn. b. Analfisteln, Münch. med. Wschr. 1966. — Chir. d. port. Hochdrucks. Chir. Mögl.ktn. u. Erg., Langenbecks Arch. klin. Chir. 316/1966. — Probl. d. Erhaltg. u. Schaffg. d. analen Kontinenz i. Kindesalter, Rundgespräch, ebd. — Colitis, Ileocolitis u. Enteritis regionalis. (Pathol. u. chir. Maßnahmen), Gastroenterologia 107/1967. — Strukturanalyse d. Oesophagus i. Hinbl. auf Beobachtgn. b. op. Eingr., Zbl. Chir. 1967. — Verschlußsystem d. termin. Speiseröhre (mit Lierse), Thoraxchir. 1967. — Entzündl. Erkrankgn. d. Dickdarns (D. unspezif. Colitis), Langenbecks Arch. klin. Chir. 319/1967. — Anat. u. Pathol. d. Kontinenzorgans, Therap.woche 1967. — Begleitverletzgn. d. Darmes u. d. Bauchraumes b. Beckenbr., Hefte Unfhlkd. 91/1967. — Individuelle chir. Therap. d. Blutg. b. port. Hochdruck unt. Berücksicht. d. Oesophagusvaricenligat., Bruns' Beitr. klin. Chir. 214/1967. — Rektoanale Kontinenz, Z. Kinderchir. 1967. — Anorekt. Kontinenzorgan, Am. J. Proct. 1967. — Gegenwärt. Mögl.ktn. u. Grenzen e. Krebsradikalop., dargest. am Mastdarmkrebs u. am Oesophaguskrebs, Hamburger Ärztebl. 1968.

Stemmer, Alfons, Chefarzt d. chir. Abt. Theresien-Hosp., 4 Düsseldorf, Alte Stadt 2. — 9. 4. 09 Überlingen/Bodensee. — **A:** 34 München. — **Prom:** 34 ebd. — **F:** Chir. — **V:** 34–35 Städt. Krhs. Rosenheim, 36–42 chir. Priv.-Klin. Dr. Hellge Passau, 42–46 Kriegsdienst, 46–54 Theresien-Hosp. Düsseldorf, Oberarzt (Frischen).

Stempel, Peter Kl. L., Ass., I. Chir. Klin. d. Klinikum, 68 Mannheim, Theodor-Kutzer-Ufer. — *29. 12. 29 Mannheim. — **A:** 59 Mannheim. — **Prom:** 57 Heidelberg.

— F: Chir., Urol. — V: 57–62 chir. Abt. d. Diak.-Krhs. Mannheim (Becker) ab 62 Klinikum Mannheim (Oberdalhoff).

Stengel, Werner, Chefarzt d. chir. Abt. u. ärztl. Dir. d. Krskrhs., 643 Bad Hersfeld. — *12. 6. 11 Nürnberg. — A: 37 Berlin. — Prom: 38 Greifswald. — F: Chir. — V: 36–37 Krhs. Westend Berlin (Peiper), Med. Klin. Greifswald (Katsch), 39 Krhs. Westend Berlin (Peiper), 40–43 Rudolf-Virchow-Krhs. ebd. (W. Fick), 44–48 Militärdienst, 49 neurochir. Abt. Krhs. Westend Berlin (Stender), 49–56 Oberarzt chir. Abt. Rudolf-Virchow-Krhs. Berlin (Heim). — P: Kasuistik d. Hernia intersigmoidea, Zbl. Chir. 1950. — Penumoperitoneum als Mittel z. Verhütg. v. Bauchfellverwachsgn., Berliner med. J. 1950. — Diät nach Op., Schriftenr. d. Ernährgs.umschau 1950. — Nahtloser Wundverschluß, Chirurg 1954. — Kontrastdarstellg. d. Pankreasausführgs.ganges b. Magenresekt., ebd. 1956. — Hat d. Cutisplastik f. d. Versorgg. gr. ventr. Hernien auch heute noch e. Berechtigg. ?, ebd. 1956. — Techn. d. Cutisplastik, Langenbecks Arch. klin. Chir. 1956. — Coriumplastik (Rehnsche Cutisplastik) u. ihre prakt. Anwendg., Berlinder Med. 1956. — Ein neuer Bügel f. Gehgipsverbände, Chirurg 1959. — Vereinfachtes Verf. d. Wirbelaufrichtg. m. Hilfe d. elektr. betrieb. Op.tisches, Langenbecks Arch. klin. Chir. 1961. — Bhdlg. v. Verbrenngs.wunden m. Schweinehaut, Hefte Unfhlkd. 1967.

Stenger, Ernst, Akad. Oberrat, Oberarzt d. Chir. Univ.-Klin., 69 Heidelberg. — *30. 7. 13 Berlin. — A: 39 Berlin. — Prom: 39 ebd. — F: Chir. — V: 39–45 Berlin (Magnus, Rostock), 47–51 Würzburg (Wachsmuth), 51–63 Krskrhs. Helmstedt (Reinold), ab 63 Heidelberg (Linder). — B: Diff.diagn. zw. Raynaud'scher Gangraen u. Erfriergs.folge, Borna: Noske 1939. — P: Präop. Hautdesinfekt.mittel, ihre Wirkg. auf d. Gewebe, Zbl. Chir. 1949. — Knochenbr. u. Blutkörperchensenkg., ebd. — Abducensparese b. Periduralanaesth., Berliner Med. 1949. — Pathol.-anat. Untersuchgn. b. präop. bestrahlten Brustkrebs, Chirurg 1950. — Periarthritis Humero-Scapularis, Ärztl. Wschr. 1950. — Sudeck'sches Syndrom u. Bindegewebsmassage, ebd. — Bindegewebsmassage b. Sudeck'schem Syndrom, Krankengymnastik 1950. — Lokalbhdlg. v. Wunden, Zbl. Chir. 1952. — Lokalbhdlg. v. Wunden, Münch. med. Wschr. 1952. — Vaopin-Wundstreupulver i. d. Wundbhdlg., Wiss. Ber. 1953. — Krampfadern, Krankengymnastik 1953.

Stenger, Ferdinand, Chefarzt d. chir. Abt. u. ärztl. Dir. d. St. Vinzenz-Krhs., 645 Hanau a. M., Nußallee 30. — *13. 5. 09 Seligenstadt/Hessen. — A: 36 Darmstadt. — Prom: 36 Gießen. — F: Chir., Frauenhlkd. u. Geburtshilfe.

Stenholm, Ture O., Med. dr. Fil. mag. (math. nat.), Chefarzt emer., Luthagsesplanaden 16, Uppsala/Schweden. — *23. 7. 94 Skutskär, Provinz Uppland. — A: 21 Uppsala. — Prom: 25 ebd. — F: Chir. — V: 20 Pathol.-anat. Inst. d. Univ. Uppsala (Quensel), 20–21 Krhs. Sundsvall (Röden), 21–24 Pathol.-anat. Inst. d. Städt. Krhs. Friedrichshain-Berlin (Pick), 25 Göteborgs Barnbördshus, Obstet. u. Gynäk. (Lindquist), 26–28 Krhs. Kristianstad (Pallin), 29–32 Krhs. Umeä (Möller), 24–25 u. 32–34 Akad. Krhs. d. Univ. Uppsala (Nyström), 34–35 u. 42 Charité Berlin (Sauerbruch), 35, 36–37 Röntgenol. Abt. d. Städt. Krhs. Sabbatsberg Stockholm (Simon), Studienaufenthalte: 29 Urol. Abt. (Joseph) d. Chir. Univ.-Klin. Berlin, 1952 Heidelberg (K. H. Bauer) u. München (Frey). — P: Neue Meth. z. heterochromen Photometrie, Skand. Arch. Physiol. 35/1917. — Fall v. Syringomyelie, d. e. Rückenmarkstumor vortäuschte, Acta med. scand. 57/1922. — Pathol. anat. Studien üb. d. Osteodystrophia fibrosa (sog. Ostitis fibrosa v. Recklinghausen), Diss. — Spontanheilg. b. d. Nierentbk., d. tbk. Bazillurie u. d. tbk. Nephritis, Zbl. Chir. 1935. — Divertikulose u. Divertikulitis d. Dickdarmes, Dtsch. Z. Chir. 250/1938.

Stenkhoff, Heribert, Chefarzt a. chir. Abt. u. Unfallabt. d. Wilhelm-Anton-Hosp., 418 Goch/Ndrh. — *29. 8. 23 Bonn/Rhein. — **A:** 49 Düsseldorf. — **Prom:** 49 Bonn. — **F:** Chir. — **V:** 49–51 St. Marien-Hosp. Bonn (Ollinger), 51–52 Med. Univ.-Klin. Köln (Knipping), 52–58 Städt. Kr.anst. Krefeld (Herzog), 58–64 St. Laurentius-Hosp. Essen-Steele (Röper).

Stenzl, Walter, Facharzt f. Chir., A-8018 Graz, Klosterwiesgasse 57. — *28. 4. 13 Wien. — **A:** 37 Prag. — **Prom:** 37 ebd. — **F:** Chir. — **V:** 37–39 Graz (Walzel, Spath, Susani, v. Seemen), 39–47 Kriegsdienst, Gefangenschaft, 49–51 Graz (Spath), 52–59 Landeskrhs. Klagenfurt (Winkelbauer).

Stephan, Heinrich Karl, Leit. Arzt d. chir. Abt. d. Diakonie-Anst., 655 Bad Kreuznach. — *29. 12. 07 Idar-Oberstein/Nahe. — **A:** 35 Marburg/Lahn. — **Prom:** 37 ebd. — **F:** Chir. — **V:** 34 Path. Inst. d. Univ.-Klin. Marburg (Versé), 35 inn. Abt. Ev. Krhs. Gütersloh (Wischer), 36–39 Marburg (Klapp), Kantonsspit. Basel (Hentschen), 44 neurochir. Abt. Breslau (Peiper), 39–45 Kriegsdienst, 45–47 Marburg.

Stephani, Hubert, Chefarzt d. II. chir. Abt. d. Städt. Krhs. Am Urban, 1 Berlin 19, Ortelsburger Allee 2. — Fragebogen 1968 nicht beantwortet.

Steppan, Burghardt, Facharzt f. Chir., 7 Stuttgart-Obertürkheim, Bergstaffelstr. 30. — *12. 3. 21 Radautz. — **A:** 55 Heidelberg. — **Prom:** 55 ebd. — **F:** Chir. — **V:** 55 Anat. Heidelberg (Höppke), 55–56 Theresien-Krhs. Mannheim (Flick), 56–62 Krskrhs. Waiblingen (Gerling), 62–63 Inn. ebd. (Schwörer), 63 Vertretgn. in Mannheim.

Stern-Sträter, Hans-Gerhard, Facharzt f. Chir., Durchgangsarzt, 4 Düsseldorf, Anhalter Str. 5. — *13. 1. 08 Düsseldorf. — **A:** 32. — **Prom:** 31 Kiel. — **F:** Chir. — **V:** 31–32 Inn. Abt. Städt. Krhs. Kiel (Stuber), 32–33 chir. u. gynäkol. Abt. Städt. Krhs. Lüneburg (Hölscher), inn. Abt. Städt. Krhs. Wandsbek (Deussing), Neurol. Klin. Allg. Krhs. Barmbek-Hbg. (Embden), 33–34 Landeskrhs. Braunschweig (Wrede), 34–37 Städt. Krhs. Höchst/Main (Henrichsen), 37–48 chir.-gynäk. Abt. Krskrhs. Annaberg/Erzgeb. (Hempel), 48–50 Chefarzt d. Bergbau-Krhs. ebd., 50–52 Leit. Arzt d. chir.-gynäk. Abt. Ostseebad-Krhs. Boltenhagen, ab 52 i. d. Bundesrepublik, 54–57 Chirurg im Versorgungswesen.

Sterr, Hanns, Chefarzt d. chir. Abt. u. Ärztl. Leit. d. Städt. Krhs., 6507 Ingelheim/Rhein.*

Steyer, H. E. Anneliese, Leiterin d. chir. Abt. d. Poliklin. West, X 7033 Leipzig, Demmeringstr. — *10. 7. 27 Leipzig. — **A:** 52 Leipzig. — **Prom:** 52 ebd. — **F:** Chir. — **V:** 54–62 Chir. Poliklin. Inst. d. Karl-Marx-Univ. (Wachs, Übermuth), 62–64 Greifswald (Kothe). — **P:** Verl., Gestalt u. Einbau d. Vasa vasorum i. d. menschl. Aorta, Z. Alternsforsch. 1956. — Erfahrgn. b. Pan. ossale, Dtsch. Gesd.wes. 1959. — Op. d. Dupuytren'schen Kontraktur, ebd. 1960. — Beitr. z. selt. isol. dorsal, radiocarp. Luxat., Z. ärztl. Fortbild. 1961. — Vjber. üb. d. Navicularefrakt. d. Hand u. deren funktion. Späterg., Zbl. Chir. 1961. — Ber. üb. 49 op. schnellende Finger, ebd. 1962. — Frakt. d. os naviculare d. Hand unt. bes. Berücksicht. d. Sportverletzgn., Z. Med. u. Sport 1963. — Beitr. z. d. Desmoiden (Dermatofibrosarkomen) d. Bauchdecke, Zbl. Chir. 1964. — Beitr. z. d. gutart. Duodenaltumoren (mit Ott u. Gromoll), Bruns' Beitr. klin. Chir. 1/1964. — Freie Gelenkkörper b. schwerer Coxarthrose, Zbl. Chir. 1965. — Mal. Entartg. d. Unterschenkelgeschwürs, Arch. Geschwulstforsch. 1965.

Steyer, Stefan, Facharzt f. Chir., 1 Berlin 52, Scharnweberstr. 30. — *24. 7. 99 Groß-Betschkerek. — **A:** 26 Budapest. — **Prom:** 26 ebd. — **F:** Chir. — **V:** 26–27 II. Med. Univ.-Klin. Wien (Chvosteck), 28–31 Hamburg-Eppendorf (Sudeck),

32–33 Köln (Tillmann), 34–35 Marien-Hosp. Gelsenkirchen (Budde), 35 Orthop. Univ.-Klin. Frankfurt a. M. (Hohmann), 36–38 Dominikus-Krhs. Berlin-Hermsdorf (Hayward).

Stich, Walther, Chefarzt d. chir. Abt. u. ärztl. Dir. Krskrhs., 6719 Kirchheimbolanden, Dannenfelser Str. 36. — *26. 1. 14 Göttingen. — **A:** 39 Göttingen. — **Prom:** 37 Erlangen. — **F:** Chir. — **V:** 46 Göttingen (Stich), 47–49 Goslar Krhs. (Behrens), 50–53 Heidelberg (K. H. Bauer). — **B:** Untere Extremität, in: Fehler u. Gefahren b. chir. Eingriffen, v. R. Stich u. K. H. Bauer. Vlg. G. Fischer 1958.

Stiepel, Helmut, Calle Schell 121, Lima-Miraflores (Peru). — Fragebogen 1968 nicht beantwortet.

Stieve, Robert, Chefarzt d. chir. Abt. d. Städt. Krhs. Hetzelstift, 6730 Neustadt (Weinstraße). — Fragebogen 1968 nicht beantwortet.

Stiller, Horst F. J., Prof., Chefarzt d. Chir. Klin. d. Stadtkrhs., 645 Hanau, Mühltorweg. — *7. 1. 21 Hamburg. — **A:** 45 Gießen. — **Prom:** 45 ebd. — **Hab.** 57 ebd. — **F:** Chir. — **V:** 45–64 Gicßen (Bernhard, Vossschulte), 50–51 Inn. Med. Balserische Stiftg. ebd. (Rietschel). — **B:** Bronchograph., Anwendg. i. d. Thoraxchir., Erg. Chir. u. Orthop. Bd. 37, Springer 1952. — Speiseröhre (mit Vossschulte), in: Hdb. d. Unfhk., Enke 1955. — Funkt. Mediastinalverändergn., Anhang. Sympathicusop. (mit Vossschulte), in: Hdb. Thoraxchir. Bd. III, Springer 1958. — Pleurahohlraum nach Pneumonekt., insbes. seine Auswirkgn. auf d. Mediastinum, Erg. Chir. u. Orthop. Bd. 42. Springer 1959. — Diagn. u. therap. Aufgaben b. selt. Erkrankgn. d. Säuglingsalters, Volk u. Gesundheit 1959. — Mediastinum, in: Intrau. postop. Zwischenfälle (Brandt, Kunz, Nissen) Bd. I., Thieme 1967. — **P:** Z. Frage d. Haemophilie, Diss. — Röntgenol. Darstellg. d. Ductus pancreaticus, Röntgenpraxis 17/1948. — Röntgenol. Nachweis v. Askariden i. Magen, ebd. — Haematothoraxresthöhle, Bruns' Beitr. klin. Chir. 177/1948. — Bedeutg. d. Bronchograph. f. d. Chir., Langenbecks Arch. klin. Chir. 262/1949. — Wert d. Bronchograph. z. Ausführg. intrathorak. Eingr., ebd. 264/1950. — Chron. Lungenabszess u. seine op. Bhdlg., Dtsch. med. Wschr. 1950. — Lungenatelektasen nach Lobekt. i. Intratrachealnark., Langenbecks Arch. klin. Chir. 267/1951. — Probl. d. Magenschleimhautprolapses, Med. Mschr. 1952. — Jahresber. Oberhess. Ges. f. Natur- u. Heilk. (mit Vossschulte), Gießen 1952. — Mediastinalverziehg. nach Pneumonekt., Langenbecks Arch. klin. Chir. 276/1953. — Bedeutg. d. Pleurahohlraumes b. Störgn. u. Komplikat. nach Pneumonekt. (mit Vossschulte), Thoraxchir. 1953. — Angiograph. Untersuchgn. als diagn. Maßnahme i. d. Thoraxchir., Röntgenfortschr. 80/1954. — Mißbildgn. i. Bereiche d. Nabels m. Eingeweidevorfall unt. Berücksicht. d. Gastroschisis (mit Haag u. W. Schmidt), Chirurg 1954. — Op. Entferng. v. Lungensegmenten, Umschau 1954. — Spontanperforat. d. Speiseröhre b. Narbenstrikt. nach Verätzg. (mit Haag), Thoraxchir. 1954/55. — Op. Bhdlg. d. Isthmussten., La Roche-Bilddienst 1955. — Diagn. u. therap. Aufgaben b. Fremdkörperaspirat. (mit Dehen u. Knothe), Münch. med. Wschr. 1955. — Mediastinalverziehg. nach Lungenresekt.: Pathophysiol. Auswirkgn., Thoraxchir. 1956. — Pathophysiol. Auswirkgn. d. Mediastinalverziehg. nach Lungenresekt., Langenbecks Arch. klin. Chir. 287/1957. — Entstehg. v. Pleurainfekt. nach Teilresekt. d. Lunge (mit Gierhake u. L'Allemand), Thoraxchir. 1957. — Chir. d. Mitralklappenfehler, Medizinische 1958. — Haemodynam. Auswirkgn. akuter Druckändergn. i. d. Pneumonektomieresthöhle (mit Schönbach), Langenbecks Arch. klin. Chir. 289/1958. — Bhdlg. d. hypertroph. Pylorussten. (mit Thorban u. Schönbach), Chir. Praxis 1958. — Bakteriol. Befunde b. Wundinfekt. (mit Gierhake), Langenbecks Arch. klin. Chir. 289/1958. — An-

wendg. d. med. Sternotomie i. d. intrakard. Chir. u. b. Embolekt. (mit Vossschulte),
Thoraxchir. 1959. — Wiederherstellgs.chir. b. Erkrankgn. d. Harnleiters nach
gynäkol. Op. u. Bestrahlgn. (mit Rothauge u. Haag), Verh. Dtsch. Ges. Urol. 1959.
— Brustkorbtrauma, Verletzgn. d. Respirat.traktes, Wehrmed. Mitt. 1959 u. 1960.
— Bedeutg. d. Coronarperfus. f. d. Wiederbelebg. d. Herzens i. Hypothermie (mit
L'Allemand u. a.), Bull. Soc. int. Chir. 19/1960. — Kreisl.unterbrechg. i. tief.
Hypothermie (mit Voss u. a.), Minerva Cardiol. Europea 8/1960. — Chir. d. Ductus
choledochus, Med. Welt 1960. — Bhdlg. v. Verletzgn. u. ihren Früh- u. Spätfolgen,
Therap. Gegenw. 99/1960. — Indikat. u. Erfolge d. Sympathicuschir., Fortschr.
Med. 1960. — Klin. u. op. Bhdlg. d. Vorhofseptum-Defektes, La Roche-Bilddienst
1961. — Bhdlg. d. Aortenisthmussten. m. d. Isthmotomie u. Isthmusplast., Dtsch.
med. Wschr. 1961. — Klin. u. op. Bhdlg. d. off. Ductus Botalli unt. bes. Berücksicht.
spez. Krankheitsbilder, Münch. med. Wschr. 1961. — Transventricul. Commissurotomie b. Mitralsten. m. Op.film (mit Knothe), Verh. Dtsch. Ges. Inn. Med.
2/1961. — Indikat. u. Probl. transduoden. Eingr. an d. Papilla Vateri, Med. Welt
1962. — Étude analytique des néoplasmes malins primaires épithéliaux des bronches
du point des vue pronostic et du tableau clinique et radiolique (mit Arold), Les
Bronches 12/1962. — Isthmusplast. b. Aortenisthmussten. (mit Film) (mit Vossschulte), Langenbecks Arch. klin. Chir. 301/1962. — Transduoden. Papillenplast.
z. Bhdlg. v. Galleabflußstörgn. an d. Papilla Vateri (mit Film), 2. Weltkongr. f.
Gastroenterol. 1962. — Probl. b. d. Bhdlg. v. Galleabflußstörgn. an d. Papille u. i.
dist. Gangapparat, Langenbecks Arch. klin. Chir. 303/1963. — Op. Vorgehen b.
Mitralsten. nach vorausgegangenen art. Embolien bzw. b. Herzohr- u. Vorhof-
thromben, ebd. 304/1963. — Probl. b. d. Bhdlg. art. Embolien, Med. Welt 1964. —
Instrument. intrathorak. Verletzgn. b. diagn. u. therap. Maßnahmen, Thoraxchir.
1964. — Hat d. transstern. Embolekt. d. Op.progn. b. fulmin. Lungenembolie ge-
bessert? (mit Eisenreich), Langenbecks Arch. klin. Chir. 308/1964. — Infrastern.
Installat. b. Implantat. e. Herzschrittmachers (mit Vossschulte), ebd. — Fortschr.
b. d. Bhdlg. d. coron. Luftembolie (mit Langrehr u. Voss), Thoraxchir. 1964. —
Erg. d. pulmon. Embolekt. b. akuter Lungenembolie (mit Vossschulte u. Eisenreich),
Zbl. Chir. 1964. — Emergency embolektomy by the transsternal approach in akute
pulmonary embolism (mit Vossschulte u. Eisenreich), Surgery (St. Louis) 58/1965.
— Mögl.ktn. u. Grenzen d. op. Bhdlg. b. akuter mass. Lungenembolie (mit Noodt
u. Hennes), Med. Welt 1966. — Transduoden. Divertikelplast. z. Bhdlg. v. Duo-
denaldivertikeln i. Papillenbereich, Gastroenterologica, Suppl. 107/1967.

Stimpfl, Adolf, Dr. med. habil., Leit. Arzt Krskrhs. u. Chefarzt d. chir. u. gyn.-
geburtsh. Abt., 8857 Wertingen. — *20. 3. 07 Bamberg. — **A:** 32 Erlangen. —
Prom: 31 Berlin. — **Hab:** 44 ebd. — **F:** Chir., Gynäkol. u. Geburtsh. — **V:** 32–34
Univ.Frauenklin. Erlangen (Wintz), 34–35 Univ.-Frauenklin. Tübingen (Meyer),
35–36 Univ.-Frauenklin. Erlangen (Wintz), 36–40 III. Chir. Univ.-Klin. Berlin
(Baetzner, Gohrbandt), 40–46 Kriegsdienst u. Gefangenschaft, 46–49 freie Praxis
u. Belegarzt i. Mindelheim, 50–63 Chefarzt d. Krskrhs. Wertingen. — **P:** Blutgrup-
penfermente (mit Schiff), Zbl. Bakt. 106/1932. — Kenntnis d. Blutgruppen-
fermente, Z. Immunit.forsch. 76/1932. — Blutgruppensubstanzen i. fetalen Haushalt, Münch. med. Wschr. 1933. — Amnion, Fruchtwasser u. Blutgruppen, Zbl.
Gyn. 1933. — Cholezystograph., ihre Nebenwirkgn. u. Gefahren, Radiol. Rundsch.
1933. — Ist d. intraven. Evipannark. ungefährl.?, Münch. med. Wschr. 1933. —
Bhdlgs.erfolge m. Lutren, Mschr. Geburtsh. 101/1935. — Doppelseit., hochgrad.
Steinbildg. i. e. pyonephrot. Hufeisenniere, Z. Urol. 1937. — Kenntnis d. Hutter-

schen Psoasrandsymptoms, Z. urol. Chir. 44/1938. — Doppelseit. Frührezidive v. Harnsteinen, ebd. — Beitr. z. d. Gefahren d. Elektroresekt. d. Prostata, Dtsch. Z. Chir. 251/1938. — Männl. Keimdrüsenhormon i. d. Bhdlg. d. Prostatahypertrophie, Fortschr. Therap. 14/1938. — Grenzen d. Hormonbhdlg. d. Prostatahypertroph., Zbl. Chir. 1939. — Was leistet Pyotropin F i. d. Bhdlg. v. Abszessen u. Furunkeln ?, ebd. 1940. — Prolanausscheidg. b. alten Manne, insbes. b. Prostatiker, Klin. Wschr. 1940. — Vollnark. auf d. Hauptverbandplatz, Münch. med. Wschr. 1943. — Spätbhdlg. v. Weichteil- u. Gelenksteckschüssen, ebd. 1943. — Beitr. z. d. chir. Formen d. asept. Gewebszerfalls, Habil.-S-chr. 1943. — Verkenng. d. Ischias-Syndroms infolge mangelnder Rö.untersuchg., Med. Klin. 1947. — Bedeutg. d. lumb. Nucleuspulposus Hernie als Ursache d. Kreuzschmerzen u. d. Ischias, Orthop. Kongr. Heidelberg 1947. — Prolaps d. Nucleus pulposus als Ursache d. Ischias, Ärztl. Forsch. 1947. — Ischias als chir. Probl., Nervenarzt 1947. — Bedeutg. d. Zwischenwirbelscheibe f. d. Entstehg. chron. Ischiasschmerzen, Zbl. Chir. 1948. — Op. d. lumb., later. Bandscheibenprolapses unt. bes. Berücksicht. d. interlamin. Fensterg. nach Love, Chirurg 1949. — Probl. d. sagitt. Längsbr. d. Halswirbelkörper, ebd. — Fluor. Diagn. u. Bhdlg., Ärztl. Praxis 1949. — Bandscheibenvorfall u. Unf., Zbl. Chir. 1950. — Diagn. u. Diff.diagn. d. Bandscheibenvorfalls, Ärztl. Praxis 1952. — Ärztl. Gebührenwesen, ebd. 1961. — Kassenärztl. Abrechng., ebd.

Stintzing, Wolfgang, Facharzt f. Chir., ehem. Dir. d. Krhs. Potsdam-Hermannswerder u. Chefarzt d. Krskrhs. Meldorf/Holst., 2257 Bredstedt, Friedrichsallee 14. — *22. 12. 90 Hechingen. — **A:** 17 Tübingen. — **Prom:** 19 Berlin. — **F:** Chir. — **V:** 17–22 Allg. Krhs. Barmbeck Hamburg (Fahr, Oehlecker).

Stober, Wolfram H. R., Chefarzt d. 2. Chir. Klin. d. Kr.anst. d. Saarknappschaft – Klin. Püttlingen –, 6625 Püttlingen. — *13. 11. 21 Georgenthal Krs. Goldberg (N.Schlesien). — **A:** 45 Jena. — **Prom:** 45 ebd. — **F:** Chir. — **V:** 45–47 Knappschaftskrhs. Hohenmölsen (Haberlandt, Barthel), 48 Paul-Gerhardt-Stift Wittenberg (Feist), 48–50 Städt. Krhs. Naumburg/S. (Kresse), 50–51 Jena (Guleke), 51–53 Städt. Kr.anst. Potsdam (Hasslinger), 53–57 Chefarzt d. Chir. Klin. d. Städt. Kr.anst. Brandenburg/Havel, 58–61 Knappschaftskrhs. Frankenholz/S. (Ledermann), 61–65 Chefarzt d. Knappschaftskrhs. Frankenholz/S. — **P:** Umsetzgn. v. Pyrophosphat am Froschherzen (mit Eichler), Naunyn Schmiedebergs Arch. 1949. — Tetan. Muskelkrampf u. seine Beeinfl. d. intralumb. Injekt. v. Calcium-Glukonat, Chirurg 1953. — Therap. d. Varicen u. d. Ulcus cruris varicosum, Z. ärztl. Fortbild. 1954. — Therap. d. medialen Malleolarfrakt., Mschr. Unfhlkd. 1957.

Stockmann, Ulf, Ass. d. II. Chir. Klin. d. Freien Univ. Berlin im Städt. Krhs. Westend, 1 Berlin 19, Spandauer Damm 130. *

Stoll, Hans G., Dir. d. Urol. Klin. d. Städt. Kr.anst., 28 Bremen, St.-Jürgen-Str. — *18. 5. 21 Bremen. — **A:** 44 Würzburg. — **Prom:** 44 Berlin. — **F:** Urol. — **V:** 45–49 St. Joseph-Stift Bremen (Barthels), 51–53 urol. Abt. St. Hedwig-Krhs. Berlin (Hüdepohl), 53–54 urol. Abt. Northern Westchester Hosp. Mount Kisco, N.Y./ USA. (Narath), 55 urol. Abt. Chir. Univ.-Klin. Erlangen (Thiermann), 56–62 Urol. Klin. Städt. Kr.anst. Wuppertal-Barmen (Boshamer). — **P:** Wert d. praeop. Rö.bestrahlg. b. Brustdrüsenkrebs, Bruns' Beitr. klin. Chir. 182/1951. — Genese asept. Nierensteine, Z. Urol. 1952. — Angebor. Penismangel, ebd. 1954. — Messg. d. Nierenbeckendruckes m. Kathetern, Urol. Intern. 1956. — Koagulum Pyelolithotomie, Z. Urol. 1959. — Verkalkg. u. Steinbildg. d. Prostata i. urethrograph. Sicht, Urol. Intern. 1965. — Op. Bhdlg. d. Blasenekstrophie, Bremer Ärztebl. 1966.

Stoll, Ulrich, Facharzt f. Chir., Durchgangsarzt, 35 Kassel 1, Wilhelmstr. 5. —
*7. 4. 25 Cosel OS. — A: 50 Marburg. — Prom: 50 ebd. — F: Chir., Unfallchir. —
V: 50–61 Marien-Krhs. Kassel (Krieger), 61 Dr. Reckling, Frankfurt (Main).

Stollenz, Elisabeth, Fachärztin f. Chir., Obermedizinalrätin b. d. Akad. f.
Arbeitsmed., Senator für Arbeit, Gesundheit und Soziales, 1 Berlin 19, Soorstr. 83.
— *19. 8. 24 Königsberg/Pr. — A: 51 Berlin. — Prom: 59 ebd. — F: Chir., Arbeitsmed. — V: 51–52 Klin. Haus Finck Berlin (Jonas), 52–56 inn. u. chir. Abt. Städt.
Krhs. Wilmersdorf ebd. (Regensburger), 56 Städt. Krhs. Neukölln ebd. (v. Bramann), 56–60 Berufsgenossenschaftl. Unfallpraxis (v. Bramann), ab 60 Senator f.
Arbeit, Gesundheit u. Soziales ebd. — P: Arbeitsmed. Betrachtgn. üb. d. Einfl. d.
mod. Techn. auf d. Gesundheitszustand d. Frau, Gesundheitsfürsorge 1964. —
Einfl. d. mod. Industrie auf d. Frauenarbeit, Kongr.ber. Int. Kongr. f. Arbeitsmed.
1966. — Drei J. Akad. f. Arbeitsmed. Berlin, Arbeitsmed., Sozialmed., Arbeitshyg.
1966.

Stolowsky, Hanns-Joachim, Oberarzt d. chir. Abt. d. Städt. Kr.anst., 48 Bielefeld, Ölmühlenstr. 26. — Fragebogen 1968 nicht beantwortet.

Stolze, Martin, Prof., X 402 Halle (Saale), Mühlweg 1. — Fragebogen 1968 nicht
beantwortet.

Stops, Josef, Chefarzt chir. Abt. u. leit. Arzt d. Marien-Hosp., 4054 Lobberich. —
*8. 7. 12 Mönchengladbach. — A: 38 Berlin. — Prom: 38 Bonn. — F: Chir. —
V: 38–39 Josefs-Hosp. Hagen (Strater), 39–40 Städt. Krhs. Düsseldorf-Benrath
(van Holtum), 41–42 Standortlaz. Minden (Simon), 42–43 Feldlaz. a. d. Ostfront,
45 Städt. Krhs. Düsseldorf-Benrath (van Holtum), 45–55 Oberarzt chir. Abt.
Josefs-Hosp. Hagen (Strater). — P: Bedeuten d. Modifikat. d. Bassini'schen
Radikalop. d. Leistenhernie e. Fortschritt ?, Diss.

Storch, Hans-Henning, Wiss. Ass., Chir. Univ.-Klin., 69 Heidelberg, Kirschnerstr. 1. — *24. 12. 28 Schöningen. — A: 56/57 Heidelberg. — Prom: 56 Dr. med., ebd.,
57 Dr. med. dent., ebd. — F: Chir. — V: 56 Städt. Krhs. Schöningen (Adler), 57–58
Heidelberg, Anaesth.-Abt. (Frey), 58–59 St. Francis Hosp., Miami Beach/USA,
59–61 med. Klin. Städt. Kr.anst. Braunschweig (Wedler), 61–62 Berlin (Linder),
ab 61 Heidelberg (Linder). — P: Techn. u. Erg. v. Rezidiv-Op. b. d. Mitralsten.,
Langenbecks Arch. klin. Chir. 304/1963. — Diagn. u. chir. Therap. d. Mitralsten.,
Z. ärztl. Fortbild. 1964. — Postop. Herztamponade, Thoraxchir. 1965. — Klin.
Erfahrgn. m. d. Implantat. epicard. u. intracard. Schrittmacher, Langenbecks Arch.
klin. Chir. 313/1965. — Erg. b. 500 Op. am off. Herzen m. d. extrakorp. Kreisl., ebd.
311/1965. — 605 tödl. Lungenembolien an d. Heidelberger Chir. Univ.-Klin. währ.
d. letzten 50 J. (1915–1964) m. e. Statist. erfolgr. durchgeführter Trendelenburg-
scher Op., Chirurg 1966. — A Study of 605 fatal pulmonary embolisms and two
succesful emboletomies, Surg. Gyn. Obstetr. 1967. — Clinical experience with the
implantation of epicardial and intracardial pacemakers, J. cardiovasc. Surg. 1967.
— Klin. Erfahrgn. b. 200 Schrittmacherimplantat., Münch. med. Wschr. 1968. —
Überlebenszeit 51 Cr mark. Erythrocyten nach Herzop. unt. Verwendg. e. Plast.-
u. Scheibenoxygenators, Thoraxchir. 1968. — Früh- u. Späterg. nach Mitralsten.op.,
Zbl. Chir. 1968. — Gegenwärt. Stand d. Schrittmacherbhdlg., Z. ärztl. Fortbild.
1968. — Epi- u. Pericarditis constrictiva i. Kindesalter, Chirurg 1968.

Stosberg, Joseph, Werksarzt, Rheinische Olefinwerke GmbH., 5047 Wesseling. —
*8. 5. 25 Kerpen Bez. Köln. — A: 53 Bonn. — Prom: 53 ebd. — F: Chir. —
V: 53–54 inn. Abt. d. Allg. Krhs. Viersen (Fasshauer), 54–57 chir. Abt. ebd. (Martens), 57–58 Oberarzt Elisabeth-Krhs. Geilenkirchen (Therhoeven), Intubations-

anaesth. – Städt. Krhs. Preußenstraße Neuß (Norpoth), 58–60 Werksarzt Farbenfabriken Bayer AG Werk Dormagen, D-Arzt der Berufsgenossensch. d. chem.
Industrie, Röntgeninst. Dr. Chantraine, Neuß.

Stotz, Wilhelm, Prof., Chefarzt d. chir. Abt. d. Krhs. Bethesda, 41 Duisburg. –
Fragebogen 1968 nicht beantwortet.

Strack, Helmut, Med.-Dir. u. Leit. d. Vertrauensärztl. Dienststelle d. Landesversicherungsanstalt Westfalen, 59 Siegen/Westf., Wilhelmstr. 34, Colonia-Haus. –
*22. 12. 11 Siegen/Westf. — **A:** 38 Gießen. — **Prom:** 39 ebd. — **F:** Chir. — **V:** 38–51
Stadtkrhs. Siegen, ab 46 Oberarzt (Kehl), 40–45 Kriegsdienst, ab 51 Vertrauensarzt
b. d. Landesversicherungsanst. Westf., 49 urol. Abt. Chir. Klin. Marburg (Wiedhopf,
Schultheiss), 52 Jung-Stilling-Krhs. Siegen (Frh. v. Lüdinghausen), 61–64 Marburg.
— **P:** Über Brustschüsse, Med. Klin. 27/28/1944.

Strake, Hans, Facharzt f. Chir., Leit. d. Chir. Belegstat. St. Lucia-Hosp. 4834
Harsewinkel/Westf., Hesselteicherstr. 12. Belegarzt im St. Lucia-Hosp. — *16. 5. 25
Neuenkirchen üb. Gütersloh/Westf. — **A:** 50 Marburg. — **Prom:** 50 ebd. — **F:** Chir. —
V: 50–52 St. Josefs-Hosp. Eslohe (Engels), 52–58 Dreifaltigkeits-Hosp. Lippstadt,
chir. Abt. (Schröder), inn. Abt. (Kayser), 58–60 St. Franziskus-Hosp. Bielefeld (Koss),
60–61 Raphaels-Klin. Münster, gyn. Abt. (Vonnegut), chir. Abt. (Morgenroth). — **P:**
Tumorwachstum u. Nebenniere (mit Huhn-Schneppenheim), Dtsch.med.Wschr.1956.

Strasser, Adalbert, Primarius, Vorst. d. chir. Abt. u. Leit. d. Deutschordens-
Krhs., A-9360 Friesach (Österreich). *

Strater, Peter, † 1968, ehem. Facharzt f. Chir., 58 Hagen/Westf., Haus zur Heide. —
*21. 3. 88 Waldniel. — **A:** 14 Hagen/Westf. — **Prom:** 15 Bonn. — **F:** Chir. — **V:**
14–15 Josefs-Hosp. Hagen (Böttrich), 15–18 Feldlaz. (Winkelmann), 18–20 Köln
(Frangenheim), 20 Berlin (Bier), bis 59 Chefarzt u. Leit. d. chir. Abt. d. Josefs-Hosp.
Hagen. — **B:** Krhsarzt u. Krhs., Braun 1955. — **P:** Tetanus, Dtsch. med. Wschr.
1916. — Amputat.manschette f. d. Extremitäten, ebd. 1917. — Askariden-Ileus,
Zbl. Chir. 1921. — Untersuchgn. u. Vor- u. Nachteile v. Berechng. nach Einzel-
leistgn. i. d. Kr.anst., Zweckverband Südwestfalen 1930. — Aufgaben u. Stellg. d.
Krhs.arztes, Ärztebl. Westf. u. Lippe 1934. — Bauchschußverletzg., kompliz. d.
Meckelsches Divertikel, Zbl. Chir. 1935. — Durchgangsarztverfahren, Ärztebl. f.
Westf. u. Lippe 1938. — Verschluckte Nähnadel, nach 20 J. aus d. Netz entfernt,
Zbl. Chir. 1943. — Krhs., Krhs.arzt u. Krhs.gesetz, Krankenhausarzt 1950. —
Caritat. Krhs. u. Arzt, ebd. — 7. Int. Krhs.kongr. i. Brüssel, Westf. Ärztebl. 1951. —
Zu neuen Ufern, Krankenhausarzt 1953. — 8. Internat. Krhs.kongr. i. London,
ebd. — Durchgangsarztverfahren, ebd. 1954. — Direkte Verbindg. zw. Leber u.
Magen d. Hepato-Gastrostomie, Zbl. Chir. 1954. — Versuch e. neuen Gebühren-
ordng., Krankenhausarzt 1954. — Grundleg. Untersuchgn. üb. Ausbildg. u. Fort-
bildg. d. Krankenpflegepersonals f. d. Weltgesundheitsorganisat. auf Anforderg. d.
Bundesinnenministeriums 1955. — 9. Int. Krhs.kongr. i. Luzern, Krankenhausarzt
1955. — 4. Internat. Kongr. f. Erkrankgn. d. Thoraxorgane, ebd. — Bhdlg. d.
Schenkelhalsbr., Bruns' Beitr. klin. Chir. 1956. — Verschluckte Stecknadel u. a.
Fremdkörper, Zbl. Chir. 1956. — Verletzgn. d. Clavicula, Chirurg 1957. — Syringo-
myelie, Zbl. Chir. 1957. — Karzinom-Probl., ebd. 1958. — Warum Krankenschwe-
stern-Mangel?, Krankenhausarzt 1958. — Erkenng. u. Bhdlg. d. Knochentumoren,
Zbl. Chir. 1959. — Bhdlg. d. Spina bifida, Bruns' Beitr. klin. Chir. 1959. — Solit.
Exostose, Zbl. Chir. 1960. — 50 J. Verband d. leit. Krankenhausärzte Deutschlands,
Krankenhausarzt 1962.

Stratmann, Hans, Facharzt f. Chir., Chefarzt St. Marien-Hosp., 42 Oberhausen-

Osterfeld, Westfälische Str. 5. — *11. 3. 06 Paderborn. — **A:** 32 Berlin. — **Prom:** 32 Königsberg. — **F:** Chir. — **V:** 32–35 Städt. Krhs. Elbing (Wotschack), 35–37 St. Josefs-Hosp. Ob.-Sterkrade (Clemens), 37–44 St. Josefs-Hosp., Oberhausen (Rohden).

Straube, Alfred, Facharzt f. Chir. u. Urol., Durchgangsarzt, 46 Dortmund-Hörde, Penningskamp 6, Chir. Ambulanz. — *16. 7. 06 Dortmund-Hörde. — **A:** 30 Bonn. — **Prom:** 31 ebd. — **F:** Chir., Urol. — **V:** 30 Med. Klin. Dortmund (Meyer-Bisch), 30–32 Landesfrauenklin. Wuppertal-Elberfeld (Martin), 32–34 Knappschaftskrhs. Bochum-Langendreer (Friedemann), 34–39 Knappschaftskrhs. Bottrop/Westf. (Seeliger), 39–45 Kriegsdienst, 46–48 Chefarzt am Hüttenhosp. Dortmund-Hörde. — **P:** Sollen Wirbelbr. nach Böhler reponiert werden?, Chirurg 1940. — Probl. d. postop. Verwachsgs.verhütg., Zbl. Chir. 1948. — Nucleus-pulposus Hernie u. ihre Beziehgn. z. Unfhlkd., Med.Mschr. 1948. — Stumme Hydronephrosen, Z. Urol., Verh. 1949. — Mesenter. Dermoidcysten, Chirurg 1950.

Streckfuss, Hans, 811 Seehausen über Murnau (Oberbay.), Roßpoint 83. — Fragebogen 1968 nicht beantwortet.

Strehle, Caspar, Facharzt f. Chir., 89 Augsburg, Volkhartstr. 13. — *3. 1. 09 Augsburg. — **A:** 38 München. — **Prom:** 39 ebd. — **F:** Chir. — **V:** Augsburg (Hecker).

Strehle, Otto, Chefarzt Krskrhs., 8884 Höchstädt/Do. — *2. 2. 08 Reichertsweiler, Gemeinde Wörnitzstein Lkr. Donauwörth. — **A:** 32 Berlin. — **Prom:** 31 München. — **F:** Chir. — **V:** 31 Med. Poliklin. München (May), 31–32 inn. Abt. Oskar-Ziethen-Krhs. Berlin-Lichtenberg (v. Hoesslin), 32–38 chir. Abt. ebd. (Bötticher, Härtel), 38 Chir. Praxis u. Priv.-Klin. in Würzburg, 39–46 Kriegsdienst.

Streicher, Hans-Joachim, Prof., Chefarzt d. Chir. Klin. d. Städt. Ferdinand-Sauerbruch-Kr.anst., 56 Wuppertal-Elberfeld, Arrenberger Str. 20–54. — *16. 5. 24 Wolfratshausen. — **A:** 48 Heidelberg. — **Prom:** 49 ebd. — **Hab:** 59 ebd. — **F:** Chir. — **V:** Chir. Univ.-Klin. Heidelberg (K. H. Bauer), Chir. Univ.-Klin. Marburg (Schwaiger). — **B:** Klin. Zytol. (mit Sandkühler), Thieme 1953. — Chir. d. Milz, Springer 1961. — Op. Bhdlg. d. Geschwülste d. Kopfes, d. Gesichtes u. d. Speicheldrüsen, in: Meythaler, Holder, Du Mesnil, Therap. d. Tumoren u. Hämoblastome Bd. 2, Enke 1967. — Op. Bhdlg. d. Geschwülste d. Lymphknoten u. d. Milz, ebd. — Chir. Indikat.fibel, Thieme 1968. — Milz, in: Lehrb. d. Chir., v. K. H. Bauer, Springer 1968. — Chir. Krankenuntersuchg. u. Indikat.stellg., in: Allg. Chir. v. Schwaiger/Rodeck/Staib, Thieme 1968. — **P:** Zytol. mal. Tumoren, Diss. — Zytol. aus Schleimhautabstrichen (mit Sandkühler), Dtsch. med. Wschr. 1949. — Zytol. Merkmale d. Malignität, Langenbecks Arch. klin. Chir. 266/1950. — Zytol. Beobachtgn. nach intrapleural. Losttherap., ebd. — Klin. u. histol. Beobachtgn. b. d. Chemotherap. mal. Tumoren (mit Frey u. a.), ebd. 268/1951. — Bedeutg. d. Zytol. f. d. Diagn. u. Therap.kontrolle b. Pleuracarzinosen, ebd. 273/1953. — Perniciosa u. Magenca., Chirurg 1955. — Besonderhtn. von Verletzgn. i. Kindesalter, ebd. — Indikat. u. Erg. d. Milzexstirpat. b. Splenomegalien, ebd. 1956. — Ber. üb. 1500 kindl. u. jugendl. Frakt., Hefte Unfhlkd. 1955/1956. — Erg. d. Milzexstirp. b. 78 Fällen v. Splenomegalien, Langenbecks Arch. klin. Chir. 263/1957. — Schenkelhalsfrakt. b. Kindern u. Jugendl., ebd. 287/1957. — Akute intestin. Blutgn., Chirurg 1957. — Blutgeh. i. Ergüssen seröser Höhlen, Langenbecks Arch. klin. Chir. 286/1958. — Späterg. d. Greifarm- u. Greifhandplastik, ebd. 288/1958. — Splenekt. (mit Spohn), Ärztl. Praxis 1958. — Späterg. plast. Versorgg. v. Ohnhändern, Chirurg 1958. — Pathophysiol. Grundl. d. Splenekt., Langenbecks Arch. klin. Chir. 289/1958. — Späterg. b. Ohnhändern (Filmvortrag), Hefte Unfhlkd. 1958. —

Hat d. exp. Splenekt. e. Einfl. auf Wundheilg. u. Transplantat. (Meterion), Langenbecks Arch. klin. Chir. 292/1959. — Chir. d. Milz – pathophysiol. Grundl. u. Erg., Ergebn. d. Chir. u. Orthop. 42/1959. — Is surgery indicated in the basis of cellular evidence?, Acta Union Int. contra cancrum 1960. — Limitation of the cytological technic in diagnosis of malignancy, ebd. — Splenekt. od. portocav. Anastomose, Chirurg 1960. — Was ist Hypersplenismus?, Langenbecks Arch. klin. Chir. 295/ 1960. — Exp. Splenekt. i. ihrer Wirkg. auf Erythrozytenregenerat., Leukozytenregulat. u. Blutgs.schock, ebd. 293/1960. — Greifarm- u. Greifhandplast. b. Ohnhänder, Chirurg 1960. — Frakt. b. Neugebor. u. Kindern (mit Krebs), Arch. orthop. Unfallchir. 52/1960. — Entwicklg. u. heut. Stand d. Milzchir., Med. Welt 1960. — Transpylor. Tumorprolaps (mit Hupe), Fortschr. Röntgenstr. 93/1960. — Schock u. Pfortaderkreisl., Langenbecks Arch. klin. Chir. 298/1961. — Diff.diagn. d. Ductus botalli (mit Schlosser), Thoraxchir. 1961. — Abhängigkt. d. Kaliumspiegels i. Serum v. d. Thrombozytenzahl (mit Staib u. Bernard), Chirurg 1961. — Untersuchgn. z. Wiederbelebg. d. Herzens i. Tierexp. (mit Grote, Schlosser u. Körner), Langenbecks Arch. klin. Chir. 301/1962. — Perniziöse Anämie u. Magenka., ebd. 299/1962. — Indikat. z. Splenekt., Fortschr. Med. 1962. — Ehlers-Danlos-Syndrom (mit Staib u. Hupe), Mschr. Unfhlkd. 1962. — Bronchusrekonstrukt. nach totalem Abriß, Bruns' Beitr. klin. Chir. 204/1962. — Erstversorgg. b. schweren Thoraxverletzgn. (mit Staib, Oehmig u. Kirchner), Münch. med. Wschr. 1962. — Knochenmarkfunkt.prüfg. unt. bes. Berücksicht. d. Milzexstirpat., Klin. Wschr. 1962. — Versorgg. d. traumat. Bronchusrupt., Chir. Praxis 1962, Kurzfassg. in: Int. Praxis 1963; Schedario d. Chirurg. 2/1964; Hegel Prax. 4/1963. — Blutgasanalyt. Vergl. d. durch Oberflächenkühlg. u. Blutstromkühlg. bedingten Verändergn. i. Exp. (mit Schlosser, Grote u. Hartung), Langenbecks Arch. klin. Chir. 301/1962. — Op. m. aufgeschob. Dringlichkt. b. Mißbildgn. i. Kindesalter, Chirurg 1963. — Hämodynam. d. Pfortaderkreisl. b. Splenomegalien (mit Schlosser), 2. Weltkongr. f. Gastroenterolog. Basel, Bd. 3/1963. — Round-Table-Discussion, Physiology and Pathophysiology of the Plastic Arterial Protheses (1962 Darmstadt), Angiologie 21/1963. Beeinfl. d. Blutgase u. d. Säure-Basengleichgewichtes b. Blutstromkühlg. unt. 20° Rektaltemp. i. Exp. (mit Schlosser, Grote u. Hartung), Thoraxchir. 1963. — Traumat. Bronchusrupt. u. Bhdlg., Zbl. Chir. 1963. — Bestimmg. d. Wiederbelebgs.-zeit d. Herzens m. Sofortinsuff. i. Tierversuch (mit Schlosser), Thoraxchir. 1963. — Selt. Ursachen gastrointestin. Blutgn., Chirurg 1964. — Erstversorgg. b. schweren Thoraxverletzgn., Hefte Unfhlkd. 78/1964. — Bhdlg. d. Bronchusrupt., Thoraxchir. 1964. — Therap. d. akut. Magenblutg., Langenbecks Arch. klin. Chir. 308/1964. — Reine Wiederbelebgs.zt. d. Warmblüters i. Abhängigkt. v. d. Temp. (mit Schlosser), 12. Congr. Europ. Soc. Cardiovasc. Surgery, Athen 1964. — Ductus aorto – V. pulmonale, 13. Congr. ebd. — Therap. d. akut. Magenblutg. (mit Schlosser), Rumän. Chir. Kongr. Bukarest 1964. — Selt. Ursachen mass. Gastrointestinalblutgn. (mit Schlosser), Congr. Int. Gastro-Enterol. Brüssel, Gastroenterologica 1964. — Therap. d. akut. Magenblutg., Med. Klin. 1964. — Ist b. Ulcus pepticum heute noch e. Magenresekt. angezeigt? (mit Schlosser u. Hupe), Med. Welt 1964. — Selt. Ursachen schwerer Gastrointestinalblutgn. (mit Schlosser), Münch. med. Wschr. 1964. — Serumeiweißverändergn. totalgastrekt. Hunde (mit Holstein), Bruns' Beitr. klin. Chir. 208/1964. — Mass. Intestinalblutgn. aus Teleangiektasien d. Dünndarmes, ebd. — Studies of the length of time the heart will tolerate ischemia in normo- and hypothermia, J. Thorac. a. Cardiovasc. Surg. 48/1964. — Bhdlg. d. hämolyt. Ikterus, Dtsch. med. Wschr. 1965. — Hemmen Plasmaexpander d. Leukozytenausschwemmg.

aus d. Knochenmark (mit Eberhard u. Kirmes), Langenbecks Arch. klin. Chir. 311/
1965. — Therap. d. spont. Hämatopneumothorax, Bruns' Beitr. klin. Chir. 211/1965.
— Kindl. Leistenbr.-Op. nach Gross-Ferguson, ebd. — Exp. Untersuchgn. z. Frage
d. extrakorp. Beeinfl. d. Transplantat.toleranz v. Meerschweinchenhaut (mit Hupe
u. a.), ebd. — Intrathorak. Rundherde, ebd. — Späterg. d. Leistenbruchop. nach
Gross-Ferguson b. Säugling u. Kleinkind, Langenbecks Arch. klin. Chir. 313/1965. —
Ist d. sog. Postresekt.syndrom nach Ulcusresekt. d. Magens vermeidbar, 3. Ungar.
Internisten-Kongr. Budapest 1965. — Ber. üb. d. Jahrestagg. d. Mittelrhein. Chir.
in Marburg, Chirurg 1966. — Hämangiome d. Parotis, Z. Kinderchir. 1966. — Ist d.
sog. Postresekt.syndrom nach Ulcusresekt. d. Magens vermeidbar (mit Schlosser u.
Hartung), Med. Welt. 1966. — Solit. Exulceratio simplex (Dieulafoy) als Ursache
mass. Intestinalblutgn., Dtsch. med. Wschr. 1966. — Mult. ileo-ileale Invaginat.,
Z. Kinderchir. 1966. — Rezidivulcus nach Magenresekt. (mit Schlosser), Chirurg
1966. — Wirkg. d. Splenekt. auf d. Thioacedamidcirrhose d. Rattenleber, Langenbecks Arch. klin. Chir. 316/1966. — Diff.diagn. u. Therap. d. Intestinalblutg., Münch.
med.Wschr. 1967. — Leberdurchblutg. i. Schock, Langenbecks Arch. klin.Chir.Kongr.-
ber. 1967. — Diagn.d. Bronchialka. i.d. Praxis,Ärztebl. 1967. — Wundheilgs.störgn.
aus chir. Sicht, Wundheilungssymposion Berlin, Lehmann-Vlg. 1967. — Lungenverschattgn. nach Thoraxkontus., Hefte Unfhlkd. 1967. — Rolle d. Milz b. d. Entstehg. d. exp. Lebercirrhose (mit Hartung), Soc. Int. Chir. Wien 1967. — Histol. u.
biochem. Erg. tierexp. Untersuchgn. z. Halothanlangzeitwirkg. (mit Hartung),
Anaesthesist 1967. — Frakt. u. Luxat. d. Hand, Therap.woche 1967. — Rezidivulcus nach Magenresekt., Rumän. Kongr. f. Gastroenterolog. Bukarest 1967. —
Vergl. exp. Untersuchgn. üb. d. Wirkg. v. Plasmaexpandern u. Kohlenhydratinfus.
i. exp., traumat. u. hämorrhag. Schock, Anaesthesist 1967. — Was nützt d. Zytol.
d. Chirurgen ?, Acta cytologica (Chicago) 1967. — Versorgg. kl. Gefäße m. d. Gerät
nach Nakayama, Bruns' Beitr. klin. Chir. 214/1967. — Doppelseit. Phäochromozytom (mit Schermuly u. Kreutz), Med. Welt 1967. — Aortorechtsventrikul. Shunt-
verbindg. (mit Schlosser, Hardewig, Hettler u. Henselmann), Thoraxchir. 1967. —
Bedeutg. d. Milz b. d. Entwicklg. d. exp. Lebercirrhose (mit Hartung), Acta hepato
splenologica 14/1967. — Knochenmarksfunkt.prüfg. b. Pat. m. bösart. Geschwülsten, Bruns' Beitr. klin. Chir. 1967. — Bolzenschußverletzg. d. Stammes, Zbl. Chir.
1967. — Klin. Heilg. v. Melanomkranken i. Stadium III (mit Hupe), ebd. — Effekt
d. Splenekt. auf chron. Lebererkrankgn., Int. Symposion üb. Therap. d. Pfortaderhochdruckes, Bad Ragaz 1967, Kongr.ber. 1968. — Chir. Therap. d. Karotisstenosen,
Zbl. Chir. 1968. — Wie radikal muß d. Bhdlg. d. Polyposis coli sein ?,Med. Welt 1968.

Streifinger, Hanns, Ärztl. Dir. u. Chefarzt d. chir. Abt. d. Krskrhs., 8898 Schro-
benhausen. — *12. 6. 12 Augsburg. — A: 40 München. — **Prom:** 42 ebd. — **F:** Chir.
— **V:** 40 Augsburg (Haecker), 41–45 Kriegsdienst, 46 Med. u. Nervenklin. Augsburg
(Port), 47–58 Ass. u. Oberarzt Chir. Klin. ebd. (Mack).

Streli, Rudolf, Chefarzt d. Arbeitsunfall-Krhs., Auerspergstr. 19, A-4010 Linz/
Donau (Österreich). — Fragebogen 1968 nicht beantwortet.

Strenge, Ernst-August, Leit. Arzt d. chir. Abt. Ev. Krhs. Hausemannstift,
46 Dortmund-Mengede. — *9. 8. 23 Altendorf. — A: 48 Göttingen. — **Prom:** 49 ebd.
— **V:** 49–58 Ev. Krhs. Dortmund-Hörde (Storkebaum).

Streul, Heinz W., Facharzt f. Chir., Durchgangsarzt, 6 Frankfurt (Main)-W.-B.,
Kurfürstenstr. 53. — *17. 12. 23 Hohenstein-Er./Sa. — A: 51 Düsseldorf. — **Prom:**
51 ebd. — **F:** Chir. — **V:** Frauenklin. d. Med. Akad. Düsseldorf (Schmidt-Elmen-
dorff), Ev. Krhs. ebd. (Beck), British Army, med. Dept. HQ Düsseldorf Rhine

District (Leiss), I. med. Klin. d. Med. Akad. Düsseldorf (Boden), St. Markus-Krhs. Frankfurt (Main) (Henricksen, Krönke).

Strobl, Josef, Primarius, Ärztl. Leit. d. Landeskrhs., Brucknerstr. 12, A-4820 Bad Ischl (Österreich). — Fragebogen 1968 nicht beantwortet.

Strohbach, Heinz, OMR., Chefarzt d. Poliklin., X 729 Torgau, Dahlenerstr. 20. Priv. X 729 Torgau, Nordring 1. — *29. 8. 09 Leipzig. — A: 35 Leipzig. — Prom: 36 ebd. — F: Chir.

Strohe, Heinrich, MR., Ärztl. Dir. d. Krhs. u. d. Poliklin., X 1720 Ludwigsfelde (Kreis Zossen), Walter-Rathenau-Str. 104. — Fragebogen 1968 nicht beantwortet.

Strotkötter, Franz, 435 Recklinghausen, Neuhillen 4. — Fragebogen 1968 nicht beantwortet.

Strube, Herbert, Chefarzt d. chir. Abt. d. Rot-Kreuz-Krhs., 545 Neuwied, Ed. Verhülsdonkstr. 11. — *4. 11. 03 Düsseldorf. — A: 28 Düsseldorf. — Prom: 28 Köln. — F: Chir., Urol. — V: 28–29 Path. Inst. Düsseldorf, 29–30 Rö.-Inst. Marien-Krhs. Hamburg, 30–31 Städt. Krhs. Altona, 32–38 Düsseldorf, 41–44 Kriegsdienst, ab 46 Neuwied. — P: Op. Bhdlg. d. Patellarluxat., Dtsch. Z. Chir. 243. — Aetiol. d. Harnsteinbildg. u. postop. u. reflektor. Anurie, Klin. Wschr. 17.

Strunk, Gustav, Oberfeldarzt d. Polizei i. R., Leit. Arzt d. Krhs. Hoffmannstift i. R., 4902 Bad Salzuflen, Herforder Str. 4. — *25. 9. 00 Bad Salzuflen. — A: 25 Göttingen. — Prom: 25 ebd. — F: Chir. — V: 24–27 Städt. Krhs. I Hannover, Pathol. u. Bakteriol. (Stroebe), Inn. Med. (Brauer, Schottmüller), Frauenheilk. Hamburg-Eppendorf (Heynemann), 27–29 Hyg. Staatsinst. Hamburg (R. O. Neumann), 29–30 Inst. Robert Koch, Berlin, 30–32 Charité Berlin (Sauerbruch), 32–35 Städt. Krhs. I Hannover (Kappis), 35 Standortlaz. ebd., 35–38 Oberarzt Staatskrhs. d. Polizei Berlin, danach Leit. d. Chir. Poliklin. u. stellvertr. Dir. ebd., ab 46 Leit. Arzt u. Chefarzt d. chir. Abt. d. Krhs. Hoffmannstift Bad Salzuflen, nach Emeritierg. Facharzt f. Chir. u. D.-Arzt Bad Salzuflen, Hoffmannstift. — P: Desmoide d. Bauchdecken, Inaug.-Diss. Göttingen 1925. — Quantitat. Wasseruntersuchg. n. d. Verfahren v. Eijkmann, Arch. Hyg. 100/1928. — Kleinfilter f. d. Hausgebrauch, Techn. Gemeindebl. 32/1929. — Prim. Meningitis, hervorger. d. Influenzabakt., Zbl. Bakt. 113/1929. — Seltene Fälle a. d. Geb. d. Chir., Vortr. u. Arb. a. d. Geb. d. Polizeisan.wes. 1939. — Klin. d. Meckelschen Divertikels, Dtsch. Militärarzt 1942. — Kurzwellenbestrahlgs.therap. — Sollen örtl. Erfriergn. schnell od. langsam erwärmt werden? - Krankheitsbild d. Pneumatosis cystoides intestini, Vortr. Nordwestdtsch. Chir.-Kongr. Kiel 1949. — Die Bluttransfusion i. d. Praxis, San.-Berichte.

Stucke, Kurt, Prof., Oberarzt d. Chir. Univ.-Klin., Luitpold-Krhs., 87 Würzburg, Mittlerer Dallenbergweg 6. — *28. 4. 11 Bramsche. — A: 35 Rostock. — Prom: 36 ebd. — Hab: 48 Göttingen. — F: Chir., Orthop. — V: 35 Rostock, Inn. Abt. Städt. Krhs. Stralsund, Chir. Klin. Allg. Krhs. Lübeck, anschl. Landarzt-Ass. u. Schiffsarzt, 36 Göttingen (Stich), 38–39 Centre anticancéreux Toulouse, 39–45 Militärdienst, 45 Göttingen (Hellner), 51 Oberarzt ebd., 50 Studienaufenthalt: Zürich (Brunner) u. a. mehreren Lungensanat. d. Schweiz, Davos, Agra usw., Lübeck (Lezius), 51 Studienreisen: Sabbathsberg-Krhs. Stockholm/Schweden (Crafoord), Lund (Sandblom), Malmö (Wulff), Göteborg (Westerborn), Uppsala (Hultén), 52 London (Brock, Price Thomas, Barrett, H. Sellors, Thompson), 53 Paris (D'Allaines), ab 52 Oberarzt d. Chir. Univ.-Klin. Würzburg (Wachsmuth). — B: Chir. d. Sägeunf. (mit Bayreuther), Springer 1955. — Fersenschmerz, Thieme 1956. — Cholostat. Hepatose, in: Pathol., Diagn. u. Therap. d. Leberkrankhtn., Springer 1957. — Syndaktylie (mit G. Helbig), in: Hdb. v. Schwalbe u. Gruber,

Morphol. d. Mißbildgn. d. Menschen u. d. Tiere. Fischer 1958. — Leberchir., Springer 1959. — Leberresekt., in: Kalk, Leberkrankhtn., Thieme 1961. — Traumatol. als Grundl. d. Chir., in: Traumatol. i. d. chir. Praxis, Springer 1965. — Traumatol. d. Abdomens, ebd. — Chir. d. Leber u. Gallenwege. Schriftenr. Bayer. Land. Ärztek. Bd. 6, 1966. — Begutachtg. d. chir. Leber- u. Milzerkrankgn., in: Wannagat, Leber u. Milz. Thieme 1967 (gleichzeit. ital. u. span. Ausg.). — Atlas d. per- u. postop. Cholangiograph. (mit Kourias), Thieme 1967. — Les traumatismes du foie, in: La vie médicale. Spécialité à la Chirurgie Hepatique. Paris 1968. — Leber-Tumoren u. Endokrinium, in: Wannagat, Leber, Endokrinium u. Wasserhaushalt, Thieme 1968. — **P:** Kenntn. d. skleroderm. Dystrophie, Diss. — Kälteschäden u. Erfriergn. i. Felde, Bruns' Beitr. klin. Chir. 174/1942. — Kennzeichng. d. „totalen" Magenresekt. (mit Herlyn), ebd. 169/1938. — Schußverletzgn. d. Gallenblase, Chirurg 1946. — Verkürzg. d. Zungenbändchens, Ärztl. Wschr. 1946. — Brustdrüsenkrebs d. Mannes (Prof. Stich z. 70. Geburtstag), Arch. klin. Chir. 260/1947. — Ileus u. Schwangerschaft (mit Hosemann), Zbl. Gynäk. 1947. — Doppelseit. Brustdrüsensarkom. b. Mann, Chirurg 1947. — Fehler u. Gefahren b. d. Verwendg. v. Rö.papier, Dtsch. med. Wschr. 1948. — Kunstharzlösgn. als Verbandklebemittel, Chirurg 1947. — Klassifizierg., Klin. u. Bhdlg. d. Syndaktylie (mit Gansmüller), Arch. klin. Chir. 260/1947. — Erscheinungsformen d. Symbrachydaktylie u. ihre op. Bhdlg., ebd. 261/1948. — Zuckerrübenpanaritium, Chirurg 1948. — Kenntnis d. chir. Magentbk., Zbl. Chir. 1948. — Schnelle od. langsame Erwärmg. örtl. Kälteschäden?, Arch. klin. Chir. 261/1948. — Biol. Grundl. d. Achillessehnenrupt. u. Überlastgs.schäden, Habil.-Schr. 1948. — Spondylopathia tabica u. Unfall, Arch. orthop. Unfallchir. 44/1949. — Hat sich d. Pankreas-Ferment-Abdauung als örtl. Bhdlgs.maßnahme schwerer Verbrenngn. bewährt?, Chirurg 1949. — Bemerkgn. z. d. Arb. v. Tunze: „Ist d. intraabdominelle Anwendg. d. Sulfonamide ungefährlich?", Ärztl. Wschr. 1949. — Resorpt. v. Sulfonamiden d. geätztes Granulat.gewebe (mit Herlyn), Arch. klin. Chir. 262/1949. — Zur „totalen Magenresektion", ebd. — Entenschnabelfrakt. d. Fersenbeines als Ermüdungsbr., Mschr. Unfhlkd. 1949. — Bhdlg. Kryptorchismus, Nieders. Ärztebl. 1950. — Gynäkomastie, Med. Klin. 1949. — Zellgewebsentzündgn. d. Zuckerrübenverarbeitg., Zucker 1950. — Elast. Verhalten d. Achillessehne b. Zerreißversuchen, Arch. klin. Chir. 264/1950. — Ist d. m. Scophedal kombin. Evipannark. völlig ungefährl.?, ebd. 265. — Elast. Verhalten d. Achillessehne i. Belastgs.versuch, ebd. — Unfallrechtl. Beurteilg. d. Impftbk., Mschr. Unfhlkd. 1950. — Patella partita in ihren Beziehgn. z. Unf. u. z. Wehrdienstbeschädigg., ebd. — Chir. Komplikat. b. d. Elektrokrampfbhdlg., Bruns' Beitr. klin. Chir. 181/1950. — Sehnenbelastg. u. -ruptur im Tierversuch, Chirurg 1951. — Örtl. Gewebsreakt. b. intramuskulären Penicillininjekt., ebd. — Nicht reversibler Pneumothorax, Med. Klin. 1951. — Klin. Brauchbarkt. thermoelektr. Kreisl.überwachg. währ. d. Op. (mit Hübner u. Dietz), Chirurg 1952. — Örtl. Penicillinbhdlg. i. d. Mundhöhle, Münch. med. Wschr. 1952. — Bronchialca., Fortschr. Med. 1952. — Kombin. Dolantin-Evipan-Nark., Chirurg 1952. — Fehler u. Gefahren d. Tibiaspanentnahme, Bruns' Beitr. klin. Chir. 185/1952. — Indikat. u. Techn. d. Decorticat., Langenbecks Arch. klin. Chir. 273/1953. — Polyäthylenplombe i. d. Kollapschir. (mit Viereck), Beitr. Klin. Tbk. 109/1953. — Akuter Herzstillstand, Pathogenese, Therap. u. Progn. (mit Kern u. Loennecken), Langenbecks Arch. klin. Chir. 277/1953. — Pankreasfermentbhdlg. schwerer Verbrenngn., Chirurg 1954. — Ber. üb. d. 15. Kongr. d. Soc. Int. de Chir. Lissabon 1953, ebd. — Bluteiweißbild b. Verbrenngn. Pankreasfermentbhdlg., Langenbecks Arch. klin. Chir. 278/1954. — Fingerspitzen-

verletzgn., Bruns' Beitr. klin. Chir. 189/1954. — Chir. Bhdlg. d. jugendl. Knochen-
cysten u. umschr. Riesenzellgeschwülste, ebd. 191/1955. — Schwellgn. am Hals,
Ärztl. Fortbild. 1955. — Grenzen morphol.-histol. Diagn., dargestellt am Beispiel d.
Knochenpathol., Ärztl. Wschr. 1956. — Allg. u. örtl. Bhdlg. schwerer Verbrenngn.,
Therap.woche 1956. — Funkt. Nierenstörgn. n. Commotio cerebri (mit Carstensen),
Dtsch. med. Wschr. 1956. — Leberresekt., Langenbecks Arch. klin. Chir. 284/1956;
287/1957. — Zerrgn. u. Zerreißgn., H. Unfhlkd. 52/1956. — Anzeigestellg. u. Techn.
d. Leberresekt., 16. Kongr. Soc. Int., Kopenhagen 1956. — Stumpfe Bauchverletzgn.,
Zbl. Chir. 1957. — Rupt. d. dist. Bicepssehne, Mschr. Unfhlkd. 1957. — Erkenng. v.
mal. Tumoren d. Lungen u. Bronchien durch d. prakt. Arzt, Merkbl. Bayer. Landesärztekammer 1957. — Krebs d. Magen- u. Darmschlauches, ebd. — Elektrolyt- u.
Wasserhaushalt b. chir. Eingr., Melsunger Med.-pharm.-Mitt. 89/1958. — Chir. d.
intrahepat. Ikterus, Ärztl. Wschr. 1958. — Fersensporne, Chir. Praxis 1958. — Mod.
Leberchir., Z. ärztl. Fortbild. 1958. — Invaginat.-Ileus (mit Hüner), Chir. Praxis
1959. — Gefäßmorphol. Untersuchgn. z. chir. Anat. d. Leber (mit Unger), Langenbecks Arch. klin. Chir. 293/1960. — Chir. d. Nabelschnurbr., Chir. Praxis 1960. —
Aktuelle Fragen d. Leberchir., Münch. med. Wschr. 1960. — Probl. d. Thorotrastschäden (mit Börner, Moll u. Schneider), Fortschr. Röntgenstr. 93/1960. — Leberresekt., Therap.woche 1960. — Diagn. u. Therap. d. Knochentumoren, Z. Orthop.
Beilageh. 93/1960. — Thorotrastosen d. Milz u. Leber, Langenbecks Arch. klin. Chir.
295/1960. — Neuzeitl. Probl. d. Leberchir., Tijdschr. Gastro-Enterologie (Brüssel)
1960. — Pankreasverletzgn., Münch. med. Wschr. 1961. — Mod. Probl. d. Leberchir., Gastroenterologia (Basel) 95/1961. — Hämobiliäres Syndr., Chirurg 1961. —
Pathol. u. Klin. d. Achillessehnenrupt., Z. Orthop. 94/1961. — Diagn. d. chir. Lebererkrankgn., Int. Coll. of Surgeons, Rom. Kongr.ber. 1961. — Neue Leberklemme,
Chirurg 1961. — Gefäßarchitektur u. Segmentaufbau d. Leber, Schautafel C. H.
Boehringer, Ingelheim 1961. — Chir. d. re. Unterbauches, Langenbecks Arch. klin.
Chir. 298/1961. — Krit. Betrachtgn. z. gegenwärt. Stand d. Leberchir., Chir. Praxis
1961. — Raynaud'sches Syndr. u. Glomustumor, Chirurg 1962. — Chir. Anat. d.
Lebermitte (mit Unger u. Buck), Langenbecks Arch. klin. Chir. 300/1962. — Ent-
wicklgs.richtgn. u. Fortschr. d. Leberchir., Fortschr. Med. 1962. — Probl. d. Schilddrüsenchir., Dtsch. med. Wschr. 1962. — Sportarzt i. d. mod. Ges., Sportärztl. Mitt.
1963. — Stumpfe Bauchtraumen, Med. Klin. 1963. — Chir. Therap. d. Echinococcose alveolaris, Chirurg 1963. — Indikat., Op.techn. u. Erg. d. Leberresekt.,
Kongr.h. II. Weltkongr. Gastroenterol. München 3/1963. — Therap. u. versichergs.-
rechtl. Beurteilg. d. dist. Bicepssehnenrupt. (mit Böttger), Mschr. Unfhlkd. 1963. —
Resultats cliniques de l'hemihepatectomie et de la resection hepatique, Acta chir.
belg. 62/1963. — Hemihepatekt. u. Leberresekt., Dtsch. med. Wschr. 1963. —
Traumatol. d. Pankreas, Zbl. Chir. 1963. — Traumatol. d. Oberbauches, insbes. d.
Leber u. d. Pankreas, Bull. Soc. Int. Chir. 20. Kongr. Rom 1963. — Schußverletzg.
d. Leberkuppel, Münch. med. Wschr. 1964. — Hepatekt. (Resections of the Liver),
Hellenike Chirurgike Acta chir. hellenia 1/1964. — Radikalop. d. mal. Leberge-
schwülste, Zbl. Chir. 1964. — Klin. Erfahrgn. üb. Hemihepatekt. u. Leberresekt.,
J. Formosan Med. Ass. 64/1965. — Drahtcerclage b. Unterschenkelschraubenbr.
(mit Stollmann), Münch. med. Wschr. 1965. — Zellkernzahl u. Zellkernfläche i.
Laufmuskel d. Ratte (mit Ross), Ziegler's Beitr. zur pathol. Anat. 132/1965. —
Diaphragm. Leberhernien, Relapat. u. Defekte d. re. Zwerchfells, Mat. Med. Nord-
mark 17/1965. — Chir. Bhdlg. d. mal. Lebergeschwülste, Proc. 64th Ann. Meeting
Japan. Surg. Soc. 1/1965. — Perop. Cholangiograph., Langenbecks Arch. klin. Chir.

313/1965. — Kindl. Speichenfrakt. (mit Schilling), Mschr. Unfhlkd. 1965. — Typ. u. atyp. Leberresekt. b. d. alveol. Echinococcose, Rev. Int. d'hepatol. 15/1965. — Klin. d. metastas. Struma, Langenbecks Arch. klin. Chir. 309/1965. — Pankreastraumen, Bull. Soc. Int. Chir. 1965. — Prim. Leberzellca., Inform. Boehringer (Ingelheim), Med. illustrada 31/1965. — Invaginat.ileus, ebd. (Japan) 11/1966. — Grundl. d. op. Anwendg. tiefer Temp. i. d. klin. Med., 1. Mitt. (mit Gerlach u. a.), Z. exper. Med. 140/1966; 2. Mitt. (mit Gerlach u. a.), ebd. — Gefäßarchitektonik als anat. Grundl. d. Hepatekt. u. Segmentresekt. d. Leber, Med. Bilddienst Roche 1966. — Tierexp. Untersuchgn. z. Kryochir. d. Leber, Langenbecks Arch. klin. Chir. 316/ 1966. — Chir. d. Leber u. Gallenwege, Dtsch. Ärztebl.-Ärztl. Mitt. 1967. — Tieftemp.chir., Umschau 1967. — Diagn. u. Therap. d. Gallensteinileus, Mat. Med. Nordmark 19/1967. — Akutes traumat. Abdomen, Internist 1967. — Chir. d. Leber u. Gallenwege, Ärztl. Praxis 1967. — L'architecture des vaisseaux comme base anatomique de l'hepatectomie et de la resection des segments hepatiques, Serv. Bibliogr. Roche 1967. — Lok. Gefrierg. v. Lebergewebe u. Transaminaseaktivit. (mit Ciroth), Acta hepato-splenologica 14/1967. — Trasylol i. d. Chir. d. Abdomens. Bedeutg. d. Proteinasen-Inhibitors f. d. Chir., Med. Heute (Tokio) 1967. — La colangiografia pre y postoperatoria en la cirurgia hepato-biliar, Pensa med. argentin. 54/1967. — The intrahepatic vessel architecture as surgico-anatomical basis of hepatectomies and segment resections, Kongr.ber. Kyoto: I.A.S.L. 1967. — Ursachen u. Bhdlg. subphren. Abscesse, Zbl. Chir. 1967. — Heimtück. subphren. Abscess, Praxis-Kurier 1967. — Morphol. Studien z. Kryochir. d. Leber (mit Kahlert), Acta hepato-splenologica 15/1968.

Studemeister, Alexander, Doz., Dr. med. habil., Chef d. chir. Abt. d. Clinica Caurimare in Caracas, Venezuela, z. Z. 160 Bella Vista Dr., Hillsborough, Calif., USA. — *2. 10. 08 St. Petersburg. — **A:** 33 Dorpat/Estland. — **Prom:** 36 Marburg. — **Hab:** 45 ebd. — **F:** Chir. — **V:** 33–35 u. 37–39 Revaler Priv.-Klin. Reval/Estland (Hesse), 35–37 Marburg (Klapp), 39–40 Frankfurt (Main) (Schmieden), 40–46 Marburg (Klapp, Wiedhopf), 47–50 Chirurg im Dienste d. Sanitäts-Ministeriums an staatl. Krhsn. i. Venezuela, 50 Staatsexamen in Caracas, Venezuela, ab 50 chir. Privatpraxis in Caracas, Venezuela, ab 59 Mitinhaber u. Chef d. chir. Abt. d. Clinica Caurimare ebd. — **P:** Appendizit. Douglas-Abszess, Chirurg 1936. — Coxa valga luxans, Bruns' Beitr. klin. Chir. 164/1936. — Bhdlg. v. Stückbr. d. Unterschenkels, Zbl. Chir. 1943. — Op. Nachbhdlg. v. Erfriergs.stümpfen am Fuß, Dtsch. Z. Chir. 258/1943. — Bhdlg. d. Kieferankylose durch Osteotomie d. aufsteig. Unterkieferastes, ebd. — Ausscheidgs.urograph., Habil.-Schr. 1944. — Bhdlgs.erg. kompliz. Frakt. (mit Lauber), Arch. orthop. Unfallchir. 44/1950.

Studemund, H. Hartwig, Facharzt f. Chir. u. Urol., Belegarzt a. St. Elisabeth-Krhs., 23 Kiel, Königsweg 14. — *31. 3. 20 Hamburg. — **A:** 48 Hamburg. — **Prom:** 51 ebd. — **F:** Chir., Urol. — **V:** 47–48 Städt. Krhs. Wedel/Holst. (Müller), 48–54 Allg. Krhs. Eilbek-Hamburg (Scheider), 54–67 Anschar-Krhs. Kiel (A. W. Fischer). — **P:** Ostroid-Ostran i. Femurcondylies, Zbl. Chir. 1962.

Stürtzbecher, Fritz F. K., Chefarzt d. chir. Abt. d. Ev. Krhs. Bethesda, 405 Mönchengladbach, Ludwig-Weber-Str. 15. — *11. 2. 17 Königsberg/Pr. — **A:** 42 Königsberg. — **Prom:** 42 ebd. — **F:** Chir., Anaesth. — **V:** Kriegsdienst, 46–50 Städt. Anst.-Ost Lübeck (Meyer-Burgdorff, Lezius), 50–59 Hamburg (Lezius, Zukschwerdt), 55–59 Abt.leit. d. thorax-chir. Abt. d. Univ.-Klin. ebd. — **P:** Endotrach. Nark. m. kontroll. Atmg. b. Eingr. an d. Brustorganen, Med. Welt 1950. — D. neuen Hilfsmittel i. d. Anaesth., Anaesthesist 1. — Bronchusblockade b. feuchten Lungen

m. e. neuen Katheter, Langenbecks Arch. klin. Chir., Kongr.bd. 1953. — Techn. d. Bronchusresekt. b. Lungentbk., Thoraxchir. 1955. — Intrapleur. Anwendg. v. Streptokinase u. Streptodornase b. postop. Pleuraempyemen, Bruns' Beitr. klin. Chir. 193. — Resekt.bhdlg. tbk. Lungenerkrankgn. b. Kindern u. Jugendl., Arch. Kinderheilk. 153/1956. — Indikat. u. Erg. d. Resekt.therap., Kongr.ber. 5. wiss. Tagg. d. Norddtsch. Tbk.-Ges. 1957. — Kongenit. Bronchopneumopathien, Les Bronches 9/1959. — Beurteilg. v. 373 Lungenrundherden unt. Berücksicht. d. Konstanz d. Krebswachstums, Langenbecks Arch. klin. Chir. 292. — Cyst. Lungenmißbildgn. unt. d. Bild d. Lungentbk., ebd. 304/1963. — Bronchial-Ca. u. Lungentbk., Klin. u. chir. Bhdlg., Kongr.ber. d. 8. wiss. Tagg. d. Norddtsch. Tbk.-Ges. 1963.

Stumm, Dieter, Ass. d. Chir. Univ.-Klin., 665 Homburg (Saar), Landeskrhs. — Fragebogen 1968 nicht beantwortet.

Stumpf, Ferdinand, Facharzt f. Chir., Belegarzt d. RK-Klin., 87 Würzburg, Domstr. 38. — *7. 8. 07 Eisingen/Würzb. — **A:** 33 Würzburg. — **Prom:** 34 ebd. — **F:** Chir. — **V:** 33 Würzburg (König), 33–34 inn. Abt. Städt. Krhs. Bamberg (Pius Müller), 34–35 Path. Inst. Würzburg (Schmidt), 35–36 Anat. Inst. ebd. (Petersen), 36 München (Lexer), 36–38 Joh.-Hosp. Dortmund (Stegemann), 38–40 Ev. Krhs. Mettmann, 40–45 Kriegsdienst, 46–48 Würzburg (Wachsmuth). — **P:** Chir. Tbk. u. Unfallzusammenhang, Diss., u. Arch. orthop. Unfallchir. 1934.

Sturm, Fritz, Primarius, August-Scherl-Str. 4, A-6332 Kufstein (Österreich). — Fragebogen 1968 nicht beantwortet.

Stutzbach, Eberhard, Facharzt f. Chir., Inhaber u. Chefarzt Klin. Dr. Stutzbach, 851 Fürth/B., Königswarterstr. 52. — *5. 11. 19 Halle/S. — **A:** 43 Berlin. — **Prom:** 43 ebd. — **F:** Chir. — **V:** 47–58 Martin-Luther-Krhs. Berlin-Grunewald (Klose, v. Brandis, Domrich). — **P:** Untersuchg. üb. d. Mögl.kt. gewerbl. Selenschädigg., Diss. — Diagn. u. Bhdlg. d. postop. Gallensteinrezidivs, Dtsch. med. J. 1953.

Stutzer, Harald, Ass. d. II. Chir. Klin. d. Freien Univ. Berlin im Städt. Krhs. Westend, 1 Berlin 19, Spandauer Damm 130. *

Suckert, E. M. Reinhard, Facharzt f. Unfallchir. u. Orthop., Primarius d. Unfallchir. Abt., Allg. öff. Krhs. d. Stadt Linz, A-4020 Linz/Österreich. — *15. 7. 21 Forst. — **A:** 45 Innsbruck. — **Prom:** 45 ebd. — **F:** Unfallchir., Orthop. — **V:** 45–47 orthop.-chir. Unfall-Abt. Allg. Krhs. Innsbruck (Oberhammer), 47 Sanatorium Sonnhof (Smekal), 47–48 Univ.-Kinderklin. Innsbruck (Priessl), 48–49 Pathol.-anat. Inst. Univ. Innsbruck (Lang), 49 Med. Univ.-Klin. (Hittmair), 49 neurol.-psychiatr. Abt. Allg. öff. Krhs. Linz (Beichl), int. Abt. ebd. (Monauni), chir. Abt. ebd. (Plenk), ab 50 unfallchir. Abt. ebd. (Müller), 58 orthop. Abt. Univ.-Klin. Innsbruck (Platzgummer), 59 orthop. Univ.-Klin. Kiel (Rolederer), 59-60 orthop. Univ.-Klin. Tübingen (Kreuz), ab 61 Oberarzt, ab 65 Arb. an d. Inst. f. allg. u. exp. Pathol. d. Univ. Wien (Lindner). — **B:** a) Acute and subacute injuries resoluting from Participation in Cycling (sprint); b) Chronic injury resulting from participation in Cycling (sprint); in: Encyclopedia of Sports Medicine (American Coll. of Sports Medicine). — **P:** Myelograph. m. Kontrast „U", Wien. med. Wschr. 1955. — Trümmerbr. d. Kniescheibe m. Zerreißung d. Streckapparates, Kongr.ber. 11. int. Sportärztekongr. Luxemburg 1956. — Ermüdg. u. Übermüdg. i. Hallensport, Kongr.ber. d. dtsch. Sportärztetagg. 1957. — Bhdlg. d. Sportverletzgn. u. Sportschäden m. Dacortin-Merck-Kristallsuspension, Wien. med. Wschr. 1958. — Hilfeleistg. b. Transport v. schweren Schädelunf., Z. Unfallmed. u. Berufskrankh. 1958. — Psychol. d. verletzten Leistungssportlers, ebd. — Meniscus u. Bandläs. i. d. sport-

ärztl. Beratg., Jugosl. Sportmed. 1958. — Diff.diagn. d. Knieverletzgn. u. Knie-
schäden i. d. sportärztl. Ambulanz, Sportärztl. Praxis 1958. — Wiederherstellg. d.
sportl. Leistgs.fähigkt. nach Sportverletzgn., ebd. — Orthop. Probl. i. Radsport,
ebd. 1959. — Hirnabszeß nach Sportspeerverletzg., Sportarzt u. Sportmed. 1959. —
Traumat. Spondylolisthesis od. Luxat. frakt. ?, Unfallmed. u. Berufskrankh. 1959.
— Modifiz. Beckengipsverband b. Oberschenkelfrakt. i. Kindesalter, Landarzt 1959.
— Ärztl. Probl. d. Kunstturnens, Sportärztl. Praxis 1959. — Trainingsmeth. b.
Jugendl. als Vorbereitg. z. Leistg, ebd. — Fotoarthroskop. d. Kniegelenkes, Z. Un-
fallmed. u. Berufskrankh. — Fotoendoskop. d. Kniegelenkes, Med.-Markt 1960. —
Erfahrgn. m. d. Kurznarkotikum Thiogenal an d. Unf.chir. Poliklin., Med. Klin.
1960. — Bhdlg. jugendl. Sportverletzgn., Z. ärztl. Fortbild. 1960. — Arthroskop.
d. Kniegelenkes, Med. Bilddienst „Roche" 1960. — Bhdlgn. v. Sportverletzgn. m.
Fluviplast, Sportärztl. Praxis 1961. — Gymnast. u. sportl. Vortraining als Unfallprophyl. b. Skisport, Sportmed. 1961. — Typ. Wintersportverletzgn., ebd. —
Knochenplast. Op. m. gebrauchsfert. Ampullenspan b. Schienbeinkopfbr., Verh.
Dtsch. Orthop. Ges. 49. Kongr. 1961. — Sport als Vorbeugg. u. Sport z. Wiederherstellg., Int. J. prophylakt. Med. u. Sozialhyg. 1962. — Rehabilitat. nach Sportverletzgn., Sportärztl. Praxis 1962. — Wandlgn. i. d. Bhdlg. d. verzög. Callusbildg.
u. v. Pseudarthr. d. langen Röhrenknochen, Verh. Dtsch. Orthop. Ges. 50. Kongr.
1962. — Photoarthroskop. d. Kniegelenkes, Med. Dokumat. Ciba 1962. — Kom-
binat.verletzg. Malleolarfrakt. m. Achillessehnenriß, e. typ. Skiverletzg., Sportmed. 1963. — Untersuchg. üb. d. Wirkg. v. Paraflex i. d. Frakt.-Nachbhdlg., Med.
Klin. 1963. — Greifhand nach schweren Mittelhandverletzgn., Z. Unfallmed. u.
Berufskrankh. 1963. — Knieschäden u. Knieverletzgn. i. d. chir. Ambulanz, Kongr.-
ber. 9. Therap.tagg. Weimar 1963. — Orale antiphlogist. Mittel b. Sportverletzgn.
u. Sportschäden, Z. ärztl. Fortbild. 1964. — Kann ärztl. Hilfe am Unfallsort ent-
scheidend sein ?, Kongr.ber. 8. Therap.tagg. Weimar. — Leibesübg. i. d. Rehabilitat.
d. Jugendl., Wien. med. Wschr. 1964. — Bhdlg. d. typ. Skiverletzgn., Kongr.ber.
10. Therap.tagg. Weimar 1964. — Infiltrat.therap., Sportarzt u. Sportmed. 1965. —
Erfahrgn. m. lok. Heparinoidbhdlg. i. d. Unf.chir., Z. ärztl. Fortbild. 1965. —
Erfahrgn. m. e. lok. anab. Therap. b. schlecht heil. Wunden, Wien. med. Wschr.
1966. — Probl. d. Sports i. Alter, 7. Kongr.ber. d. int. Ges. Gerontol. Wien. —
Sauna i. d. Rehabilitierg. v. Unf.verletzten, Sauna-Arch. 1966. — Ist b. Schenkel-
halsfrakt. i. höh. Alter d. Osteosynth. d. Meth. d. Wahl ?, Z. Unfallmed. u. Berufs-
krankh. 1966. — Klin. Erfahrgn. m. DMSO b. Verletzgn. u. chron. Schäden am
Bewegungsapparat, Int. DMSO-Symp. Wien 1966. — Diuret. Wirkg. v. DMSO, ebd.
— Haltgs.fehler b. Kindern u. Jugendl. u. ihre sportärztl. Begutachtg., ebd. 1967.
— Tendopathien i. Sport, Medizin u. Sport 1967. — Lok. Wirkg. v. Antiphlogistika
auf Rattenpfotenödeme, Arzneimittelforsch. 1967. — Exp. Modelle f. traumat.
Rattenpfotenödeme, Med. Pharmacol. 1967. — Wirkg. verschied. Pharmaka auf d.
postischäm. Ödem d. Rattenpfote, Wien. med. Wschr. 1967.

    Süßbrich, K. Friedrich, Arzt u. Badearzt, 497 Bad Oeynhausen, Johanniterstr. 3.
— *30. 5. 98 Peterswaldau Krs. Reichenbach/Schles. — **A:** 23 Breslau. — **Prom:** 23
ebd. — **F:** Chir. — **V:** 24–45 akt. San.-Off. (zuletzt Oberstarzt d. Luftwaffe): 24
Stettin, 24–27 Kolberg, 26 Landesfrauenklin. Berlin-Neukölln (Hammerschlag),
27 Charité ebd. (Bier), 31–34 Heidelberg (Enderlen, Kirschner), 45–46 Bayreuth
(Deubzer), 46–61 Chir. Praxis u. Belegarzt Berlin-Lichterfelde-West. — **P:** Mikrobiol. u. klin. Untersuchgn. üb. d. Serumtherap. d. Peritonitis (mit Gundel), Dtsch.
Z. Chir. 240/1933. — Serumbhdlg. d. Peritonitis u. ihre wiss. Grundl. (mit Gundel),

Zbl. Chir. 1934. — Höhenflug, Luftwehr 5/1938. — Radioakt. Therap. m. Bädern u. Inhalat. u. Trinkkuren, Arch. Physikal. Therap. 1962.

Suhr, Friedrich, Oberarzt d. Unfallabt. d. Friederikenstifts, 3 Hannover, Humboldtstr. 5. *

Sunder-Plaßmann, Paul, Prof., Dir. d. Chir. Univ.-Klin., 44 Münster (Westf.), Jungeblodtplatz 1. — Fragebogen 1968 nicht beantwortet.

Surmann, Winfried, Oberarzt, Raphaels-Klin., 44 Münster/Westf. — *30. 1. 31 Gladbeck/Westf. — **A:** 57 Münster. — **Prom:** 64 ebd. — **F:** Chir. — **V:** 58 Med. Univ.-Klin. Münster, 58–59 Chir. Univ.-Klin. ebd., 60–61 Rö.-Abt. Knappschaftskrhs. Recklinghausen (Töppner), 61 Hedwigs-Krhs. Gelsenkirchen (Kutzner), 61–62 Franziskus-Hosp. Münster (Ruland), ab 62 Raphaels-Klin. Münster (Morgenroth).

Sustersič, Zvonimir, Primarius, Doz., Vorst. d. chir. Abt. d. Allg. Krhs. Kersnikova 1/B, Celje/Jugoslawien. — *4. 1. 12 Krsko, Slowenien. — **A:** 40 Zagreb. — **Prom:** 36 ebd. — **Hab:** 63 Ljubljana. — **F:** Chir., Urol. Lehrgeb.: Chir. — **V:** 38 Pharmakol. Inst. d. Med. Fak. Zagreb, 39–42 Allg. Krhs. Ljubljana (Blumauer), 43–45 ebd., 46–47 Chir. Univ.-Klin. Ljubljana (Lavric), 52 Fortbildg. i.Accident Hospital Birmingham (Gissane), 54–55 Fortbildg. Thoraxchir. Paris (D'Allaines), Hopitaux Dr. Herzog, Lyon (Santy), 62–63 Urol. Fachausbildg. Chir. Klin. Ljubljana (Rakovec). — **P:** Verändergn. d. Blutbildes nach Applikat. d. Amara (mit Ivančevič), Rad Jugosl. Akad. Znan. Umj. 1939 (Serb.). — Wirkg. d. Opiate insbes. d. Präparates „Neopan" b. chir. Pat., Zdravstv. Vestn. 1940 (slow.). — Kasuist. Beitr. z. Traumatol. d. Knöchels, ebd. — Diagn. u. Indikat. z. op. Therap. d. traumat. Schädiggn. d. periph. Nerven, ebd. 1946. — Osteosynth. d. Schenkelhalsfrakt. m. d. Schraube eig. Konstrukt., ebd. 1948. — Leiomyosarcoma ventriculi, ebd. 1950. — Erfahrgn. i. d. Osteosynth. d. Schenkelhalsfrakt. m. d. Nagel u. m. d. Schraube, Zbornik Kirurske klinike (Ljubljana) 1950 (slow.). — Handverletzgn., Zdravstv. Vestn. 1951 (slow.). — Erfahrgn. i. d. Osteosynth. d. Schenkelhalsfrakt. m. d. Nagel u. m. d. Schraube, Kongr.ber. I. Kongr. d. jugosl. Chirurgen, Beograd 1951 (serb.). — Reanimat. d. Herzstillstandes m. Vorstellg. v. 10 Fällen, Zdravstv. Vestn. 1955 (slow.). — Kalkaneusfrakt., Kongr.ber. d. 4. Tagg. d. kroat. u. slow. Chirurgen, Zadar 1956 (serbo-kroat.). — Op. Therap. d. Br. d. unt. Extremität (mit Zvanut), Kongr.ber. d. 8. Kongr. d. jugosl. Chirurgen, Beograd 1957 (serb.). — Resekt. d. III. li. thorak. sympath. Ganglion b. periph. Zirkulat.erkrankgn., Zdravstv. Vestn. 1959 (slow.). — Traumat. Rupt. d. Hauptbronchien. Abstracrs 6. Int. Congr. Diseases of the Chest, Wien 1960 (dtsch.). — Verletzgn. d. Trachea u. d. Hauptbronchien, Acta Chir. Jugosl. 1960 (serb.). — Verkehrstraumatismus d. Gebietes v. Celje i. Lichte d. Statistik, Kongr.ber. d. 7. Tagg. d. kroat. u. slow. Chirurgen 1960 (serbo-kroat.). — Kondit. d. chir. Pat., Zdravstv. Vestn. 1960 (slow.). — Penetrante Herzverletzgn. (11 erfolgr. op. Fälle), Kongr.ber. d. 9. Kongr. d. jugosl. Chirurgen, Zagreb 1962 (serb.). — Spont. beiderseit. Nekr. d. Mamma, Chirurg 1962. — Umfangreiche Darmresekt., Zbl. Chir. 1964. — Ulcus ventriculi et duodeni, Zdravstv Vestn. 1965 (slow.). — Schock, Reanimat. u. prim. Wundversorgg., Kongr.ber. d. II. Kongr. d. jugosl. Ärztevereine, Zagreb 1966 (serb.).

Sykosch, Heinz-Joachim, Priv.-Doz., Oberarzt Chir. Univ. Klin., 4 Düsseldorf. — *20. 2. 25 Guttentag. — **A:** 52 Bonn. — **Prom:** 52 ebd. — **Hab:** 64 Düsseldorf. — **F:** Chir. — **V:** 52 Med. Univ.-Klin. Bonn (Martini), 53–54 Intern. St. Elisabeth-Hosp. Elisabeth N.J./USA, 55 Würzburg (Wachsmuth), 56–58 Fellow Mayo Clinic, Rochester, Minn./USA, ab 58 Düsseldorf (Derra). — **B:** Prinzip u. Anwendg. d.

extrakorp. Kreisl. einschl. d. Kombinat. m. Hypothermie (mit Löhr u. Ferbers), in: Chirurgische Bhdlg. d. angebor. Fehlbildgn., Kremer, Thieme Vlg. 1961. — Chir. Bhdlg. d. atrioventrikul. Blocks, Habil.Schr. 1964. — Bhdlg. akuter Herzstillstände b. atrioventricul. Block, in: Dringl. Thoraxchir., Springer 1967. — **P:** Bedeutg. d. Phosphataseuntersuchgn. i. d. Urol., Diss. — Nachuntersuchgn. üb. d. Eisenresorpt. u. Proteolyse d. fundekt. Magens (mit Holle, G. Heinrich u. W. D. Heinrich), Ärztl. Wschr. 1955. — Präop. Verminderg. d. Darmflora unt. Verwendg. v. Achromycin, Neomycin u. Intestin-Euvernil (mit Dimmling u. Holle), Langenbecks Arch. klin. Chir. 283/1956. — Carcinoma of the prostrate Gland. II. Various Methods of Medical and Surgical Treatment, General Surgery Seminar the Mayo Foundation, Rochester 1957. — Treatment of Pheochromocytoma and Lesions of the Adrenal Cortex, General Surgery Seminar the Mayo Foundation, Rochester, Minn. 1958. — Report of the surgical correction of 48 ventricular septal defects with the aid of extracorporeal circulation with special regard to anatomy and function (mit Derra, Ferbers u. Löhr), Journal of Cardiovascular Surgery 1, 1960. — Klin. Untersuchgn. z. Kombinat. d. extrakorp. Kreisl. m. mittl. Hypothermie (mit Löhr u. a.), Thoraxchir. 1960. — Clinica e trattamento chirurgico della pervieta del setto interventricolare (mit Derra u. a.), Rassegna Mensile Di Medicina Tedesca 1960. — Klin. u. op. Bhdlg. d. Ventrikelseptumdefekts (mit Derra u. a.), Dtsch. med. Wschr. 1961. — Tratamento Cirurgico das Comunicacoes Interventriculares (mit I. A. Da Costa u. Ferbers), Arch. Brasil. de Cardiol. 14/1961. — Spez. patho-physiol. Probl. b. d. Radikalop. d. Fallot'schen Tetral. (mit Löhr u. a.), Thoraxchir. 1961. — Therap. m. elektr. Schrittmachern b. Adams-Stokes-Syndr. (mit Effert, Greuel u. Grosse-Brockhoff), Dtsch. med. Wschr. 1961. — Kongenit. Aneurysma d. Sinus valsalvae (mit Löhr), Zbl. Chir. 1962. — Implantierb. Schrittmacher b. atrioventricul. Block, Chirurg 1963. — Erfahrgn. m. d. Implantat. v. Schrittmachern b. Herzblock (mit Derra u. Effert), Zbl. Chir. 1963. — Permanente elektr. Reizg. d. Herzens b. atrioventricul. Block m. Adams-Stokes-Anfällen (mit Derra, Effert u. Koufas), Acta chir. helenica 5/1963. — Therap. m. elektr. Schrittmachern. E. implantierb., induktiv ausschaltb. elektr. Schrittmacher (mit Effert, Pulver u. Zacouto), Elektromedizin 1963. — Region. Perfus. z. Bhdlg. mal. Tumoren an d. Extremitäten, Zbl. Chir. 1963. — Erfahrgn. m. d. Implantat. v. Schrittmachern, Thoraxchir. 1963. — E. neues Prinzip z. Bhdlg. e. intermitt. av-Blocks m. Hilfe e. künstl. Schrittmachers (mit Effert, Pulver u. Zacouto), Anaesthesist 1964. — Erg. d. langfrist. elektr. Stimulierg. d. Herzens b. e. gr. Krankengut (mit Effert u. Pulver), Dtsch. med. Wschr. 1964. — Synchronis. P-Wellen gesteuerter Schrittmacher z. Bhdlg. v. Adams-Stokes-Anfällen (mit Effert u. Pulver), Zbl. Chir. 1964. — Implantierb. Schrittmacher z. permanenten u. intermitt. Stimulierg. d. Herzens, Langenbecks Arch. klin. Chir. 308/1964. — Ändergn. d. Herzzeitvolumens b. Pat. m. totalem av-Block unt. d. Einfl. verschied. Schrittmacherfrequenzen (mit Kreuzer, Bostroem u. Effert), Arch. Kreisl.forsch. 30/1964. — Hämodynamik b. permanenter elektr. Stimulierg. d. Herzens m. implantierb. elektr. Schrittmachern (mit Bostroem, Effert u. Kreuzer), Reanimation et Organes Artif. 1/1964. — Implantierb. Schrittmacher z. künstl. Stimulierg. d. Herzens (mit Effert) 14th Biennal Int. Congr. Int. Coll. of Surgeons, Wien 1964. — Langfrist. Therap. m. implantierb. elektr. Schrittmachern (mit Effert u. Pulver), Dtsch. med. Wschr. 1964. — Mallory-Weiss-Syndr. (mit Deupmann u. Knierim), ebd. 1965. — Spez. Indikat. u. spez. Komplikat. d. Schrittmachertherap. (mit Effert u. Büchner), Wiss. Tagg. Elektro-Unf. 1965. — Spätkomplikat. b. Schrittmacherimplantat. (mit Effert), Réanimation et Organes

Artif. 1965. — Reakt.formen d. menschl. Organismus auf d. durch d. Schrittmacher-implantat. eingebrachte Fremdmaterial (mit Ringler), Zbl. Chir. 1966. — Schritt-macherjagen (mit Büchner u. Effert), Dtsch. med. Wschr. 1966. — Befunde an Gewebstaschen v. implant. Impulsgeneratoren (mit Huth u. Ringler), Kreisl.forsch. 56/1967. — Implantierb. elektr. Schrittmacher: Techn., Indikat., Erfolgschancen, Nachbhdlg. (mit Effert), Dtsch. med. J. 1967. — Klin. u. pathol.-anat. Verlaufs-beobachtgn. am Kapselgewebe v. Impulsgeneratoren (mit Huth u. Ringler), Z. Kreisl.forsch. 56/1967. — Konservat. Therap. od. Marknagelg. d. Ober- u. Unter-schenkelfrakt. (mit Niemann, Günther u. Marx), Zbl. Chir. 1967.

Syller, Rudolf, Facharzt f. Chir., 89 Augsburg, Sieglindenstr. 4. — *6. 12. 95 Regensburg. — **A:** 23 München. — **Prom:** 23 ebd. — **F:** Chir. — **V:** 23 Städt. Krhs. Regensburg (Lammert), 23–24 Städt. Krhs. Nürnberg (Kreuter), 24–25 chir.-gyn. Abt. Städt. Krhs. re. d. I. München (Grasmann), 25–29 Städt. Krhs. Nürnberg (Kreuter), 29–31 Oberarzt ebd., zwztl. 30–31 Staatl. Frauenklin. Dresden (Warne-kros). — **P:** Bhdlg. veralt. Herzsteckschüsse, Klin. Wschr. 1927 u. Festschr. d. Ärztl. Vereins Nürnberg 1927. — Thrombosen u. Thrombosebereitschaft nach Op., Bruns' Beitr. klin. Chir. 145. — Bhdlg. d. Brüche langer Röhrenknochen nach Methode Böhler, ebd. 151. — Bhdlg. d. Brüche d. Schienbeinkopfes, Münch. med. Wschr. 1930.

Szabo von Körössy, Andreas, Univ. of Maryland, Health Center, College Park, Md. 20740 (USA). — Fragebogen 1968 nicht beantwortet.

T

Tadjadod, Homayoun, z. Z. 1000 Berlin 19, Heerstr. 15 a.*

Täschner, Joachim, Oberarzt d. chir. Abt. d. Städt. Kr.anst., 5160 Düren (Rheinld.), An der Windmühle 1. — Fragebogen 1968 nicht beantwortet.

Tala, Pekka, Prof., Oberarzt d. Thoraxchir. Klin. d. Univ. Dosentintie 7.C.18, Helsinki 33 (Finnland). — Fragebogen 1968 nicht beantwortet.

Tarbiat, Siavoche, Priv.-Doz., Ass. d. Chir. Univ.-Klin., 4000 Düsseldorf, Mooren-str. 5. — Fragebogen 1968 nicht beantwortet.

Tauber, Karl, apl. Prof. f. Chir., Chefarzt d. Maria-Theresia-Klin., 8 München, Bavariaring 46. — *20. 10. 07 Bozen. — **A:** 32 Turin. — **Prom:** 32 Rom. — **Hab:** 53 München. — **F:** Chir. — **V:** München (Lebsche, Frey). — **B:** Chir. Techn., in: Lehrb. d. Chir. v. Hellner-Nissen-Vossschulte. — Chir. d. Ductus thoracicus, in: Hdb. d. Thoraxchir. v. E. Derra.

Taubert, Anneliese, Ass. d. Anaesthesieabt. d. Chir. Univ.-Klin. Charité, X 1040 Berlin, Schumannstr. 20–21. — Fragebogen 1968 nicht beantwortet.

Taubert, Ernst, Oberarzt d. Chir. Univ.-Klin. d. Charité, Leit. d. allg. Chir. Abt. u. Leit. d. Chir. Poliklin., X 104 Berlin, Schumannstr. 20–21. — *22. 6. 22 Franken-berg. — **A:** 45 Leipzig. — **Prom:** 45 ebd. — **F:** Chir., Gynäkol. — **V:** 45–56 Ass. u. Oberarzt Diakonissen-Krhs. Eisenach (Harzbecker), ab 56 Ass. u. Oberarzt Charité (Felix, Serfling), ab 61 Lehrauftrag f. Chir. — **P:** Narkolepsie u. Pervitin, Diss. — Palliat. Gastrojejunostomie b. inop. Magenka., Zbl. Chir. 1957. — 75 J. Chole-zystekt., ebd. — Zusatzgerät z. Rippensperrer nach Geissendörfer, Chirurg 1958. — Krankhts.bild d. Mesenterialart.thrombose, Zbl. Chir. 1959. — Nachbhdlg. v. Unf.verletzten unt. mod. Gesichtspunkten, I. Tl.: Allg. Gesichtpkt, Wunden, Teta-nus,Verbrenngn., elektr. Verletzgn., Dtsch. Gesd.wes. 1959. — II. Tl.: Knochenbr.,

Verletzgn. d. Schädels u. d. Wirbelsäule, ebd. — Ber. üb. d. Erfurter Unf.kongr.,
Zbl. Chir. 1960. — Klin. Beitr. z. thrombot. Verschl. d. A. mesenterica cranialis,
ebd. — Chir. d. Peritonitis, Chir. Praxis 1960. — Chir. Betrachtgn. z. Thrombose-
Embolie-Probl., Zbl. Chir. 1962. — Oesophagusperforat., ebd. 1963. — Klin. u.
Therap. d. Oesophagusperforat., Chirurg 1963. — Postop. Cholangiograph. durch
d. T-Drain, Zbl. Chir. 1964. — Zwerchfellrupt., ebd. — Hospitalismus i. Blickwinkel
d. Krankenhaushygiene, Heilberufe 1964. — Beitr. z. Mammasarkom, Dtsch.
Gesd.wes. 1965. — Bedeutg. u. Fehlbeurteilg. d. intraop. Cholangiograph., Zbl.
Chir. 1965. — Erfahrgn. m. d. intraop. Cholangiograph., Chirurg 1965. — Trans-
duoden. Papillotomie, Zbl. Chir. 1965. — Traumat. Zwerchfellrupt., Chirurg 1965. —
Chir. d. Darmverschl., Dtsch. Gesd.wes. 1965. — Koordinat. d. Erstversorgg. v.
Unf.verletzten aus d. Sicht d. Chirurgen, Z. ärztl. Fortbild. 1965. — Transthorak.
Fundekt., Zbl. Chir. 1966. — Therap. d. Rekto-Analprolapse, ebd. — Lok. Kompli-
kat. i. d. Bauchchir., Dtsch. Gesd.wes. 1966. — Mod. Richtlinien b. d. ersten Hilfe u.
d. Erstversorgg. Unf.verletzter, ebd. — Nachop. am Magen i. Sinne d. Späteingr.,
Zbl. Chir. 1966. — Op. Therap. d. Rektumprolapses, ebd. — Klin., Therap. u.
Späterg. b. d. Hiatushernie, ebd. — Erg. d. op. Bhdlg. v. Hiatushernien i. Er-
wachsenenalter, ebd. 1967. — Erfahrgn. m. d. Bhdlg. v. 81 Kardiaka., Chirurg 1967.
— Erfahrgn. m. d. transthorak. Oesophago-Fundekt., Chir. Praxis 1967. — Bluttransfus. u. Blutkonservierg. aus chir. Sicht, Dtsch. med. J. 1967. — Mammaplast.,
Zbl. Chir. 1967.

Taubert, Günther, Leit. Arzt d. chir. Abt. Krskrhs., X 655 Schleiz. — *21. 1. 24
Frankenberg. — A: 47 Jena. — Prom: 47 ebd. — F: Chir., Urol. — V: 48–49 inn.
Abt. Elisabeth-Krhs. Eisenach (Geuting), 49–55 chir. Abt. ebd. (Wessolowski),
55–56 Pathol. Inst. Jena (Bolck), 56–66 Chir. Univ.-Klin. ebd. (Kuntzen, Becker). —
P: Zeitl. Verl. d. off. Lungentbk., Diss. — Mal. Riesenzellgeschwülste, Zbl. Chir.
1958. — Diff.diagn. Skelett-Tbk. u. Knochenmetastasen mal. Geschwülste, Z.
Tbk. 111/1958. — Posttraumat. Sudeck-Syndrom, Zbl. Chir. 1962. — Dickdarm-
sarkom, ebd. 1963. — Pathophysiol. d. Dünndarmileus (Theoret. Betrachtgn. z.
Entstehg. d. Ileusintoxikat.), ebd. — Tierexp. Untersuchgn. d. Resorpt.verhältn.
d. Dünndarmes b. Ileus (mit Schröder), ebd. — Tierexp. Untersuchgn. d. Darmwand-
durchlässigkt. b. Dünndarmileus (mit Schröder), ebd. — Pathophysiol. u. therap.
Probl. d. Verbrenngs.krankht., Pathophysiol., Dtsch. Gesd.wes. 1963. — Patho-
physiol. u. therap. Probl. d. Verbrenngs.krankht. Therap., ebd. — Aortenbogensyndr. (Martorell-Fabre) u. d. Arteriitis segmentalis obliterans (Takayasu) (mit
Baudisch u. Hoheisel), Chirurg 1963. — Rekonstrukt. e. Saalstat., Wiss. Z. F.-
Schiller-Univ. Jena 13/1964. — Exp. Untersuchgn. z. Verhalten d. Pankreas b.
Dünndarmileus, Zbl. Chir. 1965. — Alterschir. Probl. b. Magenka., I. Tl. Alters-
chir., Z. Alternsforsch. 1966; II. Tl. Alterschir. Erg. b. Magenka., ebd. — Klin. d.
Dünndarmgeschwülste, Bruns' Beitr. klin. Chir. 212/1966. — Cystekt. b. Blasenka.
m. Bildg. e. Dünndarmersatzblase, Chirurg 1966. — Elephantiasis scrotalis, Bruns'
Beitr. klin. Chir. 215/1967. — Mal. Geschwülste d. Dünndarms, Med. Bild 1967.

Tauschek, Walter, 8510 Fürth (Bayern), Marienburger Str. 20. — Fragebogen
1968 nicht beantwortet.

Tegtmeyer, Friedrich, Chefarzt d. Bathildis-Krhs., 328 Bad Pyrmont. — *10. 6.
15 Berlin. — A: 40 Hamburg. — Prom: 41 ebd. — F: Chir. — V: 46–52 St.-Joseph-
Stift Bremen (Barthels), 52 Städt. Kr.anst. ebd. (Rieder), 53–58 Huyssen Stift
Essen (Herget), 51 Univ.-Klin. Cincinnati, Lahey-Clinic Boston. — P: Gallengangs-
chir., Chirurg 1957.

Teichmann, Hans-Horst, Ass. d. Chir. Abt. am Juliusspit., 87 Würzburg. — Fragebogen 1968 nicht beantwortet.

Teichmann, Horst Alexander, Facharzt f. Chir. u. Durchgangsarzt, 1 Berlin 19, Preußenallee 42. — *7. 9. 19 Usch/Posen. — **A:** 45 Berlin. — **Prom:** 46 ebd. — **F:** Chir. — **V:** 45–51 Berlin (Hübner), 51–52 Krhs. Westend ebd. (Linder), anschl. Ass. b. Prof. Martin, Unfallambulatorium, 60 Niederlassg.

Teichmann, Theodor, Chefarzt i. R., 8 München 19, Südl. Auffahrtsallee 18. — *7. 4. 01 Wellersen/Einbeck. — **A:** 25 Greifswald. — **Prom:** 25 ebd. — **F:** Chir. — **V:** 25–26 Path. Inst. d. Univ. Würzburg (Schmidt), 26–28 Univ.-Klin. ebd. (König), 28 Univ.-Poliklin. München (Lebsche), 28–35 Univ.-Klin. ebd. (Lexer), 35–45 Krhs. r. d. Isar München (Hoffmeister).

Teixidor de Otto, Juan, Facharzt f. Chir., Kinderchir., Adjunto de la Clínica de la Seguridad Social Dpto. Cirugía Infantil. Clínica La Paz, Madrid (Spanien). — *3. 10. 29 Barcelona (Spanien). — **A:** 55 Valencia (Spanien). — **Prom:** 62 Würzburg. — **F:** Kinderchir. — **V:** 55–56 Städt. Krhs. Valencia (Sànchez), 56–60 u. 62–63 Würzburg (Wachsmuth), 60–61 Klin. Havelhöhe Berlin-Kladow (Unholtz), 64 Med. Poliklin. d. Univ. Würzburg (Franke), 65–67 Kinderchir. Abt. d. Städt. Kinderklin. Köln-Riehl (Helbig), 68 Dpto. Cirugía Infantil. Clínica La Paz, Madrid (Spanien) (Monereo). — **P:** Xanthom d. Mediastinums, Chirurg 1960. — Résultats obtenus d. la suture d. moignon bronchique par une modification de la technique de Klinkenberg, Les Bronches 10/1960. — Klin. d. Meckelschen Divertikels, Dtsch. med. Wschr. 1965. — Nierenvenenthrombose b. Neugebor., Dtsch. med. Wschr. 1966. — Trastornos nutritivos y metabólicos en la cirugía del lactante, Med. Española 1966. — Nierenhämangiom i. Kindesalter, Med. Welt 1967. — Megacolon congenitum: Intraabdomin. Resekt., Zbl. Chir. 1967. — Lungenemphysem b. Neugebor., ebd. — Estenosis y atresia duodenal en recién nacido, Cirug., Gine y Urol. (Madrid) 21/1967.

Tempsky, Arthur v., 3006 Großburgwedel Nr. 92 (über Hannover). — Fragebogen 1968 nicht beantwortet.

Terheggen, Heinz, Facharzt f. Chir., Durchgangsarzt, 5038 Rodenkirchen b. Köln, Mettfelderstr. 18. — *26. 3. 04 Rheydt b. M.-Gladbach. — **A:** 29 Bonn. — **Prom:** 28 ebd. — **F:** Chir. (Unfallheilkunde). — **V:** St. Josef-Hosp. Duisburg-Laar, Chir. Ausbildg. am Krhs. d. Augustinerinnen Köln, 33–45 Leit. Arzt d. Unf.abt. Krhs. d. Augustinerinnen Köln, 45–49 Stellv. Chefarzt Krhs. Nümbrecht/Oberberg.

Terhoeven, Heinrich, Leit. Arzt d. St. Elisabeth-Krhs., 513 Geilenkirchen, Am Weinberg 19. — *4. 10. 11 Kevelaer/Niederrh. — **A:** 36 Düsseldorf. — **Prom:** 37 ebd. — **F:** Chir. — **V:** 36 Düsseldorf (Frey), 37 Städt. Kr.anst. Krefeld (Bungert), Petrus Krhs. Barmen (Koch), 38–42 Marienkrhs. Düsseldorf Kaiserswert (Gottesleben), 42–43 Afrikakorps (Bürkle de la Camp), 44 Standortlaz. Detmold (Clemens), Bonifatius Krhs. Lingen (Bergmann), 45 Krhs. Salzkotten (Sehwerin), ab 45 St. Elisabeth Krhs. Geilenkirchen. — **P:** Umkehrg. d. Geschlechtsmerkmale auf Gr. v. Nebennierenrindenstörgn., Diss.

Tetzner, Hans, Med. Rat, Chefarzt d. Krhs., X 4713 Stolberg/Harz. — *12. 10. 18 Hettstedt/Südharz. — **A:** 44 Bonn. — **Prom:** 44 ebd. — **F:** Chir. — **V:** Bis 51 Knappschaftskrhs. Hettstedt/Südharz (Staeger), bis 53 Erfurt (Schwarz).

Teubner, Ernst, Oberarzt d. Chir. Klin. d. Med. Akad., 24 Lübeck, Ratzeburger Allee 160. — Fragebogen 1968 nicht beantwortet.

Teutsch, Wolfgang, Oberarzt d. Chir. Klin. Bez.krhs., X 75 Cottbus, Thiemstr. 111. — *28. 4. 34 Bacau/Rumänien. — **A:** 57 Erfurt. — **Prom:** 57 Jena. — **F:** Chir. —

V: ab 58 Bez.krhs. Cottbus (Welcker), ab 64 Oberarzt. — **P:** Therap. Anwend. d. Muskelrelaxantien unt. bes. Berücksicht. ihrer Nebenwirkgn., Diss. — Appendizitis-statist. 1964, Dtsch. Gesd.wes. 1965. — Haemangioperizytom, Zbl. Chir. 1967. — Nachuntersuchgs.erg. konservat. behand. supracondyl. Humerusfrakt. b. Kindern, ebd.

Thalmann, Willi K., Facharzt f. Chir., Belegarzt d. Augenheilanst., 62 Wiesbaden, Friedrichstr. 40. — *4. 7. 23 Breslau. — **A:** 51 Kiel. — **Prom:** 63 Hamburg. — **F:** Chir. — **V:** Städt. Krhs. Bad Oldesloe (v. Ondarza), Hamburg-Eppendorf (Letzius, Kastrup), Oberarzt Städt. Krhs. Osterode/Harz (Barthel), Oberarzt St. Vincenzhosp. Coesfeld (Löbker), Oberarzt Städt. Krhs. Schw. Gmünd (Dorbath), 1. Oberarzt Heilbronn (Thies), 68 Niederlassg.

Theisinger, Werner, Oberarzt d. Chir. Klin. am Klinikum r. d. Isar d. Techn. Hochschule, 8 München 27, Stuntzstr. 39. — Fragebogen 1968 nicht beantwortet.

Theiss, Erwin, Chefarzt d. chir. Abt. Herz-Jesu-Krhs., 5253 Lindlar (Bez. Köln) — *21. 12. 19 Schalkenbach/Ahrweiler. — **A:** 45 Rostock. — **Prom:** 51 Göttingen. — **F:** Chir. — **V:** 45–52 Krskrhs. Kirchen/Sieg (Weber), 52–53 Gießen (Vossschulte), 53–56 Milit. Hosp. Koblenz, 56–58 BW-Laz. ebd., 58–64 Oberarzt Heilig-Geist-Hosp. Bingen/Rhein (Heidecker). — **P:** Lipocalcinogranulomatose, Diss. — Hemmg. d. Laktat. durch Penicillin, Med. Klin. 1951. — Peritonite biliaire par perforation du choledoque en fin de grossesse (mit Scarbonchi, Portal, Dumas), Extr. Bull. Chirurg. de Paris 1959. — Traumat. Lux. d. Beckensymphyse, Chirurg 1964. — Kl. Entwicklgs.hilfe f. Algerien, Ferienarbeit in einem Hospital des Tell-Atlas, Dtsch. Ärzte Z. 1965. — Ulcurilen i. d. Wundbhdlg., Landarzt 1968.

Thelen, Anton, Prof., Leit. Arzt chir. Abt. Lorettokrhs., 78 Freiburg i. Br., Beethovenstr. 6. — *17. 8. 10 Köln/Rhein. — **A:** 34. — **Prom:** 35. — **Hab:** 47 Heidelberg. — **F:** Chir., Urol. — **V:** 36–38 Pathol. Inst. Charité Berlin (Rössle), 38–48 Heidelberg (K. H. Bauer). — **B:** Pathol. d. Harnleiters im Röntgenbild, Thieme 1949. — O-Gruppenserol. v. 111 E. Coli Stämmen (mit Mössner, Petersen u. Gaca); Bakteriol. Paralleluntersuchgn. v. Nierengewebe, Nierenbecken-, Katheter- u. Strahlurin b. 120 Pat. (mit Mössner, Gaca u. Schirrmeister), in: Pyelonephritis, Forschungserg. 1966, Thieme 1967. — Op. Bhdlg. d. Geschwülste d. Prostata u. Samenblase, in: Therap. mal. Tumoren, Bd. 2: Op. Bhdlg. d. Geschwülste, hrsg. v. E. Holder, Enke 1968. — Op. Bhdlg. d. Geschwülste d. Penis, d. Harnröhre, d. Scrotums, d. Hoden, d. Nebenhoden, d. Hodenhüllen u. d. Samenstranges, ebd. — **P:** Verhalten d. diastat. Fermentes i. Blut währ. d. Nark., Dtsch. Z. Chir. 1935. — Ven. Blutstaug. im Herzmuskel, Virchows Arch. 1937. — Histol. Untersuchgn. am chron. Geschwür d. Magens u. Duodenums, ebd. 1938. — Üb. Profibrin (mit Apitz), Z. exper. Med. 1938. — Nachweis u. Vermehrgs.vorgang d. Virus d. Shopeschen Kaninchenfibroms (mit Herzberg). — Ermüdungsbr. d. Rippen m. typ. Lokalisation (mit Matthes), Chirurg 1939. — Papillitis necroticans b. chron. Pyelonephritis, Z. Urol. 1947. — Entstehg. u. Verlauf d. Cystopyelitis, Langenbecks Arch. klin. Chir. 261/1948. — Klin. u. morphol. Befunde b. d. Bhdlg. d. Urogenitaltbk. mit Isonikotinsäurehydrazid (mit Koenn), Chirurg 1953. — Exp. u. klin. Untersuchgn. z. Frage sog. essent. Haematurie (mit Wiegers), Langenbecks Arch. klin. Chir. 1953. — Exp. Untersuchgn. z. Pathogenese d. pyelonephrit. Schrumpfnieren (mit Rother u. Sarre), Urol. intern. 1956. — Gleichzeit. Vorkommen v. Blasenpapillomen b. einei. Zwillingen (mit Schaeuble), Z. Urol. 1957. — Erfahrgn. m. d. Polresekt. in d. Bhdlg. d. Nierensteinkrht., ebd. 1959. — Prostatachir. (mit Hiemeyer), Langenbecks Arch. klin. Chir. 294/1960. — Paravesik. skleros. Entzündgn., Z. Urol. 1961. —

Weit. Erfahrgn. m. d. Polresekt. b. Nierensteinen, Bruns' Beitr. klin. Chir. 211/1965.
— Klin. u. Therap. d. Nephrolithiasis, Therap.woche 1968.

Thiele, Carl-Friedrich, Chefarzt d. chir. Abt. Franziskus-Hosp., 4501 Harderberg/Osnabrück. — *13. 3. 21 Lingen/Ems. — **A:** 46 Münster. — **Prom:** 49 ebd. — **F:** Chir., Urol. — **V:** 45 Kriegsdienst, 47–48 Lupus-Heilstätte Haus Hornheide (Moncorps), 48–59 Münster: Anat. Inst. (Becher), Pathol. Inst. (Siegmund), Chir. Univ.-Klin. (Sunder-Plassmann), 59–60 Marienhosp. Gelsenkirchen-Buer (Kleine), 60–66 Chefarzt d. Waldkrhs. Bad Rothenfelde. — **P:** Nebenwirkgn. n. d. Präp. TB I/E 96 b. 54 an Lupus vulgaris leid. Patienten, Diss. — Grenzstrangbestrahlg. n. Pautrier, Zbl. Haut- u. Geschl.krankh. 1950. — Seit 1950 Ref. i. Zbl. Haut- u. Geschl.krankh. u. Chir.

Thiele, Walter G. Ch., Chefarzt d. chir. Abt. u. ärztl. Dir. d. Krhs., 789 Waldshut/Baden. — *13. 12. 14 Ottenhöfen/Baden. — **A:** 39 Berlin. — **Prom:** 41 ebd. — **F:** Chir. — **V:** 39–41 u. 43–45 Kriegsdienst, 41–43 Julius-Spit. Würzburg (Bundschuh), 45–49 Oberarzt Krhs. Waldshut (Kirner), zgl. Vertrauensarzt b. d. AOK Waldshut, 49–53 Städt. Krhs. Mannheim (Zenker, Oberdalhoff), 53–58 chir. Praxis in Rheinfelden/Baden mit Kl. u. RI. — **P:** Mod. Bhdlg. schwerer Verbrenngn., Erfahrgn. m. Pankreasferment-Tyloseschleim n. Greuer-Göttingen, Zbl. Chir. 1952. — Chir. d. Verschlußikterus, Bruns' Beitr. klin. Chir. 189/1954. — Mod. Therap. d. sog. „Flußverbrenngn." (mit Wild), Schweiz. Rdsch. Med. 43/1962. — Ätiol. u. Kausaltherap. d. Flußsäure u. Fluoridverätzgn. d. Haut (mit Wild), Med. Welt 1962.

Thies, O. Heinrich-Arnold, Prof., Chefarzt d. Chir. Klin. Städt. Kr.anst., 71 Heilbronn, Jägerhausstr. 26. — *10. 10. 19 Jever/Oldenburg. — **A:** 48 Hamburg. — **Prom:** 48 ebd. — **Hab:** 58 ebd. — **F:** Chir. — **V:** 48–49 u. 50 Univ.-Frauenklin. Hamburg (Heynemann), 49–50 Chir. Univ.-Klin. ebd. (Konjetzny), 50–51 Hafenkrhs. ebd. (Brütt), 51–54 Allg. Krhs. Heidberg in Hamburg (Prinz), 54–55 I. Med. Univ.-Klin. ebd. (Berg), 55–67 Chir. Univ.-Klin. ebd. (Zukschwerdt). — **B:** Menschl. u. tier. Gewebsthrombokinasen, Hrsg., Thieme 1957. — Thromboseprophyl., in: K. Schuchardt, Fortschr. d. Kiefer- u. Gesichtschir., Bd. 5 Thieme 1959. — Thrombose u. Embolie, Luftembolie, Fettembolie, in: Klin. Chir. f. d. Praxis, v. Diebold, Junghanns, Zukschwerdt, Thieme 1960 u. 1967; Blutgs.neiggn., ebd., Erg. u. Reg.bd. 1967. — Postop. Fibrinolyse, Hrsg., Leipzig: Barth 1960. — Antikoagulantien i. d. Chir. (Hrsg. mit Oeri), Schwabe 1960. — Antikoagulantien in der Humanmedizin, Hamb. Sympos. üb. Blutgerinng. (Hrsg. mit Zukschwerdt), Schattauer 1960 u. 1967. — Antikoagulantien, Hrsg., Karger 1961. — Zahlreiche Beitr. in: Lexikon d. Aktuellen Therap., v. Braun, Medica-Vlg. 1963 u. 1966. — Thromboembol. Erkrankgn., Hämorrhag. Diathesen, in: Kompendium d. prä- u. postop. Therap., v. Lindenschmidt/Carstensen, Thieme 1966. — **P:** Tibiakopffrakt., Diss. — Beeinflussg. d. durch Dikumarin gesetzten Hypoprothrombinämie (mit Johow), Med. Klin. 1949. — Dikumarinintoxikat. (mit Johow), ebd. 1950. — Antiphlogist. Hirudoidtherap., Med. Welt 1950. — Weit. Fortschr. d. Bhdlg. d. thromboembol. Geschehens m. Antikoagulantien (mit Johow), Chirurg 1951. — Erg. d. Dikumarolbzw. Cumidanwendg. b. d. Bhdlg. v. 50 Thrombosen, Bruns' Beitr. klin. Chir. 3/1951. — Prophyl. u. Therap. d. thromboembol. Geschehens u. d. postthrombot. Störgn., Zbl. Chir. 1951. — Beeinfl. d. Dikumarinverabreichg. b. thromboembol. Geschehen, Bruns' Beitr. klin. Chir. 1/1952. — Was ist e. Seemannshaut?, J. Kosmetik u. Sexol. 2/1952. — Bluttransfus. i. sog. Notfall, Hamb. Ärztebl. 1952. — Steuerg. dikumarinbedingter Gerinngs.verzögergn., Münch. med. Wschr. 1952. —

Örtl. Blutstillg. m. d. Gerinnungsferment Thrombin, Medizinische 1953. — Klin. Erfahrgn. m. e. neuen Antithrombotikum aus d. Gruppe d. Selt. Erden (mit Boecker), Dtsch. med. Wschr. 1953. — Therap. art. Spritzenschäden, Münch. med. Wschr. 1953. — Verhütg. u. Bhdlg. v. Hautnekrosen b. Oberschenkelfrakt. i. Greisenalter, Chirurg 1953. — Antithrombot. Bedeutg. e. neuart. Cumarin-Derivates (Marcumar), Medizinische 1953. — Wirkg. u. Bedeutg. d. Kombinat. e. Selt. Erde m. Dikumarin, Bruns' Beitr. klin. Chir. 2/1953. — Notwendigkt. d. Einstellgs.untersuchg. v. Blutspendern (mit Boecker), Hamb. Ärztebl. 1953. — Verhütg. v. Gefäßwandschäden unt. Dikumarin, Cumarin u. Selt. Erden, Therap. Gegenw. 1954. — Thrombodym u. Prothrombinzt., Dtsch. med. Wschr. 1954. — Schnellmeth. z. Kontrolle d. heparinbed. Gerinngs.verzögerg., ebd. — Plasma-Thrombin-Spray, Zbl. Chir. 1954. — Thromboseprophyl. b. op. Magen, Chirurg 1954. — Thromboseprophyl. nach Gallenop., Schweiz. med. Wschr. 1954. — Thromboseprophyl. i. d. Chir., in: Thrombose u. Embolie, v. Beckermann, Jürgens, Schubert, 1. Hamb. Sympos. üb. Blutgerinng., Thieme 1954. — Wert u. Gefahren d. allg. Thromboseprophyl., Langenbecks Arch. klin. Chir. 279/1954. — Bedeutg. d. Art- u. Individualspezifität v. Cerebralthrombokinasen z. Überwachg. d. Dikumarine, Cumarine u. Selt. Erden, in: Thrombose u. Embolie v. Koller, Merz, 1. Int. Kongr. üb. Thrombose u. Embolie, Schwabe 1954. — Erfahrgn. m. Antikoagulantien b. fast 6000 Pat. d. Chir., ebd. — Prophyl. u. Therap. d. thromboembol. Erkrankg., Mod. Chir. 3/1955. — Appendicitis jenseits d. 60. Lebensj., Zbl. Chir. 1955. — Meth. d. Kapillarresistenz- u. Kapillarfragilitätsprüfg., Bruns' Beitr. klin. Chir. 190/1955. — Faktor-V- u. Faktor-VII-Gehalt b. Polycythaemia vera (mit Sauer), Klin. Wschr. 1955. — Bluttransfus. als Substitut.therap. b. Faktor-V- u. Faktor-VII-Mangel (mit Boecker), Münch. med. Wschr. 1955. — Erfahrgn. m. Selt. Erden, Rev. d'Hèmatol. 10/1955. — Beherrschg. gefährl. Cumarineffekte durch totalsynthet. Vitamin-K$_1$, Medizinische 1955. — Bedeutg. d. Plasma-Thrombin-Sprays, Suppl. ad acta Haematologica, Bibl. haematologica 2/1955. — Erg. nach d. v. Sarasola modifiz. Whiteheadschen Op., Zbl. Chir. 1956. — Anwendg. v. Cumarin-Derivaten, Medizinische 1956. — Notre expérience de l'emploi des anticoagulants dans la prophylaxie et le traitement de la maladie thromboembolique, Phlébologie 1956. — Thrombokinasestudien, Kongr.bd. d. V. Europ. Hämatologenkongr. Freiburg 1955, Springer 1956. — Gewebsthrombokinat. Aktivitätsdifferenzen im menschl. Blut, ebd. — General prevention of postoperative thrombosis with Anticoagulants, 6. Int. Hämatologenkongr. Boston 1956. — Postop. Blutgn. durch Antikoagulantien, Chirurg 1957. — Cer als Antikoagulans, Therap. d. Gegenw. 11/1957. — Einfl. klin. Maßnahmen auf d. Cumarineffekte, Langenbecks Arch. klin. Chir. 257/1957. — Gewebsthrombokinasen, in: Physiol. u. Pathol. d. Blutgerinng. i. d. Gestationsperiode v. Runge, Hartert, Int. Symp. i. Rahmen d. 31. Tagg. d. Dtsch. Ges. f. Gynäkol., Schattauer 1957. — Postop. u. posttraumat. Fibrinolysestudien, 6. Europ. Hämatologenkongr. Kopenhagen 1957. — Tierexp. Thromboseprophyl. m. Antikoagulantien, ebd. — Thrombot. Verschl. d. Vena axillaris (mit Schäfer), Fortschr. Röntgenstr. 86/1957. — Klin. Maßnahmen u. Anwendg. v. Antikoagulantien i. d. Chir., in: Thrombose u. Embolie v. Beckermann, Jürgens, Schubert, 2. Hamb. Symposion üb. Blutgerinng., Schattauer 1958. — Erg. d. Thromboseprophyl. m. Antikoagulantien i. d. Chir. u. i. Tierexp., ebd. — Prophyl. u. Therap. d. postop. Thrombose u. Embolie, in: Thrombose-Embolie-Herzinfarkt v. Norpoth, Jürgens, Symposion in Essen, Schattauer 1958. — Eigng. v. Gewebsthrombokinasen z. Überwachg. v. Cumarin-Derivaten u. Selt. Erden, Thromb. et Diath. haem. II/1958. — Erfahrgn.

m. e. japan. Hämostyptikum, Arzneimittelforsch. (Drug. Res.) 1958. — Ambulante Anwendg. v. Antikoagulantien, Münch. med. Wschr. 1958. — Thromboembolie (mit Zukschwerdt), Dtsch. med. Wschr. 1958. — Cumarinblutgn. nach Magenop., 7. Int. Hämatologenkongr. Rom 1958. — Haarausfall nach Bhdlg. m. Antikoagulantien, Münch. med. Wschr. 1958. — Tierexp. Untersuchgn. z. Pathol. u. Histochemie d. Blutgerinng. (mit Lindner), Erg. d. Bluttransfus.forsch., Bibl. Haemat. Fasc. 9/1959. — Gerinngs.physiol. Untersuchgn. z. Wirkg. verschied. Antithrombotika, 7. Int. Hämatologenkongr. Rom 1958 u. Arzneimittelforsch. 1959. — Tierversuche z. Pathol. d. Blutgerinng., Arzneimittelforsch. 1959. — Bestimmg. d. Thromboplastinzt., Münch. med. Wschr. 1959. — Aktivitätsdifferenzen gesunder u. carcinomat. Gewebsthrombokinasen i. menschl. Blut, Proc. 7th Congr. europ. Soc. Haemat., London 1959. — Beinvenenthrombose, Hamb. Ärztebl. 1960. — Thrombose u. Embolie b. Unf.verletzten, Mschr. Unfhlkd. 1960. — Behaviour of the Antithrombin Time After Extracorporeal Circulation of Blood, Thromb. et Diath. haem. 3/4 1960. — Stase veneuse et thrombose post-opératoire, Phlébologie 1960. — Heparin u. extrakorp. Kreisl., in: Antikoagulantien i. d. Humanmed. v. Zukschwerdt, Thies, 3. Hamb. Sympos. üb. Blutgerinng. 1960. — Blutgerinng. u. extrakorp. Kreisl., Ber. üb. d. 9. Tagg. d. Dtsch. Ges. f. Bluttransfus., Braunschweig 1960, Bibl. haemat. 12/1961. — Strömgs.geschwindigkt. d. Blutes vor u. nach Op. (mit Oppelt), Chirurg 1961. — Koagulopathien währ. u. nach Herzop., in: Koagulopathien v. Zukschwerdt, Thies, 4. Hamb. Symposion üb. Blutgerinng. 1961, Schattauer 1961. — Dosierg. u. Neutralisierg. d. Heparins b. Anwendg. d. Herz-Lungen-Maschine, Chemotherapia 1961. — Blutgerinngs.studien währ. d. Anwendg. v. Persantin, Med. Welt 1961. — 13 Years of postoperative thrombosis prophylaxis with coumarin derivates, in: Proc. Dijkzigt Conf. on the Prevention of Thromboembolism in Surgery, Rotterdam 1961, Excerpta Medica Foundation. — Hämorrhag. Diathesen nach Op. u. Unf., in: Therap. d. hämorrhag. Diathesen v. Frey, Jürgens, Symposion in Kronberg 1961. — Postop. Blutgerinngs.störgn. i. Zusammenhang m. Transfus. u. Infus., Zbl. Chir. 1961. — Tierexp. Untersuchgn. d. antikoagul. Effektes v. 12 Selt. Erdmetallen (mit Oppelt u. W. u. I. Noddack), Med. Welt 1962. — Dringl. Blutgerinngs.untersuchgn. b. Anwendg. d. Herz-Lungen-Maschine, Münch. med. Wschr. 1962. — Effekte d. Streptase, Behringwerk-Mitteilgn. 41/1962. — Effets secondaires des anticoagulants, Médecin et Hygiène 20/1962. — Prophyl. u. Therap. m. Antikoagulantien, Blut 8/1962. — Blutgerinngs.untersuchgn. nach Transfus. v. konserv. Blut (mit Busch), Ärztl. Fortbild. 1962. — Effekte verschied. Fibrinolytika, in: Exp. u. therapeut. Fibrinolyse v. Zukschwerdt, Thies (mit Giebel u. Kastner), V. Hamb. Sympos. üb. Blutgerinng. 1962. — Hyperfibrinolysen nach Herzop., Gewebsthrombokinasen, Strömgs.geschwindigkt. d. Blutes nach Op., in: Hämostase-Thrombogenese-Pharmakol. wirksame Gerinngs.produkte v. Witte, 6. Sympos. d. DAB, Erlangen 1962. — Nebenwirkgn. v. Antikoagulantien, Chemotherapia 6/1963. — Antikoagulantien-Langzeitbhdlg. nach Herz- u. Gefäßop. (mit Rodewald), in: Langzeitbhdlg. m. Antikoagulantien v. Zukschwerdt, Thies, 6. Hamb. Sympos. üb. Blutgerinng. 1963. — Hämorrhag. Diathesen vor, währ. u. nach Herzop. m. Hilfe d. extrakorp. Kreisl. (mit Rodewald), ebd. — Kurzber. üb. d. Langzeitbhdlg. m. Antikoagulantien, ebd. — Indikat. u. Grenzen d. Antikoagulantien-Langzeitbhdlg., Zbl. Phlebologie 1963. — Blutgn. b. Antikoagulantien u. Fibrinolytika i. d. Chir., in: Nebenwirkgn. u. Blutgn. b. Antikoagulantien u. Fibrinolytika v. Zukschwerdt, Thies, 7. Hamb. Sympos. üb. Blutgerinng. 1964. — Erfahrgn. b. d. Bhdlg. v. Panaritien (mit Neumann), Münch. med. Wschr. 1964. — Fremdkörper i. Magen-

Darm-Trakt (mit Römhold), Münch. med. Wschr. 1964. — Blutgerinngs.störgn. vor, währ. u. nach Op., Z. inn. Med. 1964. — Frequenz u. Ätiolog. d. Venenthrombose b. Ka.pat., Zbl. Phlebologie 1964. — Bedrohl. Magenblutgn. durch spontane schwere hämorrhag. Diathesen (mit Kleine), Med. Welt 1964. — Antikoagulantien-Bhdlg. u. -Prophyl. i. d. Chir., Z. ärztl. Fortbild. 1964. — Streptokinase-Initial-Dosis, Behringwerk-Mitt. 44/1964. — Einfacher Test z. Nachweis d. Hyperfibrino-lyse, ebd. — Blutgn. b. port. Hypertens., in: Sanarelli-Shwartzman-Phänomen, Biochemie u. Kinetik d. antihämophilen Globulins, Blutgn. b. port. Hypertens., v. Gross, Voss, 8. Symp. d. DAB, Tübingen 1964. — Thrombolyt. Therap. i. d. Chir., Z. inn. Med. 1965. — Möglktn. d. Fibrinolyse, Langenbecks Arch. klin. Chir. 313/ 1965. — Spont. u. therap. Fibrinolysen i. d. Chir., Zbl. Chir. 1965. — Chir. Maß-nahmen b. Blutgn. u. Blutgs.neiggn., in: Blutstillg., v. Zukschwerdt, Thies, 8. Hamb. Sympos. üb. Blutgerinnung 1965. — Beobachtgn. b. d. kombin. Anwendg. v. Anti-koagulantien u. entzündgs.hemm. Medikamenten (mit Kleine), in: Posttraumat. Entzündg. u. ihre Bhdlg. v. Allgöwer, Gruber, Wilhelmi, Int. Sympos. Davos 1964, S. Karger 1965. — Prakt. Bedeutg. d. Thrombelastograph. f. Chir. u. Anästh., Prakt. Anästh. u. Wiederbelebg. 1966. — Diagn. d. spont. generalis. Hyperfibrino-lysen, Dtsch. med. Wschr. 1966. — Prophyl. u. Therap. v. Komplikat. nach Unf.-verletzgn. i. Alter (mit Deeke), Kongr.ber. d. 7. Int. Gerontologie-Kongr. Wien 1966. — Neue Erkenntn. üb. d. Pathogen. u. Prophyl. d. Platzbauches (mit Busch, Koch u. Wendebourg), Langenbecks Arch. klin. Chir. 316/1966 u. Med. Welt 1967. — Postop. Geringgs.störgn., Geburtsh. u. Frauenhk. 10/1966. — Postop. Thrombo-penien, in: Thrombozyt. Geringgs.störgn. von Zukschwerdt, Thies, 9. Hamb. Sympos. üb. Blutgerinng. 1966. — Meth. d. Kapillarresistenzbestimmg., in: Vasogene Blutgs.neiggn. v. Zukschwerdt, Thies, Landbeck, 10. Hamb. Symp. üb. Blutgerinng. 1967. — Prä- u. postop. Blutgs.neiggn. (mit Koch u. Bulle), Langenbecks Arch. klin. Chir. 319/1967. — Probl. d. spont. u. therap. Fibrinolysen i. d. Chir., Proc. 10th Congr. europ. Soc. Haemat., Karger 1967. — Postop. Komplikat. durch erworb. Faktor-XIII-Mangel (mit Busch u. Koch), Folia Haematologica 87/1967. — Thromboembolie i. Rahmen d. posttraumat. Intensivpflege, Klin. Med. 1967. — Erg. nach Billroth I (mit Farthmann u. Wieners), Med. Welt 1967. — Blutg. u. Blutstillg., Mkurse f. d. ärztl. Fortbild. 1967 u. Med. heute 1967. — Akute Blutg. i. Abdomen (mit Zukschwerdt), Internist 1967.

Thies, Joachim, leit. Arzt am Krskrhs., X 7240 Grimma (Sachsen), Käthe-Koll-witz-Str. 2. — Fragebogen 1968 nicht beantwortet.

Thies, Otto, Prof., 7460 Balingen (Württ.), Neige 12. — Fragebogen 1968 nicht beantwortet.

Thörmer, Hans-Joachim, Facharzt f. Chir., 41 Duisburg-Ruhrort, Friedrichs-Platz 4. — *28. 7. 25 Merseburg. — **A:** 52 Halle/S. — **Prom:** 52 ebd. — **F:** Chir. — **V:** 52–57 Carl-von-Basedow-Krhs. Merseburg (Kuhne), 57–60 Leipzig (Uebermuth), 60–64 Kaiser-Wilh.-Krhs. Duisburg-Meiderich (Partenheimer). — **P:** Bhdlg. d. chron. Osteomyel. m. d. Spongiosaplast. n. Matti, Zbl. Chir. 1957. — Homann'sche Op., e. zuverläss. Bhdlgs.meth. d. epicondylitis lat. hum., ebd. — Bhdlg. d. perf. Magen- u. Zwölffingerdarmgeschwürs. Ber. üb. 102 Übernähgn., ebd. — Osteo-poikilie (Ostitis condensans disseminata), ebd. — Frühdiagn. d. Bronchialka., Dtsch. Gesd.wes. 1958. — Erfahrgn. m. d. Spongiosaplast. i. d. Bhdlg. d. chron. Osteomyelitis, Langenbecks Arch. klin. Chir. 290/1958. — Akute Psychosen als Komplikat. nach Op., Trauma u. Nark., Bruns' Beitr. klin. Chir. 198/1959. — Er-fahrgn. m. d. neuen Sulfonamidpulver „Becarmal forte", Dtsch. Gesd.wes. 1959. —

Klin. u. Pathol. d. Mesenterialsarkome, Bruns' Beitr. klin. Chir. 200/1960. — Zeitgem. Bhdlg. d. chron. Osteomyelitis, Arch. orthop. Unfallchir. 52/1960. — Zeitgem. Bhdlg. d. chron. Osteomyelitis unt. Berücksicht. ihrer Anwendg. b. postop. entstand. Zuständen, Zbl. Chir. 1961. — Postop. Parotitis, Chirurg 1963. — Erfahrgn. i. d. Bhdlg. d. postop. Parotitis m. Trasylol, Therap. Ber. („Bayer") 1964.

Thoma, Karl, Chefarzt d. chir. Abt. u. Leit. d. Stadtkrhs., 8672 Selb, Weißenbacherstr. 62. — *24. 11. 20 Schnaittach. — **A:** 48 Erlangen. — **Prom:** 48 ebd. — **F:** Chir. — **V:** 48–52 Erlangen: Univ.-Frauenklin. (Rech), Chir. Univ.-Klin. (Goetze), Univ.-Kinderklin. (Adam), Med. Univ.-Klin. (Matthes), 52–53 Orthop. Klin. Altdorf (Becker), 53–56 Erlangen (Goetze, Dencke, Hegemann), 56–66 1. Oberarzt Stadtkrhs. Hof (Dreßler). — **P:** Reifezeichen b. Zwillingen, Diss.

Thomsen, Wilhelm, Prof. Dr. med. habil., Facharzt f. Orthop., 638 Bad Homburg v. d. H., Feldstr. 75/77. — *31. 3. 01 Friedrichstadt a. d. Eider. — **A:** 26. — **Prom:** 26. — **Hab:** 34 Frankfurt a. M. — **F:** Orthop. — **V:** 20 Med. Akad. Turnlehrerprüfg., 26–27 Arzt u. Sportlehrer a. d. Odenwaldschule, 27 Lagerarzt i. Kinderdorf Wegscheide b. Bad Orb, 27–28 Orthop. Univ.-Klin. München (F. Lange), 28–45 Ass. u. Oberarzt Orthop. Univ.-Klin. Frankfurt a. M. (Ludloff, Hohmann), zwztl. Militärdienst, Leit. d. orthop. Laz.-Abt. a. d. Univ.-Klin. u. Laz.-Abt. Bad Homburg v. d. H. u. Umgebg. (V. Schmieden). — **B:** Lehrb. f. Orthopädie-Mechaniker u. Bandagisten (mit Pfau u. Enkelke), Vlg. Elsner, 2. Aufl. 1943. — Lehrb. d. Sportmassage, Quelle u. Meyer 1937. — 2. Aufl.: Lehrb. d. Massage u. manuellen Gymnastik, Thieme 1949. — Kampf d. Fußschwäche J. F. Lehmann 1940, 2. Aufl. 1942, 3. Aufl. 1944. — Geschichte d. Schuhreform Hermann v. Meyers, Bd. 1, Enke 1940. — Gesunde Füße – Gesunder Mensch, Wegweiser z. Fußgesundheit, Frankfurt a. M.: Umschau-Verlag 1951, 3. Aufl. 1968. — 2. Aufl. 1954. — Haltgs.schulg. u. Bekämpfg. d. Haltungsschäden, in: Gesundheitsführg. d. Jugend, J. F. Lehmann. — Spez. Bhdlgs.techn. i. d. Orthop., in: Therap. Technik, Leipzig: Thieme 1942. — Erweit. i. d. 3. Aufl. 1952. — **P:** Techn. d. Spirometrie, Sportmed. 1929. — Bedeutg. d. Bauchmuskeln f. d. Aufbau d. Körperhaltg., Arch. orthop. u. Unfallchir. 28. — Zweibein. Stöcke f. Gehübgn., Arch. Orthop. usw. 30. — Vorrichtg. z. Biegen v. Eisenstäben, Arch. orthop. u. Unfallchir. 30. — Einf. Formen v. Bettgalgen u. Rollschienen, Verh. Dtsch. Orthop. Ges. 1931. — Orthop. Nachbhdlg. d. Unfallverletzten, Münch. med. Wschr. 1931. — Neuer Massagehandgriff, Z. orthop. Chir. 56. — Schwachstromscheinwerferlampen f. d. Op.saal., Münch. med. Wschr. 1932. — Fieberthermometerverletzg. d. Hand, Zbl. Chir. 1932. — Manuelle Bhdlg. d. Beuge- u. Streckkontrakt. d. Hüftgelenks, Z. orthop. Chir. 56. — Beeinflussg. d. Atemfunkt. b. Bechterew, Verh. Dtsch. Orthop. Ges. 1932. — Techn. Neuheiten, Arch. orthop. u. Unfallchir. 33. — Vereinfachtes Kryptometer, ebd. — Sockelförm. Halter f. d. Martinschen Anthropometer, Münch. med. Wschr. 1933. — Paget'sche Erkrankg. d. Calcaneus, Röntgenpraxis 1933. — Muskelhärten i. d. Vorderarmstreckmuskulatur, Z. orthop. Chir. 58. — Richt. Ausführg. d. Schäfermethode, Leibesüb. 1933. — Verstellb. Extens.klammern f. Betten m. Winkeleisenrahmen, Zbl. Chir. 1933. — Statik u. Mechan. d. ges. u. gelähmten Hüfte, Tl. 1 (Trendelenburgsches Phänomen), Z. orthop. Chir. 60. — Tl. 2: Tractus iliotibialis, ebd. — Einrichtg. d. Photoateliers m. einf. Mitteln, Dtsch. med. Wschr. 1933. — Wie man e. Rö.rahmen f. d. Entwickeln v. Rollfilmen herrichtet, ebd. — Fehlhaltgn. d. Rumpfes als Unfallfolge, Verh. Dtsch. Ges. Unfhlkd. 1933. — Nachbhdlg. d. Unfallverletzten, ebd. — Demonstrat. Gang d. Kranken m. Ankylose beid.

Hüftgelenke, ebd. — Sternocleidomastoideus, Z. Anat. u. Entw.gesch. 102. —
Übgs.stuhl z. Bhdlg. d. Schulterversteifg., Arch. orthop. Chir. 34. — Hinken, Z.
orthop. Chir. 61. — Fußgymnastik, Verh. Dtsch. Orthop. Ges. 1933. — Scoliosis
ischiadica, ebd. — Segelsport, Leibesüb. 1934. — Techn. d. Gehgipsverbandes,
Zbl. Chir. 1934. — Statik u. Mechanik d. ges. u. gelähmten Hüfte, Tl. 3: Kombin.
Lähmg. v. Hüft- u. Bauchmuskeln, Z. Orthop. 62/1934. — Techn. d. künstl. Atmg.
nach Sylvester, Dtsch. Rettgswes. 1934. — Künstl. Atmg. n. Howard, Münch. med.
Wschr. 1934. — Bedeutg. d. Plantaraponeurose, Z. orthop. Chir. 61/1934. — Stat.
u. Mechan. d. ges. u. gelähmten Hüfte, Tl. 4: Lateralverschiebg. d. Hüftkopfes,
ebd. 62. — Techn. d. Massage d. Schultermuskulatur, Arch. orthop. u. Unfallchir.
34. — Sportärzte i. d. Übgs.lagern, Reichssportbl. 1934. — Sportsleute i. Wechsel
d. Jahreszeiten, ebd. — Neues Prinzip i. d. medico-mechan. Bhdlg., Verh. Dtsch.
Ges. Unfhlkd. 1934. — Fußbekleidg., Verh. Dtsch. Orthop. Ges. 1934. — Muskel-
mechanik, ebd. — Erhaltg. d. körperl. Leistungsfähigkt., Reichssportbl. 1934. —
Erkenng. v. Weichteilverletzgn. a. d. Rö.bild, Rö.praxis 1935. — Tennisarm,
Münch. med. Wschr. 1935 u. Leibesüb. 1935. — Fuß- u. Leibesübgn., Leibesüb.
1935. — Einfl. schweren Schuhwerks a. d. Gehen, Münch. med. Wschr. 1935. —
Sportärztl. Fragen unt. bes. Berücksicht. d. Sportverletzten, Verh. Dtsch. Orthop.
Ges. 1935. — Bhdlg. d. Muskel- u. Sehnenrisse, Massage (D) 1935. — Wesen d.
Fußschwäche u. Anleitg. z. prakt. Bekämfg. derselben, Z. Reichsfachsch. dtsch.
Schwestern usw. 1935. — Was muß d. Schwester üb. d. Massage wissen?, ebd. —
Verwendg. v. Gleitmitteln b. verschied. Arten d. Massage, Arzt u. Sport 1935. —
Passive u. akt. Anspanng. b. d. Massage, ebd. — Kombin. Verletzg. d. li. Knie-
scheibe u. d. Kniestreckapparates, Arch. orthop. Unfallchir. 36/1936. — Neuer
Glühlichtkasten f. d. Bhdlg. d. Schulterversteifg., Muskelhärten i. d. Nacken-
muskulatur u. verwandter Zustände, ebd. — Spätfolgen n. Verletzgn. d. Unterarm-
knochen, insbes. d. Radius, ebd. — Messg. u. Bewertg. d. Gliedmaßenumfänge, ebd.
37/1936. — Hilfsmittel u. Übg. z. Kräftigg. d. Fußmuskulatur, Münch. med. Wschr.
1936 u. Dtsch. Z. Chir. 1936. — Zwei kl. Hilfsmittel z. Bekämpfg. d. Brustkorb-
versteifg. b. Bechterewkranken, Münch. med. Wschr. 1936. — Narbenmassage, Z.
Reichsfachsch. Krk.pfleger usw. 1936. — Zwei leicht herzustell. Vorrichtgn. z.
Trocknen d. Rö.filme, Röntgenpraxis 1936. — Darf od. soll e. Massage Schmerzen
machen? Z. Reichsfachsch. Krk.pfleger usw. 1936. — Allseitig verstellb. Bügel f.
d. Anlegen v. Gipsverbänden, insbes. am Unterschenkel, Zbl. Chir. 1936. — Was
muß d. Krankenschwester v. d. angeb. Hüftluxat. wissen?, Z. Reichsfachsch.
dtsch. Schwestern usw. 1936. — Eig. Fußpflege d. Hausfrau, Z. Mutter u. Kind
1936. — Hoffngn. u. Wünsche f. d. Ausbildg. u. Fortbildg. d. Masseure, Z. Reichsfachsch. Krk.pfleger usw. 1936. — Vorrichtg. f. Aufnahmen d. Fußskeletts unt.
Belastg. z. Messen d. Weichteildicke, Röntgenpraxis 1936. — Kann e. knöch.
Ankylose d. Kniegelenkes Beschwerden machen?, Mschr. Unfhlkd. 1937. — Beseitigg. d. Fehlstellg. d. Knochen i. Gipsverband, Chirurg 1937. — Fußstütze f.
Knieop., ebd. — Erkenng. u. Verkürzg. d. Ischiasnerven u. d. ischio-cruralen Muskeln, Zbl. inn. Med. 1937. — Was macht d. Praktiker b. Haltgs.fehlern d. Kindes?,
Z. ärztl. Fortbildg. 1937. — Fußnot a. d. Lande, Landpost 1937. — Fußpflege u.
ihre Beziehg. z. Orthop., Z. orthop. Chir. 1937. — Fußlänge d. Messg. ihrer Veränderg., Z. Orthop. 1937. — Grundsätzl. z. Übungsbhdlg. d. Fußes, Z. Krüppelfürsorge 1937. — Aufgaben d. Masseurs i. d. Bekämpfg. d. Fußnot, Z. Reichsfachsch.
Krk.pfleger usw. 1937. — Masseur u. Fußpfleger, ebd. — Kann d. Unterwasser-
druckmassage d. Handmassage ersetzen?, ebd. — Masseure u. Krankengymna-

stinnen, ebd. — Z. Reform d. Masseurberufes, ebd. — Massage v. Amputat.stümpfen, ebd. — Zwei neue Gipsverbandöffner, Münch. med. Wschr. 1937. — Kinderschuhwerk, Z. Orthop. 66/1937. — In den folg. 30 J. sind (bis 1967) insgesamt weit. 393 Publikat. erschienen aus d. Gesamtgebiet d. Orthop. einschl. sportärztl. Fragen, Sportmassage, Schuhfragen u. Fragen d. Wiederbelebg. — Schrifttumsverzeichnis kann b. Verfasser angefordert werden.

Thorban, Wilhelm W. H., Prof., Chefarzt d. Chir. Klin. d. Städt. Kr.anst., 46 Dortmund, Beurhausstr. 40. — *8. 2. 25 Berlin. — **A:** 49 Heidelberg. — **Prom:** 49 ebd. — **Hab:** 61 Gießen. — **F:** Chir. — **V:** 50–54 Dominicus-Krhs. Berlin-Hermsdorf (Wand), 54–67 Virchow-Krhs. Berlin (Heim), 56–65 Gießen (Vossschulte). — **B:** Diff.diagn. periph. Durchblutgs.störgn. (mit Schönbach), in: Diff.diagn. Chir. Erkrankgn. v. Vossschulte u. Zukschwerdt, Thieme. — **P:** Vergl. Untersuchgn. üb. d. zweiten Aorten- u. Pulmonalton m. d. Meth. d. Herzschallregistrierg., Diss. — Renaler Zwergwuchs (mit Gram), Ärztl. Wschr. 1952. — Stieldrehg. d. Gallenblase, Zbl. Chir. 1956. — Absolut. Op.-Indikat. b. perfor. Magen- u. Zwöflfingerdarmgeschwür, ebd. — Duodenalstumpfinsuff. durch obtur. Dünndarmtumor, ebd. — Klin. Antibiotikatherap., ebd. — Hostacain, e. neues Lokalanaestheticum i. d. Chir., Anaesthesist 1956. — Entwicklg. d. Periduralanaesth. i. Deutschland i. d. letzten 25 J., ebd. — Wirkgs.weise d. intraart. Sauerstoffinsufflat. u. ihre mögl. Gefahren, Schweiz. Akad. 13, Fasc. 1–4/1957. — Periduralanaesth. m. Hostacain, Anaesthesist 1957. — Einfl. v. Lageändergn. auf d. Kreisl.regulat. b. d. Periduralanaesth. (mit Schönbach), ebd. — Krit. Betrachtgn. z. Sauerstoffgewebstherapie troph. Unterschenkelgeschwüre (mit Schönbach), Z. Haut- u. Geschlechtskrankhtn. 1957. — Krit. Betrachtgn. z. Sauerstoffbhdlg. periph. Durchblutgs.störgn., Berl. Med. Ges. 1957. — Wert d. i. a.-Sauerstoffinsufflat. b. periph. Durchblutgs.störgn. (mit Schönbach), Dtsch. med. Wschr. 1957. — Wirkgs.weise d. intraart. Gasinsufflat. auf d. periph. Kreisl. u. ihre Gefahren (mit Schönbach), Arch. Kreislaufforsch. 26/1957. — Wirkgs.weise d. subcutanen u. intramuskul. Sauerstoffinsufflat. b. periph. Durchblutgs.störgn. (mit Schönbach), Chir. Praxis 1957. — Bedeutg. u. Möglktn. d. Periduralanaesth. f. d. Diagn. u. Therap. periph. Durchblutgs.störgn., Bruns' Beitr. klin. Chir. 194/1957. — Klin. u. Therap. d. hypertroph. Pylorussten. (mit Stiller, Schönbach u. Schulz), Chir. Praxis 1958. — Pathogen. d. poststenot. Dilatat. u. ihre Bedeutg. f. d. Gefäßchir. (mit Schönbach u. L'Allemand), Thoraxchir. 1958. — Wert d. künstl. Blutdrucksenkg. b. akuten Oesophagusvaricenblutgn. (mit Schönbach, L'Allemand u. Devens), Chirurg 1958. — Einfl. v. Minutenvolumenändergn. auf d. Durchströmg. lebenswicht. Organe b. Anwendg. d. Herz-Lungen-Maschine (mit Schönbach, L'Allemand u. Wagner), Langenbecks Arch. klin. Chir. 289/1958. — Anwendbarkt. d. Periduralanaesth. b. ambul. Kranken (mit Schönbach), Langenbecks Arch. klin. Chir. Kongr.ber. 1958. — Periduralanaesth. b. ambul. Kranken (mit Schönbach), Anaesthesist 1958. — Neue exp. Erg. z. Ätiol. u. Pathogen. d. posttraumat. Sudeck-Syndroms, Verh. Dtsch. Orthop. Ges. 46. Kongr. 1958. — EKG-Verändergn. nach hypoxäm. Herzstillstand b. Anwendg. d. Herz-Lungen-Maschine (mit Schönbach, L'Allemand u. Wagner), Langenbecks Arch. klin. Chir. 292/1959. — Wirkgs.weise u. Gefahren d. Sauerstoffbhdlg. periph. Durchblutgs.störgn., Langenbecks Arch. klin. Chir. (Kongr.ber.) 1959. — Einfl. d. sog. „Low-Flow" auf d. Organstrukt. b. Anwendg. d. Herz-Lungen-Maschine (mit Schönbach u. a.), Thoraxchir. 1959. — Funkt. u. organ. Gefäßwandverändergn. nach Sympathekt. u. part. Nervenschädigg. (mit Schönbach), Langenbecks Arch. klin. Chir. 291/1959. — Innervat.störgn. nach Frakt.bhdlg. u. deren Folgen (mit

Schönbach), ebd. Kongr. ber. 1960. – Einfl. d. Extens.bhdlg. auf d. Durchblutg. d. unt. Extremitäten (mit Schönbach), ebd. — Exp. Erg. m. e. künstl. Herzklappe (mit Schönbach u. Mitarb.), ebd. 1961. — Aktuelle Probleme b. Anwendung d. Herz-Lungen-Maschine, Antrittsvorlesung Gießen 1961. — Klin. u. exp. Untersuchgn. üb. d. Ätiol. u. Pathogen. d. posttraumat. Sudeck'schen Gliedmaßendystrophie, Habil.-Schr. 1961 u. Acta neurovegot. — Exp. Untersuchgn. üb. Gefäßverändergn. nach Kälteeinwirkg., Langenbecks Arch. klin. Chir. 301/1962. — Sudeck'sche Syndrom d. Hand, Hefte Unfhlkd. 75/1962. — Sudecksches Syndr., Ärztl. Sammelbl. 1962. — Neue exp. u. histol. Befunde b. Erfriergn. u. ihre Bedeutg. f. d. Entwicklg. v. Spätschäden am Gefäßsyst., ebd. 78/1963. — Exp. u. histol. Studien üb. d. Entstehg. organ. Früh- u. Spätverändergn. an d. Gefäßen nach Erfriergn., Bruns' Beitr. klin. Chir. 207/1963. — Knochenheilg. i. dystroph. Knochen, Langenbecks Arch. klin. Chir. 308/1964. — Histol. Bild d. Weichteile u. Knochen nach Verletzgn. periph. Nerven, Hefte Unfhlkd. 81/1964. — Diagn. u. Bhdlg. v. Mediastinaltumoren, Hippokrates 1964. — Diagn. u. Therap. verschied. Verl.formen d. Lungenaspergillose (mit Fassbender), Thoraxchir. u. vask. Chir. 12/1965. — Heut. Stand d. Lehre v. Sudeck-Syndr., ebd. 1965. — Ätiol. d. „Mittellappensyndr." (mit Fassbender), Thoraxchir. u. vask. Chir. 13/1965. — Fehlerquellen u. Grenzen d. Zytodiagn. b. Bronchialka. (mit Ebner), ebd. — Stumpfe Bauchtraumen, Langenbecks Arch. klin. Chir. Kongr.ber. 1965. — Nachbhdlg. v. Frakt. u. Frakturkrankhtn., Unfallh. d. Landarzt 1965. — Zus.hang zw. Sudeck-Syndr. u. Pleuritis, Landarzt 1966. — Nervale Beeinfl. d. Endstrombahn, Med. Welt 1966. — Ursachen, Diff.diagn. u. Therap. d. Oedeme, Westf. Ärztebl. 1967. —

Thorén, Lars O., Prof., Dir. d. Chir. Univ.-Klin., Uppsala. — *18. 11. 21 Göteborg. — **Prom:** 49 Uppsala. — **Hab:** 58 ebd. — **F:** Chir. — **V:** 49–50 Uppsala, 50–53 Örebro (Bohmanssen), 53–63 Uppsala (Hultén). — **B:** Bile Peritonitis, Acta Chir. Scand. Suppl. 230/1958. — Magnesium deficiency in gastrointes inal loss, ebd. Suppl. 306/1963. — Vòtskee balans. Almquist & Wiksell 1964. — **P:** Intracheal goitre, Acta chir. Scand. 95/1947. — Traumatic rupture of normal aorta, Acta Soc. Med. Ups. 53/1948. — On the nature a. pathogonesis of so-called Abrikossoff tumour, ebd. 55/1950. — The cause and incidence of delayed nephrectomy after resections of the kidney, Acta chir. Scand. 101/1951. — Postoperative pulmonary complications, ebd. 107/1954. — The metabolic rate in tetanus (mit Holmdahl), ebd. — Renal function following aortography carried out under ganglionic block (mit Lodin), Acta Radiol. 43/1955. — Decortication of the lung (mit Rudström), Acta chir. Scand. 110/1955/56. — A new method of extension treatment in Bennetts' fracture, ebd. — Saugvorrichtg. f. d. Op. d. Blasenpapilloms, Chirurg 1956. — Basal fractures of the first metacarpal bone, Acta Orthopaed. Scand. 27/1957. — Experimental biliary peritonitis, Acta chir. Scand. 113/1957. — Bile peritonitis, ebd. Suppl. 230/1958. — Aortography and ganglion block (mit Lodin), ebd. 120/1961. — Internal hernia after gastric resection (mit Dahlgren), ebd. — Tetanus in pregnancy (mit Holmdahl), Amer. J. Obstetr. Gynec. 84/1962. — Cholelithiasis in childhood (mit Hagberg u. Svennerholm), Acta chir. Scand. 123/1962. — Segmental dilatation of the small intestine (mit Sjölin), Arch. Dis. Childhood 37/1962. — Hemicolectomia dx., Nord Med. 68/1962. — Complete traumatic rupture of the bronchus, Acta chir. Scand. 124/1962. — Water and electrolyte balance in shock, Acta chir. Belgica Suppl. 1/1962. — Magnesium deficiency. Studied in two cases of acute fulminant ulcerative colitis treated by colectomy, Acta chir. Scand. 124/1962. — Transfer of magnesium and citrate between red cells and plasma during storage in acid citrate-glucose solution (ACD) (mit Garby), Scand. J. Clin. Lab. Invest. 14/1962. — Peripheral nerve changes in the diagnosis of metachromatic leucodystrophy (mit Hagberg u. Sourander), Acta Paediatr. 135/1962. — Bennett's fracture (mit Spangberg), J. Bone J. Surg. 45 B/1963. — Bile peritonitis II, Acta chir. Scand. 126/1963. — Magnesium deficiency in gastrointestinal fluid loss, ebd. Suppl. 306/1963. — The use of carbohydrate and alcohol in parenteral nutrition, Nutr. Dieta 5/1963. — Art.-ven. fistula between the common iliac artery and vein (mit Areskog u. a.), Vascular Dis. 1/1964. — Z-plasty and suction drainage in radical mastectomy, Acta chir. Scand. 128/1964. — The renal excretion ol low molecular weitht dextran (mit Artursson, Granath u. Wallenius), ebd. 127/1964. — Catheter in the superior vena cava for parenteral feeding (mit Nordlund), ebd. — Capillary permeability in haemorrhagic shock, ebd. 129/1964. — Magnesium metabolism in hyperthyroidism and hyperparathyroidism, ebd. Suppl. 332/1965. — Geriatric surgery (mit Holmdahl u. Renck), ebd. Suppl. 357/1966. — The use of cortisone in the endocrinological treatment of breast cancer (mit H. Johansson), Acta Soc. Med. Ups. 72/1967. — Venous thrombectomy (mit Eriksson u. Hiertonn), Acta chir. Scand. 133/1967. — Intestinal motility in low small bowel obstruction (mit Dahlgren), ebd.

Thumstädter, Kurt, San.-Rat, X 88 Zittau (Sachsen), Friedrich-Engels-Allee 6. — Fragebogen 1968 nicht beantwortet.

Tichy, Hans, Prof., emer. Dir. d. Inst. Rheumatol., Facharzt f. Orthop., X 8051 Dresden, Neubühlauer Str. 30. — *8. 5. 88 Schreiberhau/Schles. — **A:** 14 Marburg. — **Prom:** 14 ebd. — **F:** Orthop., physikal. Therap. u. Rheumatol. — **V:** 14–21 Marburg (König, Guleke, Läwen), Pathol. Inst. Leipzig (Marchand). — **B:** Beurteilg. v. Rheumatikern, in: Renten- u. Invaliditätsbegutachtg., 2. Aufl. Leipzig: Barth 1959. — Lehrb. d. Rheumatol. (mit Seidel u. Heidelmann), 2. Aufl. Berlin 1962. — Rheumat. Krankhtn., Berlin 1962. — Erkrankgn. d. Beweggs.organe (mit Merkel), in: Kleinsorge, Therap. inn. Erkrankgn., 3. Aufl. Jena 1966. — Rehabilitat. d. Rheumatiker, in: Renker, Grundl. d. Rehabilitat. i. d. DDR, 2. Aufl. Berlin 1966. — Maßnahmen u. Einrichtgn. i. d. europ. Rheumatol. m. neuztl. Beisp. v. Kliniken u. Inst., Beitr. Rheumatol. 10, Berlin-Jena 1966. — Rheumatismus u. Rheumatiker, Kleine Gesundheitsbücherei H. 41, 5. Aufl. Berlin 1967. — Infekt. u. Herdinfekt. i. d. Rheumatol., Rheumatismus, Bd. 40, Darmstadt 1967. — **P:** Üb. 110 Veröff. i. chir., orthop., rheumatol., inneren, physikal.-therap., med.-meteorol. Z.

Tiedje, Max, Oberarzt d. II. chir. Abt. d. Hafen-Krhs., 2 Hamburg 62, Moorreye 34. — Fragebogen 1968 nicht beantwortet.

Tiitinen, Emil, Prof., Joukahaisenk. 76, Kaukas (Finnland). — Fragebogen 1968 nicht beantwortet.

Tilk, Georg-Ulrich, leit. Chirurg am St. Josephs-Krhs., 63 Gießen (Lahn), Alicenstr. 22. — Fragebogen 1968 nicht beantwortet.

Tillmann, Röttger, Leit. Arzt d. Landambulat., X 3304 Gommern (Bez. Magdeburg), Knickstr. 38. — Fragebogen 1968 nicht beantwortet.

Tilmann, Otto G. B., Chefarzt d. chir. Abt. Elisabeth-Krhs., 42 Oberhausen, Josefstr. 3. — *13. 2. 08 Köln. — **A:** 32 Berlin. — **Prom:** 31 Köln. — **F:** Chir. — **V:** 31–32 u. 32–33 Med. Univ.-Klin. Köln (Eppinger), 32 Frankfurt (Schmieden), 33–34 Path. Inst. d. Städt. Kr.anst. Wiesbaden (Herxheimer), 34–35 Kerckhoff-Inst. f. Kreisl.forschg. Bad Nauheim (Koch), 35–45 Frankfurt (Schmieden), 46–49 Marien-Hosp. Gelsenkirchen (Budde). — **P:** Gefahren d. Anwendg. v. feuchten Verbänden m. Essigsaure-Tonerde-Lösgn., Diss. — Brauchbarkt. u. d. Anwendgs.-

bereich d. Grollmann'schen Acethylenmeth. z. Herz-Minuten-Volumenbestimmg.,
Z. exper. Med. 90/1933. — Schleimkrebs d. Uterus, Zbl. Gyn. 1934. — Chromaffiner
Tumor als Todesursache, Beitr. path. Anat. 95/1935. — Druckverzeichng. m. Hg-
Manometer u. elektr. Transmiss., Klin. Wschr. 1936. — Kreisl.verändergn. b. Sauerstoffmangel, Verh. Dtsch. Ges. Kreisl.forsch. 1936. — Verhalten d. Herzschlagzahl
i. Unterdruck, Luftfahrtmed. 1/1936. — Verhalten d. art. u. ven. Blutdrucks i.
Unterdruck, ebd. — Elektrokardiogramm i. Unterdruck, ebd. — Atmg. u. Blutgase
i. Unterdruck, Luftfahrtmed. 2/1938. — Bedeutg. d. Tetanusprophyl., Zbl. Chir.
1947. — Konservat. Maßnahmen b. akuten Ileus, ebd. 1948. — Selt. Ileus b. Ileitis
terminalis ulcerosa, ebd. 1949. — Sulfonamidspiegel i. Blut u. Urin, ebd. — Gefahren d. Tetanusprophyl., ebd. — Erfahrgn. üb. d. Prostatekt. nach Millin, ebd.
1950. — Knochenpanaritium, ebd. — Periostalgien u. ihre Bhdlg., ebd. 1951. —
Tetanusprophyl. u. Bhdlg. b. schweren Verbrenngn., ebd. — Op. Bhdlg. d. Kryptorchismus, ebd. — Kausale Bhdlg. plötzl. Kreisl.verändergn. i. d. Chir., ebd. 1952. —
Bhdlg. d. akten Ileus, ebd. — Homoioplast. Deckg. gr. Oberflächendefekte, ebd. —
Bhdlg. d. Proteusinfekt., Hefte Unfhlkd. 43/1952. — Chron. Handwurzelverändergn.
als Unf.folge, ebd. 44/1952. — Ber. üb. 700 Appendekt., Zbl. Chir. 1953. — Vermeidg.
nachträgl. Fehlstellgn. b. d. Bhdlg. v. Unterschenkelbr., Langenbecks Arch. klin.
Chir. 276/1953. — Vorteile u. Nachteile d. Ileumafters, ebd. 284/1956. — Tetanusprophyl., ebd. — Ischäm. Störgn. nach Verletzgn. d. unt. Gliedmaßen, Zbl. Chir.
1959. — Erfahrgn. m. d. akt. Tetanusimmunisierg., ebd 1961. — Kurznark. i. d.
Unf.chir., ebd. 1962. — 15j. Erfahrgn. m. d. akt. Immunisierg. geg. Wundstarrkrampf, Langenbecks Arch. klin. Chir. 301/1962. — Palliat. Eingr. i. d. Chir. d.
Gallenwege, Zbl. Chir. 1964.

Timme, Adrian, Oberarzt d. Chir. Klin., Stadtkrhs., 605 Offenbach a. M. —
*22. 9. 27 Koblenz. — **A:** 53 Frankfurt a. M. — **Prom:** 53 ebd. — **F:** Chir. — **V:**
53–55 II. Med. Univ.-Klin. Frankfurt (Gänsslen), 55 Landpraxis Fischbach-Weier-
bach/Nahe (Theisinger), 56 Univ.-Frauen- u. Kinderklin. Frankfurt a. M. (Naujoks,
de Rudder), ab 56 Stadtkrhs. Offenbach a. M. (Haas, Grundmann).

Timme, Karl-Ulrich, 1. Oberarzt Chir. Klin., Kr.anst. d. Stadt Bremerhaven-
Mitte, 285 Bremerhaven, Bogenstr. 15. — *15. 6. 31 Frankfurt a. d. Oder. —
A: 56 Mainz. — **Prom:** 56 ebd. — **F:** Chir, Anaesth. — **V:** 56–57 Berlin, 57 Gynäkol.
Klin. a. Auguste-Viktoria-Krhs. Schöneberg ebd. (Lax), 57–65 Chir. u. Urol. Klin.
Städt. Krhs. Berlin-Moabit (Gohrbandt, Hellenschmied), 60–61 1. Med. Klin.
(Bayer), ab 65 Bremerhaven (Axhausen). — **P:** Kasuist. u. op. Bhdlg. d. Teratome
(mit Franke u. Heidemann), Zbl. Chir. 1959. — Bhdlg. gr. Geschwülste v. Kapillar-
typus i. d. Körperoberfläche d. Neugebor. (mit D. Franke u. Heidemann), ebd. —
Perforat. d. Magen- u. Duodenalulcus – Betrachtgn. an Hand v. 100 Fällen (1949–
1959) (mit Stoecker), ebd. 1960. — Formen u. Therap. d. Megacolons (mit Stoecker),
Berl. Med. 1960. — Symptomat. u. Nebenbefunde b. Hiatushernien (mit Stoecker),
Ärztl. Wschr. 1960. — Präop. Rö.befunde u. röntgenol. Fehldiagn. b. Abflußbe-
hindergn. i. d. ableit. Harnwegen (mit Stoecker), Med. Klin. 1961. — Diagn.
Deutg. urol. Sympt. (mit Hellenschmied), Dtsch. Tonbandztg. 1962. — Prakt.
Durchführg. d. med. Befunddokumentat. u. deren Aufgaben, Berl. Med. 1962. —
Erstversorgg. v. größeren Leberverletzgn. (mit D. Franke), ebd. 1963.

Timmermann, Heinz-Wilhelm, Chefarzt d. chir. Abt., Ärztl. Dir. d. Krhs.,
238 Schleswig, Lutherstr. 22. — *11. 9. 05 Schleswig. — **A:** 31 Berlin. — **Prom:**
32 Kiel. — **F:** Chir., Urol. — **V:** 31–33 Krhs. Hildesheim (König), 33 Krhs. Altstadt
Magdeburg (Löhr), 34–36 Kr.anst. Bremen (Smidt), 36–37 Oberarzt Ev. Krhs.

Gelsenkirchen (Boshamer, 37–39 u. 45–46 Oberarzt Ev. Krhs. Essen (Scheele), 39–45 Kriegsdienst.

Timmermans, Franz Donatus, apl. Prof., Dr. med., Dr. phil., Facharzt f. Chir., 23 Kiel, Priv.-Klin. Parksanatorium, Goethestr. 11. — *28. 2. 99 Recklinghausen/ Westf. — **A:** 31 Berlin. — **Prom:** 31 Münster/Westf. — **Hab:** 43 Berlin. — **F:** Chir. — **V:** 30–31 Städt. Krhs. Tilsit (Kroll), 32–37 ärztl. Vertretgn. auf d. Lande m. Krhs.-tätigkt. zunehmend chir. tätig, zwztl. Path. Inst. Frankfurt (Kalbfleisch), 38 Leit. Oberarzt Krskrhs. Hoyerswerda/Ls., 38–45 Charité Berlin (Sauerbruch). — **B:** Erg. inn. Med. u. Kinderheilk., Konstitut. u. habit. Ursachen d. Appendizitis, Springer 1936. — Ultraschall-Fließankoppelg., Ankoppelg. i. Wasserstrahl, auch i. schräg auffallenden (Oberflächl. Gewebedurchschallg.), Patent 910 466, 1939. — Entwicklg. (Erfindung) e. alloplast. Gelenk-Endoprothese, vorzugsweise f. d. Hüft-gelenk (Caput femoris) aus Plexiglas, 1940–44. — Lungenplomben: Polyvinylalko-hol, Lungenplomben aus Schaumstoffen (P. A. 4. 4. 1944), 1943–44. — Kineplast. Hand aus Kunststoff: Naturähnl. Formhandschuh (Polyvinylchlorid - weich), hydraul. Druck-Übertragg. m. weicher (kolbenfrei) Druckübertragg. v. Muskel her (Prototyp Bitterfeld), Weiterentwicklg.: Forest Glan, Silver Spring/USA, 1943–45. — Erste Endoprothese aus Plexiglas f. e. Ellbogengelenk. Erste Endoprothese f. e. Tibia (Total) - Kriegsverletzg., Patent 876 739 (angemeldet ab 1949), andere Kunststoffe (Polyurethan) 1946. — Kunststoff-Bruchverschl. - Netze (Polyamid, erste Implantation) 1946. — Schlauchumhüllter Feinstdraht-Nähfaden — (Badische An.lin- und Sodafabrik) aus Polyamid (Pat. Anmeldg. i. Holland 1948). — Schrägkopf-Endoprothese (Caput femoris), 1951. — Edelstahlüberkappte Kunst-stoff-Endoprothesen, 1952. — Schenkelhals-Schraube, vorzugsweise f. pertrochant. Brüche, Pat. 1952. — Resorbierb. Knochenplomben aus Hart-Schaumstoff auf Polyurethanbasis, Tierversuche (Farbenfabr. Bayer, Elberfeld - eigene Arbeit), Pat. Anmeldg.: (T 9777), 1953. — Flexible Kunststoff-Marknagelg. (Polycarbonat: Makrolon-Bayer), 1963. — Äuß. Knochenschieng. mittels an e. Stahlschiene punkt-geschweißte transkortikal eingetrieb. Bohrnägel, 1963. — **P:** Anwendg. v. akt. Koh-le i. d. Wundtherap., Münch. med. Wschr. 1932. — Wurmkrankhtn., ebd. 1935. — Knochenkeil-Verschiebeplast., Zbl. Chir. 1936. — Kreisl.wirkg. d. Traubenzuckers, d. Calciums u. d. Calcium-akt. Glukose, Z. exper. Therap. 1937. — Druckosteosynth. mittels intrakortik. Bohrdrahtg. (Verstiftg.) betr. Beobachtgn. ab 1938, Langen-becks Arch. klin. Chir. Kongr.ber. 1943. — Caput femoris-Endprothese: Das allo-plast. Probl., ebd. 1949. — Hypothese z. Karcinogenese, Med. Tribune 1967.

Timphus, Lambert, Facharzt f. Chir., Durchgangsarzt, 427 Dorsten, Lippestr. 12. — *17. 9. 17 Dorsten. — **A:** 44 Heidelberg. — **Prom:** 44 ebd. — **F:** Chir. — **V:** 45–49 chir. u. gynäkol. Abt. Elisabeth-Hosp. Dorsten (LambertTimphus sen.), 49 Bergmannsheil Bochum (Bürkle de la Camp), 49–54 Marienkrhs. Hamburg (Loeweneck), 54–59 Oberarzt Matthiasspit. i. Rheine (Dumpert).

Tippelmann, Wolfhard, Oberarzt d. chir. Abt. d. Dominicus-Krhs., 4 Düssel-dorf-Heerdt, Rheinallee. — Fragebogen 1968 nicht beantwortet.

Titze, Georg, 846 Schwandorf (Bayern), Schwaigerstr. 6. — Fragebogen 1968 nicht beantwortet.

Tiwisina, Theodor, Prof., Chefarzt d. chir. Abt. d. Clemens-Hosp., 444 Münster (Westf.), Schlüterstr. 18. — Fragebogen 1968 nicht beantwortet.

Tjaden, Heinz-Folkert, Facharzt f. Chir., Durchgangsarzt, Priv.-Klin., 28 Bre-men, Oslebshauser Heerstr. 77. — *24. 6. 09 Emden/Ostfriesland. — **A:** 35 Kiel. — **Prom:** 35 ebd. — **F:** Chir. — **V:** 34–36 Kiel (Anschütz), 36–39 Städt. Krhs. Berlin-

Spandau (Gontermann), 39–46 Militärdienst, 46–48 chir.-gynäkol. Abt. ev. Hosp.
Neuenkirchen, 48–55 Oberarzt Krskrhs. Bremen-Blumenthal (Scheringer), ab 56
Fachpraxis, Unfall-Ambulatorium, ab 67 Chir. Priv.-Klin. — **P:** Cyst. Fehlbildgn.
d. Respirat.traktes, Thoraxchir. 1955. —

Tjaden, Ilsedore, Fachärztin f. Chir. in chir. Klin. Dr. Tjaden tätig u. als niedergel. Chir. ohne Kassen, 28 Bremen, Oslebshauser Heerstr. 77–79. — *28. 3. 22 Berlin. — **A:** 54 Kiel. — **Prom:** 55 Münster. — **F:** Chir. — **V:** 54–56 Path. Inst. Bremen
(Giese, Scriba), 56–62 St. Josephstift Bremen (Barthels), 64 Niederlassg.

Tobler, Anton, Dir. d. Chir. Klin. d. Geroulanion Inst., Alex. Soutsou Str. 18,
Athen 134 (Griechenland). — Fragebogen 1968 nicht beantwortet.

Tölken, Richard, Leit. d. chir. Abt. am Ev. Diakonissenkrhs. Bremen i. R.,
28 Bremen, Gabriel Seidlstr. 23. — *17. 7. 82 Bremen. — **A:** 06 Straßburg i. E. —
Prom: 08 Heidelberg. — **F:** Chir. — **V:** 07–08 Inn. Klin. Heidelberg (v. Krehl),
09–10 Berlin-Moabit (Sonnenberg), 10–11 Pathol. Freiburg/Brsg. (Aschoff), 11–19
Zwickau/Sa. (Braun), 14–18 Militärdienst, 19–20 Oberarzt St. Josephstift Bremen
(Gross), 21–54 Leit. Chirurg am Ev. Diakonissenhs. ebd., seit 54 i. R. — **P:** Beitr.
z. Ätiol. d. Chorea minor, Diss. 1908. — Appendicitis u. Colitis, Dtsch. med. Wschr.
1910. — Pathol. d. Hypophyse, Mitt. Grenzgeb. Med. u. Chir. 1912. — Parasakral.
Anaesth., Dtsch. med. Wschr. 1914. — Ekehornsche Operat. d. Mastdarmvorfalles
b. Kindern, ebd. 1915. — Prof. Diedrich Kulenkampff 75 J. alt, Hippokrates 1955.
— Bedeut. Bremer Ärzte, Bremer Ärztebl. 1965.

Tölle, Richard, Chefarzt d. Krskrhs., 325 Hameln/Weser. — *24. 1. 07 Humfeld/
Lippe. — **A:** 33 Berlin. — **Prom:** 34 Marburg. — **F:** Chir. — **V:** 32 Med. u. Chir.
Klin. Marburg, 33 Krhs. Neukölln/Hasenheide Berlin, Krhs. Weißenfels/S. (Hering),
34–37 Magdeburg Altstadt (Löhr), 37–41 Oberarzt Chir. Klin. Magdeburg-Suden-
burg (Löhr), 41–45 Kommiss. Dir. d. Chir. Klin. Magdeburg-Sudenburg, 45–48
Landeskrhs. Detmold/Lippe (Manstein). — **P:** Gefahren b. Transfus., Zbl. Chir.
1936. — Varicen (mit Löhr), Dtsch. Chir. Kongr. 1937. — Op. d. Prost. nach Franke,
Zbl. Chir. 1939. — Doppelseit. Verschluß d. Art. carot., Zbl. Chir. 1941. — Postop.
Blutg. a. d. Art. il. ext. b. Drain. d. Bauchhöhle, ebd. 1942. — Diagn. u. Therap. d.
Prost. Hypertroph., Zbl. Urol. 1943/44. — Casuistik d. Doppelniere, Z. Urol. 1956.

Tönnis, Wilhelm, em. o. ö. Prof., Dir. d. Neurochir. Univ.-Klin., 5 Köln-Linden-
thal, Josef-Stelzmann-Str. 9. — *16. 6. 98 Dortmund-Kley. — **A:** 23 Hamburg. —
Prom: 24 ebd. — **Hab:** 29 Würzburg. — **F:** Neurochir. — **V:** 23–24 Physiol. Inst.
Hamburg (Kestner), 24–25 Anat. Inst. Hamburg (Möllendorf, Poll), 25–26 Frank-
furt a. M. (Schmieden), 26–37 Würzburg (König), 32 Rockefeller Stip. Neurochir.
Univ.-Klin. Stockholm/Schweden (Olivecrona), 37 Prof. f. Neurochir. Berlin, Dir.
d. Neurochir. Univ.-Klin., Leit. d. Abt. f. Tumorforschg. u. exp. Pathol. am Kaiser-
Wilhelm-Inst. f. Hirnforschg. Berlin-Buch (jetzt Max-Planck-Inst.), 46–51 Dir. d.
Knappschaftskrhs. Bochum-Langendreer, Chefarzt d. chir. Abt., 48 o. ö. Prof. f.
Neurochir. Köln, Dir. d. Neurochir. Univ.-Klin. Köln, Dir. am Max-Planck-Inst. f.
Hirnforschg., Abt. f. Tumorforschg. u. exp. Pathol. — **B:** Begründer u. Hrsg. d.
Zbl. Neurochir., Leipzig: Barth, seit 1936. — Gefäßmißbildgn. u. Gefäßgeschwülste
d. Gehirns (mit Olivecrona-Bergstrand), Thieme 1936. — Kopfverletzgn., 1. u.
2. Aufl., Lehmann 1943. — Chir. d. Gehirns u. seiner Häute, in: Kirschner-Nord-
mann, Chir., 2. Aufl. Bd. 3, Urban u. Schwarzenberg 1948. — Pathol. u. Bhdlg. d.
Hypophysenadenome (mit Oberdisse), in: Erg. d. Inn. Med. u. Kinderheilk. 4/1953.
— Op. am Schädelteil d. Kopfes u. am Gehirn, in: Bier-Braun-Kümmell, Chir.
Op.lehre, 7. Aufl. Bd. 2, Kap. 2, Leipzig: Barth 1954. — Erkrankgn. d. Schädels u.

Gehirns, (mit Schürmann), in: Lehrb. d. Chir. Bd. 1. — Erfahrgn. b. d. op. Bhdlg. d.
cervik. Vertebral-Syndr. (mit Krenkel), in: Cervik. Vertebral-Sympt., Thieme 1955.
— Anzeigestellg. z. Bhdlg. d. Hypophysenadenome (mit Brilmayer u. Marguth), in:
Chir. Indikat. (Rudolf Nissen z. 60. Geb.), Bd. 12, Thieme 1956. — Raumbeengende
Prozesse i. Inn. d. Schädels (mit Loew), in: Klin. d. Gegenw., Hdb. d. prakt. Med.,
Bd. 4, Urban u. Schwarzenberg 1957. — Raumbeengende Prozesse i. Spinalkanal
(mit Nittner), ebd. — Neurochir. Erkrankgn. i. Kindesalter, (mit Schiefer), in:
Pädiatrie, Springer 1957. — Mithrsg. d. Hdb. f. Neurochir. i. 7 Bdn., ebd. —
Warum Totalexstirpat. d. intrakran. art.ven. Angiome?, (mit Walter) in: Leistgn. u.
Erg. d. neuzeitl. Chir., Thieme 1958. — Neuzeitl. Bhdlg. fr. Schädel-Hirnverletzgn.,
Arbeitsgemeinschaft f. Forschg. d. Landes Nordrh.-Westf., H. 65/1959. — Zirku-
lat.störgn. i. Serienangiogramm (mit Schiefer), Springer 1959. — Pathophysiol. u.
Klin. d. intrakran. Drucksteigerg., Hdb. Neurochir. (Tönnis-Olivecrona), Bd. I, Tl. 1,
Springer 1959. — Störgn. inn. Organe b. Erkrankgn. d. Gehirns u. d. Rückenmarks
(mit Bischof), Beitr. z. Neurochir., H. 4, Leipzig: Barth 1961. — Neurol. u. Neurochir. (mit Krenkel), in: D. infant. Zerebralparesen, Thieme 1963. — Röntgenbild d.
Schädels b. intracran. Drucksteigerg. i. Wachstumsalter (mit Friedmann), Springer
1964. — **P:** Einf. Meth. z. Ortsbestimmg. u. Entferng. d. Stecksplitter i. Gehirn,
Ärztl. Forsch. 1947. — Unterbindg. d. Art. carotis u. z. Verhütg. bzw. Bhdlg. cerebr. Ausfallserscheingn., Zbl. Chir. 1947. — Sollen d. Verletzgn. d. vord. Schädelbasis prim. op. versorgt werden?, Chirurg 1948. — Bhdlg. d. fr. gedeckten Hirnverletzg. auf d. Verhütg. d. Hirnleistgs.schwäche, Nervenarzt 1948. — Pathogen. u.
Klin. d. gedeckten Hirnverletzgn., Ärztl. Forsch. 1948. — Wie läßt sich d. Luftdar-
stellg. d. Subduralraumes z. e. prakt. brauchb. Meth. entwickeln? (mit Loew),
Dtsch. Z. Nervenhk. 159/1948. — Bedeutg. d. angiograph. Diagn. f. d. Bhdlg. d.
Hirngeschwülste, Klin. Mbl. Augenhk. 113/1948. — Pathogen. u. Diff.diagn. d.
sog. funkt. Kopfschmerzes, Dtsch. med. Wschr. 1948. — Anzeigestellg. z. op.
Bhdlg. d. Geschwülste d. Türkensattels, Klin. Mbl. Augenhk. 114/1949. — Bedeutg.
d. orthostat. Kreisl.belastgs.probe f. d. Erkenng. u. Bhdlg. d. gedeckten Hirnverletzgn. (mit Loew u. Bormann), Klin. Wschr. 1949. — Vorübergeh. depress.
Verstimmgs.zustände b. Schlaflappengeschwülsten (mit Schürmann), Allg. Z.
Psych. 125/1949. — Untersuchgn. üb. d. Vorkommen v. Kreisl.regulat.störgn. b.
intrakran. raumbeeng. Prozessen (mit Loew), Ärztl. Forsch. 1949. — Rö.diagn. d.
Schädels als techn. Probl., Röntgenphotograph 2/1949. — Op. Bhdlg. d. d. Foramen
opticum überschreit. Geschwülste d. N. opticus, Acta neurochir. I/1950. — Rö.-
darstellg. d. Liquorräume u. Gef. i. ihrer Bedeutg. f. d. op. Bhdlg. d. Hirngeschwülste, Med. Welt 1950. — Beobachtgn. an fr. gedeckten Hirnschädiggn.,
Langenbecks Arch. klin. Chir. 264/1950. — Tractotomie nach Sjöqvist i. d. Bhdlg. d.
Trigeminusneuralgie (mit Kreissel), Zbl. Chir. 1950. — EEG b. fr. gedeckten Hirn-
schädign., Verh. Dtsch. Ges. Inn. Med. 56. Kongr. 1950. — Anzeigestellg. z. op.
Bhdlg. d. essent. Hypertonie (mit Schiefer), Ärztl. Wschr. 1951. — Nachunter-
suchgs.erg. b. op. Megacolonfällen (mit Herink), Dtsch. med. Wschr. 1951. — EEG
b. fr. gedeckten Hirnschädiggn. (mit Steinmann), Dtsch. Z. Nervenhk. 165/1951. —
Elektroencephalograph. „Längsschnittuntersuchgn." b. fr. gedeckten Hirnschädiggn. (mit Steinmann), Zbl. Neurochir. 1951. — Bedeutg. d. Anisikorie b. fr. gedeckten Hirnschädiggn. (mit Steinmann), ebd. — Klin. d. off. u. gedeckten Hirnschädigg., Chirurg 1951. — Läßt sich aus d. klin. Anfangsbild nach traumat. Hirnschädigg. etwas üb. d. Dauerschäden aussagen, ebd. — Anzeigestellg. z. op. Bhdlg. d.
essent. Hypertonie (mit Schiefer), Ärztl. Wschr. 1951. — Gefäßerkrankgn. als

neurochir. Probl., Regensb. Jb. ärztl. Fortbild. 2/1951. — Farbfoto i. seiner Bedeutg. f. Forschg. u. Unterricht i. d. Klin., Röntgenbl. 1951. — Eingr. am ZNS.,
Münch. med. Wschr. 1951. — Bedeutg. e. sorgfält. Diff.diagn. f. d. chir. Bhdlg. d.
Trigeminusneuralgie (mit Kreissel), Dtsch. med. Wschr. 1951. — Op. Bhdlg. d.
Hypophysenadenome, Ärztl. Praxis 1952. — Bhdlg. d. gedeckten traumat. Hirn-
schädigg., Hefte Unfhlkd. 111/1952. — Bhdlg. d. intrakran. Aneurysmen, Dtsch.
med. J. 1952. — Ber. üb. 240 Hypophysenadenome, Zbl. Chir. 1952. — Ber. üb.
264 op. Hypophysenadenome, Acta neurochir. 3/1952. — Anzeigestellg. z. Op. b.
Gehirn- u. Rückenmarkgeschwülsten, Therap.woche 1952. — Erfahrgn. m. d.
Anwendg. e. ganglienblock. Medikaments (Pendiomid) währ. u. nach intrakran.
Eingr. (mit Loew), Zbl. Neurochir. 1952. — Geschwülste d. mittl. Schädelgrube i.
Arteriogramm (mit Pia), ebd. — EEG i. d. Frühdiagn. intrakran. Prozesse (mit
Steinmann), ebd. — Liquorfisteln u. Pneumatozellen nach Verletzgn. d. vord.
Schädelbasis (mit Frowein), ebd. — Elektromyograph. Befunde b. intrakran. Pro-
zessen (mit Marguth), ebd. — Bedeutg. v. Segmenthöhe u. Dauer d. Vorgeschichte
f. d. op. Progn. d. Rückenmarksgeschwülste (mit Nittner), ebd. — Aportation
sobre le Patogenesis de los Trastornos. Electroencefalograficos en los Tumores cerebrales (mit Steinmann), Fol. Clin. Int. 2/1952. — La Electromiografia en el Diagnostica de los Tumores cerebrales (mit Marguth), ebd. — Farbaufnahmen b. Hirnop.,
Photographie u. Wissenschaft 1953. — Wie läßt sich d. Frühdiagn. d. Hirntumoren
verbessern?, Wien. med. Wschr. 1953. — Klin. u. Bhdlg. chron., anfallsweise auftret. Liquorzirkulat.störgn., Z. Laryng. 32/1953. — Bhdlg. d. Hirngeschwülste u.
ihr Erg., Medizinische 1953. — Estudo Sobre 115 Tumores de lobo Occipital,
Arquivos de Neuro-Psiquiatria 11/1953. — Großhirntumoren d. Kindesalters (mit
Borck), Zbl. Neurochir. 1953. — Wachs. Schädelfrakt. d. Kindesalters (mit Pia),
ebd. — Klin. d. raumbeeng. Prozesse d. Occipitallappens (mit Schiefer), Dtsch. Z.
Nervenhk. 170/1953. — Klin., op. Bhdlg. u. Progn. d. art.ven. Angioms d. Gehirns
u. seiner Häute (mit Lange-Cosack), ebd. 1953. — Elektroencephalograph. Bef. b.
44 Tumoren d. Sellagegend (mit Steinmann u. Krenkel), Acta neuroveget. 5/1953. —
Diagn. u. Therap. zervik. Bandscheibenschäden (mit Pia), Dtsch. med. Wschr.
1953. — Einteilg. d. gedeckten Hirnschädigg. (mit Loew), Ärztl. Praxis 1953. —
Op. Bhdlg. d. zervik. Bandscheibenschäden (mit Pia), Münch. med. Wschr. 1953. —
Probl. d. „Mixed Types" d. Hypophysenadenome (mit Müller u. Brilmayer), Acta
Endocrinol. 13/1953. — EEG b. intracran. raumbeeng. Prozessen (mit Steinmann),
Zbl. Neurochir. 1953. — Wie läßt sich d. Frühdiagn. d. Hirntumoren verbessern?,
Wien. med. Wschr. 1953. — Klin. u. Bhdlg. chron., anfallsweise auftret. Liquor-
zirkulat.störgn., Z. Laryng. 32/1953. — Bhdlg. d. Hirngeschwülste u. ihr Erg.,
Medizinische 1953. — Estudo Sóbre 115 Tumores de lobo occipital, Arquivos de
Neuro-Psiquiatria 11/1953. — Großhirntumoren i. Kindesalter (mit Borck), Zbl.
Neurochir. 1953. — Klin. d. raumbeeng. Prozesse d. Occipitallappens (mit Schiefer),
Dtsch. Z. Nervenhk. 170/1953. — Klin., op. Bhdlg. u. Progn. d. art.ven. Angiome
d. Gehirns u. seiner Häute (mit Lange-Cosack), ebd. — Elektroencephalograph.
Bef. b. 44 Tumoren d. Sellagegend (mit Steinmann u. Krenkel), Acta neuroveget.
5/1953. — Einteilg. d. gedeckten Hirnschädiggn. (mit Loew), Ärztl. Praxis 1953. —
Probl. d. „Mixed Types" d. Hypophysenadenome (mit Müller u. Brilmayer), Acta
Endocrinol. 13/1953. — Diagn. u. Therap. zervik. Bandscheibenschäden (mit
Pia), Dtsch. med. Wschr. 1953. — Op. Bhdlg. d. zervik. Bandscheibenschäden (mit
Pia), Münch. med. Wschr. 1953. — Osmotherap. i. d. Hirnchir., Therap.woche
1953. — Klin. u. Bhdlg. d. Neurinome d. N. trigeminus (mit Loew), Zbl. Neurochir.

1954. — Bhdlgs.erg. b. Hypophysenadenomen, Therap.woche 1954. — Klin. u. Bhdlg. d. Neurinome d. N. trigeminus (mit Loew), Zbl. Neurochir. 1954. — Serienangiograph. Untersuchgn. als Ergänzg. z. Hirndurchblutgs.messg. nach Kety (mit Schiefer), ebd. — Einseit. Großhirnentferng. i. d. Bhdlg. d. Epilepsie, Langenbecks Arch. klin. Chir. 279/1954. — Sellaveränderg. b. gesteig. Schädelinnendruck (mit Schiefer u. Rausch), Dtsch. Z. Nervenhk. 171/1954. — Prakt. Bedeutg. röntgenol. Schädelmessg. f. d. Klin. (mit Bergerhoff), Nervenarzt 1954. — Kann d. Rachendachhypophyse e. vikariirende Funkt. ausüben ? (mit Müller, Oswald u. Brilmayer), Klin. Wschr. 1954. — Sanduhrgeschwülste d. Wirbelkanals (mit Nittner), Zbl. Neurochir. 1954. — Modificaciones de la Silla Turca en los Casos de Hipertension intracranial (mit Schiefer), Fol. Clin. Int. 4/1954. — Bedeutg. d. Serienangiograph. f. d. Artdiagn. (mit Schiefer), Fortschr. Röntgenstr. 81/1954. — Glioblastom multiforme i. Serienangiogramm (mit Schiefer u. Udvarhelyi, Acta neurochir. 4/1955. — Artdiagn. d. Meningeoms i. Gefäßbild (mit Schiefer u. Udvarhelyi), Dtsch. Z. Nervenhk. 172/1955. — Bedeutg. d. Hypophysensekt. f. d. Krebsbhdlg., Therap.woche 1955. — Op. Bhdlg. d. Krampfanfalles, ebd. — Artdiagn. d. Großhirngeschwülste durch Serienangiograph., Langenbecks Arch. klin. Chir. 282/1955. — Unterscheidg. zw. Commotio u. Contusio, Hefte Unfhlkd. 52/1955. — Augensympt. b. 3033 Hirngeschwülsten. Ber. üb. 59. Zusammenkunft d. Dtsch. Ophtalmol. Ges., Heidelberg 1955. — Bedeutg. d. Serienangiograph. f. d. Artdiagn. d. Großhirngeschwülste, Acta neurochir. Suppl. 3/1955. — Bhdlg. d. Subarachnoidalblutgn., Internistenkongr. Leipzig 1955. — Endokrinol. Gesichtspkt. b. d. Bhdlg. d. Hypophysenadenome (mit Brilmayer u. Marguth), Dtsch. med. Wschr. 1955. — Puntos de Vista endocrinologicos en el Tratamiento de los adenomas Hipofisarios (mit Brilmayer u. Marguth), Fol. Clin. Int. 5/1955. — Mögl.ktn. d. konservat. u. chir. Bhdlg. d. zervic. Vertebral-Syndr. (mit Krenkel), Int. Arch. of Allergy and Applied Immunol. 7/1955. — Consideration sur la classification et le traitment des traumatismes craniocerebraux fermes (mit Loew u. Frowein), Impr. avec le periodique Neuro-Chir. 1/1955. — Die benignen Gliome im Serienbild (mit Schiefer u. Udvarhelyi), Zbl. Neurochir. 15/1955. — Neurochir. Erfahrgn. b. cerebr. Durchblutgs.störgn., Regensb. Jb. ärztl. Fortbild. 1956. — Chir. Bhdlg. d. Subarachnoidalblutgn. (mit Schiefer), Landarzt 1956. — Wachstum art.ven. Angiome (mit Schiefer), Zbl. Neurochir. 1956. — Durchblutg. u. Sauerstoffverbrauch d. Hirns b. intrakran. Tumoren (mit Gänshirt), Dtsch. Z. Nervenhk. 174/1956. — Cerebr. Krankhts.prozesse (Anfälle) u. Führerschein, Hefte Unfhlkd. 55/1956. — Bhdlgs.erg. b. Geschwülsten d. Seitenventrikels, Langenbecks Arch. klin. Chir. 282/1956. — Anzeigestellg. u. Techn. d. Hemisphärekt., Zbl. Chir. 1956. — Diagn. u. Diff.diagn. d. Erkrankgn. d. Kleinhirnbrückenwinkels, Z. Hals-Nase-Ohr.hk. 169/1956. — Versorgg. fr. Kopfverletzgn. (mit Frowein), Wien. med. Wschr. 1956. — Konservat. od. op. Bhdlg. d. Subarachnoidalblutg. (mit Schiefer), Medizinische 1956. — Diff.diagn. d. Erkrankgn. d. Kleinhirnbrückenwinkels (mit Rembold), Dtsch. Z. Nervenhk. 175/1956. — Op. Bhdlgs.möglktn. b. spast. Lähmgn. u. Hyperkinesen, Verh. Dtsch. Orthop. Ges. 44. Kongr. 1957. — Bhdlg. d. fr. Schädelverletzgn., Ärztl. Fortbild. 1957. — Krampfanfall u. Hirngeschwulst, Dtsch. Z. Nervenhk. 176/1957. — Modificaciones de la silla turca en los casos de hipertension intracranial (mit Schiefer), Fol. Clin. Int. 4/1957. — Erkrankgn. u. Verletzgn. d. Hirns als Quelle neuer Erkenntn. d. Hirnforschg. Jb. d. Max-Planck-Ges. z. Förderg. d. Wiss. 1957. — Probl. u. Erg. d. Bhdlg. intrakran. Aneurysmen, Langenbecks Arch. klin. Chir. 287/1957. — Sitzgs.ber.-Eröffngs.ansprache d. Vorsitzenden, Hefte Unfhlkd. 56/

1957. — Erfahrgn. m. d. front. longitudin. Myelotomie (Bischof) b. spast. Kontrakt. u. extrapyramid. Beweggs.störgn., Verh. Dtsch. Orthop. Ges. 45. Kongr. 1957. — Verändergn. d. Sella turcica bei sellanahen Tumoren u. Tumoren d. Schädelbasis (mit Friedmann u. Albrecht), Fortschr. Röntgenstr. 87/1957. — Röntgenol. Diff.diagn. d. Hypophysenadenome. (unt. bes. Berücksicht. d. prim. u. sekund. Sellaverändergn. (mit Friedmann u. Albrecht), ebd. — Großhirngeschwülste ohne Stauungspapille (mit Krenkel), Acta neurochir. 5/1957. — Diff.diagn. intrakran. Blutgn. (mit Schiefer u. Walter), Dtsch. Z. Nervenhk. 176/1957. — Gegenwartsfragen d. Hirnpathol., Res. Medica 1958. — Röntgenol. Diagn. u. Diff.diagn. d. intraspin. Tumoren (unt. Berücksicht. d. klin. Symptomatol.) (mit Friedmann u. Nittner), Fortschr. Röntgenstr. 88/1958. — Bhdlg. d. Cushing Syndr. (mit Marguth), Münch. med. Wschr. 1958. — Komplikat. b. Angiograph. d. Hirngefäße (mit Schiefer), Fortschr. Neurol. Psychiat. 26/1958. — Inwieweit ist d. Kontrastmitteldiagn. b. fr. Kopfverletzgn. notwendig bzw. berechtigt ?, Hefte Unfhlkd. 60/1958. — Verhalten d. Schädelnähte b. kran. u. intrakran. Prozessen, Langenbecks Arch. klin. Chir. 289/1958. — Signe and symptoms of supratentorial arteriovenous aneurysma (mit Schiefer u. Walter), J. Neurosurg. 15/1958. — Neues z. Therap. d. schweren traumat. Hirnschädigg. (Commotio cerebri), Klin. Med. 1959. — Diff.-diagn. d. pathol. intrakran. Verkalkgn. (mit Friedmann), Münch. med. Wschr. 1959. — Röntgenol. Zeichen erhöhten Schädelinnendruckes i. Kindes- u. Jugendalter (mit Kleinsasser), Z. Kinderhk. 82/1959. — Exp. Untersuchgn. üb. d. Wirkg. v. CO[66]-Gammastrahlg. auf d. Hirn b. verschied. Dosen u. Überlebenszeiten (mit Müller, Wilcke u. Maurer), Strahlentherap. 108/1959. — Fahrtauglkt. b. Verletzgn. u. Störgn. d. ZNS, Zbl. Verkehrsmed. 1959; Hefte Unfhlkd. 1960. — Erste Hilfe u. Bhdlg. b. schweren Kopfverletzgn. (mit Frowein), Klin. Med. 1959. — Glioblastoma multiforme (mit Walter), Acta neurochir. 6/1959. — The roentgenological Diagnoses of Tumors of the Corpus callosum (mit Brandt u. Walter), J. Neurosurg. 17/1960. — Störgn. d. Hirndurchblutg. b. art.ven. Angiomen d. Gehirns (mit Walter u. Friedmann), Arch. Kreislaufforsch. 1960. — Neuer op. Zugang z. d. sackförm. Aneurysmen d. bas. Hirngefäße (mit Walter), Wien. med. Wschr. 1960. — Angiograph. Diagn. d. Malignität b. Geschwülsten, Zbl. Chir. 1960. — E. weit. op. Zugang z. hint. Schädelgrube, ebd. — Haftpflichtversicherg. u. Entstehg. v. Schäden b. d. ärztl. Bhdlg., ohne daß e. Kunstfehler vorliegt, Hefte Unfhlkd. 66/1960. — Entstehg. d. Rezidive b. d. Bhdlg. d. Carotis-Sinus Cavernosus-Aneurysmen u. ihre Verhütg., Langenbecks Arch. klin. Chir. 295/1960. — Naht d. verletzten intracran. Art. carotis interna, Soc. Int. Chir. 19/1960. — Nachruf Prof. Dr. M. Miletti, Zbl. Neurochir. 1960 u. Acta Neurochir. 8/1960. — Entwicklg. d. Neurochir. a. d. Friedrich-Wilhelm-Univ. z. Berlin v. d. Reichsgründg. bis 1945, Studium Berolinese 1960. — Farbfoto b. Hirnaneurysmen (mit Kroeck), Fotografie u. Wiss. 1960. — Neurochir. d. Hirnerkrankgn. (mit Loew), Therapeut. Fortschr. Neurol. Psychiat. 1960. — Bhdlg. v. Hirntumoren m. radioakt. Kobalt (CO[60]) (mit Wilcke), Acta Neurochir. 8/1960. — Diff.diagn. zw. Gefäßerkrankgn. u. Geschwülsten d. Gehirns, ebd. 9/1961. — Begrüßungsansprache d. Präsidenten, Acta Neurochir. Suppl. 7/1961. — Chir. Therap. d. cerebr. Durchblutgs.störgn. inf. Gefäßmißbildgn., ebd. — Aktuelle Probl. d. Durchblutgsstörg. b. intracran. Drucksteigerg., ebd. — Trigeminusneuralgie i. ihrer symptomat. Bedeutg., Zbl. Neurochir. 1961. — Früherkenng. u. Bhdlg. d. Zwischenhirntumoren, Beitr. mod. Therap. 3/1961. — Blasenfunkt.störgn. b. verschied. lokalis. Läs. i. ZNS (mit Bischof), Nervenarzt 1961. — Heut. Möglktn. d. Diagn. u. Bhdlg. i. akuten Stadium

schwerer Schädel-Hirnverletzgn. (mit Frowein), Wehrmed. Mitt. 1961. — Früherkenng. u. Bhdlg. d. Zwischenhirntumoren (mit Marguth), Dtsch. med. Wschr.
1961. — Prof. Dr. G. Okonek z. Gedächtnis, Zbl. Neurochir. 1962. — Prof. Dr. W.
Felix z. Gedächtnis, ebd. — Erg. d. lumb. Myelotomie nach Bischof (mit Bischof),
ebd. — Bhdlg. d. gedeckten Schädel-Hirn-Verletzgn., Wien. klin. Wschr. 1963. —
Grenzen d. Operabilität als Indikat. z. Strahlentherap. b. Hirntumoren, Strahlen-
forsch. u. Strahlenbhdlg. 4/1963. — Prof. Dr. N. Weber z. Gedächtnis, Zbl. Neuro-
chir. 1963. — Prof. Dr. H. Spatz z. 75. Geb., ebd. — Spätschicksale b. behandelten
Hirntumor-Kranken, Landarzt 1963. — Traumat. intracran. Hämatome (mit
Friedmann, Schmidt-Wittkamp u. Walter), Ser. chir.; Dokumenta Geigy, H. 6. —
Wie lange ist Wiederbelebg. b. schweren Hirnverletzgn. möglich? (mit Frowein),
Mschr. Unfhlkd. 1963. — Hirn- u. Nervenverletzgn. b. Kindern u. Jugendl. (mit
Euler, Krenkel u. Grün), Langenbecks Arch. klin. Chir. 304/1963. — Ein als Band-
scheibenvorfall imponier. Kauda-Neurinom (mit Nittner), Zbl. Chir. 1963. — Op.
Bhdlg. d. Schmerzes (mit Bischof), Med. Welt 1964. — Röntgenol. u. klin. Befunde
b. 23 Pat. m. Surge-Weberscher Erkrankg. (mit Friedmann), Zbl. Neurochir.
1964. — Verantwortg. d. Arztes b. d. Erstversorgg. v. Schädel-Hirnverletzgn. (mit
Frowein), Dtsch. med. Wschr. 1964. — Indikat. z. Totalexstirpat. d. intracran.
art. ven. Angiome, Dtsch. Z. Nervenhk. 186/1964. — Spätkomplikat. nach fronto-
bas. Duraverletzg. ohne Liquorrhoe, Chir. i. Fortschr. 1965. — Cerebr. Durch-
blutgsstörgn. i. Diagn. u. Therap., Regensb. ärztl. Fortbild. 1965. — Diff.diagn. d.
gefäßfreien Raumes i. Carotis-Serienangiogramm (mit Friedmann u. Diemel),
Fortschr. Röntgenstr. 103/1965. — Sobre o Tratamento cirurgico dos, Angiomasa
Arteriovenosos Intracranianos (mit Brook u. Walter), Arq. neuro-psiquiatr. (S.
Paulo), 23/1965. — Erfahrgn. b. d. Schmerzbahndurchtrenng. i. Hirnstamm (mit
Bischof), Dtsch. Z. Nervenhk. 188/1966. — Schlaganfälle i. jugendl. Alter (mit
Walter), Wien. med. Wschr. 1966. — Probl. d. neuzeitl. Bhdlg. schwerer Schädel-
Hirnverletzgn., Langenbecks Arch. klin. Chir. 316/1966. — Erstversorgg. v. Schä-
del-Hirnverletzten (mit Frowein), Triangel, Sandoz Z. f. med. Wissensch. 1966. —
Diff.diagn. d. Schlaganfalles i. d. Neurochir. (mit Walter), Dtsch. med. J. 1967. —
Totalexstirpat. intracerebr. art.ven. Angiome b. Lokalisat. i. funkt. wicht. Hirn-
arealen (mit Walter u. Brock), Beitr. Neurochir. 1967.

Töpfer, Wilhelm Hermann, 47 Hamm (Westf.), Markerallee 82. — Fragebogen
1968 nicht beantwortet.

Toole, Harry, Prof., Dir. d. II. Chir. Univ.-Klin. im Aretaiion-Hosp., Athen
(Griechenland). — Fragebogen 1968 nicht beantwortet.

Torno, Jutta, Ass., Agnes Karll Krhs., 3 Hannover, Lister Kirchweg 43. —
*15. 3. 17 Hannover. — **A:** 43 Göttingen. — **Prom:** 43 ebd. — **F:** Chir. — **V:** 44–49
Gießen (Bernhard). — **P:** Erg. d. Lippenspaltenop. d. chir. Klin. i. Göttingen v. J.
1922–41, Diss.

Tovia, Manuel, Avenida 3 Sur/4311, Puebla, Pue (Mexiko). — Fragebogen 1968
nicht beantwortet.

Toygar, Orhan, Prof., Chefarzt d. II Chir.. Univ.-Klin. Ankara (Türkei). — Fragebogen 1968 nicht beantwortet.

Traeger, Rudolf, Facharzt f. Chir., Chefarzt i. R., 5481 Bodendorf/Ahr, Grüner
Weg 1. — *14. 5. 98 Essen-Steele. — **A:** 23 Gießen. — **Prom:** 23 ebd. — **F:** Chir. —
V: 22 Elisabethkrhs. Essen (Lindemann), 22–25 St. Josefs-Hosp. Gelsenkirchen-
Horst (Hoffmann), 25–26 Marien-Hosp. Düsseldorf (Kudlek), 26–29 Elisabethkrhs.
Essen (Croce), 25 Beobachtgs.stat. d. Ruhrknappschaft (Schürmann), 30–63 Chef-

arzt d. St. Vincenzkrhs. Essen-Stoppenberg, Leit. d. chir. Abt., Durchgangsarzt. —
P: Folgeerscheing. d. Encephalitis epidemica b. Kindern, Diss.

Tratt, Fritz, leit. Arzt d. Städt. Krhs. St. Joseph, 6968 Walldürn (Baden). —
Fragebogen 1968 nicht beantwortet.

Trauner, Richard, Prof., Vorst. d. Univ.-Zahnklin., Schillerstr. 30, II, A-8010
Graz/Steiermark (Österreich). — Fragebogen 1968 nicht beantwortet.

Trede, Michael, Priv.-Doz., Oberarzt d. Chir. Univ.-Klin., 69 Heidelberg,
Kirschnerstr. 1. — Fragebogen 1968 nicht beantwortet.

Trentmann, Bernard Heinrich, Chefarzt d. Unfallstation f. Betriebsverletzte,
28 Bremen, Ausser d. Schleifmühle 57/61. — *2. 4. 06 Osnabrück. — **A:** 31 Berlin. —
Prom: 40 Münster. — **F:** Chir. — **V:** 30–31 med. Abt. Marienhosp. Osnabrück
(Schiermeyer), 31–36 St. Joseph-Stift Bremen (Gross), 36–59 Oberarzt d. Unfallstation f. Betriebsverletzte Bremen (Schützeberg), 39–45 Kriegsdienst. — **P:**
Rectidon als Basisnark. i. d. Kinderchir., Münch. med. Wschr. 1935. — Erfahrgs.-
ber. üb. e. neuart. Wund- u. Heilsalbe (Osmasept), Med. Klin. 1954. — Abhängigkt.
d. lokalanaesthet. Wirkg. v. Anaesthetikum u. Vasokonstriktor, Med. J. 1957.

Treppinger, Karola, Leit. Ärztin d. chir. Abt. d. Krskrhs., X 5601 Reifenstein
(über Leinefelde/Eichsfeld). — Fragebogen 1968 nicht beantwortet.

Treptow, Hans-Rudi J. O. Fr., Oberarzt d. I. chir. u. urol. Abt. d. Allg. Krhs.
Hamburg-Harburg, 21 Hamburg 90, Eißendorfer Pferdeweg 52. — *11. 8. 22
Westerrönfeld. — **A:** 48 Hamburg. — **F:** Chir. — **V:** 48–51 Allg. Krhs. St. Georg
Hamburg (Reinhard, Haenisch, Diebold), 48 inn. Abt. ebd. (Hesse), 51 4 Monate
Bez.spit. Zofingen/Schweiz (Meier), 51–54 Krhs. Elim Hamburg (Hollenbach),
Zwztl. inn. Abt. ebd. (Theys), 54–61 Oberarzt chir. Abt. ebd. (Schußmann), ab 60
I. chir. u. urol. Abt. d. Allg. Krhs. Harburg (Lichtenauer), ab 63 Oberarzt, zwztl. 63
Neurochir. Allg. Krhs. Heidberg (Häussler). — **P:** Eosinophilie b. Marfanil – Pron-
talbin – Dermatitis, Diss. — Beobachtgn. u. Erg. d. Bhdlg. d. Mammaka., Zbl.
Chir. 1954. — Erfahrgn. m. Steroidnark. an e. kl. chir. Klin., Medizinische 1958. —
Bhdlg. d. Fersenbeinbr. (mit Lichtenauer), Mschr. Unfhlkd. 1966.

Tretow-Knell, Maria-Elisabeth, Fachärztin f. Chir., 1 Berlin 62, (Schöneberg),
Hauptstr. 107. — *20. 1. 08 Gießen/Hessen. — **A:** 31. — **Prom:** 32. — **F:** Chir. — **V:**
31–32 inn. Abt. Krhs. Berlin-Westend (Umber), 33–37 Krhs. am Urban (Gohrbandt.)

Treu, Heinz-Adolf, Facharzt f. Chir., Wiss. Ass., Chir. Univ.-Klin., 2 Hamburg 20, Martinistr. 52. — *13. 12. 29 Riga/Lettl. — **A:** 56 Heidelberg. — **Prom:**
56 ebd. — **F:** Chir. — **V:** 56–57 inn. Abt. Städt. Krhs. Minden (Nissen), 57–60
Sarepta-Kr.anst. Bethel/Bielef. (von Hasselbach), 60 Univ. Frauenklin. Göttingen
(Kirchhoff), 60–61 Pathol. Inst. Bethel/Bielefeld (Veith), ab 61 Hamburg-Eppendorf (Zukschwerdt). — **P:** Probl. d. chir. Therap. d. chron. Pankreatitis, Med. Welt
27/1965. — Probl. d. org. Hyperinsulinismus aus röntgenol. u. chir. Sicht, Bruns'
Beitr. klin. Chir. 214/1967.

Trimpe, Heinrich, Oberarzt Städt. Krhs., 588 Lüdenscheid, Jahnstr. 3. — *6. 2.
16 Damme/Oldbg. — **A:** 45 Leipzig. — **Prom:** 45 ebd. — **F:** Chir. — **V:** 45–46
Gefangenschaft, 46 Univ.-Frauenklin. Leipzig (Schröder), 46–47 Stadtkrhs. Borna
(Hansen), 48 Univ.-Kinderklin. Leipzig (Arnold), 48 Univ.-Hautklin. ebd. (Gertler),
48–50 Städt. Krhs. Staßfurt (Voigt), 50–52 Pathol. Inst. Univ. Leipzig (Bredt), 52–58
Chir. Klin. ebd. (Uebermuth), ab 58 2. chir. Abt. d. Städt. Krhs. Lüdenscheid
(Willms). — **P:** Konservat.-chir. od. radik. Vorgehen b. Adamantinom?, Dtsch.
Stomatologie 1954. — Gemeins. Vorkommen v. Krebs u. Tbk. i. d. Brustdrüse,
Langenbecks Arch. klin. Chir. 280/1955. — Chir. Eingr. b. Lymphogranulomatose,

Bruns' Beitr. klin. Chir. 193/1956. — Prim. isol. Lymphogranulomatose d. Verdaugs.-traktes, Zbl. Chir. 1956. — Chron. Darminvaginat. b. Erwachsenen, Chir. Praxis 1957. — Vergl. Sekt.statist. 1900–1954, Arch. Geschwulst-Forsch. 14/1959. — Klin. Fehldiagn. v. Ka. u. ihre Bedeutg. f. d. Geschwulststatistik, Z. ärztl. Fortbild. 1959.

Triska, Hans, Doz., Vorst. d. chir. Abt. d. Allg. Krhs., Peischingerstr. 19, A-2620 Neunkirchen 1 (Niederösterreich). — Fragebogen 1968 nicht beantwortet.

Trobisch, Ursula, Kinderchir. Klin. d. Univ., X 7010 Leipzig, Stephanstr. 10. — Fragebogen 1968 nicht beantwortet.

Trojan, Emanuel, Doz., Oberarzt an d. Unfallstat. d. I. Chir. Univ.-Klin., Alserstr. 4, A-1090 Wien (Österreich). — Fragebogen 1968 nicht beantwortet.

Trültzsch, Horst A., Oberarzt Städt. Krhs., 791 Neu-Ulm/Don. — *25. 10. 30 Waldkirchen/Vgtld. — **A:** 56 Berlin. — **Prom:** 64 Tübingen. — **F:** Chir. — **V:** 56–57 Krskrhs. Ueckermünde/Mecklbg. (Maier), 57 Charlottenhs. Stuttgart (Mayer), 57–64 Städt. Kr.anst. Ulm/Don. (Niedner), ab 64 Oberarzt Städt. Krhs. Neu-Ulm (Schaal). — **P:** Möglktn. u. Grenzen d. intraop. Cholangiograph., Fortschr. Röntgenstr. 101/1964.

Truss, Friedrich, Prof., Abt.vorsteher d. urol. Abt. d. Chir. Univ.-Klin., 34 Göttingen. — *15. 11. 21 Kassel. — **A:** 49 Göttingen. — **Prom:** 49 ebd. — **Hab:** 60 ebd. — **F:** Urol. — **V:** Chir.: Göttingen (Stich, Hellner), Inn. Med.: ebd. (Schoen), Urol.: ebd. (Wille-Baumkauff, Hasche-Klünder). — **B:** Diff.diagn. d. postren. Nierenversagens, in: Scheler, Peritonealdialyse, Urban u. Schwarzenberg 1957. — **P:** Bestimmg. d. Blutgerinngs.zeit nach Ch. Humbert, Zbl. Chir. 1943. — Gefahren u. Mängel b. d. Anwendg. v. Chemotherapeutika u. Antibiotika, Bruns' Beitr. klin. Chir. 184/1952. — Trypsinbhdlg. i. d. Urol., Dtsch. med. Wschr. 1955. — D. „gelegentl. Cystoskopie", ebd. — Blasenhalsstarre, Med. Klin. 1955. — Vorkommen v. Taenien i. Wurmfortsätzen, Bruns' Beitr. klin. Chir. 191/1955. — Trichloraethylenanalgesie i. d. Urol., Z. Urol. 1956. — Exp. Untersuchgn. z. Trypsinbhdlg. b. Blasenerkrankgn., Z. Urol. 1957. — Klin. d. Doppelniere, Med. Klin. 1957. — Alte Nierenbeckensteine, Bruns' Beitr. klin. Chir. 194/1957. — Indikat., Erfolgsaussichten u. Gefahren b. d. Bhdlg. dystoper Hoden, Dtsch. med. Wschr. 1957. — Papillennekr. als schwer erkennb. Ursache d. Nierenversagens, Chirurg 1957. — Proktol. Ambulanz, Med. Klin. 1958. — Beitr. z. Diagn. nekrotis. Nierenprozesse, Med. Mitt. 1958. — Nephrograph., Langenbecks Arch. klin. Chir. 289/1958. — Antibiotika i. d. Urol., Med. Klin. 1959. — Kanamycin u. Nierenfunkt., Dtsch. med. Wschr. 1960. — Proktol. i. d. Sprechstunde, Landarzt 1960. — Organhypothermie kranker Nieren. Tierexp. Untersuchgn. z. Ischämietoleranz vorgeschäd. Nieren, Habil.-Schr. 1960. — Bedeutg. d. Nierenfunkt. f. d. Entstehg. tox. Kanamycinschäden, Med. Welt 1960. — Ischämie kranker Nieren u. lok. Stoffwechseldämpfg., Langenbecks Arch. klin. Chir. 296/1960. — Isol. Nierenunterkühlg. b. organerhalt. Nierenchir., Verh. Dtsch. Ges. Urol. 1961. — Möglktn., Vorzüge u. Gefahren d. isol. Nierenunterkühlg., Langenbecks Arch. klin. Chir. 298/1961. — Untersuchgn. z. prophylakt. Samenunterbrechg. b. Eingr. an d. Prostata, Chirurg 1961. — Pathophysiol., Diff.diagn. u. Bhdlg. d. posttraumat. Anurie, Landarzt 1961. — Chir. Aspekte b. d. Bhdlg. d. posttraumat. Nierenversagens, Chirurg 1961. — Beeinfl. d. Nierenparenchyms durch hohe Antibiotikumkonzentrat., Langenbecks Arch. klin. Chir. 301/1962. — Diagn. u. Verl.kontrolle d. Prostataka., Med. Welt 1962. — Fermentveränderg. i. periph. Blut b. urol. Nierenerkrankgn., Verh. Dtsch. Ges. Urol. 1963. — Änderg. d. Fermentgehaltes d. Nierenrinde unt. pathol. Bedinggn.,

Langenbecks Arch. klin. Chir. 308/1964. — Sklerosiergs.therap. u. Periureteritis plastica, Urol. int. 1964. — Frühkindl. Blasengeschwülste, Urologe 1964. — Strukt., funkt. u. biochem. Nierenverändergn. nach einseit. Nephrekt., ebd. — Harnenzym als Indikator tubul. Nierenschäden, Med. Welt 1964. — Therap. Verwendg. trypt. Fermente i. d. Urol., Z. Urol. Kongr.ber. 1965. — Auflösg. v. Harnkonkrementen, Landarzt 1965. — Experimental Effect of Tetracycline on renal Function, Antimicrobial Agents and Chemotherapy 1964. — Ausscheidgs.urograph. u. Nierenfunkt., Urologe 1965. — Exp. Erg. d. nahtl. Nierenparenchymwundverschl., ebd. — Beeinfl. v. Fermentaktivitäten d. Nierenrinde durch exp. Nierenschäden od. urol. Nierenerkrankgn., Berl. Med. 1965. — Erfassg. akuter Nierenschäden durch fermentchem. Urinuntersuchgn., Verh. Dtsch. Ges. Urol. 1965. — Indikat., Möglktn. u. Gefahren d. Diuresesteigerg. i. d. Urol., Verh. Dtsch. Ges. Urol. 1965. — Untersuchgn. z. ren. Verträglkt. v. Tetracyclinen, Urologe 1966. — Natrium benzoicum als Fermentseptikum. Landarzt 1966. — Kalziumtherap. u. Harnsteinbildg., ebd. — Nierenfunkt.diagn. am Kaninchen, Urologe 1966. — Improved Technique of Non Suture Closure of Renal Wounds, J. Urol. 95/1966. — Vergl. fermentchem., licht- u. elektronenmikroskop. Untersuchg. b. exp. Nierenschäden, Med. Welt 1966. — Langfrist. Therap. chron. Pyelonephritiden, Z. Urol. 1966. — Pathol. veränd. Doppelniere i. Rö.bild, Med. Welt 1967. — Stoffwechseluntersuchgn. z. Pathogen. d. Hydronephr., ebd. — Wechselbeziehgn. zw. Stoffwechsel u. Schädiggn. d. Nierenrinde, Urologe 1967. — Betrachtgn. z. Infus.urograph., Med. Welt 1967. — Indikat. z. Lymphograph. b. d. bösart. Geschwülsten d. Urogenitaltraktes, Fortschr. Röntgenstr. 1967. — Lymphograph. u. Cavograph. b. d. idiopath. retroperiton. Fibrose, Fortschr. a. d. Geb. d. Röntgenstr. 107/1967.

Tschirdewahn, Georg Dietrich, Facharzt f. Chir., Belegarzt, 4559 Ankum, Kr. Bersenbrück, Marien-Hosp. — *15. 2. 21 Breslau. — A: 44 Breslau. — **Prom:** 45 ebd. — F: Chir ab 52. — V: 44–45 Kriegsdienst u. Gefangenschaft, 45–46 inn. Abt. Städt. Krhs. Landshut, 46–53 Marien-Hosp. Gelsenkirchen-Buer (Riemann), ab 53 1. Ass. Arzt, 53 Düsseldorf, 55 Chefarztvertreter, chir. Abt. Krhs. Maria Hilf Bergisch Gladbach (Zander), Oberarzt Städt. Krhs. (Wodarz), 56 St. Bernward Krhs. Hildesheim (Geisthövel), 57 St. Johannes-Hosp. Dortmund (Witteler), 58 Oberarzt St. Antonius Hosp. Kleve (Pfister), 59 Kursus f. Handchir. a. Arbeitsunf.-krhs. Linz, 63 Niederlassung. — P: Untersuchgn. üb. d. Verl. d. Plazentarperiode b. 3 Arten des Abnabelg., Diss.

Tschmarke, Gerhard, Priv.-Doz., Facharzt f. Chir., 3 Hannover, Hausmannstr. 12, (Klin.): Agnes Karll-Krhs. — *18. 11. 98 Magdeburg. — A: 23 Karlsruhe. — **Prom:** 22 Freiburg. — **Hab:** 32 Leipzig. — F: Chir. — V: 22–23 Freiburg/Br. (Aschoff), 23–24 Leipzig (Hueck), 24–34 Leipzig (Payr).

Tsoufis, Efthymios, Oberarzt d. Chir. Klin. d. Rot Kreuz-Krhs. Neofytou Duka 6, Athen 138 (Griechenland). — Fragebogen 1968 nicht beantwortet.

Tudyka, Josef, Chefarzt d. Krskrhs., 8674 Naila (Oberfranken), v. Ketteler-Ring 10. — Fragebogen 1968 nicht beantwortet.

Tüffers, Paul, Chefarzt d. St. Josef-Krhs., X 56 Leinefelde, (Eichsfeld). — Fragebogen 1968 nicht beantwortet.

Türk, Hermann, Facharzt f. Chir., (Praxis): 2 Hamburg 36, Jungfernstieg 34, (Klin.): „Beim Andreasbrunnen", 2 Hamburg 20, Beim Andreasbrunnen 6. — *28. 12. 09 Mülheim/Ruhr. — A: 37. — Prom: 37. — F: Chir. — V: Hamburg (Pette, Voss), inn. Abt. Krhs. Elim (Theys), chir. Abt. ebd. (Hollenbach, Laeven). — P: Blutbilduntersuchgn. b. Körperbelastg., Diss. — Bhdlg. d. Kolipyelozystitis m.

Prontosil, Münch. med. Wschr. 1937. — Aussichten d. chir. Bhdlg. d. Leistenhodens, Dtsch. med. Wschr. 1938. — Verhütg. u. Bekämpfg. d. postop. Lungenkomplikat., Prakt. Arzt 1939. — Lücke i. e. Mesenterium-ilio-coli-commune als
Ursache f. e. Dünndarmverschl., Zbl. Chir. 1939. — Verbess. Bhdlgs.meth. d. Dupuytren'schen Kontrakt., Ärztl. Praxis 1963.

Turunen, Martti Ilmari, Prof., Vorst. d. II. Chir. Univ.-Klin., Lehtisaarentie 6
F, Helsinki 34 (Finnland). — Fragebogen 1968 nicht beantwortet.

Tympner, Willy, Facharzt f. Chir., 858 Bayreuth, Richard-Wagner-Str. 2. —
*27. 12. 06 Plauen/Vogtl. — **A:** 32 Würzburg. — **Prom:** 32 ebd. — **F:** Chir. — **V:**
Stadtkrhs. Plauen (Breitung), zuletzt Leit. Arzt i. Krhs. Bethanien, Plauen/Vogtl.

Tzamalukas, Georg, MR., 1. Oberarzt d. Chir. Klin. d. Stadtkrhs. Dresden-
Neustadt, X 8023 Dresden, Trobischstr. 20. — Fragebogen 1968 nicht beantwortet.

U

Uebel, Paul Fr., Chefarzt d. Krskrhs., 7063 Welzheim. — *9. 8. 05 Künzelsau/
Württbg. — **A:** 31 Würzburg. — **Prom:** 31 ebd. — **F:** Chir. — **V:** 31–32 Pathol. Inst.
Univ. Freiburg (Aschoff), 32–33 Tübingen (Kirschner), 33–34 Strahleninst. d. AOK
Köln (Teschendorf), 34–45 Köln-Lindenburg (v. Haberer), 49–55 Krskrhs. Kirch-
heim-Teck. — **P:** Therap. d. Myome u. haem. Metropth. an d. Würzbg. Univ.-
Frauenklin., Strahlentherapie 38/1930. — Histo-Pathol. d. gr. Netzes, Zieglers
Beitr. pathol. Anat. 91/1933.

Uebelhoer, Oskar, Chefarzt i. R., 8 München 71, Bleibtreustr. 7a. — *8. 10. 98
München. — **A:** 23 München. — **Prom:** 24 ebd. — **F:** Chir. — **V:** 23–37 Ass. u. Ober-
arzt München u. Charité Berlin (Sauerbruch), 37–63 Chefarzt chir. Abt. Krskrhs.
Geislingen-St. — **B:** Erkrankgn. d. Rachens; Erkrankgn. d. Speiseröhre (mit Sauer-
bruch), in: Lehrb. d. Chir. v. Wullstein-Küttner, G. Fischer 1931. — Op. an d.
Schilddrüse u. an d. Thymusdrüse (mit Sauerbruch), in: Op.lehre v. Bier-Braun-
Kümell, 6. Aufl. Barth 1934. — **P:** Klin. u. Therap. d. Zwerchfellbr., Dtsch. Z. Chir.
194/1926. — Relaxatio diaphragm. nach künstl. Zwerchfelllähmg., ebd. 211/1928.

Ueberhorst, Jürgen, Unfallarzt, Unfallambulatorium Dr. Bauers, 1 Berlin 21,
Stromstr. 7. — *2. 10. 27 Biesenthal/Mark. — **A:** 54 Berlin. — **Prom:** 55 ebd. —
F: Chir. — **V:** 54–56 Wenckebach-Krhs. Berlin-Tempelhof, 56 Psych. u. Neurol.
Waldhaus Berlin-Nikolassee (Tileg), 56–59 Pathol. Wenckebach-Krhs. Berlin-
Tempelhof (Lüders), 59–64 Städt. Krhs. Moabit (Hellenschmied).

Uebermuth, Herbert F. R., Prof., Dr. med. habil., Dr. h. c., Emer., Dir. d. Chir.
Klin. d. Karl-Marx-Univ. Leipzig (bis 67), X 7022 Leipzig, Poetenweg 17. —
*18. 1. 01 Leipzig. — **A:** 26 Leipzig. — **Prom:** 25. — **Hab:** 36, 37 Doz., 43 Prof.. —
F: Chir., Urol., Traumatol., Gynäkol. u. Geburtsh. — **V:** 26–29 Patholog. Inst.
Leipzig (Hueck), 29–33 Univ.-Frauenklin. Berlin (Stoeckel), 33–42 Leipzig (Payr).
— **B:** Chir.-Gynäk. Grenzfragen, Thieme 1952. — Weichteile i. Bereich d. Extremi-
täten, Lehrb. d. Chir., Gohrbandt, Fischer 1956. — Spez. Chir., 5. Aufl., Leipzig:
Barth 1957. — Verletzgn. d. Bauches u. d. Bauchorgane, Chir. d. Trauma, Bd. 2,
Vlg. Volk u. Gesundheit 1958. — Chir. d. Lungen, Vlg. Volk u. Gesundheit 1960. —
Abdominalchir. i. d. Schwangerschaft, Schwalm-Döderlein, Klin. d. Frauenhk. u.
Geburtsh., Urban u. Schwarzenberg 1964. — Dringl. Chir., in: Diagn.-therap.
Vademecum, Barth, 40. Aufl. 1967. — Chir. Komplikat. i. d. Schwangerschaft,
Käser, Friedberg, Gynäkol. u. Geburtsh., Bd. 2, Thieme 1967. — Haft- u. Aufsichts-

pflicht, in: Kraatz u. Szewczik, Ärztliche Aufklärungs- u. Schweigepflicht, Vlg.
Fischer-Jena 1967. — P: Pankreasca., Diss. — Gelenkverändergn. b. endogen.
Ochronose (Chondrosis dissecans ochronotica), Virchows Arch. 270. — Altersverändergn. d. menschl. Zwischenwirbelscheibe u. ihre Beziehgn. z. d. chron. Gelenk-
leiden d. Wirbelsäule, Sächs. Akad. Wiss. 81. — Bedeutg. d. Altersverändergn. d.
menschl. Bandscheiben f. d. Pathol. d. Wirbelsäule, Arch. klin. Chir. 156. — Pathol.
Anat. d. weibl. Wirbelsäule u. Entstehg. d. gynäkol. Kreuzschmerzen, Zbl. Gynäkol.
1930. — Endometriose d. vord. Scheidenwand, ebd. 1931. — Bhdlg. d. Pruritus
vulvae m. Rö.bestrahlg., ebd. — Röntgenol. Untersuchgn. z. Pathol. d. weibl.
Wirbelsäule u. deren Beziehg. z. gynäkol. Kreuzschmerzen, ebd. 1932. — Selt.
Mißbildgn. i. Bereiche d. Sqama occipitalis, Z. Geb. u. Gyn. 103. — Retikuloendo-
theliales System u. Ovarialfunkt., ebd. 106. — Schwangerschaft u. Aortenrupt., Zbl.
Gyn. 1933. — Grippeperitonitis, Münch. med. Wschr. 1937. — Selt. abdomin.
Grippeformen, Dtsch. Z. Chir. 1938. — Erbbiol. Bewertg. d. Lippen- u. Gaumenspalten, Arch. klin. Chir. 1938. — Ursachen u. Wesen d. frühzeit. Altersverändergn.
d. menschl. Zwischenwirbelscheiben, Z. Altersforsch. 1. — Wert d. Rö.bestrahlg.
b. d. Bhdlg. v. Brustdrüsenkrebs, Dtsch. Z. Chir. 1939. — Bhdlg. v. off. Kniegelenksverletzgn., Med. Klin. 1939. — Unfallrechtl. Bedeutg. d. Rö.diagn. b. Schädelverletzgn., Arch. klin. Chir. 196/1939. — Versorgg. fr. Verletzgn. i. Bereich d.
Gesichts u. d. Mundhöhle, ebd. 200. — Grippe- u. Bauchfellentzündg., Beziehgn. z.
akutserösen u. chron. fibroplast. Peritonitis, Erg. Chir. u. Orthop. 33. — Meniscus-
exstirpat. - Regenerat. u. Arthrosis deformans, Chirurg 1941. — Op. Eingr. währ.
d. Schwangerschaft, Zbl. Gyn. 1941. — Nagelg. v. Kahnbein-Pseudarthr. d. Hand,
Zbl. Chir. 1941. — Appendicitis u. Gravidität, Geburtsh. u. Frauenhk. 3/1941. —
Keilwirbel u. Unfall, Zbl. Chir. 1942. — Gleichzeit. Brust-Bauchschuß-Verletzgn.,
ebd. 1944. — Indikat. u. Bhdlg. fr. Hirnschußverletzgn., ebd. — Gegenw. Aufgaben
d. Krebsbekämpfg., Dtsch. Gesd.wes. 1949. — Choledochusdrainage, Chirurg 1949.
— Heilberufe i. Kampf geg. d. Krebs, Heilberufe 1949. — Heut. chir. Bhdlg. d.
Magengeschwürsleidens, Zbl. Chir. 1949. — Tamponade, Dtsch. Gesd.wes. 1950. —
Chir. Bhdlg. d. chron. Obstipat., Zbl. Chir. 1950. — Gastroenterostomie b. d.
Magenresekt. nach Billroth II, Chirurg 1950. — Menstruat., Gravidität u. chir.
Grenzfragen, Dtsch. Gesd.wes. 1950. — Chir. Probl. nach Magenresekt., Zbl. Chir.
1951. — Klimakterium i. Bilde chir. Krankhtn., Zbl. Gyn. 1951. — Gastroduodenal-
ulkus. Neuere Gesichtspkt. z. chir. Bhdlg., Ärztl. Praxis 1951. — Postop. Duodenal-
fistel nach schwer verschließb. Duodenalstümpfen, Chirurg 1951. — Wandlg. u.
neuzeitl. Aufgaben chir. Univ.-Poliklin., Dtsch. Gesd.wes. 1951. — Op.techn. d.
Blasenscheidenfistelverschl., Zbl. Gyn. 1951. — Organisat. e. zentr. Blutbank,
Dtsch. Gesd.wes. 1951. — Strumekt.schäden i. d. Landpraxis. Erwiderung, Dtsch.
med. Wschr. 1951. — Derzeit. Theorien z. Krebsentstehg., Dtsch. Stomatol. 1952.
— Fortschr. d. Chir. b. Gastroduodenalulcus, Zbl. Chir. 1952. — Neue Lehrziele d.
poliklin. Chir., ebd. — Krebs d. Gesichts- u. Mundbereiches, Dtsch. Stomatol. 1952.
— Begutachtg. v. Wirbelsäulenschäden, Dtsch. Gesd.wes. 1952. — Bandscheiben-
schäden als Unf.- u. Berufskrankht., Zbl. Chir. 1953. — Neuergn. auf d. Gebiete d.
Anaesth. u. ihre Bedeutg. f. d. Chir. i. Kiefer-Gesichtsber., Dtsch. Stomatol. 1953.
— Neue Erkenntn. d. Bandscheibenpath. z. Entstehg. unfallbed. Protrus., Langen-
becks Arch. klin. Chir. 276/1953. — Neue Wege z. op. Bhdlg. d. Blasenkrebses,
Chirurg 1954. — Peritonitisbhdlg., Zbl. Gyn. 1954. — Chir. Tbk. u. Schwanger-
schaftsunterbrechg., Zbl. Gyn. 1954. — Chir. d. Herzens, Wiss. Ann. 3. — Gutachtl.
Beurteilg. v. Wirbelsäulenschäden durch Feinfocus-Aufnahmen, Langenbecks Arch.

klin. Chir. 279/1954. — Neuergn. auf d. Gebiete d. Anaesth. u. ihre Bedeutg. f. d.
Chir. u. Kiefer-Gesichtsbereich, Zahn-Mund-u.-Kieferhk. i. Vortr. 15/1954. —
Blasenkrebsbhdlg. unt. Bildg. e. Rectumblase, Chirurg 1955. — Chir. Bhdlg. d.
Halslymphknotentbk., Dtsch. Gesd.wes. 1955. — Gibt es e. Gesundheitsschutz geg.
d. Krebsleiden?, Deine Gesundheit 1955. — Op. Bhdlg. d. Blasenkrebses durch
Mastdarmblase, Zbl. Chir. 1955. — Op. Bhdlg. d. Harnröhrenstriktur, Langenbecks
Arch. klin. Chir. 282/1955. — Lumb. Syndr., Arch. orthop. Unfallchir. 48/1956. —
Ischäm. Kontrakt. u. ihre forens. Beurteilg., Med. Klin. 1956. — Chir. Bhdlg. d.
Halslymphknotentbk. v. Standpkt. d. Chirurgen, Dermatol. Studien 28. — Unter-
suchg. üb. d. ischäm. Kontrakt., Zbl. Chir. 1956. — Chir. d. weibl. Bauchbr. m. e.
Beitr. z. Douglashernie (Hernia perinealis), Zbl. Gyn. 1956. — Lumbalsyndr. i.
Unf.zusammenhang d. Bandscheibenschäden u. ihrer Auswirkg. auf d. Interverte-
brallöcher, Zbl. Chir. 1956. — Bhdlg. d. Mammaca., Wiss. Z. d. K.-M.-Univ. Leipzig
1955/56. — Bhdlg. d. Hiatushernie durch Gastropexie, Chirurg 1957. — Klin. Be-
urteilg. d. Mastopath., Med. Klin. 1957. — Fehler u. Gefahren b. d. Bhdlg. v.
Knochenbr. u. Verrenkgn., Chir. Praxis 1957. — Techn. d. Gastropexie b. d.
Hiatushernie, Chirurg 1957. — Kardiomyotomie nach Heller b. Kardiospasmus in
ihrer Indikat.stellg., Zbl. Chir. 1957. — Erfahrgn. z. Op. d. Trichterbrust, Langenbecks Arch. klin. Chir. 287/1957. — Volkmannsche Kontrakt., Verh. Dtsch. Orthop.
Ges. 45. Kongr. 1957. — Bandscheiben b. Wirbelsäulenverletzgn., Zbl. Chir. 1958.
— Ist d. ischäm. Kontrakt. e. Durchblutgs.störg.?, ebd. — Op. d. Trichterbrust.,
ebd. — Chir. Erkrankgn. als Indikat. z. Schwangerschaftsunterbrechg., Dtsch.
Gesd.wes. 1958. — Fehler u. Gefahren b. d. Bhdlg. Unf.verletzter, Jahreskongr.
1957 f. ärztl. Fortbildg. 1958. — Indikat. d. chir. Verf. b. Lungentbk., Dtsch.
Gesd.wes. 1958. — Postop. Cholangiograph., Zbl. Chir. 1958. — Chir. Erkrankgn. als
Indikat. z. Schwangerschaftsunterbrechg., Zbl. Gyn. 1958. — Krit. Stellg.nahme z.
Versorgg. v. Unf.verletzten, Dtsch. Gesd.wes. 1958. — Organtransplantat., Münch.
med. Wschr. 1959. — Spezialis. u. Kollektivität. - Notwend. Voraussetzgn. f. d.
Fortentwicklg. d. Med., Festschr. z. 550-Jahrfeier d. Karl-Marx-Univ. Leipzig 1959.
— Schwangerschaft u. thoraxchir. Eingr. i. Beziehg. z. Interruptiofragen (mit Herbst
u. Kerrinnes), Zbl. Chir. 1959. — Wirbelsäule i. Unf.begutachtg. u. Rehabilitat., Wiss.
Z. d. Karl-Marx-Univ. Leipzig 1958/59, H. 5, Math.-naturwiss. Reihe. — Rektumka.,
Ber. d. J.kongr. f. ärztl. Fortbild. 1959. — Mod. Aufgaben d. Med. nur i. sozialist.
Gemeinschaftsarbeit lösbar, Hochschulwesen 8. — Blutübertraggs.zwischenfälle —
rechtl. Beurteilg. d. Verantwortl.kt. u. Richtlinien z. ihrer Vermeidg., Zbl. Chir. 1960. —
Verhütg. d. tödl. Stumpfinsuff. nach Billroth II-Resekt. b. ausgedehnter Duodenum-
resekt., Langenbecks Arch. klin. Chir. 295/1960 u. Chir. Praxis 1960. — Geg. unzutreff.
Ansichten üb. d. op. Bhdlg. d. Gastroduodenalulkus, Med. Klin. 1961. — Oesopha-
gusrekonstrukt., Zbl. Chir. 1961. — Indikat. z. op. Bhdlg. d. Magengeschwürs,
J.kongr. 1960 f. ärztl. Fortbild., Vlg. Volk u. Gesundheit 1961. — Fortschr. d.
Ileusbhdlg. b. Erwachsenen, Z. ärztl. Fortbild. 1962. — Alveolarzellkrebs d. Lunge
(mit Gläser), Bruns' Beitr. klin. Chir. 205/1962. — Leitlinien z. Schock-Syndrom,
Z. ärztl. Fortbild. 1963. — Chir. Bhdlg. urol. Komplikat. b. Kollumka. d. Uterus,
Zbl. Chir. 1963. — Erschüttern d. Fortschr. d. Chir. deren Grundl.?, ebd. — Gutachterpraxis, Dtsch. Gesd.wes. 1963. — Magen-Ka., J.kongr. f. Fortbildg. d. Ärzte
1963. — Indikat. u. Krit. d. Shunt-Op. b. port. Hochdruck, Bruns' Beitr. klin. Chir.
208/1964. — Berücksicht. d. Arbeits- u. Lebensbedinggn. d. Kranken u. Verletzten
durch d. Arzt, in: Sozialismus u. Ärztl. Pflichten, d. KMU 1964, Sonderbd. 4. —
Neuere Gesichtspkt. z. Schock u. Kollaps, Chir. Praxis 1964. — Exp. Untersuchgn.

z. Ätiol. d. ischäm. Muskelkontrakt. (mit Reichmann), Zbl. Chir. 1964. — Cortison-Therap. i. d. Chir., ebd. — Prevenzione della deiscenza mortale del moncone duodenale dopo resezione duodeno-gastrica estesa sul duodeno, Schedario di chir. 3/1964, A.L.F. Luigi Russo, Editore in Roma. — Fragen d. Melanoms, Zbl. Chir. 1965. — Geschichtl. Entwicklg. d. Chir. Klin. i. d. Med. Fakultät d. Karl-Marx-Univ. Leipzig, ebd. — Geschichtl. Entwicklg. d. früh. Chir.-Poliklin. Inst. d. Karl-Marx-Univ. Leipzig, ebd. — Korrekt. d. sog. Trichterbrust (mit Reichmann), Dtsch. Gesd.wes. 1965. — D. akute Herzstillstand, Zbl. Chir. 1965. — Schwangerschafts-Unterbrechg. b. urol. Erkrankgn., Zbl. Gyn. 1965. — Erweit. Magenekt., Zbl. Chir. 1965. — Chir. d. chron. Obstipat., Bruns' Beitr. klin. Chir. 213/1966. — Aufgaben d. mittl. med. Fachkräfte b. d. Gewährleistg. u. Unterstützg. d. dringl. med. Hilfe b. Unf., 1. u. 2. Tl., Heilberufe 1966. — Haft- u. Aufsichtspflicht d. leit. Chirurgen i. „Kunstfehler"-Verf. geg. Assistenzärzte, Dtsch. Gesd.wes. 1966. — Probl. z. einheitl. Gestaltg. d. Facharztausbildg., Ausbildgs.- u. Prüfgs.standards, Z. ärztl. Fortbild. 1966. — Bhdlg. d. Pleuraempyems, Verh. d. 12. Weimarer Therap.tagg. 1966 i. Leipzig. Bibliograph. Ber. 1966 d. Dtsch. Staatsbibliothek, hrsg. v. G. Krause. — Erfahrgn. üb. op. Techniken i. Ureter- u. Blasenbereich, Zbl. Chir. 1967. — Warum tritt d. ischäm. Kontrakt. nur b. Kindern auf? (mit Bertolini), ebd. — Josef Lister u. sein Wegbereiter in Deutschland Carl Thiersch, ebd. — Volhard-Versuch i. d. präop. Vorbhdlg. d. Prostatikers, ebd. 1968.

Uhle, Hans, Sanitätsrat, Facharzt f. Chir. u. Frauenkrankh., X 9025 Karl-Marx-Stadt, Kurt-Berthel-Str. 39. — *15. 5. 95 Chemnitz. — **A:** 22 Leipzig. — **Prom:** 22 ebd. — **F:** Chir. — **V:** 23–28 Stadtkrhs. Chemnitz (Reichel), 28–67 Priv.-Klin., ab 67 Sprechstundenpraxis u. kl. Chir. ambulant.

Uhlmann, Werner, MR., Ärztl. Dir. am Krskrhs., X 9340 Marienberg (Sachsen), Fabianweg 610g. — Fragebogen 1968 nicht beantwortet.

Uhr, Hans-Alfred, Facharzt f. Chir., 443 Burgsteinfurt, Markt 7. — *23. 7. 21 Bonn. — **A:** 48 Bonn. — **Prom:** 50 ebd. — **F:** Chir. — **V:** 48–55 Bonn (Redwitz, Gütgemann), 55–56 Med. Univ.-Klin. ebd. (Martini), 56–59 Johannes-Hosp. ebd. (Lang), 59–64 Krskrhs. Wittgenstein in Berleburg (Lohe).

Ulbrich, Erich, Ärztl. Dir. u. Chefarzt d. Städt. Krhs., 668 Neunkirchen/S. — *18. 3. 07 Straßburg (Elsaß). — **A:** 33 Frankfurt (Main). — **Prom:** 59 Heidelberg. — **F:** Chir. — **V:** 33–36 Frankfurt (Main) (Schmieden), 37–39 Oberarzt Städt. Krhs. Bürgerhosp. Saarbrücken (Meltzer), 39–45 Chefarzt Hüttenkrhs. ebd. — **P:** Prophyl. u. Therap. d. postop. Pneumonie, Zbl. Chir. 1936. — Bhdlg. chron. u. fr. Eitergn., Chirurg 1965.

Ulitzsch, Kurt A., Dr. med., Dr. med. dent., Ärztl. Dir. u. Chefarzt d. chir. Abt. Städt. Krhs., 722 Schwenningen/N. — *28. 9. 10 Heinersdorf (Krs. Schleiz/Thür.) — **A:** 35 zahnärztl., 40 ärztl. Halle/S. — **Prom:** 35 zahnärztl., 41 ärztl., ebd. — **F:** Chir. — **V:** 40–44 Klin. am Weidenplan, Halle/S. (Stieda, Kneise, Haasler), 44–45 komm. Leit. Krskrhs. Herzberg/Elster, 45–47 Halle (Budde), 47–49 Elisabeth-Krhs. ebd. (Cordes). — **P:** Tödl. Blutg. a. gutart. Magentumor, Zbl. Chir. 1944. — Doppels., blasenferne Harnleiterfisteln u. ihre Bhdlg. mittels Dünndarminterposit., Z. Urol. 1949. — Op.bhdlg. d. inn. Seitenband- u. Kreuzbandverletzgn. d. Knies, Zbl. Chir. 1950. — Totale Magenexstirp. u. Überlebensdauer d. Operierten, ebd. 1955. — Dünndarm als Harnleiterersatz, Z. Urol. 1956. — Schädelplast. mittels Knochenperiostlappens aus d. Umgebg., Langenbecks Arch. klin. Chir. 292/1959. — Doppels. Nierenkrebs, Zbl. Chir. 1960. — E. „geheiltes" Sympathikogoniom b. Kleinkind, ebd. 1965.

Ullik, Rudolf, Prof., Klinikvorstand d. Univ.-Klin. f. Kieferchir., A-1090 Wien, Alserstr. 4. — *19. 11. 00 Wien. — **Prom:** 25 Wien. — **Hab:** 49. — **F:** Kieferchir. — **V:** Zahnärztl. Univ.-Inst. Wien, 1. Chir. Klin. Kieferstat. ebd. (Eiselsberg, Schönbauer). — **B:** Plast. Chir. d. Gesichtes, Urban & Schwarzenberg 1948. — **P:** 72 Veröff. üb.: Kieferbr.-Bhdlg., Entzündgn. i. Kiefer-Gesichtsbereich, Tumoren i. Kiefer-Gesichtsbereich, orthop. Op., Trigeminus-Neuralgien, Lippen-Kiefer-Gaumenspalten, histor.-chir. Themen.

Ullrich, Heinrich Rudolf, Facharzt f. Chir., 77 Singen (Htwl.), Scheffelstr. 9. — *22. 3. 22 Frauenstein/Erzgeb. — **A:** 49 Freiburg/Br. — **Prom:** 51 ebd. — **F:** Chir. — **V:** 49–50 Univ.-Kinderklin. Freiburg/Br. (Keller), 50–51 Univ.-Hautklin. ebd. (Stühmer), 51 Univ.-Frauenklin. ebd. (Wolf), 51–60 Chir. u. Med. Klin. Elisabethenstift Darmstadt (Rückert, Siede), 60–66 Chir. Klin. Städt. Krhs. Singen (Htwl.) (Ernst, Dortenmann).

Ulmer, Otto, Facharzt f. Chir., 5422 St. Goarshausen a. Rh., Wellmicherstr. 204. — *26. 3. 09 Sachsenberg i. Waldeck. — **A:** 37 Gießen. — **Prom:** 37 ebd. — **F:** Chir. — **V:** 36 Städt. Krhs. Wetzlar (Dietz), 37 prakt. Landviertelj. u. Städt. Krhs. ebd., 38 Städt. Krhs. Diez (Dorn), Marienkrhs. Bad Ems (Schlosser), 39–40 u. 46–47 Diakonissenheim ebd. (Schlosser), 41–45 Militärdienst.

Ulrich, Kurt, MR., Chefarzt d. chir. Abt. d. Rudolf-Elle-Krhs., X 6520 Eisenberg (Thür.). — Fragebogen 1968 nicht beantwortet.

Umbach, Wilhelm, Prof., Dir. d. Neurochir. Klin. Jung-Stilling-Krhs., 59 Siegen, Wichernstr. 40. — *21. 8. 15 Frankfurt/Main. — **A:** 45 Jena. — **Prom:** 45 Frankfurt/ Main. — **Hab:** 55 Freiburg, 60 apl. Professor. — **F:** Neurochir., Chir. — **V:** 45–49 Städt. Krhs. Frankfurt-Höchst (Flesch-Thebesius), 49–66 Neurochir. Univ.-Klin. Freiburg (Riechert), ab 53 1. Oberarzt. — **B:** Verletzgn. u. Erkrankgn. periph. Nerven (mit Riechert), in: Hdb. f. Unfhk. hrsg. v. Bürkle de la Camp, 1. Bd., Enke 3. Aufl. 1963. — Op. Bhdlg. d. Hydrocephalus (mit Riechert), Hdb. d. Neurochir., hrsg. v. Tönnis, Bd. 4/1, Springer 1960. — Beitr. in: Therap. üb. d. Nervensystem, hrsg. v. Gross, Hippokrates, Bd. 1–5, 1963–1966. — Diff.diagn. u. Therap. d. Gesichtsneuralgien, Thieme 1960. — Elektrophysiolog. u. vegetat. Phänomene b. stereotakt. Hirnop., Springer 1966. — ABC f. Parkinsonkranke (mit Teirich-Leube), Thieme 1967. — **P:** 107 Veröff. i. med. Z. u. Fachbl. d. In- u. Auslandes.

Ungeheuer, Edgar, Prof., Dir. d. Chir. Klin. d. Krhs. Nordwest, 6 Frankfurt a. M. 21, Steinbacher Hohl 2–26. — *6. 1. 20 Rimbach. — **A:** 44 Heidelberg. — **Prom:** 44 ebd. — **Hab:** 53 Frankfurt a. M. — **F:** Chir., Urol., Lehrgeb.: Chir. — **V:** 45–47 Heidelberg (K. H. Bauer), 47–63 Frankfurt a. M. (Geißendörfer), ab 50 Oberarzt, 58 apl. Prof. — **B:** Thromboembol. Prozesse i. Bereich d. Abdomens, in: Naegeli u. Matis, Thromboembol. Erkrankgn. u. ihre Bhdlg., Schattauer 1960. — Chir. Tbk. (mit Geißendörfer), in: Hdb. d. ges. Unf.hk., 3. Aufl., Enke 1963. — Angebor. Mißbildgn. d. Atemwege u. ihre Operabilität (mit Dalichau), Enke 1965. — Kleinzell. Bronchialka. (mit Blaha u. Kahlau), Thieme 1965. — Op. Bhdlg. d. Geschwülste d. Lunge u. d. Mediastinums (mit Hartel), in: Therap. mal. Tumoren, Hämoplastome u. Hämoplastosen, Enke 1967. — **P:** Thoraxchir. v. 1939–1946, Naturforschg. u. Med. i. Deutschland seit 1939–1946, Fiat Rev. 77, Chir. 1947. — Therap. m. Ultraschall, Ultraschall i. d. Med., Hirzel 1949. — Unsere Erfahrgn. m. Ultraschall, Strahlentherapie 79/1950. — Klin. Erfahrgn. m. d. Ultraschallbhdlg., Langenbecks Arch. klin. Chir. Kongr.bd. 1949. — Erfahrgn. b. üb. 860 Periduralanaesth. i. d. Bauchchir., ebd. Kongr.bd. 1950. — Ber. üb. d. Erg. d. Ultraschalltherap. i. d. Chir. i. Deutschland, Li Nuovo Cimento 1950. — Selt. Nierenmisch-

geschwulst, Bruns' Beitr. klin. Chir. 182/1951. — Therap. d. durchgebroch. Magen-
u. Zwölffingerdarmgeschwürs, Med. Mschr. 1951. — Ultraschalltherap. i. d. Chir.,
Arch. physik. Therap. 1951. — Anwendg. d. Periduralanaesth. i. d. Bauchchir.,
Zbl. Chir. 1952. — Erfahrgn. m. d. zweizeit. abdomino-sakr. Rektumexstirpat.,
Bruns' Beitr. klin. Chir. 186/1953. — Pararen. Geschwulst b. Hufeisenniere, Zbl.
Urol. 1953. — Techn. u. Wert d. Portograph. f. d. Diagn. d. port. Hochdrucks u.
seiner Therap., Chirurg 1953. — Bhdlg. d. Navikularepseudarthrose durch Matti-
Plast. Zusammenfass. Ber. üb. d. Unfallchir. Tagg. Frankfurt a. M. 1953. — Neuere
Gesichtspkt. z. Diagn. u. Bhdlg. d. Pfortaderhochdruckes (port. Hypertens.), Med.
Klin. 1953. — Hat die zweizeit. abdomino-sakr. Rektumexstirpat. auch heute noch
ihre Berechtigg. ?, Langenbecks Arch. klin. Chir. 276/1953. — Bedeutg. d. Ultra-
schallbhdlg. b. rezidiv. Ischialgie, Ultraschall in Med. 1953. — Exp. Beitrag z.
Unterbindg. d. Art. hepatica u. Art. lienalis b. d. Bhdlg. d. port. Hypertens., Langen-
becks Arch. klin. Chir. 276/1953. — Tierexp. Beitr. z. Messg. d. port. Hypertens.
u. z. deren prakt. Auswertg. b. Menschen, Bruns' Beitr. klin. Chir. 188/1954. —
Berechtigg. e. Standardisierg. d. radik. Rektumchir., Langenbecks Arch. klin. Chir.
279/1954. — Bedeutg. d. Portograph. b. d. Bhdlg. d. Pfortaderhochdrucks, Verh.
Dtsch. Ges. Inn. Med. 60/1954. — Port. Hypertens. u. ihre Komplikat., Erg. Chir.
u. Orthop. 39/1954. — Op. indikat. b. d. Komplikat. d. Pfortaderhochdrucks, Zbl.
Chir. 1955. — Erfahrgn. b. d. chir. Bhdlg. d. Pfortaderhochdrucks, Langenbecks
Arch. klin. Chir. 282/1955. — Bhdlg. d. blut. Ulcus ventriculi et duodeni, Dtsch.
med. J. 1956. — Pfortaderhochdruck: Diagn., Therap. u. Progn., Medizinische 1956.
— Therap. u. Progn. d. Rektumka., Landarzt 1956. — Bhdlg. d. mass. blut. Magen-
u. Zwölffingerdarmgeschwürs, Dtsch. med. Wschr. 1956. — Pfortaderhochdruck,
Verh. Dtsch. Ges. Verdauungs- u. Stoffwechselkrankh. 1956. — Bhdlg. d. mass.
Magenblutg. b. nicht nachgewiesenem Ulkus, Chirurgie 1957. — Indikat. z. Aorto-
graph., Med. Klin. 1957. — Diagn. d. Nebennierentumors (Phaeochromozytom),
Dtsch. med. Wschr. 1957. — Erg. m. d. Kardiaresekt. u. d. tot. Magenexstirpat.
b. 100 Ka.-Kranken, Langenbecks Arch. klin. Chir. 287/1957. — Röntgenol. Darstellg. d. Nebennieren (mit Kutting), Medizinalmarkt 1958. — Divertikulose d.
Dickdarmes u. ihre klin. Bedeutg. (mit Scior), Medizinische 1958. — Diagn. u.
Therap. d. port. Hochdrucks, ebd. — Lungenkrebs u. Rauchen, Hess. Ärztebl. 1958.
— Rö.-Diagn. b. akuten Blutgn. d. ob. Digest.traktes (mit Kraus u. Strnad), Dtsch.
med. Wschr. 1959. — Lebensbedrohl. Oesophagusvarizenblutgn. i. Kindesalter u.
deren Bhdlg. (mit Gasteyer), Münch. med. Wschr. 1959. — Therap. d. Oesophagusvarizenblutg. i. Kindesalter, Langenbecks Arch. klin. Chir. 292/1959. — Bhdlg. d.
Oesophagusvarizen b. Leberzirrhose, Med. Bild-Dienst Roche 1959. — Angebor.
Zwerchfellhernien, ihre frühe Erkenng. u. Bhdlg. (mit Pietsch), Kinder-Praxis 28/
1960. — Bhdlg. d. Ostitis pubis (mit Hirsch), Zbl. Chir. 1960. — Restitut. d. Herzakt.
b. akutem Kreisl.stillstand (mit Hirsch, Jötten u. Winter), Zbl. Chir. 1960. —
Pathol. u. Bhdlg. d. Pfortaderhochdrucks, Acta-hepato-splenologica 1960. — Klin.
u. Therap. art. Durchblutgs.störgn. an d. unt. Gliedmaßen (mit Rantz), Landarzt
1960. — Probl. d. sog. „Postsplenektomieblutgn." (mit Gasteyer), Langenbecks
Arch. klin. Chir. 295/1960. — Schädelbasisfrakt. u. d. traumat. Meningitis (mit
Wurche), Chirurg 1960. — Porto-cav. Anastomosen z. Bhdlg. d. Oesophagusvarizen
(Film), Langenbecks Arch. klin. Chir. 295/1960. — Exp. Untersuchgn. üb. d. kon-
dukt. Abkühlg. u. Erwärmg. d. Herzens (mit Hirsch u. a.), Zbl. Chir. 1960. — Gastrointestin. Blutg., Therap.woche 1961. — Exakte Neutralis. v. Heparin b. extrakorp.
Kreisl. (mit Hirsch u. a.), Anaesthesist 1961. — Porto-cav. Anastomosen b. d.

Leberzirrhose, Gastroenterologia 95/1961. — Sympathekt. b. oblit. Art.erkrankgn. d. unt. Extremitäten (mit Raatz), Med. Welt1962. — Welche Aussichten auf e. erfolgr. Wiederbelebg. bestehen b. akutem Kreisl.stillstand (mit Hirsch u. Walter), Bruns' Beitr. klin. Chir. 204/1962. — Stenos. Parotismischtumor d. Trachea. Lungenphysiol. Untersuchgn. b. Trachealsten. (mit Broghammer u. Jötten), ebd. — Banti-S.ndr. (mit Gasteyer), Münch. med. Wschr. 1962. — Klin. u. Therap. v. angebor. Lungenverändergn. i. Kindesalter (mit Dalichau), Med. Klin. 1962. — Wie soll man sich b. akuten Herzstillstand verhalten ? (mit Hirsch u. Walter), Med. Welt 1962. — Chir. Bhdlg. d. Pfortaderhochdrucks, Beitr. mod. Therap. 1962. — Klin. u. Therap. Sigmoiditis, Langenbecks Arch. klin. Chir. 301/1962. — Erste Hilfe am Unfallort durch d. Arzt (mit Contzen), Z. ärztl. Fortbild. 1962. — Probl. v. Unf. nach Alkoholgenuß i. e. Großstadt (mit Hartel), Ärztl. Mitt. 1963. — Krit. z. Banti-Syndrom, II. Weltkongr. f. Gastroenterol. München 1962, 3/1963. — Diagn. u. Therap. d. Mesenterialart.verschl. (mit Eisenbach), Internist. Praxis 1963 u. Chir. Praxis 1964. — Besteck f. lebensrett. Maßnahmen am Unf.ort (Arzt-Koffer als Kraftfahrzeug-Unfallausstattung) (mit Contzen), Ärztl. Mitt. — Mesenterial-Art.verschl. - ihre Symptomat. u. Therap. (mit Eisenbach), Med. Welt 1963. — Extra- od. intrathorak. Herzmassage b. akutem Kreisl.stillstand (mit Hirsch u. Hartel), Thoraxchir. vask. Chir. 1963. — Erfahrgn. b. d. Bhdlg. d. blut. Oesophagusvarizen, E.M.E.S. Ed. Mediche e Scient. Roma 1963. — Besteck f. lebensrett. Maßnahmen am Unf.ort „Arzt-Koffer" (mit Contzen), Münch. med. Wschr. 1963. — Therap. u. Progn. d. Spontanpneumothorax (mit Hartel), Langenbecks Arch. klin. Chir. 304/1963. — Funkt.störgn. d. Gallenflusses u. ihre chir. Bhdlg. Hippokrates 1964. — Med. Studienreise i. d. Sowjetunion (mit Schmidt-Voigt), Münch. med. Wschr. 1964. — Akute gastrointestin. Blutg., Verh. Weimarer Therap.tagg. 1964. — Spontanpneumothorax (mit Hartel), Chir. Praxis 1965. — Sowj. Kardiol.: Diagn.-therap. Erg. e. Studienreise i. d. Sowjetunion (mit Schmidt-Voigt), Kardiol. f. d. Praxis 4/1965. — Heut. Möglktn. d. op. Herzbhdlg., ebd. 5. — Früherfassg., Früherkenng. u. Frühop. d. Lungenca., Ärztl. Fortbild. 1965. — Welche Kriterien rechtfertigen d. Cholecystekt.? (mit Dalichau), Chirurg 1965. — Pericarditis calcarea i. Kindesalter (mit Hartel), Fortschr. Med. 83/1965. — Bedeutg. d. zentr. Überwachgs.anlage i. e. sog. Wachstation e. Chir. Klin. (mit Schülke u. Döhler), Med. Welt 1965. — Funkt.-störgn. d. ob. Verdaugs.traktes u. ihre Bhdlg. durch d. Chir., Hippokrates 1965. — Fortschr. i. Bereich d. kl. u. mittl. Chir. u. d. Bauchchir. (mit Jötten u. a.), Praktikeralmanach 67. — Zentr. Pat.überwachg. i. Rahmen d. Intensivpflege (mit Schülke), Anaesthesiol. u. Wiederbelebg. Bd. 17. — D. sog. Subklavia-Zapf-Syndr. (mit V. Schneider u. a.), Münch. med. Wschr. 1965. — Die Darmentleerg. m. Hilfe e. Ballonkatheters währ. d. Ileusop. (mit März), Chirurg 1966. — Früherfassg. u. Früherkenng. d. Lungenca. i. d. Praxis, Therap.woche 1967. — Chir. Bhdlgs.-mögl.ktn. b. cerebr. u. coron. Durchblutgs.störgn., Z. ärztl. Fortbild. 1967. — Automat. Pat.überwachg. Intensivbhdlg. v. Schwerstkranken e. Chir. Klin. (mit Schülke), Umschau in Wiss. u. Techn. 1967. — Diagn. u. Therap. v. Schilddrüsenerkrankgn. (mit Pörtener), Med. Klin. 1967. — Häufigkt. d. Struma mal. b. szintigraph. kalten Knoten u. ihre therap. Konsequenz (mit Pörtener), Med. Welt 1967. — Wundheilg. u. Wundnaht, Symposium 1966 Bad Homburg, Urban u. Schwarzenberg 1967. — Bronchialca. (mit Schülke), Fortschr. Med. 1967. — Chir. Bhdlg. chron. art. Durchblutgs.störgn. (mit Raatz), Almanach ärztl. Fortbild. 1967. — Tracheotomie: Indikat. u. Techn. (mit Rüsing), ebd. — Diagn. u. Therap. gastrointest. Blutgn. (mit Dalichau), ebd. — Probl. d. Banti-Syndr. (mit Gasteyer), ebd.

— Neuere Gesichtspkt. z. chir. Bhdlg. v. Schilddrüsenerkrankgn. (mit Pörtener), ebd. — Chir. Bhdlg. mal. Bronchialtumoren (mit Hartel), ebd. — Diagn. u. Bhdlg. d. Rektumca. (mit Frank), ebd. — Diagn. u. Therap. stenos. entzündl. Dickdarm-erkrankgn. (mit Becker), Langenbecks Arch. klin. Chir. 319/1967. — Indikat. z. Thymekt. b. d. Myasthenia gravis pseudooparalytica (mit Schade), Thoraxchir. 1967. — Diff.diagn. d. stenos. Peridivertikulitis d. Dickdarms (mit Becker), Fortschr. Med. 1967.

Unger, Kurt, OMR., Doz., Dr. med. habil., Ärztl. Dir. u. Chefarzt d. Chir. Klin., Krhs. Leninstr., X 90 Karl-Marx-Stadt. — *17. 2. 16 Elsterberg/Vogtland. — A: 41 Leipzig. — **Prom:** 49 ebd. — **Hab:** 57 Rostock. — **F:** Chir., Kinderchir. — **V:** 41–45 Kriegsdienst, 45–46 Zentralstelle f. Hyg. Görlitz, 47–50 Krhs. Freiberg (Ladwig), 51–60 Rostock (Karitzky, Schumann, Schmitt). — **B:** Vitamine u. Hor-mone i. d. Chir., in: Schmitt, W.: Allg. Chir. — **P:** Sulfonamidurie, Zbl. Chir. 1952. — Kreisl.störgn. b. alten art.ven. Aneurysma, ebd. 1953. — Pankreaskrebs, Bruns' Beitr. klin. Chir. 188/1954. — Beschwerden u. Funkt.störgn. nach Magenresekt. wegen Ulcus, ebd. 192/1956. — Verwendg. schwerveränderter Gallenblasen z. Anastomosen b. Gallensteinleiden, ebd. — Risiko-Chir. d. Abdomens i. Säuglings- u. Kleinkindesalter, Zbl. Chir. 1956. — Verschleppg. v. Gallensteinen i. intrahepat. Gallengangsabschnitte b. perop. Cholangiograph., ebd. — Atyp. Verl. e. schweren gedeckten Schädelhirntraumas, Zbl. Neurochir. 1956. — Versorgg. Schwerstverletz-ter, Hefte Unfhlkd. 55/1956. — Tierexp. Studien z. Frage d. Pankreassaftschäden an d. Gallenwegen, Habil.-Schr. 1957. — Tierexp. Studien z. Frage d. Pankreas-saftschäden an d. Gallenwegen, Langenbecks Arch. klin. Chir. 286/1957. — Vor-kommen v. Pankreasfermenten i. d. Galle (mit Huisinger u. Fiedler), ebd. 291/1959. — Bhdlg. unlösb. Invaginat. i. Säuglings- u. Kleinstkindesalter, ebd. 292/1959. — Sekund. Erkrankg. ges. Nieren n. ursprüngl. Befall e. Niere b. Kindern, Mschr. Kinderhk. 1962. — Resistenz pathogen. Staphylokokken b. allg. u. lok. Anwendg. v. Penicillin u. Streptomycin, Z. ärztl. Fortbild. 1962. — Beurteilg. v. Störgn. i. Abdomen nach abdomin. Eingr., Schriftenr. d. ärztl. Fortbild. 22/1963. — Erfahrgn. b. d. Gastrekt., Zbl. Chir. 1965. — Passagestörgn. i. Bereich d. zuführ. Schlinge nach Magenresekt., ebd. 1967. — Gastrointestin. Form d. prim. Hyperparathyreo-idismus, Dtsch. Gesd.wes. 1967.

Ungerer, Karl E., Oberarzt d. chir. Abt. Knappschaftskrhs., 425 Bottrop. — *2. 11. 20 Heidenheim/Br. — A: 49 Würzburg. — **Prom:** 51 ebd. — **F:** Chir., Neuro-chir. — **V:** 49–50 Würzburg (Wachsmuth), 51–60 Knappschaftskrhs. Bochum-Langendreer (Tönnis, Klug), 61–62 Bergmannsheil Gelsenkirchen-Buer (Wolf), ab 62 Knappschaftskrhs. Bottrop (Blumensaat, Mussgnug).

Ungern-Sternberg, Friedrich-Wilhelm R., Frhr. v., Chefarzt d. Chir. Klin. d. Städt. Kr.anst., 216 Stade. — *6. 5. 21 Seehausen-Altmark. — A: 49 Hamburg. — **Prom:** 50 ebd. — **F:** Chir. — **V:** 49–50 AK Ochselzoll Hamburg Psych. Klin. (Mauz), 50–56 AK Barmbeck (Winckler), 56–66 Oberarzt ebd., zwztl. 53–54 Inn. Med. AK Ochsenzoll (Laurentius). — **P:** Modifikat. d. Cingulums b. Rippenfrakt., Chirurg 1953. — Mod. Lumbalanästh., ebd. 1954. — Postop. Schmerzbekämpfg. m. Äthyl-alkohol, ebd. 1956. — Gefäßchir. d. Extremitäten, Med. Welt 1961. — Probelaparo-tomie od. „chir. Laparoskopie"?, ebd. 1963. — Durchbohrte Pohl'sche Laschen-schraube z. Fixat. v. Schenkelhalsfrakt., Chirurg 1966.

Upplegger, Heinz P. S., Leit. Arzt u. Chefarzt d. chir. Abt. am Krhs., 4802 Halle/ Westf., Winnebrockstr. 1. — *10. 9. 12 Moitzelfitz/Pom. — A: 38 München. — **Prom:** 38 ebd. — **F:** Chir. — **V:** 38–41 München (Magnus), 41–45 Kriegsdienst i.

Feldeinheiten, 45–50 prakt. Arzt i. Obersüßbach u. Pfeffenhausen (Niederb.), 50 Sarepta Kr.anst. (Hassebach), 54 Oberarzt ebd., 58 Chefarzt d. chir. Abt. d. Krhs. Halle/Westf., ab 66 Leit. Arzt ebd. — **P:** Off. Frakt. Vergl. b. verschied. Wundbhdlgs.arten, Diss. — Muskelplast. z. Defektdeckg. b. Verlust d. Kniescheibe u. d. Streckapparats, Chirurg 1948. — Condylenabmeißelg. od. Synovekt. b. d. Kapselphlegmone d. Kniegelenks, ebd. 1950. — Erfahrgn. b. Thromboseprophyl. m. Marcumar, ebd. 1954. — Verhütg. v. Bauchfelladhäs. durch Kollidon, ebd. 1956. — Sarkoidose i. e. Magenresekt.präp. (mit Scherer), Med. Klin. 1967.

Urban, Helmut, 7518 Bretten (Baden), Albrecht-Dürer-Str. 36. — Fragebogen 1968 nicht beantwortet.

Urban, Karl, Facharzt f. Chir., 28 Bremen, Humboldtstr. 123. — *28. 1. 10 Rothmühl. — **A:** 37 Prag. — **Prom:** 37 ebd. — **F:** Chir. — **V:** 37–40 Krhs. Zwittau (Lang), 40–45 Kriegsdienst, 45–54 Oberarzt Bremen (Smidt, Rieder).

Usadel, Gerhard M. G., Priv.-Doz. f. Chir. Univ. Heidelberg, Chefarzt i. R. d. Chir. Klin. Kr.anst. d. Stadt Heilbronn a. Neckar, 71 Heilbronn, Wartbergsteige 96. — *6. 1. 02 Stettin. — **A:** 31 Stettin. — **Prom:** 32 Greifswald. — **Hab:** 40 Heidelberg. — **F:** Chir. — **V:** 30 Greifswald (Pels, Leusden), 31 Int. Abt. Städt. Krhs. Stettin (Neisser, Dennig), 31–32 Pathol. Inst. Städt. Krhs. Stettin (Meyer), 32–34 Tübingen (Kirschner), 34–46 Heidelberg (Kirschner, K. H. Bauer), 46–67 Chefarzt d. Chir. Klin. d. Kr.anst. d. Stadt Heilbronn. — **B:** Chir. Erlebn. u. Erg. e. Krankenhausexils, Heilbronn 1952, Festschr.beitr. z. Krankenhauseinweihg. — **P:** Schädelkonvexitätsfrakt. u. ihre Bhdlg., Diss. 1931. — Pluriglandul. Insuff., Frankf. Z. Path. 44/1933. — Bedeutg. d. Tbk. f. d. Ätiol. d. tox. Schrumpfnebennieren, ebd. 45/1933. — Wirkg. d. Coramins b. Erstickg., Chirurg 1933. — Erfahrgn. m. parenter. Heilmitteldepots, Arch. klin. Chir. 183/1935. — Klin. Erfahrgn. mit parenter. Heilmitteldepots, Chirurg 1935. — Moltonverband prim. geschl. Op.wunden, Med. Klin. 1936. — Sitzgsber. d. Tagg. d. Mittelrh. Chir.vereinigg. Tübingen 1937, Chirurg 1937. — Chir. Beseitgg. v. Kompress.zuständen i. Conus-Caudagebiet d. Rückenmarks, ebd. 1938. — Öhrlose Nadeln z. Beschicken m. belieb. Fäden, ebd. — Neue Handfessel f. Op.tische, ebd. 1939. — Belastungsgprüfg. d. Schultereckgelenkes, Untersuchgs.verf. z. Feststellg. d. Grades d. Schultereckgelenkverrenkg., ebd. 1940. — Bhdlg. d. Luxatio claviculae supraacromialis, Arch. klin. Chir. 1940. — Bhdlg. d. Schultereckgelenkverrenkg. m. Kopfwärtsverlagerg. d. Schlüsselbeins, Erg. Chir. u. Orthop. 33/1940. — Injekt.bhdlg. schmerzh. traumat. Gewebsschäden, Chirurg 1941. — Entleerg. dickflüss. Medien d. Punktion, ebd. 1941. — Sind d. Heilmitteldurante marktreif?, ebd. 1942. — Nachruf auf Prof. Kirschner, Z. ärztl. Fortbild. 1942. — Wirkgs.weise d. Novocains b. d. Bhdlg. schmerzbed. Leistgs.ausfälle m. akt. Hyperämie, Med. Klin. 1942. — Op. Wiederherstellg. d. Samenwege, Chirurg 1947. — Prim. tempor. Drahtumschlingg. d. subkut. Spiralfrakt., ebd. 1950. — Neue Wege z. Prophylaxe u. Therap. d. Wundstarrkrampfes, Ärztl. Wschr. 1952. — Colitis ulcerosa, Landarzt 1966.

Usbeck, Werner, Prof., Dir. d. Chir. Klin. d. Med. Akad., X 5000 Erfurt, Gerhart-Hauptmann-Str. 12. — Fragebogen 1968 nicht beantwortet.

Utsch, Wilhelm, Chefarzt a. Krskrhs. Blankenburg, 3389 Braunlage. — *31. 1. 09 Betzdorf a. Sieg. — **A:** 35 Stuttgart. — **Prom:** 34 Tübingen. — **F:** Chir. — **V:** 34–36 Med. Prakt. Bethesda-Krhs. M.-Gladbach u. Ev. Krhs. Duisburg-Beeck (Wink), 36–37 Land-Ass. m. Chir. Bassum b. Bremen (Bräker), 37–40 Ass. u. Oberarzt chir.-gynäk. Abt. Bethesda-Krhs. M.-Gladbach (Schlepkow), 40–45 Militärdienst, 56 Fortbildg. Marburg, 61 Düsseldorf.

V

Vaidya, Maharudra, Chefarzt d. chir. Abt. am Katra Hosp., Mandla-M.P. (Indien). — Fragebogen 1968 nicht beantwortet.

Valdoni, Pietro, Prof., Via Carlo Fea, 5, Rom (Italien). — Fragebogen 1968 nicht beantwortet.

Valentin, Bruno, em. o. Univ.-Prof., Dr. med. Dr. med. h. c., 3 Hannover 1, Lindemann-Allee 15. — *20. 9. 85 Berlin. — **A:** 11 Würzburg. — **Prom:** 10 ebd. — **Hab:** 21 Frankfurt a. M. u. Heidelberg. — **V:** 11–14 Rudolf-Virchow-Krhs. Berlin (Borchardt), 19–22 Orthop. Univ.-Klin. Frankfurt a. M. (Ludloff), 21–24 Heidelberg (Enderlen), 24–36 Chefarzt d. Orthop. Klin. Annastift Hannover, 37–67 Rio de Janeiro, Brasilien. — **B:** Dieffenbach an Stromeyer. Briefe aus d. J. 1836–1846, Barth 1934. — Orthop. v. 100 J., Enke 1936. — 5 Kap., in: Morphol. d. Mißbildgn. d. Menschen u. d. Tiere v. Schwalbe-Gruber, Fischer 1937. — Geschichte d. Gips-verbandes, Enke 1956. — Geschichte d. Orthop., Thieme 1961. — Geschichte d. Fußpflege, Thieme 1966. — **P:** 123 Veröff. aus d. Gebieten d. Chir., Orthop. u. Geschichte d. Med. (insbes. d. Orthop.).

Valeton, Johannes, Oberarzt d. chir. Abt. Altonaer Kinderkrhs. v. 1859, 2 Hamburg 50, Bleickenallee 38. — *14. 6. 22 Gießen. — **A:** 53 Würzburg. — **Prom:** 53 ebd. — **F:** Kinderchir. — **V:** 53–54 AK. Heidberg (Prinz), 54–55 St. Joseph's Hosp. Paterson, N. J./U.S.A., 55–56 Krhs. z. Salzhausen, Lüneburger Heide '(Fischer), 56–57 inn. Abt. Krhs. Lüneburg (Kahlstorf), 57 A.K. Ochsenzoll Hamburg (Herzog), 57–61 II. Chir. Abt. Hafenkrhs., ebd. (Küntscher, Hofmann), 61–62 II. med. Abt. A.K. Heidberg (Seitz), 62–67 Hafenkrhs. (Hofmann), ab 67 Altonaer Kinderkrhs. (Marwege).

Vangensten, Annemarie, Fachärztin f. Chir., spezialisiert in plast. u. kosmet. Chir., Lugano-Albonago, via al Roccolo 26 / Schweiz. — *29. 10. 12 Frankenstein in Schlesien. — **A:** 37 Breslau. — **Prom:** 39 ebd. — **F:** Chir. — **V:** Facharzt-Ausbildg. b. Prof. Gohrbandt, Berlin.

Vara-Lopez, Rafael, Prof., Vorst. d. Lehrstuhls f. patholog. Chir. d. Univ., Velazquez 44, Madrid (Spanien). — Fragebogen 1968 nicht beantwortet.

Vasko, Arijs, Oberarzt d. Chir. Klin., Lasarettet, Eksjö (Schweden). — Fragebogen 1968 nicht beantwortet.

Vassilas, Spyros, Oberarzt u. Leit. d. Abt. fü Thoraxchir. d. Städt. Krhs., Egnatia Str. 112, Saloniki (Griechenland). — Fragebogen 1968 nicht beantwortet.

Vaubel, Wolf-Ekkehard, Wiss. Ass. Chir. Univ.-Klin. i. Westend-Krhs., 1 Berlin 19, Spandauer Damm 130. — *20. 1. 34 Düsseldorf. — **A:** 63 Frankfurt a. M. — **Prom:** 61 ebd. — **F:** Chir. — **V:** 62–64 Berlin (Franke), 64–65 Inst. de Cancérol. et d'Immunogén. Paris (Mathé), ab 66 Berlin (Franke). Diplome: Certificat d'Immunol. Gén. et de Sérol., Institut Pasteur, Paris 65, Lehrgang f. Handchir., AUK Linz 67 (Böhler). — **B:** Exogene u. endogene ACTH-Aktivitäten im nat. Plasma d. Menschen (mit E. F. Pfeiffer, Garmendia u. Retiene), Erg. inn. Med. u. Kinderhlkd. Bd. 20, Springer 1963. — **P:** ACTH-Bestimmg. mitt. Messg. d. Plasma-Corticoste-ons d. m. Dexamethason hypophysenblock. Ratte (mit E. F. Pfeiffer u. a.), Klin. Wschr. 1960. — Plasma ACTH in normal subjects and cushing patients (mit E. F. Pfeiffer u. Garmendia), Acta endocr. Suppl. 67/1962. — Verhalten d. endogenen ACTH-Aktivität i. menschl. Plasma (mit Garmendia u. E. F. Pfeiffer), Klin. Wschr. 1963. — Meth. z. Studium d. Nebennierendurchblutg., Z. Versuchtierk. 2/1963. — Ausbaufäh. Dauerinfus.apparatur, Arch. int. Pharmacodyn. 152/1964. — Techn. d.

Kühlg. f. Laborzwecke durch Halbleiter-Thermoelemente, Acta medicotechnica 1964. — Op. d. Skrotalhernie i. Mittelalter, Verh. 20. Int. Kongr. f. Gesch. d. Med. — Techn. Probl. d. Magentiefkühlg. (mit Dreßler), Langenbecks Arch. klin. Chir. 308/ 1964. — Präop. Bhdlg. d. blut. Gastroduodenalulcus m. Hilfe d. lok. Hypothermie d. Magens (mit Dreßler), ebd. — La valeur de la radiométrie des infrarouges dans l'appréciation des tests endocutanés (mit Brezin, Mery u. Sekiguchi), Rev. Franc. Études clin. et biol. 10/1965. — Spez.-Dermatom z. Gewinng. standardis. Haut-Transplantate (mit Mery u. Sekiguchi), Acta Medicotechnica 12/1965. — Greffe de rein chez le Porc. (mit Mery u. a.), C. R. Acad. Sc. Paris 260/1965. — Nouvelles méthode d'induction d'une tolérance à des greffons allogéniques (mit Sekiguchi, Mathé u. Amiel), ebd. 261/1965. — Anwendgs.möglktn. d. Infrarot-Thermometrie z. Beurteilg. v. Intracutantests u. Hauttransplantaten (mit Brezin u. Sekiguchi), Z. Immunitätsforsch. 130/1966. — Hernia scrotalis – e. selt. Darstellg. auf e. byzantin. Mosaik (mit Neukirch), Waage 1966. — Investigation on a test of histocompatibility for allogenic grafts (mit Mery u. a.), Transplantation 4/1966. — Une méthode simple et rapide de greffe de peau chez la souri (mit Sekiguchi, Mery u. Brezin), Rev. Franc. Études clin. et biol. 11/1966. — Les applications de la thermographie a l'immunologie (mit Doré), J. Radiol. 48/1967. — Techn. d. regul. Dauerinfus. (mit Dreßler), Acta Medicotechnica 2/1967.

Veitinger, Otto, Ärztl. Dir. i. R., 7312 Kirchheim/T., Notzingerstr. 77. — *11. 6. 01 Aalen (Wttbg.). — **A:** 26 Rostock i. M. — **Prom:** 27 ebd. — **F:** Chir. — **V:** 28–31 Univ. Frauenklin. Rostock (Sarwey), 31–35 Chir. Univ.-Klin. ebd. (v. Gaza), 35–38 Oberarzt Chir. Klin. Berlin-Britz, 38–45 Chefarzt Krskrhs. Mohrungen/Ostpr., 47–65 Ärztl Dir. d. Krskrhs. Kirchheim/T.

Verö, Georg, Facharzt f. Chir., OMR a. D., 337 Seesen/Harz, Kleine Reihe 26. — *18. 9. 20 Budapest. — **A:** 45 Gießen. — **Prom:** 47 Marburg. — **F:** Chir. — **V:** 47 Marburg Frauenklin. (Kaufmann), Chir. Klin. (Wiedhopf), 48–50 Ev. Krhs. Gelsenkirchen (Erb), 50–56 Städt. Krhs. Seesen (Hendriock), 56–57 Prax. u. Klin. Dr. Krömer, Hamburg, 57–59 Neurochir. Abt. Univ.-Nervenklin. ebd. (Pette), 59–60 Kinderchir. Abt. Kinderklin. Rothenburgsort-Hamburg (Tiling), 60–65 Städt. Krhs. Seesen (Hendriock). — **P:** Fragen d. Frakt., d. Überlastgs.schadens u. d. angeb. Zweiteilg. d. Os naviculare d. Hand, Zbl. Chir. 1951. — Einfl. i.v. Calciumgaben auf die Nebenwirkgn. d. Periduralanaesth., Chirurg 1960.

Vetter, Günther, Dr. med. habil., Chefarzt d. Chir. Klin. d. Bürgerhosp. 6 Frankfurt (Main) 1, Nibelungenallee 37/41. — *1. 5. 20 Dresden. — **A:** 45 Leipzig. — **Prom:** 45 ebd. — **Hab:** 57 Dresden. — **F:** Chir. — **V:** 47 Stadtkrhs. Dresden-Johannstadt (Sprung), 54 Med. Akad. Dresden (Sprung), 58 Bürgerhosp. Frankfurt a. M. (Mahler), 65 Chefarzt ebd. — **P:** Sehstörgn. b. chir. Erkrankgn., Zbl. Chir. 1952. — Bhdlg. d. perilun. Luxat., ebd. 1953. — Resekt. d. re. Leberlappens, ebd. — Sauerstoffinsufflat. b. d. Sudeckschen Gliedmaßendystrophie, Dtsch. Gesd.wes. 1955. — Krit. d. Op. nach Whitehead, ebd. 1956. — Wie lange ist d. konservat. Bhdlg. Gallenblasenkranker berechtigt?, ebd. — Askaridiasis aus chir. Sicht, Münch. med. Wschr. 1963. — Splanchnikusblock. als Prophyl. d. postop. Pankreatitis, Chirurg 1966. — Probl. d. Tetanusprophyl., Hess. Ärztebl. 1967.

Vick, Hans-Joachim, Facharzt f. Chir., Leit. d. Chir. Abt., Betriebspoliklin. Pressen- u. Scherenbau, X 50 Erfurt. — *24. 2. 32 Boizenburg. — **A:** 56 Rostock. — **Prom:** 61 Erfurt. — **F:** Chir. — **V:** 56–67 Erfurt (Schwarz, Th. Becker, Usbeck), ab 67 Betriebspoliklin. VEB Pressen- und Scherenbau Erfurt (Aschermann). — **P:** Weit. exp. Entwicklg. alloplast. Gefäßproth. u. ihr klin. Einsatz (mit Paschold

u. Wolf), Zbl. Chir. 1960. — Hämodynam. alloplast. Gefäßproth. (mit Paschold u. Fiehring), ebd. 1961. — Diagn. u. Therap. d. Pericarditis constructiva (mit Fiehring u. a.), Dtsch. Gesd.wes. 1962. — Sog. gutart. Riesenzellgeschwülste (mit Paschold u. Guthsmuths), Bruns' Beitr. klin. Chir. 209/1964. — Kriegsverletzg.-Aneurysma-Sarkom (mit Paschold), Zbl. Chir. 1964. — Erg. nach konservat. Bhdlg. v. Tibiakopffrakt., ebd. 1965. — Bhdlg. d. Navikularepseudarthr. (mit Arlt), ebd. 1966. — Frakt. u. Luxat. d. Talus (mit Bär), ebd. — Bhdlg. d. Olecranonfrakt., ebd. — Therap. d. traumat. Hüftluxat. (mit Kellermann), Beitr. Orthop. 13/1966. — Totalluxat. d. Talus, Zbl. Chir. 1967. — Bhdlg. verschluckter Fremdkörper (mit Arndt u. Neutsch), Z. ärztl. Fortbild. 1967. — Zentr. Hüftluxat. (mit Kellermann), Zbl. Chir. 1967. — Radialislähmgn. nach Oberarmschaftbr., ebd. — Bhdlg. d. Oberarmschaftbr., ebd.

Viereck, Hans-Joachim, apl. Prof., Chir. Univ. Klin., 87 Würzburg. *27. 12. 20 Wächtersbach/Hessen. — **A:** 44 Würzburg. — **Prom:** 44 ebd. — **Hab:** 56 ebd. — **F:** Chir. — **V:** 44 Stadtkrhs. Potsdam, 44–45 Luftwaffenlaz. Gauting, 45–46 Sanatorium Eberbach, 46–49 Thoraxchir. Krhs. Heidelberg-Rohrbach, ab 49 Würzburg, 50 Zürich (Brunner), 56 Thoraxchir. Kurs Univ. Groningen/Holland, 61 Mayo Clinic Rochester u. Houston/Texas. — **B:** Bronchialca. b. Lungentbk. (mit Wachsmuth u. Schautz), in: Leistgn. u. Erg. d. neuzeitl. Chir., Thieme 1958. — Verletzgn. i. Thoraxbereich: Thoraxverletzgn., in: Traumatol. i. d. chir. Praxis, Springer 1965. — Herzverletzgn., ebd. — **P:** Spätschäden d. Rückenmarks nach elektr. Unf., Diss. — Bhdlg. d. intrathorak. Tumoren neurogenen Ursprungs, Ärztl. Wschr. 1950. — Bronchialstumpfversorgg. m. freitransplant. Periostlappen (mit Holle), Langenbecks Arch. klin. Chir. 269/1951. — Polyaethylenplombe i. d. Kollapschir. (mit Stucke), Beitr. Tbk. 109/1953. — Bedeutg. lokalangewandter Kolloide f. d. Verhütg. v. Nachblutgn. b. d. extrapleur. Pneumolyse (mit Köhler), Klin. Wschr. 1953. — Gr. Myom d. Oesophagus, Z. Thoraxchir. 1953. — Beziehg. zw. d. Lebensdauer von Pat. m. inop. Bronchialca. u. d. histol. Tumortyp (mit Muth), Ärztl. Wschr. 1953. — Bedeutg. d. Nachblutg. u. ihre Verhütg. b. d. extrapleur. Pneumolyse, Beitr. Klin. Tbk. 114/1955. — Grenzen u. Möglktn. d. Trachealplast. (mit Holle, Schautz u. Otte), Langenbecks Arch. klin. Chir. 283/1956. — Wert d. Bronchograph. f. d. Indikat.stellg. z. Resekt.bhdlg. d. Lungentbk., Beitr. klin. Tbk. 117/1957. — Transversalschichtverf. b. Mediastinaltumoren (mit Viehweger), Langenbecks Arch. klin. Chir. 287/1957. — Chir. Bhdlg. d. Lungentbk., Fortschr. Med. 1957. — Neue Verf. z. Verbesserg. d. Pneumolysenerg., Habil.-Schr. 1956. — Chir. Bhdlg. d. Bronchialca., Fortschr. Med. 1957. — Exp. u. klin. Untersuchgn. d. Bronchusverschlußnaht m. Catgut, Langenbecks Arch. klin. Chir. 289/1958. — Hamartom d. Lunge. ebd. 292/1959. — Thorakoplast. m. part. Resekt. d. Scapula, ebd. 293/1960. — Krit. z. op. Bhdlg. d. Lungentbk. (mit Wachsmuth), ebd. 295/1960. — Früh- u. Späterg. d. chir. Bhdlg. d. Lungentbk. (mit Wachsmuth), Therap. Gegenw. 1961. — Lungentbk. u. ihre op. Bhdlg. b. gleichzeit. Tracheopathia chondro-osteoplastica, Thoraxchir. u. vasc. Chir. 10/1963. — Tomograph. i. schrägen Strahlengang. Taggs.ber. Südd. Tbk-Ges. Salzburg 1963. Pneumonien-Lungenkrebs, Bhdlg. u. Bekämpfg. d. Tbk. — Komplikat. b. isol. Lungencysten u. ihre Bhdlg., Langenbecks Arch. klin. Chir. 304/1963. — Ätiol. d. Bronchialca. (mit Wachsmuth), Dtsch. med. Wschr. 1964. — Rauchgewohnhtn. u. Bronchialkrebs, Dtsch. med. Wschr. 1965. — Telekobaltbestrahlg. d. Bronchialca. b. gleichzeit. Lungentbk. (mit v. Babo u. Kleinschmidt), Strahlentherapie 128/1965. — Erg. d. Doppelschlauchdrain. nach intrathorak. Eingr., Langenbecks Arch. klin. Chir. 309/1965. — Resekt. m. gleichzeit. Thorako-

plast. Indikat. u. Erg., Thoraxchir. u. vasc. Chir. 1965. — Erfahrgn. m. d. Hart-
strahlenbhdlg. i. Kombinat. m. d. op. Bhdlg. d. Bronchialca., ebd. 1966. — Erg. d.
Strahlenbhdlg. d. Bronchialca., Tbk-Arzt 20/1966. — Lungentbk. b. d. Telekobaltbestrahlg. d. Bronchialca. (mit v. Babo), Röntgen-Bl. 1967.

Vieritz, Hansdieter, Oberarzt d. thoraxchir. Abt. d. Bez.-Krhs. f. Tbk. u. Lungenkrankhtn., X 1504 Beelitz-Heilstätten, Krs. Potsdam-Land. — *1. 6. 31 Görlitz. —
A: 57 Rostock. — **Prom:** 59 ebd. — **F:** Chir. — **V:** 57–58 u. 61–65 Krskrhs. Bad
Doberan (Quodbach), 58–61 Krskrhs. Wolgast (Obermann), ab 65 Bez.-Klin. f. Tbk.
u. Lungenkrankhtn. Beelitz-Heilstätten (van de Kamp). — **P:** Periph. Gangsyst. d.
weibl. Brust b. e. Gravida Mens II. Rekonstrukt. e. periph. Drüsenanteils mitt.
Plattenmodelliermeth., Diss.

Vieten, Heinz, Prof., Dir. d. Univ.-Klin. f. Med. Strahlenkunde, 4 Düsseldorf,
Moorenstr. 5. — Fragebogen 1968 nicht beantwortet.

Vieten, Heinz, Chefarzt d. chir. Abt. d. St. Annenstiftes Twistringen b. Bremen.
2832 Twistringen, Stellerstr. 22. — *23. 9. 12 Hagen-Boele/Westf. — **A:** 37 Gießen.
— **Prom:** 37 ebd. — **F:** Chir. — **V:** 38 Stadtkrhs. Dresden-Friedrichstadt (Fromme),
39–45 Marienkrhs. Brandenburg (Wiechmann), 45–53 Chefarzt ebd.

Viikari, Sauli, Prof., Dir. d. Chir. Univ.-Klin., Keskussairaala, Turku (Finnland).
— Fragebogen 1968 nicht beantwortet.

Vilmar, Werner, Chefarzt d. chir. Abt. Ev. Krhs., 462 Castrop-Rauxel. — *6. 5.
18 Kiel. — **A:** 42 Marburg. — **Prom:** 42 ebd. — **F:** Chir., chir. Urol. — **V:** 42–45
Kriegsdienst, 45–46 PoW General Hospital No. 2 Camp Forrest, USA, 48–52 Krhs.
Rheiderland, Weener/Ems (Köhler), 52–54 Krskrhs. Nordenham (Heller), 54–59
Städt. Kr.-Anst. Stade (v. Brandis), 59–64 Elisabeth-Krhs. Geilenkirchen (Ter-
hoeven). — **P:** Frosch-EKG, Z. Kreislaufforsch. 35/1943. — Hyaluronidase, Münch.
med. Wschr. 1953. — Supracondyl. Femurfrakt., Zbl. Chir. 1953. — Blasenruptur,
ebd. — Beinhalter, Münch. med. Wschr. 1953. — Supracondyl. Humerusfrakt.,
Zbl. Chir. 1954. — Ostitis pubis, ebd. 1956. — Supracondyl. Humerusfrakt., Mschr.
Unfallhlkd. 1958.

Vittali, Horst Peter, Ass. Chir. Univ.-Klin., 5 Köln-Merheim. — *1. 9. 31 Kitzingen. — **A:** 59 Marburg. — **Prom:** 56 ebd. — **F:** Chir. — **V:** 57 Rastatt Frauenklin.
(Dietz), Med. Univ.-Klin. Göttingen (Schöen), 58 Pathol. Inst. Hannover (Nordmann), Chir. Klin. Großburgwedel (Dohrn), 59 Med. Klin. Wiesbaden (Kauffmann),
59–60 AUK Graz (Ehalt), 60 Bundesanst. f. Neurochir. Bad Ischl (Krüger), 60–63
München (Zenker), ab 63 Köln-Merheim (Schink). — **B:** Histol. Diagn. d. Osteopathien, in: Wirkg. u. Anwendg. anaboler Steroide, Medicus-Vlg. 1964. — Diagn.
u. Therap. pathol. Frakt., in: Chir. i. Fortschr., Enke 1965. — Histol., blutchem. u.
röntgenol. Untersuchgn. b. Hyperthyreose, 12. Sympos. Dtsch. Ges. Endokrinol.,
Springer 1967. — Quantitative bone histology in metabolic bone disease, in:
V. Sympos. sur tissue calcifié. — **P:** Enchondrome b. Kindern u. Jugendl., Arch.
orthop. Unfallchir. 52/1960. — Osteochondrome b. Jugendl., ebd. — Knochen-
fibrome b. Kindern u. Jugendl., ebd. — Verletzungsformen d. HWS m. Ausnahme
d. Kopfgelenke, ebd. — Diff.diagn. kindl. Knochentumoren, ebd. 52/1961. —
Jugendl. Knochencysten, ebd. — Metastat. Tumoren d. Handskelettes, ebd. 53/
1961. — Diagn. d. bösart. „zyst." Knochentumoren, Münch. med. Wschr. 1962. —
Untersuchgn. e. glucosefreien Kohlehydratfrakt. i. Trichloressigsäurefiltrat d. Blutserums, Hoppe-Seylers Z. physiol. Chem. 327/1962. — Diff.diagn. d. gutart. „zyst".
Knochentumoren, Münch. med. Wschr. 1963. — Kapillarmikroskop. Untersuchgn.
b. Morb. Fallot vor u. nach op. Korrekt., Thoraxchir. 1963. — Exp. Untersuchgn.

üb. d. Einheilg. v. konserv. Nerventransplantaten m. Miliporeumscheidg., Langenbecks Arch. klin. Chir. 304/1963. — Bhdlg. d. mal. Weichteiltumoren, Bruns' Beitr. klin. Chir. 207/1963. — Diff.diagn. d. wichtigsten generalis. Skeletterkrankgn., Münch. med Wschr.. 1964. — Röntgenol. Diff.diagn. d. generalis. Skeletterkrankgn., ebd. — Biol. Grundl. d. Knochentransplantat., Z. Orthop. 99/1964. — Morphol. Untersuchgn. z. Stoffwechselphysiol. d. Knochens, Langenbecks Arch. klin. Chir. 313/1965. — Splenekt. b. hämatol. Erkrankgn., ebd. — Diff.diagn. hypercalcaem. Osteopathien, Verh. Dtsch. Ges. Inn. Med. 71/1965. — Osteocyte activity in metabolic bone disease, Excerpta Medica, Int. Congr. Ser. 120/1966. — Phasenkontrast- u. fluoreszentopt. Untersuchgn. z. Funkt. d. Osteocyten, Virchows Arch. path. Anat. 34/1966. — Funkt. d. Osteocyten, Rheumatologie 37/1966. — Unterschiede d. Einheilg. v. Knochen b. sofort. u. verzög. Transplantat., Langenbecks Arch. klin. Chir. 316/1966. — Biol. Grundl. d. Frakturheilg., Zbl. Chir. 1966. — Exp. Untersuchgn. z. Ablauf posttraumat. Umbauvorgänge i. jugendl. Knochen. Langenbecks Arch. klin. Chir. 319/1967. — Bedeutg. d. Knochenbiopsie b. d. Diagn. d. Hyperparathyreoidismus, ebd. — Funkt. Histol. d. Knochens, Blut 1967. — Osteocyte activity, Clin. Orthop. 56/1968. — Histol. Untersuchgn. an excid. Hüftköpfen nach transoss. Venograph., Mschr. Unfhlkd. 1968.

Völker, Johannes, OMR, Facharzt f. Chir. u. Orthop., Krs.orthopäde, Krskrhs., X 728 Eilenburg (Bez. Leipzig), Wilhelm-Grune-Str. 7. — *28. 8. 99 Hannover. — A: 26 Kiel. — **Prom:** 26 ebd. — **F:** Chir. u. Orthop. — **V:** 26 Pathol. Inst. Städt. Kr.-anst. Kiel (Emmerich), 26–28 Pathol. Inst. Univ. ebd. (Jores), 28 Hamburg-Eppendorf (Sudeck), 28–30 Allg. Krhs. Hamburg-Barmbek (Oehlecker), 30–31 Orthop. Heilst. Lindenberg Kassel-Bettenhausen (Möring I, Alsberg), 31 Orthop. Univ.-Klin. Frankfurt (Main) (Hohmann), 31–33 Orthop. Univ.-Klin. Leipzig (Schede), 33–36 Bezkrhs. Rabenstein/Sa. (Speck), 36 Bezkrhs. Stollberg i. Erzgeb. (Hermann), 37 Städt. Krhs. Langensalza (Sohn), Chir.-Klin. Emden (Lüken), 37 Univ.-Frauenklin. Charité Berlin (Wagner), 37–44 Leit. Arzt Städt. Krhs. Emden, 44–45 Krhs. Neu-Zarnow/Westpr., 45–50 Stadtkrhs. St. Georg Leipzig N 21 (Heller, Mörl), 50–68 Ärztl. Dir., Krskrhs. Eilenburg. — **P:** Beziehgn. d. Epithelkörperchen z. malac. Knochenerkrankgn., Diss. — Selt. Felsenbeintumor, Z. Hals-Nase-Ohr.hk. 1928. — Neues Fersenzuginstrument, Dtsch. Ges. Orthop. 1933. — Orthop. Bhdlg. chron.-rheumat. Zustände im Kindesalter, ebd.

Völker, Walter, Facharzt f. Chir., 6 Frankfurt (Main) NO 14, Parlamentstr. 28-30. — *13. 7. 12 Darmstadt. — **A:** 37. — **Prom:** 38. — **F:** Chir. — **V:** 36–37 St. Marienkrhs. Frankfurt/M. (Flörcken), Inn. Klin. Bürgerhosp. ebd., 37–40 Chir. Univ.-Klin. ebd. (Schmieden), 41–45 Militärdienst. — **P:** Erg. d. Haemorrhoidenop. n. Whitehead, Bruns' Beitr. klin. Chir. 164/1936.

Vogel, Klaus, Facharzt f. Chir., Oberarzt Krskrhs., 8052 Moosburg/Obb. — *29. 10. 32 Weidenau/Sieg. — **A:** 58 Leipzig. — **Prom:** 58 ebd. — **F:** Chir. — **V:** 57–58 Krskrhs. Zerbst/Anhalt (Rösing), 59–60 St. Elisabeth-Krhs. Leipzig (Hempel). 60–62 Städt. Kr.anst. Bielefeld (Lamprecht), 62–65 Stadtkrhs. Kempten/Allg. (Madlener), ab 65 Moosburg/Obb. (Bunz). — **P:** Klin. u. Morphol. d. Gallenblasentbk., Zbl. Chir. 1960.

Vogel, Norbert, Med.-Rat, Chefarzt d. chir. Abt. Krskrhs., X 6202 Bad Liebenstein. — *4. 3. 12 Bönnigheim/Wttbg. — **A:** 37 München. — **Prom:** 37 ebd. — **F:** Chir. — **V:** 37–40 Charité Berlin (Sauerbruch), 41–45 Kriegsdienst, 45–48 Oberarzt d. Landeskrhs. Greiz/Thür. (Ritzmann). — **P:** Pathogenese d. Trachealsten. b. retrostern. Knotenkröpfen, Zbl. Chir. 1966. — Restitut. d. Trachealsten. nach Strumaresekt., ebd.

Vogel, Peter Paul, Chefarzt d. Marienhosp., 46 Dortmund-Hombruch, *27. 4. 10 Herne. — **A:** 39 Münster. — **Prom:** 39 ebd. — **F:** Chir. — **V:** Städt. Krhs. Elmshorn, Krskrhs. Rinteln, Josefhosp. Bochum.

Vogeler, Karl, Prof., Leit. Arzt d. Chir. Abt. Stadtkrhs. Stettin bis 1945. Schriftleiter am Schlesw.-Holst. Ärztebl., 237 Rendsburg, Reventlowstr. 5. — *18. 4. 89 Hildesheim. — **A:** 13 Saarbrücken. — **Prom:** 13 Freiburg Br. — **Hab:** 27 Berlin. — **F:** Chir. — **V:** 13–14 Dtsch. Sanat. St. Remo, Italien (Determann), 14–15 Knappschaftskrhs. Quierschied/Saar (Drüner), 15–17 Militärdienst, 18–20 Knappschaftskrhs. Quierschied (Drüner), 21–32 Chir. Univ.-Klin. Berlin (A. Bier), 32 Chefarzt d. Krhs. Hermannswerder b. Potsdam, 1933 kommiss. Leiter d. Chir. Univ.-Klin. Berlin (Sauerbruch), Oberarzt ebd. (Magnus), 34–35 Leit. d. Chir. Abt. Stadtkrhs. Stettin, berat. Chirurg ebd. u. i. Felde, ab 47 Facharzt f. Chir. Rendsburg, 49–56 chir. Privatklin., D-Arzt, ab 55 Schriftleit. a. Schlew.-Holst. Ärztebl., Landesärztekammer. — **B:** Bernhard Heines Versuche üb. Knochenregenerat., sein Leben u. seine Zeit. Springer 1926. — Verletzgschir., in: N. Dtsch. Klin. 13, hrsg. v. G. Klemperer, Urban & Schwarzenberg 1935. — Chir. Op.saal. Springer 1935. — Chir. d. Hernien, de Gruyter. — Chir. unt. August Bier, in: Das Univ.-klinikum i. Berlin. Seine Ärzte u. seine wiss. Leistgn. 1810–1933. Barth 1939. — August Bier, Leben u. Werk. J. F. Lehmann 1941, 2. Aufl. 1942. — Hrsg. d. Nachlaßwerkes v. August Bier „Das Leben", ebd. 1951. — **P:** Motilität u. Azidität d. Magens, i. ihren Beziehgn. zueinander, gepr. im Rö.bilde u. a. d. Sahlischen Suppe, Diss. — Kriegserfahrgn. üb. d. Tetanus, Bruns' Beitr. klin. Chir. 64. — Bogenförm. Bauchschnitt, ebd. 67. — Supravesik. Hernien, ebd. 68. — Katgutkapsel, Zbl. Chir. 1919. — Soll d. Rectus durchschnitten oder verschoben werden?, ebd. — Anwendg. d. Lokal- u. Leitungsanaesth., Münch. med. Wschr. 1920. — Intrakard. Injekt., Dtsch. med. Wschr. 1920. — Bogenförm. Bauchschnitt b. eitr. Bauchop., Zbl. Chir. 1922. — Pseudoappendicitis, hervorger. d. Dünndarmspasmen, ebd. — Grundl. d. Kreisl.-störgn. i. d. Chir., Fortschr. Med. 1922. — Nierenaneurysma, Dtsch. Z. Chir. 176. — Vergl. verschied. Meth. d. Handschutzes m. Berücksicht. d. Chirosoters, Zbl. Chir. 1923. — Wert d. Chirosoters i. d. Praxis, Med. Klin. 1924. — Spontanheilg. e. hochsitz. Fibrolipoms d. Mastdarms d. Stieldrehg., Münch. med. Wschr. 1924. — Chron. Entzündg. d. Parotid, Arch. klin. Chir. 122. — Chirosoter als Ersatz d. Gummihandschuhe, ebd. 128. — Radio-ulnare Synostose, ebd. 136. — Hernien d. Fossa supravesicales, Zbl. Chir. 1925. — Status asthenicus adiposus, Münch. med. Wschr. 1926. — Op. d. Lebervorfalles b. Nabelschnurbr., Zbl. Chir. 1926. — Frakt. Händesterilisierg., Dtsch. Z. Chir. 200/1927. — Abhängigk. d. Funkt. d. Schilddrüse v. Lebensalter u. v. krankh. Zuständen, Arch. klin. Chir. 157/1929. — Johann Ulrich Bilguer, Sereit um d. Amputat. im 18. Jahrh. (geschichtl. Aufs.), Münch. med. Wschr. 1929. — Naht d. Meniscus, Zbl. Chir. 1930. — Bauchchir. u. Konstitut., Med. Welt 1931. — Spätschicksal d. Schädelschußverletzten, Dtsch. Z. Chir. 234/1931. — Bhdlg. v. Gelegenheitswunden, Med. Welt 1933. — Bhdlg. v. Finger-, Hand- u. Handgelenksverletzgn., ebd. — Äther geg. Bronchitis, Z. ärztl. Fortbild. 1934. — Traumat. Epilepsie n. Schädelschußverletzgn., Med. Welt 1934. — Sterilis. d. Samenblasen, Verh. Dtsch. Ges. Chir. 1936. — Vorgabe v. Morphium b. Evipan-Nark., Chirurg 1935. — Panaritium i. d. Sprechstd. d. prakt. Arztes, Pomm. Ärztebl. 1936. — Chir. Bhdlg. d. Basedow i. d. Schwangerschaft, Zbl. Chir. 1936. — Schmerzbetäubg. i. d. Heilk. v. Altertum bis i. d. Jetztzeit, Pomm. Ärztebl. 1936. — Bhdlg. v. Schädelverletzgn. i. d. Praxis, Therap. Gegenw. 1937. — Was ist d. Unterschied zw. Commotio u. Contusio cerebri?, Z. ärztl. Fortbild. 1937. — Unters.

üb. d. Lumbalpunkt. b. Schädelgehirnverletzgn., Arch. orthop. Unfallchir. 1937. — Lumbalpunkt. b. Kopfverletzgn., Med. Welt 1937. — Indikat. z. op. Eingr. b. Schädelbasisbr., Zbl. Chir. 1939. — A. Bier, Die Seele, Zbl. Chir. 1939. — Erfolge u. Mißerfolge nach dreij. Bhdlg. d. med. fr. Schenkelhalsfrakt. m. d. Nagel, ebd. — Erfahrgn. m. d. Brennbhdg. chir. Infekt., Münch. med. Wschr. 1940. — Schädelschußverl., ihre Bhdlg., Progn. u. Spätfolgen, Med. Welt 1940. — Chir. Bedeutg. d. Art. hypogastrica u. ihrer Äste, Zbl. Chir. 1941. — Wie hat sich d. Truppenarzt b. entzündl. Erkrankgn. d. Bauches z. verhalten?, Med. Welt 1942. — Besteht d. vorbeug. Tetanusschutzimpfg. heute noch zu Recht?, Holst. Ärztebl. 1951. — Alkohol, Tabak u. d. Wirtschaftswunder, ebd. 1957. — Bekämpfg. d. Krebskrankheit, ebd. 1958. — Kl. Chir. u. ihre Gefahren (in 5 Folgen), ebd. 1957. — Jurist. Fallstricke f. d. op. tät. Arzt, ebd. 1961. — Entwicklg. d. Chir. i. 20. Jht., ebd. 1962. — Gefahren d. Perfektionismus i. d. Med., ebd. 1963. — Ernst Jünger z. 70. Geb. ebd. 1965. — Steig. Verkehrsunf.zahlen auch 1966, was ist zu tun?, ebd. 1966. — Mehrere Artikel z. 100. Geb. A. Biers.

Vogels, Christian, Chirurg u. Leit. Arzt d. chir. Abt. am Marienhosp., 535 Euskirchen. — *26. 2. 06 Gielsdorf b. Bonn. — **A:** 32 Köln. — **Prom:** 31 ebd. — **F:** Chir. — **V:** 31–32 Med. Klin. d. Univ. Köln (Külbs), 32–33 Köln (v. Haberer), 33 Städt. Krhs. Frankenthal (Merckle), 33–45 Dreikönigen-Hosp. Köln-Mülheim (Bremer). — **P:** Bewertg. d. Zellbestandteile (Cytodiagn.) i. Ausgeheberten nach Alkoholprobetrunk b. Magen- u. Duodenalerkrankgn. Oxydasereakt. als diagn. Hilfsmittel, Dtsch. Z. Chir. 240/1933. — Bedeutg. rheumat. Krankhtn. u. ihre Abgrenzg. v. Unf.verletzgn. i. Durchgangsarztverf., Münch. med. Wschr. 1939.

Vogelsang, C. Th. Erich, Facharzt f. Chir., 1 Berlin 44, Karl-Marx-Str. 82. — *26. 4. 97 Berlin. — **A:** 21 Berlin. — **Prom:** 21 ebd. — **F:** Chir. — **V:** 21–22 Urban-Krhs. (Körte, Brentano), 23 Landkrhs. Kassel (Jaeckh).

Vogt, Bruno, Priv.-Doz., Chefarzt d. Chir. Klin. Kantonsspit., CH-6000 Luzern/ Schweiz. — *4. 8. 27 Zürich. — **A:** 52 Zürich. — **Prom:** 54 ebd. — **Hab:** 64 ebd. — **F:** Chir. — **V:** 54–57 Zürich (Brunner), 57–61 Ass. u. Oberarzt Bürgerspit. Solothurn (Buff), 61–66 Oberarzt Chir. Univ.-Klin. B Zürich (Buff), zahlreiche Studienaufenthalte i. Ausland; z. B. Houston, Texas (De Bakey). — **B:** Rekonstrukt. Gefäßchir. b. d. Bhdlg. chron. Art.verschlüsse d. unt. Extremität, Thieme 1965. — **P:** Untersuchg. abgeschloss. Pneumothoraxfälle m. bes. Berücksicht. d. Bronchospirometrie, Diss. — Radiusköpfchenfrakt., Praxis 1962. — Kompress.frakt. d. unterst. Brustwirbel- u. d. Lendenwirbelsäule, ebd. — Resultate d. Küntscher-Marknagelg. b. Unterschenkelfrakt., Therap. Umschau 1963. — Grenzen u. Gefahren d. Küntscher-Marknagelg., Helvet. chir. acta 1963. — Techn. d. Überkreuzplast., Chirurg 1963. — Allg. Gesichtspkt. b. d. Bhdlg. v. Art.verletzgn., Praxis 1963. — Bedeutg. d. Intimarisses i. d. Art.traumatol., ebd. — Ausgedehnt. Art.verschlüsse i. Femoro-Poplitealbereich, Helvet. chir. acta 1964. — Temporär. inn. Bypass b. d. ausgedehnt. Endarterectomie u. Streifenangioplast. i. femoro-poplitealen Abschnitt, Langenbecks Arch. klin. Chir. 308/1964. — Hochdosiert. intraart. Azetylcholininfus. b. peripheren Durchblutgs.störgn., Therap. Umschau 1964. — Traumat. Verschluß d. A. carotis interna, Helvet. chir. acta 1965. — Indikat.stellg. d. wiederherstell. Gefäßchir. b. d. chron. Art.verschlüssen d. unt. Extremität, Langenbecks Arch. klin. Chir. 1965. — Aneurysma d. A. poplitea, Helvet. chir. acta 1965. — Bedeutg. d. Venen-Bypass in situ, ebd. 1967. — Entwicklg. u. Möglktn. d. Gefäßchir., Universitas 1967.

Vogt, Ludwig Günter, Reg.-Med. Oberrat, Leit. Arzt d. Chir. u. Neurochir. Abt. d. Versorggs.krhs., 328 Bad Pyrmont. — *12. 9. 09 Landshut/Isar. — **A:** 34 Würzburg. — **Prom:** 34 ebd. — **F:** Chir. — **V:** 33–34 Hyg. Inst. Würzburg (Knorr), 34 Krhs. d. Elisabethinerinnen Straubing (Angerer), 35 Krhs. Barmh. Brüder ebd. (Angerer), 35–37 Anat. Inst. Würzburg (Petersen), 37–38 Gießen (Fischer), 37–39 Kiel (A. W. Fischer), 39–46 Kriegsdienst u. neurochir. Ausbildg. (Tönnis). — **P:** Hypernephrommetastase unt. d. Bilde e. Wurzelcyste i. Unterkiefer, Röntgen-Praxis 1939. — Akute Invaginat. b. Kleinkind, Dtsch. med. Wschr. 1939. — Familiäres Vorkommen v. doppelseit. Nierensteinen, Arch. klin. Chir. 1942. — Modifikat. d. Perthesplast. b. Radialislähmg., Chirurg 1949. — Plast. Ersatz d. z. Verlust gegang. Orbitaldaches z. Behebg. d. Strabismus verticalis m. Doppelbildern, ebd. 1950. — Erfahrgn. m. d. Plexusop. z. Behebg. spast. Paresen, Zbl. Neurochir. 1951. — Retrobulb. Steckschuß ohne Schädigg. d. Sehorgans, ebd. 1952. — Plast. Verschl. knöch. Schädellücken m. Kunststoffproth.; Wirbelkörperteilresekt. als Spätop. b. Querschnittslähmgn., Zbl. Chir. 1962. — Spätschmerz nach Amputat. d. unt. Gliedmaßen, ebd. 1967.

Vogt-Moykopf, Ingolf, Priv.-Doz., Oberarzt Chir. Univ.-Klin., 69 Heidelberg, Kirschnerstr. — *19. 6. 31 Hamburg. — **A:** 60 Heidelberg. — **Prom:** 58 ebd. — **Hab:** 68 ebd. — **F:** Chir. — **V:** Pharmakol. Inst. Univ. Heidelberg (Eichholtz), Patholog. Inst. Univ. ebd. (Randerath), Univ.-Frauenklin. ebd. (Runge), Med. Univ. Poliklin. ebd. (Plügge), Thoraxchir. Univ.-Klin. Lund/Schweden (Dahlbäck) u. Chir. Univ.-Klin. Malmö/Schweden (Malm), Guy's Hospital/London (Lord Brock), Heidelberg (K. H. Bauer, Linder). — **B:** Chir. d. Atmgs.organe, u. Chir. d. Mediastinums, in: Lindenschmidt-Carstensen: Kompendium d. prä- u. postop. Therap., Thieme 1966. — Op. an d. Brustwand, in: Brandt/Kunz/Nissen, Intra- u. postop. Zwischenfälle, Thieme 1967. — Chir. Erkrankgn. d. Pleura u. d. Lungen, in: K. H. Bauer: Lehrbuch d. Chir., Springer 1968. — **P:** Antikovuls. Wirkg. d. Benzoesäure, d. Parachlorsäure, „Mikrobin", sowie d. Paraoxybenzoesäure u. ihre Ester, Diss. — Vergl. Untersuchgn. üb. neue, wasserlösl. Derivate v. Theobromin u. Theophylin, Arzneimittel-Forsch. 1956. — Pharmakol. d. Parachlorbenzoesäure sowie d. Paraoxybenzoesäure u. ihrer Ester, ebd. 1957. — Rö.untersuchg. d. Op.präparates, Gevaert-Röntgenhinweise 1962. — Mittellappensyndrom b. Wabenlunge, Fortschr. Röntgenstr. 98/1963. — Op.präparate d. Darmtraktes i. Rö.bild unt. bes. Berücksicht. d. Druckverhältn. b. d. Doppelkontrastmeth., Bruns' Beitr. klin. Chir. 206/1963. — Schuß- u. Splitterverletzgn. d. Lunge, ebd. 207/1963. — Endobronch. Instillat. e. Broncho-Spasmolytikums z. Lösg. v. Spasmen währ. d. Bronchograph., Thoraxchir. 1964. — Ätiol., Bhdlg. u. Progn. d. Spontanpneumothorax, Bruns' Beitr. klin. Chir. 209/1964. — Wann soll e. intrapulmon. Fremdkörper op. werden?, Ärztl. Fortbild. 1965. — Diagn., Therap. u. Progn. prim. Rippentumoren, Thoraxchir. 1965. — Doppelseit. Spontanpneumothorax als Intubat.folge, Chirurg 1966. — Current views on the management of spontaneous pneumothorax, Surg. Gynec. Obstet. 122/1966. — Kongenit. cyst. Lungenkrankhtn., Münch. med. Wschr. 1966. — Spätverändergn. nach Thoraxeingr., Thoraxchir. 1966. — Treatment of interpulmonary shell fragments, Surg. Gynec. Obstet. 123/1966. — Chir. Bhdlg. d. Bronchialca., Dtsch. med. Wschr. 1967. — Beitr. z. Klin. kindl. Mediastinaltumoren: Analyse v. 59 Fällen, Thoraxchir. 1967. — Gutartige Lungentumoren, ebd. — Primary tumors of the ribs, Surg. Gynec. Obstet. 1967.

Voigtlaender, Heinz, Leit. Arzt u. Chefarzt d. chir. Abt. Krskrhs. d. Kreises Osterholz, 286 Osterholz-Scharmbeck. — *30. 9. 11 Oranienbaum/Anhalt. — **A:** 39 Hamburg. — **Prom:** 38 ebd. — **F:** Chir. — **V:** 39 inn. Abt. Städt. Kr.anst. Dessau (Raue), Gynäkol. u. Geburtsh. (Börner), 39 Chir. u. Gyn. Krskrhs. Salzwedel (Sudhoff), 40–41 Stift Betlehem, Ludwigslust i. M. (Willemer), 42–45 Kriegsdienst, 45–46 Stift Betlehem, Ludwigslust (Willemer), 47 Lagerarzt in Eggebeck, Krs. Flensburg b. D.R.K., 48–54 Krskrhs. Osterholz (Willemer). — **P:** Doppelseit. traumat. Schulterluxat., Mschr. Unfhlkd. 1962. — Berstg. d. Rectosigmoids durch stumpfe Gewalt, ebd. 1964. — Rö.sympt. b. d. hämatogenen Osteomyelitis d. Säuglinge, Chirurg 1964.

Voit, Erich, urolog. Abt. d. Städt. Krhs., 8750 Aschaffenburg, Frohsinnstr. 20. — Fragebogen 1968 nicht beantwortet.

Volger, Barthold, Facharzt f. Chir., 34 Göttingen, Bürgerstr. 3. — *23. 8. 11 Wolkramshausen. — **A:** 36 Göttingen. — **Prom:** 36 ebd. — **F:** Chir. — **V:** 35–36 Univ. Nervenklin. Göttingen (Ewald), Med. Univ.-Klin. ebd. (Straub), 37–40 chir. Abt. Städt. Salvator-Krhs. Halberstadt (Erb), 42–45 Kriegsdienst. — **P:** Thrombophlebitis migrans, Zbl. Chir. 1939. — Alltägl. Infekt. v. Standpkt. d. Chir., Therap.-woche 1959.

Volk, Heinz, Chefarzt d. chir. Abt. d. Martin-Luther-Krhs., 464 Wattenscheid. — *25. 1. 27 Karlsruhe. — **A:** 52 Freiburg. — **Prom:** 54 ebd. — **F:** Chir. — **V:** 52–54 Univ.-Frauenklin. Freiburg/Br. (Wolf), 54–59 Diakonissen-Krhs. Karlsruhe-Rüppur (Hueck), 59–60 II. Med. Klin. Städt. Kr.anst. Karlsruhe (Weißbecker), 60–64 Freiburg (Krauss), 64–65 Oberarzt Städt. Kr.anst. Kassel (Baumann), 65—68 Oberarzt „Bergmannsheil" Bochum (Rehn). — **P:** Orthostat. Kreisl.verhalten nach gynäkol. Op., Diss. — Brauchbarkt. d. „Differenz. Schuppentestes" z. Blasensprungdiagn. i. Vergl. m. d. sonst. Nachweisverf., Geburtsh. u. Frauenhk. 1954. — Vergl. Temp.-messgn. nach Einwirkg. verschied. Kurzwellen auf d. Organismus unt. Berücksicht. d. Verhältn. i. kl. Becken, ebd. — Bhdlg. infiz. Weichteilwunden u. Frakt. m. intraart. Tetraciclininjekt., Dtsch. med. Wschr. 1963, German Med. Monthly 1963 u. Med. Alem. 1963. — Allg. u. örtl. Langzt.bhdlg. d. posttraumat. Osteomyelitis, Chirurg 1963. — Erg. d. Bhdlg. infiz. Weichteilwunden u. Frakt. m. intraart. Tetraciclininjekt., Hefte Unfhlkd. 78/1964. — Bhdlg. d. hypertrophen Pylorussten. d. Säuglings, Dtsch. med. Wschr. 1964 u. Med. Alem. 1964. — Prolonged Survival Of Skin Homografts In Rabbits Defektiv in: The Third Komponent of Complement, Ann. New York Akad. Sci. 120/1964. — Fehlerg. d. Frakt.bhdlg. u. ihre Korrekt.-möglkt., Beitr. Orthop. 14/1967. — Bhdlg. d. posttraumat. Osteomyelitis, Langenbecks Arch. klin. Chir. 319/1967. — Konzentrat.bestimmg. v. Lincomycin i. chron. entzündl. Knochen- u. Weichteilgewebe d. Menschen, Arzneimittelforsch. 1968.

Volkmann, Johannes A. M., em. Prof. m. Lehrstuhl f. Chir. u. ehem. Dir. d. Chir. Univ.-Klin. Greifswald, 3 Hannover, Königstr. 8. — *26. 9. 89 Waldheim. — **A:** 14 Dresden. — **Prom:** 14 Leipzig. — **Hab:** 23 Halle/S. — **F:** Chir. — **V:** 14 inn. Abt. Stadtkrhs. Heilbronn (Geißler), 14–15 Res.-Laz. 2 Stuttgart (Perthes, v. Hofmeister), 15–18 im Felde, 19 Path.-Bakt. Inst. Landeskrhs. Braunschweig (W. H. Schultze), 19–30 Halle (Voelcker), 31–33 Leit. Arzt d. Chir. Abt. u. Chefarzt d. Ev. Krhs. Münster (Westf.), 33–45 Dir. d. Krhs. Bergmannstrost Halle, 41–45 berat. Chir. im Felde u. i. d. Heimat, 45–52 Chefarzt d. Krskrhs. Schkeuditz, 52–56 Dir. Chir. Univ.-Klin. Greifswald, ab 57 Hannover. — **B:** Prim. akute u. subakut. Osteomyelitis d. Wirbel, Diss. — Vorbereitg. z. chir. Eingr., Springer 1926. — Bhdlg. d. Kranken vor u. nach Op., in: Jber. 38, ebd. 1927. — Verschied. Beitr. in Hd.lex. d. med. Praxis, hrsg. v. H. Braun Bd. 1–3, 1955 ff., Medica-Vlg. — Amputat., Exartikulat., Resekt., in: Lehrb. d. Chir., hrsg. v. Gohrbandt u. E. v. Redwitz, G. Fischer 1956. — Festschr. z. 500j. Jubiläum d. Univ. Greifswald 1956, Bd. 2: Geschichte d. Chir. u. d. Chir. Univ.-Klin. Greifswald und: August Bier in Greifswald 1899–1903. — Jbuch d. ges. Therap. Bd. 1955 ff.; hrsg. v. H. Braun, Duncker u. Humblot, Berlin 1955 ff.: zahlr. chir. Ref. — **P:** (Auswahl aus etwa 250 Arbeiten und Vorträgen) — Kriegschir. Erfahrgn. üb. Pfeile als Wurfgeschosse, Münch. med. Wschr. 1914. — Chem. Einwirkg. v. Geschoßfüllgn. a. Wunden, ebd. 1915. — Bekämpfg. d. Fliegenplage, ebd. — Lungenschüsse, Dtsch. Z. Chir. 193/1915. — Isol. Br. d. Tabula int. m. schw. Hirnzertrümmerg. b. Nackenstreifschuß, Dtsch. med. Wschr. 1916. — Subnorm. Temp. b. Verwundgn. u. Verschüttgn., Münch. med. Wschr. 1917. — Transdiaphragm. Eingeweidevorf. nach Brustschuß (mit Camerer), Klin. Wschr. 1917. — Intracard. Injekt. b. Collapszuständen, ebd. u. Dtsch. med. Wschr. 1919. — Sommerzt. u. Messg. d. Körperwärme, Dtsch. med. Wschr. 1918. — Unterbindg. gr. Gefäße m. Catgut, Zbl. Chir. 1918. — Kenntn. d. generalis. Ostitis fibrosa (mit Roth), Mitt. Grenzgeb. Med. u. Chir. 32/1920. — Namengebg. i. d. Betrachtg. d. Magens, Münch. med. Wschr. 1920. — Form d. Magens m. bes. Berücksicht. d. Aschoffschen Lehre v. Isthmus ventriculi, Mitt. Grenzgeb. Med. u. Chir. 32/1920. — Eigenart. Hodengeschwulst b. e. Kinde usw., Virchows Arch. 229/1920. — Selt. Bef. b. angebl. Plattfußbeschwerden (Ganglion d. Nervenscheide d. Tibialis) (mit Loeffler), Zbl. Chir. 1920. — Sog. Prostatahypertroph., Fortschr. Med. 1920. — Bhdlg. chron. Unterschenkelgeschwüre m. Nervendehng., Zbl. Chir. 1921, Verh. d. 45. Tagg. d. Dtsch. Ges. Chir. 125/1921, Verh. 42. Dtsch. Orthop. Ges. Salzburg 1954. — Blutstillg. b. Verletzgn. schwer zugängl. Gefäße, Zbl. Chir. 1921. — Verhältnismäß. Häufigkt. d. einz. makro- u. mikroskop. Formen d. Magenkrebses nebst einig. Bemerkgn. z. Statist., Beitr. klin. Chir. 126/1922. — Sog. Scapularkrachen, Klin. Wschr. 1922 u. Zbl. Chir. 1922. — Chir. Anat. d. Milzgefäße, ebd. 1923. — Anat. u. exp. Beitr. z. konservat. Chir. d. Milz, Arch. klin. Chir. 125/1923. — Narbenverknöcherg., Med. Klin. 1923. — Versuche z. unmittelb. Besichtigg. d. Gehirnkammern (Encephaloskop.), Münch. med. Wschr. 1923, Arch. klin. Chir. 133/1924, Med. Klin. 1931. — Peristaltikanregende Wirkg. d. Glycerins, Zbl. Chir. 1923. — Encephaloskop, ebd. 1924. — Röntgenograph. Darstellg. d. Harnwege durch i.v. Verabreichg. schattengeb. Mittel, Dtsch. med. Wschr. 1924 u. Fortschr. Röntgenstr. 32/1924, Med. Klin. 1931, Münch. med. Wschr. 1924, Zbl. Chir. 1929. — Unterbindg. d. Milzschlagader b. perniciöser Anaemie, Münch. med. Wschr. 1925. — Gallenblase m. weißer Galle, ebd. — Klin. Zeichen b. chron. Pankreaserkrankgn., Zbl. Chir. 1925, Klin. Wschr. 1925, Münch. med. Wschr. 1925 u. Zbl. Chir. 1968. — Bhdlg. d. Urosepsis, ebd. 1925, Münch. med. Wschr. 1926. — Erfolge d. Phrenicusexhairese b. Lungentbk., Zbl. Chir. 1925. — Kalkmilchart. Galle, Münch. med. Wschr. 1926. — Subkutane Pankreasruptur, Klin. Wschr. 1926 u. Münch. med. Wschr. 1926. — Oesophagusdivertikel, ebd. — Begutachtg. d. traumat. Arthritis bzw. Spondylitis deformans u. d. traumat. Neurose, ebd. — Verhütg. d. Keloidbildg. durch prophylakt. Nachbestrahlg. d. fr. Op.narben, Arch. klin. Chir. 142/1926. — Blutleere b. Milzop., ebd. — Bewertg. kindl. Azidosen, ebd., Zbl. Chir. 1926 u. Med. Klin. 1931. — Bhdlg. d. Zwölffingerdarm- u. Dünndarmfisteln, Zbl. Chir. 1927. — Nachop. Geistesstörgn., Fortschr. Med. 1927 u. Arch. klin. Chir. 148/1927. — Vorbereitg. d. Basedowstrumen m. Lugolscher Lösung, Klin. Wschr. 1927 u. Zbl. Chir. 1927. — Chir. d. Pankreas. (Naht d. Bauchspeicheldrüse), Arch. klin. Chir. 148/1927. — Lagerungssattel b. Eingr. an Kopf u. Hals, Zbl. Chir. 1928. — Klin. u. exp. Beitr. z. Gefäßversorgg. u. Naht d. Pankreas, Arch. klin. Chir. 153/1928. — Aussichten u. Ausbl. i. d. Urol., Dtsch. russ. med. Z. 1928 u. Allg. med. Zentralztg. 96/1928. — Lungenhernien, Arch. klin. Chir. 152/1928 u. D. sog. Lungenhernien, Zbl. Chir. 1933. — Lymphangioma chylocysticum am Halse, Zbl. Chir. 1928. — Noch e. weit. Fall

v. Kalkmilchgalle, Zbl. Chir. 1929, Fortschr. Röntgenstr. 64/1941. — Chlyluscyten am Hals, Beitr. klin. Chir. 146/1929. — Myoblastenmyom, Zbl. Chir. 1929, u. Münch. med. Wschr. 1930. — Vorbereitg., Nachbhdlg., Blutübertragg., Zbl. Chir. 1929 u. 1934. — Plast. Deckg. gr. Defekte d. Kniegelenkkapsel, Arch. klin. Chir. 155/1929. — Anzeigenstellg. u. chir. Bhdlg. b. Lungentbk., Z. ärztl. Fortb. 1930. — In welchen Fällen soll d. Op. e. Digitalisvorbhdlg. vorhergehen?, Chirurg 1930. — Richard v. Volkmann. Z. 100. Wiederkehr seines Geb., Dtsch. Z. Chir. 226/1930. — Richard v. Volkmann-Feier, Chirurg 1930. — Traumat. Aneurysmen d. Hohlhand, Dtsch. Z. Chir. 227/1930. — Traumat. Nierensteine, Zbl. Chir. 1930. — Rö.aufnahme d. Foramen ovale, Arch. klin. Chir. 162/1930. — Habit. Kniescheibenluxat., Zbl. Chir. 1931. — Larokain i. d. Chir., ebd. — Posttraumat. Nierensteine u. ihre Begutachtg., Arch. klin. Chir. 171/1932. — Vorlesgn. üb. „erste Hilfe", Dtsch. Ärztebl. 1932. — Triquetrumfrakt., Beitr. klin. Chir. 156/1932, u. Zbl. Chir. 1933. — Verknöchergn. i. d. Achillessehne, Zbl. Chir. 1932, Z. orthop. Chir. 60/1933. — Leistenbr. nach Appendekt., Zbl. Chir. 1933. — Milzexstirpat., Milzvenenthrombose usw., ebd. — Aufbewahrg. d. Rö.filme, Dtsch. Ärztebl. 1933. — Schwarze Mamillen, Arch. klin. Chir. 177/1933. — Os subtibiale, Fortschr. Röntgenstr. 48/1933, Zbl. Chir. 1933. — Anomalien d. Urogenitaltraktes, ebd. — Griffelfortsatz d. Wirbel, ebd. 1934. — Bhdlg. v. Schenkelhalsbr. nach Pauwels, ebd. — Ber. d. Krhs. Bergmannstrost in Halle/S. üb. d. J. 1933–1935, ebd. 1935. — Geschichte v. Bergmannstrost, Med. Klin. 1935, Münch. med. Wschr. 1935, u. Med. Welt 1935. — Peronaeussehnenluxat., Med. Klin. 1935, Münch. med. Wschr. 1935. — Organisat. d. Begutachtgn., Dtsch. med. Wschr. 1935. — Wirbeldornfortsatzbr., Med. Klin. 1935, Zbl. Chir. 1936. — Fensterg. d. Gelenkkapseln, Münch. med. Wschr. 1936, u. Arch. orthop. Chir. 36/1936. — Traumat. Milzvenen- u. Pfortaderthrombose, ebd. — Versorgg. v. Hand- u. Fingerverletzgn., Mschr. Unfhlkd. 1936. — Versuche m. Fluornatriumbhdlg. b. Knochenbr., verzög. Knochenneubildg. u. ähnl., Beitr. klin. Chir. 164/1936. — Fortbildg. i. d. Unfhlkd. u. Ausbildg. d. Ober- u. Assistenzärzte zu Chefärzten, Dtsch. med. Wschr. 1936. — Erfahrgn. m. e. Schwerstbeschädigtenabt., Fortschr. Therap. 1936 u. Zbl. Chir. 1936. — Cantan geg. postnarkot. Erbrechen, ebd. — Hakenbeinbr., Arch. orthop. Chir. 37/1937. — Pathol. u. Bhdlg. d. Peronaeussehnenluxat., ebd. 38/1937. — Schenkelkopfnekr., Münch. med. Wschr. 1937. — Sog. Oberschenkelkopfnekr., Arch. orthop. Chir. 38/1937. — Bedeutg. d. Plica synovialis patellaris, Arch. klin. Chir. 189/1937, Münch. med. Wschr. 1937 u. 42. Verh. Dtsch. Orthop. Ges. Salzburg 1954. — Bezeichnung v. Rö.filmen d. Finger u. Zehen, Röntgenpraxis 1938. — Sauerbruchsche Umkippplast. b. Oberschenkelsarkom, Zbl. Chir. 1939. — Gleichzeit. Wirbeldornfortsatz- u. Rippenbr. (Schipperkrankheit?), ebd. — Xanthom u. Unf., Arch. orthop. Chir. 40/1939. — Peronaeussehnenluxat., J. int. Chir. 5/1940. — Tiergalle als Vorbereitg. b. Eingr. weg. Gallenverschluß, Zbl. Chir. 1940. — Clauden u. Presojod b. Überbeinen, ebd. — Os acromiale, ebd. 1940. — Magenausgangsverengerg. durch ungewöhnl. Verl. d. runden Leberbandes, Chirurg 1940. — Intracard. Infus. m. Blut, Münch. med. Wschr. 1940. — Brustbeinbr., Arch. klin. Chir. 200/1940. — Sofortnaht, Frühnaht, Spätnaht, Zbl. Chir. 1942. — Zwei techn. Verbessergn. am Op.tisch (Armstützen f. d. Narkotiseur, Sattel f. Kopf- u. Halsop.), ebd. — Fall v. verkannter Sacralisat., Mschr. Unfhlkd. 1942. — Unfallmäß. entstand. Leistenbr., ebd. — Verhütg. d. Serumkrankh. durch Einspritzg. i. Nark., Münch. med. Wschr. 1943. — Fall v. traumat. entstand. Arthropath. d. Fußes, Mschr. Unfhlkd. 1943. — Bhdlg. d. Amputat.beschwerden, Med. Klin. 1943. — Oberschenkelkopfbr. m. sog. Kopfnekr., Arch. klin. Chir. 206/1944 u. Dtsch. Orthopädenkongr. 1950 i. Hannover. — Nervenlähmg. b. Abbindg. v. Gliedmaßen, Med. Z. 1944. — Gibt es e. Stoßtherap. auch i. d. Ernährg.?, Dtsch. Gesd.wes. 1947. — Hochprozent. Kochsalzlösgn. b. Darmverschl., Ärzteabend Halle 1947. — Bhdlg. off. Kniegelenksverletzgn., Chirurg 1948. — Säulenprothese, Zbl. Chir. 1948. — Bhdlg. d. Wundstarrkrampfes durch „Liquorpumpen", ebd. — Chloroformrausch, Zbl. Chir. 1948. — Schnellendes Handgelenk, ebd. — Coffey-Mayosche Operation bei Blasenexstrophie, Zbl. Chir. 1948 u. Zbl. Gyn. 1949. — Prophyl. d. Serumkrankht., Med. Klin. 1948. — Bhdlg. alter tbk. u. osteomyelit. Fisteln d. Hüftgelenks, Chirurg 1948. — Techn. d. chir.-urol. Untersuchgn., Chirurg 1949. — Op. d. Mastdarmvorfalls nach Sarafoff, Zbl. Chir. 1949. — Prim. diffuse u. flächenh. Sarkomatose d. Pia d. Gehirns, Zbl. Neurochir. 1949. — Op. d. Kiefergelenksankylose, Zbl. Chir. 1949. — Krit. d. Stiedaschen Schattens, ebd. u. Mschr. Unfhlkd. 1949. — Bhdlg. d. Wundstarrkrampfes m. Liquorpumpen, Dtsch. Gesd.wes. u. Zbl. Chir. 1950. — Bhdlg. d. chir. Tbk., ebd. — Tbk. Fisteln, Knochen- u. Gelenktbk., Verh. Dtsch. Ges. Orthop. 1950. — Sog. Sinus pericranii (Stromeyer), Zbl. Chir. 1950. — Änderg. d. Braunschen Leerschiene, ebd. 1951. — Zw.fälle b. d. Grenzstrangunterbrechg., Dtsch. Ges. Orthop., Heidelberg 1951; Zw.fälle b. fast 70 000 Grenzstrangblockaden, Langenbecks Arch. klin. Chir. Kongr.ber. 1952. — Störgn. b. mehr als 70 000 Grenzstrangblockaden, Bruns' Beitr. klin. Chir. 1952. — Lungentbk. u. Bauchop., Zbl. Chir. 1952. — Bandscheibenschaden als Berufskrankht.?, Dtsch. Gesd.wes. 1952. — Wachstum d. Bruchsäcke, Langenbecks Arch. klin. Chir. 273/1952. — Lungentbk. u. Op. weg. Baucherkrankgn., vor allem Magengeschwür, Z. ärztl. Fortbild. 1953. — Sog. Platthand, Verh. Dtsch. Ges. Orthop. 1952 u. Zbl. Chir. 1953. — Ber. üb. d. Chir. Univ.-Klin. Greifswald i. J. 1953 u. 1954, Wiss. Z. Univ. Greifswald 1954 u. 1955. — Schnittführg. f. d. Appendekt. b. Frauen, Zbl. Chir. 1954. — Nagelg. b. Perthesscher Osteochondritis juven., Beitr. Orthop. 1955. — Mod. Bhdlg. d. Knochentbk., Wiss. Ann. 4/1955. — Herdausräumg. b. freien Gelenken, Z. Orthop. Beilageh. 87/1956. — Bhdlg. d. Arthrosis m. Natriumbikarbonat-Lösg. nach Kron, Zbl. Chir. 1956. — Resistenzverhütg. b. Verordng. v. Antibiotika, ebd. — Antibiotika v. chir. Standpkt., Dtsch. Gesd.wes., 1956. — Pneumoperikard u. Pneumomediastinum, Fortschr. Röntgenstr. Erg.bd. 85/1956. — Verunstalt. Gelenkerkrankg. (Arthrosis deformans), Wiss. Ann. 5/1956. — Encephaloskopie bzw. Ventrikuloskopie, Zbl. Chir. 81/1956. — Versuche z. Kontrastdarstellg. d. Herzbeutels, ebd. 82/1957. — Pneumoperikard, Perikardiogramm, Perikardioskopie, Fortschr. Röntgenstr. Beih. Bd. 86/1957. — Kontrastdarstellg. d. Herzbeutels. Exp. u. anat. Beitr., Bruns' Beitr. klin. Chir. 194/1957. — Ein. diff.-diagn. wicht. Erkrankgn. d. vord. Bauchwand, Med. Klin. 1957. — Perikardioskopie u. Kontrastdarstellg. d. Herzbeutels m. ihren anat. Grundl., Z. ärztl. Fortbild. 1957. — Pneumat. Oberschenkelschiene nach G. Krafft, Dtsch. Gesd.wes. 1957. — Perikardioskop., Anat. u. Kontrastdarstellg. d. Herzbeutels, Leopoldina 1958/59. — Allergieprobl. i. d. Chir. Zu Vortr. v. Lembke: Akad. d. Wiss. Berlin, Sekt. Chir. 1958. — Fluor i. Nierensteinen, Langenbecks Arch. klin. Chir. 289/1958. — Fluorgehalt i. Harnsteinen, Z. Urol. 1958. — Netzmittel, Zbl. Chir. 1958. — Transplantat. embryon. Gewebes, Beitr. Orthop. u. Traumat. 1958. — Br. an d. Knochen d. Amputat.stumpfes, Verh. Dtsch. Orthop. Ges. 1959. — Dupuytrensche Kontrakt. an allen vier Gliedmaßen, Induratio penis plastica, Periarthritis humeroscapularis, Keloid u. Fingerknöchelpolster, Chirurg 1960. — Halbkugel- od. Löffelschiene, Zbl. Chir. 1960. — Ruhende Infekt. i. heut. Sicht, Beitr. Orthop. u. Traumatol. 1960. — Gedenktag: Prof. Dr. A. Stieda z. 90. Geb., Z. Ther. 1965. — Programmh. b. Ärztetaggn., Münch. med. Wschr. 1965, Aktuelle Med. — Sudeck, Beitr. Orthop. u.

Traumat. 1966. — Spasmolytikum b. Harnleitersteinen. Fluor i. Harnsteinen, Zbl. Chir. 1966. — Urachus, Chirurg 1968.

Vollmar, Jörg F., Prof., Oberarzt Chir. Univ.-Klin., 69 Heidelberg, Kirschnerstr. 1. — *22. 9. 23 Plüderhausen (Württ.). — **A:** 48 Heidelberg. — **Prom:** 48 ebd. — **Hab:** 62 ebd. — **F:** Chir. — **V:** 48 Univ.-Hautklin. Heidelberg, 49 Chir. Univ.-Frauenklin. ebd., 53–54 Kantonspit. St. Gallen/Schweiz, 57–58 St. Marys u. Brompton-Hospital London/England, 65 u. 67 Studienreisen zu verschied. cardiavask. Zentren d. USA u. Südamerikas. — **B:** Antibiotika i. d. Kinderchir. m. bes. Berücksicht. d. entzündl. Knochen- u. Gelenkerkrankgn. (mit Hecker), in: Praxis d. Antibiotikatherap. i. Kindesalter, Thieme 1964. — Rekonstrukt. Chir. d. Art., Thieme 1967. — **P:** Klin. Erfahrgn. m. d. synthet. Analgeticum Cliradon (Ciba 7117) m. vergl. Untersuchgn. üb. seine Wirkg. auf Atmg., Kreisl. u. Wärmehaushalt, Klin. Wschr. 1950. — Techn. u. Organisat. d. Blutkonservierg., Langenbecks Arch. klin. Chir. 269/1951. — Haltbarkt. v. Schwangerschaftshormonen i. Blut- u. Plasmakonserven, Geburtsh. u. Frauenhk. 12/1952. — Verwendg. v. „desantigenis." Tierseren als Blutersatzmittel f. d. Menschen, Langenbecks Arch. klin. Chir. 277/1953. — ᛏKann d. Verwendg. v. „desantigenis." Tierseren als Blutersatzmittel empfohlen werden?, Münch. med. Wschr. 1953. — Adäquan als Blutersatzmittel, ebd. 1955. — Bedeutg. d. Anaesth. f. d. Unf.chir. (mit Frey), Ber. d. Unfallchir. Tagg. Heidelberg 1955. — Sog. Frühhämolyse v. Blutkonserven, Dtsch. med. Wschr. 1956. — Beurteilg. pathol. Transfus.reakt., ebd. — Kenntn. u. Therap. d. Hüftpfannenverletzgn., Langenbecks Arch. klin. Chir. 283/1956. — Ber. üb. d. 5. Tagg. d. Dtsch. Ges. f. Bluttransfus. 1955 in Bochum, Chirurg 1956. — Entstehgs.mechanismus u. Therap. d. Hüftpfannenverletzgn., Hefte Unfhlkd. 55/1956. — Typ. Verletzgn. d. Auto- u. Motorradfahrers, Langenbecks Arch. klin. Chir. 286/1957. — Sonderformen d. umschrieb. Riesenwuchses (Klippel-Trénaury-Weber u. Sturge-Weber-Syndrom). Diagnost., Terminol. u. therap. Fragestellgn., Erg. Chir. Orthop. 42/1959. — Chir. d. Aorta abdominalis (mit Rob), ebd. — Coarctatio aortae abdominalis (mit Rob u. D'Abreu), Langenbecks Arch. klin. Chir. 290/1959. — Coarctatio aortae abdominalis (mit Rob u. D'Abreu), ebd. 292/1959. — Elektron. Magensaftbestimmg. u. ihre Bedeutg. f. d. Chir., demonstriert am Beisp. d. Magenca. (mit Noeller), ebd. 294/1960. — Zentr. Gefäßektasien b. lange besteh. art.ven. Fisteln, ebd. — Knieanprall, e. häuf. Verletzgs.mechanismus b. Auto- u. Motorradfahrern, ebd. 295/1960. — Neue Wege d. auto- u. alloplast. Gefäßersatzes, ebd. — Knieanprall u. seine Verletzgn. b. Auto- u. Motorradfahrern, Arch. orthop. Unfallchir. 52/1960. — Verletzgn. durch Knieanprall b. Verkehrsunf., Umschau 1960. — Polypropylen, e. neuer Kunststoff f. d. alloplast. Gefäßersatz (mit Ott, Sinapius u. Hieronymi), Langenbecks Arch. klin. Chir. 297/1961. — Femoro-poplit. Bypassop. (mit Insert. d. Transplantates unterh. d. Kniegelenkes). Film, ebd. 298/1961. — Exp. Geschwulstauslösg. durch Kunststoffe aus chir. Sicht (mit Ott), ebd. — Tierexp. Untersuchgn. üb. d. Resorbierbarkt. u. Gewebsverträglkt. e. neuen lok. Hämostypticums aus oxyd. regener. Zellulose (mit Ott, Schuber u. Beseler), ebd. 299/1962. — Einfl. v. Kunststoff- u. körpereig. Gefäßtransplantaten auf d. Gerinngs.syst. d. Hundes (mit Lasch), ebd. 300/1962. — Ersatz menschl. Art. durch synthet. Kunststoffe, Umschau 1962. — Bhdlg. mehrf. Art.verschl. d. unt. Gliedmaßen, Dtsch. med. Wschr. 1962. — Etagen-Radiosondenuntersuchg., e. neues Verf. d. Funkt.untersuchg. d. op. Magens u. d. Speiseröhre (mit Kolig), Langenbecks Arch. klin. Chir. 301/1962. — Wertg. versch. Gefäßersatzmeth. aus d. Sicht d. Gerinngs.physiol. (mit Lasch), ebd. — Wiederherstellgs.chir. d. Körperschlagadern, Habil.-Schr. 1962. — Art.ven. Fisteln. Patho-

physiol., Klin. u. Bhdlg., Med. Welt 1963. — Elektron. Untersuchg. d. Magenfunkt.
Weit. Fortschr. d. Endoradiosondentechn. (mit Kolig), Umschau 1963. — Gefäßchir. d. Femoralis-poplitea-Verschl., Visum 1963. — Chir. Bhdlg. d. chron. Art.-
verschl. i. femoro-poplit. Gefäßabschnitt (mit Kratzert u. Meissner), Langenbecks
Arch. klin. Chir. 302/1963. — Retrograde (transfemor.) Embolekt. d. Bauchaorta
u. d. Beckenart. (mit Erich), Chirurg 1963. — Aneurysma d. Art. thyreoidea inf. nach
Schilddrüsenop., ebd. 1963. — Klin. Erfahrgn. bei 350 alloplast. Gefäßop. (mit
Linder u. Schmitz), Dtsch. med. Wschr. 1963. — Gefäßersatz durch synthet. Kunst-
stoffe, Fortschr. Med. 1963. — Wiederherstellgs.op. an mittl. u. kl. Art., Verh. Dtsch.
Ges. Kreislaufforsch. 29/1963. — Komplikat. d. alloplast. Gefäßersatzes (mit
Schmitz), Langenbecks Arch. klin. Chir. 304/1963. — Zyst. Adventitia-Degenerat.
d. Schlagadern, Z. Kreislaufforsch. 52/1963. — Krebsgefährdg. nach Implantat. v.
Kunststoffen (mit Ott u. Hieronymi), Langenbecks Arch. klin. Chir. 302/1963. —
Funkt.untersuchgn. m. d. Heidelberger pH-Endoradiosonde b. chir. Erkrankgn. d.
Magens u. d. Speiseröhre (mit Kolig), II. Weltkongr. f. Gastroenterologie, München
1962, Karger 1963. — Rekonstrukt. Eingr. b. Verschl.prozessen an lebenswicht.
Organart., Münch. med. Wschr. 1964. — Chron. Verschlußsyndr. d. Eingeweide-
schlagadern (A. coeliaca, A. mesenterica sup. et inf.) (mit Hartert u. a.), Langen-
becks Arch. klin. Chir. 305/1964. — Rekonstrukt.prinzipien d. mod. Gefäßchir.,
Mat. Med. Nordmark 1964. — Sog. Rankenangiom d. Kopfes (Angioma racemosum
Virchow)-Versuch e. neuen Deutg. (mit Georg u. Diezel), Langenbecks Arch. klin.
Chir. 307/1964. — Rekonstrukt. Eingr. b. Verschlußprozessen d. A. poplitea (mit
Coerper u. Haubrich), ebd. — Traumat. art.ven. Fisteln (Erfahrungsber. üb. 190
Fälle), Zbl. Chir. 1964. — Enseignements tirés de l'emploi de prothéses vasculaires
alloplastiques dans les déficits circulatoires périphériques et vescéraux (mit Linder),
Montpellier Chir. 10/1964. — Chir. Bhdlg. akuter Art.verletzgn. u. ihrer Folge-
zustände (mit Linder), Hefte Unfhlkd. 81/1964. — Zerebr. Durchblutgs.insuff. b.
Verschl.prozessen d. A. subclavia (subclavian-steal-effect) (mit El-Bayar u. a.),
Dtsch. med. Wschr. 1965. — Augenblickl. Stand d. Bhdlg. v. Schlagaderverletzgn.
u. ihrer Folgezustände (mit Linder), Chirurg 1965. — Erfahrgn. m. d. alloplast.
Gefäßersatz b. periph. u. viszer. Durchblutgs.störgn. (mit Linder), Wien. med.
Wschr. 1965. — Op. Bhdlg. e. übergr. Rankenangioms d. Kopfes (mit Georg u.
Coerper), Langenbecks Arch. klin. Chir. 309/1965. — Chir. Therap. d. akuten Art.-
verschl. (mit Coerper u. Laubach), Verh. Dtsch. Ges. Kreislaufforsch. 31. Tagg. 1965.
— Op. Bhdlg. d. Bifurkat.embolie (mit Coerper), (Film), Langenbecks Arch. klin.
Chir. 313/1965. — Erfahrgn. i. d. plast. Chir. d. Art. (mit Linder u. Schmitz), ebd. —
Chir. Bhdlg. d. art. Embolie (mit Laubach), Münch. med. Wschr. 1965. — Trans-
plantat. u. Chemotherap. v. Fremdkörpertumoren b. Ratten (mit Ott u. Korte),
Z. Krebsforsch. 67/1965. — Chir. Bhdlg. d. chron. Art.verschl. i. aorto-iliac. Gefäß-
abschnitt (mit Laubach u. Campana), Thoraxchir. 1965. — Chir. Bhdlg. akuter u.
chron. Art.verschl., Landarzt 1966. — Chir. Beeinfl. d. Endstrombahn, Med. Welt
1966. — Ring-Desobliterat. als Bhdlgs.prinzip b. akuten Gefäßverschl., Actuelle
Chir. 1966. — Ausschälplast. (Thrombendarteriekt.) b. chron. Art.verschl., ebd. —
Schwere chron. Gliedmaßenischämie b. art. Verschl.krankhtn. (mit Hild u. Lau-
bach), Münch. med. Wschr. 1966. — Op. Bhdlg. b. Verschl.prozessen d. supraaort.
Äste (mit Coerper) (Film), Langenbecks Arch. klin. Chir. 316/1966. — Mesenter.
Durchblutgs.insuff. (mit Laubach), Med. Welt 1966. — Op. Prophyl. d. apoplekt.
Insultes, Fortschr. Med. 1966. — Probl. d. rekonstrukt. Gefäßchir. b. femoropoplit.
Art.verschl., Zbl. Chir. Sonderbd. 1967. — Halbgeschl. Thrombendarteriekt.,

J. cardiovasc. Surg. (Torino) 1967. — Chir. d. art. Verschl.krankhtn., M.kurse ärztl. Fortbild. 1967. — Chir. Bhdlg. chron. Verschl. d. Aortenbogenäste, d. Eingeweideschlagadern u. d. Gliedmaßenart., Dtsch. med. J. 1967. — Thrombendarteriekt. Korrekt. chron. Art.verschl. durch desobliterat. Eingr. (Film) (mit Coerper), Langenbecks Arch. klin. Chir. Kongr.bd. 1967. — Chir. Bhdlg. d. chron. Art.verschl. i. femoro-poplit. Abschnitt. Ber. üb. 546 Eingr. (mit Laubach u. Trede), ebd. 318/1967. — Gefäßchir. Eingr. u. ihre gemeins. Probl., Anesthesiology and Resuscitation, Bd. 20, Springer 1967. — Chir. d. chron. Art.verschl. d. unt. Gliedmaßen, Dtsch. Ärztebl. 1967.

Vonderlage, Balduin, Chefarzt d. Städt. Krhs.i. R., 2222 Marne/Holst., Goethe-. str. 42. — *9. 11. 98 Hamburg. — **A:** 24 Leipzig. — **Prom:** 23 ebd. — **F:** Chir., Gyn. — **V:** Diakonissenanst. Leipzig (Sick), Marienstift Braunschweig (Franke, Vermeil, Knoke), Städt. Kr.anst. Hamburg-Harburg (König).

Vonderschmitt, Helmut, Priv.-Doz., Leit. d. Anaesthesieabt. d. Chir. Univ.-Klin. 6 Frankfurt (Main) 70, Ludwig-Rehn-Str. 14. — Fragebogen 1968 nicht beantwortet.

Vonhof, Heinz-Günther, Oberarzt chir. Abt. Stadtkrhs., 8458 Sulzbach-Rosenberg. — *12. 5. 25 Magdeburg. — **A:** 55 Heidelberg. — **Prom:** 55 ebd. — **F:** Chir. — **V:** 55–64 Mainz (Brandt, Kümmerle), 64.Sulzbach-Rosenberg (Semmelroch).

Vorsatz, Christa, Ass.-Ärztin d. St. Josefskrhs., X 15 Potsdam, Allee nach Sanssouci 7. — *5. 1. 34 Berlin. — **A:** 58 Berlin. — **F:** Chir. — **V:** 59 Städt. Krhs. Potsdam-Babelsberg (Grosse-Weischede), ab 60 St. Josefskrhs. Potsdam (Waschulewski).

Vorster, Claus Friedrich, Priv.-Doz., Chir. Univ.-Klin., 87 Würzburg. — *4. 8. 31 Göppingen/Wttbg. — **A:** 60 Hamburg. — **Prom:** 58 ebd. — **Hab:** 66 Würzburg. — **F:** Chir. — **V:** 58 Krskrhs. Sulingen/Hannover (Wilms), 59 Landesfrauenklin. Bamberg (Lütge), 60 Med. Univ.-Poliklin. Würzburg (Franke), ab 60 Würzburg (Wachsmuth). — **B:**]Fettembolie, in: Traumatol. i. d. chir. Praxis, Springer 1965. —Neue Aspekte d. Trasyloltherap., Bd. 2. Adhaes.prophyl. m. Proteinaseninhibitoren, Schattauer]1968. — **P:** Erweit. Hormonquotient b. norm. u. toxäm. Schwangerschaft, Zbl. Gyn. 1960. — Antikoagulantientherap. m. Cumarinpräparaten unt. ständ. Kontrolle d. Gesamtgerinng., Münch. med. Wschr. 1964. — Fabry-Syndr., ebd. — Gener. Thromboseprophyl. u. Therap. m. Antikoagulantien i. d. Chir., Zbl. Chir. 1964. — Abklärg. haemorrhag. Diathesen i. Hinbl. auf Operabil. u. Antikoagulantientherap., Chirurg 1964. — Stellg. d. Quickwertes b. d. Antikoagulantientherap., ebd. 1965. — Tierexp. Untersuchgn. z. Frage d. Reimplantat. v. Gelenken (mit Böttger), Langenbecks Arch. klin. Chir. 313/1965. — Heterotope Knochenbildg. an e. Appendix b. Mucocele, Dtsch. med. J. 1965. — Entstehgs.mechanismus d. periton. Adhäs., Chirurg 1967. — Prophyl. periton. Adhäs., Fortschr. Med. 1967. — Wirkgs.weise e. Kallikreininhibitors, Zbl. Chir. 1967. — Adhaes.prophyl. m. Trasylol, Therapeut. Ber. 1967. — Kontinenzerhalt. Op.verf. b. Mastdarm-Resekt. (mit Böttger u. Hüner), Langenbecks Arch. klin. Chir. 319/1967. — Homol. Transplantat. v. durch Tiefkühlg. konserv. Gelenkanteilen (mit Böttger), ebd.

]**Vossschulte, Karl,** o. Prof. f. Chir,. Dir. d. Chir. Univ.-Klin., 63 Gießen, Klinikstr. 37. — *1. 6. 07 Beckum (Westf.). — **A:** 32 Düsseldorf. — **Prom:** 31 ebd. — **Hab:** 41 ebd. — **F:** Chir. — **V:** 31–32 inn. Abt. Vinzenz-Krhs. Duisburg (Gorke), 33–51 Chir. Univ.-Klin. Düsseldorf u. München (E. K. Frey). — **B:** Grundl. d. Schmerzbekämpfg. durch Sympathikusausschaltg., Urban & Schwarzenberg 1949. — Lehrb. d. Chirurgie, hrsg. mit Hellner, Nissen. 1.–5. Aufl., Thieme 1957–1967, spanische Ausg. Edit. Labor Madrid, Buenos Aires 1962; jugosl. Ausg. Medicinska Njiga Belgrad-Zagreb 1960, 2. Aufl. 1964. — Fundamentos˙de la˙Analgesia Mediante el Bloquo Paravertebral, Edit. Alhambra, Madrid 1956; Mediastinum, Thymus, in: Hdb. d. Thoraxchir. (mit Stiller), Springer 1958. — Leistgn. u. Erg. d. neuzeitl. Chir., Thieme 1958. — Anat. d. Lungen, Lungenverletzg., Lungenembolie, Lungenemphysem, Lungenkollaps, in: Klin. Chir. f. d. Praxis, Thieme 1961; — Histor. u. aktueller Wandel i. d. op. Therap. d. Lungentbk. (mit Bikfalvi u. Gierhake), in: Ungelöste Probl. d. Chir., Thieme 1964. — Pankreas (mit W. H. Becker), in: Intra- u. postop. Zwischenfälle, Thieme 1965. — Speiseröhre, in: Hdb. d. ges. Unfhlkd. Enke 1966. — P: Mehrf. Primäraffekte an weit auseinanderlieg. Körperstellen m. bes. Berücksicht. d. tierexp. Forschg. u. d. immunbiol. Vorgänge, Diss. — Spät. Schicksal d. i. Wachstumsalter m. Verkürzg. ausgeheilten Frakt., Mschr. Unfhlkd. 1934. — Bhdlgs.erg. d. habit. Schulterluxat. (mit Duschl), Bruns' Beitr. klin. Chir. 166/1937. — Spontanheilg., int. Bhdlg. u. Indikat. z. chir. Eingr. b. Lungenabszeß (mit Schwarzhoff), Münch. med. Wschr. 1938. — Ätiol. u. Indikat. z. Eingr. b. d. habit. Schulterluxat., Z. ärztl. Fortbild. 1938. — Erkrankg. d. „subakromialen Nebengelenkes" unt. Berücksicht. d. Diskuserkrankgn., Dtsch. Z. Chir. 251/1938. — Diff.diagn. typhoider Krankhts.zustände (mit Ströder), Dtsch. med. Wschr. 1940. — Beeinfl. d. Blutneubildg. durch d. Ovar b. Meerschweinchen u. Kaninchen (mit Schwarzhoff), Z. ges. exper. Med. 107/1940. — Erleicht. Richtgs.bestimmg. d. Führgs.drahtes ohne Zielgerät b. d. extraartikul. Osteosynth. d. Schenkelhalsfrakt., Chirurg 1940. — Untersuchgn. üb. d. Bewggs.mechan. d. Schultergelenks u. ihre Bedeutg. f. d. Pathol. d. Periarthritis humeroscapularis, Arch. klin. Chir. 203/1942. — Dauerleistg. d. Pirogoff-Stumpfes, Zbl. Chir. 1942. — Diagn. Abgrenzg. degcne- rat. Schultererkrankgn. v. d. Schulterverletzgn. m. Hilfe d. Rö.kontrastdarstellg., Mschr. Unfhlkd. 1942. — Störgn. u. Schwierigktn. b. d. Bhdlg. d. Brustfelleitergn., Münch. med. Wschr. 1943. — Klin. Beobachtgn. üb. d. Wirkg. d. mechan. u. biol. Kräfte d. Saugdrain. tbk. Kavernen nach Monaldi, Dtsch. Z. Chir. 259/1944. — Anatomia pathologica de las alteraciones degeneratives de la pseudoarticulation subacromial (Bursa subacromiales) Y, su repressentation en la imagen radiografics de contraste, Acta Medica (Madrid) 2/1944. — Disturbances of Urinary Defluxion at the renal pelvis and the upper Ureter, Urol. Cutan. Rev. 667/1948. — Sympath. Leistgn. im Schmerzmechanismus, Ther. Umschau 1949. — Anat. Untersuchgn. üb. d. Regenerat. d. Grenzstrangs nach Sympathekt. b. Menschen, Langenbecks Arch. klin. Chir. 263/1949. — Schmerz unt. Beteiligg. u. Mitwirkg. d. sympath. Nerven- systems, Zbl. Chir. 1949. — Beseitigg. v. Schmerzen durch Eingr. am sympath. Nervensystem, Dtsch. Z. Nervenhk. 162/1950. — Op. Bhdlg. d. Blasenektopie, Chirurg 1950. — Anat. u. funkt. Untersuchgn. z. Frage d. Wurzelkompress.syndr., Zbl. Chir. 1950. — Anat. Untersuchgn. z. Frage d. Pathogen. d. subdur. Hydroms, Zbl. Neurochir. 1950. — Anat. u. funkt. Untersuchgn. üb. d. Bandscheibenprolaps (mit Börger), Dtsch. Z. Chir. 265/1950. — Genese d. subdur. Hydroms, ebd. — Entzündl. Vorgänge b. d. Ischias durch Bandscheibenvorfall (mit Börger), Med. Wschr. 1950. — Krit. z. kl. Chir. i. d. Praxis, Therap.woche 1951. — Ausschaltg. d. N. Sympathicus b. Kreisl.- u. Durchblutgs.störgn., Nauheimer Fortbild. Lehrgänge 16/1951. — Chir. Bhdlg. d. Mediastinaldrüsentbk., Zbl. Chir. 1951. — Exstirpat. tbk. Mediastinaldrüsen b. droh. Bronchusdurchbr., Chirurg 1951. — Pathogen. u. Bhdlg. chron. Schmerzzustände, Langenbecks Arch. klin. Chir. 270/1951. — Grenz- strangregenerat. nach Sympathicusresekt., Zbl. Chir. 1952. — Segmentresekt. i. d. Lungenchir., Dtsch. med. Wschr. 1952. — Teilresekt. an d. Lungenlappen, Langen- becks Arch. klin. Chir. 273/1953. — Totale u. part. Pankreasresekt. b. perniciösem Hyperinsulinismus, Verh. Dtsch. Ges. Verdauungskrkh. 1953. — Probl. d. chir.

Maßnahmen b. d. Hypoglykämie durch Tumor od. sog. Hyperplasie d. Inselzell-
apparates (mit W. H. Becker), Dtsch. med. Wschr. 1953. — Diagn. u. chir.-therap.
Aufgaben b. d. Geschwülsten d. Bronchialbaumes u. d. Lunge, Dtsch. med. J. 1953.
— Indikat. u. Wirkg. d. Milzentferng. m. Ligatursperre d. kard. Venen b. Hypertonie im Pfortaderkreisl. (mit Börger), Langenbecks Arch. klin. Chir. 275/1953. —
Über d. Schmerz, Festvortrag anläßl. d. Jahresfeier d. Univ. Gießen, Ber. d. Oberhess. Ges. f. Natur- u. Heilk. 22/1953. — Bedeutg. d. Pleurahohlraumes b. Störgn.
u. Komplikat. nach Pneumonekt. (mit Stiller), Thoraxchir. 1953. — Prof. Dr. med.
E. K. Frey z. 65. Geb., Dtsch. med. Wschr. 1953. — Indikat. z. sparsamen Lungenresekt. b. Tbk. u. ihre Begrenzg., Z. Tbk. 104/1954. — Pathol. d. Pfortaderüber-
druckes u. seine chir. Bhdlg., Dtsch. med. Wschr. 1954. — Pfortaderhyperton., Zbl.
Chir. 1954. — Bedeutg. d. Oesophagusvarizen f. d. chir. Therap. d. port. Hypertens.,
Acta Helvetica 21/1954. — Einfl. d. Resekt.gedankens auf d. Anwendg. d. Kollapstherap. b. d. Lungentbk., Dtsch. med. Wschr. 1955. — Chir. Bhdlg. d. port. Hochdruckes, Therap. Gegenw. 1955. — Stand d. Tbk.therap., Sonderdruck d. LVA
H. 1/1955. — Probl. d. Pankreaschir., Langenbecks Arch. klin. Chir. 282/1955. —
Postop. Lungenkomplikat. i. d. allg. Chir., Bull. Soc. Int. Chir. 14/1955. — Spontanperforat. d. Oesophagus, Langenbecks Arch. klin. Chir. 284/1956. — Dissekt.ligat.
d. Oesophagus b. Varicen d. Speiseröhre inf. Pfortaderhypertonie, Chirurg 1957. —
Schwesternprobl. u. Ärztenachwuchs f. Krankenhausdienst u. wiss. Arbeit, Münch.
med. Wschr. 1957. — Isthmusplast. z. Bhdlg. d. Aortenisthmusstenose, Thoraxchir.
1957. — Techn. d. Isthmusplast. z. Bhdlg. d. Aorten-Isthmusstenose, Japan. J.
Thorac. Surg. 10/1957. — Place de la section par ligature de l'oesophage dans le
traitement de l'hypertension portale, Lyon chirurgical 53/1957. — Chir. Hilfe b.
Auswirkgn. d. Pfortaderhypertonie, Prophyl., Früherk. u. vorbeug. Therap. inn.
Erkrankgn. 1957. — Chir. Bhdlg. d. Tbk. mediast. Lymphknoten, Langenbecks
Arch. klin. Chir. 287/1957. — Aussichten d. Trendelenburg'schen Op. unt. Berück-
sicht. neuerer Untersuchgn. d. patho-physiol. Grundl., Dtsch. med. Wschr. 1958,
German Med. Monthly 1958 u. Passegna Mensile di Medicina Tedesca 1959. — Chir.
Therap. d. Lymphknotentbk. d. Mediastinums, Beitr. klin. Tbk. 117/1958. — Chir.
Bhdlg. d. Mediastinaldrüsentbk., Dtsch. med. J. 1958. — Diagn. u. Klin. d. Bron-
chial-Ca., Strahlentherapie 107/1958. — Resekt.bhdlg. d. Lungentbk. Späterg. b.
291 i. d. Zt. v. 1. 1. 1951 bis z. 31. 12. 1955 op. Kranken (mit Gierhake), Beitr. Klin.
Tbk. 119/1958. — Postop. Lungenkomplikat. ohne Berücksicht. d. Tbk., Langen-
becks Arch. klin. Chir. 288/1958. — Indikat. u. therap. Erg. b. Bronchial-Ca., Les
Bronches 9/1959. — Trichterplast. b. Empyemresthöhle, Tbk.Arzt 1959. — Op.-
Indikat. u. Verf.wahl b. angebor. Herzfehler, bes. b. beschwerdefreien Kranken,
Ärztl. Forsch. 1959. — Intraart. Bluttransfus. u. Wiederbelebg. i. d. Chir. d. Herzens
u. d. gr. Gefäßstämme, Dtsch. med. Wschr. 1959. — Anwendg. d. med. Sternotomie
i. d. intrakard. Chir. u. b. Embolekt. (mit Stiller), Thoraxchir. 1959. — Op. Maß-
nahmen b. chron. Pleuraempyem, Münch. med. Wschr. 1960 u. Boll. Soc. Piemontese
Chir. 30/1960. — Chir. Therap. b. Angina pectoris u. Durchblutgs.störgn. d. Herzens,
Therap.woche 1960. — Chir. d. chron. Pankreaserkrankgn., Zbl. Chir. 1961 u. Dtsch.
med. Wschr. 1961. — Bes. chir. Wege b. Anomalien d. pulmon. Venenmündgn. m.
Vorhof-Septum-Defekt (mit Knebel), Med. Klin. 1961. — Chir.-therap. Probl. b.
tbk. Minimal- u. Maximalläs. d. Lunge, Arch. Tisiol. Neapel 16/1961 u. Minerva
Pneumologica 1/1962. — Lungenembolie u. transstern. Embolekt., Langenbecks
Arch. klin. Chir. 298/1961. — Transstern. Embolekt. b. Lungenembolie, Minerva
Cardiologica Europ. 9/1961. — Erfahrgn. m. d. Isthmusplast. b. d. Aortenisthmus-

sten. (mit Film), Klin. Med. (Wien) 1961 u. Thoraxchir. 1961. — Chir. d. inn.
Sekret. d. Pankreas, 9. Congr. Soc. Int. Chir. Dublin 1961. — Isthmusplast. b.
Aortenisthmussten. (mit Film) (mit Stiller), Langenbecks Arch. klin. Chir. 301/1962.
— Bronchiektasen – chir. Bhdlg., Tbk-Arzt 16/1962. — Ausgedehnte Resekt. gelenk-
bild. Teile d. langen Röhrenknochen m. alloplast. Ersatz, Farbige Medizin, Münch.
med. Wschr. 1962. — Indikat. u. op. Techn. d. Chir. d. Mitralsten. (mit Knothe),
Med. Klin. 1962. — Bedeutg. d. konkomitier. Bronchitis deformans f. d. chir.
Therap. d. Bronchiektasie (mit Knothe), Bruns' Beitr. klin. Chir. 204/1962. —
Schule d. Chir. u. aus d. Welt d. Kranken,Hess. Ärztebl. 1962. — Intérêt de l'iode
comme préparation à une hypothermie, Ann. Chir. Thor. Car. 1/1962. — Pankreaschir., chron. Pankreatitis u. prim. Pankreaska., Langenbecks Arch. klin. Chir. 301/
1962. — Dissekt.ligat. d. Oesophagus(mit Film), ebd. 304/1963. — Les enseignements
de la wirsunggraphie dans les pancréatites chroniques, Lyon Chir. 59/1963. —
Possibilités nouvelles de diagnostic des adénomes Langheransiens, ebd. — Verf.-
wahl, op. Techn. u. Nachbhdlg. b. chir. Maßnahmen am Pankreas, Bruns' Beitr.
klin. Chir. 207/1963. — Erfahrgn. m. d. Dissekt.ligat. d. Oesophagus b. Pfortaderhypertonie, Thoraxchir. 1963. — Pulmonary Embolectomy in Acute Pulmonary
Embolism Nihon Kyobu Rinsho, Japan. J. Chest Dis. 22/1963. — Akute Indikat.
z. Kommissurotomie b. d. Mitralsten. (mit Knothe), Dtsch. med. Wschr. 1964. —
Spez. Beobachtgn. nach Implantat. elektr. Schrittmacher m. Bemerkgn. üb. e. neue
op. Techn. (mit Voegt, Knothe u. Gerhard), Med. Klin. 1964. — Bronchusnaht u.
Bronchusresekt. als organerhalt. Eingr. (mit Bikfalvi), Dtsch. med. Wschr. 1964. —
Bronchial Suture and Bronchial Resection for the Preservation of Lung Tissue (mit
Bikfalvi), German med. Mth. 1964 u. Dtsch. med. Wschr. 1965 (griechisch). — Infra-
stern. Installat. b. Implantat. e. Herzschrittmachers (mit Film) (mit Stiller), Lan-
genbecks Arch. klin. Chir. 308/1964. — Anwendg. u. Leistgs.fähigkt. d. Wieder-
belebungsmeth., ebd. — Erg. d. pulmon. Embolekt. b. akuter Lungenembolie (mit
Stiller u. Eisenreich), Zbl. Chir. 1964. — Op. Korrekt. d. Aortenisthmussten. durch
Isthmusplast. (mit Knothe), Dtsch. med. Wschr. 1965, German. med. Mth. 1965,
Med. Ted. 1/1965 u. Medicina Alemana (Buenos Aires) VI/1965, 464. — Symptomat.
Hämatol. d. Gastrointestinaltraktes v. Standpkt. d. Chir., Gastroenterologia (Basel)
104/1965. — Emergency embolectomy by the transsternal approach in acute
pulmonary embolism (mit Stiller u. Eisenreich), Surgery (St. Louis) 58/1965. —
Vorbereit. Thorakoplast. i. Rahmen d. Resekt.therap. b. Lungentbk. (mit Gierhake
u. Bikfalvi), Langenbecks Arch. klin. Chir. 312/1965. — Chir. d. chron. Pankreatitis,
Dtsch. Z. Verdauungskrkh. 25/1965. — The surgical treatment of pulmonary
embolism, J. cardiovac. Surg. Kongr.bd. 1965. — Spezialisierg. u. fachl. Verselb-
ständigg. i. d. Med. aus histor. Sicht, Münch. med. Wschr. 1966. — Indikat. u. Erg.
d. Sphinkterotomie, Rev. int. d'Hepat. 6/1966. — Ligaturtechn. z. Beseitigg. d. off.
Ductus Arteriosus (mit Hehrlein u. Knothe), Thoraxchir. 1966. — Chir. Probl. d.
chron. Pankreatitis, Langenbecks Arch. klin. Chir. 316/1966. — Krebsleiden u.
Schulmed., Hess. Ärztebl. 1967. — Eröffng. z. 23. Tagg. d. Dtsch. Ges. Verd.-
Stoffw.krkh., Wien 1965, Gastroenterologia 107/1967. — Op. Maßnahmen b. Pfortaderhypertonie i. Kindesalter m. bes. Berücksicht. d. Dissekt.ligat. (mit Eisenreich).
Z. Kinderchir. 1967.

Voß, Hermann, Assist. d. II. chir. Klin. d. Freien Univ. Berlin im Städt. Krhs.
Westend, 1 Berlin 19, Spandauer Damm 136.

Voß, Steffen Walter, Facharzt f. Chir., 2407 Lübeck-Travemünde, Achterdeck 2.
— *23. 8. 08 Röbel a. d. Müritz. — **A:** 35 Rostock. — **Prom:** 36 Erlangen. — **F:** Chir.

— **V:** 35 Städt. Krhs. (Fischer), 36 Städt. Krhs. Hof/S. (J. Schmidt), 37 Pathol. Univ.-Inst. Erlangen (Kirsch), 37–45 Erlangen (Goetze). — **P:** Verwertbarkt. d. Zuckerbelastgs.kurven b. fr. Schädeltraumen, Münch. med. Wschr. 1940.

W

Wachs, Erich, Prof. f. Chir., em. Dir. d. Chir. Univ.-Poliklin., X 7027 Leipzig, Güldengossaerstr. 31. — *16. 10. 07 Dresden. — **A:** 32 Freiburg i. Br. — **Prom:** 32 ebd. — **Hab:** 48 Leipzig — **F:** Chir. — **V:** 32–33 Path.-anat. Inst. u. Bakt. Stadtkrhs. Dresden-Friedrichstadt (Schmorl, Geipel), 33–44 Chir. Klin. ebd. (Fromme), 45–48 Chir. Priv.-Klin. Zwickau/Sa., 49–50 Leipzig (Heller), 50 kommissar. Chir. Univ.-Poliklin. ebd., 51–52 kommissar. Chir. Univ.-Klin. ebd., 53 Dir. d. Chir. Univ.-Poliklin. ebd — **B:** Chir. Propädeutik, 3. neubearb. Aufl., Leipzig: Thieme 1957. — Atlas d. op. Chir., Leipzig: Thieme 1961. — Lebensbilder Dtsch. Ärzte, Theodor Billroth, Bibliograph. Inst. 1964. — Dtsch. Forscher aus 6 Jahrh., Theodor Billroth, Bibliograph. Inst. 1966. — **P:** Acetylcholin u. Cholin i. Hühnerei währ. d. Bebrütg., Diss. — Abrißfrakt. a. d. Dornfortsätzen d. WS. Fortschr. Röntgenstr. 52/1935. — Neurinom d. Bauchsympathicus, Zbl. Chir. 1937. — Nierenkapselgeschwülste, Bruns' Beitr. klin. Chir. 166/1937. — Fortschr. Hautnekr., ebd. 165/1937. — Sollen Wirbelbr. nach Böhler reponiert werden?, Chirurg 1938. — Derzeit. Stand d. Bhdlg. v. Wirbelbr., Arch. klin. Chir. 1938. — Selt. Arteriogramme, Bruns' Beitr. klin. Chir. 168/1938. — Phlebogenes Angiom a, Hals, Zbl. Chir. 1939. — Wirbelfrakt. d. Insulinkrämpfe, ebd. — Methoden d. Kardiospasmusbhdlg. u. ihre Erfolge, Arch. klin. Chir. 1940. — Myosarkom d. Jejunum als Ursache d. Melaena, Chirurg 1940. — Wesen, Ursache u. Bhdlg. d. Kardiospasmus, Therap. Gegenw. 1941. — Sog. Kardiospasmus, Hippokrates 1941. — Klin. Therap. d. Pankreasadenoms, Zbl. Chir. 1941. — Spontanhypoglykämie, ebd. 1942. — Chir. Bhdlg. v. Typhusbazillenträgern, Med. Ges. Zwickau 1946. — Rezidivbeschwerden nach Magenop. u. Bhdlg., ebd. — Prof. Fromme z. 25j. Dienstjubiläum, Zbl. Chir. 1947. — Chir. Bhdlg. v. Typhusbazillenträgern, ebd. — Zweizeit. Magenresekt. b. nicht od. schwer resezierb. Ulcus duodeni, ebd. 1948. — Thrombocytopoese b. Cholaemie; Beziehgn. z. Vitamin K, Habil.-Schr. — Myom d. Dünndarms. Gutart. Dünndarmtumoren, Zbl. Chir. 1948. — Selt. chir. Krankh.bilder m. klin. Demonstrat., Med. Ges. Zwickau 1948. — Sog. Polyostot. Ostitis fibrosa (Osteofibrosis def. juv. Uhlinger), Chirurg 1949. — Osteodystrophia fibrosa generalisata (v. Recklinghausen), Zbl. Chir. 1950. — Prim. Resekt. d. i. d. fr. Bauchhöhle durchgebr. Ulcus jejuni pepticum, ebd. — Bhdlg. d. Mastdarmvorfalles, Bruns' Beitr. klin. Chir. 183/1951. — Frühdiagn. d. Lungenkrebses, Dtsch. Gesd.wes. 1951. — Vorweisg. v. Kranken, Zbl. Chir. 1951. — Genese v. spontan entstand. Sehnenrupt., Bruns' Beitr. klin. Chir. 183/1951. — Gallengangsplastiken, Dtsch. Gesd.wes. 1951. — Op. Bhdlg. d. Choledochussten., Zbl. Chir. 1952. — Probl. d. Grenzstrangregenerat. n. Sympathicusresekt., ebd. — Aktuelle Probl. d. Sympathicuschir. Postop. Regenerat. d. Sympathicus, Dtsch. Gesd.wes. 1952. — Postop. Regenerat. d. Sympathicus u. d. Resympathekt., Bruns' Beitr. klin. Chir. 185/1952. — Hormonbild. Geschwülste d. endokr. Systems, Zbl. Chir. 1952. — Chir. Bhdlg. d. chron. Obstrukt.pneumonitis, ebd. — Klin. d. Nebenlungen, Langenbecks Arch. klin. Chir. 1952. — Klin. Demonstrat., 9. Tagg. Med. wiss. Ges. Leipzig 1953, Zbl. Chir. 1953. — Hormonbild. Geschwülste, Z. ärztl. Fortbild. 1954. — Sehnenscheidenentzündg., Bhdlg., Heilberufe

1954. — Darmverschl. Bhdlg., ebd. — Postop. Ostitis pubica, 10. Tagg. Med. wiss. Ges. Leipzig 1954, Zbl. Chir. 1954. — Fortschr. d. Chir., Bedeutg. f. d. Unfallhk., Med. wiss. Tagg. f. Chir. 1954, ebd. 1955 u. Wiss. Z. d. Karl-Marx-Univ. Leipzig 1954/55. — Vegetat. Störgn. b. gedeckten Hirnverletzgn., Zbl. Chir. 1955. — Vegetat. Funkt.prüfgn. b. postkommotionellen Geschehen, Bruns' Beitr. klin. Chir. 191/1955. — Postop. Osteoperiostitis (Ostitis) pubis, Internat. Radiol. Rdsch. 1956. — Klin. Anwendg. v. frei transplant. Knochengewebe, Bruns' Beitr. klin. Chir. 1956. — Atyp. Verlaufsformen d. Osteomyelitis, insbes. d. Corticalisosteoid, Zbl. Chir. 1956. — Bhdlg. d. Lipomatosis dolorosa (Dercum), ebd. 1957. — Strahlenschäden, Z. ärztl. Fortbild. 1957. — Versorgg. v. Hand-Finger-Verletzgn., ebd. 1958.

Wachsmuth, Gerhard, Dozent, Dr. med. habil., Facharzt f. Chir., 4 Düsseldorf, Engelbertstr. 9. — *2. 8. 07 Berlin-Steglitz. — **A:** 33 Rostock. — **Prom:** 33 ebd. — **Hab:** 44 Berlin. — **F:** Chir. — **V:** 33–34 Pathol. Inst. Charité Berlin (Rößle), 34-35 II. Med. Klin. ebd. (v. Bergmann), 35–44 Chir. Univ.-Klin. Berlin (Magnus, Rostock). — **P:** Einfl. v. See- u. Sonnenbädern a. d. Gaswechsel Thyreotoxischer, Balneologe 1934. — Vergl. Untersuchgn. üb. Jodtinktur u. Sepso, Bruns' Beitr. klin. Chir. 164/ 1936. — Biol. Verhalten d. Wundrandgewebes, Arch. orthop. Unfallchir. 38/1937 — Neue Sepsotinktur, Arch. klin. Chir. 197/1940. — 15 J. Prostatachir. a. d. Chir. Univ.-Klin. Berlin, Zbl. Chir. 1943. — Nebenwirkgn. b. lok. u. kombin. Sulfonamidbhdlg., ebd. — Heut. Stand d. Probl. d. caus. Osteogenese, Habil.-Schr. 1944. — Bhdlg. schlechtheil. Frakt. m. Injekt., Antr.vorlesg. v. d. Med. Fakultät Berlin. — Exp. Beitr. z. kaus. Probl. d. Osteogenese, Langenbecks Arch. klin. Chir. 265/1950.

Wachsmuth, Werner, o. ö. Prof. d. Chir., Dir. d. Chir. Univ.-Klin. u. Poliklin i. R., 87 Würzburg, Nikolausstr. 20. — *29. 3. 00 Rostock. — **A:** 24. — **Prom:** 23 Frankfurt. — **Hab:** 30 Bonn. — **F:** Chir. — **V:** 23–24 II. Med. Klin. München (v. Müller), 25–28 Heidelberg (Enderlen), 28–34 Bonn (v. Redwitz). — **B:** Prakt. Anat., Lehr- u. Hilfsb. d. anat. Grundl. ärztl. Handelns (mit v. Lanz), 1. Arm 1/3, Berlin: Springer 1935. — 2. Bein u. Statik 1/4, ebd. 1938. — 3. Hals 1/2, Berlin-Göttingen-Heidelberg: Springer 1955. — Sportunf. u. Sportschäden (mit Wölck), Thieme 1935. — Steckgeschoß, in: Lehrb. d. Kriegschir., v. Borchard-Schmieden, 3. Aufl. 1936. — Kälteschäden, in: Hdb. d. Wehrhyg. v. Handloser-Hoffmann, Berlin 1944. — Chir. Indikation, Schöningh 1947. — Op. a. d. Extremitäten, in: Chir. Op.lehre v. M. Kirschner, 2 Bde., Springer 1956. — Probl. d. Techn. i. d. Chir., in: Chir. Indikat. (Festschr. f. R. Nissen), Thieme 1956. — Bronchialca. b. Lungentbk. (mit Schautz u. Viereck), in: Leistgn. u. Erg. d. neuzeitl. Chir. (Festschr. f. E. K. Frey), Thieme 1958. — Prakt. Anat., Lehr- u. Hilfsb. d. anat. Grundl. ärztl. Handelns (mit v. Lanz), Arm 1/3, 2. Aufl., Springer 1959. — Eugen Enderlen – Werk u. Persönlichkt. Festschr. Eugen Enderlen, 1863—1963, Springer 1963. — **P:** Selt. chir. Erkrankgn. d. Gallensyst. (mit Klose), Arch. klin. Chir. 123/1923. — Exp. Untersuchgn. an Herz u. Kreisl. b. art.ven. Fistel (mit Kleinschmidt), Dtsch. Z. Chir. 201/1928. — Lymphdrüsentransplantat., ebd. 208/1928. — Einfl. op. Eingr. a. d. Herztätigkt. (mit Eismeyer), ebd. 209/1928. — Wirkg. verschied. Narcotica a. d. norm., entnervte u. digitalis. Hundeherz, ebd. 217/1928. — Vorbereitg. d. Herzens z. Op., Chirurg 1929. — Appendicitis u. Grippe, Münch. med. Wschr. 1929. — Mechanismus d. aliment. Hyperglykämie (mit Löweneck), Klin. Wschr. 1929. — Exp. Untersuchgn. z. Frage d. aliment. Hyperglykämie (mit Löweneck), Z. exp. Med. 70/1930 u. Klin. Welt 1930. — Diagn. intraabdomin. Erkrankgn. b. Geisteskranken, Med. Klin. 1930. — Exp. Studien z. Frage d. ren. Hypertonie (mit Friedmann), Arch. exper. Pathol. (D) 150. — Blutzuckerregulat. b. Leberschädigg. d. Ecksche Fistel, Klin. Wschr. 1930. — Reiztheorie d. aliment. Hyperglykämie, ebd. — Blutzuckerregulat. b. part. Leberausschaltg. Leberfunkt.prüfg., Z. exper. Med. 73/ 1930. — Regulator. Reizablauf d. aliment. Hyperglykämie, ebd. — Recht z. chir. Eingr., Klin. Wschr. 1930. — Verlaufsanomalien d. A. hepatica, Chirurg 1931. — Radikalop. d. kindl. Leistenbr., Dtsch. Z. Chir. 232 u. Arch. klin. Chir. 167. — Erg. d. Bassinischen Op. (mit Everken), Chirurg 1932. — Hyperextens. d. Ellenbogengelenkes, Dtsch. Z. Chir. 240/1933. — Diff.diagn. abdomin. Beschwerden b. Grippe, Klin. Wschr. 1933. — Mammaca. u. Schwangerschaft. Op.indikat. u. Schwangerschaftsunterbrechg., Chirurg 1933. — Spätfolgen n. Verrenkg. d. ob. Extremität, deren Verhütg., ebd. 1935. — Fixat. d. Extremitätenschüsse, Militärarzt 1936. — Ätiol. d. schleich. Frakt., Chirurg 1937. — Dienstschäden am Bewegungsapparat, Militärarzt 1937. — Ätiol. d. haemat. Osteomyelitis (mit Heinrich), Klin. Wschr. 1938. — Strahlen u. Wehrmacht: Ausstellg. Strahlen u. Heilk., München 1938. — Allgemeinbetäubg. i. Felde, Verh. Dtsch. Ges. Chir. 1939. — Sichtg. u. Verteilg. d. Verwundeten v. Standpkt. d. Chirurgen, Militärarzt 1939. — Richtlinien f. d. vorläuf. u. endgült. Versorgg. Verwundeter i. d. vord. San.einrichtgn., bearb. v. Berat. Chirurgen H. S. In. 1939. — Sauerstoffbhdlg. d. Gasoedems, Münch. med. Wschr. 1940. — Nachruf a. Eugen Enderlen, Zbl. Chir. 1940. — Richtl. f. d. vorläuf. u. endgült. Bhdlg. d. Gliedmaßenschüsse, bearb. v. Berat. Chirurgen H. S. In. 1941. — Nachruf a. Anton Waldmann, Zbl. Chir. 1941. — Aufgaben u. Wege i. d. Kriegschir., Militärarzt 1942. — Bhdlg. d. Oberschenkelschußbr., ebd. — Der Arzt im Felde, Münch. med. Wschr. 1942. — Fersenbeinbr. als typ. Panzerverletzg., Zbl. Chir. 1942. — Postop. Magenblutgn., Chirurg 1942. — Grundsätzl. z. Amputat.techn., Militärarzt 1942. — Einzelne Bhdlgs.perioden d. Schußfrakt. (Bemerkgn. z. gleichnam. Arb. v. Kirschner), Chirurg 1942. — Wesen u. Entwicklg. d. Kriegschir., Europ. Wissenschaftsdienst 1942. — Kriegswundkachexie. Ein d. Infekt. u. Eiweißverlust entstand. Sympt.komplex, Militärarzt 1943. — Art.-ven. Aneurysma als Kreisl.kurzschluß, ebd. — Neues, m. d. Hand bedienbares Sauggerät, ebd. — Wesen u. Bhdlg. d. Wundinfekt., Dtsch. Z. Chir. 1945. — Antethorak. Oesophagusplastik, Langenbecks Arch. klin. Chir. 260/1948. — Untersuchgn. üb. d. gewebsschädig. Wirkg. d. Thorotrast, Chirurg 1948. — Zeitbed. Revis. d. Bluttransfus.frage, Ärztl. Wschr. 1948 u. Schlußwort, ebd. 1949. — Erfahrgn. m. Penicillin i. d. Chir., Zbl. Chir. 1949. — Vermeidg. v. Mißerfolgen b. d. Penicillinbhdlg. d. akut. haemat. Osteomyelitis, Ärztl. Wschr. 1949. — Ultraschall b. Sudeckscher Krkht., Ultraschall i. d. Med. 1949. — Profuse, neurovasc. bed. Magen- u. Darmblutgn., Zbl. Chir. 1951. — Lungenflügelentferng. b. Bronchiektasen, ebd. — Selt. Erkrankgn. d. Gallenblase, Langenbecks Arch. klin. Chir. 265/1950. — Diagn. d. interstit. intraabdom. Gasphlegmone, Zbl. Chir. 1952. — Mamma-Ca., Genese, Klin. u. Therap., Münch. med. Wschr. 1950. — Heut. Bhdlg. d. spezif. u. unspezif. Resthöhlen, Ärztl. Wschr. 1950. — Lungen-Pleura-Grenzschicht b. d. extrapleur. Decorticat. (mit Schautz), Chirurg 1951. — Ferdinand Sauerbruch, Ärztl. Wschr. 1951. — Impetigo herpetiformis n. Strumekt., Zbl. Chir. 1951. — Diff.diagn. u. Therap. d. Drüsenschwellgn., 6. Vortr.-Reihe d. Augsburger Fortbildgs.tage 1951. — Extrapleur. Decorticat. b. Tbk., Zbl. Chir. 1952. — Bindgn. d. Blutspendewesens i. Ausland, Ärztl. Wschr. 1952. — Profuse, neuro-vasc. bed. Schleimhautblutgn., Langenbecks Arch. klin. Chir. 274/1953. — Chir. i. Bewegg., Ärztl. Wschr. 1953. — Extrapleur. Decorticat. b. Tbk., Langenbecks Arch. klin. Chir. 273/1953. — Gefährdg. d. Spenders als aktuelles Probl. d. Blutspendewesens (mit Lutzeyer u. Heinrich), Ärztl. Wschr. 1953. — Krit. z. Frage d. totalen Gastrekt.,

Berl. med. J. 1955. — Aktuelle Probl. d. Magenchir., Ärztl. Wschr. 1955. — Op. d. Oesophagusatresie, Langenbecks Arch. klin. Chir. 282/1955 u. Zbl. Gynäk. 1955. — Erkenntn. b. d. Resekt.bhdlg. d. Lungenca. u. ihre Folgergn., Ärztl. Wschr. 1958. — Totale Hemihepatekt. b. tumorförm. Hamartom d. li. Leberlappens, ebd. 1959. — Heredit. Vorkommen zirkulär wachs. Leiomyome d. Oesophagus. Chirurg 1959. — Krit. z. op. Bhdlg. d. Lungentbk. (mit Viereck), Langenbecks Arch. klin. Chir. 295/ 1960. — Früh- u. Späterg. d. chir. Bhdlg. d. Lungentbk. (mit Viereck), Therap. Gegenw. 1961. — Op.indikat. b. d. mass. Ulkusblutg. (mit Hüner), Dtsch. med. Wschr. 1961 — Beurteilg. u. Bhdlg. d. gr. Magenblutg. aus d. Sicht d. Chir. (mit Hüner), Internist 1961. — Berücksicht. u. Steuerg. d. hormon. Stoffwechsels b. d. chir. Bhdlg. d. Phäochromocytoms (mit Hüner), Dtsch. med. J. 1962. — Geschichte d. chir. Lehrstuhls i. Würzburg, Münch. med. Wschr. 1962. — Ätiol. d. Bronchialka. – Auswertg. v. 1000 eig. Fällen (mit Viereck), Dtsch. med. Wschr. 1964. — Pathophysiol. u. Klin. d. Ileus, Langenbecks Arch. klin. Chir. 308/1964. — Erich Frhr. v. Redwitz – 1883–1964. Nekrolog, Dtsch. med. Wschr. 1964. — In memoriam Prof. Erich Freiherr v. Redwitz, 2. 4. 1883–7. 9. 1964, Langenbecks Arch. klin. Chir. 310/ 1965. — Rauchgewohnhtn. u. Bronchialkrebs (mit Viereck), Dtsch. med. Wschr. 1965. — Peritonitis, Langenbecks Arch. klin. Chir. 313/1965. — Perforat. als Ursachen d. Akuten Abdomens (mit Hüner u. Hockerts), Internist 1967. — Prof. Dr. Titus Ritter von Lanz z. Gedächtnis, Fortschr. Med. 1967. — Langzeitbeatmg. i. d. Allg.chir. (mit Weis u. Schautz), Dtsch. med. Wschr. 1967. — Ätiol., Diagn. u. Bhdlg. unklarer Schmerzzustände an d. Handwurzel (mit Wilhelm), Mschr. Unfhlkd. 1967. — Üb. d. Grenzen zw. Leben u. Tod. Ansprache d. Präs. z. Eröffng. d. 84. Tagg. Dtsch. Ges. Chir., Langenbecks Arch. klin. Chir. 319/1967. — Wandel i. Krankhts.-bild u. Therap. d. akuten haematog. Osteomyelitis (mit Hüner), ebd. 320/1968. — M. epitrochleo-anconeus u. seine klin. Bedeutg. (mit Wilhelm), Mschr. Unfhlkd. 1968. — Prophyl. u. Therap. fibrinolyt. Nachblutgn. i. d. Thoraxchir. (mit Viereck), Festschr. f. E. K. Frey, Thoraxchir. u. vasc. Chir. 18/1968.

Wagenfeld, Michael, Leit. Arzt d. chir. Abt. d. Krskrhs., 4475 Sögel/Kr. Aschendorf-Hümmling. — *30. 6. 21 Weimar/Thür. — **A:** 47 Berlin. — **Prom:** 49 ebd. — **F:** Chir. — **V:** 47–49 Max-Planck-Inst. f. Gewebeforschg. Berlin-Dahlem (Knake), 49–51 Krhs. Heerstr. Berlin (Hübner), 52–59 A. K. St. Georg Hamburg (Diebold), 59–64 St. Josef-Krhs. Hermeskeil, Krs. Trier (Müller). — **B:** Fachbeitr. Thoraxop. (Vorbhdlg.) u. Lungenanat., in: Mod. Chir. (Lose-Blatt-Lexikon d. Chir.), hrsg. v. Diebold u. v. Dankelmann, Oberursel 1955. — **P:** Vergl. Untersuchgn. üb. d. Homotransplantat. v. Rattenohrknorpel u. Benzpyrensarkomen, Diss. u. Virchows Arch. 318/1950. — Neubildg. v. Knorpelzellen, ebd. 321/1952. — Bedeutg. immunbiol. Vorgänge f. d. Homotransplantat. verschied. Gewebsarten, Ärztl. Forsch. 1954. — Erworb. gutart. ösophago-tracheobronch. Fisteln, Chirurg 1957. — Indikat.begrenzg. d. op. Therapie d. Bronchialca., Langenbecks Arch. klin. Chir. 291/1959. — Vereinf. Meth. d. Bündelnagelg. nach Hackethal, Z. Orthop. 97/1963.

Wagenmann, Ulrich, Oberarzt Chir. u. Urol. Klin. d. Städt. Kr.anst., 563 Remscheid. — *8. 11. 30 Heidelberg. — **A:** 55 Heidelberg. — **Prom:** 55 ebd. — **F:** Chir., Urol. — **V:** 55 geburtshilfl.-gynäk. Abt. d. Städt. Kr.anst. Remscheid (Arns), 55–56 Pharmak. Inst. d. Univ. Gießen (Hildebrandt), 56–58 Pharmak. Inst. d. Univ. Heidelberg (Eichholtz), 58 Pathol. Inst. d. Univ. München (Büngeler), 59–60 chir. u. orthop. Abt. d. Univ.-Kinderklin. ebd. (Oberniedermayr), 60–61 Univ.-Kinderklin. Würzburg (Stroeder), 61–63 Chir.-Orthop. Priv.-Klin. Ulm/Do. (Bertele), ab 63 Chir. u. Urol. Klin. d. Städt. Kr.anst. Remscheid (Hartmann).

— **P:** Vergl. Untersuchgn. üb. d. Kreisl.- u. Atmgs.wirkg. d. Adenosinkörper am wachen Hund, Arch. exper. Path. u. Pharmak. 224/1955. — Kreisl.wirkg. d. Magnesiumsalze, ebd. — Respirator. Arrhythmie u. respirator. Blutdruckschwankg. b. wachen Hund, ebd. 229/1956. — Kreisl.reakt. b. „Tiefen Atemzug", ebd. 231/1957. — Herstellg. geeign. Gefrierschnitte z. Autoradiograph. d. Niere i. e. Kühlkammer m. eingebautem Mikrotom., ebd. 234/1958. — Serienmäß. Herstellg. v. Gefrierschnitt-Autoradiogrammen m. optim. Kontakt, ebd. — Pharmakol. neuer wasserlösl. Theophyllin-Derivate, Arzneimittel-Forsch. (Drug Res.) 9/1959. — Pharmakolog. v. „Theophyllin-Äthylnorephedrin" (7-β'-Phenyl-β'-hydroxy-isopropyl)-aminoäthyl)-theophyllin-hydrochlorid), ebd. — Gerät z. automat. Registrierg. v. Herzfrequenz, Pulswellengeschwindigkt. u. „Grundschwingg." d. art. Syst., Z. exper. Med. 131/1959. — Bedeutg. zentr. Fakt. als Ursache d. respirat. Arrhythmie u. respirat. Blutdruckschwankgn. am wachen Hund, ebd. — Bedeutg. u. Probl. histochem. Bef. am Niereninfarkt, Beitr. pathol. Anat. 121/1959. — Verteilg. v. radioakt. Orthophosphat i. d. Katzenniere, untersucht m. Hilfe d. Gefrierschnitt-Autoradiograph., Arch. exper. Path. u. Pharmak. 238/1960. — Teratoide Geschwülste i. Kindesalter, Langenbecks Arch. klin. Chir. 296/1960. — Erg. m. d. Suspensionsplast. b. d. absoluten Harninkontinenz, Zbl. Chir. 1967.

Wagner, Eberhard, Facharzt f. Chir., Belegarzt am Krhs. Riederwald Frankfurt a. M., 607 Langen/Hessen, Bahnstr. 7. — *9. 6. 10 Berlin. — **A:** 36 Frankfurt a. M. — **Prom:** 36 ebd. — **F:** Chir., Gynäk. — **V:** 36–43 Krskrhs. Seligenstadt/Hess. (Fath).

Wagner, Erich, Priv.-Doz., Oberarzt Chir. Univ.-Klin., 63 Gießen. — *27. 4. 26 Lang-Göns, Kr. Gießen. — **A:** 53 Gießen. — **Prom:** 55 ebd. — **Hab:** 67 ebd. — **F:** Chir. **V:** 54 Med. Univ.-Klin. Gießen, 55 Med. Univ.-Klin. Düsseldorf, 60 St. Josefs-Hosp. Burbank, Calif./USA, 61 Fellow d. Harvard-Medical-School, Boston, Mass./USA u. Ass. d. Peter Bent Brigham-Hosp. ebd. — **P:** Beteiligg. d. Herzens b. Haemochromatose, Diss. — Seltene Ursachen cardialer Dekompensat. (mit Koppermann), Medizinische 1955. — Elektrokymograph. u. kreisl.analyt. Untersuchgn. Panzerherzen vor u. nach Pericardektomie (mit Koppermann u. Stender), Ärztl. Forschg. 1957. — Tödl. postop. Lungenkompl. i. d. Allg. Chir. (mit Becker u. a.), Bruns' Beitr. klin. Chir. 194/1957. — Klin. u. pathophys. Bedtg. d. Gallenblasenagenesie (mit Haag), Chirurg 1958. — Einfl. v. Minutenvolumenändergn. auf Durchströmg. lebenswicht. Organe b. Anwendg. d. Herz-Lungen-Masch. (mit Schönbach, Thorban u. L'Allemand), Langenbecks Arch. klin. Chir. 289/1958. — Beitr. z. pulm. Hypertens. b. Ductus art. pers. (Botalli) (mit Hermanuz u. L'Allemand), Z. Kreisl.forsch. 1958. — Tierexp. U. am Herz b. vollst. Abkl. von Aorta u. A. pulm. (mit Eisenreich u. a.), Thoraxchir. 1958. — Exp. U. z. Kreislaufunterbrech. d. Abkl. von Aorta u. A. pulm. (mit Eisenreich u. a.), ebd. 1959. — EKG-Veränd. nach hypoxämisch. Herzstillst. b. Anw. d. Herz-Lungen-Masch. (mit Schönbach u. a.), Langenbecks Arch. klin. Chir. 292/1959. — Einfl. d. „Low-Flow" auf d. Organstrukt. b. Anw. d. Herz-Lungen-Masch. (mit Schönbach u. a.). Thoraxchir. 1959. — Haemodynam. Folg. u. Auswirk. auf d. Herz b. Lungenembolie (mit Haag u. Eisenreich), Bull. Soc. Int. de Chir. 1960. — Bedeut. d. Koronarperfus. z. Wiederbeleb. d. Herz. (mit L'Allemand u. a.), Bull. Soc. Int. Chir. 1960. — Wirkg. d. respirat. Alkalose Acidose b. Normoxaemie auf d. Herz (mit L'Allemand u. Wassner), Anaesthesist 1960. — Factors infl. Cor blood vol. a. myocard. intestitial fluid content. (mit Salisbury u. a.), Physiologist 3/1960. — Cor. vasomot. tonus a. extracor. fact. determinants of cor. blood flow (mit Gross, Rieben u. Salisbury) ebd. — Infl. o. airway press. on edema i. th. isolated Dog's lung circul. (mit Rieben, Katsuhara u. Salisbury), Research.

9/1961. — Sonde z. Unters. d. Sekretionsverhltn. i. Magenstumpf u. Dünndarm n. B II-Res. (mit Linden u. a.), Dtsch. med. Wschr. 1962. — Verw. d. Caged-ballklappe f. d. tot. Ersatz d. Aort. u. Mitralklappe (mit Sorroff, Fossberg u. Harken), Thoraxchir. 1963. — Sekret. d. Pankr. b. Patienten m. Beschwerd. n. B-II. (mit Schultis), Chirurg 1964. — Untersuchgs.erg. n. Ausschaltgs.resekt. (mit Maniatis), ebd. — D. präpyl. Magenwandzysten. (mit Sailer), Zbl. Chir. 1966. — D. Ablatio interthorakoscap. b. malignen Geschwülsten i. Bereich d. ob. Extremitäten, Chirurg 1966. — Pankreassekr. n. Magenresekt. v. Typ B II Gastroenterologia 1967. — Resorpt. v. D-Xylose v. u. n. Magenresekt. (mit Schultis u. Sailer), ebd. — Ulc. perf. ventr. s. duodeni (mit Schultis u. a.) Zbl. Chir. 1967. — Ablatio interthorakoscap. a. chir. Therap. b. malign. Geschwülst. i. Bereich ob. Extr. u. Schultergürtel (mit Schultis), ebd. — Pathophys. d. exokr. Pankreasf. v. u. n. B II, Dtsch. med. Wschr. 1967. — Beobacht. z. Substitut. m. Depot-Glucagon nach totaler Pankreatektomie (mit Schultis u. Wildberger), Klin. Wschr. 1967. — Syndr. multipler endokriner Hyperplasien u. Adenome mit Zollinger-Ellison-Syndr. (mit Böhm u. a.), Med. Welt 1967.

Wagner, Hans, 885 Donauwörth, Bahnhofstr. 466. — Fragebogen 1968 nicht beantwortet.

Wagner, Hans-Curt, OMR., Facharzt f. Chir., 433 Mülheim (Ruhr)-Speldorf, Langensiepenstr. 64. — *14. 5. 17 Mülheim (Ruhr). — **A:** 48 Düsseldorf. — **Prom:** 48 ebd. — **F:** Chir.

Wagner, Helmuth, Leit. Arzt a. Krhs. d. Dominikanerinnen, 54 Koblenz-Moselweiß, Moselufer 48 b. — *8. 8. 12 Dillingen (Saar). — **A:** 38 Berlin. — **Prom:** 39 Bonn. — **F:** Chir. — **V:** 37–40 Städt. Kr.anst. Kemperhof (Hohmeier), 40–43 Pathol. Inst. Städt. Kr.anst. Wiesbaden (Wurm), 50–55 Städt. Kr.anst. Kemperhof (Korth). — **P:** Kohlenhydrateabbau i. Herzen, Diss. 1937. — Vorkommen u. Schicksal d. Phosphorglycerinsäure i. Herzmuskel (mit Deuticke), Hoppe-Seylers' Z. physiol. Chem. 54/1938. — Uns. Erfahrgn. m. „Sepso" als Desinfekt.mittel d. Op.feldes (mit Best), Zbl. Chir. 1938. — Neuere Erfahrgn. m. „Sepso" als Desinfekt.mittel d. Op.feldes (mit Best), ebd. — Akt. Impfg. geg. Tetanus, Dtsch. Ärztez. 1958.

Wagner, Julius, OMR., Dir. d. chir. Abt. d. Städt. Krhs. Eßlingen i. R., 73 Eßlingen. Hasenrainweg 74. — *26. 3. 89 Eßlingen. — **A:** 14 Berlin. — **Prom:** 16 Freiburg. — **F:** Chir. — **V:** 16–30 Inn. (Dennig) u. chir. Abt. d. Ludwigspit. Stuttgart (v. Hofmeister, Döderlein), 20 path. Inst. d. Katharinenhosp. ebd. (Walz), 15–19 u. 39–45 Kriegsdienst. — **P:** Absch. d. Musculi recti, Bruns' Beitr. klin. Chir. 101. — Eigenblutinfus., Med. Korresp. bl. Württembg. 1921. — Mühlengeräusch d. Herzens, Münch. med. Wschr. 1922. — Ungewöhnl. Fall v. Oesophagussten. (mit Hirsch), ebd. 1923. — Beitr. z. Hautnahttechn., Zbl. Chir. 1929. — Zweizeit. traumat. Milzrupt., ebd. 1931. — Lokalanaesth. m. ½%iger Novocain-Suprarenin-Lösg. u. tödl. Gewebsschädigg., ebd. 1932.

Wagner, Karl, 314 Lüneburg, Bögelstr. 18. — Fragebogen 1968 nicht beantwortet.

Wagner, F. Wilhelm, Prof. em., 3388 Bad Harzburg, Nordhäuser Str. 10. — *14. 4. 99 Eisleben. — **A:** 23 Halle/S. — **Prom:** 23 ebd. — **Hab:** 34 ebd. — **F:** Chir. u. chir. Röntgenol. — **V:** 23–37 Path., Pharmak., Chir. Halle/S. (Beneke, Kochmann, Völcker), 29 Rö.-Inst. d. Univ. Köln (Grashey), 30 Rö.-Inst. d. Univ. Frankfurt (Holfelder), 37 Stellvertr. Leit. d. Univ.-Klin. Halle, 39–45 Prof. u. Dir. ebd., 48–56 Chefarzt d. Ev. Krhs. Wanne-Eickel, 56–59 Prof. a. d. Pohantoon-Univ. Kabul (Afghan.), 60–64 Leit. Arzt Burgberg-Sanat. Bad Harzburg, 61 Emeritierg. Univ. Bonn. — **P:** ca. 140 Veröff. aus d. Gebiet d. Chir. u. chir. Röntgenol.

Wagner, Wolfgang W. P., Facharzt f. Chir., Durchgangsarzt, 7317 Wendlingen, Goethestr. 7. — *16. 7. 25 Leipzig. — **A:** 53 Leipzig. — **Prom:** 53 ebd. — **F:** Chir. — **V:** 53–56 Krhs. Grimma/Sa. (Thies), 56–61 Oberarzt St. Georg Leipzig (Mörl, Rothe), 61–66 Oberarzt Krhs. Kirchheim (Veitinger). — **P:** Lungen-Aktinomykose, Mschr. Tbk.bekämpf. 1960. — Klin. d. Bronchusadenome, ebd. — Klin. Erfahrgn. m. d. Inhalat.narkotikum Fluothane, Zbl. Chir. 1960. — Spätmetastasierg. nach Menaloblastom d. Auges, ebd. — Messg. d. Minuten-Stromvolumens i. extracorp. Kreisl., Thoraxchir. 1961. — „Selbstheilgs."vorgänge b. Lungensarkom, Frankf. Z. Path. 71/1961. — Progn. d. Tetanus aus d. Jahren 1920–1959, Zbl. Chir. 1961. — Mod. Bhdlg. d. schw. Tetanus, Langenbecks Arch. klin. Chir. 300/1962. — Künstl. Herzstillstand i. Tierversuch, Z. Kreisl.forsch. 52/1963. — Therap. d. Morbus Sudeck, Therap. Gegenw. 1966.

Wahl, Erich, Facharzt f. Chir., 1 Berlin 21, Alt-Moabit 104. — *30. 1. 16 Tübingen. — **A:** 41 Düsseldorf. — **Prom:** 41 ebd. — **F:** Chir.

Wahl, Heinz Gert, Oberarzt d. chir. Abt. d. Kantonsspit., CH-4410 Liestal (Schweiz). *

Wahl, Kuno, Leit. Arzt d. Krhs. Engels-Stift, 5223 Nümbrecht. — *25. 10. 11 Stuttgart. — **A:** 37 Tübingen. — **F:** Chir. — **V:** 1 J. Med. Klin. Tübingen (Koch), bis 43 Chir. Klin. ebd. (Usadel), Kriegsdienst u. Gefangenschaft, 50–52 Tübingen (Naegeli), 52–53 Ev. Krhs. Duisburg-Beeck (Bromeis). — **P:** Ob. Mittelschnitt (mit Usadel), Chirurg 1938. — Verhalten d. BKS b. Änderg. d. Ery-Plasmaverhältn., Münch. med. Wschr. 1950. — Appendicitis u. Ernährg. Erfahrgs.ber. aus Kgf. i. Rußland, ebd. 1954. — Asept. Appendekt. durch Einstülpg. d. Wurmfortsatzes, Chir. Praxis 1967.

Wahlberg, Kurt, 237 Rendsburg, Königskoppel 26. — Fragebogen 1968 nicht beantwortet.

Walbrunn, Martin Matthias, Ob.-Reg.-Med.-Rat, Facharzt f. Chir., Hauptamtl. Arzt d. Kreiswehrersatzamtes, 83 Landshut, Adelmannstr. 2, Adelmann-Schloß. — *11. 11. 20 Schönsee/Oberpf. — **A:** 55 München. — **Prom:** 55 ebd. — **F:** Chir. — **V:** 56 Path. Inst. d. Univ. München (Büngeler), 56–60 Städt. Marienkrhs. Amberg/Oberpf. (Felkel), 60–62 Krhs. Waldshut (Thiele), ab 62 Straubing, 63 Krhs. d. Barmh. Br. (Christ).

Walchshofer, Ernst-Otto, Sanitätsrat, Facharzt f. Chir. Poliklin. Süd, X 50 Erfurt. — *6. 7. 01 Aschbach/ N.Ö. — **A:** 30 Berlin. — **Prom:** 25 Innsbruck. — **F:** Chir. — **V:** 25–26 Pathol.-anat. Inst. d. Univ. Graz (Beitzke), 26–28 I. Chir. Univ.-Klin. ebd., 28–30 Düsseldorf, 30–34 Köln (v. Haberer), 34–36 Priv.-Frauenklin. Heilbronn/ N. (Weßel), 36–37 Köln/Rh. (v. Haberer), 37–45 Dir. u. Chefarzt d. chir. Abt. Naumburg, 46–66 Niederlassg ebd. — **P:** Jugendschilddrüse u. Kropf in Steiermark (mit Orator), Dtsch. Z. Chir. 201/1927. — Tierexp. Vergl. d. versch. Gallenblasenkontrastmittel (mit Orator), ebd. 205/1927. — Stichverletzg. d. d. Orbita ins Schädelinnere, ebd. 209/1928. — Rückbildgs.vorgänge i. d. alternden Mamma, ebd. 224/1930. — Erfahrgn. mit d. Evipan-Na.Nark. (mit Boden), Fortschr. Therap. 1933. — Bhdlg. v. WS.Verletzgn., Zbl. Chir. 1950. — Stellg.nahme z. Jungbluth: Nachblutgn. i. Gefolge v. Magenop., ebd. 1953. — Gedanken u. Ratschläge z. Rö.untersuchg. d. Magens, Dtsch. Gesd.wes. 1954. — Rö.bestrahlg. d. Mamma, Zbl. Chir. 1957.

Walczak, Wladislaw-Anton, Oberarzt d. chir. Abt. d. Ev. Krhs., 475 Unna/Westf., Holbeinstr. — *7. 6. 30 Schildberg. — **A:** 54 Breslau. — **Prom:** 67 Düsseldorf. — **F:** Chir. — **V:** 54–58 Städt. Krhs. Liegnitz/Schles. (Szule), 57 Unf.chir. Fortbild. Warszawa (Szule), 58 Urol. Fortbild. Breslau (Dobrzecki), 58 Düsseldorf (Derra), 58–61 Knappschaftskrhs. Bottrop/Westf. (Blumensaat), 61–65 Städt. Kr.-anst. Solingen (Major), ab 65 1. Oberarzt Ev. Krhs. Unna (Fiedler). — **P:** Neurinome d. Dünndarmes, Diss. — † 1969.

Wald, Alfred, Unf.- u. Durchgangsarzt, 6 Frankfurt 90, Leipziger Str. 21. — *1. 11. 02 Frankfurt (Main). — **A:** 28 Berlin. — **Prom:** 28 Frankfurt (Main). — **F:** Allg u. Unf.-Chir. — **V:** 27–28 Med. Univ.-Klin. Frankfurt (Main) (Volhard), 28–29 Senckenbergisches Pathol. Univ.-Inst. ebd. (Fischer-Wasels), 29–30 Hygien. u. Bakteriol. Univ.-Inst. ebd. (Neisser), 30–39 – ab 35 Oberarzt – Marien-Krhs. ebd. (Flörcken), 39–49 Kriegsdienst u. Gefangenschaft, 50–56 Oberarzt (Flörcken). — **P:** Wirkg. verschied. Expektorantien, Med. Klin. 1928. — Herkunft d. polymorphkern. Leukocyten, Virchows Arch. f. Pathol. Anat. u. Physiol. 270/1928. — Systemat. Untersuchgn. üb. geburtstraumat. Verändergn. d. bas. Ganglien b. Neugebor. u. Säuglingen u. ihre Bedeutg. f. d. sog. angebor. Erkrankgn. d. bas. Ganglien, Z. Kinderheilk. 1930. — Zwei schwere Asphyxien nach Avertinbasisnark., Zbl. Chir. 1934. — Verschl. d. Duodenalstumpfes b. d. Magenresekt. nach Billroth II m. d. Donatischen Instrument, ebd. 1936. — Anwendg. d. Atomenergie i. d. Med.: Bedeutg. d. Isotope f. Diagn. u. Therap. (Schilddrüsenphysiol. u. -pathophysiol. Bhdlg. d. Struma mal.), ebd. 1951. — Heinrich Flörcken z. 70. Geb., ebd.

Waldhubel, Ernst, 655 Bad Kreuznach, Josef-Schneider-Str. 10. — Fragebogen 1968 nicht beantwortet.

Waldmann, Bernhard, Chefarzt d. chir. Abt., Elisabeth-Krhs., 35 Kassel. — *9. 3. 12 Hildesheim. — **A:** 38 Göttingen. — **Prom:** 37 ebd. — **F:** Chir.

Waller, Alfred, Oberstabsarzt, Facharzt f. Chir. u. Urol. BW-Laz., 8 München, Romanstr. 94. — *13. 10. 24 München. — **A:** 51 München. — **Prom:** 51 ebd. — **F:** Chir., Urol. — **V:** Chir. Priv.-Klin. (Dinecker) München, Urol. Krhs. Barmherz. Brüder (Schneider) ebd. — **P:** Nierenszintigraph. m. Radio-Selegryan, e. neue diagn. Mögl.kt. (mit Weissenstein), Urologe 1964.

Waller, Helmut, Facharzt f. Urologie, 35 Kassel, Obere Königstr. 13. — *8. 7. 32 München. — **A:** 59 München. — **Prom:** 57 Erlangen. — **F:** Chir., Urol. — **V:** 59–65 Stadtkrhs. Fürth/Bay. (Denecke), 65–67 Katharinenhosp. Stuttgart (Arnholdt).

Wallraven, Friedrich Richard, Chefarzt d. chir. Abt. Luisen-Krhs., 4 Düsseldorf. — *27. 10. 18 Koblenz/Rhein. — **A:** 45 München. — **Prom:** 45 ebd. — **F:** Chir. — **V:** 45–47 Hosp. Herrsching/Ammersee (Rostock), 46–50 Krhs. Mayen/Eifel (Knopp), 51–52 Univ.-Frauenklin. Heidelberg (Runge), 52–53 Chir. Univ.-Klin. ebd. (K. H. Bauer), 53–55 Chir. Univ.-Klin. Montpellier (Tourenc), 55–58 Maria Hilf-Krhs. Köln-Berg.Gladbach (Zander), 58–59 Bergmannsheil Bochum (Bürkle de la Camp), 59–64 Marien-Hosp. Düsseldorf (Bross).

Walter, Hans-Rochus, Leit. Arzt d. chir. Abt. d. St. Joseph-Krhs., 413 Moers, Xantener Str. 46. — Fragebogen 1968 nicht beantwortet.

Walters, Waltman, Prof., Mayo-Clinic, Rochester S. W., Minn. 55902 (USA). — Fragebogen 1968 nicht beantwortet.

Walther, Rolf, Facharzt f. Chir. u. Durchgangsarzt, 4 Düsseldorf, Gumbertstr. 30. — *9. 9. 18 Halle/Saale. — **A:** 44 Danzig. — **Prom:** 47 Marburg. — **F:** Chir. — **V:** 46–47 Kinderklin. Marburg (Linneweh), 48 Westendkrhs. Berlin (Ganzer, Specht) 49–62 Bethanienkrhs. ebd. (Wildegans, Eschenbach, Schoen).

Wandt, Bruno, Facharzt f. Chir., 75 Karlsruhe, Reinhold-Frank-Str. 69a. — *12. 11. 10 Wiesbaden. — **A:** 36 München. — **Prom:** 37 ebd. — **F:** Chir., Gynäk. —

V: 36 RK-Krhs. Wiesbaden (Bartholdy, Birmer), 37–38 Univ.-Frauenklin. München (Eymer), 39 Städt. Krhs. Ulm/D. (Friedrich), Kriegsdienst, 47–48 Krskrhs. Schomdorf/Württ. (Palm), 48–50 Städt. Krhs. Sindelfingen/Württ. (Gangler), 51–60 Belegarzt Entbindgs.heim ebd. u. Fachpraxis, chirurg. Mitarbeiter Klin. Dr. Friedrich, Karlsruhe, 60–61 Krskrhs. Tegernsee/Oberb. (Laprell), ab 61 Klin. Dr. Friedrich, Karlsruhe.

Wangensteen, Owen H., Prof., University-Clinic, Minneapolis, Minn. (USA). — Fragebogen 1968 nicht beantwortet.

Wappler, Rudolf, Med.-Rat u. Ärztl. Dir. Stadtkrhs., X 8255 Nossen. — *21. 9. 12 Stenn b. Zwickau. — **A:** 38 Dresden. — **Prom:** 37 Leipzig. — **F:** Chir. — **V:** Heinrich-Braun-Krhs. Zwickau (Kulenkampff, Litzner, Heilmann), 38–49 Krskrhs. Stollberg (Hermann). — **P:** Lymphoepithel. Gschwülste am Hals (mit Heilmann), Bruns' Beit. klin. Chir. 1939. — Verkalkg. d. Annulus fibrosus d. Mitralis, Röntgenprax. 1940. — Prim. Chorionepitheliom d. Keimdrüse (mit Heilmann), Zbl. Gyn. 1941. — Prim. Chorionepitheliom d. Keimdrüse, ebd. — Mißgebildeter Uterus als Bruchsackinhalt, ebd. 1949. — Pneumatosis cystoides intestinalis, Dtsch. Gesd.wes. 1951. — Spont. Rektusscheidenhaematom, Zbl. Chir. 1953. — Mastitisprophyl., Dtsch. Gesd.wes. 1956.

Warnecke, Carl Egon, 2 Hamburg 22, Blumenau 29. — Fragebogen 1968 nicht beantwortet.

Warner, Friedrich, Prof., Chefarzt i. R., 68 Mannheim 1, Nietzschestr. 24. — *19. 3. 94 Zarrenzin b. Stralsund. — **A:** 21. — **Prom:** 23. — **F:** Unfallchir. — **V:** 4 J. Charité Berlin (Hildebrand), 2 J. Orthop. Univ.-Klin. Heidelberg (v. Baeyer), 2 J. Orthop. Anst. Berlin-Dahlem (Biesalski), 4 J. Bergmannsheil Bochum (Magnus). — **B:** Pathol. d. Lumbosacralgebietes, in: Hdb. d. ges. Unfallheilk., hrsg. v. König u. Magnus. — **P:** Studien z. Pathol. d. Lenden-Kreuzbeingrenze, Tagg. Dtsch. Ges. Unfallheilk. Berlin 1929. — D. fünfte Lendenwirbel, ebd. Bochum 1932, Arch. orthop. Unfallchir. 33. — Schulg. d. Oberschenkelamputierten, ebd. Frankfurt a. M. 1933. — Bemerkgn. z. Begutachtg. d. Bandscheibenvorfalles u. d. Hypertrophie d. gelben Bandes, Tagg. d. Dtsch. Orthop. Ges. Heidelberg 1947. — Durchgangsarztverf., Unfallmed. Tagg. Ludwigshafen 1949. — Psychol. Probl. d. Stütz- u. Entlastgs.apparates, Unfallchir. Tagg. Marburg 1951. — Ursächl. Zusammenhang u. Unfallbegutachtg., ebd. Tübingen 1952. — Kontusionstbk. u. haemat. Osteomyelitis i. Lichte neuralpathol. Lehren v. Ricker u. Speransky, ebd. Stuttgart 1952. — Chir. Berufskrkhtn. d. fünften Berufskrankheitenverordng., Mitteilgs.bl. d. Verb. d. f. Berufsgenossensch. tätigen Ärzte 1953. — Gegenwärt. organisat. Mängel d. akt. Starrkrampfschutzimpfg., Unfallchir. Tagg. Frankfurt 1953. — Grundl. d. unfallmed. Gutachtenwiss., Hauptref. Tagg. d. Ges. f. Unfallheilk. Stuttgart 1954. — Op. Wundbhdlg., Unfallchir. Tagg. Tübingen 1958. — Sehnenrupturen, in: Schönberger, Arbeitsunf. i. Blickfeld spez. Tatbestände, 2. T. 1967. — Zahlr. Fortbildgs.vortr. üb. unfallmed. u. gutachtenwissenschaftl. Themen.

Warnke, Harry, Oberarzt d. Chir. Univ.-Klin., Charité, X 1183 Berlin-Bohnsdorf, Fraustadter Weg 10. — Fragebogen 1968 nicht beantwortet.

Waschulewski, Horst, Chefarzt d. chir. Abt. St. Josefs-Krhs., X 15 Potsdam, Allee nach Sanssouci 7. — *28. 6. 11 Sensburg. — **A:** 35 Berlin. — **Prom:** 36 Königsberg. — **F:** Chir., Röntgenol. u. Strahlenheilk. — **V:** 34 Univ.-Augenklin. Königsberg (Birch-Hirschfeld), 35–42 Bezirkskrhs. Freiberg (Ladwig), 42–45 Chefarzt d. chir. Abt. Krhs. Schröttersburg, 45–52 Leit. d. chir. Abt. Krhs. Potsdam-Hermannswerder, 52–53 Chefarzt d. Krhs. Liebenwalde, 53–57 Geschwulstklin. u. Zentral-rö.inst. d. Charité Berlin (Gietzelt). — **P:** Schwangerschaft, Geburt, Wochenbett u. spätere Fertilität genorrhoekrkr. Frauen, Diss. — Diff.diagn. ren. u. spondylit. Senkgs.-Abszesse, Z. Urol. 1938. — Postop. fortschreit. Hautnekr., Zbl. Chir. 1939. — Nomaähnl. Vaginalnekr., Zbl. Gynäk. 1940. — Diagn. u. Therap. b. Rektumnekr. bzw. -gangrän, Zbl. Chir. 1940. — Diagn., Therap. u. Unf.frage b. frei perfor. Ulcus am Magen-Duodenum, Med. Welt 1940. — Gedeckte Ulcusperforat. am Magen-Duodenum, Zbl. Chir. 1940. — Lumbosacr. Nierendystopie, Z. Urol. 1940. — Rö.bild b. Nierenkarbunkel, ebd. — Luxat.frakt. d. Ellenbogengelenkes b. e. Kinde, Zbl. Chir. 1940. — Intraperiton. Massenblutg. durch Brucheinklemmg. b. e. Mann, Münch. med. Wschr. 1940. — Knöchelscheibe – Patella malleoli, Röntgenpraxis 1941. — Os subtibiale I u. II. Os subfibulare, ebd. — Ileus durch intraperiton. Abszeß als Scharlachkomplikat., Dtsch. med. Wschr. 1942. — Traumat. Luxat. d. Beckens u. d. unt. Extremitäten (zugl. Hinw. auf e. anscheinend bisher nicht übl. Einrenkgs.-meth. b. d. traumat. Hüftluxat.), Chirurg 1942. — Volvulus d. Gallenblase u. pericholecystit. Abszeß, ebd. 1943. — Fortschreit. Weichteilnekr., Arch. klin. Chir. 205/1943. — Epiphysenlösg. d. Trochanter minor als Sportunfall, Mschr. Unfhlkd. 51. — Bhdlg. d. Fieberthermometer-Verletzgn., ebd. — Knochenbildg. i. Op.narben, Arch. klin. Chir. 205/1943. — Bhdlg. d. medialen Schenkelhalsfrakt. mittels autogen. Knochentransplantat. aus d. Fibula, extra-articul. Bolzg., Chirurg 1948. — Transplantatfrakt. u. stab. Autoosteoplastik b. d. medialen Schenkelhalsfrakt., Zbl. Chir. 1948. — Therap. d. Pankreaszysten m. inn. Drainage, Zbl. Chir. 1954. — Hustenfrakt. d. I. Rippe, Tbk.arzt 1955. — Verletzgn. d. Plexus brachialis u. d. 1. Rippe durch Motorradunf., Z. Orthop. 1955. — Thorotrastspeicherg. u. -schäden i. Geweben u. Organen, Dtsch. Gesd.wes. 1956. — Hämatogene Osteomyelitis u. segment. Knochengefäße, Fortschr. Röntgenstr. 85/1956. — Submalleol. akzess. Skelettelemente u. malleol. Knochenkerne, ebd. 86/1957. — Beobachtgn. b. m. J^{131} behand. Strumametastasen d. Schädels, Strahlentherapie 1958. — Erfahrgn. m. P^{32} b. Polyzythämien, ebd. — Bedeutg. d. radioakt. Jods J^{131} f. Diagn. u. Therap. d. Zungenschilddrüsen, Fortschr. Röntgenstr. 90/1959. — Einheilg. intraoss. autoplast. Knochentransplantate u. d. komplexen Vorganges d. Knochenbr.heilg., Bruns' Beitr. klin. Chir. 200/1960. — Funkt. d. periostalen desmalen Ossifikat.-systems, Langenbecks Arch. klin. Chir. 302/1963. — Ossifikat.vorgang i. d. Epi-Metaphysen unt. Berücksicht. d. dualist. Prinzips d. Osteogenese (Wachstumslinien, Wachstumszonen u. Umbauzonen), Z. Orthop. 1963. — Kenntnis e. „latenten Epiphyse" d. Hüftpfannendaches m. Hinw. z. Entstehg. d. Luxat.pfanne, Beitr. Orthop. 1965. — Ossifikat.typen d. proxim. Femurepiphyse u. ihre Bedeutg. f. d. Perthes-Syndr., d. Osteochondrosis dissecans, Koxitis u. Koxarthrose, Z. Orthop. 1966. — Ätiopathogenese d. Luxat.hüfte (Hüftdysplasie) i. Hinbl. auf e. echte Prophylaxe, Beitr. Orthop. 1967.

Wasmann, Rolf, 1 Berlin 19, Eichenallee 12. — Fragebogen 1968 nicht beantwortet.

Wasmuht, Klaus, Med.-Dir., Chefarzt d. chir. u. urol. Abt. d. Städt. Krhs., 8832 Weissenburg. — *11. 7. 11 Flensburg. — **A:** 36 Erlangen. — **Prom:** 37 ebd. — **F:** Chir., Urol. — **V:** Halle (Voelker), Staatl. Frauenklin. Bamberg (Lüttge), German Hosp. London, 38 Pathol. Inst. Halle (Wätjen), 39 Med. Univ.-Klin. Freiburg (Bohnenkamp), 40 Kiel (A. W. Fischer), 41–45 Kriegsdienst, 46 Erlangen (Goetze), urol. Abt. ebd. (Thiermann), 49–51 Oberarzt Stadtkrhs. Fürth (H.Fischer). — **P:** Zwei Fälle Hyperplasie d. li. u. total. Agenesie d. re. Lunge, Z. Pathol. 52/1938. — Abhängigkt. d. Sterblichkt. b. Herzkrankht., Tbk., Apoplexie, Grippe u. Embo-

lie v. Jahreszt. u. Wetter, Virchows Arch. 303/1938. — Schwangerschaft u. Gebt. b.
Totalprolaps, Zbl. Gynäk. 1939. — Vorkommen v. Influenzabac. i. epidemiefreier
Zt. am lauf. Sekt.gut währ. e. J. (mit Wätjen), Erg. Hyg., Bakt., Imm. 22/1939. —
Verhalten d. QT-Dauer b. d. absoluten Arrhythmie, Arch. Kreisl.forsch. 8/1940. —
Kasuist. d. solit. Nierencysten, Zbl. Chir. 1940. — Techn. d. Blutübertragg., Med.
Klin. 1940. — Diabetes u. Chir., Therap. Gegenw. 1941. — Unf. u. Zuckerkrankht.,
Hefte Unfhlkd. 38/1942. — Beidseit.‿gleichart. Verändergn. am Carpo-metacarpal-
Gelenk d. Daumen b. e. Preßluftarbeiter, Zbl. Chir. 1948. — Iatrogene Selbst-
verstümmelg., Med. Klin. 1948. — Anus praeter als Therap. d. strahlengeschäd.
Mastdarms, Bruns' Beitr. klin. Chir. 179/1950. — Versichergs.rechtl. Beurteilg. d.
Anus praeter, Mschr. Unfhlkd. 1950. — Lehre v. Schmerzensgeld (mit Schnorr v.
Carolsfeld), ebd. 1951.

Wassner, Uwe-Jens, Prof., Dr. phil., Dr. med., Dir. d. Chir. Klin. Bremen-N.,
282 Bremen-Blumenthal. — *12. 10. 19 Nordstrand. — **A:** 45 Kiel. — **Prom:** 44 Dr.
phil. Freiburg, 45 Dr. med. Kiel. — **Hab:** 60 Gießen. — **F:** Chir. — **V:** 45 Psychiatr.
Univ.-Klin. Kiel (Creutzfeldt), 46–53 Hafenkrhs. Hamburg (Brütt), 53–55 A. K.
Barmbek (Winkler), 55–63 Gießen (Vossschulte). — **B:** Bandscheibenvorfall u.
Unfall. Gutachtensammlg. aus d. Gebiet d. Versichergs- u. Versorggs.med., Stutz-
Vlg. 1956. — Unt. Leistgs.grenze d. Lunge, Springer 1961. — Lexikon d. aktuellen
Diagnostik, Medica 1966. — Mediastin. Geschwülste, Schattauer 1968. — **P:** Begriff
d. Charakters, Nervenarzt 1947. — Bhdlg. chir. Infekt. m. Präparaten aus Milch-
säurebakterienreinkulturen, Zbl. Chir. 1948. — Milchsäurebhdlg. eiternder Wunden,
ebd. — Toximämie-Erscheingn. b. Vergiftgn. an Rotbarsch, Arch. Inn. Med. 1/1949.
— Bemerkgn. z. Anwendg. d. ultravioletten Lichtes i. d. Chir., Strahlentherapie
1950. — Transfus.schaden durch Natriumzitrat, Zbl. Chir. 1951. — Bemerkgn. z.
Narkoseindikat., Dtsch. med. Wschr. 1952. — Individuelle Nark., Umschau 1953. —
Erfahrgn. b. d. Bhdlg. bedrohl. Kollapszustände, Dtsch. med. Wschr. 1953. —
Bhdlg. traumat. Bewußtseinsstörgn., ebd. — Bild d. Akroosteolyse, Zbl. Chir. 1953.
— Fall e. Akroosteolyse. Zugl. e. Beitr. z. ihrer Diff.diagn., Fortschr. Röntgenstr.
80/1954. — Op. Versorgg. d. med. Schenkelhalsfrakt., Chirurg 1955. — Anwendg.
u. Ausführg. d. Op. b. Verschlußikterus, Bruns' Beitr. klin. Chir. 190/1955. —
Wann ist d. Bhdlg. d. Tibiakopffrakt. m. der komprimier. Schraube indiziert?,
Chirurg 1955. — Klin. u. Bhdlg. d. oesophagotrach. u. oesophagobronch. Fisteln, Zbl.
Chir. 1955. — Klin. d. oesophagotrach. u. oesophagobronch. Fisteln, Thoraxchir.
1956. — Surgical treatment in obstructive jaundice, J. ind. Med. Prof. 1956. —
A new method for the treatment of femoral neck and trochanter fractures, ebd. 1957.
— Gallensteinleiden i. Spiegel d. Statist., Langenbecks Arch. klin. Chir. 285/1957. —
Kenntn. d. Dysphagia lusoria, Fortschr. Röntgenstr. 86/1957. — Bedeutg. langer
Anamnesenztn. f. d. Postcholecystekt.-Syndr., Zbl. Chir. 1957. — Verhütg. postop.
Lungenkomplikat. durch Atelektasenbeseitigg., dargest. an 100 Thoraxop., Chir.
Praxis 1957. — Einseit. CO_2-Rückatmgs.test u. seine Bedeutg. f. d. Op.indikat. bei
doppelseit. Lungenprozessen, Thoraxchir. 1957. — Bhdlg. d. Spontanpneumothorax.
Erfahrgn. an 50 Beobachtgn., Münch. med. Wschr. 1957. — Analyt. Untersuchgn.
üb. d. Bronchialca., Langenbecks Arch. klin. Chir. 288/1958. — Messg. d. Reakt.-
fähigkt. d. periph. Lungengefäße z. Bestimmg. d. Op.risikos b. Herz- u. Lungenop.,
ebd. 289/1958. — Tracheotomie z. Beseitigg. d. ventilat. Ateminsuff. (mit L'Allemand),
Dtsch. Ges. Inn. Med. 64/1958. — Tracheotomie z. Bhdlg. d. ventilat. Ateminsuff.
(mit L'Allemand), Chirurg 1958. — Absolute u. relat. Indikat. z. Anwendg. d.
Engström-Respirators (mit L'Allemand), Thoraxchir. 1958. — Künstl. Beatmg. z.

Bhdlg. d. postop. Ateminsuff. (mit L'Allemand), Chirurg 1959. — Integrat. v. Erkrankgs.alter, Geschwulstwachstum u. Geschwulsttypus, ihre Bedeutg. f. d. Schicksal d. Bronchialca., Krebsforsch. u. Krebsbekämpfg. 3/1959. — Bemerkgn. z. Prophyl. u. Therap. d. Cor pulmonale, Taggs.ber. d. Österr. Tbk-Ges. 5/1959. — Bestimmg. d. Lungenleistg. b. doppelseit. Prozessen, ebd. — Bhdlg. d. postop. Ateminsuff. (mit L'Allemand), Zbl. Chir. 1960. — Wirkg. von respirator. Acidose u. Alkalose b. Normooxie auf d. Herz (mit L'Allemand u. Wagner), Anaesthesist 1960. — Funktion. Diagn. d. morphol. Verändergn. an d. periph. Lungenstrombahn, Bull. Soc. Int. Chir. 19/1960. — Ursache u. Bhdlg. postop. Lungenkomplikat., Münch. med. Wschr. 1960. — Funktion. Folgen nach Lungenresekt., Langenbecks Arch. klin. Chir. 295/1960. — La respirazione arteficiale controllata come trattamento delle insufficience respiratorie etc. (mit L'Allemand, Logroscino u. Bikfalvi), Chirurgia toracica (Milano) 1960. — Bhdlg. d. postop. Lungeninsuff. m. d. Tracheotomie u. d. künstl. Beatmg. (mit L'Allemand), Zbl. Chir. 1961. — Funktion. Folgen nach Pneumonekt., ebd. — Funktion. Chir., Versuch e. Analyse d. gegenwärt. Situat. d. Chir., Med. Welt 1961. — Funktion. Spätfolgen nach Pneumonekt. weg. Bronchialca., Thoraxchir. 1961. — Laesio maxima functionis pulmonum, ebd. — Probl. d. Spirographen als Infekt.quelle (mit Gierhake), Anaesthesist 1961. — Differenzierg. zw. Brustwandatmg. u. Zwerchfellatmg., Taggs.ber. Österr. Tbk.-Ges. 6/1961. — Studio sull'effetto del rebreathing del CO_2 in pulmone separato per la valutazione del rischio operatorio, Minerva Pneumologica 1/1962. — Anteil v. Brustwandatmg. u. Zwerchfellatmg. an d. Gesamtventilat., Thoraxchir. 1962. — Pingranliquose u. ihre chir. Bhdlg., Med. Welt 1962. — Funktion. Erg. u. z. Frage d. Erwerbsfähigkt. nach Lungenresekt., Thoraxchir. 1962. — Neue Gesichtspkt. f. d. Bhdlg. d. akuten Ateminsuff., Langenbecks Arch. klin. Chir. 301/1962. — Bhdlg. d schw. Magenblutg., Zbl. Chir. 1963. — L'Exactitude d'un pronostic Conctionel pré-opérative, Les Bronches 1963. — Grundzüge d. Entstehg. u. Bhdlg. d. chron. Lungeninsuff., Med. Welt 1963. — Notwendigkt. u. Mögl.kt. e. verbess. Ersten Hilfe f. Unfallverletzte i. mittelgr. Städten u. auf d. Lande (mit Ecke), 20. Congr. Soc. Int. Chir. Rom 1963. — Zuverlässigkt. v. praeop. Vorhersagen f. d. postop. verbleib. Lungenfunkt. (mit Grabow), Beitrg. Tbk. 127/1964. — Prinzipien f. d. Bhdlg. d. schw. Magenblutg., Med. Welt 1964. — Organisat. Mögl.ktn. z. Verbesserg. d. Hilfe f. Unf.verletzte, Hefte Unfhlkd. 78/1964. — Bhdlg. d. akuten schw. Magenblutg., Zbl. Chir. 1964. — Mögl.ktn. d. Intensivierg. d. Ersten Hilfe f. Unf.verletzte i. Städten m. ländl. Umgebg. (mit Ecke), Mschr. Unfhlkd. 1964. — Anat. u. funktion. Folgen nach Lungenresekt., Beitr. klin. Tbk. 132/1964. — Erg. d. chir. Bhdlg. d. Bronchialka., Bremer Ärztebl. 1965. — Kardiachir., Med. Welt 1965. — Praeop. u. postop. Lungenfunkt., ebd. — Willkürl. inspirator. Apnoe, Beitr. klin. Tbk. 131/1965. — Wirkg. u. Notwendigkt. intraop. Ca-Gaben, Acta anaesth. scand. Suppl. 23/1966. — Versuche z. Objektivierg. e. Pharmakotherap. d. Ateminsuff., dargest. am Beisp. v. Hormoveratrumsäure-dimethylamid, Arzneimittelforsch. (Drug. Res.) 1966. — Op. d. neurogenen Blaseninkontinenz, Zbl. Chir. 1967. — Versuche z. e. intraart. Pharmakotherap. d. Ateminsuff., Arzneimittelforsch. (Drug. Res.) 1967. — Rückschau u. Ausblick i. d. Bronchialca.-Chir., Thoraxchir. 1967.

Watzke, Franz, Chefarzt d. Städt. Krhs. X 2052 Gnoien (Mecklbg.), Karl-Marx-Str. 8. — Fragebogen 1968 nicht beantwortet.

Wawersik, Jürgen, Priv.-Doz., Oberarzt d. Abt. f. Anaesthesiologie d. Chir. Univ.-Klin., 69 Heidelberg, Kirschnerstr. 1. — Fragebogen 1968 nicht beantwortet.

Weber, Erich, Chefarzt i. R., 8183 Rottach-Egern-Oberhof, Hessenbichlweg 16. — *7. 2. 06 Windecken/Hanau. — **A:** 31 München. — **Prom:** 32 ebd. — **F:** Chir. — **V:** 32–33 Med. Univ.-Klin. München (Romberg), 33–34 Pathol. Inst. Köln (Leupold), 34–35 Hautklin. ebd. (Behring), 35–39 Chir. Univ.-Klin. ebd. (v. Haberer), 39–48 Kriegsdienst u. Gefangenschaft, 49–52 Oberarzt Köln (Hoffmann), 52–67 Chefarzt d. Krupp-Kr.anst. Essen. — **P:** Diagn. Wert d. Kleinschen Krebsreakt. (mit Nasemann), Münch. med. Wschr. 1937. — Verweildauer u. Konzentrat. v. Chinin i. Blut i. d. Kombinat. Cardiazol-Chinin (mit Floßbach), Fortschr. Therap. 1937. — Postnarkot. Alkalose, ihre Beeinfl. d. d. Leberstoffwechsel (mit Selbach), Z. exper. Med. 104/1938. — Postop. Liquorverändergn., Zbl. Neurochir. 1938. — Verlaufsphasen d. exp.-ven. Anurie, Z. exper. Med. 102/1938. — Früheste morphol. Verändergn. a. d. parenchymat. Organen n. Laparotomien u. Tierversuch (mit Goebel), Zbl. Chir. 1950. — Funkt. prae- u. postop. Charakterisierg. einiger typ. Fälle v. Bronchialca. i. Hinbl. auf d. Situat. d. li. u. re. Herzens (mit Bolt, Valentin u. Venrath), Med. Klin. 1952. — Tanninbhdlg. b. d. Verbrenngs.krkht., Langenbecks Arch. klin. Chir., Kongr.ber. 1955.

Weber, Fritz, Leit. Arzt d. Chir. Abt. d. Städt. Krhs., 6228 Eltville/Rh. — *5. 4. 21 Wismar. — **A:** 49 Mainz. — **Prom:** 49 ebd. — **F:** Chir. — **V:** 1 J. Med. Univ.-Klin. Mainz (Voit), 50–60 Mainz (Brandt). — **P:** Erfahrgn. m. Terramycin i. d. Bhdlg. v. Osteomyelitis, Med. Klin. 1955. — Betrachtgn. z. Bhdlg. d. Blasentumoren unt. bes. Berücksicht. d. Progn. d. Blasenpapillome, Dtsch. med. J. 1959. — Kasuist. Beitr. z. Prostata-Sarkom, Z. Urol. 1959. — Plasmocytom u. seine Bhdlg. m. radioakt. Isotopen, Bruns' Beitr. klin. Chir. 198/1959.

Weber, Georg, Stadtmedizinaldirektor, Chefarzt d. Chir. Klin. u. ärztl. Dir. Städt. Kr.anst., 858 Bayreuth, Kulmbacher Str. 23. — *16. 10. 10 Stockheim (Ofr.). — **A:** 37. — **Prom:** 37. — **F:** Chir. — **V:** 37 Pathol. Inst. Univ. München (Borst), 37–38 Krs.krhs. Kronach (Schrödel), 38–40 Breslau (K. H. Bauer), 41–45 Kriegsdienst, 46–52 Städt. Krhs. Bayreuth (Deubzer). — **P:** Bef. b. d. Superinfekt. tbk. Meerschweinchen m. geringen Bazillenmengen, Diss. 1937. — Plexuslähmg. nach Tetanusschutzimpfg., Dtsch. med. Wschr. 1939. — Erkrankg. an Wolhyn. Fieber (Selbstbeobachtg.), Med. Klin. 1944. — Spättetanus u. seine Progn., Münch. med. Wschr. 1944. — Syphilit. Magengeschwüre, Dtsch. med. Wschr. 1948. — Erfahrgn. m. d. frühzeit. Nachamputat. nach Extremitätenverletzgn., Zbl. Chir. 1949. — Retropharyngeal- u. Mediastinalabszess b. e. 3 Wochen alten Säugling, Chirurg 1950. — Echte traumat. zweif. Bauchhernie, Zbl. Chir. 1950. — Gallenblasenneubildg. nach Cholecystekt., Dtsch. med. Wschr. 1950.

Weber, Hans-Georg, Priv.-Doz., Ass. d. Chir. Univ.-Klin., 34 Göttingen, Goßlerstr. 10. — Fragebogen 1968 nicht beantwortet.

Weber, Herbert, Chefarzt d. I. Chir. Klin. i. d. Städt. Klin., X 1115 Berlin-Buch, Wiltbergstr. 50. — Fragebogen 1968 nicht beantwortet.

Weber, Karl-Heinz, Oberarzt, chir. Abt. Krskrhs., 8674 Naila, Obfr. — *3. 9. 29 Kaiserslautern. — **A:** 56 München. — **Prom:** 57 Hamburg. — **F:** Chir. — **V:** 56 Frauenklin. Finkenau, Hamburg (Dietel), 56–57 Inn. Med. Allg. Krhs. Hamburg-Rissen (Scholten), 57 II. Med. Klin. Allg. Krhs. Barmbek Hamburg (Bertram), 57–58 1. chir. u. urol. Abt. ebd. (Junker), 58 Inst. f. gerichtl. Med. d. Univ. ebd. (Fritz), 58–63 Stadtkrhs. Fürth (Denecke), ab 64 Krskrhs. Naila (Tudyka). — **P:** Extradur. Leitgs.anästh. i. d. Geburtsh., Diss.

Weber, Klaus-August, Chefarzt d. chir. Abt. d. Manniske-Krskrhs., X 4732 Bad Frankenhausen. — *1. 9. 29 Merseburg. — **A:** 56 Halle. — **Prom:** 55 ebd. — **F:** Chir.

— **V:** 57–66 Carl-v.-Basedow-Krhs. Merseburg (Kuhne), 61–65 Oberarzt. — **P:** Bhdlg. d. chron. Osteomyelitis m. d. Spongiosaplastik nach Matti (mit Thörmer), Zbl. Chir. 1957. — Hohmann'sche Op., e. zuverläss. Bhdlgs.meth. d. Epicondylitis lateralis humeri (mit Thörmer), ebd. — Bhdlg. d. perfor. Magen- u. Zwölffingerdarmgeschwüres (Ber. üb. 102 Übernähgn.) (mit Thörmer), ebd. — Kenntn. d. Osteopoikilie (Ostitis condensans disseminata) (mit Thörmer), ebd. 1958. — Milzrupt. u. ihre Verlaufsformen (mit Jakob), Münch. med. Wschr. 1958. — Erfahrgn. m. d. Spongiosaplast. i. d. Bhdlg. d. chron. Osteomyelitis (mit Thörmer), Langenbecks Arch. klin. Chir. 290/1959. — Farben u. Formen i. chir. Krankenzimmern, Med. Bild 1960. — Hautemphysem als Komplikat. nach Dickdarmop., Zbl. Chir. 1960. — Schlunddurchtrenng. auf d. Moped (mit Kaufmann), Med. Bild 1964. — Deckg. v. Brustwanddefekten m. lyophilis. Dura, Thoraxchir. u. vask. Chir. 1964. — Albers-Schönberg'sche Krankh. (Marmorknochenkrankht.) i. Rö.bild (mit Jakob), Med. Bild 1965. — Zugfestigkts.- u. Dehnungsbestimmgn. an lyophilis. Dura als Beitr. z. ihrer klin. Verwendbarkt. (mit Knipping), Langenbecks Arch. klin. Chir. 314/1966. — Anwendg. lyophilis. Dura i. d. Chir. (mit Knipping), Zbl. Chir. 1966.

Weber, Martin, Chefarzt i. R., 8 München-Pasing, Hofmillerstr. 19. — *5. 11. 83 Rossleben/Unstrut Kr. Querfurt. — **A:** 09 Berlin. — **Prom:** 09 Halle-Wittenberg. — **F:** Chir., Gynäk. — **V:** 08–9 Städt. Krhs. Halberstadt (Springorum), 11–12 Bonn (Bunge, Cramer), 10–11 Schiffsarzt Ostasien, 13 Stuttgart Wöchnerinnenheim (Kleinertz), 14–15 Johanniter-Krhs. Dierdorf, 15 Bonn (Graff), 16–18 Kriegsdienst, 18–22 Prakt. Arzt Hamm/Sieg, 22–37 Leit. Arzt am Ev. Krhs. Kirchen, 37–54 Chefarzt d. Krskrhs. ebd. — **P:** Pfählungsverletzgn. b. Weibe, Diss. — Traumat. subcut. Intestinalprolaps, Zbl. Chir. 1928. — Segment. Riesenwuchs d. Darms, Arch. klin. Chir. 173/1932. — Prakt. Wink z. Beckengipsverband, Chirurg 1942.

Weber, Rolf, 1. Oberarzt d. Chir. u. Urol. Klin. d. Städt. Kr.anst, 563 Remscheid — *6. 1. 24 Coswig. — **A:** 53 Würzburg. — **Prom:** 53 ebd. — **F:** Chir., Urol. — **V:** 53–54 Würzburg (Ströder), 54–55 Gifhorn (Schmidt-Habelmann), 55–56 Med. Poliklin. Würzburg (H. Franke), 56 St. Marien-Hosp. Bonn-Venusberg (Ollinger), 57–59 Stadtkrhs. Kassel (Baumann), 59–60 Marburg (Schwaiger), ab 61 1. Oberarzt d. Chir. u. Urol. Klin. d. Städt. Kr.anst. Remscheid (Hartmann), z. Z. gewählter Chefarzt d. Chir. Klin. d. im Bau befindl. Städt. Krhs. Remscheid-Lennep.

Weber, Rudolf, Oberarzt d. Thoraxchir. Abt. d. Chir. Klin., Klinikum re. d. Isar d. Techn. Hochschule, 8 München 80, Ismaninger Str. 22. — *21. 9. 31 Grossenpinning. — **A:** 57 München. — **Prom:** 58 ebd. — **F:** Chir. (Thoraxchir.). — **V:** 58–63 Krhs. re. d. Isar München (Maurer), ab 63 Thoraxchir. Abt. ebd. (Maurer). — **P:** Erg. vergl. Untersuchgn. üb. d. Kontrastmittel-Eliminat. nach Bronchograph., Rö.-Bl. 1966. — Einige selt. Mediastinaltumoren, Thoraxchir. u. vask. Chir. 15/1967.

Weber, Rudolf Wilhelm, Facharzt f. Chir., 67 Ludwigshafen/Rhein-Oppau, Saarstr. 89. — *26. 12. 18 Aschaffenburg. — **A:** 46 Heidelberg. — **Prom:** 46 ebd. — **F:** Chir. — **V:** 46–47 Pathol. Inst. Univ. Heidelberg (Schmincke), 47–50 Theresien-Krhs. Mannheim (Flick), 50 Rö.-Abt. ebd. (Menges), 50–52 Johanniter-Krhs. Oberhausen/Rh. (Scheffler), 52 inn. Abt. ebd. (Thiel), 52–54 Städt. Kr.anst. Wiesbaden (Straaten), 54–56 Berg-Krhs. Grünstadt (Pabst), 56–60 Chir. u. Neurochir. Klin. Ludwigshafen/Rh. (Jaeger).

Weber, Wolfgang, Prof., Oberarzt d. Chir. Univ.-Klin., 6 Frankfurt a. M., Ludwig-Rehn-Str. 14. — *19. 7. 19 Kamelow/Pom. — **A:** 44 Berlin. — **Prom:** 45 ebd. — **Hab:** 60 Frankfurt a. M. — **F:** Chir., Urol. — **V:** 44–46 Kriegsdienst, 46–52 Versorggs.krhs. Possenhofen/Bayreuth (Rostock), 52 Urol. Golzheim/Düsseldorf

(Boeminghaus), 52–55 Chir. Städt. Kr.anst. Essen (Reischauer), ab 55 Chir., Urol. Frankfurt a. M. (Geißendörfer). — **B:** Begutachtg. d. cervik. Vertebral-Syndr., in: Cervik. Vertebral-Syndrome, Stuttgart 1955. — **P:** Auftreten e. schweren Asbestose, 9 J. nach Aufgabe e. 7j. Tätigkt. i. e. Asbestfabrik, Diss. — Begutachtg. d. Hydronephrosen, Sonderh. Z. Urol. 1953. — Klin. Bild u. op. Bhdlg. d. akuten eitr. Wirbelbandscheibeninfektes, Langenbecks Arch. klin. Chir. 278/1954. — Akut. off. Thorax i. Frieden, ebd. 284/1956. — Verletzgn. d. Mediastinums, ebd. 287/1957. — Bedeutg. d. WS. i. d. Diff.diagn. urol. Erkrankgn., Sonderh. Z. Urol. 1957. — Herzstillstand durch Kontus., Langenbecks Arch. klin. Chir. 289/1958. — Techn. d. Bypass-Op., ebd. 292/1959. — Gewinng., Zubereitg. u. Konservierg. v. Art.transplantaten, Chirurg 1959. — Verletzgn. d. Mediastinums, Langenbecks Arch. klin. Chir. 293/1959. — Chir. Bhdlg. d. art. Gefäßverschl., Dtsch. med. Wschr. 1959. — Techn. d. Gefäßplast. b. chron. Verschl. d. A.femoralis, Chirurg 1959. — Exp. u. klin. Erfahrgn. m. d. Wiederherstellg. d. Kontinuität gr. Schlagadern durch freie Transplantate sowie tierexp. u. textiltechn. Untersuchgn. üb. d. Verwendg. v. Geweben aus Kunstoffasern als Aortenersatz, Habil.-Schr. 1960. — Chir. Techn. organerhalt. Op. an Niere u. Nierenbecken, Langenbecks Arch. klin. Chir. 301/1962. — Physiol. u. Pathophysiol. d. Kunststoffart., Fortschr. d. Angiol. 1962. — Klin. Erfahrgn. m. d. Tumorbhdlg. nach Leupold, Münch. med. Wschr. 1962. — Gefäßplast. m. Bypass-Tubus, Chirurg 1963. — Klin. u. röntgenol. Betrachtgn. z. Ätiol. u. Pathol. d. Megaureters, Radiologe 1964. — Tierexp. Untersuchgn. üb. Mißerfolge d. Art.alloplast., Langenbecks Arch. klin. Chir. 313/1965. — Retrograde Invaginat. d. abführ. Dünndarmschlinge durch d. Braunsche Anastomose, Zbl. Chir. 1966. — Nierenresekt., Indikat., Techn. u. Erg., Chirurg 1967. — Zyst. Bildgn. d. Thymus, Zbl. Chir. 1967.

Wechselberger, Friedrich, Prim. u. Leit. d. Unfallstat. d. Vereinigten Österr. Eisen- u. Stahlwerke, A-4010 Linz/Österr. — *10. 6. 17 Molzegg, Nied.-Österr. — **A:** 43 Graz. — **Prom:** 43 ebd. — **F:** Unfallchir. — **V:** 43–45 Kriegsdienst, 45–46 II. Univ.-Frauenklin. Wien (Kahr), 47 Kinderklin. ebd. (Reuss), 47–51 Unf.krhs. ebd. (L. Böhler), 50 Orthop. Spit. ebd. (Erlacher), 51 Chir. Univ.-Klin. Cadiz, Spanien, Orthop. Malvarossa-Valencia (Alvaro Lopez), 51–54 Oberarzt Unf.krhs. Linz (J. Böhler), 54 Royal Nat. Orthopedic Hosp. London (Seddon), Plastic Surg. Center East Greenstead (Sir Archibald Mac Indoo). — **B:** Erfahrgn. u. Bhdlgs.erg. an 57 fr. Hüftpfannenbr. m. zentr. Luxat. d. Oberschenkelkopfes, in: Chir. u. Orthop. 40, Springer 1956. — Erste Hilfe i. Betrieb, Ueberreuter 1961. — Gesundhts.ratgeber f. d. Fremde, VÖEST-Sonderdruck 1965. — **P:** Zweizeit. zentr. Hüftgelenksverrenkg., Arch. Orthop. Unfallchir. 46/1954. — Bhdlg. d. zentr. Hüftgelenksverrenkg., Langenbecks Arch. klin. Chir. 282/1955. — Wirtschaftl. Bedeutg. u. Rentabilität werksärztl. Überwachg. u. Versorgg. d. Gelegenhts.verletzgn., Österr. Tagg. f. Arbeitsmed. 1956. — Akt. Tetanusimpfg. i. d. Industrie, Wien. med. Wschr. 1957. — Le Traitement d'Urgence des Traumatisés de la Route, Acta orthopaedica Belg. Suppl. II 1958. — Armamputierte wieder an d. Arbeit, Österr. Wohlfahrtswesen 1958. — Rehabilitat. i. d. Schwerindustrie i. d. Verein. Österreich. Eisen- u. Stahlwerken Linz/Donau, Kongr.ber. d. Int. Arbeitstagg. üb. Fragen d. Rehabilitation 1958. — Nekrosen d. Schenkelkopfes nach zentr. Hüftgelenksverrenkgn., Kongr.ber. wiss. Tagg. d. Verein. d. Orthopäden Österreichs 1958. — Erste Hilfe f. d. Schwerverletzten am Unf.ort u. während d. Transportes, Österr. Ärzteztg. 1959. — Erstversorgg. v. Weichteilverletzgn., M.Kurse ärztl. Fortbild. 1959. — Extended First Aid for the Badly Injured in Industry, Industrial Med. Surg. 1960.

— Erweit. Erste Hilfe am Unf.ort u. währ. d. Transportes, Hefte Unfhlkd. 62/1960.
— Wundbhdlg. m. e. Enzyminhibitor, Wien. med. Wschr. 1960. — Wound Infection
and its Prevention in Industry, USA Executive Comm. on occupational Health
(New York) 1960. — Wundinfekt. i. d. Industrie u. ihre Verhütg., Österr. Ärzteztg.
1961. — Physikal.-chem. u. med. Betrachtgn. üb. d. Gefahr auftret. Strahlenschäden i. d. Eisen- u. Stahlindustrie (mit Krauß), Radex-Rundschau 1961. —
Erweit. Erste Hilfe, neue zweckmäß. Schienen u. Transportgeräte, Österr. M.Hefte
ärztl. Fortbild. u. Pharmazeut. Dokumentat. Sonderh. 1961. — Erfahrgn. m. be-
triebseig. Unf.stat. u. Hinweise z. ihrer Einrichtg., ebd. 1962. — Erste Hilfe b.
Arbeits- u. Verkehrsunf., M.Kurse ärztl. Fortbild. 1963. — Unf.-Erstickgs.tod u.
seine Verhütg. Fortschr. Med. 1963. — Dring. Fälle, Organisat. d. Bhdlg. v. Verunfallten, Excerpta Medica int. Congr. Ser. Nr. 62/1963. — Neue Schienen u.
Transportgeräte, Fortschr. Med. 1964. — Prof. Lorenz Böhler z. 80. Geb., ebd. 1965.
— Kriegschir. – Unf.chir. – Katastrophenchir., Arch. orthop. Unfallchir. 57/1965. —
Probl. d. Unf.stat. i. d. Großindustrie, Österr. Ärzteztg. 1965. — Verkehrs- u.
Betriebsunf. – erste ärztl. Hilfe, M.Kurse ärztl. Fortbild. 1965. — Vorteile
d. selbsttrag. Unterschenkelproth. 'Patellar Tendon-Bearing Below Knee Pro-
thesis', Wien. med. Wschr. 1966. — Prophyl. v. Gesundhts.schädiggn. i. d.
Industrie aus chir. Sicht, Mitt. österr. San.verw. 1966. — Erste Hilfe u. Betriebsarzt, Kongr.ber. int. Tagg. f. Arbeitsmed. 15/1966. — Notfallversorgg.
i. Betrieb, Arbeitsmed.-Sozialmed.-Arbeitshyg. 1966. — Erste Hilfe b. Unf.
durch elektr. Strom, ebd. 1967.

Wedemeier, Gerhard, Oberarzt d. chir. Abt. d. Wilhelm-Augusta-Krhs., 2418
Ratzeburg. — Fragebogen 1968 nicht beantwortet.

Weese, Kurt, Prof., Oberarzt d. Chir. Univ.-Klin. Charité, X 1055 Berlin, Paul-
Grasse-Str. 4. — Fragebogen 1968 nicht beantwortet.

Wegehaupt, Helmut, leit. Arzt d. Unfallabt. d. Chir. Klin. d. Städt. Kr.anst.,
62 Wiesbaden, Schwalbacher Str. 62. — Fragebogen 1968 nicht beantwortet.

Wegener, Eduard H., Facharzt f. Chir., Leit. d. Spezialklin. f. Plast. Chir.,
8 München 13, Barerstr. 31. — *24. 12. 08 Charkow. — **A:** 34 München. — **Prom:**
34 ebd. — **F:** Chir. — **V:** 34 München, 36 Chir. Priv.-Klin. Dr. Hellge, Passau,
37 chir. Abt. Stubenrauch-Krhs. Berlin (Schulze, Gohrbandt). — **B:** Aesthet. Chir.
d. Gesichts, d. Halses, im Stammbereich, in: Hdb. d. Plast. Chir., Bd. 2, de Gruyter
1966. — **P:** Neue Gesichtspkt. b. kosmet. Gesichtsop., Fortschr. Med. 1954. —
Stirnfalten u. ihre Beseitigg., Med. Kosmet. 1954. — Keloidbhdlg., ebd. 1955. —
Neues üb. op. Korrekturmögl.ktn. i. Gesicht, ebd. 1956. — La chirurgia plastico-
estetica del viso e del seno, Minerva chir. 1956. — Mögl.ktn. d. kosmet.-korrekt.
Gesichtschir., Ärztl. Kosm. 1956. — Stirnfaltenkorrektur, Med. Kosmet. 1957. —
Verbesserg. s. sog. „Glatzenop.", Ärztl. Praxis 1958. — Keloidtherap., Langenbecks
Arch. klin. Chir. 289/1958. — Techn. d. „Glatzenop.", Ärztl. Praxis 1959. — Beseitigg. v. Falten u. Runzeln, Med. Kosmet. 1959. — Fehler u. Gefahren b. plast.-
kosmet. Op., ebd. — Vermeidg. v. postop. Komplikat. i. d. plast. Chir., Zbl. Chir.
1960. — Wann verspricht d. Epicraniotomie e. Erfolg u. was ist b. d. Op.techn. zu
beachten?, Aesthet. Med. 1961. — Aspetti dell' eziologia terapia e prognosi nel
trattamento dei cheloidi, Minerva Chir. Torino 1961. — Contributo alle Therapia
del Cheloide, ebd. — Esperienze con un metodo speciale nel trattamento delle ferite
dopo operazioni della pelle, ebd. — Klin., Histol. u. Therap. d. Keloids, Aesthet.
Med. 1962. — Op. Gesichtskorrekt. b. alternd. Menschen. Therap. Mögl.ktn. b.
Facialislähmgn. i. Hinbl. a. d. Aesth. Erg., ebd. 1967.

Wegener, Ernst, Chefarzt i. R., 757 Baden-Baden, Leisberghöhe 12. — *25. 4. 96
Paderborn (Westf.). — **A:** 22 Würzburg. — **Prom:** 22 ebd. — **F:** Chir. — **V:** 22–24
Marien-Hosp. Siegen (Flosdorf), 24–25 Pathol. Inst. Würzburg (M. B. Schmidt),
25–26 Orthop. Klin. Würzburg (Port), 26–28 Münster (Coenen), 28–34 Städt.
Kr.anst. Essen (Keppler), 34 Gynäkol. Klin. Essen (Hilgenberg), 35–60 Chefarzt
chir. Abt. Städt. Krhs. „Hartmannstift" Bremen-Nord. — **P:** Einwirkg. d. Theo-
phyllins a. d. Kochsalz- u. Wasserausscheidg. b. Gesunden n. verschied. Ernährgs.-
formen a.'d. Vortagen, Diss. — Ileus d. Schleimcyste d. Proc. vermiformis, Zbl. Chir.
1925. — Selt. WS.erkrankgn. m. vorhergeh. Trauma, Berücksicht. ihrer Diagn.,
Mschr. Unfhlkd. 1926. — Spondylolisthesis u. Praespondylolisthesis, Arch. orthop.
Unfallchir. 26/1928. — Unblut. Reposit. e. Luxat.frakt. d. 12. Brustwirbels, Dtsch.
Z. Chir. 234/1931. — Chir. Eingr. b. Diabetikern, Z. ärztl. Fortbild. 1936. — Im
Rö.bild dargestelltes Nierenbeckenpapillom, Zbl. Chir. 1942.

Weger, Walter Paul de, Oberarzt Städt. Krhs., 527 Gummersbach. — *26. 4. 30
Gouda. — **A:** 58 Leiden. — **Prom:** 60 Düsseldorf. — **F:** Chir. — **V:** 58–63 Paracelsus-
Klin. Marl (Ludwig), ab 63 Oberarzt Städt. Krhs. Gummersbach (Herzog).

Wegner, Dieter, Oberarzt d. Chir. Klin. d. Bergarbeiterkrhs., X 9436 Erlabrunn/
Erzg. — *18. 6. 31 Oels. — **A:** 55 Leipzig. — **Prom:** 55 ebd. — **F:** Chir. — **V:** 55–57
Med. Klin. Bergarbeiter-Krhs. Erlabrunn (Mährlein), Rö.- u. Strahlenklin. ebd.
(Böhringer), ab 57 Chir. Klin. ebd. (Marschner, Heller, Fischer). — **P:** Traumafolge
od. Patella partita, Z. ärztl. Fortbild. 1962. — Einfl. verschied. Blutkonserviergs.-
lösgn. auf Erythrocyten u. Plasmaelektrolyte, ebd. 1963. — Organisat. d. Blutspendedienstes i. e. Betriebsgesdh.wesen, Informat.bl. Gesd.wes. Wismut 1963. —
Erythrocytenresuspens., e. gleichzeit. Beitr. z. wirtschaftl. Arbeitsweise e. Blut-
spendezentrale, Z. ärztl. Fortbild. 1964. — Aufgaben d. Blutspendedienstes i. e.
Betriebsgesd.wes., Dtsch. Gesd.wes. 1964. — Op. Bhdlg. d. Hyperparathyreoidismus, Z. ärztl. Fortbild. 1964. — Erfahrgn. m. d. Denervat.bhdlg. b. d. Epicondylopathie humeri, ebd. 1965. — Hallux valgus-Op. nach Mc. Bride, Beitr. Orthop. u.
Traumat. 1965. — Bhdlg. u. Betreug. v. Bewußtlosen, Heilberufe 1966. — Vereinfachg. d. Rundnagelg. nach Lezius-Herzer, e. Beitr. z. op. Bhdlg. d. Frakt. am prox.
Oberschenkel, Chirurg 1966. — Rundnagelg. d. Frakt. am prox. Femurende m. e.
neuen Rö.meßmeth., Med. Bild 1966.

Wehner, Wilfried, Doz., Oberarzt d. Chir. Univ.-Klin., X 7030 Leipzig, August-
Bebel-Str. 64. — Fragebogen 1968 nicht beantwortet.

Wehnert, Willy, Oberstarzt a. D., Chefarzt i. R., 713 Mühlacker/Württ.,
Lindachstr. 29. — *6. 2. 96 Leipzig-Leutzsch. — **A:** 24 Dresden. — **Prom:**
24 Leipzig. — **F:** Chir. — **V:** 24 Chir. Univ.-Poliklin. Leipzig (Sonntag),
25–26 Priv.-Klin. Freital/Sa. (Seyffarth), 26–27 Pathol.-anat. Inst. Krhs.
Dresden-Johannstadt (Geibel), 27–34 Krhs. Dresden-Friedrichstadt (Fromme),
ab 34 Oberarzt.

Wehrheim, Walter, Leit. d. Abt. f. Urol. u. Skelettuberkul. d. Heilstätten,
X 5302 Bad Berka (Ilm). — Fragebogen 1968 nicht beantwortet.

Weickardt, Hans-Joachim, Chefarzt d. Orthop. Klin. d. Oberlinhauses, X 1502
Potsdam-Babelsberg, Rudolf-Breitscheid-Str. 24. — *4. 11. 17 Halle/Saale. —
A: 43 Halle/Saale. — **Prom:** 43 ebd. — **F:** Chir., Orthop. — **V:** 46–52 Halle/S., 52–57
Oberarzt ebd. m. Lehrauftr. f. Unfallchir. — **P:** Pathogenese d. Interkostalhernien
u. d. Relaxatio diaphragmatica, Zbl. Chir. 1950. — Bhdlg. kindl. Speiseröhrenverätzgn., ebd. 1952. — Konservat. od. op. Bhdlg. pertrochant. Schenkelhalsfrakt.,
ebd. 1955. — Bhdlg. v. Unterschenkelfrakturen, ebd. 1956.

Weidenbach, Wolfram, Oberarzt d. Neurochir. Klin. am Klinikum re. d. Isar der Techn. Hochschule München, 8022 Grünwald b. München, Geschwister-Scholl-Str. 13. — Fragebogen 1968 nicht beantwortet.

Weidenmann, Wilhelm, Doz., Dr. med. habil., Chefarzt d. chir. Abt. d. Städt. Kinderkrhs. Wedding, 1 Berlin 65, Reinickendorfer Str. 61. — *27. 1. 10 Aschaffenburg. — **A:** 37 München. — **Prom:** 37 ebd. — **Hab:** 52 Berlin. — **F:** Chir. — **V:** 1 J. Pathol. München (Borst), 3 J. Inn. Med. ebd. (Schittenhelm, Engelhardt), 1 J. Gynäk. ebd. (Eisenreich), Berlin (Stoeckel), 37 Inn. Med. Laz. Ulm, 38–42 Kriegsdienst, 43–52 Krhs. Moabit (Gohrbandt). — **P:** Dienstfähigkt. b. Schlüsselbeinverlust, Militärarzt 1939. — Gasödem u. seine Bhdlg., Zbl. Chir. 1947. — I.v. Dauertropf. unt. Berücksicht. d. Flüssigkeitstemp., ebd. — Thromboseentstehg. u. -verhütg. unt. bes. Berücksicht. d. periph. Kreisl., ebd. 1948. — Mastdarmvorfall, m. e. Vorschlag z. Modifiz. d. Sarafoffschen Op., ebd. 1950. — Bes. Op.verf. f. d. Papillenka., ebd. — Beziehgn. zw. Nebennieren u. Keimdrüsen, Anat. Anz. 98. — Verändergn. d. Geschlechtsfunkt. b. Manne nach lumb. Grenzstrangresekt., Habil.-Schr. 1951. — Auswirkgn. d. lumb. Sympathekt. auf d. Gesamtorganismus bes. auf Hoden u. Nebennieren, Tl. I u. II, Zbl. Chir. 1952. — Bhdlg. d. Appendicitis-Peritonitis m. Streptomycin i. Kindesalter, Chirurg 1953. — Akuter Bauch i. Kindesalter, Dtsch. med. J. 1953. — Prim. Peritonitis i. Kindesalter, ebd. 1954. — Kindl. Peritonitis i. Lichte d. Diagn. u. Therap., Verh. d. Dtsch. Ges. inn. Med. 60. Kongr. 1954. — Gefahren f. akute Baucherkrankg. i. ziv. Flugverkehr, Chirurg 1954. — Magenresekt. i. jugendl. Alter, Zbl. Chir. 1955. — Op. Bhdlg. d. kongenit. Zwerchfellhernie m. e. Beitr. z. Hiatushernie, Chirurg 1955. — Betrachtgn. z. Vor- u. Nachbhdlg. d. Gallengangsatresie, Zbl. Chir. 1955. — Vor- u. Nachsorge chir. Säuglinge u. Kleinkinder, ebd. 1956. — Postop. Krankhts.verl. b. Säugling u. Kleinkind, ebd. — Betrachtgn. üb. d. Elektrolythaushalt b. Kind z. Zwecke geeign. Maßnahmen vor u. nach Op., ebd. — Betrachtgn. z. Bhdlg. d. Säuglingsosteomyelitis, Dtsch. med. J. 1956. — Komplex. Bhdlg. d. diffusen Perforat.peritonitis i. Kindesalter. Bemerkungn. z. d. gleichnam. Arb. v. Hecker u. Berg, Chirurg 1956. — Appendicitis. Bemerkgn. z. d. gleichnam. Arb. v. Seulberger u. Peters, ebd. 1957. — Selt. Form d. Hodentors. i. Kindesalter als Beitr. z. Klärg. dieses Krankhts.bildes, Zbl. Chir. 1957. — „Lok.“ Bhdlg. d. Verbrenngn. i. Kindes- u. Kleinkindesalter, ebd. — Verbrenngn. i. Säuglings- u. Kleinkindesalter, ebd. 1959. — Blutgn. aus d. Magen-Darm-Kanal b. Kind, ebd. — Diagn. u. Therap. chir. Erkrankgn. i. Säuglingsalter, Dtsch. med. J. 1959. — Inn. Verblutg. e. 9 Monate alten Säuglings nach Verbrenngn. mittl. Grades, Zbl. Chir. 1960. — Probl. d. schweren Magenblutg. i. Kindesalter, ebd. 1965. — 75 J. Kinderchir. i. Wedding, Berl. Med. 1965. — Betrachtgn. z. d. Unfällen i. Kindesalter m. bes. Berücksicht. d. Verbrenngn. u. ihrer Folgen, ebd. — Masernkomplikat. aus chir. Sicht, Forsch.-Praxis-Fortbild. 1966.

Weidinger, Anton, Leit. Arzt a. Krhs. u. Chefarzt d. I. chir. Abt., 8 München-Nymphenburg. — *19. 6. 13 München. — **A:** 38 München. — **Prom:** 39 ebd. — **F:** Inn. Med., Chir. — **V:** 1 J. Teilröntgenol., 38–39 int. Abt. Drittordens-Krhs. München-Nymphenburg, Kriegsdienst, 45–46 Teilröntgenol. Drittordens-Krhs. München-Nymphenburg, 46–51 Chir. ebd., 52–63 Oberarzt ebd.

Weidner, Kurt R., Leit. Arzt d. chir. Abt. d. Ev. Krhs., 5242 Kirchen (Sieg), Johannesstr. 8. — *11. 12. 20 Wehlau/Ostpr. — **A:** 52 Tübingen. — **Prom:** 52 ebd. — **F:** Chir. — **V:** 53–55 Thoraxchir. Krhs. Wehrawald/Todtmoos (Good), 55–56 Krs.-krhs. Ochsenhausen b. Biberach/Riss (Gauckler), 57–60 Städt. Kr.anst. Mannheim (Oberdalhoff), 60–61 Oberarzt chir.-urol. Abt. d. Lorettokrhs. Freiburg i. Br.

(Thelen), 61–68 1.Oberarzt Städt. Kr.anst. Koblenz (Korth), 62 Fortbildgs.kursus am Hafenkrhs. Hamburg üb. neuzeitl. Knochenmarknagelgn. (Küntscher), u. zahlr. Fortbildgs.kurse. — **P:** Fixierg. d. Kirschnerdrahtes i. e. Gipsmanschette z. Infekt.-verhütg., Zbl. Chir. 86.

Weihe, Friedrich, Facharzt f. Chir. u. Durchgangsarzt, 355 Marburg/Lahn, Königsberger Str. — *28. 5. 13 Schloß Holte. — **A:** 39 München. — **Prom:** 39 ebd. — **F:** Chir. — **V:** 38 Kaiser-Wilhelm-Inst. Berlin (Lenz), 39 Frauenklin. Dresden (Warnekros), 40–45 Posen (Schülke, Hartmann), 45 Marburg (Wiedhopf), 46–64 Krhs. Biedenkopf, 64–67 Mainz-Wiesbaden. — **P:** Polyarthritis rheumatica b. Zwillingen, Z. menschl. Vererb.Konstit.lehre 23/1939.

Weikert, Hellmut, 2942 Jever (Oldbg.), P.-W.-Janssen-Weg 1. — Fragebogen 1968 nicht beantwortet.

Weinbrenner, Hans, Facharzt f. Chir. u. Durchgangsarzt, 432 Hattingen-Ruhr, Augustastr. 31. — *3. 7. 09 Neunkirchen, Krs. Siegen. — **A:** 35 Gießen. — **Prom:** 33 ebd. — **F:** Chir. — **V:** 34 Hospital z. hlg. Geist Frankfurt/M. (Willich), Med. Klin. ebd. (Seyderhelm), 35–36 Jena (Guleke), 36–38 Hospital z. hlg. Geist Frankfurt/M. (Willich), Landviertelj. m. Belegkrhs. Usingen/Ts. (Lyding), 38–53 Oberarzt ev. Krhs. Hattingen (Haumann), zwztl. Kriegsdienst, Oberstabsarzt. — **P:** Erfahrgn. üb. Wundbhdlg. m. Ormicetten, Münch. med. Wschr. 1937.

Weinmayr, Josef, Leit. Arzt d. Städt. Krhs. u. Chefarzt d. chir. Abt., 887 Günzburg/Donau. — *20. 5. 20 Pfarrkirchen/Niederb. — **A:** 49 München. — **Prom:** 49 ebd. — **F:** Chir. — **V:** 50–57 München (Frey), 58–60 LKH Homburg/S. (Lüdeke).

Weinreich, Manfred, Chefarzt chir. Unf.klin. Städt. Krhs. I, 33 Braunschweig, Holwedestr. 16. — *28. 1. 24 Schleswig. — **A:** 51 Kiel. — **F:** Chir., Orthop. — **V:** 51–56 Krhs. Eutin (Arndt), 57–63 Chir. Univ.-Klin. Kiel (Wanke), Orthop. Univ.-Klin. ebd. (Rohlederer). — **P:** Bhdlg. d. Tetanus durch medikam. Winterschlaf, Zbl. Chir. 1954. — Stat. d. Hüftarthrodese, Verh. Dtsch. Orthop. 49/1959. — Röntgenol. Darstellg. d. Becken-Bein-Syst. i. Stand, Z. Orthop. 94/1961. — Mult. Epiphysenlösgn. b. Hyperparathyreoidismus, Bruns' Beitr. klin. Chir. 203/1961. — Ambulanz- u. Vorbereitgs.tisch, Chirurg 1963. — Klin. Bild d. mal. Synovialoms, Z. Orthop. 97/1963.

Weis, Josef, Chefarzt d. chir. Abt. St. Vincenz- u. Elisabeth-Hosp., 65 Mainz. — *28. 8. 15 Weilbach (Main). — **A:** 39. — **Prom:** 40. — **F:** Chir. — **V:** 42–54 Ass. u. Oberarzt Gießen (Bernhard, Vossschulte). — **P:** Carcinoid i. Meckelschen Divertikel, Diss. — Verwendg. v. Plexiglas f. d. Deckg. v. Schädellücken, Zbl. Chir. 1947. — Erfahrgn. m. d. Marknagelg. d. Knochenbr., veröffentl. b. d. amerik. Marine 1947. — Techn. d. Schenkelhalsnagelg. b. pertrochant. Frakt., Chirurg 1950. — Sonderstellg. d. Art. fem. b. d. oblit. Gefäßkrankhtn., Münch. med. Wschr. 1950. — Erg. b. 20 Hundeversuchen m. Gefäßtransplantat. a. d. Aorta, Langenbecks Arch. klin. Chir. 267/1951. — Heilerg. pertrochant. Frakt. (Zweischenkelnagel), Chirurg 1951. — Erfahrgn. u. Beobachtgn. b. 400 Arteriograph., Fortschr. Röntgenstr. 75/1951. — Erg. tierexp. homoioplast. Aortentransplantat., Beobachtgs.zeit v. 2 Jahren, Langenbecks Arch. klin. Chir. 273/1953. — Neue Gesichtspkt. a. d. Geb. d. homoioplast. Gefäßtransplantat. a. d. Aorta, ebd. 275/1953. — Exp. Beseitigg. e. Mitralinsuff., Filmvortr. ebd. Kongr.ber. 1953. — Chir. d. Mitralsten. u. Mitralinsuff. am Menschen u. im Tierexp., Habil.-Schr. — Histol. Verändergn. autoplast. Venen- u. Pericardtransplantate i. d. li. Herzkammer, Thoraxchir. 1955.

Weise, Dietrich W., Leit. Gutachter d. Krs., Verein. Gesundheitseinrichtgn. d. Krs., X 880 Zittau. — *11. 2. 30 Zittau. — **A:** 56 Leipzig. — **Prom:** 56 ebd. —

F: Chir. — V: 56–57 Bez.krhs. Cottbus (Welcker, Sylla), 57–58 Landambulatorium Seifhennersdorf/Sa. kommissar. Leitg., 58–67 Krskrhs. Zittau (Thumstädter, Melzer), 62–67 1. Oberarzt ebd.

Weise, Günther E., Leit. d. Staatl. Arztpraxis, X 8122 Radebeul 2, Georg-Weig-Str. 3. — *24. 9. 19 Zittau/Sa. — A: 45 Leipzig. — Prom: 45 Halle/S. — F: Chir. — V: 45–49 Krhs. Döbeln (Klette), 50–51 Stadtkrhs. Dresden-Friedrichstadt (Fromme). — P: Meckelsches Divertikel, Zbl. Chir. 1950. — Erfolge u. Mißerfolge i. d. Bhdlg. d. Gallensteinleidens i. e. kl. Krhs., ebd. 1961.

Weise, Otto W. A., Facharzt f. Chir., 747 Ebingen, Untere Vorstadt 73. — *27. 3. 19 Urach/Württ. — A: 44 Tübingen. — Prom: 47 ebd. — F: Chir. — V: 44–46 Marineass. d. Res., Marinelaz. Bergen/Norwegen (O. Franke), 46–47 Ass. u. Praxis-vertretg. Ulm-Söflingen (Grünler), 47–53 Städt. Krhs. Eßlingen (Bender, J. Wagner), Röntgenol. (Teschendorf), Inn. Med. (Niekau), 53–61 Oberarzt am Krskrhs. Ebingen (Leube).

Weishaupt, Anton, Chefarzt d. Knappschaftskrhs., 668 Neunkirchen (Saar). — Fragebogen 1968 nicht beantwortet.

Weiss, Arthur, Chefarzt d. chir. Abt. u. ärztl. Dir. a. Städt. Wenckebach-Krhs. Berlin-Tempelhof i. R., 1 Berlin 45, Tietzenweg 78. — *24. 1. 02 Warlubien/Schwetz i. Westpr. — A: 26 Königsberg/Pr. — Prom: 26 ebd. — F: Chir., Orthop. — V: Med. Univ. Poliklin. Königsberg (Bruns), gynaekol.-geburtshilfl. Abt. Städt. Krhs. ebd. (Benthin), Pathol.-anat. Inst. d. Univ. Königsberg (Kaiserling), Inn. Abt. Städt. Krhs. Zittau i. Sachsen (Klieneberger), Tübingen (Kirschner), Landeskrhs. Braun-schweig (Wrede), Landesfrauenklin. Danzig-Langfuhr (Fuchs), Allg. Rö.-Inst. Hamburg-Eppendorf (Berg), Charité Berlin (Sauerbruch), chir. Abt. Ev. Krhs. Oberhausen/Rhld. (Rohde).

Weiss, Fritz-Heinrich, 43 Essen (Ruhr), Kettwiger Str. 30. — Fragebogen 1968 nicht beantwortet.

Weiß, Reinhard, Medizinaldirektor, Dir. d. Städt. Krhs. u. Chefarzt d. chir. Abt., 848 Weiden/Opf. Städt. Krhs. — *8. 6. 19 Forchheim. — A: 48 Erlangen. — Prom: 46 ebd. — F: Chir. — V: 46–47 Krskrhs. Riedenburg (Schwägerl), 48 Krskrhs. Schnaittach (Weiß), 48–50 Städt. Kr.anst. Nürnberg (Steichele), 50–51 Chir. Klin. Dr. Wahlig, Aschaffenburg, 51–58 Städt. Kr.anst. Nürnberg (Steichele, H. Franke). — P: Späterg. d. Choledochoduodenostomie, Chirurg 1959.

Weiß, Willi, Unfallarzt, Facharzt f. Chir., 6 Frankfurt a. M.-Süd 10, Burnitz-str. 3 pt. — *2. 8. 99 Gießen. — A: 25 Frankfurt a. M. — Prom: 25 ebd. — F: Chir., Gynäk. — V: 24–25 Univ.-Augenklin. Frankfurt a. M., 25–26 inn. Abt. Stadtkrhs. Offenbach, 26–31 Univ.-Frauenklin. Frankfurt a. M., 31–39 Chir. Univ.-Klin. ebd.

Weisschedel, Ewald, Prof., Chefarzt d. chir. Abt. d. Städt. Kr.anst., 775 Konstanz, Zur Friedrichshöhe 22. — Fragebogen 1968 nicht beantwortet.

Weissenborn, Wolfdietrich, Chefarzt d. Chir. Klin. d. Stadtkrhs., 652 Worms/Rh. Donnersbergstr. 29. — *27. 6. 06 Torgau (Elbe). — A: 31 Leipzig. — Prom: 32 ebd. — F: Chir. — V: 30–31 Leipzig (Payr), Med. Univ. Poliklin. ebd. (Assmann), 31–32 Pathol. Inst. Städt. Kr.anst. Stuttgart (Schmidtmann), Rö.-Inst. Chir. Univ.-Klin. Leipzig (Baensch), 33–45 Chir. Klin. Städt. Kr.anst. Wiesbaden (Kleinschmidt). — P: Verschleppte Ileusfälle, Diss. — Milzgefäßrupt., Chirurg 1936. — Mesenterial-venenthromb. n. Milzrupt., ebd. 1937. — Lipoidgranulomatose d. Schädeldaches (mit Wurm), ebd. 1938. — Beitr. z. Entferng. d. ges. Dickdarms b. Colitis, ebd. 1939. — Erfahrgn. üb. 10jähr. op. Bhdlg. v. Magen-Duodenalgeschw. u. Fernerg., Arch. klin. Chir. 1939. — Nachamputat., Chirurg 1941. — Traubenileus u. Meckelsches

Divertikel, Ärztl. Mschr. 1948. — Nierenfunkt.prüfg. v. Prostatekt., Dtsch. med.
Wschr. 1950. — Wirtschaftlichkt. d. Endotrachealnark., Zbl. Chir. 1952. — Peni-
cillinbhdlg. d. Nackenkarbunkels (mit Siggelkow), Therap. Gegenw. 1952. — Chir.
Bhdlg. Hiatus-Oesophagushernien m. Anämie, Medizinische 1954. — Beitr. z.
Phemisterspanung b. Pseudarthrosen, Zbl. Chir. 1955. — Schlußwort z. ds. Arbeit,
ebd.

Weissmann, Günter, Ober-Reg.-Med.-Rat, Facharzt f. Chir., 35 Kassel, Geyso-
str. 9. — *1. 5. 22 Kassel. — **A:** 45 Berlin. — **Prom:** 46 Freiburg i. Br. — **F:** Chir. —
V: 45–55 Stadtkrhs. Kassel (Baumann), ab 55 chir. Abt. Versorgungsärztl. Untersuchungsstelle Kassel.

Weisswange, Wolf R., Ärztl. Dir. d. Krskrhs., 638 Bad Homburg v. d. Höhe. —
Fragebogen 1968 nicht beantwortet.

Weitnauer, Helmut, Facharzt f. Orthop., Belegarzt am Städt. Krhs., 895 Kaufbeuren, Salzmarkt 14. — *6. 7. 13 München. — **A:** 38 Würzburg. — **Prom:** 37 ebd. —
F: Orthop. — **V:** 38–39 Physiol. Inst. Univ. Würzburg, 47–58 Ass. u. Oberarzt
Orthop. Klin. König-Ludwig-Haus ebd. — **P:** Mehrere Veröff. üb. orthop. Themen
in: Z. Orthop., Arch. orthop. Unfallchir., Vortr. Kongr. Dtsch. Orthop. Ges. 1950
bis 1959.

Weitz, Günther, Chefarzt d. chir. Abt. d. Johanniter-Krhs., 414 Rheinhausen,
Kreuzacker. — *10. 7. 22 Tübingen. — **A:** 46 Hamburg. — **Prom:** 45 ebd. — **F:** Chir.,
Urol. — **V:** 46–48 Path. Inst. Allg. Krhs. St. Georg Hamburg (Heine), 48 Röntgen-
Inst. U. K. Eppendorf ebd. (Prevôt), 48–50 I. Med. Abt. A. K. Rissen ebd. (Budel-
mann), 50–58 chir. Abt. A. K. Heidberg ebd. (Prinz), 58–59 I. chir. Abt. A. K.
St. Georg ebd. (Diebold), 59–66 Oberarzt II. chir. Abt. A. K. Heidberg ebd. (Haferland). — **P:** Gastritis phlegmonosa, Chirurg 1949. — Brustdrüsenschwellg. b. Mann,
Dtsch. med. Wschr. 1950. — Verhalten d. Herzmuskelfasern, Med. Klin. 1951. —
Tier. Plasma z. Eiweißzufuhr, Dtsch. med. Wschr. 1953. — Ileusprobl., Medizinische
1954. — Tbk. d. Gallenblase, Langenbecks Arch. klin. Chir. 280/1955. — Geschwürsperforat., Bruns' Beitr. klin. Chir. 190/1955. — Hemipelvekt. b. Oberschenkelsarkom, Chirurg 1956. — Intraop. Cholangiograph., Langenbecks Arch. klin. Chir.
291/1959. — Pankreasbeteiligg. b. Gallensteinleiden, ebd. 292/1959. — Erg. intraop.
Cholangiograph., Med. Klin. 1960. — Akutes Abdomen durch Divertikulitis, ebd.
1964. — Erg. op. Bhdlg. d. Gallensteinleidens, Langenbecks Arch. klin. Chir. 307/
1964. — 3194 Op. weg. Cholelithiasis in 15 Jahren, ebd. 312/1965.

Welcker, Ernst Rulo, Prof., OMR., Ärztl. Dir. d. Bezkrhs., X 7500 Cottbus,
Thiemstr. 63. — Fragebogen 1968 nicht beantwortet.

Weller, Siegfried R. A., Priv.-Doz., Dir. d. Berufsgen. Klin., 74 Tübingen,
Rosenauerweg 95. — *28. 7. 28 Welzheim üb. Stuttgart. — **A:** 54 Heidelberg. —
Prom: 54 ebd. — **Hab:** 63 Freiburg i. Br. — **F:** Chir., Unfallchir. — **V:** 54–55 Rotat-
ing Internship Paterson General Hosp. Paterson, N.J./USA, 55–56 chir. u. orthop.
traumatol. Abt. d. amerik. Krhs. Stuttgart-Bad Cannstatt, 56 Accident-Hosp.
Birmingham/Engl., Verbrenngs.zentrum (Jackson), 56–59 Chir. orthop. Priv.-Klin.
Dr. Bertele Ulm, ab 59 Freiburg i. Br. — **B:** Traumatol. d. Kniegelenkes, Thieme
1962. — Übersetzg. u. Zusatzkapitel: v. Compere-Banks, Frakt.-Bhdlg., Thieme
1966. — Notfälle i. d. Bergen (Verhütg. u. Erstversorgg.), Thieme 1967. — Erste
Hilfe (Leitfaden), Thieme 1967. — Probl. b. d. Bhdlg. v. Gelenkbr., in: Ungelöste
Probl. i. d. Chir. Monographie z. 65. Geb. v. Prof. H. Krauss Freiburg i. Br., Thieme
1964. — **P:** Postop. Bhdlg. nach Kniegelenks-Arthrotomien, hauptsächl. nach
Meniskekt., Münch. med. Wschr. 1957. — Postop. Bhdlg. nach Meniskekt., ebd.

1958. — Bhdlg. v. Knöchelfrakt. m. Gabelsprengg. u. Subluxat. d. Talus, Medizinische 1958. — Bhdlg. v. schweren Verbrenngn., Münch. med. Wschr. 1958. — Akut. Tetanieanfall nach Stellatum-Anaesth. u. nach paravertebr. Sympathikusblockade, Landarzt 1958. — Erfahrgn. m. Dormopan b. chir. Pat., Med. Mschr. 1958. — Neue Art z. Festigg. d. Malleolengabel nach Rupt. d. tibio-fibularen Bandapparates, Mschr. Unfhlkd. 1958. — Intramusk. Anwendg. v. Achromycin i. d. Chir. u. orthop. Chir., Med. Klin. 1958. — Strecksehnenabrisse i. Bereich d. Endphalanx d. Finger u. ihre Bhdlg., Landarzt 1959. — Neues Hilfsmittel z. exakten Einführg. v. Kirschner-Drähten, Münch. med. Wschr. 1959. — Meniskusganglien, Langenbecks Arch. klin. Chir. 296/1960. — Meniskusganglien u. ihre Bhdlg., Zbl. Chir. 1960. — Indikat. z. Patellekt. (mit Kümmerle), Mschr. Unfhlkd. 1960. — Bhdlg. v. fr. Kahnbeinbr. d. Hand, Dtsch. med. Wschr. 1960. — Verschied. Formen d. Fersenbeinfrakt. u. ihre Bhdlg. (mit Köhnlein), Arch. orthop. Unfallchir. 1961. — Chir. d. Hodentumoren, Münch. med. Wschr. 1961. — Analka., Med. Welt 1961. — Distorsion i. Daumengrundgelenk als Skitrauma, Dtsch. med. Wschr. 1961. — Op. Osteosynthese, ebd. — Exp. Untersuchgn. z. intraperiton. Anwendg. v. Antibiotica, Langenbecks Arch. klin. Chir. 297/1961. — Tierexp. Erfahrgn. m. Ostamer, Mschr. Unfhlkd. 1961. — Anat. Variat. d. Handgelenks u. ihre Beziehg. z. Kahnbeinbr. (mit Klöss), ebd. — Frakt. i. Bereich d. Kniegelenks (mit Köhnlein), Zbl. Chir. 1961. — Entwicklg. d. Traumatol. i. Ungarn, zugl. e. Ber. üb. d. I. Internat. traumatol. Konf. Budapest, Therap. d. Monats 1962. — Op. Osteosynthesis, German Med. Monthly 1962. — Diagn., Bhdlg. u. Progn. traumat. Verrenkgn. d. Hüftgelenkes (mit Koslowski u. Schmitt), Med. Welt 1962. — Tücken d. Marknagelg. (mit Koslowski), Chirurg 1962. — Knochenfrakt. m. Gabelsprenggn. u. Subluxat. d. Talus, Sportarzt 1963. — Schicksal d. ob. Sprunggelenkes nach Knöchelfrakt. u. d. therapeut. Konsequenz hinsichtl. d. Erstversorgg. (mit Leitz), Med. Welt 1963. — Osteochondrosis dissecans u. ihr Zusammenhang m. d. traumat. Knorpelschädigg., Bruns' Beitr. klin. Chir. 207/1963. — Bhdlg. v. Olecranonfrakt., Med. Welt 1963. — Anat.-funkt. Grundlagen d. Bhdlg. v. Frakt. d. Handwurzelknochen, Hefte Unfhlkd. 1963. — Erfahrgn. m. d. Außenbandplastik nach Watson-Jones am ob. Sprunggelenk, Arch. orthop. Unfallchir. 1964. — Therapeut. Gesichtspunkte b. d. Bhdlg. v. offenen Gelenkverletzgn. u. beginnenden Gelenkinfekt., Dtsch. med. Wschr. 1964. — Gegenwärt. Stand d. op. Knochenbr.bhdlg., Z. ärztl. Fortbild. 1964. — Oxytetracyclin z. intraven. Anwendg. u. sein Nachweis i. Körperflüssigktn., Therap.woche 1964. — Vorteile u. Grenzen d. sog. percutan. Schenkelhalsnagelg., Hefte Unfhlkd. 1964. — Exp. Beitr. z. Progn. e. Gelenkes nach Verletzgn. d. knorpeltrag. Gelenkflächen, Arch. orthop. Unfallchir. 56/1964. — Nahtlose Wundverschluß, Dtsch. med. Wschr. 1964. — Ärztl. Aufgaben b. Transport v. Schwerverletzten m. Hubschraubern, ebd. 1965. — Kallusbildg. b. Antikoagulantientherap., ebd. — Untersuchgn. z. Ernährg. d. Gelenkknorpels, Bruns' Beitr. klin. Chir. 210/1965. — Supracondyl. Humerusfrakt. i. Kindesalter, Med. Welt 1965. — Antibiotika-Bhdlg. b. offenen Brüchen, offenen Gelenkverletzgn. u. nach Osteosynthesen, Wehrmedizin 1965. — Marknagelg. v. Ob.- u. Unt.schenkelbr., Dtsch. med. Wschr. 1965. — Untersuchgn. z. Verh. d. alkal. Serumphosphatase währ. d. Frakt.heilg., Mschr. Unfhlkd. 1965. — Knöcherne Verletzgn. d. Brust- u. LWS., ebd. — Entwicklg. e. Melorheostose, Fortschr. Röntgenstr. 103/1965. — Außenbandplastik nach Watson-Jones am Knöchelgelenk, Hefte Unfhlkd. 81/1965. — Aus Unfallakten: Ablehng. e. Lymphcyste als Unfallfolge, Mschr. Unfhlkd. 1965. — Therap. kindl. Gelenkbr., Langenbecks Arch. klin. Chir. 313/1965. — Erfahrgn. m.

d. Rö.bild-Verstärker i. d. Knochenbr.bhdlg., German Med. Monthly 1966. — Bhdlg. d. Syndesmosensprengg. am ob. Sprunggelenk, Wehrmedizin 1966. — Umscheidg. v. Sehnennähten z. Erhaltg. d. Gleitfähigkt. (Exp. Untersuchgn. m. e. Kunststoffmembran), Bruns' Beitr. klin. Chir. 213/1966. — Traumat. Epiphysenfugenschädiggn., Orthop. Praxis 2/2. — Grenzen d. konservat. u. op. Frakt.bhdlg., Hefte Unfhlkd. 87/1966. — Erstversorgg. v. Frakt. u. Gelenkverletzgn., Wehrmed. Mschr. 1966. — Kunststoffe i. d. Knochen- u. Gelenkchir., Wissen u. Praxis 1966. — The Application of X-Ray Image Intensification to Orthopaedic Surgery, German. Med. Monthly 11/1966. — Frühbhdlg. nach Knochenbr. u. Osteosynthesen, Münch. med. Wschr. 1966. — Thromboembol. Komplikat. nach Frakt., Mschr. Unfhlkd. 1966. — Grundlinien d. Bhdlg. offener Knochenbr., Wehrdienst u. Gesundheit 1966. — Bhdlg. v. Wundinfekt. m. Antibiotica, Landarzt 1966. — Nachbehdlg. v. Unt.-schenkelfrakt., Münch. med. Wschr. 1966. — Pathogenese d. Achillessehnenrisses (mit Schauwecker), Dtsch. med. Wschr. 1967. — Bhdlgs.prinzipien v. Pseudarthrosen, Chirurg 1967. — Part. Patellekt. als Bhdlgs.methode b. Kniescheibenbr. (mit Samimi), Mschr. Unfhlkd. 1967. — Konservat. u. op. Knochenbr.bhdlg., ebd. — Femurkopfinfarkte nach Glucocorticoidbhdlg. (mit Klümper), Dtsch. med. Wschr. 1967. — Relative Verteilg. d. Skiverletzgn., Med. u. Sport 1967. — Bhdlg. v. Brüchen i. Bereich d. Hüftgelenkspfanne, Hefte Unfhlkd. 91/1967. — Zusammenhang v. funkt. Erg. u. prim. Reposit. b. typ. Radiusfrakt. (mit Weyand), Med. Welt 1967.

Welling, Joseph, Facharzt f. Chir. u. Durchgangsarzt, 404 Neuß, Theodor-Heuß-Platz 11. — *7. 3. 15 Duisburg. — **A:** 43 Düsseldorf. — **Prom:** 51 ebd. — **F:** Chir. — **V:** 43–48 Kriegsdienst u. Gefangenschaft, 49–62 St. Vincenzhosp. Duisburg (Schmitter), ab 56 Oberarzt.

Wellmer, Hans-Konrat, Priv.-Doz. Oberarzt d. I. Chir. Univ.-Klin., 5 Köln-Lindenthal, Josef-Stelzmann-Str. 9. — Fragebogen 1968 nicht beantwortet.

Welsch, Kurt H. P., Facharzt f. Chir., 2 Hamburg 19, Osterstr. 20. — *11. 5. 10 Moers. — **A:** 38 Hamburg. — **Prom:** 39 ebd. — **F:** Chir. — **V:** 39–42 Hamburg-Eppendorf, 42–46 Oberarzt Allg. Krhs. Eilbek.

Welte, Walter, Oberarzt d. chir. Abt. d. Kinderkrhs., 5 Köln-Riehl, Amsterdamer Str. 59. — Fragebogen 1968 nicht beantwortet.

Welz, Alfred, Chefarzt d. chir. Abt. u. Ärztl. Dir. d. Städt. Krhs., 7032 Sindelfingen, Jahnstr. 70. — *3. 2. 09 Tübingen. — **A:** 36 Tübingen. — **Prom:** 36 ebd. — **F:** Pathol. Anat., Chir. — **V:** 35–41 Pathol. Inst. d. Städt. Kr.anst. Hannover (Nordmann), ab 41 Oberarzt, 37–38 Chir. Univ.-Klin. Würzburg (Kappis), 41–44 Kriegsdienst, 44–45 Chir. Univ.-Klin. Berlin, Ziegelstr. (Rostock), 45–55 Städt. Kr.anst. Konstanz (Hermann), ab 48 Oberarzt, ab 55 Chefarzt d. Städt. Krhs. Sindelfingen, ab 62 auch Ärztl. Dir. — **B:** Renaler Zwergwuchs, Veröff. aus d. Konstitut.pathol., Bd. 9, G. Fischer 1936. — **P:** Plötzl. Kreisl.tod b. encephalitisart. Hirnbefunden, Verh. Dtsch. Ges. Kreisl.forsch. 1937. — Encephalitisart. Hirnbefunde b. plötzl. Todesfällen, Virchows Arch. 302/1938. — Starkstromtod u. Hirntod, ebd. 305/1940. — Toxikol. d. Goldtherap., Z. exper. Med. 107/1940. — Bedeutg. d. Rheumatismus nodosus innerh. d. Rheumaprobl., Z. Rheumaforsch. 1940. — Weit. Beobachtgn. üb. d. Berufskrebs d. Asbestarbeiter, Arch. Gewerbepath. u. Gewerbehyg. 1942. — Hautkrebs durch chron. Chromschädigg., Zbl. Chir. 1947.

Wenckert, Anders, Doz., Oberarzt d. Chir. Univ.-Klin., Stjärnplan 2, Malmö (Schweden). — Fragebogen 1968 nicht beantwortet.

Wendel, Gerhard E. E. W., Facharzt f. Chir. u. Urol., 85 Nürnberg, Königstr. 32. — *5. 5. 07 Magdeburg. — **A:** 33 Leipzig. — **Prom:** 33 ebd. — **F:** Chir., Urol., Durchgangsarzt. — **V:** 32–33 Med. Klin. Magdeburg (Otten), Chir. Klin., 33–34 Pathol. Inst. Leipzig (Hueck), 34–37 Frankfurt (Schmieden), Magdeburg, Sudenburg (Wendel), 46–51 Oberarzt Chir. Klin. u. Urol. Klin. Nürnberg (Pflaumer, Steichele), 51 Niederlassg. Belegarzt d. Diakonissenanst. Martha-Maria ebd.

Wenderoth, Heinz, 1. Oberarzt d. urol. Klin. Städt. Kr.anst., 56 Wuppertal-Barmen, Heusner Str. 40. — *19. 8. 17 Bad Wildungen. — **A:** 44 Jena. — **Prom:** 44 ebd. — **F:** Urol. u. Chir. — **V:** Kriegsdienst u. Gefangenschaft, 50–51 Inn. Abt. (Krüger), chir. Abt. (Eckhardt) Städt. Krhs. Bad Wildungen, ab 51 Wuppertal-Barmen (Boshamer, Albrecht), 65–66 kommissar. Chefarzt d. urol. Klin. ebd., ab 66 1. Oberarzt. — **P:** Adenome d. Nierenpapille, Z. Urol. 1962. — Tbk. d. Harnwege u. d. männl. Genitalorg., Praxis Pneumol. 1967.

Wenders, Heinrich, Chefarzt St. Josef-Hosp., 42 Oberhausen-Sterkrade, Wilhelmstr. 34. — *1. 10. 16 Düsseldorf. — **A:** 41 Freiburg i. Br. — **Prom:** 42 Düsseldorf. — **F:** Chir. — **V:** 42–45 Truppenarzt, 45–50 Düsseldorf (Herzog, Derra), 50–52 Städt. Kr.anst. Koblenz (Korth), 53–60 Städt. Kr.anst. Düsseldorf-Benrath (Herbig).

Wendlberger, Franz, Chefarzt d. chir. Abt. d. Caritas-Krhs., 6638 Dillingen/Saar. — *10. 4. 26 Rotsaifen. — **A:** 52 München. — **Prom:** 53 ebd. — **F:** Chir. u. Anaesth. — **V:** 52–54 I. Med. Univ.-Klin. München (Bingold), 54–57 Chir. Univ.-Klin. ebd. (Frey), 57–58 Mass. Gen. Hosp. Anesthesia Dept. Boston, Mass./USA (H. K. Beecher), 58–59 München (Zenker), ab 59 Homburg/S. (Lüdeke). — **P:** Chir. Eingr. b. v. Willebrand-Jürgens-Syndrom, Langenbecks Arch. klin. Chir. 316/1966. — Direct Metabolism of 7α-^{3}H-DHEA-^{14}C-glucuronide, Experientia 22/1966. — Rekonjugation von 7α-^{3}H-DHEA-^{14}C-glucuronide und freiem 7α-^{3}H-C_{19}-Steroid i. Leber u. Dünndarm d. Menschen in vivo, Hoppe Seylers Z. physiol. Chem. 348/1967. — Plasmahalbwertszt., Exkret. u. dir. Metabolismus v. 7α-^{3}H-DHEA-^{14}C-glucuronide b. Menschen, ebd. — Enterohepatic circulation of 7α-^{3}H-DHEA-^{35}S-sulfate, 7α-^{3}H-DHEA-^{14}C-glucuronoside and free 7α-^{3}H-DHEA in the Human, Experientia 23/1967. — Metabolismus u. Rekonjugat. v. 7α-^{3}H-Androstendion, 7α-^{3}H-DHEA u. 7α-^{3}H-DHEA-sulfat i. d. menschl. Darmwand in vivo, Hoppe Seylers Z. physiol. Chem. 348/1967. — Viermal. erfolgr. Kreisl.wiederbelebg. währ. d. Bhdlg. e. schweren Tetanus, Z. Prakt. Anästh. u. Wiederbeleb. 1967. — Enterohepat. Kreisl. von C_{19}-Steroiden V. Resorpt. u. Rekonjugat. von 7α-^{3}H-DHEA-^{35}S-sulfate i. Dünndarm d. Menschen in vivo, Acta endokrinologica 56/1967. — C_{19}-Steroidglucuronide i. menschl. Plasma nach i.v. Injekt. v. 7α-^{3}H-DHEA, Europ. J. Biochem. 2/1967. — Direct metabolism of 7α-^{3}H-DHEA-^{35}S-sulfate in human ovarian tissue, Experientia 23/1967. — In vivo Perfusion e. menschl. Testis m. 7α-^{3}H-DHEA-^{35}S-sulfat u. ^{14}C-DHEA, Hoppe Seylers Z. physiol. Chem. 348/1967. — In vivo Perfus. e. menschl. Testis m. 7α-^{3}H-Progesteron und ^{14}C-DHEA, ebd.

Wendt, Fred, Dr. med. habil., Facharzt f. Chir. u. Urol., Ass. d. Chir. Univ.-Klin. d. Charité, X 105 Berlin 5, Schumannstr. 20–21. — *23. 6. 28 Berlin. — **A:** 53 Berlin. — **Prom:** 53 ebd. — **Hab:** 66 ebd. — **F:** Chir., Urol. — **V:** 54–55 Bez.krhs. Frankfurt/Oder, 55–57 Pathol. Inst. Städt. Krhs. Berlin-Buch (Henkel), ab 57 Charité (Felix, Serfling). — **P:** Untersuch. üb. Wirksamkt. natürl. u. synth. Oestrogene b. intravagin. Darreichg., Diss. — Milzsarkom, Zbl. Path. 1957. — Kollapsresist. Kaverne unt. Pneumothorax, Tbk.arzt 12/1958. — Intrakavit. Aspergillom (Megamycetom), Samml. selt. klin. Fälle 16/1959. — Akute essent. Säuglingsretikulose (Letterer-Siwe), Zbl. Path. 1959. — Hämangiopericytom, Zbl. Chir. 1960. — Histol. Verändergn. d. Myocards b. op. Mitralsten., Langenbecks Arch. klin. Chir. 295/1960. — Masch.

Arteriennaht u. alloplast. Gefäßersatz, Thoraxchir. 1961. — Feminis. NNR-Karz., Endokrinologie 1961. — Rezidivprophyl. b. Mitralsten.-Op., Dtsch. med. J. 1961. — Isol. Plasmocytom d. Lunge, Thoraxchir. 1962. — Erfahrgn. m. d. hist. Schnellschnittuntersuchg., Zbl. Chir. 1962. — Typenwandel i. Rezidivgeschwülsten nach Exstirp. e. Meningeoms, Zbl. Neurochir. 1962. — Stand d. op. Kropftherap., Z. ärztl. Fortbild. 1963. — Beidseit., zweizeit. Rupt. Lig. patellae, Mschr. Unfhlkd. 1964. — Chordome, Zbl. Chir. 1964. — Mediastinal. Glomustumor, Thoraxchir. 1964. — Transformat. d. monost. eosinoph. Knochengranuloms i. Lipoidgranulomatose – Hand-Schüller-Christian, Rad.diagn. 1964. — Morphol. u. Klin. d. Glioblastome, Dtsch. Gesd.wes. 1965. — Beziehgn. zw. Radiojodtest u. Hist. d. Schilddrüse, Z. ärztl. Fortbild. 1965. — Entstehg. u. Verhütg. d. Kropfrezidivs, Zbl. Chir. 1965. — Hämangioperizytomatose d. Lunge, Thoraxchir. 1965. — Entartg. v. Gliomen nach Rö.-Bestrahlg., Zbl. Neurochir. 1965. — Diagn. u. Therap. intrazerebr. Metastasen, Arch. Geschwulstforsch. 26/1965. — Extradur. spin. Echinokokkus, Zbl. Chir. 1966. — Beurteilg. d. NNR-Funkt. b. Op.-Stress durch Bestimmg. v. unkonjug. Cortisol u. Corticosteron i. Plasma u. Harn, Bruns' Beitr. klin. Chir. 212/1966. — Pancreasinselzelladenom m. Diarrhoe, Hypokaliämie u. Hyperglykämie, Dtsch. med. Wschr. 1966. — Op.-Stress i. seiner Beurteilg. durch d. Bestimmg. d. 11-Hydroxycorticosteroide, Habil.-Schr. 1966. — Klin. Anwendg. e. einf. Routinemeth. f. unkonjugierte 11-OHCS, Abh. Dtsch. Akad. Wiss. Berlin 1966. — Verhalten d. Glucocorticoidspiegels i. Plasma i. d. postop. Phase, Anaesthesia 66 (Kongr.bd.) 1/1967. — Vergl. Untersuchgn. d. NNR-Funkt. durch Bestimmg. v. Cortisol u. Corticosteron nach Op. u. Traumen, Zbl. Chir. 1967. — Postop. Stress-Reakt. als Standardverhalten, Langenbecks Arch. klin. Chir. 318/1967.

Wendt, Hans-Eberhard, Facharzt f. Chir., 1 Berlin 38, Beskidenstr. 42. — *21. 7. 07 Berlin-Schöneberg. — **A:** 33 Berlin. — **F:** Chir. — **V:** Stubenrauch-Krhs. (Dönitz), Krskrhs. Nowawes (Schulze).

Wendt, Herbert, Prof., Chefarzt d. chir. Abt. d. Bez.krhs., X 4502 Dessau-Alten, weg 38. — Fragebogen 1968 nicht beantwortet.

Wenker, Horst H. B., Priv.-Doz., Leit. d. II. neurochir. Abt. d. Freien Univ. Berlin im Städt. Krhs. Westend, 1 Berlin 19, Spandauer Damm 130. — *1. 1. 29 Duderstadt. — **A:** 54 Göttingen. — **Prom:** 54 ebd. — **Hab:** 66 ebd. — **F:** Neurochir. — **V:** 55 Pathol. Inst. Univ. Göttingen (Feyrter), 55–57 Med. Univ.-Klin. ebd. (Schoen), 57 Chir. Univ.-Klin. ebd. (Hellner), 59 Univ.-Klin. f. psych. u. Nervenkrankh. ebd. (Conrad), 58 u. 60–67 Neurochir. Abt. d. Chir. Univ.-Klin. Göttingen (Okonek, Bushe). — **P:** Bhdlg. u. Progn. d. Rektumca., Diss. 1954. — Nierenfunkt. u. intraren. Hämodynam. b. d. Polycythaemia rubra vera (mit Doering), Klin. Wschr. 1956. — Nachweis u. Erkenng. v. Melanoblastomen d. Haut nach Gabe v. Radiophosphor (mit Doering), Münch. med. Wschr. 1957. — Richtl. z. Bhdlg. d. Commotio cerebri, Nds. Ärztebl. 1961. — Schädel-Hirnverletzgn. durch verschied. Bolzenschußapparate (mit Bushe), Chirurg 1961. — Hirndrucksenkg. u. Minderg. d. Hirnvolumens durch i.v. Infus. hypotoner Harnstofflösgn., ebd. 1962. — Erste Hilfe b. Schädel-Hirntraumen u. Rückenmarksverletzgn., Landarzt 1964. — Angiograph. Darstellg. d. Hirngefäße m. e. neuen trijod. Kontrastmittel (mit Seeberg), Arzneimittelforsch. 1964. — Diagn. u. Bhdlg. intrakran. Blutgn. u. Hämatome nach Schädel-Hirnverletzgn., Nds. Ärztebl. 1964. — Metatraumat. intrakran. raumford. Hämatome b. Kindern u. Jugendl., Z. Kinderchir. 1964. — Gefahren d. i.v. Harnstofftherap. b. Schädel-Hirnverletzten, Chirurg 1964. — Vergl. Untersuchgn. üb. Früherg. nach Spitz-Holter u. Pudenz-Heyer-Op. b. Kindern u. Jugendl. (mit Stolz),

Z. Kinderchir. 1965. — Erste Erfahrgn. m. d. Turbobit-Craniotom, Acta neurochir. 2/1965. — Akute Gefäßverschl. im Carotis-Vertebralis-Stromgebiet (Tierexp. Untersuchgn. üb. klin. u. hirnelektr. Verändergn. u. d. Mögl.ktn. ihrer medikament. Beeinfl.), Habil.-Schr. 1965. — Fall v. Thromb. d. Art. basilaris b. e. Jugendl. (mit Schulz. u. Forster), Mschr. Unfhlkd. 1967. — Op. Therap. d. kindl. Hydrocephalus internus (mit Stolz), Pädiat. Prax. 1967. — Latero-bas. Frakt. u. epidur. Hämatom b. e. Kind m. Hämophilie A., Zbl. Chir. 1967. — Umfang u. Aufgaben d. Faches Neurochir. (mit Bushe), Landarzt 1967.

Wenzel, Gerhard, Facharzt f. Chir., Durchgangsarzt, 314 Lüneburg, Feldstr. 10. — *29. 9. 21 Auerbach/Erzgeb. — **A:** 49 Frankfurt/M. — **Prom:** 64 Hamburg. — **F:** Chir. — **V:** 49–50 Städt. Krhs. Lüneburg (Wagner), 50 Krskrhs. Dannenberg (Otte), 51–52 inn. Abt. Städt. Krhs. Lüneburg (Kahlstorf), 52–64 chir. Abt. ebd. (Wagner).

Wenzel, Manfred, Facharzt f. Chir. u. Anaesth. Städt. Behring-Krhs., 1 Berlin 37, Gimpelsteig. — *11. 1. 32 Oberhermersdorf. — **A:** 57 Berlin. — **Prom:** 57 ebd. — **F:** Chir., Anästh. — **V:** ab 57 Städt. Behring-Krhs. Berlin (Fecher, Donner, Dohrmann). — **P:** 26 Veröff. üb. Elektrolythaushalt, parent. Ernährg., Säure-Basen-Haushalt, Milzrupt., Pankreasadenome.

Wenzl, Helge R. O., Ass. d. Chir. Klin. am Klinikum re. d. Isar d. Techn. Hochschule, 8 München 80, Ismaninger Str. 22. — *22. 1. 37 Prag. — **A:** 65 Tübingen. — **Prom:** 61 ebd. — **F:** Chir. — **V:** 62 Med. Univ.-Poliklin. Zürich (Hegglin), 63 Anästh.-Abt. Kantonsspit. ebd. (Hossli), 63–64 Krskrhs. Plochingen (Wenzl), 64 I. Univ.-Frauenklin. München (Bickenbach), 64–65 Abt. f. Strahlentherap. u. Nuklearmed. d. Städt. Krhs. München-Schwabing (Henftling), 65 Pathol. Inst. d. Krskrhs. Ludwigsburg (Leicher), I. Med. Abt. Städt. Krhs. München-Schwabing (Begemann), ab 65 Chir. Klin. re. d. Isar (Maurer), zwztl. Thoraxchir. (Harlacher), Urol. (Mauermayer). — **P:** Appendixcarcinoide, Diss. — B-Inselzelladenom d. Pankreas kombin. m. mult. Carcinoiden d. Dünndarms (mit M. Schmid u. Uehlinger), Schweiz. med. Wschr. 1963. — Erfahrgn. m. Polythiazid, e. Diuretikum d. Chlorothiazidreihe, Praxis 1963. — Symptomat. Eiweißverlust b. enter. Lymphfistel (mit Ganzoni u. a.), Dtsch. med. Wschr. 1964. — Untersuchgn. m. C14-Tryptophan an e. Carcinoidpat. (mit Lüthi u. Waser), Klin. Wschr. 1964. — Klin. Erfahrg. m. Diallyl-nor-Toxiferin i. d. Neuroleptanalgesie (mit Weiss), Anaesthesist 1966. — Intrathorak. Meningocele u. ihre Bhdlg. (mit Harlacher), Thoraxchir. 1968.

Wenzl, Marcel, Univ.-Prof., Vorstand d. chir. Abt. d. Sophien-Spit., A-1070 Wien, Apollogasse 19. — *6. 9. 18 St. Pölten. — **Prom:** 41 Wien. — **Hab:** 51 ebd. — **F:** Chir. — **V:** II. Chir. Univ.-Klin. Wien. — **B:** Bronchuska., Springer 1952. — Vor- u. Nachbhdlg. b. op. Eingr., Klin. Fortschr. 1954. — Chir. d. Gallenwege, Klin. Fortschr. Chir. 1954. — Wert d. Lungenfunkt.analytik f. d. Beurteilg. d. respirat. Leistgs.fähigkt. unt. bes. Berücksicht. thoraxchir. Eingr., Vlg. d. österr. Ges. d. Arbeitsmed. 1958. — D. akute Abdomen, Urban u. Schwarzenberg 1960. — Eingr. weg. port. Hypertens., in: Intra- u. postop. Zwischenfälle, Bd. 2, Thieme 1965. — **P:** Sympt. u. Diagn. d. Bronchuska., Krebsarzt 1948. — Spätfolgen nach Tetanus, Klin. Med. 1948. — Tetanus nach d. Kriege, Wien. med. Wschr. 1949. — Dzt. Stand d. Chir. d. Pankreaskopfca., Krebsarzt 1949. — Perforat. e. Meckel'schen Divertikels b. Schwangerschaft, Wien. klin. Wschr. 1949. — Bhdlg. d. postop., azidot. bed. Singultus m. Natriumbicarbonat, ebd. — Einfl. d. abdomin. Vagectomie auf d. Funkt. d. extrahepat. Gallenwege, Wien. Z. Inn. Med. 1949. — Probl. d. sog. Spätdiarrhöen nach Vagectomie, Wien. klin. Wschr. 1949. — Konservierg. v. Ammion

f. Transplantat.zwecke, ebd. — Magenbeschwerden als Fernsympt. b. Bronchuska.,
ebd. 1950. — Erg. d. kompl. Palmaraponeurosenexstirpat. b. Dupuytren'scher
Kontrakt., ebd. — Form- u. Funkt.ändergn. d. verbleib. Lunge nach Oberlappen-
lobect., ebd. — Mediastin. u. aberrante mediastin. Strumen, ebd. — Elektrophoret.
Plasmauntersuchgn. z. Frage d. Alterg. v. Blutkonserven, ebd. — Einfl. gr. chir.
Eingr. auf d. inn. Flüssigkts.haushalt, Langenbecks Arch. klin. Chir. 266/1950. —
Bronchusca. u. Tbk., Wien. klin. Wschr. 1951. — Aberrante intrathorak. Strumen,
ebd. — Untersuchgn. üb. d. art. Sauerstoffsättigg. vor u. nach Pneumoekt., Langen-
becks Arch. klin. Chir. 269/1951. — Statist.-klin. Beitr. z. Probl. d. Thrombo-
Emboliegefährdg., ebd.   — Beeinfl. d. path. Proteingleichgewichts durch d. op.
Eingr. b. Bronchuska., Krebsarzt 1952. — Bronchusblockadetest, Langenbecks Arch.
klin. Chir. 272/1952. — Resthöhle nach Pneumonekt. weg. Bronchuska., Krebsarzt
1952. — Exp. Vascularisat. d. Herzmuskels, Langenbecks Arch. klin. Chir. 274/1952. —
Dystonie d. extrahepat. Gallenwege, Wien. klin. Wschr. 1952. — Postop. Lageänderg.
d. Restlunge nach Lobekt. d. Unterlappens, Chirurg 1953. — Einfl. d. intrathorak. Ei-
weißverlustes nach Pneumonekt. auf d. dynam. Proteingleichgewicht, Thoraxchir.
1953. — Probl. d. chir. Therap. d. Angina pectoris, Wien. klin. Wschr. 1953. — Techn.
d. total. Gastrekt., Chirurg 1953. — Therap. d. Angina pectoris, Langenbecks Arch.
klin. Chir. 276/1953. — Form- u. Lageänderg. intra- u. extrathorak. geleg. Organe
nach Pneumonekt. u. deren klin. Bedeutg., ebd. 278/1954. — Lungenfunkt.probe v.
Standpkt. d. Chir., ebd. 279/1954. — Plastocytom d. Lunge, Thoraxchir. 1954. —
Frischblut od. Konserven v. Standpkt. d. Chir., Wien. klin. Wschr. 1954. — Fremdkörper i. Choledochus als Ursache v. Postcholecystomiebeschwerden, ebd. — Beurteilg. d. Op.risikos b. Pneumonekt., Langenbecks Arch. klin. Chir. 278/1954. —
Beurteilg. d. regulator. Anpassungsfähigkt. d. pulmovascul. Systems als Voraussetzg. f. d. Pneumonekt., Thoraxchir. 1954. — Revascularisat. d. Herzmuskels,
Langenbecks Arch. klin. Chir. 280/1955. — Postop. Bhdlg. thorak. u. thorakoabdomin. Eingr., Wien. klin. Wschr. 1955. — Klin. u. funktion. Spätresultate op. behand.
Bronchiectasien, Thoraxchir. 1955. — Indikat.stellg. z. Lungenresekt. b. kombin.
Auftreten v. Asthma bronch. m. verschied. Lungenerkrankgn., Langenbecks Arch.
klin. Chir. 280/1955. — Probl. d. Lobekt. i. Hinbl. auf d. funktion. Spätresultat,
ebd. — Lungenresekt. i. hohen Alter, Klin. Med. 1955. — Funkt. Späterg. nach d.
Resekt.bhdlg. d. Bronchiektasien, Langenbecks Arch. klin. Chir. 282/1955. — Späterg. nach Gallenblase- u. Gallenwegsop. weg. akuter Cholecystitis, Taggs.ber. d.
9. österr. Ärztetagg. Salzburg, Springer 1956. — Intrathorak. Trachealrupt., Langenbecks Arch. klin. Chir. 284/1956. — Stumpfe Verletzgn. d. gr. Luftwege, Wien.
klin. Wschr. 1956. — Klin.-atemphysiol. Aspekte b. Lungenresekt., ebd. — Occulte
Fernmetastasen b. klin. op. Bronchuska., Thoraxchir. 1956. — Bronchusblockadetest, Arch. Chir. Nedd. 8/1956. — Therap. v. Bauchdeckenabszessen u. therapieresist. Ligaturfisteln, Wien. klin. Wschr. 1956. — Prophyl. u. Therap. d. Pulmonal-
ödems nach Lungenresekt., Thoraxchir. 1956. — Spitometri: Wien. Z. Inn. Med.
1956. — Ligatur od. Durchtrenng. d. off. Ductus art. Botalli, Wien. klin. Wschr.
1957. — Radikalop. b. Bronchuska. i. d. verschied. Altersgruppen, Langenbecks
Arch. klin. Chir. 286/1957. — Indikat. z. Lungenresekt. i. hohen Alter, ebd. 287/
1957. — Indikat. z. Resekt.therap. d. Bronchuska. i. 7. Dezennium, Wien. klin.
Wschr. 1957. — Chir. Maßnahmen b. Ödem, Anasarka, Ascites, Ärztl. Fortbild.
1958. — Erfahrgn. b. d. chir. Bhdlg. d. port. Hypertens., Klin. Med. 1957. — Indikat.
d. Radikalop. b. Glomus carticum-Tumoren, ebd. 1958. — Exp. Wiederherstellg.
v. thorak. Oesophagusdefekten, Thoraxchir. 1958. — Chir. Bhdlg. d. Mammaka.,

Klin. Med. 1958. — Anat. u. Klin. ontrathorak. Strumen, ebd. 1959. — Klin. u.
Therap. d. art.-ven. Lungenaneurysma, Wien. klin. Wschr. 1959. — Normg. d.
Normenklat. u. d. Symbole v. Atmungsgrößen, Kongr.zbl. Inn. Med. 192/1959. —
Op.eigng. z. Lungenresekt. auf Grund funktion. Späterg., 8. Congr. Soc. Int. Chir.
1959. — Pädiatr. u. chir. Probl. d. port. Hypertens. i. Kindesalter, Österr. Z. Kin-
derhlkd. 1960. — Biol. akt., nicht metastasier. Bronchuscarcinoid m. Linksherz-
syndrom, Wien. klin. Wschr. 1960. — Chir. Therap. periph. art.-ven. Fisteln u.
Aneurysmen, ebd. 1961. — Periph. art.-ven. Fisteln, Klin. Med. 1961. — Unter-
suchgn. üb. d. Funkt. d. Restlunge nach jahrelang zurücklieg. Pneumonekt.,
Chirurg 1962. — Funktion. Spätresultate nach Lungenresekt. i. hohen Alter, Klin.
Med. 1962. — Funktion. Spätresultate nach Pneumonekt. weg. Bronchuska. i.
hohen Alter, Langenbecks Arch. klin. Chir. 299/1962. — Chir. Bhdlg. entzündl.
Ulcustumoren d. Oesophagus, Klin. Med. 1962. — Port. Hypertens. u. Magenka.,
ebd. — Lungenfunkt.prüfg. - ihre Bedeutg. i. d. Vor- u. Nachbhdlg., ebd. —
Umgehgs.anastomose b. inop. stenosier. Magen- u. Oesophaguska., Krebsarzt 1963.
— Kardiadurchtrennng. b.Oesophagusvarizenblutg., Klin. Med. 1963. —Plast. u. Er-
satz d. gr. Luftwege, Thoraxchir. 1964. — Entlastgs.op. am Pfortaderkreisl., Wien.
Z. inn. Med. 1963. — Chir. Bhdlg. d. Ascites, Klin. Med. 1964. — Auspizien d. Pfort-
aderdruck entlast. Op. b. blutgs.gefährd. Lebercirrhosen, Mag. Bel. Arch. 1964. —
Chir. Maßnahmen b. Ödemen, Anasarka u.Aszites alter Pat., Script. Geriat. 1964. —
Chir. Bhdlg. d. port. Hypertens. u. ihrer Folgen, Wien. klin. Wschr. 1965. — Prae-
Haemorrhagic Shunt in Liver Cirrhosis, Medical Digest 1966.

Wenzl, Otto, Ob.-Med.-Rat, Chefarzt i. R., 7310 Plochingen, Lisztstr. 35. —
*20. 8. 99 Hinterkotten b. Marienbad (Böhmen). — **A:** 24 Prag. — **Prom:** 24 ebd. —
F: Chir. — **V:** 24–37 Prag (Schloffer), ab 28 Ass. u. 1. Oberarzt, 37–45 Chefarzt d.
Krskrhs. Asch i. B., 46–52 Oberarzt d. Krskrhs. Ludwigsburg, 52–65 Chefarzt d.
Krskrhs. Plochingen (Württ.). — **P:** Retrograde Embolekt., Med. Klin. 1930. —
Geheilte Schußverletzg. d. Vena cava, ebd. 1931. — Intraart. Trypaflavin-Therap.,
ebd. — Knochennaht m. Stift u. Draht, Arch. klin. Chir. 183. — Traumat. Lungen-
u. Zwerchfellhernie, Med. Klin. 1932. — Pachymeningitis harmorrhagica int., ebd.
1933. — Choledochusanastomose m. Konkrement, ebd. — Frakt.d. Dens epistrophei,
ebd. — Konservat. Nierenchir., ebd. — Op. Bhdlg. d. Trigem.-Neuralgie, Beitr.
ärztl. Praxis 34. — Basedow-Bhdlg., Med. Klin. 1934. — Läs. d. Epithelkörperchen,
ebd. — Rö.therap. i. d. Neurol., Fortschr. Röntgenstr. 51. —'Invagin. Dünndarmdivertikel, ebd. — Grundsätzl. z. Hirnchir., Arch. klin. Chir. 183. — Techn. d.
Prostata-Op., ebd. — Therap. d. infiz. erweit. Nierenbeckens, Med. Klin. 1934. —
Schilddrüsen-Ca. b. e. Kind, ebd. — Retrostern. Struma, ebd. — Hypophysenstich,
ebd. — Einklemmg. d. Hoffaschen Fettkörpers, ebd. 1935. — Atmg. u. Atmgs.reiz,
ebd. — Bhdlg. d. Thrombophleb., ebd. 1936. — Bhdlg. d. Pleurafistel, ebd. —
Appendicitis i. re. Schenkelhernie, ebd. — Neuer Weg z. Beseitigg. d. Hypospadie,
Med. Klin. 1937. — Ventrikulograph. Fortschr. Röntgenstr. 37. — Kleinhirntumor
u. Metastase i. Rückenmark, Med. Klin. 1937. — Epithelkörperchen-Exstirpat. b.
Sklerodermie, ebd. — Turmschädel, ebd. — Hirschsprungsche Erkrankg., ebd. —
Kippspanplast. z. Bhdlg. d. Pseudarthrose, Chirurg 1937. — Sakralisat. d. 5. Len-
denwirbels, klin. Bedeutg., Arch. klin. Chir. 188. — Nagelg. d. Schenkelhalsbruches,
Zbl. Chir. 1937. — Frakt. d. Olecranon d. Verklopfen geheilt, ebd. — Sport- u.
Verkehrsunf., Gesundheit 1937. — Wirbelluxat., Habil.-Schr., Bruns' Beitr. klin.
Chir. 166. — Op. u. phoniatr. Nachbhdlg. d. Gaumenspalten, Med. Klin. 1937. —
Grenzen d. Operabil. d. Krebsleidens, ebd. — Teilresekt. d. Niere u. Verhinderg. d.

Steinrezidivs, Z. urol. Chir. 44. — Selt. Anomalien d. Gallenblase, Zbl. Chir. 1938. — Beschickg. d. Organe m. Antibiotica, ebd. 1951. — Schlußwort z. d. Stellungnahme W. Riepers, ebd. 1952.

Werder, Hermann H. G., Chefarzt i. R., CH-3074 Muri b. Bern (Schweiz), Thunstr. 190. — *4. 5. 01 St. Gallen (Schweiz). — **A:** 25 Basel. — **Prom:** 27 ebd. — **F:** Chir. — **V:** 26–27 Basel (Hotz), 27–28 Kant.-Krhs. Grabs (Weiss), 28 Basel (Hotz, Merke), 29–31 Kantonsspit. St. Gallen (Brunner, Zürich), 31–36 Allgemeinpraxis i. Speicher, Appenzell A. Rh. mit selbst. chir. Tätigkeit i. Krhs. Trogen (App.), 36–67 Chefarzt d. kantonalen Krhs. Grabs/Kt. St. Gallen. — **P:** Peritonealdialyse (mit Heusser), Bruns' Beitr. klin. Chir. 1926.

Werner, Erich, Chefarzt d. chir. Abt. d. Städt. Krhs. Schwabmünchen, 8022 Geiselgasteig (b. München), Nördl. Münchner Str. 22. — Fragebogen 1968 nicht beantwortet.

Wernitsch, Walter, Facharzt f. Chir., Chir. Univ.-Klin., 65 Mainz. — *19. 8. 28 Frankfurt/Main. — **A:** 56 Frankfurt a. M. — **Prom:** 56 ebd. (Physiol.). — **F:** Chir. — **V:** 55–56 Pathol. Inst. d. Univ. Frankfurt (Lauche), 56–58 Physiol. Chem. Inst. d. Univ. Frankfurt (Felix), 58–59 Inn. u. Chir. Krhs. Bethanien Frankfurt (Kraas, Wendt), 59–60 Düsseldorf (Derra), 60–63 Frankfurt (Geissendörfer), ab 64 Mainz (Kümmerle). — **P:** Wirkg. d. Nebennierenrinden-Hormone auf d. Stoffwechsel (mit H. J. Hübner u. Cloeren), Hoppe-Seyler's Z. Physiol. Chem. 313/1958. — Exakte Neutralisierg. v. Heparin b. extrakorpor. Kreisl. (mit Hirsch u. a.), Anaesthesist 1961. — Exp. Untersuchgn. z. Frage d. Hämolyse währ. d. extrakorpor. Perfus. nach Drew in Kombinat. m. tief. Hypothermie unt. Verwendg. homol. u. autol. Spenderblutes (mit Hirsch), Chirurg 1962. — Verhalten einig. Metaboliten d. Herzstoffwechsels b. tief. Unterkühlg., währ. d. Kreisl.stillstandes b. tief. Temp. u. nach erfolgter Aufwärmg. (mit Hirsch u. Eisenbach), Bruns' Beitr. klin. Chir. 204/1962. — Reakt. d. Kreisl. b. i.v. Applikat. v. Bradykinin am Menschen (mit Broghammer), Z. Kreisl.forsch. 1962. — Energy metabolism in circulatory arrest (mit Hirsch), Ann. Chir. Thor. et Cardio-vasc. 1/1962. — Sauerstofftherap. i. d. Überdruckkammer (mit Richter u. Frey), Dtsch. med. Wschr. 1965. — Schwere Magendarmblutg. als Unf.folge (mit Richter u. Petersohn), Mschr. Unfhlkd. 1966. — Erg. d. oralen Langzeitbhdlg. v. Schweinen m. 2,6-Bis(diäthanol-amino)-4,8-dipiperidino-pyrimido(5,4-d)-pyrimidin vor u. nach Coronarocclusion (mit Halmagyi u. a.), Arzneimittelforsch. 1967. — Exp. Untersuchgn. z. Überlebenszt. nach stufenweiser Einengg. d. li. Koronarart. b. m. Persantin vorbehand. Schweinen (mit Richter, Halmagyi u. Zeitler), Thoraxchir. u. vasc. Chir. 15/1967.

Wesche, Rudolf, Chefarzt d. chir. Abt. d. DRK-Krhs. Clementinenhaus, 3 Hannover, Lützerodestr. 1. — *10. 2. 13 Leipzig. — **A:** 38 Leipzig. — **Prom:** 38 ebd. — **F:** Chir. — **V:** 38 Pathol. Lübeck (Jeckeln), 39 Med. Univ.-Klin. Leipzig (Hochrein, Schön), 39–45 Kriegsdienst, 45–51 Krhs. Bethanien Iserlohn (Kindler), 52–57 Krhs. Bethesda Duisburg (Partsch).

Wesemeyer, Otto H., Oberarzt d. chir. Abt. d. Ev. Krhs., 498 Bünde. — *8. 12. 16 Wanzleben/Magdeburg. — **A:** 42 Leipzig. — **Prom:** 53 Hamburg. — **F:** Chir. — **V:** 42–46 Kriegsdienst, 46–49 Krhs. Timmendorfer Strand/Holst. (Wagner), 49–56 Krskrhs. Soltau/Hann. (Vogel), 56 Katharinen-Hosp. Unna/Westf. (Heinen), 56–57 Paulinen-Hosp. Arolsen/Waldeck (Wagner), 57–58 Krskrhs. Rahden/Westf. (Huchzermeyer), 58 Stadt- u. Krskrhs. Husum (Harpprecht), 58–59 St. Sixtus-Hosp. Haltern/Westf. (Löpping), ab 59 Ev. Krhs. Bünde/Westf. (Santelmann).

Wessel, Eckhard, OMR. b. d. Landesversicherungsanst., 2 Hamburg 13, Oderfelder Str. 5. — *11. 4. 06 Bad Polzin/Pomm. — **A:** 34 Berlin. — **Prom:** 34 Göttingen. — **F:** Chir. — **V:** 33–45 Charité Berlin (Sauerbruch), 45–48 Gefangenschaft, 49–53 Städt. Krhs. Buxtehude (Schilling). — **P:** Pathol.-anat. Statist. d. infekt. Erkrankgn. d. Harnorgane einschl. d. Tbk., 1933. — Erg. op. behand. Kryptorchen, Dtsch. Z. Chir. 251/1938. — Mikroskop. Beobachtgn. an Tbk.bazillen v. Typus humanus, Z. Tbk. 88/1942.

Westermann, Günther, Facharzt f. Chir. u. Durchgangsarzt, 46 Dortmund, Bornstr. 66. — *26. 2. 20 Bottrop. — **A:** 43 Berlin. — **Prom:** 43 ebd. — **F:** Chir. — **V:** Kriegsdienst, 46–48 inn. Abt. Städt. Kr.anst. Versmold, 48–49 Path. Inst. d. Städt. Kr.anst. Dortmund, 49–63 Chir. Klin. ebd., später Oberarzt. — **P:** Bhdlg. d. Cardiospasmus, Zbl. Chir. 1954.

Westermeyer, Franz, Chefarzt d. chir. Abt. des St. Adolf-Stifts, 2057 Reinbek (Bez. Hamburg), Klosterbergenstr. 7. — Fragebogen 1968 nicht beantwortet.

Westermeyer, Juan, Prof., Dir. d. Chir. Univ.-Klin., Casilla 1458, Santiago (Chile). — Fragebogen 1968 nicht beantwortet.

Westhues, Melchior, Dr. med. vet., Dr. Dr. h. c., Prof. emer. d. Tierchir., 8 München 23, Schwedenstr. 52. — *6. 3. 96 Herbern i. W. — **A:** 20 Gießen — **Prom:** 21 ebd. — **Hab.** 25 ebd. — **F:** Tierchir. — **V:** 23 Pathol. Inst. Freiburg (Aschoff), 24 Gießen (Poppert), 26 Rockefeller Inst. New York. — **B:** Tierärztl. Op.lehre, Parey 1. Aufl. 1933, 29. Aufl. — Krankh. d. Hufe u. Klauen, 1938 Enke. — Nark. d. Tiere, I. u. II. Bd., Parey 1961. — **P:** Tierchir. Themen i. tierärztl. Z.

Westphal, Gustav Adolph, Facharzt f. Chir., 239 Flensburg, Holm 1–3. — *16. 2. 20 Berlin. — **A:** 45 Berlin. — **Prom:** 50 ebd. — **F:** Chir., Orthop.

Weth, Kurt, Oberarzt d. chir. Abt. d. Städt. Krhs., 593 Hüttental-Weidenau. — Fragebogen 1968 nicht beantwortet.

Wetzel, Heinrich, Oberarzt d. chir. Abt. d. Reinhard-Nieter-Krhs. Wilhelmshaven, Durchgangsarzt, 294 Wilhelmshaven, Bismarckstr. 114. — *25. 1. 11 Großtychow/Pomm. — **A:** 37 Marburg. — **Prom:** 37 ebd. — **F:** Chir. — **V:** 36 Krhs. Neustettin (Grunert), Univ.Frauenklin. Marburg (Kehrer), 36–37 inn. Abt. d. städt. Kr.anst. Wilhelmshaven (Schulze-Heubach), 37 Praxisvertretg., ab 37 chir.-gynäk. Abt. Städt. Krhs. Wilhelmshaven (Linkenheld), ab 40 Oberarzt, 41–45 kommissar. Leit. d. chir. Abt., ab 45 Oberarzt, ab 41 Durchgangsarzt.

Wetzel, Ludwig, Facharzt f. Chir., 717 Schwäb. Hall, Steinerner Steg 6. — *7. 5. 18 Wertheim/Main. — **A:** 44 Danzig. — **Prom:** 44 Tübingen. — **F:** Chir. — **V:** 49–51 Krskrhs. Urach (Müller, Schüle), 51–57 Elisabethen-Stift Darmstadt (Rückert), 57—64 Krskrhs. Crailsheim (Hartmann).

Weyand, Erich, OMR., Chefarzt d. Krskrhs., 7918 Illertissen. — *13. 2. 20 Augsburg. — **A:** 45 München. — **Prom:** 45 ebd. — **F:** Chir. — **V:** 45 Göggingen (Henle), 46–47 Orthop. Klin. Hessing ebd. (Hessing), 47–59 Städt. Krhs. Bamberg (Löffler), 59–60 Krskrhs. Illertissen (Matt). — **P:** Bhdlg. d. Schenkelhalsfrakt., Zbl. Chir. 1952. — Vorteile u. Nachteile d. Küntschernagelg. am Allg. Krhs., ebd. 1953. — Steinerkrankg. d. ob. Harnwege, ebd. 1954. — Krit. Betrachtg. uns. suprakondyl. Humerusfrakt. d. J. 1948–1953, ebd. — Stellg. u. Funkt. b. uns. Tibiakopffrakt., ebd. — Variat. d. Rehnschen Kutisplast. b. gr. Bauchwandbr., Chirurg 1957.

Weyer, Albert G., Facharzt f. Chir., Durchgangsarzt, 645 Hanau, Akademiestr. 4. — *20. 3. 17 Hadamar/Krs. Limburg. — **A:** 40 Gießen. — **Prom:** 40 ebd. — **F:** Chir. — **V:** 40–45 Kriegsdienst, 45–47 Brit. Mil.-Hosp. Amriya-Nr. 3 Gen.-Hosp.-M.E.L.F. (Jackson), 47–48 Med. u. Nervenklin. Gießen (Rietschel), 48 Pathol. Inst. ebd.

(Herzog), 48–56 Chir. Klin. ebd. (Bernhard, Vossschulte). — **P:** Weltm. Koagul.
Band u. d. Takata Koll. Reakt. b. Dupuytr. Kontrakt. u. Indur. Pen. plast, Lan-
genbecks Arch. klin. Chir. 263/1950. — Schockverhütg. i. d. Nark., ebd. Kongr.bd.
— Sog. prim. entz. Hepatikussten. u. ihre Entstehgs.ursachen, Chirurg 1950. —
Techn. d. Intubat., Münch. med. Wschr. 1951. — Verhütg. u. Bhdlg. v. Zw.fällen
b. d. mod. Nark., Bruns' Beitr. klin. Chir. 187. — Gallenblasenka. u. seine Früh-
erkenng., Münch. med. Wschr. 1954. — Chir. Bhdlg. parenchymat. Magenblutgn.,
Chirurg 1954. — Klin. d. Mesenterialtumoren, Langenbecks Arch. klin. Chir. 1954.
— Diff.diagn. ak. Pankreaserkr., ebd. — Ursache v. Teerstühlen unt. bes. Berücks.
d. Dünndarmmyome, Med. Mschr. 1954. — Anwendg. d. freien Hauttransplant.
m. d. Dermatom, Therap. Gegenw. 1956. — Bakteriol. u. histol. Studien üb. d.
Auswirkg. entz. Gallenwegserkrg. auf d. Leber, Medizinische 1956.

Weygold, Karl-Heinrich, Leit. Arzt d. chir. Abt. d. Krhs. Rheiderland, 2952 Wee-
ner/Ems, Neue Str. 1. — *2. 10. 22 Moers/Ndrh. — **A:** 51 Düssel dorf. — **Prom:** 53 ebd.
— **F:** Chir. — **V:** 51–60 Krhs. Bethanien Moers(Hansen), 58 u. 59 Dipl. f. Handchir. AUK
Linz (J. Böhler), ab 60 Ev. Krhs. Oldenburg (Junghanns), ab 62 Oberarzt (Henne).

Wichmann, Friedrich Wilhelm, Facharzt f. Chir. Gynäk. u. Geburtsh., Priv.-Klin.
Dr. Wichmann, 354 Korbach, Eidinghäuserweg 7. — *31. 8. 01 Hörde. — **A:** 26
Berlin. — **Prom:** 25 ebd. — **F:** Chir., Gynäk. — **V:** 25 Univ.-Frauenklin. Berlin
(Bumm), 26 Allg. Krhs. Hagen (Baumgarten), 26–29 Staatsinst. f. exp. Therap.
Frankfurt/Main (Kolle), 29–34 Erlangen (Goetze), Univ.-Frauenklin., ebd. (Wintz).
— **P:** Uterusperforat. d. d. prakt. Ärzte u. Stellungnahme zu § 218ff. des Straf-
gesetzbuches, Diss. — Bindgs.verhältn. zw. Dysenterietoxin u. Dysenterieantitoxin
(mit Schloßberger), Z. Hyg. 106/1927, auch in russ. Sprache ersch. 1927. — Exp.
Untersuchgn. üb. Spirochaeta crocidurae u. Spirochaeta hispanica (mit Schloßberger), ebd. 1927. — Wertbestimmgn. d. Tuberkulins (mit Hetsch u. Schloßberger),
Dtsch. med. Wschr. 1928. — Blutgruppenuntersuchgn. an Schulkindern i. d. Umgebg. v. Frankfurt a. M. (mit Schloßberger, Laubenheimer u. Fischer), Med. Klin.
1928. — Calmettesches Schutzimpfgs.verf. geg. Tbk., Landarzt 1928. — Filtrat.-
versuche v. Tbk.bazillen (mit Schroeter), Wien. klin. Wschr. 1928. — Bildg. d.
Dysenteriegiftes i. synthet. Nährböden. Arb. a. d. Staatsinst. f. exp. Therap. Frankfurt a. M. 1928 (Festschr. f. W. Kolle). — Sanocrysinbhdlg. b. exp. Kaninchen-Tbk.,
Med. Klin. 1928. — Immunitätsstudien am Auge n. vorausgegang. Calmettescher
Schutzimpfg. (mit Igersheimer), Vortr. Med. Ges. Frankfurt a. M. 1928. — Blutgruppenuntersuchgn. an Schulkindern i. Niedgau u. i. d. südl. Wetterau (mit Schloßberger, Laubenheimer u. Fischer), Z. Rassenphysiol. 1/1929. — Kohlenstoffverwen-
dungsstoffwechsel d. Shiga-Kruse-Ruhrbazillus, Zbl. Bakt. 1930. — Nachträgl.
Korrekt. d. Frakt.reposit. i. Gipsverband, Zbl. Chir. 1931. — Zustandsändergn. d.
Osteodystrophia fibr. generalisata n. Entferng. e. Epithelkörperchentumors, ebd.
1932. — Chemotherap. Beeinfl. d. Spirochaeta crocidurae u. d. Spirochaeta hispa-
nica, Z. Hyg. 1932. — Elephantiasis e. plast. Hautlappens am Daumen, Arch. klin.
Chir. 169/1932. — Ostitis fibr. generalisata v. Recklinghausen u. Epithelkörperchen,
Dtsch Z. Chir. 235/1932. — Chemotherap. Beeinfl. verschied. Rekurrensspirochaeten
(Spirochaeta crocidurae, Spirochaeta hispanica u. Spirochaeta duttoni) b. infiziert.
weißen Mäusen (mit Rothermund), Z. Immunit.forsch. 77/1932. — Meth. u. klin.
Darstellg. v. Leber u. Milz i. Rö.bild (mit O. Fricke), Fortschr. Röntgenstr. 45/1933. —
Cerebr. Kreisl.störgn. n. Arteriograph. (mit Bodechtel), Z. Neurol. 151/1933. —
Auswertg. d. Arteriogramms b. d. Diagn. v. Hirntumoren (mit Bodechtel), Münch.
med. Wschr. 1933. — Bild e. gashalt. Phlegmone n. irrtüml. Benzininjekt., Zbl. Chir.

1934. — Chir. Vorgehen b. subdur. Haematom, ebd. — Klin. Anwendg. d. Arteriograph. u. d. stereoskop. Darstellg. v. Hirnart. im Tierexp., ebd. — Neuroepithelioma
ganglion. Cushing i. li. vord. Stirnhirn, ebd. — Parathyreodekt. b. Ostitis fibrosa
generalisata, ebd. — Verwendbarkt. d. Antistaphylosinreakt. i. d. chir. Diagn., ebd.
— Einwirkg. d. Pektine a. d. Blutgerinng. u. d. Bhdlg. d. Blutungskrankhtn., Z. org.
ges. Chir. 73/1935. — Arteriograph. Untersuchgn. b. apoplekt. Insulten u. d. Möglichkt. chir. Therap. b. Apoplexie, Zbl. Chir. 1935, Arch. klin. Chir. 1935. — Anwendg. d. subkut. Drahtnaht n. Goetze, Zbl. Chir. 1937. — Krit. z. Therap. d. Verbrenngn., ebd. 1938. — Bhdlg. v. industr. Verbrenngn. u. Verätzgn., ebd. 1939
(Festschr. f. W. Löhr). — Dauererfolg d. Exstirpat. e. Epithelkörperchenadenoms
b. d. Recklinghausenschen Knochenerkrankg., Zbl. Chir. 1939. — Bhdlg. ausgedehnter Magenulcera m. Larostidin, Zbl. Chir. 1940. — Bhdlg. schwerer Verbrenngn.,
ebd. — Einfl. gymnast. Übungsbhdlg. a. d. erkrankten u. verletzten Organismus,
ebd. 1942. — Isol. Pankreasschußverletzg., Bhdlg. u. Heilg., ebd. — Darstellg.
periph. Nerven i. Rö.bild, ebd. — Hormon. Beeinfl. d. Haarausfalls b. Frauen, Med.
Klin. 1942. — Traumat. Knochenneubildg. i. Sehnen, ebd. 1943. — Schnittpinzette,
Chirurg 1950. — Beeinfl. d. Luftröhre b. Strumen, Bedeutg. d. röntgenol. Vor-
untersuchg. f. d. Strumekt., ebd. 1950.

Widmaier, Werner, Dr. med. et dent., Chefarzt d. Abt. f. Gesichts- u. Kiefer-,
Plast. u. Wiederherstellgs.chir. Marien-Hosp., 7 Stuttgart-S, Böheimstr. 37. —
*15. 7. 23 Hechingen. — **A:** 49 Med. Tübingen, 54 Zahnheilk. München. — **Prom:**
52 Med. Tübingen, 59 Zahnheilk. ebd. — **F:** Plast. Chir. — **V:** ab 51 Abt. f. Gesichts-
u. Kiefer-, Plast. u. Wiederherstellgs.chir. Marien-Hosp. Stuttgart (E. Schmid),
55 Univ.-Kieferklin. Graz (Trauner). — **B:** A Surgical Technique for Primary
Osteoplasty in Macilla and Palatal Cleft to be Applied Simultaneously with the
Closure of the Cleft Lip; A Surgery Procedure for the Closure of Palatal Clefts, in:
Treatment of Patients with Clefts of Lip, Alveolus and Palate, Thieme 1966. —
P: Plast. nach Le Mésurier, Bemerkgn. z. Indikat.stellg., Fortschr. Kiefer- Ges.chir.
1959. — Neues Verf. z. Verschl. d. Gaumenspalten, Chirurg 1959. — Chir. Bhdlg. d.
postop. Kieferdeformiergn. nach Lippen-Kiefer-Gaumenspalten-Op., Dtsch. Zahn-
Mund-Kieferhk. 33/1960. — Haut-Knorpeltransplantat. aus d. Ohrmuschel u. ihre
funkt. u. aesthet. Bedeutg. b. d. Deckg. v. Gesichtsdefekten, Fortschr. Kiefer-
Ges.chir. 1961. — Prim. hochlag. Velumverlängerg., e. Meth. z. Verschl. v. Gaumenspalten, Chirurg 1961. — Eig. Op.verf. b. Gaumenspalten, Österr. Z. Stomatol.
1961. — Ersatz strahlengeschäd. Haut i. Kopf- u. Halsbereich durch freie Transplantat., Fortschr. Kiefer- Ges.chir. 1962. — Verwendg. autoplast. Knorpels
i. d. Wiederherstellgs.chir., Langenbecks Arch. klin. Chir. 1962. — Chir. Eingr. b.
Spaltträgern z. Erhaltg. u. Wiederherstellg. d. Kaufunkt., Internat. Dental J. 1963.
— La greffe osseuse simultanée à la fermeture du Bec-de-Lièvre, Chir. Plast. 8/1963.
— Gefahren nach alloplast. Implantat. b. Nasenplast., Langenbecks Arch. klin. Chir.
1963. — Funkt. u. kosmet. Mißerfolge b. Sekundärop. nach Verbrenngn. d. Gesichtes
u. d. Halses inf. mangelh. Op.plang., Chir. Plastica et Reconstruct. 1966. — Bhdlg.
v. Skalpiergs.folgen, Fortschr. Kiefer- Ges.chir. 1966. — Prim. Osteoplast. i. Kiefer-
u. Gaumenspalte, Katalog ärztl. Fortbildgs.filme 1966, Bundesärztekammer Köln.
— Lok. Wundbhdlg., Chir. Praxis 1967. — Op. Korrekt. d. absteh. Ohrmuschel;
Totaler Verschl. e. Lippen-Kiefer-Gaumenspalte m. prim. Osteoplast. i. Kiefer u.
Gaumen, Katalog ärztl. Fortbildgs.filme, Nachtrag 1967.

Wiebeck, Bodo Heinz, Med.-Dir., Chefarzt i. R., 8213 Aschau (Chiemgau),
Herbststr. 12. — Fragebogen 1968 nicht beantwortet.

Wiedehage, Karl, Chefarzt d. chir. Abt. d. Dominikus-Krhs., 4 Düsseldorf-Oberkassel, Wildenbruchstr. 39e. — Fragebogen 1968 nicht beantwortet.

Wiedemann, Fritz, Ärztl. Dir. u. Chefarzt d. chir. Abt. Städt. Krhs., 895 Kaufbeuren, Dr.-Gutermann-Str. 2. — *30. 12. 12 Kaufbeuren. — **A:** 39 Freiburg i. Br. — **Prom:** 39 ebd. — **F:** Chir. — **V:** 39 Path. Inst. Allg. Krhs. Barmbeck-Hamburg (Gräff), 39 II. chir. Abt. ebd. (Treplin), 40–41 Hafenkrhs. Hamburg (Brütt), 42 Med. Univ.-Klin. Heidelberg (Stein), 42–46 Kriegsdienst, 46–53 Krskrhs. Kaufbeuren (Schneider).

Wiedemann, Jakob, 8998 Lindenberg (Allgäu). — Fragebogen 1968 nicht beantwortet.

Wiedemann, Otto, 89 Augsburg, Ulrichsplatz 9. — Fragebogen 1968 nicht beantwortet.

Wiedner, Hermann, 1 Berlin 45, Bahnhofstr. 33. — Fragebogen 1968 nicht beantwortet.

Wiegmink, Hans-Günther, Dir. d. Urol. Klin. am Städt. Krhs., 623 Frankfurt (Main)-Höchst, Gotenstr. 6. — Fragebogen 1968 nicht beantwortet.

Wieland, Erwin, Chefarzt Städt. Krhs., 7085 Bopfingen. — *24. 4. 10 Tübingen. — **A:** 36 Tübingen. — **Prom:** 40 ebd. — **F:** Chir. — **V:** Tübingen, Freiburg.

Wiemers, Kurt, Prof., Dir. d. Inst. f. Anaesthesiol. d. Klin. d. Univ., 78 Freiburg/Br., Hugstetterstr. 55. — *6. 6. 20 Köln. — **A:** 44 München. — **Prom:** 44 ebd. — **Hab:** 57 Freiburg i. Br. — **F:** Anaesthesiol. u. Wiederbelebg. — **V:** 46–47 Köln-Hohenlind (Eichhoff), 47–50 Physiol. ebd. (Schneider), 50–53 Köln-Merheim (Dick), ab 53 Freiburg i. Br. (Krauss), Auslandskurse f. Anaesth.: 53 Groningen/Holland, 59 London, 61 Gastdozentur an d. Harvard-Univ. Boston, Mass./USA. — **B:** Postop. Frühkomplikat. (mit Kern), Thieme 1957, 2. Aufl. 1968, span. Ausg. Madrid: Edit. Alhambra 1960. — Pathophysiol. u. Klin. d. Temp.regulat. (mit Kern), Enke 1961. — Volumverlust u. Volumsubstitut., in: Klin. u. Therap. d. Kollapszustände, hrsg. v. Duesberg-Spitzbarth, Schattauer 1963. — D. ideale Narkotikum, in: Ungelöste Probl. d. Chir., Thieme 1964. — Narkotika u. Leberfunkt., in: Leberfunkt. u. op. Eingr., hrsg. v. Just, Thieme 1964. — Indikat. z. Respiratorbeatmg. b. Tetanus, in: Ateminsuff. u. ihre. klin. Bhdlg., hrsg. v. Just u. Stoeckel, Thieme 1967. — Mitarb. an d. 2. Aufl. d. Lehrb. d. Anaesthesiol., Springer 1968. — **P:** Kniegelenksganglien, Diss. — Gefäßerweit. Stoffe aus d. Adrenalinreihe, Med. Klin. 1950. — Permeabilit. d. Bluthirnschranke i. akut. Sauerstoffmangel unt. Verwendg. v. radioakt. Thorium als Indikator (mit Maurer u. Niklas), Z. exper. Med. 115/1950. — Permeabilit. d. Bluthirnschranke gegenüb. Trypanblau, spez. i. akut. Sauerstoffmangel (mit Eich), Zbl. Nervenhk. 1950. — Gefäßerweit. Aralkyle d. Adrenalin-Benzedrinreihe. I. Mitt.: Blutdruckwirkg.; II. Mitt.: Analyse d. periph. Kreisl.wirkgn.; III.Mitt.: Allg. pharmakol. Untersuchgn., Arch. exper. Path. Pharmak. 213/1951. — Lokalanaesth. Wirkgn. aralkyl. Sympathicomimetica (mit Ludwigs), ebd. — Adrenolyt. Wirkg. aralkyl. Adrenalinderivate an d. Samenblase d. Meerschweinchens (mit Ludwigs), ebd. 214/1951. — Gefäßerweit. Sympathicomimetica, Verh. Dtsch. Ges. Kreisl.-forsch. 17/1951. — Wirkg. d. hydrierten Mutterkornalkaloide auf d. Gehirndurchblutg. (mit Schneider), Klin. Wschr. 1951. — Blutdrucksenkgn. nach Curareanwendg. (mit Eich), Anaeshesist 1953. — Hämodynam. d. Hirndurchblutg. b. Liquordrucksteigerg. (mit Ludwigs), Verh. Dtsch. Ges. Kreisl.forsch. 19/1953. — Einfl. v. Megaphen auf Überlebens- u. Erholgs.zt. d. Kaninchenhirns b. akuter Ischämie (mit Kaniak), Anaesthesist 1954. — Klin. Erfahrgn. m. d. Ultrakurznarkotikum Thiogenal (mit Füsslin u. Kaniak), Medizinische 1954. — The influence of derivatives of phenothiazine on the tolerance to ischaemia of the rabbit brain (mit Kaniak), Proc. World Congr. of Anesthesiologists. Burgess Publ. C. S. 1955. — Verhalten d. Oesophagoatriogramms währ. d. Mitralsten.-Op. (mit Kern), Thoraxchir. 1956. — Allg.bhdlg. b. schw. Schädel-Hirnverletzgn. (mit Krauss), Med. Klin. 1956. — Versagen d. periph. Kreisl. u. seine Besonderhtn. b. chir. Kranken (mit Kern), Dtsch. med. Wschr. 1956. — Beitr. z. Prophyl. u. Bhdlg. d. Herzstillstandes (mit Kaniak), Anaesthesist 1957. — Funktion. Auswirkgn. d. Hirnischämie, Habil.-Schr. 1957. — Gefahren d. mod. Nark., Dtsch. med. Wschr. 1957. — Sympos. üb. Kreisl.fragen. Wien 1957 (mit Wezler u. a.), Anaesthesist 1958. — Medikament. Beeinfl. d. Überlebenszt. d. Gehirns b. Kreisl.unterbrechg., Thoraxchir. 1958. — Schock u. Kollaps, Dtsch. med. Wschr. 1959. — Narkoseprobl. i. d.Thoraxchir., Therap.woche 1959. — Atemstörgn. u. ihre Bhdlg. i. d. Chir. (mit Kern), Dtsch. med. Wschr. 1959. — Aussichten u. Grenzen d. tiefen Hypothermie (mit Overbeck), ebd. — Klin. Erfahrgn. m. d. Inhalat.narkotikum Halothan, Anaesthesist 1959. — Prakt. Bedeutg. d. EEG-Registrierg. i. Op.saal (mit Puppel), 2. Freiburger Koll. Kreisl.messungen 1959, Banaschewski, 1960. — Bhdlg. d. Hyperthermie b. akut. Poliomyelitis (mit Schirrmeister), Münch. med. Wschr. 1959. — Betäubg. Schwerverletzter, Verh.-Ber. d. Berufsgen. 1960. — Allg.nark. m. Cyclohexylaminderivaten; klin. Beobachtgn. u. elektroencephalograph. Untersuchgn. (mit Scholler u. Thiess), Anaesthesist 1960. — Infus.therap. i. d. Chir., Med. Pharm. Mitt., B. Braun Melsungen 1960. — Four Years Experience with Hexamethylene-1,6-biscarbaminoylcholine (Imbretil) as a Muscle Relaxant (mit Overbeck), Brit. J. Anaesth. 32/1960. — Intubat. u. Tracheotomie. 8. Freiburger Symp. klin. Probl. d. Poliomyelitis u. verw. Viruskrankhtn., Springer 1960. — Neurol. Untersuchgs.-erg. u. EEG-Bef. b. i. Hypothermie op. Pat. m. angebor. Herzfehlern (mit Thies), Thoraxchir. 1961. — Infus.therap. i. d. Chir. (mit Bürk), Anaesthesist 1961. — Anaesth. u. Nark. b. kl. chir. Eingr. i. d. Praxis, Therap.woche 1961. — Kombinat. d. extrakorp. Kreisl. m. tiefer Hypothermie (mit Overbeck, Richter u. Kaniak), Bull. Soc. Int. Chir. 1961. — Grundl. u. Praxis d. Infus.therap. i. d. Chir., Dtsch. med. J. 1961. — Round-table-Gespräch üb. d. Verwendbarkt. d. Durchblutgs.meßverf. i. d. Kreisl.überwachg. chir. Pat., 3. Freiburger Koll. Kreisl.messungen 1961, Banaschewski 1962. — Erfahrgn. b. intracard. Eingr. i. Hypothermie u. m. extracorp. Kreisl. (mit Krauss u. a.), Dtsch. med. Wschr. 1961. — Tierexp. Untersuchgn. z. Kombinat. d. extracorp. Kreisl. m. tiefer Hypothermie (mit Overbeck u. a.), Langenbecks Arch. klin. Chir. 297/1961. — Extracorp. Kreisl., tiefe Hypothermie, langdauernd. Kreisl.stillstand (mit Sickinger u.a.), Beitr. path. Anat. 125/1961. — Leistgs.fähigkt. d. Bronchoskop. b. d. Diagn. d. Bronchialca., Thoraxchir. 1962. — Heut. Stand d. Fluothane-Nark., Ref. d. Anaesthesietagg. Frankfurt/M. 1962. — Erfolgr. Bhdlg. v. zwei Pat. m. Adam-Stokes-Syndr. durch implant. elektr. Schrittmacher (mit Krauss, Bilger u. Overbeck), Dtsch. med. Wschr. 1963. — Meth. z. Dosierg. flüss. Inhalat.narkotika, Anaesthesist 1964. — Eröffnungsansprache d. gemeins. Tagg. d. Österr., Schweiz. u. Dtsch. Anaesthesieges. 1963 in Freiburg/Br., ebd. — Anaesthesiol. Probl. b. Komplikat. nach Trauma, Med. Pharm. Mitt., B. Braun Melsungen 1965. — Schocktherap. i. d. Prax. (mit Kern), Dtsch. med. Wschr. 1965. — Reanimat. v. Unf.verletzten (mit Kern), ebd. — Untersuchgn. üb. d. Antagonismus v. Prostigmin gegenüb. d. Muskelrelaxans Imbretil b. Menschen (mit Schmidt u. Scholler), Anaesthesist 1965. — 3 J. Erfahrg. m. d. Anwendg. künstl. Schrittmacher d. Herzens (mit Overbeck u. a.), Dtsch. med. Wschr. 1965. — Bhdlgs.erg. b. schw. Tetanus (mit Eyrich, Scholler u. Noetzel), Anaesthesist 1966. —

Allg. Gesichtspkt., Organisat. u. Aufbau v. Intensivbhdlgs.stat., Anaesthesiol. u. Wiederbelebg. 17/1966. — Exitus in tabula (mit Uhlenbruck), Zbl. Chir. 1966. — Schock u. Anaesth., Wehrmed. Mschr. 1966. — Aufgaben u. Funkt. e. Inst. f. Anaesthesiol., Krankenhausarzt 1967. — Entwicklg. u. Aufgabe d. Inst. f. Anaesthesiol. a. d. Univ. Freiburg/Br., Freiburger Univ.-Bl. 1967. — Klin. u. morphol. Beobachtgn. v. Skelettmuskelverändergn. b. Tetanus (mit Eyrich u. a.), Dtsch. med. Wschr. 1967. — Therap. d. manifesten Tetanus (mit Eyrich), ebd. — Bhdlgs.-erg. b. 222 Fällen v. manifestem Tetanus (mit Eyrich), ebd. — Grundsätzl. üb. d. Schock, Wehrdienst u. Gesundheit 1967. — Techn. Neuergn. („Modifiziertes Sulla-Gerät"), Z. prakt. Anaesth. u. Wiederbel. 1967. — Nark. f. Mitralsten.-Op., Anaesthesiol. u. Wiederbelebg. 20/1967. — Indikat. z. Langzt.beatmg., Anaesthesiol. u. Wiederbelebg. 27/1968.

Wiendl, Hans-Joachim, Ass. Chir. Klin. am Klinikum re. d. Isar d. Techn. Hochschule, 8 München 80, Ismaninger Str. 22. — *3. 12. 35 Hof/Bay. — A: 62 München. — **Prom:** 62 ebd. — **F:** Chir. — **V:** ab 62 Chir. Klin. re. d. Isar (Maurer). — **P:** Oxytocin-inaktivier. Gewebeextrakte (mit Semm), Zbl. Gyn. 1962. — Breitbandantibiotika bei Gallenwegerkrankgn., Med. Klin. 1966. — Magenuntersuchg. m. d. Gastrokamera (mit Lechner) (Film), Langenbecks Arch. klin. Chir. Kongr.bd. 1967. — Chir. Bhdlg. v. Strahlenulcera, Chir. plast. et reconstruct. 4/1968. — Wert d. Gastrokamera f. d. Magendiagn., Chir. Praxis 1968. — Fortschr. i. d. Magendiagn. durch d. Gastrokamera (mit Maurer), Langenbecks Arch. klin. Chir. 322/1968.

Wiendl, Josef, OMR., Chefarzt i. R., Facharzt f. Chir. u. Frauenkrankh., 8672 Selb, Ritterstr. 1. — *26. 5. 99 Mitterteich/Opf. — A: 25 Erlangen. — **Prom:** 25 ebd. — **F:** Chir., Gynäk. — **V:** 24–33 Erlangen (Graser), Med. Klin. ebd. (Müller), Stadtkrhs. Memmingen (Mulzer), 2. Univ.-Frauenklin. München (Weber), Städt. Kr.anst. Augsburg (Häcker), Städt. Kr.anst. Osnabrück (Fründ).

Wienert, Bernhard, 5201 Hohol üb. Siegburg, Waldstr. 10. — Fragebogen 1968 nicht beantwortet.

Wienert, Paul, Oberarzt Städt. Krhs., 775 Konstanz. — *27. 3. 28 Noßberg. — A: 58 Köln. — **Prom:** 58 ebd. — **F:** Chir. — **V:** 58 Path. Inst. Köln (Heinlein), 59 Geburtsh. u. Gynäk. St. Josefs-Hosp. Köln-Kalk (Holtermann), 59–61 Köln-Hohenlind (Weissschedel), 62–63 Städt. Krhs. Konstanz (Weissschedel), 63–64 Inn. Med. Kantonspit. Münsterlingen/Schweiz (Schildtknecht), 64–65 Chir. Städt. Krhs. Konstanz (Weissschedel), ab 65 Oberarzt Städt. Krhs. Konstanz (Weisschedel).

Wiesend, Otto, Oberarzt d. I. chir. Abt. Krhs. Nymphenburg, 8 München 19, Menzingerstr. 48. — *16. 4. 26 München. — A: 51 München. — **Prom:** 54 ebd. — **F:** Chir. — **V:** Krhs. München-Nymphenburg (Schleicher), ab 63 Oberarzt.

Wiesner, Horst, Ärztl. Dir. d. Krskrhs., X 2140 Anklam (Pommern), Hospitalstr. 18. — Fragebogen 1968 nicht beantwortet.

Wietersheim, Gerd von, Facharzt f. Chir., 71 Heilbronn/N., Weinsbergerstr. 1–3. — *7. 9. 20 Offenbach (Main). — A: 48 Frankfurt (Main). — **Prom:** 56 Heidelberg. — **F:** Chir. — **V:** 48–51 Theresien-Krhs. Mannheim (Flick), 51 Zentral-Rö.abt. ebd. (Menges), 51–56 Diakonissen-Krhs. ebd. (Becker), 55 inn. Abt. ebd. (Jelito), 57 Karl-Olga-Krhs. Stuttgart (Hohlweg), 59 Oststadt-Klin. Mannheim (Warner), zwztl. Tübingen, 60 Niederlassg. — **P:** Referat Delayed suture, Unfalltagg. d. Landesverb. Südwest-Dtschl. u. Hessen-Mittelrh. Tübingen 1958.

Wietstruk, Wolfgang, Ärztl. Dir. d. Krskrhs. u. Chefarzt d. chir. Abt., 2838 Sulingen. — *14. 5. 27 Osterburg/Altmark. — A: 52 München. — **Prom:** 52 ebd. —

F: Chir. — V: 52–56 Krskrhs. Osterburg/Altmark (Pommrich), 57–60 Charité Berlin (Felix) Anaesth. u. Neurochir., 60–65 Krskrhs. Sulingen/Hann. Oberarzt (Willms).

Wigand, Fritz, 5419 Dierdorf (Bez. Koblenz), Pfaffenweg. — Fragebogen 1968 nicht beantwortet.

Wigger, M. Martha, Fachärztin f. Chir., Gynäk. u. Geburtsh., leit. Chirurgin, Rubaga Hosp., P. O. Box 14130, Kampala/Uganda-E.-Afrika. — *3. 6. 25 Friedrichshafen a. B. — A: 54 Würzburg. — Prom: 55 Erlangen. — F: Chir., op. Gynäkol., Geburtsh. — V: 55–56 inn. Abt. Elisabethen-Krhs. Ravensburg (Huber), 57–59 Krhs. d. Dominikanerinnen Koblenz (Wagner), 59 Marien-Hosp. Stuttgart (Reichle), 59–60 Krskrhs. Saulgau (Barth), 60–63 Ulm (Niedner).

Wilcke, Karl-Heinz, OMR., Chir. Fachgutachter, Versorgungsamt, 46 Dortmund, Lindemannstr. 78. — *7. 1. 09 Dortmund. — A: 36 Berlin. — Prom: 36 ebd. — F: Chir. — V: 36–37 Pathol. Inst. d. Charité Berlin (Rössle), 37–45 Chir. Univ.-Klin. Berlin, Ziegelstr. (Magnus, Rostock), 45–50 Städt. Kr.anst. Dortmund (Luhmann), 50–51 Frauenklin. ebd. (Busse). — P: Funkt. d. Handgelenks nach typ. Radiusbr. m. u. ohne Abriß d. Griffelfortsatzes d. Elle, Diss. — Endoskopie d. Kniegelenks, Zbl. Chir. 1938. — Beobachtgn. u. Erfahrgn. d. Chirurgen i. West- u. Ostfeldzug, ebd. 1943.

Wilcke, Ortwin Eduard E., Priv.-Doz., Neurochir. Univ.-Klin., 5 Köln-Lindenburg. — *1. 1. 24 Hohenbrück (Pommern). — A: 48 Heidelberg. — Prom: 49 ebd. — Hab: 65 Köln. — F: Neurochir. — V: 48–49 Pathol. Inst. Heidelberg (Schmincke), 49–50 Med. Univ.-Poliklin. ebd. (Oehme), 50–51 Univ.-Nervenklin. ebd. (Vogel), 51–53 Chir. Univ.-Klin. ebd. (K. H. Bauer), 53–55 Physiol. Inst. ebd. (Schaefer), ab 55 Neurochir. Univ.-Klin. Köln (Tönnis). — B: Diagn. v. Hirntumoren m. radioakt. Isotopen, in: Hdb. Neurochir., Bd. IV/3, Springer 1962. — Isotopendiagn. i. d. Neurochir., Act. Neurochir. Suppl. 15, Springer Wien 1966. — Therap. m. radioakt. Isotopen, in: Hdb. Neurochir., Bd. IV/4, Springer 1967. — Hirndurchblutgs.messg. m. radioakt. Isotopen, ebd. Bd. I/2, Springer 1968. — Untersuchg. d. Hirndurchblutg. m. radioakt. Isotopen, in: Quandt, Zerebr. Durchblutgs.störgn. d. Erwachsenenalters, Volk u. Gesundheit 1968. — P: Klin. u. histol. Beobachtgn. b. d. Chemotherap. mal. Tumoren, Langenbecks Arch. klin. Chir. 268/1951. — Untersuchgn. üb. d. Wirkg. kl. u. mittl. Stromstärken auf d. Kreisl., Z. exper. Med. 124/1954. — Untersuchgn. üb. d. Wirkg. v. Gleich- u. Wechselstrom auf d. Kreisl. u. d. Coronardurchblutg., ebd. 125/1955. — Wirkg. d. Gleichstromes auf d. Herz b. Spannungen b. 600 Volt, ebd. 126/1956. — Therap. d. Herzflimmerns, Anaesthesist 1956. — EEG-Bef. b. Meningiomen, Dtsch. Z. Nervenhk. 175/1956. — Exp. Untersuchgn. üb. d. Wirkg. v. Co-60-Gammastrahlg. auf d. Hirn b. verschied. Dosen u. Überlebensztn., Strahlentherapie 108/1959. — Diagn. Möglktn. i. d. Neurochir. m. radioakt. Isotopen, Zbl. Neurochir. 1959. — Bhdlg. v. Hirntumoren m. radioakt. Kobalt (Co-60), Acta neurochir. (Wien) 8/1960. — Frühwirkg. ionisier. Strahlen (Co-60) auf d. menschl. Hirn, Strahlentherapie 116/1961. — Untersuchg. üb. d. Verteilg. v. Cu-64, Nucl. Med. 2/1962. — Hirntumordiagn. m. Positronenstrahlern, Acta neurochir. (Wien) 10/1962. — Vergl. Untersuchgn. d. Kontrastmittel- u. Isotopendiagn. b. Hirntumoren, Dtsch. med. Wschr. 1962. — Klin. u. exp. Untersuchgn. z. Bestimmg. d. Zirkulat.zt. d. Hirns m. radioakt. Isotopen, Zbl. Neurochir. 1963. — Einf. Meth. z. Bestimmg. d. Hirndurchblutg. m. Radio-Isotopen, Naturwissenschaften 1963. — Positronen-Szintigraph., Röntgenstrahlen 1963. — Mögl.ktn. u. Grenzen d. Hirntumordiagn. m. Positronenstrahlern (Cu-64 und As-74), Neurochirurgia 7/1964. — Wirkg. ionisier. Strahlen (Co-60) auf d. Hirn währ. u. nach künstl. erzeugter intrakran. Drucksteigerg., Acta neurochir. (Wien) 11/1964. — Einf. Meth. z. Bestimmg. d. Hirndurchblutg. m. Isotopen, ebd. 12/1964. — Therap. d. Hypophysenadenome, Dtsch. med. Wschr. 1964. — Results of positron-scanning in 1200 cases for diagnosis of intracranial lesions, Int. Atomic Energy Agency Vol. II/1964. — Spätverändergn. am menschl. Gehirn nach intraop. Einlage v. Co-60-Perlen, Acta neuropath. (Wien) 4/1965. — The value of positrocephalography in the diagnosis and differential-diagnosis of intracranial space occupying lesions, J. de Neuro-Radiol. de Strassbourg Vol. spec., Ed. Masson & Cie. 1965. — Vergl. Untersuchgn. z. Nachweis d. Meningiome anhand d. Nativbildes, d. Isotopentestes u. d. Karotis-Serienangiograph., Zbl. Neurochir. 1965. — Hirntumordiagn. m. Isotopen, Nervenarzt 1965. — Szintigraph. b. Hirntumoren, Radiologe 1965. — Positrocefalografia. Resultados em 1400 casos, Arquivos de Neuro-Psiquiatria 23/1965. — Erg. d. Bhdlg. cerebr. Durchblutgs.störgn. m. Cinnarizin, Med. Welt 1966. — Importancia clinica da determinacao quantitativa e qualitativa do fluxo sanguineo por meio de isotopos, Arquivos de Neuro-Psiquiatria 24/1966. — Gegenüberstellg. d. serienangiograph. u. szintigraph. Erg. b. 242 Hirntumoren, Act. radiol. (Stockholm) 5/1966. — Hirndurchblutgs.messg. m. Isotopen u. ihr klin. Wert, ebd. — Erg. d. qualitat. Bestimmg. d. Hirndurchblutg., in: Radioakt. Isotop. i. Klin. u. Forsch., Bd. 7, Sonderbde. z. Strahlentherap. Bd. 65, Urban & Schwarzenberg 1967.

Wild, Ernst, Prof., 46 Dortmund, Südwall 29. — Fragebogen 1968 nicht beantwortet.

Wilde, Bernhard, Facharzt f. Chir., Durchgangsarzt, 318 Wolfsburg, Fallersleberstr. 53. — *22. 12. 10 Hameln/Weser. — **A:** 37 Würzburg. — **Prom:** 36 ebd. — **F:** Chir. — **V:** 35–36 Univ.-Kinderklin. Würzburg (Rietschel), 36 Militärdienst, 36–37 Univ.-Frauenklin. Würzburg (Gauß), 37–40 Johanniter-Krhs. Oberhausen-Strkrade (H. Scheffler), gleichztg., 39–40 geburtsh.-gynäkol. Abt. ebd. (Heubing), 40–42 Betr.arzt, Leit. d. chir. Ambulanz Volkswagenwerk Wolfsburg, 42–47 Militärdienst, 48 Priv.-Frauenklin. Bad Harzburg (Buschbeck), ab 49 Facharzt f. Chir. in Wolfsburg. — **B:** Dtsch. Geburtsh.schulen (mit Gauß), Banaschewski 1956. — **P:** Geschwülste d. Ganglion gasseri, Diss. — 15 J. Narcylenbetäubg. (mit Gauß), Schmerz, Nark., Anaesthesist 1937. — Explos.gefahren u. stat. Entladg., Übersetzg. u. Bearbeitg. a. d. Engl., ebd. 1941. — Heut. Stand d. Gasnarkose; I. Stickstoffoxydul-Nark., ebd. 1937; II. Aethylen-Betäubg., ebd. 1938; III. Narcylen-Betäubg., ebd. 1939; IV. Cyclopropan-Betäubg., ebd. 1943. — Erkenng. d. engen Beckens. I. Vergl. Untersuchgn. üb. d. instrument. u. röntgenol. Messg. d. Conjugata vera, Geburtsh. Frauenheilk. 8/1948; II. Bedeutg. d. äuß. Beckenmessg. f. d. Geburtsleitg. (mit O. Wilde), Arch. Gynäk. 177/1950. — Erfahrgn. m. Hydrocortison-Kristallsuspens. u. d. Technik ihrer Anwendg. i. d. chir. Ambulanz, Landarzt 1957. — Halslymphknotentbk., ebd. 1959. — Steroidnark. i. d. chir. Ambulanz, Dtsch. med. J. 1959. — Neuere Erkenntn. i. d. lok. Kortikoidtherap., Landarzt 1966.

Wilde, Johannes, Doz., Oberarzt d. chir. Abt. d. Zentralkl. f. Lungenkrhtn. u. Tbk., X 5302 Bad Berka, Conrad-Röntgen-Str. 3. — Fragebogen 1968 nicht beantwortet.

Wildt, Eckart, MR., Chefarzt d. chir. Abt. d. Krskrhs., X 1300 Eberswalde (Mark), Rudolf-Breitscheid-Str. 13. — Fragebogen 1968 nicht beantwortet.

Wilfert, Fritz H., Sanitätsrat, Chefarzt d. Krhs. St. Joseph-Stift Dresden, (Prax.) X 8019 Dresden, Fetscherplatz 4. — *13. 7. 98 Dresden. — **A:** 24 Dresden. — **Prom:** 25 ebd. — **F:** Chir. — **V:** 23–24 Med. Klin. Dresden-Johannstadt (Rostoski), 24–25 Pathol. Inst. Dresden (Geipel), 25–32 Ass. u. Oberarzt Chir. Klin. ebd.

(Seidel), ab 33 Chirurg a. Krhs. St. Joseph-Stift ebd., ab 60 Chefarzt ebd. — **P:** Traumat. Zwerchfellhernie, Zbl. Chir. 1951. — Abnorm gelag. Gallenblase, ebd. — Spätresultat nach Pericarditis purulenta, ebd. — Dupuytrensche Fingerkontrakt., ebd. 1952. — † 1969.

Wilflingseder, Paul, a.o. Prof. f. Plast. u. Wiederherstellgs.chir. Univ. Innsbruck, Leit. d. Abt. f. Plast. u. Wiederherstellgs.chir. an d. Chir. Univ.-Klin., Anichstr. 35, A-6020 Innsbruck. — *24. 3. 16 Ried/Innkreis-Oberösterreich. — **A:** 39 Innsbruck. — **Prom:** 39 ebd. — **Hab:** 55 ebd. — **F:** Plast. u. Wiederherstellgs.chir. — **V:** ab 45 Chir. Klin. Innsbruck (Breitner, Huber), 48 Lahey Klin., Boston, USA, 50–51 London, Chest Institute (C. R. Brook, Cleveland, Holm, Sellors, Thomas Price, Barrett), Plastic Center East Greenstead (A. McIndoe), Plastic Center Basingstock (H. Gillies), ab 66 Vorstand d. Lehrkanzel f. Plast. u. Wiederherstellgs.chir. — **P:** Zellkerngrößen d. gesunden u. kranken Schilddrüse, Schweiz. med. Wschr. 1947. — Funkt. u. Geschwulstwachstum d. Schilddrüse i. Bild d. Zellkerngrößen, Krebsarzt 1947. — Fall v. Plattenepithelkrebs d. Schilddrüse, Wien. klin. Wschr. 1947. — Bedeutg. d. Zellkerngrößen b. Kropf u. i. bes. b. Adenom, Forschgn. u. Forscher d. Tiroler Ärzteschule 1947. — Penicillintherap. d. haematogenen Osteomyelitis, Wien. klin. Wschr. 1948. — Stand amerik. Kliniken i. d. Bhdlg. d. Hyperthyreosen u. d. Kropfes, Europ. Med. Rundsch. 1948. — Karyometr., Mikroskopie 1948. — Häufg. d. Speiseröhrenverätzgn. i. Tirol nach d. Krieg, Klin. Med. 1951. — Ricostruzione plastica della punta della dita, Dermatologia 1952. — Medikam. Blutdrucksenkg. z. Verhütg. d. Op.blutg., Dtsch. med. Wschr. 1952. — Weit. Beobachtgn. u. Erfahrgn. m. d. medikam. Ganglienblockierg. währ. d. Op., Chirurg 1952. — Neues Verf. z. Daumenplast., Autotransplantat. d. amput. Daumens, Arch. orthop. Unfallchir. 45/1953. — Bhdlg. d. schwiel. Herzbeutel- u. Rippenfellentzündg. (mit Halhuber u. Weithaler), Thoraxchir. 1953. — Profilspatel z. Erleichterg. d. Thiersch-Plast. (mit Villinger), Chirurg 1954. — Bewertg. d. Lymphocytenzahl b. Thyreotoxikosen (mit Villinger), Dtsch. med. Wschr. 1954. — Hat d. Blutcholesterinbestimmg. e. Bedeutg. f. d. Diagn. u. chir. Indikat.stellg. b. Schilddrüsenfunkt.störgn.?, Wien. med. Wschr. 1954. — Probl. d. Radikalop. d. Mammaka., Krebsarzt 1954. — Unguis incarnatus, Prakt. Arzt 1954. — Pfortaderstaug. (mit Breitner), Paracelsus Beih. 7/1954. — Sphinkterersatz z. Dammbildg. b. Atresia ani vestibularis, Bruns' Beitr. klin. Chir. 189/1954. — Trattamento delle ulcere cicatriziali della gamba, Dermatologia 1955. — Trattamento chirurgico degli emangiomi cutanei, ebd. 4 Fasc. 1955. — Gegenwärt. Stand d. op. Mitralsten.bhdlg. (mit Halhuber u. Haus), Landarzt 1955. — Ganglienblockade u. Blutdrucksenkg. m. Hexamethonium i. d. Schilddrüsenchir. (mit Villinger), Bruns' Beitr. klin. Chir. 190/1955. — Grundumsatzbestimmg. i. Schlaf, Wien. med. Wschr. 1955. — Daumenplast., Langenbecks Arch. klin. Chir. 287/1957. — Bhdlg. d. Hyperthyreose i. Kropfendemiegebiet, Wien. klin. Wschr. 1957. — Ausscheidg. v. Tetracyclin i. d. Galle (mit Weithaler u. Fritza), Klin. Wschr. 1957. — Op. d. Echinococcus alveolaris, Chirurg 1957. — Treatment of mandibular facial dysostosis, South African Med. J. 31/1957. — Cancellous Bone Graft, ebd. — Praeop. Beurteilg. d. Schilddrüsenfunkt., Chir. Praxis 1958 u. Internist. Praxis 1962. — Fehldiagn. „Hyperthyreose" i. d. Praxis, Med. Klin. 1958. — Verändergn. d. Gerinngs.faktoren nach chir. Eingr. i. Ganglienblockade (mit Holzknecht u. Olbrich), ebd. — Indikat. z. plast. Eingr. b. angebor. Defekten, Landarzt 1958. — Thyreotoxicosis an endemic area, South African Med. J. 32/1958. — Techn. d. freien Hautverpflanzg., Congr. Soc. Int. Chir. 1959. — Skin Cancer in a Haemophiliac, Transact. Int. Soc. Plastic Surgeons 1959.

— Nachsorge b. Herzoperierten, Landarzt 1959. — Aussichten d. chir. Bhdlg. d.
Hautka., ebd. 1960. — Rechtzeit. Erkenng. selt. Hemmungsmißbildgn. u. Erkran-
kungen d. Verdaugs.traktes b. Kindern, ebd. 1961. — Plast.-chir. Aufgaben b.
kompl. Gesichtsmißbildgn., Österr. Z. Stomatol. 58/1961. — Änderg. d. Zellkerngrößen nach länger dauernder medikam. Beeinfl. d. Schilddrüsentätigkt.b. Meerschweinchen, Z. mikroskop. u. anatom. Forschg. 67/1961. — Kropfbildg. inf. länger
dauernder Jodbhdlg., Wien. klin. Wschr. 1962. — Konservat. u. op. Therap. b.
Megacolon, Landarzt 1962. — Einfl. v. Rö.strahlen auf d. Einheilg. v. Hauttransplantaten (mit Ruckensteiner u. Blum), Klin. Med. 1963. — Rekonstrukt. d. Stirne
nach Radikalop. u. Verletzgn., Z. Hals-Nasen-Ohrenhk. 97/1963. — Wiederherstellg.
d. Gesichtes nach frontobas. Verletzgn., Wien. klin. Wschr. 1963. — Wirkg. d.
Rö.strahlen auf d. Überleben autotransplant. Haut (mit Blum, Ruckensteiner u.
Scharfetter), Transact. Int. Soc. Plastic Surgeons, Washington D. C. Series No. 66/
1963. — Chir. Probl. b. Strahlenschäden, Klin. Med. 1964. — Akuter Bauchschmerz,
Therap.woche 1964. — Grundsätze d. chir. Bhdlg. d. Haemangiome, Klin. Med.
1965. — Schw. fibrinolyt. Blutg. nach beiderseit. Unterbindg. d. Vena iliaca ext.
(mit Holzknecht), Wien. klin. Wschr. 1965. — Nicht voll befriedig. Op.erg. nach
Gaumenspalten, Landarzt 1965. — Plang. u. Erg. b. sog. „ausbestrahlten" Tumoren
am Kopf u. Hals, Excerpta Medica, Int. Congr. Ser. 98/1965. — Verlängerg. fr.
Fingerstümpfe, Klin. Med. 1966. — Plast. Eingr. b. Verletzgn. d. äuß. Genitale,
ebd. — Probl. d. Resekt. u. Rekonstrukt. b. Hautkrebs seniler Pat., Proc. Int. Congr.
Gerontol., Vienne 1966. — Mögl.ktn. u. Grenzen d. Haemangiomtherap., Acta
chirurgiae plasticae (Prag) 9/1967. — Indikat. f. d. Kunststoffzügel u. Lidfeder-
implantat. b. Facialis-Parese (Op.meth. u. Erg.), Aesth. Med. 1967. — Weichteilverletzgn. u. Weichteildefekte i. Bereich d. Stirne, Klin. Med. 1967. — Erfahrgn.
m. d. Lidfeder u. Kunststoffzügeleinpflanzg. b. Facialisparesen, Chirurgia plastica
et reconstructiva 3/1967. — Wesen u. Aufgaben d. plast. Chir., Wien. klin. Wschr.
1967. — Fortschr. d. plast. Chir. u. ihre Auswirkgn. f. d. allg. Prax., Landarzt 1967.

Wilhelm, Albrecht, Priv.-Doz. f. Chir., Oberarzt d. chir. Abt. d. Städt. Krhs.,
875 Aschaffenburg. — *21. 8. 29 Braunau/Steine. — **A:** 55 München. — **Prom:** 55
Würzburg. — **Hab:** 63 ebd. — **F:** Chir. — **V:** 54–55 u. 57–60 Würzburg (Wachsmuth),
55–56 Anat. Inst. München (von Lanz), 56–57 Inn. Abt. d. Krhs. Waltrop/Westf.
(Bremer), 60 Extremitäten-chir. Abt. d. Univ. Göteborg/Schweden (Moberg), ab 60
Würzburg (Wachsmuth). — **B:** Deckg. v. Hautdefekten; — Deckg. v. Hautdefekten
an d. ob. Extremität; — Sehnenverletzgn.; — Sehnenverletzgn. an d. ob. Extremität; — Verletzgn. periph. Nerven; — Nervenverletzgn. an d. ob. Extremität, in:
Traumatol. i. d. Chir. Praxis, Springer 1965. — Gelenkdenervat. u. ihre anat. Grund-
lagen, e. neues Bhdlgs.prinz. i. d. Chir. d. Hand (Habil.-Schr.), Hefte Unfhlkd. 86/
1966. — **P:** Einfl. d. Winterschlafnark. auf d. postaggressor. Syndrom, Diss. —
Innervat. d. Gelenke d. ob. Extremität, Z. Anat. 120/1958. — Techn. d. intraarticul. Arthrodese d. Schultergelenkes, Mschr. Unfhlkd. 1960. — Ninhydrin-Test –
An objektive Method for Testung local anaesthetic Drogs. (mit Thunér u. Edshage),
Acta anaesth. Scandinav. 4/1960. — Bhdlg. d. Epikondylitis humeri radialis durch
Denervat. (mit Gieseler), Chirurg 1962. — Innervat. d. radialen Oberarm-Epokon-
dylengeb. u. ihre klin. Bedeutg., Z. Anat. 123/1962. — Prae- u. postop. Bhdlg. m.
Corticoiden unt. bes. Berücksicht. ihrer diabetog. Wirkg. (mit Gieseler), Chirurg
1962. — Traumat. Milzrupt. (mit Gieseler), Chir. Praxis 1962. — Ätiol. u. op.
Bhdlg. d. Ulnarisspätlähmg. (mit Jensen u. Spuler), Langenbecks Arch. klin. Chir.
301/1962. — Techn. d. zentr. Navicularespang. (mit Sperling), Chirurg 1963. —

Bhdlg. d. Epicondylitis humeri ulnaris durch Denervat. (mit Gieseler), ebd. — Osteosynth. d. Claviculafrakt. (mit Schautz), ebd. — Gezielte Schmerzausschaltg. am Schultergelenk u. ihre anat. Grundl., Langenbecks Arch. klin. Chir. 302/1963. — Bhdlg. d. Bennettschen Frakt. (mit Kleinschmidt), Chirurg 1963. — Arthrot. d. Ellenbogengelenkes (Neue Zugangswege) (mit Schautz), Chir. Praxis 1964. — Exp. Untersuchgn. z. Harnleiter-End-zu-Endnaht (mit Lutzeyer, Dhom u. Teichmann), Langenbecks Arch. klin. Chir. 306/1964. — Versuche z. Deckg. v. Ureterlängs-defekten m. Peritoneum (mit Lutzeyer, Dhom u. Teichmann), ebd. — Harnleiternaht i. Exp. (mit Lutzeyer u. Teichmann), ebd. 308/1964. — Denervat. d. Handwurzel, Mschr. Unfhlkd. 1965. — Streifentransplantat z. Erweiterg. v. End-zu-End-Vereiniggn. englum. Gefäße (mit Sperling), Langenbecks Arch. klin. Chir. 313/1965. — Neue Gesichtspkt. z. Bhdlg. spondylog. Schmerzzustände i. Schulter-Arm-Bereich u. schmerzh. Gelenkaffekt. an d. Hand- u. Fingergelenken, in: v. Lanz, Anat. Seminar München 1965. — Bhdlg. d. Kahnbeinpseudarthr., Langenbecks Arch. klin. Chir. 309/1965. — Subcutane art.ven. Fistel z. intermitt. Hämodialyse-Bhdlg. (mit Sperling u. a.), Dtsch. med. Wschr. 1967. — Ätiol., Diagn. u. Bhdlg. unklarer Schmerzzustände an d. Handwurzel (mit Wachsmuth), Mschr. Unfhlkd. 1967. — Subcutane art.ven. Fistel z. Kanülierg. i. d. intermitt. Hämodialyse-Bhdlg. (mit Sperling u. Kleinschmidt), Langenbecks Arch. klin. Chir. 319/1967. — Denervat. d. Handwurzel, ebd. — Bhdlg. intraartikul. Frakt. an d. Hand (mit Kleinschmidt), Chirurg 1967. — Verletzgn. d. Streckaponeurose am Fingerendgelenk u. ihre Bhdlg. (mit Kleinschmidt), ebd. — A Subcutaneus Arteriovenois Fistula for Use in Inter-mittent Haemodialysis (mit Sperling u. a.), German Med. Monthly 1967. — Ver-sorgg. v. Hautverletzgn. an d. Hand, Mschr. Unfhlkd. 1967. — M. epitrochleo-anconaeus u. seine klin. Bedeutg. (mit Wachsmuth), ebd. 1968. — Neue ätiol. u. therap. Gesichtspkt. b. d. Camptodaktylie u. Tendovaginitis stenosans (mit Klein-schmidt), Chir. Plast. et Rec. 5/1968.

Wilhelm, Alfred, 1. Oberarzt d. I. chir. Abt. Städt. Krhs. München-Schwabing, 8 München 23, Kölner Platz 1. — *2. 1. 23 Heilsberg/Ostpr. — A: 51 München. — Prom: 52 ebd. — F: Chir. — V: 52–56 Krhs. d. Evang. Diakonissenanst. München (Wymer), 57 Int. Krhs. München-Schwabing (Störmer), 58 Landarztvertretgn., ab 58 Städt. Krhs. München-Nord, München-Schwabing (v. Seemen), ab 63 1. Ober-arzt ebd. (M. A. Schmid). — B: Geschoßembolie (mit v. Seemen), in: Chir. i. Fortschr., Enke 1965. — P: Krit. Sammelref.: Unf.- u. Vers.med., Münch. med. Wschr. 1962–1968. — Unfallbed. gleichzeit. Auftreten e. Chylothorax u. e. subphren. Chyluspseudocyste (mit Staimmer), Chirurg 1966. — Diff.diagn. d. Ileus: Akute Porphyrie, Münch. med. Wschr. 1968.

Wilhelm, Friedrich, Facharzt f. Chir. u. Durchgangsarzt, 7 Stuttgart-Weilimdorf, Rennstr. 1. — *3. 7. 18 Stuttgart. — A: 43 Straßburg. — Prom: 46 Bonn. — F: Chir. — V: 43–45 Kriegsdienst, 46–47 St. Elisabeth-Krhs. Köln-Hohenlind (Eichhoff), 48–49 Zentralklin. Göppingen (Zukschwerdt), 50–52 Krskrhs. Kirchheim/Teck (Veitinger), 53–54 Städt. Krhs. Stuttgart-Feuerbach (Schaaff), 55–58 Krskrhs. Marbach a. N. (Müller). — B: Lymphangitis, Lymphadenitis, in: Handlexikon d. med. Prax., Medica-Vlg. 1967. — P: Sehnenscheidenentzündg. u. ihre Bhdlg., Z. Therap. 1965.

Wilhelm, Hans-Joachim, Leit. Arzt d. Krhs. Gräfl. Joh.-Friedrich-Stift, 6312 Laubach/Oberhessen, Schottenerstr. — *1. 1. 12 Berlin. — A: 37 Kiel. — Prom: 36 ebd. — F: Chir. — V: 36–46 Ass. u. Oberarzt Krskrhs. Bergen auf Rügen, 46–59 Chefarzt d. Krhs. Fürstenberg a. d. Havel, 59–62 Oberarzt Krskrhs. Eutin/Holst.

Wilhelmi, Ludwig, OMR., Facharzt f. Chir. u. Urol. Landesversichergs.anst. Baden, 69 Heidelberg, Lenbachweg 5. — *25. 3. 17 Mannheim. — **A: 41** Heidelberg. — **Prom: 41** ebd. — **F:** Chir., Urol. — **V: 41** Städt. Krhs. Ludwigshafen/Rh. (Simon), 42–43 Feldtruppenarzt, 43–44 Int. Abt. Res.-Laz. St. Wendel/Saar, 44 Truppenarzt, chir.-int. Abt. Res.-Laz. Sandhausen, 44–45 Res.-Laz. Nußloch, 46 Rö.abt. Städt. Krhs. Mannheim, 46–56 Städt. Krhs. Ludwigshafen/Rh. (Jaeger), 56 Chefarzt Krhs. Niedermendig, 56–57 Städt. Krskrhs. Ludwigshafen/Rh. (Jaeger).

Wilkes, Johannes M. Wendelinus, Oberfeldarzt, Facharzt f. Chir., Zentrallaz. d. Bundeswehr in Koblenz, Fachärztl. Untersuchgs.stelle Chir., 54 Koblenz-Lützel, Bonner Str. 8. — *14. 6. 16 St. Wendel/Saarland. — **A: 41** Bonn. — **Prom: 41** ebd. — **F:** Chir. — **V:** Kriegsdienst, zuletzt Stabsarzt d. Res., 45–46 prakt. Arzt Mülheim/Mosel, 46–47 Gesundheitsamt Trier/Land, 47–57 Kr.anst. d. Mutterhauses d. Schwestern v. Hl. Karl Borromäus Trier (Balkhausen), 57–58 Bundeswehr San. Batl. 5 Koblenz.

Will, Helmut, Chefarzt d. chir.-gynäk. Abt. d. Königin-Elisabeth-Hosp., X 1130 Berlin-Lichtenberg, Herzbergstr. 79. — Fragebogen 1968 nicht beantwortet.

Wille, Ekhard, Oberarzt Städt. Krhs., 297 Emden. — *25. 4. 22 Berlin. — **A: 48** Göttingen. — **Prom: 51** ebd. — **F:** Chir. — **V: 49–54** Göttingen (Hellner), 54–55 inn. Abt. Städt. Krhs. Stadthagen, 55–59 Städt. Kr.anst. Salzgitter (Heydemann), ab 60 Städt. Krhs. Emden (Kny).

Wille-Baumkauff, Horst, Prof., 33 Braunschweig, Moltkestr. 1. — Fragebogen 1968 nicht beantwortet.

Willebrand, Hermann, Ass. d. Chir. Univ.-Klin., 65 Mainz, Langenbeckstr. 1. *

Willemer, Wilhelm, Chefarzt i. R., 286 Osterholz-Scharmbeck, Beckstr. 32. — *10. 4. 87 Ludwigslust i. Mecklenburg. — **A: 12** Schwerin. — **Prom: 12** Rostock. — **F:** Chir. — **V:** Charité Berlin (Orth), Inst. f. Hyg. Marburg (Behring), Chir. Univ.-Klin. ebd. (König).

Willenegger, Hans, Prof. f. Chir. Basel, Chefarzt d. chir. Abt., Kantonsspital, CH-4410 Liestal. — *6. 1. 10 Zürich. — **A: 35** Bern. — **Prom: 37** ebd. — **Hab: 49** Basel. — **F:** Chir. — **V: 35–37** Bezirksspit. Niederbipp (Ramser), 37–38 Pathol.-Anat. Inst. Zürich (v. Meyenburg), 38–48 Ass. u. Oberarzt Kantonsspit. Winterthur (Schürch), 48–50 1. Oberarzt Basel (Schürch), 50–52 interim. Leit. d. chir. Univ.-Klin. Basel, 52–53 stellvertret. Chefarzt ebd. (Nissen), ab 53 Chefarzt Kantonsspit. Liestal, d. ab 66 i. d. Unterricht d. Med. Fak. Basel eingeplant ist, zahlreiche Studienaufenthalte i. Ausland. — **B:** Blutkonservg. u. Transfus. v. konserv. Blut (mit Schürch u. Knoll), Springer 1942. — Blutspender (mit Boitel), Benno Schwabe 1947. — Chir. d. ob. Extremität (mit Schürch), in: Lehrb. d. Chir. Bd. 2, Schwabe 1950; – Franz. Ausg. 1951. — Beitr. in: Brocher, WS.leiden u. ihre Diff.diagn., 2. Aufl. Thieme 1959. — Techn. d. op. Frakt.bhdlg. (mit Müller u. Allgöwer), Springer 1963; – Engl. Ausg. 1965. — Probl. b. d. Versorgg. v. Malleolarfrakt., in: Ungelöste Probl. d. Chir., Thieme 1964. — Bhdlg. v. Beinunf., in: Gsell, Krankhtn. d. üb. Siebzigj., Huber 1964. — Milz, in: Lehrb. d. Chir., hrsg. v. Hellner, Nissen u. Vossschulte, 1. Aufl. 1957, 5. neubearb. Aufl. Thieme 1967. — **P:** Gruppenstoff A d. Schweins u. d. m. Schweinemagen hergest. Pepton- u. Pepsinpräparate u. Impfstoffe, Diss. — Gruppenspezif. A-Reakt. v. Impfstoffen, Pepton- u. Pepsinpräparaten (mit Ottensooser), Schweiz. Z. Allg. Path. 1938. — Trauma u. Xanthomentstehg., Schweiz. Z. Unfallmed. 1939. — Intraarticul. Xanthome, Dtsch. Z. Chir. 253/1940. — Wertbestimmg. konserv. Blutes (mit Ottensooser), Schweiz. med. Wschr. 1940. — Klin. Erfahrgn. m. d. Transfus. v. konserv. Blut (mit Schürch), Schweiz. med.

Wschr. 1941. — Schicksal transfund. Erythrocyten, Helvet. med. Acta 1942. — Erfahrgn. m. d. Plasmatransfus., ebd. 1943. — Konserviergs.versuche m. Höhenblut (mit Bodmer), Schweiz. med. Wschr. 1944. — Pathogen. d. konstitut. haemolyt. Ikterus, ebd. — Transfus. v. konserv. Plasma, ebd. — Klin. u. techn. Bemerkgn. z. temp. Zwerchfellähmg., unterstützt durch d. Pneumoperitoneum nach Maurer, Helvet. chir. Acta 1945. — Wirkg. d. Plasmaersatzes Periston (mit Brütsch), ebd. — Op.techn. d. Maurer'schen Kombinat.plast., ebd. 1946. — Echte u. sog. Allergien nach Bluttransfus., ebd. — Heut. Stand d. Blutersatzfrage, Schweiz. med. Wschr. 1947. — Dünndarmatresie b. Neugebor. Kasuist. Mitt. e. erfolgr. op. Falles v. Ileumatresie, Helvet. chir. acta 1949. — Lok. Penicillinbhdlg. d. chron. Osteomyelitis, ebd. — Dextran i. Rahmen d. Blutersatzfrage, ebd. 1950. — Bedeutg. d. Chemotherap. f. d. Chir., Praxis 1950. — Erfahrgn. u. Bedeutg. d. örtl. Chemotherap. b. chir. Infekt., Helvet. chir. acta 1951. — Neue Untersuchgs.erg. üb. d. Universalspender, Bull. Schweiz. Akad. Med. Wiss. 1952. — La valeur du Péeriston et du Macrodex comme succédanés du plasma. IV. Int. Bluttransfus.-Kongr. Lissabon 1951, Kongr.bd. 1952. — Nouvelles recherches au sujet du donneur universel dit dangereux, ebd. — Bhdlgs.resultate v. off. Frakt. (mit Lüdi u. Hase), Helvet. chir. acta 1952. — Heut. Stand d. Bluttransfus., Langenbecks Arch. klin. Chir. 271/1952. — Diskuss. z. d. Hauptref. üb. Rektumchir., Helvet. chir. acta 1952. — Gegenwärt. Stand d. Universalspenderproblems, Dtsch. med. Wschr. 1953, Beil. Bluttransfusion. — La Pénicilline en application locale dans les infections chirurgicales. Indications et limites (mit Nigst), Méd. et Hyg. Genf 1953. — Op. Frakt.bhdlg., Langenbecks Arch. klin. Chir. 276/1953. — Bestimmg. d. Verweildauer v. Plasmaersatzstoffen m. Hilfe v. radioakt. Isotopen (mit Hunzinger u. Meier), Méd. et Hyg., Genf 1953/54. — Blutvolumetrie m. J131-Albumin nach Infus. v. Plasmaersatzmitteln (mit Hunzinger u. Meier), Klin. Wschr. 1954. — Transfus.probl. v. Standpkt. d. Klinikers, Zbl. Bakt. 164/1955. — Bes. Transfus.störgn. i. d. Chir., Bibl. haemat. Suppl. 2/1955. — Fehler u. Gefahren i. d. kl. Chir., Mkurse ärztl. Fortbild. 1956. — Oxymetr. Untersuchgn. i. d. Chir. (mit Scholer), Helvet. chir. acta 1956. — Versuch z. Durchführg. e. Thromboembolieprophyl. ohne Antikoagulantien (mit Sigg, Egli u. Binswanger), Schweiz. med. Wschr. 1957. — Organisat. d. Transfus.dienstes i. kl. Krhs., Bibl. haemat. 6/1957. — Magenresekt. nach Billroth I b. Ulcus duodeni, Helvet. chir. acta 1957. — Diskussionsvotum d. Vers. Schweiz. Ges. Gastroenterologie, Gastroenterologia 87/1957. — Wieweit muß sich d. Chirurg auch i. mittelgr. u. kl. Krhs. m. d. Elektrolytprobl. befassen u. wie kann er entsprech. Aufgaben prakt. lösen?, Melsunger med. pharmazeut. Mitt. 89/1958. — Indikat. d. Rohrschlitznagels, 46. Tagg. Dtsch. orthop. Ges. 1958. — Beseitigg. gr. inkarzer. Bauchwandhernien, Helvet. chir. acta 1959. — Op. Bhdlg. best. Fälle v. dist. Radiusfrakt. (mit Guggenbühl), ebd. — Neue Wege d. Gallenchir. u. ihre Erg., Münch. med. Wschr. 1959. — Aktuelle Probl. d. Magen- u. Duodenalulkus i. med. u. chir. Sicht (mit Hotz), Praxis 1959. — Erg. op. behand. Papillensten. (mit Kaiser), Helvet. chir. acta 1959. — Spätresultate nach gebolzten Tibiakopfbr. (mit Fries), Schweiz. Z. Unfallmed. 1959. — Diskussionsvotum z. d. Ref. üb. Gallenchir. 46. Tagg. Schweiz. Ges. Chir., Helvet. chir. acta 1959. — Gallenchir., Klin. Med. 1959. — Bhdlg. d. fr. Schädel- u. Hirnverletzgn., Schweiz. Z. Unfallmed. 1960. — Symptomatol. u. Therap. d. afferenten Schlingensyndroms b. Magenresekt. nach Billroth II (mit Kreyden), Gastroenterologia 94/1960. — Therap. d. Schocks, Therap. Umschau 1960. — Histor. u. Grundsätzl. z. Frage d. idealen Stabilisators, Bibl. haematol. 1960. — Chir. Bhdlg. d. Papillensten. m. bes. Berücksicht. d. Papillenspaltg. (mit Kaiser), Helvet. chir. acta

1960. — Op. Behebg. e. traumat. Luxatio femoris b. Hund (mit Stähli), Schweiz.
Arch. Tierheilk. 102/1960. — Traitement selon des données biomécaniques des
fractures après luxation de la cheville, Méd. et Hyg. 1960. — Bhdlg. d. Luxat.frakt.
d. ob. Sprunggelenks nach biomech. Gesichtspktn., Helvet. chir. acta 1961. — Altern
d. Kollagens i. d. Haut u. i. Narben (mit Verzar), Schweiz. med. Wschr. 1961. —
Antibakt. Spüldrain. als Bhdlgs.prinzip b. chir. Infekt. (mit Roth), Dtsch. med.
Wschr. 1962. — Meth. u. vorläuf. Erg. exp. Untersuchgn. üb. d. Heilvorgänge b.
stab. Osteosynth. an Schaftfrakt. (mit Schenk u. a.), I. Mitt., Langenbecks Arch.
klin. Chir. 301/1962. — Techn. bed. Gefahren b. d. Übertragg. v. Blut u. Blutersatzmitteln (mit Holländer), Bibl. haematol. 1963. — Anwendg. v. Leimsubstanzen
i. d. Knochenchir. (mit Schenk u. Bandi), Melsunger med. pharmaz. Mitt. 100. —
Leberresekt. b. Echinococcus alveolaris. II. Weltkongr. f. Gastroenterologie 3/1963.
— Histol. Bild d. sog. Primärheilg. d. Knochenkompakta nach exp. Osteotomien
am Hund (mit Schenk), Experientia 19/1963. — Therap. Mögl.ktn. u. Grenzen d.
antibakt. Spüldrain. b. chir. Infekt., Langenbecks Arch. klin. Chir. 304/1963. —
Gemeinschaftserhebg. d. AO. (mit Müller u. Allgöwer), ebd. — Biomechan. Prinzipien b. d. Metallverwendg. am Knochen (mit Allgöwer, Müller u. Schenk), ebd.
305/1963. — Neuere exp. u. klin. Erg. üb. d. Metallose (mit Straumann u. a.), ebd. —
Fluoreszenzmikroskop. Untersuchgn. z. Heilg. v. Schaftfrakt. nach stab. Osteosynth. am Hund (mit Schenk), Congr. et Coll. Univ. de Liège 31/1963. — Op.meth.
u. Erg. Bi I. Chir. Ref., Bibl. gastroent. 1964. — Hist. d. prim. Knochenheilg. (mit
Schenk), Langenbecks Arch. klin. Chir. 308/1964. — Biol. Vorgänge i. Transplantat
u. -Lager b. autol., homol. u. heterol. Transplantat. d. verschied. Gewebe u. Organe
(Einbau, Umbau, Stoffwechsel), ebd. — Malleolarfrakt. (mit Weber), Langenbecks
Arch. klin. Chir. 313/1965. — Podiumsgespräch z. Bluttransfus., ebd. — Chir.-techn.
Vorgehen b. Korrektureingr. am Hiatus oesophageus, Helvet. chir. acta 1966. —
Grenzen d. Wiederherstellg. b. Extremitätenverletzgn., Hefte Unfhlkd. 87/1966. —
Organisat. u. Funkt. d. Op.abt., d. Notfallstat., d. Sterilisat., d. physik. Therap., in:
Neubau Kantonsspital Liestal. Hrsg. Regierungsrat d. Kantons Basel-Landschaft,
Liestal 1966. — Krit. Stellg.nahme z. Bluttransfus., Zbl. Chir. 1966. — Schwierigktn.
u. Probl. d. Osteosynth., ebd. — Plast. Ersatz d. Kniebänder m. autol. Cutis (mit
Baltensperger), Helvet. chir. acta 1967. — Versorgg. v. off. Frakt., Chirurg 1967. —
Rundgespräch u. Diskuss., Ber. 12. Tagg. Dtsch. Ges. Bluttransfus., Bibl. haemat.
1967. — Bhdlg. v. Infekt. d. ob. Sprunggelenkes nach off. Br. u. nach op. Bhdlg.
geschl. Br., Hefte Unfhlkd. 92/1967.

Willersinn, Franz, Leit. d. chir. Abt. Heil. Geist-Hosp., 6140 Bensheim. —
*17. 7. 12 Ludwigshafen. — **A:** 38 München. — **Prom:** 39 Heidelberg. — **F:** Chir.,
Urol. — **V:** 37–38 München (Magnus), 38–39 Ludwigshafen (Simon), 39–45 Kriegsdienst (Kuntzen), 45–56 Ludwigshafen (Jaeger).

Willich, Carl Theodor, Prof., 81 Garmisch-Partenkirchen, Talackerstr. 2. —
Fragebogen 1968 nicht beantwortet.

Willms, Enno, 29 Oldenburg (Oldbg.), Tuchtweg 14 E. — Fragebogen 1968 nicht
beantwortet.

Wilmanns, Ernst, Leit. Arzt d. Städt. Krhs., 407 Rheydt-Odenkirchen, Burg-
freiheit 35. — *21. 5. 20 Gadderbaum. — **A:** 46 Münster/Westf. — **Prom:** 47 Göttingen. — **F:** Chir. — **V:** 46–53 inn. Abt. Kr.anst. Sarepta, Bethel/Bielefeld (Hochheimer), Path. (Rösener), chir.-gynäk. Abt. (Wilmanns), 53–54 chir. Abt. Städt.
Krhs. Bielefeld (Lamprecht), 54–55 Chefarztvertr. chir. Abt. Ev. Krhs. Bethanien
Dortmund-Hörde, 55–59 Oberarzt chir. Abt. Ev. Krhs. Bethesda Mönchengladbach

(Sonntag), 59–65 Chirurg u. Belegarzt Städt. Krhs. Rheydt-Odenkirchen. — P: Anastomosenulcus, Dtsch. med. Wschr. 1959.

Wilmanns, Hermann, Facharzt f. Chir., 484 Rheda (Westf.), Bahnhofstr. 13. — *5. 3. 12 Gadderbaum, Krs. Bielefeld. — **A:** 37 Jena. — **Prom:** 38 ebd. — **F:** Chir. — **V:** 37–38 u. 38–39 Pathol. Inst. d. Diakonissenanst. Sarepta Bethel (Rösner), 38 inn. Abt. ebd. (Marx), 39–47 chir. Abt. ebd. (Wilmanns sen.).

Wilmers, Josef, Facharzt f. Chir. u. Belegarzt, 47 Hamm, Otto-Krafft-Platz 1. — *26. 5. 90 Meschede. — **A:** 17 Berlin. — **Prom:** 19 Frankfurt (Main). — **F:** Chir. — **V:** 19 Bürgerhosp. Frankfurt (Main) (Grossmann), 20 Prosperhosp. Recklinghausen (Bussmann), 20–30 Städt. Krhs. Hamm (Metten, Senge), 30–63 Leit. Arzt d. Priv.-Klin. Dr. Wilmers–Dr. Hötte in Hamm.

Winckelmann, Berthold F., Chefarzt d. Krhs. f. Sportverletzte, 7 Stuttgart-Bad Cannstatt, Taubenheimstr. 8. — *17. 3. 21 Braunschweig. — **A:** 44 Rostock. — **Prom:** 45 Leipzig. — **F:** Chir. — **V:** Bromton Hosp. London (Price-Thomas), Handchir. Göteborg (Moberg), Handchir. Linz (Böhler), Allg. Chir., Barcelona (Soler-Roig), Allg. Chir., Traumatol. (Nigst), Basel (Nissen), Zürich (Brunner). — **P:** Beobachtgn. aus d. Zeit d. Spätwochenbettes, Diss. — Diff.diagn. d. sog. Cirticalis-Osteoids (mit Kny), Chirurg 1949. — Selt. Fall v. Cholesteatom d. Schläfenbeinschuppe m. Einbr. i. d. retroblulb. Raum, Bruns' Beitr. klin. Chir. 180/1950. — Carcinosarkome d. weibl. Brustdrüse, Zbl. Chir. 1950. — Üb. d. Wertung d. Sternalpunktion beim Mamma-Ca., ebd. 1951.

Winguth, Helmut F. H., Oberarzt a. Städt. Krhs., 1 Berlin 19, Reichsstr. 31. — *1. 12. 18 Berlin. — **A:** 45 Hamburg. — **Prom:** 44 Berlin. — **F:** Chir. u. Anaesth. — **V:** 44–46 Kriegsdienst, 46–47 Städt. Frauenklin. Berlin-Neukölln (Bracht), 47–53 chir. Abt. Städt. Krhs. ebd. (v. Bramann), ab 53 Oberarzt Städt. Krhs. Berlin-Wilmersdorf (Regensburger).

Winkel, Wilhelm op den, Chefarzt d. chir. Abt. d. Krskrhs., 492 Lemgo (Lippe), Herforder Str. 30. — Fragebogen 1968 nicht beantwortet.

Winkler, Cuno, Prof., Leit. d. nuclearmed. Abt. d. Chir. Univ.-Klin., 53 Bonn, Roonstr. 12. — Fragebogen 1968 nicht beantwortet.

Winkler, Elisabeth, Univ.-Doz. f. Chir. m. bes. Berücksicht. d. plast. Chir. Univ. Wien, (Prax.) A-1080 Wien, Alserstr. 21. — *12. 11. 17 Wels, OÖ. — **A:** 35 Wels. — **Prom:** 40 Wien. — **Hab:** 62 ebd. — **F:** Chir. m. bes. Berücksicht. d. plast. Chir. — **V:** 40–63 I. chir. Univ.-Klin. Wien (Schönbauer), 46 Oberarzt, 51 Ausbildg. f. plast. u. Wiederherstellgs.chir. Serafimerkrhs. Stockholm (Ragnell), Errichtg. u. Leitg. e. Abt. f. plast. u. Wiederherstellgs.chir. a. d. I. chir. Univ.-Klin. Wien, 52 Plast. Chir. in England, 53 Plast. Chir. in d. USA, ab 63 Tätigkt. i. plast. u. Wiederherstellungschir. i. Rudolfinerhaus Wien 19, Billrothstr. 78. — **B:** Hautersatz durch gestielte Lappenplast. u. freie Hauttransplantat., Maudrich 1959. — **P:** Fall e. Choledochuszyste, Dtsch. Z. Chir. 255. — Erg. u. Erfahrgn. m. d. chir. Therap. d. Mastdarmkrebses (mit v. Oppolzer), Arch. klin. Chir. 203. — Nachop. nach plast. Eingr., Langenbecks Arch. klin. Chir. 276/1953. — Mammaplast. m. freier Mamillentransplantat., Wien. med. Wschr. 1953. — Totale Mammekt. b. Mastopathia chronica cystica (mit Schönbauer), Zbl. Chir. 1953. — Chir. Bhdlg. d. chron. Ulcus cruris, Ärztl. Wschr. 1954. — Rekonstrukt. v. Knochendefekten d. Schädels m. Beckenknochen (mit Schönbauer), Zbl. Chir. 1954. — Chir. Bhdlg. d. Facialisparese, ebd. — Fall v. Keratoma palmare et plantare, Wien. med. Wschr. 1955. — Mammaplast., Langenbecks Arch. klin. Chir. 282/1955. — Gesichtsplast., ebd. — Bhdlg. desmogener Fingerkontrakt., Klin. Med. 1955. — Probl. d. Schädeldachplast. (mit

Schönbauer), Acta neurochir. Suppl. 3. — Aufbauplast. m. Hypoplas. d. Brust,
Klin. Med. 1956. — Subtotale Mammekt. m. freier Mamillentransplantat. b. chron.
Mastopath. u. Mammahypertroph., Langenbecks Arch. klin. Chir. 286/1957. —
Rehabilitat. e. Falles v. schwerer Verbrenng. beider Hände (mit Chiari), Klin. Med.
1957. — Syndaktyl., ebd. 1958. — Deformitäten d. weibl. Brust u. Indikat. z. Op.,
Bruns' Beitr. klin. Chir. 197/1958. — Wiederherstellg. traumat. Nasendeformitäten,
Med. Kosmet. 1958. — Psych. u. soz. Indikat. i. d. plast. Chir., Ärztl. Fortbild. 1958.
— Keloide u. Narbenhypertroph., Wien. med. Wschr. 1958. — Entstehg. u. chir.
Bhdlg. v. Mißbildgn. d. Nase, Bruns' Beitr. klin. Chir. 198/1959. — Morphol. u.
exp. Untersuchgn. z. Frage d. Entstehg. v. Narbenkontrakt. (mit Millesi), Wien.
med. Wschr. 1959. — Wiederherstellgs.op. nach Verletzgn. i. Gesichts- u. Schädel-
bereich, Klin. Med. 1959. — Fremdhautreakt. (mit Millesi), Langenbecks Arch. klin.
Chir. 292/1959. — Narbenbildg. m. bes. Berücksicht. d. Keloidbildg., Klin. Med.
1960. — Chir. Bhdlg. d. chron. Lymphödems d. unt. Extremität, Langenbecks Arch.
klin. Chir. 297/1961. — Erfahrgn. m. d. chir. Bhdlg. d. Facialisparese i. 34 Fällen,
Langenbecks Arch. klin. Chir. 298/1961. — Plast. u. kosm. Chir., Almanach Ärztl.
Fortbild. 1962. — Plast. u. Aesthet. Chir., Ärztl. Fortbild. 1962. — Plast. Chir. d.
Ulcus cruris, Zbl. Phlebol. 1963. — Kongenit. Ringabschnürg. m. Lymphangiom
d. Hand, Klin. Med. 1964. — Gesichtsrekonstrukt. nach schw. Verbrenng., Langenbecks Arch. klin. Chir. 309/1965. — Korrekturop. d. weibl. Brust, Klin. Med. 1965.
— Bedeutg. d. aesthet. Chir. f. d. alternden Menschen, 7. Int. Congr. Gerontol. 1966.

Winkler, Ernst, Prim. u. Facharzt f. Chir., Leit. d. chir. Abt. d. Landeskrhs.,
A-8330 Feldbach. — *20. 3. 14 Friedau a. d. Drau. — **A:** 38 Graz. — **Prom:** 38 ebd.
— **F:** Chir. — **V:** 38–39 Bruck a. d. M. (Zipper), 39–40 Unfallklin. Graz (Wittek,
Pfab), 40–44 Kriegsdienst, 44–45 Münster/Westf. (Cöhnen, Hellner), 45–49 Prim. d.
chir. Abt. Landeskrhs. Feldbach, 49–50 Graz (Spath).

Winkler, Hans, Prim. d. chir. Abt. d. Rudolfinerhauses, Dir. d. Rudolfinerhauses,
Wien 19, Billrothstr. 78. (Prax.) A-1080 Wien, Alserstr. 21. — *5. 12. 11 Ruprechts-
hofen. — **A:** 30 Waidhofen a. d. Ybbs. — **Prom:** 38 Wien. — **F:** Chir. — **V:** 41–47
Allg. Krhs. Wien (Finsterer), ab 49 Prim. chir. Abt. d. Rudolfinerhauses Wien 19,
Billrothstr. 78, ab 51 leit. Dir. — **P:** Op. Bhdlg. d. kardianahen Ulcus ventr., Zbl.
Chir. 1947. — Wiederherstellg. d. Kontinenz n. Op. weg. Mastdarmkrebs, Krebsarzt
1948. — Op. Bhdlg. d. tiefsitz., nicht resezierb. Ulcus duodeni, Zbl. Chir. 1949.
Akuter Dünndarmverschl. unt. bes. Berücksicht. d. Dünndarmresekt., ebd. —
Bhdlg. d. akut. Magenblutg., Prakt. Arzt 1949.

Winkler, Hans, Chir. Priv.-Klin., 225 Husum, Brinkmannstr. 6. — *10. 11. 10
Poberow/Pommern. — **A:** 36 Königsberg. — **Prom:** 36 ebd. — **F:** Chir. — **V:** 35
Frauenklin. Hamburg-Finkenau, 36 Städt. Krhs. Stolp/Pommern, Chir. Krhs.
Helmstedt, 36–37 Landeskrhs. Hanau/Main (Baumecker), 37–42 Städt. Krhs.
Stolp/Pommern (Creite), 42–46 Kriegsdienst, 46–56 Abt.-Arzt d. chir. Abt. Krskrhs.
Husum. — **P:** Phlegmonöse Dünndarmentzündung, Chirurg 1949.

Winklmann, Max, Sanitätsrat, Facharzt f. Chir. u. Gynäk., Chir. Priv.-Klin.
Dr. Winklmann, X 8020 Dresden, August-Bebel-Str. 29. — *23. 2. 02 München. —
A: 27 München. — **Prom:** 27 ebd. — **F:** Chir. — **V:** 27 Pathol. Krhs. Schwabing
München (Oberndorfer), 28 Landarztvertreter, 29 Nymphenburger Krhs. München
(Schindler), 30–32 Chir. Priv.-Klin. Dr. Haenel Dresden, 32 Krhs. Zschopauer Str.
Chemnitz (Schmidt), 33–36 Oberarzt Krhs. Friedrichstadt Dresden (Fromme). —
P: Lok. Amyloid d. Samenblase, Diss. u. Virchows Arch. 265. — Beiderseit. (sym-
metr.) Pseudoparotitis, Zbl. Chir. 1947. — Hellersche Gitterplast.; Rehnsche Cutis-

lappenplast.; Kniegelenksplast., Spanplast. d. Schultergelenkes n. Eden-Hybinette; Angeb. Fehlen beider Kniescheiben, Zbl. Chir. 1949. — Entferng. v. Tätowiergn., Med. Klin. 1948. — Gurkenschalen als Therapeuticum, ebd. — Ätiol., Pathol. u. Therap. d. Krampfadern, ebd. 1947. — Lok., or. intrapleur., intraperiton., intralumb. Anwendg. d. Penicillins, Klin. Mbl. Augenheilk. 118. — Radik. Op. d. Elephantiasis n. Gaetano, Langenbecks Arch. klin. Chir. 270/1951. — Sulfonamide u. Penicillin, Zbl. Chir. 1950. — Albert Fromme z. 70. Geb., ebd. 1951. — Elephantiasis, ebd. — Entsterilisierg., Elephantiasis, Traumat. Klumpfuß, Traumat. entzündl. Spitzfuß n. Tibialis- u. Peroneuslähmg., ebd. — Arthr. def. d. Kniegelenke, Chordotomie b. Mammaca.metastasen, ebd. — Tbk. Knochenfisteln, Bauchfelltbk., ebd. — Elephantiasis, ebd. — Stumpfe Duodenalrupt., ebd. — Abducensparese n. Lumbalanaesth., ebd. — Eiterg. gr. Gelenke, ebd. — Fall v. ungewöhnl. Gestalt d. Pankreaskopfes (Pankreas annulare) m. penetr. Ulcus dudeni u. gleichzeit. Ulcus pepticum, Bruns' Beitr. klin. Chir. 183/1951. — Unf., Häufigkt., Zbl. Chir. 1952. — Strumarezidive, ebd. — Kutisplast. n. Rehn, ebd. — Bhdlg. d. Arthr. def. d. Hüft- u. Kniegelenkes, ebd. 1952.

Winterstein, Oskar, Prof., Priv.-Prax., (Prax.) Rämistr. 42, CH-8001 Zürich, (Priv.) Schloßbergstr. 34, CH-8702 Zollikon (Schweiz). — *14. 2. 94 Zürich. — A: 18 Zürich. — **Hab.** 30 ebd. — **F:** Chir. — **V:** 19–23 Zürich (Clairmont), 23–25 Kantonsspit. Winterthur (Looser), 25–34 Zürich (Clairmont). — **B:** Chir. d. Tbk. (mit Clairmont u. Dimtza), Karger 1931. — **P:** 100 Veröff. aus: Allg. u. spez. Chir.

Wirth, Josef, Facharzt f. Chir., Belegarzt am Rotkreuzkrhs. I, 8 München. — *11. 3. 09 Egmating/München. — **A:** 35 München. — **Prom:** 35 ebd. — **F:** Chir. — **V:** 35–36 Krskrhs. München-Perlach, 36–41 Krskrhs. München-Pasing, 41–46 Oberarzt Krhs. re. d. Isar München. — **B:** Frühdiagn. d. akuten Abdomens, Werk-Vlg. Banaschewski 1959. — **P:** Bhdlg. d. varicös. Symptomenkomplexes, Med. Klin. 1939.

Wirtz, Joseph-Wilhelm, Prof., 83 Davey Street, Hobart, Tasmanien 7000 (Australien). — Fragebogen 1968 nicht beantwortet.

Wirz, August, MR., leit. Arzt d. Poliklin., X 8250 Meißen (Sachsen), Robert-Koch-Platz 1a. — Fragebogen 1968 nicht beantwortet.

Wisniowski, Peter, Chefarzt d. chir. Abt. u. leit. Arzt d. St. Josefs-Krhs., 69 Heidelberg, Albertgasse 1. — Fragebogen 1968 nicht beantwortet.

Wissfeld, Hans-Joachim, 6 Frankfurt (Main) NO 14, Wehrheimerstr. 5. — Fragebogen 1968 nicht beantwortet.

Witt, Alfred Nikolaus, Prof., Oberreg.-MR., Dir. d. Orthop. Univ.-Klin., 8 München 90, Harlachinger Str. 12. — Fragebogen 1968 nicht beantwortet.

Witte, Christian, Ass. d. II. Chir. Klin. d. Freien Univ. Berlin im Städt. Krhs. Westend, 1 Berlin 19, Spandauer Damm 130. *

Witte, Gerhard, Chefarzt d. chir. Abt. u. Leit. Arzt d. Krs.- u. Stadtkrhs., 3547 Wolfhagen/Bez. Kassel. — *6. 6. 10 Bielefeld. — **A:** 37 Hamburg. — **Prom:** 37 ebd. — **F:** Chir. — **V:** Pathol. Inst. Hamburg-Altona (Stoeckenius), Bremen (Smidt), Med. Klin. ebd. (Heß), Ev. Krhs. Gelsenkirchen (Boshamer), Chir. u. Pädriatr. Abt. Kinderkrhs. Altona (Süßenguth, Mook), Stadtkrhs. Perleberg (Heesen), Res.-Laz. Berlin (A. Hübner), bis 49 Kriegsdienst u. Gefangenschaft, Vers.-, Unf.- u. Arb.-Med. Landesarbeitsamt Hamburg, Stadtkrhs. Schleswig (Timmermann).

Witte, Martin, Facharzt f. Chir., 84 Regensburg, Bruderwöhrdstr. 10. — *14. 12. 97 Bahn, Pommern. — **A:** 24 Weimar. — **Prom:** 24 Jena. — **F:** Chir. — **V:** 24–25 Johanniter-Krhs. Sonnenburg (Horneffer), 25 Städt. Krhs. Liegnitz (Hübener),

25-26 Städt. Krhs. Bautzen (Kästner), 27-30 Stadtkrhs. Dresden-Friedrichstadt (Fromme), 30-38 Knappschaftskrhs. Waldenburg/Schles. (Tiegel).

Witteler, Eduard, Chefarzt i. R., 46 Dortmund-Brünninghausen, Carl-von-Ossietzky-Str. 40. — *13. 3. 02 Waldbröl/Rhld. — **A:** 28 Bonn. — **Prom:** 27 ebd. — **F:** Chir. — **V:** 27-30 Dermatol., Bacteriol., Inn. Med. Univ.-Klin. Bonn, 28 Schiffsarzt, 30-45 Köln (Frangenheim. Hoffmann, von Haberer), 39-46 Kriegsdienst, 47-67 Chefarzt d. Johannes-Hosp. Dortmund. — **P:** Heut. Stand d. Erblichkeitsforschg. b. ulc. ventr. u. duod., Münch. med. Wschr. 1935. — Zwillingsbeobachtg. z. Erbpathol. d. Polydaktylie, Zbl. Chir. 1935. — Techn. d. Marknagelg. n. Küntscher, Frage d. Rö.schadens (mit Hähle), Dtsch. Z. Chir. 1944. — Vorweisg. v. Rundstielplastiken, Zbl. Chir. 1949. — Erfahrgn. m. d. Periduralanaesthesie, ebd. — Zwischenf. b. d. Perid.-Anaesth., ebd. — Sog. Hospitalbrand (mit Kufferath), ebd. 1937 u. 1938.

Wittenstein, George J., 222 W. Pueblo Street, Santa Barbara, Calif. 93105 (USA).*

Wittig, Gunther, Medizinalrat, Chefarzt d. Robert-Rössle-Klin. Dtsch. Akad. d. Wiss. zu Berlin, Inst. f. Krebsforschg. - Bereich Robert-Rössle-Klin., X 1115 Berlin-Buch, Lindenberger Weg 80. — *8. 2. 11 Dresden. — **A:** 38 Berlin. — **Prom:** 38 Tübingen. — **F:** Chir., Onkol. — **V:** 37 Univ.Hautklin. Tübingen (Engelmann), 38 Städt. Krhs. Dresden-Friedrichstadt (Fromme), 38-40 Hildegard-Krhs. Berlin (Kleiber), 40-45 Kriegsdienst, 45-52 Städt. Krhs. im Friedrichshain Berlin (Schaak, Klose), 52 Dr.-Heim-Tbk.-Krhs. Berlin-Buch (Riedel), 52-54 Forschgs.inst. f. Tbk. u. Lungenkrankh. Berlin-Buch (Steinbrück), ab 54 Inst. f. Krebsforsch. d. Dtsch. Akad. d. Wiss. Berlin, Bereich Robert-Rössle-Klin. Berlin-Buch (Gummel). — **B:** Nark u. Anästh. (mit Klose), de Gruyter 1954. — Geschwulstkrankhtn. - Neubearb. d. Kap., in: Lehrb. Grundl. d. Med. f. Heilberufe, Volk u. Gesundheit 1959; 5. Aufl. 1962. — **P:** Folgeerscheingn. insbes. Spätfolgen nach Ellbogenverrenkgn., Diss. — Lehre v. Coecum mobile, Bruns' Beitr. klin. Chir. 178/1949. — Gewebetherap., Z. ärztl. Fortbild. 1950. — Ileus, Chylothorax, Lungenstauung als Folgen e. op. Verletzg. d. Ductus thoracicus, ebd. 1951. — Bhdlg. d. Myxödems durch Schilddrüsentransplantat., Zbl. Chir. 1952. — Karzinome d. Dünn- u. Dickdarmes, Z. ärztl. Fortbild. 1955. — Oesophagus-Ka. u. seine Bhdlg., Dtsch. Gesd.wes. 1955. — Mod. Bhdlg. d. Krebses, Heilberufe 1957. — Beeinfl. d. Geschwulstwachstums durch spezif. Gewebsantigene, Acta biol. med. germ. 3/1959. — Immunol. mal. Tumoren aus d. Sicht d. Klin., 1. u. 2. Tl., Dtsch. Gesd.wes. 1960. — Notwendigkt. e. Wertbestimmg. mal. Tumoren (mit Gummel), Chirurg 1960. — Chron. Appendizitis u. caecum mobile m. Oberbauchsymptomen, J.kongr. 1960 ärztl. Fortbild. 16. — Wege d. Krebsbhdlg. m. bes. Rücksicht auf d. Abwehrmechanismus d. Organismus, Dtsch. Gesd.wes. 1961. — Eigng. d. Schultz-Dale-Reakt. z. Nachweis spezif. Tumorantigene. E. krit. Stellungnahme (mit Teichmann u. Schneeweiss), Acta biol. med. germ. 8/1962. — Lassen sich krebsspezif. Antigene i. Blut v. Krebskranken durch d. Anaphylaxie-Test (Schultz-Dale-Reakt., i. d. Modifikat. nach Makari) nachweisen? (mit Teichmann), Z. inn. Med. 17/1962. — Versuch z. Nachweis krebsspezif. Antigene m. e. Anaphylaxietest (nach Makari) (mit Teichmann), Dtsch. Gesd.wes. 1962. — Eigng. v. Implantat.kammern z. Objektivierg. therap. Maßnahmen b. Ka., Akad. Klinika 1963. — Geschwülste d. Dünndarms unt. bes. Berücksicht. d. neurogenen Tumoren (2 eig. Fälle) (mit Gummel), Dtsch. Gesd.wes. 1963. — Neurogene Dünndarmtumoren (mit Gummel u. Wolff), Chirurg 1963. — Autoantikörper b. krebskranken Menschen (mit Teichmann), Dtsch. Gesd.wes. 1963.

— Verwendg. v. Metallklammern f. Implantat.versuche (mit Teichmann), Acta biol. med. germ. 10/1963. — Versuche z. Nachweis krebsspezif. Autoantikörper b. Menschen (mit Teichmann u. Schneeweiss), ebd. — Verhalten v. Leber- u. Lungengewebe kombin. m. Tumorzellen i. Diffusionskammern (mit Teichmann), Naturwissenschaften 50/1963. — Verwendg. v. Membranfiltern f. Gewebezüchtgn. in vivo (mit Teichmann), Z. Naturforsch. 1963. — Tumor Cells in Chambers Implanted into immunized Rats (mit Teichmann), Nature 200/1963. — Grundl. spezif. u. unspezif. Krebsabwehrreakt. u. d. Folgergn. f. Klin. u. Forschg. (mit Teichmann), Arch. Geschwulstforsch. 21/1963. — Geschwulstkrankhtn. Nr. 16 d. Lehrbriefr. „Spezielle Krankheitslehre", Lehrmat. f. Ausb. u. Weiterbild. v. mittl. med. Pers., Hrsg.: Inst. f. Weiterbildg. mittl. med. Fachkräfte, Potsdam 1963. — Statist. Untersuchgn. üb. d. Magenka. II. Lokalisation, Morphologie, Prognose (mit Berndt u. Gummel), Dtsch. Gesd.wes. 1964. — Bhdlg. d. Oesophaguska., Op. od. Bestrahlg. (mit Gibel), ebd. — Exp. Genese d. Oesophaguska. (mit Gibel), ebd. — Untersuchgn. üb. d. Wachstum v. Tumorzellen in Diffusionskammern (mit Teichmann), Z. Naturforsch. 1964. — Verhalten v. Ratten gegenüb. Zweittransplantaten nach Implantat. v. Tumorgewebe i. Diffusionskammern (mit Teichmann u. Vogt), ebd. — Pathol. u. Chir. d. Dickdarmka. (mit Wirbatz u. Berndt), Dtsch. Gesd.wes. 1964. — Diffusionskammern m. Tumorzellen i. tumorresist. Ratten (mit Teichmann), Naturwissenschaften 51/1964. — Nachweis tbk.spezif. Antikörper b. Menschen (mit Teichmann, Vogt u. Ziebarth), Dtsch. Gesd.wes. 1964. — Versuche z. Nachweis v. tbk.spezif. Antikörpern b. Menschen (mit Teichmann, Vogt u. Ziebarth), Acta biol. med. german. 13/1964. — Versuche m. Ehrlich-Aszites-Tumorzellen d. Maus u. d. Erreger d. Wundstarrkrampfes. I. Tetanussterblichkt. verschieden vorbehand. Versuchstiere (mit Schneeweiss u. a.), ebd. 14/1965. — Versuche m. Ehrlich-Aszites-Tumorzellen d. Maus u. d. Erreger d. Wundstarrkrampfes. II. Verhalten d. Tetanuskulturen aus Herz-, Milz- u. Tumorgewebe (mit Schneeweiss u. Fabricius), ebd. — Kropf-Taubheits-Syndrom (Pendred), Zbl. Chir. 1965. — Biol. Probl. d. mal. Geschwülste d. Magendarmtraktes u. ihrer Vorstufen (mit Gummel, Berndt u. Schneeweiss), ebd. — Zusammenfass. Taggs.ber. – V. wiss. Chirurgentagg. d. DDR m. int. Beteiligg. Berlin 1964 (mit Matthes), Dtsch. Gesd.wes. 1965. — Aufgaben d. Gesundhts.wes. b. d. Gewährleistg. d. Med. Schutzes d. Bevölkerg., Heilberufe 1965. — Bedeutg. d. Verbrenng. b. d. Einwirkg. d. Kernwaffen (Strahl. Energie, Verbrenngn. durch erhitzte Gegenstände u. Brände), ebd. — Skapulateilresekt. b. mal. Hämangioperizytom d. Schulter (mit Wirbatz), Zbl. Chir. 1965. — Versuche m. Ehrlich-Aszites-Tumorzellen d. Maus u. d. Erreger d. Wundstarrkrampfes. III. Versuche z. Frage d. Tetanus-Toxin-Bestimmg. aus Mäuseorganen (mit Schneeweiss u. Fabricius), Acta biol. med. german. 16/1966. — Histomorphol. d. Schilddrüse b. Pendredschen Kropf-Taubheits-Syndr. (mit Wildner), Zbl. allg. Path. 109/1966. — Klin.-pathol. Syndr. d. Colitis ulcerosa u. granulomatosa aus d. Sicht d. Chirurgen (mit Wildner), Dtsch. Gesd.wes. 1966. — Bhdlg. d. generalis. u. lokal. Colitis ulcerosa u. granulomatosa (mit Wirbatz), ebd. 1967. — Therap.resultate u. Progn. d. Magenkrebses (mit Gummel u. Berndt), Arch. Geschwulstforsch. 29/1967. — Differenzierungspotenzen u. Klin. d. prim. osteogenen Sarkome (mit Wildner), ebd. 30/1967. — Meth. z. Früherfassg. v. Rectum- u. Dickdarmpolypen u. ihre Frühbhdlg. z. Verhütg. v. Rectum- u. Dickdarm-Ca., Verh. 13. Weimarer Therap.tagg. 1967. — Probl. d. Dickdarmpolypen (mit Wildner), Dtsch. Gesd.wes. 1968.

Wittmoser, Raimund, Oberarzt d. Neurochir. Univ.-Klin., 4 Düsseldorf, Moorenstr. 5. — Fragebogen 1968 nicht beantwortet.

Wodsack, Hans, 673 Neustadt (Weinstr.), Luitpoldstr. 11. — Fragebogen 1968 nicht beantwortet.

Wölfl, Franz, Oberarzt d. chir. Abt. d. Neuen St. Vincentius-Krhs., 75 Karlsruhe, Erbprinzenstr. 24. — Fragebogen 1968 nicht beantwortet.

Wölfle, Robert, Chefarzt d. chir. Abt. d. Krhs. vom Roten Kreuz i. R., 7 Stuttgart-Bad Cannstatt, Argonnenstr. 20. — *10. 10. 97 Gengenbach. — **A:** 23 Freiburg/Brsg. — **Prom:** 23 ebd. — **F:** Chir. — **V:** Freiburg (Lexer), Städt. Krhs. Stuttgart-Bad Cannstatt (Grosse).

Woeste, C. Theodor, Facharzt f. Chir., Beratungsfacharzt d. Braunschweig. landwirtschaftl. Berufsgenossenschaft, Belegarzt der Klinik Moltkestr.,33 Braunschweig, Hennebergstr. 18. — *2. 10. 07 Wuppertal. — **A:** 36 Hamburg. — **Prom:** 36 ebd. — **F:** Chir. — **V:** 35 Univ.-Krhs. Hamburg-Eppendorf, 36–37 Städt. Krhs. Altona u. Städt. Frauenklin. Altona (Hinselmann), 37–45 Städt. Wenzel-Hancke-Krhs. Breslau (Stocker), 46–51 Städt. Kr.anst. Braunschweig II u. III (Bingel, Suren).

Wohlgemuth, Karla J. M. von, Fachärztin f. Chir., Belegarzt, 1 Berlin 15, Pariser Str. 20. — *20.7.17 Würzburg. — **A:** 42 Berlin. — **Prom:** 42 ebd. — **F:** Chir. — **V:** 42–48 Moabiter Krhs. Berlin (Gohrbandt), 48 Gynaek. Martin-Luther-Krhs. Berlin.

Wojta, Hans, Prof., Chefarzt am Städt. Krhs., 798 Ravensburg, Henri-Dunant-Str. 57. — *29. 8. 09 Gmünd/Niederösterr. — **A:** 34 Prag. — **Prom:** 34. — **Hab:** 53 Mainz. — **F:** Chir. — **V:** 36–37 u. 37–39 Gynäk. u. Geburtsh. Univ. Frauenklin. Prag (Knaus), 37 Graz (v. Walzel), 39–45 Prag (Dick, Strauß, Hohlbaum), 47–58 Mainz (Peiper, Brandt). — **P:** Wahrscheinl.kts.mathemat. Grundl. d. med. Erfolgsstatist., Dtsch. Z. Chir. 255/1941. — Bhdlg. d. Erfriergs.nekr., Chirurg 1943. — Radialisersatzplast. n. Haß, ebd. 1947. — Med. Erfolgsstatist., Dtsch. med. Rdsch. 1948. — Gangraen d. Colon sigmoid. d. Strangulat.; zwei geh. Fälle, Zbl. Chir. 1949. — Zweif. Perforat. e. gr. Magenulcus, ebd. — Intest. Form d. Thrombangitis oblit. Winiwarter-Buerger, ebd. 1952. — Weite u. Enge d. subacrom. Raumes, röntgenol. Zeichen b. Sehnenschaden d. Schultergelenkes (mit Hilgert), Chirurg 1952. — Phosphorstoffwechsel i. Knochentransplantaten, exp. Studie m. Verwendg. d. radioakt. Isotops P^{32}, Langenbecks Arch. klin. Chir. 277/1953. — Herkunft d. Urokathepsins, Fermentprodukt. d. resez. Magens (mit Merten), Z. exper. Med. 123/1954. — Oberflächenchem. Prozesse als wesentl. Teil d. Mineralstoffumsatzes im Knochen, Klin. Wschr. 1954. — Entstehg. d. angeb. Oesophagusatresie m. Oesophago-Trachealfistel, Anat. Anz. 103. — Subtotale Nebennierenresekt. b. Morbus Cushing, Langenbecks Arch. klin. Chir. 287/1957. — Vorbereitg. e. chir. Krankengutes f. d. statist. Auswertg. nach e. Hollerithverfahren, Krankenhausarzt 1957. — Wechselschnitt am re. Rippenrand b. d. Op. d. Pylorusspasmus, Chirurg 1958. — Op. Bhdlg. d. angebor. Oesophagusatresie ohne Oesophago-Trachealfistel, Bruns' Beitr. klin. Chir. 1958. — Diagn. u. op. Versorgg. e. fr. Hauptbronchusabrisses, Langenbecks Arch. klin. Chir. 289/1958. — Nervenparallele Schrägschnitte z. Eröffng. d. Bauchhöhle, Chirurg 1966.

Wojtek, Ernst, Chefarzt d. chir. Abt. d. Städt. Krhs., 758 Bühl (Baden), Rittersbachstr. 45. — Fragebogen 1968 nicht beantwortet.

Wolf, Albert, Prof., 78 Freiburg (Breisgau), Wintererstr. 48. — Fragebogen 1968 nicht beantwortet.

Wolf, Erhard, Oberarzt d. chir. Abt. d. Krskrhs., X 7930 Herzberg (Elster), Anhalter Str. 6. *

Wolf, Erich, Chefarzt d. Krhs. „Bethanien", X 9900 Plauen (Vogtl.), Dobenaustr. 127. — Fragebogen 1968 nicht beantwortet.

Wolf, Fritz, Chefarzt d. chir. Abt. Berufsgenossenschaftl. Kr.anst. „Bergmannsheil". 466 Gelsenkirchen-Buer, Scherner Weg 4. — *21. 9. 10 Colmar/Elsaß. — A: 35 Darmstadt. — **Prom:** 35 Gießen. — **F:** Chir. — **V:** ½ J. Pathol. Inst. Univ. Gießen (Herzog), 2 J. Inn. Klin. Städt. Krhs. St. Georg Leipzig (Seyfarth), 2½ J. Chir. Univ.-Klin. (Rieder), 6 J. Militärdienst, 9 J. Oberarzt Städt. Kr.anst. Krefeld (Rhode, Herzog). — **P:** Submammale Temp. als Kriterium d. Laktat.fähigkt., Diss. — Wert d. Hanganatziuschen Reakt. b. lymphogenen Erkrankgn., Dtsch. med. Wschr. 1937. — Mißerfolge b. d. Sympathekt.; Knochenatrophie b. d. Endangitis oblit., Zbl. Chir. 1938. — Homoiplast. Epidermis-Transplantat., Med. Klin. 1946. — Op. Ureter-Verletzgn., Bhdlg. d. Folgezustände, Dtsch. med. Wschr. 1947. — Zunahme d. Ileuserkrankgn. währ. d. Kriegs- u. Nachkriegsjahre, Med. Klin. 1947. — Diagn. u. Therap. d. sec. off. u. sec. geschl. Pneumothorax, Chirurg 1948. — Prim. Naht b. kombin. Kniebandzerreißgn., Langenbecks Arch. klin. Chir. 288/1958. — Posttraumat. Schultersteife, Chir. Praxis 1958. — Klin. u. Bhdlg. v. Nierenverletzgn., Langenbecks Arch. klin. Chir. 295/1960. — Prim. Nagelg. off. Unterschenkelfrakt., 20. Congr. Soc. Int. Chir. Rome 1963. — Ist d. prim. Naht d. kombin. Bänderzerreißgn. i. Kniegelenk angezeigt, 14th Bienn. Int. Congr. Int. Coll. Surgeons, Wien 1964. — Grenzen d. Erhaltg. b. schw. Gliedmaßenverletzgn., Hefte Unfhlkd. 87/1965. — Off. Kniegelenkverletzgn., Chir. Praxis 1965. — Blasen- u. Harnröhrenrupt. als Begleitverletzg. v. Beckenfrakt., Hefte Unfhlkd. 91/1966. — Prim. Naht geschl. Bänder- u. Kapselzerreißgn. d. Kniegelenkes, Chir. Praxis 1967.

Wolf, Hermann, Prof., 823 Bad Reichenhall, Baderstr. 7. — Fragebogen 1968 nicht beantwortet.

Wolf, Oskar, Oberarzt d. Chir. Klin. d. Med. Akad., X 5000 Erfurt, Goethestr. 38. — Fragebogen 1968 nicht beantwortet.

Wolf, Paul E. F., Oberarzt d. chir. Abt. St. Josefs-Krhs., 5657 Haan/Rh. — *7. 7. 20 Chemnitz. — **A:** 45 Leipzig. — **Prom:** 45 ebd. — **F:** Chir. — **V:** 45–51 St. Georg-Krhs. Leipzig (Heller, Mörl), 51–54 Oberarzt Krskrhs. Leisnig/Sa. (Schmechel), 55–60 Oberarzt Krskrhs. Grimma/Sa. (Thies), 60–61 Chefarzt Krskrhs. Wittstock/Dosse, ab 61 Oberarzt Haan/Rh. (Borgel).

Wolf, Werner, Doz., leit. Arzt d. chir. Abt. d. Krskrhs., X 1600 Königs Wusterhausen. — Fragebogen 1968 nicht beantwortet.

Wolfart, Wilhelm, Prof., Oberarzt d. Chir. Univ.-Klin. (chir. Abt. d. Robert-Koch-Klin.), 78 Freiburg (Breisgau), Pochgasse 48. — Fragebogen 1968 nicht beantwortet.

Wolff, Ewald, Chefarzt d. chir. Abt. d. Stadtkrhs., X 5500 Nordhausen (Harz), Albert-Traeger-Str. 17. — Fragebogen 1968 nicht beantwortet.

Wolff, Günter, Facharzt f. Chir., Berufsgen.schaftl. Unfallbhdlgs.stelle, 28 Bremen, A. d. Schleifmühle 55–61. — *6. 12. 20 Kölpin/Pomm. — **A:** 51 Berlin. — **Prom:** 51 ebd. — **F:** Chir. — **V:** 51–58 Paul-Gerhardt-Stift-Krhs., Berlin-Wedding (Müller).

Wolff, Helmut, Doz., Oberarzt d. Chir. Univ.-Klin., X 7010 Leipzig, Liebigstr. 20. — Fragebogen 1968 nicht beantwortet.

Wolff, Herbert, Chefarzt d. chir. Abt. d. Krhs. d. Firma Villeroy u. Boch, 6642 Mettlach. — *25. 4. 12 Mettlach. — **A:** 36 Würzburg. — **Prom:** 37 ebd. — **F:** Chir. — **V:** Krhs. St. Josef Bremen, Maria Hilf Mönchengladbach, 39–45 Kriegsdienst, 46–50 Oberarzt Landeskrhs. Meiningen (Benary).

Wolff, Ulrich, Chefarzt d. Stadtkrhs., X 9262 Frankenberg (Sachsen). — Fragebogen 1968 nicht beantwortet.

Wolff, Ulrich, Facharzt f. Chir., 48 Bielefeld/Westf., Artur-Ladebeck-Str. 6. — *18. 3. 20 Bielefeld. — **A:** 46 Münster/Westf. — **Prom:** 47 ebd. — **F:** Chir. — **V:** 47–55 Städt. Kr.anst. Bielefeld (Lamprecht, Wolf, Nölle).

Wollermann, Theodor, Leit. Arzt d. chir. Abt. d. Friederikenstiftes, 3 Hannover. — *5. 7. 05 Hannover. — **A:** 33 Hannover. — **Prom:** 31 Rostock. — **F:** Chir. — **V:** 40–44 Kriegsdienst, 44 Strassburg (Zukschwerdt).

Wollmann, Bernhard, Medizinaldir., 33 Braunschweig, Griepenkerlstr. 3. — Fragebogen 1968 nicht beantwortet.

Womes, Alfred, Facharzt f. Chir., Belegarzt d. Klin. Reiser, 807 Ingolstadt/D., Hanslmairstr. 2. — *30. 4. 28 Ronsperg. — **A:** 56 München. — **Prom:** 55 ebd. — **F:** Chir. — **V:** 55–62 Klin. Liebl Ingolstadt (Reiser), 62–63 Oberarzt Städt. Krhs. Treuchtlingen, 63–67 Oberarzt Krhs. Neuburg/D.

Woodruff, Michael, Prof., Univ. of Edinburgh Medical School, Department of Surg. Science, Teviot Place, Edinburgh 8 (Great Britain). — Fragebogen 1968 nicht beantwortet.

Wotschack, Wilhelm, 8458 Sulzbach-Rosenberg (Bayern), Luitpoldplatz 4. — Fragebogen 1968 nicht beantwortet.

Woytek, Georg, Prof., 2 Hamburg-Wandsbek, Stein-Hardenberg-Str. 93a. — Fragebogen 1968 nicht beantwortet.

Wübbel, Bernhard, Med.-Rat, Facharzt f. Chir., 44 Münster/Westf., Teigelesch 13. — *6. 2. 21 Nahne. — **A:** 45 Münster. — **Prom:** 45 ebd. — **F:** Chir., Urol. u. Rö. — **V:** 46–52 Marien-Hosp. Emsdetten (Hefter), 52–53 Med. Univ.-Klin. Münster (Schellong), 53–61 Chir. Univ.-Klin. ebd. (Sunder-Plassmann), 62–64 Oberarzt u. Chefarzt Krhs. Warstein, 64–67 Phlebologie-Praxis Essen, 68 Med.-Rat Landesversichergs.anst. Westfalen Münster. — **P:** Techn. u. Erg. d. Radiogoldimplantat. i. d. Hypophyse z. Bhdlg. fortgeschr. hormonabhäng. Ka., Bruns' Beitr. klin. Chir. 201/1960.

Wülfing, Dieter, Priv.-Doz., Chefarzt d. chir. Abt. d. St. Joseph-Stift, 28 Bremen 1, Schwachhauser Heerstr. 54. — Fragebogen 1968 nicht beantwortet.

Wülfing, Max, Facharzt f. Chir., 428 Borken/Westf., Lange Stiege 18. — *6. 9. 95 Borken/Westf. — **A:** 22 Köln. — **Prom:** 22 ebd. — **F:** Chir. — **V:** 22–23 Path. Inst. d. Univ. Köln (Dietrich), 23–29 Bürgerhosp. Köln (Frangenheim), 29–32 Städt. Krhs. Köln-Mülheim (Kroh), 32–45 Leit. Arzt d. chir. Abt. Städt. Krhs. Beuthen/ Oberschles. — **P:** Ca. 15 Veröff.

Würtenberger, Hans, Chefarzt d. Kinderchir. Klin. d. Städt. Kr.anst., 46 Dortmund, Dahmsfeldstr. 40. — Fragebogen 1968 nicht beantwortet.

Wüseke, Ferdinand, Chefarzt d. chir. Abt. Josef-Hosp., 469 Herne, Widumer Str. 8. — *11. 6. 10 Paderborn. — **A:** 36 Düsseldorf. — **Prom:** 35 ebd. — **F:** Chir. — **V:** 35 Kinderklin. Düsseldorf (Czerny), 36 inn. Abt. Marien-Hosp. Herne (Goerdt), 37–41 chir. Abt. ebd. (Steden), 42 Stadtkrhs. Siegen (Kehl), 43–45 Kriegsdienst, 46–50 Marien-Hosp. Herne (Steden). — **P:** Zweizeit. Milzrupt., Chirurg 20. — Akuter Darmbrand, ebd.

Wüstner, Horst, 4 Düsseldorf-Holthausen, Am Langen Weiher 13. — Fragebogen 1968 nicht beantwortet.

Wüthrich, Alfred, Medizinaloberrat, Dir. d. Städt. Krhs., 3327 Salzgitter-Bad u. Leit. Arzt d. chir. Abt., Paracelsusstr. — *15. 1. 09 Ellerwald Krs. Elbing/Ostpr. — **A:** 36 Königsberg/Pr. — **Prom:** 36 ebd. — **F:** Chir. — **V:** Chir. Univ.- u. Poliklin. Königsberg/Pr., Landesfrauenklin. Insterburg/Ostpr., Med. Univ.-Klin. Königsberg/Pr., 36–45 Chir. Univ.- u. Poliklin. Königsberg/Pr. (Läwen). — **P:** Klin. d.

Hodentumoren, Diss. — Bhdlgs.folge b. d. Vorderarmschaftfrakt., Arch. orthop. Chir. 39/1938. — Bhdlg. d. Tibiakopffrakt., ebd. 40/1939. — Subkut. Rupt. d. Endsehne d. M. biceps brachii, Bruns' Beitr. klin. Chir. 171/1941. — Myositis ossificans circumscripta, Zbl. Chir. 1941. — Abmeißelg. d. unt. Humeruskopfkalotte b. schweren Schultergelenkseitergn., ebd. 1942. — Chron. Erysipeloidarthr. m. röntgenol. sichtb. Knochenzerstörgs.vorgängen, Bruns' Beitr. klin. Chir. 174/1943. — Chron. rezidiv. Form d. art.-mesenter. Duodenalverschl., Zbl. Chir. 1951.

Wulff, Helge B., Prof., Chefarzt d. Chir. Univ.-Klin., Malmö, Universität Lund, Schweden. Kirurgiska universitetskliniken, Malmö Allmänna Sjukhus, Malmö/ Schweden. — *9. 10. 03 Malmö, Schweden. — **A:** 30 Lund. — **Prom:** 37 ebd. — **Hab:** 38 ebd. — **F:** Chir., Thoraxchir. — **V:** 30–42 Arzt verschied. Dienstgrade an d. chir., obstetr.-gynäk., otiatr., rö.diagn., rö.therap., pathol. u. anat. Kliniken d. Krhs. d. Univ. Lund, Schweden, 30 u. 34 Weiterbildg. am Radiumhemmet, Stockholm, 36 Radiumstationen, Kopenhagen, 37–39 Studienbesuche Zürich, Jena, Heidelberg, Frankfurt a. M., 42 u. 44 Thoraxchir. Studien am Sabbatsberg-Krhs. (Crafoord), 45–46 Harvard Univ., Boston, Mayo-Klin., Rochester, Chicago Univ., Michigan Univ., Ann Arbor, Johns Hopkins Univ., Baltimore, 53 W.H.O. Expert, Indonesien. Gastvorleser Tufts Univ., Boston, Colorado Univ., Denver, Djakarta, Surabaja, Solok u. Jogjakarta, Indonesien, 58 Japan, Hongkong, 60 Rußland. — **B: u. P:** The peptic genesis of gastric and duodenal ulcer. Especially in the light of ulcers in Meckel's Diverticulum and the postoperative ulcers in the jejunum, Surg. gyn. & obst. 53/1931. Tills. m. A. Lindau. — Senkgs.geschwindigkt. d. Erythrozyten b. mal. Tumoren vor u. nach Rö.- u. Radiumbhdlg., Acta radiol. 13/1932. — Z. Frage d. peptischen Geschwüre i. Meckelschen Divertikel, Chirurg 1932. — Till frågan om peptiska ulcera i Meckels divertikel, Hygiea 94/1932. — Corpus Luysi u. d. hemiballistische Syndrom, Acta psychiatr. et neurol. 7/1932. — On the occurrence of cavities in silicosis, Acta path. et microbiol. scand. Suppl. 16/1933. — Studies of the pathogenesis and the pathological anatomy of silicosis, ebd. 11/1934. — Patologisk anatomi och patogenes, Sv. läkartidn. 31/1934. — Urografi i 125 fall av akuta njur- och buktillstånd, Nord. med. tidskr. 9/1935. — Urograph. b. 125 Fäll. v. akut. Nieren- u. Bauchzuständen, Chirurg 1935. — Urography in 125 cases of acute renal and abdominal conditions, Acta radiol. 16/1935. — Om värdet av urografi vid diagnostiken av njur- och uretärsensanfall, Nord. kir. fören. förhandl, Köpenhamn 1935. — Üb. d. Wert d. Urograph. b. Nieren- u. Uretersteinanfall, Z. Urol. 29/1935. — Fall doppelseitig. traumat. Hüftgelenkverrenkung, Acta chir. scand. 77/1936. — Ulcuscarcinom och carcinom i ulcusmagar, Nord. med. tidskr. 11/1936. — Silicosens patogenes, patologiska anatomi och röntgenologi, Sv. läkartidn. 33/1936. — Zuverlässigkt. d. Rö.diagn. – bes. hinsichtl. d. Wertes d. Urograph. – u. d. Prcgn. b. Nieren- u. Harnleitersteinen, Sthlm. 1936, Acta radiol. Suppl. 32, Gradualavh. — Till behandlingen av kotkroppsfrakturer i lumbal- och thoracalregionen, Sv. läkartidn. 26/1937. — Om modern frakturterapi, Tidskr. för Fören. S.G.I. 8/1938. — Üb. d. Vorkommen v. Ulcusca. u. Ca. i. Ulcusmagen, Acta chir. scand. 80/1938. — Något om fri-idrottsmännens muskelskador och deras behandling, Jubileumskrift i anl. av Malmö allmänna idrottsförenings 30-åriga verksamhet 1908-38. Malmö 1938. — Om röntgenbehandling av skelettmetastaser vid cancer mammae, Nord. med. 1/1939. — Om skelettmetastaser vid cancer mammae och deras behandling, ibid. 2/1939. — Radiological treatment of skeletal metastases in mammary cancer, Acta radiol. 20/1939. — Om de tuberkulösa halslymfomens behandling; senresultat i 222 fall, behandlade dels kirurgiskt, dels radiologiskt,

Forh. ved kir. foren. 22 møde i Oslo 1939. — Zwei op. Fälle v. umschrieb. Lymphogranulomatose im Jejunum-Ileum, Chirurg 1940. — Eingeklemmte Cruralbrüche m. gleichzeit. Einklemmg. d. Appendix, Acta chir. scand. 83/1940. — The treatment of tuberculous cervical lymphoma; late results in 230 cases treated partly surgically, partly radiologically, Acta chir. scand. 84/1941. — Verschluckter Fremdkörper m. ungewöhnl. Komplikat., Chirurg 1941. — Ist d. Urograph. e. zuverläss. u. wertvoll. diff.diagn. Hilfsmittel b. d. akut. Appendicitis?, Acta chir. scand. 84/1941. — Üb. d. sog. reflekt. Steinanurie. E. klin.-exp. Studie. 1–2. Lund 1941. — Fluorescinmikroskopering. Disk.-inlägg, Nord. med. 43/1941. — Något om sårinfektionens bakteriologi, ebd. 13/1942. — Om s.k. reflektorisk stenanuri, Sv. kir. fören. förh. 13/1942. — Några opererade pseudarthrosfall, ebd. — Om urografiens värde som njurfunktionsprov, Nord. med. 15/1942. — Om urografiens värde som njurfunktionsprov. Autoreferat, ebd. 16/1942. — Några erfarenheter från ett neurokirurgiskt krigssjukhus i Finland våren 1942. — Perifera nervskottskador; deras behandling. Längre disk.-inlägg., Nord. med. 17/1943. — On the bacteriologic features of panaritia and a number of other inflammatory processes encountered in minor surgery, Acta chir. scand. 91/1944. — The development and treatment of bone metastases from cancer of the breast, ebd. 84/1944. — Patient Ductus arteriosus, Acta pathol. Suppl. 54/1944. — Öppetstående Ductus Botalli, ett behandlat fall. Disk.-inlägg, Nord. med. 23/1944. — Urografien i den kliniska diagnostiken, ebd. 21, 24/1944. — Tuberkulösa halslymfom och deras behandling, ebd. 22/1944. — Urograph. in. d. akut. Nieren-Harnleitersteindiagn., på spanska, Archivos espànolos urologia 1944. — Transpleural operation av cardiospasmfall, Sv. kir. för. förh. 1944. — Heparin och trombo-emboli. Disk.-inlägg, Nord. med. 23/1944. — Thoraxkirurgisk verksamhet vid kirurgiska kliniken i Lund, ebd. 27/1945. — Hernia diafragmatica spuria dx. - transpleural operation, ebd. 27/1945. — Amerikansk kirurgi av i dag, ebd. 32/1946. — Studiedelegationens berättelse om amerikanskt undervisningsväsende, ebd. — Coarctation of the aorta. Paper read befor the University staff and medical students University of Michigan, Ann Arbor, USA. Jan. 1946. — Thrombo-embolic problems. Meeting at Beth Isreael Hospital, Boston, Mass., USA 9. 1. 1946. — Transthoracala ingrepp vid achalasier, oesophagustumörer och cardiofornix ventriculi-tumörer. (Disk.-inlägg.) Dansk kir. Selskabs Förh. 1947, Nord. med. 36/1947. — Supradiafragmal bilateral vagotomi vid ulcus duodeni sive ventriculi, ebd. 34/1947. — Behandling av bronchialcancerfall. (Disk.-inlägg.) Dansk kir. Selskabs Förh. 1947; ebd. 36/1947. — Den operativa behandlingen av myasthenia gravis. Dansk kir. Selskabs Förh. 1947; ebd. 36/1947. — Transpleurala cardiaectomier och gastrectomier vid cancer, Nord. kir. Fören. Förh. 1947. — Ventrikelsekretionen efter vagotomi vid ulcus pepticum. Tills med B. Holmquist, ebd. — Preliminära erfarenheter med supradiafragmal vagotomi som behandlingsmetod vid ulcus duodeni sive ventriculi. Föredrag i Dansk. kir. Selskab 241 Møde 1946, Nord. med. 1947. — Mediastinal Enterocystoma. Tills. med N. Lindquist. J. Thoracic Surgery, St. Louis 16/1947. — Vagotomy for peptic ulcer, Acta chir. scand. 96/1947. — De mediastinala tumörernas kirurgiska behandling. (Disk.-inlägg.) Dansk kir. Selskabs Forh. 1947; Nord. med. 36/1947. — Den operativa behandlingen av ductus-arteriosus Botalli. Dansk. kir. Selskabs förh. 1947; ebd. — Några erfarenheter med moderna thoraxkirurgiska metoder vid lungtbc., ebd. 35/1947. — Fall av opererad pericardialtumör. Sv. kir. Fören. förh. 1947; ebd. 39/1948. — Paroxysmal Spontaneous Hypoglycemia Treated by Subtotal Resection of the Normal Pancreas. Tills. med N. Alwall, Acta chir. scand. 96/1948. — A Case of Suprarenal Pheochromocyto-

ma Clinically Diagnosed and Cured by Operation. Tills. med N. Alwall, ebd. 337/1948.
— Kunna explorativa ingrepp undvikas vid diagnostiken av kroniska bukåkommor.
Inledningsföredrag vid Sv. Internförbundets Årsmöte, Stockholm den 20 nov. 1947;
Sv. Läkartidn. 35/1948. — Urinary Excretion by Acute Onesided Renal and Ureteral
Blocking; Experimental and Clinical Investigations. Håkan Ohlssons tryckeri, Lund
1948. — Transpleural Cardiectomy and Gastrectomy for Cancer. Nord. kir. Fören.
Förh. 1948. — S. k. reflektorisk stenanuri i belysning av experimentella och kliniska
uretärnjurblockadstudier, Nord. med. 40/1948. — Die sog. reflektorische Steinanurie
im Lichte experiment. u. klin. Harnleiter-Nierenverschluß-Studien. Archivos
Españoles de Urologia, 1948. — The Gastric Secretion after Vagotomy in Peptic
Ulcer. Tills. med B. Holmquist, Nord. kir. Fören. Förh. 1948. — Disk.-inlägg., ebd. —
Transpleural Cardioplasty in Achalasia. Tills. med A. Malm, Thorax 4/1949. — Sena
anomier vid cardioplastikoperationer för achalasi. Tills. med A. Malm, Nord. med.
41/1949. — Den kirurgiska behandlingen av gastro-duodenala ulcera. Medicinska
Framsteg, Lund 1949. — La Anuria Calculosa Refleja. Archivos Españoles de
Urologia, Madrid V/1949. — Risks involved in transpleural surgery of cancer of the
stomach, cardia, and esophagus, Nord. kir. Fören. Förh. 1949. — Colostomi-slutare
ad modum Franken, 1949. — Om trattbröstens kirurgiska behandling, Nord. med.
43/1950. — Antagningen av medicine studerande m. fl. Betänkande av 1948 års
läkarutbildningskommitté. Statens Offentliga Utredningar 4/1951. — Om behandling av cancer mammae. Föredrag i. Nord. Kir. Förening i Köpenham IV/1951. —
Studies in Mitral Stenosis II. Observations on the incidence of active rheumatic
carditis in left auricular appendages resected at operation for mitral stenosis. Tills.
med G. Biörck och S. Winblad. Am. Heart 44/1952. — Considerations and Treatment of Achalasia of the Esophagus. Tills. med A. Malm, Acta chir. scand. 103/1952.
— Kirurgisk behandling av medfödda och forvärvade hjärtfel. Tills. med G. Biörck,
N. P. Bergh, H. Krook och O. Axén, ebd. — Indikationerna för den kirurgiska
behandlingen av lungtuberkulos, Nord. med. 48/1952. — Resultat av behandlingen
av medfödda hjärtfel. Tills. med N. P. Bergh, G. Biörck, H. Krook, O. Axén och
S. G. Klarin, ebd. 47/1952. — Synpunkter på mitralisstenosens operativa behand-
ling. Tills. med G. Biörck, H. Krook, N. P. Bergh, O. Axén och P. Hall, ebd. —
Kirurgien över 65 år. Tills. med O. Lundskog och H. Merits. Föredrag i Sv. Kir.
Fören. IV/1952. — Studies in Mitral Stenosis I. Results of One Year's Series of
Surgically treated Cases. Tills. med G. Biörck, N. P. Bergh, H. Krook, O. Axén och
O. Lundskog, Acta med. scand. 144/1953. — Erfahrgn. b. d. Op. d. Mitralsten.,
Langenbecks Arch. klin. Chir. 273/1953. — Studies in Mitral Stenosis IV. Tills. med
G. Biörck, O. Axén, H. Krook och L. Andrén, Am. Heart J. 45/1953. — Erfarenheter
med ventilcolostomislutaren, Nord. med. 49/1953. — Erfahrgn. m. e. Ventil-
colostomieverschl., Chirurg IV/1953. — Urinary Stones, Diagnosis and Treatment,
Journ. of Indonesian Medical Ass. IV/1953. — The Surgical Treatment of Gastric
and Duodenal Ulcer, ebd. — Surgical Treatment of Congenital and Aquired Heart
Failure, ebd. — Modern Trends in Thoracic Surgery, ebd. — Report on General
Surgery in Indonesia. Universities of Djakarta, Medan, Soerabaja and Jogjakarta,
WHO Publ. 1953. — Pulmonary Circulatory Dunamics in Mitral Stenosis before
and after Commissurotomy. Tills. med L. Werkö, G. Biörck, C. Crafoord, H. Krook
och H. Eliasch. Am. Heart J. 45/1953. — Den första världskonferensen om medi-
cinsk utbildning i London, 22–29 augusti 1953. Sv. Läkartidning 50/1953. —
Myasthenia Gravis and its surgical treatment. Tills. med N. P. Bergh. Manuskript.
Avsett att publiceras i "Swedish Surgery of Today" i England, IV/1953. — The

Training of a Doctor, British Medical Association IV/1953. — Läkarutbildningen, Betänkande av 1948 års läkarutbildningskommitté, Statens Offentliga Utredningar 7/1953. — Om klinisk forsknings dilemma, Sv. Läkartidningen 51/1954. — Vintersömn och nedkylning. (Radioföredrag.) "Hörde Ni" IV/1954. — Angiopneumonography as a Functional Test in Lung Surgery. Tills. med L. Svanberg, Föredrag vid "The Third International Congress on Diseases of the Chest" i Barcelona 1954. — Valvulotomy in Mitral Stenosis. Föredrag vid „The Third International Congress on Diseases of the Chest" i Barcelona IV/1954. — Preliminära erfarenheter med homologa kärltransplantat vid perifera artärsjukdomar. Tills. med L. G. Hallén. Särtryck ur "Kirurgiska Miniatyrer", tillägnade Gustaf Petrén 1954. — Om den kirurgiska behandlingen av lungtuberkulos. Orupssippan, maj 1954. — Box for refrigeration and rewarming in animal experimentation and human surgery. Tills. med G. Biörck, M. Damgaard-Nielsen, K. Hæger och H. Ryd. Scand. J. Clin. & Lab. Invest. 6/1954. — Zur Bewertg. verschied. Untersuchgs.meth. f. Diagn. u. Op.-indikat. komb. Mitralvitien. Tills. med G. Biörck, O. Axén och W. Overbeck, Z. Kreislaufforsch. 43/1954. — Perifera artärsjukdomar och deras behandling. Tills. med B. Ejrup och L. G. Hallén. Medicinska Framsteg III, Berlingska tryckeriet, Lund 1954. — Ventrikelns och duodenums kirurgiska sjukdomar. Nordisk Laerebog i Kirurgi, Munksgaard 1955. — Studies in Mitral Stenosis V. Evaluation of Immediate and Late Results on Fifty Patients, Operated upon since 1950. Tills. med G. Biörck, O. Axén, H. Krook, O. Lundskog och K. Bülow, Acta med. scand. 151/ 1955. — Sakkunnighetsutlåtanden rörande sökandena till den efter professor Anders Westerborn lediga professuren i kirurgi vid Göteborgs universitet IV/1955. — Hypothermia in Clinical Surgery. Tills. med K. Hæger. Föredrag i Malmö vid efterkongressen till „The 16th Congress of Société Internationale de Chirurgie" i Köpenhamn 1955. — The Swedish National Health Scheme and the Organization of a University Surgical Department in Sweden, ebd. — Studies in Mitral Stenosis VI. Pulmonary vessels in mitral stenosis. Tills. med K. Bülow, G. Biörck, O. Axén, H. Krook och S. Winblad, Am. Heart J. 50/1955. — Tricuspid stenosis and constrictive pericarditis in one patient successfully treated by simultaneous valvulotomy and pericardectomy. Tills. med H. Krook och G. Biörck, ebd. 49/1955. — Prevention and Cure of Ventricular Fibrillation in Experimental Hypothermia. Tills. med K. Hæger och H. Ryd, Acta chir. scand. 110/1955. — Senresultat vid trattbröstoperationer enligt extensionsmetoden. Föredrag vid Sv. Kir. Förenings 50-årsmöte i Stockholm dec. IV/1955. — Preliminära erfarenheter med homologa kärltransplantat i perifera artärsjukdomar. Tills. med L. G. Hallén, Nord. med. 53/1955. — Cushing's Syndrome and its Response to Adrenalectomy. Tills. med B. Skanse, K. Gydell och F. Koch, Acta med. scand. 154/1956. — Öppenstående Ductus Arteriosus ("Botalli") hos vuxna. Tills. med G. Biörck, Sv. Läkartidn. 53/1956. — Hypotermi i hjärtkirurgin. Tills. med K. Hæger, Nord. med. 56/1956. — Combined Cooling Box and Operating Table, Facilitating Operations Under Hypothermia. Tills. med K. Hæger och H. Ryd, Acta chir. scand. 112/1956. — Intracardiac Surgery in Deep Induced Hypothermia. Tills. med K. Hæger, H. Ryd, B. Sjöström, G. Biörck och B. Johansson, ebd. — Closure of Atrial Septal Defect in the bloodless Hypothermic Heart. Föredrag vid "The 4th International Congress on Diseases of the Chest", Köln 1956. Kongressförhandlingarna 1956. — Trafikskador i Skandinavien. En medicinsk-statistiks undersökning över 20000 persontrafikskador behandlade under år 1956 på 76 sjukhus i Danmark, Finland, Norge och Sverige. Tills. med C.-G. Bäckström och S. C. Nettelblad. Berlingska, Lund 1957. — De

perifera artärernas kirurgi. Tills. med O. Eiken. Medicinsk Årbog 58/1957, Munksgaards Forlag, Köpenhamn. — Experimental and Clinical Studies of Plastic Material
for Arterial Prostheses. Tills. med O. Eiken, Acta chir. scand. 113/1957. — Plastic
Material in Experimental Vascular Surgery. Tills. med O. Eiken och L. G. Hallén,
ebd. 114/1957. — Intracardiac Surgery in Induced Hypothermia. 28th Meeting of
Nord. Kirurgisk Förening, Stockholm, June 1957, ebd. 113/1957. — Intrakard.
Chir. unt. Hypothermie, Sonderdr. Langenbecks Arch. klin. Chir. 287/1957, Sitzungsber. d. 74. Tagg. d. Dtsch. Ges. f. Chir. April 1957, Springer Berlin. — Observations on Primary Aldosteronism. Tills. med B. Skanse, F. Möller, K. Gydell och
S. Johansson, Acta med. scand. 158/1957. — Intrakard. Chir. unt. Hypothermie
u. extrakorpor. Kreisl. Tills. med J. Swedberg och I. M. Nilsson. Sonderdr. Langenbecks Arch. klin. Chir. 289/1958. — Carcinoid Tumour within an Ovarian Teratoma
in a Patient with the Carcinoid Syndrome (Carcinoidosis). Clinical picture and
metabolic studies before and after total resection of tumour. Tills. med Å. Thorson,
A. Hanson, B. Pernow, N. Söderström, J. Waldenström och S. Winblad, Acta med.
scand. 161/1958. — Intracardiac Surgery in Hypothermia with Extracorporeal
Circulation. International Congress on Diseases of the Chest, Tokyo, Japan, Sept.
1958. The American College of Chest Physicians, kongressförhandl. 1958. — Late
Results of Operation for Funnel Chest: Cosmetic and Functional Results. Inter-
national Congress on Diseases of the Chest, Tokyo, Japan, Sept. 1958. The American
College of Chest Physicians, kongressförhandl. 1958. — Chir. d. art. Gefäßerkrkgn.
u. Gefäßplast., Sonderdr. Bruns' Beitr. klin. Chir. 199/1959. — Bekämpfg. d. postop.
Blutgs.gefahr b. Anwendg. e. Herz-Lungen-Maschine (Bubble-oxygenator-Prinzip).
Tills. med I. M. Nilsson och J. Swedberg, Thoraxchir. 7/1959. — Sjukhusgymnasti-
kens "ansiktslyftning". Särtryck ur minnesskrift vid SGI:s 50-årsjubileum 1959. —
Traumatic Bronchial Rupture. Tills. med A. Malm, L. Svanberg och A. Wenckert,
Acta chir. scand., suppl. 245/1959. — Surgical Problems in Reconstructive Treat-
ment of Obliterative Arterial Diseases. Tills. med O. Eiken, ebd. 120/1959. —
Homologous Grafts in Peripheral Arterial Occlusion. Tills. med O. Eiken, ebd. 119/
1960. 29th Meeting of The Scandinavian Surgical Society, Helsingfors 1959. —
Problems of Oesophagitis – Different Types, and their Surgical Repair. Tills. med
A. Malm, Acta Chir. Scand. 120/1960. — Peripheral Arteriovenous Shunts. Tills. med
O. Eiken, ebd. — Homologous transplants in peripheral occlusive arterial disease. Tills.
med O. Eiken, Minerva Cardioangiologica Europea 8/1960. — Första läkarhjälp vid
trafikskador. Tills. med S. C. Nettelblad och C. G. Bäckström. Medicinsk Årbog
1960–61. Munksgaards Forlag, Köpenhamn. — Aortic Anomaly with Atypical
Coarctation. A Report of Three Cases Presenting Coarctation between the Origin
of the Left Carotid and the Left Subclavian Artery. Tills. med B. W. Johansson,
P. Hall, H. Krook, A. Malm, N.-M. Olsson, L. Andrén. The American Journal of
Cardiology, June 1961. — Coarctation of the Aorta and Renal Abnormalities.
Tills. med A. Malm, Acta chir. scand. 1961, Suppl. 283. — Trafikolycksfall i Skåne
under året 1958. 1. Skadefrekvens och uppkomstbetingelser. Tills. med C. G. Bäck-
ström och S. C. Nettelblad. En medicinsk-statistisk undersökning. — Coarctation of
the Pulmonary Artery and Pulmonary Valvular Stenosis. Tills. med P. Hall,
B. W. Johansson, H. Krook, A. Malm, N.-M. Olsson, L. Andrén. The American
Journal of Cardiology, July 1961. — Erfarenheter från ett operativt behandlat
5-årsmaterial av lungtuberkulos. Tills. med L. Svanberg, O. Holen, A. Malm och
J. Swedberg. Under tryckning, Acta chir. scand. — Ventrikeln och duodenum.
Nordisk Lärobok i kirurgi, Munksgaards Forlag, Köpenhamn. — Höger- eller

vänstertrafik? Puls 2/1962. — Sakkunnigutlåtande rörande tillsättande av professuren i Kirurgi vid Karolinska Institutet förenad med överläkarebefattning, 1960. — Sakkunnigutlåtande rörande tillsättande av professuren i Kirurgi vid Medicinska Högskolan i Umeå, 1961. — Sakkunnigutlåtande rörande tillsättande av professuren i Kirurgi vid Göteborgs Universitet, 1962. — Diverse artiklar i Sydsvenska Dagbladet, Kvällsposten m. fl. — Report on work of Swedish Heart-Surgery Team in Indonesia in 1962. — Reconstruction of small arteries. An experimental investigation. In collab. with O. Eiken. In Swed Cancer Soc Yearbook 3, chapt. XII: Surgery, 1962. — Analysis of a 5-year surgical series of pulmonary tuberculosis. In collab. with O. Holen, A. Malm, L. Svanberg and J. Swedberg. Acta chir. scand. 124/1962. — Gustaf Petrén. Minnesteckning. In Kungl Fysiograf Sällsk Förhandl. (Trans Royal Physiograph Soc.) Håkan Ohlssons Boktr., Lund, 32/1962. — Reflexioner kring ett 10-års material av lungcancer. In collab. with P. Lindblom and A. Malm, Nord. med. 69/1963. — Report of expert committee for the appointment of Professor of Surgery at Tarun Yliopisto, Åbo, Finland, 1963. — Forskning och sjukvård. In Medicinsk Årbog 1963–64. Munksgaards Forlag, Copenhagen, 1964. — Report of expert committee for the appointment of Professor of Surgery at University of Uppsala, Uppsala, 1964. — Ventrikel och duodenum. In Nordisk Lærebog i Kirurgi. Munksgaards Forlag, Copenhagen, 1965. — Funkt. Späterg. n. Resekt.bhdlg. In collab. with L. Svanberg and O. Holen, Thoraxchir. 13/1965. — Address at the Annual Meeting of the "Deutsche Gesellschaft für Chirurgie", Munich, 1965. Langenbecks Arch. klin. Chir. 313/1965. — Report of expert committee for the appointment of Professor of Surgery at Ullevål Hospital, Dept. III, Oslo, 1965. — Report of expert committee for the appointment of Professor of Thoracic Surgery at Karolinska Institutet, Stockholm, 1965. — Cancer surgery in the older age groups. Presented at the 32nd Nordic Surgical Congress, Oslo, June, 1965. In collab. with B. Pihl, Acta chir. scand. 1966, suppl. 357. — The fate of a Morbus Cushing case. 24 years' follow-up, Acta med. scand. 1966, suppl. 445. — Op. Bhdlg. d. Magen-Ka., Dtsch. med. J. 11/1966. — Address at the opening of the Second Congress of the International Association for Accident and Traffic Medicine, Stockholm, August 1966. In Proc. 2nd Congr. Int. Assoc. Accid. Traffic Med. Skånetryck, Malmö, 1966. — Report of expert committee for the appointment of Director and Head of the University Department of Thoracic Surgery, Uppsala 1966. — Det framtida sjukhusets planering och mål. In Medicinsk Årbog 1967. Munksgaards Forlag, Copenhagen 1967. — Thoraxkirurgi (Swedish section) in Andreassen, M.: Thoraxkirurgi. In Håndbog for Sygeplejersker. Forlaget for Faglitteratur, Copenhagen 1967. — ADB och den kirurgiska journalen. In collab. with K. Hæger and Ch. Mellner. Läkartidningen 64/1967. — Klinisk "produktionskontroll". In collab. with K. Hæger and Ch. Mellner. ebd. — Förord (Preface), in Andréasson, R., Halldin, M. and Lindgren, S. (Editors): Människan i trafiken. (A manual on traffic safety.) Bokförl. Natur and Kultur, Stockholm 1967.

Wullstein, Horst Ludwig, Prof., Dir. d. HNO-Klin. d. Univ., 87 Würzburg, Josef-Schneider-Str. 2. *

Wulsten, Joachim, Facharzt f. Chir. u. Gynäk. i. R., 7762 Ludwigshafen/See, Kornblumenweg 10. — *15. 5. 95 Berlin. — **A:** 22 Berlin. — **Prom:** 23 ebd. — **F:** Chir., Gynäk. — **V:** 22 Charité Berlin (Kraus), 23–25 chir.-gynäk. Abt. Städt. Krhs. Berlin-Westend (Neupert), 25–27 Chir.-Gynäk. Burg b. Magdeburg (Lotsch), 27–31 Städt. Krhs. Berlin-Zehlendorf (Plenz), 45–48 Geschlechtskrhs. f. Frauen Guxhagen-Breitenau (Nagell). — **P:** Streptococcus mucosus u. seine chir. Bedeutg.,

Diss. — Völl. Restitutio ad integrum nach Luxatio cubiti posterolateralis m. Gefäßzerreißg. u. Nervenzerrg., Dtsch. med. Wschr. 1926. — Kasuistik d. Harnröhrendivertikel, Z. urol. Chir. 32/1927. — Gift. u. eßb. Pilze, Z. Bekämpf. d. Säuglingssterbl. 1928. — Symptomatol., Diagn. u. Therap. d. acuten Schierlingsvergiftg., Dtsch. med. Wschr. 1928. — Kl. Quälgeister, Betrachtg. üb. d. d. Kleinkind gefährd. Insecten, Z. Bekämpf. d. Säuglingssterbl. 1929. — Thymustod. Einwandfrei beobacht. Fall u. krit. Bemerkgn. z. „Thymustod", Dtsch. med. Wschr. 1930. — Pathogen. d. Thromb. der Vena axillaris, ebd. 1931. — Nachtr. z. Arb. „Thrombose d. Vena axillaris", ebd. — Hygroma migrans d. Bursa semimembranosa. Zugl. e. Beitr. z. Diff.diagn. d. Hygroms u. d. Periostitis albuminosa, Bruns' Beitr. klin. Chir. 147/1931. — Klin. u. Pathol. d. Centr. Leberrupt., ebd. 153/1931. — Op. d. angebor. Nabelschnurbr., Zbl. Chir. 1935. — Mechnismus d. Rupt. d. Lig. patellae, ebd. 1937. — Appendicitis sine Appendice, ebd. — Notbeleuchtg. i. Op.saal, ebd.

Wurnig, Peter, Primarius Facharzt f. Chir., Vorst. d. chir. Abt. d. Mautner-Markhof-Kinderspit., A-1010 Wien, Schellinggasse 12. — *2. 1. 23 Innsbruck. — **Prom:** 48 Innsbruck. — **F:** Kinderchir., Lungenchir. — **V:** 48–49 Anat. Inst. Innsbruck (Sauser), 49–57 II. chir. Univ.-Klin. Wien (Denk), 57–63 I. chir. Abt. Krhs. Wien-Lainz (Salzer). — **P:** Gebärstuhl v. Hallstatt, Forsch. u. Forscher d. Tiroler Ärzteschule 1948/49. — Subcut. Verletzgn. d. Bauchorgane durch stumpfe Gewalt, Klin. Med. 1952. — Diff.diagn. zw. schwerem Schock u. schw. inn. Blutg., Wien. klin. Wschr. 1952. — Traumat. Schock u. seine Bhdlg. unt. bes. Berücksicht. v. Noradrenalin (mit Moser), ebd. — Gelenksfrakt. am ob. Tibiaende u. ihre Bhdlg. (mit Salem), Arch. orthop. Unfallchir. 55/1953. — Akute posttraumat., postinfekt. u. postop. Ulcus ventr. et duodeni, Wien. klin. Wschr. 1953. — Lebertrauma (mit Salem u. Wewalka), ebd. — Probl. d. Therap. b. Fettembolie (mit Moser), ebd. 1954. — Erg. exp. Untersuchgn. u. klin. Beobachtgn. b. Fettembolie (mit Moser), Langenbecks Arch. klin. Chir. 278/1954. — Meth. d. Beurteilg. kurat. Erfolge d. Ca.-chir. an Hand d. Bronchusca., Thoraxchir. 1954. — Kenntn. d. Luxat.frakt. am Dens epistrophei, Arch. orthop. Unfallchir. 47/1955. — Intrathorak. Verlagerg. d. Cardia ohne Hiatushernie, Thoraxchir. 1955. — Krebsdisponier. Zustände an Oesophagus u. Cardia, Langenbecks Arch. klin. Chir. 280/1955. — Erfahrgn. nach 500 Resekt. weg. Bronchusca. (mit Salzer), Bruns' Beitr. klin. Chir. 193/1956. — Häufigk. okkulter Fernmetastasen b. klin. op. Bronchusca. (mit Wenzl u. Denck), Thoraxchir. 1956. — Fehlbeurteilgn. i. d. Diagn. d. Bronchusca., Med. Klin. 1957. — Kenntn. d. retroperiton. Duodenalrupt., Klin. Med. 1957. — Supraclavik. Probeexcis. d. Lymphknoten d. ob. Thoraxapertur z. Feststellg. d. Operabilität d. Bronchusca. (mit Denck), Thoraxchir. 1957. — Aussichten d. Radikalop. b. Bronchusca. i. d. verschied. Altersgruppen (mit Wenzl), Langenbecks Arch. klin. Chir. 286/1957. — Stören Zytostatika d. Wundheilg.? (mit Karrer), Klin. Med. 1958. — Meth. u. vorläuf. Erg. d. chemotherap. Rezidivprophyl. b. op. Bronchusca., Wien. klin. Wschr. 1958. — Gezielte blinde Probeexcis. z. endoskop. Diagn. d. Bronchusca. (mit Denck), Thoraxchir. 1959. — Vorläuf. Erg. d. chemotherap. Rezidivprophyl. m. Mitomen b. op. Bronchusca. (mit Scheuba), Wien. klin. Wschr. 1959. — Bedeutg. zweckmäß. Organisat. d. chemotherap. Rezidivprophyl. nach Carcinomop., Krebsarzt 1959. — Organisat. d. chemotherap. Rezidivprophyl. u. ihre vorläuf. Erg., Krebsforsch. u Krebsbekämpf. 3/1959. — Organisat. e. Rezidivprophyl. m. Zytostatika in 17 österr. Kliniken. Klin. Grundl., Chemotherap. mal. Tumoren, 2. Bielefelder Sympos. 1959. — Vorläuf. Erg. d. Chemotherap. Rezidivprophyl. m. Mitomen b. op. Bronchusca. (mit Scheuba u. Karrer), Acta Union int. contre le Cancer 16/1960. — Wert

u. d. Risiken e. postop. Chemotherap. mal. Tumoren (mit Denk u. Karrer), Arzneimittelforsch. 1961. — Diff.diagn. zw. kl. zentr. Bronchusca. u. chron. Pneumonie durch Terramycintherap. (mit Denck), Med. Klin. 1961. — Tuberkulom d. Lunge u. Arbeitsfähigkt. aus d. Sicht d. Chir., Wien. med. Wschr. 1961. — Derzeit. Grenzen d. Diagn. d. zentr. Bronchusca., Wien. klin. Wschr. 1961. — Sanierg. therapieresist. Thoraxfisteln durch Hautplast. (mit Bruck), Thoraxchir. 1961. — Pneumomediastinum u. Schichtaufnahme (mit Olbert), Radiologia austriaca 1961. — Selt. Fall v. Pfählgs.verletzg. (mit Grassberger), Klin. Med. 1961. — Selt. Ursache e. rezidivier. Lungeninfiltrates,Thoraxchir. 1962. — Lungenresekt. b. schw. Haemoptoe, Klin. Med. 1962. — Präop. Sicherg. d. Diagn. d. kl. zentr. Bronchusca. (mit Olbert), Med. Klin. 1962. — Erfahrgn. m. d. chemotherap. Rezidivprophyl., ebd. — Meth. u. Beurteilg. d. Chemotherap. Rezidivprophyl. (mit Karrer), Klin. Med. 1962. — Hohe Oesophagussten. b. einj. Mädchen (mit Toldt), Wien. klin. Wschr. 1962. — Kurze Oesophagus, Thoraxchir. 1963. — Operat. Bhdlg. d. diffus. Oesophagospasmus, ebd. 1963. ˙— Probl. d. Platzbauches b. op. Neugebor., Klin. Med. 1963. — Erg. e. Kolloquiums üb. ausgewählte Probl. chir. Indikat.stellg. b. Lungentbk., Tuberkulosearzt 1963. — Charakteristika d. Neugebor.ileus durch sphär. Dünndarmduplikat., Wien. med. Wschr. 1963. — Diagn. u. chir. Indikat.stellg. b. gutart. Oesophaguserkrankgn., Wien. klin. Wschr. 1963. — Typ. Leberresekt. b. Säugling (mit Langer), ebd. — Chir. Bhdlg. d. diffusen Oesophagospasmus, Thoraxchir. 1963. — Chemotherapy as an adjuvant to the surgical treatment of Cancer (mit Denk u. Karrer), Extr. d. Acta Union Int. c. l. Cancer 1964. — Indikat. z. thoraxchir. Eingr. b. Pleuraempyem d. Säuglings u. Kindes, Klin. Med. 1964. — Probl. d. Gastroschisis, Ann. paediat. 206/1966. — Techn. Vorteile b. d. Hauptbronchusresekt. re. u. li., Thoraxchir. 1967. — Chir. Eingr. am Duodenum i. Säuglings- u. Kindesalter, Klin. Med. 1967. — Zwei selt. Fälle stumpfer Bauchverletzgn., ebd.

Wustmann, Otto A., Prof., Chefarzt i. R., Facharzt f. Chir., 652 Worms/Rh., Weckerlingplatz 8. — *16. 7. 96 Groß-Strehlitz/OS. — A: 22 Groß-Strehlitz/OS. — **Prom:** 24 Breslau. — **Hab:** 32 Düsseldorf. — **F:** Chir., Orthop. — **V:** 22–23 Knappschaftslaz. Kattowitz u. Knurow/OS., 24–25 Path. Inst. d. Univ. Freiburg i. Br. (Aschoff), 25–30 München (Sauerbruch, Lexer), 30 chir. Abt. Städt. Kr.anst. Königsberg (Boit), 31–33 Doz. Chir. Klin. d. Med. Akad. Düsseldorf (Frey), 33–39 Chefarzt d. chir. Abt. d. Katharinenkrhs. Königsberg/Pr., 39 a.o. Univ. Prof. f. Chir., Orthop. u. Unfallheilk. ebd., 39–45 Kriegsdienst, 46–48 Leit. Arzt d. chir. Abt. d. Städt. Marienkrhs. Amberg, 48–53 Ärztl. Dir. u. Chefarzt St. Martinstift-Krhs. Worms. — **B:** Allg. Chir., Extremitätenchir. Reliefdarstellg. d. ZNS. 1934. — Schußbr. d. Gliedmaßen 1944. — Chir. d. Ellbogengelenkes 1954. — Kontaktarthrodese u. Kontaktosteosynthese 1958. — Kriegschir. d. ob. Gliedmaßen, in: Zillmer, Kriegschir. i. Res.Laz., 3. Aufl. — **P:** Quecksilberidiosynkrasie, Diss. — Exp. Untersuchgn. z. Genese v. xanthomat. Granulomen, Z. exper. Med. 1925 u. Dtsch. Z. Chir. 1925. — Op. Bhdlg. v. habit. Schulterluxat., ebd. 1926. — Op. Bhdlg. tieflieg. Lungenabscesse. Histol. d. Plombenbettes, ebd. 1927. u. ebd. 1929. — Op. Bhdlg. d. Periduodenitis, ebd. 1931. — Bhdlg. d. Mediastinalemphysems, Dtsch. Z. Chir. 1931. — Rö.bild b. resez. Zwölffingerdarmgeschwüren, Z. Röntgenol. 1931. — Erg. b. d. Bhdlg. v. Schenkelhalsbr., Dtsch. Z. Chir. 1931. — Exp. Reliefdarstellg. d. ZNS., ebd. 1932. — Liquorbeweggs.vorgänge i. ZNS., Klin. Wschr. 1934. — Beobachtgn. b. Trendelenburgschen Lungenemb.op., Dtsch. Z. Chir. 1935. — Op. Bhdlg. v. Mastdarmfisteln, ebd. — Op. Bhdlg. d. Intercostalneuralgie n.

Herpes zoster, Klin. Wschr. 1934. — Kartilagin. Exostosen, Z. Orthop. 1937. — Neue Bhdlg. b. d. akut. Bauchspeicheldrüsennekr., Dtsch. med. Wschr. 1938. — Pancreotrope Vorderlappenhormon b. d. konservat. Bhdlg. d. akut. Bauchspeicheldrüsennekr., Langenbecks Arch. klin. Chir., Kongr.bd. 1938. — Konservat. Bhdlg. d. akut. Pankreasnekr., Dtsch. med. Wschr. 1938. — Beeinfl. d. Blutzucker- u. Diastasewerte d. d. pankreaswirks. Hypophysenvorderlappenhormon, Zbl. Chir. 1938. — Pankreaswirks. Hypophysenvorderlappenhormon b. d. konservat. Bhdlg. v. akut. Pankreasnekr., Klin. Wschr. 1938. — Soll d. akut. Bauchspeicheldr.nekr. noch op. werden ?, Ref. Zbl. Chir. 1938. — Neue Erkenntn. üb. d. Entstehg. d. postop. Hydrocephalus int. n. Meningocelenop., Dtsch. med. Wschr. 1939. — Bhdlg. d. Knochenbr. i. Feldlaz., Münch. med. Wschr. 1941. — Op. d. Mastdarmfistel, Zbl. Chir. 1941. — Op. d. habit. Schulterluxat. n. Hybinette, ebd. — Bhdlg. d. off. Unterschenkelbr. m. d. Dakindauertropfverf., ebd. — Bhdlg. d. Eitergn. u. Röhrenabscesse b. Oberschenkelschußbr., Dtsch. med. Wschr. 1942. — Sulfonamidbhdlg. infiz. Schußwunden, Tl. 1, Militärarzt 1942, Tl. 2, ebd. 1944. — Bewährte Bhdlgs.-methoden d. Oberschenkelschußbr., Chirurg 1943. — Bakteriol. Untersuchgs.erg. i. m. Sulfonamiden bhdlt. Kriegswunden, Langenbecks Arch. klin. Chir., Kongr.bd. 1943. — Schußbr. d. Gliedmaßen, Dtsch. med. Wschr. 1943. — Saugschwammbhdlg. infiz. ventr. naher Gehirnschüsse, Münch. med. Wschr. 1944. — Druckosteosynthese mitt. Doppeldrahtspannbügel z. Bhdlg. v. Pseudarthr., Zbl. Chir. 1948. — Bhdlg. d. stürm. vereitern. Kniegelenkschusses, ebd. 1943. — Bhdlg. infiz. Kniegelenksverletzgn., ebd. 1948. — Wiederherstellg. d. Beweglichkt. versteifter Ellenbogengelenke, Langenbecks Arch. klin. Chir., Kongr.bd. 1950. — Doppeldrahtdruckosteosynthese z. Bhdlg. v. Pseudarthr. u. schweren Frakt,. Chirurg 1951. — Kompressionsosteosynth., Soc. int. de Chir., Kongr.bd. 1952. — Erfahrgn. b. d. Versorgg. v. 1000 Unterschenkelfrakt., Langenbecks Arch. klin. Chir., Kongr.bd. 1953. — Kompressionsosteosynthese, Ärztl. Praxis 1954. — Fortschr. d. Kriegschir. i. d. Weltkriegen 1914/18 u. 1939/45, Wehrwissenschaftl. Rdsch. 1952. — Beweggs.vorg. i. Liquorsystem, exp. Beitr., Zbl. Chir. 1953. — Maßnahmen z. Drehgs.ausgl. b. d. Dauerzugbhdlg. subtroch. Oberschenkelbr., Langenbecks Arch. klin. Chir., Kongr.-bd. 1955. — Hepatogastroanastomose b. mechan. Ikterus, Soc. int. de Chir. Kongr.-bd. 1956. — Hirnhistol. Bilder b. wiederbelebten Pat. n. üb. 4 Min. dauerndem, vollst. Herzstillstand, Therap.woche 1956. — Osteosintesi con compr. nelle gravi fratturi inzette e nelle pseudartrosi degli arti, Minerva chir. 1955. — Was soll d. prakt Arzt üb. d. Chir. d. Ellenbogengelenkes wissen ?, Therap.woche 1956.

Wuthe, Gerhard, Med.-Rat, Chefarzt d. chir. Abt. am Krhs. Osterwieck, X 3606 Osterwieck (Harz), Neukirchenstr. 17e. — *9. 1. 10 Zossen b. Berlin. — **A:** 35 Berlin. — **Prom:** 35 ebd. — **F:** Chir. — **V:** 34–35 Elisabeth-Krhs. Berlin (Landois), 35–38 Gustav-Adolf-Krhs. Schwiebus/Nm. (Zielke), 40 Oderland-Krhs. Frankfurt/ Oder (Boeminghaus, E. Schneider), ab 40 Chefarzt d. Gustav-Adolf-Krhs. Schwiebus/Nm., 41–48 Kriegsdienst u. Gefangenschaft, 49 Oberarzt Landeskrhs. Lübben/ Spreewald (Demand), 49–67 Chefarzt Krskrhs. Kyritz/Prignitz.

Wuttke, Johannes, Chefarzt d. Vinzentius-Krhs., 674 Landau (Rheinpfalz), Vogesenstr. 18. — Fragebogen 1968 nicht beantwortet.

Wymer, Immo, apl. Prof. f. Chir. u. Facharzt f. Chir., 8 München 15, Bavariaring 17. — *19. 1. 88 München. — **A:** 14 München. — **Prom:** 14 ebd. — **Hab:** 26 ebd. — **F:** Chir. — **V:** 14 Chir. Poliklin. München (Klaussner), 14–18 Kriegsdienst, 19–28 Chir. Poliklin. München (Klaussner, v. Redwitz), ab 22 Oberarzt, 28–62 Facharzt f. Chir. u. Leit. Arzt d. chir. Abt. Diak.anst. München, 39–45 Kriegsdienst.

— **P:** Modifikat. d. op. Bhdlg. d. Hallux valgus, Zbl. Chir. 1923 u. Dtsch. Z. Chir. 182. — Bhdlg. d. Radiusfrakt., Zbl. Chir. 1923. — Vorl. Erfahrgn. üb. Gastroskopie, ebd. — Plast. Korrektur absteh. Ohren, ebd. — Bhdlg. d. typ. Radiusfrakt. (Schraubenschiene), Münch. med. Wschr. 1924. — Pylorekt. b. pylorusfernem Geschwür, Zbl. Chir. 1924. — Op. Bhdlg. d. Hallux valgus. ebd. — Ulcusperforat. nach Gastroenterostomie, Münch. med. Wschr. 1924. — Exper. Studie üb. Nark., zugl. Beitr. z. pathol. Physiol. d. Nark., Dtsch. Z. Chir. 195. — Beeinfluss. d. Störgn. d. Säurebasenhaushaltes b. d. Nark., Arch. klin. Chir. 143/1926. — Chir. Probl. i. Bilde d. physikal. Chemie, Dtsch. med. Wschr. 1926. — Probl. d. nichtdiabet. Acidose i. d. Chir., Knoll's Mitt. Ärzte 1926. — Säurebasenverhältn. b. d. Avertinnark., zugl. e. Beitr. z. pathol. Physiol. b. Avertinnark., Dtsch. Z. Chir. 221. — Vergl. Studie üb. d. Säurebasenverhältn. b. d. Aether-, Chloroform- u. Avertinnark., Narkose u. Anaesthesie 1928. — Op. Korrektur d. Progenie, Dtsch. Z. Chir. 215. — Ambul. Bhdlg. d. Knöchelbr. m. d. Delbetverband, ebd. 230. — Schwere Darmschädigg. nach Avertinnark., Narkose u. Anaesthesie 1931. — Bhdlg. d. pyogenen Infekt. d. Haut, Ärztlicher Praktiker 1931. — Op. od. Injekts.bhdlg. d. Varicen?, Chirurg 1932. — Emboliegefahr b. künstl. Varicenverödg., Münch. med. Wschr. 1934. — Bhdlg. tiefsitz. inop. Rektumca., Zbl. Chir. 1935. — Klin. u. Bhdlg. d. Paronychia chronica., Münch. med. Wschr. 1940. — Probl. b. d. chir. Bhdlg. d. Magen- u. Zwölffingerdarmgeschwürs, Zbl. Chir. 1943. — Häufigst. Fehler i. d. Chir. durch d. prakt. Arzt, Münch. med. Wschr. 1952. — „Nachbhdlg." nach Verletzgn. d. Weichteile, Knochen u. Gelenke u. nach Entzündgn. (Funkt. akt. Beweggs.therap.), ebd. 1953. — Bhdlg. d. Bißverletzg., ebd. — Bhdlg. d. Schweißdrüseneiterg. d. Achselhöhle, ebd. — Hämorrhoiden i. d. Allgemeinpraxis, Ursache häuf. Fehldiagn. u. Fehlbhdlgn., ebd. 1954. — Bhdlg. d. eingewachs. Zehennagels, ebd. — Bhdlg. v. Frakt. i. d. Allg.praxis d. Landarztes, Landarzt 1954. — Bhdlg. v. Luxat. u. Verletzgn. d. Gelenke i. d. Allg.praxis d. Landarztes, ebd. 1955. — Bhdlg. v. Fadenfisteln, Zbl. Chir. 1956. — Pyoktanin b. d. op. Bhdlg. v. Fisteln, Chirurg 1956. — Gicht i. d. Chir., Med. Klin. 1956. — Kaus. Bhdlg. d. Ulcus cruris varicosum, Landarzt 1957.

Wysocki, Stefan, Wiss. Ass. Chir. Univ.-Klin., 69 Heidelberg. — *14. 10. 35 Heidelberg. — **A:** 62 Stuttgart. — **Prom:** 61 Heidelberg. — **F:** Chir. — **V:** 15 Monate Bakteriol. i. Hyg.-Inst. Heidelberg, ab 64 Univ.-Klin. ebd. — **B:** Lehre v. d. Wunden u. Verletzgn. (mit Linder u. Encke), in: Lehrb. d. Chir., Stich-Bauer, 18. Aufl. Springer — **P:** Durch unspezif. Substanzen bedingte Änderg. d. quantitat. u. qualitat. Wirksamkt. v. Gonadotropinen b. d. biol. Aktivitätsbestimmg. (mit Walter), Acta Endocr. 38/1961. — Harnstoffspaltg. b. pathogenen Staphylokokken - qualitat. Nachweis (mit Wunderlich), Z. Hyg. 149/1963. — Harnstoffspaltg. b. pathogenen Staphylokokken - quantitat. Bestimmg., (mit Wunderlich), ebd. — Fehlerquelle b. d. Resistenzbestimmg. m. d. Zahnradtest, Zbl. Bakt. 192/1964. — Aufgeschob. Primärversorgg.; klin., tierexp., bakteriol. u. histol. Untersuchgs.erg. (mit Georg, Hochberg u. Krebs), Langenbecks Arch. klin. Chir. 311/1965. — Path. u. bakteriol. Untersuchgn. b. exp. Hautersatz durch Kunststoffe u. biol. Substanzen (mit Grözinger), ebd. 313/1965. — Unterschiedl. Antibiotika-Empfindl.kt. gramnegat. Bakt. auf verschied. klin.Stationen, Zbl. Bakt. I Orig. 201/1967. — Antibiot. Prophyl. i. d. op. Knochenbruchbhdlg. (mit Jungbluth u. Gruss), Arch. orthop. Unfallchir. 62/1967. — Antibakt. Chemoprophyl. b. Herzop. (mit Gruss), Int. Kongr. f. Chemotherap., Wien 1967. — Medikam. Zusatztherap. sowie pfleger. u. bakter. Probl. (mit Lutz), 3. Int. Heidelberger Anästh.-Symp. 1967: Ateminsuff. u. ihre klin. Bhdlg., hrsg.

v. Just u. Stoeckel. — Antibiot. b. Verletzgn., Z. ärztl. Fortbild. 1967. — Wundinfekt. nach Magenop., 22. Kongr. d. Int. Ges. Chir., Wien 1967. — Intraop. bakteriol. Untersuchgn. b. asept. u. bedingt asept. Op. (mit Pech), Chirurg 1967.

Z

Zacharias, Carl Heinz, X 7022 Leipzig, Fritzschestr. 6. — Fragebogen 1968 nicht beantwortet.

Zacharias, Joachim, Oberarzt d. Chir. Univ.-Klin., X 7039 Leipzig, Connewitzer Str. 7. — Fragebogen 1968 nicht beantwortet.

Zängl, Alfred, Univ.-Doz., Oberarzt II. Chir. Univ.-Klin., A-1090 Wien 9, Alser Str. 22. — *4. 2. 20 Wien. — **A:** 44 Wien. — **Prom:** 44 ebd. — **Hab:** 65 ebd. — **F:** Chir. — **V:** 49–50 Honorary Clin. Ass. The Royal Cancer Hosp. London, St. Mark's Hosp. for Diseases of the Colon and Rectum, ebd. — **B:** Kolon- u. Rektumchir., in: Kunz, Klin. Fortschr. Chir., Urban & Schwarzenberg 1954. — Vor- u. Nachbhdlg. b. op. Eingr. (mit Wenzl), Urban & Schwarzenberg 1954. — Chir., in: Konsilium, diagn.-therap. Tb. (mit Kunz), Urban & Schwarzenberg 1966. — Rektoskop., in: Intra- u. postop. Zwischenfälle v. Brandt, Kunz, Nissen, Bd. 1, Thieme 1967. — **P:** Vor- u. Nachbhdlg. b. chir. Eingr., Klin. Med. 1949. — Erg. d. Resekt. z. Ausschaltg. nach Finsterer i. d. J. 1933—1948, ebd. — Neuere Meth. d. Vor- u. Nachbhdlg. i. d. Chir., Wien. klin. Wschr. 1950. — Einteilg. d. Ka. d. Colons u. Rektums v. pathol.-anat. u. chir. Standpkt. aus, ebd. — Marksteine i. d. Entwicklg. d. Thoraxchir. unt. bes. Berücksicht. d. Lungenresekt., ebd. — Probl. d. Sphinktererhaltg. b. d. Radikalop. d. Rektumka. i. Lichte d. Erg. exakter, pathol.-anat. Untersuchgn., ebd. 1951. — Heut. Stand d. Vor- u. Nachbhdlg. v. Operierten, Ärztl. Forsch. 1951. — Gegenwärt. Stand d. op. Therap. d. Rektumka. a. d. II. Chir. Univ.-Klin., Krebsarzt 1952. — Op. Herzstillstand, Pathophysiol. - Diagn. - Therap., Ärztl. Forsch. 1952. — Perforat.gefährdg. d. Steingallenblase i. akut entzündl. u. i. „kalten" Stadium, Wien. med. Wschr. 1952. — Proctalgia fugax, Wien. klin. Wschr. 1953. — Wahl d. Op.verf. b. Rektumprolaps m. bes. Berücksicht. schw., rezidiv. Formen, Klin. Med. 1954. — Chir. d. Strahlenschäden ob. Darmabschnitte (mit Tischer), Wien. klin. Wschr. 1954. — Klin. Erfahrgn. m. e. schnellwirk., alkaloidfreien Analgetikum b. schwersten Schmerzzuständen, Wien. med. Wschr. 1955. — Erfahrgn. m. Pfählgs.verletzgn. u. Ber. üb. e. erfolgr. op. Fall e. thoraco-abdominoperikardial. Pfählg. m. Leberdurchspießg. u. Haematoperikard (mit Kolb), Arch. orthop. Unfallchir. 47/1955. — Mögl.kt. u. Techn. z. Erzielg. prim. Wundheilg. nach d. radik. Excis. sakrokokzyg. Dermoide, Klin. Med. 1955. — Bhdlg. therapieresist. Rektovaginalfisteln, ebd. — Klin., Therap. u. Progn. d. Pankreasverletzgn. (mit Denck), ebd. 1956. — Klin. u. Therap. d. Pankreasverletzgn. (mit Denck), ebd. — Therap. d. Rektumprolapses i. Senium, Langenbecks Arch. klin. Chir. 287/1957. — Meth. d. strahlentherapeut.-chir. Bhdlg. d. Brustkrebses (mit K. Weghaupt), Krebsarzt 1958. — 17. Kongr. d. Soc. Int. Chir. i. Mexico-City, Klin. Med. 1958. — Neurogener Magentumor m. gynäkol. Symptomat., ebd. 1959. — Hypophysenausschaltg. m. radioakt. Gold aus atyp. Indikat., Langenbecks Arch. klin. Chir. 295/1960. — Gutart. Erkrankgn. d. Mastdarms u. Afters i. Alter, aus Doberauer: Geriatrie u. Praxis 1960. — Techn. d. axialen Kolostomie, Klin. Med. 1961. — Hypophysenausschaltg. durch radioakt. Isotopen aus atyp. Anzeigestellg., Wien. klin. Wschr. 1961. — Bedeutg. d. Hebra'schen Wasserbettes f. d. Chir. (mit Kunz u. Scheuba), ebd. — Späterg. nach ausgedehnten Dickdarmresekt. weg. Colitis ulcerosa (mit Kühlmayer), Klin. Med. 1961. — Scheidenersatz durch S-Romanum, FIGO Weltkongr. Wien 3/1961. — Instrumente z. Op. hochsitz. Rektumpolypen (mit Kunz), Klin. Med. 1961. — Hypophysenausschaltg. m. radioakt. Isotopen b. fortgeschr. Ka., aus Doberauer: Diagn. u. Therap. i. Alter 1962. — Erfahrgn. m. d. perkut. Hypophysenausschaltg., Klin. Med. 1962. — Diagn. u. Therap. hormonell stummer Nebennierengeschwülste (mit Schüller), ebd. — Einf. Maßnahmen z. Refluxverhütg. u. Ersatzmagenbildg. nach totaler Gastrekt., Langenbecks Arch. klin. Chir. 299/1962. — Schw. Pufferverletzg. m. Zwerchfellausriß u. mult. Organrupt., Klin. Med. 1962. — Chir. Komplikat. b. cyst. Ovarialteratomen, Ärztl. Forsch. 1962. — Zwei Fälle aus d. dringl. Thoraxchir. b. Kind (mit Wolf), Klin. Med. 1962. — Totale Gastrekt., Pankreasresekt., Splenekt. b. perfor. Magenka., ebd. 1963. — Anwendgsmögl.ktn. d. Gastropexie, Wien. klin. Wschr. 1963. — Erg. e. Meth. d. prim. Wundnaht nach radik. Excis. sakraler Dermoide (mit Freilinger), ebd. — Lebensbedrohl. Darmblutg. aus selt. Ursache (mit Simandl), Klin. Med. 1963. — Instrumente u. Techn. z. transpapill. Choledochusdrain., Chirurg 1963. — Chir. Prinzipien d. Scheidenbildg. aus d. Sigmoid, 20. Congr. Soc. Int. Chir. Rome 1963. — Erg. d. Hypophysenausschaltg. m. radioakt. Gold u. Yttrium 90 (mit Wense), Bull. Soc. Int. Chir. 1964. — Parakolostomieileus, Klin. Med. 1964. — Ileumduplikat. m. Volvulus b. e. Neugebor. (mit Stur u. Zweymüller), Mschr. Kinderheilk. 1964. — Op. u. Rehabilitat. e. Halswirbeltrümmerbr. m. Quadriplegie, Klin. Med. 1964. — Erfahrgn. m. d. Spitz-Holter-Ventil b. d. Bhdlg. d. Hydrocephalus i. Kindesalter (mit Brandesky u. a.), Z. Kinderchir. 1964. — Selt. Ursache e. Dickdarmperforat., Klin. Med. 1964. — Enteritis regionalis als diff.diagn. Probl. i. d. Gynäkol. (mit Kratochwil), Wien. klin. Wschr. 1964. — Exp. u. klin. Untersuchgn. z. margin. Gefäßversorgg. d. li. Colonhälfte i. Hinbl. auf deren Verwendbarkt. als Oesophagusersatz, ebd. — Sigmascheide b. Aplasia vaginae (Farbfilm), Langenbecks Arch. klin. Chir. Kongr.bd. 1964. — Utilisation of the Sarafoff Operation for Procidentia and Prolapse, Dis. Colon and Rectum (Philadelphia) 8/1965. — Construction of an Artificial Vagina, Utilizing the Sigmoid Flexure, in Congenital Aplasia vaginae, ebd. — Enter. Eiweißverlust b. Lymphangiopath. (mit Stefanelli u. a.), Dtsch. med. Wschr. 1965. — Erkenng. u. Bhdlg. d. entzündl. analen u. perianalen Erkrankgn. (mit Kunz), Ber. Wien. Med. Akad. ärztl. Fortbild. 1965. — Mastdarmfisteln (mit Kunz), ebd. — Atresia ani urethralis, Op. nach Rehbein, Klin. Med. 1965. — Intubat. inop. mal. Oesophagussten. nach Celestin (mit Schwetz), Wien. klin. Wschr. 1965. — Klin. u. anat. Beobachtgn. b. kongenit. Gallengangshypoplasie (mit Krepler u. Breitfellner), Z. Kinderheilk. 94/1965. — Oesophagusersatz durch li. Kolonhälfte nach Totalresekt. d. Speiseröhre (mit Wachtler), Wien. klin. Wschr. 1966. — Grundfragen d. erweit. Amputatio recti, Klin. Med. 1966. — Probl. d. angebor. Dünndarmatresie (mit Howanietz u. Zweymüller), Z. Kinderchir. 1967. — Haemorrhoidalleiden, Ber. d. Wien. Med. Akad. ärztl. Fortbild. 1967.

Zahn, Friedrich-Wilhelm, Facharzt f. Chir. u. Durchgangsarzt, 741 Reutlingen, Kaiserstr. 71. — *8. 5. 22 Berlin-Charlottenburg. — **A:** 48 Berlin. — **Prom:** 49 ebd. — **F:** Chir., Anaesth. — **V:** 48–59 Städt. Krhs. Am Urban Berlin, 59–61 Städt. Krhs. Achim b. Bremen, 61–64 Krskrhs. Ebingen/Krs. Balingen. — **P:** Postop. Schmerzbhdlg., Dtsch. med. J. 1955. — Bringt uns d. Elektrodermatometrie diagn. weiter?, Med. heute 1956. — Elektrodermatometr. Untersuchgn., Dtsch. med. J. 1956. — Erfahrgn. m. e. gezielten Praemedikat. b. d. potenz. Nark., ebd. 1957. — Bhdlg. schw. Schädelverletzgn. m. künstl. Unterkühlg., Zbl. Chir. 1958.

Zahn, Hans, Med.-Rat, Ärztl. Dir. d. Krhs. u. d. Poliklin., X 9290 Rochlitz (Sachsen), Körnerstr. 8. — Fragebogen 1968 nicht beantwortet.

Zanardi, Franco, Prof., Primario dell'Ospedale M. Bufalini, Cesena/Forli(Italien). — Fragebogen 1968 nicht beantwortet.

Zander, H. Josef R., Chefarzt d. chir. Abt. Krhs. Maria Hilf, 507 Bergisch Gladbach, Dr.-Robert-Koch-Str. 18. — *20. 3. 14 Eilendorf Krs.Aachen Land. — A: 39 Köln. — Prom: 40 ebd. — F: Chir., Geburtsh. u. Frauenhlkd. — V: 39 Ev. Krhs. Köln-Weyerthal (Nieden), Städt. Krhs. Heinsberg, 39–40 Dreikönigen-Hosp. Köln-Mülheim (Bremer), 40–47 St. Anna-Hosp. Wanne-Eickel (Ostermann), 42 Inn. Med. St. Rochus-Hosp. Castrop-Rauxel (Hörstrup), 47–54 Oberarzt Marien-Hosp. Aachen-Burtscheid (Gatersleben, Coester). — P: Indikat. z. Milzexstirpat. unt. bes. Berücksicht. d. Leberzirrhose, Diss.

Zandt, Wolfgang, Oberarzt d. chir. Abt. d. Sophien-Krhs., X 5300 Weimar, Schwanseestr. 99. — Fragebogen 1968 nicht beantwortet.

Zangerle, Hans E. A., Oberarzt d. chir. Abt. Städt. Krhs., 839 Passau. — *22. 8. 19 Sonneberg. — A: 44 Würzburg. — Prom: 45 ebd. — F: Chir. — V: Kriegsdienst u. Gefangenschaft, 46 Ass. chir. u. int. Abt. Städt. Krhs. Weiden, 46–48 Pathol. Inst. Univ. Erlangen (Benoit), Univ.-Frauenklin. ebd. (Rech), 49–50 Inn. u. Infekt.-abt. d. Krhs. München-Schwabing (Valentin), 50–55 chir.-gyn. Abt. Städt. Krhs. München re. d. Isar u. chir. Abt. ebd. (Grasmann, Maurer), ab 55 Oberarzt Passau (Schedel).

Zbell, Alfred Gottfried, 1 Berlin 30, Ettaler Str. 10. — Fragebogen 1968 nicht beantwortet.

Zeh, Heinrich, Chefarzt d. Johanniter-Krhs., X 3280 Genthin (Bez. Magdebg.), Leninstr. 19. — Fragebogen 1968 nicht beantwortet.

Zehnder, Max A., Staff-Surgeon Dept. of Surgery, V. A. Hospital, Hot Springs, South Dakota 57747, USA — *8. 11. 06 Biasca (Ticino), Schweiz. — A: 32 Zürich. — Prom: 33 ebd. — F: Chir. — V: 32–33 Diss. am Krebsinst. Paris (Oberling), 33–34 2. Med. Univ.-Klin. Charité Berlin (v. Bergmann), 34–36 Zürich (Clairmont), 36–37 Neurochir. Univ.-Klin. Würzburg u. Berlin (Tönnis), 37–40 Zürich (Clairmont), ab 38 Oberarzt-Stellvertr., 39 u. 40 Stellvertr. Leit. d. Schweiz. Chirurgenmiss. Helsinki/Finnland, 40–44 Oberarzt Kantonspit. St. Gallen (Oberholzer), 44–45 Delegierter d. Int. RK Washington, D. C./USA, 45–47 Wiss. Mitarb. Chir. Univ.-Klin. Bern (Lenggenhager), 46 Chefdelegierter d. Schweizerspende Wien, 48–49 Yale Univ., New Haven, Ass. Prof., Neuro-phys. Research (I. F. Fulton), 49–50 Chefarzt-vertretgn. i. verschied. Schweiz. Bezirksspit., 50 Amerik. Staatsexamen, New York, 51 Wiss. Mitarb. Jersey City Hosp., N. J./USA, 52–54 USA Army, Chief of Surgery, Lt. Col. M. C., 54–57 Resident in Surgery, Hardfort Hosp., Hardfort, Conn., 58–65 Chefarzt Bez.krhs. Ilanz/Gr./Schweiz, ab 65 Staff Surgeon, Chief Level, m. d. Veterans Administration, USA — P: Exp. Tomatentumoren, Diss. u. Münch. med. Wschr. 1933. — Probl. d. Morbus Gaucher, Klin. Wschr. 1937. — Klin. u. chem. Beitr. z. Studium d. Morbus Gaucher (Stoffwechseluntersuchgn. - Lipoidmetabolismus) (Chem. Tl. bearb. mit Leuthard), Dtsch. Z. Chir. 1937. — Subdur. Haematome, Zbl. Neurochir. 1937. — Subarachnoidalcysten d. Gehirns, ebd. 1938. — El hematoma subdural cronico (mit Asenjo), Riv. Med. Chile 1938. — Claudicatio venosa d. ob. Extremität als Symptom (m. venograph. Darstellgn.), Arch. klin. Chir. 1938. — Vasoreflektor. Apoplexie b. d. tempor. Trigeminusop., Zbl. Neurochir. 1939. — Posttraumat. tempor. Hemianopsie, Acta Med. Fennicae (Finnland) 1940. — Neuntäg. Intervall z. posttraumat. Hirnnervenlähmg. d.

Schädelbasisfrakt., Dtsch. Z. Chir. 1941. — Sanitätswagen, Vjschr. schweiz. San.-offiziere 1941. — Kopfschutz- u. Transportverbände f. Kriegsschädelverletzte, ebd. 1943. — Improvisat. u. Improvisat.verbände (z. T. nach finn. Mustern), Broschüre, tw. übernommen v. Luftschutzverband Zürich. — Thrombolyse, Nachblutg. u. Embolie, Schweiz. med. Wschr. 1946. — Späterscheingn. b. Spina bifida occulta lumbosacralis, Helvet. chir. acta 1946. — Chir. i. USA, Schweiz. med. Wschr. 1947. — Flüss. Blut durch Thrombolyse i. doppelt unterbund. Gefäßstrecken (mit Lenggenhager), ebd. — Vasokymogramm u. Gefäßdurchfluß, Helvet. chir. acta 1948 u. Auszug in: Amer. Yearbook of Surgery 1948. — Fehl. Art. cerebri int. i. Schädelarteriogramm, Schweiz. med. Wschr. 1948. — Psychochir. i. USA, ebd. 1949. — Exp. Fernthrombose in vitro, ebd. — Fluorescein-Hautresorptionstest, ebd. 1951. — Schenkelhalsrichtgerät m. Winkeleinstellg. i. zwei zu einander senk-rechten Röntgenebenen, ebd. (USA Pat. 2'697'433). — Retrograde intramedullary introduction of multiple Kirschner wires into the ulna as method of choice in forearm fractures or in isolated fractures of the ulnar shaft. Military Medicine (USA) 116/1955 u. Jb. Therapy 1955. — Zerreißfestigkt. u. Elastizität d. Aorta (Beitr. z. traumat. Aortenruptur, Schweiz. med. Wschr. 1955. — Unusual Findings in Biliary Surgery, 1. Choledochal cyst in an adult, 2. Silent migration of a gallstone through the Foramen of Winslow into the lesser sac., Amer. J. Surgery 1956. — Delayed posttraumatic rupture of the Aorta in a young healthy individual after closed injury, Angiology 7/1956. — Intraaortic Emergency Shunt, Hartford Hosp. Bull. (Hartford Conn.) 1957. — Intravenous glucose infusion as a stress or stimulant to the adrenal cortex, ebd. — Aortenrupt. bei stumpfem Thoraxtrauma. Retrospekt. Auswertg. d. Kasuist. u. zukünft. chir. Mögl.ktn., Helvet. chir. acta 26/1959. — Left heart catheterization from the posterior paravertebral approach (150 cases) (mit Len and Donovan), Conn. State Med. J. 1959. — Herztamponade nach Durch-schuß durch d. li. Ventrikel. Notfallspericardiocentese u. erfolgr. Thorakotomie. EKG-Ablauf (mit Holzmann), Z. Unfallmed. u. Berufskrh. 4/1960. — Symptom-atol. u. Verlauf d. Aortenrupt. b. geschl. Thoraxverletzg. an Hand v. 12 Fällen, Thoraxchir. 1960. — Unfallmechanismus u. Unfallmechanik d. Aortenrupt. i. geschl. Thoraxtrauma, ebd. — Nahtloser Umleitgs.-Shunt i. d. Gefäßchir., ebd. — Zwei weit. Fälle v. Aortenrupt. b. stumpfem, geschl. Thoraxtrauma (Frühfall u. op. Spätfall), Schweiz. med. Wschr. 1960. — Paradoxe Sympt. u. chir. Magenbef. Scheintumor d. Magens m. Anacidität u. Reticulosarkom d. Magens m. Ulcusanamnese, Praxis 1961. — Gallengangscyste (Choledochus- od. Cysticuscyste ?). Cysticoduoden. Implantat. (als Notlösg. gegenüb. d. Choledochus-duodenalanastomose), Helvet. chir. acta 28/1961. — Retrograde Bündelmark-drahtg. i. Vorderarmfrakt. aus langj. Erfahrg., Schweiz. Chir. Kongr. 1963, ebd. 1963. — Traumat. Aortenrupt. b. geschl. Thoraxtrauma (mit Carstensen u. Heinrichs), Langenbecks Arch. klin. Chir. Kongr.ber. 1963. — Valgis. Osteotomie b. e. jugendl. Schenkelhalsfrakt. z. Revitalisierg. d. Femurkopfes, Helvet. chir. acta, 32/1965. — Geschl. traumat. Aortenrupt. „Zweizeit." (delayed) Coarcat.syndr. m. Paraplegie nach erstem freiem Intervall, Schweiz. med. Wschr. 1966. — „Konservat." Bhdlg. u. chir. Vorbereitg. v. hohen Intestinalfisteln (mit Lemole), Helvet. chir. acta 1966. — Theoret. empir. Hinweise z. neueren Magenchir., ebd. 1968.

Zeller, Ernst K., Leit. d. chir. Abt. St. Anna-Krhs., 6253 Hadamar. — *12. 1. 25 Un-terachtel. — **A:** 53 München, Volla. 55 ebd. — **Prom:** 53 ebd. — **F:** Chir. — **V:** 53–55 Städt. Krhs. Nürnberg (Steichele), 55 Maria Hilf-Krhs. Krefeld (Pollwein), 55–60 Hüt-tenhosp. Dortmund-Hörde (Mittemeyer), 60–62 St. Anna-Krhs. Hadamar (Bremer).

Zeller, Hans, Chefarzt d. chir. Abt. u. Unf.-Abt. u. Leit. Arzt d. Krskrhs., 896 Kempten/Allg., Memmingerstr. 52. — *5. 12. 10 Tapfheim b. Donauwörth. — A: 38 Heidelberg. — **Prom:** 42 ebd. — **F:** Chir. — **V:** 39 Krhs. Oberaudorf a. Inn (Peyerl), 40 Chefarzt-Vertr. Knappschafts-Krhs. Peißenberg/Obb., 40–42 Krhs. Hindelang/Allg. (Gerl), 42–45 Oberarzt Städt. Krhs. Bad Reichenhall (v. Rauchenbichler, Wagner), 46–48 chir.-gynäk. Abt. Städt. Krhs. Kempten (Dorn), 49–59 Leit. Arzt ebd., ab 59 Chefarzt d. chir. Abt. u. Unfallabt. Krskrhs. Kempten, ab 63 Leit. Arzt d. Krhs. - Studienreisen. 37–58 Europa, 59 UdSSR (Kiew, Leningrad, Moskau), 60 u. 67 USA u. Canada, 61 Südamerika (Brasilien, Argentinien, Uruguay, Paraguay), 3 Afrikareisen. — **P:** Abdomin. Schnittentbindgn. u. deren Spätfolgen an bd. Krhs. i. Kempten i. Allg. aus d. J. 1928–1938, Diss.

Zellerhoff, Hans-Karl, Med.-Rat, Chefarzt d. Chir. Klin. Krskr.anst., X 5800 Gotha, Erfurter Landstr. 35. — *6. 7. 22 Mülheim/Ruhr. — **A:** 45 Berlin. — **Prom:** 46 Marburg. — **F:** Chir. — **V:** 45–48 prakt. Arzt, Hagen i. W., 48–50 Krskrhs. Bad Salzungen, 50–52 Jena (Kuntzen), 52–58 Krskrhs. Bad Liebenstein (Vogel), 58–62 Bez.kr.anst. Meiningen (Knüpper).

Zenker, Rudolf, Dr. med., Dr. med. h. c., o. Prof. f. Chir. Univ. München u. Dir. d. Chir. Univ.-Klin., 8 München 15, Nußbaumstr. 20. — *24. 2. 03 München. — A: 28. — **Prom:** 29. — **Hab:** 37 Heidelberg. — **F:** Allg. u. spez. Chir. — **V:** 28–29 Med.-Prakt. Pathol. Inst. München (Borst), Med. Univ.-Klin. Heidelberg (Krehl, v. Weizsäcker), 29–31 Pathol. Inst. München (Borst), 31 Tübingen, 34 Heidelberg (Kirschner), 38 Doz. f. Chir. u. Oberarzt ebd., 43 a.pl. Prof. f. Chir., 43–51 Chefarzt u. Ärztl. Dir. d. chir. Abt. d. Städt. Kr.anst. Mannheim, 51–58 o. Prof. f. Chir. a. d. Univ. Marburg u. Dir. d. Chir. Univ.-Klin. u. Poliklin. — **B:** Bhdlg. d. Trigeminusneuralgie unt. bes. Berücksicht. d. Elektrokoagulat. n. Kirschner, Erg. Chir. u. Orthop. 31/1938. — Franz. Ausg. Masson 1942. — Allg. Techn. d. Bhdlg. d. Knochenbr. d. Gliedmaßen u. d. Chir. d. Beckens, in: Chirurgie, hrsg. v. Kirschner u. Nordmann, 2. Aufl., Bd. 4, 1944. — Eingr. i. d. Bauchhöhle, in: Kirschner, Op.lehre, Bd. VII, 2. Aufl. Springer 1951. — Span. Ausg. Edit. Labor, S. A. 1954. — Lungenresekt. Anat. - Indikat. - Techn. (mit Heberer u. Löhr), Springer 1954. — Eingr. b. d. Bauchbr. einschl. d. Zwerchfellbr. (mit Grill), in: Kirschner, Op.lehre, Bd. VII/2, 2. Aufl. Springer 1957 - Span. Ausg. Edit. Labor, S. A. 1963. — Strahlenpilzerkrankg. (Aktinomykose) (mit Rosenthal), in: Hdb. d. ges. Unfhk., Enke 1963. — Hrsg. d. Kirschnerschen Op.lehre, d. Langenbecks Arch. klin. Chir., Münch. med. Wschr., Chirurg. — **P:** Teerkrebs m. langer Latenzzt., Z. Krebsforsch. 28/1928. — Wachstumsvers. in vitro m. verschied. vorbehand. Embryonalextrakt (mit Borger), Verh. Dtsch. Pathol. Ges. 1931. — Haltb. Embryonalextrakt (mit Borger), Arch. exper. Zellforsch. 12/1932. — Schicksal d. n. Ramstedt op. Säuglinge (mit Calinich), Dtsch. Z. Chir. 239/1933. — Feststellg. d. Lage d. Blindsackes b. angeb. Atresie d. Enddarmes, Chirurg 1934. — Bhdlg. d. Trigeminusneuralgie d. Tiefenelektrokoagulat. d. Gangl. Gasseri, Med. Welt 1934 u. J.kurse ärztl. Fortbild. 1934. — Erg. d. op. Bhdlg. schw. Hypospadieformen d. Epidermisplast., Chirurg 1934. — Einweihg. d. neuen Chir. Univ.-Klin. Tübingen, ebd. 1935. — Blutdrucksteigerg. b. Hypernephrom, Z. Urol. 1936. — Lebensfähigkt. konserv. Blutes, Arch. klin. Chir. 220/ 1940. — Organisat. e. Blutspendeabt., Chirurg 1952. — Fortschr. u. Probl. i. d. Bauchchir., Münch. med. Wschr. 1952. — Akutbedrohl. Erkrankgn. i. Bereich d. Bauchhöhle, Langenbecks Arch. klin. Chir. 279/1954. — Erkenng. u. Bhdlg. d. Rektumca., Dtsch. med. Wschr. 1952. — Allg. u. spez. Techn. d. wichtigsten Dickdarmop., Langenbecks Arch. klin. Chir. 276/1953. — Port. Hypertens., Med. Klin.

1956. — Erkenng. u. Bhdlg. d. angeb. Oesophagusatresie, Geburtsh. u. Frauenheilk. 14/1954. — Op. Bhdlg. d. schwieligen Pericarditis, Dtsch. med. Wschr. 1950; Langenbecks Arch. klin. Chir. 270/1951; Nauheimer Fortbild.lehrgänge 19/1953 u. Chirurg 1955. — Veröff. z. chir. Bhdlg. d. Hypertonie, Klin. Wschr. 1948 u. Erg. Inn. Med. u. Kinderhk. 3/1952. — Chir. Bhdlg. d. Lungentbk., Thoraxchir. 1953; Brauers Beitr. 11/1953; Langenbecks Arch. klin. Chir. 276/1953, 282/1955 u. Thoraxchir. 1955. — Erkenng. u. Bhdlg. d. Bronchialca., Med. Klin. 1955; Strahlentherapie 1952. — Resekt.bhdlg. b. doppelseit. Lungentbk. (mit Scholtze), Langenbecks Arch. klin. Chir. 282/1955. — Geschl. u. off. Verletzgn. d. Lunge u. d. Brustfells (mit Klinner u. May), ebd. 284/1956. — Erg. exp. Untersuchgn. währ. d. extrakorp. Kreisl. (mit Mitarbeitern), ebd. 287/1957. — Erg. exp. Untersuchgn. üb. pathophysiol. Verändergn. u. ihre Ausgleichsmöglkt. b. Anwendg. e. extrakorp. Kreisl., Verh. Dtsch. Ges. Kreisl.forsch. 1957. — Wandlgn. d. Grundl. op. Handelns, Münch. med. Wschr. 1958. — Aortenisthmussten. - Symptomatol., op. Bhdlg. u. Erfolgsbeurteilg. (mit Mitarbeitern), Med. Klin. 1958. — Chir. d. port. Gefäßsyst., Dtsch. med. J. 1958. — Chir. innersekretor. Krankhtn., Münch. med. Wschr. 1958. — Wiederherstellgs.op. an d. Gallengängen, Chirurg 1958. — Was leistet d. Resekt.-bhdlg. d. Lungentbk., Leistgn. u. Erg. d. neuzeitl. Chir., Thieme 1958. — Mod. Herzchir., Ärztl. Fortbild. 1958 u. Wien. klin. Wschr. 1964. — Op. am off. Herzen m. bes. Berücksicht. d. Herz-Lungen-Maschine, Schriftenr. d. Forschungsrates d. Landes Hessen, 4. Veröff. 1958. — Aufrechterhaltg. d. Organfunkt. u. d. Stoffwechsels i. extrakorp. Kreisl. (mit Mitarbeitern), Langenbecks Arch. klin. Chir. 289/1958. — Frühop. d. Blutgn. d. Magen-Darmtraktes, Regensburger Jb. ärztl. Fortbild. 1958/59. — Read-Programm, Dtsch. med. Wschr. 1959. — Eingr. am Herzen unt. Sicht (mit Mitarbeitern), ebd. — Erg. d. Bhdlg. d. konstrikt. Perikarditis auf Grund eig. Erfahrgn. an 100 Operierten, Med. Klin. 1959. — Prakt. Vorschläge z. e. wirkl. Neugestaltg. d. Medizinstudiums, Bayer. Ärztebl. 1959. — Umfrage – Jurist. Fragen b. Eingr. an bewußtlosen Suicid-Pat., Med. Klin. 1959. — Klin. u. op. Korrektur d. Ventrikelseptumdefektes (mit Mitarbeitern), Münch. med. Wschr. 1959. — Open-Heart Operations (mit Mitarbeitern), German Med. Monthly 1959. — Herzop. m. Hilfe e. Herz-Lungen-Maschine, Langenbecks Arch. klin. Chir. 292/1959. — Heut. Stand d. chir. Bhdlg. d. Lungentbk. (mit Mitarbeitern), Münch. med. Wschr. 1960. — Frühdiagn. d. Bronchialka. als Teamwork v. Praxis, Röntgenol., Bronchoskopie u. Zytol. (mit Mitarbeitern), Ärztl. Fortbild. 1960. — Indikat. z. op. Bhdlg. d. Pfortaderhochdrucks, Internist 1960. — Herz-Lungen-Maschine u. ihre Bedeutg. f. d. Herzchir. (mit Mitarbeitern), Ärztl. Fortbild. 1960. — Probl. d. off. Herzchir., Langenbecks Arch. klin. Chir. 295/1960. — Ventrikelseptumdefekt m. Sinus valsalvae-Aneurysma (Film), ebd. — Sonderformen d. Lungeneitergn. u. ihre Bhdlg. (mit Mitarbeitern), ebd. 296/1960. — Erfahrgn. i. d. Korrekt. v. Herzfehlern m. Hilfe e. Kombinat. d. extrakorp. Kreisl. m. Hypothermie (mit Mitarbeitern), Minerva Cardioangiol. Europae 8/1960. — Herzchir. i. d. Gegenw. (mit Mitarbeitern), Therap. Gegenw. 1961. — Herzop. m. Hilfe e. Herz-Lungen-Maschine (mit Mitarbeitern), Zbl. Chir. 1961. — Diagn. u. op. Korrekt. d. Mitralinsuff. (mit Mitarbeitern), Dtsch. med. Wschr. 1961. — Bedeutg. d. Korrelat.diagn. i. d. Chir. d. Milz u. Leber, Med. Klin. 1961. — Besonderhtn. b. d. Korrekt. v. Herzfehlern m. Hilfe e. Herz-Lungen-Maschine, Klin. Med. 1961. — Erg. d. chir. Bhdlg. d. Cushing-Syndr., Zbl. Chir. 1961. — Probl. i. d. Korrekt. d. Fallot'schen Tetralogie, Minerva Cardioangiologica Europae 9/1961. — Blalock-Anastomosen m. Hilfe v. Gefäßproth., ebd. — Chir. innersekretor. Krankhtn., Wien. med. Wschr. 1961. —

Vermeidg. v. Fehlern b. d. Korrekt. d. Fallot'schen Tetralogie, Langenbecks Arch. klin. Chir. 298/1961. — Indikat. u. Erg. d. op. Korrekt. d. Mitralinsuff. (mit Mitarbeitern), Verh. Dtsch. Ges. Inn. Med. 67/1961. — Prä- u. postop. Beurteilg. d. Fallotschen Tetralogie (mit Mitarbeitern), ebd. — Op. Vorgehen u. z. Recidivfrage b. d. chir. Bhdlg. d. Cushing-Syndr., 19. Congr. Soc. Int. Chir., Dublin 1961. — Gegenw. Stand d. Herzchir. (mit Mitarbeitern), Med. Klin. 1962. — Chir. Herztherap., Ärztl. Fortbild. 1962. — Erkenng. u. Bhdlg. d. Hyperparathyreoidismus u. Hyperinsulinismus (mit Mitarbeitern), Dtsch. med. Wschr. 1962. — Op. d. Leistenbruches, Chirurg 1962. — Weit. Erfahrgn. i. d. Korrekt. d. Mitralinsuff. (mit Mitarbeitern), Langenbecks Arch. klin. Chir. 301/1962. — Transposit. d. unt. Hohlvene m. Cyanose u. Linkshypertrophie (mit Mitarbeitern), Verh. Dtsch. Ges. Kreisl.forsch. 1962. — Herzklappenprothesen, Dtsch. med. Wschr. 1963. — Op. Bhdlg. d. Vitien, Therap.woche 1963. — Erg. u. Bhdlg. d. Kardiospasmus, Münch. med. Wschr. 1963. — Erfahrgn. i. d. Korrekt. d. Mitralinsuff., J. Cardiovasc. Surgery 4/1963. — Isol. angebor. Mitralsten. u. ihre chir. Bhdlg. (mit Mitarbeitern), Studies in Surgery (Malmö) 1963. — Op. d. erworb. Klappensten. u. ihre Erg. (mit Mitarbeitern), Langenbecks Arch. klin. Chir. 304/1963. — Ungelöste Probl. d. Chir. (mit Mitarbeitern), Sonderdruck, Thieme 1964. — Fortschr. i. d. Bhdlg. chir. wicht. innersekretor. Erkrankgn., Dtsch. med. J. 1964 u. Ciba-Symp. 12/1964. — Erg. d. Totalkorrekt. d. Fallotschen Tetralogie (mit Mitarbeitern), Zbl. Chir. 1964. — Fortschr. auf d. Gebiet d. Herzchir. (mit Mitarbeitern), Dtsch. med. Wschr. 1964. — Chir. d. pept. Geschwürs v. Magen, Duodenum u. Anastomose (mit Mitarbeitern), Langenbecks Arch. klin. Chir. 308/1964. — Selt. angebor. Herzfehler u. ihre chir. Bhdlg. (mit Mitarbeitern), Dtsch. med. Wschr. 1964. — Dumping-Syndr. u. seine chir. Therap., Med. Klin. 1965. — Bhdlg. d. mass. Magenblutg., Münch. med. Wschr. 1965. — Situat. d. herzchir. Therap. - Indikat.stellg. i. d. Praxis, Therap.woche 1965. — Op.risiko b. Kommissurotomie weg. Mitralsten. (mit Mitarbeitern), Münch. med. Wschr. 1965. — Mögl.ktn. u. Erg. d. Klappenersatzes an d. Mitralis u. Aorta (mit Mitarbeitern), Zbl. Chir. 1965. — Erg. d. plast. Korrekt. d. Aortensten. (mit Mitarbeitern), Dtsch. med. Wschr. 1965. — Kenntn. e. selt., durch e. Pankreasadenom verursachten Krankhts.syndr. (mit Mitarbeitern), ebd. — Chir. d. Oesophagus- u. Kardiaca., Langenbecks Arch. klin. Chir. 313/1965. — Erweit. radik. Lymphknotenausräumg. d. Leiste, Chirurg 1966. — Gegenwartsprobl. d. Chir., Dtsch. Apotheker Ztg. 1966. — Op.aussichten b. angebor. Herzfehlern, Universitas 1966. — Erg. d. chir. Bhdlg. d. Oesophaguska. (mit Mitarbeitern), Thoraxchir. 1966. — Bedeutg. d. Angiograph. f. d. Therap. b. Inselzellgeschwülsten (mit Mitarbeitern), Münch. med. Wschr. 1966. — Rundgespräch: Op. Kardiol., Langenbecks Arch. klin. Chir. 316/1966. — A Rare Syndrome Caused by a Pancreatic Adenoma (mit Mitarbeitern), German Med. Monthly 1966. — Achte Franz-Volhard-Gedächtnisvorlesg. Entwicklg. u. Probl. d. Herzchir. seit Volhard u. Schmieden, Schattauer 1966. — Neuere Gesichtspkt. z. Chir. innersekretor. Erkrankgn., Bruns' Beitr. klin. Chir. 214/1967. — Erste Erfahrgn. m. d. Transplantat. v. Leichennieren (mit Mitarbeitern), Münch. med. Wschr. 1967. — Total Correction of Tetralcgy of Fallot, Diseases of the Chest, 51/1967. — Indications and operative procedure for portocaval Anastomosis, J. of Cardiovascular Surg. Vol. 8/1967. — They aided organ transplants (mit Mitarbeitern), German Science Re-Emerges 1967. — Mögl.ktn. u. Grenzen d. Med., Studien u. Ber. d. Kathol. Akad. in Bayern 40/1967. — Krit. Anmerkgn. z. op. Korrekt. d. Trichterbrust, Langenbecks Arch. klin. Chir. 319/1967.

Zerbes, Helmuth, Obermed.-Rat, Chefarzt d. Chir. Klin. u. Ärztl. Dir. d. Krskrhs., X 8600 Bautzen (Sachsen), Flinzstr. 1. — Fragebogen 1968 nicht beantwortet.

Zettel, Hans, Städt. Med.-Dir., Dir. d. Städt. Krhs., Chefarzt d. chir. Abt., 678 Pirmasens, Pettenkoferstr. — *27. 7. 10 Heddesheim/Baden. — **A:** 35 Heidelberg. — **Prom:** 35 ebd. — **F:** Chir. — **V:** 34 Heidelberg (Kirschner), 34–36 II. Inn. Klin. Krhs. Friedrichshain Berlin (Kalk), 36–38 III. Med. Univ.-Poliklin. ebd. (Unverricht), 38–45 Chir. Univ.-Klin. ebd. (Rostock), 46–49 Chefarzt d. chir. Abt. Krhs. Emden, 49–54 Zentralklin. Göppingen (Zukschwerdt). — **B:** Wirbelgelenk u. Bandscheibe (mit Zukschwerdt, Emminger u. Biedermann), Hippokrates 1955 u. 1960. — **P:** Hodenatrophie u. Rezidive nach Op. kindl. Leistenbr. (mit Zukschwerdt), Chirurg 1932. — Gastritis nach Resekt. weg. Ulcus (mit Zukschwerdt), Dtsch. Z. Chir. 241/1933. — Erkrankgn. d. solaninreiche Kartoffeln, Ernährung 1937. — Bhdlg. m. Vitamin B_1, insbes. b. d. funikul. Myelose, Münch. med. Wschr. 1938. — Schwangerschaftsunterbrechg. b. Lungentbk. (mit Bühler), ebd. — Verändergn. i. EKG nach Arbeitsbelastg. unt. d. Schutzmaske, I. Beobachtgn. an Gesunden, Klin. Wschr. 1939; II. Beobachtgn. an Kranken, ebd. 1941. — Beobachtgn. üb. Morb. coeruleus (mit Bühler), Dtsch. med. Wschr. 1939. — Einfl. d. Keimdrüsen auf d. Prostatahypertrophie, Zbl. Chir. 1941. — Elektrokardiographie i. d. Chir., ebd. — Plötzl. Herztod, Münch. med. Wschr. 1942. — Serumkochprobe nach Kürten u. Tumordiagn., Zbl. Chir. 1942. — Kreisl.funkt.prüfg. i. d. Chir., ebd. — Einfl. chron. Arsenschädigg. auf Herz u. Gefäße, Z. klin. Med. 142/1943. — Bhdlg. d. Lippen- u. Gesichtsfurunkel, Ärztl. Wschr. 1949. — Kreisl.wirkg. d. Strychnins, Arch. exper. Path. Pharmak. 206/1949. — Veritoltest, Bedeutg. f. d. Erkenng. d. Op.-gefährdg., Bruns' Beitr. klin. Chir. 179/1950. — Echinokokkose d. Bauchhöhle m. schwerer Nierenschädigg., Chirurg 1950. — Bhdlg. d. Appendicitis perforata, Zbl. Chir. 1950. — Lungenentzündg. u. Arbeitsunfall, Mschr. Unfhlkd. 1951. — Modifiz. Rippensperrer, Chirurg 1951. — Neuer Op.-Tisch f. d. Thoraxchir., ebd. — Op. Spätbhdlg. v. Thoraxsteckschüssen (mit Albring), ebd. — Klin. u. Bhdlg. d. Sklerodermie, Bruns' Beitr. klin. Chir. 184/1952. — Op. Spätbhdlg. v. Herzsteckschüssen, Frage d. Geschoßembolie (mit Giebel), Zbl. Chir. 1952. — Eiweißprobl. i. d. Chir. (mit Zukschwerdt u. Knedel), Dtsch. med. Wschr. 1952. — Verhalten d. Bluteiweißkörper b. Bronchialca. (mit Knedel), Klin. Wschr. 1952. — Pleuraempyem u. Folgezustände m. bes. Berücksicht. d. Dekortikat. (mit Zukschwerdt), Dtsch. med. Wschr. 1952. — Knochensequester als Ursache v. Empyemresthöhlen, Zbl. Chir. 1952. — Verändergn. d. Plasmaeiweißkörper währ. op. Eingr. (mit Knedel), Chirurg 1952. — Op.-Vorbereitg. d. Panzerherzens m. Kationenaustauschern, Dtsch. med. Wschr. 1953. — Serumeiweißbild b. Ca. (mit Endress), Chirurg 1953. — Bedeutg. d. Myokardose f. d. Chir., ebd. 1954. — Diffuse Sklerodermie, ebd. — Verhalten d. Serumeiweißkörper b. Lungenkrankh. (mit Knedel, M. Endress u. H. Endress), Z. klin. Med. 153/1955. — Anklopferkrankh., Mschr. Unfhlkd. 1956. — Ermüdgs.br. d. Schienbeins nach Spanentnahme u. seine Verhütg., ebd. 1959. — Bhdlg. d. frei perfor. Geschwürs d. Magens u. d. Zwölffingerdarms, Med. Klin. 1960. — Traumat. Thromb. d. A. carotis, Mschr. Unfhlkd. 1960. — Sportschäden am Stütz- u. Beweggs.-apparat, ebd. — Posttraumat. Tbk. d. Schädeldaches, ebd. 1961. — Nahtmaterial i. d. Knochenchir., Bruns' Beitr. klin. Chir. 204/1962. — Nicht erkannte HWS.-verletzgn. b. Schädeltraumen, Wirbelsäule i. Forsch. u. Praxis 25/1962. — Op. Bhdlg. d. traumat. Carotisthromb. (mit Zoller u. K. Meyer), Chirurg 1963. — Fehldiagn. u. Fehlbhdlgn. b. zervik. Schmerzsyndr., Hippokrates 1963. — Magenresekt. u. chron. Osteomyelitis, Mschr. Unfhlkd. 1964. — Bedeutg. d. Rö.bildes f.

d. Aufklärg. auf d. WS. bezog. Schmerzzustände, Wirbelsäule i. Forsch. u. Praxis 28/1964. — Wirbelblockierg. (mit Wüst u. K. Meyer), Z. Orthop. 99/1964. — Bauchverletzgn., Bruns' Beitr. klin. Chir. 214/1967.

Zettler, Florian, Prof., Chefarzt d. chir. Abt. u. ärztl. Dir. Krskrhs., 703 Böblingen. — *4. 3. 21 Weizenried/Allg. — **A:** 47 Erlangen. — **Prom:** 47 ebd. — **Hab:** 60 ebd. — **F:** Chir. (Proktol.), Anaesth. — **V:** 47–64 Erlangen (Goetze, Hegemann), ab 55 Oberarzt, 52 Kantonsspital Zürich (Brunner), 56 Hôp. Broussais Paris (d'Allaines, Dubost), 58 St.-Mary-Hosp. London (Rob), 62 St.-Marks-Hosp. ebd. (Morson). — **P:** Beziehg. zw. Frauenarb. u. Gesundht., Diss. — Messg. d. Afterschlußkraft, Langenbecks Arch. klin. Chir. 268/1951. — Künstl. Beatmg. m. d. Phrenoton, Arch. physik. Therap. 4/1952. — Exp. Erg. b. künstl. Beatmg. mitt. neuer elektr. Reizgeräte, Anaesthesist 1952. — Stat. d. knöch. Beckens, Bruns' Beitr. klin. Chir. 184/1952. — Erfahrgn. m. synthet. Muskelrelaxantien i. d. Chir., Münch. med. Wschr. 1953. — Erfahrgn. m. d. potenz. Nark. u. d. künstl. Winterschlaf, ebd. — Stellg. d. Periduralanaesth. i. Rahmen d. mod. Nark.verf., Langenbecks Arch. klin. Chir. 282/1955. — Mögl.ktn. u. Probl. d. künstl. Atmg., Medizinische 1955. — Wiederbesiedlg. d. Darmes m. lebenden Kolibakt. i. Anschl. an d. sog. tempor. Darmsterilisat., Münch. med. Wschr. 1955. — Antibiot. Therap. b. d. Op. am Kolon u. Rektum, Zbl. Chir. 1956. — Lokalisat. u. Symptomatol. d. Kolon-Rektum-Ka., ebd. — Versorgg. v. Gefäßverletzgn., Ber. d. Landesverb. Bayern d. gewerbl. Berufsgenossenschaften 1957. — Fortschr. i. d. Kinderchir., Münch. med. Wschr. 1958. — Bhdlg. d. Duodenal-Dünndarmfistel, Langenbecks Arch. klin. Chir. 289/1958. — Langfrist. Nachuntersuchgn. b. art. Durchblutgs.störgn. d. Beine, ebd. 292/1959. — Op. Bhdlg. art. Durchblutgs.störgn. d. Beine, Habil.-Schr. 1960. — Bhdlg. ausgedehnter Verbrenngn. (mit Wagner), Med. Klin. 1961. — Untersuchgs.-takt. u. Op.indikat. b. Ileus, Münch. med. Wschr. 1963. — Bhdlg. off. Verletzgn., Z. ärztl. Fortbild. 1963. — Naht d. Thoraxaorta unt. tempor. Entlastg. d. li. Vorhofes (mit Leutschaft), Langenbecks Arch. klin. Chir. 308/1964.

Zeumer, Georg Th. E., Doz., Dr. med. habil., Ärztl. Dir. u. Chefarzt d. chir. Abt. Krskrhs., X 724 Grimma, Käthe-Kollwitz-Str. 2. — *6. 7. 22 Leipzig. — **A:** 49 Leipzig. — **Prom:** 49 ebd. — **Hab:** 64 ebd. — **F:** Chir. — **V:** 50 Chir. poliklin. Inst. d. Univ. Leipzig (Sonntag), 50–51 Univ.-Frauenklin. ebd. (Schröder), Univ.-Kinderklin. ebd. (Peiper), 51 inn. Abt. St. Georg ebd. (Keller), 52–59 Chir. poliklin. Inst. d. Univ. ebd. (Wachs), 60–67 Chir. Klin. ebd. (Uebermuth). — **B:** Unf.chir., in: Aktuelle Fragen d. Chir., Leipzig: J. A. Barth 1966. — **P:** Mal. Neurinom d. N. vagus, Zbl. Chir. 1956. — Tietze-Syndr., ebd. 1957. — Bhdlg. subkapit. Humerusfrakt., Dtsch. Gesd.wes. 1958. — Sudeck-Prophyl. m. segment. Ultraschallbhdlg., ebd. 1959. — Spontanrupt. an Muskeln u. Sehnen, ebd. 1960. — Herdförm. Entzündgn. i. subkut. Fettgewebe unter bes. Berücksicht. d. Pannikulitisformen, Zbl. Chir. 1960. — Versorgg. mult. Sehnen- u. Nervenverletzgn. an d. Hand, ebd. 1961. — Übersichtsref. d. 18. Kongreß Int. Ges. Chir., ebd. — Hand- u. Fingerverletzgn. unt. Berücksicht. d. Traumatol. d. Sports, Med. u. Sport 1963. — Mögl.ktn. u. Grenzen d. dynam. Fixat. b. d. op. Versorgg. gelenknaher Frakt., Beitr. Orthop. 10/1963. — Osteomyelosklerot. Anämie, Bruns' Beitr. klin. Chir. 206/1963. — Exp. Untersuchgn. z. Gleitprobl. u. d. nahtlosen Rekonstrukt. verletzter Sehnen, Habil.-Schr. 1963. — Sudeck-Syndr., Kongr.ber. Dtsch. Akad. ärztl. Fortbild. 1964. — Bhdlg. u. Progn. d. Azetabulumfrakt., Zbl. Chir. 1966. — Rationalisierg. traumatol. Befunderhebg. m. Hilfe e. dokumentat.gerechten Krankenbl. u. d. Handlochkarte, Z. ärztl. Fortbild. 1966. — Verhalten d. intramedull. Druckes b. Markbohrg. u.

-nagelg., Zbl. Chir. 1966. — Erhaltg. d. Muskelfunkt. nach Finger-Sehnenverletzgn., ebd. — Dringl. chir. Versorgg. v. Verletzten b. Massenunf., Z. ärztl. Fortbild. 1966. — Op. Bhdlgs.probl. gelenknaher Frakt., ebd. — Therap. Probl. d. Malleolar-Luxat.frakt. hinsichtl. ihrer Spätschäden, ebd. — Tierexp. Untersuchgn. z. nahtlosen Sehnenvereinigg. m. e. kaltpolymeris. Kunststoff, Bruns' Beitr. klin. Chir. 213/1966. — Anastomosenop. b. Pankreaspseudozysten i. Hinbl. auf d. Späterg., Z. ärztl. Fortbild. 1967. — Tierexp. Untersuchgn. z. Gleitprobl. verletzter Sehnen, Bruns' Beitr. klin. Chir. 215/1967. — Nervenvereinigg. unt. Verwendg. e. kaltpolymeris. Kunststoffklebers, Zbl. Chir. 1967. — Bhdlg. d. Strecksehnenrupt. am Finger-endglied, Z. ärztl. Fortbild. 1968. — Karpaltunnel-Syndr., ebd.

Zeus, Ludwig, Facharzt f. Chir., Chir. Priv.-Klin., 852 Erlangen, Hindenburg-str. 67. — *20. 4. 12 Nürnberg. — **A:** 37 Erlangen. — **Prom:** 37 ebd. — **F:** Chir. — **V:** 36 Pathol. Univ.-Inst. Erlangen (Kirch), 37 Med. Univ.-Poliklin. Würzburg (Hoff), 38 Med. Univ.-Klin. Tübingen (Koch), 39–45 Erlangen (Goetze). — **P:** Tier-exp. Untersuchgn. z. Frage d. Kropfherzens durch Thyroxinverabfolgg., Arch. Kreislaufforsch. 2/1938. — Tierexp. Herzbeeinfl. durch Verabfolgg. v. thyreotrop. Hormon, ebd. 4/1939. — Therap. d. Thalliumvergiftg., Fortschr. Therap. 1939. — Beeinfl. d. Venendruckes durch intraabdomin. Drucksteigerg., Arch. Kreislauf-forsch. 8/1941. — Vergl. Untersuchgn. einf. Meth. z. Prüfg. d. Kreisl. vor op. Eingr., Arch. klin. Chir. 203/1942.

Ziegler, Manfred, Ass. d. Chir. Univ.-Klin., 69 Heidelberg, Kirschnerstr. 1. — Fragebogen 1968 nicht beantwortet.

Ziehm, Rudolf, Chefarzt d. chir. Abt. d. Marien-Hosp., 4178 Kevelaer (Niederrh.), Weezer Str. 156. — Fragebogen 1968 nicht beantwortet.

Zielke, Hans, 207 Ahrensburg (Holstein), Kaiser-Wilhelm-Allee 9. — Fragebogen 1968 nicht beantwortet.

Ziener, Otto Max, Facharzt f. Chir., Durchgangsarzt, 798 Ravensburg, Eisen-bahnstr. 28. — *1. 1. 16 Scheibe-Alsbach. — **A:** 50 Jena. — **Prom:** 51 ebd. — **F:** Chir., Anästh. — **V:** 51–52 Path. Inst. Univ. Jena (Fischer), 52 Med. Poliklin. ebd. (Lommel), 52–54 Chir. Univ.-Klin. ebd. (Guleke, Kuntzen), 54–55 Ev. Krhs. Bochum (Buschey), 55–56 Ev. Krhs. Mülheim/Ruhr (Kleinschmidt), 56–60 Bertha Krhs. Rheinhausen (Schamoni), 60–64 Marien-Hosp. Aachen (Coester).

Zierach, Hans-Joachim, Oberstarzt i. R., 2 Hamburg-Garstedt, Friedrichsgaber Weg 76. — *24. 5. 08 Berlin. — **A:** 34 München. — **Prom:** 34 ebd. — **F:** Chir. — **V:** 34–44 Militärarzt, 44–49 Leipzig (Rieder), 49–56 Oberarzt Städt. Krhs. Berlin-Kaulsdorf (Martin), 56–68 Bundeswehr: Wehrbereichsarzt, Ref. i. d. Inspekt. d. San. u. Gesundh. Wes., Chefarzt d. BW-Lazarettes Hamburg, Abt.-Lt. b. San.-Amt d. BW z. Bearbeitg. d. Laz.-Vorschrift, Chirurg i. BW-Laz. Glückstadt/Holst.

Zikić, Michael, Dr. Dr. med., Oberarzt d. chir. Abt. d. Krskrhs., 493 Detmold, Lagesche Str. 11. — *21. 5. 10 Belgrad, Jugoslawien. — **A:** 33 Belgrad, 52 Hannover. — **Prom:** 33 Belgrad, 53 Münster/Westf. — **F:** Chir., Urol. — **V:** 35–38 Chir.-Orthop. Klin. d. Militär. Med. Akad. Belgrad (Danić), 38–41 Urol. Klin. ebd. (Kohen), 41–43 Chir. Klin. ebd. (Kostić), 43–45 Chefarzt chir. Abt. d. Kgf. Laz. Straßburg – ehem. Hôpital mil. Gojot, 45–46 Chefarzt d. I.R.O. Hosp. Hannover, 47–52 Chefarzt d. M.S.O. Hosp. d. Brit. Rheinarmee Osnabrück, 52–53 Univ. Mün-ster, 53–55 Gastarzt d. Chir. Klin. d. Univ. Münster (Sunder-Plassmann), ab 55 Oberarzt Detmold (Brandt). — **P:** Tausend Magenresekt., d. v. 1935–1940 an d. II. Chir. Klin. durchgeführt wurden, Med. Preqled-Belgrad 16/1940. — Isol. Durch-schuß d. li. Ureters, Int. Heilg., Voj. Med. Glasnik 3/1941. — Erfahrgn. üb. Art u.

Bhdlg. d. Verletzgn. d. üb. West-Europa abgeschoss. Flieger v. Mitte 1943 bis Anfang 1945, Brit. J. Surg. 68/1945.

Zillmer, Hermann, leit. Arzt d. urol. Abt. d. Dreifaltigkeitshosp., 478 Lippstadt, Soeststr. 37 b. — Fragebogen 1968 nicht beantwortet.

Zimmer, H. A. Hans, Facharzt f. Chir., Chefarzt d. Krhs. d. Marktgemeinde Kraiburg. (Priv.:) 8261 Kraiburg am Inn, Guttenburgerstr. 47 c. — *7. 9. 93 Freiberg/Sachsen. — **A:** 20 Leipzig. — **Prom:** 20 ebd. — **F:** Chir. — **V:** 20 staatl. Frauenklin. Dresden (Kehrer, Rübsamen), 20–25 Diakonissenkrhs. ebd. (Müller-Rhein), 25–32 Rö.- u. Radium-Inst. Dr. Nahmmacher Dresden u. staatl. Poliklin. Dresden, ab 32 leit. Chirurg an d. DRK-Klin. Carolahaus ebd. u. Niederlassg. ebd., Kriegsdienst, ab 45 Niederlassg. Oberbayern, ab 51 Chefarzt d. Krhs. d. Marktgemeinde Kraiburg.

Zimmer, Karl-Heinz R., Oberarzt am Berufsgenossenschaftl. Unfall-Krhs., 205 Hamburg 80, Bergedorfer Str. 10. — *3. 12. 17 Strausberg b. Berlin. — **A:** 44 Hamburg. — **Prom:** 44 Berlin. — **F:** Chir., Neurochir. — **V:** 45–47 Hamburg-Eppendorf, Travemünde, 48 Krhs. Bremerhafen (Willing), inn. Abt. AK Altona (Aschenbrenner), 49–58 AK. Heidberg u. AK. Wandsbek-Hamburg (Diebold, Hartjen), Neurochir. (Häussler).

Zimmerle, Karl Eugen, Facharzt f. Chir., Durchgangsarzt, 721 Rottweil, Waldtorstr. 13. — *16. 2. 15 Stuttgart. — **A:** 39 Berlin. — **Prom:** 40 ebd. — **F:** Chir. — **V:** Kriegsdienst als San.off. f. Kampfstofffragen, 45 u. 46 Rö.-Abt. Marien-Hosp. Stuttgart (Kötzle), Frauenabt. (Hepp), inn. Abt. Cannstatter Krhs. (Beckmann), Kinderabt. Olgaheilanst. (Wetter), 47–48 Cannstatter Krhs. (Behrend), 48–49 chir.-gynäk. Abt. Krskrhs. Leonberg (Kaufmann), 49–55 Krskrhs. Göppingen (Krauss, Fuchs), 55–56 Krskrhs. Waiblingen (Geiling), 56–60 chir.-gynäk. Abt. Krskrhs. Rottweil (Martin), 62–65 4 einwöchige Kurse i. Strahlenschutz Neuherberg (Wittenzellner), Bevollmächtigter Arzt f. Strahlenschutzuntersuchgn. — **P:** Arzt u. Krhs., Vortr. a. d. Dtsch. Ärztetag Hamburg 1954; Der angestellte Arzt, Dtsch. Ärztebl. — Erfahrgn. m. Tanderil i. d. chir. Praxis, Therap. Gegenw. 1962. — Int. Bhdlg. lokalis. Ödeme i. d. chir. Fachpraxis, ebd. 1965. — Anwendg. v. Heparinoidsalben i. d. Praxis, Landarzt 1968.

Zimmermann, Horst, Oberarzt d. chir. Abt. am Krskrhs., 608 Groß-Gerau, Wilhelm-Seipp-Str. *

Zimmermann, Peter, Chefarzt d. chir. Abt. Katharinen-Hosp., 4151 Willich. (Priv.:) Bahnhofstr. 47. — *14. 10. 06 Sinzenich, Krs. Euskirchen. — **A:** 30 Bonn. — **Prom:** 32 ebd. — **F:** Chir. — **V:** 30–31 Städt. Krhs. Düren (v. Meer), 32–33 Marien-Krhs. Trier (Tiegel), 33–36 Elisabeth-Krhs. Leipzig (Wigger), 36–37 Barbara-Krhs. Hamburg-Hamborn (Thom), 37–64 Praxis u. Belegarzt Katharinen-Hosp. Willich.

Zimmermann, Walter E., Priv.-Doz., Oberarzt, Leit. Arzt d. Lungenfunktionslabors, Chir. Univ.-Klin., 78 Freiburg i. Br., Hugstetterstr. 55. — *14. 10. 27 Koengen/Eßlingen a. N. — **A:** 54 Heidelberg. — **Prom:** 54 ebd. — **Hab:** 66 Freiburg. — **F:** Chir. — **V:** 54–55 Allg. Krhs. St. Georg Hamburg (Diebold), 55–57 Pathol. Inst. ebd. (Heine), 57 Zentr. Rö.inst., Abt. Diagnostik ebd. (Holthusen, Feind), 57–59 I. Med. Abt. ebd. (Bansi), ab 59 Freiburg (Krauss). — **B:** Ergospirometrie, art. Blutgase, Blutdruck u. Puls b. Effortsyndr. (mit Meyer-Sydow). 6. Int. Kongr. f. Erkrankgn. d. Thoraxorgane, Vlg. Spies 1960. — Schock, Säure-Basen-Haushalt u. Plasmaexpander, in: Anaesthesiol. u. Wiederbelebg., Bd. 3, Springer 1964. — Spirograph. Diagn. u. art. Blutgase z. Beurteilg. d. extracorp. Zirkulat., in: Kreisl.-

messgn., Banaschewski 1964. — Importance of the acid-base metabolism in severe burns and during shock, in: Physiopathology and treatment of burns, Presses Acad. Europ., 1964. — Topical treatment of burns with collagenase, ebd. — Intravascular aggregation and slowing down of the blood circulation in the capillary network in severe burns and its importance during shock, ebd. — Verändergn. d. Säure-Basen-Haushaltes nach Ganzkörperbestrahlg. u. Verbrenng., in: Strahlenschutz in Forsch. u. Praxis, Rombach 1964. — Milchsäure-Azidose u. „Excess Laktat" als Maßstäbe e. irrevers. Gewebsschädigg. (mit Fleischer), Verh. Dtsch. Ges. Path. 1965. — Atmg. u. Säure-Basen-Haushalt b. haemorrhag. Schock, in: Genese u. Therap. d. haemorrhag. Schocks, Thieme 1966. — Nieren- u. Hirndurchblutg. b. normo- u. hypovolaem. Schock, in: Anaesthesiol. u. Wiederbelebg., Bd. 15, Springer 1966. — The Acid-Base Balance in Severe Burns and its Importance for the Organic Blood Flow, in: Research in Burns, Livingstone 1966. — Pathol. Physiol. d. D-Glucose u. d. glucoseabhäng. Kohlehydrate i. d. Chir. (mit Koslowski), in: D-Glucose u. verwandte Verbindgn. i. Med. u. Biol., Enke 1966. — Verändergn. d. Säure-Basen-Haushaltes b. traumat. Schock, in: Anaesthesiol. u. Wiederbelebg., Bd. 13, Springer 1966. — Bedeutg. d. Säure-Basen-Haushaltes i. d. Anaesth. (mit Eyrich), ebd. — Bronchusabriß (mit Krauss), in: Erg. d. ges. Lungen- u. Tbk.forsch., Thieme 1967. — Verändergn. d. Säure-Basen-Haushaltes u. deren Auswirkgn. auf d. Gehirn-, Leber- u. Nierendurchblutg., in: Hydrodynam., Elektrolyt- u. Säure-Basen-Haushalt i. Liquor u. Nervensyst., Thieme 1967. — Acidosis after thermal injury. Its deleterious effect in treatment of experimental animals and patients, in: Ann. New York Acad. Sciences 1968. — Fehlerquellen d. Meßverf. d. Säure-Basen-Haushaltes, in: Störgn. d. Säure-Basen-Haushaltes, Anaesthesiol. u. Wiederbelebg., Springer 1968. — Verändergn. d. Säure-Basen-Haushaltes u. deren Auswirkgn. auf d. Organdurchblutg. v. Leber u. Niere b. traumat. u. haemorrhag. Schock, ebd. — Metabol. Entgleisgn., Nieren- u. Leberdurchblutg. i. Schock u. d. Einfl. v. Infus.-ösgn. auf Parameter d. Säure-Basen-Haushaltes, in: Biblitheca Haematologica, Karger 1968. — Diagn. d. Hypoxie, in: Akute Elementargefährdg. u. Wiederbelebg., Anaesthesiol. u. Wiederbelebg., Springer 1968. — Lungenfunkt.prüfgn. (mit Maurath), in: Lehrb. f. Anaesth., 2. Aufl., Springer 1968. — Notfälle i. d. Thorax- u. Bauchchir. (mit Zittel), Thieme 1968. — Beurteilg. u. Begutachtg. Thorax- u. Lungenverletzter, Thieme 1968. — **P:** Pathol. u. Bhdlg. d. med. Schenkelhalsfrakt. b. Tabes dorsalis, Langenbecks Arch. klin. Chir. 291/1959. — Ergospirometrie-, Blutgas-, Stoffwechsel-, Herz- u. Kreisl.untersuchgn. b. Effortsyndrom (mit Meyer-Sydow), Arch. Kreislaufforsch. 38/1962. — Ergospirometr., Stoffwechsel- u. Kreisl.-größen b. Hyperventilat.syndr. (mit Meyer-Sydow), Verh. Dtsch. Ges. Inn. Med. 1962. — La Physiopathologie de la Respiration en Presence de la Rupture d'une Bronche par Arrachement, Les Bronches 13/1963. — Ergometrie, art. Blutgase u. Verändergn. d. Säure-Basen-Haushaltes z. Beurteilg. chron. u. akuter Atmgs.-Insuff., Langenbecks Arch. klin. Chir. 304/1963. — Tierexp. u. klin. Untersuchgs.-erg. b. Starkstromverletzgn. u. Verbrenngn., in: Beitr. z. Ersten Hilfe u. Bhdlg. v. Unf. durch elektr. Strom; Vlgs.- u. Wirtschaftsges. d. Elektrizitätswerke Frankfurt/M. 3/1963. — Neuere Erkenntn. i. d. Bhdlg. v. Schock u. Verbrenng., Wissen u. Praxis 1963. — Trispuffer i. klin. Anwendg., Dtsch. med. Wschr. 1963. — Verändergn. d. Säure-Basen-Haushaltes, v. Stoffwechselmetaboliten u. art. Blutgasen b. Verbrenngn. u. b. Schock, Chirurg 1963. — Neuere Erkenntn. üb. Stoffwechselveränderungn. b. Verbrenngn. u. i. Schock (mit Krauss u. Koslowski), Langenbecks Arch. klin. Chir. 303/1963. — El Amortiguador „Tris" en su Applicacion clinica,

Med. Alemana 4/1963. — Hypoxie u. Gewebsstoffwechsel, Anaesthesist 1964. — Pathophysiol. d. Bronchusabrisses, Thoraxchir. u. vasc. Chir. 12/1964. — Tierexp. u. klin. Untersuchgs.erg. b. Verbrenngn. u. deren therap. Beeinfl. b. Schock, Zbl. Chir. 1964. — Krit. Beurteilg. d. Bhdlgs.erg. d. Bronchialca. i. d. Indikat.stellg. z. Op. m. d. Lungenfunkt.prüfg. (mit Fischermann), Med. Klin. 1964. — Bedeutg. d. Aktivierg. lyt. Fermente b. d. Wundheilg., Chirurg 1964. — Sofortwirkg. v. Alkaligaben i. Entblutgs.schock (mit Rehn), Langenbecks Arch. klin. Chir. 305/1964. — Histol. Untersuchgn. nach Osteosynth. d. Schenkelhalsfrakt. (mit Lemperle), ebd. 306/1964. — Neuere therap. Mögl.ktn. nach thermonucl. Schädigg. u. Verbrenng., ebd. 308/1964. — Magenunterkühlg., ebd. — Anwendg. u. Wirkg. v. Trishydroxymethylaminomethan (THAM), Pharmaz. Z. 1964. — Ossificat. d. Schenkelhalsfrakt. nach Osteosynth. Erg. histol. Untersuchgn. (mit Lemperle), Hefte Unfhlkd. 81/1964. — Influence de l'hypoxie et des perturbations de l'équilibre acidebase sur la therapeutique des brulures graves, Urgence Méd. et Chir. 2/1965. — Metabol. Azidose u. Nierendurchblutg., Zbl. Chir. 1965. — Traumat. Bronchusrupt. i. ihrer Auswirkg. auf d. Lungenfunkt., ebd. — Histologic investigations following osteosynthesis of fractures of the neck of femur (mit Lemperle), Surg. Gynec. Obstet. 120/1965. — Veränderngn. d. Säure-Basen-Haushaltes u. Elektrolytverschiebgn. b. tief. Magenunterkühlg. u. morphol. Veränderngn. a. d. Abdominalorganen (mit Zwirner, Eyrich u. Loch), Langenbecks Arch. klin. Chir. 313/1965. — Untersuchgn. üb. d. Brauchbarkt. d. Blutvolumenbestimmg. m. d. Volemetron (mit Schmolke u. a.), ebd. — Metabol. Azidose u. ihre Bedeutg. f. d. Nierendurchblutg., ebd. — Totale Oesophagusersatz-Plast. durch e. gestieltes Magentransplantat (mit Zittel), ebd. — Bedeutg. d. Lungenfunkt.prüfgn. i. d. Chir., Wiss. u. Praxis 1965. — Hypovolaemie, Excess Laktat (Sauerstoffschuld) u. Azidose i. ihrer Auswirkg. auf d. Organdurchblutg. d. Niere, in: Beitr. z. Ersten Hilfe u. Bhdlg. v. Unf. durch elektr. Strom, Vlgs.- u. Wirtschaftsges. d. Elektrizitätswerke Frankfurt/M. H. 4/1965. — Beeinfl. d. Nieren- u. Hirndurchblutg. durch Veränderngn. d. Säure-Basen-Haushaltes i. Schock b. schweren Unf., Hefte Unfhlkd. 87/1966. — Art. Blutgase u. d. Säure-Basen-Haushalt z. Beurteilg. d. Op.gefährdg., ebd. — Untersuchgn. z. Osteosynth. pathol. Schenkelhalsfrakt., Chirurg 1966. — Metabol. Veränderngn. i. Schock u. ihre Auswirkg. auf d. Organdurchblutg. v. Niere u. Leber, Acta Anaesthesiol. Scand., Proc. 3/1966. — Veränderngn. d. Säure-Basen-Haushaltes b. traumat. u. haemorrhag. Schock, ihre Wirkg. auf d. Nierendurchblutg. u. deren therap. Beeinfl., Habil.-Schr. 1966. — Bedeutg. u. Bhdlg. d. postop. metabol. Azidose, Thoraxchir. u. vask. Chir. 14/1966. — Veränderngn. d. Säure-Basen-Haushaltes, d. art. Blutgase u. d. Excess Laktats (Sauerstoffschuld) b. Herzop. m. extracorp. Perfus. u. leichter Hypothermie (28–34°) u. deren therap. Beeinfl. (mit Krauss u. Feyen), ebd. — Mögl. Ursachen e. Lebersperre d. Pfortaderkreisl. i. traumat. u. haemorrhag. Schock, Langenbecks Arch. klin. Chir. 319/1967. — Postop. respirator. Insuff. b. gleichzeit. Veränderngn. d. Säure-Basen-Haushaltes (mit Wrbitzky), ebd. — Indikat. z. Op. d. Trichterbrust m. Hilfe v. atemmechan. u. blutgasanalyt. Untersuchgn. (mit Lorenz) ebd. — Entgleisgn. d. Säure-Basen-Haushaltes u. deren Bhdlg. vor u. nach chir. Intervention b. Glykogenspeicherkrankhtn. d. Leber (mit Bauer u. Kilian), ebd. — Respirat. Insuff. durch posttraumat. Stoffwechselveränderngn. i. d. Thoraxchir. (mit Krauss, Wittenburg u. Breithaupt), Thoraxchir. u. vasc. Chir. 15/1967. — Überwachg. d. Säure-Basen-Haushaltes b. postop., respirat. Insuff. (mit Wittenburg), Zbl. Chir. 1967.

Zinser, Georg, Chefarzt d. HNO-Abt. d. Städt. Krhs. Neukölln, 1 Berlin 47, Petunienweg 30. — Fragebogen 1968 nicht beantwortet.

Zittel, Richard-Xaver, Prof., Chefarzt d.Chir.Klin. Marien-Krhs.,67 Ludwigshafen/
Rh., Salzburger Str. 16. — *17. 7. 21 Bad Cannstatt. — **A:** 47 Freiburg. — **Prom:**
48 ebd. — **Hab:** 63 ebd. — **F:** Chir. — **V:** 47 Hautklin. Freiburg (Stühmer), 48 Med.
Klin. ebd. (Heilmeyer), 49–50 Pathol. Inst. ebd. (Büchner), 49–54 Emmendingen
(Kraske), ab 54 Chir. Univ.-Klin. Freiburg (Krauss). — **B:** Angio-Cardiopathien d.
kl. Kreisl. Forumcardiologicum Boehringer 1963. — Diff.diagn. chir. Erkrankgn.,
Urban u. Schwarzenberg 1968. — Akute chir. Erkrankgn. (Notfallfibel), Thieme
1968. — **P:** Exp. Hypochlorämie u. Nebennierenverändergn., Ziegl. Beitr. Path.
Anat. 1951. — Venae sectio b. Bluttransfus. m. Erhaltg. d. Empfängervene, Medizinische 1953. — Erfahrgn. m. Locastin, ebd. 1955. — Klin. Beitr. z. Reflex-
geschehen nach Pneumonekt., Thoraxchir. 1955. — Chir. d. Lungenvenenanomalien,
ebd. 1956. — Coronardurchblutgs.ändergn. b. Sauerstoffmangel u. b. Lungenop.
i. Exp., Langenbecks Arch. klin. Chir. 289/1958. — Einfl. d. Atmg. auf d. Organ-
innendrucke, Chirurg 1958. — Verändergn. d. Coronardurchblutg. b. exp. Pneumonekt., Arch. Kreislaufforsch. 29/1958. — Verhalten d. Herzleistg. b. Herzop.
durch mechan. Irritat., Bull. Soc. Int. Chir. 3/1960. — Rückwirkgn. e. Lungenresekt. auf d. Leistungsfähigkt. d. Organismus, Langenbecks Arch. klin. Chir. 295/
1960. — Klin. d. kongenit. lokalis. Lungenemphysems u. d. Spanngs.zysten i.
Säuglings- u. Kleinkindesalter, Thoraxchir. 1960. — Verhalten d. Herz- u. Kreislauffunkt. b. Herzpunkt. u. b. Herz- od. herznahen Op., ebd. — Klin. aorto-pulmon.
Fehlbildgn., Schr. f. Kreislauff. 49/1960. — Cyst. Lungenerkrankgn., Thoraxchir.
1961. — Klin. u. Diff.diagn. d. Hodentors., Med. Welt 1961. — Plast. Versorgg. e.
vollständ. Verlustes d. Weichteilmantels e. Hand, Chirurg 1962. — Zysten i. Brustraum, Münch. med. Wschr. 1961. — Wundversorgg. m. e. Wundschließe, Ärztl.
Mitt. 1962. — Komplikat. b. d. Marknagelg. u. ihre Verhütg., Zbl. Chir. 1962. —
Pneumonekt. u. ihre Rückwirkgn. auf Herz u. Kreisl., Habil.-Schr. 1962. — Chir.
Rekonstrukt. schwerer Weichteilverletzgn. d. Hand, Med. Bilddienst (ROCHE)
1963. — Bedeutg. d. Laparoskopie i. d. Chir., Dtsch. med. Wschr. 1963. — The place
of laparoscopy in Surgery, German Med. Monthly 1964. — Klin. u. Diff.diagn. d.
Pleuratumoren, Thoraxchir. 1964. — Diff.diagn. d. intraop. Cholangiogramms,
Langenbecks Arch. klin. Chir. 305/1964. — Diagn. Wert d. Laparoskopie f. d. Chir.,
Congr. Int. Gastro-enterologie 1964. — Importancia de la Laparoscopia en chirurgia,
Med. Alemana 1/1964. — Lehr- u. Op.film: D. totale Speiseröhrenersatz durch e.
Oesophagogastroplast., Freiburg 1964. — Ursachen u. Bhdlg. gutart. Oesophagussten., Med. Klin. 1965. — Totale Oesophagusersatzplast. durch e. gestieltes Magentransplantat, Langenbecks Arch. klin. Chir. 313/1965. — Techn. d. totalen Oesophagusersatzes durch e. gestielte Gastro-Oesophagoplast., Thoraxchir. 1966. — Gegenwärt. Gesichtspkt. d. Erste-Hilfe-Leistg., Krankendienst 1966. — Erkenng. u.
Therap. d. iatrogenen Oesophagusperforat., Med. Klin. 1966. — Meth. d. Leistenbruchop. im Säuglings- u. Kindesalter, Zbl. Chir. 1967. — Sustitucion del esófago
total po esófago-gastroplastica, Informa 37/1967. — Erfahrgn. m. d. Oesophagus-
intubat. b. inop. Oesophagus-Kardia-Ka., Med.Welt 1967. — Nephropexie, Chirurg
1967. — Bedeutg. pathol. Leberbefunde b. Magen-Duodenalulkus u. b. Ulcus
pepticum jejuni, Dtsch. med. Wschr. 1967. — Rückwirkgn. auf d. Organismus b.
d. parenter. Ernährg. m. Fettemuls., Münch. med. Wschr. 1967. — Aneurysmen d.
Lungen u. d. Thoraxwand, Thoraxchir. 1967. — Zumutbarkt. v. Op. b. Pat. m.
Herzschrittmacher, Dtsch. med. Wschr. 1967. — Kongenit. lokalis. Lungenemphysem als diagn. u. chir. Probl., Dtsch. med. Wschr. 1967. — Lungenzysten
u. d. kongenit. lokalis. Lungenemphysem, Thoraxchir. 1967. — Frühbhdlg. d.

Pleuraempyems aus chir. Sicht, Med. Welt 1967. — Bewertg. v. Leberparenchymschäden v. chir. Eingr., Münch. med. Wschr. 1967. — Op. Bhdlg. d. hochsitz.
Oesophaguska. durch e. totale gastr. Speiseröhrenplast., Chirurg 1968. — Klin. u.
Therap. d. Struma mal., ebd. — Spleno-renale Seit-zu-Seit Anastomose b. port.
Hypertens., ebd. — Hemihepatekt. b. Hämangiom d. li. Leberlappens, Langenbecks Arch. klin. Chir. 1968. — Techn. d. Meso-cavalen Seit-zu-Seit Anastomose b.
prähepat. Pfortaderblock, Thoraxchir. 1968.

Zöller, Walter E. F., Facharzt f. Chir., 6407 Schlitz/Hess., Am Bramenrain 3. —
*26. 3. 14 Ürdingen a. Rh. — **A:** 39 Gießen. — **Prom:** 39 ebd. — **F:** Chir. — **V:** 39–40
Heidelberg (Kirschner), 40–41 Städt. Krhs. Bischofsburg/Ostpr. (Dählmann), 41–45
Kriegsdienst, 48–50 Gießen (Fenster, Bernhard, Forst-Schulte).

Zohlen, Eberhard, 1 Berlin 20, Kleinreuther-Weg 7. — Fragebogen 1968 nicht
beantwortet.

Zolnhofer, Karl Heinz, Chefarzt u. ärztl. Leit. d. chir. Abt. d. Krskrhs., 8542
Roth/Nürnberg. — *15. 8. 25 Nürnberg. — **A:** 52 Erlangen. — **Prom:** 52 ebd. —
F: Chir. — **V:** 52–53 Pathol. Inst. d. Städt. Kr.anst. Nürnberg (Rix), 53–54 I. Med.
Klin. ebd. (Jahn), 54–67 Chir. Klin. ebd. (Steichele, Franke, Birkner, Holder), ab 62
Oberarzt. — **P:** Formolgelzeitreakt., Beitr. z. „Humoralen Blutbild", Diss. —
Bedeutg. v. Zirkulat.regulat. f. d. sog. hypochloräm. Nephrose (mit Cain), Virchows Arch. 326/1954. — Neue Formolgel-Reakt. (mit Linke u. Hartert), Overdruk
uit het Vierde Colloquium St. Jans Hosp. Brugge (Belgien) 1956. — Modifiz. Formolgel-Reakt. (mit Linke u. Hartert), Dtsch. med. Wschr. 1957. — Gezielte
segment. Hämorrhoidekt. – Beitr. z. op. Bhdlg. d. Hämorrhoidalleidens (mit Teubner), Chir. Praxis 1964. — Darmresekt. i. Zustand d. Peritonitis, Langenbecks Arch.
klin. Chir. 308/1964.

Zopff, Gustav, Dr. med. habil., Doz. f. Chir., Leit. Arzt d. chir. Abt. Krskrhs.,
634 Dillenburg. — *9. 7. 06 Sigmaringen. — **A:** 31 Freiburg/Br. — **Prom:** 31 ebd. —
Hab: 39 Heidelberg. — **F:** Chir., Urol. — **V:** 30–32 Med. Univ.-Klin. Köln (Eppin-
ger), 32–33 Physiol. Inst. Univ. Heidelberg (Broemser), 33–44 Chir. Univ.-Klin.
Tübingen u. Heidelberg (Kirschner, K. H. Bauer). — **P:** Veränderg. d. Thrombozytenzahl u. Gerinnungszeit d. Blutes i. Schock u. verwandten Zuständen, Z. exper.
Med. 81/1932. — Pulswellengeschwindigkt. unt. der Manschette, Z. Biol. 96/1933. —
Klin. Bedeutg. d. Anwendg. d. Hebelgesetze auf Statik u. Dynamik d. WS., Zbl.
Chir. 1935. — Instrumentensterilisat., Chirurg 1936. — Ätiol. postop. Passagestörgn. d. Magendarmkanals, Arch. klin. Chir. 186/1936. — Bedeutg. d. Mediastinal-
spanng. f. d. Kreisl., Zbl. Chir. 1936. — Gallensteinrezidive, Chirurg 1938. — Pfort-
ader-Leberkreisl., Stoffwechsel u. Kollaps, Arch. klin. Chir. 197/1939. — Diabetes
mellitus i. d. Chir. (mit Zenker), Chirurg 1939. — Tiefenknüpfer, ebd. — Überdruck-
atmg. u. Nark. i. Felde, Militärarzt 1940. — Bedinggn. f. d. Eintritt e. Luftembolie
nach Eröffng. d. Ven. cav. inf. (mit Engelhardt), Zbl. Chir. 1940. — Aufgaben, Ausrüstg. u. Erfahrgn. e. mob. Chirurgengruppe b. Fronteinsatz i. Westen (mit Zukschwerdt), Chirurg 1942. — Gelenkte Nagelg. d. Schenkelhalses, Z. Orthop. 80/1950.
— Duodenalsten. u. Atresie, Chirurg 1954. — Aseptik i. d. tägl. Praxis, ebd.

Zorn, Dietrich K. F., Chefarzt d. Urol. Klin. d. Städt. Krhs. Siloah, 3 Hannover-
Linden, Auestr. 46. — *4. 10. 07 Posen. — **A:** 31 Freiburg i. Br. — **Prom:** 31 ebd. —
F: Chir., Urol. — **V:** 31–36 Chir. Städt. Kr.anst. Königsberg/Pr. (Boit, Hoffheinz),
36–39 Urol. Städt. Krhs. Siloah Hannover (Praetorius).

Zrenner, Bernhard, Chefarzt d. Krskrhs., 8462 Neunburg vorm Wald, Krankenhausstr. 7. — *14. 3. 15 Kornthan. — **A:** 42 München. — **Prom:** 42 ebd. — **F:** Chir.

— **V:** 42–45 Kriegsdienst, 46–52 Krhs. d. Barmherz. Brüder Regensburg (Ritter).

Zrubecky, Gottlieb, Doz., Elsenheimstr. 22, A-5010 Salzburg (Österreich). — Fragebogen 1968 nicht beantwortet.

Zschau, Herbert, Prof., 83 Landshut (Bayern), Am Schloßanger 11. — Fragebogen 1968 nicht beantwortet.

Zsigmond, Paul, Ass. am Knappschaftskrhs., 46 Dortmund-Brackel, Wieckesweg 27. *

Zuckert, Dieter, Facharzt f. Chir., 1 Berlin 45, Ringstr. 19c. — *22. 11. 28 Rudolstadt. — **A:** 55 Berlin. — **Prom:** 58 Düsseldorf. — **F:** Chir. — **V:** 55–61 Städt. Krhs. Berlin-Moabit (Gohrbandt), 61–64 Städt. Kr.anst. Essen (Kremer), 64–67 VW-Werk Hannover, Unfallarzt. — **P:** Erfahrgn. u. klin. Untersuchgn. b. 530 Nark. m. e. Steroidverbindg., Diss. — Erste Erfahrgn. m. e. peroral. Eisen-Vitamin-Mineralstoff-Kombinat.präp. i. d. Chir., Zbl. Chir. 1956. — Klin. Untersuchgn. b. Steroidnark., 1. u. 2. Mitt., ebd. 1957. — Prakt. Erfahrgn. m. e. Steroidnark. b. allg.chir. Eingr., Chirurg 1958. — Antibiotikatherap., Zbl. Chir. 1958. — Nachbhdlg. Magenresezierter, Med. Klin. 1959. — Mukocele u. Myxoglobulose d. Appendix, Zbl. Chir. 1960.

Zukschwerdt, Ludwig, o.ö. Prof. em. Chir., 2 Hamburg 64 Barkenkoppel 3. — *7. 2. 02 Stuttgart. — **A:** 26 Heidelberg. — **Prom:** 25 ebd. — **Hab:** 31 ebd. — **F:** Chir. — **V:** 25–27 Med. Poliklin. Heidelberg (Tannhauser), 27–33 Chir. Klin. ebd. (Enderlen), 33–34 Charité Berlin (Sauerbruch), 34–39 1. Oberarzt Chir. Klin. Heidelberg (Kirschner), 36 a.o. Prof., 39 a.pl. Prof., 39–41 Krhs. Fürst Styrumstiftg. Bruchsal, 41–44 Ordinariat f. Chir. Straßburg, 44–47 Gefangenschaft, 47–53 Zentralklin. Göppingen, 53–55 Städt. Krhs. Bad Oeynhausen, 55–68 Chir. Univ.-Klin. Hamburg. — **B:** Schilddrüse, Epithelkörperchen u. Speicheldrüsen, in: Patholog.-physiol. Grundl. d. Chir., Bd. 4, J. A. Barth 1940. — Pathol. Physiol. d. Magens, in: Bernhardt, Grundl. d. pathol. Physiol., J. A. Barth 1944. — Eingr. an Lungen u. Mediastinum; Eingr. a. d. Speiseröhre; Op. Eingr. a. d. Brustdrüse, in: Chir. Op.lehre, Bd. I–IV, begr. v. Breitner, weitergef. v. Zukschwerdt u. Krauss, Urban & Schwarzenberg 1955–1959. — Wirbelgelenk u. Bandscheibe (mit Emminger, Biedermann u. Zettel), Hippokrates 1955. — Hamburger Symposien üb. Blutgerinnung (mit Thies), Schattauer 1958–1966. — Grundsätze d. Vor- u. Nachbhdlg. b. Eingr. i. d. Bauchhöhle (mit Lindenschmidt); Magen u. Duodenum (mit Lindenschmidt), in: Klin. Chir. f. d. Praxis (mit Diebold u. Junghanns), Bd. I–IV, Thieme 1961–1968. — Schilddrüse u. Epithelkörperchen (mit Bay), in: Bürkle de la Camp u. Schwaiger, Hdb. d. ges. Unfhlkd., Bd. II, Enke 1963. — Op.indikat. u. Darstellg. d. angewandten Verf. (mit Farthmann), in: Magenop. u. Magenoperierter, hrsg. v. Bartelheimer, Maurer u. Schreiber, de Gruyter 1968. — Chir. Diff.diagn. (hrsg. mit Vossschulte), Thieme 1968. — **P:** Verändergn. d. Magensaftsekret. als Folge verzög. Entleerg., Z. exper. Med. 79/1930. — Bhdlg. d. frei durchgebroch. Geschwürs d. Magens u. Zwölffingerdarmes (mit Eck), Dtsch. Z. Chir. 232/1932. — Op. Bhdlg. d. nicht resezierb. pept. Magengeschwürs (mit Eck), ebd. 237/1932. — Bedeutg. d. Pylorus f. d. Entwicklg. d. postop. pept. Geschwürs (mit Becker), ebd. 241/1933. — Nagelg. od. konservat. Bhdlg. d. Schenkelhalsbr. (mit Reis), Chirurg 1936. — Op. Bhdlg. d. nicht od. schwer resezierb. pept. Geschwürs (mit Horstmann), Erg. Chir. 29/1936. — Anzeigen u. Gegenanzeigen z. chir. Eingr. währ. d. Schwangerschaft, Zbl. Chir. 1936. — Röntgenol. Zeichen b. Blutgn. i. d. Bauchhöhle (mit Kemmler), Chirurg 1936. — Postop. mass. Lungenkollaps (mit Lezius), ebd. 1938. — Traumat.

Lungenkollaps (mit Pichel), ebd. 1940. — Aufgaben, Ausrüstg. u. Erfahrgn. e. mobilen Chirurgengruppe b. Fronteinsatz i. Westen (mit Zopff), ebd. 1942. — Konservat. u. postop. Therap. d. Bandscheibenprolapses, Dtsch. med. Wschr. 1951. — Pleuraempyem u. seine Folgezustände m. bes. Berücksicht. d. Dekortikat., ebd. 1952. — Bhdlg. d. Massenblutg. d. pept. Geschwürs (mit Hahn u. Petersen), ebd. 1953. — Diabetes u. Chir., Chir. Praxis 1957. — Thromboembolie unt. bes. Berücksicht. d. Prophyl. u. Therap. m. Antikoagulantien (mit Thies), Dtsch. med. Wschr. 1958. — Homoiotransplantat. v. Schilddrüsengewebe b. e. eineiigen Zwillingspaar (mit v. Harnack, Horst u. Lenz), ebd. — Klin. Pathol. d. Epiphysenfuge, Langenbecks Arch. klin. Chir. 289/1958. — Fortschr. d. op. Therap. d. Krebses d. Verdauungstraktes, Sonderb. Strahlentherap. 43/1959. — Meth. u. Erg. d. Diff.diagn. v. Schilddrüsenerkrankgn. durch d. Scintigrafie u. d. Radio-Jod-Dreiphasenstudium (mit Horst, Petersen u. Thiemann), Dtsch. med. Wschr. 1960. — Tracheotomie b. Ateminsuff.zuständen, Langenbecks Arch. klin. Chir. 295/1960. — Diff.-diagn. d. Ikterus als Grundl. f. chir. Eingr., Gastroenterologia 95/1961. — Chir. Bhdlg. d. Hypertens. inf. ungenüg. Blutversorgg. d. Nierenparenchyms (art.ven. Hämangiom d. Nierenstieles), Med. Klin. 1961. — Chir. d. Retroperitonealraumes, Langenbecks Arch. klin. Chir. 298/1961. — Sudeck-Syndr., ebd. 299/1961. — Schleudertrauma d. HWS., Schweiz. med. Wschr. 1961. — Isotope u. Schilddrüse (mit Horst), Langenbecks Arch. klin. Chir. 301/1962. — Pathogen. d. pept. Geschwürs, Gastroenterologie 1963. — Chir. Bhdlg. d. Cushing-Syndroms inf. bilater. Nebennierenrindenhyperplasie (mit Giebel, Oetjen u. Tamm), Schweiz. med. Wschr. 1963. — Gezielte Op.techn. i. Nichtendemiegebiet m. bes. Berücksicht. d. Adenomprobl. (mit Bay), Wien. med. Wschr. 1963. — Tox. Adenom d. Schilddrüse (mit Bay u. Horst), Med. Klin. 1963. — Nebenwirkgn., Nebenerscheingn. u. unerwünschte Frühfolgen b. chir. Maßnahmen i. d. Bauchhöhle. Pathophysiol. u. physiol.-chem. Fragen m. bes. Berücksicht. v. Kreisl., Gasstoffwechsel u. Thromboembolie, Langenbecks Arch. klin. Chir. 304/1963. — Exitus in tabula (mit Horatz), Klin. Med. 1965. — Thromb. u. Embolie, Langenbecks Arch. klin. Chir. 313/1965, Zbl. Chir. 1965. — Probl. d. chir. Therap. d. chron. Pankreatitis (mit Treu u. Treu), Med. Welt 1965. — Auffindg. e. Nebenschilddrüsenadenoms nach scintigraf. Darstellg. m. 75-Se-Methionin (mit Bartelheimer u. a.), Klin. Wschr. 1965. — Entwicklg. atyp. Adenome i. d. Thyreoidea als Spätfolge d. Therap. m. J 131 (mit Bay), Med. Welt 1966. — Exp. Chir. i. Rahmen d. Gesamtchir., Dtsch. med. Wschr. 1966. — Chir. i. Greisenalter, Therap.woche 1966. — Neue diagn., pathophysiol. u. op.techn. Probl. d. Chir. d. Epithelkörperchen, Langenbecks Arch. klin. Chir. 319/1967. — Renale tubul. Acidose u. bilater. Nephrocalcinose b. eineiigen Zwillingen (mit Kuhlencordt, Lenz u. Seemann), Dtsch. med. Wschr. 1967. — Mal. Struma (mit Bay), Chirurg 1968.

Zumfelde, Heinrich, Chefarzt d. chir. Abt. d. St.Elisabeth-Krhs., 3327 Salzgitter-Bad, Frankfurter Str. — *13. 2. 10 Bocholt. — **A:** 35 Münster. — **Prom:** 34 ebd. — **F:** Chir. — **V:** 34–35 Marien-Krhs. Hamburg u. 35–39 Frankfurt a. M. (Flörcken), 39 Oberarzt Josefs-Hosp. Bochum, 39–45 Kriegdienst. — **P:** Pantokain f. d. Lumbalanaesth., Zbl. Chir. 1937. — Sarkom d. weibl. Harnröhre, ebd. 1938. — Salmonelleninfekt. i. Hüftgelenk, Z. Bakteriol. 1955.

Zumtobel, Max, Chefarzt i. R., 5283 Bergneustadt, Wilhelmstr. 20. — *8. 3. 03 Dornbirn-Vorarlberg. — **A:** 29 Innsbruck. — **Prom:** 29 ebd. — **F:** Chir. — **V:** 29–30 Düsseldorf (v. Haberer), 31–39 Köln-Lindenburg u. Bürgerhosp. (v. Haberer), 38 Austausch-Ass. Bergmannsheil Bochum (Bürkle de la Camp), 40–44 stellvertr.

Leit. d. Chir. Univ.-Klin. Köln, 45 Militärdienst, 46–48 Leit. d. Chir. Abt. d. Städt.
Krhs. Gummersbach, 48–68 Chefarzt u. Leit. Arzt d. Städt. Krhs. Bergneustadt.
— **P:** Klin. u. Pathol. d. gutart. Sehnenscheidentumoren mit bes. Berücksicht. d.
xanthomat. Riesenzellengeschwülste, Dtsch. Z. Chir. 247/1936. — Vermeidg. v.
Nachblutgn. n. Magenop., Zbl. Chir. 1938.

Zuschneid, Karl, Dirig. Arzt d. chir. Abt. Städt. Humboldt-Krhs., 1 Berlin 51,
Teichstr. 65. — *6. 8. 12 Berlin. — **A:** 39 Berlin. — **Prom:** 39 ebd. — **Hab:** 58 ebd. —
F: Chir. — **V:** Städt. Rudolf-Virchow-Krhs. (Fick, Heim). — **B:** Beitr. in: Einrichtg.
u. Arbeitsweise e. Blutbank v. Heim u. Dahr, Thieme 1954. — Aetiol., Klin. u.
Prophyl. d. antibiot. Schäden i. d. Chir. (mit Heim), in: Antibiotica et Chemo-
therapia, Karger, Fortschr. 3/1956. — Op.-Übgn. f. Studenten, Voigt 1966. — **P:**
Form d. Knochenbr. b. d. Ostitis deformans Paget, Diss. — Erfolgr. physikal.-
medikam. Bhdlg. e. schw. CO-Enzephalitis. Verwendg. d. Pervitins, Dtsch. med.
Wschr. 1941. — Wirkg. physikal. Maßnahmen auf d. Asthma bronch. u. deren Dar-
stellg. durch Pneumogramme, Hippokrates 1942. — Fall halbseit. Vasodilatat. u.
Hyperhidrosis, Ärztl. Wschr. 1951. — Hyperaemia faciei semilateralis. Zweiter
Beitr. z. Frage d. vegetat. Gesichtsinnervat. u. z. Diagn. u. Operabilität intrathorak.
Tumoren, ebd. 1952. — Chylothorax. Chir. Anat. u. e. Meth. d. Rö.darstellg. d.
Brustlymphganges, Zbl. Chir. 1952. — Techn. d. Ductus thoracicus-Ligatur. -
Op. Bhdlg. d. Chylothorax (mit Heim), Chirurg 1952. — Entwicklgs.geschichtl.
Grundl. d. Segment-Resekt. - Probl. d. segment. Aufbaus d. Lunge u. d. sich
daraus ergeb. op.techn. Folgergn., Langenbecks Arch. klin. Chir. 3/4/1953. —
Diagn. u. Klin. d. Bronchial-Ka., Berl. Gesundheitsbl. 1954. — Op. Bhdlg. gr.
Bauchdeckendefekte, Chirurg 1954. — Radik. Mastekt. unt. Einschl. d. gleichseit.
parastern. Lymphknotenkette, ebd. — Funktion. Diagn. metastas. intrathorak.
Tumoren, Langenbecks Arch. klin. Chir. 282/1955. — Infektabwehr durch Anti-
biotica, Berl. Chir. Ges., 17. 10. 1955. — Gefahren b. d. Anwendg. v. Antibioticis
i. d. Chir., Fortschr. Med. 1956. — Primärresekt. d. perfor. Magengeschwürs, Berl.
Med., Sonderh. 1956. — Probl. d. Diagn. u. Therap. gutart. Tumoren d. Duodenums,
Langenbecks Arch. klin. Chir. 287/1957. — Schocktheorien u. deren Synth. als
Grundl. d. Diagn. u. Therap., Fortschr. Med. 1957. — Diagn. d. Schocks u. Kollapses
unt. bes. Berücksicht. klin. Untersuchgs.meth., ebd. — Bhdlg. d. Schocks u. Kollapses, Probl. d. medikam. Therap., ebd. — Intraart. Transfus., Habil.-Schr. 1957.
— Chir. Bedeutg. gutart. Tumoren d. Magens u. Zwölffingerdarmes, Antrittsvorlesg. u. Berl. Med. 1958. — Prostatahypertrophie, Ärztl. Praxis 1959. — Colica
mucosa – Colitis ulcerosa, Dtsch. med. J. 1960. — Gefahr ischiäm. Schäden b. d.
intraart. Transfus., Langenbecks Arch. klin. Chir. 295/1960. — Bedeutg. d. intraart. Transfus. b. d. Wiederbelebg., ebd. 308/1964. — Vergl. tierexp. Untersuchgn.
b. d. Bhdlg. schwerster Schockzustände m. intraart. u. intraven. Transfus., ebd. —
Selt. Ursachen chron. rezidiv. Ileuszustände, Chirurg 1965. — Kompliz. stumpfe
Bauchtraumen, Langenbecks Arch. klin. Chir. 315/1966. — Bhdlg. praeagon. Zustände u. Wiederbelebg. m. d. intraart. Transfus., Thoraxchir. u. vasc. Chir. 15/1967.
— Osteosynth. durch perkut. Verschraubg. u. Palavit-Brückenfixat., Chirurg 1968.

Zweigle, Dietrich K. O., Facharzt f. Chir. u. Durchgangsarzt, 731 Plochingen,
Hermannstr. 33. — *27. 2. 20 Stuttgart. — **A:** 45 Tübingen. — **Prom:** 45 ebd. —
F: Chir. — **V:** 45–47 Med. Univ.-Klin. Tübingen, 47–50 Ludwigspital Stetten i. R.
(Doederlein), 50–51 Orthop. Unf.-Krhs. Stuttgart (Baumann), 51–52 Krhs. Back-
nang (Krische), 52–65 1. Oberarzt Krskrhs. Plochingen (Wenzl).

Zwicker, Martin H., Prof., Dr. med. habil., Chefarzt d. chir. Abt. u. Leit. Arzt
d. Stadtkrhs., 477 Soest. — *31. 1. 20 Leipzig. — A: 44 Leipzig. — **Prom:** 44 ebd. —
Hab: 53 Berlin. — **F:** Chir. m. kosmet. Chir. — **V:** 44–50 Heinrich-Braun-Krhs.
Zwickau (Kulenkampff, Detlefsen), 50–61 Charité Berlin (Madlener, Felix). —
B: Hypnosis in Anesthesiology, Participant of an Int. Symposium, hrsg. v. Lassner,
Springer 1964. — **P:** Pagetsche Erkrankg. m. Wirbelbruch, Diss. — Neurinom i.
Mediastinum, Zbl. Chir. 1948. — Ungewöhnl. Fall v. Magenperforat., ebd. — Pseudo-
sklerose m. Myositis ossificans circumscripta neurotica, Nervenarzt 1949. — Menin-
gitis b. lob. Pneumonie, Ärztl. Wschr. 1949. — Bhdlg. d. Enteritis phlegmonosa, Zbl.
Chir. 1950. — Selt. Komplikat. b. stenosier. Kolonka., ebd. — Ileus nach Frakt.,
ebd. — Ileus i. Wochenbett, Zbl. Gyn. 1950. — Bhdlg. d. postop. Duodenalfistel,
Zbl. Chir. 1951. — Magengeschwürsscheinperforat., ebd. 1952. — Blutplasmareakt.
b. Serumkrankh., Bruns' Beitr. klin. Chir. 184/1952. — Zusätzl. Hypnosebhdlg. d.
Basedowschen Erkrankg., Dtsch. Z. Psychotherap. 1952. — Suggest. u. Analgesie,
Münch. med. Wschr. 1952. — Zytodiagn. i. d. Chir., Bruns' Beitr. klin. Chir. 185/
1952. — Tagg. d. Chirurgen d. DDR 1952 i. Berlin, Heilberufe 1952. — Extradur.
Spinalanästh. i. d. Lungenchir., Zbl. Chir. 1952. — Ausspr. z. d. Vortr. v. Lesse:
D. extradur. Spinalanästh. i. d. Lungenchir., ebd. — Zytodiagn. Beurteilg. v.
Körperhöhlenergüssen, ebd. — Erg. d. extradur. Spinalanästh. b. sog. Risikoop.,
Dtsch. Gesd.wes. 1953. — Mod. Nark.verf., Klin. Mbl. Augenhlkd. 1953. — Tierexp.
Untersuchgn. z. hohen Spinalanästh., Habil.-Schr. u. Wiss. Z. Humboldt-Univ.
Berlin 3/1953/54. — Tierexp. Untersuchgn. z. Verhütg. d. Hypoxie b. Thoraxop.,
Zbl. Chir. 1954. — Flexurvolvulus i. Anschl. an e. hint. Gastrojejunostomie, ebd. —
Höchste Spinalanästh. b. endothorak. Eingr. i. Tierversuch, Thoraxchir. 1954. —
Psychosomat. Gesichtspkt. i. Rahmen d. Chir., Bruns' Beitr. klin. Chir. 189/1954. —
Tietzesyndr., Dtsch. Gesd.wes. 1954. — Erg. d. Saugdrainage b. postop. Duodenal-
fistel, Z. ärztl. Fortbild. 1954. — Plasmazellenreakt. b. Serumkrankh., Klin. Wschr.
1954. — Tierversuche m. Thoraxeingr. i. Spinalanästh., Zbl. Chir. 1954. — Exp.
Untersuchgn. z. Verhütg. d. Hypoxie b. Brustkorbop., Dtsch. Gesd.wes. 1954. —
Postop. Serumeisenspiegel, Langenbecks Arch. klin. Chir. 278/1954. — Erg. m. d.
zytol. Tumordiagn. i. Brust- u. Bauchfellergüssen, Dtsch. med. J. 1955. — Erg. b.
d. chir. Anwendg. v. Metrotonin, Therap. Gegenw. 1955. — Verhalten d. Serum-
eisens nach Op., Z. inn. Med. 10/1955. — Exp. u. klin. Beitr. z. intramedull. Be-
täubgs.mittelinjekt., Zbl. Neurochir. 1956. — Bhdlg. schwerster Substanzdefekte
d. Kopfhaut, Bruns' Beitr. klin. Chir. 192/1956. — Schock u. Kollaps, Zbl. Chir.
1956. — Klin. u. Therap. d. Elephantiasis d. unt. Extremitäten, Langenbecks Arch.
klin. Chir. 283/1956. — Einfl. d. Splenekt. auf Blutbild u. Knochenmarksausstrich,
Folia Haematologica 74/1956. — Exp. Untersuchgn. zur totalen spin. u. zistern.
Anästhesie, 4. Int. Kongr. f. Thoraxerkr. Köln 1956. — About Elephantiasis of the
lower limbs, J. Indian Med. Prof. 3/1957. — Bhdlg. d. Elephantiasis d. unt. Extremitäten, Zbl. Chir. 1957. — Injekt.zw.fall i. Gehirn- u. Rückenmarksnähe, Dtsch.
Gesd.wes. 1957. — Pathol. d. unbehand. u. op. angegang. Elephantiasis d. unt.
Extremitäten, Zbl. Chir. 1957. — Klin. u. exp. Erg. b. totaler spin. Anästh. u. b.
Ausschaltg. d. Atemzentrums, Dtsch. Gesd.wes. 1957. — Bhdlg. d. Erysipeloids,
Zbl. Chir. 1957. — Zw.fälle b. Einspritzg. lok. Betäubgs.mittel i. Rückenmarksnähe,
ebd. — Op. Bhdlg. d. Elephantiasis, Med. Kosmet. 1957. — Nahtinsuff. i. d. Bauch-
chir., Bruns' Beitr. klin. Chir. 196/1958. — Tierexp. Untersuchgn. m. zistern.
Novokaininjekt., ebd. 197/1958. — Wie verhütet u. wie behand. man d. Elephan-
tiasis d. Arme nach Mammaamputat. m. Achseldrüsenausräumg., Münch. med.

Wschr. 1958. — Bhdlg. d. Syn- u. Polydaktylie, Med. Kosmet. 1959. — Hautplast. Versorgg. v. sekund. Verletzgs.folgen., Bruns' Beitr. klin. Chir. 198/1959. — Haltbarkt. v. Tumorzellen i. Aszites, Dtsch. med. J. 1959. — Selt. Tumor i. gr. Netz, Zbl. Chir. 1959. — Indikat.stellgn. u. Erg. i. d. Milzchir., Dtsch. med. J. 1959. — Lymphableitg. b. d. Bhdlg. d. Elephantiasis d. unt. Extremitäten, Kosm. Mschr. 1959. — Postop. Serumkupferspiegelverändergn., Klin. Wschr. 1959. — Atmg. u. Kreisl. nach zistern. Novokaineinbringg., Pflügers Arch. 270/1959 — Freies Transplantat b. d. Versorgg. von Schädelweichteildefekten, Med. Kosmet. 1959. — Resekt.bhdlg. v. metastat. Lungentumoren, Thoraxchir. 1959. — Autoplast. Hauttransplantat. i. Tierversuch, Bruns' Beitr. klin. Chir. 198/1959. — Wesen u. Bhdlg. d. Tendovaginitis stenosans fibrosa, Dtsch. med. Wschr. 1959. — Tierexp. Untersuchgn. m. d. freien Hauttransplantat., Langenbecks Arch. klin. Chir. 292/1959. — Elephantiasis d. unt. Gliedmaßen, Chir. Praxis 1959. — Heut. Standpkt. i. d. Frage d. Milzexstirpat, Zbl. Chir. 1959. — Sekund. Vagotomie, Bruns' Beitr. klin. Chir. 200/1960. — Prof. Dr. Kulenkampff 80 J., ebd. 201/1960. — Milzexstirpat. b. splenopath. Markhemmg., ebd. — Dermatomlappen b. d. Bhdlg. v. gr. Narbenbr., Münch. med. Wschr. 1960. — Splenekt. b. hämolyt. Erkrankgn., Dtsch. med. J. 1960. — Milzexstirpat. b. hämolyt. u. splenopath. Erkrankgn., Langenbecks Arch. klin. Chir. 295/1960. — Bhdlgs.mögl.ktn. d. chron. Lymphödems an d. unt. Extremitäten, Kongreßber. inn. Med. 66/1960. — Splenekt. b. Thromboyztopenien, Med. Welt 1961. — Gastritis phlegmonosa acuta, Chirurg 1965. — Prof. Dr. Kulenkampff z. 85. Geb., Anaesthesist 1965. — Stumpfe Bauchdeckenverletzgn. b. Kindern, Zbl. Chir. 1966. — Psychosomat. Gesichtspkt. f. d. Chirurgen, Proc. Int. Congr. Hypnosis and Psychosom. Med. Berlin 1967.

Direktoren der Chirurgischen Universitätskliniken
soweit ihre Personalien im Buch enthalten sind.

Deutschland
(BRD u. DDR)

Berlin: I. Chir. Klin. u. -Poliklin. d. Freien Univ. im Klinikum Steglitz, Dir. Prof. H. Franke.

II. Chir. Klin. u. -Poliklin. d. Freien Univ. im Städt. Krhs. Westend, Dir. Prof. E. S. Bücherl.

Orthop. Klin. u. -Poliklin. d. Freien Univ. Berlin im Oskar-Helene-Heim, Dir. Prof. G. K. H. Friedebold.

Univ. Inst. f. Anaesthesiol. im Städt. Krhs. Westend, Dir. Prof. H. J. Eberlein.

Urol. Klin. u. -Poliklin. d. Freien Univ. im Klinikum Steglitz, Dir. Prof. J. O. W. Brosig.

Chir. Klin. (Charité) d. Humboldt-Univ., Dir. Prof. H. J. Serfling.

Bonn: Chir. Univ.-Klin. u. -Poliklin., Dir. Prof. A. P. W. Gütgemann.

Neurochir. Univ.-Klin., Dir. Prof. P. Röttgen.

Düsseldorf: Chir. Univ.-Klin. u. -Poliklin., Dir. Prof. E. Derra.

Klin. f. Kiefer- u. Gesichtschir. d. Univ., Dir. Prof. A. H. Rehrmann.

Neurochir. Univ.-Klin., Dir. Prof. H. Kuhlendahl.

Univ.-Klin. f. Med. Strahlenkunde, Dir. Prof. H. Vieten.

Erfurt: Chir. Klin. Med. Akad., Dir. Prof. W. Usbeck.

Erlangen: Chir. Univ.-Klin. mit -Poliklin., Dir. Prof. G. Hegemann.

Essen: Chir. Univ.-Klin. u. -Poliklin. d. Ruhr-Univ. Bochum, Klinikum Essen, Dir. Prof. K. Kremer.

Neurochir. Klin. d. Ruhr-Univ. Bochum, Klinikum Essen, Dir. Prof. W. Grote.

Orthop. Klin. d. Ruhr-Univ. Bochum, Klinikum Essen, Dir. Prof. K.-F. Schlegel.

Frankfurt a. M.: Chir. Univ.-Klin. u. -Poliklin., Dir. Prof. R. Geißendörfer.

Freiburg/Br.: Chir. Univ.-Klin. u. -Poliklin., Dir. Prof. M. Schwaiger.

Inst. f. Anaesthesiol. d. Univ., Dir. Prof. K. Wiemers.

Neurochir. Univ.-Klin., Dir. Prof. T. Riechert.

Gießen: Chir. Univ.-Klin. u. -Poliklin., Dir. Prof. K. Vossschulte.

Neurochir. Univ.-Klin., Dir. Prof. H. W. Pia.

Orthop. Univ.-Klinik., Dir. Prof. H. M. Rettig.

Göttingen: Chir. Univ.-Klin. u. -Poliklin., Dir. Prof. H. Hellner.

Neurochir. Univ.-Klin., Dir. Prof. K.-A. Bushe.

Univ.-Inst. f. klin. Physiol., Dir. Prof. H.-J. Bretschneider.

Greifswald: Orthop. Univ.-Klin., Dir. Prof. H. Hofer.

Halle (Saale): Chir. Univ.-Klin., Dir. Prof. K.-L. Schober.

Orthop. Univ.-Klin., Dir. Prof. H.-H. Schnelle.

Hamburg: Chir. Univ.-Klin. u. -Poliklin., Dir. Prof. F. Stelzner.
Orthop. Univ.-Klin. u. -Poliklin., Ltg.: Prof. J. Harff.
Univ.-Klin. u. -Poliklin. für Zahn- Mund- Kiefer-Krh., Dir. Prof. Dr. K.Schuchardt.
Hannover: Chir. Klin. d. Med. Hochschule, Oststadtkrhs., Dir. Prof. H. G. Borst.
Heidelberg: Chir. Univ.-Klin., Dir. Prof. F. Linder.
Orthop. Univ.-Klin. u. -Poliklin., Dir. Prof. H. Cotta.
Homburg (Saar): Chir. Univ.-Klin. u. Inst. f. exp. Chir., Dir. Prof. H. Lüdeke.
Inst. f. Anaesth. d. Univ. d. Saarlandes, Dir. Prof. K. F. E. Hutschenreuter.
Neurochir. Univ.-Klin., Dir. Prof. F. Loew.
Urol. Univ.-Klin., Dir. Prof. C.-E. Alken.
Jena: Chir. Klin. d. Univ., Dir. Prof. Th. Becker.
Urol. Univ.-Klin., Dir. Prof. E. Hienzsch.
Kiel: Chir. Univ.-Klin., Dir. Prof. B. Löhr.
Köln-Lindenthal: Chir. Univ.-Klin. u. -Poliklin., Dir. Prof. G. Heberer.
-Merheim: II. Chir. Univ.-Klin. i. d. Städt-Kr.anst. Köln-Merheim, Dir. Prof. W. Schink.
Leipzig: Chir. Univ.-Klin., Dir. Prof. W. Kothe.
Kinderchir. Univ.-Klin., Dir. Prof. F. Meißner.
Klin. f. Herz u. Gefäßchir. d. Univ., Dir. Prof. M. Herbst.
Neurochir. Univ.-Klin., Dir. Prof. G. L. Merrem.
Orth. Univ.-Klin., Dir. Prof. P. F. Matzen.
Lübeck: Chir. Klin. u. -Poliklin. d. Med. Akad. Lübeck, Dir. Prof. H. Reme.
Mannheim: Chir. Klin. i. Klinikum Mannheim d. Univ. Heidelberg, Dir. Prof. H. Oberdalhoff.
Orthop. Klin. i. Klinikum Mannheim d. Univ. Heidelberg, Dir. Prof. G. Jentschura.
Magdeburg: Chir. Klin. d. Med. Akad. i. Gustav-Ricker-Krhs., Dir. Prof. W. Lembcke.
Urol. Klin. d. Med. Akad., Dir. Prof. G. W. Heise.
Mainz: Chir. Univ. -Klin., Dir. Prof. F. Kümmerle.
Inst. f. Anaethesiol. d. Univ., Dir. Prof. R. Frey.
Neuchir. Univ.-Klin., Dir. Prof. K. F. Schürmann.
Marburg: Chir. Univ.-Klin., Dir. Prof. H. H. Hamelmann.
Orthop. Klin. u. -Poliklin. d. Univ., Dir. Prof. G. Exner.
Univ.-HNO.Klin., Dir. Prof. J. Berendes.
München: Chir. Univ.-Klin., Dir. Prof. R. Zenker.
Chir. Poliklin. d. Univ., Dir. Prof. F. Holle.
Neurochir. Univ.-Klin., Dir. Prof. F. Marguth.
Orthop. Univ.-Klin., Dir. Prof. A. N. Witt.
Univ.-Klin. u. -Poliklin. f. Hals-, Nasen- u. Ohrenkranke, Dir. Prof. A. Herrmann.
Urol. Univ.-Klin. u. -Poliklin., Dir. Prof. E. R. E. Schmiedt.
Chir. Klin. u. Poliklin. r. d. Isar d. Techn. Hochschule, Dir. Prof. G. Maurer.
Münster: Chir. Univ.-Klin., Dir. Prof. P. Sunder-Plaßmann.
Univ.-H.N.O.-Klin., Dir. Prof. K. Mündnich.
Rostock: Chir. Univ.-Klin., Dir. Prof. W. Schmitt.
Orthop. Univ.-Klin., Dir. Prof. H. Seyfarth.
Tübingen: Chir. Univ.-Klin., Dir. Prof. L. A. Koslowski.
Würzburg: Chir. Univ.-Klin., Dir. Prof. E. Kern.
H.N.O.-Klin. u. -Poliklin. d. Univ., Dir. Prof. H. L. Wullstein.
Neurochir. Klin. u. -Poliklin. d. Univ., Dir. Prof. J. G. E. J. Gerlach.

Ausland

Athen (Griechenland): II. Chir. Univ.-Klin. im Aretaiion-Hosp., Dir. Prof. H. Toole.
Ankara (Türkei): II. Chir. Univ.-Klin., Prof. O. Toygar.
Basel (Schweiz): Chir. Univ.-Klin., Prof. M. Allgöwer.
Orthop. Univ.-Klin. i. Bürgerspit., Dir. Prof. G. Chapchal.
Bern (Schweiz): Chir. Klin. u. -Poliklin., Dir. Prof. K. Lenggenhager.
Coimbra (Portugal): Chir. Univ.-Klin., Dir. Prof. B. do Valle Pereira.
Debrecen (Ungarn): II. Chir. Univ.-Klin., Dir. Prof. J. Ladanyi.
Göteborg (Schweden): II. Chir. Univ.-Klin. Sahlgrenska Sjukhuset, Dir. Prof.
E. R. Romanus.
Graz (Österr.): Chir. Univ.-Klin., Dir. Prof. F. Spath.
Univ.-Zahnklin., Dir. Prof. R. Trauner.
Helsinki (Finnlind): II. Chir. Univ.-Klin., Dir. Prof. M. J. Turunen.
Innsbruck (Österr.): Chir. Univ.-Klin., Dir. Prof. P. Huber.
Lund (Schweden): Chir. Univ.-Klin., Dir. Prof. P. Sandblom.
Thoraxchir. Univ.-Klin., Dir. Dr. O. Dahlbäck.
Mailand (Italien): Chir. Klin. d. Univ., Dir. Prof. V. Staudacher.
Madrid (Spanien): Lehrstuhl f. pathol. Chir. d. Univ., Vorst. Prof. R. Vara-Lopez.
Malmö (Schweden): Chir. Klin. Malmö d. Univ. Lund, Dir. Prof. H. B. Wulff.
Plovdiv (Bulg.): Orthop. Univ. Klin., Dir. Prof. B. Hadjistamoff.
Santiago (Chile): Chir. Univ. Klin., Dir. Prof. J. Westermeyer.
Skopje (Jugoslawien): Chir. Univ. Klin., Dir. Prof. P. A. Karagjozov.
Uppsala (Schweden): Chir. Univ.-Klin., Dir. Prof. L. O. Thorén.
Utrecht (Niederl.): Chir. Univ.-Klin., Dir. Prof. J. F. Nuboer.
Wien (Österr.): I. Chir. Univ.-Klin., Vorst. Prof. P. Fuchsig.
II. Chir. Univ.-Klin., Dir. Prof. J. Navrátil.
Inst. f. Anaesth. d. Univ., Dir. Prof. O. Mayrhofer-Krammel.
Univ.-Klin. f. Kieferchir., Vorst. Prof. R. Ullik.
Zagreb (Jugoslawien): Chir. Univ.-Klin. „Rebro". Dir. Prof. D. Juzbašić.
Zürich (Schweiz): Chir. Univ.-Klin. A. im Kantonsspit., Dir. Prof. Å. Senning.
Chir. Univ.-Klin. B. im Kantonsspit., Dir. Prof. H.-U. Buff.
Urol. Univ.-Klin. im Kantonsspit., Dir. Prof. G. Mayor.

Leitende Ärzte der chirurgischen Abteilungen öffentlicher Krankenhäuser

Die Direktoren der Chirurgischen Universitätskliniken sind in einem besonderen Verzeichnis (S. 1036) aufgeführt.

Deutschland

(BRD und DDR)

Aachen: Marien-Hosp., Dr. F. Coester.
   St.-Franziskus-Krhs., Dr. J. Jötten.
   Luisenhosp., Prof. K. Kuhlmann.
   Med. Fak. d. Rhein.-Westf. Techn. Hochschule (Urol. Abt.), Prof. H. W. Lutzeyer.
   Med. Fak. d. Rhein.-Westf. Techn. Hochschule (Chir. Abt.), Prof. M. Reifferscheid.
Aalen: Krskrhs., Dr. P. Holzamer.
Achern: Städt. Krhs., Dr. H. Bräutigam.
Achim: Städt. Krhs., MR. Dr. W. Duve.
Ahaus: Marien-Hosp., Dr. H. Hunstiger.
Aichach: Städt. Krhs., Dr. E. Bringmann.
Alfeld/Leine: Stadt- u. Krskrhs., Dir. Dr. G. W. G. Neumann.
Altena: Städt. Krhs. (Chir. Abt. u. Unfallabt.), Dr. K. A. W. O. Brüning.
Altenburg: Krskrhs., Dir. Dr. J. Reichmann.
Altenhundem: Josef-Hosp., Dr. H. Nolte.
Altenkirchen/Westerwald: Krskrhs., Dr. Ch. H. Schulz.
Alzey: Krskrhs., Dir. Dr. H. Nusselt.
Amberg/Obpf.: Städt. Marien-Krhs., Dr. R. Felkel.
Andernach: Stiftshosp., Prof. B. Janik.
Anklam: Krskrhs., Dir. Dr. H. Wiesner.
Ansbach: Städt. Krhs., OMR. Dr. W. Henniges.
Arnsberg: Städt. Krhs. Marienhosp., Dr. P. Gerritzen.
Arnstadt: Marienstift (Orthop. Klin.), Dr. E.-W. Abeßer.
   Krskr.anst., Dir. OMR. Prof. G. Jorns.
Aschaffenburg: Städt. Krhs., Dr. C. M. Daser.
Aschersleben: Krskrhs., Dr. H. Bofinger.
Attendorn (Westf.): Städt. Krhs., Dr. P. Köster.
Aue (Sachsen): Ernst-Scheffler-Krhs. (Urol. Klin.), Dr. W. Kaden.
Auerbach (Vogtl.): Poliklin., Dr. A. Hufnagl.
   Krskr.anst., Dr. R. Lohse.
Augsburg: Städt. Krhs., Dr. H. Gumrich.

Backnang: Krskrhs., Dr. R. Landfried.
Bad Abbach: Rheumakrhs. II., Prof. O. Boos.
Bad Aibling: Städt. Krhs., Dr. H. Köstler.

Bad Berka: Tbc.-Klin., Prof. E. Hasche.
Heilstätten (Urol. u. Skelettuberk.), Dr. W. Wehrheim.
Bad Blankenburg: Krskrhs. Rudolstadt, Dr. H. Singer.
Bad Buchau/Federsee: Krhs., Dr. F. Linz.
Bad Doberan: Krhs., Dir. MR. K. A. A. Quodbach.
Bad Driburg: Josef-Hosp., Dr. Peter Schüller.
Bad Ems: Marienkrhs., Dr. W. Inthorn.
Krhs. Diakonissenheim, Dr. E. Schlosser.
Baden-Baden: Städt. Krhs., Dr. H. Eiermann.
Bad Frankenhausen: Manniske-Krskrhs., Dr. K.-A. Weber.
Bad Godesberg: St.-Markus-Stift, Dr. Cl. Bücker.
Viktoria-Hosp., Dr. H. Graf v. Lehndorff.
Bad Hersfeld: Krskrhs., Dir. Dr. W. Stengel.
Bad Homburg v. d. H.: Krskrhs. Obertaunus, Dr. H. Becher.
Bad Kreuznach: Krhs. St. Marienwörth, Dr. H. Kusche.
Diakonie-Anst., Dr. H. K. Stephan.
Bad Langensalza: Krskrhs. u. Kurort-Poliklin., Dir. MR. Dr. K. P. Pfeifer.
Bad Lauterberg: Stadtkrhs., Dr. H. Müller.
Bad Liebenstein: Krskrhs., MR. Dr. N. Vogel.
Bad Mergentheim: Chir. Krskrhs., Dr. H. J. F. Schaudig.
Bad Nauheim: Städt. Krhs., Dr. Th. Cellarius.
Bad Neuenahr: Krhs. Maria Hilf, Dr. N. Nicolai.
Bad Oeynhausen: Krhs., Prof. H. Kastrup.
Bad Oldesloe: Krskrhs. Stormarn, Dr. R. von Ondarza.
Bad Pyrmont: Krhs. St. Georg, Dr. A. Honervogt.
Versorggs. Krhs., OMR. A. H. H. Plentz.
Bathildis-Krhs., Dr. F. Tegtmeyer.
Versorggs. Krhs. (Chir. u. Neurochir. Abt.), RMO. L. G. Vogt.
Bad Reichenhall: Städt. Krhs., Dr. Baldauf.
Bad Salzungen: Krhs., Dr. A. Ellerau.
Bad Schandau: Krhs., Dir. MR. H. Metze.
Bad Schwalbach: Krskrhs., Dr. B. F. Mertz.
Bad Tölz: Städt. Krhs., Dr. J. Stadler.
Bad Vilbel: Städt. Krhs., Dr. L. Jensch.
Bad Wildungen: Stadtkrhs. (Chir. Klin. mit urol. Abt.), Dr. A. D. Steffens-Krebs.
Bad Windsheim: Städt. Krhs., Dr. D. N. Malcher.
Bahrendorf üb. Magdeburg: Krskrhs., OMR. W. Lämmerzahl.
Balingen: Krskrhs., Dr. H. P. Rothacker.
Ballenstedt: Krskrhs., San.Rat W. Happich.
Balve: Marienhosp., Dr. B. B. Lensmann.
Bamberg: Städt. Krhs., Med. Dir. Prof. L. Löffler.
Bardenberg üb. Herzogenrath: Knappschafts-Krhs., Dr. F. K. Genius.
Krhs. d. Aachener Knappschaft, Dir. Dr. A. Herink.
Barmstedt: Krhs. d. Grafschaft Rantzau, Dr. U. Brinckmann.
Bassenheim: Freifrau Abraham v. Oppenheimsches Krhs., Dr. H. J. Rathscheck.
Bassum: Städt. Krhs., Dr. G. A. H. Grote.
Bautzen: St. Benno-Krhs., Dr. J. Fritzsch.
Krskrhs., Dr. E. W. Kluge.
Krskrhs., Dir. OMR. Dr. H. Zerbes.

Bayreuth: Versorggs. Krhs., Reg. Med. Dir. K. Schwädt.
  Städt. Kr.anst., Stadtmedizinaldirektor G. Weber.
Bedburg: Krhs. St. Hubertus (Chir.-gynäk. Abt.), Dr. E. Lübbesmeyer.
Beelitz Heilstätten: Bezkrhs. f. Tuberkul., MR. Dr. W. van de Kamp.
Beeskow: Krskrhs., Dr. K. Krautmann.
Belzig: Krskrhs., Dr. H. Kroening.
Bendorf (Rhein): St. Josefs-Krhs., Dr. E. Lenz.
Bensberg: Vinzenz-Pallotti-Hosp., Dr. J.-E. Berberich.
Bensheim: Heil.-Geist-Hosp., Dr. F. Willersinn.
Berchtesgaden: Versorggs.-Krhs., Chefchir. Dr. E. F. Artmann.
  Krskrhs., Dr. L. R. Schindler.
Bergen (Rügen): Krhs., OMR. Dr. H. H. Franke.
Bergisch Gladbach: Ev. Krhs., Dr. H. Nasemann.
  Krhs. Maria Hilf, Dr. H. J. R. Zander.
Berlin: St.-Hildegard-Krhs., Dr. W. Bange.
  Oscar-Ziethen-Krhs., Dr. H. J. F. Barbier.
  Grunewald-Klin., Dr. A. Bauer.
  Städt. Krhs. Neukölln (Urol. Abt.), Dr. R. Berndt.
  St.-Gertrauden-Krhs., Dr. W. Bittner.
  Städt. Behring-Krhs., Dir. Prof. R. Dohrmann.
  Martin-Luther-Krhs., Prof. H. Domrich.
  Central-Diakonissenkrhs. Bethanien, Dr. K. G. Dorka.
  Rittberg-Krhs. v. D.R.K. (Chir.-gynäk. Abt.), Dir. Dr. G. A. E. Elsholz.
  Städt. Krhs. Pankow (Chir. u. Unfallklin.), Dr. K. Franke.
  Lazarus-Krhs. u. Diakonissenhs. (Chir. u. Unfallabt.), Dr. E. G. Fr. A. Grau.
  Ev. Waldkrhs. Spandau, Dr. H. K. Guderley.
  St.-Joseph-Krhs. Tempelhof, Dr. H.-R. Hahn.
  Hubertus-Krhs., Dr. E.-H. Graf v. Hardenberg.
  Städt. Humboldt-Krhs., Dr. W. Hartkopf.
  Städt. Rudolf-Virchow-Krhs. (Chir.-urol. Abt.), Dir. Prof. W. Heim.
  Städt. Krhs. Wannsee, Dr. H. Henschke.
  Elisabeth-Krhs., Dr. M. Johannsen.
  Städt. Krhs. Wilmersdorf, Prof. H. H. Kallenbach.
  Städt. Klinikum Buch (Kinderchirurg. Klin.), Dr. I. Krause.
  Städt. Auguste-Viktoria-Krhs., Dir. Prof. R. Maatz.
  Geschwulst-Klin. Buch d. Dtsch. Akad. d. Wissensch. OMR. Prof. Th. Matthes.
  Krhs. Paul-Gerhardt-Stift, Dr. H. Müller.
  Krhs. im Friedrichshain (Gefäßchir. Abt.), Dr. J. Neugebauer.
  Jüd. Krhs., Dr. W. Pehlke.
  Dominikuskrhs., Dr. K. Pochhammer.
  Königswarter Krhs., Dr. H. K. E. Rinck.
  D.R.K.-Krhs. Jungfernheide, Dr. W. Rosin.
  Städt. Krhs. Weissensee, MR. R. A. Schäfer.
  Städt. Krhs. Am Urban, Dir. H. A. Th. von Schleyer.
  Städt. Krhs. im Friedrichshain, Prof. A. K. Schmauss.
  Paulinen-Krhs., Dr. W.-E. Schmidt.
  Inst. f. Berufskrankh. Lichtenberg, MR. Dr. G. Schröter.
  Städt. Krhs. Am Urban, Dr. H. Stephani.
  Städt. Klin. Buch (I. Chir. Klin.), Dr. H. Weber.

Städt. Kinderkrhs. Wedding, Dr. W. Weidenmann.
II..neurochir. Abt. d. Freien Univ. Berlin im Klinikum Steglitz,
Dr. H. H. B. Wenker.
Königin-Elisabeth-Hosp. (Chir.-gynäk. Abt.), Dr. H. Will.
Robert-Rössle-Klin., Inst. f. Krebsforschg. Buch, MR. Dr. G. Wittig.
Städt. Krhs. Neukölln (HNO-Abt.), Dr. G. Zinser.
Städt. Humboldt-Krhs., Dr. K. Zuschneid.
Bergisch Gladbach: Krhs. Maria-Hilf, Dr. H. J. R. Zander.
Bernburg: Krskrhs., OMR. Dir. E. Knobloch.
Bethel: Kr.anst. Sarepta, Prof. H. von Hasselbach.
Bielefeld: Ev. Johanneskrhs., Prof. K.-G. Eysholdt.
Städt. Kr.anst., Dr. V. Jagdschian.
St. Franziskus-Hosp., Prof. F. H. Koss.
Bingen (Rhein): Heilig-Geist-Hosp., Dr. H. Heidecker.
Birkenfeld (Nahe): D.R.K.-Elisabeth-Krhs., Dr. K. Schäfer.
Bitterfeld: Krskrhs. (Orthop. Abt.), Dr. W. Frey.
Blankenburg (Harz): Krhs. u. Poliklin., Dr. H. Meyer.
Krskrhs. Dr. W. Utsch.
Bochholt: St. Agnes-Hosp., Dr. G. Lohmann.
Bochum: Josefs-Hosp., Dr. P. Boecker.
Ev. Krhs., Dr. F. Buschey.
Berufsgenossenschaftl. Kr.anst. „Bergmannsheil" (Anaesth.-Abt.),
Dr. H.-P. Harrfeldt.
Augusta-Krhs., Prof. Dr. O. Hilgenfeldt.
Knappschaftskrhs. (Chir. Ambulanz), Dr. G. Kerstner.
Knappschafts-Krhs. (Chir. u. neurochir. Abt.), Dir. Dr. W. Klug.
Kr.anst. Bergmannsheil (Abt. f. Rückenmarksverl. d. Chir. Klin. u. -Poliklin.),
Dr. F.-W. Meinecke.
Kr.anst. „Bergmannsheil" (Chir. Klin. u. -Poliklin.), Prof. J. Rehn.
St. Josef-Hosp., Prof. A. Rosenthal.
Maria-Hilf-Krhs., Dr. H. Rüther.
Augusta-Kr.anst., Dr. K. G. H. Schmidt.
Elisabeth-Krhs., Dr. W. Schüttemeyer.
St. Josef-Hosp. (Anaesth.-Abt.), Dr. W. M. Schwiete.
Bockum-Hövel: St.-Josephs-Krhs., Dr. A. Saal.
Bodenwöhr: Krhs, Dr. R. Klöck.
Böblingen: Krskrhs., Dir. Prof. Dr. F. Zettler.
Bonn: Johanniter-Krhs., Dr. R. C. Haan.
St. Johannes-Hosp., Dr. G. Lang.
Marien-Hosp., Prof. P. A. Ollinger.
Radiol. Klin. (Nuclearmed. Abt.), Prof. C. Winkler.
Bopfingen: Städt. Krhs., Dr. E. Wieland.
Borghorst (Westf.): Krhs. „Maria Trost", Dr. H. Burchhardt.
Borna: Chir. Poliklin., Dr. R. Mehner.
Krskrhs., MR. G. Schreckenbach.
Bottrop: Marien-Hosp., Dr. G. Hennrich.
Knappschaftskrhs., Dr. G. Mußgnug.
Brakel: St. Vinzenz-Hosp., Dr. N. G. Kopp.
Brandenburg (Havel): Städt. Kr.anst., MR. Dr. A. F. L. H. Krafft.

raubach: Ev. Krhs., Dr. E. Blass.
raunfels: Krskrhs., Dr. W. F. Kaps.
raunschweig: Chir. Klin., Prof. P. Ch. Alnor.
 Städt. Krhs. (Kinderchir. Abt.), Dr. M. E. Hofmann.
 Ev.luth. Marienstift, Dr. W. Johae.
 Städt. Krhs. (Chir. Unf.klin.), Dr. M. Weinreich.
redstedt: Zweckverbandskrhs., Dr. F. W. Schröder.
reisach: Rosmann-Krhs., Dr. P. Schumacher.
remen: Städt. Kr.anst. (Kieferklin.), Dir. Prof. H. W. Beck.
 Diakonissenanst., Dr. K. Blanke.
 Zentr.-Krhs. „Links der Weser", Dir. Dr. W. Cramer.
 Städt. Kinderklin. Prof. F. Rehbein.
 Ev. Diakonissenh. Bremen-Lesum (Orthop. Klin.), Dr. E. R. G. Neumeyer.
 R.K.-Krhs., Prof. B. P. F. Karitzky.
 Städt. Kr.anst. (Allg. Anaesthesieabt.), Dr. W. F. Henschel.
 Berufsgen.schaftl. Unfallbehdlgs.stelle, Dr. F. Dammann.
 Diakonissenhs. (Heilstätte f. chir. Tbc.), Dr. W. Ruthe.
 Städt. Kr.anst., Dir. Prof. W. Schütz. ·
 Zentralkrhs. (Unfallchir. Klin.), Prof. Dr. E. Sieber.
 Städt. Kr.anst. (Urol. Klin.), Dir. H. G. Stoll.
 Unfallstation f. Betriebsverletzte, Dr. B. H. Trentmann.
 Chir. Klin. Bremen N., Dir. Prof. U.-J. Wassner.
 St. Joseph-Stift, Dr. D. Wülfing.
remerhaven: Krhs., Prof. W. Axhausen.
 Krsh. Mitte d. Städt. Kr.anst. (Anaesthesieabt.), Dr. K. Mangel.
emervörde: Krskrhs., Dr. H. Engler.
etten: Krskrhs., Dir. Dr. W. Mahler.
ilon: Städt. Krhs. u. „Maria-Hilf", Dr. R. Neuhaus.
uchsal: Krhs., Dr. D. Franke.
 Städt. Krhs., Dr. K. D. Redecker.
ückenau (Rhön): St.-Georgsritterorden-Krhs., Dr. W. Seifert.
unsbüttelkoog: Krhs., Dr. K. Köster.
uchen (Odenwald): Krskrhs., Dr. H. Dietl.
uchloe: Krhs. St. Josef, Dr. F. Gutekunst.
ühl (Baden): Städt. Krhs., Dr. E. Wojtek.
ühlertal: Krhs., Dr. W. Hammes.
urbach: Landhausklin. (Unfallchir. Spezialklin.), Dr. G. Panthel.
 rg: Krskrhs., Dir. OMR. W. Röse.
 rglengenfeld: Krskrhs., Med. Dir. Dr. W. Bayer.
 rgstädt: Krskrhs., Dir. MR. Dr. G. W. Müller.
 xtehude: Städt. Krhs. (Chir. u. urol. Abt.), Dr. M. Rossteutscher.

 lw (Württ.): Krskrhs., Dr. W. Mayer.
 puth: Landambulator., Dr. F. Lankenfeld.
 strop-Rauxel: St. Rochus-Hosp., Dr. W. K. Huth.
 Ev. Krhs., Dr. W. Vilmar.
 lle: Allg. Krhs., Dr. A. W. L. Dralle.
 Krhs. St. Josefstift, Dr. W. Hillejan.
 usthal-Zellerfeld: Krskrhs., Dr. H. Erxleben.

Coburg: Landkrhs., Dir. Dr. W. Diezel.
Coesfeld: St. Vincenz-Hosp., Dr. F. Löbker.
Cottbus: Orthop. Landesanst., Dr. W. Steinhäuser.
Bez.-Krhs., Dir. Prof. OMR. E. R. Welcker.
Crailsheim: Krskrhs., Dr. K. Hartmann.
Cuxhaven: Städt. Krhs., Dr. A. Darup.
Hamburgisches Seehosp. „Nordheim-Stiftung“, Dr. W. Schulze.

Dahme (Mark): Städt. Krhs., Dr. A. Blümel.
Dannenberg (Elbe): Krskrhs. Dr. F. Spieß.
Darmstadt: Städt. Klin., Dir. Prof. H. Ehlert.
Marienshosp., Dr. H. Hausmann.
Dastätten/Ts.: Krhs., Dr. G. Küstermann.
Datteln: St. Vincenz-Krhs., Dr. H. Krämer.
Daun: Maria-Hilf-Krhs., Dr. H. Bartholomé.
Deggendorf: Städt. Krhs., Dr. H. Heller.
Delmenhorst: Städt. Kr.anst. (Chir. u. Urol. Klin.), Dr. H.-A. Dege.
Krhs. St. Josef-Stift, Dr. H. Dobberstein.
Dessau: Bez.-Krhs., Dr. H. Carl.
Bez.krhs., Prof. H. Wendt.
Detmold: Krskrhs., Dr. H. F. Brandt.
Diepholz: Krskrhs., Dir. Dr. O. Broese.
Diez: Städt. Krhs., Dr. K. H. Dorn.
Dillenburg: Krhs., Dr. W. Pfarschner.
Krskrhs., Dr. G. Zopff.
Dillingen (Donau): Städt. Krhs., Dr. F. Kampik.
Dillingen (Saar): Caritas-Krhs., Dr. F. Wendlberger.
Dinkelsbühl: Krskrhs., Dr. O. Bader.
Dinslaken: St. Vinzenz-Hosp., Dr. J. G. Bongartz.
Ev. Krhs., Dr. W. Budrass.
Dippoldiswalde: Krskrhs., Dr. H. Petrick.
Dorsten: Elisabeth-Hosp., F.-H. Schulte.
Dortmund: St. Johannes-Hosp., Prof. H. Imdahl.
St. Barbara-Hosp., Dr. H. Kossen.
Städt. Kr.anst. (Unfall- u. Chir. Klin.), Dr. W. Küppermann.
Ev. Krhs., Dr. H. Neumann.
Knappschaftskrhs., Dir. Dr. F. Scherer.
Ev. Krhs. Hausemannstift, Dr. E.-A. Strengl.
Städt. Kr.anst., Prof. W. W. H. Thorban.
Marienhosp., Dr. P. P. Vogel.
Städt. Kr.anst. (Kinderchir. Klin.), Dr. H. Würtenberger.
Dresden: Stadtkrhs., Dr. G. Marschner.
Bez.Krhs. (Friedrichstadt), OMR. Prof. H.-D. Schumann.
Krhs. St. Joseph-Stift, Dr. F. H. Wilfert.
Dülken: St. Cornelius-Hosp., Dr. P. Rixen.
Dülmen: Franz-Hosp., Dr. L. Spinne.
Düren: Städt. Krhs., Dr. H. Deiters.
Düsseldorf: Marien-Hosp., Dr. H. Bross.
Ev. Krhs., Prof. W. Th. O. Forßmann.

Klin. Golzheim, Dr. O. Freys.
Krhs. Benrath, Dir. Prof. H. Herbig.
Marien-Hosp., Prof. Th. Hünermann.
St. Vinzenz-Krhs., Dr. F. Pohlen.
Kr.anst. d. Diakoniewerkes, Dr. H. Rieger.
Marien-Krhs., Dr. H.-J. Schneider.
Theresien-Hosp., Dr. A. Stemmer.
Luisen-Krhs., Dr. F. R. Wallraven.
Dominikus-Krhs., Dr. K. Wiedehage.

Duisburg: Ev. Krhs. Hamborn, Dir. Prof. H. Bromeis.
Elisabeth-Hosp., Dr. L. Eilert.
St. Anna-Krhs., Dr. R. Hasselmann.
Berufsgenossenschaftl. Krhs., Dr. W. Jantke.
St. Johannes-Hosp., Prof. B. Kuss.
Elisabeth-Hosp., Dr. H.-W. Lechtenberg.
St. Vincenz-Hosp., Dr. P. F. Nockemann.
Ev. Kaiser-Wilhelm-Krhs., Dr. K. Partenheimer.
St. Vincenz-Hosp., Dr. H. Schmitter. ·
Krhs. Bethesda, Prof. W. Stotz.

Eberbach (Neckar): Städt. Krhs., Dr. W. H. Drüner.
Ebersberg: Krskrhs., Dr. A. Pöllinger.
Eberswalde: Krskrhs., MR. Dr. E. Wildt.
Edenkoben: Städt. Krhs., Dr. S. Schlicher.
Eggenfelden: Krskrhs., Dr. H. Eckert.
Ehingen (Donau): Krskrhs., Dr. H. Dentler.
Ehrang: Marienkrhs., Dr. P. Ganz.
Ehringshausen: Kaiserin-Auguste-Viktoria-Krhs., Dr. J. Korom.
Einbeck: Krhs., Dr. F. Beckendorf.
Eisenach: Diakonissen-Krhs., G. F. Hasse.
Eisfeld: Krhs., Dr. H. Melzl.
Eitorf: Gemeinde-Krhs., OMR. Dr. F. Ley.
Ellwangen/Jagst: Krskrhs., Dr. W. Dietrich.
Elmshorn: Städt. Krhs., Priv.Doz. Dr. A. Bauermeister.
Städt. Krhs., Dir. Dr. R. Graf.
Eltville: Städt. Krhs., Dr. F. Weber.
Emmendingen: Krskrhs., Dr. H. Czapek.
Engelskirchen: St. Josef-Krhs., Dr. H. W. Firsching.
Aggertal-Klin., OMR. Dr. C. Kerrinnes.
Erfurt: Poliklin. Mitte, Dr. G. Przementski.
Städt. Frauenklin. Dorotheenhs., Dr. K. Stein.
Betriebspoliklin., Dr. H.-J. Vick.
Erkelenz: Hermann-Josef-Krhs., Dr. F. C. Bartsch.
Erlangen: Chir. Klin. mit Poliklin. d. Univ. Erl.-Nürnberg, Dr. F. P. Gall.
Chir. Univ.-Klin. (Abt. Anaesthesiol.), Prof. E. Rügheimer.
Chir. Univ.-Klin. (Urol. Abt.), Prof. A. Sigel.
Erlenbach a. M.: Krskrhs. Obernburg, Dr. J. Fischer.
Erwitte: Marienhosp. (Chir.-gynäk. Abt.), Dr. H. Böckeler.

Eschweiler (Krs. Aachen): St. Antonius-Hosp., Dr. E. Schwarzhoff.
Eslohe: St.-Josephs-Hosp., Dr. E. Engels.
Essen: Elisabethkrhs., Prof. G. Börger.
  Ev. Krhs. Huyssens-Stiftg. (Anaesth. Abt.), Dr. W. R. H. Elsasser.
  Krhs. Huyssens-Stiftung, Prof. Dr. R. Herget.
  Krhs. Philippusstift, Dr. R. Kampshoff.
  Krupp-Kr.anst., Dr. J. Kort.
  Ev. Krhs. Bethesda, Dir. Dr. E. Kühne.
  Marienhosp., Dr. H. E. Meyer.
  Franziskuskrhs., Dr. H. Montag.
  St. Vincenz-Krhs., Dr. F. G. Müller-Tix.
  St. Josef-Krhs., Dr. W. Philipp.
  St. Josef-Krhs., Dr. F. Schlüter.
Ettenheim: Krhs., Dr. H. Guttenberg.
Euskirchen: Marienhosp., Dr. Ch. Vogels.
Eutin: Krskrhs., Dr. G. Arndt.
  St. Elisabeth-Krhs., Dr. F. Reich.

Finsterwalde: Städt. Krhs., Dr. U. Roczen.
Flensburg: Diakonissenanst., Prof. J. A. P. Blümel.
  Diakon. Anst., Dr. H. J. Gieseler.
Forbach: Bez. Krhs., Dr. K. G. Reuther.
Forchheim (Obfr.): Städt. Krhs., Dr. W. Maurer.
Forst: Krskrhs., Dr. W. Hartmann.
Frankenberg (Eder): Krskrhs., Dr. F. Leitermann.
Frankenberg (Sachsen): Krhs., MR. Dir. H.-W. Schneider.
  Stadtkrhs., Dr. U. Wolff.
Frankenholz: Krhs., Dr. H. Otto.
Frankenthal (Pfalz): Städt. Krhs., Dr. J. Ruef.
Frankfurt a. M.: Diakonissen-Krhs., Dr. A. Baum.
  Chir. Univ.-Klin. (Klin. Lab.)., Dr. G. Bromig.
  Krhs. Sachsenhausen, Dr. J. Gürsching.
  Univ.-Zahnklin. (Kieferchir. Abt.), Prof. P. Hauser.
  R.K.-Krhs., A. J. Hild.
  Chir. Univ.-Klin. (Neurochir. Abt.), Dr. B. Hübner.
  Städt. Krhs. Höchst, Ambulanz, Dr. H. H. A. Jaeger.
  Berufsgenossenschaftl. Unfallkrhs. (Chir. Klin.), Prof. H. G. W. Junghanns.
  Bethanien-Krhs., Dr. H. Kaschub.
  St. Marien-Krhs., Prof. J. Klöss.
  St. Markus-Krhs., Prof. E. W. Krönke.
  Städt. Krhs. Höchst, Dir. Dr. F. Oellerich.
  Hosp. zum Hl. Geist., Dr. A. Peter.
  Krhs. d. Barmherzigen Brüder, Dr. K. Schönig.
  Städt. Krhs. Höchst (Kinderchir. Abt.), Dr. H. Schröder.
  Krhs. Nordwest, Dir. Prof. E. Ungeheuer.
  Bürgerhosp., Dr. G. Vetter.
  Städt. Krhs. Höchst (Urol. Klin.), Dir. Dr. H.-G. Wiegmink.
Freiberg (Sachsen): Kr.anst., Dr. W. W. Dietrich.
  Poliklin. u. Kr.anst., Dir. Dr. O. A. Rossberg.

Freiburg i. Br.: Chir. Univ.-Klin. (Orthop. Abt.), Prof. K. Bätzner.
Diakonissenhs., Dr. G. Bahls.
Chir. Univ.-Klin. (Urol. Abt.): Dr. A. Gaca.
St. Josefs-Krhs., Dr. G. Schönbach.
Lorettokrhs., Prof. A. Thelen.
Chir. Univ.-Klin. (Lungenfunktionslabor.), Dr. W. E. Zimmermann.
Freiburg üb. Stade: Krskrhs., Dr. H. Schmidt.
Freising: Krs.- u. Stadtkrhs., A. M. L. Birk.
Freital: Krskrhs. Poliklin., MR Dr. P. Colditz.
Freudenberg (Krs. Siegen): Krhs. Bethesda, Dr. H. Picard.
Freudenstadt: Krskrhs., Dr. H. Burkhardt.
Fridolfing: Krhs., Dr. K. Kiermaier.
Friedrichshafen a. B.: Städt. Krhs., Prof. P. Schostok.
Fröndenberg: Ev. Krhs., Dr. H. Lochmann.
Fürstenfeldbruck: Krskrhs., Dr. H.-G. Hohmann.
Fürth: Stadtkrhs., Dir. Prof. K. Denecke.
Stadtkrhs. (Anaesthesieabt.), Dr. H. Röllinger.
Füssen: Krskrhs., Dr. L. Geser.
Fulda: Herz-Jesu-Krhs., Dr. J. E. Arneth.
Städt. Krhs., Prof. E. Hertel.
Städt. Krhs., Prof. H. Reitter.
Furth i. Wald: Städt. Krhs., Dr. J. Hirschmann.

Gardelegen: Krskrhs., Dr. H. Mertens.
Garmisch-Partenkirchen: Krskrhs., Dir. Dr. F. Lechner.
Gauting: Zentralkrhs., Med. Dir. Dr. H. Blaha.
Geisa (Rhön): Krhs. St. Elisabeth, Dr. J. Freesmeyer.
Geislingen (Steige): Krskrhs., Dr. H. Brasche.
Geldern: Clemens-Hosp., Dr. W. Fohler.
Gelnhausen: Krskrhs., Dr. H.-H. Fischer.
Gelsenkirchen: Ev. Krhs., Prof. G. Heinrich.
St. Josephs-Hosp., Dr. F. J. Jonas.
St. Hedwig-Krhs., Dr. E. Th. Kutzner.
Marien-Hosp., Dr. K. Overbeck.
Knappschaftskrhs., Dir. Dr. P. W. Springorum.
St. Elisabeth-Krhs., Dr. H. Terhoeven.
Berufsgenossenschaftl. Kr.anst. „Bergmannsheil", Dr. F. Wolf.
Gengenbach: Krhs. St. Martin, Dr. H. Dinger.
Genthin: Johanniter-Krhs., Dr. H. Zeh.
Gera: Bez.krhs. (Chir.-urol. Klin.), OMR. Prof. F. Nöller.
Gevelsberg: Städt. Krhs., Dr. E. Müller.
Giengen: Krskrhs., Dr. F. Reinhard.
Gießen: Chir. Univ.-Klin. (Abt. Anaesth.), Dir. Prof. H. L'Allemand.
Ev. Schwesternh., Dr. A. Glahn.
St. Josephs-Krhs., Dr. G.-U. Tilk.
Gifhorn: Krskrhs., Dr. G. Schmidt-Habelmann.
Gladbeck: St. Barbara-Hosp., Dr. Th. Schultheis.
Gnoien: Städt. Krhs., Dr. F. Watzke.
Goch: Wilhelm-Anton-Hosp. (Chir.- u. Unfallabt.), Dr. H. Stenkhoff.

Göppingen: Krskrhs., Prof. H.-K. Fuchs.
Görlitz: Bez.-Krhs., OMR. Prof. H. Funke.
Göttingen: Ev. Krhs., Dr. P. E. Böhme.
 Krhs. Neu-Maria-Hilf, Dir. Dr. L. Hölscher.
 Chir. Univ.-Klin. (Abt. f. Thorax- u. Herzgefäßchir.), Prof. J. Konez.
 Chir. Univ.-Klin. (Urol. Abt.), Prof. F. Truss.
Gommern: Landambulat., Dr. R. Tillmann.
Goslar: Städt. Kr.anst., Dir. Prof. A. Büttner.
Gotha: Krskr.anst., MR. Dr. H.-K. Zellerhoff.
Greiz: Krskrhs., Prof. G. Hartmann.
Grevenbroich: Krskr.anst. St. Elisabeth, Dr. H. Heiting.
Grimma: Krskrhs., Dr. J. Thies.
 Krskrhs., Dir. Dr. G. Th. E. Zeumer.
Gronau (Leine): Johanniter-Krhs., Dr. H. Bockschat.
Groß-Gerau: Krskrhs., Dr. A. Gerhart.
Groß-Umstadt: Krskrhs., Dr. W. Gerhartz.
 Städt. Krhs., Dr. G. Lutz.
Grünstadt: Krskrhs., Dr. H.-F. Köpp.
 Bergkrhs., Dr. H. Pabst.
Günzburg: Städt. Krhs., Dr. J. Weinmayr.
Gummersbach: Städt. Krhs., Prof. W. Herzog.
Gunzenhausen: Krskrhs., OMR. Dr. H. Schneider.

Haan (Rhld.): St. Josef-Krhs., Dr. G. Borgel.
Hadamar: St. Anna-Krhs., Dr. B. J. Bremer.
 St. Anna-Krhs., Dr. E. K. Zeller.
Hagen: Josefshosp., Dr. W. Cramer.
 Hosp. z. Hl. Geist, Dr. A. H. Hammer.
 Marienhosp., Dr. H. Marx.
 Allg. Krhs., Dr. H. G. A. Pieper.
Hainichen: Krhs., Dr. M. V. Langer.
Halberstadt: Salvator-Krhs., Dr. H. Przemeck.
Haldensleben: Wald-(Krs.)-Krhs., OMR. Dr. W. Hill.
 Chir. Abt. u. zentr. Poliklin., Dr. H. Sonntag.
Halle/Saale: Elisabeth-Krhs., Prof. E. Cordes.
 St.-Barbara Krhs., Dr. U. Hennecke.
 Ev. Diakon.-Krhs., MR. Dr. A. Lorenz.
 Chir. Univ.-Klin. (Urol. Abt.), Prof. H. W. Rockstroh.
Halle (Westf.): Krhs., Dr. H. P. S. Upplegger.
Haltern (Westf.): St. Sixtus-Hosp., Dr. B. Bülhoff.
Hamburg: Allg. Krhs. Rissen, Dr. O. L. Blumenthal.
 Allg. Krhs. St. Georg, Dr. H. W. Buchholz.
 Berufsgen.schaftl. Unfallkrhs. (Handchir. Abt.), Dr. D. Buck-Gramcko.
 Ev. Krhs. Bethesda, Dr. G. Burchard.
 Kinder-Krhs. Walddörfer, Dr. W. von Ekesparre.
 Allg. Krhs. Heidberg (HNO-Abt.), Prof. K. Fleischer.
 Krhs. Mariahilf, Dr. J. Gluth.
 Allg. Krhs. Heidberg, Dr. H. Haferland.
 Allg. Krhs. Barmbek, Dr. H. L. T. G. Haenisch.

Allg. Krhs. Wandsbek, Dr. A. Hartjen.
Hafenkrhs., Dir. Dr. A. M. U. Hofmann.
Chir. Univ.-Klin. (Anaesth. Abt.), Dir. Prof. K. Horatz.
Amalie-Sieveking-Krhs., Fr. H. F. Th. Jensen.
Allg. Krhs. Altona, Prof. H. M. W. Kirschner.
Michaelis-Krhs., Dir. Dr. H. Krüger-Martius.
Hafenkrhs., Dr. H. R. Labs.
Allgem. Krhs. Altona (Aneasth.Abt.), Dr. P. Lawin.
Allg. Krhs. Hamburg-Harburg, Prof. F. Lichtenauer.
Allg. Krhs. Barmbek, Prof. Th.-O. Lindenschmidt.
Diakon. Krhs. Bethanien, Dr. O. F. J. Lund.
Zentralkrhs. d. Justizbehörde. OMR. Dr. W. Mairose.
Kinderkrhs. Altona, Dr. H. Marwege.
Allg. Krhs. St. Georg, Prof. G. J. F. Meyer-Burgdorff.
Allg. Krhs. Bergedorf, Dr. E. G. Otto.
Kinderkrhs. Rothenburgsort, Dr. I. Petersen.
Jerusalem-Krhs., Dr. G. Pfeiffer.
Allg. Krhs. Heidberg, Prof. H. Prinz.
Chir. Univ.-Klin. (Operativ-kardiolog. Abt.), Prof. G. Rodewald.
Albertinen-Krhs., Dr. H. Rohardt.
Allg. Krhs. Hamburg-Eilbek, Dr. O. Schneider.
Krhs. Alsterdorf, Dr. G. Schirbaum.
Marienkrhs., Prof. H. W. Schreiber.
Krhs. „Alten Eichen‘‘, Dr. H. Schröder.
Allg. Krhs. Harburg, Dr. G. Schulze-Bergmann.
Diakon.-Krhs. Tabea, Dr. P. Speidel.
ameln: Krskrhs., Dr. R. Tölle.
amm (Westf.): St. Marien-Hosp., Dr. G. Petermann.
ammelburg: Krskrhs., Med. Dir. Dr. W. Günther.
anau: St. Vinzenz-Krhs., Dir. Dr. F. Stenger.
Stadtkrhs., Prof. H. F. J. Stiller.
annover: Henriettenstift, Prof. F. Bordasch.
Friederikenstift (Urol. Abt.), Dr. H.-K. Büscher.
Krhs. Silbersee, Dr. St. Buthner.
St. Vincenz-Stift, Dr. F. Danne.
Friederikenstift (Unfallchir. Abt.), Prof. W. Düben.
Krhs. Kleefeld, Dr. H.-J. Hoffheinz.
Städt. Krhs., Prof. Dr. J. Kirsch.
Sophien-Klin., Dr. W. Klapp.
Krhs. Nordstadt, Prof. Dr. R. Knepper.
Krhs. Siloah, Dr. H. K. A. Rinne.
D.R.K.-Krhs. Clementinenhs., Dr. R. Wesche.
Friederikenstift, Dr. Th. Wollermann.
Städt. Krhs. Siloah (Urol. Klin.), Dr. D. K. F. Zorn.
Hann.-Münden: Vereinskrhs., Dr. W. Proske.
Harderberg: Franziskus-Hosp., Dr. C.-F. Thiele.
Harsewinkel: St. Lucia-Hosp., (Chir. Belegstat.), H. Strake.
Havelberg: Krskrhs., Dr. W. Krätzig.
Hechingen: Krskrhs., Dr. H. J. Betzler.

Heessen: Barbara-Klin., Prof. A. Isfort.
Heggen: St. Antonius-Krhs., Dr. H. Metten.
Heide (Holstein): Städt. Krhs., Dr. E. Cornils.
  Krskrhs. Norderditmarschen, Dr. G. Czaja.
Heidelberg: Bethanienkrhs., Dr. H. Meurer.
  Chir. Univ. Klin. (Neurochir. Abt.), Prof. H. Penzholz.
  Chir. Univ. Klin. (Urol. Abt.), Prof. L. Röhl.
  Chir. Univ.-Klin. (Abt. f. experim. Chir.), Prof. J. Schmier.
  St. Josefs-Krhs., Dr. P. Wisniowski.
Heidenau-Dresden: Krskrhs., MR. Dr. E. Korb.
Heidenheim: Krskrhs., Dr. W. Banz.
Heilbronn: Städt. Kr.anst., Prof. O. H.-A. Thies.
Heiligenstadt (Eichsfeld): Krhs., Dr. H. Staufenbiel.
Helmarshausen: Bez.Krhs., Dr. E.-H. Garkisch.
Hennigsdorf: Krskrhs., Dr. H. G. Bauers.
Herborn: Krhs., Dr. W. Kanert.
Herford: Krs. u. Stadtkrhs., Dr. H. Lassen.
Herne i. W.: Marienhosp., Prof. W. H. Brinkmann.
  Ev. Krhs., Prof. H. U. Graff.
  Josef-Hosp., Dr. F. Wüseke.
Herrenberg: Krskrhs., Dr. G. Donalies.
Herrnhut: Krhs., Dr. H. Starke.
Hersbruck: Krskrhs., Dr. G. Eisold.
Herten: St. Elisabeth-Hosp. u. Krhs., Dr. W. Fey.
Herzberg (Harz): Städt. Krhs., Dr. K. Brandes.
Herzberg (Elster): Krskrhs., Dir. Dr. A. Drescher.
  Krskrhs., Dr. Ch. Drescher.
Hettstedt: Krskrhs., Dir. OMR. Dr. H. Staeger.
Hildesheim: St. Bernards-Krhs., Dr. W. Geisthövel.
  Städt. Krhs., Dir. Prof. H.-F. Oestern.
Hiltrup: Krhs. d. Missionsschwestern, Dr. B. Pösentrup.
Hindelang: Krhs., Dr. J. Kremsreiter.
Hochstadt (Main): Krskrhs. Lichtenfels, Dr. F. Bandmann.
Höchstädt (Do.): Krskrhs., Dr. O. Strehle.
Höxter: St. Nikolai-Krhs., Dr. K. Grau.
  Ev. Krhs., Dr. W. Pape.
Hof (Saale): Stadtkrhs., Dir. Prof. W. Dreßler.
Hofgeismar: Krskrhs., Dr. K. H. Raulf.
Hofheim a. Ts.: St. Marien-Krhs., Dr. K. Schleipen.
Hohenlimburg: Ev. Krhs., Dr. W. Bufe.
Hohenmölsen b. Weißenfels: Krskrhs., Dir. OMR. Dr. H. G. E. W. Sorge.
Holzminden: Ev. Krhs., Dr. A. Fleischmann.
Homburg v. d. Höhe: Krskrhs., Dir. W. R. Weisswange.
Hoya (Weser): Krskrhs., Dr. G. Eymess.
Hückeswagen (Wupper): Marienhosp., Dr. K. Th. Esser.
Hünfeld (Bez. Kassel): Elisabeth-Krhs., Dr. P. Siwon.
Hürth-Hermülheim: Krhs., Dr. W. Böltz.
Hüttental-Weidenau: Städt. Krhs., OMR. Prof. W. Marggraf.

Ibbenbüren: St. Elisabeth-Hosp., Dr. J. Keutner.
  Bodelschwingh-Krhs., Dr. J. Leonhardt.
Idar-Oberstein: Städt. Krhs., Dir. Dr. O. Kohler.
Illertissen: Krskrhs., OMR. Dr. E. Weyand.
Ilmenau: Krskrhs., Dr. P.-G. Höhle.
Ingelheim (Rhein): Städt. Krhs., Dr. H. Sterr.
Ingolstadt: Städt. Krhs., Dir. Dr. A. Pfeiffer.
Iserlohn: St. Elisabeth-Hosp., Dr. F. J. Bergenthal.
  Ev. Krhs. Bethanien, Prof. K. Kindler.
Itzehoe: Städt. Kr.anst. (Unfallchir. Abt.), Dr. J. Harms.
  Städt. Kr.anst., Prof. K.-E. Loose.

Jena: Chir. Univ.-Klin. (Anaesth. Abt.), Dr. G. Endres.
  Chir. Univ. Klin. (Abt. f. Kiefer- u. Gesichtschir.) Dir. Prof. H. Heiner.
Jülich: Krhs. St. Elisabeth, Dr. G. Korff.

Kaiserslautern: Städt. Krhs., OMR. Prof. S. M. W. von Nida.
Kamen: Städt. Hellmig-Kr.anst., Dr. V. W. Schwier.
Kamp-Lintfort: St.-Bernhard-Hosp., Dr. H. Bungart.
Kandel: Krskrhs., OMR. Dr. H. Rothascher.
Kappeln (Schlei): Margarethen-Klin., Dr. O. R. W. Franke.
Karl-Marx-Stadt: Krhs. Leninstr. (Zentr.-Anaesth.Abt.), Dr. V. Burkhardt.
  Poliklin., Dr. Kl. G. Gerber.
  Bergarbeiter-Krhs. Rabenstein, Dr. G. Hense.
  Küchwald-Krhs., OMR. Dr. W. Löbel.
  Krhs. Leninstr., Dir. OMR. Dr. K. Unger.
Karlsruhe: Städt. Kr.anst. (Unfall-chir. Abt.), Dr. G. Brunner.
  Ev. Diakonissenkrhs. (Chir.- u. Unf.Abt.), Dr. W. Kühlewein.
  Städt. Kinderklin., Dr. W. Maier.
  Städt. Kr.anst. (Anaesth.Abt.), Dr. H. Merkel.
  Neues St. Vincentius-Krhs., Prof. W. Penitschka.
  Städt. Kr.anst. (Strahlenabt.), Med.-Dir. Prof. H. Schoen.
  Städt. Kr.anst., Dir. Prof. K. Spohn.
Karlstadt: Krskrhs., Dr. K. Janda.
Kassel: Rote-Kreuz-Krhs., Dr. L. Fuchs.
  Stadtkrhs., Prof. M. G. Giebel.
  Kinderkrhs. (Kinderchir. Abt.), Dr. W. Klaas.
  Elisabeth-Krhs., Dr. B. Waldmann.
Kaufbeuren: Krhs., Dr. W. W. Hardegen.
  Städt. Krhs., Dir. Dr. F. Wiedemann.
Kehl: Städt. Krhs., Dr. R. Hager.
Kelheim: Krskrhs., Dir. Dr. J. Fischer.
Kempen: Krhs., Dr. E. Plass.
Kempten: Stadtkrhs., Dr. E. Madlener.
  Krskrhs. (Chir.- u. Unf.Abt.), Dr. H. Zeller.
Kevelaer: Marien-Hosp., Dr. R. Ziehm.
Kiel: St. Elisabeth-Krhs., Dr. B. G. Lindhoff.
  D.R.K.-Auschar-Krhs., Dr. K. Misslack.
Kirchen (Sieg): Krskrhs., Dr. W. Hage.
  Ev. Krhs., Dr. K. R. Weidner.

Kirchheimbolanden: Krskrhs., Dir. Dr. W. Stich.
Kirn: Städt. Krhs., Dr. W. Jung.
Kitzingen: Städt. Krhs., OMR. Dr. R. Meder.
Kleve: St. Antonius-Hosp., Dr. W. Pfister.
Koblenz: Städt. Kr.anst., Dir. Dr. J. Korth.
 Krhs. Ev. Stift „St. Martin", Dr. G. Leimbach.
 St. Josefs-Krhs., Dr. H. Meffert.
 Krhs. d. Dominikanerinnen, Dr. H. Wagner.
Köln: Städt. Krhs., Dr. R. H. Bourmer.
 Dreikönigenhosp.-Malteserkrhs., Dr. H. Bremer.
 Marien-Hosp., Dr. F. Coersmeier.
 Dreifaltigkts.krhs., Dr. H. Ditscheid.
Köln-Riehl: Kinderchir. Klin., Prof. H.-D. Helbig.
 II. Chir. Univ.-Klin., Dr. H. J. Hernández-Richter.
 St.-Elisabeth-Krhs., Prof. H.-J. Hillenbrand.
 St.-Franziskus-Hosp., Dr. H. Holthoff.
 Hildegardis-Krhs., Dr. O. O. H. F. Krawinkel.
 Ev. Krhs., Dr. J. Lampert.
 II. Chir. Univ.-Klin. (Urol. Abt.), Dr. H.-D. Lehmann.
 II. Chir. Univ.-Klin. i. d. Städt. Kr.anst. (Anaesthesieabt.), Dr. H. W. Matthes.
 Heilig.-Geist-Krhs., Dr. F. Graf von Plettenberg.
 St. Josef-Hosp., Dr. E.-L. Schiedges.
 Ev. Krhs., Dr. W. Seel.
 Ev. Krhs., Prof. M. Steingräber.
Königshofen i. Grabfeld: Krskrhs., OMR. Dr. H. Roth.
Königstein (Ts.): Krhs., Dr. R. Knab.
Königswinter: St. Josefs-Krhs., Dr. H. Prevot.
Königs-Wusterhausen: Krskrhs., Dr. W. Wolf.
Konstanz: Städt. Kr.anst., Prof. E. Weisschedel.
Kork: Ev. Krhs. (Chir.- u. Frauenabt.), Dr. K. Scherwitz.
Kraiburg: Krhs. d. Marktgemeinde, Dr. H. A. H. Zimmer.
Krefeld: Krhs. Maria Hilf, Dr. O. Paulitschek.
 Städt. Kr.anst., Dir. Prof. H. W. Schega.
Kriebéthal (üb. Mittweida): Krhs. Waldheim, Dr. B. Lippelt.
Kronach: Krskrhs., Prof. W. Grüning.
 Krskrhs., KreisOMR. Dr. H. Müller.
Krumbach: Krskrhs., Med. Dir. Dr. E. Oettle.
Künzelsau: Krskrhs., Dr. G. Kneise.
Kusel: Ev. Krhs., Dr. W. Eicher.
Kutzenberg: Tuberkulose-Krhs. (Orthop. Klin.), Bez.OMR. Dr. R. Pfeiffer.

Lage i. L.: Städt. Krhs. (Chir.-gynäk. Abt.), Dr. F. Pelmer.
Lampertheim (Hessen): Krhs., Dr. H. R. Klauer.
Landau (Pfalz): Städt. Krhs., (Chir. u. urol. Abt.), Dr. E. Soder.
 Vinzentius-Krhs., Dr. J. Wuttke.
Landsberg am Lech: Städt. Krhs., Dr. O. Sedlmeier.
Landshut: Städt. Krhs., Prof. O. E. Hueck.
Laubach (Oberhessen): Krhs. Gräfl. Joh.-Friedrich-Stift, Dr. H.-J. Wilhelm.
Lauda: Städt. Krhs., Dr. H. J. Reiter.

Lauenburg: Städt. Krhs., Prof. K. H. Hackethal.
Lauf: Krskrhs., Dr. G. Ixmeier.
Lahr: Krhs., Prof. J. Maurath.
Lauingen (Do.): Krskrhs., Dr. K. v. Hoesslin.
Laupheim: Krskrhs., Dr. A. Rieger.
Lauterbach (Hessen): Krhs., Dr. H. Fass.
Lechenich-Frauenthal: Marien-Hosp., Dr. G. Niedeggen.
Lehrte: Stadtkrhs., Dr. A. Gaffga.
Leinefelde (Eichsfeld): St. Josef-Krhs., Dr. P. Tüffers.
Leipzig: Chir. Poliklin. Nord, Dr. F. Clar.
  Bez.krhs. St. Georg (Traumatol. Abt.), Dr. L. Esser.
  Bez.krhs. St. Georg (Urol. Abt.), Dr. Ch. Ferber.
  Betriebspoliklin., Dir. OMR. Dr. E. Kuhne.
  St. Elisabeth-Krhs., Dir. Dr. C. Nartschik.
  Bez.krhs. Leipzig-Dösen, OMR. Dr. H. H. W. Petri.
  Bez.krhs. St. Georg, Prof. G. Rothe.
  Ev. luth. Diakonissen-Krhs., OMR. Dr. H.-J. Runne.
  Poliklin. West, Dr. H. E. A. Steyer.
Leisnig (Sachsen): Krskrhs., Dr. A. Schmechel.
Lemgo (Lippe): Krskrhs., Dr. W. op den Winkel.
Lengerich (Westf.): Städt. Krhs. (Chir. u. urol. Abt.), Prof. C.-H. Schröder.
Leonberg (Württ.): Krskrhs. (Chir.-gynäk. Abt.), Dr. R. Schmid.
Letmathe (Sauerland): Marienhosp., Dr. B. J. Dreischulte.
Leuna: Betriebspoliklin. d. Leuna-Werke, Dr. W. Huth.
Leutkirch (Allg.): Krskrhs., Dr. E. Besser.
Leverkusen: Städt. Krhs., Med. Dir. Prof. H. W. Paessler.
Lich: Krskrhs., Dr. A. Bikfalvi.
Lilienthal: Ev. Hosp., Dr. S. Habben.
Limbach-Oberfrohna: Krhs., Dir. MR. Dr. J. Neideck.
Lindenberg (Allg.): Dr.-Otto-Geßler-Krhs., Dr. R. Müller.
Lindlar: Herz-Jesu-Krhs., Dr. E. Theiss.
Lingen: St. Bonifatius-Hosp., Dr. H. E. A. Kirchhoff.
Lippstadt: Ev. Krhs., Dr. H. Schlaaff.
  Dreifaltigkeitshosp. (Urol. Abt.), Dr. H. Zillmer.
Lobberich: Marien-Hosp., Dr. J. Stops.
Löningen: St. Anna-Stift, Dr. B. Risse.
Lörrach: St. Elisabethenkrhs., Dr. J. Bombeck.
Lohr a. M.: Krskrhs., Med. Dir. Dr. M. Braun.
Lommatzsch: Krhs., Dr. W. Seidel.
Luckau: Krskrhs., Dr. F. Schumann.
Ludwigsburg: Krskrhs., Dr. P. Brandstäter.
  Krskrhs., Prof. L. Rathcke.
Ludwigsfelde (Kr. Zossen): Krhs. u. Poliklin., Dir. MR. Dr. H. Strohl.
Ludwigshafen (Rhein:) Städt. Kr.anst., Prof. H. Gelbke.
  Krhs. zum Guten Hirten, Dr. A. Gutzer.
  St. Marien-Krhs., Prof. H. O. Schubert.
  Marien-Krhs., Prof. R.-X. Zittel.
Ludwigslust: Krhs. Stift Bethlehem, Dr. K.-H. Rodenwald.
Lübben: Krskrhs., Dir. Dr. H. Hickisch.

Lübeck: Med. Akad. (Chir. Klin. Süd), OMR. Dr. J. Edelhoff.
Marienkrhs., Dr. E. Fiedler.
Lüdenscheid: Krskrhs. (Urol. Abt.), Dr. K.-D. Ebbinghaus.
Städt. Krhs., Dr. A. C. Ohling.
Lüneburg: Städt. Krhs., Dr. E. Kricke.
Lünen: Marien-Hosp., Dr. O. Dercken.
Städt. Krhs., Dr. A. W. Schyma.

Magdeburg: Bez.krhs. Altstadt, Dir. Prof. H. K. A. H. Burmeister.
Allg. Poliklin., Dr. R. Kiehne.
Poliklin. d. M. D. V., Dir. Dr. H. Klunker.
Med. Akad. (Chir. Poli-Klin.), Dr. C. Römer.
Med. Akad. (Chir. Klin.), Prof. K.-H. Römer.
Bez.krhs. Altstadt, MR. U. Schumann.
Mainburg: Krskrhs., OMR. Dr. R. Mäusel.
Mainz: St. Rochus-Krhs., Dr. H. Luzius.
St. Hildegardis-Krhs., Dr. H. M. Spies.
St. Vincenz- u. Elisabeth-Hosp., Dr. J. Weis.
Mallersdorf: Krs.- u. Schwesternkrhs. (Chir. u. gynäk. Abt.), Dr. H. Pickl.
Mannheim: Diakonissenkrhs., Dr. W. D. Becker.
Städt. Kr.anst., Dr. S. Fackert.
Urban-Klin., Dr. G. Förster.
St. Hedwig-Klin., Dr. W. Gokel.
Marburg (Lahn): Diakonie-Krhs. Wahrda (Chir.-orthop. Abt.), Dr. B. Klapp.
Chir. Univ.-Klin. (Urol. Abt.), Prof. G. Rodeck.
Marienberg (Sa.): Krskrhs., Dir. MR. Dr. W. Uhlmann.
Markkleeberg: Krhs., Dir. Dr. R. G. Drechsler.
Marktredwitz: Stadtkrhs., Dr. H. Hüner.
Mayen: Städt. Krhs. St. Elisabeth, Dr. W. Nagel.
Mechernich: Krhs. d. Kreises Schleiden, Dr. W. J. J. Dohr.
Meerane: Stadtkrhs., Dr. H. Lutter.
Meiningen: Bez.krhs., Dir. MR. Dr. H. Knüpper.
Meisenheim: Städt. Krhs., Dr. H. Eidenmüller.
Meissen: Krankenanst., Prof. G. Burkhardt.
Stadtkrhs. (Chir.-gynäk. Abt.), Dr. O. Festge.
Poliklin., MR. Dr. A. Wirz.
Melle: Krhs. St. Matthäus, Dr. R. Hedding.
Melsungen: Städt. Krhs., Dr. P. Lübke.
Memmingen: Krskrhs., Dr. H. Hähndel.
Stadtkrhs., Dr. R. Parhofer.
Merseburg: Carl-von-Basedow-Krskrhs., MR. Dr. G. W. Kuhne.
Meschede: St. Walburga-Krhs., J. P. Donhuijsen.
Mettmann: Ev. Krhs., Dr. E. Drost.
Ev. Krhs., Dir. Dr. W. Kirschner.
Minden (Westf.): Stadt- u. Krskrhs., Prof. G. Heinemann.
Mittenwald: Gemeinde Krhs., Dr. L. Schredl.
Mittweida: Krskrhs., Dr. F. W. Schröder.
Möckmühl: Krskrhs., Dr. J. Körner.
Mönchen-Gladbach: St. Katharinen-Krhs., Dr. J. Boxberg.

Ev. Krhs. Bethesda (Anaesth. Abt.), Dr. O. Giebel.
Krhs. Maria Hilf, Dr. C.-L. Groß.
Ev. Krhs. Bethesda, Dr. F. F. K. Stürtzbecher.
Moers: Krhs. Bethanien, Prof. G. Mollowitz.
St. Joseph-Krhs., Dr. H.-R. Walter.
Monheim (Rhein): St. Josefs-Krhs., Dr. K. Almering.
Moosburg: Krskrhs., Dr. M. Bunz.
Mosbach (Baden): Krskrhs., Dr. R. Jung.
Mühlhausen (Thür.): Krskrhs., Dir. Dr. P. Richter.
Mülheim a. d. Ruhr: Ev. Krhs., Prof. G. Carstensen.
Marienhosp., Dr. M. Hünermann.
St. Marien-Hosp., Prof. H. Kühne.
Münchberg: Krskrhs., Dr. G. Glenk.
München: Rotkreuz-Krhs., Dr. G. Baumgartner.
Chir. Klin. d. Univ. (Inst. f. exp. Chir.), Vorst. Prof. W. Brendel.
Krhs. Perlach, Dr. E. Hanfstaengl.
Krskrhs. Pasing, Dir. Dr. F. Hartmann.
Städt. Krhs., Dr. L. F. Hofmeister.
Chir. Univ.-Klin. (Herzchir. Abt.), Prof. W. W. Klinner.
Städt. Krhs. Harlaching, Dr. K.-E. Kugel.
Kr.anst. Rotes Kreuz, Prof. H. Lang.
Klinikum r. d. Isar d. Techn. Hochschule (Urol. Klin.), Dr. W. Mauermayer.
Kinderklin. d. Univ., Prof. A. Oberniedermayr.
Kr.anst. vom III. Orden, Dr. B. Permanetter.
Chir. Univ.-Klin., Prof. F. L. Rueff.
Städt. Krhs., Dr. M. A. Schmid.
Klinikum r. d. Isar d. Techn. Hochschule (Abt. für plast. u. wiederherstell.
Chir.), Dr. U. Schmidt-Tintemann.
Städt. Krhs. (3. Kinderabt.), Dr. H. Singer.
Städt. Krhs., Dr. S. Snopkowski.
Maria-Theresia-Klin., Prof. K. Tauber.
Drittordens-Krhs., Dr. A. Weidinger.
Münsingen: Krskrhs., Dr. S. Kazenmaier.
Münster (Westf.): Ev. Krhs., Dr. G. Graumann.
St. Franziskus-Hosp., Prof. J. Hoeltzenbein.
Chir. Univ.-Klin. (Anaesth. Abt.), Prof. G. Menges.
Clemens-Hosp., Prof. Th. Tiwisina.
Murnau: Berufsgenossenschaftl. Unfallkrhs., Prof. A. Lob.
Berufsgenossenschaftl. Unfallkrhs., Dr. J. Probst.
Mutlangen: Krskrhs., Dr. H.-D. Heiss.

Nagold: Städt. Krhs., Dr. F. Hofmeister.
Naila: Krskrhs., Dr. J. Tudyka.
Neheim-Hüsten: St. Johannes-Hosp., Dr. H. v. Malinckrodt.
Karolinen-Hosp., Dir. Dr. A. Richard.
Neubrandenburg: Krskrhs., Dr. F. Prokop.
Neuburg (Donau): Krhs., Dr. L. Jostarndt.
Neuburg vorm Wald: Krskrhs., Dr. B. Zrenner.
Neuenbürg: Krskrhs., Dr. E. E. Seitz.

Mittweida: Krskrhs., Dr. F. W. Schröder.
Möckmühl: Krskrhs., Dr. J. Körner.
Mönchen-Gladbach: St. Katharinen-Krhs., Dr. J. Boxberg.

Neuendettelsau: Krhs. d. Diakonissenanst., Dr. Th. Stählin.
Neuerburg (Eifel): Städt. Krhs., Dr. H. Müller.
Neu-Isenburg Stadtkrhs., (Urol. Abt.), Dr. G. Karcher.
Neunkirchen (Saar): St. Josefs-Krhs., Dr. P. Berberich.
  Ev. Fliedner-Krhs., Dr. H. Gehrke.
  Städt. Krhs., Dir. Dr. E. Ulbrich.
  Knappschaftskrhs., Dr. A. Weishaupt.
Neumarkt (Opf.): Städt. Krhs., Med. Dir. Dr. H. Koch.
Neumünster: Städt. Krhs., Dir. Prof. H. Grießmann.
Neuruppin: Bezkrhs., MR. Dr. H.-J. Kuhlmey.
Neuss: Johanna-Etienne-Krhs., Dr. H. Jungbluth.
  Kr.anst.-Lukas-Krhs., Dr. H. Norpoth.
Neustadt (Aisch): Krskrhs., K.-F. Fick.
Neustadt (Schwarzwald): Städt. Krhs., Dr. F. H. S. Hesse.
Neustadt (Sachsen): Krhs., Dr. K. Hoffmann.
Neustadt am Rübenberge: Krskrhs., Dr. W. Hoffmeister.
Neustadt a. d. Waldnaab: Krskrhs. (Chir.-gyn. Abt.), Dr. F. Meyer.
Neustadt (Weinstraße): Städt. Krhs. Hetzelstift, Dr. R. Stieve.
Neustrelitz: Poliklin. d. V. G. E. d. Kreises, Dr. H. E. W. Schwarz.
Neu-Ulm: Städt. Krhs., OMR. W. Schaal.
Neuwied: Rot-Kreuz-Krhs., Dr. H. Strube.
Niebüll: Krskrhs., Dr. H. Meißner.
Niedermarsberg: St. Marien-Hosp., Dr. F. Kemper.
Nieder Weisel: Johanniter-Krhs., Dr. H. Hartkamp.
Niederwenigern: St. Elisabeth-Krhs., Dr. M. H. Frankenberg.
Nieheim: St. Nikolaus-Hosp., Dr. A. Schmidt.
Nittenau: Krskrhs., Dr. G. Proske.
Nördlingen: Stiftungskrhs., Med. Dir. Dr. H. Schwabe.
Nordenham: Krskrhs., Dr. J. Heller.
Nordhausen (Harz): Stadtkrhs., Dr. E. Wolff.
Nordhorn: Krs.- u. Stadtkrhs., Prof. E. Busse.
Nossen: Stadtkrhs., Dir. MR. Dr. R. Wappler.
Northeim: Albert-Schweitzer-Krhs., Dr. H.-G. Rössing.
Nümbrecht: Krhs. Engels-Stift, Dr. K. Wahl.
Nürnberg: Städt. Kr.anst., Städt. Med. Dir. Dr. H. Birkner.
  Städt. Kr.anst., Prof. E. Holder.
Nürtingen: Krskrhs., Dr. H. Sigwart.

Oberaudorf: Zweckverbandkrhs., Dr. H. Hartmann.
Oberhausen (Rhld.): Ev. Krhs., Dr. E. Christians.
  Johanniter-Krhs., Dr. H. Ehlgen.
  St. Josef-Hosp., Dr. H. K. Manseck.
  St. Marien-Hosp., Dr. H. Stratmann.
  Elisabeth Krhs., O. B. G. Tilmann.
  St. Josef-Hosp., Dr. H. Wenders.
Oberkirch: Städt. Krhs., Dr. J. Sigl.
Oberlahnstein: St. Elisabeth-Krhs., Dr. J. Dexelmann.
  St. Elisabeth-Krhs., Dr. G. J. U. Miczaika.
Oberndorf (Neckar): Städt. Krhs., Dr. H. Benz.

Oberstdorf: Krhs., Dr. W. Kraft.
Oberviechtach: Krskrhs., Dr. S. Beck.
Oberwesel: St. Werner-Krhs., (Chir. u. Unfall-Abt.), Dr. O. Blees.
Ochsenfurt: Krskrhs., Dr. E. L. Momper.
Offenbach a. M.: Stadtkrhs., Dir. Prof. G. Grundmann.
Offenburg: Städt. Krhs. (Gynäk.-chir. Abt.), Dr. H. Gamstätter.
  St. Josefs-Krhs., Dr. F. B. Kaiser.
Olbernhau: Kr.anst., Direktor Dr. H. Erler.
Oldenburg: Pius-Hosp. (Chir.-urol. Abt.), Dr. A.-A. Crone-Münzebrock.
  Ev. Krhs., Prof. H. F. Henne.
  Städt. Kr.anst., Dr. W. G. H. B. Lentz.
Olpe: St.-Martinus-Hosp., Dr. M. Hoffmann.
Opladen: St. Josef-Krhs., Dr. J. Neudeck.
Osnabrück: Städt. Kr.anst., Prof. H. E. Grewe.
  St. Marien-Hosp., Dr. K. Kortmann.
Osterforde: Krhs., Dr. H. Schulz.
Osterholz-Scharmbeck: Krskrhs., Dr. H. Voigtlaender.
Osterwieck: Krhs., M.R. Dr. G. Wuthe.
Otterndorf-N.E.: Krskrhs. Land Hadeln, Dr. F. A. P. Enders.
Ottweiler: Krskrhs., Dr. F. Kordowich.

Paderborn: Bruder- u. Herz-Jesu-Krhs., Dr. W. Houtermans.
Passau: Städt. Krhs., Dir. Prof. F. Schedel.
Pegnitz: Städt. Krhs., OMR. Dr. W. Mauelshagen.
Peine: Krskrhs., Dr. H. Hilge.
Peißenberg: Knappschaftskrhs., Dr. O. Goetz.
Penig (Sachsen): Krhs., Med. Rat Dr. O. Bernt.
Penzberg: Knappschafts-Krhs., Dr. H. Knoop.
Perleberg: Kr.anst., OMR. Dr. H. Henneberg.
Pfarrkirchen: Krskrhs., Dr. H. Reis.
Pforzheim: Städt. Kr.anst., Dr. H. Georg.
  Krskrhs. „Siloah", Dir. Dr. H. Glum.
  Krhs. St. Trudpert, Dr. W. Keller.
Pfronten: Krhs. St. Vinzenz, Dr. U. Mayr.
Pirmasens: Städt. Krhs., Städt. Med. Dir. Dr. H. Zettel.
Pirna: Krskrhs., Dr. K. G. Krug.
Plattling: Krskrhs., Dr. R. Hartl.
Plau (Bez. Schwerin): Krskrhs., Dir. MR. Dr. E. Cattien.
Plauen i. V.: Bez.krhs., MR. Dr. K. E. Maulhardt.
  Krhs. „Bethanien", Dr. E. Wolf.
Pößneck: Krskrhs. u. Poliklin., Dir. Dr. R. Laukner.
Porz: Krhs., Prof. H.-E. Posth.
Potsdam: Städt. Krhs., Dir. Dr. F. Grosse-Weischede.
  St. Josefs-Krhs., Dr. H. Waschulewski.
  Oberlinhaus (Orthop. Klin.), Dr. H.-J. Weickardt.
Preetz: Krskrhs., Dr. O. Hoins.
Püttlingen: Kr.anst. d. Saarknappschaft, Dir. Dr. K. Honecker.
  Kr.anst. d. Saarknappschaft, Dr. W. H. R. Stober.

Querfurt: Krskrhs., MR. Dr. G. Hoffmann.
Quierschied: Klin. d. Kr.anst. d. Saar-Knappschaft, Dr. E. Rissland.

Radebeul: Krskrhs., MR. Dr. G. Richter.
Radevormwald: Johanniter-Krhs., Dr. H. Hartmann.
Rahden i. W.: Krskrhs., Dr. O. M. Bünnige.
Rain am Lech: Krskrhs., Kreis-OMR. Dr. R. A. H. Müssig.
Ratingen: Ev. Krhs., Dr. E. Brinkmann.
Ratzeburg: Wilhelm-Augusta-Krhs. d. D. R. K., Dr. W. Krieg.
Ravensburg: St. Elisabethen-Krhs., Dr. K. Ludolph.
  Städt. Krhs., Prof. H. Wojta.
Recklinghausen: Prosperhosp. (Chir. u. Unfallklin.), Dr. K. Hammerschlag.
Regensburg: Krankenhäuser d. Barmherzigen Brüder, Dr. A. F. Gresser.
  Städt. Kinderklin. (Chir.-orthop. Abt.), Dr. J. Regenbrecht.
Reifenstein (Eichsfeld): Krskrhs., Dr. K. Treppinger.
Reinbek: St. Adolf-Stift, Dr. F. Westermeyer.
Remagen: Krhs. Maria Stern, Dr. O. Neyses.
Remscheid: Städt. Kr.anst. (Chir. u. Urol. Klin.), Prof. H. Hartmann.
  Dünkeloh-Klin., Dr. H. Lang.
Reutlingen: Krskrhs., Dir. Dr. S. Christner.
Rheinbach: Krhs. Maria Hilf, Dr. L. Faßbender.
Rheinberg: St. Nikolaus-Hosp., Dr. W. Rosenfeld.
Rheine: Jakobi-Krhs., Dr. W. Kaulbach.
  Mathiasspit., Dr. W. Schaudig.
Rheinhausen: Johanniter-Krhs., Dr. G. Weitz.
Rheinsberg (Mark): Landambulat., Dr. B. Rudel.
Rheydt: Elisabeth-Krhs., Prof. W. Richter.
  Städt. Krhs., Dr. E. Wilmanns.
Riedlingen (Württ.): Krskrhs., Dr. H. Knoblauch.
Rinteln: Krskrhs., Dr. A. Jonas.
Rochlitz: Krhs. u. Poliklin., Dir. MR. Dr. H. Zahn.
Röbel (Müritz): Krskrhs., Dr. E. U. Kettner.
Röthenbach (Pegn.): Conradty-Krhs., Dr. F. Geiß.
Ronneburg: Krhs. u. Poliklin., Dir. Dr. R. G. Gehlmann.
Rosenheim: Städt. Krhs., Dr. G. Hainz.
Rostock: Chir. Univ.-Klin. (Abt. f. Traumatol.), Prof. H. Brückner.
  Chir. Univ.-Klin. (Urol. Abt.), Dr. W. Sinner.
Rotenburg a. d. F.: Krskrhs., Dr. J. H. Schilling.
Roth (Nürnberg): Krskrhs., Dr. K. H. Zolnhofer.
Rothenburg o. d. T.: Krhs., Dr. H. Bruch.
Rotthalmünster: Krskrhs., Dr. W. Löffler.
Rottweil: Krskrhs., Dr. E. Kleiser.
Rudolstadt: Krskrhs., Dr. H. Hosemann.
Rüdesheim (Rhein): St. Josefs-Krhs., Dr. J. Herbrand.
Rüsselsheim: Stadtkrhs., Dir. Prof. Th. Burckhart.

Saalfeld (Saale): Agricola-Krhs., Dr. J. H. Gessner.
Saarbrücken: Städt. Krhs., Prof. H. Eufinger.
  Hüttenkrhs. (Orthop. Abt.), Prof. H. A. Groh.

Ev. Krhs., Dr. R. Rohrhurst.

Heiligen-Geist-Krhs., Dr. F.-P. Schoenes.

Saarburg: Krskrhs., Dr. W. Gruß.

Saarlouis: Städt. Krhs., Dr. R. Rühl.

Säckingen: Krskrhs., Dr. K.-O. Albrecht.

Salzgitter-Bad: Städt. Krhs., Dir. OMR. Dr. A. Wüthrich.

St. Elisabeth-Krhs., Dr. H. Zumfelde.

-Lebenstedt: Städt. Krhs., Prof. G. Ostapowicz.

Salzhausen: Krhs., Dr. B. Roes.

Salzwedel: Krskrhs., Dir. OMR. Dr. W. Rieper.

Krskrhs. (Gynäk.-geburtshilfl.-Abt.), MR. Dr. A. O. P. Scholz.

Sanderbusch: Landeskrhs., Prof. H. Junge.

St. Georgen (Schwarzw.): Städt. Krhs., Dr. E. Haas.

St. Tönis: Gemeindekrhs., Dr. P. Nielen.

Sassenberg: Belegkrhs., Dr. H. Leistenschneider.

Saulgau: Krskrhs., Dr. F. Bart.

Schillingsfürst: Krskrhs., Dr. G. Bussebaum.

Schkeuditz: Krskrhs., MR. Dr. F. J. Oberländer.

Schleiz: Krskrhs., Dr. G. Taubert.

Schleswig: Krhs., Dir. Dr. H.-W. Timmermann.

Schlüchtern: Krskrhs., Dr. R. Lambrecht.

Schleusingen: Krhs., Dr. H. Lagemann.

Schmalkalden: Krskrhs., Dir. MR. Dr. R. König.

Schönebeck (Elbe): Kr.anst. I., Dr. E. Reinhold.

Schöneck (Vogtl.): Krhs., Dr. W. Biesold.

Schöningen: Städt. Krhs., Dr. H. Adler.

Schopfheim: Städt. Krhs., Dr. H. Meißner.

Schorndorf (Württ.): Krskrhs., Dr. S. Richter.

Schramberg: Städt. Krhs., Dr. A. Engel.

Schrobenhausen: Krskrhs., Dir. Dr. H. Streifinger.

Schwabmünchen: Städt. Krhs., Dr. E. Werner.

Schwäb. Gmünd: Städt. Krhs., Dr. E. Dorbath.

Schwäbisch Hall: Ev. Diak.anst., Dr. E. Jäger.

Schweinfurt: Städt. Krhs., Dir. Prof. H. Mussgnug.

Schwelm: Städt. Krhs., OMR. Dr. G. Killmer.

Schwenningen (Neckar): Städt. Krhs., Dir. Dr. K. A. Ulitzsch.

Schwerin: Bez.krhs. (Urol. Klin.), Dr. H. Schott.

Bez.krhs., Prof. Dr. E. Schütze.

Schwerte: Ev. Krhs., Dr. F. W. Lungmuß.

Sebnitz: Krhs., MR. Dr. G. Böttke.

Seefeld (Obb.): Krhs., Dr. H. L. Ehrengut.

Seehausen (Altmark): Krskrhs., Dr. H. Scheibe.

Seesen: Klin. d. LVA Braunschweig f. Lungen- u. Bronchialerkrkgn.„Schildautal"

Med. Dir. Dr. W. Schulze-Brüggemann.

Städt. Krhs., Dr. J. Schweda.

Selb: Stadtkrhs., Dr. K. Thoma.

Seligenstadt: Krskrhs., OMR. Dr. E. Runge.

Selters (Westerw.): Ev. Krhs., Dr. W. Dum.

Siegburg: Städt. Krhs. (Chir. u. Unfallabt.), Dr. A. B. Möhlenbruch.

67*

Siegen: Jung-Stilling-Krhs., Dr. K.-H. Bülow.
  Stadtkrhs., Dr. H. Kolbe.
  Marienkrhs., Dr. A. Laarmann.
  Jung-Stilling-Krhs. (Neurochir. Klin.), Dir. Prof. W. Umbach.
Siegmar: Bergbau-Poliklin., Dr. R. Ebert.
Simbach (Inn): Krhs., Dr. F. Anthuber.
Simmerath: St. Brigida-Krhs., Dr. L. Funken.
Sindelfingen: Städt. Krhs., Dir. Dr. A. Welz.
Singen (Hohentwiel): Städt. Krhs., Prof. J. Dortenmann.
  Städt. Krhs. (Urol. Abt.), Dr. A. Frei.
Sinsheim: Krskrhs., Dr. W. Heil.
Sobernheim: St. Josefs-Krhs., Dr. O.-E. Hundt.
Sögel: Krskrhs., Dr. M. Wagenfeld.
Soest: Stadtkrhs., Prof Dr. M. H. Zwicker.
Solingen: Städt. Kr.anst., Prof. H. Major.
Soltau: Krskrhs., Dr. H. Kellner.
Spaichingen: Krskrhs., Dr. T. Hopf.
Speyer: Städt. Stiftungskrhs., Dr. G. Baumann.
  Städt. Stiftungskrhs. (Urol. Abt.), Med. Dir. Dr. P. Blasche.
  Vincentius-Krhs., Dr. J. Hilsmann.
  Diakonissen-Krhs., Dr. G. K. Rein.
Stade: Städt. Kr.anst., Dr. F.-W. R. Frhr. von Ungern-Sternberg.
Stadthagen: Krskrhs., Dr. F. Betzel.
Stadtlohn: Krhs. Maria-Hilf, Dr. F.-K. Hammacher.
Stadtoldendorf: Krskrhs. Charlottenstift, Dr. C. Langemeyer.
Stadtsteinach: Krskrhs., Dr. J. Scheele.
Staffelstein: Krskrhs., Dr. W. P. F. Knauer.
Starnberg: Krskrhs., Prof. W. Grill.
Staßfurt: Krskrhs., Dr. G. Seyffarth.
Stavenhagen: Krhs., MR. Dr. M. Janke.
Steinheim: St. Rochus-Hosp., Dr. L. Kreuzer.
Stendal: Johanniter-Krhs., Dir. MR. Dr. R. Bernstein.
  Frauenklin., Dr. H. Seyferth.
Stetten am Kalten Markt: Orthop.-chir. Heilstätte Heuberg, Dr. E. Albert.
Stockach: Städt. Krhs., Dr. H. Eckert.
Stolberg: Bethlehem-Krhs., Dr. A. Röhling.
  Krhs., MR. Dr. H. Tetzner.
Stolzenau: Krskrhs., Dr. K. Baucks.
Storkow (Mark): Landambulat., MR. Dr. E. May.
Stralsund: Bez.krhs. (Urol. Abt.), Dr. E. Döge.
  Städt. Krhs. am Sund, OMR. Dr. H. W. M. Rauch.
  Bez.krhs. „Am Sund", Dr. O. Scholz.
Straubing: Männerkrhs. Bramherzige Brüder, Dr. J. Christ.
  Krhs. Azlburg, Dr. M. Erber.
Stuttgart: Katharinenhosp., Prof. W. Behrends.
  Veronika-Klin., Dr. W. Burkart.
  Städt. Krhs., Dir. Prof. R. Fischer.
  Karl-Olga-Krhs., Dr. E. Hohlweg.
  Marienhosp., Dr. E. Kraft.

Wilhelm-Hosp. d. Ev. Diakon.anstalt, Prof. D. G. F. Lorenz.
Städt. Furtbach-Krhs., Dir. Dr. W. Mückeley.
Katharinen-Hosp. (Neurochir. Klin.), Dir. Prof. F. Pampus.
Olgahosp., Dir. Prof. O. E. Raisch.
Karl-Olga-Krhs., Dr. G. Richter.
Städt. Krhs., Dr. G. Schaaff.
Marienhosp. (Abt. f. Gesichts- u. Kieferchir., Plast. u. Wiederherstellgs.chir.),
Dr. Ed. Schmid.
Marienhosp. (Abt. f. Gesichts- u. Kiefer-, Plast. u. Wiederherstellgs.chir.),
Dr. W. Widmaier.
Krhs. f. Sportverletzte, Dr. B. F. Winckelmann.
Süchteln: Rhein. Orthop. Landeskinderklin., Dir. Prof. W. Reinhard.
Sülzhayn (Krs. Nordhausen): Heilstätte, Dr. E. H. Sebold.
Sulingen: Krskrhs., Dir. Dr. W. Wietstruk.
Sulzbach-Rosenberg: Städt. Krhs., Dir. Dr. H. Semmelroch.

Tauberbischofsheim: Krskrhs., Dir. Dr. J. J. Heinzel.
Tegernsee: Krskrhs., Dir. OMR. Dr. H. Laprell.
Telgte: Krhs. Maria Frieden, Dr. H. Kamp.
Templin: Krskrhs., Dir. Dr. H.-W. Haase.
Thuine: Elisabeth-Krhs., Dr. J. Küßner.
Torgau: Krskrhs., Dir. OMR. Dr. H. König.
  Krskrhs. (Urol. Abt.), Dr. G. Schultze.
  Poliklin., OMR. Dr. H. Strohbach.
Treuchtlingen: Stadtkrhs., Dr. F. X. Staudacher.
Treysa: Anst. Hephata. Dr. W. Eisenberg.
Trier: Mutterhaus, Dr. P. Balkhausen.
  Krhs. d. Barmherzigen Brüder (Chir. u. urol. Abt.), Dr. F. W. Deilmann.
  Kr.anst. d. Mutterhauses d. Borromäerinnen, Dr. H. Heizer.
  Ev. Elisabeth-Krhs., Dr. H. G. Natusch.
  Herz-Jesu-Krhs., Dr. J. A. Schmuck.
Troisdorf: St. Josef-Hosp. (Chir. u. Unfallchir. Abt.), Dr. G. M. Maintz.
Trossingen: Krskrhs., Dr. W. Gneiting.
Trostberg: Krskrhs., Dr. G. Fraunhofer.
Tübingen: Chir. Univ.-Klin. (Kinderchir. Abt.), Prof. A. Flach.
  Berufsgen.schaftl. Klin., Dr. W. Heipertz.
  Univ.-Klin. f. Zahn-, Mund- u. Kieferkrkh. (Kieferchir. Abt.), Dr. R. G. Pfeifer.
  Chir. Univ.-Klin. (Urol. Abt.), Prof. W. Staehler.
Tuttlingen: Krskrhs., Dr. A. Huegel.
Twistringen: St. Annen-Stift, Dr. H. Vieten.

Überlingen (Bodensee): Städt. Krhs., Dr. H. Korte.
Uelzen: Krskrhs., Dir. Dr. H. Evers.
Uetersen: Städt. Krhs. Bleekerstift, OMR. Dr. J. H. Peters.
Uffenheim: Krskrhs., Dr. M. Kellermann.
Ulm (Donau): Städt. Kr.anst., Prof. Dr. F. F. Niedner.
Unna: Ev. Krhs., Dr. H. H. Fiedler.
Urach: Krskrhs., Dr. F. Hauselt.

Vaihingen (Enz): Krskrhs., Dr. D. Lindel.
Vallendar: Krhs. St. Josef, Dr. Th. Kallfelz.
Velbert (Rhld.): Städt. Kr.anst., Dr. H. Plaumann.
Verden: Städt. Krhs., OMR. Dr. R.-A. Frhr. v. Oeynhausen.
Viersen: Allg. Krhs., Dr. A. Schürholz.
Villingen (Schwarzw.): Städt. Krhs., Dr. P. Cramer.
Vilsbiburg: Krskrhs., Dr. A. Gaßner.
Völklingen: Hüttenkrhs., Dr. J. P. Hohneck.
Vohenstrauß: Krskrhs., Med. Dir. Dr. F. J. Bäuml.

Wadern: St. Elisabeth-Krhs., Dr. H. von Jaschke.
Waldbreitbach: Westerwaldklin. d. LVA., Dir. OMR. Dr. H. W. M. Rauch.
Waldbröl: Krskrhs. (Chir. u. urol. Abt.), Prof. H. Pfisterer.
Waldkirchen: Krskrhs., Dr. A. Brand.
Waldsassen: Krskrhs., Dir. Dr. O. Bussl.
Waldshut: Krhs., Dir. Dr. W. G. Ch. Thiele.
Walldürn: Krhs. St. Joseph, Dr. F. Tratt.
Walsrode: Krskrhs., Dr. G. K. E. Schmitt.
Walsum: St. Camillus-Hosp., Dr. H. Schilling.
Waltershausen (Thür.): Stadtkrhs. Friedrichsroda, Dr. H. Rahm.
Wandlitzsee: Krskrhs. Bernau, Dr. W. Grohmann.
Wangen i. Allg.: Krskrhs., Dr. A. Ferstl.
Wanne-Eickel: St. Marien-Hosp., Dr. J. Alfers.
  Ev. Krhs., Dr. W. Fricke.
Waren: Krskrhs., Dr. S. Hagen.
Wasserburg (Bodensee): Knappschaftskrhs., Dir. Prof. C. Blumensaat.
Wasserlos: Krskrhs. Alzenau, Dr. E. Rösser.
Wattenscheid: Martin-Luther-Krhs., Dr. E. E. A. Fricke.
  Martin-Luther-Krkh. Dr. H. Volk.
Wedel (Holst.): Städt. Krhs., Dr. H. Hummel.
Weener: Krhs. Rheiderland Dr. K.-H. Weygold.
Wegscheid: Krskrhs., Dr. N. Steinhardt.
Weiden (Obf.): Städt. Krhs., Med. Dir. Dr. R. Weiß.
Weilburg: Krskrhs., Dr. G. Barthold.
Weimar: Sophienkrhs., Dir. Dr. H. Herdan.
Weinheim a. d. B.: Städt. Krhs. (Urol. u. chir. Abt.), Dr. H. Hess.
Weissenburg: Städt. Krhs. (Chir. u. urol. Abt.), Med.-Dir. Dr. K. Wasmuht.
Weißenfels: Krskrhs., Dir. MR. Dr. S. Hirschfeld.
Welzheim: Krskrhs., Dr. P. Fr. Uebel.
Werdau: Krhs., MR. Dr. L. Koch.
Werdehl: Städt. Krhs., Dr. K. Cremer.
Wermelskirchen: Städt. Krhs., OMR. Dr. H. Nabel.
Wertheim: Städt. Krhs., Dr. H. Haake.
Wertingen: Krskrhs. (Chir. u. gyn.-geburtsh. Abt.), Dr. A. Stimpfl.
Wesel (Rh.): St. Marien-Hosp., Dr. C. W. Roesgen.
Wesseling: Dreifaltigk.-Krhs., Dr. W. Bongartz.
Wetzlar: Stadtkrhs., Prof. W. H. Becker.
Wiesbaden: Städt. Chir. Klin., Prof. W. Hartenbach.
  St. Josefs-Hosp., Dir. Dr. L. Oellers.

Städt. Kr.anst. (Unfallabt. d. Chir. Klin.), Dr. H. Wegehaupt.
Wilhelmshaven: Städt. Kr.anst., Med. Dir. Dr. C. Hinrichs.
St. Willehad-Hosp., Dr. H. Offermann.
Willich: Katharinen-Hosp., Dr. P. Zimmermann.
Wimbern: Herz-Mariä-Krhs., Dr. O. G. Liebiger.
Winsen/Luhe: Krhs. Bethesda, Dr. H. H. H. Heuer.
Winterberg: St. Franziskus-Hosp., Dr. W. Padberg.
Wipperfürth: St. Josefs-Hosp., Dr. K. Findeis.
Wismar: Bez.krhs., MR. Dr. W. Plagemann.
Wissen: St. Antonius-Krhs., Dr. P. Ehl.
Witten: Diakonissen-Krhs., Dr. K. Haarkamp.
Marien-Hosp., Dr. E.-H. Schöttes.
Wittenberg-Lutherstadt: Krhs. Paul-Gerhardt-Stift (Chir.-gynäk.-geburtsh. Abt.),
Dir. Dr. O. Jakobs.
Betriebspoliklin. Piesteritz, Dr. G. Rotsch.
Wittingen: Städt. Krhs., Dr. M. Hohnhold.
Wittlich: Krskrhs., Dr. Th. Schneider.
Wittmund: Krskrhs., Dr. R. Marchand. .
Krskrhs., Dr. W. Schwerk.
Wolfen (Krs. Bitterfeld): Betriebs-Poliklin. u. Industriekrhs., Dr. H. Heilmann.
Wolfenbüttel: Städt. Krhs., Med.-Oberrat Dr. H. O. Bodewig.
Wolfhagen: Krs.- u. Stadtkrhs., Dr. G. Witte.
Wolfratshausen: Krhs., Dr. G. Kuetgens.
Wolfsburg: Städt. Krhs., J. Hoferichter.
Wolgast: Krskrhs.-Poliklin., Dir. OMR. Dr. H. R. O. Knöfler.
Wolmirstedt: Krskrhs., Dr. G. Aldinger.
Worbis (Eichsfeld): Krhs., Dr. J. H. Sroka.
Worms: Stadtkrhs., Dr. W. Weissenborn.
Wülfrath: Ev. Krhs., Dr. G. Rotthauwe.
Würselen: Krskrhs. Marienhöhe, Dr. H. Forst.
Würzburg: Juliusspit., OMR. Prof. R. Schautz.
Wunsiedel: Stadtkrhs., Dr. J. Dziadek.
Wuppertal: Städt. Kr.anst. (Urol. Klin.), Stadtmedizinaldir. Dr. K. F. Albrecht.
St. Petrus-Krhs., Dr. W. Boxberg.
Städt. Kr.anst., Dir. Prof. P. N. Ehlers.
St. Joseph-Hosp., Dr. H. Heesen.
Krhs. Bethesda, Dr. H. Nase.
D.R.K.-Krhs., Dr. H. W. Planitz.
Bethesda-Krhs., Dr. H. K. L. Specht.
Städt. Ferdinand-Sauerbruch-Kr.anst., Prof. H.-J. Streicher.
Wyk: Krskrhs. Föhr/Amrun, Dr. H. Boldt.

Xanten: St. Josef-Hosp., Dr. H. Niedenzu.

Zella/Mehlis: Städt. Krhs., MR. Dr. K. Müller.
Zeven: Martin-Luther-Krhs., Dr. B. Fiedler.
Ziegenhain (Bez. Kassel): Krskrhs., OMR. Dr. K. W. Kracke.
Zittau: Krskrhs., MR. Dr. L. W. Melzer.
Zossen: Krskrhs., OMR. Dr. W. Oberländer.

Zschopau (Erzgeb.): Krhs., Dir. MR. Dr. E. Schreiber.
Zülpich: Städt. Krhs., Dr. P. Görg.
Zweibrücken: St. Elisabeth-Krhs., Dr. K. Keßler.
  Ev. Krhs., Dr. M. Maue.
Zwickau: Bez.krhs., OMR. Dr. F. G. Künzel.
  Bez.krhs., Prof. G. Kuhlgatz.
Zwiesel: Krskrhs., Dir. Dr. G. Nerlich.

Ausland

Aarau (Schweiz): Kantonspit., Prof. F. Deucher.
Annaba (Algier): Zentrale Kr.anst., Prof. W. Rückert.
Athen (Griechenland): Chir. Klin. „Athinaiki", Dir. Dr. A. Dardujas.
  Allg. Krhs. Athen, Dr. G. Kaliampetsos.
  Generalhosp. Piräus, Dr. B. Karageorgis.
  Rotkreuzkrkh. Dir. Prof. B. G. Kourias.
  Krhs. Evangelismos, Dr. M. Paraskevas.
  Rotkreuzkrhs., Dr. A. Sapkas.
  Geroulanion-Inst., Dir. Dr. A. Tobler.
Bad Ischl (Österr.): Landeskrhs., Dr. J. Strobl.
Bahar Dar/Godjam (Aethiopien): Felege Heiwot Hosp., Dr. R. Drechsel.
Basel (Schweiz): St. Klara-Spit., Prof. F. Merke.
  Univ.-Kinderklin., Prof. R. Nicole.
  Chir. Univ.-Klin. Bürgerspit. (Urol. Abt.), Prof. G. Rutishauser.
Bauma (Schweiz): Spit., Dr. H. Helmig.
Bern (Schweiz): Tiefenauspit., Prof. L. Eckmann.
  Chir. Univ.-Klin. Inselspit. (Forschungsabt.), Dr. P. Lundsgaard-Hansen.
  Anna-Seiler-Haus, Inselspit., Prof. A. Senn.
Bludenz (Österr.): Städt. Krhs., Dr. N. Heitz.
Bruck a. d. Mur (Österr.): Landeskrhs., Dr. M. Frank.
Caracas (Venezuela): Clinica Caurimare, Dr. A. Studemeister.
Celje (Jugosl.): Allg. Krhs. Kersnikowa, Dr. Z. Susteršič.
Chur (Schweiz): Rätisches Kantons- u. Regionalspit., Dr. M. Schamaun.
Cles/Trento (Italien): Ospedale Civile, Prof. S. Eppinger.
Davos-Platz (Schweiz): Krhs., Dir. F. Jakob.
Dudelange (Luxembourg): Spital, Dir. Dr. J. Nickels.
Este, Prov. Padua (Italien): Ospedale Civile, Prof. Baccaglini.
Falköping (Schweden): Länslasarettet, Dr. K. Lindén.
Feldbach (Österr.): Landeskrhs., Dr. E. Winkler.
Göteborg (Schweden): Chir. Univ.-Klin. (Abt. Extremitäten-Chir.),
  Prof. E. A. Moberg.
Graz (Österr.): Unfallkrhs., Prof. W. Ehalt.
  Landeskrhs. Prof. W. Köhle.
  Elisabethinen-Spit., MR. Dr. G. Seidl.
Großhöchstetten (Schweiz): Bezspit., Dr. R. Schneider.
Helsingfors (Finnland): Univ.-Zentr.-Krhs., II. Chir. Klin., Dr. H. E. E. Blomquist.
Hradec Králové (CSSR): Chir. Klin. d. Med. Fakultät d. Karlsuniv., (Kinderchir.
  Abt.) Dr. H. Stefan.

Innsbruck (Österr.): Chir. Univ.-Klin. (Isotopenstation), Dr. G. Riccabona.
Chir. Univ.-Klin. (Abt. f. Plast.- u. Wiederherstellgs.chir.),
Prof. P. Wilflingseder.
Kampala (Uganda-E.-Afrika): Rubaga-Hosp., leitende Chirurgin Dr. M. M. Wigger.
Klagenfurt (Österr.): Allg. öffentl. Krhs. d. Landes Kärnten, Prof. F. Judmaier.
Kopenhagen (Dänemark): Rigshosp., Prof. E. Husfeld.
Lachen a. See (Schweiz): Bezspit. d. March, Dr. A. Enzler.
Larissa (Griechenland): Chir. Klin. Nosokomion, Dir. Dr. N. Maniatis.
Leoben (Österr.): Ldskrhs., Prof. W. M. Kreiner.
Liestal (Schweiz): Kantonsspit., Prof. H. Willenegger.
Linz (Österr.): Unfallkrhs., Prof. J. Böhler.
Krhs. Barmh. Schwestern, Dr. W. Lorbek.
Arbeitsunfall-Krhs., Dr. R. Streli.
Unfallstat. d. Vereinigten Österr. Eisen- u. Stahlwerke, Dr. F. Wechselberger.
Locarno (Schweiz): Kantonsspit., Prof. F. Andina.
Luzern (Schweiz): Kantonsspit., Dr. B. Vogt.
Malmö (Schweden): Elisabeth-Krhs., Dr. E. V. Lindqvist.
Mandla-M.P. (Indien): Katra-Hosp., Dr. M. Vaidya.
Neunkirchen (Österr.): Allg. Krhs., Dr. H. Triska.
Nicosia (Cypern): Chir. Klin. General-Hosp., Dr. G. Marangos.
Richterswil (Schweiz): Krhs., Dr. F. Leisinger.
Saloniki (Griechenland): Städt. Krhs. (Abt. Thoraxchir.), Dr. Sp. Vassilas.
Salzburg (Österr.): Landeskr.anst., Prof. H. Steiner.
Santiago (Chile): Dtsch. Krhs., Dr. V. Ide.
Schaffhausen (Schweiz): Kantonsspit., Dr. G. Neff.
Sierre (Schweiz): Clinique Ste. Claire (Chir.-gynäk. Abt.), Dr. E. Boedtker.
Sittard (Niederl.): Krhs., Dr. R. J. A. M. van Dongen.
Solothurn (Schweiz): Bürgerhosp., Dr. R. Berchtold.
Stans (Schweiz): Kantonsspit. Nidwalden, Dr. A. Seeholzer.
Steyr (Österr.): Landeskrhs. (Unfallchir. Abt.), Dr. J. Ender.
Landeskrhs., Dr. W. Mandl.
Stockholm (Schweden): Karolinska Sjukhuset (Abt. Thorax-, Herz- u. Gefäß-Chir.),
Prof. V. O. Björk.
Thun (Schweiz): Bezspit., Dr. W. Stähli.
Umea (Schweden): Kirurgiska Klin., Medicinska Högskolan,
Prof. S. J. H. Borgström.
Valparaiso (Chile): Dtsch. Hosp., Prof. G. E. Münnich.
Wald b. Zürich (Schweiz): Krhs., Dr. R. Blass.
Walenstadt (Schweiz): Kant.krhs., Dr. O. Keller.
Wagna (Österr.): Landeskrhs., Prof. H. G. von Brücke.
Wien (Österr.): Unfallkrhs., Dir. Prof. L. Böhler.
Allg. öffentl. Bez.krhs. Mistelbach, Prof. O. Bsteh.
Krhs. Lainz, Dr. H. Denck.
Kaiserin-Elisabeth-Spit., Dr. G. Hienert.
Wilhelminenspit., Dr. K. Holub.
Kaiser-Franz-Josef-Spit., Dr. R. Jelinek.
Allg. Poliklin. d. Stadt Wien, Dr. R. Kühlmayer.
Kr.anst. Rudolfstiftung, Prof. P. Kyrle.
I. Chir. Univ.-Klin. (Stat. f. Plast.- u. Rekonstr.- Chir.), Dr. H. Millesi.

Krhs. d. Stadt Wien-Lainz (Urol. Abt.), Prof. Dr. S. Rummelhardt.
Unfallkrhs., Dr. O. A. Russe.
Wilhelminenspit., Prof. G. Salem.
Sophien-Spit., Prof. M. Wenzl.
Rudolfinerhaus, Dir. Dr. H. Winkler.
Mautner-Markhof-Kinderspit., Dr. P. Wurnig.
Wiltz (Luxemburg): St. Joseph-Klin., Dr. W. Bastian.

Ortsverzeichnis

Deutschland
(BRD und DDR)

A

Aachen: Brandis, H.-J. von
Braun, P.
Coester, F.
Frank, J.
Greven, K.
Jacobs, C.
Jötten, J.
Kuhlmann, K.
Lutzeyer, H. W.
Philipp, R.
Reifferscheid, M.
Rey, J. M.
Schmidt, P.-G.
Aalen: Eitel, H.
Holzamer, P.
Nenninger, W.
Achern: Bräutigam, H.
Achim: Duve, W.
Ahaus: Hunstiger, H.
Ahlen: Ruf, P.
Ahrensburg: Frahm, G.
Zielke, H.
Ahrweiler: Müller, Fr. E.
Aich: Matis, P.
Aichach: Bringmann, E.
Alfeld: Neumann, G. W. G.
Altdorf: Böhmländer, J.
Altena: Brüning, K. A. W. O.
Altenburg: Engel, G.
Kämpfer, D. K.
Reichmann, J.
Altenhundem: Kremer, J.
Nolte, H.
Altenkirchen: Schulz, Chr. H.
Alzey: Nusselt, H.
Amberg: Böhme, D.
Ewald, W.
Felkel, R.
Andernach: Janik, B.
Lützeler, H.
Anklam (Pommern):
Wiesner, H.
Ankum: Tschirdewahn, G. D.
Annaberg-Buchholz:
Gumpel, F.
Ansbach: Henniges, W.
Arnsberg: Gerritzen, P.
Arnstadt: Abeßer, E.-W.
Jorns, G.
Arolsen: Mannel, E.

Aschaffenburg:
Bausback, G. W.
Daser, C. M.
Keller, F. R. A.
Kuchenreuter, G.
Mayer, K. H.
Robert, W.
Voit, E.
Wilhelm, A.
Aschau (Chiemgau):
Wiebeck, B. H.
Aschersleben: Bofinger, H.
Asperg: Schäfer, H.
Attendorf: Köster, P.
Aue: Kaden, W.
Machus, E.
Auerbach/Opf.: Hausner, W.
Auerbach (Vogtl.): Hass, H.
Hufnagl, A.
Lohse, R.
Schädlich, U.
Augsburg: Bernhuber, K.
Dengg, H.
Geßner, H.
Gumrich, H.
Haas, H. G.
Henle, K.
Hennig, O.
Hoess, G.
Hüsselrath, G.
Putz, O.
Sixt, H.
Strehle, C.
Syller, R.
Wiedemann, O.
Aulendorf: Novacek, Ct. E.

B

Backnang: Bierwag, K.
Dahl, R.
Landfried, R.
Bad Abbach: Boos, O.
Bad Aibling: Köstler, H.
Bad Berka: Hasche, E.
Wehrheim, W.
Wilde, J.
Bad Blankenburg: Singer, H.
Bad Buchau: Linz, F.
Bad Doberan:
Quodbach, K. A. A.
Bad Driburg: Schüller, P.

Bad Dürkheim:
Boshamer, K.
Kastert, J.
Bad Eilsen: Klose, H.
Bad Ems: Inthorn, W.
Schlosser, E.
Bad Frankenhausen:
Weber, K.-A.
Bad Gandersheim:
Psathakis, N.
Bad Godesberg: Bücker, C.
Gregory, R. von
Kirchesch, S. A.
Kühr, J.
Kufferath, W.
Lehndorff, H. Graf von
Schütte, W.
Bad Harzburg:
Nordmann, E.
Wagner, F. W.
Bad Hersfeld: Götte, K. H.
Stengel, W.
Bad Homburg v. d. H.:
Auerbach, E.
Becher, H.
Thomsen, W.
Weisswange, W. R.
Bad Kissingen:
Katzenberg, H.
Bad König: Regel, H.
Bad Kreuznach:
Kusche, H.
Schmieden, J.
Stephan, H. K.
Waldhubel, E.
Bad Langensalza:
Pfeifer, K. P.
Bad Lauterberg: Müller, H.
Bad Liebenstein: Vogel, N.
Bad Lippspringe:
Groddeck, A. W.
Bad Meinberg:
Gusnar, K. M. W. v.
Bad Mergentheim:
Schaudig, H. J. F.
Bad Nauheim:
Cellarius, Th.
Duchardt, B.
Bad Neuenahr:
Kreutzberg, J.
Nikolai, N.
Schmich, H.
Schubert, A. †

Jülch, A. F.
Jurgeit, H.
Kallenbach, H. H.
Kaspar, F.
Keilbach, H.
Kindler, H.
Kintzonidis, D.
Kirschke, W.
Klein, H.-D.
Kment, O. H.
Kötter, D.
Koppelmann, J.
Kotzoglu, P.
Kraef, R.
Krause, I.
Kressin, W.
Kroemer, Ch.
Krüger, B. J.
Kühn, H. G.
Lewicki, W. W. J.
Liebeskind, R.
Loeffler, F.
Lufft, K.
Lullies, G.
Luther, H.
Maatz, R.
Machnitzky, G. E. H.
Madlener, M.
Männel, J.
Maier, H. J.
Marsch, E.
Martin, K. H.
Matthes, Th.
Mentzel, H. E.
Mertens, E. A. J. E.
Meves, M.
Meyer, G. O.
Mitzschke, H.
Mühlbächer, W.
Müller, E. H. Fr.
Müller, H.
Nasseri, M.
Neiser, G.
Neugebauer, J.
Nitsche, Fr.
Olbrich, W. K. A.
Palten, H.
Paulisch, G.
Pehlke, W.
Pochhammer, K.
Rache, G.
Reimer, H.
Reusch, H.
Rinck, H. K. E.
Rödel, W.
Rollenhagen, J.-E.
Rosenthal, W. W. J.
Rosin, W.
Sapia, H. A. P.
Schäfer, R. A.
Schaldach, M.
Schleyer, H. A. Th. von
Schmauss, A. K.

Schmidt, W.-E.
Schostak, G. H.
Schramm, H. G.
Schrank, H.
Schröter, G.
Schulz, A.
Schwarz, W.
Seeliger, Fr.-G.
Seibel, C.
Seiffert, W.
Serfling, H. J.
Siewert, J. R.
Simon, G.
Späth, G.
Spelsberg, K.-O.
Sperling, E. O. P.
Stephani, H.
Steyer, St.
Stockmann, U.
Stollenz, E.
Stutzer, H.
Tadjadod, H.
Taubert, A.
Taubert, E.
Teichmann, H. A.
Tegtmeyer, Fr.
Tretow-Knell, M.-E.
Ueberhorst, J.
Vaubel, W.-E.
Vogelsang, C. Th. E.
Voß, H.
Wahl, E.
Warnke, H.
Wasmann, R.
Weber, H.
Weese, K.
Weidenmann, W.
Weiss, A.
Wendt, Fr.
Wendt, H.-E.
Wenker, H. H. B.
Wenzel, M.
Wiedner, H.
Will, H.
Winguth, H. F. H.
Witte, Chr.
Wittig, G.
Wohlgemuth, K. J. M. von
Zbell, A. G.
Zinser, G.
Zohlen, E.
Zuckert, D.
Zuschneid, K.
Bethel: Gründler, E.
   Hasselbach, H. von
Biedenkopf: Frank, E.
Bielefeld: Anders, C.
   Böhringer, K. K. C.
   Danger, W.
   Eysholdt, K.-G.
   Jagdschian, V.
   Kemlein, P. A. W.
   Koss, F. H.

Krückenberg, K.-T.
Lamprecht, W.
Pannewitz, G. v.
Stadler, H.
Stolowsky, H.-J.
Wolff, U.
Bietigheim: Pfeiffer, H.
Billerbeck: Schmidt, E.
Bingen/Rh.: Heidecker, H.
   Heidecker, K.-M.
Birkenfeld/Nahe:
   Schäfer, K.
Bitterfeld: Frey, W.
   Niemann, M.
Blankenburg: Meyer, H.
Blaufelden: Nagel, Br.
Bocholt: Lohmann, G.
   Schaefer, H. G.
Bochum: Boecker, P.
   Broghammer, H.
   Buschey, F.
   Eggermann, H. O.
   Gothe, K. M.
   Harrfeldt, H.-P.
   Hermann, K.
   Hierholzer, G.
   Hilgenfeldt, O.
   Homann, W.
   Kerstner, G.
   Klug, W.
   Krüger, E.
   Lepler, A.
   Marzik, G.
   Meinecke, Fr.-W.
   Rehn, J.
   Rosenthal, A.
   Rüther, H.
   Schmidt, K. G. H.
   Schramm, W.
   Schüttemeyer, W.
   Schwiete, W. M.
   Siegel, U. R. F.
Bockum-Hövel: Saal, A.
Bodendorf: Traeger, R.
Bodenwöhr: Klöck, R.
Böblingen: Heintze, W.
   Zettler, F.
Bonn: Bartsch, W. M.
   Bayer, J. M.
   Bräun, H.
   Eßer, G.
   Grote, W.
   Gütgemann, A. P. W.
   Haan, R. C.
   Hartwich, W.
   Hoffmann, F.-Chr.
   Käufer, Chr.
   Kreutzberg, B.
   Lang, G.
   Lie, T.-S.
   Ollinger, P. A.
   Paquet, K. J.

Röttgen, P.
Rühl, H.
Sarter, J.
Schriefers, K.-H.
Winkler, C.
Bopfingen: Wieland, E.
Borghorst: Burchhardt, H.
Borken: Wülfing, M.
Borna: Mehner, R.
Schmidt, W.
Schreckenbach, G.
Bottrop: Alemany, J. A.
Hennrich, G.
Mußgnug, G.
Ungerer, K. E.
Bovenden: Haefen, K. von
Brackwede: Herrmann, H.
Meyran, H.
Brake: Petry, A.
Brakel: Kopp, N. G.
Brandenburg:
Krafft, A. F. L. H.
Liebenow, H.-Chr.
Braubach: Blass, E.
Braunfels: Kaps, W. F.
Braunlage: Utsch, W.
Braunschweig: Alnor, P. Chr.
Berger, H.-J.
Gabler, H. H.
Genscher, W.
Harms, E.
Hauswaldt, J. H.
Hofmann, M. E.
Johae, W.
Oßwald, Fr.
Peschel, U. K. F. A.
Renckhoff, E. †
Schulte, K.
Weinreich, M.
Wille-Baumkauff, H.
Woeste, C. Th.
Wollmann, B.
Bredstedt: Godt, E. Ch.
Schröder, Fr. W.
Stintzing, W.
Breisach: Schumacher, P.
Bremen: Alberts, H.
Barthels, C.
Beck, H. W.
Blanke, K.
Bleckmann, H.
Cramer, W.
Dammann, F.
Diemer, O.
Fargel, H.
Godt, E. U.
Haag, W. W. Ch.
Hartmann, H.-G.
Heilmann, O.
Heitmann, H.
Henschel, W. F.
Karitzky, B. P. F.
Lindenschmidt, M.

Lönnecke, W. W. H. A.
Neumeyer, E. R. G.
Oelsnitz, A. R. G. von der
Rehbein, F.
Reith, H.-H.
Rieder, W.
Schiele, E.
Schneider, E.
Schüßler, H.
Schütz, W.
Sieber, E.
Stoll, H. G.
Tjaden, H.-F.
Tjaden, I.
Tölken, R.
Trentmann, B. H.
Urban, K.
Wolff, G.
Wülfing, D.
-Blumenthal:
Wassner, U.-J.
-Lesum: Ruthe, W.
Bremerhaven: Axhausen, W.
Götze, J.
Gottesleben, K.
Lechnir, J.
Mangel, K.
Pane, H.
Timme, K.-U.
Bremervörde: Engler, H.
Bretten: Benz, K.
Mahler, W.
Urban, H.
Brilon: Neuhaus, R.
Bruchsal: Belz, H.
Franke, D.
Hirayama, P. T.
Redecker, K. D.
Brückenau: Seifert, W.
Brühl, Bez. Köln: Mönch, G.
Brunsbüttelkoog:
Köster, K.
Buchen: Dietl, H.
Buchholz: Meyer, W.
Buchloe: Gutekunst, F.
Bückeburg: Dalquen, F.
Nell, W.
Büderich b. Düsseldorf:
Pilz, E.
Büdesheim: Eggers, H. K. R.
Büdingen: Braunwarth, H. H.
Bühl (Baden): Wojtek, E.
Bühlertal/Baden:
Hammes, W.
Bünde: Wesemeyer, O. H.
Burbach: Dreßler, G.
Panthel, G.
Burg: Röse, W.
Burglengenfeld: Bayer, W.
Burgstädt/Sa.: Müller, G. W.
Burgsteinfurt: Uhr, H.-A.
Buxtehude:
Rossteutscher, M.

C

Calbe: Sehmisch, W.
Calw (Württ.): Mayer, W.
Caputh: Lankenfeld, F.
Castrop-Rauxel: Huth, W. K.
Vilmar, W.
Celle: Dralle, A. W. L.
Gantz, A.
Hillejan, W.
Hörstmann, H.
Jung, E.
Neblung, W. W. A.
Rössing, F.
Clausthal-Zellerfeld:
Erxleben, H.
Coburg: Claaßen, R.
Diezel, W.
Klauser, R. E.
Molitoris, H.
Rau, O.
Cochem: Raaf, E.
Coesfeld: Löbker, F.
Cottbus: Detlefsen, M.
Steinhäuser, W.
Teutsch, W.
Welcker, E. R.
Crailsheim: Hartmann, K.
Sehm, A. W.
Cuxhaven: Bimler, R. E.
Darup, A.
Schulze, W.

D

Dachau: Guter, V.
Köstler, J.
Dahme/Mark: Blümel, A.
Dannenberg: Otte, H.
Spieß, Fr.
Darmstadt: Ehlert, H.
Hausmann, H.
Hottmann, V.
Lompa, A. V. H.
Metzke, H.-J.
Morian, R.
Dastätten/Ts.:
Küstermann, G.
Datteln: Krämer, H.
Daun: Bartholomé, H.
Deggendorf: Heller, H.
Delitzsch:
Schulze-Warnecke, H.
Delmenhorst: Dege, H.-A.
Dobberstein, H.
Langhof, J. H. F.
Demmin: Schneider, H.
Dessau: Carl, H.
Krüger, H.
Plettner, H. U.
Wendt, H.
Detmold: Brandt, H. H. F.
Hagemeyer, G.
Zikic, M.

Diepholz: Broese, O. W.
Dierdorf: Wigand, Fr.
Diez: Dorn, K.-H.
Dillenburg: Friedel, H. G.
  Pfarschner, W.
  Zopff, G.
Dillingen/Donau: Groll, H.
  Kampik, F.
Dillingen/Saar:
  Nehrbauer, E.
  Wendlberger, Fr.
Dingolfing:
  Schaefer, B. A. W. F.
Dinkelsbühl: Bader, O.
  Krejci, W.
Dinslaken: Bongartz, J. G.
  Budrass, W.
  Reiche, H.-D.
  Schmitz, H.
Dippoldiswalde: Petrick, H.
Donaueschingen:
  Killian, H. F. E.
Donauwörth: Wagner, H.
Dorfmark: Knigge, E.
Dorsten: Schulte, Fr.-H.
  Timphus, L.
Dortmund: Freick, H.
  Imdahl, H.
  Kingreen, H. R.
  Kossen, H.
  Kramer, G.
  Küppermann, W.
  Luhmann, K.
  Neumann, H.
  Niesert, E. G. M.
  Salzmann, K. P.
  Scherer, F.
  Schrage, W.
  Schüler, H. H. G.
  Straube, A.
  Strenge, E.-A.
  Thorban, W. W. H.
  Vogel, P. P.
  Westermann, G.
  Wilcke, K.-H.
  Wild, E.
  Witteler, E.
  Würtenberger, H.
  Zsigmond, P.
Dottingen üb. Freiburg i. Br.:
  Bürkle de la Camp, H.
Dransfeld: Regensburger, K.
Dresden: Bellmann, G.
  Bernhard, J.
  Herwig, H.
  König, A.
  Marschner, G.
  Meinerzhagen, K.
  Müller, H.
  Schumann, H.-D.
  Seifert, B.
  Tichy, H.
  Tzamalukas, G.

Wilfert, Fr. H.
Winklmann, M.
Dülken: Rixen, P.
Dülmen/Westf.: Spinne, L.
Düren: Buderath, F.
  Deiters, H.
  Feist, G.
  Schüller, J.
  Täschner, J.
Düsseldorf: Achilles, A.
  Baron, H.
  Beck, A.
  Bircks, W.
  Blum, E.-O.
  Boeminghaus, H.
  Brenneke, E.
  Bross, H.
  Denk, R.
  Derra, E.
  Dettmar, H.
  Drewes, J.
  Elmendorff, H. Frh. von
  Engelen, W. F.
  Feldhaus, H.-J.
  Ferbers, E.
  Forßmann, W. Th. O.
  Freys, O.
  Gattermann, E.
  Gottesleben, A. J.
  Grölkinger, H.
  Günther, E.
  Haike, H.
  Heinze, R. E. U.
  Hellmann, K.
  Hensell, V.
  Herbig, H.
  Hoffmann, E.
  Hubbes, H.
  Hünermann, Th.
  Irmer, W.
  Kaess, F.-W.
  Kertzendorff, F. Th. K.
  Köhler, K.-F.
  Konrad, R. M.
  Kuhlendahl, H.
  Mameghani, F.
  Martens, H. J. H.
  Ney, R.
  Ostermann, G. K. Th.
  Pohl, H.
  Pohlen, F.
  Pott, C.
  Rehrmann, A. H.
  Rieger, H.
  Ringler, W.
  Satter, H. P.
  Schneider, H.-J.
  Scheunemann, H.
  Sperling, O. K.
  Stemmer, A.
  Stern-Sträter, H.-G.
  Sykosch, H.-J.
  Tarbiat, S.

Tippelmann, W.
Vieten, H.
Wachsmuth, G.
Wallraven, Fr. R.
Walther, R.
Wiedehage, K.
Wittmoser, R.
Wüstner, H.
Duisburg: Bock, A.
  Bromeis, H.
  Eilert, L.
  Hasselmann, R.
  Jantke, W.
  Knieriem, W.
  König, W. F.
  Kuss, B.
  Lechtenberg, H.-W.
  Nockemann, P. F.
  Partenheimer, K.
  Schmitter, H.
  Stotz, W.
  Thörmer, H.-J.
Duisdorf: Silbernik, H.

E

Eberbach: Drüner, H. W.
  Eigler, W.
Ebersberg: Pöllinger, A.
Eberswalde: Wildt, E.
Ebingen: Weise, O. W. A.
Eckernförde: Fibich, R. W.
  Schauss, G.
Edenkoben: Schlicher, S.
Edewecht: Kitzérow, G.
Eggenfelden: Eckert, H.
Ehingen: Dentler, H.
Ehrang: Ganz, P.
Ehringshausen: Korom, J.
Eilenburg: Völker, J.
Einbeck: Beckendorf, F.
Eisenach: Hasse, G. F.
  Pein, Fr.
  Salzmann, O.
Eisenberg: Ulrich, K.
Eisfeld: Melzl, H.
Eisleben: Niedermann, H.
Eislingen: Endress, H. H.
Eitorf: Ley, F.
  Niewöhner, H.
Ellwangen: Dietrich, W.
  Lang, W.
Eltville: Weber, Fr.
Elmshorn: Bauermeister, A.
  Carstensen, H.-J.
  Graf, R.
  Sachse, H.
  Specht, K.
Emden: Feenders, H. H.
  Wille, E.
Emmendingen: Czapek, H.
Engelskirchen:
  Firsching, H.-W.
  Kerrinnes, C.

Engenhahn: Koneczny, O.
Ennigerloh: Kley, K. H.
Erbach: Fischer, H.
Erfurt: Arlt, K.
  Paschold, K.
  Przementski, G.
  Reichel, J.
  Stein, K.
  Usbeck, W.
  Vick, H.-J.
  Walchshofer, E.-O.
  Wolf, O.
Erkelenz: Bartsch, F. C.
Erlabrunn/Erzg.: Wegner, D.
Erlangen: Bünte, H.
  Dittrich, B. H.
  Hegemann, G.
  Hoferichter, S.
  Gall, F. P.
  Rügheimer, E.
  Sigel, A.
  Zeus, L.
Erlenbach a. M.:
  Fischer, J.
Erwitte: Böckeler, H.
Eschwege: Neumann, H.
Eschweiler: Brockhoff, V.
  Schwarzhoff, E.
Eslohe: Engels, E.
Essen/Ruhr: Bettag, W.
  Böhme, K. H.
  Börger, G.
  Elsasser, W. R. H.
  Fragstein, B. von
  Grochol, W. P. P.
  Hanning, P.
  Hechelmann, H.
  Herget, R.
  Kampshoff, R.
  Kirchberg, J.
  Koch, F. W.
  Köhl, L. F.
  Kort, J.
  Kremer, K.
  Kühne, E.
  Meyer, H. E.
  Montag, H.
  Müller-Tix, Fr. G.
  Philipp, W.
  Piechowski, U.
  Pühler, U.
  Sarem, I.
  Schlegel, K.-F.
  Schlüter, F.
  Schulz, E. G.
  Schuster, Ph.
  Weiss, Fr.-H.
Essen/Oldbg.:
  Hatzmann, E.
Esslingen:
  Beysiegel, K. W. L.
  Keidel, M.
  Keil, C. H. W.

Keil, E. G. U.
  Wagner, J.
Ettelbrück: Reyland, Ph.
Ettenheim: Guttenberg, H.
Ettlingen: Deisler, H.
Euskirchen: Prinz, R.
  Vogels, Chr.
Eutin: Arndt, G.
  Hachez, S.
  Reich, F.
  Schmutzler, E.

F

Feldbach: Winkler, E.
Feldrennach: Horsch, K.
Fellbach: Groh, H.
Finsterwalde: Roczen, U.
Flensburg: Blümel, J. A. P.
  Erttmann, R.
  Gieseler, H. J.
  Griese, M.
  Kleinschmidt, W.
  Küntscher, G. B. G.
  Lautenbach, H.
  Seeger, W.
  Westphal, G. A.
  -Mürwik: Rothmaler, G.
Forbach/Baden:
  Reuther, K. G.
Forchheim: Maurer, W.
Forst: Hartmann, W.
Frankenberg/Eder:
  Leitermann, F.
  Scholz, W. R.
Frankenberg/Sa.:
  Schneider, H.-W.
  Wolff, U.
Frankenholz: Otto, H.
Frankenthal/Pfalz: Klink, F.
  Ruef, J.
Frankfurt (Main):
  Adams, F.
  Baum, A.
  Becker, H.
  Bier, W.
  Bromig, G.
  Contzen, H.
  Dalichau, G. J. H.
  Deister, J.
  Donnerstag, H.
  Eisenbach, J. H. H.
  Eylert, R.
  Flesch-Thebesius, M.
  Gasteyer, K.-H.
  Geißendörfer, R.
  Groß, P.
  Grünert, R.-D.
  Güntz, E.
  Gürsching, J.
  Hallerstein, Carl,
    Graf Haller von
  Hartel, W.
  Hartleib, J.

Hauser, P.
Heep, R.
Heine, R.
Heuß, H.
Hild, A. J.
Hild, Ho.
Hinstorff, D.
Hirsch, H. H.
Hübner, B.
Jaeger, H. H. A.
Janz, G.
Junghanns, H. G. W.
Karcher, H.
Kaschub, H.
Klöss, J.
Kootz, F.
Kratz, W.
Kratzert, R.
Krönke, E. W.
Kunz, Th.
Lenz, J.
Ludewig, H.
März, E. A.
Mahler, Ch.
Mausbach, H.
Müller, H.-Chr.
Oellerich, Fr.
Oswald, W.
Paulus, K.
Peter, A.
Pfister, R.
Pieper, W.
Pörtener, J.
Rau, H. W.
Reckling, F.
Reeh, K.
Riedel, G.
Rüsing, H.-G.
Schade, G.
Schirmer, H.
Schmidt, W.
Schoberth, H. E. F.
Schönig, K.
Schröder, H.
Schülke, K. R.
Schuster, G.
Schwemmer, G.
Seiffert, K. E.
Streul, H. W.
Ungeheuer, E.
Vetter, G.
Völker, W.
Vonderschmitt, H.
Wald, A.
Weber, W.
Weiß, W.
Wiegmink, H.-G.
Wissfeld, H.-J.
Frechen: Körbel, K.
Freiberg: Dietrich, W. W.
  Kunze, W.
  Ladwig, A. F. K.
  Rossberg, O. A.

Freiburg i. Br.:
Bätzner, K.
Bahls, G.
Baumann, J.
Gaca, A.
Gropp, H.
Hartung, H. G.
Hemmer, R.
Herfarth, Chr.
Kley, G. E. M.
Köhnlein, H.-E.
Kraske, H.
Krauss, H.
Lemperle, G.
Liebermann-Meffert, D.
Mehler, C. O.
Neugebauer, J.
Niedenzu, A.
Overbeck, W.
Rehn, E.
Richter, H.
Riechert, T.
Rösch, H.
Schlosser, V.
Schönbach, G.
Schwaiger, M.
Staib, I. J.
Thelen, A.
Wiemers, K.
Wolf, A.
Wolfart, W.
Zimmermann, W. E.
Freiburg üb. Stade:
Schmidt, H.
Freising: Birk, A. M. L.
Budanow, J.
Faltum, J.
Freital: Colditz, P.
Freudenberg: Picard, H.
Freudenstadt: Burkhardt, H.
Friedberg/Augsb.:
Lohmüller, W.
Friedberg/Hessen:
Gross, G. W.
Schmeling, K.
Friedolfing (Obb.):
Kiermaier, K.
Friedrichsfeld/Ndrrh.:
Krull, K.
Friedrichshafen: Kutter, A.
Schostok, P.
Friesach: Strasser, A.
Fröndenberg: Lochmann, H.
Fürstenfeld: Colombo, O.
Fürstenfeldbruck: Christ, F.
Hohmann, H.-G.
Fürth: Denecke, K.
Fischer, W.
Höfler, H. J.
Lennert, K.
Reithmann, L.
Röllinger, H.
Schinzel, V.

Stutzbach, E.
Tauschek, W.
Füssen: Geser, L.
Fulda: Andersen, D.
Arneth, J. E.
Gerhartz, J.-W.
Hertel, E.
Reitter, H.
Rösener-Kleine, H.
Furth i. W.: Hirschmann, J.

G

Gaggenau: Borell, E. L.
Gardelegen: Mertens, H.
Garmisch-Partenkirchen:
Kosinzew, A.
Lechner, F.
Lonsdorf, W.
Rebentisch, E. H. G.
Simon, H.
Willich, C. Th.
Gauangelloch:
Pfundt, W. H.
Gauting: Blaha, H.
Naegelsbach, Fr. W.
Gechingen: Bruns, H.
Gehrden/Hann.:
Lankenfeld, F.
Geilenkirchen
Terhoeven, H.
Geisa (Rhön): Freesmeyer, J.
Geiselgasteig: Werner, E.
Geislingen/Steige:
Brasche, H.
Geldern: Fohler, W.
Gelnhausen: Fischer, H.-H.
Gelsenkirchen:
Bertram, B. R.
Enzenauer, H.
Günther, W.
Hänsch, R.
Heinrich, G.
Jonas, F. J.
Kasparek, R.
Kutzner, E. Th.
Overbeck, K.
Purder, K.
Springorum, P. W.
-Buer: Henrich, F.-A.
Rahmel, R.
Schulze, Ph. M. G.
Wolf, Fr.
Gemünden: Kirst, A.
Gengenbach: Dinger, H.
Herbrand, W.
Genthin: Zeh, H.
Georgsmarienhütte:
Mülverstedt, G.
Gera: Nöller, Fr.
Plagge, H.
Gerden: Berndt, K.
Germersheim: Klieser, K.
Gerolzhofen: Ernst, A.

Gersfeld/Rhön:
Rautenberg, O.
Siegmund, L.
Gescher: Haar, H.
Geseke: Schwering, C. A.
Gevelsberg: Müller, E.
Giengen/Brenz: Reinhard, F.
Giessen: Ecke, H.
Eichler, H. W.
Eisenreich, F.
Gierhake, F. W.
Glahn, A.
Gleichmann, H.-G.
Hehrlein, F.
Heymann, J.
Knothe, W.
L'Allemand, H.
Lausberg, G.
Metz, R.
Pia, H. W.
Rettig, H. M.
Rümler, E. R.
Schleifer, D.
Schoen, H. R. U.
Schultis, K.
Tilk, G.-U.
Vossschulte, K.
Wagner, E.
Gifhorn: Kruse, H. D.
Schmidt-Habelmann, G.
Gladbeck: Kaufhold, N.
Mordeja, J.
Schultheis, Th.
Glauchau: Stäudtner, Fr.
Glückstadt:
Asmussen, E. E. G.
Ramcke, R.
Gnoien: Watzke, Fr.
Goarshausen a. Rh.:
Ulmer, O.
Goch: Stenkhoff, H.
Göppingen: Fuchs, H.-K.
Schmalz, W. D.
Görlitz: Funke, H.
Kühtz, E.-H.
Schroth, R. E.
Göttingen: Böhme, P. E.
Bretschneider, H.-J.
Brunner, L.
Bushe, K.-A.
Ebert, G.
Emmermann, H.
Fuchs, G.
Hellner, H.
Herlyn, G.
Herlyn, K. E.
Heydemann, E.-R.
Hölscher, L.
Hoffmeister, H.-E.
Konez, J.
Otto, Fr.
Partsch, Fr.
Schäfer, E. R.

Matthaes, P.
Meyer-Burgdorff, G. J. F.
Mörl, Fr.-K.
Müller-Osten, W.
Muhlhardt, G.
Otto, E. G.
Otto, R.
Pallme König, G.
Petersen, I.
Pfeiffer, G.
Prinz, H.
Pröscher, H.
Richter, P. K.
Rodewald, G.
Roedelius, E.
Röhrich, K.
Rohardt, H.
Rosenau, E.
Rosolleck, H. G. H.
Scheider, O.
Schilling, K.
Schirbaum, G.
Schreiber, H. W.
Schröder, H.
Schuchardt, K.
Schüler, W.
Schützeberg, G.
Schultz, H.
Schulze-Bermann, G.
Semisch, R.
Specht, G.
Speidel, P.
Sprengell, H.
Stellbrink, G. K. F.
Stelzner, Fr.
Tiedje, M.
Treptow, H.-R. J. O. Fr.
Treu, H.-A.
Türk, H.
Valeton, J.
Warnecke, C. E.
Welsch, K. H. P.
Wessel, E.
Woytek, G.
Zierach, H.-J.
Zimmer, K.-H. R.
Zukschwerdt, L.
Hameln:
Boeminghaus, F.-W.
Ostwald, W. F.
Petersen, O. H.
Tölle, R.
Hamm i. Westf.:
Andreesen, R.
Bader, H.
Kehne, H. B.
Petermann, G.
Schroeder, K.
Töpfer, W. H.
Wilmers, J.
Hammelburg: Günther, W.
Hanau: Noodt, H. E. H.
Pippig, H. W.

Stenger, F.
Stiller, H. F. J.
Weyer, A. G.
Hannover: Arnold, G.
Bauch, H.
Bode, F.-F.
Bordasch, F.
Borst, H. G.
Büscher, H.-K.
Buthner, S.
Danne, F.
Decker, H.
Dragojevic, D.
Düben, W.
Eichler, K.
Engelbart, H. H.
Fieber, H.
Gebauer, E.
Gerke, K.-H.
Harttung, H.
Heinemann, E.-A.
Henkels, P. L.
Hoffheinz, H.-J.
Kirsch, J.
Klapp, W.
Knepper, R.
Krum, L.
Leppien, M.
Loweg, H. W.
Nicolaus, H.
Pape, E.
Peters, A.
Pichlmayr, R.
Rinne, H. K. A.
Sander, E.
Schäfer, W.
Schwerdtfeger, H.
Simon, R. M.
Sinkus, R.
Suhr, Fr.
Torno, J.
Tschmarke, G.
Valentin, B.
Volkmann, J. A. M
Wesche, R.
Wollermann, Th.
Zorn, D. K. F.
Hann. Münden: Proske, W.
Prümers, W.
Harderberg/Osnabrück:
Fuhlrott, Chr.-M.
Thiele, C.-Fr.
Hardt üb. Nürtingen:
Müller, E.
Harsewinkel: Strake, H.
Hart a. d. Alz: Friton, B. L.
Haslach: Hutschenreuter, W.
Hassloch: Brandt, K.-A.
Sekura, A. B.
Hattingen:
Bauspiess, F. H. R.
Weinbrenner, H.
Havelberg: Krätzig, W.

Hechingen: Betzler, H. J.
Dirr, B.
Heessen: Isfort, A.
Heggen: Metten, H.
Hegne: Proske, R.
Helde: Cornils, E.
Czaja, G.
Heidelberg: Bauer, K.-H.
Böke, M. E.
Brechmann, W.
Cotta, H.
Daum, R.
Denecke, H.-J.
Encke, A.
Feucht, G,
Gögler, E.
Grözinger, K.-H.
Gruß, J.-D.
Hallwachs, O.
Hasper, B.
Hecker, W. Ch. G.
Heiss, W.
Hochberg, K.
Hollmann, G.
Joppich, I. G. J.
Jungbluth, K. H.
Junghanns, K.
Just, O. H.
Kolig, G.
Krebs, H.
Krumhaar, D. K.-F.
Laubach, K.
Linder, F.
Lutz, H.
Meurer, H.
Nuri, M.
Ott, G. H.
Penzholz, H.
Piotrowsky, W.
Potempa, J.
Richter, Ch.
Röhl, L.
Roth, E.
Schmier, J.
Schmitz, W.
Stenger, E.
Storch, H.-H.
Trede, M.
Vogt-Moykopf, I.
Vollmar, J. F.
Wawersik, J.
Wilhelmi, L.
Wisniowski, P.
Wysocki, St.
Ziegler, M.
Heidenau: Korb, E.
Heidenheim: Banz, W.
Heilbronn: Bauchhenss, G. H.
Fritz, K. K.
Hartwig, G. K. A. J.
Thies, O. H.-A.
Usadel, G. M. G.
Wietersheim, G. von

Heiligenstadt:
Staufenbiel, H.
Helmarshausen:
Garkisch, E.-H.
Hemer: Breitkopf, E.
Feldmann, E.
Mathe, K. U. F.
Hennigsdorf: Bauers, H. G.
Herborn: Cuntz, F.
Kanert, W.
Herford: Lassen, H.
Schultz, W. G.
Herne: Brinkmann, W. H.
Euler, H.
Graff, H. U.
Kutsomitopulos, N.
Steden, E.
Wüseke, F.
Herrenberg: Donalies, G.
Herrnhut: Starke, H.
Hersbruck: Eisold, G.
Heuer, E.
Herscheld: Dunkel, W.
Herten: Fey, W.
Herzberg/Harz: Brandes, K.
Herzberg/Elster: Drescher, A.
Drescher, Chr.
Wolf, E.
Hess.-Lichtenau:
Langhagel, J.
Hettstedt: Staeger, H.
Hildesheim: Bertram, A.
Bumm, H.-W.
Geisthövel, W.
Grote, G. A. H.
Knüppel, H.
Lühmann, H. K. E.
Oestern, H.-Fr.
Hiltrup: Pösentrup, B.
Hindelang: Kremsreiter, J.
Hochstadt (Main):
Bandmann, F.
Hockenheim:
Oestreicher, Th.
Höchstädt/Do.: Strehle, O.
Höxter: Grau, K.
Pape, W.
Hof/Saale: Dreßler, W.
Lehrmann, K.
Menter, A. M.
Hofgeismar: Raulf, K. H.
Hofheim a. T.: Herfarth, H.
Schleipen, K.
Hohenlimburg: Bufe, W.
Hohenmölsen:
Sorge, H. G. E. W.
Hohol üb. Siegburg:
Wienert, B.
Holz-Süd: Niederecker, K.
Holzminden: Fleischmann, A.
Hintze, G.
Homberg Bz. Kassel:
Pirn, E. J.

Homburg (Saar):
Alken, C.-E.
Berg, A. van de
Bleicher, H.
Hanschke, H. J.
Harbauer, G.
Hofmann, K.-Th.
Hofmeier, G. H.
Hutschenreuter, K. F. E.
Kirsch, W.
Kotter, A.
Loew, F.
Lüdeke, H.
Matzander, U.
Schlosser, D.
Schmidt, A. C.
Schweiberer, L.
Sixt, Th.
Stumm, D.
Hopsten: Mies, J.
Horb/Neckar: Nagel, H.
Hoya: Eymess, G.
Hückeswagen: Esser, K. Th.
Hünfeld: Siwon, P.
Hürth-Hermülheim:
Böltz, W.
Hüttental-Weidenau:
Caglar, A. N.
Marggraf, W.
Weth, K.
Husum: Winkler, H.

I

Ibbenbüren: Keutner, J.
Leonhardt, J.
Idar-Oberstein:
Baltin, W. H.
Kohler, O.
Schariat-Rasawy, M.
Illertissen: Weyand, E.
Ilmenau: Höhle, P.-G.
Ingelheim: Berner, J.
Schmidt, K.-H.
Sterr, H.
Ingolstadt: Huisinga, G.
Pfeiffer, A.
Reiser, B.
Womes, A.
Iserlohn: Bergenthal, F.-J.
Kindler, K.
Roessler, W. K.
Itzehoe: Harms, J.
Hartmann, K. W.
Loose, K.-E.

J

Jena: Ahlendorf, W.
Baumann, W.
Becker, Th.
Endres, G.
Heiner, H.

Hiengsch, E.
Kuntzen, H.
Morigerowsky, W.
Pitzler, K.
Scheibe, J.
Schröder, H.
Jever: Bode, E.
Weikert, H.
Jülich: Daehler, P. E.
Korff, G.
Kraus, K. P.

K

Kaarst: Mylenbusch, R.
Kaiserslautern:
Bode-Glöckner, U.
Brinkop, K.-H.
Meis, Fr.
Nida, S. M. W. von
Kamen: Cornelius, E.
Schwier, V. W.
Kamp-Lintfort: Bungart, H.
Kandel: Engel, W.
Rothascher, H.
Kappeln/Schlei:
Franke, O. R. W.
Karken: Steinforth, H. F. L.
Karl-Marx-Stadt:
Burkhardt, E.
Burkhardt, V.
Gerber, Kl. G.
Hense, G.
Lindemann, K. G.
Löbel, W.
Ludwig, R. H. K.
Popp, W.
Uhle, H.
Unger, K.
Karlsruhe: Arnsperger, L.
Axtmann, R.
Böhringer, C.
Brunner, G.
Friedrich, K.
Hammann, H.-J.
Hueck, H.
Katz, K.
Kühlewein, W.
Kunrath, L.
Maier, W.
Merkel, H.
Müller-Kluge, M.
Penitschka, W.
Rosa, R. de.
Schmidt-Bäumler, H.
Schneider, H. †
Schoen, H.
Sell, G.
Spohn, K.
Wandt, B.
Wölfl, Fr.
Karlstadt: Janda, K.
Kassel: Aleksic, D.
Fuchs, L.

Giebel, M. G.
Griep, K.
Hein, F.
Heins, E.
Illgner, L.
Klaas, W.
Marquardt, A. K.
Müller, H. C. D.
Scheibe, E. G.
Schmidt, H. H.
Stoll, U.
Waldmann, B.
Waller, H.
Weissmann, G.
Kastl/Opf.: Aßmann, W.-H.
Kaufbeuren:
  Hardegen, W. W.
  Schneider, G.
  Weitnauer, H.
  Wiedemann, Fr.
Kehl: Hager, R.
Kelheim: Fischer, J.
Kempen: Plass, E.
Kempten/Allg.: Baur, O.
  Loycke, G. K. A. O.
  Madlener, E.
  Madlener, M.
  Numberger, H. O.
  Zeller, H.
Kenzingen: Scheibe, E. J.
Kettwig: Bremicker, W,
Kevelaer: Ziehm, R.
Kiel: Bernhard, A.
  Borm, D.
  Dammermann, H.-J.
  Fischer, A. W.
  Friedrich, K.
  Grießer, G.
  Hammer, H. E. O.
  Hantschmann, N.
  Kock, F.
  Lewinski, H. R.
  Liebold, G.
  Lindhoff, B. G.
  Löhr, B.
  Lubinus, H.
  Lubinus, H.-H.
  Max, H.-W.
  May, E. M.
  Misslack, K.
  Müller-Wiefel, H.
  Pantke, Fr. J. G.
  Petrick, W.
  Ramm, Chr.
  Schneider, W.
  Studemund, H. H.
  Timmermans, Fr. D.
Kippenheim: Ortmann, G.
Kirchen: Hage, W.
  Weidner, K. R.
Kirchheim/Teck:
  Klapproth, J.
  Veitinger, O.

Kirchheimbolanden:
  Ashoff, H.
  Kraffert, H.
  Stich, W.
Kirn: Jung, W.
Kitzingen: Meder, R.
Kleve: Mostert, H.
  Pfister, W.
Koblenz: Best, F.
  Daners, G.
  Felkl, K.
  Harms, H.
  Korth, J.
  Künstler, W.
  Laue, H.
  Leimbach, G.
  Meffert, H.
  Mletzko, J. E.
  Müller, H.-Fr.
  Scherer, G.
  Wagner, H.
  Wilkes, J. M. W.
Köln: Bourmer, H. R.
  Bremer, H.
  Brüchle, H. O. P. G.
  Buch, K.-G. von
  Coersmeier, F.
  Deutsch, P.
  Dieck, E. L.
  Ditscheid, H.
  Dornuf, G.
  Eigler, F.-W.
  Engelhardt, G. H,
  Engelking, R.
  Engelmann, A. F. R.
  Flimm, W.
  Friedhoff, E.
  Frowein, R. A.
  Gehl, H.
  Giessler, R.
  Günther, E. F.
  Heberer, G.
  Helbig, D.
  Hernández-Richter, H. J.
  Hillenbrand, H.-J.
  Hoffmann, V.
  Holthoff, H.
  Hoppe, G.
  Kiehn, E.
  Kraus, W.
  Krawinkel, O. O. H. F.
  Kristen, H.
  Lampert, J.
  Lehmann, H.-D.
  Manzke, J. G. †
  Matthes, H. W.
  Merckling, D.
  Nolden, H.
  Paas, H.
  Peiper, H.-J.
  Pennekamp, H.
  Plettenberg, F. Graf von

Prevot, H.
Reichmann, W.
Reidemeister, J. Chr.
Reuter, F.
Ritter, U.
Roesel, J. A.
Rüffer, W.
Schiedges, E.-L.
Schink, W.
Schmidt, K.
Schneidrzik, W. E. J.
Seel, W.
Spickermann, A.
Spier, W. H.
Steingräber, M.
Tönnis, W.
Vittali, H. P.
Wellmer, H.-K.
Welte, W.
Wilcke, O. E. E.
Königshofen i. Grabfeld:
  Roth, H.
  Steinmetz, H.
Königstein/Ts.:
  Böwering, F.
  Knab, R.
Königswusterhausen:
  Wolf, W.
Körbecke üb. Soest:
  Brandes, M.
Köthen: Horn, E.
Kommern: Lütz, H.-Ph.
Konstanz: Božin, Th.
  Fular, W.
  Grundies, H.-J.
  Hermann, W.
  Weisschedel, E.
  Wienert, P.
Korbach: Euler, E.
  Wichmann, Fr. W.
Kork: Scherwitz, K.
Kralburg: Zimmer, H. A. H.
Krefeld: Becker, A.
  Buchberger, H.-G.
  Herzog, M. K.
  Kaup, J.
  Löwen, C. H.
  Paulitschek, O.
  Ramisch, W. †
  Rofall, D.
  Schega, H. W.
  Schott, L.
Kreuth: May, H.
Kreuztal: Lüdinghaus, H.
Kriebethal üb. Mittweida:
  Lippelt, B.
Kronach: Braunschmidt, H.
  Grüning, W.
  Müller, H.
Krumbach/Schwaben:
  Langenbach, J. U.
  Oettle, E.
Künzelsau: Kneise, G.

Kulmbach: Nickles, Fr.
Kusel: Eicher, W.
Kutzenberg: Pfeiffer, R.

L

Lage i. L.: Pelmer, Fr.
Lahr: Maier, K. J.
  Maurath, J.
Lampertheim: Klauer, H. R.
Landau/Pfalz: Clemens, H.
  Soder, E.
  Steigelmann, G.
  Wuttke, J.
Landsberg am Lech:
  Sedlmeier, O.
Landshut: Duswald, K.
  Hellenthal, E.
  Hueck, O. E.
  Walbrunn, M. M.
  Zschau, H.
Landstuhl:
  Mittelhäußer, H. W.
Langen i. H.:
  Lutz, Fr.
  Scior, H.
  Wagner, E.
Langenau: Bayer, W.
Langenfeld/Rhld.:
  Schöldgen, G.
Langenhagen (Hann.):
  Eisheuer, P.
  Meyer, D.-H.
Laubach/Oberhessen:
  Wilhelm, H.-J.
Lauda: Reiter, H. J.
Lauenburg: Hackethal, K. H.
Lauf/Pegnitz: Bayer, E.
  Ixmeier, G.
Lauingen/Do.: Hoesslin, K. v.
Laupheim: Rieger, A.
Laurensberg/Aachen:
  Sienkiewicz, W.
Lauterbach/Hessen: Fass, H.
Lebach: Birkenbach, P.
Lechenich-Frauenthal:
  Niedeggen, G.
Legden: Baumann, F. B. A.
Lehrte: Doege, H.-J.
  Gaffga, A.
Leinefelde (Eichsfeld):
  Tüffers, P.
Leipzig: Brendecke, K.
  Clar, F.
  Demmler, M.
  Esser, L.
  Ferber, Chr.
  Flex, G.
  Gertkemper, G.
  Gläser, A.
  Goldhahn, W.-E.
  Gutsmuths, F.-J.
  Hartig, W.
  Hempel, C. E.

  Herbst, M.
  Hirschberg, H. K.
  Knöfler, E. W.
  Kothe, W.
  Kuhne, E.
  Matzen, P.-Fr.
  Meißner, Fr.
  Merrem, G. L.
  Nartschik, C.
  Neumann, H. H. H.
  Neute, E.
  Otto, U.
  Petri, H. H. W.
  Rothe, G.
  Runne, H.-J.
  Schmidt, A.
  Schwarzer, G.
  Schwarzer, R.
  Steyer, H. E. A.
  Trobisch, U.
  Uebermuth, H. F. R.
  Wachs, E.
  Wehner, W.
  Wolff, H.
  Zacharias, C. H.
  Zacharias, J.
Leisnig: Schmechel, A.
Leißling: Künzer, J.
Lemgo: Klessman, G.
  Winkel, W. op den
Lengerich: Schröder, C.-H.
Leonberg: Podlaha, G.
  Schmid, R.
Letmathe: Dreischulte, B. J.
Leuna: Huth, W.
Leutkirch: Besser, E.
Leverkusen: Eiden, A.
  Hintzen, R.
  Migula, R.
  Paessler, H. W.
  Sich, G.
Liblar: Grunert, H.
Lich: Bikfalvi, A.
  Herrmann, K. O.
Lilienthal b. Bremen:
  Habben, S.
Limbach-Oberfrohna:
  Neideck, J.
Limburgerhof: Jaeger, F. H.
Lindau-Rehlings:
  Mayer, Fr. O.
Lindenberg (Allgäu):
  Müller, R.
  Wiedemann, J.
Lindenfels: Achenbach, S.
Lindlar: Theiss, E.
Lingen: Kirchhoff, H. E. A.
Linnich: Radig, J.
Lippstadt: Schlaaff, H.
  Schröder, F.
  Zillmer, H.
Lobberich: Stops, J.
Löhne: Helling, H.

Löningen: Risse, B.
Lörrach: Bombeck, J.
Löwenstein: Haußer, R.
Lohne i. O.: Bitter, H.
Lohr a. M.: Braun, M.
Lommatzsch: Seidel, W.
Lorsch: Kretzschmar, E.
Losheim: Scherer, H.
Luckau: Schumann, F.
Ludwigsburg:
  Berger, A. J.
  Brandstäter, P.
  Rathcke, L.
  Schmauk, B.
Ludwigsfelde: Strohe, H.
Ludwigshafen/Bodensee:
  Wulsten, J.
Ludwigshafen a. Rh.:
  Arens, W.
  Gelbke, H.
  Göbel, F. M.
  Gutzer, A.
  Macho, A.
  Mittelbach, H. R.
  Samimi, P.
  Schubert, H. O.
  Stahnke, E.
  Weber, R. W.
  Zittel, R.-X.
Ludwigslust:
  Rodenwald, K.-H.
Lübben: Hickisch, H.
Lübeck: Edelhoff, J.
  Fiedler, E.
  Hartmann, J.
  Hennings, K.
  Küchel, W.
  Lösch, G. M.
  Piesker, K.
  Reme, H.
  Rosenberg, H.
  Scheibe, O. A.
  Schlachetzki, J.
  Schwenn, E.
  Teubner, E.
  -Travemünde: Voß, St. W.
Lübz: Oswald, E.
Lüchow: Reichwein, W.
Lüdenscheid:
  Graute-Oppermann, I. Chr.
  Hoffmann, Ch.
  Kingreen, O.
  Ohling, A. C.
  Trempe, H.
  -Hellersen:
  Ebbinghaus, K.-D.
Lüneburg: Jortzig, A. C. F.
  Klöpzig, E.
  Kricke, E.
  Saniter, R.
  Wagner, K.
  Wenzel, G.

Lünen: Dercken, O.
  Scharsach, F.
  -Brambauer: Schyma, A. W.

M

Magdeburg:
  Burmeister, H. K. A. H.
  Giehl, H.-J.
  Heise, G. W.
  Kiehne, R.
  Klunker, H.
  Krenz, M.
  Lembcke, W.
  Lienig, L.
  Römer, Chr.
  Römer, K.-H.
  Schmidt, A.
  Schumann, U.
Mainburg: Mäusel, R.
Mainz: Beyer, G.
  Brandt, G.
  Brünner, H.
  Ehlert, C. P. E.
  Frey, R.
  Hofmann, S. K.
  Kempf, K.-F.
  Keßler, E.
  Kümmerle, F.
  Luzius, H.
  Mappes, G.
  Meinertz, O.
  Michael, R.
  Nagel, M.
  Proß, E.
  Rahmanzadeh, R.
  Schier, J.
  Schmitt-Köppler, A.
  Schneider, H. D.
  Schürmann, K. Fr.
  Schweikert, C. H.
  Spies, H. M.
  Weis, J.
  Wernitsch, W.
  Willebrand, H.
Malchin: Helfers, H.
Malchow: Heydemann, H.
Malente: Carstensen, E.
Mallersdorf: Pickl, H.
Mannheim: Barber, H. E.
  Barber, U.
  Becker, W. D.
  Breuer, G.
  Bußmann, J. F.
  Dittmar, F. K.
  Fackert, S.
  Flick, K.
  Förster, G.
  Fürstenberg, H.-S.
  Gehrig, D.
  Gokel, W.
  Hirsch, O. A.
  Jentschura, G.
  Ludwig, H.

Lurz, L. F.
  Nestle, W. F.
  Oberdalhoff, H.
  Obmann, K.-H.
  Scharizer, E. R. E.
  Schlicht, L.
  Stempel, P. Kl. L.
  Warner, Fr.
Marbach/N.:
  Mühleisen, D. H.
Marburg: Berendes, J.
  Exner, G.
  Hamelmann, H. H.
  Hupe, K.
  Klapp, B.
  Knudsen, K. H.
  Koch, H.
  Köbler, H.
  Lessen, H. P. G. von
  Linde, F. W.
  Müller, K.
  Rodeck, G.
  Schweckendiek, W.
  Seidel, W.
  Sommerkamp, H. W. H.
  Weihe, Fr.
Marienberg (Sachsen):
  Uhlmann, W.
Markkleeberg:
  Drechsler, R. G.
Marktoberdorf:
  Rademacher, W.
Marktredwitz: Hüner, H.
Marne: Vonderlage, B.
Maulbronn: Hornberger, A.
Mayen: Knopp, J.
  Nagel, W.
Mechernich: Dohr, W. J. J.
Meerane: Lutter, H.
Meinerzhagen:
  Hedfeld, A. A.
  Hüttl, H.
Meiningen: Knüpper, H.
Meisenheim:
  Eidenmüller, H.
Meissen: Burkhardt, G.
  Festge, O.
  Gläser, Chr.
  Wirz, A.
Melle: Hedding, R.
Melsungen: Braun, F. B.
  Lübke, P.
  Rolle, H. A. J.
Memmingen: Gollwitzer, H.
  Hähndel, H.
  Lässig, F. H.-G.
  Parhofer, R.
Menden/Sauerl.: Brehler, B.
Mering: Kratzer, B.
Merseburg: Kaufmann, G.
  Knipping, J.
  Kuhne, G. W.
Merzig: Schroeter, A.

Meschede: Donhuijsen, J. P.
  Schicker, H.
Mettlach: Wolff, H.
Mettmann: Drost, E.
  Kirschner, W.
Metzingen: Bräuchle, E.
Miltenberg: Galm, H.
Mindelheim: Hug, F.
Minden/Westf.: Bodarwé, A.
  Böse, H.
  Heinemann, G.
  Schanz, F. E.
Mittenwald: Schredl, L.
Mittweida: Schröder, Fr. W.
Möckmühl: Körner, J.
Mönchen-Gladbach:
  Boxberg, J.
  Cire, P.
  Gerhards, A.
  Giebel, O.
  Groß, C.-L.
  Köller, Th.
  Sonntag, W.
  Stürtzbecher, F. F. K.
Mönkeberg: Kümmell, H.
Moers: Gisbertz, H.
  Mollowitz, G.
  Rau, K. W. H.
  Walter, H.-R.
Monheim: Almering, K.
Montabaur: Drießen, F.
Moosburg/Obb.: Bunz, E.
  Bunz, M.
  Vogel, K.
Mosbach (Baden): Jung, R.
Mühlacker: Wehnert, W.
Mühlhausen (Thür.):
  Richter, P.
Mülheim (Ruhr):
  Carstensen, G.
  Engelstädter, A.
  Hansen, G.
  Hünermann, M.
  Kleinschmidt, K.
  Kühne, H.
  Wagner, H.-C.
Münchberg: Glenk, G.
München: Adam, E.
  Amann, A.
  Asang, E.
  Bauder, K.
  Baumann, G.
  Baumgartner, G.
  Becker, F.
  Becker, H.
  Bedacht, R.
  Bohmert, H.
  Brendel, W.
  Brunner, K. F.
  Bucerius, H.
  Calwer, P.
  Coerdt, I.
  Devens, K.

Dietrich, K. F.
Egerndorfer, S. N.
Erlenbach, F.
Ernst, G. F. M.
Fick, W. D.
Fischer, J.
Frey, E. K.
Gastreich, E.
Gastreich, F.
Göpfert, H.
Grahmann, F. W.
Gwinner, H. A.
Haeutle, Chr.
Hanfstaengl, E.
Hart, W.
Hartl, W.
Hartmann, F.
Hartmann, J.
Helm, W.
Hemmerich, K.
Herrmann, A.
Heymann, H.
Hilpoltsteiner, H.
Hofmeister, L. F.
Holle, F.
Holm, H.
Hundemer, W.
Israel, A. J.
Jacoby, K. W.
Karnbaum, S.
Kehl, C.-O.
Kielleuthner, L.
Klinner, W. W.
Klose, M.-K.
Kugel, K.-E.
Lang, H.
Lang, K.
Lange, M.
Lehmann, Ch.
Lick, R.
Liebich, H.-A.
Lins, G. Th.
Marguth, Fr.
Markert, W.
Markreither, Fr. J. von
Mauermayer, W.
Maurer, G.
Maurer, P. C.
May, F.
Mayer, G.
Meyer, A.
Meyer-Uhl, G.
Mohr, K.-U.
Müller, A. H. K.
Müller, E.
Netzer, C. O.
Oberniedermayr, A.
Pascher, M. A.
Permanetter, B.
Perret, W.
Pfau, L.
Pichlmaier, H.
Pirner, F. G.

Pronnet, A.
Rauscher, E.
Reeke, Th. J.
Reichenbach, M.
Rieppel, P.
Rüdel, C.
Rueff, F. L.
Schaedler, E.
Schäfer, B.
Schäfer, H. R.
Schaudig, A.
Scheicher, A.
Scheidter, F.
Schelken, L.
Scherer, E.
Scherer, H. H.
Scherf, H.
Schmid, M. A.
Schmidt, L.
Schmidt-Tintemann, U.
Schmiedt, E. R. E.
Schneider, R.
Schnur, A. J.
Schopp, R.
Schultz, A. R. B.
Schumann, H.
Schuster, J.
Schwaiblmair, S.
Schwind, H. G.
Sebening, Fr.
Seemen, H. v.
Seidel, B.
Singer, H.
Snopkowski, S.
Sollmann, A.
Stanischeff, A.
Steidl, H.
Tauber, K.
Teichmann, Th.
Theisinger, W.
Uebelhoer, O.
Waller, A.
Weber, M.
Weber, R.
Wegener, E. H.
Weidinger, A.
Wenzl, H. R. O.
Westhues, M.
Wiendl, H.-J.
Wiesend, O.
Wilhelm, A.
Wirth, J.
Witt, A. N.
Wymer, I.
Zenker, R.
Münsingen:
  Kazenmaier, S.
Münster i. W.:
  Achenbach, G.
  Backmann, L. K.
  Baldus, W.
  Bitter, W.
  Braun, L.

Graumann, G.
Hoeltzenbein, J.
Honkomp, J.
Lentze, K.
Lichtenstein, A. V. F.
Menges, G.
Mündnich, K.
Paal, E.
Schmidt, H.
Sunder-Plaßmann, P.
Surmann, W.
Tiwisina, Th.
Wübbel, B.
Munster: Genthoff, H.
Murnau: Lob, A.
  Loeweneck, M.
  Probst, J.
Mutlangen: Heiss, H.-D.

N

Nagold: Hofmeister, F.
Nalla: Tudyka, J.
  Weber, K.-H.
Naumburg: Kresse, O.
  Schiele, H.
Nehelm-Hüsten:
  Mallinckrodt, H. von
  Richard, A.
Nerchau: Kothe, O.
Neubrandenburg: Prokop, F.
Neuburg a. D.: Jostarndt, L.
Neuenbürg/Württ.:
  Rether, O..
  Seitz, E. E.
Neuendettelsau: Stählin, Th.
Neuenkirchen/Oldb.:
  Brockmann, H.
Neuenstadt (Kocher):
  Nagel, H.
Neuerburg (Eifel): Müller, H.
Neuhaus b. Schliersee:
  Langsdorff, H. von
Neu-Isenburg: Karcher, G.
  Richter, H.
Neumarkt/Opf.: Kempfer, H.
  Koch, H.
Neumünster: Grießmann, H.
  Hasselmann, W.
  Kayser, P.-H.
  Lehmann, A. F. W.
  Podgurski, H.
Neunburg vorm Wald:
  Zrenner, B.
Neunkirchen/Saar:
  Berberich, P.
  Gehrke, H.
  Scheer, H. R.
  Ulbrich, E.
  Weishaupt, A.
Neuruppin: Kuhlmey, H.-J.
Neuß: Greifensteiner, H.
  Jungbluth, H.

Norpoth, H.
Orbach, H.
Welling, J.
Neustadt (Aisch): Fick, K.-F.
Neustadt (b. Coburg):
Koschitz-Kosic, H.
Neustadt (Krs. Marburg):
Schmiedel, G.
Neustadt am Rübenberge:
Hoffmeister, W.
Neustadt (Sachsen):
Hoffmann, K.
Neustadt (Schwarzw.):
Hesse, F. H.
John, W.
Neustadt a. d. Waldnaab:
Meyer, Fr.
Neustadt/Weinstr.:
Hammel, H.
Stieve, R.
Wodsack, H.
Neustrelitz:
Schwarz, H. E. W.
Neu-Ulm: Hinrichsen, H. M.
Schaal, W.
Trültzsch, H. A.
Neuwied: Strube, H.
Neu-Wulmstorf:
Schweingel, D.
Niebüll (Schleswig):
Meißner, H.
Niedermarsberg: Kemper, F.
Niedermarschacht/Holstein:
Brinckmann, U.
Nieder Weisel: Hartkamp, H.
Niederwenigern:
Frankenberg, M. H.
Niehelm: Schmidt, A.
Nienburg: Blome, W.
Nittenau: Proske, G.
Nördlingen: Schwabe, H.
Nörten-Hardenberg:
Belz, W.
Norden: Hinze, R.
Plassmann, F.
Nordenham:
Frobenius, K. F. U.
Heller, J.
Nordhausen: Birkenfeldt, W.
Wolff, E.
Nordhorn: Busse, E.
Kolde, H.
Meltzer, E.
Möhring, U.
Northeim: Rössing, H.-G.
Nossen: Wappler, R.
Nümbrecht: Wahl, K.
Nürnberg: Aust, W.
Bauereiß, L.
Birkner, H.
Flintsch, K. G.
Frisch, L.
Grimsehl, H. H.

Hoffmann, H.
Holder, E.
Kolb, O.
Laqua, H.
Paulus, D.
Wendel, G. E. E. W.
Nürtingen: Ritscher, J.
Sigwart, H.

O

Oberaudorf: Hartmann, H.
Oberbieber: Franzky, H.
Oberhausen/Rhld.:
Biermann, F. H.
Christians, E.
Ehlgen, H.
Hagemeyer, F. W.
Hecker, F.
Manseck, H. K.
Stratmann, H.
Tilmann, O. G. B.
Wenders, H.
Oberkirch: Sigl, J.
Oberlahnstein:
Dexelmann, J.
Miczaika, G. J. U.
Oberndorf/Neckar: Benz, H.
Obersöchering: Krueger, R.
Oberstdorf: Kraft, W.
Oberursel: Kappus, P.
Oberviechtach: Beck, S.
Hasenbach, J.
Oberwesel: Blees, O.
Ochsenfurt: Momper, E. L.
Odernheim: Schneider, F. W.
Oederan: Schleenbecker, H.
Oettingen/Bay.: Lenner, J.
Offenbach (Main): Adams, K.
Ewald, H.
Grundmann, G.
Timme, A.
Offenburg: Gamstätter, H.
Kaiser, F. B.
Olbernhau: Erler, H.
Oldenburg (Old.):
Behrens, K.-H.
Crone-Münzebrock, A.-A.
Feye, H.
Henne, H. F.
Ibbeken, H.
Jungermann, E.
Krüger, J.
Lentz, W. G. H. B.
Mund-Hoym, W.-D.
Pophanken, W.
Willms, E.
Olpe: Hoffmann, M.
Opladen: Kranepuhl, F. O. E.
Neudeck, J.
Stehle, O.
Osnabrück: Grewe, H. E.
Hoffmann, N. P. E.
Joschko, W.

Kortmann, K.
Middelberg, H.-Th.
Osterfeld, Th.
Pols, G.
Ostenfeld: Schulte, H. J.
Osterforde: Schulz, H.
Osterholz-Scharmbeck:
Voigtlaender, H.
Willemer, W.
Osterode: Baumann, M.
Osterwieck (Harz):
Wuthe, G.
Otterndorf: Enders, F. A. P.
Ottweiler: Kordowich, F.

P

Paderborn: Houtermans, W.
Kirchhoff, F. J.
Pansdorf: Gülsdorff, E.-F.
Passau: Ernst, H.
Hellge, R.
Schedel, F.
Zangerle, H. E. A.
Pegnitz: Mauelshagen, W.
Peine: Büssemaker, B.
Hilge, H.
Meyeringh, H. B. C.
Peißenberg: Goetz, O.
Schleicher, H.
Penig: Bernt, O.
Penzberg: Knoop, H.
Perleberg: Henneberg, H.
Pfarrkirchen:
Frankenberger, J.
Reis, H.
Pforzheim: Asal, W.
Asal, W. K. G.
Becht, H.
Coerper, H.-G.
Dumpert, F.
Ebhardt, K. J. W.
Georg, H.
Glum, H.
Jänike, E. P.
Kaiser, F. J.
Keller, W.
Metzger, R.
Schorer, M.
Pfronten: Mayr, U.
Pfullingen: Kohler, G. H.
Pinneberg: Richter, W. H. †
Scheppokat, C.
Pirmasens: Allmacher, E. A.
Meyer, K. B.
Sittel, H.
Zettel, H.
Pirna: Dressel, Ch. F. H.
Krug, K. G.
Plattling: Hartl, R.
Plau: Cattien, E.
Plauen i. V.:
Maulhardt, K. E.
Wolf, E.

Plettenberg: Pleuger, R.
Plochingen: Wenzl, O.
  Zweigle, D. K. O.
Pößneck: Laukner, R.
Porz: Bernards, B.
  Posth, H.-E.
Potsdam: Czygan, A.
  Grosse-Weischede, F.
  Haßlinger, W. M.
  Haßlinger-Diethert, I.
  Hofereiter, F.
  Möller, H.-H.
  Schwarz, D.
  Vorsatz, Chr.
  Waschulewski, H.
  Weickardt, H.-J.
Preetz: Hoins, O.
  Salamon, F.
  Schröder, M.
Prien: Joachim, W.
Püttlingen: Honecker, K.
  Stober, W. H. R.

Q

Querfurt: Hoffmann, G.
Quierschied: Rissland, E.

R

Radebeul: Richter, G.
  Weise, G. E.
Radevormwald:
  Hartmann, H.
Rahden i. W.:
  Bünnige, O. M.
Rain am Lech:
  Müssig, R. A. H.
Rastatt: Hoffmann, G.
Ratingen: Brinkmann, E.
Ratzeburg: Krieg, W.
  Wedemeier, G.
Ravensburg: Appelt, H. H.
  Ludolph, K.
  Wojta, H.
  Ziener, O. M.
Recklinghausen: Drecker, H.
  Hammerschlag, K.
  Humborg, L.
  Stein, W.
  Strotkötter, Fr.
Regensburg: Everke, H.-J.
  Golla, F.
  Gresser, A. F.
  Regenbrecht, J.
  Richter, O.
  Ritter, L.
  Schaudig, H.
  Schoeppe, W.
  Schütz, H.
  Witte, M.
Reichelsheim:
  Kampfhammer, H.

Reifenstein (Eichsfeld):
  Treppinger, K.
Reinbek: Westermeyer, Fr.
Reiterswiesen:
  Raaz, E. J. J. A.
Rellingen: Schubert, M. J.
Remagen: Neyses, O.
Remscheid: Hartmann, H.
  Lang, H.
  Wagenmann, U.
  Weber, R.
Renchen: Jäger, H.
Rendsburg: Heise, W.
  Vogeler, K.
  Wahlberg, K.
Reutlingen: Christner, S.
  Deininger, M.
  Kübler, W.
  Schmid, S.
  Zahn, Fr.-W.
Rheda (Westf.): Schmidt, W.
  Wilmanns, H.
Rheinbach: Fassbender, L.
Rheinberg: Rosenfeld, W.
Rheinbreitbach: Clemens, J.
Rheine: Kaulbach, W.
  Lichtenstein, V.
  Schaudig, W.
Rheinfelden: Hagmaier, W.
  Rümler, B.
Rheinhausen: Eichler, M. H.
  Meiselbach, H.
  Weitz, G.
Rheinsberg (Mark): Rudel, B.
Rheydt: Richter, W.
  Wilmanns, E.
Rhünda: Bandhauer, E.
Riedlingen/Württ.:
  Knoblauch, H.
Rinteln: Jonas, A.
Rochlitz: Zahn, H.
Rodenkirchen b. Köln:
  Terheggen, H.
Röbel: Kettner, E. U.
Röthenbach/Pegnitz:
  Geiß, F.
Ronneburg: Gehlmann, R. G.
Rosenheim: Hainz, G.
  Kemkes, H. B.
Rosslau: Hansen, W.
Rostock: Brückner, H.
  Heinrich, P.
  Herzog, K. H.
  Huth, H. J.
  Schmitt, W.
  Seyfarth, H.
  Sinner, W.
  Smolinski, E.
Rotenburg a. d. F.:
  Schilling, J. H.
Roth b. Nürnberg: Jäger, F.
  Loeser, H.
  Zollhofer, K. H.

Rothenburg o. d. T.: Bruch, H.
Rottach-Egern: Schmidt, H.
  Weber, E.
Rotthalmünster: Löffler, W.
Rottweil: Kleiser, E.
  Martin, Fr.
  Zimmerle, K. E.
Rudolstadt: Benary, C.
  Hosemann, H.
Rüdesheim/Rhein:
  Herbrand, J.
Rüsselsheim: Blume, H.
  Burckhart, Th.

S

Saalfeld: Gessner, J. H.
Saarbrücken: Eufinger, H.
  Groh, H. A.
  Hesse, F.
  Küppers, H.
  Osterchrist, W.
  Rabl, C. R. H.
  Rohrhurst, R.
  Schlosser, C.
  Schoenes, Fr.-P.
  Schrauff, G.
Saarburg: Gruß, W.
Saarlouis: Rühl, R.
  Schmitt, A.
Säckingen: Albrecht, K.-O.
  Baitsch, R.
  Meffert, K.
Salzgitter-Bad: Wüthrich, A.
  Zumfelde, H.
  -Lebenstedt:
  Beulshausen, H.-J.
  Haug, W.
  Krotzek, W.
  Ostapowicz, G.
  Schrader, G.
Salzhausen: Roes, B.
Salzwedel: Rieper, W.
  Scholz, A. O. P.
Sanderbusch: Junge, H.
St. Georgen/Schwarzw.:
  Haas, E.
St. Goar: Enkelmann, A. Th.
St. Ingbert: Müller-Werth, K.
St. Tönis: Nielen, P.
St. Wendel: Altrichter, F.
Sarstedt: Busche, A.
Sassenberg:
  Leistenschneider, H.
Saulgau: Bart, F.
Scheyern: Seidl, M.
Schierke: Schulte, E. W. K.
Schillingsfürst:
  Bussebaum, G.
Schkeuditz: Oberländer, F. J.
Schleiz: Taubert, G.
Schleswig: Buhl, W.
  Hoppe, H.-J.
  Timmermann, H.-W.

Schleusingen: Lagemann, H.
Schliersee: König, E.
Schlitz: Zöller, W. E. F.
Schlüchtern: Lambrecht, R.
 Pullmann, W.
Schmalkalden: König, R.
Schönau/Schwarzw.:
 Behrens, B.
Schönebeck: Reinhold, E.
Schöneck (Vogtl.):
 Biesold, W.
Schöningen: Adler, H.
Schopfheim: Meißner, H.
 Mörsdorf, P.
Schorndorf/Württ.:
 Richter, S.
 Rummel, L.
Schramberg: Engel, A.
Schrobenhausen:
 Streifinger, H.
Schüttorf: Oppel, E. G.
Schwabmünchen:
 Kulessa, H. G.
Schwäb. Gmünd: Dorbath, E.
 Germann, F.
 Graf, H.
 Kötzschke, G.-H.
Schwäb. Hall: Dürr, W.
 Heinzelmann, K.-G.
 Jäger, E.
 Wetzel, L.
Schwandorf: Titze, G.
Schweinfurt:
 Blechschmidt, K.
 Gorgon, W. H.
 Josef, H.-O.
 Mussgnug, II.
Schwelm: Diedrich, H.
 Killmer, G.
Schwenningen/N.:
 Ulitzsch, K. A.
Schwerin/Mecklbg.:
 Lessing, M.
 Schott, H.
 Schütze, E.
Schwerte/Ruhr:
 Lungmuß, F. W.
 Schwartz, J.
Schwetzingen: Opitz, L.
Sebnitz: Böttke, G.
Seefeld/Obb.: Ehrengut, H. L.
Seehausen/Altmark:
 Scheibe, H.
Seehausen über Murnau:
 Streckfuss, H.
Seesen: Danneberg, K. A.
 Schulze-Brüggemann, W.
 Schweda, J.
 Verö, G.
Selb: Thoma, K.
 Wiendl, J.
Seligenstadt: Rösel, R. A.
 Runge, E.

Selters/Westerw.: Dum, W.
Siegburg: Janiak, B.
 Möhlenbruch, A. B.
 Raschke, E.
Siegen: Bülow, K.-H.
 Kolbe, H.
 Laarmann, A.
 Stähler, Fr.
 Strack, H.
 Umbach, W.
Siegenburg: Hubrich, M.
Sieglar: Lorscheid, V.
Siegmar: Ebert, R.
Simbach (Inn):
 Anthuber, F.
Simmerath: Funken, L.
Simmern: Hillebrand, H.
Sindelfingen: Bachor, J. W.
 Welz, A.
Singen (Hohentwiel):
 Dortenmann, J.
 Frei, A.
 Ullrich, H. R.
Sinsheim: Heil, W.
Sobernheim: Hundt, O.-E.
Sögel: Wagenfeld, M.
Soest: Steinbrück, M.
 Zwicker, M. H.
Solingen: Kundt, H. W.
 Major, H.
 Oestereich, W.
 Rieß, P.
 Saalwächter, Chr.
 Schubert, E.
Soltau: Brademann, H.
 Kellner, H.
Spaichingen: Hopf, Th.
Speichersdorf: Der, P.
Speyer: Baumann, G.
 Blasche, P.
 Hilsmann, J.
 Rein, G. K.
Stade: Speidel, H. E.
 Ungern-Sternberg,
 Fr.-W. R. Frhr. v.
Stadthagen: Betzel, F.
 Lambrecht, W.
Stadtlohn:
 Hammacher, F.-K.
Stadtoldendorf:
 Avé Lallemant, P. W.
 Langemeyer, C.
Stadtsteinach: Scheele, J.
Staffelstein: Knauer, W. P. F.
Starnberg: Grill, W.
 Lederhuber, H. A.
Staßfurt: Richter, J.
 Seyffarth, G.
Stavenhagen: Janke, M.
Steinbach/Bühl: Fecher, K.
Steinheim: Kreuzer, L.
Stendal: Bernstein, R.
 Boeckh, A.

 Seyferth, H.
Stetten a. k. M.: Albert, E.
Stetten (Remstal):
 Heller, E.-F.
Stockach: Eckert, H.
Stockdorf: Goetz, J.
Stolberg/Harz: Tetzner, H.
Stolberg (Rhld.): Röhling, A.
Stolzenau: Baucks, H.
Storkow: May, E.
Stralsund: Döge, E.
 Pritzkow, E.
 Rauch, H.
 Schmerso, R.
 Scholz, O.
Straßdorf: Siebner, M.
Straubing: Erber, M.
 Christ, J.
Stuttgart: Behrends, W
 Biedermann, F.
 Blanke, S. H. H.
 Böhm, O.
 Bolz, W.
 Burkart, W.
 Dengler, S. J. O.
 Dörr, D.
 Fischer, R.
 Friedrich, H.-W.
 Fuchslocher, G.
 Gerlach, W.
 Graeve, R.
 Gross, F.
 Gugel, W.
 Haack, K.-J.
 Häfner, H.-K.
 Hamann, K. W.
 Heim, H.
 Heiß, F.
 Hohlweg, E.
 Kellhammer, G.
 Kischkat, W.
 Kraft, E.
 Kürschner, J.
 Lorenz, D. G. F.
 Meves, Fr.
 Mückeley, W.
 Pampus, Fr.
 Pflüger, U.
 Raisch, O. E.
 Reichert, H.
 Reisner, A.
 Richt, A.
 Richter, G.
 Schaaff, G.
 Schempp, E.
 Schiller, H.
 Schmid, Eberh.
 Schmid, Ed.
 Schweitzer, L.-H.
 Sigel, O.
 Steppan, B.
 Widmaier, W.
 Wilhelm, Fr.

Winckelmann, B. F.
Wölfle, R.
Süchteln: Pennekamp, H.
Reinhard, W.
Sülzhayn: Sebold, E.-H.
Sulingen: Wietstruk, W.
Sulzbach (Saar): Gombert, G
Sulzbach-Rosenberg:
Semmelroch, H.
Vonhof, H.-G.
Wotschack, W.

T

Tauberbischofsheim:
Heinzel, J. J.
Tegernsee: Laprell, H.
Poeck, E.
Reichle, R.
Telgte: Kamp, H.
Templin: Haase, H.-W.
Teterow: Draegert, H.
Tettnang: Lehner, E.
Thalhofen a. d. Wertach:
Ehrlich, W.
Thulne: Küßner, J.
Thum: Kaiser, J.
Torgau: König, H.
Parisius, U.
Schultze, G.
Strohbach, H.
Traunstein: Hagemann, R.
Huber, F.
Treuchtlingen:
Staudacher, Fr. X.
Treysa: Eisenberg, W.
Trier: Balkhausen, P.
Deilmann, F. W.
Heizer, H.
Natusch, H. G.
Schmuck, J. A.
Troisdorf: Maintz, G. M.
Trossingen: Gneiting, W.
Trostberg: Fraunhofer, G.
Siegel, L.
Tübingen: Beck, R.
Dick, W.
Dost, K.
Driesen, W.
Ehlers, C.-Th.
Flach, A.
Geisbe, H.
Gruenagl, H. H.
Heipertz, W.
Koslowski, L. A.
Mukherjee, K. K.
Naegeli, Th. R.
Netzband, H. J. D.
Pfeifer, R. G.
Rieckert, H.
Schrader, C.-P.
Staehler, W.
Weller, S. R. A.

Tuttlingen: Huegel, A.
Müller-Claus, G.
Twistringen: Vieten, H.

U

Überlingen a. B.: Fuß, H.
Gohrbrandt, P.
Haas, W.
Korte, H.
Röttger, G.
Stapf, A.
Uelzen: Evers, H.
Meyer, H.-W.
Uetersen: Peters, J. H.
Uffenheim: Kellermann, M.
Uhingen: Schober, C.-H.
Ulm a. D.: Beck, W.-P.
Bertele, G.
Eble, H.
Fischer, H.
Harter, H.-H.
Niedner, Fr. F.
Peter, G.
Unna: Fiedler, H. H.
Walczak, W.-A. †
Urach: Hauselt, F.
Schwarz, W.
Usingen: Riemann, V.
Usseln: Maroske, Fr.

V

Vaihingen/Enz: Lindel, D.
Vallendar: Kallfelz, Th.
Varel: Cleemann, W.
Markus, H.
Velbert/Rhl.: Plaumann, H.
Verden:
Oeynhausen, R.-A. Frhr. v.
Viernheim: Dürr, A.
Viersen: Engels, J.
König, H.
Schürholz, A.
Villingen/Schwarzw.:
Cramer, P.
Vilsbiburg: Gaßner, A.
Vlotho: Kutzner, K. M. G.
Völklingen: Hohneck, J. P.
Vohenstrauß: Bäuml, F. J.
Lang, H.

W

Wadern: Jaschke, H. von
Waiblingen: Gall, A.
Waldbreitbach:
Rauch, H. W. M.
Waldbröl: Pfisterer, H.
Waldkirchen: Brand, A.
Waldkraiburg:
Schwarz, K.-G.
Waldsassen: Bussl, O.
Waldshut: Thiele, W. G. Ch.
Walldürn: Tratt, Fr.

Wallerfangen: Jost, A. G.
Walsrode: Nagel, H.
Schmitt, G. K. E.
Walsum: Schilling, H.
Waltershausen:
Heufelder, W.
Rahm, H.
Wandlitzsee: Grohmann, W
Wangen (Allg.): Ferstl, A.
Wanne-Eickel: Alfers, J.
Fricke, W.
Waren: Hagen, S.
Wasserburg (Bodensee):
Blumensaat, C.
Kästner, H.
Wasserlos: Rösser, E.
Wassertrüdingen: Betz, R.
Wattenscheid:
Fricke, E. E. A.
Volk, H.
Wedel/Holst.: Hummel, H.
Müller, E.
Woener: Weygold, K.-H.
Wegscheid: Steinhardt, N.
Weiden/Opf.: Popp, K.
Weiß, R.
Weidenau (Sieg):
Köhne, E. O.
Weil a. Rh.: Roth, D.
Weilburg: Barthold, G.
Schneider, E.
Schranz, H.
Weimar: Herdan, H.
Köppel, K.
Marzoll, F.
Zandt, W.
Weingarten: Katschker, H.
Weinheim a. d. B.: Hess, H.
Weißenburg: Doerfler, H.
Sehm, A.
Wasmuht, K.
Weißenfels: Hirschfeld, S.
Welzheim: Palm, M. Ph.
Uebel, P. Fr.
Wemding:
Bernhard-Schlötter, G.
Wendlingen:
Wagner, W. W. P.
Werdau: Koch, L.
Pfeifer, G. P.
Werdohl: Cremer, K.
Schaefer, Chr.
Wermelskirchen: Nabel, H.
Werne (Lippe): Krapp, H.
Wernigerode: Hendus, L.
Wertheim: Haake, H.
Wertingen: Stimpfl, A.
Wesel: Höffgen, H.-E.
Lenz, W.
Nolte, U.
Roesgen, C. W.
Wesseling: Bongartz, W.
Stosberg, J.

Wetzlar: Becker, W.-H.
Neubauer, W.
Wiedenbrück: Große-Frie, B.
Wiesbaden: Braun, E.
Deichgräber, H.
Fink, M.
Frére, R.
Göcke, K.
Gros, E.
Hartenbach, W.
Kauffmann, H.-G.
Klußmann, H.-U.
Kreckel, K.
Oellers, L.
Paulus, W.
Scheid, F.
Thalmann, W. K.
Wegehaupt, H.
Wildbad: Baetzner, K. H.
Staimmer, D.
Wildeshausen: Benken, H.
Freytag, K.-A.
Wilhelmshaven: Dürig, F.
Hinrich, C.
Möhwald, W.
Neukirch, B.
Offermann, H.
Wetzel, H.
Willich: Zimmermann, P.
Wilster: Günther, H.
Wimbern: Liebiger, O. G.
Winsen (Luhe):
Heuer, H. H. H.
Winterberg: Padberg, W.
Wipperfürth: Findeis, K.
Wismar: Plagemann, W.
Wissen: Ehl, P.
Witten: Haarkamp, K.
Schöttes, E.-.H.
Wittenberg/Lutherstadt:
Breithaupt, J.
Jakobs, O.
Keitel, H.
Rotsch, G.
Wittingen: Hohnhold, M.
Wittlich: Schneider, Th.
Wittmund: Marchand, R.
Schwerk, W.

Wolfen: Heilmann, H.
Wolfenbüttel: Bodewig, H. O.
Hamann, R. L. A.
Hubmann, P.
Reinecke, Fr. W.
Wolfhagen (Bez. Kassel):
Witte, G.
Wolfratshausen:
Kuetgens, G.
Wolfsburg: Hoferichter, J.
Joeck, H. F.
Preu, U. H. H.
Quandt, G. F.
Wilde, B.
Wolfstein: Köhl, H.
Wolgast: Knöfler, H. R. O.
Ranft, R.
Wolmirstedt: Aldinger, G.
Worbis: Hübenthal, A.
Sroka, J. H.
Worms: Scholz, K. F.
Spiegel, J.
Weissenborn, W.
Wustmann, O. A.
Wülfrath: Rotthauwe, G.
Würselen: Forst, H.
Würzburg: Angerer, A.
Böttger, A. U. G.
Brawansky, G.
Friedrich, B.
Frohmüller, H.
Gerlach, J. G. E. J.
Hessdörfer, E.
Hockerts, Th.
Jensen, H.-P.
Kern, E.
Köhler, H.
Kolokythas, A.
Müller, E.
Schautz, R.
Seifert, E. †
Simon, G.
Speckmann, H. W. D.
Sperling, M. H.
Stucke, K.
Stumpf, F.
Teichmann, H.-H.
Viereck, H.-J.

Vorster, C. F.
Wachsmuth, W.
Wullstein, H. L.
Wuppertal: Albrecht, K.-F.
Bennewitz, W.
Bloemertz, C. B.
Boxberg, W.
Butzengeiger, O.
Ehlers, P. N.
Heesen, H.
Hirth, K. D.
Nase, H.
Planitz, H. W.
Reimers, Th. C.
Schmidt, U. H.
Specht, H. K. L.
Streicher, H.-J.
Wenderoth, H.
Wunsiedel: Dziadek, J.
Wunstorf: Riechers, W.
Wyk: Boldt, H.

X

Xanten: Niedenzu, H.

Z

Zeitz: Scheibe, W.
Zella-Mehlis: Müller, K.
Zeven: Fiedler, B.
Ziegenhain (Kassel):
Kracke, K. W.
Zittau: Melzer, L. W.
Paschkow, N.
Preusser, H.
Thumstädter, K.
Weise, D. W.
Zossen: Goerk, L.
Oberländer, W.
Zschopau: Schreiber, E.
Zülpich: Görg, P.
Schmidt, H. B.
Zweibrücken: Keßler, K.
Maue, M.
Zweifall: Frings, H.
Zwickau: Künzel, F.-G.
Kuhlgatz, G.
Zwiesel: Nerlich, G.

Ausland

Aegypten
Kairo: El Fiky, M.

Aethiopien
Bahar Dar/Godjam:
Drechsel, R.

Algerien
Annaba: Rückert, W.

Argentinien
Córdoba: Allende, J. M.

Australien
Hobart/Tasmanien:
Wirtz, J.-W.

Belgien
Lüttich: Albert, F.

Bulgarien
Plovdiv: Hadjistamoff, B.

Chile
Santiago: Ide, V.
Westermeyer, J.
Valparaiso: Münnich, G. E.
Vina del Mar:
Radrigan Vogel, W.

Costa Rica
San José: Cervantes, V. C.

Cypern
Nicosia: Marangos, G.

Dänemark
Kopenhagen: Husfeld, E.

Finnland
Helsinki: Asp, K.
Blomquist, H. E. E.
Elfving, G.
Fock, G. H.
Laustela, E.
Lehtinen, W.
Tala, P.
Turunen, M. I.
Kaukas:
Tiitinen, E.
Oulu: Larmi, T.
Turku: Klossner, A. R.
Viikari, S.

Frankreich
Lyon: Mallet-Guy, P.
Paris: Dubost, C.
Hoffmann, Th.
Iselin, M.
Piwnica, A.
Sinsheim (Els.): Petri, A. F.
Straßburg: Fontaine, R.

Griechenland
Athen: Belessiotis, K.
Dardujas, A.
Efthymios, T.
Fthenakis, N.
Kaliampetsos, G.
Karageorgis, B.
Kourias, B. G.
Kouvelis, Chr.
Oeconomos, N. S.
Paraskevas, M.
Perras, T.
Sapkas, A.
Tobler, A.
Toole, H.
Tsoufis, E.
Chamna (Kreta):
Kalligiannis, O.
Korfu: Chrysikopulos, Ch.
Larissa: Maniatis, N.
Patras: Barlos, K.
Saloniki: Andreadis, P.
Ligdas, E.
Vassilas, Sp.

Groß-Britannien
Edinburgh: Woodruff, M.
Newcastle-upon-Tyne:
Mason, G. A.

Indien
Mandla-M.P.: Vaidya, M.

Iran
Khorramshar: Sadeghi, M.

Teheran: Djawid, A. A.
Ghiassi, K.
Rasawi, H.

Irland
Dublin: O'Connell, Th. C. F.

Italien
Bozen: Pizzecco, E.
Brixen: Aichner, H.
Cesena/Forli: Zanardi, Fr.
Cles/Trento: Eppinger, S.
Este (Prov. Padua):
Baccaglini, G.
Mailand: Staudacher, V.
Meran: Marzoli, G. P.
Marina di Massa:
Pocai, B. R.
Rom: Henningsen, O.
Valdoni, P.

Japan
Tokyo: Nakayama, K.

Jugoslawien
Belgrad: Dragojevic, B.
Papo, I.
Celje: Sušteršič, Z.
Skopje: Karagjozov, P. A'.
Zagreb: Budisavljević, J.
Juzbasic, D.
Zemun: Jekig, M.

Liberia
Monrovia: Bülck, H.

Luxemburg
Dudelange: Nickels, J.
Luxembourg-Ville:
Lamesch, A.
Wiltz: Bastian, W.

Mexico
Michoacan: Eloesser, L.
Puebla, Pue: Tovia, M.

Niederlande
s'Hertogenbosch:
Ruiter, K. de
Leiden: Brom, A.
Lichtenvoorde:
Hesselle, P. de
Utrecht: Nuboer, J. F.
Sittard:
Dongen, R. J. A. M. van

Österreich
Baden b. Wien: Andrée, Th.
Bad Ischl: Strobl, J.
Bludenz: Heitz, N.
Bruck a. d. Mur: Frank, M.
Graz: Brandstätter, E.
Brücke, H. G. von
Cesnik, H.
Ehalt, W.
Finsterbusch, W.
Haim, E.
Köle, W.
Kraft-Kinz, J.
Kratochvil, K.
Kronberger, L.
Moser, H.
Pfab, B.
Pohl, H.
Pohl, P.
Seidl, G.
Spath, Fr.
Stenzl, W.
Trauner, R.
Hartberg/Stmk.: Gregora, H.
Innsbruck: Baumgartner, W.
Flora, G.
Gschnitzer, F.
Haas, F.
Huber, P.
Kux, E.
Marberger, H.
Reissigl, H.
Riccabona, G.
Sauer, H.
Wilflingseder, P.
Kalwang: Krotscheck, H.
Klagenfurt: Judmaier, F.
Kufstein: Kraft, R.
Sturm, Fr.
Leoben: Dietner, W.
Friehs, H.
Hofer, F.
Kreiner, W. M.
Stauber, R.
Linz a. D.: Böhler, J.
Bösmüller, H. Chr.
Brandesky, G.
Dichtl, K.
Hartl, H.
Huber, K.
Kopf, J.
Lenzenweger, F.
Lorbek, W.
Müller, K. L.
Streli, R.
Suckert, E. M. R.
Wechselberger, Fr.
Neunkirchen: Triska, H.
Salzburg: Baumgartl, E.
Boeckl, O.
Domanig, E.
Hell, E.
Prenner, K.

Steiner, H.
Zrubecky, G.
Steyr: Ender, J.
Mandl, W.
Tobelbad b. Graz:
Neubauer, G. F.
Wien: Berger, A.
Blümel, G.
Brenner, H.
Böhler, L.
Brücke, P.
Bsteh, O.
Burkert, S.
Czembirek, L.
Denck, H.
Denk, W.
Dinstl, K.
Eichelter, G.
Endler, F.
Fanta, H.
Fasol, P.
Friedrich, R.
Fritsch, A.
Fuchsig, P.
Galle, P.
Gottlob, R.
Härb, H.
Heinzmann, F.
Helmer, F.
Hienert, G.
Holub, K.
Howanietz, L. F.
Jahna, H.
Jelinek, R.
Jenny, R. H.
Kaiser, R.
Keminger, K.
Kissler, F.
Kraus, H.
Kucher, R.
Kühlmayer, R.
Kunz, H.
Kyrle, P.
Lill, H.
Mayrhofer-Krammel, O.
Millesi, H.
Navrátil, J.
Oppolzer, R. von
Piza, F.
Priesching, A.
Rappert, E.
Rauhs, R.
Rummelhardt, S.
Russe, O. A.
Salem, G.
Salzer, G.
Scheuba, G.
Schima, E.
Schönbauer, H. R.
Schönbauer, O.
Schürer-Waldheim, Fr.
Spängler, H.
Stadler, W.

Starlinger, Fr.
Staudacher. M.
Steinbereithner, K.
Trojan, E.
Ullik, R.
Wenzl, M.
Winkler, E.
Winkler, H.
Wurnig, P.
Zängl, A.

Peru
Lima-Miraflores: Stiepel, H.

Portugal
Coimbra:
Pereira, B. do Valle
Lissabon: Plogmeier, F.

Schweden
Eksjö: Vasko, A.
Falköpping:.Lindén, K.
Göteborg: Ljunggren, E.
Moberg, E. A.
Romanus, E. R.
Lidingö-Stockholm:
Hellmann, J.
Lund: Dahlbäck, O.
Ekman, C. A.
Liedberg, N.
Lindstedt, E.
Möller, W. E.
Sandblom, Ph.
Schüller, H.
Malmö: Bauer, G.
Borg, P. I.
Borgström, S. G.
Lindgreen, E.
Lindqvist, E. V.
Schmid, H. J. A.
Wenckert, A.
Wulff, H. B.
Oestersund: Odelberg, A. A.
Stockholm: Björk, V. O.
Crafoord, C.
Groth, C. E.
Hellström, J.
Olivecrona, H.
Perman, E.
Schuberth, O.
Umea: Borgström, S. J. H.
Uppsala: Hultén, J. O. O.
Skoog, T.
Stenholm, T. O.
Thorén, L. O.
Varberg: Lauritzen, G. K.

Schweiz
Aarau: Deucher, F.
Häuptli, G.
Basel: Allgöwer, M.
Bircher, J. L.

Chapchal, G.
Gruber, U. F.
Merke, Fr.
Nicole, R.
Nissen, R.
Rosetti, M.
Rutishauser, G.
Schultheiss, H.-R.
Städtler, K.
Bauma/ZH: Helmig, H.
Bern: Eckmann, L.
Lenggenhager, K.
Lundsgaard-Hansen, P.
Saegesser, M.
Senn, A.
Chur: Schamann, M.
Davos-Platz: Jakob, F.
Genf: Oltramare, J.-H.
Grenchen: Hamilton, L.
Lachen a. See: Enzler, A.
Langenthal: Baumann, E.
Liestal: Müller, J.
Wahl, H. G.
Willenegger, H.
Locarno: Andina, F.
Lugano-Albonago:
Vangensten, A.
Lutry: Ducrey, E.
Luzern: Lehner, A.
Vogt, B.
Münsterlingen: Roth, H,
Muri b. Bern:
Werder, H. H. G.
Richterswil: Leisinger, F.
St. Gallen: Abderhalden, K.
Keller, O.
Scesana-Vira: Melchior, E.
Schaffhausen: Neff, G.
Schwyz: Kaelin-Sulzer, H.
Sierre: Boedtker, E.
Solothurn: Berchtold, R.
Stans: Seeholzer, A.
Thun: Sahli, H. R.
Schmid, W.
Stähli, W.
Wald b. Zürich: Blass, R.
Walenstadt: Keller, O.
Winterthur: Hauser, K. J.
Zollikon: Bosch, E.
Zürich: Brunner, A.
Brunner, W.
Buff, H.-U.
Furtwaengler, A.
Hess, W.
Largiader, F.
Mayor, G.
Mülly, K.
Ritter, A. R.
Schlegel, J. J.
Senning, A.
Winterstein, O.

Spanien

Madrid: Martin-Lagos, Fr.
Teixidor de Otto, J.
Vara-Lopez, R.
Santiago de Compostela:
Raposo-Montero, L.

Thailand

Bangkok: Sanpradit, M. M.

Tschechoslowakei

Brno: Fiala, J.
Hradec Králové: Stefan, H.

Türkei

Ankara: Toygar, O.
Izmir-Alsancak: Bir, A.

Uganda

Kampala: Wigger, M. M.

Ungarn

Debrecen: Ladanyi, J.

USA

Baltimore (Md.):
Rienhoff jr., W. F.
Big Valley Med. Center
Bieber (Cal.): Meier, A. O.
College Park (Md.):
Szabo von Körössy, A.
Davis (Cal.): Nesbit, R. M.
Excelsior Springs (Mo.):
Parrhysius, K. K.
Gainesville: Dragstedt, L. R.
Hinsdale: Ertl, J. von
Ertl, W. von
Hot Springs (South Dakota):
Zehnder, M. A.
Houston: Bakey, M. de
Cooley, D. A.
Los Angeles (Cal.):
Longmire jr., W. P.
Minneapolis (Minn.):
Wangensteen, O. H.

New Orleans (Louisiana):
Ochsner, A.
New York: D'Javid, I. F.
Nathan, H.
Sörra, J. A.
Philadelphia (Pa.): May, H.
Rochester (Minn.):
Kirklin, J. W.
Priestley, J. T.
Walters, W.
Rochester (N.Y.): Rob, Ch. G.
San Francisco: Gerbode, F.
Schmidt, H.
St. Akron (Ohio):
Awender, H.
St. Paul (Minn.): Belz, R. H.
Santa Barbara (Cal.):
Wittenstein, G. J.

Venezuela

Caracas: Studemeister, A.
Estado Mérida:
Garcia-Lojacono, J.

Mercedes-Druck, Berlin 61

Nachtrag zu
Chirurgenverzeichnis, 5. Aufl., S. 848

Seemen, Hans v., emer. o. Prof. f. Chir. Univ. München, 8 München 2, Ottostr. 6.
— *15. 2. 98 Colmar i. Elsaß. — **A:** 24. — **Prom:** 24. — **Hab:** 30 München. — **F:** Chir.
— **V:** 24–25 Med. Klin. Zürich (Naegeli), 25–28 Chir. Univ.-Klin. Freiburg (Lexer),
28–36 Chir. Univ.-Klin. München (Lexer), 36 ebd. (Magnus), 39–43 Ordinarius f.
Chir. Graz, 43–45 Ordinarius f. Chir. Greifswald, 45 russ. Gefangenschaft, 47–60
Chefarzt d. Städt. Chir. Krkhs. München-Nord, 49 Prof. f. Chir. Univ. München,
60–63 Chefarzt d. Chir. Abt. Städt. Krkhs. München-Schwabing, 16. 3. 67 emer.
o. Prof. f. Chir. a. d. Univ. München. — **B:** Zur Kenntnis d. Medizinhistorie i. d.
dtsch. Romantik, Beitr. z. Gesch. d. Med., H. 3/1926, Zürich: Orell Füßli. — Allgem.
u. spez. Elektrochir., Lehrb., Berlin: J. Springer 1932. — Über d. med. Paris, München: J. F. Lehmann 1933. — Die elektr. Operat., in: E. Lexer, Lehrb. d. allgem.
Chir., 20. Aufl., 1934, Stuttgart: F. Enke. — Vorträge a. d. Prakt. Chir., herausgeg.
v. E. Lexer i. Gemeinsch. m. H. v. Seemen, Bd. I, H. 1–10, 1935/1936, Bd. II, H.
11–20, 1936-1938, Stuttgart: F. Enke. — Wundversorgg. u. Wundbehdlg., Monogr.,
Stuttgart: F. Enke 1938, 2. Aufl. ebd. 1939. — Hrsgeb. d. Sonderhefte f. Plast. u.
Wiederherstellungschir. in Langenbeck's Arch. klin. Chir. 1955–1963. — Berichte üb.
Sondersitzungen d. Arbeitsgemeinschaft f. Plast. u. Wiederherstellungschir. 1955
–1963. — Mithrsgeb. von Langenbeck's Archiv f. klin. Chirurgie. — Grundzüge d.
chir. Entf. d. malignen Tumoren, in: Schuchardt, Fortschr. d. Kiefer- u. Gesichtschir., Bd. III, Thieme-Verlag, Stuttgart 1957. — Operat. großer Paraffinome, in:
Schuchardt, Fortschr. d. Kiefer- u. Gesichtschir., Bd. IV, Thieme-Verlag, Stuttgart
1958. — Plast. Chir. u. Kosmetik, in: Kretz, Therapie u. Praxis, 3. Aufl., Urban &
Schwarzenberg, Wien 1958. — Plast. Chir. Kosmetik u. Wiederherstellungschir.,
H. 13 d. Therapie u. Praxis, Urban & Schwarzenberg, Wien. — Ein Beitr. z. Frage
d. Geschoßembolie (mit A. Wilhelm) i. Chir. i. Fortschr., Enke 1965. Festschr. zum
70. Geb. Prof. Dr. H. Bürkle de la Camp, Vortr. aus d. prakt. Chir. — Wundversorgg.
u. Wundbehdlg. (mit M. A. Schmid), 3. Aufl., Enke 1965. — **P:** Versuche mit Vitalfärbg. an Gelenken, Mittelrh. Chir. Ver., Zbl. Chir. 1926, 2603 u. ebd. 1929, 113. —
Allional, Anwendg. als schmerzstill. Beruhiggs.- u. Schlafmittel i. d. inn. Med.,
Münch. med. Wschr. 1927, 15. — Vortäuschg. chir. Erkrankgn. d. Leukämie, ebd.
1927, 787. — Pseudohermaphroditismus mascul. intern.–Kryptorchismus–Hernia
inguinal. congen., Bruns' Beitr. klin. Chir. 141/1927. — Pathol. Verändergn. an
Leukocyten b. chir. Infekt. bes. Allgem.infekt., Dtsch. Z. Chir. 203/204/1927. —
Vortäuschg. chir. Krkh. d. Leukämie, Ausspr. ü. Thrombose, Zbl. Chir. 1927, 1014.
— Zustandsändergn. d. Bluteiweißkörper b. chir. Erkrankg. u. chir. Eingr., Versuche, sie zu beeinflussen, Arch. klin. Chir. 148, 41/1927. — Osteochondropathia
cretinoidea (Osteoarthrosis hypothyreotica), 52. Tagg. Dtsch. Ges. Chir., ebd. 152,

616/1928. — Thrombose u. Embolie, Z. Vortr. Schloffer, ebd. — Wirkg. v. Organ-
extrakten, Z. Vortr. Henschen, ebd. — Operat. d. Appendicitis acuta b. gleichzeit.
Grippe u. Pneumonie, Münch. med. Wschr. 1928, 221. — Allgem.verändergn., bes.
d. Blutes, n. chir. Eingr. u. ihre Bedeutg. f. Entstehg. u. Bekämpfg. d. mittelbaren
Operat.schädiggn. (mit H. Binswanger), Dtsch. Z. Chir. 209/1928. — Entstehg.,
Vermeidg. u. Bekämpfg. d. mittelb. Operat.schädiggn., Münch. med. Wschr. 1928,
1239. — Herzstich u. Gasbrandthorax, Dtsch. Z. Chir. 215/1929. — Entstehgs.-
bedinggn. metaplast. Knochenbildgn., ebd. 217/1929. — Behdlg. inop. Geschwülste
mittels Elektrokoagulation, ebd. 220/1929. — Perkain z. örtl. Betäubg., Zbl. Chir.
1929. — Thrombose, Z. Vortr. Martin, 53. Tagg. Dtsch. Ges. Chir., Arch. klin. Chir.
157/1929. — Biol. Grundl. b. chir. Eingriff, Vortr. Ges. Morphol. u. Physiol., München 1, Münch. med. Wschr. 1929, 1827. — Epiphysenschwund, Zbl. Chir. 1929. —
Postop. Pneumonie, ebd. — Operat. fortgeschr. bösart. Geschwülste d. elektr.
Schnitt u. d. elektr. Verkochg., Antrittsvorlesg. 1. 9. 30, Münch. med. Wschr. 1930,
675. — Elektrochir. Operat., 54. Tagg. Dtsch. Ges. Chir., Arch. klin. Chir. 162, 18/
1930. — Genese u. Vorbeugg. d. spontanen Venenthrombose, ebd. — Aus d. Geb.
d. Elektrochir., Zbl. Chir. 1930 u. ebd. 1932, 2797. — Operat. u. Gewebsschong.
I. Teil: Regenerat., Operat.technik, Operat.schnitte, II. Teil: Beziehgn. zw. Operat.-
wunde u. Entstehg., Vermeidg. u. Bekämpfg. d. mittelb. Operat.schädiggn. (Spontane Venenthrombose u. Embolie), Dtsch. Z. Chir. 223/1930. — Elektr. Messer, Zbl.
Chir. 1930, 664. — Erw. Beitr. z. Elektrochir., 55. Tagg. Dtsch. Ges. Chir., Arch.
klin. Chir. 167, 727/1931 u. Dtsch. Z. Chir. 230/1931. — Vorführgn. z. Techn. u.
Ergeb. elektrochir. Operat., ebd. — Thrombosefrage, Z. Vortr. Sulger, ebd. —
Untersuchgn. ü. Blutfett, Beitr. z. Fettembolie, ebd. — Elektrochir. Techn. u.
Anzeigestellg., Zbl. Chir. 1931. — Elektrochir. b. chir. Infekt, elektrochir. Amputat.
u. Resekt., Dtsch. Z. Chir. 234/1931. — Untersuchgn. z. Thrombosefrage, ebd. 230/
1931. — Elektrochirurgie, Fortschr. d. Zahnhlkd. 1932. — Chron. Megalosplenien,
Münch. med. Wschr. 1932, 163. — Anwendg. d. Elektrochir., Zbl. Chir. 1932, 110. —
Arthrome, 56. Tagg. Dtsch. Ges. Chir., Arch. klin. Chir. 173, 77/1932. — Elektro-
chir. Behdlg. bösart. Geschwülste, Mschr. Krebsbekämpfg. 1933. — Über d. heut.
Stand d. Elektrochir., Chirurg 5/1933. — Schleichende eitr. Osteomyelitis-Myositis
ossificans circumscripta-Knochensarkom (Zusammenhänge u. Abgrenzg.), Dtsch.
Z. Chir. 239/1933. — Myositis ossificans circumscripta i. d. Unterarmbeugemusku-
latur b. ischäm. Kontraktur n. supracondylärer Oberarmfraktur, ebd. 240/1933. —
Heutige Form d. elektrochir. Rüstzeuges u. sein Gebrauch, Zbl. Chir. 1933, 82. —
Elektrochir. m. Demonstrat., Vortr. i. 2. Kurs d. Münchn. Röntgenianums, Radiol.
Rdsch. 1933, 32. — Elektrochir. u. Operat.schädiggn., Bay. Chir. Tagg. 1933, Zbl.
Chir. 1934, 1027. — Leucht-Absauge- u. Narkose-Spatel, Münch. med. Wschr. 1934.
— Operat. d. Mastdarmkrebses, 58. Tagg. Dtsch. Ges. Chir., Arch. klin. Chir. 180,
199/1934. — Elektrochir. d. pyogenen Infektion, ebd. — Ergeb. d. allgem. u. spez.
Elektrochir. bösart. Geschwülste a. d. Chir. Klin. München, IV. Internat. Radiol.
Kongr. Zürich 1934. — Muskelschnitte u. muskuläre Neurotisation, Dtsch. Z. Chir.
243/1934. — Wundstarrkrampf u. operat. Wundversorgg., Schweiz. med. Wschr.
64/1934. — Das Arthrom, Vortr. Münchn. Chir. Ver., Zbl. Chir. 1934, 512. — Fort-
schr. d. Elektrochir., ebd. — Operat. d. Mastdarmkrebses, Nähquetsche f. d. hohe
sacrale Amputat., ebd. — Beziehgn. d. weißen Blutbildes z. chir. Fragen, 59.
Tagg. Dtsch. Ges. Chir., Arch. klin. Chir. 183, 199/1934. — Hämophilie, Z. Vortr.
Schlössmann, ebd. — Thrombose, Z. Vortr. Havlicek, ebd. — Chir. Ratschläge f. d.
Praxis, Reichsmed.kalender 1935, ebd. 1936–1937. — Subcutane Leberruptur m.

Pfortaderverletzg. – operat. Versorgg. – Gefäßnaht-Heilg., Schweiz. med. Wschr.
65/1935. — Elektrochir., Z. Reichsfachsch. Dtsch. Schwestern u. Pflegerinnen 3/1935.
— Gelenkplast. am Ellenbogen n. Hautersatz b. Ankylose m. Narbenkontraktur,
Zbl. Chir. 63/1936. — Olympia-Sportärztehaus u. seine Leistg., Münch. med. Wschr.
Sonderausgabe 1936. — Sportmed. u. olymp. Spiele, Dtsch. med. Wschr. Sonderausgabe 1936. — Unfall- u. sportärztl. Dienst b. d. IV. Winterolympiade, Münch.
med. Wschr. 1936, 1234. — Unfall- u. sportärztl. Dienst b. d. Winterolympiade,
60. Tagg. Dtsch. Ges. Chir., Arch. klin. Chir. 1936. — Neues Verfahren z. Operat. v.
Pseudarthr. u. Gelenkbandverletzg., 60. Tagg. Dtsch. Ges. Chir., Arch. klin. Chir.
1936. — Operat. d. Palmarkontraktur, Dtsch. Z. Chir. 246/1936. — Elektrochir.,
Jahreskurse ärztl. Fortbildg. 1936. — Lidplast. u. Henkelstielplast., Dtsch. Z. Chir.
248/1937. — Erich Lexer, Zu seinem 70. Geburtstag (22. Mai 1937), Klin. Wschr.
1937, 21. — Über Lehrfilme, Münchn. Chir. Ver., Zbl. Chir. 64/1937. — Kropfopera-
tion, Zbl. Chir. 1937. — Transplantat. u. Wiederherstellungschir., Jahreskurse
ärztl. Fortbildg. 1937. — Tätigkeit d. Unfallstation d. Münchn. Klin. 1928–1936,
Chir. Kongr., Arch. klin. Chir. 1938. — Erich Lexer zum Gedächtnis, Dtsch. Ärzt. Bl.
1938, 1. — Operat. ausgedehnter Haemangiome, Bay. Chir. Tagg., Münch. med.
Wschr. 1938, 1332 u. Zbl. Chir. 1938. — Brulures cutanées graves et étendues (physiol. pathol. Traitement), Französ. Chir. Kongr. 1938 (auf Einladg.), Arch. klin.
Chir. 1938. — Erich Lexer, Nachruf, Verh. Dtsch. Ges. Path. 1939, 537. — Versorgg.
off. Knochenbr. u. d. Schußfrakt. d. Röhrenknochen, Chirurg 1940, 216. — Operat.
b. ausgedehnten Geschwülsten d. Gesichtsschädels u. Wiederherstellungschir., Chir.
Kongr., Arch. klin. Chir. 200, 553/1940. — Wiederherstellungschir., Med. Ges.
Steierm., Münch. med. Wschr. 1940, 334. — Wissenschaftl. Grundl. u. Bedeutg. d.
Elektrochir. f. d. allgem. Chir., ebd., Wien. klin. Wschr. 1940. — Berufsschäden b.
Schornsteinfegern, Arch. Gewerbepath. 10, 305/1940. — Wundversorgg. u. Wund-
behdlg., Med. Ges. Steierm., Wien. klin. Wschr. 1941. — Operat. b. Mißbildgn.;
Operat. b. Facialislähmg.; Schädelverletzgn. u. ihre Behdlg.; Traumat. Aneurysmen;
Operat. Krebsbehdlg.; Wiederherstellungschir., Med. Ges. Steierm. 1941. — Schwere
Entstellg. d. Skalpierg. – Erfolg neuart. wiederherstell. Operat., Zbl. Chir. 1942,
1280. — Nasenplastik, Med. Ver. Greifswald 1943. — Operat. b. Facialislähmg.,
Arch. klin. Chir. 205, 598/1944. — Akute eitr. Osteomyelitis u. Penicillin, Mittelrh.
Chir. Tagg. Freiburg 1947. — Dauerheilg. n. Sarkomoperat., Bay. Chir. Tagg. 1950.
— Mondbeinbruch, Münch. med. Wschr. 1245/1950. — Operat. Behdlg. schwerer
Strahlenschädiggn., 68. Tagg. Dtsch. Ges. Chir., München 1951, Arch. klin. Chir.
270, 363/1951. — Operat. d. veralteten Facialislähmg., d. Dupuytrenschen Kontraktur, Bay. Chir. Tagg. 1951. — Unfall u. Vers.med. (mit M. A. Schmid), Münch.
med. Wschr. 1951. — Therm. Verletzgn. (mit M. A. Schmid), ebd. — Elektr. Unfälle
(mit M. A. Schmid), ebd. — Stumpfe Bauchverletzg., ebd. — Vorbeugg. gegen
Tetanus, ebd. 1952. — Arthrosis deformans, ebd. — Binnenverletzgn. d. Kniegelenks (mit M. A. Schmid), ebd. — Knieverletzgn. (mit M. A. Schmid), ebd. —
Radikaloperat. bösart. Geschwülste d. Gesichts u. d. Mundhöhle, Bay. Chir. Tagg.
1952. — Wiederherstell. Gesichtsplast., Tagg. Dtsch. Ges. Kiefer- u. Gesichtschir.
1952. — Fettembolie, Münch. med. Wschr. 177/1952. — Kniegelenksplast., ebd.
516. — Folgen v. Gehirnerschütterg., ebd. 852. — Zusammenhang zw. Unfall u.
Bandscheibenvorfall, ebd. 1232. — Thorax-Schußverletzg. u. Hemiplegie, ebd. 1282.
—Vorbeugg. gegen Wundinfektion, ebd. 1573. — Schutzdauer v. Tetanus-Fermo-
Serum, ebd. 1772. — Möglichkeiten d. gestielten Plast., ebd. 2300. — Wundheilg. u.
Wundbehdlg. (mit M. A. Schmid), ebd. 1953. — Über Wunden (mit M. A. Schmid),

ebd. — Kniegelenksluxat. u. Kreuzbandverletzgn., Schweiz. Chir. Tagg. 1953. — Radikaloperat. b. bösart. Geschwülsten d. Gesichts u. d. Mundhöhle, Ärztl. Ver. Steierm., Graz 1954. — Tradition i. d. Chir., Tagg. Bay. Chir. Ver., Münch. med. Wschr. 1954. — Appendicitis acuta als Dienstbeschädigg., ebd. 621. — Wundtextilien u. Auslösg. allerg. Reaktionen, ebd. 1289. — Wege u. Grenzen d. plast. u. Wiederherstellungschir., Tagg. Dtsch. Ges. Chir., Langenbecks Arch. klin. Chir. 282/1955. — Statistik d. Wundheilg., ebd. — Plast. n. Gesichtstumoren, ebd. — Postoperat. Störgn., deren Vorbeugg. od. Behebg. u. Wundstoffwechsel, ebd. — Prakt. Bedeutg. d. Elektrochir., Ref. Dtsch. Chir. Kongr. 1956, ebd. 284, 536, 556/1956. — Prim. u. sek. plast. Eingr. an Gesicht u. Schädel, 75. Tagg. Dtsch. Ges. Chir., ebd. 289, 484/1958.